# 物资质量抽检试验

# 指导书

## 材料类

电力有限公司电力科学研究院　组编

U0267243

中国电力出版社
CHINA ELECTRIC POWER PRESS

# CDR

# 临床用药手册

中国医药科技出版社
上海知了数据系统有限公司 组织编写

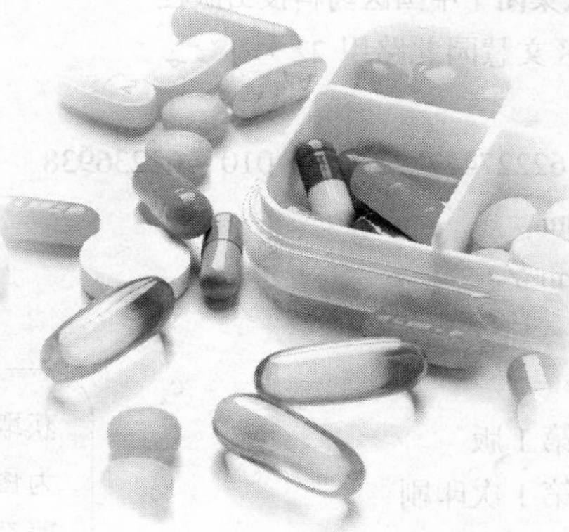

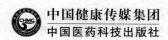

中国健康传媒集团
中国医药科技出版社

**图书在版编目（CIP）数据**

CDR 临床用药手册 / 肖海鹏主编 . — 北京 ：中国医药科技出版社，2020.6

ISBN 978-7-5214-1552-0

Ⅰ. ①C…　Ⅱ. ①肖…　Ⅲ. ①临床药学　Ⅳ. ①R97

中国版本图书馆 CIP 数据核字（2020）第 020624 号

**美术编辑**　陈君杞

**版式设计**　也　在

出版　**中国健康传媒集团** | 中国医药科技出版社

地址　北京市海淀区文慧园北路甲 22 号

邮编　100082

电话　发行：010－62227427　邮购：010－62236938

网址　www.cmstp.com

规格　880×1230mm $^{1}/_{32}$

印张　64 $^{1}/_{4}$

字数　3193 千字

版次　2020 年 6 月第 1 版

印次　2020 年 6 月第 1 次印刷

印刷　三河市万龙印装有限公司

经销　全国各地新华书店

书号　ISBN 978-7-5214-1552-0

**定价　268.00 元**

# 致　谢

《CDR临床用药手册》在中国医药科技出版社正式出版之际，特别感谢下列临床专家给予我们过去近十年组稿和审校工作过程中的大力支持和帮助。

卞美璐　王祖承　江山平　陆伦根　陆　舜

周彩存　房静远　赵连友　萧树东

上海知了数据系统有限公司

2020年1月

# 前言

近年来，临床用药无论是品种数量还是单一品种上市后的继续研究，都一直处于迅速发展之中，如何合理地应用这些药物，更成为临床一项重要课题和工作评价指标。为紧跟医药学科发展的形势，我们编写了本书，旨在满足临床医师和药学工作者对于用药信息全面性和实用性的需要，帮助临床医师和药学工作者方便、快捷地查找常用药和新药的处方资料。随着医药学的快速发展，我们将定期更新再版，以反映临床用药的最新研究进展。

本书以临床药物信息收集与评价为主，以安全合理使用药物为重点，内容涉及药物治疗决策、依据、影响因素等，参照大量国内外有关书籍、国内外最新药物治疗进展和近年发表的医药学文献以及临床专家意见进行编撰。国内参考书籍主要包括《中华人民共和国药典临床用药须知》(化学药和生物制品卷)、国家药品监督管理局安全监管司和国家药品监督管理局药品评价中心编撰的《国家基本药物·西药》以及人民卫生出版社出版的《新编药物学》等；国外数据主要依据 Micromedex Healthcare Series（HCS）药品信息产品下的 DRUGDEX 数据库，本书中出现的国外数据可以通过 Micromedex 数据库的国际网址（http://www.Thomsonhc.com）或数据库光盘进行查询。目的是致力于保证本书内容的准确性和贴近临床应用，并且所有数据均有据可依，有证可查。

同时，国家药品监督管理局发布的药品说明书仍是临床处方时首先需要阅读和参照的重点内容。因此，我们根据临床用药参考信息的权威性分级，并结合临床医师的查找习惯，以条目的形式对【临床应用】【用法用量】【禁忌证】中说明书来源和非说明书来源的信息分别加以描述，帮助读者清晰识读，以突出国家批准的说明书信息的指导意义。读者可根据自身的专业知识和临床经验，合理采信相关信息。力争在保证本书内容丰富、实用的同时，层次清楚、重点突出。

本书收载药物959个，药物名称15215个。书末附有中英文药名索引、附录，每篇药物专论结构统一，读者通过药物所属类别和任意中英文药名（无论是通用名、商品名、别名、曾用名等），都能够快速定位到所需查找的处方信息。

本书的信息采集、评估和编辑是一项非常艰辛且具持续性的工作。在出版发行之际，我们谨向参与该项工作的所有医药学信息分析人员，特别是编审人员表示由衷的敬意。

我们秉承治学的专业精神，竭尽所能追求最高水准，但疏漏再所难免，恳请各位读者和专家学者不吝赐教，帮助我们一道把《CDR临床用药手册》做得更好。

编者

2020年1月

# 声 明

《CDR临床用药手册》是由中国健康传媒集团中国医药科技出版社和上海知了数据系统有限公司组织编写、出版和发行，供临床医师、药师参考的用药工具书。

本书数据结构、内容以及编排方式，依据临床实际使用情况和市场调研结果而设定。原始数据来源于国家药品监督管理局发布的药品说明书、公开发表的国内外医学期刊杂志、专著和数据库等。全部数据经资深医药学数据分析人员运用药物利用评价方法DUR(Drug Utilization Review)进行重新评估。

本书每一篇药物专论均统一遵照既定的编辑方案和质量控制规范进行编辑、排版，最后由专家委员会终审完成，具有独立的学术价值。

本书内容仅作为临床用药参考信息使用。我们以治学的专业精神确保内容的科学性，但对于本书提供的消息（包括引申含义）无论用于何种目的所可能导致的后果均不承担任何法律责任。

本书无意推荐或诱导使用本书收载的任何药品。

中国医药科技出版社

上海知了数据系统有限公司

# 凡 例

《CDR 临床用药手册》收载的品种范围主要为临床常用药物、国内新上市药物、国家基本药物，以及部分已进入国内市场的进口药物。

1.《CDR 临床用药手册》中的每一篇药物专论，均按照【其他名称】【分类】【制剂规格】【临床应用】【用法用量】【禁忌证】【特殊人群用药】【注意】【给药说明】【不良反应】【药物过量】和【相互作用】等条目及顺序进行编辑（对于抗微生物类药物，另设【抗菌谱】项），每个条目下的二级及三级条目亦按照固定的顺序编写并使用特殊符号进行排版。

2.【临床应用】【用法用量】【禁忌证】条目下，根据数据来源的不同，以二级条目的形式对“说明书来源”和“非说明书来源”的信息分别加以描述，并以不同的字体排版。若非说明书来源的信息同于说明书来源信息，则仅保留说明书来源的条目和信息；反之，若暂未收集到说明书来源的信息，则仅保留非说明书来源的条目和信息。除上述三个条目外，其他条目下不区分说明书和非说明书来源的信息，而是将各来源数据进行整合后罗列在相应条目之下。

3. 来源于国外文献的信息，【用法用量】条目下专门以三级条目加以描述，而其他条目下的此类信息，则在该信息后以“(国外资料)”注明。

4. 对暂未收录到有关信息或所收录的信息为不清楚或不明确者，统一以“尚不明确”表示。

5. 本书使用的缩略语请参考附录中的缩略语对照表。

6. 对于并列的选择，文中以“/”分隔，表示“或”的意思，如“i.v./i.v.gtt”表示“静注或静滴”。

7. 药物名称信息包括药物的中、英文通用名称，以及临床常用的中、英文一般名称（如商品名、别名、曾用名等）。药物的中、英文通用名称作为药物专论标题，临床常用的中、英文一般名称罗列在【其他名称】下。

8.【成分】不列出单成分药物的成分信息，其成分信息同中文通用药物名；复方药物列出其主要活性成分信息。

9.【分类】为该药物在本书中详细分类信息。

10.【抗菌谱】根据临床常见的敏感菌和不敏感菌/耐药菌分别列出抗微生物药的抗菌谱信息。对非抗微生物药，则不保留该条目。

11.【制剂规格】包括国内市售药物的各种剂型、规格信息，以及部分国外已上市而国内未上市药物的制剂与规格信息。

12.【临床应用】包括原国家药品监督管理局批准的适应证及国内外权威文献中收录的药物的其他临床用途。同一药物的不同制剂在临床应用上存在较大差异时，则按剂型分别描述。对仅来源于国外文献的临床应用信息则集中编辑在【用法用量】的“国外参考信息”条目下。

13.【用法用量】收录成人常规剂量，根据数据来源不同，按二级条目［说明书用法用量］和［其他用法用量］分别描述；国家批准说明书来源的数据归入［说明书用法用量］下，而其他权威文献（包括中、英文）来源的数据则归入［其他用法用量］下，按国内、国外来源分条目描述。此外，每一二级条目下按不同疾病分条专述，对于未专门针对某一种疾病的临床常见用法，统一按“一般用法”处理，而“其他临床用法”则作为“一般用法”的补充说明，或其他未明确专门针对某种疾病的临床非常见用法均归入“其他临床用法”下。

14.【禁忌证】按二级条目［说明书禁忌证］和［其他禁忌证］分别描述。国家批准说明书来源的数据归入［说明书禁忌证］下，而其他权威文献（包括中、英文）来源的数据则归入［其他禁忌证］下。某一二级条目下若无内容，则不保留该二级条目。

15.【特殊人群用药】包括儿童、老人、孕妇、哺乳妇女及其他处于特殊病理生理状态（包括肝功能不全者、肾功能不全/透析者及其他）人群的用药注意事项及用法用量。各特殊人群的用法用量描述原则同【用法用量】。

16.【注意】包括慎用、交叉过敏、对检验值/诊断的影响、用药相关检查/监测项目、对驾驶/机械操作的影响等五个方面信息。

17.【给药说明】包括给药条件、减量/停药条件、配伍信息及其他（用药过程中还需注意的其他相关事宜）等四个方面信息。

18.【不良反应】按不同器官/系统分别罗列用药后可能出现的各种毒副作用、药物过敏、耐药性、依赖性以及致畸、致癌、致突变等信息，并将部分不良反应的临床处理建议专述其后。对于不良反应的描述，仅提供可能出现的症状、体征等，包括严重程度，但不包括发生频率。以“黑框”提示ADR警示信息，包括国家药品监督管理局、世界卫生组织及其他不良反应权威监测机构通报的药物严重不良反应表现、严重程度及病例数。“无ADR警示黑框”提示的药物，仅代表在目前文献水平上尚未收集到相关数据，不表示该药物无须谨慎使用。

19.【药物过量】包括用药过量的剂量、表现、处理意见等信息。

20.【相互作用】包括药物与药物、药物与食物、药物与酒精、药物与尼古丁、药物与放射、药物与清洁剂等相互作用。按照先拮抗后协同的顺序进行编写，列出与本药可能存在相互作用的物质，其后概述性地阐明相互作用的结果及处理建议。

# 目录

## 抗微生物药

# 抗寄生虫药

# 心血管系统用药

# 消化系统用药

# 呼吸系统用药

# 神经系统用药

# 精神障碍用药

# 肿瘤用药

# 血液系统用药

# 免疫系统用药

# 内分泌、代谢用药

## 泌尿系统用药

# 生殖系统药

# 镇痛药

# 麻醉用药

# 电解质、酸碱平衡调节药



# 维生素类、微量元素与矿物质类药

# 营养药



# 皮肤科用药

# 眼科用药

# 解毒药

## 防治放射病用药



## 附 录



## 索 引

# 抗微生物药

# 第一章　抗生素

## 第一节　青霉素类

### 苄星青霉素
### Benzathine Benzylpenicillin

**【其他名称】** 安唐西林、比西林、苄星青、苄星青霉素 G、长效青霉素、长效西林、二苄乙二胺青霉素、唐西灵、Benzathine Benzylpenicillin G、Benzathine Penicillin、Benzathine Penicilline、Benzathinum Benzylpenicillinum、Bicillin、Dulcepen-G、Extencilline、Neolin、Penicillin G Benzathine、Permapen、Tardocillin

**【分类】** 抗微生物药 \ 抗生素 \ 青霉素类

**【抗菌谱】** 本药的抗菌谱与青霉素相仿。

**敏感菌**　溶血性链球菌、敏感的肺炎链球菌、不产青霉素酶的金葡菌等革兰阳性球菌以及脑膜炎奈瑟菌、淋病奈瑟菌等革兰阴性球菌；肠球菌、消化链球菌、李斯特菌、白喉棒状杆菌、炭疽芽孢杆菌、厌氧破伤风梭状芽孢杆菌、产气荚膜梭状芽孢杆菌、肉毒梭状芽孢杆菌、牛型放线菌属、真杆菌属、丙酸杆菌等革兰阳性杆菌；个别阴性杆菌（如嗜血杆菌属）、念珠状链杆菌；螺旋体（梅毒螺旋体、回归热螺旋体、钩端螺旋体等）；产黑色素拟杆菌等厌氧菌；百日咳鲍特菌。

**不敏感 / 耐药菌**　对脆弱拟杆菌的抗菌作用差。

**【制剂规格】** **粉针剂**　① 30 万 U。② 60 万 U。③ 120 万 U。（每 1mg 苄星青霉素相当于 1309 个青霉素单位）

**【临床应用】**

**1. 说明书适应证**

（1）主要用于预防风湿热复发，也可用于控制链球菌感染的流行。

（2）治疗溶血性链球菌引起的咽炎和扁桃体炎。

（3）治疗梅毒。

**2. 其他临床应用**

（1）预防对青霉素 G 高度敏感的 A 组 β-溶血性链球菌引起的咽炎。

（2）防治对青霉素 G 高度敏感的 A 组 β-溶血性链球菌引起的反复发作的急性风湿热。

（3）预防小儿风湿热及其他链球菌感染。

（4）预防链球菌脓疱病。

（5）治疗急性中耳炎、猩红热和梅毒等。

**【用法用量】**

**1. 说明书用法用量**

**一般用法**　60 万 ~120 万 U/ 次，每 2~4 周 1 次，i.m.。

**2. 其他用法用量**

［国内参考信息］

梅毒　240 万 U/ 次，1 次 / 周，i.m.（深部），连用 2~3 周。

［国外参考信息］

（1）早期梅毒　单剂 1.8g，通常分别在两侧进行深部肌注。

（2）晚期梅毒　1.8g/ 次，1 次 / 周，i.m.，连续 3 周。

（3）链球菌所致咽炎及风湿热的一级预防　推荐单剂肌注 0.9g。

（4）预防急性风湿热复发　推荐 0.9g/ 次，每 3~4 周 1 次，i.m.。

（5）其他密螺旋体感染疾病　如印度痘、南美锥虫病、地方流行性梅毒，推荐单剂 0.9g，深部肌注。

**【禁忌证】**

**说明书禁忌证**

有青霉素类药物过敏史或青霉素皮肤试

验阳性者。

【特殊人群用药】

**儿童** 本药局部刺激症状较强，一般不宜用于婴儿。

1. 说明书用法用量

**一般用法** 30 万 ~60 万 U/ 次，每 2~4 周 1 次，i.m.。

2. 其他用法用量

[国外参考信息]

（1）先天性梅毒 ＞2 岁患儿，若无脑脊液感染的证据，推荐单剂深部肌注 0.0375g/kg。

（2）其他密螺旋体感染疾病 如印度痘、南美锥虫病、地方流行性梅毒，推荐单剂肌注 0.45g。

（3）链球菌所致咽炎及风湿热的一级预防 体重＜30kg 患儿，推荐单剂肌注 0.45~0.675g。

（4）预防急性风湿热复发 体重＜30kg 患儿，推荐 0.45g/ 次，每 3~4 周 1 次，i.m.。

**老人** 老年患者因各组织器官功能下降，使用本药可能需调整剂量。

**孕妇** 动物生殖试验未发现本药可引起胚胎损害。孕妇仅在确有必要时方可使用本药。美国 FDA 妊娠安全性分级为：B 级。

**哺乳妇女** 少量药物可从乳汁中分泌，故哺乳妇女用药时应暂停哺乳。

**肾功能不全 / 透析者** 严重肾功能不全者慎用。

【注意】

（1）慎用 有哮喘、湿疹、花粉症、荨麻疹等过敏性疾病史者。

（2）交叉过敏 对一种青霉素类药过敏者可能对其他青霉素类药、青霉胺或头孢菌素类药过敏。

（3）对检验值 / 诊断的影响 以硫酸铜法进行尿糖测定时可呈假阳性，用葡萄糖酶法测定则不受影响。

（4）应用本品须新鲜配制。

【给药说明】

（1）给药条件 ①使用本药前须详细询问患者病史，包括用药史、过敏反应史、有无易被患者忽略的症状（如胸闷、瘙痒、面部发麻、发热等）以及有无家族变态反应疾病史。有青霉素过敏史者一般不宜进行皮试，而应改用其他药物。②用药前必须先做青霉素皮肤敏感试验。阳性反应者不能应用本药。

（2）配伍信息 本药在碱性溶液中易失活。与下列药物呈配伍禁忌：氨基糖苷类抗生素、头孢噻吩、林可霉素、四环素、万古霉素、琥乙红霉素、两性霉素 B、去甲肾上腺素、间羟胺、苯妥英钠、盐酸羟嗪、丙氯拉嗪、异丙嗪、维生素 B 族、维生素 C 以及铜、锌、汞等重金属。

【不良反应】 本药毒性较低，以过敏反应较为多见。

（1）神经 肌注区：周围神经炎。

（2）精神 精神病发作。

（3）内分泌 / 代谢 低度发热，可在 24~48h 内自行消失。

（4）消化 血清 ALT 或 AST 升高。舌苔呈棕色甚至黑色（念珠菌过度繁殖）。

（5）骨骼肌肉 肌注后可出现注射部位疼痛、压痛等局部刺激症状。

（6）其他 ①用药后可发生青霉素引起的各种过敏反应，包括过敏性休克。用药中若发生过敏性休克，抢救原则和方法与青霉素相同。②耐青霉素金葡菌、革兰阴性杆菌或念珠菌二重感染。③赫氏反应。

【药物过量】

处理意见 主要给予对症和支持疗法。血透可加速本药的排泄。

【相互作用】

（1）四环素、红霉素、氯霉素等抑菌药 减弱本药抗菌作用。

（2）丙磺舒、阿司匹林、吲哚美辛、保泰松、磺胺类药 升高本药血药浓度。

（3）华法林等抗凝药 可能增强抗凝作

用，致出血时间延长。

## 青霉素V钾
## Phenoxymethylpenicillin Potassium

**【其他名称】** 苯甲氧青霉素、邦宁沙吉、苯氧甲基盘尼西林钾、苯氧甲基青霉素、苯氧甲基青霉素钾、胼巴明青霉素V、力特尔新、青霉素V、青霉素-VK、维百斯、Antibiocin、Beepen-VK、Benzylpenicillin V、Fenoxcillin、Isocillin、Ledercillin VK、Megacillin、Penciclovir V Potassium、Penicillin V、Penicillin V Potassium、Phenomycillin-K、Phenoxymathylpenicillin Potassium、Phenoxymethylpenicillin、Pyopen

**【分类】** 抗微生物药\抗生素\青霉素类

**【抗菌谱】** **敏感菌** 多数革兰阳性菌、革兰阴性球菌、个别革兰阴性杆菌（如嗜血杆菌属）、螺旋体和放线菌。

**【制剂规格】** **片剂** ① 0.125g（20万U）。② 0.25g（40万U）。③ 0.5g（80万U）。

**分散片** 0.25g（40万U）。

**胶囊** ① 0.125g（20万U）。② 0.25g（40万U）。③ 0.5g（80万U）。

**颗 粒** ① 0.05g。② 0.125g（20万U）。③ 0.25g。

**干糖浆** ① 5ml∶0.125g。② 5ml∶0.25g。

**【临床应用】**

**说明书适应证**

（1）敏感菌所致的轻、中度感染：包括链球菌所致的扁桃体炎、咽喉炎、猩红热、丹毒等；肺炎链球菌所致的支气管炎、肺炎、中耳炎、鼻窦炎；敏感葡萄球菌所致的皮肤软组织感染等。

（2）螺旋体感染。

（3）可作为风湿热复发和感染性心内膜炎的预防用药。

**【用法用量】**

**说明书用法用量**

（1）链球菌感染 125~250mg（20万~40万U）/次，q.6~8h，p.o.，疗程10d。

（2）肺炎球菌感染 250~500mg（40万~80万U）/次，q.6h，p.o.，疗程至退热后至少2d。

（3）葡萄球菌感染、螺旋体感染（奋森咽峡炎） 250~500mg（40万~80万U）/次，q.6~8h，p.o.。

（4）预防风湿热复发 250mg（40万U）/次，bid.，p.o.。

（5）预防心内膜炎 在拔牙或上呼吸道手术前1h口服2g（320万U），6h后再加服1g（160万U）。

**【禁忌证】**

**说明书禁忌证**

（1）对本药或其他青霉素类药过敏者。

（2）传染性单核细胞增多症。

**【特殊人群用药】**

**儿童**

**说明书用法用量**

（1）**一般用法** 2.36~8.78mg/kg（0.4~1.5万U）/次，q.4h，p.o.；或3.54~13.22mg/kg（0.6万~2.2万U）/次，q.6h，p.o.；或4.72~17.65mg/kg（0.8万~3万U）/次，q.8h，p.o.。

（2）预防心内膜炎 体重＜27kg者，手术前1h口服1g（160万U），6h后再加服0.5g（80万U）；体重＞27kg者，用法用量同成人。

**老人** 应根据肾功能情况调整用量或给药间期。

**孕妇** 本药可透过胎盘进入胎儿体内，孕妇慎用。美国FDA妊娠安全性分级为：B级。

**哺乳妇女** 本药可分泌入母乳中，可能使婴儿致敏并引起腹泻、皮疹、念珠菌属感染等，哺乳妇女慎用或用药期间暂停哺乳。

**肾功能不全/透析者** 肾功能不全者应根据肌酐清除率调整用量或给药间期。

**【注意】**

（1）慎用 ①对头孢菌素类药物过敏者。②有哮喘、湿疹、花粉症、荨麻疹等过敏性疾病史者。

（2）交叉过敏 对一种青霉素类药过敏

者，可能对其他青霉素类药过敏，也可能对青霉胺或头孢菌素类药过敏。

（3）对检验值 / 诊断的影响　①以硫酸铜法测定尿糖时可出现假阳性，用葡萄糖酶法测定则不受影响。②无酶尿糖检验和尿胆素原检验可能呈假阳性。③茚三酮检测尿中氨基酸含量也呈假阳性。④ Coombs 试验可呈阳性。

（4）用药相关检查 / 监测项目　①长期或大剂量服用本药时，应定期检查肝、肾、造血系统功能和监测血清钾、钠浓度。②对怀疑为伴梅毒损害的淋病患者，使用本药前应进行暗视野检查，并每月进行血清试验 1 次，至少持续 4 个月。

（5）对驾驶 / 机械操作的影响　目前尚无相关报道。

**【给药说明】**

（1）给药条件　①用药前必须详细询问患者病史，包括用药史、过敏反应史以及有无家族变态反应疾病史等，并应做青霉素皮肤试验，皮试呈阳性者禁用。②本药可空腹或饭后服用。③治疗链球菌感染时疗程需 10d，治疗结束后应作细菌培养，以确定链球菌是否已被清除。④对于服用青霉素预防复发性风湿热的患者，手术（扁桃体切除和拔牙等）前本药剂量应加倍，以进行手术前预防。⑤口服青霉素不能用于心内膜炎的高危人群（如修复的心脏瓣膜或体 – 肺循环分流术后）。⑥本药不能用作泌尿生殖系统的器械操作和手术、肠道手术、乙状结肠镜检和分娩时预防感染的辅助药物。

（2）配伍信息　本药在碱性溶液中易失活。

（3）其他　①如怀疑为葡萄球菌感染，应进行细菌学相关检查。②当持续口服青霉素作为预防风湿热的辅助用药时，可能溶血性链球菌会对青霉素出现相对耐药，此时应选用其他抗生素替代青霉素。

**【不良反应】**

（1）神经　神经毒性。

（2）内分泌 / 代谢　血清钾浓度升高（大剂量给药时）。

（3）血液　溶血性贫血、WBC 减少、PLT 减少、嗜酸性粒细胞增多、粒细胞缺乏症。

（4）消化　口炎、舌炎、胃胀、恶心、呕吐、上腹部不适、腹泻，以及血清氨基转移酶一过性升高和肝毒性。如发生持续、严重的腹泻，则可能患有假膜性肠炎（血清样的黏液样痢疾、钝性弥散性的疝气痛、腹痛、发热，偶有里急后重），可危及生命，应立即停药，并以细菌学研究为指导进行治疗（如万古霉素 250mg，qid.，p.o.），避免使用解痉药。

（5）泌尿　肾毒性。

（6）其他　可引起过敏，如皮疹（多见于传染性单核细胞增多症者）、荨麻疹、药物热、喉水肿、嗜酸性粒细胞增多及其他血清病样反应，也可见过敏性休克。用药中若发生过敏反应，应立即停药，并采取相应措施；若发生过敏性休克，抢救原则和方法同青霉素 G。长期或大剂量用药可致耐青霉素金葡菌、革兰阴性杆菌或白色念珠菌感染（舌苔呈棕色甚至黑色）。

**【药物过量】**

（1）表现　可产生胃肠不适及体液 – 电解质平衡失调等症状。

（2）处理意见　主要进行对症和支持疗法，包括洗胃及针对水和电解质失衡的对症治疗，必要时可采用血液透析加速本药排泄。

**【相互作用】**

（1）四环素类、红霉素、氯霉素、磺胺类等抑菌药　干扰本药的杀菌活性，使本药抗菌作用降低。故本药不宜与这些药物合用，尤其在治疗脑膜炎或急需杀菌药的严重感染时。

（2）考来烯胺　减少本药吸收。

（3）考来替泊　可使本药血药浓度降低 78%~79%，AUC 减少 75%~85%。

（4）口服避孕药　本药可降低上述药的

药效。

（5）伤寒活疫苗　本药可能降低伤寒活疫苗的免疫效应。

（6）丙磺舒、阿司匹林、吲哚美辛、保泰松、磺胺药　使本药半衰期延长，血药浓度升高，毒性也可能增加。

（7）克拉维酸　可增强本药对产 β-内酰胺酶细菌的抗菌活性。

（8）氨基糖苷类药　在亚抑菌浓度时可增强本药对粪肠球菌的体外杀菌作用。

（9）华法林等抗凝药　抗凝血作用增强。

（10）甲氨蝶呤　甲氨蝶呤的肾脏清除率降低、血药浓度升高、毒性增强。

（11）别嘌醇　皮疹发生率显著增高，应避免合用。

（12）氯霉素　合用于细菌性脑膜炎时，远期后遗症的发生率较两者单用时高。

（13）双硫仑等乙醛脱氢酶抑制药　不宜合用。

（14）食物　可减少本药吸收。

## 青霉素 G
## Benzylpenicillin

**【其他名称】**　苄基青霉素钾、苄基青霉素钠盐、苄青霉素、苄青霉素 G、苄青霉素钾、苄青霉素钠、盘尼西林、配尼西林、青霉素、青霉素 G 钾、青霉素 G 钠、青霉素钾、青霉素钠、Benzylpenicillin Potassium、Benzylpenicillin Sodium、Benzylpenillin Penicillin G Sod.、Penicillin G、Penicillin G Potassium、Penicillin G Sodium

**【分类】**　抗微生物药 \ 抗生素 \ 青霉素类

**【抗菌谱】**　**敏感菌**

（1）革兰阳性球菌　包括溶血性链球菌（A、B、C、F、G 组）、草绿色链球菌、敏感的肺炎链球菌、不产青霉素酶的葡萄球菌和厌氧阳性球菌（如消化球菌、消化链球菌）。

（2）革兰阳性杆菌　包括白喉棒状杆菌、炭疽芽孢杆菌、单核细胞增多性李斯特菌、厌氧的破伤风梭状芽孢杆菌、产气荚膜梭状芽孢杆菌、败血梭状芽孢杆菌、肉毒梭状芽孢杆菌（肉毒杆菌）、真杆菌属、丙酸杆菌。

（3）革兰阴性球菌　包括脑膜炎奈瑟菌、淋病奈瑟菌、卡他莫拉菌。

（4）革兰阴性杆菌　包括流感嗜血杆菌、百日咳鲍特菌、产黑色素拟杆菌、念珠状链杆菌。

（5）其他　包括各种致病螺旋体（梅毒螺旋体、钩端螺旋体、包柔螺旋体、鼠咬热螺旋体等）和牛放线菌属。

**不敏感 / 耐药菌**　革兰阴性杆菌，如肠杆菌属、铜绿假单胞菌、布鲁杆菌等对本药耐药。

**【制剂规格】**　**粉针剂（钠盐）（每 1mg 相当于 1670 个青霉素单位）**　① 0.12g（20 万 U）。② 0.24g（40 万 U）。③ 0.48g（80 万 U）。④ 0.6g（100 万 U）。⑤ 0.96g（160 万 U）。⑥ 2.4g（400 万 U）。⑦ 3.84g（640 万 U）。⑧ 4.8g（800 万 U）。

**粉针剂（钾盐）（每 1mg 相当于 1598 个青霉素单位）**　① 0.125g（20 万 U）。② 0.25g（40 万 U）。③ 0.5g（80 万 U）。④ 0.625g（100 万 U）。

**皮试剂（钠盐　冻干）**　2500U。

**【临床应用】**

**说明书适应证**

（1）作为首选药物，用于敏感菌或敏感病原体所致以下感染　①溶血性链球菌感染，如咽炎、扁桃体炎、猩红热、丹毒、蜂窝织炎、产褥热等。②肺炎链球菌感染，如肺炎、中耳炎、脑膜炎、菌血症等。③不产青霉素酶的葡萄球菌感染。④梭状芽孢杆菌感染，如破伤风、气性坏疽等。⑤炭疽、白喉、回归热、梅毒（包括先天性梅毒）、钩端螺旋体病。⑥与氨基糖苷类药物联合用于草绿色链球菌心内膜炎。

（2）流行性脑脊髓膜炎、放线菌病、淋病、奋森咽峡炎、莱姆病、鼠咬热、李斯特菌感染和除脆弱拟杆菌外的许多厌氧菌感染。

（3）风心病或先天性心脏病患者进行口腔、胃肠道或泌尿生殖道手术或操作前预防感染性心内膜炎的发生。

（4）敏感菌所致的各种口腔感染，如冠周炎、牙槽脓肿、牙周脓肿等，以及颜面部疖肿和血清抗包柔疏螺旋体抗体阳性的肉芽肿性唇炎。

**【用法用量】**

**1. 说明书用法用量**

**一般用法**　80 万 ~320 万 U/d，分 3~4 次肌注；或 240 万 ~2000 万 U/d，分 4~6 次静滴。

**2. 其他用法用量**

［国内参考信息］

（1）中度感染　80 万 ~100 万 U/ 次，3~4 次 /d，i.v.gtt.。

（2）重症感染　每次剂量可根据病情较中度感染适当增加，q.6h.。

（3）脑膜炎或心内膜炎　1000 万 ~2000 万 U/d，i.v.gtt.。

（4）颌面部及口腔黏膜感染　轻、中度感染，240 万 U/d，i.m.，分 2 次给药；重度感染，200 万 ~1000 万 U/d，i.v.gtt.，分 2~4 次给药。

（5）肉芽肿性唇炎　血清抗包柔疏螺旋杆菌抗体阳性、滴度大于 1∶64 者，1200 万 U/ 次，qd.，i.v.gtt.，连续 2 周为 1 疗程，停 1 周后开始第 2 疗程，治疗 3 疗程后复查上述抗体。如仍为阳性，且滴度大于 1∶64 者，可按上法继续治疗。

（6）其他临床用法　①本药溶液 20 万 ~40 万 U（2~4ml）气雾吸入，bid.。② 1 万 U/ml 负极离子导入。

［国外参考信息］

（1）类丹毒感染、雅司病　单次肌注 120 万 U。

（2）梅毒　①早期梅毒：单次肌注 240 万 U。②晚期梅毒：240 万 U/ 次，1 次 / 周，i.m.，连续 3 周；或 200 万 ~400 万 U/ 次，q.4h，i.v.gtt.，共 10~14d。③神经梅毒：200 万 ~400 万 U/ 次，q.4h，i.v.gtt.，共 10~14d。

（3）链球菌、金黄色酿脓葡萄球菌感染和白喉带菌者　单次肌注 60 万 ~120 万 U。

（4）心内膜炎　①葡萄球菌或链球菌的敏感菌株所致的心内膜炎：1200 万 ~1800 万 U/d，i.v.gtt.，连续滴注或分次给药（q.4h），疗程 4 周。②肠球菌敏感菌株所致的心内膜炎：1800 万 ~3000 万 U/d，i.v.gtt.，连续滴注或分次给药（q.4h），并与氨基糖苷类药联用，疗程 4~6 周。

（5）脑膜炎奈瑟菌性脑膜炎　20 万 ~30 万 U/（kg · d），i.v.gtt.，疗程 4d。

（6）气性坏疽　100 万 ~200 万 U/ 次，q.2~3h，i.v.gtt.。

**【禁忌证】**

**说明书禁忌证**

对本药或其他青霉素类药过敏者。

**【特殊人群用药】**

**儿童**

**1. 说明书用法用量**

**一般用法**　（1）一般情况：2.5 万 U/（kg · 次），q.12h，i.m.；或 5 万 ~20 万 U/（kg·d），分 4~6 次静滴。（2）足月产新生儿：5 万 U/（kg · 次），i.m./i.v.gtt.。出生第 1 周患儿，q.12h；＞ 7d 患儿，q.8h；严重感染患儿，q.6h。（3）早产儿：3 万 U/（kg· 次），i.m./i.v.gtt.。第 1 周患儿，q.12h；2~4 周患儿，q.8h；4 周后患儿，q.6h。

**2. 其他用法用量**

［国外参考信息］

（1）一般感染　①新生儿（第 1 周）：30mg/（kg · 次），q.12h，i.v.gtt.；或 5 万 U/（kg · d），i.m.。②新生儿（2~4 周）：30mg/（kg· 次），q.8h，i.v.gtt.；或 5 万 U/（kg·d），i.m.。③＜ 12 岁患儿：25 万 ~40 万 U/(kg·d)，q.4~6h，i.v.gtt.；或 2.5 万 ~5 万 U/（kg · d），i.m.。④体重＞ 45kg 患儿：肌注剂量参见成

人剂量。

（2）先天性梅毒　5 万 U/(kg·d), i.v.gtt.，分 2 次给药；或 5 万 U/（kg·d），i.m.。疗程至少 10d。

（3）淋球菌感染　①患淋球菌性关节炎或淋球菌性败血症的新生儿：7.5 万 ~10 万 U/（kg·d），分 4 次静滴，疗程 7d。②患淋球菌性脑膜炎新生儿：10 万 U/（kg·d），分 3~4 次静滴，疗程至少 10d。③＜ 12 岁以下（体重＜ 45kg）淋球菌性关节炎患儿：15 万 U/（kg·d), i.v.gtt.，疗程 7d。④＜ 12 岁（体重＜ 45kg）淋球菌性脑膜炎患儿：25 万 U/（kg·d），分 6 次静滴，疗程至少 10d。

（4）链球菌感染　①早产儿和第 1 周新生儿的 B 型链球菌感染，60mg/（kg·次），i.v.gtt.。②第 2~4 周新生儿 B 型链球菌脑膜炎，120mg/（kg·次），i.v.gtt.。

**老人**　须调整剂量。

**孕妇**　应权衡利弊后用药。美国 FDA 妊娠安全性分级为：B 级。

**哺乳妇女**　用药前须权衡利弊或用药时暂停哺乳。

**肾功能不全 / 透析者**　严重肾功能不全者慎用。

**1. 说明书用法用量**

**一般用法**　轻中度肾功能不全者使用常规剂量。严重肾功能不全者须调整剂量或延长给药间隔：Ccr 为 10~50ml/min 时，给药间隔为 8~12h 或剂量减少 25%；Ccr ＜ 10ml/min 时，给药间隔为 12~18h 或剂量减至常规剂量的 25%~50%。

**2. 其他用法用量**

［国外参考信息］

（1）肾功能不全时剂量　GFR ＞ 50ml/min 时，不必减量；GFR 为 10~50ml/min 时，用药间隔不变，减量至常规剂量的 75%；GFR ＜ 10ml/min 时，用药间隔不变，减量至常规剂量的 20%~50%。也有研究建议，Ccr ＜ 10ml/min 时，Max：≤ 100 万 ~300 万 U/d，给药间隔为 8~12h。

（2）透析时剂量　血透后可给予维持剂量；接受连续性不卧床腹透者，推荐使用正常剂量的 20%~50%，q.6h。

**【注意】**

（1）慎用　有哮喘、湿疹、花粉症、荨麻疹等过敏性疾病史者。

（2）交叉过敏　对一种青霉素类药过敏者，可能对其他青霉素类药过敏，也可能对青霉胺或头孢菌素类药过敏。

（3）对检验值 / 诊断的影响　以硫酸铜法进行尿糖测定时可呈假阳性，用葡萄糖酶法测定则不受影响。

（4）用药相关检查 / 监测项目　大剂量用药时应定期检测电解质。

**【给药说明】**

（1）给药条件　①用药前须详细询问患者既往史，包括用药史、过敏反应史及有无家族变态反应疾病史。②用药前必须先做本药皮肤敏感试验。将 NS 5ml 注入青霉素皮试剂瓶内，使其溶解稀释，配成浓度为 500U/ml 的皮试液，皮内注射 0.05~0.1ml。20min 后观察皮试结果，如局部出现红肿并有伪足出现、皮丘直径＞ 1cm 者（＞或比原皮丘增大超过 3mm），或出现头晕、胸闷等全身反应者均属阳性反应，不能应用本药。青霉素皮试对预测过敏性休克起重要作用，但皮试阴性者不能排除发生过敏反应的可能。③有青霉素过敏史者不宜进行皮试，而应改用其他药物。④本药可经肌注或静脉给药，当成人一日剂量＞ 500 万 U 时宜静脉给药。静脉给药时速度不能超过 50 万 U/min，且宜分次滴入，一般 q.4h~q.6h，以避免发生 CNS 反应。青霉素钾不可快速静脉注射。⑤本药不宜鞘内给药。其口服制剂应空腹给药（饭前 1h 或饭后 2h），以利吸收。

（2）配伍信息　①本药在碱性溶液中易失活。与重金属，特别是铜、锌和汞呈配伍禁忌，因后者可破坏青霉素的氧化噻唑环；与头孢噻吩、林可霉素、四环素、万古霉素、琥乙红霉素、两性霉素 B、去甲肾上腺素、间羟胺、苯妥英钠、盐酸羟嗪、丙氯拉嗪、异丙嗪、维生素 B 族、Vit C 等药也呈配伍禁忌。本药不能与氨基糖苷类抗生素同瓶滴注（可导致两者抗菌活性降低）。②肌注时，每 50 万 U 青霉素钠溶解于 1ml 灭菌注射用水，超过 50 万 U 则需加灭菌注射用水 2ml，不应以氯化钠注射液为溶剂。③本药极易溶于水，水溶液中 β－内酰胺环易裂解，水解率随温度升高而加速，裂解为无活性产物青霉酸和青霉素噻唑酸，后两者可降低 pH，进一步加强青霉素水解。浓度为 20U/ml 的溶液于 30℃放置 24h，效价下降 56%。因此注射液应新鲜配制应用，配制后不宜久置。

（3）其他　本药治疗肉芽肿性唇炎时，只能抑制包柔疏螺旋体的感染，对消除已经形成的唇部肿胀作用不明显。

【不良反应】　本药主要不良反应为过敏反应。

（1）神经　毒性反应，肌注区可发生周围神经炎。鞘内注射＞2 万 U 或静脉大剂量滴注可因脑脊液药物浓度过高引起青霉素脑病（表现为肌肉阵挛、抽搐、昏迷等），此反应多见于婴儿、老年人和肾功能不全者。

（2）精神　有大剂量用药后引起一过性精神病发作的报道，发生机制尚不明确。

（3）内分泌 / 代谢　青霉素钠 100 万 U（0.6g）含钠离子 1.7mmol（0.039g），大剂量给药后可造成高钠血症、心力衰竭、低血钾、代谢性碱中毒等，肾功能减退或心功能不全者尤易发生。青霉素钾 100 万 U（0.625g）含钾离子 1.5mmol（0.066g），静脉大剂量给药时可发生高钾血症或钾中毒反应。

（4）血液　大剂量用药：可能引起溶血性贫血和白细胞减少，有凝血功能缺陷者可干扰凝血机制，导致出血倾向。

（5）消化　AST、ALT 升高。

（6）泌尿　有大剂量用药后引起肾衰竭及间质性肾炎的报道。

（7）其他　①过敏反应，严重者可发生过敏性休克（Ⅰ型变态反应）和血清病型反应（Ⅲ型变态反应），其他过敏反应尚有溶血性贫血（Ⅱ型变态反应）、WBC 减少、药疹、接触性皮炎、哮喘发作等。用药中一旦发生过敏性休克，应立即肌注 0.1% 肾上腺素 0.5~1ml，必要时以 5%GS 或氯化钠注射液稀释后静注。临床表现无改善者，半小时后重复 1 次；心跳停止者，可心内注射肾上腺素。同时静滴肾上腺皮质激素，并补充血容量。血压持久不升者可给予多巴胺等血管活性药。同时可用抗组胺药减轻荨麻疹。有呼吸困难者应予吸氧或人工呼吸；喉头水肿明显者，应及时气管插管或气管切开。②耐青霉素金葡菌、革兰阴性杆菌或白色念珠菌感染。③治疗梅毒、钩端螺旋体病或其他感染时可因病原体死亡致症状加剧，称赫氏反应。治疗梅毒患者时因用药后梅毒病灶消炎过快，但组织修补相对较慢或病灶部位纤维组织收缩，妨碍器官功能，而出现治疗矛盾。

【药物过量】

（1）表现　主要表现为 CNS 不良反应。

（2）处理意见　应及时停药并予对症支持治疗，必要时可采用血透加速药物排泄。

【相互作用】

（1）四环素类、红霉素、氯霉素、磺胺类等抑菌药　可干扰本药的杀菌活性，降低本药抗菌作用，不宜合用，尤其在治疗脑膜炎或急需杀菌的严重感染时。

（2）考来烯胺　可与青霉素结合，降低本药吸收。

（3）考来替泊　可使本药血药浓度降低 78%~79%，AUC 减少 75%~85%。

（4）避孕药　本药可减少避孕药的肠肝循环，降低其药效。

（5）伤寒活疫苗　本药对伤寒沙门菌具有抗菌活性，与伤寒活疫苗同用，可能降低伤寒活疫苗的免疫效应。

（6）丙磺舒、阿司匹林、吲哚美辛、保泰松和磺胺类药　可减少本药在肾小管的排泄，升高血药浓度，延长血浆半衰期，但毒性也可能增加。

（7）华法林　可加强华法林的抗凝血作用。

（8）甲氨蝶呤　相互竞争肾小管分泌，可降低甲氨蝶呤的肾脏清除率，增加甲氨蝶呤毒性。

## 氨苄西林
## Ampicillin

**【其他名称】** 安必林、氨苄钠、氨苄青、氨苄青霉素、胺苄青霉素、氨苄青霉素钠、氨苄青霉素三水合物、氨苄青霉素三水酸、安必仙、安必欣、安比西林、安比西林钠、氨苄西林钠、氨苄西林三水物、安西林、苄那消、恩必欣、欧倍林、赛米西林、三水合 α- 氨基苄青霉素、沙维西林、伊西德、Acillin、Amblosin、Ampicillicum Natricum、Ampicillin Sodium、Ampicillin Trihydrate、Ampicillinum、Ampicin、Ampilan、Ampilin、Pamecil、Penbritin、Polycillin、Servicillin、Standacillin

**【分类】** 抗微生物药 \ 抗生素 \ 青霉素类

**【抗菌谱】** **敏感菌**　溶血性链球菌、肺炎链球菌、肠球菌和不产青霉素酶葡萄球菌、草绿色链球菌、白喉棒状杆菌、炭疽芽孢杆菌、放线菌属、流感嗜血杆菌、百日咳鲍特杆菌、布氏杆菌、部分奇异变形杆菌、大肠埃希菌、沙门菌属、志贺菌属、奈瑟菌属、军团菌、胎儿弯曲杆菌以及除脆弱拟杆菌外的厌氧菌。

**不敏感 / 耐药菌**　多数肠杆菌属、脆弱拟杆菌、铜绿假单胞菌、肺炎杆菌、吲哚阳性变形杆菌、多数志贺菌属。

**【制剂规格】** 胶囊（钠盐）① 0.25g。② 0.5g。（均按氨苄西林计）

**粉针剂（钠盐）** ① 0.5g。② 1g。③ 2g。（均按氨苄西林计）

**栓剂**

**【临床应用】**

**说明书适应证**

敏感菌所致的呼吸道感染、胃肠道感染、泌尿道感染、脑膜炎、败血症、感染性心内膜炎、皮肤软组织感染。

**【用法用量】**

**1. 说明书用法用量**

**一般用法**（1）0.25~0.75g/ 次，qid.，p.o.（空腹）。（2）2~4g/d，分 4 次肌注。（3）4~8g/d，分 2~4 次静脉给药；重症感染者可增至 12g/d。Max：14g/d。（4）栓剂经直肠给药，1 枚 / 次，qd.。

**2. 其他用法用量**

［国内参考信息］

（1）一般用法　2~4g/d 或 50~100mg/（kg · d），分 4 次服（空腹）。

（2）腹腔、胸腔、关节感染　0.5g/ 次，腹腔、胸腔或关节腔注射。

（3）脑膜炎　0.02g/ 次，鞘内注射。

［国外参考信息］

（1）呼吸道感染、胃肠道感染、泌尿生殖道感染　①推荐剂量为 0.5g/ 次，q.6h，p.o.。应持续给药至症状消失后至少 48~72h。②也可 0.25~0.5g/ 次，q.6h，i.m. 或静脉给药。治疗应持续至症状消失后至少 48~72h。

（2）单纯性淋病　推荐剂量为 3.5g，p.o.，可与 1g 丙磺舒同服。

（3）淋球菌所致的急性尿道炎　推荐剂量为 0.5g，bid.，i.m.，治疗 1d。

（4）预防细菌性心内膜炎　手术前 30min 肌注或静脉给药 1~2g，另加庆大霉素 1.5mg/kg。严重者，推荐 6h 后追加肌注或静脉给药 1g，或口服 1g。

（5）治疗心内膜炎　12g/d，持续静滴或 q.6h，i.v.。推荐总疗程为 4~6 周。

**【禁忌证】**

**1. 说明书禁忌证**

（1）对本药或其他青霉素类、头孢菌素

类药过敏及过敏体质者。

（2）尿酸性肾结石、痛风急性发作。

（3）活动性消化性溃疡。

（4）传染性单核细胞增多症、巨细胞病毒感染、淋巴细胞白血病、淋巴瘤等患者宜避免使用（因易发生皮疹）。

**【特殊人群用药】**

**儿童**

**1. 说明书用法用量**

**一般用法** （1）25mg/（kg·d），分2~4次服（空腹）。（2）50~100mg/（kg·d），分4次肌注。（3）静脉给药：①早产儿：12.5~50mg/(kg·次）。第1周，q.12h；1~4周，q.8h；4周以上，q.6h。②足月产新生儿：12.5~25mg/（kg·次）。在出生后第1、2日，q.12h；第3日至第2周，q.8h；以后q.6h。③小儿：100~200mg/（kg·d），分2~4次给药。Max：300mg/（kg·d）。

**2. 其他用法用量**

［国内参考信息］

**脑膜炎** 鞘内注射，0~2岁婴幼儿5mg，2~12岁儿童10mg。

［国外参考信息］

（1）呼吸道感染、胃肠道感染、泌尿生殖道感染 ①体重＞20kg儿童，口服用法用量同成人。＜20kg儿童，推荐剂量为100mg/（kg·d），q.6h，p.o.。治疗至少应持续至症状消失后48~72h。②也可25~50mg/（kg·d），q.6h，i.m.或静脉给药。治疗至少应持续至症状消失后48~72h。

（2）单纯性淋病 体重＞20kg儿童，推荐口服剂量为3.5g，可与1g丙磺舒同时服用。

（3）预防细菌性心内膜炎 手术前30min肌注或静脉给药50mg/kg，另加庆大霉素1.5mg/kg。严重患者，建议6h后追加25mg/kg，肌注或静脉给药，也可口服25mg/kg。

（4）脑膜炎 ＜2岁患儿，一日鞘内注射5mg以补充全身治疗；2~12岁患儿，一日鞘内注射10mg。

**老人** 慎用，用量酌减，可根据肾功能情况调整剂量或用药间期。

**孕妇** 本药可透过胎盘进入胎体，建议孕妇仅在确有必要时使用本药。妊娠晚期使用本药可减少血浆中结合的雌激素浓度，但对未结合的雌激素和孕激素无影响。美国FDA妊娠安全性分级为：B级。

**哺乳妇女** 本药可进入乳汁，可能使婴儿致敏和引起腹泻、皮疹、念球菌属感染等，哺乳妇女应用时宜暂停哺乳。

**肾功能不全/透析者** 肾功能不全者慎用。

**1. 说明书用法用量**

肾功能不全者根据Ccr调整给药间隔：Ccr为10~50ml/min者，给药间隔为6~12h；Ccr＜10ml/min者，给药间隔应延长至12~24h。

**2. 其他用法用量**

［国外参考信息］ 轻度肾功能不全（GFR＞50ml/min）者，q.6h；中度肾功能不全（GFR为10~50ml/min）者，q.6~12h；重度肾功能不全（GFR＜10ml/min）者，q.12~16h。

**【注意】**

（1）慎用 ①有哮喘、湿疹、花粉症、荨麻疹等过敏性疾病史者。②体弱者。

（2）交叉过敏 对一种青霉素类药过敏者，可能对其他青霉素类药过敏，也可能对青霉胺或头孢菌素类药过敏。

（3）对检验值/诊断的影响 用药期间以硫酸铜法测定尿糖时可呈假阳性，用葡萄糖酶法测定则不受影响。

（4）用药相关检查/监测项目 长期或大量用药者，应定期检查肝、肾、造血系统功能和血清钾、钠浓度。

**【给药说明】**

（1）给药条件 ①用药前应详细询问病史，包括用药史、过敏反应史，及家族变态反应疾病史。有青霉素过敏史者一般不宜进行皮试，应改用其他药物。②用药前必须做皮肤过敏试验。可用青霉素皮试液做皮试，也可用本药注射剂配制成 500μg/ml 皮试液，皮内注射 0.05~0.1ml，20min 后观察结果，阳性反应者不能应用本药。③口服时不能用果汁、蔬菜汁和苏打水送服。④本药为肠球菌感染的首选用药。

（2）配伍信息 ①本药在碱性溶液中易失活。与下列药物呈配伍禁忌：硫酸阿米卡星、卡那霉素、庆大霉素、链霉素、克林霉素磷酸酯、盐酸林可霉素、琥珀氯霉素、多黏菌素 B、多黏菌素 E 甲磺酸钠、红霉素乙基琥珀酸盐和乳糖酸盐、四环素类、新生霉素、盐酸肼屈嗪、水解蛋白、氯化钙、葡萄糖酸钙、肾上腺素、间羟胺、多巴胺、阿托品、Vit B 族、Vit C、含有氨基酸的营养注射剂、多糖（如右旋糖酐 40）和氢化可的松琥珀酸钠等。②肌注液的配制：本药 125mg、500mg 和 1g 分别溶解于 0.9~1.2ml、1.2~1.8ml 和 2.4~7.4ml 灭菌注射用水中即可。③静滴液浓度不宜超过 30mg/ml。④鞘内注射液配制：将本药用 NS 稀释至 10mg/ml 即可。⑤本药溶液浓度愈高，稳定性愈差。药液稳定性可因葡萄糖、果糖和乳酸的存在而降低，亦随温度升高而降低。在酸性液中分解较快，宜用中性液体作溶剂；且溶解后应立即使用，溶解放置后致敏物质可增多。

**【不良反应】** 不良反应与青霉素相似，以过敏反应较多见。

（1）心血管 结节性动脉周围炎、过敏性心肌炎。

（2）神经 大剂量静脉给药：抽搐、意识障碍、昏迷、癫痫发作。婴儿：颅内压增高（前囟隆起）。

（3）血液 贫血、PLT 减少、血小板减少性紫癜、嗜酸性粒细胞增多、中性粒细胞减少、粒细胞缺乏。

（4）消化 舌炎、胃炎、轻度腹痛、恶心、呕吐、食欲减退、腹泻、假膜性肠炎、胰腺炎（血清淀粉酶明显升高）、慢性胆汁淤积、黄疸、肝功能异常（如血清 ALT 或 AST 升高）。用药期间若出现严重持续性腹泻，可能是假膜性肠炎，须停药。待确诊后应用相应抗生素治疗。

（5）呼吸 成人呼吸窘迫综合征。

（6）泌尿 急性间质性肾炎、溶血性尿毒症综合征。Ccr 降至正常值下限，血中尿素和肌酐值无变化。

（7）皮肤 风疹性皮疹、斑疹、斑丘疹、瘙痒、严重的多型性红斑。

（8）耳 耳毒性尚未确定，高剂量可致听力障碍。

（9）其他 过敏反应：皮疹、荨麻疹、斑丘疹、过敏性休克。用药中若出现过敏反应，应立即停药，并采取相应措施。发生过敏性休克时，其抢救原则和措施同青霉素 G。

**【药物过量】**

（1）表现 大剂量可见间质性肾炎、肾功能持续性减退，最后导致肾衰竭；极大量时可能出现听力障碍。

（2）处理意见 若服药时间短，应立即洗胃、催吐及对症处理，严重者按需血透清除。

**【相互作用】**

（1）克拉维酸 可使本药对产 β-内酰胺酶的淋球菌最低抑菌浓度降至 4μg/ml。

（2）林可霉素 可抑制本药在体外对金葡菌的抗菌作用。

（3）红霉素、四环素类等抗生素和磺胺药 可干扰本药的杀菌活性，不宜合用，尤治疗脑膜炎或严重感染时。

（4）氯喹 可使本药吸收量减少 19%~29%。

（5）氯霉素 氯霉素在高浓度（5~10mg/L）对本药无拮抗，在低浓度（1~2mg/L）可减弱本药杀菌作用，但不影响氯霉素的抗菌作用。合用治疗细菌性脑膜炎时远期后遗症发生率比两药单用时高。

（6）雌激素 降低口服避孕药的药效。

（7）阿司匹林、吲哚美辛、保泰松、磺胺药 本药在肾小管的排泄减少、血药浓度升高。

（8）庆大霉素　加强本药对B组链球菌的体外杀菌作用。

（9）华法林　加强华法林的作用。

（10）别嘌醇　可增加本药皮疹发生率，尤多见于高尿酸血症。

（11）丙磺舒　本药半衰期延长。

（12）双硫仑等乙醛脱氢酶抑制药　不宜合用。

## 阿莫西林
## Amoxicillin

**【其他名称】** 安福喜、阿林新、阿莫灵、阿莫仙、阿莫新、阿莫西林钠、阿莫西林三水酸、奥纳欣、弗莱莫星、酚塔西林、广林、海夫安、摩林、奈他美、羟氨苄青霉素、羟氨苄青霉素钠、青帝、日奥、三水羟氨苄、天贝林、新达贝宁、益萨林、再林、Amolin Bristamox、Amoxa、Amoxi、Amoxicillin Sodium、Amoxicillin Trihydrate、Amoxicillinum、Amoxipen、AMOXY、Amoxycillin、Bristamox、Clamoxyl、Clonamox、Duomox、Flemoxin、Larocin、Moxacin、Penamox、Uni-Amocin

**【分类】** 抗微生物药\抗生素\青霉素类

**【抗菌谱】** **敏感菌**　对肺炎链球菌、溶血性链球菌、草绿色链球菌等链球菌属、不产青霉素酶葡萄球菌、粪肠球菌等需氧革兰阳性球菌，大肠埃希菌、奇异变形杆菌、沙门菌属、流感嗜血杆菌、脑膜炎奈瑟菌、淋病奈瑟菌等需氧革兰阴性菌的不产β-内酰胺酶菌株、幽门螺杆菌、百日咳鲍特杆菌具有良好的抗菌活性；对梭状芽孢杆菌、炭疽杆菌、霍乱弧菌、军团菌和胎儿弯曲杆菌有一定的抗菌活性；此外，对钩端螺旋体、梅毒螺旋体也有较好的作用。

**不敏感/耐药菌**　肺炎杆菌、吲哚阳性变形杆菌、产青霉素酶的金黄色葡萄球菌、耐青霉素G的金黄色葡萄球菌与阴性杆菌（产β-内酰胺酶菌株）、铜绿假单胞菌等。

**【制剂规格】** 片剂　①0.125g。②0.25g。③0.5g。（均按阿莫西林计）

**分散片**　①0.125g。②0.25g。③0.5g。（均按阿莫西林计）

**胶囊**　①0.125g。②0.25g。③0.5g。（均以阿莫西林计）

**颗粒**　①0.05g。②0.125g。③0.25g。（均按阿莫西林计）

**干混悬剂**　①0.125g。②0.25g。

**粉针剂（钠盐）**　①0.5g。②2g。（均按阿莫西林计）

**【临床应用】**

**说明书适应证**

（1）敏感菌所致的下列感染：①呼吸道感染，如中耳炎、鼻窦炎、咽炎、扁桃体炎、急慢性支气管炎、肺炎等。②泌尿、生殖道感染，如单纯性淋病、尿道炎、膀胱炎、肾盂肾炎等。③脑膜炎、败血症、皮肤和软组织感染。

（2）治疗伤寒、副伤寒、伤寒带菌者及钩端螺旋体病。

（3）与克拉霉素、兰索拉唑三联用于根除胃、十二指肠幽门螺杆菌（HP），降低消化性溃疡复发率。

（4）预防感染性心内膜炎。

**【用法用量】**

**1. 说明书用法用量**

（1）**一般用法**　①0.5~1g/次，q.6~8h，p.o./i.m./i.v.gtt.，Max：≤4g/d（p.o.）。②严重感染时可与舒巴坦按2：1合用，即本药2g加舒巴坦1g/次，q.8h，i.v.gtt.。

（2）急性泌尿道感染　单剂3g，p.o.，也可于10~12h后再增加3g。

（3）淋病　单剂3g，p.o.，常加用丙磺舒1g。

（4）预防感染性心内膜炎　单剂3g，p.o.，于术前（如拔牙前）1h给予。

**2. 其他用法用量**

［国外参考信息］

（1）耳/鼻/喉感染、皮肤及附件感染、泌

尿生殖道感染　轻至中度感染，推荐 0.5g/ 次，q.12h，p.o.；或 0.25g/ 次，q.8h，p.o.。重度感染，推荐 0.875g/ 次，q.12h，p.o.；或 0.5g/ 次，q.8h，p.o.。

（2）A 组 β－溶血性链球菌所致咽扁桃体炎　0.75g/d，p.o.，连服 10d。

（3）耐药性肺炎链球菌所致鼻窦炎　用量需加倍，Max：3g/d。

（4）下呼吸道感染　推荐 0.875g/ 次，q.12h，p.o.；或 0.5g/ 次，q.8h，p.o.。

（5）淋病　单剂 3g，p.o.。

（6）预防细菌性心内膜炎　常于术前（如口腔、上呼吸道、胃肠道手术等）1h 服用 2g。

（7）反复发作的十二指肠溃疡（HP 相关）三联疗法，阿莫西林 1g、克拉霉素 0.5g、兰索拉唑 0.03g，q.12h，p.o.，疗程 14d；或二联疗法，阿莫西林 1g、兰索拉唑 0.03g，p.o.，疗程 14d。

（8）根除 HP 的短期疗法　三联疗法，雷尼替丁枸橼酸铋 0.4g、阿莫西林 1g、克拉霉素 0.5g，bid.，p.o.。

（9）妊娠期感染　①菌尿患者，3g/ 次，q.12h，p.o.，共服 2 次；或 0.25g/ 次，q.8h，p.o.，连服 7d。②沙眼衣原体感染，0.5g/ 次，tid.，p.o.，共服 7~10d。

**【禁忌证】**

**1. 说明书禁忌证**

（1）对本药或其他青霉素类药过敏者。

（2）传染性单核细胞增多症患者应避免使用。

**2. 其他禁忌证**

（1）巨细胞病毒感染。

（2）淋巴细胞白血病。

（3）淋巴瘤。

**【特殊人群用药】**

**儿童**　儿童肾功能不全者应避免使用，早产儿及＜ 3 个月婴儿服用本药可导致肾功能发育不全，故应减量慎用。

**1. 说明书用法用量**

**一般用法**（1）＞ 3 个月小儿：20~40mg/（kg · d），分 3 次口服；＜ 3 个月婴儿：30mg/（kg · d），分 2 次服。（2）也可按 50~100mg/（kg · d），p.o.，i.m./i.v.gtt.，分 3~4 次给药。

**2. 其他用法用量**

［国内参考信息］新生儿和早产儿：50mg/ 次，p.o.，q.12h，严重感染者 q.8h。

［国外参考信息］

（1）鼻 / 喉感染或中耳炎、皮肤及附件感染、泌尿生殖道感染（＞ 3 个月的患儿）　轻至中度，推荐剂量为 25mg/（kg·d），q.12h，p.o.；或 20mg/（kg · d），q.8h，p.o.。重度感染，推荐剂量为 45mg/（kg·d），q.12h，p.o.；或 40mg/（kg · d），q.8h，p.o.。

（2）耐药性肺炎链球菌所致鼻窦炎等（＞ 3 个月的患儿）　推荐剂量为 80~90mg/（kg·d），分 2~3 次给药，p.o.。Max：≤ 3g/d。

（3）咽、扁桃体炎（＞ 3 个月的患儿）　推荐剂量为 50mg/（kg·d），bid.，p.o.，疗程 6d；或 50mg/（kg · 次），qd.，p.o.，共服 10d；或 750mg/ 次，qd.，p.o.，共服 10d。

（4）下呼吸道感染（＞ 3 个月的患儿）　轻至中度感染，推荐剂量为 45mg/（kg · d），q.12h，p.o.。重度感染，推荐 40mg/（kg · d），q.8h，p.o.。

（5）淋病（青春前期儿童）　单次 50mg/kg，p.o.，同时加服丙磺舒 25mg/kg（＜ 2 岁患儿不宜同用丙磺舒）。体重＞ 40kg 患儿应采用成人剂量。

（6）预防心内膜炎　常于术前（如口腔、上呼吸道、胃肠道手术等）预防用药，＞ 27kg 儿童，用量同成人；＜ 27kg 儿童，50mg/（kg · d），p.o.，且不能超过成人剂量。

（7）孕龄＜ 32 周的早产儿　在出生后第 1 周，推荐剂量为 25mg/（kg · d），q.12h，p.o.。

（8）≤ 3 个月的患儿　推荐剂量为 30mg/（kg · d），bid.，p.o.。

**老人**　肾功能损害严重的老年患者应调整

剂量或延长给药时间。

**孕妇**　本药可透过胎盘进入胎儿体内，建议孕妇仅在有明确指征时用药。美国 FDA 妊娠安全性分级为：B 级。

**哺乳妇女**　本药可少量分泌入乳汁，虽尚无发生严重不良反应报道，但哺乳妇女用药后可能使婴儿致敏或引起腹泻、皮疹、念球菌属感染等，故须权衡利弊后用药。

**肾功能不全 / 透析者**　肾功能严重损害者慎用。

**1. 说明书用法用量**

**一般用法**　（1）肾功能不全者根据 Ccr 调整用量：Ccr 为 10~30ml/min 者，0.25~0.5g/ 次，q.12h；Ccr ＜ 10ml/min 者，0.25~0.5g/ 次，q.24h。（2）血透可影响血药浓度，每次血透后应补充 1g 剂量。

**2. 其他用法用量**

［国内参考信息］　肾功能严重不全者应延长用药间隔时间：GFR 为 10~15ml/min 者，q.8~12h；＜ 10ml/min 者，q.12~16h。

［国外参考信息］　血透者，0.25~0.5g/ 次，q.24h，p.o.。透析期间及透析结束后均应额外补充剂量。

**其他**

**其他用法用量**

［国外参考信息］

囊性纤维病变者　①成人 0.5g/ 次，q.8h，p.o.，长期服用，可抑制呼吸道中流感嗜血杆菌生长。②儿童推荐剂量为 20~40mg/kg，tid.，p.o.，长期服用。

**【注意】**

（1）慎用　有哮喘、湿疹、花粉症、荨麻疹等过敏性疾病史者。

（2）交叉过敏　对一种青霉素类药过敏者，可能对其他青霉素类药过敏，也可能对青霉胺或头孢菌素类药过敏。

（3）对检验值 / 诊断的影响　用药期间以硫酸铜法进行尿糖测定时可出现假阳性，葡萄糖酶法测定时不受影响。

（4）用药相关检查 / 监测项目　①较长疗程用药时应检查肝、肾功能和血常规。②大剂量应用阿莫西林钠时，应监测血清钠。

**【给药说明】**

（1）给药条件　①使用本药前须详细询问患者病史，包括用药史、过敏反应史，以及有无家族变态反应疾病史。②胃肠道外给药前必须做皮肤过敏试验，可用青霉素皮试液，也可用本药注射剂配制成 500μg/ml 皮试液，皮内注射 0.05~0.1ml，20min 后观察结果，皮试阳性反应者不能应用本药。③本药口服制剂仅用于轻、中度感染，为减轻胃肠道反应宜饭后服用。可直接用水吞服，也可放入牛奶或果汁中，搅拌至混悬状态后服用。病情较重需住院治疗或不能口服者可用注射制剂。④本药胶囊儿童不宜吞服。

（2）配伍信息　①本药在碱性溶液中易失活。与硫酸阿米卡星、卡那霉素、庆大霉素、链霉素、磷酸克林霉素、盐酸林可霉素、黏菌素甲磺酸钠、多黏菌素 B、琥珀氯霉素、红霉素乙基琥珀酸盐和乳糖酸盐、四环素类、新生霉素、头孢噻吩、万古霉素、两性霉素 B、异丙嗪、苯妥英钠、间羟胺、肾上腺素、去甲肾上腺素、盐酸羟嗪、丙氯拉嗪、多巴胺、阿托品、盐酸肼酞嗪、水解蛋白、氯化钙、葡萄糖酸钙、B 族维生素、Vit C、含氨基酸的营养注射剂、多糖（如右旋糖酐 40）和氢化可的松琥珀酸钠等有配伍禁忌。此外，铜、锌、汞、酸性溶液、氧化剂或还原剂中的羟基化合物及锌化物制造的橡皮管及瓶塞均可使本药活性下降。②本药注射液应新鲜配制，配制后不宜久置，因其极易溶于水，水溶液中 β－内酰胺环易裂解，水解率随温度升高而加速。

（3）其他　用药期间可出现耐青霉素金葡菌、革兰阴性杆菌或白色念珠菌感染、假膜性肠炎，应注意。

**【不良反应】**

（1）神经　失眠、头晕及惊厥等。

（2）精神 兴奋、焦虑、行为异常、精神亢进、精神错乱等。

（3）血液 贫血、PLT 减少、嗜酸性粒细胞增多、WBC 减少、粒细胞缺乏症（及时停药可转为正常）等。

（4）消化 食欲减退、胃肠道反应、血清 ALT 或 AST 轻度升高。

（5）泌尿 急性间质性肾炎等。

（6）其他 ①斑疹、紫癜（应立即停药）、皮疹、多形性红斑、中毒性表皮坏死、大疱性红斑、荨麻疹、药物热、哮喘等过敏反应及过敏性休克（发生过敏性休克时的抢救原则和方法同青霉素 G。②长期大剂量用药可致菌群失调，出现由念珠菌或耐药菌引起的二重感染，尤其是慢性病患者和自身免疫功能失调者。

**【药物过量】**

（1）表现 有研究表明，给药剂量 ≤ 250mg/kg 时未引起显著临床症状。但也有报道，少数患者因药物过量可出现肾功能不全、少尿，但肾功能损害在停药后可恢复。

（2）处理意见 必要时可通过血透清除部分药物。

**【相互作用】**

（1）林可霉素 可抑制本药在体外对金葡菌的抗菌作用。

（2）口服避孕药 口服避孕药药效降低。

（3）丙磺舒、阿司匹林、吲哚美辛、保泰松、磺胺 本药排泄减少，$t_{1/2}$ 延长，血药浓度增高。

（4）氨基糖苷类药 在亚抑菌浓度时可增强本药对粪肠球菌体外杀菌作用（但需除外氨基糖苷类高水平耐药株感染）。庆大霉素可加速本药对 B 组链球菌的体外杀菌作用。

（5）β - 内酰胺酶抑制药 本药抗菌作用明显增强。

（6）氯霉素、大环内酯类、磺胺类、四环素类药物 在体外干扰本药的抗菌作用，但其临床意义不明。本药不宜与上述药合用，尤其是在治疗脑膜炎或需迅速杀菌的严重感染时。

（7）华法林 华法林的作用加强。

（8）别嘌呤类尿酸合成抑制药 本药导致皮肤不良反应的风险增加。

（9）甲氨蝶呤 甲氨蝶呤肾清除率降低，毒性增加。

（10）食物 可延迟本药的吸收，但吸收总量无显著降低。

## 羧苄西林钠
## Carbenicillin Sodium

**【其他名称】** 卡巴西林、卡比西林、羧苄青、羧苄青霉素、羧苄青霉素钠、羧苄西林、Carbenicillin

**【分类】** 抗微生物药 \ 抗生素 \ 青霉素类

**【抗菌谱】** **敏感菌** 铜绿假单胞菌、变形杆菌（产青霉素酶奇异变形杆菌除外）、多数大肠埃希菌、沙门菌属、志贺菌属、流感嗜血杆菌、奈瑟菌属、厌氧菌（包括脆弱拟杆菌和梭状芽孢杆菌）。

**不敏感 / 耐药菌** 本药不耐青霉素酶，对耐药金葡菌无效。

**【制剂规格】** 粉针剂（按 $C_{17}H_{18}N_2O6S$ 计）① 0.5g。② 1g。③ 2g。④ 5g。

**【临床应用】**

**1. 说明书适应证**

（1）主要用于铜绿假单胞菌所致的系统性感染，如败血症、尿路感染、呼吸道感染、腹腔感染、盆腔感染及皮肤软组织感染等。

（2）其他敏感的肠杆菌属所致的系统性感染。

**2. 其他临床应用**

（1）铜绿假单胞菌、变形杆菌、大肠埃希菌等所致的胸腔感染、胆道感染、细菌性脑膜炎等。

（2）女性生殖道感染。

（3）小儿铜绿假单胞菌脑膜炎、乳突炎。

【用法用量】

1. 说明书用法用量

（1）中度感染　8g/d，分 2~3 次，i.m./i.v.。

（2）严重感染　10~30g/d，分 2~4 次，i.v.gtt./i.v.。

2. 其他用法用量

［国内参考信息］

（1）铜绿假单胞菌尿路感染或其他敏感菌所致感染　1~2g/ 次，q.6h，i.v./i.v.gtt.。

（2）铜绿假单胞菌所致败血症、肺部感染、脑膜炎等严重感染　20~30g/d，4~6 次 /d，i.v./i.v.gtt.。

【禁忌证】

说明书禁忌证

对本药或其他青霉素类药过敏者。

【特殊人群用药】

**儿童**　小儿不宜肌注本药。

说明书用法用量

（1）中度感染　12.5~50mg/（kg·次），q.6h，i.m./i.v.。

（2）严重感染　100~300mg/（kg·d），4~6 次 /d，i.v./i.v.gtt.。

（3）新生儿感染　①体重＜2kg 者：首次 100mg/kg，i.v.gtt.，然后第 1 周 75mg/（kg·次），q.12h，i.v.gtt.；第 2 周起 100mg/（kg·次），q.6h，i.v.gtt.。②体重＞2kg 者：第 1 周 75mg/（kg·次），q.8h，i.v.gtt.；以后 75mg/（kg·次），q.6h，i.v.gtt.。

**孕妇**　孕妇用药尚未进行严格的对照试验，故孕妇应权衡利弊后用药。美国 FDA 妊娠安全性分级为：B 级。

**哺乳妇女**　本药可少量经乳汁分泌，哺乳妇女应慎用或用药期间暂停哺乳。

**肝功能不全者**　严重肝功能不全者慎用。

**肾功能不全 / 透析者**　严重肾功能不全者慎用。

1. 说明书用法用量

严重肾功能不全者，2g/ 次，q.8~12h，静脉给药，可维持 100μg/ml 的血药浓度。合并肝功能不全者，推荐静脉给予 2g/d。

2. 其他用法用量

［国内参考信息］　血透或腹透者，常规用量的给药间隔分别为 4h、6h。

【注意】

（1）慎用　①过敏性体质。②限制钠盐摄入者。

（2）交叉过敏　对一种青霉素类药过敏者，可能对其他青霉素类药、青霉胺过敏；有青霉素过敏性休克史者，约 5%~7% 可能对头孢菌素类药过敏。

（3）用药相关检查 / 监测项目　①长期大剂量用药应定期检查肝、肾功能和监测血清钠、钾浓度。②肾功能不全者用药时，应监测出、凝血时间和凝血酶原时间。

【给药说明】

（1）给药条件　①用药前须详细询问患者病史，包括用药史、过敏反应史、有无易被患者忽略的症状（如胸闷、瘙痒、面部发麻、发热等），以及有无家族变态反应疾病史。②用药前必须做青霉素皮肤敏感试验，皮试阳性反应者不能应用本药。③肌注时，同一注射部位注射量不应超过 2g；静滴时，可分次给药，每次滴注 30min 至 2h。

（2）减量 / 停药条件　肾功能不全者用药后引起出血，应及时停药并予适当治疗。

（3）配伍信息　①本药在碱性溶液中易失活。与下列药物呈配伍禁忌：琥珀氯霉素、琥乙红霉素、盐酸土霉素、盐酸四环素、卡那霉素、链霉素、庆大霉素、妥布霉素、两性霉素 B、维生素 B 族、Vit C、苯妥英钠、拟交感胺类药物、异丙嗪等。②本药溶液浓度较高时，可形成多聚体（为致敏原），故药液宜现配现用。

【不良反应】

（1）神经　抽搐、癫痫发作等神经毒性

反应（大剂量静注）。

（2）内分泌 / 代谢　本药呈弱酸性，血药浓度过高时可发生急性酸中毒（此反应尤多见于肾病且已有酸中毒者）、高钠和低钾血症。

（3）血液　肾功能损害者大剂量(24g/d)用药时，可使血小板功能异常或干扰其他凝血机制，引起出血，如紫癜、黏膜出血、鼻出血及注射部位或小手术操作出血等，发生出血时应及时停药并予适当治疗。可逆性中性粒细胞减少伴骨髓抑制。

（4）消化　暂时性血清氨基转移酶、ALP 及 LDH 升高，恶心、呕吐、肝肿大和压痛等轻型无黄疸型肝炎症状及肝活检显示点状肝细胞坏死。

（5）呼吸　急性肺水肿（心功能不全者大剂量用药时）。

（6）泌尿　间质性肾炎。

（7）其他　过敏，如皮疹、过敏性休克。用药中若发生过敏性休克，抢救原则和方法同青霉素 G。

【相互作用】

（1）多黏菌素 B　出现轻度拮抗作用。

（2）乙酰半胱氨酸　加强本药在体外对铜绿假单胞菌的抑菌作用。

（3）阿米卡星、庆大霉素或妥布霉素等氨基糖苷类药物　在体外合用，对铜绿假单胞菌、部分肠杆菌属及耐羧苄西林或耐氨基糖苷类药的沙雷菌有协同抗菌作用。

（4）丙磺舒　本药从肾脏排泄减缓，血药浓度升高。

（5）磺胺类药物　本药血药浓度升高。

（6）抗凝血药（肝素、华法林等）、血栓溶解药、水杨酸类药、磺吡酮或血小板聚集抑制药　出血的危险增加。

## 磺苄西林钠
## Sulbenicillin Sodium

【其他名称】 格达西林钠、磺苄青霉素、磺苄青霉素钠、磺苄西林、α- 磺酸苄基青霉素、卡他西林、美罗、Kedacillin、Kedacillin Sodium、Lilacillin、Sulbenicillin、Sulbenicillin Disodium、Sulfobenzylpenicillin、Sulfocillin

【分类】 抗微生物药 \ 抗生素 \ 青霉素类

【抗菌谱】 **敏感菌**　铜绿假单胞菌、大肠埃希菌、流感嗜血杆菌、变形杆菌属、肠杆菌属、枸橼酸菌属、沙门菌属、志贺菌属、奈瑟菌属、溶血性链球菌、肺炎链球菌及不产青霉素酶的葡萄球菌、消化链球菌、梭状芽孢杆菌等厌氧菌。

**不敏感 / 耐药菌**　肺炎克雷伯菌、吲哚阳性变形杆菌对本药多耐药。

【制剂规格】 粉针剂　① 0.5g。② 1g。③ 2g。④ 4g。⑤ 5g。

【临床应用】

**1. 说明书适应证**

（1）主要用于肺炎、尿路感染、复杂性皮肤软组织感染和败血症等。

（2）可与抗厌氧菌药物联用于腹腔感染、盆腔感染。

【用法用量】

**1. 说明书用法用量**

（1）中度感染　8g/d，分 4 次静滴或静注。

（2）重症感染或铜绿假单胞菌感染　可增至 20g/d，分 4 次静滴或静注。

**2. 其他用法用量**

［国内参考信息］（1）2~4g/d，分 2~4 次肌注，用 0.5% 利多卡因 3ml 溶解。（2）4~8g/d，i.v.gtt.。

【禁忌证】

**说明书禁忌证**

对本药或其他青霉素类药过敏者。

【特殊人群用药】

儿童

**1. 说明书用法用量**

**一般用法**　80~300mg/（kg · d），分 4 次静滴或静注。

2. 其他用法用量

［国内参考信息］

（1）一般用法 40~80mg/（kg·d），分2~4 次静滴或静注。

（2）严重感染 80~300mg/（kg·d），分 4 次静滴或静注。

**老人** 年老者慎用。

**孕妇** 尚缺乏孕妇应用本药的安全性资料，孕妇应仅在确有必要时使用本药。

**哺乳妇女** 青霉素类药物可经乳汁排出，可使婴儿致敏，故哺乳妇女用药时须权衡利弊。

**肝功能不全者** 慎用。

**肾功能不全/透析者** 慎用。

**【注意】**

（1）慎用 有哮喘、湿疹、花粉症、荨麻疹等过敏性疾病史者。

（2）交叉过敏 对一种青霉素类药过敏者，可能对其他青霉素类药过敏，也可能对青霉胺或头孢菌素类药过敏。

**【给药说明】**

（1）给药条件 ①使用本药前须详细询问患者既往史，包括用药史、过敏反应史以及有无家族变态反应疾病史。②经胃肠道外给药前必须做皮肤过敏试验。皮试阳性反应者不能应用本药。③有青霉素过敏史者一般不宜进行皮试，而应改用其他药物。

（2）配伍信息 ①本药在碱性溶液中易失活。与氨基糖苷类、四环素、新生霉素、多黏菌素 B、磺胺嘧啶、去甲肾上腺素、间羟胺、苯巴比妥、戊巴比妥、水解蛋白、维生素 B 族、Vit C、琥珀胆碱等呈配伍禁忌，联用时不宜置于同一容器中。与重金属，特别是铜、锌和汞也呈配伍禁忌。②静脉注射液，每 1g 药物用 20ml 注射用水或 GS 溶解。③静脉滴注液，每 5g 药物用 5%GS 或 NS 250~500ml 溶解。

**【不良反应】**

（1）神经 肌注区可发生周围神经炎。大剂量静注：口周围、面部和四肢皮肤发麻，严重有肌颤、抽搐等神经毒性反应，此反应尤易见于婴儿、老年人和肾功能减退者。

（2）血液 白细胞或中性粒细胞减少；血小板功能或其他凝血机制异常，发生出血倾向（大剂量用药时）。

（3）消化 恶心、呕吐、腹泻等胃肠道反应；暂时性血清 ALT、AST、ALP 升高。

（4）泌尿 BUN 升高、间质性肾炎。

（5）其他 ①皮疹、药物热等过敏反应及过敏性休克。若发生过敏性休克，抢救原则和方法同青霉素。②肌注或静脉给药时，可能引起注射部位局部疼痛、硬结等。③治疗期间可出现白色念珠菌感染，念珠菌过度繁殖，可使舌苔呈棕色甚至黑色。

**【相互作用】**

（1）丙磺舒 本药血药浓度升高。

（2）庆大霉素 可相互增强对肠球菌的抗菌作用。

## 呋布西林钠
## Furbenicillin Sodium

**【其他名称】** 呋氨西林、呋苄青霉素、呋布青霉素、呋苄青霉素钠、呋布西林、呋苄西林、呋苄西林钠、呋脲苄青霉素、呋脲苄青霉素钠、呋脲苄西林钠、呋喃酰脲苄青霉素、Furbenicillin、Furbenicillinum、Furbucillin、Furbucillin Sodium、Furbucillinum、Furoylureide Penicillin、Furoylureidum Penicillinum Natricum

**【分类】** 抗微生物药\抗生素\青霉素类

**【抗菌谱】** **敏感菌** 铜绿假单胞菌、流感嗜血杆菌、奇异变形杆菌、伤寒沙门菌和部分大肠埃希菌等革兰阴性杆菌；链球菌属、肺炎链球菌、部分肠球菌属和不产青霉素酶的金黄色葡萄球菌等革兰阳性菌；革兰阳性厌氧菌。

**不敏感/耐药菌** 脆弱拟杆菌和其他拟杆菌属细菌。

【制剂规格】 粉针剂 ① 0.25g。② 0.5g。③ 1g。

【临床应用】

说明书适应证

主要用于铜绿假单胞菌、大肠埃希菌、奇异变形杆菌及其他敏感菌所致的多种感染。

【用法用量】

1. 说明书用法用量

一般用法 4~8g/d，qid.，i.v.gtt.。

2. 其他用法用量

[国内参考信息]

严重感染 剂量可增至12g/d，qid.，i.v.gtt.。

【禁忌证】

说明书禁忌证

对本药或其他青霉素类药过敏者。

【特殊人群用药】

儿童

说明书用法用量

一般用法 50~150mg/（kg·d），qid.，i.v.gtt.。

孕妇 妊娠早期不宜使用，妊娠中、晚期应慎用。

哺乳妇女 用药须权衡利弊。

【注意】

（1）慎用 有哮喘、湿疹、花粉症、荨麻疹等过敏性疾病史者。

（2）交叉过敏 对一种青霉素类药过敏者，可能对其他青霉素类药过敏，也可能对青霉胺或头孢菌素类药过敏。

（3）用药相关检查/监测项目 肝、肾功能不全或造血系统抑制者用药后，应定期检查血常规和肝、肾功能。

【给药说明】

（1）给药条件 ①本药可用于敏感菌所致的败血症、肺部感染、肝胆系统感染、尿路感染、皮肤软组织感染等。②用药前需详细询问药物过敏史，并进行青霉素皮肤试验，皮试阳性反应者禁用。③本药局部刺激反应较强，且溶解度较小，不宜用于肌注或静注。④静滴时，药物浓度不宜过大且给药速度不宜太快。

（2）配伍信息 ①静滴液的配制：本药1~2g溶于等渗氯化钠注射液50~100ml中，于0.5~1小时内滴注。②本药在碱性溶液中易失活。③本药应临用时配制，溶解后不宜久置。

【不良反应】

（1）神经 口周、面部和四肢皮肤麻木感，严重时可出现肌颤。

（2）血液 嗜酸性粒细胞增多和WBC降低。

（3）消化 恶心、呕吐、食欲减退、上腹部不适等胃肠道反应和血清氨基转移酶升高。

（4）其他 ①皮疹、药物热等过敏反应症状及过敏性休克。发生过敏性休克时，抢救原则和方法同青霉素G。②长期用药：菌群失调，发生二重感染。③肌注或静脉给药：注射部位疼痛、红肿、硬结，严重者可致血栓性静脉炎。

【药物过量】 尚无用药过量的资料。

【相互作用】 阿米卡星、庆大霉素、奈替米星等氨基糖苷类药 协同抗菌作用。

## 哌拉西林
## Piperacillin

【其他名称】 哔哌青霉素钠、哔哌西林、哌氨苄青霉素、哌拉西林二钠、哌拉西林钠、氧哌嗪青霉素、氧哌嗪青霉素钠、Avocin、Orocin、Paperacillin Sodium、Pentcillin、Piperacil、Piperacillin Disodium、Piperacillin Sodium、Piperacillinum、Pipracil、Pipril

【分类】 抗微生物药\抗生素\青霉素类

【抗菌谱】 敏感菌 对大肠埃希菌、变形杆菌属、肺炎克雷伯菌、铜绿假单胞菌、淋病奈瑟菌（不产β-内酰胺酶株）、脆弱类杆菌、肠球菌有较好的抗菌作用。

**不敏感/耐药菌**　不敏感：产气杆菌、枸橼酸杆菌、普鲁威登菌和不动杆菌；耐药：沙雷菌属和产酶流感嗜血杆菌。

**【制剂规格】**　粉针剂（钠盐）① 0.5g。② 1g。③ 2g。④ 4g。（均按哌拉西林计）

**【临床应用】**

**说明书适应证**

（1）用于敏感肠杆菌科细菌和铜绿假单胞菌所致的各种感染，如败血症、尿路感染、呼吸道感染、胆道感染、腹腔感染、盆腔感染以及皮肤软组织感染等。

（2）与氨基糖苷类药联用治疗粒细胞减少症免疫缺陷患者的感染。

**【用法用量】**

**1. 说明书用法用量**

**一般用法**　轻度感染者，4~8g/d，分 4 次肌注；中度感染者，3~4g/ 次，2~3 次/d.，i.v.gtt.；严重感染者，3~4g/ 次，q.4~6h，i.v.gtt./i.v.。Max：≤ 24g/d。

**2. 其他用法用量**

［国内参考信息］

（1）单纯性尿路感染或社区获得性肺炎　4~8g/d，分 2~4 次，i.m./i.v./i.v.gtt.。

（2）单纯性淋病　单次肌注 2g，注射前 30min 口服丙磺舒 1g。

（3）败血症、院内感染的肺炎、腹腔感染、妇科感染　3~4g/ 次，q.6h，静脉给药。Max：≤ 24g/d。

（4）预防术后感染　①在经腹子宫切除术前 0.5~1h 静脉给予 2g，术后 2g，6h 后再予以 2g。②经阴道切除子宫时，术前 0.5~1h 静脉给予 2g，第 1 次给药后 6h 和 12h 分别给药 2g。③剖宫产时，在胎儿脐带夹住后即予产妇静注 2g，第 1 次剂量后 4h 和 8h 再分别给药 2g。④进行腹腔内手术时，于术前 0.5~1h 静脉给药 2g，手术期间 2g，以后每 6h 给予 2g，至 24h 为止。

**【禁忌证】**

**说明书禁忌证**

对本药或其他青霉素类药过敏者。

**【特殊人群用药】**

**儿童**　＜ 12 岁儿童的用药安全性剂量尚未确定，应慎用。

**说明书用法用量**

**一般用法**　①体重＜ 2kg 的新生儿：出生后第 1 周内，50mg/（kg · 次），q.12h，静脉给药；1 周后，50mg/（kg · 次），q.8h，静脉给药。②体重≥ 2kg 的新生儿：出生后第 1 周内，50mg/(kg· 次),q.8h，静脉给药；1 周后，50mg/（kg · 次），q.6h，静脉给药。③婴幼儿和 12 岁以下儿童：100~200mg/(kg · d)，静脉给药。

**老人**　慎用。

**孕妇**　动物实验未发现本药对胚胎有损害，但目前缺乏对孕妇影响的研究，孕妇应权衡利弊后用药。美国 FDA 妊娠安全性分级为：B 级。

**哺乳妇女**　药物可少量经母乳排泄使婴儿致敏，出现腹泻、念珠菌感染和皮疹。哺乳妇女用药应权衡利弊或用药时应暂停哺乳。

**肝功能不全者**　慎用。

**肾功能不全/透析者**　肾功能不全者适当减量。

**【注意】**

（1）慎用　①有过敏史者。②有出血史者。③溃疡性结肠炎、克罗恩病或假膜性肠炎患者。④体弱者。

（2）交叉过敏　对一种青霉素类药过敏者，可能对其他青霉素类药过敏，也可能对青霉胺或头孢菌素类药过敏。

（3）对检验值/诊断的影响　Coombs 试验可呈阳性。

（4）用药相关检查/监测项目　①定期检查血清钾和钠。②长期用药时应定期检查肝、肾功能。③用药期间发生假膜性肠炎者应进行粪便检查、难辨梭状芽孢杆菌培养以及该菌细胞毒素分析。④肾功能不全者用药前或用药中应做凝血试验测定。⑤肝、肾功能不全者，用药时应监测血药浓度。

【给药说明】

（1）给药条件 ①用药前须详细询问患者病史，包括用药史、过敏反应史，以及有无家族变态反应疾病史。有青霉素过敏史者一般不宜进行皮试，应改用其他药物。②给药前必须做皮肤过敏试验。可用青霉素皮试液做皮试，也可用本药配制成500μg/ml皮试液皮内注射0.05~0.1ml，20min后观察结果，皮试阳性者不能应用本药。③肌注时可加利多卡因以减少注射部位疼痛，且每个肌注部位一次注射量不宜超过2g。

（2）配伍信息 ①本药在碱性溶液中易失活。与庆大霉素、卡那霉素、新生霉素、多黏菌素B、磺胺嘧啶、呋喃妥因、去甲肾上腺素、间羟胺、苯巴比妥、戊巴比妥、琥珀胆碱、水解蛋白、B族维生素、Vit C、碳酸氢钠等呈配伍禁忌。②肌注液，以灭菌注射用水配制成浓度为1g/2.5ml的溶液。③静注液，每1g药物至少溶于5ml灭菌注射用水或0.9%氯化钠注射液中，缓慢注射。④静滴液，将静注液至少稀释至50~100ml，于20~30min内滴入。

【不良反应】

（1）神经 头痛、头晕、疲倦、青霉素脑病（肌肉阵挛、抽搐、昏迷等，尿毒症患者大剂量用药后出现）。

（2）内分泌/代谢 高钠血症、低钾血症。

（3）血液 WBC减少、凝血功能障碍（凝血时间、血小板聚集和凝血酶原时间异常等）。用药后导致出血症状时，应及时停药并进行适当治疗。

（4）消化 腹泻、肝功能异常（血清氨基转移酶、LDH、胆红素等升高）、胆汁淤积性黄疸、恶心、呕吐、假膜性肠炎。

（5）泌尿 肾功能异常（BUN和血清肌酐升高）、间质性肾炎。

（6）其他 过敏反应，如皮疹、皮肤瘙痒、药物热、过敏性休克等。用药时若发生过敏性休克，抢救原则和方法同青霉素G。肌内或静脉给药时可引起注射部位疼痛、硬结，严重者可致血栓性静脉炎。长期用药：念珠菌二重感染。

【药物过量】

处理意见 用药过量时主要进行对症和支持治疗，必要时可采用血透清除血液中部分药物。

【相互作用】

（1）头孢西丁 可拮抗本药对铜绿假单胞菌、沙雷菌属、变形杆菌属、肠杆菌属的抗菌作用。

（2）丙磺舒 减少本药在肾小管的排泄，升高本药血药浓度。

（3）阿米卡星、庆大霉素、妥布霉素等氨基糖苷类药 对铜绿假单胞菌、沙雷菌属、克雷伯菌属、吲哚阳性变形杆菌、普鲁威登菌、其他肠杆菌属、葡萄球菌的敏感菌株有协同杀菌作用。

（4）某些头孢菌素 对大肠埃希菌、铜绿假单胞菌、克雷伯菌、变形杆菌属的某些敏感菌株有协同抗菌作用。

（5）非甾体抗炎止痛药（如阿司匹林、二氟尼柳）、其他水杨酸制剂 对血小板功能的抑制作用可累加，增加出血的危险性。

（6）抗凝血药（肝素、香荚兰醛、茚满二酮等） 可增加凝血机制障碍和出血的危险。

（7）溶栓药 可发生严重出血。

（8）庆大霉素 对粪肠球菌无协同作用。

## 阿洛西林
## Azlocillin

【其他名称】 阿乐欣、阿洛西林钠、苯咪唑青霉素、可乐欣、咪氨苄西林、咪氨苄西林钠、氧咪苄青霉素、唑酮氨苄青霉素、Alocin、Azlin、Azlocillin Sodium、Azlocillinum、Azlocillinum Natricum、Securopen

【分类】 抗微生物药\抗生素\青霉素类

【抗菌谱】**敏感菌** 多数革兰阴性菌（如铜绿假单胞菌、克雷伯杆菌、痢疾杆菌、沙门菌属、大肠埃希菌、阴沟肠杆菌、枸橼酸杆菌、变形杆菌等）、革兰阳性菌（如金葡菌、表皮葡萄球菌、溶血性链球菌等）及厌氧菌。

**不敏感/耐药菌** 产β-内酰胺酶大肠埃希菌、耐青霉素G金葡菌。

【制剂规格】 粉针剂（钠盐）① 0.5g。② 1g。③ 1.5g。④ 2g。⑤ 3g。⑥ 4g。

【临床应用】

**说明书适应证**

主要用于敏感革兰阳性菌和阴性菌所致的各种感染以及铜绿假单胞菌感染，包括败血症、脑膜炎、心内膜炎、化脓性胸膜炎、腹膜炎和下呼吸道、胃肠道、胆道、泌尿道、骨和软组织及生殖器官等感染，妇科、产科感染，恶性外耳道炎、烧伤、皮肤及手术感染等。

【用法用量】

**1. 说明书用法用量**

**一般用法** 6~10g/d，严重感染可增至10~16g/d，分2~4次静滴。

**2. 其他用法用量**

［国内参考信息］

（1）一般细菌性感染 2g/次，q.6h，i.v.gtt.，疗程7~14d。

（2）严重下呼吸道感染、皮肤/骨/关节感染、败血症 3g/次，q.4h，i.v.gtt.；或4g/次，q.6h，i.v.gtt.。疗程7~14d。

（3）尿路感染 50~100mg/（kg·d），i.m./i.v./i.v.gtt.，分4次给药。

［国外参考信息］

（1）革兰阴性菌感染 2~5g/次，q.8h，静脉给药。

（2）危及生命的感染 推荐剂量为350mg/（kg·d），分4~6次静脉给药。Max：≤24g/d。疗程通常为10~14d。

（3）其他严重感染 推荐剂量为225~300mg/（kg·d），分4~6次静脉给药。通常3g/次，q.4h；或4g/次，q.6h。

【禁忌证】

**说明书禁忌证**

对本药或其他青霉素类药过敏者。

【特殊人群用药】

**儿童**

**1. 说明书用法用量**

**一般用法** 婴儿及新生儿100mg/（kg·d），儿童75mg/（kg·d），分2~4次静滴。

**2. 其他用法用量**

［国外参考信息］

（1）新生儿一般感染 早产儿100mg/（kg·d），足月儿200mg/（kg·d），bid.，i.m./静脉给药，连续使用至出生后7d。

（2）新生儿败血症（铜绿假单胞菌所致） 应在一般感染用量的基础上加大剂量。

（3）儿童严重感染 推荐剂量为0.15g/（kg·d），i.m./静脉给药。≤17岁的儿童，Max：0.6g/（kg·d）（总量≤24g）。

**老人** 老年患者肾功能减退，应调整剂量。

**孕妇** 本药可透过胎盘进入胎儿血循环，孕妇用药应权衡利弊。美国FDA妊娠安全性分级为：B级。

**哺乳妇女** 本药可少量泌入乳汁，可使婴儿致敏，引起腹泻、皮疹、念球菌属感染等，哺乳妇女用药须权衡利弊。

**肝功能不全者** 本药部分经肝脏代谢，肝功能不全者经胆汁的排泄量显著减少。国内资料建议慎用。国外资料建议严重肝脏疾病者应减量，但目前尚无具体推荐用量。

**肾功能不全/透析者** 肾功能减退者应减量。

**其他用法用量**

［国外参考信息］ Ccr＞30ml/min者，不需调整剂量；Ccr为10~30ml/min者，2g/次，q.8h；Ccr＜10ml/min者，3g/次，q.12h。

【注意】

（1）慎用 ①有哮喘、湿疹、花粉症、

荨麻疹等过敏性疾病史者。②需限制钠盐摄入者慎用本药钠盐制剂（国外资料）。

（2）交叉过敏　对一种青霉素类药过敏者，可能对其他青霉素类药过敏，也可能对青霉胺或头孢菌素类药过敏。

（3）对检验值 / 诊断的影响　①以硫酸铜法检测尿糖时可呈假阳性，但用葡萄糖酶法测定则不受影响。②用磺基水杨酸沸腾试验、醋酸试验、双缩脲反应、硝酸试验等方法测定尿蛋白时，尿蛋白反应可呈假阳性。

（4）用药相关检查 / 监测项目　大剂量使用本药钠盐制剂时，应定期检测血清钠。

**【给药说明】**

（1）给药条件　①用药前应详细询问患者病史，包括用药史、过敏反应史，以及有无家族变态反应疾病史。②给药前必须做皮肤过敏试验，皮试阳性反应者不能使用本药。

（2）配伍信息　①本药在碱性溶液中易失活。与下列药物呈配伍禁忌：氨基糖苷类药（如阿米卡星、地贝卡星、庆大霉素、卡那霉素、新霉素、奈替米星、链霉素、妥布霉素）、头孢噻吩、万古霉素、琥乙红霉素、林可霉素、四环素、两性霉素 B、去甲肾上腺素、间羟胺、苯妥英钠、盐酸羟嗪、异丙嗪、丙氯拉嗪、维生素 B 族、Vit C、含重金属（特别是铜、锌和汞）的药物、全胃肠外营养剂。②氧化剂、还原剂、羟基化合物及锌化物制造的橡皮管或瓶塞均可使本药活性下降，静脉给药时应注意。③呈酸性的 GS 或四环素注射液皆可破坏本药活性。④静滴液的配制：每 1g 本药加 10ml 注射用水溶解，澄清液加入 5% 葡萄糖氯化钠注射液或 5%~10%GS 中静滴，滴速不宜太快。

**【不良反应】**

（1）心血管　血栓性脉管炎（局部注射）、结节性周围动脉炎。

（2）神经　味觉、嗅觉异常。

（3）内分泌 / 代谢　高钠血症（大剂量注射本药钠盐制剂）。

（4）血液　WBC 减少、轻度嗜酸性粒细胞增多、出血时间延长。

（5）消化　恶心、呕吐、腹胀、上腹痛、腹泻、血清 ALT 或 AST 升高、牙龈炎。

（6）泌尿　血清肌酐升高。

（7）皮肤　注射部位红肿、疼痛。

（8）其他　瘙痒、皮疹、荨麻疹、药物热等过敏反应。

**【药物过量】**

处理意见　应采取对症和支持疗法，包括：（1）胃肠外使用肾上腺素、糖皮质激素。（2）吸氧，必要时可气管插管以维持呼吸。（3）血透也有助于清除部分药物。

**【相互作用】**

（1）磺胺类药、四环素类药、红霉素、氯霉素等抑菌药　可干扰本药的杀菌活性，不宜合用，尤其在治疗脑膜炎或急需杀菌药的严重感染时。

（2）伤寒活疫苗　可降低伤寒活疫苗的免疫效应。

（3）氨基糖苷类抗生素　混合后两者的抗菌活性明显减弱，故两药不能置同一容器内给药。

（4）磺胺类药、阿司匹林、丙磺舒、吲哚美辛、保泰松　本药血药浓度升高，毒性也相应增强。

（5）环丙沙星、头孢噻肟　上述药物血药浓度升高，合用时应减少上述药的剂量。

（6）抗凝血药、抗血小板聚集药、磺吡酮、非甾体类抗炎药或其他水杨酸类药　增加出血的危险性。

（7）溶栓药　可能导致严重出血。

## 美洛西林
## Mezlocillin

**【其他名称】**　磺苯咪唑青霉素、磺唑氨苄青霉素、磺唑氨苄青霉素钠、硫苯咪唑青霉素钠、力扬、美洛林、美洛西林钠、诺美、天林、Baycipen、Mezlin、Mezlocillin Sodium、Mezlocillinum、Multocillin

【分类】抗微生物药 \ 抗生素 \ 青霉素类

【抗菌谱】**敏感菌** 铜绿假单胞菌、大肠埃希菌、肺炎杆菌、变形杆菌、肠杆菌属、枸橼酸杆菌、沙雷菌属、不动杆菌属及对青霉素敏感的革兰阳性球菌，以及脆弱拟杆菌等大多数厌氧菌。

**不敏感 / 耐药菌** 产 β- 内酰胺酶的金葡菌和肠杆菌。

【制剂规格】粉针剂（钠盐）① 0.5g。② 1g。③ 1.5g。④ 2g。⑤ 2.5g。⑥ 3g。⑦ 4g。

【临床应用】

**说明书适应证**

主要用于敏感菌所致下列感染：

（1）呼吸系统感染。

（2）消化系统感染。

（3）泌尿系统感染。

（4）妇科和生殖器官等感染。

（5）皮肤和软组织感染。

（6）眼、耳、鼻、喉科感染。

（7）其他感染：败血症、化脓性脑膜炎、腹膜炎、骨髓炎。

【用法用量】

**1. 说明书用法用量**

**一般用法** 2~6g/d，严重感染者可增至 8~12g/d，i.m./i.v./i.v.gtt.。Max：15g/d，分次给药。

**2. 其他用法用量**

［国内参考信息］

（1）一般用法 ①一般感染，150~200mg/(kg·d)，或 2~3g/ 次，q.6h，i.m. 或静脉给药。②重症感染，200~300mg/（kg·d）或 3g/ 次，q.4h，静脉给药。③极重感染，24g/d，分 6 次静脉给药。

（2）淋球菌尿道炎 本药 1~2g，单次 i.m. 或静脉给药，用前 30min 口服丙磺舒 1g。

（3）预防手术感染 4g/ 次静脉给药，于术前 1h 及术后 6~12h 各 1 次。

［国外参考信息］ 静脉给药总量不应超过 24g/d（4g/ 次，q.4h，静脉给药）；肌注剂量不超过 2g/ 次。

（1）下呼吸道感染、腹腔内感染、妇科感染、皮肤感染和败血症 推荐剂量 225~300mg/（kg · d），静脉给药。

（2）尿路感染 ① 100~125mg/（kg·d），i.m.。②也可 150~200mg/(kg·d)，静脉给药。

（3）无并发症的淋病性尿道炎 单剂 1~2g，i.m. 或静脉给药。给药前 90min 或给药时口服丙磺舒 1g，有效率可达 97%。

（4）严重感染 推荐剂量 100~125mg/（kg · d），静脉给药。

（5）危及生命的感染 可增至 350mg/（kg · d），静脉给药。

（6）中至重度革兰阴性菌（如铜绿假单胞菌）感染 推荐剂量为 2~4g/ 次，q.4~6h，静脉给药，宜联用氨基糖苷类药。

（7）中性粒细胞减少性发热的癌症患者 推荐剂量为 3~5g/ 次，q.4~6h，i.v.gtt.，宜联用氨基糖苷类药。

【禁忌证】

**说明书禁忌证**

对本药或其他青霉素类药过敏者。

【特殊人群用药】

**儿童**

**1. 说明书用法用量**

**一般用法** 100~200mg/（kg · d），严重感染者可增至 300mg/kg。可 2~3 次 /d，i.m.；也可按需要 q.6~8h，i.v.gtt.；严重者可 q.4~6h，i.v.。

**2. 其他用法用量**

［国内参考信息］（1）＜ 1 周的新生儿，150mg/（kg · d）或 75mg/（kg · 次），q.12h，静脉给药。（2）＞ 1 周的患儿，225~300mg/（kg · d）或 75mg/（kg · 次），3~4 次 /d，静脉给药。

［国外参考信息］ Max：儿童 450mg/（kg · d）；新生儿 300mg/（kg · d）。（1）＞ 1 个月的婴儿和儿童：300mg/（kg · d），q.4h，i.m./i.v.gtt.。（2）7d 至 1 个月的新生儿：体

重≤2kg，推荐剂量为225mg/(kg·d)，q.8h，i.m. 或静脉给药；体重＞2kg，推荐剂量为300mg/(kg·d)，q.6h，i.m. 或静脉给药。(3)＜1周的新生儿：推荐剂量为75~150mg/(kg·d)，q.12h，i.m. 或静脉给药（静滴时，给药时间应超过30min）。

**老人** 老年患者肾功能减退，须调整剂量。

**孕妇** 本药可透过胎盘，应用须权衡利弊。美国FDA妊娠安全性分级为：B级。

**哺乳妇女** 本药可少量泌入乳汁，哺乳妇女用药虽尚无发生严重不良反应的报道，但可使婴儿致敏或引起腹泻、皮疹、念球菌属感染等，故仍须权衡利弊后用药。

**肝功能不全者** 严重者慎用。

**肾功能不全/透析者** 肾功能不全者应适当减量，严重肾功能不全者慎用。

**其他用法用量**

［国内参考信息］ 肾功能不全者应根据Ccr调整剂量：Ccr＞30ml/min者，可使用正常用量。Ccr为10~30ml/min者，1.5~3g/次，q.8h。Ccr＜10ml/min者，1.5g/次，q.8h；重症可增至2g/次，q.8h。

**【注意】**

（1）慎用 ①对头孢菌素类药过敏者。②有哮喘、湿疹、花粉症、荨麻疹等过敏性疾病史者。③凝血功能异常者。④严重电解质紊乱者慎用本药钠盐。

（2）交叉过敏 对一种青霉素类药过敏者，可能对其他青霉素类药过敏，也可能对青霉胺或头孢菌素类药过敏。

（3）对检验值/诊断的影响 ①Coombs试验可呈阳性。②以硫酸铜法进行尿糖测定，可呈假阳性，但用葡萄糖酶法测定则不受影响。③尿蛋白试验可呈假阳性。

（4）用药相关检查/监测项目 大剂量用药时应定期检测血钠浓度。

**【给药说明】**

（1）给药条件 ①使用本药前须详细询问患者病史，包括用药史、过敏反应史以及有无家族变态反应疾病史。②胃肠道外给药前必须做皮肤过敏试验。可用青霉素钠皮试液或用本药配制成300μg/ml的皮试液做皮试。皮内注射0.05~0.1ml，20min后观察结果，皮试阳性者不能使用本药。

（2）配伍信息 ①本药在碱性溶液中易失活。配伍禁忌：庆大霉素、卡那霉素、阿米卡星、奈替米星、诺氟沙星、柔红霉素、新霉素、胺碘酮、非格司亭、哌替啶、头孢噻吩、林可霉素、四环素、万古霉素、琥乙红霉素、两性霉素B、去甲肾上腺素、间羟胺、苯妥英钠、盐酸羟嗪、丙氯拉嗪、异丙嗪、维生素B族、Vit C等。②与pH＜4.5的酸性物质配伍，可产生沉淀；与pH＜4的酸性物质及pH＞8的碱性物质配伍，可降低抗菌效价。③重金属（尤其是铜、锌、汞）、氧化剂、还原剂、羟基化合物及锌化物制造的橡皮管及瓶塞均可使本药活性下降。④肌注时，应临用前加灭菌注射用水溶解；静注通常加入5%葡萄糖氯化钠注射液或5%~10% GS溶解后使用。⑤静注时药物浓度不应超过10%，在3~5min内缓慢注射；静滴给药时间应＞30min。对≤17岁的患儿，本药最低稀释度为100mg/ml，在30min内静滴，或在3~5min内直接静注。

**【不良反应】** 本药不良反应与其他青霉素类药相似，大多程度较轻，重者停药后即可减轻或消失。

（1）心血管 静脉给药：血栓性静脉炎。

（2）神经 惊厥、神经肌肉应激性过高、癫痫发作。

（3）内分泌/代谢 低钾血症。大剂量注射本药钠盐：高钠血症。

（4）血液 WBC减少、血小板降低、嗜酸性粒细胞增多、凝血障碍、中性粒细胞减少。

（5）消化 恶心、呕吐、食欲减退、腹泻、肝功能异常（AST和ALT一过性升高、ALP升高）。

（6）泌尿 间质性肾炎。

（7）皮肤 全身性皮疹、荨麻疹、瘙

痒。肌注局部疼痛。

（8）其他 若发生过敏性休克，抢救原则和方法同青霉素 G。

【药物过量】

处理意见 本药无特效拮抗药。（1）维持呼吸：吸氧，必要时进行气管插管。（2）肠道外使用肾上腺素、静脉给予皮质激素。（3）可通过血透清除部分药物。

【相互作用】

（1）氯霉素、红霉素、四环素类抗生素和磺胺药等抑菌药 可干扰本药的杀菌活性，不宜合用，尤其在治疗脑膜炎或急需杀菌药的严重感染时。

（2）伤寒活疫苗 降低伤寒活疫苗的免疫效应。

（3）丙磺舒、阿司匹林、吲哚美辛、保泰松、磺胺类药 本药经肾脏的排泄时间延长、血药浓度增高。

（4）庆大霉素、卡那霉素等氨基糖苷类药 对铜绿假单胞菌、沙雷杆菌、克雷伯杆菌等有协同抗菌作用。

（5）头孢他啶 对铜绿假单胞菌和大肠埃希菌有协同或累加抗菌作用。

（6）头孢噻肟 使上述药总 CL 降低。

（7）维库溴铵等肌松药 肌松药的神经肌肉阻滞作用延长。

（8）甲氨蝶呤 降低甲氨蝶呤肾脏清除率，出现毒性反应。

（9）华法林、肝素、香荚兰醛、茚满二酮等抗凝血药 可增加凝血障碍和出血的危险。

## 氯唑西林
## Cloxacillin

【其他名称】奥格林、开力、氯苯西林、氯苯西林钠、氯苯唑青霉素钠、邻氯苯甲异恶唑青霉素、邻氯青霉素、邻氯青霉素钠、邻氯西林、邻氯西林钠、氯唑青、氯唑青霉素、氯唑西林钠、米沙西林 -S、欧苯宁、帕得灵、全霉林、瑞普林、英威博、中诺舒罗克、Cloxacillin Sodium、Cloxacillinum、Cloxapen、Ekvacilline、Granulae Cloxcilini Natrici、Methocillin-S、Orbenin、Tegopen

【分类】抗微生物药 \ 抗生素 \ 青霉素类

【抗菌谱】敏感菌 A 组溶血性链球菌、B 组溶血性链球菌、产青霉素酶的金葡菌、表皮葡萄球菌、化脓性链球菌、草绿色链球菌、肺炎链球菌、淋球菌、脑膜炎双球菌、奈瑟菌、肠球菌、梭状芽孢杆菌、嗜血杆菌属、螺旋体、放线菌。

不敏感 / 耐药菌 粪链球菌、甲氧西林耐药金葡菌、肠道阴性杆菌、铜绿假单胞菌、厌氧脆弱拟杆菌。

【制剂规格】胶囊（钠盐）① 0.125g。② 0.25g。③ 0.5g。（均按氯唑西林计）

颗粒（钠盐）① 0.05g。② 0.125g。③ 0.5g。（均按氯唑西林计）

粉针剂（钠盐）① 0.25g。② 0.5g。③ 1g。④ 1.5g。⑤ 2g。⑥ 3g。（均按氯唑西林计）

【临床应用】

说明书适应证

（1）耐青霉素葡萄球菌所致的呼吸道感染、骨关节感染、皮肤及软组织感染、败血症、心内膜炎、脑膜炎等。

（2）化脓性链球菌、肺炎球菌与耐青霉素葡萄球菌所致的混合感染。单纯肺炎链球菌、溶血性链球菌或青霉素敏感葡萄球菌感染则不宜采用。

【用法用量】

1. 说明书用法用量

一般用法 （1）0.5g/ 次，qid.，p.o./i.m.。（2）也可 4~6g/d，分 2~4 次静滴。

2. 其他用法用量

［国内参考信息］

严重感染 16g/d，分 4 次快速静滴（溶液浓度一般为 0.02~0.04g/ml）。

【禁忌证】

说明书禁忌证

对本药或其他青霉素类药过敏者。

【特殊人群用药】

**儿童** 新生儿（尤其是有黄疸者）及早产儿应慎用。

**说明书用法用量**

**一般用法** （1）> 1 个月儿童：0.025~0.05g/（kg·d），分 4 次口服或肌注；也可 0.05~0.1g/（kg·d），分 2~4 次静滴。（2）新生儿日龄 < 14d：体重 < 2kg 者，0.025g/（kg·次），q.12h；> 2kg 者，0.025g/（kg·次），q.8h。（3）新生儿日龄 15~30d：体重 < 2kg 者，0.025g/（kg·次），q.8h；> 2kg 者，0.025g/（kg·次），q.6h。

**老人** 需调整剂量。

**孕妇** 本药能透过胎盘，孕妇用药时应充分权衡利弊。美国 FDA 妊娠安全性分级为：B 级。

**哺乳妇女** 少量药物可经乳汁分泌，用药时应暂停哺乳。

**肝功能不全者** 肝功能严重损害者慎用。

**肾功能不全 / 透析者** 轻、中度肾功能减退者不需调整剂量，严重者应慎用并适当减量。

【注意】

（1）慎用 有哮喘、湿疹、花粉症、荨麻疹等过敏性疾病史者。

（2）交叉过敏 对一种青霉素类药过敏者，可能对其他青霉素类药过敏，也可能对青霉胺或头孢菌素类药过敏。

（3）对检验值 / 诊断的影响 硫酸铜法测尿糖值可出现假阳性，葡萄糖酶法不受影响。

（4）用药相关检查 / 监测项目 大剂量使用本药时，应定期监测血清钠。

【给药说明】

（1）给药条件 ①用药前须详细询问既往史，包括用药史、过敏反应史以及有无家族变态反应疾病史。②经胃肠道外给药前必须做皮肤过敏试验。可用青霉素皮试液做皮试，也可用本药配制成 500μg/ml 皮试液皮内注射 0.05~0.1ml，20min 后观察结果，皮试阳性者不能应用本药。③有青霉素过敏史者一般不宜进行皮试，而应改用其他药物。如无适当选用药物，必须应用本药时，则须慎重脱敏。④口服制剂应空腹服用（餐前 0.5~1h），以利吸收。

（2）配伍信息 ①本药在碱性溶液中易失活。与林可霉素、万古霉素、两性霉素 B、琥乙红霉素、盐酸土霉素、盐酸四环素、庆大霉素、卡那霉素、硫酸多黏菌素 B、黏菌素甲磺酸钠、盐酸氯丙嗪、盐酸羟嗪、丙氯拉嗪、异丙嗪、氨基糖苷类、头孢噻吩、去甲肾上腺素、间羟胺、苯巴比妥、苯妥英钠、维生素 B 族、维生素 C，以及铜、锌、汞等存在配伍禁忌，不宜同瓶滴注。②呈酸性的 GS 或四环素注射液均可破坏本药的活性。本药也可被氧化剂、还原剂或羟基化合物灭活。③肌注液的配制：每 0.5g 加灭菌注射用水 2.8ml 溶解，可加 0.5% 利多卡因 1ml 以减轻疼痛。④静注液的配制：每 0.5g 加灭菌注射用水 2.8ml 溶解，再用 5%GS 或氯化钠注射液或 5% 葡萄糖氯化钠注射液稀释。

【不良反应】

（1）神经 大剂量静注：抽搐、惊厥、痉挛、神志不清、头痛等，易见于婴儿、老人、肾功能减退者。

（2）内分泌 / 代谢 大剂量使用：高钠血症。

（3）血液 中性粒细胞减少或粒细胞缺乏。特异体质者：出血倾向。

（4）消化 食欲减退、恶心、呕吐、腹胀、腹痛、腹泻、梭状芽孢杆菌所致假膜性肠炎、淤胆型黄疸以及 ALT、AST 升高。

（5）泌尿 急性间质性肾炎伴肾衰竭。婴儿大剂量用药：血尿、蛋白尿、尿毒症。

（6）其他 ①过敏反应：荨麻疹等各类皮疹、WBC 减少、间质性肾炎、哮喘发作及血清病型反应，也可致青霉素所致其他过敏反应（包括过敏性休克）。②二重感染。③静脉给药：静脉炎。

【药物过量】

处理意见 予以对症及支持疗法，血透

可加速药物排泄。

【相互作用】

（1）四环素类、红霉素、氯霉素等抑菌药 干扰本药杀菌活性，治疗急需杀菌药的严重感染时不宜合用。

（2）磺胺类药 本药杀菌活性受干扰，胃肠道吸收减少，与血清蛋白结合受抑制，肾小管排泄减少。不宜合用。

（3）阿司匹林 本药与血清蛋白结合受抑制，肾小管排泄减少，本药游离血药浓度升高。

（4）丙磺舒、吲哚美辛、保泰松 本药在肾小管的排泄减少，血药浓度升高。且维持较久，$t_{1/2}$ 延长，毒性也可能增加。

（5）庆大霉素 可相互增强对肠球菌的抗菌作用。

（6）抗凝药（如华法林）可增加抗凝药作用，导致出血时间延长。

（7）食物 影响本药吸收，$t_{max}$ 延迟，$C_{max}$ 降低。

## 苯唑西林
## Oxacillin

【其他名称】 安迪灵、苯甲异噁唑青霉素、苯甲异噁唑青霉素钠、苯唑青霉素、苯唑青霉素钠、苯唑西林钠、新青霉素Ⅱ、Bactocil、Oxacillin Sodium、Oxacillinum、Prostaphlin

【分类】 抗微生物药\抗生素\青霉素类

【抗菌谱】 **敏感菌** 本药对产青霉素酶和不产青霉素酶的金黄色葡萄球菌及凝固酶阴性葡萄球菌（不包括甲氧西林耐药菌）均有较强抗菌活性。对化脓性链球菌、肺炎链球菌、淋病奈瑟菌、脑膜炎奈瑟菌及常见厌氧菌（脆弱拟杆菌除外）也有一定抗菌作用。

**不敏感/耐药菌** 肠道阴性杆菌、铜绿假单胞菌、肠球菌、甲氧西林耐药金黄色葡萄球菌及脆弱拟杆菌等。

【制剂规格】 胶囊 ①0.25g。②0.5g。

粉针剂（钠盐）①0.5g。②1g。（均以苯唑西林计）

【临床应用】

**说明书适应证**

（1）耐青霉素葡萄球菌所致败血症、感染性心内膜炎、脑膜炎、肺炎、皮肤及软组织感染等。

（2）化脓性链球菌或肺炎链球菌与耐青霉素葡萄球菌所致混合感染。单纯肺炎链球菌、溶血性链球菌或青霉素敏感葡萄球菌感染则不宜采用。

【用法用量】

**说明书用法用量**

**一般用法** （1）4~6g/d，分4次肌注。（2）4~8g/d，分2~4次静滴；严重感染者，可增至12g/d，i.v.gtt.（分次）。（3）0.5~1g/次，qd.，重症患者2g/次，4~6次/d，p.o.。

【禁忌证】

**说明书禁忌证**

（1）对本药或其他青霉素类药过敏者。

（2）耐甲氧西林葡萄球菌感染者。

【特殊人群用药】

**儿童** 新生儿（尤其早产儿）慎用。婴儿大剂量使用本药后有发生血尿、蛋白尿和尿毒症者。

**1. 说明书用法用量**

**一般用法** （1）口服：儿童70~100mg/(kg·d)，分3~4次服。体重＜2.5kg的新生儿，120mg/d；＞2.5kg者，160mg/d。（2）也可肌注或静滴：①日龄1~14d的新生儿：体重＜2kg者，25mg/(kg·次)，q.12h；超过2kg者，25mg/(kg·次)，q.8h。②日龄15~30d的新生儿：体重＜2kg者，25mg/(kg·次)，q.8h；＞2kg者，25mg/(kg·次)，q.6h。③其他患儿：体重＜40kg者，12.5~25mg/(kg·次)，q.6h；＞40kg者，给予成人剂量。

**2. 其他用法用量**

［国内参考信息］ 早产儿：25mg/

（kg·d），分次给予。

**老人** 根据肾功能状况调整用药间期或剂量。

**孕妇** 尚缺乏本药对孕妇影响的研究，孕妇仅在确有必要时才能使用。美国 FDA 妊娠安全性分级为：B 级。

**哺乳妇女** 本药可少量进入乳汁，哺乳妇女用药时宜暂停哺乳。

**肝功能不全者** 严重肝功能损害者慎用。

**肾功能不全 / 透析者** 轻、中度肾功能不全者无需调整剂量；严重者慎用并减量。

**【注意】**

（1）慎用 有哮喘、湿疹、花粉症、荨麻疹等过敏性疾病史者。

（2）交叉过敏 对一种青霉素类药过敏者，可能对其他青霉素类药过敏，也可能对青霉胺或头孢菌素类药过敏。

**【给药说明】**

（1）给药条件 ①使用本药前须详细询问患者病史，包括用药史、过敏反应史及有无家族变态反应疾病史。有青霉素过敏史者一般不宜进行皮试，而应改用其他药物。②经胃肠道外给药前必须做皮肤过敏试验。皮试阳性反应者不能应用本药。③口服制剂应空腹服用，以利吸收。

（2）配伍信息 ①本药在碱性溶液中易失活。与头孢噻吩、林可霉素、万古霉素、琥乙红霉素、苯妥英钠、盐酸羟嗪、丙氯拉嗪、异丙嗪、庆大霉素、土霉素、四环素、新生霉素、多黏菌素 B、磺胺嘧啶、呋喃妥因、去甲肾上腺素、间羟胺、苯巴比妥、戊巴比妥、水解蛋白、维生素 B 族、Vit C、琥珀胆碱，及铜、锌、汞等重金属等药呈配伍禁忌。氧化剂或还原剂中的羟基化合物及锌化物制造的橡皮管及瓶塞均可使本药活性下降。呈酸性的葡萄糖注射液可破坏本药活性。②肌注液，每 500mg 用灭菌注射用水 2.8ml 溶解。③静滴液，用适宜溶液配制成浓度为 20~40mg/ml 的静滴液。④本药在 5% 葡萄糖氯化钠注射液中放置 12h 后效价减少 12%；本药加入 5%GS 或 NS 注射液中，同时有磷酸盐缓冲液存在时，则在 21~25℃放置 24h 效价无变化。

**【不良反应】**

（1）心血管 静脉炎（静脉给药）。

（2）神经 大剂量（达 18g/d）静注可能出现头痛、抽搐、痉挛、惊厥、神志不清等神经毒性反应，尤易见于肾功能减退者。

（3）血液 中性粒细胞减少或粒细胞缺乏、出血倾向（特异体质者），但停药后可恢复正常。

（4）消化 恶心、呕吐、腹胀、腹泻、食欲减退，口服给药时较常见。假膜性肠炎。非特异性肝炎，表现为发热、恶心、呕吐和 AST 升高，停药后可恢复正常。

（5）泌尿 急性间质性肾炎伴肾衰竭；婴儿大剂量用药后可发生血尿、蛋白尿和尿毒症。

（6）其他 ①过敏反应：如药疹、荨麻疹等各类皮疹、药物热、过敏性休克。若发生过敏性休克，抢救原则和方法与青霉素 G 相同。②继发白色念珠菌感染。

**【药物过量】**

（1）表现 主要为中枢神经系统不良反应。

（2）处理意见 应及时停药并给予对症、支持治疗。血透不能清除本药。

**【相互作用】**

（1）氯霉素、红霉素、四环素类、磺胺药等抑菌药 可干扰本药的杀菌活性，不宜合用，尤其在治疗脑膜炎或需迅速杀菌的严重感染时。

（2）吲哚美辛、保泰松 本药血药浓度增高，维持较久，半衰期延长，毒性也可能增加。

（3）磺胺类药、阿司匹林 升高本药游离血药浓度，减少本药的胃肠道吸收。

（4）二盐酸奎宁 减弱本药对金黄色葡萄球菌的抗菌活性（体外研究）。

（5）丙磺舒 升高本药的游离血药

浓度。

（6）西索米星或奈替米星 可增强本药对金黄色葡萄球菌的抗菌作用。

（7）庆大霉素或氨苄西林 可相互增强对肠球菌的抗菌作用，但除外氨基糖苷类高水平耐药株。

（8）华法林 华法林的作用增强。

（9）食物 影响本药在胃肠道的吸收。

## 氟氯西林
## Flucloxacillin

**【其他名称】** 奥佛林、氟氯苯甲异恶唑青霉素、氟氯苯唑青霉素、氟氯苯唑青霉素钠、福氯平、氟氯青霉素、氟氯青霉素钠、氟氯西林钠、氟沙星、昆特、世君宁、伊芬、Flopen、Floxacillin、Floxapen、Flucloxacillin Sodium、Flucloxacillinum、Flucloxin、Fluxapen、Ladropen

**【分类】** 抗微生物药\抗生素\青霉素类

**【抗菌谱】** **敏感菌** 产青霉素酶的金葡菌、表皮葡萄球菌、化脓性链球菌、肺炎链球菌、淋球菌、脑膜炎双球菌。

**不敏感/耐药菌** 粪肠球菌、甲氧西林耐药金葡菌（MRSA）、肠道阴性杆菌、铜绿假单胞菌、厌氧脆弱拟杆菌。

**【制剂规格】** 片剂 125mg。

**胶囊** ① 250mg。② 500mg。

**糖浆剂** 5ml : 125mg。

**粉针剂（钠盐）** ① 250mg。② 500mg。③ 1000mg。

**【临床应用】**

**说明书适应证**

（1）用于葡萄球菌所致的外周感染，但对MRSA感染无效。

（2）用于产青霉素酶葡萄球菌所致的各种感染，如败血症、呼吸道感染、脑膜炎、软组织感染等。

（3）用于溶血性链球菌或肺炎链球菌与耐青霉素葡萄球菌所致的混合感染。单纯肺炎链球菌、溶血性链球菌或青霉素敏感葡萄球菌感染则不宜采用。

**【用法用量】**

**1. 说明书用法用量**

**一般用法** （1）250mg/次，tid.，p.o.；重症患者可增至500mg/次，qid.，p.o.。可于进餐前0.5~1h空腹服用。（2）也可250mg/次，tid.，i.m.；重症患者可增至500mg/次，qid.，i.m.。（3）还可500mg/次，qid.，q.4~6h，i.v.。Max：≤ 8g/d。

**2. 其他用法用量**

［国外参考信息］

（1）一般用法 ① 250mg/次，q.6~8h，p.o.；或500~1000mg/次，tid.，与羧苯磺胺（0.5~1g，bid.）联用。②也可250mg/次，q.6h，i.m.。③静脉给药推荐剂量为250~500mg/次，q.6h。

（2）败血症、骨关节感染（葡萄球菌所致） 推荐剂量为2g/次，q.6h，静脉给药。

（3）心内膜炎（耐青霉素的金葡菌或表皮葡萄球菌所致） 推荐剂量为2g/次，q.4h，静脉给药，并联合口服夫西地酸。

**【禁忌证】**

**说明书禁忌证**

对本药或其他青霉素类药过敏者。

**【特殊人群用药】**

**儿童** 新生儿慎用。

**1. 说明书用法用量**

**一般用法** （1）< 2岁儿童，口服、肌注或静注均按成人剂量的1/4给药；2~10岁儿童，口服、肌注或静注均按成人剂量的1/2给药。（2）也可25~50mg/（kg·d），分次p.o.、i.m.或i.v.。

**2. 其他用法用量**

［国外参考信息］

（1）一般用法 ① 2~10岁儿童，125mg/次，q.6h，i.m.；< 2岁儿童，62.5mg/次，q.6h，i.m.。②静脉给药的推荐剂量为：2~10岁儿童，125~250mg/次，q.6h；< 2岁儿童，62.5~125mg/次，q.6h。

（2）呼吸道感染 2~10 岁儿童，125mg/ 次，q.6h，p.o.，疗程 5d；＜2 岁儿童，62.5mg/ 次，q.6h，p.o.，疗程 5d。

（3）皮肤软组织感染 用法用量同呼吸道感染。

**孕妇** 慎用。

**哺乳妇女** 青霉素类药可少量经乳汁排出，哺乳妇女用药须权衡利弊。

**肝功能不全者** 严重肝功能损害者慎用。

**肾功能不全 / 透析者** 严重肾功能损害者慎用。

**【注意】**

（1）慎用 有哮喘、湿疹、花粉症、荨麻疹等过敏性疾病史者。

（2）交叉过敏 对一种青霉素类药过敏者，可能对其他青霉素类药过敏，也可能对青霉胺或头孢菌素类药过敏。

（3）用药相关检查 / 监测项目 治疗期间或治疗后出现发热、皮疹及皮肤瘙痒者，应监测肝功能。

**【给药说明】**

（1）给药条件 ①用药前必须详细询问患者有无青霉素类过敏史、其他药物过敏史及过敏性疾病史。②肠道外给药前应做皮肤过敏试验，皮试阳性反应者不能使用本药。③口服制剂宜饭前 1h 或饭后 2h 服用，以利吸收。

（2）配伍信息 ①本药在碱性溶液中易失活。与氨基糖苷类药、环丙沙星、培氟沙星、血液、血浆、水解蛋白、氨基酸及脂肪乳等呈配伍禁忌。②静注液的配制：将本药溶于 10~20ml 注射用水或 GS 中缓慢推注，推注时间不低于 3~4min。

**【不良反应】**

（1）神经 头痛、抽搐、痉挛、神志不清等（大剂量静注），肾功能减退者尤易见。

（2）血液 中性粒细胞减少或粒细胞缺乏、溶血性贫血。

（3）消化 ①胃肠道症状（较常见于口服给药）、假膜性结肠炎。②氨基转移酶暂时性升高、急性胆汁淤积。

（4）泌尿 急性间质性肾炎。

（5）其他 青霉素类药引起的各种过敏反应。发生过敏性休克时的抢救原则和方法同青霉素 G。

**【相互作用】**

（1）伤寒沙门菌 本药对伤寒沙门菌具有抗菌活性，可降低伤寒活疫苗的免疫效应。

（2）氨基糖苷类药 氨基糖苷类药的抗菌活性降低。

（3）丙磺舒 本药排泄阻滞，血药浓度升高。

（4）阿莫西林 有协同抗菌作用。

（5）食物 本药吸收显著延迟，$C_{max}$ 降低 50%。

## 氨苄西林钠氯唑西林钠
## Ampicillin Sodium and Cloxacillin Sodium

**【其他名称】** 氨苄 - 邻氯青霉素钠、氨氯青霉素钠、爱罗苏、安立新、安洛欣、氨氯西林钠、氨唑青霉素钠、氨唑西林钠、白罗仙、中诺克奇、中诺莫奈、中诺威林、Ampicloxacillin Sodium、Pinocine

**【分类】** 抗微生物药 \ 抗生素 \ 青霉素类

**【抗菌谱】** **敏感菌**

（1）氨苄西林：溶血性链球菌、肺炎链球菌和不产酶葡萄球菌、草绿色链球菌、肠球菌和李斯特菌属、白喉棒状杆菌、炭疽杆菌、放线菌属、流感嗜血杆菌、百日咳杆菌、奈瑟菌属以及除脆弱拟杆菌外的厌氧菌。

（2）氯唑西林：革兰阳性球菌和奈瑟菌、葡萄球菌属（包括金葡菌和凝固酶阴性葡萄球菌）产酶株。

（3）部分奇异变形杆菌、大肠埃希菌、沙门菌属和志贺菌属细菌对本药敏感。

**不敏感 / 耐药菌** 对耐甲氧西林葡萄球菌

（MRSA）无效。

**【制剂规格】** 粉针剂 ① 0.5g（氨苄西林、氯唑西林各 0.25g）。② 1g（氨苄西林、氯唑西林各 0.5g）。③ 2g（氨苄西林、氯唑西林各 1g）。

**【临床应用】**

**说明书适应证**

（1）敏感菌所致的呼吸道感染、胃肠道感染、尿路感染、软组织感染以及心内膜炎、脑膜炎、败血症等。

（2）化脓性链球菌或肺炎球菌与耐青霉素葡萄球菌所致的混合感染。

（3）术后及大面积外伤后感染的预防。

**【用法用量】**

**说明书用法用量**

**一般用法** （1）0.5~1g/ 次，3~4 次 /d，以灭菌注射用水 2~4ml 溶解后深部肌注。（2）也可 2~4g/d，分 2~4 次静滴。

**【禁忌证】**

**说明书禁忌证**

（1）有青霉素类药过敏史或青霉素皮试阳性者。

（2）传染性单核细胞增多症、巨细胞病毒感染、淋巴细胞白血病、淋巴瘤患者宜避免使用。

（3）哺乳妇女。

**【特殊人群用药】**

**儿童** 新生儿（尤其是有黄疸者）及早产儿慎用。

**说明书用法用量**

**一般用法** 20~40mg/（kg·d），分次静滴。

**孕妇** 尚缺乏相关的严格对照试验，孕妇只在确有必要时用药。

**哺乳妇女** 少量本药可经乳汁分泌，哺乳妇女用药时宜暂停哺乳。

**肾功能不全 / 透析者** 严重肾功能减退者应减量。

**【注意】**

（1）慎用 哮喘、湿疹、花粉症、荨麻疹等过敏性疾病患者。

（2）交叉过敏 对一种青霉素类药过敏者，可能对其他青霉素类药过敏，也可能对青霉胺或头孢菌素类药过敏。

**【给药说明】**

（1）给药条件 使用本药前需详细询问药物过敏史以及进行青霉素皮肤试验，皮试阳性者禁用本药。

（2）配伍信息 ①本药宜单独静滴，不宜与下列药物同瓶滴注：多黏菌素 B、氨基糖苷类药、克林霉素磷酸酯、盐酸林可霉素、琥珀氯霉素、红霉素、去甲肾上腺素、肾上腺素、琥珀酸氢化可的松、间羟胺、多巴胺、苯巴比妥、阿托品、葡萄糖酸钙、Vit C、维生素 B 族以及含有氨基酸的营养注射剂等。②本药在碱性溶液中易失活。③本药注射液须现配现用。④以 GS 溶解本药时，宜以较快速度静滴（30min 内滴完），以免药效降低。

其他分别参见氨苄西林及氯唑西林。

**【不良反应】** 本药不良反应与青霉素相似。

（1）神经 颅内压增高，表现为前囟隆起（见于婴儿应用氨苄西林钠）。

（2）血液 氨苄西林钠可引起粒细胞和血小板减少。

（3）消化 假膜性肠炎、血清氨基转移酶升高及淤胆型黄疸。

（4）其他 过敏反应：如皮疹（表现为荨麻疹或斑丘疹）、间质性肾炎、过敏性休克（一旦发生，必须就地抢救）。发生过敏反应时，处理同青霉素 G 过敏。

其他分别参见氨苄西林及氯唑西林。

**【药物过量】**

表现 氨苄西林钠大剂量静脉给予可引起抽搐等神经系统毒性反应。有婴儿应用大剂量本药后出现血尿、蛋白尿和尿毒症的报道。

**【相互作用】**

（1）口服避孕药 氨苄西林可刺激雌激素代谢或减少其肠肝循环，降低口服避孕药的药效。

（2）阿司匹林、磺胺类药 本药与血浆蛋白的结合受抑制，游离血药浓度升高。

（3）丙磺舒 氯唑西林的肾小管分泌减少，本药血清 $t_{1/2}$ 延长。

（4）卡那霉素 氨苄西林联用卡那霉素，对大肠埃希菌、变形杆菌具协同抗菌作用。

（5）别嘌醇 氨苄西林所致皮疹发生率增加，尤多见于高尿酸血症。

其他分别参见氨苄西林及氯唑西林。

## 第二节 头孢菌素类

### 头孢氨苄
### Cefalexin

**【其他名称】** 贝盾、苯甘孢霉素、苯苷头孢霉素、赐福力欣、福林、美丰、斯宝力克、申嘉、水头孢氨苄、头孢氨苄一水化物、头孢Ⅳ号、头孢菌素Ⅳ、头孢力新、头孢立新、西保力、先锋霉素Ⅳ、先锋四号一水化物、一水头孢氨苄、盐酸头孢氨苄、Cefalexin Hydrochloride、Cefalexin Monohydrate、Cefalexinum、Cephalexin、Cephalexin Hydrochloride、Cephalexin Monohydrate、Ceporex、Keflex、L-Keflex、Madlexin、Sporidex

**【分类】** 抗微生物药\抗生素\头孢菌素类

**【抗菌谱】** **敏感菌** 多数革兰阳性球菌（包括甲氧西林敏感金葡菌、凝固酶阴性葡萄球菌、肺炎链球菌、溶血性链球菌、草绿色链球菌等）对本药敏感。对奈瑟菌属有较好抗菌作用；对部分大肠埃希菌、奇异变形杆菌、肺炎克雷伯菌也有一定抗菌作用。梭杆菌属和韦容球菌一般对本药敏感。

**不敏感/耐药菌** 肠球菌属、甲氧西林耐药葡萄球菌、流感嗜血杆菌敏感性差；肠杆菌属、不动杆菌属、铜绿假单胞菌、脆弱拟杆菌、粪链球菌、吲哚阳性变形杆菌对本药耐药。

**【制剂规格】** **胶囊** ① 125mg。② 250mg。（按无水头孢氨苄计，以下同）

**缓释胶囊** 250mg。

**片剂** ① 125mg。② 250mg。

**颗粒** ① 50mg。② 125mg。③ 250mg。

**干混悬剂** ① 500mg。② 1.5g。

**泡腾片** 125mg。

**【临床应用】**

**说明书适应证**

敏感菌所致的呼吸道、泌尿道及皮肤软组织等轻度感染。

**【用法用量】**

**1. 说明书用法用量**

（1）一般用法 ①普通制剂：250~500mg/次，q.6h，p.o.。Max：≤ 4g/d。②缓释胶囊：500~1000mg/次，分别于早、晚餐后服。

（2）单纯性膀胱炎、单纯皮肤软组织感染以及链球菌咽峡炎 普通制剂：500mg/次，q.12h，p.o.。

**2. 其他用法用量**

［国外参考信息］ 1~4g/d，分4次服；对高敏感菌所致感染，250mg/次，q.6h，p.o.；严重感染或由较敏感菌引起的感染，应相应增量。

**【禁忌证】**

**说明书禁忌证**

（1）对本药或其他头孢菌素类药过敏者。

（2）有青霉素过敏性休克或即刻反应史者。

**【特殊人群用药】**

**儿童** 有报道，本药可暂时改变婴儿肠道细菌平衡而致腹泻。< 6 岁儿童慎用。

1. **说明书用法用量**

（1）**一般用法**　①普通制剂：25~50mg/（kg·d），分 4 次给药。②缓释胶囊：> 20kg 者，500~1000mg/ 次，分 2 次于早、晚餐后服；< 20kg 者，40~60mg/（kg·d），分 2 次于早、晚餐后服。

（2）**皮肤软组织感染及链球菌咽峡炎**　普通制剂：12.5~50mg/（kg·次），q.12h，p.o.。

2. **其他用法用量**

［国外参考信息］

（1）一般用法　25~50mg/（kg·d），分 2~4 次服。Max：≤ 4g/d。

（2）链球菌性咽炎和皮肤感染　> 1 岁者，25~50mg/（kg·d），q.12h，p.o.。

（3）中耳炎　75~100mg/（kg·d），分 4 次服。

（4）肺囊性纤维变性患儿的感染　12.5mg/（kg·次），q.6h，p.o.。长期给药可抑制呼吸道中金葡菌的生长。

**老人**　根据肾功能情况调整用量或用药间期。

**孕妇**　慎用。美国 FDA 妊娠安全性分级为：B 级。

**哺乳妇女**　权衡利弊。

**肝功能不全者**　慎用。

**肾功能不全 / 透析者**　肾功能不全者应根据肾功能减退情况减量用药。

**其他用法用量**

［国外参考信息］ Ccr > 50ml/min 者，无需调整剂量；Ccr < 50ml/min 者，250~500mg/ 次，q.12h。血透后应按常规剂量给药。进行持续性非卧床腹透者根据上述 Ccr 调整剂量。

**【注意】**

（1）慎用　①对青霉素类药过敏或过敏性体质者。②有胃肠道疾病史者，尤其有溃疡性结肠炎、Crohn 病或抗菌药物相关性结肠炎者。

（2）交叉过敏　对一种头孢菌素类药过敏者对其他头孢菌素类药也可能过敏；对青霉素类、青霉素衍生物或青霉胺过敏者也可能对头孢菌素类药过敏。

（3）对检验值 / 诊断的影响　① Coombs 试验可呈阳性（若孕妇产前使用本药，此阳性反应也可出现于新生儿）。②以硫酸铜法测定尿糖可呈假阳性，但葡萄糖酶试验法不受影响。③采用 Jaffe 反应进行血清和尿肌酐测定，可出现测定值假性升高。

**【给药说明】**

给药条件（1）用药前须详细询问患者对头孢菌素类、青霉素类及其他药物有无过敏史。（2）本药宜空腹服用。（3）本药为口服制剂，只宜用于敏感菌所致的轻度感染。若用量> 4g/d，应考虑换注射用头孢菌素类药。

**【不良反应】**　本药不良反应一般呈暂时性和可逆性。

（1）神经　头晕、抽搐等。

（2）血液　Hb 下降、PLT 减少、中性粒细胞减少、嗜酸性粒细胞增多、溶血性贫血等。

（3）消化　食欲缺乏、恶心、呕吐、腹泻、腹部不适、假膜性肠炎、一过性肝功能异常（血清 ALT、AST、ALP 短暂性升高）等。

（4）泌尿　蛋白尿、少尿，暂时性 BUN、肌酸、肌酐升高。

（5）眼　复视。

（6）耳　耳鸣。

（7）其他　①皮疹、荨麻疹、红斑、药物热、过敏性休克等过敏反应。发生过敏反应，应立即停药；若为过敏性休克，须立即抢救，其抢救原则和措施同青霉素 G。②二重感染（长期用药），Vit K、B 族维生素缺乏。

**【相互作用】**

（1）考来烯胺　可降低本药的平均 $C_{max}$。

（2）丙磺舒　本药血药浓度升高。但也有报道认为，丙磺舒可增加本药在胆汁中的排泄。

（3）强利尿药（如呋塞米、依他尼酸、布美他尼等）、抗肿瘤药（如卡氮芥、链佐星等）及氨基糖苷类抗生素　可能增加肾毒性。

（4）食物　本药血药浓度降低，但不减少药物吸收量。

## 头孢羟氨苄 Cefadroxil

**【其他名称】** 氨羟苄头孢菌素、安泰、奥特林、澳特欣、顶克、关康、恒林、来斯、力欣奇、欧意、羟氨苄头孢菌素、赛复喜、水头孢羟氨苄、仙逢久、毅达、洋意、Baxan、Bidocef、Bidroxyl、Cefadril、Cefamox、Cefroxil、Duracef、Duricef、Kefroxil、Moxacef、Oracefal、Sumacef、Ultracef

**【分类】** 抗微生物药\抗生素\头孢菌素类

**【抗菌谱】** **敏感菌**　产青霉素酶和不产青霉素酶的金葡菌、凝固酶阴性葡萄球菌、表皮葡萄球菌、肺炎链球菌及A组溶血性链球菌、大肠埃希菌、奇异变形杆菌、克雷伯菌、卡他莫拉菌、沙门菌属、志贺菌属、流感嗜血杆菌及淋球菌等。

**不敏感/耐药菌**　MRS、肠球菌属、吲哚阳性变形杆菌、肠杆菌属、沙雷菌属、不动杆菌、铜绿假单胞菌及脆弱拟杆菌等对本药耐药。

**【制剂规格】** **片剂**　① 0.125g。② 0.25g。③ 0.5g。（按无水头孢羟氨苄计，下同）

**分散片**　① 0.125g。② 0.25g。

**胶囊**　① 0.125g。② 0.25g。③ 0.5g。

**颗粒**　2g∶0.125g。

**口服混悬液**　①每匙5ml∶125mg。②每匙5ml∶250mg。③每匙5ml∶500mg。

**【临床应用】**

**说明书适应证**

主要用于治疗敏感菌所致的下列感染：

（1）泌尿生殖系统感染，如尿道炎、膀胱炎、前列腺炎、肾盂肾炎、淋病等。

（2）呼吸系统感染，如咽喉炎、扁桃体炎、支气管炎、肺炎、中耳炎、鼻窦炎等。

（3）皮肤软组织感染，如蜂窝织炎、疖等。

**【用法用量】**

**1. 说明书用法用量**

**一般用法**　0.5~1g/次，bid.，p.o.。

**2. 其他用法用量**

［国外参考信息］

（1）泌尿道感染　推荐1~2g/d，分1~2次给予，p.o.。

（2）皮肤、软组织感染　推荐0.6~1.8g/d，分2~3次给予，p.o.。

（3）A组β-溶血链球菌咽炎或扁桃体炎　推荐1g/d，分1~2次给予，p.o.，治疗10d。

**【禁忌证】**

**说明书禁忌证**

（1）对本药或其他头孢菌素类药过敏者。

（2）有青霉素过敏性休克或即刻反应史者。

**【特殊人群用药】**

**儿童**

**1. 说明书用法用量**

（1）**一般用法**　① 15~20mg/（kg·次），bid.，p.o.。②体重3~10kg∶30~40mg/（kg·d），分2次服；10~15kg：125~250mg/d，bid.；15~22kg：250~375mg/d，bid.；＞22kg：375~500mg/d，bid.。

（2）A组溶血性链球菌咽炎或扁桃体炎　15mg/（kg·次），q.12h，p.o.，疗程≥10d。

**2. 其他用法用量**

［国外参考信息］

（1）呼吸道、泌尿道或胃肠道感染　推荐30~50mg/（kg·d），q.12h，p.o.。

（2）脓疱病　8个月至8岁儿童，45mg/（kg·d），分3次服，疗程8d。

（3）中耳炎　推荐100mg/（kg·d），p.o.。

（4）骨髓炎　有报道，在手术治疗同时给予本药（50mg/（kg·d)，分 2 次口服，共用 21d)，对治疗儿童（2 个月至 16 岁）骨髓炎有效。

**老人**　须调整剂量。

**孕妇**　慎用。美国 FDA 妊娠安全性分级为：B 级。

**哺乳妇女**　须权衡利弊。

**肝功能不全者**　慎用。

**肾功能不全/透析者**　须适当减量。

**1. 说明书用法用量**

成人肾功能不全，首次给 1g 饱和量，然后根据 Ccr 调整剂量：25~50ml/min 者，0.5g/ 次，q.12h；10~25ml/min 者，0.5g/ 次，q.24h；0~10ml/min 者，0.5g/ 次，q.36h。

**2. 其他用法用量**

［国外参考信息］（1）儿童肾功能不全者，Ccr > 50ml/min，给药间隔为 12h；Ccr 为 10~50ml/min，给药间隔为 12~24h；Ccr < 10ml/min，给药间隔为 24~48h。（2）成人血透者，每次透析后追加 1g，然后每 72h 再补充 1g；腹透者建议在透析后追加 0.5g。

**【注意】**

（1）慎用　①对青霉素类药过敏或过敏体质者。②有胃肠道疾病史者，特别是溃疡性结肠炎、Crohn 病或假膜性肠炎者。

（2）交叉过敏　对一种头孢菌素类药过敏对其他头孢菌素类药也可能过敏；对青霉素类、青霉素衍生物或青霉胺过敏也可能对头孢菌素类药过敏。

（3）对检验值/诊断的影响　① Coombs 试验可呈阳性。②以硫酸铜法测定尿糖可呈假阳性。

**【给药说明】**

（1）给药条件　①用药前须详细询问药物过敏史，并在严密观察下用药。②分散片可直接口服或溶于 40℃以下温开水中口服；颗粒剂应溶于 40℃以下温开水中口服。③不宜用于严重感染，也不宜长期服用。

（2）减量/停药条件　日剂量> 4g 时，应考虑改用注射用头孢菌素类药。

**【不良反应】**　不良反应少而轻微，一般呈暂时性和可逆性。

（1）消化　食欲减退、恶心、呕吐、腹部不适、腹泻、假膜性肠炎；血清 ALT、AST 和 ALP 一过性升高。

（2）泌尿　BUN、肌酸、肌酐暂时性升高；排尿困难或尿频。

（3）生殖　阴道瘙痒、烧灼感。

（4）其他　过敏：皮疹、荨麻疹、红斑、药物热、过敏性休克等。一旦过敏，立即停药；如发生过敏性休克，须立即就地抢救，包括保持气道通畅、吸氧和给予肾上腺素、糖皮质激素等。

**【药物过量】**

处理意见　无特效解毒药，过量时主要采取对症和支持疗法。摄入量> 250mg/kg 者，应进行催吐、洗胃，必要时也可采用血透清除部分药物。< 6 岁儿童过量服用本药，若< 250mg/kg，只需一般支持治疗和临床密切观察；若> 250mg/kg，则应立即洗胃以促进胃排空。无尿患者过量服用本药达 1g 后，需进行 6~8h 血透才可将 63% 的本药排出体外。

**【相互作用】**

（1）伤寒活疫苗　可降低伤寒活疫苗的免疫效应。

（2）丙磺舒　本药排泄延迟，血药浓度升高。

（3）利尿药（如呋塞米、布美他尼、依他尼酸等）、氨基糖苷类抗生素、多黏菌素 E、多黏菌素 B、万古霉素　可加重肾毒性。

（4）食物　对本药的 $C_{max}$ 和 $t_{1/2}$ 无明显影响。

## 头孢噻吩钠
## Cefalotin Sodium

**【其他名称】**　长龙风、锋赛星、弘威雷、噻孢霉素、噻孢霉素钠、噻吩头孢霉素、头孢1号、头孢金素、头孢菌素Ⅰ、头孢菌素Ⅰ钠、头孢霉素Ⅰ钠、头孢霉素钠、头孢噻吩、先锋Ⅰ、先锋霉素Ⅰ、中诺嘉林、Cefalothin、Cefalotin、Cefatothin Sodium、Cephalothin、Cephalothin Sodium、Keflin

**【分类】** 抗微生物药\抗生素\头孢菌素类

**【抗菌谱】** **敏感菌** 产青霉素酶和不产青霉素酶的金葡菌、凝固酶阴性葡萄球菌、化脓性链球菌、肺炎链球菌、B组溶血性链球菌、草绿色链球菌、表皮葡萄球菌、白喉杆菌及炭疽杆菌、流感嗜血杆菌、脑膜炎奈瑟菌、卡他莫拉菌、淋病奈瑟菌、大肠埃希菌、克雷伯菌属、沙门菌属、志贺菌属及奇异变形杆菌等。

**不敏感/耐药菌** 肠球菌属、MRS、李斯特菌、奴卡菌、脆弱拟杆菌、吲哚阳性变形杆菌、沙雷菌属、肠杆菌属及铜绿假单胞菌等对本药耐药。

**【制剂规格】** **粉针剂** ① 0.5g。② 1g。③ 1.5g。④ 2g。⑤ 3g。

**【临床应用】**

**1. 说明书适应证**

耐青霉素金葡菌（耐甲氧西林者除外）和敏感革兰阴性杆菌所致的呼吸道感染、软组织感染、尿路感染及败血症等。

**2. 其他临床应用**

（1）作为感染性心内膜炎的选用药。

（2）预防手术切口感染。

**【用法用量】**

**1. 说明书用法用量**

Max：≤ 12g/d。

（1）**一般用法** 0.5~1g/次，q.6h，i.m. 或静脉给药。严重感染可增至6~8g/d。

（2）预防术后感染 1~2g，i.m. 或静脉给药，于术前0.5~1h给予；手术时间＞3h者，术中给药1~2g；术后酌情每6h给药1次，至术后24h内停药。心脏手术、人工关节成形术等可于术后维持2d。

**2. 其他用法用量**

［国内参考信息］

单纯性肺炎、疖肿（伴蜂窝织炎）、敏感菌所致的尿路感染 0.5g/次，q.6h，i.m. 或静脉给药。

［国外参考信息］

（1）一般用法 0.5~1g/次，q.4~6h，i.m.。

（2）无并发症的肺炎、疖肿伴蜂窝织炎、大多数泌尿道感染 0.5g/次，q.6h，静脉给药。

（3）危及生命的感染 2g/次，q.4h，静脉给药。

（4）囊性纤维化患者由金葡菌所致肺部感染 推荐1g/次，q.6h，静脉给药。

（5）预防手术后感染 1~2g，于术前0.5~1h静脉给予，术中和术后1~2g/次，q.6h，持续24h。

**【禁忌证】**

**1. 说明书禁忌证**

（1）对本药或其他头孢菌素类药过敏者。

（2）有青霉素过敏性休克史者。

**2. 其他禁忌证**

有青霉素即刻反应史者不宜用。

**【特殊人群用药】**

**儿童**

**1. 说明书用法用量**

**一般用法** ＜1周的新生儿，20mg/(kg·次)，q.12h，静脉给药；＞1周的新生儿，20mg/(kg·次)，q.8h，静脉给药。其余患儿50~100mg/(kg·d)，分4次静脉给予。

**2. 其他用法用量**

［国内参考信息］

预防术后感染 术前0.5~1h和术中按20~30mg/kg静脉给药，术后每6h给药1次。

［国外参考信息］ 推荐Max：160mg/(kg·d)，总量≤ 10~12g/d。

（1）一般感染 新生儿推荐量为静脉给药25mg/kg，q.6h；其他年龄儿童推荐量为静脉给药80~150mg/(kg·d)，q.4~6h。

（2）囊性纤维化患儿由金葡菌所致肺部感染　推荐静脉给药 25~50mg/kg，q.6h。

**老人**　慎用，应根据肾功能适当减量或延长给药间期。

**孕妇**　须权衡利弊。美国 FDA 妊娠安全性分级为：B 级。

**哺乳妇女**　宜暂停哺乳。

**肝功能不全者**　慎用。

**肾功能不全 / 透析者**　慎用。

**1. 说明书用法用量**

（1）肾功能不全者　Ccr 为 50~80ml/min，2g/ 次，q.6h；Ccr 为 25~50ml/min，1.5g/ 次，q.6h；Ccr 为 10~25ml/min，1g/ 次，q.6h；Ccr ＜ 10ml/min，0.5g/ 次，q.6h。无尿者维持量为 1.5g/d，分 3 次给。

（2）透析者　尿毒症患者在血透开始时静注 1g，透析全程可获有效血药浓度；透析后再静注 1g，有效血药浓度可维持 48h。或透析期间给 1g，q.6~12h，以维持有效血药浓度。

**2. 其他用法用量**

［国外参考信息］

（1）肾功能不全者　①成人：Ccr 为 50~80ml/min，6h 内药量 ≤ 2g；Ccr 为 25~50ml/min，6h 内药量 ≤ 1.5g；Ccr 为 10~25ml/min，6h 内药量 ≤ 1g；Ccr 为 2~10ml/min，6h 内药量≤ 0.5g；Ccr ＜ 2ml/min，8h 内药量 ≤ 0.5g。②儿童：Ccr ＞ 10ml/min，常规量的 75%~100%，q.12h。无尿患儿可给常规用量的 50%，q.12~24h。

（2）透析者　推荐透析后用维持量，但腹透后患者不需补充剂量。

**【注意】**

（1）慎用　①对青霉素类药过敏或过敏体质者。②有胃肠道疾病史者，特别是溃疡性结肠炎、Crohn 病或假膜性肠炎患者。③体弱者。

（2）交叉过敏　对一种头孢菌素类药过敏对其他头孢菌素类药也可能过敏；对青霉素类、青霉素衍生物或青霉胺过敏也可能对头孢菌素类药过敏。

（3）对检验值 / 诊断的影响　① Coombs 试验可呈阳性，孕妇产前用药，此阳性反应也可见于新生儿。②尿中药物含量＞ 10mg/ml 时，以磺基水杨酸进行尿蛋白测定可呈假阳性。③以硫酸铜法测定尿糖可呈假阳性。④用 Jaffe 法测定血清和尿肌酐值，可见假性增高。

**【给药说明】**

（1）给药条件　①本药已很少应用于革兰阴性菌感染的治疗。②不宜用于治疗细菌性脑膜炎患者。

（2）配伍信息　①与下列药物呈配伍禁忌：硫酸阿米卡星、庆大霉素、卡那霉素、妥布霉素、新霉素、盐酸金霉素、盐酸四环素、盐酸土霉素、多黏菌素 E 甲磺酸钠、硫酸多黏菌素 B、葡萄糖酸红霉素、乳糖酸红霉素、林可霉素、磺胺异噁唑、氨茶碱、可溶性巴比妥类、氯化钙、葡萄糖酸钙、盐酸苯海拉明和其他抗组胺药、利多卡因、去甲肾上腺素、间羟胺、哌甲酯、琥珀胆碱等。偶亦可能与下列药物有配伍禁忌：青霉素、甲氧西林、氢化可的松琥珀酸钠、苯妥英钠、丙氯拉嗪、B 族维生素和 Vit C、水解蛋白。②肌注液配制：每 1g 药加入 4ml 灭菌注射用水中溶解。③静注液配制：每 1g 药溶于 10ml 灭菌注射用水、5%GS 或 NS 中，于 3~5min 内缓慢注入。④静滴液配制：每 4g 药溶于 20ml 灭菌注射用水内，再适量稀释后静滴。⑤本药注射液在室温保存≤ 6 小时，冷藏情况下（2℃ ~10℃）效价可维持 48h。

**【不良反应】**

（1）心血管　大剂量或长时间静滴：血栓性静脉炎。为减少静脉炎，静脉给药宜选较大静脉，或加用氢化可的松 10~20mg，也可稀释注射液浓度。

（2）神经　大剂量：惊厥（多见于肾功能减退者）、脑病。

（3）血液　粒细胞减少、溶血性贫血。

大剂量 [300mg/(kg·d)]：血小板功能障碍、凝血障碍，减量至 200mg/kg 时，上述反应立即消失。

（4）消化　恶心、呕吐、艰难梭菌所致腹泻和假膜性肠炎；血清 ALT、AST、LDH 及 ALP 升高。

（5）泌尿　ARF。肾毒性多见于：①用量＞12g/d 者。②有或疑有肾功能减退而未减量者。③感染性心内膜炎、败血症、肺部感染者。④创伤所致的肾清除功能降低者。⑤对青霉素或头孢噻吩过敏者。⑥同时应用氨基糖苷类等肾毒性抗生素和利尿药者。⑦＞50 岁者。

（6）其他　过敏：皮疹、药物热、嗜酸性粒细胞增多、血清病样反应、过敏性休克等。肌注局部疼痛、红肿、硬结、压痛。

**【药物过量】**

处理意见　无特效拮抗药，过量时可对症和支持疗法，必要时可用血透和腹透清除部分药物。

**【相互作用】**

（1）丙磺舒　抑制本药肾脏排泄，升高其血药浓度。

（2）克拉维酸　可增强本药对部分耐药菌（产 β-内酰胺酶革兰阴性杆菌）的抗菌活性。

（3）利福平、万古霉素　体外可增强本药对耐甲氧西林表皮葡萄球菌的抗菌作用。

（4）氨基糖苷类药　如庆大霉素、妥布霉素，对肠杆菌属和假单胞菌的某些敏感菌株有协同抗菌作用，同时增加肾毒性。

（5）强利尿药、抗肿瘤药　如呋塞米、依他尼酸、布美他尼、卡莫司汀、链佐星等，增加肾毒性。

## 头孢拉定
## Cefradine

**【其他名称】**　澳锐、迪拉、恩瑞克、泛捷复、环己烯胺头孢菌素、环己烯头孢菌素、环烯头孢菌素、君必青、己环胺菌素、赛福定、申优、头孢环己烯、头孢菌素Ⅵ号、头孢拉啶、头孢雷定、头孢瑞丁、先锋定、先锋霉素Ⅵ、先锋瑞丁、一水环己烯胺头孢菌素、佑益赐福瑞定、Caphradine、Cefradine Monohydrate、Cefradiunm、Cefran、Cefrasol、Cefro、Cepdine、Cephradine、Cephradine Monohydrate、Eskacef、Sefril、Sefril Velosef、Velosef

**【分类】**　抗微生物药\抗生素\头孢菌素类

**【抗菌谱】**　**敏感菌**　金葡菌、表皮葡萄球菌、A 组溶血性链球菌、草绿色链球菌、肺炎链球菌、脑膜炎奈瑟球菌、淋病奈瑟菌、大肠埃希菌、奇异变形杆菌、克雷伯杆菌属、流感嗜血杆菌等。

**不敏感/耐药菌**　脆弱拟杆菌、耐甲氧西林葡萄球菌属、铜绿假单胞菌、耐药肠杆菌、厌氧菌及支原体、衣原体对本药耐药。

**【制剂规格】**　**片剂**　① 0.25g。② 0.5g。

**分散片**　① 0.25g。② 1.5g。③ 3g。

**胶囊**　① 0.25g。② 0.5g。

**颗粒**　① 0.125g。② 0.25g。

**干混悬剂**　① 0.125g。② 0.25g。③ 1.5g。④ 3g。

**粉针剂**　0.5g。

**粉针剂（添加碳酸钠）**　① 0.5g。② 1g。③ 1.5g。④ 2g。

**粉针剂（添加精氨酸）**　① 0.5g。② 1g。③ 2g。

**【临床应用】**

**说明书适应证**

敏感菌所致呼吸道感染、泌尿生殖道感染以及皮肤软组织感染、骨和关节感染等。对败血症也有一定疗效。

**【用法用量】**

**1. 说明书用法用量**

**一般用法**　（1）0.25~0.5g/次，q.6h，p.o.；严重感染可增至 1g/次，p.o.；Max：4g/d。（2）0.5~1g/次，q.6h，i.m./i.v.；Max：8g/d。

2. 其他用法用量

［国外参考信息］

（1）呼吸道感染　0.25g/ 次，qid.，p.o.；或 0.5g/ 次，bid.，p.o.。

（2）大叶性肺炎　0.5g/ 次，q.6h，p.o.；或 1g/ 次，q.12h。

（3）非并发性肺炎　推荐 0.5g/ 次，qid.，i.m./i.v.。若需增加日总量，可调整为 q.4h，或增加每次用量。

（4）尿路感染　①注射给药：0.5g/ 次，qid.，i.m./i.v.。若需增加日总量，可增加每次用量。②口服：单纯性尿路感染 0.5g/ 次，q.12h，p.o.；严重感染 0.5g/ 次，q.6h，p.o.；更为严重感染或慢性尿路感染，1g/ 次，q.6h，p.o.。

（5）前列腺炎　0.5g/ 次，qid.，p.o.。

（6）皮肤和皮肤附件感染　① 0.25g/ 次，qid.，p.o.；或 0.5g/ 次，bid.，p.o.。②也可 0.5g/ 次，qid.，i.m./i.v.。

（7）骨关节感染　1g/ 次，qid.，i.m./i.v.。

（8）预防手术感染　有污染或潜在污染的手术，1g，i.m./i.v.，术前 30~90min 给药。术后 1g/ 次，q.4~6h，i.m./i.v.，给 1~2 次。

**【禁忌证】**

说明书禁忌证

（1）对本药或其他头孢菌素类药过敏者。

（2）有青霉素过敏性休克或即刻反应史者。

**【特殊人群用药】**

**儿童**　本药对婴儿（包括早产儿）的安全性尚未确定，国内上市后报道使用本药可能导致血尿，儿童是易感人群，应在监测下慎用。

1. 说明书用法用量

**一般用法**　（1）6.25~12.5mg/（kg· 次），q.6h，p.o.。（2）＜1 周岁小儿，12.5~25mg/（kg· 次），q.6h，i.m./i.v.。

2. 其他用法用量

［国外参考信息］

（1）中耳炎　25~50mg/（kg·d），q.6~12h，p.o.。流感嗜血杆菌所致中耳炎，75~100mg/（kg · d），q.6~12h，p.o.。Max：≤ 4g/d。

（2）肺炎链球菌所致的肺炎　47mg/（kg·d），q.6h，p.o.，连用 10d。Max：≤ 4g/d。

（3）其他临床用法　50~100mg/（kg·d），i.m./i.v./i.v.gtt.，分 4 次给予。

**老人**　伴肾功能减退者应适当减量或延长给药间隔。

**孕妇**　慎用。美国 FDA 妊娠安全性分级为：B 级。

**哺乳妇女**　权衡利弊后用药。

**肝功能不全者**　慎用。

**肾功能不全 / 透析者**　本药主要经肾排出，肾功能减退者须减少剂量或延长给药间期。国内上市后不良反应报道，使用本药可能导致血尿，肾功能减退者应在监测下慎用。

1. 说明书用法用量

Ccr ＞ 20ml/min，推荐 0.5g/ 次，q.6h；Ccr 为 5~20ml/min，推荐 0.25g/ 次，q.6h；Ccr ＜ 5ml/min，推荐 0.25g/ 次，q.12h。

2. 其他用法用量

［国外参考信息］慢性间歇性血透者，透析开始时及 12h、36h、48h 后分别给 0.25g。

**【注意】**

（1）慎用　①对青霉素过敏者。②过敏性体质。③胃肠道疾病，特别是假膜性肠炎。

（2）交叉过敏　对一种头孢菌素过敏对其他头孢菌素类药也可能过敏。头孢菌素类与青霉素类存在交叉过敏反应的机会约有 5%~7%。对青霉素类、青霉素衍生物过敏也可能对头孢菌素过敏。

（3）对检验值 / 诊断的影响　① Coombs 试验可呈阳性。②以硫酸铜法测定尿糖可呈假阳性。

（4）用药相关检查 / 监测项目　长期用药时应检查肝肾功能、血常规、尿常规。

**【给药说明】**

（1）给药条件　①用药前须详细询问药

物过敏史。②分散片宜饭后服用。

（2）配伍信息　①与硫酸阿米卡星、庆大霉素、卡那霉素、妥布霉素、新霉素、盐酸金霉素、盐酸四环素、盐酸土霉素、多黏菌素E甲磺酸钠、硫酸多黏菌素B、葡庚糖酸红霉素、乳糖酸红霉素、林可霉素、磺胺异噁唑、氨茶碱、可溶性巴比妥类、氯化钙、葡庚糖酸钙、盐酸苯海拉明和其他抗组胺药、利多卡因、去甲肾上腺素、间羟胺、哌甲酯、琥珀胆碱等药物呈配伍禁忌；偶亦可能与青霉素、甲氧西林、琥珀酸氢化可的松钠、苯妥英钠、丙氯拉嗪、B族维生素和Vit C、水解蛋白呈配伍禁忌。②注射用头孢拉定与含钙溶液（林格液、乳酸林格液、葡萄糖和乳酸林格液）呈配伍禁忌。本药与氨基糖苷类抗生素同时给药时，应在不同部位给药，两类药不能混入同一容器内。③肌注液配制：0.5g药加入2ml注射用水，作深部肌注。④静注液配制：每0.5g药至少加入10ml注射用水或5%GS，于5min内注射完。⑤静滴液配制：每0.5g药加入10ml稀释液溶解，再以氯化钠注射液或5%GS稀释。⑥注射液可在室温保存10h，5℃冷藏可保存48h。

**【不良反应】**

ADR警示　由于本药引起血尿的病例报告日趋增多，国家药品不良反应监测中心于2005年9月对本药引起血尿相关安全性问题进行了通报。截止到2005年6月30日，国家中心共收到有关本药的不良反应/事件报告1450余份，其中有关血尿的不良反应/事件报告210余份，占14.5%。在血尿的不良反应/事件报告中，注射用头孢拉定200余份，占97.63%，说明静脉给药导致血尿的可能性更大；从报告上看，与药物剂量、浓度、给药速度有关；在年龄分布上，儿童占半数以上；发生血尿的同时，伴有部分肾外表现，如皮疹、发热、腰腹痛等；停药后经积极治疗大多预后良好。通报发布后，国家中心仍陆续收到与本药相关的病例报告。2005年7月至2008年8月期间，本药的不良反应/事件报告8620余份，其中有关血尿的不良反应/事件报告914份，占10.6%。在血尿的不良反应/事件报告中，注射用头孢拉定845份，占92.5%；在年龄分布上，14岁以下儿童占半数以上（55.36%）；本药导致血尿的问题依然突出。

本药其他不良反应较轻，发生率也较低（约为6%）。

（1）心血管　胸闷，静脉炎（静注）。国内上市后报道：心律失常。

（2）神经　头晕、暂时性疲乏无力、嗜睡、头痛。

（3）精神　抑郁。国内上市后报道：精神异常。

（4）血液　嗜酸性粒细胞增多、WBC或中性粒细胞减少等。国内上市后报道：药物性溶血。

（5）消化　恶心、呕吐、上腹部不适、腹泻、假膜性肠炎、轻微腹痛、痉挛，以及ALP、ALT和AST一过性升高。口服制剂：胆红素和LDH一过性升高。

（6）呼吸　弥漫性肺间质浸润和间质性肺炎。

（7）泌尿　国内上市后报道：排尿困难。血尿（注射制剂，儿童易发），应立即停药，避免再用同类或易致肾损害的药物；暂时性BUN升高，尚未见严重肾脏毒性反应。

（8）生殖　长期使用本药口服制剂：阴道念珠菌病。

（9）骨骼肌肉　有关节炎的报道。

（10）皮肤　皮疹、轻度荨麻疹、瘙痒。

（11）耳　国内上市后报道：听力减退。

（12）其他　①过敏：药疹、药物热等。国内上市后报道：迟发性变态反应及过敏性休克。发生过敏反应时，应立即停药，若为过敏性休克，须就地抢救，采取保持气道通畅、吸氧和应用肾上腺素、糖皮质激素等措施。②肌注部位疼痛明显。③长期用药：菌群失调、维生素B族和Vit K缺乏、二重感染等。

【相互作用】

（1）丙磺舒 可延迟本药经肾排泄，提高其血药浓度。

（2）克拉维酸 可增强本药对部分耐药菌（产β-内酰胺酶革兰阴性杆菌）的抗菌活性。

（3）利福平、万古霉素 在体外合用，可增强本药对耐甲氧西林表皮葡萄球菌的抗菌作用。

（4）美西林 对大肠埃希菌、沙门菌属等革兰阴性杆菌有协同抗菌作用。

（5）强利尿药、抗肿瘤药、氨基糖苷类抗生素等 如呋塞米、依他尼酸、布美他尼、如卡莫司汀、链佐星、多黏菌素E、多黏菌素B、万古霉素、保泰松等，合用可增加肾毒性。

（6）苯妥英钠 苯妥英钠在肾小管排泄延缓。

（7）庆大霉素、阿米卡星等氨基糖苷类抗生素 有协同作用。

（8）食物 本药吸收延缓，总量不受影响。

## 头孢唑林钠
## Cefazolin Sodium

【其他名称】 凯复卓、凯复唑、头孢菌素Ⅴ、头孢五号、头孢唑林、头孢唑林钠水合物、五水头孢唑林钠、西孢唑啉、先锋Ⅴ号、先锋5号钠、先锋啉、先锋霉素Ⅴ、先锋霉素Ⅴ号、先锋唑啉、西华乐林钠、新泰林、唑啉头孢菌素、唑啉头孢菌素钠、Ancef、Cefalin、Cefamezin、Cefazolin、Cefazolin Sodium Hydrate、Cefazolin Sodium Pentahydrate、Cephazolin、Kefzol、Zepilen、Zolicef

【分类】 抗微生物药\抗生素\头孢菌素类

【抗菌谱】 敏感菌 对链球菌属（包括A组溶血性链球菌、肺炎链球菌等）、葡萄球菌属（耐甲氧西林葡萄球菌除外）、奈瑟菌属（包括脑膜炎奈瑟菌、淋病奈瑟菌）具良好抗菌活性。对大肠埃希菌、奇异变形杆菌、厌氧菌、克雷伯菌属等亦有良好作用。对白喉杆菌、炭疽杆菌、李斯特菌、梭状芽孢杆菌、伤寒沙门菌、志贺菌属敏感。对产气肠杆菌也有抗菌作用。

不敏感/耐药菌 对流感嗜血杆菌的作用较差。对铜绿假单胞菌、沙雷菌属、脆弱拟杆菌、吲哚阳性变形杆菌、肠杆菌属、支原体、肠球菌、枸橼酸杆菌、衣原体及产酶淋球菌则无效。对不动杆菌、艰难梭菌耐药。

【制剂规格】 粉针剂 ①0.5g。②0.75g。③1g。④2g。⑤3g。

【临床应用】

说明书适应证

（1）敏感菌所致呼吸道感染、泌尿道感染、皮肤软组织感染、骨和关节感染、败血症、感染性心内膜炎、肝胆系统感染及眼、耳、鼻、喉感染等。

（2）外科手术（如骨科手术、心脏手术和胆囊切除术）前预防用药。

【用法用量】

1. 说明书用法用量

（1）一般用法 0.5~1g/次，i.v.（缓慢）/i.v.gtt./i.m.，2~4次/d。严重感染可增至6g/d，分2~4次静脉给药。

（2）预防外科手术后感染 1g，i.v./i.v.gtt./i.m.，予术前0.5~1h给予；手术时间＞3h或失血量＞1500ml者术中加用0.5~1g，术后0.5~1g/次，q.6~8h，至术后24h止。

2. 其他用法用量

［国内参考信息］

急性单纯性尿路感染、肺炎链球菌肺炎 0.5~1g/次，q.12h，i.m.或静脉给药。

［国外参考信息］

（1）敏感的革兰阳性球菌引起的轻度感染 推荐250~500mg/次，q.8h，i.m.或静脉给药。

（2）中至重度感染　推荐 500mg/ 次，q.6~8h，i.m. 或静脉给药。

（3）严重、危及生命的感染　如心内膜炎、败血症，推荐 1g/ 次，q.6h，i.m. 或静脉给药。美国心脏协会推荐治疗甲氧西林敏感葡萄球菌所致心内膜炎时，2g/ 次，q.8h，用药 4~6 周，并于治疗开始的 3~5 日与氨基糖苷类药联用。

（4）肺炎球菌性肺炎　推荐 0.5g/ 次，q.12h，i.m. 或静脉给药。

（5）急性单纯性泌尿道感染　推荐 1g/ 次，q.12h，i.m. 或静脉给药。

（6）外科手术预防感染　推荐在术前 0.5~1h 肌注或静脉给药 1g，以防止Ⅱ、Ⅲ类切口手术的术后感染；对于术期较长的手术（≥ 2h），推荐在术中给药 0.5~1g。术后每 6~8h 给药 0.5~1g，使用 24h。也有报道认为，大部分Ⅰ、Ⅱ类切口手术不需术后用药。

**【禁忌证】**

**说明书禁忌证**

（1）对本药或其他头孢菌素类药过敏者。

（2）有青霉素类药过敏性休克或即刻反应史者。

**【特殊人群用药】**

**儿童**　早产儿及新生儿不推荐应用。

**1. 说明书用法用量**

**一般用法**　50~100mg/（kg·d），i.v.（缓慢）/i.v.gtt./i.m.，分 2~3 次给予。

**2. 其他用法用量**

［国内参考信息］ ＞1 个月患儿，20~40mg/（kg·d），分 3~4 次静脉给药；重症可用至 100mg/（kg·d）。新生儿可静脉给药 20mg/（kg·次），bid.。

［国外参考信息］ ＞1 个月患儿，25~30mg/（kg·d），分 3~4 次等量静脉给药；严重感染可增至 100mg/（kg·d）（即最大日剂量）。

**老人**　按肾功能适当减量或延长给药间期。

**孕妇**　美国 FDA 妊娠安全性分级为：B 级。

**哺乳妇女**　宜暂停哺乳。

**肝功能不全者**　严重者慎用。

**肾功能不全 / 透析者**　严重肾功能不全者慎用。

**1. 说明书用法用量**

（1）成人　首剂 0.5g，再根据 Ccr 调整：① Ccr ＞ 50ml/min，按常规剂量给药。② Ccr 为 35~50ml/min，0.5g/ 次，q.8h。③ Ccr 为 10~34ml/min，0.25g/ 次，q.12h。④ Ccr ＜ 10ml/min，0.25g/ 次，q.18~24h。

（2）儿童　首剂 12.5mg/kg，再根据 Ccr 给维持量：① Ccr ＞ 70ml/min，按常规剂量给药。② Ccr 为 40~70ml/min，12.5~30mg/（kg·次），q.12h。③ Ccr 为 20~40ml/min，3.1~12.5mg/（kg·次），q.12h。④ Ccr 为 5~20ml/min，2.5~10mg/（kg·次），q.24h。

**2. 其他用法用量**

［国内参考信息］ 肾功能不全者应先给 0.5g 的饱和量，再根据 Ccr 调整：（1）Ccr ＞ 55ml/min，按常规剂量给药。（2）Ccr 为 35~54ml/min，0.5g/ 次，q.8h。（3）Ccr 为 11~34ml/min，0.25g/ 次，q.12h。（4）Ccr ＜ 10ml/min，0.25g/ 次，q.18~24h。（5）血透者应在透析后补充 0.25~0.5g。

［国外参考信息］

（1）成人　根据 Ccr 调整剂量：① Ccr ≥ 55ml/min 者，使用常规剂量。② Ccr 为 35~54ml/min 者，给予常规剂量，q.8h。③ Ccr 为 11~34ml/min 者，给予常规剂量的 1/2，q.12h。④ Ccr ＜ 10ml/min 者，给予常规剂量的 1/2，q.18~24h。长期血透者，每次透析末静脉给药 2g，可获得敏感菌最低抑菌浓度 3~18 倍的血药谷浓度；腹透后推荐维持剂量为 0.5g/ 次，q.12h。

（2）儿童　给予初始负荷剂量后，根据 Ccr 调整剂量：① Ccr 为 40~70ml/min 者，每 12h 分次给予每日常规剂量的 60%。② Ccr 为 20~40ml/min 者，每 12h 分次给予每日常规剂量的 25%。③ Ccr 为 5~20ml/min

者，每24h给予每日常规剂量的10%。血透后推荐给予1次维持剂量；腹透患儿不需调整剂量。

【注意】

（1）慎用 ①对青霉素类药过敏或过敏体质者。②有胃肠道疾病史者，特别是溃疡性结肠炎、Crohn病或假膜性肠炎患者。③体弱者。

（2）交叉过敏 对一种头孢菌素类药过敏对其他头孢菌素类药可能过敏；对青霉素类、青霉素衍生物或青霉胺类药过敏也可能对头孢菌素类药过敏。

（3）对检验值/诊断的影响 ①Coombs试验呈阳性。孕妇产前使用这类药物，新生儿也可出现阳性反应。②硫酸铜法测定尿糖可呈假阳性。③磺基水杨酸测定尿蛋白可呈假阳性。④用Jaffe反应测定血清和尿肌酐值时可有假性增高。

【给药说明】

（1）给药条件 ①有青霉素类药过敏史者，用药前须用本药做皮试。②不宜用于CNS感染、淋病和梅毒。对慢性尿路感染，尤其伴尿路解剖异常者疗效较差。③供肌注的注射剂如含利多卡因，不可静脉注入。

（2）配伍信息 ①与下列药物呈配伍禁忌：硫酸阿米卡星、庆大霉素、卡那霉素、妥布霉素、新霉素、盐酸金霉素、盐酸土霉素、盐酸四环素、葡萄糖酸红霉素、硫酸多黏菌素B、黏菌素甲磺酸钠、乳糖酸红霉素、林可霉素、磺胺异噁唑、氨茶碱、可溶性巴比妥类、氯化钙、葡萄糖酸钙、葡庚糖酸钙、盐酸苯海拉明和其他抗组胺药、利多卡因、去甲肾上腺素、间羟胺、哌甲酯、琥珀胆碱等。偶也可能与下列药物呈配伍禁忌：青霉素、甲氧西林、琥珀酸氢化可的松钠、苯妥英钠、丙氯拉嗪、维生素B族、Vit C、水解蛋白。②肌注液配制：每0.5g/1g药分别加入2ml/2.5ml灭菌注射用水或氯化钠注射液中肌注。也可用适量0.5%盐酸利多卡因注射液2~3ml溶解，以减轻疼痛。③静注液配制：每0.5g/1g药溶于10ml灭菌注射用水中，3~5min内缓慢静注。④静滴液配制：每0.5g/1g药溶于10ml灭菌注射用水中，再用100ml稀释液稀释后静滴。静滴体积＞100ml时不使用注射用水。⑤本药配制后应避光保存，室温保存应≤48h。受冷常析出结晶，宜置37℃加温使其溶解后使用。

【不良反应】

（1）心血管 大量或过快静脉给药：灼热感、血管疼痛、血栓性静脉炎，但发生率比头孢噻吩低且症状较轻。

（2）神经 肾功能减退者大量（12g/d）用药：脑病反应。

（3）血液 Hb降低、PLT减少、WBC及中性粒细胞减少、嗜酸性粒细胞增多、溶血性贫血等。

（4）消化 恶心、呕吐、食欲减退、腹痛、腹泻、胀气、味觉障碍、假膜性肠炎及暂时性肝功能异常（血清ALT、LDH、AST、ALP升高）等。

（5）泌尿 BUN、肌酸、肌酐值升高。动物实验中还见肾小管损害，但较头孢噻吩轻微。

（6）其他 ①过敏：皮疹、红斑、药物热、支气管痉挛、过敏性休克等。发生过敏性休克，其处理原则和措施同青霉素G。②肌注部位硬结、疼痛。③长期用药：菌群失调、二重感染。

【药物过量】

处理意见 无特效拮抗药，过量时给予对症及大量饮水、补液等，血透有助于清除部分药物。

【相互作用】

（1）庆大霉素、阿米卡星 对某些敏感菌株有协同抗菌作用。但与庆大霉素或其他肾毒性抗生素合用，有增加肾损害的危险，对肾功能减退者应在减量的情况下谨慎使用，肝功能损害者也应慎用。

（2）丙磺舒 本药肾排泄受抑制，血药

浓度升高约 30%。

（3）强利尿药（呋塞米、依他尼酸、布美他尼等）、卡莫司汀、链佐星等抗肿瘤药 增加肾毒性。

（4）华法林 可使 Vit K 依赖性凝血因子的合成减少，增加出血的危险性。

## 头孢替唑钠
## Ceftezole Sodium

**【其他名称】** 去甲唑啉头孢菌素钠、头孢去甲唑啉、头孢替唑、特子社复、益替欣、Ceftezole、TEZACEF

**【分类】** 抗微生物药 \ 抗生素 \ 头孢菌素类

**【抗菌谱】** **敏感菌** 产 / 不产青霉素酶的金葡菌、化脓性链球菌、肺炎链球菌、B 组溶血性链球菌、草绿色链球菌、表皮葡萄球菌、白喉杆菌、炭疽杆菌、大肠埃希菌、克雷伯菌属、沙门菌属、脑膜炎奈瑟球菌、淋病奈瑟球菌、志贺菌属、奇异变形杆菌等。

**不敏感 / 耐药菌** 铜绿假单胞菌、沙雷菌、普通变形杆菌。

**【制剂规格】** **粉针剂** ① 0.5g。② 0.75g。③ 1g。④ 1.5g。⑤ 2g。（均以头孢替唑计）

**【临床应用】**

**1. 说明书适应证**

敏感菌所致呼吸系统感染、泌尿系统感染、败血症、腹膜炎。

**2. 其他临床应用**

敏感菌所致皮肤软组织感染、妇科感染、耳鼻喉科感染、腹腔内感染。

**【用法用量】**

**说明书用法用量**

**一般用法** 0.5~4g/d，分 1~2 次肌注或静脉给药。

**【禁忌证】**

**说明书禁忌证**

（1）对本药或其他头孢菌素类药过敏者。

（2）有利多卡因或酰基苯胺类局麻药过敏史者禁用肌注。

**【特殊人群用药】**

**儿童**

**说明书用法用量**

**一般用法** 20~80mg/（kg · d），分 1~2 次肌注或静脉给药。

**老人** 用药前后需严密观察。

**孕妇** 孕妇或计划妊娠的妇女用药时应权衡利弊。

**哺乳妇女** 应权衡利弊。

**肾功能不全 / 透析者** 肾功能不全者慎用，严重肾功能不全者需酌情调整剂量及用药时间。

**【注意】**

（1）慎用 ①有青霉素类药过敏史者。②本人或直系亲属为过敏体质者。③口服摄食不足、需接受静脉营养或年老、体弱者。

（2）交叉过敏 对一种头孢菌素类药过敏对其他头孢菌素类药可能过敏；对青霉素类、青霉素衍生物或青霉胺类药过敏也可能对头孢菌素类药过敏。

（3）对检验值 / 诊断的影响 ① Coombs 试验可能呈阳性。②以 Benedict 试剂、Fehling 试剂及 Clinitest 试剂检验尿糖时可呈假阳性。

（4）用药相关检查 / 监测项目 应定期检查肾功能。

**【给药说明】**

（1）给药条件 ①用药前应详细询问患者过敏史，并进行皮试。②用药前应做细菌敏感性试验。在保证疗效的前提下，疗程应尽量短。③肌注或静注时速度应尽量缓慢且不可在同一部位反复注射。

（2）配伍信息 ①与下列药物呈配伍禁忌：盐酸金霉素、氨茶碱、氯化钙、葡萄糖酸钙、盐酸苯海拉明等抗组胺药、去甲肾上腺素、间羟胺、苯妥英钠、B 族维生素、Vit C 等。②静注液配制：本药溶于注射用水、NS或5%GS中，缓慢注射。③静滴液配制：溶于NS或5%GS。④肌注液配制：溶于0.5%盐酸利多卡因注射液。肌注时使用的溶剂不能用于静注和静滴。⑤本药注射液溶解时若因温度出现浑浊，可加温使其澄清后使用。溶解后宜立即使用，如需保存，应置于避光阴凉处（15℃以下），存放时间应≤24h。

**【不良反应】** 出现与用药有关的症状（如哮喘、眩晕、耳鸣、皮疹、荨麻疹、皮肤发红、发热、腹痛、腹泻等）时，应停药并适当处理。

（1）心血管 大剂量静注：血管疼痛、血栓性静脉炎。

（2）神经 头痛。

（3）血液 粒细胞、WBC、PLT减少及嗜酸性粒细胞增多等。

（4）消化 恶心、呕吐、畏食、假膜性肠炎、浅表性舌炎以及ALP、ALT、AST升高。

（5）呼吸 伴发热、咳嗽、呼吸困难、胸部X线检查异常等的间质性肺炎和嗜酸性粒细胞增多性肺浸润（PIE综合征）。

（6）泌尿 血肌酐升高、严重肾功能损害。

（7）其他 ①过敏：皮疹、荨麻疹、皮肤发红、瘙痒、发热、过敏性休克等。②注射部位疼痛、硬结。③全身不适、发热、念球菌病、Vit K缺乏症和B族维生素缺乏症。

**【相互作用】**

（1）氨基糖苷类抗生素、强效利尿药（如呋塞米、依他尼酸、布美他尼等）及抗肿瘤药（卡氮芥、链佐星等） 可增加肾毒性。

（2）庆大霉素或阿米卡星 在体外能增强抗菌作用。

（3）克拉维酸 可增强本药对某些因产生β-内酰胺酶耐药的革兰阴性杆菌的抗菌活性。

## 头孢硫脒
## Cefathiamidine

**【其他名称】** 吡脒头孢、硫脒孢霉素、硫脒头孢菌素、头孢菌素18、头孢硫脒钠、Cefathiamidine Sodium、Cephathiamidin、Cephathiamidine、Cephathiamidium

**【分类】** 抗微生物药\抗生素\头孢菌素类

**【抗菌谱】** **敏感菌** 革兰阳性菌及部分革兰阴性菌。体外：肺炎球菌、化脓性链球菌、流感嗜血杆菌、肠球菌、金葡菌（MSSA菌株）、表皮葡萄球菌（MSSE菌株）、卡他布兰汉菌、草绿色链球菌、溶血性链球菌、非溶血性链球菌、白喉杆菌、产气荚膜杆菌、破伤风杆菌、炭疽杆菌、多数伤寒沙门菌、福氏志贺菌。

**【制剂规格】** **粉针剂** ①0.5g。②1g。③2g。

**【临床应用】**

**1. 说明书适应证**

（1）敏感菌所致呼吸系统、肝胆系统、五官、尿路感染。

（2）心内膜炎、败血症。

**2. 其他临床应用**

（1）腹膜炎。

（2）皮肤、软组织感染。

**【用法用量】**

**1. 说明书用法用量**

**一般用法** （1）0.5~1g/次，qid.，i.m.。（2）2g/次，2~4次/d，i.v.。

**2. 其他用法用量**

［国内参考信息］（1）2~4g/d，i.m.，分2~4次给予。（2）2~4g/d，严重者可增至8g/d，i.v.gtt.，分2~4次给予。

**【禁忌证】**

**说明书禁忌证**

（1）对本药或其他头孢菌素类药过敏者。

（2）有青霉素过敏性休克或即刻反应史者，不宜使用头孢菌素类药。

【特殊人群用药】

儿童

1. 说明书用法用量

**一般用法** （1）50~100mg/（kg·d），i.m.，分 3~4 次给予。（2）50~100mg/（kg·d），i.v.，分 2~4 次给药。

2. 其他用法用量

［国内参考信息］ 25~150mg/（kg·d），i.m./i.v.gtt.，分 2~4 次给予。

**老人** 适当减量。

**孕妇** 妊娠早期慎用。

**哺乳妇女** 权衡利弊后用药。

**肝功能不全者** 严重肝功能不全者慎用。

**肾功能不全/透析者** 肾功能减退者须适当减量。

【注意】

（1）慎用 ①对青霉素过敏者。②有胃肠道疾病史者，特别是溃疡性结肠炎、局限性肠炎或假膜性结肠炎者。

（2）交叉过敏 对一种头孢菌素或头霉素过敏对其他头孢菌素或头霉素也可能过敏；对青霉素类、青霉素衍生物或青霉胺过敏也可能对头孢菌素或头霉素过敏。

（3）对检验值/诊断的影响 ① Coombs 试验可呈阳性，孕妇产前用药，此阳性反应也可见于新生儿。②以磺基水杨酸测定尿蛋白，可呈假阳性。③以硫酸铜法测定尿糖，可呈假阳性。④用 Jaffe 反应测定血清和尿肌酐值，可见假性升高。

（4）用药相关检查/监测项目 长期用药应监测肝、肾功能和血常规。

【给药说明】

配伍信息 （1）本药应单独使用，不得与其他药物混合在同一容器内使用。（2）静滴液配制：先用 NS 或注射用水溶解本药，再用 NS 或 5%GS 250ml 稀释。（3）本药应即配即用，不宜长时间放置。

【不良反应】

ADR 警示 儿童使用本药后发生不良反应的报告所占比例较高，6 岁以下儿童用药不良反应病例报告占总报告数 28.5%。儿童超剂量使用现象常见，57.9% 的儿童患者用药频率为一日 1 次，未按照说明书分次给药。儿童患者严重不良反应临床表现主要有皮疹、瘙痒、寒战、高热、过敏性休克、过敏样反应、紫绀、呼吸困难等。

（1）心血管 紫绀、心悸、心动过速、血压升高、血压下降。

（2）神经 头晕、头痛、抽搐、震颤、局部麻木。

（3）精神 意识模糊、精神障碍、嗜睡。

（4）血液 白细胞减少、粒细胞减少。

（5）消化 恶心、呕吐、腹痛、腹泻、肝功能异常。几乎所有抗生素包括本药在使用时都有艰难梭菌性腹泻的报道，根据病情严重程度可能为轻度腹泻至致命性结肠炎（抗生素治疗改变了结肠的正常菌群，而导致艰难梭菌的过度生长）。

（6）呼吸 呼吸困难、胸闷、呼吸急促、喉水肿。

（7）泌尿 肾功能异常、血尿。

（8）皮肤 皮疹、斑丘疹、红斑疹、血管性水肿、剥脱性皮炎。

（9）眼 眼睑水肿、视觉异常。

（10）耳 耳鸣。

（11）其他 过敏性休克、过敏样反应、晕厥、乏力。念珠菌、葡萄球菌等二重感染。注射部位局部红肿、疼痛、硬结，严重者可致血栓性静脉炎。用药后出现过敏反应或其他严重不良反应须立即停药并及时救治。

【药物过量】

处理意见 一般采用对症及支持治疗。

【相互作用】

（1）丙磺舒 本药排泄延缓，血药浓度升高。

（2）呋塞米等强利尿药及氨基糖苷类药 可能增加肾毒性。

## 头孢孟多酯钠
## Cefamandole Nafate

**【其他名称】** 锋多欣、甲酰苄四唑头孢菌素钠、猛多力、孟得新、羟苄四唑头孢菌素、羟苄唑头孢菌素、羟唑头孢菌素、头孢孟多、头孢孟多甲酯钠、头孢孟多钠、头孢羟苄四唑、头孢羟苄四唑甲酸酯钠、头孢羟唑、先锋孟多、先锋羟苄唑、Cefadole、Cefamandole、Cefamandole Sodium、Cephamandole、Kefadol、Mandokef、Mandol、Neocefal

**【分类】** 抗微生物药\抗生素\头孢菌素类

**【抗菌谱】** **敏感菌**　金葡菌（包括耐青霉素酶和不耐青霉素酶的菌株）、表皮葡萄球菌、β-链球菌、其他链球菌、肺炎链球菌等多数革兰阳性球菌，雷氏普罗威登斯菌、摩根杆菌、白喉杆菌、梭状芽孢杆菌、普通变形杆菌、奇异变形杆菌、流感嗜血杆菌、部分产气肠杆菌、吲哚阳性变形杆菌、大肠埃希菌、肺炎克雷伯菌、普鲁威登菌、伤寒沙门菌、脑膜炎奈瑟菌、淋病奈瑟菌、志贺菌属、革兰阳性厌氧菌、革兰阴性球菌（包括黑色消化球菌属和消化链球菌属）、革兰阳性杆菌（包括梭状芽孢杆菌属）、革兰阴性杆菌（包括类杆菌属和梭状杆菌属）。

**不敏感/耐药菌**　脆弱拟杆菌、肠球菌属、耐甲氧西林金葡菌、沙雷菌属、产碱杆菌属、不动杆菌属、铜绿假单胞菌、大多数肠杆菌属。

**【制剂规格】** 粉针剂　① 0.5g。② 1g。

**【临床应用】**

**说明书适应证**

（1）敏感菌所致肺部感染、尿路感染、胆道感染、皮肤软组织感染、骨和关节感染以及败血症、腹腔感染等。

（2）预防性治疗，以减少术前、术中、术后感染。

**【用法用量】**

**说明书用法用量**

（1）**一般用法**　2~8g/d，分3~4次给药，i.m.（深部）/i.v.gtt./i.v.（3~5min）。Max：≤ 12g/d。

（2）皮肤感染、无并发症的肺炎和尿路感染　0.5~1g/次，q.6h，i.m.或静脉给予。

（3）严重尿路感染、重症感染性疾病　1g/次，q.4~6h，i.v.gtt.。

（4）危及生命的感染或有非敏感性细菌所引起的感染　2g/次，q.4h或12g/d。

（5）细菌败血症　开始量：6~12g/d，根据临床反应和检验结果逐渐减量。

（6）预防手术感染　术前0.5~1h，1~2g，i.v.或i.m.；术后给药1~2g，q.6h，持续24~48h。关节弥补造形术者，建议持续给药72h；剖宫产手术时，必须在术前开始用药，或剪断脐带后立即用药。

**【禁忌证】**

**说明书禁忌证**

（1）对本药或其他头孢菌素类药过敏者。

（2）有青霉素过敏性休克或即刻反应史者，不宜用。

**【特殊人群用药】**

**儿童**　不推荐新生儿及早产儿用药。

**说明书用法用量**

**一般用法**　＞1个月的患儿，根据感染程度，50~100mg/（kg·d），分3~4次给药，i.m./i.v.gtt./i.v.（3~5min）。重症感染可增至150mg/kg（剂量≤成人最大剂量）。

**老人**　须调整剂量。

**孕妇**　应权衡利弊后使用。美国FDA妊娠安全性分级为：B级。

**哺乳妇女**　应用时应权衡利弊。

**肾功能不全/透析者**　肾功能减退者应减量，并注意出血并发症的发生。

**1. 说明书用法用量**

肾功能不全者先给予首剂负荷量1~2g，然后根据Ccr调整剂量，维持剂量见表1-1-1：

表 1-1-1 肾功能损害患者的维持剂量

| 肌酐清除率 ml/（min · 1.73m²） | 肾功能 | 致命性感染最大有效剂量 | 轻至中度剂量 |
|---|---|---|---|
| ＞80 | 正常 | 2g/4h | 1~2g/6h |
| 80~50 | 轻微损伤 | 1.5g/4h 或 2g/6h | 0.75~1.5g/6h |
| 50~25 | 中度损伤 | 1.5g/6h 或 2g/8h | 0.75~1.5g/8h |
| 25~10 | 重度损伤 | 1g/6h 或 1.25g/8h | 0.5~1g/8h |
| 10~2 | 严重肾损伤 | 0.67g/8h 或 1g/12h | 0.5~0.75g/12h |
| ＜2 | 无 | 0.5g/8h 或 0.75/12h | 0.25~0.5g/12h |

2. 其他用法用量

［国内参考信息］ 肾功能减退者先给予首剂负荷量 1~2g，随后，Ccr ＞ 50ml/min 者，每 6h 给 1g；25~50ml/min 和 10~25ml/min 者，分别为每 6h 和每 12h 给 0.5g；＜ 10ml/min 者，每 24h 给 0.5g。

【注意】

（1）慎用 ①对青霉素过敏者。②有胃肠道疾病史者，特别是溃疡性结肠炎、Crohn 病或假膜性肠炎者。

（2）交叉过敏 对一种头孢菌素或头霉素过敏，对其他头孢菌素或头霉素也可能过敏。对青霉素类、青霉素衍生物或青霉胺过敏也可能对头孢菌素或头霉素过敏。

（3）对检验值 / 诊断的影响 ①以硫酸铜法测定尿糖时可呈假阳性，用葡萄糖酶法测定尿糖，其结果不受影响。②磺基水杨酸检测尿蛋白时可出现假阳性。③ Coombs 试验可呈阳性。

（4）用药相关检查 / 监测项目 ①长期用药时应定期检查肝、肾功能和血常规。②肾功能减退者大量用药时，在治疗前和治疗中应监测 PT、BT。

【给药说明】

（1）给药条件 ①本药需用溶剂（碳酸氢钠注射液）完全溶解后使用。②本药静注或深部肌注（如臀肌或大腿侧肌）可减少疼痛。③极严重的感染（如败血症）、局部实质脓疮（如腹内脓疮）、腹膜炎或致命性感染，宜静注。④治疗 β- 溶血性链球菌感染时，疗程≥ 10d。⑤患者在无症状或细菌根除后，应持续用药到 48~72h。对于化脓性链球菌引起的感染，为防止引起风湿热和肾小球肾炎并发症，使用本药的最小剂量应≥ 10d。在治疗慢性尿道感染时，应经常做细菌学及临床效果评估，患者治愈后数月内，仍需进行细菌学和临床评估。在这期间若有重复持续感染，应以较高剂量治疗数周。

（2）配伍信息 ①配伍禁忌：含钙或镁的溶液（包括复方氯化钠注射液、复方乳酸钠注射液）、氨基糖苷类药、硫酸阿米卡星、庆大霉素、卡那霉素、妥布霉素、新霉素、盐酸金霉素、盐酸四环素、盐酸土霉素、黏菌素甲磺酸钠、硫酸多黏菌素 B、葡萄糖酸红霉素、乳糖酸红霉素、林可霉素、磺胺甲噁唑、氨茶碱、可溶性巴比妥类、氯化钙、葡萄糖酸钙、盐酸苯海拉明、其他抗组胺药、利多卡因、去甲肾上腺素、间羟胺、哌甲酯、琥珀胆碱、多西环素、甲氯芬酯、阿马林（缓脉灵）、门冬酸钾镁、盐酸羟嗪、普鲁卡因胺、丙氯拉嗪、细胞色素 C、喷他佐辛、抑酞酶等。偶也可能与下列药物呈配伍禁忌：青霉素、甲氧西林、琥珀酸氢化可的松钠、苯妥英钠、丙氯拉嗪、维生素 B 族、维生素 C 族、水解蛋白。②配制肌注液：以 5% 碳酸氢钠注射液 2ml 溶解本药 1g，或 2.5% 碳酸氢钠注射液 2ml 溶解本药 0.5g 后做深部肌注。或每 1g 药加入无菌注射用水或注射用氯化钠溶液 3ml，以及 0.5%~2% 利多卡因注射液（不含肾上腺素）。③配制静注液：依前法用碳酸氢钠溶解本药后，置于 5%GS 或 NS 250ml 中静滴，或稀释于上述液体 50ml 中静注（5~10min）。或每 1g 药加入至少 10ml 灭菌注射用水或 5%GS 或 NS 中静注，也可用 10ml 灭菌注射用水溶解 1g 药后，以适当稀释液稀释后静滴。

（3）其他　长期使用本药可能会使耐药菌株增加，故在治疗期间如发现有再度感染，应重做药敏试验。

**【不良反应】** 本药肾毒性比第一代头孢菌素低。

（1）血液　PLT 减少、中性粒细胞减少。大剂量：低凝血因子Ⅱ血症；出血倾向、PT、BT 延长，多见于肾功能减退者。凝血功能障碍在停药和注射 Vit K 后可恢复，同时给 Vit K 可预防其发生。

（2）消化　恶心、呕吐、肝功能异常（ALT、AST、ALP 一过性升高）、暂时性肝炎及胆汁淤积性黄疸、假膜性肠炎（轻者停药可自愈，中重度者应采用乙状结肠镜检查，用微生物法治疗的同时需增加液体、补充蛋白质和电解质，如停药后症状仍未缓解或加重，需口服万古霉素）。

（3）泌尿　可逆性肾损害（血清肌酐和 BUN 升高）、Ccr 降低。

（4）其他　过敏：药疹、嗜酸性粒细胞增多、药物热。肌内或静脉用药：注射部位疼痛、血栓性静脉炎。

**【药物过量】**

（1）表现　可发生凝血功能障碍所致的出血倾向、癫痫发作，尤其会引起肾损害。

（2）处理意见　注射 Vit K，凝血功能可恢复正常。如有肾损害，必须减量。如癫痫发作，应立即停药，出现临床症状时应给予抗惊厥治疗。必要时也可进行血透清除过量药物。

**【相互作用】**

（1）红霉素　可使本药对脆弱拟杆菌的体外抗菌活性增加 100 倍以上。

（2）克拉维酸　本药对某些因产生 β-内酰胺酶耐药的革兰阴性杆菌的抗菌活性增强。

（3）庆大霉素、阿米卡星　对某些革兰阴性杆菌在体外可呈协同抗菌作用。

（4）丙磺舒　可增加本药的血药浓度并延长 $t_{1/2}$。

（5）氨基糖苷类、多黏菌素类、呋塞米、依他尼酸、布美他尼、卡氮芥、链佐星　可增加肾毒性。

（6）可引起低凝血因子Ⅱ血症、血小板减少症、胃肠道溃疡的药　可干扰凝血功能、增加出血危险。

（7）乙醇　有报道用药期间饮酒在 72h 内可出现双硫仑样反应。用药期间和以后数日内禁用含乙醇成分的药物或食物、饮料。

## 头孢尼西
## Cefonicid

**【其他名称】** 爱博西、铭乐希、羟苄磺唑头孢菌素、羟苄磺唑头孢菌素钠、头孢尼西二钠、头孢尼西钠、头孢羟苄磺唑、头孢羟苄磺唑钠、Cefodie、Cefonicid Disodium、Cefonicid Monosodium、Cefonicid Sodium、Monocid

**【分类】** 抗微生物药 \ 抗生素 \ 头孢菌素类

**【抗菌谱】** **敏感菌**　金葡菌、表皮葡萄球菌、肺炎链球菌、化脓性链球菌、无乳链球菌、大肠埃希菌、雷氏普罗威登斯菌、摩根菌、普通变形杆菌、奇异变形杆菌、流感嗜血杆菌、莫拉菌、克雷伯菌属、产气肠杆菌、淋病奈瑟菌、费氏枸橼酸杆菌、产气荚膜梭状芽孢杆菌、厌氧消化链球菌、大消化链球菌、痤疮丙酸杆菌、具核梭杆菌等革兰阴性菌、革兰阳性菌及厌氧菌。

**不敏感/耐药菌**　对假单孢菌属、沙雷菌属、肠球菌、不动杆菌属、脆弱类杆菌属不敏感；对耐甲氧西林的葡萄球菌耐药。

**【制剂规格】**　粉针剂（钠盐）① 0.5g。② 1g。③ 2g。

**【临床应用】**

**说明书适应证**

用于敏感菌所致的下呼吸道感染、尿路感染、败血症、皮肤软组织感染及骨关节感染，并可预防手术感染。

**【用法用量】**

**1. 说明书用法用量**

（1）**一般用法**　常用 1g/d，i.v.gtt.，必要时可用至 2g/d。应根据感染严重程度、患者机体状况、对病原菌的敏感性确定剂量及疗程。

（2）轻中度感染　1g/次，qd.，i.v.gtt./i.v./i.m.。

（3）严重或危及生命的感染　2g/次，qd.，i.v.gtt./i.v./i.m.。

（4）单纯尿路感染　0.5g/次，qd.，i.v.gtt./i.v./i.m.。

（5）预防手术感染　单剂 1g，i.v.gtt./i.v./i.m.，术前 1h 给药，术中和术后一般无需再用，但特殊情况，如关节成型手术、开胸手术者，术后可再给药 2d。剖宫产术中，应在脐带结扎后再给予本药。

**2. 其他用法用量**

［国外参考信息］　单纯性淋球菌性尿道炎，单剂 1g，i.m.，必要时可与 1g 丙磺舒合用。

**【禁忌证】**

**1. 说明书禁忌证**

对本药或其他头孢菌素类药物过敏者。

**【特殊人群用药】**

**儿童**　本药可增加黄疸新生儿患胆红素脑病的危险。国内用药经验尚不明确。

**2. 其他用法用量**

［国外参考信息］

呼吸道或尿路感染　50mg/（kg·次），qd.，i.m.。

**老人**　应酌情减量。与年龄相关的肾损害者应加倍谨慎。

**其他用法用量**

［国外参考信息］　15mg/（kg·d）。

**孕妇**　权衡利弊后使用。美国 FDA 妊娠安全性分级为：B 级。

**哺乳妇女**　慎用。国外资料提示未见受乳婴儿出现明显不良反应。

**肝功能不全者**　慎用。

**肾功能不全/透析者**　须严格依据肾功能损害程度调整剂量。

**说明书用法用量**

起始剂量为 7.5mg/kg，维持剂量详见表 1-1-2，透析后无需追加剂量。

**表 1-1-2　肾功能损害患者剂量调整**

| Ccr（ml/min） | 给药剂量 | |
|---|---|---|
| | 轻中度感染 | 严重感染 |
| 60~79 | 10mg/kg（q.24h） | 25mg/kg（q.24h） |
| 40~59 | 8mg/kg（q.24h） | 20mg/kg（q.24h） |
| 20~39 | 4mg/kg（q.24h） | 15mg/kg（q.24h） |
| 10~19 | 4mg/kg（q.48h） | 15mg/kg（q.48h） |
| 5~9 | 4mg/kg（每 3~5 日 1 次） | 15mg/kg（每 3~5 日 1 次） |
| ＜5 | 3mg/kg（每 3~5 日 1 次） | 4mg/kg（每 3~5 日 1 次） |

**【注意】**

（1）慎用　有青霉素或其他药过敏史者。

（2）交叉过敏　与其他头孢菌素可能存在交叉过敏。

（3）对检验值/诊断的影响　Coombs

试验假阳性率增加。

（4）用药相关检查 / 监测项目 ① WBC 计数。②肾功能。③细菌培养及药敏试验。

**【给药说明】**

（1）给药条件 ①肌注剂量＞2g 时，宜分两处注射。②静注时间应≥ 3~5min。③剖宫产手术用本药预防感染时，应在剪断脐带后使用。

（2）配伍信息 ①本药与氨基糖苷类药、羟乙基淀粉、非格司亭、沙莫司亭属配伍禁忌。②肌注液配制：将本药粉针剂 0.5g 溶于 2ml 注射用水，1g 药溶于 2.5ml 注射用水，2g 药溶于 5ml 注射用水，充分摇匀。以 1% 盐酸利多卡因溶液溶解可减少疼痛（对麻醉药过敏者禁用）。③静滴液配制：可将本药粉针剂溶于 50~100ml NS 或 5%GS 中。④本药配制后应立即使用。使用前检查其澄明度，如配制后溶液颗粒物比较明显，应弃去勿用。

**【不良反应】**

（1）神经 抽搐（大剂量或肾功能受损时）、头痛。

（2）精神 精神紧张。

（3）血液 PLT 增多或减少、嗜酸性粒细胞增多、WBC 和中性粒细胞减少、淋巴细胞减少、溶血性贫血等。未见 PT 增加、血小板聚集或出血。

（4）消化 恶心、呕吐、腹泻及血清氨基转移酶、ALP、LDH、γ-谷氨酰转移酶升高。肠道菌群紊乱、假膜性结肠炎（应立即停药，必要时补充电解质、蛋白质及采用适当的抗生素治疗）。

（5）泌尿 BUN、肌酐升高，间质性肾炎、ARF。

（6）骨骼肌肉 关节疼痛。

（7）过敏反应 ①发热、红斑、皮疹、荨麻疹、瘙痒、肌痛、重症多形性红斑等过敏。发生过敏反应时，应停药并适当治疗，可用抗组胺药、肾上腺皮质激素、肾上腺素等。②注射部位疼痛（肌注）、局部烧灼感及静脉炎（静注）。③念珠菌病、假膜性结肠炎等二重感染（长期用药）。

**【药物过量】**

（1）表现 过量或频繁用药可致恶心、呕吐、腹泻、癫痫发作。

（2）处理意见 需对症治疗，如过量导致毒性反应时，尤有严重肾功能不全者，可经腹膜或血透帮助清除药物；如发生过敏，应立即停药并酌情治疗（如给予抗组胺药、糖皮质激素、肾上腺素）。

**【相互作用】**

（1）四环素、红霉素、氯霉素 可降低本药作用。

（2）口服避孕药 口服避孕药作用降低，用本药时应采用其他避孕方法。

（3）伤寒活菌苗 机体对伤寒活菌苗的免疫应答减弱，两者使用间隔＞24h。

（4）丙磺舒 本药肾排泄减少，血药浓度升高，$t_{1/2}$ 可延长至 7.5h，易致毒性。

（5）其他头孢菌素、氨基糖苷类抗生素 可出现中毒性肾脏损害，避免合用，必须用时注意监测肾功能。

（6）强效利尿药 肾毒性增加。

（7）茶碱 未见明显相互作用。

（8）酒精 可引起机体代谢紊乱。

## 头孢呋辛
## Cefuroxime

**【其他名称】** 安可欣、澳舒、奥一先、巴欣、赐福乐信、达力新、伏乐新、呋肟霉素、呋肟头孢菌素、呋肟头孢菌素钠、金茂、嘉诺欣、凯帝欣、库欣、力复乐、丽扶欣、立健新、明可欣、派威欣、瑞呋欣、舒贝洛、司佩定、头孢氨呋肟、头孢氨呋肟钠、头孢氨呋肟乙酯、头孢氨呋肟酯、头孢呋肟、头孢呋肟氨甲酸酯钠、头孢呋肟钠、头孢呋肟酯、头孢呋辛阿昔酯、头孢呋辛钠、头孢呋新钠、头孢呋辛乙酰氧乙酯、头孢呋辛酯、头孢呋新酯、特力欣、新福欣、新菌灵、西力达、西力欣、希路信、欣路信、信立欣、协诺信、优乐新、运泰、亚星、中诺立新、Axetine、Cefofix、Cefuroxime Axetil、Cefuroxime Sodium、Cefuroxine、Furex、Kesint、Ketocef、Lifurox、Monacef、Supero、Ultroxim、Zinacef、Zinnat

**【分类】** 抗微生物药\抗生素\头孢菌素类

**【抗菌谱】** **敏感菌** 对链球菌属（如化脓性链球菌、肺炎链球菌、草绿色链球菌）、甲氧西林敏感葡萄球菌、奈瑟菌属、淋病奈瑟菌、脑膜炎奈瑟菌、卡他莫拉菌、大肠埃希菌、肺炎克雷伯菌、流感嗜血杆菌、副流感嗜血杆菌、奇异变形杆菌有较强的抗菌作用，对厌氧菌（脆弱拟杆菌除外）也有一定作用。

**不敏感/耐药菌** 敏感性差：枸橼酸菌属。不敏感：不动杆菌属、沙雷菌属、MRSA、肠杆菌属、脆弱拟杆菌、吲哚阳性变形杆菌、铜绿假单胞菌、肠球菌、支原体、衣原体、李斯特菌、难辨梭状芽孢杆菌。耐药菌：艰难梭菌、弯曲杆菌属。

**【制剂规格】** **片剂（头孢呋辛酯）** ① 0.125g。② 0.25g。③ 0.5g。

**分散片（头孢呋辛酯）** 0.125g。

**胶囊（头孢呋辛酯）** 0.125g。

**干混悬剂（头孢呋辛酯）** ① 0.125g。② 0.25g。

**粉针剂（钠盐）** ① 0.25g。② 0.5g。③ 0.75g。④ 1g。⑤ 1.5g。⑥ 2g。⑦ 2.25g。⑧ 2.5g。⑨ 3g。

**【临床应用】**

**说明书适应证**

敏感病原体引起的下列感染：

（1）呼吸系统感染，如急性咽炎、扁桃体炎、中耳炎、鼻窦炎、急性细菌性上颌窦炎、急性支气管炎、慢性支气管炎急性发作、支气管扩张合并感染、细菌性肺炎、肺脓肿和术后肺部感染等。

（2）泌尿、生殖系统感染，如急慢性肾盂肾炎、膀胱炎、子宫颈炎、盆腔炎、无症状性菌尿症、急性淋病奈瑟菌尿道炎，耐青霉素菌株所致单纯性或有并发症的淋病。

（3）败血症，由金黄色葡萄球菌（青霉素酶产生菌及非青霉素酶产生菌）、肺炎链球菌、大肠埃希菌、流感嗜血杆菌（含氨苄青霉素耐药菌）及肺炎克雷伯菌所致。

（4）脑膜炎，由肺炎链球菌、流感嗜血杆菌（含氨苄青霉素耐药菌）、脑膜炎奈瑟菌及金黄色葡萄球菌（青霉素酶产酶菌及非青霉素酶产酶菌）所致。

（5）不产青霉素酶的淋病奈瑟菌引起的女性单纯性淋病性直肠炎。

（6）预防手术感染，如腹部、盆腔及矫形外科手术，心脏、肺部、食管及血管手术，全关节置换术中预防感染。

（7）骨和关节感染，如骨髓炎及脓毒性关节炎等。

（8）皮肤软组织感染，如蜂窝组织炎、丹毒、疖、脓疱病及创伤感染等。

（9）博氏疏螺旋体引起的早期游走性红斑（Lyme 病，莱姆病）。

**【用法用量】**

**1. 说明书用法用量**

（1）**一般用法** ① 0.25g/次，bid.，p.o.，疗程 5~10d。② 0.75~1.5g/次，i.m. 或静脉给药，q.8h，疗程 5~10d。

（2）下呼吸道感染 轻中度感染（如支气管炎）：0.25g/次，bid.，p.o.；重度感染或怀疑肺炎：0.5g/次，bid.，p.o.。

（3）一般泌尿道感染 0.125g/次，bid.，p.o.。

（4）肾盂肾炎 0.25g/次，bid.，p.o.。

（5）单纯性淋病 ①单剂 1g，p.o.。②单剂 1.5g，分注于两侧臀部，合用丙磺舒 1g，p.o.。

（6）莱姆病 0.5g/次，bid.，p.o.，共 20d。

（7）严重感染或罕见敏感菌所致的感染 1.5g，q.6h，i.m. 或静脉给药。

（8）脑膜炎 Max：≤ 3g/ 次，q.8h，i.m. 或静脉给药。

（9）预防手术感染 术前 0.5~1.5h 给予 1.5g，i.v.；若手术时间过长，0.75g/ 次，q.8h，i.m./i.v.。若开胸手术，应随着麻醉药的引入静注 1.5g，以后 1.5g/ 次，q.12h，总量 6g。

**2. 其他用法用量**

［国内参考信息］

（1）骨和关节感染 50mg/（kg · 次），q.8h，i.m. 或静脉给药。

（2）细菌性脑膜炎 200~240mg/（kg·d），q.6~8h，i.m. 或静脉给药。

［国外参考信息］

（1）骨和关节感染、严重或复杂肺炎 1.5g/ 次，q.8h，i.m. 或静脉给药。

（2）细菌性脑膜炎 1.5g/ 次，q.6h，i.m. 或静脉给药。

（3）单纯性肺炎 0.75g/ 次，q.8h，i.m. 或静脉给药。

（4）播散性淋球菌感染、单纯尿路感染和皮肤及其附件感染 0.75g/ 次，q.8h，i.m. 或静脉给药，共 5~10d。严重感染 1.5g/ 次，q.8h。

**【禁忌证】**

**说明书禁忌证**

（1）对本药或其他头孢菌素类药过敏者。

（2）有青霉素过敏性休克或即刻反应史者。

（3）胃肠道吸收障碍者禁用口服制剂。

**【特殊人群用药】**

**儿童** 有报道，新生儿对本药有蓄积作用，不推荐＜ 3 个月婴儿使用。＜ 5 岁小儿禁用片剂，宜用混悬液。

**1. 说明书用法用量**

（1）一般感染 如急性咽炎、扁桃体炎等。①＞ 3 个月患儿，口服干混悬剂，10mg/（kg · 次），bid.；Max：≤ 0.25g/d。或 50~100mg/（kg · d），分 3~4 次肌注或静脉给药。② 5~12 岁患儿，还可服用片剂及胶囊，20mg/（kg · d），分 2 次服用；Max：≤ 0.5g/d。另有说明书建议，儿童口服头孢呋辛酯片或胶囊，0.125g/ 次，bid.。

（2）严重感染 如急性中耳炎、脓疱病等。①＞ 2 岁患儿，口服干混悬剂，15mg/（kg · 次），bid.；Max：≤ 0.5g/d。② 5~12 岁患儿，还可服用片剂或胶囊，30mg/（kg·d），分 2 次服用；Max：≤ 1g/d。③＞ 3 个月患儿，肌注和静脉给药量≥ 0.1g/（kg · d），但不能超过成人最高剂量。

（3）中耳炎 口服头孢呋辛酯片或胶囊，＜ 2 岁者，0.125g/ 次，bid.；＞ 2 岁者，0.25g/ 次，bid.；＞ 12 岁者，同成人。

（4）莱姆病 ＞ 12 岁者，0.5g/ 次，bid.，p.o.，共 20d。

（5）骨和关节感染 0.15g/（kg · d），分 3 次肌注或静脉给药，但不能超过成人最高剂量。

（6）脑膜炎 0.2~0.24g/（kg · d），分 3~4 次肌注或静脉给药。Max：6g/d。

**2. 其他用法用量**

［国外参考信息］

（1）一般用法 新生儿：30~50mg/（kg · d），分 2~3 次静脉给药；＞ 3 个月者：45~100mg/（kg · d），分 3~4 次静脉给药。

（2）细菌性脑膜炎 200mg/（kg · d），分 3~4 次静脉给药。一日总剂量不能超过成人最大剂量。

（3）骨和关节感染 ＞ 3 个月者，静脉给予 150mg/（kg · d），q.8h（等量）。

**老人** 根据肾功能情况调整剂量或用药间期。＞ 65 岁者可减至常规剂量的 2/3~1/2，Max：3g/d。

**孕妇** 权衡利弊后使用。

**哺乳妇女** 权衡利弊后用药，或暂停哺乳。

**肝功能不全者** 严重肝功能不全者慎用。

**肾功能不全 / 透析者** 根据肾功能损害程度调整用法用量。

**说明书用法用量**

肌注或静脉给药：Ccr ＞ 20ml/min 时，0.75~1.5g/ 次，q.8h；Ccr 为 10~20ml/min 时，0.75g/ 次，q.12h；Ccr ＜ 10ml/min 时，0.75g/ 次，q.24h。透析者于透析结束后应再给予 0.75g。

**【注意】**

（1）慎用 ①对青霉素类药过敏者。②过敏体质者。③有胃肠道疾病史，特别是溃疡性结肠炎、Crohn 病或假膜性肠炎。

（2）交叉过敏 对一种头孢类药过敏对其他头孢类药也可能过敏；对青霉素类、青霉素衍生物或青霉胺过敏也可能对头孢类药过敏。

（3）对检验值 / 诊断的影响 ① Coombs 试验可呈阳性。②硫酸铜尿糖试验可呈假阳性，但葡萄糖酶试验法不受影响。③高铁氰化物血糖试验可呈假阴性，但葡萄糖酶试验法和抗坏血酸氧化酶试验法不受影响。④ Jaffe 反应测定血清和尿肌酐值时，可有假性增高。

（4）用药相关检查 / 监测项目 监测肾功能（尤其是高剂量用药的重症患者）。

**【给药说明】**

（1）给药条件 ①餐后口服本药。②片剂及胶囊应吞服，不可嚼碎。③本药肌注前，必须回抽无血才可注射。

（2）配伍信息 ①不能与下列药配伍使用：硫酸阿米卡星、庆大霉素、卡那霉素、妥布霉素、新霉素、盐酸金霉素、盐酸四环素、盐酸土霉素、多黏菌素 E 甲磺酸钠、硫酸多黏菌素 B、葡萄糖酸红霉素、乳糖酸红霉素、林可霉素、磺胺异噁唑、氨茶碱、可溶性巴比妥类药、氯化钙、葡庚糖酸钙、盐酸苯海拉明及其他抗组胺药、利多卡因、去甲肾上腺素、间羟胺、哌甲酯、琥珀胆碱、万古霉素等。②也可能与下列药存在配伍禁忌：青霉素、甲氧西林、琥珀酸氢化可的松、苯妥英钠、丙氯拉嗪、维生素 B 族和 Vit C、水解蛋白。③不能用碳酸氢钠溶液溶解。④不同浓度的溶液可呈微黄色至琥珀色。本药粉末、悬液和溶液在不同存放条件下颜色可变深，但不影响其效价。⑤本药注射用溶液宜现配现用，肌注时宜作深部肌注，每 0.25g 用 1ml 无菌注射用水溶解，缓慢摇匀成混悬液；也可缓慢静注或静滴，溶解 0.25g、0.75g 和 1.5g 药所需注射用水应分别不少于 2ml、6ml 和 12ml，摇匀后使用。⑥室温下与以下溶液在 24h 内可保持相容性：肝素（10~50μg/ml）、氯化钾（10~40mEq/L）、碳酸氢钠、NS。⑦本药 750mg 和 1.5g，分别用 50ml 和 100ml 5%GS、NS、0.45% 氯化钠注射液稀释，室温下可存放 24h，冰箱中存放 7d。⑧本药不可与其他抗生素在同一注射容器中给药。

**【不良反应】**

（1）神经 头痛、癫痫、眩晕、急性脑病（以迟钝或木僵、肌阵挛反射及扑翼样震颤为特征，停药后可恢复）。

（2）血液 Hb 和 HCT 减少、溶血性贫血、WBC 减少、全血细胞减少、PLT 减少、嗜酸性粒细胞增多、中性粒细胞减少、再障、出血、CT 延长、中性粒细胞减少、粒细胞缺乏症等。

（3）消化 口腔溃疡、食欲减退、恶心、呕吐、腹痛、腹泻、上腹不适、假膜性结肠炎、肝炎、胆汁淤积、黄疸、肝酶（ALT、AST、ALP、LDH）及血清胆红素一过性升高等。对于轻度假膜性肠炎停药即可，中重度者可能需补液、电解质和蛋白质，可口服甲硝唑、杆菌肽、考来烯胺或万古霉素，必要时可反复用药，对严重水样便腹泻应避免使用止泻药和抗肠蠕动药。

（4）泌尿 BUN、肌酐升高；中毒性肾病、急性间质性肾炎等。

（5）生殖 阴道念珠菌性阴道炎等。

（6）皮肤 皮疹、红斑、瘙痒、多型性红斑、史 – 约综合征、中毒性表皮坏死症等。

（7）耳　儿童注射给药：轻、中度听力受损。

（8）其他　过敏性休克、血管神经性水肿、药物热、血清病样反应、风疹等过敏反应。若发生过敏性休克，其抢救原则和措施同青霉素 G。较大剂量肌注或静脉给药：注射部位暂时性疼痛、静脉炎。长期使用本药可能出现二重感染。

**【药物过量】**

（1）表现　可刺激大脑发生惊厥、抽搐。

（2）处理意见　可使用抗惊厥药，必要时经血透或腹透降低血药浓度。

**【相互作用】**

（1）抗酸药　可减少本药口服制剂的吸收。

（2）降低胃酸的药物　本药生物利用度降低，影响餐后的吸收效果。

（3）丙磺舒　本药血药浓度升高、血浆 $t_{1/2}$ 延长。

（4）肾毒性药物　呋塞米、依他尼酸、布美他尼等强利尿药，卡氮芥、链佐星等抗肿瘤药及氨基糖苷类抗生素等，合用可能增加肾毒性。

（5）乙醇　可出现双硫仑样反应，表现为面部潮红、头痛、眩晕、腹痛、恶心、呕吐、气促、HR 加快、血压降低、嗜睡、幻觉等。用药期间和用药后 1 周内应避免饮酒、口服或静脉输注含乙醇的药物。

（6）食物　可促进本药口服制剂的吸收。

（7）牛奶　本药口服制剂的 AUC 增高，且儿童较成人的增高幅度更显著。

## 头孢克洛
## Cefaclor

**【其他名称】** 赐福乐素、迪素、单水头孢氯氨苄、恒迪克、恒运、可福乐、克林社福、克赛福、氯氨苄头孢菌素、氯头孢菌素、立特罗、龙威欣、曼宁、欧佳、史达功、胜寒、施华洛、苏刻乐、申洛、帅先、头孢克罗、头孢克罗单水化物、头孢氯氨苄、万敏新、新达罗、喜福来、欣可定、希刻劳、欣可诺、希诺、希优洛、一水头孢克洛、再克、Alfatil、CECLOR、Cefaclor Monohydrate、Cefaclor S 250 Stada、Cefaclorum、Distaclor、Gliamin、Keflor、Kefolor、Kefral、Kloclor、Panacef、Xincatlor

**【分类】** 抗微生物药 \ 抗生素 \ 头孢菌素类

**【抗菌谱】** **敏感菌**　金葡菌、表皮葡萄球菌（含产青霉素酶和非耐甲氧西林菌株）、腐生葡萄球菌、化脓性链球菌、溶血性链球菌、肺炎链球菌、流感嗜血杆菌（仅非产 β-内酰胺酶菌株）、卡他莫拉菌（含产 β-内酰胺酶菌株）、克雷伯菌属、大肠埃希菌、奇异变形杆菌、淋病萘瑟菌、伤寒沙门菌属、志贺菌属、分岐枸橼酸菌、拟类杆菌属（脆弱拟杆菌除外）、黑色消化球菌、消化链球菌属、痤疮丙酸杆菌、白喉杆菌、梭状芽孢杆菌属、脑膜炎奈瑟菌等。

**不敏感/耐药菌**　肠杆菌属、摩根变形杆菌、普通变形杆菌、雷氏变形杆菌的大多数菌株、假单胞菌属、吲哚阳性变形杆菌、沙雷菌属、不动杆菌属、肠球菌属和铜绿假单胞菌。

**【制剂规格】** **片剂**　① 125mg。② 250mg。

**缓释片**　375mg。

**分散片**　① 125mg。② 250mg。

**咀嚼片**　125mg。

**胶囊**　① 125mg。② 250mg。

**缓释胶囊**　187.5mg。

**颗粒**　① 100mg。② 125mg。③ 250mg。

**混悬液**　① 30ml∶0.75g。② 60ml∶1.5g。

**干混悬剂**　① 125mg。② 250mg。③ 1.5g。

**【临床应用】**

**说明书适应证**

敏感菌株所致下列轻、中度感染：

（1）呼吸系统感染、泌尿生殖系统感

染、皮肤软组织感染、口腔科感染、眼科感染等。

（2）其他如中耳炎、外耳炎、鼻窦炎及手术后感染。

**【用法用量】**

**1. 说明书用法用量**

（1）**一般用法** ①普通制剂：250mg/ 次，q.8h，p.o.（空腹）；重症感染或敏感性较差的细菌所致感染，剂量可加倍，Max：≤ 4g/d。②缓释制剂：375mg/ 次，bid.，p.o.（餐后）；重症感染时，剂量可加倍。

（2）急性淋球菌性尿道炎 3g/ 次，p.o.，与丙磺舒 1g 合用。

**2. 其他用法用量**

［国外参考信息］

（1）一般感染 250mg/ 次，q.8h，p.o.；较严重的感染，500mg/ 次，q.8h，p.o.。Max：2g/d。

（2）囊性肺纤维化 250~500mg/ 次，q.8h，p.o.。长期用药可抑制呼吸道内流感嗜血杆菌生长。

（3）皮肤感染 30mg/（kg · d），p.o.，疗程 7~10d。

（4）泌尿道感染 250mg/ 次，q.8h，p.o.，疗程 10d。

（5）溶血性链球菌引起的感染 250mg/ 次，q.8h，p.o.，疗程≥ 10d。

**【禁忌证】**

**说明书禁忌证**

对本药或其他头孢菌素类药过敏者。

**【特殊人群用药】**

**儿童** 新生儿用药疗效和安全性尚未确立。

**1. 说明书用法用量**

**一般用法** （1）普通制剂：20mg/（kg·d），p.o.（空腹），分 3 次给予（q.8h）；重症感染可增至 40mg/（kg · d），但应≤ 1g/d。（2）缓释制剂：＞ 20kg 儿童，同成人。

**2. 其他用法用量**

［国外参考信息］

（1）一般感染 20mg/（kg·d），q.8~12h，p.o.；较严重感染，40mg/（kg · d），p.o.。Max：1g/d。

（2）急性中耳炎 60mg/（kg · d），p.o.。Max：1g/d。疗程 10d。

（3）链球菌引起的咽炎、扁桃体炎、脓疱病 20~40mg/（kg · d），p.o.，分 2 次给予（q.12h）。Max：1g/d。

（4）皮肤感染 30mg/（kg · d），p.o.。Max：1g/d。疗程 7~10d。

（5）囊性肺纤维化 10~15mg/（kg· 次），q.8h，p.o.。Max：1g/d。长期给药可抑制呼吸道内流感嗜血杆菌生长。

**老人** 高龄者慎用。

**其他用法用量**

［国外参考信息］ 250mg/ 次，q.8h，p.o.。

**孕妇** 妊娠及可能妊娠的妇女应慎用。美国 FDA 妊娠安全性分级为：B 级。

**哺乳妇女** 慎用或暂停哺乳。

**肝功能不全者** 肝功能损害者慎用。

**肾功能不全 / 透析者** 轻度不全者可不减量，严重不全或完全丧失者应减量。

**其他用法用量**

［国外参考信息］ 根据 Ccr 调整：（1）Ccr ＞ 40ml/min，无需调整。（2）Ccr 为 10~40ml/min，用常规量的 50%。（3）Ccr ＜ 10ml/min 时，用常规量的 25%。（4）血透者，血透中 500mg/ 次，q.6h，p.o.；透析后口服 250mg。（5）持续性腹透者，250mg/ 次，q.8~12h，p.o.。

**【注意】**

（1）慎用 ①对青霉素类、青霉素衍生物或青霉胺过敏者。②既往有过敏史（尤其对药物）者。③本人或直系亲属有哮喘、皮疹、荨麻疹等过敏性体质者。④有胃肠道疾病史，特别是溃疡性结肠炎、Crohn 病或假膜性结肠炎者。⑤口服吸收不良、非经口营养、全身状况不良者。

（2）交叉过敏 与青霉素类或头霉素类存在交叉过敏。对一种头孢菌素类药过敏对其他头孢菌素类药也可能过敏；对青霉素类、青霉素衍生物或青霉胺过敏也可能对头孢菌素类药过敏。

（3）对检验值 / 诊断的影响　① Coombs 试验可呈阳性。孕妇产前用药，此阳性反应也可见于新生儿。②硫酸铜法尿糖试验可呈假阳性，但葡萄糖氧化酶试验法不受影响。③用 Jaffe 反应测定血清和尿肌酐值，可假性增高。④用磺基水杨酸法进行尿蛋白测定可出现假阳性。

**【给药说明】**

给药条件　（1）用药前须明确药物过敏史。（2）宜空腹口服，牛奶不影响本药吸收。

**【不良反应】**

（1）神经　头痛。

（2）血液　嗜酸性粒细胞增多、RBC 增多、PLT 减少。

（3）消化　食欲缺乏、恶心、呕吐、嗳气、胃部不适、腹泻、软便等（程度均较轻）；血清 ALT、AST、ALP 等一过性升高，暂时性肝炎和胆汁淤积性黄疸，假膜性肠炎。轻度假膜性肠炎，常只需停药；中至重度者，应采取适当治疗。

（4）呼吸　间质性肺炎（伴发热、咳嗽、呼吸困难、胸部 X 线异常、RBC 增多等）和 PIE 症候群。应停药并给予肾上腺皮质激素治疗。

（5）泌尿　BUN 和肌酐轻度升高、蛋白尿、管型尿、可逆性间质性肾炎、急性肾功能不全等。出现急性肾功能不全等严重损害，应停药并做适当处理。

（6）生殖　生殖器瘙痒或阴道炎。

（7）其他　①过敏：皮疹、荨麻疹、瘙痒、血清病样反应（较其他口服抗生素多见，儿童尤常见）、史 – 约综合征、Lyell 综合征和过敏性休克。若出现休克或呼吸困难、全身潮红、浮肿、史 – 约综合征、Lyell 综合征等，应停药并做适当处理。②长期用药：菌群失调，二重感染；维生素 K、维生素 B 缺乏。发生二重感染时，应采取适当的治疗措施。

**【药物过量】**

（1）表现　恶心、呕吐、上腹不适、腹泻。上腹不适和腹泻的严重程度与剂量有关。如存在其他综合征，可能是继发于原有疾病、过敏反应或其他中毒作用。

（2）处理意见　①严重腹泻需补液、电解质及蛋白质，不宜用减少肠蠕动的止泻药，可口服万古霉素、甲硝唑、杆菌肽或考来烯胺。②严重急性过敏反应需用肾上腺素或其他拟肾上腺素类药、抗组胺药或肾上腺皮质激素类药，必要时加用抗惊厥药。③服用活性炭可减少药物经胃肠道吸收。尚无证据显示强制性利尿、腹透、血透或活性炭血液灌注有助于本药过量服用的处置。

**【相互作用】**

（1）抗酸药（如氢氧化铝、氢氧化镁）　用抗酸药后 1h 内服本药，可降低本药吸收。

（2）克拉维酸　可增强本药对部分耐药菌株（产 β – 内酰胺酶革兰阴性杆菌）抗菌活性。

（3）氨基糖苷类抗生素　有协同抗菌作用，也可加重肾毒性。

（4）丙磺舒　本药排泄延迟，血药浓度升高。

（5）强利尿药、抗肿瘤药、多黏菌素类药等　如呋塞米、依他尼酸、布美他尼、卡莫司汀、链佐星、多黏菌素 E、多黏菌素 B、万古霉素等，可加重肾毒性。

（6）抗凝药、香豆素、13– 茚满二酮衍生物、肝素、溶栓药　Vit K 合成下降，建议营养不良或病情严重者，长期使用本药时同时服用 Vit K。罕有本药与口服抗凝药合用时抗凝作用增强的报道。

（7）$H_2$ 受体拮抗药　本药的吸收程度和速率不会改变。

（8）食物　不影响本药的吸收总量，但可延缓其 $t_{max}$、降低 $C_{max}$。

## 头孢丙烯
## Cefprozil

【其他名称】凯可之、欧赛、施复捷、头孢罗齐、头孢普罗、头孢齐尔、希能、银力舒、Cefprozilum、Cefzil、Procef

【分类】抗微生物药\抗生素\头孢菌素类

【抗菌谱】**敏感菌** 金葡菌（含产β-内酰胺酶株）、肺炎链球菌、化脓性链球菌、坚忍肠球菌、单核细胞增多性李斯特菌、表皮葡萄球菌、腐生葡萄球菌、无乳链球菌、链球菌C、D、F、G组和草绿色链球菌、流感嗜血杆菌（含产β-内酰胺酶菌株）、卡他莫拉菌（含产β-内酰胺酶菌株）、枸橼酸菌、大肠埃希菌、肺炎克雷伯杆菌、淋病奈瑟菌（含产β-内酰胺酶菌株）、奇异变形杆菌、沙门菌属、志贺菌和弧菌、黑色素类杆菌、艰难梭杆菌、产气荚膜杆菌、梭杆菌属、消化链球菌和痤疮丙酸杆菌。

**不敏感/耐药菌** 不动杆菌属、肠杆菌属、摩氏摩根菌属、普通变形杆菌、普罗威登菌属、假单孢菌属的多数菌株、MRS、粪肠球菌及多数脆弱杆菌。

【制剂规格】**片剂** ①0.25g。②0.5g。

**口服混悬液** ①5ml:125mg。②5ml:250mg。

**干混悬剂** 31.5g:1.5g。

【临床应用】

**说明书适应证**

敏感菌所致上、下呼吸道及皮肤、软组织轻、中度感染。

【用法用量】

**1. 说明书用法用量**

（1）上呼吸道感染 0.5g/次，qd.，p.o.。

（2）下呼吸道感染 0.5g/次，bid.，p.o.。

（3）皮肤或软组织感染 0.5g/d，1~2次/d，p.o.；严重感染者，0.5g/次，bid.，p.o.。

**2. 其他用法用量**

［国内参考信息］

上呼吸道感染 咽炎和扁桃体炎，0.5g/次，1~2次/d，p.o.。急性鼻窦炎，0.5g/次，bid.，p.o.。

［国外参考信息］

（1）上呼吸道感染 咽炎和扁桃体炎，0.5g/次，q.24h，p.o.，疗程10d。急性鼻窦炎，0.25~0.5g/次，q.12h，p.o.，疗程10d。化脓链球菌感染，0.5g/次，q.24h，p.o.，疗程＞10d。

（2）下呼吸道感染 包括急性支气管炎的继发感染或慢性支气管炎的急性发作，0.5g/次，q.12h，p.o.，疗程10d。

（3）轻至中度无并发症的皮肤和皮肤软组织感染 0.25~0.5g/次，q.12h，p.o.，或0.5g/次，q.24h，p.o.。

（4）细菌性肺炎 0.25g/次，tid.，p.o.，疗程14d。

【禁忌证】

**说明书禁忌证**

（1）对本药或其他头孢菌素类药过敏者。

（2）有青霉素类药物过敏性休克或其他严重过敏反应史者不宜用。

【特殊人群用药】

**儿童** ≥13岁患儿用法用量同成人。尚无＜6个月婴儿用药安全性及有效性资料，但已有其他头孢菌素类药在新生儿体内蓄积的报道。

**1. 说明书用法用量**

（1）中耳炎 6个月至12岁患儿，15mg/(kg·次)，bid.，p.o.。疗程7~14d。

（2）急性鼻窦炎 6个月至12岁患儿，7.5mg/(kg·次)，bid.，p.o.；严重感染者15mg/(kg·次)，bid.，p.o.。疗程7~14d。

（3）急性扁桃体炎、咽炎 2~12岁患儿，7.5mg/(kg·次)，bid.，p.o.，疗程7~14d。β-溶血性链球菌所致感染者，疗程≥10d。

（4）皮肤或软组织感染 2~12岁患儿，20mg/(kg·次)，qd.，p.o.，疗程7~14d。

**2. 其他用法用量**

［国外参考信息］

（1）急性鼻窦炎 6个月至12岁患儿，7.5~15mg/(kg·次)，q.12h，p.o.，疗程

10d。

（2）咽炎 / 扁桃体炎 2~12 岁患儿，7.5mg/（kg · 次），q.12h，p.o.，疗程 10d。

（3）无并发症的皮肤和软组织感染 20mg/（kg · 次），q.24h，p.o.，疗程 10d。

（4）中耳炎 15mg/（kg· 次），bid.，p.o.。

**老人** ≥ 65 岁者较年轻成人的平均 AUC 约增高 35%~60%，但无调整剂量的必要。

**孕妇** 慎用。美国 FDA 妊娠安全性分级为：B 级。

**哺乳妇女** 慎用，或用药时暂停哺乳。

**肝功能不全者** 无需调整剂量。

**肾功能不全 / 透析者** 血透患者应在血透完毕后服药。

**1. 说明书用法用量**

Ccr 为 30~120ml/min 者，给常规剂量；Ccr ＜ 30ml/min 者，常规剂量的 1/2。

**2. 其他用法用量**

［国外参考信息］ Ccr ≥ 50ml/min 者，0.25g/ 次，q.6h，p.o.；Ccr 为 10~50ml/min 者，0.25g/ 次，q.8~12h；Ccr ≤ 10ml/min 者，0.25g/ 次，q.24h。血透后须补充一剂 0.25g。

**【注意】**

（1）慎用 ①对青霉素类、青霉素衍生物及青霉胺过敏者。②有胃肠道疾病史者，尤其是溃疡性结肠炎、Crohn 病或假膜性肠炎。③同服强利尿药者。

（2）交叉过敏 对一种头孢菌素类药过敏对其他头孢菌素类药也可能过敏；对青霉素类、青霉素衍生物或青霉胺过敏也可能对头孢菌素类药过敏。

（3）对检验值 / 诊断的影响 ① Coombs 试验可呈阳性。②可引起假阴性血糖铁氰化反应。③可引起尿糖还原试验（Benedict 或 Feling 试剂、硫酸铜片状试剂）假阳性反应，但尿糖酶学试验（如 Tes-Tape 尿糖试纸）不产生假阳性。④头孢菌素类药还可引起假阴性血糖氰化反应。⑤本药不干扰碱性苦味酸盐法对血或尿中肌酐量的测定。

（4）用药相关检查 / 监测项目 肾功能不全者用药前及用药中应监测肾功能。

**【给药说明】**

（1）给药条件 ①用药前应询问患者有无本药或其他头孢菌素类药、青霉素类药过敏史。②口服混悬液含苯丙氨酸，苯丙酮尿症患者不宜服用。③通常防治链球菌感染（包括预防风湿热）应选择肌注青霉素。本药虽可有效清除鼻咽部化脓性链球菌，但尚无可供借鉴的本药预防继发性风湿热资料。

（2）其他 ①皮肤和软组织感染所致脓肿需行外科引流排脓。②适当时做细菌培养和药敏试验以确定病原菌对本药的敏感性。

**【不良反应】**

（1）神经 头痛、眩晕、活动增多、失眠、嗜睡、可逆性神经质。

（2）精神 精神紧张、精神错乱。

（3）血液 嗜酸性粒细胞增多、WBC 减少、Hb 降低、PLT 增多、PT 延长等。

（4）消化 食欲缺乏、恶心、呕吐、嗳气、腹痛、腹泻、假膜性肠炎、胆汁淤积性黄疸。ALT、AST、ALP 和胆红素升高。

（5）泌尿 血 BUN 和肌酐升高、蛋白尿、管型尿。

（6）生殖 生殖器瘙痒、阴道炎、阴道念珠菌病。

（7）皮肤 皮疹、荨麻疹、尿布疹。

（8）其他 ①皮疹、荨麻疹、药物热等过敏反应，多在开始治疗后数日内出现，停药后数日内可自行消失。若发生过敏反应，应停药；严重过敏反应，需给予肾上腺素、抗组胺药、升压药并采取吸氧、静脉输液及人工呼吸等。②血清病样反应（皮肤反应和关节痛）。③长期使用可引起非敏感性微生物的过度生长，改变肠道正常菌群，诱发二重感染，尤其是假膜性肠炎。因此应仔细观察用药患者服药后的反应，特别注意对继发腹泻患者的诊断。如在治疗期间发生二重感染，应采取适当的措施。对假膜性肠炎患者，轻度病例仅需停用药物，而中至重度病例，根据临床症状采取调节水电解质平衡、补充蛋白及对耐药菌有效的抗菌治疗。

【药物过量】

处理意见　严重过量者（尤其是肾功能不全），采用血透有助于清除本药。

【相互作用】

（1）氯霉素　相互拮抗作用。

（2）伤寒活疫苗　可降低伤寒活疫苗的免疫效应。

（3）丙磺舒　本药血药浓度升高，AUC增加1倍。

（4）克拉维酸　可增强对某些因产生β-内酰胺酶而耐药的革兰阴性杆菌的抗菌活性。

（5）强利尿药、抗肿瘤药、氨基糖苷类抗生素等　如呋塞米、布美他尼、依他尼酸、卡氮芥、链佐星、多黏菌素E、多黏菌素B、万古霉素等，可增加肾毒性。

（6）食物　不影响本药的 $C_{max}$ 和AUC，但 $t_{max}$ 可延长0.25~0.75h。

## 头孢替安
## Cefotiam

【其他名称】　二盐酸头孢替安、泛司博林、泛司颇灵、锋替新、复仙安、海替舒、萨兰欣、噻乙胺唑头孢菌素、头孢噻四唑、头孢噻乙胺唑、盐酸噻乙胺唑头孢菌素、盐酸头孢替安、Alospar、Cefotiam Dihydrochloride、Cefotiam Hydrochloride、Ceftiazole、Ceradolan、Ceradon、Fontien、Halospor、Pansporin、Sporidyn、Takedrol

【分类】　抗微生物药\抗生素\头孢菌素类

【抗菌谱】　**敏感菌**　革兰阴性菌和阳性菌，如伤寒沙门菌、淋球菌、志贺菌、大肠埃希菌、奇异变形杆菌、流感杆菌、克雷伯杆菌属、肠道菌属、枸橼酸杆菌属、吲哚阳性的普通变形杆菌、雷特格变形杆菌、摩根变形杆菌、敏感葡萄球菌属、链球菌属（肠球菌除外）和肺炎球菌等。

**不敏感/耐药菌**　铜绿假单胞菌、不动杆菌属、斯帕坦尔肠杆菌、脆弱拟杆菌、难辨梭状芽孢杆菌、斯帕坦尔沙雷菌、粪链球菌等。

【制剂规格】　**粉针剂（盐酸盐）**　①0.25g。②0.5g。③1g。④2g。（均以头孢替安计）

【临床应用】

**说明书适应证**

敏感菌所致的下列感染：

（1）呼吸系统感染、泌尿生殖系统感染、皮肤软组织感染、骨和关节感染、胆道感染等。

（2）中耳炎、副鼻窦炎。

（3）手术伤口或烧伤继发感染。

（4）其他感染，如败血症、脑脊膜炎、腹膜炎。

【用法用量】

**1. 说明书用法用量**

（1）**一般用法**　①0.5~2g/d，i.v./i.v.gtt.，分2~4次缓慢给药，可随年龄和症状适当增减剂量。②也有说明书为2~4g/d，i.v./i.v.gtt.，分2~4次给予。

（2）败血症　可增至4g/d，i.v./i.v.gtt.，分2~4次缓慢给药。

**2. 其他用法用量**

［国内参考信息］0.5~2g/d，分2~4次肌注或静脉给药；较重感染增至4g/d，分次肌注或静滴。

［国外参考信息］

（1）尿路感染　1g/次，q.12h，i.v.。

（2）其他感染　2~8g/d，i.v.，分2~4次给予。

【禁忌证】

**说明书禁忌证**

（1）对本药或其他头孢类抗生素过敏或有过敏史者。

（2）有青霉素过敏性休克或即刻反应者，不宜用。

【特殊人群用药】

**儿童**　早产儿和新生儿用药安全性尚未

确定。

**说明书用法用量**

（1）**一般用法**　40~80mg/（kg·d），i.v./i.v.gtt.，分 3~4 次缓慢给药，可随年龄和症状适当增减剂量。

（2）败血症、脑脊膜炎等严重感染和难治性感染　可增至 160mg/（kg·d），i.v./i.v.gtt.，分 3~4 次缓慢给药。

**老人**　根据肾功能酌情减量，高龄者应调整给药量和给药间隔。

**孕妇**　孕妇或可能妊娠的妇女用药应权衡利弊。

**哺乳妇女**　须权衡利弊。

**肾功能不全/透析者**　严重肾功能障碍者慎用。

**其他用法用量**

［国外参考信息］Ccr ≥ 16.6ml/min，不需调整；< 16.6ml/min，常规剂量的 75%，q.6~8h。

**【注意】**

（1）慎用　①有青霉素类药过敏史者。②本人或直系亲属为过敏体质者。③全身状态不佳及经口摄取不良或采取非经口营养者。④有胃肠道疾病史者，特别是溃疡性结肠炎、Crohn 病或假膜性肠炎者。

（2）交叉过敏　对一种头孢菌素类药过敏对其他头孢菌素类药可能过敏；对青霉素类、青霉素衍生物或青霉胺类药过敏也可能对头孢菌素类药过敏。

（3）对检验值/诊断的影响　①用班氏试剂、弗林试验检查尿糖有时呈假阳性。② Coombs 试验可呈阳性反应。③用 FRB 法测定总胆红素，可见假性升高（正常值的 2~20 倍），但用含 2, 5- 二氯二苯重氮化盐（DPD）的试剂测定时，不受影响。

（4）用药相关检查/监测项目　定期检查肝、肾功能及血常规。

**【给药说明】**

（1）给药条件　①注射前宜做皮试（可用 300μg/ml 药液），阳性者不能使用。②宜静脉给药，注意注射液的配制、注射部位、注射法等，尽量减慢注射速度。

（2）配伍信息　①与氨基糖苷类药呈配伍禁忌。②静注时，可用灭菌注射用水、NS 或 5%GS 溶解。一般将 0.5g/1g 药物稀释至 20ml 后缓慢注射；静滴时，不可用注射用水稀释，可将药物加至 GS、电解质液或氨基酸等输液中，成人于 0.5~2h 内滴注，儿童于 0.5~1h 内滴注。③溶解本药时可酌情减压处理。溶解 1g 时，可注入约 5ml 溶解液使其溶解。④溶解后药液应迅速使用，若必须贮存应在 8h 内用完，此时微黄色的药液可能随着时间延长而加深。

**【不良反应】**

（1）心血管　大剂量静脉给药：血管痛、血栓性静脉炎。

（2）神经　头晕、头痛、倦怠感及麻木感等。

（3）血液　RBC、粒细胞或 PLT 减少，嗜酸性白细胞增高，溶血性贫血。

（4）消化　食欲缺乏、恶心、呕吐、腹痛、腹泻、伴血便的严重结肠炎（如假膜性结肠炎）等；ALT、AST、ALP、胆红素、LDH、γ-谷氨酰转肽酶增高。出现腹痛或多次腹泻时，应停药并给予适当处置。

（5）呼吸　间质性肺炎（伴发热、咳嗽、呼吸困难、胸部 X 线异常、嗜酸性粒细胞增高等），应停药并给予肾上腺皮质激素注射等适当处置。

（6）泌尿　BUN、肌酐升高及少尿、蛋白尿、血尿、ARF 等。肾功能异常时，应停药并给予适当处置。

（7）骨骼肌肉　肾衰竭者大剂量用药：肌肉痉挛。

（8）其他　①过敏：皮疹、荨麻疹、红斑、瘙痒、发热、淋巴结肿大、关节痛、过敏性休克、接触性皮疹（调制药液）等。若发生感觉不适、口内感觉异常、喘鸣、眩晕、排便感、耳鸣、出汗等休克前症状，应停药；出现过敏反应时，应停药并适当处置。②注射部位疼痛、硬结。③ Vit K 缺乏症（低凝血因子Ⅱ血症、出血倾向等）、B 族维生素缺乏症（舌炎、口腔炎、食欲缺乏、神经炎等）以及菌群交替现象（口腔炎、念珠菌症）。

**【药物过量】**

处理意见　过量时立即停药。严重急性过敏反应需用肾上腺素、升血压药、抗组胺药或皮质激素，必要时可使用抗惊厥药治疗癫痫发作。严重腹泻者需补液、电解质和蛋白质，但不宜使用能减少肠蠕动的止泻药，可口服万古霉素、甲硝唑、地衣杆菌素或考来烯胺。必要时可用血透清除部分药物。

**【相互作用】**

（1）伤寒活疫苗　可降低伤寒活疫苗的免疫效应。

（2）氨基糖苷类药　协同抗菌作用，但也可增加肾毒性。

（3）呋塞米等强利尿药　可增加肾毒性，合用时应注意肾功能。

## 头孢哌酮钠
## Cefoperazone Sodium

**【其他名称】** 达诺欣、二叶必、利君派舒、利君派同、立键桐、林美欣、麦道必、派同、湃同、派先、羟哌唑头孢菌素、瑞特安、赛必欣、赛福必、头孢必、头孢菌素钠、头孢哌酮、头孢氧哌羟苯唑、头孢氧哌唑、头孢氧哌唑钠、泰福欣、先锋必、先锋必素、先锋培酮、先锋哌酮、先锋哌酮钠、先锋哌唑酮、先锋松、先抗、先舒、益君必、依美欣、氧哌羟苯头孢菌素、氧哌羟苯唑、氧哌羟苯唑头孢菌素、氧哌羟苯唑头孢菌素钠、氧哌嗪头孢、优同、Cefobid、Cefobine、Cefobis、Cefoperazome Sodium、Cefoperazone、Cefoprerazone、Cefozone、cepezone、Dardum、Kephazon、Medocef

**【分类】** 抗微生物药 \ 抗生素 \ 头孢菌素类

**【抗菌谱】** **敏感菌**　①革兰阳性菌：金葡菌（含产和不产青霉素酶菌株）、表皮葡萄球菌、肺炎链球菌、化脓性链球菌（A 组 β－溶血性链球菌）、无乳链球菌（B 组 β－溶血性链球菌）、粪链球菌的多种菌株及其他 β－溶血性链球菌株。②革兰阴性菌：大肠埃希菌、克雷伯菌属、肠杆菌属、枸橼酸杆菌属、流感嗜血杆菌（含产和不产 β－内酰胺酶的菌株）、奇异变形杆菌、普通变形杆菌、摩氏摩根菌、普罗菲登斯菌属、沙雷菌属（含黏质沙雷菌）、沙门菌属和志贺菌属、铜绿假单胞菌、淋病奈瑟菌（含产和不产 β－酰胺酶的菌株）、脑膜炎奈瑟菌、百日咳鲍特菌及小肠结肠炎耶尔森菌。③厌氧菌：革兰阳性和阴性球菌（含消化球菌、消化链球菌和韦荣球菌属）、革兰阳性杆菌（含梭状芽孢杆菌属、优杆菌属和乳酸杆菌属）、革兰阴性杆菌（含梭状杆菌属、脆弱类杆菌和其他类杆菌属的许多菌株）。

**不敏感 / 耐药菌**　肠球菌及脆弱拟杆菌等对本药耐药。

**【制剂规格】** 粉针剂　① 0.25g。② 0.5g。③ 0.75g。④ 1g。⑤ 1.5g。⑥ 2g。⑦ 3g。（均按头孢哌酮计）

**【临床应用】**

**说明书适应证**

（1）用于敏感菌所引起的下列感染：呼吸道感染；泌尿道感染；腹膜炎、胆囊炎、胆管炎和其他腹腔内感染；败血症、脑膜炎、皮肤和软组织感染；骨骼及关节感染；盆腔炎、子宫内膜炎、淋病和其他生殖道感染。

（2）预防因腹内、妇科、心血管及骨科手术所引起的术后感染。

**【用法用量】**

**1. 说明书用法用量**

（1）一般感染　1~2g/ 次，q.12h，i.m./i.v./i.v.gtt.。

（2）严重感染　2~3g/ 次，q.8h，i.m./i.v./i.v.gtt.。Max：≤ 9g/d。

（3）单纯性淋球菌尿道炎　推荐单剂

0.5g，i.m.。

（4）预防手术感染 术前30~90min静脉给予1g或2g，每12h可重复1次，对于多数患者，预防给药持续时间应不超过24h，对感染发生可能性大（如结肠直肠手术）或可能出现严重感染的手术（如结肠直肠手术、开放性心脏手术或修复性关节成形术），本药的预防给药可持续至术后72h。

2. 其他用法用量

［国外参考信息］

（1）轻中度感染 2~4g/d，q.12h，i.m.或静脉给药。

（2）严重感染 6~12g/d，i.m.或静脉给药，分2~4次给予。

（3）链球菌及金葡菌感染 6~12g/d，分2~4次静脉给药。疗程≥10d。

**【禁忌证】**

**说明书禁忌证**

（1）对本药或其他头孢菌素类药过敏者。

（2）有青霉素过敏性休克及即刻反应史者。

**【特殊人群用药】**

**儿童** 已被有效地用于婴儿感染，但早产儿和新生儿须权衡利弊。早产儿、新生儿、＜6岁幼儿不宜肌注。

**1. 说明书用法用量**

**一般用法** 婴儿及儿童，50~200mg/(kg·d)，分2次注射（每隔12h），需要时亦可分多次注射，Max：≤6g/d，出生不足8d的新生儿须每12h注射1次。

**2. 其他用法用量**

［国外参考信息］①推荐新生儿50mg/(kg·次)，q.12h，静脉给药。②推荐婴儿25~50mg/(kg·次)，q.6~12h，静脉给药。③推荐儿童25~100mg/(kg·次)，q.12h，静脉给药；或25~50mg/(kg·次)，q.6h。Max：400mg/(kg·d)，且≤6g/d。

**老人** 高龄患者慎用。

**孕妇** 应权衡利弊。美国FDA妊娠安全性分级为：B级。

**哺乳妇女** 暂停哺乳。

**肝功能不全者** 严重肝功能不全或严重胆道梗阻者慎用，可能需调整剂量。

**1. 说明书用法用量**

同时存在肝、肾功能不全者应监测血药浓度，并酌情调整剂量，不能监测血药浓度时，给药量应≤2g/d。

**2. 其他用法用量**

［国外参考信息］肝脏疾病和（或）胆道梗阻者，用量宜≤4g/d；同时存在肝、肾功能不全者，用量宜≤1~2g/d。

**肾功能不全/透析者** 严重肾功能不全者慎用。据国外资料，肝功能正常的肾功能不全者不需调整剂量。血透后按常规剂量给药。

**说明书用法用量**

GFR＜18ml/min或血清肌酐＞35μg/ml者，Max为4g/d。用2~4g/d的常用量无需调整剂量。血透者，透析后应补给1次剂量。

**其他**

**1. 说明书用法用量**

**免疫缺陷者伴严重感染** Max：可增至12g/d。

**2. 其他用法用量**

［国外参考信息］免疫缺陷者伴感染，16g/d，i.v.gtt.（连续）。

**【注意】**

（1）慎用 ①对青霉素类药过敏或过敏体质者。②有胃肠道疾病史者，特别是溃疡性结肠炎、Crohn病或假膜性结肠炎患者。③体弱者。

（2）交叉过敏 对一种头孢菌素类药过敏对其他头孢菌素类药也可能过敏；对青霉素类、青霉素衍生物或青霉胺过敏也可能对头孢菌素类药过敏。

（3）对检验值/诊断的影响 ①用硫酸铜法测定尿糖时可呈假阳性。②Coombs试验可呈阳性。产妇临产前用药，新生儿此试验亦可为阳性。

（4）用药相关检查/监测项目 应进行BT、PT监测。

【给药说明】

（1）给药条件 ①用药前须详细询问药物过敏史。②本药应快速静滴（30~60min）或缓慢静脉推注（10min），不宜快速静脉推注。③对利多卡因或酰胺类局部麻醉药过敏者，不宜肌注。④长时间、大剂量用药时应适当加服Vit K、Vit B等，以预防凝血功能障碍。此外，营养不良、吸收不良（如囊性纤维变性）以及长期由静脉输注营养者应密切监测其PT，必要时加用Vit K。⑤治疗腹腔、盆腔感染时，本药需与抗厌氧菌药如甲硝唑合用。

（2）配伍信息 ①与下列药物呈配伍禁忌：阿米卡星、庆大霉素、卡那霉素B、多西环素、甲氯芬酯、阿义马林（缓脉灵）、苯海拉明钙和门冬氨酸钾镁、盐酸羟嗪（安太乐）、普鲁卡因胺、氨茶碱、丙氯拉嗪、细胞色素C、喷他佐辛（镇痛新）、抑肽酶、胶体制剂及含胺、胺碱制剂等。本药与碱性制剂配合，因发生水解而效价降低。与氨基糖苷类药不宜混合使用，如需联用，须分开静脉输注，并建议先给予本药。②肌注液配制：每1g药加灭菌注射用水2.8ml及2%利多卡因注射液1ml，其浓度为250mg/ml。采用深部肌注于臀大肌或前股肌肉。③静注液配制：每1g药以GS或氯化钠稀释液40ml溶解至最终浓度25mg/ml；静注液不能加利多卡因，且注射时间应≥3~5min。④静滴液配制：每1~2g药溶于5%GS、NS等稀释液100~200ml中，其浓度为5~25mg/ml，于30~60min内快速静滴。⑤室温（15℃~25℃）下保存的配制液应在24h内使用。

【不良反应】

（1）血液 长期用药：可逆性中性粒细胞减少、短暂性嗜酸性粒细胞增多、Hb及HCT降低。长期大量用药：凝血功能障碍（PLT减少、PT延长、凝血因子Ⅱ活力降低等）、出血（可予Vit K预防或控制）。

（2）消化 恶心、呕吐、食欲减退、腹痛、腹泻、便秘、假膜性肠炎及血清ALP、ALT、AST暂时性升高。

（3）泌尿 血清肌酐和BUN暂时性升高。

（4）其他 ①过敏：荨麻疹、斑丘疹、红斑、瘙痒、药物热、过敏性休克。一旦过敏，应停药并适当治疗；发生过敏性休克时，可采用青霉素过敏性休克的处理方案。②注射部位硬结、疼痛。浓度过大或速度过快：血管灼热感、血管疼痛、血栓性静脉炎。③长期用药：肠道菌群失调、二重感染，Vit K、B族维生素缺乏。

【药物过量】

处理意见 无特效拮抗药，过量时主要对症和支持疗法。中重度假膜性肠炎者，可能需补液、电解质和蛋白质，必要时口服甲硝唑、杆菌肽、考来烯胺或万古霉素，严重水样便腹泻不宜用抗肠蠕动药和止泻药。有临床指征时可用抗惊厥药。必要时可采用血透清除部分药物。

【相互作用】

（1）乙醇 可出现双硫仑样反应，表现为面部潮红、头痛、眩晕、气促、心率加快、血压降低、恶心、呕吐、胃痛、腹痛及嗜睡、幻觉等。用药时及停药后5d内避免给予含乙醇的药物、进食含酒精的食物或饮料。

（2）氨基糖苷类药（如庆大霉素和妥布霉素） 对肠杆菌属细菌和铜绿假单胞菌的某些敏感菌株有协同抗菌作用，也可能增加肾毒性。

（3）强利尿药或其他头孢菌素类药 如呋塞米等，可增加肾毒性。

（4）非甾体类抗炎镇痛药、其他水杨酸制剂、血小板聚集抑制药等 如阿司匹林、二氟尼柳、磺吡酮等，血小板抑制作用累加，出血危险性增加。

（5）可引起低凝血酶原血症、血小板减

少症或胃肠道溃疡出血的药物　可增加出血的危险性。

（6）抗凝药、溶栓药　可干扰 Vit K 代谢，致低凝血酶原血症。

## 头孢克肟
## Cefixime

**【其他名称】** 安的克妥、安的克威、奥德宁、阿帕奇、氨噻肟烯头孢菌素、达力芬、扶欣抗、汉光妥、汇新沙、久邦、今辰、基洛、君特、魁克、克林盾、康哌、克沃莎、立健克、洛可宁、洛伟克、欧健、琪安、勤克沃、青可奕、舍尔、世伏素、世福素、赛福素、司力捷、速普乐、士瑞克、特普宁、新达欣、新福素、先风实、西复欣、先强严灵、炎邦、依萌泰、誉舒、严逸、再握、Aerocef、Cefnixime、Cefspan、Denvar、Fixim、Necopen、Novacef、Oroken、Suprax、Tricef

**【分类】** 抗微生物药 \ 抗生素 \ 头孢菌素类

**【抗菌谱】** **敏感菌**　链球菌（肠球菌除外）、肺炎球菌、淋球菌、卡他布兰汉球菌、流感嗜血杆菌（包括产酶株）、卡他莫拉菌（包括产酶株）、奇异变形杆菌、大肠埃希菌、克雷伯菌属、枸橼酸杆菌、阴沟肠杆菌、产气肠杆菌、变形杆菌属、沙雷菌属、副流感嗜血杆菌、普通变形杆菌、肺炎克雷伯菌、多杀巴斯德菌、普罗菲登菌、沙门菌属、志贺菌属、黏质沙雷菌、柠檬酸菌属等。

**不敏感 / 耐药菌**　金葡菌、表皮葡萄球菌、铜绿假单胞菌、脆弱拟杆菌、肠球菌、类杆菌等。

**【制剂规格】** 片剂　① 50mg。② 100mg。③ 200mg。

分散片　① 100mg。② 200mg。

咀嚼片　① 50mg。② 100mg。

胶囊　① 50mg。② 100mg。③ 200mg。

颗粒　50mg。

干混悬剂　1g : 50mg。

**【临床应用】**

**说明书适应证**

敏感菌所致呼吸系统感染、泌尿系统感染、胆道感染、中耳炎、鼻窦炎、猩红热等。

**【用法用量】**

**1. 说明书用法用量**

**一般用法**　100mg/ 次，bid.，p.o.。根据年龄、体重、症状适当增减。严重感染可增至 200mg/ 次，bid.，p.o.。

**2. 其他用法用量**

［国内参考信息］

（1）单纯性淋病　单剂 400mg，p.o.。

（2）化脓性链球菌感染　400mg/d，p.o.，单次或分 2 次给药，疗程 ≥ 10d。

［国外参考信息］

（1）呼吸道感染、支气管炎、咽炎、扁桃体炎和尿路感染　400mg/d，p.o.，分 1~2 次给药。

（2）囊性肺纤维化者所患感染　400mg/d，p.o.。长期给药可有效抑制呼吸道内金葡菌和流感嗜血杆菌感染。

（3）无并发症的淋球菌感染　单剂 400mg/800mg，p.o.。

**【禁忌证】**

**说明书禁忌证**

（1）对本药或其他头孢菌素类药过敏者。

（2）有青霉素过敏性休克史者。

**【特殊人群用药】**

**儿童**　＜ 6 个月小儿用药安全性和有效性尚未确定。

**1. 说明书用法用量**

**一般用法**（1）＜ 30kg 者：1.5~3mg/(kg · 次)，bid.，p.o.；严重感染时，6mg/(kg · 次)，bid.，p.o.。（2）＞ 30kg 者：同成人。

**2. 其他用法用量**

［国外参考信息］

（1）中耳炎、急性支气管炎或慢性支气

管炎急性加重、无并发症的尿路感染 8mg/(kg·d)，p.o.，单次或分2次给予。

（2）链球菌所致喉炎或扁桃体炎 8mg/(kg·d)，p.o.，单次或分2次给予，疗程≥10d。

（3）慢性囊性肺纤维化患者所患感染 8mg/(kg·d)，p.o.，可有效抑制呼吸道金葡菌和流感嗜血杆菌感染。

（4）耐药沙门菌属败血症 20mg/(kg·d)，p.o.，分2次给予。疗程≥12d。

（5）志贺菌性痢疾 8mg/(kg·次)，qd.，p.o.，疗程5d。

**老人** 需酌情减量。

**孕妇** 孕妇或可能妊娠的妇女须权衡利弊后用药。美国FDA妊娠安全性分级为:B级。

**哺乳妇女** 必需时应暂停哺乳。

**肾功能不全/透析者** 严重肾功能障碍者，应根据肾功能适当减量，给药间隔应适当延长。

**说明书用法用量**

根据肾功能调整剂量:（1）Ccr≥60ml/min，按常规剂量及疗程使用。（2）Ccr为21~60ml/min或血透者，按常规量的75%(常规给药间隔）给予。（3）Ccr＜20ml/min或常久卧床腹透者，按常规量的50%（常规给药间隔）给予。

**【注意】**

（1）慎用 ①对青霉素类抗生素过敏者。②本人或直系亲属系过敏体质者。③经口给药困难或非经口摄取营养者及恶病质患者。④假膜性肠炎。

（2）交叉过敏 对一种头孢菌素类药过敏对其他头孢菌素类药也可能过敏；对青霉素类、青霉素衍生物或青霉胺过敏也可能对头孢菌素类药过敏。

（3）对检验值/诊断的影响 ①硫酸铜法测定尿糖可呈假阳性。② Benedict试剂、Fehling试剂、尿糖Clinitest进行尿糖检查，可呈假阳性。③ Coombs试验可呈假阳性。④尿酮可呈假阳性。

（4）用药相关检查/监测项目 定期查肾功能和血常规。

**【给药说明】**

（1）给药条件 ①用药前须详细询问药物过敏史。②剂量相同时，口服混悬液较片剂的$C_{max}$高25%~50%，中耳炎患者宜用混悬剂。③用药前应确认敏感性，将剂量控制在控制疾病所需最小剂量。

（2）配伍信息 配伍禁忌：硫酸阿米卡星、庆大霉素、卡拉霉素、妥布霉素、新霉素、盐酸金霉素、盐酸四环素、盐酸土霉素、黏菌素甲磺酸钠、硫酸多黏菌素B、葡萄糖酸红霉素、乳糖酸红霉素、林可霉素、磺胺甲噁唑、氨茶碱、可溶性巴比妥类、氯化钙、葡萄糖酸钙、盐酸苯海拉明、其他抗组胺药、利多卡因、去甲肾上腺素、间羟胺、哌甲酯、琥珀胆碱等。偶也可能与以下药物呈配伍禁忌：青霉素、甲氧西林、琥珀酸氢化可的松钠、苯妥英钠、丙氯拉嗪、维生素B族、Vit C、水解蛋白。

**【不良反应】** 多短暂而轻微。

（1）神经 头痛、头晕。

（2）血液 嗜酸性粒细胞增多、粒细胞缺乏症、溶血性贫血、PLT减少、WBC减少。应密切观察，如遇异常应停药，采取适当处置。

（3）消化 食欲缺乏、恶心、呕吐、胃部不适、消化不良、腹痛、腹胀、腹泻、大便次数增加、便秘、黄疸、口腔炎、口腔念珠菌症、假膜性肠炎及ALT、AST、ALP、LDH及胆红素升高等。出现腹痛、反复腹泻，应停药并采取适当措施。

（4）呼吸 间质性肺炎和PIE症候群，伴发热、咳嗽、呼吸困难、胸部X线异常、嗜酸性粒细胞增多等。发生间质性肺炎和PIE症候群时，应停药并给予肾上腺皮质激素等治疗。

（5）泌尿 BUN升高和急性肾功能不全。出现肾功能异常，应停药并采取适当措施。

（6）生殖　外阴瘙痒、阴道炎、生殖道念珠菌感染。

（7）皮肤　Stevens-Johnson 综合征、Lyell 综合征。应停药并采取适当措施。

（8）其他　①过敏：皮疹、荨麻疹、红斑、瘙痒、发热、浮肿、呼吸困难、全身潮红、血管性水肿及过敏性休克。用药后密切观察，如有不适感，口内异常感、哮喘、眩晕、便意、耳鸣、出汗等现象，应停止给药，并采取适当措施。② Vit K、Vit B 缺乏。③菌群失常、二重感染。

**【药物过量】**

处理意见　无特效解毒药，可采取洗胃等措施。血透或腹透均不能明显从体内除去本药。对急性过敏，按常规给予抗组胺药、皮质激素、肾上腺素或其他加压胺、吸氧及保持气道畅通（包括气管插管）。对中至重度假膜性肠炎，应补液、电解质和蛋白质，必要时可口服甲硝唑、杆菌肽、考来烯胺或万古霉素。有临床指征时可使用抗惊厥药。

**【相互作用】**

（1）氯霉素　可相互拮抗。

（2）伤寒活疫苗　可减弱伤寒活疫苗的免疫效应。

（3）丙磺舒　本药排泄减慢，血药浓度升高。

（4）阿司匹林　可升高本药血药浓度。

（5）克拉维酸　本药对某些因产生 β-内酰胺酶耐药的革兰阴性杆菌的抗菌活性增强。

（6）氨基糖苷类药　对某些敏感菌株有协同抗菌作用，但可增加肾毒性。

（7）卡马西平　卡马西平血药浓度可升高，必须合用时应监测卡马西平血药浓度。

（8）苄丙酮香豆素　可增强苄丙酮香豆素的作用。

（9）华法林等抗凝药　可延长 PT。

（10）其他头孢菌素、强利尿药（如呋塞米、依他尼酸）、抗肿瘤药（卡氮芥、链佐星等）、多黏菌素类（如多黏菌素 E、多黏菌素 B）、万古霉素　可增加肾毒性。

## 头孢噻肟钠
## Cefotaxime Sodium

**【其他名称】** 氨噻肟头孢、氨噻肟头孢菌素、氨噻肟头孢菌素钠、迪莫隆、二叶赛、菌必灭、凯帝龙、凯福捷、凯福隆、凯复龙、克曼欣、立健帅、使特灵、噻肟头孢菌素、噻肟酯头孢菌素、头孢氨噻肟、头孢氨噻肟钠、头孢噻肟、西孢克拉瑞、喜福德、优塞、雅太、Cefajet、Cefomic、Cefotax、Cefotaxime、Claforan、Pretor、Primafen、Ralopar、Taxim、Zariviz

**【分类】** 抗微生物药＼抗生素＼头孢菌素类

**【抗菌谱】** **敏感菌**　卡他莫拉菌、溶血性链球菌、普通变形杆菌、枸橼酸杆菌属、奇异变形杆菌、克雷伯杆菌、沙门杆菌、马耳他布鲁菌、枸橼酸杆菌、沙雷杆菌、吲哚阳性变形杆菌、百日咳杆菌、嗜水气单胞菌、莫拉菌属、巴斯德菌属、洛菲不动杆菌、厌氧菌（如消化球菌、消化链球菌、丙酸杆菌属、韦荣球菌属、产气荚膜杆菌、部分拟杆菌属）、青霉素及甲氧西林敏感金葡菌、小肠结肠炎耶尔森菌。体外试验：肠杆菌属杆菌、肺炎链球菌、流感嗜血杆菌、脑膜炎双球菌、化脓性链球菌、淋球菌、敏感葡萄球菌、厌氧菌（除脆弱拟杆菌）等。

**不敏感 / 耐药菌**　金葡菌、肠球菌、难辨梭状芽孢杆菌、军团菌、支原体、衣原体、肠杆菌属中耐本药的菌株、甲氧西林耐药金葡菌、脆弱拟杆菌、鲍曼不动杆菌、空肠弯曲菌、黄杆菌属、阴沟肠杆菌、产气肠杆菌、肠球菌属、嗜麦芽窄食单胞菌。

**【制剂规格】** **粉针剂**　① 0.5g。② 1g。③ 1.5g。④ 2g。⑤ 2.5g。⑥ 3g。⑦ 4g。（均按头孢噻肟计）

**【临床应用】**

1. 说明书适应证

（1）用于敏感菌所致的肺炎及其他下呼

吸道感染、尿路感染、腹腔感染、盆腔感染、皮肤软组织感染、生殖道感染、骨和关节感染及手术期预防感染等。

（2）对烧伤、外伤引起的感染以及败血症、中枢感染也有效。尤其是婴幼儿脑膜炎可作为选用药物。

2. 其他临床应用

耳鼻喉部位的感染、细菌性心内膜炎。

【用法用量】

1. 说明书用法用量

（1）一般用法　① 2~6g/d，i.v./i.v.gtt.，分 2~3 次给药。② 1~2g/ 次，bid.，i.m./i.v.。

（2）严重感染　① 2~3g/ 次，q.6~8h，i.v./i.v.gtt.。② 2~4g/ 次，q.8~12h，i.v./i.v.gtt.。Max：12g/d。

（3）淋病　单剂 0.5~1g，i.m.。

（4）无并发症的肺炎链球菌肺炎及急性尿路感染　1g/ 次，静脉给药，q.12h。

（5）预防手术感染　于麻醉前 0.5~1h 给予 1g，i.m./i.v.；术中给药 1g；术后 1g/ 次，q.6~8h，至 24h 止。

2. 其他用法用量

［国内参考信息］

（1）无并发症的肺炎链球菌肺炎　1g/ 次，q.12h，i.m.。

（2）急性尿路感染　1g/ 次，q.12h，i.m.。

（3）败血症　6~8g/d，分 3~4 次静脉给药。

［国外参考信息］

（1）单纯性感染　推荐 1g/ 次，q.12h，i.m. 或静脉给药。

（2）中至重度感染　推荐 1~2g/ 次，q.8h，i.m. 或静脉给药。

（3）严重感染（如败血症）　推荐静脉给药 2g/ 次，q.6~8h。Max：12g/d（每 4h 给药 2g）。

（4）淋病　①性淋球菌性尿道炎 / 宫颈炎及女性直肠淋病，推荐单剂 0.5g，i.m.。②男性直肠淋病，推荐单剂 1g，i.m.。③播散性淋球菌感染，推荐静脉给药 1g，q.8h。

（5）预防手术后感染　如经腹或经阴道子宫切除术、胃肠道或泌尿生殖道手术，单剂 1g，i.m. 或静脉给药，于术前 30~90min 给予。

【禁忌证】

说明书禁忌证

（1）对本药或其他头孢菌素类药过敏者。

（2）有青霉素过敏性休克或即刻反应史者。

【特殊人群用药】

儿童　婴幼儿不宜肌注本药。

1. 说明书用法用量

（1）一般用法　①＞ 12 岁者同成人。②＜ 12 岁儿童，50~100mg/（kg · d），i.v./i.v.gtt.，间隔 6~12h 等量分次给。③新生儿，25mg/（kg · 次）或 50mg/（kg · 次），静脉给药，q.12h（＜ 7d 的新生儿）/q.8h（7~28d 的新生儿）。④早产儿用量≤ 50mg/（kg·d）。

（2）严重感染　150~200mg/（kg·d），i.v.，分次给予。

（3）脑膜炎　可增至 75mg/（kg · 次），静脉给药，q.6h。

2. 其他用法用量

［国外参考信息］

（1）一般用法　① 0~1 周龄新生儿，50mg/（kg · 次），q.12h，静脉给药。② 1~4 周龄新生儿，50mg/（kg · 次），q.8h，静脉给药。③ 1 月至 12 岁，体重＜ 50kg，50~180mg/（kg · d），i.m. 或静脉给药，分 4~6 次等量给；体重≥ 50kg，可用成人推荐量，Max：12g/d。

（2）淋球菌性关节炎　①新生儿推荐 25~50mg/kg，q.8~12h，静脉给药，共治疗 10~14d。②体重＜ 45kg，推荐 50mg/（kg·d），分次静脉给药，共治疗 7d。③体重≥ 45kg，应给成人量。

（3）淋球菌性脑膜炎　新生儿推荐 50mg/kg，q.8~12h，静脉给药，治疗 10~14d；儿童推荐 200mg/（kg · d），静脉给药，治疗≥ 10d。

（4）新生儿淋球菌性眼炎　可在 NS 冲洗的基础上，25mg/(kg·次)，q.8~12h，i.m. 或静脉给药，疗程 7d。

**老人**　根据肾功能适当减量。

**孕妇**　权衡利弊后用药。美国 FDA 妊娠安全性分级为：B 级。

**哺乳妇女**　宜暂停哺乳。

**肝功能不全者**　严重肝功能不全者慎用，不伴肾损害的肝功能不全者无需减量。

**肾功能不全/透析者**　严重肾功能不全者慎用。

**1. 说明书用法用量**

严重肾功能减退者应适当减量：（1）血清 Cr > 424μmol/L（4.8mg）或 Ccr < 20ml/min 时，维持量应减半。（2）血清 Cr > 751μmol/L（8.5mg）时，维持量为正常量的 1/4。（3）血透者 0.5~2g/d，透析后应加用 1 次量。

**2. 其他用法用量**

［国内参考信息］严重肾功能不全者须调整用量。Ccr 为 50~80ml/min，q.6~8h；Ccr 为 30~50ml/min，q.8h；Ccr 为 10~30ml/min，q.12h；Ccr < 10ml/min，q.24h。Max：2g/d。

［国外参考信息］不卧床持续腹膜透析（CAPD）者推荐 1g/d。连续性动－静脉血液过滤（CAVH）或连续性静－静脉血液过滤（CVVH）者，推荐 1~2g/次，q.12h。

**【注意】**

（1）慎用　①对青霉素类药过敏者。②有慢性胃肠道疾病史者，特别是溃疡性结肠炎、Crohn 病或假膜性肠炎者。③过敏体质者。

（2）交叉过敏　对一种头孢菌素类药过敏对其他头孢菌素类药也可能过敏；对青霉素类、青霉素衍生物或青霉胺过敏也可能对头孢菌素类药过敏。

（3）对检验值/诊断的影响　① Coombs 试验可呈阳性反应，孕妇产前用药，此反应也可见于新生儿。②以硫酸铜法测定尿糖可呈假阳性。③患者尿液中药物含量> 10mg/ml 时，以磺基水杨酸法测定尿蛋白时可呈假阳性。

（4）用药相关检查/监测项目　长期用药时应定期检查肝、肾功能及血、尿常规。有显著肝、肾功能损害和（或）胆道梗阻者用药时，应监测血药浓度。

**【给药说明】**

（1）给药条件　①有青霉素过敏史者，用药时应行原药皮试。②静脉用药时应作快速静滴或缓慢静注；肌注剂量> 2g 时，应分不同部位注射。③治疗腹腔、盆腔感染时，本药需与抗厌氧菌药如甲硝唑合用。

（2）配伍信息　①与氨基糖苷类药呈配伍禁忌，不能于同一容器内合用。②可用氯化钠注射液或 GS 稀释本药，不能与碳酸氢钠溶液混合。③肌注液配制：本药 1g 溶于 1%/2% 利多卡因注射液 4ml 中，深部肌注，可避免疼痛；或溶于 4ml 注射用水中注射；也可将 0.5g、1g 或 2g 头孢噻肟分别加入 2ml、3ml 或 5ml 灭菌注射用水中使用。④静注液配制：本药 1g 溶于 4ml 以上注射用水中，静注 3~5min；也可将 0.5g、1g 或 2g 头孢噻肟加至少 10~20ml 灭菌注射用水，于 5~10min 内缓慢注入。⑤静滴液配制：本药 2g 溶于 40ml 注射用水或 10%GS 中，于 20min 内滴注完；也可溶于 100ml 等渗液或 10%GS 中，于 40~60min 内滴注完；或用适当溶剂将配制的静注液稀释至 100~500ml 使用。⑥本药稀释溶液为无色或微黄色，高浓度时显灰黄色。若显深黄色或棕色表示药物已变质，不能使用。

**【不良反应】**

（1）心血管　快速静注（< 60s）：致命性心律紊乱。

（2）神经　头痛、麻木。

（3）血液　溶血性贫血，WBC、中性粒细胞、PLT 减少，嗜酸性粒细胞增多，PT 延长。

（4）消化　食欲缺乏、恶心、呕吐、腹

泻、假膜性肠炎。暂时性血清 ALT、AST、LDH、ALP 及胆红素值升高。发生假膜性肠炎时应立即停药，并口服甲硝唑，如无效，可考虑口服万古霉素或去甲万古霉素。

（5）呼吸　呼吸困难。

（6）泌尿　一过性 BUN、肌酐增高，间质性肾炎。

（7）生殖　阴道炎。

（8）其他　①过敏：皮疹、荨麻疹、瘙痒、药物热、过敏性休克等。发生过敏性休克时可用青霉素过敏性休克处理方案。②剂量过大或速度过快：注射局部硬结、红肿、疼痛、血栓性静脉炎。③长期用药：念珠菌病，Vit K、Vit B 族缺乏，二重感染。

**【药物过量】**

（1）表现　可逆的代谢性脑病，如神经紊乱、异常动作、惊厥发作。

（2）处理意见　暂无特效拮抗药，过量时给予对症治疗、大量饮水及补液等，并注意药物对肝、肾功能造成的影响。①严重过敏时，可使用抗组胺药、皮质激素或肾上腺素，并给予吸氧及保持气道通畅（包括插管）。②中至重度假膜性肠炎者，应补充液体、电解质和蛋白质；必要时口服甲硝唑、杆菌肽、考来烯胺或万古霉素；对于严重水样腹泻，应慎用对肠蠕动有抑制作用的止泻药。③有临床用药指征时，可使用抗惊厥药。④必要时可采用血透清除药物。

**【相互作用】**

（1）伤寒活疫苗　减弱机体对伤寒活疫苗的免疫应答。

（2）庆大霉素、妥布霉素　对铜绿假单胞菌有协同抗菌作用，可增加肾毒性。

（3）阿米卡星　对大肠埃希菌、肺炎克雷伯杆菌、铜绿假单胞菌有协同抗菌作用，对金葡菌无此作用。

（4）其他头孢菌素、强利尿药（如呋塞米）可增强肾毒性。

（5）丙磺舒　本药排泄延迟，血药浓度升高、血浆 $t_{1/2}$ 延长（肾清除减少 5%，$t_{1/2}$ 延长 45%）。

（6）阿洛西林、美洛西林　可降低本药总清除率，合用需适当减量。

（7）克林霉素　与本药联用于肠杆菌科细菌，未发现协同或拮抗作用。

## 头孢他啶
## Ceftazidime

**【其他名称】** 安塞定、得定、二叶定、复达欣、凯复定、康力啶、立键亭、利君他啶、米乐新、噻甲羧肟头孢菌素、帅诺、塞诺啶、舒秦、善泰定、头孢齐定、头孢噻甲羧肟、头孢羧甲噻肟、头孢噻甲羧肟五水化物、头孢他啶精氨酸、头孢他啶 / L- 精氨酸、头孢他啶五水化物、头孢塔齐定、泰得欣、西米特、雪宁、新天欣、优定、中诺立维、中诺奇奥、Cefortam、Ceftazidime Pentahydrate、Ceftazidine、Ceptaz、Eposerin、Fortam、Fortaz、Fortum、Glazidim、Glazidine、Kefadim、Magnacef、Modacin、Modocin、Panzid、Spectrum、Tazicef、Tazidime、Tazime

**【分类】** 抗微生物药 \ 抗生素 \ 头孢菌素类

**【抗菌谱】** **敏感菌**　溶血性链球菌、绝大部分肠杆菌科细菌（如大肠埃希菌、肺炎克雷伯菌、奇异变形杆菌、普通变形杆菌、斯氏普罗威登菌、沙门菌属、志贺菌属等）；百日咳杆菌；卡他莫拉菌、硝酸盐阴性杆菌、产碱杆菌、枸橼酸杆菌、腹膜炎球菌；链球菌 A 和 B 群、革兰阳性厌氧球菌、梭形杆菌属、韦容球菌属、洋葱伯克霍尔德菌、嗜麦芽窄食单胞菌（仅半数）；卡他莫拉菌（包括产 β 内酰胺酶菌株）；葡萄球菌（包括甲氧西林敏感葡萄球菌）；消化球菌和消化链球菌等厌氧菌。体外试验中：肠杆菌属杆菌、铜绿假单胞菌、流感嗜血杆菌、肺炎链球菌、淋球菌、厌氧菌、化脓性链球菌脑膜炎奈瑟菌（脆弱拟菌除外）。

**不敏感 / 耐药菌**　对脆弱拟杆菌、沙雷菌属、柠檬酸菌属、不动杆菌属的抗菌作用差；对肠杆菌、支原体、军团菌、衣原体、难辨梭状芽孢杆菌、肠杆菌属中耐药菌株无效。李斯特菌、螺旋杆菌、肠球菌和MRS对本药耐药。

**【制剂规格】** 粉针剂 ① 0.25g。② 0.5g。③ 0.75g。④ 1g。⑤ 1.5g。⑥ 2g。⑦ 3g。（均以头孢他啶计）

粉针剂（含 118mg 碳酸钠） 1g。（以头孢他啶计）

**【临床应用】**

1. 说明书适应证

（1）敏感菌所致各类感染（包括单一感染及混合感染），如败血症、下呼吸道感染、腹内感染、复杂性尿路感染、严重皮肤及软组织感染、严重耳鼻喉感染、骨骼及关节感染等。对由多种耐药革兰阴性杆菌所致免疫缺陷者感染、院内感染及革兰阴性杆菌或铜绿假单胞菌所致 CNS 感染尤为适用。

（2）与血液透析、腹膜透析及持续腹膜透析（CAPD）有关的感染。

（3）脑膜炎（仅在获得敏感试验结果后，才能单用本药）。

（4）还可用于经尿道前列腺切除手术的预防治疗。

2. 其他临床应用

子宫附件炎、盆腔炎。

**【用法用量】**

1. 说明书用法用量

（1）败血症、下呼吸道感染及胆道感染 4~6g/d，i.v.gtt./i.v.，分 2~3 次给予，疗程 10~14d。

（2）轻度尿路感染及其他轻症感染 0.5~1g/ 次，q.12h，i.v.gtt./i.v./i.m.。

（3）复杂性尿路感染和重度皮肤软组织感染 2~4g/ 次，i.v.gtt./i.v.，分 2 次给予，疗程 7~14d。

（4）重症感染 尤其是免疫缺陷者，包括患中性粒细胞减少症者，2g/ 次，q.12h/q.8h，i.v.gtt./i.v./i.m.；或 3g/ 次，q.12h，i.v.gtt./i.v./i.m.。

（5）危及生命的感染、严重铜绿假单胞菌感染和 CNS 感染 可酌情增至 0.15~0.2g/（kg · d），i.v.gtt./i.v.，分 3 次给予。

（6）经尿道前列腺切除手术的预防治疗 1g，i.v./i.m.，予诱导麻醉期间给予，撤除导管时应考虑再给 1 次。

（7）腹透及 CAPD 有关的感染 一般 2L 透析液中加入本药 125mg 或 250mg。

（8）假单孢菌类肺部感染的纤维囊性成年患者 100~150mg/（kg · d），分 3 次静注或肌注。肾功能正常者日剂量可达 9g。

2. 其他用法用量

[国内参考信息]

（1）轻度感染 1g/d，i.m.，分 2 次给药。

（2）中度感染 1g/ 次，2~3 次 /d，i.v./i.m.。

（3）重度感染 可增至 2g/ 次，2~3 次 /d，i.v.gtt./i.v.。

（4）骨和关节感染 2g/ 次，q.12h。

**【禁忌证】**

1. 说明书禁忌证

（1）对本药或其他头孢菌素类药过敏者。

（2）有青霉素过敏性休克或即刻反应史者不宜用。

2. 其他禁忌证

黄疸或有严重黄疸倾向的新生儿。

**【特殊人群用药】**

**儿童** 黄疸或有严重黄疸倾向的新生儿禁用；早产儿及 2 个月内婴儿慎用。＜ 6 岁幼儿不宜肌注。

1. 说明书用法用量

（1）一般用法 ①＞ 2 个月患儿，30~100mg/（kg · d），i.v.gtt.，分 2~3 次给予。Max：≤ 6g/d。②新生儿至 2 个月龄婴儿用药经验有限，可考虑 25~60mg/（kg·d），分 2 次给药。

（2）脑膜炎 ＞ 2 个月患儿，可增至 150mg/（kg · d），i.v.gtt.，分 3 次给予。

Max：≤ 6g/d。

（3）免疫抑制或患有纤维化囊肿的感染患儿　＞2个月患儿，可增至150mg/（kg·d），i.v.gtt.，分3次给予。Max：≤ 6g/d。

**2. 其他用法用量**

［国内参考信息］ 50~150mg/（kg·d），分3次肌注或静滴。新生儿出生体重＞2kg，日龄＞7d者，50mg/（kg·次），q.8h；≤ 7d者，30mg/（kg·次），q.8h，i.v.gtt.。

**老人**　＞65岁者，可减至常规量的1/2~2/3。Max：≤ 3g/d。

**孕妇**　须权衡利弊。美国FDA妊娠安全性分级为：B级。

**哺乳妇女**　须权衡利弊。

**肝功能不全者**　严重肝功能不全者慎用。

**肾功能不全/透析者**　肾功能不全者应减量，轻度损害者可不需调整。

**1. 说明书用法用量**

首次给饱和量1g，以后根据Ccr调整：（1）Ccr为31~50ml/min，推荐1g/次，q.12h。（2）Ccr为16~30ml/min，推荐1g/次，q.24h。（3）Ccr为6~15ml/min，推荐0.5g/次，q.24h。（4）Ccr＜6ml/min，推荐0.5g/次，q.48h。（5）连续动静脉或高流量血透者，推荐1g/d，分次给药；低流量血透者应根据Ccr调整。每次血透结束后，应重复给予适当维持量。

**2. 其他用法用量**

［国内参考信息］ 血透者，建议负荷量1g，每次透析后加用1g；腹透者，可用1g的负荷量，然后0.5g/次，q.12h。

**【注意】**

（1）慎用　①对青霉素类药过敏或过敏体质者。②有胃肠道疾病史者，特别是溃疡性结肠炎、Crohn病或假膜性肠炎者。③体弱者。

（2）交叉过敏　对一种头孢菌素类药过敏对其他头孢菌素类药也可能过敏；对青霉素类、青霉素衍生物或青霉胺过敏也可能对头孢菌素类药过敏。

（3）对检验值/诊断的影响　①硫酸铜尿糖试验可呈假阳性。②Coombs试验可呈阳性。③用Jaffe反应测定血清和尿肌酐值，可有假性升高。

（4）用药相关检查/监测项目　长期用药者应监测肝功能和血常规。有肝、肾功能损害和（或）胆道阻塞者应监测血药浓度。

**【给药说明】**

（1）给药条件　①对青霉素类药过敏者用药前须皮试。有青霉素过敏性休克或即刻反应者，不宜再选用头孢菌素类抗生素。②本药并非重症革兰阳性球菌感染的首选药。③不宜快速静脉推注。对利多卡因或酰胺类局麻药过敏者，不宜肌注。④治疗腹腔、盆腔感染时，本药需与抗厌氧菌药如甲硝唑合用。

（2）配伍信息　①与下列药呈配伍禁忌：硫酸阿米卡星、庆大霉素、卡那霉素、妥布霉素、新霉素、盐酸金霉素、盐酸四环素、盐酸土霉素、万古霉素、黏菌素甲磺酸钠、硫酸多黏菌素B、葡萄糖酸红霉素、乳糖酸红霉素、林可霉素、磺胺异噁唑、氨茶碱、可溶性巴比妥类、氯化钙、葡萄糖酸钙、盐酸苯海拉明及其他抗组胺药、利多卡因、去甲肾上腺素、间羟胺、哌甲酯、琥珀胆碱等。偶亦可能与下列药物发生配伍禁忌：青霉素、甲氧西林、琥珀酸氢化可的松、苯妥英钠、丙氯拉嗪、B族维生素和Vit C、水解蛋白。②肌注液配制：1.5ml注射用水或0.5%~1%盐酸利多卡因液（不含肾上腺素）加入500mg装瓶中（或3ml加入1g装瓶中），完全溶解后，作深部肌注。③静脉用溶液配制：5ml注射用水加入0.5g装瓶中（或10ml注射用水加入1g/2g装瓶中），完全溶解后，于3~5min内缓慢静脉推注；或将上述溶解后药液（含本药1~2g）用5%GS或NS 100ml稀释后静滴20~30min。④含碳酸钠的制剂溶解时，可使瓶内产生压力，此时应排气。⑤本药在碳酸氢钠溶液中稳定性较在其他溶液中差；以NS、5%GS或乳酸钠稀释而成的静注液（20mg/ml），在室温下存放宜≤ 24h。

（3）其他　①在不同存放条件下，本药粉末的颜色可变暗，但不影响其活性。②本药治疗过程中，肠杆菌属、假单胞菌属和沙雷菌属可产生耐药性，导致治疗失败。

**【不良反应】** 不良反应少见且轻微。对肾脏基本无毒性，不影响凝血因子Ⅱ合成，也未发生其他凝血机制障碍。

（1）神经　头痛、眩晕、感觉异常、癫痫发作。

（2）血液　溶血性贫血、WBC 减少、PLT 减少或增多、嗜酸性粒细胞或淋巴细胞增多等。

（3）消化　食欲减退、恶心、呕吐、腹痛、腹泻、假膜性肠炎；一过性血清氨基转移酶（ALT、AST）、LDH 及 ALP 轻度升高。

（4）泌尿　一过性 BUN、肌酐值轻度升高，轻或重度可逆性 GFR 降低。

（5）皮肤　毒性表皮坏死。

（6）其他　①过敏：皮疹、荨麻疹、皮肤瘙痒、药物热、血管神经性水肿、支气管痉挛、低血压及过敏性休克等。遇过敏性休克时，可采用青霉素过敏性休克的处理方案。②肌注局部硬结、疼痛或发炎；大量或过快静脉给药：血管灼热感、血管疼痛、血栓性静脉炎。③长期用药：菌群失调和二重感染、念珠菌病（包括鹅口疮、阴道炎等）及 Vit K、Vit B 缺乏。

**【药物过量】**

（1）表现　可致神经后遗症，包括脑病、抽搐和昏迷。肾衰竭者药物过量可致癫痫发作、脑病、扑翼样震颤、神经肌肉兴奋。

（2）处理意见　应立即停药，仔细观察，并给予对症支持疗法，保持患者气道通畅，监测和维护患者的生命体征、血气及电解质等。对严重过量者，尤其是肾功能不全者，可采用血透或腹透清除部分药物。

**【相互作用】**

（1）氯霉素　有相互拮抗作用，应避免合用。

（2）克拉维酸　可增强本药对部分耐药菌（产 β- 内酰胺酶革兰阴性杆菌）的抗菌活性。

（3）美洛西林、哌拉西林　对铜绿假单胞菌、大肠埃希菌有协同或相加作用。

（4）氨基糖苷类药　有协同抗菌作用，也可加重肾损害。

（5）强利尿药或抗肿瘤药　如呋塞米、依他尼酸、布美他尼、卡莫司汀、链佐星等，可加重肾毒性。

（6）乙醇　可出现双硫仑样反应。治疗期间及停药后 1 周内应避免饮酒、口服或静脉输入含乙醇药物。

## 头孢曲松钠
## Ceftriaxone Sodium

**【其他名称】** 安迪芬、安塞隆、氨噻三嗪头孢菌素、泛生舒复、果复每、菌必治、菌得治、抗菌治、凯塞欣、克天林、立键松、罗氏芬、罗塞秦、丽珠芬、诺塞芬、曲沙、赛福松、三嗪噻肟头孢菌素、噻肟三嗪、头孢氨噻三嗪、头孢曲松、头孢三嗪、头孢三嗪钠、头孢三嗪噻肟、头孢三嗪噻肟钠、头孢噻肟三嗪、头孢泰克松、泰普林、西华瑞隆、消可治、先松、优曲、亚松、Cefarone、Cefin、Ceftriaxone、Ceftriaxonum Natricum Pro、Ceftriazone、Livzonphin、Locekin、Oframax、Rocephin

**【分类】** 抗微生物药\抗生素\头孢菌素类

**【抗菌谱】** **敏感菌**　对大肠埃希菌、克雷伯菌属、变形杆菌属等肠杆菌科细菌有良好抗菌作用。对卡他莫拉菌、流感嗜血杆菌、脑膜炎奈瑟菌、淋病奈瑟菌具高度抗菌活性。对肺炎链球菌、化脓性链球菌、葡萄球菌属（甲氧西林耐药株除外）亦具良好抗菌作用。

**不敏感/耐药菌**　粪链球菌、阴沟肠杆菌、不动杆菌、肠球菌、肠杆菌属中耐本药菌株、难辨梭状芽孢杆菌、军团菌、支原体、衣原体及 MRSA。艰难梭菌、洋葱伯克霍尔德菌、嗜麦芽窄食单胞菌、单核细胞增多李斯特菌、星形奴卡菌对本药耐药。

【制剂规格】粉针剂 ① 0.25g。② 0.5g。③ 0.75g。④ 1g。⑤ 1.5g。⑥ 2g。⑦ 2.5g。⑧ 3g。⑨ 4g。(按头孢曲松计)

【临床应用】

说明书适应证

用于治疗敏感菌所致的下列感染:

(1)下呼吸道感染，如肺炎、支气管炎等。

(2)泌尿生殖系统感染(包括淋病)。

(3)腹腔感染，如腹膜炎、胆道及胃肠道感染。

(4)皮肤软组织感染。

(5)骨、关节感染。

(6)脑膜炎、败血症、播散性莱姆病(早、晚期)。

(7)耳、鼻、喉感染，如急性中耳炎。

(8)预防术后感染。

【用法用量】

1. 说明书用法用量

(1)一般用法 1~2g/d，i.m./i.v.gtt.，qd.，疗程 7~14d。Max：4g/d。

(2)危重患者或由中度敏感菌所致感染 可增至 4g/ 次，qd.，i.m. 或静脉给药。疗程 4~14d，严重复杂感染可适当延长。

(3)淋病 推荐单剂 0.25g，i.m.。

(4)莱姆病 静脉给药 50mg/kg，Max：2g/d，共 14d。

(5)急性中耳炎 静脉给药 50mg/kg，Max：1g。

(6)预防术后感染 根据感染的危险程度，推荐单剂 1~2g，i.m. 或静脉给药，术前 30~90min 给予。已证实单用本药或与 5- 硝基咪唑类药(如甲硝唑)联用(需分开使用)预防结肠、直肠术后感染有效。

2. 其他用法用量

[国外参考信息]

(1)一般感染 1~2g/d，i.m. 或静脉给药，分 1~2 次给予，应≤ 4g/d。至少持续至症状消退后 2d，一般疗程为 4~14d。化脓性链球菌感染的推荐疗程≥ 10d。

(2)软下疳 单剂 0.25g，i.m.。

(3)心内膜炎 2g/ 次，q.24h，i.m. 或静脉给药，一般疗程为 4 周。青霉素敏感链球菌所致心内膜炎，2g/d，并联用庆大霉素 [3mg/(kg · d)]，持续 2 周。

(4)尿路感染 推荐 0.5~1g/ 次，q.12~24h，i.m. 或静脉给药。

(5)成人淋球菌性结膜炎 单剂 1g，i.m.。

(6)单纯性淋病 推荐单剂 0.125~0.25g，i.m.。

(7)性接触感染的附睾炎 推荐方案：先给予强力霉素(0.1g/ 次，bid.，p.o.，治疗 10d)，再单次肌注本药 0.25g。

(8)中性粒细胞减少性发热患者感染 2g/d，i.m. 或静脉给药，用药时间≥ 5d；并联用氨基糖苷类药(庆大霉素、奈替米星 4.5~6.5mg/kg，qd. 或阿米卡星 20mg/kg，qd.)，用药时间≥ 2d。必要时可用非格司亭以增加中性粒细胞数量。

(9)非严重性盆腔炎 推荐方案：先给予强力霉素(0.1g/ 次，bid.，p.o.，连续 10~14d)，再单次肌注本药 0.25g。

(10)手术前预防感染 推荐单剂 1g，i.m. 或静脉给药，于术前 0.5~2h 内给予。预防心血管大手术患者的感染，有效方案为麻醉时静脉给药 2g，24h 后再静脉给药 1g。

(11)败血症 1g/ 次，bid.，i.m. 或静脉给药。

(12)脑膜炎 推荐静脉给予 1~2g，q.12h。

【禁忌证】

说明书禁忌证

(1)对本药或其他头孢菌素类药过敏者。

(2)有青霉素过敏性休克或即刻反应史者不宜用。

【特殊人群用药】

**儿童** 出生体重＜2kg的新生儿使用本药的安全性尚未确立。高胆红素血症或有黄疸严重倾向的新生儿（尤其是早产儿）应慎用或避免使用本药。＜6岁婴幼儿不能肌注本药。

**1. 说明书用法用量**

（1）一般用法 ①＜14d新生儿，推荐静脉给予20~50mg/（kg·次）(≤50mg/kg)，qd.。②15d至12岁患儿，推荐静脉给予20~80mg/（kg·次），qd.。③＞12岁或体重＞50kg患儿，同成人。

（2）细菌性脑膜炎 初始剂量为100mg/（kg·次），静脉给予，qd.。Max：≤4g/d。待致病菌及药敏试验结果明确，可酌情减量。

（3）莱姆病、急性中耳炎 用法用量同成人。

**2. 其他用法用量**

［国外参考信息］

（1）严重细菌感染（不包括脑膜炎） 推荐50~75mg/（kg·d），q.12h，i.m.或静脉给药，Max：≤2g/d。感染控制后至少继续用2d，一般疗程为4~14d。治疗并发性感染时，应延长治疗时间。

（2）急性细菌性中耳炎 推荐单剂50mg/kg，i.m.，Max：≤1g/d。对青霉素耐药的肺炎链球菌所致非敏感性急性中耳炎时，3~36个月患儿可予50mg/（kg·次），qd.，i.m.。

（3）皮肤和皮肤附件感染 推荐50~75mg/（kg·d），i.m.或静脉给药，分1~2次给予，Max：≤2g/d。感染控制后至少继续用2d。治疗并发性感染时，应延长治疗时间。

（4）非并发性膀胱炎 单剂25~50mg/kg，i.m.。

（5）婴儿淋球菌性角结膜炎 单剂25~50mg/kg，i.m.或静脉给药。

（6）母婴传播性淋球菌感染 25~50mg/（kg·d），i.m.或静脉给药，治疗7d。淋球菌性脑膜炎患儿，需治疗10~14d。

（7）儿童单纯性淋球菌感染 如外阴阴道炎、子宫颈炎、尿道炎、咽炎、直肠炎，单剂0.125g，i.m.。

（8）脑膜炎 首剂100mg/kg，i.m.或静脉给药，此后100mg/（kg·d），分1~2次给予。疗程通常为7~14d。

（9）儿童伤寒沙门菌感染 50~80mg/（kg·d），qd.，i.m.。

（10）猩红热和链球菌所致的咽炎、扁桃体炎 单剂50mg/kg，i.m.或静脉给药；或50mg/（kg·次），qd.，连用3d。

**老人** 无虚弱、营养不良及重度肾功能不全者可按成人推荐量给药，无须调整。

**孕妇** 须权衡利弊。有说明书建议孕妇禁用。美国FDA妊娠安全性分级为：B级。

**哺乳妇女** 须权衡利弊。也有说明书建议哺乳妇女禁用。

**肝功能不全者** 慎用。严重肝肾损害或肝硬化者应调整剂量，慢性肝病患者不需调整。

**肾功能不全/透析者** 慎用。严重肾损害者应调整剂量，若Ccr＜10ml/min，一日用量应＜2g。血透后无需增补剂量。

【注意】

（1）慎用 ①对青霉素类药过敏或过敏体质者。②胆道梗阻者。③有胃肠道疾病史者，特别是溃疡性结肠炎、克罗恩病或假膜性结肠炎者。

（2）交叉过敏 对一种头孢菌素类药过敏对其他头孢菌素类药也可能过敏；对青霉素类、青霉素衍生物或青霉胺过敏也可能对头孢菌素类药过敏。

（3）对检验值/诊断的影响 ①以硫酸铜法测定尿糖时可呈假阳性，以葡萄糖酶法测定则不受影响。②Coombs试验可呈假阳性。③胆囊超声图可出现异常。

（4）用药相关检查/监测项目 严重肝、肾功能不全者应监测血药浓度；Vit K缺乏者应监测 PT；长期用药者应监测血常规。

（5）对驾驶 / 机械操作的影响　研究资料未表明本药对驾驶车辆及操作机器能力有不利影响。

【给药说明】

（1）给药条件　①用药前应详细询问患者过敏史。②用药后若发热消退或有证据显示细菌被清除，应至少继续用药 48~72h。③ Vit K 缺乏者使用本药可能会导致 PT 延长，必要时适当补充 Vit K。④对利多卡因或酰胺类局麻药过敏者不宜肌注本药。⑤治疗腹腔、盆腔感染时，本药需与抗厌氧菌药如甲硝唑合用。

（2）配伍信息　①应临用前配制，不能与其他药物混合使用，需联合用药时也应分开使用。已明确呈配伍禁忌的药包括：氨基糖苷类药、红霉素、四环素、两性霉素 B、万古霉素、氨苯蝶啶、血管活性药（间羟胺、去甲肾上腺素等）、苯妥英钠、氯丙嗪、异丙嗪、氟康唑、B 族维生素、Vit C 等。本药也不能加入哈特曼溶液及林格溶液等含钙的溶液中使用。②肌注液配制：本药 1g 溶于 1% 盐酸利多卡因 3.5ml 中肌注，同一处肌注量宜≤ 1g；或以 3.6ml 灭菌注射用水、NS、5%GS 或 1% 盐酸利多卡因加入 1g 瓶装中，制成浓度为 250mg/ml 溶液。③静注液配制：本药 1g 溶于 10ml 灭菌注射用水中静注，注射时间≥ 2~4min。④静滴液配制：本药 2g 溶于 NS 或 5%GS 40ml 中，再用同一溶剂稀释至 100~250ml 静滴。若剂量＞ 50mg/kg，滴注时间应≥ 30min；或将 9.6ml 灭菌注射用水、NS 或 5%GS 加入 1g 瓶装中，制成浓度为 100mg/ml 溶液，再用 5%GS 或 NS 100~250ml 稀释后静滴。⑤本药的保存温度为 25℃以下。

【不良反应】

ADR 警示　国家药品不良反应监测中心病例报告数据库统计显示，抗感染药不良事件报告比例接近总体报告的 50%，本药不良事件报告总数及严重病例报告数在抗感染药中均占较高比例，死亡病例报告数居抗感染药首位（其中严重病例 1173 例，含死亡 80 例）。上述资料分析提示，本药严重不良事件主要表现为过敏反应，特别是过敏性休克，对患者生命健康造成严重威胁。本药不良反应的严重程度及发生率与治疗的剂量、疗程有关。

（1）心血管　静脉给药量过大或速度过快：血管灼热感、疼痛、血栓性静脉炎。

（2）神经　头痛、眩晕。

（3）血液　嗜酸性粒细胞增多、WBC 减少、PLT 增多或减少、溶血性贫血、凝血功能障碍。

（4）消化　恶心、呕吐、腹胀、腹痛、腹泻、味觉障碍、结肠炎、消化不良、黄疸、假膜性肠炎及一过性血清氨基转移酶（ALT、AST）、ALP 或胆红素升高。若出现假膜性肠炎，其处理原则同头孢呋辛。儿童或青少年用药后，偶致胆石症，停药后可消失。

（5）泌尿　BUN 和肌酐暂时性升高。

（6）其他　①过敏：皮疹、瘙痒、红斑、药物热、支气管痉挛、血清病、过敏性休克。出现过敏性休克时，其处理原则和措施同青霉素 G。②注射部位硬结、疼痛。③长期用药：菌群失调、二重感染（如念珠菌感染）、Vit K、B 族维生素缺乏。

【药物过量】

处理意见　无特殊解毒药，过量时对症和支持治疗。中至重度腹泻者，需补液、电解质及蛋白质等，不宜用减少肠蠕动的止泻药，可口服万古霉素、甲硝唑、杆菌肽或考来烯胺。有临床指征时可给予抗惊厥药。血透或腹透不会降低血药浓度。

【相互作用】

（1）氯霉素　拮抗作用。

（2）乙醇　出现双硫仑样反应，表现为面部潮红、头痛、眩晕、腹痛、胃痛、恶心、呕吐、气促、心率加快、血压降低、嗜睡及幻觉等。用药时及停药后 1 周内应避免饮酒及口服或静脉输入含乙醇的药物。

（3）氨基糖苷类药　协同抗菌作用，同时可能加重肾损害。

（4）丙磺舒　不影响本药的清除。

## 头孢地尼
## Cefdinir

**【其他名称】** 全泽复、世扶尼、世富盛、希福尼、Cefdinirum、Cefzon、Cephdinir、Omnicef、Zefzon

**【分类】** 抗微生物药\抗生素\头孢菌素类

**【抗菌谱】** **敏感菌**　金葡菌（含产β-内酰胺酶菌）、肺炎链球菌（青霉素敏感菌株）、化脓性链球菌及表皮葡萄球菌（甲氧西林敏感菌株）、无乳链球菌、草绿色链球菌、流感嗜血杆菌（含产β-内酰胺酶菌）、副流感嗜血杆菌（含产β-内酰胺酶菌）、卡他莫拉菌属（含产β-内酰胺酶菌）、异型枸橼酸杆菌、大肠埃希菌、鼻硬结克雷伯杆菌、奇异变形杆菌、肺炎克雷伯菌。

**不敏感/耐药菌**　耐甲氧西林的葡萄球菌属、肠球菌属、假单胞菌属、肠杆菌属。

**【制剂规格】** **胶囊**　① 50mg。② 100mg。③ 300mg。

**片剂**　① 100mg。② 300mg。

**颗粒**　50mg。

**混悬液**　5ml：125mg。

**【临床应用】**

**说明书适应证**

敏感菌所致的下列轻、中度感染：

（1）成人和青少年的社区获得性肺炎、慢性支气管炎急性发作、急性上颌鼻窦炎、咽炎或扁桃体炎以及非复杂性皮肤和软组织感染。

（2）儿童急性中耳炎、咽炎或扁桃体炎以及非复杂性皮肤和软组织感染。

**【用法用量】**

**说明书用法用量**

（1）**一般用法**　对于所有感染性疾病，Max：≤600mg/d，10d为一疗程。每日量1次顿服与分2次服用疗效相同，但肺炎及皮肤感染的给药方案需采用后者。

（2）社区获得性肺炎、单纯性皮肤和软组织感染　300mg/次，q.12h，p.o.，疗程10d。

（3）慢性支气管炎急性发作、咽炎/扁桃体炎　300mg/次，q.12h，p.o.；或600mg/次，q.24h，p.o.。疗程均为10d。

（4）急性上颌鼻窦炎　300mg/次，q.12h，p.o.，疗程5d；或600mg/次，q.24h，p.o.，疗程10d。

（5）其他临床用法　若患者病情较轻、体重较轻或不能耐受上述剂量时，可予100mg/次，tid.，p.o.。

**【禁忌证】**

**1. 说明书禁忌证**

对本药及其他头孢菌素类药过敏者。

**2. 其他禁忌证**

有青霉素过敏性休克史者避免使用。

**【特殊人群用药】**

**儿童**　＜6个月患儿安全性和有效性尚不明确。儿童急性上颌鼻窦炎可用本药治疗。建议儿童服用混悬液及颗粒。

**1. 说明书用法用量**

**一般用法**　≥13岁者用法用量同成人。

**2. 其他用法用量**

［国外参考信息］

急性中耳炎（1）6个月至12岁者可口服本药混悬液，7mg/（kg·次），bid.，p.o.，共用5d；建议＜2岁者治疗时间设为10d。（2）伴渗出的急性化脓性中耳炎，7mg/（kg·次），bid.，p.o.；或14mg/（kg·次），qd.，p.o.，均用10d。两方案临床疗效相似，但前一方案的微生物学治愈率较高。

**老人**　仅Ccr＜30ml/min时才需调整剂量。

**孕妇**　尚缺乏孕妇用药的详细资料。美国FDA妊娠安全性分级为：B级。

**哺乳妇女**　尚缺乏对乳儿影响的详细资料。

**肝功能不全者** 剂量调整方案尚不明确。

**肾功能不全/透析者** 严重肾脏疾患者慎用。

**说明书用法用量**

Ccr < 30ml/min 者，日剂量应减为 300mg。接受慢性血透者，300mg/次［或 7mg/(kg·次)］，qod.，p.o.。透析中及透析后用量不变。

**【注意】**

（1）慎用 ①有青霉素类抗生素过敏史者。②本人、父母或兄弟姊妹为哮喘、荨麻疹等疾病的过敏体质者。③口服吸收差、非口服营养和身体状况差者。④有结肠炎病史者。⑤出血性疾病（国外资料）。

（2）交叉过敏 与其他 β 内酰胺类抗生素之间存在交叉过敏。

（3）对检验值/诊断的影响 ①用硝普盐检测尿酮时可能出现假阳性，用亚硝基铁氰盐则无此现象。②用 Clinitest 法检测尿糖时可能出现假阳性，用葡萄糖氧化酶法则无此现象。③ Coombs 实验可能出现阳性反应。

（4）用药相关检查/监测项目 定期检查肝、肾功能及 PT 和（或）BT。

**【给药说明】**

（1）给药条件 用药前应详细询问药物过敏史。

（2）其他 本药能有效根除化脓性链球菌所致口咽部感染，尚不清楚其是否能防止同时伴发的风湿热，可选用青霉素肌注。

**【不良反应】**

（1）心血管 胸闷、胸部压迫感。

（2）神经 头痛、头晕、失眠、嗜睡、麻木。

（3）内分泌/代谢 葡萄糖升高或降低、碳酸氢盐降低、血磷升高或降低、血钾升高。

（4）血液 中性粒细胞减少、嗜酸性粒细胞增多、无粒状白细胞、全血细胞减少、WBC 升高或降低、淋巴细胞升高或降低、Hb 降低、血小板升高、血小板减少（初期症状：点状出血、紫癜等）、多形核中性粒细胞降低。有其他头孢类抗生素引起溶血性贫血的报道，应定期检查，如发现异常，应停药并进行适当处理。

（5）消化 口炎、消化不良、恶心、呕吐、腹泻、腹痛、腹胀、便秘、食欲减退、假膜性结肠炎、红色粪便、肝损害、黄疸以及血清 ALT、AST、ALP、γ-谷氨酰转移酶、胆红素 UDP-葡萄糖醛酸基转移酶及 L-乳酸脱氢酶升高。确诊为假膜性结肠炎，轻者停药即可，中、重度者需补充液体、电解质和蛋白质以及对艰难梭菌有效的药物。

（6）呼吸 间质性肺炎、嗜酸细胞增多性肺浸润，出现上述症状时应停药并进行适当处理，如给予肾上腺皮质激素。

（7）泌尿 BUN 升高、ARF。尿蛋白及尿糖增加、尿中 WBC 升高、尿 pH 值升高，严重肾损伤，应定期检查，如发现异常，应停药并进行适当处理。

（8）生殖 阴道念珠菌病、阴道炎、白带异常。

（9）皮肤 荨麻疹等皮疹、瘙痒、史-约综合征、中毒性表皮坏死病。出现发烧、头痛、关节痛，皮肤及黏膜红斑、水疱，皮肤紧张、灼热感、疼痛等症状时，应停药并进行适当处理。

（10）其他 虚弱、耐药菌增加、过敏反应、念珠菌病、Vit K 缺乏症及 B 族维生素缺乏症。发生过敏反应时立即停药，严重者可采取吸氧、静脉补液、肾上腺素、静脉给予抗组胺药和皮质类固醇等急救措施。与其他广谱抗生素相同，长期使用本药也可能导致耐药菌增加，必须随时注意观察。治疗期间若感染加重，需改变治疗方案。

**【药物过量】**

（1）剂量 有研究提示单次口服 5.6g/kg 未出现不良反应，但尚缺乏更充分的研究资料。

（2）表现 其他 β-内酰胺类抗生素超剂量用药可出现恶心、呕吐、腹泻和惊厥。

（3）处理意见　出现毒性反应者（尤肾功能不全者），可用血透清除药物。

【相互作用】

（1）含镁或铝的抗酸药　本药 $C_{max}$ 和 AUC 减小，$t_{max}$ 延迟。合用时应间隔 2h。

（2）硫酸亚铁（含铁 60mg）、复合维生素（含铁 10mg）　本药的吸收分别减少 80% 和 31%。应间隔 2h 以上合用。

（3）伤寒活疫苗　干扰机体对伤寒活疫苗的免疫应答。应在最后一次使用本药≥ 24h 后，再接种伤寒活疫苗。

（4）丙磺舒　本药 AUC 增加 1 倍，$C_{max}$ 增高 54%，$t_{1/2}$ 延长 50%。

（5）氨基糖苷类药　肾毒性增加。

（6）婴儿补铁配方　对本药的药动学无明显影响，可同服。

（7）食物　本药的吸收达峰速度和 AUC 分别减小 16% 和 10%，但给予高脂肪饮食时，上述改变不明显。尚不清楚补铁食物是否影响本药吸收。服用本药时可不考虑食物的影响。

## 头孢特仑新戊酯
## Cefteram Pivoxil

【其他名称】　博尼尔、富山龙、头孢特仑、头孢特仑匹酯、头孢特仑新戊酰氧甲酯、头孢特伦新戊酯、头孢特伦酯、托米伦、Cefteram、Melact、Tomiron

【分类】　抗微生物药\抗生素\头孢菌素类

【抗菌谱】　**敏感菌**　链球菌属、消化链球菌属、大肠埃希菌、克雷伯菌属、肺炎链球菌、沙门菌属、异型枸橼酸杆菌、淋球菌、流感嗜血杆菌、奇异变形杆菌、部分弗劳地枸橼酸杆菌、黏质沙雷菌、普通变形杆菌、摩氏摩根菌、沙雷菌属、吲哚阳性变形杆菌、肠杆菌属、柠檬酸菌属等。

**不敏感/耐药菌**　假单胞菌属、不动杆菌属、肠球菌、李斯特菌、拟杆菌、梭杆菌等。

【制剂规格】

片剂　① 50mg。② 100mg。

【临床应用】

**1. 说明书适应证**

治疗敏感菌所致下列感染：

（1）呼吸系统感染，如咽喉炎、扁桃体炎、急性支气管炎、肺炎、慢性支气管炎、弥漫性细支气管炎、慢性呼吸系统疾病的重复感染等。

（2）泌尿、生殖系统感染，如肾盂肾炎、膀胱炎、淋菌性尿道炎、子宫附件炎、子宫内膜炎、宫腔感染、巴氏腺炎、巴氏腺脓肿等。

（3）中耳炎、副鼻窦炎、牙周炎、冠周炎及上腭炎。

**2. 其他临床应用**

皮肤软组织感染。

【用法用量】

**说明书用法用量**

（1）咽喉炎、扁桃体炎、急性支气管炎、肾盂肾炎、膀胱炎、子宫附件炎、子宫内膜炎、宫腔感染、巴氏腺炎、巴氏腺脓肿　50~100mg/次，tid.，p.o.（餐后）。

（2）慢性支气管炎、弥漫性细支气管炎、支气管扩张并发感染、慢性呼吸系统疾病的重复感染、肺炎、淋球菌性尿道炎、中耳炎、副鼻窦炎、牙周炎、冠周炎、上颚炎　100~200mg/次，tid.，p.o.（餐后）。

【禁忌证】

**1. 说明书禁忌证**

对头孢特仑或本药过敏者。

**2. 其他禁忌证**

有青霉素过敏性休克或即刻反应史者，不宜用。

【特殊人群用药】

**儿童**　早产儿、新生儿、婴幼儿用药安全性尚未确定。

**其他用法用量**

［国内参考信息］　1~2mg/（kg·次），tid.，p.o.。

［国外参考信息］ 3mg/（kg · 次），tid.，p.o.。

**老人** 老年患者较易发生 Vit K 缺乏，应慎用，注意调整剂量和服药间隔并密切观察。

**孕妇** 权衡利弊。

**哺乳妇女** 权衡利弊。

**肾功能不全 / 透析者** 注意调整剂量和给药间隔。

**【注意】**

（1）慎用 ①对青霉素或其他头孢菌素类药过敏者。②本人或直系亲属为过敏体质者。③口服吞咽困难或非经口摄取营养、体弱及全身状况差者。④有胃肠道疾病史者，特别是溃疡性结肠炎、Crohn 病或假膜性肠炎者。

（2）交叉过敏 对一种头孢菌素类药过敏对其他头孢菌素类药也可能过敏；对青霉素类、青霉素衍生物或青霉胺过敏也可能对头孢菌素类药过敏。

（3）对检验值 / 诊断的影响 ① Coombs 试验可呈阳性，孕妇产前用药，此阳性反应也可出现于新生儿。②还原法检查尿糖（如班氏试剂尿糖试验）可能出现假阳性。

**【给药说明】**

给药条件 （1）本药仅供口服，宜饭后服用。（2）本类药可致 Vit K 合成减少，建议营养不良，病情严重长期使用抗凝药（香豆素、13- 茚满二酮衍生物、肝素）、溶栓药等治疗者，注意补充 Vit K。

**【不良反应】**

（1）血液 粒细胞减少、嗜酸性粒细胞增多、PLT 减少。出现无颗粒球症、血小板减少时，应立即停药并予相应处理。

（2）消化 恶心、呕吐、胃部不适、食欲减退、腹泻、假膜性肠炎（应立即停药并予相应处理）、肝功能异常（氨基转移酶、γ- 谷氨酰转肽酶、ALP、LDH 等一过性升高）等。出现肝功能损伤、黄疸时，应立即停药并予相应处理。

（3）泌尿 肾功能异常（BUN、肌酐升高）、ARF。发生 ARF 时，应立即停药并予相应处理。

（4）皮肤 Stevens-Johnson 综合征及 Lyell 综合征，应立即停药并予相应处理。

（5）其他 皮疹、瘙痒、药物热、过敏性休克等过敏反应。过敏性休克时应立即停药并予相应处理。长期用药：菌群失调，Vit K、Vit B 缺乏。

**【药物过量】**

处理意见 无特效解救药，以对症及支持治疗为主。

**【相互作用】**

强利尿药、氨基糖苷类抗生素 加重肾毒性。

## 头孢泊肟匹酯
## Cefpodoxime Proxetil

**【其他名称】** 博曼欣、搏拿、搏沃欣、纯迪、纯欣、海凌依、恒泽、加博、抗菲、亮博、敏新、欧爽、施博、帅孚、司力泰、善普兰、士瑞泊、头孢氨噻醚酯、头孢泊肟、头孢泊肟普塞酯、头孢泊肟酯、头孢丙肟酯、头孢多星酯、头孢浦肟普赛酯、韬特、维洁信、西博特欣、延知、Banan、Cefpodoxime、CEPODEM、Orelex、Vantin

**【分类】** 抗微生物药 \ 抗生素 \ 头孢菌素类

**【抗菌谱】** **敏感菌** 金葡菌（含产 β- 内酰胺酶菌株）、腐生性葡萄球菌、肺炎链球菌（青霉素敏感菌株）、化脓性链球菌及无乳链球菌、链球菌（C、F、G 组）、白喉杆菌、大肠埃希菌、肺炎克雷伯杆菌、奇异变形杆菌、铜绿假单胞菌、流感嗜血杆菌（含产 β- 内酰胺酶菌株）、脑膜炎奈瑟菌、卡他莫拉菌、淋球菌（含产 β- 内酰胺酶菌株）以及异型枸橼酸菌、催产克雷伯菌、普通变形杆菌、雷氏普罗维登斯菌、副流感嗜血杆菌、大消化链球菌属等。

**不敏感 / 耐药菌** 耐甲氧西林的葡萄球菌属、肠球菌、多数假单胞菌属、肠杆菌。

**【制剂规格】** 片剂　① 50mg。② 100mg。③ 200mg。

胶囊　50mg。

干混悬剂　① 50mg。② 600mg。

混悬剂　① 5ml : 50mg。② 5ml : 100mg。

**【临床应用】**

**说明书适应证**

敏感菌所致呼吸系统、生殖系统、耳鼻喉等轻中度感染，以及单纯泌尿系统、单纯性皮肤及附件、乳腺炎等感染。

**【用法用量】**

**说明书用法用量**

（1）上呼吸道感染　包括急性中耳炎、鼻窦炎、扁桃体炎和咽喉炎等，100mg/ 次，bid.，p.o.。疗程 5~10d。

（2）慢性支气管炎急性发作　200mg/ 次，bid.，p.o.，疗程 10d。

（3）急性社区获得性肺炎　200mg/ 次，bid.，p.o.，疗程 14d。

（4）单纯性泌尿道感染　100mg/ 次，bid.，p.o.，疗程 7d。

（5）急性单纯性淋病　单剂 200mg，p.o.。

（6）皮肤和皮肤软组织感染　400mg/ 次，bid.，p.o.，疗程 7~14d。

**【禁忌证】**

**说明书禁忌证**

（1）对青霉素或 β－内酰胺类抗生素过敏者。

（2）对头孢泊肟过敏者。

**【特殊人群用药】**

**儿童**　新生儿（包括低出生体重儿）、婴幼儿的用药安全性尚不明确。

**1. 说明书用法用量**

（1）急性中耳炎　10mg/（kg · 次），qd.，p.o.；或 5mg/（kg · 次），bid.，p.o.。Max：≤ 400mg/d。疗程 10d

（2）扁桃体炎、鼻窦炎　10mg/（kg · d），分 2 次服用，Max：≤ 200mg/d。疗程 5~10d。

**2. 其他用法用量**

［国外参考信息］

（1）急性中耳炎　2 个月至 12 岁，5mg/（kg · 次），q.12h，p.o.，连续给药 5d；Max：≤ 400mg/d。有资料推荐＜ 2 岁患儿，4mg/（kg · 次），q.12h，连续给药 10d。

（2）咽炎和扁桃体炎　2 个月至 12 岁，5mg/（kg · 次），q.12h，p.o.，疗程 5~10d；Max：≤ 200mg/d。

（3）急性上颌鼻窦炎　2 个月至 12 岁，5mg/（kg · 次），q.12h，p.o.，连续给药 10d。

**老人**　老年患者易发生不良反应，可能出现 Vit K 缺乏所致的出血倾向。应慎重给药，注意调整用量和给药间隔，并观察患者反应。

**孕妇**　孕妇或可能妊娠的妇女用药时应权衡利弊。美国 FDA 妊娠安全性分级为：B 级。

**哺乳妇女**　用药时应停止哺乳或换用其他药物。

**肝功能不全者**　肝硬化者不需调整剂量。

**肾功能不全 / 透析者**　肾功能不全者本药分布有所改变，消除 $t_{1/2}$ 延长 1.5~2h，血浆和肾清除率减少。严重肾功能不全者慎用，Ccr ＜ 50ml/min 者剂量减半。

**其他用法用量**

［国外参考信息］（1）Ccr 为 11~30ml/min 者，q.24h。（2）Ccr ＜ 10ml/min 者，q.24~48h。（3）血透者，采用 3 次 / 周给药。（4）腹透者，q.24h。

**其他**　国外资料报道，囊性纤维化患者感染，可 200mg/ 次，q.12h，p.o.。

**【注意】**

（1）慎用　①高度过敏体质者。②有慢性胃肠道疾病史者（尤其是溃疡性结肠炎、Crohn 病和假膜性肠炎）。③经口摄食不足、胃肠外营养或全身状态差者。④使用利尿药者。

（2）交叉过敏　对一种头孢菌素类药过敏对其他头孢菌素类药也可能过敏；对青霉素类、青霉素衍生物或青霉胺过敏也可能对头孢菌素类药过敏。

（3）对检验值 / 诊断的影响　①本尼迪克特尿糖试验、费林尿糖试验或用

Clinitest tablets 试纸检查尿糖时可呈假阳性。② Coombs 试验可呈阳性。

（4）用药相关检查 / 监测项目　定期监测 CT、BT 以及肝、肾功能。

**【给药说明】**

给药条件　（1）用药前应先确定致病菌敏感性。（2）疗程不应超过治疗所需的最短期限，以免发生耐药。

**【不良反应】**

（1）神经　眩晕、头痛、晕厥。

（2）精神　焦虑。

（3）内分泌 / 代谢　血糖升高或降低。

（4）血液　血清白蛋白或总蛋白降低、嗜酸性粒细胞增多、PLT 减少、Hb 降低、中性粒细胞减少、WBC 一过性减低。

（5）消化　恶心、呕吐、食欲减退、胃痛、胃部不适、腹痛及腹泻、软便、便秘、假膜性结肠炎。血清 ALT、AST、γ－谷氨酰转肽酶、ALP、LDH 和胆红素升高，并伴有黄疸。确诊为假膜性结肠炎，轻至中度患者停药即可，重度患者应给万古霉素治疗。

（6）呼吸　间质性肺炎、PIE 综合征，伴发热、咳嗽、呼吸困难、胸部 X 线异常等症状。

（7）泌尿　血尿及血 BUN、肌酐升高，急性肾衰竭等。

（8）生殖　阴道真菌感染、外阴阴道感染。

（9）皮肤　Stevens-Johnson 综合征、Lyell 综合征。

（10）其他　①荨麻疹、皮疹、红斑、瘙痒、发热、淋巴结肿大、关节痛、过敏性休克等过敏反应。若出现过敏反应，须立即停药。必要时需急救措施（如保持呼吸道通畅、吸氧、给予肾上腺素等）。②浮肿。③长期用药：二重感染。④低凝血酶原血症、出血倾向等 Vit K 缺乏症状；舌炎、口腔炎、神经炎等 B 族维生素缺乏症状。

**【药物过量】**

（1）表现　尚无相关报道，可能有恶心、呕吐、腹泻、上腹不适。

（2）处理意见　对于严重毒性反应，肾功能许可者，可用血透和腹透降低体内头孢泊肟的浓度。

**【相互作用】**

（1）$H_2$ 受体阻断药　降低本药血药浓度，不宜合用。

（2）含铝、钙、镁的药物　如碱式碳酸铝、氢氧化铝、磷酸铝、钙剂、甘羟铝、碳酸二羟铝钠、氢氧化镁铝、碳酸镁、氢氧化镁、氧化镁、三硅酸镁、碳酸氢钠等，降低本药血药浓度，不宜合用。

（3）抗胆碱药　可降低本药 $C_{max}$，但吸收程度不受影响。

（4）伤寒活疫苗　降低伤寒活疫苗的免疫效应。

（5）丙磺舒　本药 AUC 增加 31%，$C_{max}$ 升高 20%。

（6）氨基糖苷类药　肾毒性可能增强。

（7）食物　本药 AUC 和 $C_{max}$ 均增加，宜饭后服用。

## 头孢托仑匹酯
## Cefditoren Pivoxil

**【其他名称】** 美爱克、头孢托仑、头孢托仑酯、再乐、Cefditoren、Meiact、Spectracef

**【分类】** 抗微生物药 \ 抗生素 \ 头孢菌素类

**【抗菌谱】** **敏感菌**　金葡菌属（耐甲氧西林菌株除外）、肺炎链球菌属、大肠埃希菌、卡他布兰汉球菌、克雷伯杆菌属、变形杆菌属、流感嗜血杆菌、消化链球菌属、痤疮丙酸杆菌、拟杆菌属等。

**不敏感 / 耐药菌**　MRS、多数肠球菌、铜绿假单胞菌和肠杆菌等。

**【制剂规格】** 片剂　① 100mg。② 200mg。

**【临床应用】**

**说明书适应证**

（1）敏感菌所致呼吸系统感染、胆道感染、泌尿生殖系统感染、皮肤及其附件感染等。

（2）乳腺炎、肛周脓肿、外伤及手术创面等的浅在性继发性感染。

（3）中耳炎、鼻窦炎、牙周炎、牙冠周炎、颌炎、眼睑炎、麦粒肿、眼睑脓肿、泪囊炎、睑板腺炎。

**【用法用量】**

**1. 说明书用法用量**

**一般用法** 200mg/ 次，bid.，p.o.（餐后）。随年龄及症状适量增减。

**2. 其他用法用量**

［国外参考信息］

（1）慢性支气管炎、咽炎和扁桃体炎 400mg/ 次，bid.，p.o.，连续 10d。

（2）社区获得性肺炎 400mg/ 次，bid.，p.o.，连续 14d。

（3）皮肤及皮肤附件感染 200mg/ 次，bid.，p.o.，连续 10d。

（4）泌尿道感染 有报道 100~200mg/次，tid.，p.o.，对泌尿道感染有效。

**【禁忌证】**

**1. 说明书禁忌证**

有本药休克既往史者。

**2. 其他禁忌证**

（1）对本药或其他头孢菌素类药过敏者（国外资料）。

（2）对酪蛋白过敏者禁用含酪蛋白酸钠的片剂（国外资料）。

（3）肉毒碱水平低下者或存在可能导致肉毒碱缺乏的代谢障碍者（国外资料）。

**【特殊人群用药】**

**儿童** 用量随年龄及症状适量增减。＜12 岁儿童用药安全性和有效性尚未确立。

**其他用法用量**

［国外参考信息］ ＞12 岁儿童同成人。临床研究中，＜12 岁儿童按 3~6mg/(kg · 次)，tid.，p.o.，连续用药 2 周。

**老人** 肾功能正常者无须调整剂量。

**孕妇** 孕妇或可能妊娠的妇女用药应权衡利弊。美国 FDA 妊娠安全性分级为：B 级。

**哺乳妇女** 慎用。

**肝功能不全者** 轻中度患者无须调整剂量，对重度肝功能不全者尚不明确。

**肾功能不全 / 透析者** 严重肾功能不全者慎用。

**其他用法用量**

［国外参考信息］ 根据 Ccr 调整：（1）Ccr ＜ 30ml/min，应≤ 200mg/ 次，qd.。（2）Ccr 为 30~49ml/min，应≤ 200mg/ 次，bid.。（3）Ccr 为 50~80ml/min，无需调整剂量。（4）透析者的合适剂量尚未确定。

**【注意】**

（1）慎用 ①有青霉素类药过敏史者。②高度过敏性体质者（国外资料）。③有慢性胃肠道疾病史者，特别是溃疡性结肠炎、Crohn 病或假膜性肠炎者（国外资料）。

（2）交叉过敏 对一种头孢菌素类药过敏对其他头孢菌素类药也可能过敏；对青霉素类、青霉素衍生物或青霉胺过敏也可能对头孢菌素类药过敏。

（3）对检验值 / 诊断的影响 ①本尼迪克特尿糖试验、费林尿糖试验或用 Clinitest tabets 试纸检查尿糖时可呈假阳性。② Coombs 试验可呈阳性。

（4）用药相关检查 / 监测项目 应定期监测 PT（尤肝、肾功能不全者和营养不良者）及肝、肾功能。长期用药者应监测肉毒碱浓度。

**【给药说明】**

给药条件 （1）宜餐时或餐后服药。（2）不宜长期使用，以免血清肉毒碱浓度降低。

**【不良反应】**

（1）神经 头痛。

（2）血液 嗜酸性粒细胞增多、WBC 减少、PLT 增多等；大量用药：低凝血酶原血症。

（3）消化 恶心、呕吐、腹泻、腹痛、消化不良、假膜性肠炎；ALP、ALT、AST 暂时性升高等。

（4）泌尿 BUN 及血清肌酐值升高。

（5）生殖 阴道念珠菌病。

（6）其他 过敏：皮疹、瘙痒、荨麻疹、发热。长期用药：血清肉毒碱浓度降低。

【相互作用】

（1）抗酸药（如铝盐、镁盐等）本药吸收率和疗效降低，不宜合用。

（2）$H_2$ 受体拮抗药 如西咪替丁、雷尼替丁、尼扎替丁、法莫替丁，本药 $C_{max}$ 降低、AUC 减少，不宜合用。

（3）丙磺舒 本药尿中排泄率降低。

（4）食物 增加本药吸收。绝对生物利用度在空腹服时为 14%，与低脂肪餐同服时为 16.1%，与高脂肪餐同服 AUC 和 $C_{max}$ 可分别提高 70%、50%。

## 头孢他美酯
## Cefetamet Pivoxil

【其他名称】 安素美、安塞他美、博运、代宁、伏克、高保息、华仙美、康迪欣、康迈欣、联邦赛福美、力欣美、派威保、头孢米特、头孢他美、头孢他美匹酯、头孢他美新戊酰氧甲酯、特普欣、威锐、星尤凯、盐酸头孢他美匹酯、盐酸头孢他美酯、珍良、Cefetamet、Cefetamet Pivoxil Hydrochloride、Cefyl、Globecef、Globocef

【分类】 抗微生物药 \ 抗生素 \ 头孢菌素类

【抗菌谱】 敏感菌 链球菌属（粪链球菌除外）、肺炎链球菌、大肠埃希菌、流感嗜血杆菌、克雷伯菌属、沙门菌属、志贺菌属、淋病奈瑟球菌、沙雷菌属、吲哚阳性变形杆菌、肠杆菌属及柠檬酸菌属等。

不敏感 / 耐药菌 假单胞杆菌、支原体、衣原体、肠球菌等。

【制剂规格】 片剂（盐酸盐） ① 180mg。② 250mg。（以盐酸头孢他美酯计，下同）

胶囊（盐酸盐） 125mg。

干混悬剂（盐酸盐） 250mg。

【临床应用】

说明书适应证

敏感菌所致下列下呼吸道感染、泌尿系统感染及耳、鼻、喉感染。

【用法用量】

1. 说明书用法用量

（1）一般用法 360mg/ 次或 500mg/ 次，bid.，p.o（餐前或餐后 1h 内）。

（2）复杂性尿路感染 720mg/ 次或 1500~2000mg/ 次，p.o.（晚餐前后 1h 内）。

（3）男性淋球菌性尿道炎和女性非复杂性膀胱炎 单剂 540~720mg 或 1500~2000mg，p.o.（就餐前后 1h 内）。膀胱炎者于傍晚服药。

2. 其他用法用量

［国内参考信息］

（1）支气管炎 250~750mg/ 次，2~3 次 /d，p.o.，疗程 7~14d。

（2）肺炎 500~1500mg/d，p.o.，疗程 10d。

（3）中耳炎 ①急性中耳炎，10mg/（kg · 次），bid.，p.o.，疗程 7d。②慢性中耳炎，250~500mg/ 次，bid.，p.o.。

（4）鼻窦炎 500~1000mg/ 次，bid.，p.o.，连用 7d。

（5）扁桃体炎 1000mg/ 次，bid.，p.o.，疗程 7~10d。

【禁忌证】

说明书禁忌证

对本药或其他头孢菌素类药过敏者。

【特殊人群用药】

儿童 新生儿用药安全性和有效性尚不明确。

说明书用法用量

一般用法 ＞12 岁患儿同成人。＜12 岁患儿，以 10mg/（kg · 次），bid.，p.o. 为标准，根据体重调整：（1）＜15kg 者，10mg/(kg· 次)。（2）16~30kg 者，180mg/ 次 或 250mg/ 次，q.12h。（3）31~40kg 者，180~360mg/ 次或 250~500mg/ 次，q.12h。（4） ＞ 40kg 者，500mg/ 次，q.12h。

**老人**　一般无需调整。高龄患者慎用。

**孕妇**　不推荐使用。若发生对该药敏感的微生物严重感染需用药时应权衡利弊。

**哺乳妇女**　慎用。

**肾功能不全/透析者**　严重肾功能不全者慎用。

**说明书用法用量**

根据Ccr调整：Ccr＞40ml/min者，360mg/次或500mg/次，q.12h；Ccr为10~40ml/min者，90mg/次或125mg/次，q.12h；Ccr＜10ml/min者，首次360mg或500mg，此后90mg/次或125mg/次，q.24h。

**【注意】**

（1）慎用　①对青霉素类药物过敏者。②高度过敏性体质、有家族过敏史者。③胃肠道疾病（尤其是溃疡性结肠炎）。④体弱及全身状况差者。

（2）交叉过敏　与其他头孢菌素类药有交叉过敏。

**【给药说明】**

给药条件　宜餐前或餐后1h内口服本药，以利吸收。

**【不良反应】**

（1）神经　头痛、眩晕、衰弱、疲劳感等。

（2）血液　WBC减少、嗜酸性粒细胞增多、PLT增多等，均为一过性。

（3）消化　恶心、呕吐、腹泻、胃灼热、腹胀、腹部不适、假膜性肠炎、直肠炎、齿龈炎，以及血中胆红素升高、氨基转移酶一过性升高等。若发生假膜性肠炎，应积极治疗，推荐使用万古霉素。

（4）皮肤　瘙痒、局部浮肿、紫癜、皮疹等。

（5）眼　结膜炎。

（6）其他　药物热，严重过敏时，应立即停药，并紧急治疗。

**【药物过量】**

处理意见　用药过量发生严重反应时，应洗胃，并给予对症治疗。

**【相互作用】**

（1）伤寒活菌疫苗　疫苗免疫源性降低，至少应在停用本药24h后接种疫苗。

（2）氨基糖苷类抗生素　合用时肾毒性增加。

（3）利尿药　尚未观察到对肾功能的损伤。

（4）抗酸药（镁、铝、氢氧化物等）、$H_2$受体拮抗药（如雷尼替丁）　对本药药动学无影响。

## 头孢匹胺钠
## Cefpiramide Sodium

**【其他名称】**　德林清、甲吡唑头孢菌素、甲吡唑头孢菌素钠、头孢吡四沙、头孢吡四唑、头孢匹胺、先福吡兰、Cefpiramide、Cefpiran、Sepatren、Sopatren

**【分类】**　抗微生物药\抗生素\头孢菌素类

**【抗菌谱】**　**敏感菌**　金葡菌、表皮葡萄球菌、化脓性链球菌、肺炎球菌、B组溶血性链球菌、草绿色链球菌、消化球菌、拟杆菌、梭杆菌、产气荚膜杆菌、铜绿假单胞菌、多数肠杆菌属细菌、脑膜炎奈瑟菌、淋球菌、卡他莫拉菌、流感嗜血杆菌等。

**不敏感/耐药菌**　对MRSA无活性。

**【制剂规格】**　粉针剂　①0.5g。②1g。

**【临床应用】**

**说明书适应证**

敏感菌所致的下列感染：

（1）呼吸系统感染、泌尿生殖系统感染。

（2）烧伤、手术切口等继发性感染。

（3）腹膜炎（包括盆腔腹膜炎、膀胱直肠陷凹脓肿）、胆管炎。

（4）颌关节炎、颌骨周围蜂窝组织炎。

（5）败血症、脑膜炎。

**【用法用量】**

**1.说明书用法用量**

（1）一般用法　1~2g/d，i.v./i.v.gtt.

（30~60min），分 2 次给予。

（2）难治性或严重感染 酌情增至 4g/d，i.v.gtt.，分 2~3 次给予。

2. 其他用法用量

［国内参考信息］（1）1~2g/d，i.v.（缓慢，≥ 4~6min）。（2）1~2g/ 次，q.12h，i.m.（臀部两侧各 1/2）。（3）0.5~1g/d，i.m.（深部），分 2 次给予。

**【禁忌证】**

1. 说明书禁忌证

（1）有本药所致过敏性休克既往史者。

（2）有本药或头孢菌素类药过敏史者。

2. 其他禁忌证

有青霉素过敏性休克或即刻反应史者不宜用。

**【特殊人群用药】**

**儿童** 早产儿及新生儿用药安全性尚未确立，＜ 6 岁幼儿不宜肌注。

1. 说明书用法用量

（1）一般用法 30~80mg/（kg · d），i.v.gtt.，分 2~3 次给予。

（2）难治性或严重感染 酌情增至 150mg/（kg · d），i.v.gtt.，分 2~3 次给予。

2. 其他用法用量

［国内参考信息］ 20~80mg/（kg · d），i.v.（缓慢）/i.v.gtt.，分 2~3 次给予。

**老人** 需控制剂量及给药间隔，在密切观察下慎重给药。

**孕妇** 需权衡利弊。

**哺乳妇女** 需权衡利弊。

**肝功能不全者** 严重肝功能不全者应适当调整用量及用药时间，慎重给药。

**肾功能不全 / 透析者** 轻中度肾功能不全者无需调整剂量。严重肾功能不全者应适当调整用量及用药时间，慎重给药。血透中不要求补充剂量。

**【注意】**

（1）慎用 ①对青霉素类药过敏者。②本人或直系亲属为过敏体质者。③进食不良或非经口摄取营养者、全身状态欠佳者。④胆道梗阻者。⑤有胃肠道疾病史者，特别是溃疡性结肠炎、Crohn 病或假膜性肠炎者。⑥服用抗凝血药者。

（2）交叉过敏 对一种头孢菌素类药过敏对其他头孢菌素类药也可能过敏；对青霉素类、青霉素衍生物或青霉胺过敏也可能对头孢菌素类药过敏。

（3）对检验值 / 诊断的影响 ①用碱性酒石酸铜试液测定尿糖时可呈假阳性。② Coombs 试验可呈阳性。

**【给药说明】**

（1）给药条件 ①用药前需充分问诊，用药时须做好抢救过敏性休克的准备。用药后须使患者保持安静，密切观察。②有青霉素类药过敏史者，用药前应进行原药皮试。③应确定敏感性后用药，疗程应控制为治疗疾病所需的最短时间。④对利多卡因或酰胺类局麻药过敏者不宜肌注。

（2）配伍信息 ①与氨基糖苷类药呈配伍禁忌。②不应与其他药物在同一容器中混合滴注。③静滴液配制：将本药加入 GS、电解质注射液、氨基酸注射液等输液中，经 30~60min 滴注完。不得使用注射用水溶解。④肌注液配制：将 1g 本药溶于 1% 利多卡因溶液 6ml 中，于臀部两侧各肌注 1/2。⑤本药溶解后须迅速使用，需保存时，务必于 24h 以内使用。

**【不良反应】**

（1）心血管 大剂量静脉给药：血管刺激和血栓性静脉炎。为预防上述反应，应注意注射液的溶解、注射部位的选择、注射方法等，注射速度应尽量缓慢。

（2）神经 头痛、倦怠等。

（3）血液 凝血功能障碍（PLT 减少、PT 延长、凝血因子Ⅱ活力降低等）、WBC 减少、嗜酸性粒细胞增多、溶血性贫血和粒细胞减少。

（4）消化 恶心、呕吐、食欲减退、腹痛、腹泻、便秘，血清 ALT、AST 或 ALP 一过性升高。长期治疗：假膜性结肠炎伴严重持续性腹泻，应立即停药。

（5）呼吸　间质性肺炎、肺嗜酸性粒细胞浸润综合征。出现发热、咳嗽、呼吸困难、胸部X片异常、嗜酸性粒细胞增多等症状时，应停药，并给予皮质激素进行适当处理。

（6）泌尿　血清肌酐和BUN暂时性升高。急性肾衰竭等严重肾功能障碍，应定期检查肾功能，密切观察，发现异常时应停药并进行适当处理。

（7）其他　①过敏：皮疹、荨麻疹、瘙痒、药物热、过敏性休克等。过敏性休克时，可采用青霉素过敏性休克的处理方案。②注射部位疼痛、硬结。③长期用药：菌群失调。Vit K、Vit B 缺乏。

【药物过量】

（1）表现　过量或频繁用药可导致恶心、呕吐、腹泻、癫痫发作。

（2）处理意见　对症治疗。

【相互作用】

（1）氨基糖苷类药（如庆大霉素）对肠杆菌属和铜绿假单胞菌的某些敏感菌株有协同抗菌作用，也可加重肾毒性。

（2）强利尿药（如呋塞米等）、其他头孢菌素　可加重肾毒性。

（3）抗凝药　产生协同作用，导致出血。

（4）乙醇　可见双硫仑样反应，表现为面部潮红、头痛、眩晕、腹痛、上腹痛、恶心、呕吐、气促、HR加快、血压降低及嗜睡、幻觉等。用药时及停药后1周内应避免饮酒及给予含乙醇的药物。

## 头孢地嗪
## Cefodizime

【其他名称】高德、金汕秦、康丽能、力勉、莫敌威、头孢地秦、头孢地嗪钠、Cefodizime Disodium、Cefodizime Sodium、Neucef、NEWDIZIME、Timcef

【抗菌谱】**敏感菌**　金葡菌、链球菌属（含肺炎链球菌）、淋病奈瑟菌、脑膜炎奈瑟菌、卡他布兰汉菌、大肠埃希菌、志贺菌属、沙门菌属、枸橼酸杆菌属、克雷伯菌属、普通变形杆菌、普鲁威登菌属、摩根菌、流感嗜血杆菌、棒状杆菌属等。

**不敏感/耐药菌**　铜绿假单胞菌、MRSA、类杆菌属、不动杆菌属、粪肠球菌、李斯特菌属、支原体及衣原体。

【制剂规格】粉针剂（钠盐）①0.25g。②0.5g。③1g。④1.5g。⑤2g。（均以头孢地秦 $C_{20}H_{20}N6O_7S_4$ 计）

【临床应用】

**说明书适应证**

敏感菌所致上下泌尿道感染、下呼吸道感染、淋病等。

【用法用量】

**1. 说明书用法用量**

（1）女性单纯下尿路感染　单剂1~2g，i.v./i.v.gtt./i.m.。

（2）其他泌尿系统感染　起始量1~2g/次，qd.，i.v./i.v.gtt./i.m.；必要时2g/次，q.12h。疗程视病情而定。

（3）下呼吸道感染　起始量1g/次，q.12h，i.v./i.v.gtt./i.m.；必要时2g/次，q.12h。疗程通常为10~14d，可酌情调整。

（4）淋病　单剂0.25~0.5g，i.v./i.v.gtt./i.m.。

**2. 其他用法用量**

［国外参考信息］

（1）一般用法　1~4g/d，qd./q.12h，i.v./i.v.gtt./i.m.。疗程5~14d，视感染严重程度而定。

（2）脑膜炎　0.1g/（kg·d），分4次，i.v./i.v.gtt./i.m.。

（3）单纯性尿路感染　单剂1~2g，i.v./i.v.gtt./i.m.。

（4）复杂性尿路感染　1~2g/d，i.v./i.v.gtt./i.m.。

（5）单纯性泌尿生殖道淋病　单剂0.5~1g，i.m.。

【禁忌证】

**说明书禁忌证**

对本药或其他头孢菌素类药过敏者。

【特殊人群用药】

**儿童** 安全性及有效性尚不确定。

**其他用法用量**

［国外参考信息］

（1）一般用法 0.02~0.1g/（kg · d）（常用 0.06g/（kg · d）），分 3~4 次，i.v./i.m.。

（2）脑膜炎 0.2g/（kg · d），分 4 次静脉给药，疗程 7~14d。

**老人** 肾功能正常者无需调整剂量。

**孕妇** 不宜使用。

**哺乳妇女** 不宜使用。

肾功能不全 / 透析者

**1. 说明书用法用量**

首剂同常规剂量，此后根据肾功能调整：Ccr 为 10~30ml/min 时，1~2g/d；Ccr ＜ 10ml/min 时，0.5~1g/d。

**2. 其他用法用量**

［国外参考信息］（1）Ccr ＞ 30ml/min 时，不需调整剂量。（2）Ccr 为 10~30ml/min 时，剂量≤ 2g/d。（3）Ccr ＜ 10ml/min 时，宜≤ 1g/d。（4）透析后给药 1~2g。

【注意】

（1）慎用 对青霉素或其他药物过敏者（国外资料）。

（2）交叉过敏 与青霉素、其他 β – 内酰胺类、其他头孢菌素类药可能存在交叉过敏。

（3）用药相关检查 / 监测项目 ① WBC 计数。血常规（疗程＞ 10d）。②肝、肾功能。

【给药说明】

配伍信息 （1）不可与其他抗生素混合。（2）粉针剂不易溶于乳酸钠溶液。（3）用 GS 溶液稀释后应立即注射。（4）静注液配制：0.5g/1g 本药钠盐粉针剂溶于 4ml 注射用水，或 2g 溶于 10ml 注射用水，于 3~5min 内注射。（5）静滴液配制：以 0.5g、1g 或 2g 本药钠盐粉针剂溶于 40ml 注射用水、NS 或林格液中，于 20~30min 内输注。（6）肌注液配制：0.5g/1g 本药钠盐粉针剂溶于 4ml 注射用水，或 2g 溶于 10ml 注射用水中，臀肌深部注射；可溶于 1% 利多卡因溶液中注射（须避免注入血管内）以防止疼痛。（7）溶解后应尽早使用，室温下≤ 6h，2℃ ~8℃冰箱中≤ 24h。

【不良反应】

（1）神经 头痛、眩晕。

（2）内分泌 / 代谢 ApH 水平升高。

（3）血液 PLT 减少、WBC 减少、粒细胞缺乏、嗜酸性粒细胞增多、溶血性贫血。

（4）消化 恶心、呕吐、味觉障碍、腹痛、腹泻及 ALT、AST、ALP、LDH、γ – 谷氨酰转移酶、胆红素升高。出现严重持续性腹泻，应警惕假膜性肠炎。

（5）泌尿 血肌酐、BUN 水平暂时性升高。

（6）生殖 生殖道念珠菌感染。

（7）其他 ①荨麻疹、药物热等过敏反应。发生过敏性休克时，应立即停药、保留静脉插管（或重新建立）、保持患者卧位、双腿抬高、气道通畅，紧急时立即静注肾上腺素，继而予糖皮质激素静注（如 0.25~1g 甲基强的松龙），可重复给药，随后静注血浆代用品，必要时采取人工呼吸、吸氧、抗组胺药等措施。②注射部位炎症及疼痛。③长期用药：二重感染（假膜性肠炎等）。

【相互作用】

（1）伤寒活疫苗 可使机体对伤寒活疫苗的免疫应答减弱，两者使用间隔应＞ 24h。

（2）丙磺舒 延缓本药排泄。

（3）具潜在肾毒性药（如氨基糖苷类药、两性霉素 B、环孢素、顺铂、万古霉素、多黏菌素 B 或黏菌素等）同时或先后用，可增加肾毒性，合用应密切监测肾功能。

## 硫酸头孢匹罗
## Cefpirome Sulfate

**【其他名称】** 氨噻吡戊头孢、氨噻肟吡戊头孢、佳申罗、派新、头孢吡隆、头孢匹罗、钰克、Cedixen、Cefpirome、Cefrom、Metran

**【分类】** 抗微生物药\抗生素\头孢菌素类

**【抗菌谱】** **敏感菌**

（1）革兰阳性菌：金葡菌（包括耐青霉素菌株）、凝固酶阴性的葡萄球菌属（包括耐青霉素但对甲氧西林敏感的菌株）、链球菌A（化脓性链球菌）、链球菌B（无乳链球菌）、链球菌C、链球菌F、链球菌G、轻型链球菌、血链球菌、厌氧消化链球菌、草绿色链球菌、肺炎链球菌、痤疮丙酸杆菌、白喉棒状杆菌、化脓性棒状杆菌、梭菌属（大多数菌株）。

（2）革兰阴性菌：哈夫尼亚菌属、枸橼酸菌属、大肠埃希菌、沙门菌属、志贺杆菌属、克雷伯杆菌属、肠杆菌属、沙雷菌属、奇异变形杆菌、普通变形杆菌、摩根菌、普鲁菲登斯菌、小肠结肠炎耶尔森菌、败血性巴斯德菌、流感嗜血杆菌、杜克雷嗜血杆菌、卡他莫拉菌、脑膜炎奈瑟菌、淋病奈瑟菌、亲水气单胞菌、假单胞菌属、脆弱拟杆菌（非产β-内酰胺酶菌株）。

**不敏感/耐药菌** 耐药的病原菌：粪肠球菌、产单胞李氏菌、难辨梭状杆菌等革兰阳性菌；嗜麦芽黄单胞杆菌、变异梭形杆菌、脆弱拟杆菌（产β-内酰胺酶菌株）等革兰阴性菌。

**【制剂规格】** 粉针剂（以头孢匹罗计）①0.25g。②0.5g。③1g。④2g。

**【临床应用】**

**说明书适应证**

敏感菌所致下列严重感染：

（1）严重下呼吸道感染，如支气管肺炎、大叶性肺炎、肺脓肿、支气管扩张合并感染等。

（2）严重泌尿道感染，如复杂性尿路感染。

（3）严重皮肤及软组织感染，如蜂窝织炎、皮肤脓肿及伤口感染。

（4）菌血症/败血症、化脓性脑膜炎、腹腔内感染、肝胆系统感染、盆腔内感染，以及中性粒细胞减少者所患严重感染。

**【用法用量】**

**说明书用法用量**

（1）严重下呼吸道感染 1~2g/次，q.12h，i.v./i.v.gtt.，一日总量2~4g。

（2）上下泌尿道合并感染、严重皮肤及软组织感染 1g/次，q.12h，i.v./i.v.gtt.，一日总量2g。严重上述感染单位剂量可增至2g。

（3）菌血症/败血症及严重感染、中性粒细胞减少者所患严重感染 2g/次，q.12h，i.v./i.v.gtt.，一日总量4g。

**【禁忌证】**

**说明书禁忌证**

对本药或其他头孢菌素类药过敏者。

**【特殊人群用药】**

**儿童** 不推荐＜12岁儿童使用本药。

**老人** 肾功能正常者无需调整剂量。

**孕妇** 用药应权衡利弊。

**哺乳妇女** 用药应权衡利弊。

**肾功能不全/透析者** 肾功能不全者慎用。

**说明书用法用量**

（1）肾功能不全者 先静脉给予负荷剂量1~2g，后根据Ccr调整用量：Ccr为5~20ml/min者，0.5~1g/次，qd.；20~50ml/min者，0.5~1g/次，bid.；＞50ml/min者，不需调整剂量。

（2）透析者 血透者（Ccr＜5ml/min），0.5~1g/次，qd.，静脉给药，透析后再给予0.25~0.5g的补充剂量。

**【注意】**

（1）慎用 ①有青霉素类药过敏史者。②有慢性胃肠道疾病史者（尤其是溃疡性结肠炎、Crohn病和假膜性肠炎）。

（2）交叉过敏　与其他头孢菌素类药、青霉素类药及其衍生物或青霉胺存在交叉过敏。

（3）对检验值 / 诊断的影响　①用非酶法测定尿糖时可呈假阳性。② Coombs 试验可呈阳性。③用苦味酸盐法测定肌酐时可呈强肌酐样反应。

（4）用药相关检查 / 监测项目　疗程＞10d 者应监测血常规。

【给药说明】

（1）给药条件　①用前先询问患者是否有 β－内酰胺抗生素过敏史。②本药为胃肠外给药，其剂量、给药方法及疗程决定于感染的严重程度、病原菌的敏感性、患者状况及肾功能情况。

（2）配伍信息　①静注时，将 1g 或 2g 药溶于 10ml 或 20ml 灭菌注射用水中，3~5min 内直接静脉注入。肾功能损害者，可将 0.25g 或 0.5g 本药分别溶解于 2ml 或 5ml 注射用水中。②静滴时，将 1g 药溶于 50ml 灭菌注射用水、100ml 林格液、NS、标准电解质输注液、5%（或 10%）GS 或 5% 果糖溶液、5%GS+NS 溶液中，于 20~30min 内静滴。③药液储存中颜色可能变深，但若遵循储存条件，则不影响药物的效价及安全性。经配制后的药液冷藏保存可达 24h。为保证药效，最好使用新鲜配制的注射液。

【不良反应】

（1）神经　头痛、惊厥；味觉和（或）嗅觉异常（注射给药）；肾功能不全者大量用药可见可逆性脑病。

（2）血液　血小板减少、嗜酸性粒细胞增多、粒细胞缺乏、溶血性贫血。出现 WBC 减少时，应停药。

（3）消化　恶心、呕吐、腹泻、假膜性结肠炎等；ALP、ALT、AST、LDH、胆红素升高。明确为假膜性结肠炎应立即停药，给万古霉素或甲硝唑，不能用可抑制肠道蠕动的止泻药。

（4）泌尿　血清肌酐、BUN 轻度升高。

（5）其他　皮疹、荨麻疹、瘙痒、药物热、血管神经性水肿、支气管痉挛等过敏反应，注射部位疼痛、静脉炎、非敏感病原菌过度生长。发生过敏反应时应停药。

【药物过量】

（1）表现　可能发生可逆性脑病，尤其是肾功能不全者。

（2）处理意见　应进行对症、支持治疗，必要时可通过腹透及血透降低血药浓度，一次 4h 的血透可清除体内本药约 50%。

【相互作用】

（1）伤寒活疫苗　降低伤寒活疫苗免疫效应。

（2）氨基糖苷类药　对多种细菌感染均有协同抗菌作用，同时也增强肾毒性。合用时应注意监测肾功能。

（3）丙磺舒　本药排泄延缓，血药浓度升高。

（4）强利尿药　增强肾毒性。合用时应注意监测肾功能。

## 盐酸头孢吡肟
## Cefepime Hydrochloride

【其他名称】博帅、博治、达力能、恒苏、康利沃普、卡洛欣、来比信、灵迪、立健平、立键泰、立斯平、罗欣威、马斯平、派奈欣、若能、士瑞平、头孢泊姆、头孢吡肟、头孢匹美、头孢匹姆、先康、先可诺、信力威、悦康凯欣、英兰、Cefepime、Cefepime Dihydrochloride、Maxipime、Maxipine

【分类】抗微生物药 \ 抗生素 \ 头孢菌素类

【抗菌谱】**敏感菌**

（1）革兰阳性需氧菌：金葡菌（含产 β－内酰胺酶菌株）、表皮葡萄球菌（含产 β－内酰胺酶菌株）、化脓性链球菌、无乳链球菌、肺炎链球菌（含耐青霉素菌）及其他溶血性链球菌、牛链球菌、草绿色链球菌。

（2）革兰阴性需氧菌：假单胞菌（含铜

绿假单胞菌、恶臭假单胞菌）、大肠埃希菌、克雷伯杆菌属、肠杆菌属（含阴沟肠杆菌、产气肠杆菌）、变异杆菌（含奇异变形杆菌、普通变形杆菌）、枸橼酸菌、空肠弯曲菌、杜氏嗜血杆菌、流感嗜血杆菌（含产β-内酰胺酶株）、副流感嗜血杆菌、卡他莫拉菌（含产β-内酰胺酶株）、淋病奈瑟球菌、脑膜炎奈瑟球菌、沙门菌属、沙雷菌属、志贺菌属、小肠结肠炎耶尔森菌、淋病奈瑟菌。

（3）厌氧菌：类杆菌（含产黑色素类杆菌和其他经口感染的类杆菌）、产气荚膜梭状菌、梭状菌、动弯杆菌属、消化链球菌和丙酸杆菌。

**不敏感/耐药菌** 多数肠球菌（如粪肠球菌、MRS）、嗜麦芽假单胞菌、脆弱类杆菌、艰难梭状杆菌。

**【制剂规格】** 粉针剂 ①0.5g。②1g。③2g。（均以头孢吡肟计）

**【临床应用】**

**说明书适应证**

用于治疗敏感菌所致的下列中、重度感染：

（1）下呼吸道感染、尿路感染（单纯性、复杂性）、非复杂性皮肤或皮肤软组织感染、复杂性腹腔内感染、妇产科感染、败血症等。

（2）中性粒细胞减少伴发热者的经验治疗。

（3）儿童细菌性脑脊髓膜炎。

**【用法用量】**

**1. 说明书用法用量**

（1）**一般用法** 1~2g/次，q.12h，i.v.gtt.，疗程7~10d。

（2）尿路感染 ①轻、中度者，0.5~1g/次，q.12h，i.v.gtt./i.m.（深部），疗程7~10d。②重度者，2g/次，q.12h，i.v.gtt.，疗程10d。

（3）除尿路感染外的其他轻中度感染 1g/次，q.12h，i.v.gtt./i.m.。

（4）危及生命的严重感染 2g/次，q.8h，i.v.gtt.。

（5）中性粒细胞减少伴发热的经验治疗 2g/次，q.8h，i.v.gtt.，疗程7~10d，或用至中性粒细胞减少得到缓解。若发热缓解但中性粒细胞仍处于异常低水平，应重新评价有无继续使用抗生素的必要。

**2. 其他用法用量**

［国外参考信息］

（1）严重感染 1~2g/次，q.12h，i.m.或静脉给药，共7~10d。

（2）中性粒细胞减少伴发热患者的感染 2g/次，q.8h，i.m.或静脉给药i.v.。

**【禁忌证】**

**说明书禁忌证**

（1）对本药或其他头孢菌素类药过敏者。

（2）对青霉素或其他β-内酰胺类抗生素有即刻过敏反应史者。

**【特殊人群用药】**

**儿童** ＜2个月婴儿应慎用。儿童深部肌注的经验有限。

**1. 说明书用法用量**

（1）**一般用法** ①＞16岁或体重≥40kg患儿：用法用量同成人。②2个月至12岁或体重＜40kg患儿：40mg/(kg·次)，q.12h，i.v.gtt.，疗程7~14d。Max：≤2g/次。

（2）细菌性脑脊髓膜炎 2个月至12岁或体重＜40kg患儿，50mg/（kg·次），q.8h，i.v.gtt.。

（3）中性粒细胞减少伴发热的经验治疗 2个月至12岁或体重＜40kg患儿，50mg/（kg·次），q.12h，i.v.gtt.，疗程同成人。

**2. 其他用法用量**

［国外参考信息］

（1）一般感染 50mg/（kg·次），q.12h，i.m.或静脉给药。

（2）中性粒细胞减少伴发热患儿的感染 50mg/（kg·次），q.8h，i.m.或静脉给药。

**老人** 肾功能正常者使用一般推荐量；肾功能不全者根据肾功能调整剂量。

**孕妇** 慎用。美国 FDA 妊娠安全性分级为：B 级。

**哺乳妇女** 慎用或暂停哺乳。

**肝功能不全者** 无须调整用量。

**肾功能不全 / 透析者**

**1. 说明书用法用量**

Ccr ≤ 60ml/min 者，初始剂量无需调整，维持剂量和给药间隔须根据表 1-1-3 调整，儿童患者用法类似。

**表 1-1-3 肾功能不全者维持剂量调整方案**

| Ccr（ml/min） | 推荐维持给药方案 | | | |
|---|---|---|---|---|
| ＞ 60 | 0.5g/ 次，q.12h | 1g/ 次，q.12h | 2g/ 次，q.12h | 2g/ 次，q.8h |
| 30~60 | 0.5g/ 次，q.24h | 1g/ 次，q.24h | 2g/ 次，q.24h | 2g/ 次，q.12h |
| 11~29 | 0.5g/ 次，q.24h | 0.5g/ 次，q.24h | 1g/ 次，q.24h | 2g/ 次，q.24h |
| ＜ 11 | 0.25g/ 次，q.24h | 0.25g/ 次，q.24h | 0.5g/ 次，q.24h | 1g/ 次，q.24h |
| 血液透析 | 第 1 日 1g，以后 0.5g/ 次，q.24h；每日给药时间相同，透析当日，于透析后用药 | | | |
| 持续腹膜透析 | 常规剂量，q.48h | | | |

**2. 其他用法用量**

［国外参考信息］ 给予常规起始负荷量后，根据 Ccr 及感染严重程度调整维持量：（1）Ccr ＞ 60ml/min 者，无需调整剂量。（2）Ccr 为 30~60ml/min 者，0.5~2g/ 次，q.24h。（3）Ccr 为 11~29ml/min 者，0.5~1g/ 次，q.24h。（4）Ccr ≤ 10ml/min 者，0.25~0.5g/ 次，q.24h。血透者，每次透析后重复给药 1 次。

**【注意】**

（1）慎用 ①有青霉素类药过敏史者。②有胃肠道疾病史者，特别是溃疡性结肠炎、Crohn 病或假膜性肠炎。

（2）交叉过敏 对一种头孢菌素类药过敏对其他头孢菌素类药也可能过敏；对青霉素类、青霉素衍生物或青霉胺过敏也可能对头孢菌素类药过敏。

（3）对检验值 / 诊断的影响 ① Coombs 试验呈阳性反应。②用含硫酸铜的试剂测定尿糖可呈假阳性，建议在使用本药期间，用葡萄糖氧化酶法测尿糖。

（4）用药相关检查 / 监测项目 ①有引起凝血因子Ⅱ活性下降危险因素者（如肝、肾功能不全，营养不良及延长抗菌治疗者），应监测 PT。②与氨基糖苷类药物或强利尿药合用时，应监测肾功能。

**【给药说明】**

（1）给药条件 ①用药前应明确患者过敏史。②本药可在药敏试验前开始单药治疗。对疑有厌氧菌混合感染者，建议合用其他抗厌氧菌药（如甲硝唑）进行初始治疗。随后根据细菌培养和药敏试验结果及时调整方案。③存在引起凝血因子Ⅱ活性下降危险因素者应用本药，必要时应给予外源性 Vit K。④严重或危及生命的感染应首选静脉给药。

（2）配伍信息 ①与甲硝唑、万古霉素、庆大霉素、硫酸妥布霉素、硫酸奈替米星及氨茶碱呈配伍禁忌；本药浓度＞ 40mg/ml 时，与氨苄青霉素也呈配伍禁忌。②静滴液的配制：本药 1~2g 溶于 50~100ml 溶剂（NS、5% 或 10%GS、1/6M 乳酸钠注射液、5%GS 和 NS 混合注射液、乳酸格林和 5%GS 混合注射液）中，药物浓度≤ 40mg/ml，约 30min 滴完。③肌注液的配制：本药 0.5g 加 1.5ml 注射用溶液（或 1g 加 3ml），溶解后，经深部肌群（如臀肌群或外侧股四头肌）注射。

**【不良反应】** 本药不良反应多轻微而短暂。用药后引起的实验室检查异常多为一过性，停药即可恢复。

（1）心血管 胸痛、心动过速。

（2）神经 头痛、感觉异常、眩晕、失眠；脑病、癫痫等（肾功能不全者未减量用药）。如发生癫痫，应停药，必要时进行抗惊厥治疗。

（3）精神 焦虑、精神混乱。

（4）内分泌 / 代谢　血清磷升高或减少、血钾升高、血钙降低。

（5）血液　嗜酸性粒细胞增多、红细胞比容减少、PT 延长、WBC 减少、粒细胞减少和 PLT 减少、贫血、CT 延长、一过性中性粒细胞减少。使用头孢菌素类抗生素：再障、溶血性贫血、出血。

（6）消化　恶心、呕吐、消化不良、腹痛、腹泻、便秘、肠炎（含假膜性肠炎）、口腔念珠菌感染；ALT、AST、ALP 及总胆红素升高。轻度假膜性肠炎应暂停用药，中、重度者需进行特殊治疗，包括口服甲硝唑、万古霉素等。使用头孢菌素类抗生素：肝功能紊乱（胆汁淤积）。

（7）呼吸　咳嗽、咽喉疼痛、呼吸困难等。

（8）泌尿　BUN、肌酐升高。使用头孢菌素类抗生素：肾功能紊乱、中毒性肾病。

（9）生殖　阴道炎。

（10）骨骼肌肉　肌痉挛（肾功能不全者未减量用药）。

（11）皮肤　皮疹、瘙痒。使用头孢菌素类抗生素：Stevens-Johnson 综合征、多形性红斑、毒性表皮坏死。

（12）其他　皮疹、瘙痒、过敏性休克等过敏反应；发热、乏力、盗汗、外周水肿、疼痛、背痛等；静脉炎、注射部位疼痛和炎症等局部反应；菌群失调而致二重感染（如假膜性肠炎及其他）。如发生过敏反应，应立即停药；严重速发型过敏反应或过敏性休克者需立即应用肾上腺素和其他急救措施。

**【药物过量】**

处理意见　给予支持疗法，并用血透促进药物排除（不宜用腹透）。

**【相互作用】**

（1）伤寒活疫苗　本药对伤寒沙门菌有抗菌活性，可降低伤寒活疫苗的免疫效应。

（2）氨基糖苷类药　协同抗菌作用，但同时也可加重肾毒性。

（3）强效利尿药　可加重肾毒性。

## 头孢唑肟
## Ceftizoxime

**【其他名称】** 安保速灵、安普西林、达立净、达立清、法洛西、力多泰、普创、去甲氨噻肟头孢菌素、去甲噻肟头孢、去甲噻肟头孢菌素、去甲酰氧甲基唑肟头孢菌素、去甲氧噻肟头孢菌素、施福泽、头孢去甲噻肟、头孢去甲噻肟钠、头孢唑肟钠、益保世灵、优卓、Cefizox、Ceftix、Ceftizoxime Sodium、Epocelin、Tefizax、Tildent

**【分类】** 抗微生物药 \ 抗生素 \ 头孢菌素类

**【抗菌谱】** **敏感菌**　产气荚膜梭菌、丙氨酸杆菌属、脑膜炎奈瑟球菌、大肠埃希菌、肺炎克雷伯菌、奇异变形杆菌等肠杆菌属细菌和链球菌属；金葡菌（产青霉素酶及非产青霉素酶菌株）、表皮葡萄球菌、沙雷菌属、肺炎链球菌、化脓性链球菌、白喉棒状杆菌、流感嗜血杆菌、淋病奈瑟球菌及多数厌氧菌（如消化球菌、部分拟杆菌属）；放线菌属、双歧杆菌属、真杆菌属、梭杆菌属、阴沟肠杆菌、摩氏摩根菌、弗劳地柠檬酸杆菌和产气肠杆菌。

**不敏感 / 耐药菌**　铜绿假单胞菌等假单胞菌属、不动杆菌属、脆弱拟杆菌对本药敏感性差，对单核细胞增多李斯特菌无抗菌活性，MRSA、艰难梭菌和肠球菌属对本药耐药。

**【制剂规格】** 粉针剂（钠盐）① 0.5g。② 0.75g。③ 1g。④ 1.5g。⑤ 2g。（均以头孢唑肟计）

**【临床应用】**

**1. 说明书适应证**

敏感菌所致下呼吸道感染、尿路感染、腹腔感染、盆腔感染、败血症、皮肤软组织感染、骨和关节感染，以及肺炎链球菌或流感嗜血杆菌所致脑膜炎和单纯性淋病。

**2. 其他临床应用**

子宫颈和直肠感染、胆道感染、围手

术期感染预防、感染性心内膜炎及创伤、烧伤、烫伤后的严重感染。

【用法用量】

**1. 说明书用法用量**

（1）**一般用法** 1~2g/ 次，q.8~12h，i.v./i.v.gtt.。

（2）严重感染 可增至 3~4g/ 次，q.8h，i.v./i.v.gtt.。

（3）非复杂性尿路感染 0.5g/ 次，q.12h，i.v./i.v.gtt.。

**2. 其他用法用量**

［国内参考信息］

单纯性淋病奈瑟球菌感染 1g/ 次，单剂肌注。

【禁忌证】

**说明书禁忌证**

（1）对本药或其他头孢菌素类药过敏者。

（2）有青霉素过敏性休克史者不宜用。

【特殊人群用药】

**儿童** ＜6 个月婴儿用药安全性和有效性尚不明确。

**1. 说明书用法用量**

**一般用法** ≥6 个月患儿，50mg/（kg · 次），q.6~8h，i.v./i.v.gtt.。

**2. 其他用法用量**

［国内参考信息］ 严重感染者 150mg/（kg · d）。一日最大剂量不超过成人严重感染时的剂量。

**老人** 适当减量或延长给药间期。高龄患者可能发生维生素 K 缺乏症所引起的出血趋向。

**孕妇** 仅在有明确指征时用。美国 FDA 妊娠安全性分级为：B 级。

**哺乳妇女** 暂停哺乳。

**肝功能不全者** 严重肝功能不全者慎用。

**肾功能不全 / 透析者**

**说明书用法用量**

给予 0.5~1g 的负荷量后，根据肾功能损害程度调整剂量：（1）Ccr 为 50~79ml/min，常用 0.5g/ 次，q.8h；严重感染时 0.75~1.5g/ 次，q.8h。（2）Ccr 为 5~49ml/min，常用 0.25~0.5g/ 次，q.12h；严重感染时 0.5~1g/ 次，q.12h。（3）Ccr 为 0~4ml/min（含需透析者），常用 0.5g/ 次，q.48h，或 0.25g/ 次，q.24h；严重感染时 0.5~1g/ 次，q.48h，或 0.5g/ 次，q.24h。（4）血透患者透析后可不追加剂量，但需按上述方案，在透析后给药。

【注意】

（1）慎用 ①有青霉素类药物过敏史者。②易发生哮喘、皮疹、荨麻疹等过敏体质者。③有胃肠道疾病史者，特别是溃疡性结肠炎、Crohn 病或假膜性肠炎者。④进食困难或胃肠外营养者、恶病质者。

（2）交叉过敏 对一种头孢菌素过敏对其他头孢菌素也可能过敏；对青霉素类、青霉素衍生物或青霉胺过敏也可能对头孢菌素类药过敏。

（3）对检验值 / 诊断的影响 ① Coombs 试验可呈阳性。②以硫酸铜法测定尿糖可呈假阳性。用 Benedict、Fehling 及 Clinitest 试剂检查尿糖可呈假阳性。③以磺基水杨酸进行尿蛋白测定可呈假阳性。④ Jaffe 法测定血清和尿肌酐值，可有假性升高。

（4）用药相关检查 / 监测项目 肾功能，尤其是接受大量治疗的重症患者。

【给药说明】

（1）给药条件 ①拟用本药前须详细询问药物过敏史。②有青霉素类药过敏史者，用药前须进行原药皮试（皮试液的浓度为 300μg/ml），阳性者不能使用。③不宜间歇使用本药，且用药时应注意药物的作用、效果、用法用量。④细菌性败血症、局部实质性脓肿（如腹腔脓肿）、腹膜炎及其他严重感染宜静脉给药。

（2）配伍信息 ①与氨基糖苷类药、异丙嗪、非格司亭等药呈配伍禁忌。②可用注射用水、氯化钠注射液、5%GS 溶解后缓慢静注，也可加入 10%GS、电解质注射液或氨基酸注射液中静滴 0.5~2h。③溶解后室温下放置≤ 7h，冰箱中放置≤ 48h。

**【不良反应】** 与其他第三代头孢菌素药类似，但无双硫仑样反应或出血。一般为暂时性，停药后可逐渐恢复正常。

（1）心血管 大剂量静注：血管痛、血栓性静脉炎，应尽量减慢速度。

（2）神经 头痛、麻木、眩晕、感觉异常等。

（3）血液 贫血（含溶血性贫血）、WBC 减少、嗜酸性粒细胞增多、PLT 减少、中性粒细胞减少。

（4）消化 食欲减退、恶心、呕吐、腹痛、腹泻、便秘、假膜性肠炎等；ALP、ALT、AST、LDH 或胆红素升高。若发生假膜性肠炎，必须立即停药，并采取相应措施。对中至重度病例需补液、电解质和蛋白质，必要时口服甲硝唑、杆菌肽、考来烯胺或万古霉素；对于严重的水样腹泻，应慎用可抑制肠蠕动的止泻药。

（5）泌尿 尿蛋白、血尿及 BUN、肌酐值升高。

（6）生殖 阴道炎。

（7）骨骼肌肉 肌注：CPK 一过性增高。

（8）皮肤 注射部位蜂窝织炎。

（9）其他 ①皮疹、荨麻疹、红斑、瘙痒、药物热、过敏性休克等过敏反应。发生过敏反应时，需立即停药；发生过敏性休克时需立即就地抢救，保持呼吸道通畅，吸氧，给予肾上腺素、糖皮质激素及抗组胺药等。②注射部位疼痛、硬结、烧灼感。③长期用药：菌群失调、二重感染及 Vit K、B 族维生素缺乏。④黏膜念珠菌病。

**【药物过量】**

处理意见 一般对症和支持治疗。有临床指征者，可用抗惊厥药。严重过量者可用血透清除部分药物。

**【相互作用】**

（1）丙磺舒 本药的肾清除减少，血药浓度升高。

（2）氨基糖苷类药 协同抗菌，可致肾损害。

（3）香豆素类药 可能增强香豆素类药的作用。

（4）呋塞米等强利尿药 可致肾损害。

（5）其他头孢菌素类抗生素 有出现肾毒性的报道。

## 第三节 头霉素类

### 头孢美唑
### Cefmetazole

**【其他名称】** 毕立枢、甲氧氰甲硫四唑头孢菌素、甲氧氰甲硫头孢菌素、迈力普、美之醇、美之全、美唑舒、氰唑甲氧头孢菌素、深美、头孢甲四唑、头孢甲氧氰唑、头孢美他唑、头孢美唑钠、头孢氰四唑、头孢氰四唑钠、头孢氰唑、头孢氰唑钠、头孢氰唑氧、头霉氰唑、悉畅、先锋美他醇、先锋美他唑、Cefmetazole Sodium、Cefmetazon、Cemetol、Zefazone

**【分类】** 抗微生物药\抗生素\头霉素类

**【抗菌谱】** **敏感菌** 甲氧西林敏感葡萄球菌、大肠埃希菌、克雷伯杆菌、吲哚阴性或阳性变形杆菌、脆弱拟杆菌、消化球菌（包括消化链球菌）、普雷沃菌属（双路普雷沃菌除外）、化脓性链球菌、肺炎链球菌、梭状芽孢杆菌属、奈瑟菌属、卡他莫拉菌、流感嗜血杆菌等。

**不敏感/耐药菌** 甲氧西林耐药葡萄球菌、肠球菌属、肠杆菌属、铜绿假单胞菌、弗劳地枸橼酸杆菌、沙雷菌属。

**【制剂规格】** **粉针剂（钠盐）** ① 0.25g。② 0.5g。③ 1g。④ 2g。

【临床应用】

说明书适应证

（1）敏感菌所致呼吸道感染、尿路感染、女性生殖系统感染等。

（2）胆管炎、胆囊炎、腹膜炎。

（3）败血症。

（4）颌骨周围蜂窝织炎、颌炎。

【用法用量】

说明书用法用量

（1）一般感染 1~2g/d，i.v./i.v.gtt.，分2次给予。

（2）难治性或重度感染 可用至4g/d，i.v.gtt.，分2~4次给予。

【禁忌证】

1. 说明书禁忌证

对本药过敏者。

2. 其他禁忌证

有青霉素过敏性休克史者。

【特殊人群用药】

**儿童** 早产儿、新生儿慎用。

说明书用法用量

（1）一般感染 25~100mg/（kg·d），i.v./i.v.gtt.，分2~4次给予。

（2）难治性或重度感染 可增至150mg/（kg·d），i.v.gtt.，分2~4次给予。

**老人** 应注意调整剂量并密切观察。

**孕妇** 应权衡利弊后使用。美国FDA妊娠安全性分级为：B级。

**哺乳妇女** 慎用。

**肾功能不全/透析者** 肾功能不全者慎用。

1. 说明书用法用量

肾功能不全者根据Ccr调整剂量：（1）Ccr＞60ml/min，1g/次，q.12h。（2）Ccr为30~60ml/min，1g/次，q.24h；或0.5g/次，q.12h。（3）Ccr为10~30ml/min，1g/次，q.48h；或0.25g/次，q.12h。（4）Ccr＜10ml/min时，1g/次，q.120h；或0.1g/次，q.12h。

2. 其他用法用量

［国外参考信息］根据Ccr调整用量：Ccr为50~90ml/min，1~2g/次，q.12h；Ccr为30~49ml/min，1~2g/次，q.16h；Ccr为10~29ml/min，1~2g/次，q.24h；Ccr＜10ml/min，在血透后，1~2g/次，q.48h。

【注意】

（1）慎用 ①对其他β-内酰胺类抗生素过敏者。②对青霉素类抗生素有过敏史者。③本人或直系亲属为过敏性体质者。④年老体弱者。⑤全身状态不良者（如进食不良、非肠道营养者）。⑥有胃肠道疾病史者，尤其是溃疡性肠炎、Crohn病或假膜性肠炎（国外资料）。

（2）交叉过敏 对一种头孢菌素类药过敏对其他头孢菌素类药也可能过敏；对青霉素类、青霉素衍生物或青霉胺过敏也可能对头孢菌素类药过敏。

（3）对检验值/诊断的影响 ①Coombs试验可呈假阳性。②以磺基水杨酸进行尿蛋白测定时可呈假阳性。③斑氏或斐林尿糖试验可呈假阳性。④用Jaffe反应测定血清和尿肌酐，可见假性升高。

（4）用药相关检查/监测项目 用药期间应定期检查肝、肾功能及血常规等。

【给药说明】

（1）给药条件 ①用药前应仔细询问过敏史，并做皮试，用药时做好抢救准备，用药后应使患者安静休息，密切观察。②静注时应注意注射液配制、注射部位及方法等，并尽量缓慢注射。

（2）配伍信息 ①与氨基糖苷类药呈配伍禁忌。②不得使用注射用蒸馏水溶解。静注液配制，每次用量溶于10~20ml（按1g药溶于10ml计）灭菌注射用水、灭菌NS或5%GS中，静注时间宜≥4~6min。静滴液配制，每次用量溶于60~100ml（按1g药溶于20ml计）灭菌NS、5%GS/10%GS、右旋糖酐溶液、复方氨基酸溶液或1/6M乳酸钠注射液中，于半小时内静滴。③本药遇光会逐渐着色，开启后应注意保存，溶解后尽快使用，室温保存不宜超过24h。

【不良反应】

（1）心血管　静脉给药：血栓性静脉炎。

（2）神经　头痛。

（3）血液　RBC、WBC 及 PLT 减少、嗜酸性粒细胞增多、粒细胞缺乏、溶血性贫血。

（4）消化　恶心、呕吐、腹泻、食欲缺乏、假膜性肠炎、肝炎、肝功能障碍、黄疸；ALT、AST、ALP 暂时性升高。中至重度假膜性肠炎，应补液、电解质和蛋白，必要时口服甲硝唑、杆菌肽、考来烯胺或万古霉素，严重水样腹泻，应慎用能抑制肠蠕动的止泻药。

（5）呼吸　间质性肺炎（表现为咳喘、呼吸困难、嗜酸性粒细胞增多、胸部 X 线检查异常）及 PIE 综合征。

（6）泌尿　BUN 暂时性升高、ARF。

（7）皮肤　Stevens-Johnson 综合征及 Lyell 综合征。

（8）其他　①过敏：荨麻疹、皮疹、药物热、过敏性休克等。过敏性休克时，可用抗组胺药、皮质激素或肾上腺素，并给氧及保持气道通畅（包括气管插管）。②长期用药：二重感染、Vit K 缺乏（表现为低凝血因子Ⅱ血症、出血倾向等）、B 族维生素缺乏（表现为舌炎、口内炎、食欲缺乏、神经炎等）。

【药物过量】

处理意见　出现过量的临床指征时，可用抗惊厥药，必要时可用血透清除部分药物。

【相互作用】

（1）伤寒活疫苗　可降低伤寒活疫苗的免疫效应。

（2）丙磺舒　本药 $t_{1/2}$ 延长，血药浓度升高。

（3）氨基糖苷类药　有协同抗菌作用，可增加肾毒性。

（4）呋塞米等强利尿药　可增加肾毒性。

（5）乙醇　影响乙醇代谢，出现双硫仑样反应。用药期间和用药后 1 周内应避免饮酒。

## 头孢西丁
## Cefoxitin

【其他名称】　甲氧噻吩头孢菌素、甲氧头霉噻吩、美福仙、噻吩甲氧头孢菌素、头孢甲氧霉素、头孢甲氧噻吩、头孢西丁钠、头霉甲氧噻吩、头霉噻吩、头霉噻吩钠、先锋美吩、Boncefin、Cefoxitin Sodium、Cenomycin、Farmoxin、Mefoxin、Mefoxitin、Merxin

【分类】　抗微生物药 \ 抗生素 \ 头霉素类

【抗菌谱】　**敏感菌**　甲氧西林敏感葡萄球菌、葡萄球菌（包括凝固酶阳性、阴肠球菌性和产青霉素酶的菌株）、溶血性链球菌（A 组、B 组）、肺炎链球菌及其他链球菌等需氧性革兰阳性球菌，其他链球菌中 D 组链球菌等需氧性革兰阳性杆菌，淋球菌（包括产酶株）、脑膜炎（莱瑟氏）菌等需氧性革兰阴性球菌，大肠埃希菌、肺炎克雷伯杆菌、奇异变形杆菌、变形杆菌（吲哚阳性）、普通变形杆菌、摩根变形杆菌、普罗威登菌、流感嗜血杆菌等需氧性革兰阴性杆菌，肠球菌、粪链球菌、微需氧链球菌等厌氧性革兰阳性球菌，产气荚膜梭状芽孢杆菌、梭状芽孢杆菌、真杆菌、痤疮丙酸杆菌等厌氧性革兰阳性杆菌，韦容球菌等厌氧性革兰阴性球菌，脆弱拟杆菌、黑色素拟杆菌、类杆菌（包括青霉素敏感和青霉素耐药菌株）、梭杆菌等厌氧性革兰阴性菌、黏质沙雷菌、沙门杆菌、志贺菌、消化球菌、消化链球菌等。

**不敏感 / 耐药菌**　阴沟杆菌、MRS、肠球菌属、铜绿假单胞菌及多数肠杆菌属。

【制剂规格】　粉针剂（钠盐）　① 0.5g。② 1g。③ 2g。

【临床应用】

1. 说明书适应证

（1）敏感菌所同致呼吸道感染、泌尿道

感染、腹腔感染、妇科感染、骨关节及软组织感染等，尤适于需氧菌和厌氧菌混合感染及产 β–内酰胺酶敏感菌所致感染。

（2）败血症、伤寒、心内膜炎。

**2. 其他临床应用**

预防腹腔或盆腔手术后感染。

**【用法用量】**

**说明书用法用量**

（1）**一般用法** 1~2g/ 次，q.6~8h，i.m./i.v./i.v.gtt.。

（2）单纯感染 如肺炎、泌尿系统感染、皮肤感染，1g/ 次，q.6~8h，i.m./i.v.gtt.，3~4g/d。

（3）轻度感染 1g/ 次，q.6~8h，i.m.，3~4g/d。

（4）中、重度感染 1g/ 次，q.4h 或 2g/ 次，q.6~8h，i.v./i.v.gtt.，6~8g/d。

（5）严重感染 如气性坏疽，2g/ 次，q.4h，或 3g/ 次，q.6h，i.v./i.v.gtt.，12g/d。

（6）预防围生期感染 剖宫产脐带夹住时，2g，i.v.，4h 和 8h 后各追加 1 次。

（7）预防术后感染 术前 1~1.5h 静注 2g，之后 24h 内，1g/ 次，q.6h。

**【禁忌证】**

**说明书禁忌证**

（1）对本药或其他头孢菌素类药过敏者。

（2）避免用于有青霉素过敏性休克病史者。

**【特殊人群用药】**

**儿童** ＜3 个月婴儿不宜使用本药，＜6 岁者不宜肌注。

**1. 说明书用法用量**

＞3 个月患儿，13.3~26.7mg/（kg· 次），i.m./i.v./i.v.gtt.，q.6h 或 20~40mg/（kg· 次），q.8h。

**2. 其他用法用量**

［国内参考信息］ ＞3 个月患儿，静脉给药 12.5~25mg/（kg · 次），q.6h。

［国外参考信息］ 推荐新生儿 90~100mg/（kg · d），分 3 次静脉给予。＞3 个月者，推荐 80~160mg/（kg·d），分 4~6 次静脉给予。总量≤ 12g/d。

**孕妇** 慎用。美国 FDA 妊娠安全性分级为：B 级。

**哺乳妇女** 应权衡利弊。

**肝功能不全者** 慎用。

**肾功能不全 / 透析者** 慎用。

**说明书用法用量**

按 Ccr 调整剂量：（1）Ccr 为 30~50ml/min：1~2g/ 次，q.8~12h。（2）Ccr 为 10~29ml/min：1~2g/ 次，q.12~24h。（3）Ccr 为 5~9ml/min：0.5~1g/ 次，q.12~24h。（4）Ccr ＜5ml/min：0.5~1g/ 次，q.24~48h。

**【注意】**

（1）慎用 ①对青霉素过敏或过敏体质者。②有胃肠道疾病史者，尤其是有结肠炎病史者。

（2）交叉过敏 对一种头孢菌素类药过敏对其他头孢菌素类药也可能过敏；对青霉素类、青霉素衍生物或青霉胺过敏也可能对头孢菌素类药过敏。

（3）对检验值 / 诊断的影响 ①应用碱性酒石酸铜试液进行尿糖试验可呈假阳性。②高浓度时可使尿 17– 羟皮质类固醇出现假性升高。③ Coombs 试验可呈阳性。

**【给药说明】**

（1）给药条件 对利多卡因或酰胺类局麻药过敏者不宜肌注。

（2）配伍信息 ①与妥布霉素、盐酸金霉素、盐酸四环素、盐酸土霉素、黏菌素甲磺酸钠、硫酸多黏菌素 B、葡萄糖酸红霉素、乳糖酸红霉素、林可霉素、磺胺异噁唑、氨茶碱、可溶性巴比妥类、氯化钙、葡萄糖酸钙、盐酸苯海拉明、其他抗组胺药、利多卡因、间羟胺、哌甲酯、琥珀胆碱、阿米卡星、氨曲南、红霉素、非格司亭、庆大霉素、氢化可的松、卡那霉素、甲硝唑、新霉素、奈替米星、去甲肾上腺素等药呈配伍禁忌，联用时不能混置于同一容器内。偶也可能与青霉素、甲氧西林、苯妥英钠、丙氯拉嗪、维生素B族和维生素C族、水解蛋白呈配伍禁忌。②肌注液配制：每1g药加入2ml无菌注射用水，另可加入利多卡因制成0.5%/1%的溶液以减轻疼痛。③静注液配制：每次1~2g溶于灭菌NS或5%GS 10~20ml中缓慢静注（4~6min）。④静滴液配制：每次静滴量溶于灭菌NS、5%或10%GS、右旋糖酐液、复方氨基酸液及1/6M乳酸钠液100ml中0.5h内静滴完。

**【不良反应】**

（1）心血管　高血压或低血压。静注量过大或过快：灼热感、血管疼痛、血栓性静脉炎。

（2）神经　头昏、眩晕等。

（3）血液　贫血、骨髓抑制、Hb降低，PLT、WBC及中性粒细胞减少，嗜酸性粒细胞增多等。

（4）消化　恶心、呕吐、食欲减退、腹痛、腹泻、便秘、肠炎、肝功能异常（AST、ALT、ALP、LDH、胆红素等一过性升高）等。

（5）泌尿　BUN、肌酐一过性升高，间质性肾炎。

（6）其他　①过敏：皮疹、荨麻疹、瘙痒、红斑、药物热、呼吸困难、血管神经性水肿、过敏性休克等。②重症肌无力患者症状加重。③肌注部位硬结、疼痛。④长期大量用药：二重感染，Vit K、B族维生素缺乏。

**【药物过量】**

处理意见（1）急性过敏，可给抗组胺药、皮质激素、肾上腺素或其他加压胺类药，同时给予吸氧并保持气道通畅（包括气管插管）。（2）中至重度假膜性肠炎，需补液、电解质和蛋白质；必要时口服甲硝唑、地衣杆菌素、考来烯胺或万古霉素；严重水样腹泻，不宜用能减少肠蠕动的止泻药。（3）出现神经系统症状时可用抗惊厥药。（4）必要时可用血透清除药物。

**【相互作用】**

（1）头孢菌素类药　有拮抗作用，可减弱抗菌疗效。

（2）伤寒活疫苗　可降低伤寒活疫苗免疫效应。

（3）丙磺舒　本药排泄延迟，血药浓度升高、$t_{1/2}$延长。

（4）克拉维酸　增强本药对部分耐药菌（产β-内酰胺酶革兰阴性杆菌）的抗菌活性。

（5）氨基糖苷类药　协同抗菌作用，增加肾毒性。

（6）强利尿药（如呋塞米、依他尼酸、布美他尼）、抗肿瘤药（如卡莫司汀、链佐星）增加肾毒性。

（7）乙醇　可影响乙醇代谢，致双硫仑样反应。用药期间及用药后1周内应避免饮酒、口服或静脉输入含乙醇药物。

## 头孢米诺钠
## Cefminox Sodium

**【其他名称】** 氨羧甲氧头孢菌素、氨羧甲氧头孢菌素钠、立健诺、迈诺、美士灵、头孢米诺、Cefminox、Meicelin、Meicilin、Melnox

**【分类】** 抗微生物药\抗生素\头霉素类

**【抗菌谱】** **敏感菌**　大肠埃希菌、克雷伯杆菌属、变形杆菌、流感嗜血杆菌、拟杆菌及链球菌。

**不敏感/耐药菌**　肠球菌。

**【制剂规格】** **粉针剂**　①0.25g。②0.5g。③1g。④1.5g。⑤2g。（均以头孢米诺计）

**【临床应用】**

**说明书适应证**

敏感菌所致呼吸系统感染、腹腔感染、泌尿系统感染、盆腔感染及败血症。

**【用法用量】**

**说明书用法用量**

（1）一般感染　1g/次，bid.，i.v./i.v.gtt.，可随年龄及症状适当增减。

（2）败血症、难治性或重症感染　可增

至 6g/d，i.v./i.v.gtt.，分 3~4 次给予。

【禁忌证】

**说明书禁忌证**

（1）对头孢米诺或头孢烯类抗生素过敏或有过敏史者。

（2）有青霉素过敏性休克史者。

【特殊人群用药】

**儿童** 新生儿、早产儿的用药安全性尚未确定。

**说明书用法用量**

一般感染 20mg/（kg·次），3~4 次 /d，i.v./i.v.gtt.。

**老人** 可见 Vit K 缺乏引起的出血倾向，应慎重给药。

**孕妇** 应权衡利弊。

**哺乳妇女** 应权衡利弊。

**肾功能不全 / 透析者** 肾功能不全者可调整剂量，严重者慎用。

【注意】

（1）慎用 ①对其他 β- 内酰胺类抗生素有过敏史者。②本人或直系亲属为过敏体质者。③胃肠道吸收不良或需依靠肠外营养者。

（2）交叉过敏 对一种头孢菌素或头霉素过敏对其他头孢菌素或头霉素类药也可能过敏；对青霉素类、青霉素衍生物或青霉胺过敏也可能对头孢菌素或头霉素类药过敏。

（3）对检验值 / 诊断的影响 ①硫酸铜法尿糖试验可呈假阳性。② Coombs 试验假阳性。

【给药说明】

（1）给药条件 ①本药仅用于静注或静滴。②用药前宜进行皮试，阳性者不能使用。

（2）配伍信息 ①与氨茶碱、磷酸吡哆醛、Vit $B_6$ 呈配伍禁忌。②与呋喃硫胺、硫辛酸、氢化可的松琥珀酸钠及腺苷钴胺配伍后时间稍长会变色，故配伍后应尽快使用。③静注液配制：每 1g 药用 20ml 注射用水、5%~10%GS 或 NS 溶解。④静滴液配制：每 1g 药溶于 5%~10%GS 或 NS 100~500ml 中（不得用注射用水静滴），滴注 1~2h。

【不良反应】 出现不良反应时，应停药并适当处置。

（1）血液 PLT、RBC、粒细胞计数减少或嗜酸性粒细胞增多，PT 延长、全血细胞减少症、HCT 降低、Hb 减少。

（2）消化 食欲减退、恶心、呕吐、腹泻、假膜性肠炎、黄疸、暂时性肝功能异常（ALT、AST、ALP、血胆红素升高等）。

（3）泌尿 少尿、蛋白尿、肾功能异常肌酐（Jaffe 法）、BUN 升高等。

（4）其他 ①过敏：皮疹、发热、瘙痒、过敏性休克等。②全身乏力感。③长期用药：二重感染、口内炎、念珠菌病及 B 族维生素、Vit K 缺乏症状。

【相互作用】

（1）强利尿药（如呋塞米等） 可增加肾毒性。

（2）乙醇 可见双硫仑样反应，用药期间及用药后 1 周内应避免饮酒。

## 第四节 氧头孢类

### 氟氧头孢钠
### Flomoxef Sodium

【其他名称】 氟莫克西、氟莫克西钠、氟吗宁、氟莫头孢、氟氧头孢、氧氟头孢钠、Flomoxef、Flumarin、FMOX

【分类】 抗微生物药 \ 抗生素 \ 氧头孢类

【抗菌谱】 敏感菌 葡萄球菌（包括耐甲氧西林菌株）、链球菌（肠球菌除外）、肺炎链球菌、消化链球菌、卡他莫拉菌、奈瑟淋球菌、大肠埃希杆菌、克雷伯菌属、变形杆菌、流感嗜血杆菌以及拟杆菌等。

**【制剂规格】** 粉针剂　① 0.5g。② 1g。③ 2g。

**【临床应用】**

**说明书适应证**

（1）敏感菌所致呼吸系统感染、腹腔感染、胆道感染、泌尿和生殖系统感染、皮肤及软组织感染等。

（2）心内膜炎、败血症等其他严重感染。

**【用法用量】**

**1. 说明书用法用量**

（1）**一般用法**　1~2g/d，i.v./i.v.gtt.，分2次给予。

（2）难治性或重度感染　可增至4g/d，i.v./i.v.gtt.，分2~4次给予。

**2. 其他用法用量**

［国外参考信息］

（1）呼吸道疾病　急、慢性支气管炎、支气管肺炎、肺脓肿以及COPD等，1~2g/次，bid.，i.v./i.v.gtt.，总疗程7~14d。

（2）泌尿道感染　1g/次，bid.，i.v./i.v.gtt.，总疗程5~14d。

（3）妇科感染　如子宫内膜炎、前庭大腺脓肿以及外阴脓肿，1g/次，bid.，i.v./i.v.gtt.，总疗程5~6d。

**【禁忌证】**

**说明书禁忌证**

（1）对本药有休克反应史者。

（2）对本药或头孢类抗生素有过敏史者不宜用。

**【特殊人群用药】**

**儿童**　新生儿（尤其是早产儿）慎用。

**1. 说明书用法用量**

**一般用法**　（1）早产儿、新生儿：常用量为20mg/（kg·次），i.v./i.v.gtt.（≥ 30min）。出生3日内新生儿2~3次/d，日龄＞3日者3~4次/d。可视年龄、孕周、体重及感染严重程度适当增减，必要时可达150mg/（kg·d），分3~4次给药。（2）＞1个月儿童：常用量为60~80mg/（kg·d），分3~4次给药。

**2. 其他用法用量**

［国外参考信息］

（1）蜂窝组织炎、烫伤样综合征以及皮下脓肿　20~150mg/（kg·d），i.v./i.v.gtt.，分3次给予。

（2）伴有泌尿道感染的败血症、耳炎、脓疱病、吸入性肺炎、头部皮下脓肿、宫内感染、脐感染、急性外耳炎以及肛周脓肿的新生儿感染　20~30mg/（kg·次），2~3次/d，i.v./i.v.gtt.，疗程5~8d。

**老人**　应注意调整剂量并密切观察。

**孕妇**　慎用。

**哺乳妇女**　慎用。

**肾功能不全/透析者**　严重肾功能不全者慎用。国外资料认为，用量应减少，但尚无明确指导剂量。

**【注意】**

（1）慎用　①对其他β-内酰胺类抗生素过敏者。②过敏体质者。③依靠静脉营养者或全身状态恶化者。

（2）用药相关检查/监测项目　用药期间应定期进行肝、肾功能及血液学检查。

**【给药说明】**

（1）给药条件　①用药前应仔细询问过敏史，用药时做好抢救休克准备，用药后应使患者安静休息，密切观察。②静注时应注意注射液的配制、注射部位、注射方法等，并尽量缓慢注射。

（2）其他　配制后应尽快使用，常温保存宜≤ 6h，冷藏保存宜≤ 24h。

**【不良反应】**

（1）血液　造血系统异常，表现为一过性嗜酸性粒细胞增多和PLT增多，RBC、Hb、血细胞比容及WBC轻微降低，全血细胞减少、粒细胞缺乏、PLT减少；溶血性贫血。

（2）消化　恶心、呕吐、腹泻、腹胀、假膜性肠炎、肝功能暂时性异常（ALP、血清ALT和AST升高）及血、尿淀粉酶浓度升高。

（3）呼吸　PIE 综合征及间质性肺炎。

（4）泌尿　肾功能减退、ARF。

（5）皮肤　皮肤黏膜眼综合征及中毒性表皮坏死症。

（6）其他　①过敏：皮疹、瘙痒、药物热、过敏性休克等。②静注局部红肿、硬结，血栓性静脉炎。③口腔炎、Vit K 缺乏、B 族维生素缺乏、乏力、倦怠。

**【药物过量】**

（1）表现　可能导致肾功能损害。

（2）处理意见　可经血透或腹透清除药物。

**【相互作用】**

（1）伤寒活疫苗　伤寒活疫苗免疫效应可降低。

（2）呋塞米等强效利尿药　可增加肾毒性。

（3）氨基糖苷类药　理论上有累积肾毒性作用。

## 第五节　碳青霉烯类

### 比阿培南
### Biapenem

**【其他名称】**　安信、华劲、诺加南、天册

**【分类】**　抗微生物药 \ 抗生素 \ 碳青霉烯类

**【抗菌谱】**　**敏感菌**　葡萄球菌属、链球菌属、肺炎球菌、肠球菌属（屎肠球菌除外）、莫拉菌属、大肠菌、柠檬酸菌属、克雷伯菌属、肠杆菌属、沙雷菌属、变形杆菌属、流感嗜血杆菌、铜绿假单胞菌、放线菌属、消化链球菌属、拟杆菌属、普氏菌属、梭形杆菌属等。

**【制剂规格】**　**粉针剂**　0.3g。

**【临床应用】**

**说明书适应证**

治疗由敏感细菌引起的败血症、肺炎、肺部脓肿、慢性呼吸道疾病引起的二次感染、难治性膀胱炎、肾盂肾炎、腹膜炎、妇科附件炎等。

**【用法用量】**

**说明书用法用量**

**一般用法**　本药每 0.3g 溶于 100ml NS 或 GS 中静脉滴注。0.6g/d，分 2 次滴注（30~60min/ 次）。可根据患者年龄、症状适当增减剂量。最大给药量不能＞ 1.2g/d。

**【禁忌证】**

**说明书禁忌证**

（1）对本药过敏者。

（2）正在服用丙戊酸钠类药物者。

**【特殊人群用药】**

**儿童**　用药的安全性尚不明确。

**老人**　慎用。老年人由于生理功能下降，需注意调整用药剂量及间隔时间。

**孕妇**　用药的安全性尚不明确。

**哺乳妇女**　用药的安全性尚不明确。

**肾功能不全 / 透析者**　严重肾功能不全者慎用。

**【注意】**

（1）慎用　①对碳青霉烯类、青霉素类及头孢类抗生素药物过敏者。②本人或直系亲属有易诱发支气管哮喘、皮疹、荨麻疹等症状的过敏性体质者。③有癫痫史及 CNS 疾病者。

（2）用药相关检查 / 监测项目　①用班氏试剂、斐林试剂进行试纸反应和临床尿糖检测，均有可能出现假阳性结果。② Kveim test 试验中可能呈现阳性结果。

**【给药说明】**

其他　进食困难及全身状况恶化者，可能会出现 Vit K 缺乏症状，应注意观察。

【不良反应】

（1）精神　精神障碍。

（2）血液　嗜酸性粒细胞增多。

（3）消化　恶心、呕吐、腹泻等。严重者可致假膜性结肠炎等严重肠炎。ALT、AST升高，严重者可致肝功能损伤、黄疸。

（4）呼吸　间质性肺炎、PIE综合征。

（5）泌尿　急性肾功能不全。

（6）骨骼肌肉　肌痉挛。

（7）皮肤　皮疹、皮肤瘙痒。

（8）其他　休克、过敏。

【药物过量】

处理意见　尚无相关报道。如出现过量，可采用常规的监护及对症治疗。

【相互作用】

丙戊酸类制剂　本药可导致丙戊酸血药浓度降低，可能使癫痫复发，故不宜合用。

## 美罗培南

## Meropenem

【其他名称】 倍能、海正美特、美洛培南、美平、Mepem、Meropenam、Merrem、Optinem

【分类】抗微生物药\抗生素\碳青霉烯类

【抗菌谱】 敏感菌　体外试验和临床感染应用中均表明本药对以下大多数微生物有活性：

（1）革兰阳性需氧菌：肺炎链球菌（不包括青霉素耐药性菌株）、草绿色链球菌。

（2）革兰阴性需氧菌：大肠埃希菌、流感嗜血杆菌（β－内酰胺酶阳性菌株及β－内酰胺酶阴性菌株）、肺炎克雷伯菌、铜绿假单胞菌、脑膜炎奈瑟菌。

（3）厌氧菌：脆弱拟杆菌、多形拟杆菌、消化链球菌。对以下微生物表现出体外抗菌活性，但是其临床意义尚不清楚：①革兰阳性需氧菌：金黄色葡萄球菌（β－内酰胺酶阳性菌株及β－内酰胺酶阴性菌株）、表皮葡萄球菌（β－内酰胺酶阳性菌株及β－内酰胺酶阴性菌株。注：葡萄球菌中凡对甲氧西林/苯唑西林有耐药性者亦应考虑其对本药有耐药性）。②革兰阴性需氧菌：不动杆菌、嗜水气单胞菌、空肠弯曲菌、异型枸橼酸杆菌、弗氏枸橼酸杆菌、阴沟肠杆菌、流感嗜血杆菌（对氨苄青霉素耐药菌株和β－内酰胺酶阴性菌株）、卡他莫拉菌（β－内酰胺酶阳性菌株及β－内酰胺酶阴性菌株）、摩氏摩根菌、奇异变形杆菌、普通变形杆菌、沙门菌、黏质沙雷杆菌、志贺菌属等。③厌氧菌：吉氏拟杆菌、卵形拟杆菌、单形拟杆菌、解脲拟杆菌、普通拟杆菌、难辨梭状芽孢杆菌、产气荚膜梭状芽孢杆菌、迟缓真杆菌、梭形杆菌、不解糖卟啉单细胞菌、痤疮丙酸杆菌等。

**不敏感/耐药菌**　军团菌、沙眼衣原体、肺炎支原体。

【制剂规格】 粉针剂　①0.25g。②0.5g。③1g。

【临床应用】

**说明书适应证**

（1）用于成人和儿童由单一或多种敏感菌引起的感染：肺炎（包括院内获得性肺炎）、尿路感染、妇科感染（如子宫内膜炎和盆腔炎）、皮肤软组织感染、脑膜炎、败血症。

（2）对成人粒细胞减少症伴发热者的经验性治疗，可单用本药或联合抗病毒药或抗真菌药使用。

（3）单用或与其他抗微生物药联用治疗多重感染。

【用法用量】

**1.说明书用法用量**

给药剂量和时间间隔应根据感染类型、严重程度及患者具体情况而定。

（1）肺炎、妇科感染（如子宫内膜炎）、皮肤或软组织感染　0.5g/次，q.8h，i.v.gtt.。

（2）尿路感染　①0.5g/次，q.8h，i.v.gtt.。②0.5g/次，bid.，i.v./i.v.gtt.。

（3）院内获得性肺炎、腹膜炎、中性粒

细胞减少者的合并感染、败血症 1g/ 次，q.8h，i.v.gtt.。

（4）脑膜炎 推荐 2g/ 次，q.8h，i.v./i.v.gtt.。

2. 其他用法用量

［国内参考信息］ 0.5~1g/d，分 2~3 次，稀释后静滴（30min/ 次），重症可增至 2g/d。连续应用不超过 2 周。

【禁忌证】

说明书禁忌证

（1）对本药及其他碳青霉烯类抗生素过敏者。

（2）使用丙戊酸（钠）者。

【特殊人群用药】

**儿童** ＜3 个月婴儿不推荐用。对于中性粒细胞减少或原发性、继发性免疫缺陷的婴儿，目前尚无本药的使用经验。

说明书用法用量

（1）一般用法 3 个月至 12 岁患儿，10~20mg/（kg · 次），q.8h，i.v./i.v.gtt.；体重＞ 50kg 患儿，同成人。

（2）脑膜炎 40mg/（kg· 次），q.8h，i.v./i.v.gtt.。

**老人** 慎用，并控制给药剂量和给药间隔。老年患者肾功能正常或 Ccr ＞ 50ml/min，不需调整剂量。

**孕妇** 应权衡利弊。美国 FDA 妊娠安全性分级为：B 级。

**哺乳妇女** 应避免哺乳。

**肝功能不全者** 轻度肝功能不全者不需调整，严重者慎用。

**肾功能不全 / 透析者** Ccr ＜ 50ml/min 者，应减量或延长给药间隔。建议血透者在透析后根据病情再给予全量，以达有效血药浓度。

1. 说明书用法用量

依据不同的感染类型，Ccr 为 26~50ml/min，1 个推荐剂量，q.12h；Ccr 为 10~25ml/min，1/2 个推荐单位剂量，q.12h；Ccr ＜ 10ml/min，1/2 个推荐单位剂量，q.24h。

2. 其他用法用量

［国内参考信息］ 血透者，0.5g/ 次，q.24h，每次血透后应补充 0.5g。CAPD 者，0.5g/ 次，q.24h。

【注意】

（1）慎用 ①对青霉素类或其他 β – 内酰胺类抗生素过敏者。②哮喘、皮疹、荨麻疹等过敏体质者。③有癫痫史或 CNS 功能障碍者。④进食不良或非经口营养者、全身状况不良者。

（2）交叉过敏 与其他碳青霉烯类和 β – 内酰胺类抗生素存在局部交叉过敏。

（3）对检验值 / 诊断的影响 ①除用试纸检查外，对用班氏试剂、斐林溶液、尿糖试药丸做的尿糖捡查，有时出现假阳性。②直接库姆斯试验有时呈阳性。③尿胆素原检查有时呈假阳性。

（4）用药相关检查 / 监测项目 长期用药须定期检查血常规和肝、肾功能。

【给药说明】

（1）给药条件 ①未确定致病菌前，本药可单独使用。在开始给药后第 3 日应确定致病菌是否对本药敏感，如不敏感，应立即改用其他药物。不推荐用于 MRS 所致感染；铜绿假单胞菌感染时，应常规行药敏试验。②本药静注时间应＞ 5min，静滴时间＞ 15~30min。③本药不应随意连续使用，根据患者情况连续给药＞ 7d 时，应密切观察皮疹及肝功能异常等不良反应。④本药不宜用于治疗轻症感染，更不可作为预防用药。

（2）配伍信息 ①与齐多夫定、阿昔洛韦、多西环素、昂丹司琼、地西泮、葡萄糖酸钙、多种维生素等呈配伍禁忌。②静注液配制：用灭菌注射用水配制成浓度约 50mg/ml 溶液。③本药可用下列输液溶解：NS、5% 或 10%GS、葡萄糖氯化钠注射液。④配制后静滴液应立即使用。如需放置，用 NS 溶解时，室温下应于 6h 内用，5℃保存时应于 24h 内用。本药溶液不可冷冻。⑤本药溶解时，溶液呈无色或微黄色透明状液体，颜色的浓淡不影响药效。

【不良反应】

（1）心血管　低血压、肺栓塞、心脏症状、外周水肿。

（2）神经　头痛、倦怠感、失眠、意识模糊、眩晕、痉挛、晕厥、癫痫等。出现痉挛、意识障碍等症状时，应立即停药。

（3）精神　焦虑、神经过敏、幻觉、抑郁、意识障碍。

（4）血液　①粒细胞减少、PLT增多或减少、淋巴细胞增多、嗜酸性粒细胞增多及RBC、Hb和血细胞比容降低、全血细胞和WBC减少、贫血等。②胃肠道出血、鼻出血和腹腔积血等。

（5）消化　①腹泻、软便、腹胀、腹痛、食欲减退、恶心、呕吐、便秘、假膜性结肠炎等。若出现腹泻或腹痛加剧，应确诊是否为艰难梭菌引起的假膜性结肠炎，立即停药并进行适当处理。②肝功能异常（血清ALT、AST暂时性升高）、胆汁淤积型黄疸以及胆红素、尿胆素原、ALP、γ-GT、LDH、LAP升高。

（6）呼吸　间质性肺炎、窒息、缺氧、呼吸障碍。出现发烧、咳嗽、呼吸困难、胸部X光片异常等症状时，应停药并使用肾上腺糖皮质激素等进行适当处理。

（7）泌尿　排尿困难、少尿、ARF及$\beta_2$-微球蛋白、BUN、肌酐升高。发现肾功能异常时，应停药，并进行适当处理。

（8）皮肤　皮疹、中毒性表皮坏死症、史-约综合征。

（9）其他　①过敏：荨麻疹、发热感、红斑、瘙痒、过敏性休克等。一旦出现不适、口内异常感、喘鸣、眩晕、便意、耳鸣、出汗等过敏性休克症状时，应立即停药，并进行适当处理。②口内炎、念珠菌感染、背痛、出汗，Vit K、B族维生素缺乏。③注射局部疼痛、红肿、硬结、血栓性静脉炎。

【药物过量】

处理意见　应采取对症、支持疗法，必要时可经血透清除本药及代谢物。

【相互作用】

（1）丙戊酸（钠）、戊酸甘油酯等　丙戊酸的血药浓度降低，致癫痫发作。

（2）丙磺舒　本药$t_{1/2}\beta$延长，血药浓度增加，不推荐联用。

## 帕尼培南-倍他米隆
## Panipenem and Betamipron

【其他名称】　康彼灵、克倍宁、帕尼配能-倍他扑隆、Carbenin

【成分】　帕尼培南、倍他米隆

【分类】　抗微生物药\抗生素\碳青霉烯类

【抗菌谱】**敏感菌**　金葡菌、表皮葡萄球菌、大肠埃希菌、肺炎杆菌、流感杆菌、阴沟杆菌、变形杆菌、枸橼酸杆菌、类杆菌属、铜绿假单胞菌等。

**不敏感/耐药菌**　军团菌、沙眼衣原体和肺炎衣原体。

【制剂规格】**粉针剂**　①250mg。②500mg。③1g。（均以帕尼培南计，其中含等量的倍他米隆）

【临床应用】

**说明书适应证**

（1）敏感菌所致呼吸系统感染、腹腔感染、泌尿系统感染、生殖系统感染、眼科感染、皮肤及软组织感染、骨和关节感染，以及耳、鼻、喉感染等。

（2）败血症、感染性心内膜炎等严重感染。

【用法用量】

**说明书用法用量**

（1）一般感染　1g/d，i.v.gtt.，分2次给予。至少用100ml NS或5%GS溶解，滴注时间≥30min。

（2）重症或顽固性感染疾病　可增至2g/d，i.v.gtt.，分2次给予。一次滴注时间≥1h。

【禁忌证】

**说明书禁忌证**

对本药中任一成分过敏者。

【特殊人群用药】

**儿童** 儿童用药安全性尚不明确，早产儿、新生儿不宜用。

**说明书用法用量**

（1）一般感染 30~60mg/(kg·d)，i.v.gtt.，分 3 次给予。一次滴注时间≥30min。

（2）重症或顽固性感染疾病 可增至 100mg/(kg·d)，i.v.gtt.，分 3~4 次给予。Max：≤2g/d。

**老人** 慎用。

**孕妇** 权衡利弊。

**哺乳妇女** 避免使用，必须使用时应停止哺乳。

**肝功能不全者** 使用本药有肝功能不全恶化的危险，应慎用。

**肾功能不全 / 透析者** 严重肾损害者慎用。

【注意】

（1）慎用 ①对碳青霉烯类、青霉素类及头孢菌素类药有过敏史者。②本人或直系亲属为过敏体质者。③全身状态不良者（如口服吸收不良者，接受静脉、肠道营养者）。④有癫痫史等 CNS 疾病患者避免使用。

（2）对检验值 / 诊断的影响 ①用斑氏试剂、费林试剂和尿糖试纸进行尿糖检查可能呈假阳性。② Coombs 试验可能呈假阳性。③进行尿胆原测定时，必须在采尿后 3h 内进行测定，因本药在尿中随着时间推移棕色加深，从而影响测定结果。

【给药说明】

（1）给药条件 ①用药前宜做皮试，阳性者不能使用。②因本药可引起休克和过敏反应，用药前应充分询问病史，尤其是有无抗生素过敏史，且应准备好休克的急救措施，在整个用药过程中让患者处于安静状态，并仔细观察。③本药不宜用于治疗轻症感染，更不可作为预防用药。

（2）配伍信息 不能用注射用蒸馏水溶解本药。

（3）其他 ①本药溶解后应立即使用。溶解时，溶液呈无色至澄明微黄色，不影响药效。必须储存时，应在室温下储存 6h 之内使用。②用药后可能使尿液呈茶色，此为正常现象。

【不良反应】 出现下列不良反应时，应停药并作适当处理。

（1）心血管 使用其他碳青霉烯类抗生素时：血栓性静脉炎。

（2）神经 头痛、惊厥、意识障碍等 CNS 症状。

（3）血液 贫血、血小板增多、血小板减少、WBC 减少、嗜酸性粒细胞及嗜碱粒细胞增多、粒细胞减少、粒细胞缺乏症、全血细胞减少症、溶血性贫血等。

（4）消化 腹泻、恶心、呕吐、食欲缺乏、尿胆原升高、黄疸、假膜性肠炎（伴有便血）、严重肝功能障碍（如爆发性肝炎），LAP、ALT、AST、ALP、LDH、γ-GTP 升高。

（5）呼吸 间质性肺炎（伴有发热、咳嗽、呼吸困难、胸部 X 射线检查异常、嗜酸细胞增多等）。

（6）泌尿 血肌酐和 BUN 升高、肌酐清除率降低、急性肾衰竭。

（7）皮肤 皮疹、荨麻疹、瘙痒、史-约综合征、Lyell 综合征。

（8）其他 发热、浮肿、口腔炎、念珠菌病、Vit K 缺乏（低凝血因子Ⅱ血症、出血倾向等）、Vit B 缺乏（舌炎、口腔炎、食欲缺乏、神经炎等）、过敏反应（不适、口腔异常感、喘鸣、眩晕、耳鸣、便意、出汗等）、过敏性休克。

【相互作用】

（1）丙戊酸钠 丙戊酸的血药浓度下降，可能引起癫痫发作，禁止合用。

（2）丙磺舒 丙磺舒可延长帕尼培南血清 $t_{1/2}$、提高其血药浓度。

## 亚胺培南西司他丁钠
## Imipenem and Cilastatin Sodium

**【其他名称】** 谱能、齐佩能、泰能、泰宁、亚胺硫霉素－西拉司丁钠、亚胺培南－西拉司丁钠、亚胺培南西司他丁、俊特、BACQURE、Imipenem and Cilastatin、Prepenem、Primaxin、Tienam

**【成分】** 亚胺培南、西司他丁钠（1∶1）

**【分类】** 抗微生物药 \ 抗生素 \ 碳青霉烯类

**【抗菌谱】** **敏感菌**

（1）革兰阳性需氧菌：芽孢杆菌属、粪肠球菌、猪丹毒丝菌、单核细胞增多性李斯特菌、奴卡菌属、小球菌属、肺炎链球菌、化脓性链球菌、金葡菌（包括产酶菌株）、腐生性葡萄球菌、无乳链球菌、表皮葡萄球菌（包括产生青霉素酶菌株）、链球菌 C 族、链球菌 G 族、芽孢杆菌属、甲型溶血性链球菌（包括 A 群溶血性链球菌及 B 群溶血性链球菌）等。

（2）革兰阴性需氧菌：嗜水气单胞菌、产碱杆菌属、支气管博代杆菌、支气管败血症博代杆菌、博代百日咳杆菌、马耳他布鲁杆菌、类鼻疽伯克霍尔德菌、施氏伯克霍尔德菌、弯曲杆菌属、嗜二氧化碳噬细胞菌属、柠檬酸细菌属、弗氏柠檬酸菌、克氏柠檬酸菌、分外埃肯杆菌族、肠杆菌属、聚团肠杆菌、阴沟肠杆菌、阴道加德诺菌属、杜克嗜血杆菌、蜂房哈夫尼菌、奥克西托克雷白杆菌、臭鼻克雷白杆菌、肺炎杆菌、莫拉菌属、摩氏摩根菌、淋病奈瑟球菌、脑膜炎奈瑟球菌、巴斯德菌属、多杀性巴氏杆菌、类志贺邻单胞菌、变形杆菌属、吲哚阳性变形杆菌、普通变形杆菌、普罗威登斯菌属、产碱普罗威登斯菌属、雷氏普罗威登斯菌、斯氏普罗威登斯菌、荧光假单胞菌、恶臭假单胞菌、沙雷菌属、变斑沙雷菌、黏质沙雷菌、涅尔森菌属、小肠结肠炎涅尔森菌、假结核涅尔森菌、无色杆菌属、不动杆菌属、流感嗜血杆菌、奇异变形杆菌、沙雷杆菌、产气肠杆菌、布鲁杆菌、假单胞菌属、百日咳杆菌、大肠埃希菌、淋病奈瑟菌、沙门菌属、伤寒沙门菌、副流感嗜血杆菌、克雷伯杆菌、军团菌属、志贺菌属、分枝杆菌、包皮垢分枝杆菌等。

（3）革兰阳性厌氧菌：放线菌属、双歧杆菌属、梭状芽孢杆菌属、产气荚膜梭状芽孢杆菌、动弯杆菌属、微需氧链球菌、消化球菌属、消化链球菌属、真杆菌属、乳杆菌属、丙酸杆菌属、难辨梭菌、气性坏疽梭菌等。

（4）革兰阴性厌氧菌：多形拟杆菌、吉氏拟杆菌、脆弱拟杆菌、普通拟杆菌、卵形拟杆菌、单形拟杆菌、Bilophila wadsworthia、坏疽梭形杆菌、核梭形杆菌、非解糖红棕单胞菌、二路普雷沃菌、解糖胨普雷沃菌、中间普雷沃菌、产黑色素普雷沃菌、韦荣球菌属等。

**不敏感 / 耐药菌**　嗜麦芽寡养单胞菌、部分洋葱伯克霍尔德菌、屎肠球菌、甲氧西林耐药的葡萄球菌、凝固酶阴性葡萄球菌。

**【制剂规格】** **粉针剂**　① 0.25g。② 0.5g。③ 1g。④ 2g。（均以亚胺培南计）

**【临床应用】**

**说明书适应证**

（1）敏感菌所致腹腔感染、下呼吸道感染、妇科感染、泌尿生殖道感染、骨和关节感染、皮肤软组织感染等多种感染，尤其是多种菌混合感染、需氧及厌氧菌的混合感染，以及病原菌未确定前的早期治疗。

（2）败血症、心内膜炎。

**【用法用量】**

**1. 说明书用法用量**

（1）轻中度感染　用量以亚胺培南计，下同。0.25~1g/ 次，i.v.gtt./i.m.，2~4/d。中度感染一般 1g/ 次，bid.。Max：≤ 4g/d。具体用法可为：①体重≥ 70kg 者，0.25g/ 次，q.6h，i.v.gtt.，即 1g/d；或 0.5g/ 次，q.8h，i.v.gtt.，即 1.5g/d；或 1g/ 次，q.12h，i.v.gtt.，即 2g/d。②＜ 70kg 者，剂量须按比例降低。

（2）严重和/或危及生命的感染 ①体重≥70kg者，0.5g/次，q.6h，i.v.gtt.，即2g/d；或1g/次，q.8h，i.v.gtt.，即3g/d；或1g/次，q.6h，i.v.gtt.，即4g/d。②<70kg者，剂量须按比例降低。对于不敏感病原菌所致者，静滴最大量可增至4g/d或50mg/（kg·d），两者中择较低量用。

（3）预防术后感染 诱导麻醉时静滴1g，3h后再给1g。预防高危性（如结肠直肠）外科手术感染时，于诱导麻醉后8h和16h再分别静滴0.5g。

2. 其他用法用量

［国内参考信息］轻度感染，每6h静滴0.25g；中度感染，每6~8h静滴0.5g；严重感染，每8h静滴1g。最高剂量不超过4g/d。

［国外参考信息］

（1）一般用法 ①轻度感染：敏感菌所致者，1g/d，i.v.gtt.；中度敏感菌株（包括部分铜绿假单胞菌株）所致者，2g/d，分4次给药。②中度感染：敏感菌所致者，1.5~2g/d，i.v.gtt.；中度敏感菌株（包括部分铜绿假单胞菌株）所致者，2~3g/d，分3~4次给药。③重度感染：敏感菌所致者，2g/d，i.v.gtt.；中度敏感菌株（包括部分铜绿假单胞菌株）所致者，3~4g/d，分3~4次给药。Max：≤4g/d。

（2）轻至中度下呼吸道感染、皮肤和软组织感染及妇产科感染 0.5~0.75g/次，q.12h，i.m.，总量宜≤1.5g/d。

（3）轻至中度腹腔感染 0.75g/次，q.12h，i.m.，总量宜≤1.5g/d。感染缓解后，应至少继续使用2d。疗程超过>14d的疗效和安全性尚未确立。

（4）单纯性尿路感染 敏感菌所致者，1g/d，i.v.gtt.；中度敏感菌株（包括部分铜绿假单胞菌株）所致者，1g/d，分4次给药。

（5）复杂性尿路感染 敏感菌所致者，2g/d，i.v.gtt.；中度敏感菌株（包括部分铜绿假单胞菌株）所致者，2g/d，分4次给药。

**【禁忌证】**

**1. 说明书禁忌证**

对本药中任一成分过敏者。

**2. 其他禁忌证**

对青霉素类、头孢菌素类及其他β-内酰胺类药有过敏性休克史者。

**【特殊人群用药】**

**儿童** 尚无足够临床资料作为3个月内婴儿用药的推荐依据。儿童用药时常出现非血尿性红色尿，是药物着色所致，不应与血尿混淆。

**1. 说明书用法用量**

**一般用法** >40kg，同成人；<40kg，15mg/（kg·次），q.6h，i.v.gtt.。总量≤2g/d。

**2. 其他用法用量**

［国内参考信息］>40kg，同成人；<40kg，15mg/（kg·次），q.6h，i.m.。总量≤2g/d。

［国外参考信息］

（1）非CNS感染 ①<1周龄婴儿，25mg/（kg·次），q.12h，i.v.gtt.。②1~4周龄婴儿，25mg/（kg·次），q.8h，i.v.gtt.。③4周至3个月婴儿，25mg/（kg·次），q.6h，i.v.gtt.。④>3个月儿童，15~25mg/（kg·次），q.6h，i.v.gtt.。

（2）严重细菌感染 <3岁儿童，100mg/（kg·d），i.v.gtt.，分4次给予。>3岁儿童，60mg/（kg·d），i.v.gtt.，分4次给予。

**老人** 减量慎用。

**孕妇** 须权衡利弊。美国FDA妊娠安全性分级为：C级。

**哺乳妇女** 暂停哺乳。

**肝功能不全者** 严重肝功能不全者慎用。

**肾功能不全/透析者** （1）尚无足够临床资料作为肾功能损害的儿童（血清肌酐>2mg/dl）用药的推荐依据。（2）Ccr≤5ml/min，不能用，除非患者在48h内行血透。（3）尚无足够资料作为腹透者的用药依据。

**1. 说明书用法用量**

（1）一般性调整 Ccr为31~70ml/min，

0.5g/ 次，q.6~8h，i.v.gtt./i.m.，Max：1.5~2g/d；Ccr 为 21~30ml/min，0.5g/ 次，q.8~12h，i.v.gtt./i.m.，Max：1~1.5g/d；Ccr ＜ 20ml/min，0.25~0.5g/ 次，q.12h，i.v.gtt./i.m.，Max：0.5~1g/d。

（2）根据肾功正常时每日总量及 Ccr 综合调整　①体重≥ 70kg 的成年肾功能损害者，静滴剂量调整方案见下表。②＜ 70kg 者，须进一步按比例降低。③ Ccr ≤ 5ml/min 且正进行血透者，可用表 1-1-4 Ccr 为 6~20ml/min 时的剂量。

**表 1-1-4　体重≥ 70kg 的成年肾功能损害者静脉滴注剂量调整方案**

| 肾功能正常时每日应予总量 | Ccr（ml/min） | | |
|---|---|---|---|
| | 41~70 | 21~40 | 6~20 |
| 1.0g | 0.25g/ 次，q.8h | 0.25g/ 次，q.12h | 0.25g/ 次，q.12h |
| 1.5g | 0.25g/ 次，q.6h | 0.25g/ 次，q.8h | 0.25g/ 次，q.12h |
| 2.0g | 0.5g/ 次，q.8h | 0.25g/ 次，q.6h | 0.25g/ 次，q.12h |
| 3.0g | 0.5g/ 次，q.6h | 0.5g/ 次，q.8h | 0.5g/ 次，q.12h |
| 4.0g | 0.75g/ 次，q.8h | 0.5g/ 次，q.6h | 0.5g/ 次，q.12h |

（3）血透者　仅在治疗益处大于诱发癫痫的风险时，才推荐用药。血透后应予本药静滴，q.12h，尤其是有 CNS 疾病的血透者，应注意监护。

**2. 其他用法用量**

［国内参考信息］（1）肾功能不全者：静滴，Ccr 为 50~90ml/min，0.25~0.5g/ 次，q.6~8h；Ccr 为 10~50ml/min，0.25g/ 次，q.6~12h；Ccr 为 6~10ml/min，0.25~0.5g，q.12h。（2）透析者：血透者 0.25g/ 次，q.12h，透析结束时补充 0.25g，若下一次剂量预定在 4h 内给予，可不补充。CAPD 患者的剂量与 Ccr ＜ 10ml/min 者相同。

［国外参考信息］（1）接受长期血透的终末期肾病患者，0.5g/ 次，q.12h，i.v.gtt.，是维持最低有效抗菌活性的最有效疗法。（2）接受 CAPD 的终末期肾病患者，应≤ 1g/d。

**其他**

**说明书用法用量**

（1）免疫力低下的移植者、肿瘤化疗者、年老体衰者的轻度感染　0.25g/ 次，q.6h，i.v.gtt.。

（2）囊性纤维化者　可增至 90mg/(kg·d)，分次静滴；Max：≤ 4g/d。

**【注意】**

（1）慎用　①过敏体质者。② CNS 疾病者。③体弱者。

（2）交叉过敏　对青霉素类或头孢菌素类药过敏者，可能与亚胺培南有交叉过敏。

（3）对检验值 / 诊断的影响　Coombs 试验可呈阳性。

**【给药说明】**

（1）给药条件　①不宜用于细菌性脑膜炎等 CNS 感染。②本药推荐剂量均以亚胺培南量计算，也表示同等剂量的西司他丁。③静滴量≤ 0.5g 时，滴注时间应≥ 20~30min；如剂量＞ 0.5g 时，滴注时间应≥ 40~60min。④肌注时应注意更换部位；可用 1% 利多卡因注射液作溶剂，以减轻疼痛。肌注制剂不可用作静滴，也不可用于利多卡因过敏者或合并休克、房室传导阻滞等其他利多卡因禁忌证的患者。⑤本药严禁静脉注射。

（2）配伍信息　①与含乳酸钠的药液（或其他碱性药液）有配伍禁忌。静滴时不宜与其他抗生素混合。②静滴液配制：本药 0.25g/0.5g（亚胺培南）分别加入 50ml 或 100ml 稀释液，配成浓度为 5mg/ml 的滴注液。稀释液可为 NS、5%GS、10%GS、5%GS 和 NS、5%GS 和 0.45% 氯化钠溶液、5%GS 和 0.225% 氯化钠溶液、5%GS 和 0.15% 氯化钾溶液、5% 或 10% 甘露醇溶液。③本药粉针剂需在室温下（15℃ ~25℃）贮存。配制好的静滴液室温下（25℃）稳定期限为4h，冷藏条件下（4℃）稳定期限为24h。

**【不良反应】** 耐受性良好，不良反应多轻微而短暂，以局部反应为常见。

（1）心血管　低血压、心悸。注射给药：血栓性静脉炎。

（2）神经　嗜睡、眩晕、癫痫发作、脑病。用量＞2g/d或有抽搐史或肾功减退者：头昏、抽搐、肌阵挛、感觉异常等。出现抽搐等CNS症状时，可给予抗惊厥药物治疗，亚胺培南须停用。

（3）精神　用量过大：幻觉、精神错乱等精神症状。

（4）血液　全血细胞减少症、粒细胞减少、嗜酸细胞增多、WBC减少、中性粒细胞减少、PLT减少或增多、Hb降低以及PT延长。

（5）消化　恶心（滴注时出现，可减慢速度缓解）、呕吐、腹泻、食欲减退、假膜性肠炎、牙齿和（或）舌色斑、味觉异常、肝炎、肝衰竭、急性重症肝炎以及ALT、AST、LDH、胆红素和（或）ALP暂时性升高。

（6）呼吸　胸部不适、呼吸困难。

（7）泌尿　BUN和肌酐升高、少尿、无尿、多尿、ARF。

（8）骨骼肌肉　肌肉痉挛。

（9）皮肤　中毒性表皮坏死、表皮脱落性皮炎、史－约综合征、多形性红斑。

（10）耳　听觉丧失。

（11）其他　①过敏：皮疹、皮肤瘙痒、血管性水肿、发热、过敏性休克等。出现过敏反应时，应立即停药并进行相应的处理。②静滴速度过快：头昏、出汗、全身乏力、血栓性静脉炎等；注射局部疼痛、红斑、硬结等。③长期用药：二重感染，包括假膜性肠炎、真菌感染等。

**【药物过量】**

处理意见　血透可清除本药，但因缺乏本药过量处理措施的系统资料，故其解救效用尚不明确。

**【相互作用】**

（1）伤寒活疫苗　可减弱伤寒活疫苗的免疫效应。

（2）氨基糖苷类药　对铜绿假单胞菌有协同抗菌作用。

（3）丙磺舒　亚胺培南的$t_{1/2}$可延长约6%，AUC可增加约13%，血浆清除率可下降约13%。

（4）茶碱　中枢神经的毒性作用增加，可发生茶碱中毒反应。

（5）更昔洛韦　可致癫痫发作。

（6）环孢素　神经毒性增加。

## 厄他培南
## Ertapenem

**【其他名称】** 力伟持、怡万之、Invanz

**【分类】** 抗微生物药\抗生素\碳青霉烯类

**【抗菌谱】** **敏感菌**　MSSA、无乳链球菌、对青霉素敏感的肺炎链球菌、化脓性链球菌等需氧革兰阳性菌；大肠埃希菌、β－内酰胺酶阴性的流感嗜血杆菌、肺炎克雷白杆菌、卡他莫拉菌等需氧革兰阴性菌；脆弱拟杆菌、吉氏拟杆菌、卵形拟杆菌、多形拟杆菌、单形拟杆菌、梭状芽孢杆菌属、迟缓真杆菌、消化链球菌属、不解糖卟啉单胞菌、双路普雷沃氏菌等厌氧菌。

**不敏感/耐药菌**　对甲氧西林耐药的葡萄球菌和肠球菌菌属对本药也耐药。

**【制剂规格】** **粉针剂**　1g（以厄他培南计）。

**【临床应用】**

**1. 说明书适应证**

敏感菌株所致成人下列中、重度感染：

（1）由大肠埃希菌、梭状芽孢杆菌、迟缓真杆菌、消化链球菌属、脆弱拟杆菌、吉氏拟杆菌、卵形拟杆菌、多形拟杆菌或单形拟杆菌所致继发性腹腔感染。

（2）由化脓性链球菌、大肠埃希菌或消化链球菌属以及MSSA所致复杂性皮肤及附属器感染。

（3）社区获得性肺炎：由卡他莫拉菌、对青霉素敏感的肺炎链球菌、β－内酰胺酶阴性的流感嗜血杆菌所致社区获得性肺炎。

（4）大肠埃希菌或肺炎克雷白杆菌所致复杂性尿道感染（包括肾盂肾炎）。

（5）无乳链球菌、大肠埃希菌、脆弱拟杆菌、不解糖卟啉单胞菌、消化链球菌属或双路普雷沃菌属所致急性盆腔感染（包括产后子宫内膜炎、流产感染和妇产科术后感染）。

（6）菌血症。

**2. 其他临床应用**

不伴骨髓炎的糖尿病足合并敏感菌感染（国外资料）。

**【用法用量】**

**1. 说明书用法用量**

（1）**一般用法** 1g/次，qd.，i.v.gtt./i.m.。静滴最长可用14d，且每次滴注时间应＞30min；肌注最长可用7d。

（2）继发性腹腔感染 抗菌药物使用总疗程为5~14d。

（3）复杂性皮肤及附属器感染 抗菌药物使用总疗程为7~14d。

（4）社区获得性肺炎、复杂性尿路感染 抗菌药物使用总疗程为10~14d（包括肠外途径给药至少3d后，临床症状得到改善改为口服抗菌药治疗的时间）。

（5）急性盆腔感染 抗菌药物使用总疗程为3~10d。

**2. 其他用法用量**

［国外参考信息］

不伴骨髓炎的糖尿病足感染 1g/d，静滴或静滴配合口服，最长疗程为28d。

**【禁忌证】**

**1. 说明书禁忌证**

对本药或同类药物过敏者。

**2. 其他禁忌证**

对β－内酰胺类药物过敏者（国外资料）。

**【特殊人群用药】**

**儿童** 不推荐＜18岁患者使用。

**其他用法用量**

［国外参考信息］

（1）一般用法 ＞13岁患儿推荐日剂量为1g，i.m./i.v.gtt.；3个月至12岁患儿，推荐15mg/（kg·次），bid.，i.m./i.v.gtt.，但不应超过1g/d。

（2）社区获得性肺炎、复杂性尿路感染 疗程为10~14d。

（3）不伴骨髓炎的糖尿病足感染 疗程不超过28d。

（4）继发性腹腔感染 疗程为5~14d。

（5）急性盆腔感染 疗程为3~10d。

**老人** 可按推荐剂量给药。

**孕妇** 需充分权衡利弊。美国FDA妊娠安全性分级为：B级。

**哺乳妇女** 慎用。

**肝功能不全者** 肝功能受损者无需调整剂量。

**肾功能不全/透析者**

**说明书用法用量**

（1）Ccr＞30ml/（min·$1.73m^2$）者无需调整剂量。（2）Ccr≤30ml/（min·$1.73m^2$）者，需调整为500mg/d。（3）血透者在透析前6h内按500mg/d用药，建议透析结束后补充150mg本药；如给予本药至少6h后才接受透析，则无需调整剂量。（4）尚无有关接受腹透或血液过滤患者使用本药的资料。

**【注意】**

（1）慎用 ①已知或怀疑有中枢系统疾患者（如有癫痫病史者）。②有其他β－内酰胺类药过敏史者。（以上均选自国外资料）

（2）对检验值/诊断的影响 与用药有关的实验室检查异常包括：①ALT、AST、ALP、血清胆红素（包括直接胆红素、间接胆红素、总胆红素）、嗜酸性粒细胞、PTT、BUN、血清肌酐、血糖、血小板计数等升高。②尿中细菌、尿中上皮细胞和尿中RBC升高。③多形核中性粒细胞、WBC、血细胞比容、Hb 以及血小板数下降。

【给药说明】

（1）给药条件　①用药前需仔细询问患者是否有过敏史（如对青霉素、头孢菌素以及其他 β 内酰胺类药过敏等）。②延长用药时间可能引起非敏感菌的过度生长，如治疗期间发生二重感染，需采取适当处理。③对用药后出现的腹泻，需明确是否为假膜性结肠炎。④肌注本药时应避免将药物注入血管中。⑤本药肌注采用盐酸利多卡因稀释，故对酰胺类局麻药过敏、伴有严重休克或心脏传导阻滞者禁止肌注本药。⑥本药进入脑脊液少，儿童患者不推荐用于脑膜炎。

（2）配伍信息　①本药不能与其他药物混合，或与其他药物一起输注；不得使用含有葡萄糖的稀释液。②静滴液的配制：可用 10ml 注射用水、NS 或注射用抑菌水溶解本药 1g，再用 50ml NS 稀释。③肌注液的配制：用 1% 盐酸利多卡因注射液（不得含有肾上腺素）3.2ml 溶解本药 1g。④配制后的静滴液可在 25℃室温下保存，应在 6h 内使用；在 5℃的冰箱中可保存 24h，应在移出冰箱后 4h 内使用。⑤配制后的肌注液应在溶解后 1h 内使用，肌注液不得用于静脉给药。

（3）其他　为减少耐药性的产生，本药应仅用于已明确或高度怀疑由敏感菌株所致的感染，并根据药敏结果调整治疗方案。

【不良反应】

（1）心血管　静脉炎或血栓性静脉炎、低血压。

（2）神经　头痛、头晕、嗜睡、失眠、癫痫发作、味觉倒错。

（3）精神　精神错乱、幻觉。

（4）消化　腹泻、恶心、呕吐、口腔念珠菌病、口干、消化不良、食欲减退、反酸、腹痛、便秘。

（5）呼吸　呼吸困难。

（6）生殖　阴道瘙痒、阴道炎

（7）皮肤　皮疹、红斑、瘙痒。

（8）其他　乏力或疲劳、发热、疼痛、胸痛、水肿、过敏样反应。发生过敏反应时应立即停药，严重的过敏反应需立即采取急救处理。

【药物过量】

（1）剂量　健康成人志愿者 3g/d，静脉输注 8d，未致明显毒性。成人临床研究中，不慎给予高达 3g/d 的剂量，未致具有临床重要性的不良事件。儿童临床研究中，单剂量静脉输注 40mg/kg，达最大剂量 2g，未致毒性。

（2）处理意见　应停药并给予一般支持治疗，直至肾脏清除发挥作用。可通过血透清除本药，但尚缺乏相关资料。

【相互作用】

丙磺舒　可使本药 $t_{1/2}\beta$ 延长，血药浓度增加，但该影响小，不推荐用丙磺舒延长本药 $t_{1/2}$。

## 第六节　β－内酰胺酶抑制药

### 氨苄西林钠舒巴坦钠
### Ampicillin Sodium and Sulbactam Sodium

【其他名称】　氨苄青霉素钠 / 舒巴坦钠、氨苄青霉素 / 舒巴克坦、氨苄西林－舒巴坦、安美丁、次安林、凯德林、凯兰欣、丽安林、普舒、强力安必仙、青霉矾氨苄、青霉烷砜 / 氨苄青霉素、青霉烷砜 / 氨苄西林、齐萨、舒氨新、舒氨西林、舒敌、舒齐峰、施坦宁、沙欣、欣安林、优立新、优普林、Ampicillin and Sulbactam、Unasyn

【分类】　抗微生物药 \ 抗生素 \ β－内酰胺酶抑制药

【抗菌谱】 **敏感菌** 包括产酶菌株在内的葡萄球菌、链球菌属、肺炎球菌、肠球菌属、流感杆菌、卡他莫拉菌、大肠埃希菌、克雷伯菌属、奇异变形杆菌、普通变形杆菌、淋病奈瑟菌、梭杆菌属、消化球菌属、消化链球菌属及包括脆弱拟杆菌在内的拟杆菌属。

**不敏感/耐药菌** 铜绿假单胞菌、枸橼酸杆菌、普罗威登菌、肠杆菌属、莫根菌属和沙雷菌属。

【制剂规格】 **粉针剂** ① 0.75g（氨苄西林钠 0.5g，舒巴坦钠 0.25g）。② 1g（氨苄西林钠 0.5g，舒巴坦钠 0.5g）。③ 1.5g（氨苄西林钠 1g，舒巴坦钠 0.5g）。④ 2.25g（氨苄西林 1.5g，舒巴坦 0.75g）。⑤ 3g（氨苄西林钠 2g，舒巴坦钠 1g）。

**片剂** 0.375g（氨苄西林钠 0.25g，舒巴坦钠 0.125g）。

【临床应用】

**说明书适应证**

用于敏感菌所致的尿路感染、呼吸道感染、耳鼻喉科感染、腹腔感染、胆囊感染、败血症、化脓性脑炎、皮肤软组织感染等。

【用法用量】

**说明书用法用量**

**一般用法** 1.5~3g/次，q.6h，i.m.（深部）/i.v./i.v.gtt.。肌注一日剂量不应超过 6g，静脉给药一日剂量不应超过 12g，且舒巴坦一日剂量最高不超过 4g。

【禁忌证】

**说明书禁忌证**

（1）对本药或其他青霉素类药过敏者。

（2）传染性单核细胞增多症、巨细胞病毒感染、淋巴细胞白血病、淋巴瘤等不宜使用。

【特殊人群用药】

**儿童** 不推荐用于新生儿和早产儿。大剂量静滴可出现青霉素脑病，即肌肉阵发性痉挛、抽搐、昏迷等，须慎用。

**1. 说明书用法用量**

**一般用法** 0.1~0.2g/（kg·d），分次静注或深部肌注。

**2. 其他用法用量**

［国内参考信息］ 25mg/（kg·次），q.6h，i.m. 或静脉给药；病情较重者可增加至 75mg/（kg·次），q.6h；＞40kg 者，剂量同成人。

［国外参考信息］ 早产儿和 1 周内的新生儿，推荐剂量为 0.15g/（kg·次），q.12h，i.m. 或静脉给药。＞1 周的新生儿和婴儿，推荐剂量为 0.15g/（kg·次），q.6~8h，i.m. 或静脉给药。

**老人** 肾功能减退的老年患者用药须调整剂量。

**孕妇** 本药可透过胎盘，虽尚无单用氨苄西林致胎儿毒性的报道，也无舒巴坦影响妊娠的资料，但孕妇仍应权衡利弊后用药。美国 FDA 妊娠安全性分级为：B 级。

**哺乳妇女** 母乳中含有本药，哺乳期用药虽尚无发生严重问题报道，但考虑到可能导致婴儿过敏、腹泻、皮疹、念珠菌属感染等，哺乳妇女仍应权衡利弊后用药。

**肝功能不全者** 慢性肝病患者肌注或静脉给药的安全剂量为 3~9g/d。

**肾功能不全/透析者**

**说明书用法用量**

肾功能不全者应根据 Ccr 调整剂量：Ccr ≥ 30ml/min 者，给药间期调整为 q.6~8h；Ccr 为 15~29ml/min 者，给药间期调整为 q.12h；Ccr 为 5~14ml/min 者，给药间期调整为 q.24h。

【注意】

（1）慎用 ①对头孢菌素类药过敏者（国外资料）。②有哮喘、湿疹、花粉症、荨麻疹等过敏性疾病史者。

（2）交叉过敏 对一种青霉素类抗生素过敏者可能对其他青霉素类抗生素也过敏；也可能对青霉胺或头孢菌素过敏。

（3）对检验值/诊断的影响 ①以硫酸铜法进行尿糖测定时可出现假阳性，用葡萄糖酶法测定则不受影响。②直接 Coombs 试验假阳性。

（4）用药相关检查 / 监测项目 ①长期用药时应常规监测肝、肾功能及血常规。②应用大剂量时应定期检测血清钠。

【给药说明】

（1）给药条件 ①用药前应做青霉素皮试，皮试阳性者不能使用本药。②应做深部肌注。另外注射时可用 0.5% 利多卡因作溶剂，以缓解注射部位疼痛。③本药不宜用于铜绿假单胞菌、枸橼酸杆菌、普罗威登菌、肠杆菌属、莫根菌属和沙雷菌属所致的感染。④本药适用于因产 β 内酰胺酶而对 β 内酰胺类药物耐药的细菌感染，但不推荐用于对复方制剂中抗生素敏感的细菌感染和非产 β 内酰胺酶的耐药菌感染。

（2）配伍信息 ①本药与硫酸阿米卡星、卡那霉素、庆大霉素、链霉素、克林霉素磷酸酯、盐酸林可霉素、多黏菌素 E 甲磺酸钠、多黏菌素 B、琥珀氯霉素、红霉素乙基琥珀酸盐和乳糖酸盐、四环素类注射剂、新生霉素、肾上腺素、间羟胺、多巴胺、阿托品、盐酸肼屈嗪、水解蛋白、氯化钙、葡萄糖酸钙、B 族维生素、Vit C、含有氨基酸的营养注射剂、多糖（如右旋糖酐 40）、氢化可的松琥珀酸钠、重金属（特别是铜、锌、汞等）呈配伍禁忌。由锌化合物制造的橡皮管或瓶塞也可影响本药活力。本药还可被氧化剂、还原剂或羟基化合物灭活。②用于肌注和静注时，0.75g 本药至少需 1.6ml 稀释液；1.5g 本药至少需 3.2ml 稀释液；2.25g 本药至少需 4.8ml 稀释液；3g 本药至少需 6.4ml 稀释液。③用于静滴时，应将每次药量溶于 50~100ml 稀释液中，于 15~30min 内静滴。稀释液为灭菌注射用水或其他适当的溶液（如生理盐水、乳酸钠林格溶液等）。④本药在弱酸性 GS 中较快分解，宜用中性液体作溶剂；氨苄西林溶液浓度愈高，稳定性愈差，其稳定性亦随温度升高而降低，且溶液放置后致敏物质可增加，故本药配成溶液后须及时使用，不宜久置。

【不良反应】

（1）神经 头痛。尚无癫痫发作报道。

（2）精神 抑郁。

（3）内分泌 / 代谢 未见明显葡萄糖利用度改变。大剂量注射：高钠血症。

（4）血液 鼻出血、黏膜出血、实验室血液学检查异常（Hb、HCT、WBC 和 PLT 减少）、粒细胞减少。

（5）消化 腹泻、恶心、呕吐、胃肠胀气、假膜性肠炎、味觉障碍。血清 ALT、AST 一过性升高。

（6）泌尿 尿潴留、排尿困难、BUN 和血清肌酐增加、间质性肾炎。

（7）其他 ①过敏反应：面部水肿、红斑、皮疹、胸痛、喉部紧张感、皮疹、剥脱性皮炎、过敏性休克。出现严重过敏反应，需注射肾上腺素或静滴肾上腺皮质激素，必要时可气管插管。可用血液透析清除部分药物。②长期用药：菌群失调，二重感染。③胃肠道外给药过快或浓度过大：血栓性静脉炎、注射部位疼痛。

【药物过量】

处理意见 以对症和支持治疗为主，血透可加速本药的排泄。

【相互作用】

（1）林可霉素 抑制本药对金葡菌的体外抗菌作用。

（2）口服避孕药 本药可刺激雌激素代谢或减少其肠肝循环，降低口服避孕药药效。

（3）伤寒活疫苗 可减弱伤寒活疫苗的免疫效应。

（4）氯霉素 氯霉素在高浓度（5~10μg/ml）时对本药无拮抗，在低浓度（1~2μg/ml）时可减弱氨苄西林杀菌作用，但氯霉素抗菌作用无影响。合用治疗细菌性脑膜炎时，远期后遗症发生率比两药单用时高。

（5）红霉素、四环素类、磺胺药等抑菌药可干扰本药的杀菌活性，不宜合用，尤其在治疗脑膜炎或需要迅速杀菌的严重感染时。

（6）丙磺舒、阿司匹林、吲哚美辛、保泰松、磺胺药 本药排泄减少、血药浓度增高、排泄时间延长，毒性可增加。

（7）庆大霉素 本药对B组链球菌的体外杀菌作用加强。

（8）卡那霉素 本药对大肠埃希菌、变形杆菌、肠杆菌属的体外抗菌作用加强。

（9）华法林 华法林抗凝血作用增强。

（10）别嘌醇 皮疹发生率显著增高，尤高尿酸血症患者，避免合用。

（11）双硫仑（乙醛脱氢酶抑制药） 不宜合用。

## 舒他西林
## Sultamicillin

**【其他名称】** 博德、贝隆、倍宗、甲苯磺酸舒他西林、丽泰、舒氨、思海能、施利静、舒诺欣、托西酸舒他西林、优立新、Bacimex、Bethacil、Bode、Loricin、Sultamicillin Tosilate、Sultamicillin Tosylate、Sumaclina、Unacid、Unasin、Unasyn

**【分类】** 抗微生物药\抗生素\β-内酰胺酶抑制药

**【抗菌谱】** **敏感菌** 金葡菌、表皮葡萄球菌、肺炎球菌、链球菌属、肠球菌属、淋病奈瑟菌、消化球菌属、消化链球菌属、粪链球菌、流感嗜血杆菌与副流感杆菌（包括产酶菌与不产酶菌）、卡他莫拉菌、厌氧菌（包括脆弱拟杆菌）、大肠埃希菌、克雷伯杆菌属、变形杆菌属。

**不敏感/耐药菌** 铜绿假单胞菌、枸橼酸杆菌、普罗威登菌、肠杆菌属、莫根菌属和沙雷菌属。

**【制剂规格】** 片剂（甲苯磺酸盐）①125mg。②187.5mg。③250mg。④375mg。（均以舒他西林计）

**分散片**（甲苯磺酸盐）①125mg。②375mg。（均以舒他西林计）

**胶囊**（甲苯磺酸盐）①125mg。②187.5mg。③375mg。（均以舒他西林计）

**颗粒**（甲苯磺酸盐）①125mg。②375mg。

**干混悬剂** 250mg。

**【临床应用】**

**1. 说明书适应证**

治疗敏感菌所致的下列感染：

（1）呼吸系统感染：如鼻窦炎、中耳炎、扁桃体炎、支气管炎、肺炎等。

（2）泌尿系统感染：如肾盂肾炎等。

（3）皮肤及软组织感染。

（4）淋病。

（5）骨、关节感染，腹腔感染，以及败血症等。

**2. 其他临床应用**

氨苄西林-舒巴坦注射给药的后续治疗（序贯治疗）。

**【用法用量】**

**1. 说明书用法用量**

（1）一般感染 375~750mg/次，bid.，p.o.，疗程一般为5~14d，必要时可延长。

（2）溶血性链球菌所致感染 375~750mg/次，bid.，p.o.，至少用药10d（以防止急性风湿热或肾小球肾炎）。

（3）淋病 单剂2250mg，p.o.，宜加服丙磺舒1000mg。

**2. 其他用法用量**

[国外参考信息]

（1）耐氨苄西林的下尿路感染 推荐剂量为500~700mg/次，q.12h，p.o.；或500mg/次，q.8h。共用7d。

（2）无并发症的淋球菌性尿路感染 2000mg舒他西林加1000mg丙磺舒/次，p.o.，单用舒巴坦治疗无效。

（3）慢性支气管炎急性发作 700~1000mg/次，bid.，p.o.，共用10d。

（4）急性上颌鼻窦炎 750mg/次，bid.，p.o.，共用9~10d。

**【禁忌证】**

**1. 说明书禁忌证**

（1）对本药或其他青霉素类药过敏者。

（2）传染性单核细胞增多症。

（3）巨细胞病毒感染。

（4）淋巴细胞白血病。

（5）淋巴瘤。

**2. 其他禁忌证**

对舒巴坦过敏者。

**【特殊人群用药】**

**儿童**

**1. 说明书用法用量**

（1）一般感染 ＜30kg儿童，50mg/（kg·d），分2次服；≥30kg儿童，用量同成人。疗程一般为5~14d，必要时可延长。

（2）溶血性链球菌感染 疗程最少10d，以防止急性风湿热或肾小球肾炎。

**2. 其他用法用量**

［国外参考信息］

中耳炎、扁桃炎、咽炎 25mg/（kg·d），分2次服。

**老人** 可用成人常规剂量，还应根据肾功能情况调整用药剂量或用药间期。

**孕妇** 本药可透过胎盘，虽无单用氨苄西林影响胎儿发育的报道，但尚无舒巴坦对妊娠影响的资料，孕妇应慎用。

**哺乳妇女** 本药可分泌入母乳中，可能使婴儿致敏并引起腹泻、皮疹、念球菌属感染等，哺乳妇女慎用或用药期间暂停哺乳。

**肾功能不全/透析者** 肾功能减退者应根据血肌酐清除率调整剂量或给药间期。严重肾功能不全者应减少给药次数。

**【注意】**

（1）慎用 ①有哮喘、湿疹、花粉症、荨麻疹等过敏性疾病史者。②对头孢菌素类药物过敏者。

（2）交叉过敏 本药与青霉素类药存在交叉过敏。

（3）对检验值/诊断的影响 硫酸铜法尿糖试验可呈假阳性，但葡萄糖酶试验法不受影响。

（4）用药相关检查/监测项目 ①疑有梅毒螺旋体合并感染者，用药前应接受暗视野等相关检查，如每月1次血清试验（最少4个月内）。②长期或大剂量用药应定期监测血常规、造血系统功能、血清钾或钠，以及肝、肾功能。

**【给药说明】**

（1）给药条件 ①用药前应做青霉素皮试，阳性者不能使用。②宜空腹口服（普通片），以利吸收。

（2）减量/停药条件 用药期间发生过敏，应停药，并采取相应措施。

**【不良反应】**

（1）神经 镇静、嗜睡、疲劳、头痛等。

（2）精神 抑郁等。

（3）内分泌/代谢 肝细胞中蛋白结合糖原减少（动物试验）。

（4）血液 Hb、WBC、PLT减少、HCT降低、嗜酸性粒细胞增多、贫血、低凝血因子Ⅱ血症等。

（5）消化 假膜性肠炎、味觉障碍、恶心、呕吐、腹痛、腹泻、稀便、痉挛、TSB升高及血清ALT、AST暂时性升高。

（6）呼吸 鼻黏膜出血。

（7）泌尿 间质性肾炎。

（8）皮肤 皮疹、皮肤瘙痒、药物热等。

（9）其他 过敏反应（皮疹、斑丘疹、荨麻疹、红斑、皮肤瘙痒、剥脱性皮炎、面部水肿、胸痛、喉部紧张感等）、过敏性休克、二重感染。

**【药物过量】**

处理意见 过量时以对症及支持治疗为主，血液透析可加速药物的排泄。

**【相互作用】**

（1）氯霉素、红霉素、四环素类等抗生素和磺胺药等抑菌药 可干扰本药的杀菌活性，不宜合用，尤其在治疗脑膜炎或急需杀菌药的严重感染时。与氯霉素合用于细菌性脑膜炎时，远期后遗症的发生率较两者单用时高。

（2）伤寒活疫苗　伤寒活疫苗的免疫效应减弱。

（3）口服避孕药　口服避孕药药效降低。

（4）卡那霉素　可使本药对大肠埃希菌、变形杆菌和肠杆菌属的体外抗菌作用加强。

（5）庆大霉素　可使本药对B组链球菌的体外杀菌作用加强。

（6）丙磺舒、阿司匹林、吲哚美辛、保泰松、磺胺药　本药的血药浓度升高，$t_{1/2}\beta$延长，毒性也可能增加。

（7）华法林　华法林的作用加强。

（8）别嘌醇　皮疹发生率增加，尤其是高尿酸血症患者，应避免合用。

（9）双硫仑等乙醛脱氢酶抑制药　不宜合用。

## 阿莫西林舒巴坦
## Amoxicillin and Sulbactam

**【其他名称】**　阿莫西林钠舒巴坦钠、阿莫西林舒巴坦匹酯、倍舒林、来切利、力坦、强舒西林、舒萨林、泰霸猛IBL、特福猛、威奇达、西迪林、悉林、Amoxicillin Sodium and Sulbactam Sodium、Amoxicillin Sulbactam Pivoxil、Trifamox IBL

**【分类】**　抗微生物药\抗生素\β-内酰胺酶抑制药

**【抗菌谱】**敏感菌　体外试验和临床使用结果均表明，阿莫西林对以下多数微生物有效：

（1）革兰阳性需氧微生物：粪链球菌、葡萄球菌属（仅限于β-内酰胺酶阴性菌株）、肺炎链球菌、链球菌属（仅限于α和β溶血性菌株）。

（2）革兰阴性需氧微生物：大肠埃希菌（仅限于β-内酰胺酶阴性菌株）、流感嗜血杆菌（仅限于β-内酰胺酶阴性菌株）、奈瑟氏淋球菌（仅限于β-内酰胺酶阴性菌株）、奇异变形杆菌（仅限于β-内酰胺酶阴性菌株）。

**【制剂规格】**　片剂（阿莫西林舒巴坦匹酯）0.5g（阿莫西林0.25g，舒巴坦0.25g）。

**胶囊（阿莫西林舒巴坦匹酯）**　0.25g（阿莫西林0.125g，舒巴坦0.125g）。

**粉针剂（钠盐）**　①0.375g（阿莫西林0.25g，舒巴坦0.125g）。②0.75g（阿莫西林0.5g，舒巴坦0.25g）。③1.5g（阿莫西林1g，舒巴坦0.5g）。④3g（阿莫西林2g，舒巴坦1g）。

**【临床应用】**

**说明书适应证**

用于产酶耐药菌引起的下列感染：

（1）上呼吸道感染：如耳、鼻、喉部感染，即中耳炎、鼻窦炎、扁桃体炎和咽炎等。

（2）下呼吸道感染：如肺炎、急性支气管炎和慢性支气管炎急性发作、支气管扩张、脓胸、肺脓肿。

（3）泌尿生殖系统感染：如肾盂肾炎、膀胱炎和尿道炎等。

（4）皮肤及软组织感染：如蜂窝组织炎、伤口感染、疖病、脓性皮炎和脓疱病、淋病等。

（5）盆腔感染：妇科感染、产后感染等。

（6）口腔脓肿：如手术用药等。

（7）严重系统感染：如脑膜炎、细菌性心内膜炎、腹膜炎、骨髓炎、伤寒和副伤寒，预防心内膜炎等。

**【用法用量】**

**说明书用法用量**

敏感菌感染（1）阿莫西林舒巴坦匹酯，0.5~1g/次，q.8h，p.o.。（2）阿莫西林钠舒巴坦钠，0.75~1.5g/次，3~4次/d，i.v.gtt.。根据病情可增加剂量，但舒巴坦一日最大剂量不能超过4g。

**【禁忌证】**

**说明书禁忌证**

（1）对青霉素、头孢菌素或其他β-内

酰胺类抗生素过敏者。

（2）对舒巴坦过敏者。

【特殊人群用药】

**儿童** 新生儿和婴儿肾功能不全，阿莫西林的清除会延迟，3 个月以下婴儿用药应调整剂量。

**说明书用法用量**

**一般用法** （1）9 个月至 2 岁：0.125g/ 次，q.8h，p.o.；2~6 岁：0.25g/ 次，q.8h，p.o.；6~12 岁，0.5g/ 次，q.8h，p.o.；＞12 岁：0.5~1g/ 次，q.8h，p.o.。（2）≤ 12 岁，60~70mg/（kg · d），i.m.（深部）/i.v./i.v.gtt.，分 2~3 次使用。＞12 岁同成人。

**老人** 须调整剂量。

**孕妇** 不推荐使用。

**哺乳妇女** 不推荐使用。

**肝功能不全者** 严重肝功能不全者慎用。

**肾功能不全 / 透析者** 严重肾功能不全者慎用。

**说明书用法用量**

敏感菌感染 （1）阿莫西林舒巴坦匹酯：Ccr 为 10~30ml/min 时，0.5~1g/ 次，q.12h，p.o.；Ccr ＜ 10ml/min， 每 12h 口服量＜ 0.5g。（2）阿莫西林钠舒巴坦钠：Ccr ≥ 30ml/min 时，1.5~3g/ 次，q.6~8h，i.m./i.v.gtt.；Ccr 为 15~29ml/min 时，1.5~3g/ 次，q.12h，i.m./i.v.gtt.；Ccr 为 5~14ml/min 时，1.5~3g/ 次，qd.，i.m./i.v.gtt.。

【注意】

（1）慎用 ①单核细胞增多症。②有哮喘、湿疹、花粉症、荨麻疹等过敏性疾病史者。③胃肠功能紊乱（特别是溃疡性结肠炎、节段性回肠炎或抗生素相关性结肠炎）。

（2）交叉过敏 本药与青霉素类药、头孢菌素类药存在交叉过敏。

（3）对检验值 / 诊断的影响 ①服用本药后，使用 Clinitest，Benedict 溶液或 Fehling 溶液检查尿中葡萄糖的实验结果会出现假阳性。建议采用葡萄糖氧化酶反应法（如 Clinistix 或 Tes-Tape 法）进行此项检查。②孕妇使用本药口服制剂时，血浆中的结合雌三醇、雌三醇 - 葡萄糖苷酸、结合雌酮、雌三醇会出现一过性升高。

（4）用药相关检查 / 监测项目 长期或大剂量用药者，应定期检查肝、肾功能和造血系统功能。淋病患者初诊及治疗 3 个月后应进行梅毒检查。

【给药说明】

（1）给药条件 ①用药前须详细询问患者过去病史，包括用药史、过敏反应史，以及有无家族变态反应疾病史。②给药（包括口服给药）前必须作皮肤过敏试验，皮试阳性反应者不能使用。

（2）配伍信息 ①本药与重金属（特别是铜、锌和汞）有配伍禁忌。②用前用适量注射用水或氯化钠注射液溶解后，再加入生理盐水 100ml 中静滴，每次滴注时间不少于 30~40min。配成溶液后必须及时使用，不宜久置。

（3）其他 对使用含雌激素治疗和孕前的患者，可考虑选择性的使用本药。

【不良反应】 绝大多数不良反应轻微而短暂。

（1）神经 头痛。

（2）血液 中性粒细胞减少症、嗜酸性粒细胞减少症、贫血、血小板功能异常、鼻出血、黏膜出血。

（3）消化 腹泻、消化不良、上腹疼痛、口腔念珠菌病、舌炎、恶心、呕吐、腹胀、血清氨基转移酶（主要为 AST）升高。使用本药后出现腹泻应考虑到假膜性肠炎的诊断。

（4）呼吸 咽部发紧。

（5）泌尿 间质性肾炎、尿潴留、排尿困难。

（6）皮肤 面部潮红、皮疹（红斑性斑丘疹损伤、荨麻疹）、红斑、瘙痒，甚至 Stevens-Johnson 综合征和多形性红斑。

（7）其他 ①血管神经性水肿、疲劳、胸痛、胸骨痛、浮肿、面部肿胀、寒战。②

严重或偶致命性（过敏）超敏反应、过敏性休克。一旦发生过敏反应，必须立即停药并给予适当的治疗。严重过敏反应应立即使用肾上腺素治疗，同时给氧，静注类固醇并保持呼吸通畅，包括气管内插管。③肌内注射或静脉给药：注射部位疼痛、血栓性静脉炎等。④长期用药：易发生二重感染（如假单胞菌和念珠菌感染）。出现时应及时停药，并予以相应处理。

**【药物过量】**

（1）剂量　在一项 51 名儿童患者参与的前瞻性研究提示，阿莫西林给药剂量 ≤ 250mg/kg 时不引起显著临床症状。

（2）表现　有报道，少数患者因阿莫西林过量引起肾功能不全、少尿，但肾功能损害在停药后可逆。

（3）处理意见　过量时主要采取对症治疗，必要时可通过血液透析清除部分药物。

**【相互作用】**

（1）甲氨蝶呤　甲氨蝶呤清除率降低，并增加其毒性。

（2）丙磺舒、阿司匹林、吲哚美辛、磺胺药　阿莫西林血药浓度升高，本药排泄半衰期延迟，毒性增加。

（3）青霉素　与本药合用治疗性传播疾病，可延长抗生素在血清和组织中所需的高浓度。

（4）氯霉素、红霉素、四环素和磺胺类抗生素　可影响青霉素的杀菌效果，不宜与本药合用。

（5）别嘌醇、双硫仑　不宜合用。

## 阿莫西林克拉维酸钾
## Amoxicillin and Clavulanate Potassium

**【其他名称】** 奥格门汀、安克、艾克儿、阿莫克拉、安美汀、阿莫维酸钾、阿莫西林克拉维酸、阿莫西林钠克拉维酸钾、阿莫西林三水酸 / 克拉维酸钾、安奇、奥先、必百欣、毕林、棒林、博美欣、比奇尔、超青、达衡、复方阿莫西林、复方羟氨苄青霉素、海夫佳、健澳、君尔清、今利辰、金力舒、巨泰、铿锵、铿镪、克瑞兰、力百汀、莱得怡、灵胜再林、羟氨苄青霉素 – 棒酸钾、羟氨苄青霉素 / 克拉维酸钾、强化羟氨苄青霉素、瑞思、胜艾、盛西凯、舒仙琳、特迪、沃格孟汀、尤林加、Amoksiklav、Amoxicillin Sodium and Clavulanate Potassium、Amoxicillin Sodium Clavulanate Potassium、Amoxicillin Trihydrate/Clavulanate Potassium、Amoxycillin/Clavulanate Potassium、Augmentin、Curam

**【分类】** 抗微生物药 \ 抗生素 \ β – 内酰胺酶抑制药

**【抗菌谱】** **敏感菌**　本药抗菌谱与阿莫西林相同，且有所扩大。对产酶金黄色葡萄球菌、表皮葡萄球菌、凝固酶阴性葡萄球菌及肠球菌均具良好作用，对某些产 β 内酰胺酶的肠肝菌科细菌、流感嗜血杆菌、卡他莫拉菌、脆弱拟杆菌等也有较好抗菌活性。

**不敏感 / 耐药菌**　对耐甲氧西林葡萄球菌及肠杆菌属等产染色体介导 I 型酶的肠杆菌科细菌和假单胞菌属无作用。

**【制剂规格】** **片剂**　① 228.5mg（阿莫西林 200mg，克拉维酸钾 28.5mg）。② 312.5mg（阿莫西林 250mg，克拉维酸钾 62.5mg）。③ 375mg（阿莫西林 250mg，克拉维酸钾 125mg）。④ 457mg（阿莫西林 400mg，克拉维酸钾 57mg）。⑤ 625mg（阿莫西林 500mg，克拉维酸钾 125mg）。⑥ 1g（阿莫西林 875mg，克拉维酸钾 125mg）。

**分散片**　① 156.25mg（阿莫西林 125mg，克拉维酸钾 31.25mg）。② 187.5mg（阿莫西林 125mg，克拉维酸 62.5mg）。③ 228.5mg（阿莫西林 200mg，克拉维酸钾 28.5mg）。④ 457mg（阿莫西林 400mg，克拉维酸 57mg）。

**咀嚼片**　① 187.5mg（阿莫西林 125mg，克拉维酸钾 62.5mg）。② 228.5mg（阿莫西林 200mg，克拉维酸钾 28.5mg）。

**胶囊** 156.25mg（阿莫西林 125mg，克拉维酸钾 31.25mg）。

**颗粒** ① 156.25mg（阿莫西林 125mg，克拉维酸钾 31.25mg）。② 187.5mg（阿莫西林 125mg，克拉维酸钾 62.5mg）。③ 228.5mg（阿莫西林 200mg，克拉维酸钾 28.5mg）。

**干混悬剂** ① 1g∶156.25mg（阿莫西林 125mg，克拉维酸钾 31.25mg）。② 1.5g∶228.5mg（阿莫西林 200mg，克拉维酸钾 28.5mg）。③ 2g∶156.25mg（阿莫西林 125mg，克拉维酸 31.25mg）。④ 642.9mg（阿莫西林 600mg，克拉维酸 42.9mg）。

**混悬液** ① 5ml∶156.25mg（阿莫西林 125mg，克拉维酸钾 31.25mg）。② 5ml∶312.5mg（阿莫西林 250mg，克拉维酸钾 62.5mg）。

**粉针剂** ① 0.6g（阿莫西林 0.5g，克拉维酸钾 0.1g）。② 1.2g（阿莫西林 1g，克拉维酸钾 0.2g）。

**【临床应用】**

**说明书适应证**

用于敏感菌所致的下列感染：

（1）呼吸道感染，如扁桃体炎、鼻窦炎、咽炎、急性支气管炎、慢性支气管炎急性发作、肺炎、肺脓肿和支气管扩张合并感染。

（2）泌尿生殖系统感染，如肾盂肾炎、膀胱炎、尿道炎、淋病奈瑟菌尿路感染、前列腺炎、盆腔炎、软下疳等。

（3）骨和关节感染，如骨髓炎。

（4）皮肤和软组织感染，如疖、脓肿、蜂窝组织炎、外伤感染。

（5）其他感染，包括腹内脓毒症、败血症、腹膜炎、中耳炎、术后感染等、牙槽脓肿、严重的齿龈脓肿合并颌面部蜂窝组织炎等。

**【用法用量】**

**1. 说明书用法用量**

（1）一般感染 根据阿莫西林与克拉维酸钾的配比不同，其用药剂量分别为：①阿莫西林∶克拉维酸钾为 2∶1 时，375mg/次，tid.，p.o.。②阿莫西林∶克拉维酸钾为 4∶1 时，312.5mg/次，tid.，p.o.。③阿莫西林∶克拉维酸钾为 5∶1 时，1200mg/次，2~3 次/d，i.v.gtt.，疗程 7~14d，每次剂量溶于 50~100ml NS 中，滴注 30min。④阿莫西林∶克拉维酸钾为 7∶1 时，根据病情采用 457~914mg/次，q.12h，p.o.。

（2）严重感染 剂量可酌情加倍。

**2. 其他用法用量**

［国内参考信息］

**肺炎及其他中度严重感染** 625mg（阿莫西林 500mg，克拉维酸钾 125mg）/次，q.8h，p.o.，疗程 7~10d。

**【禁忌证】**

**说明书禁忌证**

（1）对本药或其他青霉素类药过敏者。

（2）传染性单核细胞增多症患者。

（3）使用本药或其他青霉素类药曾出现肝功能损害或胆汁淤积性黄疸者。

（4）孕妇禁用或避免使用。

**【特殊人群用药】**

**儿童** 建议使用干混悬剂或颗粒剂。婴儿肾功能不健全，阿莫西林的代谢会被延迟，＜3 个月婴儿应酌减。＜2 个月儿童不推荐使用本药。

**1. 说明书用法用量**

（1）一般感染 根据阿莫西林与克拉维酸钾的配比不同，其用药剂量分别为：①阿莫西林∶克拉维酸钾为 2∶1 时，＞12 岁儿童口服剂量同成人；＜12 岁儿童，给药剂量按所含阿莫西林计算，20mg（阿莫西林）/（kg·d），tid.，p.o.。②阿莫西林∶克拉维酸钾为 4∶1 时，＞12 岁儿童剂量同成人；7~12 岁儿童，234.375mg/次，tid.；1~7 岁儿童，156.25mg/次，tid.；3 个月至 1 岁者，78.125mg/次，tid.。③阿莫西林∶克拉维酸钾为 5∶1 时，＞12 岁者同成人剂量；3 个月至 12 岁者，30mg/（kg·次），2~3 次/d，i.v.gtt.，疗程 7~14d，每次剂量溶于 50~100ml NS 中，滴注 30min。④阿莫西林：克拉维酸钾为7∶1时，＞12岁或体重＞40kg者，剂量同成人；7~12岁儿童，342.75mg/次或剂量同成人，q.12h；2~7岁儿童，228.5mg/次，q.12h；9个月至2岁患儿，114.25mg/次，q.12h，p.o.。2个月至2岁儿童使用干混悬剂，14.3mg/（kg·次），bid.。具体用法用量见表1-1-5。

**表1-1-5　2个月至2岁儿童具体用法用量（干混悬剂）**

| 2个月~2岁儿童的体重（kg） | 轻度至中度感染剂量 | 重度感染剂量 |
|---|---|---|
| 3 | 0.9ml/次，bid. | 1.8ml/次，bid. |
| 6 | 1.9ml/次，bid. | 3.8ml/次，bid. |
| 9 | 2.8ml/次，bid. | 5.6ml/次，bid. |
| 12 | 3.8ml/次，bid. | 7.6ml/次，bid. |
| 15 | 4.7ml/次，bid. | 9.4ml/次，bid. |

注：表1中每5ml本药干混悬剂含阿莫西林200mg，克拉维酸钾28.5mg。

（2）严重感染　剂量可酌情加倍。

（3）急性中耳炎　阿莫西林克拉维酸钾（14∶1）干混悬剂，90mg/（kg·d），分2次服用，共10d。

**2. 其他用法用量**

［国内参考信息］　按阿莫西林计。（1）新生儿及3月以内婴儿：每12h给15mg/kg。（2）体重＜40kg：一般感染每12h给25mg/kg或每8h给20mg/kg，较重感染每12h给45mg/kg或每8h给40mg/kg，均根据病情轻重而定，疗程7~10d；其他感染剂量减半。（3）＞40kg者：可按成人剂量给药。

**老人**　应根据肾功能情况调整用药剂量或给药间隔。

**孕妇**　本药可透过胎盘，脐带血中药物浓度为母体血药浓度的1/4~1/3，孕妇用药后体内雌三醇、雌三醇-葡糖苷酸和雌二醇会出现暂时性减少。建议孕妇禁用或避免使用。美国FDA妊娠安全性分级为：B级。

**哺乳妇女**　本药可经乳汁分泌，可使婴儿致敏并引起腹泻、皮疹、念球菌属感染等，哺乳妇女应慎用或用药期间暂停哺乳。

**肝功能不全者**　肝功能受损者慎用，并定期检查肝功能。有说明书建议肝功能不全者禁用。使用本药或其他青霉素类药曾出现肝功能损害或胆汁淤积性黄疸者也应禁用。

**肾功能不全/透析者**　中、重度肾功能障碍者慎用。

**1. 说明书用法用量**

Ccr＞30ml/min者，一般可不减量；Ccr＜30ml/min者，不推荐应用本药。血透者，需在血透过程中及结束时各加用1次剂量。

**2. 其他用法用量**

［国内参考信息］　Ccr＞30ml/min者，可按常规剂量给药；Ccr为10~30ml/min者，250~500mg（按阿莫西林计）/次，q.12h；Ccr＜10ml/min者，250~500mg（按阿莫西林计）/次，q.24h；透析者250~500mg（按阿莫西林计）/次，q.24h。

**【注意】**

（1）慎用　①对头孢菌素类药物过敏者。②有哮喘、湿疹、花粉症、荨麻疹等过敏性疾病史。③使用抗凝药治疗者。④假膜性肠炎（国外资料）。

（2）交叉过敏　对青霉素类、头孢菌素类药过敏者，对本药也可能过敏。

（3）对检验值/诊断的影响　①以硫酸铜法进行尿糖测定时可呈假阳性，用葡萄糖酶法测定则不受影响。②直接抗球蛋白实验可呈阳性。

（4）用药相关检查/监测项目　①长期或大剂量用药者，应监测血清钾、钠浓度，并定期检查肝、肾功能和造血系统功能。②怀疑淋病伴有梅毒损害者，在用药前应进行暗视野检查，每月进行1次血清试验，至少4次。

（5）对驾驶/机械操作的影响　尚未发

现本药对驾驶员及机械操作有不良影响。

【给药说明】

（1）给药条件 ①用药前须详细询问患者既往史，包括用药史、过敏史，以及有无家族变态反应疾病史。②给药前须进行皮试。可用青霉素皮试液，也可将本药配制成 500μg/ml 皮试液，皮内注射 0.05~0.1ml，20min 后观察结果。皮试阳性反应者不能使用。③本药注射制剂不宜肌注。④口服给药时宜在用餐时服用，以减少胃肠道反应。⑤克拉维酸钾单次剂量不宜超过 0.2g，一日剂量不宜超过 0.4g。⑥若未重新检查，则本药连续治疗一般不超过 14d。⑦重症感染者或不能口服者应用本药的注射剂，轻症感染或经静脉给药病情好转后可予口服给药。⑧本药适用于因产 β 内酰胺酶而对 β 内酰胺类药物耐药的细菌感染，但不推荐用于对复方制剂中抗生素敏感的细菌感染和非产 β 内酰胺酶的耐药菌感染。

（2）配伍信息 ①本药与头孢噻吩、林可霉素、四环素、万古霉素、琥乙红霉素、两性霉素 B、NE、间羟胺、苯妥英钠、盐酸羟嗪、丙氯拉嗪、异丙嗪、维生素 B 族、维生素 C 族混合后会出现浑浊，不宜同瓶滴注。与含有葡萄糖、葡聚糖或酸性碳酸盐的溶液及铜、锌、汞等重金属、黏菌素甲磺酸钠、多黏菌素 B、琥珀氯霉素、红霉素、红霉素乙基琥珀酸盐和乳糖酸盐、肾上腺素、DA、阿托品、盐酸肼屈嗪、氯化钙、多糖和氢化可的松琥珀酸钠呈配伍禁忌。有锌化物制造的橡皮管或瓶塞也可影响本药的活力。本药还可被氧化剂、还原剂或羟基化合物灭活。②本药在体外不能与氨基糖苷类、血制品、含蛋白质的液体（如水解蛋白等）及静脉脂质乳化液混合。③本药注射制剂溶解后应立即给药，不能冷冻保存，且剩余药液应废弃，不可再用。

（3）其他 ①不同配比的阿莫西林和克拉维酸钾组成的复方制剂，不能互相替代。②阿莫西林克拉维酸钾（14∶1）干混悬剂适用于反复发作的或难治性急性小儿中耳炎。③本药与氨苄西林有完全交叉耐药性，与其他青霉素类和头孢类药有交叉耐药性。

【不良反应】 绝大多数不良反应轻微而短暂，发生率（尤其是腹泻）与给药剂量呈正相关。

（1）神经 意识模糊、头晕、失眠、头痛、嗜睡、惊厥等。

（2）精神 激动、焦虑、行为变化。

（3）内分泌 / 代谢 血清淀粉酶水平暂时性升高。

（4）血液 低凝血因子Ⅱ血症、嗜酸性粒细胞增多、WBC 减少、血小板减少症、血小板增多症、血小板减少性紫癜、溶血性贫血、嗜酸性粒细胞减少、粒细胞缺乏、中性粒细胞减少。

（5）消化 口炎、舌炎、舌苔黑、恶心、呕吐、食欲缺乏、消化不良、胃炎、软便、腹泻（需谨慎处理，如出现较严重的假膜性肠炎，应补充电解质、蛋白质，并给予对梭状芽孢杆菌有效的抗生素治疗）、结肠炎、阻塞性黄疸及血清氨基转移酶、胆红素、ALP 升高。停药后肝功能一般可恢复正常。

（6）泌尿 BUN 升高、间质性肾炎、血尿、结晶尿（尿量减少者，尤其是肠外给药时）。服用高剂量阿莫西林时，建议摄入足量液体并保持排出足够的尿量。

（7）生殖 阴道炎、念珠菌性阴道炎。

（8）皮肤 史 – 约综合征、剥脱性皮炎（包括中毒性皮肤坏死）。

（9）其他 皮疹、荨麻疹、瘙痒、药物热、哮喘、血管水肿、血清病样反应（表现为荨麻疹或皮肤麻疹并伴关节炎、关节痛、肌痛和频繁发热）、过敏性休克等过敏反应（应立即停药，并采取相应急救措施。严重过敏反应的处理原则和措施同青霉素 G。二重感染。有注射部位出现静脉炎的报道。儿童：牙齿表面变色。刷牙可预防和去除牙齿表面变色。

【药物过量】

（1）表现 主要表现为胃肠道症状和

水、电解质紊乱，少数患者可出现皮疹、嗜睡等。个别患者可能有间质性肾炎，导致无尿、肾衰竭。

（2）处理意见 若服药过量应立即停药，并根据症状进行必要的支持或对症治疗。若服药后时间较短，应给予催吐或洗胃。对肾功能不全者，由于肾清除率降低，如血药浓度过高，可用透析法清除。无尿、肾衰竭，停药后可改善或恢复。

【相互作用】

（1）氯霉素、红霉素、四环素类、磺胺药等抑菌药 上述药物可干扰本药杀菌活性。在治疗脑膜炎或急需杀菌药的严重感染时不宜合用。

（2）伤寒活疫苗 伤寒活疫苗的免疫效应降低。

（3）口服避孕药 本药可刺激雌激素代谢或减少其肠肝循环，故可降低口服避孕药效果。

（4）甲氨蝶呤 甲氨蝶呤发生毒性反应的危险性增加。

（5）华法林 可增强华法林的作用。

（6）阿司匹林、吲哚美辛、保泰松、磺胺药 本药血药浓度升高，$t_{1/2}$ 延长，但毒性可能增加。

（7）苯磺胺（利尿酸药） 阿莫西林的血药浓度升高，不建议本药与利尿酸药合用。

（8）氨基糖苷类药 在亚抑菌浓度条件下同用，对粪肠球菌体外杀菌作用增强。

（9）丙磺舒 克拉维酸血药浓度不受影响，阿莫西林血药浓度升高。不推荐两者合用。

（10）别嘌醇 皮疹发生率显著增高，应避免合用。

（11）氯霉素 联用治疗细菌性脑膜炎时，远期后遗症的发生率较两者单用时高。

（12）抗凝血药 CT 延长。

（13）其他 β－内酰胺类抗生素 出现严重的偶发性过敏反应。

（14）双硫仑等乙醛脱氢酶抑制药 不宜合用。

（15）食物 本药在胃肠道的吸收不受食物影响，故可在空腹或餐后服用，并可与牛奶等食物同服；与食物同服可减少胃肠道反应。

## 替卡西林钠克拉维酸钾
## Ticarcillin Disodium and Clavulanate Potassium

【其他名称】 羧噻吩青霉素钠－棒酸钾、羧噻吩青霉素钠/克拉维酸钾、替卡西林－克拉维酸、特泯菌、替曼汀、替门汀、特美汀、中诺先林、Augpenin、Betabactyl、Ticarcillin Disodium and Potassium Clavulanate、Ticarcillin-Clavulanate、Ticarclav、Timentin

【成分】 替卡西林钠、克拉维酸钾

【分类】 抗微生物药\抗生素\β－内酰胺酶抑制药

【抗菌谱】 **敏感菌** 产酶或不产酶的葡萄球菌、流感嗜血杆菌、卡他莫拉菌、大肠埃希菌、克雷伯杆菌、奇异变形杆菌、普通变形杆菌、淋球菌、脆弱拟杆菌、肺炎链球菌、化脓性链球菌、绿色链球菌、梭状芽孢杆菌、消化球菌、消化链球菌、铜绿假单胞菌及其他假单胞菌、沙雷杆菌、枸橼酸杆菌等。

【制剂规格】 **粉针剂** ① 1.6g（替卡西林钠 1.5g、克拉维酸钾 0.1g）。② 3.1g（替卡西林 3g，克拉维酸 0.1g）。③ 3.2g（替卡西林钠 3g、克拉维酸钾 0.2g）。

【临床应用】

**说明书适应证**

敏感菌所致的败血症、腹膜炎、呼吸道感染、胆道感染、泌尿系统感染、骨和关节感染、皮肤和软组织感染、耳鼻喉感染及术后感染。

【用法用量】

1. 说明书用法用量

敏感菌感染 1.6~3.2g/次，q.6~8h，

i.v.gtt.。Max：3.2g/ 次，q.4h。

**2. 其他用法用量**

［国内参考信息］

（1）全身感染　> 60kg 者，3.1g（替卡西林 3g，克拉维酸 0.1g）/ 次，q.4~6h，i.v.gtt.；< 60kg 者，日剂量按替卡西林计算为 200~300mg/kg，q.4~6h。

（2）尿路感染　除可采用全身感染的给药方式外，还可 3.2g（替卡西林 3.0g，克拉维酸 0.2g）/ 次，q.8h，i.v.gtt.。

（3）妇产科感染　中度感染者可 200mg/（kg · d），qid.，i.v.gtt.；重症患者为 300mg/（kg · d），分 6 次给药。

**【禁忌证】**

**说明书禁忌证**

（1）对本药任一成分过敏者。

（2）对其他 β - 内酰胺类抗生素过敏者。

**【特殊人群用药】**

**儿童**　> 3 个月儿童可安全用药，尚缺乏 < 3 个月的婴幼儿用药临床资料，故不宜使用本药。

**1. 说明书用法用量**

敏感菌感染　一般用量为 80mg/（kg · 次），q.6~8h，i.v.gtt.。早产儿及足月新生儿，80mg/（kg · 次），q.12h，i.v.gtt.。

**2. 其他用法用量**

［国内参考信息］

敏感菌感染　> 3 个月，体重 < 60kg 者，轻中度感染按替卡西林计算为 200mg/（kg · d），qid.，i.v.gtt.；重症感染者 300mg/（kg · d），6 次 /d，i.v.gtt.。

**老人**　可用成人常规剂量。

**孕妇**　动物试验中本药无致畸作用，但尚缺乏人体研究资料，孕妇用药应权衡利弊。

**哺乳妇女**　尚不明确本药是否可分泌至人乳，哺乳妇女用药时应暂停哺乳。

**肝功能不全者**　严重肝功能不全者慎用。

**肾功能不全 / 透析者**　严重肾功能不全者慎用。

**1. 说明书用法用量**

敏感菌感染　Ccr > 30ml/min 者，3.2g/ 次，q.8h；Ccr 为 10~30ml/min 者，1.6g/ 次，q.8h；Ccr < 10ml/min 者，1.6g/ 次，q.16h。

**2. 其他用法用量**

［国内参考信息］（1）肾功能减退者首剂 3.1g，以后根据 Ccr 给药。Ccr > 60ml/min 者，无需调整剂量；30~60ml/min 者，2g/ 次，q.4h；10~30ml/min 者，2g/ 次，q.8h；< 10ml/min 者，2g/ 次，q.12h；< 10ml/min 且合并肝功能损害者，2g/ 次，q.24h。（2）腹透者 3.1g/ 次，q.12h；血透者，2g/ 次，q.12h，血透后加用 3.1g。

**【注意】**

（1）慎用　①高度过敏性体质者。②凝血功能异常者。

（2）交叉过敏　本药与 β - 内酰胺类抗生素有交叉过敏。

（3）对检验值 / 诊断的影响　① Coombs 试验可呈假阳性反应。②尿蛋白试验可呈假阳性（假性蛋白尿）。

（4）用药相关检查 / 监测项目　①定期检查血常规、肝功能、肾功能。②应监测出血、CT，尤其是肾功能不全者。③本药用于水、电解质失衡患者时应定期随访电解质。

**【给药说明】**

（1）给药条件　①用药前须详细询问患者病史，包括用药史、过敏反应史及有无家族变态反应疾病史。有青霉素过敏史者不宜进行皮试，而应改用其他药物。②给药前必须做皮肤过敏试验。可用青霉素皮试液或本药配制成 500μg/ml 皮试液皮内注射 0.05~0.1ml，20min 后观察结果，皮试阳性者不能应用本药。③因局部刺激症状较严重，本药不宜肌注。④本药适用于因产 β 内酰胺酶而对 β 内酰胺类药物耐药的细菌感染，但不推荐用于对复方制剂中抗生素敏感的细菌感染和非产 β 内酰胺酶的耐药菌感染。

（2）配伍信息　①配伍禁忌：庆大霉

素、阿米卡星、奈替米星、西索米星、妥布霉素、氟康唑等药物及血液、血浆、碳酸钠等溶液。②本药应于5℃贮存，配制好的溶液不可冷冻。

（3）其他 每1g本药中含109mg钠盐，需要严格限制钠盐者应注意。

【不良反应】

（1）神经 高浓度用药：惊厥、抽搐、癫痫发作，肾功能不全者尤易发生。

（2）精神 高浓度用药：短暂的精神失常。

（3）血液 肾功能损害者大剂量用药：WBC减少、PLT减少、PT延长。

（4）消化 恶心、呕吐、腹泻、假膜性结肠炎、肝功能异常（血清氨基转移酶升高）、肝炎、胆汁淤积性黄疸。

（5）泌尿 肌酐、尿素氮升高。

（6）其他 皮疹、大疱疹、荨麻疹、药物热、过敏性休克。用药中若发生过敏性休克，抢救原则和方法同青霉素。肌注或静脉给药：局部疼痛、红肿、硬结、血栓性静脉炎。

【药物过量】

处理意见 过量时可采用对症、支持疗法，必要时可通过血透清除过量的替卡西林和克拉维酸。

【相互作用】

（1）避孕药 本药可减少雌、孕激素重吸收，减低避孕药的效果。

（2）氨基糖苷类药、喹诺酮类药 有协同的抗铜绿假单胞菌作用。

（3）丙磺舒 减少肾小管对替卡西林的分泌，使其肾脏排泄延缓，不影响克拉维酸的肾脏排泄。

## 美洛西林钠舒巴坦钠
## Mezlocillin Sodium and Sulbactam Sodium

【其他名称】 佳洛坦、开林、凯韦可、美洛巴坦

【分类】 抗微生物药\抗生素\β-内酰胺酶抑制药

【抗菌谱】 **敏感菌** 对多种革兰阳性菌和革兰阴性菌（包括有氧和厌氧株）均有杀菌作用，在体外对多数细菌产生的β-内酰胺酶稳定。体外试验表明，可增强对多种产酶菌株（如金葡菌、大肠埃希菌）及不动杆菌属、粪产碱杆菌、黏质沙雷菌、产气杆菌、阴沟杆菌、枸橼酸杆菌、痢疾杆菌、铜绿假单胞菌等的抗菌作用。此外，还对奇异变形杆菌、普通变形杆菌、摩根菌、克雷伯菌属、流感嗜血杆菌、副流感嗜血杆菌、奈瑟菌属、肺炎链球菌、消化球菌属、消化链球菌属、梭菌属、梭杆菌属、多形杆菌属等有体外抗菌活性。

【制剂规格】 **粉针剂** ①0.625g（美洛西林0.5g，舒巴坦0.125g）。②1.25g（美洛西林1.0g，舒巴坦0.25g）。③2.5g（美洛西林2.0g，舒巴坦0.5g）。④3.75g（美洛西林3.0g，舒巴坦0.75g）。

【临床应用】

**说明书适应证**

用于产酶耐药菌引起的下列感染：

（1）呼吸系统感染，如中耳炎、鼻窦炎、扁桃体炎、咽炎、肺炎、急性支气管炎、慢性支气管炎急性发作、支气管扩张、脓胸、肺脓肿等。

（2）泌尿生殖系统感染，如肾盂肾炎、膀胱炎、尿道炎、妇科感染、产后感染、淋病等。

（3）腹腔内感染，如胆道感染、腹膜炎等。

（4）皮肤及软组织感染，如蜂窝组织炎、伤口感染、疖、脓性皮炎、脓疱病等。

（5）其他严重感染，如脑膜炎、细菌性心内膜炎、败血症等。

【用法用量】

**说明书用法用量**

**一般用法** 2.5~3.75g（美洛西林2~3g、

舒巴坦 0.5~0.75g）/ 次，q.8h 或 q.12h，i.v.gtt.，疗程 7~14d。Max：≤ 15g（美洛西林 12g，舒巴坦 3g）/d。

**【禁忌证】**

**1. 说明书禁忌证**

（1）对青霉素类药过敏者。

（2）对舒巴坦过敏者。

**2. 其他禁忌证**

对头孢菌素类抗生素过敏者。

**【特殊人群用药】**

**儿童**

**说明书用法用量**

**一般用法** （1）1~14 岁或体重＞ 3kg 的婴儿：75mg/（kg· 次），2~3 次 /d，i.v.gtt.。（2）体重＜ 3kg 的婴儿，75mg/（kg · 次），bid.，i.v.gtt.。

**老人** 一般患者可参考成人用量，伴有肝、肾功能不全者应调整剂量。

**孕妇** 本药可透过胎盘，应慎用。

**哺乳妇女** 本药可分泌入乳汁，应慎用。

**肝功能不全者** 慎用。

**【注意】**

（1）慎用 过敏性体质（如哮喘、花粉症或荨麻疹）。

（2）交叉过敏 本药与青霉素类、头孢菌素类药物存在交叉过敏。

（3）对检验值 / 诊断的影响 ① Coombs 试验可出现阳性反应。②非酶尿糖反应、尿胆素检测及尿蛋白测定可出现假阳性。

（4）用药相关检查 / 监测项目 ①长期用药应定期监测血常规和肝肾功能。②与高剂量肝素、抗凝血药同用时，应监测凝血参数。③淋病患者初诊及治疗 3 个月后应进行梅毒检查。

**【给药说明】**

（1）给药条件 ①使用本药前应进行青霉素钠皮内敏感试验，阳性反应者禁用。②应与其他杀菌药联合用于治疗致命的全身性细菌感染、未知微生物或不敏感微生物所致感染、重度感染及混合感染等。

（2）配伍信息 ①本药与酸、碱性较强（pH ≤ 4 或 pH ≥ 8）的药物呈配伍禁忌。②配制静滴液应先用适量注射用水或氯化钠注射液溶解后，再加入 NS 或 5% 葡萄糖氯化钠注射液或 5%~10%GS 100ml 中静滴，每次滴注时间为 30~50min。③配制后溶液于 4℃下最多保存 24h。

（3）其他 任何原因引起的严重电解质紊乱者使用本药时，应注意本药中所含钠的影响。

**【不良反应】**

（1）神经 高剂量：肌肉痉挛、惊厥等。大脑疾病可增加药物进入脑脊液，肾功能损害者若不调整剂量，可增加惊厥的发生率。

（2）精神 高剂量：焦虑。

（3）内分泌 / 代谢 低钾血症。

（4）血液 WBC 减少、粒细胞缺乏症、贫血、PLT 减少症；PLT 功能紊乱、紫癜或黏膜出血，通常仅见于严重肾功能损害者大剂量用药时。如发生出血，且无其他公认的原因时，须停药。

（5）消化 恶心、呕吐、腹泻（常在治疗期间或停药后消失，如出现严重和持续腹泻时，应考虑到出现假膜性肠炎的可能性。应立即停用本药并采取相应的治疗，如口服万古霉素，禁用减少蠕动药物）、肝功能异常（表现为 AST 和 ALT 一过性升高、胆红素升高等）。

（6）泌尿 肌酐和非蛋白氮升高等。

（7）其他 ①过敏反应：皮疹、瘙痒、嗜酸性粒细胞增多、药物性发热、急性间质性肾炎、脉管炎等。出现过敏反应时应立即停药，并给予适当处理，包括吸氧、静脉应用糖皮质激素等。出现致命的过敏性休克，常用的急救措施包括立即静注肾上腺素、扩容代用品及高剂量皮质类固醇（成人用量相当于氢化泼尼松 250~1000mg）等。②注射部位血栓性静脉炎或疼痛。③长期或重复使用本药可致耐药细菌或酵母菌样真菌的重度感染。

**【药物过量】** 尚缺乏详细的研究资料。

**【相互作用】** 参见“美洛西林”的相互作用项。

## 哌拉西林钠舒巴坦钠
## Piperacillin Sodium and Sulbactam Sodium

**【其他名称】** 百定、康力哌、力可多、派纾、苏哌、特灭菌、新克君、一君、益坦、Sulperacillin

**【成分】** 哌拉西林、舒巴坦钠

**【分类】** 抗微生物药\抗生素\β－内酰胺酶抑制药

**【抗菌谱】** **敏感菌** 据体外试验：

（1）革兰阴性菌：产和不产β－内酰胺酶的大肠埃希菌、变形杆菌、克雷伯菌属、铜绿假单胞菌、嗜血杆菌属（流感和副流感嗜血杆菌）、沙门菌属、志贺菌属、沙雷菌属、枸橼酸菌属、普罗威登菌属、不动杆菌属、摩根杆菌属、弧杆菌属、耶尔森菌属、淋球菌和脑膜炎奈瑟菌等。

（2）革兰阳性菌：产和不产β－内酰胺酶的链球菌属（肺炎链球菌、化脓链球菌、无乳链球菌）、葡萄球菌属（金葡菌、MSSA、MRSA、凝固酶阴性葡萄球菌属）、肠球菌属等。③厌氧菌：脆弱类杆菌、其他类杆菌、梭杆菌属、消化链球菌属等。

**【制剂规格】** **粉针剂** ① 1.25g（哌拉西林 1.0g，舒巴坦 0.25g）。② 2.5g（哌拉西林 2g，舒巴坦 0.5g）。

**【临床应用】**

**说明书适应证**

用于敏感菌（包括对哌拉西林单药耐药，而对本药敏感的β－内酰胺酶菌株）所致的下列感染：

（1）呼吸系统感染，如急性支气管炎、肺炎、慢性支气管炎急发、支气管扩张伴感染等。

（2）泌尿生殖系统感染，如单纯型、复杂型泌尿系感染等。

**【用法用量】**

**说明书用法用量**

**一般用法** 2.5g 或 5g（哌拉西林 2g 或 4g，舒巴坦 0.5g 或 1g）/ 次，q.12h，i.v.gtt.；严重或难治性感染时，q.8h。疗程为 7~14d。Max：20g/d，且舒巴坦 Max：4g/d。

**【禁忌证】**

**说明书禁忌证**

对青霉素、头孢菌素或其他β－内酰胺类抗生素过敏或有过敏史者。

**【特殊人群用药】**

**儿童** 安全性和有效性尚不明确。

**老人** ＞65 岁者因肾功能有所减弱，剂量需酌减。

**孕妇** 孕妇用药的安全性和有效性尚不明确，用药须权衡利弊。

**哺乳妇女** 少量哌拉西林可经乳汁分泌，可能导致婴儿过敏（出现腹泻、念珠菌感染及皮疹），哺乳妇女用药须权衡利弊。

**肾功能不全/透析者** 慎用，应酌情调整剂量。

**【注意】**

（1）交叉过敏　本药与青霉素类药、头孢菌素类药有交叉过敏。

（2）用药相关检查/监测项目　①有出血倾向者应检查 CT、血小板聚集时间和 PT。②用药期间应监测肾功能，出现肾功能异常时应调整治疗方案。

**【给药说明】**

（1）给药条件　用药前须详细询问患者的青霉素过敏史。用药前必须做皮肤过敏试验，皮试阳性反应者不能使用。

（2）配伍信息　使用前先将本药 2.5g（或 5g）溶解于适量溶剂（如 5%GS、NS 或灭菌注射用水）中，再用同一溶剂稀释至 50~100ml（或 100~200ml）供静滴（最大终浓度为 250mg/ml），滴注时间为 30~60min。

【不良反应】 本药耐受性良好，不良反应少。

（1）神经 头痛、头晕。

（2）精神 烦躁、焦虑。

（3）消化 腹泻、稀便、恶心、呕吐、胃肠胀气、假膜性肠炎以及 AST、ALT、ALP 一过性升高。

（4）皮肤 皮疹、皮肤瘙痒。

（5）其他 过敏、注射部位刺激反应、血栓性静脉炎、水肿。

【相互作用】

（1）丙磺舒 降低本药肾脏清除率，延长本药 $t_{1/2}$。

（2）氨基糖苷类抗生素 氨基糖苷类抗生素活性降低。

（3）妥布霉素 妥布霉素 AUC 减少、肾脏清除率下降。

（4）非极性肌松药 非极性肌松药的神经肌肉阻滞作用时间延长。

（5）肝素、口服抗凝药、非甾体抗炎止痛药、磺吡酮及其他可能抑制血小板聚集的药物 增加出血的危险性。

（6）溶栓药 可致严重出血，不宜合用。

## 哌拉西林钠他唑巴坦钠
## Piperacillin Sodium and Tazobactam Sodium

【其他名称】 安迪泰、邦达、锋泰灵、海他欣、康得力、凯伦、哌拉西林钠/三唑巴坦钠、哌拉西林－三唑巴坦、哌拉西林他唑巴坦、特治星、他唑西林、先泰、中诺派奇、Piperacillin and Tazobatam、Tazocin、Zosyn

【成分】 哌拉西林钠、他唑巴坦钠

【分类】 抗微生物药\抗生素\β－内酰胺酶抑制药

【抗菌谱】 敏感菌

（1）大肠埃希菌、枸橼酸菌属、克雷伯杆菌属、肠杆菌属、普通变形杆菌、奇异变形杆菌、雷氏普罗维登斯菌、斯氏普罗维登斯菌、摩氏摩根菌、沙雷菌属、沙门菌属、志贺菌属、假单胞菌属、淋病奈瑟菌、脑膜炎奈瑟菌等革兰阴性菌。

（2）链球菌属、肠球菌、金葡菌、腐生葡萄球菌、表皮葡萄球菌、凝固阴性葡萄球菌、棒状杆菌属、单核细胞增多性李斯特菌、奴卡菌属等革兰阳性菌。

（3）类杆菌属、类杆菌属脆弱杆菌族、消化链球菌属、梭杆菌属、梭状芽孢杆菌属、费氏球菌属及放线菌属等厌氧菌。

（4）嗜血杆菌属、多杀巴杆菌、耶尔森菌属、弯曲菌属、阴道加特纳菌。

【制剂规格】 **粉针剂** ① 0.5625g（哌拉西林钠 0.5g、他唑巴坦钠 0.0625g）。② 1.125g（哌拉西林钠 1g、他唑巴坦钠 0.125g）。③ 2.25g（哌拉西林钠 2g、他唑巴坦钠 0.25g）。④ 3.375g（哌拉西林钠 3g、他唑巴坦钠 0.375g）。⑤ 4.5g（哌拉西林钠 4g、他唑巴坦钠 0.5g）。

【临床应用】

**1. 说明书适应证**

用于对哌拉西林耐药但对本药敏感的产β－内酰胺酶细菌引起的下列感染：

（1）呼吸系统感染，如中度社区获得性肺炎及中、重度医院获得性肺炎等。

（2）阑尾炎（伴发穿孔或脓肿）、腹膜炎。

（3）产后子宫内膜炎或盆腔炎性疾病。

（4）非复杂性和复杂性皮肤软组织感染，包括蜂窝织炎、皮肤脓肿、缺血性或糖尿病性足部感染。

**2. 其他临床应用**

多种细菌所致的混合感染及中性粒细胞缺乏者的感染。

【用法用量】

**1. 说明书用法用量**

（1）一般感染 3.375g（哌拉西林钠 3.0g，他唑巴坦钠 0.375g，下同）/次，q.6h，i.v.gtt.，疗程 7~10d，酌情调整。

（2）医院获得性肺炎 初始剂量3.375g，q.4h，i.v.gtt.，疗程7~14d。可酌情调整，一般需与氨基糖苷类药联用，如未分离出铜绿假单胞菌或病情允许也可停用氨基糖苷类药。

2. 其他用法用量

［国内参考信息］ 4.5g/次，q.8h，静滴30min，也可静注。

［国外参考信息］

严重全身性感染 13.5~20.5g（哌拉西林钠12~18g，他唑巴坦钠1.5~2.5g）/d，q.4~6h，静脉给药。

【禁忌证】

说明书禁忌证

对青霉素类、头孢菌素类抗生素或β-内酰胺酶抑制药过敏者。

【特殊人群用药】

**儿童** ＜12岁，安全性及有效性尚未确定。＞12岁，用法用量同成人。

**老人** 老年患者肾功能可能减退，应适当调整剂量。

**孕妇** 慎用。美国FDA妊娠安全性分级为：B级。

**哺乳妇女** 少量哌拉西林可自乳汁中分泌，可能引起婴儿过敏、腹泻、念珠菌感染或皮疹等，哺乳妇女用药时应暂停哺乳。

**肝功能不全者** 严重肝功能不全者慎用。

**肾功能不全/透析者** 肾功能不全者用药前或用药期间应测CT，一旦发生出血，应停药。

说明书用法用量

应根据Ccr调整剂量：（1）Ccr为40~90ml/min者，3.375g/次，q.6h，一日总量13.5g（哌拉西林12g，他唑巴坦1.5g）。（2）Ccr为20~40ml/min者，2.25g/次，q.6h，一日总量9g（哌拉西林8g，他唑巴坦1g）。（3）Ccr＜20ml/min者，2.25g/次，q.8h，一日总量6.75g（哌拉西林6g，他唑巴坦0.75g）。（4）血透者Max：2.25g/次，q.8h，可于每次血透后追加0.75g。

【注意】

（1）慎用 ①有过敏史或高度过敏性体质者。②有出血史者。③溃疡性结肠炎、克罗恩病或假膜性肠炎者。

（2）交叉过敏 对其他青霉素类、头孢菌素类、头霉素类、灰黄霉素或青霉胺过敏者，对本药也可能过敏。

（3）对检验值/诊断的影响 ①Coombs试验可呈阳性。②硫酸铜法测定尿糖时可呈假阳性。

（4）用药相关检查/监测项目 ①应定期检查造血功能，尤其是疗程＞21d者。②需控制盐摄入量的患者在使用本药时，应定期检查血清电解质水平。③长期应用时应检查肝、肾功能。

【给药说明】

（1）给药条件 ①用药前应详细询问患者既往病史，包括用药史、过敏反应史，以及有无家族变态反应疾病史。②给药前必须做皮肤过敏试验。可用青霉素皮试液做皮试，也可将本药配制成500μg/ml皮试液皮内注射0.05~0.1ml，20min后观察结果，皮试阳性者不能应用本药。③有青霉素过敏史者一般不宜进行皮试，而应改用其他药物。如无适当选用药物，必须应用本药时，则须慎重脱敏。④用于铜绿假单胞菌所致的医院获得性肺炎时，可与氨基糖苷类药联用。

（2）配伍信息 ①配伍禁忌：氨基糖苷类药、万古霉素、两性霉素B、柔红霉素、伊达比星、多柔比星、丝裂霉素、米托蒽醌、多西环素、氟哌啶醇、氯丙嗪、达卡巴嗪、法莫替丁、咪康唑。②静滴液的配制：本药用20ml稀释液（NS或灭菌注射用水）充分溶解后，立即加入250ml溶剂（5%GS或NS）中，再进行滴注。静脉使用时速度不宜太快，静滴时间不能少于30min，以免引起血栓性静脉炎。③本药不能用乳酸林格液作溶剂，不能与只含碳酸氢钠的溶液混合；不得在本药中加入血液制品及水解蛋白液。④本药不能与其他药物在注射器或输液瓶中混合；与其他抗生素合用时，必须分开给药。

（3）其他　现有临床研究资料表明本药对医院内下呼吸道感染及复杂性尿路感染的疗效不佳。

**【不良反应】** 本药不良反应多为轻、中度，且呈短暂性。

（1）心血管　静脉炎、血栓性静脉炎、水肿、高血压等。

（2）神经　头晕、头痛及神经系统反应。

（3）精神　焦虑、烦躁不安。

（4）内分泌/代谢　高钠血症、低钾血症。

（5）血液　血小板减少、发热伴嗜酸性粒细胞增多。

（6）消化　①腹痛、腹泻、恶心、呕吐、便秘、食欲减退、消化不良、假膜性肠炎。用药期间若出现腹泻，应考虑是否有假膜性肠炎，应进行粪便检查、艰难梭菌培养以及此菌的细胞毒素分析，确诊后应采取相应措施（如维持水、电解质平衡、补充蛋白）。②血清氨基转移酶和LDH、TSB升高，暂时性肝功能异常、胆汁淤积性黄疸。

（7）呼吸　鼻炎、呼吸困难。

（8）泌尿　肾损害、BUN和血清肌酐升高。

（9）皮肤　注射局部刺激反应、疼痛、斑丘疹、疱疹。

（10）其他　①皮疹、瘙痒、荨麻疹、皮肤湿疹样改变等过敏反应；药物热、过敏性休克。②长期用药：二重感染。

**【药物过量】**

表现　静脉给药过量时，可能出现神经肌肉兴奋或抽搐的表现。

**【相互作用】**

（1）氨基糖苷类药　体外可使氨基糖苷类药灭活。哌拉西林与氨基糖苷类药物混合后，两者抗菌活性均明显减弱。但联用阿米卡星、庆大霉素、妥布霉素等，对假单胞菌属、沙雷菌属、克雷伯菌属、吲哚阳性变形杆菌、普鲁威登菌、其他肠杆菌属、葡萄球菌的敏感菌株有协同杀菌作用。本药与庆大霉素联合对粪肠球菌无协同作用。

（2）妥布霉素　可使妥布霉素失活，使其AUC、肾脏清除率及尿中排泄率分别下降11%、32%和38%。严重肾功能不全，联用时妥布霉素药动学发生变化。

（3）某些头孢菌素　对大肠埃希菌、假单胞菌属、克雷伯菌属、变形杆菌属的某些敏感菌株有协同抗菌作用。

（4）丙磺舒　哌拉西林 $t_{1/2}$ 延长21%，他唑巴坦 $t_{1/2}$ 延长71%。

（5）非甾体抗炎止痛药（如阿司匹林、二氟尼柳、其他水杨酸制剂）可发生对血小板功能的累加抑制，增加出血的危险性。

（6）抗凝血药（肝素、香荚兰醛、茚满二酮等）可致凝血障碍，增加出血的危险，如需合用，应考虑监测凝血功能。

（7）细胞毒药、利尿药　有发生低钾血症的可能。

（8）维库溴铵　维库溴铵对神经肌接头的阻滞作用增强。

（9）万古霉素　对药动学无影响。

## 头孢哌酮钠舒巴坦钠
## Cefoperazone Sodium and Sulbactam Sodium

**【其他名称】** 奥卡璐、奥柯利、安士能、奥先锋、锋派新、海舒必、浩欣、可倍、康力舒、拉非、立键舒、铃兰欣、瑞普欣、舒巴同、帅迪、舒而欢、塞立奥、噻洛新、舒派、舒哌纳、舒普深、舒普源、斯坦定、汕鸵宁、头孢哌酮舒巴坦、威哌、威特神、先捷、新瑞普欣、欣妥治、优哌、优普同、中诺克迪、中诺哌舒、Cefoperazone and Sulbactam、Sulperazon

**【成分】** 头孢哌酮钠、舒巴坦钠

**【分类】** 抗微生物药\抗生素\β－内酰胺酶抑制药

【抗菌谱】 敏感菌

（1）革兰阳性需氧菌：金葡菌（产和不产青霉素酶的菌株）、表皮葡萄球菌、肺炎链球菌、化脓性链球菌（A 组－溶血性链球菌）、无乳链球菌（B 组－溶血性链球菌）、大多数溶血性链球菌、肠球菌（粪链球菌、类链球菌、坚忍链球菌）。

（2）革兰阴性需氧菌：大肠埃希菌、克雷伯杆菌属（包括肺炎克雷伯杆菌）、肠杆菌属、柠檬酸杆菌属、枸橼酸菌属、流感嗜血杆菌、奇异变形杆菌、普通变形杆菌、摩根菌、雷氏普罗维登斯菌属、沙雷菌属（包括黏质沙雷菌）、沙门菌属和志贺菌属、铜绿假单胞菌和某些其他假单胞菌属、醋酸钙不动杆菌、淋球菌、脑膜炎奈瑟菌、百日咳杆菌、小肠结肠炎耶尔森菌。

（3）厌氧菌：革兰阴性杆菌（包括脆弱拟杆菌属、其他拟杆菌属和梭杆菌属）、革兰阳性和革兰阴性球菌（包括消化球菌、消化链球菌和韦荣球菌属）、革兰阳性杆菌（包括梭状芽孢杆菌、真杆菌和乳杆菌属）。

（4）对甲氧西林敏感的葡萄球菌仅有中度作用。

**不敏感 / 耐药菌** 甲氧西林耐药葡萄球菌。

【制剂规格】 **粉针剂**（1:1） ① 0.5g（头孢哌酮 0.25g，舒巴坦 0.25g）。② 1g（头孢哌酮 0.5g，舒巴坦 0.5g）。③ 1.5g（头孢哌酮 0.75g，舒巴坦 0.75g）。④ 2g（头孢哌酮 1g，舒巴坦 1g）。⑤ 3g（头孢哌酮 1.5g，舒巴坦 1.5g）。⑥ 4g（头孢哌酮 2g，舒巴坦 2g）。

**粉针剂**（2:1） ① 0.75g（头孢哌酮 0.5g，舒巴坦 0.25g）。② 1.5g（头孢哌酮 1g，舒巴坦 0.5g）。③ 2.25g（头孢哌酮 1.5g，舒巴坦 0.75g）。④ 3g（头孢哌酮 2g，舒巴坦 1g）。⑤ 4.5g（头孢哌酮 3g，舒巴坦 1.5g）。

【临床应用】

**说明书适应证**

用于敏感细菌所致的下列感染：

（1）呼吸系统感染。

（2）腹部感染，如腹膜炎、胆囊炎、胆管炎等。

（3）泌尿生殖系统感染，如尿路感染、盆腔炎、子宫内膜炎、淋病等。

（4）皮肤软组织感染。

（5）骨骼及关节感染。

（6）其他严重感染，如败血症、脑膜炎等。

（7）作为术后感染的预防用药。

【用法用量】

**说明书用法用量**

舒巴坦钠的日剂量 Max：≤ 4g；若头孢哌酮钠的日需要量＞ 4g 时，宜采用头孢哌酮钠舒巴坦钠（2∶1），或另行单独加用头孢哌酮钠。

（1）一般感染 ①头孢哌酮钠舒巴坦钠（1∶1），2~4g/d，q.12h，i.m. 或静脉给药（等分一日药量）。②头孢哌酮钠舒巴坦钠（2∶1），1.5~3g/d，q.12h，i.m. 或静脉给药（等分一日药量）。

（2）严重或难治性感染 ①头孢哌酮钠舒巴坦钠（1∶1），可增至 8g/d，i.m. 或静脉给药。②头孢哌酮钠舒巴坦钠（2∶1），可增至 12g/d，i.m. 或静脉给药。

【禁忌证】

**说明书禁忌证**

（1）对本药任一成分过敏者。

（2）有青霉素过敏性休克史者或对其他头孢菌素类药过敏者。

【特殊人群用药】

**儿童** 本药用于婴儿感染有效，但对早产儿（包括新生儿）尚未进行过广泛的研究，且因动物试验提示可对青春期前大鼠睾丸产生不良反应，目前尚缺乏人类研究的相关资料，故新生儿（包括早产儿）、儿童须权衡利弊。

**说明书用法用量**

舒巴坦钠日剂量 Max：≤ 80mg/kg；若头孢哌酮钠的需要量＞ 80mg/（kg·d）时，宜采用头孢哌酮钠舒巴坦钠（2 ∶ 1），或另行单独加用头孢哌酮钠。且需注意出生 1 周内的新生儿应每 12h 给药 1 次。

（1）一般感染　①头孢哌酮钠舒巴坦钠（1 ∶ 1），40~80mg/（kg·d），q.6~12h，i.m. 或静脉给药。②头孢哌酮钠舒巴坦钠（2 ∶ 1），30~60mg/（kg·d），q.6~12h，i.m. 或静脉给药。

（2）严重或难治性感染　①头孢哌酮钠舒巴坦钠（1 ∶ 1），可增至 160mg/（kg·d），分 2~4 次给药。②头孢哌酮钠舒巴坦钠（2 ∶ 1），可增至 240mg/（kg·d），分 2~4 次给药。

**老人**　慎用，并酌情调整用量。

**孕妇**　动物生殖试验未发现本药对胚胎有损害，尚缺乏人类的研究，孕妇仅在确有必要时才可使用本药。美国 FDA 妊娠安全性分级为：B 级。

**哺乳妇女**　慎用（因本药两种成分均能少量泌入乳汁）。

**肝功能不全者**　严重肝脏疾病或肝功能不全合并肾功能不全者慎用，并酌情调整用量。同时有肝肾功能损害者，应监测头孢哌酮的血药浓度，并按需调整剂量，如不能监测血药浓度，则每日剂量不应＞ 2g。

**肾功能不全 / 透析者**　Ccr ＜ 30ml/min 者舒巴坦清除减少，需调整本药剂量，必要时可单独增加头孢哌酮用量。

**说明书用法用量**

Ccr 为 15~30ml/min 者，舒巴坦日剂量 Max：2g，q.12h，i.m. 或静脉给药（等分一日药量）；Ccr ＜ 15ml/min 者，舒巴坦日剂量 Max：1g，q.12h，i.m. 或静脉给药（等分一日药量）；血透后，应追加 1 剂。

**其他**　营养不良、吸收不良（如肺囊性纤维化者）、长期静脉给予高营养制剂者、接受抗凝血药治疗者应用本药时，可能发生 Vit K 缺乏，这些患者用药时需监测 PT，同时需补充 Vit K。

**【注意】**

（1）慎用　①严重胆道梗阻者（应调整本药剂量及给药间期，并监测血药浓度）。② Vit K 缺乏、营养不良、吸收障碍者。

（2）交叉过敏　对一种头孢菌素类药过敏者对其他头孢菌素类药也可能过敏；对青霉素类、青霉素衍生物或青霉胺过敏者也可能对头孢菌素类药过敏。

（3）对检验值 / 诊断的影响　①铜还原试验测定尿糖时可呈现假阳性。② Coombs 试验呈阳性反应。产妇临产前使用本药，新生儿此试验也可为阳性。

（4）用药相关检查 / 监测项目　长期用药应定期检查血常规、PT 及肝、肾功能，对于新生儿（尤其是早产儿）和婴儿特别重要。

（5）对驾驶 / 机械操作的影响　根据临床应用经验，本药不会降低患者驾驶和操作机械的能力。

**【给药说明】**

（1）给药条件　①使用本药前，应详细询问患者对本药、其他头孢菌素类、青霉素类及其他药物的过敏史。有青霉素类过敏史的患者确有应用本药的指征时，必须在严密观察下慎用。②单用本药已能治疗大部分感染，但必要时本药也需与其他抗生素联合应用。③本药适用于因产 β 内酰胺酶而对 β 内酰胺类药物耐药的细菌感染，但不推荐用于对复方制剂中抗生素敏感的细菌感染和非产 β 内酰胺酶的耐药菌感染。

（2）配伍信息　①配伍禁忌：氨基糖苷类药、多西环素、甲氯芬酯、阿义马林、盐酸羟嗪、苯海拉明、门冬酸钾镁、普鲁卡因胺、氨茶碱、丙氯拉嗪、细胞色素 C、喷他佐辛、抑肽酶、利多卡因、乳酸钠林格注射液等。与含胺及胺碱制剂配合会产生沉淀，与碱性制剂配合可使效价降低。②肌注液，用灭菌注射用水配制，当注射液中头孢哌酮钠浓度在≥ 250mg/ml 时，需采用两步稀释法，即先加适量灭菌注射用水溶解，再以 2% 利多卡因注射液稀释，使最终溶液的利多卡因浓度为 0.5%。③静注液，可用适量的 5%GS、NS 或灭菌注射用水溶解，然后再用同一溶媒稀释至 20ml，注射时间应＞ 3min。④静滴液，可用适量的 5%GS、NS

或灭菌注射用水溶解，然后再用同一溶媒稀释至 50~100ml，滴注时间至少为 30~60min。⑤本药不宜用含钙的注射液（如林格液）直接溶解（可采用先用注射用水溶解后再用林格液稀释的两步稀释法），否则会生成乳白色沉淀；也不可用酸性溶液溶解，pH < 4.5 时，头孢哌酮酸可能析出。⑥配制后溶液需保存在避光及阴凉处，并于 24h 内用完。⑦本药溶解后如不透明，为稀释液 pH 过低所致，绝不可加热助溶，以免药物破坏。可适当增加稀释液溶解，或加少量碳酸氢钠注射液即可溶解透明。

**【不良反应】**

（1）心血管　低血压、血管炎。

（2）神经　头痛。

（3）内分泌 / 代谢　Vit K 缺乏、低凝血因子Ⅱ血症，应注意监测出血时间和 PT，同时使用 Vit $K_1$ 防止出血的发生。

（4）血液　Hb 减少、HCT 降低、可逆性的中性粒细胞减少、嗜酸性粒细胞增多、PLT 减少、PT 延长、淋巴细胞减少症。

（5）消化　①腹泻、腹痛、恶心、呕吐、假膜性肠炎。②一过性肝功能异常（血清氨基转移酶、ALP 或胆红素升高）。

（6）泌尿　一过性 BUN、肌酐升高。有血尿的报道。

（7）皮肤　史 – 约综合征。

（8）其他　①过敏反应：皮疹（如荨麻疹）、皮肤瘙痒、药物热、过敏性休克。若出现严重过敏反应，应立即停药，必要时须给肾上腺素急救、给氧、静脉给皮质激素、气管插管、机械通气等。②肌注或静脉给药：注射部位疼痛、硬结、血栓性静脉炎。③发热、寒战、菌群失调。

**【药物过量】** 尚缺乏人类头孢哌酮钠和舒巴坦钠急性中毒的资料。

（1）表现　可能主要表现为不良反应的扩大。脑脊液中高浓度的 β – 内酰胺类抗生素可引起 CNS 不良反应，如抽搐等。

（2）处理意见　无特效拮抗药，过量时主要给予对症治疗，大量饮水补液等。头孢哌酮和舒巴坦均可通过血透清除。

**【相互作用】**

（1）伤寒活疫苗　对伤寒沙门菌有抗菌活性，可降低伤寒活疫苗的免疫效应。

（2）氨基糖苷类药（如庆大霉素、妥布霉素）对肠杆菌属、铜绿假单胞菌的某些敏感菌株有协同抗菌作用，肾毒性增加，合用时应注意监测肾功能变化。但本药与氨基糖苷类药间存在物理性配伍禁忌，故两种药液不能直接混合；如需联合使用，可按顺序分别静脉注射两药；注射时应使用不同的静脉输液管，或在注射间期，用另一种已获批准的稀释液充分冲洗先前使用过的静脉输液管，此外，应尽可能延长两药给药的间隔时间。

（3）抗凝药（肝素、华法林等）、茚满二酮衍生物、溶栓药、NSAID（阿司匹林等）、磺吡酮　可抑制血小板功能，减少凝血因子合成，增加出血的危险。

（4）强利尿药（呋塞米等）增加肾毒性。

（5）乙醇　可影响乙醇代谢，出现双硫仑样反应。用药期间及停药后 5d 内禁止饮酒，禁用含乙醇成分的药物或食物，也避免鼻饲等胃肠外给予含乙醇成分的高营养制剂。

## 第七节　氨基糖苷类

### 硫酸庆大霉素
### Gentamycin Sulfate

**【其他名称】** 宝乐、迪康、艮太霉素、艮他霉素、杰力泰、硫酸艮他霉素、硫酸正泰霉素、庆大霉素、瑞贝克、威得、维伦、小儿利宝、欣他、正泰霉素、Garamycin、Gentamicin、Gentamicin Sulfate、

Gentamycin、Swibec

**【分类】** 抗微生物药 \ 抗生素 \ 氨基糖苷类

**【抗菌谱】** **敏感菌** 铜绿假单胞菌、大肠埃希菌、变形菌（吲哚阳性和阴性）属、克雷伯菌属、肠杆菌属、沙雷菌属、志贺菌属、枸橼酸杆菌属、奈瑟菌属、金葡菌（不包括耐甲氧西林菌株）、布鲁菌属、鼠疫杆菌、不动杆菌属、胎儿弯曲菌。

**不敏感 / 耐药菌** 肠球菌、链球菌（包括化脓性链球菌、肺炎球菌、粪链球菌等）、厌氧菌（拟杆菌属）、结核杆菌、立克次体、病毒和真菌。

**【制剂规格】** **片剂** ① 20mg。② 40mg。（每 10mg 相当于 1 万 U，下同）

**缓释片** 40mg。

**颗粒** ① 10mg。② 40mg。

**注射液** ① 1ml∶20mg。② 1ml∶40mg。③ 2ml∶40mg。④ 2ml∶80mg。

**氯化钠注射液** 100ml（庆大霉素 8 万 U，氯化钠 0.9g）。

**粉针剂** ① 80mg。② 120mg。③ 160mg。

**滴眼液** 8ml∶4 万 U。

**【临床应用】**

**1. 说明书适应证**

（1）注射制剂：用于敏感菌所致下列严重感染：①下呼吸道感染、肠道感染、复杂性尿路感染、皮肤软组织感染、败血症等。②与抗厌氧菌药物联用治疗盆腔感染、腹腔感染等。③与青霉素（或氨苄西林）联用治疗肠球菌心内膜炎。④鞘内注射用于 CNS 感染的辅助治疗。

（2）口服制剂：用于治疗胃肠道感染：①普通片用于细菌性痢疾或其他细菌性肠道感染，亦可用于结肠手术前准备。②缓释片用于治疗慢性胃炎以及轻型急性肠炎。可与抗溃疡药物合用于治疗消化道溃疡 HP 感染。

（3）滴眼液：用于敏感菌所致结膜炎、角膜炎、泪囊炎、眼睑炎、睑板腺炎等。

**2. 其他临床应用**

肌注本药并联用克林霉素或甲硝唑可用于减少结肠手术后感染发生率。

**【用法用量】**

**1. 说明书用法用量**

（1）一般全身感染 肌注或静滴：① 80mg（或 1~1.7mg/kg）/ 次，q.8h。② 5mg/（kg·次），q.24h，疗程 7~14d。③体重＜60kg 者，3mg/（kg·次），qd.；体重＞60kg 者，总量不超过 160mg，q.24h，疗程 7~10d。

（2）胃肠道感染 ①普通片：240~640mg/d，qid.，p.o.。②缓释片：80mg/ 次，bid.，p.o.（餐后 1h）。轻型急性肠炎疗程为 3~5d；胃及十二指肠 HP 感染 3~4 周为一疗程。③颗粒：80~160mg/ 次，3~4 次 /d，p.o.。

（3）CNS 感染 鞘内或脑室内注射，4~8mg/ 次，每 2~3d 给药 1 次。

（4）眼及附属器感染 滴眼液，滴入眼睑内，1~2 滴 / 次，3~5 次 /d。

**2. 其他用法用量**

［国内参考信息］

对其他毒性较低药物不敏感的单纯性尿路感染 1.5mg/（kg·次），q.12h，i.m./i.v.gtt.。

［国外参考信息］

（1）一般用法 推荐剂量为 3mg/（kg·d），q.8h，i.m./i.v.gtt.。肾功能正常者 Max：5mg/（kg·d）。

（2）膀胱纤维化患者因流感嗜血杆菌和金葡菌引起的呼吸道感染 推荐剂量为 3mg/（kg·d），q.8h，i.m./i.v.gtt.，并联用替卡西林 – 克拉维酸钾。

（3）眼部细菌性感染 可用少量眼膏（1.27cm），2~3 次 /d，涂于患处；也可用滴眼液，1~2 滴 / 次，q.4h，严重感染时，可增至 2 滴 / 次，q.1h。

（4）多种原发和继发的皮肤感染 用少量 0.1% 的乳膏和油膏轻涂于皮损处，3~4 次 /d。如有必要，皮损处可用纱布覆盖。

（5）手术治疗时预防用药 推荐剂量为手术前使用 1.5mg，i.m. 或 i.v.gtt.；手术时间较长（如头颈部手术）时，需在手术期间每 4~8h 静脉追加给药 1 次。

【禁忌证】

**说明书禁忌证**

对本药或其他氨基糖苷类药过敏者。

【特殊人群用药】

**儿童**　儿童（尤其是早产儿、新生儿）肾脏组织尚未发育完全，本药易在其体内蓄积而产生毒性反应，应慎用。

**1. 说明书用法用量**

（1）一般全身感染　2.5mg/（kg·次），q.12h，i.m./i.v.gtt.；或 1.7mg/（kg·次），q.8h，i.m./i.v.gtt.。疗程为 7~14d，应尽可能监测血药浓度，尤其是新生儿或婴儿。

（2）胃肠道感染　①普通片：5~10mg/（kg·d），qid.，p.o.。②颗粒：10~15mg/（kg·d），分 3~4 次服用。

（3）CNS 感染　鞘内或脑室内注射，＞3 个月儿童 1~2mg/次，每 2~3d 给药 1 次。

**2. 其他用法用量**

［国内参考信息］可采用 2~2.5mg/（kg·次），q.8h，i.m./i.v.gtt.，疗程为 7~14d。

［国外参考信息］（1）一般全身感染：推荐 2.5mg/（kg·次），i.m./i.v.gtt.。早产儿或 1 周内足月新生儿根据孕龄确定用药间隔：妊娠＜28 周，q.24~36h；妊娠 28~32 周，q.18h；妊娠≥ 33 周，q.12h。＞1 周的婴儿及儿童，q.8h。（2）眼部细菌性感染及多种原发和继发的皮肤感染，同成人用法用量。

**老人**　由于潜在的耳毒性和肾毒性，应慎用。即使肾功能测定值正常，也应采用较小剂量，且用药期间应监测血药浓度。

**孕妇**　本药可透过胎盘进入胎儿组织，可能损害胎儿听力，孕妇用药应权衡利弊。美国 FDA 妊娠安全性分级为：D 级。

**哺乳妇女**　乳汁中可有少量本药分泌，建议哺乳妇女用药期间暂停哺乳。

**肾功能不全 / 透析者**　慎用。

**1. 说明书用法用量**

按肾功能正常者 1~1.7mg/（kg·次），q.8h 给药剂量计算：（1）Ccr 为 10~50ml/min 时，给予该剂量的 30%~70%，q.12h。（2）Ccr ＜ 10ml/min 时，给予该剂量的 20%~30%，q.24~48h。（3）血透后可根据感染严重程度，成人按 1~1.7mg/kg 补给 1 次剂量；＞ 3 个月小儿按 2~2.5mg/kg 补给 1 次剂量。

**2. 其他用法用量**

［国内信息参考］肾功能不全者也可按表 1-1-6 调整用量：

**表 1-1-6　不同 Cr 水平不同给药间隔用药量占标准给药量的百分比（%）**

| Ccr（ml/min） | 给药间隔 | | |
|---|---|---|---|
| | 8h | 12h | 24h |
| 90 | 84 | | |
| 80 | 80 | 91 | |
| 70 | 76 | 88 | |
| 60 | 71 | 84 | |
| 50 | 65 | 79 | |
| 40 | 57 | 72 | 92 |
| 30 | 48 | 63 | 86 |
| 25 | | 57 | 81 |
| 20 | | 50 | 75 |
| 17 | | 46 | 70 |
| 15 | | | 67 |
| 10 | | | 56 |
| 5 | | | 41 |
| 0 | | | 21 |

【注意】

（1）慎用　①失水患者。②第 8 对脑神经损害。③重症肌无力、帕金森病。④接受肌松药治疗。⑤溃疡性结肠炎。

（2）交叉过敏　与其他氨基糖苷类药（如链霉素、阿米卡星等）可能存在交叉过敏。

（3）对检验值 / 诊断的影响　可能引起肝酶学指标增高，钙、镁、钾、钠等电解质浓度降低。

（4）用药相关检查 / 监测项目 ①听力检查或听电图（尤其高频听力测定以及温度刺激试验）。②用药前及用药过程中应定期监测尿常规和肾功能。③监测血药浓度：q.8h 给药者有效血药浓度应保持在 4~10μg/ml，避免 $C_{max}$ > 12μg/ml，$C_{min}$ 保持在 1~2μg/ml；q.24h 给药者 $C_{max}$ 应保持在 16~24μg/ml，$C_{min}$ 应 < 1μg/ml。不能监测血药浓度时，应根据 Ccr 调整剂量。④接受鞘内注射者应监测脑脊液内药物浓度。

【给药说明】

（1）给药条件 ①由敏感菌所致的全身感染，应采用注射给药。但需注意本药可抑制呼吸，不能静脉推注，也不宜皮下注射。②本药耳内局部用药可引起前庭功能损害和听力减退，不宜作耳部滴用。③本药滴眼液不得直接注入球结膜下或眼前房内。④本药一日剂量宜分为 2~3 次给药，以维持有效血药浓度，减轻毒性反应。国外资料报道，持续静脉输注本药比间歇输入有更大的肾毒性。⑤用药时应给予充足的液体，以使肾小管损害减轻。

（2）减量 / 停药条件 给予首次饱和剂量（1~2mg/kg）后，肾功能不全、前庭功能或听力减退者的维持量应酌减。

（3）配伍信息 ①不能与 β- 内酰胺类药物（头孢菌素类或青霉素类）配伍，亦不宜与其他药物同瓶滴注。②静滴时，将一次剂量加入 NS 或 5%GS 50~200ml 中（采用 1 次 /d 静滴时加入的液体量不应 < 300ml），使药物浓度不超过 1mg/ml，缓慢滴注 30~60min。③鞘内或脑室内注射给药时，应将一次剂量稀释至浓度不超过 2mg/ml，腰椎穿刺术后，在 3~5min 内缓慢注入本药，如脑脊液呈脓性而不易流出时，可用 NS 稀释本药。

（4）其他 ①与其他氨基糖苷类药（如妥布霉素、西索米星等）可能存在交叉耐药。②长期应用可能导致耐药菌过度生长。

【不良反应】

ADR 警示 本药主要不良反应为耳肾毒性，尤其耳毒性多见，肾毒性较卡那霉素小。

（1）心血管 低血压。

（2）神经 神经肌肉阻滞呼吸困难、嗜睡、软弱无力等（也可能由肾毒性引起）。鞘内注射：腿部抽搐、全身痉挛等。

（3）内分泌 / 代谢 血钙、镁、钾、钠浓度降低。

（4）血液 贫血及 WBC、粒细胞减少。

（5）消化 恶心、呕吐、腹胀、食欲减退、肝功能减退（ALT、AST、胆红素、LDH 升高）。

（6）泌尿 血尿、管型尿、蛋白尿、BUN 增高及其他肾毒性表现（如食欲缺乏、极度口渴、多尿、排尿次数减少、尿量减少、ARF 等）。

（7）眼 经眼给药：局部烧灼感、针刺感。

（8）耳 对耳前庭影响较大，对耳蜗损害较小，可发生头晕、眩晕、耳鸣、共济失调等，发生率较高的有听力减退，重者可继续进展至耳聋。

（9）其他 皮肤瘙痒、皮疹等过敏反应。有鞘内注射后致发热的报道。

【药物过量】

处理意见 暂无特效拮抗药，应采取对症和支持治疗，同时补充大量水分。腹透或血透有助于血液中药物清除。新生儿也可考虑换血疗法。

【相互作用】

（1）其他氨基糖苷类药 可能增加耳毒性、肾毒性及神经肌肉阻滞作用。

（2）卷曲霉素、顺铂、依他尼酸、呋塞米、万古霉素（或去甲万古霉素） 可能增加耳毒性与肾毒性。

（3）多黏菌素类注射剂 可增加肾毒性和神经肌肉阻滞作用。

（4）两性霉素 B、头孢噻吩、头孢唑林、

右旋糖酐　可加重肾毒性。

（5）有神经肌肉阻滞作用的药物　可加重神经肌肉阻滞作用，出现肌肉软弱、呼吸抑制等症状。

（6）碳酸氢钠、氨茶碱等碱性药　可增强本药抗菌作用，但同时也可能加重毒性反应。

（7）青霉素　可协同对抗粪球菌及其变种（如屎球菌、坚忍球菌）。与足量羧苄西林联用，可协同对抗铜绿假单胞菌的某些敏感菌株。

## 卡那霉素
## Kanamycin

**【其他名称】** 单硫酸卡那霉素、康得静、康纳、卡那素、硫酸卡那霉素、硫酸康丝菌素、Kanabiotic、Kanamycin Monosulfate、Kanamycin Sulfate、Kantrex、Kantrox

**【分类】** 抗微生物药\抗生素\氨基糖苷类

**【抗菌谱】** **敏感菌**　多数肠杆菌属细菌如大肠埃希菌、克雷伯菌属、肠杆菌属、变形杆菌属、志贺菌属、沙门菌属、枸橼酸杆菌属、普罗威登菌属、耶尔森菌属等；流感杆菌、布鲁菌属、脑膜炎奈瑟菌、淋球菌、葡萄球菌属（甲氧西林敏感菌株）和结核分枝杆菌。

**不敏感/耐药菌**　无效：铜绿假单胞菌、厌氧菌、非结核性分枝杆菌、立克次体、真菌、病毒等。耐药：多数革兰阳性菌如溶血性链球菌、肺炎链球菌、肠球菌属和厌氧菌等。

**【制剂规格】** **注射液（硫酸盐）** 2ml∶500mg。（每100mg相当于10万U，下同）

**粉针剂（硫酸盐）** ① 500mg。② 1000mg。

**胶囊（硫酸盐）** ① 125mg。② 250mg。

**片剂（硫酸盐）** 125mg。

**滴眼液（硫酸盐）** 8ml∶40mg。

**滴耳液（硫酸盐）** 0.5%（硫酸卡那霉素5g，氢化可的松1g，冰片1g，吐温80 0.5ml，依地酸二钠0.05g，乙醇210ml，蒸馏水加至1000ml）。

**【临床应用】**

**1. 说明书适应证**

（1）注射制剂：全身感染，如肺炎、败血症、腹腔感染等，常需与其他抗菌药物联合应用。

（2）口服制剂：肠道感染及用作肠道手术前准备。

（3）眼用制剂：结膜炎、角膜炎、泪囊炎、眼睑炎、睑板腺炎等。

**2. 其他临床应用**

（1）防止肝硬化消化道出血患者发生肝性脑病（本药有减少肠道细菌产生氨的作用）。

（2）滴耳液用于化脓性中耳炎。

**【用法用量】**

**1. 说明书用法用量**

（1）抗感染治疗　① 0.75~1.25g/次，3~4次/d，p.o.。② 0.5g/次，q.12h，i.m./i.v.gtt.；或7.5mg/（kg·次），q.12h。Max：≤1.5g/d，疗程≤14d。③另外，本药0.25%的硫酸盐注射液可作为冲洗液冲洗病灶；0.1%的硫酸盐注射液可用于气雾吸入；2.5%的硫酸盐注射液可用于腹腔内给药。

（2）腹部手术前准备　1g/次，q.1h，p.o.，连续4次后（常与甲硝唑联合应用），改为q.6h，连服36~72h。

（3）敏感菌所致眼局部感染　滴眼液滴入眼睑内，1~2滴/次，3~5次/d。

**2. 其他用法用量**

[国内参考信息]

（1）防止肝性脑病　4g/d，p.o.（分次）。

（2）化脓性中耳炎　滴耳液滴耳，tid.。

[国外参考信息]

（1）肝性脑病　作为辅助治疗，本药8~12g/d，分次服用。

（2）腹部手术前清洁肠道　1g/次，q.1h，p.o.，共给药4次；然后1g/次，q.6h，p.o.，共给药6~12次。

（3）抗感染治疗 ① 7.5mg/（kg·次），q.12h，i.m./i.v.gtt.； 或 15mg/（kg·d）， 分次使用，q.6~8h，Max：1.5g/d。②气雾吸入，推荐用量为 250mg/ 次，2~4 次 /d。每 250mg 药物（1ml）用 3ml 盐水稀释。③也可将浓度为 2.5mg/ml（0.25%）的药液用作腹膜腔、心室腔、脓腔和胸膜腔的冲洗液。④也可经腹腔内给药，将 500mg 药物稀释于 20ml 蒸馏水中，通过缝合的聚乙烯导管滴注入闭合处的伤口。

【禁忌证】

**说明书禁忌证**

对本药或其他氨基糖苷类药过敏者。

【特殊人群用药】

**儿童** 慎用。早产儿及新生儿不应服用，因其肾脏组织尚未发育完全，本药易在体内蓄积而产生毒性反应。

**1. 说明书用法用量**

抗感染治疗 25~50mg/（kg·d），qid.，p.o.。也可 15~25mg/（kg·d），bid.，i.m. 或 i.v.gtt.。

**2. 其他用法用量**

［国外参考信息］

抗感染治疗 儿童 Max：500mg/ 次，40~50mg/（kg·d）。（1）≤ 7d 以下新生儿：出生体重≤ 2kg 者，7.5mg/（kg·次），q.12h，i.m./i.v.gtt.； 出生体重＞ 2kg 者，10mg/（kg·次），q.12h，i.m./i.v.gtt.。（2）＞ 7d 新生儿：出生体重≤ 2kg 者，10mg/（kg·次），q.12h，i.m./i.v.gtt.； 出生体重＞ 2kg 者，10mg/（kg·次），q.8h，i.m./i.v.gtt.。（3）＞ 2 个月患儿，推荐剂量为 30mg/（kg·d），tid.，i.m./i.v.gtt.，以维持 15~30mg/ml 的最佳 $C_{max}$。

**老人** 肾功能有一定程度的生理性减退，较易产生各种毒性反应，应采用较小治疗量且尽可能在用药中监测血药浓度。

**孕妇** 本药可透过胎盘屏障进入胎儿组织，可能引起胎儿听力损害，孕妇用药前应充分权衡利弊。美国 FDA 妊娠安全性分级为：D 级。

**哺乳妇女** 本药在乳汁中分泌量很低，但仍建议哺乳妇女在用药期间暂停哺乳。

**肾功能不全 / 透析者** 慎用。

**1. 说明书用法用量**

抗感染治疗 Ccr 为 50~90ml/min 时，用正常剂量（7.5mg/kg，q.12h）的 60%~90%，q.12h；Ccr 为 10~50ml/min 时，用正常剂量的 30%~70%，q.12~18h；Ccr ＜ 10ml/min 时，用正常剂量的 20%~30%，q.24~48h。

**2. 其他用法用量**

［国外参考信息］ 针对肾功能不全和透析者，提供以下剂量调整方案：（1）GFR ＞ 50ml/min 时，使用常规用量的 60%~90%，q.8~12h。（2）GFR 为 10~50ml/min 时，使用常规用量的 30%~70%，q.12h。（3）GFR ＜ 10ml/min 时，使用常规用量的 20%~30%，q.24~48h。（4）每次血透后，应补给 2/3 的常规剂量；也有资料建议每隔 1 次血透后均应给予 7mg/kg，以维持足够的血药浓度。（5）对进行长期门诊腹透的患者，应在透析液中加入本药 15~20mg/L；也有建议无尿患者每日腹透后均应给予 3.5mg/kg 的追加剂量。

【注意】

（1）慎用 ①脱水。②第 8 对脑神经损害。③重症肌无力或帕金森病。④接受肌肉松弛药治疗者。⑤ GU。

（2）交叉过敏 对一种氨基糖苷类药过敏者，可能对其他氨基糖苷类药也过敏。

（3）用药相关检查 / 监测项目 ①听电图测定（尤其对老年患者），用以检测高频听力损害。②温度刺激试验，用以检测前庭毒性。③尿常规检查及肾功能测定。④血药浓度监测（尤其对新生儿、老人及肾功能不全者，应将其有效治疗浓度控制在 15~30mg/L，避免 $C_{max}$ 持续＞ 30~35mg/L 和 $C_{min}$ ＞ 5mg/L）；不能测定血药浓度时，应根据测得的 Ccr 调整剂量。

【给药说明】

（1）给药条件　①本药胃肠道吸收差，多采用肌内或静脉给药，但不宜皮下注射及直接静注，以免产生神经肌肉阻滞和呼吸抑制作用。②本药滴眼液不得直接注入球结膜下或眼前房内。③由于毒性较大，不宜用于长程治疗，通常疗程≤ 14d。④用药时应补充足够的液体，以减少肾小管损害。

（2）配伍信息　①本药与青霉素类、头孢菌素类药呈配伍禁忌，联用时不宜置于同一溶器中。②静滴本药时，每1g药物加入氯化钠注射液、5%GS或其他适当的灭菌稀释液200~400ml中，配制后溶液应于30~60min内滴完。

（3）其他　①泪囊感染（泪囊炎）常发生于泪囊管闭塞的儿童，除用本药滴眼外，可同时辅以局部热敷。②本药对社区获得上、下呼吸道感染的主要病原菌肺炎链球菌、溶血性链球菌抗菌作用差，又有明显的耳、肾毒性，故常见的上、下呼吸道细菌性感染不宜选用本药治疗。由于其毒性反应，也不宜用于单纯性上、下尿路感染初发病例的治疗。

【不良反应】

（1）神经　呼吸困难、嗜睡、软弱或心肌抑制等神经肌肉阻滞现象，尤其是麻醉或使用肌松药者通过腹膜内大剂量灌洗给药时；可用新斯的明和钙剂（静注）对抗。另可见面部及四肢麻木、周围神经炎、视物模糊、头痛、紧张、坐立不安、感觉异常。

（2）内分泌 / 代谢　血钙、镁、钾、钠浓度可能降低。

（3）消化　口服：恶心、呕吐、腹泻等胃肠道症状，菌群失调和二重感染。长期服药：吸收不良综合征（粪便中油滴增多、血清胡萝卜素降低以及木糖吸收减少）。另可见ALT、AST、血清胆红素及LDH增高。

（4）呼吸　呼吸抑制。

（5）泌尿　蛋白尿、管型尿、血尿、排尿次数减少、尿量减少或增多、血清肌酐升高、轻度氮质血症、肾功能减退、排钾增多等，也可出现食欲缺乏、恶心、呕吐、极度口渴等肾毒性反应。

（6）眼　经眼给药：眼部轻度刺激。

（7）耳　主要影响耳蜗神经，首先高频听力受损，以后听力减退逐渐发展至耳鸣、耳部饱胀感、耳聋、步履不稳、眩晕。急性耳毒性常发生于血药浓度> 30μg/ml时；慢性耳毒性发生于长期大量用药时。

（8）其他　①过敏反应，包括皮疹、荨麻疹、药物热、WBC减少、嗜酸性粒细胞增多、溶血性贫血等。②肌注可出现局部疼痛。

【药物过量】

（1）表现　长期或过量服用本药，可能引起蛋白尿、管型尿及不可逆的听力减退。

（2）处理意见　本药缺少特效拮抗药，用药过量时主要采用对症和支持疗法。必要时可采用腹透或血透清除药物，新生儿也可考虑换血疗法。

【相互作用】

（1）其他氨基糖苷类药　联用（同用或先后连续局部或全身应用）可增加耳毒性、肾毒性以及神经肌肉阻滞作用。

（2）卷曲霉素、顺铂、依他尼酸、呋塞米或万古霉素（或去甲万古霉素）及其他耳毒性药物及肾毒性药物　可能增加耳毒性与肾毒性。

（3）多黏菌素类药　可能增加肾毒性、神经肌肉阻滞作用。

（4）神经肌肉阻滞药　可能加重神经肌肉阻滞作用，导致呼吸抑制。

（5）头孢噻吩或头孢唑林　可能增加肾毒性。

## 妥布霉素
## Tobramycin

【其他名称】暗霉素、安妥力、佳诺泰、抗普霉素、雷布霉素、硫酸妥布拉霉素、硫酸妥布霉素、乃柏欣、尼拉霉素、尼拉霉素因子6、瑞诺赛、妥布拉霉素、托百士、托霉素、托普霉素、泰托、泰星、妥欣、Brulamycin、Distobram、Eyebrex、Nebcin、Nebramycin Ⅵ、Nebramycin Factor 6、Nebramycinum、Obracin、Obracine、Tobracin、Tobradistin、Tobramycin Sulfate、Tobrasix、Tobrex

**【分类】** 抗微生物药\抗生素\氨基糖苷类

**【抗菌谱】** **敏感菌**

（1）革兰阴性菌：铜绿假单胞菌、大肠埃希菌、克雷伯菌属、沙雷菌属、变形杆菌、摩根杆菌、枸橼酸菌属、不动杆菌属、流感嗜血杆菌、沙门菌属、志贺菌属等。

（2）革兰阳性菌：金葡菌（包括产β内酰胺酶）。

**不敏感/耐药菌** 链球菌（包括化脓性链球菌、肺炎球菌、粪链球菌等）、厌氧菌（拟杆菌属）、结核杆菌、立克次体、病毒和真菌。

**【制剂规格】** **粉针剂（硫酸盐）** 80mg。（每10mg相当于1万U，下同）

**注射液（硫酸盐）** ① 1ml∶10mg。② 1ml∶40mg。③ 2ml∶80mg。

**氯化钠注射液** ① 100ml（妥布霉素80mg、氯化钠900mg）。② 100ml（妥布霉素80mg、氯化钠450mg）。③ 100ml（妥布霉素160mg、氯化钠900mg）。

**滴眼液** ① 5ml∶15mg。② 8ml∶24mg。

**滴眼液（硫酸盐）** ① 5ml∶15mg。② 8ml∶24mg。③ 8ml∶40mg。

**眼膏（硫酸盐）** 10g∶50mg。

**【临床应用】**

**说明书适应证**

（1）用于敏感菌所致的败血症、新生儿脓毒血症、CNS感染（包括脑膜炎）、肺部感染、胆道感染、腹腔感染及腹膜炎、泌尿生殖系统感染、骨骼感染、烧伤感染、皮肤软组织感染、急性及慢性中耳炎、鼻窦炎等。

（2）与其他抗菌药联合，用于葡萄球菌所致的感染（耐甲氧西林菌株感染除外）。

（3）滴眼液用于敏感菌所致外眼及附属器的局部感染。

**【用法用量】**

**1. 说明书用法用量**

（1）敏感菌感染 1~1.7mg/（kg·次），i.m./i.v.gtt.，q.8h，疗程7~14d。

（2）眼局部感染 滴眼液：轻、中度感染，1~2滴/次，q.4h；重度感染，2滴/次，q.1h。

**2. 其他用法用量**

［国外参考信息］

（1）严重感染 i.m./i.v.gtt.。①推荐剂量3mg/（kg·d），q.8h。②严重感染威胁生命时，推荐初始剂量5mg/（kg·d），tid.，根据临床反应及时减至3mg/（kg·d）；也有推荐5~8mg/（kg·d），3~4次/d。当剂量＞5mg/（kg·d）时，应监测血药浓度。

（2）囊性纤维化患者合并铜绿假单胞菌感染 ①推荐剂量3mg/（kg·d），q.8h，i.m./i.v.gtt.。②也可吸入给药，喷雾剂的平均剂量为5.6mg/kg，于1h内通过吸入器给药。也有建议所有患者（可不考虑体重）均使用本药300mg，按28d的周期方案治疗（即用药28d后停药28d）。应避免用药间隔＜6h，尽可能间隔12h用药。

（3）非囊性纤维化支气管扩张合并慢性支气管感染（铜绿假单胞菌所致） 本药100mg及头孢他啶1g，q.12h，长期联合雾化吸入。

（4）肺炎 推荐剂量20~600mg/次，吸入给药。

（5）轻、中度眼部感染 ①滴眼液，1~2滴/次，q.4h。②眼膏，约1.27cm，2~3次/d。

（6）严重眼部感染 ①滴眼液，2滴/次，q.1h，直至症状改善，之后q.4h，持续用药。②眼膏，约1.27cm，q.3~4h，直至症状改善，之后2~3次/d。

（7）眼部手术预防性用药　滴眼液，术前 2~24h 使用数滴。

【禁忌证】

**说明书禁忌证**

（1）对本药或其他氨基糖苷类药过敏者。

（2）耳聋或家族中有链霉素所致耳聋者。

（3）肾衰竭患者。

（4）孕妇。

【特殊人群用药】

**儿童**　慎用。相同剂量时，＜ 5 岁小儿的平均 $C_{max}$ 约为成人 1/2，5~10 岁儿童约为成人 2/3。按体表面积计算给药剂量可消除年龄造成的差异。使用中应注意监测听力和肾功能，以防引起肾毒性和耳毒性。

**1. 说明书用法用量**

（1）敏感菌感染　早产儿或 0~7d 小儿，2mg/（kg·次），q.12~24h，i.m./i.v.gtt.；＞ 7d 小儿，2mg/（kg·次），q.8h，i.m./i.v.gtt.。

（2）眼局部感染　可参考成人用量。

**2. 其他用法用量**

［国外参考信息］

（1）一般用法　i.m./i.v.gtt.。0~7d 的早产儿或足月儿，推荐 4mg/（kg·d），q.12h；年长儿童，6~7.5mg/（kg·d），q.6~8h。≤17 岁儿童 Max：2.5mg/（kg·次）。

（2）囊性纤维化　＞ 6 岁患儿，推荐本药 300mg 吸入给药，按 28d 的周期方案治疗（即用药 28d 后停药 28d）。应避免用药间隔＜ 6h，尽可能间隔 12h 用药。

**老人**　用药后可产生各种毒性反应，在疗程中监测肾功能极为重要。肾功能正常者用药后亦可能产生听力减退。应采用较小剂量或延长给药间隔，以与其年龄、肾功能和第 8 对脑神经的功能相适应。

**孕妇**　本药可透过胎盘屏障进入胎体，曾有氨基糖苷类药引起胎儿听力损害的报道，说明书建议孕妇禁用全身用药，眼局部给药时也需谨慎。美国 FDA 妊娠安全性分级为：D 级。

**哺乳妇女**　本药泌入乳汁的量很少，但仍建议哺乳妇女在用药期间暂停哺乳。

**肝功能不全者**　慎用。国外有资料建议此类患者无须调整用量。

**肾功能不全 / 透析者**　肾功能不全者慎用，肾衰竭者禁用。Ccr ＜ 70ml/min 者，须根据 Ccr 调整维持剂量。

**其他用法用量**

［国外参考信息］

（1）肾功能不全者　起初应给予 1mg/kg 的负荷剂量，之后推荐的调整方案为：① GFR ＞ 50ml/min，使用常规剂量的 60%~90%，q.8~12h。② GFR 为 10~50ml/min，使用常规剂量的 30%~70%，q.12h。③ GFR ＜ 10ml/min，使用常规剂量的 20%~30%，q.24~48h。

（2）透析者　①定期进行血透的肾衰竭者，推荐每次透析后单次使用 1.5~2mg/kg 以维持治疗浓度；或推荐透析后给予 2/3 常规剂量作为补充。②腹透后建议给予 2mg/kg 的负荷剂量；然后 2mg/（kg·次），q.36h，或 1mg/（kg·次），q.12h。

**其他**　国外资料建议肥胖患者（即体重＞理想体重 20% 以上者）应根据用药体重计算给药量：DDW=IBW+ 0.4（ABW–IBW）。其中 DDW 为用药体重，IBW 为理想体重，ABW 为实际体重。

【注意】

（1）慎用　①重症肌无力或帕金森病。②脱水。③前庭功能或听力减退者。④接受肌松药治疗者。

（2）交叉过敏　对一种氨基糖苷类药（如链霉素、庆大霉素）过敏者，也可能对其他氨基糖苷类药过敏。

（3）用药相关检查 / 监测项目　①尿常规及肾功能。②血药浓度监测：一般于静滴后 30~60min 测 $C_{max}$，于下次用药前测 $C_{min}$，当 $C_{max}$ ＞ 12μg/ml，$C_{min}$ ＞ 2μg/ml 时易出现毒性反应。③听电图测定，用以检测高频听力损害。④温度刺激试验，用以检测前庭毒性。上述监测项目尤其在肾功能减退者、早产儿、新生儿、婴幼儿、老年患者以及有休克、心力衰竭、腹水或严重失水等患者中更应注意。

【给药说明】

（1）给药条件 ①本药用于铜绿假单胞菌脑膜炎或脑室炎时可同时鞘内注射；用于支气管及肺部感染时可同时气雾吸入作为辅助治疗。②本药不能静脉或体腔注射，且在静滴时需缓慢，以免引起神经阻滞和呼吸抑制。③本药不宜皮下注射（可致疼痛）。④本药不宜耳部局部给药，以免导致前庭功能损害和听力减退。⑤眼用制剂开启后最多可用 4 周。⑥为减少肾小管损害，用药时应补充足够的水分。⑦本药滴眼液不能用于眼内注射。可与眼膏联合使用，即白天使用滴眼液，夜间使用眼膏。

（2）减量 / 停药条件 为避免耐药菌过度生长，本药连续用药不宜＞ 7~14d。

（3）配伍信息 ①本药与头孢菌素类药、青霉素类药呈配伍禁忌。不宜与其他药物同瓶滴注。②静滴液的配制：将一次用量加入 5%GS 或 NS 50~200ml 中，稀释成 1mg/ml（0.1%）的溶液，在 30~60min 内滴完（滴注时间不可少于 20min）。小儿稀释量应相应减少。

（4）其他 ①停药后如发生听力减退、耳鸣或耳部饱满感，须注意耳毒性。②本药对社区获得上、下呼吸道感染的主要病原菌肺炎链球菌、溶血性链球菌抗菌作用差，又有明显的耳、肾毒性，故常见的上、下呼吸道细菌性感染不宜选用本药治疗。由于其毒性反应，也不宜用于单纯性上、下尿路感染初发病例的治疗。

【不良反应】

（1）心血管 静脉使用：血栓性静脉炎。

（2）神经 ①神经肌肉阻滞：心肌抑制、呼衰等，但也有研究认为，单剂使用本药，临床少见神经肌肉阻滞。②面部及四肢麻木、针刺感、面部烧灼感。③嗜睡、极度软弱无力（神经肌肉阻滞或肾毒性）。

（3）内分泌 / 代谢 血钙、镁、钾、钠浓度降低。

（4）消化 ①食欲减退、极度口渴（肾毒性）、腹泻、恶心。② ALT、AST、血清胆红素及血清 LDH 升高。

（5）呼吸 呼吸困难。

（6）泌尿 管型尿、蛋白尿、BUN 升高、多尿、少尿、排钾增多、ARF。

（7）皮肤 斑丘疹、荨麻疹、接触性皮炎。

（8）眼 经眼给药：眼部轻度刺激（如眼睑灼痛）、结膜红斑、眼睑瘙痒、肿胀。用 1% 滴眼液滴眼：明显降低角膜上皮再生。

（9）耳 高频听力丧失和（或）前庭功能障碍、耳鸣、眩晕、共济失调、耳部饱满感、听力减退。耳毒性常见于肾功能损害者过量用药或同用其他氨基糖苷类药、利尿药者。

（10）其他 ①瘙痒、呼吸困难、皮疹、荨麻疹、药热、粒细胞减少、溶血性贫血、过敏性休克等过敏反应症状。②长期用药：耐药菌过度生长。③肌注：局部疼痛。④全身给药合并鞘内注射：可能引起腿部抽搐、皮疹、发热和全身痉挛等。

【药物过量】 过量的严重程度与剂量大小、肾功能、脱水状态、年龄及是否同时使用有类似毒性作用的药物等有关。

（1）剂量 成人一日用量＞ 5mg/kg，儿童一日用量＞ 7.5mg/kg，或用药疗程过长及对肾功能不全者的用药剂量未作调整，均可引起毒性反应。

（2）表现 药物过量毒性反应可出现在用药后 10d，主要表现为肾功能损害以及前庭神经和听神经的损害，也可发生神经肌肉阻滞和呼吸麻痹。眼局部用药过量可能出现点状角膜炎、流泪增加、眼睑发痒以及眼局部红斑、水肿等。

（3）处理意见 无特异性拮抗药，主要采取对症和支持治疗。必要时采用腹透或血透，有助于清除药物；新生儿也可考虑换血疗法。

**【相互作用】**

（1）β－内酰胺类药（头孢菌素类、青霉素类） 对某些敏感菌株具有协同抗菌作用。

（2）头孢噻吩、头孢唑林 局部或全身合用，可能增加肾毒性。

（3）其他肾毒性、耳毒性药 合用或先后应用，可加重肾毒性、耳毒性。

（4）代血浆类药（如右旋糖酐、海藻酸钠）、利尿药（如依他尼酸、呋塞米）、卷曲霉素、万古霉素、去甲万古霉素、顺铂等 合用或先后连续局部或全身应用，可增加耳毒性、肾毒性，可能发生听力损害，且停药后可能发展至耳聋。

（5）其他氨基糖苷类药 合用或先后连续局部或全身应用，可增加耳毒性、肾毒性、神经肌肉阻滞作用。

（6）肌肉松弛药、具有肌肉松弛作用的药（如地西泮） 可增强神经肌肉阻滞作用，导致肌肉软弱、呼吸抑制等。用抗胆碱酯酶药或钙盐有助于阻滞作用恢复。

（7）多黏菌素类药 可增加肾毒性、神经肌肉阻滞作用。

（8）苯海拉明等抗组胺药 可能掩盖本药的耳毒性。

## 盐酸大观霉素
## Spectinomycin Hydrochloride

**【其他名称】** 大观霉素、放线壮观霉素、高巴斯、克淋、克利宁、淋必治、奈霉素、曲必星、奇放线菌素、奇观霉素、奇霉素、史白定、舒贝替诺、眺霉素、盐酸放线状观素、盐酸奇放线菌素、盐酸奇霉素、盐酸壮观霉素、壮观霉素、治淋炎、卓青、Delspectin、Kempi、Kirin、Spectam、Spectinomycin、Spectinomycin Dihydrochloride、Spectogard、Togoplus、Trobicin

**【分类】** 抗微生物药\抗生素\氨基糖苷类

**【抗菌谱】** **敏感菌**

（1）青霉素敏感菌和产青霉素酶的淋球菌（尤其是奈瑟淋球菌）。

（2）大多数革兰阴性菌和革兰阳性菌以及溶脲支原体。

**不敏感/耐药菌** 无效：梅毒螺旋体或沙眼衣原体；耐药：普罗菲登菌和铜绿假单胞菌。

**【制剂规格】** **粉针剂** ① 2g。② 4g。

**【临床应用】**

**说明书适应证**

为奈瑟淋球菌所致尿道炎、前列腺炎、宫颈炎和直肠感染的二线用药，仅限用于青霉素、四环素等耐药菌株引起的感染。

**【用法用量】**

**1. 说明书用法用量**

（1）播散性淋病 2g/次，q.12h，i.m.，共用 3d。Max：4g/次。

（2）宫颈、直肠或尿道淋球菌感染 单次 2g，i.m.。

**2. 其他用法用量**

[国外参考信息]

单纯性淋球菌性阴道炎、子宫颈炎、尿道炎、直肠炎 单次 2g，i.m.，之后强力霉素 100mg，bid.，p.o.，疗程 7d。

**【禁忌证】**

**说明书禁忌证**

（1）对本药或其他氨基糖苷类药过敏者。

（2）肾病患者。

（3）新生儿。

（4）孕妇。

**【特殊人群用药】**

**儿童** 本药的稀释液中含 0.9% 的苯甲醇，可能引起新生儿致命性喘息综合征，故新生儿禁用。

**1. 说明书用法用量**

**一般用法** 体重＜45kg，单次 40mg/kg，i.m.；＞45kg，单次 2g，i.m.。

**2. 其他用法用量**

[国外参考信息]

单纯性淋球菌性阴道炎、子宫颈炎、

尿道炎、直肠炎 体重＜45kg 者，单次 40mg/kg，i.m.。

**老人** 慎用。

**孕妇** 国内资料建议孕妇不宜使用。美国 FDA 妊娠安全性分级为：C 级。

**哺乳妇女** 尚不明确用药后对婴儿的影响，用药时应暂停哺乳。

**肾功能不全 / 透析者** 肾病患者禁用。

**【注意】**

（1）慎用 体弱者。

（2）交叉过敏 ①对一种氨基糖苷类药过敏者可能对其他氨基糖苷类药也过敏。②与青霉素类药无交叉过敏性。

（3）用药相关检查 / 监测项目 ①因本药毒性反应与血药浓度密切相关，用药期间应监测血药浓度。②用药前及用药期间应监测肾功能，以防止严重肾毒性。③治疗时及治疗后 3 个月应进行梅毒血清学检查，以免耽误对梅毒的治疗。

**【给药说明】**

给药条件 （1）本药为治疗淋病的有效抗生素，但淋球菌对本药可产生耐药性，一旦产生耐药性须增大剂量。（2）多数淋病患者同时合并沙眼衣原体感染，应用本药治疗后建议继以四环素、多西环素或红霉素治疗 7d。（3）儿童淋病患者如对青霉素类或头孢菌素类过敏，可选用本药。（4）不用于淋球菌引起的咽炎，也不适用于治疗梅毒。（5）用药时应补充足够的水分，以降低对肾小管的损害。（6）不宜静脉给药，只能深部肌注。宜选择臀部外上方肌肉，每侧每次注射量不能＞2g（5ml）。

**【不良反应】**

（1）神经 短暂眩晕。

（2）血液 Hb 和血细胞比容降低。

（3）消化 恶心、呕吐、肝功能改变（ALP、ALT、AST 升高）。

（4）泌尿 尿量减少、肾功能改变（BUN 升高）。

（5）耳 无明显耳毒性。

（6）其他 ①发热、皮疹等过敏反应、过敏性休克。用药后出现严重过敏反应，可给肾上腺素、皮质激素及（或）抗组胺药，保持气道通畅、吸氧等。②肌注：注射部位疼痛。

**【相互作用】**

（1）碳酸氢钠、氨茶碱等碱性药 本药抗菌活性增强。

（2）碳酸锂 可发生碳酸锂毒性作用。

（3）强利尿药（如呋塞米、依他尼酸）、头孢菌素类药、右旋糖酐 增加肾毒性。

## 硫酸阿米卡星
## Amikacin Sulfate

**【其他名称】** 阿米卡霉素、阿米卡星、丁胺卡那霉素、硫酸丁胺卡那霉素、米丽先、米英杰、Amikacin、Amiklin、Biklin、Briclin、Fabianol、Likacin

**【分类】** 抗微生物药 \ 抗生素 \ 氨基糖苷类

**【抗菌谱】** **敏感菌**

（1）①对肠杆菌科细菌（包括大肠埃希菌、变形菌属、克雷伯菌属、沙雷菌属、志贺菌属、沙门菌属等）和铜绿假单胞菌及其他假单胞菌有较强抗菌活性。

（2）对产碱杆菌、脑膜炎奈瑟菌、淋病奈瑟菌、流感嗜血杆菌、耶尔森菌属、胎儿弯曲菌也具较好抗菌作用。

（3）对结核分枝杆菌、非结核分枝杆菌和金葡菌甲氧西林敏感菌株有一定抗菌活性。

**不敏感 / 耐药菌** 本药对幽门链球菌属、肠球菌属以及肺炎链球菌属活性较低。对革兰阳性球菌（金葡菌除外）、厌氧菌、立克次体、真菌和病毒无效。

**【制剂规格】** **注射液** ① 1ml∶100mg。② 2ml∶200mg。③ 100ml∶200mg。（每 100mg 相当于 10 万 U，下同）

**粉针剂** ① 200mg。② 600mg。

**氯化钠注射液** ① 100ml（阿米卡星 200mg、氯化钠 850mg）。② 100ml（阿米卡

星 200mg、氯化钠 900mg)。③ 200ml(阿米卡星 400mg、氯化钠 1.7g)。④ 250ml(阿米卡星 500mg、氯化钠 2.125g)。

**滴眼液**　① 5ml：12.5mg。② 8ml：20mg。

**洗剂**　① 10ml：25mg。② 50ml：125mg。③ 100ml：250mg。

**【临床应用】**

**1. 说明书适应证**

敏感菌所致严重感染，尤适用于对卡那霉素、庆大霉素或妥布霉素耐药的革兰阴性杆菌所致的严重感染。

(1)下呼吸道感染、泌尿道感染(包括复杂性尿路感染)、腹腔及胆道感染、骨及关节感染、皮肤软组织感染、严重外伤感染等。

(2)菌血症、败血症(包括新生儿脓毒血症)、细菌性心内膜炎等全身感染。

(3)滴眼液用于结膜炎、角膜炎、巩膜炎等。

**2. 其他临床应用**

敏感菌所致的 CNS 感染(包括脑膜炎)、烧伤感染、手术后感染(包括血管外科手术后感染)、外眼感染(如泪囊炎、睑缘炎、睑板腺炎)等。

**【用法用量】**

**1. 说明书用法用量**

(1)单纯性尿路感染　对常用抗菌药耐药者可选用本药，200mg/次，q.12h，i.m./i.v.gtt.。Max：≤ 1.5g/d，疗程一般≤ 10d。

(2)其他全身感染　7.5mg/(kg·次)，q.12h 或 15mg/(kg·次)，q.24h，i.m./i.v.gtt.。Max：≤ 1.5g/d，疗程一般≤ 10d。

(3)严重外伤感染　本药洗剂喷涂于患处，2~3 次 /d。

(4)结膜炎、角膜炎、巩膜炎　滴眼，1~2 滴 / 次，3~5 次 /d。

**2. 其他用法用量**

[国外参考信息]

(1)无并发症的尿路感染　250mg/次，q.12h，i.m./i.v.gtt.。

(2)囊性纤维化伴敏感菌引起的肺部感染　推荐剂量 5~7.5mg/(kg·次)，q.8h，i.m./i.v.gtt.。

**【禁忌证】**

**说明书禁忌证**

(1)对本药或其他氨基糖苷类药过敏者。

(2)对本药或其他氨基糖苷类药有严重毒性反应者。

**【特殊人群用药】**

**儿童**　慎用，因儿童(尤其是早产儿及新生儿)肾脏组织尚未发育完全，本药易在体内积蓄而产生毒性反应。

**1. 说明书用法用量**

**一般用法**　首剂 10mg/kg，然后 7.5mg/(kg·次)，q.12h 或 15mg/(kg·次)，q.24h，i.m./i.v.gtt.。

**2. 其他用法用量**

[国外参考信息](1)新生儿，初始剂量 10mg/kg，以后 7.5mg/(kg·次)，q.12h，i.m./i.v.gtt.；疗程≤ 10d。(2)其他儿童的用法用量参考成人。

**老人**　用药后较易产生毒性反应，应采用较小治疗量，并尽可能监测血药浓度。

**孕妇**　本药可透过胎盘屏障，可能引起胎儿听力损害，用药前应充分权衡利弊。美国 FDA 妊娠安全性分级为：D 级。

**哺乳妇女**　本药是否可泌入乳汁尚不明确，建议用药期间暂停哺乳。

**肾功能不全 / 透析者**　本药具有肾毒性，肾功能损害者应慎用。

**1. 说明书用法用量**

给予首次饱和量(7.5mg/kg)后，根据 Ccr 调整剂量：Ccr 为 50~90ml/min 者，每 12h 给予常用剂量的 60%~90%；Ccr 为 10~50ml/min 者，每 24~48h 给予常用剂量的 20%~30%。

**2. 其他用法用量**

[国外参考信息](1)GFR ＞ 50ml/min 者，每 12h 用常规剂量的 60%~90%。(2)GFR 为 10~50ml/min 者，每 12~18h 用

常规剂量的30%~60%。(3)GFR < 10ml/min者，每24~48h用常规剂量的20%~30%。(4)透析后应补充常规剂量的2/3。

**其他** 烧伤患者本药的 $t_{1/2}$ 短(1~1.5h)，故可能需5~7.5mg/kg，q.6h。

**【注意】**

(1)慎用 ①第8对脑神经损害者。②重症肌无力或帕金森病。③接受肌松药治疗者。④脱水患者。⑤使用强效利尿药者。

(2)交叉过敏 对一种氨基糖苷类药过敏者，可能对其他氨基糖苷类药也过敏。

(3)用药相关检查/监测项目 用药过程中应注意监测：①尿常规、肾功能，以防止出现严重肾毒性反应。②血药浓度(尤其新生儿、老年人和肾功能减退者)。7.5mg/(kg·次)，q.12h，$C_{max}$ 应维持于15~30μg/ml，$C_{min}$ 5~10μg/ml；单次给药15mg/(kg·d)，$C_{max}$ 应维持于56~64μg/ml，$C_{min}$ 应 < 1μg/ml。③听力或听电图(尤其对老年患者)，用以检测高频听力损害。④温度刺激试验，用以检测前庭毒性。

**【给药说明】**

(1)给药条件 ①本药胃肠道吸收差，多采用肌内或静脉给药，但不能直接静注，以免导致呼吸抑制。若发生神经肌肉阻滞或呼吸阻滞，可用钙盐逆转，同时采用机械通气。②为减少肾小管损害，用药时应补充足够的水分。③不能测定血药浓度时，应根据Ccr调整剂量。④本药洗剂禁止口服，且不能用于耳内喷涂；对于深部感染，应注意清除创面脓块后使用。

(2)减量/停药条件 给予首次饱和剂量后，前庭或听力减退者应减量或停药。

(3)配伍信息 ①本药与青霉素类、头孢菌素类、两性霉素B、呋喃妥因钠、磺胺嘧啶钠和四环素等药物呈配伍禁忌，联用时不宜置于同一容器中。本药亦不宜与其他药物同瓶滴注。②静滴液的配制：每500mg本药需加入100~200ml NS或5%GS或其他灭菌稀释液。应在30~60min内缓慢静滴。婴儿稀释的液体量相应减少。

(3)其他 本药不宜用于初治单纯性尿路感染，除非致病菌对其他毒性较低的抗菌药均不敏感。

**【不良反应】**

ADR警示 本药可引起严重不良反应。截至2003年一季度，我国国家药品不良反应监测中心数据库中，有关本药注射液的不良反应病例报告共98例，其中耳鸣4例，听力下降15例，血尿、蛋白尿等7例，晕厥、过敏性休克、呼吸心跳骤停等7例，其中死亡4例。

本药不良反应发生率与庆大霉素和妥布霉素相似。

(1)神经 ①头痛、面部及四肢麻木、感觉异常、针刺感、面部烧灼感、震颤、抽搐、步履不稳、眩晕、面部灼热感等。②用麻醉药或肌肉松弛药后立即或同用本药可致神经肌肉阻滞：心肌抑制、软弱无力、嗜睡、呼吸困难甚至衰竭，心跳、呼吸骤停，可致死。原有肌无力症或已接受过肌肉松弛药者更易发生。

(2)内分泌/代谢 血钙、镁、钾、钠浓度降低。

(3)血液 嗜酸性粒细胞增多。

(4)消化 极度口渴(肾毒性)、食欲减退、恶心、呕吐、肝功能异常(ALT、AST、TSB及LDH增高)、肝肿大、肝坏死。

(5)呼吸 用麻醉药或肌松药后立即或同用本药：呼吸麻痹。

(6)泌尿 主要损害肾近曲小管，蛋白尿、管型尿、血尿、尿量减少或增多、氮质血症、血肌酐值升高、肾功能减退、排钾增多。

(7)骨骼肌肉 关节痛。

(8)皮肤 紫癜、皮疹、荨麻疹、剥脱性皮炎、脱发。

(9)眼 视物模糊。滴眼液：轻微刺激性、眼充血、眼痒、水肿等，出现时应停药。

(10)耳 主要影响耳蜗神经，损害

听觉和前庭功能。高频听力损害、听力减退、耳鸣、耳部饱胀感、耳聋。眩晕、步履不稳。

（11）其他 ①过敏反应：皮疹、荨麻疹、药物热、嗜酸性粒细胞增多、晕厥、低血压、过敏性休克。②长期用药：干扰正常菌群，致非敏感菌过度生长。

【药物过量】

处理意见 尚无特效拮抗药。主要采用对症疗法和支持疗法，同时补充大量水分。必要时进行腹透或血透，新生儿也可考虑换血疗法。

【相互作用】

（1）碳酸氢钠、氨茶碱 增强本药抗菌作用。

（2）羧苄西林 对铜绿假单胞菌等敏感菌株有协同抗菌作用。

（3）其他氨基糖苷类药 合用或先后连续局部或全身应用，可增加耳毒性、肾毒性、神经肌肉阻滞作用。

（4）右旋糖酐 同用或先后用，增加耳毒性、肾毒性。

（5）利尿药（如依他尼酸、呋塞米） 增加本药耳毒性。

（6）头孢噻吩、头孢唑林 可增加肾毒性。

（7）其他肾毒性或神经毒性药物，特别是杆菌肽、卷曲霉素、顺铂、两性霉素B、头孢菌素Ⅱ、巴龙霉素、紫霉素、多黏菌素B、多黏菌素或万古霉素（或去甲万古霉素） 同时或序贯给予全身、口服或局部的上述药物，均会增加肾毒性或神经毒性。同时给予头孢菌素类药还会造成肌酐升高的假象。多黏菌素还可导致骨骼肌软弱、呼吸抑制或麻痹（呼吸暂停）。

（8）肌松药或具此作用药（如地西泮） 可使神经肌肉阻滞作用增强，致肌肉软弱、呼吸抑制等。

（9）苯海拉明等抗组胺药 可掩盖本药耳毒性。

## 西索米星
## Sisomicin

【其他名称】 奥加西、德宝益、洛利、利岁、莱赛、硫酸西梭霉素、硫酸西索米星、纳特霉素、西梭霉素、西索霉素、亚邦利尔、紫苏霉素、Sisomicin Sulfate、Sissomicin

【分类】 抗微生物药\抗生素\氨基糖苷类

【抗菌谱】 敏感菌 大肠埃希菌、克雷伯杆菌、变形杆菌、痢疾杆菌、沙雷杆菌、铜绿假单胞菌等革兰阴性菌及金葡菌。

【制剂规格】 粉针剂（硫酸盐） ① 50mg。② 75mg。③ 100mg。

注射液（硫酸盐） ① 1ml∶50mg。② 1.5ml∶75mg。③ 2ml∶100mg（10万单位）。

氯化钠注射液（硫酸盐） 100ml（含西索米星100mg、氯化钠900mg）。

【临床应用】

说明书适应证

用于敏感菌所致的呼吸系统感染、泌尿生殖系统感染、胆道感染、感染性腹泻、皮肤软组织感染及败血症等。用于上述严重感染时宜与青霉素或头孢菌素联合应用。

【用法用量】

1. 说明书用法用量

（1）轻度感染 100mg/d，2~3次/d，i.v.gtt./i.m.，疗程不宜＞7~10d。

（2）重度感染 150mg/d，2~3次/d，i.v.gtt./i.m.，疗程不宜＞7~10d。

2. 其他用法用量

［国内参考信息］ 可采用3mg/（kg·d），tid.，i.m.，疗程不宜＞7~10d。

【禁忌证】

说明书禁忌证

（1）对氨基糖苷类抗生素或杆菌肽过敏者。

（2）本人或家族中有耳聋史者（包括由链霉素等药物引起者）。

（3）肾衰竭。

（4）孕妇。

（5）早产儿、新生儿、婴幼儿。（硕特等制剂）

【特殊人群用药】

**儿童** 硕特等制剂建议早产儿、新生儿、婴幼儿禁用；德宝益等制剂建议上述小儿慎用，如必须使用时，应密切监测肾功能及血药浓度以调整剂量。

**说明书用法用量**

**一般用法** 2~3mg/（kg·d），2~3 次 /d，i.m./i.v.gtt.，疗程不宜＞ 7~10d。

**老人** 用药后可发生各种毒性反应（即使肾功能正常时亦可能发生听力减退），故应慎用。必须用药时，应注意监测肾功能及血药浓度，采用较小剂量或延长给药间隔时间，与其年龄、肾功能及第 8 对脑神经功能相适应。

**孕妇** 本药可透过胎盘屏障，在羊水中达一定浓度，可能对胎儿的第 8 对脑神经造成损害，孕妇禁用。

**哺乳妇女** 慎用，用药期间应暂停哺乳。

**肝功能不全者** 慎用。

**肾功能不全 / 透析者** 慎用，用药时应根据监测的肾功能及血药浓度情况调整剂量。肾衰竭患者禁用。

**其他用法用量**

［国内参考信息］（1）Ccr ＞ 50~90ml/min 时，q.8~12h，一次为正常剂量的 60%~90%。（2）Ccr 为 10~50ml/min 时，q.12h，一次为正常剂量的 30%~70%。（3）Ccr ＜ 10ml/min 时，每 24~48h 给予正常剂量的 20%~30%。

【注意】

（1）慎用 ①听力或前庭功能减退。②重症肌无力。③帕金森病。④失水患者。

（2）交叉过敏 本药与其他氨基糖苷类抗生素（链霉素、庆大霉素等）可能存在交叉过敏。

（3）用药相关检查 / 监测项目 应注意肾功能及听力的监测，有条件时需监测血药浓度。

【给药说明】

（1）给药条件 ①本药不可静注，以免发生神经肌肉阻滞及呼吸抑制。②用药期间应补充足够水分，以减少肾小管损害。③用药时间不宜＞ 10d，如继续用药须严密监护听力和肾功能。

（2）配伍信息 ①本药与两性霉素 B、头孢噻吩、呋喃妥因、磺胺嘧啶、四环素等属配伍禁忌。②用于严重感染时，宜与 β- 内酰胺类药物（青霉素或头孢菌素类）联用，但药液混合时可致相互失活，需联合应用时应分开滴注。③静滴时加入 50~200ml 的生理盐水或 5% 葡萄糖液中，于 30~60 分钟内缓慢滴入。

（3）其他 本药对社区获得上、下呼吸道感染的主要病原菌肺炎链球菌、溶血性链球菌抗菌作用差，又有明显的耳、肾毒性，故常见的上、下呼吸道细菌性感染不宜选用本药治疗。由于其毒性反应，也不宜用于单纯性上、下尿路感染初发病例的治疗。

【不良反应】

（1）神经 步态不稳、眩晕、嗜睡。

（2）血液 血象异常。

（3）消化 食欲减退、极度口渴、恶心、呕吐、肝功能异常。

（4）呼吸 呼吸困难。

（5）泌尿 血尿、蛋白尿、管型尿、排尿次数及尿量减少。

（6）骨骼肌肉 神经肌肉阻滞（可表现为极度虚弱乏力）。

（7）皮肤 皮疹。

（8）眼 视力减退。

（9）耳 听力减退、耳鸣、耳部饱满感、不可逆性听力损害。

（10）其他 过敏性休克及注射部位疼痛、硬结、静脉炎等。长期用药可能导致耐药菌过度生长。

【药物过量】

（1）表现 长期或大剂量使用本药可致

蛋白尿、管型尿、不可逆听力减退及神经肌肉阻滞作用等。

（2）处理意见 无特异性拮抗药，以对症及支持治疗为主。抗胆碱酯酶药或钙盐有助于神经肌肉阻滞作用的恢复。必要时可采取腹透或血透以辅助药物的清除。

**【相互作用】**

（1）神经肌肉阻滞药 可加重神经肌肉阻滞作用，导致肌肉无力、呼吸抑制或呼吸暂停。

（2）血浆代用品（右旋糖酐、海藻酸钠等）、依他尼酸、呋塞米、卷曲霉素、万古霉素、顺铂 耳毒性及肾毒性增加，可能发生听力损害，停药后仍可能发展至耳聋，部分听力损害可为永久性。

（3）头孢噻吩 可能增加肾毒性。

（4）多黏菌素类药物 可增加肾毒性及神经肌肉阻滞作用。

## 硫酸小诺霉素
## Micronomicin Sulfate

**【其他名称】** 君佳、甲基庆大霉素、君为、硫酸沙加霉素、硫酸小诺米星、洛意、美罗克、美诺、瑞诺美新、沙加霉素、小单孢菌素、小单孢霉素、相模霉素、小诺霉素、小诺米星、Micronomicin、Microphta、Sagamicin、Santemycin

**【分类】** 抗微生物药\抗生素\氨基糖苷类

**【抗菌谱】** 敏感菌 本药抗菌谱与庆大霉素相似：大肠埃希菌、变形杆菌、产气杆菌、部分奈瑟菌、志贺菌、克雷伯菌属、沙雷菌属、肠杆菌属、铜绿假单胞菌等革兰阴性菌，金葡菌（包括产 β－内酰胺酶株）等革兰阳性菌，溶血性链球菌、不动杆菌、嗜血杆菌、摩－阿结膜炎双球菌等。

**不敏感/耐药菌** 化脓性链球菌、肺炎链球菌、粪链球菌、厌氧菌（拟杆菌属）、结核杆菌、立克次体、病毒和真菌。

**【制剂规格】** 片剂 40mg（4 万 U）。

颗粒 4g:40mg（4 万 U）。

口服溶液 80mg（8 万 U）。

注射液 ① 1ml:30mg（3 万 U）。② 2ml:60mg。③ 2ml:80mg。④ 2ml:120mg。

粉针剂 ① 30mg（3 万 U）。② 60mg（6 万 U）。

滴眼液 8ml:24mg。

**【临床应用】**

**说明书适应证**

（1）口服制剂：敏感菌所致痢疾、肠炎等肠道细菌感染，也可用于肠道手术前清洁肠道。

（2）注射制剂：敏感菌所致败血症、呼吸道感染（如支气管炎、肺炎等）、泌尿道感染（如肾盂肾炎、膀胱炎等）、腹腔感染（如腹膜炎等）及外伤感染等。

（3）滴眼液：敏感菌所致外眼部感染，如眼睑发炎、麦粒肿、泪囊炎、结膜炎、角膜炎。

**【用法用量】**

**说明书用法用量**

（1）敏感菌感染 ① 80mg/次，tid.，p.o.。② 60~80mg/次，2~3 次/d.，i.m.，必要时增至 120mg/次，2~3 次/d，i.m.。③也可 60mg/次，用 NS 100ml 稀释后恒速静滴，于 1h 内滴完。

（2）外眼部感染 滴眼液，1~2 滴/次，3~4/次，滴于眼睑内。

**【禁忌证】**

**说明书禁忌证**

（1）对本药或其他氨基糖苷类药过敏者。

（2）对杆菌肽类药过敏者。

（3）本人或家族中有人因使用链霉素所致耳聋或其他原因所致耳聋者。

（4）高龄患者。

（5）肾功能不全者禁用注射制剂。

**【特殊人群用药】**

儿童 早产儿、新生儿、婴幼儿慎用，使用本药应根据血药浓度或 Ccr 调整剂量。

**说明书用法用量**

敏感菌感染 3~4mg/（kg·d），分 2~3 次肌注或静滴。

**老人** 慎用，必须使用时应根据肾功能减量使用。高龄患者禁用。

**孕妇** 少量药物可透过胎盘，慎用。也有部分注射制剂厂家建议禁用。

**哺乳妇女** 乳汁中药物浓度约为血药浓度的 15%，用药时应暂停哺乳。

**肝功能不全者** 慎用。

**肾功能不全 / 透析者** 禁用注射制剂，慎用口服制剂。

**【注意】**

（1）慎用 ①高度过敏性体质者。②重症肌无力和震颤麻痹。③前庭功能或听力减退。④脱水。⑤溃疡性结肠炎。

（2）交叉过敏 对其他氨基糖苷类药（如链霉素、阿米卡星）过敏者，也可能对本药过敏。

（3）用药相关检查 / 监测项目 ①应监测血药浓度或 Ccr 以调整剂量，尤其对早产儿、新生儿、婴幼儿、老年患者、肾功能减退者以及休克、心力衰竭、腹水或严重失水等患者。②长期或大量用药，宜定期进行尿常规、肾功能、听力检查或听电图测定。

**【给药说明】**

（1）给药条件 ①本药一般只供肌内注射，稀释后可静脉滴注，但不能采用直接静注给药，以免产生神经肌肉阻滞和呼吸抑制作用。对敏感菌所致的全身性感染者，应采用注射给药。②为减少肾小管损害，用药时应补充足够的水分。③连续给药不宜超过 14d，以防发生严重肾毒性或耳毒性。若必须继续用药时，应对听觉器官和肾功能进行严密监护。

（2）配伍信息 与头孢菌素类、青霉素类、两性霉素 B、呋喃妥因钠、磺胺嘧啶钠和盐酸四环素等属配伍禁忌。

**【不良反应】**

（1）神经 步履不稳、眩晕、嗜睡、极度软弱无力、神经肌肉阻滞。

（2）内分泌 / 代谢 Vit B、K 缺乏。

（3）血液 血象改变（WBC 减少）。

（4）消化 食欲缺乏、极度口渴、恶心、呕吐、肝功能改变（氨基转移酶、ALP 及血清胆红素值升高）、假膜性肠炎、肠道菌群紊乱。

（5）呼吸 呼吸困难。

（6）泌尿 BUN 升高、血尿、排尿次数显著减少或尿量减少、蛋白尿、管型尿、肾损害。

（7）皮肤 皮肤紫癜、皮疹、瘙痒、红斑。

（8）眼 视力减退、表层角膜炎、雾视、分泌物增加及局部瘙痒、眼痛等刺激症状。

（9）耳 听力减退、耳鸣或耳部饱满感、不可逆听力减退。

（10）其他 发热、过敏性休克、幼儿过敏（四肢频繁抽搐、两眼上翻、口吐白沫、口唇指端紫绀、腹式呼吸）及注射部位疼痛、硬结、静脉炎等。长期使用：耐药菌过度生长。

**【药物过量】**

（1）表现 长期或大剂量用药可引起蛋白尿、管型尿、不可逆性听力减退以及神经肌肉阻滞等。

（2）处理意见 尚无特异性拮抗药，主要采取对症及支持治疗，如洗胃、催吐及补液。

**【相互作用】**

（1）全身性麻醉药、肌松药 神经肌肉阻滞作用加强，可致呼吸肌麻痹（Ⅷ）。

（2）碱性药 可增强抗菌活性，但同时也可能增加耳、肾毒性。

（3）头孢菌素 协同抗菌作用，但合用时可能增加肾毒性。

（4）抗组胺药 可掩盖本药的耳毒性。

（5）其他氨基糖苷类、代血浆类药物、耳毒性药物、强利尿药、卷曲霉素、顺铂、

万古霉素 可增加耳毒性、肾毒性以及神经肌肉阻滞作用。可能发生听力减退，停药后仍可能进展至耳聋；听力损害可能恢复或呈永久性。

（6）多黏菌素类药 可增加肾毒性和神经肌肉阻滞作用，导致骨骼肌软弱无力、呼吸抑制或呼吸麻痹（呼吸暂停）。

## 硫酸奈替米星
## Netilmicin Sulfate

**【其他名称】** 奥广素、爱宏、艾佳欣、安捷星、安特新、倍兴、德洛佳、菲克米欣、锋可耐、菲特、孚茵、恒宁、衡实、佳奈、洁奈、君欣、劲消、凯保敏、康力星、浪凡、洛吉、立克菌星、力确兴、硫酸乙基西梭霉素、迈米欣、诺达、乃迪、奈康、奈替霉素、奈替米星、尼泰欣、耐兴龙、普奈新、普奇、瑞朋、瑞普星、瑞杉、圣迪、圣迪新、苏盟、深索、天泉泰宁、妥星、乙基西梭霉素、乙基西索米星、乙基紫苏霉素、延帕瑞、Certomycin、Gertomycin、Netillin、Netilmicin、Netilyn、Netrocin、Netromycin

**【分类】** 抗微生物药\抗生素\氨基糖苷类

**【抗菌谱】** **敏感菌**

（1）大肠埃希菌、肠杆菌属、变形杆菌、铜绿假单胞菌、枸橼酸杆菌、志贺菌属、沙门菌属、克雷伯菌属、荚膜杆菌属、肺炎杆菌、沙雷菌属、硝酸阴性杆菌等革兰阴性菌、多数脑膜炎奈瑟菌及流感杆菌、不动杆菌、假单胞菌属及奈瑟菌属。

（2）革兰阳性菌如金葡菌、表皮葡萄球菌。

**不敏感/耐药菌** 链球菌、肺炎球菌、肠球菌、厌氧菌。

**【制剂规格】** **粉针剂** ① 50mg。② 100mg（10万U）。③ 150mg（15万U）。④ 200mg。

**注射液** ① 1ml∶50mg。② 2ml∶100mg。③ 4ml∶200mg。

**葡萄糖注射液** ① 50ml（奈替米星100mg、葡萄糖2.5g）。② 100ml（奈替米星100mg、葡萄糖5g）。③ 250ml（奈替米星300mg、葡萄糖12.5g）。

**氯化钠注射液** ① 100ml（奈替米星100mg、氯化钠850mg）。② 100ml（奈替米星120mg、氯化钠900mg）。③ 250ml（奈替米星300mg、氯化钠2.25g）。

**【临床应用】**

**说明书适应证**

用于短期治疗敏感菌所致的下列严重或危及生命的感染性疾病：

（1）复杂性泌尿道感染。

（2）腹腔内感染，包括腹膜炎和腹内脓肿。

（3）下呼吸道感染。

（4）败血症。

（5）皮肤软组织感染。

**【用法用量】**

**1. 说明书用法用量**

（1）复杂性尿路感染 1.5~2mg/(kg·次)，q.12h，i.m./i.v.gtt.，疗程7~14d。在保证疗效的前提下尽可能缩短治疗时间，通常采用7~14d的疗程。

（2）全身严重感染 1.3~2.2mg/(kg·次)，q.8h；或2.0~3.25mg/(kg·次)，q.12h，i.m./i.v.gtt.。在保证疗效的前提下尽可能缩短治疗时间，通常采用7~14d的疗程。

**2. 其他用法用量**

[国外参考信息]

（1）全身性感染 推荐剂量4~6.5mg/(kg·d)，2~3次/d，i.m./i.v.gtt.，疗程7~14d。

（2）并发性泌尿道感染 推荐剂量3~4mg/(kg·d)，q.12h，i.m./i.v.gtt.，疗程7~14d。

（3）癌症患者中性粒细胞减少伴发热 有报道，本药450mg/次，q.24h，i.v.gtt.，加哌拉西林–他唑巴坦（PTN）4.5g，q.8h，i.v.gtt.；或本药450mg/次，q.8h，i.v.gtt.，加哌拉西林（PN）4g，q.8h，i.v.gtt.。治疗成功率可达40%~48%。

【禁忌证】

**说明书禁忌证**

对本药或其他氨基糖苷类药过敏或发生严重毒性反应者。

**其他禁忌证**

对杆菌肽过敏者。

【特殊人群用药】

**儿童**　慎用。因儿童（尤其是早产儿及新生儿）肾脏组织尚未发育完全，本药易在体内蓄积而产生毒性反应。若需使用，应减量或延长给药间期。

**1. 说明书用法用量**

**一般用法**　（1）6 周至 12 岁儿童，1.8~2.7mg/(kg·次),q.8h 或 2.7~4mg/(kg·次),q.12h，i.m./i.v.gtt.。在保证疗效的前提下尽可能缩短治疗时间，通常采用 7~14d 的疗程。（2）＜6 周的婴儿，2~3.25mg/(kg·次),q.12h,i.m./i.v.gtt.，疗程 7~14d。

**2. 其他用法用量**

［国外参考信息］

（1）一般用法　①＜6 周的婴儿，2~3.25mg/（kg·次），q.12h，i.m.；6 周至 12 岁儿童，5.5~8mg/（kg·d），q.8~12h，i.m.。②也可 i.v.gtt.：a. 早产儿，首剂 2.5mg/kg，q.12h。b.＜6 周的婴儿，4~6.5mg/（kg·d），q.12h，分 2 次等量给药；也有推荐＜3 周的新生儿起始剂量为 3mg/kg，q.12h。c.6 周至 12 岁儿童，5.5~8mg/（kg·d），q.8~12h，分次等量给药；也有推荐对＞3 个月的儿童，首剂 3mg/kg，q.8h。

（2）全身性感染　1 周至 2 岁的婴幼儿，3.75~4.5mg/kg，bid.；2~12 岁儿童，3~3.75mg/kg。i.m./i.v.gtt.。治疗期间，$C_{max}$ 应为 5.1~14.1μg/ml，$C_{min}$ 应为 0.1~1.5μg/ml。

（3）泌尿道感染　推荐单剂 4.5mg/kg，i.m.。

（4）囊性纤维化合并敏感菌所致的肺部感染　4mg/（kg·次），q.8h，i.m.。

**老人**　按轻度肾功能不全时剂量用药。

**孕妇**　本药可透过胎盘屏障，对胎儿可能具有潜在的损害，孕妇用药前应充分权衡利弊。美国 FDA 妊娠安全性分级为：D 级。

**哺乳妇女**　本药可分泌入乳汁，建议用药期间暂停哺乳。

**肝功能不全者**　慎用。国外资料提示不需调整剂量。

**肾功能不全/透析者**　应按血药浓度调整剂量，若不能测定血药浓度，可根据 Ccr 计算：患者用药剂量＝常规剂量 × 患者的 Ccr/正常人的 Ccr。调整后的一日总量可单次给药，也可 2~3 次/d 给药。一般而言，单次剂量应≤ 3.25mg/kg。对于血透者，推荐透析期间按 2mg/kg 补充本药，直至达所需血药浓度。

**其他用法用量**

［国外参考信息］

（1）肾功能不全者　推荐以下剂量调整方案：GFR＞50ml/min 者，每 8~12h 给予常规剂量的 50%~90%；GFR 为 10~50ml/min 者，每 12h 给予常规剂量的 20%~60%；GFR＜10ml/min 者，每 24~48h 给予常规剂量的 10%~20%。

（2）透析者　推荐补充剂量为 2mg/kg，且应在每次透析后给予，并根据血药浓度调整剂量。对接受持续的动-静脉或静-静脉血液过滤者，推荐剂量为 1~3mg/kg，q.24h。

**其他**　严重烧伤患者的血药浓度可能较低，应根据血药浓度测定结果调整剂量。发热患者常不需调整剂量。

【注意】

（1）慎用　①第 8 对脑神经损害者。②重症肌无力或帕金森病者。③患有神经肌肉疾病者、接受肌松药治疗者。④脱水患者（血药浓度可升高，可增加产生毒性反应的可能性）。

（2）交叉过敏　对一种氨基糖苷类药过敏者，也可能对其他氨基糖苷类药过敏。

（3）用药相关检查/监测项目　①密切观察前庭功能及听力改变。②用药期间应定期检查 BUN、血肌酐、尿常规。③因本药的毒性反应与血药浓度密切相关，肾功能不全者或长期用药者应进行血药浓度监测。

【给药说明】

（1）给药条件 ①本药胃肠道吸收差，多采用肌注或静滴，但不可直接静注，以免产生神经肌肉阻滞和呼吸抑制作用。②疗程一般≤14d，以减少耳、肾毒性的发生。③用药期间应多饮水，以减轻肾损害。④根据患者体重给药，肥胖患者剂量应按标准体重计算。

（2）减量/停药条件 调整剂量使 $C_{max}$ 在16mg/L以下，且不宜持续较长时间（如＞2~3h），以减少耳毒性、肾毒性的发生。

（3）配伍信息 ①本药与青霉素类、头孢菌素类、两性霉素B、呋喃妥因钠、磺胺嘧啶钠和四环素等药物呈配伍禁忌，联用时不宜置于同一容器中；本药亦不可同其他药物混合滴注。②肌注时，本药加2ml注射用水或NS溶解后使用。③静滴时，本药先加2ml注射用水或NS溶解，再移加到5%GS或NS 50~200ml中静滴，每次滴注时间为1.5~2h。

（4）其他 单纯性尿路感染、上呼吸道感染及轻症皮肤组织感染治疗中本药非首选药；败血症治疗中需联合具有协同作用的药物；腹腔感染治疗时，宜加用甲硝唑等抗厌氧菌药物。

【不良反应】

（1）心血管 心悸、低血压。

（2）神经 面部及四肢麻木、周围神经炎、惊厥、毒性样肌无力综合征、头痛、定向力障碍、感觉异常。神经肌肉阻滞：急性肌肉麻痹、心肌抑制、呼吸衰竭。

（3）内分泌/代谢 血钙、镁、钾、钠浓度降低，高钾血症。

（4）血液 血小板增多、嗜酸性粒细胞增多、CT延长、贫血、WBC减少、血小板减少、白血病样反应、白血细胞未成熟循环。

（5）消化 呕吐、腹泻、暂时性肝功能损害，ALT、AST、血清胆红素、LDH增高。

（6）泌尿 原有肾功能减退、剂量大[＞6mg/（kg·d）]、疗程长（＞15d）、$C_{max}$＞10mg/L或 $C_{min}$＞2mg/L时易发生肾毒性（管型尿、BUN和肌酐升高）。

（7）皮肤 注射部位严重疼痛、红肿、硬结。

（8）眼 视物模糊。

（9）耳 耳鸣、前庭功能失调、眼球震颤、眩晕、恶心、呕吐、急性梅尼埃病；耳蜗神经损害、主观听力丧失。对已明确或怀疑有肾功能减退者，一旦出现听神经毒性反应，立即减量或停药。

（10）其他 ①皮疹、瘙痒、荨麻疹、药物热、粒细胞增多等过敏症状，过敏性休克。②发热。③长期应用：非敏感菌过度生长。

【药物过量】

处理意见 药物过量可通过血透辅助药物从体内清除，尤其是存在或可能有肾功能损害者。

【相互作用】

（1）青霉素 对大多数粪链球菌（肠球菌）有协同抗菌作用。

（2）阿洛西林、羧苄西林 对多数铜绿假单胞菌有协同抗菌作用。

（3）苯唑西林、氯唑西林 对金葡菌有协同抗菌作用。

（4）碱性药（如碳酸氢钠、氨茶碱） 可增强抗菌活性，增加药物毒性。

（5）其他氨基糖苷类药 可致耳毒性、肾毒性、神经阻滞作用增强。

（6）头孢菌素类药 可增加肾毒性，可使肌酐测定值假性升高。

（7）肌松药或具此作用药（如地西泮） 可增强神经肌肉阻滞作用。

## 异帕米星

## Isepamicin

【其他名称】 硫酸异帕霉素、硫酸异帕

米星、依克沙、依克沙霉素、异帕霉素、异帕沙星、Exacin、Isepacin、Isepaline、Isepamicin Sulfate

【分类】 抗微生物药\抗生素\氨基糖苷类

【抗菌谱】 **敏感菌** 大肠埃希菌、枸橼酸杆菌、克雷伯杆菌、肠杆菌、沙雷杆菌、变形杆菌、铜绿假单胞菌等。

**不敏感/耐药菌** 脆弱拟杆菌、嗜麦芽黄单胞菌、淋病奈瑟球菌和弧菌。

【制剂规格】

**注射液(硫酸盐)** ① 2ml : 200mg。② 2ml : 400mg。

【临床应用】

**说明书适应证**

敏感菌所致肺炎、支气管炎、肾盂肾炎、膀胱炎、腹膜炎、败血症、外伤或烧伤创口感染等。

【用法用量】

**1. 说明书用法用量**

敏感菌感染 400mg/d，1~2次/d, i.m.或i.v.gtt.。如qd.，i.v.gtt.，则滴注时间≥1h；如bid.，i.v.gtt.，则滴注时间应控制为30~60min。

**2. 其他用法用量**

[国内参考信息]

敏感菌感染 尿路感染或较轻的感染，可8mg/(kg·d)；较严重的感染可15mg/(kg·d)，1~2次/d，i.m./i.v.gtt.。

[国外参考信息]

中性粒细胞减少伴发热者 15mg/(kg·次), qd., i.m./i.v.gtt.，同时联用头孢曲松。

【禁忌证】

**说明书禁忌证**

(1)对本药或其他氨基糖苷类药过敏者。

(2)对杆菌肽过敏者。

(3)本人或家族中有因使用氨基糖苷类药引起耳聋者。

(4)肾衰竭患者。

【特殊人群用药】

**儿童** 慎用，也有部分生产商建议早产儿、新生儿、婴幼儿禁用。

**其他用法用量**

[国外参考信息]

敏感菌感染 (1) < 16日龄的婴儿：7.5mg/kg，qd.，i.m./i.v.gtt.。(2) > 16日龄的婴儿：7.5mg/kg，bid.，i.m./i.v.gtt.。

**老人** 更易产生毒性反应，慎用；应采用较小剂量或延长给药间隔，并在用药期间监测肾功能。另外，用药后可能出现因Vit K缺乏所致的出血倾向。

**孕妇** 本药可渗入脐带血和羊水中，可能引起新生儿第8对脑神经损害，应慎用，部分药品生产商建议禁用。

**哺乳妇女** 本药可少量分泌入乳汁中，哺乳妇女应慎用或暂停哺乳。

**肝功能不全者** 慎用。

**肾功能不全/透析者** 应根据肾功能受损程度调整给药剂量及间隔。药品生产商建议肾衰竭患者禁用。

**其他用法用量**

[国内参考信息] (1) Ccr为40~80ml/min者，8mg/(kg·次)，q.24h.。(2) Ccr为20~40ml/min者，8mg/(kg·次)，q.48h.。(3) Ccr为10~20ml/min者，8mg/(kg·次)，q.72h.。(4) Ccr < 10ml/min者，8mg/(kg·次), q.96h.。

[国外参考信息] 推荐8mg/(kg·次)，静脉给药，根据Ccr延长用药间期：(1) Ccr为40~59ml/min者, q.24h.。(2) Ccr为20~39ml/min者, q.48h.。(3) Ccr为10~19ml/min者, q.72h.。(4) Ccr为6~9ml/min者，q.96h.。

【注意】

(1)慎用 ①高度过敏性体质者。②重症肌无力和震颤麻痹者。③前庭功能或听力减退者。④脱水患者。⑤依靠静脉高营养维持生命的体弱者。

(2)交叉过敏 对其他氨基糖苷类药过敏者可能对本药过敏。

(3)用药相关检查/监测项目 毒性反应与其血药浓度密切相关，用药期间应监测血药浓度。

【给药说明】

（1）给药条件　①不能静注，以免出现神经肌肉阻滞和呼吸抑制。②用药时需补充足够的水分，以减少肾小管损害。

（2）配伍信息　①与青霉素类、头孢菌素类药属配伍禁忌，联用时不宜置于同一容器中。②静滴前需稀释，一般采用氯化钠注射液、5%GS、复方氯化钠注射液、复方氨基酸注射液、木糖醇注射液（5%）、复方乳酸钠注射液。③静滴时不能太快，静滴时间不宜< 30min。

（3）其他　本药对社区获得上、下呼吸道感染的主要病原菌肺炎链球菌、溶血性链球菌抗菌作用差，又有明显的耳、肾毒性，故常见的上、下呼吸道细菌性感染不宜选用本药治疗。由于其毒性反应，也不宜用于单纯性上、下尿路感染初发病例的治疗。

【不良反应】

（1）心血管　心肌抑制。

（2）神经　嗜睡。

（3）消化　一过性肝功能异常。

（4）呼吸　呼衰。

（5）泌尿　血尿、排尿次数显著减少或尿量减少。

（6）眼　视力减退（视神经炎）等。

（7）耳　听力减退、耳鸣或耳部饱满感；也可影响前庭功能，表现为步履不稳、眩晕、恶心或呕吐等。

（8）其他　①皮疹、荨麻疹、药物热、粒细胞减少等过敏反应症状及过敏性休克。②长期用药可能导致耐药菌过度生长，引起二重感染。③注射部位疼痛、硬结等。

【相互作用】

（1）右旋糖酐、藻酸钠等血浆代用品　可增加肾毒性。

（2）髓袢利尿药（呋塞米等）　可增加肾毒性和耳毒性。

（3）肌松药　可加重神经肌肉阻滞，有致呼吸肌麻痹的危险。

（4）伤寒活疫苗　可减弱伤寒活疫苗的免疫效应。

（5）第三代头孢菌素、哌拉西林、美洛西林、环丙沙星和亚胺培南　具协同抗菌作用，但与头孢菌素合用时也可能增加肾毒性。

## 依替米星
## Etimicin

【其他名称】 爱大、爱大霉素、爱益、博达可、博可达、创成、硫酸依替米星、潘诺、悉能、秀能、亦清、Etimicin Sulfate

【分类】 抗微生物药 \ 抗生素 \ 氨基糖苷类

【抗菌谱】 **敏感菌**　大肠埃希菌、肺炎克雷伯杆菌、肠杆菌属、沙雷菌属、奇异变形杆菌、沙门菌属、流感嗜血杆菌及葡萄球菌属、部分铜绿假单胞菌、不动杆菌属；庆大霉素、小诺米星和头孢唑林耐药的部分金葡菌、大肠埃希菌和肺炎克雷伯杆菌；产生青霉素酶的部分葡萄球菌和部分低水平甲氧西林耐药的葡萄球菌（MRSA）。

【制剂规格】 **粉针剂（硫酸盐）**　① 50mg（5 万 U）。② 100mg（10 万 U）。③ 150mg（15 万 U）。

**注射液（硫酸盐）**　① 1ml : 50mg（5 万 U）。② 2ml : 100mg（10 万 U）。③ 4ml : 200mg（20 万 U）。

**氯化钠注射液（硫酸盐）**　① 100ml : 50mg（5 万 U）。② 100ml : 100mg（10 万 U）。③ 100ml : 150mg（15 万 U）。④ 100ml : 300mg（30 万 U）。⑤ 250ml : 100mg（10 万 U）。（均按 $C_{21}H_{43}N_5O_7$ 计）

【临床应用】

**说明书适应证**

（1）呼吸系统感染，如急性支气管炎、慢性支气管炎急发、社区肺部感染等。

（2）泌尿生殖系统感染，如急慢性肾盂肾炎、膀胱炎等。

（3）皮肤软组织、外伤、手术或产后感染等其他感染。

【用法用量】

**说明书用法用量**

敏感菌感染　100~150mg/次，q.12h，或200~300mg/次，qd.，稀释于NS或5%GS 100ml中，i.v.gtt.（1h）。疗程为5~10d。

【禁忌证】

**说明书禁忌证**

对本药或其他氨基糖苷类药过敏者。

【特殊人群用药】

**儿童**　慎用。

**老人**　存在生理性的肾功能衰退，需调整给药剂量及用药间期。

**孕妇**　避免使用，确需使用时须权衡利弊。

**哺乳妇女**　建议用药期间暂停哺乳。

**肾功能不全/透析者**　不宜使用本药，确需用药时应调整剂量，并监测血药浓度。

**说明书用法用量**

剂量调整时可采用下列任一方案：（1）延长两次常规给药的间隔时间：两次给药的间隔时间（h）= 血清Cr浓度（mg/dl）×8。（2）增加给药次数，同时减少给药量：推荐在首次给予常规剂量后，每间隔8h的维持剂量 = 常规剂量 ÷ 血清Cr浓度（mg/dl）；或每间隔8h的维持剂量按以下公式计算：

$$维持剂量=\frac{患者的肌酐清除率（ml/min）}{正常的肌酐清除率（ml/min）}\times 常规维持剂量$$

【注意】

（1）慎用　①大面积烧伤。②脱水。③第8对脑神经损害。④重症肌无力或帕金森病。

（2）交叉过敏　对一种氨基糖苷类过敏者也可能对其他氨基糖苷类过敏。

（3）用药相关检查/监测项目　①治疗中应密切观察肾功能和第8对脑神经功能的变化，尤其是已明确或怀疑有肾功能减退、大面积烧伤、休克、心力衰竭、腹水、严重脱水患者或老年、新生儿、早产儿、婴幼儿等。②听电图：老年患者须在用药前、用药过程中定期及长期用药后进行听电图检测高频听力损害。③温度刺激试验：在用药前、用药过程中定期及长期用药后用以检测前庭毒性。④尿常规检查。

【给药说明】

其他　本药对社区获得上、下呼吸道感染的主要病原菌肺炎链球菌、溶血性链球菌抗菌作用差，又有明显的耳、肾毒性，故常见的上、下呼吸道细菌性感染不宜选用本药治疗。由于其毒性反应，也不宜用于单纯性上、下尿路感染初发病例的治疗。

【不良反应】

（1）心血管　心悸、静脉炎。

（2）神经　用药期间一旦出现神经肌肉阻滞现象应停药，并静注钙盐进行治疗。

（3）内分泌/代谢　血钙、镁、钾、钠浓度的测定值可能降低。

（4）消化　恶心、呕吐，ALT、AST、ALP等暂时性升高（停药后可恢复正常），TSB及LDH浓度的测定值增高。

（5）呼吸　胸闷。

（6）泌尿　BUN、血清肌酐等暂时性升高，停药后可恢复正常。

（7）皮肤　皮肤瘙痒、皮疹等。

（8）耳　耳鸣、眩晕、电测听力下降，程度均较轻，主要发生于肾功能不全者。

【相互作用】

（1）中枢麻醉药、肌松药（如琥珀胆碱、筒箭毒碱、氯唑沙宗）及其他具肌松作用的药物（苯二氮䓬类、奎尼丁等）、枸橼酸钠（输入含枸橼酸钠的血液）可能发生神经肌肉阻滞现象。

（2）其他具有潜在耳、肾毒性药物（如多黏菌素、其他氨基糖苷类等抗生素、强利尿酸及呋塞米）可增加肾毒性和耳毒性，应避免合用。

# 第八节　大环内酯类

## 琥乙红霉素
## Erythromycin Ethylsuccinate

**【其他名称】** 艾加星、红霉素乙基琥珀酸酯、红霉素乙酰琥珀酸酯、琥珀酸红霉素、琥珀酸酯红霉素、佳佳欣、科特加、利君沙、龙力、莱特新、三九新先泰、乙琥红霉素、乙琥威霉素、Abboticine、Dumotricin、Erythrocin、Erythro-ES、Ethyl Succinate、Pantomicina、Troxillin

**【分类】** 抗微生物药\抗生素\大环内酯类

**【抗菌谱】** **敏感菌**　本药抗菌谱广。葡萄球菌属（包括产酶菌株）、各组链球菌、肺炎链球菌、炭疽杆菌、破伤风梭杆菌、白喉杆菌、淋球菌、脑膜炎奈瑟菌、流感杆菌、百日咳杆菌、空肠弯曲菌属、军团菌属、李斯特菌、伊斯雷尔放线菌、极小棒杆菌；梅毒螺旋体、肺炎支原体、钩端螺旋体、立克次体、衣原体、痢疾阿米巴、解脲脲原体等。

**【制剂规格】** 片剂　① 100mg（10 万 U）。② 125mg（12.5 万 U）。③ 250mg（25 万 U）。（均以红霉素计，下同）

分散片　① 100mg（10 万 U）。② 125mg（12.5 万 U）。

咀嚼片　100mg（10 万 U）。

胶囊　① 100mg（10 万 U）。② 125mg（12.5 万 U）。③ 250mg（25 万 U）。

颗粒　① 50mg（5 万 U）。② 100mg（10 万 U）。③ 125mg（12.5 万 U）。④ 250mg（25 万 U）。

**【临床应用】**

**说明书适应证**

（1）作为青霉素过敏者下列感染的替代用药：①溶血性链球菌、肺炎链球菌等所致急性扁桃体炎、急性咽炎、鼻窦炎。②溶血性链球菌所致猩红热、蜂窝组织炎。③白喉及白喉带菌者。④气性坏疽、炭疽、破伤风。⑤放线菌病、梅毒、李斯特菌病等。⑥也可采用本药作为风湿热复发、感染性心内膜炎以及口腔或上呼吸道操作前的预防用药。

（2）支原体、衣原体属所致肺炎或泌尿生殖系统感染，以及沙眼衣原体结膜炎等。

（3）其他感染，如厌氧菌所致口腔感染、空肠弯曲菌肠炎、肠阿米巴病、百日咳、军团菌病以及由淋球菌所致急性盆腔炎等。

**【用法用量】**

**1. 说明书用法用量**

（1）一般感染　1.6g/d，分 2~4 次服，p.o.；视感染程度，可增至 4g/d，分 2~3 次服，q.12h/q.8h。

（2）军团菌病　400~1000mg/ 次，qid.，p.o.。

（3）肠阿米巴病　400mg/ 次，qid.，p.o.，连服 10~14d。

（4）沙眼衣原体和解脲脲原体所致尿道炎　800mg/ 次，q.8h，连服 7d，p.o.；或 400mg/ 次，q.6h，共服 14d，p.o.。

（5）初期梅毒　总量 48~64g，在 10~15d 内分次口服。

（6）预防链球菌感染　400mg/ 次，bid.，p.o.。

（7）细菌性心内膜炎的预防　先天性、风湿性或其他后天性瓣膜心脏病患者在接受牙科或上呼吸道外科手术时，术前 2h 服 800mg，服用首剂 6h 后再服 400mg。

**2. 其他用法用量**

［国内参考信息］ 250~500mg/ 次，3~4 次 /d，p.o.。

**【禁忌证】**

**说明书禁忌证**

（1）对本药或其他大环内酯类药过敏者。

（2）慢性肝病及肝功能损害者。

（3）孕妇。

【特殊人群用药】

**儿童** 有报道认为，本药在胎儿体内不能达到预防先天性梅毒的足够浓度，在母体内已经过本药治疗的婴儿应用适当的青霉素治疗。

**1. 说明书用法用量**

（1）一般感染 7.5~12.5mg/（kg·次），qid.，p.o.；或 15~25mg/（kg·次），bid.。严重感染时每日剂量可加倍，分 4 次服。

（2）百日咳 10~12.5mg/（kg·次），qid.，p.o.，疗程 14d。

（3）肠阿米巴病 40~50mg/（kg·d），分 4 次口服，疗程 5~14d。

（4）细菌性心内膜炎的预防 先天性或风湿性或其他后天性瓣膜心脏病患者在进行牙科或上呼吸道外科手术时，术前 2h 服 10mg/kg，服用首剂 6h 后再服 5mg/kg。

**2. 其他用法用量**

［国内参考信息］ 30~40mg/（kg·d），分 3~4 次服，p.o.。也可按下列方案给药，< 5kg 者，40mg/（kg·次），qid.，p.o.；5~7kg 者，50mg/ 次，qid.，p.o.；7~11kg 者，100mg/ 次，qid.，p.o.；11~23kg 者，200mg/ 次，qid.，p.o.；23~24kg 者，300mg/ 次，qid.，p.o.；> 45kg 者，同成人。

**孕妇** 本药可透过胎盘，且妊娠期出现肝毒性反应的可能性增加，多数生产厂家建议孕妇禁用本药，也有部分（如利君沙）建议慎用。美国 FDA 妊娠安全性分级为：B 级。

**哺乳妇女** 本药可泌入乳汁，哺乳妇女慎用或用药时暂停哺乳。

**肝功能不全者** 慢性肝病及肝功能损害者禁用。

**肾功能不全 / 透析者** 肾功能减退者一般无需减量，但严重肾功能损害者需适当减量。

【注意】

（1）交叉过敏 对一种大环内酯类药过敏者，也可能对其他大环内酯类药过敏。

（2）对检验值 / 诊断的影响 本药可干扰 Higerty 法的荧光测定，使尿儿茶酚胺的测定值出现假性升高。

（3）用药相关检查 / 监测项目 ①必要时在用药前作药敏测定。②用药期间应定期检查肝功能。

【给药说明】

（1）给药条件 ①本药分散片可直接用水吞服，也可放入适量水中，搅拌至混悬状后服用。②溶血性链球菌感染用本药治疗时，至少需持续 10d，以防急性风湿热发生。

（2）其他 本药 400mg 相当于 250mg 硬脂酸红霉素、红霉素碱或依托红霉素。

【不良反应】

（1）心血管 室性心律失常，包括室速、Q-T 间期延长等。

（2）消化 ①胃肠道反应（食欲减退、恶心、呕吐、口舌疼痛、胃痛、腹泻等），其发生率与剂量大小有关。②肝毒性反应，服药数日或 1~2 周后患者可出现乏力、恶心、呕吐、腹痛、皮疹、发热等。有时可出现黄疸，肝功能试验显示淤胆，停药后常可恢复。③肝功能异常（血清 ALP、胆红素、ALT 和 AST 升高）、黄疸或无黄疸性肝炎。

（3）骨骼肌肉 致重症肌无力患者病情恶化。

（4）耳 可逆性听力丧失（多见于肾功能障碍和大剂量用药者）。

（5）其他 ①药物热、皮疹、荨麻疹、多形红斑、史 – 约综合征、毒性表皮坏死、嗜酸性粒细胞增多等过敏反应。②长期用药：细菌敏感性降低，也可致菌群失调，引起二重感染，出现念珠菌感染、（梭菌性）假膜性肠炎等。用药后出现假膜性肠炎时，轻度者只需停药，中至重度者应考虑补液、补充电解质和蛋白质，并用对艰难梭菌结肠炎有效的抗菌药物治疗。

【药物过量】

（1）表现 腹部痛性痉挛、恶心、呕吐、腹泻、可逆性听力受损。

（2）处理意见　排空胃以清除未吸收的物质。必要时可采用支持疗法。

**【相互作用】**

（1）口服避孕药　本药药效降低。

（2）氯霉素、林可霉素类药　相互拮抗，不推荐同时使用。

（3）被 CYP 系统代谢的药物（如卡马西平、丙戊酸、环孢素、地高辛、他克莫司、环巴比妥、苯妥英、阿芬太尼、西沙必利、丙吡胺、洛伐他汀、溴隐亭、特非那丁和阿司咪唑等）上述药物的血药浓度可能升高，发生毒性反应。其中：①与特非那丁和阿司咪唑合用，偶见 Q-T 间期延长、心脏停博或其他室性心律失常等严重心血管不良反应。②与西沙必利同服，可引起 Q-T 间期延长、心律失常、室速、心室颤动。③与洛伐他汀合用时，可能引起横纹肌溶解，应小心监测肌酸激酶和氨基转移酶浓度。同时以上药物又能通过肝脏微粒体氧化酶降低本药药效。

（4）三唑仑和咪达唑仑　上述药物的清除率降低，可能增加苯二氮䓬类药的药理活性。

（5）黄嘌呤类（二羟丙茶碱除外）　氨茶碱的肝清除减少，致血清氨茶碱浓度升高，毒性反应增强。该现象在同用 6d 后较易发生，氨茶碱清除的减少幅度与本药血清峰值成正比，故在两者合用时和合用后，黄嘌呤类药物的剂量应予以调整。

（6）麦角胺或二氢麦角胺　个别患者可能出现急性麦角毒性（外周血管痉挛和感觉迟钝）。

（7）口服抗凝药（如华法林）　可致 PT 延长，增加出血的危险性，尤多见于老年人。必须合用时，应适当调整华法林的剂量，并严密观察 PT。

（8）其他肝毒性药物　增强肝毒性。

（9）耳毒性药　与大剂量本药合用，尤其是肾功能减退者，可能增加耳毒性。

（10）青霉素　本药可干扰青霉素的杀菌效能，故需快速杀菌作用（如治疗脑膜炎）时，两者不宜同时使用。

## 环酯红霉素
## Erythromycin Cyclocarbonate

**【其他名称】**　澳抒欣、达发新、冠沙、Davercin

**【分类】**　抗微生物药 \ 抗生素 \ 大环内酯类

**【抗菌谱】**　**敏感菌**

（1）革兰阳性菌：革兰阳性球菌（肠球菌属除外）、葡萄球菌类、链球菌类（A、B、C 和 G 组）、肺炎链球菌、棒状杆菌类、炭疽杆菌。

（2）革兰阴性菌：卡他莫拉菌、淋病双球菌、幽门螺杆菌、衣原体类、肺炎支原体、空肠弯曲杆菌（耐药菌除外）、军团菌类、密螺旋体类、百日咳杆菌、脲原体属、厌氧球菌和革兰阴性杆菌（类脆弱杆菌和梭形杆菌除外）。

**不敏感 / 耐药菌**　肠杆菌属、假单胞菌属和不动杆菌属对本药耐药。

**【制剂规格】**　片剂　① 125mg。② 250mg。

**【临床应用】**

**说明书适应证**

（1）肺炎支原体、肺炎衣原体和嗜肺军团菌所致的肺炎。

（2）支原体、衣原体、奈瑟淋球菌所致的非淋病性尿道炎、淋病等。

（3）幽门螺杆菌所致的胃炎或弯曲杆菌属所致的肠炎。

（4）儿童百日咳。

（5）皮肤软组织感染，如疖、痤疮、脓疱疮、蜂窝组织炎，湿疹等，仅用于无有效的局部治疗方案或其他抗生素无法使用时，如非青霉素敏感的葡萄球菌引起的感染和对青霉素过敏的患者。

**【用法用量】**

**说明书用法用量**

敏感菌感染　250~500mg/ 次，q.12h，

p.o.，疗程 5~10d。

【禁忌证】

说明书禁忌证

对本药或其他大环内酯类药过敏者。

【特殊人群用药】

儿童

说明书用法用量

敏感菌感染　15mg/（kg·次），q.12h，p.o.。

孕妇　慎用。

哺乳妇女　慎用。

肝功能不全者　慎用。

【注意】

（1）交叉过敏　对一种大环内酯类药过敏者，对其他大环内酯类药也可能过敏。

（2）用药相关检查/监测项目　用药期间应监测肝功能。

【给药说明】

（1）给药条件　本药宜空腹、餐前或餐后 3h 服用，以利吸收。

（2）减量/停药条件　用药期间如发现肝功能异常应及时停药。

【不良反应】

（1）血液　嗜酸性粒细胞增多。

（2）消化　胃肠道症状（腹部不适、恶心、呕吐、腹泻等）、假膜性结肠炎、肝功能受损（若发现肝功能异常应及时停药）。

（3）皮肤　皮肤潮红。

（4）耳　可逆性听力损伤。

（5）其他　发热；长期反复用药可致非敏感细菌（如艰难梭菌）和白色念珠菌的过度生长。

【药物过量】

处理意见　立即停药，进行催吐、洗胃等处理，并给予对症治疗。

【相互作用】

（1）林可霉素、氯林可霉素　相互拮抗。

（2）茶碱　茶碱的血药浓度增加，合用时茶碱应减量，并监测茶碱的毒性反应。

（3）地高辛　地高辛的吸收增强，血药浓度升高。

（4）环孢素　环孢素的血药浓度升高，肾毒性增强。

（5）香豆素类抗凝药　香豆素类抗凝药的作用增强。

## 地红霉素
## Dirithromycin

【其他名称】　百舒、毕正、迪红、迪迈欣、红极第、路迪、罗可辛、蒙欣严清、平立达、派盛、奇立妥、域大、严尽、怡力昕、Balodin、Dimac、Dinabac、Diritross、Dynabac、Noriclan、Nortron、Unibac

【分类】　抗微生物药\抗生素\大环内酯类

【抗菌谱】　敏感菌

（1）对金葡菌（甲氧西林敏感菌株）、肺炎链球菌、化脓性链球菌、流感嗜血杆菌、嗜肺军团菌、卡他莫拉菌、肺炎支原体有效。

（2）体外研究表明，本药对产单核细胞李斯特菌、葡萄球菌（C、F、G 组）、百日咳鲍特菌、无乳链球菌、绿色链球菌、痤疮丙酸杆菌等有活性，但其临床意义尚不完全清楚。

不敏感/耐药菌　肠球菌和多数的 MRSA 对本药耐药，对其他大环内酯类抗生素耐药的细菌对本药也耐药。

【制剂规格】　肠溶片　250mg。

肠溶胶囊　① 250mg。② 125mg。

【临床应用】

说明书适应证

敏感菌所致的轻、中度感染，如急性支气管炎、慢性支气管炎急性发作、社区获得性肺炎、咽炎和扁桃体炎、单纯性皮肤和软组织感染。

【用法用量】

说明书用法用量

敏感菌感染　500mg/次，qd.，p.o.。急

性支气管炎，疗程7d；慢性支气管炎急性发作，疗程5~7d；社区获得性肺炎，疗程14d；咽炎和扁桃体炎，疗程10d；单纯性皮肤和软组织感染，疗程5~7d。

**【禁忌证】**

说明书禁忌证

（1）对本药或其他大环内酯类抗生素过敏者。

（2）不应用于可疑或潜在菌血症患者（不能达到有效血药浓度）。

**【特殊人群用药】**

**儿童** 仅用于≥12岁者，<12岁者用药的安全性和有效性尚未确立。

**老人** 可不调整剂量。

**孕妇** 用药应权衡利弊。美国FDA妊娠安全性分级为：C级。

**哺乳妇女** 用药应权衡利弊。

**肝功能不全者** 轻度肝功能不全者可不调整剂量，国外也有资料提示肝脏疾病者慎用。

**肾功能不全/透析者** 本药药动学部分值可受Ccr影响，但肾功能不全者（包括透析者）可不调整剂量。

**【注意】**

用药相关检查/监测项目 （1）肝、肾功能。（2）细菌培养和药敏试验。

**【给药说明】**

给药条件 本药肠溶片应与食物同服或饭后1h内服用，不能分割、压碎、咀嚼。

**【不良反应】**

（1）心血管 CPK升高。

（2）神经 头痛、眩晕、头昏、失眠。

（3）血液 血小板计数增加、钾离子升高、碳酸氢盐减少、嗜酸性粒细胞增加、中性粒细胞增加、WBC增加等。

（4）消化 腹痛、腹泻、恶心、消化不良、呕吐、假膜性结肠炎、稀便、口干、口腔溃疡、味觉改变及AST、ALT、胆红素升高等。轻度假膜性结肠炎者，停药后通常可好转，但对于中至重度者，应采取适当治疗措施。

（5）呼吸 咳嗽加剧。

（6）泌尿 肌酐升高。

（7）骨骼肌肉 衰弱无力。

（8）皮肤 皮疹（如荨麻疹）、瘙痒等。

**【药物过量】**

（1）表现 恶心、呕吐、腹痛、腹泻等。

（2）处理意见 未证实强制性利尿、腹透、血透有利于清除过量药物；对CRF患者，血透不能有效加速红霉素的清除。

**【相互作用】**

（1）抗酸药或$H_2$受体拮抗药 服用上述药后立即口服本药，可增加本药的吸收。

（2）抗凝血药、三唑仑、环己巴比妥、苯妥英、丙戊酸盐、卡马西平、阿芬太尼、地高辛、麦角胺、丙吡胺、溴隐亭、环孢菌素、阿司咪唑、洛伐他汀等 上述药物与红霉素之间的相互作用已明确，但尚不清楚与本药的相互作用，联用时应慎重。

（3）茶碱 一般情况下不必调整茶碱剂量或监测血药浓度，但需维持较高的茶碱血药浓度时，应检测其血药浓度，并适当调整剂量。

（4）特非那定 体外试验证实，两者不发生相互作用，但合用时仍需谨慎。

（5）食物 研究表明，饭后服用本药，吸收略有下降。饭前1h服用本药，其$C_{max}$下降33%，AUC下降31%。食物中脂肪对生物利用度几乎无影响。

## 阿奇霉素
## Azithromycin

**【其他名称】** 阿红霉素、澳立平、爱米琦、安美钦、阿齐红霉素、埃齐林、阿齐霉素、阿奇霉素二水合物、阿奇霉素枸橼酸二氢钠、阿奇霉素磷酸二氢钠、阿赛奇、阿泽红霉素、博抗、百科德瑞、八奇、宾奇、滨齐、辰羽、叠氮红霉素、氮红霉素、德力欣、锋达齐、富马酸阿奇霉素、弗奇、芙琦星、福瑞欣、费舒美、孚新、津博、君洁、劲诺、金派奇、君维清、快迪、抗力健、开奇、克严力、林比、洛贝尔、力禾、露家康、利可思、利力凯、利力欣、利普奇、利普欣、洛奇、里奇、硫酸阿奇霉素、罗欣快宇、丽珠奇乐、门冬氨酸阿奇霉素、美尔舒、马来酸阿奇霉素、明齐欣、那琦、派芬、派吉舒、浦乐齐、派奇、普阳、奇谷美、齐宏、绮红、奇利、奇隆迈、齐隆迈、齐迈宁、齐迈星、齐诺、颀匹特、奇泰、其仙、琦玥、瑞奇、瑞琦霖、如双奇、乳糖酸阿奇霉素、舒尔欣、顺峰康奇、赛金沙、抒罗康、赛乐欣、舒美特、圣诺灵、赛奇、苏爽、通达霉素、泰力特、托琪、维宏、维路得、维宗、信达康、西乐欣、悉美、欣普瑞、欣匹特、希舒美、希威、依诺达、尤尼克、亦欧青、因培康、永齐、玉奇、雅瑞、岩沙、亿松、盐酸阿奇霉素、亚思达、益欣、中宝奇力、再奇、泽奇、Arithromycin、Azithromycin Aspartate、Azithromycin Dihydrate、Azithromycin Dihydrochloride、Azithromycin Fumarate、Azithromycin Hydrochloride、Azithromycin Lactobionate、Azithromycin Maleate、Azithromycin Sodium Dihydrogen Citrate、Azithromycin Sodium Dihydrogen Phosphate、Azithromycin Sulfate、Shepherd、SUMAMED、Zithromax

**【分类】** 抗微生物药 \ 抗生素 \ 大环内酯类

**【抗菌谱】** **敏感菌** 与红霉素相仿。

（1）对革兰阳性需氧菌，如金黄色葡萄球菌、化脓链球菌、肺炎链球菌和其他链球菌的抗菌活性较红霉素略差。

（2）对革兰阴性需氧菌，如流感嗜血杆菌、副流感嗜血杆菌、卡他莫拉菌、不动杆菌属、耶尔森菌属、嗜肺军团菌属、百日咳杆菌、副百日咳杆菌等的抗菌作用较红霉素增强。

（3）肠杆菌科细菌，如大肠埃希菌、沙门菌属、志贺菌属、肠杆菌属和克雷伯菌属等细菌中部分菌株对本药敏感。

（4）对厌氧菌，如脆弱拟杆菌、类杆菌属、产气荚膜杆菌等的作用与红霉素相仿。

（5）对性传播疾病微生物，如沙眼衣原体、梅毒密螺旋体、淋病奈瑟菌等具良好作用。

（6）其他微生物，如包柔螺旋体（Lyme 病原体）、肺炎衣原体、肺炎支原体、人型支原体、解脲支原体、弯曲菌属、单核细胞增多性李斯德杆菌、卡氏肺孢子虫等亦敏感。其对肺炎支原体的作用为大环内酯类中最强者。

**不敏感 / 耐药菌** 耐药：变形杆菌属、沙雷菌属、摩根杆菌、铜绿假单胞菌等革兰阴性需氧菌。交叉耐药：耐红霉素的革兰阳性菌以及耐甲氧西林的多种葡萄球菌菌株。

**【制剂规格】** **片剂** ① 100mg。② 125mg。③ 250mg。④ 500mg。⑤ 600mg。（每 100mg 相当于 10 万 U，下同）

**片剂（富马酸盐）** 250mg。

**分散片** ① 100mg。② 125mg。③ 250mg。

**胶囊** ① 125mg。② 250mg。③ 500mg。

**胶囊（富马酸盐）** 250mg。

**颗粒** ① 100mg。② 125mg。③ 250mg。④ 500mg。

**细粒** ① 100mg。② 250mg。

**散剂** 250mg。

**干混悬剂** 100mg（以阿奇霉素计）。

**混悬剂** ① 5ml∶100mg（每瓶 15ml）。② 5ml∶200mg（每瓶 15ml、22.5ml 或 30ml）。③ 1000g（成人单剂服用，不用于儿童）。

**糖浆** ① 25ml∶250mg。② 25ml∶500mg。③ 50ml∶1g。④ 60ml∶1.5g。

**粉针剂** ① 100mg。② 125mg。③ 200mg。④ 250mg。⑤ 500mg。

**粉针剂（枸橼酸二氢钠盐）** ① 250mg。② 500mg。（均以阿奇霉素计）

**粉针剂（磷酸二氢钠盐）** 125mg。（以阿奇霉素计）

**粉针剂（乳糖酸盐）** ① 125mg。② 250mg。

③ 500mg。(均以阿奇霉素计)

**粉针剂**(盐酸盐) 250mg(以阿奇霉素计)。

**粉针剂**(马来酸盐) ① 125mg。② 250mg。③ 500mg。(均以阿奇霉素计)

**粉针剂**(门冬氨酸盐) ① 125mg。② 250mg。③ 500mg。(均以阿奇霉素计)

**粉针剂**(硫酸盐) ① 250mg。② 500mg。(均以阿奇霉素计)

**注射液** ① 2ml∶100mg。② 2ml∶200mg。③ 2ml∶250mg。④ 2.5ml∶250mg。⑤ 5ml∶250mg。⑥ 5ml∶500mg。(均以阿奇霉素计)

**注射液**(马来酸盐) 5ml∶500mg(以阿奇霉素计)。

**注射液**(硫酸盐) 2ml∶250mg(以阿奇霉素计)。

**葡萄糖注射液** ① 100ml(阿奇霉素125mg、葡萄糖5g)。② 100ml(阿奇霉素200mg、葡萄糖5g)。③ 200ml(阿奇霉素250mg、葡萄糖5g)。④ 200ml(阿奇霉素250mg、葡萄糖10g)。⑤ 250ml(阿奇霉素250mg、葡萄糖12.5g)。

**氯化钠注射液** ① 100ml(阿奇霉素125mg、氯化钠900mg)。② 100ml(阿奇霉素200mg、氯化钠850mg)。③ 100ml(阿奇霉素200mg、氯化钠900mg)。④ 250ml(阿奇霉素500mg、氯化钠2.125g)。⑤ 250ml(阿奇霉素250mg、氯化钠2.25g)。

**【临床应用】**

**1. 说明书适应证**

(1)呼吸系统感染,包括扁桃体炎、鼻窦炎、中耳炎、急性支气管炎、慢性支气管炎急性发作、社区获得性肺炎等。

(2)皮肤软组织感染,如游走性红斑、丹毒、脓疱病、继发性脓皮病等。

(3)性传播疾病,如沙眼衣原体、支原体或非多种耐药淋病奈瑟菌所致的非复杂性泌尿生殖系统感染,以及由杜克嗜血杆菌所致软下疳等;注射制剂还可用于梅毒等。

(4)与其他药联合用于鸟分枝杆菌复合群感染的防治。

**2. 其他临床应用**

沙眼。

**【用法用量】**

**1. 说明书用法用量**

(1)呼吸系统感染 ① 500mg/d,顿服,连用3d;或首日500mg,顿服,第2~5日,250mg/d,顿服。②对于需要首先静滴治疗的社区获得性肺炎,可先按500mg/次,qd.,连续静滴至少2d后转为500mg/次,qd.,p.o.,疗程7~10d。

(2)皮肤软组织感染 ①游走性红斑:共服3000mg,第1日1000mg,顿服;第2~5日,500mg/d,顿服。②其他皮肤软组织感染:500mg/d,顿服,连用3d;或首日500mg,顿服,第2~5日,250mg/d,顿服。

(3)盆腔炎 500mg/次,qd.,静滴1~2d后,改用250mg/次,qd.,p.o.,疗程7d。怀疑合并厌氧菌感染时应合用抗厌氧菌药。

(4)性传播疾病 如沙眼衣原体、淋病奈瑟菌所致泌尿生殖系统感染,单剂1000mg,顿服。

**2. 其他用法用量**

[国内参考信息]

鸟分枝杆菌复合体感染 600mg/d,p.o.,与乙胺丁醇15mg/kg合用。

[国外参考信息]

(1)社区获得性肺炎 500mg,qd.,至少持续静滴2d,然后改为500mg/次,qd.,p.o.。疗程通常为7~10d。

(2)盆腔炎症性疾病 250mg/次,qd.,p.o.,疗程7d;也可采用静脉给药,500mg,qd.,静滴1~2d后改为口服。如疑有厌氧菌感染,还需联合一种适当的抗厌氧菌抗生素治疗。

(3)预防心内膜炎 于术前1h服用500mg。

(4)呼吸道感染 首剂500mg,p.o.,然后250mg/d,再服4d。

（5）衣原体感染、软下疳、非淋菌性尿道炎　单次服 1000mg。

（6）淋病奈瑟菌引起的尿道炎和宫颈炎　单次服 2000mg。

（7）单纯皮肤和皮肤附件感染　首日单次服 500mg，然后 250mg/d，连服 4d。

（8）预防晚期 HIV 感染者发生播散性鸟分枝杆菌复合体（MAC）感染　1200mg，1 次 / 周，p.o.，与利福布汀联用。

（9）早期梅毒（潜伏早期、初期及二期）　首日服 1000mg，以后 500mg/d，共 8d，总剂量为 5000mg。

**【禁忌证】**

**说明书禁忌证**

对本药或其他大环内酯类药过敏者。

**【特殊人群用药】**

**儿童**　注射制剂在＜ 16 岁患儿中应用的安全性尚不明确。250mg 胶囊不适于儿童应用。片剂仅适用于体重＞ 45kg 的儿童，用法用量同成人。无论何种感染，建议儿童使用本药的总剂量不超过 1500mg。

**1. 说明书用法用量**

（1）中耳炎、肺炎　＜ 6 个月小儿的疗效和完全性尚未确定。≥ 6 个月的小儿可采用第 1 日 10mg/kg 顿服，Max：≤ 500mg/d；第 2~5 日，5mg/（kg · d）顿服，Max：≤ 250mg/d。或按照不同体重范围给药，参见表 1-1-7。

（2）小儿咽炎、扁桃体炎　①＜ 2 岁者应用本药分散片的疗效及安全性尚未确定，≥ 2 岁者可采用 12mg/（kg · d），顿服，连用 5d，Max：≤ 500mg/d。②或按照不同体重范围给药，参见表 1-1-7。

**表 1-1-7　不同体重儿童阿奇霉素口服用法表（总剂量为 30mg/kg）**

| 体重 | 年龄 | 3 日服用方案 | 5 日服用方案 |
|---|---|---|---|
| ＜ 15kg | 1~3 岁 | 10mg/（kg · d），顿服，连用 3d | |
| 15~25kg | 3~8 岁 | 200mg/d，顿服，连用 3d | 首日 200mg，顿服；第 2~5 日 100mg/d，顿服 |
| 26~35kg | 9~12 岁 | 300mg/d，顿服，连用 3d | 首日 300mg，顿服；第 2~5 日 150mg/d，顿服 |
| 36~45kg | 13~15 岁 | 400mg/d，顿服，连用 3d | 首日 400mg，顿服；第 2~5 日 200mg/d，顿服 |
| ＞ 45kg | | 剂量及用法同成人 | |

**2. 其他用法用量**

［国外参考信息］

（1）预防心内膜炎　术前 1h 服 15mg/kg。

（2）中耳炎、社区获得性肺炎　≥ 6 个月儿童，服 10mg/kg（Max：500mg），第 2~5 日改为 5mg/kg（Max：250mg），qd.。

（3）咽炎和扁桃体炎　≥ 2 岁儿童，单剂服 12mg/（kg · d）（Max：500mg），共 5d。

（4）MAC 感染　用于长期（≥ 1 个月）治疗≥ 6 个月儿童的 MAC 感染，5~20mg/（kg · 次），qd.，p.o.。

**老人**　无需调整剂量。

**孕妇**　用药应权衡利弊。美国 FDA 妊娠安全性分级为：B 级。

**哺乳妇女**　用药应权衡利弊。

**肝功能不全者**　慎用，严重者不应使用。干混悬剂说明书提示轻至中度肝功能不全者不需调整剂量。

**肾功能不全 / 透析者**　严重肾功能不全者慎用。Ccr ＞ 40ml/min 的轻度肾功能不全者，不需调整剂量。国外资料提示透析后不需补充剂量。

**【注意】**

（1）慎用　①肺囊性纤维化（国外资

料）。②年老、体弱者（国外资料）。

（2）交叉过敏　对其他大环内酯类药过敏者，对本药也可能过敏。

（3）用药相关检查 / 监测项目　①定期监测肝功能。②大剂量用药时应监测 ECG 及血药浓度。

**【给药说明】**

（1）给药条件　①本药宜在饭前 1h 或饭后 2h 口服。②注射制剂不宜肌注。

（2）配伍信息　将本药用适量注射用水充分溶解，配制成浓度为 100mg/ml 的溶液，再加入 250ml 或 500ml 的 NS 或 5%GS 中，浓度≤ 2mg/ml，单次静滴时间＞ 60min。

（3）其他　①用药过程中应注意包括真菌在内的非敏感菌所致的二重感染症状。②本药对流感嗜血杆菌、肺炎支原体或肺炎衣原体等的抗微生物活性增强、口服生物利用度提高、给药剂量减小、不良反应亦较少、临床适应证有所扩大。

**【不良反应】**　本药不良反应发生率较低，以胃肠道反应多见，但发生率较红霉素明显降低。

（1）心血管　尖端扭转型室性心动过速、低血压。

（2）神经　头痛、眩晕等。

（3）内分泌 / 代谢　低钠血症。

（4）血液　WBC、中性粒细胞、PLT 减少等。

（5）消化　口腔炎、口腔念珠菌感染、舌变色、味觉变化、肝炎、肝坏死、肝衰竭、胆汁淤积性黄疸、畏食、食欲减退、消化不良、恶心、呕吐、腹痛、腹胀、腹部不适、胃炎、黏膜炎、腹泻、稀便、便秘、假膜性肠炎及一过性 ALT、AST、LDH、胆红素、ALP 升高。如出现腹泻，应考虑是否为假膜性肠炎，如确诊应立即停药，并采取维持水、电解质平衡，补充蛋白质等相应措施。

（6）呼吸　呼吸困难。

（7）泌尿　间质性肾炎。

（8）骨骼肌肉　重症肌无力。

（9）耳　听力损害（听力丧失、耳鸣、耳聋等）。

（10）其他　疲劳、全身不适、发热、皮疹、瘙痒、过敏性休克、血管神经性水肿等过敏反应（严重者可有多形性红斑、史－约综合征及中毒性表皮溶解坏死，应立即停药，并采取适当措施）。注射部位疼痛、局部炎症、二重感染。

**【药物过量】**

（1）表现　过量服用大环内酯类抗生素能引起可逆性听力缺失、恶心、呕吐和腹泻。

（2）处理意见　应立即停药并给予对症治疗。

**【相互作用】**

（1）抗酸药　本药 $C_{max}$ 可降低 25%，AUC 无改变，总生物利用度无影响，应避免同用，在服用上述药前 1h 或服用后 2h 给予本药。

（2）齐多夫定　口服本药可增加外周血单核细胞中磷酸化齐多夫定的浓度，但不影响齐多夫定的药动学或经尿排泄。

（3）茶碱　茶碱的血药浓度提高，应注意监测血浆茶碱水平。

（4）三唑仑　三唑仑的药理作用增强。

（5）卡马西平、特非那定、环孢素、环己巴比妥、苯妥英　上述药血清水平提高，建议合用时密切观察患者。

（6）地高辛　地高辛血药浓度可能升高。

（7）香豆素类口服抗凝药　香豆素类口服抗凝药的抗凝作用可增强。两者合用时需注意监测 PT。

（8）环孢素　环孢素的 $C_{max}$ 和 5h AUC 显著增加。同用时须慎重。如必须同用，应监测环孢素的血药浓度，以便调整剂量。

（9）利福布汀　可能使利福布汀毒性增加。

（10）阿司咪唑等 $H_1$ 受体阻断药　可引起心律失常。

（11）麦角类衍生物　不推荐合用。有资料指出，本药与麦角胺或二氢麦角胺合用可致急性麦角毒性，表现为严重的末梢血管痉挛和感觉迟钝（触物感痛），建议合用时密切观察患者。

（12）三唑仑、咪达唑仑、磺胺甲噁唑、茶碱、特非那定、西地那非、利福布汀、甲泼尼龙、茚地那韦、奈非那韦、依非韦伦、阿托伐他汀、去羟肌苷、西替利嗪、氟康唑、西咪替丁、卡马西平　上述药物对本药药动学或血药浓度的影响无显著意义。

（13）食物　不影响本药口服混悬剂和糖浆的生物利用度，但进食时口服胶囊可使本药生物利用度减少约 50%。

## 罗红霉素
## Roxithromycin

**【其他名称】** 爱罗欣、毕埃帝、蓓克、蓓乐、倍沙、芙欣、恒特、罗得美星、乐尔泰、力弗、罗君青、罗力得、罗利宁、罗立萨、罗利欣、罗迈新、朗素、逻施立、洛司美、乐喜清、丽珠星、迈克罗德、浦虹、齐威、仁苏、赛乐林、天凯、泰罗、维曼、信虹、欣美罗、西适宁、严迪、亚力希、优普沙、Anuar、Azuril、Cirumycin、Claramid、Clarmil、Forilin、Herem、Macrol、Macrosil、Macroten、Makrodex、Overal、Rancolid、Renicin、Romycin、Rossitrol、Rotesan、Rotramin、Roxibion、Roxid、Roximin、Roxithromycine、Roxitrol、Rulide、Rulin、Simacron、Sitro、Surlid

**【分类】** 抗微生物药\抗生素\大环内酯类

**【抗菌谱】** **敏感菌**　本药抗菌谱与红霉素相仿。金葡菌（MRSA 除外）、链球菌（包括 A、B、C 型链球菌和肺炎链球菌，但 G 型和肠球菌除外）、棒状杆菌、李斯特菌、卡他莫拉菌（卡他球菌）、军团菌等；口腔拟杆菌、产黑拟杆菌、消化球菌、消化链球菌、痤疮丙酸杆菌等厌氧菌以及脑炎弓形体、衣原体、支原体、溶脲脲原体、梅毒螺旋体等。

**不敏感/耐药菌**　螺旋杆菌、淋球菌、脑膜炎奈瑟菌、百日咳杆菌等。

**【制剂规格】** **片剂**　① 50mg。② 75mg。③ 150mg。④ 250mg。⑤ 300mg。

**分散片**　① 50mg。② 75mg。③ 150mg。

**胶囊**　① 50mg。② 75mg。③ 150mg。

**颗粒**　① 25mg。② 50mg。③ 75mg。④ 150mg。

**细粒**　50mg（5 万 U）。

**干混悬剂**　① 25mg。② 50mg。

**【临床应用】**

**说明书适应证**

用于敏感菌所致下列感染：

（1）呼吸系统感染：①化脓性链球菌所致的咽炎及扁桃体炎。②鼻窦炎、急性支气管炎、慢性支气管炎急性发作。③肺炎支原体或肺炎衣原体所致的肺炎。

（2）泌尿生殖系统感染：如非淋球菌性尿道炎、沙眼衣原体引起的尿道炎和宫颈炎。

（3）皮肤软组织感染：如脓疱病等。

（4）其他感染：如中耳炎、军团菌病等。

**【用法用量】**

**1. 说明书用法用量**

一般感染　150mg/次，bid.，p.o.；或 300mg/次（体重＜40kg 者不宜一次服用 300mg），qd.，p.o.。疗程一般为 5~12d。链球菌感染以及非淋球菌性尿道炎疗程至少 10d。但除非有充分的临床需要，否则服用本药不应＞4 周。

**2. 其他用法用量**

［国外参考信息］　临床症状缓解后，应继续治疗至少 2d。

（1）链球菌感染　150mg/次，bid.，p.o.；或 300mg/次，qd.，p.o.。至少治疗 10d，维

持治疗最长为4周。

（2）非淋病性尿道炎、子宫颈炎和子宫颈阴道炎 150mg/次，bid.，p.o.；或300mg/次，qd.，p.o.。

（3）成人孢子球虫病 2.5mg/（kg·次），q.12h，p.o.，连用15d。

（4）莱姆病 300mg/次，合用复方新诺明320mg/1600mg，bid.，p.o.。

（5）呼吸道感染 150mg/次，bid.，p.o.，连用10~14d。

（6）皮肤软组织感染 150mg/次，bid.，p.o.，连用10d。

（7）急性中耳炎 5~9mg/（kg·d），连用8~12d。

**【禁忌证】**

**说明书禁忌证**

对本药或其他大环内酯类药过敏者。

**【特殊人群用药】**

**儿童**

**1. 说明书用法用量**

一般感染 2.5~5mg/（kg·次），bid.，p.o.；也可参照以下用药方案：24~40kg者100mg/次，bid.；12~23kg者50mg/次，bid.；婴幼儿2.5~5mg/kg，bid.。

**2. 其他用法用量**

［国外参考信息］以下用法用量适用于体重＜40kg的儿童。

（1）耳、咽喉、呼吸道、皮肤及泌尿生殖系统一般感染 推荐剂量为5~7.5mg/（kg·d），分2次口服；临床症状缓解后，应继续治疗至少2d。

（2）链球菌感染、尿道炎、子宫颈炎、子宫颈阴道炎 推荐剂量为5~7.5mg/（kg·d），分2次口服；临床症状缓解后，应继续治疗至少10d，维持治疗时间最长为4周。

**老人** 不需调整剂量。

**孕妇** 妊娠期间不应服用本药。

**哺乳妇女** 建议哺乳妇女用药期间停止哺乳。

**肝功能不全者** 肝功能受损者不应服用本药；必须服用时，150mg/次，qd.，p.o.，同时应监测肝功能。

**肾功能不全/透析者** 肾功能不全者慎用。

**说明书用法用量**

轻度肾功能减退者可不调整剂量；严重肾功能不全者，150mg/次，qd.，p.o.。

**【注意】**

（1）慎用 ①先天或获得性Q-T间期延长。②低钾血症、低镁血症。③症状性心力衰竭。④有心律失常病史者。⑤有临床意义的心动过缓。⑥同服可延长Q-T间期延长的药物者。

（2）交叉过敏 本药与其他大环内酯类药存在交叉过敏。

（3）用药相关检查/监测项目 ①菌株对本药的敏感性存在一定差异，必要时在用药前应作药敏测定。②用药期间需监测肝、肾功能。

（4）对驾驶/机械操作的影响 本药常规剂量下可充分影响患者的反应（可能出现眩晕等），从而影响患者驾驶及机械操作的能力，尤其是在治疗开始、加大剂量或与酒精合用时更常见。

**【给药说明】**

（1）给药条件 餐前1h或餐后3~4h空腹服用有利于吸收及提高疗效。

（2）配伍信息 与麦角胺、二氢麦角胺、溴隐亭、特非那定、酮康唑及西沙必利存在配伍禁忌。

（3）其他 ①本药与红霉素存在交叉耐药。②本药对流感嗜血杆菌、肺炎支原体或肺炎衣原体等的抗微生物活性增强、口服生物利用度提高、给药剂量减小、不良反应亦较少、临床适应证有所扩大。

**【不良反应】** 本药不良反应轻微且发生率较低。

（1）神经 头晕、头痛、无力、味觉和嗅觉异常等。

（2）血液 外周血细胞下降。

（3）消化 ①胃肠道症状：腹痛、腹泻、便秘、恶心、呕吐等，但发生率明显低于红霉素。②肝功能异常（ALT、AST 升高）。③有诱发急性胰腺炎、急性肝细胞性肝炎的报道。

（4）其他 ①轻微皮疹、荨麻疹、皮肤瘙痒、药物热、血管源性水肿、支气管痉挛、过敏性休克等过敏反应症状。②非敏感菌过度增殖，引发二重感染。

**【药物过量】**

（1）表现 暂无本药过量的报道，过量时可能致胃肠道不良反应，部分患者可能出现肝毒性反应。

（2）处理意见 尚无特异解毒药，过量时应采取促进药物尽快消除的措施，同时进行对症、支持治疗。

**【相互作用】**

（1）质子泵抑制药（如兰索拉唑、奥美拉唑） 两者的生物利用度不会改变，但可使本药在胃内的局部浓度升高，可能有助于根治幽门螺杆菌。

（2）磺胺甲噁唑 与磺胺甲噁唑联用（1∶19），对流感嗜血杆菌的抑制作用可提高2~4 倍，耐药性的发生率可从 47.2% 下降至10%。

（3）苯二氮䓬类药（如阿普唑仑、地西泮、咪达唑仑、三唑仑） 上述药物的代谢受抑制，血药浓度升高。

（4）华法林 华法林的代谢受抑制，血药浓度升高，增加出血的危险性。

（5）丙吡胺 丙吡胺的血药浓度升高。

（6）环孢素 促进环孢素的吸收，并干扰其代谢，使环孢素血药浓度升高。

（7）匹莫齐特、西沙必利 上述药物的代谢受抑制，血药浓度升高，可能致 Q-T 间期延长、心律失常和猝死。

（8）地高辛 地高辛血药浓度升高而发生毒性反应，合用时应监测 ECG 和血清强心苷水平。

（9）特非那定和阿司咪唑 上述药物的血药浓度升高，引发严重的室性心律失常，不能合用。

（10）茶碱 茶碱的血药浓度升高，致茶碱中毒。

（11）麦角胺衍生物 致急性麦角中毒（如末梢血管痉挛），禁止合用。

（12）咪唑安定 咪唑安定的AUC增加，$t_{1/2}$ 延长。

（13）溴隐亭 两者间可能有相互作用。

（14）口服避孕药、卡马西平、雷尼替丁、其他制酸药 对上述药物的药效无影响。

（15）氨茶碱 氨茶碱的代谢影响小。

（16）食物 可影响本药吸收，降低本药生物利用度。但与牛奶同服时，因本药脂溶性强，反而可提高本药生物利用度。

## 克拉霉素
## Clarithromycin

**【其他名称】** 艾尔贝、澳扶安、安吉尔宁、安吉尔舒、昂克、奥尼亚、安瑞、阿瑞、百红优、冰克、保诺、长迪、福可星、锋锐、桂龙诺克、甲红霉素、甲基红霉素、甲吉宁、健克、劲克、甲力、佳诺奇、君然、金阳博泰、甲氧基红霉素、卡碧士、克红霉素、康卡、克拉红霉素、凯力克、克拉仙、柯力仙、卡迈、开迈、科曼欣、可枚辛、克尼邦、卡瑞斯、卡斯迈欣、康婷、卡太卡、林必青、罗顿、利迈先、绿舒、立辛、莱欣、路仙同、美博、莫欣、诺邦、奈尔、诺沙、匹刻、普迈、乳糖酸克拉霉素、瑞源、双川、沙迪、森克、桑美、申迈奇、圣诺得、速瑞、泰必捷、泰菲、天方甲欣、泰每拉、沃卡、维朋、欣逸、盈博顿、怡川、怡弘、裕君先、宜仁、臻克、Biaxin、Biclar、Bremon、Centromicina、Claribid、Claricid、Claricin、Clarith、Clarithromycin Lactobionate、Cyllind、Klacid、Klaricid、Klasid、Kofron、Lagur、Mabricol、

Mabricoli、Macladin、Naxy、Velcam、Zelcar

**【分类】** 抗微生物药\抗生素\大环内酯类

**【抗菌谱】** **敏感菌** 抗菌谱较广。革兰阳性菌（如金葡菌、肺炎链球菌、化脓链球菌、单核细胞增多性李斯特菌、绿色链球菌、粪链球菌、梭状芽孢杆菌、白喉杆菌、螺旋杆菌、百日咳杆菌、布氏杆菌）、革兰阴性菌（如流感嗜血杆菌、副流感嗜血杆菌、卡他摩拉克菌、淋球菌、嗜肺性军团菌）、分枝杆菌（如麻风分枝杆菌、堪萨斯分枝杆菌、海龟分枝杆菌、偶发分枝杆菌、鸟型分枝杆菌、胞内分枝杆菌）、奴卡菌、放线菌、脆弱拟杆菌、消化链球菌、痤疮丙酸杆菌、HP、肺炎支原体、肺炎衣原体、沙眼衣原体、溶脲脲原体、螺旋体、立克次体、阿米巴原虫。

**【制剂规格】** 片剂 ① 50mg。② 125mg。③ 250mg。④ 500mg。（每 100mg 相当于 10 万 U，下同）

片剂（乳糖酸） 125mg。

分散片 ① 50mg。② 100mg。③ 125mg。④ 250mg。⑤ 500mg。

缓释片 500mg。

胶囊 ① 50mg。② 125mg。③ 250mg。

缓释胶囊 250mg。

颗粒 ① 600mg∶125mg。② 1g∶50mg。③ 1g∶125mg。④ 1.5g∶125mg。⑤ 2g∶100mg。⑥ 2g∶125mg。⑦ 2.5g∶100mg。⑧ 2.5g∶125mg。⑨ 250mg。

干混悬剂 ① 1g∶125mg。② 2g∶125mg。③ 2g∶250mg。

干糖浆 125mg。

**【临床应用】**

**说明书适应证**

用于敏感菌或敏感病原体所致的下列感染：

（1）呼吸系统感染：急性支气管炎、慢性支气管炎急性发作、肺炎（包括肺炎衣原体肺炎、非典型性肺炎等）。

（2）皮肤软组织感染：脓疱病、丹毒、蜂窝组织炎、毛囊炎、疖及伤口感染。

（3）耳鼻咽喉部感染：急性中耳炎、扁桃体炎、咽炎、鼻窦炎。

（4）沙眼衣原体所致的尿道炎及宫颈炎。

（5）分枝杆菌属引起的局部或弥漫性感染。

（6）与其他药物联用，可根除 HP，降低 DU 复发率。

（7）其他感染：如牙源性感染、军团菌感染等。

**【用法用量】**

**1. 说明书用法用量**

（1）一般感染 ①普通制剂：轻症者，250mg/ 次，bid.，p.o.；重症者，500mg/ 次，bid.，p.o.。疗程 5~14d，社区获得性肺炎和鼻窦炎疗程为 6~14d。②缓释制剂：500mg/ 次，qd.；严重感染者 1g/ 次，qd.，疗程为 7~14d。

（2）分枝杆菌属感染 500mg/ 次，bid.，p.o.。对 AIDS 合并弥散性 MAC 感染，应合用其他抗分枝杆菌药，治疗应持续至临床显效；治疗非结核分枝杆菌感染时也应连续用药。

（3）根除幽门螺杆菌 ①三联用药，本药 500mg/ 次，兰索拉唑 30mg/ 次，阿莫西林 1000mg/ 次，均 bid.，连服 10d；或用奥美拉唑（20mg/ 次）代替兰索拉唑，治疗 7~10d。②二联用药：本药 500mg/ 次，tid.，奥美拉唑 40mg/d，服 14d，然后奥美拉唑 20mg/d 或 40mg/d，治疗 14d；或用本药 500mg/ 次，tid.，兰索拉唑 60mg/d，治疗 14d。为使溃疡完全治愈，需再服胃酸抑制药。

（4）牙源性感染 250mg/ 次，bid.，p.o.，疗程 5d。

**2. 其他用法用量**

［国外参考信息］

化脓性链球菌咽炎 250mg/ 次，q.12h，

p.o.，疗程最少 10d。

【禁忌证】

**说明书禁忌证**

（1）对本药及其他大环内酯类药过敏者。

（2）心脏病（如心律失常、心动过缓、Q-T 间期延长、缺血性心脏病、充血性心力衰竭等）。

（3）水电解质紊乱。

（4）严重肝功能损害。

（5）孕妇及哺乳妇女。

（6）严重肾功能不全者禁用本药缓释制剂。

【特殊人群用药】

**儿童** 6 个月至 12 岁小儿应用本药的耐受性良好，< 6 个月小儿的用药疗效和安全性尚不确定。> 12 岁儿童同成人。

**说明书用法用量**

建议使用本药干混悬剂或颗粒剂等。

（1）一般感染 > 6 个月小儿，7.5mg/（kg·次），bid.，p.o.。也可按体重给药：① 8~11kg，62.5mg/ 次，bid.，p.o.。② 12~19kg，125mg/ 次，bid.，p.o.。③ 20~29kg，187.5mg/ 次，bid.，p.o.。④ 30~40kg，250mg/ 次，bid.，p.o.。根据病情连服 5~10d。

（2）分枝杆菌局部或扩散感染 建议 15~30mg/（kg·d），分 2 次服用。

**老人** 同成人常规剂量。

**孕妇** 动物实验证实，本药对胚胎及胎仔有毒性作用，国内资料建议孕妇禁用。也有资料指出，如孕妇有使用本药的明确指针，应充分权衡利弊。美国 FDA 妊娠安全性分级为：C 级。

**哺乳妇女** 本药及其代谢物可泌入乳汁，哺乳妇女禁用。如必须使用，用药期间应暂停哺乳。

**肝功能不全者** 慎用，严重损害者禁用。

**肾功能不全 / 透析者** 中、重度肾功能不全者慎用，且严重肾功能不全者应禁用本药缓释制剂。

**说明书用法用量**

可根据 Ccr 调整用量：（1）普通制剂：Ccr > 30ml/min 时，250~500mg/ 次，bid.；Ccr < 30ml/min 者，250mg/ 次，qd.，严重感染者 250mg/ 次，bid.。连续治疗不得 > 14d。（2）缓释制剂：Ccr 为 30~60ml/min 时，剂量减半；Max：500mg/d。

【注意】

交叉过敏 对一种大环内酯类药过敏时，也可能对其他大环内酯类药过敏。

【给药说明】

（1）给药条件 可空腹口服，也可与食物或牛奶同服。

（2）减量 / 停药条件 用药期间可能出现真菌或耐药菌所致的严重感染，应停药并适当治疗。

（3）其他 ①本药与其他大环内酯类药、林可霉素和克林霉素存在交叉耐药性。②本药对流感嗜血杆菌、肺炎支原体或肺炎衣原体等的抗微生物活性增强、口服生物利用度提高、给药剂量减小、不良反应亦较少、临床适应证有所扩大。

【不良反应】

（1）心血管 Q-T 间期延长、心律失常（如室速、室颤）、充血性心力衰竭、静脉炎。

（2）神经 头痛、短暂性头昏、眩晕、失眠、意识模糊、定向力障碍、惊厥。

（3）精神 焦虑、噩梦、幻觉和精神病。

（4）内分泌 / 代谢 低血糖症。

（5）血液 WBC 减少、PT 延长、血小板减少。

（6）消化 ①胃肠不适（如恶心、消化不良、腹痛、呕吐和腹泻）、味觉改变、口腔异味等。有发生舌炎、胃炎、口腔念珠菌病和舌无色的报道。②假膜性肠炎、胰腺炎。③肝毒性、血清 ALT、AST、ALP、LDH、胆红素水平升高；严重但可逆的黄疸或无黄疸的肝细胞性和（或）胆汁淤积性肝炎；有肝坏死的报道，且多与严重疾病和（或）同服其他药物有关。

（7）泌尿　BUN、血肌酐升高。有间质性肾炎和肾衰竭的报道。

（8）骨骼肌肉　可见关节痛、肌痛。

（9）耳　耳鸣、可逆性耳聋。

（10）其他　①口服发生过敏反应，轻者表现为药疹、荨麻疹，重者可出现过敏性休克及史－约综合征或中毒性表皮坏死松解。②牙变色。③假膜性喉炎，一旦发生，严重度不一，可能从轻度喉炎到威胁生命。

**【药物过量】**

（1）表现　胃肠道症状（如食欲减退、恶心、呕吐等）、精神症状、低血钾、低血氧等。

（2）处理意见　应立即停药，并采取相应对症治疗措施，同时给予支持治疗。血透或腹透不能有效清除本药。

**【相互作用】**

（1）卡马西平　本药药效降低；也可使卡马西平的血药浓度升高，发生毒性反应。合用时应监测卡马西平的血药浓度。

（2）齐多夫定　齐多夫定的吸收受影响，血药浓度降低，但HIV感染的儿童同时服用本药混悬剂和齐多夫定或二脱氧肌苷时未出现上述相互作用。

（3）利托那韦　本药（500mg/次，bid.）与利托那韦（200mg/次，tid.）合用，本药代谢明显受抑，AUC及$C_{max}$均增加。

（4）氟康唑　本药血药浓度增加。

（5）地高辛　地高辛血药浓度升高而发生毒性反应，应监测地高辛的血药浓度。

（6）HMG-CoA还原酶抑制药（如洛伐他汀、辛伐他汀）：上述药物的血药浓度升高，但极少有横纹肌溶解的报道。

（7）黄嘌呤类（二羟丙茶碱除外）：氨茶碱的肝清除减少，致血清氨茶碱浓度升高和（或）毒性反应增加。

（8）口服抗凝药（如华法林）：口服抗凝药的血药浓度升高，出血的危险性增加。

（9）已巴比妥：已巴比妥的血药浓度升高。

（10）环孢素：促进环孢素的吸收并干扰其代谢，临床表现为腹痛、高血压及肝功能障碍。

（11）其他被CYP系统代谢的药物（阿普唑仑、咪达唑仑、三唑仑、苯妥因、丙基戊酸钠、西洛他唑、他克莫司、麦角生物碱、西地那非、奎尼丁、丙吡胺、甲泼尼龙、奥美拉唑、溴隐亭、雷尼替丁、阿芬他尼、阿司咪唑、海索比妥、利福布汀及长春碱）：可能升高这些药物的血药浓度而发生毒性反应。其中与奎尼丁、丙吡胺合用时，应监测血药浓度。

（12）阿司咪唑：致Q-T间期延长，禁止合用。

（13）特非那丁、西沙必利、匹莫齐特：致Q-T间期延长、心律失常（如室速、室颤）和充血性心力衰竭，禁止合用。

（14）食物：轻微延缓本药吸收，使形成活性代谢物（14-羟克拉霉素）的过程延长，但对总的生物利用度无影响。

## 第九节　林可霉素类

### 克林霉素
### Clindamycin

**【其他名称】** 傲地、奥丽先、倍禾、博乐、博士多他、德宝生、达芬蓉、达林、福德、福司卡、恒新、护伊、华阳再欣、景丹、佳福广、佳福恒、金格多那、钧净、捷立、健奇、敬柱、卡得嗪、可尔生、凯甫菲、克林康、凯莱克林、克林美、克林霉素磷酸酯、恪然福、可欣林、力邦特、林大霉素、力弘、氯洁霉素、氯洁霉素磷酸酯、龙可多、氯林可霉素、氯林肯霉素、氯林可霉素磷酸酯、氯林霉素、氯林霉素磷酸酯、莱美特宁、力派、洛庆、林荣、力深、磷酸克林霉素、美迪星、曼奇、普耐同、普生克林、沁林、容大、舍欣、舍悦、天方力泰、天鉴、特丽仙、特纳斯、汤尼威、天泉维康、旭洛、欣普风、馨琦、先清、欣易康、严必清、益君定、颜乐、尤尼灵、盐酸克林霉素、盐酸克林霉素棕榈酸酯、盐酸氯洁霉素、盐酸氯林可霉素、盐酸氯林霉素、知芙保、卓力、札威、Cleocin、Cleocin Phosphate、Clindamycin Hydrochloride、Clindamycin Palmitate Hydrochloride、Clindamycin Phosphate、Clindamycini Hydrochloridum、Dalacin、Dalacin C、Dalacin T、Dalacine、Sobelin

**【分类】** 抗微生物药 \ 抗生素 \ 林可霉素类

**【抗菌谱】** **敏感菌** 本药抗菌谱与林可霉素相同，但抗菌作用较林可霉素强。体外试验表明，本药对以下微生物有活性：

（1）需氧革兰阳性球菌：金黄色葡萄球菌和表皮葡萄球菌（均包括产酶菌株和不产酶菌株）、链球菌（粪肠道球菌除外）、肺炎链球菌。

（2）厌氧革兰阴性杆菌属：拟杆菌属（含脆弱拟杆菌群和产黑拟杆菌群）和梭杆菌。

（3）厌氧革兰阳性不产芽孢杆菌属：丙酸杆菌属、真细菌属和放线菌属。

（4）厌氧和微需氧的革兰阳性杆菌属：消化球菌属、微需氧链球菌和消化链球菌属。

**不敏感 / 耐药菌** 耐药：脑膜炎奈瑟菌、淋球菌、流感嗜血杆菌、大多数革兰阴性菌。不敏感：粪链球菌、某些梭状芽孢杆菌、酵母菌、病毒。

**【制剂规格】** **片剂（盐酸盐）** 300mg。

**片剂（磷酸酯）** 150mg。

**分散片（棕榈酸酯盐酸盐）** 75mg。

**胶囊（盐酸盐）** ① 75mg。② 150mg。③ 300mg。

**颗粒（棕榈酸酯盐酸盐）** ① 1g∶37.5mg。② 2g∶75mg。③ 24g∶900mg。

**粉针剂（盐酸盐）** ① 150mg。② 300mg。③ 450mg。④ 500mg。⑤ 600mg。

**粉针剂（磷酸酯）** ① 150mg。② 300mg。③ 450mg。④ 600mg。⑤ 900mg。⑥ 1.2g。

**注射液（盐酸盐）** ① 2ml∶150mg。② 2ml∶300mg。③ 4ml∶300mg。④ 8ml∶600mg。

**注射液（磷酸酯）** ① 2ml∶150mg。② 2ml∶300mg。③ 4ml∶600mg。④ 6ml∶900mg。

**葡萄糖注射液（盐酸盐）** 100ml（300mg 克林霉素，5g 葡萄糖）。

**葡萄糖注射液（磷酸酯）** ① 100ml（300mg 克林霉素磷酸酯，5g 葡萄糖）。② 100ml（600mg 克林霉素磷酸酯，5g 葡萄糖）。③ 250ml（600mg 克林霉素磷酸酯，12.5g 葡萄糖）。

**氯化钠注射液（盐酸盐）** ① 100ml（300mg 盐酸克林霉素，850mg 氯化钠）。② 100ml（300mg 盐酸克林霉素，900mg 氯化钠）。③ 100ml（600mg 盐酸克林霉素，900mg 氯化钠）。

**氯化钠注射液（磷酸酯）** ① 50ml（300mg 克林霉素磷酸酯，450mg 氯化钠）。② 100ml（300mg 克林霉素磷酸酯，900mg 氯化钠）。③ 100ml（600mg 克林霉素磷酸酯，900mg 氯化钠）。④ 250ml（600mg 克林霉素磷酸酯，2.2g 氯化钠）。

**溶液（盐酸盐）** 1ml∶10mg。

**溶液（磷酸酯）** ① 20ml∶200mg。② 30ml∶300mg。

**凝胶（磷酸酯）** 20g（1%）。

**泡腾片（盐酸盐）** 200mg。

**阴道乳膏（磷酸酯）** 2%（5g∶100mg）。（按克林霉素计）

**【临床应用】**

**1. 说明书适应证**

（1）用于革兰阳性菌引起的下列各种感

染：①扁桃体炎、化脓性中耳炎、鼻窦炎等。②急性支气管炎、慢性支气管炎急性发作、肺炎、肺脓肿和支气管扩张合并感染等。③皮肤和软组织感染：疖、痈、脓肿、蜂窝织炎、创伤和手术后感染等。④泌尿系统感染：急性尿道炎、急性肾盂肾炎、前列腺炎。⑤其他：骨髓炎、败血症、腹膜炎和口腔感染等。

（2）用于厌氧菌引起的各种感染：①脓胸、肺脓肿、厌氧菌性肺炎。②皮肤和软组织感染，败血症。③腹内感染：腹膜炎、腹腔内脓肿。④女性盆腔及生殖器感染，如子宫内膜炎、非淋球菌性输卵管及卵巢脓肿、盆腔蜂窝织炎及妇科手术后感染等。

**2. 其他临床应用**

（1）胆道感染。

（2）可作为金葡菌性骨髓炎的首选药物，对金葡菌性化脓性关节炎亦有效。

**【用法用量】**

**1. 说明书用法用量**

（1）**一般用法** 150~300mg/次，3~4次/d，p.o.。

（2）轻中度感染或革兰阳性需氧菌感染 600~1200mg/d，分2~4次给药，q.12h/q.8h/q.6h，i.m./i.v.gtt.。

（3）严重感染或厌氧菌感染 重症感染口服剂量可增至450mg/次，qid.；也可1.2~2.7g/d，分2~4次给药，q.12h/q.8h/q.6h，i.m./i.v.gtt.。

（4）寻常型痤疮 凝胶或外用溶液适量涂抹于患处，早晚各1次。4周为一疗程。

**2. 其他用法用量**

［国内参考信息］

（1）危及生命的感染 4.8g/d，i.v.gtt.（分2~4次给药）。

（2）细菌性阴道病 ①300mg/次，bid，p.o.，7d一疗程。②或经阴道给药，将一枚泡腾片放入阴道后穹窿，qd.，7次一疗程。

［国外参考信息］

（1）一般用法 300mg/次，q.6h，p.o.。

（2）细菌性阴道炎 300mg/次，bid.，p.o.，共7d。

（3）预防复发性葡萄球菌皮肤感染 150mg/d，p.o.，治疗3个月。

（4）弓形虫病 宜与乙胺嘧啶联用，本药600mg/次，q.6h，p.o.，疗程为6周。

**【禁忌证】**

**说明书禁忌证**

（1）对本药及本药盐酯或其他林可霉素类药物过敏或有过敏史者。

（2）深部真菌感染。

（3）新生儿。

（4）肌注禁用于学龄前儿童。

（5）有肠炎或溃疡性结肠病史者禁用本药局部外用制剂（凝胶、溶液等）。

**【特殊人群用药】**

**儿童** 新生儿禁用，肌注禁用于学龄前儿童。＜4岁儿童慎用，＜16岁儿童应用时应注意肝肾功能监测。

**1. 说明书用法用量**

（1）**一般用法** ①盐酸克林霉素胶囊，8~16mg/（kg·d），分3~4次服。②盐酸克林霉素棕榈酸酯颗粒或分散片，需根据体重调整剂量：体重＞10kg者，用量同胶囊；＜10kg者，一次量不＜37.5mg，tid.。③克林霉素磷酸酯片，10~20mg/（kg·d），分3~4次口服。

（2）轻中度感染 15~25mg/（kg·d），q.12h/q.8h/q.6h，分2~4次i.m./i.v.gtt.。

（3）重度感染 ①盐酸克林霉素胶囊，17~20mg/（kg·d），分3~4次口服；盐酸克林霉素棕榈酸酯颗粒或分散片，体重＞10kg者，17~25mg/（kg·d），分3~4次口服。②25~40mg/（kg·d），q.12h/q.8h/q.6h，分2~4次，i.m./i.v.gtt.。

**2. 其他用法用量**

［国外参考信息］ 体重＞10kg者，推荐克林霉素棕榈酸酯盐酸盐8~25mg/(kg·d)，分3~4次给药；＜10kg者，克林霉素棕榈酸酯盐酸盐最小推荐剂量为37.5mg，q.8h。

**老人** 用药时应注意观察与用药有关的腹泻发生，国外资料认为一般无需专门调整剂量。

**孕妇** 本药可透过胎盘，孕妇应充分权衡利弊后用药。美国 FDA 妊娠安全性分级为：B 级。

**哺乳妇女** 慎用。本药可分泌入乳汁，可能致新生儿发生不良反应，必须用药时暂停哺乳。

**肝功能不全者** 慎用，国外资料建议活动性肝病患者减量。

**肾功能不全/透析者** 轻中度肾功能损害者不需调整剂量；无尿及重度肾功能损害者慎用，并减至正常剂量的一半。

**【注意】**

（1）慎用 ①有溃疡性结肠炎、Crohn 病或假膜性肠炎等胃肠疾病或病史者。②有哮喘或其他过敏史者。③过敏体质者。

（2）交叉过敏 林可霉素类药物间存在交叉过敏。

（3）用药相关检查/监测项目 ①长疗程用药需定期检测肝、肾功能和血常规。②严重肾功能减退和（或）严重肝功能减退伴严重代谢异常者，大剂量用药时需监测血药浓度。

**【给药说明】**

（1）给药条件 ①不同菌株对本药的敏感性差异较大，用药前做药敏试验。②为减少本药对食管或胃的刺激，宜与食物或牛奶同服。③治疗溶血性链球菌感染时，应用本药疗程至少 10d，以防发生急性风湿热。④用于女性盆腔及生殖器感染时，常与氨基糖苷类药联用。⑤本药与青霉素、头孢菌素类抗生素无交叉过敏反应，可用于青霉素过敏者。⑥本药肌注一次不超过 600mg，超过此量则应静脉给药。⑦阴道用药应在非月经期使用，最好在睡前用药。⑧细菌性阴道病在月经后易复发，故下次月经后应再治疗一疗程，预防复发。⑨本药不能通过血-脑脊液屏障，对脑膜炎无效。⑩对于厌氧菌感染，本药与甲硝唑有相似疗效。

（2）配伍信息 ①本药与氨苄青霉素、新生霉素、卡那霉素、苯妥英钠、盐酸巴比妥、氨茶碱、葡萄糖酸钙及硫酸镁可呈配伍禁忌。②肌注液需用 NS 将本药稀释为 50~150mg/ml 澄明液体后即时注射。③本药不可静脉注射。静滴时，每 300mg 需用 50~100ml NS 或 5%GS 稀释成浓度＜6mg/ml 的药液，缓慢滴注，通常每分钟不超过 20mg。

（3）其他 外用制剂应避免触及眼、口。若误入眼内，应以清水彻底冲洗。阴道给药治疗期间需严格遵守个人卫生，避免性生活，或使用避孕套。

**【不良反应】**

ADR 警示 国家药品不良反应监测中心病例报告数据库表明，本药注射剂不良反应/事件较为严重，主要表现为过敏性休克、喉水肿、呼吸困难、高热、寒战、皮疹、剥脱性皮炎、过敏性紫癜等，其中过敏性休克占严重病例的 15%；血尿、急性肾功能损害等占严重病例的 15.9%；其他损害包括抽搐、肝功能异常、恶心、呕吐、晕厥、白细胞减少、溶血、腹痛、低血压、耳鸣、听力下降等。具体分析显示，盐酸克林霉素与克林霉素磷酸酯中血尿、肾功能损害的报告数量存在差异。在本药注射剂严重病例报告中，明确标示为盐酸克林霉素的 344 例，其中急性肾功能损害 48 例，血尿 48 例，急性肾功能损害伴血尿 19 例；明确标示为克林霉素磷酸酯的 339 例，其中急性肾功能损害 15 例，血尿 9 例，急性肾功能损害伴血尿 3 例。

（1）心血管 胸闷、心悸、低血压、心律失常（包括继发于 Q-T 间期延长的心室颤动、尖端扭转型室速、房室传导阻滞）、血压下降、脉管炎。长期静滴：静脉炎。大剂量静注：血压下降、ECG 变化及心跳、呼吸停止。

（2）神经 眩晕、头晕、神经肌肉阻滞

（呈剂量相关性）、抽搐。

（3）血液 WBC 或中性粒细胞减少、嗜酸性粒细胞增多、血小板减少等，一般为轻微的一过性反应；贫血、再障、过敏性紫癜。

（4）消化 舌炎、恶心、呕吐、腹痛、腹泻、肛门瘙痒、严重腹胀，一过性碱性磷酸酶、血清氨基转移酶轻度升高及黄疸、假膜性肠炎、食管炎。假膜性肠炎表现为腹部绞痛或压痛、严重腹泻（水样或脓血样），伴发热、异常口渴和疲乏。腹泻、肠炎和假膜性肠炎可发生在用药初期，也可于停药后数周出现，如治疗期间患者排便次数增多，应警惕假膜性肠炎的可能，需及时停药并作适当处理：包括补充水、电解质和蛋白质，必要时甲硝唑 250~500mg/ 次，tid.，p.o.；无效时口服万古霉素或去甲万古霉素（成人 125~500mg/ 次，q.6h，疗程 5~10d）。

（5）呼吸 呼吸困难。含苯甲醇的本药制剂对早产儿有引起致命性喘息综合征（Gasping syndrome）的危险。

（6）泌尿 血尿、肾功能损害、急性肾衰竭。有前列腺增生的老年人使用剂量较大时，可见尿潴留。

（7）生殖 阴道念珠菌病。

（8）皮肤 皮疹、荨麻疹、瘙痒、血管性水肿、血清病反应、剥脱性皮炎、大疱性皮炎、多形性红斑和 Steven–Johnson 综合征、急性泛发性脓疱病、瘙痒性痤疮。

（9）耳 耳鸣、听力下降。

（10）其他 过敏反应（药物热、面部水肿、斑丘疹和瘙痒等）、过敏性休克、寒战、高热。静滴可能引起静脉炎。肌注局部疼痛、硬结、无菌性脓肿。外用本药磷酸酯凝胶：皮肤干燥，局部刺激，皮疹等过敏反应。用药部位如出现烧灼感、瘙痒、红肿等应停药，并将局部药物洗净。阴道用药：轻度的外阴阴道烧灼感，一般不需处理。引起不敏感微生物的过度繁殖或二重感染，此时应立即停药并作相应处理。

**【药物过量】**

（1）表现 可致全身症状。

（2）处理意见 应立即停药并采用对症及支持治疗，如发生严重腹泻，需补充水、电解质及蛋白质，必要时口服万古霉素、甲硝唑、杆菌肽或考来烯胺；如发生过敏反应，应根据其表现严重程度采取相应措施，包括吸氧及保持气道通畅，给予肾上腺素类药等。血液和腹膜透析均不能有效清除本药。

**【相互作用】**

（1）氯霉素或红霉素 对本药有拮抗作用，不宜合用。

（2）抗肠蠕动止泻药、含白陶土止泻药 本药吸收显著减少，需至少间隔 2h 服用；同时需注意本药与该类药合用，可致结肠内毒素排出延迟，有引起伴严重水样腹泻的假膜性肠炎的危险。

（3）抗肌无力药 抗肌无力药对骨骼肌的疗效减弱，合用时应调整抗肌无力药剂量，以控制重症肌无力的症状。

（4）庆大霉素 对链球菌有协同抗菌作用。

（5）黏菌素 可能使本药抗菌作用增强。

（6）神经肌肉阻滞药 本药具神经肌肉阻滞作用，可使上述药物作用增强，避免合用。

（7）吸入麻醉药 增强吸入麻醉药的神经肌肉阻滞现象，致骨骼肌软弱、呼吸抑制或麻痹（呼吸暂停），以抗胆碱酯酶药物或钙盐治疗可能有效。

（8）阿片类药 本药的呼吸抑制作用与阿片类药的中枢呼吸抑制作用相加，可能致呼吸抑制延长或呼吸麻痹（呼吸暂停），合用时须密切观察或监护。

（9）骨骼肌松弛药、氨基苷类抗生素 上述药的神经肌肉阻断作用增强，应避免合用。

## 林可霉素
## Lincomycin

**【其他名称】** 护谷、济民力克、洁霉素、林肯霉素、丽可胜、盐酸洁霉素、盐酸林可霉素、盐酸林肯霉素、Albiotic、Cillimicina、Lincocin、Lincolcina、Lincomixzo、Lincomycin Hydrochloride、Mycivin

**【分类】** 抗微生物药 \ 抗生素 \ 林可霉素类

**【抗菌谱】** **敏感菌** 对革兰阳性菌（如肺炎链球菌、化脓性链球菌、β 溶血性链球菌、草绿色链球菌、肺炎链球菌、金葡菌、表葡菌、白喉杆菌等），厌氧菌（如拟杆菌属、梭杆菌、丙酸杆菌、真杆菌、双歧杆菌、消化链球菌、多数消化球菌、产气荚膜杆菌、破伤风杆菌等）以及某些放线菌具有较强的抗菌活性。

**不敏感 / 耐药菌** 对淋病奈瑟菌、脑膜炎奈瑟菌、流感嗜血杆菌、多数粪肠球菌及某些梭状芽孢杆菌、奴卡菌、酵母菌、耐甲氧西林金葡菌（MRSA）、肺炎支原体、真菌和病毒无效。葡萄球菌对本药可缓慢产生耐药性，对红霉素耐药的葡萄球菌对本药常显示交叉耐药性。

**【制剂规格】** **片剂（盐酸盐）** ① 250mg。② 500mg。（均以林可霉素计）

**胶囊（盐酸盐）** ① 250mg。② 500mg。（均以林可霉素计）

**口服溶液（盐酸盐）** ① 10ml : 500mg。② 60ml : 3g。③ 100ml : 5g。（均以林可霉素计）

**粉针剂（盐酸盐）** 600mg（60 万 U）。（以林可霉素计）

**注射液（盐酸盐）** ① 1ml : 200mg。② 1ml : 300mg。③ 2ml : 600mg。（均以林可霉素计）

**葡萄糖注射液（盐酸盐）** 250ml : 600mg（以盐酸林可霉素计）与葡萄糖 12.5g。

**氯化钠注射液（盐酸盐）** 100ml : 600mg（以林可霉素计）与氯化钠 800mg。

**滴眼液（盐酸盐）** 8ml : 200mg。（以林可霉素计）

**滴耳液（盐酸盐）** 6ml : 180mg。（以林可霉素计）

**【临床应用】**

**说明书适应证**

用于敏感菌（如葡萄球菌属、链球菌属、肺炎链球菌及厌氧菌）所致的多种感染。可用于不适用青霉素类药的感染性疾病或对青霉素过敏者。

（1）敏感菌所致的呼吸道感染、皮肤软组织感染、女性生殖道感染、盆腔感染及腹腔感染等。其中，后两种感染可根据情况单用本药或与其他抗菌药联合应用。

（2）注射制剂除用于上述感染外，还可用于治疗敏感菌所致的严重感染，如败血症、骨和关节感染、慢性骨和关节感染的外科辅助治疗、急性血源性骨髓炎等。

（3）滴眼液用于敏感菌所致的结膜炎、角膜炎等。

（4）滴耳液用于敏感菌所致的急、慢性中耳炎。

**【用法用量】**

**1. 说明书用法用量**

（1）**一般用法** ① 1.5~2g/d（按林可霉素计，以下同），分 3~4 次口服。②也可 0.6~1.2g/d，分次 i.m.。③或 0.6g/ 次，q.8~12h，i.v.gtt.（滴注时间 1~2h）。严重感染时可 0.6~1g/ 次，q.8~12h，i.v.gtt.；根据病情可进一步增量；在危及生命的情况下，可增至 8g/d。Max：8g/d。

（2）急慢性中耳炎 滴耳液，1~2 滴 / 次，3~5 次 /d。

（3）结膜炎、角膜炎 滴眼液，1~2 滴 / 次，3~5 次 /d。

**2. 其他用法用量**

［国外参考信息］

（1）一般用法 ①常用剂量为 0.5g/ 次，q.8h，p.o.。②也可 0.6g/ 次，q.24h，i.m.。③还可 0.6~1g/ 次，q.8~12h，i.v.gtt.。

（2）严重感染 ①推荐 0.5g/ 次，q.6h，

p.o.。②也可 0.6g/ 次，q.12h（或更短时间间隔），i.m.。③对于危及生命的严重感染，静滴的最高推荐剂量为 8g/d。

【禁忌证】

**1. 说明书禁忌证**

（1）有本药或克林霉素过敏史者。

（2）新生儿。

**2. 其他禁忌证**

深部真菌感染。

【特殊人群用药】

**儿童**　新生儿禁用，儿童慎用。本药盐酸盐注射液含苯甲醇，禁用于儿童肌内注射。

**1. 说明书用法用量**

**一般用法**　＞1 个月儿童：（1）30~60mg/（kg·d），分 3~4 次口服。（2）也可 10~20mg/（kg·d），分 2~3 次肌注或静滴。

**2. 其他用法用量**

［国外参考信息］严重感染：＞1 个月患儿，肌肉注射和静脉滴注的最高剂量为 40mg/（kg·d）。

**老人**　须谨慎确定剂量，尤其是严重肾功能不全的老年患者。此外，患有严重基础疾病的老年人用药后易发生腹泻、假膜性肠炎等不良反应。前列腺增生的老年男性使用较大剂量时，偶见尿潴留。

**孕妇**　需权衡利弊用药，因本药透过胎盘屏障后可在胎儿肝脏中浓缩，但目前尚无在人类中应用时发生问题的报道。有资料建议孕妇不使用本药。美国 FDA 妊娠安全性分级为：B 级。

**哺乳妇女**　使用本药时应暂停哺乳。因本药在乳汁中的浓度可达 0.5~2.4μg/ml，可能引起哺乳婴儿出现严重不良反应。

**肝功能不全者**　慎用。中至重度肝功能不全者应避免使用本药，如确需使用，应减量并监测血药浓度。

**肾功能不全 / 透析者**　严重肾功能不全者慎用，使用常规剂量的 25%~30%。

**其他用法用量**

［国外参考信息］GFR＞50ml/min 者，q.6h；GFR 为 10~50ml/min 者，q.6~12h；GFR＜10ml/min 者，q.12~24h。对严重肾功能损害者使用常规剂量的 25%~30%。

【注意】

（1）慎用　①胃肠疾病，特别是溃疡性结肠炎、Crohn 病或假膜性肠炎。②哮喘或其他严重过敏者。③未完全控制的糖尿病。④免疫功能低下和恶性肿瘤。⑤白色念珠菌阴道炎和鹅口疮。

（2）交叉过敏　本药与其他林可胺类药存在交叉过敏。

（3）用药相关检查 / 监测项目　①不同菌株对本药的敏感性有很大差异，必要时在用药前应做药敏试验。②长期用药应常规监测肝功能、肾功能和血常规。③大剂量用药时应监测血药浓度，尤其肝、肾功能减退者。

【给药说明】

（1）给药条件　①空腹口服以利吸收。②本药在脑脊液中不能达有效浓度，不适于治疗脑膜炎。③治疗溶血性链球菌感染时，疗程至少为 10d，以防止急性风湿热的发生。

（2）配伍信息　①本药与新生霉素、卡那霉素等药呈配伍禁忌。②本药不能直接静注。静滴时，每 0.6~1g 药物需用 100ml 以上溶液稀释，滴注时间不少于 1h。

【不良反应】

ADR 警示　现有资料提示，本药注射液可引起严重不良反应。截止到 2003 年第一季度，在国家药品不良反应监测中心数据库中，有关本药的不良反应病例报告共 144 例，严重不良反应有呼吸困难 2 例，听力下降 7 例（均为 18 岁以下），四肢无力、吞咽困难 1 例，休克样反应 16 例，表现为面色苍白、血压下降，严重者呼吸心跳骤停，其中 5 例死亡。

本药不良反应发生率高于克林霉素。

（1）心血管　①休克样反应：面色苍白、血压下降，严重者呼吸心跳骤停，甚至死亡。②静脉给药：血栓性静脉炎。③大剂量静滴或静脉给药速度过快：呼吸及循环抑制、血压过低、心电图变化等。

（2）神经 眩晕。

（3）血液 再障，WBC、中性粒细胞、血小板和全血细胞减少。

（4）消化 恶心、呕吐、腹痛、吞咽困难、腹绞痛、腹部压痛、严重腹泻（水样或血样便），伴发热、异常口渴和疲乏（假膜性肠炎）。有出现肝功能异常（氨基转移酶升高）、黄疸的报道。长期用药：假膜性肠炎。腹泻、肠炎和假膜性肠炎可发生在用药初期，也可发生在停药后数周。用药期间需密切注意大便次数，如出现排便次数增多，应注意假膜性肠炎的可能，如出现假膜性肠炎，轻症停药可能有效；中至重症患者需补液，并补充电解质和蛋白质，如无效，则应口服甲硝唑（250~500mg/ 次，tid.）。复发时可再口服甲硝唑，无效时可改服万古霉素或去甲万古霉素 0.5~2g/d，分 3~4 次服用。

（5）呼吸 呼吸困难，见于＜ 18 岁者。

（6）泌尿 肾功能损伤，如氮质血症、少尿、蛋白尿等。有前列腺增生的老年男性患者使用剂量较大时，可见尿潴留。

（7）生殖 阴道炎。

（8）皮肤 皮肤潮红。

（9）耳 耳鸣、听力下降（见于＜ 18 岁者）。

（10）其他 ①过敏反应：皮疹、荨麻疹、瘙痒、血管神经性水肿、血清病反应、表皮脱落、大疱性皮炎、多形性红斑和 Steven-Johnson 综合征。应立即停药，严重者需给予肾上腺素、抗组胺药、皮质激素、多巴胺等药物，并采取给氧、保持气道通畅、静脉补液等急救措施。②二重感染：长期用药可致菌群失调，出现念珠菌感染等。用药后如出现严重的二重感染，应根据临床情况采取相应的措施。如患者伴有念珠菌感染，应给予抗念珠菌治疗。③四肢无力、注射部位疼痛等。

**【药物过量】**

处理意见 采取对症及支持治疗，如洗胃、催吐及补液等。

**【相互作用】**

（1）含白陶土的止泻药 本药吸收显著减少，合用时至少须间隔 2h。

（2）氯霉素、红霉素、克林霉素 相互拮抗。

（3）抗蠕动止泻药 可延迟结肠内毒素排出，使腹泻病程延长和病情加剧，不宜合用。

（4）抗肌无力药 抗肌无力药的药效减弱，合用时需调整抗肌无力药的剂量。

（5）其他神经肌肉阻滞药 本药有神经肌肉阻滞作用，可使其他神经肌肉阻滞药的药效增强，避免合用。如与吸入性麻醉药同用时，可致骨骼肌无力、呼吸抑制或麻痹（呼吸暂停），此时以抗胆碱酯酶药物或钙盐治疗可能有效。

（6）阿片类镇痛药 两者的呼吸抑制作用可发生累加，致呼吸抑制延长或呼吸麻痹（呼吸暂停）。

（7）食物 可减少本药的吸收。

## 第十节 四环素类

### 多西环素
### Doxycycline

**【其他名称】** 艾狄克净、艾瑞得安、多迪、多西环素钙、多西霉素、福多力、利尔诺、美尔力、强力霉素、强力霉素钙、去氧土霉素、去氧土霉素钙、脱氧土霉素、脱氧土霉素钙、伟霸霉素、万士奇、盐酸多西环素、盐酸多西霉素、盐酸强力霉素、盐酸脱氧土霉素、永喜、Doryx、Doxycycline Calcium、

Doxycycline Hydrochloride、Doxycycline Monohydrate、Doxymycin、Etidoxine、Liviatin、Monodoxin、Vibramycin

**【分类】** 抗微生物药 \ 抗生素 \ 四环素类

**【抗菌谱】** **敏感菌** 立克次体、支原体、衣原体、非结核性分枝杆菌属、螺旋体、放线菌属、炭疽杆菌、单核细胞增多性李斯特菌、梭状芽孢杆菌、奴卡菌属、弧菌、布鲁菌属、弯曲杆菌、耶尔森菌、淋病奈瑟菌（耐青霉素株除外）等。

**不敏感 / 耐药菌** 葡萄球菌、肠球菌等革兰阳性菌及耐青霉素的淋病奈瑟菌等多数革兰阴性杆菌。

**【制剂规格】** 片剂（盐酸盐） ① 50mg。② 100mg。（以多西环素计，下同）

胶囊（盐酸盐） ① 100mg。② 250mg。

肠溶微丸胶囊（盐酸盐） 100mg。

胶丸（盐酸盐） 100mg（10 万 U）。

**【临床应用】**

1. 说明书适应证

（1）治疗：①立克次体病，包括流行性斑疹伤寒、地方性斑疹伤寒、恙虫病、洛矶山热和 Q 热。②支原体感染。③衣原体感染，包括鹦鹉热、性病、淋巴肉芽肿、非特异性尿道炎、输卵管炎、宫颈炎及沙眼。④回归热。⑤布鲁菌病（与氨基糖苷类药联用）。⑥霍乱。⑦鼠疫（与氨基糖苷类药联用）。⑧兔热病。⑨软下疳。

（2）对青霉素类抗生素过敏者的破伤风、气性坏疽、淋病、雅司、梅毒和钩端螺旋体病以及放线菌属、李斯特菌感染。

（3）中、重度痤疮的辅助治疗。

（4）成人牙周炎。

2. 其他临床应用

（1）敏感菌所致呼吸道、胆道、尿路和皮肤软组织感染，尤适于有四环素适应证但合并肾功能损害者。

（2）前列腺炎。

（3）短期服用可预防旅行者腹泻。

（4）防治疟疾（国外资料）。

**【用法用量】**

1. 说明书用法用量

（1）敏感菌及寄生虫感染 第 1 日 100mg/ 次，q.12h，p.o.。以后 100~200mg/ 次，qd.，p.o.；或 50~100mg/ 次，q.12h。

（2）淋病奈瑟菌性尿道炎和宫颈炎 100mg/ 次，q.12h，p.o.，共用 7d。

（3）非淋病奈瑟菌性尿道炎 由沙眼衣原体或解脲脲原体引起者，100mg/ 次，bid.，p.o.，疗程 ≥ 7d。

（4）沙眼衣原体所致的单纯性尿道炎、宫颈炎或直肠感染 100mg/ 次，bid.，p.o.，疗程 ≥ 7d。

（5）梅毒 150mg/ 次，q.12h，p.o.，疗程 ≥ 10d。

2. 其他用法用量

[ 国内参考信息 ]

（1）一般感染 首剂 200mg，p.o.；以后 100mg/ 次，1~2 次 /d，p.o.，疗程 3~7d。

（2）预防旅行者腹泻 100mg/ 次，qd.，p.o.，连用 3 周。

（3）预防恶性疟 0.1g/ 周，p.o.。

（4）预防钩端螺旋体病 0.1g/ 次，2 次 / 周，p.o.。

（5）性病性淋巴肉芽肿 100mg/ 次，bid.，p.o.，疗程 21d。

（6）牙周炎 ①牙周炎基础治疗的辅助：首剂 200mg，p.o.，以后 100mg/d，共 10~14d。②减缓牙周炎进展：在龈下刮治后，20mg/ 次（小剂量），bid.，p.o.，共 3 个月。

[ 国外参考信息 ]

（1）恶性疟 在氯喹耐受地区，与奎宁联用于恶性疟。200mg/ 次，qd.，p.o.，疗程 ≥ 7d。

（2）预防疟疾 其他药治疗无效的疟疾高危地区短期应用。100mg/ 次，qd.，p.o.。

**【禁忌证】**

**说明书禁忌证**

（1）有四环素类药过敏史者。

（2）＜ 8 岁儿童。

【特殊人群用药】

**儿童** ＜8 岁儿童用本药可致恒齿黄染、牙釉质发育不良和骨生长抑制，应禁用。

**说明书用法用量**

**一般用法** ＞8 岁患儿按体重调整剂量：(1)＜45kg 者：第 1 日，2.2mg/(kg·次),q.12h, p.o.。以后 2.2~4.4mg/（kg·次），qd.，p.o.；或 2.2mg/(kg·次),q.12h。(2)＞45kg 者：同成人。

**孕妇** 不宜使用。美国 FDA 妊娠安全性分级为：D 级。

**哺乳妇女** 用药时应暂停哺乳。

**肝功能不全者** 重度肝功能不全者慎用。

**肾功能不全 / 透析者** 肾功能减退者不必调整剂量，重度者慎用。

【注意】

（1）交叉过敏 对一种四环素类药过敏可能对其他四环素类药过敏。

（2）对检验值 / 诊断的影响 ①可使尿邻苯二酚胺（Hingerty 法）浓度测定结果偏高。②有本药影响梅毒检测结果的报道。怀疑同时合并梅毒螺旋体感染，用药前须行暗视野显微镜检查及血清学检查，后者 1 次 / 月，至少 4 次。

（3）用药相关检查 / 监测项目 长期用药者应监测血药浓度，并定期检查血常规及肝功能。

【给药说明】

（1）给药条件 ①可与食物、牛奶或含碳酸盐饮料同服。饭后服药可减轻胃肠道不良反应。②用药期间不要直接暴露于阳光或紫外线下。

（2）其他 参见盐酸四环素。

【不良反应】

（1）神经 良性颅内压增高、头痛、呕吐、视神经盘水肿等，停药后可缓解。

（2）血液 溶血性贫血、PLT 减少、中性粒细胞减少和嗜酸性粒细胞减少。

（3）消化 恶心、呕吐、上腹不适、腹痛、腹胀、腹泻等，剂量越大反应越重。血清淀粉酶、ALT、AST、ALP、胆红素等升高及胰腺炎。大量用药：肝损害（常为肝脂肪变性），原有肝功能不全及妊娠晚期妇女更易发生。食管炎和食管溃疡多见于服药后立即卧床者。

（4）骨骼肌肉 不同程度的牙齿变色黄染、牙釉质发育不良、龋齿及骨发育不良。

（5）其他 ①过敏：斑丘疹、红斑、荨麻疹、血管神经性水肿、过敏性紫癜、心包炎、SLE 皮损加重、表皮剥脱性皮炎、光感性皮炎、过敏性休克和哮喘。一旦出现红斑应立即停药。②长期用药：耐药金葡菌、革兰阴性菌和真菌等所致消化道、呼吸道和尿路感染，严重者可致败血症。口干、咽炎、口角炎、舌炎、舌苔色暗或变色等。一旦发生二重感染，应立即停药并予以相应治疗。

【药物过量】

处理意见 无特异性拮抗药，过量时应给予催吐、洗胃、大量饮水及补液等对症及支持治疗。

【相互作用】

（1）碳酸氢钠、铁剂、氢氧化铝、镁盐制剂等含金属离子药或食物 本药吸收降低。

（2）抗酸药 影响本药吸收、活性降低，服用本药后 1~3h 内不应服用抗酸药。

（3）考来烯胺或考来替泊 影响本药吸收，有合用的指征时，应间隔数小时服用另一类药。

（4）巴比妥类、苯妥英、卡马西平 本药 $t_{1/2}$ 缩短，血药浓度降低。同用须调整本药剂量。

（5）口服雌激素类避孕药 避孕药效果降低，并增加经期外出血。

（6）地高辛 地高辛吸收增加，合用易致地高辛中毒。

（7）全麻药、强利尿药、其他肝毒性药 如甲氧氟烷、呋塞米及抗肿瘤化疗药，加重肾毒性。

（8）抗凝药 降低凝血因子Ⅱ活性，合用时需调整抗凝药剂量。

## 米诺环素
## Minocycline

【其他名称】艾亚林、二甲氨基四环素、二甲胺四环素、康尼、美克威、美力舒、玫满、美满霉素、美侬、美诺星、派丽奥、盐酸二甲胺四环素、盐酸美满霉素、盐酸米诺环素、Dentomycin、Klinomycin、Minocin、Minocycline Hydrochloride、Minomax、Minomycin、Periocline、Ultramycin、Vectrin

【分类】抗微生物药\抗生素\四环素类

【抗菌谱】敏感菌　耐四环素的金葡菌、葡萄球菌、链球菌、肺炎链球菌、脑膜炎双球菌、淋病奈瑟菌、大肠埃希菌、肺炎杆菌、产气肠杆菌、流感嗜血杆菌、梭状芽孢杆菌、炭疽杆菌、克雷伯菌、变形杆菌、志贺菌属、放线菌属、衣原体、支原体、立克次体、梅毒和雅司螺旋体、李斯特菌、梭状杆菌、脲原体属等。

【制剂规格】片剂（盐酸盐）① 50mg。② 100mg。

胶囊（盐酸盐）① 50mg（5 万 U）。② 100mg（10 万 U）。

软膏（盐酸盐）500mg : 10mg。

混悬液（盐酸盐）60ml : 600mg。

缓释膜（盐酸盐）1.4mg。

【临床应用】

1. 说明书适应证

（1）敏感病原体所致浅表性化脓性感染、深部化脓性疾病、呼吸系统感染、消化系统感染、泌尿生殖系统感染等。

（2）中耳炎、副鼻窦炎、颌下腺炎。

（3）腹膜炎。

（4）败血症、菌血症。

（5）梅毒。

（6）局部给药可改善敏感菌所致牙周炎（慢性边缘性牙周炎）各种症状。

2. 其他临床应用

（1）支原体肺炎、立克次体病、淋巴肉芽肿、下疳、鼠疫、霍乱、布氏杆菌病（与链霉素联用）。

（2）辅助治疗阿米巴病。

（3）辅助治疗严重痤疮。

【用法用量】

1. 说明书用法用量

（1）**一般用法**　首剂 200mg，p.o.，以后 100mg/ 次，q.12h/q.24h；或 50mg/ 次，q.6h。

（2）痤疮　寻常性痤疮，50mg/ 次，bid.，p.o.，6 周为一疗程。播散性痤疮，100mg/d，单次或分 2 次服，根据药物反应定疗程。

（3）非淋菌性尿道炎　100mg/d，单次或分 2 次服，疗程 10~14d。

（4）淋病　①男性：起始量 200mg，p.o.，随后 100mg/ 次，q.12h，至少治疗 4d，并于治疗后 2~3d 内做培养。②女性：用药量与男性同，疗程 10~14d。

（5）梅毒　100mg/ 次，q.12h，p.o.，持续 10~15d。

（6）海鱼分枝杆菌感染　最佳剂量尚未确定。某些病例 100mg/ 次，bid.，p.o.，治疗 6~8 周有效。

（7）牙周炎　将盐酸盐软膏注满患部牙周袋内，1 次 / 周，连用 4 次。

2. 其他用法用量

［国内参考信息］

牙周炎　或将盐酸盐缓释膜放入牙周袋内，1 次 / 周，一般用 2~4 次。

［国外参考信息］

（1）立克次体所致感染（斑疹伤寒热、立克次体痘、壁虱热）、支原体肺炎、性病淋巴肉芽肿、腹股沟肉芽肿、回归热螺旋体、杜克雷嗜血杆菌（软下疳）、鼠疫杆菌、急性小肠阿米巴病、沙眼、脑膜炎奈瑟菌所致的感染等　起始量 200mg，p.o.，以后 100mg/ 次，bid.，p.o.，至症状和发热消失至少 24~48h。

（2）沙眼衣原体或解脲支原体所致无并发症的宫颈感染及非淋菌性尿道感染　推荐 100mg/ 次，bid.，p.o.，至少持续 7d。

（3）男性淋菌性尿道炎或肛门直肠感

染　推荐首剂 200mg，p.o.，以后 100mg/ 次，bid.，p.o.，至少持续 4d。

（4）梅毒　推荐首剂 200mg，p.o.，以后 100mg/ 次，bid.，p.o.，持续 10~15d。

（5）其他临床用法　首剂 200mg，i.v.gtt.，以后 100mg/ 次，bid.，Max：400mg/d。

**【禁忌证】**

**说明书禁忌证**

（1）对本药或其他四环素类药过敏者。

（2）＜ 8 岁儿童。

**【特殊人群用药】**

**儿童**　＜ 8 岁小儿用药可致恒牙黄染、牙釉质发育不良和骨生长抑制，禁用。

**1. 说明书用法用量**

**一般用法**　＞ 8 岁儿童，50mg/ 次，q.12h，p.o.。

**2. 其他用法用量**

［国外参考信息］

（1）一般用法　＞ 8 岁儿童，首剂 4mg/kg，以后 2mg/（kg· 次），q.12h，p.o./i.v.gtt.。至少持续至发热症状消失 24~48h 后。

（2）梅毒　＞ 8 岁儿童，首剂 4mg/kg，以后 2mg/（kg· 次），q.12h，p.o.，疗程 10~15d。

（3）淋病　＞ 8 岁儿童，首剂 4mg/kg，以后 2mg/（kg· 次），q.12h，p.o.，疗程 ≥ 4d。

**老人**　谨慎调整剂量，常从最小剂量开始。有肾功能障碍者，推荐减少单次量和（或）延长给药间隔。

**孕妇**　可沉积在胎儿牙齿和骨的钙质区，引起牙齿变色，牙釉质发育不良，抑制胎儿骨骼生长；动物实验证实有致畸作用。故孕妇或可能受孕的妇女禁用本药。妊娠晚期服用四环素类药物，可在胎儿骨骼中形成稳定的钙复合物。四环素类药物不应在牙齿发育期间使用，如必须使用，应权衡利弊。美国 FDA 妊娠安全性分级为：D 级。

**哺乳妇女**　须权衡利弊后用药或用药期间暂停哺乳。

**肝功能不全者**　慎用。

**肾功能不全 / 透析者**　慎用，应减量或延长给药间隔，同时监测血药浓度（≤ 15μg/ml）。24h 内用药总量 ≤ 200mg。国外资料提示透析后无须补充剂量。

**【注意】**

（1）慎用　①口服吸收不良、不能进食或有食管通过障碍者。②全身状态差者。

（2）交叉过敏　对一种四环素类药过敏可对其他四环素类药过敏。

（3）对检验值 / 诊断的影响　可使尿邻苯二酚胺（Hingerty 法）浓度测定结果偏高。

（4）用药相关检查 / 监测项目　①定期检查肝、肾功能；长期用药应定期评价器官系统的功能，包括造血系统、肾脏和肝脏；严重肾功能不全者长期用药应监测血药浓度。②怀疑梅毒时，应在治疗前行暗视野检查，并每月进行 1 次血清学检查，至少检测 4 次。

（5）对驾驶 / 机械操作的影响　用药时应避免从事驾驶、危险性较大的机器操作及高空作业。

**【给药说明】**

（1）给药条件　①目前已不再作为脑膜炎奈瑟菌带菌者和脑膜炎奈瑟菌感染的治疗药物。②宜与食物同服，且服药时宜多饮水，尤其是临睡前服用。③用药期间不宜直接暴露于阳光或紫外线下。④长期静脉用药可能发生血栓性静脉炎，故在病情允许时尽早改为口服。⑤本药缓释膜不能被基质降解，应在 1 周后将药条取出。

（2）其他　参见盐酸四环素。

**【不良反应】**

（1）神经　头晕、抽搐、镇静、感觉迟钝、眩晕。成人良性颅内压增高（假脑瘤），表现为呕吐、头痛、复视、视神经盘水肿、前囟膨隆等，亦有引起儿童囟门凸起的报道。用药期间若出现颅内压升高，应停药，常在停药后恢复，但可能有永久性后遗症。

（2）内分泌 / 代谢　长期用药：甲状腺

的棕－黑显微变色，男性患者尚未见甲状腺功能异常。

（3）血液 溶血性贫血、PLT减少、WBC减少、中性粒细胞减少、全血细胞减少症、粒细胞缺乏、嗜酸性粒细胞增多等。

（4）消化 食欲减退、恶心、呕吐、腹痛、腹泻、口腔炎、牙齿脱色、肛门生殖器区域炎性病变、牙釉质发育不全、消化不良、吞咽困难、舌炎、胰腺炎、肝炎、小肠结肠炎、假膜性肠炎、肝内胆汁淤积、肝衰竭（包括致命性的）、自身免疫性肝炎、口腔变色（包括舌、唇和牙龈）以及ALP、TSB升高。食管炎和食管溃疡多见于睡前服药者。长期用药：肝损害（黄疸、脂肪肝、血清氨基转移酶升高、昏迷等），原有肝、肾功能不全者及妊娠晚期妇女更易发生。

（5）呼吸 咳嗽、呼吸困难、支气管痉挛、哮喘恶化、肺嗜酸性粒细胞增多、局限性肺炎。

（6）泌尿 急性肾衰竭、间质性肾炎。BUN和肌酐值升高，多见于肾功能不全者。

（7）生殖 龟头炎、外阴阴道炎。

（8）骨骼肌肉 肌痛、骨变色、关节僵直、关节肿胀、关节痛、关节炎。牙齿和骨骼生长期用药：婴幼儿牙黄和牙釉质发育不良、龋齿、骨发育不良。

（9）皮肤 斑丘疹、红斑样皮疹、剥脱性皮炎、混合性药疹、多形性红斑、史－约综合征、脱发、结节性红斑、固定性药疹、瘙痒。出现皮肤红斑迹象应停药。长期用药：指甲、皮肤、黏膜处色素沉着，停药后数月才能消退。

（10）耳 听力损害。大剂量用药：前庭功能紊乱（剂量依赖性，女性比男性多见，老年人较年轻人多见），表现为眩晕、耳鸣、共济失调、恶心、呕吐等，一般停药24~48h后可恢复。

（11）其他 ①过敏：皮疹、荨麻疹、药物热、光敏性皮炎、哮喘、血管神经性水肿、多关节疼痛、过敏性紫癜、心包炎、全身性红斑狼疮恶化、嗜酸性粒细胞增多性肺浸润、过敏性休克、超敏反应、毒性表皮坏死、脉管炎、分泌物变色等。②长期用药：二重感染，如口角炎、舌炎、舌苔色暗或变色、口干、咽痛等。若发生二重感染，应停药并采取适当措施。③静脉给药：局部疼痛等刺激症状，严重者可有血栓性静脉炎。口腔给药：局部胀痛、不适、数分钟后可自动缓解。④如出现以下综合征，应立即停药：a.过敏反应综合征：表皮反应、嗜酸性粒细胞增多，以及以下一项或多项：肝炎、局限性肺炎、肾炎、心肌炎、心包炎。可能存在发热和淋巴结病。b.狼疮样综合征：关节痛、关节炎、关节僵直或关节肿胀，以及以下一项或多项：发热、肌痛、肝炎、皮疹、脉管炎。c.血清病样综合征：发热、荨麻疹或皮疹、关节痛、关节炎、关节僵直、关节肿胀。可能存在嗜酸性粒细胞增多。

**【药物过量】**

（1）表现 头昏、恶心、呕吐。

（2）处理意见 目前尚无特定解毒药，一旦发生药物过量，应立即停药，对症治疗，并采取支持性治疗措施。血透和腹透不能有效清除本药。

**【相互作用】**

（1）制酸药（如碳酸氢钠） 减少本药吸收、降低本药活性，应避免同时服用。服用本药后1~3h内不能服用制酸药。

（2）含钙、镁、铝、铁等阳离子药 可形成络合物，降低本药口服吸收率。

（3）巴比妥类药、苯妥英、卡马西平 可缩短本药$t_{1/2}$，降低本药血药浓度，应注意调整本药剂量。

（4）降血脂药 如考来烯胺、考来替泊等，可影响本药吸收。如需合用，应间隔数小时。

（5）避孕药 避孕药药效降低，增加经期外出血。

（6）青霉素类药 干扰青霉素类药活性。应避免合用。

（7）地高辛 可增加地高辛的吸收，易致地高辛中毒。

（8）麦角生物碱或其衍生物 可增加麦角中毒发生率。

（9）全麻药甲氧氟烷、强利尿药（如呋塞米）、抗肿瘤化疗药等 可加重肾毒性。

（10）抗凝血药 本药可抑制凝血因子Ⅱ活性，合用应减少抗凝血药剂量。

（11）异维甲酸 两者单用均与假脑瘤发生有关，应避免合用。

（12）食物、牛奶和其他乳制品 可损害本药标准口服制剂的吸收。但食物和牛奶不会显著削弱本药微丸胶囊的吸收。

# 第十一节 氯霉素类

## 氯霉素
## Chloramphenicol

**【其他名称】** 爱明、复皆舒、肤炎宁、琥氯、琥珀氯霉素、氯胺苯醇、清润、润舒、软脂酸氯霉素、舒尔、无味氯霉素、眼泰、棕榈氯霉素、棕榈酸氯霉素、左旋霉素、Chloramphenicol Palmitate、Chloramphenicol Succinate、Chloramsaur、Chloromycetin、Chloromycetin Palmitate、Chloromycetin Succinate、Gatimycin

**【分类】** 抗微生物药\抗生素\氯霉素类

**【抗菌谱】** **敏感菌** 本药具有体外广谱抗微生物作用，包括需氧革兰阴性菌及革兰阳性菌、厌氧菌、立克次体、螺旋体和衣原体。对革兰阴性菌的作用强于革兰阳性菌。

（1）流感嗜血杆菌、肺炎链球菌、脑膜炎奈瑟菌、淋病奈瑟菌。

（2）沙门菌属、克雷伯菌属、沙雷菌属、普罗菲登菌属、亲水气单胞菌、大肠埃希菌、奇异变形杆菌、产气杆菌、聚团肠杆菌、阴沟杆菌等。

（3）白喉杆菌、李斯特菌属、炭疽杆菌、链球菌属等革兰阳性菌。

（4）破伤风杆菌、产气荚膜杆菌、放线菌属、乳酸杆菌属、脆弱拟杆菌、梭形杆菌、韦荣菌属、消化球菌、消化链球菌等多数厌氧菌。

（5）部分金葡菌。

**不敏感/耐药菌** 铜绿假单胞菌、吲哚阳性变形杆菌、普鲁威登菌、沙雷杆菌、普通变形杆菌、不动杆菌属、部分肠杆菌属、部分金葡菌、表皮葡萄球菌、甲氧西林耐药葡萄球菌、肠球菌属对本药耐药。

**【制剂规格】** **片剂** 0.25g。

**片剂［棕榈氯霉素（B型）］** 0.05g（氯霉素）。

**胶囊** 0.25g。

**颗粒［棕榈氯霉素（B型）］** 0.1g（氯霉素）。

**混悬液（棕榈氯霉素）** 1ml∶25mg（氯霉素）。

**注射液** ① 1ml∶0.125g。② 2ml∶0.25g。

**粉针剂（琥珀氯霉素）** ① 0.125g（氯霉素）。② 0.25g（氯霉素）。③ 0.5g（氯霉素）。

**滴眼液** ① 5ml∶12.5mg。② 8ml∶20mg。③ 8ml∶40mg。

**滴耳液** 10ml∶0.25g。

**眼膏** ① 1%。② 3%。

耳栓 32mg。

耳丸 ① 7mg。② 17mg。③ 32mg。

**胶丸** 0.1g。

**搽剂** 50ml∶1g。

**【临床应用】**

1. 说明书适应证

用于敏感菌所致的下列感染：

（1）伤寒和其他沙门菌属感染；沙门菌属感染性胃肠炎合并败血症。

（2）耐氨苄西林的B型流感嗜血杆菌

脑膜炎或青霉素过敏患者的肺炎链球菌脑膜炎、脑膜炎奈瑟菌脑膜炎、敏感的革兰阴性杆菌脑膜炎，本药可作为选用药物之一。

（3）脑脓肿（尤其是耳源性，常为需氧菌和厌氧菌混合感染）。

（4）严重厌氧菌感染，如脆弱拟杆菌所致感染，尤其适用于病变累及CNS者，可与氨基糖苷类抗生素联合应用治疗腹腔感染和盆腔感染，以控制同时存在的需氧和厌氧菌感染。

（5）无其他低毒性抗菌药可替代时治疗敏感菌所致的各种严重感染，如由流感嗜血杆菌及其他革兰阴性杆菌所致败血症及肺部感染，常与氨基糖苷类联合应用。

（6）立克次体感染，可用于Q热、落矶山斑点热、地方性斑疹伤寒等的治疗。

（7）滴眼液或眼膏用于敏感菌所致的结膜炎、沙眼、角膜炎、眼睑缘炎。

（8）滴耳液用于敏感菌所致的外耳炎、急慢性中耳炎；耳栓还可用于耳道炎以及乳突根治术后流脓者。耳丸用于急慢性化脓性中耳炎及乳突根治术后流脓者，对病原微生物引起的外耳道炎也有效。

（9）阴道胶丸用于非特异性阴道炎。

（10）搽剂用于敏感菌所致的脂溢性皮炎合并感染、毛囊炎。

**2. 其他临床应用**

眼周或眼内注射还可用于细菌性眼内感染。

**【用法用量】**

**1. 说明书用法用量**

（1）**一般用法**　① 1.5~3g/d，分 3~4 次口服。② 2~3g/d，分 2 次静滴。

（2）沙眼、结膜炎、角膜炎、眼睑缘炎　①滴眼液：1~2 滴 / 次，3~5 次 /d，滴入眼睑。②眼膏：涂入眼睑内，tid.。

（3）中耳炎、外耳炎　①滴耳液：2~3 滴 / 次，tid.，滴入耳道。②耳栓：32mg/ 次，qd.，5d 为一疗程。③耳丸：17~34mg/ 次，根据药丸溶解情况一日或隔日换药 1 次，5~7d 为一疗程。

（4）阴道炎　每晚睡前清洁外阴后，将本药阴道用制剂放入阴道深处。0.1g/ 次，每晚 1 次。

（5）脂溢性皮炎合并感染、毛囊炎　局部外搽，2~3 次 /d。

**2. 其他用法用量**

［国内参考信息］

（1）一般用法　0.5~1g/ 次，bid.，i.v.gtt.。

（2）沙眼、结膜炎、角膜炎、眼睑缘炎　控释眼丸：置结膜囊内，2.5~5mg/ 次，每 10d 给药 1 次。

（3）眼内感染　① 50~100mg/0.5ml/ 次，qod.，结膜下注射。②也可 1~2mg/0.1ml，眼内注射。

［国外参考信息］

（1）一般用法　①常用量为 50~100mg/（kg · d），q.6h，分 4 次口服；Max：4g/d。②也可 50mg/（kg·d），q.6h，分 4 次静脉给药；严重感染时，Max 为 100mg/（kg · d），静脉给药，但应尽快减至 50mg/（kg · d）。

（2）吸入性、胃肠道或脑膜炭疽病　推荐用量为 50~100mg/（kg · d），q.6h，静脉给药。

（3）伴急性肺部恶化的囊性纤维化　推荐用量为 15~20mg/（kg · 次），q.6h，静脉给药。

（4）流感嗜血杆菌性脑膜炎　推荐用量为 50~100mg/（kg · d），分 4 次静脉给药，共用 10d。

（5）封闭性事故（生物恐怖行动）时的肺鼠疫　推荐用量为 25mg/（kg· 次），q.6h，静脉给药，总共 10d。

（6）封闭性事故（生物恐怖行动）时的土拉菌病　推荐用量为 15mg/（kg· 次），q.6h，静脉给药，总共 14~21d。

（7）细菌性外眼感染　①滴眼液 Chloroptic（R）：推荐用量为前 72h 内，患眼用药 1~2 滴，4~6 次 /d。48h 以后可延长给药间隔，患眼恢复正常后应继续治疗 48h。

②滴眼液 Chloromycetin（R）：推荐用量为患眼用药 2 滴，至少每 3h 给药 1 次。前 48h 内应全天用药，48h 以后可延长给药间隔。患眼恢复正常后应继续治疗至少 48h。③眼膏：前 48h 内应全天在下结膜囊涂抹少量，至少每 3h 给药 1 次；48h 以后可延长给药间隔，患眼恢复正常后应继续治疗至少 48h。

**【禁忌证】**

**1. 说明书禁忌证**

（1）对本药及氯霉素类药过敏者。

（2）新生儿和早产儿禁用本药搽剂和滴眼液，不宜使用耳丸。

**2. 其他禁忌证**

（1）对甲砜霉素过敏者。

（2）精神病。

**【特殊人群用药】**

**儿童** 因本药有明显抑制骨髓造血系统的作用，故目前临床已基本不用于儿童患者。新生儿和早产儿禁用本药搽剂和滴眼液，且不宜使用耳丸。

**老人** 易发生本药所致的各种严重不良反应，应慎用。

**孕妇** 妊娠期（尤其是妊娠晚期或分娩期）不宜应用本药，因本药可透过胎盘屏障，早产儿和足月产新生儿均可能引发“灰婴综合征”。美国 FDA 妊娠安全性分级为：C 级。

**哺乳妇女** 不宜应用本药，若必须用药则应暂停哺乳。因本药可泌入乳汁，可能致婴儿发生不良反应（如严重的骨髓抑制）。

**肝功能不全者** 宜避免使用本药，若必须使用则须减量。

**其他用法用量**

［国外参考信息］（1）成人：需调整用量，但目前尚无详细的剂量调整方案，有推荐对肝衰竭者先使用 1g 的负荷量，随后用量为 500mg，q.6h；对肝硬化者推荐 500mg/次，q.6h；黄疸患者用量不应＞25mg/(kg·d)。（2）儿童：推荐用量为 25mg/（kg · d），建议经常监测血药浓度；黄疸患儿用量不应＞25mg/（kg · d）。

**肾功能不全 / 透析者** 肾功能不全者宜避免使用本药，若必须使用则须减量。

**其他用法用量**

［国外参考信息］（1）成人：肾功能不全者不需调整用量；也有建议调整用量，但目前尚无详细的剂量调整方案。对于透析者，每次血透后应给予维持剂量，但也有研究者认为血透后不需调整用量；CAPD 者不需调整用量。（2）儿童：推荐用量为 25mg/（kg · d），建议经常监测血药浓度。透析时剂量同成人。

**【注意】**

（1）慎用 体弱者。

（2）对检验值 / 诊断的影响 用硫酸铜法测定尿糖时，可呈假阳性。

（3）用药相关检查 / 监测项目 ①用药期间应定期检查周围全血象，如血液细胞降低时应及时停药，并作相应处理。长程治疗者还需进行网织细胞计数，必要时作骨髓检查，以及时发现与剂量有关的可逆性骨髓抑制。②肝、肾功能损害者及同用其他肝代谢药物的患者用药时，必须监测血药浓度，以保证 $C_{max}$ 不超过 25mg/L，$C_{min}$ 不超过 5mg/L。

**【给药说明】**

（1）给药条件 ①本药肌注吸收缓慢，血药浓度低，还可致神经麻痹，甚而造成下肢瘫痪，故不宜肌注。②本药口服吸收完全，可达有效治疗浓度；静脉给药者，应根据病情尽早改为口服。③为达到有效血药浓度，宜空腹（餐前 1h 或餐后 2h）服用且补充足够的水分。④治疗期间，应持续用药至治愈以防止复发；但应避免重复疗程用药，以防止发生骨髓抑制。⑤耳内给药时，先用 3% 双氧水洗净耳内分泌物，根据外耳道及鼓膜穿孔大小选用适宜规格的耳丸，经鼓膜穿孔处置入中耳腔，鼓膜穿孔小的也可以放在鼓膜外，任其自行缓慢溶解吸收。换药前也应清洗耳内分泌物，再将药丸放入耳内。耳内无脓者不能使用本药耳丸（因药丸不能溶解）。换药时应检查耳丸是否完全溶解，未溶解完不能再放入耳丸。

（2）减量/停药条件 使用本药滴眼液 3~4d 后症状无改善，应停用。

（3）配伍信息 本药 250mg 至少用大输液 100ml 稀释。

（4）其他 ①成人伤寒沙门菌感染的治疗以氟喹诺酮类为首选，本药仍可用于敏感伤寒沙门菌所致伤寒的治疗。②本药对 Q 热等立克次体感染的疗效与四环素相仿。

**【不良反应】**

ADR 警示 本药主要不良反应为血液系统的毒性反应。

（1）心血管 心肌损害。

（2）神经 长期用药：周围神经炎和视神经炎、失眠等，多属可逆性。

（3）精神 长期用药：幻视、谵妄等症状，多属可逆性。

（4）血液 ①本药最严重的不良反应：与剂量有关的可逆性骨髓抑制（表现为贫血，并可伴 WBC 和血小板减少）、与剂量无关的骨髓毒性反应（表现为严重的、不可逆性再障）。② G-6PD 缺乏者用药：溶血性贫血，表现为发热、褐色尿、巩膜及皮肤黄染、脾肿大等。③长期口服：可能抑制肠道菌群而使 Vit K 合成受阻，诱发出血倾向。

（5）消化 胃肠道症状（食欲缺乏、恶心、呕吐、腹痛、腹泻等）、舌炎、口腔炎、口腔苦味。肝病患者用药：可能引起黄疸、肝脂肪浸润甚至急性重型肝炎。

（6）呼吸 循环呼吸骤停。

（7）皮肤 剥脱性皮炎、接触性皮炎。

（8）眼 有长期用药后发生视神经萎缩而致盲的报道。使用滴眼液：眼睛疼痛、视力改变、持续性充血或刺激感。大剂量长期使用（超过 3 个月）滴眼液可引起视神经炎或视神经盘炎（特别是小儿），故长期用药者，应先做眼部检查，并密切注意患者的视功能和视神经炎症状，一旦出现立即停药，同时服用 Vit B 和 Vit C。

（9）耳 长期用药：听力减退。

（10）其他 ①灰婴综合征：腹胀、呕吐、进行性苍白、紫绀、微循环障碍、体温不升、呼吸抑制及死亡，多见于新生儿（尤其早产儿）大剂量使用本药时。②过敏反应：皮疹、日光性皮炎、血管神经性水肿、药物热等，一般症状较轻，停药后可迅速好转。③长期用药：可使体内正常菌群减少，引起二重感染。

**【药物过量】**

处理意见 本药无特异性拮抗药，用药过量时应给予对症和支持治疗，如洗胃、催吐、补液及大量饮水等。

**【相互作用】**

（1）苯巴比妥、苯妥英、利福平等药 可诱导肝酶，本药血药浓度降低。

（2）林可霉素类、红霉素类药 相互拮抗。

（3）β-内酰胺类抗生素 本药可拮抗β-内酰胺类抗生素的抗菌作用。

（4）铁剂、叶酸和 Vit $B_{12}$ 本药可拮抗上述药物的作用。

（5）Vit $B_6$ 本药可拮抗 Vit $B_6$ 的作用，使其肾排泄率增加，致贫血或周围神经炎，合用时需增加 Vit $B_6$ 用量。

（6）避孕药（含雌激素）避孕药的药效降低，增加经期外出血的风险。

（7）降血糖药（如甲苯磺丁脲）降血糖药的药效增强。

（8）阿芬太尼（麻醉诱导药）阿芬太尼的作用时间延长。

（9）抗癫痫药 抗癫痫药的作用增强或毒性增加。

（10）某些骨髓抑制药（如秋水仙碱、羟布宗、保泰松和青霉胺等）及放疗 骨髓抑制作用增强，应调整骨髓抑制药或放疗的剂量。

## 甲砜霉素
## Thiamphenicol

**【其他名称】** 甲砜氯霉素、佳丰舒、“联邦”将克、林必欣、硫霉素、全威力迪、帅克里因、赛美欣、沙纳霉素、Dextrosulphenidol、Racephenicol、Thiamcol、Thienamycin、Thiocymetin

**【分类】** 抗微生物药\抗生素\氯霉素类

**【抗菌谱】** **敏感菌** 流感嗜血杆菌、肺炎链球菌和脑膜炎奈瑟菌、金葡菌、化脓性链球菌、草绿色链球菌、B组溶血性链球菌、大肠埃希菌、肺炎克雷伯菌、奇异变形杆菌、伤寒沙门菌、副伤寒沙门菌、志贺菌属、脆弱拟杆菌、立克次体属、螺旋体和衣原体属等。

**不敏感/耐药菌** 铜绿假单胞菌、不动杆菌属、肠杆菌属、黏质沙雷菌、吲哚阳性变形杆菌属、甲氧西林耐药葡萄球菌和肠球菌属等对本药耐药。

**【制剂规格】** **片剂** ① 0.125g。② 0.25g。

**肠溶片** 0.25g。

**胶囊** ① 0.125g。② 0.25g。

**颗粒** ① 5g∶0.125g。② 5g∶0.25g。

**注射液（甘氨酸盐）** ① 0.25g。② 1g。

**【临床应用】**

**说明书适应证**

治疗敏感菌所致的呼吸道感染、肠道感染、尿路感染等。

**【用法用量】**

**1. 说明书用法用量**

**一般用法** 1.5~3g/d，分3~4次口服。

**2. 其他用法用量**

［国内参考信息］ 5%~10%本药溶液可供气溶吸入。也可0.5~1g/次，经胸腔、腹腔或膀胱内给药。

［国外参考信息］

（1）一般感染 1~3g/d（常用1.5g/d），分次口服或肌注，可用于治疗多种细菌感染。

（2）非淋菌性尿道炎 0.5g/次，tid.，p.o.，共7~14d。

（3）慢性淋球菌性尿道炎 首日4.5g，p.o.；第2~5日则2g/次，qd.，p.o.。总量为12.5g。

（4）无并发症的淋病 ①单剂2.5g，p.o.；或0.5g/次，tid.，p.o.，共6d。②也可口服2g后，立即肌注本药甘氨酸盐0.5g。

（5）软下疳 2.5g/次，bid.，p.o.，连用2d。

（6）加德纳菌性阴道炎 一次性肌注本药甘氨酸盐2.25g（每侧1.125g）。

（7）急性输卵管炎 0.75g/次，tid.，连续静脉给药3d；以后改为0.5g/次，tid.，p.o.，再治疗7d。

（8）慢性细菌性前列腺炎 向前列腺内直接或通过会阴途径局部注射本药甘氨酸盐2g。

（9）预防子宫切除术后的感染 术前1h、术后5h、术后12h分别肌注本药甘氨酸盐1g。

（10）生殖道手术后的妇产科感染 本药甘氨酸盐1g/次，tid.，静脉给药；单用或与氨基糖苷类抗生素、氨基糖苷类抗生素再加青霉素G联用。

**【禁忌证】**

**1. 说明书禁忌证**

对本药过敏者。

**2. 其他禁忌证**

对氯霉素有过敏史者。

**【特殊人群用药】**

**儿童** 新生儿、早产儿用药可能致“灰婴综合征”，应避免使用。

**1. 说明书用法用量**

**一般用法** 25~50mg/（kg·d），分4次口服。

**2. 其他用法用量**

［国外参考信息］ 用于＜12岁儿童的细菌感染，25~30mg/（kg·d），p.o.；也可用本药甘氨酸盐，25~30mg/（kg·d），i.m.。

**老人** 慎用并根据肾功能调整剂量。

**孕妇** 本药可透过胎盘屏障，可能导致早产儿和足月产新生儿发生“灰婴综合征”，妊娠期（尤其是妊娠末期或分娩期）应避免使用。

**哺乳妇女** 用药时应暂停哺乳。因本药可自乳汁分泌，对哺乳婴儿可产生严重不良反应（如骨髓抑制等）。

**肝功能不全者** 一般不需调整用量。

**肾功能不全 / 透析者** 肾功能不全者本药排出减少，体内可有蓄积倾向，应减量。

**其他用法用量**

［国外参考信息］ 应根据 24h 的 Ccr 调整给药间隔。如成人常用量为 0.5g/ 次，q.8h，则推荐给药间隔如下：Ccr 为 80~100ml/min 者，q.8h；Ccr 为 50~80ml/min 者，q.12h；Ccr 为 30~50ml/min 者，q.18h；Ccr 为 20~30ml/min 者，q.24h；Ccr 为 15~20ml/min 者，q.36h；Ccr 为 10~15ml/min 者，q.48h；Ccr 为 5~10ml/min 者，q.72h；Ccr 为 0~5ml/min 者，q.96h。

**【注意】**

（1）慎用 体弱者。

（2）对检验值 / 诊断的影响 硫酸铜法测定尿糖时可呈假阳性。

（3）用药相关检查 / 监测项目 ①用药期间应定期检查周围全血象。②长程治疗者尚需检查网织 RBC 计数。③必要时做骨髓检查，以及时发现血液系统不良反应。

**【给药说明】**

给药条件 ①治疗时应持续用药至疾病痊愈，以防止复发；同时应避免重复疗程使用，以防止骨髓抑制的发生。②空腹服用有利于达到有效血药浓度，同时饮用足量的水可减少肾损害。

**【不良反应】**

（1）神经 头痛、嗜睡、失眠、头晕、周围神经炎、视觉减退等。有神经系统病变者长期接受本药治疗：引起触觉减退、触物感痛和痛觉过敏等症状。脚部症状较手更为严重，停药后可改善，但不能完全恢复。

（2）精神 长期用药：幻视、谵妄等症状，多属可逆性。

（3）血液 可逆性 RBC 生成抑制、WBC 减少和血小板减少、再障；先天性 G-6PD 缺乏患者：溶血性贫血。长期口服：可能抑制肠道菌群而使 Vit K 合成受阻，诱发出血倾向。

（4）消化 胃肠道症状：食欲减退、恶心、呕吐、上腹不适和腹泻等；肝病患者用药：黄疸、肝脂肪浸润，甚至急性重型肝炎。

（5）眼 有长期用药后发生视神经萎缩而致盲的报道。

（6）耳 长期用药：听力减退。

（7）其他 ①过敏：皮疹、日光性皮炎、血管神经性水肿、药物热等，一般症状较轻，停药后可迅速好转。②长期用药：体内正常菌群减少，引起二重感染。③尚未发现早产儿及新生儿用药后致灰婴综合征的报道。

**【相互作用】** 参见氯霉素。

## 第十二节 利福霉素类

### 利福昔明
### Rifaximin

**【其他名称】** 邦益、弗皆亭、抚特、弘飞常乐、佳福明、及利晴、利福西亚胺、乐锋源、莱利青、洛米克思、麦厄克斯、欧克双、萨芬、万联福宁、威利宁、昔服申、希捷、先乐美、新亚畅宁、新亚昔明、紫军、Dermodis、Lormyx、Normix、Redactiv、XIFAXAN

【分类】 抗微生物药 \ 抗生素 \ 利福霉素类

【抗菌谱】 敏感菌 革兰阳性需氧菌中的金葡菌、粪链球菌，革兰阴性需氧菌中的沙门菌属、志贺菌属和大肠埃希菌、小肠结肠炎耶尔森菌，革兰阳性厌氧菌中的拟杆菌属等。

【制剂规格】 片剂 ① 100mg。② 200mg。

胶囊 ① 100mg。② 200mg。

混悬液 5ml∶100mg。

干混悬剂 200mg。

乳膏 5%。

【临床应用】

1. 说明书适应证

治疗由敏感菌所致的肠道感染，如急慢性肠道感染、腹泻综合征、夏季腹泻、旅行者腹泻和小肠结肠炎等。

2. 其他临床应用

（1）预防胃肠道围手术期感染性并发症。

（2）辅助治疗肝性脑病。

【用法用量】

1. 说明书用法用量

肠道感染 200mg/ 次，3~4 次 /d，p.o.。一疗程一般不超过 7d。

2. 其他用法用量

［国内参考信息］

（1）预防围手术期感染 400mg/ 次，bid.，p.o.。

（2）肝性脑病的辅助治疗 400mg/ 次，tid.，p.o.。

［国外参考信息］

（1）肠道感染 10~15mg/（kg·d），p.o.。

（2）小肠结肠炎、假膜性结肠炎 400mg/ 次，用 200~400ml 无菌水稀释，经鼻胃管注入。

（3）憩室病 400mg/ 次，bid.，p.o.；每月服 7d，连续服 12 个月。

（4）预防结肠手术感染 术前 3~5d，600~800mg/ 次，bid.，p.o.。

（5）肝性脑病的辅助治疗 ① 1200mg/d，连服 15~21d。②也可鼻饲给药，400mg/ 次，用 200~400ml 无菌水稀释，经鼻胃管注入。

（6）化脓性皮肤感染 乳膏，局部涂布 0.5~3cm（根据病损大小而异），tid.，连用 4~10d。

【禁忌证】

说明书禁忌证

（1）对本药或其他利福霉素类药过敏者。

（2）肠梗阻者。

（3）严重肠道溃疡性病变者。

【特殊人群用药】

儿童 建议＜6 岁儿童勿服。儿童连续用药不能＞7d。

1. 说明书用法用量

肠道感染 ＞12 岁儿童，口服剂量同成人；6~12 岁儿童，100~200mg/ 次，qid.，p.o.。

2. 其他用法用量

［国内参考信息］

（1）预防围手术期感染 ＞12 岁儿童，口服剂量同成人；6~12 岁儿童，200~400mg/ 次，bid.，p.o.。

（2）肝性脑病的辅助治疗 ＞12 岁儿童，口服剂量同成人；6~12 岁儿童，200~300mg/ 次，tid.，p.o.。

［国外参考信息］ 推荐 20~30mg/（kg·d），连续服药不超过 7d。

老人

其他用法用量

［国外参考信息］

细菌感染性腹泻 200mg/ 次，tid.，连服 7d。

孕妇 用药需权衡利弊。

哺乳妇女 可在有适当医疗监测的情况下服用本药。

【注意】

交叉过敏 本药与其他利福霉素类药物可能存在交叉过敏。

【给药说明】

（1）减量/停药条件　如发现感染菌对本药不敏感，应停药并选择其他适当治疗措施。

（2）其他　长期大剂量用药或肠黏膜受损时，用药后尿液可呈粉红色，为正常现象。

【不良反应】　本药不良反应较轻微，局部和胃肠道给药均有良好的耐受性。

（1）神经　头痛。

（2）内分泌/代谢　肝性脑病患者用药：体重下降、血清钾和血清钠浓度轻度升高。

（3）消化　恶心、呕吐、腹胀和腹痛。恶心通常出现在第一次服药后，但可迅速消退。

（4）皮肤　大剂量长期用药：荨麻疹样皮肤反应。

（5）其他　足部水肿。

【药物过量】

处理意见　洗胃，并给予适当治疗。

【相互作用】

其他药物　本药口服或鼻饲仅有不到1%的剂量经胃肠道吸收，故几乎不与其他药物发生相互作用。

# 第十三节　糖肽类

## 盐酸万古霉素
## Vancomycin Hydrochloride

【其他名称】　方刻林、凡可霉素、奇锐、万古霉素、万君雅、稳可信、Vancocin、Vancocin CP、Vancomycin、Vanconal、Vancor、Vancorin

【分类】　抗微生物药\抗生素\糖肽类

【抗菌谱】　敏感菌　金葡菌、表皮葡萄球菌（含耐甲氧西林菌株）、化脓性链球菌、肺炎链球菌（含耐青霉素菌株）、厌氧链球菌、淋球菌、草绿色链球菌、牛链球菌、粪链球菌、难辨梭状芽孢杆菌、炭疽杆菌、放线菌、白喉杆菌等。

不敏感/耐药菌　多数革兰阴性菌、分枝杆菌属、立克次体、衣原体或真菌。

【制剂规格】　粉针剂　① 500mg。② 1000mg。（均以万古霉素计）

胶囊　① 20mg。② 125mg。③ 250mg。

【临床应用】

说明书适应证

（1）用于严重革兰阳性菌感染，尤其是对其他抗菌药耐药或疗效差的MRSA、表皮葡萄球菌、肠球菌所致的严重感染（如心内膜炎、脑膜炎、腹膜炎、骨髓炎、关节炎、肺炎、肺脓肿、脓胸、败血症或软组织感染等）；也用于对青霉素类过敏患者的严重革兰阳性菌感染。

（2）防治血液透析者发生葡萄球菌属所致的动静脉分流感染。

（3）用于粒细胞缺乏症高度怀疑革兰阳性菌感染者。

（4）口服用于治疗长期服用广谱抗生素所致难辨梭状杆菌引起的假膜性结肠炎或葡萄球菌性肠炎。

【用法用量】

1. 说明书用法用量

（1）**一般用法**　2g（效价）/d，i.v.gtt.，可按500mg/次，q.6h或1g/次，q.12h给药。每次静滴时间≥60min，或滴速≤10mg/min。根据年龄、体重、症状适当增减用量。

（2）假膜性结肠炎　0.5~2g/d，将粉针剂稀释后分3~4次口服，连服7~10d，Max:2g/d。

2. 其他用法用量

[国内参考信息]

（1）全身感染　7.5mg/（kg·次），q.6h，i.v.gtt.；或15mg/（kg·次），q.12h，i.v.gtt.。严重感染者，可3~4g/d，i.v.gtt.，短期应用。

（2）CNS葡萄球菌感染　Max：60mg/（kg·d），分次静滴。

（3）假膜性结肠炎（包括难辨梭状芽孢杆菌引起的假膜性结肠炎）经甲硝唑治疗无效者 125~500mg/ 次，q.6h，p.o.，疗程 5~10d，宜≤ 4g/d。

（4）心瓣膜修补或瓣膜心脏病术前预防 术前 1h 静滴 1000mg，8h 后重复 1 次。

［国外参考信息］

（1）一般用法 敏感菌所致感染，常在 24~48h 内起效。建议葡萄球菌性心内膜炎疗程≥ 3 周。

（2）牙科或其他手术时预防对青霉素敏感的高危患者发生心内膜炎 术前静滴 1000mg，滴注时间≥ 100min，之后再静滴庆大霉素。

（3）CNS 感染 腰椎鞘内给药，20mg/d；或脑室内滴注，起始量宜≤ 5mg。

**【禁忌证】**

**1. 说明书禁忌证**

（1）对本药过敏者。

（2）严重肝功能不全者。

（3）孕妇及哺乳妇女。

**2. 其他禁忌证**

对其他万古霉素类抗生素过敏者。

**【特殊人群用药】**

**儿童** 应监测血药浓度，慎重给药（尤其是低体重儿、新生儿），疗程不超过 14d。

**1. 说明书用法用量**

（1）**一般用法** ①＞1 个月患儿，40mg/（kg·d），分 2~4 次静滴，每次静滴时间≥ 60min。②新生儿，10~15mg/（kg·次）［或首次 15mg/kg，以后 10mg/（kg·次）］，i.v.gtt.，q.12h（≤ 1 周龄者）/q.8h（1 周龄至 1 月龄者）。每次静滴时间≥ 60min。

（2）假膜性结肠炎 40mg/（kg·d），将粉针剂稀释后分 3~4 次口服，连服 7~10d，Max：2g/d。

**2. 其他用法用量**

［国内参考信息］

（1）全身感染 ①≤ 1 周龄：首次静滴 15mg/kg，然后 10mg/（kg·次），q.12h，i.v.gtt.。②1 周 ~1 月龄：首次静滴 15mg/kg，然后 10mg/（kg·次），q.8h，i.v.gtt.。③＞1 月龄：10mg/（kg·次），q.6h，i.v.gtt.；或 20mg/（kg·次），q.12h，i.v.gtt.。

（2）肠道感染 10mg/（kg·次），q.6h，p.o.，疗程 5~10d。

（3）心瓣膜修补或瓣膜心脏病术前预防 术前 1h 静滴 20mg/kg，8h 后重复 1 次。

［国外参考信息］

（1）葡萄球菌性结肠炎和假膜性结肠炎（包括与芽孢杆菌过度生长有关的假膜性结肠炎） 20~40mg/（kg·d），分 3~4 次口服。

（2）预防儿童心内膜炎 单剂静滴 20mg/kg。

（3）CNS 感染 腰椎鞘内给药，5~20mg/d；或脑室内滴注，起始量宜≤ 5mg。

**老人** 有致耳毒性与肾毒性的高度危险。若确有指征使用，须调整剂量或用药间隔，监测血药浓度，慎重给药，疗程不超过 14d。

**说明书用法用量**

**一般用法** 500mg/ 次，q.12h 或 1g，q.24h，i.v.gtt.。每次静滴时间≥ 60min。

**孕妇** 可导致胎儿第 8 对脑神经损害，应权衡利弊。也有说明书建议孕妇禁用。美国 FDA 妊娠安全性分级为：C 级。

**哺乳妇女** 应避免使用，如确需用药应停止哺乳。

**肝功能不全者** 严重肝功能不全者禁用，轻中度者慎用。

**肾功能不全 / 透析者** 肾功能不全者应调整用量和用药间隔，监测血药浓度，慎重给药，疗程不超过 14d。

**1. 说明书用法用量**

（1）**一般用法** 本药一日量（mg）约为 GFR（ml/min）的 15 倍，详见表 1-1-8。轻中度肾功能不全者，初次剂量应≥ 15mg/kg。

**表 1-1-8 肾功能不全患者剂量表**

| Ccr（ml/min） | 本药剂量（mg/24h） |
| --- | --- |
| 100 | 1545 |

续　表

| Ccr（ml/min） | 本药剂量（mg/24h） |
|---|---|
| 90 | 1390 |
| 80 | 1235 |
| 70 | 1080 |
| 60 | 925 |
| 50 | 770 |
| 40 | 620 |
| 30 | 465 |
| 20 | 310 |
| 10 | 155 |

（2）功能性无肾患者　初始剂量为15mg/kg，i.v.gtt.；维持量为1.9mg/（kg·次），q.24h。

（3）严重肾功能不全者　单次给药250~1000mg较为方便，可数日1次，而不以每日需求为准。

（4）无尿患者　建议每7~10d给药1g。

**2. 其他用法用量**

［国内参考信息］肾功能不全时，首剂750~1000mg冲击后，根据Ccr调整剂量：Ccr＞80ml/min，给常规量；Ccr为50~80ml/min，每1~3d静滴1g；Ccr为10~50ml/min，每3~7d静滴1g；Ccr＜10ml/min，每7~14d静滴1g。维持量可用下列公式计算：维持量（mg/d）= 150+ 15 × 患者Ccr（ml/min）。

**其他**　有用药指征的耳部疾病患者应根据肾功能减退程度调整剂量，同时监测血药浓度，疗程一般不超过14d。

**【注意】**

（1）慎用　下列患者原则上不予给药，确需给药时应慎重：①对糖肽类或氨基糖苷类抗生素有既往过敏史者。②因糖肽类抗生素或氨基糖苷类抗生素所致耳聋者及其他听力减退或有耳聋病史者。

（2）用药相关检查/监测项目　①长期用药应定期检查听力及监测肾功能、尿比重及尿液中蛋白、管型、细胞数。②应注意监测血药浓度，尤其是对需延长疗程或有肾功能减退、听力减退、耳聋病史者。$C_{max}$应≤25~40mg/L，$C_{min}$应≤5~10mg/L。

**【给药说明】**

（1）给药条件　1）美国疾病控制中心（CDC）和医院感染控制咨询委员会（HICPAC）制订了预防和控制耐万古霉素金葡菌（VISA，VRSA）和耐万古霉素肠球菌（VRE）的措施指南，建议下列情况不使用本药：①外科术前常规预防用药；中心或周围静脉导管留置者的全身或局部预防用药；持续腹膜透析或血液透析的预防用药；低体重新生儿感染的预防。②MRSA带菌状态的清除和肠道清洁。③粒细胞缺乏者发热的经验治疗。④单次血培养凝固酶阴性葡萄球菌生长而不能排除污染可能者。⑤不作为假膜性肠炎的首选药物。⑥局部冲洗。2）本药对MRSA所致感染明确有效，但对葡萄球菌肠炎非口服用药，其有效性尚未明确。3）应明确细菌的敏感性，治疗时应在必要的最短期间内用药。4）本药对组织有强烈刺激性，不宜肌注或静注，静滴时应尽量避免药液外漏。5）滴速不宜过快，500mg量滴注时间应≥60min，1g滴注时间应≥100min，再次静滴时应更换部位。6）治疗葡萄球菌心内膜炎时，疗程应≥4周。

（2）配伍信息　①与肝素、氨茶碱、甾体激素、甲氧西林、氯霉素、含重金属类药、碳酸氢钠、碱性溶液等呈配伍禁忌。②间歇性输液时，500mg药需用10ml注射用水溶解，然后加至5%GS或NS至少100ml中，稀释至浓度＜5mg/ml后输注。对需要限制液体量者，最高浓度可达10mg/ml。持续静滴时，1~2g剂量需加至足量的5%GS或NS中。③口服液的制备：每瓶含500mg的万古霉素用蒸馏水稀释，制成500mg/6ml的溶液供口服，在4℃冰箱中可保存14d。稀释后也可经鼻给药。本药稀释后也可加入普通有香味的糖浆，以改善口服液的味道。

【不良反应】

（1）血液　可逆性中性粒细胞减少（停药后可迅速复原）、可逆性粒细胞缺乏症、嗜酸性粒细胞增多、PLT 减少、再障、无粒细胞血症等。如发现异常应停药并采取适当处理措施。

（2）消化　伴血便的假膜性结肠炎等严重肠炎，出现腹痛、腹泻症状时应停药，采取适当处理措施；黄疸、肝功能异常（ALT、AST 升高），应定期检查，出现异常应停药；口服：口腔异味感、恶心、呕吐等。

（3）泌尿　蛋白尿、管型尿、血尿、少尿、肾衰竭、间质性肾炎及 BUN、血清肌酐升高等。老年、肾功能不全以及大量（血药浓度＞ 60~100mg/L）、长时间应用时尤易发生。应定期检查，出现异常最好停药，如必须继续用药，应减量，慎重给药。

（4）皮肤　Stevens-Johnson 综合征、Lyell 综合征、脱落性皮炎，出现上述症状应停药，采取适当处理。

（5）耳　耳鸣或耳部饱胀感、听力减退甚至缺失、听神经损害等。老年、肾功能不全及大量、长时间应用时尤易发生。应检查听力，出现上述症状最好停药，如必须继续用药，应慎重。

（6）其他　①类过敏反应：寒战或发热、瘙痒、恶心、呕吐、心动过速、面部潮红、皮疹、史 - 约综合征、Lyell 综合征、低血压、休克样症状。②快速大剂量静脉给药："红颈综合征"。③注射部位剧烈疼痛、血栓性静脉炎。④长期用药：二重感染，应治疗。

【药物过量】

（1）剂量　$C_{max}$ ＞ 50mg/L，$C_{min}$ ＞ 10mg/L 为中毒范围。

（2）表现　可引起少尿、肾衰竭及耳聋等第 8 脑神经损害症状。

（3）处理意见　对症和支持治疗，常规血透和腹透不能清除药物，但血液灌流或血液过滤可提高药物清除率。

【相互作用】

（1）考来烯胺　同服可使药效灭活。

（2）第三代头孢菌素　对金葡菌和肠球菌有协同抗菌作用。

（3）氨基糖苷类药　对肠球菌起协同作用，合用或先后应用时耳和（或）肾毒性增加。

（4）琥珀胆碱维库铵等药　增强上述药的神经肌肉阻滞作用。

（5）阿米卡星、妥布霉素、两性霉素 B、环孢菌素、含铂抗肿瘤药物、杆菌肽（注射）、卷曲霉素、巴龙霉素、多黏菌素类、阿司匹林或其他水杨酸盐，依他尼酸、呋塞米等利尿药等　合用或先后应用时耳和（或）肾毒性增加。

（6）抗组胺药、布克力嗪、赛克力嗪、吩噻嗪类、噻吨类、曲美苄胺等药　耳鸣、头昏、眩晕等耳毒性症状被掩盖。

（7）全身麻醉药　与输液有关的过敏反应发生率增加，应在全身麻醉开始前 1h 停止静滴本药。必须合用时，两药应分瓶滴注，并减缓本药的滴注速度，注意观察血压。

## 盐酸去甲万古霉素
## Norvancomycin Hydrochloride

【其他名称】　去甲万古霉素、Demethyl Vancomycin Hydrochloride、Diatracin、Norvancomycin

【分类】　抗微生物药 \ 抗生素 \ 糖肽类

【抗菌谱】　**敏感菌**　化脓性链球菌、肺炎链球菌、金葡菌、表皮葡萄球菌（含耐甲氧西林金葡菌及表皮葡萄球菌）、厌氧链球菌、难辨梭状芽孢杆菌、炭疽杆菌、放线菌、白喉杆菌、淋球菌、草绿色链球菌、牛链球菌、粪链球菌等。

**不敏感 / 耐药菌**　多数革兰阴性菌、分枝杆菌属、立克次体、衣原体或真菌。

【制剂规格】 粉针剂　① 400mg。② 500mg。③ 800mg。

【临床应用】

说明书适应证

（1）对青霉素过敏的肠球菌心内膜炎、棒状杆菌属（类白喉杆菌属）心内膜炎。

（2）对青霉素类或头孢菌素类药过敏，或经上述药治疗无效的严重葡萄球菌（含耐甲氧西林菌株和多重耐药菌株）所致心内膜炎、骨髓炎、肺炎、败血症或软组织感染。

（3）血透者发生葡萄球菌属所致动、静脉分流感染。

（4）用于粒细胞缺乏症高度怀疑革兰阳性菌感染者。

（5）口服用于经甲硝唑治疗无效的艰难梭菌所致假膜性肠炎。

【用法用量】

说明书用法用量

**一般用法**　800~1600mg/d，i.v.gtt.，分2~3 次给予。

【禁忌证】

说明书禁忌证

对本药或万古霉素类抗生素过敏者。

【特殊人群用药】

**儿童**　新生儿和婴幼儿须权衡利弊后用药，同时监测血药浓度，疗程一般不超过14d。

说明书用法用量

**一般用法**　16~24mg/（kg·d），i.v.gtt.，1 次或分次给予。

**老人**　有致耳毒性及肾毒性的高度危险（听力丧失），确有指征应用时，须调整剂量，同时监测血药浓度，疗程一般不超过14d。

**孕妇**　本药可损害胎儿第 8 对脑神经，孕妇在危及生命或出现严重疾患且其他药无效或不能应用时，权衡利弊后用药。

**哺乳妇女**　权衡利弊后用药。

**肾功能不全 / 透析者**　慎用，需减量或延长给药间隔，疗程一般不超过 14d。

【注意】

（1）慎用　听力减退或有耳聋病史者（应根据肾功能减退程度调整剂量，疗程一般不超过 14d）。

（2）用药相关检查 / 监测项目　①应定期检查听力及监测肾功能和尿液中蛋白、管型、细胞数和尿比重。②注意监测血药浓度，尤其对需延长疗程或有肾功能减退、听力减退、耳聋病史者。$C_{max}$ 应≤ 25~40mg/L，$C_{min}$ 应≤ 5~10mg/L。

【给药说明】

（1）给药条件　①不宜肌注或静注；静滴时应避免药液外漏。②治疗葡萄球菌心内膜炎时，疗程应≥ 4 周。③本药不宜用于：a. 预防用药。b. MRSA 带菌者。c. 粒细胞缺乏伴发热的常规经验用药。d. 局部用药。

（2）配伍信息　①与肝素、氨茶碱、皮质激素、甲氧西林、氯霉素、含重金属的药物、碳酸氢钠、碱性溶液等呈配伍禁忌。②需用 5%GS 或氯化钠注射液 200ml 溶解后缓慢静滴，每次滴注时间≥ 1h。

【不良反应】

（1）血液　一过性 WBC 减少。

（2）消化　血清氨基转移酶升高等。

（3）泌尿　主要损害肾小管，早期见蛋白尿、管型尿，继之出现血尿、尿量或排尿次数显著增多或减少等；严重者可致肾衰竭，大量和长时间用药尤易发生。BUN 升高。

（4）耳　听神经损害、听力减退甚至缺失、耳鸣或耳部饱胀感，大量和长时间用药尤易发生。

（5）其他　①过敏：皮肤瘙痒、药物热、过敏性休克、剥脱性皮炎等。②注射部位剧烈疼痛、血栓性静脉炎。③快速大剂量静脉给药："红颈综合征"，表现为寒战或发热、晕厥、瘙痒、恶心或呕吐、心动过速、皮疹或颜面潮红；颈根、上身、背、臂等处发红或麻刺感、低血压和休克样症状。

【药物过量】

（1）剂量 $C_{max}$ > 50mg/L，$C_{min}$ > 10mg/L 为中毒范围。

（2）表现 可引起少尿和肾衰竭。

（3）处理意见 应采取对症和支持治疗，常规的血透和腹透不能清除药物，但血液灌流或血液过滤可有效清除血中药物。

【相互作用】

（1）考来烯胺 本药药效灭活（阴离子交换树脂与其结合）。

（2）氨基糖苷类药（如庆大霉素、链霉素）对肠球菌有协同抗菌作用，有增加耳毒性和（或）肾毒性的潜在可能，致可逆性或永久性听力减退。

（3）两性霉素 B、杆菌肽（注射）、卷曲霉素、环孢素、巴龙霉素、多黏菌素类药、阿司匹林或其他水杨酸盐及依他尼酸、呋塞米等利尿药 合用或先后应用，有增加耳毒性和（或）肾毒性的潜在可能，致可逆性或永久性听力减退。

（4）抗组胺药、布克力嗪、赛克力嗪、吩噻嗪类、噻吨类、曲美苄胺等 可掩盖耳鸣、头昏、眩晕等耳毒性症状。

（5）麻醉药 可增加与输液有关的过敏反应的发生率。

## 替考拉宁
## Teicoplanin

【其他名称】 壁霉素、加立信、他格适、肽可霉素、Targocid

【分类】 抗微生物药\抗生素\糖肽类

【抗菌谱】 **敏感菌** 金葡菌和凝固酶阴性葡萄球菌（包括对甲氧西林敏感及耐药菌）、链球菌、肠球菌、单核细胞增多性李斯特菌、JK 组棒状杆菌和革兰阳性厌氧菌（包括难辨梭状芽孢杆菌和消化球菌）。

**不敏感/耐药菌** 多数革兰阴性菌、分枝杆菌属、拟杆菌属、立克次体属、衣原体属或真菌。

【制剂规格】 粉针剂 ① 200mg。② 400mg。

【临床应用】

**说明书适应证**

（1）严重革兰阳性菌感染，包括不能用青霉素类及头孢菌素类治疗或用上述抗生素治疗失败的严重葡萄球菌感染，或对其他抗生素耐药的葡萄球菌感染。如皮肤和软组织感染、泌尿道感染、呼吸道感染、骨和关节感染、败血症、心内膜炎、腹膜炎（包括 CAPD 所致腹膜炎）等。

（2）有感染革兰阳性菌高危因素的矫形手术，可预防性用药。

【用法用量】

**1. 说明书用法用量**

（1）中度感染 如下呼吸道感染、泌尿道感染、皮肤软组织感染，第 1 日单次给予负荷量 400mg，i.v./i.v.gtt.；维持量 200mg/次，qd.，i.v./i.v.gtt./i.m.。> 85kg 者，建议 3mg/kg（相当于 200mg 标准量）。

（2）严重感染 如骨关节感染、败血症、心内膜炎、腹膜炎，负荷量 400mg/次，q.12h，i.v.gtt./i.v.，共给 3 次；维持量 400mg/次，qd.，i.v./i.v.gtt./i.m.。> 85kg 者，建议 6mg/kg（相当于 400mg 标准量）。推荐心内膜炎和骨髓炎疗程 ≥ 3 周。

（3）严重烧伤感染或金葡菌心内膜炎 维持量可达 12mg/（kg·d），i.v./i.v.gtt./i.m.。

（4）难辨梭状芽孢杆菌性假膜性肠炎 100~500mg/次，2~4 次/d，p.o.，一疗程 10d。

（5）矫形手术预防感染 麻醉诱导期单次 400mg，i.v./i.v.gtt.。

（6）CAPD 所致腹膜炎 负荷量为单次 400mg，i.v./i.v.gtt.。然后推荐于第 1 周每袋透析液内加入本药（20mg/L）；第 2 周于交替的透析液袋中加入 20mg/L 的量；第 3 周仅在夜间透析液袋内加入 20mg/L 的量。

**2. 其他用法用量**

[国外参考信息]

（1）一般用法 ①负荷量为 12mg/

（kg · d），q.12h，i.v./i.v.gtt./i.m.；维持量为3~6mg/（kg · d），qd.，i.v./i.v.gtt./i.m.。②也可单次给负荷量400~600mg，i.v./i.v.gtt.；维持量200~600mg/次，qd.，i.v./i.v.gtt./i.m.。

（2）艰难梭状芽孢杆菌引起的腹泻　400mg/次，bid.，p.o.，连用10d即有效，且复发率较低（7%）。

（3）糖尿病足溃疡者　经股动脉给药，200mg/d，平均用14d。

（4）CAPD所致腹膜炎　腹膜内给药，按20mg/L给药，发热者在给药前先静脉给予单次400mg。

（5）神经支路感染　可单次400mg，i.v.，然后每日脑室内注射20mg，药物可通过脑室外部导出（EVD）装置注入脑室间隙。

**【禁忌证】**

**说明书禁忌证**

对本药过敏者。

**【特殊人群用药】**

**儿童**

**1. 说明书用法用量**

（1）中度感染的患儿　＞2个月龄者，推荐10mg/（kg · 次），q.12h，i.v.，连用3次；随后6mg/（kg · 次），qd.，i.v./i.m.。

（2）严重感染和中性粒细胞减少的患儿　＞2个月龄者，推荐10mg/（kg · 次），q.12h，i.v.，连用3次；随后10mg/（kg · 次），qd.，i.v./i.m.。

（3）＜2个月龄患儿感染　第1日单次给予负荷量16mg/kg，i.v.gtt.；维持量为8mg/（kg · 次），qd.，i.v.gtt.（≥30min）。

**2. 其他用法用量**

［国外参考信息］

（1）2~12岁儿童的革兰阳性菌感染　3~6mg/（kg · d），i.v.gtt./i.v.，有效且耐受性良好。

（2）骨髓移植患儿中性粒细胞减少性发热　10mg/（kg · 次），q.12h，i.v.gtt./i.v.，共3次；维持量为15~20mg/（kg · d）。

（3）脑室炎　5mg/d，脑室内给药，药物可通过EVD装置注入脑室间隙，连用7d。

**老人**　如无肾损害，不需调整剂量。

**孕妇**　不应用于妊娠或可能妊娠的妇女，必须用时需权衡利弊。

**哺乳妇女**　建议暂停哺乳。

**肾功能不全/透析者**　肾损害者慎用。

**1. 说明书用法用量**

（1）肾功能不全者　前3日按常规量给药，第4日开始减量：① Ccr为40~60ml/min，给常规量，qod.；或剂量减半，qd.。② Ccr＜40ml/min，给常规量，每3d给药1次；或给1/3常规量，qd.。

（2）透析者　①血透者，给常规量，每3d给药1次；或给1/3常规量，qd.。② CAPD者，首剂400mg，i.v.gtt./i.v.，随后第1周按20mg/L给药，第2周按10mg/L给药，第3周按20mg/3L给药。

**2. 其他用法用量**

［国外参考信息］

（1）肾功能不全者　肾衰竭者推荐用量6mg/（kg · 次），每2~3d给药1次。肾功能不全者的推荐用量为：①给药间隔恒定（q.24h）：Ccr＞80ml/min，400mg/次；Ccr为30~80ml/min，200mg/次；Ccr＜10ml/min，133mg/次。②用量恒定（400mg/次）：Ccr＞80ml/min，q.24h；Ccr为30~80ml/min，q.48h；Ccr＜10ml/min，q.72h。

（2）透析者　接受血透或腹透的肾功能不全者，推荐6mg/（kg · 次），每3d给药1次。

**【注意】**

（1）慎用　对万古霉素过敏者。

（2）交叉过敏　与万古霉素可能存在交叉过敏。

（3）用药相关检查/监测项目　①长期或大量用药时应检查血常规及肝、肾功能。②肾功能不全者长期用药或用药期间合用可能有听神经毒性和（或）肾毒性药物时，应监测听力。③用药期间应监测血药浓度，治疗严重感染时，本药血药浓度应≥10mg/L。

【给药说明】

（1）给药条件　①本药可肌注、静注或缓慢静滴。静注时间为 3~5min，静滴时间 ≥ 30min。②一般 1 次 /d，但第 1 日可给药 2 次。③敏感菌所致感染的大多数病例，给药 48~72h 可见效。根据感染类型、严重程度和临床反应确定疗程。

（2）配伍信息　①与氨基糖苷类药呈配伍禁忌。②配制注射液时缓慢将全部注射用水注入小瓶中，轻轻滚动小瓶至药粉完全溶解。注意避免产生泡沫，如出现泡沫，可将溶液静置 15min，待其消泡。配制好的溶液为 pH 7.5 的等渗液。③配制好的溶液可直接注射，也可用 NS、复方乳酸钠溶液（乳酸林格液、哈特曼溶液）、5%GS、0.18% 氯化钠加 4%GS、含 1.36% 或 3.86% 葡萄糖的腹透液稀释。④配制好的药液应立即使用，不宜久置。必要时溶液可在 4℃下保存，但应 ≤ 24h。

【不良反应】

（1）心血管　静脉给药：血栓性静脉炎。

（2）神经　头晕、嗜睡、头痛。心室内注射：癫痫发作。

（3）血液　嗜酸性粒细胞增多、WBC 减少、中性粒细胞减少、PLT 减少或增多、特发性血小板聚集。

（4）消化　恶心、呕吐、腹泻、血清氨基转移酶和（或）血清 ALP 升高。静脉给药：艰难梭状芽孢杆菌性腹泻。

（5）呼吸　支气管痉挛。

（6）泌尿　血清肌酐短暂升高、肾衰竭。

（7）皮肤　剥脱性皮炎、中毒性表皮溶解坏死、多形性红斑，包括 Stevens-Johnson 综合征。另外，水疱性红皮病（停药消退，重新用药可再次发生）。

（8）其他　①皮疹、瘙痒、药物热、血管神经性水肿等过敏反应。②注射局部红斑、局部疼痛、脓肿。③二重感染。

【药物过量】

处理意见　主要采取对症治疗。

【相互作用】

（1）环丙沙星　增加发生惊厥的危险。

（2）氨基糖苷类药、两性霉素 B、杆菌肽（注射）、卷曲霉素、巴龙霉素、多黏菌素类、依他尼酸和呋塞米等利尿药、环孢素、抗组胺药、布克力嗪、赛克力嗪、吩噻嗪类、噻吨类、曲美苄胺、阿司匹林及其他水杨酸盐　合用或先后应用，能增加耳毒性和（或）肾毒性。

（3）茶碱　不会显著改变两者药动学，同用不需减量。

## 第十四节　多黏菌素类

### 多黏菌素 B
### Polymyxin B

【其他名称】 阿罗多黏、多黏菌素 B、多黏霉素 B、硫酸多黏菌素 B、硫酸多黏菌素 B、Aerosporin、Polyfax、Polymyxin B Sulfate、Polymyxin B Sulphate、Polymyxinum B

【分类】 抗微生物药 \ 抗生素 \ 多黏菌素类

【制剂规格】 **粉针剂（硫酸盐）** 50mg（1mg 含多黏菌素 B 1 万 U）。

【临床应用】

**其他临床应用**

（1）铜绿假单胞菌及其他革兰阴性菌引起的严重感染（国外资料）。

（2）鞘内注射用于革兰阴性菌脑膜炎（尤其是铜绿假单胞菌脑膜炎）（国外资料）。

（3）经眼给药用于铜绿假单胞菌引起的角、结膜炎等眼部感染（国外资料）。

（4）膀胱灌洗（与硫酸新霉素合用）（国外资料）。

【用法用量】

**其他用法用量**

［国内参考信息］

（1）一般用法　① 1.5~2.5mg/（kg·d）（不宜＞ 2.5mg/kg），q.12h，i.v.gtt.。②也可 2.5~3mg/（kg·d），q.4~6h，i.m.。

（2）铜绿假单胞菌脑膜炎　5mg/ 次，qd.，鞘内注射，使用 3~4d 后，改为 qod.。在脑脊液培养阴性、糖含量恢复正常 2 周后才可停药。

［国外参考信息］

（1）革兰阴性菌脑膜炎　5mg/ 次，qd.，鞘内注射，使用 3~4d 后，改为 qod.。在脑脊液培养阴性，糖含量恢复正常 2 周后才可停药。

（2）铜绿假单胞菌引起的角、结膜炎等眼部感染　可结膜下注射，总量可达 10mg/d。

（3）其他临床用法　与硫酸新霉素合用于 24h 连续膀胱灌洗，疗程最长达 10d。患者尿量＞ 2L/d 时，应将灌洗速度调至 2000ml/24h。

【禁忌证】

**其他禁忌证**

对多黏菌素类药物过敏者（国外资料）。

【特殊人群用药】

**儿童**　慎用。

**其他用法用量**

［国内参考信息］

（1）一般用法　① 1.5~2.5mg/（kg·d），q.12h，i.v.gtt.。肾功能正常的婴儿可达 4mg/（kg·d）。②也可 2.5~3mg/（kg·d），q.4~6h，i.m.。婴儿可达 4mg/（kg·d），新生儿可达 4.5mg/（kg·d）。

（2）铜绿假单胞菌脑膜炎　鞘内注射，＞ 2 岁儿童用量同成人。＜ 2 岁儿童，2mg/ 次，qd.，使用 3~4d 后改为 2.5mg/ 次，qod.。也可一直使用 2.5mg，qod.，直至脑脊液检查正常 2 周后才可停药。

［国外参考信息］

（1）一般用法　①＜ 2 岁儿童，可用至 4mg/（kg·d），q.12h，i.v.gtt.。＞ 2 岁儿童，1.5~2.5mg/（kg·d），q.12h，i.v.gtt.。② 也可 2.5~3mg/（kg·d），q.4~6h，i.m.。婴儿可达 4mg/（kg·d），有研究认为用于铜绿假单胞菌引起的早产儿和新生儿菌血症时，可达 4.5mg/（kg·d）。

（2）革兰阴性菌脑膜炎　鞘内注射。＞ 2 岁儿童用量同成人。＜ 2 岁儿童，2mg/ 次，qd.，连续 3~4d 后改为 2.5mg/ 次，qod.；也可一直使用 2.5mg，qod.，直至脑脊液检查正常 2 周后才可停药。

**孕妇**　慎用。美国 FDA 妊娠安全性分级为：B 级。

**哺乳妇女**　慎用。

**肾功能不全 / 透析者**　据国外资料，肾功能不全者慎用。

**其他用法用量**

［国外参考信息］　应减量。在治疗的第 1 日给予 2.5mg/kg 的负荷剂量后，可按下列方案给药：Ccr 为正常值的 80%~100% 时，2.5~3mg/（kg·d）；Ccr 为正常值的 30%~80% 时，1~1.5mg/（kg·d）；Ccr ＜正常值的 25% 时，每 2~3d 给药 1~1.5mg/kg；无尿时，每 5~7d 给药 1mg/kg。

【注意】

（1）慎用　同时或相继使用其他肾毒性或神经毒性药物者（国外资料）。

（2）交叉过敏　本药与其他多黏菌素可能存在交叉过敏。

（3）用药相关检查 / 监测项目　①用药期间应检查 WBC 计数，必要时作细菌培养及药敏试验。②监测肾功能及血清电解质浓度。③定期复查尿常规。

【给药说明】

（1）给药条件　①严格掌握本药使用指征，一般不作为首选用药。②剂量不宜过大，疗程不宜超过 10~14d。③本药肌注时疼痛明显，加入局部麻醉剂（如 1% 盐酸普鲁卡因溶液）可减轻疼痛。④本药不宜静注。⑤静脉给药速度不宜过快，以免出现神经肌肉阻滞导致呼吸抑制。

（2）配伍信息　本药与两性霉素 B、氨苄青霉素、头孢唑啉、头孢噻吩、头孢匹林、氯霉素、四环素、氯噻嗪、金霉素、肝素、呋喃妥因、强的松、酸性液体、碱性液体、含金属（钙、钴、铁、锰等）的盐溶液属配伍禁忌。

（3）其他　本药与硫酸新霉素制成的膀胱灌洗液应于 2℃~8℃保存。

【不良反应】

（1）神经　眩晕、嗜睡、肢体麻木、口齿迟钝、味觉异常、眼球震颤、步态不稳、共济失调等。

（2）内分泌 / 代谢　低钾血症、低钠血症、低钙血症、低氯血症等。

（3）血液　暂时性 WBC 减少。

（4）呼吸　因神经肌肉阻滞致呼吸麻痹，多见于肾损害者。出现神经肌肉阻滞及呼吸抑制时，应立即停药并使用钙剂（氯化钙或葡萄糖酸钙）、新斯的明及依酚氯铵等药物改善呼吸功能，必要时人工辅助通气。有观点认为，3, 4– 氨基吡啶可能逆转本药的神经肌肉阻滞。

（5）泌尿　明显肾脏毒性：血尿、蛋白尿、管型尿、少尿、血尿素氮及肌酐升高等，甚至发生肾小管坏死及肾衰竭。肾损害发生与本药剂量、疗程及先前有无肾脏疾病等有关。

（6）骨骼肌肉　可能发生剂量相关的神经肌肉阻滞。

（7）皮肤　肌注部位疼痛、皮肤感觉异常或感觉过敏。

（8）眼　视物模糊、复视。

（9）耳　耳聋。

（10）其他　过敏：面部潮红、皮肤瘙痒、皮疹、哮喘、药物热、过敏性休克。

【药物过量】

表现　鞘内注射剂量＞ 10mg/ 次时，可引起明显的脑膜刺激征（头痛、颈强、呕吐、发热伴脑脊液中蛋白质和细胞数增加），严重者发生下肢瘫痪、大小便失禁、抽搐等。

【相互作用】

（1）肌松药（包括去极化及非去极化肌松药）、吩噻嗪类药（丙氯拉嗪、异丙嗪等）、氨基糖苷类药、肌肉松弛作用明显的麻醉药（如恩氟烷）等　神经肌肉阻滞作用增强。

（2）地高辛　地高辛的作用增强。

## 第十五节　噁唑酮类

### 利奈唑胺 Linezolid

【其他名称】　莱勒唑利、利奈唑德、斯沃、Zyvox

【分类】　抗微生物药 \ 抗生素 \ 噁唑酮类

【制剂规格】　注射液　① 100ml : 200mg。② 200ml : 400mg。③ 300ml : 600mg。

片剂　① 200mg。② 400mg。③ 600mg。

口服悬浮液　5ml : 100mg。

【临床应用】

**说明书适应证**

治疗敏感菌引起的下列感染：

（1）耐万古霉素的屎肠球菌引起的感染，包括并发的菌血症。

（2）院内获得性肺炎。

（3）复杂性的皮肤和皮肤软组织感染。

（4）非复杂性的皮肤和皮肤软组织感染。

（5）社区获得性肺炎及伴发的菌血症。

【用法用量】

**说明书用法用量**

（1）万古霉素耐药的屎肠球菌感染及伴发的菌血症　600mg/ 次，q.12h，i.v./p.o.，连续 14~28d。

（2）复杂的皮肤和皮肤软组织感染、社区获得性肺炎及伴发的菌血症、院内获得性肺炎　600mg/次，q.12h，i.v./p.o.，连续10~14d。

（3）单纯性的皮肤和皮肤软组织感染　400mg/次，q.12h，p.o.，连用10~14d。

【禁忌证】

**说明书禁忌证**

对本药及其他成分过敏者。

【特殊人群用药】

**儿童**　不推荐本药经验性用于儿童患者的CNS感染。

**说明书用法用量**

（1）万古霉素耐药的屎肠球菌感染及伴发的菌血症　出生至11岁，10mg/(kg·次)，q.8h，i.v./p.o.，连用14~28d；≥12岁者，同成人。

（2）复杂的皮肤和皮肤软组织感染、社区获得性肺炎及伴发的菌血症、院内感染的肺炎　出生至11岁，10mg/（kg·次），q.8h，i.v./p.o.，连用10~14d；≥12岁者，同成人。

（3）单纯性的皮肤和皮肤软组织感染　＜5岁者，10mg/（kg·次），q.8h，p.o.，连用10~14d；5~11岁，10mg/（kg·次），q.12h，p.o.，连用10~14d；≥12岁者，600mg/次，q.12h，p.o.，连用10~14d。

（4）其他临床用法　出生＜7d的早产儿，初始剂量为10mg/（kg·次），q.12h，临床效果不佳时，应考虑10mg/（kg·次），q.8h。出生≥7d的新生儿，10mg/（kg·次），q.8h。

**老人**　据国外资料，不推荐调整剂量。

**孕妇**　慎用。只有当使用本药的潜在益处超过对胎儿的潜在风险时，才建议孕妇使用。美国FDA妊娠安全性分级为：C级。

**哺乳妇女**　慎用。

**肝功能不全者**　据国外资料，轻至中度肝功能不全者（Child-Pugh分级A或B）不推荐调整剂量。尚未评价本药在严重肝功能不全者的药动学。

**肾功能不全/透析者**　据国外资料，肾功能不全者不推荐调整剂量，但对于这类患者，本药的两种主要代谢物可能产生蓄积；对于透析者，建议透析前不给药或透析后给予补充剂量（如200mg）。

【注意】

（1）慎用　①有骨髓抑制病史者。②苯丙酮尿症。③类癌综合征。④未控制的高血压。⑤嗜铬细胞瘤。⑥未治疗的甲状腺功能亢进。(以上均选自国外资料)

（2）用药相关检查/监测项目　①建议在用本药治疗前，对所有的菌落进行药敏试验。②监测血常规。

【给药说明】

（1）给药条件　①本药仅用于确诊或高度怀疑敏感菌所致感染的治疗或预防。使用本药应严格限于适应证，避免广泛应用而使细菌耐药性发展。②从静脉给药改为口服时，不需调整剂量。③使用抑制骨髓的药物或慢性感染且已经或同时使用抗生素治疗者慎用本药。④口服含苯丙酮悬液(20mg/5ml)者慎用本药。⑤本药宜空腹或饭后服用，应避开高脂性饮食。⑥注射液应在30~120min内静脉输注。⑦所有用药疗程应根据感染部位和严重程度及患者对治疗的反应而定。⑧对起始治疗时应用本药注射液的患者，可根据临床情况，给予本药片剂或口服混悬液继续治疗。

（2）配伍信息　①不能将本药静脉输液袋串联在其他静脉给药通路中，不可在溶液中加入其他药物。如果本药注射液需与其他药物合用，应根据每种药物的推荐剂量和给药途径分别应用。如果同一静脉通路中几个药物依次给药，在应用本药注射液前后，须输注与本药注射液和其他药物可配伍的溶液。②可与GS、乳酸钠林格溶液、氯化钠注射液配伍。③与二性霉素B、氯丙嗪、磺胺甲基异噁唑、安定、红霉素、喷他脒、苯妥英钠和甲氧苄啶－磺胺甲基异噁唑物理性质不配伍。与头孢曲松钠合用可致两者化学性质不配伍。

（3）其他　①本药是目前对耐万古霉素肠球菌唯一有效的药物。②有高血压史者使用本药后应注意观察。③尚未对本药用于未控制的高血压、嗜铬细胞瘤、类癌综合征和未经治疗的甲亢患者进行研究。④在对照临床研究中，对于使用本药超过 28d 的安全性和有效性尚未进行评价。

【不良反应】

（1）心血管　高血压。

（2）神经　失眠、头晕、头痛、周围神经病、视神经病变。如发生周围神经病和视神经病，应进行用药与潜在风险的评价，以判断是否继续用药。

（3）内分泌 / 代谢　乳酸性酸中毒。

（4）血液　PLT、WBC 及中性粒细胞减少，骨髓抑制。对发生骨髓抑制或骨髓抑制发生恶化的患者，应考虑停药。

（5）消化　消化不良、恶心、腹泻、局限性腹痛、口腔白色念珠菌病、舌变色、便秘，ALT、AST、LDH、ALP、酯酶及淀粉酶变化，假膜性结肠炎。当明确诊断为假膜性结肠炎时，应采取适当的治疗措施。轻度者通常停药即可痊愈。中度至重度者，应考虑给予补液，补充电解质和蛋白质，并给予临床上对难辨梭菌有效的抗菌药物治疗。

（6）泌尿　BUN 和肌酐值变化。

（7）生殖　阴道念珠菌病。

（8）皮肤　皮疹、瘙痒症。

（9）眼　出现视敏度改变、色觉改变、视力模糊或视野缺损时，应及时进行眼科检查。对于所有长期（≥ 3 个月）使用本药及有新视觉症状者，不论其接受治疗时间的长短，应当进行视觉功能监测。

（10）其他　药物热、二重感染。如出现二重感染，应采取适当的措施。

【药物过量】

处理意见　建议应用支持疗法以维持肾小球的滤过。血液透析能加速本药的清除。尚无腹膜透析或血液滤过清除本药的资料。

【相互作用】

（1）度洛西汀、非莫西汀、帕罗西汀、氟西汀、氟伏沙明、曲唑酮、文拉法辛、舍曲林、奈法唑酮、齐美定、氟辛克生、西布曲明、西酞普兰、氯伏胺、依他普仑、圣约翰草等 5-HT 再摄取抑制药　可导致 CNS 毒性反应或 5-HT 综合征（高血压、高热、肌阵挛、精神意识改变）。两药的服用时间应间隔 14d。

（2）多巴胺、肾上腺素等肾上腺素能药物　本药可增强上述药的升压反应。故接受本药治疗者如需加用上述药物，应减小上述药的初始剂量，再逐渐递增以达理想疗效。

（3）苯丙醇胺、伪麻黄碱　可能导致血压正常的患者出现血压增高。故本药与含上述成分的药物（如鼻腔解充血药、感冒药）合用时应谨慎。

（4）华法林、苯妥英　不须改变给药方案。

（5）氨曲南、庆大霉素　本药及上述药的药动学特性均未改变。

（6）富含酪胺的食物或饮料　可能产生显著的升血压作用，应避免同用。

（7）某些含醇饮料（如啤酒、红酒等）可引起血压异常升高，应禁止合用。

## 第十六节　单环类

### 氨曲南
### Aztreonam

【其他名称】　氨曲安、氨噻酸单胺菌素、氨噻羧单胺菌素、阿兹曲南、单酰胺菌素、精氨酸氨曲南、噻肟单酰胺菌素、Azactam、Aztreonam and Arginine、Primbactam、Primbactin、Urobactam

【分类】　抗微生物药 \ 抗生素 \ 单环类

【抗菌谱】　敏感菌　大肠埃希菌、克雷伯

杆菌、沙雷杆菌、奇异变形杆菌、吲哚阳性变形杆菌、枸橼酸杆菌、流感嗜血杆菌、铜绿假单胞菌、某些肠杆菌属、淋球菌、脑膜炎双球菌等。

**不敏感 / 耐药菌** 对某些除铜绿假单胞菌以外的假单胞菌属和不动杆菌属的抗菌作用差；对葡萄球菌属、链球菌属等需氧革兰阳性菌以及厌氧菌无抗菌活性。

**【制剂规格】** **粉针剂** ① 0.5g。② 1g。③ 2g。

**注射液** ① 50ml : 1g。② 50ml : 2g。

**【临床应用】**

**说明书适应证**

（1）革兰阴性需氧敏感菌所致的多种感染，如败血症、下呼吸道感染、腹腔内感染、尿路感染、子宫内膜炎、盆腔炎、术后伤口及烧伤、溃疡等皮肤软组织感染等。

（2）医院内感染上述感染性疾病，如免疫缺陷患者的医院内感染。

**【用法用量】**

**1. 说明书用法用量**

单次剂量＞1g或败血症、其他全身严重感染或危及生命的感染应静脉给药，最高剂量8g/d。

（1）尿道感染 0.5~1g/ 次，q.8~12h，i.m./i.v./i.v.gtt.。

（2）中、重度感染 1~2g/ 次，q.8~12h，静脉给药。

（3）危及生命或铜绿假单胞菌严重感染 2g/ 次，q.6~8h，静脉给药。

**2. 其他用法用量**

［国外参考信息］

（1）一般用法 1~2g/ 次，q.8~12h，i.m./静脉给药。

（2）严重或致命的感染 2g/ 次，q.6~8h，i.m./ 静脉给药；Max：8g/d。

（3）泌尿道感染 0.5~1g/ 次，q.8~12h，i.m./ 静脉给药。

（4）革兰阴性杆菌性脑膜炎 2g/ 次，q.6h，静脉给药。

（5）囊性纤维化合并铜绿假单胞菌所致肺部感染 2g/ 次，q.8h，静脉给药，并联用阿米卡星。

**【禁忌证】**

**1. 说明书禁忌证**

对本药过敏者。

**2. 其他禁忌证**

对头孢他啶过敏者（国外资料）。

**【特殊人群用药】**

**儿童** 婴幼儿慎用。

**其他用法用量**

［国外参考信息］

（1）轻至中度感染 30mg/（kg · 次），q.8h，i.m./ 静脉给药。

（2）中至重度感染 30mg/（kg · 次），q.6~8h，i.m./ 静脉给药。Max：120mg/（kg·d）。

（3）继发于肠杆菌或铜绿假单胞菌感染的重度泌尿道感染 32~63mg/（kg · 次），q.12h，i.m.。

（4）囊性纤维化合并铜绿假单胞菌所致的肺部感染 50mg/（kg · 次），q.6h，静脉给药，联用阿米卡星。Max：6~8g/d。

（5）其他临床用法 ①早产儿，30mg/（kg · 次），q.8~12h，静脉给药。②极低体重新生儿，30mg/（kg· 次），q.12h，静脉给药。

**老人** 根据肾功能减退情况酌情减量。

**孕妇** 本药可透过胎盘，孕妇或可能怀孕的妇女用药应权衡利弊。美国 FDA 妊娠安全性分级为：B 级。

**哺乳妇女** 本药可经乳汁分泌，用药时应暂停哺乳。

**肝功能不全者** 肝功能不全者治疗期间应观察其动态变化。国外有研究报道，对稳定的原发性胆汁性肝硬化者不需调整剂量，而已确诊的稳定性酒精性肝硬化者应调整剂量。建议上述患者的初始剂量应减少 20%~25%。

**肾功能不全 / 透析者** 肾功能不全者需慎用，治疗期间应观察其动态变化。

**1. 说明书用法用量**

应根据 Ccr 调整剂量：Ccr 为 10~30ml/

min 者，起始量 1~2g，以后减半，q.6h/q.8h/q.12h。Ccr < 10ml/min 及血透者，起始量 0.5g、1g 或 2g，维持量为起始量的 1/4,q.6h/q.8h/q.12h。血透者，在每次透析后，除维持量外，另给予起始量的 1/8。

2. 其他用法用量

［国外参考信息］ 根据 Ccr 调整剂量：（1）Ccr > 80ml/min，使用常规剂量，用药间隔不变。（2）Ccr 为 30~80ml/min，用常规剂量的 1/2 或用药间隔延长 1 倍。（3）Ccr 为 10~29ml/min，用常规剂量的 1/3 或用药间隔延长 2 倍。（4）Ccr < 10ml/min，用常规剂量的 1/4 或用药间隔延长 3 倍。（5）血透者，静脉负荷剂量为常规剂量，然后在标准给药间隔给予 1/4 的负荷剂量；重度感染者，每次透析后追加 1/8 的负荷剂量以维持药效。（6）连续动静脉血透或连续静脉血透者，推荐每 8h 给药 1g。（7）连续门诊腹透者，推荐静滴的负荷剂量为常规剂量，然后每 8~12h 给予 1/4 的负荷剂量；当连续门诊腹透者存在敏感菌引起的腹膜炎时，推荐在静脉给予 1g 后，每 6h 腹膜内给药 0.5g。

【注意】

（1）慎用 ①对其他 β - 内酰胺类抗生素（如青霉素、头孢菌素）过敏者。②过敏体质者。

（2）交叉过敏 本药与青霉素类、头孢菌素类等其他 β - 内酰胺类药交叉过敏的发生率较低，但对其他 β - 内酰胺类药过敏者仍需慎用。

（3）对检验值 / 诊断的影响 Coombs 试验可呈阳性反应。

【给药说明】

（1）配伍信息 ①本药与萘夫西林、头孢拉定、万古霉素及甲硝唑呈配伍禁忌。②下列溶液可作本药的溶解稀释液：灭菌注射用水、等渗氯化钠注射液、林格液、乳酸钠林格液、5%~10%GS、葡萄糖 / 氯化钠注射液等；用于肌注时，还可用含苯甲醇的氯化钠注射液作溶剂。③肌注液的配制：每 1g 本药至少加入 3ml 注射用水或 NS 溶解后作深部肌注。④静注液配制：每 1g 本药加溶液 6~10ml 溶解，3~5min 内缓慢注射。⑤静滴液配制：每 1g 药物，先加入至少 3ml 灭菌注射用水溶解，再加入至少 100mlNS、5% 或 10%GS 或林格注射液中稀释；最高浓度不超过 2%，滴注时间宜为 20~60min。⑥本药溶解后应尽快使用，配制溶液不宜久置，且室温下保存不宜> 24h，冷冻保存不宜> 72h。

（2）其他 考虑到抗生素可能引起的假膜性肠炎，用药期间应注意腹泻症状。

【不良反应】

（1）心血管 心悸、低血压、一过性心电图变化（室早二联律和 PVC）。

（2）神经 头晕、头痛、眩晕、失眠、癫痫、感觉异常、震颤。

（3）精神 精神错乱。

（4）血液 血小板减少、白细胞减少、中性粒细胞减少、贫血。

（5）消化 胃肠道症状：腹痛、腹泻、恶心、呕吐、味觉改变、口腔溃疡、舌麻木、口腔异味、假膜性结肠炎、难辨梭菌腹泻（包括假膜性肠炎和消化道出血）；暂时性肝功能损害（血清 ALT、AST、LDH 值升高）。

（6）呼吸 咳嗽、哮喘、胸闷、呼吸困难、胸痛、喉水肿。

（7）泌尿 大剂量用药：肾功能损害（血肌酐值暂时性升高）。

（8）生殖 阴道念珠菌病和阴道炎。

（9）骨骼肌肉 肌痛。

（10）皮肤 中毒性表皮坏死松解症、紫癜、多形性红斑、剥脱性皮炎、荨麻疹、瘙痒和剥脱性皮炎。

（11）耳 耳毒性。

（12）其他 ①全身性损害：寒战、发热、乏力、不适、出汗、面部潮红。②过敏反应：过敏性休克、血管神经性水肿、支气管痉挛和过敏样反应；③静脉给药可发生静脉炎或血栓性静脉炎，肌内注射可产生局部不适或肿块。二重感染。

**【药物过量】**

处理意见　尚未见本药过量的报道，血透和腹透将有助于本药的清除。

**【相互作用】**

（1）丙磺舒或磺胺　本药的血药浓度明显升高。

（2）头孢西丁　在体外和体内均有拮抗作用。

（3）氨基糖苷类抗生素　特别是氨基糖苷类药物使用量大或治疗期长时，应监测肾功能。

（4）利尿药　肾毒性增加。

（5）萘夫西林、氯唑西林、红霉素、万古霉素等　药效方面不相互干扰。

# 第十七节　其他抗生素

## 磷霉素
## Fosfomycin

**【其他名称】** 福赐美仙、磷霉素钙、磷霉素钠、维尼康、Fonofos、Forapyl、Fosfocin、Fosfocina、Fosfomycin Calcium、Fosfomycin Disodium、Fosfomycin Sodium、Fosfonomycin、Fosmicin、Fosmicin Sodium、Monuril、Neofocin、Phosphonomycin、Selemicina

**【分类】** 抗微生物药\抗生素\其他抗生素

**【抗菌谱】** 敏感菌　本药抗菌谱广，对多种革兰阳性菌和革兰阴性菌具抗菌作用。对金黄色葡萄球菌、表皮葡萄球菌、大肠埃希菌、沙雷菌属、志贺菌属等有较高抗菌活性。对铜绿假单胞菌、肺炎链球菌及其他链球菌、肺炎克雷伯菌、产气肠杆菌、变形杆菌属、弧菌属、气单胞菌属等具一定抗菌活性。对淋病奈瑟菌、脑膜炎奈瑟菌、伤寒沙门菌及部分厌氧菌有抗菌作用。

**不敏感/耐药菌**　耐药菌：脆弱类杆菌属和厌氧革兰阳性球菌。

**【制剂规格】** 片剂（钙盐）① 0.1g。② 0.2g。③ 0.5g。

**胶囊**（钙盐）① 0.1g。② 0.125g。③ 0.2g。④ 0.25g。⑤ 0.5g。

**散剂**（氨丁三醇盐）5.631g（含磷霉素酸 3g）。

**粉针剂**（钠盐）① 1g。② 2g。③ 3g。④ 4g。

**【临床应用】**

**说明书适应证**

（1）口服用于治疗敏感菌所致急性单纯性膀胱炎和肠道感染。

（2）注射剂用于敏感菌所致的呼吸道感染、皮肤软组织感染、肠道感染、泌尿系统感染、败血症、腹膜炎、脑膜炎、骨髓炎、眼科感染及妇科感染（如子宫附件炎、子宫内感染、盆腔炎）等。可与其他抗生素联合治疗由敏感菌所致重症感染。也可与万古霉素或去甲万古霉素合用治疗耐甲氧西林金葡菌（MRSA）感染。

**【用法用量】**

**1. 说明书用法用量**

**一般用法**　（1）0.5~1g/次（以磷霉素计，下同），qid.，p.o.。（2）4~12g/d，严重感染可增至 16g/d，分 2~3 次静滴。

**2. 其他用法用量**

［国内参考信息］

（1）尿路感染等轻症感染　2~4g/d，分 3~4 次口服。

（2）中度或重度系统感染　4~12g/d，严重感染可增至 16g，分 2~3 次静滴或缓慢静注。

（3）其他临床用法　2~8g/d，分 3~4 次肌注。

［国外参考信息］

（1）单纯性泌尿道感染　单剂 3g，p.o.。

（2）有症状的复杂性下泌尿道感染　3g/次，qd.，p.o.，连续用药 3d。

（3）其他临床用法　① 2~4g/d，分 3~4 次肌注。②也可 2~4g/d，分 3~4 次静注或静滴；重度感染时，静脉给药可达 16g/d。

**【禁忌证】**

**说明书禁忌证**

（1）对本药过敏者或有过敏史者。

（2）本药注射制剂说明书认为，＜5 岁儿童禁用。

**【特殊人群用药】**

**儿童**　应用本药的安全性尚不明确，低体重出生儿、新生儿慎用。另有说明书认为，＜5 岁小儿禁用，＞5 岁儿童慎用并减量。

**1. 说明书用法用量**

**一般用法**　（1）50~100mg/（kg·d），分 3~4 次口服。（2）100~300mg/（kg·d），分 2~3 次静滴。

**2. 其他用法用量**

［国内参考信息］　50~200mg/（kg·d），分 3~4 次肌注。

［国外参考信息］　婴儿，单剂口服 1g。＞1 岁儿童，单剂口服 2g。

**老人**　对于心脏、肾功能不全、高血压等对钠的摄取有限制的老年患者，确定剂量时应慎重。国外资料表明，Ccr＞50ml/min 的老年患者不需调整剂量。

**孕妇**　本药可透过胎盘屏障，孕妇慎用。美国 FDA 妊娠安全性分级为：B 级。

**哺乳妇女**　本药可通过乳汁排泄，哺乳期应避免使用，必须用药时应暂停哺乳。

**肝功能不全者**　慎用。据国外资料，肝功能不全者不需调整剂量。

**肾功能不全 / 透析者**　肾功能不全者慎用本药钠盐。

**其他用法用量**

［国外参考信息］　肾功能不全者应减量，但尚无具体的剂量调整方案。

（1）血透者　血透可有效清除本药，推荐每次血透后补充给药 1 次。

（2）CAPD 者的腹膜炎　腹腔内给予本药，无尿患者有效剂量为每 48h 给药 1g，Ccr＞5ml/min 者有效剂量为每 36h 给药 1g。

**【注意】**

（1）慎用　①心功能不全者（慎用本药钠盐）。②高血压患者（慎用本药钠盐）。

（2）用药相关检查 / 监测项目　用量较大时应监测肝、肾功能。

**【给药说明】**

（1）给药条件　①本药静滴速度宜缓慢，每次静滴时间应在 1~2h 以上。不推荐用于静注。②本药用于严重感染时除需采用较大剂量外，还需与其他抗生素如 β－内酰胺类或氨基糖苷类药合用。用于金葡菌感染时，也应与其他抗生素合用。③本药肌注疼痛较剧，需加用局麻药；临床已基本不采用肌注给药。

（2）配伍信息　①磷霉素与钙、镁等金属盐及抗酸药呈配伍禁忌。②静脉用药时，应将 4g 磷霉素溶于至少 250ml 液体中，滴注速度不宜过快，以减少静脉炎的发生。静滴液的配制：先用适量灭菌注射用水溶解本药，再以 5%GS 或 NS 250~500ml 稀释后静滴。

（3）其他　本药钠盐 1g 含 0.32g 钠。

**【不良反应】**

（1）心血管　快速及大剂量滴注：静脉炎。

（2）神经　头痛、眩晕、嗜睡等。

（3）内分泌 / 代谢　胃肠外用药：血钠水平升高，致高钠血症。

（4）血液　嗜酸性粒细胞增多，周围血 RBC、血小板一过性降低，WBC 降低。

（5）消化　假膜性肠炎、ALT 及 AST 升高等。口服：轻度胃肠道症状（如恶心、呕吐、食欲减退、中上腹不适、稀便或轻度腹泻等），一般不影响继续用药。

（6）泌尿　尿失禁。

（7）生殖　阴道炎。

（8）其他　皮疹、皮肤瘙痒、呼吸困难、哮鸣、眩晕等过敏反应症状，极个别患者可能出现过敏性休克，一旦出现呼吸困难、胸闷、血压下降、紫绀、荨麻疹等症状时应立即停药，并及时采取抢救措施。肌注时局部疼痛明显。

**【相互作用】**

（1）钙盐或抗酸药　本药的吸收降低。

（2）甲氧氯普胺及其他胃肠动力药　本药血药浓度降低。

（3）ADP 介导的血小板凝集药　本药在体外可抑制 ADP 介导的血小板凝集，剂量加大时更显著，但临床尚未见引起出血的报道。

（4）葡萄糖 –6– 磷酸盐　培养基中葡萄糖和（或）磷酸盐易干扰且减弱本药体外抗菌活性，加入少量葡萄糖 –6– 磷酸盐可增强本药药效。

（5）氨基糖苷类药　有协同抗菌作用，并可减少或延迟细菌耐药性的产生。

（6）β – 内酰胺类药　对金葡菌（包括甲氧西林耐药金葡菌）、铜绿假单胞菌有协同抗菌作用，并可减少或延迟细菌耐药性的产生。

## 达托霉素
## Daptomycin

**【其他名称】** 克必信、Cidecin、CUBICIN

**【分类】** 抗微生物药 \ 抗生素 \ 其他抗生素

**【抗菌谱】** **敏感菌**　革兰阳性菌，如糖肽敏感葡萄球菌、甲氧西林耐药的肠球菌、甲氧西林敏感和耐药的金葡菌、凝固酶阴性葡萄球菌、苯唑青霉素耐药的金葡菌和表皮葡萄球菌、青霉素敏感和耐药的肺炎链球菌、草绿色链球菌、化脓性链球菌、无乳链球菌、C 族和 G 族链球菌、嗜酸性乳酸杆菌、嗜酪蛋白乳酸杆菌鼠李糖亚种，万古霉素敏感和耐药的粪肠球菌。

**不敏感 / 耐药菌**　对单核细胞增多性李斯特杆菌效果较差，对革兰阴性病原体无效。

**【制剂规格】** 粉针剂　① 250mg。② 500mg。

**【临床应用】**

**其他临床应用**

复杂性皮肤及软组织感染（国外资料）。

**【用法用量】**

**其他用法用量**

［国外参考信息］

（1）复杂性皮肤软组织感染　通常 4mg/（kg · 次），q.24h，静脉给药，连用 7~14d。

（2）革兰阳性病原体感染　试验剂量 4~6mg/（kg · 次），qd.，静脉给药。有报道对骨髓移植患者的白色念珠菌血症，6mg/kg，qd.。

**【禁忌证】**

**其他禁忌证**

对本药过敏者（国外资料）。

**【特殊人群用药】**

**儿童**　用药安全性、有效性尚未确定。

**孕妇**　慎用。美国 FDA 妊娠安全性分级为：B 级。

**哺乳妇女**　慎用。

**肝功能不全者**　据国外资料，中度肝功能不全者不需调整剂量，严重者用药的安全性尚无研究。

**肾功能不全 / 透析者**　据国外资料，肾功能不全者慎用。

**其他用法用量**

［国外参考信息］（1）Ccr ≥ 30ml/min，4mg/（kg · 次），q.24h；Ccr ＜ 30ml/min，4mg/（kg · 次），q.48h。（2）个例报道：早期肾功能损害的肠膜样白色念珠菌血症（Ccr 为 55ml/min），给 400mg 负荷量后，继以 4.5mg/kg，q.36h；肾功能恢复后（第 9 日），增至 6mg/（kg·d）。（3）血透：推荐血透后 4mg/kg，q.48h。（4）连续非卧床腹透：推荐 4mg/kg，q.48h。

**【注意】**

（1）慎用　有肌肉骨骼病史者（有可能恶化）（国外资料）。

（2）用药相关检查 / 监测项目　定期检查血常规、肾功能、血生化、CPK。

【给药说明】

（1）配伍信息　静脉给药时，将本药稀释于 NS，给药时间持续 30min。

（2）其他　本药组织穿透性弱，即使高剂量对深层感染（如心内膜炎、骨感染）疗效也可能不佳。

【不良反应】

（1）心血管　低血压、高血压、水肿、心衰、室上性心律失常。

（2）神经　头昏、头痛、失眠、眩晕、感觉异常。

（3）精神　焦虑、意识紊乱。

（4）内分泌 / 代谢　低血钾、高血糖、低血镁、血清碳酸盐增加、电解质紊乱。

（5）血液　贫血、WBC 增多、血小板减少（或增多）、嗜酸性粒细胞增多。

（6）消化　①恶心、呕吐、腹泻、便秘、消化不良、腹痛、食欲下降、口腔炎、腹胀。②肝功能异常，如 ALP 和 LDH 升高、黄疸。

（7）呼吸　呼吸困难。

（8）泌尿　肾衰竭。

（9）骨骼肌肉　肢体痛、关节痛、肌痛、肌痉挛、肌无力、骨髓炎。

（10）皮肤　皮疹、瘙痒、湿疹。

（11）其他　过敏反应、注射部位反应、发热。

【相互作用】

（1）庆大霉素、阿米卡星　有协同抗葡萄球菌、肠球菌的作用。

（2）HMG-CoA 还原酶抑制药　肌病的风险增加。

## 夫西地酸
## Fusidic Acid

【其他名称】　奥络、夫司名、夫西地酸钠、富希酸、褐霉素、褐霉酸、褐霉素钠、立思丁、梭链孢酸、梭链孢酸钠、甾酸霉素、Fucidin、Fucithalmic、Fusidate Sodium、Phudicin、Ramycin

【分类】　抗微生物药 \ 抗生素 \ 其他抗生素

【抗菌谱】　**敏感菌**　革兰阳性菌、奈瑟球菌、结核杆菌抗菌活性较强；对链球菌属（包括肺炎双球菌）和棒状杆菌。

**不敏感 / 耐药菌**　对多数革兰阴性菌无效。

【制剂规格】　片剂　250mg。

**粉针剂（钠盐）**　① 125mg。② 500mg。

**粉针剂（二乙醇胺盐）**　580mg。

**混悬液**　5ml：250mg。

**软膏**　游离酸含量 2%。

**乳膏**　① 5g：100mg。② 10：200mg。③ 15g：300mg。

【临床应用】

**说明书适应证**

（1）敏感菌（尤其是葡萄球菌）引起的感染，如骨髓炎、败血症、心内膜炎，反复感染的囊性纤维化、肺炎、皮肤及软组织感染，外科及创伤性感染等。

（2）外用制剂用于敏感菌引起的皮肤感染，包括脓疱疮、疖、痈、甲沟炎、创伤感染、须疮、汗腺炎、红癣、毛囊炎、寻常性痤疮。适用于面部和头部等部位的感染而无碍外观。

【用法用量】

**1. 说明书用法用量**

**一般用法**　（1）500mg/ 次，tid.，i.v.gtt.。Max：2000mg/d。（2）也可局部给药，涂于患处，2~3 次 /d，一般疗程为 7d。治疗痤疮时可根据需要延长疗程。

**2. 其他用法用量**

［国内参考信息］　500mg/ 次，tid.，p.o.；重症者用量加倍。

［国外参考信息］　500mg/ 次（片剂）或 738mg/ 次（15ml 混悬液），tid.，p.o.。重症感染剂量加倍。皮肤和软组织感染，最小疗程为 1~2 周；急性骨髓炎，最小疗程为 2~4 周；慢性骨髓炎，疗程需达数月；败血

症及肺炎，疗程至少需 2~4 周；心内膜炎，疗程为 1~2 个月。

【禁忌证】

**说明书禁忌证**

对本药过敏者。

【特殊人群用药】

**儿童** 新生儿慎用，以免引起胆红素脑病。

**1. 说明书用法用量**

**一般用法** 20mg/(kg·d)，分 3 次静滴。

**2. 其他用法用量**

［国内参考信息］ ＜1 岁，50mg/(kg·d)，分 3 次口服；1~5 岁，250mg/ 次，tid.，p.o.；5~12 岁，口服剂量参考成人用法用量。

［国外参考信息］（1）6~12 岁，492mg/（kg·次），tid.，p.o.，重症可加倍；1~5 岁，246mg/（kg·次），tid.，p.o.；＜1 岁，49mg/（kg·d），分 3 次口服。（2）新生儿也可静滴，1.7mg/（kg·次），q.8h，每次给药时间应＞2 小时。

**老人** 目前尚无老年人用药的禁忌报道。

**孕妇** 本药可透过胎盘，且存在致胆红素脑病的可能性，妊娠晚期应避免使用本药。

**哺乳妇女** 乳汁中本药浓度低，哺乳妇女可使用本药，但禁止局部用于乳房部位。

**肝功能不全者** 据国外资料，黄疸及肝功能不全者慎用。

**肾功能不全 / 透析者** 无需调整剂量。

【注意】

用药相关检查 / 监测项目 （1）长期大剂量用药或联用其他排泄途径类似的药物（如林可霉素或利福平）时，对肝功能不全和胆道异常的患者应定期检查肝功能。（2）血清胆红素浓度。

【给药说明】

（1）给药条件 ①本药可用于对其他抗生素禁忌者，如对青霉素或其他抗生素过敏者。对因严重或深部感染而需长时间用药时，建议与其他抗葡萄球菌药物联用以减少耐药菌的产生。②本药可与食物同服，以减轻胃肠道症状。③本药混悬液制剂的用量应高于片剂。④本药静脉制剂用于不宜口服给药或胃肠道吸收不良者。⑤未经稀释的本药溶液不得直接静注。为避免局部组织损伤，本药亦不得肌注或皮下注射。⑥本药外用制剂（乳膏或软膏）不能长时间、大面积使用。

（2）配伍信息 ①本药静脉用溶液不能与卡那霉素、庆大霉素、万古霉素、头孢噻啶或羟苄青霉素混合。亦不可与全血、氨基酸溶液或含钙溶液混合。②静脉给药时，本药粉针剂 500mg 须先用 10ml 缓冲液溶解，再用 NS 或 5%GS 稀释至 250~500ml，缓慢滴注（不应少于 2~4 小时）至血流良好、直径较大的静脉，或中心静脉插管输入。③当配制溶液的 pH 值＜7.4 时，本药将沉淀使溶液呈乳状，此时即不能使用。④静滴液配好后应在 24 小时内用完。

（3）其他 本药软膏对眼结膜有刺激作用，应尽量避免在眼周使用。

【不良反应】

（1）心血管 静脉给药：血栓性静脉炎和静脉痉挛。

（2）神经 眩晕。

（3）精神 精神异常。

（4）血液 WBC、血小板、中性粒细胞减少。

（5）消化 胃肠道反应为本药最常见的不良反应：恶心、呕吐、上腹痛、食欲减退、腹泻、消化不良等；可逆性黄疸（主要见于大剂量静脉给药，尤其是严重金葡菌性菌血症患者）；据报道，1.5~3g/d 时可能出现可逆性氨基转移酶增高。停药后血清胆红素和肝功能可恢复正常。

（6）皮肤 局部外用：皮肤过敏症状，包括接触性皮炎、皮疹、红斑、瘙痒等；黑棘皮病、湿疹、紫癜、表皮坏死。有迟发性过敏反应（慢性皮炎）的报道。用药中若出现过敏反应，应立即停药。

**【相互作用】**

（1）利托那韦　相互抑制代谢，两者血药浓度均明显升高，肝毒性增加。

（2）沙奎那韦　相互抑制代谢，两者血药浓度明显升高，致肝酶浓度升高和黄疸。

（3）阿托伐他汀　相互抑制代谢，两者血药浓度明显升高，肌酸激酶浓度上升，出现肌无力、疼痛。

（4）香豆素类药　偶有报道本药可增强香豆素类药物的抗凝血作用。

（5）耐青霉素酶的青霉素类、头孢菌素类、红霉素、氨基糖苷类、林可霉素、利福平或万古霉素　本药可与上述药联合使用，可获得相加或协同的抗菌效果。

（6）食物　本药的 $t_{max}$ 和 $C_{max}$ 受影响，但对生物利用度无影响。

# 第二章 合成抗菌药

## 第一节 磺胺类

### 磺胺嘧啶
### Sulfadiazine

【其他名称】 大力克、地亚净、磺胺哒嗪、磺胺嘧啶钠、Sulfadiazine Sodium

【分类】 抗微生物药\合成抗菌药\磺胺类

【抗菌谱】 敏感菌 本药对多数革兰阳性菌、革兰阴性菌具有抗菌活性。革兰阳性菌：链球菌、肺炎链球菌、葡萄球菌、炭疽杆菌、破伤风杆菌及部分李斯特菌。革兰阴性菌：脑膜炎奈瑟菌、淋球菌、流感嗜血杆菌、鼠疫杆菌、大肠埃希菌、伤寒杆菌、痢疾杆菌、布鲁杆菌、霍乱弧菌、奇异变形杆菌等。衣原体、放线菌、疟原虫、星形奴卡菌和弓形虫等。

【制剂规格】 片剂 0.5g。

注射液（钠盐） ① 2ml∶0.4g。② 5ml∶1g。

粉针剂（钠盐） ① 0.4g。② 1g。

混悬液 10%（g/ml）。

软膏 ① 5%。② 10%。

眼膏 5%。

【临床应用】

1. 说明书适应证

（1）防治敏感脑膜炎奈瑟菌所致的流行性脑膜炎。

（2）敏感菌所致的急性支气管炎、轻症肺炎、中耳炎及皮肤软组织感染。

（3）星形奴卡菌病。

（4）沙眼衣原体所致宫颈炎、尿道炎及新生儿包涵体结膜炎（次选药物）。

（5）对氯喹耐药的恶性疟疾（辅助用药）。

（6）鼠弓形虫引起的弓形虫病（联合乙胺嘧啶）。

2. 其他用法用量

［国内参考信息］

眼用制剂用于敏感菌所致眼部感染。

【用法用量】

1. 说明书用法用量

（1）一般感染 1g/次，bid.，p.o.，首剂加倍。

（2）严重感染 如流行性脑膜炎，首剂 50mg/kg，维持量 100mg/（kg·d），分 3~4 次 i.v.gtt./i.v.（缓慢）。

（3）预防流行性脑膜炎 1g/次，bid.，p.o.，疗程 2d。

2. 其他用法用量

［国内参考信息］

（1）一般感染 静脉给药，1~1.5g/次，3~4.5g/d。

（2）治疗流行性脑膜炎 首剂 2g，维持量 1g/次，qid.，p.o.。

（3）眼部感染 眼膏，涂于下眼睑内，一次适量，bid.，其中一次于睡前用。

［国外参考信息］

（1）中耳炎、疟疾 起始负荷量 2~4g，p.o.；维持量 2~4g/d，分 3~6 次给药。

（2）预防风湿热 体重＞30kg，常用量 1g/d，p.o.；＜30kg，0.5g/d，p.o.。

（3）弓形虫病 1~2g/次，qid.，p.o.，联用乙胺嘧啶（25~100mg/d）。疗程 3~4 周。

（4）治疗严重流行性脑膜炎 首剂负荷量，静脉给 2~3g；以后 1g/次，qid.，连用 2d；此后继续服药维持。

【禁忌证】

说明书禁忌证

（1）对本药或其他磺胺类药过敏者。

（2）严重肝肾功能不全。

（3）孕妇、哺乳妇女、＜2个月的婴儿。

【特殊人群用药】

**儿童** ＜2个月婴儿禁用。

**1. 说明书用法用量**

（1）一般感染 ①＞2个月者，首剂服50~60mg/kg（总量≤2g），以后25~30mg/(kg·次)，bid.。② 50~75mg/(kg·d)，i.v.gtt./i.v.（缓慢），分2次给药。

（2）预防流行性脑膜炎 500mg/d，分次服用，疗程2~3d。

（3）治疗流行性脑膜炎 100~150mg/(kg·d)，分3~4次i.v.gtt./i.v.（缓慢）。

**2. 其他用法用量**

［国外参考信息］

（1）一般用法 ＞2个月者，首剂服75mg/kg，以后150mg/(kg·d)，分4~6次服。Max：6g/24h。

（2）预防风湿热 体重＞30kg，1g/d，p.o.；＜30kg，0.5g/d，p.o.。

（3）弓形虫病 25~50mg/(kg·次)，qid.，p.o.。治疗先天性弓形虫病，本药辅助乙胺嘧啶用药。

（4）治疗严重流行性脑膜炎 首剂静脉给50mg/kg，以后100mg/(kg·d)，分4次静脉给药。

**老人** 避免用，确有指征需权衡利弊。

**孕妇** 避免用。美国FDA妊娠安全性分级为：B级（妊娠早、中期）和D级（妊娠晚期）。

**哺乳妇女** 不宜用。

**肝功能不全者** 严重肝功能不全者禁用。

**肾功能不全/透析者** 严重肾功能不全者禁用。

【注意】

（1）慎用 ① G-6PD缺乏。② AIDS。③血卟啉病。④休克。⑤失水。⑥过敏体质者避免使用。

（2）交叉过敏 ①对其他磺胺类药过敏者，对本药也可能过敏。②对呋塞米、砜类、噻嗪类利尿药、磺脲类、碳酸酐酶抑制药过敏者，对本药也可能过敏。

（3）用药相关检查/监测项目 ①血常规，尤其是接受长疗程治疗者。②治疗期间定期检查尿常规（每2~3d检查1次）。③肝、肾功能。

【给药说明】

（1）给药条件 ①本药注射制剂仅用于重症患者，且不宜做皮下、鞘内或肌注。②治疗严重感染时需较大剂量静脉给药，病情改善后应尽早改为口服。③服药时宜同时服用等量碳酸氢钠，并多饮水。④用药＞1周者，应同时给予B族维生素；服用本药对Vit K的需要量也增加。⑤本药不推荐用于治疗尿路感染。

（2）配伍信息 ①配伍禁忌：碳酸氢钠、5%GS。②本药注射液需用灭菌注射用水或等渗氯化钠注射液稀释，静注时浓度应＜5%；静滴时浓度约为1%（稀释20倍），混匀后使用。

（3）其他 本药不宜用于A组溶血性链球菌所致扁桃体炎或咽炎以及立克次体病、支原体感染的治疗。

【不良反应】

（1）神经 胆红素脑病（尤新生儿）、定向力障碍等CNS毒性症状。

（2）精神 精神错乱、幻觉、欣快、忧郁。

（3）内分泌/代谢 甲状腺肿大、甲状腺功能减退。

（4）血液 ① G-6PD缺乏者：溶血性贫血及Hb尿，新生儿、小儿多见。②粒细胞减少/缺乏、血小板减少、再障。

（5）消化 恶心、呕吐、食欲减退、腹泻，一般不影响继续用药。假膜性肠炎、黄疸、肝功能减退、急性重型肝炎。

（6）泌尿 结晶尿、血尿、少尿、尿痛、尿毒症、间质性肾炎或肾小管坏死。

（7）皮肤 过敏：药疹、渗出性多形性红斑、剥脱性皮炎、大疱表皮松解症。

（8）眼 眼部红、痛等刺激症状，长期

使用：眼干、涩。

（9）其他　过敏：光敏反应、药物热、关节及肌肉疼痛、发热等血清病样反应。

【药物过量】

剂量　磺胺血药浓度不应＞200μg/ml，否则不良反应发生率增加。

【相互作用】

（1）尿液碱化药　本药在碱性尿中的溶解度增加，排泄增多。

（2）氨苯甲酸　相互拮抗。

（3）青霉素类药　青霉素类药杀菌作用被干扰，避免同用。

（4）环孢素　环孢素药效降低。

（5）雌激素类避孕药　长时间同用可降低避孕药药效，增加经期外出血的危险。

（6）磺吡酮　本药血药浓度升高，作用时间延长，毒性增强。

（7）甲氧嘧啶　提高抗菌活性。

（8）口服抗凝药（如华法林）、口服降血糖药（如甲苯磺丁脲）、甲氨蝶呤、苯妥英钠（或磷苯妥英）和硫喷妥钠、保泰松　上述药作用时间延长或毒性增加。

（9）光敏感药（如卟吩姆钠）　光敏感作用相加。

（10）骨髓抑制药、溶栓药、肝毒性药　上述药不良反应增强或发生率提高。

（11）乌洛托品　发生结晶尿的危险性增加。

（12）Vit C 等酸性药　析出结晶。

## 复方磺胺甲噁唑

## Compound Sulfamethoxazole

【其他名称】百炎净、复方磺胺甲基异噁唑、复方新明磺、复方新诺明、磺胺甲噁唑/甲氧苄啶、抗菌优、摩门妥、诺德菲、诺达明、欧林、玉安立清、Bactrim、Septra

【成分】磺胺甲噁唑（SMZ）、甲氧苄啶（TMP）

【分类】抗微生物药\合成抗菌药\磺胺类

【抗菌谱】敏感菌　抗菌谱广，对多数革兰阳性菌和革兰阴性菌具有抗菌活性，但目前常见病原菌，如肺炎链球菌、化脓性链球菌、金葡菌、大肠埃希菌、流感嗜血杆菌等耐药菌株增多。对肺孢子菌有作用。也可抑制诺卡菌属、霍乱弧菌、沙眼衣原体等病原体的生长。在体外，对星形奴卡菌、原虫、弓形虫、肺孢子菌等也具良好的抗微生物活性。

【制剂规格】片剂　0.5g（每片含 SMZ 400mg，TMP 80mg）。

**分散片**　0.5g（每片含 SMZ 400mg，TMP 80mg）。

**小儿用分散片**　每片含 SMZ 100mg，TMP 20mg。

**注射液**　① 2ml（含 SMZ 400mg，TMP 80mg）。② 5ml（每 1ml 含 SMZ 400mg，TMP 80mg）。

【临床应用】

**1. 说明书适应证**

（1）敏感菌所致尿路感染、成人慢性支气管炎急性发作、＞2 岁儿童急性中耳炎。

（2）伤寒等沙门菌感染，志贺菌属敏感菌株所致的肠道感染，产肠毒素大肠埃希菌所致旅游者腹泻等。

（3）防治肺孢子菌肺炎（本药为治疗首选）。

（4）预防脑膜炎奈瑟菌性脑膜炎。

**2. 其他临床应用**

皮肤化脓性感染等。

【用法用量】

**1. 说明书用法用量**

（1）细菌感染　1g（SMZ 800mg，TMP 160mg）/次，q.12h，p.o.。慢性支气管炎急性发作的疗程至少 10~14d；尿路感染疗程为 7~10d；细菌性痢疾疗程为 5~7d。

（2）肺孢子菌肺炎　一次用药含 SMZ 18.75~25mg/kg、TMP 3.75~5mg/kg，q.6h，p.o.。疗程 14~21d。

（3）预防用药　初次 SMZ 800mg 和

TMP 160mg，bid.，p.o.；继服相同量，qd. 或 3 次 / 周。

**2. 其他用法用量**

［国内参考信息］

（1）细菌感染　静滴：①一次用药含 TMP 2~2.5mg/kg、SMZ 10~12.5mg/kg，q.6h。②一次用药含 TMP 2.7~3.3mg/kg、SMZ 13.3~16.7mg/kg，q.8h。③一次用药含 TMP 4~5mg/kg、SMZ 20~25mg/kg，q.12h。

（2）寄生虫感染（如肺孢子菌肺炎）一次用药含 SMZ 18.75~25mg/kg、TMP 3.75~5mg/kg，q.6h，i.v.gtt.；或一次用药含 SMZ 25~33.3mg/kg、TMP 5~6.7mg/kg，q.8h，i.v.gtt.。

（3）其他临床用法　2ml（SMZ 400mg、TMP 80mg）/ 次，bid.，i.m.。

**【禁忌证】**

**说明书禁忌证**

（1）对 SMZ、TMP 或其他磺胺类药过敏者。

（2）高度过敏体质者。

（3）巨幼细胞性贫血。

（4）严重肝、肾功能损害。

（5）孕妇、哺乳妇女。

（6）＜ 2 个月婴儿（包括早产儿）。

**【特殊人群用药】**

**儿童**　＜ 2 个月婴儿（包括早产儿）禁用。儿童用量酌减。＞ 2 个月小儿可静滴，治疗剂量参照成人常用量按体重计算。

**说明书用法用量**

（1）细菌感染　＞ 2 个月小儿，体重＜ 40kg 者，一次用药含 SMZ 20~30mg/kg、TMP 4~6mg/kg，q.12h，p.o.；＞ 40kg 者，同成人常用量。急性中耳炎疗程 10d，慢性支气管炎急性发作疗程≥ 10~14d；尿路感染疗程 7~10d；细菌性痢疾的疗程 5~7d。

（2）真菌感染（如肺孢子菌肺炎）＞ 2 个月小儿，一次用药含 SMZ 18.75~25mg/kg、TMP 3.75~5mg/kg，q.6h，p.o.；疗程 14~21d。

**老人**　避免用，确有应用指征时权衡利弊。

**孕妇**　避免用。美国 FDA 妊娠安全性分级为：C 级。

**哺乳妇女**　禁用。

**肝功能不全者**　轻、中度肝功能不全者慎用，严重者禁用。

**肾功能不全 / 透析者**　轻、中度肾功能不全者慎用，严重者禁用。

**其他用法用量**

［国内参考信息］（1）Ccr ＞ 30ml/min，使用常规剂量。（2）成人 Ccr 为 15~30ml/min，儿童 Ccr 为 20~30ml/min 时，使用常规剂量的 1/2。（3）成人 Ccr ＜ 15ml/min，儿童 Ccr ＜ 20ml/min 时，禁用。

**【注意】**

（1）慎用　① G-6PD 缺乏。② AIDS。③叶酸缺乏性血液系统疾病。④血卟啉病。⑤休克。⑥失水。

（2）交叉过敏　①对其他磺胺类药过敏者，也可能对本药过敏。②对呋塞米、砜类、噻嗪类利尿药、磺脲类、碳酸酐酶抑制药过敏者，对磺胺类药也可能过敏。

（3）用药相关检查 / 监测项目　①较长疗程用药应检查血常规。②长疗程 / 高剂量治疗：定期尿液检查，每 2~3d 查尿常规 1 次。③用药中应进行肝、肾功能检查。④严重感染者应测定血药浓度，总磺胺血药浓度≤ 200μg/ml。

**【给药说明】**

（1）给药条件　①治疗细菌感染时需参考药敏结果。②不宜用于中耳炎的预防、长程治疗，不宜用于治疗 A 组溶血性链球菌所致扁桃体炎、咽炎，以及立克次体病、支原体感染。③用药＞ 1 周，同时给 B 族维生素；用药者对 Vit K 的需要量增加。④使用本药不可任意加大剂量、增加用药次数或延长疗程。⑤长疗程、大剂量用药，宜同服碳酸氢钠并多饮水。对长期、过量使用本药者还可给予高剂量叶酸并延长疗程。

（2）减量 / 停药条件　用药中如出现严重不良反应早期征兆（如皮疹、周围血象异常、假膜性肠炎、CNS 毒性等），立即停药。

（3）配伍信息　每 5ml 溶于 5%GS 75~125ml，滴注时间＞ 60~90min。

**【不良反应】**

（1）神经　头痛、乏力、胆红素脑病（尤新生儿）、CNS 毒性症状、无菌性脑膜炎（头痛、颈项强直等）。

（2）精神　精神错乱、幻觉、欣快感 / 忧郁感。

（3）内分泌 / 代谢　高胆红素血症、甲状腺肿大、甲状腺功能减退。

（4）血液　① G-6PD 缺乏者：溶血性贫血及血红蛋白尿（尤新生儿 / 小儿）。②粒细胞减少、血小板减少、正铁血红蛋白性贫血、再障。

（5）消化　口服：恶心、呕吐、食欲减退、腹泻、假膜性肠炎。黄疸、肝功能减退、急性重型肝炎及肝坏死、艰难梭菌肠炎（需停药）。

（6）泌尿　结晶尿、血尿、管型尿、少尿、尿痛、肾衰竭、间质性肾炎、肾小管坏死。

（7）皮肤　药疹、渗出性多形性红斑、剥脱性皮炎、大疱表皮松解萎缩性皮炎。

（8）其他　过敏：光敏反应、药物热、关节、肌肉疼痛、发热等血清病样反应，过敏性休克。

**【药物过量】**

（1）剂量　本药血药浓度不应＞ 200μg/ml。

（2）表现　食欲缺乏、恶心、呕吐、腹痛、头晕、头痛、嗜睡、神志不清、情绪低沉、发热、血尿、结晶尿、血液疾病、黄疸、骨髓抑制（可致血小板、WBC 减少和巨幼细胞贫血）等。

（3）处理意见　①停药后洗胃、催吐、大量饮水；尿量低且肾功能正常可输液。治疗过程中应监测血常规、电解质等。②如出现较明显的血液系统不良反应或黄疸，应血透治疗。③如服药引起叶酸缺乏，可同时服叶酸制剂；如出现骨髓抑制，先停药，给叶酸 3~6mg，qd.，i.m.，连用 3d 或用至造血功能恢复正常。④引起骨髓抑制时，应给予高剂量叶酸（肌注甲酰四氢叶酸 5~15mg/d）治疗，直至造血功能恢复正常。

**【相互作用】**

（1）利福平　可明显增加本药中 TMP 的清除并缩短血清半衰期。

（2）尿碱化药　可增加本药在碱性尿中的溶解度，使排泄增多。

（3）对氨基苯甲酸　对氨基苯甲酸可代替本药被细菌摄取，两者相互拮抗，不能合用。

（4）青霉素类药物　本药可能干扰该类药的杀菌作用，避免合用。

（5）避孕药（雌激素类）　与该类药长时间合用可导致避孕的可靠性减少，并增加经期外出血的机会。

（6）口服抗凝药、口服降血糖药、甲氨蝶呤、苯妥英钠或硫喷妥钠　本药可取代上述药的蛋白结合部位或抑制其代谢，以致药物作用时间延长或发生毒性反应，故与本药同用或在应用本药之后使用上述药时需调整其剂量。

（7）保泰松　本药可取代保泰松的血浆蛋白结合部位，合用时可增强保泰松的作用。

（8）磺吡酮　磺吡酮可减少本药自肾小管的分泌，血药浓度持久升高易产生毒性反应，故在应用磺吡酮期间或在应用其治疗后可能需调整本药剂量。当磺吡酮疗程较长时，宜监测本药血药浓度，有助于剂量的调整，保证安全用药。

（9）华法林　本药中的 TMP 可抑制华法林的代谢而增强其抗血凝作用。

（10）氨苯砜　氨苯砜与本药中的 TMP 合用，两者血药浓度均升高，氨苯砜浓度升高可使不良反应增多并加重，尤其是发生高铁血红蛋白血症，故本药不宜与氨苯砜合用。

（11）环孢素　本药中的TMP与环孢素合用可增加肾毒性。

（12）抗肿瘤药、2, 4-二氨基嘧啶类药物　不宜合用，也不宜在应用其他叶酸拮抗药治疗的疗程之间使用本药，因可能产生骨髓再生不良或巨幼红细胞贫血。

（13）骨髓抑制药　可能增强此类药对造血系统的不良反应（如白细胞。血小板减少等）。如确有指征需合用时，应严密观察可能发生的毒性反应。

（14）溶栓药　可能增大其潜在的毒性作用。

（15）肝毒性药物　可能增加毒性发生率。对此类患者尤其是用药时间较长及以往有肝病史者应监测肝功能。

（16）乌洛托品　乌洛托品在酸性尿中可分解产生甲醛，后者可与本药形成不溶性沉淀物，使发生结晶尿的危险性增加。不宜合用。

（17）光敏药物　可能发生光敏作用的相加。

（18）VitK　接受本药治疗者对VitK的需要量增加。

## 第二节　喹诺酮类

### 吡哌酸
### Pipemidic Acid

**【其他名称】** 吡卜酸、吡哌酸锌、沃泰欣、Diperpen、Filtrax、Gastrurol、Nuril、Pipemidate、Pipemidate Zinc

**【分类】** 抗微生物药\合成抗菌药\喹诺酮类

**【抗菌谱】** **敏感菌**　革兰阴性杆菌（如大肠埃希菌、肺炎克雷伯菌、产气肠杆菌、变形杆菌属、沙雷菌属、沙门菌属、志贺菌属等）、铜绿假单胞菌。

**不敏感/耐药菌**　对葡萄球菌属、肺炎链球菌、肠球菌等革兰阳性球菌耐药。对厌氧菌无效。

**【制剂规格】** 片剂　① 0.25g。② 0.5g。

胶囊　① 0.125g。② 0.25g。

颗粒　50mg : 1g。

滴丸　4mg。

软膏（锌盐）　① 250g : 7.5g。② 500g : 15g（按吡哌酸锌计算）。

**【临床应用】**

**说明书适应证**

（1）口服制剂用于敏感菌所致尿路感染及细菌性肠道感染。

（2）滴丸外用于敏感菌所致的急慢性中耳炎。

（3）软膏外用于小面积新鲜浅Ⅱ度和深Ⅱ度烧伤创面及供皮区创面，防止创面感染，促进创面愈合。

**【用法用量】**

**1. 说明书用法用量**

（1）尿路感染和肠道感染　0.5g/次，1~2g/d，p.o.。

（2）急慢性中耳炎　滴丸，4~8mg/次，qd.。使用前先清除脓性分泌物，放入滴丸后，用棉球堵塞外耳道10min左右。

（3）防止创面感染　常规清创后，将本药软膏适量均匀涂于无菌纱布上，并将纱布敷于创面，用无菌纱布包扎，qd.。一次用药量为每1%体表面积不超过10g，一次用药总量不超过60g。并根据创面有无感染、分泌物多少及上皮生长情况等换药，一般间隔2d左右换药1次，直至创面愈合。

**2. 其他用法用量**

[国内参考信息]

急性单纯性下尿路感染和肠道感染　0.5g/次，1~2g/d，p.o.。疗程不宜>

10d，通常为 5~7d。

［国外参考信息］

尿路感染 0.4g/ 次，bid.，p.o.，疗程 5~10d。

【禁忌证】

**说明书禁忌证**

对本药或萘啶酸过敏者。

【特殊人群用药】

**儿童** 本药可引起幼龄动物关节病变，抑制软骨发育，婴幼儿及＜18 岁青少年用药的安全性尚未确立，不宜使用。如病情需要，可按以下方案给药。

**其他用法用量**

［国内参考信息］ 30~50mg/（kg · d），分 3~4 次服。

**老人** 老年患者应根据肾功能调整计量，肾功能正常的老年患者无需调整剂量。

**孕妇** 本药可透过胎盘，孕妇不宜使用。

**哺乳妇女** 本药可经乳汁分泌，对婴儿可能产生不良反应，哺乳妇女不宜使用。

**肝功能不全者** 严重肝功能减退者慎用。国外资料提示，轻度肝功能不全者无需调整剂量。

**肾功能不全 / 透析者** 严重肾功能减退者慎用。国外资料提示，Ccr ＞ 30ml/min 时不需减量，尚缺乏重度肾功能不全者剂量调整的详细资料，但本药大部分由肾排泄，应考虑减量。

【注意】

（1）慎用 ① CNS 疾病。②既往有抽搐或癫痫病史者。③卟啉病（国外资料）。

（2）交叉过敏 本药与萘啶酸的化学结构相似，对萘啶酸过敏者对本药也可能过敏。

（3）用药相关检查 / 监测项目 长期用药时，宜定期监测血常规及肝肾功能。

【给药说明】

（1）给药条件 ①可与食物同服，以减少胃肠道反应。②本药滴丸仅用于炎症局限在中耳黏膜部位的中耳炎患者。若炎症已漫及鼓室周围时，除局部治疗外，应同时采用全身抗菌治疗。

（2）其他 用药期间不宜长期暴露于阳光下。

【不良反应】

ADR 警示 2004 年至 2009 年 10 月，国家药品不良反应监测中心共收到 13 个喹诺酮类药物（氧氟沙星、环丙沙星、氟罗沙星、洛美沙星、诺氟沙星、培氟沙星、依诺沙星、莫西沙星、妥舒沙星、司帕沙星、芦氟沙星、帕珠沙星和吡哌酸，其中司帕沙星、芦氟沙星、妥舒沙星、吡哌酸主要为口服剂型，其他药物包括口服剂型和注射剂型，一些还包括局部外用制剂）的病例报告 8 万余份，其中严重病例报告 3500 余份，占总报告数的 3.6%。总病例数排名前五位的依次为：环丙沙星、氧氟沙星、氟罗沙星、洛美沙星和诺氟沙星；严重病例数排名前五位的依次为：氧氟沙星、莫西沙星、诺氟沙星、环丙沙星和氟罗沙星。病例报告数量及排名除与药物本身的不良反应性质相关外，主要受到药物销售量、使用量以及报告单位报告意识等因素的影响。严重病例的不良反应表现按累及的器官－系统分类，以全身性损害、神经和精神系统损害、皮肤及其附件损害为主，此外，消化系统、泌尿系统、呼吸系统的不良反应 / 事件也相对较多。

本药毒性较低，不良反应发生率与剂量呈正相关。

（1）神经 头痛、眩晕、头晕、倦怠、癫痫发作等。

（2）血液 WBC 减少、嗜酸性粒细胞增多、血小板减少。

（3）消化 食欲减退、嗳气、恶心、上腹不适、稀便、便秘、口渴、口炎、胃痛、呕吐、血清氨基转移酶一过性增高等。

（4）泌尿 血肌酐、BUN 升高等。

（5）骨骼肌肉 关节痛。

（6）皮肤 皮疹、皮肤瘙痒、荨麻疹。个别患者使用软膏时可有轻微疼痛。

（7）其他　发热、颜面浮肿、休克、血管性水肿、急性卟啉病。出现过敏症状时应立即停药。

**【相互作用】**

（1）碱性药物、抗胆碱药、$H_2$受体拮抗药　可降低胃液酸度，使本药吸收减少。

（2）利福平、氯霉素等　本药药效降低，应避免同用。

（3）庆大霉素、羧苄西林、青霉素　有协同抗菌作用。

（4）丙磺舒　可抑制本药的肾小管分泌，血药浓度升高，$t_{1/2}$ 延长。

（5）茶碱　茶碱的清除显著降低，致其毒性反应发生，不宜合用。若须合用，应监测茶碱血药浓度及调整剂量。

（6）咖啡因　咖啡因自肝脏清除减少，$t_{1/2}$ 延长，应避免合用。若须合用，应监测咖啡因血药浓度及调整剂量。

## 诺氟沙星
## Norfloxacin

**【其他名称】** 艾立克、氟哌酸、谷氨酸诺氟沙星、金娅捷、力醇罗、淋克星、淋沙星、路新安、诺氟氯辛、诺氟沙星锌、哌克利、日康、乳酸诺氟沙星、斯林齐、泰诺欣、益莱、Baccidal、Brazan、Chibroxin、Fulgram、Lexinor、Linxacin、Norfloxacin Glutamate、Norfloxacin Lactate、Norfloxacin Zinc、Noroxin、Sebercim、Uroxacin、Utinor、Yroxacin、Zoroxin

**【分类】** 抗微生物药\合成抗菌药\喹诺酮类

**【抗菌谱】** **敏感菌**　本药具广谱抗菌作用，尤其对需氧革兰阴性杆菌的抗菌活性高。对肠杆菌科的大部分细菌，包括枸橼酸杆菌属、阴沟肠杆菌、产气肠杆菌等肠杆菌属、大肠埃希菌、克雷伯菌属、变形菌属、沙门菌属、志贺菌属、弧菌属、耶尔森菌等在体外具良好抗菌作用；体外对多重耐药菌亦具抗菌活性；对青霉素耐药的淋病奈瑟菌、流感嗜血杆菌和卡他莫拉菌亦有良好抗菌作用。

**不敏感/耐药菌**　对厌氧菌、不动杆菌、肺炎链球菌抗菌活性低。目前大肠埃希菌对本药耐药者较多见。

**【制剂规格】** 片剂　① 100mg。② 200mg。③ 400mg。

**胶囊**　① 100mg。② 200mg。

**注射液**　100ml∶200mg。

**葡萄糖注射液**　100ml（诺氟沙星 200mg、葡萄糖 5g）。

**粉针剂（谷氨酸盐）**　200mg（以诺氟沙星计）。

**滴眼液**　① 8ml∶24mg。② 0.3%（诺氟沙星 3g、谷氨酸适量、氯化钠 7.8g、羟苯乙酯 0.3g，蒸馏水加至 1000ml）。

**软膏**　1%（10mg/g）。

**乳膏**　1%（10mg/g）。

**栓剂**　200mg。

**药膜**　20mg。

**【临床应用】**

**1. 说明书适应证**

用于敏感菌所致的下列感染：

（1）单纯性下尿路感染、淋病、前列腺炎。亦用于反复发作尿路感染者的预防性药物治疗。其中栓剂及药膜用于敏感菌所致细菌性阴道炎。

（2）肠道感染。

（3）伤寒及其他沙门菌感染。

（4）滴眼液用于敏感菌所致的外眼部感染，如结膜炎、角膜炎、角膜溃疡等。

（5）外用制剂用于皮肤软组织感染，如脓疱疮、湿疹伴发感染、足癣伴发感染、毛囊炎、疖肿等。

**2. 其他临床应用**

（1）软膏用于控制烧伤肉芽创面感染，为植皮创造条件。

（2）眼用制剂经结膜下注射，可用于眼内感染。

【用法用量】

1. 说明书用法用量

（1）一般用法　将本药 200~400mg 用适量 5%GS 或氯化钠注射液溶解，然后稀释于 5%GS 或氯化钠注射液 250ml 中静滴（30~40 滴 /min），bid.，7~14d 为一疗程。

（2）单纯性下尿路感染　400mg/ 次，bid.，p.o.。大肠埃希菌、肺炎克雷伯菌及奇异变形菌所致急性感染者，疗程 3d；其他病原菌所致者，疗程 7~10d。

（3）单纯性淋菌性尿道炎　单剂 800~1200mg，p.o.。

（4）急、慢性前列腺炎　400mg/ 次，bid.，p.o.，疗程 28d。

（5）肠道感染　300~400mg/ 次，bid.，p.o.，疗程 5~7d。

（6）伤寒沙门菌感染　800~1200mg/d，分 2~3 次服用，疗程 14~21d。

（7）细菌感染性皮肤病　外用制剂直接涂于患处，bid.。

（8）小面积烧伤　外用制剂均匀涂于无菌纱布上，敷于创面。

（9）外眼部感染　滴眼液，1~2 滴 / 次，3~6 次 /d。

（10）细菌性阴道炎　临睡前清洗外阴部后置栓剂于阴道深部，200mg/ 次，每晚 1 次，连用 7d；药膜，20~40mg/ 次（1~2 片），早晚各 1 次。

2. 其他用法用量

［国内参考信息］眼膏，2~3 次 /d；结膜下注射 1~2mg/0.5ml，每 1~2d 给药 1 次。

［国外参考信息］

（1）非复杂性的淋病　单剂 800mg，p.o.。

（2）传染性腹泻的预防　推荐 400mg/ 次，qd.，p.o.，用药时间应少于 3 周。

（3）传染性腹泻的治疗　推荐 400mg/ 次，bid.，p.o.，疗程 3d。

（4）结膜炎　0.3% 滴眼液滴于患眼，1~2 滴 / 次，qid.，疗程 7d。严重感染者 1~2 滴 / 次，q.2h。

【禁忌证】

1. 说明书禁忌证

（1）对本药或其他氟喹诺酮类药过敏者。

（2）孕妇及哺乳妇女。

（3）＜ 18 岁者。

2. 其他禁忌证

糖尿病患者。

【特殊人群用药】

**儿童**　在未成年动物中应用本药可致承重关节软骨永久性损害，＜ 18 岁者禁用。如感染由多重耐药菌引起者，细菌仅对喹诺酮类药呈敏感时，可在充分权衡利弊后应用。

**老人**　减量。

**孕妇**　本药可透过胎盘屏障，孕妇应避免使用。美国 FDA 妊娠安全性分级为：C 级。

**哺乳妇女**　本药可分泌至乳汁，其浓度可接近血药浓度，哺乳妇女应用本药时应停止哺乳。

**肝功能不全者**　重度肝功能减退（如肝硬化腹水）可减少本药清除，血药浓度增高，肝、肾功能均减退者尤为明显，需权衡利弊后应用，并调整剂量。

**肾功能不全 / 透析者**　慎用，并根据肾功能调整给药剂量。据国外资料，Ccr ＜ 30ml/min 者，建议减量 50%，或用药间隔加倍，疗程可同肾功能正常者。

【注意】

（1）慎用　① CNS 疾病（包括癫痫及有癫痫病史者）。②有 GU 史者。③重症肌无力（可致病情加重，出现呼吸肌无力）。

（2）交叉过敏　本药与其他喹诺酮类药之间存在交叉过敏。

（3）用药相关检查 / 监测项目　由于目前大肠埃希菌对诺氟沙星耐药者多见，应在给药前留取尿标本培养，参考细菌药敏结果调整用药。

【给药说明】

（1）给药条件　①宜空腹服用，并同时饮水 250ml。②不宜静注，静滴速度不宜过快。③为避免结晶尿发生，宜多饮水以保持24h排尿量在1200ml以上。④应用本药时应避免过度暴露于阳光。

（2）其他 ①本药GS禁用于糖尿病患者。②目前国内尿路感染的主要病原菌大肠埃希菌中，耐药株已达半数以上。

【不良反应】

ADR警示 2004年至2009年10月，国家药品不良反应监测中心共收到13个喹诺酮类药物（氧氟沙星、环丙沙星、氟罗沙星、洛美沙星、诺氟沙星、培氟沙星、依诺沙星、莫西沙星、妥舒沙星、司帕沙星、芦氟沙星、帕珠沙星和吡哌酸，其中司帕沙星、芦氟沙星、妥舒沙星、吡哌酸主要为口服剂型，其他药物包括口服剂型和注射剂型，还包括局部外用制剂）的ADR报告8万余份，其中严重ADR报告3500余份，占总报告数的3.6%。总病例数排名前五位的依次为：环丙沙星、氧氟沙星、氟罗沙星、洛美沙星和诺氟沙星；严重病例数排名前五位的依次为：氧氟沙星、莫西沙星、诺氟沙星、环丙沙星和氟罗沙星。严重不良反应表现以全身性损害、神经和精神系统损害、皮肤及其附件损害为主，此外，消化系统、泌尿系统、呼吸系统的不良反应/事件也相对较多。

（1）神经 头昏、头痛、抽搐、嗜睡或失眠、周围神经刺激症状、癫痫发作、震颤。

（2）精神 精神异常、烦躁不安、意识模糊、幻觉。

（3）血液 嗜酸性粒细胞增高、血小板及周围血WBC一过性降低（多属轻度）。极个别G-6PD缺乏者服用本药，可能发生溶血反应。

（4）消化 口干、食欲减退、恶心、呕吐、腹痛、腹泻或便秘、血清氨基转移酶升高（停药后可恢复）。

（5）泌尿 血肌酐及BUN升高、间质性肾炎（血尿、发热、皮疹）；大剂量：结晶尿。

（6）生殖 使用栓剂：瘙痒感或烧灼感。

（7）骨骼肌肉 肌肉震颤、关节肿胀、关节疼痛，严重者可见肌腱断裂等。如出现局部疼痛、炎症表现或肌腱断裂等征象时，应休息，并限制其活动，直至肌腱炎或肌腱断裂的诊断可明确排除。

（8）皮肤 皮疹、瘙痒、面部潮红、渗出性多形性红斑及血管神经性水肿、光敏反应（此时应停药）。

（9）眼 视力障碍；滴眼液可致轻微一过性局部刺激，如刺痛、痒、异物感、眼睑水肿、流泪、畏光、视力减低。

（10）其他 静滴可致局部刺激、静脉炎等。过敏性休克：应立即予以肾上腺素、皮质激素、吸氧等紧急处理，并停用本药。

【药物过量】

处理意见 急性药物过量时，予以对症处理及支持疗法，并须维持适当的补液量，口服过量者需催吐或洗胃以促进胃排空。

【相互作用】

（1）多种维生素或其他含铁、锌离子制剂，以及含铝、镁等离子的抗酸药 可影响本药的吸收，避免合用。不能避免时应在服用本药前2h，或服药后6h后服用。

（2）去羟基苷 其制剂中含有铝、镁，可与氧喹诺酮类螯合，不宜合用。

（3）尿碱化剂 本药在尿中的溶解度降低，致结晶尿和肾毒性。

（4）氯霉素、利福平 拮抗本药的药理作用。

（5）呋喃妥因 相互拮抗，不推荐合用。

（6）咖啡因 干扰咖啡因的代谢，使其血液 $t_{1/2}\beta$ 延长，致咖啡因清除减少，可能产生CNS毒性。

（7）青霉素 对金葡菌有协同抗菌作用。

（8）氨基糖苷类药及双去氧卡那霉素

B 对大肠埃希菌、金葡菌有协同抗菌作用。

（9）麦迪霉素　有协同作用。

（10）丙磺舒　本药自肾小管分泌减少约 50%，合用时可因本药血药浓度增高而产生毒性。

（11）茶碱类　致茶碱类的肝清除明显减少，血液 $t_{1/2}\beta$ 延长，血药浓度升高，出现茶碱中毒症状。合用时应测定茶碱类的血药浓度，并调整剂量。

（12）抗凝药（如华法林）　抗凝药的 $t_{1/2}$ 延长，血药浓度升高，抗凝作用增强，避免合用，必须用时须严密监测 PT。

（13）环孢素　环孢素血药浓度升高，合用时须监测环孢素的血药浓度，并调整剂量。

（14）NSAIDs　可能增加对 CNS 的刺激，有发生惊厥的危险性。

## 环丙沙星 Ciprofloxacin

**【其他名称】** 丙氟哌酸、奔克、巴美洛、贝斯特、达维邦、广易沙、环丙氟哌酸、环福星、健宝灵、佳可、坤宁、蓝剑、林青、立至欣、曼舒林、秋露、瑞康、乳酸环丙沙星、瑞欣超、赛克星、思普乐、适普灵、特美力、悉保康、悉复欢、悉复明、新洁明、西普乐、希普欣、旭普星、悉普欣、悉唯欢、严瑞克、盐酸环丙氟氯辛、盐酸环丙沙星、泽露、Ciflox、Cifran、Ciloxan、Ciplox、Cipro、Ciprobay、Ciprocin、Ciprofloxacin Hydrochloride、Ciprofloxacin Lactate、Ciproxin、Temaril

**【分类】** 抗微生物药\合成抗菌药\喹诺酮类

**【抗菌谱】** **敏感菌**　肠杆菌科的大部分细菌（包括枸橼酸杆菌属、肠杆菌属、克雷伯菌属、变形杆菌属、沙门菌属、志贺菌属等）、弧菌属、耶尔森菌、淋病奈瑟菌、产酶流感嗜血杆菌、莫拉菌属；沙眼衣原体、支原体、军团菌；甲氧西林敏感的葡萄球菌；铜绿假单胞菌等假单胞菌属的多数菌株、分枝杆菌；肺炎链球菌、溶血性链球菌、粪肠球菌。

**不敏感/耐药菌**　对大肠埃希菌、厌氧菌的抗菌作用差。

**【制剂规格】** 片剂（盐酸盐）①0.1g。②0.2g。③0.25g。④0.4g。⑤0.5g。⑥0.75g。

缓释片　500mg。

胶囊（盐酸盐）①0.1g。②0.2g。③0.25g。④0.5g。

颗粒（盐酸盐）0.2g。

注射液（乳酸盐）①2ml:0.1g。②50ml:0.1g。③100ml:0.1g。④100ml:0.2g。⑤200ml:0.4g。⑥250ml:0.25g。

粉针剂（乳酸盐）0.2g。

滴眼液（乳酸盐）8ml:24mg。

滴眼液（盐酸盐）5ml:15mg。

滴耳液（盐酸盐）5ml:15mg。

软膏（盐酸盐）10g:20mg。

乳膏（盐酸盐）①10g:20mg。②10g:30mg。

眼膏（盐酸盐）2.5g:7.5mg。

阴道栓剂（盐酸盐）0.2g。

阴道泡腾片（乳酸盐）0.1g。

**【临床应用】**

**1. 说明书适应证**

用于敏感菌所致的下列感染：

（1）泌尿生殖系统感染，如单纯性或复杂性尿路感染、细菌性前列腺炎、淋病性尿道炎、宫颈炎等。

（2）呼吸系统感染，如急性支气管炎及慢性支气管炎急性发作等。

（3）消化系统感染，包括由志贺菌属、沙门菌属、亲水气单胞菌、副溶血弧菌等所致胃肠道感染等。

（4）伤寒、骨关节感染、皮肤软组织感染及败血症等。

（5）滴眼液用于敏感菌引起的外眼部感

染，如结膜炎等。

（6）滴耳液用于中耳炎、外耳道炎、鼓膜炎、乳突腔术后感染等。

2. 其他临床应用

（1）吸入性炭疽，用于暴露于炭疽芽孢杆菌气雾者，以减少其发病或减轻疾病的进展。

（2）作为经验治疗，本药注射液可与其他抗菌药联合用于中性粒细胞减少症发热。

【用法用量】

1. 说明书用法用量

（1）**一般用法** 口服常用量为 0.5~1.5g/d，分 2~3 次给药。静滴常用量为 0.2~0.4g/次，q.12h。疗程通常为 7~14d，多在感染症状控制后再用 2d 停药。

（2）急性单纯性下尿路感染 普通剂，0.5g/d，分 2 次口服；缓释片，0.5g/次，qd.，连用 3d。

（3）复杂性尿路感染 ①普通剂，1g/d，分 2 次口服；缓释片，1g/次，qd.，疗程 7~14d。②或 0.2g/次，q.12h，i.v.gtt.，疗程 7~14d。

（4）单纯性淋病 单次口服 0.5g。

（5）肺炎、皮肤软组织感染 1~1.5g/d，分 2 次口服；或 0.2g/次，q.12h，i.v.gtt.。疗程 7~14d。

（6）肠道感染 1g/d，分 2 次口服；或 0.2g/次，q.12h，i.v.gtt.。疗程 5~7d。

（7）伤寒 1.5g/d，分 2 次口服；或 0.2g/次，q.12h，i.v.gtt.。疗程 10~14d。

（8）骨、关节感染 1~1.5g/d，分 2 次口服；或 0.2g/次，q.12h，i.v.gtt.，疗程不低于 4~6 周。

（9）眼部感染 滴眼液滴于眼睑内，1~2 滴/次，3~6 次/d，疗程 6~14d。或使用眼膏点眼，约 0.1g/次，bid.。

（10）耳部感染 患侧 6~10 滴/次，2~3 次/d，点耳后进行约 10min 耳浴。根据症状适当增减点耳次数。

（11）细菌性阴道炎 清洁外阴后，取仰卧位，垫高臀部，将本药栓剂放入阴道深部，保留 5~10min。每晚 1 枚，连用 7d；或每晚临睡前清洁外阴后，将本药泡腾片 0.1g 放入阴道后穹窿处，连用 7d。

（12）局部治疗皮肤感染 软膏涂患处，2~3 次/d。

2. 其他用法用量

［国内参考信息］

（1）慢性细菌性前列腺炎 1g/d，分 2 次口服，疗程 28d。

（2）复杂性腹腔感染 1g/d，分 2 次口服，疗程 7~14d。

（3）吸入性炭疽 怀疑或证实暴露于该菌后，1g/d，分 2 次口服，疗程 60d；或 0.8g/d，分 2 次静滴。

（4）中性粒细胞减少症发热者 1.2g/d，q.8h，i.v.gtt.，疗程为 7~14d。

［国外参考信息］

（1）尿路感染 ①急性或无并发症的感染：0.1g/次或 0.25g/次，q.12h，p.o.，疗程 3d。②轻、中度感染：0.25g/次，p.o. 或静脉给予 0.2g/次，q.12h，疗程 7~14d。③重度感染或有并发症者：0.5g/次，p.o. 或静脉给予 0.4g/次，q.12h，疗程 7~14d。

（2）慢性细菌性前列腺炎 静脉给药 0.4g/次，q.12h，疗程 28d。

（3）急性膀胱炎 0.1~0.25g/次，q.12h，p.o.，疗程 3d。

（4）淋病 单次口服 0.25g 或 0.5g。

（5）软下疳 0.5g/次，bid.，p.o.，疗程 3d。

（6）腹股沟肉芽肿 0.75g/次，bid.，p.o.，疗程至少 3 周。

（7）急性细菌性鼻窦炎 0.5g/次，p.o. 或静脉给予 0.4g/次，q.12h，疗程 10d。

（8）下呼吸道感染 ①轻、中度感染：0.5g/次，p.o. 或静脉给予 0.4g，q.12h，疗程 7~14d。②重度感染或有并发症者：0.75g/次，q.12h，p.o.；或 0.4g/次，q.8h，i.v.gtt.。疗程 7~14d。

（9）伤寒 0.5g/ 次，q.12h，p.o.，疗程10d。

（10）感染性腹泻 0.5g/ 次，p.o.。预防用药时 qd. 给药，疗程不超过 3 周；治疗时 q.12h 给药，疗程 5~7d，同时口服洛哌丁胺，负荷剂量为 4mg，以后每次解完稀便后口服 2mg（Max：16mg/d）。

（11）复杂性腹腔感染 需联用甲硝唑，本药静脉给予 0.4g/ 次，q.12h，疗程 7~14d。也可采用序贯疗法，开始时每 12h 静脉给予本药 400mg，同时静脉给予甲硝唑；然后根据临床情况可改为每 12h 口服本药 500mg，同时口服甲硝唑。疗程通常为 7~14d，应至少在症状和体征消失 2d 后才能停用本药。

（12）预防和治疗中粒细胞减少时发热（Febrile neutropenia）与哌拉西林联用，静脉给予本药 400mg/ 次，q.8h，疗程 7~14d。

（13）兔热病（Tularemia）0.5g/ 次，bid.，p.o.，疗程 14d；或静脉给予 0.4g/ 次，q.12h，疗程 10d。

（14）皮肤及皮下组织感染 ①轻、中度感染：0.5g/ 次，p.o. 或静脉给予 0.4g/ 次，q.12h，疗程 7~14d。②重度感染或有并发症者：0.75g/ 次，q.12h，p.o.；或静脉给予 0.4g/ 次，q.8h，疗程 7~14d。

（15）骨、关节感染 ①轻、中度感染：0.5g/ 次，p.o. 或静脉给予 0.4g，q.12h，疗程不少于 4~6 周。②重度感染或有并发症者：0.75g/ 次，q.12h，p.o.；或静脉给予 0.4g/ 次，q.8h，疗程不少于 4~6 周。

（16）接触炭疽杆菌后的预防性用药 接触后立即服用，0.5g/ 次，q.12h，p.o.，疗程 60d。

（17）炭疽病治疗 静脉给予 0.4g/ 次，q.12h，可与利福平、万古霉素、青霉素、氨苄西林、亚胺培南、氯霉素、克林霉素或克拉霉素等中的一种或两种合用，临床症状改善后或不能静脉给药时可改为 0.5g/ 次，bid.，p.o.，疗程 60d。同时应在感染后立即使用炭疽杆菌疫苗，并在首次给药后第 2、第 4 周继续给予 2 次（给足 3 次全剂量）。

（18）鼠疫 0.5g/ 次，bid.，p.o.；或静脉给药 0.4g/ 次，q.12h，疗程 10d。

（19）角膜溃疡 第 1 日，患侧眼 2 滴 / 次，前 6h 内每 15min 滴眼 1 次，以后 2 滴 / 次，每 30min 滴 1 次；第 2 日，2 滴 / 次，q.1h；第 3~14 日，2 滴 / 次，q.4h。14d 后角膜上皮仍未重新形成，可能需继续治疗。

（20）细菌性结膜炎 前 2d，1~2 滴 / 次，q.2h；以后 5d，1~2 滴 / 次，q.4h。

（21）急性外耳道炎 患侧耳 3 滴 / 次，2 次 /d，疗程 7d。

**【禁忌证】**

**说明书禁忌证**

（1）对本药及其他喹诺酮类药过敏者。

（2）孕妇。

（3）哺乳妇女。

（4）＜18 岁者。

**【特殊人群用药】**

**儿童** 动物实验中，本药可致关节病变。＜18 岁者禁用。国外有资料建议儿童可权衡利弊后口服和静脉给药，婴儿经眼给药及＜2 岁幼儿经耳给药的安全性及有效性尚未确定。

**其他用法用量**

［国外参考信息］

（1）接触炭疽杆菌后的预防性用药 怀疑有接触后立即口服 0.01~0.015g/kg，bid.，疗程 60d；Max：1g/d。如细菌培养显示对青霉素敏感，可用阿莫西林治疗。

（2）炭疽病治疗 0.01~0.015g/(kg·次)，bid.，p.o.，疗程 60d；Max：1g/d；也可静脉给予 0.01~0.015g/（kg · 次），q.12h，最大量为 0.4g/ 次，可与利福平、万古霉素、青霉素、氨苄西林、氯霉素、亚胺培南、克林霉素或克拉霉素等中的一种或两种合用，疗程 60d。应同时使用炭疽杆菌疫苗（应在感染后立即使用，并在第 2、第 4 周给足 3 次全剂量）。

（3）囊性纤维病 0.02~0.03g/（kg · d），

分 2 次口服；Max：1.5g/d。也可静脉给予 0.01g/（kg · 次），q.8h，7d 后改为口服，总疗程 10~21d。

（4）鼠疫　0.015g/（kg· 次），bid.，p.o.。也可静脉给予 0.015g/（kg · 次），q.12h，疗程 10d。

（5）兔热病（Tularemia）　0.015g/（kg· 次），bid.，p.o.，疗程 14d。也可静脉给予 0.015g/（kg · 次），q.12h，疗程 10d。

（6）细菌性结膜炎　前 2d，患侧眼 1~2 滴 / 次，q.2h；以后 5d，1~2 滴 / 次，q.4h。

（7）角膜溃疡　第 1 日，患侧耳 2 滴 / 次，前 6h 每 15min 滴 1 次，以后每 30min 滴 1 次；第 2 日，2 滴 / 次，q.1h；第 3~14 日，2 滴 / 次，q.4h。14d 后角膜上皮仍未重新形成，治疗应继续。

（8）急性外耳道炎　用于＞2 岁儿童。患侧耳 3 滴 / 次，bid.，疗程 7d。

**老人**　减量。据国外资料，肾功能正常的老年患者不需调整剂量。

**孕妇**　本药可透过胎盘屏障。动物实验未证实喹诺酮类药物有致畸作用，但孕妇用药的安全性尚未确定。由于本药可引起幼龄动物关节病变，孕妇禁用。美国 FDA 妊娠安全性分级为：C 级。

**哺乳妇女**　禁用。全身用药时应暂停哺乳。

**肝功能不全者**　慎用，同时注意调整剂量。也有说明书指出，肝硬化代偿期患者服用本药缓释片不需调整剂量，尚无急性肝功能不全者使用本药缓释片的药动学资料。

**肾功能不全 / 透析者**　抽搐、癫痫样发作等严重 CNS 不良反应，易在肾功能减退者未减量用药时发生，肾功能不全者应慎用，并根据 Ccr 调整用量。

**1. 说明书用法用量**

复杂性尿路感染、急性单纯性肾盂肾炎　Ccr＜30ml/min 时，缓释片剂量应从 1000mg/d 降至 500mg/d。

**2. 其他用法用量**

［国内参考信息］　Ccr＜50ml/min 者需调整剂量：（1）Ccr 为 30~50ml/min 时，0.25~0.5g/ 次，q.12h，p.o.；Ccr ≥ 30ml/min 者也可 0.2g/ 次，q.12h，i.v.gtt.。（2）Ccr 为 5~29ml/min 时，0.25~0.5g/ 次，q.18h，p.o.；或 0.2g/ 次，q.18~24h，i.v.gtt.。（3）血透或腹透后追加 0.25~0.5g，q.24h，p.o.。

［国外参考信息］　口服剂量调整方案同国内信息。静脉给药时，Ccr＞60ml/min，0.4g/ 次，q.8h；Ccr 为 31~60ml/min，0.4g/ 次，q.12h；Ccr ≤ 30ml/min，0.4g/ 次，q.24h。

**【注意】**

（1）慎用　① CNS 疾病（如癫痫、脑动脉硬化）。② G-6PD 缺乏症（国外资料）。

（2）交叉过敏　本药与其他喹诺酮类药物之间可能存在交叉过敏。

（3）用药相关检查 / 监测项目　大肠埃希菌对氟喹诺酮类药物耐药者多见，应在用药前留取尿培养标本，参考细菌药敏试验结果调整用药。

（4）对驾驶 / 机械操作的影响　全身用药（尤其是同时饮酒）时，可能影响驾驶或操作机器的反应能力。

**【给药说明】**

（1）给药条件　①本药注射剂仅用于缓慢静滴，每 0.2g 静滴时间不得＜30min。②本药滴耳液如药温过低，可致眩晕，故应使其温度接近体温。且该制剂用于外耳道炎、中耳炎、鼓膜炎，若炎症已漫及鼓室周围时，除局部治疗外，应同时全身用药。③本药大剂量应用或尿 pH 值＞7 时易出现结晶尿，除应避免同用碱化剂外，用药期间宜多饮水，保持 24h 尿量＞1200ml。④本药缓释片如未按时服用，可在当日补服，Max 为 1g/d；应整片吞服，不可掰开、压碎或咀嚼。⑤服用本药期间应避免过度暴露于阳光下。

（2）其他　①临床上本药为推荐用于治疗铜绿假单胞菌感染的药物之一。②长期大量局部用药吸收后，可产生与全身用药相同的药物相互作用。

**【不良反应】**

ADR警示　参见诺氟沙星。

（1）心血管　心悸、心律失常、房扑、晕厥、房扑、心室异位、心脏杂音、心血管性休克、血清TG增加、高血压或低血压、室性期前收缩、心绞痛、心肌梗死、心脏停搏、脑血栓形成、外周水肿、血管炎、静脉炎、血栓性静脉炎。

（2）神经　头昏、眩晕、头痛、嗜睡、失眠、痛觉异常、颅内压升高、共济失调、震颤、癫痫发作、惊厥、谵妄、感觉异常、肌阵挛。

（3）精神　精神错乱、焦虑、意识模糊、烦躁不安、坐立不安、过度紧张、抑郁、幻觉、梦魇、妄想、躁狂、人格分裂、中毒性精神病等。

（4）内分泌/代谢　高血糖、血糖降低、血钠降低或增加、血钙降低、痛风（突然发作）、淋巴结病、男子乳腺发育。

（5）血液　贫血（包括溶血性贫血）、血小板增加或减少、WBC增加或减少、嗜酸性粒细胞增多、CT改变、粒细胞缺乏症、血细胞压积降低、血沉增加、非典型淋巴细胞计数增加、单核细胞增加、血色素降低、血清白蛋白及总蛋白降低、巨球蛋白血症、全血细胞减少症、鼻出血、骨髓抑制。

（6）消化　口渴、口腔溃疡、呃逆、畏食、消化不良、恶心、呕吐、腹部不适、腹胀或疼痛、腹泻、便秘、肠穿孔、口腔黏膜疼痛、口腔念珠菌病、味觉异常、吞咽困难、胃肠道出血、肠梗阻、胰腺炎、肝坏疽及淀粉酶、CHO、LDH、GGT、血清氨基转移酶、ALP、胆红素升高；有引起胆汁淤积性黄疸（尤其是已有肝脏损害者）及肝炎、肝衰竭的报道。也可发生假膜性肠炎，引起长期腹泻，一旦确诊，应立即给予相应处理，轻者停药可恢复，中、重度患者应针对艰难梭菌给予抗菌（如甲硝唑）和其他对症处理，此时禁用抑制胃肠蠕动药。与食物同服可减少胃肠道反应。

（7）呼吸　咯血、嗅觉缺乏症、支气管痉挛、呼吸停止、呼吸窘迫综合征。

（8）泌尿　多尿、尿频、尿潴留、尿道出血、蛋白尿、管型尿、肾结石、肾衰竭、出血性膀胱炎、肾炎、间质性肾炎（血尿、发热、皮疹等）、尿酸降低或增加、BUN增高或降低、肌酐增高。大剂量用药：结晶尿。

（9）生殖　阴道念珠菌病、痛经。使用阴道泡腾片：局部刺激及过敏反应，表现为阴道瘙痒、红肿等。

（10）骨骼肌肉　血清CK增加、肌无力（可能恶化）、关节硬化、关节疼痛、肌肉痛、腱鞘炎、跟腱炎，严重者发生肌腱断裂。用药期间若出现局部疼痛、炎症表现或肌腱断裂等征象时应休息、限制活动，至肌腱炎或肌腱断裂诊断被明确排除。

（11）皮肤　皮肤干燥、皮疹（荨麻疹、丘疹、斑丘疹、风疹、混合性药疹）、瘙痒、光敏反应、皮肤潮红、血管性水肿、皮肤念珠菌病、过度色素沉着、结节性红斑、剥脱性皮炎、瘀点、水疱、血疱、Lyell综合征及Stevens-Johnson综合征。

（12）眼　复视、视觉灵敏度降低、眼球震颤。经眼给药：眼局部灼伤及异物感、眼睑水肿、流泪、畏光、睑缘结痂、鳞屑、结膜充血、眼痛、角膜浸润、视力减低、过敏反应。

（13）耳　耳鸣、听力减退、听力丧失。经耳给药：中耳疼痛及瘙痒感。

（14）其他　发热、脸红、出汗增加、水肿（结膜、脸、手、喉、舌、下肢、颈、肺）、疼痛（手臂、背、前胸、胸腔、腹上部、眼、足、颌、颈、口腔黏膜）、胸膜积液、语言障碍、虚弱、恶病质、过敏（皮疹、皮肤瘙痒、荨麻疹、药物热）、渗出性多形性红斑及血管神经性水肿、光敏反应。有报道某些患者初次用药即出现喉头水肿、呼吸困难、过敏性休克（表现为心动过速、潮红、偏头痛、晕厥等）。外用软膏和乳膏可致局部轻微刺痛感。长期或重复使用可引起耐药菌或真菌感染。出现光敏反应或其他过敏反应，应立即停药，同时立即给予肾上腺素、皮质激素、输氧等紧急处理。

**【药物过量】**

处理意见　需对症及支持治疗，通过催吐或洗胃使胃排空，使用含镁或钙的抗酸药，使本药的吸收降低，并保持足够的水分。血透或腹透仅能使少量药物排出体外。

**【相互作用】**

（1）含铝、镁的药物　本药口服吸收减少，应避免同用，不能避免时应在服本药前2h或服本药后6h服用。

（2）奥美拉唑　本药的吸收轻微降低，但此相互作用的临床意义仍未被证实。

（3）尿碱化剂　本药在尿中的溶解度降低，导致结晶尿及肾毒性。

（4）丙磺舒　本药自肾小管分泌减少，血药浓度及毒性均增加。

（5）华法林　华法林的抗凝作用增强，同用时应严密监测患者的PT。

（6）环孢素　环孢素血药浓度升高，血肌酐短暂升高，同用时须监测环孢素的血药浓度并调整剂量。

（7）茶碱类药　茶碱类药的肝脏清除明显减少，$t_{1/2}\beta$ 延长，血药浓度升高，出现茶碱中毒的有关症状（如恶心、呕吐、震颤、不安、激动、抽搐、心悸等），故同用时应监测茶碱类药的血药浓度并调整剂量。

（8）咖啡因　咖啡因的清除减少，$t_{1/2}$ 延长，并可能产生CNS毒性。

（9）甲氧氯普胺　本药吸收加速，但不影响生物利用度。

（10）某些NSAIDs　可引起惊厥，快速静注可导致低血压。

（11）苯妥英　血清浓度升高或降低。

（12）格列苯磺脲　曾报道出现严重的过敏反应。

（13）组胺 $H_2$ 受体拮抗药　对本药生物利用度可能无较大的影响。

（14）食物　本药吸收延迟，但总吸收量（生物利用度）未减少。奶制品（牛奶、酸乳）、含钙丰富的果汁等可降低本药吸收，应避免同服，但本药可与含此类物质的食物同服。

## 氧氟沙星
## Ofloxacin

**【其他名称】** 奥迪扶康、安福乐、奥复欣、奥复星、安利、奥卫特、贝立德、迪可罗、东康明、恶嗪氟哌酸、菲宁达、氟嗪酸、恒润、浩特、捷孚、康太必妥、诺青、欧辛、普光、瑞达、泰福康、泰利必妥、泰利得、信利妥、阳达宁、氧氟星、延华星、优利克、氧洛沙星、氧威、竹安新、正康、赞诺欣、中中、Exocin、Exocine、Floxal、Floxin、Inlflox、Ocuflox、Oflocet、Oxaldin、Tarivad、Tarivid、Zanocin、Zanoxin

**【分类】** 抗微生物药\合成抗菌药\喹诺酮类

**【抗菌谱】** **敏感菌**　肠杆菌属、大肠埃希菌、克雷伯菌属、变形菌属、沙门菌属、志贺菌属、流感嗜血杆菌、不动杆菌、葡萄球菌属、链球菌属、淋病奈瑟菌、弧菌属、耶尔森菌、莫拉菌属、铜绿假单胞菌、枸橼酸菌属、沙雷菌属、弯曲杆菌、分枝杆菌、肺炎杆菌及粪肠球菌、沙眼衣原体、支原体、军团菌。

**不敏感/耐药菌**　对厌氧菌的抗菌活性较差。

**【制剂规格】** 片剂　① 100mg。② 200mg。

**缓释片**　400mg。

**胶囊**　100mg。

**颗粒**　100mg。

**注射液**　① 2ml∶100mg。② 2ml∶200mg。③ 10ml∶400mg（用前需稀释）。④ 100ml∶200mg。⑤ 100ml∶400mg（可直接输注）。

**葡萄糖注射液**　100ml（含氧氟沙星200mg，葡萄糖5g）。

**氯化钠注射液**　100ml（含氧氟沙星200mg，氯化钠900mg）。

**粉针剂**　200mg。

**滴耳液**　5ml∶15mg。

**滴眼液**　① 5ml∶15mg。② 5ml∶15mg。③ 6ml∶18mg。④ 8ml∶24mg。⑤ 10ml∶30mg。

**眼膏**　① 0.25g∶0.75mg。② 2g∶6mg。③ 3.5g∶10.5mg。

**栓剂**　100mg。

**软膏**　10g∶30mg。

**凝胶**　① 10g∶50mg。② 20g∶100mg。

**阴道泡腾片**　100mg。

**【临床应用】**

**1. 说明书适应证**

用于敏感菌所致的下列感染：

（1）泌尿生殖系统感染，包括单纯性及复杂性尿路感染、细菌性前列腺炎、淋菌性和非淋菌性尿道炎、宫颈炎（包括产酶株所致者）等。细菌性阴道炎还可局部应用本药阴道泡腾片。

（2）呼吸系统感染，包括急性支气管炎、慢性支气管炎急性发作、肺炎及其他肺部感染等。

（3）消化系统感染，包括志贺菌属、产肠毒素大肠埃希菌、亲水气单胞菌、副溶血弧菌等所致的胃肠道感染，胆囊炎、胆管炎、肛周脓肿等。

（4）伤寒沙门菌感染。

（5）骨和关节感染、皮肤软组织感染及败血症等全身感染。

（6）五官科感染，包括口腔感染。

**2. 其他临床应用**

可作为抗结核病的二线药物，多与异烟肼、利福平等合用。

**【用法用量】**

**1. 说明书用法用量**

（1）下呼吸道感染　300mg/次，bid.，p.o./i.v.gtt.（缓慢），疗程7~14d。

（2）急性单纯性下尿路感染　① 200mg/次，bid.，p.o./i.v.gtt.（缓慢），疗程5~7d。②缓释片：400mg/次，qd.，p.o.，根据病情酌情使用，建议疗程3~7d。

（3）复杂性尿路感染　① 200mg/次，bid.，p.o./i.v.gtt.（缓慢），疗程10~14d。②缓释片：400mg/次，qd.，p.o.，疗程10d。

（4）细菌性前列腺炎　300mg/次，bid.，p.o./i.v.gtt.（缓慢），疗程6周。

（5）衣原体宫颈炎或尿道炎　300mg/次，bid.，p.o./i.v.gtt.（缓慢），疗程7~14d。

（6）单纯性淋病　单剂400mg，p.o./i.v.gtt.（缓慢）。

（7）伤寒　300mg/次，bid.，p.o./i.v.gtt.（缓慢），疗程10~14d。

（8）铜绿假单胞菌感染或重度感染　400mg/次，bid.，p.o./i.v.gtt.（缓慢）。

（9）中耳炎等耳局部感染　滴耳液，患侧6~10滴/次，2~3次/d，滴耳后应进行耳浴10min。

（10）外眼感染　①滴眼液滴于眼睑内，1~2滴/次，3~5次/d。②或眼膏适量涂于眼结膜囊内，tid.，可根据病情酌情增减。

（11）细菌性阴道炎　①清洗外阴部后将本药阴道泡腾片置入阴道深部，100mg/次，每晚1次，连用7d。②也可用栓剂，于清洁外阴后，垫高臀部仰卧，将栓剂送入阴道深部，1枚/次，保留5~10min，bid.（早、晚）。

（12）敏感菌所致皮肤感染　皮肤感染局部治疗可外用软膏涂患处，2~3次/d。也可用凝胶涂于患处，bid.。脓性分泌物多者，可先用生理盐水清洁患处后再使用本药。

**2. 其他用法用量**

［国内参考信息］

（1）急性盆腔炎　400mg/次，bid.，p.o./i.v.gtt.（缓慢），疗程10~14d。

（2）细菌性痢疾　200~300mg/次，bid.，p.o./i.v.gtt.（缓慢），疗程5~7d。

（3）腹腔感染 300~400mg/次，bid.，p.o./i.v.gtt.（缓慢），疗程 10~14d。

（4）伤寒 为控制伤寒反复感染，50mg/d，p.o.，连用 3~6 月。

（5）非复杂性皮肤软组织感染 全身用药可 300~4000mg/次，bid.，p.o./i.v.gtt.（缓慢），疗程 10d。

（6）骨、关节感染 400mg/次，bid.，p.o./i.v.gtt.（缓慢），疗程≥4 周。

（7）败血症等全身感染 40mg/次，bid.，p.o./i.v.gtt.（缓慢，宜选用静脉给药），疗程 10~14d。

（8）结核病 300mg/d，qd.，p.o.。

**【禁忌证】**

**说明书禁忌证**

（1）*对本药或其他喹诺酮类药过敏者。*

（2）*孕妇。*

**【特殊人群用药】**

**儿童** 本药可致幼龄动物关节病变，＜18 岁者不宜使用。如细菌仅对氟喹诺酮类敏感，应在权衡利弊后使用。

**老人** 减量。

**孕妇** 本药可透过胎盘屏障，孕妇禁用。美国 FDA 妊娠安全性分级为：C 级。

**哺乳妇女** 本药可分泌入乳汁，哺乳妇女全身用药时应暂停哺乳。

**肝功能不全者** 严重肝功能不全者（如肝硬化腹水）药物清除减少，血药浓度可增高，需权衡利弊后慎用并调整剂量。Max：≤400mg/d。

**肾功能不全/透析者** 严重肾功能不全者慎用。

**其他用法用量**

［国内参考信息］血清 Ccr＞50ml/min 时，使用常规剂量，q.12h；Ccr 为 10~50ml/min，使用常规剂量，qd.；Ccr＜10ml/min 时，使用常规剂量的 50%，qd.。

**【注意】**

（1）慎用 CNS 疾病（如癫痫、有癫痫史、脑动脉硬化者）。

（2）交叉过敏 本药与其他喹诺酮类药之间可能存在交叉过敏。

（3）用药相关检查/监测项目 大肠埃希菌对氟喹诺酮类药物耐药者多见，应在用药前留取尿培养标本，参考细菌药敏试验结果调整用药。

**【给药说明】**

（1）给药条件 ①本药注射剂仅用于缓慢静滴，每 200mg 静滴时间不得＜30min。②滴耳液如药温过低，可致眩晕，故应使其温度接近体温。且需注意若炎症已漫及鼓室周围时，除局部治疗外，应同时全身用药。本药滴耳液的使用疗程以 4 周为限，如继续给药，应慎用。③滴眼液适用于外眼感染，只限于滴眼用，不能用于结膜下注射，也不可直接滴入前房内。滴眼时瓶口不要接触眼睛，以免污染。④本药缓释片宜饭后吞服，不宜掰开、压碎或咀嚼。⑤长期局部应用本药，可能导致菌群失调及二重感染等，故不宜长期使用。⑥大剂量应用本药或尿 pH 值＞7 时可发生结晶尿。为避免结晶尿的发生，宜多饮水，保持 24h 排尿量＞1200ml。⑦应用本药时应避免过度暴露于阳光下。

（2）其他 细菌性结膜炎、角膜炎患者用药期间不宜戴角膜接触镜。

**【不良反应】**

ADR 警示 参见诺氟沙星。

（1）心血管 Q-T 间期延长。

（2）神经 头晕、头痛、嗜睡、失眠、眩晕/癫痫发作、震颤。

（3）精神 精神异常、烦躁不安、意识混乱、幻觉。长期大剂量应用：轻微精神障碍。

（4）血液 WBC 和血小板减少。

（5）消化 口干、食欲减退、恶心、呕吐、腹部不适、腹痛、腹泻、便秘、血清氨基转移酶升高。餐后服用可减少胃肠道反应。

（6）泌尿 BUN 及肌酐值升高、间质性肾炎（表现为血尿、发热、皮疹等）。高剂量用药：结晶尿。

（7）生殖 外阴瘙痒、阴道分泌物增多。

（8）骨骼肌肉 关节疼痛、肌肉痛、跟腱炎、跟腱断裂等。

（9）皮肤 皮疹、瘙痒、渗出性多形性红斑、血管神经性水肿、Lyell 综合征、Stevens–Johnson 综合征。

（10）眼 经眼给药：一过性眼灼热、辛辣似蜇样的眼刺激症状、眼痛、不适、咽炎及畏光、过敏、眼睑水肿、眼干燥及瘙痒。

（11）耳 经耳给药：中耳疼痛及瘙痒感。

（12）其他 光敏反应、注射部位轻度一过性刺激症状、静脉炎。软膏局部涂抹：轻微刺激感。栓剂：局部不适及过敏。若发生光敏反应或其他过敏反应，应立即停药。

**【药物过量】**

（1）表现 喹诺酮类药物过量可出现以下症状：口渴、口腔炎、恶心、呕吐、胃痛、胃灼热、腹泻、头晕、头痛、步履蹒跚、全身倦怠、麻木感、锥体外系症状、兴奋、幻觉、抽搐、谵狂、小脑共济失调、颅内压升高、代谢性酸中毒、血糖增高、血清氨基转移酶增高、WBC 减少、嗜酸性粒细胞增加、血小板减少、溶血性贫血、血尿、软骨或关节障碍、白内障、视力障碍、色觉异常及复视等。

（2）处理意见 对于急性药物过量者，应密切观察，并给予支持疗法，持续补液。血透或腹透仅能清除少量本药（＜ 10%）。

**【相互作用】**

（1）含铝、镁离子的抗酸药或铁剂 本药吸收降低，疗效减弱。

（2）丙磺舒 本药自肾小管分泌减少约 50%，合用时可因本药血药浓度升高而产生毒性。

（3）尿碱化剂 本药在尿中的溶解度降低，致结晶尿及肾毒性。

（4）茶碱类药物 茶碱类药物的肝清除减少，$t_{1/2}$ 延长，血药浓度升高，出现茶碱中毒症状（如恶心、呕吐、震颤、不安、激动、抽搐、心悸等）。本药对茶碱的代谢影响比诺氟沙星、依诺沙星、环丙沙星等小，但合用时仍应监测茶碱类药物血药浓度并调整剂量。

（5）环孢素 环孢素血药浓度增高，可能会有血清肌酐一过性升高，合用时应监测环孢素血药浓度，并调整剂量。

（6）咖啡因 咖啡因清除减少，$t_{1/2}$ 延长，并可产生 CNS 毒性。与诺氟沙星、依诺沙星、环丙沙星等相比，本药对咖啡因的代谢影响较小。

（7）抗凝药（华法林等） 抗凝药的抗凝作用增强，合用时应监测 PT。

（8）降压药、巴比妥类麻醉药 本药注射液与上述药合用，可使血压突然下降。

（9）苯酮酸类药物（芬布芬等）、丙酸类解热镇痛药 偶有引起痉挛的报道。

（10）头孢噻肟、甲硝唑、克林霉素 本药与上述药的药动学过程均无明显改变。

## 左氧氟沙星
## Levofloxacin

**【其他名称】** 安泛正、安理莱、安士力、安特博、奥维丽、奥维先、爱兴、安治舒、贝达若彤、彼来信、彼妥、长富宜泰、超力信、得尔夫星、达芬泰星、德宁、迪诺新、多清、恒奥、恒孚、和克、海伦、海力健、汇瑞克、晴安、京必妥新、甲磺酸左氟沙星、甲磺酸左旋氧氟沙星、甲磺酸左氧氟沙星、君可孚、金诺尔曼、杰奇、介容、君欣、金裕星、刻定、可乐必妥、康芝必妥、联邦左福康、陆达、立凡迪、来弗斯、来氟斯、利复星、丽科畅、乐郎、乐朗、来立信、莱美兴、赖诺星、洛普星、莱沃幸、来喜力、朗悦、林源方欣、丽珠强派、美赛乐、宁络欣、诺普伦、宁沙、诺通定、普亚特、清康、前力星、强普信、琪圣、齐斯丁、泉盈、锐得、瑞科沙、乳酸左氟沙星、乳酸左氧氟沙星、赛尔斯宁、苏洛、赛世克、帅威、沙严隆、妥必来、特夫比克、天福欣、妥复欣、妥佳、同林、天力达、田沙威、卫孚多、卫美佳、维沙欣、星邦瑞、新平、希普克定、欣勤、星尤迈、永复沙、雅健畅、云可迪、易路美、裕力兴、尤立欣、一品、优普罗康、怡平青、优素劲、盐酸左旋氧氟沙星、盐酸左氧氟沙星、亚新比拓、左必锋、左丰、左氟沙星、左福欣、左克、佐康、泽莱、紫罗嗪、左迅、左旋氧氟沙星、壮源、Cravit、Daphntaixin、Leflox、Levaquin、Levofloxacin Hydrochloride、Levofloxacin Lactate、Levofloxacin Mesylate

**【分类】** 抗微生物药\合成抗菌药\喹诺酮类

**【抗菌谱】** **敏感菌**

（1）革兰阳性菌：甲氧西林敏感葡萄球菌、肺炎链球菌、化脓性和溶血性链球菌等。

（2）革兰阴性菌：大肠埃希菌、克雷伯菌属、沙雷菌属、变形杆菌属、志贺菌属、沙门菌属、枸橼酸杆菌、不动杆菌属、铜绿假单胞菌、流感嗜血杆菌、淋病奈瑟菌等。

（3）阴沟肠杆菌、产气肠杆菌等肠杆菌属、弧菌属、耶尔森菌、莫拉菌属、粪肠球菌、结核分枝杆菌、非结核分枝杆菌。

（4）对支原体、衣原体及军团菌。

**不敏感/耐药菌** 对厌氧菌和肠球菌的作用较差。

**【制剂规格】** **片剂** ①100mg。②200mg。③500mg。

**片剂（甲磺酸盐）** ①100mg。②200mg。（均以左氧氟沙星计）

**片剂（盐酸盐）** ①100mg。②200mg。（均以左氧氟沙星计）

**片剂（乳酸盐）** ①100mg。②200mg。（均以左氧氟沙星计）

**分散片（盐酸盐）** 100mg（以左氧氟沙星计）。

**分散片（乳酸盐）** 100mg（以左氧氟沙星计）。

**胶囊** ①100mg。②200mg。

**胶囊（甲磺酸盐）** 100mg（以左氧氟沙星计）。

**胶囊（乳酸盐）** 100mg（以左氧氟沙星计）。

**胶囊（盐酸盐）** ①100mg。②200mg。③250mg。（均以左氧氟沙星计）

**颗粒** 1g∶100mg。

**注射液** ①50ml∶100mg。②100ml∶200mg。③100ml∶300mg。④100ml∶500mg。⑤250ml∶500mg。（均以左氧氟沙星计）

**注射液（乳酸盐）** ①2ml∶100mg。②2ml∶200mg。③100ml∶100mg。④100ml∶200mg。⑤100ml∶300mg。⑥100ml∶500mg。⑦200ml∶200mg。⑧250ml∶500mg。（均以左氧氟沙星计）

**注射液（甲磺酸盐）** ①2ml∶100mg。②2ml∶200mg。③2ml∶300mg。④50ml∶100mg。⑤100ml∶100mg。⑥100ml∶200mg。（均以左氧氟沙星计）

**注射液（盐酸盐）** ①1ml∶100mg。②2ml∶50mg。③2ml∶100mg。④2ml∶200mg。⑤3ml∶300mg。⑥5ml∶100mg。⑦5ml∶300mg。⑧5ml∶500mg。⑨10ml∶100mg。⑩100ml∶100mg。⑪100ml∶200mg。⑫100ml∶300mg。⑬100ml∶500mg。⑭200ml∶200mg。（均以左氧氟沙星计）

**氯化钠注射液（盐酸盐）** ①100ml（左氧氟沙星100mg、氯化钠0.86g）。②100ml（左氧氟沙星100mg、氯化钠0.89g）。③100ml（左氧氟沙星100mg、氯化钠0.9g）。④100ml（左氧氟沙星200mg、氯化钠0.9g）。⑤100ml（左氧氟沙星250mg、氯化钠0.9g）。⑥100ml（左氧氟沙星300mg、氯化钠0.86g）。⑦100ml（左氧氟沙星300mg、氯化钠0.9g）。⑧100ml（左氧氟沙星400mg、氯化钠0.9g）。⑨100ml（左氧氟沙星500mg、氯化钠0.86g）。⑩100ml（左氧氟

沙星 500mg、氯化钠 0.9g)。⑪ 200ml(左氧氟沙星 200mg、氯化钠 1.8g)。⑫ 200ml(左氧氟沙星 300mg、氯化钠 1.8g)。⑬ 250ml(左氧氟沙星 300mg、氯化钠 2.25g)。⑭ 250ml(左氧氟沙星 500mg、氯化钠 2.25g)。

**氯化钠注射液(乳酸盐)** 100ml(左氧氟沙星 500mg、氯化钠 0.9g)。

**葡萄糖注射液(盐酸盐)** ① 100ml(左氧氟沙星 100mg、葡萄糖 5g)。② 100ml∶200mg。③ 100ml(左氧氟沙星 200mg、葡萄糖 5g)。④ 100ml(左氧氟沙星 500mg、葡萄糖 5g)。

**葡萄糖注射液(乳酸盐)** ① 100ml(左氧氟沙星 200mg、葡萄糖 5g)。② 100ml(左氧氟沙星 300mg、葡萄糖 5g)。

**粉针剂** ① 100mg。② 200mg。(均以左氧氟沙星计)

**粉针剂(甲磺酸盐)** ① 100mg。② 200mg。③ 300mg。(均以左氧氟沙星计)

**粉针剂(乳酸盐)** ① 100mg。② 200mg。③ 250mg。④ 300mg。⑤ 500mg。(均以左氧氟沙星计)

**粉针剂(盐酸盐)** ① 100mg。② 200mg。③ 300mg。④ 400mg。⑤ 500mg。(均以左氧氟沙星计)

**软膏(盐酸盐)** 3%(15g)。

**滴眼液** ① 5ml∶15mg。② 5ml∶24.4mg。(均以左氧氟沙星计)

**滴眼液(乳酸盐)** ① 5ml∶15mg。② 8ml∶24mg。(均以左氧氟沙星计)

**滴眼液(盐酸盐)** ① 5ml∶15mg。② 7ml∶21mg。(均以左氧氟沙星计)

**眼用凝胶(盐酸盐)** 5g∶15mg。(以左氧氟沙星计)

**【临床应用】**

**说明书适应证**

用于敏感菌引起的下列感染，口服制剂用于轻、中度感染，注射制剂用于中、重度感染。

(1)泌尿生殖系统感染，如尿路感染、肾盂肾炎、淋菌性尿道炎、细菌性前列腺炎、急性附睾炎、宫腔感染、子宫附件炎、盆腔炎、宫颈炎等。

(2)呼吸系统感染，如扁桃腺炎及扁桃体周围脓肿、鼻窦炎、急性支气管炎、慢性支气管炎急性发作、弥漫性泛细支气管炎、支气管扩张合并感染、肺炎等。

(3)消化系统感染，如细菌性痢疾、感染性肠炎、沙门菌属肠炎、胆囊炎、胆管炎、腹腔感染(必要时合用甲硝唑)等。

(4)伤寒及副伤寒。

(5)骨、关节感染。

(6)皮肤软组织感染，如传染性脓疱病、蜂窝组织炎、淋巴管(结)炎、皮下脓肿、肛周脓肿等。

(7)乳腺炎、外伤、烧伤及术后伤口感染、五官科感染等。

(8)败血症等全身感染。

(9)本药对结核杆菌的抗菌活性已正式列为抗结核治疗的二线药物。

(10)眼用制剂用于治疗细菌性结膜炎、角膜炎、角膜溃疡、泪囊炎、术后感染等外眼感染。

(11)软膏用于治疗脓疱疮、疥疮、毛囊炎等化脓性皮肤病。

**【用法用量】**

**1. 说明书用法用量**

(1)**一般用法** 成人 300~500mg/次，qd.，p.o. 或 i.v.gtt.，疗程 7~14d。如感染较重，可增至 600mg/d。

(2)呼吸道感染 院内获得性肺炎，750mg/次，qd.，p.o. 或 i.v.gtt.，疗程 7~14d。

(3)细菌性前列腺炎 400mg/次，qd.，p.o.，疗程 6 周。

(4)化脓性皮肤病 软膏外用涂于患处。脓疱疮：tid.，疗程 5d；疥疮、毛囊炎等：qd.，疗程 7d。

(5)单纯性皮肤软组织感染 500mg/次，qd.，p.o.，疗程 7~10d。

（6）复杂性皮肤软组织感染 750mg/次，qd.，p.o.，疗程 7~10d。

（7）外眼感染 ①滴眼液 1~2 滴 / 次，3~5 次 /d；或开始 2 日内，q.2h（8 次 /d），以后 q.4h（4 次 /d）。细菌性结膜炎疗程 7d，细菌性角膜炎疗程 9~14d。②眼用凝胶：涂于眼下睑穹窿部，tid.（早、中、晚各 1 次）。

**2. 其他用法用量**

［国内参考信息］

**慢性支气管炎急性细菌性感染** 500mg/d，顿服，疗程 7d。

## 【禁忌证】

**说明书禁忌证**

（1）对本药或其他氟喹诺酮类药物过敏者。

（2）癫痫或有癫痫病史者。

（3）孕妇及可能怀孕的妇女。

（4）哺乳妇女。

（5）＜ 18 岁者。

## 【特殊人群用药】

**儿童** 本药可致未成年动物发生关节软骨病变，＜ 18 岁者应避免使用。本药局部制剂进入体内的药量远小于全身用药时摄入量，尚无证据表明会对儿童骨关节发育产生任何影响。

**老人** 减量慎用。尚未观察到老年患者与其他成年患者使用本药滴眼液的疗效和安全性有差异。

**孕妇** 动物实验未证实喹诺酮类药物有致畸作用，但本药可引起未成年动物关节病变，孕妇及可能怀孕的妇女禁用。局部制剂应权衡利弊用药。美国 FDA 妊娠安全性分级为：C 级。

**哺乳妇女** 本药可经乳汁分泌，哺乳妇女禁用，必须用药时应暂停哺乳。局部制剂应权衡利弊用药。

**肝功能不全者** 严重肝功能减退（如肝硬化腹水）时，本药清除减少，血药浓度增加，需权衡利弊后慎用并调整剂量。

**肾功能不全 / 透析者** 应减量或及延长给药间期，重度者慎用。

**1. 说明书用法用量**

（1）**一般用法** ①口服给药：Ccr 为 40~70ml/min 时，100mg/ 次，q.12h；Ccr 为 20~40ml/min 时，100mg/ 次，q.24h；Ccr ＜ 20ml/min 时，100mg/ 次，q.48h。②静脉滴注：Ccr 为 50~80ml/min 时，使用常规剂量；Ccr 为 20~49ml/min 时，首剂 400mg，维持剂量为每 24h 给药 200mg；Ccr 为 10~19ml/min 时，首剂 400mg，维持剂量为每 48h 给药 200mg。

（2）慢性支气管炎急性发作、社区获得性肺炎、急性鼻窦炎及单纯性皮肤软组织感染 Ccr 为 50~80ml/min 时，不需调整剂量；Ccr 为 20~49ml/min 时，首剂 500mg，维持剂量为每 24h 给药 250mg；Ccr 为 10~19ml/min、血透及 CAPD 者，首剂 500mg，维持剂量为每 48h 给药 250mg。

（3）院内获得性肺炎、复杂性皮肤软组织感染 Ccr 为 50~80ml/min 时，不需调整剂量；Ccr 为 20~49ml/min 时，首剂 750mg，维持剂量均为每 48h 给药 750mg；Ccr 为 10~19ml/min、血透及 CAPD 者，首剂 750mg，维持剂量为每 48h 给药 500mg。

（4）复杂性泌尿系感染、急性肾盂肾炎 Ccr ≥ 20ml/min，不需调整剂量；Ccr 为 10~19ml/min 时，首剂 250mg，维持剂量每 48h 给药 250mg。

（5）单纯性泌尿系感染 不需调整剂量。

**2. 其他用法用量**

［国外参考信息］Ccr ＜ 50ml/min 者需根据适应证调整剂量。

（1）重症细菌感染、社区获得性肺炎、慢性前列腺炎等 Ccr 为 20~49ml/min 时，起始剂量为 500mg，维持剂量为每 24h 给药 250mg；Ccr 为 10~19ml/min、采用血透或 CAPD 时，起始剂量为 500mg，维持剂量为每 48h 给药 250mg。

（2）院内获得性肺炎等 Ccr 为

20~49ml/min 时，起始剂量为 750mg，维持剂量为每 48h 给药 750mg；Ccr 为 10~19ml/min、采用血透或 CAPD 时，起始剂量为 750mg，维持剂量为每 48h 给药 500mg。

**【注意】**

（1）慎用　有 CNS 疾病史（如癫痫史）者。

（2）交叉过敏　本药与其他喹诺酮类药物间存在交叉过敏。

（3）用药相关检查 / 监测项目　①性病患者治疗时，应进行梅毒血清学检查。②由于目前大肠埃希菌对氟喹诺酮类药物耐药者多见，应在给药前留取尿培养标本，参考细菌药敏结果调整用药。

**【给药说明】**

（1）给药条件　①本药口服制剂宜空腹服用，也可餐后服用。服用时宜同时饮 250ml 水。②本药注射液仅供缓慢静滴，不可肌注，每 100ml 滴注时间不得＜ 60min，滴速过快易引起静脉刺激症状或 CNS 反应。③滴眼液仅限于滴眼用，不能用于结膜下注射或直接滴入眼前房内，且不宜长期使用，以免诱发耐药菌或真菌感染。④大剂量用药或尿 pH 值＞ 7 时，应用本药可发生结晶尿，为避免结晶尿，宜多饮水，保持 24h 尿量＞ 1200ml。⑤低钾血症及心肌病患者应避免使用本药。⑥由于目前大肠埃希菌对氟喹诺酮类药耐药者多见，故应在给药前留取尿培养标本，参考细菌敏感结果调整用药。

（2）配伍信息　①本药不宜与其他药物同瓶混合静滴，也不宜与其他药物使用同一静脉通道静滴。②粉针剂在临用前用适量灭菌注射用水溶解，再分 2 次用 5%GS 或氯化钠注射液 100ml 稀释后静滴。

（3）其他　①细菌性结膜炎、角膜炎患者不应佩戴角膜接触镜。②接受本药治疗时，应避免过度阳光暴晒或接触人工紫外线。

**【不良反应】**

ADR 警示　①在国家药品不良反应监测中心病例报告数据库中，与本药注射剂相关的严重 ADR 报告在喹诺酮类品种中较为突出。严重不良反应 / 事件以全身性损害、中枢及外周神经系统损害、皮肤及其附件损害、呼吸系统损害、胃肠系统损害为主，其中过敏反应问题较为典型。全身性损害主要表现为过敏性休克、过敏样反应、寒战、高热等，其中过敏性休克、过敏样反应分别占严重病例的 27.8%、12.7%；中枢及外周神经系统损害主要表现为抽搐、癫痫大发作、意识模糊、精神异常、谵妄等；皮肤及其附件损害主要表现为皮疹、多形性红斑型药疹等；呼吸系统损害主要表现为呼吸困难、喉水肿、呼吸抑制等；其他损害主要表现为肝功能异常（占严重病例的 4.4%）、肾功能异常、血尿、紫绀、白细胞减少、血小板减少、血糖异常、呕吐、腹泻等。②在所有年龄组中，氟喹诺酮类药物（包括本药）可导致肌腱炎和肌腱断裂的风险增加。在通常＞ 60 岁者、接受糖皮质激素治疗者和接受肾移植、心脏移植或肺移植者中，该风险进一步增加。③氟喹诺酮类药物（包括本药）可使重症肌无力患者的肌无力恶化。应避免已知重症肌无力病史者使用本药。

（1）心血管　心悸、过敏性血管炎（停药并予以适当处理）。

（2）神经　失眠、头晕、头痛、嗜睡、震颤、麻木感、抽搐、癫痫样发作。

（3）精神　幻觉、精神紊乱、精神异常、烦躁不安、焦虑、意识混乱等。

（4）内分泌 / 代谢　低血糖（停药并予以适当处理）。

（5）血液　贫血、溶血性贫血、粒细胞缺乏、全血细胞减少、嗜酸性粒细胞增多以及 WBC、RBC、PLT、Hb 和 HCT 减少。

（6）消化　消化不良、食欲减退、恶心、呕吐、腹部不适、腹痛、腹胀、腹泻、便秘、假膜性肠炎、黄疸、血清氨基转移酶及总胆红素升高、急性重型肝炎。

（7）呼吸　间质性肺炎。

（8）泌尿 BUN 升高、间质性肾炎（血尿、发热、皮疹等），甚至引起急性肾功能不全。结晶尿（高剂量使用时）。

（9）骨骼肌肉 横纹肌溶解症、关节疼痛、僵硬、关节肿胀、跟腱炎或跟腱断裂。如发生跟腱炎或跟腱断裂，应立即停药，严禁运动。

（10）皮肤 皮疹、瘙痒、红斑、多形性红斑、Lyell 综合征、Stevens–Johnson 综合征。

（11）眼 滴眼液可引起暂时性视力下降、发热、一过性眼睛灼热、眼痛或不适、咽炎、畏光、过敏、眼睑水肿、眼睛干燥、瘙痒、视觉异常。

（12）耳 耳鸣。

（13）其他 注射部位发红、发痒或静脉炎。过敏：心血管虚脱、丧失知觉、浮肿、血管性水肿（包括咽、喉或脸部水肿）、气道阻塞、呼吸困难、发热感、荨麻疹、皮疹、瘙痒、红斑等；光敏反应、发热、乏力、倦怠、味觉异常。若出现过敏反应或皮肤损伤时应停药，并根据临床情况采用相应抢救措施，包括吸氧、静脉输液、抗组胺药、皮质类固醇等。

**【药物过量】**

（1）表现 过量时除常规不良反应外，还可见口渴、口腔炎、恶心、呕吐、腹泻、胃痛、胃灼热、全身倦怠、蹒跚、头晕、头痛、麻木感、发热、发冷、锥体外系症状、兴奋、幻觉、抽搐、谵狂、小脑共济失调、颅内压升高(头痛、呕吐、淤血性乳头症状)、代谢性酸中毒、血糖增高，ALP、ALT、AST 增高，嗜酸性粒细胞增加、血小板及 WBC 减少、溶血性贫血、血尿、软骨 / 关节障碍、白内障、视力障碍、色觉异常及复视等。

（2）处理意见 ①洗胃；口服吸附剂活性炭（40~60g 加水 200ml 口服）；使用硫酸镁（30g 加水 200ml 口服）或其他缓泻剂。②加保肝药物输液，代谢性酸中毒时给予碳酸氢钠注射液，用碳酸氢钠碱化尿液，以增加本药由肾脏的排泄。③用呋喃苯氨酸注射液强制利尿。④对症治疗，如抽搐时应反复静注安定。⑤重症患者可考虑进行血透。

**【相互作用】**

（1）含铝、镁药物（如抗酸药、去羟肌苷）及钙、铁、锌剂 本药吸收减少（可与多价金属离子螯合），不宜合用。

（2）尿碱化药 降低本药在尿中的溶解度，导致结晶尿和肾毒性。

（3）华法林及其衍生物 上述药的抗凝作用增强，合用时应严密监测 PT。

（4）环孢素 环孢素的血药浓度升高，合用时必须监测环孢素的血药浓度，并调整剂量。

（5）苯丙酸、联苯丁酮酸类、NSAID 可能增加 CNS 的作用，偶有抽搐发生。动物实验显示与芬布芬合用发生率较依诺沙星、环丙沙星、诺氟沙星及氧氟沙星低。

（6）茶碱类药物 本药对茶碱类药物体内代谢的影响远较依诺沙星、环丙沙星小，但合用时仍需检测茶碱血药浓度。

（7）口服降糖药 同用可能引起高血糖或低血糖。应注意监测血糖浓度，一旦发生低血糖时应立即停用本药，并给予适当处理。

（8）咖啡因 可干扰咖啡因的代谢，从而导致咖啡因清除减少，血清除半衰期延长，并可能产生中枢神经系统毒性。

（9）丙磺舒、西咪替丁 对本药的吸收过程无明显影响，但可使本药的 AUC 增高 27%~38%，$t_{1/2}$ 延长 30%，而总清除率及肾清除率降低 21%~35%，但不需调整本药剂量。

（10）延长 Q-T 间期的药物（ⅠA 类、Ⅲ类抗心律失常药）应避免同用。

## 培氟沙星
## Pefloxacin

**【其他名称】** 倍福、倍泰、典沙、氟哌沙星、甲氟哌酸、甲磺酸甲氟哌酸、甲磺酸培氟沙星、哌氟喹酸、培氟哌酸、培福新、培洛克、透星、万辅、威力克、维宁佳、Pefalcine、Peflacine、Pefloxacin Mesilate、Pefloxacin Mesylate、Pefloxacin Methanesulfonate Dihydrate、Pelox

**【分类】** 抗微生物药\合成抗菌药\喹诺酮类

**【抗菌谱】** **敏感菌** 柠檬酸菌属、弧菌属、耶尔森菌属、产酶流感嗜血杆菌、莫拉菌属、淋球菌、金葡菌、大肠埃希菌、志贺菌属、沙门菌属、克雷伯菌属、沙雷菌属、阴沟肠杆菌、产气杆菌、流感杆菌、军团菌、伤寒、流感嗜血杆菌、奈瑟菌属、变形杆菌、不动杆菌、铜绿假单胞菌、麻风杆菌、甲氧西林敏感葡萄球菌、粪肠球菌、沙眼衣原体、支原体。

**不敏感/耐药菌** 对肺炎链球菌、各组链球菌和肠球菌仅有轻度作用；对厌氧菌不敏感。

**【制剂规格】** **片剂（甲磺酸盐）** ① 100mg。② 200mg（以培氟沙星计）。

**胶囊（甲磺酸盐）** ① 100mg。② 200mg。（均以培氟沙星计）

**注射液（甲磺酸盐）** ① 2ml∶200mg。② 5ml∶400mg。③ 55ml∶400mg。（均以培氟沙星计）

**葡萄糖注射液（甲磺酸盐）** ① 100ml（培氟沙星 200mg，葡萄糖 5g）。② 100ml（培氟沙星 400mg，葡萄糖 5g）。

**粉针剂（甲磺酸盐）** ① 200mg。② 400mg。（均以培氟沙星计）

**软膏（甲磺酸盐）** 10g∶75mg。

**【临床应用】**

**说明书适应证**

（1）全身用药：用于敏感菌所致的泌尿生殖系统、呼吸系统、消化系统、骨和关节、皮肤、软组织、耳、鼻、喉及妇科感染，以及败血症、心内膜炎及脑膜炎等。

（2）软膏外用：用于敏感菌引起的细菌感染性皮肤病，如脓疱、毛囊炎、疖、湿疹合并感染、外伤感染、癣病合并感染及其他化脓性皮肤感染等。

**【用法用量】**

**1. 说明书用法用量**

（1）**一般用法** ① 400~800mg/d，分 2 次服用。②本药注射制剂加入 5%GS 250ml 中缓慢静滴，400mg/次，q.12h。

（2）细菌感染性皮肤病 软膏涂患处，2~3 次/d。

**2. 其他用法用量**

［国外参考信息］

（1）一般用法 400mg/次，早晚各 1 次，p.o.。首剂可用 800mg，以快速达到有效血药浓度。

（2）骨髓炎 口服一般疗程为 10~14d，也有安全连续应用本药 18 个月的报道。

（3）院内肺部感染 400mg/次，bid.，p.o./i.v.。

（4）严重感染 400mg/次，q.8~12h，i.v.。首剂可用 800mg，以快速达到有效浓度。

**【禁忌证】**

**说明书禁忌证**

（1）对本药及其他氟喹诺酮类药物过敏者。

（2）G-6PD 缺乏。

（3）孕妇和哺乳妇女。

（4）＜ 18 岁者。

**【特殊人群用药】**

**儿童** 动物实验表明，氟喹诺酮类药物可在发育软骨内沉积并引起退行性病变，＜ 18 岁者禁用。国外有观点认为严重感染时，可权衡利弊后应用。

**其他用法用量**

［国外参考信息］

（1）非伤寒沙门菌感染 对阿莫西林、氨苄西林及复方新诺明不敏感的 1~10 岁儿童，12mg/（kg · d），分 2 次口服，疗程 7d。

（2）革兰阴性菌脑膜炎 权衡利弊后应用，6 个月至 12 岁的儿童，400mg/次，

bid.，i.v.gtt.。

**老人** 减量。

**其他用法用量**

［国外参考信息］ 有研究推荐老年患者第 1 日使用负荷剂量 400mg/ 次，bid.；以后 200mg/ 次，bid.。

**孕妇** 本药可透过胎盘屏障，可引起未成年动物关节病变，孕妇禁用。

**哺乳妇女** 喹诺酮类药物可经乳汁分泌，乳汁中浓度可接近血药浓度，用药时应暂停哺乳。

**肝功能不全者** 肝功能减退者静滴剂量同口服剂量。严重肝功能不全者应慎用，并适当延长用药间隔：静滴时，有黄疸者，q.12h；有腹水者，q.36h；兼有黄疸和腹水者，q.48h。

**其他用法用量**

［国外参考信息］ 有研究推荐肝硬化者静脉剂量为：8mg/（kg · 次），qd.。

**肾功能不全 / 透析者** 根据肾功能调整剂量。国外资料一般认为不必调整剂量，也有建议中度肾功能不全的老年患者应服常规剂量的 2/3，严重肾功能不全的老年患者仅用常规剂量的 1/2。

**【注意】**

（1）慎用 ① CNS 功能失调（如癫痫或有癫痫病史者）。②光过敏者慎用或禁用。③已有 Q-T 间期延长、未能纠正的低钾血症以及急性心肌缺血正在使用Ⅰ A 类或Ⅲ类抗心律失常药物者应避免使用本药。

（2）用药相关检查 / 监测项目 由于目前大肠埃希菌对氟喹诺酮类药物耐药者多见，应在给药前留取尿培养标本，参考细菌药敏结果调整用药。

**【给药说明】**

（1）给药条件 ①本药胃肠道反应较大，口服制剂应与食物同服。②为避免结晶尿的发生，宜多饮水，保持 24h 排尿量＞1200ml。

（2）配伍信息 ①本药与 NaCl 或其他含氯离子的溶液属配伍禁忌。②本药注射制剂应用 5%GS 250ml 稀释后避光缓慢静滴 1h 以上。

（3）其他 本药不应作为呼吸道感染的一线药物。

**【不良反应】**

ADR 警示 2004 年至 2009 年 10 月，国家药品不良反应监测中心共收到 13 个喹诺酮类药物（氧氟沙星、环丙沙星、氟罗沙星、洛美沙星、诺氟沙星、培氟沙星、依诺沙星、莫西沙星、妥舒沙星、司帕沙星、芦氟沙星、帕珠沙星和吡哌酸，其中司帕沙星、芦氟沙星、妥舒沙星、吡哌酸主要为口服剂型，其他药物包括口服剂型和注射剂型，一些还包括局部外用制剂）的病例报告 8 万余份，其中严重病例报告 3500 余份，占总报告数的 3.6%。总病例数排名前五位的依次为：环丙沙星、氧氟沙星、氟罗沙星、洛美沙星和诺氟沙星；严重病例数排名前五位的依次为：氧氟沙星、莫西沙星、诺氟沙星、环丙沙星和氟罗沙星。病例报告数量及排名除与药物本身的不良反应性质相关外，主要受到药物销售量、使用量以及报告单位报告意识等因素的影响。严重病例的不良反应表现按累及的器官 - 系统分类，以全身性损害、神经和精神系统损害、皮肤及其附件损害为主，此外，消化系统、泌尿系统、呼吸系统的不良反应 / 事件也相对较多。

（1）神经 头昏、头痛、眩晕、失眠、嗜睡、抽搐、癫痫发作、震颤。

（2）精神 精神异常、烦躁不安、意识混乱、幻觉、焦虑、激动等。

（3）血液 周围血 WBC 一过性减少、嗜酸性粒细胞增多；大剂量用药：血小板减少。

（4）消化 食欲减退、恶心、呕吐、胃痛、味觉障异常、便秘、腹泻或腹胀、血清氨基转移酶一过性升高和肝功能减退。如发生假膜性肠炎，应立即停药，并予以相应的处理。

（5）泌尿　间质性肾炎（血尿、发热、皮疹等）、BUN及肌酐一过性增高和肾功能减退；大剂量用药：结晶尿。

（6）骨骼肌肉　关节疼痛、僵硬、关节肿胀、跟腱炎、跟腱断裂、肌肉痛等。此时应休息，限制其活动，直至肌腱炎或肌腱断裂的诊断可明确排除。

（7）其他　①过敏反应：皮疹、皮肤瘙痒，渗出性、多形性红斑及血管神经性水肿，光敏反应。为防止光敏反应，用药期间应避免日光或紫外光照射；若发生光敏反应需停药。一旦发生过敏性休克，应停药，立即予以肾上腺素、皮质激素、吸氧等紧急处理。②注射部位局部刺激症状或静脉炎。

**【药物过量】**

表现　日剂量＞1600mg时，可能出现胃肠功能失调、肌肉和（或）关节疼痛、光敏反应、神经系统失调（头痛、失眠）、血小板减少。

**【相互作用】**

（1）含铝、镁的制酸药、多种维生素以及其他含铁、锌离子制剂　本药口服吸收减少，不宜合用。必须合用时，服药时间应间隔4h以上。

（2）利福平、氯霉素　相互拮抗。

（3）NSAID（如吲哚美新、布洛芬、炎痛喜康等）　产生拮抗作用，应避免同用。

（4）丙磺舒　本药自肾小管分泌减少约50%，合用时可因本药血浓度增高而产生毒性。

（5）$H_2$受体阻断药（如雷尼替丁、法莫替丁、西咪替丁等）　减缓本药的排泄，显著降低本药清除率，易形成药物蓄积。

（6）尿碱化剂　本药在尿中的溶解度降低，致结晶尿和肾毒性。

（7）妥布拉霉素、甲氧西林　对铜绿假单胞菌、利斯特菌所致脑膜炎有良好疗效。

（8）茶碱类　致茶碱类的肝清除明显减少，血浆$t_{1/2}\beta$延长，血药浓度升高，出现茶碱中毒症状。应避免合用，必须合用时，应监测茶碱类的血药浓度，并调整剂量。

（9）环孢素　环孢素的血药浓度升高，必须监测环孢素的血药浓度，并调整剂量。

（10）双香豆素、华法林　PT延长，应加强监测，并调整剂量。

（11）咖啡因　干扰咖啡因的代谢，致咖啡因清除减少，血浆$t_{1/2}\beta$延长，并可能产生CNS毒性，应严密监测咖啡因的血药浓度并调整剂量。

（12）钙离子拮抗药（如硝苯吡啶等）　影响本药血药浓度。

（13）西沙必利、红霉素、三环类抗抑郁药等可使Q-T间期延长的药物　不宜合用。

## 依诺沙星
## Enoxacin

**【其他名称】** 必采尼、博仕多邦、的星力、氟啶酸、复克、福禄马、海百可、久诺、杰瑞纳、克尔林、凯全、卡西诺、力得佳、朗济德、洛克迪、立洛星、辽沙、美风、美宁诺咪、宁宇欣、谱安康生、葡络、葡萄糖酸依诺沙星、葡欣安、瑞羚聚、善爱、特百可、天君迪、唐人欣、维普欣、喜莫比、依能森、因瑞清、依适康、依益、憎恶星、Abenox、Almitil、Bactidan、Bactidron、B-mark、Cinobac、Cinobactin、Comprecin、Enoksetin、Enoram、Enoxacin Gluconate、Enoxacin Glyconate、Enoxacinum、Flumark、Gyramid、Nofrin、Penetrex、Uronorm

**【分类】** 抗微生物药\合成抗菌药\喹诺酮类

**【抗菌谱】** 敏感菌　葡萄球菌、链球菌、淋球菌志贺菌属、大部分肠杆菌属、克雷伯菌属、大肠埃希菌、沙雷菌属、枸橼酸杆菌、变形杆菌、铜绿假单胞菌及其他假单胞菌、流感嗜血杆菌、不动杆菌、军团菌、螺旋杆菌等。产气杆菌、肺炎杆菌、痢疾杆菌、伤寒杆菌及其他沙门菌属。

**不敏感/耐药菌** 对厌氧菌的抗菌作用差。

**【制剂规格】** 片剂 ① 100mg。② 200mg。③ 400mg。

胶囊 ① 100mg。② 200mg。③ 400mg。

注射液（葡萄糖酸盐） ① 2ml∶100mg。② 5ml∶200mg。③ 100ml∶200mg。（均按依诺沙星计）

软膏 10g∶100mg。

滴眼液 8ml∶24mg。

**【临床应用】**

**说明书适应证**

用于敏感菌所致的下列感染：

（1）泌尿生殖系统感染，包括单纯性、复杂性尿路感染、细菌性前列腺炎、淋病奈瑟菌尿道炎或宫颈炎（包括产酶株所致者）等。

（2）呼吸道感染，包括敏感革兰阴性杆菌所致支气管感染及肺部感染等。

（3）胃肠道感染，由志贺菌属、沙门菌属、产肠毒素大肠埃希菌、亲水气单胞菌、副溶血弧菌等所致。

（4）伤寒。

（5）骨和关节感染、皮肤软组织感染。

（6）败血症等全身感染。

（7）软膏外用于脓疱疮、毛囊炎、疖肿、烧烫伤创面感染及足癣合并细菌感染等皮肤细菌性感染。

（8）滴眼液用于结膜炎、角膜炎等外眼部感染。

**【用法用量】**

**1. 说明书用法用量**

（1）呼吸道感染 300~400mg/次，bid.，p.o.，疗程 7~14d。

（2）急性单纯性下尿路感染 200mg/次，bid.，p.o.，疗程 5~7d。

（3）复杂性尿路感染 400mg/次，bid.，p.o.，疗程 10~14d。

（4）单纯性淋菌性尿道炎 单剂 400mg，p.o.。

（5）肠道感染 200mg/次，bid.，p.o.，疗程 5~7d。

（6）伤寒 400mg/次，bid.，p.o.，疗程 10~14d。

（7）皮肤细菌感染局部治疗 软膏涂于患处，2~4 次/d。

（8）外眼部感染 滴眼液滴眼，1~2 滴/次，4~6 次/d。

（9）其他临床用法 200mg/次，bid.，i.v.gtt.；重症患者一日总量不宜＞600mg，疗程 7~10d。病情显著好转后可改为口服。

**2. 其他用法用量**

[国外参考信息]

（1）耳鼻喉感染 400~600mg/次，bid.，p.o.，疗程 11~15d。

（2）呼吸道感染 400mg/次，q.12h，p.o.；铜绿假单胞菌所致感染 600mg/次，q.12h，p.o.。

（3）软下疳 400mg/次，bid.，p.o.，疗程 7~12d。

（4）淋病 ①非复杂性泌尿生殖器淋病：单剂 200~400mg，p.o.。②直肠或咽部淋病（包括产酶菌所致的淋病）：400mg/次，qd.，p.o.；或 200mg/次，bid.，p.o.。

（5）预防泌尿系统术后感染 术前 2~4h 口服 200mg，术后 36h 内每 12h 用药 1 次。

（6）非复杂性泌尿道感染 200mg/次，bid.，p.o.，疗程 7d。

（7）复杂性泌尿道感染 400mg/次，bid.，p.o.，疗程 14d。

（8）皮肤感染 400mg/d、600mg/d 或 800mg/d，p.o.。

**【禁忌证】**

**说明书禁忌证**

（1）对本药或其他氟喹诺酮类药过敏者。

（2）肌腱炎及跟腱断裂。

（3）G-6PD 缺乏症。

（4）癫痫。

（5）＜18 岁者。

（6）孕妇及哺乳妇女。

【特殊人群用药】

**儿童**　本药可致未成年动物关节病变，＜18岁者不宜使用。如细菌仅对本药敏感，应权衡利弊后应用。

**老人**　减量。国外提示肾功能正常者可给予常规剂量。

**孕妇**　本药可透过胎盘屏障，孕妇禁用。美国FDA妊娠安全性分级为：C级。

**哺乳妇女**　本药可分泌入乳汁，其浓度可接近血药浓度，哺乳妇女用药时应停止哺乳或禁用。

**肝功能不全者**　重度肝功能不全者药物清除减少，血药浓度增高，需权衡利弊后应用，并注意调整剂量。需利尿的重度肝硬化者应考虑调整用量。

**肾功能不全/透析者**　本药主要由肾排泄，肾功能减退者需权衡利弊后应用，必须使用时应根据肾功能调整剂量。

**其他用法用量**

［国外参考信息］Ccr＞30ml/min时，可给予常规剂量；Ccr≤30ml/min时，首剂可给予常规剂量，以后每12h服用常规剂量的一半。

【注意】

（1）慎用　①原有CNS疾患者（如有癫痫病史）。②白内障等眼科疾病（国外资料）。

（2）交叉过敏　本药与其他喹诺酮类药之间存在交叉过敏。

（3）用药相关检查/监测项目　由于目前大肠埃希杆菌对氟喹诺酮类药物耐药者多见，应在给药前留取尿培养标本，参考细菌药敏结果调整用药。

【给药说明】

（1）给药条件　①食物可能影响本药的口服吸收，宜空腹服药，也可于进餐前1h或餐后至少2h服药。②本药静滴时应避光，且滴注速度不应过快。③大剂量应用或尿pH值＞7时可发生结晶尿。为避免结晶尿的发生，宜多饮水，保持24h排尿量＞1200ml。

（2）配伍信息　可将200mg药物加入到5%GS 100ml中稀释后静滴。不能用含氯化钠的溶液稀释。

【不良反应】

ADR警示　2004年至2009年10月，国家药品不良反应监测中心共收到13个喹诺酮类药物（氧氟沙星、环丙沙星、氟罗沙星、洛美沙星、诺氟沙星、培氟沙星、依诺沙星、莫西沙星、妥舒沙星、司帕沙星、芦氟沙星、帕珠沙星和吡哌酸，其中司帕沙星、芦氟沙星、妥舒沙星、吡哌酸主要为口服剂型，其他药物包括口服剂型和注射剂型，一些还包括局部外用制剂）的病例报告8万余份，其中严重病例报告3500余份，占总报告数的3.6%。总病例数排名前五位的依次为：环丙沙星、氧氟沙星、氟罗沙星、洛美沙星和诺氟沙星；严重病例数排名前五位的依次为：氧氟沙星、莫西沙星、诺氟沙星、环丙沙星和氟罗沙星。病例报告数量及排名除与药物本身的不良反应性质相关外，主要受到药物销售量、使用量以及报告单位报告意识等因素的影响。严重病例的不良反应表现按累及的器官-系统分类，以全身性损害、神经和精神系统损害、皮肤及其附件损害为主，此外，消化系统、泌尿系统、呼吸系统的不良反应/事件也相对较多。

（1）心血管　静脉炎、面部潮红、心悸、胸闷。

（2）神经　头昏、头痛、嗜睡、失眠、癫痫发作、震颤、周围神经刺激症状。

（3）精神　烦躁不安、意识模糊、幻觉、抑郁。

（4）血液　一过性轻度外周WBC减少、紫癜。

（5）消化　恶心、呕吐、腹部不适或疼痛、腹泻、食欲下降、一过性轻度血清氨基转移酶升高。

（6）呼吸　呼吸困难、咳嗽。

（7）泌尿　间质性肾炎（血尿、发热、

皮疹等)、一过性轻度 BUN 增高。高剂量用药：结晶尿。

(8)骨骼肌肉　关节疼痛、跟腱炎、跟腱破裂。

(9)其他　过敏反应(皮疹、皮肤瘙痒)、渗出性多形性红斑、血管神经性水肿、光敏反应、休克(表现为胸部压迫感、呼吸困难、低血压等)。用药期间应避免过度日晒，如发生过敏反应需立即停药。

**【相互作用】**

(1)含铝、镁的抗酸药　本药口服吸收减少，不宜合用。

(2)尿碱化剂　本药在尿中的溶解度降低，致结晶尿和肾毒性，不宜合用。

(3)丙磺舒　本药自肾小管分泌减少约 50%，两药血药浓度均升高，不良反应增加，应避免合用。

(4)茶碱类药　茶碱类药物的血药浓度升高，易发生茶碱中毒(表现为恶心、呕吐、震颤、不安、激动、抽搐、心悸等)。应避免合用，必须合用时应监测茶碱类血药浓度并调整剂量。

(5)环孢素　环孢素血药浓度升高，合用时应监测环孢素血药浓度，并按需调整剂量。

(6)华法林　华法林的抗凝作用增强，应避免合用，必须合用时应严密监测 PT，并调整剂量。

(7)咖啡因　干扰咖啡因的代谢，导致咖啡因消除减少，消除 $t_{1/2}$ 延长，并可能产生 CNS 毒性，应避免两者合用，必须合用时应严密监测咖啡因的血药浓度并调整剂量。

(8)芬布芬　偶有抽搐发生，不宜合用。

(9)四环素、氨基糖苷类药物　不宜合用。

## 洛美沙星
## Lomefloxacin

**【其他名称】** 爱邦、奥每欣、百德、巴龙、贝洛特、倍诺、百夜星、多龙、孚悦、哥台、禾乐新、吉克、吉平、康力得、康力康、康洛美沙、喹泰、乐贝新、乐芬、罗氟酸、龙化素、洛美巴特、洛美灵、洛美星、洛威、丽珠美欣、门冬氨酸洛美沙星、美西肯、诺灵盾、普立特、迁迪、奇洛先、奇米高、庆兴、天门冬氨酸洛美沙星、天门冬洛美沙星、万夫洛、维普、欣立威、怡奥、逸林、宇力、益禄、盐酸洛美沙星、中宝洛泰、震佳、卓悦、Barcon、Lomebact、Lomefloxacin Aspartate、Lomefloxacin Hydrochloride、Mahaquin、Maxaquin、Uniquin

**【分类】** 抗微生物药 \ 合成抗菌药 \ 喹诺酮类

**【抗菌谱】** **敏感菌**　本药抗菌谱类似氧氟沙星，流感嗜血杆菌、奈瑟菌属、军团菌及肠杆菌科的多数菌属，如大肠埃希菌、志贺菌属、克雷伯菌属、变形杆菌属、肠杆菌属；含假单胞菌属的多数菌株和不动杆菌属；葡萄球菌属；腐生葡萄球菌、枸橼酸杆菌、阴沟肠杆菌、大肠埃希菌、卡他球菌；衣原体、支原体、结核分枝杆菌；对耐甲氧西林的金葡菌、表皮葡萄球菌、沙雷菌、亲水气杆菌、哈夫尼亚菌在体外有抗菌作用。

**不敏感 / 耐药菌**　对链球菌、肺炎链球菌、洋葱假单胞菌和厌氧菌均无效。

**【制剂规格】**

**片剂(盐酸盐)**　① 100mg。② 200mg。③ 400mg。(均以洛美沙星计)

**薄膜衣片(盐酸盐)**　400mg。

**胶囊(盐酸盐)**　① 100mg。② 200mg。

**口服液(盐酸盐)**　10ml 含本药盐酸盐 110.4mg。

**颗粒(盐酸盐)**　100mg(以洛美沙星计)。

**分散片(盐酸盐)**　100mg。

**注射液(盐酸盐)**　① 2ml : 100mg。② 10ml : 100mg。③ 10ml : 200mg。④ 100ml : 200mg。⑤ 250ml : 200mg。(均以洛美沙星计)⑥ 250ml : 400mg。

**注射液（门冬氨酸盐）** ① 2ml∶100mg（以洛美沙星计）。② 100ml∶200mg。③ 250ml∶400mg。

**氯化钠注射液（门冬氨酸盐）** 100ml（洛美沙星 200mg、氯化钠 850mg）。

**葡萄糖注射液（门冬氨酸盐）** 100ml（洛美沙星 200mg、葡萄糖 5g）。

**粉针剂（盐酸盐）** ① 100mg。② 200mg。③ 400mg。（均以洛美沙星计）

**粉针剂（门冬氨酸盐）** ① 100mg。② 200mg。（均以洛美沙星计）

**滴眼液（盐酸盐）** ① 5ml∶15mg。② 6ml∶18mg。③ 8ml∶24mg。（均以洛美沙星计）

**眼用凝胶（盐酸盐）** 5g∶15mg（以洛美沙星计）。

**滴耳液（盐酸盐）** 5ml∶15mg。

**软膏（盐酸盐）** ① 10g∶30mg。② 20g∶60mg。（均以洛美沙星计）

**乳膏（盐酸盐）** 10g∶30mg（以洛美沙星计）。

## 【临床应用】

### 说明书适应证

（1）呼吸系统感染，如慢性支气管炎急性发作、支气管扩张伴感染、急性支气管炎、肺炎、鼻窦炎、中耳炎等。

（2）泌尿生殖系统感染，如尿路感染、急慢性前列腺炎、淋球菌尿道炎或宫颈炎（包括产酶株所致者）、急性膀胱炎、急性肾盂肾炎等。

（3）消化系统感染，由志贺菌属、沙门菌属、产肠毒素大肠埃希菌、亲水气单胞菌、副溶血弧菌等所致胃肠道感染，以及腹腔、胆道感染等。

（4）伤寒、骨和关节感染、皮肤软组织感染，以及败血症等全身感染。

（5）眼用制剂用于外眼部感染，如细菌性结膜炎、角膜炎、角膜溃疡、泪囊炎及眼部术后感染等。

（6）滴耳液用于中耳炎、外耳道炎、鼓膜炎。

（7）外用制剂可局部用于细菌感染性皮肤病，如脓疱疮、毛囊炎、足癣或湿疹继发感染及其他浅表局限性感染等。

## 【用法用量】

### 说明书用法用量

（1）**一般用法**　本药 $t_{1/2}\beta$ 长，一般感染时可一日 1 次；若感染较重或感染病原菌敏感性较低（如铜绿假单胞菌）时，可 300~400mg/ 次，bid.，p.o.。

（2）细菌性支气管感染　① 400mg/ 次，qd.，p.o.；或 300mg/ 次，bid.，p.o.，疗程 7~14d。② 200mg/ 次，bid.，i.v.gtt.；或 400mg/ 次，qd.，i.v.gtt.。

（3）慢性支气管感染急性发作　① 400mg/ 次，qd.，p.o.，疗程 10d。② 200mg/ 次，bid.，i.v.gtt.；或 400mg/ 次，qd.，i.v.gtt.。

（4）尿路感染　① 100mg/ 次，q.12h，i.v.gtt.，疗程 7~14d。②用于急性单纯性尿路感染时，400mg/ 次，qd.，p.o.，疗程 7~10d；用于复杂性尿路感染时，400mg/ 次，qd.，p.o.，疗程 14d。

（5）单纯性淋病　300mg/ 次，bid.，p.o.。

（6）预防手术感染　术前 2~6h 口服 400mg。

（7）外眼部感染　①滴眼液滴于眼睑内，1~2 滴 / 次，3~5 次 /d。②也可将本药眼用凝胶滴于结膜囊内，1 滴 / 次，qid.，或根据病情酌情调整用药次数，滴药后保持闭眼 5min。

（8）中耳炎、外耳道炎、鼓膜炎　滴耳液经耳给药，6~10 滴 / 次，bid.，点耳后进行耳浴约 10min。根据症状适当增减点耳次数。

（9）细菌感染性皮肤病　外用制剂涂患处，bid.。脓性分泌物多者需先用 NS 清洗患处后再用药。

## 【禁忌证】

### 说明书禁忌证

（1）对本药或其他喹诺酮类药过敏者。

（2）孕妇和哺乳妇女。

（3）< 18 岁者。

**【特殊人群用药】**

**儿童** 本药可致未成年动物关节损害，故< 18 岁者禁用；仅在由多重耐药菌引起的感染，细菌仅对喹诺酮类敏感时，权衡利弊后使用本药。儿童使用本药滴耳液时，滴数较成人酌减。

**老人** 用量酌减。

**孕妇** 禁用。美国 FDA 妊娠安全性分级为：C 级。

**哺乳妇女** 本药乳汁中浓度可接近血药浓度，哺乳妇女用药时应停止哺乳。

**肝功能不全者** 慎用，并注意监测肝功能。国外有资料建议可不调整剂量。

**肾功能不全 / 透析者** 慎用，使用时需根据肾功能减退程度调整剂量。

**1. 说明书用法用量**

Ccr ≤ 40ml/min 时，首剂可给予 400mg，p.o.，此后 200mg/ 次，qd.，p.o.。

**2. 其他用法用量**

［国外参考信息］ Ccr > 50ml/min 时，可用常规剂量；Ccr 为 10~50ml/min 时，使用常规剂量的 50%~75%；Ccr < 10ml/min 时，使用常规剂量的 50%。血透者，首剂 400mg，以后维持剂量为 200mg/d，qd.。

**【注意】**

（1）慎用 CNS 疾病（包括脑动脉硬化或癫痫病史者）。

（2）交叉过敏 本药与其他喹诺酮类药之间存在交叉过敏。

**【给药说明】**

（1）给药条件 ①可空腹口服或与食物同服。②可根据细菌药敏结果及临床情况调整用药。③至少在光照后 12h 才可接受本药治疗，用药期间和停药后数日，仍应避免过多暴露在阳光、紫外光及明亮光照下。④用药时应大量饮水（保持尿量> 1200~1500ml/d），以避免发生结晶尿。⑤本药滴耳液一般适用于中耳炎局限在中耳黏膜部位的局部治疗，若炎症已漫及鼓室周围时，除局部治疗外，应同时采用全身治疗。⑥滴耳液使用温度应接近体温（药温过低可能引起目眩）。⑦本药滴眼液只限于滴眼用，且不宜长期使用。

（2）配伍信息 ①本药应采用 5%GS 或 NS 250ml 稀释后缓慢静滴，一次滴注时间不少于 60min。②本药忌与碱性注射液（如碳酸氢钠）配合使用。

（3）其他 ①本药不宜用于治疗由肺炎链球菌引起的慢性支气管炎急性发作。②已有 Q-T 间期延长、未能纠正的低钾血症、急性心肌缺血正在服用Ⅰ A 类（如奎尼丁、普鲁卡因胺等）或Ⅲ类抗心律失常药（如胺碘酮、索洛地尔）者应避免使用本药。

**【不良反应】**

ADR 警示 2004 年至 2009 年 10 月，国家药品不良反应监测中心共收到 13 个喹诺酮类药物（氧氟沙星、环丙沙星、氟罗沙星、洛美沙星、诺氟沙星、培氟沙星、依诺沙星、莫西沙星、妥舒沙星、司帕沙星、芦氟沙星、帕珠沙星和吡哌酸，其中司帕沙星、芦氟沙星、妥舒沙星、吡哌酸主要为口服剂型，其他药物包括口服剂型和注射剂型，一些还包括局部外用制剂）的病例报告 8 万余份，其中严重病例报告 3500 余份，占总报告数的 3.6%。总病例数排名前五位的依次为：环丙沙星、氧氟沙星、氟罗沙星、洛美沙星和诺氟沙星；严重病例数排名前五位的依次为：氧氟沙星、莫西沙星、诺氟沙星、环丙沙星和氟罗沙星。病例报告数量及排名除与药物本身的不良反应性质相关外，主要受到药物销售量、使用量以及报告单位报告意识等因素的影响。严重病例的不良反应表现按累及的器官 - 系统分类，以全身性损害、神经和精神系统损害、皮肤及其附件损害为主，此外，消化系统、泌尿系统、呼吸系统的不良反应 / 事件也相对较多。

（1）心血管 血压波动、心动过速或过缓、心律失常（期外收缩）、心力衰竭、心绞痛、心肌梗死发作、心肌病、紫绀、水肿、肺栓塞、脑血管异常、脉管炎、胸痛等。

（2）神经　头痛、眩晕、嗜睡、失眠、惊厥、昏迷、过动病、震颤、晕厥、抽搐、癫痫发作。

（3）精神　神经质、精神错乱、意识混乱、烦躁不安、焦虑、抑郁、激动、幻觉、噩梦等。

（4）代谢 / 内分泌系统　痛风、低血糖及血电解质异常（如血钾降低）等。

（5）血液　单核细胞增多、纤维蛋白溶解增多（引起止血障碍）、淋巴结病、血小板减少或增多、RBC 沉降率加快，Hb、WBC、白蛋白或总蛋白减少，嗜酸性粒细胞增多。

（6）消化　恶心、呕吐、腹泻、腹痛、口干、味觉异常、畏食或食欲增加、吞咽困难、消化不良、腹胀、便秘、消化道出血、消化道炎症、肝功能异常（ALT、AST、胆红素、ALP、血清 γ-谷氨酰转移酶升高）、轻至重度的假膜性肠炎（应立即予以相应处理，轻者停药即可恢复，中重度者应针对艰难梭菌予以抗菌治疗及其他对症处理）。

（7）呼吸　胸痛、呼吸困难、呼吸道感染、支气管痉挛、咳嗽、痰液增加、喘鸣等。

（8）泌尿　少尿、血尿、尿淋沥、无尿、血肌酐增高、尿比重异常、BUN 值升高、间质性肾炎（血尿、发热、皮疹等）；大剂量使用：结晶尿。

（9）生殖　阴道炎、白带、会阴痛、阴道白色念珠菌病、睾丸炎、附睾炎等。

（10）骨骼肌肉　腿痉挛、关节痛、肌痛、肌腱炎、肌腱断裂。如用药过程中出现局部疼痛、炎症表现或肌腱断裂等征象时，应休息、限制其活动，直至肌腱炎或肌腱断裂的诊断可明确排除。

（11）皮肤　皮疹、瘙痒、潮红，严重者可发生渗出性多形性红斑、血管神经性水肿及中毒性表皮松解症（应立即停药，并予以相应处理）。

（12）眼　视觉异常、结膜炎、眼痛；使用滴眼液：一过性刺激症状、眼部灼伤感、刺痛、眼睑水肿、流泪、畏光、视力减退等。

（13）耳　耳痛、耳鸣；使用滴耳液：耳痛及瘙痒感。

（14）其他　光敏反应（发生率较其他喹诺酮类药物高，且随用药时间延长而增高）、过敏性休克（即予以肾上腺素、皮质激素、输氧等紧急处理，并停用本药）、多汗、疲乏、面部水肿、背痛、不适、无力、畏寒、鼻出血、感冒症状、血淋巴结病。一旦发生光敏反应（如皮肤灼热、发红、肿胀、水疱、皮疹、瘙痒及皮炎），应立即中断治疗并相应处理。

**【药物过量】**

（1）表现　动物实验中大剂量服用本药时，可出现流涎、震颤、活动度降低、呼吸困难、阵挛性惊厥直至死亡。

（2）处理意见　应采取催吐、洗胃等措施，并给予对症和支持治疗。

**【相互作用】**

（1）丙磺舒　本药排泄延迟，平均 AUC 增大 63%，平均 $t_{max}$ 延长 50%，平均 $C_{max}$ 增高 4%。合用时可因本药血药浓度增高而产生毒性。

（2）硫糖铝和抗酸药　本药吸收速率减慢 25%，AUC 降低约 30%。若在服用本药前 4h 或服用后 2h 服硫糖铝或抗酸药则影响甚微。

（3）芬布芬　致中枢兴奋、癫痫发作。

（4）口服抗凝血药（如华法林）　抗凝作用增强，应监测 PT。

（5）环孢素　环孢素血药浓度升高，必须监测环孢素血药浓度，并调整剂量。

（6）尿碱化剂　本药在尿中的溶解度降低，导致结晶尿和肾毒性。

（7）去羟肌苷（其制剂中含铝及镁）、含金属离子的营养剂和维生素　金属离子可与喹诺酮类螯合，不宜与本药合用；服用本药前后 2h 内亦不宜服用含金属离子的营养剂和维生素。

（8）茶碱类药物和咖啡因　本药对上述药物的肝内代谢、体内清除过程影响小。

（9）NSAIDs　可能增加对 CNS 的刺激，并有发生惊厥的危险性。

（10）西沙必利、红霉素、三环类抗抑郁药　可使 Q-T 间期延长，应避免合用。

（11）食物　仅我轻度减少本药的吸收。

## 芦氟沙星 Rufloxacin

**【其他名称】** 卡力、康赞、赛孚、盐酸芦氟沙星、Monos、Qari、Rufloxacin Hydrochloride、Tebraxin

**【分类】** 抗微生物药\合成抗菌药\喹诺酮类

**【抗菌谱】** **敏感菌**　志贺菌属、大肠埃希菌、伤寒杆菌、流感嗜血杆菌、淋球菌等；肺炎链球菌、化脓性链球菌、溶血性链球菌、敏感金葡菌、卡他摩拉菌、肺炎克雷伯杆菌等；沙雷菌、沙门菌、肠杆菌以及吲哚阳性变形杆菌等。

**不敏感/耐药菌**　对铜绿假单胞杆菌作用不及环丙沙星，对甲氧西林耐药金葡菌或表皮葡萄球菌无效。

**【制剂规格】** 片剂　200mg。

片剂（盐酸盐）①100mg（按芦氟沙星计）。②200mg。

胶囊　100mg。

胶囊（盐酸盐）　200mg（按芦氟沙星计）。

**【临床应用】**

**1. 说明书适应证**

敏感菌所致的下呼吸道和泌尿生殖系统感染。

**2. 其他临床应用**

（1）敏感菌所致上呼吸道感染，包括咽炎、扁桃体炎、中耳炎、鼻窦炎。

（2）敏感菌所致皮肤软组织化脓性感染。

**【用法用量】**

**1. 说明书用法用量**

**一般用法**　首剂 400mg，p.o.，以后 200mg/d，顿服。根据感染的严重程度、病情等确定疗程，一般为 5~10d，前列腺炎的疗程可达 4 周。

**2. 其他用法用量**

［国外参考信息］

（1）慢性支气管炎急性发作　第 1 日 400mg，p.o.，以后 200mg/d，疗程共 10d；或第 1 日 400mg，p.o.，第 2~5 日，200mg/d，但疗效稍差。5 日与 10 日疗法的疗效尚需进一步比较。

（2）细菌性前列腺炎　第 1 日 400mg，p.o.，以后 200mg/d，疗程 4 周。

**【禁忌证】**

**说明书禁忌证**

（1）对本药或其他氟喹诺酮类药过敏者。

（2）曾用喹诺酮类药引起腱损伤者。

（3）癫痫或有抽搐病史者。

（4）孕妇及哺乳妇女。

（5）骨骼发育尚未完全的儿童或年轻患者。

**【特殊人群用药】**

**儿童**　本药用于数种幼龄动物时可致关节病变，在婴幼儿及＜18 岁青少年的用药安全性尚未确定，儿童不宜使用。

**老人**　应考虑减量，但尚无推荐的剂量调整方案。

**孕妇**　尚未证实喹诺酮类药物有致畸作用，对孕妇用药的影响也不明确。由于本药可引起未成年动物关节病变，故孕妇禁用。

**哺乳妇女**　用药时应暂停哺乳。

**肝功能不全者**　重度肝功能减退（如肝硬化腹水）者，本药清除可减少，需权衡利弊后用药并调整剂量。

**肾功能不全/透析者**　肾功能减退者应慎

用本药，用药时根据肾功能调整给药剂量，GFR＜30ml/min 者给药间隔宜延长至 48h。

【注意】

（1）慎用　①有过敏倾向和对光敏感者。② CNS 功能失调。

（2）对驾驶 / 机械操作的影响　常规剂量下用药可能干扰反应能力，故用药期间应避免驾驶车辆及操作机械。

【给药说明】

（1）给药条件　①用药时应避免过度暴露于阳光。②为避免结晶尿的发生，用药期间宜多饮水，保持 24h 排尿量＞1200ml。③本药长期使用会引起耐药菌的产生，包括真菌，此时需使用其他相应的治疗。

（2）其他　目前大肠埃希菌对氟喹诺酮类药耐药者多见，应在给药前留取尿培养标本，便于根据药敏结果调整用药。

【不良反应】

ADR 警示　2004 年至 2009 年 10 月，国家药品不良反应监测中心共收到 13 个喹诺酮类药物（氧氟沙星、环丙沙星、氟罗沙星、洛美沙星、诺氟沙星、培氟沙星、依诺沙星、莫西沙星、妥舒沙星、司帕沙星、芦氟沙星、帕珠沙星和吡哌酸，其中司帕沙星、芦氟沙星、妥舒沙星、吡哌酸主要为口服剂型，其他药物包括口服剂型和注射剂型，一些还包括局部外用制剂）的病例报告 8 万余份，其中严重病例报告 3500 余份，占总报告数的 3.6%。总病例数排名前五位的依次为：环丙沙星、氧氟沙星、氟罗沙星、洛美沙星和诺氟沙星；严重病例数排名前五位的依次为：氧氟沙星、莫西沙星、诺氟沙星、环丙沙星和氟罗沙星。病例报告数量及排名除与药物本身的不良反应性质相关外，主要受到药物销售量、使用量以及报告单位、报告意识等因素的影响。严重病例的不良反应表现按累及的器官 – 系统分类，以全身性损害、神经和精神系统损害、皮肤及其附件损害为主，此外，消化系统、泌尿系统、呼吸系统的不良反应 / 事件也相对较多。

（1）神经　神经过敏、感觉异常、疲劳、头昏、头痛、嗜睡、失眠、震颤、乏力、癫痫发作。

（2）精神　焦虑、精神异常、烦躁不安、意识混乱、幻觉。

（3）血液　WBC 一过性降低，多属轻度。

（4）消化　胃灼热感、消化不良、口干、腹胀、腹部不适或疼痛、恶心、呕吐、腹泻、血清氨基转移酶升高。如发生严重持续腹泻应考虑是否引起假膜性肠炎，应立即停药，可用万古霉素等药物治疗。

（5）泌尿　血尿、BUN 增高、间质性肾炎；高剂量时：结晶尿。

（6）骨骼肌肉　肌腱炎、跟腱损伤、肌肉疼痛及关节疼痛等。用药期间若发生肌腱炎或跟腱损伤及疼痛，则应停药。

（7）耳　耳鸣。

（8）其他　过敏反应（皮疹、荨麻疹、红斑、发热、皮肤瘙痒）、渗出性多形性红斑及血管神经性水肿、舌肿大、声带水肿、呼吸困难、低血压、休克、盗汗、出汗、光敏反应、静脉炎等。发生光敏反应时需停药。

【药物过量】

处理意见　目前尚无用药过量发生。一旦发生，应采取一般措施，如强迫呕吐、洗胃等使胃排空，并严密观察患者，适当输液治疗。

【相互作用】

（1）尿碱化药　本药在尿中的溶解度降低，导致结晶尿和肾毒性。

（2）含铝及镁的抗酸药　影响本药吸收，避免同用，应在服用本药的前、后 4h 使用抗酸药。

（3）丙磺舒　本药血药浓度升高。

（4）茶碱类　茶碱类的肝清除明显减少，$t_{1/2}\beta$ 延长，血药浓度升高，出现茶碱中毒症状。

（5）咖啡因　咖啡因清除减少，$t_{1/2}\beta$

延长，并可能产生 CNS 毒性。

（6）环孢素　环孢素血药浓度升高。

（7）华法林　华法林的抗凝作用增强。

（8）NSAID　避免合用。

## 氟罗沙星
## Fleroxacin

**【其他名称】** 安谱克、邦来立欣、辰龙罗欣、多氟哌酸、多氟沙星、大克莎、定克斯、多米特定、富络克、芙璐星、复诺定、护康、华仁诺同、济民福欣、喹诺敌、珂瑞达、洛菲、麦佳乐杏、诺尔、千乐安、乳酸氟罗沙星、四通佗罗、天方罗欣、沃尔得、�菲、Fleroxacin Lactate、Megalocin、Quinodis

**【分类】** 抗微生物药\合成抗菌药\喹诺酮类

**【抗菌谱】** **敏感菌**　葡萄球菌属、链球菌属（含肺炎链球菌）、肠球菌属、淋病双球菌、卡他莫拉菌、大肠埃希菌、枸橼酸杆菌属、克雷伯菌、沙雷菌属、变形菌属、摩根变形菌、铜绿假单胞菌、流感嗜血杆菌、变形杆菌属、伤寒沙门菌、副伤寒沙门菌、志贺菌属、阴沟肠杆菌、产气肠杆菌、黏质沙雷菌、脑膜炎奈瑟菌、嗜肺军团菌、不动杆菌、哈夫尼亚菌、分枝杆菌、厌氧菌、支原体、衣原体等。

**【制剂规格】** **片剂**　① 100mg。② 150mg。③ 200mg。

**片剂（乳酸盐）** 100mg。

**胶囊**　① 100mg。② 150mg。③ 200mg。④ 400mg。

**注射液**　① 2ml∶100mg。② 2ml∶200mg。③ 5ml∶200mg。④ 5ml∶400mg。⑤ 10ml∶100mg。⑥ 10ml∶200mg。⑦ 10ml∶400mg。⑧ 100ml∶200mg。

**葡萄糖注射液**　① 50ml（氟罗沙星 200mg、葡萄糖 2.5g）。② 100ml（氟罗沙星 200mg、葡萄糖 5g）。③ 100ml（氟罗沙星 400mg、葡萄糖 5g）。

**粉针剂**　① 50mg。② 100mg。③ 200mg。

**耳用滴丸**　氟罗沙星 1.5g，聚乙二醇 4000 1.8g，聚乙二醇 400 0.6g，聚乙二醇 2000 4.2g，丙二醇 0.6g。

**【临床应用】**

**说明书适应证**

用于敏感菌所致的感染，包括：

（1）呼吸系统感染，如急性支气管炎，慢性支气管炎急性发作及肺炎等。

（2）泌尿生殖系统感染，如膀胱炎、肾盂肾炎、前列腺炎、附睾炎、淋病奈瑟菌性尿道炎等。

（3）消化系统感染，如伤寒沙门菌感染、细菌性痢疾等。

（4）皮肤软组织、骨、关节、耳鼻喉、腹腔及盆腔感染。

（5）注射制剂还可用于敏感菌所致败血症。

**【用法用量】**

**1. 说明书用法用量**

敏感菌感染　（1）200mg/次，1~2次/d，p.o.，疗程7~14d。重症患者300~400mg/次，3~5d后减至常用量。（2）中、重度感染可静滴，200~400mg/次，qd.。

**2. 其他用法用量**

［国内参考信息］

（1）呼吸道感染　400mg/d，顿服，疗程1~3周。

（2）伤寒　400mg/d，顿服，疗程1~2周。

（3）骨髓炎、化脓性关节炎　400mg/d，顿服，疗程2~12周。

（4）皮肤、软组织感染　400mg/d，顿服，疗程4d~3周。

（5）沙眼衣原体尿道炎　400mg/d，顿服，疗程5d。

（6）复杂性尿路感染　400mg/d，顿服，疗程1~2周。

（7）单纯性尿路感染、细菌性痢疾、淋

球菌尿道炎（宫颈炎） 单次顿服400mg。

（8）急慢性化脓性中耳炎 耳用滴丸，1~2丸/次，置于耳道内。

［国外参考信息］

（1）生殖器衣原体感染 400~800mg/d，p.o.。

（2）单纯性尿路感染 可单剂口服200mg、400mg或600mg，这三种剂量的疗效似乎相当。

（3）复杂性尿路感染 200~400mg/次，qd.，p.o.，疗程10d。或单剂400mg，i.v.gtt.。

【禁忌证】

**说明书禁忌证**

（1）对本药或其他喹诺酮类药物过敏者。

（2）癫痫。

（3）孕妇及哺乳妇女。

（4）＜18岁者。

【特殊人群用药】

**儿童** ＜18岁者禁用。由多重耐药菌引起的感染，细菌对喹诺酮类药出现敏感时，权衡利弊后儿童才可使用本药。

**老人** 慎用并减量。

**孕妇** 本药可透过胎盘屏障，可能引起胎儿关节损害，甚至畸胎，孕妇禁用。

**哺乳妇女** 本药可经乳汁分泌，其浓度接近血药浓度，哺乳妇女禁用。

**肝功能不全者** 慎用，使用时应注意监测肝功能。

**肾功能不全/透析者** 肾功能损害者慎用，应根据肾功能减退程度调整用量。

**其他用法用量**

［国外参考信息］（1）肾功能不全者：Ccr＜30ml/min时需调整剂量；Ccr为10~30ml/min时，建议每36h使用400mg；Ccr＜10ml/min时，建议每48h时使用400mg。（2）透析者：①隔日血透者建议在透析后使用400mg。②急性腹膜炎行持续动态腹膜透析（CAPD）者，建议首剂800mg，维持量为400mg/d，以使药物在腹膜液中达到治疗浓度。

【注意】

（1）慎用 CNS疾病（包括脑动脉硬化或抽搐史等）。

（2）交叉过敏 本药与其他喹诺酮类药之间存在交叉过敏。

【给药说明】

（1）给药条件 ①至少在光照后12h才可接受本药治疗，治疗期间及治疗后数日内应避免长时间暴露于明亮光照下。②本药滴速不宜过快，45~60min滴注药物不超过200mg。③为避免结晶尿发生，宜多饮水以保持24h排尿量＞1200ml。

（2）配伍信息 本药与NaCl或其他含氯离子的溶液属配伍禁忌，也不宜与其他药物混合静滴。

【不良反应】

ADR警示 2004年至2009年10月，国家药品不良反应监测中心共收到13个喹诺酮类药物（氧氟沙星、环丙沙星、氟罗沙星、洛美沙星、诺氟沙星、培氟沙星、依诺沙星、莫西沙星、妥舒沙星、司帕沙星、芦氟沙星、帕珠沙星和吡哌酸，其中司帕沙星、芦氟沙星、妥舒沙星、吡哌酸主要为口服剂型，其他药物包括口服剂型和注射剂型，一些还包括局部外用制剂）的病例报告8万余份，其中严重病例报告3500余份，占总报告数的3.6%。总病例数排名前五位的依次为：环丙沙星、氧氟沙星、氟罗沙星、洛美沙星和诺氟沙星；严重病例数排名前五位的依次为：氧氟沙星、莫西沙星、诺氟沙星、环丙沙星和氟罗沙星。病例报告数量及排名除与药物本身的不良反应性质相关外，主要受到药物销售量、使用量以及报告单位报告意识等因素的影响。严重病例的不良反应表现按累及的器官－系统分类，以全身性损害、神经和精神系统损害、皮肤及其附件损害为主，此外，消化系统、泌尿系统、呼吸系统的不良反应/事件也相对较多。

本药不良反应发生率与剂量相关。

（1）心血管　心悸。注射给药：静脉炎。

（2）神经　头昏、头痛、麻木、失眠、嗜睡、方向障碍、眩晕、抽搐、震颤、癫痫发作。

（3）精神　兴奋、情绪不安、精神异常、烦躁不安、意识模糊、幻觉等。

（4）内分泌 / 代谢　低血糖。

（5）血液　WBC 及血小板减少、嗜酸性粒细胞和单核细胞增多、HCT 下降。

（6）消化　味觉异常、食欲减退、恶心、呕吐、腹痛、腹胀、腹泻、腹部不适或疼痛、便秘、黄疸、血清氨基转移酶升高。

（7）呼吸　发热、咳嗽、呼吸困难、间质性肺炎、胸部 X 光检查异常等。

（8）泌尿　排尿困难、间质性肾炎（血尿、发热、皮疹）、血肌酐、BUN 增高。大剂量：结晶尿。

（9）骨骼肌肉　关节疼痛、跟腱炎、跟腱断裂、肌肉痛、乏力、CPK 升高。

（10）其他　发热、寒战、二重感染、过敏（皮疹、皮肤瘙痒、荨麻疹、痉挛、呼吸困难、心悸、浮肿）、渗出性多形红斑及血管神经性水肿、光敏反应，严重者可发生过敏性休克。出现光敏反应指征如皮肤灼热、发红、肿胀、水疱、皮疹、瘙痒、皮炎时应停止治疗。

【相互作用】

（1）丙磺舒　本药的排泄延迟，血药浓度增高而产生毒性。

（2）尿碱化剂　减低本药在尿中的溶解度，导致结晶尿和肾毒性。

（3）西咪替丁　干扰本药正常代谢，使本药 AUC 增加，不良反应发生率增高。

（4）含铝 / 镁的抗酸药、硫糖铝、去羟肌苷（DDI）等　本药可与多价金属离子（如钙、镁、铝等）发生螯合，避免同时使用。但该相互作用的程度较其他喹诺酮类的药物小。必须合用时，宜在服用本药前 2h 或后 6h 服用。

（5）口服降糖药　可能致高血糖或低血糖。

（6）类似化合物（依诺沙星、诺氟沙星）、NSAID（如芬布芬）　可能致抽搐。

（7）华法林或其衍生物　应监测 PT 及其他凝血试验。

（8）茶碱　避免同用。

（9）雷尼替丁、利福平　不影响本药代谢。

## 司帕沙星
## Sparfloxacin

**【其他名称】** 安利泰德、巴康、巴沙、倍特巴沙、海正立特、力贝尔、朗瑞、帕氟沙星、乳酸司氟沙星、乳酸司帕沙星、森奥欣、森澳欣、世保扶、司巴乐、司巴沙星、司氟沙星、星特、Lauzel、Spara、Sparca、Sparfloxacin Lactate、Sparlox、Torospar、Zagam

**【分类】** 抗微生物药 \ 合成抗菌药 \ 喹诺酮类

**【抗菌谱】 敏感菌**

（1）革兰阳性菌：金葡菌、表皮葡萄球菌、化脓性链球菌、无乳链球菌、肺炎链球菌、粪肠球菌。

（2）革兰阴性菌：大肠埃希菌、流感嗜血杆菌、副流感嗜血杆菌、克雷伯菌属、卡他莫拉菌、沙门菌属、志贺菌属、变形杆菌属、柠檬酸菌属、阴沟肠杆菌等肠杆菌属、假单胞菌属、不动杆菌属、奈瑟菌属（淋球菌等）。

（3）衣原体、支原体、军团菌、厌氧菌包括脆弱类杆菌和分枝杆菌属。

**【制剂规格】** **片剂**　① 50mg。② 100mg。③ 150mg。④ 200mg。

**片剂（乳酸盐）**　100mg（按司帕沙星计）。

**分散片**　① 100mg。② 200mg。

**胶囊**　① 100mg。② 200mg。

**注射液**　① 2ml∶100mg。② 100ml∶100mg。

**滴眼液** 8ml∶12mg。

**软膏** 10g∶15mg。

**【临床应用】**

**1. 说明书适应证**

用于敏感菌引起的下列感染：

（1）呼吸系统感染，如急性咽炎、急性扁桃体炎、中耳炎、副鼻窦炎、支气管炎、支气管扩张合并感染、肺炎等。

（2）肠道感染，如细菌性痢疾、伤寒、感染性肠炎、沙门菌肠炎等。

（3）胆道感染，如胆囊炎、胆管炎等。

（4）泌尿生殖系统感染，如肾盂肾炎、膀胱炎、前列腺炎、淋病奈瑟菌性尿道炎、非淋病奈瑟菌性尿道炎、子宫附件炎、子宫内感染、子宫颈炎、前庭大腺炎等及由溶脲支原体、沙眼衣原体所致的泌尿生殖系统感染。

（5）皮肤和软组织感染，如脓疱疮、集簇性痤疮、毛囊炎、疖、痈、丹毒、蜂窝组织炎、淋巴结炎、淋巴管炎、皮下脓肿、汗腺炎、乳腺炎、外伤及手术伤口感染等。

（6）口腔科感染，如牙周组织炎、冠周炎、腭炎等。

**2. 其他临床应用**

可作为抗结核病的二线药物，与异烟肼、利福平等合用于对异烟肼或利福平耐药的结核病患者。

**【用法用量】**

**1. 说明书用法用量**

**一般用法** 100~300mg/次，qd.，p.o.，疗程5~10d，可根据病情调整剂量，Max：400mg/d。

**2. 其他用法用量**

［国内参考信息］ 首日400mg顿服，次日起，200mg/d，qd.，p.o.。

［国外参考信息］

（1）急性鼻窦炎 首剂400mg，p.o.；以后200mg/次，qd.，p.o.，疗程5~10d。

（2）慢性支气管炎急性发作、社区获得性肺炎 首剂400mg，p.o.；以后200mg/次，qd.，p.o.，疗程10d。

（3）COPD急性发作 首剂200mg，p.o.；以后100mg/次，qd.，p.o.，疗程7~14d。

（4）肺炎 300mg/次，qd.，p.o.。

（5）麻风病 首剂400mg，p.o.；以后200mg/次，qd.，p.o.，疗程12周。

（6）淋病奈瑟菌性尿道炎 300mg/次，qd.，p.o.，疗程3d。

（7）非淋病奈瑟菌性尿道炎 首剂200mg，p.o.；以后100mg/次，qd.，p.o.，疗程7d。

（8）复杂性尿道感染 首剂200mg，p.o.；以后100mg/次，qd.，p.o.，疗程10~14d。

（9）皮肤软组织感染 100mg/次，bid.，p.o.。

**【禁忌证】**

**1. 说明书禁忌证**

（1）对喹诺酮类药物过敏者。

（2）孕妇和哺乳妇女。

（3）＜18岁者。

（4）光过敏者慎用或禁用。

**2. 其他禁忌证**

（1）Q-T间期延长者。

（2）不能避免光照者。

**【特殊人群用药】**

**儿童** 本药可能影响新生儿及幼儿关节软骨发育或损害关节软骨，＜18岁者禁用。

**老人** 慎用，并适当减量。

**孕妇** 本药可能导致胎儿关节损害，甚至畸胎，孕妇禁用。美国FDA妊娠安全性分级为：C级。

**哺乳妇女** 禁用。

**肝功能不全者** 慎用，并适当减量。也有资料建议无胆汁淤积的轻中度肝功能损害者可不调整剂量。

**肾功能不全/透析者** 肾功能不全者慎用。

**其他用法用量**

［国内参考信息］ Ccr＜10ml/min者，首日400mg顿服，次日起200mg/次，q.48h，p.o.。

［国外参考信息］ Ccr < 50ml/min 者，即可按上述剂量调整。

**【注意】**

（1）慎用　①有癫痫病史及其他 CNS 疾病者。②心脏病（如心律失常、缺血性心脏病等）。③使用抗心律失常药物者。④低钾血症及低镁血症。

（2）交叉过敏　本药与其他喹诺酮类药之间存在交叉过敏。

（3）对检验值/诊断的影响　结核分枝杆菌检查可能呈假阳性。

**【给药说明】**

（1）给药条件　①为防止耐药菌产生，并尽量缩短疗程，应根据药敏结果用药，尤其是对肾功能障碍者。②用药期间及停药后数日应避免接触日光及紫外光、防暴晒，以免发生光敏反应。③给药期间应多饮水，以免在尿中浓度过高产生结晶。

（2）配伍信息　本药液体制剂为较弱的有机酸盐，不能与碱性较强的液体制剂（如氨茶碱、碳酸氢钠）配伍，否则易析出沉淀。

**【不良反应】**

ADR 警示　2004 年至 2009 年 10 月，国家药品不良反应监测中心共收到 13 个喹诺酮类药物（氧氟沙星、环丙沙星、氟罗沙星、洛美沙星、诺氟沙星、培氟沙星、依诺沙星、莫西沙星、妥舒沙星、司帕沙星、芦氟沙星、帕珠沙星和吡哌酸，其中司帕沙星、芦氟沙星、妥舒沙星、吡哌酸主要为口服剂型，其他药物包括口服剂型和注射剂型，一些还包括局部外用制剂）的病例报告 8 万余份，其中严重病例报告 3500 余份，占总报告数的 3.6%。总病例数排名前五位的依次为：环丙沙星、氧氟沙星、氟罗沙星、洛美沙星和诺氟沙星；严重病例数排名前五位的依次为：氧氟沙星、莫西沙星、诺氟沙星、环丙沙星和氟罗沙星。病例报告数量及排名除与药物本身的不良反应性质相关外，主要受到药物销售量、使用量以及报告单位报告意识等因素的影响。严重病例的不良反应表现按累及的器官－系统分类，以全身性损害、神经和精神系统损害、皮肤及其附件损害为主，此外，消化系统、泌尿系统、呼吸系统的不良反应/事件也相对较多。在本药的严重病例中，皮肤及其附件损害的构成比远远高于其他同类药物，尤其是光敏反应。本药的光敏反应病例报告共 114 例，占总报告数的 6.07%。

（1）心血管系统　Q-T 间期延长、心动过速等。

（2）神经　头痛、头昏、眩晕、失眠、痉挛、震颤、麻木、抽搐、癫痫样发作、谵妄、神志不清、感觉异常、共济失调等。

（3）精神　多梦、幻觉、精神异常、意识混乱、烦躁、激动、焦虑。

（4）内分泌/代谢　低血糖。

（5）血液　嗜酸性粒细胞增多，WBC、RBC、Hb 和血小板降低。

（6）消化　味觉异常、口腔炎、口腔念珠菌病、畏食、食欲减退、恶心、呕吐、上腹不适、消化不良、腹痛、腹胀、腹泻、软便、便秘、血便、假膜性肠炎以及 LDH、ALP、ALT、AST、γ-GTP、血总胆红素水平升高等。

（7）呼吸　间质性肺炎、哮喘发作。

（8）泌尿　BUN、血肌酐升高，蛋白尿、血尿、结晶尿。

（9）骨髓肌肉　肌腱炎、僵硬、关节肿胀、肌痛、关节痛、跟腱断裂等。

（10）其他　①过敏（包括光敏反应）：瘙痒、皮疹、发热、局部发红、水肿、充血、水疱、红斑、Stevens-Johnson 综合征、过敏综合征（呼吸困难、浮肿、声音嘶哑、潮红、瘙痒症等等）等，个别患者可出现重度反应。若出现皮疹、瘙痒、皮肤红斑、发黑等应立即停药，并给予适当治疗。发生过敏性休克应立即停药，并给予肾上腺素、皮质激素、输氧等紧急处理。②衰弱、背痛、胸痛、寒战、疲倦。③静脉给药可致静脉炎。

【药物过量】

（1）表现　啮齿类动物口服本药 5000mg/kg、狗口服 600mg/kg 后观察 14d 未见死亡；但啮齿动物出现腹泻，狗出现活动度降低、呕吐、流涎、震颤。

（2）处理意见　目前尚无特殊解毒剂。若用药过量，应密切观察患者情况，并监测 ECG，注意观察 Q-T 间期是否延长，5d 内避免过度接触日光及暴晒。

【相互作用】

（1）金属离子（如含钙、镁、铝、铁、锌等制剂）与本药形成螯合物，从而降低本药生物利用度。若需服用应间隔 4h。

（2）环孢素　环孢素的血药浓度升高，应监测其血药浓度，并调整剂量。

（3）阿洛司琼　阿洛司琼的血药浓度上升，出现不良反应的风险增加。

（4）NSAID（如芬布芬、丙酸衍生物）引起痉挛，增加对中枢神经系统的刺激，有发生惊厥的危险性。

（5）可导致 Q-T 间期延长和（或）尖端扭转型室性心律失常的药物（如吩噻嗪类、三环类抗抑郁药及抗心律失常药等）引起心血管系统不良反应，禁止合用。

（6）阿司咪唑、特非那丁、西沙必利、红霉素、喷他脒、丙吡胺　不宜合用。

（7）降糖药　与氟喹诺酮类合用可致血糖波动，如必须合用，应加强血糖监测，调整降糖药用量。停用氟喹诺酮类后，也应注意调整用量。

（8）茶碱、咖啡因、西咪替丁　不影响上述药的血药浓度。

（9）苯妥英　不影响苯妥英的代谢。

（10）华法林　不增加华法林的抗凝效应。

（11）丙磺舒、地高辛　无药动学改变。

（12）牛奶、食物　不影响本药吸收。

## 吉米沙星
## Gemifloxacin

【其他名称】甲磺酸吉米沙星、吉速星、Factive、Gemifloxacin Mesylate

【分类】抗微生物药 \ 合成抗菌药 \ 喹诺酮类

【抗菌谱】敏感菌　革兰阳性球菌（MRSA、耐甲氧西林表皮葡萄球菌、耐青霉素肺炎链球菌），革兰阴性需氧菌（流感嗜血杆菌、卡他莫拉菌等）。对脆弱拟杆菌及其他厌氧菌的活性低于曲伐沙星。

【制剂规格】片剂（甲磺酸盐）320mg。

【临床应用】

**其他临床应用**

（1）慢性支气管炎急性发作期（国外资料）。

（2）社区获得性肺炎（国外资料）。

【用法用量】

**其他用法用量**

［国外参考信息］

（1）慢性支气管炎急性发作期　320mg/次，qd.，p.o.，疗程 5d。

（2）社区获得性肺炎　320mg/ 次，qd.，p.o.，疗程 7d。

【禁忌证】

**其他禁忌证**

对本药或其他氟喹诺酮类药物过敏者（国外资料）。

【特殊人群用药】

**儿童**　＜18 岁者用药的安全性及有效性尚未确定。

**孕妇**　美国 FDA 妊娠安全性分级为：C 级。

**哺乳妇女**　本药是否经乳汁分泌尚不明确，哺乳妇女用药应权衡利弊。

**肝功能不全者**　据国外资料，肝功能不全者（包括 Child-Pugh 分级为 B、C 级者）不需调整剂量。

**肾功能不全 / 透析者**

**其他用法用量**

［国外参考信息］Ccr ＞ 40ml/min 时，

不需调整剂量；Ccr ＜ 40ml/min 时，160mg/次，qd.，p.o.；接受血透或腹透时，160mg/次，qd.，p.o.。

【注意】

（1）慎用　①Q-T 间期延长、心动过缓、急性心肌缺血等心脏疾病。② G–6PD 缺乏症。③ CNS 疾病（如癫痫）。④低钾血症及低镁血症。（以上均为国外资料）

（2）交叉过敏　本药与其他氟喹诺酮类药物可能存在交叉过敏。

（3）用药相关检查 / 监测项目　①全血细胞计数及 WBC 分类计数。②细菌培养及药敏试验。③血药浓度监测（尤其严重感染者）。④尿液分析。

【不良反应】

（1）心血管　可能使 Q-T 间期延长，尤其是有 Q-T 间期延长史、电解质紊乱、正在使用Ⅰa 或Ⅲ类抗心律失常药物或其他可延长 Q-T 间期的药物、心动过缓、急性心肌梗死等患者。

（2）神经　头痛、眩晕。

（3）血液　G–6PD 缺乏症患者使用本药时发生溶血的危险增加。

（4）消化　恶心、呕吐、腹痛、腹泻、肝酶升高。

（5）皮肤　皮疹、光敏反应。皮疹多发生于＜ 40 岁者（女性为主），以及使用激素替代治疗的绝经女性，常在服药后 8~10d 后出现，7d 内可缓解。

【相互作用】

（1）含镁 / 铝 / 铁 / 锌等金属离子的药物、地达诺新　本药吸收减少，合用应间隔 2~3h。

（2）抗精神病药（酚噻嗪类、氟哌利多、匹莫齐特、美索达嗪等）、氟西汀、文法拉辛、三环类抗抑郁药、三氧化二砷、阿司咪唑、西沙比利、多拉司琼、齐拉西酮、奥曲肽、血管升压素、特非那定、苄普地尔、依拉地平、利多氟嗪、水合氯醛、膦甲酸、卤泛群、氯喹、氟康唑、螺旋霉素、红霉素、克拉霉素、克林霉素、磺胺甲噁唑、磺胺甲二唑、甲氧苄啶、腺苷、Ⅰ类及Ⅲ类抗心律失常药、左美沙酮、普罗布考、佐米曲坦等　发生 Q-T 间期延长的危险增加，应避免合用。

（3）地高辛、茶碱、奥美拉唑、华法林　有研究认为，本药与上述药物间未见明显相互作用，合用时无须调整剂量。

## 巴洛沙星
## Balofloxacin

【其他名称】 恒捷、天统

【分类】 抗微生物药 \ 合成抗菌药 \ 喹诺酮类

【抗菌谱】 本药不仅对革兰阴性菌有效，对革兰阳性菌包括耐甲氧西林金黄色葡萄球菌（MRSA）、肺炎链球菌也有很强的抗菌活性，尤其是对临床难治的脆弱杆菌、寻常型牛皮癣、难辨梭状芽孢杆菌、消化链球菌等细菌感染有更强的疗效。

**敏感菌**　葡萄球菌属（包括 MRSA）、链球菌属、肠球菌属、摩根菌属、大肠埃希菌、普罗威登菌属、柠檬酸杆菌属、克雷伯菌属、肠杆菌属、沙雷菌属、变形杆菌属、假单胞菌属、消化链球菌属等。

**不敏感 / 耐药菌**　对流感嗜血杆菌、脆弱拟杆菌的抗菌活性较低，对铜绿假单胞菌不敏感。

【制剂规格】 片剂　100mg。

【临床应用】

**1. 说明书适应证**

敏感菌所致的单纯性尿路感染，如膀胱炎、尿道炎等。

**2. 其他临床应用**

敏感菌所致的肠道感染、呼吸道感染、妇产科感染及尿路感染等（国外资料）。

【用法用量】

**1. 说明书用法用量**

单纯性尿路感染　100mg/ 次，bid.，p.o.。

2. 其他用法用量

［国外参考信息］

（1）呼吸道感染和尿路感染（单纯性或复杂性）100~400mg/ 次，1~2 次 /d，疗程 3~14d。

（2）妇产科感染　100~400mg/ 次，1~2 次 /d，疗程 3~9d。

（3）肠道感染（主要是沙门菌、志贺菌和大肠埃希菌感染）200mg/ 次，bid.，疗程为 5d（伤寒疗程为 7d）。

【禁忌证】

说明书禁忌证

（1）对本药或喹诺酮类药物过敏者。

（2）既往有因喹诺酮类药物引起肌腱炎、肌腱断裂史者。

（3）儿童。

（4）孕妇及哺乳妇女。

【特殊人群用药】

**儿童**　禁用。据国外资料，本药可能影响儿童的骨骼和软骨生长。

**老人**　慎用。注意调整剂量及服药间隔。

**孕妇**　禁用。

**哺乳妇女**　禁用。

**肾功能不全 / 透析者**　严重肾衰竭者慎用。

【注意】

（1）慎用　①对新喹诺酮类药物过敏者。②间歇期发作的疾病患者（如癫痫）。③低血钾、心脏病患者（如心律失常、缺血性心脏病）。④有 CNS 疾病，特别是脑动脉硬化者（国外资料）。⑤ G-6-PD 缺乏症（国外资料）。

（2）用药相关检查 / 监测项目　用药时应注意监测 WBC 计数和分类、肝肾功能。必要时做细菌培养和药敏试验、血药浓度监测。

【给药说明】

减量 / 停药条件　老年患者或服用皮质类固醇者给予喹诺酮类药物，可能较易发生肌腱炎及肌腱断裂。如出现上述症状，应立即中断用药；在排除肌腱炎和肌腱断裂前应保持休息，不宜活动。

【不良反应】

（1）心血管　心悸。

（2）神经　眩晕、头痛、失眠、CNS 功能紊乱、感觉异常。

（3）内分泌 / 代谢　喹诺酮类药物可引起高血糖症，老年患者尤其是肾衰竭者较易发生。

（4）血液　贫血、WBC 减少、血小板减少、嗜酸性粒细胞增多等，此时应中止治疗。G-6-PD 缺乏症患者使用本药，可能有发生溶血的危险。

（5）消化　①畏食、恶心、呕吐、腹痛、腹部触痛、腹胀、消化不良、腹泻、便秘、口渴等。据报道，喹诺酮类药物可引起伴有便血的假膜性结肠炎。如发生腹痛及经常性腹泻，则应中止治疗并采取适当处理措施。② ALT、AST、LDH、ALP 升高以及黄疸，此时应中止治疗。

（6）泌尿　BUN、血清肌酐升高。

（7）其他　①过敏反应，如皮疹、风疹、红斑及面部红肿等。出现时应中止治疗。②发热、休克（此时应中止治疗并采取适当处理措施）。③尚未发现本药有光毒性。

【药物过量】

处理意见　尚无本药过量的临床经验。急性过量时应仔细观察病情变化，予以对症处理。

【相互作用】

（1）含有金属铝、镁的抗酸药　可干扰喹诺酮类药物的吸收，故不能与本药同服。

（2）NSAID　可能干扰本药的吸收，增加痉挛发作的危险性。

（3）丙磺舒　本药的肾脏排泄受抑制，血药浓度升高。

（4）茶碱类药　喹诺酮类与茶碱类药合用，可能升高茶碱血药浓度，故合用时应减少茶碱用量。

（5）抗糖尿病药　可引起血糖改变。必须合用时，应密切监测血糖水平，调整抗糖尿病药剂量。

（6）皮质激素　发生肌腱断裂的危险性增加，尤其是老年人。

（7）西咪替丁、食物和牛奶　不影响本药吸收。

## 莫西沙星
## Moxifloxacin

【其他名称】拜复乐、莫昔沙星、盐酸莫西沙星、盐酸莫昔沙星、Avelox、Moxifloxacin Hydrochloride

【分类】抗微生物药\合成抗菌药\喹诺酮类

【抗菌谱】**敏感菌**　金葡菌（包括甲氧西林敏感菌）、表皮葡萄球菌（包括甲氧西林敏感菌）、科氏葡萄球菌、溶血葡萄球菌、人葡萄球菌、腐生葡萄球菌、模仿葡萄球菌、肺炎链球菌（包括青霉素、大环内酯类耐药菌株）、A组化脓链球菌等革兰阳性菌、米氏链球菌、轻型链球菌、无乳链球菌、停乳链球菌、星座链球菌、白喉棒状杆菌、粪肠球菌（仅对万古霉素、庆大霉素敏感菌株）；流感嗜血杆菌（包括产生和不产生β-内酰胺酶的菌株）、副流感嗜血杆菌、肺炎克雷伯杆菌、卡他莫拉菌（包括产生和不产生β-内酰胺酶的菌株）、大肠埃希菌、阴沟杆菌、结核杆菌（二线药物）、阴道加德菌、百日咳博德特菌、产酸克雷伯菌、产气肠杆菌、成团肠杆菌、中间肠杆菌、阪崎肠杆菌、奇异变形杆菌、普通变形杆菌、摩氏摩根氏菌、雷氏普罗威登斯菌、斯氏普罗威登斯菌、奈瑟菌属等革兰阴性菌、厌氧菌、吉氏拟杆菌、埃氏拟杆菌、脆弱拟杆菌、卵形拟杆菌、多形拟杆菌、单形拟杆菌、梭杆菌属、消化链球菌属、卟啉单胞菌属、厌氧卟啉单胞菌、不解糖卟啉单胞菌、大卟啉单胞菌、普雷沃菌属、丙酸杆菌属、产气荚膜梭菌、多枝梭菌、沙眼衣原体、人（型）支原体、支原（质）体；肺炎支原体、肺炎衣原体、嗜肺军团菌、伯氏柯克斯体。

【制剂规格】片剂（盐酸盐）0.4g。

氯化钠注射液（盐酸盐）①250ml（莫西沙星0.4g、氯化钠2.0g）。②250ml（莫西沙星0.4g、氯化钠2.25g）。

【临床应用】

**说明书适应证**

用于敏感菌所致下列感染：

（1）呼吸道感染，如慢性支气管炎急性发作、社区获得性肺炎、急性鼻窦炎等。

（2）皮肤及软组织感染。

【用法用量】

**1. 说明书用法用量**

（1）慢性支气管炎急性发作　0.4g/次，qd.，p.o./i.v.gtt.（静滴90min），疗程5d。

（2）急性鼻窦炎、皮肤及软组织感染　0.4g/次，qd.，p.o./i.v.gtt.（静滴90min），疗程7d。

（3）社区获得性肺炎　①0.4g/次，qd.，p.o.，疗程10d。②也可采用序贯治疗，0.4g/次，qd.，i.v.gtt.，静脉给药后可继续口服本药，总疗程7~14d。

**2. 其他用法用量**

［国内参考信息］与适当的抗菌疗法联用根除幽门螺杆菌，0.4g/次，qd.，餐后服，疗程7d或10d，对耐药性严重的地区，可考虑延长至14d，但不超过14d。

【禁忌证】

**说明书禁忌证**

（1）对本药或其他喹诺酮类药过敏者。

（2）孕妇及哺乳妇女。

（3）儿童。

（4）应避免用于Q-T间期延长、低钾血症及接受Ⅰa类（如奎尼丁、普鲁卡因胺）或Ⅲ类（如胺碘酮、索托洛尔）抗心律失常药物治疗者。

【特殊人群用药】

**儿童**　使用喹诺酮类药可出现可逆性关节损伤，儿童禁用。

**老人** 无需调整剂量。

**孕妇** 动物实验表明，本药有生殖毒性，孕妇不宜使用。美国 FDA 妊娠安全性分级为：C 级。

**哺乳妇女** 本药可致动物负重关节的软骨损伤。喹诺酮类药能经乳汁分泌，临床前试验证实，本药可少量经人乳汁分泌，哺乳妇女禁用。

**肝功能不全者** 不推荐用于严重肝功能损害者，轻度肝功能异常者不必调整剂量。

**肾功能不全 / 透析者** 任何程度肾功能受损者均不必调整剂量。目前尚缺乏透析者的药动学参数。

**【注意】**

（1）慎用 ①存在致心律失常的条件（如严重的心动过缓或急性心肌缺血）时。②有或怀疑有可导致癫痫发作或降低癫痫发作阈值的 CNS 疾病者。

（2）对驾驶 / 机械操作的影响 用药期间从事驾驶或操作机器者应谨慎。

**【给药说明】**

（1）给药条件 ①用药期间应避免在紫外线及日光下过度暴露。②本药注射液仅供静滴，不能静脉推注或快速静滴、肌注、鞘内注射、腹腔内注射和皮下注射。每 400mg 静滴时间≥ 90min。点滴过快，血药浓度过高有引起心血管及神经系统不良反应的风险。③对于复杂盆腔感染者（如伴有输卵管 – 卵巢或盆腔脓肿）治疗时，需考虑静脉给药，不推荐口服治疗。

（2）配伍信息 ①与以下药物存在配伍禁忌：10% 氯化钠注射液、20% 氯化钠注射液、4.2% 碳酸氢钠注射液、8.4% 碳酸氢钠注射液。②本药注射制剂可选用的注射用水包括：NS、1mol 氯化钠注射液、5%GS、10%GS、40%GS、20% 木糖醇注射液、林格液、乳酸林格液。

**【不良反应】**

ADR 警示 2004 年至 2009 年 10 月，国家药品不良反应监测中心共收到 13 个喹诺酮类药物（氧氟沙星、环丙沙星、氟罗沙星、洛美沙星、诺氟沙星、培氟沙星、依诺沙星、莫西沙星、妥舒沙星、司帕沙星、芦氟沙星、帕珠沙星和吡哌酸，其中司帕沙星、芦氟沙星、妥舒沙星、吡哌酸主要为口服剂型，其他药物包括口服剂型和注射剂型，一些还包括局部外用制剂）的病例报告 8 万余份，其中严重病例报告 3500 余份，占总报告数的 3.6%。总病例数排名前五位的依次为：环丙沙星、氧氟沙星、氟罗沙星、洛美沙星和诺氟沙星；严重病例数排名前五位的依次为：氧氟沙星、莫西沙星、诺氟沙星、环丙沙星和氟罗沙星。病例报告数量及排名除与药物本身的不良反应性质相关外，主要受到药物销售量、使用量以及报告单位报告意识等因素的影响。严重病例的不良反应表现按累及的器官 – 系统分类，以全身性损害、神经和精神系统损害、皮肤及其附件损害为主，此外，消化系统、泌尿系统、呼吸系统的不良反应 / 事件也相对较多。在本药的严重病例中，肝胆系统损害的构成比相对较高。肝损害病例共 62 例，占总报告数的 2%，其中严重病例 15 例，占肝损害病例的 24.2%。患者肝损害多出现在用药 1 周后，部分原有肝脏疾病者肝损害出现在首次用药后 1~2 日，主要临床表现为恶心、食欲下降、肝酶异常升高、黄疸等。在国外药品上市后不良反应监测中，本药引起急性重型肝炎并致肝衰竭的报道。

绝大多数不良反应为轻中度。

（1）心血管 合并低钾血症者：Q-T 间期延长；一般患者：心悸、高血压、心动过速、Q-T 间期延长、血管扩张、注射部位静脉炎、低血压、外周水肿、房颤。有报道极少数患者（尤其是存在严重的潜在致心律失常条件的患者）出现包括尖端扭转型室速的室性快速性心律失常及心脏停搏。同时使用具有或可能具有延长 Q-T 间期作用的药物时，发生室性心律失常的危险性增加。

（2）神经 诱发癫痫、头痛、眩晕、失

眠、嗜睡、颤抖、感觉异常、感觉过敏、定向紊乱和障碍、注意力异常、运动失调、健忘、失语症、睡眠失调、语言障碍、感觉减退、多梦、惊厥、各种临床表现的癫痫发作（包括癫痫大发作）等。国外临床前研究提示，本药引起CNS不良反应的可能性较低。

（3）精神　神经质、焦虑、幻觉、人格解体、紧张、思维异常、精神错乱、精神运动功能亢进、情绪不稳、抑郁等。

（4）内分泌/代谢　淀粉酶增加、高血糖、高血脂、高尿酸血症、LDH升高。

（5）血液　PT延长、中性粒细胞减少症、WBC减少、凝血因子Ⅱ减少或增加、嗜酸性粒细胞增多、血小板增多或减少、凝血激酶水平异常、凝血活酶减少、贫血、PT延长或减少。

（6）消化　味觉异常、恶心、呕吐、口干、舌炎、口腔念珠菌病、吞咽困难、食欲减退、消化不良、胃肠功能失调、腹痛、腹泻、腹胀、便秘、肝功能指标异常、γ-GTP和ALP增高、黄疸、肝炎。如患者在用本药期间出现严重腹泻，需考虑假膜性肠炎。

（7）呼吸　呼吸困难、哮喘。

（8）泌尿　肾功能异常、肾衰竭（脱水所致，尤其是已患肾病的老年患者）。

（9）生殖　阴道念珠菌病、阴道炎。

（10）骨骼肌肉　渐进性肌肉紧张和痉挛、肌腱炎、关节痛、肌肉痛、下肢痛、背痛、骨盆痛；有导致肌腱断裂的报道。一旦出现疼痛或炎症，应停药并休息患肢。

（11）皮肤　斑丘疹、紫癜、脓疱、皮疹、瘙痒、多汗、中毒性表皮坏死松解症（可能致命）、Stevens-Johnson综合征。

（12）眼　视觉异常、弱视。

（13）耳　耳鸣。

（14）其他　真菌性二重感染、变态反应（脱水、瘙痒、皮疹、荨麻疹、嗜酸性粒细胞增加等）、过敏反应、味觉倒错、胸痛、味觉丧失、嗅觉倒错（包括嗅觉减弱、丧失）、面部浮肿、全身注射部位反应（如水肿、炎症、疼痛）、血管性水肿（包括喉头水肿）。出现过敏性休克时，应停药并予以抗休克等治疗。

**【药物过量】**

（1）剂量　临床研究中，单次最大剂量（1.2g）或0.6g/d，连用10d的健康志愿者未发现有任何明显不良反应。

（2）处理意见　应采取对症支持治疗，口服活性炭（如静脉给予活性炭，只能减少药物浓度约20%，且对静脉给药过量的作用有限）能在药物吸收早期有效防止药物被进一步吸收。

**【相互作用】**

（1）抗酸药、矿物质和多种维生素　因形成多价螯合而减少本药吸收，致药物浓度降低，故抗酸药、抗逆转录病毒及含有镁、铝、铁和其他矿物质的制剂需在口服本药4h前或2h后服用。

（2）炭　同时口服炭及本药0.4g能减少药物的全身利用，在体内能阻止80%药物吸收。

（3）阿洛司琼　阿洛司琼血药浓度上升，出现不良反应的风险增加。

（4）延长Q-T间期的药物（如西沙必利、红霉素、奋乃静/阿米替林、Ⅰa或Ⅲ类抗心律失常药、吩噻嗪类药及三环类抗抑郁药等）致Q-T间期延长的不良反应相加，从而增加发生心血管系统不良反应（如Q-T间期延长、尖端扭转型室速、心搏骤停）的危险。

（5）华法林　据报道，氟喹诺酮类药物能增强华法林的抗凝作用，合用时应监测PT。

（6）皮质激素　与氟喹诺酮类药物同用，可能增加肌腱断裂的风险，尤其是老年患者。

（7）阿替洛尔　对阿替洛尔的药动学无显著影响。健康受试者单次给药时，AUC边缘增加约4%，峰浓度减少10%。

（8）降糖药　与氟喹诺酮合用，可致血糖波动，如必须合用，应加强血糖监测，调整降糖药用量。停用氟喹诺酮类后，也应注意调整用量。

（9）雷尼替丁、高剂量钙剂、茶碱、华法林、口服避孕药、格列本脲、伊曲康唑、地高辛、吗啡（胃肠外给药）、普鲁苯辛、丙磺舒 尚未观察到药物相互作用。

（10）高脂食物或乳制品 本药吸收延迟，但吸收程度不受影响。

## 加替沙星
## Gatifloxacin

**【其他名称】** 艾尔嘉、奥广先、澳莱克、阿诺雷特、爱清可林、奥万基、奥维美、邦加分宁、百科沙、邦赛、巴替、必致、辰立、辰正、地纳克、迪友、芙蒂星、丰海甘、福奇、格岚亭、敢诺新、格替沙星、盖替沙星、海超、恒森、甲磺酸加替沙星、加恒兴、金喹安、加葵龙、珈力、佳利克、加迈欣、佳替欣、科登、奎尔泰、凯莱克定、凯莱星乐、奎泰、葵严、凯泽、莱迪、来福乐欣、来佳、林可佳、洛卡诺、乐来、莱美清、利欧、乐派、罗欣恩康、罗欣严达、诺丽尔、欧诺、欧特罗康、帕特拉、瑞达信、乳酸加替沙星、圣迪锋、舒普仁、同博、恬信、万悦、欣迪特、先奎莎、悦博、英佳、钰均泰、誉快、严克仙、严立菲、依诺泰、盐酸加替沙星、益通、祝宁、哲朋、Gatifloxacin Hydrochloride、Gatifloxacin Lactate、Gatifloxacin Mesilate、Gatifloxacin Mesylate、Gatifloxiacin、Tequin

**【分类】** 抗微生物药\合成抗菌药\喹诺酮类

**【抗菌谱】** 敏感菌

（1）革兰阳性菌：金葡菌（仅限于对甲氧西林敏感的菌株）、肺炎链球菌（对青霉素敏感的菌株）。

（2）革兰阴性菌：大肠埃希菌、流感和副流感嗜血杆菌、肺炎克雷伯杆菌、卡他莫拉菌、淋病奈瑟菌、奇异变形杆菌。

（3）肺炎衣原体、嗜肺性军团杆菌、肺炎支原体。

**不敏感/耐药菌** 耐甲氧西林葡萄球菌、表皮葡萄球菌、尿肠球菌。

**【制剂规格】** 片剂 ① 100mg。② 200mg。③ 400mg。

片剂（盐酸盐） ① 100mg。② 200mg。

片剂（甲磺酸盐） ① 100mg。② 200mg。③ 400mg。

分散片（甲磺酸盐） ① 100mg。② 200mg。

胶囊 ① 100mg。② 200mg。

胶囊（盐酸盐） 100mg。

胶囊（甲磺酸盐） ① 100mg。② 200mg。

粉针剂 ① 100mg。② 200mg。③ 400mg。

粉针剂（甲磺酸盐） ① 200mg。② 400mg。

注射液 注射液 ① 2ml:100mg。② 2ml:200mg。③ 5ml:100mg。④ 5ml:200mg。⑤ 10ml:200mg。⑥ 10ml:400mg。⑦ 20ml:200mg。

注射液（盐酸盐） ① 5ml:100mg。② 10ml:200mg。

注射液（甲磺酸盐） ① 2ml:200mg。② 4ml:400mg。

氯化钠注射液 ① 100ml（加替沙星100mg、氯化钠900mg）。② 100ml（加替沙星200mg、氯化钠900mg）。③ 200ml（加替沙星400mg、氯化钠1800mg）。

葡萄糖注射液 100ml（加替沙星200mg、葡萄糖5g）。

葡萄糖注射液（甲磺酸盐） 100ml（加替沙星200mg、葡萄糖5g）。

滴眼液 ① 5ml:15mg。② 8ml:24mg。

**【临床应用】**

1. 说明书适应证

（1）由肺炎链球菌、流感嗜血杆菌、副流感嗜血杆菌、卡他莫拉菌或金葡菌等引起的慢性支气管炎急性发作。

（2）由肺炎链球菌、流感嗜血杆菌等引起的急性鼻窦炎。

（3）由肺炎链球菌、流感嗜血杆菌、副流感嗜血杆菌、卡他莫拉菌、金葡菌、嗜肺衣原体、嗜肺支原体或嗜肺军团菌等引起的社区获得性肺炎。

（4）由大肠埃希菌、肺炎克雷伯菌、奇异变形杆菌等引起的尿路感染，如膀胱炎、急性肾盂肾炎。

（5）由奈瑟淋球菌引起的单纯性尿路或直肠感染，以及女性淋球菌性宫颈感染。

（6）本药滴眼液用于敏感菌引起的急性细菌性结膜炎。

**2. 其他临床应用**

敏感菌引起的皮肤及软组织感染（国外资料）。

**【用法用量】**

**1. 说明书用法用量**

（1）慢性支气管炎急性发作 400mg/d，分 1~2 次给药，p.o.；或 400mg/d，分 1~2 次给药，i.v.gtt.。疗程 7~10d。

（2）急性鼻窦炎 400mg/d，分 1~2 次给药，p.o.；或 400mg/d，分 1~2 次给药，i.v.gtt.。疗程 10d。

（3）社区获得性肺炎 400mg/d，分 1~2 次给药，p.o.；或 400mg/d，分 1~2 次给药，i.v.gtt.。疗程 7~14d。

（4）单纯性尿路感染 单剂 400mg，p.o./i.v.gtt.；或 200mg/d，p.o./i.v.gtt.。疗程 3~5d。

（5）复杂性尿路感染、急性肾盂肾炎 400mg/d，分 1~2 次给药，p.o.；或 400mg/d，分 1~2 次给药，i.v.gtt.。疗程 7~10d。

（6）男性单纯性淋球菌尿路感染、女性宫颈和直肠淋球菌感染 单剂 400mg，p.o./i.v.gtt.。

（7）急性细菌性结膜炎 本药滴眼液，第 1~2 日，1 滴 / 次，q.2h，8 次 /d；第 3~7 日，1 滴 / 次，qid.。

**2. 其他用法用量**

［国外参考信息］

皮肤及软组织感染 口服或静脉给予 400mg/d，连用 7~10d。

**【禁忌证】**

**说明书禁忌证**

（1）对本药或其他喹诺酮类抗菌药过敏者。

（2）糖尿病。

（3）＜ 18 岁者。

**【特殊人群用药】**

**儿童** ＜ 18 岁者禁用。

**老人** 根据肾功能确定用量。

**孕妇** 应避免使用。美国 FDA 妊娠安全性分级为：C 级。

**哺乳妇女** 本药可经大鼠乳汁分泌，是否经人乳汁分泌尚不明确，用药期间应暂停哺乳。

**肝功能不全者** 中度肝功能不全者无须调整剂量。

**肾功能不全 / 透析者** 本药主要经肾脏排出，肾功能不全者应慎用。

**说明书用法用量**

应根据 Ccr 调整剂量：（1）单纯性尿路感染或淋病者采用单剂 400mg 或 200mg/d，使用 3d 治疗时，无须调整剂量。（2）Ccr ＜ 40ml/min 时，起始剂量为 400mg，第 2 日开始给予维持剂量 200mg/d。（3）血透和长期腹透者剂量调整同 Ccr ＜ 40ml/min 时；血透者应在每次血透结束后用药。

**【注意】**

（1）慎用 ①正在服用延长 Q-T 间期药物（如西沙比利、红霉素、三环类抗抑郁药）者。②患有或疑有 CNS 疾病（如脑动脉硬化、癫痫或存在癫痫发作因素）者。③使用其他喹诺酮类药物时发生过疼痛、肌腱断裂等不良反应者（国外资料）。④低血钾患者避免使用。⑤ Q-T 间期延长及急性心肌缺血者避免使用。

（2）用药相关检查 / 监测项目 老年患者、肾功能不全、同时应用口服降糖药或使用胰岛素治疗的糖尿病患者，应用本药时应注意监测血糖。若血糖异常，应停药。

（3）对驾驶 / 机械操作的影响 本药可

引起眩晕和轻度头痛，用药后如从事对警觉性和协调性要求较高的活动时（如驾驶汽车以及机械作业等）应谨慎。

**【给药说明】**

（1）给药条件　①本药口服和静滴给药的生物等效。②本药禁止肌内、鞘内、腹腔内或皮下给药。用于静滴时，滴注时间不应少于60min，严禁快速静滴。③口服时，本药至少应在给予含镁、铝的制酸药及含铁、锌等阳离子的制剂前4h服用。④治疗前，为分离鉴定致病微生物及确定其对本药的敏感性，应做适当的培养和敏感性试验。但在获得细菌检查结果前即可开始用本药治疗。得到细菌学检查结果后，可继续合适的治疗。⑤不宜使用高于推荐剂量的治疗。⑥本药滴眼液只限于滴眼用，不能用于结膜下注射，也不能直接注入眼前节，且应在清醒状态下给药。⑦严禁将本药与其他制剂混合静滴，也不可将其他静脉制剂与本药经同一静脉通道使用。如同一静脉输液通道用于输注不同药物，在使用本药前后必须用与本药和其他药物相容的溶液冲洗通道。如本药与其他药物联合使用，则必须按本药和该合用药物推荐剂量和方法分别分开给药。

（2）配伍信息　①本药注射制剂需用5%GS或NS稀释成浓度为2mg/ml后方可使用。不宜采用普通注射用水稀释。②本药注射制剂单包装仅供单次使用，配制完后未用完部分应弃去。③稀释及使用本药注射制剂前发现肉眼可见的颗粒状物时应弃去。

（3）其他　①使用本药滴眼液时，应避免使用角膜接触镜，还应避免眼、手指和其他物品污染瓶口。②已有患者在接受某些喹诺酮类药物后发生光毒性反应，用本药时应避免日光或人工紫外线过度照射。

**【不良反应】**

ADR警示　1988年至2006年5月，国家药品不良反应监测中心病例报告数据库中有关本药的病例报告共3000多例，主要为胃肠道反应、过敏样反应、神经系统反应、注射部位损害等。其中，血糖异常报告16例，包括高血糖10例（1例出现高渗性非酮症高血糖）、低血糖6例。血糖异常表现为高血糖反应、低血糖反应和血糖紊乱（血糖双向改变或不规则波动），占本药总报告数的1.6%。此外，全身性损害和神经系统损害也较为突出。全身性损害主要表现为过敏样反应、过敏性休克等，其中以过敏性休克最多，占严重病例报告的26.7%。神经系统损害主要表现为头晕、痉挛、抽搐、晕厥、意识模糊、昏迷、癫痫、精神异常等，其中以晕厥病例最多，占严重病例报告的5%。其他严重不良反应/事件尚有呼吸困难、胸闷憋气、喉水肿、心律失常、假膜性肠炎、肝功能异常、重症药疹等。

（1）心血管　高血压、心悸、心动过速、心动过缓、胸痛、血管舒张及外周性水肿、Q-T间期延长、尖端扭转型室性心动过速。静脉给药：静脉炎。

（2）神经　头痛、眩晕、多梦、嗜睡、失眠、感觉异常、震颤、惊厥、偏头痛、意识模糊、共济失调、肌张力增加、嗅觉倒错等。

（3）精神　焦虑、抑郁、人格解体、幻觉、妄想症、欣快感、思维异常、躁动、精神错乱、神经质、敌意、惊慌等。

（4）内分泌/代谢　电解质异常、周围性水肿、高血糖（通常于用药后第3日后发生）或低血糖（于开始治疗3d内发生，常见于同时接受口服降糖药合并胰岛素治疗或单用口服降糖药治疗的糖尿病患者）、胰岛素升高（于开始治疗3d内发生）、严重血糖异常（包括高渗性非酮症高血糖昏迷、糖尿病酮症酸中毒、低血糖昏迷、痉挛和精神状态改变）。

（5）血液　WBC减少、INR和PT增加、血小板减少、中性粒细胞减少、Hb减少。

（6）消化　口渴、恶心、呕吐、腹泻、唇炎、舌炎、念珠菌性口腔炎、口腔溃疡、口腔水肿、呕吐、食欲缺乏、胃炎、胃肠胀气、腹痛、便秘、吞咽困难、味觉丧失、舌肿大、牙龈炎、呕血、胃肠出血、结肠炎、假膜性肠炎、氨基转移酶及 ALP 增高、总胆红素、血清淀粉酶异常等。一旦发生假膜性肠炎，应停药并进行相应治疗。轻度者停药后即可恢复；中重度者则应酌情补充液体、电解质以及针对梭状芽孢杆菌性肠炎的抗菌治疗。

（7）呼吸　呼吸困难、咽炎、哮喘、紫绀、鼻出血及过度通气等。

（8）泌尿　排尿困难、血尿。

（9）生殖　子宫出血、阴道炎。

（10）骨骼肌肉　背痛、颈痛、肌痛、骨痛、关节炎、肌无力、肌张力增加、下肢痛性痉挛。有关节痛和腿痉挛的报道。喹诺酮类药治疗中或治疗后均可发生肌腱断裂。尽管尚未见类似其他喹诺酮类药物引起的肩、手部及跟腱发生长时间功能丧失或需外科治疗的现象，但一旦发生疼痛或肌腱断裂等，应停药，在未明确排除肌腱炎或肌腱断裂前，患者应休息，停止体育锻炼。

（11）皮肤　皮疹、多汗、皮肤干燥、瘙痒、瘀斑、疱疹、斑丘疹、注射部位皮肤发红。

（12）眼　眼痛、畏光、上睑下垂、视觉异常。滴眼液：结膜刺激、流泪、角膜炎、乳头状结膜炎、球结膜水肿、结膜充血、眼干、流泪、眼部刺激、眼部疼痛、眼睑水肿、红眼、视力减退。

（13）耳　耳痛、耳鸣。

（14）其他　发热、寒战、虚弱、变态反应、光敏感。全身水肿及不能耐受酒精。喹诺酮类药有时可致严重（甚至危及生命）过敏反应，首次发现皮疹（或其他过敏反应）时应立即停药。一旦发生严重过敏反应，根据临床需要可采用氧疗、输液、抗组胺药、皮质激素、升压胺类药以及气道管理等治疗。长期使用：非敏感菌过度生长，如出现二重感染，应停药。

**【药物过量】**

处理意见　如发生急性过量，应严密观察（包括 ECG 监测）并给予对症和支持治疗；如为口服过量，尚需催吐或胃肠减压促使胃排空。同时充分水化，但血透（每 4h 约清除 14%）和连续性活性腹透（8d 约清除 11%）不能有效清除本药。

**【相互作用】**

（1）抗酸药（如氢氧化镁铝、磷酸铝）、铁剂（如硫酸亚铁）、蒲公英提取物（含金属阳离子）　可与本药发生螯合而减少本药吸收，疗效降低，故本药的服用时间应至少早于上述药物 4h；蒲公英提取物的服用时间应早于本药 2h 或晚于本药 4~6h。

（2）槲皮素　本药疗效降低。合用时需监测本药疗效。

（3）丙磺舒　可抑制本药经肾小管排泌，血药浓度升高。合用时需监测本药不良反应。

（4）地高辛　未见本药的药动学发生明显改变，但部分受试者的地高辛血药浓度升高。合用时应监测地高辛毒性反应的症状和体征，如出现毒性反应，则根据地高辛血药浓度酌情调整其用量，但不推荐事先调整两药剂量。

（5）吩噻嗪类药物（如硫利达嗪、三氟拉嗪）、Ⅰa 类抗心律失常药（如丙吡胺）、Ⅲ类抗心律失常药（如多非利特、乙酰卡尼）、三环类抗抑郁药（如多塞平、度硫平）、西沙必利、齐拉西酮、红霉素　因协同的 Q-T 间期延长作用，而增高心脏毒性反应发生率，故禁止与上述药物合用。

（6）泼尼松　可致高血糖。合用时应严密监测血糖浓度，出现高血糖需紧急处理。

（7）非甾体类解热镇痛药物　与喹诺酮类药物同用，发生 CNS 刺激症状和抽搐的危险可能增加。

（8）抗糖尿病药（如阿卡波糖、米格列醇、格列齐特）　致血糖浓度改变，引发低血糖或高血糖。合用时需严密监测血糖浓度，酌情调整抗糖尿病药用量。

（9）食物　对本药的吸收及其他药动

学参数无显著影响，故服用本药时无需限制饮食。

其余参见莫西沙星的相关内容。

## 帕珠沙星
## Pazufloxacin

**【其他名称】** 安帝、奥尔曼、安替、巴红、博信、法多琳、伏立特、菲迅奇、锋珠新、恒沐、甲磺酸帕珠沙星、君可多、佳乐同欣、君普、加易尼、莱美净、米斯龙、敏星、诺君欣、尼赛信、帕迪星、派抒可、帕苏沙星、派斯欣、派佐沙星、齐若达、仁格多那、通琦、威利仙、维予清、宣搏、旭原、亚征利、Maxalt、Pazufloxacin Mesilate、Rizalief、Rizaliv、Rizalt

**【分类】** 抗微生物药\合成抗菌药\喹诺酮类

**【抗菌谱】** **敏感菌** 葡萄球菌、链球菌、肠球菌等革兰阳性菌；大肠埃希杆菌、奇异变形杆菌、克雷伯菌、阴沟肠杆菌、柠檬酸杆菌、醋酸钙不动杆菌、流感嗜血杆菌、卡他莫拉菌、铜绿假单胞菌等革兰阴性菌；产气荚膜梭状芽孢杆菌、核粒梭形杆菌、痤疮丙酸杆菌、卟啉单胞菌、部分消化链球菌、脆弱拟杆菌、普雷沃菌等厌氧菌。

**【制剂规格】** **注射液（甲磺酸盐）** ① 10ml∶100mg。② 10ml∶150mg。③ 10ml∶300mg（以帕珠沙星计）。④ 100ml∶200mg。⑤ 100ml∶300mg。

**氯化钠注射液（甲磺酸盐）** 100ml（帕珠沙星300mg，氯化钠900mg）。

**滴眼液**

**【临床应用】**

**1. 说明书适应证**

用于敏感菌所致的下列感染：

（1）呼吸道感染，如慢性支气管炎、弥漫性细支气管炎、支气管扩张、肺气肿、肺间质纤维化、哮喘、陈旧性肺结核、肺炎、肺脓肿。

（2）泌尿道感染，如肾盂肾炎、复杂性膀胱炎、前列腺炎等。

（3）胆囊炎、胆管炎、肝脓肿。

（4）腹腔内脓肿、腹膜炎。

（5）烧伤创面及外科伤口感染。

（6）妇产科感染，如子宫内膜炎、附件炎、盆腔炎等。

**2. 其他临床应用**

皮肤软组织及耳、鼻、咽喉部感染（国外资料）。

**【用法用量】**

**1. 说明书用法用量**

**一般用法** 300mg/次，bid.，i.v.gtt.（30~60min），疗程7~14d（不宜＞14d），根据患者年龄及病情调整剂量。

**2. 其他用法用量**

［国外参考信息］

（1）尿路感染、妇产科感染、呼吸道感染、耳鼻咽喉感染及胆道感染等 200~600mg/d，分2~3次服。

（2）急性单纯性膀胱炎 50mg/次，tid.，p.o.，连用3d。

（3）慢性复杂性尿路感染 100~200mg/次，tid.，p.o.，连用5d。

**【禁忌证】**

**说明书禁忌证**

（1）对本药或其他喹诺酮类药物过敏者。

（2）孕妇及可能怀孕的妇女。

（3）儿童。

**【特殊人群用药】**

**儿童** 禁用。

**老人** 应注意调整剂量并延长给药时间。

**孕妇** 孕妇及可能怀孕的妇女禁用。

**哺乳妇女** 本药可分泌入乳汁，哺乳妇女用药时应停止哺乳。

**肝功能不全者** 据国外资料，肝脏疾患者慎用。

**肾功能不全/透析者** 严重肾功能不全者慎用。

**说明书用法用量**

（1）肾功能不全者　本药主要从肾脏排泄，肾功能不全者应注意调整剂量：肾清除率＞ 44.7ml/min，300mg/ 次，bid.，i.v.gtt.；肾清除率为 13.6~44.7ml/min 时，300mg/ 次，qd.，i.v.gtt.。

（2）透析者　300mg/ 次，每 3d 给药 1 次，i.v.gtt.。

【注意】

（1）慎用　①有哮喘、皮疹、荨麻疹等过敏性疾病家族史者。②抽搐或癫痫等 CNS 疾病。③ G-6PD 缺乏症。④心脏或循环功能异常。

（2）交叉过敏　本药与其他喹诺酮类药物可能存在交叉过敏。

（3）用药相关检查 / 监测项目　①开始治疗时应进行细菌学检查。②严重感染者应注意检查 WBC 分类及计数。

【给药说明】

（1）给药条件　①本药可能致休克，在用药前应进行皮试，用药后患者应卧床休息，密切观察。②为避免细菌出现耐药，在感染的致病菌确定后，在保证疗效的前提下，尽量减少给药时间。此外，在用药 3d 内应评估是否需继续用药或改用其他药物（可结合细菌学检查）。③使用本药后应避免长时间暴露于阳光下。

（2）配伍信息　本药注射制剂需用 NS 或 5%GS 100ml 稀释后使用。不宜与其他药物混合输注。

【不良反应】

ADR 警示　2004 年至 2009 年 10 月，国家药品不良反应监测中心共收到 13 个喹诺酮类药物（氧氟沙星、环丙沙星、氟罗沙星、洛美沙星、诺氟沙星、培氟沙星、依诺沙星、莫西沙星、妥舒沙星、司帕沙星、芦氟沙星、帕珠沙星和吡哌酸，其中司帕沙星、芦氟沙星、妥舒沙星、吡哌酸主要为口服剂型，其他药物包括口服剂型和注射剂型，一些还包括局部外用制剂）的病例报告 8 万余份，其中严重病例报告 3500 余份，占总报告数的 3.6%。总病例数排名前五位的依次为：环丙沙星、氧氟沙星、氟罗沙星、洛美沙星和诺氟沙星；严重病例数排名前五位的依次为：氧氟沙星、莫西沙星、诺氟沙星、环丙沙星和氟罗沙星。病例报告数量及排名除与药物本身的不良反应性质相关外，主要受到药物销售量、使用量以及报告单位报告意识等因素的影响。严重病例的不良反应表现按累及的器官 - 系统分类，以全身性损害、神经和精神系统损害、皮肤及其附件损害为主，此外，消化系统、泌尿系统、呼吸系统的不良反应 / 事件也相对较多。在本药的严重病例中，严重肾损害比例相对较高。肾损害病例共 24 例，占总病例数的 1%，表现为尿频、血尿、蛋白尿、结晶尿、尿液浑浊、肾功能异常、少尿等，其中严重病例 6 例，均表现为急性肾衰竭。在这些肾衰竭病例中，患者用药时间为 1~6 日，不良反应发生时间从数分钟到数日不等，2 例患者明确有肾脏疾病（肾结石、糖尿病肾病），1 例明确为本药结晶析出致急性肾功能损害。

发生严重不良反应时，宜立即停药并采取相应处理措施。

（1）心血管　高血压、心悸。静脉给药：静脉炎。

（2）神经　头痛、头晕、惊厥、短暂性意识障碍、痉挛。

（3）精神　短暂精神障碍、精神异常、情绪激动、紧张、忧虑、失眠、嗜睡。

（4）内分泌 / 代谢　低血糖（尤其是老年人及肾衰竭者）、高血糖、电解质紊乱、四肢水肿、面部水肿。

（5）血液　WBC、粒细胞及血小板减少，贫血，嗜酸性粒细胞增多。G-6PD 缺乏症患者使用本药后发生溶血的危险性增加。

（6）消化　口干、舌炎、口腔溃疡、口腔念珠菌病、恶心、呕吐、胃纳减退、胃炎、上腹不适、腹痛、腹胀、腹泻、便秘、软便、黑便、肝功能异常（表现为 ALT、

AST、ALP、LDH、胆红素升高等)、黄疸。长期用药后，如发生腹痛或频繁腹泻、血便等症状时，应警惕假膜性肠炎，一旦发生假膜性肠炎应立即停药并进行相应治疗。尚未见严重肝毒性的报道。

(7)呼吸　间质性肺炎(发热、咳嗽、呼吸困难、胸部X线异常)。

(8)泌尿　排尿困难,BUN及肌酐升高、血尿、蛋白尿、管型尿、胆红素尿等肾脏损害，严重时可致ARF。

(9)骨骼肌肉　横纹肌溶解(肌痛、虚弱、CPK升高、血或尿中肌红蛋白升高等)、跟腱炎、肌腱断裂、关节痛、下肢痛、背痛、胸痛。

(10)皮肤　皮肤干燥、出汗。

(11)其他　寒战。过敏：皮疹、发热、荨麻疹、瘙痒、面部皮肤潮红、重症多形性红斑(Stevens-Johnson综合征)、中毒性表皮坏死松解(Lyell综合征)等。有引起休克等严重过敏反应的报道，表现为呼吸困难、水肿、红斑，此时应停药并进行相应治疗。

**【药物过量】**

处理意见　急性过量时，应严密观察并给予对症及支持治疗。

**【相互作用】**

(1)西咪替丁　本药 $C_{max}$ 降低，但不影响吸收程度。

(2)氢氧化铝　抑制本药在胃肠道的吸收。

(3)丙磺舒　本药 $t_{1/2}$ 延长、AUC增加，但不影响 $C_{max}$。

(4)茶碱　茶碱的血药浓度升高，可能致茶碱中毒(如胃肠道反应、头痛、心律不齐、痉挛等)，合用时应密切观察并监测茶碱血药浓度。

(5)华法林　华法林作用增强,CT延长，合用时应密切观察并监测CT。

(6)苯基乙酸类、二乙酮酸类、非甾体类解热镇痛抗炎药　可能发生惊厥，合用时应密切观察。

(7)食物　与空腹用药相比，与食物同用时本药 $C_{max}$ 下降约40%，$t_{max}$ 延长约80min，但AUC及 $t_{1/2}\beta$ 不受影响。

## 第三节　硝基呋喃类

### 呋喃唑酮
### Furazolidone

**【其他名称】** 痢特灵、Furazolidonum、Furoxon、Furoxone、Nifurazolidone

**【分类】** 抗微生物药\合成抗菌药\硝基呋喃类

**【抗菌谱】** **敏感菌**　沙门菌属、志贺菌属、大肠埃希菌、肺炎克雷伯菌、肠杆菌属、金葡菌、粪肠球菌、化脓性链球菌、霍乱弧菌、弯曲菌属、拟杆菌属、毛滴虫、贾第鞭毛虫等。

**【制剂规格】** 片剂　①10mg。②30mg。③100mg。

**【临床应用】**

**说明书适应证**

(1)敏感菌所致的细菌性痢疾、肠炎、霍乱。

(2)伤寒、副伤寒、贾第鞭毛虫病和滴虫病。

(3)HP所致的胃窦炎(与制酸剂等合用)。

**【用法用量】**

**1. 说明书用法用量**

**一般用法**　100mg/次，3~4次/d，p.o.。肠道感染疗程为5~7d，贾第鞭毛虫病疗程为7~10d。Max：400mg/d，总量不超过3000mg。

2. 其他用法用量

［国外参考信息］

霍乱或细菌性腹泻　100mg/d，qid.，p.o.，疗程 5~7d。

【禁忌证】

说明书禁忌证

（1）对本药或其他硝基呋喃类药过敏者。

（2）孕妇及哺乳妇女。

（3）新生儿。

（4）溃疡病或哮喘患者不宜用。

【特殊人群用药】

儿童　新生儿禁用（可致溶血性贫血）。

1. 说明书用法用量

一般用法　5~10mg/（kg·d），qid.，p.o.。肠道感染疗程为 5~7d，贾第鞭毛虫病疗程为 7~10d。

2. 其他用法用量

［国内参考信息］ Max：10mg/（kg·d）。

［国外参考信息］ ≥1 个月，1.25mg/（kg·d），qid.，p.o.，共 5~7d。Max：8.8mg/（kg·d）。

孕妇　禁用。美国 FDA 妊娠安全性分级为：C 级。

哺乳妇女　禁用。或用药时停止哺乳。

肾功能不全 / 透析者　慎用。

【注意】

（1）慎用　G-6PD 缺乏。

（2）交叉过敏　本药与其他硝基呋喃类药存在交叉过敏。

【不良反应】

（1）心血管　直立性低血压。

（2）神经　头昏、嗜睡。大剂量、长疗程应用及肾功能损害患者可能发生头痛、肌痛、眼球震颤、周围神经炎等不良反应。

（3）内分泌 / 代谢　低血糖。

（4）血液　G-6PD 缺乏者可发生溶血性贫血（多见于新生儿）。

（5）消化　食欲减退、恶心、呕吐、腹泻、黄疸。

（6）呼吸　哮喘、肺浸润。

（7）其他　过敏反应（皮疹、荨麻疹、药物热等）、肛门瘙痒。

【药物过量】

（1）剂量　一日用量＞400mg 或总量＞3000mg。

（2）表现　精神障碍、多发性神经炎，症状可迁延数月至 1 年以上。

（3）处理意见　无特异性拮抗药，给予对症处理及支持治疗（催吐、洗胃、大量饮水及补液等）。

【相互作用】

（1）食欲抑制药、MAOI 等　增强本药作用。

（2）苯丙胺、苯乙肼等　本药可抑制苯丙胺、苯乙肼等的代谢，导致血压升高、癫痫发作、兴奋、谵语、震颤、昏迷、循环衰竭等。

（3）麻醉药　本药可减缓麻醉药的分解代谢，合用时麻醉药应减量。

（4）地西泮　本药可增强地西泮的药效。

（5）胰岛素　本药可增强和延长胰岛素的降糖作用。

（6）左旋多巴　本药可增加左旋多巴药效和（或）毒性。

（7）麻黄碱　可升高血压，出现高血压危象（头痛、体温过高、高血压）。

（8）三环类抗抑郁药（如阿米替林等）可增强三环类抗抑郁药神经毒性。

（9）哌替啶　可出现昏迷、高热反应。

（10）酒精　可出现双硫仑样反应（皮肤潮红、瘙痒、发热、头痛、恶心、腹痛、心动过速、血压升高、胸闷、烦躁等）。

（11）含酪胺较多的食物　可升高血压。

## 呋喃妥因

## Nitrofurantoin

【其他名称】　呋喃咀啶、呋喃坦啶、呋喃

坦啶钠、呋喃妥因钠、硝呋妥因、硝基呋喃妥英、Furadantin、Ivadanfin、Nitrofurantion、Nitrofurantoin Sodium

**【分类】** 抗微生物药\合成抗菌药\硝基呋喃类

**【抗菌谱】** **敏感菌**　多数大肠埃希菌对本药敏感，其他肠杆菌科细菌如变形菌属、阴沟肠杆菌、克雷伯菌属、沙门菌属、志贺菌属等敏感性差异大。肠球菌属、金葡菌、腐生葡萄球菌、淋病奈瑟菌、伤寒沙门菌等。

**不敏感/耐药菌**　对沙雷菌属作用较弱，对铜绿假单胞菌不敏感。

**【制剂规格】** 片剂　① 50mg。② 100mg。

肠溶片　① 50mg。② 100mg。

肠溶胶囊　50mg。

**【临床应用】**

**说明书适应证**

（1）治疗敏感菌所致急性单纯性下尿路感染。

（2）预防尿路感染复发。

**【用法用量】**

**1. 说明书用法用量**

（1）治疗尿路感染　50~100mg/次，3~4次/d。单纯性下尿路感染采用低剂量。疗程≥1周，或用至尿液细菌培养阴性后至少3d。

（2）预防尿路感染　50~100mg/d，睡前服。

**2. 其他用法用量**

［国外参考信息］

（1）治疗尿路感染　大结晶型的常用量：100mg/次，q.12h，p.o.，疗程7d。

（2）预防尿路感染　对脊髓损伤膀胱反射消失者，可100mg/次，qd.，p.o.，同时合用新霉素30mg/d或多黏菌素B作膀胱灌洗。

**【禁忌证】**

**1. 说明书禁忌证**

（1）对硝基呋喃类药物过敏者。

（2）Ccr＜50ml/min者。

（3）妊娠晚期。

（4）新生儿

**2. 其他禁忌证**

肾周脓肿或肾盂肾炎（国外资料）。

**【特殊人群用药】**

**儿童**　新生儿禁用。

**说明书用法用量**

（1）治疗尿路感染　＞1月：5~7mg/(kg·d)，p.o.，分4次服。疗程≥1周，或用至尿液细菌培养阴性3d以上。

（2）预防尿路感染　1mg/(kg·d)，p.o.，临睡前服。

**老人**　慎用。前列腺感染者不宜使用。

**孕妇**　不宜用，妊娠晚期禁用。美国FDA妊娠安全性分级为：B级。

**哺乳妇女**　暂停哺乳。

**肾功能不全/透析者**　据国外资料，Ccr＞50ml/min可用常规量；Ccr＜50ml/min时不宜用。血透者应采用维持剂量。

**【注意】**

（1）慎用　① G-6PD缺乏症者不宜使用。②周围神经病变。③肺部疾病。

（2）交叉过敏　对其他硝基呋喃类药过敏者，也可能对本药过敏。

（3）对检验值/诊断的影响　本药尿液中的代谢产物可使硫酸铜试剂呈假阳性反应，干扰尿糖测定。

（4）用药相关检查/监测项目　用药期间应定期检测肝功能，长程治疗应定期检查肾功能。

**【给药说明】**

给药条件　与食物同服，有利于吸收并可减轻胃肠道刺激。

**【不良反应】**

（1）神经　头痛、头昏、嗜睡、肌痛、眼球震颤、周围神经炎（手足麻木，久可致肌萎缩），原有肾功能减退或大剂量、长期用药尤易发生。

（2）精神　烦躁、幻觉。

（3）血液　粒细胞减少、嗜酸性粒细胞

增多，G-6PD 缺乏者：溶血性贫血。

（4）消化　恶心、呕吐、食欲减退、腹泻、胆汁淤积性黄疸、慢性活动性肝炎、肝坏死、假膜性肠炎、发生肝炎应立即停药并采取相应措施。发生腹泻时应考虑假膜性肠炎的可能，此时应立即停药，并予以口服甲硝唑，无效者可予以口服万古霉素或去甲万古霉素。

（5）呼吸　急性肺炎表现。服药时间>6月：间质性肺炎、肺纤维化，应严密观察以便及早发现，及时停药。

（6）眼　视神经炎。

（7）其他　药物热、皮疹等过敏反应。

**【药物过量】**

（1）表现　呕吐。

（2）处理意见　目前尚无特效解毒药，需进一步催吐，大量补液，也可经透析清除。

**【相互作用】**

（1）碱化尿液药（如碳酸氢钠）　本药药效降低，不宜合用。

（2）含三矽酸镁的抗酸药　本药的吸收速度降低、吸收量减少。

（3）诺氟沙星、萘啶酸　抗菌作用相互拮抗。在体外与氟喹诺酮类药也有拮抗作用，但其临床意义不明。

（4）丙磺舒、磺吡酮　本药血药浓度升高，$t_{1/2}$ 延长，尿药浓度降低，疗效减弱。合用应调整剂量。

（5）甲氧苄啶　增加抗菌作用。

（6）导致溶血药、肝毒性药、神经毒性药　上述药不良反应增多。

（7）食物　本药生物利用度增加，胃肠道刺激减少，尿液中治疗浓度持续时间延长。

## 第四节　硝基咪唑类

### 甲硝唑
### Metronidazole

**【其他名称】** 弗来格、夫纳捷、华适、甲硝呔唑、甲硝基羟乙唑、甲硝基乙唑、甲硝唑苯甲酸酯、甲硝唑磷酸二钠、丽芙、灭滴灵、灭滴唑、迷尔脱、麦芙欣、麦斯特、咪唑尼达、尼美欣、耐瑞、平洁、柔乐克、舒瑞特、天力宁、威迪乐、硝基羟乙唑、一孚晴、牙康、依俐周、Clont、Curatek、Elyzol、Flagyl、Fossyol、Metronidazole Disodium Phosphate、Metronidazoli、Metronidazolum、Metrozine、Netronidazole、Noritate、Novonidazol、Rozex、Zidoval

**【分类】** 抗微生物药\合成抗菌药\硝基咪唑类

**【抗菌谱】** **敏感菌**　拟杆菌属（如脆弱拟杆菌）、梭杆菌属、梭状芽孢杆菌属及革兰阳性厌氧球菌、滴虫、阿米巴原虫、贾第鞭毛虫、麦地那龙线虫等。

**不敏感/耐药菌**　放线菌属、乳酸杆菌属、丙酸杆菌属对本药耐药。

**【制剂规格】** **片剂**　① 0.2g。② 0.25g。③ 0.5g。

**缓释片**　0.75g。

**口颊片**　3mg。

**口腔粘贴片**　5mg。

**口含片**　2.5mg。

**胶囊**　0.2g。

**注射液**　① 10ml : 50mg。② 20ml : 100mg。③ 100ml : 500mg。④ 250ml : 250mg。⑤ 250ml : 500mg。⑥ 250ml : 1250mg。

**葡萄糖注射液**　250ml（含甲硝唑 0.5g、葡萄糖 12.5g）。

**粉针剂（磷酸酯二钠盐）**　915mg。

**胶浆含漱液**　① 2ml : 10mg。② 8ml : 40mg。

③ 25ml∶125mg。

阴道泡腾片　0.2g。

栓剂　① 0.5g。② 1g。

阴道栓　0.2g。

乳膏　10g∶0.3g。

凝胶　① 10g∶75mg。② 20g∶0.15g。

阴道凝胶　① 5g∶37.5mg。② 20g∶0.15g。

洗液　① 100ml∶0.2g。② 500ml∶1g。

棒　100g∶22g（每条长30mm、宽1.5mm、厚0.7mm的白色扁形棒条）。

【临床应用】

1. 说明书适应证

（1）厌氧菌感染。

（2）肠道和肠外阿米巴病。

（3）阴道滴虫病，细菌性阴道病。

（4）小袋虫病、皮肤利什曼病、麦地那龙线虫感染、贾第虫病等。

（5）用于各种需氧菌与厌氧菌的混合感染，包括腹腔感染、盆腔感染、肺脓肿、脑脓肿等，常需与抗需氧菌抗菌药联用。

（6）手术预防用药：与其他抗菌药物联合，用于某些盆腔、肠道及腹腔等手术的预防。

（7）口颊片、含片、贴片等制剂：厌氧菌所致的牙周感染。

（8）凝胶、乳膏等外用制剂：局部用于炎症性丘疹、脓疱、酒渣鼻红斑、毛囊虫皮炎、疥疮、痤疮等。

（9）洗液：冲洗伤口或化脓疮口。

（10）栓剂：防治妇科小手术后厌氧菌感染。

2. 其他临床应用

（1）部分制剂（如洗液等）尚可作为阑尾炎手术、结肠或直肠择期手术、牙科手术等的预防用药。

（2）与破伤风抗毒素联合用于治疗破伤风。

（3）甲硝唑棒用于：①牙周炎的辅助治疗。②急性牙周脓肿、急性冠周炎的局部放置。③口腔内的慢性窦道（源于根尖周围炎或牙周病变等）。

【用法用量】

1. 说明书用法用量

（1）厌氧菌感染　①胶囊：0.5g/次，tid.，p.o.，疗程≥7d。Max：4g/d。②片剂：0.6~1.2g/d，分3次服，疗程7~10d。③注射剂：首剂15mg/kg，继以7.5mg/kg维持，i.v.gtt.，q.6h/q.8h，Max：1g/次，疗程≥7d。或本药磷酸二钠盐，0.915g/次，溶于100ml NaCl或5%GS中，于1h内缓慢静滴，q.8h，7d为一疗程。

（2）滴虫病　① 0.2g/次，qid.，p.o.，疗程7d。可同时于阴道局部使用栓剂（每晚0.5g）或阴道泡腾片（每晚0.2~0.4g），也可经直肠使用栓剂（每晚0.5g），连用7~10d。②阴道凝胶，5g/次（相当于甲硝唑37.5mg），每日早、晚各1次，一疗程5~7d。患者取斜卧位，取下给药器的前盖，把给药器前端插入阴道深处，推动助推杆，使凝胶进入阴道深处。

（3）细菌性阴道病　缓释片0.75g/次，qd.，p.o.，疗程7d。

（4）肠道阿米巴病　0.4~0.6g/次，tid.，p.o.，疗程7d。

（5）肠道外阿米巴病　0.6~0.8g/次，tid.，p.o.，疗程20d。

（6）贾第虫病　0.4g/次，tid.，p.o.，疗程5~10d。

（7）麦地那龙线虫病　0.2g/次，tid.，p.o.，疗程7d。

（8）小袋虫病　0.2g/次，bid.，p.o.，疗程5d。

（9）皮肤利什曼病　0.2g/次，qid.，p.o.，疗程10d，间隔10d后重复一疗程。

（10）肠道感染　胶囊:0.5g/次，tid.，p.o.。

（11）HP相关性胃炎及消化性溃疡　胶囊:0.5g/次，tid.，p.o.，与其他抗生素联用，疗程7~14d。

（12）假膜性肠炎　胶囊：0.5g/次，3~4次/d，p.o.。

（13）皮肤感染　清洗患处后，适量涂用本药凝胶，每日早、晚各 1 次。酒糟鼻红斑，2 周为一疗程，连用 8 周；炎症性丘疹、脓疱，4 周为一疗程。

（14）毛囊虫皮炎、疥疮、痤疮　清洁患处后，适量局部涂擦本药乳膏，轻揉片刻，每日早、晚各 1 次。

（15）冲洗伤口或化脓疮口　用本药洗液直接冲洗，或用纱布、脱脂棉蘸后湿敷或洗涤。

（16）牙龈炎、牙周炎及冠周炎　①于饭后将本药口颊片置于牙龈和龈颊沟间含服，3mg/ 次，tid.，临睡前加含 3mg，疗程 4~12d。②将本药口腔粘贴片粘附于口腔患处，5mg/ 次，tid.，饭后使用，最后一次于临睡前 1h 左右使用。③口含片，连续含 3~4 片 / 次，3~4 次 /d。④将本药胶浆含漱液 10 滴，滴于 50ml 温开水中，摇匀后含漱 3~5min 吐出，tid.，连用 7d。冠周炎、单纯性牙周炎（牙周袋＞ 5mm）者，在含漱的同时，需用原液对龈袋盲囊及牙周袋进行局部冲洗，每牙 2ml，qd.，连续冲洗 3d。

**2. 其他用法用量**

［国内参考信息］

（1）厌氧菌感染　500mg/ 次，q.8h，i.v.gtt.，7d 一疗程。

（2）滴虫性阴道炎、细菌性阴道病　2g 顿服。

（3）牙周炎的辅助治疗　根据牙周袋的深度和范围，用牙科镊折取适量长度的药棒，放入牙周袋或窦道等病变处，也可放入数条，必要时可在 1~2d 后再次放置。

（4）酒糟鼻　200mg/ 次，2~3 次 /d，p.o.，配合 2% 甲硝唑霜剂外搽（tid.），3 周一疗程。

（5）预防用药　于腹部或妇科手术前一日开始服药，0.25~0.5g/ 次，tid.。

（6）破伤风　2.5g/d，分次口服或静滴。

**【禁忌证】**

**说明书禁忌证**

（1）对本药或其他硝基咪唑类药过敏者。

（2）活动性中枢神经疾病。

（3）血液病。

（4）孕妇及哺乳妇女。

**【特殊人群用药】**

**儿童**　减量慎用。

**说明书用法用量**

（1）厌氧菌感染　20~50mg/（kg · d），p.o.；静滴剂量同成人。

（2）阿米巴病　35~50mg/（kg · d），分 3 次口服，一疗程 10d。

（3）贾第虫病、滴虫病、麦地那龙线虫病及小袋虫病　15~25mg/（kg · d），分 3 次口服，连服 10d。

**老人**　肝功能下降的老年患者应注意监测血药浓度并调整剂量。

**孕妇**　禁用。美国 FDA 妊娠安全性分级为：B 级。

**哺乳妇女**　禁用。

**肝功能不全者**　肝功能减退者应减量使用，并监测血药浓度。

**肾功能不全 / 透析者**　肾衰竭者发生厌氧菌感染时，全身给药间隔应延长至 12h。血透时，本药不需要减量。

**【注意】**

（1）慎用　过敏体质者。

（2）交叉过敏　本药与其他咪唑类药物可能存在交叉过敏。

（3）对检验值 / 诊断的影响　本药可干扰 AST、ALT、LDH、TG、己糖激酶等的检验结果，使其值降至零。

（4）用药相关检查 / 监测项目　肝功能减退者长期用药时应监测血药浓度。重复下一个疗程前，应检查 WBC 计数及分类。

**【给药说明】**

（1）给药条件　①本药缓释片宜餐前 1h 或餐后 2h 整片吞服。②本药含漱液须稀释后使用，不宜口服。③本药口颊片口腔内可含化 1.5h 以上，在含化时勿搅动，含化后半小时内勿漱口。④滴虫感染需同时治疗其性伴侣。⑤用药期间应减少钠盐摄入，避免钠潴留。⑥泡腾片仅供阴道给药，不能口服。使用时，应洗净双手或戴指套或手套，用药期间注意个人卫生，防止重复感染，使用避孕套或避免房事。⑦经阴道给药时，为避免药物流出，可在睡前将药物放于阴道后穹窿处。⑧辅助治疗牙周炎时，应在牙龈下刮治后再放甲硝唑棒，以便药物作用到细菌。⑨急性脓肿及冠周炎应先进行局部冲洗、排脓后再放甲硝唑棒。⑩滴虫性阴道炎、细菌性阴道病在月经后易复发，可在下次月经后再治疗一疗程预防复发。

（2）减量 / 停药条件　①月经期间应暂停经阴道给药。②使用泡腾片后，如用药部位有烧灼感、红肿等情况，应停药，并将局部药物洗净。

（3）配伍信息　①本药与庆大霉素、氨苄西林存在配伍禁忌。②本药不宜与含铝的针头和套管接触，静滴时应避免与其他药物混合，且速度宜慢，每次滴注时间应＞1h。③本药注射液遇冷可能出现结晶，可将药液加热到60℃缓慢摇动，使结晶完全溶解后再用。

（4）其他　①本药可使念珠菌感染者症状加重，需同时给予抗真菌治疗。②本药可自胃液持续清除，某些放置胃管作吸引减压者，可引起血药浓度下降。③本药代谢物可使尿液呈红色，应与血尿相鉴别。④本药可自黏膜局部吸收，需注意长期局部大量用药可产生与全身用药相同的不良反应及药物相互作用。⑤使用栓剂前，如发现有软化现象，须放在冰箱里（或冷水中）冷却片刻再用，不会减弱其疗效。

**【不良反应】**

（1）心血管　T波低平、血栓性静脉炎。

（2）神经　头痛、眩晕、晕厥、共济失调、多发性神经炎。高剂量：癫痫发作、周围神经病变（主要表现为肢体麻木、感觉异常）。长期用药：持续周围神经病变。用药期间如发生运动失调等CNS症状时应停药。

（3）精神　精神错乱、易激惹、抑郁、失眠。

（4）血液　可逆性粒细胞减少、暂时性及可逆性WBC下降、血小板减少。

（5）消化　胃肠道症状（包括口干、舌炎、口腔炎、口腔金属味、食欲减退、味觉改变、恶心、呕吐、腹部不适、腹部绞痛、腹泻、便秘等）、胰腺炎（撤药时发生）、口涩、上唇麻木、口唇发痒、口腔黏膜轻微刺痛（口腔局部用药，停药后多可消失）、胆固醇水平下降。本药棒放入深牙周袋时有轻度胀感。

（6）泌尿　排尿困难、多尿、尿失禁、盆腔压迫感、膀胱炎、可逆性尿液颜色发黑（停药后可自行恢复）。

（7）生殖　阴道或外阴干燥、性交困难、性欲减低、阴道念珠菌感染、阴道炎及外阴肿胀（经阴道给药）。

（8）骨骼肌肉　一过性关节疼痛。

（9）皮肤　外用：短暂红斑、皮肤干燥、烧灼感、皮肤刺激性反应。

（10）其他　过敏反应（面部潮红、皮疹、瘙痒、荨麻疹等）。

**【药物过量】**

（1）表现　恶心、呕吐、共济失调、外周神经炎、惊厥、抽搐等。

（2）处理意见　无特效解毒药，以对症及支持治疗为主。

**【相互作用】**

（1）甲氧氯普胺　可减轻本药的胃肠道症状。

（2）糖皮质激素　使本药血药浓度下降31%，合用时需加大本药剂量。

（3）氢氧化铝、考来烯胺　可使本药疗效降低，合用时应尽量延长两者的给药间隔。

（4）水飞蓟素　促进本药清除，降低本药及其活性代谢物的血药浓度，不宜合用。

（5）苯巴比妥　降低本药血药浓度。合用时需监测本药疗效，酌情调整剂量。

（6）土霉素　可干扰本药清除阴道滴虫的作用。

（7）薄荷脑　可促进本药经皮肤渗透吸收。

（8）抗胆碱药　合用治疗瘢痕性 GU、DU，可提高疗效。

（9）氯喹　交替应用可治疗阿米巴肝脓肿，但合用时可出现急性肌张力障碍。

（10）抑制肝微粒体酶活性的药物（如西咪替丁）　可减缓本药代谢及排泄，延长本药 $t_{1/2}$，注意监测本药血药浓度并调整剂量。

（11）麦角生物碱类（如麦角胺、麦角新碱）、胺碘酮　禁止合用。

（12）卡马西平、白消安、环孢素、他克莫司　合用时需注意监测，酌情调整剂量。

（13）氟尿嘧啶　避免合用。

（14）苯妥英　合用时需监测苯妥英毒性反应和本药疗效。

（15）锂剂　可引起血清锂浓度升高甚至锂中毒，应在加用本药治疗几日后测定血清锂浓度及肌酐水平。

（16）口服抗凝药（如华法林、醋硝香豆素、茴茚二酮）　本药抑制抗凝药的代谢，增加出血危险。合用时需严密监测 PT、INR，酌情调整抗凝药剂量。

（17）双硫仑　可致 CNS 毒性反应，两药应至少间隔 2 周使用。

（18）酒精　可出现双硫仑样反应。本药治疗期间及停药后 3d 内，避免接触含酒精饮品。

## 替硝唑
## Tinidazole

**【其他名称】** 比适、第孚、迪克新、服净、砜硝唑、济得、津和、捷力、捷洛林、净怡、康多利、凯服新、可立泰、乐净、乐净怡、普洛施、特非净、替尼达唑、替尼津、替诺康、鹜马厌克、晓力、希普宁、裕宁、益祺、Fadazole、Fasigyn、Finidazole、Login、Simplotan、Tinadazol、Tinidazolum、Tricolam

**【分类】** 抗微生物药\合成抗菌药\硝基咪唑类

**【抗菌谱】** 敏感菌

（1）厌氧菌：拟杆菌属（如脆弱拟杆菌等）、梭菌属、消化球菌、消化链球菌、韦容球菌属、加德纳菌等。

（2）非厌氧菌：Hp、微需氧菌。

（3）其他病原体：滴虫、阿米巴原虫、贾第鞭毛虫、麦地那龙线虫等。

**【制剂规格】**

**片剂**　① 0.15g。② 0.25g。③ 0.5g。

**胶囊**　① 0.2g。② 0.25g。③ 0.5g。

**含片**　2.5mg。

**浓含漱液**　100ml∶0.2g。

**注射液**　① 100ml∶0.2g。② 100ml∶0.4g。③ 200ml∶0.4g。④ 200ml∶0.8g。

**葡萄糖注射液**　① 100ml∶0.2g。② 100ml∶0.4g。③ 200ml∶0.4g。④ 200ml∶0.8g（以上均含葡萄糖 5%）。⑤ 400ml∶0.8g（含葡萄糖 5.5%）。

**栓剂**　① 0.2g。② 0.25g。③ 1g。

**阴道泡腾片**　0.2g。

**【临床应用】**

**说明书适应证**

（1）厌氧菌感染：败血症、骨髓炎、肺炎、支气管炎、腹腔感染、盆腔感染、鼻窦炎、口腔感染、蜂窝组织炎、术后伤口感染。

（2）各种需氧菌与厌氧菌的混合感染：腹腔感染、盆腔感染、肺脓肿、脑脓肿等，常需与抗需氧菌抗菌药联用。

（3）结肠或直肠手术、妇产科手术、口腔手术等的感染预防。

（4）肠道及肠道外阿米巴病、阴道滴虫病、贾第鞭毛虫病、加德纳菌阴道炎。

（5）HP 所致的胃窦炎及消化性溃疡（替代甲硝唑）。

**【用法用量】**

1. 说明书用法用量

（1）厌氧菌感染　①常用量 1g/ 次，

qd.，p.o.，首剂加倍，疗程一般5~6d。②0.8g/次，qd.，i.v.gtt.。疗程为5~6d。

（2）手术预防用药 ①2g/次，p.o.（术前12h）。②总量1.6g，i.v.gtt.，分1~2次给药，第1次于术前2~4h，第2次于术中或术后12~24h内给药。

（3）口腔感染 ①片剂、胶囊，1g/次，qd.，p.o.，首剂加倍，连用3d。②含片，2.5mg/次，qid.，含服，连用3d。口腔滞留时间为20~30min/次。③50ml水中加本药溶液2ml，含漱1min，tid.。

（4）肠道阿米巴病 2g/次，qd.，p.o.，疗程2~3d；也可0.5g/次，bid.，疗程5~10d。

（5）肠道外阿米巴病 2g/次，qd.，p.o.，疗程3~5d。

（6）阴道滴虫病 ①单次2g，p.o.，必要时3~5d可重复1次。也可1g/次，qd.，首剂加倍，连服3d。②阴道给药：阴道栓剂0.2g/次，bid.；阴道泡腾片置于阴道后穹隆部，每晚0.2g，连用7d。

（7）细菌性阴道病 阴道给药：阴道栓剂0.2g/次，bid.。

（8）贾第鞭毛虫病 单次2g，p.o.，必要时3~5d重复1次。

**2. 其他用法用量**

［国内参考信息］

（1）厌氧菌感染 ①2g/d，p.o.。②重症患者：1.6g/d，i.v.gtt.，一次或分2次给予。

（2）非特异性阴道炎 2g/d，p.o.，连用2d。

（3）泌尿生殖道毛滴虫病 0.15g/次，tid.，p.o.，连用5d。

（4）急性齿龈炎 2g/次，p.o.。

（5）根治Hp感染 与其他抗菌药联用，0.5g/次，bid.，餐后服，疗程7d或10d，对于耐药性严重的地区，可适当延长至14d，但不超过14d。

［国外参考信息］

（1）阿米巴肝脓肿 2g/次，qd.，p.o.，连续用2~6d，常用2d。

（2）手术预防用药 ①结肠或直肠手术、子宫切除术：术前12h单次服2g，或同服多西环素0.2g。②阑尾切除术：麻醉期间单次0.5g，i.v.gtt.。

（3）HP感染 ①一周三联疗法：奥美拉唑0.02g/次、克拉霉素0.25g/次、替硝唑0.5g/次，bid.，口服1周。②与HP感染有关的GU：碱式水杨酸铋0.6g/次，tid.，连服8周；阿莫西林0.5g/次、本药1g/次，bid.，前10日服。

（4）细菌性阴道炎（加得纳菌感染）2g/d，p.o.，可单次用，或连用2d。

**【禁忌证】**

**说明书禁忌证**

（1）对本药、甲硝唑等硝基咪唑衍生物及吡咯类药物过敏者。

（2）活动性CNS疾患。

（3）血液病或有血液病病史者。

（4）妊娠早期。

（5）哺乳妇女。

（6）＜12岁儿童（注射制剂）。

**【特殊人群用药】**

**儿童** ＜12岁儿童禁止注射。口服的安全性和有效性尚不明确。

**1. 说明书用法用量**

（1）厌氧菌感染 ＞12岁儿童，第1日2g，p.o.，以后每24h服1g。疗程一般5~6d。

（2）肠道阿米巴病 0.05g/（kg·次），qd.，连用3d。

（3）阴道滴虫病 单次0.05g/kg，p.o.，间隔3~5d可重复1次。

（4）贾第鞭毛虫病 单次0.05g/kg，p.o.，间隔3~5d可重复1次。

（5）口腔感染辅助治疗 ①含片，2.5mg/次，qid.，含服，连用3d。口腔滞留时间为每次20~30min。②含漱液，使用剂量为成人剂量的一半。

**2. 其他用法用量**

［国外参考信息］

（1）肠道阿米巴病 4月至11岁，

0.05~0.063g/（kg · d），连服 3d。

（2）滴虫病　6~13 岁，单次服 1g。

（3）HP 感染　①联合用药，口服本药 0.02g/kg、阿莫西林 0.02g/kg 共 6 周。②有研究指出，根治 HP 感染胃炎及非溃疡性消化不良，可用一周三联疗法，本药（0.03g/kg，bid.，p.o.）、碱式枸橼酸铋（0.008g/kg，tid.）、阿莫西林（0.04g/kg，bid.）。

**老人**　若肝功能减退，应监测血药浓度并调整剂量。

**孕妇**　妊娠早期禁用，妊娠中、晚期权衡利弊。美国 FDA 妊娠安全性分级为：C 级。

**哺乳妇女**　不宜用。必需用时暂停哺乳，治疗结束 3d 后方可重新哺乳。

**肝功能不全者**　肝功能减退者应减量，并监测血药浓度。

**肾功能不全 / 透析者**　不需调整剂量。也有资料认为，在透析后应给药 1 次。

**其他用法用量**

［国外参考信息］　血透期间血浆清除率为 49.9ml/min，血透结束时用 1/2 维持量；血浆清除率为 71ml/min，透析后用 1 剂维持量。

**【注意】**

（1）慎用　过敏体质者。

（2）交叉过敏　对其他咪唑类药物过敏者，也可能对本药过敏。

（3）对检验值 / 诊断的影响　本药可干扰 ALT、LDH、TG、己糖激酶等的检验结果，可使检验值降至零。

（4）用药相关检查 / 监测项目　应在重复下一疗程前检查 WBC 计数及分类计数。

**【给药说明】**

（1）给药条件　①本药片剂应于就餐间或餐后服用。②念珠菌感染者单用本药症状可能加重，应同时使用抗真菌药。③本药对阿米巴包囊杀灭作用不明显，应加用杀包囊药物。④本药可自胃液持续清除，放置胃管作吸引减压者，血药浓度可能下降，应注意调整剂量。⑤本药阴道泡腾片仅供阴道给药，切忌口服。使用时应避开月经期。⑥阴道用药时应洗净双手或戴指套或手套。用药期间应注意个人卫生，防止重复感染。避免房事或使用避孕套，并于月经后重复使用一个疗程。⑦治疗阴道滴虫病时需同时治疗其性伴侣。

（2）配伍信息　本药注射液不宜与含铝的针头及套管接触，应缓慢静滴，对于浓度为 2mg/ml 者，每袋滴注时间应在 40~90min 左右，对于浓度＞ 2mg/ml 者，滴注时间宜再延长 1~2 倍，并避免与其他药物同时滴注。

（3）其他　服药后尿液可呈深红色，应与血尿相鉴别。

**【不良反应】**　本药不良反应发生率较低且症状轻微。

（1）心血管　静滴：局部静脉炎。

（2）神经　眩晕、头痛、共济失调。大剂量：癫痫发作、周围神经病变。出现 CNS 症状，及时停药。

（3）血液　中性粒细胞减少。

（4）消化　恶心、呕吐、食欲减退、腹痛、便秘、口腔异味、胆固醇水平下降。

（5）泌尿　黑尿。

（6）生殖　阴道给药：疼痛、刺激、瘙痒、阴道局部灼热感等局部反应。

（7）其他　①双硫仑样反应。②皮肤瘙痒、皮疹、荨麻疹、血管神经性水肿等过敏症状。③动物实验见致癌、致突变，人体中尚未证实。

**【药物过量】**

处理意见　给予对症及支持治疗，可增加尿量以加快清除速率。

**【相互作用】**

（1）肝微粒体酶诱导药（如苯妥英钠、苯巴比妥）　本药代谢加快，血药浓度降低；苯妥英钠排泄减慢，血药浓度升高。

（2）土霉素　本药抗阴道滴虫作用可被干扰。

（3）肝微粒体酶抑制药（如西咪替丁）　本药代谢及排泄减慢、$t_{1/2}$ 延长，应监测血药浓度，调整剂量。

（4）口服抗凝药（如华法林） 口服抗凝药代谢抑制，抗凝作用增强，PT 延长。

（5）双硫仑 双硫仑代谢受影响，合用可出现精神症状，两药使用间隔时间>2 周。

（6）乙醇 可致双硫仑样反应，用药期间不宜饮用含乙醇饮品。

## 奥硝唑
## Ornidazole

**【其他名称】** 奥博林、奥立妥、傲宁、博威、滴比露、固特、衡博来、今达、氯丙硝唑、氯醇硝唑、美尔凯、内德滋、普司立、齐克、瑞申、圣诺、圣诺安、圣诺康、泰方、妥苏、硝氯丙唑、潇然、亚洁、优伦、Betiral、Danubial、Invigan、Mebaxol、Oniz、Tiberal、Tinerol

**【分类】** 抗微生物药\合成抗菌药\硝基咪唑类

**【抗菌谱】** 敏感菌

（1）厌氧菌，如脆弱拟杆菌、狄氏拟杆菌、卵圆拟杆菌、多形拟杆菌、普通拟杆菌、梭状芽孢杆菌、真杆菌、消化球菌和消化链球菌、HP、黑色素拟杆菌、梭杆菌、$CO_2$ 噬织维菌、牙龈类杆菌等。

（2）其他病原体，如毛滴虫、贾第鞭毛虫、阿米巴原虫等。

**【制剂规格】** 片剂 ① 250mg。② 500mg。

**分散片** 250mg（以 $C_7H_{10}ClN_3O_3$ 计）。

**胶囊** ① 100mg。② 125mg（以 $C_7H_{10}ClN_3O_3$ 计）。③ 250mg。

**粉针剂** 250mg（以 $C_7H_{10}ClN_3O_3$ 计）。

**注射液** ① 5ml∶0.25g（以 $C_7H_{10}ClN_3O_3$ 计）。② 5ml∶0.5g。

**氯化钠注射液** ① 100ml（奥硝唑 250mg，氯化钠 850mg）。② 100ml（奥硝唑 250mg，氯化钠 860mg）。③ 100ml（奥硝唑 500mg，氯化钠 830mg）。④ 100ml（奥硝唑 500mg，氯化钠 850mg）。

**葡萄糖注射液** 100ml（奥硝唑 500mg，葡萄糖 5000mg）。

**栓剂** 500mg。

**【临床应用】**

**说明书适应证**

（1）治疗厌氧菌感染及预防术后厌氧菌感染。

（2）肠、肝阿米巴病，如阿米巴痢疾、阿米巴肝脓肿等。

（3）毛滴虫、贾第鞭毛虫感染，如滴虫性阴道炎、贾第鞭毛虫病等。

（4）细菌性阴道病。

**【用法用量】**

**1. 说明书用法用量**

（1）厌氧菌感染 ① 500mg/次，bid.，p.o.。②初始剂量为 500~1000mg/次，i.v.gtt.，然后 500mg/次，q.12h，连用 3~6d。症状改善后可改口服。

（2）阿米巴病 ①阿米巴痢疾，夜间顿服 1500mg，连服 3d。其他阿米巴病，500mg/次，bid.，p.o.。②严重阿米巴病，初始量 500~1000mg/次，i.v.gtt.，此后 500mg/次，q.12h，连用 3~6d。

（3）毛滴虫病 急性毛滴虫病，夜间顿服 1500mg。慢性毛滴虫病，500mg/次，bid.，p.o.，连用 5d。患者的性伴侣应同时接受治疗，以避免重复感染。

（4）贾第鞭毛虫病 夜间顿服 1000~1500mg，连用 1~2d。

（5）手术前后预防感染 ① 1500mg，术前 12h，p.o.，以后 500mg/次，bid.，至术后 3~5d。② 1000mg，术前 1~2h，i.v.gtt.，之后 500mg，术后 12h 及 24h 各 1 次，i.v.gtt.。

（6）滴虫性阴道炎及细菌性阴道病 500mg/次（1 枚），qd.，睡前将外阴洗净，用戴指套的手指将栓剂置于阴道深处，连用 5~7d。

**2. 其他用法用量**

［国外参考信息］

（1）厌氧菌感染 初始剂量为 1000mg/

次，i.v.gtt.，以后 500mg/ 次，q.12h，共用 5~14d。症状改善后可改为口服。

（2）阿米巴病 ①有症状的肠阿米巴病，1000mg/ 次，qd.，p.o.，共服 10d。阿米巴肝脓肿，1000mg/ 次，bid.（早、晚各 1 次），p.o.。②严重的肠阿米巴病，首剂 500~1000mg/ 次，i.v.，以后 500mg/ 次，q.12h，共用 3~6d。阿米巴肝脓肿，1000mg/ 次，q.12h，i.v.。

（3）阴道滴虫病 顿服 1000~1500mg；或服用 1000mg，同时阴道内给药 500mg。

（4）非特异性阴道炎 ① 500mg/ 次，bid.，p.o.，共服 7d。可单独服用或合并阴道内治疗。② 500mg/ 次，qd.，阴道给药，共用 7d。

（5）预防术后感染 麻醉诱导期，单剂静注本药及头孢曲松各 1000mg；或术前 2h 多次静注本药，共 1000mg，术后每 24h 同时静注本药 1000mg 和头孢曲松 2000mg，共 2d。

**【禁忌证】**

**说明书禁忌证**

（1）对本药或硝基咪唑类药物过敏。

（2）脑和脊髓病变。

（3）器官硬化症。

（4）癫痫。

（5）造血功能低下。

（6）慢性酒精中毒。

**【特殊人群用药】**

**儿童** 用于体重＞6kg 者，严格按照儿童体重用药。慎用本药注射制剂，不建议＜3 岁者使用注射制剂。

**1. 说明书用法用量**

（1）厌氧菌感染 ① 10mg/（kg・次），q.12h，p.o.。② 或＞35kg 者，500mg/ 次，bid.，p.o.。＜35kg 者，40mg/（kg・d），分 2 次服用。

（2）阿米巴病 ① 25mg/（kg・次），q.12h，p.o.。②阿米巴痢疾：＞60kg 者，1000mg/ 次，bid.，p.o.（餐后），连服 3d；＞35kg 者，夜间顿服 1500mg，共服 3d；＜35kg 者，40mg/（kg・d），餐后顿服，连服 3d。③其他阿米巴病：＞35kg 者，500mg/ 次，bid.，p.o.；＜35kg 者，25mg/（kg・d），qd.，连服 5~10d。

（3）急性毛滴虫病 25mg/（kg・d），顿服。

（4）贾第鞭毛虫病 25~40mg/（kg・d），顿服。＞35kg 者，夜间顿服 1500mg，共服 1~2d。＜35kg 者，40mg/（kg・d），顿服，共服 1~2d。

（5）手术前后预防感染 10mg/（kg・次），q.12h，p.o.。

（6）其他临床用法 20~30mg/（kg・d），q.12h，i.v.gtt.。

**2. 其他用法用量**

［国外参考信息］

（1）厌氧菌感染 10mg/（kg・次），q.12h，i.v.。

（2）阿米巴病 ①阿米巴痢疾，40mg/（kg・d），p.o.，共服 3d。溶组织阿米巴，1000mg/d，p.o.，共服 10d。其他阿米巴病，25mg/（kg・d），qd.，p.o.，共服 5~10d。②严重肠阿米巴病或阿米巴肝脓肿，20~30mg/（kg・d），i.v.，共用 3~6d。

（3）蓝氏贾第鞭毛虫病 1000mg/d，p.o.，共服 10d。

**老人** 无须调整剂量。

**孕妇** 慎用（特别是妊娠早期）。

**哺乳妇女** 慎用。

**肝功能不全者** 肝脏疾病者慎用，无须调整剂量，用药间隔加倍。

**肾功能不全 / 透析者** 无须调整剂量。

**【注意】**

（1）慎用 酗酒者。

（2）用药相关检查 / 监测项目 治疗前后应检查全血细胞计数。

**【给药说明】**

（1）给药条件 ①应在餐后服用或与食物同服，以减少胃肠道反应。②使用栓剂治疗期间应避免房事，月经期间不宜用药。

（2）减量 / 停药条件　出现异常的神经系统症状时，应立即停药。

（3）配伍信息　本药注射液应稀释后使用。用粉针剂时，先用 50~100ml 的 NS 或 5%GS 溶解，终浓度为 2.5~5mg/ml，每 100ml 滴注时间≥ 30min。

（4）其他　若栓剂软化或融化，可放入冰箱或冷水中待其冷却成形后使用，不影响疗效。

【不良反应】

（1）神经　头痛、眩晕、欣快感、颤抖、四肢麻木、强直、痉挛、癫痫发作、运动失调、共济失调、血管神经性水肿、周围神经系统疾患。

（2）精神　精神错乱、意识短暂消失等。

（3）血液　WBC 减少。

（4）消化　畏食、口腔异味、味觉障碍、口干、恶心、呕吐、腹泻、食欲缺乏、胃痛、上腹痛、肝功能异常、氨基转移酶和胆红素升高。

（5）生殖　使用栓剂：外阴灼痛、肿胀、瘙痒、丘疹、皮肤发红、白带增多。

（6）皮肤　皮疹、荨麻疹、瘙痒、刺感、疼痛等。

（7）其他　疲劳、困倦、衰弱。静滴部位偶致静脉炎。

【药物过量】

（1）表现　可致异常神经症状加重。

（2）处理意见　停药。无特异性解毒药，如发生疼痛性痉挛，建议给予安定。

【相互作用】

（1）巴比妥类药物、雷尼替丁、西咪替丁　本药消除加快，且可影响凝血，应避免合用。

（2）苯妥英钠等肝微粒体酶诱导药　可加强本药代谢，使血药浓度下降，苯妥英钠的排泄减慢。

（3）香豆素类口服抗凝药　上述药药效增强，应调整其剂量。与华法林合用时，应注意观察凝血因子Ⅱ时间并调整给药剂量。

（4）维库溴铵　维库溴铵的肌松作用延长，疗效降低并影响凝血。

（5）氟罗沙星　无明显的相互作用。

（6）乙醛脱氢酶　对本药无抑制作用。

# 第三章 抗分枝杆菌药

## 第一节 抗结核病药

### 利福平
### Rifampicin

【其他名称】 甲哌利福霉素、力复平、利米定、舒兰新、威福仙、维夫欣、仙道伦、Benemicin、Pifampicin、Rifadin、Rifaldin、Rifam、Rifampin、Rifasynt、Rimactan、Rimactane、Santadin、Syntoren、Tubocin

【分类】 抗微生物药\抗分枝杆菌药\抗结核病药

【抗菌谱】 敏感菌 细胞内外结核分枝杆菌和非结核分枝杆菌、麻风杆菌、葡萄球菌属、链球菌属、脑膜炎奈瑟菌、淋病奈瑟菌、流感嗜血杆菌；肠球菌属、李斯特菌属、炭疽杆菌、产气荚膜杆菌、白喉杆菌、厌氧球菌；军团菌属、沙眼衣原体。

【制剂规格】 片剂 ① 100mg。② 150mg。③ 300mg。④ 450mg。⑤ 600mg。

胶囊 ① 100mg。② 150mg。③ 300mg。④ 450mg。⑤ 600mg。

口服混悬液 1ml : 20mg。

注射液 5ml : 300mg。

粉针剂 ① 0.15g。② 0.45g。③ 0.6g。

滴眼液 ① 8ml:8mg。② 10ml:5mg。③ 10ml:10mg。

眼膏 ① 0.5%。② 1%。

【临床应用】

1. 说明书适应证

（1）各种结核病初治与复治（包括治疗结核性脑膜炎），与其他抗结核药联用。

（2）用于脑膜炎奈瑟球菌咽部慢性带菌者或与该菌所致脑膜炎患者密切接触者的预防用药，但不适用于治疗脑膜炎奈瑟菌感染。

（3）麻风、非结核分枝杆菌感染，与其他药物联用。

（4）MRSA 和 MRSE 所致的严重感染，与静脉用万古霉素联用。

（5）军团菌属所致严重感染，与红霉素联用。

（6）滴眼液可用于沙眼、结膜炎、角膜炎等外眼感染。

2. 其他临床应用

骨关节结核和淋巴结核伴有瘘管。

【用法用量】

1. 说明书用法用量

（1）抗结核 需与其他抗结核药联用，450~600mg/d，空腹顿服，剂量≤ 1200mg/d。

（2）无症状性脑膜炎奈瑟菌带菌者 5mg/（kg·次），q.12h，p.o.，连续 2d。

（3）沙眼及结膜炎 滴眼液药片放入缓冲液中振摇，使其完全溶解后使用。1~2 滴 / 次，4~6 次 /d。

2. 其他用法用量

[国内参考信息]

非结核菌感染 600~1000mg/d，分 2~3 次于饭前 1h 服。

[国外参考信息]

（1）结核病 各型结核病的一般剂量均为 10mg/kg，qd.，p.o.，Max：600mg/d。①肺结核病：对本药敏感者，推荐与异烟肼和吡嗪酰胺联用治疗 2 个月后，再用本药加异烟肼治疗 4 个月。也可采用与异烟肼、吡嗪酰胺、链霉素或乙胺丁醇联用 2 周，每日服用，然后改为相同药物 2 次 / 周，再治疗 6 周，然后再改为本药和异烟肼联用，一周 2 次，使用 16 周。②肺外结核病：疗程为 6~9 个月。粟粒状结核、骨或关节结核、婴幼儿和儿童结核性脑膜炎的疗程应为12个月。③隐性结核菌感染：与吡嗪酰胺联合治疗，总疗程为2个月；若单用本药治疗，总疗程4个月。④HIV感染患者合并结核病：可用10mg/（kg·次），qd.，p.o.的剂量预防，治疗2个月。Max：600mg/d。治疗时，本药采用与预防相同的剂量。最佳治疗方案为在诱导期与异烟肼、吡嗪酰胺及乙胺丁醇（或链霉素）四药联用，每日用药，连用2个月。持续期与异烟肼联用，每日用药或2~3次/周，连用4个月。

（2）布鲁杆菌病　600~900mg/d，分1~2次口服，连用4~6周。

（3）麻风病　600mg/次，qd.，p.o.。

（4）预防流感嗜血杆菌感染　600mg/次，qd.，p.o.，共服4次。

（5）奈瑟菌脑膜炎预防性用药　600mg/次，bid.，p.o.，连用2d或qd.，p.o.，连用4d。

（6）葡萄球菌感染　①心内膜炎：0.9~1.2g/d，tid.，p.o.。②鼻腔感染：600mg/d，1~2次/d，p.o.，连用5~10d。③骨性关节炎：300~600mg/次，bid.，连用3~6个月。④骨髓炎：600mg/d，1~2次/d，p.o.，连用4~6周。⑤严重感染：300mg/次，bid.。

**【禁忌证】**

**说明书禁忌证**

（1）对本药及其他利福霉素类药物过敏者。

（2）胆道阻塞及严重肝功能不全者。

（3）曾出现血小板减少性紫癜的患者。

（4）妊娠早期妇女。

**【特殊人群用药】**

**儿童**　＜5岁小儿用药安全性尚未确定，婴儿慎用。也有资料建议不推荐＜5岁儿童应用本药。

**1. 说明书用法用量**

（1）抗结核　≥1个月患儿，10~20mg/（kg·d），空腹顿服。Max：≤600mg/d。

（2）无症状脑膜炎奈瑟菌带菌者　≥1个月患儿，10mg/（kg·d），q.12h，p.o.，连服4次。

**2. 其他用法用量**

［国内参考信息］

抗结核　新生儿，5mg/（kg·次），bid.，p.o.。1~12岁儿童，10mg/（kg·次），bid.，p.o.。

［国外参考信息］

（1）一般感染　10~20mg/（kg·d）（Max：600mg/d），分1~2次口服。

（2）布鲁杆菌病　15~20mg/（kg·d）（Max：600~900mg/d），分1~2次口服，疗程4~6周。

（3）麻风病　10mg/（kg·次），qd.。

（4）预防奈瑟菌脑膜炎和流感嗜血杆菌感染　≥1个月患儿，10mg/（kg·次）（Max：600mg/d），bid.，共2d。新生儿，5mg/（kg·次），bid.，共2d。

**老人**　用量需酌减，如10mg/（kg·d），空腹顿服。

**孕妇**　妊娠早期禁用，妊娠中晚期慎用。美国FDA妊娠安全性分级为：C级。

**哺乳妇女**　慎用，或用药期间停止哺乳。

**肝功能不全者**　严重肝功能不全者禁用；轻至中度肝功能不全者慎用并减量，口服Max：8mg/（kg·d）。

**肾功能不全/透析者**　无需减量。

**其他用法用量**

［国外参考信息］　Ccr＞50ml/min者，可使用常规剂量；Ccr为10~50ml/min者，给予常规剂量的一半至全量；Ccr＜10ml/min者，给予常规剂量的一半。

**其他**　胆管梗阻、慢性酒精中毒患者应适当减量。

**【注意】**

（1）慎用　①酒精中毒者；②有黄疸史者。

（2）交叉过敏　本药与其他利福霉素类药物存在交叉过敏。

（3）对检验值/诊断的影响　①可致Coombs试验阳性。②干扰血清叶酸和Vit

$B_{12}$ 浓度测定。③可使磺溴酞钠试验潴留出现假阳性，因此磺溴酞钠试验应在每日服药之前进行。④服药后尿液呈橘红色或红棕色，可干扰利用分光光度计或颜色改变进行的各项尿液分析试验结果。另外，唾液、汗液等排泄物以及经眼给药后，泪液、鼻腔分泌物也可呈橘红色。

（4）用药相关检查 / 监测项目　①用药前及用药期间应密切监测肝功能。②用药期间应定期监测周围血象。

**【给药说明】**

（1）给药条件　①静滴仅用于不能口服给药者。②宜餐前 1h 或餐后 2h 用水送服，清晨空腹顿服吸收最好。③为避免发生免疫反应，间歇用药时宜＞ 3 次 / 周，该方法也适于治疗麻风病。④结核病患者应避免用大剂量间歇用药方案。

（2）其他　①本药单独治疗结核病时可能迅速产生耐药性，故必须与其他抗结核药联用。疗程可能需持续 6 个月，甚至数年或长期服药。②本药与异烟肼、吡嗪酰胺联合是各型肺结核短程疗法的基石。利福喷汀也可替代本药作为联合用药之一。

**【不良反应】**

以消化道反应最常见，发生率为 1.7%~4.0%。而肝毒性则为其主要不良反应，发生率约 1%。

（1）心血管　心律失常、低血压、休克。

（2）神经　头痛、眩晕、疲倦。

（3）内分泌 / 代谢　低血钙。

（4）血液　嗜酸性粒细胞增多、异常青肿或出血、溶血性贫血及 PT 缩短、WBC、PLT、Hb 减少（可致齿龈出血、感染、愈合延迟等）。服药期间应避免拔牙等手术，并注意口腔卫生、谨慎刷牙及剔牙，至血象恢复正常。

（5）消化　食欲减退、恶心、呕吐、胃痛、腹胀、腹泻、胰腺炎、口舌疼痛、咽痛。肝毒性多发生在疗程最初数周内，表现为氨基转移酶升高（大多为一过性）、肝肿大、黄疸，胆道梗阻者更易发生。一旦出现肝损害，应立即停药。

（6）呼吸　类赫氏反应、肺组织恶性改变。

（7）泌尿　BUN 及尿酸升高、蛋白尿、间质性肾炎、肾衰竭。

（8）生殖　闭经。

（9）骨骼肌肉　佝偻病样改变（儿童）、骨软化症（成人）。

（10）皮肤　脱发、皮肤瘙痒、发红或皮疹、剥脱性皮炎。

（11）眼　视力障碍、轻度刺激症状。

（12）其他　休克、类流感样综合征类赫氏反应及泪液、唾液、鼻腔分泌物、汗液、尿液等排泄物呈橘红色。

**【药物过量】**

（1）表现　可见精神迟钝、眼周或面部水肿、全身瘙痒、皮肤黏膜及巩膜呈红色或橙色（红人综合征）。有原发肝病、嗜酒或同服其他肝毒性药物者可能引起死亡。

（2）处理意见　停药，并按以下方法处理：①洗胃。不宜再催吐（易出现恶心、呕吐）。洗胃后给予活性炭糊以吸收残余药物，有严重恶心呕吐者给予止吐药。②静脉输液并给予利尿药促进药物排泄。③采用支持疗法。④出现严重肝功能损害超过 24~48h 以上时，可考虑胆汁引流。

**【相互作用】**

（1）氨基水杨酸钠、巴比妥类、氯氮䓬等药物　本药血药浓度降低，合用时宜相隔 8h。

（2）氯苯酚嗪　本药吸收减少，达峰时间延迟，半衰期延长。

（3）β - 肾上腺素受体阻断药　上述药的血药浓度降低，药效减弱。

（4）口服避孕药　口服避孕药的作用降低，可引起月经不规则、经期出血、计划外妊娠。应改用其他方法避孕。

（5）美沙酮、美西律、苯妥英钠、左甲

状腺素、环孢素、黄嘌呤类 上述药物在肝脏内的代谢增加，合用时需根据血药浓度调整其用量。

（6）达卡巴嗪、环磷酰胺 可促使烷化代谢物形成，WBC减少，合用时需调整剂量。

（7）肾上腺皮质激素（糖皮质激素、盐皮质激素）、抗凝血药（香豆素类或茚满二酮衍生物）、口服降血糖药、促皮质素、洋地黄苷类、钙离子拮抗药、咪唑类药、氨苯砜、丙吡胺、奎尼丁、氨茶碱、茶碱、氯霉素、氯贝丁酯、妥卡尼 上述药物药效降低，可能需调整剂量。与抗凝血药合用时还应定期监测PT。

（8）含抗组胺成分药物（如感冒清、抗感冒片、克感宁片等） 上述药物药效降低。

（9）安普那韦、阿托喹酮、吗啡、利鲁唑、舍曲林、西罗莫司、三唑仑 可致上述药物失效。

（10）甲氧苄啶、地西泮、茶碱、特比萘芬 上述药物在体内消除加快。

（11）四环素 对革兰阳性球菌、脑膜炎双球菌、耐药性金葡菌有协同抗菌作用。

（12）卡那霉素、链霉素、紫霉素、异烟肼 有协同抗结核作用。但与异烟肼联用后，肝毒性增加，尤其是原有肝功能损害和异烟肼快乙酰化者。

（13）丙磺舒 本药血药浓度增高并产生毒性反应。但该作用不稳定，故通常不作为提高本药血药浓度的合用方式。

（14）卡马西平 卡马西平血药浓度升高，毒性反应增加。

（15）左旋醋美沙朵 左旋醋美沙朵的心脏毒性增加。

（16）乙硫异烟胺 可加重不良反应。

（17）乙胺丁醇 可能增加视力损害。

（18）牛奶、豆浆、米酒、麦乳精、茶等 可使本药肠道吸收降低。

（19）酒精 可使肝毒性发生率增加，并增加本药的代谢。需调整剂量，并密切监测患者有无肝毒性特征出现。服药期间不宜饮酒。

## 异烟肼
## Isoniazid

**【其他名称】** 雷米封、胜君、异烟腙、异烟酰肼、Isoniazidum、Lsoniazid、Rimifon

**【分类】** 抗微生物药\抗分枝杆菌药\抗结核病药

**【抗菌谱】** 敏感菌 结核分枝杆菌。

**【制剂规格】** 片剂 ① 50mg。② 100mg。③ 300mg。

**粉针剂** 100mg。

**注射液** ① 2ml∶50mg。② 2ml∶100mg。

**氯化钠注射液** 250ml（异烟肼300mg、氯化钠2.25g）。

**【临床应用】**

**1. 说明书适应证**

（1）各型结核病（包括结核性脑膜炎），与其他抗结核药联用。

（2）单用或与其他抗结核病药联用于各型结核病的预防：①新近确诊为结核病患者的家庭成员或密切接触者。②结核菌素试验（PPD）强阳性同时胸部X射线检查符合非进行性结核病，痰菌阴性，过去未接受正规抗结核治疗者。③正在接受免疫抑制剂或长期激素治疗的PPD阳性者。④某些血液病或单核－吞噬细胞系统疾病（如白血病、霍奇金病）、糖尿病、矽肺或胃切除术等伴PPD阳性者。⑤＜35岁PPD阳性者。⑥已知或怀疑为HIV感染，PPD阳性者。⑦未接种卡介苗的5岁以下儿童PPD试验阳性者。

（3）敏感的非结核分枝杆菌病的治疗，但需联合用药。

**2. 其他临床应用**

痢疾、百日咳、麦粒肿。

**【用法用量】**

**1. 说明书用法用量**

（1）结核病预防 300mg/d，顿服。

（2）结核病治疗 ①与其他抗结核药

联用，本药 5mg/（kg·d），p.o.，Max：300mg/d；或 15mg/（kg·d），p.o.，2~3 次 / 周，Max：900mg/d。②重症或不能口服者可静滴，300~600mg/d；或 600~800mg/d［也可 15mg/（kg·d）］，2~3 次 / 周间歇治疗，Max：900mg/d。③注射液用 10~20ml NS 溶解后雾化吸入，100~200mg/ 次，bid.。④注射液还可用于胸腔、腹腔或椎管内局部注射，50~200mg/ 次。⑤注射液也可用于肌注，但国内较少采用。

（3）急性粟粒型肺结核或结核性脑膜炎　10~15mg/（kg·d），i.v.gtt.。Max：900mg/d。

2. **其他用法用量**

［国内参考信息］

（1）抗结核　与其他抗结核药合用，5mg/（kg·d），i.m.，Max：300mg/d；或 15mg/（kg·d），Max：900mg/d，2~3 次 / 周。

（2）急性粟粒型肺结核或结核性脑膜炎　200~300mg/ 次，tid.，p.o.。

（3）百日咳　10~15mg/（kg·d），tid.，p.o.。

（4）麦粒肿　4~10mg/（kg·d），tid.，p.o.。

**【禁忌证】**

1. **说明书禁忌证**

（1）对本药过敏者。

（2）精神病。

（3）癫痫。

（4）肝功能不全者。

2. **其他禁忌证**

有使用本药引起肝炎病史者（国外资料）。

**【特殊人群用药】**

**儿童**　新生儿用药时应密切观察不良反应的出现。

1. **说明书用法用量**

（1）结核病预防　10mg/（kg·d），顿服。Max：300mg/d。

（2）结核病治疗　① 10~20mg/（kg·d），顿服；Max：300mg/d。②重症或不能口服者可静滴，剂量同口服。

（3）结核性脑膜炎等严重病例　30mg/（kg·d），p.o./i.v.gtt.。Max：500mg/d，高剂量用药时需注意肝功能损害及周围神经炎的发生。

2. **其他用法用量**

［国内参考信息］　10~20mg/（kg·d），i.m.，Max：300mg/d。某些严重结核病患儿（如结核性脑膜炎），可高达 30mg/（kg·d）（Max：500mg/d）。

**老人**　＞50 岁者用药后，肝炎的发生率较高。

**孕妇**　可透过胎盘，导致胎儿血药浓度高于母体血药浓度。大鼠和家兔实验证实可引起死胎，孕妇应用须权衡利弊。与其他药联用时对胎儿的作用尚未阐明。美国 FDA 妊娠安全性分级为：C 级。

**哺乳妇女**　本药在乳汁中浓度可达 12μg/ml，与血药浓度相近，哺乳妇女用药应权衡利弊，如需使用，应暂停哺乳。

**肝功能不全者**　一般说明书建议肝功能不全者禁用，也有文献建议肝功能不全者慎用，需酌情减量。

**肾功能不全 / 透析者**　血肌酐值＜60mg/L 时，用量可不减。严重肾功能损害者需慎用，应减量，以服药后 24h 的血药浓度≤ 1μg/ml 为宜。在无尿患者中剂量可减为常用量的一半。

**其他**　慢乙酰化者需减量，以服药后 24h 的血药浓度≤ 1μg/ml 为宜。

**【注意】**

（1）慎用　①有精神病史、癫痫病史者。②嗜酒者。

（2）交叉过敏　对乙硫异烟胺、吡嗪酰胺、烟酸或其他化学结构相关的药物过敏者也可能对本药过敏。

（3）对检验值 / 诊断的影响　用硫酸铜法进行尿糖测定可呈假阳性，但不影响酶法测定的结果。

（4）用药相关检查 / 监测项目　①定期检查肝功能。②如治疗过程中出现视神经炎症状，需立即进行眼部检查，并定期复查。

【给药说明】

（1）给药条件　①治疗结核必须持续6~24个月，甚至需数年或不定期用药。②除预防性用药外，须与其他抗结核药联合应用（可延缓耐药的产生），避免单用。

（2）减量/停药条件　一旦出现肝毒性症状及体征时应立即停药，须待肝炎症状及体征完全消失后方可重新应用。此时须从小剂量开始，渐增量，同时注意监测肝毒性反应。

（3）配伍信息　①本药与戊四氮属配伍禁忌。②注射液可用氯化钠注射液或5%GS稀释后使用。

（4）其他　大剂量使用时，应适当补充Vit $B_6$，有助于防止或减轻周围神经炎及（或）Vit $B_6$缺乏症状。

【不良反应】

（1）心血管　心动过速。

（2）神经　头痛、失眠、疲倦、记忆力减退、反射亢进、抽搐、排尿困难、昏迷等中枢神经症状及步态不稳、乏力、关节软弱、手脚疼痛、麻木针刺感或烧灼感、视神经炎（视物模糊或视力减退，合并或不合并眼痛）、视神经萎缩等周围神经炎症状、癫痫发作。出现轻度手脚发麻、头晕者可服用Vit $B_1$或Vit $B_6$，严重者应立即停药。

（3）精神　精神兴奋、易怒、欣快感、幻觉等。

（4）内分泌/代谢　月经不调、男性乳腺发育、泌乳、库欣综合征、卟啉病、高血糖、低钙血症。有代谢性酸中毒、高血糖、高铁血红蛋白血症、维生素B缺乏症、内分泌功能障碍的报道。

（5）血液　DIC、贫血、血小板减少、粒细胞减少、WBC减少、嗜酸性粒细胞增多、血痰、咯血、鼻出血、眼底出血等。

（6）消化　食欲缺乏、恶心、呕吐、腹痛、便秘等胃肠道刺激症状（如出现胃肠道刺激症状，可与食物同服，亦可服用制酸药）、肝毒性（深色尿、巩膜或皮肤黄染及血清胆红素、ALT、AST的测定值增高）。有口干的报道。

（7）泌尿　中毒性肾损害、间质性肾炎。

（8）生殖　阳痿等。

（9）皮肤　表皮剥脱、Stevens-Johnson综合征、糙皮病、水肿、皮疹、药疹。

（10）其他　发热。变态反应，包括多形性皮疹、淋巴结病、脉管炎等。一旦发生，应立即停药，如需再用，应从小剂量开始，逐渐增加剂量。

【药物过量】

（1）表现　主要表现为抽搐、意识模糊、昏迷等，处理不及时还可发生急性重型肝炎。

（2）处理意见　①保持呼吸道通畅。②采用短效巴比妥类药和Vit $B_6$静脉给药，Vit $B_6$剂量为每1mg异烟肼用1mg。如服用本药的剂量不明，可给予5g的剂量，30min给药1次，至抽搐停止，患者恢复清醒。③继以洗胃，需在服用本药后2~3h内进行。④抽血测定血气分析、电解质、BUN、血糖等。⑤立即静脉给予碳酸氢钠，纠正代谢性酸中毒，必要时可重复给予。⑥采用渗透性利尿药，并在临床症状改善后继续应用，促进异烟肼排泄，预防复发。⑦严重中毒者可采用血透，不能进行血透时，可进行腹透，同时合用利尿药。⑧采取有效措施，防止出现缺氧、低血压及吸入性肺炎。

【相互作用】

（1）阿司匹林　本药血药浓度下降，疗效降低。

（2）含铝制酸药　本药血药浓度降低，故应避免同服，或在口服制酸药前至少1h服用本药。

（3）肾上腺皮质激素（尤其是泼尼松龙）可使本药血药浓度降低而影响疗效，快乙酰化者更为显著。

（4）乳酸钙　本药血药浓度降低。

（5）降血糖药（如氯磺丙脲、胰岛素等）降血糖药的疗效降低，故联用时应调整降糖药剂量。

（6）Vit $B_6$　Vit $B_6$ 经肾排出增加，故本药用量过大时或严重 Vit $B_6$ 缺乏者，Vit $B_6$ 的需要量将增加。成人大剂量用药时，可每日同服 Vit $B_6$ 50~100mg，有助于防止或减轻周围神经炎及（或）Vit $B_6$ 缺乏症状。

（7）咪唑类药物　咪唑类药物血药浓度降低。

（8）利福平　对结核杆菌有协同抗菌作用，但能增加肝毒性，尤其是已有肝功能损害者或为异烟肼快乙酰化者，因此在疗程的头 3 个月应密切随访有无肝毒性征象出现。

（9）美沙拉嗪　本药血药浓度升高。

（10）肼屈嗪类药　本药血药浓度升高，疗效增强，但不良反应明显增多，并可使体内 Vit $B_6$ 减少而易诱发周围神经炎的风险增加。

（11）双硫仑　可增强本药的 CNS 作用，产生眩晕、共济失调、易激惹、失眠等不良反应。

（12）某些抗癫痫药、降压药、抗胆碱药、三环类抗抑郁药　上述药物作用增强。其中，与丙戊酸同用时两者作用均增加；与卡马西平同用时，本药肝毒性增加，卡马西平血药浓度增加，引起毒性反应；与普萘洛尔合用时，本药的清除率下降。

（13）苯妥英钠或氨茶碱　苯妥英钠或氨茶碱血药浓度增高，应适当调整苯妥英钠或氨茶碱的剂量。

（14）阿芬太尼　阿芬太尼作用时间延长。

（15）抗凝血药　可使抗凝作用增强。

（16）对乙酰氨基酚　形成毒性代谢物的量增加，发生肝毒性的风险增加。

（17）乙硫异烟胺或其他抗结核药　可加重上述药物的不良反应（包括周围神经炎、肝毒性、CNS 毒性等），用药期间应密切观察有无肝炎的前驱症状，并定期监测肝功能。

（18）其他肝毒性药　可增加本药的肝毒性，应尽量避免合用。

（19）CYP 介导的苯二氮䓬类药物　增加上述药物的毒性。

（20）茶碱　茶碱血药浓度升高，毒性反应（恶心、呕吐、心悸、癫痫发作）增加。

（21）长春新碱　长春新碱的神经毒性加重。

（22）左旋多巴　可使帕金森病症状恶化。

（23）麻黄碱、肾上腺素　可使不良反应增多，中枢神经兴奋症状加重，发生严重失眠、高血压危象等。

（24）七氟烷、安氟醚　可增加肾毒性。

（25）哌替啶　可致低血压和 CNS 抑制。

（26）其他神经毒药物　神经毒性增加，应避免合用。

（27）环丝氨酸　可增加 CNS 不良反应（头昏或嗜睡），需调整剂量，并密切观察 CNS 毒性征象，尤其对于从事灵敏度较高的工作者。

（28）酒精　可加速本药的代谢，并易诱发肝脏毒性反应，应调整本药剂量，密切观察肝毒性征象，服药期间避免酒精饮料。

（29）尼古丁　可使肝毒性损害加强。

（30）含酪氨的食物　可出现心动过速、呼吸困难、头痛、恶心、呕吐、皮肤潮红等类似组胺中毒的症状。

（31）乳糖类食物　可阻碍本药在消化道的吸收。

（32）茶、咖啡　可致失眠和高血压。

## 吡嗪酰胺
## Pyrazinamide

**【其他名称】** 异烟酰胺、Pyrafat

**【分类】** 抗微生物药\抗分枝杆菌药\抗结核病药

**【抗菌谱】** **敏感菌**　对结核分枝杆菌有较好杀灭作用，与其他抗结核药无交叉耐药性，对异烟肼、链霉素耐药菌株仍有作用。

【制剂规格】

片剂 ① 0.25g。② 0.5g。

胶囊 0.25g。

【临床应用】

说明书适应证

各型结核病（与其他抗结核药联用，如链霉素、异烟肼、利福平及乙胺丁醇）。

【用法用量】

1. 说明书用法用量

结核病 与其他抗结核药联用，15~30mg/（kg·d），顿服；或 50~70mg/（kg·次），2~3 次 / 周，p.o.。每日服药者，Max：2g/d；3 次 / 周服药者，Max：3g/ 次；2 次 / 周服药者，Max：4g/ 次。

2. 其他临床应用

结核性脑膜炎。

【禁忌证】

1. 说明书禁忌证

对本药过敏者。

2. 其他禁忌证

（1）对乙硫异烟胺、异烟肼、烟酸或其他化学结构相似的药物过敏者不宜使用。

（2）高尿酸血症。

（3）急性痛风（国外资料）。

【特殊人群用药】

**儿童** 毒性较大，儿童不宜应用，若必须应用需充分权衡利弊。

**孕妇** 患结核病的孕妇可先用异烟肼、利福平和乙胺丁醇治疗 9 个月，若对上述药物中任一种耐药而对本药可能敏感，可考虑采用本药。美国 FDA 妊娠安全性分级为：C 级。

**哺乳妇女** 尚不明确。

**肝功能不全者** 慢性肝病者慎用，肝功能减退者不宜选用本药。

**肾功能不全 / 透析者** 慎用，国外有资料建议晚期肾病患者应减量［从 20~35mg/（kg·d）减至 12~20mg/（kg·d）］。

【注意】

（1）慎用 ①糖尿病（服用本药后血糖较难控制，应注意监测血糖，及时调整降糖药的用量）。②痛风。③血卟啉病。④显著营养不良者。

（2）交叉过敏 对乙硫异烟胺、异烟肼、烟酸或其他与本药化学结构相似的药物过敏者，也可对本药过敏。

（3）对检验值 / 诊断的影响 本药可与硝基氰化钠作用变为红棕色，影响尿酮测定结果。

（4）用药相关检查 / 监测项目 用药期间应定期检测血尿酸及肝、肾功能。

【给药说明】

给药条件 单用本药易产生耐药性，故常与其他抗结核药联用。本药通常在强化期应用（一般为 2 个月），是短程化疗的联合用药之一，疗程 6~9 个月，HIV 感染者的疗程可能需持续 1~2 年，甚至数年或无限期使用。

【不良反应】

本药不良反应较多，其主要不良反应为肝毒性。

（1）神经 诱发癫痫。

（2）内分泌 / 代谢 高尿酸血症，痛风性关节炎（表现为关节酸痛、肿胀、活动受限、血尿酸升高）。

（3）血液 低色素性贫血、溶血反应。

（4）消化 ①食欲缺乏、恶心、腹痛、严重呕吐、溃疡病发作。②肝脏损害，如 ALT、AST 升高，肝肿大，与用药剂量和疗程有关。③长期大量用：中毒性肝炎，严重肝细胞坏死、巩膜或皮肤黄染（黄疸）、血浆蛋白减少。老年人、酗酒、营养不良者易发生肝损害。

（5）皮肤 多形性红斑、糙皮病、痤疮。

（6）其他 ①过敏反应：药物热、皮疹、光敏反应等。服药期间应避免日光暴晒，一旦发生光敏反应，应立即停药。②异常乏力或软弱、畏寒。

【相互作用】

（1）齐多夫定 本药疗效降低。

（2）环孢素 诱导环孢素代谢，血药浓

度降低，疗效降低，故需监测血药浓度，据以调整剂量。

（3）别嘌醇、秋水仙碱、丙磺舒、磺吡酮　上述药治痛风的疗效受影响。合用时应调整剂量。

（4）异烟肼、利福平　作用协同。与利福平合用，可减少本药所致关节痛。

（5）磷苯妥英、苯妥英　上述药代谢受抑制，血药浓度保持在较高水平，苯妥英类药毒性增加。

（6）乙硫异烟胺　增加肝毒性等不良反应。

## 异烟肼 – 利福平 – 吡嗪酰胺
## Isoniazid，Rifampicin and Pyrazinamide

**【其他名称】** 长威瑞达欣、戴菲林、复合甲哌力复霉素、复合利福平、费宁、菲那安、菲苏、护菲特、力新克、匹律、瑞福安康、瑞清、维葆、卫非特、依比福、异福酰胺、伊缇碧、Rifampicin Isoniazidand Pyrazinamide、Rifater

**【成分】** 异烟肼、利福平、吡嗪酰胺

**【分类】** 抗微生物药 \ 抗分枝杆菌药 \ 抗结核病药

**【抗菌谱】** **敏感菌**　异烟肼：各种生长状态的结核杆菌（全效杀菌药）、堪萨斯分枝杆菌（抑菌作用）。利福平：广谱抗菌药，分枝杆菌（结核杆菌、非结核分枝杆菌、麻风杆菌）、革兰阳性、阴性菌。吡嗪酰胺：人型结核杆菌。三种药物同用，对处于各期的结核杆菌均有杀灭作用。

**【制剂规格】** **片剂**　每片含利福平 120mg，异烟肼 80mg，吡嗪酰胺 250mg。

**胶囊**　每粒含利福平 120mg，异烟肼 80mg，吡嗪酰胺 250mg。

**【临床应用】**

**说明书适应证**

结核病初治和非多重性耐药结核病患者的 2 个月强化期治疗。

**【用法用量】**

**说明书用法用量**

结核病　体重为 30~39kg 者，（利福平 360mg，异烟肼 240mg，吡嗪酰胺 750mg）/ 次，p.o.；40~49kg 者，（利福平 480mg，异烟肼 320mg，吡嗪酰胺 1000mg）/ 次，p.o.；＞ 50kg 者，（利福平 600mg，异烟肼 400mg，吡嗪酰胺 1250mg）/ 次，p.o.。于餐前 1~2h 顿服，疗程 2 个月，必要时可加服其他抗结核药。强化期后，应继续使用利福平、异烟肼至少 4 个月。

**【禁忌证】**

**1. 说明书禁忌证**

（1）对异烟肼、吡嗪酰胺、利福平、利福霉素类抗菌药、乙硫异烟胺、烟酸或其他化学结构相似的药物过敏者。

（2）严重肝功能不全者。

（3）胆道阻塞者。

（4）妊娠早期妇女。

（5）儿童。

**2. 其他禁忌证**

卟啉病患者。

**【特殊人群用药】**

**儿童**　毒性较大，不宜服用。

**老人**　肝功能有所减退，用量应酌减。

**孕妇**　妊娠早期禁用，中、晚期妊娠妇女仍需慎用。

**哺乳妇女**　慎用，或用药期间停止哺乳。

**肝功能不全者**　肝功能损害者通常不宜选用，严重肝功能不全者禁用，其他患者必须用药时也应减量。利福平可致肝功能不全，在原有肝病患者或本药与其他肝毒性药物同服时有伴发黄疸死亡病例的报道，因此原有肝病患者，仅在有明确指征情况下方可慎用，治疗开始前、治疗中严密观察肝功能变化，肝损害一旦出现，立即停药。

**肾功能不全 / 透析者**　严重肾功能减退者应减量。

**其他**　慢乙酰化者较易产生不良反应，故

宜用较低剂量。

【注意】

（1）慎用　①糖尿病（服药后血糖较难控制，应注意监测血糖，及时调整降糖药的用量）。②痛风。③精神病。④癫痫。⑤酒精中毒者。⑥显著营养不良者。

（2）交叉过敏　对乙硫异烟胺、烟酸或其他与吡嗪酰胺、异烟肼化学结构相似的药物过敏者也可能对本药过敏。

（3）对检验值/诊断的影响　①可引起直接抗球蛋白试验（Coombs 试验）阳性。②干扰血清叶酸浓度测定和血清维生素 $B_{12}$ 浓度测定结果。③可使磺溴酞钠试验滞留出现假阳性。④可干扰利用分光光度计或颜色改变而进行的各项尿液分析试验的结果。⑤可使血液尿素氮、血清碱性磷酸酶、血清丙氨酸氨基转移酶、门冬氨酸氨基转移酶、血清胆红素及血清尿酸浓度测定结果增高。⑥用硫酸铜法进行尿糖测定可呈假阳性反应，但不影响酶法测定结果。

（4）用药相关检查/监测项目　①用药期间应定期检查周围血象。②高胆红素血症系肝细胞性和胆汁瘀留的混合型，轻症患者用药中自行消退，重者需停药观察。血胆红素升高也可能是利福平与胆红素竞争排泄的结果。治疗期间应严密监测肝功能变化。③本药用药过程中血尿酸常增高，可引起急性痛风发作，须进行血清尿酸测定。④如出现视神经炎症状，需立即进行眼部检查，并定期复查。

【给药说明】

（1）给药条件　应用本药初治肺结核（其结核杆菌的耐药率＞4%）时，可联用乙胺丁醇或链霉素，如证实无原发性耐药，可仅用本药。

（2）其他　①异烟肼结构与维生素 $B_6$ 相似，大剂量应用时，可使维生素 $B_6$ 大量随尿排出，抑制脑内谷氨酸脱羧变成 γ－氨酪酸而导致惊厥，同时也可引起周围神经系统的多发性病变。因此每日同时口服维生素 $B_6$ 50~100mg 有助于防止或减轻周围神经炎及（或）维生素 $B_6$ 缺乏症状。如出现轻度手脚发麻、头晕，可服用维生素 $B_1$ 或 $B_6$，若重度者或有呕血现象，应立即停药。②服药后大小便、唾液、痰液、泪液、汗液等排泄物均可显橘红色。

【不良反应】

（1）神经　周围神经炎多见于慢乙酰化者，并与剂量有明显关系。较多患者表现为步态不稳、麻木针刺感、烧灼感或手脚疼痛。此种反应在铅中毒、动脉硬化、甲亢、糖尿病、酒精中毒、营养不良及孕妇等较易发生。每日服用维生素 $B_6$ 10~50mg 可以预防或缓解症状。其他毒性反应如兴奋、欣快感、失眠、丧失自主力、中毒性脑病或中毒性精神病则均属少见，视神经炎及萎缩等严重毒性反应偶有报道。

（2）内分泌/代谢　可引起活动性痛风、关节痛。

（3）血液　中性粒细胞减少、嗜酸性粒细胞增多、血小板减少、贫血、高铁血红蛋白血症等。利福平可能引起白细胞和血小板减少，并导致齿龈出血和感染、伤口愈合延迟等。此时应避免拔牙等手术，并注意口腔卫生，刷牙及剔牙均需慎重，直至血象恢复正常。

（4）消化　消化道反应最为多见，口服后可出现畏食、恶心、呕吐、上腹部不适、腹泻等胃肠道反应。肝毒性为本药主要不良反应，在疗程最初数周内，少数患者可出现血清氨基转移酶升高、肝肿大和黄疸，大多为无症状的血清氨基转移酶一过性升高，在疗程中可自行恢复，老年人、酗酒者、营养不良、原有肝病或其他因素造成肝功能异常者较易发生，表现为食欲不佳、异常乏力或软弱、恶心或呕吐（肝毒性的前驱症状）及深色尿、眼或皮肤黄染（肝毒性）。

（5）其他　变态反应包括发热、多形性皮疹、淋巴结病、脉管炎、紫癜、哮喘、过敏性休克等。大剂量间歇疗法后偶可出现

“流感样症候群”，表现为畏寒、寒战、发热、不适、呼吸困难、头昏、嗜睡及肌肉疼痛等，发生频率与剂量大小及间歇时间有明显关系。偶可发生急性溶血或肾衰竭，目前认为其产生机制属过敏反应。

**【药物过量】**

（1）表现　药物过量时可出现：眼周或面部水肿、全身瘙痒、皮肤黏膜及巩膜呈红色或橙色（红人综合征）、抽搐、神志不清、昏迷等。有原发肝病者、酗酒者或同服其他肝毒性药物者可能引起死亡。

（2）处理意见　①停药。②保持呼吸道通畅。③采用短效巴比妥和维生素 $B_6$ 静脉给药。维生素 $B_6$ 剂量为 1mg 异烟肼使用 1mg 维生素 $B_6$，如服用的异烟肼剂量不明，可给予 5g 维生素 $B_6$，每 30 分钟 1 次，至抽搐停止，患者恢复清醒。④继以洗胃，洗胃应在服药后 2~3h 内进行，洗胃后给予活性炭糊，以吸收胃肠道内残余药物；有严重恶心呕吐者给予止吐剂。⑤立即抽血测定血气、电解质、尿素氮、血糖等。⑥立即静脉给予碳酸氢钠，纠正代谢性酸中毒，需要时重复给予。⑦采用渗透性利尿药，临床症状改善后仍继续应用，以促进药物排泄，预防中毒症状复发。⑧严重中毒患者应及早配血，做好血液透析准备，不能行血液透析时，可进行腹膜透析，同时合用利尿药。⑨严重肝功能损害达 24~48h 以上者，可考虑进行胆汁引流，以切断利福平的肝肠循环。

**【相互作用】**

（1）对氨基水杨酸盐　可影响本药吸收，导致利福平血药浓度减低；如必须联合应用时，两者服用间隔至少 6h。

（2）氯苯吩嗪　可减少利福平的吸收，达峰时间延迟且半衰期延长。

（3）咪康唑或酮康唑　可使后两者血药浓度减低，故本药不宜与咪唑类合用。

（4）含铝制酸药　可延缓并减少异烟肼口服后的吸收，使血药浓度减低，应避免同时使用，或在口服制酸药前至少 1 小时服用本药。

（5）维生素 $B_6$　异烟肼为维生素 $B_6$ 的拮抗剂，可增加维生素 $B_6$ 经肾排出量，易致周围神经炎的发生。同时服用维生素 $B_6$ 者，需酌情增加用量。

（6）肾上腺皮质激素（糖皮质激素、盐皮质激素）、抗凝药、氨茶碱、茶碱、氯霉素、氯贝丁酯、环孢素、维拉帕米（异搏定）、妥卡尼、普罗帕酮、甲氧苄啶、香豆素或茚满二酮衍生物、口服降血糖药、促皮质素、氨苯砜、洋地黄苷类、丙吡胺、奎尼丁等　由于利福平能诱导肝微粒体酶活性，可使上述药物的药效减弱，故除地高辛和氨苯砜外，在用本药前和疗程中上述药物需调整剂量。本药与香豆素或茚满二酮类合用时应每日或定期测定凝血酶原时间，据以调整剂量。

（7）口服避孕药　本药可促进雌激素的代谢或减少其肠肝循环，降低口服避孕药的作用，导致月经不规则，月经间期出血和计划外妊娠。所以，患者服用本药时，应改用其他避孕方法。

（8）抗肿瘤药达卡巴嗪（dacarbazine）、环磷酰胺　本药可诱导肝微粒体酶，增加上述药的代谢，形成烷化代谢物，促使白细胞减低，故需调整剂量。

（9）地西泮（安定）　可增加地西泮的消除，使其血药浓度减低，故需调整剂量。

（10）苯妥因　本药可增加苯妥因在肝脏中的代谢，故合用时应测定苯妥因血药浓度并调整用量。

（11）左旋甲状腺素　本药可增加左旋甲状腺素在肝脏中的降解，故合用时左旋甲状腺素剂量应增加。

（12）美沙酮、美西律　本药可增加上述药在肝脏的代谢，引起美沙酮撤药症状和美西律血药浓度减低，故合用时后两者需调整剂量。

（13）别嘌醇、秋水仙碱、磺吡酮　吡嗪酰胺可增加血尿酸浓度而降低上述药物对痛风的治疗，应调整剂量以便控制高尿酸血症和痛风。

（14）丙磺舒　可使利福平、吡嗪酰胺的血药浓度增高并产生毒性反应。

（15）其他神经毒药物　不宜合用，以免增加神经毒性。

（16）环丝氨酸　可增加中枢神经系统的不良反应（如头昏或嗜睡），需调整剂量，并密切观察中枢神经系统毒性征象，尤其对于从事需要灵敏度较高工作的患者。

（17）卡马西平　本药可抑制卡马西平的代谢，使其血药浓度增高，引起毒性反应；卡马西平则可诱导异烟肼的微粒体代谢，使具有肝毒性的中间代谢物增加。

（18）对乙酰氨基酚　由于异烟肼可诱导肝细胞色素 P-450，使前者形成毒性代谢物的量增加，可增加肝毒性及肾毒性。

（19）阿芬太尼　由于异烟肼为肝药酶抑制剂，可延长阿芬太尼的作用。

（20）双硫仑　可增强其中枢神经系统作用，产生眩晕、动作不协调、易激惹、失眠等。

（21）安氟醚　可增加具有肾毒性的无机氟代谢物的形成。

（22）麻黄碱、颠茄　不可同时服用，以免发生或增加不良反应。

（23）乙硫异烟胺或其他抗结核药　可加重其不良反应。

（24）其他肝毒性药　可增加本药的肝毒性，宜尽量避免。

（25）酒精　饮酒可增加本药肝毒性发生率，增加本药代谢，需调整剂量，并密切观察患者有无肝毒性出现。

## 帕司烟肼
## Pasiniazid

**【其他名称】** 百生肼、对氨基水杨酸异烟肼、结核清、利百汇吉、力克肺疾、异烟肼对氨基水杨酸盐、Dipasic、Isoniazide Para-aminosalicylate、Isoniazidum Para-amenosaligyligom、Tuberculostatic

**【分类】** 抗微生物药 \ 抗分枝杆菌药 \ 抗结核病药

**【抗菌谱】** **敏感菌**　以人型结核分枝杆菌为代表的分枝杆菌、堪萨斯分枝杆菌、鸟型结核杆菌和耻垢分枝杆菌。

**【制剂规格】** 片剂　① 100mg。② 140mg。

胶囊　100mg。

**【临床应用】**

**1. 说明书适应证**

（1）各型肺结核、支气管内膜结核及肺外结核，与其他抗结核药联用。

（2）作为结核病相关手术期间的预防用药。

（3）预防长期或大剂量皮质激素、免疫抑制治疗后伴发的结核感染及复发。

**2. 其他临床应用**

麻风病。

**【用法用量】**

**1. 说明书用法用量**

（1）结核病　10~20mg/（kg · d），3~5 次 /d，p.o.（餐后）。至少连用 3 个月。

（2）预防用药　10~15mg/（kg · d），3~5 次 /d，p.o.（餐后）。

**2. 其他用法用量**

［国内参考信息］

麻风病　600mg/ 次，qd.，p.o.，连用 6d，停用 1d。一疗程 6 个月。

**【禁忌证】**

**说明书禁忌证**

（1）对本药过敏者。

（2）对异烟肼、乙硫异烟肼、吡嗪酰胺、烟酸或者其他化学结构相关的药物过敏者。

（3）对对氨基水杨酸钠及其他水杨酸类药物过敏者。

（4）精神病及癫痫患者。

（5）严重肝功能障碍，以及曾因使用异烟肼而致肝炎者。

【特殊人群用药】

**儿童** ＜12 岁慎用。

**说明书用法用量**

结核病 根据病情，小儿用量可达 20~40mg/（kg·d），3~5 次 /d，p.o.（餐后）。至少连用 3 个月。

**孕妇** 安全性和有效性尚不明确，慎用。

**哺乳妇女** 是否经乳汁分泌尚不明确，用药时应暂停哺乳。

**肝功能不全者** 慢性肝病及肝功能不全者慎用，严重肝功能损害者禁用。

**肾功能不全/透析者** 慎用。

【注意】

（1）慎用 ①有精神病史、癫痫史、脑外伤史者。② CHF。③消化性溃疡。④ G-6PD 缺乏者。

（2）交叉过敏 对异烟肼、乙硫异烟肼、吡嗪酰胺、烟酸或其他化学结构相关的药物过敏者，可能对本药过敏。对对氨水杨酸及其他水杨酸类药过敏者，也可能对本药过敏。

（3）对检验值/诊断的影响 ①本药成分中异烟肼和对氨基水杨酸均可使硫酸铜测定尿糖试验出现假阳性。②对氨基水杨酸可使尿中尿胆原测定呈假阳性反应。

（4）用药相关检查/监测项目 定期检查肝功能。

【给药说明】

减量/停药条件 应至少连续服用 3 个月，如无不良反应，中途不宜停药，经临床确诊痊愈后才可停药。

【不良反应】 不良反应轻微且发生率较低。

（1）神经 头晕、头痛、失眠、乏力、多发性神经炎。如出现视神经炎症状，需立即行眼部检查，并定期复查。另外，用药期间适当补充 Vit $B_6$ 可防治周围神经炎等神经系统不良反应。

（2）血液 血细胞减少。

（3）消化 恶心、呕吐、腹泻、腹痛、便秘、黄疸。TSB、ALT、AST 增高，需定期监测肝功能。在保肝治疗下继续用药，氨基转移酶可恢复正常，如继续升高，则应停药。

（4）皮肤 皮疹、皮肤反应、红斑狼疮样综合征。

（5）其他 发热。

【药物过量】

（1）表现 有资料显示，加大用量（1g/d），可见 ALT 升高，血清 BUN、血常规等均在正常范围。

（2）处理意见 应立即调整剂量或停药，采取对症处理，进行护肝治疗。

【相互作用】

（1）抗酸药（尤其是氢氧化铝） 抑制本药吸收，不宜同服。

（2）香豆素类抗凝血药、某些抗癫痫药、降压药、抗胆碱药、三环类抗抑郁药 上述药的作用增强，合用时需注意。

## 丙硫异烟胺
## Protionamide

【其他名称】 Eketebin、Prothionamide、Theraplix、Trevintix

【分类】 抗微生物药\抗分枝杆菌药\抗结核病药

【抗菌谱】 **敏感菌** 结核杆菌和某些非结核分枝杆菌（包括耐其他抗结核药的菌株）。

【制剂规格】 片剂 ① 100mg。② 250mg。

【临床应用】

**1. 说明书适应证**

经一线药物治疗无效的结核病（与其他抗结核药联用）。

**2. 其他临床应用**

（1）用于不能耐受其他抗结核药物治疗的患者。

（2）治疗非典型抗酸菌病的用药之一。

【用法用量】

**1. 说明书用法用量**

**一般用法** 与其他抗结核药合用，250mg/次，2~3 次 /d。

2. 其他用法用量

［国内参考信息］ 与其他抗结核药合用，10mg/（kg·d），tid.，p.o.。600~1000mg/d，分 2~3 次口服或顿服。

【禁忌证】

1. 说明书禁忌证

孕妇。

2. 其他禁忌证

对本药及异烟肼、吡嗪酰胺、烟酸或其他与本药化学结构相近的药物过敏者。

【特殊人群用药】

**儿童** ＜12 岁儿童不宜服用。

**说明书用法用量**

**一般用法** 与其他抗结核药合用，4~5mg/（kg・次），tid.，p.o.。

**孕妇** 本药可致畸胎，孕妇禁用。

**哺乳妇女** 尚不明确。

**肝功能不全者** 严重肝功能减退者慎用，如需用药应减量。

【注意】

（1）慎用 ①糖尿病患者。②营养不良者。③酗酒者。④卟啉病患者。

（2）交叉过敏 对异烟肼、吡嗪酰胺、乙硫异烟胺、烟酸或其他与本药化学结构相近的药物过敏者，也可能对本药过敏。

（3）用药相关检查 / 监测项目 ①用药前和疗程中每 2~4 周应测定 ALT、AST。②长期服用者需定期检查肝功能。

【给药说明】

（1）给药条件 ①进餐时或餐后服药可减少胃肠道刺激症状，或同时合用抗酸药（碳酸氢钠）、解痉药（颠茄）等；每日剂量于晚餐后或睡前一次顿服，可增加血药浓度和疗效，但可能加重胃肠道刺激。②本药必须与其他抗结核药合用以减缓耐药性的产生；治疗可能须持续 1~2 年、数年或无限期服用。

（2）减量 / 停药条件 ①用药期间如出现视力减退或其他视神经炎症状时应立即停药并进行眼部检查，还应定期复查。与乙胺丁醇联合应用时，更需注意视力、视野检查。②因胃肠反应不能耐受本药者，可酌情减量分次服用或小量开始，逐渐递增。

（3）其他 ①本药为结核病治疗的二线药，主要用于复治病例。②本药与乙硫异烟胺（TH-1314）和氨硫脲有完全交叉耐药。用药时间＞半年者，50% 以上出现耐药性。最低抑菌浓度（MIC）为 0.6μg/ml，高浓度时具杀菌作用。

【不良反应】

（1）神经 步态不稳或麻木、针刺感、烧灼感、手足疼痛（周围神经炎）。用药期间成人每日同时服用 Vit $B_6$ 50~100mg，有助于减轻周围神经炎症状，尤其是曾有异烟肼引起周围神经炎病史者。

（2）精神 精神抑郁、精神错乱或其他精神改变（CNS 毒性）。

（3）内分泌 / 代谢 颈前部肿、体重异常增加（甲状腺肿、甲状腺功能减退）。

（4）消化 糙皮症状舌炎、口角炎、食欲缺乏、恶心、呕吐、反酸、上腹不适、腹泻等。可使 ALT、AST 测定值增高，上述酶学指标增高不一定预示肝炎发生，且可能在继续治疗中恢复。

（5）生殖 性欲减退（男子）、月经失调。

（6）骨骼肌肉 关节疼痛、僵直、肿胀。

（7）皮肤 皮肤黄染（黄疸、肝炎）、皮肤干而粗糙、色素沉着、脱发、皮疹、紫癜。

（8）眼 角膜炎、眼部黄染（黄疸、肝炎）、视物模糊或视力减退伴或不伴眼痛（视神经炎）。

【药物过量】

表现 可引起直立性低血压。

【相互作用】

（1）Vit $B_6$ 本药可增加 Vit $B_6$ 的肾脏排泄，故合用时，Vit $B_6$ 可能需增量。

（2）环丝氨酸 可使 CNS 毒性反应（尤

其是全身抽搐）的发生率增加。合用时应适当调整剂量，并严密监测 CNS 毒性症状。

（3）异烟肼　异烟肼的抗结核作用增加。本药与其他抗结核药合用时可能加重其不良反应。

（4）酒精　有大量饮酒后服用本药产生精神异常的报道。

## 利福喷汀

## Rifapentine

**【其他名称】** 迪克菲、环戊基哌嗪利福霉素、环戊哌利福霉素、环戊哌利福喷丁、环戊去甲利福平、明佳欣

**【分类】** 抗微生物药 \ 抗分枝杆菌药 \ 抗结核病药

**【抗菌谱】** **敏感菌**　结核杆菌、非结核分枝杆菌、麻风杆菌、革兰阳性及阴性菌、某些病毒、衣原体。

**【制剂规格】** **片剂**　① 150mg。② 300mg。

**胶囊**　① 100mg。② 150mg。③ 200mg。④ 300mg。

**【临床应用】**

**说明书适应证**

（1）各型初治与复治的结核病（与其他抗结核药联用，适合医务人员直接观察下的短程治疗），但不宜用于结核性脑膜炎。

（2）麻风病（与其他抗麻风药联用）。

（3）非结核性分枝杆菌感染。

（4）其他抗生素耐药的重症金葡菌感染。

**【用法用量】**

**1. 说明书用法用量**

抗结核　600mg/ 次（体重＜55kg 者应酌减），p.o.（餐前 1h 空腹），1~2 次 / 周，需与其他抗结核药联合应用。肺结核初治患者疗程一般 6~9 个月。

**2. 其他用法用量**

［国外参考信息］

（1）短程化疗的强化期　600mg/ 次，2 次 / 周，p.o.，每次服药间隔≥ 72h。可与异烟肼、吡嗪酰胺、乙胺丁醇或链霉素联用，疗程 2 个月。

（2）强化期后的维持期　600mg/ 次，1 次 / 周，p.o.，与异烟肼或其他适当药物联用，疗程 4 个月。

**【禁忌证】**

**1. 说明书禁忌证**

（1）对本药或其他利福霉素类抗菌药过敏者。

（2）胆道阻塞者。

（3）曾出现血小板减少性紫癜的患者。

（4）严重肝功能不全者。

（5）孕妇。

**2. 其他禁忌证**

血细胞显著减少者。

**【特殊人群用药】**

**儿童**　＜5 岁儿童用药的安全性尚不明确。

**老人**　老年患者肝功能有所减退，应酌情减量。

**孕妇**　动物实验表明，大剂量使用本药可致畸。虽人类未证实对胎儿有害，但孕妇禁用。美国 FDA 妊娠安全性分级为：C 级。

**哺乳妇女**　本药可经乳汁排泄，哺乳妇女用药时应权衡利弊，如需使用应暂停哺乳。

**肝功能不全者**　慎用，严重肝功能不全者禁用。

**【注意】**

（1）慎用　嗜酒及酒精中毒者。

（2）交叉过敏　本药与其他利福霉素类药物存在交叉过敏反应。

（3）对检验值 / 诊断的影响　① Coombs 试验阳性。②干扰血清叶酸和 Vit $B_{12}$ 浓度测定结果。③可使磺溴酞钠试验潴留出现假阳性。④可干扰利用分光光度计或颜色改变进行的各项尿液分析试验结果。⑤用药后大小便、唾液、痰液、泪液、汗液等可呈橙红色（为正常现象）。

（4）用药相关检查 / 监测项目　①血常

规。②肝功能减退者，即使每周仅用药 1~2 次，也必须密切观察肝功能的变化。

**【给药说明】**

（1）给药条件　①应于空腹时（餐前 1h）服药，国外有资料推荐高脂和少量碳水化合物早餐后服用本药可提高生物利用度。②如服用利福平出现胃肠道刺激症状，可改服本药。③曾间歇服用利福平后发生变态反应者，不宜再用本药。④单用本药治疗结核病可能迅速产生细菌耐药，须与其他抗结核药联合应用。⑤结核病患者应避免用大剂量间歇用药方案。

（2）其他　①本药与利福平有完全的交叉耐药性，且目前尚缺乏与之相匹配的其他长效抗结核药物。②本药粗晶的生物利用度低（仅为细晶的 1/4~1/3）。

**【不良反应】** 本药不良反应较利福平轻。

（1）神经　头昏、失眠。

（2）血液　WBC、血小板减少。出现 WBC 和血小板减少者，需注意口腔卫生，剔牙需谨慎，并避免进行拔牙等手术，至血常规恢复正常。

（3）消化　胃肠道反应、肝脏损害（氨基转移酶一过性增高、肝肿大）。

（4）泌尿　BUN、血尿酸浓度测定结果增高，蛋白尿、管型尿、血尿。

（5）骨骼肌肉　关节痛。

（6）皮肤　皮疹。

**【药物过量】**

处理意见　①洗胃，再给予活性炭糊以吸收肠道内残余的药物。②严重恶心、呕吐者，给予止吐剂。③液体支持，并给予利尿药以促进药物排泄。④出现严重肝功能损害 $>$ 24~48h 者，可考虑进行胆汁引流，以阻断本药的肠肝循环。

**【相互作用】**

（1）制酸药　本药生物利用度明显降低。

（2）巴比妥类药、对氨基水杨酸盐　影响本药吸收，合用对氨基水杨酸盐时需间隔 6h。

（3）口服抗凝药　本药可降低其抗凝效果。

（4）咪康唑、酮康唑　上述药的血药浓度降低。本药不宜与咪唑类药合用。

（5）地西泮　地西泮消除增加，血药浓度降低。需调整剂量。

（6）苯妥英、左甲状腺素　上述药在肝脏中的代谢增加。合用时，应测定苯妥英的血药浓度并调整剂量。左甲状腺素剂量应增加。

（7）异烟肼　增加异烟肼的代谢、增加肝毒性。

（8）美沙酮、美西律　上述药在肝脏中的代谢增加，引起美沙酮撤药症状、美西律血药浓度降低。合用时需调整上述药的剂量。

（9）达卡巴嗪、环磷酰胺　增加上述药的代谢，形成烷化代谢物，使 WBC 减低。合用时需调整剂量。

（10）肾上腺皮质激素（糖皮质激素、盐皮质激素）、口服降血糖药、洋地黄毒苷类、氨茶碱、茶碱、氯霉素、氯贝丁酯、环孢素、维拉帕米（异搏定）、妥卡尼、普罗帕酮、甲氧苄啶、香荚兰醛或茚满二酮衍生物、促皮质素、氨苯砜、丙吡胺、奎尼丁　上述药药效减弱。除地高辛和氨苯砜外，在使用本药前和疗程中，上述药需调整剂量。与香豆素或茚满二酮类合用时应每日或定期测定 PT，据以调整剂量。

（11）丙磺舒　本药血药浓度增高，产生毒性反应。

（12）多西环素　对淋球菌有协同抗菌作用。

（13）氯法齐明　本药吸收减少，$t_{max}$ 延迟、$t_{1/2}$ 延长。

（14）乙硫异烟胺　其不良反应加重。

（15）高脂饮食　利于本药吸收。

（16）乙醇　增加本药肝毒性。用药期间不宜饮酒或含酒精饮料。

## 乙胺丁醇
## Ethambutol

【其他名称】 乙二胺丁醇、盐酸乙胺丁醇、Afimocil、Dexambutol、Ebutol、EMB-Fatol、Etambutol、Ethambutol Hydrochloride、Etibi、Etopiam、Myambutol、Mycobutol、Mynath

【分类】 抗微生物药\抗分枝杆菌药\抗结核病药

【抗菌谱】 **敏感菌** 对繁殖期结核分枝杆菌有高度抗菌活性，且与其他抗结核药无交叉耐药现象。对非结核分枝杆菌也有作用。

【制剂规格】 片剂（盐酸盐） 250mg。

胶囊（盐酸盐） 250mg。

【临床应用】

**说明书适应证**

（1）与其他抗结核药联用治疗结核分枝杆菌所致的各型结核，如肺结核、结核性脑膜炎、胸膜炎、腹膜炎等。

（2）非结核分枝杆菌感染。

【用法用量】

**说明书用法用量**

（1）结核初治 与其他抗结核药合用，15mg/(kg·d)，顿服；或25~30mg/(kg·次)，最高2.5g，3次/周，p.o.；也可50mg/(kg·次)，最高2.5g，2次/周，p.o.。

（2）结核复治 与其他抗结核药合用，25mg/（kg·次），qd.，p.o.，连续60d；继以15mg/（kg·次），qd.。

（3）非结核分枝杆菌感染 15~25mg/(kg·d)，顿服。

【禁忌证】

**1. 说明书禁忌证**

（1）对本药过敏者。

（2）酒精中毒者。

**2. 其他禁忌证**

（1）糖尿病已发生眼底病变者。

（2）乳幼儿。

【特殊人群用药】

**儿童** 乳幼儿禁用。尚缺乏＜13岁儿童临床资料。在幼儿中不易监测视力变化，不推荐用于＜13岁儿童。＞13岁者口服用量同成人。

**其他用法用量**

［国外参考信息］

（1）结核 与其他抗结核药合用，15~25mg/（kg·次），qd.，p.o.，最高1g；或50mg/（kg·次），最高4g，2次/周，p.o.。一般不用于6~8岁儿童。

（2）鸟-胞内复合体分枝杆菌感染 与其他抗分枝杆菌药合用，15mg/（kg·次），qd.，p.o.。

**老人** 因生理性肾功能减退，应按肾功能调整用量。

**孕妇** 可透过胎盘，动物实验证实，高剂量可致畸胎。虽在人类中尚未证实有害，孕妇应用仍须充分权衡利弊。美国FDA妊娠安全性分级为：B级。

**哺乳妇女** 乳汁中本药浓度与血药浓度相近，哺乳妇女用药须权衡利弊，用药期间应停止哺乳。

**肝功能不全者** 慎用。

**肾功能不全/透析者** 慎用并减量。

**其他用法用量**

［国外信息参考］（1）肾衰竭者：可给予常规剂量，但应延长服药间隔：GFR为10~50ml/min者，q.24~36h；GFR＜10ml/min者，q.48h。（2）血透者：建议透析后服药1次，剂量为15~25mg/kg。对于每周透析2次或3次者，建议在透析前4~6h用药，剂量分别为45mg/kg或25mg/kg。（3）腹透：对于CAPD患者，15mg/（kg·次），q.48h。

【注意】

（1）慎用 ①痛风。②视神经炎。

（2）对检验值/诊断的影响 可使血尿酸测定值增高。

（3）用药相关检查/监测项目 ①用药前及疗程中应定期检查视野、视力、红绿鉴别力等，尤其是疗程长、用量＞15mg/（kg·d）者。②由于可使血清尿酸浓度增高，引起痛风发作，故在疗程中应定期测定血清尿酸。

【给药说明】

（1）给药条件 ①每日剂量分次服用可能达不到有效血药浓度，故宜一次顿服。②糖尿病患者必须在控制糖尿病的基础上才能使用本药。

（2）其他 ①为二线抗结核药，可用于经其他抗结核药治疗无效的病例，尤适用于不能耐受链霉素注射的患者。②因单用本药时可迅速产生耐药性，故常与其他抗结核药联合应用，以增强疗效并延缓细菌耐药性的产生。③用于曾接受抗结核药的患者时，应至少与一种以上药物合用。

【不良反应】

（1）神经 ①视神经损害，球后视神经炎（尤其在疗程长、剂量超过15mg/（kg·d）的患者中发生率较高）为本药主要不良反应，亦可见视神经中心纤维损害，表现为视物模糊、眼痛、红绿色盲或视力减退、视野缩小、辨色力受损、出现暗点。酗酒者、糖尿病患者视力损害发生率增高、程度加重。一旦出现视觉障碍应减量或停药，发生视神经炎需立即停药，并给大剂量B族维生素。②周围神经炎（如麻木、针刺感、烧灼痛或手足软弱无力）：营养不良、糖尿病患者、大剂量用药更易发生。③动眼神经损害、听神经损害、癫痫病发作。

（2）精神 精神障碍、幻觉、不安、失眠。

（3）内分泌/代谢 急性痛风、高尿酸血症、低血钙。

（4）血液 粒细胞减少。

（5）消化 胃肠道不适、恶心、呕吐、腹泻、肝功能损害。为免发生胃肠道刺激，本药可与食物同服。

（6）呼吸 肺炎、肺嗜酸性粒细胞浸润症。

（7）泌尿 间质性肾炎。

（8）骨骼肌肉 关节肿痛（尤大趾、髁、膝关节）、关节炎。

（9）其他 过敏反应：畏寒、皮疹、瘙痒、发热、头痛、关节痛、剥脱性皮炎、血小板减少性紫癜、过敏性休克。

【药物过量】

处理意见 停药，并给予对症处理：（1）球后视神经炎者可用 Vit $B_6$、复合维生素及锌铜制剂等。（2）恢复视力，可选用地塞米松5mg，每日静滴或球后注射；妥拉唑林12.5mg，每日球后注射；氢化可的松200mg，每日静滴。也可泼尼松20mg，2~3次/d，p.o.。同时给予维生素等。（3）必要时进行血透和腹透清除体内过量药物。

【相互作用】

（1）含氢氧化铝的抗酸药 减少本药吸收，两药服用时间间隔＞4h。

（2）维拉帕米 减少维拉帕米的吸收。

（3）神经毒性药 可增加本药神经毒性，如视神经炎、周围神经炎。

（4）乙硫异烟胺 可增加不良反应，如黄疸、肝炎、神经炎、视力障碍、头痛、头晕、意识混乱或胃肠道不适。

## 第二节 抗麻风病药

### 氨苯砜
### Dapsone

【其他名称】 二氨二苯砜、Diamino-diphenylsulfone

【分类】 抗微生物药\抗分枝杆菌药\抗麻风病药

【抗菌谱】 敏感菌 为砜类抑菌剂，对麻

风分枝杆菌有较强的抑制作用。与磺胺药的抗菌谱相似，均可为氨基苯甲酸所拮抗。

**【制剂规格】** 片剂 ① 50mg。② 100mg。

凝胶 5%。

**【临床应用】**

**1. 说明书适应证**

（1）由麻风分枝杆菌引起的各型麻风，多与其他抗麻风药联用。

（2）脓疱性皮肤病、类天疱疮、坏死性脓皮病、复发性多软骨炎、环形肉芽肿、SLE 的某些皮肤病变、放线菌性足分枝菌病及聚合性痤疮、银屑病、带状疱疹。

（3）卡氏肺孢子菌肺炎，与甲氧苄啶联用。

（4）预防氯喹耐药性疟疾，与乙胺嘧啶联用。

（5）预防间日疟，与乙胺嘧啶和氯喹三者联用。

**2. 其他临床应用**

以中性粒细胞浸润为主的非感染性炎症性皮肤病，如白细胞破碎性血管炎、持久性隆起性红斑、急性嗜中性发热性皮肤病、疱疹性皮炎、线状 IgA 大疱性皮肤病等。

**【用法用量】**

**1. 说明书用法用量**

（1）抑制麻风 与一种或多种其他抗麻风药合用，50~100mg/d [或按 0.9~1.4mg/(kg·d)]，顿服。Max：200mg/d。一般需连用 6~24 个月。

（2）疱疹样皮炎 开始剂量为 50mg/d，p.o.，若症状未完全抑制，可增至 300mg/d，Max：500mg/d，以后尽早减至最低有效维持量。

（3）预防疟疾 本药 100mg 与乙胺嘧啶 12.5mg 联用，顿服，每 7d 服 1 次。

**2. 其他用法用量**

[国内参考信息]

（1）红斑狼疮 100mg/d，p.o.，连用 3~6 个月。

（2）痤疮 50mg/d，p.o.。

（3）带状疱疹 25mg/ 次，tid.，p.o.，连服 3~14d。

（4）银屑病或变应性血管炎 100~150mg/d，p.o.。

（5）糜烂性扁平苔藓 50mg/d，p.o.，连用 3 个月。

（6）线状 IgA 大疱性皮肤病 初始 50mg/d，p.o.，逐渐增量，可达 200~300mg/d，p.o.，至病情控制后逐渐减量至最小维持量。

[国外参考信息]

（1）轻、中度卡氏肺孢子菌肺炎 单用或与乙胺嘧啶联用，100mg/d，p.o.。

（2）预防弓形体病 单用或与乙胺嘧啶联用，50mg/d，p.o.。

**【禁忌证】**

**说明书禁忌证**

（1）对本药及其他砜类药、呋塞米、噻嗪类利尿药、磺酰脲类、碳酸酐酶抑制药或其他磺胺药过敏者。

（2）严重肝、肾功能损害者。

（3）精神障碍者。

（4）贫血患者。

**【特殊人群用药】**

**儿童** 砜类药物在 G-6-PD 缺乏的新生儿中可能引起溶血性贫血。

**1. 说明书用法用量**

（1）抑制麻风 0.9~1.4mg/(kg·d)，顿服。

（2）疱疹样皮炎 开始时 2mg/(kg·d) 顿服，若症状未完全控制，可逐渐增量。症状得到控制后，应立即减至最小有效量。

**2. 其他用法用量**

[国外参考信息]

（1）卡氏肺孢子菌肺炎 2mg/(kg·次)，qd.，p.o.，Max：100mg/d；或 4mg/(kg·次)，1 次 / 周，p.o.，Max：200mg/ 次。

（2）预防弓形体病 与乙胺嘧啶、甲酰四氢叶酸联用，本药按 2mg/kg 或 15mg/m$^2$，qd.，p.o.，Max：25mg/d；乙胺嘧啶按 1mg/kg，qd.；甲酰四氢叶酸每 3d 给药 5mg。

**孕妇** 慎用。美国 FDA 妊娠安全性分级为：C 级。

**哺乳妇女** 本药可在乳汁中达有效浓度，对新生儿具预防作用。哺乳妇女用药应权衡利弊。

**肝功能不全者** 严重肝功能不全者禁用，轻中度者慎用。

**肾功能不全 / 透析者** 严重肾功能不全者禁用，轻中度者慎用，根据肾功能情况确定用量。Ccr ＜ 4ml/min 时需测定血药浓度，无尿患者应停用。

**其他** G-6-PD 缺乏者慎用并减量。

**【注意】**

（1）慎用 ①变性 Hb 还原酶缺乏症患者。② GU、DU 患者。③有精神病史者。

（2）交叉过敏 对一种砜类药过敏者可能对本药过敏。对磺胺类、呋塞米类、噻嗪类、磺酰脲类、碳酸酐酶抑制剂过敏者也可能对本药过敏。

（3）用药相关检查 / 监测项目 ①血常规：用药前和治疗第 1 个月中 1 次 / 周，此后 1 次 / 月，连续 6 个月，以后每半年 1 次。② G-6-PD 测定。③肝功能。④肾功能。

**【给药说明】**

（1）给药条件 ①本药是治疗麻风病的主要药物。但由于长期广泛使用，耐药病例不断增多，现已不单独使用，而是作为联合治疗方案中的主要药物，与其他药物如氯法齐明、利福平、乙硫异烟胺、丙硫异烟胺、氧氟沙星、米诺环素、克拉霉素等联用。②对未定型和结核样麻风的治疗需持续 3 年，二型麻风需 2~10 年，瘤型麻风需终身服药。③快乙酰化型者本药的血药浓度可能较低，慢乙酰化型者的血药浓度可能较高，均需调整剂量。④治疗疱疹样皮炎时，应食用无麸质饮食，连续 6 个月。

（2）减量 / 停药条件 治疗从小剂量开始逐渐增量，治疗中适当停药，以避免毒性反应和蓄积中毒，可每服药 6d 后停药 1d，每服 10 周停药 2 周。

**【不良反应】**

（1）心血管 心动过速。

（2）神经 头痛、头晕、周围神经炎。出现神经炎时，应合用大剂量肾上腺皮质激素。

（3）精神 精神紊乱。

（4）内分泌 / 代谢 高血糖和低蛋白血症（长期服用）。

（5）血液 溶血性贫血、变性 Hb 血症、粒细胞减少或缺乏、卟啉病和血小板增多症。治疗初期部分患者可发生不同程度贫血，应适当补充铁剂和 Vit $B_{12}$。有严重贫血时应停药。

（6）消化 胃痛、食欲减退、恶心、呕吐、肝脏损害、胰腺炎。

（7）呼吸 咽痛、肺嗜酸细胞增多症。

（8）泌尿 ARF、蛋白尿、肾病综合征、肾乳头坏死。

（9）生殖 男性不育症。

（10）骨骼肌肉 背痛、腿痛。

（11）皮肤 皮肤苍白、皮疹、皮肤瘙痒、剥脱性皮炎（常在开始用药 4~5 周内发生，及时停药处理皮疹可能消退）。出现中毒性皮肤反应时，应迅速停用本药（但出现麻风反应状态时不需停药）。

（12）眼 视物模糊。

（13）其他 发热、异常乏力或软弱、砜类综合征（典型症状：突然出现的丘疹或剥脱疹、发热、不适以及衰弱，数日后出现肝脏变大，伴有压痛、黄疸、上腹部或下腹部疼痛、淋巴结肿胀以及单核细胞增多）。

**【药物过量】**

（1）表现 高铁 Hb 血症、溶血症、肝肾功能损害、精神障碍。

（2）处理意见 ①洗胃，给予活性炭 30g，同时给予泻药 q.6h，至少持续 24~48h。②紧急情况下，对正常及变性 Hb 还原酶缺乏者用亚甲蓝 1~2mg/kg 缓慢静注，如变性 Hb 重新积蓄，可重复注射。③非紧急情况时，用亚甲蓝 3~5mg/kg，q.4~6h，p.o.，但

G-6-PD 缺乏症者不能采用。亦可用活性炭，即使在服用本药数小时后仍可应用。

【相互作用】

（1）利福布汀、利福平　降低本药作用。

（2）去羟肌苷　减少本药吸收。

（3）氨苯甲酸（PABA）拮抗本药抑菌作用，但 PABA 并不拮抗本药对于疱疹样皮炎的作用。

（4）西咪替丁　降低本药毒性。

（5）环磷酰胺　可能降低环磷酰胺的活性。

（6）氯法齐明　可降低氯法齐明的抗炎作用，但对治疗耐药麻风分枝杆菌有协同作用。

（7）安普那韦、沙奎那韦、地拉韦定　增加本药毒性。

（8）甲氧苄啶　两者的血药浓度均可升高。

（9）丙磺舒　本药血药浓度升高。

（10）骨髓抑制药或有骨髓抑制作用的药物（如齐多夫定）可加重 WBC 减少和 PLT 减少。

（11）氯霉素　可延长氯霉素的 $t_{1/2}$。

## 沙利度胺
## Thalidomide

【其他名称】 反应停、沙立度胺、酞胺哌啶酮、酞合酰亚胺、酞咪胍啶酮、酞咪哌啶酮、Distaval

【分类】 抗微生物药 \ 抗分枝杆菌药 \ 抗麻风病药

【制剂规格】 片剂　① 25mg。② 50mg。

【临床应用】

**1. 说明书适应证**

控制瘤型麻风反应症。

**2. 其他临床应用**

（1）减少各型麻风反应，如发热、结节红斑、神经痛、关节痛、淋巴结肿大等。

（2）骨髓移植。

（3）白塞综合征、红斑狼疮、复发性发热性结节性非化脓性脂膜炎、日光性痒疹、多形性日光疹、结节性痒疹、带状疱疹、扁平苔藓、家族性良性慢性天疱疮、多形红斑、坏死性腺周炎、肉芽肿性唇炎等。

【用法用量】

**1. 说明书用法用量**

控制瘤型麻风反应　25~50mg/ 次，100~200mg/d，p.o.。

**2. 其他用法用量**

［国内参考信息］

（1）减少麻风反应　100~200mg/d，qid.，p.o.。对于严重麻风反应，可增至 300~400mg/d，反应得到控制即可逐渐减量维持。对长期反应者，需长期服药，25~50mg，qd./qod.，p.o.。

（2）坏死性腺周炎、盘状红斑狼疮、扁平苔藓、白塞综合征、肉芽肿性唇炎　100mg/ 次，qd.，p.o.，连用 2~3 个月。

［国外参考信息］

（1）Aphthous 口腔溃疡（HIV 感染者）200mg/d，p.o.。

（2）白塞综合征　400mg/d，p.o.。

（3）盘状红斑狼疮　50~400mg/d，p.o.，维持量为 25~50mg/d。

（4）结节性红斑狼疮　起始剂量为 100~300mg/d，与水同服，最好在睡前或至少在晚餐后 1h 服用。有结节性红斑狼疮病史或患有严重皮肤结节性红斑狼疮者，起始剂量为 400mg/d，p.o.。可于睡前 1 次或分次服用，或至少在餐后 1h 以水送服。体重＜50kg 者，起始剂量为 100mg/d，p.o.。本药至少应使用 2 周直至症状消失。应逐渐减量，可每 2~4 周减少 50mg。

（5）多发性骨髓瘤　起始 200mg/d，p.o.。Max：800mg/d。

【禁忌证】

**说明书禁忌证**

（1）对本药过敏者。

（2）孕妇及哺乳妇女。

（3）儿童。

【特殊人群用药】

**儿童**　国内资料认为应禁用，国外有儿童应用本药的相关数据。

**其他用法用量**

［国外参考信息］

（1）Aphthous 口腔及食管溃疡（AIDS 患者）　50~200mg/d 或 2.3~9mg/(kg·d)，p.o.。

（2）移植后用药　3~9.5mg/(kg·d)，p.o.。

**老人**　慎用。

**孕妇**　禁用。育龄妇女在服药期间也应采取有效的避孕措施，停药 6 个月以上方可怀孕。美国 FDA 妊娠安全性分级为：X 级。

**哺乳妇女**　禁用。

【注意】

（1）慎用　①多发性骨髓瘤患者。②中性粒细胞减少者。③周围神经病者。④癫痫病史者。

（2）对检验值 / 诊断的影响　用药期间定期检查血象，中性粒细胞绝对值＜ 750/$mm^3$ 的患者不要服用本药。

（3）对驾驶 / 机械操作的影响　用药后不应从事驾驶和操作机器。

【给药说明】

（1）给药条件　本药对麻风病无治疗作用，但可与抗麻风药同用以减少麻风反应。

（2）其他　①男性患者服药期间性生活时最好使用避孕套。②服药期间不能献血。

【不良反应】

（1）心血管　HR 减慢、低血压、深静脉血栓形成、肺栓塞和脉管炎。

（2）神经　头昏、嗜睡、头痛、疲倦、镇静、癫痫发作、中毒性神经炎等。严重者须停药并给予对症治疗。长期大剂量使用（40g 以上）：多发性神经炎、感觉异常等。

（3）精神　偏执狂反应、情绪改变、幻觉和行为怪异。

（4）内分泌 / 代谢　面部水肿、四肢水肿、发热、体重增加。

（5）血液　WBC 和 PLT 减少。

（6）消化　口干、恶心、腹痛、口苦、口腔病损（口腔黏膜苔藓样改变）、呕吐、便秘、食欲缺乏、食欲亢进、肝功能衰竭和肝炎等。严重者须停药并予对症治疗。

（7）生殖　闭经、月经过多、性欲减退、性功能障碍。

（8）皮肤　皮疹、皮肤干燥、脱发、瘙痒、囊疱疹、Stevens–Johnson 综合征、中毒性表皮坏死松解症和表皮剥脱性皮炎等。

（9）其他　四肢水肿。

【相互作用】

（1）其他中枢抑制药　本药能增强上述药，尤其是巴比妥类药的作用。

（2）地塞米松　发生中毒性表皮坏死松解症的危险性增加。

（3）炔诺酮等口服避孕药　对本药药动学无明显影响。

# 第四章　抗病毒药

## 第一节　抗 HIV 药

### 核苷类逆转录酶抑制药

### 齐多夫定
### Zidovudine

【其他名称】 奥贝奇、艾健、叠氮脱氧胸苷、叠氮胸苷、鼎特、费特、荷普仁、久利、克艾斯、克度、立妥威、纳信得、浦希丁、奇洛克、伟诺、维兹、佐平斯、Apo-Zidovudine、Azidothymidine、Retrovir、Zorpex

【分类】 抗微生物药\抗病毒药\抗 HIV 药\核苷类逆转录酶抑制药

【制剂规格】 片剂　① 100mg。② 300mg。

胶囊　① 100mg。② 300mg。

口服溶液　100ml∶1g。

注射液　20ml∶200mg。

粉针剂　100mg。

【临床应用】

说明书适应证

（1）常与其他逆转录酶抑制药联合用于治疗 HIV 感染。

（2）防止母婴 HIV 垂直传播。

【用法用量】

1. 说明书用法用量

（1）HIV 感染（与其他逆转录酶抑制药联用）①推荐 500mg/d 或 600mg/d，p.o.，分 2~3 次给药。有研究表明，1000mg/d，分次给药也有效。②静滴的推荐剂量为 1mg/kg，5~6 次 /d（与 100mg/ 次，q.4h，p.o. 的剂量相当）。

（2）无症状 HIV 感染　100mg/ 次，q.4h，5 次 /d，p.o.。

（3）有症状 HIV 疾病　100mg/ 次，q.4h，6 次 /d，p.o.。

（4）晚期 HIV　如患者能耐受，应在前 4 周内给予起始量 1200mg/d，p.o.。临床也较常用起始量 600mg/d，以减少不良反应发生。

（5）防止母婴 HIV 垂直传播　①妊娠＞14 周，100mg/ 次，5 次 /d，p.o.，直至分娩。②另有研究推荐，妊娠 36 周者，300mg/ 次，bid.，p.o.，直至分娩，随后改为 300mg/ 次，q.3h，p.o.，至分娩结束。③也可分娩时静滴本药 2mg/kg，滴注时间＞1h，此后按 1mg/(kg·h）持续滴注至脐带结扎。

2. 其他用法用量

[ 国外参考信息 ]

（1）HIV 感染（与其他逆转录酶抑制药联用）① 200mg/ 次，tid.，p.o.；或 300mg/ 次，bid.。② 1mg/kg，5~6 次 /d，i.v.gtt.，滴注时间＞1h。患者能够口服即应改为口服给药。

（2）防止母婴 HIV 垂直传播　同国内用法用量。

【禁忌证】

说明书禁忌证

（1）对本药过敏者。

（2）中性粒细胞计数异常低下（$<0.75\times10^9$/L）或 Hb 水平异常低下（＜75g/L 或 4.65mmol/L）者。

【特殊人群用药】

儿童　＜3 个月婴儿应用本药的临床经验尚不足。新生儿，本药清除率可能降低。＜15 个月儿童的 HIV 抗体阳性可能是从母体被动获得，故对该类患儿（尤其是无症状的患儿）应辅助其他诊断试验，以确定感染存在后慎用。3~12 个月婴儿可服口服溶液。

1. 说明书用法用量

（1）治疗 HIV 感染　3 月至 12 岁，180mg/（m2· 次），q.6h，p.o.。Max：200mg/ 次。

（2）防止母婴 HIV 垂直传播　①2mg/（kg · 次），q.6h，p.o.，新生儿出生后 12h 开始用药，连用 6 周。②或 1.5mg/（kg· 次），q.6h，i.v.gtt.（滴注时间＞30min）。

2. 其他用法用量

［国内参考信息］　＞3 个月儿童　推荐起始量：360~480mg/$m^2$，分 3~4 次服用，Max：≤每 8 小时 200mg。

［国外参考信息］

（1）HIV 感染（与其他逆转录酶抑制药联用）　①6 周至 12 岁患儿，160mg/$m^2$，q.8h，p.o.；Max：≤ 200mg/ 次。②新生儿，1.5mg/（kg · 次），q.6h，i.v.gtt.。儿童，120mg/（$m^2$ · 次），q.6h，i.v.gtt.；或 20mg/（$m^2$ · h），i.v.gtt.（连续）。

（2）防止母婴 HIV 垂直传播　同国内用法用量。

**老人**　＞65 岁者慎用。

**孕妇**　权衡利弊。美国 FDA 妊娠安全性分级为：C 级。

**哺乳妇女**　慎用。

**肝功能不全者**　肝功能受损者须调整剂量，尚无理想的用药方案。

**其他用法用量**

［国外参考信息］　建议肝硬化者使用常规剂量的 50%，或双倍延长给药间隔时间。

**肾功能不全 / 透析者**

1. 说明书用法用量

Ccr＜15ml/min 时，建议减量。晚期肾衰竭者，300~400mg/d，根据血液学参数及临床反应调整剂量。血透或腹透的晚期肾衰竭者，推荐 100mg/ 次，q.6~8h。

2. 其他用法用量

［国外参考信息］（1）成人：Ccr≥15ml/min 者，无需调整剂量。对血透、腹透患者，推荐 100mg/ 次，p.o. 或 1mg/（kg· 次），i.v.gtt.，均为 q.6~8h。（2）儿童：血透患儿推荐剂量为 100mg/ 次，p.o. 或 1mg/（kg· 次），i.v.gtt.，均为 q.8h。尚无腹透患儿的具体剂量调整方案。

**其他**　贫血患者：100mg/ 次，q.4h。

**【注意】**

（1）慎用　①粒细胞计数＜$10^9$/L 或 Hb＜95g/L 的骨髓抑制者。②有肝病危险因素者。

（2）用药相关检查 / 监测项目　定期监测血常规，尤其是治疗进展期、晚期 HIV 感染者。建议治疗初期 1~2 个月，宜每 2 周检查 1 次全血细胞计数、血细胞比容、Hb、网织红细胞计数及血小板计数等，并根据病情调整监测频率。早期 HIV 感染者，可每 1~3 个月检查 1 次。

**【给药说明】**

（1）给药条件　①本药不宜与齐多夫定 - 拉米夫定、阿巴卡韦双夫定同时使用。②不宜口服者可采用静脉给药。静脉制剂宜采用静滴（恒速），不宜肌注。

（2）减量 / 停药条件　对于 Hb 水平降至 75g/L（4.65mmol/L）~90g/L（5.59mmol/L）或中性粒细胞计数降至 $0.75 \times 10^9$~$1 \times 10^9$/L 的患者，应减量或中止使用本药。

（3）配伍信息　①本药注射制剂用适量的 5% GS 稀释，配好的药液浓度不宜＞4mg/ml。不推荐使用生物混合制剂或胶体溶液稀释。②药液配制后宜贮于 25℃下，8h 内使用，或贮于 2℃ ~8℃下，24h 内使用。

（4）其他　①本药不能防止 HIV 通过性接触或血源性传播方式感染他人。②如 HIV 感染者伴有并发症时，需联用其他药物对症治疗。③临床研究证实，用本药治疗 1 年，可延迟无症状及有早期症状患者的病情发展；晚期 HIV 感染者用药 24 周后，可延长患者生存期并减少感染机会。但由于研究时间有限，HIV 感染者用药的安全性和有效性尚待进一步完善，尤其是需长期用药者及晚期伴发症状较少的 HIV 感染者。

**【不良反应】**　本药所致不良反应与 HIV 感

染本身或介入疾病引起的症状通常难以区分。

（1）心血管 充血性心力衰竭、心肌病、胸痛。

（2）神经 头痛、乏力、眩晕、感光异常、失眠、嗜睡、记忆力减退、癫痫发作、智力丧失。

（3）精神 精神混乱、焦虑、躁狂。

（4）内分泌 / 代谢 乳酸性酸中毒、男子乳腺发育、躯体脂肪重新分布或积累。若患者用药后出现不能解释的呼吸急促、呼吸困难或血清重碳酸盐水平下降时，应考虑乳酸性酸中毒的可能，此时应暂停用药，直至排除乳酸性酸中毒的诊断。

（5）血液 再障、贫血、中性粒细胞减少、WBC 减少、血小板减少症、真性红细胞发育不良、全血细胞减少、RBC发育不全、淋巴瘤。曾有血液毒性者，Hb 减少可在开始治疗的 2~4 周出现，粒细胞减少常在治疗 6~8 周发生。

（6）消化 口腔黏膜色素沉着、畏食、食欲减退、消化不良、恶心、呕吐、胃痛、腹痛、腹泻、便秘、食管溃疡、肝肿大伴脂肪变性、胆汁淤积性肝炎、肝衰竭、肝功能紊乱、肝酶水平和胆红素升高、胰腺炎出现血清氨基转移酶快速升高、进展性肝肿大时应暂停用药。

（7）呼吸 呼吸困难。

（8）骨骼肌肉 肌肉痛、肌病、肌炎、横纹肌溶解。

（9）皮肤 皮疹、出汗。

（10）耳 耳毒性。

（11）其他 发热、不适感、超敏反应。如发生喉痛、发热、寒战、皮肤灰白、不正常出血、异常疲倦、衰弱等，应注意骨髓抑制的发生。

【药物过量】

（1）剂量 成人可耐受的最大剂量为 50g，儿童为 400mg/m$^2$。

（2）表现 短期服药过量可有嗜睡、头痛、恶心、呕吐，偶有血液系统异常。患者均能恢复，无永久性后遗症出现。

（3）处理意见 如出现药物中毒征象，应对症、支持治疗，包括持续监测、诱导呕吐、服用活性炭等。血透和腹透可促进主要代谢产物的排泄。

【相互作用】

（1）克拉霉素、利福布汀、利福平 本药血药浓度降低。

（2）部分核苷类似物（如利巴韦林） 拮抗本药抗病毒活性，应避免合用。

（3）吡嗪酰胺 吡嗪酰胺的血药浓度及疗效降低。

（4）司他夫定 作用相互拮抗，应避免合用。

（5）阿托喹酮、甲氧苄啶 本药血药浓度升高。

（6）美沙酮 本药血药浓度升高，中毒危险性增加。

（7）丙戊酸 本药口服生物利用度提高，应密切监测可能增加的本药不良反应。尚不明确本药对丙戊酸的药动学影响。

（8）丙磺舒 本药血药浓度升高，有发生中毒的危险。两者联用时可有类似感冒的症状，如不适和（或）发热、肌痛及斑丘疹。

（9）拉米夫定 本药 $C_{max}$ 可增加（39±21）%，AUC 或总清除率无明显变化，尚未观察到合用对拉米夫定药动学的影响。

（10）具肾毒性、骨髓抑制、细胞毒性或影响 RBC（或 WBC）数目及功能的药（如更昔洛韦、磺胺甲噁唑、两性霉素 B、干扰素、氨苯砜、喷他脒、氟胞嘧啶、乙胺嘧啶、长春新碱、长春碱或多柔比星） 本药不良反应发生率增加，血液毒性的危险性增加，必须联用时，应在密切监测肾功能及血液参数（包括 Hb、血细胞比容和 WBC 分类计数）下谨慎用药，必要时，可减少药物剂量。

（11）阿司匹林、对乙酰氨基酚、保泰松、吲哚美辛、可待因、吗啡、酮替芬、萘普生、奥沙西泮、劳拉西泮、西咪替丁、氯贝丁酯、异丙肌苷、磺胺 本药 $t_{1/2}$ 延长，

AUC 增加，毒性增强，应避免与上述药物联用。

（12）氟康唑　可影响本药口服清除率及代谢。

（13）阿昔洛韦　引起神经毒性（如深度昏睡、疲劳等）。

（14）苯妥英　苯妥英血药浓度降低，应监测苯妥英血药浓度；另外，苯妥英对本药药动学影响尚不完全清楚，但有报道可使本药口服清除率降低 30%。

（15）齐多夫定 – 拉米夫定、阿巴卡韦双夫定　不宜合用。

（16）高脂食物　本药的口服生物利用度降低。

## 拉米夫定
## Lamivudine

**【其他名称】**　贺普丁、雷米夫定、益平维、Epivir（3TC）、Heptodin、Heptovir

**【分类】**　抗微生物药\抗病毒药\抗 HIV 药\核苷类逆转录酶抑制药

**【制剂规格】**　片剂　① 100mg。② 150mg。

**【临床应用】**

**1. 说明书适应证**

（1）伴 ALT 升高和病毒活动复制的、肝功能代偿的成年慢性乙型肝炎。

（2）与其他抗逆转录病毒药联用于 HIV 感染。

**2. 其他临床应用**

慢性肝硬化活动期（HBV 感染）。

**【用法用量】**

**1. 说明书用法用量**

（1）慢性乙型肝炎　100mg/ 次，qd.，p.o.。疗程如下：① HBeAg 阳性者：建议至少用药 2 年以上。治疗后如出现 HBeAg 血清转换（即 HBeAg 转阴、HBeAb 阳性）、HBV–DNA 转阴、ALT 正常，经连续 2 次（至少间隔 6 个月）检测，总疗程不低于 2 年，确认疗效巩固后，可考虑终止治疗。② HBeAg 阴性者：尚未确定合适的疗程，如 HBV–DNA 转阴、ALT 正常，经连续 3 次（每次间隔 4 个月）检测疗效稳定，可考虑停药观察，但延长疗程可减少复发。如治疗后出现 HBsAg 血清转换或治疗无效（HBV–DNA 或 ALT 仍持续升高），可考虑终止治疗。③另有文献建议：治疗慢性乙肝时应采用优化治疗方案，即用药 24 周时进行评估，如 HBV–DNA 定量仍未达检测水平以下，应加用阿德福韦酯 10mg，一日 1 次联合治疗。如治疗有效后出现 HBV–DNA 回升或反弹，无论是否检测出 YMDD 耐药变异株，亦应加用阿德福韦酯 10mg，一日 1 次联合治疗。

（2）HIV 感染　与其他抗逆转录病毒药联用，150mg/ 次，bid.，p.o.，或 300mg/ 次，qd.，p.o.。

**2. 其他用法用量**

［国外参考信息］

HIV 感染　齐多夫定 – 拉米夫定（含本药 150mg 和齐多夫定 300mg 的复方制剂）：1 片 / 次，bid.，p.o.。

**【禁忌证】**

**1. 说明书禁忌证**

对本药过敏者。

**2. 其他禁忌证**

孕妇。

**【特殊人群用药】**

**儿童**　我国仅能在 12 岁以上儿童中应用。儿童用药后可能发生胰腺炎，故儿童过去曾用过核苷类抗逆转录病毒药者、有胰腺炎病史者或有发生胰腺炎的危险因素者慎用。

**1. 说明书用法用量**

HIV 感染（与其他抗逆转录病毒药联用）＞12 岁，用法用量同成人；3 个月 ~12 岁，4mg/（kg· 次），bid，p.o.，Max:300mg/d；＜3 个月，目前用药资料不足。

**2. 其他用法用量**

［国外参考信息］

（1）慢性乙型肝炎　2~7 岁，3mg/

（kg·次），qd.，p.o.；Max：100mg/d。疗程和1年以上的安全性、有效性尚不明确。

（2）HIV感染 3个月至16岁，4mg/（kg·次），bid.，p.o.（Max：150mg/次，bid.），与其他抗逆转录病毒药物合用；＜3个月，2mg/（kg·次），bid.，p.o.。

**老人** 用法用量可参见成人常规剂量。

**孕妇** 妊娠早期不宜使用，妊娠中晚期权衡利弊。也有国内资料建议，孕妇禁用。美国FDA妊娠安全性分级为：C级。

**哺乳妇女** 慎用。用药期间应暂停哺乳。

**肝功能不全者** 中重度肝损害者不必调整剂量，严重肝肿大和肝脏脂肪变性者慎用，失代偿性肝病患者不宜用。

**肾功能不全/透析者** 肾功能减退者应适当调整剂量。考虑到剂量调整的准确性，本药100mg片剂（贺普丁）禁用于血清Ccr＜50ml/min的慢性乙型肝炎患者。

**1. 说明书用法用量**

HIV感染 （1）成人患者：Ccr＞50ml/min者，首剂量150mg/次，维持量150mg/次，bid.；Ccr为30~50ml/min者，首剂量150mg/次，维持量150mg/次，qd.；Ccr＜30ml/min者，应减量。（2）儿童患者：①3个月至12岁：Ccr≥50ml/min时，首剂4mg/kg，维持量4mg/kg，bid.；Ccr为30~50ml/min时，首剂4mg/kg，维持量4mg/kg，qd.；Ccr为15~30ml/min时，首剂4mg/kg，维持量2.6mg/kg，qd.；Ccr为5~15ml/min时，首剂4mg/kg，维持量1.3mg/kg，qd.；Ccr＜5ml/min时，首剂1.3mg/kg，维持量0.7mg/kg，qd.。②＞12岁：参见成人剂量调整方案。

**2. 其他用法用量**

［国内参考信息］

HIV感染 血透者，首日150mg，以后25~50mg/d。

［国外参考信息］ 本药对透析患者的推荐剂量尚未确定。

（1）慢性乙型肝炎 Ccr≥50ml/min，100mg/次，qd.；Ccr为30~49ml/min，首剂100mg，以后50mg/次，qd.；Ccr为15~29ml/min，首剂100mg，以后25mg/次，qd.；Ccr为5~14ml/min，首剂35mg，以后15mg/次，qd.；Ccr＜5ml/min，首剂35mg，以后10mg/次，qd.。

（2）HIV感染 ①成人患者：Ccr≥50ml/min，150mg/次，bid.，或300mg/次，qd.；Ccr为30~49ml/min，150mg/次，qd.；Ccr为15~29ml/min，首剂150mg，以后100mg/次，qd.；Ccr为5~14ml/min，首剂150mg，以后50mg/次，qd.；Ccr＜5ml/min，首剂50mg，以后25mg/次，qd.。②儿童患者：应考虑调整剂量和（或）延长给药间隔。＜16岁患儿肾功能损害时，推荐剂量未定；＞16岁者，剂量调整方案参见成人。

**【注意】**

（1）慎用 ①乳酸性酸中毒。②未确诊或未经治疗的HIV感染者（国外资料）。

（2）用药相关检查/监测项目 ①用药期间应定期进行肝、肾功能检查及全血细胞计数。②HIV感染者，用药期间应定期检测血常规、$CD_4^+$细胞计数、β-2微球蛋白等。若条件允许，可检测血清HIV-RNA水平。③治疗中应观察患者病情，进行全面的体格检查及胸部X片。

**【给药说明】**

（1）给药条件 ①本药用于治疗HIV感染时，不宜单独用药。②合并HIV感染及慢性乙型肝炎患者，应按治疗HIV感染的剂量用药。③治疗慢性乙型肝炎所用制剂为100mg；治疗HIV感染所用制剂为150mg或300mg。

（2）减量/停药条件 1）治疗乙肝过程中，如出现病情加重合并肝功能失代偿或肝硬化时，不宜轻易停药，应加强对症保肝治疗。少数患者停药后可能出现“复发”或HBV变异，使肝炎加重。若停用本药，应进行严密观察，若肝炎恶化，应考虑重新使用本药治疗。2）本药用于治疗乙肝的停药标准：①治疗1年无效者。②用药期间发生严重不良反应者。③用药期间怀孕的妇女。④出现病毒变异和耐药性，伴有临床症状恶化者。⑤不能坚持服药者。⑥血清ALT＞正常上限5倍且出现下列情况之一者：A.血清总胆红素＞85.5μmol/L（50mg/L）。B.血清白蛋白＜35g/L。C.凝血因子Ⅱ活动度＜60%（或较正常对照延长4秒）。D.出现明显代偿的临床表现。E.测定血清HBV-DNA水平高于治疗前。3）用药期间，一旦有提示乳酸性酸中毒的临床表现和实验室检查结果，应中止治疗。

（3）其他 ①本药治疗乙肝期间应采取适当防护措施，应对新生儿进行常规的乙型肝炎疫苗免疫接种。②用药期间注意毒性监测。③目前尚无本药治疗乙肝合并丁肝或丙肝的长期疗效资料。本药用于治疗HBeAg阴性的患者，或同时接受免疫抑制剂治疗，包括肿瘤化疗者的资料有限。④HBsAg阳性但ALT水平正常的患者，即使HBeAg和（或）HBV-DNA阳性，也不宜开始本药治疗，应定期随访观察，根据病情变化而再考虑。⑤如HBeAg阳性患者在血清转换前停用本药，或者因治疗效果不佳而停药者，一些患者可能出现肝炎加重，主要表现为HBV-DNA重新出现及血清ALT升高。

**【不良反应】**

ADR警示 2004年1月1日至2010年4月30日，国家药品不良反应监测中心数据库共收到本药相关不良反应病例报告405例，其中严重病例33例。可能与横纹肌溶解相关的病例报告19例次，其中肌痛10例次，其次是关节痛5例次，肌酸激酶升高4例次（均高于正常值10倍）。

（1）神经 头昏、头痛、麻木、感觉异常。

（2）内分泌/代谢 高血糖。

（3）血液 贫血、纯RBC再生障碍、血小板减少。

（4）消化 ①恶心、呕吐、腹痛、腹泻、口干、胃炎、口腔炎。②重症肝炎、伴脂肪变性的严重肝肿大、乙肝治疗结束后的恶化。一旦出现胰腺炎的症状、体征或实验检查异常时，应立即停药。

（5）呼吸 上呼吸道感染症状、呼吸音异常（如哮鸣）。

（6）骨骼肌肉 肌痛、关节痛、横纹肌溶解、CPK降低或升高、肌痉挛。

（7）其他 ①不适、乏力、发热、寒战、脱发、脾肿大、淋巴结病。②HBV反跳（血清HBV-DNA重新变为阳性、HBsAg阳性、ALT上升、小三阳又转为大三阳）。③过敏反应（瘙痒、皮疹、风疹等）。

**【药物过量】**

处理意见 如用药过量，应对患者进行监护，并给予常规的支持治疗，必要时可进行血透。

**【相互作用】**

（1）扎西他滨 相互抑制细胞内磷酸化，致两者血药浓度升高，不宜联用。

（2）具有相同排泄机制的药物（如甲氧苄啶、磺胺甲噁唑） 本药血药浓度可增加40%，但对上述药的药动学无影响，除非患者有肾功能损害，否则无需调整本药剂量。

（3）齐多夫定 齐多夫定血药浓度增加13%，$C_{max}$升高约28%，但生物利用度无显著变化；对本药的药动学无影响。

（4）α-干扰素 两者无药动学的相互作用。

（5）食物 进食时服药，可使$t_{max}$延迟0.25~2.5h，$C_{max}$下降10%~40%，但对本药的生物利用度无影响。

## 齐多夫定-拉米夫定
## Zidovudine and Lamivudine

**【其他名称】** 齐多拉米双夫定、双汰芝、Combination of Lamivudine and Zidovudine

**【成分】** 齐多夫定、拉米夫定

【分类】 抗微生物药 \ 抗病毒药 \ 抗 HIV 药 \ 核苷类逆转录酶抑制药

【制剂规格】 片剂 每片含齐多夫定 300mg、拉米夫定 150mg。

【临床应用】

**说明书适应证**

成人及 > 12 岁儿童的 HIV 感染。

【用法用量】

**说明书用法用量**

**一般用法** 1 片 / 次，bid.，p.o.。

【禁忌证】

**说明书禁忌证**

（1）对齐多夫定、拉米夫定任一成分过敏者。

（2）中性粒细胞 < $0.75 \times 10^9$/L 或 Hb < 75g/L（4.65mmol/L）。

（3）< 12 岁。

【特殊人群用药】

**儿童** < 12 岁禁用。

**说明书用法用量**

**一般用法** > 12 岁：1 片 / 次，bid.，p.o.。

**老人** 用药时应注意。

**孕妇** 权衡利弊。也有资料建议妊娠早期不宜使用。美国 FDA 妊娠安全性分级为：C 级。

**哺乳妇女** 用药时暂停哺乳。

**肝功能不全者** 慎用，需调整齐多夫定的剂量。建议严重肝功能不全者分别服用齐多夫定和拉米夫定的单成分制剂。

**肾功能不全 / 透析者** 慎用。Ccr < 50ml/min 时，需调整拉米夫定的剂量，建议分别服用齐多夫定和拉米夫定的单成分制剂。

**其他** Hb < 90g/L 或中性粒细胞计数 < $1 \times 10^9$/L 时，需调整齐多夫定的剂量，建议分别服用拉米夫定和齐多夫定的单成分制剂。

【注意】

（1）慎用 骨髓抑制（国外资料）。

（2）用药相关检查 / 监测项目 ①接受本药治疗的患者应定期监测血液学参数。对于 HIV 感染进展期的患者，建议在治疗的最初 3 个月中，至少每 2 周检查 1 次血常规，以后至少每月检查 1 次。HIV 感染早期较少见血常规异常，可每 1~3 个月检查 1 次。②定期监测肝功能。同时感染 HBV 的患者停用本药后，仍须定期监测肝功能和 HBV 复制的标志物。

【给药说明】

（1）减量 / 停药条件 本药为复方制剂，无法调整单一药物的剂量。若临床需减少或停用某一成分，应分别使用单成分制剂。

（2）其他 使用本药期间，不能防止 HIV 通过性接触或血液传播，故仍应采取适当防护措施。

【不良反应】 齐多夫定和拉米夫定常规联合应用未见毒性增加。

（1）心血管 心肌病、静脉炎。

（2）神经 疲劳、头晕、头痛、失眠、嗜睡、感觉异常、周围神经病变、记忆力减退、惊厥。

（3）精神 焦虑、抑郁。

（4）内分泌 / 代谢 乳酸性酸中毒（应中断用药），男子乳腺发育。

（5）血液 真性 RBC 发育不良、中性粒细胞减少、WBC 和血小板减少、贫血（包括再障）。

（6）胃肠道 口腔黏膜色素沉着、味觉异常、吞咽困难、畏食、恶心、呕吐、腹胀、腹痛、腹泻、肝功能异常（表现为氨基转移酶、血清淀粉酶、胆红素水平升高）、严重的肝肿大伴脂肪肝、胰腺炎。

（7）呼吸 呼吸困难、咳嗽。

（8）泌尿 尿频。

（9）骨骼肌肉 关节痛、肌痛、肌病（如横纹肌溶解等）。

（10）皮肤 指甲和皮肤色素沉着、皮疹、荨麻疹、瘙痒、出汗、脱发。

（11）眼 视力障碍。

（12）其他 发热、寒战、胸痛、流感样综合征。

【药物过量】

处理意见 应进行毒性监测，并给予支持治疗。必要时可采用持续血液透析法清除部分拉米夫定。

【相互作用】

（1）食物 可降低拉米夫定、齐多夫定的 $C_{max}$，延缓 $t_{max}$，但 AUC 不受影响。

（2）其他参见齐多夫定及拉米夫定的相互作用项。

## 司他夫定
## Stavudine

【其他名称】艾复定、迈思汀、赛瑞特、司坦夫定、沙之、欣复达、Zerit

【分类】抗微生物药 \ 抗病毒药 \ 抗 HIV 药 \ 核苷类逆转录酶抑制药

【制剂规格】片剂 20mg。

胶囊 ① 15mg。② 20mg。③ 30mg。④ 40mg。

【临床应用】

**说明书适应证**

Ⅰ型 HIV 感染。

【用法用量】

**说明书用法用量**

HIV-1 感染 体重≥ 60kg 者：40mg/ 次，bid.，p.o.。< 60kg 者：30mg/ 次，bid.，p.o.。

【禁忌证】

**说明书禁忌证**

对本药过敏者。

【特殊人群用药】

**儿童** 本药在儿童中的药理、毒理及药动学性质与成人无差异。

**1. 说明书用法用量**

HIV-1 感染 体重 < 30kg 者：1mg/（kg·次），q.12h，p.o.。> 30kg 者：可按成人剂量用药。

**2. 其他用法用量**

［国外参考信息］ < 13d 的新生儿：0.5mg/（kg·次），q.12h，p.o.。≥ 14d 的新生儿：1mg/（kg·次），q.12h，p.o.。

**老人** 尚缺乏 > 65 岁患者用药的资料。鉴于老年患者的生理特性，用药时应严密监测外周神经病变的症状体征及肾功能，并根据肾功能调整剂量。

**孕妇** 尚无详细研究资料。仅在利大于弊时才可联用本药和去羟肌苷。美国 FDA 妊娠安全性分级为：C 级。

**哺乳妇女** 服药期间应停止哺乳。

**肝功能不全者** 肝脏疾病者慎用（可能发生乳酸性酸中毒及伴肝脂肪变的肝肿大或肝衰竭）。

**肾功能不全 / 透析者** 肾功能不全者慎用。

**说明书用法用量**

（1）肾功能不全者 ①成人：①体重 ≥ 60kg 者：Ccr ≥ 50ml/min 时，40mg/ 次，q.12h；Ccr 为 26~50ml/min 时，20mg/ 次，q.12h；Ccr 为 10~25ml/min 时，20mg/ 次，q.24h。②体重 < 60kg 者：Ccr ≥ 50ml/min 时，30mg/ 次，q.12h；Ccr 为 26~50ml/min 时，15mg/ 次，q.12h；Ccr 为 10~25ml/min 时，15mg/ 次，q.24h。②儿童：对儿童肾功能不全者，尚无充分的试验数据证实其需调整用量。鉴于肾功能不全对本药药动学的影响，仍可考虑减量或延长用药间隔。

（2）透析者 血透结束后给药，体重 ≥ 60kg 者，20mg/ 次，q.24h；< 60kg，15mg/ 次，q.24h。非透析日的给药时间应与透析日一致。

【注意】

（1）慎用 ①存在外周神经病变危险因素（如 HIV 感染晚期、有神经病变史或同时使用去羟肌苷等神经毒性药物）者。②胰腺炎。

（2）用药相关检查 / 监测项目 用药期间应监测全血细胞计数及分类计数、PT、肝肾功能。

【给药说明】

给药条件 服用本药可不考虑就餐时间。

【不良反应】

（1）神经　外周神经病变、失眠、头痛、神经质。用药期间若发生外周神经病变，应立即停药。停药后手足麻木、刺痛等症状一般可消退，有时可暂时加重。待症状完全消退后，可将推荐剂量减半后给药。继续用药后若再次发生神经病变，应考虑完全停用本药。

（2）精神　兴奋、焦虑、躁狂。

（3）内分泌/代谢　乳酸性酸中毒，表现为全身疲乏、恶心、呕吐、腹痛、突发不可解释的体重减轻、呼吸困难、运动无力等。若出现乳酸性酸中毒，应立即停药。对于确诊发生乳酸性酸中毒者，应永久停用本药。

（4）血液　贫血、WBC 减少、血小板减少。

（5）消化　畏食、食欲减退、恶心、呕吐、腹痛、腹泻、肝脂肪变性、重度肝肿大、肝炎、肝衰竭、胰腺炎、淀粉酶升高、血清氨基转移酶（ALT、AST）轻度升高。肝脂肪变性及重度肝肿大多发生于女性，一旦出现，应停药。

（6）呼吸　呼衰。

（7）骨骼肌肉　肌肉疼痛、肌无力。

（8）皮肤　皮疹。

（9）耳　耳毒性。

（10）其他　过敏反应、发热、寒战、脂肪重新分布或积聚（库欣综合征体型）。

【药物过量】

（1）剂量　成人曾用至推荐剂量的 12~24 倍，未发现急性毒性反应。

（2）表现　长期用药过量可导致外周神经病变和肝脏毒性反应。

（3）处理意见　可通过血透清除过量药物。

【相互作用】

（1）齐多夫定　可致本药失效，禁止合用。

（2）美沙酮　本药的生物利用度、AUC 及 $C_{max}$ 均降低。

（3）去羟肌苷和（或）羟基脲　乳酸性酸中毒、胰腺炎及严重脂肪肝的发生风险可能增加。

（4）利巴韦林　可能引起乳酸性酸中毒。

（5）茚地那韦、拉米夫定、奈非那韦、奈韦拉平、利福布汀　无显著相互作用，但对拉米夫定、奈韦拉平的药动学有影响。

## 阿巴卡韦
## Abacavir

【其他名称】 硫酸阿巴卡韦、硫酸阿波卡韦、阮君、赛进、Abacavir Sulfate、Ziagen

【分类】 抗微生物药\抗病毒药\抗 HIV 药\核苷类逆转录酶抑制药

【制剂规格】 片剂（硫酸盐） 300mg（以阿巴卡韦计）。

口服溶液（硫酸盐） 240ml:4.8g（每 1ml 含阿巴卡韦 20mg）。

【临床应用】

**说明书适应证**

HIV 感染。

【用法用量】

**说明书用法用量**

HIV 感染　300mg/ 次，bid.，p.o.，联用其他抗逆转录药。

【禁忌证】

**说明书禁忌证**

（1）对本药过敏者。

（2）中重度肝功能损害。

（3）终末期肾病患者避免使用。

【特殊人群用药】

**儿童**　＜3 月的儿童用药安全性尚未充分证实。

**说明书用法用量**

HIV 感染　联用其他抗逆转录药。＜3 月：不推荐用。3 月至 12 岁：8mg/(kg·次)，bid.，p.o.；Max：300mg/ 次，bid.。＞12 岁：同成人。

**老人**　慎用。

**孕妇** 权衡利弊。美国 FDA 妊娠安全性分级为：C 级。

**哺乳妇女** 建议用药时暂停哺乳。

**肝功能不全者** 中重度肝功能损害者禁用。肝脏疾病（特别是肥胖妇女）慎用。

**说明书用法用量**

确定有肝硬化并有轻度肝功能损害（Child–Pugh 评分为 5~6 分）者 推荐 200mg/ 次，bid.，p.o.。

**肾功能不全 / 透析者** 有资料认为肾功能不全者不必调整，终末期肾病者避免服药。

**【注意】**

（1）慎用 HLA–B*5701 基因位点阳性患者不应使用本药。

（2）用药相关检查 / 监测项目 治疗过程中应检查 HIV RNA（PCR 法）、$CD_4$ 计数、血清 p 24 抗原。监测血常规、血生化。

**【给药说明】**

给药条件 ①单用本药易产生耐受性，故常与其他抗逆转录病毒药联用。②治疗期间应严密监测，警惕过敏反应（最初 2 月内，每 2 周会诊 1 次），并应定期服药。

**【不良反应】**

（1）神经 失眠、其他睡眠障碍、头痛、乏力、眩晕、外周神经病变。

（2）内分泌 / 代谢 联用抗逆转录病毒药：代谢异常（如 LDL 升高、HDL 降低、血 TG 升高、胰岛素抵抗和内脏器官脂肪含量增加），可伴发心脑血管疾病。血糖轻度升高、乳酸性酸中毒（尤女性、肥胖者或长期用 NRTI 者，有学者认为 Ccr $<$ 70ml/min 者和低 $CD_4$ 淋巴细胞计数者为高危人群）。用药后若出现原因不明的代谢性（乳酸）酸中毒，应中断用药。

（3）消化 畏食、食欲缺乏、恶心、呕吐、腹泻、严重的肝肿大和脂肪变性。用药后若出现氨基转移酶迅速升高、进行性肝肿大，应中断用药。

（4）呼吸 过敏可出现呼吸道症状。咽炎、呼吸困难、咳嗽、喘鸣、支气管痉挛。部分死亡病例用药前已伴急性呼吸道疾病。

（5）皮肤 中毒性表皮坏死松解症、多形性红斑。出现 Stevens–Johnson 综合征，可能是过敏表现，需停药。

（6）其他 过敏反应可累及多器官、系统，表现为发热、皮疹、胃肠道反应、嗜睡或不适、呼吸道症状；严重者可因过敏反应而死亡。一旦出现过敏反应，须立即且永久性停药。如不能判断出现的呼吸道症状是否为过敏反应所致，也须永久性停药。另可致脂肪重新分布或聚集。

**【药物过量】**

处理意见 尚无特效解救药，以对症支持治疗为主，是否能经腹透或血透清除尚不明确，活性炭可能清除未吸收药。

**【相互作用】**

（1）美沙酮 美沙酮清除率增加，多数不需调整美沙酮剂量。

（2）大多数抗 HIV 药（如齐多夫定、奈韦拉平、拉米夫定）作用协同。

（3）安泼那韦 安泼那韦生物利用度增加。

（4）利巴韦林 可致乳酸性酸中毒，合用应谨慎。

（5）大多数 CYP 异构体、可抑制 CYP 或被 CYP 代谢的药（如酮康唑）、HIV 蛋白酶抑制药、非核苷类逆转录酶抑制药、其他常用抗 HIV 药（如 Cotrimoxazole）、大多数抗结核药 无相互作用。

（6）乙醇 合用可能有相互作用，本药 AUC 可增加 41%，$t_{1/2}$ 可延长 26%；乙醇的代谢未受影响。

（7）食物 进食可延迟本药吸收、降低 $C_{max}$，对 AUC 无影响。可同服。

## 阿巴卡韦双夫定
## Compound Abacavir Sulfate, Lamivudine and Zidovudine

**【其他名称】** 阿巴卡韦 – 拉米夫定 – 齐

多夫定、三协唯、Abacavir-Lamivudine-Zidovudine、Trizivir

**【成分】** 硫酸阿巴卡韦、拉米夫定、齐多夫定

**【分类】** 抗微生物药 \ 抗病毒药 \ 抗 HIV 药 \ 核苷类逆转录酶抑制药

**【制剂规格】** 片剂 300mg（阿巴卡韦）-150mg（拉米夫定）-300mg（齐多夫定）。

**【临床应用】**

**说明书适应证**

HIV 感染。

**【用法用量】**

**1. 说明书用法用量**

**一般用法** 1 片 / 次，bid.，p.o.。

**2. 其他用法用量**

［国外参考信息］ 体重＞40kg，未接受和已接受过抗逆转录病毒治疗者，1 片 / 次，bid.，p.o.。

**【禁忌证】**

**1. 说明书禁忌证**

（1）对本药任一成分过敏。

（2）中性粒细胞降低（$< 0.75 \times 10^9$/L）。

（3）Hb 减少＜75g/L。

（4）肝功能损害。

（5）终末期肾病。

**2. 其他禁忌证**

Ccr＜50ml/min（国外资料）。

**【特殊人群用药】**

**儿童** 不推荐用。

**老人** 建议关注＞65 岁者的用药情况。

**孕妇** 不推荐用。美国 FDA 妊娠安全性分级为：C 级。

**哺乳妇女** 建议服药期间暂停哺乳。美国疾病预防控制中心建议感染 HIV 妇女不应哺乳。

**肝功能不全者** 禁用。肝肿大、肝炎及有其他可能引起肝脏疾病和肝脂肪变性的危险因素（尤肥胖妇女）者慎用。

**其他用法用量**

［国外参考信息］ 肝病或肝功能不全者需调整齐多夫定剂量，可能也需调整阿巴卡韦剂量，拉米夫定不需减量，应分别给药，推荐用齐多夫定、拉米夫定、阿巴卡韦的单成分制剂。建议齐多夫定每日减少 50% 的剂量或加倍延长给药间隔。

**肾功能不全 / 透析者** Ccr＜50ml/min 的肾功能减退者应调整拉米夫定和齐多夫定的剂量，不能使用本药。推荐使用齐多夫定、拉米夫定和阿巴卡韦的单成分制剂。终末期肾病患者禁用。

**其他用法用量**

［国外参考信息］

（1）肾功能不全者 拉米夫定、齐多夫定需减量，阿巴卡韦不需减量，应分别给药。① Ccr 为 30~49ml/min，拉米夫定应减至 150mg/ 次，qd.，p.o.。② Ccr 为 15~29ml/min，拉米夫定的起始量为 150mg，p.o.，以后 100mg/ 次，qd.，p.o.。

（2）透析者 透析者应分别用单成分制剂。有建议齐多夫定 100mg/ 次，q.6~8h，p.o.。

**【注意】**

（1）慎用 ①骨髓抑制（国外资料）。②曾停服阿巴卡韦（国外资料）。③曾长期用核苷、起始病毒载量大者、可能对本复方制剂反应差者（国外资料）。④合并 HBV 感染，且 HBV 可发展为对拉米夫定耐药的变异株，或停用拉米夫定后可致肝炎复发者（国外资料）。

（2）用药相关检查 / 监测项目 ①检测血浆 HIV RNA（PCR）、$CD_4$ 淋巴细胞计数、肝肾功能、血脂 / 脂蛋白分析、CPK、血糖及血清淀粉酶，适时胸透，长期治疗需定期监测血乳酸盐。②监测血常规。对早期 HIV 感染，可每 1~3 个月监测 1 次。HIV 感染进展期，建议治疗头 3 个月，至少每 2 周检查 1 次血常规，以后至少每月检查 1 次。③合并 HBV 感染者停药后，须定期监测肝功能、HBV 复制标志物。

**【给药说明】**

（1）给药条件 ①不应用于体重＜40kg

者。②建议治疗初期单独采用阿巴卡韦、拉米夫定和齐多夫定治疗 6~8 周。③单独使用阿巴卡韦、拉米夫定和齐多夫定任一药物疗效充分时，不宜使用固定剂量的三联药物。如临床征象显示本药某一成分需减量或停用，可分别使用阿巴卡韦、拉米夫定和齐多夫定的单成分制剂。④对治疗前已有骨髓增生低下或治疗中出现血液不良反应者（如 Hb＜90g/L、中性粒细胞计数＜$1 \times 10^9$/L），可能需调整齐多夫定的剂量，应使用阿巴卡韦、拉米夫定和齐多夫定的单成分制剂。

（2）减量 / 停药条件　1）当过敏反应不能排除，甚至可能是其他诊断时，必须停药。国外资料显示，若患者出现皮疹或以下 4 项中至少 2 项症状时，则必须停药：①发热。②恶心、呕吐、腹泻、腹痛。③极度疲倦、全身不适感。④咽喉痛、气短、咳嗽。无论任何原因停药者，重新用药需慎重；若有必要再次用药，须住院治疗。对因发生过敏反应而停药者，不可再用本药或任何含阿巴卡韦的药物。2）治疗期间，如临床征象或实验检查提示出现胰腺炎，应立即停药。恶心、呕吐和腹痛等也可能提示发生乳酸性酸中毒。氨基转移酶迅速升高、进行性肝肿大或原因不明的代谢性或乳酸性酸中毒者应中断用药。

（3）其他　间歇治疗可能增加发生阿巴卡韦过敏反应的危险，应告知患者定时服药。必须警告每位患者阿巴卡韦的过敏反应并应密切监测，尤其是在本药治疗的最初 2 个月内，应每 2 周会诊 1 次。治疗初期同时接受本药和其他已知有皮肤毒性药物的患者需特别注意。

【不良反应】

参见阿巴卡韦、拉米夫定和齐多夫定。

【药物过量】

处理意见　尚缺乏过量服用本药的经验。一旦出现服用过量，应进行毒性监测，必要时采用常规支持疗法。此外，拉米夫定可经透析清除；血透和腹透对齐多夫定的清除作用有限，但可促进其葡萄糖醛酸代谢物的生成，从而加速排泄；尚不清楚阿巴卡韦能否经透析清除。

【相互作用】

（1）非核苷类逆转录酶抑制药、蛋白酶抑制药　同用的有效性、安全性资料尚不充分。

（2）乙醇　对 HIV 感染者的研究中发现，单剂量阿巴卡韦与乙醇合用，阿巴卡韦 AUC 增加 41%，$t_{1/2}$ 延长 26%，乙醇的代谢未受影响。

（3）食物　延缓本药吸收，轻度降低 $C_{max}$（平均 18%~32%），延长 $t_{max}$ 约 1h，不改变吸收程度。可与食物同服。

（4）余参见单成分制剂阿巴卡韦、拉米夫定、齐多夫定。

## 扎西他滨
## Zalcitabine

【其他名称】 Citavir、Hivid、Inxibir

【分类】 抗微生物药 \ 抗病毒药 \ 抗 HIV 药 \ 核苷类逆转录酶抑制药

【制剂规格】 片剂　① 0.375mg。② 0.75mg。

【临床应用】

**其他临床应用**

与其他抗逆转录病毒药物合用治疗 HIV 感染（国外资料）。

【用法用量】

**其他用法用量**

［国外参考信息］

HIV 感染　（1）推荐剂量为 0.75mg/次，q.8h，p.o.，与其他抗逆转录病毒药联用。为降低本药毒性，可将口服剂量减为 0.005mg/（kg · 次），q.4h 至 0.01mg/（kg · 次），q.8h；也可采用 7d 疗法，交替口服本药（0.03mg/（kg · 次），q.4~8h）和齐多夫定（200mg/ 次，q.4h）。（2）静脉给药的最佳剂量和方案尚未确定。临床试验剂量为 0.03~0.09mg/（kg · 次），q.4h，静脉给药。

【禁忌证】

**其他禁忌证**

对本药过敏者（国外资料）。

【特殊人群用药】

**儿童** 本药已批准用于＞13岁儿童。

**其他用法用量**

［国外参考信息］临床试验用量为0.015~0.04mg/(kg·次)，q.6h，p.o.，持续8周。以后改用本药与齐多夫定的交替疗法，即给予齐多夫定3周，本药1周，4周为一疗程。交替疗法至少使用1年，耐受良好。既往对齐多夫定有血液学不耐受的儿童，使用交替疗法有效。

**孕妇** 用药应权衡利弊。建议妊娠早期孕妇延迟或停止治疗，直至妊娠第10~12周。正接受联合治疗HIV感染的妇女发现怀孕时，建议继续治疗方案，但应监测并发症和毒性。对使用核苷类药物的孕妇，在妊娠早期应进行更多的肝功能检查并监测电解质。美国FDA妊娠安全性分级为：C级。

**哺乳妇女** 为防止产后传播，美国疾病预防控制中心（CDC）建议HIV感染的妇女不应哺乳。

**肝功能不全者** 据国外资料，有肝脏病史、肝酶异常、滥用酒精或存在已知危险因素者慎用。

**肾功能不全/透析者** 据国外资料，肾功能不全者慎用。

**其他用法用量**

［国外参考信息］Ccr为10~40ml/min时，0.75mg/次，q.12h，p.o.；Ccr＜10ml/min时，0.75mg/次，q.24h，p.o.。

【注意】

（1）慎用 ①既往有外周神经功能障碍的体征或有发生严重外周神经病风险者。②有胰腺炎病史或存在已知危险因素者。③心肌病或充血性心力衰竭者。④口腔或食管溃疡者。（以上均选自国外资料）

（2）用药相关检查/监测项目 ①用药期间应检测循环血中的HIV p24抗原水平和$CD_4$淋巴细胞计数，并应常规进行全血细胞计数。②对有胰腺炎风险者，应检测血清淀粉酶水平。

【给药说明】

（1）给药条件 ①建议对首次治疗者，不要将本药与齐多夫定合用于抗逆转录病毒初始疗法。②鉴于本药增加外周神经病的发病率和严重性，联合用药中，建议勿将本药加司坦夫定（或去羟肌苷）作为抗逆转录病毒疗法的组成部分。

（2）其他 治疗期间，患者体重增加、疲乏减轻或活力增强是病情改善的指征。

【不良反应】

（1）心血管 高血压、心律不齐、房颤、心悸、心动过速等。

（2）神经 疲乏、头痛、惊厥、外周神经病。外周神经病一般在治疗的头24周出现，呈剂量相关性。晚期HIV（$CD_4$淋巴细胞计数≤100/μl）者、糖尿病及血清Vit $B_{12}$浓度低者，用药后发生外周神经病的风险可能较大。对出现中至重度外周神经病者，应停药，待症状显著改善后，才能再次用药（0.375mg/次，q.8h）。对重度或中度进行性外周神经病者，可能需永久性停药。使用较小剂量可减少或消除神经毒性；0.005mg/(kg·次)，q.4h，p.o.或0.01mg/(kg·次)，q.8h，p.o.，既可显著降低神经毒性，又可保持疗效。

（3）精神 抑郁。

（4）内分泌/代谢 低血糖症、高血糖症、TG水平异常、低磷血症、高钠血症、低钠血症、低镁血症、低钙血症、乳酸性酸中毒、异常体重减轻、体内脂肪再分布或蓄积。

（5）血液 贫血、WBC减少、嗜酸性粒细胞增多、中性粒细胞减少、血小板减少。

（6）消化 恶心、呕吐、腹痛、腹泻、食欲下降、口腔溃疡、食管溃疡、淀粉酶水平升高、胰腺炎、致死性胰腺炎、肝衰竭、肝肿大伴脂肪变性。新发胰腺炎时，应立即停药，至症状显著改善后，再以较低剂量重新用药；若胰腺炎复发，则需永久性停药。若肝功能检验值>正常上限的5倍，建议停药。肝功能显著改善后，以较低的剂量重新用药；若病情复发，则需永久性停药。出现严重口腔溃疡时，也应停药，直至症状显著改善后，才能再次以较低的剂量重新用药；若溃疡复发，则需永久性停药。

（7）骨骼肌肉 关节痛，呈剂量相关性。

（8）皮肤 瘙痒、盗汗、荨麻疹、口唇水疱。

（9）耳 耳毒性。

（10）其他 包括一过性皮疹（斑疹小疱性）、发热、不适和口腔溃疡等症状的综合征，一般出现在治疗的前4~6周内，主要见于较大剂量用药者。停药后，皮损缓解。如继续用药，症状一般在1~3周后消退。

【相互作用】

（1）甲氧氯普胺 本药生物利用度和疗效降低。合用期间应监测本药疗效。

（2）碱式碳酸铝、氢氧化铝、磷酸铝、甘羟铝、碳酸二羟铝钠、氢氧化镁铝、碳酸镁、氢氧化镁、氧化镁、三硅酸镁及钙等 降低本药疗效。本药与含铝、镁或钙的制剂应分开服用，并应尽可能延长间隔时间。

（3）西咪替丁、丙磺舒 本药AUC增加，易发生不良反应（如外周神经病、胰腺炎、乳酸性酸中毒、肝肿大、肝衰竭）。合用时，本药可能需减量，并监测本药中毒体征。此外，与西咪替丁合用时，两药服药时间应至少间隔2h，也可改用其他抗溃疡药（如硫糖铝）。

（4）拉米夫定 两者均可能过量。不推荐合用。

（5）去羟肌苷 两者的神经毒性可相加或协同，不推荐合用。

（6）喷他脒 两者的致胰腺炎毒性作用可相加或协同，如需静注喷他脒，则应中断本药治疗。

（7）利巴韦林 引起致死性或非致死性的乳酸性酸中毒。故合用应谨慎，仅在利大于弊时才能合用。

（8）伐更昔洛韦 本药血药浓度可能升高，但这一作用可能不具临床意义。

（9）膦甲酸 两者药动学参数可能改变。但在临床研究中，未见两者之间有明显的相互作用。

（10）洛哌丁胺、齐多夫定、沙奎那韦、奈韦拉平 未见显著的药动学相互作用。

## 恩曲他滨
## Emtricitabine

【其他名称】 惠尔丁、新罗舒、Emtriva

【分类】 抗微生物药\抗病毒药\抗HIV药\核苷类逆转录酶抑制药

【制剂规格】 片剂 200mg。

胶囊 200mg。

【临床应用】

**其他临床应用**

常与其他抗逆转录病毒药联用于HIV感染（国外资料）。

【用法用量】

**其他用法用量**

［国外参考信息］

（1）HIV感染 200mg/次，qd.，p.o.。有研究认为，一日用药2次，降低病毒负荷的作用并未增强。

（2）HBV感染 有研究认为，100~300mg/次，qd.，可有效降低慢性HBV感染者的病毒负荷，但最佳给药剂量尚未确定。

【禁忌证】

**其他禁忌证**

对本药过敏者（国外资料）。

【特殊人群用药】

**儿童** 不推荐使用。

**老人** 慎用。

**孕妇** 孕妇用药研究尚不充分。美国 FDA 妊娠安全性分级为：B 级。

**哺乳妇女** 本药是否分泌入乳汁尚不清楚。

**肾功能不全/透析者** 据国外资料，肾功能不全者慎用。

**其他用法用量**

［国外参考信息］（1）Ccr ≥ 50ml/min 时，200mg/次，qd.；Ccr 为 30~49ml/min 时，200mg/次，每 2d 给药 1 次；Ccr 为 15~29ml/min 时，200mg/次，每 3d 给药 1 次；Ccr ＜ 15ml/min 时，200mg/次，每 4d 给药 1 次。（2）血透可部分清除本药，血透者常用量为 200mg/次，每 4 日 1 次。如在透析当日用药，应在透析后给药。

**【注意】**

（1）慎用 ①有乳酸性酸中毒或肝毒性的临床表现和（或）实验室检查结果者（国外资料）。②心功能不全者。

（2）用药相关检查/监测项目 ①血浆 HIV-RNA。② $CD_4$ 淋巴细胞计数。③全血细胞计数及 WBC 分类计数。④常规血清学检查。⑤必要时进行乳酸性酸中毒或肝毒性的相关检查。

**【不良反应】**

（1）神经 头痛。

（2）内分泌/代谢 乳酸性酸中毒。

（3）消化 恶心、呕吐、腹泻、重度肝脏肿大伴肝脂肪变性。HIV 及 HBV 复合感染者停药后可能出现乙型肝炎恶化。

（4）皮肤 皮疹、手掌和（或）足底色素过度沉着。

（5）其他 有 HIV-1 对本药耐药的报道。

**【相互作用】**

（1）拉米夫定 抗病毒活性增加较小，不宜合用。

（2）伐昔洛韦、茚地那韦、司他夫定等 未见药物相互作用。

（3）食物（尤其是高脂食物） 本药 $t_{max}$ 延长，$C_{max}$ 降低，AUC 不受影响。

## 去羟肌苷
## Didanosine

**【其他名称】** 地丹诺辛、二脱氧肌苷、二脱氧胸苷、哈特、惠妥滋、双脱氧肌苷、双脱氧腺苷、双脱氧胸苷、天方正元、维得新生、扎西胞苷、Dideoxyinosine、Megavir、Ronvir、Videx

**【分类】** 抗微生物药\抗病毒药\抗 HIV 药\核苷类逆转录酶抑制药

**【制剂规格】** **片剂** ① 50mg。② 100mg。

**咀嚼片** ① 25mg。② 50mg。③ 100mg。④ 150mg。

**分散片** ① 25mg。② 50mg。③ 100mg。④ 150mg。

**肠溶胶囊** 100mg。

**散剂** ① 100mg。② 167mg。③ 250mg。④ 375mg。

**颗粒** 50mg。

**【临床应用】**

**说明书适应证**

与其他抗 HIV 药联合用于治疗Ⅰ型 HIV 感染。

**【用法用量】**

**1. 说明书用法用量**

（1）体重≥ 60kg 者 ①片剂：200mg/次，bid.，p.o.；或 400mg/次，qd.，p.o.。②胶囊：400mg/次，qd.，p.o.。③散剂：250mg/次，bid.，p.o.。

（2）体重＜ 60kg 者 ①片剂：125mg/次，bid.，p.o.；或 250mg/次，qd.，p.o.。②胶囊：250mg/次，qd.，p.o.。③散剂：167mg/次，bid.，p.o.。

**2. 其他用法用量**

［国外参考信息］

HIV 感染 （1）1 次/d 口服方案：体重＞ 60kg 者，片剂及缓释胶囊均为 400mg/次。＜ 60kg 者，片剂及缓释胶囊均为 250mg/

次。Max：≤ 20.4mg/（kg · d），散剂不宜用于本方案。（2）2 次 /d 口服方案：体重＞60kg 者，片剂 200mg/ 次，缓释散剂 250mg/ 次。＜ 60kg 者，片剂 125mg/ 次，缓释散剂 167mg/ 次。Max：≤ 12mg/（kg·d）。2 次 /d 口服方案疗效优于 1 次 /d 口服方案。

**【禁忌证】**

**说明书禁忌证**

对本药过敏者。

**【特殊人群用药】**

**儿童**

**其他用法用量**

［国内参考信息］ 120mg/（$m^2$ · 次），bid.，p.o.；或 250mg/ 次，qd.，p.o.。

［国外参考信息］

HIV 感染者 ≥ 8 个月，推荐 120mg/（$m^2$ · 次），bid.，p.o.。2 周至 8 个月，推荐 100mg/（$m^2$ · 次），bid.，p.o.。

**老人** 注意调整剂量。

**孕妇** 尚无充分和严格的对照研究资料。但有报道，孕妇联用本药、司坦夫定和其他抗逆转录药物时，曾发生致命性乳酸性酸中毒，故联用时应谨慎。美国 FDA 妊娠安全性分级为：B 级。

**哺乳妇女** 用药期间应暂停哺乳。

**肝功能不全者** 慎用。

**肾功能不全 / 透析者** 慎用。

**1. 说明书用法用量**

（1）肾功能不全者 ①体重≥ 60kg 者：Ccr ≥ 60ml/min 时，片剂 200mg/ 次，bid.，胶囊 400mg/ 次，qd.；Ccr 为 30~59ml/min 时，片剂 200mg/d，顿服或分 2 次服用，胶囊 200mg/ 次，qd.；Ccr 为 10~29ml/min 时，片剂 150mg/ 次，qd.，胶囊 125mg/ 次，qd.；Ccr ＜ 10ml/min 时，片剂 100mg/ 次，qd.，胶囊 125mg/ 次，qd.。②体重＜ 60kg 者：Ccr ≥ 60ml/min 时，片剂 125mg/ 次，bid.，胶囊 125mg/ 次，qd.；Ccr 为 30~59ml/min 时，片剂 150mg/d，分 1~2 次服用，胶囊 125mg/ 次，qd.；Ccr 为 10~29ml/min 时，片剂 100mg/ 次，qd.，胶囊 125mg/ 次，qd.；Ccr ＜ 10ml/min 时，片剂 75mg/ 次，qd.，胶囊需另外制订剂量。

（2）透析者 连续腹透或血透者，建议按常规剂量的 1/4 给药。血透后无需补充给药。

**2. 其他用法用量**

［国外参考信息］

（1）肾功能不全患者 ① Ccr ＜ 60ml/min 者，应调整剂量，推荐的剂量调整方案参见国内用法用量。②尚无在儿童肾功能不全者中用药的研究资料，也无推荐的剂量调整方案。

（2）透析患者 正进行血透的无尿患者，推荐日剂量为常规剂量的 1/4。血透后无需补充给药。

**【注意】**

（1）慎用 ①确诊或可疑胰腺炎及具有患胰腺炎危险因素。②周围神经病变。③无症状的高尿酸血症。④视网膜病变或视神经炎。

（2）用药相关检查 / 监测项目 ①血液学指标。②肝功能指标。③血清电解质（尤其对先前有腹泻或血钾浓度基线值较低的患者）。④视网膜检查。

**【给药说明】**

（1）给药条件 ①本药应于餐前半小时或餐后 2h 服用。片剂应充分咀嚼或溶于水（或饮料）中，搅拌混匀后服用。②本药制剂中含镁离子，长期使用时，会加重患者的镁负荷。本药还含有苯丙氨酸、钠等，苯丙酮尿症及限钠饮食者应慎用。③儿童使用本药散剂时，应先用饮用水将其稀释为 20mg/ml 的初始溶液，并立即将其与等份制酸药混合，配成最终浓度为 10mg/ml 的口服溶液。用前应充分摇匀。

（2）其他 ①本药不能防止 HIV 通过性接触或血源性传播方式感染他人。②本药在酸性环境中不稳定，故制剂中加入碳酸钙、氢氧化镁等缓冲剂。

【不良反应】

（1）心血管 心悸、心律不齐、心力衰竭、血管扩张、血栓性静脉炎。

（2）神经 周围神经病变、头痛、头昏、癫痫、失眠、嗜睡。若出现周围神经病变症状，待中毒症状消退后，患者仍能耐受本药减量治疗。若用药后再次出现周围神经病变症状，应停药。

（3）精神 焦虑、烦躁。

（4）内分泌 / 代谢 糖尿病、乳酸性酸中毒、低血糖、高血糖、低钾血症、高尿酸血症、高脂血症、低钙血症、低镁血症、男性乳房发育、脂肪重新分布（向心性肥胖）。若出现乳酸性酸中毒，应暂停用药。

（5）血液 贫血、WBC 减少、血小板缺乏、出血、骨髓抑制。

（6）消化 食欲减退、恶心、呕吐、消化不良、腹胀、腹痛、腹泻、涎腺炎、腮腺肿大、口干、肝炎、肝功能衰竭、伴有脂肪变性的重度肝肿大、胰腺炎以及 AST、ALT、ALP、淀粉酶升高。若出现可疑胰腺炎，应暂停用药，排除胰腺炎后可继续治疗。一旦确诊，应停药。若出现明显的肝毒性，也应暂停用药。

（7）泌尿 肾衰竭、尿酸升高。血中尿酸浓度持续较高者，须暂停用药。

（8）骨骼肌肉 关节痛、肌痛、横纹肌溶解。

（9）皮肤 皮疹、斑丘疹、瘙痒、脱发。

（10）眼 视网膜病变、视神经炎、干眼病、视物模糊、视网膜脱色素。

（11）其他 过敏反应、无力、疼痛、寒战、发热。

【药物过量】

（1）表现 初始剂量为推荐剂量的 10 倍，可出现毒性反应，如胰腺炎、外周神经病变、腹泻、高尿酸血症和肝功能减退。

（2）处理意见 尚无特效解毒药，血透可清除部分药物。

【相互作用】

（1）美沙酮 本药生物利用度及疗效降低。

（2）地拉费定 两者血药浓度均降低。应间隔至少 1h 用药。

（3）利托那韦 两者的药理活性均被灭活。应间隔 2.5h 用药。

（4）阿替韦啶 阿替韦啶溶解度及疗效降低。

（5）喹诺酮类药（如环丙沙星、洛美沙星、加替沙星等）、氨苯砜、安普那韦 本药缓冲剂可使上述药物的吸收减少，疗效降低。

（6）茚地那韦、吡咯类抗真菌药（如酮康唑、伊曲康唑、氟康唑等） 上述药物的吸收减少，生物利用度及疗效降低。服用吡咯类抗真菌药 2h 后再服用本药。

（7）奈非那韦 奈非那韦生物利用度降低，应在服用本药前 2h 或之后 1h 服用奈非那韦。

（8）别嘌醇 本药血药浓度升高，生物利用度提高。

（9）更昔洛韦 本药生物利用度提高，中毒的风险增加。

（10）抗酸药 本药生物利用度提高，不良反应增加。

（11）扎西他滨 有协同作用，毒性作用亦相加。

（12）异烟肼 有加重周围神经炎的危险。

（13）利巴韦林 可引起乳酸性酸中毒。

（14）司坦夫定 有导致致命性胰腺炎和肝毒性的危险。

（15）氨苯砜、洛哌丁胺、甲氧氯普胺、奈韦拉平、雷尼替丁、利福布丁、利托那韦、司他夫定、磺胺甲噁唑、甲氧苄啶及齐多夫定 不影响本药的药代动力学。

（16）酒精 可能增加本药的毒性。

（17）食物 本药口服生物利用度显著

降低。

## 非核苷类逆转录酶抑制药

### 依非韦伦
### Efavirenz

**【其他名称】** 艾法韦仑、施多宁、STOCRIN、Sustiva

**【分类】** 抗微生物药\抗病毒药\抗 HIV 药\非核苷类逆转录酶抑制药

**【制剂规格】** 片剂　600mg。

胶囊　① 50mg。② 100mg。③ 200mg。④ 300mg。

**【临床应用】**

**说明书适应证**

HIV-1 型病毒感染。

**【用法用量】**

**说明书用法用量**

**一般用法**　联用蛋白酶抑制药和（或）核苷类逆转录酶抑制药，600mg/ 次，qd.，p.o.。

**【禁忌证】**

**说明书禁忌证**

对本药过敏者。

**【特殊人群用药】**

**儿童**　＜3 岁或＜13kg，临床研究不充分。

**说明书用法用量**

**一般用法**　本药口服与蛋白酶抑制药和（或）核苷类逆转录酶抑制药联用于 3~17 岁儿童。13~15kg：200mg/ 次，qd.；15~20kg：250mg/ 次，qd.；20~25kg：300mg/ 次，qd.；25~32.5kg：350mg/ 次，qd.；32.5~40kg：400mg/ 次，qd.；＞ 40kg：600mg/ 次，qd.。

**孕妇**　权衡利弊。美国 FDA 妊娠安全性分级为：D 级。

**哺乳妇女**　暂停哺乳。

**肝功能不全者**　肝功能不全、乙肝或丙肝患者或怀疑乙肝或丙肝感染者，以及应用肝毒性药物者应慎用。

**【注意】**

（1）慎用　①有精神病史者（国外资料）。②有癫痫病史者（国外资料）。

（2）对检验值 / 诊断的影响　用药期间，尿液中四氢大麻酚测定可呈假阳性。

（3）用药相关检查 / 监测项目　监测血浆 HIV-RNA（PCR）浓度、TH 计数、血常规、肝功能、血胆固醇。

**【给药说明】**

给药条件　（1）宜空腹服，避免与乙醇、抗精神病药同用。（2）建议睡前服。（3）本药不能单用。

**【不良反应】**　通常耐受良好。

（1）神经　头晕、头痛、乏力、眩晕、昏迷、共济失调、失眠、困倦、惊厥。

（2）精神　精神错乱、注意力不集中、焦虑、抑郁、兴奋、欣快、梦魇、思维异常、健忘、情绪不稳定、幻觉、自杀倾向、攻击行为、神经衰弱、妄想。有精神病史者风险增加。

（3）内分泌 / 代谢　男子乳腺发育、血清 TC 水平升高。

（4）消化　恶心、呕吐、腹泻、腹痛、ALT 及 AST 升高、肝炎、肝功能衰竭。

（5）呼吸　严重肺高敏性反应。

（6）骨骼肌肉　关节痛、肌痛、肌无力。

（7）皮肤　轻至中度斑丘疹样皮疹、多形性红斑、Stevens-Johnson 综合征。

（8）眼　视物模糊、双侧黄斑病变。

**【药物过量】**

（1）表现　神经系统不良反应增多。

（2）处理意见　无特效解毒药，可采取一般支持性措施（如监测生命体征），同时给予活性炭。

**【相互作用】**

（1）利福平　本药 AUC、$C_{max}$ 分别减低约 26%、20%。

（2）含小连翘属植物药　本药血药浓度降低，可丧失疗效，产生耐药。

（3）茚地那韦　茚地那韦 AUC、$C_{max}$ 分别减低约 31%、16%，合用应调整茚地那韦用量。

（4）沙奎那韦　沙奎那韦 AUC、$C_{max}$ 分别减低约 62%、45%~50%，不宜合用。

（5）克拉霉素　克拉霉素 AUC、$C_{max}$ 分别减低约 39%、26%，皮疹发生率可增高，合用应调整克拉霉素剂量。

（6）舍曲林　舍曲林 AUC、$C_{max}$ 降低，合用应调整舍曲林用量。

（7）西替利嗪　西替利嗪 $C_{max}$ 降低约 24%，AUC 无影响，合用无需调量。

（8）安普那韦　安普那韦 AUC、$C_{max}$ 分别减低约 24%、33%。

（9）利福布汀　利福布汀 AUC、$C_{max}$ 分别减低约 38%、32%，清除增加，合用应调整利福布汀用量。

（10）美沙酮　美沙酮血药浓度降低，出现阿片样戒断症状，合用应增加美沙酮剂量。

（11）利托那韦　两者 AUC 增加约 21%，不良反应发生率增高。合用监测肝脏功能。

（12）特非那定、阿司咪唑、西沙必利、咪达唑仑、三唑仑　上述药代谢受抑，引起心律失常、呼吸抑制。禁止合用。

（13）口服避孕药（炔雌醇）炔雌醇 AUC 增加约 37%，$C_{max}$ 无明显改变。

（14）劳拉西泮　劳拉西泮 AUC、$C_{max}$ 分别增加 7.3%、16.3%，合用无需调量。

（15）拉米夫定、齐多夫定、帕罗西汀　药物 AUC、$C_{max}$ 无影响。

（16）食物　高脂或正常进餐后，单剂服药 600mg，生物利用度较空腹服药分别增加 22%、17%。

## 地拉韦啶
## Delavirdine

**【其他名称】** 地拉费定、地拉夫定、甲磺酸地拉韦啶、Delavirdine Mesylate、Rescriptor

**【分类】** 抗微生物药 \ 抗病毒药 \ 抗 HIV 药 \ 非核苷类逆转录酶抑制药

**【制剂规格】** 片剂（甲磺酸盐）① 100mg。② 200mg。

**【临床应用】**

**其他临床应用**

常与其他抗逆转录病毒药联用于治疗 HIV 感染（国外资料）。

**【用法用量】**

**其他用法用量**

［国外参考信息］与其他抗逆转录病毒药联用，本药推荐剂量为 400mg/ 次，tid.，p.o.。若服用药液，可将 4 片 100mg 片剂放入至少 3 盎司水中，溶解后立即服用。

**【禁忌证】**

**其他禁忌证**

对本药或阿替韦啶（Atevirdine）过敏者（国外资料）。

**【特殊人群用药】**

**儿童**　＜16 岁儿童使用本药的安全性和疗效尚不明确。

**其他用法用量**

［国外参考信息］有报道，≥13 岁患儿，推荐剂量为 400mg/ 次，tid.，p.o.（与其他抗逆转录病毒药联用）。

**孕妇**　用药应权衡利弊。建议妊娠早期妇女延迟或停止治疗，直至妊娠第 10~12 周。HIV 感染的妇女联合治疗期间发现怀孕时，建议继续治疗，但应监测并发症和毒性。美国 FDA 妊娠安全性分级为：C 级。

**哺乳妇女**　为防止产后传播，美国疾病预防控制中心（CDC）建议 HIV 感染的妇女不应哺乳。

**肝功能不全者**　据国外资料，既往有肝脏疾病者慎用。中度肝病患者应考虑调整剂量。

**【注意】**

用药相关检查 / 监测项目（1）治疗期间应监测 HIV-RNA（PCR 法）、$\beta_2$ 微球蛋白、ICD p 24 抗原、$CD_4^+$、$CD_8^+$ 淋巴细胞计

数与百分比，并定期进行病毒培养，以了解疗效。（2）还应定期进行全血细胞计数、肝肾功能检查和血生化检查。

【给药说明】

（1）给药条件　①与其他非核苷类逆转录酶抑制药相比，本药抗病毒活性较弱，故对首次治疗的患者，一般不推荐将本药作为初始治疗方案的一部分。②用药后应注意观察症状有无改善，病情有无发展，并监测本药的毒性征象（如斑丘疹、严重恶心或呕吐）。曾出现过严重皮疹患者，即使皮疹已恢复，也不能再重新使用本药。③制备口服液时，将100mg的片剂溶入水中，浸泡几分钟，再搅匀。然后立即服用此分散液，并反复清洗杯子，清洗液也应服下，以确保服用全部剂量。规格为200mg的片剂不易在水中分散，不能用于制备口服液。

（2）其他　患者对先前的抗逆转录病毒药物治疗反应不佳时，将本药用于联合治疗有效。

【不良反应】

（1）神经　头痛、疲乏。

（2）内分泌/代谢　脂肪重新分布：向心性肥胖、颈部脂肪增多（水牛背）、颜面和外周消瘦、类库欣综合征样外貌和乳房增大。

（3）血液　粒细胞减少、Hb减少、血小板减少。

（4）消化　恶心、呕吐、腹痛、腹泻、消化不良以及氨基转移酶、总胆红素轻度或中度升高（通常不伴临床症状，不需中断治疗）、肝衰竭。

（5）泌尿　蛋白尿、血清肌酐轻度升高。

（6）骨骼肌肉　联合用药试验中：单个或多个关节痛（或关节炎）、骨病、骨痛、腿痉挛、肌无力、肌痛、肌腱病、腱鞘炎和手足抽搐。另有报道，横纹肌溶解症与本药相关。

（7）皮肤　皮疹：用于联合治疗时，以斑丘疹形式扩散，伴轻度瘙痒，常常融合，通常在开始本药治疗后的1~2周出现。$CD_4$淋巴细胞计数＜300/$mm^3$者，更易发生皮疹。与本药相关：瘙痒、史－约综合征和多形红斑。

【相互作用】

（1）安泼那韦　本药血药浓度降低，安泼那韦血药浓度升高。

（2）沙奎那韦　本药血药浓度降低，沙奎那韦血药浓度升高，肝毒性增强，同用时应监测ALT和AST。

（3）利福布汀、利福平或利福喷汀　诱导本药代谢，血药浓度降低，而本药可抑制利福布汀的代谢，使利福布汀的血药浓度升高，应避免合用。如必须合用，应监测本药疗效下降情况和利福布汀的毒性征象，其中与利福喷汀同用时，可能需增加本药剂量。

（4）苯妥英、磷苯妥英、苯巴比妥或卡马西平　诱导本药代谢，$C_{min}$显著降低，不推荐本药与这些药合用。

（5）含铝或镁的制酸药　本药吸收减少，生物利用度降低，合用时，服药时间至少应间隔1h。

（6）西咪替丁、法莫替丁、雷尼替丁、尼扎替丁　本药吸收减少，疗效降低。对这一影响虽未进行充分评价，但不推荐本药与这些药长期合用。

（7）圣约翰草　可使非核苷类逆转录酶抑制药的血药浓度降低，并增加抗逆转录病毒药物耐药及治疗失败的风险。应避免同用。

（8）去羟肌苷　两者的生物利用度均可能降低，故至少应在服用去羟肌苷1h前服用本药。

（9）氟西汀、酮康唑　本药$C_{min}$升高约50%。同用时应谨慎，监测本药不良反应，并可能需调整本药剂量。

（10）奎奴普丁/达福普汀　抑制本药代谢，血药浓度升高。故同用时应谨慎，监测本药不良反应，并可能需调整本药剂量。

（11）扎西他滨、齐多夫定、蛋白酶抑制药（U-75875）和重组人干扰素α 有协同作用。也有资料表明，本药与齐多夫定合用，两者的药动学均无改变。

（12）阿司咪唑、特非那定、双氢麦角胺、麦角新碱、甲基麦角新碱、西沙必利、阿普唑仑、咪达唑仑和三唑仑 上述药物的代谢受抑制，血药浓度可能升高，引起严重和（或）致命的不良反应，故应禁止合用。

（13）阿夫唑嗪、依立曲坦 上述药物的代谢受抑制，可能致上述药物过量。建议勿与阿夫唑嗪合用，使用本药后72h内勿用依立曲坦，合用时可能需监测脉搏、血压和ECG。

（14）氨氯地平、非洛地平、伊拉地平、拉西地平、乐卡地平、马尼地平、尼卡地平、硝苯地平、尼伐地平、尼莫地平、尼索地平、尼群地平、奎尼丁、西地那非等 上述药物的代谢下降，血药浓度升高，毒性增强。故合用时应谨慎，应监测患者可能出现的毒性反应，并可能需减少这些药的剂量（其中西地那非的Max为25mg/次，q.48h）。

（15）阿伐他汀 阿伐他汀的代谢受抑制，血药浓度升高，从而使肌病和横纹肌溶解症的风险增大。建议两药勿同用，必须同用时应监测患者肌病和横纹肌溶解症的症状（肌痛、压痛或无力）、体征和CK水平，如CK显著升高，或诊断（或怀疑）为肌病或横纹肌溶解症，应停药。

（16）克拉霉素 克拉霉素血药浓度升高。合用期间应监测克拉霉素毒性征象。

（17）茚地那韦 茚地那韦的代谢受抑制，血药浓度升高，毒性（如恶心、头痛、肾毒性、无症状性高胆红素血症）增强。因此，当与本药（400mg/次，tid.）合用时，应将茚地那韦的剂量减至600mg/次，q.8h。

（18）华法林 华法林的代谢受抑制，血药浓度升高，增加出血的风险。同用时应谨慎，应密切监测PT或INR，并可能需调整华法林的剂量，以维持理想的抗凝状态。

（19）复方磺胺甲噁唑 本药的药动学参数不受影响。

（20）氟康唑 氟康唑（400mg/次，qd.）与本药（300mg/次，tid.）合用，两者的药动学均无显著改变。

（21）利托那韦 两者的药动学均无改变。

（22）酸性饮料（如橘子汁）同服可增加本药吸收。

（23）食物 进食时服用本药，其AUC降低约30%，药物吸收也被延长。但在其后的稳定给药过程中，食物对本药的药动学无显著影响。尽管 $t_{max}$ 可能稍延长，但空腹与非空腹服药的 $C_{min}$ 相似。

## 奈韦拉平
## Nevirapine

**【其他名称】** 艾太、艾韦宁、乐维、立维尔、诺兰频、维乐命、伟乐司、Viramune

**【分类】** 抗微生物药\抗病毒药\抗HIV药\非核苷类逆转录酶抑制药

**【制剂规格】** 片剂 ①100mg。②200mg。

胶囊 200mg。

**【临床应用】**

**1. 说明书适应证**

Ⅰ型HIV感染。

**2. 其他临床应用**

单独用于阻断HIV的母婴传播。

**【用法用量】**

**说明书用法用量**

**一般用法** 200mg/次，qd.，p.o.，连续14d（导入期用药）；之后改为200mg/次，bid.，p.o.，并同时联用至少2种其他抗HIV-1药。

**【禁忌证】**

**说明书禁忌证**

对本药过敏者。

**【特殊人群用药】**

**儿童** 新生儿用药安全性尚未确定。

说明书用法用量

**一般用法** 儿童的清除率比成人快，且年龄与清除率成反比，应根据儿童的年龄和体重调整剂量。(1)2个月至8岁(不含8岁)：最初14d，4mg/(kg·次)，qd.，p.o.；之后改为7mg/(kg·次)，bid.，p.o.，Max：≤400mg/d。(2)≥8岁：最初14d，4mg/(kg·次)，qd.，p.o.；之后4mg/(kg·次)，bid.，p.o.，Max：≤400mg/d。

**老人** >55岁的HIV-1感染者，尚无药动学的相关研究数据。

**孕妇** 目前尚缺乏在孕妇中用药的严格对照研究，孕妇用药应权衡利弊。美国FDA妊娠安全性分级为：C级。

**哺乳妇女** 用药期间暂停哺乳。

**肝功能不全者** 慎用。

**肾功能不全/透析者** 慎用。

说明书用法用量

Ccr≥20ml/min者，不需调整剂量。每次透析后，可给予200mg补充剂量。

**【注意】**

用药相关检查/监测项目 最初用药的8周内应密切监测ALT、AST，用药间歇期也应监测肝功能。

**【给药说明】**

给药条件 (1)使用本药必须严格遵守剂量要求，尤其在14d的导入期时。(2)用药导入期14d内出现皮疹者，用药剂量不能再增加，应维持导入期剂量直至皮疹消失。(3)如漏服，应尽快服用下一次药物，不应加倍服用。(4)治疗期间停药>7d，应按照给药原则重新开始用药。

**【不良反应】**

(1)神经 头痛、嗜睡、意识不清。

(2)精神 抑郁、妄想、易怒。

(3)内分泌/代谢 脂肪重新分布。

(4)血液 嗜酸性粒细胞增多、粒细胞缺乏症。儿童粒细胞减少尤为常见。

(5)消化 恶心、呕吐、腹泻、腹痛、肝毒性(为本药最严重的不良反应)。严重的肝脏疾病大多发生于治疗的前12周内，也有在用药几周内即出现肝脏疾病的报道。一旦出现肝脏疾病的征兆或症状(包括易疲劳、畏食、恶心、黄疸、肝触痛及肝肿大)，应立即进行体检。出现肝功能异常时，应停药并给予保肝治疗；肝功能恢复正常后，可恢复用药；但若再次发生肝功能异常，则应永久性停药。

(6)骨骼肌肉 肌痛、关节痛。

(7)皮肤 红斑样丘疹、丘斑疹等轻至中度皮疹及Stevens-Johnson综合征、中毒性表皮坏死松解症等严重皮疹。皮疹多出现在服药最初6周内，严重的皮疹大多出现于服药的前28d内。出现皮疹的过敏反应者，再出现肝炎、嗜酸性粒细胞增多、粒细胞缺乏、肾功能障碍或其他内脏受损迹象，须永久性停药。出现严重皮疹或伴随全身症状的皮疹患者，应立即永久性停药并进行检查。

(8)其他 疲劳、药源性发热。

**【药物过量】**

(1)剂量 有800~1800mg/d，连用15d的用药报道。

(2)表现 发热、乏力、浮肿、头痛、眩晕、失眠、恶心、呕吐、浸润性肺炎、红斑、皮疹、体重减轻等。

(3)处理意见 尚无特异性解毒药，主要采取对症、支持治疗。

**【相互作用】**

(1)圣约翰草 降低非核苷类逆转录酶抑制药的血药浓度和疗效，禁止合用。

(2)利福平、利福喷汀 本药血药浓度和疗效降低，不应与利福平合用；与利福喷汀合用时需监测本药疗效，酌情增量。

(3)经CYP 3A或CYP 2B代谢的药(酮康唑、伊曲康唑、阿扎那韦等) 这类药血药浓度、生物利用度和疗效降低，不宜合用。

(4)胺碘酮、卡马西平、卡泊芬净、西沙必利、氯硝西泮、环磷酰胺、环孢素、地尔硫䓬、硝苯地平、维拉帕米、丙吡胺、麦角胺、乙琥胺、芬太尼、利多卡因、西罗莫司、他克莫司、华法林等药　该类药血药浓度和疗效降低。合用时上述药可能需增量。

（5）洛匹那韦利托那韦　洛匹那韦血药浓度降低，合用时，洛匹那韦利托那韦应增量。

（6）克拉霉素　克拉霉素血药浓度降低，应换用其他药物（如阿奇霉素）。

（7）安普那韦　安普那韦疗效减弱，本药血药浓度升高。需有利托那韦存在时，两药才可合用。

（8）美沙酮　美沙酮血药浓度降低，引发阿片戒断症状。合用时美沙酮剂量可能需增大1倍。

（9）茚地那韦、沙奎那韦　上述药血药浓度降低，合用时需增量。沙奎那韦不影响本药的药动学，但两者相互作用的临床意义尚不清楚。

（10）激素类避孕药　避孕药血药浓度降低，导致避孕失败，可换用或增加其他方式避孕；若用于调节激素水平，则合用期间应监测避孕药疗效。

（11）奎奴普汀/达福普汀　本药血药浓度增高。合用应谨慎，可能需调整本药剂量。

（12）氟康唑　本药血药浓度显著升高，不宜合用。

（13）伏立康唑　本药血药浓度升高，伏立康唑血药浓度降低或升高。合用时需监测本药不良反应及伏立康唑疗效或毒性反应，酌情调整用量。

（14）西咪替丁、部分大环内酯类药　本药血药浓度升高。

（15）利福布汀　利福布汀血药浓度和毒性反应发生率增高。合用需谨慎，酌情调整利福布汀用量。

（16）齐多夫定、去羟肌苷、司坦夫定、拉米夫定　协同抗HIV-1作用。但对于本药与茚地那韦合用的潜在影响，临床尚无肯定结论。

（17）泼尼松　本药治疗的前14d内同用泼尼松，最初6周内皮疹的发生率增加。

（18）利托那韦　两者血药浓度均无明显变化，不需调整剂量。

（19）氨苯砜、利福布汀、利福平及甲氧苄氨嘧啶/磺胺甲基异噁唑　体外研究提示不影响本药代谢。

## HIV蛋白酶抑制药

### 茚地那韦
### Indinavir

**【其他名称】** 艾好、佳息患、硫酸茚地那韦、欧直、又欣、Crixivan、Crixvan、Indinavir Sulfate

**【分类】** 抗微生物药\抗病毒药\抗HIV药\HIV蛋白酶抑制药

**【制剂规格】** 片剂（硫酸盐）200mg（按茚地那韦计）。

胶囊（硫酸盐）① 100mg。② 200mg。③ 400mg。④ 800mg。（按茚地那韦计）

**【临床应用】**

**说明书适应证**

Ⅰ型HIV感染。

**【用法用量】**

**说明书用法用量**

HIV-1感染　本药推荐剂量为800mg/次，q.8h，p.o.，须以2.4g/d的剂量开始。（1）与利福布汀（常规剂量的1/2）同用时，本药增至1000mg/次，q.8h，p.o.。（2）与酮康唑、伊曲康唑（200mg，bid.）、地拉韦啶（400mg，tid.）同用时，本药应减至600mg/次，q.8h，p.o.。（3）与艾法韦仑同服，本药应增至1000mg/次，q.8h，p.o.。

**【禁忌证】**

**说明书禁忌证**

对本药过敏者。

**【特殊人群用药】**

**儿童**　尚缺乏在＜3岁儿童中的用药研究。

**说明书用法用量**

HIV-1 感染 ≥ 3 岁患儿，500mg/($m^2$·次)，q.8h，p.o.；Max：≤ 800mg/次，q.8h。

**老人** 慎用。

**孕妇** 权衡利弊。美国 FDA 妊娠安全性分级为：C 级。

**哺乳妇女** 必须用药时应中断哺乳。

**肝功能不全者** 慎用（包括肝衰竭、肝炎患者）。

**说明书用法用量**

肝硬化引起的轻至中度肝功能不全者，剂量减至 600mg/次，q.8h。

**【注意】**

（1）慎用 ①溶血性贫血。②肾结石或有肾结石病史者。③高胆红素血症。④糖尿病。⑤高血糖症。

（2）用药相关检查/监测项目 ①血清 p24 抗原。② HIV-RNA。③ $CD_4$ 计数（每 2~4 周）。④血糖（每日）。⑤肝功能。⑥肾功能。⑦全血细胞计数及分类。⑧常规血液生化检查（每 2~4 周）。

**【给药说明】**

（1）给药条件 ①本药必须间隔 8h 服用 1 次，不可与食物同服，可在餐前 1h 或餐后 2h 用水送服，也可用其他饮料送服。②合用有显著相互作用的药物，或同时给予某些已知需要调整剂量和有危险的药物时，应慎重。③患者在 24h 内应饮用至少 1.5L 液体。体重＜20kg 者，每日至少饮用 75ml/kg 液体；20~40kg 者，每日至少饮用 50ml/kg 液体。

（2）减量/停药条件 肾结石发作者，除足量饮水外（每日饮用 1~3L 液体，或服药后的 3h 内尿量维持在 150ml/h），可暂停治疗（如暂停 1~3d）或中断治疗。

**【不良反应】**

（1）心血管 心肌梗死、心绞痛、脑血管病、高血压。

（2）神经 头痛、眩晕、失眠、感觉迟钝、味觉异常。

（3）内分泌/代谢 血糖升高、糖尿病或糖尿病病情加重、血清 TG 升高。

（4）血液 Hb 减少、血小板减少、中性粒细胞减少、急性溶血性贫血，自发出血增加（血友病患者）、骨髓抑制（可见意外感染、疾病痊愈延缓和牙龈出血等）。如发生喉痛、发热、寒战、皮肤灰白色、不正常出血、异常疲倦和衰弱等情况，应注意到骨髓抑制的发生。

（5）免疫 淋巴结病。

（6）消化 味觉倒错、唇、舌肿胀、口腔溃疡、口干、反酸、恶心、呕吐、腹痛、腹泻、消化不良、胃肠胀气、肝炎、肝硬化、黄疸、胆囊炎、胆汁淤积、肝功能异常、肝功能衰竭、胰腺炎以及 ALT、AST、血清间接胆红素、血清总胆红素、尿蛋白、血清淀粉酶升高。

（7）呼吸 呼衰、肺炎、上呼吸道感染、咽充血、咽炎、鼻窦炎、咳嗽、呼吸困难、口臭。

（8）泌尿 肾结石、无症状脓尿、结晶尿、间质性肾炎、排尿困难、血尿、肾积水、蛋白尿、尿频、泌尿道感染、泌尿道结石、尿沉渣异常、肾萎缩、肾炎。

（9）生殖 经前期综合征。

（10）骨骼肌肉 关节痛、肌痛、肌痉挛、肌无力、强直、腿痛、肩痛、背痛、骨骼痛、颞下颌功能障碍、肩周炎。

（11）皮肤 皮肤干燥、瘙痒、药疹、多形性红斑、Stevens-Johnson 综合征、色素沉着、脱发、荨麻疹、接触性皮炎、皮疹、毛囊炎、皮脂溢出、异常体味、唇炎、干燥病、皮脂缺乏性皮炎、嵌趾甲和（或）甲沟炎。

（12）眼 视物模糊、眼痛、眼眶水肿、调节障碍。

（13）其他 过敏反应、脂肪营养不良综合征、虚弱、疲劳、发热、单纯疱疹、带状疱疹、真菌感染、流感样症状、胸痛。

**【药物过量】**

（1）表现 恶心、呕吐、腹泻等胃肠道

反应和肾结石、腰痛、血尿等肾脏反应。

（2）处理意见　尚不清楚本药是否能通过腹透或血透清除。

**【相互作用】**

（1）卡马西平、地塞米松、苯妥英、磷苯妥英、苯巴比妥　本药血药浓度和疗效降低，合用应谨慎。

（2）大蒜素、圣约翰草　本药失效的发生率增加，应避免合用。

（3）艾法韦仑　本药疗效降低。合用时本药可增至 1000mg，q.8h；艾法韦伦无需调整剂量。

（4）大麻　本药疗效下降。合用时注意监测辅助性 T 细胞计数、HIV RNA 和血清 p24 抗原。

（5）Vit C　高剂量 Vit C 可显著降低本药血药浓度和疗效，合用应谨慎。

（6）去羟肌苷　本药生物利用度和疗效降低，合用至少间隔 1h（空腹状态）。

（7）奈韦拉平、文拉法辛　本药血药浓度降低。与奈韦拉平合用本药可能需增量；与文拉法辛合用注意监测本药疗效。

（8）利福平　本药疗效降低，利福平血药浓度升高，不宜合用。

（9）地拉韦啶、伊曲康唑、酮康唑、奎奴普汀 / 达福普汀　本药血药浓度和毒性反应发生率增加，注意监测本药不良反应，并酌情调整剂量。与地拉韦啶（400mg，tid.）或与伊曲康唑（200mg，bid.）合用时，本药减至 600mg，q.8h。

（10）利托那韦　本药血药浓度增高，合用需谨慎，与利托那韦（100mg/ 次，bid.）合用，本药 800mg/ 次，bid.；与洛匹那韦利托那韦（400mg/100mg/ 次，bid.）合用，本药 600mg/ 次，bid.。

（11）麦角衍生物、阿司咪唑、西沙必利、匹莫齐特、特非那定、咪达唑仑、三唑仑　上述药血药浓度增高，引发严重或危及生命的毒性反应，须禁止合用。

（12）钙通道阻滞药、盐酸曲唑酮、厄洛替尼、胺碘酮、环孢素、左旋多巴、安普那韦、沙奎那韦　上述药血药浓度增高，合用应谨慎，注意监测这些药血药浓度和不良反应，并酌情减量。

（13）芬太尼　芬太尼血药浓度和毒性反应发生率增加。持续静脉或经皮给予芬太尼与本药合用时，芬太尼需减量；小剂量单次给药，可不需调整。同时监测呼吸和 CNS 抑制症状。

（14）阿夫唑嗪　阿夫唑嗪血药浓度增加，应避免合用。

（15）依来曲普坦（Eletriptan）　依来曲普坦血药浓度增高，合用时至少间隔 72h，并注意监测脉搏、血压和 ECG。

（16）西地那非　西地那非血药浓度和不良反应发生率增高，合用时建议西地那非初始量减为 12.5mg。

（17）他达那非　他达那非生物利用度和不良反应发生率增高，合用时建议他达那非的剂量≤ 10mg，给药频率不超过每 72 小时 1 次。

（18）他汀类调脂药（如阿托伐他汀、西伐他汀、洛伐他汀、辛伐他汀）　肌病或横纹肌溶解的发生率增加，应避免合用。确需合用时应严密监测血清 CK 水平和肌病、横纹肌溶解征象，酌情调整剂量。

（19）奈非那韦　两者的血药浓度均显著增加，可能使两者的毒性增强。

（20）利福布汀　利福布汀血药浓度升高，本药血药浓度降低。合用时，利福布汀用量减为 150mg，qd. 或 300mg，3 次 / 周；本药用量增为 1000mg，q.8h。

（21）阿扎那韦　血间接胆红素增高的发生率增加，不宜合用。

（22）NSAID　避免合用，以减小肾毒性反应的风险。

（23）西咪替丁、克拉霉素、磺胺甲噁唑、甲氧苄啶、复方磺胺甲噁唑、雌激素类避孕药（如炔雌醇、依托孕烯、美雌醇、左炔诺孕酮）、异烟肼、美沙酮、枳壳（橘汁）、奎尼丁、司坦夫定、齐多夫定、齐多夫定/拉米夫定、氟康唑、伏立康唑 尚未发现具临床意义的相互作用。

（24）食物 高热量、高脂、高蛋白饮食可致本药吸收缓慢，吸收量减少，AUC降低约80%，$C_{max}$降低约85%；清淡饮食可致AUC和$C_{max}$降低2%~8%。

## 安普那韦
## Amprenavir

**【其他名称】** Agenerase

**【分类】** 抗微生物药\抗病毒药\抗HIV药\HIV蛋白酶抑制药

**【制剂规格】** 胶囊 ①50mg。②150mg。

口服溶液 240ml（每1ml含安普那韦15mg）。

**【临床应用】**

**其他临床应用**

治疗HIV感染（国外资料）。

**【用法用量】**

**其他用法用量**

［国外参考信息］

（1）HIV-1感染 ①胶囊，1.2g/次，bid.。②口服液，1.4g/次，bid.。

（2）其他临床用法 胶囊：①与利托那韦合用时，本药1.2g/次（同服利托那韦0.2g），qd.，p.o.；或0.6g/次（同服利托那韦0.1g），bid.，p.o.。②与阿巴卡韦或与拉米夫定-齐多夫定合用（有或无阿巴卡韦），本药1.2g/次，bid.，p.o.。③与茚地那韦、沙奎那韦或奈非那韦合用，本药0.8g/次，tid.，p.o.。

**【禁忌证】**

**其他禁忌证**

（1）对本药过敏者（国外资料）。

（2）肝功能衰竭者、肾衰竭者、＜4岁儿童、孕妇禁用本药口服液（国外资料）。

**【特殊人群用药】**

**儿童** ＜4岁儿童用药的安全性及有效性尚未确定。

**其他用法用量**

［国外参考信息］（1）4~12岁或体重＜50kg的13~16岁儿童：①胶囊，20mg/（kg·次），bid.，p.o.；或15mg/（kg·次），tid.，p.o.。Max：2.4g/d。②口服液，22.5mg/（kg·次），bid.，p.o.；或17mg/（kg·次），tid.，p.o.。（2）体重≥50kg的13~16岁儿童：①胶囊，1.2g/次，bid.，p.o.。②口服液，1.4g/次，bid.，p.o.。Max：2.8g/d。

**孕妇** 用药的安全性尚不确定。美国FDA妊娠安全性分级为：C级。

**哺乳妇女** 动物实验中本药可泌入乳汁，但是否泌入人乳尚不明确。

**肝功能不全者** 慎用。

**其他用法用量**

［国外参考信息］①CHILD-PUGH评分为5~8分：胶囊，0.45g/次，bid.；口服液，0.513g/次，bid.。②CHILD-PUGH评分为9~12分：胶囊，0.3g/次，bid.；口服液，0.342g/次，bid.。

**【注意】**

（1）慎用 ①对磺胺类药物过敏者（本药含磺胺基团）。②血友病A或血友病B（有出现自发性出血的报道）。③糖尿病。（以上均选自国外资料）

（2）用药相关检查/监测项目 ①血浆HIV-RNA。②$CD_4$淋巴细胞计数。③血常规。④肝、肾功能。⑤测定三酰甘油及胆固醇基础值，并在治疗期间定期监测。

**【给药说明】**

（1）给药条件 ①本药口服液中含有大量丙二醇。某些患者（如肝肾衰竭者、＜4岁儿童、孕妇、正在服用双硫仑或甲硝唑者、饮酒者）服用本药口服液后，可能发生丙二醇蓄积或中毒，出现癫痫发作、昏迷、心动过速、溶血、高渗状态、乳酸性酸中毒、肾毒性等严重不良反应，上述人群应禁用本药口服液。亚洲人、爱斯基摩人、美国土著人、妇女代谢丙二醇的能力较弱，服用本药口服液后较易发生丙二醇中毒。本药口服液仅在不能选择胶囊或其他蛋白酶抑制药时方可选用。②本药制剂中含有大量 Vit E，可能加重 Vit K 缺乏性凝血障碍，服用本药期间不应服用 Vit E。

（2）其他　本药胶囊及口服液的生物利用度不同，不能以毫克量相互换算。

**【不良反应】**

（1）神经　头痛。有研究认为，本药与齐多夫定、拉米夫定联用，比只使用后两者更易发生感觉异常（包括口周及外周感觉异常）。

（2）精神　有研究认为，联用本药及齐多夫定、拉米夫定，与只使用后两者相比，抑郁或情绪障碍的发生率更高。

（3）内分泌 / 代谢　①有研究认为，联用本药及拉米夫定、齐多夫定，高血糖的发生率比只使用后两者更高。②脂肪重新分布、颈背部脂肪增多。③有研究认为，联用本药及拉米夫定、齐多夫定，与只使用后两者治疗相比，高三酰甘油血症及高胆固醇血症的发生率增加。

（4）消化　有研究认为，联用本药及拉米夫定、齐多夫定，与只使用后两者治疗相比，恶心、呕吐、腹泻的发生率增加。

（5）皮肤　皮疹（常为轻中度斑状丘疹，可伴瘙痒）：多在用药 11d 左右出现，持续约 10d，可出现严重或危及生命的皮疹（如 Stevens–Johnson 综合征）。出现轻中度皮疹时，大多数患者不需停药，中断治疗者通常在重新使用本药时不会复发皮疹。

**【相互作用】**

（1）奈韦拉平、艾法韦仑、磷苯妥英、苯妥英、苯巴比妥、利福平、利福喷丁　诱导本药代谢，血药浓度降低。应避免合用。

（2）大蒜素、圣约翰草　本药血药浓度降低，增加逆转录病毒耐药和本药失效的发生率。应避免合用。

（3）抗酸药（如碳酸镁、氢氧化铝、碳酸钙）、去羟肌苷　本药吸收减少，疗效降低。两药服用时间应至少间隔 1h。

（4）大麻　本药吸收量可能改变，疗效降低。两药合用时注意监测辅助性 T 细胞计数、HIV RNA 和血清 p24 抗原，以确定疗效维持情况。

（5）地塞米松　本药血药浓度降低，合用需谨慎。

（6）口服避孕药（如炔雌醇、炔诺酮、左炔诺孕酮、美雌醇、甲基炔诺酮）　本药血药浓度降低，避孕效果减弱。服用本药期间不应使用激素类避孕药。

（7）沙奎那韦　本药血药浓度降低，合用时可能需增大本药剂量。

（8）美沙酮　美沙酮血药浓度降低。合用时可能需增大美沙酮剂量，注意监测阿片戒断症状。

（9）地拉韦啶　本药代谢受抑而血药浓度升高，地拉韦啶代谢增加而血药浓度降低。故地拉韦啶可能有助于增强本药疗效。

（10）茚地那韦、奈非那韦　本药代谢受抑制，血药浓度升高。合用时注意监测本药不良反应。

（11）利托那韦　本药血药浓度升高，合用时应参考【用法用量】项调整剂量。

（12）麦角衍生物类、阿司咪唑、西沙必利、匹莫齐特、特非那定、咪达唑仑、三唑仑、氟卡尼、普罗帕酮　上述药物的代谢受抑制，致其血药浓度升高、毒性增强，可能引发严重或危及生命的毒性反应，须禁止合用。

（13）三环类抗抑郁药（如洛非帕明、地昔帕明）、其他苯二氮䓬类（除咪达唑仑、三唑仑）、三唑吡啶类抗抑郁药（如曲唑酮）、钙通道阻滞药（如氨氯地平、非洛地平、尼索地平、维拉帕米、苄普地尔、地尔硫䓬）、他汀类调脂药（如阿伐他汀、辛伐他汀、西立伐他汀、洛伐他汀、普伐他汀）、唑类抗真菌药（如酮康唑、伊曲康唑、伏立康唑）、治疗性功能障碍药（如西地那非、伐地那非、他达拉非）、大环内酯类免疫抑制药（西罗莫司、他克莫司)、芬太尼、阿夫唑嗪、胺碘酮、利多卡因、奎尼丁、卡巴咪嗪、环孢素、氨苯砜、依来曲普坦、苯妥英、卡马西平、利福布丁、华法林 上述药物的代谢受抑制，致其血药浓度升高、毒性增强，可能引发严重或危及生命的毒性反应，合用时应谨慎，严密监测不良反应征象。

(14)高脂食物(脂肪≥67g) 本药 $C_{max}$ 及AUC降低，$t_{max}$ 延迟，作用减弱，本药不宜与高脂食物同服。但普通食物对本药药动学无影响。

## 奈非那韦 Nelfinavir

**【其他名称】** 泛罗赛、甲磺酸奈非那韦、Nelfinavir Mesilate、Nelfinavir Mesylate、Viracept

**【分类】** 抗微生物药\抗病毒药\抗HIV药\HIV蛋白酶抑制药

**【制剂规格】** 片剂(甲磺酸盐) ① 250mg。② 625mg。

粉剂 1g:50mg。

**【临床应用】**

**说明书适应证**

常与其他抗逆转录病毒药物联用于HIV感染的治疗。

**【用法用量】**

**1. 说明书用法用量**

HIV感染 750mg/次，tid.，p.o.；或1250mg/次，bid.，p.o.。

**2. 其他用法用量**

[国外参考信息] 推荐1250mg/次，bid.，p.o.(进餐时)；或750mg/次，tid.，p.o.(进餐时)。应与抗逆转录病毒药联用。

**【禁忌证】**

**说明书禁忌证**

对本药过敏者。

**【特殊人群用药】**

**儿童** ＜2岁儿童用药的安全性及有效性尚未确定，用药时应权衡利弊。

**1. 说明书用法用量**

HIV感染 (1)2~13岁：25~30mg/(kg·次)，tid.，p.o.。(2)＞13岁：用量同成人。

**2. 其他用法用量**

[国外参考信息] (1)2~13岁：推荐45~55mg/(kg·次)，bid.，p.o.(进餐时)；或25~35mg/(kg·次)，tid.，p.o.(进餐时)。Max：2500mg/d。(2)3个月至2岁：20~30mg/(kg·次)，tid.，p.o.。

**孕妇** 本药可少量透过胎盘屏障。妊娠早期应延迟或停止治疗，直至妊娠第10~12周。正接受HIV感染联合治疗的妇女发现怀孕时，建议继续治疗方案，但应监测药物并发症和毒性。此外，蛋白酶抑制药可增加发生妊娠期高血糖症的风险，应密切监护。美国FDA妊娠安全性分级为：B级。

**哺乳妇女** 用药期间应暂停哺乳。

**肝功能不全者** 慎用。

**其他用法用量**

[国外参考信息] 有资料显示，3名轻至中度肝损害者，使用本药低剂量(250mg/次，q.8h；或500mg/次，bid.；或750mg/次，bid.)治疗，可维持对病毒的抑制作用。

**肾功能不全/透析者** 据国外资料，肾功能不全对本药清除的影响极微。

**【注意】**

(1)慎用 ①糖尿病或高血糖症及有此病史者(国外资料)。② A型和B型血友病(国外资料)。

(2)用药相关检查/监测项目 ①治疗期间应常规检查Hb、中性粒细胞和淋巴细胞计数、ALT、AST和CK。②定期检查血浆HIV RNA、$CD_4$ 淋巴细胞计数和血糖(尤其糖尿病患者)及病毒培养。

**【给药说明】**

(1)给药条件 ①宜进食时服用，以利吸收。②对不能吞咽药片者，可将整片或压碎后的药片溶于少量水中，或加入少量食物中完全服下，以获得全剂量。对不能服用片剂的儿童，可口服粉剂。粉剂可与少量水、牛奶、饮料、豆奶或膳食补充剂混合后全部服用，以获得全剂量。本药不宜与酸性食物或果汁混合（可能产生苦味）。③本药混合物若不立即服用，可在冰箱中存放6h。

（2）其他　①本药口服粉剂含苯丙氨酸，苯丙酮尿症患者不宜服用。②用药后应注意本药的胃肠道反应和HIV相关症状的缓解或改善情况，对血友病患者应监测出血情况。

**【不良反应】**

（1）心血管　Q-T间期延长、尖端扭转型室速。

（2）神经　疲乏、头痛、注意力不集中。

（3）内分泌/代谢　脂肪分布异常（周围皮下脂肪减少、腹部脂肪增多、颈背部脂肪堆积、乳房增大等）、高甘油三酯血症、高胆固醇血症、代谢性酸中毒、胰岛素抵抗以及糖尿病、原糖尿病加重和高血糖症，某些病例可发生糖尿病酮症酸中毒。停药后，部分患者的高血糖症持续存在。

（4）血液　中性粒细胞减少、WBC减少、血小板减少、贫血。A型和B型血友病患者用药后可增加出血，包括自发性皮肤血肿和关节积血。

（5）消化　恶心、呕吐、稀便或轻至中度腹泻、食欲减退、腹胀、腹痛、黄疸和胆红素血症、氨基转移酶水平升高、肝炎、淀粉酶升高及胰腺炎。

（6）呼吸　儿童患者可能发生轻度鼻出血。

（7）皮肤　与抗逆转录病毒药物合用时，可见皮疹。

（8）其他　过敏反应：支气管痉挛、中重度皮疹、发热及水肿。用药后应注意监测，如发生过敏反应应停药并使用抗组胺类药物。未发现本药有致突变性或致畸性。

**【药物过量】**

处理意见　无特效解毒药，主要采取对症支持治疗，包括催吐、洗胃、活性炭吸附等方式以清除未吸收的药物。

**【相互作用】**

（1）卡马西平、苯巴比妥　促进本药代谢，血药浓度降低。合用时需监测本药疗效，酌情调整本药剂量。

（2）大麻　本药可能出现吸收减少或代谢增强，致疗效下降。合用时注意监测辅助性T细胞计数、HIV RNA和血清p24抗原，以确定疗效维持情况。

（3）大蒜素、圣约翰草　HIV蛋白酶抑制药的血药浓度降低，故本药应避免与之合用。

（4）去羟肌苷　本药生物利用度降低。本药的服用时间应晚于去羟肌苷1h或早于去羟肌苷2h以上，并于进食时服用。

（5）利福平　促进本药代谢，显著降低本药血药浓度，故不可合用。

（6）利福喷汀　促进本药代谢，疗效降低。合用时应极其谨慎，可考虑换用其他抗结核药物。

（7）利福布汀　诱导本药代谢，血药浓度降低；而利福布汀代谢受抑制，血药浓度升高。合用时可将本药剂量增至1000mg/次，tid.；并将利福布汀剂量减为150mg/次，qd.或300mg/次，3次/周。

（8）齐多夫定　促进齐多夫定的代谢，降低其血药浓度。合用时需监测齐多夫定疗效，酌情调整剂量。

（9）卡泊芬净　卡泊芬净的血药浓度降低，合用时可能需增加卡泊芬净用量。

（10）避孕药　避孕药的血药浓度降低，致避孕失败，故应考虑换用或增加其他避孕措施。

（11）阿片类药物（如美沙酮）、苯妥英　促进上述药物的代谢，降低其血药浓度。合用时需监测上述药物的疗效，可能需增大其用量。

（12）地拉韦啶　抑制本药代谢，致本药$C_{max}$增高88%，$C_{min}$增高136%，AUC增加107%。合用时需监测本药毒性反应。

（13）洛匹那韦利托那韦　利托那韦可抑制本药代谢，致本药血药浓度升高。合用时，洛匹那韦利托那韦的剂量可增至 533/133mg/ 次，bid.，本药剂量可减为 1000mg/ 次，bid.，并注意监测本药不良反应。

（14）伏立康唑　相互抑制对方的代谢，致两者血药浓度均升高。合用时应严密监测不良反应。

（15）其他蛋白酶抑制药（如茚地那韦、沙奎那韦、VX–478）具相加或协同的抗病毒作用。其中，与茚地那韦合用，可显著升高两药的血药浓度和毒性反应风险，合用的剂量配伍尚未确定。与沙奎那韦合用，可致沙奎那韦 AUC 增加 392%，引发毒性反应；两药合用时的剂量配伍为沙奎那韦 1200mg/ 次，bid. 与本药 1250mg/ 次，bid.。

（16）艾法韦仑　本药血药浓度升高 21%，艾法韦仑的药动学未见显著改变。合用时无需调整剂量。

（17）酮康唑　抑制本药代谢，使本药血药浓度升高约 35%，但这种升高不具临床意义，不需调整剂量。

（18）麦角衍生物、胺碘酮、阿司咪唑、西沙必利、咪达唑仑、三唑仑、匹莫齐特、奎尼丁、特非那定、依普里酮　上述药物的代谢受抑制，血药浓度升高，引发严重或危及生命的不良反应，须禁止合用。

（19）厄洛替尼、硝苯地平、非洛地平、安普那韦、伐地那非、右佐匹克隆、达非那新、环孢素、他克莫司、阿瑞吡坦　上述药物的代谢受抑制，血药浓度升高，合用需谨慎，注意监测血药浓度和不良反应。

（20）依来曲普坦　依来曲普坦的代谢受抑制，血药浓度增高。两药间应至少间隔 72h 用药，并注意监测脉搏、血压和 ECG。

（21）阿夫唑嗪　阿夫唑嗪的代谢受抑制，毒性反应发生率增高，故不宜合用。确需合用时应监测脉搏和血压。

（22）芬太尼　芬太尼的代谢受抑制，血药浓度和毒性反应发生率增高。合用时，如芬太尼为小剂量单次给药，则可能不需调整剂量；如为持续静脉或经皮给药，则可能需减少芬太尼的剂量。此外，需监测呼吸系统和 CNS 抑制症状。

（23）西地那非　西地那非的代谢受抑制，血药浓度显著升高，增高不良反应（低血压、视力改变和阴茎异常勃起）的发生率。合用时，西地那非剂量不得＞每 48 小时 25mg。

（24）阿托伐他汀、西伐他汀、洛伐他汀、辛伐他汀　上述药物的代谢受抑制，血药浓度升高，致肌病和横纹肌溶解的风险增大。合用需谨慎，注意监测肌病和横纹肌溶解的症状（肌痛、压痛或无力）、体征及 CK 水平。如 CK 显著升高或怀疑发生肌病或横纹肌溶解，应停药。可考虑换用其他他汀类调脂药（如普伐他汀、氟伐他汀、罗舒伐他汀）。

（25）他达那非　他达那非的代谢受抑制，生物利用度和不良反应发生率增高。合用时建议他达那非的剂量不应＞ 10mg，给药频率不超过 q.72h。

（26）阿奇霉素　阿奇霉素的清除率降低，血药浓度和不良反应发生率增高。合用时需监测阿奇霉素不良反应（如肝酶异常、听力减退）。

（27）磺胺甲噁唑、甲氧苄啶、氨苯砜、克拉霉素、红霉素、氟康唑、伊曲康唑和司坦夫定　尚未发现具临床意义的相互作用。

（28）奈韦拉平　本药的 AUC、$C_{max}$ 和 $C_{min}$ 无显著变化。

（29）食物　进食时服用本药，$C_{max}$ 和 AUC 均较空腹服药高 2~3 倍。

## 利托那韦
## Ritonavir

**【其他名称】** 艾治威、爱治威、迈可欣、Norvir

【分类】 抗微生物药\抗病毒药\抗 HIV 药\HIV 蛋白酶抑制药

【制剂规格】

软胶囊　100mg。

口服溶液　75ml∶6g。

【临床应用】

**说明书适应证**

单用或与其他逆转录酶抑制药联合用于治疗 HIV 感染。

【用法用量】

**说明书用法用量**

HIV 感染　推荐 600mg/ 次，bid.，p.o.。为减少不良反应发生，起始剂量可为 300mg/ 次，bid.；之后，每 2~3d 每次用量增加 100mg，直至达 600mg/ 次，bid.。

【禁忌证】

**说明书禁忌证**

对本药过敏者。

【特殊人群用药】

**儿童**　＜2 岁儿童用药的安全性尚未确定。

**说明书用法用量**

HIV 感染　＞2 岁儿童，推荐 400mg/($m^2$·次)，bid.，p.o.。起始剂量为 250mg/($m^2$·次)，bid.；每 2~3d 每次用量增加 50mg/$m^2$。Max：600mg/ 次，bid.。

**孕妇**　仅在具备明确指征时才可使用本药。美国 FDA 妊娠安全性分级为：B 级。

**哺乳妇女**　慎用。

**肝功能不全者**　慎用。

【注意】

（1）慎用　① A 型和 B 型血友病（可能诱发出血加重）。②糖尿病和高血糖症。③器质性心脏病、原有心脏传导异常、缺血性心脏病、心肌病或合用延长 P-R 间期药物者。④缓慢或剩余的机会性感染者（可出现免疫重建综合征）。

（2）用药相关检查 / 监测项目　治疗期间应定期检测血常规、辅助性 T 细胞（TH）计数、β–2 微球蛋白、血清 p24。如条件允许，应检测血清 HIV RNA 浓度。此外，还应定期检测甘油三酯、胆固醇、ALT、AST、GGT、肌酸磷酸激酶和尿酸浓度。

【给药说明】

给药条件　本药胶囊制剂与核苷类药物联用初期，可先单用本药胶囊，2 周后再加用核苷类药物，以改善胃肠耐受性。

【不良反应】

（1）心血管　房室传导阻滞、P-R 间期延长、右束支传导阻滞。使用中等剂量以上：血管扩张、低血压、心悸、眩晕、心动过速及外周血管病变以及脑缺血、脑静脉血栓、高血压、偏头痛、心肌梗死、静脉炎、血管痉挛等。

（2）神经　使用中等剂量以上：疲乏、口周感觉异常、皮肤感觉异常、嗜睡、失眠、梦魇、眩晕、头痛、思维异常、健忘、麻痹、外周神经病变、神经痛、感觉过敏、共济失调、复视、震颤、失语、动作失调、癫痫发作。

（3）精神　使用中等剂量以上：激动、幻觉、焦虑、抑郁、欣快感、人格障碍等。

（4）血液　使用中等剂量以上：贫血、白细胞和血小板减少、瘀斑、淋巴结肿大、淋巴细胞增多等。

（5）内分泌 / 代谢　胆固醇、尿酸值升高，发热、出汗、高脂血症（高甘油三酯血症）、肌酸磷酸激酶升高、糖尿病新发或恶化及高血糖症、脂肪代谢障碍（表现为体内脂肪重新分布、堆积，出现“库欣外形”）。

（6）消化　畏食、味觉异常、恶心、呕吐、腹痛、口干、唇炎、食管炎、嗳气、胃肠炎、胃炎、胃肠道出血、胆管炎、血性腹泻、结肠炎、氨基转移酶升高、HIV 感染进展期胰腺炎发生的可能性增加、肝肿大及肝细胞损害等肝毒性反应。

（7）呼吸　使用中等剂量以上：咽炎、哮喘、呼吸困难、呃逆、肺通气不足、咳嗽、间质性肺炎、鼻炎、鼻出血、鼻窦炎、喉水肿等。

（8）泌尿　使用中等剂量以上：肾盂肾炎、肾结石、肾衰竭、肾区疼痛、血尿、排尿困难、夜尿、多尿、尿道炎、尿潴留、尿频等。

（9）生殖　使用中等剂量以上：性欲减退、阳痿、月经异常。

（10）骨骼肌肉　使用中等剂量以上：肌痛、关节痛、关节不适、肌肉痛性痉挛、肌无力、肌炎、骨痛等。

（11）皮肤　红斑、多形性红斑。使用中等剂量以上：皮疹、传染性软疣、湿疹、毛囊炎、斑丘疹、荨麻疹、接触性皮炎、银屑病、瘙痒、痤疮、皮肤干燥等。也有出现Stevens–Johnson 综合征的报道。

（12）眼　使用中等剂量以上：眼电图异常、视网膜电图异常、幻视、视物模糊、睑缘炎、眼部疼痛、虹膜炎、畏光、葡萄膜炎、视野缺损等。

（13）其他　免疫重建综合征。过敏反应：荨麻疹、轻度皮疹、支气管痉挛和血管神经性水肿等。

**【药物过量】**

（1）表现　有用药过量时引起肾衰竭伴嗜酸性粒细胞增多的个案报道。

（2）处理意见　无特异解毒药。包括一般性支持疗法。如具备指征，应采用催吐或洗胃清除未吸收的药物，同时保持气道通畅；也可给予活性炭去除未吸收的药物。

**【相互作用】**

（1）大蒜素、圣约翰草　本药血药浓度降低，增加逆转录病毒耐药和本药失效的发生率。应避免合用。

（2）艾法韦仑　促进本药代谢，血药浓度降低，合用时需酌情增加本药剂量。

（3）利福平、利福喷汀　促进本药代谢，血药浓度降低，可考虑换用利福布汀并适当减小其剂量。

（4）替拉那韦（Tipranavir）　促进本药代谢，血药浓度降低；而本药可抑制替拉那韦代谢，使其血药浓度升高。合用时需调整两药剂量。

（5）苯巴比妥　促进本药代谢，致本药血药浓度降低。

（6）大麻　本药可能出现吸收减少或代谢增强，致疗效下降。合用时注意监测辅助性 T 细胞计数、HIV RNA 和血清 p 24 抗原，以确定疗效维持情况。

（7）经葡萄糖醛酸化代谢的药物（如拉莫三嗪、左甲状腺素、阿托喹酮、奥氮平）　上述药物的疗效降低。

（8）依曲韦仑　依曲韦仑的血药浓度下降。

（9）伏立康唑　诱导伏立康唑的代谢，显著降低其血药浓度。当本药用量为400mg/ 次，q.12h 或更高时，须禁止与伏立康唑合用。

（10）阿片类药物（如美沙酮）、苯妥英　促进上述药物的代谢，血药浓度降低。合用时需监测上述药物疗效，可能需增大其用量。

（11）雌激素类药物（口服避孕药或激素替代疗法用药）　本药可改变雌激素类药物的代谢，影响其疗效和不良反应发生率。合用时，可增加口服避孕药用量或换用其他避孕措施；注意监测激素替代治疗药物的疗效和不良反应。

（12）茶碱　茶碱的 AUC 减少，合用时需监测茶碱疗效，酌情增加剂量。

（13）口服抗凝药　本药可改变口服抗凝药的代谢，降低其疗效，引起 INR 的明显变化。合用时需严密监测 INR，可能需频繁调整抗凝药的用量。

（14）齐多夫定　齐多夫定的 AUC 减少，血药峰浓度降低。合用时需监测齐多夫定疗效。

（15）氟康唑　本药生物利用度增加。

（16）奎奴普丁 / 达福普汀　本药代谢受抑制，血药浓度增高。合用需谨慎，可能需减小本药剂量。

（17）地塞米松　地塞米松的代谢受抑制，疗效增强，合用时可能需减小地塞米松用量。

（18）去羟肌苷（DDI） 抗 HIV-1 作用可能相加，同时 DDI 的 AUC 减少，但无需调整 DDI 剂量，两药之间必须间隔 2.5h 服用。

（19）麦角生物碱类（如美西麦角、麦角新碱）、依普利酮、阿夫唑嗪、胺碘酮、阿司咪唑、西沙必利、匹莫齐特、奎尼丁、三唑仑、咪达唑仑、苄普地尔、恩卡尼、氟卡尼、普罗帕酮、特非那定 上述药物的代谢受抑制，血药浓度增高，引发严重或危及生命的毒性反应，须禁止合用。

（20）三环类抗抑郁药（如阿米替林）、其他苯二氮䓬类药物（除三唑仑、咪达唑仑）、右佐匹克隆、达非那新、厄洛替尼、安普那韦、阿扎那韦、卡马西平、氯氮平、芬太尼、氟替卡松、伊曲康唑、西地那非、他克莫司、曲唑酮、度他雄胺（Dutasteride） 上述药物的代谢受抑制，血药浓度增高，引发严重或危及生命的毒性反应，合用应谨慎，注意监测不良反应，酌情减小上述药物用量。

（21）地尔硫䓬、美托洛尔、噻吗洛尔、维拉帕米、硝苯地平、美西律、丙吡胺、屈大麻酚、乙琥胺、丙米嗪、利多卡因、奈法唑酮、奈非那韦、沙奎那韦、环孢素、奋乃静、盐酸安非拉酮、泼尼松、丙氧芬、奎宁、利福布汀、利培酮、硫利达嗪、曲马多、唑吡坦 抑制上述药物的代谢清除，增高其血药浓度和毒性反应发生率，合用时需注意监测，酌情减小用量。

（22）依来曲普坦 依来曲普坦的代谢受抑制，血药浓度增高。两药的用药时间应至少间隔 72h，并注意监测脉搏、血压和 ECG。

（23）他汀类调脂药（如阿托伐他汀、西伐他汀） 他汀类调脂药的代谢受抑制，致肌病或横纹肌溶解的发生率增加。合用时需监测血清肌酸激酶水平和肌病、横纹肌溶解征象，酌情调整剂量。

（24）他达那非 他达那非的代谢受抑制，其生物利用度和不良反应的风险增加。合用时建议他达那非的剂量不应＞10mg，给药频率不超过 q.72h。

（25）地高辛 地高辛的肾外清除减少，血药浓度升高，毒性反应增加（恶心、呕吐、心律失常）。合用时需严密监测地高辛血药浓度，酌情调整剂量。

（26）托泊替康 托泊替康的血药浓度升高，宜加强监测。

（27）长春碱、长春新碱、文拉法辛、阿瑞匹坦、依维莫司、芬太尼、伊沙匹隆、舒尼替尼、尼罗替尼、拉帕替尼或达沙替尼等 上述药的血药浓度升高，出现毒性反应的风险增加。

（28）秋水仙碱 秋水仙碱的血药浓度升高，出现毒性反应的风险增加。

（29）波生坦 波生坦的血药浓度大幅升高，禁止合用。

（30）西洛多新、考尼伐坦、托伐普坦、决诺达隆等 上述药的血药浓度升高，出现不良反应的风险增加，禁止合用。

（31）西沙必利、雷诺嗪等 上述药的血药浓度升高，可出现 Q-T 间期延长、尖端扭转型室速或心脏停搏等心脏毒性，禁止合用。

（32）伐地那非 本药可阻断伐地那非的肝代谢，增高其血药浓度和毒性反应发生率。合用时伐地那非 72h 内的单次用量不得超过 2.5mg，注意监测其不良反应。

（33）克拉霉素 克拉霉素的清除率降低，血药浓度升高，毒性反应增加。合用时，肾功能正常者无需调整剂量；肾功能不全者需减小克拉霉素用量：Ccr 为 30~60ml/min 时，克拉霉素用量需减半；Ccr＜30ml/min 时，克拉霉素用量需减少 75%。

（34）哌替啶 哌替啶代谢物的血药浓度增高，引发 CNS 刺激和兴奋，故不宜长期合用。

（35）本药可增高替诺福韦的生物利用

度，合用时需监测骨代谢生化标志物、氨基转移酶水平及肝肾毒性反应症状。

（36）茚地那韦　茚地那韦的血药浓度增高，故两药合用需谨慎，可将剂量减为茚地那韦 800mg/ 次，bid. 和（或）利托那韦 100mg/ 次，bid.；如与洛匹那韦利托那韦 400/100mg/ 次，bid. 合用，茚地那韦用量可减为 600mg/ 次，bid.。

（37）酮康唑　两药血药浓度均升高，需注意监测两药的不良反应，根据需要减少酮康唑剂量（酮康唑用量不宜＞200mg/d）。

（38）夫西地酸　可相互抑制对方的代谢清除，致两者血药浓度均显著升高，应避免合用。

（39）安非他酮、吡罗昔康　上述药血药浓度显著提高，应避免合用。

（40）氟西汀　可影响心脏和（或）神经系统功能。

（41）氯雷他定、奈法唑酮和舍曲林等药　可与本药发生相互作用，合用时需谨慎。

（42）尼古丁　吸烟可致本药 AUC 减少。

（43）食物　可影响本药吸收。本药胶囊剂与食物同用，药物的吸收程度可增加 13%；而溶液剂与食物同用，其 $C_{max}$ 降低 23%，吸收程度降低 7%。

## 沙奎那韦
## Saquinavir

**【其他名称】** 复得维、甲磺酸沙奎那韦、因服雷、Fortovase、Invirase、Saquinavir Mesylate

**【分类】** 抗微生物药 \ 抗病毒药 \ 抗 HIV 药 \HIV 蛋白酶抑制药

**【制剂规格】** 片剂　200mg。

胶丸　200mg。

软胶囊　200mg。

硬胶囊（甲磺酸盐）　200mg。

**【临床应用】**

**说明书适应证**

与其他抗逆转录病毒药物联合用于 1 型 HIV 感染的治疗。

**【用法用量】**

**1. 说明书用法用量**

HIV 感染　与核苷类药物联用，本药硬胶囊 600mg/ 次或软胶囊 1200mg/ 次，tid.，p.o.。

**2. 其他用法用量**

［国外参考信息］

HIV 感染　软胶囊的推荐剂量为 1200mg/ 次，tid.，p.o.。加用利托那韦时，本药推荐剂量是 1000mg/ 次，bid.，p.o.；利托那韦的剂量是 100mg/ 次，bid.，p.o.。

**【禁忌证】**

**说明书禁忌证**

（1）对本药过敏者。

（2）严重肝功能不全。

**【特殊人群用药】**

**儿童**　＜16 岁患者使用本药的安全和有效性尚不明确。

**1. 说明书用法用量**

HIV 感染　＞16 岁，口服用量同成人。

**2. 其他用法用量**

［国外参考信息］

HIV 感染　本药作为单一蛋白酶抑制药使用的试验剂量是 50mg/(kg· 次),q.8h,p.o.。

**老人**　＞60 岁者用药研究尚不充分。

**孕妇**　本药微量可透过人胎盘，孕妇用药应权衡利弊。建议妊娠早期延迟或停止治疗，直至妊娠第 10~12 周。正接受联合治疗 HIV 感染的妇女发现怀孕时，建议继续治疗方案，但应监测并发症和毒性。美国 FDA 妊娠安全性分级为：B 级。

**哺乳妇女**　用药期间应暂停哺乳。

**肝功能不全者**　轻度肝功能损害者无需调整剂量，中度损害者慎用，严重损害者禁用。

**肾功能不全 / 透析者**　轻、中度肾功能受损者，初始治疗时无需调整剂量；严重受损者慎用。

【注意】

（1）慎用 ①糖尿病或高血糖症（国外资料）。②A 型和 B 型血友病（国外资料）。③高甘油三酯血症患者。④慢性酒精中毒者。⑤缓慢或剩余的机会性感染者。

（2）用药相关检查 / 监测项目 治疗期间应每日检测血糖，定期（如每 4 周 1 次）检测 p24 抗原、HIV RNA、$\beta_2$ 微球蛋白、新蝶呤及 $CD_4$ 淋巴细胞计数，定期检查全血细胞计数和血生化，必要时拍摄胸部 X 片。

【给药说明】

（1）给药条件 ①本药软胶囊和硬胶囊不能互换使用。作为唯一蛋白酶抑制药使用时，推荐采用软胶囊；与利托那韦合用时，推荐使用硬胶囊；与低剂量利托那韦合用，作为抗逆转录病毒药物治疗方案之一时，则本药软胶囊和硬胶囊均有效。②由于本药剂量较大，对首次接受抗逆转录病毒药物治疗者，建议其初始治疗方案中勿将本药软胶囊作为唯一的蛋白酶抑制药。③对于单一蛋白酶抑制药治疗失败的补救治疗，本药可用作双蛋白酶抑制药疗法之一。④本药宜于进食时或在餐后 2h 内服用。⑤不推荐成人使用＜ 600mg/ 次，tid. 的剂量。

（2）减量 / 停药条件 出现严重不良反应时应停药。

（3）其他 ①治疗期间应注意患者的体力、活动和食欲等情况。②在 HIV 病毒耐药性产生后继续使用本药，出现对其他蛋白酶抑制药交叉耐药的可能性增加。

【不良反应】

（1）心血管 血栓性静脉炎、外周血管收缩。

（2）神经 本药单用或与齐多夫定和（或）扎西他滨合用：感觉虚弱无力、感觉异常、周围神经病变、麻痹、面部麻木、头痛、头昏、惊厥、癫痫发作、震颤、共济失调、语言障碍、睡眠异常、失眠、嗜睡、意识模糊。

（3）精神 本药单用或与齐多夫定和（或）扎西他滨合用：激动、健忘、焦虑、抑郁、自杀倾向、欣快、幻觉、易怒和精神病。

（4）内分泌 / 代谢 ①本药单用或与齐多夫定和（或）扎西他滨合用：发热、脱水、高血糖症、低血糖症和低钠血症。②有使用 HIV 蛋白酶抑制药引起糖尿病、高血糖症、原糖尿病加重甚至发生糖尿病酮症酸中毒的报道，停药后多数患者症状减轻，但因药物与症状发生之间的因果关系尚未确定，故建议继续蛋白酶抑制药治疗，并用胰岛素或其他抗高血糖药物控制症状。③男性乳腺发育：单侧或双侧乳房增大、乳房痛、胸部触痛、乳腺组织增多、脂肪营养障碍和催乳素水平升高，改用奈韦拉平后，症状可能改善或完全缓解。

（5）血液 本药单用或与齐多夫定和（或）扎西他滨合用：全血细胞减少、贫血、血小板减少、微量出血、急性粒细胞白血病、轻度中性粒细胞下降、溶血性贫血。

（6）消化 ①本药单用或与齐多夫定和（或）扎西他滨合用：口干、味觉改变、牙病或牙龈炎、舌炎、口腔炎、口腔溃疡、唇炎或唇裂、吞咽困难、食欲障碍、嗳气或呃逆、恶心、呕吐、胃痛、胃炎、消化不良、腹泻、腹部不适、胰腺炎、直肠出血、便秘、痔疮、大便变色、黑便、硬化性胆管炎、胆石病、肝炎、腹水、门脉高压、肝肿大（或伴脾肿大）、血清氨基转移酶升高、黄疸和慢性肝病加重。②本药与环磷酰胺、多柔比星和依托泊苷联合用于治疗 HIV 感染患者的非霍奇金淋巴瘤：黏膜炎。

（7）呼吸 本药单用或与齐多夫定和（或）扎西他滨合用：喉炎、咽炎、鼻炎、鼻窦炎、上呼吸道感染、支气管炎、肺炎等，可表现为咯血、鼻出血、咳嗽、呼吸困难等。

（8）泌尿 本药单用或与齐多夫定和（或）扎西他滨合用：无尿、肾绞痛、尿道出血和尿路感染。

（9）生殖　本药单用或与齐多夫定和（或）扎西他滨合用：性欲障碍。

（10）骨骼肌肉　本药单用或与齐多夫定和（或）扎西他滨合用：肌肉骨骼痛、肌痛、肌痉挛或强直、关节痛、骨盆痛、关节炎、组织改变、反射亢进或减退、背痛等。

（11）皮肤　本药单用或与齐多夫定和（或）扎西他滨合用：痤疮、皮疹、荨麻疹、湿疹、皮炎、史－约综合征、毛囊炎、光过敏、色素或毛发改变、皮肤溃疡或结节、皮肤干燥和瘙痒。

（12）眼　本药单用或与齐多夫定和（或）扎西他滨合用：视力障碍、睑炎和眼刺激。

（13）耳　本药单用或与齐多夫定和（或）扎西他滨合用：耳痛、耳鸣、耳炎、听力减退。

**【相互作用】**

（1）卡马西平、地塞米松、苯妥英、磷苯妥英、苯巴比妥、奈韦拉平　诱导本药代谢，血药浓度和疗效降低，故不宜合用。确需合用时，可能需增加本药剂量，以维持抗病毒疗效。

（2）艾法韦仑　本药 AUC 减少 62%，$C_{max}$ 降低 50%，致疗效降低。故合用时，还需加用其他 HIV 蛋白酶抑制药。

（3）大麻　本药吸收改变或代谢增强，致本药疗效降低，合用时应谨慎。

（4）替拉那韦　本药血药浓度明显下降，不推荐合用。

（5）洛哌丁胺　本药的吸收被干扰，血药浓度下降；洛哌丁胺的代谢清除下降，血药浓度上升。

（6）大蒜素　圣·约翰草　蛋白酶抑制药的血药浓度降低，增加逆转录病毒耐药和本药失效的发生率。应避免合用。

（7）达芦那韦　达芦那韦血药浓度或活性代谢物的血药浓度下降，需调整剂量或不推荐合用。

（8）利福平、利福布汀　诱导本药代谢，疗效降低，同时上述药物的血药浓度增高，可能引发相应的毒性反应，故禁止合用。利福喷汀也可降低本药疗效，两者合用应极其谨慎，可考虑换用其他抗结核药物。

（9）安普那韦　安普那韦的血药浓度降低，合用时可能需增加安普那韦用量。

（10）重组干扰素 α-a　有协同抗病毒作用。

（11）西咪替丁、克拉霉素、茚地那韦、奈非那韦、阿扎那韦　本药代谢受抑制，血药浓度和不良反应发生率增高。合用时应注意监测，酌情调整剂量。

（12）枳壳　本药代谢受抑制，不良反应增加，应避免合用。

（13）酮康唑　本药代谢受抑制，血药浓度显著升高。若甲磺酸沙奎那韦的剂量为 1200mg/ 次，tid.，而酮康唑的剂量为 400mg/d 时，不需调整剂量。但若高于上述用量，则应监测不良反应（如恶心、腹部不适、腹泻）。

（14）地拉韦啶　本药血药浓度升高，肝毒性增强，地拉韦啶血药浓度降低。合用时应定期监测氨基转移酶水平。

（15）伊曲康唑、伏立康唑　相互抑制对方的代谢清除，使两药的血药浓度和不良反应均增加。合用应谨慎，需严密监测两药的血药浓度和毒性反应。

（16）夫西地酸　相互抑制对方的代谢清除，使两药的血药浓度和不良反应均增加，应避免合用。

（17）利托那韦　本药的首过代谢和吸收后清除率降低，不良反应（如肝毒性反应、血液学异常、头痛、恶心）的风险增高。合用时，利托那韦应为低剂量，并需监测本药的毒性征象。有研究表明，当合用持续 24 周且其中一药的剂量＞ 400mg/ 次，bid. 时，不良反应增加。如需利用本相互作用以升高本药血药浓度，则建议剂量配伍为本药 1000mg 加利托那韦 100mg/ 次，bid.。

（18）环孢素　环孢素的血药浓度可能

升高，毒性增强。故合用时应监测环孢素的血药浓度和患者免疫抑制症状和体征（包括肾毒性、肝毒性、神经病并发症），并酌情减少环孢素的剂量。

（19）麦角衍生物、阿司咪唑、特非那定、西沙必利、匹莫齐特、胺碘酮、苄普地尔、氟卡尼、普罗帕酮、奎尼丁、咪达唑仑、三唑仑　上述药物的代谢受抑制，血药浓度升高，可能引发严重或危及生命的毒性反应，须禁止合用。

（20）阿芬太尼、左醋美沙朵、阿普唑仑、氨氯地平、氨苯砜、地尔硫䓬、非洛地平、氟桂利嗪、戈洛帕米、维拉帕米、依拉地平、拉西地平、尼卡地平、硝苯地平、尼伐地平、尼莫地平、尼索地平、尼群地平、奎宁、厄洛替尼、依普里酮、西罗莫司、他克莫司、丙吡胺、左甲地尔　上述药物的代谢受抑制，血药浓度升高，可能引发严重或危及生命的毒性反应，合用需谨慎，注意监测血药浓度和毒性反应，酌情减少用量。

（21）芬太尼　抑制芬太尼的代谢，增高其血药浓度和毒性反应发生率。合用时，如芬太尼为小剂量单次给药，则可能不需调整剂量；如为持续静脉或经皮给药，则可能需减少芬太尼的剂量。此外，需监测呼吸系统和 CNS 抑制症状。

（22）阿夫唑嗪　抑制阿夫唑嗪的代谢，增高其血药浓度，应避免合用。

（23）依来曲普坦　抑制依来曲普坦的代谢，增高其血药浓度。两药的用药时间应至少间隔 72h，并注意监测脉搏、血压和 ECG。

（24）西地那非、伐地那非　抑制上述药物的代谢，血药浓度升高，致不良反应（低血压、视力改变和阴茎异常勃起）发生率增加。如需与本药合用，西地那非剂量不得＞每 48 小时 25mg；伐地那非 72h 内的单次用量不得＞ 2.5mg，并需监测不良反应。

（25）阿托伐他汀、西立伐他汀、洛伐他汀、辛伐他汀　竞争性抑制上述药的代谢，生物利用度增高，致肌病和横纹肌溶解的发生率增高，故不宜合用。如确需合用，则应监测肌病和横纹肌溶解的症状（肌痛、压痛或无力）、体征和 CK 水平。此外，应尽量减小阿托伐他汀的用量。如 CK 显著升高或怀疑发生肌病或横纹肌溶解时，应停药。可考虑换用其他他汀类调脂药（如普伐他汀、氟伐他汀和罗舒伐他汀）。

（26）雷诺嗪　雷诺嗪的血药浓度升高，可引起 Q-T 间期延长、尖端扭转型室速、心脏停搏等心脏毒性作用，禁止合用。

（27）沙美特罗、他达拉非、依普利酮、依维莫司、伊沙匹隆、文拉法辛、拉帕替尼、尼罗替尼或舒尼替尼等　上述药的血药浓度升高，出现不良反应的风险增加。

（28）氟替卡松等　氟替卡松血药浓度升高，可的松的血药浓度下降。

（29）秋水仙碱等　秋水仙碱的血药浓度升高，出现毒性的风险增加。

（30）托泊替康　托泊替康的血药浓度升高，应避免合用。

（31）地高辛　地高辛的 AUC 可增加约 50%，$C_{max}$ 可增加约 30%，需严密监测地高辛血药浓度或减小用量。

（32）华法林　抑制华法林的代谢，可能引起低凝血酶原血症，增加出血风险。如需合用，应监测患者的凝血酶原时间或 INR，酌情调整华法林的剂量。

（33）食物或葡萄柚汁　可显著增加本药口服的生物利用度，但临床意义不明显，合用时无需调整本药剂量。

## 洛匹那韦利托那韦
## Lopinavir/Ritonavir

**【其他名称】** 克力芝、Aluvia、Kaletra

**【成分】** 洛匹那韦、利托那韦

**【分类】** 抗微生物药 \ 抗病毒药 \ 抗 HIV 药 \HIV 蛋白酶抑制药

**【制剂规格】** 片剂　①每片含洛匹那韦

100mg、利托那韦 25mg。②每片含洛匹那韦 200mg、利托那韦 50mg。

**胶囊**　每粒含洛匹那韦 133.3mg、利托那韦 33.3mg。

**口服溶液**　① 5ml（1ml 含洛匹那韦 80mg、利托那韦 20mg）。② 160ml（1ml 含洛匹那韦 80mg、利托那韦 20mg）。

**【临床应用】**

**说明书适应证**

治疗 HIV 感染。

**【用法用量】**

**说明书用法用量**

HIV 感染　推荐洛匹那韦 400mg/ 次及利托那韦 100mg/ 次，bid.，p.o.。与艾法韦仑、奈韦拉平、安泼那韦和奈非那韦同用时，需增量，推荐洛匹那韦 533mg/ 次及利托那韦 133mg/ 次，bid.，p.o.。

**【禁忌证】**

**说明书禁忌证**

对洛匹那韦或利托那韦过敏者。

**【特殊人群用药】**

**儿童**　＜6 个月婴儿用药的安全性尚不确定。

**1. 说明书用法用量**

（1）6 个月至 12 岁的患儿　推荐下列剂量如表 1-4-1：

表 1-4-1

| 体重（kg） | 洛匹那韦 / 利托那韦剂量（mg/kg） |
|---|---|
| 7~14 | （12/3）mg/（kg · 次），bid. |
| 15~40 | （10/2.5）mg/（kg · 次），bid. |
| ＞40 | 400/100mg/ 次，bid. |

对体重 ≤ 40kg 的患儿，等效剂量为（230/57.5）mg/（$m^2$ · 次），bid.。

（2）＞12 岁的患儿　推荐剂量为 400/100mg/ 次，bid.。

（3）与艾法韦仑、奈韦拉平或安泼那韦同用时　推荐增加剂量。剂量调整如表 1-4-2：

表 1-4-2

| 体重（kg） | 洛匹那韦 / 利托那韦剂量（mg/kg） |
|---|---|
| 7~14 | （13/3.25）mg/（kg · 次），bid. |
| 15~50 | （11/2.75）mg/（kg · 次），bid. |
| ＞50 | 533/133mg/ 次，bid. |

对体重 ≤ 50kg 的患儿，等效剂量为（300/75）mg/（$m^2$ · 次），bid.。

**2. 其他用法用量**

［国内参考信息］　体重＜40kg 或 BSA＜$1.3m^2$ 的儿童，推荐使用儿童剂量的本药口服液。

**老人**　建议慎用，用药时应密切监测。

**孕妇**　利托那韦可少量透过人胎盘，洛匹那韦是否透过人胎盘尚不明确，孕妇用药应权衡利弊。建议妊娠早期延迟或停止治疗，直至妊娠第 10~12 周。正接受联合治疗 HIV 感染的妇女发现怀孕时，建议继续治疗方案，但应监测并发症和毒性。此外，蛋白酶抑制药可增加妊娠期高血糖症的风险，应密切监护。美国 FDA 妊娠安全性分级为：C 级。

**哺乳妇女**　用药期间宜暂停哺乳。

**肝功能不全者**　洛匹那韦主要在肝脏代谢，故肝损害者的洛匹那韦浓度可能升高。据国外资料，肝功能不全者慎用。

**【注意】**

（1）慎用　①有胰腺炎病史者。②有糖尿病或高血糖症病史者。③ A 型和 B 型血友病（增加出血风险）。（以上均选自国外资料）④有潜在的器质性心脏病、缺血性心脏病、心脏传导系统异常或心肌病患者，或同时使用 P-R 间期延长的药物者。⑤先天性长 Q-T 间期综合征或低血钾患者，或同时使用其他延长 Q-T 间期的药物者。

（2）用药相关检查 / 监测项目　用药前和用药期间应定期检测 HIV-1 RNA、$CD_4$ 细胞计数、甘油三酯和胆固醇以及血生化。

**【给药说明】**

（1）给药条件　①本药应进食时服

用。②本药应整片咽下，不能咀嚼、掰开或压碎。

（2）其他　①用药期间应注意观察患者的体重、体温、艾滋病相关症状及药物中毒征象。②使用本药时，＜6个月的儿科患者不应同时使用依法韦仑、奈韦拉平、安普那韦和奈非那韦。

【不良反应】

（1）心血管　深部静脉血栓形成、高血压、心悸、血栓性静脉炎、脉管炎、胸痛、心动过缓、房室传导阻滞、P-R 间期延长、Q-T 间期延长、尖端扭转型室速等。有缓慢性心律不齐的报道。

（2）神经　失眠、异梦、健忘、共济失调、眩晕、运动障碍、脑病、张力过强、周围性神经炎、嗜睡、震颤、感觉异常（如味觉倒错）、中至重度头痛、无力。

（3）精神　不安、情绪不稳、混乱、焦虑、抑郁、思维异常、紧张。

（4）内分泌 / 代谢　库欣综合征、甲状腺功能减退、维生素缺乏症、葡萄糖耐受降低、乳酸性酸中毒、肥胖、水肿（如周围性水肿）、体重下降、血糖升高、高尿酸血症、血胆固醇血症、高甘油三酯血症、低磷血症。

（5）血液　血小板减少、贫血、白细胞减少、淋巴结病变。A 型和 B 型血友病患者使用蛋白酶抑制药治疗后可增加出血危险，包括自发性皮肤血肿和关节积血。

（6）消化　轻中度腹泻、口干、消化不良、口炎（包括溃疡性口炎）、食欲亢进、吞咽困难、食管炎、畏食、嗳气、恶心、呕吐、胃肠功能紊乱、胃肠炎、大便异常、大便失禁、便秘、涎腺炎、胆囊炎、胰腺炎（可见淀粉酶水平升高，甚至致死）、小肠结肠炎、出血性结肠炎、氨基转移酶水平升高或肝失代偿（尤其多见于乙型或丙型肝炎患者或治疗前氨基转移酶显著升高者）。

（7）呼吸　呼吸困难、支气管炎、肺水肿、鼻窦炎。

（8）泌尿　肾结石、尿液异常。

（9）生殖　性欲下降、射精异常、男子乳腺发育。

（10）骨骼肌肉　关节痛、肌痛、背痛、胸痛、胸骨下疼痛、关节炎。

（11）皮肤　皮疹、瘙痒、痤疮、脱发、甲异常、皮肤干燥、剥脱性皮炎、疖、良性皮肤肿瘤、皮肤脱色、出汗。有多形性红斑的报道。

（12）眼　视觉异常、眼病。

（13）耳　中耳炎、耳鸣。

（14）其他　发热、寒战、面部水肿、流感样症状、不适、病毒感染、免疫重建综合征。

【药物过量】

处理意见　无特效解救药，主要采取对症支持治疗，同时密切监测患者生命体征，必要时应予催吐、洗胃、活性炭吸附以清除未吸收的药物。

【相互作用】

（1）卡马西平、苯妥英、利福平、奈韦拉平、苯巴比妥　诱导洛匹那韦的代谢，降低其血药浓度。故应避免合用。

（2）艾法韦仑　促进洛匹那韦和利托那韦的代谢，降低本药血药浓度。合用时应增加本药剂量。

（3）大蒜素、圣约翰草　HIV 蛋白酶抑制药的血药浓度降低，应避免合用。

（4）大麻　可改变蛋白酶抑制药的吸收或增加其代谢，从而降低蛋白酶抑制药的疗效。合用应谨慎，应定期监测 $CD_4^+$ 淋巴细胞计数、HIV RNA 和血清 p24 抗原，以确定抗病毒疗效。

（5）阿托喹酮　洛匹那韦可使阿托喹酮血药浓度降低，合用时可能需增加阿托喹酮剂量。

（6）去羟肌苷　利托那韦与去羟肌苷配方不相容，合用可致两者均失活。故两药应分开服用，间隔时间至少 2.5h。

（7）地拉韦啶　利托那韦的血药浓度可

能升高。

（8）特非那定 特非那定的代谢受抑制，引发严重或危及生命的毒性反应（Q-T间期延长、尖端扭转型室性心动过速、心搏骤停），须禁止合用。

（9）苄普地尔 苄普地尔的代谢受抑制，其血药浓度和毒性反应发生率增高。合用需谨慎，注意监测苄普地尔毒性反应。此外，利托那韦单成分制剂与苄普地尔合用后可能引发严重或危及生命的毒性反应，故禁止合用。

（10）芬太尼 芬太尼的代谢受抑制，其血药浓度和毒性反应发生率增高。合用时，如芬太尼为小剂量单次给药，则可能不需调整剂量；如为持续静脉或经皮给药，则可能需减少芬太尼剂量。此外，需监测呼吸系统和中枢神经系统抑制症状。

（11）伊曲康唑、利多卡因、奎尼丁、利福布汀 上述药物的代谢受抑制，血药浓度和毒性反应发生率增高。合用时需注意监测，酌情调整剂量。

（12）克拉霉素 克拉霉素的清除率降低，致其血药浓度升高、毒性反应增加。合用时，肾功能正常者无需调整剂量；肾功能不全者需减小克拉霉素用量：Ccr为30~60ml/min时，克拉霉素用量需减半；Ccr＜30ml/min时，克拉霉素用量需减小75%。

（13）沙奎那韦、奈非那韦 上述药物的血药浓度升高，合用应谨慎。其中，与沙奎那韦合用时，如本药剂量为400/100mg/次，bid.，则沙奎那韦的剂量应减为800mg/次，bid.；与奈非那韦合用时，应将本药剂量增为533/133mg/次，bid.，而奈非那韦剂量减为1000mg/次，bid.。

（14）丁氨苯丙酮、氯氮䓬、氯氮平、多塞平、强的松、曲唑酮 上述药物的代谢降低，血药浓度升高，毒性增强。故合用应谨慎，注意监测上述药物的血药浓度和患者可能出现的毒性反应。

（15）亚甲二氧基去氧麻黄碱（MDMA）MDMA的代谢受抑制，血药浓度升高，毒性增强。两者应避免合用。

（16）氟替卡松 氟替卡松的代谢受抑制，致其过量，从而可能增加发生库欣综合征的风险。不推荐两者同用，除非利大于弊。对合用利托那韦和鼻内用氟替卡松者，应监测皮质甾类过多的症状，包括与皮质醇浓度降低有关的症状，如体重减轻、面颈部发红、血压增高和毛发增多。检测血浆皮质醇水平可能有助于库欣综合征的诊断。

（17）阿扎那韦 阿扎那韦的代谢受抑制，血药浓度升高。两者合用的推荐剂量是：阿扎那韦300mg/次，qd.，利托那韦100mg/次，qd.，进食时服用。

（18）西地那非、伐地那非 上述药物的代谢受抑制，血药浓度升高，导致不良反应（低血压、视力改变和阴茎异常勃起）发生率增加。如需与利托那韦合用，西地那非剂量不得超过每48h给药25mg；伐地那非72h内的单次用量不得超过2.5mg，并需监测不良反应。此外，注意肺动脉高血压患者不宜合用利托那韦与西地那非。

（19）安普那韦 安普那韦的血药浓度可能升高。合用时，本药剂量增为533/133mg/次，bid.，安普那韦剂量减为750mg/次，bid.。

（20）依他普仑 依他普仑的药动学无明显改变。

（21）烟草 诱导利托那韦的代谢，可能降低其血药浓度和疗效。与烟草制品同用时，应监测本药疗效；对接受利托那韦治疗的吸烟患者，可能需增加利托那韦的剂量。

（22）食物 进食时服用本药，吸收增加。其中与高脂膳食同服，本药胶囊和溶液的AUC分别增加48%~97%和80%~130%，$C_{max}$分别增加23%~43%和54%~56%。

（23）其余 参见利托那韦相互作用内容。

## HIV 融合抑制药

### 恩夫韦肽
### Enfuvirtide

**【其他名称】** 恩夫韦地、恩弗韦特、福泽昂、Fuzeon

**【分类】** 抗微生物药 \ 抗病毒药 \ 抗 HIV 药 \HIV 融合抑制药

**【制剂规格】** 粉针剂 90mg。

**【临床应用】**

**其他临床应用**

常与其他抗逆转录病毒药联用于 HIV 感染（国外资料）。

**【用法用量】**

**其他用法用量**

[国外参考信息]

HIV 感染 90mg/ 次，bid.，i.h.。

**【禁忌证】**

**其他禁忌证**

对本药过敏者（国外资料）。

**【特殊人群用药】**

**儿童** ＜ 6 岁儿童用药的安全性及有效性尚未确定。

**其他用法用量**

[国外参考信息]

HIV 感染 ＞ 6 岁，2mg/（kg·次）（不超过 90mg/ 次），bid.，i.h.。

**孕妇** 尚不清楚本药是否可透过胎盘。美国 FDA 妊娠安全性分级为：B 级。

**哺乳妇女** 尚不清楚本药是否分泌入乳汁。

**肝功能不全者** 慎用。

**肾功能不全 / 透析者** 据国外资料，肾功能不全者慎用。Ccr ＞ 35ml/min 者，无须调整剂量。尚无 Ccr ＜ 35ml/min 者的用药剂量资料。儿童同成人。

**【注意】**

用药相关检查 / 监测项目 ① $CD_4$ 淋巴细胞计数。②血浆 HIV-RNA（病毒负荷）。

**【给药说明】**

（1）给药条件 皮下注射可选择上臂、前股部、腹部等处。每次应选择不同的注射部位，不可注入疤痕组织、痣、瘀伤、脐部或已发生注射反应的部位。

（2）其他 本药静脉给药虽可有效降低病毒负荷，但临床较少采用该途径。

**【不良反应】**

（1）神经 周围神经病变（抗逆转录病毒药联用本药时更易发生）、疲乏。

（2）精神 失眠、焦虑，抗逆转录病毒药联用本药时更易发生。也有因抑郁而停止治疗的报道。

（3）内分泌 / 代谢 血糖升高，但无显著临床意义。

（4）血液 嗜酸性粒细胞增多。

（5）消化 食欲缺乏、胰腺炎、腹泻、恶心。抗逆转录病毒药联用本药时，食欲缺乏、胰腺炎的发生率增加。

（6）呼吸 细菌性肺炎的发生率增加，尤其是原有 $CD_4$ 淋巴细胞计数低、病毒负荷高、吸烟、静脉吸毒、肺脏疾病史者。

（7）骨骼肌肉 抗逆转录病毒药与本药联用，更多见肌痛。

（8）皮肤 注射部位反应：疼痛、红斑、硬结、结节、囊肿等。

（9）眼 抗逆转录病毒药联用本药，结膜炎的发生率增加。

（10）其他 ①抗逆转录病毒药联用本药，更易发生鼻窦炎、单纯性疱疹、皮肤乳头状瘤、流行性感冒等，淋巴结病变的发生率增加。也有发生脓毒症的报道。②已有用药后出现耐药性的报道。

**【相互作用】**

尚不明确。

# 第二节　抗疱疹病毒药

## 阿糖腺苷
## Vidarabine

【其他名称】 阿糖腺苷磷酸钠、单磷酸阿糖腺苷、Adenine Arabinoside、Vidarabine Monophosphate、Vidarabine Phosphate Sodium、Vira–A

【分类】 抗微生物药 \ 抗病毒药 \ 抗疱疹病毒药

【制剂规格】 注射液　① 1ml : 200mg。② 5ml : 1000mg。

粉针剂　① 100mg。② 200mg。

粉针剂（单磷酸盐）① 100mg。② 200mg。

眼膏　3%（相当于无水品 2.8%）。

【临床应用】

1. 说明书适应证

*治疗疱疹病毒感染所致的口炎、皮炎、脑炎、病毒性带状疱疹及巨细胞病毒感染。*

2. 其他临床应用

（1）慢性乙型肝炎。

（2）眼膏用于单纯疱疹病毒性角结膜炎；也可用于经碘苷治疗无效或对碘苷过敏的浅表性疱疹病毒性角膜炎。

【用法用量】

1. 说明书用法用量

**一般用法**　5~10mg/（kg· 次），qd.，i.m./i.v.（缓慢）/i.v.gtt.。

2. 其他用法用量

［国内参考信息］

（1）单纯疱疹病毒性脑炎　15mg/（kg · d），连续缓慢 i.v.gtt.，疗程为 10d。

（2）带状疱疹　10mg/（kg · d），i.v.gtt.，疗程为 5d。

（3）免疫缺陷者水痘感染　10mg/（kg · d），i.v.gtt.，疗程为 5~7d。

（4）单纯疱疹性角膜炎　将 3% 眼膏 1cm 涂于下结膜囊内，q.3h，5 次 /d，疗程为 10~14d，严重病例的疗程可更长。至角膜上皮形成后，还应继续用药 5~7d（bid.），以防复发。

［国外参考信息］ 将 1.27cm（0.5 英寸）3% 眼膏涂于下结膜囊内，q.3h，5 次 /d，严重病例需要治疗较长时间。在上皮再形成后，建议减量（bid.）再使用 7d 以防复发。

【禁忌证】

**其他禁忌证**

（1）对本药过敏者。

（2）孕妇和哺乳妇女。

【特殊人群用药】

**儿童**

**其他用法用量**

［国内参考信息］

（1）单纯疱疹病毒性脑炎　同成人。

（2）带状疱疹　同成人。

（3）免疫缺陷者水痘感染　同成人。

（4）新生儿疱疹感染　15mg/（kg · d），i.v.gtt.，连用 4~5d。

［国外参考信息］ ≥ 2 岁儿童，经眼给药用法用量同成人。

**孕妇**　禁用。美国 FDA 妊娠安全性分级为：C 级。

**哺乳妇女**　禁用。

**肝功能不全者**　慎用。

**肾功能不全 / 透析者**　肾功能不全者慎用。

**其他用法用量**

［国内参考信息］ 应根据肾功能损害程度调整剂量。GFR ＜ 10ml/min 者可用常规剂量的 75%。

【注意】

用药相关检查 / 监测项目　须定期监测血常规及肝、肾功能。

【给药说明】

（1）给药条件　①可用于新生儿单纯疱疹病毒感染（如皮肤黏膜感染、局限性 CNS

感染和播散性单纯疱疹感染）、免疫功能缺陷者疱疹病毒感染、婴儿先天性巨细胞病毒和免疫缺陷者巨细胞病毒感染。②因溶解度低，吸收差，故不宜口服、肌注或皮下注射给药。也不可静脉推注或快速滴注，仅可缓慢静滴，用药浓度应＜700mg/L，静滴时间≥12h。静滴时，大量液体伴随本药进入体内，应注意水、电解质平衡。③局部眼用时疗程一般≤21d，给药7d无明显好转或用药21d仍无上皮重新形成，应考虑其他治疗方法；或角膜炎治疗后3~5d，对某些慢性病例或病情较重者疗程可适当延长。应注意用药次数过多可能导致角膜小点状损害。

（2）减量/停药条件　眼膏可与其他抗生素（如庆大霉素、红霉素、氯霉素）的眼用制剂合用，也可与皮质激素类眼制剂合用治疗单纯疱疹性角膜炎，但本药必须在停用激素后继续应用数日，方可停药。

（3）配伍信息　①不可与含钙的输液配伍。②不宜与血液、血浆及蛋白质输液剂配伍，不能以生物制品或胶体溶剂溶解本药。③用药前应充分振摇，使其呈均匀的混悬液。25℃时1000ml滴入液中最多溶解450mg药物，预温至35℃~40℃可促进药物溶解。配得的输液不可冷藏以免析出结晶。

（4）其他　美国已禁用本药的注射制剂。

【不良反应】

不良反应程度与剂量和疗程呈正相关。

（1）神经　震颤、眩晕、幻觉、共济失调、癫痫发作和意识模糊等，停药后常可自行消退；头痛和脑病多见于肝、肾功能不全者；另有暂时性运动性失语症（霍奇金病者）。

（2）内分泌/代谢　血管升压素失调分泌综合征、低钾血症。

（3）血液　Hb减少、血细胞比容下降、WBC减少、PLT减少、网织RBC减少、骨髓抑制、骨髓内巨幼RBC增多。

（4）消化　食欲减退、恶心、呕吐、呕血、腹痛、腹泻、便秘、暂时性氨基转移酶升高和血总胆红素升高。

（5）骨骼肌肉　极少出现肌肉疼痛及关节疼痛。

（6）皮肤　皮疹、瘙痒等。

（7）眼　暂时性烧灼、瘙痒等轻度刺激感，流泪、异物感、结膜充血、表浅点状角膜炎、疼痛、畏光等。

（8）其他　发热、全身乏力；静滴部位可出现疼痛和血栓性静脉炎，大多在停药后消退。动物试验提示可致畸、致突变以及致肝、肾、甲状腺、小肠等肿瘤。

【药物过量】

（1）剂量　＞10mg/（kg·d）（一般剂量＜10mg/（kg·d）时，所产生的不良反应轻微或不明显）。

（2）表现　食欲缺乏、头晕、耳鸣、全身乏力、恶心等。上述反应与治疗本身的因果关系尚未确定。

【相互作用】

（1）腺苷脱氨酶抑制药　本药的抗病毒效力可提高20~50倍。

（2）喷司他丁　本药疗效提高，但两者不良反应的发生率亦增加。

（3）氨茶碱　氨茶碱的血药浓度升高。

（4）别嘌醇、茶碱　可导致较严重的神经系统毒性反应。使用本药时应慎用上述药物。

（5）干扰素　可加重不良反应。

## 阿昔洛韦
## Aciclovir

【其他名称】艾贝清、爱尔新、阿仑、阿特米安、艾韦达、阿昔洛韦钠、邦纳、博士多为、博仕多为、葆珍康、得尔力伟、东药琦锐、苷泰、和谷、洁珂、洁罗维、济民维新、建适辽、可包、康达威、克毒星、克疱、洛芙、丽科平、丽科欣、丽珠克毒星、清林、强尼、羟乙氧甲鸟嘌呤、适患疗、圣诺韦、舒维疗、沙威洛、苏维乐、水信克疱、天诚昔尔、天诚惜尔、天默、无环鸟、无环鸟苷、无环鸟苷钠、无环鸟嘌呤、韦信、辛龙威、佑康、永信克疱、中宝韦平、注力、Aciclovir Sodium、Acycloguanosine、Acyclovir、Acyclovir Sodium、Poviral、Virless、Zovirax

**【分类】** 抗微生物药\抗病毒药\抗疱疹病毒药

**【制剂规格】** 片剂 ① 100mg。② 200mg。③ 400mg。

分散片 100mg。

缓释片 200mg。

咀嚼片 ① 400mg。② 800mg。

胶囊 ① 100mg。② 200mg。

缓释胶囊 200mg。

粉针剂 ① 250mg。② 500mg。

注射液 ① 5ml∶250mg。② 10ml∶250mg。③ 10ml∶500mg。④ 20ml∶500mg。

葡萄糖注射液 ① 250ml（阿昔洛韦125mg和葡萄糖12.5g）。② 250ml（阿昔洛韦250mg和葡萄糖12.5g）。

氯化钠注射液 ① 100ml（阿昔洛韦100mg和氯化钠900mg）。② 250ml（阿昔洛韦250mg和氯化钠2.25g）。③ 500ml（阿昔洛韦250mg和氯化钠4.5g）。

软膏 10g∶300mg（3%）。

乳膏 10g∶300mg。

眼膏 3%。

滴眼液 ① 0.5ml∶0.5mg（0.1%）。② 5ml∶5mg（0.1%）。③ 8ml∶8mg（0.1%）。

霜剂 5%。

凝胶 ① 10g∶100mg。② 10g∶300mg。

**【临床应用】**

**1. 说明书适应证**

（1）口服制剂：①用于单纯疱疹病毒感染，治疗生殖器疱疹病毒感染初发和复发，反复发作者用作预防。②用于带状疱疹，治疗免疫功能正常者带状疱疹和免疫缺陷者轻症病例。③治疗免疫缺陷者水痘。④治疗急性视网膜坏死综合征（ARN）。

（2）注射制剂：①治疗免疫缺陷者皮肤黏膜单纯疱疹病毒（HSV）感染初发和复发，预防感染反复发作。②治疗单纯疱疹性脑炎。③治疗免疫缺陷者严重带状疱疹或免疫功能正常者弥散型带状疱疹。④治疗免疫缺陷者水痘。⑤结膜下注射或静滴用于治疗ARN。

（3）局部用制剂：治疗HSV及带状疱疹病毒（VZV）引起的皮肤和黏膜感染。

（4）滴眼液：单纯疱疹性角膜炎。

**2. 其他临床应用**

（1）口服和注射制剂：视网膜脉络膜炎、HSV性葡萄膜炎。

（2）滴眼液或眼膏：VZV性角膜炎、结膜炎、眼睑皮炎。

（3）病毒感染性口炎、疱疹性咽峡炎、疱疹性龈口炎、手足口病。

**【用法用量】**

**1. 说明书用法用量**

（1）生殖器疱疹 ①初发者：可用普通片、分散片或咀嚼片，200mg/次，q.4h，5次/d，p.o.，连用10d或400mg/次，tid.，p.o.，连用5d；也可用缓释片或缓释胶囊，400mg/次，q.8h，p.o.，连用10d。②慢性复发者：可用普通片、分散片或咀嚼片，200~400mg/次，bid.，p.o.，持续治疗4~6个月或12个月，然后进行再评价。根据再评价结果，选择200mg/次，tid.，p.o.，或200mg/次，5次/d，p.o.的治疗方案。在症状初期，可及时间歇性治疗，200mg/次，q.4h，5次/d，p.o.，连用5d以上。也可用缓释片或缓释胶囊，200~400mg/次，tid.，p.o.，持续治疗6~12个月，然后进行再评价。根据再评价结果，选择适宜的治疗方案。

（2）重症生殖器疱疹初治 5mg/(kg·次)，q.8h，i.v.gtt.，共5d。

（3）水痘 ①普通片、分散片或咀嚼片：800mg/次，qid.，p.o.，连用5d。②缓释片：1600mg/次，bid.，p.o.，连用5d。

（4）急性带状疱疹 ①普通片、分散片或咀嚼片：200~800mg/ 次，q.4h，5 次 /d，p.o.，连用 7~10d。②缓释片：1600mg/ 次，q.8h，p.o.，连用 7~10d。

（5）免疫缺陷者皮肤黏膜单纯疱疹或严重带状疱疹 5~10mg/（kg· 次），q.8h，i.v.gtt.（滴注时间＞1h），共 7~10d。

（6）单纯疱疹性脑炎 10mg/（kg· 次），q.8h，i.v.gtt.，共 10d。

（7）急性视网膜坏死综合征 5~10mg/（kg · 次），q.8h，i.v.gtt.（滴注时间＞1h），连用 7~10d，然后改为 800mg/ 次，5 次 /d，p.o.，连用 6~14 周。

（8）单纯疱疹性角膜炎 ①滴眼液，q.2h。②眼膏，4~6 次 /d。

（9）其他临床用法 外用时，白天 q.3h，4~6 次 /d，取适量涂于患处，连用 7d。

**2. 其他用法用量**

［国内参考信息］ 0.5~1mg/0.5ml，每 1~2d 结膜下注射 1 次。

**【禁忌证】**

**说明书禁忌证**

对本药过敏或有过敏史者。

**【特殊人群用药】**

**儿童** ＜2 岁小儿剂量尚未确定。新生儿不宜用含苯甲醇的稀释液配制滴注液。儿童慎用或在监测下使用。

**1. 说明书用法用量**

（1）水痘 ①＞2 岁患儿：用普通片、分散片或咀嚼片，20mg/（kg· 次），qid.，p.o.，共 5d，出现症状立即开始治疗；缓释片，40mg/（kg· 次），bid.，p.o.。②＞40kg 患儿：同成人口服用量。

（2）免疫缺陷者合并水痘 10mg/(kg· 次）或 500mg/（$m^2$ · 次），q.8h，i.v.gtt.，共 10d。

（3）重症生殖器疱疹初治 ＜12 岁，250mg/（$m^2$ · 次），q.8h，i.v.gtt.，共 5d。

（4）免疫缺陷者皮肤黏膜单纯疱疹 ①＜12 岁，250mg/（$m^2$· 次），q.8h，i.v.gtt.，共 7d。②＞12 岁，同成人用法用量。

（5）单纯疱疹性脑炎 10mg/（kg· 次），q.8h，i.v.gtt.，共 10d。

**2. 其他用法用量**

［国内参考信息］ 外用和经眼给药时，用法用量同成人。

**老人** 肾功能出现生理性减退，应慎用或在监测下使用，需调整剂量和给药间隔。

**孕妇** 本药能透过胎盘，对动物胚胎无影响，是否对人类胚胎产生影响尚不明确，孕妇用药应权衡利弊。美国 FDA 妊娠安全性分级为：B 级。

**哺乳妇女** 本药在乳汁中的浓度为血药浓度的 0.6~4.1 倍，尚未发现乳儿异常。哺乳妇女用药应权衡利弊。

**肝功能不全者** 慎用。

**肾功能不全 / 透析者** 肾损害者使用本药可造成死亡，应慎用。

**说明书用法用量**

（1）带状疱疹 静滴 7~10d。Ccr 为 25~49ml/min 时，500mg/ 次，q.12h；Ccr 为 10~24ml/min 时，500mg/ 次，q.24h；Ccr ＜10ml/min 时，250mg/ 次，q.24h。

（2）肾功能不全的成人患者 应按表 1-4-3 调整剂量。一次血透可使血药浓度降低 60%，故血透后应补给一次剂量。腹膜透析者在给药间期不需调整剂量。

**表 1-4-3 肾功能不全时阿昔洛韦剂量调整表**

| 疾病 | Ccr（ml/min） | 普通片、分散片 | 缓释片、缓释胶囊 |
|---|---|---|---|
| 生殖器疱疹的起始或间歇治疗 | ＞10 | 200mg/ 次，q.4h（一日 5 次） | 400mg/ 次，q.8h |
| | 0~10 | 200mg/ 次，q.12h | 200mg/ 次，q.12h |
| 生殖器疱疹的慢性抑制疗法 | ＞10 | 400mg/ 次，q.12h | 400mg/ 次，q.12h |
| | 0~10 | 200mg/ 次，q.12h | 200mg/ 次，q.12h |
| 带状疱疹 | ＞25 | 800mg/ 次，q.4h（一日 5 次） | 1600mg/ 次，q.8h |

续　表

| 疾病 | Ccr（ml/min） | 普通片、分散片 | 缓释片、缓释胶囊 |
|---|---|---|---|
| 带状疱疹 | 10~25 | 800mg/次，q.8h | 1200mg/次，q.12h |
| | 0~10 | 800mg/次，q.12h | 800mg/次，q.12h |

【注意】

（1）慎用　①过敏体质者。②对本药不耐受者。③精神异常或对细胞毒性药出现精神反应史者。④脱水。⑤坏疽型、大疱型、严重出血型带状疱疹及皮肤有严重继发感染者禁用本药凝胶。

（2）交叉过敏　对其他鸟嘌呤类抗病毒药（如更昔洛韦、伐昔洛韦、泛昔洛韦等）过敏者，也可能对本药过敏。

（3）用药相关检查/监测项目　监测肾功能。

【给药说明】

（1）给药条件　①本药缓释片可用水吞服，不可掰开、压碎或嚼碎。②本药每次静滴时间应＞1h。成人静滴给药 Max：30mg/(kg·d）或 1.5g/m$^2$，每 8h＜20mg/kg。小儿静滴剂量 Max：500mg/（m$^2$·次），q.8h。③尚无水痘发病后期才开始治疗有效的资料，宜于急性发作 24h 内治疗。④尚无带状疱疹急性发作＞72h 才开始治疗的研究资料。一旦出现疱疹的症状与体征，应及早治疗。⑤口服剂量与疗程不宜超过推荐标准，生殖器复发性疱疹感染以口服间歇短程疗法给药有效，长程疗法不宜＞6 个月。口服给药时应让患者补充足量的水，以防止药物在肾小管内沉积。⑥注射制剂专供静滴，不宜肌内或皮下注射。应避免剂量过大、滴速过快、浓度过高，滴注宜缓慢，以免引起肾小管内药物结晶沉积，引起急性肾衰竭。滴注时勿将药液漏至血管外，以免引起局部皮肤疼痛及静脉炎。⑦急性或慢性肾功能不全者不宜静滴（滴速过快可引起肾衰竭）。⑧静滴后 2h，尿中药物浓度最高，此时应让患者补充足量的水，以防止药物在肾小管内沉积。⑨油膏外用时仅用于皮肤及黏膜，不能用于眼。⑩肥胖患者的剂量应按标准体重计算。⑪如单纯疱疹患者使用本药后未见皮肤损害改善，则应测试 HSV 对本药的敏感性。⑫本药对 HSV 的潜伏感染和复发无明显效果，不能根除病毒。

（2）配伍信息　①静脉制剂呈碱性，不宜与其他药物配伍。②取本药粉针剂 500mg，加入 10ml 注射用水中，使浓度为 50g/L，充分摇匀后，再用 NS 或 5%GS 稀释至至少 100ml，使最后药液浓度不超过 7g/L，若浓度太高（10g/L）可引起静脉炎。③配好的药液宜于 12h 内使用，不宜冷藏。④如发现析出结晶，使用时可采用水浴加热，完全溶解后仍可使用。

（3）其他　①对接受有潜在的肾毒性药物的患者使用本药时应特别注意，因可能增加肾功能障碍的危险性，以及增加可逆性的 CNS 症状。②生殖器疱疹为性传播疾病，能在无症状时传染，通过无症状的病毒排出。感染患者用药期间，尚无资料证明能防止感染他人。故患者应避免接触患处，并避免性交，以免感染配偶。一旦出现症状或体征，应立即治疗。感染妇女易患宫颈癌，故患者应检查至少 1 次/年，以及早发现。③本药外用涂药时需戴指套或手套。

【不良反应】

ADR 警示　2006 年 9 月，国家药品不良反应监测中心对本药引起急性 ARF 相关安全性问题进行了通报。自通报发布至 2008 年 11 月 30 日，国家中心又收到有关本药的不良反应/事件报告 4430 余例，其中，急性肾功能损害（肌酐＞2mg/dl）63 例，其他泌尿系统损害 43 例。具体表现为：肾功能损害 84 例次，急性肾损害 3 例次，间质性肾炎 1 例次，肾绞痛 10 例次，血尿 20 例次，蛋白尿 5 例次，尿频 4 例次，少尿 5 例次，无尿 1 例次。急性肾损害的问题依然突出，且不合理用药状况未得到明显改善。

（1）心血管　低血压、心悸、胸闷、脉管炎。若出现心悸、胸闷等，应终止给药，并对症治疗。

（2）神经　头昏、头痛、眩晕、局部麻痹、震颤、下肢抽搐、共济失调、全身倦怠感、神经错乱、昏迷、嗜睡、失眠。若出现神经系统不良反应，应减量或停药，并给予适当处理。

（3）精神　过度兴奋、意识减退、意识模糊、幻觉、易激惹、谵妄。

（4）内分泌/代谢　月经紊乱。

（5）血液　贫血、血小板减少性紫癜、DIC 及 RBC、WBC、PLT、Hb、中性粒细胞减少等。

（6）消化　口渴、畏食、胃肠道痉挛、胃部不适、恶心、呕吐、腹泻、肝炎、黄疸、高胆红素血症及胆固醇、血清氨基转移酶、ALP、LDH 升高等。若出现血清蛋白减少、胆固醇及 TG 升高、肝功能异常，应终止给药，并对症治疗。

（7）呼吸　呼吸困难，此时应终止给药，并对症治疗。

（8）泌尿　肾衰竭、血尿、蛋白尿、BUN 及血肌酐升高、ARF、尿沉渣中有 RBC 及黏液状物。若出现肾脏不良反应，应减量或停药，并给予适当处理。使用本药时应仔细观测有无肾衰竭的征兆和症状（如少尿、无尿、血尿、腰痛、腹胀、恶心、呕吐等），并监测血常规和肾功能，一旦出现异常，应立即停药。

（9）骨骼肌肉　肌痛、关节疼痛。

（10）皮肤　荨麻疹、风疹、光敏性皮疹、瘙痒、秃发、痤疮、史-约综合征、中毒性表皮坏死松解症、多形性红斑、注射部位炎症或静脉炎以及皮肤轻度疼痛、灼痛、刺痛、发红或微痒。外用时，若涂药部位出现灼热感、瘙痒、红肿等，应停止用药，并将涂药部位洗净。

（11）眼　眼部不适、视觉异常、滤泡性结膜炎、浅层点状角膜病变、烧灼感、结膜充血、泪点阻塞、眼睑过敏等。

（12）其他　发热、外周红肿、血管神经性水肿等过敏反应，淋巴结病、多汗、HSV 和 HZV 对本药耐药（严重免疫功能缺陷者）。

**【药物过量】**

（1）表现　口服量 > 20g 可致兴奋、激动、昏迷、震颤、无力。快速静注过高剂量可因肌酐及血尿素氮升高继发引起肾衰竭。

（2）处理意见　无特殊解毒药，主要采用对症及支持疗法，给予充足的水分，防止药物沉积于肾小管。一旦发生肾衰竭及无尿症，应进行血透直至肾功能恢复。

**【相互作用】**

（1）丙磺舒　本药的平均 $t_{1/2}$ 延长，AUC 增加，从而导致药物体内蓄积。

（2）膦甲酸钠　能增强本药对 HSV 感染的抑制作用。

（3）三氟胸苷、阿糖腺苷、安西他滨、干扰素、更昔洛韦、膦甲酸、酞丁安　协同或相加作用。

（4）免疫增强药　治疗病毒性角膜炎时，具有协同作用。

（5）糖皮质激素　治疗急性视网膜坏死综合征及带状疱疹时，具有协同作用。

（6）哌替啶　可发生哌替啶中毒。

（7）齐多夫定　可引起肾毒性，表现为深度昏睡和疲劳。

（8）肾毒性药　可加重肾毒性（尤其是肾功能不全者），增加可逆性 CNS 症状。

（9）干扰素、甲氨蝶呤（鞘内）　可能引起精神异常，应慎用。

## 伐昔洛韦
## Valaciclovir

**【其他名称】** 阿迈新、丽科分、丽珠威、明竹欣、维德思、万乃洛韦、盐酸伐昔洛韦、盐酸万乃洛韦、逸体舒、Valaciclovir Hydrochloride、Valacyclovir、Valtrex、

Virmax、Zelitrex

【分类】抗微生物药\抗病毒药\抗疱疹病毒药

【制剂规格】片剂（盐酸盐）① 100mg。② 150mg。③ 200mg。④ 300mg。⑤ 500mg。⑥ 1000mg。

分散片（盐酸盐）① 150mg。② 300mg。

缓释片（盐酸盐） 600mg。

胶囊（盐酸盐） 150mg。

颗粒（盐酸盐）① 75mg。② 150mg。

【临床应用】

说明书适应证

（1）水痘带状疱疹。

（2）Ⅰ型、Ⅱ单纯疱疹病毒感染，包括初发和复发的生殖器疱疹病毒感染。

【用法用量】

1. 说明书用法用量

**一般用法** 300mg/ 次，bid.，p.o.（饭前空腹）。带状疱疹连服 10d，单纯疱疹连服 7d。

2. 其他用法用量

［国内参考信息］

（1）单纯疱疹 治疗剂量：500mg/ 次，bid.，p.o.。单纯疱疹复发时，在前驱期或症状及体征首次出现时服药效果较好。预防剂量：免疫功能正常者，500mg/d，分 1~2 次服，p.o.；免疫缺陷者，500mg/ 次，bid.，p.o.。

（2）带状疱疹 1000mg/ 次，tid.，p.o.，共 7d，在发病的 24h 内服最有效。

（3）免疫缺陷患者（如艾滋病人）或重症患者的口唇疱疹 500~1000mg/ 次，bid.，p.o.，疗程 7d，须在皮疹发生后 3d 内开始用药。

［国外参考信息］

（1）带状疱疹 1000mg/ 次，tid.，p.o.，共服 7d。应在首次出现症状或体征时服，在发病的 48h 内服用最有效。

（2）唇疱疹 2000mg/ 次，q.12h，p.o.，仅用 1d，在出现口唇疱疹征象的初期（发痒、刺痛等）开始使用。在已起疱、溃烂时用药是否有效尚未评价。

（3）生殖器疱疹 初发者，1000mg/ 次，bid.，p.o.，共服 10d，应在首次出现症状或体征时服药，在症状出现 48h 内服药最有效。复发者，500mg/ 次，bid.，p.o.，共服 5d，应在首次出现症状和体征时服药。也可 1000mg/ 次，qd.，p.o.，若每年复发＜ 9 次，则可 500mg/ 次，qd.，p.o.。

【禁忌证】

1. 说明书禁忌证

（1）对本药或阿昔洛韦过敏，或不能耐受者。

（2）孕妇。

2. 其他禁忌证

＜ 2 岁儿童。

【特殊人群用药】

**儿童** 安全性和有效性尚未确定。有资料认为，＜ 2 岁儿童禁用，＞ 2 岁儿童慎用。

**老人** 由于生理性肾功能衰退，需调整剂量与用药间期。

**孕妇** 未发现本药动物致畸性，但本药能透过胎盘，为安全起见，孕妇禁用。美国 FDA 妊娠安全性分级为：B 级。

**哺乳妇女** 本药在乳汁中的浓度为血药浓度的 0.6~4.1 倍，哺乳妇女慎用。用药期间应暂停哺乳。

**肝功能不全者** 慎用。肝硬化患者不推荐减量。

**肾功能不全 / 透析者** 需根据 Ccr 调整剂量。一次血透可使阿昔洛韦（本药口服后转化为阿昔洛韦）的血药浓度减低 60%，故血透后应补给一次剂量。

其他用法用量

［国内参考信息］ Ccr ＞ 50~90ml/min 者，1000mg/ 次，q.8h；Ccr 为 10~50ml/min 者，1000mg/ 次，q.12~24h；Ccr ＜ 10ml/min 者，500mg/ 次，q.24h。

［国外参考信息］

（1）肾功能不全者 ①带状疱疹：Ccr

< 10ml/min 时，500mg/ 次，qd.；Ccr 为 10~29ml/min 时，1000mg/ 次，qd.；Ccr 为 30~49ml/min 时，1000mg/ 次，bid.；Ccr ≥ 50ml/min 时，1000mg/ 次，tid.。②口唇疱疹：Ccr < 10ml/min 时，单次 500mg；Ccr 为 10~29ml/min 时，500mg/ 次，q.12h，共用 2 次；Ccr 为 30~49ml/min 时，1000mg/ 次，q.12h，共用 2 次；Ccr ≥ 50ml/min 时，2000mg/ 次，q.12h，共用 2 次。③生殖器疱疹初发：Ccr < 10ml/min 时，500mg/ 次，qd.；Ccr 为 10~29ml/min 时，1000mg/ 次，qd.；Ccr ≥ 30ml/min 时，1000mg/ 次，bid.。④生殖器疱疹复发：Ccr < 30ml/min 时，500mg/ 次，qd.；Ccr ≥ 30ml/min 时，500mg/ 次，bid.。⑤生殖器疱疹抑制疗法：a. 如正常剂量为 1000mg/ 次，q.24h，Ccr < 30ml/min 时，500mg/ 次，qd.；Ccr ≥ 30ml/min 时，1000mg/ 次，qd.。b. 如正常剂量为 500mg/ 次，q.24h，Ccr < 30ml/min 时，500mg/ 次，qod.；Ccr ≥ 30ml/min 时，500mg/ 次，qd.。

（2）透析者　①血透：经 4h 的血透后，体内的阿昔洛韦约有 1/3 被血透清除，应在血透后服用常规剂量。而连续动静脉血透的患者则不需增加剂量。②腹透：长期非卧床腹透患者不需增加剂量。

【注意】

（1）慎用　①脱水。②对免疫缺陷者不主张用。

（2）交叉过敏　对其他鸟嘌呤类抗病毒药（如阿昔洛韦、更昔洛韦、泛昔洛韦）过敏者也可对本药过敏。

【给药说明】

（1）给药条件　①一旦疱疹症状及体征出现，应尽早给药。②服药期间宜多饮水，以防止阿昔洛韦在肾小管内沉淀。③严重免疫功能缺陷者长期或多次应用本药治疗后，可能引起单纯疱疹病毒和带状疱疹病毒对本药耐药。如单纯疱疹患者应用本药后皮损不见改善，应测试单纯疱疹病毒对本药的敏感性。④生殖器复发性疱疹感染以间歇短程疗法给药有效。生殖器复发性疱疹的长程疗法也不应> 6 个月。⑤本药对单纯疱疹病毒的潜伏感染和复发无明显效果，不能根除病毒。

（2）其他　由于生殖器疱疹患者大多易患子宫颈癌，故患者至少应一年检查 1 次，以早期发现。

【不良反应】

（1）心血管　心动过速、血管扩张等。

（2）神经　头痛、眩晕、失眠（长程用药）。

（3）精神　可见抑郁。

（4）内分泌 / 代谢　口渴。

（5）血液　贫血、WBC 和粒细胞减少、血栓性血小板减少性紫癜和溶血性尿毒症综合征。

（6）消化　轻度胃肠道症状（食欲减退、胃部不适、恶心、呕吐、腹痛、腹泻、便秘等）、肝炎、肝酶异常。

（7）泌尿　蛋白尿、血肌酐及 BUN 轻度升高。

（8）生殖　月经紊乱（长程用药）。

（9）骨骼肌肉　关节痛、肌痛。

（10）皮肤　皮肤瘙痒、多形性红斑、皮疹、痤疮（长程用药）。

（11）眼　畏光、眼痛。

（12）其他　乏力、虚弱。有光过敏的报道。

【药物过量】

本药过量的资料有限。

（1）表现　本药口服过量可引起阿昔洛韦肾小管积聚。经静脉过量使用阿昔洛韦后可引起血肌酐升高，从而导致肾衰竭。也有神经系统反应，包括意识模糊、幻觉、兴奋、抽搐和昏迷。

（2）处理意见　对急性肾衰或无尿的患者，血透可有效将阿昔洛韦清除。

【相互作用】

（1）膦甲酸钠　能增强本药对 HSV 感

染的抑制作用。

（2）西咪替丁　可增加本药中毒的危险，肾功能不全时尤易发生。

（3）齐多夫定　可引起肾毒性，表现为疲劳和深度昏睡。

（4）肾毒性药物　可加重肾毒性，特别是肾功能不全者更易发生。

（5）丙磺舒　使阿昔洛韦排泄减慢，半衰期延长，体内药物蓄积。

（6）更昔洛韦、膦甲酸、干扰素　具有协同或相加作用。

## 更昔洛韦
## Ganciclovir

**【其他名称】** 艾林维、奥托康、奥西彤、巴末安、博应、丙氧鸟苷、诚力康、迪都、独雅欣、更乐韦、甘昔洛韦、更昔洛韦钠、恒抗、荷普欣、辉腾、贺元、君芬、集希通、凯济维、利百路、了凡、利健、林可宏、丽科乐、丽科明、丽科清、丽科伟、诺贝奇、宁丹欣、诺好、羟甲基无环鸟苷、瑞圣亿、实得、赛美维、思泽、威克锐达、维如、新青羽、希韦、尤尼达、Citovirax、Cymevan、Cymevene、Cytovene、Denosine、Ganciclovir Sodium、Virgan

**【分类】** 抗微生物药\抗病毒药\抗疱疹病毒药

**【制剂规格】** **胶囊**　250mg。

**分散片**　250mg。

**注射液**　① 1ml∶50mg。② 2ml∶50mg。③ 2ml∶100mg。④ 2ml∶125mg。⑤ 2ml∶200mg。⑥ 2ml∶250mg。⑦ 2ml∶300mg。⑧ 5ml∶62.5mg。⑨ 5ml∶125mg。⑩ 5ml∶150mg。⑪ 5ml∶250mg。⑫ 10ml∶125mg。⑬ 10ml∶250mg。⑭ 10ml∶500mg。

**注射液（钠盐）**　5ml∶250mg。

**氯化钠注射液**　① 100ml（更昔洛韦 50mg、氯化钠 900mg）。② 100ml（更昔洛韦 100mg、氯化钠 900mg）。③ 250ml（更昔洛韦 250mg、氯化钠 2.25g）。

**葡萄糖注射液**　① 100ml（更昔洛韦 50mg、葡萄糖 5g）。② 100ml（更昔洛韦 100mg、葡萄糖 5g）。③ 250ml（更昔洛韦 250mg、葡萄糖 12.5g）。

**粉针剂**　① 50mg。② 125mg。③ 250mg。④ 500mg。

**粉针剂（钠盐）**　① 125mg。② 250mg。（按 $C_9H_{13}N_5O_4$ 计）

**【临床应用】**

**1. 说明书适应证**

（1）免疫缺陷患者（包括 AIDS 患者）发生的巨细胞病毒（CMV）视网膜炎。

（2）预防器官移植受者的巨细胞病毒感染。

（3）预防晚期 HIV 感染患者的巨细胞病毒感染。

**2. 其他临床应用**

单纯疱疹病毒感染。

**【用法用量】**

**1. 说明书用法用量**

（1）CMV 视网膜炎　①诱导治疗剂量：5mg/（kg·次），q.12h，i.v.gtt.，连用 14~21d。维持治疗剂量：5mg/（kg·次），qd.，i.v.gtt.，7d/ 周；或 6mg/（kg·次），qd.，i.v.gtt.，5d/ 周。②诱导治疗后，也可采用口服维持治疗：1000mg/ 次，tid.；也可在非睡眠时 500mg/ 次，q.3h，p.o.，6 次 /d，与食物同服。维持治疗时若 CMV 视网膜炎有发展，则应重新进行诱导治疗。

（2）预防器官移植受者的巨细胞病毒感染　①诱导治疗剂量：5mg/kg，q.12h，i.v.gtt.，连用 7~14d。维持剂量：5mg/kg，qd.，i.v.gtt.，7d/ 周；或 6mg/kg，qd.，i.v.gtt.，5d/ 周，以上每次滴注时间均需 1h 以上。②也可 1000mg/ 次，tid.，p.o.（与食物同服）。疗程根据免疫抑制的时间和程度确定。

（3）预防晚期 HIV 感染患者的巨细胞病毒感染　1000mg/ 次，tid.，p.o.（与食物同服）。

2. 其他用法用量

［国外参考信息］

（1）巨细胞病毒视网膜炎　①诱导治疗：5mg/（kg·次），q.12h，i.v.gtt.（1h 用完），连用 14~21d。维持治疗：2.1~6mg/（kg·次），qd.，i.v.gtt.，也可将一周总量分为 3 次 / 周或 5 次 / 周给药。大剂量用药或快速滴注可能造成本药毒性增加。②也可玻璃体内注射给药，初始为 20mg/（ml·次），2 次 / 周，连用 3 周，以后 1 次 / 周。③对巨细胞病毒视网膜炎进行局部控制时，也可玻璃体内植入给药。本药植入物必须经外科手术植入，其设计为每个植入物至少含本药 4.5mg，释放速度为 1μg/h，持续释放 5~8 月。在药物释放完后，需替换植入物。

（2）预防巨细胞病毒疾病　①器官移植患者：5mg/（kg·次），q.12h，i.v.gtt.，共 7~14d，然后为 5mg/（kg·次），qd.，7d/ 周或 6mg/（kg·次），qd.，5d/ 周。预防用药时间与患者免疫抑制的程度和时间有关。②肺和心肺移植术后：5mg/（kg·次），3 次 / 周，i.v.gtt.；或 5mg/（kg·次），qd.，i.v.gtt.。疗程均为 3 个月，两者疗效相似。③ 1g/ 次，tid.，p.o.。

**【禁忌证】**

1. 说明书禁忌证

对本药或阿昔洛韦过敏者。

2. 其他禁忌证

（1）中性粒细胞计数＜ $0.5\times10^9$/L 或血小板计数＜ $25\times10^9$/L 者。

（2）孕妇。

**【特殊人群用药】**

**儿童**　有致癌和影响生殖能力的远期毒性，＜12 岁儿童口服或静脉给药应充分权衡利弊。

其他用法用量

［国内参考信息］

防治巨细胞病毒感染　口服或静滴：诱导治疗，5mg/（kg·次），q.12h，连用 14~21d（缓慢滴注＞1h）；维持治疗，5mg/（kg·d），qd.，每周用 3d，或 qd.，连用 7d。

**老人**　选择剂量应慎重，通常从剂量范围的最低点开始。

**孕妇**　动物实验中本药有致畸、致癌、胚胎毒性、免疫抑制作用和生殖系统毒性，故孕妇用药应充分权衡利弊。也有国内资料指出孕妇禁用，建议生育期妇女接受治疗时应采用避孕措施。美国 FDA 妊娠安全性分级为：C 级。

**哺乳妇女**　尚不明确本药是否排泌入乳汁，哺乳妇女不应使用，用药期间应停止哺乳。最后一次使用本药和开始哺乳的间隔期尚不明确。

**肾功能不全 / 透析者**　应根据 Ccr 酌情调整用量。血透患者剂量不可超过 1.25mg/kg，3 次 / 周，在血透后进行（需在血透完成后短时间内给药）。

说明书用法用量

肾功能不全者用药按下列方案调整：

**表 1-4-4　肾功能不全时静滴给药剂量调整表**

| Ccr（ml/min） | 诱导治疗剂量（mg/kg） | 维持治疗剂量（mg/kg） |
|---|---|---|
| ≥ 70 | 5mg/（kg·次），q.12h | 5mg/（kg·次），q.24h |
| 50~69 | 2.5mg/（kg·次），q.12h | 2.5mg/（kg·次），q.24h |
| 25~49 | 2.5mg/（kg·次），q.24h | 1.25mg/(kg·次)，q.24h |
| 10~24 | 1.25mg/(kg·次)，q.24h | 0.625mg/（kg·次），q.24h |
| ＜ 10 | 1.25mg/(kg·次)，3 次 / 周（血透后给药） | 0.625mg/（kg·次），3 次 / 周（血透后给药） |

**表 1-4-5　肾功能不全时口服给药剂量调整表**

| Ccr（ml/min） | 用法用量 |
|---|---|
| ≥ 70 | 1g/ 次，tid. 或 0.5g/ 次，醒时 q.3h（6 次 /d） |
| 50~69 | 1.5g/ 次，qd. 或 0.5g/ 次，tid. |
| 25~49 | 1g/ 次，qd. 或 0.5g/ 次，bid. |

续 表

| Ccr（ml/min） | 用法用量 |
| --- | --- |
| 10~24 | 0.5g/ 次，qd. |
| ＜10 | 0.5g/ 次，3 次 / 周（血透后给药） |

其他

**其他用法用量**

［国外参考信息］

囊性纤维病患者　可根据以下公式调整本药口服剂量：

$$调整后剂量 = 常规剂量 \times \frac{所需血药浓度}{患者实测血药浓度}$$

（囊性纤维病肺移植后）

**【注意】**

（1）交叉过敏　对其他鸟嘌呤类抗病毒药（如阿昔洛韦、伐昔洛韦、泛昔洛韦）过敏者也可对本药过敏。

（2）用药相关检查 / 监测项目　①定期检查全血细胞计数和血小板计数。②每 2 周测定 1 次血清肌酐或 Ccr。③肾功能减退者，建议用药期间监测血药浓度。

（3）对驾驶 / 机械操作的影响　用药后可能出现癫痫发作、嗜睡、头晕、共济失调、精神混乱和 / 或昏迷，将影响驾驶和操作机器的能力。

**【给药说明】**

（1）给药条件　①不可肌注，不应快速给药或静脉推注。静滴 Max：6mg/（kg·次），充分溶解后，缓慢静滴，每次至少 1h。溶液呈强碱性，避免与皮肤、黏膜接触，避免液体渗漏到血管外组织。需给予充足水分以减少药物毒性。②口服制剂应于进餐后服用。③口服给药适用于有免疫缺陷（包括 AIDS）且并发巨细胞病毒视网膜炎者，经本药注射剂治疗病情已稳定后的维持治疗，此时病情重新迅速进展的可能性很小，并可避免长期留置静脉导管给药的不便。但口服制剂治疗后距离本病继续进展的间隔期较短。上述患者预防用药时，也可口服本药。但本药并不能治愈巨细胞病毒感染，因此用于 AIDS 患者合并巨细胞病毒感染时往往需长期维持用药，防止复发。④国外资料报道，治疗巨细胞病毒视网膜炎，玻璃体内注射比低浓度局部给药或静脉给药的疗效更好。⑤免疫损伤（HIV 阳性）的患者在治疗中和治疗后，可能持续经历视网膜炎的发展过程，本药不是 CMV 视网膜炎的治疗药物，接受本药治疗期间最少 4~6 周进行 1 次眼科随访检查。⑥接受本药的男女患者均应避孕（至停药后至少 3 个月）。⑦用药同时进行放疗，可增强对骨髓的抑制作用。⑧本药可引起中性粒细胞减少和血小板减少，并易引起出血和感染，故用药期间应注意口腔卫生。若出现上述情况，应考虑调整用量。

（2）配伍信息　①本药不应混合其他静滴药物。②输液配制：根据患者体重计算剂量，从本药瓶中抽取一定量加入 NS、5%GS、林格液或乳酸林格液，输液浓度不得＞2.5mg/ml。注射输液应在 24h 内使用，以避免细菌污染；注射输液应冷藏，但不可冷冻储存。另有资料提供的注射液配制方法为：本药钠盐 500mg 加入 10ml 注射用水，振摇使其溶解（液体应澄明无色，此溶液在室温时稳定 12h，切勿冷藏），溶解后需再加 NS、5%GS、林格或乳酸钠林格等注射液稀释。

（3）其他　本药具致癌及诱变活性，配制溶液及操作时应小心，避免吸入或与皮肤和黏膜直接接触。

**【不良反应】**

（1）心血管　TG 浓度增高、血管张力下降、心脏传导异常、心脏停搏、尖端扭转型室性心动过速、脉管炎、窦性心动过速、血压升高或血压降低。静脉给药：静脉炎。

（2）神经　头痛、眩晕、失眠、嗜睡、震颤、颅内高压、脑病、锥体外系反应、面瘫、感觉迟钝、言语障碍、记忆丧失、嗅觉丧失、卒中、动眼神经麻痹、味觉倒错、昏迷、抽搐等。

（3）精神　精神异常、紧张、梦境异常、思维异常、焦虑、抑郁、易怒、神志错乱、幻觉。

（4）内分泌 / 代谢　口干、高血钙、低血钠、低血钾、低血糖、血管升压素异常、水肿、体重减轻、酸中毒。

（5）血液　骨髓抑制、粒细胞和 PLT 减少、贫血、全血细胞减少。若中性粒细胞计数 $< 0.5 \times 10^9$/L 或 PLT 计数 $< 25 \times 10^9$/L，应暂停用药，直至中性粒细胞数增至 $0.75 \times 10^9$/L 以上方可重新给药。少数患者同时采用 GM-CSF 治疗粒细胞减少有效。

（6）消化　腹泻、食欲减退、呕吐、恶心、口腔溃疡、味觉倒错、腹痛、便秘、大便失禁、消化不良、吞咽困难、嗳气、呃逆、胆石症、胆汁淤积、肝炎、肝功能异常（ALT、AST 升高）、肝衰竭、肠道溃疡、溃疡性胃炎、胃肠胀气、胃肠出血、胃肠穿孔、胰腺炎、ALP 增加、LDH 升高。

（7）呼吸　咳嗽加重、支气管痉挛、呼吸困难、胸痛、肺纤维化。

（8）泌尿　尿频、Ccr 减低、肾小管病变、肾功能异常、肾衰竭、溶血性尿毒症、血尿、血尿氮增加、尿路感染。

（9）生殖　乳房痛、不育、睾丸发育不良。

（10）骨骼肌肉　关节痛、关节炎、肌肉痉挛、横纹肌溶解、肌痛、肌无力、肌酐升高。

（11）皮肤　瘙痒症、脱发、痤疮、皮肤干燥、剥脱性皮炎、皮疹、荨麻疹、Stevens-Johnson 综合征。

（12）眼　视觉异常、弱视、眼干、眼痛、结膜炎、青光眼、白内障、玻璃体病变、视网膜脱落、视网膜炎。

（13）耳　耳鸣。

（14）其他　发热、药物热、感染、寒战、脓毒血症、出汗、衰弱、注射部位炎症 / 不适 / 疼痛、腹部增大、过敏反应、先天异常、外周组织缺血、多器官衰竭。

**【药物过量】**

（1）表现　静注过量可致不可逆转的各类血小板减少症、持续性骨髓抑制、可逆性中性粒细胞减少或粒细胞减少、肝肾功能损害和癫痫。

（2）处理意见　透析能降低血药浓度。酌情使用造血 GF。

**【相互作用】**

（1）丙磺舒　本药口服制剂 AUC 增加、肾清除率降低。

（2）齐多夫定　两者均可能引起中性粒细胞减少和贫血，一些患者可能不能耐受两种药物的全量联合使用。

（3）吗替麦考酚酯　在肾功能损害的患者中两者的血药浓度均有所升高。

（4）肾毒性药物　可加重肾功能损害，引起本药毒性反应。

（5）影响造血系统的药物、骨髓抑制药　对骨髓的抑制作用增强。

（6）亚胺培南 - 西司他丁　可能引起无显著特点的癫痫发作，故除非利大于弊，不可同用。

（7）抑制高分裂相细胞复制的药物（氨苯砜、喷他脒、氟胞嘧啶、长春新碱、长春花碱、阿霉素、两性霉素 B、甲氧苄啶 / 磺胺嘧唑或其他核苷类）　本药毒性增加，故合用时应权衡利弊。

（8）叠氮胸苷　可能引起严重的中性粒细胞减少和贫血。

（9）去羟肌苷　本药口服前 2h 服用去羟肌苷，本药的稳态 AUC 下降，去羟肌苷的稳态 AUC 增加；同用时本药 AUC 不受影响，去羟肌苷的稳态 AUC 增加。两者肾清除率均无显著改变。国外资料尚报道，本药可使去羟肌苷的毒性增强（表现为神经障碍、痢疾、胰腺炎）。

## 喷昔洛韦
## Penciclovir

**【其他名称】** 丹普乐、夫坦、恒奥普康、可由、丽科爽、丽珠君乐、潘昔洛韦、Denavir、

Vectavir

【分类】 抗微生物药 \ 抗病毒药 \ 抗疱疹病毒药

【制剂规格】 乳膏　① 2g∶20mg。② 5g∶50mg。③ 10g∶100mg。

【临床应用】

说明书适应证

口唇及面部单纯疱疹、生殖器疱疹。

【用法用量】

说明书用法用量

一般用法　外涂患处，4~5 次 /d，应尽早（有先兆或损害出现时）开始治疗。

【禁忌证】

1. 说明书禁忌证

对本药过敏者。

2. 其他禁忌证

对泛昔洛韦过敏者。

【特殊人群用药】

儿童　安全性和疗效尚未确定。

孕妇　美国 FDA 妊娠安全性分级为：B 级。

哺乳妇女　尚不清楚本药是否分泌入乳汁。

肾功能不全 / 透析者　建议明显肾功能不全者减量。

【注意】

慎用　严重免疫功能缺陷者（如艾滋病或骨髓移植者）。

【给药说明】

给药条件　本药不推荐用于黏膜，勿用于眼内及眼周。

【不良反应】 外用耐受性良好。

（1）心血管　静脉用药后可有轻微的卧位舒张压及立位血压下降。

（2）神经　头痛、头晕等。

（3）泌尿　应用本药 20mg/kg 后，24h 尿 Ccr 可有轻微增加。

（4）皮肤　可出现轻微红斑。用药局部可见灼热感、疼痛、瘙痒等。

【相互作用】

（1）更昔洛韦（静滴）或阿昔洛韦（口服或静滴）抗病毒作用相加，临床疗效可明显增强。

（2）别嘌呤、西咪替丁、茶碱、地高辛　有潜在的相互作用。

## 泛昔洛韦
## Famciclovir

【其他名称】 彼欣、凡乐、泛维尔、海正韦克、丽优风、丽珠风、明立欣、诺克、万祺、仙林纳、Famvir

【分类】 抗微生物药 \ 抗病毒药 \ 抗疱疹病毒药

【制剂规格】 片剂　① 125mg。② 250mg。③ 500mg。

分散片　250mg。

胶囊　125mg。

缓释胶囊　125mg。

颗粒　500mg∶125mg。

【临床应用】

1. 说明书适应证

带状疱疹和原发性生殖器疱疹。

2. 其他临床应用

HIV 感染者反复发作性皮肤黏膜单纯疱疹。

【用法用量】

1. 说明书用法用量

（1）带状疱疹　250mg/ 次，q.8h，p.o.，疗程 7d。

（2）原发性生殖器疱疹　250mg/ 次，q.8h，p.o.，疗程 5d。

2. 其他用法用量

[ 国外参考信息 ]

（1）带状疱疹　500mg/d，分 3 次服，连服 7d。

（2）生殖器疱疹　①初发者，250mg/ 次，tid.，p.o.，疗程 5d。②复发者，125mg/ 次，bid.，p.o.，疗程 5d。

（3）HIV 感染者的复发性单纯疱疹　500mg/d，分 2 次服，连服 7d。

【禁忌证】

**1. 说明书禁忌证**

对本药及喷昔洛韦过敏者。

**2. 其他禁忌证**

对本药的同类药物过敏者。

【特殊人群用药】

**儿童**　安全性和疗效尚未确定，不推荐使用。

**老人**　需监测肾功能，以及时调整剂量。

**孕妇**　需充分权衡利弊。美国 FDA 妊娠安全性分级为：B 级。

**哺乳妇女**　用药期间应停止哺乳。

**肝功能不全者**　肝功能代偿的肝病患者无需调整剂量，尚无肝功能失代偿的肝病患者的药动学研究。

**肾功能不全 / 透析者**　肾功能不全者代谢物喷昔洛韦的表观血浆清除率、肾清除率和血浆清除速率常数均随肾功能的降低而下降，故应注意调整用法用量。

**1. 说明书用法用量**

Ccr ≥ 60ml/min 时，250mg/ 次，q.8h；Ccr 为 40~59ml/min 时，250mg/ 次，q.12h；Ccr 为 20~39ml/min 时，250mg/ 次，q.24h；Ccr ＜ 20ml/min 时，125mg/ 次，q.48h。

**2. 其他用法用量**

[ 国外参考信息 ]

口服后大多以原形从尿中排出，故肾功能不全者药物清除率降低。建议参照 Ccr 调整剂量，见表 1-4-6：

**表 1-4-6　肾功能不全时国外用法用量参考表**

| 疾病 | Ccr（ml/min） | 用法 |
|---|---|---|
| 带状疱疹 | ≥ 60 | 500mg/ 次，q.8h |
| | 40~59 | 500mg/ 次，q.12h |
| | 20~39 | 500mg/ 次，q.24h |
| | ＜ 20 | 250mg/ 次，q.24h |
| | 血液透析 | 每次透析后 250mg |
| 生殖器疱疹 | ≥ 40 | 125mg/ 次，q.12h |
| | 20~39 | 125mg/ 次，q.24h |

续　表

| 疾病 | Ccr（ml/min） | 用法 |
|---|---|---|
| 生殖器疱疹 | ＜ 20 | 125mg/ 次，q.24h |
| | 血液透析 | 每次透析后 125mg |
| 复发性生殖器疱疹 | ≥ 40 | 250mg/ 次，q.12h |
| | 20~39 | 125mg/ 次，q.12h |
| | ＜ 20 | 125mg/ 次，q.24h |
| | 血液透析 | 每次透析后 125mg |
| HIV 感染患者的阴部或生殖器单纯疱疹复发 | ≥ 40 | 500mg/ 次，q.12h |
| | 20~39 | 500mg/ 次，q.24h |
| | ＜ 20 | 250mg/ 次，q.24h |
| | 血液透析 | 每次透析后 250mg |

【注意】

交叉过敏　（1）对其他鸟嘌呤类抗病毒药（如阿昔洛韦、更昔洛韦、伐昔洛韦）过敏者也可对本药过敏。（2）对阿昔洛韦耐药的突变株对喷昔洛韦也耐药。

【给药说明】

给药条件　（1）对预防生殖器疱疹复发，治疗眼部带状疱疹、播散性带状疱疹及免疫缺陷患者疱疹的疗效尚未得到确认。（2）病毒胸腺嘧啶脱氧核苷激酶或 DNA 多聚酶的质变可导致 HSV 或 VZV 对喷昔洛韦耐药突变株的产生，若临床疗效不佳，应考虑病毒可能对喷昔洛韦耐药。对阿昔洛韦耐药的突变株对喷昔洛韦也耐药。（3）不能治愈生殖器疱疹，是否能够防止疾病传播尚不明确，生殖器疱疹可通过性接触传播，故治疗期间应避免性接触。

【不良反应】

（1）心血管　血脂增高。

（2）神经　头痛、头晕、失眠、嗜睡、感觉异常、麻木、偏头痛。

（3）内分泌　月经失调。

（4）血液　WBC 及中性粒细胞减低。

（5）消化　畏食、消化不良、恶心、呕

吐、胀气、腹痛、腹泻、便秘、ALT、AST、淀粉酶及胆红素增高。

（6）呼吸　鼻窦炎、咽炎。

（7）泌尿　血肌酐增高。有肾衰竭的报道。

（8）皮肤　皮疹、皮肤瘙痒。

（9）其他　疲劳、疼痛、发热、寒战等。

【药物过量】

（1）剂量　0.5g/ 次，tid.，p.o.，连续 7d，未见代谢物喷昔洛韦的蓄积现象。

（2）处理意见　尚无本药急性服药过量的报道。过量时应给予相应的对症支持治疗。可用血透清除，进行 4h 血透后，代谢物喷昔洛韦的血药浓度可下降 75%。

【相互作用】

（1）丙磺舒或其他主要由肾小管主动分泌的药物　代谢物喷昔洛韦的血药浓度可能升高。

（2）由醛类氧化酶催化代谢的药物　可能发生相互作用。

（3）齐多夫定或葡萄糖醛酸齐多夫定　单次口服本药 500mg 不影响上述药的药动学。

（4）食物　可减缓本药的吸收和转变为喷昔洛韦的药动学过程，但不影响后者最终的生物利用度。

## 第三节　抗流感病毒药

### 磷酸奥司他韦
### Oseltamivir Phosphate

【其他名称】 奥尔菲、奥塞米韦、奥司他韦、奥他米韦、达菲、可威、磷酸奥他米韦、欧瑞斯、特敏福、Oseltamivir、Tamiflu

【分类】 抗微生物药 \ 抗病毒药 \ 抗流感病毒药

【制剂规格】 胶囊　75mg（以奥司他韦计）。

口服混悬液　25ml∶300mg。

【临床应用】

**说明书适应证**

防治流感（主要为甲型及乙型流感）。

【用法用量】

**说明书用法用量**

（1）预防流感　75mg/ 次，qd.，p.o.。与感染者密切接触后，预防用药时间≥ 7d，流感流行期间则应用药 6 周。

（2）治疗流感　75mg/ 次，bid.，p.o.，连用 5d。

【禁忌证】

**说明书禁忌证**

对本药过敏者。

【特殊人群用药】

**儿童**　用于婴儿治疗流感及＜ 12 岁儿童预防流感的安全性及有效性尚未确定。

**说明书用法用量**

（1）预防流感　≥ 13 岁者，用法用量同成人。

（2）治疗流感　本药已批准用于出现流感症状不超过 2d 的≥ 1 岁儿童。≥ 13 岁青少年，用法用量同成人。＜ 13 岁儿童，用量根据体重而定：≤ 15kg，30mg/ 次，bid.；15~23kg，45mg/ 次，bid.；23~40kg，60mg/ 次，bid.；＞ 40kg，75mg/ 次，bid.。

**老人**　无需调整剂量。

**孕妇**　孕妇用药安全性尚未确定，应权衡利弊。美国 FDA 妊娠安全性分级为：C 级。

**哺乳妇女**　本药可泌入大鼠乳汁，是否泌入人乳尚不明确，应权衡利弊。

**肝功能不全者**　无需调整剂量。

**肾功能不全/透析者**　需定期血透或持续腹透者不推荐使用。

**说明书用法用量**

Ccr ＞ 30ml/min 者，无需减量。Ccr 为 10~30ml/min 者：预防用量 75mg/ 次，qod.，p.o.，也可 30mg/ 次，qd.；治疗用量 75mg/ 次，qd.，连用 5d。Ccr ＜ 10ml/min 者，不推荐用。

**【注意】**

慎用　(1) 对扎那米韦等以唾液酸为基质的神经氨酸酶抑制药过敏者。(2) 慢性心脏疾病者。(3) 慢性呼吸性疾病者。(4) 免疫缺陷者。(以上均选自国外资料)

**【给药说明】**

(1) 给药条件　①早期服用疗效更好。治疗流感时，症状首发 12h 内服药与症状首发 48h 服药相比，病程明显缩短。②国外资料报道：预防流感时，应在接触危险因素（密切接触已感冒患者后或处于一个流行性感冒爆发的群体中）2d 内开始用药；治疗流感时，应在出现流感症状 2d（最好在 24h）内开始用药。

(2) 其他　①本药仅在用药时才有预防流感的作用，不能取代流感疫苗。②本药口服混悬液需 2℃ ~8℃冷藏保存，不可冷冻。

**【不良反应】**

(1) 心血管　血管性水肿。

(2) 神经　失眠、头晕、头痛、眩晕、疲乏。

(3) 血液　嗜酸性粒细胞增多、WBC 计数降低。

(4) 消化　恶心、呕吐、腹痛、腹泻。

(5) 呼吸　咽痛、鼻塞、咳嗽、支气管炎、喉部水肿、支气管痉挛。

(6) 泌尿　血尿。

(7) 皮肤　皮疹、皮炎、大疱疹。

(8) 其他　乏力、面部水肿。

**【相互作用】**

(1) 丙磺舒　代谢产物羧基奥司他韦的血药浓度提高 2 倍，联用无需调整剂量。

(2) 食物　进食时服药，羧基奥司他韦 $C_{max}$ 或 AUC 无显著影响，但可能因此提高对本药的耐受性。

## 金刚乙胺
## Rimantadine

**【其他名称】**　金迪纳、津彤、立安、太之奥、盐酸金刚乙胺、Flumadine、Meradan、Rimantadine Hydrochloride

**【分类】**　抗微生物药\抗病毒药\抗流感病毒药

**【制剂规格】**　片剂（盐酸盐）　0.1g。

口服溶液（盐酸盐）　100ml : 1g。

糖浆（盐酸盐）　① 50ml : 0.5g。② 100ml : 1g。

**【临床应用】**

**说明书适应证**

(1) 防治成人 A 型（包括 $H_1N_1$、$H_2N_2$、$H_3N_2$）流感病毒感染。

(2) 预防儿童 A 型流感病毒感染。

**【用法用量】**

**1. 说明书用法用量**

**一般用法**　预防：100mg/ 次，bid.，p.o.；治疗：100mg/ 次，bid.，p.o.，从症状开始连续治疗约 7d。

**2. 其他用法用量**

［国外参考信息］

一般用法　预防：50~200mg/d，单次或分 2 次服，连用 3~12 周；治疗：200mg/d，单次或分 2 次服，连用 5~10d，应在症状出现的 48h 内尽快使用。

**【禁忌证】**

**说明书禁忌证**

对本药及金刚烷类药物过敏者。

**【特殊人群用药】**

**儿童**　婴儿用药的安全性和有效性尚不明确。

**1. 说明书用法用量**

**一般用法**　(1) ＜ 10 岁：5mg/(kg·次)，qd.，p.o.；Max：≤ 150mg。(2) ≥ 10 岁：

用法用量同成人。

2. 其他用法用量

［国外参考信息］（1）1~9 岁：5mg/(kg · d)，单次或分 2 次服；Max：150mg/d。（2）＞ 10 岁：100mg/ 次，bid.，p.o.。（3）体重＜ 40kg 者，无论年龄，均为 5mg/kg，qd.。

**老人**

1. 说明书用法用量

中老年家庭护理患者，100mg/d，p.o.。

2. 其他用法用量

［国外参考信息］ 应减至 100mg/ 次，qd.，p.o.。

**孕妇** 本药能通过小鼠的胎盘并有胚胎毒性，孕妇用药应权衡利弊。美国 FDA 妊娠安全性分级为：C 级。

**哺乳妇女** 本药能透过大鼠乳汁分泌，哺乳妇女用药应权衡利弊。

**肝功能不全者** 慎用。

说明书用法用量

严重肝功能不全，100mg/d，p.o.。

**肾功能不全 / 透析者** 慎用。

1. 说明书用法用量

Ccr ≤ 10ml/min 时，100mg/d，p.o.。

2. 其他用法用量

［国外参考信息］ Ccr ＜ 10ml/min 时，100mg/ 次，qd.，p.o.。

**【注意】**

慎用 有癫痫病史者。

**【给药说明】**

（1）给药条件 ①用于成人及儿童的预防时，在感染暴发期间服药后，2~4 周内有预防作用。＞ 6 周，其预防作用的安全性和有效性尚未确定。②用于成人治疗时，在出现 A 型流感病毒症状 48h 内服药，能减少发热持续时间和减轻全身症状。

（2）其他 仅作为抗病毒疫苗的辅助用药，不能用作流感疫苗的替代品。

**【不良反应】**

（1）心血管 面色苍白、心悸、高血压、脑血管功能紊乱、心力衰竭、下肢水肿、心传导阻滞、心动过速、晕厥。

（2）神经 失眠、嗜睡、头晕、头痛、神经过敏、运动失调、步态异常、运动过度、震颤、意识模糊、惊厥、强直、对刺激敏感性下降。

（3）精神 注意力下降、急躁不安、抑郁、幻觉、精神愉快。

（4）内分泌 / 代谢 出汗、发热、非产后泌乳。

（5）消化 恶心、呕吐、畏食、口干、腹痛、腹泻、消化不良、嗅觉倒错、味觉消失或改变、吞咽困难、口腔炎、便秘。

（6）呼吸 呼吸困难、支气管痉挛、咳嗽。

（7）泌尿 尿频。

（8）皮肤 皮疹。

（9）眼 流泪增加、眼痛。

（10）耳 耳鸣。

（11）其他 疲劳。

**【药物过量】**

（1）表现 急躁不安、幻觉、心律不齐和死亡等。

（2）处理意见 应采取对症及支持治疗。静脉给予毒扁豆碱（成人静注 1~2mg/次，儿童静注 0.5mg/ 次），有利于缓解本药过量所致的中枢神经毒性。

**【相互作用】**

（1）对乙酰氨基酚、阿司匹林 本药 $C_{max}$ 和 AUC 值降低约 11%。

（2）西咪替丁 本药表观清除率减少 18%。

## 第四节 抗乙肝病毒药

### 阿德福韦
### Adefovir

**【其他名称】** 阿地福韦双特戊酰氧基甲酯、阿德福韦酯、阿迪仙、阿甘定、爱路韦、代丁、丁贺、贺维力、久乐、利福之、名正、天晴康阳、欣复诺、粤宝、优贺丁、亿来芬、Adefovir Dipivoxil

**【分类】** 抗微生物药 \ 抗病毒药 \ 抗乙肝病毒药

**【制剂规格】** **片剂（阿德福韦酯）** 10mg。

**胶囊（阿德福韦酯）** 10mg。

**注射液**

**【临床应用】**

**1. 说明书适应证**

HBV 感染。

**2. 其他临床应用**

HIV 感染。

**【用法用量】**

**1. 说明书用法用量**

慢性乙型肝炎 10mg/ 次，qd.，p.o.。

**2. 其他用法用量**

［国内参考信息］

HIV 感染 （1）125mg/ 次，tid.，p.o.，疗程 12 周。（2）1~3mg/（kg · 次），q.d. 或 3 次 / 周，i.v.gtt./i.h.，静滴时间≥ 30min。

**【禁忌证】**

**说明书禁忌证**

对本药过敏者。

**【特殊人群用药】**

**儿童** ＜ 18 岁者不宜使用。

**老人** ＞ 65 岁患者用药的安全性和有效性尚未确定。

**孕妇** 权衡利弊后使用。并遵照标准推荐方案对婴儿进行免疫，阻止婴儿感染乙肝病毒。建议服用本药的育龄妇女应采取有效的避孕措施。美国 FDA 妊娠安全性分级为：C 级。

**哺乳妇女** 用药期间应暂停哺乳。

**肝功能不全者** 无需调整用量。

**肾功能不全 / 透析者** 肾功能不全者慎用。对肾功能障碍或有潜在肾功能障碍风险的患者，使用本药会导致肾毒性，应密切监测肾功能并适当调整剂量。

**说明书用法用量**

（1）Ccr ≥ 50ml/min 时，不需调整（10mg，q.24h）；Ccr 为 20~49ml/min 时，10mg，q.48h；Ccr 为 10~19ml/min 时，10mg，q.72h；Ccr ＜ 10ml/min 时，不推荐使用。（2）透析后，10mg/ 次，7d 给药 1 次，p.o.。

**【注意】**

（1）慎用 先天性肉毒碱缺乏。

（2）用药相关检查 / 监测项目 ①对于乙肝病毒感染者，应测定血清中相应的抗原和抗体。②用药中应常规监测全血细胞计数、肝肾功能、血清磷。③停药后应继续监测肝功能。

**【给药说明】**

（1）给药条件 ①本药治疗的最佳疗程尚未确定，HBeAg 阳性者在使用本药治疗时，发生 HBeAg 血清学改变后，继续治疗 6 个月，确认疗效巩固后可考虑中止治疗。HBeAg 阴性者，建议治疗至少应达 HBsAg 发生血清学改变或失去疗效方可停药。②若停药后肝功能发生恶化，应再次进行治疗。

（2）减量 / 停药条件 ①治疗中出现失代偿肝病（如肝硬化失代偿）者，不推荐停药。②出现氨基转移酶水平快速升高、进展性肝肿大或不明原因的代谢性乳酸性酸中毒时，应停止核苷类似物的治疗。

（3）其他 用本药治疗前，应对所有患者进行 HIV 抗体检查。合并 HIV 感染的慢性乙肝患者，用本药治疗可能使 HIV 产生耐药，这类患者在开始用本药治疗HBV感染前，应先用有效的抗病毒治疗，使其体内的HIV RNA水平得到控制（＜400拷贝数/ml）。国外现已不再进行本药治疗HIV感染的研究。

【不良反应】 单用核苷类似物或合用其他抗逆转录病毒药物会导致乳酸性酸中毒和严重的伴有脂肪变性的肝肿大，包括致命事件。国家药品不良反应监测数据库分析提示，阿德福韦酯在长期使用后可引起低磷血症及骨软化。骨软化主要是非矿化的骨样组织增生，骨质软化，而产生骨痛、骨畸形、骨折等一系列临床症状和体征。

（1）神经 疲乏、头晕、失眠、头痛。

（2）内分泌/代谢 低磷血症及骨软化，应及时采取停药或相关对症治疗等措施。

（3）血液 中性粒细胞和WBC减少、轻度Hb升高。

（4）消化 恶心、胃部及腹部不适、腹痛、腹泻、腹胀、消化不良、肝衰竭、肝区疼痛、酶学异常（淀粉酶、ALT、ALP、CPK等升高）。

（5）呼吸 鼻咽炎、鼻窦炎、咳嗽加重。

（6）泌尿 肾毒性、尿道炎、血尿、糖尿、肾功能异常、肾衰竭。

（7）皮肤 皮疹、脱发、瘙痒。

（8）其他 虚弱。

【药物过量】

（1）表现 500mg/d，p.o.，共2周或250mg/d，p.o.，共12周，可引起轻中度胃肠道反应。

（2）处理意见 应密切监测，必要时给予支持治疗，也可通过血透清除药物。尚未进行腹透清除本药的研究。

【相互作用】

（1）布洛芬 布洛芬的药动学不受影响，本药$C_{max}$、AUC及尿液回收药量可增加。

（2）其他可能影响肾功能的药物（如环孢素、他克莫司、氨基糖苷类药物、万古霉素、NSAID等）可能引起肾功能损害。

（3）经肾小管分泌或改变肾小管分泌功能的药物 本药或上述药的血药浓度增加。

（4）拉米夫定、齐多夫定、磺胺甲基异噁唑/甲氧苄啶、对乙酰氨基酚 两者的药动学参数均无改变。

（5）食物 不影响本药的吸收，服药时可不考虑进食的影响。

## 恩替卡韦
## Entecavir

【其他名称】 博路定

【分类】 抗微生物药\抗病毒药\抗乙肝病毒药

【制剂规格】 片剂 0.5mg。

口服溶液

【临床应用】

**说明书适应证**

治疗病毒复制活跃、ALT持续升高或肝脏组织学显示有活动性病变的慢性乙型肝炎。

【用法用量】

**说明书用法用量**

慢性乙型肝炎 一般0.5mg/次，qd.，p.o.（空腹，餐前或餐后至少2h）。拉米夫定治疗时发生病毒血症或出现耐药突变者，1mg/次，qd.，p.o.（空腹）。

【禁忌证】

**说明书禁忌证**

对本药过敏者。

【特殊人群用药】

儿童 ＜16岁儿童用药的安全性和有效性数据尚未确立。

**说明书用法用量**

慢性乙型肝炎 ≥16岁者用法用量同成人。

老人 需减量，可根据肾功能调整剂量。。

孕妇 充分权衡利弊。目前尚无资料提示

本药能影响 HBV 的母婴传播，故应采取适当的干预措施以防止新生儿感染 HBV。美国 FDA 妊娠安全性分级为：C 级。

**哺乳妇女** 不推荐用于哺乳妇女。

**肝功能不全者** 无需调整剂量。

**肾功能不全/透析者** 在肾功能不全者中，本药的表观口服清除率随 Ccr 的降低而降低。Ccr < 50ml/min 者（包括接受血透或 CAPD 治疗者）应调整用量。血透者应在透析后给药。

**说明书用法用量**

**表 1-4-7 肾功能不全时剂量调整表**

| Ccr（ml/min） | 通常剂量 | 拉米夫定治疗失败者 |
|---|---|---|
| > 50 | 0.5mg，qd. | 1mg，qd. |
| 30~50 | 0.25mg，qd. | 0.5mg，qd. |
| 10~30 | 0.15mg，qd. | 0.3mg，qd. |
| 血透或 CAPD | 0.05mg，qd. | 0.1mg，qd. |

**【注意】**

（1）慎用 ①接受肝移植者。②脂肪性肝肿大。③乳酸性酸中毒。（以上均选自国外资料）

（2）用药相关检查/监测项目 ①用药期间及停止治疗后的几个月内应严密监测肝功能（可能出现严重的乙型肝炎急性加重）。如必要，可重新恢复抗乙肝病毒治疗。②对使用过或正在使用可影响肾功能的免疫抑制药（如环孢霉素或他克莫司）的肝移植患者，治疗前和治疗期间都应监测肾功能。

**【给药说明】**

给药条件 （1）给予本药的最佳时间以及与长期治疗结果的关系尚未明确，如肝硬化、肝癌。（2）本药不能降低经性接触或污染血源传播 HBV 的危险性，故用药同时仍需采取适当防护措施干预疾病传播。

**【不良反应】**

（1）神经 眩晕、头晕、头痛、中至重度失眠或嗜睡。

（2）内分泌 高血糖症、空腹血糖升高、糖尿及脂酶、淀粉酶升高。单用核苷类药或与其他抗逆转录病毒药联用时，有致乳酸性酸中毒（包括死亡）的报道。

（3）血液 白蛋白、血小板降低。

（4）消化 恶心、呕吐、消化不良、腹泻、轻至中度腹痛、腹部不适、肝区不适、肝肿大、复发性肝炎以及 ALT、AST 升高。单用核苷类药或与其他抗逆转录病毒药联用时，已有致重度脂肪性肝肿大（包括死亡病例）的报道。

（5）泌尿 血肌酐升高、血尿。

（6）肌肉骨骼 肌痛，多为轻至中度。

（7）皮肤 风疹，多为轻至中度。

（8）其他 疲劳。

**【药物过量】**

（1）表现 暂无本药过量的相关报道。健康人群单次口服 40mg 或多次给药(20mg/d，连续 14d）后，未观察到不良事件发生增多。

（2）处理意见 监测毒性指标，必要时给予支持治疗。单次给予本药 1mg 后，血透 4h 可清除约 13% 的药物。

**【相互作用】**

（1）其他经肾清除或对肾功能有影响的药物 上述药物的血药浓度可能受影响，合用时应密切监测不良反应。

（2）拉米夫定、阿德福韦、特诺福韦、细胞色素 CYP 450 酶有关（抑制、诱导、底物等）的药物 未发现各自的稳态药动学改变。

（3）食物 本药的吸收降低，生物利用度下降。故不应与食物同服，也不应餐后立即服用本药。

# 第五节 其他抗病毒药

## 利巴韦林
## Ribavirin

【其他名称】奥得清、奥佳、奥普森、病毒唑、邦庆、达畅、华乐沙、均达坦、康立多、柯萨、利力德、利力宁、利美普辛、利迈欣、利赛洛、落液林、奈德、南元、奇力青、奇力威林、锐迪、三氮唑核苷、三唑核苷、同欣、维拉克、威利宁、威乐星、维洛左林、威锐克、酰胺三唑核苷、新博林、信韦灵、Tribavirin、Viramid、Virazole

【分类】抗微生物药\抗病毒药\其他抗病毒药

【制剂规格】片剂 ① 20mg。② 50mg。③ 100mg。

分散片 ① 50mg。② 100mg。

含片 20mg。

胶囊 150mg。

颗粒 ① 50mg（复合膜袋装）。② 100mg。③ 150mg。

泡腾颗粒 ① 50mg。② 150mg。

口服液 150mg。

注射液 ① 1ml : 100mg。② 2ml : 100mg。③ 2ml : 200mg。④ 2ml : 250mg。⑤ 5ml : 250mg。⑥ 5ml : 500mg。

葡萄糖注射液 ① 100ml（利巴韦林 0.2g、葡萄糖 5g）。② 250ml（利巴韦林 0.5g、葡萄糖 12.5g）。③ 500ml（利巴韦林 0.5g、葡萄糖 25g）。

氯化钠注射液 ① 100ml（利巴韦林 0.2g、葡萄糖 0.9g）。② 250ml（利巴韦林 0.5g、葡萄糖 1.95g）。

粉针剂 ① 100mg。② 250mg。③ 500mg。

滴眼液 ① 0.1%。② 0.2%。

滴鼻液 ① 1%（利巴韦林 1g，氯化钠 0.8g，羟苯乙酯 0.025g，蒸馏水加至 100ml）。② 0.5%。

喷剂 400mg : 3mg。

气雾剂 ① 75mg : 500μg。② 10.5g : 75mg。③ 14g。

【临床应用】

1. 说明书适应证

（1）病毒性呼吸道感染，包括呼吸道合胞病毒（RSV）引起的病毒性肺炎及支气管炎、病毒性上呼吸道感染以及流感病毒引起的流行性感冒。

（2）与 α-干扰素联合治疗慢性丙型肝炎。

（3）皮肤疱疹病毒感染。

（4）滴眼液用于单纯疱疹病毒性角膜炎。

2. 其他临床应用

（1）腺病毒性肺炎的早期治疗。

（2）防治流行性出血热和拉沙热（Lassa Fever）。

（3）静脉给药治疗由汉坦病毒（Hantan Virus）引起的出血热伴肾病综合征（可降低血尿、少尿的发生率和死亡率）（国外资料）。

（4）有报道可用于 AIDS 和病毒性肝炎（国外资料）。

【用法用量】

1. 说明书用法用量

（1）病毒性呼吸道感染 ①呼吸道合胞病毒引起的病毒性肺炎及支气管炎，150mg/次，tid.，p.o.，疗程 7d；或 250~500mg/次，bid.，i.v.gtt.（缓慢），疗程 3~7d。②病毒性上呼吸道感染，150mg/次，tid.，p.o.，连服 7d；或使用含片，400~1000mg/d，疗程 7~14d。也可用气雾剂喷雾吸入口腔或鼻腔。口、鼻腔联合应用时，首次使用 1h 内喷 4 次，1~1.5mg/次，以后每隔 1h 喷 1 次，1~1.5mg/次。2d 后 1~1.5mg/次，4 次/d，平均 20~30mg/d。③流行性感冒，可用滴鼻液，1~2 滴/次，q.1~2h；或用喷剂喷雾吸入，鼻腔 3mg/次，咽喉 3~6mg/次，q.4~5h。

（2）慢性丙型肝炎　与 α－干扰素联用，800~1200mg/d。

（3）皮肤疱疹病毒感染　300mg/ 次，3~4 次 /d.，p.o.，疗程 7d。或使用含片，400~1000mg/d，疗程 14d。

（4）单纯疱疹病毒性角膜炎　滴眼液，1~2 滴 / 次，q.1h，好转后 q.2h。

**2. 其他用法用量**

［国内参考信息］

（1）拉沙热、流行性出血热等严重病例　首剂 2000mg，i.v.gtt.，继以 500~1000mg/ 次，q.8h，共 10d。

（2）病毒性呼吸道感染　气雾吸入 1000mg/d，严格按照给药说明中所述气雾发生器的说明和给药方法进行。

［国外参考信息］

（1）AIDS　在治疗严重 AIDS 及其并发症的Ⅰ期无对照试验中，本药用法为 1200mg，bid.，p.o.，共 3d；以后为 300mg，bid.。

（2）病毒性甲型肝炎和乙型肝炎　据报道，可 10mg/（kg · d），qid.，p.o.。

（3）病毒性丙型肝炎　建议本药与干扰素 α–2b 或聚乙二醇干扰素 α–2b 联合用药。体重≤ 75kg 者，400mg 晨服和 600mg 夜服；＞ 75kg 者，600mg，bid.。用药期间患者 Hb 若有降低，应按以下方案调整剂量：

**表 1–4–8　无心脏病史患者剂量调整方案表**

| 血液学参数 | 减量或永久停用 |
|---|---|
| Hb ＜ 85g/L | 永久停用本药 |
| Hb ＜ 100g/L | 600mg/d（晨服 200mg，夜服 400mg） |

**表 1–4–9　有心脏病史患者剂量调整方案表**

| 血液学参数 | 减量或永久停用 |
|---|---|
| Hb＜ 120g/L（本药减量治疗 4 周后） | 永久停用本药 |
| 4 周治疗期间的任何一段 Hb 降低≥ 20g/L | 600mg/d（晨服 200mg，夜服 400mg） |

（4）单纯疱疹　400mg/ 次，qid.，p.o.，共 3d。随后 400mg/ 次，bid.，p.o.，共 5d。

（5）流行性感冒　①早期报道显示，1000mg/d，p.o.，共 5d，用于治疗由实验诱发的流感有效。但其他报道称在治疗自然发生的 A 型流感病毒感染时，未见疗效。②气雾剂 0.7~0.8mg/（kg · h）可有效治疗流感病毒 A 和 B 感染。该气雾剂由雾化装置雾化而成，装置内有本药水溶液，浓度为 20mg/ml，使用时呼吸道内本药的沉积量为 50~55mg/h。在住院的第一个 60h 中，气雾吸入时间总计 39h，可使用本药 2140mg。

（6）汉坦病毒（Hantan Virus）感染　首剂为 32mg/kg 的负荷剂量，i.v.gtt.，后为 16mg/kg，q.6h，共 4d；随后 3d，8mg/（kg · 次），q.8h。每次静滴需 30min。

（7）呼吸道合胞病毒感染　成人实验性呼吸道合胞病感染，本药溶液 20mg/ml 雾化吸入（约 55mg/h，12h/d，共 3d）有效。可用 Collison 雾化器控制本药气雾流量（本药溶液浓度为 20mg/ml），流量约 0.82mg/（kg · h）。

**【禁忌证】**

**1. 说明书禁忌证**

（1）对本药过敏者。

（2）自身免疫性肝炎患者。

（3）孕妇。

（4）活动性结核患者不宜使用。

**2. 其他禁忌证**

（1）严重或不稳定型心脏病（国外资料）。

（2）严重肾功能不全。

**【特殊人群用药】**

儿童　＜ 6 岁儿童口服剂量未确定。

**1. 说明书用法用量**

（1）病毒性呼吸道感染　①呼吸道合胞病毒引起的呼吸道感染，5~7.5mg/（kg· 次），bid.，i.v.gtt.（缓慢），疗程 3~7d。②病毒性上呼吸道感染，可用气雾剂喷雾吸入口腔或鼻腔。口、鼻腔联合应用时，首次使用 1h

内喷 4 次，1~1.5mg/ 次，以后每隔 1h 喷 1 次，1~1.5mg/ 次。2d 后 1~1.5mg/ 次，qid.，平均剂量 15~20mg/d。

（2）其他临床用法 ＞6 岁儿童 10mg/（kg·d），qid.，p.o. 或含服，疗程 7d。

2. 其他用法用量

［国内参考信息］

病毒性呼吸道感染 气雾吸入必须严格按照给药说明中所述气雾发生器的说明和给药方法进行。给药浓度为 20mg/ml，吸药 12~18h/d，疗程 3~7d。对于呼吸道合胞病毒性肺炎和其他病毒感染，也可持续吸药 3~6d；或 4h/ 次，tid.，疗程 3d。

［国外参考信息］

（1）麻疹 10mg/（kg·d），qid.，p.o.，共 7d。

（2）呼吸道合胞病毒感染 在机械或非机械通气的婴儿中，推荐使用微粒气雾发生器（SPAG）气雾机雾化，本药浓度为 20mg/ml，持续雾化给药 12~18h/d，连用 3~7d。在上述药物浓度下，12h 内平均气雾吸入浓度约 190μg/L。也可大剂量（60mg/ml）、短疗程气雾吸入，用法为 2h/ 次，tid.，连用 5d。

**老人** 尚无＞ 65 岁者中进行的临床研究。老年患者用药后发生贫血的可能性大于年轻患者。因老年人肾功能多有减退，易致蓄积，故不推荐使用。

**孕妇** 动物研究证实具明显的致突变和胚胎毒性，且体内清除很慢，故孕妇和计划妊娠妇女禁用。美国 FDA 妊娠安全性分级为：X 级。

**哺乳妇女** 少量药物经乳汁排泄，故不推荐哺乳妇女使用。

**肝功能不全者** 慎用，也有说明书建议禁用。国外单剂量药动学研究显示，轻至重度的慢性肝病患者不需调整首剂药量。

**肾功能不全 / 透析者** Ccr ＜ 50ml/min 者，不推荐使用。严重肾功能不全者禁用。

**其他** （1）地中海贫血、镰刀细胞性贫血者：不推荐使用。（2）有胰腺炎症状或明确有胰腺炎、有心脏病史或明显心脏病症状者：不可使用。

**【注意】**

（1）慎用 严重贫血。

（2）用药相关检查 / 监测项目 ①血常规：Hb 水平（用药前、治疗第 2 周、第 4 周应分别检查）、WBC 计数、PLT 计数。②血液生化检查。③ TSH 检查。④对可能怀孕妇女进行妊娠试验。

**【给药说明】**

（1）给药条件 ①呼吸道合胞病毒性肺炎病初 3d 内给药一般有效，应尽早用药。②滴眼液不宜用于除单纯疱疹病毒性角膜炎外的病毒性眼病。③哺乳妇女呼吸道合胞病毒感染具自限性，故本药不用于此种病例。④气雾剂颗粒为 1.2~1.6μm，应采用指定的气雾发生器。婴儿可通过氧气罩或氧气面具给药，给药浓度 20mg/ml，流量为 12.5L/min，12h 内气雾吸入浓度约 190μg/L。⑤据国外报道，气雾剂对婴儿的具体用法如下：A. 非机械通气婴儿：气雾剂应由 SPAG 输进婴儿氧舱。若无氧舱，也可用面罩或氧帐给药；若氧帐很大，可根据氧帐容积和凝集面积（Condensation area）调整给药。B. 机械通气婴儿：国内建议不用本药气雾剂，但国外有如下用法：a.SPAG 可与压力循环呼吸机或容积循环呼吸机同时使用。每隔 1~2h 需对气管导管进行抽吸，并每隔 2~4h 监测一次肺部压力。为降低本药在呼吸机内沉积的危险，必须使用加热丝连接导管和滤菌器，再与呼吸机的呼气部件串联。加热丝连接导管和滤菌器需每 4h 更换一次。压力循环呼吸机的通气通路中需安装水柱压力释放阀；水柱压力释放阀也可在容量循环呼吸机中使用。b. 本药雾化剂用于治疗机械通气婴儿的细支气管炎有效。通过限压呼吸机（Healthdyne 102 型婴儿呼吸机）和 SPAG 给药。

（2）配伍信息 ①本药气雾剂不应与

其他气雾剂同时使用。②气雾吸入液溶液制备：用无菌操作技术将药物在小瓶中用无菌水溶解，然后将溶液转移至500ml无菌干净广口瓶（SPAG的蓄药池）中，再加水300ml，将药物稀释至20mg/ml，供吸入用。③在给药前需检查溶液有无颗粒析出，有无变色。SPAG蓄药池中的药液至少需24h更换1次，当蓄药池中溶液变少需添加新鲜溶液时，应将旧溶液丢弃。④静滴液制备：用5%GS或NS稀释成1mg/ml的溶液。

（3）其他　在治疗开始前、治疗期间和停药后至少6个月，服用本药的男性和女性均应避孕，可能怀孕者应采用至少两种以上避孕方式有效避孕。

**【不良反应】**

ADR警示　WHO药品不良反应数据库中，有关本药的不良反应报告共8600余例，涉及不良反应26000余例次，其中胎儿异常126例次，明确为畸形的45例次，涉及多系统畸形；不良反应表现为肿瘤的81例次；溶血性贫血123例次。1988年至2006年5月，国家药品不良反应监测中心病例报告数据库中，有关本药不良反应报告共1315例，主要表现为皮疹等皮肤损害，恶心、呕吐等胃肠道反应，过敏反应等；其中溶血性贫血11例；未收到致畸、致癌的相关病例报告。鉴于此品种临床应用广泛，使用量较大，国家药品不良反应监测中心提醒相关专业人员对其生殖毒性和溶血性贫血等安全性问题予以关注。

（1）心血管　胸痛、低血压。伴贫血者服药可引起致命或非致命的心肌损害。若出现任何心脏病恶化症状，立即停药并相应治疗。

（2）神经　眩晕、头痛、失眠。

（3）精神　情绪化、易激惹、抑郁、注意力障碍、神经质。

（4）内分泌/代谢　口渴。

（5）血液　可逆性贫血，RBC、WBC及Hb下降，网状细胞增多。

（6）消化　食欲减退、胃痛、胃肠出血、恶心、呕吐、轻度腹泻、便秘、消化不良、血胆红素增高。长期或大剂量服用会影响肝功能。

（7）呼吸　鼻炎。呼吸道疾病患者（COPD、哮喘）：呼吸困难、胸痛。

（8）骨骼肌肉　肌肉痛、关节痛。

（9）皮肤　脱发、皮疹（接触者可发生头痛、皮肤痒、皮肤发红、眼周水肿）、瘙痒。

（10）眼　结膜炎。

（11）耳　听力异常。

（12）其他　疲倦、虚弱、乏力、发热、寒战、流感症状。长期大量用：可逆性免疫抑制。吸入给药：眼周水肿。对人体的致癌性尚未肯定。

**【药物过量】**

表现　大剂量可致心脏损害，对有呼吸道疾病患者（COPD或哮喘患者）可致呼吸困难、胸痛等。

**【相互作用】**

（1）核苷类似物（如阿巴卡韦、拉米夫定、扎西他滨、齐多夫定）可引发致命或非致命的乳酸性酸中毒，须权衡利弊，谨慎合用。与齐多夫定合用还可降低后者药效。

（2）去羟肌苷　可引发致命的乳酸性酸中毒、肝衰竭、外周神经病变、胰腺炎，不推荐合用。

（3）基因工程干扰素α-2b　可增加神经精神症状（抑郁、焦虑、愤怒、敌意）的严重程度。合用需监测上述表现，如情况允许可考虑减小一药的用量。

## 膦甲酸钠
## Foscarnet Sodium

**【其他名称】** 迪麦特、扶适灵、可耐、卡奈信、膦甲酸、磷甲酸三钠、易可亚、

Foscarnet、Foscarnet Trisodium、Foscavir、PFA、Phosphonoformate Sodium

【分类】 抗微生物药\抗病毒药\其他抗病毒药

【制剂规格】 注射液 ① 100ml∶2.4g。② 250ml∶3g。③ 250ml∶6g。④ 500ml∶6g。⑤ 500ml∶12g。

粉针剂　640mg。

氯化钠注射液　① 100ml∶2.4g。② 250ml∶3g。③ 250ml∶6g。

乳膏　① 5g∶150mg。② 10g∶300mg（3%）。

滴眼液　5ml∶150mg。

【临床应用】

1. 说明书适应证

主要用于免疫缺陷者（如 HIV 感染者）发生的下列病毒感染：

（1）巨细胞病毒性视网膜炎。

（2）耐阿昔洛韦的皮肤黏膜单纯疱疹病毒感染或带状疱疹病毒感染。

（3）滴眼液用于耐阿昔洛韦的单纯疱疹病毒性角膜炎。

2. 其他临床应用

用于免疫缺陷者（如 HIV 感染患者）发生的如下病毒感染：①严重危及生命的巨细胞病毒感染，如肺部、胃肠道及全身播散性巨细胞病毒感染。②巨细胞病毒感染所致鼻炎。

【用法用量】

1. 说明书用法用量

（1）AIDS 患者的巨细胞病毒性视网膜炎　①诱导期的初始剂量为 60mg/（kg·次），q.8h，i.v.gtt.（≥ 1h），连用 2~3 周。②维持量 90~120mg/（kg·d），i.v.gtt.（≥ 2h）。如患者在维持期症状加重，应恢复诱导期剂量。

（2）耐阿昔洛韦的皮肤黏膜单纯疱疹病毒感染　① 40mg/（kg·次），q.8h 或 q.12h，i.v.gtt.（≥ 1h），连用 2~3 周或直至治愈。②也可取适量乳膏涂抹患处，3~4 次 /d，疗程 5d。

（3）耐阿昔洛韦的皮肤黏膜带状疱疹病毒感染　40mg/（kg·次），q.8h 或 q.12h，i.v.gtt.（≥ 1h），连用 2~3 周或直至治愈。

（4）单纯疱疹病毒性角膜炎　滴眼液，2 滴 / 次，6 次 /d，3d 后改为 2 滴 / 次，qid.。树枝状、地图状角膜炎 2 周为一疗程；盘状角膜炎 4 周为一疗程。

2. 其他用法用量

［国内参考信息］

（1）AIDS 患者的巨细胞病毒性视网膜炎　视治疗后的效果确定剂量，可 90mg/（kg·次），q.12h，i.v.gtt.。

（2）AIDS 患者的巨细胞病毒性鼻炎　初始剂量 60mg/（kg·次），q.8h，i.v.gtt.（≥ 1h），连用 2~3 周。根据患者肾功能和耐受程度调整剂量和给药间隔。维持量 90~120mg/（kg·d），i.v.gtt.（2h）。

【禁忌证】

说明书禁忌证

（1）对本药过敏者。

（2）Ccr ＜ 0.4ml/min 者。

【特殊人群用药】

儿童　尚未确定儿童用药的安全性和有效性。动物实验证实，本药可沉积在牙齿和骨骼中。在人类骨骼中也有蓄积，儿童用药应权衡利弊。

老人　尚无＞ 65 岁者用药的安全性和有效性资料。应根据肾功能调整剂量。

孕妇　动物实验未发现对胎仔影响。尚无孕妇用药的临床研究资料，使用应权衡利弊。美国 FDA 妊娠安全性分级为：C 级。

哺乳妇女　是否经乳汁分泌尚不清楚，用药期间应暂停哺乳。

肝功能不全者　慎用。

肾功能不全 / 透析者　慎用。血透 3h 后，血药浓度可降低 50%，故血透后应补充一次剂量。

说明书用法用量

（1）诱导期用量　见表 1-4-10：

表 1-4-10　肾功能不全者诱导期用药剂量表

| Ccr（ml/min）（按 kg 计） | 诱导治疗 | | |
|---|---|---|---|
| | 单纯疱疹病毒 | | 巨细胞病毒 |
| ＞1.4 | 40mg/kg，q.12h | 40mg/kg，q.8h | 60mg/kg，q.8h |
| ＞1~1.4 | 30mg/kg，q.12h | 30mg/kg，q.8h | 45mg/kg，q.8h |
| ＞0.8~1 | 20mg/kg，q.12h | 35mg/kg，q.12h | 50mg/kg，q.12h |
| ＞0.6~0.8 | 35mg/kg，q.24h | 25mg/kg，q.12h | 40mg/kg，q.12h |
| ＞0.5~0.6 | 25mg/kg，q.24h | 40mg/kg，q.24h | 60mg/kg，q.24h |
| ≥0.4~0.5 | 20mg/kg，q.24h | 35mg/kg，q.24h | 50mg/kg，q.24h |
| ＜0.4 | 不推荐 | 不推荐 | 不推荐 |

（2）维持期用量　见表 1-4-11：

表 1-4-11　肾功能不全者维持期用药剂量表

| Ccr（ml/min）（按 kg 计） | 维持治疗 | |
|---|---|---|
| | 巨细胞病毒 | |
| ＞1.4 | 90mg/kg，q.24h | 120mg/kg，q.24h |
| ＞1~1.4 | 70mg/kg，q.24h | 90mg/kg，q.24h |
| ＞0.8~1 | 50mg/kg，q.24h | 65mg/kg，q.24h |
| ＞0.6~0.8 | 80mg/kg，q.48h | 105mg/kg，q.48h |
| ＞0.5~0.6 | 60mg/kg，q.48h | 80mg/kg，q.48h |
| ≥0.4~0.5 | 50mg/kg，q.48h | 65mg/kg，q.48h |
| ＜0.4 | 不推荐 | 不推荐 |

**其他用法用量**

［国内参考信息］　诱导期用量，见表 1-4-12：

表 1-4-12　肾功能不全者诱导期用药剂量表

| 肌酐清除率（ml/min）（按 kg 计） | 诱导治疗 |
|---|---|
| | 巨细胞病毒 |
| ＞1.4 | 90mg/kg，q.12h |
| ＞1~1.4 | 70mg/kg，q.12h |
| ＞0.8~1 | 50mg/kg，q.12h |
| ＞0.6~0.8 | 80mg/kg，q.24h |
| ＞0.5~0.6 | 60mg/kg，q.24h |
| ≥0.4~0.5 | 50mg/kg，q.24h |
| ＜0.4 | 不推荐 |

**【注意】**

用药相关检查 / 监测项目　（1）用药前应监测电解质（尤其是钙和镁）。（2）用药期间须密切监测肾功能，尤其老年患者。

**【给药说明】**

（1）给药条件　①用药前若存在电解质异常，应予以纠正。②给药剂量应个体化，应根据肾功能情况调整本药剂量。③为降低肾毒性，用药前及用药期间可采用水化治疗。静脉输液量为 2.5L/d，并可适当使用噻嗪类利尿药。④静滴应选择较粗的血管，以减少静脉炎的发生。⑤不可快速静注或采用弹丸式静脉推注给药，必须用输液泵恒速静滴。快速静注可致血药浓度过高、急性低钙血症或其他中毒症状。⑥静脉滴速≤ 1mg/（kg · min）。剂量≤ 60mg/（kg · 次）可于 1h 内输入，较大剂量静滴时间≥ 2h。⑦乳膏严格限用于免疫缺陷者耐阿昔洛韦的单纯疱疹病毒性皮肤黏膜感染。如遇皮肤破损或大面积使用时，应适当减量。

（2）配伍信息　①静脉制剂限用 5%GS 或 NS 稀释，不能与其他药物混合静滴。②中心静脉输注时，如注射液浓度为 24mg/ml，无需稀释，可直接使用。周围静脉输注时，药液须稀释至 12mg/ml 后使用。

（3）其他　①静脉制剂应避免与皮肤、眼睛接触，如不慎接触，应立即用清水洗净。②滴眼液如遇低温析出结晶，可置于温热水中，轻摇溶解后可继续使用。

**【不良反应】**

（1）心血管　高血压或低血压、室性心律不齐、ECG 异常。注射部位：静脉炎。

（2）神经　头痛、眩晕、共济失调、感觉异常、非自主性肌肉收缩、震颤、惊厥、癫痫发作、抽搐。

（3）精神　焦虑、抑郁、幻觉、精神错乱、神经质、易激惹、进攻性反应。

（4）内分泌 / 代谢　低钙血症、低镁血症、低钾血症、低钠血症、低磷血症、高磷血症、代谢性酸中毒。

（5）血液　贫血、骨髓抑制、WBC 减少、粒细胞减少、血小板减少、Hb 降低。

（6）消化　①恶心、呕吐、食欲减退、腹痛、腹泻、便秘。② LDH 及 ALP 升高、ALT 及 AST 异常、淀粉酶升高。

（7）呼吸　呼吸困难、咳嗽。

（8）泌尿　肾功能损害，肾源性尿崩症、急性肾小管坏死、ARF、尿毒症、泌尿道刺激症状或溃疡、多尿、尿结晶、血清肌酐升高。

（9）骨骼肌肉　肌无力。

（10）皮肤　皮疹。外用：局部红肿等刺激反应。外用若见严重局部刺激症状，立即停药。

（11）眼　短期用滴眼液：一过性眼部刺激症状。

（12）其他　全身乏力、寒战、发热、下肢浮肿、脓毒症。

**【药物过量】**

（1）表现　癫痫发作、肾功能损害、感觉异常、电解质紊乱等。

（2）处理意见　无特殊拮抗药，采用血透和水化治疗可能有一定疗效。

**【相互作用】**

（1）利托那韦和（或）沙奎那韦　加重肾功能损害。

（2）氨基糖苷类抗生素、两性霉素 B、万古霉素　加重肾功能损害，避免联用。

（3）喷他脒（静脉用）　可增加发生贫血的危险，可致低血钙、低血镁、肾毒性。

（4）齐多夫定　可加重贫血，未见加重骨髓抑制。

# 第五章 抗真菌药

## 第一节 唑类抗真菌药

### 酮康唑
### Ketoconazole

**【其他名称】** 采乐、敬宇、可宁、康特、里秦量、里素芬、里素劳、霉康灵、尼唑拉、酮哌恶咪唑、Fungarest、Ketoderm、Ketona、Nizoral、Triatop

**【分类】** 抗微生物药 \ 抗真菌药 \ 唑类抗真菌药

**【抗菌谱】** **敏感菌** 发癣菌属、表皮癣菌属、小孢子菌属等皮肤癣菌，念珠菌属、马拉色菌属、球拟酵母菌属、隐球菌属等酵母菌，双相真菌、部分真菌。

**不敏感菌 / 耐药菌** 除虫霉属外，对曲霉菌、毛霉菌、申克孢子丝菌、某些暗色孢科真菌不敏感。

**【制剂规格】** **片剂** 200mg。

**胶囊** 200mg。

**混悬液** 100ml∶2g。

**乳 膏** ① 10g∶200mg（2%）。② 13g∶260mg（2%）。③ 15g∶300mg（2%）。④ 20g∶400mg（2%）。

**霜剂** 2%。

**洗剂** ① 1g∶10mg。② 1g∶20mg（2%）。

**【临床应用】**

**1. 说明书适应证**

（1）系统真菌感染，如系统性念珠菌病、副球孢子菌病、组织胞浆菌病、球孢子菌病和芽生菌病。

（2）局部治疗无效或不宜局部治疗的皮肤、毛发和指（趾）甲的真菌和（或）酵母菌感染，如皮肤真菌病、甲癣、甲周炎、马拉色菌毛囊炎、慢性皮肤黏膜念珠菌病、慢性及复发性阴道念珠菌病。

（3）胃肠道酵母菌感染。

（4）预防免疫功能低下引起的真菌感染。

（5）乳膏用于手癣、足癣、体癣、股癣、花斑癣以及皮肤念珠菌病。

（6）洗剂用于头皮糠疹、局部性花斑癣、脂溢性皮炎。

**2. 其他临床应用**

前列腺癌。

**【用法用量】**

**1. 说明书用法用量**

本药口服疗程宜在症状消失且真菌学检查转阴后持续至少 1 周，一般情况为：全身念珠菌病 1~2 个月；口腔和皮肤念珠菌病 2~3 周；阴道念珠菌病 5d；球孢子菌病、副球孢子菌病、组织胞浆菌病 3~6 个月；花斑癣 10d；皮肤癣菌所致的皮肤感染约 4 周；毛发感染 1~2 个月；指或趾甲感染 6~12 个月。

（1）皮肤、胃肠道及深部感染 200mg/次，qd.，p.o.。必要时可增至 400mg/ 次，qd.，p.o.，或 200mg/ 次，bid.，p.o.。

（2）阴道念珠菌病 400mg/ 次，qd.，p.o.。

（3）预防免疫缺陷者真菌感染 400mg/d，p.o.。

（4）手癣、足癣、体癣、股癣、皮肤念珠菌病 外涂患处，2~3 次 /d。为减少复发，体癣、股癣和皮肤念珠菌病，宜连用 2~4 周；手足癣连用 4~6 周。

（5）花斑癣 ①洗剂预防，可于夏季开始前涂药，qd.，连用 3d；作治疗用时，qd.，连用 5d。②乳膏治疗，2~3 次 /d，连用 2~4 周。

（6）脂溢性皮炎 洗剂，2 次 / 周。

（7）头皮糠疹及相关的脱屑、鳞屑、瘙痒　乳膏或洗剂，2 次 / 周，连用 2~4 周。

2. **其他用法用量**

［国内参考信息］

（1）脂溢性皮炎　外用霜剂，2~3 次 /d，需用 4 周或至临床治愈。

（2）前列腺癌　800~1200mg/d，p.o.。

（3）甲沟炎、须癣、头癣　外涂患处，tid.。

［国外参考信息］

（1）酵母菌病　推荐 200mg/ 次，qd.，p.o.；严重感染可增至 400mg/ 次，qd.，p.o.。剂量宜≤ 800mg/d。

（2）皮肤黏膜念珠菌病、阴道念珠菌病　初始 200mg/d，p.o.，疗效不佳可增至 400mg/d，qd.，p.o.，至少治疗 1~2 周。慢性皮肤黏膜念珠菌病的维持量为 100~400mg/d，p.o.，连用 3~6 个月。对外阴阴道念珠菌病，200mg/ 次，q.3~4h，p.o.，连用 3d，疗效优于 200mg/ 次，qd.，p.o.，连用 3d。

（3）口腔念珠菌病、食管念珠菌病　AIDS 患者可 200~800mg/d，p.o.，治疗制霉菌素无效的严重口腔 / 食管念珠菌病。口腔念珠菌病也可 200~400mg/d，p.o.，连用 2~3 周。AIDS 患者宜长期维持治疗。

（4）着色芽生菌病　200mg/ 次，qd.，p.o.；随后可增至 400mg/ 次，qd.，p.o.。

（5）球孢子菌病　200~400mg/d，连服 2~11 个月。

（6）组织胞浆菌病　对慢性空洞性组织胞浆菌病、局灶性组织胞浆菌病、播散性组织胞浆菌病，如免疫功能正常，起始 400mg/d，p.o.，至少维持治疗 6 个月；若治疗第 1 月中病情恶化，应考虑增至 600~800mg/d，p.o.；对局灶性组织胞浆菌病或播散性组织胞浆菌病，小剂量治疗方案更佳。

（7）副球孢子菌病　200~400mg/d，连服 2~18 个月。

（8）复发性或顽固性股癣　200mg/d，连服 2 周。

（9）花斑癣　200mg/d，连服 5d，长疗程方案可用于难治者。

（10）真菌性角膜炎　用 2% 滴眼液。

（11）脂溢性皮炎　2% 洗剂涂患处，2 次 / 周，用药间隔≥ 3d，连用 4 周，再间歇性给药控制症状。

（12）体癣、股癣、足癣、花斑癣　2% 乳膏涂患处，qd.，连用 2 周。

**【禁忌证】**

**说明书禁忌证**

（1）对本药、亚硫酸盐及其他咪唑类药过敏者。

（2）急慢性肝病患者禁用口服制剂。

（3）头皮破损或感染时禁用洗剂。

**【特殊人群用药】**

**儿童**　体重＜ 15kg 儿童的资料有限，不建议＜ 2 岁婴幼儿使用口服制剂，2 岁＞小儿应慎用。外用未见特殊。

1. **说明书用法用量**

（1）一般感染　体重 15~30kg，100mg/ 次，qd.，p.o.；＞ 30kg，用法用量同成人。

（2）预防免疫缺陷者真菌感染　体重＞ 15kg，100~200mg/ 次［或 4~8mg/（kg· 次）］，qd.，p.o.。

2. **其他用法用量**

［国外参考信息］　＞ 2 岁，3.3~6.6mg/（kg · 次），qd.，p.o.。

**老人**　口服应谨慎，外用未见特殊。

**孕妇**　权衡利弊。美国 FDA 妊娠安全性分级为：C 级。

**哺乳妇女**　权衡利弊。

**肝功能不全者**　肝功能受损者慎用。

**肾功能不全 / 透析者**　一般不需减量。

**【注意】**

（1）慎用　①过敏体质者。②胃酸缺乏。③酒精中毒。④哮喘患者慎用本药乳膏。

（2）用药相关检查 / 监测项目　①用药前及用药期间应定期监测肝功能。②应监测肾上腺功能不全或长期处于大手术、严密护理等应激状态患者的肾上腺功能。

（3）对驾驶 / 机械操作的影响　尚未发现本药对驾驶及使用机器能力的影响。

**【给药说明】**

（1）给药条件　①本药口服制剂可与食物同服，以减少恶心、呕吐反应，并促进药物吸收。②胃酸缺乏者应将片剂溶于浓度为 0.1~0.2mol/L 的盐酸溶液 4ml 中，用吸管吸入，服药后需饮水。③本药口服制剂应采用不间断的持续治疗，直到有临床指标或实验室结果显示真菌感染已治愈。治疗时间不足会导致原感染复发，使用本药的疗程应在症状消失且真菌学检查阴转后持续至少 1 周。④可取乳膏、洗剂或霜剂适量，涂于患处或已润湿的头发，轻揉以产生泡沫，保留 3~5min 后，用清水冲净。⑤本药乳膏不得用于皮肤破溃处，且不宜大面积使用。⑥外用时应避免接触眼睛。股癣患者宜穿棉织宽松内裤。足癣患者洗浴后应将皮肤擦干，宜穿棉纱袜，每日更换。鞋应透气，可向趾间、足、袜和鞋中喷撒抗真菌粉剂，1~2 次 /d。

（2）减量 / 停药条件　外用时若出现刺激症状，应立即停药。使用本药洗剂 2~4 周后，如症状无改善甚至加重，应立即停药。

（3）其他　①本药对 CNS 穿透性差，不宜治疗真菌性脑膜炎。②滴眼液临时配制方法：严格无菌下取片剂 200mg 碾成细粉末，溶解于 4.5% 无菌硼酸溶液 5ml 中，再加入 5ml 羟丙甲基纤维素，增加其黏度，摇匀即可。③在使用本药时，对局部长期使用皮质激素类药物者，建议在 2~3 周内逐渐停用皮质激素类药物，以防止”反跳”现象的发生。④本药可引起光过敏反应，故服药期间宜避免长时间暴露于明亮光照下。⑤由于本药的肝毒性，近年来全身应用较前减少。

**【不良反应】**

（1）神经　头痛、头晕、嗜睡、感觉异常、可逆性颅内压升高。

（2）内分泌 / 代谢　可逆性男性乳房增大、血浆睾酮浓度一过性减少、肾上腺皮质功能减退。

（3）血液　血小板减少。

（4）消化　恶心、呕吐、腹痛、可逆性血清氨基转移酶升高、血胆红素升高、消化不良、腹泻、黄疸、肝炎、肝坏死、肝衰竭。用药后如出现肝炎的症状和体征，应立即停药。如血清氨基转移酶值持续升高或加剧，或同时伴有肝毒性症状时，均应立即停药。

（5）生殖　阳痿、月经异常、精子减少、男子乳腺发育。

（6）皮肤　瘙痒、刺痛、皮疹、脱发、荨麻疹。局部外用：皮肤烧灼感、油腻或干燥、接触性皮炎、脂溢性皮炎、有头皮屑者可伴有脱发。

（7）眼　畏光。

（8）其他　戒酒硫样反应（表现为恶心、头痛、面部潮红、皮疹、外周水肿）、过敏性休克、血管神经性水肿。

**【药物过量】**

处理意见　无特效解毒药。如用药过量，应采用对症和支持治疗。前几个小时，可洗胃，必要时可给予活性炭。本药洗剂仅供外用，患者误服后，不宜催吐或洗胃。

**【相互作用】**

（1）两性霉素 B　相互拮抗。

（2）酶诱导药（如利福平、利福布汀、卡马西平、异烟肼、苯妥英）　降低本药生物利用度，降低疗效。

（3）制酸药、抗胆碱药、镇静药、组胺 $H_2$ 受体拮抗药、奥美拉唑、硫糖铝　明显降低本药吸收，上述药服药间隔应＞ 2h。

（4）去氧肌苷　影响本药吸收，两者用药需间隔＞ 2h。

（5）由 CYP 介导的特非那定、阿司咪唑、咪唑斯汀、西沙必利、多非利特、奎尼丁、匹莫齐特、苄普地尔、卤泛群、左美沙酮、苯丙胺、舍吲哚、尼索地平、麦角生物碱（如双氢麦角胺、麦角新碱、麦角胺和甲麦角新碱）等药　抑制上述药的代谢，增加其血药浓度，可致Q-T间期延长、尖端扭转型室速，禁忌联用。

（6）苯妥英 可减缓苯妥英的代谢，明显升高其血药浓度，本药血药浓度降低。

（7）利托那韦 提高本药生物利用度，合用时本药应减量。

（8）口服抗凝药（如华法林、双香豆素或茚满二酮衍生物） 可增强口服抗凝药的作用，致PT延长，合用时口服抗凝药需减量。

（9）环孢素 环孢素血药浓度升高，增加发生肾毒性的危险。

（10）多潘立酮 可致Q-T间期延长，禁止联用。

（11）三唑仑和咪达唑仑口服制剂、HMG-CoA还原酶抑制药（如辛伐他汀、洛伐他汀）禁止联用。

（12）茚地那韦、沙奎那韦、长春碱、白消安、多西他赛、二氢吡啶、维拉帕米、阿伐他汀、他克莫司、雷帕霉素、布地奈德、地塞米松、甲基强的松龙、地高辛、丁螺环酮、阿芬太尼、芬太尼、西地那非、阿普唑仑、西洛他唑、瑞格列奈、托特罗定、溴替唑仑、咪达唑仑（静脉给药）、甲基强的松龙、三甲曲沙、伊巴斯汀、瑞波西汀等 合用时上述药需减量。

（13）依普利酮 禁止合用。

（14）乙醇 增加肝毒性发生的机会，接受本药长期治疗或有肝病史者应避免饮用含酒精饮料。

（15）食物 进食时服药可促进本药吸收，减少恶心、呕吐等胃肠道反应。

## 氟康唑
## Fluconazol

**【其他名称】** 奥泽西、滨力、博泰、大扶康、扶达、扶亢、福纳康、芙芃星、昊康、护齐、华士欣、弘旭光、静达、即清、科达康、康立因、康锐、凯兴、力邦泰宁、莱抗、罗兰丝、罗瑞、丽益、麦道福慷、美狄克、麦尼芬、普芬、仟德、乾意、汝宁、帅克风、赛可路丁、司络芬、双威独青、三维康、天方力星、替莫舒、维可衡、文清、英达康、依利康、尤尼安、易启扶、珍方、Diflucan、Fluconazole、Fungustatin、Medoflucon、Triflucan、Zoltec

**【分类】** 抗微生物药\抗真菌药\唑类抗真菌药

**【抗菌谱】** **敏感菌** 对念珠菌属（克柔念珠菌常耐药）、隐球菌属、球孢子菌属有良好抗菌活性，对毛癣菌属、糠秕马拉色菌、皮炎芽生菌、表皮癣菌属、斐氏着色菌、卡氏枝孢菌等亦有效。

**【制剂规格】** **片剂** ① 50mg。② 100mg。③ 150mg。④ 200mg。

**分散片** 50mg。

**胶囊** ① 50mg。② 100mg。③ 150mg。④ 200mg。

**颗粒** ① 1g∶50mg。② 2g∶100mg。

**注射液** ① 5ml∶100mg。② 5ml∶200mg。③ 50ml∶100mg。④ 100ml∶100mg。⑤ 100ml∶200mg。⑥ 200ml∶400mg。

**葡萄糖注射液** 100ml（氟康唑200mg、葡萄糖5g）。

**气雾剂** 14g（每揿释放氟康唑1mg，每瓶200揿）。

**滴眼液** 5ml∶25mg。

**【临床应用】**

**1. 说明书适应证**

（1）全身性念珠菌病，如念珠菌败血症、播散性念珠菌病及其他非浅表性念珠菌感染等，包括腹膜、心内膜、肺部、尿路的感染。

（2）隐球菌病，用于脑膜以外的隐球菌感染。隐球菌脑膜炎患者经两性霉素B联合氟胞嘧啶治疗病情好转后，可选用本药作为维持治疗药物。可用于免疫功能正常患者、艾滋病患者及器官移植或其他原因引起免疫功能抑制的患者。艾滋病患者可使用本药维持治疗，以预防隐球菌病的复发。

（3）球孢子菌病、芽生菌病、组织胞浆菌病。

（4）黏膜念珠菌病，包括口咽部及食管感染、非侵袭性支气管肺部感染、念珠菌尿症、皮肤黏膜和慢性萎缩性口腔念珠菌病、急性或复发性阴道念珠菌病等。

（5）预防真菌感染，常用于恶性肿瘤、免疫抑制、骨髓移植、接受细胞毒类药化疗或放疗等患者。

（6）滴眼液可用于真菌性角膜炎。

**2. 其他临床应用**

真菌性睑缘炎、结膜炎等。

**【用法用量】**

**说明书用法用量**

（1）播散性念珠菌病、念珠菌败血症及其他侵袭性念珠菌感染　①第 1 日 400mg，p.o.，以后 200mg/d，p.o.，根据临床症状，可增至 400mg/d。②或第 1 日 400mg，i.v.gtt.，以后 200mg/d，i.v.gtt.。根据临床症状可增至 400mg/d。

（2）隐球菌性脑膜炎及其他部位隐球菌感染　①第 1 日 400mg，p.o.，以后 200~400mg/d，p.o.。隐球菌性脑膜炎治疗时间一般为脑脊液菌检转阴后，再持续 6~8 周。为防止 AIDS 患者的隐球菌性脑膜炎复发，在完成 1 个疗程后，可继续服用维持量，200mg/d，连用 10~12 周。②或第 1 日 400mg，i.v.gtt.，以后 200~400mg/d，i.v.gtt.。疗程根据临床症状而定，但对隐球菌性脑膜炎，疗程至少为 6~8 周。为防止 AIDS 患者的隐球菌性脑膜炎复发，在完成基本疗程治疗后，可继续给予维持量，200mg/d。

（3）深部真菌病　200~400mg/ 次，qd.，i.v.gtt.。根据不同的感染确定疗程，球孢子菌病为 11~24 个月；类球孢子菌病 2~17 个月；孢子丝菌病为 1~16 个月。

（4）口咽部念珠菌病　① 50mg/ 次，qd.，p.o./i.v.gtt.，连用 7~14d。或给予首剂 200mg，以后 100mg/ 次，qd.，p.o.，疗程至少 2 周。免疫功能严重受损者可根据需要延长疗程。与牙托有关的萎缩性口腔念珠菌病，50mg/ 次，qd.，连用 14d，同时在牙托部位给予同量局部抗感染治疗。②也可用气雾剂喷雾吸入，4 揿 / 次，tid.，疗程 1 周。

（5）食管念珠菌感染、非侵袭性支气管肺部念珠菌感染、念珠菌尿症、慢性黏膜皮肤念珠菌病等　① 50mg/ 次，qd.，连续 14~30d。上述黏膜念珠菌感染中异常难治者，可增至 100mg/ 次，qd.。对于食管念珠菌感染，还可给予首剂 200mg，以后 100mg/ 次，qd.，p.o.，持续至少 3 周，症状缓解后至少持续 2 周。根据治疗反应，也可加大剂量至 400mg/ 次，qd.。②对于气管、支气管真菌感染，也可用气雾剂喷雾吸入，4 揿 / 次，5 次 /d，疗程 2~4 周。

（6）阴道念珠菌病　单次给予 150mg，p.o./i.v.gtt.。

（7）预防真菌感染　①在接受化疗或放疗时，50mg/ 次，qd.，p.o./i.v.gtt.。②预防念珠菌病，200~400mg/ 次，qd.。

（8）真菌性角膜炎　使用滴眼液，每侧 1~2 滴 / 次，4~6 次 /d，重症者 q.1~2h。

**【禁忌证】**

**说明书禁忌证**

对本药或其他吡咯类药及其赋形剂过敏者。

**【特殊人群用药】**

**儿童**　不推荐用于 6 个月以下婴儿。儿童患者确有应用指征时，应充分权衡利弊后慎用。

**1. 说明书用法用量**

（1）黏膜念珠菌感染　3mg/（kg · 次），p.o./i.v.gtt.，年龄＜ 2 周，1 次 /3d；2~4 周，1 次 /2d；＞ 4 周，1 次 /d。静滴时，首剂可给予 6mg/kg 的饱和剂量。

（2）浅表念珠菌感染　＞ 1 岁且肾功能正常者，1~2mg/（kg · d），i.v.gtt.。

（3）全身性念珠菌感染　① 6mg/（kg · 次），p.o.，年龄＜ 2 周，1 次 /3d；

2~4 周，1 次 /2d；＞4 周，1 次 /d。②＞1 岁且肾功能正常者，3~6mg/（kg·d），i.v.gtt.。

（4）隐球菌感染 ＞1 岁且肾功能正常者，3~6mg/（kg·d），i.v.gtt.。

（5）严重威胁生命的感染 12mg/（kg·次），p.o.，年龄＜2 周，1 次 /3d；2~4 周，1 次 /2d；＞4 周，1 次 /d。

**2. 其他用法用量**

［国内参考信息］

（1）食管念珠菌病 第 1 日 6mg/kg，以后 3mg/（kg·d），qd.，根据病情可增至 12mg/（kg·d），qd.，疗程≥3 周，症状缓解后至少持续 2 周。

（2）播散性念珠菌病 6~12mg/（kg·d），疗程视病情而定。

（3）隐球菌性脑膜炎 第 1 日 12mg/kg，以后 6mg/（kg·d），qd.，根据病情可增至 12mg/kg，qd.，疗程为脑脊液细菌培养转阴后 10~12 周。为抑制艾滋病患者复发的长程治疗，6mg/（kg·d），qd.。Max：≤600mg/d，早产儿（26~29 周出生者）出生后前 2 周内剂量同年长儿，但给药间期为 72h，2 周以后改为 qd.。

［国外参考信息］ 3~6mg/（kg·次），qd.，p.o./i.v.gtt.，首剂加倍。用药至少 2 周，治疗食管念珠菌感染时至少 3 周，隐球菌性脑膜炎，在脑脊液培养结果转阴后，持续治疗 10~12 周。

**老人** 无肾功能损害者可参照成人常规剂量给药，肾功能减退者可根据肌酐清除率调整剂量。

**孕妇** 权衡利弊。美国 FDA 妊娠安全性分级为：C 级。

**哺乳妇女** 不推荐。

**肝功能不全者** 慎用。

肾功能不全 / 透析者

**说明书用法用量**

单剂量给药时不需调整。接受多剂量治疗的肾功能受损者（包括儿童），首剂可给予饱和剂量 50~400mg，然后根据 Ccr 给药：Ccr＞50ml/min，按推荐剂量的 100% 给药；Ccr≤50ml/min 时（未透析），按推荐剂量的 50% 给药；定期透析者，每次透析后应用 100% 的推荐剂量。

## 【注意】

（1）慎用 有引起心律失常的潜在病情者。

（2）交叉过敏 对其他吡咯类药过敏者，也可能对本药过敏。

（3）用药相关检查 / 监测项目 定期检查肝、肾功能。

（4）对驾驶 / 机械操作的影响 本药可能对患者驾驶及操作机器的能力无损害。

## 【给药说明】

（1）给药条件 ①免疫缺陷者的长疗程预防用药，需掌握指征后再用药，避免无指征预防用药。②骨髓移植，若先已发生严重粒细胞减少，应用本药预防感染，直至中性粒细胞计数＞$1\times10^9$/L 持续 7d。③采用口服或静滴，应根据患者临床症状定。由口服改静滴，无需调整剂量，反之亦然。④疗程根据感染部位、个体反应定。一般治疗应持续至真菌感染临床表现、实验室指标显示感染消失。隐球菌脑膜炎或反复发作的口咽部念珠菌病的 AIDS 患者需长期维持治疗。⑤重度真菌性角膜炎应以全身抗真菌药治疗为主，本药局部治疗为辅。

（2）配伍信息 ①尚未见本药的配伍禁忌，不推荐与其他药混合静滴。②本药静注液可与下列注射用溶液配伍：20%GS、4.2% 碳酸氢钠溶液、林格注射液、混合氨基酸溶液、Hartmann 溶液、NS、葡萄糖氯化钾溶液。③规格为 5ml 的静脉制剂，应先用 NS 或 5%GS 100ml 稀释。④静滴宜≤10ml/min，儿童给药持续时间应＞2h。

## 【不良反应】

（1）心血管 Q-T 间期延长，尖端扭转型室性心动过速。

（2）神经 头痛、眩晕、抽搐、味觉异常。

（3）内分泌 / 代谢　高胆固醇血症、高TG血症、低钾血症。

（4）血液　一过性血小板、中性粒细胞减少（尤其是有严重基础疾病如艾滋病、癌症等患者）。

（5）消化　恶心、呕吐、胃肠胀气、腹痛、腹泻、口腔烧灼感（气雾喷入）、口苦感（气雾喷入）、肝衰竭、药物性肝炎、肝细胞坏死、黄疸，血清氨基转移酶升高。

（6）泌尿　肾功能异常。

（7）皮肤　脱发、剥脱性皮肤病（包括史 – 约综合征、中毒性表皮溶解性坏死）。

（8）眼　眼部轻微一过性刺激（经眼给药）。

（9）其他　过敏反应：皮疹、渗出性多形性红斑。出现皮疹，应密切观察，必要时停药。出现大疱损害、多形性红斑、憋气、难以缓解的胸闷，须停药。

【药物过量】

（1）表现　幻觉、兴奋性偏执行为。

（2）处理意见　采用对症和支持疗法。利尿，血透。

【相互作用】

（1）西咪替丁　降低本药疗效，不推荐合用。

（2）利福平、利福喷汀、异烟肼　本药血药浓度降低，合用时需监测疗效，可考虑增加本药剂量。

（3）氯沙坦　本药抑制氯沙坦代谢，疗效降低。合用时需监测血压控制情况。

（4）氢氯噻嗪　本药肾脏清除减少，血药浓度升高 40%。

（5）Ⅰa 类抗心律失常药（如奎尼丁、普鲁卡因胺）、Ⅰ类抗心律失常药（如阿普林定）、Ⅲ类抗心律失常药（如胺碘酮、索他洛尔）、三环类抗抑郁药（如丙米嗪、阿莫沙平）、抗精神病药（如氨磺必利、氟哌啶醇）、吩噻嗪类药物（如丙氯拉嗪、氯丙嗪、硫利达嗪）、大环内酯类抗生素（如红霉素、克拉霉素、螺旋霉素）、特非那定、匹莫齐特、齐拉西酮、苄普地尔、水合氯醛、氯喹、吉米沙星、磺胺甲噁唑、甲氧苄啶、血管升压素、文拉法辛、多拉司琼、氟烷、恩氟烷、异氟烷、氟西汀、甲氟喹、利多氟嗪、佐米曲普坦、普罗布考、奥曲肽、喷他脒、膦甲酸、卤泛群、三氧化二砷　增加心脏毒性反应发生率，不可合用。

（6）苯二氮䓬类药物（如普拉西泮、阿普唑仑）、麦角生物碱类（如甲麦角新碱、氢麦角胺）、阿司咪唑、西沙必利、左醋美沙朵、二氢吡啶类钙通道阻滞药（如氨氯地平）、大环内酯类免疫抑制药（如他克莫司、西罗莫司）、阿片受体激动药（如芬太尼、阿芬太尼、美沙酮）、卡马西平、依普里酮、利福布汀、环孢素、泼尼松、喹硫平、依来曲普坦、去甲替林、Ramelteon　本药增高上述药物的血药浓度，引发毒性反应，禁止合用。必须合用时，应严密监测，酌情调整剂量。

（7）口服避孕药（如炔雌醇、左炔诺孕酮）、磺酰脲类降血糖药（如甲苯磺丁脲、氯磺丁脲、格列吡嗪）、苯妥英、磷苯妥英、维 A 酸、齐多夫定　本药增高上述药物的血药浓度，合用时注意监测不良反应，酌情调整剂量。

（8）口服抗凝药（如华法林、醋硝香豆素、茴茚二酮）　增加出血危险。接受上述药治疗者需加用或停用本药时，严密监测 PT 和 INR，酌情调整抗凝药剂量。

（9）他汀类调脂药（如罗舒伐他汀、西伐他汀、洛伐他汀）　肌病或横纹肌溶解的发生率增加，合用时需监测血清 CPK 水平和肌病、横纹肌溶解征象，酌情调整剂量。

（10）阿替韦啶　阿替韦啶血药浓度升高，合用时监测血药浓度。

（11）茶碱　茶碱血药浓度升高约 13%，致毒性反应，合用需监测茶碱血药浓度。

（12）呋喃妥因　增加肝、肺毒性反应发生率，避免合用。

## 伊曲康唑
## Itraconazole

【其他名称】美扶、仁达诺、斯康宁、斯皮仁诺、希迪凯、西特那唑、伊康唑、易启康、盐酸伊曲康唑、伊他康唑、依他康唑、亚特那唑、Canadiol、Hongoseril、Intiazol、Itraconazole Hydrochloride、Itranax、Oiconazole、Sporanox、Triasporin

【分类】抗微生物药\抗真菌药\唑类抗真菌药

【抗菌谱】**敏感菌**　皮肤癣菌（毛癣菌、小孢子菌、絮状表皮癣菌）、酵母菌（新型隐球菌、念珠菌、马拉色菌、毛孢子菌属、地霉属）、曲霉菌、组织胞浆菌、巴西副球孢子菌、申克孢子丝菌、着色真菌、某些镰刀菌、分枝孢子菌、皮炎芽生菌、枝孢霉属、波氏假性阿利什霉、马内菲青霉、某些细菌、真菌和原虫。

**不敏感/耐药菌**　接合菌纲（根霉属、根毛霉属、毛霉菌属和犁头霉属）、镰刀菌属，赛多孢子菌属和帚霉属。

【制剂规格】片剂　① 100mg。② 200mg。

胶囊　100mg。

口服溶液　10mg/ml。

注射液　25ml∶250mg。

【临床应用】

1. 说明书适应证

（1）全身性真菌感染，如念珠菌病、隐球菌病（包括隐球菌性脑膜炎）、组织胞浆菌病、孢子丝菌病、巴西副球孢子菌病、芽生菌病、不能耐受两性霉素B或经两性霉素B治疗无效的曲霉病和其他多种少见的全身性或热带真菌病。

（2）口腔、外阴阴道念珠菌感染。

（3）真菌性角膜炎。

（4）皮肤癣菌和（或）酵母菌所致甲真菌病。

（5）花斑癣、手足癣、皮肤真菌病。

（6）口服液还可用于粒细胞缺乏怀疑真菌感染患者的经验治疗。

2. 其他临床应用

（1）真菌性结膜炎。

（2）体癣、股癣。

【用法用量】

1. 说明书用法用量

（1）全身性念珠菌感染　100~200mg/次，qd.，p.o.，疗程3周至7个月。对侵袭性或播散性感染者，可增至200mg/次，bid.。

（2）曲霉病　200mg/次，qd.，p.o.，疗程2~5个月。对侵袭性或播散性感染者，可增至200mg/次，bid.。

（3）非隐球菌性脑膜炎　200mg/次，qd.，p.o.，疗程2个月至1年。

（4）隐球菌性脑膜炎　200mg/次，bid.，p.o.，疗程2个月至1年。维持量为200mg/次，qd.。

（5）组织胞浆菌病　200mg/次，1~2次/d，p.o.，疗程8个月。

（6）孢子丝菌病　100mg/次，qd.，p.o.，疗程3个月。

（7）副球孢子菌病　100mg/次，qd.，p.o.，疗程6个月。

（8）着色芽生菌病　100~200mg/次，qd.，p.o.，疗程6个月。

（9）芽生菌病　100mg/次，qd.，p.o.，或200mg/次，bid.，疗程6个月。

（10）口腔念珠菌病　100mg/次，qd.，p.o.，疗程15d。一些免疫缺陷患者如白血病、AIDS或器官移植患者，剂量可加倍。

（11）念珠菌性阴道炎　200mg/d，1~2次/d，p.o.，疗程1~3d。

（12）手足癣　200mg/次，bid.，p.o.，疗程7d；或100mg/d，疗程30d。

（13）花斑癣　200mg/次，qd.，p.o.，疗程7d。

（14）甲真菌病　①冲击疗法：200mg/次，bid.，p.o.，连服1周。指甲感染需2个冲击疗程，趾甲感染为3个冲击疗程。每个疗程应间隔3周。②连续治疗：200mg/d，共服3月。

（15）真菌性角膜炎 200mg/次，qd.，p.o.，疗程21d。

**2. 其他用法用量**

［国内参考信息］

（1）体癣、股癣 100mg/d，p.o.，疗程15d。

（2）危及生命的感染 ①口服胶囊：先予以负荷量，200mg/次，tid.，连用3d，维持量为200mg/d，至少连用3个月，直至真菌感染的临床和实验室检查转阴。②静滴：推荐剂量200mg/次，bid.，共用4次，以后200mg/次，qd.。

［国外参考信息］

（1）全身性真菌感染 ①负荷量：如有生命威胁，治疗前3d，200mg，tid.，p.o.。②推荐治疗量：200mg/次，qd.，p.o.。若未达满意疗效，可增至Max：400mg/d，分2次服。治疗时间应个体化，治愈后继续用药（时间可为初次治疗的2倍）。隐球菌性脑膜炎可能需终生治疗。③预防量：严重粒细胞缺乏者，200mg/次，bid.，p.o.，可预防机会性真菌感染。

（2）食管念珠菌病 口服溶液推荐量：100mg/次（10ml），qd.，用力含漱数秒吞下，至少连用3周。症状控制后，继续治疗2周。根据疗效，可增至200mg。

（3）口咽部念珠菌病 口服溶液推荐量：200mg/次（20ml），qd.，用力含漱数秒吞下，连服1~2周。顽固性口咽部念珠菌病或氟康唑治疗无效者推荐量：100mg/次（10ml），bid.。一般2~4周内见效。

（4）曲霉病 ①不能耐受两性霉素B或经两性霉素B治疗无效者，可200~400mg/d，p.o.，连服约3月。②推荐量200mg/次，bid.，i.v.gtt.，2d后改为200mg/次，qd.。

（5）酵母菌病 ①推荐200mg/d，p.o.。每日可增100mg，至400mg/d。②推荐量200mg/次，bid.，i.v.gtt.，2d后改为200mg/次，qd.。

（6）组织胞浆菌病 推荐量200mg/次，bid.，i.v.gtt.，2d后改为200mg/次，qd.。

（7）皮肤真菌病 100mg/d，p.o.。股癣、体癣疗程15d；足癣、手癣疗程30d；头癣疗程4~8周。有研究表明，可用1%乳膏涂抹患处，qd.。

（8）甲真菌病 治疗足趾甲真菌感染，无论是否伴手指甲真菌感染，均200mg/d，p.o.，连用12周。治疗手指甲真菌感染，200mg/次，bid.，p.o.，连用1周后停药，隔3周后重复此疗程。甲真菌病，尤有慢性皮肤黏膜念珠菌病、狼疮、周围血管疾病等并发症时，应用长期治疗方案（3~6月或更长）。

（9）花斑癣 推荐量200mg/d，p.o.，连用5~7d。为防复发，总量需≥1000mg。

（10）孢子丝菌病 200~400mg/d，p.o.。

（11）阴道念珠菌病 急、慢性阴道念珠菌病，200mg/次，qd.，p.o.，连用3d。有资料表明，急性阴道念珠菌病，可200mg/次，bid.，p.o.，疗程1d。对念珠菌所致慢性阴道炎，在月经第1日，单次使用200mg，可降低其复发率。

**【禁忌证】**

**说明书禁忌证**

（1）对本药过敏者。

（2）CHF及有CHF病史的心室功能障碍者。

（3）孕妇（除非用于系统性真菌病治疗，但仍应权衡利弊）。

**【特殊人群用药】**

**儿童** 不推荐用于＜6个月婴儿。儿童用药应权衡利弊。

**其他用法用量**

［国内参考信息］

全身性真菌感染 3~5mg/（kg·d），p.o.。

**老人** 慎用。

**孕妇** 禁用。美国FDA妊娠安全性分级为：C级。

**哺乳妇女** 权衡利弊。

**肝功能不全者** 肝酶升高、有活动性肝病或其他药物所致肝毒性损伤病史者不宜使用本药。肝功能不全者应考虑适当调整剂量，国外资料建议慎用。

**肾功能不全 / 透析者** 应考虑适当调整剂量。也有资料建议口服给药时不需调整剂量。Ccr ＜ 30ml/min 者，应禁止静脉给药。血透期间，口服给药不需调整剂量。对长期非固定性腹透者，剂量应个体化。

**【注意】**

（1）慎用 ①心脏局部缺血或瓣膜疾病（国外资料）。②明显的肺部疾病（国外资料）。③水肿性疾病（国外资料）。

（2）交叉过敏 对其他唑类抗真菌药过敏者使用本药时应谨慎。

（3）用药相关检查 / 监测项目 对肝功能不全、AIDS 患者，用药期间应定期检查肝功能。

（4）对驾驶 / 机械操作的影响 本药不影响驾驶及使用机器的能力。

**【给药说明】**

（1）给药条件 ①对胃酸缺乏者，服用本药时宜同时饮用酸性饮料。②全身性真菌感染宜先静脉给药治疗 2 周，其后再根据病情采用口服给药。应尽快将静脉给药调整为口服给药。③国外资料报道，每隔 30min 逐渐增加剂量可用于脱敏治疗。初次剂量 1mg，30min 后 2mg，继而依次为 6mg、8mg、16mg、32mg、64mg、128mg，最后为 200mg。④对 AIDS 合并组织胞浆菌病者，需使用维持量以防止复发。⑤不建议本药作为患有危及生命的系统性真菌感染患者的起始治疗。⑥本药胶囊的吸收比口服溶液差，不可互换使用。⑦本药胶囊宜与食物同服，以增加吸收，而本药口服液则宜空腹服用。⑧对于免疫受损的隐球菌病患者及所有中枢神经系统隐球菌病患者，仅在一线药物不适用或无效时，方可使用本药治疗。

（2）配伍信息 国外资料表明，采用静滴时，若使用本药粉针剂，应先用 NS 稀释，严禁使用 5%GS 或乳酸林格液稀释。滴注时间应＞ 60min，不宜静推。

（3）其他 ①对于一些免疫功能受损者（如中性粒细胞减少症、艾滋病或器官移植患者），本药的口服生物利用度可能降低。②使用本药的育龄妇女，应采取适当的避孕措施，直至治疗结束后的下一个月经周期。③本药胶囊口服吸收差，现较少用于治疗深部真菌感染。④本药注射及口服后，尿液及脑脊液中均无原形药，不宜用于治疗尿路感染和 CNS 感染。

**【不良反应】**

（1）心血管 高血压、水肿（如肺水肿）、CHF（应立即停药）、触觉异常、感觉减退（异常）。

（2）神经 头晕、头痛、嗜睡、失眠、周围神经病变。出现神经系统症状时，应立即停药。

（3）精神 抑郁。

（4）内分泌 / 代谢 低血钾、低钙血症、高甘油三酯血症、肾上腺功能不全、男子乳腺发育、男性乳房痛。

（5）血液 WBC、中性粒细胞及血小板减少。

（6）消化 畏食、恶心、呕吐、消化不良、腹痛、胀气、腹泻、便秘、肝炎、肝功能异常、味觉障碍、急性肝衰竭、严重肝毒性。出现肝炎的症状和体征时，应立即停药。

（7）呼吸 鼻窦炎、鼻炎、上呼吸道感染。

（8）泌尿 蛋白尿。

（9）生殖 月经紊乱、性欲下降、阳痿、勃起障碍。

（10）骨骼肌肉 肌肉痛、关节痛。

（11）皮肤 Stevens–Johnson 综合征、中毒性表皮坏死溶解、多形性红斑、剥脱性皮炎、WBC 分裂型脉管炎、荨麻疹、瘙痒、脱发、光过敏。

（12）眼 视觉障碍。

（13）耳　耳鸣、短暂性或永久性听力丧失。

（14）其他　过敏反应（如皮肤瘙痒、红斑、风团、皮疹及血管性水肿）、发热、疲乏、血清病、过敏样反应、变态反应。

【药物过量】

处理意见　无特效解毒药，也不能经血透清除。过量时应采取支持疗法。服药后1h内可洗胃，若有必要，可给予活性炭对抗。

【相互作用】

（1）苯妥英、磷苯妥英、卡马西平、异烟肼、利福布汀、利福平、奈韦拉平、苯巴比妥　本药血药浓度降低，疗效下降，避免合用。

（2）含铝、钙或镁的药物及碳酸氢钠　影响本药胃肠吸收，使本药疗效下降。上述药物的服用时间应至少早于本药1h或晚2h。$H_2$受体阻断药（如西咪替丁、法莫替丁）、质子泵抑制药（如兰索拉唑、奥美拉唑）、去羟肌苷对本药亦有类似影响，故接受$H_2$受体阻断药或质子泵抑制药治疗的患者应以可乐类饮料送服本药；去羟肌苷的服用时间应至少晚于本药2h。

（3）红霉素、利托那韦、磺胺异噁唑　本药血药浓度升高，合用时需监测本药毒性反应征象。

（4）苯二氮䓬类药物（如普拉西泮、阿普唑仑）、麦角生物碱类（如甲麦角新碱、氢麦角胺）、羟甲基戊二酰辅酶A还原酶抑制药（如辛伐他汀、洛伐他汀）、西沙必利、左醋美沙酮、阿夫唑嗪、阿司咪唑、多非利特、匹莫齐特、奎尼丁、苄普地尔、舍吲哚、三唑仑、咪达唑仑口服制剂、尼索地平、特非那定　上述药的血药浓度增高，引发毒性反应，禁止合用。

（5）雌激素类（如结合雌激素、雌三醇）、皮质激素类（如曲安西龙、泼尼松）、长春花生物碱类（如长春胺、长春新碱）、阿片受体激动药（如芬太尼、阿芬太尼）、钙通道阻滞药（如氨氯地平、非洛地平、维拉帕米）、酪氨酸激酶抑制药（如厄洛替尼、吉非替尼、伊马替尼）、大环内酯类免疫抑制药（如他克莫司、西罗莫司）、抗肿瘤药（如多西紫杉醇）、羟甲基戊二酰辅酶A还原酶抑制药（如阿托伐他汀）、茚地那韦、达非那新、吡喹酮、环孢素、卤泛群、丙吡胺、右佐匹克隆、曲唑酮、贝沙罗汀、布地奈德、丁螺环酮、多西他赛、依来曲普坦、西地那非、泰利霉素（Telithromycin）、托特罗定、三甲曲沙、苯那普利、瑞波西汀、溴替唑仑、西洛他唑、双异丙吡胺、咪达唑仑静脉注射液、瑞格列奈、Cinacalcet　上述药的血药浓度增高，引发毒性反应，应避免合用，如确需合用则应严密监测不良反应，酌情调整剂量。

（6）他汀类调脂药（如罗舒伐他汀、西伐他汀、洛伐他汀）　本药可增高上述药的血药浓度，导致肌病或横纹肌溶解的发生率增加。合用时需监测血清CPK水平和肌病、横纹肌溶解征象，酌情调整剂量。

（7）口服抗凝药（如双香豆素、华法林、茴茚二酮）　增加出血危险，应尽量避免合用。确需合用时，应在加用本药期间及停用本药后严密监测PT、INR和临床表现，酌情调整抗凝药剂量。

（8）伐地那非　伐地那非的生物利用度和毒性反应发生率增高。本药剂量为200mg/d时，伐地那非24h用量不得＞5mg；本药剂量为400mg/d时，伐地那非24h内单次用量不得＞2.5mg。

（9）白消安　白消安的清除率降低，毒性反应发生率增高。合用需谨慎，可考虑换用氟康唑。如确需合用，应注意监测白消安毒性反应（尤其是骨髓抑制）。

（10）地高辛　本药可抑制地高辛的代谢和肾清除率，增高毒性反应发生率。合用时可能需减少地高辛用量，本药剂量发生任何改变均需监测地高辛血药浓度。

（11）克拉霉素　两者血药浓度均增高。合用时注意监测两药不良反应。

（12）安普那韦或福沙普那韦（Fosamprenavir） 一药或两药的血药浓度增高。合用时注意监测两药不良反应，必要时减少本药用量（尤其是剂量＞400mg/d者）。如本药、福沙普那韦和利托那韦三药合用，则建议本药剂量不超过200mg/d。

（13）沙奎那韦 两药的血药浓度和不良反应发生率均增加。合用时应严密监测两药血药浓度。

（14）咪唑斯汀、依巴斯汀、多西他奇 不宜与本药合用。

（15）地西泮、西咪替丁、丙咪嗪、普萘洛尔、吲哚美辛、甲苯磺丁脲、磺胺二甲基嘧啶 未见影响血浆蛋白结合。

（16）齐多夫定、氟伐他汀 未见相互作用。

（17）食物 增加本药吸收，提高生物利用度，宜餐后立即服药。

（18）葡萄柚汁 可降低本药口服制剂的生物利用度，降低抗真菌作用。

## 伏立康唑
## Voriconazole

**【其他名称】** 迪尔达宁、莱立康、威凡、Vfend

**【分类】** 抗微生物药\抗真菌药\唑类抗真菌药

**【抗菌谱】** **敏感菌** 对曲霉属菌（包括黄曲霉菌、烟曲霉、土曲霉、黑曲霉、构巢曲霉）、念珠菌属（包括白色念珠菌、光滑念珠菌、克柔念珠菌、近平滑念珠菌、热带念珠菌和部分都柏林念珠菌、平常念珠菌和吉利蒙念珠菌）、足放线病菌属（包括尖端足分支霉、多育足分支霉和镰刀菌属）均有临床疗效（好转或治愈）。对以下真菌感染的治疗也有效（通常为治愈或好转）：链格孢属、皮炎芽生菌、头分裂芽生菌、支孢霉属、粗球孢子菌、冠状耳霉、新型隐球菌、喙状明脐菌、棘状外瓶霉、裴氏着色霉、足菌肿马杜拉菌、拟青霉属、青霉菌属（包括马尔尼菲青霉菌）、烂木瓶霉、短帚霉及丝孢子菌属（包括白色毛孢子菌）。体外试验观察到本药对以下临床分离的真菌有抗菌作用，包括支顶孢霉属、链格孢属、双极霉属、支孢瓶霉属、荚膜组织胞浆菌。本药在0.05~2μg/ml浓度下可以抑大多数的菌株。对弯孢霉属和孢子丝菌属也有抗菌作用，但其临床意义尚不清楚。

**【制剂规格】** **薄膜衣片** ①50mg。②200mg。

**干混悬剂** 40mg/ml。

**粉针剂** ①100mg。②200mg。

**【临床应用】**

**说明书适应证**

主要用于治疗患有进展性、可能威胁生命的感染患者。

（1）侵袭性曲霉病。

（2）非中性粒细胞减少者的念珠菌血症。

（3）对氟康唑耐药的念珠菌引起的严重侵袭性感染（包括克柔念珠菌）。

（4）由足放线病菌属和镰刀菌属引起的严重感染。

**其他临床应用**

梨形单孢霉菌感染（国外资料）。

**【用法用量】**

**1. 说明书用法用量**

无论是静脉滴注或口服给药，本药首次给药时第1日均应给予首次负荷剂量，以使其血药浓度在给药第1日即接近于稳态浓度。由于本药口服片剂的生物利用度很高（96%），故有临床指征时静脉滴注和口服两种给药途径可互换。①口服给药：详细剂量见表1-5-1。若患者治疗反应欠佳，维持剂量可增至300mg/次，bid.；体重＜40kg者剂量调整为150mg/次，bid.。若患者不能耐受上述较高剂量，口服维持剂量可每次减50mg，逐渐减至200mg/次，bid.；体重＜40kg者减至100mg/次，bid.。②静脉滴注：详细剂量见表1-5-2。若患者不能耐受

4mg/（kg· 次）, bid.，可减为 3mg/（kg· 次）, bid.。③序贯疗法：上述两种给药方式尚可进行序贯治疗，此时口服给药无需给予负荷剂量（因此前静脉滴注给药已使本药血药浓度达稳态）。推荐剂量见表 1-5-3。④疗程视患者反应而定，静脉用药的疗程不宜＞ 6 个月。

**表 1-5-1　伏立康唑口服给药剂量**

| | 口服 | |
|---|---|---|
| | 患者体重≥ 40kg | 患者体重＜ 40kg |
| 负荷剂量（适用于第 1 个 24h） | 400mg/ 次，q.12h（适用于第 1 个 24h） | 200mg/ 次，q.12h（适用于第 1 个 24h） |
| 维持剂量（开始用药 24h 以后） | 200mg/ 次，bid. | 100mg/ 次，bid. |

**表 1-5-2　伏立康唑静脉滴注给药剂量**

| | 静脉滴注 |
|---|---|
| 负荷剂量（适用于第 1 个 24h） | 6mg/（kg· 次）, q.12h（适用于第 1 个 24h） |
| 维持剂量（开始用药 24h 以后） | 4mg/（kg · 次），bid. |

**表 1-5-3　伏立康唑序贯疗法推荐剂量**

| | | |
|---|---|---|
| 负荷剂量 | 6mg/（kg · 次），q.12h，i.v.gtt.（适用于第 1 个 24h） | |
| | 静脉滴注 | 口服 * |
| 维持剂量 | 4mg/（kg · 次），q.12h | 200mg/ 次，q.12h |

注：* 口服维持剂量：体重≥ 40kg 者，200mg/ 次，q.12h；体重＜ 40kg 的成人，100mg/ 次，q.12h。

**2. 其他用法用量**

［国外参考信息］

（1）侵袭性曲霉病　①口服：体重＞ 40kg 者，200mg/ 次，q.12h；若疗效欠佳，可增至 300mg/ 次，q.12h；不能耐受上述较大剂量者，应减量。与苯妥英合用时，剂量增至 400mg/ 次，q.12h。体重＜ 40kg 者，100mg/ 次，q.12h；若疗效欠佳，可增至 150mg/ 次，q.12h；不能耐受上述较大剂量者，应减量。与苯妥英合用时，剂量增至 200mg/ 次，q.12h。②也可静脉给药，推荐剂量为 6mg/（kg · 次），q.12h，持续 2 剂，随后 4mg/（kg · 次），bid.。若患者不能耐受，维持剂量应减至 3mg/（kg · 次），q.12h。与苯妥英合用时，维持剂量应增至 5mg/（kg · 次），q.12h。对于急性侵袭性曲霉病的免疫抑制者，临床已证实静脉给药 6~27d，而后口服 4~24 周的治疗方案是有效的。有个案报道，下述治疗方案对颅内曲霉病有效：首先静脉给药，首日 900mg，之后 450mg/d，持续 6d，然后改为口服，200mg/ 次，bid.，持续 167d。

（2）念珠菌性败血症　口服同“侵袭性曲霉病”。也可按推荐剂量 6mg/（kg · 次）静脉给药，q.12h，持续 2 剂，随后 3mg/（kg · 次），bid.。疗程至少应持续至症状完全消失或最后一次阳性培养后 14d。应根据感染的性质和严重程度调整剂量。与苯妥英合用时，维持剂量应增至 5mg/（kg · 次），q.12h。

（3）食管念珠菌病　体重＞ 40kg 者，200mg/ 次，q.12h，p.o.。体重＜ 40kg 者，100mg/ 次，q.12h，p.o.。疗程至少为 14d，症状消失后至少应继续用药 7d。

（4）口咽部念珠菌病　据报道，200mg/ 次，1~2 次 /d，疗程 7d 的治疗方案对 AIDS 患者的口咽部念珠菌病有效。

（5）皮肤播散性念珠菌病及胃、肾脏、膀胱壁和伤口的播散性念珠菌感染　口服同“侵袭性曲霉病”。也可按推荐剂量 6mg/（kg · 次）静脉给药，q.12h，持续 2 剂，随后 4mg/（kg · 次），bid.。疗程至少应持续至症状完全消失或最后一次阳性培养后 14d。应根据感染的性质和严重程度调整剂量。与苯妥英合用时，维持剂量应增至 5mg/（kg · 次），q.12h。若患者不能耐受，维持剂量应减至 3mg/（kg · 次），q.12h。

（6）非曲霉菌性真菌病　口服同“侵袭性曲霉病”。也可按推荐剂量 6mg/（kg · 次）静脉给药，q.12h，持续 2 剂，随后 4mg/（kg · 次），bid.。若患者不能耐受，维持剂量应减至 3mg/（kg · 次），q.12h。与苯妥英合用时，维持剂量应增至 5mg/（kg · 次），q.12h。

【禁忌证】

1. 说明书禁忌证

对本药过敏者。

2. 其他禁忌证

孕妇及哺乳妇女。

【特殊人群用药】

**儿童**　本药在＜ 2 岁儿童的安全性和有效性尚未确立，不推荐＜ 2 岁儿童使用。尚无肝功能或肾功能不全的 2~12 岁患儿应用本药的研究。

1. 说明书用法用量

**一般用法**　① 2~12 岁儿童的推荐维持用药方案见表 1-5-4。若患儿不能耐受 7mg/（kg · 次），bid. 的静脉用药，根据群体药动学分析和以往的临床经验，可考虑减至 4mg/（kg · 次），bid.（此剂量相当于成人 3mg/（kg · 次），bid. 的暴露量）。② 12~16 岁儿童的用量同成人。

表 1-5-4　2~12 岁儿童的推荐维持用药方案

| | 静脉 | 口服 |
|---|---|---|
| 负荷剂量 | 口服和静脉用药都不推荐用负荷剂量 | |
| 维持治疗 | 7mg/（kg · 次），bid. | 200mg/ 次，bid. |

2. 其他用法用量

［国外参考信息］

（1）侵袭性曲霉病　≥ 12 岁儿童口服给药同成人。静脉给药时，≥ 12 岁儿童推荐剂量为 6mg/（kg · 次），q.12h，持续 2 剂，随后 4mg/（kg · 次），bid.。若患儿不能耐受，维持剂量应减至 3mg/（kg · 次），q.12h。与苯妥英合用时，维持剂量应增至 5mg/（kg · 次），q.12h。有个案报道，下述治疗方案对累及胸壁的曲霉病有效：首先 3~9mg/（kg · 次）静脉给药，bid.，持续 10 周，然后改为口服，7mg/（kg · 次），bid.，持续 6 个月。

（2）非曲霉菌性真菌病　≥ 12 岁儿童口服给药同成人。静脉给药方案同儿童“侵袭性曲霉病”。

**老人**　老年患者无需调整剂量。

**孕妇**　孕妇用药可能导致胎儿损害，动物试验表明本药有致畸作用和胚胎毒性，孕妇用药应权衡利弊。育龄妇女使用本药期间需采取有效的避孕措施。也有国内资料建议，孕妇禁用。美国 FDA 妊娠安全性分级为：D 级。

**哺乳妇女**　本药是否经乳汁分泌尚不明确。除非明显的利大于弊，否则哺乳妇女不宜使用本药。也有国内资料建议，哺乳妇女禁用。

**肝功能不全者**　急性肝功能不全者（ALT 及 AST 增高）无需调整剂量，但应继续监测肝功能以观察是否进一步升高。建议轻至中度肝硬化者（Child-Pugh A 和 B），本药的负荷剂量不变，但维持剂量减半；目前尚无重度肝硬化者（Child-Pugh C）应用本药的研究。严重肝功能不全者使用本药时应权衡利弊。

其他用法用量

［国外参考信息］　轻至中度肝功能不全者（Child-Pugh A 和 B），体重＞ 40kg 时，100mg/ 次，q.12h，p.o.。＜ 40kg，50mg/ 次，q.12h。也可按 6mg/（kg· 次）静脉给药，q.12h，持续 2 剂，随后 2mg/(kg· 次)，q.12h。临床尚无重度肝功能不全者（Child-Pugh C）用药数据，除非利大于弊，本药不得用于该类患者。

**肾功能不全 / 透析者**　肾功能不全者无需调整剂量。中重度肾功能不全者（肌酐清除率＜ 50ml/min）用药时，可发生本药赋形剂磺丁倍他环糊精钠蓄积，除非应用静脉制剂的利大于弊，否则应采用口服给药。肾功能障碍者静脉给药时必须密切监测血肌酐水平，若有升高应考虑改为口服。血透 4h 仅能清除少量药物，无需调整剂量。

【注意】

（1）慎用 ①对其他唑类药物过敏者。②有心律失常危险因素者（如先天性或获得性 Q-T 间期延长、心肌病特别是存在心力衰竭者、窦性心动过缓、有症状的心律失常、同时使用已知能延长 Q-T 间期的药物者）。

（2）用药相关检查 / 监测项目 ①监测肾功能（特别是血肌酐）和肝功能（特别是肝功能和胆红素）。②治疗前或治疗期间应监测血电解质。若存在低钾血症、低镁血症和低钙血症等电解质紊乱，应予以纠正。③具有急性胰腺炎高危因素（如最近接受过化疗，造血干细胞移植者，尤其是儿童）在接受本药治疗期间应密切监测胰腺功能（临床可考虑监测血清淀粉酶或脂肪酶）。④连续用药＞28d 者需监测视觉功能，包括视敏度、视力范围及色觉。

（3）对驾驶 / 机械操作的影响 本药可能引起一过性的、可逆性的视觉改变，包括视物模糊、视觉改变、视觉增强和 / 或畏光。患者出现上述症状时须避免从事驾驶或操作机器等有危险的工作，使用本药期间应避免夜间驾驶。

【给药说明】

（1）给药条件 ①用药前应纠正电解质紊乱，包括低钾血症、低镁血症和低钙血症等。②用药前应采集标本进行真菌培养，并进行其他相关的实验室检查（血清学检查和组织病理学检查），以便分离和鉴定可能的病原菌。在获得培养结果和其他实验室检查结果以前必须先进行抗感染治疗，一旦获得结果，应据此调整用药方案。③本药薄膜衣片应至少在餐前 1h 或餐后 1h 服用。

（2）配伍信息 ①本药禁止与其他药物在同一静脉输液通路中同时滴注。本药滴注结束后，其静脉输液通路可用于其他药物的滴注。②使用本药时不需停用全肠外营养，但需分不同的静脉通路滴注。③本药禁止与血液制品或短期输注的电解质浓缩液同时滴注。④可采用以下注射液稀释本药：NS、复方乳酸钠注射液、5% 葡萄糖和复方乳酸钠注射液、5% 葡萄糖和 0.45% 氯化钠注射液、5%GS、含有 20mEq 氯化钾的 5%GS、0.45% 氯化钠注射液、5% 葡萄糖和 NS。本药与其他溶液的相容性尚不明确。⑤本药禁止用 4.2% 碳酸氢钠溶液稀释。该稀释剂的弱碱性可使本药在室温储存 24h 后轻微降解。本药与其他浓度碳酸氢钠溶液的相容性尚不明确。⑥本药粉针剂不宜用于静脉推注。在静滴前，先将粉针剂溶解成 10mg/ml，再稀释至不高于 5mg/ml 的浓度。静滴速度不超过 3mg/（kg · h），每瓶药液滴注时间须 1~2h。⑦本药无菌冻干粉剂稀释后必须立即使用，且仅供单次使用，未用完的溶液应弃去。

（3）其他 ①用药期间应避免强烈的、直接的阳光照射，特别是在长期治疗时。②本药口服干混悬剂中含有蔗糖成分，故伴有罕见的先天性果糖不耐受、蔗糖酶 – 异麦芽糖酶缺陷或葡萄糖 – 半乳糖吸收障碍者，不宜使用该制剂。

【不良反应】

（1）心血管 周围性水肿、低血压、血栓性静脉炎、静脉炎、室颤、室性心律失常、昏厥、室上性心律失常、室上性心动过速、心动过速、心动过缓、心电图 Q-T 间期延长、尖端扭转型室性心动过速、室速、完全性房室传导阻滞、束支传导阻滞、结性心律失常以及淋巴管炎。

（2）神经 头痛、头晕、意识混乱、震颤、激惹、感觉异常、脑水肿、共济失调、复视、眩晕、感觉减退、惊厥、脑病、格林 – 巴利综合征及锥体外系症状。

（3）精神 抑郁、焦虑、幻觉、失眠。

（4）内分泌 / 代谢　低血糖、低钾血症、肾上腺皮质功能不全、血胆固醇升高、甲状腺功能亢进、甲状腺功能减退。

（5）血液　全血细胞减少、骨髓抑制、WBC 减少、血小板减少、紫癜、贫血、DIC、粒细胞缺乏症、淋巴结肿大、嗜酸性粒细胞增多。

（6）免疫　鼻窦炎。

（7）消化　腹痛、恶心、呕吐、腹泻、胃肠炎、流感样症状及黄疸、胆汁淤积性黄疸、胰腺炎、腹膜炎、十二指肠炎、齿龈炎、舌炎、舌肿大、消化不良、便秘、肝衰竭、肝炎、肝肿大、胆囊炎、胆石症、味觉障碍、假膜性结肠炎及肝昏迷。此外，常见肝功能检查值升高（包括 AST、ALT）及 ALP、γ- 谷氨酰转肽酶（GGT）、LDH、胆红素、血肌酐升高。肝功能异常可能与血药浓度较高和 / 或剂量较高有关，大多数肝功能异常在治疗中不需调整剂量即可恢复，或在调整剂量后恢复，有的停药后恢复。

（8）呼吸　急性呼吸窘迫综合征、肺水肿、呼吸窘迫及胸痛。

（9）泌尿　急性肾衰竭、血尿、肾炎、蛋白尿、BUN 升高、肾小管坏死。

（10）骨骼肌肉　背痛、关节炎、肌张力亢进。

（11）皮肤　皮疹（多数患者为轻至中度）、剥脱性皮炎、面部水肿、光敏性反应、斑丘疹、斑疹、丘疹、唇炎、瘙痒症、脱发及红斑、Stevens-Johnson 综合征、血管神经性水肿、过敏性皮炎、荨麻疹、药物高敏反应、银屑病、中毒性表皮坏死松解症、多形红斑、盘状红斑狼疮。患者出现皮疹时应密切观察，若病损进展，则停用本药。另有光敏反应的报道（特别是在长期治疗期间）。

（12）眼　视觉障碍、视乳头水肿、视神经异常、眼球震颤、巩膜炎及睑炎、视网膜出血、视神经萎缩、眼球旋动及角膜浑浊。视觉障碍可能与血药浓度较高和 / 或剂量较大有关，呈一过性，可完全恢复；大多数在 60min 内自行缓解，未见有临床意义的长期视觉反应；有证据表明本药重复给药后这种情况减轻。视觉障碍一般为轻度，导致停药的情况罕见，无长期后遗症。

（13）耳　听觉减退及耳鸣。

（14）其他　发热、注射部位反应 / 炎症、寒战、衰弱、过敏样反应、高敏反应。

**【药物过量】**

（1）表现　临床研究中有 3 例儿科患者意外发生药物过量。这些患者接受了 5 倍于静脉推荐剂量的本药，其中 1 例出现持续 10min 的畏光不良事件。

（2）处理意见　尚无有效的解毒药。过量时血透有助于将本药及其赋形剂 SBECD 从体内清除。

**【相互作用】**

（1）依法韦伦　本药的血药浓度显著降低，依法韦伦的血药浓度显著增高，禁止合用。

（2）利福平（600mg/ 次，qd.）　本药 $C_{max}$ 和 AUC 分别降低 93% 和 96%，禁止合用。

（3）利托那韦　高剂量利托那韦（400mg/ 次，bid.）可使口服本药的稳态 $C_{max}$ 与 AUC 分别平均降低 66% 和 82%，而低剂量利托那韦（100mg/ 次，bid.）可使口服本药的稳态 $C_{max}$ 与 AUC 分别平均降低 24% 和 39%。禁止本药与高剂量利托那韦（400mg/ 次，bid. 或更高剂量）同用；避免与低剂量利托那韦（100mg/ 次，bid.）合用，除非利益 / 风险评估证明应使用本药。

（4）卡马西平和苯巴比妥　上述药物可能显著降低本药的血药浓度，故禁止合用。

（5）奥美拉唑（一日单剂 40mg）　本药的 $C_{max}$ 和 AUC 分别增高 15% 和 41%，无需调整本药剂量。合用时奥美拉唑的 $C_{max}$ 和 AUC 分别增高 116% 和 280%，当正在服用奥美拉唑者开始服用本药时，建议将奥美拉唑的剂量减半。

（6）特非那定、阿司咪唑、西沙必利、

匹莫齐特、奎尼丁 本药可使上述药物的血药浓度增高，从而致 Q-T 间期延长，并偶可发生尖端扭转型室性心动过速，故本药禁与上述药物合用。

（7）西罗莫司（单剂 2mg） 西罗莫司的 $C_{max}$ 和 AUC 分别增高 556% 和 1014%，故禁止合用。

（8）麦角生物碱（麦角胺和二氢麦角胺） 上述药物的血药浓度可能增高，从而发生麦角中毒，故禁止合用。

（9）环孢素 在病情稳定的肾移植患者中，本药可使环孢素的 $C_{max}$ 和 AUC 至少分别增高 13% 和 70%。当已接受环孢素治疗的患者开始应用本药时，建议其环孢素的剂量减半，并严密监测环孢素的血药浓度（环孢素浓度的增高可引起肾毒性）。停用本药后仍需严密监测环孢素的血药浓度，必要时可增加环孢素的剂量。

（10）他克莫司（单剂 0.1mg/kg） 他克莫司的 $C_{max}$ 和 AUC 分别增高 117% 和 221%。当已接受他克莫司治疗的患者开始使用本药治疗时，建议他克莫司的剂量减至原剂量的 1/3，并严密监测血药浓度（他克莫司浓度增高可引起肾毒性）。停用本药后仍需严密监测他克莫司的血药浓度，必要时可增加他克莫司的剂量。

（11）美沙酮 当接受美沙酮维持剂量（32~100mg/ 次，qd.）的患者合用口服本药（400mg/ 次，bid.×1d，然后 200mg/ 次，bid.×4d）时，有活性的 R- 美沙酮的 $C_{max}$ 和 AUC 分别增加 31% 和 47%，而 S- 对映异构体的 $C_{max}$ 和 AUC 分别增加 65% 和 103%。合用时，建议密切监测美沙酮的不良事件和毒性（包括 Q-T 间期延长），必要时减少美沙酮剂量。

（12）华法林 本药（300mg/ 次，bid.）与华法林（单剂 30mg）合用，凝血因子Ⅱ时间最多可延长 93%。合用时，建议严密监测凝血因子Ⅱ时间。

（13）其他口服抗凝药（如苯丙羟基香豆素、醋硝香豆素） 香豆素血药浓度可能增高，从而延长凝血因子Ⅱ时间。合用时，需密切监测凝血因子Ⅱ时间，并据此调整抗凝药的剂量。

（14）磺脲类药物（如甲苯磺丁脲、格列吡嗪、格列本脲） 本药可能增高磺脲类药物的血药浓度，从而引起低血糖症。合用时建议密切监测血糖。

（15）他汀类药物 体外试验（人肝微粒体）已证实本药对洛伐他汀的代谢有抑制作用。与他汀类药物合用，可能使通过 CYP 3A 4 代谢的他汀类药物血药浓度增高，从而引起横纹肌溶解。合用时，建议调整他汀类药物的剂量。

（16）苯二氮䓬类药物 体外试验（肝微粒体）已证实本药对咪达唑仑的代谢有抑制作用。本药可能使经 CYP 3A 4 代谢的苯二氮䓬类药物（咪哒唑仑、三唑仑）血药浓度增高，镇静作用时间延长。合用时，建议调整苯二氮䓬类药物的剂量。

（17）长春花生物碱 长春花生物碱（长春新碱和长春花碱）的血药浓度可能增高，从而产生神经毒性。

（18）强的松（单剂 60mg） 强的松的 $C_{max}$ 和 AUC 分别增高 11% 和 34%。合用时两者均无需调整剂量。

（19）圣约翰草、依法韦仑 本药禁与圣约翰草合用。禁止同时使用标准剂量的本药及依法韦仑。

（20）苯妥英、利福布汀 应尽量避免本药与上述药物同时使用，除非经权衡后利大于弊。

（21）西咪替丁（400mg/ 次，bid.） 本药 $C_{max}$ 和 AUC 分别增高 18% 和 23%。合用时无需调整本药剂量。

（22）雷尼替丁（150mg/ 次，bid.）、大环内酯类抗生素（红霉素 1g/ 次，bid.；阿奇霉素 500mg/ 次，qd.） 对本药的 $C_{max}$ 和 AUC 无显著影响。

（23）地高辛（0.25mg/ 次，qd.）、麦考

酚酸（1g 单剂） 本药对上述药物的 $C_{max}$ 和 AUC 无显著影响。

（24）茚地那韦（800mg/ 次，tid.） 本药的 $C_{max}$、$C_{min}$ 和 AUC 以及茚地那韦的 $C_{max}$ 和 AUC 均未受到显著影响。

（25）HIV 蛋白酶抑制药（如沙奎那韦、安泼那韦和奈非那韦） 体外研究提示本药对上述药物的代谢有抑制作用，同时蛋白酶抑制药也可抑制本药的代谢。但尚无法预测两者合用后在人体内的情况。合用时须监测药物的疗效和（或）毒性。

（26）高脂肪餐 服药同时进食高脂肪餐，本药的 $C_{max}$ 和 AUC 分别减少 34% 和 24%。

## 克霉唑
## Clotrimazole

**【其他名称】** 妇康安、金霉迪、克罗确松、凯妮汀、克舒爽、氯苯甲咪唑、氯代三苯甲咪唑、氯曲马唑、氯三苯甲咪唑、氯三苯咪唑、诺亚涂膜、三苯甲咪唑、杀癣净、愈烈、正美汀、Canesten、Clotrimazolum、Empecid、Gyne-Lotrimin、Gyno Canesten、Lotrimin、Mycelex、Mycospoin

**【分类】** 抗微生物药 \ 抗真菌药 \ 唑类抗真菌药

**【抗菌谱】** **敏感菌** 表皮癣菌、毛发癣菌、曲菌、着色真菌、隐球菌属、念珠菌属、申克孢子丝菌、皮炎芽生菌、小孢子菌、粗球孢子菌属、荚膜组织胞浆菌属等。

**不敏感 / 耐药菌** 对曲霉、某些暗色孢科、毛霉菌属等作用差。

**【制剂规格】** **片剂** 0.25g。

**锭剂** 0.01g。

**口腔药膜** 0.004g。

**药膜** 0.05g。

**泡腾片** 0.15g。

**阴道片** 0.5g。

**栓剂** ① 0.1g。② 0.15g。

**软膏** ① 1%。② 3%。

**霜剂** ① 1%。② 3%。

**溶液** ① 1%。② 1.5%。

**【临床应用】**

**说明书适应证**

（1）防治免疫抑制者口腔和食管念珠菌感染。

（2）局部给药用于体癣、股癣、手癣、足癣、花斑癣、头癣、念珠菌性甲沟炎及念珠菌性外阴阴道炎。

（3）经阴道给药用于真菌引起的阴道炎、酵母菌引起的白带异常，敏感真菌引起的阴道二重感染等。

**【用法用量】**

**1. 说明书用法用量**

（1）口咽部念珠菌感染 片剂，0.25~1g/ 次，tid.，p.o.。

（2）体癣、股癣、手癣、足癣、花斑癣、头癣及念珠菌性甲沟炎等 涂于洗净患处，2~3 次 /d。

（3）阴道感染 阴道片或阴道泡腾片，0.5g/ 次，临睡前经阴道给药，必要时可 4d 后给予第 2 次治疗。也可 0.15g/ 次，qd.（每晚给药），一疗程 10d。

（4）念珠菌性外阴阴道炎 涂于洗净的患处，qd.（每晚给药），连用 7d。

**2. 其他用法用量**

［国内参考信息］

（1）口咽部念珠菌感染 ①锭剂，0.01g/ 次，5 次 /d，含服，一疗程 14d（或更长时间）。②口腔药膜，贴于病损处，qid.，饭后睡前使用。

（2）预防免疫缺陷者口咽部念珠菌感染 0.01g/ 次，tid.，含服。

（3）阴道念珠菌感染 阴道栓剂，0.15g/ 次，qd.（每晚给药），一疗程 10d。

［国外参考信息］

（1）口咽部念珠菌感染 ①治疗：推荐用片剂，0.25g/ 次，5 次 /d，口腔内缓慢含化，连用 14d。②预防：白血病、实体瘤、肾移植患者接受免疫抑制治疗时，推荐用片剂，0.25g/ 次，tid.，p.o.。

（2）皮肤、黏膜真菌感染　乳膏、洗剂或溶液涂患处及其周围，早晚各 1 次。根据病情及感染类型调整疗程：花斑癣、红癣，用软膏或溶液 3 周；皮肤念珠菌感染和多数皮肤真菌感染，一般 3~4 周；足部皮肤真菌感染，可达 8 周。

（3）念珠菌所致阴道炎　1% 阴道乳膏用药 7~14d；0.1g 阴道片，qd.，连用 7d；0.2g 阴道片，qd.，连用 3d；0.5g 阴道片，用 1d。严重或复杂的阴道炎，宜连用数日。

【禁忌证】

**1. 说明书禁忌证**

（1）对本药或其他咪唑类药物过敏者。

（2）肝功能不全、粒细胞减少、肾上腺皮质功能减退者禁用口服制剂。

**2. 其他禁忌证**

＜12 岁儿童禁用本药栓剂及阴道片（国外资料）。

【特殊人群用药】

**儿童**　＜3 岁者使用口服制剂的安全性及有效性尚不明确。＜18 岁的少女避免使用阴道片。国外资料建议，＜12 岁者禁用栓剂及阴道片。

**1. 说明书用法用量**

口咽部念珠菌感染　0.02~0.06g/（kg·d），p.o.（分 3 次）。

**2. 其他用法用量**

［国外参考信息］

皮肤、黏膜真菌感染　乳膏、洗剂或溶液涂患处及其周围，早晚各 1 次。丘疹性和脓疱性念珠菌病，局部用 3~5d 有效。患广泛性念珠菌红斑（含躯干、泌尿生殖区域）的早产儿，需用药 15~20d，至真菌培养呈阴性。

**老人**　老年患者阴道干燥，可能影响阴道片的药效，建议使用阴道用乳膏治疗。

**孕妇**　权衡利弊。国内资料建议，妊娠早期慎用，中期和晚期可选择局部用药。也有说明书建议，妊娠早期禁用。美国 FDA 妊娠安全性分级为：B 级。

**哺乳妇女**　慎用。或用药期间应停止哺乳。

**肝功能不全者**　禁用口服制剂。

【注意】

（1）慎用　过敏体质者。

（2）用药相关检查 / 监测项目　定期检查肝功能和血常规。

【给药说明】

（1）给药条件　①本药不可用于全身性真菌感染。因本药口服吸收差，治疗深部真菌感染疗效差，不良反应多见，现多采用局部用药。②使用锭剂时，应含服 15~30min/ 次，以使药物缓慢、完全溶解，不可嚼服或整粒吞服。③治疗念珠菌病时，需避免封包，否则可促使酵母菌生长。④对于首次感染的念珠菌性外阴阴道病首选局部用药。⑤有滴虫混合感染者应同时治疗。⑥本药阴道片禁止口服，应避开月经期间采用阴道给药治疗。⑦经阴道给药时，应洗净双手或戴指套或手套。为避免药物流出，可睡前给药，放在阴道深部。⑧对于疗效不佳的念珠菌性外阴阴道病患者，应作阴道分泌物培养，除外非白色念珠菌感染。⑨念珠菌感染、股癣、体癣治疗 2 周；手癣、足癣治疗 4 周，以免复发。

（2）其他　①使用本药时应避免药物接触眼。②经阴道给药期间应注意个人卫生，防止重复感染。③本药阴道片辅料可损伤乳胶制品，故使用避孕套或阴道隔膜时需注意。④念珠菌性外阴阴道病急性期应避免性生活。⑤对于反复发作的念珠菌性外阴阴道病应除外糖尿病。对于多次复发者应同时检查性伴侣，必要时给予治疗。

【不良反应】

（1）精神　口服：暂时性神经精神异常（抑郁、幻觉、定向力障碍等），出现时立即停药。

（2）血液　口服：WBC 减少。

（3）消化　口服：食欲减退、恶心、呕

吐、腹痛、腹泻等，严重者应立即停药。肝功能异常，血清胆红素、ALP 和氨基转移酶升高。经阴道给药：腹胀。

（4）泌尿 经阴道给药：尿频。

（5）生殖 经阴道给药：阴道烧灼感、下腹痉挛性疼痛。

（6）皮肤 局部给药：局部刺激、瘙痒或烧灼感、皮肤红斑、丘疹、水疱、脱屑等。用药局部如有烧灼感、瘙痒、红肿等情况应停药，并将局部药物洗净。

（7）其他 经阴道给药者：过敏反应，如皮肤瘙痒及红斑、呼吸短促、低血压或短暂的感觉降低、恶心、腹泻。出现局部皮肤过敏应立即停药。动物实验未发现有致癌和精子染色体诱变。

**【相互作用】**

（1）其他抗真菌药 本药不应与其他抗真菌药合用。与两性霉素 B 合用时在药效学上有拮抗作用。与制霉菌素、两性霉素 B 及氟胞嘧啶合用，对白色念珠菌无协同抗菌作用。

（2）西罗莫司、多非利特 上述药血药浓度增加。

（3）他克莫司、三甲曲沙 上述药代谢减慢，毒性反应增加。

（4）倍他米松 抑制局部炎症反应，皮肤感染或微生物繁殖的机会增加。

（5）乳胶产品（如避孕套和阴道膜）本药阴道片配方中的成分（硬脂酸镁）能降低乳胶产品（如避孕套和阴道膜）的功效和安全性，避免同时使用。

（6）西沙必利、阿司咪唑、特非那定、三唑仑 本药可导致严重心律紊乱，禁止合用。

## 益康唑
## Econazole

**【其他名称】** 氯苯甲氧咪唑、氯苯咪唑、硝酸氯苯咪唑、硝酸益康唑、益汝、Econazole Nitrate、Ecostatin、Pevary、Pevaryl、Spectazole

**【分类】** 抗微生物药 \ 抗真菌药 \ 唑类抗真菌药

**【抗菌谱】** **敏感菌** 念珠菌属、着色真菌属、球孢子菌属、组织浆胞菌属、孢子丝菌属、新生隐球菌，荚膜组织胞浆菌、皮炎芽生菌、癣菌、毛发癣菌。

**不敏感 / 耐药菌** 对曲霉、申克孢子丝菌、某些暗色孢科及毛霉属。

**【制剂规格】** **软膏** 1%。

**软膏（硝酸盐）** 10g∶100mg。

**栓剂** ① 50mg。② 150mg。

**栓剂（硝酸盐）** ① 50mg。② 150mg。

**霜剂** ① 10g（1%）。② 80g（1%）。

**粉剂** 1g∶10mg（1%）。

**喷雾剂（硝酸盐）** 1%。

**喷剂** 1%。

**喷剂（硝酸盐）** 1%。

**溶液** 1%。

**酊剂** ① 15ml（1%）。② 30ml（1%）。

**【临床应用】**

**说明书适应证**

（1）皮肤念珠菌病及阴道念珠菌病。

（2）体癣、股癣、足癣、花斑癣等。

**【用法用量】**

**1. 说明书用法用量**

（1）皮肤念珠菌病及多种癣病 ①喷雾剂外用，bid.，疗程 2~4 周；花斑癣，bid.，疗程 2 周。②软膏外用，每日早晚各 1 次，疗程至少 2 周，足癣至少 4 周；花斑癣，qd.。

（2）阴道念珠菌病 栓剂，阴道给药，睡前使用，置阴道深处。50mg/ 次，疗程 15d；或 150mg/ 次，疗程 3d。

**2. 其他用法用量**

［国外参考信息］

（1）皮肤感染 局部给药，治疗足癣、股癣、体癣及花斑癣，qd.；治疗皮肤念珠菌病，建议每日早晚各 1 次。念珠菌感染、股癣、体癣及花斑癣应治疗 2 周，足癣应治疗 1 个月。

（2）阴道真菌感染　①短疗程方案：将 150mg 的阴道栓置于阴道深部，qd.，连续 3d。②长疗程方案：将 50mg 的阴道栓或涂有 50mg 乳膏的棉花棒置于阴道深部，qd.，连续 15d。另有报道，也可使用本药乳膏，建议第 1 阶段疗程为 7d，必要时可进行第 2 阶段的治疗。

（3）肺曲霉病　200mg/ 次，静脉给药，tid.，可与两性霉素 B 和氟胞嘧啶联用。

**【禁忌证】**

**说明书禁忌证**

（1）对本药过敏者。

（2）妊娠早期、哺乳妇女禁用栓剂。

**【特殊人群用药】**

**儿童**

**其他用法用量**

［国外参考信息］

皮肤真菌感染　> 3 个月的患儿，使用本药软膏涂抹于患处，bid.。

**孕妇**　妊娠早期用药应权衡利弊，建议妊娠早期禁用栓剂、喷剂。美国 FDA 妊娠安全性分级为：C 级。

**哺乳妇女**　禁用栓剂。

**【注意】**

慎用　过敏体质者。

**【给药说明】**

给药条件　（1）治疗念珠菌病时，应避免局部紧密覆盖敷料。同时也应避免药物接触眼睛。（2）建议避开月经期间使用栓剂。使用栓剂时应洗净双手或戴指套或手套。用药期间注意个人卫生，防止重复感染，应使用避孕套或避免房事。

**【不良反应】**　本药外用毒性小，不良反应少。

（1）皮肤　局部刺激、刺激性皮炎（应停药）。

（2）其他　过敏反应（表现为皮疹、皮肤灼热感、瘙痒、针刺感、充血等，应停药）。

**【相互作用】**

（1）两性霉素 B　在药效上呈相互拮抗作用。

（2）多非利特　多非利特的血药浓度升高。

## 硝酸咪康唑
## Miconazole Nitrate

**【其他名称】**　比西优、达克宁、二氯苯咪唑、二氯苯咪唑硝酸盐、乐蔚、氯益康唑、咪可拉唑、霉可乃除、咪康唑、美康唑、霉可唑、霉可治、霉康唑、密康唑、双氯苯咪唑、双氯苯唑、威净、吾玫、硝酸双氯苯咪唑、益氯康唑、Aflorin、Albistat、Andergin、Antifungal、Brentan、Daktar、Daktarin、Dermonistat、Florid、Gyno-Daktarin、Micatin、Miconazole、Micotef、Monistat

**【分类】**　抗微生物药 \ 抗真菌药 \ 唑类抗真菌药

**【抗菌谱】**　**敏感菌**　念珠菌属、隐球菌属、芽生菌属、组织胞浆菌属、球孢子菌属。

**【制剂规格】**　**胶囊**　250mg。

**注射液**　① 10ml∶100mg。② 20ml∶200mg。

**阴道片**　100mg。

**阴道软胶囊**　400mg。

**散剂**　1g∶20mg（2%）。

**栓剂**　① 100mg。② 200mg。③ 400mg。④ 1200mg。

**软膏**　1g∶0.2g（2%）。

**乳膏**　1g∶0.2g（2%）。

**霜剂**

**灭菌溶液**　20ml∶200mg。

**洗剂**　2%。

**【临床应用】**

**1. 说明书适应证**

（1）口服用于肠道念珠菌感染。

（2）乳膏、软膏、霜剂用于皮肤癣病（脚癣、体癣、股癣、手癣、花斑癣），以及真菌性甲沟炎和念珠菌所致皮肤黏膜感染。

（3）散剂用于由真菌与酵母菌引起的指（趾）间癣与腹股沟癣、尿布疹。撒于鞋袜可预防足癣。

（4）阴道栓剂用于局部治疗外阴阴道念珠菌病和革兰阳性菌引起的双重感染。

**2. 其他临床应用**

（1）念珠菌属所致的严重感染，包括腹膜炎、肺炎和尿路感染。

（2）静脉给药用于严重隐球菌病、球孢子菌病、副球孢子菌病等。

（3）局部用药用于治疗皮肤念珠菌病，革兰阳性菌引起的继发性感染。

**【用法用量】**

**1. 说明书用法用量**

（1）肠道念珠菌感染　250~500mg/次，bid.，p.o.（饭后），疗程视病情而定。

（2）体癣、股癣、手癣、足癣　膏剂、霜剂涂擦于洗净的患处，早晚各1次，症状消失后应继续用药7d，以防复发。

（3）预防足癣　将散剂撒于鞋袜即可。

（4）花斑癣　乳膏涂擦于洗净的患处，qd.，症状消失后应继续用药7d，以防复发。

（5）指（趾）间癣、腹股沟癣、尿布疹　将适量药粉（散剂）撒于患处，bid.，疗程2~6周，待所有症状消失后，应继续用药1周方可停药。若与霜剂联用，各1次/d。

（6）指（趾）甲感染　尽量剪尽患甲，将本药乳膏涂擦于患处，qd.，患甲松动后（约需2~3周）应继续用药至新甲开始生长。确见疗效一般需7个月左右。

（7）念珠菌外阴阴道炎　①使用阴道片或栓剂，患者宜采用仰卧姿势，清洗外阴后置于阴道深处。100mg/次或200mg/次，qd.（每晚），连用7d。也可采用3日疗法：栓剂，第1晚100mg或200mg，随后3日早晚各100mg或200mg。阴道软胶囊或栓剂，第1晚400mg，连用3d为一疗程，对于严重感染，建议连用6d。用药后即使症状迅速消失，也应完成治疗疗程。在月经期亦应持续使用。②使用软膏或乳膏，每晚睡前用涂药器将适量软膏或乳膏挤入阴道深处，须连用2周。在月经期亦应持续使用。

**2. 其他用法用量**

［国内参考信息］

（1）深部真菌病　常用量600~1800mg/d［10~30mg/（kg·d）］，i.v.gtt.，分3次给药。具体如下：①芽生菌病：200~1200mg/d，疗程2~16周。②白色念珠菌病：600~1800mg/d，疗程1~20周。③球孢子菌病：1800~3600mg/d，疗程3~20周。

（2）感染创口　注射液稀释后灌洗，1~2次/d。

（3）皮肤念珠菌病　乳膏外用，早晚各1次。

（4）其他临床用法　也可将本药注射液按其他途径给药：①20mg/次，鞘内注射，无需稀释，连用3~7d。②200mg/次，膀胱灌注，稀释后使用，2~4次/d。③200mg/次，窦道灌注，无需稀释。④100mg/次，用3倍量的等渗氯化钠注射液稀释后气管滴入或喷雾吸入。

［国外参考信息］

（1）一般用法　稀释于NS/5%GS，200~1200mg/d，i.v.（缓慢），分3次给药。根据真菌对本药的敏感性和感染严重程度适当调整。

（2）口咽部和肠道念珠菌病　口服凝胶，120~240mg/次，qid.，p.o.（餐后）。治疗口腔病灶，可直接涂抹于患处。

（3）浅表真菌感染　取足量软膏涂抹于患处，bid.；花斑癣，qd.。感染部位有破损应用洗剂。

（4）外阴阴道炎　200mg/次，连用3d，每晚睡前阴道用药。或用栓剂100mg或2%软膏适量，连用7d。

（5）阴道念珠菌病　①2%软膏，5g/次，qd.，疗程10~14d；或5g/次，bid.，疗程7d。或5g/次，qd.，将2%软膏涂抹于棉塞上，将棉塞放入阴道，疗程5d。②阴道栓，100mg/次，1~2次/d，疗程7d；或

200~400mg/d，疗程 3d；或单次用药 1200mg。

【禁忌证】

**说明书禁忌证**

（1）对本药及吡咯类药物或其赋形剂过敏者。

（2）孕妇。

（3）肝功能障碍者、婴儿禁用口服制剂。

【特殊人群用药】

**儿童** 用药量应酌减。婴儿禁用口服制剂。

**1. 说明书用法用量**

肠道念珠菌感染 ＞1 岁，初始量 30~60mg/（kg·d），p.o.，以后减为 10~20mg/（kg·d），疗程视病情而定。

**2. 其他用法用量**

［国内参考信息］ 20~40mg/（kg·d），i.v.gtt.（分次给药），滴注量不宜＞15mg/（kg·次）。

［国外参考信息］

（1）一般用法 ＜2 岁，60mg/ 次，bid.，p.o.；2~6 岁，120mg/ 次，bid.，p.o.；＞6 岁，120mg/ 次，qid.，p.o.。新生儿可用 2% 口服凝胶 5mg，涂抹于口腔患处，q.6h.。

（2）浅表真菌感染 适量 2% 软膏涂抹于患处，bid.；对花斑癣，qd.。感染部位有破损应用洗剂。

**老人** 肝功能减退的老年患者，用药量应酌减。

**孕妇** 禁用。也有资料建议妊娠早期禁用栓剂。美国 FDA 妊娠安全性分级为：C 级。

**哺乳妇女** 权衡利弊。

**肝功能不全者** 肝功能障碍者禁用口服制剂。

【注意】

（1）慎用 ①过敏体质者。②有心律失常病史者（国外资料）。

（2）用药相关检查 / 监测项目 用药期间应定期检查血常规、血胆固醇、TG 及血清氨基转移酶。

【给药说明】

（1）给药条件 ①由于本药口服吸收少，静脉给药后不良反应多，目前主要为局部外用剂型治疗皮肤癣菌或念珠菌皮肤黏膜感染。②静滴开始可先给予小剂量 200mg，根据患者耐受情况逐渐加大剂量。滴速不宜过快，每次给药 200mg，滴注时间至少应在 2h 以上。③治疗真菌性脑膜炎时，必要时可辅以鞘内注射。④经阴道给药时，应采取常规的卫生措施，性伴侣感染时宜同时进行治疗，避免房事。⑤使用本药洗剂、乳膏时，应均匀涂抹于患处。治疗念珠菌病时，应避免封包。对念珠菌感染、股癣和体癣应治疗 2 周，足癣应治疗 1 月。

（2）减量 / 停药条件 过敏体质者首次使用本药时，必须严密观察，若有过敏征兆，应立即停药。

（3）配伍信息 使用前须先用 NS 或 5%GS 稀释。

（4）其他 ①外用制剂应避免接触眼睛，且不能口服。若大量误服，可采取适当的胃排空措施。②栓剂在高温时会出现轻微融化，放入阴凉处或冰箱中冷藏，恢复原状仍可使用，不影响疗效。③阴道软胶囊应避免与某些乳胶产品接触，如阴道避孕隔膜或避孕套。

【不良反应】

（1）心血管 快速注射未经稀释药液：一过性心动过速、心律失常。

（2）内分泌 / 代谢 血钠下降、高脂血症。

（3）血液 正常 RBC 性贫血、WBC 和血小板减少、HCT 下降。静脉给药：血栓性静脉炎。

（4）消化 口服、静脉给药：恶心、呕吐、腹泻、食欲减退。一过性血清氨基转移酶轻度升高。若出现恶心、呕吐等，可给抗组胺药或止吐药，宜进食时服。适当减量或减慢滴速可减轻上述不良反应。

（5）生殖 阴道给药：阴道刺激、阴道

分泌物和给药部位不适。

（6）皮肤　皮疹、荨麻疹、皮肤瘙痒。局部用药：水疱、烧灼感、充血、瘙痒、其他皮肤刺激症状。出现局部刺激症状，应立即停药，并将涂药部位洗净。

（7）其他　过敏反应、过敏性休克、发冷、发热、盆腔痉挛。阴道给药：血管神经性水肿。

【相互作用】

（1）两性霉素 B　相互拮抗。

（2）组胺 $H_2$ 受体拮抗药　升高胃肠 pH 值，减少本药吸收，用药至少 2h 后方可服用这类药。

（3）异烟肼、利福平　促进本药代谢，降低其血药浓度，致治疗失败或疾病复发。

（4）苯妥英　本药血药浓度降低，$t_{max}$ 延迟。苯妥英代谢减慢，血药浓度明显升高。

（5）环孢素　环孢素血药浓度升高，增加发生肾毒性的危险。

（6）口服抗凝药（如华法林、香草醛或茚满二酮类药）上述药作用增强，PT 延长，合用应调整上述药剂量。

（7）降糖药　降糖药代谢受抑制，致严重低血糖反应。

（8）西沙必利　本药可抑制由 CYP 介导的西沙必利的代谢，致心律失常，禁止合用。

（9）乙醇　发生肝毒性的机会增加。长期治疗或有肝病史者应避免饮用含酒精饮料。

## 第二节　抗生素类抗真菌药

### 制霉菌素
### Nystatin

【其他名称】　米可定、耐丝菌素、制菌霉素、制霉素、Fungicidin、Mycostatin、Nylstat、Nysfungin、Nystatinum

【分类】　抗微生物药\抗真菌药\抗生素类抗真菌药

【抗菌谱】　敏感菌　念珠菌属，新型隐球菌、曲霉菌、毛癣菌、球孢子菌、荚膜组织胞浆菌、皮炎芽生菌、皮肤癣菌。

【制剂规格】　片剂　① 10 万 U。② 25 万 U。③ 50 万 U。

阴道片　10 万 U。

阴道泡腾片　10 万 U。

混悬液　1ml∶10 万 U。

滴耳液　1ml∶5 万 U。

滴眼液　1ml∶2000U。

吸入剂　1g∶10 万 U。

漱口液　1ml∶10 万 U。

软膏　① 1g∶10 万 U。① 1g∶20 万。

霜剂　① 1g∶10 万 U。② 1g∶20 万。

栓剂　① 10 万 U。② 20 万 U。

锭剂

多聚醛制霉菌素钠　5 万 U。

【临床应用】

1. 说明书适应证

（1）口服：消化道念珠菌病。

（2）阴道给药：念珠菌性阴道炎和外阴感染。

2. 其他临床应用

念珠菌属引起的口腔、皮肤等感染。

【用法用量】

1. 说明书用法用量

（1）消化道念珠菌病　50 万 ~100 万 U/次，tid.，p.o.。

（2）念珠菌性外阴阴道炎　①阴道泡腾片，10 万 U/ 次，1~2 次 /d，置于阴道深处，疗程 2 周或更久。月经期接受治疗不影响疗效。②临产孕妇可能引起新生儿真菌性口炎，可于产前使用阴道泡腾片，10 万 ~20 万 U/d，连用 3~6 周。③阴道栓，20 万 U/次，每晚 1 次，将栓剂放入阴道深部，一疗程 7d，慢性患者可延长使用 1~3 个疗程。

**2. 其他用法用量**

［国内参考信息］

（1）消化道念珠菌病　50 万 ~100 万 U/次，3~4 次 /d，p.o.，连用 7~10d。

（2）口腔念珠菌病　①锭剂，20 万 ~40 万 U/ 次，4~5 次 /d，p.o.，含服至缓慢完全溶解。②混悬液，40 万 ~60 万 U/ 次，qid.，p.o.。③外用，将本药 500 万 U 加入 100ml 鱼肝油中，涂抹局部，tid.，连用 7~14d。④含漱，将本药 250 万 U、甘油 10ml，用蒸馏水加至 100ml 制成含漱液，饭后含漱，10ml/ 次，液体在口腔中停留 10min 后吐出，tid.，连用 7~14d。

（3）皮肤念珠菌病　取适量本药软膏或霜剂涂抹于患处，2~3 次 /d。

（4）阴道念珠菌病　①片剂，10 万 U/次，qd.，p.o.，连用 14d。②阴道片或栓剂，10 万 U/ 次，每晚 1~2 次，阴道给药。

（5）耳真菌病　滴耳液滴耳，2~3 次 /d。

（6）膀胱感染　多聚醛制霉菌素钠，5 万 U/ 次，bid.，于 40~200ml NS 中溶解后冲洗膀胱。

［国外参考信息］

（1）口腔念珠菌感染　①混悬液，4~6ml（40 万 ~60 万 U）/ 次，qid.，p.o.。②口腔含片，20 万 ~40 万 U/ 次，4~5 次 /d，含服至缓慢溶解，连用 14d。③普通制剂，50 万 ~100 万 U/ 次，3~5 次 /d，p.o.，对 AIDS 患者的口腔念珠菌病有效。因该病易复发，故宜长期口服本药或使用酮康唑治疗。

（2）其他临床用法　①阴道片，10 万 U/d，用棉花棒将药片置于阴道深处，连用 2 周。②取足量本药乳膏或油膏涂于患处，bid.，至感染愈合为止。③或将本药粉剂撒于患处，2~3 次 /d。

**【禁忌证】**

**说明书禁忌证**

（1）对本药过敏或有本药过敏史者。

（2）有本药阴道制剂（米可定）说明书建议，妊娠早期应禁用。

**【特殊人群用药】**

**儿童**　＜ 5 岁儿童不推荐使用。

**1. 说明书用法用量**

消化道念珠菌病　5 万 ~10 万 U/（kg · d），分 3~4 次服。

**2. 其他用法用量**

［国内参考信息］

（1）消化道念珠菌病　口服疗程 7~10d。

（2）口腔念珠菌病　10 万 ~20 万 U/ 次，qid.，p.o.。

［国外参考信息］

（1）婴儿真菌感染　①混悬液，2ml（20 万 U）/ 次，qid.，将给药量的一半分别置于口腔两侧含服，5~10min 内避免进食。有限的资料显示，1ml（10 万 U）/ 次，qid.，对早产儿及低体重儿有效。②口腔含服，对极低体重儿（＜ 1250g），1ml（10 万 U）/ 次，q.8h，于口腔两侧含服，预防真菌的繁殖及感染。③ 1ml/ 次，口腔或局部涂抹，q.12h，预防真菌感染。

（2）儿童真菌感染　①混悬液，4~6ml（40 万 ~60 万 U）/ 次，qid.，p.o.。②口腔含片，20 万 ~40 万 U/ 次，4~5 次 /d，连用 14d。

**孕妇**　慎用。有本药阴道制剂（米可定）说明书建议，妊娠早期应禁用。美国 FDA 妊娠安全性分级为：C 级。

**哺乳妇女**　慎用。

**【注意】**

慎用　过敏体质者。

**【给药说明】**

（1）给药条件　①本药口服后基本不吸收，故对全身真菌感染无治疗作用。②对疑有由肠道真菌引起的阴道继发性感染者，尤其是慢性或复发患者，局部使用阴道泡腾片的同时，可口服片剂。③口服混悬液时，宜将药液长时间含服或含漱，然后吞服。④本药应用至症状消失、细菌培养转阴后 48h，以防止复发。⑤念珠菌性外阴阴道病易复发，治疗期间应严格完成治疗疗程。⑥使用本药栓剂前应洗净双手或戴指套或手套。用药期间注意个人卫生，防止重复感染，使用避孕套或避免房事。

（2）减量/停药条件 经治疗后，口腔念珠菌病的症状消失，且念珠菌培养阴性时可停药，停药1周后复查，并进行念珠菌培养，根据培养结果决定是否继续用药。

（3）其他 ①本药难溶于水，口服治疗口腔真菌感染的疗效不佳。②本药对深部真菌感染无效。③念珠菌性外阴阴道病反复发作者应排除糖尿病的诊断。合并滴虫感染者应同时治疗。④念珠菌性外阴阴道病多次复发者的性伴侣应同时检查，必要时给予治疗。⑤广谱抗生素可诱发念珠菌性外阴阴道病，正使用者应停用。

【不良反应】

（1）消化 口服较大剂量：胃肠道反应（如腹泻、恶心、呕吐、上腹疼痛等），减量或停药后症状可迅速消失。

（2）生殖 阴道给药：白带增多、过敏反应、烧灼感及发痒。阴道给药时，若出现刺激症状应立即停药。

（3）皮肤 外用：接触性皮炎、皮肤刺激。

【相互作用】

尚不明确。

## 两性霉素B
## Amphotericin B

【其他名称】 庐山霉素、Ampho-Moronal、Amphotericinum B、Anfotericina B、Fungizone

【分类】 抗微生物药\抗真菌药\抗生素类抗真菌药

【抗菌谱】 **敏感菌** 念珠菌、隐球菌、组织胞浆菌、酵母菌、皮炎芽生菌、球孢子菌属。

**不敏感/耐药菌** 部分曲霉，皮肤癣菌。

【制剂规格】 **粉针剂** ①5mg（5000U）。②25mg（2.5万U）。③50mg（5万U）。

**溶液** 3%。

**霜剂** 3%。

**软膏** 3%。

**阴道泡腾片** 5mg。

【临床应用】

**1. 说明书适应证**

（1）敏感真菌所致的深部真菌感染且病情呈进行性发展者，如败血症、心内膜炎、脑膜炎、腹腔感染、肺部感染、尿路感染和眼内炎等。

（2）用于下列真菌所致侵袭性真菌感染的治疗：隐球菌病、北美芽生菌病、播散性念珠菌病、球孢子菌病、组织胞浆菌病；由毛霉属、根霉属、犁头霉属、内胞霉属和蛙粪霉属等所致的毛霉病；由申克孢子丝菌引起的孢子丝菌病；曲霉所致的曲霉病；暗色真菌病等。

（3）用于美洲利什曼原虫病的替代治疗。

（4）阴道泡腾片用于阴道真菌感染。

**2. 其他临床应用**

外用制剂适用于治疗着色真菌病、烧伤后皮肤真菌感染、呼吸道念珠菌、曲菌或隐球菌感染、真菌性角膜溃疡。

【用法用量】

**1. 说明书用法用量**

**一般用法** （1）静脉用药，起始量1~5mg/次或0.02~0.1mg/（kg·次），i.v.gtt.，以后根据患者耐受情况每日或隔日增加5mg，当增至0.6~0.7mg/（kg·次）时即可暂停增量。Max：1mg/（kg·d），qd.，累积总量1.5~3g，疗程1~3个月，也可长至6个月，视病情及疾病种类而定。对敏感真菌感染宜采用较小剂量，即20~30mg/次，疗程仍宜长。（2）鞘内给药，首次0.05~0.1mg，以后渐增至0.5mg/次，Max：1mg/次，2~3次/周，总量约15mg。鞘内给药时宜与小剂量地塞米松或琥珀酸氢化可的松同时给予，并需用脑脊液反复稀释药液，边稀释边缓慢注入以减少不良反应。（3）局部用药，①气溶吸入时，5~10mg/ 次，用灭菌注射用水溶解成 0.2%~0.3% 溶液应用。②超声雾化吸入时，本药浓度为 0.01%~0.02%，5~10ml/ 次，2~3 次 /d。③持续膀胱冲洗时，5mg/d，加入 1000ml 灭菌注射用水中，按 40ml/h 的注入速度进行冲洗，共用 5~10d。④阴道给药，10mg/ 次，qd.，必要时可增至 15~20mg，每晚睡前使用。

2. 其他用法用量

[国内参考信息]

（1）一般用法　静脉给药用法用量同上。鼻脑毛霉病：累积治疗量至少 3~4g；白色念珠菌感染：疗程总量约为 1g；隐球菌脑膜炎：疗程总量约为 3g，宜根据患者情况个体化给药。

（2）呼吸道真菌感染　肺及支气管等呼吸道真菌感染，本药 5~10mg 配成 0.2~0.3mg/ml 溶液，分 2 次 /d 喷雾吸入，疗程 1 月。

（3）着色真菌病　本药 1~3mg/ml 溶液加适量普鲁卡因，于病灶内注射，1~2 次 / 周，多病灶者可交替注射。

（4）真菌性脓胞和关节炎　可局部抽脓后注入本药 5~10mg，1~3 次 / 周。

（5）皮肤灼烧后真菌感染　以 0.1% 溶液外涂。

（6）真菌性角膜溃疡　用 1% 眼膏或 0.1% 溶液外涂，bid.。

[国外参考信息]

（1）一般用法　0.25~1mg/（kg · d），静脉给药，Max：1.5mg/（kg · d）。也可使用 1.5mg/kg 隔日给药的治疗方法。成人有使用过高达 4g 的总剂量。

（2）芽生菌病　推荐总剂量为 1.5~2.5g 静脉给药。

（3）孢子丝菌病　推荐总剂量为 2~2.5g 静脉给药。

（4）肺部真菌感染　使用间歇式呼吸正压装置在 15min 内喷雾给药，10mg/ 次，3~4 次 /d 或 50mg/d，分 3 次给药。此法用于肺部真菌感染的预防或治疗，也可与口服或静脉用抗真菌药物联合使用以预防真菌感染。

（5）念珠菌病　混悬液：1ml（100mg）/ 次，qid.，p.o.，共 2 周，并尽可能在两餐间服用。使用前应充分摇匀混悬液，并将药物直接滴在舌部且尽可能在口腔中停留较长的时间。

（6）肺曲霉病　本药 50mg 溶于 5%GS 10ml 中腔内注射，可起到硬化剂和抗真菌药物的作用。

（7）眼内真菌病　玻璃体内注射 5μg；或眼球周间隙内注射，每 0.3ml 房水给予本药 125μg。

（8）尿路念珠菌病　本药 30~50mg 溶于 20~1000ml 无菌水中间歇或连续膀胱灌洗 2~14d，治疗时间根据有无保留尿管、真菌尿的严重程度和基础性疾病而不同。

（9）皮肤黏膜真菌感染　治疗念珠菌属感染引起的皮肤黏膜真菌感染，乳剂或洗剂涂于患处，2~4 次 /d。根据患者对治疗的反应决定其治疗持续时间。

（10）其他临床用法　①鞘内给药，0.2~0.5mg/ 次，3~5 次 / 周。给药前，应先给予 0.05mg 和 0.01mg 的探测剂量。将本药溶于 5%GS 中给药，并将患者置于垂头仰卧体位可减少鞘内给药的并发症。②感染局限在一个关节内时，关节内注射本药 5~15mg 是一种有效的辅助治疗方法。

**【禁忌证】**

**说明书禁忌证**

（1）对本药过敏者。

（2）严重肝病。

**【特殊人群用药】**

**儿童**　静脉及鞘内给药剂量以体重计算均同成人，应限用最小有效剂量。

**孕妇**　如确有应用指征时方可使用。美国 FDA 妊娠安全性分级为：B 级。

**哺乳妇女**　避免应用本药或用药时暂停哺乳。

**肝功能不全者** 慎用。有严重肝病者不宜使用本药。

**肾功能不全/透析者** 慎用。

**其他用法用量**

[国外参考信息] (1) GFR ≥ 10ml/min 时，q.24h。(2) GFR < 10ml/min 时，q.24~36h。

**【注意】**

用药相关检查/监测项目 (1) 肾功能，定期检查尿常规、BUN及血肌酐。疗程开始，剂量递增时隔日测定上述各项；疗程中，测定尿常规、BUN及血肌酐至少2次/周。若BUN或血肌酐值的升高具临床意义时，则需减量或停药，直至肾功能改善。(2) 血常规，治疗过程中1次/周。(3) 肝功能检查，若发现肝功能损害时应停药。(4) 血钾测定，治疗过程中至少2次/周。(5) 心电图。

**【给药说明】**

(1) 给药条件 ①本药治疗如中断7d以上者，需重新从小剂量(0.25mg/kg)开始逐渐增至所需量。为防止复发，治疗孢子丝菌病或曲菌病时疗程需9~12个月。②静滴时可在输液内加入肝素或间隔1~2d给药1次，以减少局部血栓性静脉炎的发生；同时应避免药液外漏，以免局部刺激。③本药静滴前或静滴时可给予小剂量肾上腺皮质激素以减轻反应，但后者宜用最小剂量及最短疗程。④经阴道给药前，先用4%碳酸氢钠水溶液或低浓度的普通消毒药将阴道冲洗干净，然后戴上指套将药片放入阴道深处。

(2) 配伍信息 ①本药与以下药物存在配伍禁忌：氯化钠、氯化钾、氯化钙、葡萄糖酸钙、依地酸钙钠、青霉素、羧苄西林、硫酸阿米卡星、硫酸庆大霉素、硫酸卡那霉素、硫酸链霉素、盐酸金霉素、盐酸土霉素、盐酸四环素、硫酸多黏菌素、盐酸氯丙嗪、盐酸苯海拉明、盐酸多巴胺、盐酸利多卡因、盐酸普鲁卡因、重酒石酸间羟胺、盐酸甲基多巴、呋喃妥因和维生素类等。②静滴液的配制：先以灭菌注射用水10ml配制本药50mg，或5ml配制25mg，然后用5%GS稀释，滴注液的药物浓度不超过10mg/100ml，避光缓慢静滴，每次滴注时间需4~6h以上，稀释用GS的pH值应> 4.2。③鞘内注射液的配制：可取5mg/ml浓度的药液1ml，加5%GS 19ml稀释，使最终浓度成250μg/ml。注射时取所需药液量以脑脊液5~30ml反复稀释，并缓慢注入。鞘内注射液的药物浓度不可> 25mg/100ml，pH值应> 4.2。

(3) 其他 ①本药毒性大，不良反应多见，但又常是治疗某些严重全身真菌感染的有效药物，应权衡利弊。②原有肾功能减退，或本药治疗过程中出现严重肾功能损害或其他不良反应，不能耐受本药(去氧胆酸盐)治疗者，可考虑选用两性霉素B含脂制剂。

**【不良反应】**

(1) 心血管 室颤(静滴过快)、心脏停搏(静滴过快)、心律紊乱、血压下降或升高。

(2) 神经 视物模糊、复视、癫痫样发作、周围神经炎、多发性神经病变。鞘内注射：严重头痛、发热、呕吐、颈项强直、背部及下肢疼痛、尿潴留、下肢截瘫。

(3) 内分泌/代谢 低钾血症。

(4) 血液 正细胞性贫血、血小板减少、WBC下降。

(5) 消化 食欲缺乏、恶心、呕吐、肝毒性。

(6) 泌尿 肾功能损害(尿中可出现RBC、WBC、蛋白和管型，BUN及肌酐升高，Ccr降低)、肾小管性酸中毒。

(7) 其他 ①过敏性休克、皮疹。静脉给药：过敏反应(寒战、高热、严重头痛、恶心、呕吐、血压下降、眩晕等)。②血栓性静脉炎、局部刺激(外用)。

**【药物过量】**

(1) 表现 可引起呼吸、循环衰竭。

（2）处理意见　应立即中止给药，并进行临床及实验室监测，同时予以支持、对症处理。

【相互作用】

（1）吡咯类抗真菌药（如酮康唑、氟康唑、伊曲康唑、咪康唑）相互拮抗。

（2）尿液碱化药　增加本药的排泄，并防止或减少肾小管酸中毒发生的可能。

（3）肾上腺皮质激素　可能加重本药诱发的低钾血症。除在控制本药的药物反应时可合用外，一般不推荐两者同用。如需同用时则上述药宜给予最小剂量和最短疗程，并需监测患者的血钾浓度和心脏功能。

（4）氟胞嘧啶　同用可增强两者药效，但也可加强氟胞嘧啶的毒性反应。

（5）洋地黄毒苷　本药可加强潜在的洋地黄毒性反应。合用时应监测血钾浓度和心脏功能。

（6）其他肾毒性药物（如氨基糖苷类、抗肿瘤药、卷曲霉素、多黏菌素类、万古霉素）可加重肾毒性。

（7）神经肌肉阻断药　由本药诱发的低钾血症可加强上述药的作用，同用时应监测血钾浓度。

（8）骨髓抑制药及放疗等　可加重患者贫血，同用时需减少本药剂量。

## 两性霉素 B 脂质体
## Amphotericin B Liposome

【其他名称】 安必素、安浮特克、锋克松、两性霉素B脂质复合体、Abelcet、Ambisome、Amphotec、Amphotericin B Lipid Complex

【分类】 抗微生物药\抗真菌药\抗生素类抗真菌药

【抗菌谱】 **敏感菌**　新型隐球菌、白色念珠菌、热带念珠菌、酵母菌、曲霉菌、球孢子菌、组织胞浆菌、皮炎芽生菌、巴西芽生菌、孢子丝菌。

**不敏感/耐药菌**　细菌、立克次体、病毒、部分曲菌属、皮肤和毛发癣菌。

【制剂规格】 **粉针剂**　① 2mg（2000U）。② 10mg（10000U）。（均以两性霉素 B 计）

【临床应用】

**说明书适应证**

（1）诊断明确的敏感真菌所致的深部真菌感染，且病情呈进行性发展者，如败血症、心内膜炎、脑膜炎、腹腔感染、肺部感染、尿路感染等。

（2）敏感真菌所致全身性深部感染，如隐球菌性脑膜炎、念珠菌病、球孢子菌病播散性脑膜炎或慢性球孢子菌病等。

（3）组织胞浆菌病、曲霉病、皮炎芽生菌病和内脏利什曼原虫病等。

（4）对普通两性霉素 B 无效或产生毒副反应的真菌感染者。

（5）用于疑为真菌感染的粒细胞缺乏伴发热的经验治疗。

【用法用量】

**1. 说明书用法用量**

**一般用法**　起始量 0.1mg/（kg·d），i.v.gtt.，第 2 日起增加 0.25~0.5mg/kg，再逐日递增至维持量 1~3mg/（kg·d）。CNS 感染 Max：1mg/（kg·d）。

**2. 其他用法用量**

［国外参考信息］

（1）系统性真菌感染　起始量 1mg/（kg·d），i.v.gtt.，再逐日递增至维持量 3~5mg/（kg·d），疗程 2~4 周。

（2）内脏利什曼原虫病　有免疫力者分别于第 1~5 日及第 14、21 日，3mg/（kg·d），i.v.gtt.；无免疫力者分别于第 1~5 日及第 10、17、24、31、38 日，4mg/（kg·d），i.v.gtt.。

（3）AIDS 合并隐球菌性脑膜炎　3mg/（kg·d），i.v.gtt.。

（4）肝移植术后预防性治疗　1mg/（kg·d），i.v.gtt.。

【禁忌证】

**说明书禁忌证**

（1）对两性霉素B过敏者。

（2）严重肝病。

【特殊人群用药】

**儿童** ＜10岁儿童用药的安全性和有效性尚不明确。

**其他用法用量**

［国外参考信息］

（1）系统性真菌感染 ①确诊的系统性真菌感染，3~5mg/（kg·d），i.v.gtt.。②经验性治疗，对1个月至16岁儿童，3mg/（kg·d），i.v.gtt.。

（2）内脏利什曼原虫病 同成人。

（3）AIDS合并隐球菌性脑膜炎 6mg/（kg·d），i.v.gtt.。

**老人** 应密切监测，根据Ccr调整剂量。

**孕妇** 权衡利弊。美国FDA妊娠安全性分级为：B级。

**哺乳妇女** 权衡利弊。

**肝功能不全者** 慎用。有严重肝病者不宜使用本药。

**肾功能不全/透析者** 慎用。

【注意】

（1）慎用 电解质紊乱。

（2）用药相关检查/监测项目 用药中应定期（至少1次/周）监测：①血、尿常规。②肝、肾功能。③电解质（特别是镁、钾）。

【给药说明】

（1）给药条件 ①原则上应在确诊为敏感真菌所致的深部真菌感染时才用药。②本药不可肌注。③本药应从小剂量开始，如可耐受其不良反应，才可逐渐增加至所需量。④为减少输液反应，给药前可给予解热镇痛药和抗组胺药，也可同时给予琥珀酸氢化可的松25~50mg或地塞米松2~5mg静滴。⑤静滴前后均应用等渗GS静滴，以避免药液滴至血管外和防止静脉炎的发生。同时静脉输液瓶应加黑布遮光，以免药物效价降低。

（2）配伍信息 本药不可用NS溶解，应以5%GS溶解后于2~4h内静滴。滴速宜缓慢（≤30滴/min）；滴注浓度不宜＞0.15mg/ml。

【不良反应】 本药不良反应发生率低于两性霉素B，多为轻至中度反应，对症治疗后可耐受。

（1）心血管 胸痛、低血压、心动过速、胸闷、心悸、血管炎等。

（2）神经 舌尖麻木感、头痛、头晕。

（3）精神 焦虑。

（4）内分泌/代谢 低钾血症、低镁血症、低钙血症、血糖升高。

（5）消化 恶心、呕吐、腹胀痛、腹泻、肝功能异常（氨基转移酶升高）、肝坏死、胆囊炎、胰腺炎。

（6）呼吸 呼吸困难。

（7）泌尿 肾功能异常（BUN、血清肌酐值升高）、血尿，肾性糖尿。

（8）骨骼肌肉 关节痛。

（9）皮肤 脱发、皮疹、瘙痒、面部潮红。

（10）耳 耳鸣。

（11）其他 寒战、发热。

【药物过量】

处理意见 应立即停药，并给予对症、支持治疗。血透不能有效清除。

【相互作用】

（1）吡咯类抗真菌药（如酮康唑、氟康唑、伊曲康唑等） 可诱导耐药性产生而导致拮抗作用。

（2）氟胞嘧啶 有协同抗菌作用，但也可增强氟胞嘧啶的毒性。

（3）其他肾毒性药物（如氨基糖苷类、多黏菌素类、卷曲霉素、万古霉素、环孢素） 可增加肾毒性。

（4）抗肿瘤药物 可能增加肾毒性，导致支气管痉挛和低血压。

（5）骨骼肌松弛药 可能发生的低钾血症可增强骨骼肌松弛药的箭毒样毒性。

（6）洋地黄糖苷　可能引起低血钾和增加洋地黄毒性。

（7）皮质激素和促皮质素　可能降低血钾并导致心脏功能异常。

（8）齐多夫定　可增加其血液系统的毒性。

（9）抑制骨髓的药物　可加重贫血。

（10）Ⅰa 类抗心律失常药、胺碘酮　可致 Q-T 间期延长。

## 第三节　烯丙胺类抗真菌药

### 特比萘芬
### Terbinafine

**【其他名称】** 彼孚特、倍佳、采特、丁克、兰美抒、疗霉舒、三并萘芬、顺峰康宁、盐酸特比萘芬、Afongil、Lamisil、Mujonal、Ramicil、Terbinafine Hydrochloride、Terbinafinum

**【分类】** 抗微生物药 \ 抗真菌药 \ 烯丙胺类抗真菌药

**【抗菌谱】** **敏感菌**　皮肤癣菌（如红色毛癣菌、须癣毛癣菌等）、丝状体、暗色孢科真菌、酵母菌、皮炎芽生菌、荚膜组织胞浆菌、对曲霉、申克孢子丝菌、白色念珠菌（菌丝相）、近平滑念珠菌、卵圆糠秕孢子菌。

**【制剂规格】** **片剂**　① 125mg。② 250mg。

**片剂（盐酸盐）**　① 125mg。② 250mg。（均以特比萘芬计）

**阴道泡腾片（盐酸盐）**　50mg（以盐酸特比萘芬计）。

**胶囊**　250mg。

**霜剂**　1%。

**乳膏**　① 1g∶10mg（1%）。② 10g∶100mg（1%）。

**乳膏（盐酸盐）**　① 5g∶50mg。② 10g∶100mg。③ 15g∶150mg（以盐酸特比萘芬计）。

**凝胶**　10g∶100mg（1%）。

**溶液**　10ml∶100mg（1%）。

**搽剂（盐酸盐）**　① 10g∶100mg。② 20g∶200mg。③ 15ml∶150mg。

**喷雾剂（盐酸盐）**　15ml∶150mg。

**散剂（盐酸盐）**　10g∶100mg。

**【临床应用】**

**说明书适应证**

（1）口服给药：①毛癣菌、小孢子菌和絮状表皮癣菌等所致皮肤、头发和指（趾）甲感染。②念珠菌所致皮肤酵母菌感染。③多种癣病。④丝状真菌引起的甲癣。

（2）局部给药：皮肤真菌、酵母菌及其他真菌所致体癣、股癣、手癣、足癣、头癣、花斑癣。

（3）阴道给药：念珠菌性阴道炎。

**【用法用量】**

**1. 说明书用法用量**

（1）体癣、股癣　① 0.25g/ 次，qd.，p.o.，疗程 2~4 周。②或使用乳膏、搽剂、散剂：1~2 次 /d，涂于患处及其周围，疗程 1~2 周。③也可用喷雾剂喷于患处，2~3 次 /d，疗程 1~2 周。

（2）手癣、足癣　① 0.25g/ 次，qd.，p.o.，疗程 2~6 周。②或用乳膏、搽剂或散剂，1~2 次 /d，疗程 1~2 周，足癣疗程 2~4 周。③也可用喷雾剂喷于患处，2~3 次 /d，疗程 1~2 周。

（3）头癣　0.25g/ 次，qd.，p.o.，疗程 4 周。

（4）甲癣　0.25g/ 次，qd.，p.o.，疗程 6~12 周（指甲 6 周、趾甲 12 周）。某些患者，特别是大拇指（趾）甲感染患者，疗程可能需 24 周或更长。

（5）皮肤念珠菌病　① 0.25g/ 次，qd.，

p.o.，疗程 2~4 周。②也可用喷剂喷于患处，1~2 次 /d，疗程 1~2 周。

（6）花斑癣 ①使用乳膏、搽剂、散剂：1~2 次 /d，疗程 2 周。②也可用喷雾剂喷于患处，2~3 次 /d，疗程 1~2 周。

（7）念珠菌性阴道炎 阴道泡腾片，每晚临睡前取 1 片，送入阴道后穹窿处，连用 1 周为一疗程。

**2. 其他用法用量**

［国内参考信息］

（1）体癣、股癣 使用外用制剂涂于患处及其周围。凝胶、溶液：bid.，连用 1~2 周；霜剂：1~2 次 /d，1~2 周为一疗程。

（2）手癣、足癣 凝胶、溶液：bid.，连用 2~4 周。

（3）花斑癣 凝胶、溶液：bid.，连用 2~4 周。霜剂：1~2 次 /d，1~2 周为一疗程。

（4）皮肤念珠菌病 霜剂：1~2 次 /d，1~2 周为一疗程。

［国外参考信息］

（1）手、足癣 250mg/d，p.o.。手癣连用 6 周，足癣连用 12 周。

（2）体癣、股癣、头癣、皮肤念珠菌感染 125mg/ 次，bid.，p.o.；或 250mg/ 次，qd.。用药 6 周以上。

（3）全身真菌感染 250~500mg/d，p.o.，连用 1~16 个月。

**【禁忌证】**

**1. 说明书禁忌证**

（1）对本药过敏者。

（2）孕妇及哺乳妇女。

（3）开放性伤口、患处已腐烂或破损者禁用外用制剂。

**2. 其他禁忌证**

（1）对本药的其他同类药（如萘替芬）过敏者。

（2）严重肝、肾功能不全者。

**【特殊人群用药】**

**儿童** ＞2 岁儿童口服本药耐受性好，不推荐＜2 岁儿童口服。体重＜20kg 者，应在无其他替代药物或充分权衡利弊后才可使用本药。＜12 岁儿童不推荐使用本药乳膏。

**1. 说明书用法用量**

（1）**一般用法** ＞2 岁，20~40kg 者，0.125g/ 次，qd.，p.o.；＞40kg 者：0.25g/ 次，qd.，p.o.。疗程同成人。

（2）手癣、足癣、体癣、股癣 ＞12 岁儿童，乳膏涂于患处及其周围，qd.，疗程 1 周。

（3）花斑癣 ＞12 岁儿童，乳膏涂于患处及其周围，1~2 次 /d，疗程 2 周。

**2. 其他用法用量**

［国内参考信息］ ＞2 岁，体重＜20kg 者：62.5mg/ 次，qd.，p.o.。

**老人** 应适当调整剂量。

**孕妇** 权衡利弊。有说明书建议孕妇禁用。美国 FDA 妊娠安全性分级为：B 级。

**哺乳妇女** 用药期间应暂停哺乳。有说明书建议哺乳妇女禁用本药乳膏。

**肝功能不全者** 慎用。严重肝功能不全者禁用。慢性或活动性肝病患者不宜应用本药。

**肾功能不全 / 透析者** 肾功能不全者（Ccr＜50ml/min 或血肌酐＞300μmol/L 时）应当服用正常剂量的一半。

**【注意】**

（1）慎用 ①口服避孕药的妇女。②过敏体质者。

（2）用药相关检查 / 监测项目 用药超过 4~6 周者应进行肝酶值检查。

（3）对驾驶 / 机械操作的影响 眩晕感觉不适者应避免驾驶和操作机器。

**【给药说明】**

给药条件 （1）本药喷雾剂、散剂、搽剂、乳膏仅供外用，不能用于眼、口腔、外阴、阴道、肛门或阴囊等处。如不慎入眼，应立即用流水彻底冲洗。（2）局部给药前，应先使患处保持清洁和干燥。若患处已糜烂，用药后可用纱布敷盖。（3）口服对花斑癣无效，局部使用乳膏疗效较好。（4）使用外用制剂涂敷后不必包扎。（5）通常临床症状使用数日即可缓解，若要防止再次感染，应规律的使用本药一段时间，若2周后无效，则要复查诊断结果。（6）使用本药时，应注意个人卫生习惯（如内衣裤、袜和鞋的卫生），以防止再次感染。

**【不良反应】** 本药耐受性好，不良反应轻至中度，常呈一过性。

（1）神经　头痛、头晕、感觉异常、感觉减退。

（2）血液　中性粒细胞减少、血小板减少、粒细胞缺乏症、全血细胞减少。

（3）消化　恶心、食欲缺乏、消化不良、腹胀、轻微腹痛、腹泻、味觉紊乱（停药后数周内可恢复）、氨基转移酶升高或粒细胞减少，肝、胆功能不良（原发性胆汁淤积型）、肝衰竭、肝炎。出现肝功能不全的症状或体征，应确认病因是否为肝源性并停药。

（4）泌尿　尿中RBC增多。

（5）骨骼肌肉　肌痛、关节痛。

（6）皮肤　皮疹、荨麻疹，需停药。脱发、光过敏。红斑狼疮、脓疱、Stevens-Johnson综合征、中毒性表皮坏死松解症、接触性皮炎。如有进行性皮疹发生或出现明显刺激症状，应停药。

（7）其他　疲劳感、类过敏反应（包括血管性水肿）、过敏：局部用药部位发红、轻度烧灼感、瘙痒、蜇刺感等刺激症状或皮肤干燥。如出现过敏反应，应停药并对症处理。

**【药物过量】**

（1）表现　头晕、头痛、恶心、上腹痛。

（2）处理意见　服用活性炭以清除药物，并根据需要对症和支持治疗。

**【相互作用】**

（1）肝药酶诱导药（如苯巴比妥、利福平）　加快本药代谢及血浆清除，合用时应注意调整剂量。

（2）唑类抗真菌药、两性霉素B　有一定协同作用。

（3）肝药酶抑制药（如西咪替丁）　抑制本药的代谢和血浆清除，合用时应注意调整剂量。

（4）咖啡因　延长咖啡因的$t_{1/2}$。

（5）地昔帕明　地昔帕明的清除降低。

（6）环孢素　环孢素的清除增加。

（7）口服避孕药　可能出现月经不调。

（8）主要经CYP介导代谢的药（如环孢素、特非那丁、三唑类、对甲苯磺酰基脲）　对上述药清除的抑制或增强作用可忽略。

（9）主要由CYP 2D 6介导代谢的药（如三环类抗抑郁药、β-肾上腺素受体阻断药、选择性5-羟色胺再摄取抑制药、MAOIB型）　合用应监测。

（10）安替比林或地高辛　清除无影响。

（11）高脂食物　本药生物利用度增加约40%。

## 第四节　其他抗真菌药

### 氟胞嘧啶
### Flucytosine

**【其他名称】** 安确治、5-氟胞嘧啶、Alcobon、Ancobon、Ancotil、Fluorocytosin、Flurocytosin

**【分类】** 抗微生物药\抗真菌药\其他抗真菌药

**【抗菌谱】** **敏感菌**　念珠菌、球拟酵母菌、隐球菌、地丝菌、部分曲菌、着色真菌、芽生菌、分枝芽孢菌等。

**不敏感/耐药菌**　对其他真菌作用较差。

【制剂规格】 片剂　① 250mg。② 500mg。
胶囊　① 250mg。② 500mg。
注射液　250ml : 2.5g。
软膏　10%。
滴眼液　1%。

【临床应用】

说明书适应证

念珠菌属及隐球菌属所致的感染，如念珠菌属所致的心内膜炎、隐球菌属所致的脑膜炎、念珠菌属或隐球菌属所致的败血症、肺部感染和尿路感染。

【用法用量】

1. 说明书用法用量

一般用法 （1）1~1.5g/ 次，qid.，p.o.。（2）100~150mg/（kg · d），i.v.gtt.（滴速 4~10ml/min），分 2~3 次给药。（3）37.5~50mg/（kg· 次），i.v.gtt.（滴速 4~10ml/min），q.6~12h。

2. 其他用法用量

［国内参考信息］（1）胃肠道反应大者，50~150mg/（kg · d），p.o.，分 3~4 次服用，逐渐增量，疗程数周至数月。（2）50~150mg/（kg · d），i.v.，分 2~3 次给药。

［国外参考信息］

（1）一般用法　50~150mg/（kg·d），q.6h，p.o.。严重感染者，250mg/（kg · d）。

（2）隐球菌性脑膜炎　与两性霉素 B 联用。150mg/（kg · d），q.6h，p.o.。

（3）艾滋病患者的隐球菌病　与两性霉素 B 联用。先静脉给予两性霉素 B，6h 后再给予本药，20~37.5mg/（kg· 次），q.6h，p.o.。根据临床表现和血清学反应决定疗程，常 ≥ 2 周。

【禁忌证】

说明书禁忌证

（1）对本药过敏者。

（2）严重肾功能不全。

（3）严重肝脏疾病。

【特殊人群用药】

儿童　说明书提示儿童不宜用。

其他用法用量

［国内参考信息］ ＞ 50kg 者用法用量同成人；＜ 50kg 者，1.5~4.5g/（$m^2$ · d），qid.，p.o.。

［国外参考信息］ 50~150mg/（kg · d），q.6h，p.o.。新生儿：20~40mg/（kg· 次），q.6h，p.o.。

老人　减量。

孕妇　权衡利弊。美国 FDA 妊娠安全性分级为：C 级。

哺乳妇女　暂停哺乳。

肝功能不全者　肝功能损害者慎用。严重肝脏疾病者禁用。

肾功能不全 / 透析者　减量慎用，严重者禁用。

说明书用法用量

（1）肾功能不全者　根据血药浓度测定结果按表 1-5-5 调整剂量：

表 1-5-5　肾功能不全时剂量及给药间期

| 肌酐清除率（ml/min） | 一日剂量（mg/kg） | 给药间期（h） |
|---|---|---|
| ＞ 40 | 150 | 6 |
| 40~20 | 75 | 12 |
| 20~10 | 37.5 | 24 |
| ＜ 10 | 参照血药浓度测定结果 | ＞ 24 |

（2）透析者　定期进行血透者，每次透析后应一次性补充 37.5mg/kg；腹透者一日补充 0.5~1g。

【注意】

（1）慎用　骨髓抑制、血液系统疾病或同时应用骨髓抑制药治疗者。

（2）用药相关检查 / 监测项目　①定期检查周围血象、肝肾功能、血清氨基转移酶及 ALP，测定尿常规、BUN 和血清肌酐。②根据病情需要监测血药浓度（以 40~60μg/ml 为宜，不宜＞ 80μg/ml）。

**【给药说明】**

给药条件　（1）本药宜与两性霉素 B 联用以增强疗效。（2）本药无需鞘内注射给药。③若单次服药量较大，宜间隔一定时间（如 15min）分次服用。

**【不良反应】**

（1）神经　一过性头晕、头痛、运动及定向力障碍等。

（2）精神　一过性精神错乱、幻觉等。

（3）内分泌 / 代谢　血清钾、钙、磷值下降。

（4）血液　WBC 或血小板减少、全血细胞减少、骨髓抑制、再障。

（5）消化　恶心、呕吐、畏食、腹痛、腹泻、肝毒性（表现为肝功能改变，肝坏死。肝肿大）。

（6）泌尿　血肌酐、尿素氮升高、结晶尿、肾损害。

（7）眼　一过性视力减退。

（8）耳　一过性听力下降。

（9）其他　过敏反应（皮疹、嗜酸性粒细胞升高等）。

**【药物过量】**

处理意见　给予催吐、洗胃，并补充液体。必要时进行血透。

**【相互作用】**

（1）阿糖胞苷　可通过竞争抑制而灭活本药的抗真菌活性。

（2）两性霉素 B　有协同作用，同时可增强本药的毒性。

（3）其他骨髓抑制药　可增加毒性反应。

（4）对肾小球滤过功能有损害的药物　可使本药的 $t_{1/2}$ 延长。

# 第六章 植物来源抗感染药

## 小檗碱
## Berberine

**【其他名称】** 重硫酸黄连素、重硫酸小檗碱、黄连素、硫酸氢黄连素、硫酸氢小檗碱、鞣酸小檗碱、斯娜格、无味黄连素、盐酸黄连素、盐酸小檗碱、Berberine Bisulfate、Berberine Hydrochloride、Berberine Sulfate、Berberine Tannas、Berberine Tannate、Berberinum、Hydroberbeaime Sulfate

**【分类】** 抗微生物药\植物来源抗感染药

**【抗菌谱】** **敏感菌** 溶血性链球菌、金葡菌、霍乱弧菌、脑膜炎奈瑟菌、志贺菌属、伤寒沙门菌、白喉杆菌、流感病毒、阿米巴原虫、钩端螺旋体、HP、某些皮肤真菌。

**不敏感/耐药菌** 溶血性链球菌、金葡菌。

**【制剂规格】**

**片剂（盐酸盐）** ① 25mg。② 50mg。③ 100mg。④ 150mg。

**胶囊（盐酸盐）** 100mg。

**【临床应用】**

**1. 说明书适应证**

敏感菌所致的胃肠道感染。

**2. 其他临床应用**

结膜炎、化脓性中耳炎等。

**【用法用量】**

**说明书用法用量**

胃肠道感染 100~300mg/次，tid.，p.o.。

**【禁忌证】**

**说明书禁忌证**

（1）对本药过敏者。

（2）溶血性贫血。

（3）G-6PD 缺乏者。

**【特殊人群用药】**

**儿童**

**说明书用法用量**

胃肠道感染 1~3 岁或体重 10~14kg，50~100mg/次，tid.，p.o.；4~6 岁或体重 16~20kg，100~150mg/次，tid.，p.o.；7~9 岁或体重 22~26kg，150~200mg/次，tid.，p.o.；10~12 岁或体重 28~32kg，200~250mg/次，tid.，p.o.。

**孕妇** 慎用，尤其妊娠早期。

**哺乳妇女** 慎用。

**【注意】**

**慎用** 过敏体质者。

**【给药说明】**

给药条件 本药只可口服，禁止注射给药。我国现已淘汰本药的各种注射制剂。

**【不良反应】** 本药口服不良反应较少，且停药后即消失。

（1）心血管 静脉给药可引起血管扩张、血压下降、心脏抑制等，严重时发生阿-斯综合征，甚至死亡。

（2）消化 恶心、呕吐。

（3）皮肤 皮疹、药物热。

**【相互作用】**

含鞣质的药物 生成难溶性鞣酸盐沉淀，降低本药疗效。

# 抗寄生虫药

# 第一章 抗原虫药

## 第一节 抗疟药

### 羟氯喹
### Hydroxychloroquine

**【其他名称】** 纷乐、硫酸羟氯喹、硫酸羟氯喹啉、羟氯喹啉、Ercoquin、Hydroxychloroquine Sulfate、Oxychloroquine、Plaquenil、Quensyl

**【分类】** 抗寄生虫药 \ 抗原虫药 \ 抗疟药

**【制剂规格】** 片剂（硫酸盐） ① 100mg。② 200mg。

**【临床应用】**

**1. 说明书适应证**

盘状红斑狼疮及 SLE。

**2. 其他临床应用**

（1）防治疟疾。

（2）类风湿关节炎。

（3）干燥综合征。

**【用法用量】**

**1. 说明书用法用量**

红斑狼疮 开始 400mg/d，分 1~2 次服，根据患者反应，该剂量可持续数周或数月；长期维持量 200~400mg/d。

**2. 其他用法用量**

［国内参考信息］

（1）预防疟疾 在进入疟疾流行区前 1 周 400mg/ 次，p.o.，以后 400mg/ 次，1 次 / 周。

（2）治疗急性疟疾 首次服 800mg，6~8h 后服 400mg；第 2~3d，400mg/ 次，qd.。

（3）风湿性关节炎 400mg/d，分次服，维持量 200~400mg/d；Max：6.5mg/（kg·d）。

［国外参考信息］

（1）预防疟疾 在进入疟疾流行区前 2 周，400mg/ 次，1 次 / 周，p.o.，至离开流行区 8 周后。若不能在进入流行区 2 周前开始服用，初始剂量应加倍（800mg，分 2 次服用，间隔 6h）。

（2）治疗疟疾 首次 800mg，p.o.，6~8h 后服 400mg，以后 400mg/d，连用 2d。或首次 10mg/kg，6h 后第 2 次服药 5mg/kg，间隔 18h 后第 3 次服药 5mg/kg，间隔 24h 后第 4 次服药 5mg/kg。

（3）治疗 SLE 首次 400mg，1~2 次 /d，p.o.，连用数周或数月直至疾病缓解；维持量为 200~400mg/d。

（4）治疗类风湿关节炎 起始量 400~600mg/d，p.o.，连用 4~12 周；维持量 200~400mg/d。如用药 6 个月无效应停药。

**【禁忌证】**

**1. 说明书禁忌证**

（1）对 4- 氨基喹啉化合物过敏者。

（2）用 4- 氨基喹啉化合物治疗后可能出现视网膜或视野改变者。

（3）孕妇及哺乳妇女。

**2. 其他禁忌证**

新生儿。

**【特殊人群用药】**

**儿童** 国内资料建议儿童慎用，新生儿禁用。国外禁止在儿童中长期使用。青少年患者治疗类风湿关节炎和红斑狼疮时，如用药 6 个月无效即应停药。

**其他用法用量**

［国内参考信息］

（1）预防疟疾 进入疟疾流行区前 1 周开始服用，5mg/（kg · 次），1 次 / 周，直至离开流行区 4 周后。不论患儿体重如何，不应超过成人剂量。

（2）治疗疟疾　首次 10mg/kg，6h 后第 2 次服药 5mg/kg；第 2~3 日，5mg/(kg·次)，qd.。

［国外参考信息］

（1）预防疟疾　进入疟疾流行区前 2 周，5mg/（kg · 次），1 次 / 周，p.o.，至离开流行区 8 周后。不应超过成人剂量。

（2）治疗疟疾　首次 10mg/kg，p.o.，6h 后第 2 次服药 5mg/kg，间隔 18h 后第 3 次服药 5mg/kg，间隔 24h 后第 4 次服药 5mg/kg。

**孕妇**　禁用。美国 FDA 妊娠安全性分级为：C 级。

**哺乳妇女**　禁用。

**肝功能不全者**　肝病患者慎用，也有资料建议禁用。

**肾功能不全 / 透析者**　国外资料建议，肾功能不全者慎用。

**其他用法用量**

［国内参考信息］　GFR＜$0.1667ml \cdot s^{-1}/1.73m^2$ 者禁用；$0.3334 \sim 0.8335ml \cdot s^{-1}/1.73m^2$ 者，Max：75mg/d；$0.1667 \sim 0.3334ml \cdot s^{-1}/1.73m^2$ 者，Max：50mg/d。

**【注意】**

（1）慎用　①血卟啉病。②血液病（国外资料）。③代谢性酸中毒（国外资料）。④ G-6-PD 缺陷者。⑤慢性酒精中毒。⑥银屑病。

（2）用药相关检查 / 监测项目　①应进行初次和定期眼科检查。②定期进行膝和踝关节的反射及肌力检查。③长期用药时，应定期监测血细胞计数。

**【给药说明】**

（1）减量 / 停药条件　①如膝和踝反射检查中发现肌无力现象，或眼科检查中发现视敏度、视野或视网膜黄斑区出现任何异常现象或出现任何视觉症状，且不能用调节困难或角膜浑浊完全解释时，应立即停药。②如出现不能归因于所治疾病的任何严重血液障碍，应当考虑停药。

（2）其他　早期诊断“硫酸羟氯喹视网膜病变”的推荐方法，包括用眼底镜检查黄斑是否出现细微的色素紊乱或失去中心凹反射，以及用小的红色视标检查中心视野是否有中心周围或中心房的盲点，或确定对于红色的视网膜阈。任何不能解释的视觉症状如闪光或划线，也应怀疑是视网膜病变的可能表现。

**【不良反应】**

（1）神经　倦怠。长期用药：头痛、头昏、眩晕、眼球震颤、惊厥、共济失调。

（2）精神　长期用药：兴奋、神经质、情绪改变、梦魇、精神障碍。

（3）内分泌 / 代谢　体重减轻、血卟啉病恶化。

（4）血液　再障、粒细胞缺乏、WBC 减少、血小板减少、溶血（G-6-PD 缺乏者）。

（5）消化　食欲减退、恶心、呕吐、腹泻、腹部痉挛。

（6）骨骼肌肉　长期用药：眼外肌麻痹、骨骼肌无力、腱反射消失或减退。

（7）皮肤　白发、脱发、瘙痒、皮肤及黏膜色素沉着、皮疹（荨麻疹、麻疹样皮疹、苔藓样皮疹、斑丘疹、紫癜、离心性环形红斑和剥脱性皮炎）、非光敏性银屑病。

（8）眼　睫状体调节障碍伴视觉模糊、角膜一过性水肿、角膜点状至线状浑浊、角膜敏感度降低、角膜色素沉着、视网膜黄斑水肿、视网膜萎缩、视网膜异常色素沉着及中心凹反射消失、视野缺损、视神经盘苍白和萎缩、视网膜小动脉变细、视网膜周围细颗粒状色素紊乱以及晚期出现凸出型脉络膜、阅读及视物困难、畏光、远距离视觉模糊、中心或周围视野有区域缺失或变黑、闪光、不伴视网膜明显改变的视觉盲点或视野缺损。

（9）耳　长期用药：耳鸣、神经性耳聋。

**【药物过量】**

（1）剂量　推荐安全剂量为 6.5mg/(kg · d)，低于安全剂量时极少见眼部不良反应。本药安全累积量为100g，建议当累积总量达200g后，应进行详细的眼部检查。

（2）表现　头痛、视力障碍、心力衰竭、惊厥，甚至心跳和呼吸停止。

（3）处理意见　可给予氯化铵，成人8g/d，分次口服，3~4d/周，在停止本药治疗后继续使用数月。

【相互作用】

（1）抗酸药　减少本药吸收。

（2）西咪替丁　本药血药浓度升高。

（3）地高辛　地高辛血药浓度升高。

（4）美托洛尔　增加美托洛尔的生物利用度。

（5）金硫葡糖　出现血液恶病质的风险增加。

（6）食物或牛奶　增加胃肠道的耐受性。

## 第二节　抗其他原虫药

### 塞克硝唑
### Secnidazole

【其他名称】护淼洁、甲硝乙醇米唑、甲硝唑丙醇、可立赛克、可尼、明捷、沙巴克、赛他乐、西尼迪、信爽、优克欣、Flagentyl、Secnil

【分类】抗寄生虫药\抗原虫药\抗其他原虫药

【制剂规格】片剂　① 250mg。② 500mg。

胶囊　250mg。

颗粒　① 500mg。② 750mg。

【临床应用】

1. 说明书适应证

（1）阴道毛滴虫引起的尿道炎和阴道炎。

（2）肠阿米巴病。

（3）肝阿米巴病。

（4）贾第鞭毛虫病。

2. 其他临床应用

细菌性阴道炎（国外资料）。

【用法用量】

1. 说明书用法用量

（1）阴道毛滴虫引起尿道炎、阴道炎　单次2g，p.o.，配偶应同时服药。

（2）急性肠阿米巴病　有症状者，单次2g，p.o.；无症状者，2g/次，qd.，连用3d。

（3）肝阿米巴病　1.5g/d，p.o.（1次或分次），连用5d。

2. 其他用法用量

[国外参考信息]

（1）肠阿米巴病、贾第鞭毛虫病、阴道毛滴虫病、细菌性阴道炎　2g/d，顿服。

（2）肝阿米巴病　1.5g/d，顿服，连用5d。

【禁忌证】

说明书禁忌证

（1）对本药或其他硝基咪唑类药物过敏者。

（2）有血液病史者。

（3）孕妇（尤其妊娠早期）及哺乳妇女。

【特殊人群用药】

儿童　＞12岁者可用本药。

1. 说明书用法用量

（1）急性肠阿米巴病　有症状者，单次30mg/kg，p.o.；无症状者，30mg/（kg·次），qd.，p.o.，连服3d。

（2）肝阿米巴病　30mg/（kg·d），p.o.（1次或分次），连用5d。

（3）贾第鞭毛虫病　单次30mg/kg，p.o.。

2. 其他用法用量

[国外参考信息]

（1）肠阿米巴病、贾第鞭毛虫病　30mg/（kg·d），顿服。

（2）肝阿米巴病　30mg/（kg·d），顿服，连用5d。

**老人**　＞65岁者用药有效性和安全性尚未确立。

**孕妇**　孕妇（尤其妊娠早期）禁用。

**哺乳妇女**　禁用。

**肝功能不全者**　国外资料建议肝功能损害者慎用。

**肾功能不全/透析者**　国外资料建议肾功能损害者慎用（可引起BUN升高）。

**【注意】**

（1）慎用　①CNS疾病（国外资料）。②有血象异常既往史者。

（2）交叉过敏　本药与其他5-硝基咪唑化合物有潜在的交叉过敏。

（3）用药相关检查/监测项目　对于大多数治疗者不需实验室监测。对于有血液病史者，建议进行全血细胞计数；有肾损害病史者，应检测BUN及血清肌酐。

**【给药说明】**

（1）给药条件　本药宜餐前服用。

（2）其他　阴道毛滴虫病女患者的男性伴侣也要进行治疗，且应注意内衣、洗涤用具的消毒，防止重复感染。

**【不良反应】**

（1）神经　眩晕、头痛、头昏、中度神经功能紊乱、感觉异常、共济失调。

（2）血液　WBC减少（停药后恢复正常）、嗜酸性粒细胞增多症、WBC增多症。

（3）消化　食欲缺乏、口腔金属异味、舌炎、恶心、呕吐、腹泻、腹痛。

（4）泌尿　深色尿。

（5）其他　皮肤过敏反应（表现为皮疹、荨麻疹、瘙痒）。

**【药物过量】**

表现　尚无本药过量的资料，但甲硝唑过量时可能出现虚弱、恶心、呕吐、腹泻、意识模糊、癫痫发作、共济失调等，且5-硝基咪唑类药物在长期大量服用后可能具有潜在的致突变和致癌性。过量服药时应谨慎。

**【相互作用】**

（1）华法林　本药可抑制抗凝作用，引起低凝血酶原反应。合用时应检测PT，既往血象异常者不宜服用。

（2）双硫仑　可能引起谵妄或神志混乱。

（3）乙醇　有潜在的双硫仑反应。服药期间或服药后至少24h内不可饮酒。

# 第二章 驱肠虫药

## 甲苯咪唑
## Mebendazole

【其他名称】 爱尔康、安乐士、二苯酮胍甲酯、二苯酮咪胺酯、甲苯达唑、甲基咪唑、Antiox、Mebendacin、Mebendazolum、Noverme、Pantelmin、Telmin、Vermirax、Vermox

【分类】 抗寄生虫药\驱肠虫药

【制剂规格】 片剂 ① 50mg。② 100mg。

胶囊 ① 50mg。② 100mg。

混悬液 ① 5ml∶100mg。② 30ml∶600mg。③ 100ml∶2g。

【临床应用】

1. 说明书适应证

蛲虫、蛔虫、鞭虫、十二指肠钩虫、粪类圆线虫和绦虫单独感染及混合感染。

2. 其他临床应用

包虫病和旋毛虫病。

【用法用量】

1. 说明书用法用量

（1）蛲虫病 单次 100mg，p.o.，此病易再感染，最好在用药 2 周和 4 周后分别重复用药 1 次。

（2）蛔虫病、鞭虫病、十二指肠钩虫病及混合感染 100mg/ 次，bid.，p.o.，连服 3d。

（3）绦虫病和粪类圆线虫病 200mg/ 次，bid.，p.o.，连服 3d。

2. 其他用法用量

［国内参考信息］

（1）驱除钩虫、鞭虫 片剂：100mg/ 次或 200mg/ 次，bid.，p.o.，连用 3~4d；第 1 次治疗未见效者，可于 2 周后再给予第 2 疗程。

（2）驱除蛔虫、蛲虫 200mg 顿服，一次即可。

（3）驱除粪类圆线虫、绦虫 300mg/ 次，bid.，p.o.，连服 3d。

（4）包虫病 50mg/（kg·d），分 3 次服，疗程 3 个月。

（5）治疗旋毛虫病 300mg/ 次，tid.，p.o.，连服 7d。

【禁忌证】

1. 说明书禁忌证

对本药过敏者。

2. 其他禁忌证

（1）过敏体质或有家族过敏史者。

（2）肝肾功能不全者。

（3）孕妇及哺乳妇女。

（4）＜ 2 岁的幼儿。

【特殊人群用药】

**儿童** 缺少在婴儿中应用本药的经验，且在此年龄组中偶有极个别患儿在服用本药后出现惊厥，故仅当婴儿因严重肠虫感染而影响其营养状态和生长发育时，方可使用本药治疗。有资料建议＜ 2 岁的幼儿禁用。

1. 说明书用法用量

（1）蛲虫病 单次 100mg，p.o.。此病易再感染，最好在用药 2 周和 4 周后分别重复用药 1 次。

（2）绦虫病、粪类圆线虫病、蛔虫病、鞭虫病、十二指肠钩虫病及混合感染 100mg/ 次，bid.，p.o.，连服 3d。

（3）其他临床用法 ＞ 4 岁，同成人；＜ 4 岁，100mg（5ml）/ 次，p.o.。

2. 其他用法用量

［国内参考信息］ ＜ 2 岁儿童慎用，2~4 岁用量减半。

（1）驱钩虫、鞭虫 ＞ 4 岁，100mg/ 次，bid.，p.o.，连服 3~5d，必要时 2 周后可复治。

（2）驱蛔虫、蛲虫　200mg 顿服。

（3）驱粪类圆线虫　300mg/ 次，bid.，p.o.，连服 3d。

（4）驱旋毛虫　300mg/ 次，tid.，p.o.，连服 7d。

**老人**　用药同成人。

**孕妇**　禁用。美国 FDA 妊娠安全性分级为：C 级。

**哺乳妇女**　禁用。

**肝功能不全者**　可能需减量慎用，以防血药浓度过高而发生毒性反应。也有国内资料建议肝功能不全者禁用。

**肾功能不全 / 透析者**　肾功能不全者慎用。也有国内资料建议肾功能不全者禁用。

**其他**　克罗恩病及溃疡性结肠炎患者对本药的吸收增加，特别是大剂量时更易致毒性反应。

**【注意】**

尚不明确。

**【给药说明】**

给药条件　除习惯性便秘者外，不需加服泻药；而腹泻者治愈率低，应在腹泻停止后服药。

**【不良反应】**

ADR 警示　1988 年至 2004 年 3 月，国家药品不良反应监测中心病例报告数据库中有关本药引起脑炎综合征的病例报告 1 例。WHO 药品不良反应病例报告数据库中涉及三种咪唑类驱虫药的脑炎病例报告 61 例，其中左旋咪唑 53 例、本药 6 例、阿苯达唑 2 例。1994 年至 2003 年，国内文献报道中检索到此三种咪唑类驱虫药引起脑炎综合征的病例 632 例，其中左旋咪唑 543 例、本药 43 例、阿苯达唑 46 例。

本药不良反应少，严重不良反应多发生于剂量过大、用药时间过长、间隔时间过短或合用肾上腺皮质激素的病例。

（1）神经　轻度头昏、头痛，时间短暂，可自行消失。婴儿惊厥。

（2）精神　脑炎综合征（多在服药后 10~40d，逐渐出现精神神经方面的症状和体征）。①精神症状：缄默少动、情感淡漠、思维抑制、记忆力障碍、计算力锐减等；继之出现头晕、头痛、行走无力、抽搐、四肢瘫痪、大小便失禁等；还可伴意识障碍。②体检：肌张力改变、腱反射亢进、病理反射阳性。③ EEG：中、重度异常，慢波表现为主。④脑脊液检查：IgG 增高，半数病灶呈轻度炎症改变。⑤ CT 检查脑部呈多病灶片状低密度阴影；核磁共振图像显示脑白质多病灶密度增高。

（3）血液　嗜酸性粒细胞增多、粒细胞或血小板减少，停药后可恢复正常。

（4）免疫　变态反应（治疗包虫病）。

（5）消化　胃部刺激症状，如恶心、腹部不适、腹痛、腹泻等，血清 ALT、AST 升高（停药后可恢复正常）。少数病例可引起蛔虫游走，造成腹痛或吐蛔虫，甚至窒息。此时应加用左旋咪唑等驱虫药。

（6）泌尿　BUN 升高（停药后均可恢复正常）。

（7）皮肤　皮疹、荨麻疹、剥脱性皮炎、全身性脱毛症、中毒性表皮溶解坏死、史 – 约综合征。

（8）其他　血管神经性水肿、过敏反应。

**【药物过量】**

（1）表现　腹部绞痛、恶心，呕吐、腹泻。本药的最大推荐疗程为 3d，长期超量服用本药治疗囊虫病罕见发生可逆性肝功能异常、肝炎、中性粒细胞减少症、肾小球肾炎的报道。

（2）处理意见　无特效解救药。过量服用 1h 内，可采用洗胃。必要时可给予活性炭治疗。

**【相互作用】**

（1）西咪替丁　本药代谢减慢，血药浓度增加。

（2）卡马西平、磷苯妥英或苯妥英钠　可加速本药的代谢，减低其效力。

（3）甲硝唑　不应合用。

（4）脂肪性食物　可促进本药吸收。

## 左旋咪唑
## Levamisole

**【其他名称】** 肠虫净、小儿治虫、盐酸左旋咪唑、左咪唑、左旋驱虫净、左旋四咪唑、Decaris、Ergamisol、Ketrax、Levamisole Hydrcohloride、Levamisole Hydrochloride、Levamisolum、Levasole、L-Tetramisol

**【分类】** 抗寄生虫药 \ 驱肠虫药

**【制剂规格】** 片剂（盐酸盐）① 15mg。② 25mg。③ 30mg。④ 50mg。

肠溶片（盐酸盐）① 25mg。② 50mg。

颗粒（盐酸盐）10g∶50mg。

糖浆（盐酸盐）① 100ml∶800mg。② 500ml∶4000mg。③ 2000ml∶16000mg。

宝塔糖（盐酸盐）5mg。

搽剂（盐酸盐）为左旋咪唑的 0.7% 二甲亚砜溶液或其硼酸酒精溶液。

涂布剂（盐酸盐）5ml∶500mg。

栓剂（盐酸盐）① 50mg。② 100mg。③ 150mg。

**【临床应用】**

1. 说明书适应证

（1）蛔虫、钩虫、蛲虫和粪类圆线虫感染。

（2）班氏丝虫、马来丝虫和盘尾丝虫成虫及微丝蚴感染。

2. 其他临床应用

（1）囊虫感染。

（2）肺癌、乳腺癌手术后或急性白血病、恶性淋巴瘤化疗后的辅助治疗。

（3）自体免疫性疾病（如类风湿关节炎、红斑性狼疮、银屑病等），以及上呼吸道感染、小儿呼吸道感染、肝炎、菌痢、疮疖、脓肿等。

（4）顽固性哮喘。

（5）复发性口腔溃疡、白塞病、扁平苔藓。

**【用法用量】**

1. 说明书用法用量

（1）蛔虫感染　1.5~2.5mg/kg，空腹或睡前顿服。

（2）钩虫感染　1.5~2.5mg/（kg·次），每晚 1 次，连服 3d。

（3）丝虫病　4~6mg/（kg·d），分 2~3 次服，连服 3d。

2. 其他用法用量

［国内参考信息］

（1）蛔虫感染　3mg/（kg·d），晚饭后顿服。

（2）钩虫感染　局部给药用于早期钩虫感染，搽剂，tid.，连用 2d。用药量视皮炎范围而定，约 0.5~1ml/ 次。

（3）蛲虫感染　2mg/（kg·d），晚饭后顿服，连服 2d。

（4）肿瘤的辅助治疗　150~250mg/d，连服 3d，休息 1 周，再进行下一疗程。

（5）类风湿关节炎等　50mg/ 次，2~3 次 /d，可连续服。

（6）哮喘　50mg/ 次，tid.，连服 3d，停药 1 周，6 个月一疗程。

（7）银屑病　外用涂布，5ml/ 次，每 3~5 日 1 次，涂布剂需保持 24h 以上。

（8）复发性口腔溃疡、白塞病、扁平苔藓　50mg/ 次，tid.，一周服 3 日停 4 日，2~3 个月为一疗程。

**【禁忌证】**

1. 说明书禁忌证

（1）肝肾功能不全者。

（2）肝炎活动期。

（3）原有血吸虫病者。

（4）妊娠早期。

2. 其他禁忌证

有咪唑类驱虫药过敏史或家族过敏史者。

【特殊人群用药】

儿童

1. 说明书用法用量

（1）蛔虫病　① 2~3mg/（kg·d），p.o.。②栓剂，1 岁以内 50mg，3 岁以内 75mg，5 岁以内 100mg，10 岁以内 150mg，qd.，3d 为一疗程。

（2）蛲虫病　栓剂用法同蛔虫病。

（3）钩虫病　栓剂，1~4 岁 25mg，5~12 岁 50mg，13~15 岁 100mg，qd.，3d 为一疗程。

2. 其他用法用量

［国内参考信息］ 2.5mg/（kg·d），顿服，连用 3~6 个月。

**孕妇**　妊娠早期禁用。美国 FDA 妊娠安全性分级为：C 级。

**哺乳妇女**　权衡利弊。

**肝功能不全者**　禁用。

**肾功能不全 / 透析者**　肾功能不全者禁用。

【注意】

（1）慎用　①对其他药物有过敏史者。②癫痫（国外资料）。③类风湿关节炎。④干燥综合征。⑤过敏体质者。

（2）用药相关检查 / 监测项目　用于口腔疾病时，应每 2 周查一次白细胞计数，若低于 $4 \times 10^9$/L 时，应停药。

【给药说明】

（1）给药条件　①用药前应询问患者过敏史、家族过敏史。②用于驱蛔虫及钩虫时，适于集体治疗。

（2）其他　使用本药时严格掌握适应证和禁忌证，一般驱虫治疗时最好选用其他药物。

【不良反应】

ADR 警示　1988 年至 2004 年 3 月，国家药品不良反应监测中心病例报告数据库中有关本药引起脑炎综合征的病例报告 1 例。WHO 药品不良反应病例报告数据库中涉及三种咪唑类驱虫药的脑炎病例报告 61 例，其中本药 53 例、甲苯咪唑 6 例、阿苯达唑 2 例。1994 年至 2003 年，国内文献报道中检索到此三种咪唑类驱虫药引起脑炎综合征的病例 632 例，其中本药 543 例、甲苯咪唑 43 例、阿苯达唑 46 例。国外文献中有本药作为免疫调节剂使用引起脑炎综合征的报道。同时，国内已完成的多项药物流行病学研究表明，本药可引起脑炎综合征。

本药其他不良反应较轻微，停药后可自行缓解。

（1）心血管　血压降低、脉管炎。

（2）神经　1）乏力、头晕、头痛、失眠。2）共济失调、感觉异常、视物模糊。3）脑炎综合征，逐渐出现精神神经方面症状、体征。①缄默少动、情感淡漠、思维抑制、记忆力障碍、计算力锐减；继之头晕、头痛、行走无力、抽搐、四肢瘫痪、大小便失禁等神经系统弥漫性受损症状；可伴不同程度的意识障碍。②体检可见肌张力改变、腱反射亢进、病理反射阳性。③ EEG 中、重度异常。④脑脊液可有 IgG 增高，半数呈轻度炎症改变。⑤ CT 检查脑部呈多病灶片状低密度阴影；核磁共振图像显示脑白质多病灶密度增高。

（3）精神　精神错乱。

（4）血液　血小板减少、粒细胞减少、粒细胞缺乏症（常见于风湿病、肿瘤患者）。

（5）消化　恶心、呕吐、腹痛、肝功能异常。

（6）泌尿　蛋白尿。

（7）骨骼肌肉　关节酸痛。

（8）皮肤　皮疹、光敏性皮炎。

（9）其他　①发热、流感样综合征。②类风湿关节炎和干燥综合征患者：红斑丘疹、关节痛加重伴肿胀、肌痛、流感样综合征、失眠、精神错乱。

【药物过量】

处理意见　数小时内发现服用过量，可催吐、洗胃，对症支持治疗。

【相互作用】

（1）甲苯咪唑　可增强驱虫效果，并避

免蛔虫游走。

（2）噻嘧啶　对严重钩虫感染有协同作用，可提高驱除美洲钩虫的效果。

（3）华法林　可减少华法林代谢，增加出血的危险性。

（4）氟尿嘧啶　增加对肝脏的毒性。

（5）四氯化碳、四氯乙烯等脂溶性药　可增加毒性。

（6）乙胺嗪　先后序贯应用可治丝虫感染。

（7）噻苯咪唑、恩波维铵　可治肠道线虫混合感染。

# 心血管系统用药

# 第一章 强心药

## 第一节 洋地黄糖苷类

### 地高辛
### Digoxin

【其他名称】 狄戈辛、可力、强心素、异羟基洋地黄毒苷、Digoxinum、Lanoxin、Vanoxin

【分类】 心血管系统用药\强心药\洋地黄糖苷类

【制剂规格】 片剂 0.25mg。

注射液 2ml∶0.5mg。

酏剂 ① 10ml∶0.5mg。② 30ml∶1.5mg。③ 100ml∶5mg。

口服溶液 50ml∶2.5mg。

【临床应用】

**说明书适应证**

（1）高血压、瓣膜性心脏病、先天性心脏病等引起的急慢性心力衰竭，尤其适用于伴有快速心室率的房颤者；对肺心病、心肌严重缺血、活动性心肌炎及心外因素（如严重贫血、甲状腺功能低下及维生素 $B_1$ 缺乏症）所致心力衰竭疗效差。

（2）控制快速性房颤、房扑患者的心室率及室上性心动过速。

【用法用量】

**1. 说明书用法用量**

**一般用法** （1）快速洋地黄化，0.25mg/次，q.6~8h，p.o.，一日总量 0.75~1.25mg；缓慢洋地黄化，0.125~0.5mg/次，qd.，共 7d。口服维持量为 0.125~0.5mg/次，qd.。（2）不能口服者需静注本药以达洋地黄化，0.25~0.5mg/次，用 5%GS 稀释后缓慢注射；以后可每隔 4~6h 按需注射 0.25mg，但总量不超过 1mg/d。维持量为 0.125~0.5mg/次，qd.。

**2. 其他用法用量**

［国外参考信息］（1）口服达快速洋地黄化的总负荷量为 10μg/kg（8~12μg/kg）或 0.75~1.25mg（按净重计算），首剂 5μg/kg（0.5~0.75mg，约为总量的 1/2），其后每 6~8h 服 0.125~0.375mg，直至出现临床效应。维持量为 0.125~0.5mg/d。缓慢洋地黄化的首剂 0.25mg，p.o.，qd.。常用量为 0.125~0.5mg/d。根据临床表现可每 2 周逐渐增量。对于日剂量≥ 0.3mg 者、曾有洋地黄中毒史、有可能中毒以及依从性很好的患者，建议分次服用日剂量。（2）需静滴达快速洋地黄化者，总负荷量为 10μg/kg（8~12μg/kg）或 0.6~1mg（按净重计算），首剂为 5μg/kg（0.4~0.6mg，约为总量 1/2），其后给予 0.1~0.3mg，q.6~8h，i.v.gtt.，直至出现临床效应。维持量为 0.075~0.35mg/d。缓慢洋地黄化的维持量参照表 3-1-1。（3）由静脉给药改为口服维持治疗时，必须考虑两种剂型生物利用度的差异。不同剂型的等效剂量参照表 3-1-2。

**表 3-1-1 地高辛静脉滴注时每日常用维持量**

| Ccr | 体重（kg） | | | | | |
|---|---|---|---|---|---|---|
| | 50 | 60 | 70 | 80 | 90 | 100 |
| 0 | 75 | 75 | 100 | 100 | 125 | 150 |
| 10 | 75 | 100 | 100 | 125 | 150 | 150 |
| 20 | 100 | 100 | 125 | 150 | 150 | 175 |
| 30 | 100 | 125 | 150 | 150 | 175 | 200 |
| 40 | 100 | 125 | 150 | 175 | 200 | 225 |
| 50 | 125 | 150 | 175 | 200 | 225 | 250 |
| 60 | 125 | 150 | 175 | 200 | 225 | 250 |
| 70 | 150 | 175 | 200 | 225 | 250 | 275 |

续　表

| Ccr | 体重（kg） | | | | | |
|---|---|---|---|---|---|---|
| | 50 | 60 | 70 | 80 | 90 | 100 |
| 80 | 150 | 175 | 200 | 250 | 275 | 300 |
| 90 | 150 | 200 | 225 | 250 | 300 | 325 |
| 100 | 175 | 200 | 250 | 275 | 300 | 350 |

男性：Ccr=（140- 年龄）/ 血清 Cr 水平
女性：Ccr=（140- 年龄）/ 血清 Cr 水平 ×0.85

**表 3-1-2　地高辛不同剂型的等效剂量参照表**

| 剂型 | 生物利用度（%） | 每列代表等效剂量（μg） | | | |
|---|---|---|---|---|---|
| 片剂 | 60%~80% | 62.5 | 125 | 250 | 500 |
| 酏剂 | 70%~85% | 62.5 | 125 | 250 | 500 |
| 胶囊 | 90%~100% | 50 | 100 | 200 | 400 |
| 针剂 | 100% | 50 | 100 | 200 | 400 |

**【禁忌证】**

**说明书禁忌证**

（1）任何洋地黄制剂中毒者。

（2）室速、心室颤动。

（3）肥厚型梗阻性心肌病（若伴心力衰竭或房颤时仍可考虑用药）。

（4）预激综合征伴房颤或扑动。

**【特殊人群用药】**

**儿童**　新生儿对本药的耐受性不定，肾清除减少。婴幼儿（尤其是早产儿和发育不全儿）应在血药浓度及心电监护下调整剂量。

**1. 说明书用法用量**

**一般用法**　按体重或体表面积计，＞1 月婴儿比成人需用量略大。早产儿及未成熟儿对本药敏感，应按其不成熟程度适当减量。（1）口服所需的洋地黄化总量按年龄不同分别为：早产儿 20~30μg/kg，足月新生儿 30~40μg/kg，1 月至 2 岁 50~60μg/kg，2~5 岁 30~40μg/kg，5~10 岁 20~35μg/kg，≥ 10 岁同成人常规用量。洋地黄化总量分 3 次给予或 q.6~8h。口服维持量为洋地黄化总量的 1/5~1/3，bid.（q.12h）/qd. 给药。（2）不能口服者静注本药，洋地黄化总量按年龄不同分别为：早产儿 15~25μg/kg，足月新生儿 20~30μg/kg，1 月至 2 岁 40~50μg/kg，2~5 岁 25~35μg/kg，5~10 岁 15~30μg/kg，≥ 10 岁同成人常规用量。（3）洋地黄化后 24h 内开始用维持量。早产新生儿给予洋地黄化总量的 20%~30%，均分 2~3 次给药；足月新生儿、婴儿和＜ 10 岁儿童给予洋地黄化总量的 25%~30%，也均分 2~3 次给药；≥ 10 岁儿童给予洋地黄化总量的 25%~35%，qd.。婴幼儿（尤其早产儿）需注意用量并密切监测血药浓度和 ECG。

**老人**　根据肾功能谨慎选择给药剂量，并注意监测肾功能。

**孕妇**　孕妇仅在必需时方可用药。本药可透过胎盘，故妊娠晚期母体用量可能需增加，分娩后 6 周剂量须渐减。美国 FDA 妊娠安全性分级为：C 级。

**哺乳妇女**　本药可进入乳汁，慎用。

**肝功能不全者**　肝功能不全者对本药耐受性低，须用较小剂量。国外资料认为不必调整剂量。

**肾功能不全 / 透析者**　肾功能不全者对本药耐受性低，本药常规剂量及血药浓度时即可出现中毒反应，故须减量慎用。

**2. 其他用法用量**

［国外参考信息］

（1）肾功能不全者　负荷量为 0.5~1.25mg（或按 45kg 体重 0.4~0.75mg 给药）。Ccr ＜ 20ml/min 者，推荐负荷量为 0.625mg。维持量及给药间隔时间参照表 3-1-3。

**表 3-1-3　肾功能不全者地高辛维持量**

| GFR | 剂量 | 给药间隔时间 |
|---|---|---|
| ＞ 50ml/min | | q.24h |
| 10~50ml/min | 常规剂量的 25%~75% | q.36h |
| ＜ 10ml/min | 常规剂量的 10%~25% | q.48h |

（2）透析者　应按严重肾衰竭（GFR＜10ml/min）估算剂量，透析后不需补充用量。

**其他**　（1）电解质平衡失调者对本药耐受性低，须用较小剂量。（2）虚弱患者使用本药常规剂量或在常规血药浓度时即可出现中毒反应，用量须谨慎。

**【注意】**

（1）慎用　①低钾血症。②高钙血症。③不完全性房室传导阻滞。④缺血性心脏病。⑤急性心肌梗死。⑥心肌炎。⑦甲状腺功能低下。⑧近期用过其他洋地黄类强心药者。⑨原发性高血压（国外资料）。⑩淀粉样变性心肌病（国外资料）。⑪慢性缩窄性心包炎（国外资料）。⑫严重心动过缓（国外资料）。⑬严重心力衰竭（国外资料）。⑭特发性肥厚性主动脉狭窄（国外资料）。⑮病窦综合征（国外资料）。⑯预激综合征（国外资料）。⑰黏液性水肿（国外资料）。⑱严重肺部疾病（国外资料）。⑲缺氧（国外资料）。

（2）用药相关检查/监测项目　需监测ECG、血压、HR及心律、心功能、肾功能、电解质（尤其是血钾、钙和镁）。疑有洋地黄中毒时应测定血药浓度。

**【给药说明】**

（1）给药条件　①通常口服给药。胃肠外给药仅在紧急需要快速洋地黄化或患者不能口服时使用。国内多将其口服制剂用于病情较轻者，或由速效洋地黄制剂控制严重病情后再用本药口服维持治疗。②肌注可引起明显局部反应，且作用慢、生物利用度差，故需注射给药时最好选用静脉给药。肌注仅用于口服或静脉途径不能有效使用时，同时应深部肌注，一次注射量不应＞2ml，充分按摩注射部位以减少局部疼痛。③用量须个体化，推荐剂量只是平均剂量，必须按患者具体情况调整每次用量。因脂肪组织不摄取强心苷，故应按标准体重计算强心苷剂量。④治疗心力衰竭的传统方法是在数日（1~3d）内给予较大剂量（负荷量）以达到洋地黄化，然后逐日给予维持量以弥补消除量。目前认为本药 $t_{1/2}$ 较短（平均为36h），口服0.25mg/d，经5个 $t_{1/2}$（约6~8d）亦可达洋地黄化血药浓度的96%，既达到治疗效果又可避免洋地黄中毒。不能达到治疗效果时可适当增量。但若病情较急，为较快达到有效浓度，仍需先给予负荷量，但剂量必须个体化。⑤当患者由强心苷注射液改为口服本药时，需要调整剂量以补偿药物间药动学的差异。⑥接受本药治疗的透析患者，可因钾丢失而造成低钾血症进而导致洋地黄中毒，故可在透析液中加入适当浓度的钾（2~3mmol/L）。

（2）减量/停药条件　①给予负荷剂量前，需了解患者在2~3周前是否服过任何洋地黄制剂。若有洋地黄残余作用，本药需减量，以免引起洋地黄中毒。②洋地黄化患者常对电复律更敏感，电复律开始电能宜小。心律失常者在用电复律前应暂停本药。

（3）配伍信息　①本药不宜与酸、碱类药物配伍；禁与钙注射剂合用。②不推荐本药与其他药物在同一容器中混合或经同一静脉通道同时给药。使用本药可不稀释，也可稀释4~6倍或更高。需稀释使用时应稀释适度，防止沉淀析出，且配好的溶液应立即使用。③静注时应用5%GS或氯化钠注射液10ml稀释后缓慢注射，并持续心电监护，以免引起洋地黄中毒。快速静脉给药可能引起全身和冠脉收缩，故静注时间应＞5min或更长。

（4）其他　①肝功能不全者应选用本药（因本药不经肝脏代谢），肾功能不全者应选用洋地黄毒苷。②本药缺乏正性心肌松弛作用，故不能纠正舒张功能障碍，不应用于只有舒张功能障碍的患者。③用于治疗充血性心力衰竭时，本药对低排血量者的效果比高排血量者好。④有严重或完全性房室传导阻滞但血钾正常者的洋地黄化患者不应同时应用钾盐，但噻嗪类利尿药与本药同用时常须给予钾盐，以防止低钾血症。⑤透析不能从体内迅速清除本药。

**【不良反应】**　本药蓄积性小，一般停药

1~2d 中毒表现即可消失。

（1）心血管　新的心律失常（可能中毒，常见单源性或多源性的室性期前收缩、非阵发性房室交界性心动过速、二联律、三联律）、异常心动过速或心动过缓（可能为房室传导阻滞）、T 波低平或倒置、ST 段压低或抬高、P-R 间期延长。

（2）神经　头痛、三叉神经痛、眩晕、疲乏、倦怠、失眠、嗜睡和癫痫发作，通常与本药的中毒剂量有关。

（3）精神　抑郁、精神错乱、木僵、淡漠、易激惹、幻觉、谵语，通常与本药的中毒剂量有关。

（4）内分泌 / 代谢　电解质失调所致的异常软弱无力、腹泻、低钾血症和（或）低镁血症、男子乳腺发育；老年男性和女性患者在使用本药时可出现血清雌激素水平升高。

（5）消化　食欲缺乏、恶心、呕吐、下腹痛、腹泻。恶心、呕吐可能与刺激延髓中枢有关。

（6）生殖　有报道，绝经后的女性患者在使用本药后常发生阴道上皮角化。

（7）骨骼肌肉　肌注可能致血清 CPK 浓度升高。

（8）皮肤　斑丘疹、史 – 约综合征。

（9）眼　视物模糊、"色视"（中毒症状，如黄视、绿视）、看光线强的物体时产生光晕、眼肌麻痹致视力下降、瞳孔大小改变、球后神经炎和中央盲点。中毒剂量时这些不良反应的发生率增高。

（10）其他　过敏反应，如荨麻疹等皮疹。

**【药物过量】**

（1）剂量　地高辛中毒浓度＞ 2ng/ml，但需考虑到血药浓度可能受其他药物相互作用的影响。其他危险因素包括低钾血症、低镁血症、高钙血症、缺氧、缺血性心脏病、甲状腺功能减退、年龄较大、低体重、女性、肾功能减退等。

（2）表现　洋地黄中毒表现中心律失常最重要，最常见者为室性期前收缩，约占心脏反应的 33%；其次为房室传导阻滞、阵发性或非阵发性交界性心动过速、阵发性房速伴房室传导阻滞、室速、窦性停搏等。致死多为心室颤动所致。儿童心律失常比其他反应多见，但室性心律失常比成人少见。新生儿可有 P-R 间期延长。

（3）处理意见　轻度中毒者停用本药及利尿药；如有低钾血症而肾功能尚好者，可给予钾盐（成人 40~80mmol，小儿 1~1.5mmol/kg，分次口服）。严重心律失常者可用：①氯化钾：成人 3~6g（40~80mmol），5%GS 每 500ml 中加入 3g（40mmol），以＜ 1.5g/h（20mmol/h）的速度缓慢静滴；小儿 75~112mg/kg（1~1.5mmol/kg），加入适量的 5%GS 中，以＜ 37.5mg/kg/h（0.5mmol/(kg · h)）的速度静滴，对异位心律往往有效，但不用于 HR 过慢或房室传导阻滞或高血钾者。②苯妥英钠对洋地黄引起的异位心律有效。成人 100~200mg 加入注射用水 20ml 中缓慢静注（注射过快可使血压下降、HR 减慢甚至停搏）；如情况不紧急亦可口服，0.1mg/ 次，3~4 次 /d。③利多卡因对室性心律失常有效。成人 50~100mg，加入 GS 中静注，必要时可重复。④阿托品：成人 0.5~2mg，i.h./i.v.，可用于缓慢心律失常者。⑤异丙肾上腺素可加快 HR。如心动过缓或完全房室传导阻滞有发生阿 – 斯综合征的可能，必要时可安置临时人工心脏起搏器。⑥活性炭可用以吸附肠道内残余洋地黄苷。⑦依地酸钠可与钙螯合，用于治疗洋地黄所致的心律失常。⑧对可能有生命危险的洋地黄中毒，可经膜滤器静脉给予地高辛免疫 Fab 片段，每 40mg 地高辛免疫 Fab 片段，约结合 0.6mg 地高辛或洋地黄毒苷。

**【相互作用】**

（1）抗酸药（尤其是三硅酸镁）、硫糖铝、止泻吸附药（如白陶土和果胶）、阴离子交换树脂（如考来烯胺）、活性炭、柳氮磺吡啶、对氨水杨酸、新霉素、巴龙霉素、阿卡波糖、甲氧氯普胺　干扰强心苷的吸收而致其作用减弱，应避免合用。

（2）西沙必利　减少本药吸收，但作用甚微，尚未发现本药疗效因此呈现具临床意义的下降。

（3）硝普钠　本药的肾清除增多，血药浓度下降。

（4）硝酸甘油　本药的肾清除率增加，长期合用时，应适当增加本药用量。

（5）圣约翰草　本药血药浓度降低，疗效减弱。应避免合用。

（6）普尼拉明（属钙通道阻滞药）　普尼拉明有扩血管作用，可抵消本药对室壁动脉血管的收缩作用。

（7）溴苄铵　可用于消除本药中毒所致的各种快速性心律失常（如室性期前收缩二联律、多源性室性期前收缩、室速、心室颤动等）。但亦有两药合用引起新心律失常的报道。

（8）棉酚　本药疗效降低和（或）毒性增强，应避免合用。

（9）阿密茴香（Khella）　本药疗效降低。合用时注意监测本药血药浓度和疗效。

（10）钾离子　减弱强心苷的作用。低钾时，心肌对洋地黄的敏感性增加，易发生洋地黄中毒。

（11）镁离子　缺镁可降低洋地黄疗效，并易发生洋地黄中毒，而长期心力衰竭患者易发生缺镁，故洋地黄中毒只要不是高镁血症、昏迷及严重肾功能障碍者，均可补镁治疗。但洋地黄化时静脉用硫酸镁应极其谨慎，尤其是同时静注钙盐时，可发生心脏传导改变或阻滞。

（12）钙剂　低钙可致洋地黄疗效降低，高钙可诱发洋地黄中毒。使用本药期间不可静脉使用钙剂，但如确需补钙，应于数小时内缓慢滴注钙剂或口服给钙。

（13）丙吡胺　对本药血药浓度无明显影响，但由于丙吡胺属Ⅰa类抗心律失常药物，可使不应期缩短。故两药合用治疗快速性房颤时，可能使本药失去对心室率的保护作用，存在增快心室率的潜在风险，故两药不宜合用，更不适用于老年患者。

（14）阿米洛利、卡比马唑、青霉胺、秋福寿草（Pheasant's Eye）　本药疗效降低，合用时需注意监测本药疗效。

（15）肝素　本药可部分抵消肝素的抗凝作用，合用时需调整肝素用量。

（16）双嘧达莫　有利于改善心功能，增强本药治疗心力衰竭的疗效。

（17）肼屈嗪　与本药合用治疗心力衰竭有协同作用，但两药长期合用是否需增加本药用量尚无定论。

（18）多巴胺、多巴酚丁胺、氨力农、米力农等非强心苷类强心药　与本药合用治疗充血性心力衰竭，可取得协同强心作用。

（19）吗多明　吗多明可减轻心脏后负荷。与本药合用，适用于缺血性心肌病合并心力衰竭的治疗。

（20）酚妥拉明　合用治疗心力衰竭可取得协同疗效，且患者 HR 改变也不明显，但有时可引起快速性心律失常。

（21）普萘洛尔　合用治疗快速性房颤时有协同作用，但合用时可发生缓慢性心律失常，对心功能不全者还可能加重心力衰竭，特别是已有潜在洋地黄中毒者对普萘洛尔尤为敏感。合用时，普萘洛尔剂量应小，并密切观察治疗反应。

（22）ACEI 及血管紧张素受体拮抗药　本药血药浓度升高。卡托普利与本药合用治疗充血性心力衰竭具有协同作用，可使本药血药浓度增高，但同时明显增加本药中毒发生率，两药合用时应适当调整本药用量。

（23）蟾酥、铃兰、夹竹桃、海葱（Squill）　产生协同的洋地黄毒苷作用，增强本药毒性，不可合用。

（24）坎地酸　引起心脏收缩力增强，合用时应严密监测患者心功能。

（25）地芬诺酯、丙胺太林、溴丙胺太

林、阿托品 本药吸收增加，血药浓度升高。使用本药速溶制剂可避免该相互作用。

（26）兰索拉唑 本药吸收增加、毒性增强。合用时注意监测本药血药浓度，酌情调整剂量。

（27）口服青霉素、四环素、红霉素、罗红霉素、克拉霉素、氯霉素、奎奴普汀/达福普汀等药物 本药转化为无强心作用的双氢地高辛和双氢地高辛苷元减少，肠道吸收增加，血药浓度升高，引起中毒。服用本药者加用或停用上述药物时，需严密监测本药血药浓度和毒性反应征象。

（28）NSAID（如依托度酸、吲哚美辛）、钙通道阻滞药（如维拉帕米、地尔硫䓬、苄普地尔、硝苯地平）、阿普唑仑、普罗帕酮、英地卡尼、伊曲康唑、奎尼丁、奎宁、胺碘酮、利托那韦、螺内酯、甲氧苄啶 本药血药浓度升高，增加中毒风险。合用时应严密监测本药血药浓度和毒性反应征象，酌情调整剂量。如需合用胺碘酮，应考虑停用本药或本药剂量减少约50%；与奎尼丁合用时本药用量通常应酌减1/3~1/2；与螺内酯合用时还可能影响放免测定结果，使本药血药浓度出现假性增高。

（29）槲皮素 抑制本药代谢，血药浓度和毒性反应发生率升高，不推荐合用。

（30）伐司普达（Valspodar） 口服伐司普达可抑制本药代谢，合用初期应将本药剂量减半，严密监测本药血药浓度和毒性反应。

（31）环孢素 本药分布容积减少，$t_{1/2}$延长，血药浓度升高，致毒性反应发生。需合用时，应在启用或停用环孢素3~5d内严密监测本药血药浓度。

（32）两性霉素B、皮质激素、噻嗪类利尿药（如氢氯噻嗪、苄噻嗪）、袢利尿药（如呋塞米、布美他尼、依他尼酸）、芦荟、鼠李、甘草、番泻叶 引起低血钾而增加洋地黄中毒风险，应避免合用。确需合用时注意监测毒性反应和电解质，且可能需补钾。

（33）胍乙啶 颈动脉窦压力感受器对本药的敏感性增强，合用时易发生房室传导阻滞。

（34）琥珀胆碱 心律失常的发生率增加，合用时应严密监测心律。

（35）泰利霉素（Telithromycin）、阿托伐他汀、阿奇霉素、地西泮、氟卡尼、氟西汀、咪贝地尔、奈法唑酮、曲唑酮、替米沙坦、哌唑嗪、角豆（Carob） 本药血药浓度升高，毒性增强。合用时需注意监测，酌情调整剂量。

（36）二甲双胍 二甲双胍的肾清除率降低，血药浓度升高。合用时注意监测，酌情调整一药或两药剂量。

（37）依酚氯铵 致明显心动过缓。

（38）泮库溴铵 可致心律失常，合用时应严密监测心律。

（39）肾上腺素、去甲肾上腺素、异丙肾上腺素 易引起心律失常。若使用洋地黄的患者发生窦房结功能低下或房室传导阻滞时，静滴异丙肾上腺素可有一定疗效，但应密切观察治疗反应。

（40）利舍平 可引起严重心动过缓及传导阻滞，有时还能诱发异位节律。但在单用本药控制快速性房颤的心室率不够满意时，加用适量利舍平可获得一定疗效。

（41）β肾上腺素受体阻滞药（如地来洛尔、比索洛尔） 可致房室传导阻滞而引起严重心动过缓。单用洋地黄不能控制心室率的快速性室上性心律失常者可考虑两者合用。合用时需严密监测ECG和本药血药浓度，酌情调整剂量。

（42）西咪替丁 可改变本药血药浓度。如需合用，应根据ECG和血药浓度调整本药剂量，或换用其他抗溃疡药，且两药的服用时间需间隔至少2h。

## 去乙酰毛花苷
## Deslanoside

**【其他名称】** 去乙酰毛苷花丙、去乙酰毛

花苷丙、西地兰 D、Cedilanid D、Ceglunat、Deacetyldigilanid C

【分类】 心血管系统用药\强心药\洋地黄糖苷类

【制剂规格】 注射液　① 1ml∶0.2mg。② 2ml∶0.4mg。

【临床应用】

说明书适应证

（1）治疗充血性心力衰竭。由于其作用较快，故适用于急性心功能不全或慢性心功能不全急性加重者。

（2）控制快速性心室率的房颤、房扑患者的心室率。

（3）终止室上性心动过速起效慢，已少用。

【用法用量】

说明书用法用量

**一般用法**　首剂 0.4~0.6mg，以 5%GS 稀释后缓慢静注（时间≥ 5min），此后每 2~4h 给药 0.2~0.4mg，总量 1~1.6mg。

【禁忌证】

1. 说明书禁忌证

（1）强心苷制剂中毒者。

（2）室速、心室颤动者。

（3）肥厚型梗阻性心肌病患者（若伴收缩功能不全或房颤仍可考虑）。

（4）预激综合征伴房颤或扑动者。

2. 其他禁忌证

（1）对本药过敏者（国外资料）。

（2）Ⅱ－Ⅲ度房室传导阻滞者。

【特殊人群用药】

**儿童**　新生儿对本药的耐受性不定，肾清除减少。早产儿对本药敏感，应按其不成熟程度适当减量。按体重或体表面积计，＞1 月婴儿比成人需用量略大。

说明书用法用量

（1）**一般用法**　①早产儿、足月新生儿：洋地黄化用量为 0.022mg/kg，i.m./i.v.，分 2~3 次间隔 3~4h 给药。② 2 周至 3 岁患儿：洋地黄化用量为 0.025mg/kg，i.m./i.v.，分 2~3 次间隔 3~4h 给药。

（2）心肌炎患儿　洋地黄化用量为 0.022mg/kg，分 2~3 次间隔 3~4h 给药。

**老人**　老年人对本药耐受性较低，应减量。

**孕妇**　本药可透过胎盘，故妊娠后期母体用量可能增加，分娩后 6 周剂量须渐减。美国 FDA 妊娠安全性分级为：C 级。

**哺乳妇女**　本药可进入乳汁，哺乳妇女用药须权衡利弊。

**肝功能不全者**　肝功能不全者对本药耐受性低，应减量慎用。

**肾功能不全/透析者**　肾功能不全者对本药耐受性低，应减量慎用。

说明书用法用量

肾功能不全患儿，洋地黄化用量为 0.022mg/kg，分 2~3 次间隔 3~4h 给药。

**其他**　电解质平衡失调者对本药耐受性低，须用较小剂量。

【注意】

（1）慎用　①低钾血症。②不完全性房室传导阻滞。③缺血性心脏病。④ AMI 早期。⑤心肌炎活动期。⑥近期用过其他洋地黄类强心药。⑦高钙血症。⑧甲状腺功能低下。⑨黏液性水肿（国外资料）。⑩严重肺疾患（国外资料）。

（2）用药相关检查/监测项目　监测 ECG、血压、HR、心律、心功能、电解质（尤其是钾、钙、镁）及肾功能。疑有洋地黄中毒时应监测血药浓度。

【给药说明】

（1）给药条件　①本药适用于病情紧急而 2 周内未用过洋地黄毒苷，或 1 周内未用过地高辛的患者。因其作用迅速，故广泛用于抢救紧急病情，如严重左心衰竭伴急性肺水肿、阵发性室上性心动过速、室率增快的房扑、房颤。因其体内消除快，故有时可小剂量用于易出现洋地黄中毒者，如肺心病患者。②常注射本药用于快速饱和，继后用其他慢速、中速类强心苷作维持治疗。③在 I

度房室传导阻滞情况下应监测 ECG。常见 ST 段呈壶峤样表明为洋地黄作用，而非药物过量。

（2）配伍信息 本药不宜与酸、碱类药物配伍使用。

（3）其他 电复律前建议停用洋地黄类药或其衍生物。

其余可参见地高辛。

【不良反应】

参见地高辛。

【药物过量】

处理意见 出现过量有关的室性兴奋性过高（期前收缩）时应强制性停药。

【相互作用】

参见地高辛。

## 第二节 非苷类强心药

### 米力农
### Milrinone

【其他名称】 甲腈氨利酮、甲氰吡酮、鲁南力康、米利酮、乳酸米力农、伊克维、Corotrop、Corotrope、Milrinone Lactate、PRIMACOR

【分类】 心血管系统用药\强心药\非苷类强心药

【制剂规格】 片剂 ① 2.5mg。② 5mg。

注射液 ① 5ml : 5mg。② 10ml : 10mg。③ 20ml : 20mg。

氯化钠注射液 100ml（米力农 20mg 与氯化钠 860mg）。

【临床应用】

说明书适应证

用于对洋地黄、利尿药、血管扩张药治疗无效或效果欠佳的各种原因引起的急、慢性顽固性充血性心力衰竭。

【用法用量】

1. 说明书用法用量

一般用法 负荷量为 25~75μg/kg，在 10min 内缓慢静注（注射过快可能诱发室性期前收缩），然后以 0.25~1μg/（kg·min）的速度静滴维持（若持续静滴，建议使用经校正的电子自动输液装置）。Max：1.13mg/（kg·d）。用药时间取决于患者的反应情况，疗程不超过 2 周。也可 2.5~7.5mg/ 次，qid.，p.o.，但长期口服不良反应大，可致远期死亡率升高，故目前已不再应用。

2. 其他用法用量

［国外参考信息］

（1）充血性心力衰竭 推荐负荷剂量为 50μg/kg，i.v.（10min 内），继之维持 0.375~0.75μg/（kg·min），i.v.gtt.。滴速应根据血流动力学和临床反应调整，治疗持续时间取决于患者反应。

（2）心脏外科手术后的低心排血量 同“充血性心力衰竭”，根据患者的临床反应调整剂量。

（3）脑血管痉挛 2.5~15mg/ 次，通过动脉插管按 0.25mg/min 动脉注射，能有效扩张痉挛的动脉血管。

【禁忌证】

1. 说明书禁忌证

（1）对本药过敏者。

（2）严重室性心律失常。

（3）严重梗阻性主动脉瓣或肺动脉瓣疾病（如肥厚型主动脉瓣狭窄，使用本药可加重左室流出道梗阻）。

（4）肥厚型梗阻性心肌病（可加重流出道梗阻）。

2. 其他禁忌证

（1）对氨力农过敏者。

（2）心肌梗死急性期。

（3）严重低血压。

【特殊人群用药】

**儿童** 尚不明确。

**其他用法用量**

[国外参考信息]

(1)非高动力性感染性休克(Nonhyperdynamic septic shock) 肾功能正常的患儿负荷剂量为75μg/kg，i.v.，然后以0.75~1μg/(kg·min)，i.v.gtt.。建议每增加0.25μg/(kg·min)，负荷量就应增加25μg/kg，以便更快达到较高的稳态血药浓度。

(2)心脏外科手术后的低心排血量 心肺分流术后，建议5min内静脉快速给予负荷剂量50μg/kg，继之以3μg/(kg·min)的速度静滴30min，之后以0.5μg/(kg·min)静滴维持。

**老人** 不需调整剂量。

**孕妇** 权衡利弊。美国FDA妊娠安全性分级为：C级。

**哺乳妇女** 慎用。

**肝功能不全者** 慎用。

**肾功能不全/透析者** 肾功能不全者需调整剂量。Max：1.13mg/(kg·d)。文献资料显示，肾功能不全者的终末 $t_{1/2}\beta$ 显著延长，故需同时减慢输液速度，可参照表3-1-4调整：

表3-1-4 肾功能不全者输液速度调整表

| Ccr ml/(min·1.73m$^2$) | 输液速度 μg/(kg·min) |
|---|---|
| 5 | 0.20 |
| 10 | 0.23 |
| 20 | 0.28 |
| 30 | 0.33 |
| 40 | 0.38 |
| 50 | 0.43 |

【注意】

(1)慎用 ①低血压。②血容量不足。③急性缺血性心脏病。④心动过速。⑤房颤或扑动(国外资料)。⑥心肌梗死或近期发生过心肌梗死(国外资料)。⑦电解质紊乱(国外资料)。

(2)交叉过敏 对氨力农过敏者也可能对本药过敏(国外资料)。

(3)用药相关检查/监测项目 ①用药期间应定期检查心功能(HR、心律、血压、ECG等)。②监测血电解质变化，保持水、电解质平衡。③监测血小板计数和肝、肾功能。④尽可能监测肺动脉楔嵌压、心排血量、血气等指标。

【给药说明】

(1)给药条件 ①在其他药物疗效不明显时方可考虑使用本药。②本药短期静脉给药能够有效地控制严重慢性充血性心力衰竭以及急性失代偿性心力衰竭。口服给药可使患者死亡率升高，目前已不再使用口服制剂。③本药可轻度缩短房室结的传导时间，使房颤、房扑患者的心室率增快，故房颤、房扑患者用药前宜先用洋地黄制剂控制心室率。④若怀疑因使用强利尿药而致心脏充盈压显著降低，此时应在监测血压、HR和临床症状的条件下谨慎用药。⑤给药前和用药期间需注意纠正低血容量、电解质失衡，并进行必要的辅助呼吸等措施。心排血量增加导致多尿时，需减少利尿药用量。若过度利尿引起钾丢失过多，可增加洋地黄化患者发生心律失常的危险性，故在用药前或用药期间需补钾以纠正低钾血症。⑥高血压危象患者用药期间可出现室上性和室性心律失常，故输注本药时应密切观察。

(2)减量/停药条件 治疗期间，若症状有所改善，应在症状稳定(脱离急性期)后停用本药而改用其他药物治疗；若疗效不明显，也需改用其他药物治疗。给药时间应根据患者的反应而定，目前尚无使用48h以上的临床用药经验，仅在密切监测血流动力学及全身状态的情况下才能超时用药。

(3)配伍信息 本药不能与呋塞米混合注射(会产生沉淀)，也不可与布美他尼配伍。可用0.45%氯化钠注射液或5%GS稀释。

【不良反应】 本药不良反应较氨力农少见。

（1）心血管 室性心律失常、室性异位搏动、非持续性室速、持续性室速及心室颤动、室上性心律失常、低血压、心绞痛 / 胸痛。致命性心律失常的发生与某些潜在因素，如原有的心律失常、代谢异常（低钾血症）、地高辛血药浓度异常及插管有关。室性心律失常和室上性心律失常的发生率与本药血药浓度无关。用药期间若出现心率过度增快、血压降低时，应减量或停止输注本药。

（2）神经 轻中度头痛（停药后可缓解或消失）、震颤。

（3）内分泌 / 代谢 低钾血症。

（4）血液 血小板减少。

（5）消化 恶心、呕吐及肝功能异常。与氨力农不同，本药临床应用中未见明显的胃肠道不良反应。

（6）泌尿 肾功能异常。

（7）其他 发热。

【药物过量】

表现 低血压、心动过速。

【相互作用】

（1）丙吡胺 致血压过低。

（2）硝酸酯类药 有相加效应。

（3）多巴胺、多巴酚丁胺 有协同作用。

（4）洋地黄类药 加强洋地黄的正性肌力作用，用药期间不必停用洋地黄。

（5）常用强心药、利尿药、扩血管药 尚未见不良相互作用。

# 第二章 抗心绞痛药

## 硝酸甘油
## Nitroglycerin

**【其他名称】** 保欣宁、长效疗通脉、礼顿、疗通脉、耐安康、乃才郎、耐较咛、若必循、三硝基甘油、三硝酸甘油酯、帖保咛、硝化甘油、夕护晓、信舒、硝酸甘油酯、永保心灵、异述欣、Deponit、Glyceryl Trinitrate、Nitradisc、Nitrocine、Nitroderm、Nitrodisc、Nitro-Dur、Nitrogard、Nitroglycerine、Nitroglycerol、Nitrolingual、Nitrong、Nitrostat、Nitro-Time、Transderm-Nitro、Trinitrin、Trinitroglycerin

**【分类】** 心血管系统用药\抗心绞痛药

**【制剂规格】** 片剂 ① 0.3mg。② 0.5mg。③ 0.6mg。

缓释片 2.5mg。

控释口颊片 ① 1mg。② 2.5mg。

膜剂 每小格 0.5mg。

溶液 1%。

注射液 ① 1ml∶1mg。② 1ml∶2mg。③ 1ml∶5mg。④ 1ml∶10mg。

氯化钠注射液 ① 100ml（硝酸甘油 10mg、氯化钠 0.9g）。② 100ml（硝酸甘油 20mg、氯化钠 0.9g）。

葡萄糖注射液 ① 100ml（硝酸甘油 10mg、葡萄糖 5g）。② 100ml（硝酸甘油 20mg、葡萄糖 5g）。

敷贴剂 ① 2.5mg。② 5mg。③ 7.5mg。④ 10mg。⑤ 15mg。

气雾剂 ① 14g（含硝酸甘油 0.1g）。② 15g（含硝酸甘油 0.1g）。③ 200 揿（每揿含硝酸甘油 0.5mg）。

**【临床应用】**

1. 说明书适应证

（1）防治心绞痛。

（2）充血性心力衰竭。

（3）降低血压。本药注射液可用于心脏手术中或术后，以迅速控制高血压和心肌缺血；也可用于外科手术中的降压，使患者保持可控性的低血压状态。

2. 其他临床应用

急性心肌梗死。早期（最初 24h）应用，可减少前壁梗死的死亡率和并发症，对左心室长、短径的扩张和室壁变薄起有益作用。

**【用法用量】**

1. 说明书用法用量

（1）心绞痛 ①片剂，0.25~0.5mg/ 次，舌下含服，每 5min 可重复 1 次，直至疼痛缓解。②用 5%GS 或 0.9% 氯化钠注射液稀释后静滴，开始剂量为 5μg/min，最好用输液泵恒速输入。患者对本药的个体差异很大。静滴无固定适合剂量，应根据个体的血压、HR 和其他血流动力学参数调整用量。对不稳定型心绞痛，推荐起始剂量为 10μg/min，根据患者需要，每隔 30min 增加 10μg/min。③用 1% 溶液舌下给药，0.05~0.1ml/ 次，2ml/d。④心绞痛发作时，也可用本药气雾剂向口腔舌下黏膜喷射 1~2 次（相当于硝酸甘油量 0.5~1mg）。⑤也可用控释口颊片经黏膜给药，1mg/ 次，3~4 次 /d。放置于口颊犬齿龈上（勿置于舌下），使其在 3~5h 内稳定溶解。若不慎咽下，应再置 1mg。需要时可增至 2.5mg/ 次，3~4 次 /d。有吸入风险，不主张就寝时使用。

（2）高血压、充血性心力衰竭 ①片剂，同心绞痛。②用 5%GS 或 0.9% 氯化钠注射液稀释后静滴，开始剂量为 5μg/min，最好用输液泵恒速输入。可每 3~5min 增加 5μg/min，若在 20μg/min 时无效可以 10μg/min 递增，以后可以 20μg/min 递增。患者对本药的个体差异很大。静滴无固定适合剂量，应根据个体的血压、HR 和其他血流动力学参数调整用量。对隐匿性 CHF，推荐起始量 20~25μg/min，可降至 10μg/min，也可每 15~30min 增加 20~25μg/min，直至达到所需效果。

（3）术中控制高血压或保持低压状态　推荐起始量 25μg/min，i.v.gtt.，每隔 5min 增加 25μg/min，直至血压稳定。某些情况下可增至 400μg/min，但一般 10~200μg/min 已足够。

（4）术前心肌缺血　起始量 15~20μg/min，i.v.gtt.，随后可增加 10~15μg/min，直至获得所需效果。

2. 其他用法用量

［国内参考信息］

（1）心绞痛　片剂舌下含服，一日总量不超过 2mg。

（2）其他临床用法　①硝酸甘油缓释片，2.5mg/ 次，q.12h，p.o.，作用可持续 8~10h。②或使用敷贴剂经皮给药，1 片 /d，贴于胸前皮肤，可根据需要酌情增量。敷贴剂释出率一般为 2.5~10mg/24h。

［国外参考信息］

（1）心绞痛　①舌下给药用于缓解症状，推荐剂量为 0.15~0.6mg 舌下含化，每 5min 重复 1 次，至心绞痛缓解或用药已达 3 次；预防发作时，应在进行可能诱发心绞痛的活动前 5~10min 舌下含化 1 片。②或使用敷贴剂经皮给药，常用起始剂量为 0.2~0.4mg/h（5~10mg/24h 敷贴剂 1 片）。敷贴剂在贴附 12~14h 后就应去掉，在贴新敷贴剂前应间隔 10~12h。③或静滴，常用起始剂量为 25μg/min 或更高（用聚氯乙烯输液器）。推荐滴速不超过 40μg/min。滴注中必须持续监测血流动力学参数。不稳定型心绞痛患者由静滴转为经皮给药时，在滴速减半的同时开始给予 5mg/24h 的敷贴剂。若收缩压升高未＞10% 且未再发胸痛，应继续降低滴速；若血压升高或再发胸痛，每 24h 内应再增加敷贴剂 5~10mg。目前还未观察到静脉给药和经皮给药之间存在相互作用。④也可喷雾给药，发作时于舌上或舌下喷雾 0.8mg（2 喷，不能吸入）。可每隔 3~5min 重复给药 1 次，15min 内给药次数不应＞3 次。用于预防发作时，应在进行可能诱发心绞痛的活动前 5~10min 使用。

（2）肺水肿　若收缩压＞13.33kPa（100mmHg），可每 5min 舌下含化 0.3~0.4mg，至总量达 0.9mg（3 片）。

（3）充血性心力衰竭　①起始剂量为 5μg/min 静滴（用非吸收性的输液器）。根据患者反应，滴注开始阶段可每 3~5min 增加 5μg/min。若剂量达 20μg/min 时仍未见效，可增加 10~20μg/min。若用聚氯乙烯输液器，起始剂量应为 25μg/min。②或经皮给药，最低有效量为每 24h 给药 60mg（120cm$^2$）。也有研究报道平均有效量为 51cm$^2$。

（4）高血压危象　可用输液泵以 5~100μg/min 静滴。

（5）肺水肿　开始剂量为 5~10μg/min 静滴，每隔 3~5min 增加 5μg/min，至 100~200μg/min（Max 曾达到 1000μg/min）或达预计的血流动力学效应为止。动脉收缩压应保持在 12~13.33kPa（90~100mmHg）范围内。

（6）其他临床用法　硝酸甘油缓释片，2.5mg/ 次（1 片 / 次），q.12h，p.o.，作用可持续 8~10h。

**【禁忌证】**

**1. 说明书禁忌证**

（1）对本药及其他硝酸盐过敏者。

（2）早期心肌梗死伴严重低血压及心动过速。

（3）急性循环衰竭、未纠正的低血容量。

（4）严重低血压收缩压＜12kPa（90mmHg）。

（5）肥厚型梗阻性心肌病。

（6）缩窄性心包炎、心包填塞。

（7）严重贫血。

（8）青光眼。

（9）脑出血或头颅外伤。

（10）颅内压增高。

（11）严重肝、肾功能不全。

2. 其他禁忌证

（1）对有机硝酸酯类药过敏者（国外资料）。

（2）皮肤敷贴片禁用于对黏合剂过敏者（国外资料）。

【特殊人群用药】

**儿童** 不推荐用于儿童。

**其他用法用量**

［国外参考信息］

（1）充血性心力衰竭 尚无对特定静脉输液器的参考值，保守的起始量为0.25~0.5μg/（kg · min），i.v.gtt.，逐渐增量至起效。也有人推荐使用更大剂量，如1μg/（kg · min），可每20~60min增加1μg/（kg · min）。已出现部分作用时，应谨慎加量。常用维持量为1~3μg/（kg · min），持续滴注的最大推荐滴速为5μg/（kg · min）。

（2）肺水肿 开始用量为0.5~20μg/（kg·min），i.v.gtt.，Max为60μg/（kg·min）。

**老人** 建议起始剂量宜小。

**孕妇** 仅当确有必要时方可用于孕妇。国外研究表明，本药可引起胎HR下降或心动过缓等。美国FDA妊娠安全性分级为：C级。

**哺乳妇女** 慎用。

**肝功能不全者** 严重肝功能不全者禁用。

**肾功能不全/透析者** 严重肾功能不全者禁用。据国外资料，血透时的剂量尚未确定。

【注意】

（1）慎用 ①血容量不足或低收缩压。②主动脉和（或）左房室瓣狭窄。③直立性低血压。④低体温者。⑤营养不良者。⑥心肌梗死伴高血压、心动过速或心力衰竭（国外资料）。⑦甲状腺功能亢进（国外资料）或甲状腺功能低下。⑧胃肠高动力或吸收不良综合征患者慎用缓释剂型（国外资料）。

（2）交叉过敏 对其他硝酸酯或亚硝酸酯过敏者也可能对本药过敏，但罕见。

（3）对检验值/诊断的影响 ①尿儿茶酚胺（肾上腺素和去甲肾上腺素）及香草杏仁酸（VMA）值显著升高。② Zlatkis Zak法测定血胆固醇可能造成假性降低。

（4）用药相关检查/监测项目 用药期间应监测血压、脉搏和心功能。

【给药说明】

（1）给药条件 ①按不同患者的需要和耐受性调整用量。使用能有效缓解急性心绞痛的最小剂量，过量可能致耐药现象。②除缓释片外，本药其他剂型不可吞服。③初次含服本药者可酌减半量，以避免和减轻不良反应。④心绞痛发作频繁者，可在大便或劳动前5~10min预防性含服。用于缓解心绞痛急性发作时，若15min内含服3片（1.5mg）仍未见效，应立即给予其他处理。⑤若舌下黏膜明显干燥（可由药物引起，如抗抑郁药的抗胆碱能效应），可使部分患者舌下含化无效。建议舌下黏膜明显干燥者用水或盐水润湿黏膜后再给药。⑥舌下含服时患者应尽可能取坐位，以免因头晕而摔倒。⑦使用本药敷贴剂时，将敷贴剂膜侧敷贴于皮肤，药物以恒速进入皮肤，作用时间几乎可达24h。切勿修剪敷贴剂，贴敷处避开毛发、疤痕、破损或易受刺激处皮肤。每次贴敷需更换部位以免引起刺激。⑧使用本药喷雾剂前不得摇动，使用时须屏住呼吸，最好喷在舌下，每次间隔约30秒，不应将药吸入。⑨为缓解心绞痛发作，宜用本药舌下含片或口腔喷雾剂；用于预防心绞痛发作，可选长效制剂、普通片剂、缓释剂、敷贴片等；急性心肌梗死、心力衰竭情况紧急且需持续用药者，可静滴。⑩用药期间从卧位或坐位突然站起时须谨慎，以免突发直立性低血压。⑪本药长期连续服用可产生耐药性。为避免出现耐药，用贴片或静脉给药时应尽量用最小有效量；若用大剂量，则应减少给药次数，加用卡托普利有助于减轻耐药性；需多次给药时，宜用短效制剂；静脉给药＞

24h者，应间隔给药；用贴片或缓释片时，应有无药间期，如清晨至傍晚用贴片，睡前揭去。

（2）减量/停药条件 大量或长期使用后需停药时，应逐渐减量，以防撤药时发生心绞痛反跳。

（3）配伍信息 本药注射液须用5%GS或NS稀释混匀后静滴或用输液泵缓慢静脉输注，不得直接静注，且不能与其他药物混合。许多塑料输液器可吸附本药，故应采用玻璃输液瓶或硬塑料制作的输液器。静脉给药时须避光。

（4）其他 舌下含化若无麻刺烧灼感或头胀感，表明药片失效。

【不良反应】

（1）心血管 直立性低血压引起的眩晕、晕厥、面颊和颈部潮红、心动过速、诱发心绞痛、心动过缓、一过性冠状动脉闭塞、水肿、高血压、低蛋白血症、低氧血症、尖端扭转型室速、明显的低血压反应（可合并反常性心动过缓和心绞痛加重）。

（2）神经 眩晕、剧烈头痛、偏头痛、展神经麻痹、颅内压改变、TIA或Wernicke脑病。

（3）精神 烦躁、坐立不安、忧虑。

（4）内分泌/代谢 静脉给药：进行性乳酸性酸中毒、高渗性昏迷。

（5）血液 血中硝酸盐增多、变性Hb增加、血小板减少。大剂量：高铁Hb血症（表现为紫绀）。

（6）消化 恶心、呕吐、腹痛、口干（应停药）。舌下含服：口腔局部烧灼感、螫刺感或麻刺感、加重食管反流。经皮给药：味觉异常。

（7）骨骼肌肉 肌肉震颤。

（8）皮肤 皮疹、接触性皮炎、剥脱性皮炎。

（9）眼 视物模糊（此时应停药）。

（10）耳 耳鸣。

（11）其他 虚弱、胸骨后不适。

【药物过量】

（1）表现 口唇指甲紫绀、头胀、气短、高度乏力、心跳快而弱、发热、严重低血压、心动过速、心动过缓、传导阻滞、心悸、循环衰竭导致死亡、晕厥、持续搏动性头痛、眩晕、视力障碍、颅内压增高、瘫痪、昏迷并抽搐、脸红及出汗、恶心及呕吐、腹部绞痛及腹泻、呼吸困难及高铁Hb血症。

（2）处理意见 减量或停药。发生低血压时，应抬高两腿，以利静脉血液回流。若仍不能纠正，可加用α-肾上腺素受体激动药，如去氧肾上腺素或甲氧明（不用肾上腺素）；若血中存在变性Hb，应吸入高流量氧，重症时可静注亚甲蓝。

【相互作用】

（1）乙酰胆碱、组胺 本药疗效减弱。

（2）拟交感胺类药（如去氧肾上腺素、去甲肾上腺素、肾上腺素或麻黄碱） 本药的抗心绞痛效应降低。

（3）长效硝酸盐 使用长效硝酸盐可降低本药舌下用药的治疗作用。

（4）肝素 静滴本药时合用肝素，可降低肝素的抗凝作用。合用时应相应增加肝素剂量，一旦停用本药，肝素剂量也应适当减少。

（5）阿替普酶 阿替普酶的清除加快，血药浓度降低，可能引起冠状动脉再灌注减少，再梗死的可能性加大。应尽量避免合用，必须合用时，本药应采用最小有效剂量。

（6）组织纤溶酶原激活剂 两者同时静脉输注时，可加速血浆中纤溶酶原激活剂的清除。

（7）吲哚美辛 可抑制PG介导的血管扩张，降低冠脉血流。

（8）双氢麦角胺 据报道，双氢麦角胺的血药浓度升高，其升压效应和毒性反应增加。

（9）降压药或扩血管药 本药的体位性

降压作用增强。

（10）乙酰半胱氨酸　本药扩张动脉效应增强，致严重低血压。

（11）阿司匹林　本药血药浓度增加，同时阿司匹林的血小板抑制作用增强。

（12）普萘洛尔　有协同作用，并可抵消各自缺点。但普萘洛尔可致冠脉流量减少，应注意合用有一定危险。

（13）三环类抗抑郁药　三环类抗抑郁药的降血压和抗胆碱效应加剧。

（14）5-磷酸二酯酶抑制药、神经抑制药　可增强本药的降压效应。严禁本药与枸橼酸西地那非合用。

（15）泮库溴铵　泮库溴铵的作用时间延长，两者一般不合用，必须合用时，应仔细调整泮库溴铵剂量，并密切监测有无呼吸抑制或呼吸暂停。

（16）酒精　使用本药时中度或过量饮酒可致血压过低。

## 硝酸异山梨酯
## Isosorbide Dinitrate

**【其他名称】** 爱倍、安基伦、安诺欣美、安其伦、狄欣尼、尔复新、二硝酸异山梨醇酯、二硝酸异山梨酯、可洛地、凯慰欣、力博、灵欣、纳得乐、尼托罗、宁托乐、培欣、普辛清、瑞立喜、双硝基异山梨酯、威信好欣、卫昕平、欣荷平、欣舒、硝酸脱水山梨醇酯、硝酸异山梨醇酯、心痛治、消心痛、硝异梨醇、硝异梨酯、易舒达、异舒吉、异山梨醇、易顺迈、易顺脉、易思清、优舒心、众生瑞欣、Angiolong、Carvasin、Cedocard、Hydronol、Ismotic、Iso Mack、Isobide、Isoket、Isordil、Isosorbide、Isosorbidi Dinitras、Isosorbitol、Myorexon、Nitorol、Sorbide Nitrate、Sorbitrate、U-Sorbide

**【分类】** 心血管系统用药\抗心绞痛药

**【制剂规格】** **片剂**　① 2.5mg。② 5mg。③ 10mg。④ 20mg。

**缓释片**　① 20mg。② 40mg。

**缓释胶囊**　① 50mg。② 20mg。③ 40mg。

**粉针剂**　① 2.5mg。② 5mg。③ 10mg。④ 20mg。⑤ 25mg。

**注射液**　① 5ml∶5mg。② 10ml∶10mg。③ 50ml∶50mg。④ 100ml∶10mg。⑤ 200ml∶20mg。

**氯化钠注射液**　① 100ml（硝酸异山梨酯10mg、氯化钠 0.9g）。② 200ml（硝酸异山梨酯 20mg、氯化钠 1.8g）。

**葡萄糖注射液**　① 100ml（硝酸异山梨酯10mg、葡萄糖 5g）。② 250ml（硝酸异山梨酯 25mg、葡萄糖 12.5g）。

**喷雾剂**　① 5ml∶90mg。② 10ml∶96.2mg。③ 10ml∶180mg。④ 15ml∶375mg。⑤ 20ml∶250mg。

**气雾剂**　① 9.1g（含硝酸异山梨酯 125mg）。② 12.5g（含硝酸异山梨酯 125mg）。

**乳膏**　10g∶1.5g。

**【临床应用】**

**说明书适应证**

（1）用于冠心病的长期治疗，心绞痛预防及心肌梗死后持续心绞痛治疗。

（2）预防及缓解由心导管引起的冠状动脉痉挛，延长经皮腔内冠状动脉成形术（PTCA）期间机体对心肌缺血的耐受性。

（3）与洋地黄和（或）利尿药合用治疗慢性充血性心力衰竭。

（4）治疗肺动脉高压。

**【用法用量】**

**1. 说明书用法用量**

（1）预防心绞痛　5~10mg/ 次，2~3 次/d，p.o.，一日总量为 10~30mg。由于个体反应不同，需个体化调整剂量。对于预防体力或精神紧张引起的心绞痛，也可喷雾给药，向口腔内喷入本药 1~3 喷，每隔 30 秒喷药 1 次。

（2）心绞痛　① 5mg/ 次舌下给药可用于缓解心绞痛。②缓释片，20mg/ 次，q.8~12h，p.o.。③对体力或精神紧张引起的心绞痛发作也可喷雾给药，向口腔内喷入本药1~3喷，每隔30秒喷药1次。但心绞痛发作时，若一次喷入超过3喷，必须谨慎。

（3）急性心肌梗死　喷雾给药，开始可用1~3喷，若在5min内无反应，可再喷1次；若在10min内仍无改善，在严密血压监测下也可继续喷入。

（4）充血性心力衰竭　对急性心力衰竭也可喷雾给药，同“急性心肌梗死”。

（5）防止在诊断或治疗过程中导管引起的冠状动脉痉挛　在插入导管操作前，可喷雾给药1~2喷。需要时也可在循环监测下重复使用。

（6）其他临床用法　①也可静滴，根据患者反应调整剂量。静滴开始剂量为30μg/min，观察0.5~1h，若无不良反应则可加倍。一般剂量为60~120μg/min，qd.，10d为一疗程。②乳膏局部给药，宜自小剂量开始，逐渐增量。将乳膏按刻度挤出所需长度，均匀涂布于印有刻度的纸上（每格相当于硝酸异山梨酯0.2g），将纸面涂药区全部涂满（即5cm×5cm），贴在左胸前区（可用胶布固定），qd.，必要时q.8h。可睡前贴用。

**2. 其他用法用量**

［国内参考信息］

（1）治疗心绞痛　5~10mg/次，3~4次/d，p.o.，可增至20~40mg，q.6h。使用长效缓释片时，40~80mg/次，q.8~12h；缓释胶囊50mg/次，每日早餐后服用。由于患者反应不同，需个体化调整剂量。

（2）充血性心力衰竭　5~20mg/次，q.6~8h，p.o.。

［国外参考信息］

（1）预防心绞痛　①舌下给药，常用剂量为5~10mg/次，可按需给药或q.2~3h。②也可使用咀嚼片，初始剂量为5~10mg/次，空腹服用，可按需或q.2~3h。③还可使用喷雾给药，1.25mg/次预防性治疗，可显著延迟劳累性心绞痛的发作。

（2）治疗心绞痛　①舌下给药，常用剂量为2.5~5mg/次，调整剂量至症状缓解或直至出现不能耐受的不良反应。②也可口服，初始剂量为5mg/次，空腹服用，调整剂量至症状缓解或直至出现不能耐受的不良反应。使用普通片剂，发作时服5~20mg，维持剂量为10~40mg/次，q.6h。

（3）高血压　有报道，舌下含化10mg本药对控制动脉高压有效。

（4）充血性心力衰竭　2~8mg/h，i.v.。

（5）经皮腔内冠状动脉成形术时给药　直接在冠状动脉内注射0.05%溶液1~3mg，注射时间为5~15秒，以控制心肌缺血。

**【禁忌证】**

**说明书禁忌证**

（1）对硝基化合物过敏者。

（2）青光眼（因本药可增高眼内压）。

（3）急性循环衰竭（休克、循环性虚脱）。

（4）严重低血压收缩压＜12kPa（90mmHg）。

（5）急性心肌梗死伴低充盈压（除非有持续血流动力学监测的条件下）。

（6）肥厚型梗阻性心肌病（可使左室流出道压差增加）。

（7）缩窄性心包炎或心包填塞。

（8）严重贫血（可能加重心脏负担）。

（9）颅内压增高（如脑出血或头颅外伤）。

（10）原发性肺动脉高压。

（11）严重肝功能不全（有增加变性Hb的危险）。

（12）严重肾功能不全。

**【特殊人群用药】**

**儿童**　安全性及有效性尚不明确。

**老人**　注意剂量调整。

**孕妇**　除非确有必要方可用于孕妇。美国FDA妊娠安全性分级为：C级。

**哺乳妇女**　慎用。

**肝功能不全者**　严重肝功能不全者禁用。国外资料指出，肝硬化者是否需减量尚无定论。

**肾功能不全 / 透析者** 严重肾功能不全者禁用。国外资料建议，肾功能不全者无需调整剂量；血透时增加 10~20mg，持续性腹透时不需加量。

**【注意】**

（1）慎用 ①主动脉或左房室瓣狭窄。②直立性低血压。③近期发生过心肌梗死。④甲状腺功能低下。⑤营养不良或体重过低。⑥低体温者。⑦甲亢（国外资料）。⑧糖尿病患者慎用本药葡萄糖注射液。⑨心力衰竭、胃肠高动力或吸收不良综合征慎用缓释剂（国外资料）。

（2）交叉过敏 对其他硝酸酯或亚硝酸酯类过敏者也可能对本药过敏，但罕见。

（3）对检验值 / 诊断的影响 ①尿儿茶酚胺（肾上腺素和去甲肾上腺素）与香草杏仁酸（VMA）值显著升高。②用 Zlatkis Zak 法测定血胆固醇可能造成假性降低。

（4）用药相关检查 / 监测项目 用药过程中应监测血压和心功能。

（5）对驾驶 / 机械操作的影响 本药可能引起反应迟缓而影响患者操作机器或驾驶车辆，与乙醇同用时此效应更明显。

**【给药说明】**

（1）给药条件 ①按不同患者的需要和耐受性调整用量。②用药期间宜保持卧位，站起时应缓慢，以防突发直立性低血压。③本药喷雾剂只能喷入口腔中而不能吸入。由于药液中含 90% 乙醇，故在口腔内略有灼热感。舌下喷雾用于缓解心绞痛急性发作时，若 15min 内用过 3 次尚未能缓解，应立即给予其他处理。为防止心绞痛发作，于劳动前 5~10min 舌下喷服本药常可生效。使用过频可使作用减低或失效。④长期连续用药可产生耐药性，故不宜长期连续用药。长期使用本药乳膏者，若临时静注本药，则疗效会明显下降。

（2）减量 / 停药条件 大量或长期使用后需停药时，用量应逐渐递减，以防撤药时心绞痛反跳。

（3）配伍信息 溶液配制的最适浓度：1 支 10ml 安瓿（10ml : 10mg）注入 NS 或 5%GS 200ml 中，或 5 支 5ml 安瓿（5ml : 5mg）注入 NS 或 5%GS 500ml 中，振摇数次，得到 50μg/ml 的浓度；亦可用 10ml 安瓿（10ml : 10mg）5 支注入 500ml 输液中，得到 100μg/ml 的浓度。

**【不良反应】** 本药不良反应与硝酸甘油类似。

（1）心血管 直立性低血压和反射性心动过速（用药初期出现）、血压明显降低、心动过缓和心绞痛加重、虚脱及晕厥。

（2）神经 用药初期：硝酸酯引起的血管扩张性头痛、眩晕。

（3）精神 烦躁。

（4）血液 变性 Hb 增加。

（5）消化 恶心、呕吐。

（6）皮肤 面部潮红（用药初期出现）、皮疹、剥脱性皮炎。

（7）眼 视物模糊。

（8）其他 长期较大量使用本药可产生耐药性，并与其他有机硝酸酯类药物有交叉耐药性。

**【药物过量】**

（1）表现 与血管过度扩张有关的反应有颅内压增高、眩晕、心悸、视物模糊、恶心及呕吐、晕厥、呼吸困难、出汗伴皮肤潮红或湿冷、传导阻滞及心动过缓、瘫痪、昏迷、癫痫发作或死亡。

（2）处理意见 无特异拮抗药可对抗本药的血管扩张作用，用肾上腺素或其他动脉收缩药可能弊大于利。抬高患者下肢以促进静脉回流及静脉补液。发生高铁 Hb 血症时，应吸入高流量氧，静注亚甲蓝 1~2mg/kg。

**【相互作用】**

（1）乙酰胆碱、组胺、类固醇类抗炎药 本药疗效减弱。

（2）拟交感胺类药（如去氧肾上腺素、去甲肾上腺素、肾上腺素或麻黄碱） 本药的抗心绞痛效应降低。

（3）降压药或扩血管药 本药的体位性降压作用增强。

（4）三环类抗抑郁药 三环类抗抑郁药的低血压和抗胆碱效应增强。

（5）二氢麦角胺 二氢麦角胺的血药浓度升高，降压作用增强。

（6）钙拮抗药和 β-受体阻断药 本药的降压效应增强。

（7）西地那非 引起严重的低血压。严禁西地那非与任何一种硝酸盐制剂合用。

（8）酒精 用药期间中度或过量饮酒可致血压过低。

## 单硝酸异山梨酯
## Isosorbide Mononitrate

**【其他名称】** 艾狄莫尼、奥帝亚、艾复咛、安兰舒、艾麦舒、艾司莫、艾同、艾欣、安心脉、安辛迈、长效心痛治、长效异乐定、达芬舒吉、丹力欣、德明、德脉宁、德瑞宁、狄苏尼、单硝酸异山梨醇酯、5-单硝酸异山梨醇酯、5-单硝酸异山梨酯、丹佐、菲克芯康、丰诺、孚顺、富欣恬、华仁欣舒、缓欣、晋新泰、科尔乐、可力新、开韦夫、康维欣、鲁南欣康、力唯、理新彤、丽珠欣乐、莫诺美地、莫诺确特、诺可达、盘得高、平福、奇豪、千新、瑞德明、舒必莱特、索尼特、山苏、舒坦、舒亚、欣奥乐、欣奥星、欣康、欣乐、欣泰、新亚丹消、伊贝特、异乐定、依姆多、延诺信、伊索曼、亚旭、益辛保、易欣建、再佳、再晟、Corangin、Corangin Monomack、Dinitrosorbide、Duramonitat、Elantan、Elantan Long、Etimonis、Imdur、IS 5 Mono Retard-Ratiopharm 40、Isosorbide 5-Mononitrate、Isosorbide 5-Nitrate、Isosorbide Nitrate、Isosorbide-5-mononit、Isosorbide-5-Mononitrate、Isosorbide-5-Nitrate、Isosorbidi Mononitras、lmdur、Mono Mack、Monomack、MONOTRATE OD、Pentacard 20

**【分类】** 心血管系统用药\抗心绞痛药

**【制剂规格】** 片剂 ①10mg。②20mg。③40mg。④60mg。

分散片 20mg。

缓释片 ①30mg。②40mg。③50mg。④60mg。

胶囊 ①10mg。②20mg。

缓释胶囊 ①25mg。②40mg。③50mg。

胶丸 ①10mg。②20mg。

喷雾剂 5ml : 90mg（每喷含主药量2.5mg）。

粉针剂 ①20mg。②25mg。③50mg。

注射液 ①1ml : 10mg。②2ml : 20mg。③2ml : 25mg。④5ml : 20mg。

葡萄糖注射液 ①100ml（单硝酸异山梨酯0.02g与葡萄糖5g）。②250ml（单硝酸异山梨酯0.02g与葡萄糖12.5g）。

氯化钠注射液 ①100ml（单硝酸异山梨酯0.01g与氯化钠0.9g）。②100ml（单硝酸异山梨酯0.02g与氯化钠0.9g）。③250ml（单硝酸异山梨酯0.02g与氯化钠2.25g）。④250ml（单硝酸异山梨酯0.05g与氯化钠2.25g）。

**【临床应用】**

1. 说明书适应证

（1）用于冠心病的长期治疗；并预防劳累性心绞痛、变异型心绞痛及混合性心绞痛的发作；也用于心肌梗死后持续心绞痛的治疗。

（2）与洋地黄和（或）利尿药合用治疗慢性充血性心力衰竭。

2. 其他临床应用

治疗肺动脉高压（国外资料）。

**【用法用量】**

1. 说明书用法用量

（1）一般用法 ①普通制剂（片剂、胶囊、胶丸）：10~20mg/次，2~3次/d，p.o.；严重者可用至40mg/次，2~3次/d，p.o.（饭后）。②缓释片：剂量应个体化，1片/次（30mg、40mg、50mg或60mg），每日清晨服

1 次。③缓释胶囊：1 粒 / 次（25mg、40mg 或 50mg），每日清晨服 1 次。④注射制剂：用 5%GS 或 NS 稀释后静滴。可根据患者反应调整剂量，一般有效剂量为 2~7mg/h，qd.，10d 为一疗程。静滴开始速度为 60μg/min，一般速度为 60~120μg/min。

（2）心绞痛　发作时，舌下喷雾，2 喷 / 次（每喷含主药量 2.5mg，下同）。预防发作，2 喷 / 次，tid.。

**2. 其他用法用量**

［国外参考信息］

（1）心绞痛　①普通片剂，推荐剂量为 20mg/ 次，晨起服用，7h 后服第 2 次。②缓释片，建议初始剂量为 30~60mg/ 次，qd.，早晨服用，可逐渐调整至 120~240mg/ 次，qd.，p.o.。

（2）心肌梗死　①普通片剂，20mg/ 次，1~3 次 /d，p.o.。②急性心肌梗死伴肺水肿者，按 8mg/h 或 0.12mg/（kg · h）的速度 24h 静脉给药，血流动力学可有明显改善。

（3）充血性心力衰竭　静脉给予 6.5mg/h 的剂量即可获最大血流动力学效应。

**【禁忌证】**

**说明书禁忌证**

（1）对硝基化合物过敏者。

（2）急性循环衰竭（休克、循环性虚脱）。

（3）严重低血压。

（4）急性心肌梗死伴低充盈压（除非在有持续血流动力学监测的条件下）。

（5）左心功能不全伴低充盈压。

（6）肥厚型梗阻性心肌病。

（7）缩窄性心包炎或心包填塞。

（8）严重贫血。

（9）颅内压增高。

（10）严重脑动脉硬化。

（11）青光眼。

**【特殊人群用药】**

**儿童**　不推荐用于儿童。

**老人**　尚无证据表明老年患者需调整常规用量，但需注意老年人对本类药物的敏感性可能更高，更易发生头晕等反应。

**孕妇**　慎用。也有说明书建议，妊娠早期禁用。美国 FDA 妊娠安全性分级为：C 级。

**哺乳妇女**　慎用。

**肝功能不全者**　严重肝功能不全者慎用。

**肾功能不全 / 透析者**　严重肾功能不全者慎用。国外资料建议，肾功能不全者不需调整剂量；血透时应调整剂量，而腹透时不需调整。

**【注意】**

（1）慎用　①主动脉和（或）左房室瓣狭窄。②有循环调节紊乱倾向（直立性低血压）。③血容量不足（国外资料）。④脑出血或头颅外伤（国外资料）。⑤伴有颅内压升高的疾病（到目前为止可使压力进一步增高的情况仅见于静脉输入高剂量硝酸甘油后）。⑥甲状腺功能减退、营养不良及体重过低者。⑦甲亢（国外资料）。⑧严重贫血者（可能加重心脏负担）。⑨急性心肌梗死伴高血压、心动过速或充血性心力衰竭者慎用缓释剂（国外资料）。⑩胃肠运动过强或吸收不良综合征者慎用缓释剂（国外资料）。⑪需限制钠盐的患者慎用本药氯化钠制剂。⑫糖尿病患者慎用本药葡萄糖制剂。

（2）交叉过敏　对其他硝酸酯或亚硝酸酯过敏者也可能对本药过敏，但罕见。

（3）对检验值 / 诊断的影响　①尿儿茶酚胺（肾上腺素和去甲肾上腺素）与香草杏仁酸（VMA）水平显著升高。②用 Zlatkis Zak 法测定血胆固醇可能造成假性降低。

（4）用药相关检查 / 监测项目　用药期间应监测血压和心功能，避免血压过低和低血压持续时间过长。

（5）对驾驶 / 机械操作的影响　本药引起的低血压可能影响患者驾驶及机械操作的灵敏性，酒精会进一步加重此影响。

**【给药说明】**

（1）给药条件　①由于起效较慢，本药不宜用于心绞痛急性发作。②本药缓释制剂应在饭后用适量水整片（粒）吞服，不可嚼碎。③应按不同患者的需要和耐受性调整用量。④每日应有 10~12h 的无药间期，以保证联合抗心绞痛治疗的进行。⑤用药期间从卧位或坐位突然站立时需谨慎，以免发生直立性低血压。⑥应避免持续高剂量使用本药，以防疗效减弱或丧失。

（2）减量/停药条件　不可突然停药，应逐渐减量，以防撤药时出现心绞痛反跳。

**【不良反应】**

（1）心血管　初次给药或剂量增加时：血压降低和（或）直立性低血压并伴有反射性脉率增快；严重的血压降低并伴有心绞痛症状加重（硝酸盐的矛盾效应）、短暂性动脉血供氧不足［冠心病患者可因此致心肌缺血和（或）显著的心动过缓］、虚脱和晕厥。

（2）神经　用药初期：头痛（即硝酸盐性头痛，与用量有一定关系），通常可在继续用药数日后消失。初次给药或剂量增加时：乏力、头晕。

（3）血液　变性Hb增加、G-6-PD缺乏症。

（4）消化　初次给药或剂量增加时：恶心、呕吐。

（5）皮肤　初次给药或剂量增加时：瞬间皮肤发热和皮肤过敏反应、剥脱性皮炎。

（6）其他　长期服用：可出现耐药性以及与其他硝基化合物的交叉耐药性，停药1周左右疗效才恢复。

**【药物过量】**

（1）表现　可见与血管过度扩张有关的反应：颅内压增高、眩晕、心悸、视力模糊、晕厥、出汗伴皮肤潮红或湿冷、传导阻滞、心动过缓、瘫痪、昏迷、癫痫发作或死亡，无特异拮抗剂可对抗本药的血管扩张作用。根据药物过量程度不同，临床显示以下主要症状：①兴奋、冷汗、晕厥、血压下降、低血压伴反射性心动过速、乏力、眩晕、头痛、气喘、潮红、恶心、呕吐及腹泻。②严重过量时，可能出现面色苍白、呼吸困难、谵妄、呼吸频率及脉率减慢、麻痹。③急剧过量时，可能出现伴有中枢症状的颅内压升高。④长期过量时，可出现高铁血红蛋白血症。

（2）处理意见　1）常规治疗如诱导呕吐、服用活性炭、洗胃、取双腿抬高仰卧位，密切监测生命体征，必要时进行特殊护理。2）若发生严重低血压和（或）休克，应采用血浆代用品；此外，可通过注射去甲肾上腺素和（或）多巴胺升高血压，维持血液循环。禁止使用肾上腺素及其相关物质。3）根据严重程度，可采取以下解毒措施以防止高铁血红蛋白血症：①口服Vit C 1g或静注其钠盐。②静注1%亚甲蓝，最多不超过50ml。③给予甲苯胺蓝，最初严格按2~4mg/kg静注，若需多次静注，则应按2mg/kg，间隔1h给药。④吸氧、血透及补液。⑤如有呼吸和循环停止的征兆，应立刻采取复苏治疗。

**【相互作用】**

（1）乙酰胆碱、组胺　本药疗效减弱。

（2）拟交感胺类药（如去氧肾上腺素、去甲肾上腺素、肾上腺素或麻黄碱）　本药的抗心绞痛效应降低。

（3）非固醇类抗风湿药　可能使本药的效应降低。

（4）西地那非　硝酸盐类药的降血压效应增强，可能引起致命的心血管并发症，严禁合用。

（5）降压药、β肾上腺素受体阻断药、钙拮抗药、扩张血管药及安定类药　体位性降压作用增强。

（6）精神抑制药　降压作用加强。

（7）三环类抗抑郁药　上述药物的致低血压和抗胆碱效应增强。

（8）双氢麦角胺　上述药物的升血压效应增强。

（9）酒精　本药的降血压效应可能增强。应用本药时中度或过量饮酒，可致血压过低。

## 曲美他嗪
## Trimetazidine

**【其他名称】** 二氢氯化曲美他嗪、冠脉舒、三甲氧苄嗪、万爽力、微调Ⅰ号、心康宁、盐酸曲美他嗪、盐酸三甲氧苄嗪、盐酸三氧苄嗪、Idaptan、Trimeperad、Trimetazidine Dihydrochloride、Trimetazidine Hydrochloride、Trimetazine、VASOREL、Vastarel、Vastazin、Yosimilon

**【分类】** 心血管系统用药\抗心绞痛药

**【制剂规格】** 片剂 ① 2mg。② 3mg。

**片剂（盐酸盐）** 20mg。

**缓释片（盐酸盐）** 35mg。

**注射液** 2ml:4mg。

**【临床应用】**

**1. 说明书适应证**

（1）心绞痛发作的预防性治疗。

（2）眩晕和耳鸣的辅助性对症治疗。

**2. 其他临床应用**

（1）冠脉功能不全、心绞痛及陈旧性心肌梗死等，可与洋地黄合用于伴有严重心功能不全者。

（2）血管源性视敏度下降和视野障碍的辅助性治疗。

**【用法用量】**

**1. 说明书用法用量**

**一般用法** 普通片（盐酸盐），20mg/次，tid.，三餐时服。

**2. 其他用法用量**

［国内参考信息］（1）普通片，2~6mg/次，tid.，p.o.（餐后），Max 为 18mg/d。常用维持量为 1mg/次，tid.。（2）缓释片：35mg/次，bid.，p.o.（早餐及晚餐时）。（3）注射制剂：8~20mg/次，加入 25%GS 20ml 中静注，或加入 5%GS 500ml 中静滴。

［国外参考信息］

（1）劳累性心绞痛 20mg/次，tid.，p.o.。对尼非地平或 β－肾上腺素受体阻断药反应不佳的稳定型心绞痛患者，每日加用本药 60mg 可有明显改善。

（2）主动脉－冠状动脉搭桥术患者术前给药 术前 3 周开始服药，20mg/次，tid.，p.o.。并在术中加至心脏停跳液中（浓度为 $10^{-6}$mol/L），可减少再灌注缺血。

（3）缺血性心肌病 常规治疗后仍有症状者，加服本药 20mg，tid.，可取得良好改善。

**【禁忌证】**

**1. 说明书禁忌证**

（1）对本药过敏者。

（2）哺乳妇女。

**2. 其他禁忌证**

新近心肌梗死者。

**【特殊人群用药】**

**儿童** 用药的安全性和有效性尚未确定。

**孕妇** 妊娠期间最好避免服用本药。

**哺乳妇女** 建议治疗期间不宜哺乳。

**肝功能不全者** 国外资料建议，肝功能不全者慎用。

**肾功能不全/透析者** 国外资料建议，肾功能不全者慎用。

**【注意】**

慎用 ①不稳定型心绞痛（国外资料）。②高血压（国外资料）。

**【给药说明】**

给药条件 ①本药缓释片仅用于心绞痛发作的预防性治疗，不能作为心绞痛发作的治疗用药，也不能用于不稳定型心绞痛或心肌梗死的最初治疗。②如有漏服，应在下一次服药时使用常规用量，不能加倍服用。

**【不良反应】**

（1）心血管 劳累性心绞痛伴高血压患者病情恶化。

（2）神经 头晕。

（3）消化 恶心、呕吐、食欲减退、胃烧灼感或其他胃肠道功能紊乱症状。

（4）皮肤 皮疹。

（5）过敏 万爽力的辅料中含有日落黄 FCFS（E 110）及胭脂红 A（E 124）成分，可能会发生过敏反应。

**【相互作用】**

（1）洋地黄 不良反应减轻，疗效增强。

（2）地尔硫䓬（口服） 抗心绞痛作用增强。

# 第三章 抗心律失常药

## 胺碘酮
## Amiodarone

**【其他名称】** 安纯酮、胺碘达隆、安律酮、安托美、可达龙、可达隆、威力调心灵、乙胺碘呋酮、乙碘酮、盐酸胺碘酮、Amiodar、Amiodarone Hydrochloride、Amiodaronum、Atlansil、Cordarone、Leurquin、Miodaron、Rythmarone、Sedacoron、Trangorex

**【分类】** 心血管系统用药 \ 抗心律失常药

**【制剂规格】** 片剂（盐酸盐） ① 100mg。② 200mg。

胶囊（盐酸盐） ① 100mg。② 200mg。

注射液（盐酸盐） ① 2ml : 150mg。② 3ml : 150mg。

粉针剂（盐酸盐） 150mg。

**【临床应用】**

说明书适应证

（1）危及生命的阵发性室速及心室颤动的预防。

（2）其他药物治疗无效的阵发性室上性心动过速、阵发性房扑、房颤（包括合并预激综合征者）。

（3）持续房颤、房扑电转复律后的维持治疗。

（4）静滴用于利多卡因治疗无效的室速和急诊控制房颤、房扑的心室率。

**【用法用量】**

1. 说明书用法用量

（1）室上性心律失常 400~600mg/d，分 2~3 次服用，1~2 周后根据需要改为 200~400mg/d 维持治疗。部分患者可减至 200mg/d，每周服用 5d 或更小剂量维持。

（2）严重室性心律失常 600~1200mg/d，分 3 次服用，1~2 周后根据需要改为 200~600mg/d 维持治疗。

（3）其他临床用法 ①口服负荷量为 600mg/ 次，连用 8~10d。口服维持量宜应用最小有效剂量，根据个体反应，可给予 100~400mg/d。由于本药的延长治疗作用，可给予隔日 200mg 或 100mg/d。已有推荐每周停药 2d 的间歇性治疗方法。② 5mg/kg，i.v.，任何情况下注射时间不得＜ 3min。③静滴负荷剂量通常为 5mg/kg，加入 5%GS 250ml 中，于 20min 至 2h 内静滴，24h 可重复 2~3 次，应根据反应效果调整滴速。疗效在最初几分钟内即可出现，然后逐渐减弱，故需开放一条输液通道维持。静滴维持剂量为 10~20mg/（kg·d）（通常为 600~800mg/d，可增至 1200mg/d），加入 5%GS 250ml 中，维持数日，从静滴的第 1 日起同时给予口服治疗。

2. 其他用法用量

［国内参考信息］ 100~200mg/ 次，1~4 次 /d，p.o.；或开始 200mg/ 次，tid.，p.o.，3d 后改用维持量，200mg/ 次，1~2 次 /d，p.o.。

［国外参考信息］

（1）室上性心动过速 ①开始用量为 600~1200mg/d，p.o.，治疗 1~2 周，在 1~3 周内逐渐减至 400~600mg/d，病情稳定后调整至最小有效维持量，一般为 200mg/d。② 3~5min 内静注 5mg/kg 能有效终止室上性心动过速，包括伴有快速心室率的阵发性或新出现的房颤。

（2）房颤 本药可将各种类型的房颤转为窦性心律。开始静脉给予 300mg 在 1h 内输入，然后给予 20mg/kg 滴注 24h，再改为 600mg/d，p.o.，治疗 1 周，最后调整为 400mg/d。

（3）围手术期室上性心律失常的预防 ①术前先给予 15mg/kg 静滴 24h，再转为 200mg/ 次，tid.，p.o.，治疗 5d，能降低冠状动脉外科手术患者术后发生室上性心动过速的危险。②围手术期静脉给予小剂量本药可明显降低冠状动脉搭桥术后房颤的发生率、减慢心室率和缩短房颤的持续时间。

（4）室性心律失常 ①口服负荷量为800~1600mg/d，治疗1~3周或更长时间，然后逐渐减为维持量，维持量一般不超过400mg/d。若维持量不能有效控制，可加用其他抗心律失常药，疗效优于单独增加本药的剂量。②静脉给药时，可在第1个24h内给予1g，具体用法如下：①将本药150mg溶于5%GS 100ml中，按15mg/min的速度静注，注射时间≥ 10min。②接着将900mg溶于5%GS 500ml中，以1mg/min的速度在6h内缓慢滴入360mg。③剩余的540mg以0.5mg/min的速度在18h内滴入。④ 24h以后，推荐给予维持量：在24h内给予720mg，滴速为0.5mg/min。⑤若心室颤动或室速突然发作，可额外注射150mg，注射时间> 10min。③对于慢性难治性室性心律失常患者，采用本药口服/静脉负荷给药优于单用口服负荷量。常用方法为：先静滴5mg/kg（30min）；然后按800mg/d，p.o.，共7d，再按600mg/d，p.o.，共3d，最后根据临床表现给予维持剂量200~400mg/d。静脉给予负荷量能较早实现组织分布，缩短起效时间，较快地控制心律失常，且在心律失常得到控制时体内胺碘酮蓄积小于单用口服负荷法。Q-T间期延长是本药出现抗心律失常治疗作用的标志，建议给予负荷量直至Q-T间期延长10%~15%，以后的剂量可根据维持该百分比值来确定。

（5）其他临床用法 由静脉给药转为口服时，若从720mg/d的静脉剂量转为口服，建议口服用量如下：如静脉用药时间< 1周者，建议口服初始剂量为800~1600mg/d；1~3周者，600~800mg/d；> 3周者，400mg/d。

【禁忌证】

**说明书禁忌证**

（1）对本药或碘过敏者。

（2）Ⅱ度或Ⅲ度房室传导阻滞、双束支传导阻滞（除非已安置起搏器）。

（3）心动过缓引起晕厥者。

（4）严重窦房结功能异常或未安置人工起搏器的病窦综合征（因有窦性停搏的危险）。

（5）循环衰竭、严重动脉性低血压。

（6）各种原因引起的弥漫性肺间质纤维化。

（7）甲状腺功能异常。

（8）先天性半乳糖血症、葡萄糖和半乳糖吸收不良综合征或乳糖酶缺乏症。

（9）孕妇及哺乳妇女。

**其他禁忌证**

（1）心脏明显扩大，尤其是心肌病。

（2）心源性休克（国外资料）。

【特殊人群用药】

**儿童** 用药的安全性和有效性尚不明确。

**其他用法用量**

［国外参考信息］ 不推荐儿童使用，以下用法仅供参考。

室上性心律失常及室性心律失常 开始用量为2.7~34mg/（kg·d），p.o.，剂量范围变化较大。治疗7~14d后，给予维持量2.5~10mg/（kg·d），p.o.。婴儿所需的维持量可能更高，平均为15mg/（kg·d），p.o.。

**老人** 严密监测ECG、肺功能。

**孕妇** 本药可透过胎盘进入胎儿体内。据临床报道，孕妇服用本药可引起胎儿先天性甲状腺肿、甲状腺功能亢进或甲状腺功能低下。妊娠期间应禁用本药（除非利大于弊）。美国FDA妊娠安全性分级为：D级。

**哺乳妇女** 本药可进入乳汁，哺乳妇女禁用。

**肝功能不全者** 慎用。国外资料建议，由于本药在肝脏广泛代谢，肝功能不全时应调整剂量。

**肾功能不全/透析者** 国外资料建议，本药仅少量以代谢物形式从尿中排出，肾衰竭者似无必要调整剂量。

【注意】

（1）慎用　①窦性心动过缓。② Q-T 间期延长综合征。③低血压。④严重充血性心力衰竭。⑤急性心肌梗死（特别是静脉给药应慎用）（国外资料）。⑥肺功能不全。⑦电解质紊乱（如低钾、低镁）（国外资料）。⑧甲状腺疾病（国外资料）。

（2）交叉过敏　对碘过敏者，对本药也可能过敏。

（3）对检验值 / 诊断的影响　本药含碘，可干扰某些甲状腺试验（与放射性碘的结合，PBI），但甲状腺功能评估仍然是可能的（$T_3$、$T_4$、TSH）。

（4）用药相关检查 / 监测项目　用药期间应注意随访：①血压。② ECG，口服时应特别注意 Q-T 间期。③肝功能。④甲状腺功能，包括 $T_3$、$T_4$ 及 TSH，每 3~6 个月 1 次。⑤肺功能、胸部 X 片，每 6~12 个月 1 次。⑥眼科检查。

【给药说明】

（1）给药条件　①本药口服起效及消除均缓慢，不宜为获得疗效而在短期内使用过大剂量。日剂量＞ 1g 时，应分次并在进食时服用。②由于存在血流动力学方面的危险（严重低血压、循环衰竭），一般情况下不建议静注。可能情况下应尽量采用静滴。静注仅在紧急情况下而交替治疗无效时采用，治疗必须在持续心电监护下进行，第 1 次静注后 15min 内不得重复注射。③静脉给药须用定量输液泵，若药液浓度＞ 2mg/ml 时应采用中心静脉导管给药。④负荷量给药法可缩短从开始服药至显效的间期。如不用负荷量平均需 18d 显效，而给予负荷量后只需 5~10d。可采用静注负荷和口服负荷法，或静注加口服负荷，比单用口服负荷好，更能缩短显效间期、减少累积量。⑤多数不良反应与疗程及剂量有关，需长期服药者应尽可能使用最小有效维持量，并定期随诊。

（2）减量 / 停药条件　本药 $t_{1/2}$ 长，故停药后换用其他抗心律失常药时应注意药物间的相互作用。

（3）配伍信息　本药不得在同一注射器内与其他制剂混合。有说明书指出，使用稀释液时只能用 5%GS，禁用 NS 稀释。

（4）其他　①本药有潜在毒性作用，故不用于治疗无生命威胁的心律失常，如房性、室性期前收缩等。对心肌梗死后无症状或轻微症状的非致命性室性心律失常，本药可增加患者死亡率。②使用本药前应先纠正低钾血症。③使用本药治疗期间，应避免暴露于日光下，或采取日光保护措施。④接受手术治疗前，应告知麻醉师患者正在接受本药治疗。⑤仅在预防有生命威胁性室性心律失常的情况下，才考虑本药与维拉帕米和地尔硫䓬联合。

【不良反应】

（1）心血管　本药心血管不良反应较其他抗心律失常药少。窦性心动过缓、一过性窦性停搏或窦房阻滞（阿托品不能对抗此反应）、各种房室传导阻滞或加重原有传导阻滞（若发生该情况而又必须用药者，可安置永久性心脏起搏器）、多形性室速或尖端扭转型室性心动过速（特别是长期大剂量服用和伴低钾血症时易于发生）、原有心脏扩大（尤其是心肌病）者可发生猝死、P-R 间期及 Q-T 间期延长，T 波减低伴增宽及双向，多数有 U 波。静注时可出现低血压。出现心血管系统严重不良反应时，应停药，纠正电解质紊乱，可给予升压药、异丙肾上腺素、碳酸氢钠（或乳酸钠）或起搏器治疗。发展为心室颤动时可用直流电复律。

（2）神经　头痛、夜间睡眠障碍、震颤、共济失调、近端肌无力、周围神经病、颅内压升高、运动障碍和锥体外系体征等，与剂量及疗程有关。一般停药或减量后可逐渐消退，但周围神经病（多见于服药＞ 1 年者）不易消失。

（3）内分泌 / 代谢　低血钙、甲状腺功能异常为长期服药的严重并发症。①甲状腺功能亢进：可发生于用药期间或停药后，除突眼征外可出现典型的甲状腺功能亢进征象，也可出现新的心律失常。甲状腺功能检查 $T_3$、$T_4$ 均增高，TSH 下降。停药数周至数月可完全消失，少数患者需用抗甲状腺药、普萘洛尔或肾上腺皮质激素治疗。②甲状腺功能低下：老年人较多见，可出现典型的甲状腺功能低下征象，甲状腺功能检查 TSH 增高。停药后数月可消退，但黏液性水肿可遗留不消，必要时可用甲状腺素治疗。

（4）血液　血小板减少症。

（5）消化　便秘、食欲缺乏、恶心、胃肠不适、肝炎或脂肪浸润、氨基转移酶增高，与疗程和剂量有关。急性肝损害。长期治疗：慢性肝损害，组织学检查符合假性酒精性肝炎。如在超过 6 个月的治疗后，血氨基转移酶出现中度增高，应该考虑慢性肝功能损害的诊断。

（6）呼吸　多见于大剂量（0.8~1.4g/d）长期服药者，个别患者在服药 1 个月后也可发生。过敏性肺炎、肺间质或肺泡纤维性肺炎，表现为气短、干咳及胸痛、严重者可致死。需早期发现、及时停药并用肾上腺皮质激素治疗。支气管痉挛（特别是在哮喘患者中）、急性呼吸窘迫综合征。如出现呼吸困难或干咳，不管是单独出现，还是与全身状态恶化一起出现，均提示可能出现肺脏毒性（如间质性肺病），需进行放射学对照检查。

（7）泌尿　血清肌酐升高。

（8）皮肤　脱发、过敏性皮疹（停药后消退较快）。长期用药：皮肤光敏感（与疗程及剂量有关）、皮肤石板蓝样色素沉着，停药后经较长时间（1~2 年）才渐退。

（9）眼　光晕，停药或减药即可消失。服药时间＞3 个月者在角膜中及基底层下 1/3 有黄棕色碘微粒沉着，与疗程及剂量有关。偶可影响视力，但无永久性损害，减量或用 1% 甲纤维素滴眼后可消失。

（10）其他　低血钙、血清肌酐升高。静脉用药时：局部刺激引起静脉炎，也有国内参考文献建议宜用氯化钠注射液或注射用水稀释，每次静注完后在原位注射少量氯化钠注射液可减轻刺激，或采用中心静脉给药。

**【药物过量】**

（1）剂量　有服用本药 3~8g 致过量中毒的报道，但无死亡和后遗症报道。

（2）表现　有报道过量时可出现窦性心动过缓、心脏传导阻滞、尖端扭转型室性心动过速、循环衰竭及肝脏损伤等。某些病例中有心跳骤停的报道。这些反应通常发生于某些药物间相互作用或电解质紊乱的情况下，是否与本药有关尚不明确。

（3）处理意见　立即监测 ECG 和血压。严重心动过缓者可给予 β－受体激动药或临时起搏器，低血压状态引起机体灌注不良者应用正性肌力药和（或）升压药。透析不能清除本药及其代谢产物。

**【相互作用】**

（1）考来烯胺　本药的肠肝循环受抑制，疗效降低，故合用时应监测本药血药浓度和疗效，酌情调整用量。

（2）奈韦拉平、圣约翰草　诱导本药代谢，血药浓度和疗效降低。合用时需调整本药剂量。此外，本药 $t_{1/2}$ 长，相互作用可能在停用本药后仍然存在。

（3）利福喷汀　诱导抗心律失常药的肝脏代谢，降低其疗效。合用时需增大抗心律失常药的用量，停用利福布汀后则需监测抗心律失常药的毒性反应，酌情调整剂量。

（4）放射性核素 $^{123}$I、$^{133}$I 及 $^{99}$mTc　抑制甲状腺摄取上述放射性核素。

（5）MAO 抑制药　本药代谢减慢。

（6）利托那韦、替普那韦利托那韦、沙奎那韦、奈非那韦　抑制本药代谢，血药浓度升高，易引发毒性反应（包括危及生命的心律失常），禁止合用。

（7）茚地那韦、洛匹那韦利托那韦、安普那韦、福沙普那韦（Fosamprenavir）、阿扎那韦（Atazanavir）、甲硝唑、西咪替丁　抑制本药代谢，血药浓度升高，易引发毒性反应（包括危及生命的心律失常），故不宜合用；确需合用时应严密监测本药血药浓度和毒性反应（低血压、心动过缓等），酌情调整本药剂量。

（8）替扎尼定　抑制替扎尼定的代谢，血药浓度增高，产生过度的降压和镇静作用。合用时应考虑减小替扎尼定用量，并监测低血压的临床表现。

（9）阿普唑仑、阿夫唑嗪、布地奈德、环孢素、依来曲普坦（Eletriptan）　抑制上述药物的代谢，生物利用度和不良反应发生率增高，合用时需注意监测。

（10）利多卡因　利多卡因的清除率降低，毒性增强，引发心律失常、癫痫或昏迷。合用时需注意监测（尤其是老年患者），可能需减小利多卡因用量。

（11）洛伐他汀、辛伐他汀　肌病或横纹肌溶解的发生率增高。合用时洛伐他汀剂量不得＞40mg/d，辛伐他汀剂量不得＞20mg/d，并监测肌病或横纹肌溶解的临床表现及 CPK 水平，怀疑发生上述不良反应时应停药。也可考虑换用其他他汀类调脂药（如普伐他汀、氟伐他汀、罗舒伐他汀）。

（12）香豆素类口服抗凝药　上述药物的代谢清除受抑制，增加出血危险，故接受抗凝治疗的患者如需加用或停用本药，应严密监测 PT 或 INR，合用期间也应定期检测，酌情调整抗凝药剂量。

（13）甲巯咪唑　促进碘化物释放，致 $T_3$ 和 $T_4$ 下降加剧。合用时可能需减小甲巯咪唑用量，注意监测 $T_3$ 和 $T_4$ 的血清浓度。

（14）地高辛或其他洋地黄制剂　上述药物的血药浓度增高，甚至达中毒水平。开始用本药时，洋地黄类药应停药或剂量减少50%，并应仔细监测其血药浓度。

（15）苄普地尔、西沙必利、格帕沙星、司帕沙星、左醋美沙朵、匹莫齐特、特非那定、齐拉西酮　上述药物与Ⅲ类抗心律失常药合用时，可产生协同的心脏毒性，易引发 Q-T 间期延长、尖端扭转型室性心动过速、心搏骤停，须禁止合用。

（16）其他Ⅲ类抗心律失常药、Ⅰ类抗心律失常药（如普罗帕酮）、Ⅰa 类抗心律失常药（如吡美诺）、三环类抗抑郁药、抗精神病药、吩噻嗪类药物、氟哌利多、文拉法辛、红霉素、螺旋霉素、克拉霉素、泰利霉素（Telithromycin）、阿奇霉素、加替沙星、吉米沙星、左氧氟沙星、莫西沙星、复方新诺明、氟康唑、氟西汀、阿司咪唑、多拉司琼、恩氟烷、氟烷、异氟烷、甲氟喹、膦甲酸、卤泛群、奥曲肽、喷他脒、普罗布考、血管升压素、佐米曲普坦、三氧化二砷　上述药物与Ⅲ类抗心律失常药合用时，也可产生协同的心脏毒性，故不推荐合用。从加用本药起，原抗心律失常药的剂量应减少30%~50%，并逐渐停药，如必须合用则通常推荐剂量减少一半。

（17）罗哌卡因、水合氯醛、氯喹　Ⅲ类抗心律失常药可与上述药产生协同的心脏抑制作用，故合用时应严密监测 ECG 和生命体征。

（18）碘海醇　产生协同的心脏毒性，故服用本药的患者如需接受血管造影术，应监测 Q-T 间期 48h。

（19）排钾利尿药　增加低血钾所致的心律失常风险。

（20）长春胺、刺激性泻药　可能导致危及生命的心律失常，故不可合用。

（21）钙通道阻滞药　致一药或两药的代谢受抑，产生协同的钙通道阻滞作用，引发心动过缓、房室传导阻滞和/或窦性停搏。故病窦综合征或部分房室传导阻滞患者应避免合用两药。

（22）β-肾上腺素受体阻断药　产生协同的心脏毒性，致低血压、心动过缓或心搏骤停。合用时需监测心功能，尤其注意疑有窦房结功能异常或部分房室传导阻滞的患者。与索他洛尔禁止合用，与艾司洛尔联合需有预防措施。

（23）糖皮质激素、盐皮质激素、替可

克肽、两性霉素 B（静注）致低钾血症，不宜合用。

（24）光敏性药物　光敏性药物的作用增强。

（25）苯妥英、磷苯妥英　本药代谢增加，疗效下降；上述药物代谢受抑，致苯妥英毒性增强。合用时需定期监测苯妥英的血药浓度和毒性反应，同时注意评估本药疗效。由于本药 $t_{1/2}$ 长，故该相互作用在数周内可能不明显，应严密监测。

## 美西律
## Mexiletine

**【其他名称】** 脉克定、脉律定、脉舒律、慢心律、盐酸美西律、Mexiletin、Mexiletine Hydrochloride、Mexiletinum、Mexitil、Mexitilen

**【分类】** 心血管系统用药 \ 抗心律失常药

**【制剂规格】** 片剂（盐酸盐）① 50mg。② 100mg。③ 250mg。

胶囊（盐酸盐）① 50mg。② 100mg。③ 200mg。④ 400mg。

注射液（盐酸盐）① 2ml : 50mg。② 2ml : 100mg。③ 10ml : 250mg。

**【临床应用】**

**说明书适应证**

（1）口服：慢性室性心律失常，包括室性期前收缩及室速。

（2）静脉给药：急性室性心律失常（如持续性室速），应避免用于无症状的室性期前收缩。

**【用法用量】**

**1. 说明书用法用量**

**一般用法**　（1）首次口服 200~300mg，必要时 2h 后再服 100~200mg。一般维持量约 400~800mg/d，分 3~4 次服用。Max：1200mg/d，分次服用。（2）或开始剂量为 100mg，加入 5%GS 20ml 中缓慢静注 3~5min。若无效，可在 5~10min 后再给予 50~100mg，然后以 1.5~2mg/min 的速度静滴 3~4min，再将滴速减至 0.75~1mg/min，并维持 24~48h。

**2. 其他用法用量**

［国内参考信息］ 50~200mg/ 次，p.o.，150~600mg/d 或 q.6~8h。以后酌情减量维持。

［国外参考信息］

（1）室性心律失常　①控制急性室性心律失常：口服负荷剂量为 400mg，然后以每 8h 给予 200mg 维持。不需快速控制心律失常时，建议 200mg/ 次，q.8h，p.o.，隔 2~3d 调整剂量，可增加或减少 50mg/ 次或 100mg/ 次。大多数患者服用 200~300mg，q.8h，能满意地控制心律失常。若用量为每 8 小时 300mg 仍未取得满意疗效，而患者对药物又能较好耐受，也可用至每 8 小时 400mg。但总量不宜＞ 1200mg/d（大剂量时 CNS 不良反应增加）。②控制慢性室性心律失常：口服负荷剂量为 400~600mg，然后改为每 6~8h 给予 150~300mg 维持。也可不用负荷量而按 200~300mg/ 次，3~4 次 /d 给药。一般从 200mg/ 次，tid.，p.o. 开始，根据临床反应调整剂量。Max：1200mg/d。③也可静脉给药治疗室性心律失常：先缓慢静注 150~250mg，注射时间 10min 以上，接着在 30~60min 内给予 250mg，再在 2.5h 内给予 250mg，继以 8h 内给予 500mg，最后以每 12h 给予 250~500mg 的剂量维持静滴，使血药浓度保持在 0.5~2μg/ml。也可先在 10~15min 时间内静注 200mg 负荷量，然后以 1mg/min 的速度静滴。

（2）预防心肌梗死后的心室颤动　静脉和口服联合使用对预防心肌梗死后的心室颤动有效。治疗应在急性心肌梗死发作后 12h 内开始，先静脉给予 500mg，用 5%GS 200ml 稀释后通过输液泵在 4h 内输入，其中一半剂量（250mg）在 30min 内以 8.3mg/min 的速度输入，余下的 250mg 在 3.5h 内以 1.2mg/min 的速度输入。静脉给药 2h 后即可开始口服治疗，先服 250mg，随后在

48h 内每 6h 服 200mg。

（3）药物转换方案 ①从其他抗心律失常药换为本药：开始剂量为每 8h 服 200mg，逐渐调整至出现临床疗效。停用原来的药物可能导致致死性心律失常，建议在换药期间应住院治疗。输注利多卡因的患者，口服本药后应停止输注，但要保持输液管道通畅直至心律失常得到满意控制。②从静脉给药转为口服：研究发现，以 10mg/min 的速度静滴 30~60min（即 300~600mg）控制心律后，转为口服本药 10mg/（kg · d），q.8h，对多数患者有效。少数患者需 15mg/（kg · d）才能控制。

**【禁忌证】**

**1. 说明书禁忌证**

（1）Ⅱ度或Ⅲ度房室传导阻滞（除外已安置起搏器者）。

（2）心源性休克。

（3）病窦综合征。

（4）哺乳妇女。

**2. 其他禁忌证**

（1）对本药过敏者（国外资料）。

（2）双束支阻滞（除外已安置起搏器者）。

（3）严重心力衰竭。

**【特殊人群用药】**

**儿童** 用药的安全性和有效性尚不明确。

**其他用法用量**

［国外参考信息］ 2.5~5mg/（kg · 次），q.8h，p.o.。

**老人** 老年易发生 CNS 不良反应，应减量，并监测肝功能。国外资料认为，老年一般不需调整剂量。

**孕妇** 本药可透过胎盘屏障。孕妇使用时应权衡利弊。美国 FDA 妊娠安全性分级为：C级。

**哺乳妇女** 本药在母乳中的浓度与母体血药浓度相同，建议哺乳妇女禁用。

**肝功能不全者** 慎用。本药主要在肝脏代谢，有肝脏疾病或肝脏血流减少者应调整剂量。

**肾功能不全 / 透析者** 肾功能不全者慎用。国外研究表明，Ccr ＞ 10ml/min 的肾衰竭者，无需调整剂量。但 Ccr ＜ 10ml/min 者，血药浓度明显升高，$t_{1/2}$ 延长，应根据血药浓度减量，但目前尚无剂量调整方案。血透期间可能需补充剂量，但也有认为不需调整；腹透者不需调整剂量。

**其他** 在心肌梗死的急性期（疼痛发作后 24h 内），负荷量应增加约 1/3，但维持量不变。

**【注意】**

（1）慎用 ①室内阻滞。②Ⅰ度房室传导阻滞。③严重窦性心动过缓。④低血压。⑤肝血流量降低。⑥癫痫。⑦帕金森病（国外资料）。⑧ WBC 减少或中性粒细胞减少（国外资料）。

（2）用药相关检查 / 监测项目 用药期间应注意随访检查血压及 ECG。本药疗效及不良反应与血药浓度相关，治疗指数低，有效血药浓度约为 0.5~2μg/ml，＞ 2μg/ml 则不良反应明显增加，故应按需监测血药浓度。

**【给药说明】**

（1）给药条件 ①建议与食物或抗酸药同服。②本药单用或与其他抗心律失常药合用，能有效控制急性或慢性症状性室性心律失常。③静脉用药时神经系统不良反应大，故仅用于其他药抢救无效者，应同时监测 ECG 及血压。

（2）其他 本药用于治疗心肌梗死后无症状或症状轻微的非致命性室性心律失常时，可增加死亡率。

**【不良反应】**

本药治疗浓度范围窄，许多不良反应与用量有关，减量后可缓解，但严重者可能需停药，并进行相应的对症、支持治疗。中毒常发生于高血药浓度时，如口服或胃肠外给予负荷量后，尤其是静脉用药时更易发生不良反应。

（1）心血管 胸痛、窦性心动过缓及窦

性停搏（原有病窦综合征者易出现）、房颤、室速（包括多形性室速）、低血压及心力衰竭加重。治疗致命性室性心律失常时有可能使心律失常恶化。若 P-R 间期延长、QRS 波群增宽或出现其他心律失常，或原有心律失常加剧时，均应立即停药。

（2）神经　头晕、震颤（最先出现手细颤）、眼球震颤、共济失调、昏迷、惊厥、嗜睡或失眠。

（3）精神　精神失常。

（4）血液　WBC 及血小板减少。

（5）消化　胃肠道反应（恶心、呕吐、便秘、腹泻，口服较多见）、肝功能异常（AST 升高）。

（6）呼吸　肺纤维化。

（7）眼　复视、视物模糊。

（8）其他　过敏反应，如皮疹。

**【药物过量】**

（1）剂量　中毒血药浓度与有效血药浓度相近，少数患者在有效血药浓度时即可出现严重不良反应。

（2）表现　恶心、感觉异常、癫痫发作、低血压、窦性心动过缓、间歇性左束支传导阻滞和心脏停搏。也可引起 AST 升高，偶有抗核抗体阳性。P-R 间期延长及 QRS 波增宽。有报道，服用本药 4.4g 即可致死。

（3）处理意见　给予对症、支持治疗。酸化尿液，促进药物排泄。若出现低血压或心动过缓，可给予阿托品。必要时可给予升压药、抗惊厥药或经静脉心脏起搏。

**【相互作用】**

（1）肝药酶诱导药（如苯妥英钠、苯巴比妥、利福平或利福布汀）　本药代谢加快，血药浓度降低。

（2）可酸化尿液的药物　本药的清除增加，血药浓度和药效下降。

（3）吗啡　在急性心肌梗死早期，吗啡可使本药吸收延迟并减少。

（4）阿托品　本药吸收延迟，但不影响吸收量。

（5）其他抗心律失常药（如胺碘酮、奎尼丁、丙吡胺）　可能有协同作用，可用于单用一种药物无效的顽固性室性心律失常。但本药不宜与其他 I b 类抗心律失常药合用。换用其他抗心律失常药前，应停用本药至少一个半衰期。

（6）利托那韦　本药血药浓度和毒性升高。

（7）可碱化尿液的药物　本药的清除率减少，血药浓度和药效升高。

（8）制酸药　本药口服生物利用度降低，但也可因尿 pH 值增高，升高其血药浓度。

（9）西咪替丁　本药肝脏代谢降低，血药浓度升高。合用时应监测血药浓度。

（10）止吐药（如甲氧氯普胺）　止吐药促进胃排空，增快本药吸收速度，但吸收量不受影响。

（11）茶碱　茶碱的血药浓度和毒性升高。

（12）苯二氮䓬类药物　不影响本药的血药浓度。

（13）常用的抗心绞痛、抗高血压和抗纤溶药物　未见相互影响。

（14）地高辛　地高辛的血药浓度不增高。

（15）抗凝药、利尿药、支气管扩张药、三环类抗抑郁药　未见相互作用的报道。

## 普罗帕酮
## Propafenone

**【其他名称】** 丙胺苯丙酮、丙苯酮、苯丙酰苯心安、苯丙酰心安、丙酚酮、利它脉、来特莫诺尔、普鲁帕酮、心律平、悦复隆、盐酸普鲁帕酮、盐酸普罗帕酮、Baxarytmon、Bexarytmon、Fenopraine、Propafenone Hydrochloride、Rythmol、Rythmonorm、Rytmonorm、Rytmonorma

**【分类】** 心血管系统用药 \ 抗心律失常药

【制剂规格】 片剂（盐酸盐）① 50mg。② 100mg。③ 150mg。

胶囊（盐酸盐）① 50mg。② 100mg。③ 150mg。

注射液（盐酸盐）① 5ml∶17.5mg。② 5ml∶35mg。③ 10ml∶35mg。④ 20ml∶70mg。

【临床应用】

说明书适应证

（1）预防阵发性室速、阵发性室上性心动过速及预激综合征伴室上性心动过速、房扑或房颤。

（2）治疗各种期前收缩。

【用法用量】

1. 说明书用法用量

一般用法 （1）口服治疗量为 300~900mg/d，分 4~6 次服用。维持量 300~600mg/d，分 2~4 次服用。（2）静脉给药的常用量为 1~1.5mg/kg 或 70mg 加入 5%GS 中，于 10min 内缓慢静注，必要时 10~20min 重复 1 次，总量不超过 210mg。起效后改为静滴（滴速为 0.5~1mg/min）或口服维持。

2. 其他用法用量

［国内参考信息］ 口服极量为 900mg/d，分次服用。

［国外参考信息］

（1）一般用法　必须根据个体反应和耐受性调整剂量。建议口服初始剂量为 150mg/次，q.8h（即 450mg/d）。至少经 3~4d 后才能逐渐增至 225mg/次，q.8h（即 675mg/d）。必要时可增至 300mg/次，q.8h（即 900mg/d）。对于年老或有明显心肌损伤史者，剂量增加应缓慢。QRS 波群明显增宽或二度、三度房室传导阻滞者应减量。剂量＞900mg/d 的安全性和有效性尚不明确。

（2）复发性室速　150~300mg/次，q.8h，p.o.。

（3）运动诱发的室性心律失常　有关研究剂量为 450~900mg/d，p.o.。

（4）室上性和室性心律失常　口服有效剂量为 300~900mg/d。许多研究表明，静脉给予 1~2.5mg/kg 治疗室上性和室性心律失常有效。对于室速，可先静注 2mg/kg，然后以 2mg/min 的速度静滴。

（5）预激综合征　450~900mg/d，p.o.。

（6）初发型房颤　无心力衰竭者，单剂口服 600mg，能有效地将初发型房颤转为窦性。或 150mg/次，q.4h，p.o.，在 48h 内也可将初发型房颤转为正常窦性心律。

【禁忌证】

1. 说明书禁忌证

（1）对本药过敏者。

（2）严重的充血性心力衰竭。

（3）心源性休克（心律失常所致者除外）。

（4）严重的有症状的心动过缓。

（5）心肌梗死后 3 个月内。

（6）心排血量受损（左室射血分数＜35%，患有致命性室性心律失常者除外）。

（7）无起搏器保护的窦房结功能障碍。

（8）严重窦房阻滞、房室传导阻滞或双束支传导阻滞。

（9）病窦综合征（快－慢综合征）。

（10）严重低血压。

（11）显著电解质紊乱（尤其是钾）。

（12）重度肌无力。

2. 其他禁忌证

（1）严重肝、肾功能不全。

（2）支气管痉挛（国外资料）。

【特殊人群用药】

儿童　用药的安全性和有效性尚不明确。

其他用法用量

［国内参考信息］（1）5~7mg/（kg·次），tid.，p.o.，起效后用量减半以维持疗效。（2）或 1mg/kg 静注 5min，必要时 20min 后可重复 1 次。

［国外参考信息］

（1）建议初始剂量为 200~300mg/（$m^2$·d），分 3~4 次服用。若心律失常仍存在，应每隔 2~3d 将日剂量增加 100mg/m$^2$，直至最大剂量达 600mg/（m$^2$·d）。（2）也可按初始剂量 8~10mg/（kg·d），分 3~4 次服用，可逐渐将日剂量增加 2mg/kg，直至最大剂量达 20mg/（kg·d）。（3）静脉给予 2mg/kg 是安全有效的。研究表明，对大多数患儿静脉给予 1.5mg/kg 可有效终止阵发性室上性心动过速。

**老人** 慎用。老年患者的有效药物剂量较年轻人低。国外资料建议，老年人在治疗初期增加剂量时应更缓慢。

**孕妇** 仅在利大于弊时方可使用。美国 FDA 妊娠安全性分级为：C 级。

**哺乳妇女** 建议哺乳妇女停用本药。

**肝功能不全者** 慎用，严重者禁用。据国外资料，肝功能不全者应调整剂量，推荐减为常规剂量的 20%~30%。

**肾功能不全/透析者** 慎用，严重者禁用。经肾排泄的原形药物不到 1%，故国外资料建议，肾衰竭时不必调整剂量。

**【注意】**

（1）慎用 ①对普萘洛尔过敏者（国外资料）。② COPD。③ Ⅰ 度房室传导阻滞。④心肌严重损害者。⑤低血压。⑥充血性心力衰竭（国外资料）。

（2）用药相关检查/监测项目 用药期间应注意随访 ECG、血压、心功能及血药浓度（因剂量与血药浓度不成比例增加）。静脉给药时需严密监测 HR、血压及 ECG。

（3）对驾驶/机械操作的影响 本药可能影响患者的反应，损害驾驶或操作机器的能力，在饮酒后更加突出。

**【给药说明】**

（1）给药条件 ①本药有局部麻醉作用，宜与饮料或食物同时吞服，不得嚼碎。②宜从小剂量开始用药，逐渐加量。③本药血药浓度与剂量不成比例，故在增量时应小心，以防血药浓度过高产生不良反应。

（2）其他 ①对心肌梗死后无症状或症状轻微的非致命性室性心律失常，使用本药可能增加患者死亡率。②本药可改变人工心脏起搏器的起搏和感知域，故治疗期间应监测和程控起搏器。

**【不良反应】**

不良反应的发生与患者年龄、有无器质性心脏病、药物剂量和使用方法等密切相关。

（1）心血管 ①表现：心动过缓、心脏停搏及各类传导阻滞，尤其原有窦房结或房室结功能障碍者、大剂量静脉给药者较易发生；心律失常，多见于有器质性心脏病者；低血压（多见于原有心功能不全者）、加重或诱发心力衰竭、心源性休克、P-R 间期及 Q-T 间期延长，QRS 时间延长。②处理：HR ＜ 50 次/min、血压降低、新出现各种传导阻滞或原有传导阻滞加重或发生新的心律失常等应及时停药，并采取相应治疗措施。出现严重心动过缓时，应停药并静脉给予阿托品或异丙肾上腺素，必要时起搏治疗；出现低血压时，可用升压药、异丙肾上腺素等。出现窦房性或房室性高度传导阻滞时，可静注乳酸钠、阿托品、异丙肾上腺素等解救。

（2）神经 头痛、头晕、眩晕、失眠、感觉异常、手指震颤或癫痫发作，减量或停药可消失。

（3）精神 精神障碍、抑郁，减量或停药可消失。

（4）血液 粒细胞缺乏。

（5）免疫 抗核抗体滴度升高、红斑狼疮样综合征。

（6）消化 味觉异常、口干或舌唇麻木（可能由其局部麻醉作用所致）、食欲减退、恶心、呕吐及便秘，减量或停药可消失。氨基转移酶升高，停药后 2~4 周恢复正常。

（7）眼 视物模糊，减量或停药可消失。

**【药物过量】**

（1）剂量 中毒血药浓度约 1000ng/ml。

（2）表现 过量摄入后 3h 症状最明显，

表现为嗜睡、低血压、心动过缓、房内和室内阻滞，偶见抽搐或严重室性心律失常。

（3）处理意见 应给予对症、支持治疗。采用除颤和静脉输注多巴胺、异丙肾上腺素可有效地控制心律和血压。静脉给予安定可控制惊厥。也可能需人工呼吸和胸外心脏按压等基本措施。

【相互作用】

（1）利福平、利福喷汀 诱导本药的肝脏代谢，血药浓度和疗效降低，故不宜合用。

（2）利托那韦、替普那韦利托那韦、沙奎那韦 本药代谢受抑制，血药浓度和毒性反应发生率增高，可能引发危及生命的心律失常或其他严重不良反应（如CNS抑制、呕吐），须禁止合用。

（3）Ⅲ类抗心律失常药、Ⅰa类抗心律失常药、钙通道阻滞药、吩噻嗪类药物、抗抑郁药、抗精神病药、抗疟药、复方新诺明、水合氯醛、氯喹、西沙必利、特非那定、匹莫齐特、左醋美沙朵、红霉素、克拉霉素、螺旋霉素、泰利霉素（Telithromycin）、吉米沙星、氟康唑、多拉司琼、氟烷、恩氟烷、异氟烷、膦甲酸、奥曲肽、喷他脒、普罗布考、佐米曲普坦、血管升压素、三氧化二砷 可产生协同的心脏毒性，引发Q-T间期延长、尖端扭转型室速、心搏骤停，故不可合用。其中，停用本药后需间隔至少3个$t_{1/2}$的时间才可启用Ⅲ类抗心律失常药。

（4）度洛西汀、氟西汀、帕罗西汀、舍曲林 本药代谢受抑制，血药浓度和心脏毒性反应发生率增高。合用需谨慎，注意监测本药血药浓度和ECG。

（5）西咪替丁 本药稳态血药浓度提高，但对其电生理参数无影响。

（6）降压药 本药的降压作用增强。

（7）氯氮平 相互抑制代谢，致一药或两药的血药浓度增高。合用时可能需减量。

（8）替扎尼定 抑制替扎尼定的代谢，血药浓度增高，易引发低血压和过度镇静。

（9）美西律 抑制美西律的代谢，毒性反应（心律失常）的发生率增高。合用需谨慎，注意监测HR和ECG。

（10）地高辛 地高辛的清除和分布受抑制，致其血药浓度增高、毒性增强。故服用地高辛期间如需加用、停用本药或改变本药剂量，应监测地高辛血药浓度。

（11）普萘洛尔、美托洛尔 上述药物的血药浓度增加，$t_{1/2}\beta$延长，虽临床未出现明显不良反应，但合用时仍应仔细监测心脏功能，特别是血压。

（12）华法林、苯丙香豆素 上述药物的血药浓度升高，PT延长，增加出血的危险。合用时应调整上述药物的剂量。

（13）环孢素、茶碱 上述药的血药浓度升高，毒性反应增加，合用时应注意监测，必要时调整用量。

（14）三环类抗抑郁药 本药可致地昔帕明于治疗浓度引发毒性反应，合用时应注意监测，必要时减小地昔帕明用量。其他三环类抗抑郁药（如阿米替林、去甲替林、普罗替林、氯米帕明、曲米帕明、多塞平、丙米嗪）虽尚无相关报道，但仍须谨慎。

（15）负性肌力药物 不宜合用，尤其在静脉给药时。

（16）局麻药 可增加CNS不良反应的发生。

（17）食物 本药的首过清除减少，$C_{max}$升高、$t_{max}$提前，但不影响慢代谢型个体的生物利用度。

## 莫雷西嗪
## Moracizine

【其他名称】 安脉静、吗拉西嗪、噻吗嗪、乙吗噻嗪、盐酸莫雷西嗪、盐酸乙吗噻嗪、Aetmozine、Ethmozine、Moracizin、Moracizine Hydrochloride、Moricizine、Moricizine Hydrochloride

【分类】 心血管系统用药\抗心律失常药

【制剂规格】 片剂（盐酸盐） 50mg。

片剂 ① 100mg。② 200mg。

注射液（盐酸盐） ① 2ml : 50mg。② 3ml : 150mg。

【临床应用】

1. 说明书适应证

主要用于室性心律失常，包括室性期前收缩及室速。

2. 其他临床应用

目前仅用于控制致命性室性心律失常，如持续性室速（国外资料）。

【用法用量】

1. 说明书用法用量

室性心律失常 150~300mg/ 次，q.8h，p.o.。Max：900mg/d。

2. 其他用法用量

［国内参考信息］

室性心律失常 （1）先口服 300mg，然后 200mg/ 次，2~3 次 /d，至心律失常满意控制后，改为 300~600mg/d，分 3 次服，持续 21d 为一疗程。（2）或以本药 2.5% 溶液 2ml，加入 0.5% 普鲁卡因 1~2ml 中肌注。（3）或以本药 2.5% 溶液 2ml，加入 NS 或 5%GS 10ml 中于 2~5min 内缓慢静注，bid.。治疗阵发性心动过速时，可用 2.5% 溶液 4ml，加入上述稀释液内缓慢静注。危重患者可给予 1.8mg/kg，稀释至 20ml 在 10min 内静注。

【禁忌证】

1. 说明书禁忌证

（1）对本药过敏者。

（2）心源性休克。

（3）Ⅱ度或Ⅲ度房室传导阻滞，或双束支传导阻滞且未安置心脏起搏器。

2. 其他禁忌证

（1）严重低血压。

（2）严重肝肾功能不全者。

【特殊人群用药】

**儿童** 尚无本药在＜ 18 岁儿童应用的报道。

**老人** 慎用。

**孕妇** 用药的安全性尚不明确。美国 FDA 妊娠安全性分级为：B 级。

**哺乳妇女** 本药可通过乳汁排泄，哺乳的安全性尚不明确。

**肝功能不全者** 慎用，严重者禁用。国外资料建议，肝功能不全者开始剂量宜小。

**肾功能不全 / 透析者** 慎用，严重者禁用。国外资料建议，肾功能不全者开始剂量宜小。

【注意】

（1）慎用 ①对吩噻嗪类药过敏（国外资料）。②Ⅰ度房室传导阻滞或室内阻滞。③严重心力衰竭。④心肌梗死后出现的室性心律失常（这类患者使用本药有效，但死亡率反而增高）。⑤病窦综合征（国外资料）。⑥电解质异常（国外资料）。

（2）用药相关检查 / 监测项目 用药前检查肝、肾功能。用药期间注意观察血压、ECG 及肝功能。

【给药说明】

给药条件 本药剂量应个体化。用药时应注意本药的致心律失常作用与原有心律失常加重的鉴别，用药早期最好能进行监测。

【不良反应】

（1）心血管 静注可引起短暂血压下降、充血性心力衰竭、低血压、出现新的心律失常或加重原有的心律失常（如室性期前收缩或室速，甚至可致猝死，多见于充血性心力衰竭及有心律失常病史者）。有潜在心力衰竭的患者用药后可能出现心力衰竭恶化。

（2）神经 头晕、头痛、嗜睡、乏力、感觉异常、眩晕、口周麻木。减量或继续服药可减轻或消失。静注可引起短暂眩晕。

（3）精神 焦虑、欣快感。

（4）内分泌 / 代谢 不明原因的发热。

（5）消化 口干、恶心、呕吐、上腹不适、消化不良、腹痛、便秘，减量或继续服药，上述反应可减轻或消失。另有肝功能异常、黄疸。

（6）呼吸 呼吸困难。

（7）生殖 尿潴留，减量或继续服药可减轻或消失。

（8）皮肤 皮疹、瘙痒。

（9）眼 复视，减量或继续服药可减轻或消失。

（10）其他 出汗，减量或继续服药可减轻或消失。肌注有局部疼痛。

**【药物过量】**

（1）剂量 用量＞2.25g和10g时有致死的报道。

（2）表现 恶心、嗜睡、昏迷、晕厥、低血压状态、心力衰竭恶化、心肌梗死、窦性停博、心律失常（包括结性心动过缓、室性心律失常、心室颤动、心脏停搏）和呼衰。

**【相互作用】**

（1）茶碱类药 茶碱类药物清除增加，$t_{1/2}$ 缩短。

（2）华法林 本药可改变华法林的抗凝作用，增加出血的危险性。使用华法林抗凝者在开始用本药或停用本药时均应进行监测。

（3）普鲁卡因胺 药效相加，易致低血压、心律失常、房室传导阻滞等。故合用时应监测血压和ECG，必要时应减量。

（4）西咪替丁 本药血药浓度增高，合用时本药应减量。

（5）地尔硫䓬 抑制本药代谢，而本药可诱导地尔硫䓬代谢，致本药血药浓度增高，地尔硫䓬血药浓度降低。故合用时应注意监测，并相应调整两药的用量。

（6）其他抗心律失常药 在使用本药前，其他抗心律失常药应停用1~2个 $t_{1/2}$。

（7）可延长Q-T间期的药物（如司氟沙星、加替沙星、莫西沙星、西沙必利、多非利特、索他洛尔）严禁合用。

（8）地高辛 两者无明显相互作用，但在开始治疗时仍建议监测ECG及两药的血药浓度。

（9）食物 进食后30min服用本药可影响吸收速度，$C_{max}$ 下降，但不影响吸收量。

## 盐酸索他洛尔
## Sotalol Hydrochloride

**【其他名称】** 济迪、甲磺胺心定、金绿欣、诺恩、施太可、索他洛尔、坦释、伟特、喜安林、伊缓、元齐、Betades、Betapace、Cormedigin、Darob、Jusotal、Losotal、Sotacor、Sotalex、Sotalol、Sotalol Beta-Cardone、Sotaper、Sotapor

**【分类】** 心血管系统用药\抗心律失常药

**【制剂规格】** 片剂 ① 20mg。② 40mg。③ 80mg。④ 160mg。⑤ 200mg。⑥ 240mg。

**注射液** 2ml∶20mg。

**粉针剂** 10mg。

**【临床应用】**

**1. 说明书适应证**

（1）预防室上性心动过速，特别是房室结折返性心动过速；也可用于预激综合征伴室上性心动过速。

（2）房扑、房颤。

（3）各种室性心律失常，包括室性期前收缩、持续性及非持续性室速。

（4）急性心肌梗死并发严重心律失常。

**2. 其他临床应用**

（1）心绞痛，可增加运动耐受性，降低心绞痛的发生率及发作程度。

（2）心肌梗死，于急性心肌梗死发生后的5~14d内给药，可显著降低梗死的再发生率，且有使梗死后第1年内的死亡率降低的趋势。

（3）高血压，能逐渐降低仰卧及直立位的血压。高血压患者一日服药1次，可有效控制血压达24h。

**【用法用量】**

**1. 说明书用法用量**

**一般用法** （1）推荐起始量为160mg/d，分2次服，每次间隔约12h；根据病情评估后，必要时可增至240~320mg/d；对伴危及生命的顽固性室性心律失常者，口服剂量可能需高达480~640mg/d，分2次服，但必须权衡利弊后方能用至此剂量。（2）推荐剂量为 0.5~1.5mg/kg，稀释于 5%GS 20ml 中，于 10min 内缓慢静推，必要时可在 6h 后重复。

2. 其他用法用量

［国内参考信息］

（1）口服 Max 为 640mg/d。（2）也可 0.5~1.5mg/（kg·次），i.v.（10min 内），继以 10mg/h，i.v.gtt.。

［国外参考信息］

（1）室上性心律失常 ① 80~160mg/次，bid.，p.o.。对于房颤或房扑，起始量为 80mg，至少观察 3d 后调整剂量 能耐受 80mg 起始量，且 Q-T 间期＜ 500 毫秒者可出院治疗；若患者对 80mg 剂量反应不佳，且 Q-T 间期 ≤ 520 毫秒，可增至 120mg/次，1~2 次 /d（根据 Ccr 确定）；若患者对 120mg 剂量反应仍不佳，且 Q-T 间期≤ 520 毫秒，则可增至 160mg/ 次，1~2 次 /d（根据 Ccr 确定）。大多数患者对 120mg 剂量有效，不推荐剂量＞ 160mg/ 次，bid.。②也可在 HR 及血压监测下，0.2~1.5mg/kg，i.v.（注射时间≥ 5min）。必要时 6h 后重复 1 次。

（2）室性心律失常 ①开始 80mg/次，bid.，p.o.（进食前）。每隔 2~3d 增加 40~80mg，直至达 160~320mg/d。用至 480~640mg 时应严密监测其不良反应。②也可在 HR 及血压监测下，0.2~1.5mg/kg，i.v.（注射时间≥ 5min）。必要时 6h 后重复 1 次。

（3）心绞痛 120~480mg/d，p.o.。由于其不良反应，本药一般不作为抗心绞痛的一线用药。

（4）高血压 80~320mg/d，p.o.。由于其不良反应，本药一般不作为抗高血压的一线用药。

【禁忌证】

1. 说明书禁忌证

（1）对本药过敏者。

（2）心动过缓。

（3）病窦综合征。

（4）Ⅱ度或Ⅲ度房室传导阻滞（安置心脏起搏器者除外）。

（5）室内阻滞。

（6）先天性或获得性 Q-T 间期延长综合征。

（7）心源性休克。

（8）未得到控制的充血性心力衰竭（继发于心动过速者除外）。

（9）低血压。

（10）哮喘、过敏性鼻炎、严重 COPD。

2. 其他禁忌证

（1）低钾血症。

（2）Ccr ＜ 40ml/min 者禁用于治疗房颤或房扑（国外资料）。

【特殊人群用药】

**儿童** ＜18 岁儿童的安全性和有效性尚不明确。

**老人** 慎用，特别是肾功能不全、电解质紊乱者。

**孕妇** 本药可透过胎盘，孕妇慎用。美国 FDA 妊娠安全性分级为：B 级。

**哺乳妇女** 本药可分泌入乳汁，哺乳妇女慎用。

**肾功能不全 / 透析者** 国外资料建议，肾脏疾病患者慎用。

1. 说明书用法用量

根据 Ccr 调整给药间隔时间：（1）Ccr ＞ 60ml/min 时，q.12h。（2）Ccr 为 30~59ml/min 时，q.24h。（3）Ccr 为 10~29ml/min 时，q.36~48h。（4）Ccr ＜ 10ml/min 时，应个体化给药。

2. 其他用法用量

［国外参考信息］

（1）室性心律失常 Ccr ＜ 60ml/min 者建议延长给药间期：Ccr 为 30~60ml/min 者，qd.；10~30ml/min 者，q.36~48h；＜ 10ml/min 者，应综合患者的临床状况、电生理和血流动力学情况确定给药间期。

（2）房颤或房扑 Ccr ＞ 60ml/min 者，bid.；40~60ml/min 者，qd.；＜ 40ml/min 者

禁用。

【注意】

（1）慎用　①用洋地黄控制的心力衰竭。②电解质紊乱（如低血镁）。③Ⅰ度房室传导阻滞。④糖尿病或有自发性低血糖发作史（β受体阻断作用可能掩盖一些重要的急性低血糖发作征兆，如不出现心动过速等）。⑤甲状腺功能亢进或甲状腺毒症（国外资料）。⑥周围血管疾病（国外资料）。⑦手术患者（麻醉药可能对心脏有抑制作用）（国外资料）。

（2）用药相关检查/监测项目　开始治疗或剂量调整期间要求具备心肺复苏设备，并应仔细监测ECG（每次给药后应监测Q-T间期2~4h）、血压、肾功能和电解质（如血钾、血镁、血钙），若有可能还应监测血药浓度；维持治疗时还应至少持续监护3d，经电转复律或药物复律后12h内，不得允许患者出院。

【给药说明】

（1）给药条件　①本药个体差异较大，应根据适应证、患者对治疗的反应及耐受性选择给药途径及剂量，宜从小剂量开始逐渐加量。②用药前的基础Q-T间期不应＞440毫秒，＞450毫秒时不得使用本药。如Q-T间期延长＞基线25%或＞500毫秒，应注意观察其致心律失常作用，警惕其危险性。③应在低血钾和低血镁状况得到纠正后再用本药，尤其对于长期腹泻或同时服用利尿药的患者更应注意。④开始用药的最初7d或剂量调整后的最初3d，宜在密切监测下住院观察，因该段时期为本药引起严重致心律失常的多发期。

（2）减量/停药条件　①从其他抗心律失常药换用本药时，应在严密监测下逐渐减少原用药物剂量至停药，至少停用2~3个$t_{1/2}$后始用本药；用本药替换胺碘酮时，须待Q-T间期恢复正常后给予本药。②长期服用本药的患者宜在1~2周内逐渐减量，尤其是对伴心肌缺血性疾病患者，不应骤然停药，因突然停药可能致冠状动脉供血不足，引起心绞痛或使心律失常恶化。③甲状腺功能亢进者突然停药可能引起甲亢症状加重，甚至出现甲状腺危象。④与可乐定联用时，突然撤去可乐定可加重高血压。故需撤可乐定时，应先撤本药，并密切监测血压，数日后再渐停可乐定。

（3）其他　房颤者应进行抗凝治疗。

【不良反应】

（1）心血管　心律失常、心动过缓、胸痛、心悸、晕厥、低血压、心力衰竭加重、水肿等。致心律失常作用为本药最重要的不良反应，可诱发或加重心律失常，包括室上性心律失常、室性期前收缩、非持续性室速、持续性室速，甚至可致尖端扭转型室速或心室颤动。尖端扭转型室速发作呈剂量依赖性，多在治疗早期或逐渐增量时出现，大多可自行终止，但也可能发展成室颤。尖端扭转型室速的危险因素包括：Q-T间期延长、HR减慢、血清钾和镁浓度降低（如使用利尿药所致）、血药浓度高（如用药过量或肾功能不全）以及与其他可能延长Q-T间期的药物（如抗抑郁药或其他抗心律失常药）合用时。

（2）神经　头晕、头痛、疲劳、虚弱、乏力、眩晕、睡眠障碍、感觉异常等。

（3）精神　抑郁、情绪改变或焦虑等。

（4）消化　味觉异常、恶心、呕吐、消化不良、胃肠胀气、腹痛、腹泻等。

（5）呼吸　哮喘、呼吸困难等。

（6）生殖　性功能紊乱。

（7）骨骼肌肉　肌肉痉挛或肢体疼痛等。

（8）皮肤　皮疹。

（9）眼　视力障碍。

（10）耳　听力障碍。

（11）其他　发热。

【药物过量】

（1）表现　最常见心动过缓、低血压、充血性心力衰竭、Q-T间期延长、支气管痉挛和低血糖，并可出现严重致命性心律失常。Q-T 间期＞550 毫秒可作为中毒的指标。

（2）处理意见　立即停药并密切观察患者情况，必要时采取相应治疗：①心动过缓：使用阿托品、异丙肾上腺素或经静脉心脏起搏。②Ⅱ度或Ⅲ度房室传导阻滞：经静脉心脏起搏。③支气管痉挛：使用氨茶碱或 $\beta_2$- 肾上腺素受体激动药。④尖端扭转型室速：直流电复律，经静脉心脏起搏，给予肾上腺素和硫酸镁等。

【相互作用】

（1）沙丁胺醇、特布他林及异丙肾上腺素等 $\beta_2$- 肾上腺素受体激动药　本药需加量。

（2）胰岛素或口服降糖药　本药可使血糖增高，注意调整降糖药剂量。

（3）丙吡胺、奎尼丁或普鲁卡因胺等Ⅰa 类抗心律失常药及胺碘酮等Ⅲ类抗心律失常药　可能致不应期延长，不宜合用。

（4）能延长 Q-T 间期的药物（如吩噻嗪类、三环类抗忧郁药、特非那定或阿司咪唑等）不宜合用。

（5）钙通道阻滞药（如维拉帕米、地尔硫䓬）对房室传导和心室功能的作用可累加，可能引起低血压、心动过缓、传导障碍及心力衰竭，应避免合用。

（6）排钾利尿药　发生尖端扭转型室速的危险性增加，合用时需注意补钾。

（7）地高辛　地高辛血药浓度无明显影响，但与洋地黄类（地高辛）合用时，更易发生心律失常。因本药有增加洋地黄毒性作用，已洋地黄化而心脏高度扩大且心律不稳定者忌用本药。

（8）儿茶酚胺类药（如利舍平、胍乙啶）静息时交感神经张力降低，可能致严重低血压和心动过缓。

（9）抑制心脏的麻醉药（如乙醚）不宜合用。

（10）食物　本药吸收减少。

# 艾司洛尔
# Esmolol

【其他名称】爱络、奥先宇、奥一心、受邦、信安诺康、欣洛平、盐酸艾司洛尔、Brevibloc、Esmolol Hydrochloride

【分类】心血管系统用药\抗心律失常药

【制剂规格】注射液（盐酸盐）①1ml：100mg。②2ml：200mg。③10ml：100mg。④10ml：250mg。

粉针剂（盐酸盐）100mg。

【临床应用】

说明书适应证

（1）快速室上性心律失常，如房颤、房扑或窦性心动过速的快速控制。

（2）围手术期（诱导麻醉、麻醉期间或手术后）出现的心动过速和（或）高血压。

（3）作为测试其他 β－肾上腺素受体阻断药效果的试验用药。

【用法用量】

1. 说明书用法用量

（1）控制房颤、房扑时的心室率　负荷量为 0.5mg/（kg·min），静注 1min，继以 0.05mg/（kg·min）静滴维持 4min，若疗效理想即可继续维持治疗。若疗效不佳，可再给同样负荷量，并将维持量以 0.05mg/（kg·min）的幅度递增。维持量最大可至 0.3mg/（kg·min），但剂量＞0.2mg/（kg·min）并不会明显提高疗效。

（2）围手术期高血压或心动过速　①即刻控制剂量为 1mg/kg，在 30 秒内静注，继之以 0.15mg/（kg·min）静滴。最大维持量为 0.3mg/（kg·min）。②逐渐控制剂量同室上性心动过速的治疗。③治疗高血压的用量通常较治疗心律失常用量大。

2. 其他用法用量

［国外参考信息］

（1）急性心肌缺血　负荷量为 0.5mg/kg，在 1min 内静注，然后以 0.05~0.1mg/（kg·min）的平均滴速静滴。也建议使用更保守的剂量。最终目标是使HR下降至65次/min，收缩压下降至13.33kPa（100mmHg），或HR–血压乘积下降30%。

（2）心律失常　①室上性心动过速：按0.05~0.2mg/（kg · min）静滴，平均有效剂量为0.1mg/（kg · min），某些患者用0.025mg/（kg · min）的剂量即有效。为减少不良反应，推荐Max为0.2mg/（kg · min）。②术后室上性心动过速或高血压：负荷量为0.5mg/（kg · min），在1min内静注，然后以0.05mg/（kg · min）静滴4min；若5min内未见明显反应，可重复给予负荷量，然后按0.1mg/（kg · min）维持4min。重复以上过程，每次维持剂量按0.05mg/（kg · min）的幅度递增，直至出现预期治疗效果。达到预期效果（如HR下降）或出现毒性反应（如血压降低）时，就不再给予负荷量，并由原来的每5min调整1次剂量延长至每10min调整1次。维持量＞0.2mg/（kg · min）时疗效并不明显增加。③术中心动过速和（或）高血压：本药80mg（约1mg/kg）在30秒内静推，随后按0.15mg/（kg · min）静滴，必要时可增至0.3mg/（kg · min）。④麻醉诱导和插管操作诱发心动过速和高血压：在90秒内静注本药100~200mg，可减轻麻醉诱导或插管操作所引起的血流动力学反应。有报道，本药在控制由麻醉诱导、喉镜、气管插管或支气管镜检等诱发的心动过速和高血压时，使用100mg与200mg的疗效并无明显差异。也有人建议先注射80mg或100mg，然后按12mg/min的速度静滴6~10min。据报道，本药0.5mg/（kg · min）静注1min后，以0.1mg/（kg · min）速度滴注10min，可有效减缓由气管插管引起的心动过速。若将负荷量给药时间延长至2~4min，同时滴注速度提高至0.2mg/（kg · min）或0.3mg/（kg · min）对于控制心动过速的疗效相似，而控制血压的效果更好。

**【禁忌证】**

**说明书禁忌证**

（1）对本药过敏者。

（2）难治性心功能不全。

（3）Ⅱ度至Ⅲ度房室传导阻滞。

（4）窦性心动过缓。

（5）心源性休克。

（6）严重心力衰竭。

（7）严重COPD。

（8）哮喘或有此病史。

**【特殊人群用药】**

**儿童**　国内尚无本药用于儿童的相关研究资料。

**其他用法用量**

［国外参考信息］　按0.3mg/（kg · min）静滴，持续监测HR及血压，以确定β受体阻滞作用是否起效（HR降低约10%以上）。必要时每隔10min增加0.05~0.1mg/（kg · min）。平均有效剂量为0.535mg/（kg · min），比成人高得多。

**老人**　慎用。

**孕妇**　本药仅在非常必要时方可用于孕妇。美国FDA妊娠安全性分级为：C级。

**哺乳妇女**　慎用。

**肾功能不全/透析者**　肾功能不全者慎用。国外资料指出，肾衰竭者不必调整剂量；血透或持续腹透的肾衰竭者也无需调整剂量。

**【注意】**

（1）慎用　①充血性心力衰竭。②低血压。③糖尿病（因本药可掩盖低血糖引起的心动过速）。④周围血管病（国外资料）。⑤脑血管功能不足（国外资料）。⑥甲状腺功能亢进（国外资料）。⑦麻醉或手术时（国外资料）。⑧术后（国外资料）。⑨运动员。

（2）用药相关检查/监测项目　用药期间需监测血压、HR、心功能变化。

**【给药说明】**

（1）给药条件　①本药临床作用快而强，故推荐开始剂量宜小，并严格控制输注速度，最好采用定量输液泵。②高浓度给药（＞10mg/ml）会造成严重静脉反应（包括血栓性静脉炎）。浓度为20mg/ml的药液若溢出血管外可造成严重局部反应，甚至引起皮肤坏死，故药液浓度一般不宜＞10mg/ml，且应尽量通过大静脉给药，避免小静脉给药或通过蝴蝶管给药。③静脉给药时可能需要大量液体，对于储备心功能降低的患者应注意。④低血压虽可在任何剂量下发生，但呈剂量依赖性，故推荐维持量一般不超过0.2mg/（kg · min）。

（2）减量 / 停药条件　本药突然撤药，不会产生与其他β－肾上腺素受体阻断药类似的撤药症状（如心绞痛或高血压反跳），但仍需谨慎。建议按以下方法减量：① HR 控制及病情稳定后，改用其他抗心律失常药，如普萘洛尔、地高辛、维拉帕米。②第1剂替代药物给药 30min 后，本药的输注速度降低一半。③给予第 2 剂替代药物后应监测患者反应，若在 1h 内达到控制效果，则可停用本药。

（3）配伍信息　本药使用前必须先稀释。稀释液可选用 5%GS、5% 葡萄糖氯化钠注射液、NS、林格液等，不得使用碳酸氢钠注射液。

（4）其他　对于围手术期主要由于降温引起血管收缩所致的血压增高，不宜用本药治疗。

**【不良反应】**

本药大多数不良反应为轻度的和一过性的。

（1）心血管　低血压（本药最重要的不良反应，多见于术后、房颤及老年患者）、面色苍白、潮红、心动过缓、胸痛、晕厥、心脏传导阻滞、血栓性静脉炎。尚无诱发或加重心力衰竭的报道。对血压偏低者，用药时应严密监测，当出现血压过低时，减少最终维持量，一般可在 30min 内逆转。

（2）神经　头晕、头痛、嗜睡、注意力不能集中、激动、语言障碍、乏力、感觉异常、思维异常、偏瘫、癫痫发作、晕眩、惊厥。

（3）精神　焦虑或抑郁、幻想、精神错乱和激动。

（4）内分泌 / 代谢　对糖尿病患者的血糖、胰岛素和胰高血糖素的影响较小。对脂质代谢的影响也较小。β－肾上腺素受体阻断药可使血钾轻度升高，但体内的总钾量不变。

（5）消化　食欲缺乏、恶心、呕吐、口干、味觉异常、腹部不适、便秘、消化不良。

（6）呼吸　支气管痉挛、肺水肿、喘息、呼吸困难、鼻充血、哮喘或慢性支气管炎患者的哮喘发作、打鼾、干啰音、湿啰音。

（7）泌尿　尿潴留。

（8）生殖　性功能减退。

（9）骨骼肌肉　肩背痛。

（10）皮肤　皮肤褪色。注射部位局部皮肤水肿、红斑或硬结等，多在撤药后 24h 内消退。

（11）眼　视力异常。

（12）其他　寒战、发热、烧灼感等。有使用本药单纯控制心室率时发生死亡的报道。

**【药物过量】**

（1）剂量　用量达 12~50mg/（kg · 次）时即可致命。

（2）表现　心脏停搏、心动过缓、低血压、电机械分离、意识丧失。

（3）处理意见　本药 $t_{1/2}$ 短，过量时应立即停药，观察临床反应。心动过缓时可静推阿托品；哮喘者可给予 $β_2$ 肾上腺素受体激动药和（或）茶碱类药；心功能不全者可给予利尿药及洋地黄类药；休克者可给予多巴胺、多巴酚丁胺、异丙肾上腺素、氨力农等。出现有症状的低血压时，给予静脉输液和（或）缩血管药。

**【相互作用】**

（1）麻黄　可降低抗高血压药的疗效。使用本药治疗的高血压患者应避免使用含麻黄的制剂。

（2）NSAID　引起血压升高。合用时应监测血压，并相应调整剂量。

（3）利托君　β 肾上腺素受体阻断药可拮抗利托君的作用，故应避免合用。

（4）阿布他明　阿布他明的 β 受体激动作用减弱，故在使用阿布他明前本药应停用至少 48h。

（5）肾上腺素　肾上腺素的药效降低。

（6）$\alpha_1$ 肾上腺素受体阻断药　上述药的首剂反应加重。除哌唑嗪外其他 $\alpha_1$ 肾上腺素受体阻断药虽较少出现，但与本药合用时仍需注意。

（7）胺碘酮　出现明显的心动过缓和窦性停搏。

（8）二氢吡啶类钙通道阻滞药　合用治疗心绞痛或高血压有效，但也可引起严重的低血压或储备心功能降低。合用时应仔细监测心脏功能，尤其是左室功能受损、心律失常或主动脉狭窄者。

（9）地尔硫䓬　β 肾上腺素受体阻断药的药理作用增强，对心功能正常者有利。但合用后也有引起低血压、左室衰竭和房室传导阻滞的报道。合用时应密切监测心脏功能，尤其是老年、左室衰竭、主动脉狭窄或两种药物的用量均较大时。

（10）维拉帕米　两药均有直接的负性肌力和负性传导作用，合用可引起低血压、心动过缓、充血性心力衰竭和传导阻滞，甚至引起致命性心脏停搏。在左室功能不全、主动脉狭窄或两药用量均大时危险性增加。合用时应密切监测心脏功能。

（11）咪贝地尔　可引起低血压、心动过缓或储备心力降低。在开始 β 肾上腺素受体阻断药治疗前应停用咪贝地尔 7~14d。若必须合用，应监测心脏功能，特别是老年、左室功能下降、心脏传导功能下降或主动脉狭窄者。

（12）儿茶酚胺耗竭剂（如利舍平等）可能出现晕厥、低血压或严重心动过缓。

（13）芬太尼　芬太尼麻醉时，使用本药可引起严重低血压。

（14）吗啡　本药血药浓度及毒性反应增加。合用时应减慢本药的输注速度。

（15）苄普地尔、氟桂利嗪、利多氟嗪、加洛帕米、哌克昔林　目前尚无上述药物与本药发生相互作用的报道，但这些药均能减弱心肌收缩力、减慢房室结传导而引起血压降低、心动过缓或储备心力下降。若必须合用，则应监测心功能，特别是左室功能下降、心脏传导功能下降或主动脉狭窄者。

（16）华法林　华法林的血药浓度不改变，本药血药浓度可稍高，但无临床重要意义。

（17）地高辛　可致房室传导时间延长，并可使地高辛血药浓度升高，合用时应仔细监测 ECG 和地高辛血药浓度，并相应调整剂量。

（18）琥珀酰胆碱　β 肾上腺素受体阻断药可延长琥珀酰胆碱的神经肌肉阻滞时间，使神经肌肉阻滞的恢复延迟，故合用时应注意。

（19）醋甲胆碱　β 肾上腺素受体阻断药可加重或延长支气管收缩，故使用本药治疗的患者应避免吸入醋甲胆碱。

（20）奥洛福林（Oxilofrine）引起低血压或高血压伴心动过缓。合用时应密切监测血压和心率。

（21）甲基多巴　极少数患者对内源性或外源性儿茶酚胺可出现异常的反应，如高血压、心动过速或心律失常。

（22）降糖药　心脏选择性 β 肾上腺素受体阻断药较少引起 2 型糖尿病患者的葡萄糖耐量降低，但糖尿病患者在合用本药与降糖药时仍应注意。

## 腺苷
## Adenosine

**【其他名称】** 艾朵、艾吉伴、艾文、新速平、Adenocard、Adenocor、Adenoscan、Embran、Lacarnol、Riboside

**【分类】** 心血管系统用药 \ 抗心律失常药

【制剂规格】 注射液 ① 2ml:6mg。② 10ml:20mg（含 0.9% 氯化钠溶液）。

【临床应用】

1. 说明书适应证

阵发性室上性心动过速。

2. 其他临床应用

（1）作为室上性心动过速的鉴别诊断用药。

（2）作为铊 -201 心肌灌注显像的辅助用药（国外资料）。

【用法用量】

1. 说明书用法用量

**一般用法** 初始剂量为 3mg，i.v.，第 2 次为 6mg，第 3 次为 12mg，每次间隔 1~2min，若出现重度房室传导阻滞时不得再增加用量。

2. 其他用法用量

[国外参考信息]

（1）室上性心动过速 首剂为 6mg，在 1~2 秒内快速静注，然后以 NS 快速冲洗。若心动过速未终止，可在 1~2min 后给予第 2 剂和第 3 剂各 12mg，一般不宜 > 12mg/次。也可先给予首剂 3mg 在 2 秒内快速静注，若心动过速仍存在，可间隔 1~2min 给予第 2 剂 6mg 及第 3 剂 12mg。

（2）铊 -201 心肌显像 0.14mg/（kg · min），i.v.（6min 内），总量为 0.84mg/kg。

【禁忌证】

1. 说明书禁忌证

（1）对本药过敏者。

（2）病窦综合征而未安置心脏起搏器者。

（3）Ⅱ度或Ⅲ度房室传导阻滞而未安置心脏起搏器者。

（4）已知或估计有支气管狭窄或支气管痉挛的肺部疾患（如哮喘）。

2. 其他禁忌证

（1）房颤或房扑伴异常旁路。

（2）心动过缓（国外资料）。

【特殊人群用药】

**儿童** 除非特殊需要，应慎用。

**其他用法用量**

[国外参考信息]

室上性心动过速 （1）先快速静注 0.05mg/kg（Max 为 6mg），然后每 2~5min 给予 0.05~0.1mg/kg，Max 为 12mg/次，直至心律失常终止。最大总量可用至 0.25~0.3mg/kg 或 30mg。（2）有报道，希氏束心动过速的儿童通过右颈持续静滴本药对终止室上性心动过速有效。首剂为 0.05μg/（kg · min）静滴，然后渐增至最大量 0.3μg/（kg · min）。

**孕妇** 除非特殊需要，应慎用。美国 FDA 妊娠安全性分级为：C 级。

**哺乳妇女** 除非特殊需要，应慎用。

**肝功能不全者** 无需调整剂量。

**肾功能不全 / 透析者** 肾功能不全者无需调整剂量。

【注意】

慎用 （1）Q-T 间期延长者（先天性或药物引起的，或代谢性的）。（2）高血压或低血压（国外资料）。（3）心肌梗死（国外资料）。（4）不稳定型心绞痛（国外资料）。（5）心脏传导阻滞（国外资料）。（6）心脏停搏（国外资料）。（7）心脏移植（国外资料）。

【给药说明】

（1）给药条件 ①本药对于房室结参与折返的阵发性室上性心动过速非常有效，可作为治疗的首选药物。由于其 $t_{1/2}$ 短，无明显毒副作用，也可在维拉帕米无效或禁忌时使用。②给药时需在 2 秒种内直接静注或通过静脉输液通路的最近端快速冲击推注，然后以 NS 快速冲洗。③阵发性室上性心动过速患者在使用本药前，建议先采用适当的迷走神经刺激方法。④对于 QRS 波群增宽的心动过速，用本药较为安全。若为室上性心动过速，则本药有效；若是室速，本药虽无效，但不会引起明显的血流动力学障碍。⑤本药不能将房扑、房颤或室速转为窦性心律，但房室传导的减慢有助于诊断心房活动。⑥本药不宜用于阵发性室上性心动过速的长期预防。

（2）其他　本药贮藏时避免冷冻。若因冷冻产生结晶，加温至室温即可溶解。

【不良反应】

（1）心血管　胸部紧缩感、心悸、烧灼感、心动过缓、心脏停搏，上述不良反应呈轻度且持续时间短（常＜1min），患者通常能很好耐受；严重心动过缓（有些患者需临时起搏）；在转复为正常的窦性心律时，可出现室性期前收缩、房性期前收缩、窦性心动过缓、窦性心动过速、窦性停搏和（或）房室传导阻滞。诱发的心动过缓可引起心室应激性异常，包括心室颤动和尖端扭转型室速。

（2）神经　头晕、眩晕、头痛，呈轻度且持续时间短（常＜1min），患者通常能很好耐受；感觉异常、癫痫。

（3）精神　焦虑，呈轻度且持续时间短（常＜1min），患者通常能很好耐受。

（4）消化　恶心、金属味、腹痛，呈轻度且持续时间短（常＜1min），患者通常能很好耐受。

（5）呼吸　呼吸困难、支气管痉挛、过度换气，呈轻度且持续时间短（常＜1min），患者通常能很好耐受。COPD 患者可能出现呼衰。

（6）泌尿　据报道，血压和肾功能正常者经肾动脉注射本药后，可出现与剂量相关的一过性肾血流量减少。

（7）骨骼肌肉　颈痛、手臂痛、背痛，呈轻度且持续时间短（常＜1min），患者通常能很好耐受。

（8）皮肤　面部潮红。

（9）眼　视物模糊，呈轻度且持续时间短（常＜1min），患者通常能很好耐受。

（10）其他　不适感、出汗、头部压迫感，呈轻度且持续时间短（常＜1min），患者通常能很好耐受。

【相互作用】

（1）茶碱和其他甲基黄嘌呤类药（如咖啡因）等　拮抗本药作用，合用时应加大本药剂量。

（2）双嘧达莫　本药代谢减少而药效增强，并引起不良反应（如低血压、呼吸困难、呕吐等）。合用时，本药宜减量。

（3）潘生丁　本药的作用增强，故建议本药不用于接受潘生丁治疗的患者。若必须合用，本药应酌情减量（如首剂减至 0.5~1mg）。

（4）卡马西平　加重心脏传导阻滞。

（5）其他作用于心脏的药物（如 β-肾上腺素受体阻断药、强心苷、钙通道阻滞药）、腺苷受体拮抗药（如咖啡因、茶碱）、腺苷作用增强药（如潘生丁）　使用本药时，在至少 5 个 $t_{1/2}$ 内一般不宜使用上述药物。

（6）地高辛、维拉帕米、奎尼丁、丙吡胺、胺碘酮　研究表明，上述药物对本药终止室上性心律失常的作用无明显影响。

（7）咖啡　使用本药后应避免饮咖啡。

## 富马酸伊布利特
## Ibutilide Fumarate

【其他名称】　伊布利特、依布利特、Ibutilide

【分类】　心血管系统用药 \ 抗心律失常药

【制剂规格】　注射液　10ml∶1mg。

【临床应用】

**说明书适应证**

近期发作的房颤或房扑，逆转成窦性心律。

【用法用量】

**1. 说明书用法用量**

**一般用法**　（1）首次注射（注射时间＞10min）：体重≥60kg 者，静注 1mg；＜60kg 者，静注 0.01mg/kg。（2）第 2 次注射：首次注射结束后若心律失常未消失，可在首次注射结束 10min 后再次注射等量本药，注射时间仍持续 10min。

**2. 其他用法用量**

［国外参考信息］ 有研究显示单剂量 2mg（体重≥ 55kg）比 1mg（体重≥ 45kg）对终止房颤或房扑更有效，能更快终止心律失常。对于房颤者采用高剂量疗效更好。

**【禁忌证】**

**说明书禁忌证**

对本药过敏者。

**【特殊人群用药】**

**儿童** 尚不明确。

**老人** 慎重选择剂量，通常从最低剂量开始。

**孕妇** 不能用于孕妇，除非其临床意义大于对胚胎的潜在危险。美国 FDA 妊娠安全性分级为：C 级。

**哺乳妇女** 哺乳妇女用药期间应停止哺乳。

**肝功能不全者** 据国外资料，肝脏疾病者慎用。

**肾功能不全 / 透析者** 据国外资料，肾功能不全者不需调整剂量。

**【注意】**

（1）慎用 ①心动过缓。②充血性心力衰竭 / 低射血分数。③电解质紊乱（如低钾血症、低镁血症）。④有抗心律失常药治疗后出现多形性室性心动过速病史者。⑤有心律失常前兆、新发或恶化的心律失常。⑥近期发作的心肌梗死。⑦治疗前 Q-T 间期明显延长（＞ 440 毫秒），或接受了其他可能延长 Q-T 间期的药物治疗者。（以上均选自国外资料）

（2）用药相关检查 / 监测项目 注射完后，应连续 HCG 监测至少 4h，或待 QTc 恢复到基线；若出现任何不规则的心脏活动，则应延长监测时间。

**【给药说明】**

（1）给药条件 ①用药前应先纠正低钾和低镁血症，以降低心律失常前兆的可能性。②在用药及随后的监测过程中，必须配备有经验的人员和合适的仪器设备，如心复律器 / 除颤器以及治疗连续性室性心动过速（包括多形性室性心动过速）的药物。③如患者持续房颤＞ 3d，则必须进行充分抗凝治疗（在使用本药前至少 2 周）。

（2）减量 / 停药条件 出现下列情况时应立即停用本药：①原心律失常消失。②出现连续性或间歇性室性心动过速。③ QT 或 QTc 明显延长。

（3）配伍信息 ①本药可未经稀释直接给药，也可用 50ml 稀释液稀释后给药。②本药注射液 1mg（10ml）可在给药前加入 NS 或 5%GS 50ml 中，形成约 0.017mg/ml 的混合物。

（4）其他 ①本药不适用于既往有多形性室性心动过速病史者。②长期房性心律不齐者对本药不敏感。③本药对持续时间＞ 90d 的心律失常者的疗效尚不确定。

**【不良反应】**

（1）心血管 ①连续性多形性室性心动过速（在治疗前低射血分数的患者中更常见）、间歇性多形性室性心动过速、低血压或直立性低血压、高血压、室性期前收缩、单纯性室性心动过速、Q-T 间期延长、心动过缓、窦性停搏、心悸、结性心律失常、充血性心力衰竭、室上性期前收缩、室性心律失常和晕厥。②多形性室性心动过速的处理包括：停用本药，纠正电解质紊乱（特别是血钾和血镁），加速人工心脏起搏，电复律或电击除颤；药物治疗包括静脉给予硫酸镁，一般避免抗心律失常治疗。

（2）神经 头痛。

（3）消化 恶心。

（4）呼吸 急性肺水肿。

（5）泌尿 肾衰竭、肾坏死。

**【药物过量】**

过量可能出现心律失常预兆和房室传导阻滞，须采取适当的处理措施。

**【相互作用】**

（1）Ⅰ类抗心律失常药（如丙吡胺、奎

尼丁、普鲁卡因胺）及其他Ⅲ类抗心律失常药（如胺碘酮、索他洛尔） 不能与本药同用或注射后4h内使用。上述药停用至少5个半衰期，方可使用本药。

（2）可延长Q-T间期的药物（如酚噻嗪、三环类抗抑郁药、四环类抗抑郁药和某些抗组胺类药物） 正在服用上述药者，使用本药可能增加尖端扭转型室性心动过速的发生率。

（3）罗哌卡因　可能引起心脏抑制，应密切监测患者的生命体征。

（4）地高辛、钙通道阻断药、β肾上腺素受体阻断药　本药对上述药的安全性和有效性无影响。

# 第四章　降血压药

## 第一节　α肾上腺素受体阻滞药

### 哌唑嗪
### Prazosin

【其他名称】 降压新、脉安平、脉宁平、脉哌斯、盐酸哌唑嗪、Furazosin、Hypovase、Minipress、Prazosin Hydrochloride、Sinetens、Vasoflex

【分类】 心血管系统用药\降血压药\α肾上腺素受体阻滞药

【制剂规格】 片剂　① 0.5mg。② 1mg。③ 2mg。④ 5mg。

片剂（盐酸盐）① 1mg。② 2mg。

【临床应用】

1. 说明书适应证

轻、中度高血压。

2. 其他临床应用

（1）高血压合并高脂血症。嗜铬细胞瘤患者手术前可用本药控制血压。

（2）充血性心力衰竭及心肌梗死后心力衰竭。

（3）治疗麦角胺过量。

【用法用量】

1. 说明书用法用量

高血压　（1）单用：首剂 0.5mg 睡前服，然后 0.5~1mg/ 次，2~3 次 /d，p.o.，按疗效逐渐调整为 6~15mg/d，分 2~3 次服用。剂量＞ 20mg/d，疗效不会进一步增加。（2）与其他抗高血压药物联用：1~2mg/ 次，tid.，p.o.。

2. 其他用法用量

［国内参考信息］

充血性心力衰竭　开始 0.5~1mg/ 次，1.5~3mg/d，p.o.，以后逐渐增至 6~15mg/d，分次服用。维持量通常为 4~20mg/d，分次服用。

［国外参考信息］

（1）原发性高血压　初量不应＞ 1mg，睡前服用。3~20mg/d，常用量 6~15mg/d，分次服用。

（2）良性前列腺增生　推荐 0.5~1mg/ 次，bid.，p.o.，可递增至 2mg/ 次，bid.。

【禁忌证】

其他禁忌证

对本药过敏者。

【特殊人群用药】

儿童

1. 说明书用法用量

高血压　（1）＜ 7 岁，0.25mg/ 次，2~3 次 /d，p.o.。（2）7~12 岁，0.5mg/ 次，2~3 次 /d，p.o.。均按疗效调整剂量。

2. 其他用法用量

［国外参考信息］ 0.005mg/（kg · 次），q.6h，p.o.，必要时可增至 0.025mg/（kg· 次）。推荐维持用量为 0.025~0.15mg/（kg · d），q.6~8h。Max：15mg/d 或 0.4mg/（kg · d）。

老人　用药时应注意。

孕妇　本药可单独或与其他药物联用于控制妊娠期严重高血压。美国 FDA 妊娠安全性分级为：C 级。

哺乳妇女　未见不良反应。

肝功能不全者　肝病患者应相应减量。

肾功能不全 / 透析者　应减量。

说明书用法用量

起始量 1mg/ 次，bid.，p.o.。

【注意】

（1）慎用　①精神病。②机械性梗阻引起的心力衰竭（国外资料）。③心绞痛（国外资料）。

（2）对检验值 / 诊断的影响　有报道，

本药可引起尿香草杏仁酸排泄增加达 17%，长期用药时尿去甲肾上腺素代谢产物排泄增加可达 42%。

（3）对驾驶 / 机械操作的影响　服药期间不宜驾车和操作机械。

【给药说明】

（1）给药条件　①本药常作为第二线药物，在第一线药物疗效欠佳时采用或与其他降压药合用。②剂量必须个体化，以降压反应为准。③首次给药及以后增加剂量时，均建议卧床给药，不做快速起立动作。

（2）减量 / 停药条件　在治疗心力衰竭时可出现耐药性。早期耐药可暂停给药或增加剂量以克服，后期耐药宜暂停给药而改用其他血管扩张药。

【不良反应】

（1）心血管　直立性低血压、心绞痛、原有心绞痛加重、心悸、心动过速。

（2）神经　头痛、手足麻木、失眠、疲劳、嗜睡、多梦、定向力障碍。

（3）精神　抑郁、易激动、情绪改变、感觉异常、幻觉。

（4）免疫　抗核抗体阳性。

（5）消化　口干、食欲缺乏、恶心、胃肠不适、呕吐、腹泻、便秘、腹痛、肝功能异常、胰腺炎。

（6）呼吸　鼻充血、鼻塞、鼻出血。

（7）泌尿　尿频、尿失禁。

（8）生殖　阳痿、阴茎异常勃起。

（9）骨骼肌肉　关节炎。

（10）皮肤　皮疹、瘙痒、脱发、扁平苔藓。

（11）眼　视物模糊、巩膜充血。

（12）耳　耳鸣。

（10）其他　过敏反应、发热、出汗。

【药物过量】

（1）表现　可发生低血压，甚至循环衰竭。

（2）处理意见　让患者保持卧位，若无效则须补充血容量，必要时给予血管收缩药。本药不易经透析排出。

【相互作用】

（1）非甾体类抗炎镇痛药（尤其是吲哚美辛）、拟交感类药物　本药的降压作用减弱。

（2）β-肾上腺素受体阻断药（如普萘洛尔）、利尿药　降压作用加强而水钠潴留可能减轻。合用时应调整剂量，以选用每种药物的最小有效剂量为宜。

（3）钙拮抗药　降压作用加强，易致首剂效应，须适当调整剂量。与其他降压药合用时也须注意。

（4）地高辛、胰岛素、磺脲类降糖药（包括降糖灵、甲磺丁脲、氯磺丙脲、妥拉磺脲）、镇静药（包括利眠宁、安定）、丙磺舒、抗心律失常药（包括普鲁卡因胺、氨酰心安、奎尼丁）及止痛、退热、抗炎药（包括丙氧芬、阿司匹林、消炎痛、保泰松）合用时无不良反应发生。

## 多沙唑嗪
## Doxazosin

【其他名称】必亚欣、东港天乐、多喜林、今倡、甲磺酸多沙唑嗪、甲磺酸喹唑嗪、可多华、络欣平、双将平、伊粒平、盐酸多沙唑嗪、伊舒通、仲维、Alfadil、Benur、Carclura、Cardular、Cardura、Cruzen、Dedralen、Doxazosin Hydrochloride、Doxazosin Mesilate、Doxazosin Mesylas、Doxazosin Mesylate

【分类】心血管系统用药 \ 降血压药 \α 肾上腺素受体阻滞药

【制剂规格】　片剂　① 1mg。② 2mg。③ 4mg。④ 8mg。

片剂（甲磺酸盐）① 0.5mg。② 1mg。③ 2mg（按 $C_{23}H_{25}N_5O_5$ 计）。④ 4mg。⑤ 8mg。

控释片（甲磺酸盐）4mg。

【临床应用】

1. 说明书适应证

（1）轻、中度原发性高血压。

（2）良性前列腺增生的对症治疗。

2. 其他临床应用

慢性心力衰竭（国外资料）。

【用法用量】

1. 说明书用法用量

首剂及增量后的第 1 剂，宜睡前服用。剂量调整的时间间隔以 1~2 周为宜。＞4mg 时易引起过度体位性反应。若停药数日，需重新用药时应按初始治疗方案开始。

（1）高血压 起始量为 1mg/ 次，qd.，p.o.。根据患者的立位血压反应（基于服药后 2~6h 和 24h 的测定值），可增至 2mg/ 次，qd.。以后可增至 4mg/ 次，qd.，然后 6mg/ 次，qd.，以获得理想的降压效果。国外研究资料提示 Max：16mg/d，国内目前尚无此临床经验。

（2）良性前列腺增生 起始量为 1mg/ 次，qd.，p.o.。根据患者的尿动力学和症状，可增至 2mg/ 次，qd.。以后可增至 4mg/ 次，qd.。国外研究资料提示 Max：16mg/d，国内目前尚无此临床经验。

2. 其他用法用量

［国外参考信息］

（1）轻、中度高血压 ①标准给药方法：起始量为 1mg/d，p.o.，必要时在 5 周内缓慢增至 8mg/d。② GITS 法：起始量为 4mg/d，p.o.，可每周增量 1 次，直至 5~8mg/d。

（2）良性前列腺增生 ①标准给药方法：起始量为 1mg/d，p.o.，并在 7 周内缓慢增至 8mg/ 次，qd.。② GITS 法：起始剂量为 4mg/d，p.o.，并在第 7 周时增至 8mg/d。

【禁忌证】

说明书禁忌证

（1）对本药或其他喹唑啉类过敏者。

（2）服用本药后发生严重低血压者。

（3）近期发生心肌梗死者。

（4）有胃肠道梗阻、食管梗阻或任何程度的胃肠道腔径缩窄病史者。

【特殊人群用药】

**儿童** 慎用。

**老人** 治疗高血压：须减少每日维持量。治疗良性前列腺增生：老年人与其他人的安全性和有效性是一致的。

**孕妇** 应避免使用。美国 FDA 妊娠安全性分级为：C 级或 B 级。

**哺乳妇女** 不应使用。

**肝功能不全者** 肝功能受损者或正使用任何影响肝代谢的药物时，慎用。

**肾功能不全 / 透析者** 使用常规剂量。

**其他** （1）心绞痛患者在接受本药治疗前应先采用可有效预防心绞痛发作的药物治疗。心绞痛患者从 β－肾上腺素受体阻滞药转换为本药时，应充分注意 β－肾上腺素受体阻滞药的撤药反应，直至患者血流动力学稳定后才开始服药。（2）有症状的心衰患者，服药前应先接受针对心衰的治疗。接受过心衰治疗者，治疗早期应加强随访。

【注意】

（1）慎用 ①眩晕（国外资料）。②晕厥（国外资料）。③近期有脑血管意外（国外资料）。

（2）用药相关检查 / 监测项目 用药期间应常规检测血压，尤其在首次给药、每次增量后或中断治疗后重新开始时应特别注意。

（3）对驾驶 / 机械操作的影响 本药不影响驾车或操作机器，但可引起头晕和疲劳，可能导致反应能力下降。

【给药说明】

（1）给药条件 ①本药控释片应完整吞服。②前列腺癌与良性前列腺增生的症状表现可能相同，在治疗前应首先排除前列腺癌。③应随个体血压反应而调整用量。④患者在开始治疗以及治疗中增加剂量时应避免引起突然性体位变化和行动，并注意其可能对身体造成的伤害。

（2）减量 / 停药条件 治疗中若加用其他降压药，本药剂量宜减少；若将本药加用于已有的降压药治疗时应格外小心。

【不良反应】

（1）心血管　直立性低血压（很少伴有晕厥）、心悸、心动过速、外周水肿、胸痛、心绞痛、心肌梗死、脑血管意外、心律失常。

（2）神经　头晕、头痛、眩晕、虚弱、失眠、嗜睡、神经质。

（3）血液　血小板减少、WBC 减少、紫癜、鼻出血。

（4）消化　口干、恶心、呕吐、腹痛、腹泻、胃肠炎、胆汁淤积、黄疸、肝功能异常。

（5）呼吸　支气管炎、咳嗽、胸痛、鼻炎、呼吸困难。

（6）泌尿　尿失禁、血尿、膀胱炎。

（7）生殖　阴茎异常勃起。

（8）骨骼肌肉　肌痛。

（9）眼　视物模糊。

（10）其他　过敏反应（如皮疹、瘙痒）、乏力。

【药物过量】

（1）表现　直立性低血压、头晕、头痛、疲劳、嗜睡、休克或死亡。

（2）处理意见　轻者应置于头低卧位，血压低者给予补液、升压治疗。严重者应立即用活性炭洗胃，同时给予抗休克治疗。透析不能清除药物。

【相互作用】

（1）吲哚美辛或其他 NSAID　降压作用减弱。

（2）育亨宾　降低本药的抗高血压作用。

（3）麻黄　使本药的首剂低血压反应减轻。

（4）雌激素　可由于液体潴留而使血压升高。

（5）拟交感胺类药　拟交感胺类药升压作用及本药的降压作用均减弱。

（6）甲氧胺福林　本药可降低甲氧胺福林的疗效。

（7）其他降压药　降压作用增强，需调整剂量。

（8）β 肾上腺素受体阻断药　可使首剂低血压反应加重。

（9）西咪替丁　使本药血药浓度轻度增加，临床意义不清楚。

（10）地高辛、华法林、苯妥英及吲哚美辛　人体外血浆研究表明，本药对地高辛、华法林、苯妥英及吲哚美辛的蛋白结合率无影响。

（11）噻嗪类利尿药、呋喃苯胺酸、β–肾上腺素受体阻滞药、抗生素、口服降糖药、促尿酸药或抗凝药　未发现不良相互作用。

## 萘哌地尔
## Naftopidil

【其他名称】 博帝、帝爽、格瑞佳、君列欣、坤达、来络尔、萘夫托地、那妥、浦畅、疏尔、司坦迪、愈畅、再畅、Eapidil

【分类】 心血管系统用药\降血压药\α 肾上腺素受体阻滞药

【制剂规格】 片剂　① 12.5mg。② 25mg。

【临床应用】

**说明书适应证**

（1）原发性高血压。

（2）良性前列腺增生引起的排尿障碍。

【用法用量】

**说明书用法用量**

（1）原发性高血压　起始量 25mg/ 次，bid.，p.o.，用药 2 周后，根据血压下降程度调整剂量。推荐 25~50mg/ 次，bid.，p.o.。

（2）良性前列腺增生引起的排尿障碍　起始量 25mg/ 次，qn.，p.o.（睡前服）。Max：75mg/d。

【禁忌证】

**说明书禁忌证**

（1）对本药过敏者。

（2）孕妇及哺乳妇女。

【特殊人群用药】

儿童 慎用或禁用。

老人 慎用。

说明书用法用量

良性前列腺增生引起的排尿障碍 高龄患者宜从低剂量（12.5mg/d）开始用药，并密切监护。

孕妇 慎用或禁用。

哺乳妇女 慎用或禁用。

肝功能不全者 慎用。

【注意】

（1）慎用 ①严重心、脑血管疾病。②血压偏低或同时使用降压药者。

（2）对驾驶 / 机械操作的影响 从事高空作业、驾驶车辆者应慎用。

【给药说明】

（1）给药条件 ①建议睡前服用。②应根据患者的临床症状适当调整用量，给药剂量个体化。

（2）减量 / 停药条件 用药期间应注意血压变化，发现血压降低时，应酌情减量或停药。

【不良反应】

（1）心血管 心悸、直立性低血压。

（2）神经 头晕、站立时头晕、头痛、头重感。

（3）内分泌 / 代谢 血清钾升高。

（4）血液 嗜酸性粒细胞增加。

（5）消化 胃部不适、便秘及 ALT、AST、ALP 升高。

（6）泌尿 尿酸升高。

（7）耳 耳鸣。

（8）其他 浮肿、发冷、寒战。

【药物过量】

处理意见 应采取对症治疗。

【相互作用】

（1）利尿药、降压药 协同降压，合用时减少本药用量。

（2）食物 对本药的吸收影响不大。

## 盐酸乌拉地尔
## Urapidil Hydrochloride

【其他名称】 芳哌嘧啶二酮、捷平、捷通、罗浩、劳麦纳、利喜定、乌拉地尔、亚利敌、亚宁定、优匹敌、裕优定、Ebrantil、Eupressyl、Urapidil

【分类】 心血管系统用药 \ 降血压药 \ α 肾上腺素受体阻滞药

【制剂规格】 缓释胶囊（盐酸乌拉地尔）① 30mg。② 60mg。

缓释胶囊（乌拉地尔）① 30mg。② 60mg。

缓释片（乌拉地尔） 30mg。

注射液（盐酸乌拉地尔） ① 5ml∶25mg。② 10ml∶50mg（均以乌拉地尔计）。

注射液（乌拉地尔） ① 5ml∶25mg。② 10ml∶50mg。

【临床应用】

1. 说明书适应证

（1）口服制剂：原发性高血压、肾性高血压及嗜铬细胞瘤引起的高血压。

（2）注射制剂：高血压危象、重度和极重度高血压、难治性高血压以及控制围手术期高血压。

2. 其他临床应用

（1）儿茶酚胺过多，如嗜铬细胞瘤、服用 MAOI 时的食品酪胺反应和可乐定撤药反应。

（2）充血性心力衰竭、肺水肿。

（3）肾功能不全和前列腺增生引起的排尿困难。

【用法用量】

1. 说明书用法用量

（1）原发性高血压、肾性高血压及嗜铬细胞瘤引起的高血压 起始量 30mg/d，qd.，p.o.，当疗效不明显时，可在 1~2 周的时间内逐渐增至 60mg/d 或 120mg/d，p.o.（分 2 次）。

（2）高血压危象、重度和极重度高血压及难治性高血压 10~50mg，i.v.（缓慢），同时监测血压变化。若效果不明显，可重复用药。也可将本药250mg加入静脉输液中（如NS、5%或10%GS、5%果糖或含右旋糖酐40的NS）。若使用输液泵维持剂量，可加入本药注射液20ml（相当于100mg），再用上述液体稀释至50ml。静滴的最大药物浓度为4mg/ml。滴速根据患者血压酌情调整。推荐初始速度为2mg/min，维持速度为9mg/h（若将本药250mg溶解于500ml液体中，则1mg相当于44滴或2.2ml输入液）。静滴或用输液泵输入应当在静注后使用。血压下降的程度由前15min内输入的药物剂量而定，然后用低剂量维持。

（3）围手术期高血压 25mg，i.v.，2min后若血压下降则以静滴维持血压，若血压无变化再注射25mg，2min后血压仍无变化者再给予50mg，i.v.（缓慢）。

**2. 其他用法用量**

［国内参考信息］

**高血压** 缓释胶囊，30~60mg/次，早晚各1次，若血压下降，改为30mg/次，剂量随个体调整，维持量30~180mg/d。

［国外参考信息］

（1）原发性高血压 初始量为30mg，qd.，早上服用。根据血压控制情况可增至60~90mg/次，bid.。大多数患者维持剂量为60~180mg/d。轻至中度高血压患者早上一次服用120mg与同样剂量分2次服用的24h降压效果相同。Max：≤240mg，p.o.。中至重度高血压患者，60mg/次，bid.比30mg/次，bid.的血压控制效果更好。

（2）恶性高血压 在治疗高血压急症时，推荐用量为10~50mg快速静滴。必要时，可在5min后重复给药1次。静注后可改为持续静滴。也可先按2mg/min静滴，以后根据临床反应将滴速降至9mg/h。或推荐开始注射剂量为0.3mg/kg，每10min重复1次，直至舒张压降至13.33kPa（100mmHg）。持续滴注的剂量可按注射给药的次数×0.06mg/（kg·h）计算。但总量应根据患者的反应而定。

（3）围手术期高血压 ①外科术前（麻醉诱导前3min）静注本药0.4~0.6mg/kg及手术结束时静注0.4mg/kg可减小患者对插管和拔管的血压反应。②行冠状动脉搭桥术者25~50mg，i.v.，对控制术中高血压有效，总剂量可用至230mg。也可60~300mg，i.v.gtt.，术中静脉滴注最大剂量可用至300mg/h。处理冠状动脉搭桥术患者术后高血压时，可先予25mg，i.v.，继之以30~90mg/h，i.v.gtt.。③在颅脑手术中静脉给予10~75mg可控制血压。但尚需进一步研究以评估本药对颅内压改变的影响。

（4）肺动脉高压 180mg/d，p.o.，用于改善肺血管压力。

（5）CHF 本药25~50mg快速静注或以4μg/（kg·min）的速度持续静滴，能明显改善心力衰竭患者的症状和血流动力学。

**【禁忌证】**

**说明书禁忌证**

（1）对本药过敏者。

（2）主动脉瓣及峡部狭窄、动静脉分流（肾透析时的分流除外）。

（3）孕妇及哺乳妇女。

**【特殊人群用药】**

**儿童** 安全性和有效性尚不明确。

**其他用法用量**

［国外参考信息］

高血压危象 婴儿和儿童在心血管手术后静滴本药能有效地控制高血压危象。儿童初始滴速为3.5mg/（kg·h），范围为1~14mg/（kg·h）。以后维持滴速为1.1mg/（kg·h），范围为0.2~3.3mg/（kg·h）。婴儿剂量略减，初始剂量为2.1mg/（kg·h），以后按0.8mg/（kg·h）维持。

**老人** 慎用，初始剂量宜小。

**孕妇** 禁用。

**哺乳妇女** 禁用。

**肝功能不全者** 慎用。肝脏疾病患者应减量，特别是在长期用药时。

**肾功能不全/透析者** 国外资料建议中、重度肾功能不全者慎用。肾功能不全者临时用药不需减量，但中、重度肾衰竭者（特别是老年患者）在长期给药时应减量。

**【注意】**

（1）慎用 ①头部创伤（国外资料）。②颅内压升高（国外资料）。

（2）对驾驶/机械操作的影响 开车或操纵机器者用药应谨慎。

**【给药说明】**

（1）给药条件 ①本药缓释制剂不宜咀嚼或咬碎服用。②本药注射液单次、重复静注及长时间静滴均可，亦可在静注后持续静滴以维持血压的稳定。静脉给药时患者应取卧位，疗程一般不超过 7d。③用本药前若已使用其他降压药，则用药前应间隔相应的时间，使前者显示效应，必要时调整本药剂量，否则导致的血压骤降可能引起心动过缓甚至心脏停搏。

（2）配伍信息 本药注射液不能与碱性溶液混合。

（3）其他 本药无首剂反应。

**【不良反应】**

（1）心血管 血压下降引起的暂时性症状（如头痛、头晕、出汗、坐立不安、恶心、疲乏、心悸、心律失常、失眠、胸骨后压迫感及呼吸困难等，均可在数分钟内消失，不必停药）、反射性心动过速、直立性低血压、水肿。

（2）神经 眩晕、头痛、疲劳、神经质、睡眠障碍。

（3）内分泌/代谢 血清钾水平轻度升高。

（4）血液 嗜酸性粒细胞增多。

（5）消化 食欲缺乏、恶心、胃胀、胃部不适、腹泻及 AST、ALT、CPK 升高。与食物同服可减少胃肠道不良反应。

（6）呼吸 剂量依赖性的支气管扩张作用。

（7）泌尿 尿频、尿失禁。

（8）其他 浮肿。瘙痒、皮肤发红、皮疹等过敏反应，出现时应停药。

**【药物过量】**

（1）表现 头晕、直立性低血压、虚脱等心血管系统症状以及疲劳、虚脱、反应迟钝等 CNS 症状。

（2）处理意见 发生严重低血压时可抬高下肢，补充血容量。若无效，可缓慢静注 α- 肾上腺素受体激动药，不断监测血压变化。个别病例需使用常规剂量或稀释的肾上腺素（100~1000μg）。

**【相互作用】**

（1）其他降压药 降压效应增强。

（2）促尿钠排泄药、β- 肾上腺素受体阻断药、肌源性血管舒张药、钙离子拮抗药 可增强本药降压作用。β- 肾上腺素受体阻断药可使 α- 肾上腺素受体阻断药的首剂低血压效应加重，合用时，本药的初始量应小于常用量，并于睡前服用，以减少患者发生低血压的可能。

（3）西咪替丁 可使本药血药浓度升高（最高增加 15%）。

（4）奥洛福林 可能产生低血压或心动过缓伴高血压，故应慎重。

（5）ACEI 不宜合用。

（6）乙醇 可增强本药的降压作用，用药时应避免饮用含乙醇的饮料。

## 甲磺酸酚妥拉明
## Phentolamine Mesilate

**【其他名称】** 安挺、苄胺唑啉、酚胺唑啉、酚妥拉明、哥达、赫立可、和欣、甲苄胺唑啉、甲磺酸苄胺唑啉、甲烷磺酸酚妥拉明、雷吉丁、利其丁、丽珠怡乐、美珍、普丁阳、启伟、瑞支亭、至力、Phentolamine、Phentolamine Mesylate、Phentolamine Methanesulfonate、Phentolaminum、Regitin、Regitine

**【分类】** 心血管系统用药\降血压药\α 肾

上腺素受体阻滞药

【制剂规格】 片剂 ① 25mg。② 40mg。

分散片 ① 40mg。② 60mg。

胶囊 40mg。

颗粒 60mg。

注射液 ① 1ml∶5mg。② 1ml∶10mg。

粉针剂 10mg。

【临床应用】

1. 说明书适应证

（1）防治嗜铬细胞瘤所致的高血压（包括手术切除时出现的阵发性高血压），协助诊断嗜铬细胞瘤。

（2）心力衰竭（特别是左心衰竭）时减轻心脏负荷。

（3）注射液局部浸润：防止去甲肾上腺素、去氧肾上腺素、间羟胺等静脉给药外溢引起的皮肤坏死。

（4）男性 ED。

2. 其他临床应用

（1）顽固性充血性心力衰竭（与正性肌力药物合用）。

（2）室性期前收缩。

（3）血管痉挛性疾病（如雷诺综合征、手足紫绀等）。

（4）感染中毒性休克。

【用法用量】

1. 说明书用法用量

（1）酚妥拉明试验 5mg，i.v.。也可先注入 2.5mg 或 1mg，若反应阴性，再注射 5mg，可减少出现假阳性的机会及血压剧降的风险。

（2）嗜铬细胞瘤手术 术前 1~2h 静注 5mg，术中静注 5mg 或静滴 0.5~1mg/min，以防手术时肾上腺素大量释出。

（3）防止皮肤坏死 在含去甲肾上腺素溶液每 1000ml 中加入 10mg，i.v.gtt.，作预防用。已发生去甲肾上腺素外溢时，用本药 5~10mg 加入氯化钠注射液 10ml 中作局部浸润，此法在药液外溢后 12h 内有效。

（4）心力衰竭 0.17~0.4mg/min，i.v.gtt.，以减轻心脏负荷。

（5）男性 ED 40mg/ 次，p.o.（性生活前 30min 服用）。一日最多 1 次，根据需要及耐受程度，可调整至 60mg（Max：80mg）。

2. 其他用法用量

［国内参考信息］

（1）室性期前收缩 开始 2d，50mg/ 次，qid.，p.o.；若无效，可在接下来的 2d 增至 75mg/ 次，qid.；若仍无效，可增至 400mg/d，还无效者即应停药。不论何种剂量，一旦有效则按该剂量继续服用 7d。

（2）男性 ED 于阴茎海绵体内注射，1mg/ 次。

（3）血管痉挛性疾病 5~10mg/ 次，i.m./i.v.，20~30min 后可按需要重复给药。

（4）抗休克 0.3mg/min，i.v.gtt.。

（5）诊断嗜铬细胞瘤 静注 5mg，注后每 30 秒测血压 1 次，可连续测 10min，如在 2~4min 内血压降低 4.67/3.33kPa（35/25mmHg）以上时为阳性结果。

【禁忌证】

说明书禁忌证

（1）对本药和有关化合物过敏，对亚硫酸酯过敏。

（2）严重动脉粥样硬化。

（3）肝、肾功能不全。

（4）胃炎或 GU、DU。

（5）低血压。

（6）心绞痛、心肌梗死、有心肌梗死病史及其他心脏器质性损害者。

【特殊人群用药】

儿童

说明书用法用量

（1）酚妥拉明试验 1mg/ 次或 0.1mg/kg 或 $3mg/m^2$，i.v.，或 3mg/ 次，i.m.。

（2）嗜铬细胞瘤手术 1mg 或 0.1mg/kg 或 $3mg/m^2$，i.v./i.m.（术前 1~2h 给药），必要时可重复。术中 1mg 或 0.1mg/kg 或 $3mg/m^2$，i.v.。

**老人** 慎用。

**孕妇** 慎用。美国 FDA 妊娠安全性分级为：C 级。

**哺乳妇女** 应停药或暂停哺乳。

**肝功能不全者** 禁用。

**肾功能不全/透析者** 肾功能不全者禁用。

**【注意】**

（1）慎用 ①冠状动脉供血不足。②精神病。③糖尿病。

（2）用药相关检查/监测项目 酚妥拉明试验时，在给药前、静注后 3min 内每 30 秒、以后 7min 内每分钟测 1 次血压；或在肌注后 30~45min 内每 5min 测 1 次血压。

（3）对驾驶/机械操作的影响 服药期间不得驾驶车、船或操作危险的机械。

**【给药说明】**

（1）给药条件 ①自小剂量开始，逐渐加量，并严密监测血压。②进行酚妥拉明试验时，应平卧于安静而略暗的房间内，静注应快速，待静脉穿刺对血压的影响消失后，即予注入。表现为阵发性高血压或分泌儿茶酚胺不太多的嗜铬细胞瘤患者，本试验可能出现假阴性结果；尿毒症或使用降压药、巴比妥类、鸦片类镇痛药或镇静药都可造成本试验假阳性，试验前 24h 应停用；使用降压药者必须待血压回升至治疗前水平时方可给药。

（2）配伍信息 ①与呋塞米直接混合可出现沉淀，若预先稀释则无配伍禁忌。②不能与碱性溶液配伍，禁与铁剂配伍。

**【不良反应】**

（1）心血管 面色潮红、心悸、心动过速、心律失常、血压轻度改变、直立性低血压、突发性胸痛、急性和持续的低血压发作。心肌梗死、脑血管痉挛和脑血管闭塞，通常与明显的低血压有关。

（2）神经 头痛、头晕、眩晕、晕厥、乏力、意识模糊、言语含糊、共济失调。

（3）精神 一过性轻微幻觉。

（4）血液 抑制肾上腺素引起的血小板聚集。

（5）消化 消化不良、腹泻、恶心、呕吐。

（6）呼吸 鼻塞、鼻充血、胸闷。

（7）泌尿 尿道感染。

（8）皮肤 皮疹、瘙痒。

（9）其他 虚弱、耐药性。急性气喘、休克或失去知觉等过敏反应。

**【药物过量】**

（1）表现 心律失常、心动过速、全身静脉血量增加、低血压、休克、兴奋、头痛、大汗、瞳孔缩小、视力障碍、恶心、呕吐、腹泻、低血糖。

（2）处理意见 发生低血压时，可静滴去甲肾上腺素，但不宜使用肾上腺素；出现严重低血压或休克时，应立即停药，同时给予抗休克治疗；出现心脏兴奋过度和高血压危象时，给予 β-肾上腺素受体阻滞药缓慢静注；发生心律失常时，可根据心律失常的类型进行适当治疗；低血糖时，可静注葡萄糖，直至低血糖纠正。

**【相互作用】**

（1）普萘洛尔 可阻滞本药降压和增快 HR 的效应。

（2）二氮嗪 二氮嗪抑制胰岛素释放的作用减弱。

（3）拟交感胺类药 拟交感胺类药的周围血管收缩作用抵消或减弱。

（4）抗高血压药及镇静催眠药 可增强本药的降压作用。酚妥拉明试验前 2 周应停用利舍平等抗高血压药，试验前 24h 停用镇静催眠药，以免出现假阳性。

（5）纳洛酮 可及时改善呼衰导致的心脑功能低下，减少并发症，提高治愈率。

（6）多巴胺 对伴有强烈血管收缩的休克患者，可提高疗效。

（7）东莨菪碱 协同作用，可增强 α 受体阻断作用。

（8）抗组胺药 协同作用。

（9）呋塞米 对急性左心衰竭伴肺水肿

患者，可提高疗效。

（10）胍乙啶 直立性低血压或心动过缓的发生率增加。

（11）强心苷 强心苷毒性反应增强。

（12）硝酸甘油类药物、铁剂 禁止合用。

## 妥拉唑林 Tolazoline

【其他名称】安拉苏林、苯甲唑啉、苄唑啉、妥拉苏林、盐酸妥拉苏林、盐酸妥拉唑林、Artonil、Benzazoline、Cyclocol、Dilatol、Kasimid、Lambral、Priscoline、Priseoline、Tolazoline Hydrochloride、Vasodil

【分类】心血管系统用药\降血压药\α 肾上腺素受体阻滞药

【制剂规格】片剂（盐酸盐） 25mg。

注射液（盐酸盐） 1ml∶25mg。

【临床应用】

**说明书适应证**

经给氧和（或）机械呼吸而动脉血氧浓度仍达不到理想水平的新生儿持续性肺动脉高压。

**其他临床应用**

（1）周围血管痉挛性疾病、血栓闭塞性脉管炎。

（2）肾上腺嗜铬细胞瘤的诊断以及此病骤发高血压危象的治疗。

（3）感染性休克、心源性休克。

（4）视网膜中央动脉痉挛或栓塞、视网膜色素变性、黄斑变性、视网膜脉络膜炎、视神经炎等，亦用于青光眼的激发试验。

（5）局部浸润注射用于因静滴去甲肾上腺素发生的血管外漏。

（6）辅助动脉显影（国外资料）。

【用法用量】

**其他用法用量**

［国内参考信息］

（1）一般用法 25mg/ 次，3~4 次 /d，p.o./i.m./i.h.。

（2）静滴去甲肾上腺素时发生的血管外漏 本药 5~10mg 溶于 10~20ml NS 中皮下浸润注射。

（3）诊断肾上腺嗜铬细胞瘤 5mg，i.v.，之后每半分钟测血压 1 次，2~4min 内血压下降 4.67/3.33kPa（35/25mmHg）以上者为阳性。进行此诊断试验时应特别谨慎。

（4）眼科治疗 10mg/ 次，1~2d/ 次，结膜下注射。或 10~25mg/ 次，1~2d/ 次，球后注射。

［国外参考信息］

（1）一般用法 10~50mg/ 次，qid.，i.m./i.v.。

（2）周围血管疾病 25~50mg/ 次，qid.，p.o.。

（3）肺心病伴囊性纤维化 1mg/（kg · 次），q.12h，连用 21d，i.v.，可改善血流动力学和肺功能。心导管插入术时应优先选用本药。

（4）辅助动脉显影 动脉给药。①单侧下肢动脉造影：50mg。②骨盆和双下肢动脉造影：100mg。③上肢动脉造影：25mg。④用于改善结节性多动脉炎的动脉造影：18.4~27.6mg/min，用药时间＞75s。

（5）眼科治疗 10% 滴眼液滴眼。

【禁忌证】

**说明书禁忌证**

（1）对本药过敏。

（2）缺血性心脏病。

（3）低血压。

（4）脑血管意外。

**其他禁忌证**

冠状动脉疾病。

【特殊人群用药】

**儿童** 适当减量能增加使用本药的安全性。

**1. 说明书用法用量**

新生儿肺动脉高压 初始剂量 1~2mg/kg，i.v.，于 10min 内注射完。可通过头皮静脉或回流至上腔静脉的其他静脉注射，以使本药最大量地到达肺动脉。维持剂量 0.2mg/(kg·h)，i.v.gtt.。动脉血气稳定后逐渐减量，必要时在维持输注中可重复初始剂量。负荷量为 1mg/kg。

**2. 其他用法用量**

［国外参考信息］

（1）新生儿持续性肺动脉高压 推荐剂量为 1~2mg/kg，经头皮注射 10min，此后 1~2mg/（kg·h），i.v.gtt.，Max：≤ 6~8mg/（kg·h）。

（2）预防血管痉挛 ＜ 5 岁儿童，单次 1mg/kg，可经大腿动脉给药。

（3）新生儿外周动脉导管插入术 可予 0.02~0.2mg/（kg·h），经动脉给药，以减轻动脉痉挛。

（4）其他临床用法 首剂 1~2mg/(kg·h)，直接注入肺动脉内，注射 5~10min。

**孕妇** 美国 FDA 妊娠安全性分级为：C 级。

**哺乳妇女** 尚不明确。

**肾功能不全 / 透析者** 慎用并减量。

**1. 说明书用法用量**

新生儿肺动脉高压 对肾功能不全和少尿患儿应适当减少维持量[＜ 0.9mg/(kg·h)]且减慢输液速度。

**2. 其他用法用量**

［国外参考信息］ 尚无肾衰竭新生儿的指导用量。临床研究发现，本药的清除与尿量有关，而与 Ccr 无关。建议尿量＜ 0.9ml/（kg·h）时，Max ≤ 1mg/kg，维持滴注量为 0.08mg/（kg·h）。

**【注意】**

（1）慎用 ①左房室瓣狭窄。②酸中毒。③消化性溃疡。

（2）用药相关检查 / 监测项目 用药期间需随访全血细胞计数、动脉血气、血电解质、血压、ECG、胃抽吸物的潜血试验、肾功能及尿量。

**【给药说明】**

（1）给药条件 ①为理想地控制用量，应使用输液泵。②用于治疗新生儿肺动脉高压时，应在婴幼儿监护病房中使用。监护病房应具备受过婴幼儿 ICU 专门培训的医护人员及完善的抢救设施。③使用本药前使用抗酸药可预防胃肠道出血。

（2）配伍信息 新生儿不应使用含有苯甲醇的稀释液。

**【不良反应】**

（1）心血管 心动过速、水肿、高血压（新生儿胃肠外给药）、直立性低血压（新生儿）、反射性心动过速、周围血管扩张、皮肤潮红、心律失常、心肌梗死。

（2）神经 头痛、眩晕。

（3）内分泌 / 代谢 低氯性碱中毒（继发于胃的高分泌状态）。

（4）血液 PLT 减少、WBC 减少。

（5）消化 胃肠道出血、恶心、呕吐、上腹痛、腹泻、腹胀、消化性溃疡恶化、肝炎。

（6）泌尿 ARF 及 GFR 和肾血流量降低。

（7）皮肤 Goose flesh 现象、充血、出汗。

（8）其他 颜面或注射部位出现温暖或烧灼感（动脉给药）。

**【药物过量】**

（1）表现 低血压。

（2）处理意见 取头低位平躺休息，必要时输注电解质溶液，并用其他升压药对症治疗。

**【相互作用】**

（1）雷尼替丁 降低本药的作用。合用时应谨慎。

（2）肾上腺素或去甲肾上腺素 可导致反常性的血压下降，随后出现反跳性的剧烈升高。

（3）多巴胺 可拮抗大剂量多巴胺所致的周围血管收缩作用。

（4）麻黄碱、间羟胺 降低上述药物的升压作用。

（5）甲氧明或去氧肾上腺素　使用本药后再使用上述药物，可能出现严重的低血压。

（6）酒精　可引起双硫仑样反应或酒精耐受，表现为皮肤麻刺感和潮红。用药期间应避免饮酒。

## 第二节　β 肾上腺素受体阻滞药

### 美托洛尔
### Metoprolol

**【其他名称】** 伯他乐安、倍他乐克、富马酸美托洛尔、琥珀酸美托洛尔、均青、酒石酸美多心安、酒石酸美托洛尔、甲氧乙心安、蒙得康、美多洛尔、美多心安、美他新、素可丁、托西尔康、Betaloc、Betaloc ZOK、Lopreser、Lopresor、Lopressor、Metoprolol Fumarate、Metoprolol Succinate、Metoprolol Tartrate、Seloken、Toprol、Vasocardin

**【分类】** 心血管系统用药\降血压药\β 肾上腺素受体阻滞药

**【制剂规格】** 片剂（酒石酸盐）① 25mg。② 50mg。③ 100mg。

胶囊（酒石酸盐）① 25mg。② 50mg。

缓释片（酒石酸盐）① 50mg。② 100mg。③ 150mg。④ 200mg。

缓释片（琥珀酸盐）① 23.75mg（相当于酒石酸美托洛尔 25mg）。② 47.5mg（相当于酒石酸美托洛尔 50mg）。③ 95mg（相当于酒石酸美托洛尔 100mg）。④ 190mg（相当于酒石酸美托洛尔 200mg）。（均以琥珀酸美托洛尔计）

缓释片（富马酸盐）① 95mg。② 190mg。③ 285mg。

控释片（酒石酸盐）① 25mg。② 50mg。③ 100mg。

注射液（酒石酸盐）① 2ml∶2mg（另含氯化钠 18mg）。② 5ml∶5mg（另含氯化钠 45mg）。

粉针剂（酒石酸盐）① 2mg。② 5mg。

**【临床应用】**

1. 说明书适应证

（1）高血压。

（2）快速性心律失常，及诱导麻醉或麻醉期间出现的窦性心动过速。

（3）心绞痛。也用于防治确诊或可疑急性心肌梗死患者的心肌缺血、胸痛。

（4）肥厚型心肌病、主动脉夹层、甲状腺功能亢进、心脏神经官能症等。

（5）伴有左心室收缩功能异常的症状稳定的慢性心力衰竭。

2. 其他临床应用

（1）嗜铬细胞瘤。

（2）偏头痛的预防性治疗，以及治疗慢性每日头痛和非丛集性头痛。

**【用法用量】**

1. 说明书用法用量

（1）高血压　①普通制剂（酒石酸盐）：25~50mg/ 次，2~3 次 /d，p.o.；或 100mg/ 次，bid.。②缓释片（琥珀酸盐）：47.5~95mg/ 次，qd.，p.o.；服用 95mg 无效时，可增量或合用其他抗高血压药。

（2）心律失常　①普通制剂（酒石酸盐）：25~50mg/ 次，2~3 次 /d，p.o. 或 100mg/ 次，bid.。②快速性心律失常的紧急治疗，5mg/ 次，i.v.（GS 稀释后缓慢给药）；若病情需要可相隔 10min 重复注射，视病情而定，总剂量 10mg。心律失常控制后（静注 4~6h 后），可改口服维持，Max：50mg/ 次，2~3 次 /d。③诱导麻醉或麻醉期间的心律失常：2mg/ 次，i.v.（缓慢），可重复注射 2mg，必要时最大总量为 10mg。

（3）急性心肌梗死　主张早期使用。早

期用药，可减小未能溶栓患者的梗死范围、降低短期（15d）死亡率（此作用在用药后24h即出现）；且可降低已溶栓患者再梗死及再缺血发生率，若2h内用药还可降低死亡率。一般先静注，2.5~5mg/ 次（2min 内），1 次 /5min，共 3 次（总剂量 10~15mg）。15min 后开始口服，25~50mg/ 次，q.6~12h，共 24~48h；然后 50~100mg/ 次，bid.，p.o.。心肌梗死后若无禁忌证应长期服用（一般50~100mg/ 次，bid.），已证实长期服用可降低心源性死亡率。该法也可用于防治已确诊或可疑急性心肌梗死患者的心肌缺血、快速性心律失常和胸痛。

（4）心绞痛　①普通制剂（酒石酸盐）：25~50mg/ 次，2~3 次 /d，p.o.；或 100mg/ 次，bid.。不稳定型心绞痛主张早期用药，具体用法可参照"急性心肌梗死"。②缓释片（琥珀酸盐）：95~190mg/ 次，qd.，p.o.。必要时可合用硝酸酯类药或增加剂量。

（5）肥厚型心肌病、甲状腺功能亢进　普通制剂（酒石酸盐）：25~50mg/ 次，2~3 次 /d，p.o.；或 100mg/ 次，bid.。

（6）甲状腺功能亢进　普通制剂（酒石酸盐）：25~50mg/ 次，2~3 次 /d，p.o.；或100mg/ 次，bid.。

（7）心力衰竭　应在使用洋地黄和（或）利尿药等抗心衰治疗的基础上使用本药。①普通制剂（酒石酸盐）：起初6.25mg/ 次，2~3 次 /d，p.o.，根据临床情况每数日至 1 周增加 7.25~12.5mg，2~3 次 /d，可用至 50~100mg/ 次，bid.，p.o.。Max：300~400mg/d。②缓释片（琥珀酸盐）的用量根据心功能调节：心功能Ⅱ级，推荐起始量为 23.75mg/ 次，qd.（2 周内）p.o.。2 周后，可增至 47.5mg/ 次，qd.。此后，每 2 周剂量可加倍。长期治疗的目标用量为 190mg/次，qd.；心功能Ⅲ－Ⅳ级的稳定性心力衰竭患者应根据病情个体化用药，推荐起始量为 11.875mg/ 次，qd.。1~2 周后，可增至 23.75mg/ 次，qd.。再过 2 周后，可增至47.5mg/ 次，qd.。若患者能耐受，可每 2 周将剂量加倍，最大可至 190mg/ 次，qd.。

**2. 其他用法用量**

［国内参考信息］

偏头痛和慢性头痛　常用剂量为50~200mg/d，p.o.。宜从小剂量开始，逐渐增加，达到有效治疗量。

［国外参考信息］

（1）心绞痛　起始量 100mg/d，分 2 次口服（缓释片为 qd.），进餐时或餐后立即服用。常用量 100~400mg/d。剂量须个体化，以 1 周为间隔逐渐加量至达最佳控制或出现 HR 减慢。从速释剂转为缓释剂时，缓释剂开始量与速释剂总量相同，以后再逐渐调整以达个体化剂量。

（2）不稳定型心绞痛及无 ST 段升高的心肌梗死　5mg/ 次，i.v.（缓慢注射，1~2min），隔 5min 重复 1 次，至总量达15mg。对可耐受 15mg 的患者，在末次注射后 15min 开始 25~50mg/ 次，q.6h，p.o.，共用 48h。后给予维持量 100mg/ 次，bid.。

（3）心律失常　2~20mg/ 次，静脉给药。对室上性多源性心动过速（如阵发性房速、房扑或房颤）给予 5~15mg，在 2.5min 内静注 5mg，每隔 7.5min 注射 1 次。口服常用量尚不明确。

（4）充血性心力衰竭　治疗充血性心力衰竭的常用量范围尚不明确。研究表明，除常规治疗外，本药控释（缓释）剂对稳定的慢性心力衰竭患者有效。起始量 12.5mg/ 次或 25mg/ 次，qd.，心功能Ⅲ－Ⅳ级患者起始量宜小。如患者能耐受，则每 1~2 周将剂量加倍，至达目标剂量 150~200mg/ 次，qd.。

（5）高血压　起始量 50~100mg/d，1 次或分次口服（缓释片为 qd.），进餐时或餐后立即服用。常用量 100~450mg/d。剂量须个体化，以 1 周为间隔，逐渐加量至血压控制理想或出现 HR 明显减慢。qd. 服用可维持降压作用 24h，但剂量较小时，可能在 24h

的后期不能满意降压，故需加量或增加服药次数。

（6）心肌梗死　①急性心肌梗死后立即给予5mg，i.v.，2min后重复1次，共可用3次（15mg）。对可耐受15mg静脉剂量者，应在末次注射15min后给予50mg/次，q.6h，p.o.，持续48h。然后以100mg/次，bid.维持，疗程至少3个月；不能耐受15mg静脉剂量者，在末次注射15min后给予25~50mg/次，q.6h，p.o.。②未静脉给药者，100mg/次，bid.，p.o.，疗程至少3个月。也有研究建议口服治疗应持续1~3年。

（7）偏头痛　50~200mg/d，p.o.。

## 【禁忌证】

**1. 说明书禁忌证**

（1）对本药或其他β－肾上腺素受体阻滞药过敏者。

（2）心源性休克。

（3）不稳定的、失代偿性心衰或急性心衰。

（4）有症状的心动过缓或低血压。

（5）病窦综合征、Ⅱ－Ⅲ度房室传导阻滞。

（6）末梢循环灌注不良。

（7）严重的周围血管疾病，如存在坏疽危险性者。

（8）HR＜45次、P-Q间期＞0.24秒、收缩压＜13.33kPa（100mmHg）的怀疑急性心肌梗死者。

（9）孕妇。

**2. 其他禁忌证**

对洋地黄无效的心衰。

## 【特殊人群用药】

**儿童**　安全性和有效性尚未明确。

**老人**　无需调整剂量。国外研究显示，老年高血压患者使用100mg/d，必要时加小剂量氢氯噻嗪是安全有效的，优于单用氢氯噻嗪治疗。

**孕妇**　禁用。也有资料建议慎用，不宜作为在妊娠期间治疗高血压的首选药物，只在其他药物无效或无其他药物可供选择时才使用。美国FDA妊娠安全性分级为：C级。

**哺乳妇女**　权衡利弊。

**肝功能不全者**　慎用。一般肝硬化患者可采用常规剂量，仅严重肝功能不全时（如门静脉分流术后者）才需考虑减量。

**肾功能不全/透析者**　慎用，但无需调整剂量。国外资料建议，透析后患者应给予维持剂量。

**其他**　低血压和（或）心动过缓者，可能需减少本药或合用药物的用量。

## 【注意】

（1）慎用　①心衰。②Ⅰ度房室传导阻滞（国外资料）。③变异型心绞痛。④低血压。⑤糖尿病。⑥慢性支气管炎。⑦肺气肿。⑧甲低或甲亢。⑨伴代谢性酸中毒的急症者。⑩雷诺综合征或其他周围血管疾病（国外资料）。⑪麻醉或手术患者（国外资料）。⑫运动员。

（2）对检验值/诊断的影响　肾功能不全时，本药代谢物可蓄积血中，使血清胆红素的重氮反应测试呈假阳性。

（3）用药相关检查/监测项目　①定期检查血常规、血压及心、肝、肾功能。②糖尿病患者应定期检查血糖。③经静脉给药时应仔细监测患者的血压和ECG，并备有复苏抢救设施。

（4）对驾驶/机械操作的影响　从事驾驶和机械操作等需集中注意力的工作时应谨慎。

## 【给药说明】

（1）给药条件　①本药应个体化用药。②本药缓释片最好早晨服用，可掰开服用，但不能咀嚼或压碎，服用时至少用半杯液体送服。同时摄入食物不影响其生物利用度。③大剂量用药时，本药的$\beta_1$受体选择性逐渐消失。支气管痉挛者需谨慎，一般仅用小量，并及时加用$\beta_2$受体激动药。④研究表明，在心肌梗死症状发作几小时内静脉给药效果优于口服。而心肌梗死后先静脉给药，然后以口服维持比单用一种方法更好。

⑤用于心力衰竭时，对于NYHA心功能为Ⅱ、Ⅲ级、病情稳定且LVEF低于40%者，应尽早使用β-肾上腺素受体阻断药，有望降低病死率；对于NYHA心功能Ⅳ级的心力衰竭患者，需待病情稳定后，在严格监护下方可使用β-肾上腺素受体阻断药。⑥对哮喘或其他慢性COPD患者，应同时给予足够的扩张支气管治疗，$β_2$受体激动药的剂量可能需增加。⑦嗜铬细胞瘤患者使用本药时，应考虑合并使用α-受体阻断药。

（2）减量/停药条件 ①既往无心力衰竭史者在长期使用本药期间可能出现心力衰竭征象，宜加用强心药和（或）利尿药，如心衰症状继续则应停药。②外科手术前应否停药尚无统一意见，β受体阻滞后心脏对反射性交感兴奋的反应降低，使全麻和手术的危险性增加，但可用多巴酚丁胺或异丙肾上腺素逆转。尽管如此，对接受全麻的患者术前最好停用本药，且至少在术前48h停用（甲状腺毒症和嗜铬细胞瘤患者除外）。③避免突然停药。撤药时，应逐渐减量，整个撤药过程至少需2周时间，每次剂量减半，减至25mg或23.75mg（琥珀酸盐），并至少持续该剂量4d。停药期间及停药后2~3周应尽量限制活动量。

（3）配伍信息 ①本药不应加入右旋糖酐70血浆代用品中滴注。②本药注射液浓度为1mg/ml，最大剂量可用至40mg，可加入1000ml下列注射液中静脉滴注：NS、10%GS、5%GS、林格注射液、林格-葡萄糖液和乙酸化林格液。③注射液稀释后应在12h内使用。

（4）其他 ①本药用于治疗胰岛素依赖型糖尿病患者（IDDM）时应小心观察。②须注意用胰岛素的糖尿病患者在加用β-受体阻滞药时，其β-受体阻滞作用往往会掩盖低血糖症状，如心悸等，从而延误低血糖的及时发现。但在治疗过程中选择性$β_1$-受体阻断药干扰糖代谢或掩盖低血糖的危险性要小于非选择性β-受体阻断药。

【不良反应】

（1）心血管 胸痛、气促、心动过缓、肢端发冷、雷诺现象、心力衰竭、房室传导时间延长、心律失常、晕厥、心悸、外周水肿、低血压、血管神经性水肿、间歇性跛行（无症状外周动脉病患者用药时）等。静脉给药更易出现低血压、心动过缓、各种房室传导阻滞、心力衰竭。有使用本药滴眼液1h后HR减慢的研究报道。

（2）神经 疲劳、头痛、头晕、睡眠障碍、感觉异常、注意力损害、意识模糊、短期记忆丧失、嗜睡、腕管综合征（长期给药）。治疗初期多见CNS不良反应，继续服药可减少或消失。

（3）精神 梦魇、抑郁、记忆力损害、精神错乱、神经质、焦虑、幻觉等。

（4）内分泌/代谢 血钾、脂蛋白、TC、TG等增高（体内总钾量不变），血糖降低（糖尿病患者可能增高。较少影响糖尿病患者的血糖、胰岛素或胰高血糖素水平）、体重增加。

（5）血液 血小板减少。

（6）消化 味觉改变、口干、恶心、呕吐、腹痛、腹泻、便秘、胃肠胀气、烧心感、氨基转移酶升高、肝炎、腹膜后纤维性变。

（7）呼吸 支气管痉挛、喘鸣、呼吸困难等，大剂量时更易发生。其他β-肾上腺素受体阻断药还可引起哮喘、鼻炎、鼻窦炎、咽炎等。

（8）泌尿 BUN、肌酐、尿酸等增高。

（9）生殖 可逆性性功能异常、阳痿。

（10）骨骼肌肉 关节痛（常累及膝关节和肩关节，也可累及多个关节）、肌肉疼痛性痉挛。

（11）皮肤 皮肤瘙痒、多汗、脱发、银屑病加重、光敏感、皮疹、指甲松离。其他β-肾上腺素受体阻断药还可引起湿疹、痤疮、皮肤刺激、面色潮红、剥脱性皮炎等。

（12）眼 眼干、眼痛、结膜炎样症状、视觉损害、视物模糊等。滴眼液：短暂的烧灼感、眼痒、流泪、上皮性角膜病变、眼睑皮疹等局部刺激症状。

（13）耳 耳聋、耳鸣等。

（14）其他 皮肤过敏反应。伴血管疾病者：坏疽。

**【药物过量】**

（1）剂量 成人 1.4g 可致中度中毒，2.5g 可致重度中毒，7.5g 可致极重度中毒（致死性）；12 岁儿童给予 450mg 可致中度中毒。

（2）表现 过量时最初的临床表现会在药物摄入后 20min~2h 出现。以心血管系统症状为主，但某些病例，特别是儿童和年轻患者，可能以 CNS 症状和呼吸抑制为主要表现。主要中毒症状有心动过缓、一～三度房室传导阻滞、心脏停搏、血压下降、外周循环灌注不良、心功能不全、心源性休克、呼吸抑制和窒息。其他症状尚有疲乏、精神错乱、神志丧失、频细震颤、痉挛、出汗、感觉异常、支气管痉挛、恶心、呕吐、低血糖或高血糖症、高钾血症及一过性肌无力综合征。

（3）处理意见 ①诊断明确者，给予洗胃和活性炭，并严密观察病情变化。为减少迷走神经刺激，洗胃前应先静注阿托品（成人 0.25~0.5mg，儿童 10~20μg/kg）。②有指征时，进行气管内插管和呼吸支持治疗。③适当补充血容量，输注 GS，监测 ECG。④静注阿托品 1~2mg，必要时可重复注射（主要控制迷走神经症状）。⑤对心肌功能抑制者，可滴注多巴胺或多巴酚丁胺，葡乳醛酸钙（9mg/ml）10~20ml。另一种替代方法是胰高血糖素 50~150μg/kg，1min 内静注，继以静滴，或用氨力农。部分患者加用肾上腺素有效。QRS 波增宽和心律失常者，可输注 NS 或碳酸氢钠。心动过缓时给予阿托品或异丙肾上腺素，必要时安置人工起搏器。室性期前收缩时给予利多卡因或苯妥英钠；心力衰竭时给予吸氧、洋地黄糖苷类药或利尿药；低血压时输液并给予升压药。对心搏骤停者，有时需长达数小时的复苏抢救。⑥抽搐者给予地西泮或苯妥英钠。⑦支气管痉挛时给予异丙肾上腺素或特布他林（注射或吸入）。⑧其他对症治疗。

**【相互作用】**

（1）利福平、利福布汀 本药代谢加快，疗效降低，如合用，本药应加量。

（2）巴比妥类药物 本药代谢增加，血药浓度、生物利用度和疗效降低。必须合用时应监测疗效，必要时调整剂量，或换用其他不依赖肝脏代谢的 β 肾上腺素受体阻断药，如阿替洛尔、噻吗洛尔。

（3）麻黄 抗高血压药的疗效降低。使用本药治疗的高血压患者应避免使用含麻黄的制剂。

（4）NSAID 可使血压升高。如合用，应监测患者的血压，相应调整本药剂量。

（5）苯丙醇胺（大剂量） 可反常地引起高血压反应。

（6）去甲肾上腺素 去甲肾上腺素吸入产生的支气管扩张作用被拮抗。

（7）利托君 利托君的作用被拮抗，故避免合用。

（8）黄嘌呤、异丙肾上腺素或恩丙茶碱 上述药的疗效减弱。

（9）阿布他明 阿布他明的 β 受体激动作用减弱。故在使用阿布他明前，本药应停用至少 48h。

（10）奎尼丁 本药的清除下降，导致心动过缓、疲乏、气短等。如必须合用，应密切监测心功能，必要时调整两者的用量。

（11）安替比林、茶碱类 本药清除减慢。

（12）普罗帕酮 本药浓度增加，引起卧位血压明显降低。如必须合用，应仔细监测心功能，特别是血压，必要时调整本药用量。

（13）地尔硫䓬 β 肾上腺素受体阻断

药的药理作用增强，对心功能正常的患者有利。但合用后也有引起低血压、左室衰竭、房室传导阻滞的报道。如合用应密切监测患者的心脏功能，尤其是老年、左室衰竭、主动脉瓣狭窄及两种药物的用量都较大时。

（14）洋地黄苷类 可发生房室传导阻滞，而致 HR 过慢，合用时应严密观察。

（15）肼屈嗪 本药的生物利用度增加，空腹服药时易发生，而对本药缓释制剂无影响。如需合用，应在进食时服用，或换用缓释制剂。

（16）西咪替丁 本药的血药浓度增加。合用时应密切监测心功能，必要时应调整剂量。

（17）环丙沙星 本药的血药浓度增加，导致低血压和心动过缓。合用应监测血压和心功能。

（18）苯海拉明、帕罗西汀、羟氯喹等 本药药效增强，不良反应发生的危险增加。如合用，本药应减量，并监测有无本药毒性反应症状（如心动过缓）和心脏选择性消失的征象。

（19）氟西汀 本药的血药浓度升高，毒性增大，故应注意监测，必要时减少本药用量。

（20）利托那韦 本药的血药浓度及毒性反应增加。如合用，应减小本药的用量。

（21）氟伏沙明 本药代谢抑制，导致心动过缓和（或）低血压。如合用，建议本药开始剂量宜小，小心调整剂量，并监测 HR 及血压。

（22）安非拉酮 本药的血药浓度增加，两者合用应慎重，开始剂量宜小。

（23）当归提取物 本药经肝脏 CYP 酶的代谢受抑制，如合用，应注意监测血压。

（24）齐留通 本药血药浓度明显升高。虽然目前没有关于齐留通与本药发生相互作用的报道，但合用时仍应谨慎，并密切监护。

（25）苄普地尔、氟桂利嗪、利多氟嗪、加洛帕米、哌克昔林 虽然目前还没有合用发生相互作用的报道，但这些药均能引起血压降低、心动过缓或心功能储备下降，如须合用，应监测心功能，特别是左室功能下降、心脏传导功能下降或主动脉瓣狭窄的患者。

（26）芬太尼 芬太尼麻醉时使用本药，可引起严重低血压。

（27）MAOI 可致极度低血压，应禁止合用。

（28）胺碘酮 可出现明显的心动过缓和窦性停搏。

（29）二氢吡啶类钙通道阻滞药 合用治疗心绞痛或高血压有效，但可引起严重低血压或心功能储备降低。合用时应仔细监测心功能，尤其是左室功能受损、心律失常或主动脉瓣狭窄的患者。

（30）维拉帕米 可能引起低血压、心动过缓、充血性心力衰竭、传导障碍。在左室功能不全、主动脉瓣狭窄或两药用量均大时危险性增加。合用时，应密切监测心功能。

（31）咪贝地尔 可引起低血压、心动过缓或心力储备降低。在开始 β-肾上腺素受体阻断药治疗前应停用咪贝地尔 7~14d。如必须合用，应监测心功能，特别是老年、左室功能下降、心脏传导功能下降或主动脉瓣狭窄的患者。

（32）苯乙肼 可引起 HR 下降。如需合用应仔细监测。

（33）利舍平 两者作用相加，β 受体阻滞作用增强，可能出现心动过缓及低血压。

（34）右丙氧芬 低血压和心动过缓的危险增加。合用时应注意监测。

（35）奥洛福林 可引起低血压或高血压伴心动过缓。合用时应密切监测血压、HR。

（36）氯丙嗪、氯普噻吨或三氟丙嗪 虽目前尚无合用发生相互作用的报道，但吩噻嗪类药物与 β-肾上腺素受体阻断药合用可相互增强作用，引起低血压和吩噻嗪中毒。合用时应监测两种药物效应，必要时减量。

（37）$\alpha_1$ 肾上腺素受体阻断药　此类药的首剂反应加重。除哌唑嗪外其他 $\alpha_1$ 肾上腺素受体阻断药虽较少出现，但与本药合用时仍需注意。

（38）利多卡因　利多卡因的血药浓度增加。合用时应密切监测利多卡因的血药浓度，相应调整剂量。

（39）地高辛　可致房室传导时间延长，且地高辛血药浓度升高，合用时应仔细监测ECG、地高辛血药浓度，并相应调整剂量。

（40）非去极化肌松药（如氯化筒箭毒碱、戈拉碘铵等）　上述药的药效增强，作用时间延长。

（41）肾上腺素　可引起高血压和心动过缓。应尽量避免合用。如合用，应仔细监测血压。

（42）苯福林或拟交感胺类　可引起显著高血压、HR过缓，也可能出现房室传导阻滞，故应严密观察。

（43）可乐定、莫索尼定　本药与可乐定联合治疗时，突然撤去可乐定可使高血压加重。因此要撤可乐定时，应先撤本药，密切监测血压，数天后再逐步减停可乐定。与莫索尼定合用时，如突然撤去莫索尼定也可引起高血压反跳，应予注意。

（44）甲基多巴　极少数患者对内源性或外源性儿茶酚胺可出现高血压、心动过速或心律失常等异常反应。

（45）降糖药　心脏选择性β-肾上腺素受体阻断药较少引起2型糖尿病患者的葡萄糖耐量降低，但糖尿病患者在联用本药及降糖药时仍应注意，应调整降糖药的剂量。

（46）吸入麻醉　增加心脏抑制作用。

（47）醋硝香豆素、苯丙香豆素、普鲁卡因胺、乙酰胆碱、抗酸药、溴西泮、劳拉西泮、可莱塞兰、单硝酸异山梨酯、尼扎替丁、泮托拉唑、奥美拉唑、利扎曲坦、司维拉姆等　无明显相互作用。

（48）特比萘芬、舍曲林、塞来昔布　应注意减少本药剂量。

（49）其他β-受体阻断药（如滴眼液）　应严密监控。

（50）食物　进食可使本药血药浓度和AUC增加。

## 普萘洛尔
## Propranolol

**【其他名称】** 百尔洛、恩特来、杭达来、萘心安、萘氧丙醇胺、普乐欣、心得安、星泰、盐酸普萘洛尔、Avlocardyl、Inderal、Propranolol Hydrochloride、Propranololum

**【分类】** 心血管系统用药\降血压药\β肾上腺素受体阻滞药

**【制剂规格】** 片剂（盐酸盐）　10mg。

缓释片（盐酸盐）　① 40mg。② 80mg。

缓释胶囊（盐酸盐）　40mg。

注射液（盐酸盐）　5ml∶5mg。

粉针剂（盐酸盐）　① 2mg。② 5mg。

**【临床应用】**

1. 说明书适应证

（1）作为二级预防，降低心肌梗死死亡率。

（2）高血压（单用或与其他抗高血压药合用）。

（3）劳力型心绞痛。

（4）控制室上性快速心律失常、室性心律失常，特别是与儿茶酚胺有关或洋地黄引起心律失常。

（5）减低肥厚型心肌病流出道压差，减轻心绞痛，心悸与昏厥等症状。

（6）配合α受体阻断药用于嗜铬细胞瘤患者控制心动过速。

（7）控制甲亢的HR过快。也可治疗甲状腺危象。

2. 其他临床应用

（1）在其他药物无效时，可试用于锑剂

中毒引起的心律失常。

（2）左房室瓣脱垂综合征、面神经痛和原发性震颤。

（3）偏头痛的预防性治疗、慢性每日头痛以及非丛集性头痛的其他类型。

（4）甲状腺次全切除术的术前准备。

（5）对病情较重的甲亢患者，在抗甲状腺药物或放射性碘治疗尚未奏效前，用于控制症状。

（6）国外尚用于：①主动脉瓣狭窄。②肝硬化患者食管静脉曲张破裂所致消化道出血的早期预防及治疗。

**【用法用量】**

**1. 说明书用法用量**

（1）高血压 ①普通片：初始剂量10mg/次，3~4次/d，p.o.，可单独使用或与利尿药合用。剂量应逐渐增加。Max：200mg/d。②缓释片：开始40mg/d，必要时可增至80mg/d，qd.，p.o.。

（2）心绞痛 ①普通片：初始剂量5~10mg/次，3~4次/d，p.o.；每3d增加10~20mg，可渐增至200mg/d，p.o.（分次）。②缓释片：开始40mg/d，必要时可增至80mg/d，qd.，p.o.。

（3）心律失常 10~30mg/次，3~4次/d，p.o.（饭前及睡前）。

（4）心肌梗死 30~240mg/d，p.o.。

（5）肥厚型心肌病 10~20mg/次，3~4次/d，p.o.。按需要及耐受程度调整剂量。

（6）嗜铬细胞瘤 10~20mg/次，3~4次/d，p.o.（术前用3d）。一般应先用α－肾上腺素受体阻滞药，待药效稳定后加用本药。

**2. 其他用法用量**

［国内参考信息］

（1）高血压 普通制剂：5mg/次，qid.，p.o.，1~2周后增加1/4量，在严密观察下总量可逐渐增至100mg/d。

（2）麻醉过程中出现的心律失常 静滴，但宜慎用。2.5~5mg/次，用5%~10%GS 100ml稀释，以1mg/min静滴。同时必须严密观察血压、心律和HR变化，一旦HR转慢，则立即停药。

（3）心肌梗死后的预防 可用至160mg/d，p.o.。

（4）面神经痛 40~120mg/d，p.o.。

（5）偏头痛、慢性头痛 30~100mg/d，p.o.。宜从小剂量开始，逐渐增加达到最适治疗剂量。

（6）震颤 40~120mg/d，p.o.。

（7）肝硬化上消化道出血 开始剂量160mg/d，p.o.，以后调整剂量，可用于其预防及治疗。

（8）甲亢 10~20mg/次，tid.，p.o.。

（9）甲亢危象 20~80mg/次，q.4~6h，p.o.。

［国外参考信息］

（1）心绞痛 速释制剂常用量为80~320mg/d，分2~4次服用。长效制剂常用量为80~160mg/d，qd.。最佳用量为160mg/次，顿服。

（2）心肌梗死 预防再梗死的剂量为180~240mg/d，分2~4次服用，至少维持3年。静脉给药能快速控制心率及心肌收缩力，研究表明，在心肌梗死症状发作几小时内，静脉给药效果优于口服给药。而心肌梗死后先静脉给药，然后口服给药维持，比单用其中一种方法更好。

（3）心律失常 ①常用量为10~30mg/次，3~4次/d，p.o.。80~160mg的剂量对运动或紧张所致的室速有效，其他室性心律失常者可用至500~1000mg/d。冠状动脉搭桥术后早期给予本药10mg/次，q.6h，可明显降低患者术后心律失常的发生率。②静脉给药初始量为0.1~0.15mg/kg，每1~2min增加0.5~0.75mg。麻醉患者最大总量为5mg，清醒患者为10mg。治疗致命性心律失常时，常用量为1~3mg，给药速率不超过1mg/min，并进行持续心电、血压监护。2min后可重复给药1次，若已重复给药，则4h内不得再增量。

（4）高血压　速释片初始量为40mg/次，bid.。逐渐增量，常用维持剂量为120~240mg/d，分2~3次服用。缓释片常用量为80mg/次，顿服，可单用或与利尿药合用。必要时可用至120~160mg/d。

（5）肥厚性主动脉瓣狭窄　速释片常用量为20~40mg/次，3~4次/d。长效制剂常用量为80~160mg/次，顿服。

（6）嗜铬细胞瘤　不能手术治疗者，推荐用量为30mg/d，分次服用。可手术治疗者，术前3日服用本药，推荐用量为60mg/d，同时合用α-肾上腺素受体阻断药。

（7）震颤　初始量为40mg/次，bid.，p.o.。60~320mg/d的剂量对大多数患者有效，最佳日剂量为120mg。

（8）偏头痛　预防用量为80~240mg/d，分次服用（长效制剂则顿服）。某些患者可能需用至320~480mg/d才能见效，用量须逐渐增加，直至达到满意的预防效果。也有推荐使用小剂量（1mg/kg）治疗，对大多数患者有效，必要时可增量。用最大剂量治疗4~6周效果仍不满意者，则应在2周内缓慢停药。

（9）胃肠道出血　40~360mg/d，长期口服，调整剂量使其静息心率降低25%。此用法可降低由消化道血管曲张破裂或急性胃腐蚀引起胃肠道出血的危险性，并降低患者死亡率。

（10）甲亢危象　为快速控制甲亢危象，可在持续心电监护下，按1mg/min静滴，Max：≤10mg。必要时可在4~6h后重复给药。静脉给药后改为口服，用量为40~80mg/次，q.6h。初始量常用10mg/次，qid.，然后逐渐增量，直至控制症状。常用维持剂量为40~60mg/次，qid.。

（11）甲状腺外科术前准备　进行甲状腺次全切除术的患者在术前2周至术前4日使用本药，用至术后7~10日。用量为20~40mg/次，qid.，调整剂量使HR＜90次/min。

**【禁忌证】**

**1. 说明书禁忌证**

（1）哮喘。

（2）心源性休克。

（3）Ⅱ~Ⅲ度房室传导阻滞。

（4）重度或急性心力衰竭。

（5）窦性心动过缓。

（6）有支气管痉挛史。

（7）代谢性酸中毒。

（8）长期禁食者。

**2. 其他禁忌证**

（1）对本药过敏者（国外资料）。

（2）慢性阻塞性支气管疾病。

（3）过敏性鼻炎。

（4）病窦综合征。

（5）低血压（国外资料）。

**【特殊人群用药】**

**儿童**　若按体重计算儿童用量，本药血药浓度治疗范围与成人相似，但按体表面积计算，则血药浓度治疗范围高于成人。有报道认为，先天愚型患儿服用本药时血药浓度升高，从而生物利用度增加。

**1. 说明书用法用量**

**一般用法**　小儿用量尚未确定，一般为0.5~1mg/（kg·d），p.o.（分次）。

**2. 其他用法用量**

［国内参考信息］　0.01~0.1mg/kg，i.v.gtt.（缓慢），Max：1mg/次。

［国外参考信息］

（1）一般用法　小儿静脉使用本药时，应直接注射而不需稀释。不推荐间歇给药和持续静滴。推荐用量为0.01~0.15mg/（kg·次），注射时间应＞3~5min。给药2~3h内，应监测患儿有无低血压、心动过缓、低血糖及支气管痉挛。新生儿0.2~0.5mg/（kg·次），q.6h，p.o.；或0.05~0.15mg/kg，i.v.，先给予半量观察，必要时可在2min内再给予剩余剂量。

（2）心律失常　① 2~6mg/（kg·d），3~4次/d，p.o.，Max≤60mg/d。② 0.1mg/

（kg · 次），i.v.，Max ≤ 1mg/ 次，注射时间 ≥ 5min。

（3）高血压　初始量为 0.5~1mg/（kg·d），p.o.，可在 3~5d 内逐渐增量，Max ≤ 16mg/（kg · d）。

（4）甲状腺功能亢进症　作为抗甲状腺药物的辅助治疗，新生儿 2mg/（kg · 次），q.6h，p.o.；青春期患者 10~40mg/ 次，q.6h，p.o.，或 1~3mg/ 次，i.v.，注射时间＞10min。

（5）法洛四联症　儿童 0.15~0.25mg/（kg · 次），缓慢静脉推注，用于发作时的紧急处理，必要时在 15min 后重复 1 次。推荐维持剂量为 1~2mg/（kg · 次），q.6h，p.o.。婴儿 1mg/（kg · d），分 4 次给药，用于疾病的缓解治疗。治疗 1 周仍无效，应以 1mg/（kg · d）的幅度增量，Max ≤ 5mg/（kg · d）。每次改变用量后应观察 24h。若患者曾经控制发作，而后疗效下降，用量可缓慢增至 10~15mg/（kg · d），同时密切监测心脏大小、HR 和心肌收缩力。

**老人**　应适当调整剂量。

**孕妇**　慎用。美国 FDA 妊娠安全性分级为：C 级。

**哺乳妇女**　慎用。

**肝功能不全者**　慎用。肝病患者需调整用量并加强监测。

**肾功能不全 / 透析者**　慎用。肾衰竭者无需调整剂量。

**其他**　静脉给予本药 8μg/（kg · min）对控制烧伤患者的高代谢症状有效。

**【注意】**

（1）慎用　①有过敏史者。②充血性心力衰竭。③Ⅰ度房室传导阻滞（国外资料）。④糖尿病。⑤肺气肿或非过敏性支气管炎。⑥甲状腺功能低下。⑦甲亢合并心功能不全者（本药可使心脏收缩功能减弱）。⑧雷诺综合征或其他周围血管疾病。⑨麻醉或手术（国外资料）。

（2）对检验值 / 诊断的影响　服用本药时，测定 BUN、脂蛋白、肌酐、钾、TG、尿酸等都有可能提高，而血糖降低。但糖尿病患者有时会增高。肾功能不全时，干扰血清胆红素重氮反应的测定，可出现假阳性。

（3）用药相关检查 / 监测项目　用药期间应定期检查血常规、血压及心、肝、肾功能。糖尿病患者应定期检查血糖。

**【给药说明】**

（1）给药条件　①本药空腹或与食物同服均可，用量须个体化。首次用药需从小剂量开始，逐渐增量并密切观察患者反应。②应根据 HR 及血压等征象指导临床用药，心动过缓（通常＜ 50~55 次 /min）时不能再增加剂量。③甲亢合并心功能不全者必须用本药时，应合用强心药。④本药静脉给药易致心动过缓，甚至有心脏停搏风险，故应在心电及血压监护下使用。⑤本药用于甲状腺次全切除术的术前准备，见效快、疗程短，主要用于不能耐受抗甲状腺药物及急需紧急手术者。

（2）减量 / 停药条件　①冠心病患者使用本药不宜骤停，否则可出现心绞痛，心肌梗死或室速。②甲亢患者用本药不可骤停，否则加重甲亢症状。③长期用本药者撤药须逐渐递减剂量，至少经过 3d，一般为 2 周。④长期应用本药可使少数患者出现心力衰竭。可用洋地黄苷类和（或）利尿药纠正，并逐渐递减剂量，最后停用。

（3）其他　对大多数患者来说，在外科手术前停用 β－肾上腺素受体阻断药不妥，而在使用乙醚、环丙烷和三氯乙烷之类的麻醉药时须十分小心，若出现迷走神经优势，可用阿托品（1~2mg，i.v.）纠正。

**【不良反应】**

（1）心血管　诱发或加重充血性心力衰竭（可用洋地黄糖苷类和 / 或利尿药纠正，并逐渐递减至停用）、轻度心动过速、头昏、雷诺综合征样四肢冰冷、心动过缓、高血压（应停药）、P-R 间期轻度延长、Q-T 间期轻度缩短、房室传导阻滞、间歇性跛行（无症状外周动脉病患者）、休克（老年患者）。

（2）神经　乏力、眩晕、头痛、意识模糊（特别是老年人）、感觉异常、注意力分散、反应迟钝、倦怠、嗜睡、失眠、指（趾）麻木、腕管综合征。

（3）精神　幻觉、抑郁、焦虑、多梦、精神病、认知功能障碍。

（4）内分泌/代谢　血糖降低、血糖增高（糖尿病患者）、发热、甲状腺功能亢进（停药或减量后表现出格雷夫斯病的典型症状）、甲状腺功能降低、$T_3$下降、$rT_3$升高、血清甲状旁腺素PTH水平降低（原发性以及透析继发性甲状旁腺功能亢进症者）、血钾水平轻度升高（但体内总钾量不变）、血氨浓度上升（肝硬化患者）、体重增加、HDL-C浓度降低，血TG、LDL-C、VLDL-C、TC浓度升高，脂蛋白、钾、TG、尿酸等增高。

（5）血液　出血倾向（PLT减少）。

（6）消化　口干、食欲下降、嘴唇溃疡、颊黏膜炎、黏膜白斑样改变、恶心、呕吐、腹痛、腹胀、腹泻、便秘、腹膜后纤维化、胃酸分泌减少。

（7）呼吸　咽痛、支气管痉挛、呼吸困难、哮喘、鼻腔水性分泌物增加。

（8）泌尿　血BUN、肌酐等增高，蛋白尿、少尿、间质性肾炎、肾血流量和GFR降低。

（9）生殖　阳痿。长期使用：性功能减退。

（10）骨骼肌肉　四肢肌肉无力、肌强直、多发性关节炎、关节病。

（11）皮肤　皮肤干燥、剥脱性皮炎、银屑病样皮疹、湿疹样皮疹、角化过度、指甲改变、瘙痒、荨麻疹、溃疡性苔藓样皮疹、脱发、接触性皮炎。

（12）眼　眼干、结膜充血、泪液减少、视力下降、瞳孔散大。停药后上述症状可缓解。

（13）其他　眼－皮肤综合征（主要表现为干眼症、结膜炎、角膜溃疡伴皮肤病变，如牛皮癣样皮疹）、硬化性腹膜炎。不良反应持续存在时，须格外警惕雷诺征样四肢冰冷、腹泻、倦怠、眼口或皮肤干燥、恶心、指趾麻木、异常疲乏等。有过敏史者对过敏原的反应增高，对肾上腺素治疗失效。

**【药物过量】**

处理意见　一般情况下应尽快排空胃内容物，预防吸入性肺炎；给予阿托品以纠正心动过缓，但慎用异丙肾上腺素，必要时安置人工起搏器；给予利多卡因或苯妥英钠治疗室性期前收缩；抽搐时给予地西泮或苯妥英钠；心力衰竭时服用洋地黄或利尿药；低血压时给予升压药，如去甲肾上腺素或肾上腺素；哮喘给予肾上腺素或氨茶碱。透析无法排出本药。

**【相互作用】**

（1）抗酸药　本药生物利用度降低，应避免合用。

（2）考来替泊　本药疗效降低，应分开服用，必要时调整剂量。

（3）利福平、利福布汀　本药疗效降低，合用时应增加本药剂量。

（4）苯巴比妥、戊巴比妥　降低本药血药浓度、生物利用度和疗效。必须合用时应监测疗效，必要时调整剂量或换用其他不依赖肝脏代谢的β－肾上腺素受体阻断药。

（5）NSAID　可使血压升高。应监测血压，调整本药用量。

（6）麻黄中的麻黄碱和伪麻黄碱　本药疗效降低，应避免合用。

（7）异丙肾上腺素、黄嘌呤、茶碱　上述药物疗效降低。

（8）利托君　可拮抗利托君的作用，应避免合用。

（9）地尔硫䓬　可增强本药作用，对心功能正常的患者有利，但也有两者合用引起低血压、左室衰竭和房室传导阻滞的报道。故合用时应密切监测心功能（尤其是老年人、左室衰竭、主动脉狭窄及两种药物的用量均较大时）。

（10）奎尼丁　本药的生物利用度增加，奎尼丁的 $t_{1/2}$ 不变，消除率明显降低，$C_{max}$ 明显增高，若必须合用，则应密切监测心功能，必要时调整两者用量。

（11）普罗帕酮　本药血药浓度升高，引起卧位血压明显降低。若必须合用，则应仔细密切监测心功能（特别是血压），必要时调整本药用量。

（12）肼屈嗪　可增加本药的生物利用度，空腹服药多见，但对缓释制剂影响较小。

（13）利托那韦　可增加本药血药浓度及毒性反应，合用时应减少本药用量。

（14）齐留通　本药血药浓度明显升高，合用时应密切监护。

（15）西咪替丁　本药血药浓度升高。若需合用，则应密切监测心功能，必要时应调整剂量。雷尼替丁不增加本药的血药浓度，对接受本药治疗并需用 $H_2$ 受体拮抗药的患者，雷尼替丁较西咪替丁更适宜。

（16）甲氧氯普胺　本药血药浓度升高。

（17）环丙沙星、呋塞米　本药血药浓度升高，可导致低血压和心动过缓。应监测血压和心功能。

（18）氟西汀　本药血药浓度和毒性升高，故应监测本药的毒性反应，必要时减少用量。

（19）氯丙嗪、肼苯哒嗪　本药生物利用度增加。

（20）二氢吡啶类钙通道阻滞药　合用治疗心绞痛或高血压有效，但也可引起严重低血压或心力储备降低。应仔细监测心功能（尤其是左室功能受损、心律失常或主动脉狭窄者）。

（21）右丙氧芬　增加发生低血压和心动过缓的风险，应注意监测。

（22）利多卡因、安替比林、茶碱类　上述药物血药浓度升高。合用时应注意监测，相应调整利多卡因和安替比林的剂量。安替比林、茶碱类和利多卡因可降低本药清除率。

（23）非去极化肌松药（如氯化筒箭毒碱、戈拉碘铵等）　非去极化肌松药的药效增强，作用时间延长。

（24）利扎曲坦　利扎曲坦的生物利用度增加。

（25）溴西泮　溴西泮 $t_{1/2}$ 延长，毒性增强。

（26）佐米曲坦　佐米曲坦的不良反应增加。

（27）硫利达嗪　硫利达嗪毒性增加，可能引起严重心律失常，故禁止合用。

（28）华法林　可增加出血风险。

（29）可卡因　可增加血管阻力，降低冠脉循环血流。

（30）降糖药　可延长降糖药对胰岛素的作用，故合用时须调整降糖药的剂量，并注意监测血糖，或换用心脏选择性 β－肾上腺素受体阻断药。

（31）泛影酸盐类对比剂　可能加重泛影酸盐类对比剂的类过敏反应，应引起注意。

（32）胺碘酮、丙吡胺、氟卡尼　可引起心动过缓。与胺碘酮合用还可引起窦性停搏。

（33）维拉帕米　可能引起低血压、心动过缓、充血性心力衰竭和传导障碍。在左室功能不全、主动脉狭窄或两药用量均大时危险性增加。故合用时应密切监测心功能。对于传导异常者，不能同用，在其中一种药物停用后 48h 内不得静注另一种药物。

（34）咪贝地尔　可引起低血压、心动过缓或心力储备降低。在使用本药前应停用咪贝地尔 7~14d。必须合用时，应监测心功能（尤其是老年、左室功能下降、心脏传导功能下降或主动脉狭窄者）。

（35）奥洛福林　可引起低血压或高血压伴心动过缓，应密切监测血压和 HR。

（36）芬太尼　芬太尼麻醉时使用本药可引起严重低血压。

（37）氟伏沙明　可致心动过缓和（或）

低血压。建议合用时初始量宜小，并监测HR及血压，或换用心脏选择性β-肾上腺素受体阻断药。

（38）当归提取物　可能抑制本药经肝CYP酶的代谢，合用时应注意监测血压。

（39）氢氯噻嗪　可使血糖、TG及尿酸水平增高。应避免合用于糖尿病或高脂血症患者。

（40）地高辛　可导致房室传导时间延长，地高辛血药浓度升高，洋地黄毒性增加，故合用时应仔细监测ECG和地高辛血药浓度，并相应调整剂量。对已洋地黄化而心脏高度扩大、HR又不平稳的患者忌用。

（41）肾上腺素　可引起高血压和心动过缓。

（42）α-肾上腺素受体阻断药　上述药的首剂反应加重。除哌唑嗪外其他α-肾上腺素受体阻断药虽较少出现，但合用时仍需注意。

（43）可乐定　合用时突然停用可乐定可使高血压加重。应先停本药，并密切监测血压，数日后再逐渐减停可乐定。

（44）莫索尼定　合用时如突然撤去莫索尼定可引起高血压反跳，应予注意。

（45）麦角胺、氢麦角胺、美西麦角　可引起外周缺血或高血压发作。应密切监测，或换用心脏选择性β-肾上腺素受体阻断药。

（46）利舍平　可致直立性低血压、心动过缓、头晕、晕厥。

（47）MAOI　可致极度低血压。

（48）肾上腺素、苯福林或拟交感胺类药　可引起显著高血压、HR过慢、房室传导阻滞。

（49）氟哌啶醇，可导致低血压及心脏停搏。

（50）甲状腺素　可致$T_3$浓度降低。

（51）甲基多巴　极少数患者对内源性或外源性儿茶酚胺可出现异常的反应，如高血压、心动过速或心律失常。

（52）苄普地尔、氟桂利嗪、利多氟嗪、加洛帕米、哌克昔林　目前尚无上述药物与本药发生相互作用的报道，但这些药物均能引起血压降低、心动过缓或心力储备下降。若必须合用，则应监测心功能（尤其是左室功能下降、心脏传导功能下降或主动脉狭窄者）。

（53）腺苷、阿莫曲坦、苯那普利、西拉普利、氟伐他汀、多非利特、非那雄胺、兰索拉唑、奥美拉唑、劳拉西泮　无明显相互作用。

（54）酒精　可减缓本药的吸收速率。

（55）食物　可减慢本药的肝脏代谢，增加生物利用度，但对缓释制剂的影响较小。

## 阿替洛尔
## Atenolol

**【其他名称】**　阿坦洛尔、氨酰心安、苯氧胺、天诺敏、盐酸阿坦乐尔、盐酸阿替洛尔、Alinor、Atenolol Hydrochloride、Premormine、Tenoretic、Tenormin

**【分类】**　心血管系统用药\降血压药\β肾上腺素受体阻滞药

**【制剂规格】**　片剂　① 12.5mg。② 25mg。③ 50mg。④ 100mg。

**注射液**　10ml：5mg。

**【临床应用】**

**说明书适应证**

（1）高血压。

（2）心绞痛、心肌梗死。

（3）纠正室上性心律失常、室性心律失常、洋地黄及儿茶酚胺引起的快速性心律失常。

（4）甲状腺功能亢进症。

（5）嗜铬细胞瘤。

**【用法用量】**

**1. 说明书用法用量**

**一般用法**　开始6.25~12.5mg/次，bid.，p.o.，按需要及耐受量渐增至50~200mg/d。

2. 其他用法用量

［国内参考信息］

（1）心绞痛　12.5~25mg/次，bid.，p.o.，可渐增至150~200mg/d。

（2）高血压　25mg/次，1~2次/d，p.o.，可渐增至100mg/d。

（3）心律失常的急诊处理　按1mg/min的速度静注2.5mg，必要时每5min重复1次，总量不超过10mg。也可按150μg/kg的剂量在20min内静滴。必要时，静注和滴注可每12min重复1次。心律失常控制后，可50~100mg/d口服维持。

（4）急性心肌梗死的早期治疗　应于胸痛开始后12h内按1mg/min的速度缓慢静注5mg，如无不良反应，15min后再口服50mg，也可在10min后重复静脉给药1次，再于10min后口服50mg，12h后再口服50mg，再12h后开始给予维持量100mg/d。

［国外参考信息］

（1）心绞痛　开始50mg/d，p.o.，若治疗1周未达到最佳效果，可增至100mg/d。常用量50~100mg/d，某些患者可用至200mg/d。100~200mg/d用于长期治疗（＞1年）心绞痛能产生持续有效的作用。治疗3个月后可观察到最大抗心绞痛效应。

（2）高血压　常用量50~100mg/d，p.o.，最佳量100mg/d，再增量作用并不增强。1次/d与2次/d给药在控制血压方面无明显差异。

（3）心肌梗死　及早治疗。首剂5mg，静脉注入（5min内），10min后再予5mg。在第2次静注后立即予50mg，p.o.，12h后再予50mg，p.o.，然后100mg/d，p.o.，持续10d。

（4）心律失常　① 50~100mg/d，p.o.，对多种心律失常有效。② 10mg/次，i.v.，治疗室性心律失常也有效，注射后1~2h即产生最大效应。

【禁忌证】

1. 说明书禁忌证

（1）Ⅱ~Ⅲ度房室传导阻滞。

（2）病窦综合征及严重窦性心动过缓。

（3）心源性休克。

2. 其他禁忌证

（1）对本药过敏者。

（2）哮喘。

（3）心力衰竭。

（4）孕妇。

【特殊人群用药】

**儿童**　尚无安全性及有效性的评价。必须使用时须注意监测HR、血压。

1. 说明书用法用量

**一般用法**　应从小剂量开始，0.25~0.5mg/（kg·次），bid.，p.o.。

2. 其他用法用量

［国外参考信息］

心律失常　0.3~1.4mg/（kg·d），p.o.。每隔3~4d增加0.5mg/kg，Max：2mg/（kg·d）。

**老人**　减量使用。

**孕妇**　孕妇较长时间服药，与胎儿宫内生长迟缓有关。国内资料建议，孕妇禁用。美国FDA妊娠安全性分级为：D级。

**哺乳妇女**　慎用。

**肝功能不全者**　慎用。本药在肝脏代谢不明显，故肝病患者无需调整剂量。但有研究报道，慢性肝病患者可能出现一过性肾功能改变而导致本药排泄延迟，故慢性肝病患者在开始治疗时应监测肾功能。

**肾功能不全/透析者**　减量慎用。

1. 说明书用法用量

Ccr＜15ml/min，25mg/d；Ccr为15~35ml/min时，最多50mg/d。

2. 其他用法用量

［国外参考信息］　肾衰竭者应减量，有以下几种方案供参考：（1）中度肾衰竭者，从100mg/d减至50mg/d，重度肾衰竭者，减至25mg/d。（2）轻度肾衰竭者（GFR＞50ml/min），q.24h；中度肾衰竭者（GFR为10~50ml/min），q.48h；重度肾衰竭者（GFR＜10ml/min），q.96h。（3）GFR＞50ml/min者，无需调整剂量；10~50ml/min者，减为常规

剂量的 1/2；< 10ml/min 者，减为常规剂量的 1/4，按正常间隔时间给药。(4) 也有认为肌酐清除率> 35ml/min 者不会出现明显的药物蓄积，可给予常规剂量；15~35ml/min 者，最大剂量 50mg/d；< 15ml/min 者，最大剂量 25mg/d。血透者需调整剂量。在一次透析后给予本药 25~50mg。

**其他**　对心力衰竭患者，应与洋地黄或利尿药合用，若心力衰竭症状仍存在，应逐渐减量使用。

**【注意】**

(1) 慎用　①有过敏史者。②充血性心力衰竭。③雷诺综合征或其他周围血管疾病。④非过敏性支气管炎。⑤ COPD。⑥甲状腺功能低下。⑦糖尿病。

(2) 用药相关检查 / 监测项目　用药期间应定期检查血常规、血压、血糖（糖尿病患者）及心、肝、肾功能。

**【给药说明】**

(1) 给药条件　①避免进食时服药。②本药的临床效应与血药浓度不完全平行，剂量调整应以临床效应为准。达到最佳降压效果需 1~2 周时间不等，故应观察一段时间才能判断疗效。③静脉给药能快速控制心率及心肌收缩力。研究表明，在心肌梗死症状发作数小时内静脉给药效果优于口服；而心肌梗死后先静脉给药，然后改口服维持比单用一种方法更好。

(2) 减量 / 停药条件　停药过程至少需 3d，常可达 2 周，同时应尽可能限制体力活动。若有撤药症状（如心绞痛发作），则暂时再给药，待稳定后渐停用。

**【不良反应】**

(1) 心血管　窦性心动过缓（极少导致停药）、充血性心力衰竭或使原有衰竭加重、直立性低血压（常见于心肌梗死患者）、四肢寒冷感、心绞痛（或使原有心绞痛加重、延长持续时间及增加发作次数，甚至出现心肌梗死、严重心律失常或猝死。见于心绞痛患者突然撤药）、反跳性高血压（高血压患者突然撤药）、间歇性跛行（无症状周围动脉病患者用药后）等。

(2) 神经　头昏、头痛、眩晕、多梦、嗜睡、睡眠障碍、失眠、疲劳、共济失调、感觉异常、认知缺损等。

(3) 精神　情绪变化、抑郁、幻觉、精神病表现。

(4) 内分泌 / 代谢　血糖降低、血糖升高（糖尿病患者可能出现）、发热等，血脂、血钾等增高。

(5) 消化　恶心、腹泻、腹部不适、腹膜后纤维变性等。

(6) 呼吸　支气管痉挛。

(7) 泌尿　资料表明，潜在肾功能不全者使用 β 肾上腺素受体阻断药是安全的，不会引起肾功能进一步恶化，但仍建议减量。

(8) 泌尿　BUN、尿酸等升高。

(9) 生殖　性功能进行性下降。

(10) 骨骼肌肉　肌肉疲劳。

(11) 皮肤　四肢冰冷、脱发、紫癜、银屑病状皮肤反应、银屑病恶化、皮疹、SLE（表现为无病原性发热和抗核抗体滴度增高）、脉管炎、狼疮样红斑、皮肤组织坏死及加重白癜风患者的皮肤色素减退。

(12) 眼　视物模糊、眼干。

(13) 其他　患者对过敏原（如蜂毒）的反应增高，对肾上腺素治疗失效，见于有过敏史的患者服药后。

**【药物过量】**

(1) 表现　严重心动过缓。

(2) 处理意见　可静注阿托品 1~2mg，如有必要可随后静注胰高血糖素 10mg，可根据反应重复或随后静滴胰高血糖素 1~10mg/h，若无预期效果，或无胰高血糖素供应，可采用 β 肾上腺素受体激动药。血透可清除本药。

**【相互作用】**

(1) 氨苄西林或氨苄西林 / 舒巴坦　本药血药浓度降低。合用时应监测血压，必要时调整本药用量。

（2）抗酸药　本药生物利用度和疗效降低，故应在服用抗酸药前 2h 或服药后 6h 给予本药。

（3）阿布他明　阿布他明的 β 受体激动作用减弱。故在使用阿布他明前应停用本药至少 48h。

（4）利托君　利托君的作用被拮抗，应避免合用。

（5）异丙肾上腺素、恩丙茶碱　以上药物的疗效被减弱。

（6）肾上腺素、去氧肾上腺素等拟交感胺类药　血压显著升高、HR 过慢、房室传导阻滞，故须严密监测心功能。

（7）甲基多巴　极少数患者对内源性或外源性儿茶酚胺可出现异常的反应，如高血压、心动过速或心律失常。

（8）NSAID　可引起血压升高。合用时应监测血压，并相应调整剂量。

（9）地尔硫䓬　β-肾上腺素受体阻断药的药理作用增强，对心功能正常者有利。但合用后也有引起低血压、左室衰竭和房室传导阻滞的报道。若合用，应密切监测心功能，尤其是老年、左室衰竭、主动脉狭窄者及两种药物用量均较大时。

（10）$\alpha_1$ 受体阻断药　$\alpha_1$ 受体阻断药的首剂反应加重。除哌唑嗪外其他 $\alpha_1$ 受体阻断药虽然较少出现，但与本药合用时仍需注意。

（11）胺碘酮　可出现明显的心动过缓和窦性停搏。

（12）丙吡胺　可致心排血量明显下降，合用时应密切监测心功能，特别是有潜在心脏疾病者。

（13）苯乙肼　可引起 HR 减慢，合用时应仔细监测。

（14）奎尼丁　β 受体阻滞作用可增强，引起直立性低血压。若必须合用，两药用量宜小，并应仔细监测。

（15）利舍平　两者作用相加，β 受体阻滞作用增强，可出现心动过缓及低血压。

（16）二氢吡啶类钙通道阻滞药　与二氢吡啶类钙通道阻滞药合用治疗心绞痛或高血压有效，但也可引起严重的低血压或心力储备降低。合用时应仔细监测心功能，尤其是左室功能受损、心律失常或主动脉狭窄者。

（17）维拉帕米　可能引起低血压、心动过缓、充血性心力衰竭和传导障碍。在左室功能不全、主动脉狭窄或两药用量均大时危险性增加。合用时应密切监测心功能。

（18）咪贝地尔　可引起低血压、心动过缓或心力储备降低。在开始 β 阻滞药治疗前应停用咪贝地尔 7~14d。若必须合用，应监测心功能，特别是老年、左室功能下降、心脏传导功能下降或主动脉狭窄者。

（19）奥洛福林　可引起低血压或高血压伴心动过缓。合用时应密切监测血压和 HR。

（20）芬太尼　芬太尼麻醉时使用本药，可引起严重的低血压。

（21）苄普地尔、氟桂利嗪、利多氟嗪、加洛帕米、哌克昔林　目前尚无相互作用的报道，但此类药可引起血压降低、心动过缓或心力储备下降，若必须合用，则应监测心功能，特别是左室功能下降、心脏传导功能下降或主动脉狭窄者。

（22）氯丙嗪、氯普噻吨或三氟丙嗪　目前尚无相互作用的报道，但吩噻嗪类药物与 β-肾上腺素受体阻断药合用有协同作用，可引起低血压和吩噻嗪中毒。合用时应监测两种药物效应的加强作用，必要时减量。

（23）可乐定、莫索尼定　与可乐定合用时，突然撤去可乐定，可能加重高血压。故需撤可乐定时，应先撤本药，并密切监测血压，数日后再逐渐减停可乐定。与莫索尼定合用时，若突然撤去莫索尼定也可引起高血压反跳，应予以注意。

（24）地高辛　可导致房室传导时间延长，地高辛血药浓度升高，合用时应仔细监测 ECG 和地高辛血药浓度，并相应地调整剂量。

（25）多拉司琼　同时静脉给药，多拉司琼活性代谢产物的清除减少，发生不良反应的风险增加。

（26）醋甲胆碱　使用本药治疗的患者应避免吸入醋甲胆碱。

（27）非去极化肌松药（如氯化筒箭毒碱、戈拉碘铵等）此类药的药效增强，作用时间延长。

（28）降糖药　心脏选择性 β－肾上腺素受体阻断药较少引起 2 型糖尿病患者的葡萄糖耐量降低，但糖尿病患者联用本药与降糖药时仍应注意。

（29）苯那普利、氟伏沙明　无明显相互作用。

## 噻吗洛尔
## Timolol

**【其他名称】** 马来酸噻吗洛尔、马来酸噻吗心安、噻吗心安、添慕宁、Betim、Blocadren、Blocardren、Chibro-Timoptol、Metablen、Temserin、Timacar、Timolate、Timolol Maleate、Timoptic、Timoptol

**【分类】** 心血管系统用药\降血压药\β 肾上腺素受体阻滞药

**【制剂规格】** 片剂（马来酸盐）① 2.5mg。② 5mg。③ 10mg。

滴眼液（马来酸盐）① 2.5ml∶6.25mg。② 2.5ml∶12.5mg。③ 5ml∶12.5mg。④ 5ml∶25mg。⑤ 5ml∶50mg。

眼用胶体溶液　① 2.5ml∶6.25mg。② 2.5ml∶12.5mg。③ 5ml∶12.5mg。④ 5ml∶25mg。

**【临床应用】**

1. 说明书适应证

滴眼液用于原发性开角型青光眼。对某些继发性青光眼、高眼压症、部分原发性闭角型青光眼以及其他药物及手术无效的青光眼，加用本药滴眼可进一步增强降眼压效果。

2. 其他临床应用

（1）原发性高血压。

（2）心绞痛和心肌梗死。

（3）心动过速。

（4）预防偏头痛。

**【用法用量】**

1. 说明书用法用量

青光眼　滴于结膜囊内，滴后用手指压迫内眦角泪囊部 3~5min。1 滴 / 次，1~2 次 /d，如眼压已控制，可改为 qd.。

2. 其他用法用量

［国内参考信息］

（1）高血压　开始 2.5~5mg/ 次，2~3 次 /d，p.o.，1 周后按需要及耐受量可逐渐增至 20~40mg/d。Max：≤ 80mg/d。

（2）冠心病　开始 2.5mg/ 次，bid.，p.o.，可渐增至 20mg/d。

（3）偏头痛　开始 10mg/ 次，bid.，p.o.，可渐增至 30mg/d。6~8 周无效则应停药。

［国外参考信息］

（1）高血压　初始量为 10mg/d，p.o.，用药≥ 7d 后，根据临床反应增加剂量。一般维持量为 10~40mg/d，顿服或分次服用。

（2）心绞痛　初始量为 5mg/ 次，2~3 次 /d，p.o.，3d 后逐渐增加剂量。大多数患者用至 35~45mg/d，分次服用。

（3）心肌梗死　在心肌梗死后第 7~28d 开始用药，5mg/ 次，bid.，p.o.，用药过程中若未出现必须停药的严重不良反应，可增至 10mg/ 次，bid.。

（4）预防偏头痛　10~20mg/d，p.o.。

（5）青光眼　0.25% 或 0.5% 滴眼液，bid.。若眼压已经控制，则 qd. 即可。

**【禁忌证】**

1. 说明书禁忌证

（1）对本药过敏者。

（2）哮喘或有哮喘病史者。

（3）COPD。

（4）心源性休克。

（5）Ⅱ－Ⅲ度房室传导阻滞。

（6）窦性心动过缓。

（7）明显心力衰竭。

**2. 其他禁忌证**

婴儿。

**【特殊人群用药】**

**儿童** 安全性及有效性尚不明确。婴儿即使使用低浓度滴眼液，也可能引起严重全身不良反应，甚至窒息死亡。婴儿禁用。

**老人** 慎用。

**孕妇** 安全性尚未确定，用药需权衡利弊。美国 FDA 妊娠安全性分级为：C 级。

**哺乳妇女** 根据滴用本药对母亲的重要性决定终止哺乳或终止用药。

**肝功能不全者** 减量慎用。

**肾功能不全 / 透析者** 减量慎用。血透后不需补充剂量。

**【注意】**

（1）慎用 ①有过敏史者。②Ⅰ度房室传导阻滞。③冠状动脉疾病。④糖尿病。⑤自发性低血糖及接受胰岛素或口服降糖药治疗者。⑥肺气肿或非过敏性支气管炎。⑦甲状腺功能亢进症。⑧雷诺综合征或其他周围血管疾病。⑨麻醉或手术（国外资料）。⑩重症肌无力。⑪泪腺功能低下者慎用滴眼液。

（2）用药相关检查 / 监测项目 用药期间应定期复查眼压，根据眼压变化调整用药方案。泪腺功能低下者用药前最好测定泪腺功能。

**【给药说明】**

（1）给药条件 ①本药剂量调整以临床效应为准。②有心力衰竭症状者用本药时，应先给予洋地黄糖苷类药或利尿药，且应避免服用钙离子拮抗药。③如单用浓度为 0.5% 的滴眼液不能使眼内压维持在满意水平，可加用其他抗青光眼药物。④与其他滴眼液联合使用时，需间隔 10min 以上。⑤本药不宜单独用于治疗闭角型青光眼，应与缩瞳药同时使用。

（2）减量 / 停药条件 ①停药时应在约 2 周内逐渐减量，并在停药后 2~3 周内尽可能减少体力活动。②若原用其他药物，在改用本药治疗时，原药物不宜突然停用，应自滴用本药的第 2 日起逐渐停用。

（3）其他 在滴药前应先取出角膜接触镜，且在用药后 15min 内不应再配戴。

**【不良反应】** 不良反应一般较轻且短暂。

（1）心血管 心动过缓、心律失常、心悸、血压下降、心力衰竭加重、传导阻滞、心脏停搏、雷诺综合征、心绞痛加重、血管扩张、脑血管意外等。出现明显 HR 减慢、脑供血不足时应停药。对无心力衰竭病史者，若出现心力衰竭症状则应立即停药。

（2）神经 眩晕、头痛、肢端疼痛、感觉异常、嗜睡、失眠、梦魇、重症肌无力加重、注意力下降等。

（3）精神 抑郁、精神错乱、幻觉、神经紧张。

（4）内分泌 / 代谢 低血糖（1 型糖尿病患者）、高血糖（2 型糖尿病患者）。

（5）血液 非血小板减少性紫癜。

（6）消化 消化不良、恶心、呕吐、腹痛、肝肿大、腹膜硬化或腹膜后纤维化。

（7）呼吸 支气管痉挛、呼衰、鼻腔充血、咳嗽、上呼吸道感染、呼吸急促（应停药）、喘息或呼吸困难（易发生支气管阻塞的患者）。

（8）泌尿 排尿困难。

（9）生殖 阳痿。

（10）骨骼肌肉 关节痛。

（11）皮肤 皮肤潮红、色素沉着增加、多汗、秃顶等。

（12）眼 眼烧灼感及刺痛、眼干、结膜炎、眼睑炎、角膜炎、角膜敏感度下降、屈光度改变、复视、眼睑下垂、干眼综合征（泪腺功能低下者）、视网膜脱离、黄斑出血等。

（13）其他 疲乏、乏力、过敏反应（应停药）。

**【药物过量】**

（1）表现 过量应用本药滴眼液可引

起类似全身应用 β 受体阻断药的不良反应，如头晕、头痛、气短、心动过缓、支气管痉挛及心脏停搏。

（2）处理意见　参见“普萘洛尔”。血透不易清除本药。

【相互作用】

（1）NSAID　本药的效应减弱。

（2）苯妥英钠、苯巴比妥、利福平　可加速本药清除。

（3）异丙肾上腺素、黄嘌呤、恩丙茶碱　上述药物疗效减弱。

（4）肾上腺素、去氧肾上腺素、拟交感胺类　可引起显著高血压、HR 过慢、房室传导阻滞，故须严密观察心功能。本药滴眼液与肾上腺素合用，可引起瞳孔扩大。

（5）某些抗青光眼药物　有药效相加作用。从非 β-肾上腺素受体阻断药的其他抗青光眼药转用本药时，第 1 日应继续使用原来的药物，同时使用本药 0.25% 滴眼液，患侧 1 滴 / 次，bid.；第 2 日即可停止使用以前的抗青光眼药。

（6）氯丙嗪　两者的血药浓度均增高。

（7）利舍平　可能导致心动过缓和低血压，应密切观察心功能。

（8）奎宁丁　合用能引起 HR 减慢等全身 β 受体阻断的不良反应。

（9）安替比林、利多卡因、茶碱类药　可使本药清除减慢。

（10）非去极化肌松药（如氯化筒箭毒碱、戈拉碘铵等）　非去极化肌松药增效，时效也延长。

（11）钙拮抗药　合用可引起房室传导阻滞，左心室衰竭及低血压。对心功能受损的患者，应避免两种药合并使用。

（12）洋地黄糖苷类药　可导致房室传导阻滞而致 HR 过慢，故须严密观察心功能。

（13）降糖药　须调整降糖药的剂量。

（14）其他 β-肾上腺素受体阻断药　不宜合用。从其他 β-肾上腺素受体阻断药转用本药时，应先停用前者，再改为本药。

（15）MAOI　同用可致极度低血压，禁止合用。

（16）噻嗪类利尿药　可同用。

## 富马酸比索洛尔
## Bisoprolol Fumarate

【其他名称】安适、博苏、比索洛尔、康可、康忻、康心、洛雅、荣宁、延胡索酸比索洛尔、Bisoprolol、Concor、Maintate

【分类】心血管系统用药\降血压药\β 肾上腺素受体阻滞药

【制剂规格】片剂　① 2.5mg。② 5mg。③ 10mg。

胶囊　① 2.5mg。② 5mg。

【临床应用】

**1. 说明书适应证**

（1）原发性高血压，单用或与其他降压药合用。

（2）康忻等片剂可用于冠心病（如心绞痛）。

（3）康忻还可用于伴有心室收缩功能减退（射血分数≤ 35%）的中至重度慢性稳定性心力衰竭。

**2. 其他临床应用**

（1）心律失常，如快速性室上性心律失常、室性期前收缩等。

（2）心肌梗死。

【用法用量】

**1. 说明书用法用量**

（1）高血压　5mg/ 次，qd.，p.o.，轻者可从 2.5mg/ 次开始。根据疗效可增至 10mg/ 次，qd.。

（2）心绞痛　康忻片 5mg/ 次，qd.，p.o.，轻者可从 2.5mg/ 次开始，疗效不明显者可增至 10mg/ 次，qd.。

（3）慢性、稳定性心力衰竭　用于 6 周内无急性心力衰竭发作，且近 2 周内基础治疗无改变者，用药前先接受合适剂量的 ACEI（如不耐受，可选择其他血管扩张药)、利尿药及选择性使用强心苷类药物治疗。口服康忻片应从小剂量开始，若耐受性良好，则逐渐递增（每2~4周剂量加倍，见表3-4-1）至最大耐受量或靶剂量。最大推荐靶剂量为10mg/d。首次口服1.25mg后，应接受约4h临床观察（尤其是血压、HR、传导障碍、心力衰竭恶化迹象等）。

表 3-4-1 耐受性良好情况下的剂量递增表

| 用药量 | 持续时间 |
|---|---|
| 1.25mg/d（起始剂量） | 1周 |
| 2.5mg/d | 1周 |
| 3.75mg/d | 1周 |
| 5mg/d | 4周 |
| 7.5mg/d | 4周 |
| 10mg/d（最大耐受量） | 长期维持 |

2. 其他用法用量

［国外参考信息］

（1）高血压 一般以5mg/次开始（根据血压可自2.5mg/次开始），qd.，晨服。根据血压控制情况可逐渐增至5~10mg/次，qd.，p.o.。Max：20mg/d。

（2）心绞痛 5~10mg/次，qd.，p.o.，能有效缓解心绞痛症状。

【禁忌证】

说明书禁忌证

（1）对本药过敏者。

（2）心源性休克。

（3）Ⅱ~Ⅲ度房室传导阻滞（无心脏起搏器）。

（4）低血压收缩压＜13.3kPa（100mmHg）。

（5）急性心力衰竭或处于心力衰竭失代偿期需静注正性肌力药治疗者。

（6）病窦综合征、窦房阻滞。

（7）心动过缓者，治疗开始时HR＜60次/min。

（8）严重哮喘或严重慢性肺梗阻。

（9）代谢性酸中毒。

（10）外周动脉阻塞性疾病晚期和雷诺综合征。

（11）未经治疗的嗜铬细胞瘤。

（12）儿童、孕妇及哺乳妇女不宜使用。

【特殊人群用药】

**儿童** 不宜使用。

**老人** 不必调整剂量。

**孕妇** 不宜使用。必须用药时，也应在预产期72h前停药；若需继续服用，分娩后的48~72h内应密切监护新生儿。美国FDA妊娠安全性分级为：C级。

**哺乳妇女** 不宜使用。

**肝功能不全者** 严重肝功能不全者慎用。轻或中度肝功能不全者不需调整剂量，严重肝功能不全者一日剂量不宜超过10mg。对慢性心力衰竭并伴有肝功能不全者剂量递增应特别谨慎。

其他用法用量

［国外参考信息］严重肝功能不全者，建议起始量减为2.5mg/次，qd.。应密切监测血压，仔细调整剂量。Max：10mg/d。

**肾功能不全/透析者** 严重肾功能不全者慎用，轻或中度者不需调整剂量，严重（Ccr＜20ml/min）者一日剂量不宜超过10mg。对慢性心力衰竭并伴有肾功能不全者剂量递增应特别谨慎。

其他用法用量

［国外参考信息］严重肾功能不全者，建议起始量减为2.5mg/次，qd.。应密切监测血压，仔细调整剂量。Max：10mg/d。接受血透或持续腹膜透析者，Max：10mg/d。

【注意】

（1）慎用 ①慢性阻塞性气道疾病。②肺功能不全。③未经治疗的充血性心力衰竭。④变异型心绞痛。⑤Ⅰ度房室传导阻滞。⑥外周动脉阻塞型疾病。⑦糖尿病（尤其是血糖水平波动较大）。⑧甲状腺功能亢进症。⑨严格禁食者。⑩有严重过敏史者。⑪正进行脱敏治疗者。⑫麻醉或手术时（国外资料）。

（2）对检验值 / 诊断的影响 使用本药治疗可能掩盖甲状腺毒症的症状。

（3）用药相关检查 / 监测项目 定期监测心功能（HR、血压、ECG、胸片）及肝、肾功能，糖尿病患者应定期查血糖。

（4）对驾驶 / 机械操作的影响 本药的降压作用可减弱患者驾车或操作机器能力，尤在开始服用或转换药物时以及与酒精同服时为甚，但不致直接影响人体的反应能力。

【给药说明】

（1）给药条件 ①本药宜在早晨用水整片（粒）送服，可与食物同服。②在高血压的治疗中，用量必须个体化，剂量应逐渐增加直至达最佳降压效果。但达到最佳降压效果需 1~2 周时间不等，故应观察一段时间才能判断疗效。③嗜铬细胞瘤患者仅在使用 α– 受体阻断药后方能服用本药。④牛皮癣或有牛皮癣家族史者，仅在慎重考虑利弊后方可决定是否应用 β – 受体阻断药。

（2）减量 / 停药条件 ①若根据病情需停药时，应逐渐停用，不可突然中断（尤其是缺血性心脏病者），宜每周逐渐将剂量减半。②治疗慢性、稳定性心力衰竭应长期用药，在剂量递增期间，一旦发生心力衰竭恶化或不耐受，建议首先减少比索洛尔用量，必要时（如严重低血压、心力衰竭恶化伴急性肺水肿、心源性休克、症状性心动过缓、房室传导阻滞等）立即停药。另外，用药期间如发生不良反应应避免采用最大剂量，必要时需逐渐减量或中断治疗，适当时可重新选用本药治疗。

（3）其他 ①哮喘和其他慢性肺梗阻患者使用本药时应同时给予支气管扩张治疗；哮喘患者使用本药时也应增加 $\beta_2$– 受体激动药的剂量。②尚无本药治疗心力衰竭并伴有下列疾病或条件的治疗经验：NYHA Ⅱ级心力衰竭、胰岛素依赖型糖尿病（1 型）、肾功能不全（血清肌酐≥ 300μmol/L）、肝功能不全、年龄＞ 80 岁、限制性心肌病、先天性心脏病、有显著血流动力学改变的器质性瓣膜病、3 个月内发生过心肌梗死。

【不良反应】

（1）心血管 下肢浮肿、胸闷、心悸、低血压、心动过缓、心脏传导阻滞、充血性心力衰竭、心绞痛、手冷。间歇性跛行或有雷诺现象的患者病情可能加重（服药初期），原有心功能不全者病情加剧。

（2）神经 头晕、眩晕、头痛、疲乏、睡眠障碍、嗜睡、麻刺感、四肢发凉感、睡眠欠佳、多梦等。

（3）精神 抑郁、焦虑。

（4）内分泌 / 代谢 ①糖耐量可能降低，并掩盖低血糖表现（如心跳加快），见于伴有糖尿病的老年患者用药后。②研究发现，轻至中度高血压伴糖尿病患者使用本药治疗，能有效控制血压，对血糖几乎无影响，对血脂代谢影响微弱，但也有引起血浆 VLDL 水平升高，HDL 水平下降的报道。可轻度升高血钾，但体内总钾量不变。

（5）消化 恶心、呕吐、消化不良、腹痛、腹泻、便秘、肝酶值升高。

（6）呼吸 哮喘、支气管痉挛、咳嗽、咽炎、鼻炎、鼻窦炎、上呼吸道感染、呼吸困难、气道阻力增加。

（7）泌尿 排尿困难、夜尿、尿频。

（8）生殖 性欲下降、阳痿。

（9）骨骼肌肉 关节疼痛、肌无力、肌肉疼痛或痉挛、背部或颈部疼痛、肌肉震颤。

（10）皮肤 出汗、皮疹、痤疮、湿疹、瘙痒、面色潮红、秃顶、剥脱性皮炎、红斑。

（11）眼 视物模糊、结膜炎、泪液减少。

（12）其他 有过敏史的患者服药后，出现对过敏原（如蜂毒）的反应增高，对肾上腺素治疗失效。

【药物过量】

（1）表现 目前仅有少数本药过量（最大 2000mg）的报道。最常见的反应为心动过缓、低血压、哮喘、急性心功能不全和低血糖。对单次高剂量敏感性的个体差异很大。

（2）处理意见　本药不能通过透析清除，应及时停药并给予支持及对症治疗：①心动过缓：静注阿托品，若疗效不佳，可谨慎使用异丙肾上腺素等增加 HR 的药物。必要时可考虑安装起搏器。②低血压：给予静脉补液或血管升压药，也可静注胰高血糖素。③心脏传导阻滞：应密切监测患者，适当静滴异丙肾上腺素或通过静脉植入心脏起搏器。④急性心力衰竭加剧：静注利尿药、正性肌力药及扩血管药。⑤支气管痉挛：采用异丙肾上腺素和 / 或氨茶碱等支气管扩张药治疗。⑥低血糖：静脉推注葡萄糖。

**【相互作用】**

（1）地尔硫䓬　β - 肾上腺素受体阻断药的药理作用增强，对心功能正常的患者有利。但合用后也有引起低血压、左室衰竭和房室传导阻滞的报道。合用时应密切监测心功能，尤其是老年、左室衰竭、主动脉狭窄及两种药物的用量均较大时。

（2）$\alpha_1$ 受体阻滞药　$\alpha_1$ 受体阻滞药的首剂反应加重。除哌唑嗪外，其他 $\alpha_1$ 受体阻滞药虽然较少出现，但与本药合用时仍需注意。

（3）胺碘酮　可出现明显的心动过缓和窦性停搏。

（4）二氢吡啶类钙通道阻滞药　如硝苯地平，合用治疗心绞痛或高血压有效，但也可引起严重的低血压或心力储备降低。合用时应仔细监测心功能，尤其是对于左室功能受损、心律失常或主动脉狭窄的患者。

（5）咪贝地尔　可引起低血压、心动过缓或心力储备降低。在开始 β - 肾上腺素受体阻断药治疗前应停用咪贝地尔 7~14d。若必须合用，应监测心功能，特别是老年、左室功能下降、心脏传导功能下降或主动脉狭窄的患者。

（6）维拉帕米　可能引起低血压、心动过缓、充血性心力衰竭、传导障碍。在左室功能不全、主动脉狭窄或两药用量均大时危险性增加。合用时应密切监测心脏功能。

（7）奥洛福林　可引起低血压或高血压伴心动过缓。合用时应监测血压和 HR。

（8）阿芬太尼、芬太尼　术前长期使用 β - 肾上腺素受体阻断药的患者给予阿芬太尼，易出现心动过缓。芬太尼麻醉时使用本药，可引起严重的低血压。

（9）抗心律失常药物（如丙吡胺、奎尼丁等）、拟副交感神经药物　可能延长心房传导时间，增强负性肌力效应。

（10）当归提取物　本药经肝脏 CYP 酶的代谢可能抑制，合用时应注意监测血压。

（11）苄普地尔、氟桂利嗪、利多氟嗪、加洛帕米、哌克昔林　目前尚无相互作用的报道，但此类药可引起血压降低、心动过缓或心力储备下降。若必须合用，应监测心功能，特别是左室功能下降、心脏传导功能下降或主动脉狭窄的患者。

（12）齐留通　目前尚无与本药发生相互作用的报道，但合用时仍应谨慎。

（13）利福平　本药的 $t_{1/2}$ 轻度缩短，但通常不需调整剂量。

（14）甲基多巴　HR 减慢。但极少数患者在两药合用时可对内源性或外源性儿茶酚胺（如苯丙醇胺）产生异常的反应，如高血压、心动过速或心律失常。

（15）利舍平、氯苯醋胺咪　HR 减慢。与利舍平合用时，需在本药停用数日后才能停用利舍平。

（16）甲氟喹　发生心动过缓的危险性增加。

（17）地高辛　可导致房室传导时间延长，地高辛的血药浓度升高。合用时应仔细监测 ECG 和地高辛血药浓度，并相应调整剂量。

（18）醋甲胆碱　使用本药治疗的患者应避免吸入醋甲胆碱。

（19）可乐定、莫索尼定　与可乐定合用可减慢 HR，突然撤去可乐定可能使高血压加重。因此在撤可乐定前，应先撤本药，密切监测血压，数日后再逐渐减停可乐定。与莫索尼定合用时，若突然撤去莫索尼定也可引起高血压反跳，应予注意。

（20）麦角胺类衍生物（如含有麦角胺的抗偏头痛药物） 可能增加外周循环阻力或加剧外周循环紊乱。

（21）NSAID 可引起血压升高。合用时应监测血压，并相应调整剂量。

（22）麻黄 抗高血压药的疗效降低。使用本药治疗的高血压患者应避免使用含麻黄制剂。

（23）PG 合成酶抑制药 本药的降血压作用可能减弱。

（24）阿布他明 阿布他明的 β 受体激动作用减弱，故在使用阿布他明前应停用本药至少 48h。

（25）利托君：利托君的作用被拮抗，应避免合用。

（26）胰岛素或口服抗糖尿病药物：心脏选择性 β-肾上腺素受体阻断药较少引起 2 型糖尿病患者的葡萄糖耐量降低，但糖尿病患者联用本药及胰岛素或口服抗糖尿病药物时仍应注意监测血糖水平。

（27）西咪替丁：与本药的相互作用无明显临床意义。

（28）其他 β-肾上腺素受体阻滞药：不应合用。

（29）华法林：不影响服用该药患者的 PT 值。

## 第三节 α、β 肾上腺素受体阻滞药

### 卡维地洛
### Carvedilol

**【其他名称】** 达利全、金络、康达欣、凯络、克为德、络德、瑞欣乐、枢衡、妥尔、卓异、Coreg、Dilatrend、Dilmitone、Kredex

**【分类】** 心血管系统用药 \ 降血压药 \α、β 肾上腺素受体阻滞药

**【制剂规格】** 片剂 ① 6.25mg。② 10mg。③ 12.5mg。④ 20mg。⑤ 25mg。

胶囊 10mg。

**【临床应用】**

**1. 说明书适应证**

（1）轻、中度原发性高血压，可单用或与其他抗高血压药（特别是噻嗪类利尿药）合用。

（2）有症状的充血性心力衰竭，可降低死亡率和心血管疾病患者的住院率，改善患者一般情况并减慢疾病进展，可作为标准治疗的辅助治疗，也可用于不耐受 ACEI 或未使用洋地黄、肼苯哒嗪、硝酸盐类药治疗的患者。

**2. 其他临床应用**

心绞痛。

**【用法用量】**

**1. 说明书用法用量**

（1）高血压 ①达利全等制剂推荐开始 2 日 12.5mg/ 次，qd.，p.o.，以后 25mg/ 次，qd.，2 周后可根据病情增至 50mg/d 的最大量，1~2 次 /d。②妥尔等制剂推荐初始量为 10mg/ 次，qd.，p.o.。2 周后可根据需要增至 20mg/d，qd.，甚至达最大量 40mg/d。

（2）有症状的充血性心力衰竭 接受地高辛、利尿药、ACEI 治疗者须待病情稳定后再用本药。推荐开始 2 周剂量为 3.125mg/ 次，bid.，p.o.，若患者耐受好，可间隔至少 2 周后增至 6.25mg/ 次，bid.；然后增至 12.5mg/ 次，bid.；再至 25mg/ 次，bid.。剂量必须增至患者能耐受的最高限度。体重＜ 85kg 者，最大推荐剂量为 25mg/ 次，bid.；＞ 85kg 者，最大推荐剂量为 50mg/ 次，bid.。每次增加剂量前，需评估患者有

无心力衰竭加重或血管扩张的症状。出现一过性心力衰竭加重或水钠潴留者须增加利尿药剂量，有时需减少本药剂量或暂时中止本药治疗。本药停药＞2周时，再次用药应从3.125mg/次，bid. 开始，然后按上述推荐方案增加剂量。对于血管扩张的症状，开始可通过降低利尿药剂量进行处理；若症状持续，需降低ACEI（若使用）剂量，然后再根据需要降低本药剂量。在严重心力衰竭或血管扩张的症状稳定前，不能增加本药用量。

**2. 其他用法用量**

［国内参考信息］

心绞痛　初次剂量为25mg/d，顿服，可根据需要渐增至50mg/d，分1~2次服用。Max：≤100mg/d。

［国外参考信息］

（1）高血压　①单独治疗：初始量为6.25mg/次，bid.，p.o.。若患者能耐受，剂量可调整至12.5mg/次，bid.，再调至25mg/次，bid.。注意剂量的个体化，逐渐加量，直至降压作用达到最佳效果。为观察抗高血压疗效，调整剂量前，每种用量都应维持治疗1~2周；每排除一种用量或认为治疗失败前，均应有足够长的试验期。Max：≤50mg/d。②联合治疗：噻嗪类利尿药（双氢克尿噻或三氯噻嗪）可与本药联合治疗轻、中度高血压。尼卡地平（60mg/d）治疗无效的高血压患者加用小剂量的本药（5~20mg/d）后，也能有效降压。

（2）充血性心力衰竭　初始量为3.125mg/次，bid.，p.o.，共2周。若患者能耐受，可增至6.25mg/次，bid.。每隔2周剂量加倍，直至患者能耐受的最大剂量。体重＜85kg者，Max：≤25mg/次，bid.；＞85kg者，Max：≤50mg/次，bid.。每次开始新的剂量时，需观察1h。

（3）心绞痛　25~50mg/次，bid.，p.o.。

**【禁忌证】**

**说明书禁忌证**

（1）对本药过敏者。

（2）哮喘、伴有支气管痉挛的COPD、过敏性鼻炎。

（3）严重心力衰竭，如纽约心脏病协会分级为Ⅳ级的失代偿性心功能不全，需要静脉使用正性肌力药物。

（4）严重低血压　收缩压＜11.3kPa（85mmHg）。

（5）严重心动过缓（HR＜50次）、窦房结综合征、Ⅱ~Ⅲ度房室传导阻滞患者。

（6）心源性休克、心肌梗死伴并发症。

（7）肝功能不全者。

（8）糖尿病酮症酸中毒、代谢性酸中毒者。

（9）手术前48h内。

（10）孕妇及计划妊娠的妇女。

（11）哺乳妇女应避免服用。

**【特殊人群用药】**

**儿童**　尚缺乏＜18岁者使用本药的安全性和有效性研究资料。

**老人**　老年患者多伴有肝功能低下，故原发性高血压的老年患者应使用低剂量。

**1. 说明书用法用量**

高血压　采用初始量（12.5mg/次，qd.，p.o.）已可在某些患者中获得满意疗效；若疗效不佳，可间隔至少2周后增至最大推荐量50mg/d，qd.（或分次服用）。

**2. 其他用法用量**

［国外参考信息］　60~84岁患者，25mg/次，1~2次/d，患者耐受良好。建议最初用药时应减量。

**孕妇**　孕妇或有可能怀孕的妇女应禁用。美国FDA分级：C级。

**哺乳妇女**　用药须权衡利弊。

**肝功能不全者**　国内说明书建议肝功能不全者禁用本药，但国外有资料提示肝硬化患者开始时可给予常规剂量的20%。

**肾功能不全/透析者**　国外资料建议，肾功能不全时无需调整剂量；本药不经透析排出，长期血透者也不需调整剂量。

**其他**　HR＜55次者须减量。

【注意】

（1）慎用　①有严重过敏史及正在进行脱敏治疗者。②有个人或家族性银屑病史者。③甲状腺功能亢进症。④外周血管失调或疾病。⑤嗜铬细胞瘤。⑥不稳定或继发性高血压。⑦已用洋地黄、利尿药及 ACEI 控制病情的充血性心力衰竭。⑧糖尿病及低血糖。⑨伴有低血压，收缩压＜13.3kPa（100mmHg）、缺血性心脏病、弥漫性血管病和（或）肾功能不全的充血性心力衰竭。⑩怀疑变异型心绞痛者。⑪手术患者。

（2）用药相关检查 / 监测项目　①用于伴有低血压，收缩压＜13.3kPa（100mmHg）、缺血性心脏病、弥漫性血管病和（或）肾功能不全的充血性心力衰竭患者时，应密切监测肾功能，若发生肾功能减退，则应减量或停药。②对伴有糖尿病的充血性心力衰竭患者，用药的开始阶段应定期监测血糖并相应调整降糖药的用量。

（3）对驾驶 / 机械操作的影响　本药可能影响驾驶和操作机器的能力，在用药开始、剂量改变或饮酒时更为明显。

【给药说明】

（1）给药条件　①剂量必须个体化，增加剂量期间需密切观察。②服药时间与用餐无关，但对充血性心力衰竭者必须进食时服用本药。③嗜铬细胞瘤患者使用本药前，应先使用 α 肾上腺素受体阻滞药。④麻醉期间使用本药时，应密切观察负性肌力作用及低血压等不良反应。

（2）减量 / 停药条件　①有支气管痉挛倾向者，用药开始阶段及增加剂量期间应严密观察患者的呼吸情况，在治疗中若发现任何支气管痉挛的证据均应及时减量。②应避免突然停药，宜用 1~2 周以上的时间逐渐停药，尤其是合并冠心病的患者。停药后 2~3 周内应尽量减少体力活动。③甲状腺毒症患者应用本药时，不能突然停药，应逐渐减量，并密切观察症状。

【不良反应】

（1）心血管　心动过缓、直立性低血压、周围循环障碍、水肿、心绞痛、原有的间歇性跛行或雷诺现象恶化、房室传导阻滞、心力衰竭加重。

（2）神经　轻度头晕、头痛、乏力、睡眠紊乱、感觉异常、晕厥。

（3）精神　抑郁。

（4）内分泌 / 代谢　血糖升高、原有糖尿病加重、体重增加、高胆固醇血症。

（5）血液　血小板减少、WBC 减少。

（6）消化　口干、呕吐、胃肠不适、便秘、血清氨基转移酶升高。

（7）呼吸　哮喘、呼吸困难、鼻塞。

（8）泌尿　排尿障碍、肾功能损害、肾衰竭。

（9）生殖　性功能减退。

（10）骨骼肌肉　四肢疼痛。

（11）皮肤　变态反应性皮疹、荨麻疹、瘙痒、扁平苔藓样皮肤反应、银屑样皮肤损害。

（12）眼　眼干、视觉障碍、眼部刺激感。

【药物过量】

（1）表现　引起严重低血压、心动过缓、心力衰竭、心源性休克和心脏停搏，还可出现呼吸困难、支气管痉挛、呕吐、意识障碍和癫痫大发作。

（2）处理意见　应采用仰卧位，洗胃、用活性炭以及用催泻药能减少本药从胃肠道的吸收。①心动过缓：静脉给予阿托品 0.5~2mg；若发生难治性心动过缓，应使用心脏起搏器。②低血压或休克：采取血浆置换，必要时缓慢静滴拟交感神经药（如异丙肾上腺素、多巴酚丁胺、间羟喘息定或肾上腺素），剂量依体重而定，能以剂量依赖方式降低本药的 β 受体阻滞作用，还可能拮抗其 β 受体阻滞作用。若需要正性肌力作用，可考虑使用磷酸二酯酶抑制药（如甲腈吡酮）。若需要，也可静脉给予高血糖素 1~10mg，必要时还可继以 2~5mg/h 输液。③若中毒已发展至以周围血管扩张为主的阶段，应使用去甲苯福林或去甲肾上腺素，并持续监测心血管功能。④支气管痉挛：给予β-拟交感神经药（以气溶胶给予，疗效不佳时可静脉给药）或静脉给予氨茶碱。⑤癫痫：推荐缓慢静脉给予安定或氯硝安定。⑥本药半衰期为 7~10h，故在严重中毒（有休克症状）时，解毒剂的治疗必须持续足够长的时间。本药不能经血透清除。

**【相互作用】**

（1）NSAID、利福平、利福布汀 减弱本药的降压作用。

（2）阿布他明 对抗阿布他明的心脏作用，干扰阿布他明测试结果。

（3）肾上腺素 引起心动徐缓，拮抗肾上腺素的过敏反应。

（4）利托君 降低利托君的保胎作用。

（5）莫索尼定 出现反跳性高血压。

（6）西咪替丁 本药血药浓度增高。

（7）咪拉地尔 抑制本药的代谢，出现附加的心血管效应。

（8）其他降压药物及有降压不良反应的药物（巴比妥酸盐、吩噻嗪类、三环类抗抑郁药） 上述药物的降压作用加强，从而加重不良反应。与地尔硫䓬合用时，个别患者可出现心脏传导障碍。与可乐定合用者需停药时，应先停用本药，数日后再将可乐定逐渐减量。

（9）胰岛素或口服降糖药 上述药物的作用增强，而低血糖的症状和体征可能被掩盖或减弱，应定期监测血糖水平。

（10）胺碘酮 出现低血压、心动过缓或心脏停搏。

（11）洋地黄类药物 洋地黄类药物对心脏的作用增强，出现房室传导阻滞并可引起洋地黄的毒性症状，应加强对洋地黄类药物血药浓度的监测。

（12）醋甲胆碱 可产生协同收缩支气管平滑肌的作用，使支气管收缩时间延长。

（13）环孢素 环孢素的毒性增加。

（14）麻醉药 协同的负性肌力及低血压等作用。

（15）奥洛福林 可引起伴心动徐缓的高血压或低血压。

（16）钙通道阻滞药或Ⅰ类抗心律失常药 应严密监测患者的 ECG 和血压情况，禁止静脉联用。

## 拉贝洛尔
## Labetalol

**【其他名称】** 喘泰低、柳胺苄心定、柳胺羟胺、拉平他乐、欣宇森、盐酸拉贝洛尔、Ibidomide、Labetalol Hydrochloride、Normodyne、Presdate、Trandate

**【分类】** 心血管系统用药 \ 降血压药 \α、β肾上腺素受体阻滞药

**【制剂规格】** 片剂 ① 50mg。② 100mg。③ 200mg。

片剂（盐酸盐） ① 50mg。② 100mg。③ 200mg。

注射液 ① 2ml∶25mg。② 5ml∶50mg。③ 20ml∶100mg。④ 20ml∶200mg。

**【临床应用】**

**1. 说明书适应证**

高血压。

**2. 其他临床应用**

（1）心绞痛。

（2）高血压危象（静注）。

（3）嗜铬细胞瘤危象及可乐定类药物的停药综合征。

**【用法用量】**

**1. 说明书用法用量**

高血压 100mg/次，2~3次/d, p.o.，2~3d后根据需要加量。常用维持量 200~400mg/次，bid.，饭后服。Max：2400mg/d。

**2. 其他用法用量**

［国内参考信息］

（1）心绞痛 开始 100mg/次，2~3

次 /d，p.o.。若疗效不佳，可增至 200mg/次，3~4 次 /d。轻、中及重度高血压剂量常为 300~800mg/d、600~1200mg/d 及 1200~2400mg/d，加用利尿药时可适当减量。Max：2400mg/d。

（2）高血压危象　起始量 50mg/ 次，i.v.（稀释于 NS 或 5%GS 10ml 中，给药 2min）；需要时可每隔 5min 重复注射 50mg，直至血压下降，30min 内注射总量不宜 > 200mg。

（3）可乐定类药物的停药综合征　起始量 25~50mg/ 次，i.v.，其余同“高血压危象”的治疗。

（4）嗜铬细胞瘤　300mg/ 次，i.v.gtt.（稀释于 5%GS 200ml 中），滴速 2ml/min，直至产生满意疗效后改用口服剂型替代。

【禁忌证】

1. 说明书禁忌证

（1）对本药过敏者。

（2）心脏传导阻滞（Ⅱ～Ⅲ度房室传导阻滞）未安装起搏器者。

（3）病窦综合征。

（4）心源性休克。

（5）重度或急性心力衰竭。

（6）哮喘。

2. 其他禁忌证

（1）脑出血。

（2）心动过缓。

（3）明显心力衰竭（国外资料）。

（4）严重低血压（国外资料）。

【特殊人群用药】

**儿童**　不宜静注给药。

**老人**　适当减量。

**孕妇**　不宜静注给药。美国 FDA 妊娠安全性分级为：C 级。

**哺乳妇女**　慎用。

**肝功能不全者**　慎用。

**肾功能不全 / 透析者**　慎用。

【注意】

（1）慎用　①麻醉或外科手术者（国外资料）。②充血性心力衰竭。③雷诺综合征或其他周围血管疾病。④糖尿病。⑤甲状腺功能低下。⑥肺气肿或非过敏性支气管炎。⑦心功能不全。

（2）对检验值 / 诊断的影响　①本药尿中代谢产物可造成尿儿茶酚胺和香草基杏仁酸假性升高。②可使尿中苯异丙胺试验呈假阳性。

（3）用药相关检查 / 监测项目　用药期间应监测血压、ECG。长期用药者应定期检查肝功能及视力。

【给药说明】

（1）给药条件　①静注时患者应处于卧位，注射完毕后静卧 10~30min。②静滴时勿过速。

（2）减量 / 停药条件　避免突然停药，建议于 1~2 周内逐渐减停。

（3）配伍信息　本药注射液不能加入葡萄糖氯化钠溶液中静脉给药。

【不良反应】

（1）心血管　直立性低血压、心脏传导阻滞、心动过缓、反常性血压增高（嗜铬细胞瘤降压治疗时）、室性心律失常。

（2）神经　眩晕、乏力、头痛、感觉异常、多梦、震颤。

（3）精神　幻觉、精神抑郁。

（4）内分泌 / 代谢　低血糖反应（1 型糖尿病患者）。

（5）免疫　红斑狼疮综合征。

（6）消化　味觉异常、恶心、呕吐、消化不良、腹痛、腹泻、轻度便秘、腹部不适。

（7）呼吸　可见气喘、鼻塞、呼吸困难、支气管痉挛、胸闷等。

（8）泌尿　BUN 和肌酐暂时升高、排尿困难、尿潴留、尿痛、夜尿、尿频。

（9）生殖　阳痿、射精障碍。

（10）骨骼肌肉　肌痉挛。

（11）皮肤　皮肤瘙痒、斑丘疹、荨麻疹、苔藓样改变、大疱性扁平苔藓、银屑病、面部红斑、头皮刺痛、痤疮、湿疹和剥脱性皮炎。

（12）眼　视力异常。

【药物过量】

（1）表现　严重的直立性低血压、心动过缓。

（2）处理意见　应使患者平卧，并监测血压。若血压下降过低时，可用去氧肾上腺素、阿托品予以对抗。

【相互作用】

（1）硝酸甘油　本药可减弱硝酸甘油的反射性心动过速，但降压作用可协同。

（2）西咪替丁　可增加本药的生物利用度。

（3）α 或 β 受体阻滞药、利尿药　可增强疗效，合用时宜减量。

（4）甲氧氯普胺　可增强本药的降压作用。

（5）氟烷　本药可增强氟烷对血压的作用。

（6）三环类抗抑郁药　合用时可产生震颤。

（7）维拉帕米类钙拮抗药　谨慎联用。

## 第四节　血管紧张素转换酶抑制药

### 卡托普利
### Captopril

【其他名称】 安汀、邦德美、甲巯丙脯酸、凯宝压苧、刻甫定、开富林、开托普利、巯甲丙脯酸、Acepril、Capoten、Captoril、Lopirin、Tensiomin

【分类】 心血管系统用药 \ 降血压药 \ 血管紧张素转换酶抑制药

【制剂规格】 片剂　① 12.5mg。② 25mg。③ 50mg。④ 100mg。

胶囊　25mg。

缓释片　37.5mg。

注射液　① 1ml : 25mg。② 2ml : 50mg。

粉针剂　① 12.5mg。② 25mg。③ 50mg。

【临床应用】

1. 说明书适应证

（1）高血压、高血压急症（静脉制剂）。

（2）心力衰竭。

2. 其他临床应用

（1）急性心肌梗死。

（2）肺动脉高压。

【用法用量】

1. 说明书用法用量

（1）高血压　①普通片，起始量 12.5mg/ 次，2~3 次 /d，p.o.，必要时在 1~2 周内增至 50mg/ 次，2~3 次 /d。疗效仍不满意时可加用其他降压药。②缓释片，起始量 37.5mg/ 次，qd.，p.o.，必要时增至 75~150mg/d。

（2）高血压急症　25mg/ 次，i.v.（10%GS 20ml 中溶解，注射 10min），随后将本药 50mg 于 10%GS 500ml 中溶解后，静滴 1h。

（3）心力衰竭　①普通片，起始量 12.5mg/ 次，2~3 次 /d，p.o.，必要时可逐渐增至 50mg/ 次，2~3 次 /d。若需进一步加量，宜观察疗效 2 周后再考虑。对近期大量使用利尿药、处于低钠（或低血容量）状态而血压正常或偏低者，起始量 6.25mg/ 次，tid.，以后再逐渐增至常用量。②缓释片，起始量 37.5mg/ 次，qd.，p.o.，必要时增至 75~150mg/d。

2. 其他用法用量

［国内参考信息］

急性心肌梗死　宜用于收缩压＞ 12kPa（90mmHg）的患者。先给予 6.25mg，p.o.，2h 后收缩压如仍＞ 12kPa，则再予 12.5mg，再隔 2h 后仍如此，方可用 12.5mg/ 次，tid. 的剂量。对梗死后心功能不全者用量可达 150mg/d。

【禁忌证】

1. 说明书禁忌证

（1）对本药或其他 ACEI 过敏者。

（2）ARF（尤其双侧肾动脉狭窄）。

（3）活动性肝病。

（4）高钾血症。

（5）青光眼。

（6）孕妇。

2. 其他禁忌证

（1）孤立肾。

（2）移植肾。

（3）自身免疫疾病活动期。

（4）有使用其他 ACEI 曾出现血管神经性水肿者（国外资料）。

（5）有使用其他 ACEI 出现肾衰竭者（国外资料）。

【特殊人群用药】

**儿童**　仅限于其他降压治疗无效的儿童使用普通制剂，不宜使用缓释制剂。

**说明书用法用量**

高血压、心力衰竭　普通片，起始量 0.3mg/（kg·次），tid.，p.o.，必要时每隔 8~24h 增加 0.3mg/kg，直至达到最低有效量。

**老人**　减量慎用。

**孕妇**　禁用。美国 FDA 妊娠安全性分级为：C 级（早期）和 D 级（中、晚期）。

**哺乳妇女**　权衡利弊。

**肝功能不全者**　慎用。

**肾功能不全/透析者**　肾功能不全者慎用，宜采用小剂量给药或减少给药次数，缓慢递增。ARF 者禁用。肾功能不全者若须同时用利尿药，建议用呋塞米而不用噻嗪类。

【注意】

（1）慎用　①自身免疫性疾病。②骨髓抑制。③脑动脉或冠状动脉供血不足。④主动脉瓣狭窄。⑤有对光线敏感史。⑥严格饮食限制钠盐或进行透析者。⑦低血压（国外资料）。

（2）对检验值/诊断的影响　可出现尿丙酮试验假阳性。

（3）用药相关检查/监测项目　①用药最初 3 月内，每 2 周检查 1 次 WBC 计数及分类计数，此后定期检查，有感染迹象时随即检查。②每月检查尿蛋白 1 次。

（4）对驾驶/机械操作的影响　服药后禁止驾驶车辆及高空作业。

【给药说明】

给药条件　（1）开始用本药前建议停用其他降压药 1 周。（2）最好在餐前 1h 服药。（3）本药缓释片应整片吞服，不能咀嚼或掰开服用。（4）用量须遵循个体化原则，按疗效予以调整。（5）恶性高血压、重度高血压、血透、严格饮食限制钠盐摄入者，宜从小剂量开始用药，根据疗效逐渐增加剂量。（6）合用利尿降压药时，宜从小剂量开始用药，根据疗效逐渐增加剂量。

【不良反应】

（1）心血管　心悸、心动过速、胸痛、心律不齐、低血压、心动过缓、心绞痛、心肌梗死。若手术或麻醉时出现低血压，可扩容纠正。

（2）神经　眩晕、头痛、昏厥、神经病变、共济失调、神经质等。

（3）精神　抑郁、意识混乱。

（4）内分泌/代谢　血钾轻度增高、血钠降低、低血糖、男性乳腺发育并伴有疼痛（停药）、微量元素缺乏。

（5）血液　粒细胞减少、WBC 减少、嗜酸性粒细胞增多、贫血、再障、溶血性贫血。

（6）消化　味觉迟钝、舌溃疡、畏食、食管炎、恶心、呕吐、上腹不适、腹痛、腹泻、便秘、消化性溃疡、胰腺炎、胆汁淤积性黄疸（停药）、血清肝酶值升高。

（7）呼吸　咳嗽、支气管痉挛、肺炎、呼吸困难。出现顽固性干咳时，应停药观察。

（8）泌尿　蛋白尿、肾病综合征、BUN 和肌酐升高（应减量，同时停用利尿药）、血尿、肾功能减退或恶化、肾小球肾炎、ARF。

（9）生殖　性功能障碍。

（10）骨骼肌肉　关节痛、Kaposi's 肉瘤。

（11）皮肤　斑丘疹、荨麻疹、痒疹等皮疹（减量、停药或给予抗组胺药）、脱发、扁平苔藓、线性 IgA 皮肤病、指甲松离、天疱疮、银屑病、史－约综合征。

（12）眼　视物模糊。

（13）其他　发热、寒战、血管神经性水肿（立即停药，并进行对症治疗，如皮下注射 1∶1000 的肾上腺素 0.3~0.5ml）、面部潮红或苍白、光过敏、抗核抗体滴度升高。

【药物过量】

（1）表现　低血压。

（2）处理意见　应立即停药，并扩容以纠正。成人可采用血透清除。

【相互作用】

（1）抗酸药、内源性 PG 合成抑制药　本药疗效降低。

（2）麻黄中的麻黄碱和伪麻黄碱　可拮抗本药的降压作用，应避免合用。

（3）硫酸亚铁　可降低本药的生物利用度，降低未结合卡托普利的血药浓度，从而导致血压升高。

（4）氯丙嗪　协同作用，可致低血压，故合用时应谨慎。

（5）利尿药　可增强降压作用，可能引起严重低血压，故原利尿药宜停用或减量，本药宜从小剂量开始用药。

（6）保钾利尿药、含钾药、库存血　可能引起血钾过高，故合用时应监测血钾。

（7）其他降压药　可增强降压作用。与引起肾素释放或影响交感活性的药物合用呈大于两者相加的作用，而与 β－肾上腺素受体阻断药合用则呈小于两者相加的作用。

（8）其他扩血管药　可能致低血压，若需合用，宜从小剂量开始。

（9）丙磺舒　可抑制肾脏对本药的排泄。

（10）布比卡因　可引起严重心动过缓和低血压，甚至意识丧失。

（11）锂剂　可升高血锂浓度，也可引起肾脏毒性，出现蛋白尿和血肌酐升高。

（12）骨髓抑制药　可引起严重贫血。

（13）环孢素　可使肾功能减退。

（14）别嘌醇　可引起过敏反应。

（15）洋地黄毒苷、地高辛　尚未观察到明显的药效学和药动学参数的改变。但对肾功能损害的患者，可能增加地高辛血药浓度。

（16）食物　本药吸收减少，生物利用度降低，故宜在餐前 1h 服药。

## 马来酸依那普利
## Enalapril Maleate

【其他名称】 埃利雅、苯丙脯酸、苯丁酯脯酸、必利那、柏纳力、苯酯丙脯酸、恩纳普利、福尔丁依那普利、福天乐、勤可息、因弗尔、悦宁定、怡那林、依那普利、依那普利拉、依苏、益压利、Benalapril、Enalapril、Enalaprilat、Enam、Innovace、Inovoril、Invoril、Renitec、Vasotec、Xanef

【分类】 心血管系统用药 \ 降血压药 \ 血管紧张素转换酶抑制药

【制剂规格】 片剂　① 2.5mg。② 5mg。③ 10mg。④ 20mg。

胶囊　① 5mg。② 10mg。

【临床应用】

**说明书适应证**

（1）各期原发性高血压。

（2）肾血管性高血压。

（3）各级心力衰竭（可提高症状性心力衰竭患者的生存率，延缓心衰的进展，减少因心衰而导致的住院）。

（4）预防症状性心衰（可延缓无症状性左心室功能不全者症状性心衰的进展，减少因心衰而导致的住院）。

（5）预防左心室功能不全者的冠状动脉缺血事件（可减少心肌梗死的发生率，减少不稳定型心绞痛所致的住院）。

【用法用量】

说明书用法用量

（1）原发性高血压　起始量5~10mg/次，1~2次/d，p.o.；或10~20mg/次，qd.，p.o.。轻度高血压，建议起始量10mg/d；其他程度高血压，建议起始量20mg/d。常用维持量20mg/d，Max：40mg/d。

（2）肾血管性高血压　应从较小剂量（如5mg或以下）开始治疗，再根据需要再调整剂量。20mg/次，qd.，p.o.对多数患者有效。

（3）症状性心力衰竭或无症状的左心室功能不全　起始量2.5mg。本药通常与利尿药（如合适的话，与洋地黄）合用治疗症状性心衰。在使用本药治疗心衰开始后，若未发生症状性低血压或症状性低血压已得到有效控制，则根据患者的耐受情况将剂量逐渐增至常用的20mg以维持，分1~2次口服。可经2~4周完成剂量调整，若仍存在部分的心衰体征和症状，剂量递增过程还可加快。

【禁忌证】

1. 说明书禁忌证

（1）对本药过敏者。

（2）肾动脉狭窄（双侧或单侧肾患者单侧）。

（3）血管神经性水肿，包括使用其他ACEI曾引起血管神经性水肿、遗传性血管性水肿及特发性血管性水肿。

2. 其他禁忌证

（1）对其他ACEI过敏者。

（2）孤立肾、移植肾。

【特殊人群用药】

**儿童**　1月至16岁高血压儿童对本药一般能很好耐受。新生儿和GFR < 30ml/（min · 1.73m²）的儿童患者不推荐应用本药。

**老人**　酌情减量。

**孕妇**　禁用。在妊娠中、晚期用药，有报道引起新生儿低血压、肾衰竭、颅骨发育不良甚或死亡、羊水过少等。美国FDA妊娠安全性分级为：C级（妊娠早期）和D级（妊娠中、晚期）。

**哺乳妇女**　权衡利弊。

**肝功能不全者**　应密切监测肝功能，慎用。

**肾功能不全/透析者**　应使用小剂量，或减少给药次数，或增加给药间隔，缓慢增加用量。严重肾功能不全者慎用。

说明书用法用量

Ccr为30~80ml/min者，起始量5~10mg/d；Ccr为10~30ml/min者，起始量2.5~5mg/d；Ccr < 10ml/min者，透析期的起始量2.5mg/d，非透析期剂量应根据血压反应情况调整。

【注意】

（1）慎用　①多种原因引起的粒细胞减少。② CHF或血容量不足。③缺钠患者。④严格饮食、限制钠盐或进行透析治疗者。⑤单侧肾动脉狭窄者。⑥咳嗽。⑦外科手术/麻醉时。（以上均为国外资料）⑧高钾血症。⑨脑或冠状动脉供血不足。⑩主动脉瓣狭窄。⑪肥厚型心肌病。

（2）用药相关检查/监测项目　肾功能及尿蛋白检查，1次/月。肾病或胶原性血管病者应定期检查WBC计数。

【给药说明】

（1）给药条件　①给药剂量须遵循个体化原则，按疗效予以调整。②开始用本药治疗前建议停用其他降压药1周。对恶性高血压或重度高血压不能较久停用降压药者，应在停药后立即给予本药最小剂量，在密切观察下每24h递增剂量，直至疗效充分或达最大剂量。③个别患者首次剂量宜从2.5mg开始。④肾功能不全、糖尿病或同时使用保钾利尿药者，应注意使用本药后可能引起血钾过高。

（2）其他　本药用于治疗心力衰竭，有不发生体液潴留和不使醛固酮水平升高的优势，但应注意其降压反应。

【不良反应】　本药为不含巯基的ACEI，大多数患者耐受良好，不良反应一般轻微且短暂。

（1）心血管　低血压、直立性低血压、昏厥、心悸、心动过速、脉管炎、胸痛、心律失常、心绞痛、雷诺现象。服用本药的患者在手术或麻醉时若发生低血压，可用扩容纠正。

（2）神经　头昏、眩晕、头痛、疲乏、虚弱、失眠、神经过敏、感觉异常、嗜睡。

（3）精神　抑郁、精神错乱。

（4）内分泌/代谢　高钾血症、血糖改变、低钠血症、男子乳腺发育。肾功能不全、糖尿病或同时使用保钾利尿药者，应注意使用本药后可能引起血钾过高。

（5）血液　Hb及HCT降低、WBC减少（应停药）、血小板减少、中性粒细胞减少、嗜酸性粒细胞增多、骨髓抑制。

（6）消化　恶心、呕吐、腹泻、腹痛、口干、消化不良、便秘、暂时性味觉紊乱、畏食、舌炎、胃炎、肠梗阻、肝功能衰竭、肝炎、黄疸、血ALT和AST值升高、血胆红素增高、上腹不适。

（7）呼吸　咳嗽、胸闷、肺浸润、支气管痉挛/哮喘、呼吸困难、流涕、咽痛和声嘶。

（8）泌尿　BUN和肌酐浓度增高、蛋白尿、肾功能障碍、肾衰竭、少尿。BUN和肌酐增高时，本药应减量或同时停用利尿药。如蛋白尿逐渐加重，也应考虑暂停用药或减量。

（9）生殖　阳痿。

（10）骨骼肌肉　肌肉痉挛。

（11）皮肤　皮疹、多汗、多形性红斑、剥脱性皮炎、Stevens-Johnson综合征、中毒性表皮坏死松解、天疱疮、瘙痒、荨麻疹、秃发。

（12）眼　视物模糊。

（13）耳　耳鸣。

（14）其他　血管神经性水肿、面红、潮红。出现血管性水肿则应立即停药，并迅速皮下注射1∶1000的肾上腺素注射液0.3~0.5ml。

**【药物过量】**

（1）表现　可引起明显的低血压，在服药后6h开始发生，同时肾素-血管紧张素系统受阻，出现昏迷。

（2）处理意见　建议静脉输注NS。如有可能，也可输入血管紧张素Ⅱ。若是刚用完药物，则应催吐。可通过血透清除体循环中的依那普利拉（代谢物）。

**【相互作用】**

（1）利福平、NSAID　可降低本药疗效。

（2）阿司匹林　可明显降低本药的降压作用，合用时应注意。

（3）麻黄中的麻黄碱和伪麻黄碱　可降低本药疗效，应避免合用。

（4）普萘洛尔　依那普利拉的血药浓度降低，但无临床意义。

（5）其他降压药　降压作用加强。其中，与引起肾素释放或影响交感活性的药物合用呈大于两者相加的作用，与β-受体阻滞药合用呈小于两者相加的作用。

（6）利尿药　降压作用增强，可引起严重低血压。开始治疗前，利尿药应停用或减量，或增加钠的摄入。本药开始剂量宜小，以后再根据血压情况逐渐调整。须同用时，建议用呋塞米而不用噻嗪类。

（7）布比卡因　可能引起严重心动过缓和低血压，甚至意识丧失。合用时应注意。

（8）排钾利尿药　可减少钾丢失。

（9）保钾利尿药、补钾药、钾盐制剂　可引起血钾明显增高。

（10）锂剂　可致锂中毒，停药后毒性反应可消失。与锂剂合用，应仔细监测血钾浓度。

（11）硫唑嘌呤　可加重骨髓抑制。

（12）氯米帕明　可增加氯米帕明的毒性。

（13）环孢素　可使肾功能下降。

（14）甲氧苄啶　可引起明显的高钾血症，故使用本药的患者在加用甲氧苄啶或复方磺胺甲噁唑时应进行严密监测，或避免合用。

（15）别嘌醇　可引起过敏反应，合用时应注意。

（16）地高辛、咪贝地尔、司维拉姆、坦洛新　无明显相互作用。

（17）氢氯噻嗪、呋塞米、噻吗心安、甲基多巴、华法林、吲哚美辛、和舒林酸　本药与上述药的相互作用无临床意义。

（18）西咪替丁　动物实验中未见任何相互作用。

（19）高通透性膜　用 ACEI 治疗者，在采用高通透性膜（聚丙烯腈）进行血透时，可发生低血压反应，应避免合用。

## 雷米普利
## Ramipril

**【其他名称】** 考伯力、雷米替利、瑞素坦、瑞　泰、Acovil、Altace、Cardace、Delix、Ramace、Ramipric、Tritace

**【分类】** 心血管系统用药 \ 降血压药 \ 血管紧张素转换酶抑制药

**【制剂规格】** 片剂　① 1.25mg。② 2.5mg。③ 5mg。④ 10mg。

**【临床应用】**

**说明书适应证**

（1）原发性高血压。

（2）急性心肌梗死（2~9d）后出现的轻至中度心力衰竭（NYHA Ⅱ和Ⅲ）。

（3）充血性心力衰竭。

（4）非糖尿病肾病（Ccr < 70ml/1.73m$^2$，尿蛋白 ≥ 1g/d），尤其是伴有动脉高血压者。

（5）用于心血管危险增加的患者，如明显冠心病病史、糖尿病同时有至少一个额外危险因素、外周动脉闭塞性疾病或脑卒中，以降低心肌梗死、脑卒中或心血管死亡的可能性。

**【用法用量】**

**说明书用法用量**

（1）原发性高血压　起始量 2.5mg/ 次，qd.，p.o.（晨服）。根据患者反应，必要时可在间隔至少 3 周后增至 5mg/d。维持量 2.5~5mg/d，最大量 10mg/d。若使用 5mg 的降压效果不理想，应考虑合用利尿药等。

（2）急性心肌梗死后（2~9d）出现的轻至中度心力衰竭　仅能在住院的情况下对血流动力学稳定的患者进行剂量调整。对合用抗高血压药者，必须严密监测，以免血压过度降低。起始量常为 2.5mg 早晚分服。若患者不能耐受该起始量，应采用 1.25mg 早晚分服。随后根据患者情况，间隔 1~2d 剂量可加倍，至最大日剂量 5mg 早晚分服。本药应在心肌梗死后 2~9d 内服用，建议用药时间至少 15 个月。

（3）充血性心力衰竭　起始量 1.25mg/ 次，qd.，p.o.，根据需要 1~2 周后剂量加倍，qd. 或分 2 次给药。Max：10mg/d。

（4）非糖尿病肾病　推荐起始剂量为 1.25mg/ 次，qd.，p.o.。按患者的耐受性逐渐增量，推荐 2~3 周后剂量加倍。维持量通常为 5mg/d。高剂量尚无足够的治疗经验，Ccr < 60ml/min 者，Max：5mg/d。

（5）在心血管危险增加患者降低心肌梗死、脑卒中和心血管死亡的可能性　推荐起始剂量为 2.5mg/ 次，qd.，p.o.。根据患者的耐受性逐渐增量，推荐 1 周后剂量加倍，再过 3 周增至 10mg/d。维持量一般为 10mg/d。

**【禁忌证】**

**1. 说明书禁忌证**

（1）对本药或其他 ACEI 过敏者。

（2）血管神经性水肿（包括使用其他 ACEI 曾引起血管神经性水肿）。

（3）孤立肾、移植肾、双侧肾动脉狭窄而肾功能减退者。

（4）原发性醛固酮增多症。

（5）血流动力学相关的左心室流入、流出障碍（如主动脉或左房室瓣狭窄）或肥厚型心肌病。

（6）急性心肌梗死后出现轻至中度心力衰竭者，伴有以下情况时禁用本药：①持续的低血压，收缩压 < 12kPa（90mmHg）。

②直立性低血压，坐位 1min 后收缩压降低 ≥ 2.67kPa（20mmHg）。③严重心力衰竭（NYHA Ⅳ）。④不稳定型心绞痛。⑤致命的室性心律失常。⑥肺心病。

（7）因缺乏治疗经验，本药还禁用于下列情况：①正接受甾体抗炎药、NSAID、免疫调节药和（或）细胞毒化合物治疗的肾病患者。②透析者。③原发性肝脏疾病或肝功能不全者。④未经治疗的、失代偿性心力衰竭者。⑤儿童。

（8）孕妇及哺乳妇女。

**2. 其他禁忌证**

（1）遗传性血管性水肿（国外资料）。

（2）特发性血管性水肿（国外资料）。

**【特殊人群用药】**

**儿童** 禁用。

**老人** 同时使用利尿药、有充血性心力衰竭或肝肾功能不全的老年患者，应慎用。用药时应考虑采用低起始量（1.25mg/d），并根据血压控制情况调整用量。

**孕妇** 可能导致胎儿损伤甚至死亡（尤其妊娠中、晚期），孕妇禁用。美国 FDA 妊娠安全性分级为：C 级（妊娠早期）和 D 级（妊娠中、晚期）。

**哺乳妇女** 禁用。

**肝功能不全者** 禁用。国外资料认为肝功能不全者对本药的反应可能升高或降低，在治疗初始阶段应密切监护。

**其他用法用量**

［国外参考信息］ Max：2.5mg/d。

**肾功能不全 / 透析者** 肾功能不全者慎用，透析者禁用。

**说明书用法用量**

肾功能不全者（Ccr ＜ 60ml/min 或血清肌酐浓度＞ 1.2gmg/dl）起始剂量为 1.25mg 晨服，维持剂量通常为 2.5mg/d，Max：5mg/d。

**其他** 有血压大幅度降低危险者（如冠状血管或脑血供血管狭窄者），应考虑采用低起始量（1.25mg/d）。

**【注意】**

（1）慎用 ①多种原因引起的粒细胞减少。②脑或冠状动脉供血不足。③严重或恶性高血压。④严重心力衰竭或血容量不足。⑤高钾血症。⑥严格饮食限制钠盐者。⑦缺钠患者。⑧外科手术 / 麻醉（国外资料）。

（2）用药相关检查 / 监测项目 ①用药前和用药期间，应定期检查肝功能。②尿蛋白检查，1 次 / 月。③建议短期内检查血清电解质、肌酐浓度和血常规，尤其是在治疗开始时，以及处于危险中的患者，或使用其他可能引起血象变化的药物治疗者。肾功能不全或 WBC 缺乏者，在最初 3 个月内应每 2 周检查 WBC 计数及分类计数 1 次，此后定期检查。用药期间，若有发热、淋巴结肿大和（或）咽喉疼痛症状，应立即检查 WBC 计数。④肾素 – 血管紧张素系统活性较高的患者，第一次使用本药或增加剂量时，应严密监测血压，直至预期不会出现进一步的急性血压下降。⑤下列患者适于进行肾功能监测：心力衰竭、肾功能不全、单侧肾动脉狭窄。

（3）对驾驶 / 机械操作的影响 血压降低可能会影响患者驾驶汽车或操纵机器的能力，在治疗初期、增加剂量、改变剂型或饮酒后这种影响更明显。

**【给药说明】**

（1）给药条件 ①本药可在饭前、饭中或饭后用足量液体送服。②给药剂量须遵循个体化原则，按疗效予以调整。③急性心肌梗死后的心衰患者，开始时应特定地服每日剂量，早晚 2 次分服，其他情况每日剂量可早晨顿服。④下列情况仅限于在权衡利弊，并对有代表性的临床和实验室指标进行规律监测后才可使用本药：临床相关的电解质紊乱、免疫反应紊乱或结缔组织疾病、同时全身应用免疫抑制药（如皮质甾类、细胞抑制药、抗代谢类）及别嘌呤醇、普鲁卡因胺或锂制剂。⑤本药治疗初期，尤其是伴有盐和（或）体液流失患者、心力衰竭患者或严重高血压患者，可能会产生血压过度降低现象。若有可能，本药开始治疗前，应纠正盐和（或）体液流失，减少或停止正在使用的利尿药至少 2~3d。这类患者的治疗应以最低单剂量开始（早晨服用 1.25mg），首剂后，每次本药和（或）利尿药增量时，均应给予医疗监护至少 8h，以免发生难以控制的低血压反应。⑥恶性高血压或心力衰竭患者使用本药时应住院治疗。⑦治疗开始时，对 > 65 岁及血压大幅度下降存在危险的患者均需特别仔细地监测。⑧采用本药治疗时，不能使用聚丙烯腈或甲基烯丙基硫化钠高通量滤膜进行透析或血液过滤，也不能使用硫酸右旋糖苷进行 LDL 分离清除。若必须进行透析、血液过滤或 LDL 分离清除，治疗必须换用非 ACEI，或使用其他透析膜。

（2）减量 / 停药条件　服用 ACEI 时进行针对昆虫毒素的脱敏治疗，可能触发过敏样反应（如血压下降、气短、呕吐、皮肤过敏反应），有时可能威胁生命。过敏反应也可出现于昆虫叮咬后（如蜜蜂或黄蜂叮咬）。若必须进行昆虫毒素脱敏治疗，必须临时用其他类型的合适药物替代 ACEI。

（3）其他　①下列情况预期可能出现较高的肾素 – 血管紧张素活性：已经服用利尿药者、水钠丧失者、严重高血压患者、心力衰竭患者（尤其在急性心肌梗死后）、左室流入流出道梗阻患者、血流动力学相关的肾动脉狭窄患者。②本药或其他 ACEI 应避免与需接触血液负电荷的体外治疗同时应用。

**【不良反应】**

（1）心血管　血压过度降低（表现为头晕、注意力丧失、出汗、虚弱、视觉障碍等）、晕厥、心动过速、心悸、心绞痛、心肌梗死、TIA、缺血性脑卒中、心律失常、心律失常加重、循环紊乱、血管炎。

（2）神经　头痛、疲劳、困倦、疲乏、嗜睡、失眠、睡眠障碍、感觉异常、平衡失调、意识模糊、颤抖。

（3）精神　抑郁、焦虑、神经质。

（4）内分泌 / 代谢　血钠降低、血钾升高、男子乳腺发育。

（5）血液　HCT、WBC、RBC 计数、Hb 下降、血小板减少、中性粒细胞减少、嗜酸性粒细胞增多、粒细胞减少症、全血细胞减少、G–6–PD 缺乏相关的溶血、溶血性贫血。

（6）消化　胃痛、恶心、呕吐、上腹不适、消化功能紊乱、腹泻、便秘、食欲丧失、口腔黏膜或舌或消化道炎症、口干、口渴、肝功能异常（包括急性肝功能不全）、肝炎、胰腺炎和肠梗阻、胃炎。味觉紊乱或短暂丧失、致命性肝坏死。若出现黄疸或显著的肝酶值升高，必须停药并进行监护、治疗。

（7）呼吸　刺激性干咳、哮喘、支气管痉挛、呼吸困难、支气管炎、鼻窦炎、鼻炎。

（8）泌尿　肾损害或肾损害加重、ARF、蛋白尿或伴肾功能恶化。

（9）生殖　阳痿、性欲降低。

（10）皮肤　皮炎、皮疹（个别为斑丘疹或苔藓样疹或黏膜疹）、风疹、瘙痒。较轻微的非血管神经性水肿（如踝关节周围水肿）、多形性红斑、Stevens–Johnson 综合征、中毒性表皮坏死溶解、天疱疮、银屑病恶化、银屑病样或天疱疮样皮肤或黏膜病损、光过敏、颜面潮红、脱发、甲癣、诱发或加重雷诺现象。某些皮肤反应可能伴有发热、肌肉痉挛、肌痛、关节痛、关节炎、血管炎、嗜酸性粒细胞增多、抗核抗体滴度增加。发生严重皮肤反应时应立即停药。

（11）眼　视物模糊。

（12）耳　听力障碍（如耳鸣）。

（13）其他　血管神经性水肿。若出现喉喘鸣或面部、舌或声门的血管神经性水肿时，必须立即停药，并采取紧急措施：立即皮下注射 0.3~0.5mg 肾上腺素，或在 ECG 和血压监护下缓慢静注肾上腺素 0.1mg，接着糖皮质激素全身给药。同时可静脉给予抗

组胺药和 $H_2$ 受体拮抗药。除肾上腺素外，在已知 $C_1$ 灭活剂缺乏时，也可考虑使用 $C_1$ 灭活剂，需住院监测至少 12~24h，至症状完全消失后方可出院。

【药物过量】

（1）表现　按过量程度不同，可能出现严重低血压、心动过缓、循环休克、电解质紊乱、肾衰竭。

（2）处理意见　按药物摄入的性质和时间，以及症状的类型和严重程度而采用不同的治疗措施。除药物排出的常规措施外，必须在加强护理下监测和纠正生命指征。出现血压过度下降时，应让患者平卧并抬高双腿。首先给予氯化钠和容量负荷，若无反应，还应静脉给予儿茶酚胺。可考虑用血管紧张素Ⅱ治疗。若发生顽固的心动过缓，应进行起搏治疗。同时，必须不断监测电解质和血清肌酐浓度。透析几乎不能清除本药。

【相互作用】

（1）NSAID、镇痛药（如吲哚美辛、乙酰水杨酸）　可能减弱本药的降压效果，还可能增加肾功能损害和有血钾浓度升高的危险。

（2）麻黄中的麻黄碱和伪麻黄碱　可降低抗高血压药的疗效。使用本药治疗的高血压患者应避免使用含麻黄的制剂。

（3）氯化钠　可减弱本药的降压作用和缓解心力衰竭症状的疗效。从饮食中摄取过量的盐也可能会减弱本药的降压效果。

（4）拟交感类血管升压药（如肾上腺素）　可能减弱本药的降压效果，合用时严密监测血压。

（5）其他降压药　合用时降压作用加强。

（6）催眠药、镇静药、麻醉药　合用血压明显下降。

（7）其他扩血管药　可能导致低血压。合用时，应从小剂量开始。

（8）口服降糖药（如磺脲类 / 双胍类）和胰岛素　本药能增强降糖效果，应注意可能引起血糖过度降低，尤其在治疗初期，应仔细监测血糖水平。

（9）钾盐或保钾利尿药（如螺内酯、氨苯蝶啶、阿米洛利）　可能引起血钾过高，合用时须严密监测血钾浓度。

（10）肝素　可能升高血钾浓度。

（11）锂盐　增强锂的心脏和神经毒性，应密切监测血锂浓度。

（12）别嘌醇、普鲁卡因酰胺、细胞生长抑制药、免疫抑制药（如硫唑嘌呤）、有全身作用的皮质醇类和其他引起血象改变的药物　有增加血液学反应的可能性，尤其是 WBC 计数下降，WBC 减少。其中本药与别嘌醇合用还可引起超敏反应。

（13）环孢素　合用可使肾功能下降。

（14）昆虫毒素脱敏治疗　存在发生严重过敏样反应的危险（如威胁生命的休克）。

（15）地高辛、醋硝香豆素　无明显相互作用。

（16）乙醇　可提高本药的降压能力，同时本药也可加强乙醇的效应。

## 培哚普利
## Perindopril

【其他名称】哌哚普利、哌林多普利、普吲哚酸、雅施达、ACERTIL、Acetril、Conversum、Coversum、Coversyl、Procaptan

【分类】心血管系统用药 \ 降血压药 \ 血管紧张素转换酶抑制药

【制剂规格】片剂　① 2mg。② 4mg（按培哚普利叔丁胺盐计）。③ 8mg。

【临床应用】

**说明书适应证**

（1）原发性高血压及肾血管性高血压。

（2）充血性心力衰竭。

【用法用量】

**说明书用法用量**

（1）原发性高血压　正常情况下，有效

剂量为 4mg/d，晨服。根据疗效，可于 3~4 周内逐渐增至最大剂量 8mg/d。必要时可联用排钾利尿药。若已使用利尿药，在接受本药治疗前 3 日应停用利尿药，或从 2mg 开始治疗，并根据降压效果调整剂量。

（2）肾性高血压 起始量 2mg/d，p.o.，可根据患者血压变化调整剂量。

（3）充血性心力衰竭 宜从小剂量开始治疗，可与利尿药合用，必要时还可加用洋地黄。建议从 2mg/d 开始，晨服。必要时可增至 2~4mg/ 次，qd.。选择每日治疗剂量时，应使立位收缩压≥ 12kPa（90mmHg）。高危心力衰竭患者，起始量减为 1mg/d。每次增加剂量时应监测血钾和血肌酐，并按心功能分级，每隔 3~6 个月检测 1 次，以评估治疗的安全性。

**【禁忌证】**

**1. 说明书禁忌证**

（1）对本药过敏者。

（2）有使用其他 ACEI 引起血管神经性水肿病史者。

（3）孤立肾、移植肾、双侧（或单侧）肾动脉狭窄而肾功能减退者。

（4）先天性半乳糖血症患者。

（5）妊娠中、晚期妇女。

（6）哺乳妇女。

**2. 其他禁忌证**

（1）对其他 ACEI 过敏者。

（2）遗传性、特发性血管性水肿（国外资料）。

（3）儿童。

**【特殊人群用药】**

**儿童** 禁用。

**老人** 慎用。

**说明书用法用量**

**一般用法** 宜从小剂量开始，2mg/d，晨服。必要时，1 个月后可增至 4mg/d。可根据肾功能调整剂量。

**孕妇** 妊娠早期不推荐使用，妊娠中、晚期禁用。美国 FDA 妊娠安全性分级为：C 级（妊娠早期）和 D 级（妊娠中、晚期）。

**哺乳妇女** 禁用。

**肝功能不全者** 慎用。肝硬化代偿期者无需调整剂量，但严重肝硬化者是否需调整用量尚需进一步研究。

**肾功能不全 / 透析者** 慎用。

**说明书用法用量**

Ccr 为 30~60ml/min 者，2mg/d；Ccr 为 15~30ml/min 者，2mg/d，qod.；Ccr ＜ 15ml/min 者，于透析当日给予 2mg。建议在血透后补充常规剂量的 25%~50%。腹透后是否需补充给药尚不明确。

**【注意】**

（1）慎用 ①自身免疫性疾病。②骨髓抑制。③脑或冠状动脉供血不足。④高钾血症。⑤胶原性血管疾病。⑥主动脉瓣狭窄或肥厚型心肌病（国外资料）。⑦咳嗽。⑧外科手术和麻醉患者。⑨低血压或血容量不足者。

（2）用药相关检查 / 监测项目 ①用药前应检测血压、血电解质、BUN 和血肌酐，并定期复查。②肾功能障碍或 WBC 缺乏者在最初 3 个月内应每 2 周检查 WBC 计数及分类计数 1 次，此后定期检查。③尿蛋白检查，1 次 / 月。④对联用多种药物者，应严密监测 Hb 和肾脏指标。⑤肾移植和血透患者用药后可出现贫血合并 Hb 下降，且 Hb 起始值越高，下降幅度则越大，停止治疗后可恢复。此类患者若需继续用药则应定期检测 Hb。

（3）对驾驶 / 机械操作的影响 驾驶车辆和操作机器者应慎用。

**【给药说明】**

（1）给药条件 ①给药剂量须遵循个体化原则，按疗效予以调整。②对高血压合并冠状动脉功能不全者，本药宜与 β- 肾上腺素受体阻断药联合用药。③以下情况宜从小剂量开始谨慎用药：①缺血性心脏病或脑血管功能不全患者用药后有发生低血压的危险。②部分肾血管性高血压患者用药后可能出现肾衰竭。③ 1 型糖尿病患者存在自发高钾血症的倾向。④严重心力衰竭。⑤严重水、钠缺失在首次给药后及治疗开始后的最初 2 周，可能出现血压突然下降和（或）血肌酐升高。

（2）减量 / 停药条件　①接受 ACEI 治疗的患者在进行脱敏治疗时，或被昆虫叮咬后罕见致命性的过敏反应，每次脱敏治疗前停药则可避免。②需手术或麻醉的患者使用 ACEI 后可引起低血压，故宜于手术前 2d 停药。

**【不良反应】**

（1）心血管　症状性低血压、直立性低血压、晕厥、心悸、周围性水肿。

（2）神经　头痛、眩晕、疲乏、嗜睡、衰弱、倦怠、失眠、感觉异常。

（3）精神　焦虑、情绪紊乱。

（4）内分泌 / 代谢　一过性血钾升高、男性乳腺发育。

（5）血液　血小板减少性紫癜。大剂量给药或多系统疾病引起的肾衰竭者、合并免疫抑制治疗和（或）可能引起白细胞减少的治疗者：粒细胞缺乏、骨髓抑制。肾移植、血透者：贫血。

（6）消化　恶心、呕吐、胃炎、便秘、畏食、味觉障碍、胃痛、腹痛、胰腺炎、胆汁淤积性黄疸、血清肝酶值升高。用药期间若出现黄疸或明显的肝酶值升高，应停药。

（7）呼吸　持续性干咳、哮喘、肺炎。

（8）泌尿　血 BUN 和肌酐中度升高，多见于合并肾动脉狭窄、接受利尿药治疗的高血压和肾衰竭者，停止治疗后可恢复。肾小球肾病者：蛋白尿。

（9）骨骼肌肉　关节痛、肌痛、肌肉痉挛。

（10）皮肤　皮疹、皮炎。

（11）其他　痛性痉挛、血管神经性水肿。若水肿发生于面部和唇部，一般不经治疗即可消退，可给予抗组胺药缓解症状。发生于舌部、声门和（或）喉部者，应立即给予 1∶1000 的肾上腺素约 0.3~0.5ml 皮下注射。尚未发现本药有致突变或致癌作用。

**【药物过量】**

（1）表现　低血压。

（2）处理意见　一旦发生低血压，应取头低仰卧位，必要时静注等渗 NS 或采用其他扩容的方法。严重者可进行血透治疗，活性代谢产物培哚普利拉可经透析清除。

**【相互作用】**

（1）NSAID　可减弱本药的降压作用，治疗开始时应补充适量液体，并监测肾功能。

（2）麻黄中的麻黄碱和伪麻黄碱　可拮抗本药的降压作用，接受本药治疗的高血压患者应避免使用含麻黄的制剂。

（3）可的松、替可克肽　降压作用减弱。

（4）其他降压药　可增强降压作用。

（5）利尿药　可增强降压作用，引起严重低血压。若与钾盐、保钾利尿药合用，可能引起血钾过高或高钾血症，甚至致命，除低血钾患者外，本药不宜与补钾制剂或保钾利尿药合用。与非保钾利尿药合用，若患者已经存在水钠缺失，则有引起突发性低血压和（或）ARF 的危险。

（6）丙米嗪等抗抑郁药、精神镇静药、泌尿道使用的 α– 受体阻断药（阿夫唑嗪、哌唑嗪、特拉唑嗪、坦洛新）有增强降压作用和加重直立性低血压发生的危险。

（7）巴氯芬、氨磷汀　可增强降压作用。

（8）吲达帕胺　可能引起低钾血症。

（9）雌二醇氮芥　有加重血管神经性水肿的危险。

（10）布比卡因　谨慎联用。

（11）别嘌醇　其他 ACEI 与别嘌醇合用可引起超敏反应，本药与别嘌醇合用时也应谨慎。

（12）锂盐　本药可减少锂盐的排泄，可能出现毒性，如必须合用，应密切监测血锂浓度并调整其剂量。

（13）胰岛素、磺脲类药 卡托普利或依那普利可增强降血糖作用，但极少出现低血糖症状。与本药合用时，也应加强血糖监测。

（14）硫唑嘌呤 可加重骨髓抑制。

（15）环孢素 可使肾功能下降。

（16）其他扩血管药 可能引起低血压，若须合用，宜从小剂量开始用药。

（17）地高辛、格列本脲 尚未观察到明显的相互作用。

（18）食物 可改变代谢产物培哚普利拉的生物利用度，宜餐前服用。

（19）高通透性膜 用ACEI治疗者，在采用高通透性膜（聚丙烯腈）进行血透时，曾发生低血压反应、过敏样反应，应避免合用。

## 盐酸喹那普利
## Quinapril Hydrochloride

**【其他名称】** 阿克扑隆、喹卜尼特、喹那普利、三羧苯喹、益恒、Accupril、Accuprin、Accupro、Quinapril、Quinazil

**【分类】** 心血管系统用药\降血压药\血管紧张素转换酶抑制药

**【制剂规格】** 片剂 10mg。

**【临床应用】**

**说明书适应证**

高血压及充血性心力衰竭。

**【用法用量】**

**说明书用法用量**

（1）高血压 轻中度者：起始量10mg/次，qd.，p.o.，若未达到理想的降压效果，可增至20~30mg/d（增量时通常应间隔1~2周）。Max：40mg/次，1~2次/d。维持量10mg/d。对重度高血压及增量后血压下降仍不满意者，可加用小剂量的利尿药或钙拮抗药。

（2）充血性心力衰竭 在使用利尿药、强心苷治疗的基础上，推荐起始量5mg/d，p.o.，可逐渐增至10~20mg/次，bid.。同时注意监测患者是否出现症状性低血压。

**【禁忌证】**

**说明书禁忌证**

（1）对本药过敏者。

（2）有使用ACEI引起血管神经性水肿病史者。

（3）孕妇。

**【特殊人群用药】**

**儿童** 尚不明确。

**老人** 慎用。

**说明书用法用量**

**一般用法** ＞65岁者，起始量5mg/d，逐渐增至理想剂量。

**孕妇** 禁用。美国FDA妊娠安全性分级为：C级（妊娠早期）和D级（妊娠中、晚期）。

**哺乳妇女** 慎用。

**肝功能不全者** 酌情减量。

**肾功能不全/透析者** 慎用。

**说明书用法用量**

Ccr＜40ml/min者，起始量5mg/d，并可逐渐增至理想剂量；Ccr＜15ml/min者，剂量宜再减半，并延长用药间隔时间。

**【注意】**

（1）慎用 主动脉瓣狭窄及肥厚型心肌病。

（2）用药相关检查/监测项目 肾功能不全者用药期间应检查BUN、血清肌酐和血钾值。与利尿药或强心苷类药合用于治疗充血性心力衰竭时，应监测血压。

**【不良反应】**

不良反应与其他ACEI类似，但发生率低而轻微，患者耐受良好。

（1）心血管 水肿、低血压。

（2）神经 头痛、眩晕、疲劳、感觉异常。

（3）血液 WBC减少。

（4）消化 恶心、呕吐、消化不良、腹痛、腹泻。

（5）呼吸　鼻炎、感冒。

（6）泌尿　BUN 和肌酐升高（肾动脉狭窄者），通常停止治疗可消失。

（7）骨骼肌肉　肌痛。

（8）皮肤　皮疹、瘙痒。

（9）其他　过敏反应、血管神经性水肿。若发生在面部及四肢，应停药。若发生在咽喉部，除立即停药外，应对症治疗（如皮下注射 1:1000 肾上腺素 0.3~0.5ml），并保持呼吸道通畅。

**【药物过量】**

处理意见　若服药时间较短，应催吐、洗胃。若出现明显低血压，可静滴 NS。合并肾功能不全者应透析。

**【相互作用】**

（1）利尿药　可引起低血压。合用时应酌情补钾，对已服用利尿药者，本药起始剂量减半。避免与保钾利尿药合用。

（2）洋地黄类药、β-肾上腺素受体阻断药、钙拮抗药等　尚未观察到相互作用。合用强心苷类药的患者应酌情补钾。

## 西拉普利
## Cilazapril

**【其他名称】** 一平苏、抑平舒、Inhibace、Inibace、Vascace、Voscase

**【分类】** 心血管系统用药\降血压药\血管紧张素转换酶抑制药

**【制剂规格】** 片剂　① 0.5mg。② 1mg。③ 2.5mg。④ 5mg。

**【临床应用】**

**说明书适应证**

（1）原发性高血压和肾性高血压。

（2）辅助治疗慢性心力衰竭。

**【用法用量】**

**说明书用法用量**

（1）原发性高血压　2.5~5mg/次，qd.，p.o.，推荐起始量 1mg/次，qd.。起始量很少能达到所需的疗效，应根据血压情况个体化调整剂量。若口服 5mg/d 后血压仍未达理想疗效，可同时给予低剂量的非保钾利尿药以增强抗高血压作用。正在使用利尿药的高血压患者，在服用本药前 2~3d 应停用利尿药。若患者情况不允许停用，则本药应从 0.5mg/次，qd. 开始服用，首剂给药后密切监测血压直至血压稳定，以后维持剂量应按个体化调整。

（2）肾性高血压　起始量 0.5mg/次或更低剂量（0.25mg），qd.。维持量根据个体化调整。

（3）慢性心力衰竭　可与洋地黄和（或）利尿药合用，辅助治疗慢性心力衰竭。起始量 0.5mg/次，qd.，p.o.。可根据患者耐受情况及临床状况增至 1mg/次，qd. 的最大维持剂量。此外，若需要将维持剂量调整至 1~2.5mg，应根据患者反应、临床状况及耐受性而调整。Max：5mg/次，qd.。临床试验证实，慢性心力衰竭患者的代谢产物西拉普利拉清除率与 Ccr 相互关联，因此慢性心力衰竭患者应参照"肾功能不全时剂量"给药。

**【禁忌证】**

**1. 说明书禁忌证**

（1）对本药或其他 ACEI 过敏者。

（2）腹水。

（3）主动脉瓣狭窄或心脏流出道阻塞。

（4）孕妇。

**2. 其他禁忌证**

（1）血管性水肿。（国外资料）

（2）孤立肾、移植肾、双侧肾动脉狭窄伴肾功能不全者。

（3）哺乳期妇女。

**【特殊人群用药】**

**儿童**　用药的安全性及有效性尚未确定。

**老人**

**说明书用法用量**

**一般用法**　起始量 0.5mg/d，并根据患者的耐受性、疗效及临床状况，以 1~2.5mg/d 的维持剂量给药。

**孕妇** 禁用。美国FDA妊娠安全性分级为：D级。

**哺乳妇女** 不应使用。

**肝功能不全者** 慎用。在极少情况下肝硬化患者需服用本药。

**说明书用法用量**

0.5mg/次或0.25mg/次，qd.。

**肾功能不全/透析者** 慎用。

**说明书用法用量**

Ccr＞40ml/min时，起始量1mg/次，qd.，Max：5mg/次，qd.；Ccr为10~40ml/min时，起始量0.5mg/次，qd.，Max：2.5mg/次，qd.；Ccr＜10ml/min时，0.25~0.5mg/次，1~2次/周。血透者应在非透析日服用本药，根据血压情况调整剂量。

**【注意】**

（1）慎用 ①粒细胞减少者。②脑或冠状动脉供血不足。③肥厚型心肌病患者（国外资料）。④充血性心力衰竭或血容量不足。⑤高钾血症。⑥缺钠。⑦严格饮食，限制钠盐或进行透析治疗者。⑧外科手术/麻醉（国外资料）。

（2）用药相关检查/监测项目 ①用药前应检测血压、血电解质、血浆二氧化碳含量、BUN和肌酐，并定期复查。②肾功能不全或WBC缺乏者，在最初3个月内应每2周检查WBC计数及分类计数1次，此后定期复查。③尿蛋白检查，1次/月。④与利尿药合用时，应密切监测血钾和肾功能。

**【给药说明】**

（1）给药条件 ①本药可在饭前或饭后服用，注意每日应在同一时间服药。②给药剂量须遵循个体化原则，按疗效予以调整。③已用强心苷及利尿药的心力衰竭患者，若存在水、钠缺失，开始用本药时则应采用小剂量。

（2）减量/停药条件 若患者在服用ACEI期间，同时接受用黄蜂或蜜蜂毒液作脱敏治疗，可能发生过敏性反应。因此，在接受脱敏治疗前一定要停服本药，在这种情况下，不可用β-肾上腺素受体阻断药来代替本药。

**【不良反应】** 本药耐受性好。

（1）心血管 症状性低血压、直立性低血压、晕厥、心悸、周围性水肿。

（2）神经 头痛、眩晕、疲乏、嗜睡、失眠、感觉异常。

（3）精神 焦虑。

（4）内分泌/代谢 血钾轻度增高、男子乳腺发育。

（5）血液 Hb、血细胞比容和（或）WBC计数降低，中性粒细胞减少、血小板减少性紫癜。

（6）消化 恶心、便秘、胃炎、血清肝酶增高。

（7）呼吸 咳嗽、哮喘。

（8）泌尿 BUN、肌酐浓度增高，蛋白尿。

（9）生殖 性功能障碍。

（10）骨骼肌肉 关节痛、肌痛。

（11）皮肤 光敏感、天疱疮、皮疹、皮炎。

（12）眼 视力异常、畏光、结膜炎。

（13）耳 耳鸣。

（14）其他 血管性水肿。此时应停药，并皮下注射肾上腺素，静注氢化可的松。

**【药物过量】**

过量时可发生低血压，应扩容纠正，必要时进行透析治疗。

**【相互作用】**

（1）NSAID（尤其吲哚美辛） 减弱本药的降压效果。

（2）麻黄中的麻黄碱和伪麻黄碱 可降低抗高血压药的疗效。使用本药治疗的高血压患者应避免使用含麻黄的制剂。

（3）其他降压药 合用时降压作用加强。

（4）利尿药 合用降压作用增强，可引起严重低血压及血钾过高。

（5）其他扩血管药　可能致低血压，合用时应从小剂量开始。

（6）外科麻醉药　ACEI 与麻醉药合用时，能导致动脉性低血压。

（7）布比卡因　卡托普利与布比卡因合用，可引起严重心动过缓和低血压，甚至意识丧失。本药与布比卡因合用时，也应严密监测。

（8）硫唑嘌呤　与 ACEI 合用可加重骨髓抑制。

（9）环孢素　合用可使肾功能下降。

（10）别嘌醇　其他 ACEI（如卡托普利）与别嘌醇合用可引起超敏反应。使用本药时也应注意。

（11）普萘洛尔　无明显相互作用。

（12）高流量膜　患者在服用 ACEI 期间，若使用高流量多丙烯腈膜进行血透、血过滤或 LDL 分离性输血，可导致过敏性反应或过敏样反应。故以上各种治疗应避免合用于正在使用 ACEI 者。

## 赖诺普利
## Lisinopril

**【其他名称】** 苯丁赖脯酸、帝益洛、捷赐瑞、利生普利、利斯普利、里西普利、麦道欣宁、青朗、易集康、益迈欧、Acerbon、Carace、Dapril、liprene、Lisinopril Dihydrate、Listril、Longes、Prinivil、Prinizil、tersil、ZESTRIL

**【分类】** 心血管系统用药\降血压药\血管紧张素转换酶抑制药

**【制剂规格】** 片剂　① 5mg。② 10mg。③ 20mg。

胶囊　10mg。

**【临床应用】**

**说明书适应证**

（1）原发性高血压及肾血管性高血压。

（2）充血性心力衰竭。

（3）急性心肌梗死。

**【用法用量】**

**说明书用法用量**

（1）原发性高血压　①片剂：起始量 10mg/ 次，qd.，p.o.。维持量 20mg/ 次，qd.，p.o.。根据血压调整，Max：80mg/d。②胶囊：起始量 2.5~5mg/d，p.o.。有效维持剂量 10~20mg/d。根据血压调整，Max：40mg/d。

（2）肾血管性高血压　起始量 2.5mg 或 5mg，p.o.，以后根据血压变化调整剂量。

（3）充血性心力衰竭　起始量 2.5mg/ 次，qd.，p.o.，增加剂量不应在＜2 周的时间间隔内＞10mg。有效剂量范围为 5~20mg。

（4）急性心肌梗死　在心肌梗死 24h 内用药，首剂 5mg，p.o.，24h 及 48h 后再分别给予 5mg、10mg，以后 10mg/d。收缩压≤16kPa（120mmHg）或心肌梗死 3d 内的患者应给予较低剂量（2.5mg）。若收缩压≤13.3kPa（100mmHg），必要时维持量可从 5mg 暂减为 2.5mg。若低血压持续存在，收缩压＜12kPa（90mmHg），持续 1h 以上者应停药。

**【禁忌证】**

**说明书禁忌证**

（1）对本药或其他 ACEI 过敏者。

（2）有使用其他 ACEI 引起血管神经性水肿史或血管神经性水肿患者。

（3）孤立肾、移植肾、双侧肾动脉狭窄而肾功能减退者。

（4）高钾血症。

（5）孕妇。

**【特殊人群用药】**

**儿童**　小儿用药的研究资料尚不充分。

**老人**　宜减量使用，伴有肾功能减退者应慎用。

**孕妇**　禁用。美国 FDA 妊娠安全性分级为：C 级（妊娠早期）和 D 级（妊娠中、晚期）。

**哺乳妇女**　慎用。

**肝功能不全者**　慎用（国外资料）。

**肾功能不全/透析者**　慎用。

**说明书用法用量**

Ccr为31~70ml/min者，起始量5~10mg/d；10~30ml/min者，起始量2.5~5mg/d；＜10ml/min者（包括透析患者），起始量2.5mg/d。可根据血压变化调整剂量和给药次数，宜逐渐增量直至控制血压或达最大剂量40mg/d。

**【注意】**

（1）慎用　①自身免疫性疾病。②骨髓抑制。③脑或冠状动脉供血不足。④主动脉瓣狭窄或肥厚型心肌病。⑤低血压或血容量不足。⑥外科手术及麻醉患者。⑦咳嗽（国外资料）。

（2）用药相关检查/监测项目　用药前应检测血压、血电解质、BUN和肌酐，并定期复查。肾功能不全或WBC缺乏者，在最初3个月内应每2周检查WBC计数及分类计数1次，此后定期检查。检查尿蛋白1次/月。

**【给药说明】**

给药条件　①给药剂量须遵循个体化原则，按疗效予以调整。②原使用利尿药的高血压患者，使用本药时可能会出现症状性低血压，同时使用利尿药的患者更易出现，合用时宜谨慎，在使用本药前2~3d应停用利尿药，对不能停用者，本药宜从小剂量（5mg）开始，根据血压变化逐渐调整剂量。必要时可重新加用利尿药。血容量减少和（或）血钠降低、血透、肾损害、严重心力衰竭患者也宜从小剂量开始用药。

**【不良反应】**

（1）心血管　症状性低血压、直立性低血压、晕厥、心悸、胸痛、周围性水肿、心动过速、心律失常、血管炎、心绞痛、急性心肌梗死、脑血管意外、短暂性缺血发作。对于可能发生低血压的患者（血容量减少、充血性心衰等）应给予监护，同时注意调整本药和（或）利尿药的剂量。若出现低血压，应使患者处于平卧位，必要时可静脉输入NS。对一过性的低血压，经扩容使血压升高后，可继续服用本药。在手术或麻醉时出现的低血压，可扩容纠正。

（2）神经　头痛（常因此停药）、眩晕、疲乏、嗜睡、失眠、感觉异常、卒中。

（3）精神　神经过敏、焦虑、精神混乱、情绪改变、抑郁。

（4）内分泌/代谢　高钾血症、高尿酸血症、痛风、男子乳腺发育。

（5）血液　Hb和血细胞比容稍降低。

（6）消化　口干、味觉障碍、畏食、恶心、呕吐、消化不良、胃炎、腹痛、腹泻、胃肠胀气、便秘、肝细胞性或胆汁淤积性肝炎、肝硬化、血清肝酶值升高。

（7）呼吸　咳嗽（常因此停药）、哮喘、支气管痉挛、鼻炎、鼻窦炎、肺栓塞、肺梗死、夜间呼吸困难。

（8）泌尿　尿量减少、无尿、肾功能不全、蛋白尿、BUN和肌酐升高。

（9）生殖　性功能障碍。

（10）骨骼肌肉　关节痛、肌痛、背痛、肩痛。

（11）皮肤　皮疹、皮炎、脱发、出汗、瘙痒、荨麻疹、银屑病。

（12）眼　视物模糊、视力丧失、复视、畏光。

（13）耳　耳鸣。

（14）其他　血管神经性水肿。若水肿发生于面部和唇部，一般不经治疗即可消退，但可给予抗组胺药以缓解症状；若发生于舌部、声门或喉部，可导致气道阻塞，应立即给予1∶1000的肾上腺素约0.3~0.5ml皮下注射，同时给予其他对症治疗。

**【药物过量】**

（1）表现　严重低血压、电解质紊乱和肾衰竭。

（2）处理意见　应密切监护，根据症状的性质和严重程度选择治疗措施。应采用阻止吸收和加速排泄的措施。如出现严重低血压，患者可处于休克状态，应迅速静滴NS。如可能，可考虑使用血管紧张素Ⅱ治疗。ACEI可通过血透清除，但应避免使用高通量的聚丙烯腈透析膜。应经常监测血清电解质和肌酐。

【相互作用】

（1）NSAID（尤其是吲哚美辛） 减弱本药降压作用。

（2）罗非昔布 减弱本药降压作用，合用或停用罗非昔布时，应注意监测血压。

（3）麻黄中的麻黄碱和伪麻黄碱 拮抗本药的降压作用，降低疗效，避免合用。

（4）其他降压药 增强本药降压作用。

（5）利尿药 增强本药降压作用，引起严重低血压。

（6）含钾药、保钾利尿药 可能引起血钾过高。

（7）其他血管扩张药 可导致低血压，宜从小剂量开始合用。

（8）别嘌醇、布比卡因 谨慎合用。

（9）环孢素 可使肾功能下降。

（10）硫唑嘌呤 可加重骨髓抑制。

（11）锂盐 本药可降低锂盐的排泄，合用时应密切监测血锂浓度。

（12）某些高流量膜、硫酸葡聚糖 在ACEI治疗过程中，使用某些高流量膜（如聚丙烯腈膜）进行透析时，可出现危及生命的类过敏样超敏反应。在使用硫酸葡聚糖进行LDL分离过程中也可观察到同样的反应。

## 福辛普利钠
## Fosinopril Sodium

【其他名称】 福辛普利、福辛普列钠、磷诺普利、磷西洛普利、蒙诺、Fosinopril、Monopril、Staril

【分类】 心血管系统用药\降血压药\血管紧张素转换酶抑制药

【制剂规格】 片剂 ① 10mg。② 20mg。③ 40mg。

【临床应用】

1. 说明书适应证

（1）高血压，可单用作为初始治疗药物，也可与其他抗高血压药物联合使用。

（2）心力衰竭，可与利尿药合用。

2. 其他临床应用

防治心肌梗死、糖尿病肾病等。

【用法用量】

1. 说明书用法用量

（1）高血压 ①不用利尿药治疗者，10~40mg/d，qd.，p.o.，与进餐无关。通常起始量为10mg/次，qd.，p.o.。约4周后，根据血压的反应适当调整剂量。剂量>40mg/d，不增强降压作用。如单用不能完全控制血压，可加服利尿药。②同用利尿药治疗者，在开始用本药治疗前，最好停服利尿药数日。观察约4周后，若血压不能被充分控制，可恢复用利尿药治疗。若不能停服利尿药，则在给予本药起始剂量10mg时，应严密观察几小时，直至血压稳定为止。

（2）心力衰竭 与利尿药合用。推荐本药起始量为10mg/次，qd.，p.o.，并严密监护。若患者能很好耐受，则可逐渐增至40mg/次，qd.，p.o.。即使在起始剂量后出现低血压，也应继续谨慎增量，并有效处理低血压症状。

2. 其他用法用量

［国外参考信息］

（1）原发性高血压 初始量为10mg/次，qd.，p.o.。一般用量为5~40mg/d，Max：≤80mg/d。应根据患者服药后的血压控制情况调整剂量，若单次给药的血压控制不理想，可改为分次给药。

（2）充血性心力衰竭 初始量为5~10mg/d，p.o.，一般用量为20~40mg/d，Max：≤40mg/d。首次给药后应密切监视患者反应至少2h，以防发生直立性低血压。易发生低血压的患者推荐用量为5mg/d。

（3）心肌梗死 初始量为5mg/d，p.o.，一般用量为5~20mg/d，Max：≤20mg/d。密切监测血压，收缩压应维持在13.33kPa（100mmHg）以上。

【禁忌证】

**说明书禁忌证**

(1)对本药或其他ACEI过敏者。

(2)孤立肾、移植肾、双侧肾动脉狭窄而致肾功能减退者。

(3)孕妇及哺乳妇女。

**其他禁忌证**

使用其他ACEI曾引起血管性水肿者(国外资料)。

【特殊人群用药】

**儿童** 用药的研究尚不充分,新生儿和婴儿用药后可出现少尿和神经异常。>12岁儿童用法用量同成人。

**老人** 不需减量,但仍需慎用。>60岁者推荐与利尿药合用。

**孕妇** 禁用。美国FDA妊娠安全性分级为:C级(妊娠早期)和D级(妊娠中、晚期)。

**哺乳妇女** 禁用。

**肝功能不全者** 慎用。

**肾功能不全/透析者** Ccr>10ml/min时,不需调整剂量;<10ml/min时,使用常规剂量的75%~100%。血透、腹透后一般不需补充剂量。孤立肾、移植肾、双侧肾动脉狭窄而致肾功能减退者禁用;透析者慎用。

【注意】

(1)慎用 ①脑动脉或冠状动脉供血不足者。②主动脉瓣狭窄(国外资料)。③高钾血症。④粒细胞减少。⑤骨髓抑制。⑥单侧或双侧肾动脉狭窄(国外资料)。⑦严格限制钠盐饮食者。

(2)用药相关检查/监测项目 ①肾功能不全或WBC减少者,在最初3个月内应每2周检查WBC计数及分类计数1次,此后定期检查。②肾功能及尿蛋白检查,1次/月。③肾衰竭患者需监测血钾浓度。

【给药说明】

(1)给药条件 ①给药剂量须遵循个体化原则,按疗效予以调整,但小儿用量尚未确定。②严重心功能不全者(NYHA Ⅳ级)、对首剂低血压有特殊危险的患者、血容量减少、血钠<130mmol/L(130mEq/L)、收缩压<12kPa者,以及不稳定性心功能不全和接受高剂量血管扩张药治疗者,应在医院内开始治疗。

(2)其他 立位及卧位给药的降压作用相同。

【不良反应】

(1)心血管 症状性低血压、直立性低血压、晕厥、周围性水肿、心悸、心动过速、心绞痛加重、急性心肌梗死。低血压一般在首次服药时发生,对大多数病例,患者躺下后症状即可减轻。

(2)神经 头痛、眩晕、嗜睡、失眠、感觉异常。

(3)精神 焦虑。

(4)内分泌/代谢 血钾升高、男子乳腺发育。

(5)血液 WBC减少、血小板减少、骨髓抑制、贫血、中性粒细胞减少(肾衰竭或血管胶原病)、Hb及血细胞比容轻度降低。

(6)消化 便秘、胃炎、恶心、呕吐、腹泻、肝酶值增高。

(7)呼吸 咳嗽、哮喘。

(8)泌尿 BUN和肌酐浓度增高、肾功能恶化、中毒性肾损害。

(9)生殖 性功能障碍。

(10)骨骼肌肉 关节痛、肌痛、肌肉痛性痉挛、痛风。

(11)皮肤 皮疹、皮炎。

(12)其他 疲乏、血管神经性水肿、光敏反应。

【药物过量】

(1)表现 低血压。

(2)处理意见 可通过补充血容量予以纠正。透析不能清除本药。

【相互作用】

(1)非甾体类抗炎镇痛药(尤其是吲哚美辛) 减弱本药的降压效果。

(2)麻黄中的麻黄碱和伪麻黄碱 降低本药疗效,应避免合用含麻黄的制剂。

(3)抗酸药 可影响本药的吸收,两者

应间隔 2h 以上使用。

（4）利尿药 降压作用增强，可引起严重低血压。使用利尿药的患者在使用本药治疗前应停药或减量，且本药的起始剂量宜小，并注意监测血压。

（5）其他降压药 降压作用加强，其中与引起肾素释放或影响交感活性的药物合用呈大于两者相加的作用，与 β－受体阻滞药合用呈小于两者相加的作用。

（6）其他扩血管药 可能致低血压，合用时应从小剂量开始。

（7）补钾药或保钾利尿药 可能引起血钾过高。

（8）锂盐 可升高血锂浓度。

（9）麻醉药和镇痛药 上述药物的降血压作用增强。

## 盐酸贝那普利
## Benazepril Hydrochloride

**【其他名称】** 倍尼、苯那普利、贝那普利、白那泽卜特、敌亚平、洛丁新、洛汀新、普力多、盐酸贝拉普利、盐酸苯那普利、Benazepril、Briem、Cibacene、Lotensin、ZAPRACE、Zinadril

**【分类】** 心血管系统用药\降血压药\血管紧张素转换酶抑制药

**【制剂规格】** 片剂 ① 5mg。② 10mg。③ 20mg。

**【临床应用】**

**说明书适应证**

（1）各期高血压。

（2）充血性心力衰竭，作为对洋地黄和/或利尿药反应不佳的充血性心力衰竭患者（NYHA 分级Ⅱ－Ⅳ）的辅助治疗。

**【用法用量】**

**说明书用法用量**

（1）高血压 未使用利尿药者，初始推荐 10mg/次，qd.，p.o.，若疗效不佳，可增至 20mg/d。应根据血压的反应进行剂量调整，通常每隔 1~2 周调整 1 次。对部分日服 1 次的患者，在给药间隔末期，降压作用可能减弱，此类患者宜将日剂量均分为 2 次服用，或加用利尿药。Max（推荐）：40mg/d，分 1~2 次服用。有水、钠缺失者初始量 5mg/次，qd.，p.o.。

（2）充血性心力衰竭 初始推荐 2.5mg/次，qd.，p.o.。由于首剂可出现血压急剧下降的危险，故患者第 1 次服用本药时需严密监护。若心衰的症状未能有效缓解，且患者未出现症状性低血压及其他不可接受的不良反应，则可在 2~4 周后调整为 5mg/次，qd.，p.o.。根据患者的临床反应，可在适当的时间间隔内再调整为 10mg/次或 20mg/次，qd.，p.o.。本药日服 1 次即有效，部分患者将日剂量分为 2 次服用疗效更佳。临床研究表明，严重心衰患者较轻、中度心衰患者需更小的剂量。

**【禁忌证】**

**说明书禁忌证**

（1）对本药或其他 ACEI 过敏者。

（2）有 ACEI 引起血管性水肿病史者。

（3）孤立肾、移植肾、双侧肾动脉狭窄而肾功能减退者。

（4）孕妇。

**【特殊人群用药】**

**儿童** 尚缺乏儿童用药的安全性和有效性研究资料。

**老人** 用药需谨慎。

**孕妇** 禁用。妊娠早、中期用药可致胎儿损伤（肾损害、颜面及头颅畸形，甚至死亡）和新生儿损伤（肾灌注减少、无尿、低体重）。美国 FDA 妊娠安全性分级为：C 级（妊娠早期）和 D 级（妊娠中、晚期）。

**哺乳妇女** 不推荐使用。

**肝功能不全者** 慎用。

**肾功能不全/透析者** 肾功能不全者慎用。孤立肾、移植肾、双侧肾动脉狭窄而肾功能减退者禁用。血透后不需补充药物。

**说明书用法用量**

（1）高血压 Ccr ≥ 30ml/min，给予常

规剂量；Ccr < 30ml/min，初始量5mg/d，必要时可增至10mg/d。若仍需进一步降低血压，可加用利尿药或另一种降压药。

（2）充血性心力衰竭　Ccr < 30ml/min，Max：10mg/d，但较低的初始剂量（如2.5mg/d）可能已有效。对于进行性慢性肾功能不全者，建议长期使用剂量为10mg/次，qd.，可与其他抗高血压的药物合用。

**【注意】**

（1）慎用　①自身免疫性疾病。②骨髓抑制。③脑或冠状动脉供血不足。④高钾血症（国外资料）。⑤胶原性血管疾病（国外资料）。⑥主动脉瓣狭窄、左房室瓣狭窄。⑦心力衰竭。⑧低血压。⑨外科手术或麻醉。⑩咳嗽（国外资料）。⑪严格饮食、限制钠盐或进行透析治疗者。

（2）用药相关检查/监测项目　①用药前应检测血压、血电解质、BUN及血肌酐，并定期复查。②对肾功能不全或WBC缺乏者，最初3个月内宜每2周检查WBC计数及分类计数1次，以后定期复查。③尿蛋白检查，1次/月。④对妊娠期间母亲接受过本药治疗的新生儿，应检查血钾、尿量及血压。

（3）对驾驶/机械操作的影响　驾驶车辆或操纵机器者使用本药应谨慎。

**【给药说明】**

给药条件　①本药可在餐中或两餐间服用。②给药剂量须遵循个体化原则，按疗效予以调整。③单独服用本药血压下降不满意者，可加用另一种降压药，并从小剂量开始。④使用强心苷及利尿药的心力衰竭患者若存在水、钠缺失，宜从小剂量开始使用。

**【不良反应】**

（1）心血管　心律失常、心肌梗死、心悸、胸痛、低血压、心血管功能紊乱。

（2）神经　头痛、头晕、疲劳、衰弱、眩晕、嗜睡、失眠、神经过敏、感觉减退、运动失调、晕厥。

（3）精神　焦虑、抑郁、紧张。

（4）内分泌/代谢　血钾轻度升高、血糖升高、男性乳腺发育（可伴乳腺疼痛，一般停药后缓解）及血胆固醇、血尿酸升高。

（5）血液　WBC、中性粒细胞和Hb减少（一般无需停药），粒细胞缺乏症、溶血性贫血、血小板减少症。

（6）消化　恶心、呕吐、消化不良、胃炎、胃肠胀气、腹痛、腹泻、便秘、血清肝酶值升高（一般无需停药）、胰腺炎、肝炎、胆汁淤积性黄疸、味觉障碍。一旦出现黄疸或肝酶明显升高，应停药，并对患者进行监测。

（7）呼吸　上呼吸道症状、咳嗽加重、咽痛、呼吸困难、鼻炎、鼻窦炎、哮喘、咽炎、气管炎。

（8）泌尿　尿频、蛋白尿、BUN和肌酐增高（须减量）、肾功能恶化（肾动脉狭窄、低钠血症、血容量不足和低血压患者）、泌尿道感染。

（9）生殖　性欲下降、阳痿。

（10）骨骼肌肉　肌痛、背痛、关节痛、关节炎。

（11）皮肤　皮疹、瘙痒、潮红、Stevens-Johnson综合征。

（12）耳　耳鸣。

（13）其他　光过敏、衰弱、乏力、流感样症状、周围水肿、唇和面部水肿、全身性水肿、血管神经性水肿（应立即停药，并密切观察至水肿消失。发生于舌、喉或声门部位的水肿可能造成气道阻塞，应立即皮下注射1∶1000肾上腺素溶液0.3~0.5ml）。

**【药物过量】**

（1）表现　尚无本药使用过量的报道，主要症状可能为明显低血压。

（2）处理意见　若服药时间较短，应催吐；若出现血压显著降低，应静滴NS；对严重肾功能不全者，可采用血透辅助治疗。

**【相互作用】**

（1）NSAID（尤其是吲哚美辛）可减弱本药的降压作用。

（2）麻黄中的麻黄碱和伪麻黄碱　可拮抗本药的降压作用，应避免合用。

（3）其他降压药　可增强降压作用。其中，与引起肾素释放或影响交感活性的药同用呈大于两者相加的作用，与 β－肾上腺素受体阻断药同用呈小于两者相加的作用。

（4）利尿药　可增强降压作用，引起严重低血压。原使用利尿药的患者，在使用本药前 2~3d 应停用利尿药；对不能停用者，宜从小剂量开始使用本药，以后根据血压变化逐渐调整剂量。

（5）其他扩血管药　可能致低血压，合用时宜从小剂量开始用药。

（6）布比卡因　可引起严重心动过缓和低血压，甚至意识丧失。合用时应谨慎。

（7）钾盐、保钾利尿药　可能引起血钾过高，应避免合用，如必须合用，应密切监测血钾。

（8）锂盐　可降低锂盐的排泄，合用时应密切监测血锂浓度。

（9）硫唑嘌呤　可加重骨髓抑制。

（10）环孢素　可使肾功能下降。

（11）别嘌醇　可能引起超敏反应，合用时应谨慎。

（12）氢氯噻嗪、呋塞米、氯噻酮、阿司匹林、硝苯地平、醋硝香豆素、西咪替丁、地高辛、沙丁胺醇（气雾剂）、肼屈嗪、尼卡地平、阿替洛尔、普萘洛尔、华法林、双香豆素、萘普生　尚未观察到明显相互作用。

（13）食物　进食后服用本药，可延迟贝那普利的吸收，但不影响吸收量和转变为贝那普利拉。

（14）高通透性膜　用 ACEI 治疗的患者，在采用高通透性膜（聚丙烯腈）进行血透时，曾发生低血压反应，故应避免合用。

## 咪达普利
## Imidapril

**【其他名称】** 达爽、依达普利、易米达里、伊米普利、盐酸咪达普利、盐酸伊米普利、Imidapril Hydrochloride、Tanapril、Tanatril

**【分类】** 心血管系统用药 \ 降血压药 \ 血管紧张素转换酶抑制药

**【制剂规格】** 片剂（盐酸盐）①2.5mg。②5mg。③10mg。

**【临床应用】**

**1. 说明书适应证**

（1）原发性高血压。

（2）肾实质性病变所致继发性高血压。

（3）1 型糖尿病肾病。

**2. 其他临床应用**

急性心肌梗死、慢性心力衰竭（国外资料）。

**【用法用量】**

**1. 说明书用法用量**

（1）原发性高血压及肾实质性高血压　5~10mg/次，qd.，p.o.，可根据年龄、症状适当增减剂量。严重高血压者宜从 2.5mg/d 开始用药。

（2）1 型糖尿病肾病　5mg/次，qd.，p.o.。

**2. 其他用法用量**

［国外参考信息］

（1）原发性高血压　10~40mg/次，qd.，p.o.。

（2）急性心肌梗死　临床研究提示，5mg/次，bid.，p.o，可促进心肌梗死的急性期纤维蛋白溶解和改善左心室功能。

（3）慢性心力衰竭　2.5~5mg/次，qd.，p.o.。

**【禁忌证】**

**1. 说明书禁忌证**

（1）对本药过敏者。

（2）血管神经性水肿，或有使用其他 ACEI 引起血管神经性水肿病史的患者。

（3）用葡萄糖硫酸纤维素吸附器进行治疗的患者。

（4）用丙烯腈甲烯丙基磺酸钠膜（AN 69）进行血透者。

（5）孕妇或可能妊娠的妇女。

2. 其他禁忌证

对其他 ACEI 过敏者（国外资料）。

【特殊人群用药】

**儿童**　用药的安全性和有效性尚不明确。

**老人**　慎用。宜从低剂量开始（如 2.5mg/d）用药，根据病情酌情增减剂量及调整用药间隔。

**孕妇**　禁用。

**哺乳妇女**　慎用。用药期间应暂停哺乳。

**肾功能不全/透析者**　慎用。

**说明书用法用量**

Ccr ＜ 30ml/min 或血清肌酐＞ 30mg/L 的严重肾功能不全者，剂量宜减半或延长给药间隔时间。伴有肾功能不全的高血压和肾实质性高血压患者，以及伴有严重肾功能不全的 1 型糖尿病肾病患者，宜从 2.5mg/d 开始用药。

【注意】

（1）慎用　①双侧或单侧肾动脉狭窄。②高钾血症。③脑血管障碍。④主动脉瓣狭窄及肥厚型心肌病。

（2）用药相关检查/监测项目　①用药前应检查肝、肾功能。②用药期间应监测血压和 HR。③ 1 型糖尿病肾病患者用药初期（1 个月内），应测定血清肌酐和血清钾水平。④肾功能不全、控制不满意的糖尿病患者，应监测血清钾水平。

（3）对驾驶/机械操作的影响　进行高空作业、驾驶车辆等患者用药应谨慎。

【给药说明】

给药条件　（1）手术前 24h 不宜使用本药。（2）严重高血压、血透、严格限盐或正使用利尿降压药者，宜从小剂量开始用药，并根据患者病情缓慢增加剂量。

【不良反应】

（1）心血管　低血压、心悸、窦性心动过缓、异位节律、轻度左心室肥大。

（2）神经　头痛、眩晕、蹒跚、站立时头晕、失眠、震颤、嗜睡。

（3）内分泌/代谢　血钾升高、严重高钾血症。

（4）血液　嗜酸性粒细胞增多及 RBC、WBC、Hb、PLT、中性粒细胞、血细胞比容减少。

（5）消化　口干、味觉异常、食欲缺乏、恶心、呕吐、胃部不适、腹痛、腹泻、胰腺炎、黄疸以及 ALT、AST、血清 ALP、LDH、γ-谷氨酰转移酶升高。

（6）呼吸　咳嗽、咽部不适感、肺炎。

（7）泌尿　急性肾功能不全、肾功能不全进一步恶化、蛋白尿、血清肌酐及 BUN 升高。

（8）骨骼肌肉　血清 CPK 升高。

（9）皮肤　面部潮红、脱毛，剥脱性皮炎、Stevens-Johnson 综合征、天疱疮。

（10）耳　耳鸣。

（11）其他　疲劳、倦怠、乏力、血管神经性水肿、胸部不适、浮肿、发热以及皮疹、荨麻疹、瘙痒、光敏感症等过敏反应。

【药物过量】

（1）表现　可致周围血管过度扩张，继发或延长体循环低血压状态，表现为低血压、头晕、头痛、疲劳及嗜睡，严重者出现休克或死亡。

（2）处理意见　如服用本药不久，应催吐、洗胃。病情较轻者，应置于卧位，血压低者给予补液、升压治疗；出现显著低血压反应者，应积极给予心血管支持治疗，同时监测心肺功能。

【相互作用】

（1）NSAID　减弱本药的降压作用。应定期观察血压，必要时给予对症处理。

（2）地高辛　降低本药生物利用度。

（3）育亨宾、麻黄中的麻黄碱及伪麻黄碱　拮抗本药的降压作用。

（4）降压药、硝酸类制剂　降压作用相加，故应根据血压调整剂量。

（5）利尿药　可致直立性低血压（首剂给药时），本药宜从小剂量开始谨慎用药。

（6）血管舒缓素　可致血压过度降低。

（7）保钾利尿药　可引起血钾升高，应观察血钾的变化。

（8）锂制剂　可能引起锂中毒，需定期监测血锂浓度，出现异常时应减量或停药。

（9）麻醉药　可引起明显的心动过缓、低血压和意识丧失，故使用本药患者需进行外科手术时，应密切监控并保持血流动力学稳态。

（10）辣椒素　可增加咳嗽的发生率。

（11）促红细胞生成素　促红细胞生成素的维持用量需增加。

（12）酒精　服药期间应避免饮酒。

## 第五节　血管紧张素受体拮抗药

### 厄贝沙坦
### Irbesartan

**【其他名称】** 安博维、安来、格平、甘悦喜、吉加、科苏、普利宁、若朋、苏适、欣平、伊贝沙坦、伊达力、伊康宁、伊泰青、APROVEL、Greats

**【分类】** 心血管系统用药 \ 降血压药 \ 血管紧张素受体拮抗药

**【制剂规格】** 片剂　① 75mg。② 150mg。③ 300mg。

胶囊　① 75mg。② 150mg。

**【临床应用】**

**说明书适应证**

（1）原发性高血压。

（2）合并高血压的 2 型糖尿病肾病。

**【用法用量】**

**1. 说明书用法用量**

（1）原发性高血压　起始剂量为 150mg/ 次，qd.，p.o.。根据病情可增至 300mg/ 次，qd.。可单用，也可与其他抗高血压药物合用。重度高血压患者及药物增量后血压下降仍不满意时，可加用小剂量的利尿药或其他降压药。

（2）合并高血压的 2 型糖尿病肾病　治疗初始剂量为 150mg/ 次，qd. p.o.，并增至 300mg/ 次，qd.，作为治疗肾病较好的维持剂量。

**2. 其他用法用量**

［国外参考信息］　推荐起始剂量为 150mg/ 次，qd.，p.o.，必要时可增至 300mg/d。对单用本药或氢氯噻嗪血压未能充分控制的患者，可将本药 150mg 与氢氯噻嗪 12.5mg，或本药 300mg 与氢氯噻嗪 12.5mg 合用。

**【禁忌证】**

**说明书禁忌证**

（1）对本药过敏者。

（2）孕妇及哺乳妇女。

**【特殊人群用药】**

**儿童**　国内尚缺乏＜ 18 岁者用药安全性的资料。国外资料显示，本药可用于＞ 6 岁儿童。

**其他用法用量**

［国外参考信息］　6~12 岁患儿，初始剂量为 75mg/d，p.o.，必要时可增至 150mg/d。13~16 岁患儿，初始剂量为 150mg/d，必要时可加量，Max：≤ 300mg/d。

**老人**　尽管＞ 75 岁的老年人可考虑由 75mg 作为起始剂量，但通常对老年患者不需调整剂量。

**孕妇**　禁用。美国 FDA 妊娠安全性分级为：C 级（早期）和 D 级（中、晚期）。

**哺乳妇女**　禁用。国外资料建议，用药期间应停止哺乳。

**肝功能不全者**　慎用。轻至中度肝功能不全者不需调整剂量。严重肝功能损害者，无临床经验。

**肾功能不全 / 透析者**　①肾功能不全者慎用，并注意血 BUN、肌酐和血钾的变化，轻中度肾功能不全者不需调整剂量。国外有资料建议 Ccr < 30ml/min 时，根据血肌酐水平调整剂量；严重肾功能不全者应停药。②进行血透者，初始剂量可考虑使用低剂量（75mg/d）。

**其他**　（1）2 型糖尿病的高血压患者，初始剂量为 150mg/ 次，qd.，并增至 300mg/ 次，qd.，p.o.，作为治疗肾病较好的维持剂量。（2）原发性醛固酮增多症患者通常对通过抑制肾素 – 血管紧张素系统的抗高血压药物无反应，不推荐这些患者使用本药。

**【注意】**

（1）慎用　①有 ACEI、阿司匹林或青霉素过敏史者。②血管性水肿。③双侧肾动脉狭窄或单侧功能肾肾动脉狭窄。④高钾血症。⑤需进行全身麻醉的手术者。（以上均选自国外资料）⑥主动脉瓣或左房室瓣狭窄 / 肥厚型心肌病。

（2）用药相关检查 / 监测项目　①用药前应监测肾功能、血电解质及尿常规，包括血钠、血钾、碳酸盐、BUN、血肌酐及尿液分析等。②给药 2 周和 4 周后应复查血肌酐及血钾。无任何肾脏损害危险因素者，在巩固治疗期间应每 3~6 个月复查血肌酐与血钾。③用药间隔应进行血压监测，1 次 / 周；重度高血压患者应 2 次 / 周，治疗的第 1 个月以舒张压控制在 95~100mmHg 为宜，并应警惕低血压的发生。④血肌酐升高或任何程度的蛋白尿患者，用药期间应收集 24h 尿液以监测其肌酐清除率和总蛋白。⑤治疗期间若患者出现发热、淋巴结肿大和（或）咽喉痛，应立即检查 WBC 计数。⑥肾功能损害者使用本药时，应定期监测血清钾和肌酐。

**【给药说明】**

（1）给药条件　①用本药治疗前，应先纠正血容量不足和（或）钠的缺失。②低钠血症、碱中毒、BUN 与肌酐比值升高的患者，首剂（75~150mg）给药后应警惕症状性低血压的发生。

（2）其他　①对于服用强效利尿药、饮食中严格限盐以及腹泻、呕吐而血容量不足者，服用本药特别是首次服用时可能发生症状性低血压。②对于血管张力和肾功能主要依赖肾素 – 血管紧张素 – 醛固酮系统活性的患者（如严重充血性心力衰竭或肾脏疾病者，包括肾动脉狭窄），使用本药易出现急性低血压、氮质血症、少尿或少见的急性肾衰竭。

**【不良反应】**

（1）心血管　心悸（一般为轻度一过性反应，多数患者能耐受并坚持继续服药）、胸痛、心动过速、低血压（包括直立性低血压）。

（2）神经　头痛（无剂量依赖性）、眩晕（一般为轻度一过性反应，多数患者能耐受并坚持继续服药）、神经质。

（3）精神　焦虑。

（4）内分泌 / 代谢　肾功能损害和心力衰竭者：高钾血症。

（5）血液　Hb 和血细胞比容轻度下降，一般为轻度一过性反应，多数患者能耐受并坚持继续服药。

（6）消化　恶心、呕吐、消化不良、胃灼热感、腹痛、腹泻、味觉缺失、黄疸、肝功能异常及肝炎。

（7）呼吸　咳嗽（一般为轻度一过性反应，多数患者能耐受并坚持继续服药）、上呼吸道感染、咽炎。

（8）泌尿　进行性肾功能损害（包括急性肾衰竭）。

（9）生殖　性功能障碍。

（10）骨骼肌肉　骨骼肌疼痛、关节痛。

（11）皮肤　荨麻疹（一般为轻度一过性反应，多数患者能耐受并坚持继续服药）、皮疹。

（12）耳　耳鸣。

（13）其他　疲劳、血管性水肿。出现喉鸣、面部水肿、舌炎时应停药。

**【药物过量】**

（1）剂量　成年人用药剂量达 900mg/d，

连续 8 周给药未显示毒性。

（2）表现 低血压、心动过速、心动过缓。

（3）处理意见 应严密监测，采用对症和支持治疗，包括催吐和（或）洗胃，活性炭有效。血透不能清除。

【相互作用】

（1）育亨宾、NSAID、麻黄中的麻黄碱和伪麻黄碱 降低本药的降压作用。

（2）锂剂 不建议合用，若必须合用，推荐仔细监测血清锂浓度。

（3）保钾利尿药、补充钾、含钾的盐替代物或其他能增加血清钾水平（如肝素钠）的药物 可导致血清钾增高，不建议合用。

（4）利尿药 本药与氢氯噻嗪之间无明显相互作用，但应注意与利尿药合用时可因血容量不足或低钠而引起低血压。

（5）洋地黄类药（如地高辛）、β-肾上腺素受体阻断药（如阿替洛尔）、钙通道阻断药（如硝苯地平） 不影响相互的药动学。

（6）华法林 无明显的相互作用。

## 厄贝沙坦氢氯噻嗪
## Irbesartan and Hydrochlorothiazide

【其他名称】安博诺、安利博、Coaprovel

【成分】 厄贝沙坦、氢氯噻嗪

【分类】 心血管系统用药 \ 降血压药 \ 血管紧张素受体拮抗药

【制剂规格】 片剂 ①厄贝沙坦 150mg/ 氢氯噻嗪 12.5mg。②厄贝沙坦 300mg/ 氢氯噻嗪 12.5mg。③厄贝沙坦 75mg/ 氢氯噻嗪 6.25mg。

【临床应用】

**说明书适应证**

原发性高血压。

【用法用量】

**1. 说明书用法用量**

原发性高血压 常用起始和维持剂量为 1 片（厄贝沙坦 150mg/ 氢氯噻嗪 12.5mg）/ 次，qd.，空腹或进餐时服用。厄贝沙坦 300mg/ 氢氯噻嗪 12.5mg 的规格可用于单独使用厄贝沙坦 300mg 或使用厄贝沙坦 150mg/ 氢氯噻嗪 12.5mg 复方制剂不能控制血压的患者。

**2. 其他用法用量**

［国外参考信息］

原发性高血压 轻至中度高血压者，有效剂量为厄贝沙坦 150mg 或 300mg，加氢氯噻嗪 12.5mg，qd.。推荐厄贝沙坦的首剂为 150mg，qd.。需进一步降压时，厄贝沙坦可用至 300mg，qd.。血容量不足者，推荐减少厄贝沙坦首剂（75mg，qd.）。厄贝沙坦剂量＞300mg/d 或分次给药（如 bid.），不会增强降压效果。

【禁忌证】

**说明书禁忌证**

（1）对本药成分或其他磺胺衍生物过敏者。

（2）肌酐清除率＜30ml/min。

（3）严重肝功能不全、胆汁性肝硬化和胆汁淤积者。

（4）顽固性低钾血症、高钙血症者。

（5）孕妇及哺乳妇女。

【特殊人群用药】

**儿童** ＜18 岁者安全性和有效性尚不明确。

**老人** 不需调整剂量，伴有肾功能不全者需调整剂量或避免使用本药。

**孕妇** 妊娠中、晚期应禁用。若用药期间被诊断为妊娠，应尽早停药；若由于疏忽已治疗了较长时间，应监测胎儿肾功能和超声检查头颅。美国 FDA 妊娠安全性分级为：C 级（早期）和 D 级（中、晚期）。

**哺乳妇女** 禁用。

**肝功能不全者** 慎用。国外资料提示，对于轻至中度肝硬化患者，不需调整剂量。建议本药也仅用于轻度肝功能不全者。

**肾功能不全 / 透析者** Ccr＜30ml/min 者

不应使用本药。Ccr > 30ml/min 不需调整剂量，但 Ccr 为 30~60ml/min 者，应慎用。不推荐透析患者使用本药。尚无近期行肾移植患者使用本药的经验。

**其他** （1）低血压 – 容量不足者：本复方用于无其他诱发低血压危险因素的高血压患者使用，很少引起症状性低血压。对由于使用强效利尿药而使血容量和钠不足、饮食中严格限制盐，以及腹泻呕吐的患者可能会发生症状性低血压。在用本复方治疗前应纠正这些情况。（2）肾动脉狭窄 – 肾血管性高血压：需考虑是否可能引起严重低血压和肾功能不全。③原发性醛固酮增多症：不推荐使用本药。

**【注意】**

（1）慎用 ①主动脉和左房室瓣狭窄、肥厚型梗阻性心肌病。②单侧或双侧肾动脉狭窄。③糖尿病。④电解质紊乱。⑤高尿酸血症或痛风。⑥有变态反应或哮喘病史者（国外资料）。⑦交感神经切除者（国外资料）。

（2）交叉过敏 本药与磺胺衍生物有交叉过敏。

（3）对检验值 / 诊断的影响 ①本药中所含的氢氯噻嗪可能使抗兴奋剂检测结果呈阳性。②在进行甲状旁腺功能测定时，应停用噻嗪类利尿药。

（4）用药相关检查 / 监测项目 定期监测血压、HR、血常规、血细胞比容、血电解质和肾功能。肾功能不全者，推荐定期监测血清钾、肌酐和尿酸。

（5）对驾驶 / 机械操作的影响 尚无相应研究，但驾驶或操作机器时，应考虑到在抗高血压治疗中可能发生的头晕和疲乏。

**【给药说明】**

给药条件 本药主要适用于单用厄贝沙坦或氢氯噻嗪无效，或用其他抗高血压药无效，或不能使用 ACEI 者。

**【不良反应】**

（1）心血管 高血压、血压过度下降、症状性低血压（低钠血症患者）、心动过速、水肿、心律失常。

（2）神经 晕厥、眩晕、疲劳、感觉异常、不安、睡眠障碍。

（3）精神 抑郁。

（4）内分泌 / 代谢 高血钾、低钾血症、血糖和血尿酸水平升高。

（5）血液 Hb 轻度下降、血液和淋巴系统发育不全性贫血、骨髓抑制、溶血性贫血、WBC 减少症、血小板减少症。

（6）消化 消化不良、食欲减退、畏食、胃激惹、味觉缺失、恶心、呕吐、腹痛及肝酶值、血胆红素一过性升高、唾液腺炎、便秘、黄疸（肝内胆汁性黄疸）。

（7）呼吸 咳嗽、上呼吸道感染、呼吸困难（包括肺炎、肺水肿）。

（8）泌尿 血肌酐和 BUN 水平轻度升高、间质性肾炎。

（9）骨骼肌肉 肌痛、骨骼痛、关节痛、肌肉痉挛、无力。

（10）皮肤 中毒性皮下坏死溶解、皮肤红斑狼疮样反应、坏死性血管炎（静脉炎、皮肤静脉炎）、光过敏反应。

（11）眼 暂时性视物模糊、黄视症。

（12）耳 耳鸣。

（13）其他 发热、流感样症状。

其他参见厄贝沙坦、氢氯噻嗪的相关内容。

**【药物过量】**

（1）表现 厄贝沙坦过量：低血压、心动过速、心动过缓。氢氯噻嗪过量：电解质损耗（低钾血症、低氯血症、低钠血症）和脱水。恶心、嗜睡、低血钾（导致肌肉痉挛、加重心律失常）。

（2）处理意见 主要给予支持治疗。推荐措施包括催吐和（或）洗胃，活性炭对药物过量的治疗有利。定期监测血清电解质和肌酐水平。若发生低血压，患者应取卧位，并快速补充盐和血容量。血透不能清除厄贝沙坦，对氢氯噻嗪清除的程度也无相关的研究。

【相互作用】

（1）抗胆碱药物（如阿托品、Beperiden）噻嗪类利尿药的生物利用度增加。

（2）其他降血压药 降血压效应可能增强。

（3）利尿药 若事先已使用大剂量利尿药，再使用本药时可能导致血容量降低，有致低血压的危险，故应先纠正血容量不足。

（4）其他有关钾丢失和引起低钾血症的药物 氢氯噻嗪对血清钾的效应可被上述药物增强。

（5）保钾利尿药、补钾制剂、含钾的盐替代物或其他能增加血清钾水平的药物 可导致血清钾水平增高，合用时应谨慎。

（6）锂剂 增加锂剂中毒的风险，合用期间应谨慎，并密切监测血锂浓度。

（7）胰岛素和口服降糖药 糖尿病患者使用本药时可能需调整胰岛素和口服降糖药的剂量。

（8）苯磺唑酮 氢氯噻嗪与苯磺唑酮合用，可能需增加后者的用量。

（9）别嘌呤醇 可能增加上述药发生过敏反应的风险。

（10）其他受血清钾紊乱影响药（如洋地黄苷类、抗心律失常药物）推荐定期监测血清钾。

（11）尼古丁 加重直立性低血压的发生。

其他分别参见厄贝沙坦、氢氯噻嗪的相关内容。

## 氯沙坦钾
## Losartan Potassium

【其他名称】 科素亚、科索亚、洛沙坦、氯沙坦、洛沙坦钾、Cozaar、Losartan、Losartan K

【分类】 心血管系统用药\降血压药\血管紧张素受体拮抗药

【制剂规格】 片剂 ① 25mg。② 50mg。③ 100mg。

【临床应用】

**1. 说明书适应证**

原发性高血压。

**2. 其他临床应用**

（1）心力衰竭。

（2）预防高血压伴左心室肥厚患者发生脑卒中。

（3）用于伴有肾病和高血压的 2 型糖尿病患者，以减慢肾病进程。

【用法用量】

**1. 说明书用法用量**

原发性高血压 对于大多数患者，50mg/ 次，qd.，p.o.，治疗 3~6 周可达最大降压效应。部分患者可增至 100mg/ 次，qd.。对血容量不足者，可考虑起始量 25mg/ 次，qd.。

**2. 其他用法用量**

［国外参考信息］

（1）高血压 对血容量正常、未合用利尿药者，开始用量 50mg/ 次，qd.，p.o.。根据血压控制情况调整剂量，调整剂量间隔时间至少 1 周。用药后需 3~6 周才能观察到最大降压效应。推荐 Max：100mg/d。对低血容量或联用利尿药者，开始用量 25mg/d，bid. 的给药方法比相同剂量 qd. 产生的谷效应大。

（2）心力衰竭 开始用量 12.5mg/d，p.o.，7d 后调整为 25mg/d，直至 50mg/d。

【禁忌证】

**1. 说明书禁忌证**

对本药过敏。

**2. 其他禁忌证**

（1）对其他血管紧张素受体拮抗药过敏（国外资料）。

（2）妊娠中晚期不宜用。

【特殊人群用药】

**儿童** 已有足够的文献报道支持本药在 1 个月至 16 岁的高血压儿童中的抗高血压作

用。新生儿及肝脏受损的儿童不建议使用，也不推荐 GFR ＜ 30ml/（min · $1.73m^2$）的儿童使用。

**说明书用法用量**

原发性高血压 体重20~50kg者，25mg/次，qd.，p.o.，Max：50mg/次，qd.。＞ 50kg者，50mg/次，qd.，p.o.，Max：100mg/次，qd.。

**老人** 不必调整起始剂量。

**孕妇** 一旦发现妊娠，应尽早停药。美国FDA妊娠安全性分级为：C级（早期）和D级（晚期）。

**哺乳妇女** 权衡利弊。

**肝功能不全者** 应考虑使用较低剂量。对有肝功能损害病史者也应考虑使用较低剂量。

**肾功能不全/透析者** 不必调整起始剂量。

**其他** （1）已使用强心苷及利尿药的心力衰竭患者，若存在水、钠缺失，宜纠正后才开始使用本药。（2）血管容量不足的患者，可发生症状性低血压。在使用本药治疗前应纠正这些情况，可考虑采用起始量25mg/次，qd. p.o.。

**【注意】**

（1）慎用 ①肾动脉狭窄。②低血钠或血容量减少。③血钾过高。④血管性水肿（国外资料）。⑤主动脉瓣或左房室瓣狭窄（国外资料）。⑥胆汁淤积或胆管阻塞（国外资料）。⑦冠状动脉疾病（国外资料）。⑧肥厚型心肌病（国外资料）。⑨需全身麻醉的外科手术患者（国外资料）。

（2）用药相关检查/监测项目 ①所有患者在开始治疗前，均应检测基础电解质水平、BUN和血肌酐，并作尿液分析。②有肾功能障碍或WBC缺乏者，在最初3个月内应每2周检查WBC计数及分类计数1次，此后定期检查。③尿蛋白检查，1次/月。④血压。

**【给药说明】**

给药条件 给药剂量须遵循个体化原则，按疗效予以调整。

**【不良反应】** 本药耐受性良好，不良反应轻微且短暂（尚不能完全确定与本药有关），一般不需终止治疗。在原发性高血压临床对照试验中，使用本药的患者很少出现有重要临床意义的检验值改变。

（1）心血管 心悸、胸痛、水肿、心绞痛、二度房室传导阻滞、心血管意外、低血压、心肌梗死、心律不齐（包括房颤、心悸、窦性心动过缓、心动过速、室速、心室颤动）、肺水肿、直立效应、晕厥、脑血管意外（卒中）。

（2）神经 眩晕、头晕、头痛、失眠、共济失调、意识模糊、感觉迟钝、感觉过敏、记忆力减退、偏头痛、神经过敏、感觉异常、外周神经病、恐慌、睡眠异常、嗜睡、梦幻、震颤、癫痫大发作。

（3）精神 焦虑、抑郁、惊恐，伴有类偏执狂的急性精神病和视幻觉（表现为失眠、共济失调、定向障碍及极度抑郁，停药后症状可迅速缓解）。

（4）内分泌/代谢 高钾血症（血清钾＞ 5.5mmol/L）、痛风、低钠血症、血尿酸水平进一步降低（在非诺贝特治疗中加入本药）。

（5）血液 贫血（无患者因此而中止服药）、Hb和血细胞比容轻度下降（单用本药时，很少具临床意义，一般不会导致停药，不必常规监测RBC计数，除非存在其他危险因素，如使用环磷酰胺作免疫抑制药的肾移植患者）、紫癜。

（6）消化 味觉错倒、畏食、牙痛、口干、恶心、呕吐、食欲减退、消化不良、胃肠胀气、胃炎、腹痛、便秘、腹泻、肝酶和（或）血清胆红素升高、肝炎、肝功能异常、胰腺炎。

（7）呼吸 呼吸道感染、鼻充血、鼻出血、鼻炎、鼻窦炎、鼻刺激、呼吸困难、气管炎、气道充血、咽喉不适、咽炎、胸部紧束感、咳嗽。

（8）泌尿 夜尿、尿频、尿道感染、氮质血症和肾损害（糖尿病肾病或肾移植患者）、BUN 和血肌酐轻度升高（少数高血压患者可出现，不必停药）。

（9）生殖 阳痿、性欲降低等。

（10）骨骼肌肉 肩臂痛、背痛、髋痛、膝痛、腿痛、关节肿痛、关节炎、肌肉痉挛、肌肉强直、纤维性肌痛、肌无力、僵硬、全身性骨骼肌疼痛。

（11）皮肤 脱发、皮炎、皮肤干燥、瘀斑、红斑、潮红、光敏感、瘙痒、出汗、皮疹、风疹、荨麻疹、非典型皮肤淋巴结增生、脉管炎（包括亨诺克－舍恩莱因紫癜）。

（12）眼 可出现视物模糊、眼烧灼感、眼刺痛感、角膜炎、视敏度下降、视力下降。

（13）耳 耳鸣。

（14）其他 疲乏、面部浮肿、发热、血管性水肿（包括导致气道阻塞的喉及声门肿胀及 / 或面、唇、咽、舌肿胀）等。若出现喉喘鸣或面部、舌或声门的血管性水肿，应立即停药。

**【药物过量】**

（1）表现 可能出现低血压及心动过速，也可发生心动过缓。

（2）处理意见 若发生症状性低血压，应给予支持疗法。本药及其活性代谢产物都不能通过血透清除。

**【相互作用】**

（1）NSAIDs 本药疗效降低。

（2）麻黄 抗高血压药的疗效降低。使用本药治疗的高血压患者应避免使用含麻黄的制剂。

（3）利福平 本药的 AUC 及血药浓度降低，疗效下降。

（4）苯巴比妥 本药的血药浓度降低，但这一影响无明显的临床意义。

（5）利尿药 降压作用增强。

（6）氟康唑 本药转化为活性代谢产物 E-3174 被抑制。

（7）西咪替丁 本药的 AUC 升高，但对其活性代谢产物的药动学无影响。

（8）锂剂 锂剂在肾脏近曲小管的重吸收增加，锂剂的毒性反应增加。

（9）补钾药或保钾利尿药（如螺内酯、氨苯蝶啶、阿米洛利等）可能引起血钾增高。

（10）氢氯噻嗪、地高辛、华法林、酮康唑、红霉素 无具临床意义的相互作用。

（11）食物 本药吸收延迟，$C_{max}$ 降低，但对 AUC 的影响较小，故用药时可不考虑食物的影响。

## 氯沙坦钾氢氯噻嗪
## Losartan Kalium and Hydrochlorothiazide

**【其他名称】** 海捷亚、洛沙坦钾 / 双氢克尿噻、HYZAAR

**【成分】** 氯沙坦钾、氢氯噻嗪

**【分类】** 心血管系统用药 \ 降血压药 \ 血管紧张素受体拮抗药

**【制剂规格】** 片剂 ① 62.5mg（含氯沙坦钾 50mg、氢氯噻嗪 12.5mg）。② 125mg（含氯沙坦钾 100mg、氢氯噻嗪 25mg）。

**【临床应用】**

**说明书适应证**

高血压。

**【用法用量】**

**说明书用法用量**

高血压 单用氯沙坦钾或氢氯噻嗪不能满意控制血压者，62.5mg/ 次，qd.，p.o.，约 3 周可达最大降压效应。若治疗 3 周后血压仍高，可增至 125mg/d。Max：125mg/d。

**【禁忌证】**

**说明书禁忌证**

（1）对氯沙坦钾、氢氯噻嗪或磺胺类药物过敏者。

（2）无尿。

（3）血容量减少。

（4）肝功能不全或 Ccr ≤ 30mL/min，

不推荐使用。

（5）孕妇。

【特殊人群用药】

**儿童** 安全性和有效性尚未确立。

**老人** 与其他患者无显著差异。

**孕妇** 禁用。一旦确定妊娠应立即停药。美国 FDA 妊娠安全性分级为：C 级（早期）和 D 级（中、晚期）。

**哺乳妇女** 权衡利弊。

**肝功能不全者** 不推荐使用。

**肾功能不全 / 透析者** Ccr ≤ 30mL/min，不推荐使用。Ccr ＞ 30ml/min，不必调整剂量。

【注意】

（1）慎用 ①血管神经性水肿。②低血压。③胆汁淤积或胆管阻塞。④活动性肝病。⑤糖尿病。⑥电解质紊乱。⑦ SLE。⑧交感神经切除术后。⑨肾动脉狭窄等肾脏疾病。

（2）对检验值 / 诊断的影响 噻嗪类药物对钙代谢有影响，可能干扰甲状旁腺功能测定试验。

【给药说明】

给药条件 （1）进食对服药时间无影响。（2）本药不适用于高血压的初始治疗。

【不良反应】 患者对本药耐受良好。大多数不良反应症状轻微且短暂，不需中断治疗。

（1）心血管 水肿、心悸、血管炎。

（2）神经 眩晕、疲乏无力、头痛。

（3）内分泌 / 代谢 血钾升高（无需停药）、低钾、低钠，BUN 和血清肌酐浓度轻度升高、低镁血症、血钙浓度轻度升高，血糖、胆固醇和 TG 浓度增高。

（4）血液 Hb 及血细胞比容轻度降低。

（5）消化 恶心、腹痛、腹泻、ALT 升高（停药可恢复）、血清胆红素升高、肝炎。

（6）呼吸 咳嗽、鼻窦炎、咽炎、上呼吸道感染、支气管炎、呼吸道梗阻（咽喉和声门部水肿引起）。

（7）泌尿 肾功能改变、血清肌酐或 BUN 升高。

（8）骨骼肌肉 背痛。

（9）皮肤 皮疹、荨麻疹。

（10）其他 ①过敏反应、血管神经性水肿（若出现喉喘鸣或面部、舌、声门的血管性水肿，应停药）。②有报道，噻嗪类药物可加重或激发 SLE。

【药物过量】

处理意见 对本药过量的治疗尚无相关资料。过量时应停药并密切观察，可采用对症和支持治疗，包括催吐及纠正脱水、电解质失衡、肝性脑病和低血压。透析不能清除本药。

【相互作用】

考来替泊树脂 -- 阴离子交换树脂 可妨碍氢氯噻嗪的吸收。

其余参见“氯沙坦钾”及“氢氯噻嗪”相互作用项。

## 缬沙坦
## Valsartan

【其他名称】 艾司坦、达乐、代文、伐沙坦、佳菲、迈复平、霡欣、平欣、穗悦、托平、维尔坦、缬克、怡方、Diovan

【分类】 心血管系统用药 \ 降血压药 \ 血管紧张素受体拮抗药

【制剂规格】 胶囊 ① 40mg。② 80mg。③ 160mg。

**分散片** 80mg。

【临床应用】

**1. 说明书适应证**

轻至中度高血压，尤其适用于对 ACEI 不耐受者。

**2. 其他临床应用**

（1）急性心肌梗死。

（2）心力衰竭。

【用法用量】

**1. 说明书用法用量**

高血压 推荐剂量 80mg/ 次，qd.，p.o.，可在进餐时或空腹服用。建议每日在同一时间用药。降压作用通常在服药2周内出现，4周时达到最大疗效。降压效果不满意时，可增至160mg/d，或加用利尿药。国外临床应用资料报道，Max：320mg，qd.。重度高血压及药物增量后血压下降仍不满意者，可加用小剂量利尿药或其他降压药物。

**2. 其他用法用量**

［国内参考信息］

（1）高血压　维持剂量80~160mg/次，qd.，p.o.。

（2）心力衰竭　起始量40mg/次，bid.，p.o.，渐增至80mg/次，bid.，进而160mg/次，bid.。根据患者的耐受情况而定。

**【禁忌证】**

**1. 说明书禁忌证**

（1）对本药过敏者。

（2）Ccr＜10ml/min者。

（3）孕妇及哺乳妇女。

**2. 其他禁忌证**

对其他血管紧张素受体拮抗药过敏者。

**【特殊人群用药】**

**儿童**　尚无儿童用药的经验。

**老人**　无需调整剂量。

**孕妇**　禁用。如在用药期间发现妊娠，应尽早停药。美国FDA妊娠安全性分级为：C级（早期）和D级（中、晚期）。

**哺乳妇女**　不宜用药。

**肝功能不全者**　慎用。非胆管源性及胆汁淤积性肝功能不全者无需调整剂量。对于轻至中度肝功能不全者，本药剂量不应＞80mg/d。

**肾功能不全/透析者**　慎用，Ccr＜10ml/min者禁用。轻至中度肾功能不全者无需调整剂量。

**【注意】**

（1）慎用　①单侧或双侧肾动脉狭窄。②低血钠或低血容量。③胆汁淤积或胆管阻塞。④主动脉瓣或左房室瓣狭窄（国外资料）。⑤冠状动脉疾病（国外资料）。⑥肥厚型心肌病（国外资料）。⑦血管神经性水肿（国外资料）。⑧需全身麻醉的外科手术患者（国外资料）。

（2）用药相关检查/监测项目　监测血压及肾功能。

（3）对驾驶/机械操作的影响　本药也可影响患者驾驶和操纵机器的能力。

**【给药说明】**

（1）给药条件　①给药剂量虽与种族、年龄和性别无关，但仍须遵循个体化原则，按疗效调整剂量。②严重缺钠和（或）血容量不足者，在治疗前应先纠正患者的低血钠和低血容量状况。③本药可单用或与其他抗高血压药合用。

（2）减量/停药条件　突然停药无血压反跳或其他不良反应。

**【不良反应】**　患者对本药耐受良好，不良反应较少且短暂、轻微，一般不需中断治疗。

（1）心血管　低血压、血管炎。

（2）神经　头痛、头晕、疲乏、眩晕、失眠、共济失调、感觉异常。

（3）精神　焦虑、淡漠。

（4）内分泌/代谢　血钾升高。

（5）血液　Hb和血细胞比容降低、中性粒细胞减少、血小板减少。

（6）消化　口干、恶心、味觉缺失、消化不良、胃肠胀气、腹泻、腹痛、便秘、胃肠炎、总胆红素和肝功能指标升高。

（7）呼吸　干咳、呼吸困难、上呼吸道感染、咽炎、鼻窦炎、鼻炎。

（8）泌尿　血清肌酐升高。

（9）生殖　性欲减退、阳痿。

（10）骨骼肌肉　背痛、关节痛、关节炎、乏力、肌肉痛性痉挛、肌肉痛。

（11）皮肤　皮疹、瘙痒。

（12）其他　①血管神经性水肿、超敏反应（如血清病、血管炎等）。若出现喉喘鸣或面部、舌或声门的血管性水肿，则应停药。②病毒感染。③水肿、虚弱无力。

【药物过量】

（1）表现　低血压、心动过速、心动过缓。

（2）处理意见　出现症状性低血压时，应进行支持治疗。若服药时间不长，应予催吐，否则常规给予 NS 静滴。血压稳定后可恢复本药治疗。血透不能清除本药。

【相互作用】

（1）麻黄中的麻黄碱和伪麻黄碱　可降低抗高血压药的疗效。使用本药治疗的高血压患者应避免使用含麻黄的制剂。

（2）利尿药　可增强降压作用。

（3）保钾利尿药（如螺内酯、氨苯蝶啶、阿米洛利）、补钾药或含钾盐代用品　可使血钾升高。

（4）锂剂　本药可增加锂剂的毒性反应。

（5）血浆蛋白结合率高的药物（如双氯芬酸、呋塞米和华法林）　无血浆蛋白结合方面的相互作用。

（6）地高辛、西咪替丁、阿替洛尔、氨氯地平、吲哚美辛、氢氯噻嗪、格列本脲、CYP 酶系统的诱导药或抑制药　未见有临床意义的相互作用。

（7）食物　进餐时服用本药，使 AUC 减少 48%，$C_{max}$ 减少 59%。无论是否进餐时服用，8h 后的血药浓度相似。AUC 或 $C_{max}$ 减少对临床疗效无明显影响，本药可进餐时或空腹服用。

## 替米沙坦
## Telmisartan

【其他名称】安内强、安亚、倍迪宁、邦坦、博欣舒、常平、迪赛平、达舒亚、蒂益宁、凡坦、获平、恒雪素、嘉瑟宜、康楚、洛格乐、利来客、洛莎宁、隆舒雅、立文、美卡素、美斯、尼德舒、诺金平、诺适美、欧美宁、平克亚欣、浦美特、曲亚、素定、尚尔宁、施吉、赛卡、舒洛宁、舒尼亚、赛坦、斯泰乐、沙汀宁、沙泰齐、天禾恒、特立康、坦芯素、提愈、天易、欣蕊、欣益尔、雪盈平、亚邦恒贝、毓乐宁、雅平、雅屏、亚坦、亚维伊、益亚平、至信风、Micardis、Timisartan

【分类】心血管系统用药 \ 降血压药 \ 血管紧张素受体拮抗药

【制剂规格】片剂　① 20mg。② 40mg。③ 80mg。

胶囊　40mg。

【临床应用】

**说明书适应证**

原发性高血压。

【用法用量】

**1. 说明书用法用量**

高血压　常用初始量为 40mg/ 次，qd.，p.o.。在 20~80mg 的剂量范围内，降压疗效与剂量有关。若用药后未达到理想血压，可加大剂量，Max：80mg/ 次，qd.。可与噻嗪类利尿药合用。

**2. 其他用法用量**

［国外参考信息］

高血压　常用初始量为 40mg/ 次，qd.，p.o.；维持量为 20~80mg/ 次，qd.。日剂量 ＞80mg 并不能提高疗效。

【禁忌证】

**1. 说明书禁忌证**

（1）对本药过敏者。

（2）胆道阻塞性疾病。

（3）严重肝功能不全。

（4）严重肾功能不全（Ccr ＜ 30ml/min）。

（5）孕妇及哺乳妇女。

**2. 其他禁忌证**

对其他血管紧张素受体拮抗药过敏者（国外资料）。

【特殊人群用药】

**儿童**　慎用。

**老人**　无需调整剂量。

**孕妇**　禁用。育龄妇女若在用药期间发现妊娠，应尽快停药。美国 FDA 妊娠安全性分级为：C 级（早期）及 D 级（中、晚期）。

**哺乳妇女** 禁用。

**肝功能不全者** 严重肝功能不全者禁用，轻、中度者慎用，Max：40mg/d。国外资料建议，有胆道阻塞或肝功能不全者应在密切监测下用药。

**肾功能不全 / 透析者** 严重肾功能不全者禁用，轻、中度者无需调整剂量。

**【注意】**

（1）慎用 ①双侧肾动脉狭窄或单侧功能肾肾动脉狭窄。②血容量不足。③严重充血性心力衰竭。④胆汁淤积性疾病。⑤主动脉瓣狭窄或左房室瓣狭窄（国外资料）。⑥肥厚型心肌病（国外资料）。⑦冠状动脉疾病（国外资料）。⑧血管神经性水肿（国外资料）。⑨需进行全身麻醉手术者（国外资料）。

（2）用药相关检查 / 监测项目 肾功能不全者用药期间应定期检测血钾及血肌酐值。

（3）对驾驶 / 机械操作的影响 驾驶或操作机器时必须注意。

**【给药说明】**

（1）给药条件 ①抑制肾素 – 血管紧张素 – 醛固酮系统的抗高血压药通常对原发性醛固酮（增多）症患者无效，故不推荐本药用于该类患者。②遗传性果糖耐受不良者不宜服用本药。③本药不能经血透清除，血透者在治疗初期应注意监测，以防发生直立性低血压。④使用本药 4~8 周后才发挥最大药效，在增加剂量时应引起注意。⑤使用本药前应先纠正血钠和血容量水平。

（2）减量 / 停药条件 ①胆汁淤积性疾病及肝功能不全者使用本药时，若剂量调整至低于 40mg 时，需考虑更换药物。②突然停药，血压可在数日后逐渐恢复到治疗前水平，而不出现反弹性高血压。

**【不良反应】** 本药不良反应通常轻微，较少需停药处理。

（1）心血管 心悸、心绞痛、水肿、心动过速、低血压。

（2）神经 头痛、失眠、嗜睡、眩晕、感觉异常、不随意的肌肉收缩、感觉减退等。

（3）精神 焦虑、抑郁、神经质等。

（4）内分泌 / 代谢 痛风、血胆固醇升高、糖尿病等。

（5）消化 腹痛、消化不良、胃肠功能紊乱、口干、牙痛、胃肠炎、胃食管反流、呕吐、胃肠胀气、便秘、痔疮、腹泻。

（6）呼吸 鼻出血、鼻炎、鼻窦炎、咽炎、流感样症状、支气管炎、哮喘、呼吸困难、咳嗽、上呼吸道感染等。

（7）泌尿 尿频、膀胱炎等。

（8）生殖 阳痿。

（9）骨骼肌肉 关节痛、腿痛、关节炎、背痛、腱鞘炎样症状。

（10）皮肤 多汗、皮炎、皮疹、湿疹、瘙痒等。

（11）眼 视觉异常、结膜炎等。

（12）耳 中耳炎、耳鸣、耳痛等。

（13）其他 过敏反应、潮红、发热、感染等。

**【药物过量】**

（1）表现 低血压、头晕、心动过速、心动过缓。

（2）处理意见 一旦发生过量，应密切观察，并给予对症和支持治疗。根据服药的时间和症状的严重性确定治疗方案。推荐的措施包括催吐和 / 或洗胃。活性炭治疗过量可能有效。应密切监测血电解质和肌酐。若发生低血压，患者应平卧，并尽快补充盐分和扩容。本药不能经血透消除。

**【相互作用】**

（1）麻黄碱及伪麻黄碱 可使本药的降压作用减弱。

（2）华法林 本药可使华法林的 $C_{min}$ 轻微降低。

（3）辛伐他汀 本药可使辛伐他汀代谢

物的 $C_{max}$ 有轻度升高且消除加速。

（4）噻嗪类利尿药（如氢氯噻嗪）与本药有协同降压作用。

（5）巴氯酚、氨磷汀等 可增强抗高血压药物（包括本药）的降压效果。

（6）酒精、巴比妥类药物、镇静安眠药或抗抑郁药等 可增强直立性低血压效应。

（7）其他降压药 本药可加强其他降压药的降压效果。

（8）地高辛 本药可升高地高辛的血药浓度而致地高辛中毒，合用时应监测地高辛浓度。

（9）ACEI、保钾类利尿药、钾离子补充剂、含钾的盐替代品、环孢菌素 A 及肝素钠等 本药可使血钾水平升高，建议监测血钾水平。

（10）锂剂 与本药合用须慎重。若需合用，则合用期间应监测血锂水平。

（11）对乙酰氨基酚、氨氯地平、格列本脲、氢氯噻嗪、布洛芬 尚未发现具临床意义的相互作用。

（12）食物 可轻微降低本药的生物利用度。

## 替米沙坦氢氯噻嗪

## Telmisartan and Hydrochlorothiazide

**【其他名称】** Micardis Plus

**【分类】** 心血管系统用药\降血压药\血管紧张素受体拮抗药

**【制剂规格】** 片剂 替米沙坦 80mg/ 氢氯噻嗪 12.5mg。

**【临床应用】**

**说明书适应证**

原发性高血压，适用于单用替米沙坦不能充分控制血压者。

**【用法用量】**

**1. 说明书用法用量**

单用替米沙坦不能充分控制血压者 80/12.5mg/ 次（替米沙坦 / 氢氯噻嗪，下同），qd.，餐前或餐后饮水送服。建议改用本复方制剂前，应对两种成分分别进行剂量滴定。在病情适合的情况下，也可考虑将替米沙坦单药治疗直接转换为本复方制剂。

**2. 其他用法用量**

［国外参考信息］ 单独使用替米沙坦 80mg 血压控制不佳时，建议口服本药 80/12.5mg。大量研究显示，160/25mg 并不比 80/12.5mg 更有效。使用氢氯噻嗪一日 25mg 血压控制不佳时（或控制良好但伴低血钾），建议口服本药 80/12.5mg。

**【禁忌证】**

**说明书禁忌证**

（1）对本药任一组成成分或其他磺胺衍生物过敏者。

（2）胆汁淤积性疾病及胆道梗阻性疾病。

（3）难治性低钾血症、高钙血症。

（4）严重肝功能不全者。

（5）严重肾功能不全者（Ccr ＜ 30ml/min）。

（6）妊娠中、晚期及哺乳期。

**【特殊人群用药】**

**儿童** 用药的安全性及有效性尚不明确。

**老人** 无需调整剂量。

**孕妇** 动物实验显示，本药有胚胎毒性作用。妊娠早期不宜用，应在计划妊娠前采取适宜的替代疗法。妊娠中、晚期禁止使用（直接作用于肾素 – 血管紧张素系统的药物可导致发育中胎儿损伤甚至死亡）。一旦确诊妊娠，应尽快停药。美国 FDA 妊娠安全性分级为：C 级（妊娠早期）和 D 级（妊娠中、晚期）。

**哺乳妇女** 哺乳期间禁用。

**肝功能不全者** 肝功能不全者及进展性肝脏疾病者慎用；伴有胆汁淤积性疾病、胆道梗阻性疾病及重度肝功能不全者禁用。

**说明书用法用量**

轻中度肝功能不全者，用量不应超过 40/12.5mg，qd.。

**肾功能不全 / 透析者**　重度肾功能不全者禁用；轻中度肾功能不全者中使用本药的经验也很少，建议用药期间定期监测血钾、血肌酐及血尿酸浓度。肾功能不全者使用本药时可能发生噻嗪类利尿药相关性氮质血症。尚无新近进行肾移植者使用本药的相关经验。

**【注意】**

（1）慎用　①主动脉瓣及左房室瓣狭窄。②肥厚型梗阻性心肌病。③糖尿病（国外资料）。④电解质失衡（国外资料）。⑤肾动脉狭窄（国外资料）。⑥高胆固醇或三酰甘油（使用噻嗪类利尿药时）。⑦高钙血症（明显增高时可能为隐匿性甲状腺功能亢进症）（国外资料）。⑧高尿酸血症或痛风（国外资料）。⑨交感神经切除术后（国外资料）。⑩ SLE（国外资料）。⑪血容量 / 钠衰竭者（极度低血压）（国外资料）。

（2）用药相关检查 / 监测项目　用药期间应以适当的间隔定期检测血清电解质。

**【给药说明】**

（1）给药条件　①使用本药时可不考虑用餐时间，也可与其他抗高血压药物同时使用。②接受强力利尿药治疗、低盐饮食及腹泻或呕吐而致容量不足和 / 或低血钠者，使用本药时有发生症状性低血压的危险，尤其在首次使用后更易发生，故在给予本药前应首先纠正上述情况。③糖尿病患者使用本药时需调整胰岛素或口服降糖药用量。

（2）其他　①遗传性果糖耐受不良者不宜服用本药。②不推荐原发性醛固酮增多症者使用本药。③双侧肾动脉狭窄或孤立功能肾伴肾动脉狭窄者，使用可影响肾素 – 血管紧张素 – 醛固酮系统的药物时发生严重低血压及肾功能损伤的危险性将增加。④对于血管紧张度及肾功能主要依赖于肾素 – 血管紧张素 – 醛固酮系统活性者（如严重充血性心力衰竭者或伴有包括肾动脉狭窄在内的潜在肾脏疾病者），使用可影响该系统的药物时可引起急性低血压、氮质血症、少尿或罕见急性肾衰竭。⑤对于缺血性心脏病或缺血性心血管疾病患者，过度降压可引起心肌梗死或脑卒中。⑥本药在黑人患者中的降压效应低于非黑人种（可能与黑人高血压人群中的低肾素状态发生率较高有关）。

**【不良反应】**

（1）心血管　直立性低血压、心动过速、心动过缓、房颤、充血性心力衰竭和心肌梗死。

（2）神经　头晕、头痛、眩晕、衰弱。

（3）精神　焦虑。

（4）内分泌 / 代谢　高胆固醇血症、低钾血症或高钾血症、糖尿病控制不佳、高尿酸血症。隐性糖尿病患者在噻嗪类利尿药治疗期间可发生显性糖尿病。

（5）血液　贫血、血细胞比容水平下降、Hb 减少、嗜酸性粒细胞增多、血小板减少。

（6）消化　恶心、呕吐、腹痛、腹泻、消化不良、胃炎、胃肠道功能紊乱、肝酶值升高和肝功能异常。

（7）呼吸　支气管炎、咽炎、鼻窦炎、上呼吸道感染、咳嗽。

（8）泌尿　泌尿道感染、急性肾衰竭、肾功能不全、血尿素氮和肌酐升高。

（9）生殖　阳痿、ED。

（10）骨骼肌肉　关节痛、关节病、肌痛、背痛、横纹肌溶解症。

（11）皮肤　皮疹、荨麻疹、湿疹、皮肤功能异常。

（12）其他　疲劳、胸痛、背痛、流感样症状、疼痛、腿痛、过敏、血管性水肿。

其他可分别参见替米沙坦和氢氯噻嗪的不良反应项。

**【药物过量】**

（1）表现　最常见的症状为恶心、乏力和嗜睡。尚无人类过量使用替米沙坦的相关资料，预期替米沙坦过量的最常见临床表现为低血压、心动过速或心动过缓；氢氯噻嗪过量则会出现过度利尿所致的电解质耗竭

（低钾血症 / 低氯血症）和脱水。低钾血症可导致肌肉痉挛和 / 或与伴随使用洋地黄糖苷或某些抗心律失常药物相关的重度心律失常。血透并不能清除替米沙坦，在何种程度上清除氢氯噻嗪也未确定。

（2）处理意见　应进行密切监测，并给予对症及支持治疗。根据服药时间及症状严重程度确定治疗措施，建议的措施包括停药、催吐和 / 或洗胃，采用活性炭吸附是有效的。应经常监测血清电解质及肌酐水平。一旦发生低血压，应使患者处于仰卧位，并迅速补充盐和血容量。

**【相互作用】**

（1）阴离子交换树脂（消胆胺和考来替泊树脂）　可减少氢氯噻嗪的吸收。

（2）非甾体类抗炎药　在老年及可能存在脱水的患者中，给予非甾体类抗炎药有急性肾衰竭的危险，故建议在合用治疗起始阶段即监测肾功能。

（3）升压胺类药物（如去甲肾上腺素）　上述药的作用降低。

（4）丙磺舒、磺吡酮、别嘌呤醇等痛风治疗药物　与氢氯噻嗪合用时需调整促尿酸排泄药物的剂量，增加丙磺舒或磺吡酮的用量是必要的。合用噻嗪类利尿药时也可增加别嘌呤醇超敏反应的发生率。

（5）抗胆碱能药物（如阿托品、比哌立登）　可增加噻嗪类利尿药的生物利用度。

（6）巴氯芬、氨磷汀　上述药可能增强抗高血压药物的降压效果。

（7）其他抗高血压药物　替米沙坦可增强其他抗高血压药物的降压效果。

（8）非去极化骨骼肌松弛药（如筒箭毒碱）　氢氯噻嗪可能增强上述药的作用。

（9）钙剂　用噻嗪类利尿药时，如必须补充钙剂，则应监测血清钙水平并对补钙剂量进行相应调整。

（10）β－受体阻断药及二氮嗪　噻嗪类利尿药可增强上述药的升高血糖作用。

（11）锂剂　发生锂毒性反应的危险性相应升高。仅在严格医学监测下才可合用，但不推荐两者合用。如必需合用，则建议在合用期间监测血清锂离子水平。

（12）与钾流失及低钾血症相关的药物（如其他排钾利尿药、缓泻药、皮质激素、促肾上腺皮质激素、两性霉素、甘珀酸、青霉素 G 钠、水杨酸及其衍生物）　可增强氢氯噻嗪对血清钾离子浓度的影响，合用时建议监测其血钾水平。

（13）可升高血钾水平或诱发高钾血症的药物（如血管紧张素转换酶抑制药、保钾利尿药、钾补充药、含钾盐替代品、环孢霉素或其他药物如肝素钠）　可导致血清钾离子浓度的升高，合用时建议监测其血钾水平。

（14）Ⅰa 类抗心律失常药（如奎尼丁、二氢奎尼丁、丙吡胺）、Ⅲ类抗心律失常药（如乙胺碘呋酮、索他洛尔、多非利特、伊布利特）、部分抗精神病药（如甲硫达嗪、氯丙嗪、甲氧异丁嗪、三氟比拉嗪、氰甲丙嗪、硫苯酰胺、舒托必利、氨磺必利、泰必利、匹莫齐特、氟派啶醇、达哌啶醇）、其他（如苄普地尔、西沙比利、二苯马尼、红霉素Ⅳ、氯氟菲醇、咪唑斯汀、喷他脒、司帕沙星、特非那定、长春胺Ⅳ）　低钾血症是尖端扭转型室性心动过速的易感因素。与上述药合用时，建议定期监测血钾水平及 ECG。

（15）洋地黄糖苷　噻嗪类利尿药诱发的低钾血症或低镁血症，可促进洋地黄诱导的心律失常发生。

（16）细胞毒药物（如环磷酰胺、甲氨蝶呤）　噻嗪类利尿药可减少上述药的肾脏排泄，并增强其骨髓抑制效应。

（17）巴比妥类、麻醉药或抗抑郁药、乙醇　可能增加直立性低血压的发生率。

（18）二甲双胍　有发生与氢氯噻嗪有关的功能性肾衰竭而诱发乳酸性酸中毒的危险，应谨慎合用。

（19）金刚烷胺　噻嗪类利尿药可增加金刚烷胺不良反应发生的危险。

## 奥美沙坦酯
## Olmesartan Medoxomil

**【其他名称】** 澳克兰、奥美沙坦、傲坦、兰沙、Benicar

**【分类】** 心血管系统用药\降血压药\血管紧张素受体拮抗药

**【制剂规格】** 片剂 ① 5mg。② 20mg。③ 40mg。

**【临床应用】**

**其他临床应用**

高血压（国外资料）。

**【用法用量】**

**其他用法用量**

［国外参考信息］ 初始用量为 20mg/次，qd.，p.o.，共 2 周。一般用量为 20~40mg/次，qd.，Max：≤40mg/次，qd.。若患者存在血容量或钠盐摄入不足，可减少初始用量。

**【禁忌证】**

**其他禁忌证**

对本药过敏者（国外资料）。

**【特殊人群用药】**

**儿童** 不推荐使用。

**孕妇** 慎用。美国 FDA 妊娠安全性分级为：C 级（妊娠早期）和 D 级（妊娠中、晚期）。

**哺乳妇女** 尚不明确是否经人乳分泌。

**肝功能不全者** 无需调整剂量。

**肾功能不全/透析者** 无需调整剂量。

**【注意】**

慎用 （1）既往或现有血管性水肿。（2）严重低血压。（3）高血钾。（4）肾动脉狭窄。（5）严重心力衰竭。

**【给药说明】**

其他 需全身麻醉的外科手术及使用可降低血压的药物可能阻断继发于代偿性肾素释放的 Ang Ⅱ的形成。

**【不良反应】**

（1）心血管 HR 轻微减慢、血压过低。

（2）神经 头晕、头痛。

（3）内分泌/代谢 血糖、TG 升高。

（4）呼吸 支气管炎、咽炎、鼻窦炎、上呼吸道感染。

（5）泌尿 血尿。

（6）骨骼肌肉 CPK 升高、肌痛、骨骼痛。

**【相互作用】**

（1）甘草、育亨宾、麻黄中麻黄碱和伪麻黄碱 降低本药疗效。

（2）抗酸药 本药的生物利用度未见显著改变。

（3）地高辛、华法林 无明显相互作用。

## 坎地沙坦酯
## Candesartan Cilexetil

**【其他名称】** 奥必欣、搏力高、必洛斯、达迈、迪之雅、坎地沙坦、坎地沙坦环己氧羰氧乙酯、坎地沙坦西酯、伲利安、苏纳、维尔亚、悉君宁、Blopress、Candesartan、Candesartan Hexetil

**【分类】** 心血管系统用药\降血压药\血管紧张素受体拮抗药

**【制剂规格】** 片剂 ① 4mg。② 8mg。③ 16mg。④ 32mg。

**【临床应用】**

**1. 说明书适应证**

原发性高血压。

**2. 其他临床应用**

心力衰竭。

**【用法用量】**

**1. 说明书用法用量**

原发性高血压 4~8mg/次，qd.，p.o.，必要时可增至 12mg/次，qd.，p.o.。

**2. 其他用法用量**

［国外参考信息］

原发性高血压 单用，血容量正常者起始量 16mg/d（有效剂量范围为 2~32mg/d），分 1~2 次服用，与进食无关。16mg/d 顿服或分2次给药，其疗效和不良反应均无明显差异。64mg/d的剂量并不增强疗效。在某些欧洲国家，推荐起始量4mg/d，p.o.，Max：8mg/d。有效平均剂量范围为4~8mg。低血容量患者在初次给药前应先纠正低血容量并进行监护，并推荐从小剂量开始用药。

【禁忌证】

**说明书禁忌证**

（1）对本药过敏者。

（2）严重肝功能不全或胆汁淤积者。

（3）孕妇或计划妊娠的妇女。

【特殊人群用药】

**儿童** 用药安全性尚不明确。

**老人** 慎用。

**其他用法用量**

［国内参考信息］肝、肾功能正常的老年人起始量为4mg；肝或肾功能不全者，建议起始量为2mg，根据病情调整用量。

［国外参考信息］无需调整初始剂量。

**孕妇** 禁用。美国FDA妊娠安全性分级为：C级（妊娠早期）和D级（妊娠中、晚期）。

**哺乳妇女** 避免用药，必须服药时，应停止哺乳。

**肝功能不全者** 从小剂量开始，慎用。严重肝功能不全或胆汁淤积者禁用。

**其他用法用量**

［国外参考信息］轻度肝功能不全者无需调整初始剂量（欧洲有推荐从2mg/d开始服用）。中度肝功能不全者应从小剂量开始。尚无重度肝功能不全者的相关研究资料。

**肾功能不全/透析者** 严重肾功能不全者慎用。

**其他用法用量**

［国内参考信息］严重肾功能不全者，起始量2mg/d，qd.，p.o.。

［国外参考信息］肾功能不全者无需调整初始剂量。8mg/d对中、重度高血压患者有效，且不导致药物蓄积。

**其他** 双侧或单侧肾动脉狭窄者、高钾血症者，应尽量避免服用本药。

【注意】

（1）慎用 ①有药物过敏史者。②血管神经性水肿。③大动脉或左房室瓣狭窄、肥厚型梗阻性心肌病。④外科手术需全身麻醉者。⑤近期有肾脏移植手术史者。⑥轻、中度肾上腺皮质激素过多症。⑦正使用其他血管扩张药者。

（2）用药相关检查/监测项目 1）用药前应检查尿常规。2）监测血电解质及肌酐：①用药前应检查电解质、BUN、肌酐。②给药后2周和4周，以及每次调整剂量后2周应复查血肌酐和血钾。③在使用高效利尿药、充血性心力衰竭加剧和调整用药剂量期间，应每周或更频繁地监测血肌酐和血钾。④ Ccr < 30ml/min，应在每次剂量调整前监测血肌酐，若肾功能恶化应停药。⑤无肾功能恶化特殊危险因子的患者，在维持用药期间应每3~6个月监测血肌酐和血钾。3）收集24h尿液以监测肌酐和蛋白尿的增加。4）监测血压：①低血钠、碱中毒或血尿氮/肌酐比值升高的患者，应防止初次服药后（8~16mg）低血压的发生。②在剂量调整的初始阶段，应每周监测卧位血压。③Ⅲ期和Ⅳ期高血压患者，在剂量调整的初始阶段应更频繁（2次/周）地监测血压。

（3）对驾驶/机械操作的影响 用药期间不宜进行高空作业或驾驶等。

【给药说明】

（1）给药条件 服用本药可能引起血压急剧下降，特别对下列患者应从小剂量开始，增加剂量时应仔细观察患者状况并缓慢进行：血透者、严格进行限盐疗法者、使用利尿降压药者。

（2）减量/停药条件 手术前24h最好停用本药。

【不良反应】

（1）心血管 心悸、期前收缩、房颤、心绞痛、心肌梗死、低血压（手术麻醉患者）。

（2）神经 头痛、头晕或起立时头晕、头重、失眠、嗜睡、舌麻木、肢体麻木、蹒跚、晕厥、暂时性意识丧失。

（3）内分泌 / 代谢 血钾和 TC 升高、血清总蛋白减少、低钠血症、高钾血症。

（4）血液 贫血、WBC 减少或增多、PLT 计数降低、鼻出血及 Hb、血细胞比容和粒细胞减少。

（5）消化 口腔炎、食欲缺乏、恶心、呕吐、胃部不适、剑突下疼痛、腹泻、肝功能恶化（慢性肝炎患者）、肝炎及 ALT、AST、LDH 升高。

（6）呼吸 间质性肺炎、上呼吸道感染、咽炎、鼻炎。

（7）泌尿 尿酸、BUN 及肌酐升高，蛋白尿、尿频、ARF。

（8）骨骼肌肉 背痛，以肌痛、虚弱、肌酸激酶增加、血中和尿中出现肌球蛋白为表现的横纹肌溶解。

（9）皮肤 面部潮红、荨麻疹、瘙痒。

（10）其他 发热、倦怠、乏力、水肿，以面部、口唇、舌、咽、喉头等水肿为症状的血管神经性水肿，以及湿疹、皮疹、荨麻疹、瘙痒、光过敏等过敏反应。

【药物过量】

（1）表现 症状性低血压和头晕。

（2）处理意见 对症治疗，并观察重要生命体征。患者须置于脚高头低仰卧，必要时注射等渗 NS 增加其血容量，若上述措施无效，可给予拟交感药。

【相互作用】

（1）育亨宾、麻黄中的麻黄碱及伪麻黄碱 拮抗本药的降压作用。

（2）硝苯地平 硝苯地平的 AUC 减少 10%~15%。

（3）华法林 华法林的 $C_{min}$ 降低 7%，但对凝血时间无明显影响。

（4）氢氯噻嗪 氢氯噻嗪的 AUC 明显降低，本药的生物利用度增加 20%。

（5）利尿降压药 正接受利尿降压药治疗的患者初次服用本药时，有可能增强降压作用，故应从小剂量开始谨慎用药。

（6）格列本脲 本药的 $C_{max}$ 可增加 12%。

（7）保钾利尿药或补钾药 可出现血钾浓度升高，肾功能不全者尤应注意。

## 第六节 去甲肾上腺素神经末梢阻断药

### 利血平
### Reserpine

【其他名称】 利舍平、尼寿品、嗪比南、寿比安、蛇根碱、血安平、Austrapine、Crystoserpine、Rau-Sed、Reserpex、Reserpinum、Reserpoid、Rivasin、Roxinoid、Sandril、Sedaraupin、Serfin、Serpasil、Serpen、Serpiloid

【分类】 心血管系统用药 \ 降血压药 \ 去甲肾上腺素神经末梢阻断药

【制剂规格】 片剂 ① 0.1mg。② 0.25mg。

注射液 ① 1ml∶1mg。② 1ml∶2.5mg。

【临床应用】

1. 说明书适应证

（1）高血压。

（2）注射液可用于高血压危象（不推荐为一线用药）。

2. 其他临床应用

精神病性躁狂症状（国外资料）。

【用法用量】

1. 说明书用法用量

（1）高血压 0.1~0.25mg/ 次，qd.，p.o.，经过 7~14d 的剂量调整期，以最小有效剂量确定维持量。Max：0.5mg/ 次。

（2）高血压危象 起始量为 0.5~1mg，

i.m.，以后按需要 0.4~0.6mg/ 次，q.4~6h，i.m.。

2. 其他用法用量

［国外参考信息］

（1）高血压　起始量 0.5mg/d，p.o.，1~2 周后减至 0.1~0.25mg/d 的维持量。

（2）高血压危象　起始量 0.5~1mg，i.m.，按需要每 3~12h 给 2~4mg，至理想血压水平。若用至 4mg/ 次仍无效，则应考虑换用其他抗高血压药。应注意起始量＞0.5mg 时可能产生严重低血压，尤其是伴有脑出血时。

（3）精神疾病　0.5mg/d，p.o.，可根据个体反应在 0.1~1mg 内调整剂量。

**【禁忌证】**

1. 说明书禁忌证

（1）活动性 GU。

（2）溃疡性结肠炎。

（3）抑郁症。

（4）孕妇。

2. 其他禁忌证

对本药或萝芙木制剂过敏者（国外资料）。

**【特殊人群用药】**

**儿童**

1. 说明书用法用量

高血压　0.005~0.02mg/（kg·d）或 0.15~0.6mg/（$m^2$·d），分 1~2 次口服。

2. 其他用法用量

［国外参考信息］

高血压　不推荐用于儿童高血压。若须使用，建议 0.02mg/（kg·d）或 0.6mg/（$m^2$·d），1 次或分 2 次口服。Max：0.25mg/d。

**老人**　减量慎用。

其他用法用量

［国外参考信息］　建议采用较低用量（0.05mg/d）至常规用量（0.25mg/d）。

**孕妇**　禁用。美国 FDA 妊娠安全性分级为：C 级。

**哺乳妇女**　慎用。

**肾功能不全 / 透析者**　慎用。国外资料提示，GFR ＜ 10ml/min 应避免使用本药；GFR ＞ 10ml/min 不需调整用量；血透及腹透后不需补充用量。

**其他**　有学者认为绝经期妇女长期使用本药可使乳癌发生率增加，但目前尚无定论。

**【注意】**

（1）慎用　①心律失常、心肌梗死。②癫痫。③帕金森病。④有精神抑郁史。⑤嗜铬细胞瘤。⑥有 GU、溃疡性结肠炎、胃肠功能失调等病史者。⑦呼吸功能差者。⑧胆石症。⑨体弱者。⑩过敏者。

（2）交叉过敏　对萝芙木制剂过敏者对本药也过敏。

（3）对检验值 / 诊断的影响　①以改良的 Glenn–Nelson 法或 Holtroff Koch 改良的 Zimmerman 反应作尿类固醇测定，可致结果假性低值。②可使血清催乳素浓度增高。③短期大量注射本药，可使尿中儿茶酚胺排出增多，而长期使用则减少。④肌注本药，尿中香草杏仁酸排出最初增加约 40%，第 2 日减少，长期给药总排出量减少。

（4）用药相关检查 / 监测项目　需周期性检查血电解质，以防电解质失衡。

**【给药说明】**

（1）给药条件　①用量应个体化，年老、体衰者宜用小剂量。②若用药久不见效，宜与其他降压药合用，不应增加本药剂量。③麻醉期间用本药可能加重中枢镇静，导致严重低血压和心动过缓，可于术前给予阿托品以防止心动过缓，用肾上腺素纠正低血压。

（2）减量 / 停药条件　当两种或两种以上抗高血压药合用时，需减少每种药物的用量以防止血压过度下降，这对有冠心病的高血压患者尤为重要。

**【不良反应】**

（1）心血管　心律失常、室性期前收缩、心动过缓、直立性低血压、下肢水肿。

（2）神经　倦怠、头痛、晕厥、乏力、

注意力不集中、多梦、梦呓、清晨失眠、手指强硬颤动。大剂量：震颤麻痹。

（3）精神　精神抑郁、神经紧张、焦虑。

（4）消化　口干、食欲减退、恶心、呕吐、腹泻、腹痛、呕血、柏油样大便、胆绞痛。

（5）呼吸　鼻塞、支气管痉挛。

（6）生殖　性欲减退、阳痿（应停药）。

**【药物过量】**

（1）表现　呼吸抑制、昏迷、低血压、抽搐和体温过低。

（2）处理意见　严重低血压者置于卧位，双脚上抬，并慎重给予直接性拟肾上腺素升压药；呼吸抑制者予以吸氧和人工呼吸；纠正脱水、电解质失衡、肝昏迷和低血压。由于本药作用持续时间较长，患者需至少观察72h。本药不能通过透析排除。

**【相互作用】**

（1）三环类抗抑郁药　两者作用均减弱。

（2）布洛芬、育亨宾　可使本药降压作用减弱。

（3）美芬丁胺　本药可通过耗竭去甲肾上腺素的贮存而使美芬丁胺无效。

（4）间接性拟肾上腺素药如麻黄碱、苯丙胺等　可使儿茶酚胺贮存耗竭，使拟肾上腺素类药物的作用受抑制。

（5）利尿药或其他降压药　可使降压作用增强，应注意调整剂量。与利尿药同用还可减少本药潴留水和钠的作用。

（6）巴比妥类　可加强本药的中枢镇静作用。

（7）β-肾上腺素受体阻滞药　本药可使前者作用增强，导致心动过缓。

（8）肾上腺素、异丙肾上腺素、去甲肾上腺素、间羟胺、去氧肾上腺素　可使拟肾上腺素类药物的作用时间延长。

（9）中枢神经抑制药　可使中枢抑制作用加重。

（10）胍乙啶及其同类药　可增加直立性低血压、心动过缓及精神抑郁等不良反应。

（11）洋地黄毒苷或奎尼丁　可引起心律失常，虽在常用剂量时甚少发生，但大剂量使用时须小心。

（12）左旋多巴　可引起多巴胺耗竭而致帕金森病发作。

（13）乙醇　可使中枢抑制作用加重。

（14）电休克治疗　正在服用本药的患者不能进行电休克治疗，因小的惊厥性电休克剂量即可引起严重甚至致命的反应。应在停用本药至少14d后才开始电休克治疗。

## 第七节　血管扩张药

### 地巴唑
### Bendazol

**【其他名称】** 苄苯咪唑、体白舒、盐酸地巴唑、Bendazol Hydrochloride、Dibasol、Dibasole、Dibazol、Dibazolum、Tromasedan

**【分类】** 心血管系统用药\降血压药\血管扩张药

**【制剂规格】** 片剂　① 10mg。② 20mg。③ 30mg。

**注射液**　1ml∶10mg。

**滴眼液**　8ml∶8mg。

**【临床应用】**

**1. 说明书适应证**

（1）轻度高血压，妊娠高血压综合征。

（2）脑血管痉挛及内脏平滑肌痉挛。

（3）脊髓灰质炎后遗症、外周颜面神经麻痹等神经疾患。

（4）青少年假性近视（滴眼液）。

2. 其他临床应用

心绞痛。

【用法用量】

1. 说明书用法用量

（1）高血压、胃肠痉挛　10~20mg/ 次，tid.，p.o.。

（2）神经疾患　5~10mg/ 次，tid.，p.o.。

2. 其他用法用量

［国内参考信息］

（1）高血压、胃肠痉挛　Max：150mg/d，p.o.。也可 10~20mg/ 次，i.h.。

（2）脑血管痉挛　10~20mg/ 次，i.v.。

【禁忌证】

1. 说明书禁忌证

有单疱病毒发病史（即鼻翼两旁和四周有成簇性水疱）者，不宜用本药滴眼液。

2. 其他禁忌证

血管硬化症。

【特殊人群用药】

儿童　尚不明确。

孕妇　尚不明确。

哺乳妇女　尚不明确。

【注意】

尚不明确。

【给药说明】

给药条件（1）使用滴眼液前，应明确假性近视的诊断。（2）本药注射液使用前须微加温，使析出的结晶溶解。

【不良反应】

（1）心血管　血压下降。

（2）神经　头痛、头晕。

（3）消化　恶心。

（4）皮肤　面部潮红。

（5）眼　眼部刺激反应（滴眼液）。

（6）其他　多汗、发热。

【相互作用】

尚不明确。

## 硝普钠
## Sodium Nitroprusside

【其他名称】亚硝基铁氰化钠、Acetest、Nipride、Nipruton、Nitropress、Nitroprusside Natrium、Sodium Nitroferricyanide

【分类】心血管系统用药 \ 降血压药 \ 血管扩张药

【制剂规格】粉针剂　50mg。

【临床应用】

说明书适应证

（1）高血压危象、高血压脑病、恶性高血压、嗜铬细胞瘤手术前后阵发性高血压等高血压急症的紧急降压。

（2）麻醉期间控制性降压。

（3）急性心力衰竭（包括急性肺水肿），急性心肌梗死或瓣膜（二尖瓣或主动脉瓣）关闭不全时的急性心力衰竭。

【用法用量】

1. 说明书用法用量

一般用法　开始剂量为 0.5μg/（kg·min），i.v.gtt.，根据疗效逐渐以 0.5μg/（kg·min）递增。常用维持剂量为 3μg/（kg·min），Max：10μg/（kg·min），总量为 3500μg/kg。

2. 其他用法用量

［国内参考信息］

心力衰竭　开始剂量宜小，一般 25μg/min，i.v.gtt.，逐渐增量。停药时应逐渐减量，并加用口服血管扩张药，以免出现病状反跳。

［国外参考信息］

高血压　建议 2μg/（kg·min），i.v.gtt.，滴速＞4μg/（kg·min）可能在 3h 内导致氰化物中毒。平均剂量 3μg/（kg·min），范围 0.3~10μg/（kg·min）。英国推荐最大滴速 8μg/（kg·min），美国 10μg/（kg·min）。建议 14d 内的最大累积量为 70mg/kg。

【禁忌证】

1. 说明书禁忌证

代偿性高血压。

2. 其他禁忌证

（1）对本药过敏者。

（2）先天性视神经萎缩（国外资料）。

（3）烟草中毒性弱视（国外资料）。

（4）孕妇。

（5）哺乳妇女。

**【特殊人群用药】**

**儿童** 尚缺乏儿童用药的研究。

**1. 说明书用法用量**

**一般用法** 常用量 1.4μg/（kg·min），i.v.gtt.，按疗效逐渐调整用量。

**2. 其他用法用量**

［国外参考信息］

（1）高血压 建议儿童（≤ 17 岁者）按 0.5μg/（kg·min）开始静脉输注，用于减少后负荷时，滴速 0.5~3μg/（kg·min），剂量范围 0.3~10μg/（kg·min）。i.v.gtt.（以 5%GS 稀释为 200μg/ml 溶液），不推荐直接静脉推注。建议新生儿用量不超过 6μg/（kg·min）。用药期间须密切监测儿童对本药的初始反应，若疗效很快下降，预计用量可能＞ 3mg/kg，应停药并改用其他降压方法。15min 内静脉输注硫代硫酸钠 150mg/kg 能有效控制耐药现象。

（2）恶性高血压 0.5~8μg/（kg·min），i.v.gtt.，可用于治疗高血压危象。

**老人** 慎用。国外资料建议无需调整用量。

**孕妇** 尚缺乏人体研究，禁用。美国 FDA 妊娠安全性分级为：C 级。

**哺乳妇女** 尚缺乏人体研究。有国内资料建议哺乳妇女禁用。

**肝功能不全者** 慎用。

**肾功能不全 / 透析者** 慎用。血透及腹透后无需调整剂量。

**【注意】**

（1）慎用 ①脑血管或冠状动脉供血不足。②麻醉中控制性降压时，有贫血或低血容量时。③脑病或其他颅内压增高。④甲状腺功能降低。⑤肺功能不全。⑥ Vit $B_{12}$ 缺乏。

（2）对检验值 / 诊断的影响 用本药时血 $PaCO_2$、pH 值、碳酸氢盐浓度可能降低；血浆氰化物、硫氰酸盐浓度可能增高。

（3）用药相关检查 / 监测项目 用药期间应监测血压、HR。肾功能不全者用药超过 48~72h，须每日监测血浆氰化物或硫氰酸盐浓度，保持硫氰酸盐不超过 100μg/ml，氰化物不超过 3μmol/ml。急性心肌梗死患者用药时须测定肺动脉舒张压或楔嵌压。

**【给药说明】**

（1）给药条件 ①本药只宜静滴，长期使用者应置于重病监护室内。②为达合理降压，最好使用输液泵，以便精确调节滴速。抬高床头可增进降压效果。本药液有局部刺激性，谨防外渗，推荐作中心静滴。③若为少壮男性患者，则剂量宜大，甚至可接近极量。④左心衰竭伴有低血压时，须同时加用心肌正性肌力药。

（2）减量 / 停药条件 ①若静脉滴速已达 10μg/（kg·min），经 10min 降压效果仍不理想，应考虑停药，改用或加用其他降压药。②撤药时应给予口服降压药巩固疗效。

（3）配伍信息 ①静滴前，先将本药 50mg 用 5%GS 5ml 溶解，再以 5%GS 250~1000ml 稀释至所需浓度。②本药对光敏感，溶液稳定性较差，滴注溶液应新鲜配制并注意避光。新配溶液为淡棕色，若变为暗棕色、橙色或蓝色，应弃去；溶液内不宜加入其他药品，若颜色变为蓝、绿或暗红色，提示已与其他物质起反应，应弃去重换。溶液保存及应用不应＞ 24h。

**【不良反应】** 短期适量用药不易发生不良反应，毒性反应主要由其代谢产物（氰化物和硫氰酸盐）引起。

（1）心血管 ①眩晕、大汗、头痛、肌肉抽搐、神经紧张或焦虑、烦躁、胃痛、反射性心动过速或心律不齐等，见于血压下降过快、过剧时，症状与给药速度有关，与总量关系不大。②低血压、反跳性血压升高（麻醉期间控制性降压时突然停用本药，尤其是血药浓度较高而突然停药时)、体循环血流量减少、肺-体循环血流量比率增加。

(2)神经　头痛、头昏、嗜睡、谵妄等。

(3)内分泌/代谢　甲状腺功能减退、代谢性酸中毒(可作为氰化物中毒最早和最可靠的指征)。

(4)血液　高铁Hb血症。

(5)消化　恶心、呕吐、腹部痉挛、腹痛等。

(6)呼吸　肺换气功能损害(心力衰竭患者)。

(7)泌尿　尿量减少、氮质血症(肾功能不全)。

(8)皮肤　光敏反应表现为皮肤石板蓝样色素沉着，停药后经较长时间(1~2年)才渐退。反应与疗程及剂量有关、过敏性皮疹(停药后消退较快)。

(9)其他　①硫氰酸盐中毒：视物模糊、眩晕、运动失调、头痛、谵妄、意识丧失、恶心、呕吐、气短、血浆硫氰酸盐浓度增高。②氰化物中毒：皮肤粉红色、呼吸浅快、昏迷、低血压、脉搏消失、反射消失、瞳孔散大、心音遥远、血浆氰化物浓度增高。③可能引起血 $PaCO_2$、pH值、碳酸氢盐浓度降低。④本药可产生耐药性。

**【药物过量】**

(1)表现　偶可出现明显耐药性，应视为中毒的先兆征象，减慢滴速可消失。过量时可使动脉血乳酸盐浓度增高，发生代谢性酸中毒。

(2)处理意见　血压过低时减慢滴速或暂时停药可纠正。若有氰化物中毒征象，可吸入亚硝酸异戊酯或静滴亚硝酸钠或硫代硫酸钠。

**【相互作用】**

(1)拟交感胺类药　本药的降压作用减弱。

(2)Vit $B_{12}$　可预防本药所致的氰化物中毒反应及Vit $B_{12}$ 缺乏症。

(3)西地那非　加重本药的降压反应，严禁合用。

(4)其他降压药(如甲基多巴或可乐定等)可使血压急剧下降。

(5)多巴酚丁胺　可使心排血量增加，肺毛细血管楔嵌压降低。

## 米诺地尔
## Minoxidil

**【其他名称】** 长压定、达霏欣、蔓迪、敏乐啶、貌欣、哌嘧啶二胺、斯必申、丝美、学瑞、Loniten、Regain、Rogaine

**【分类】** 心血管系统用药\降血压药\血管扩张药

**【制剂规格】** 片剂　①2.5mg。②5mg。③10mg。

酊剂　60ml∶3g。

洗剂　1%~5%。

溶液　100ml∶2g。

**【临床应用】**

**1. 说明书适应证**

(1)高血压。

(2)男性型秃发和斑秃(外用)。

**2. 其他临床应用**

顽固性高血压及肾性高血压。

**【用法用量】**

**说明书用法用量**

(1)高血压　2.5mg/次，bid.，p.o.，以后每3d将剂量加倍，逐渐增至出现疗效。维持量10~40mg/d，单次或分次服用。Max：100mg/d。

(2)男性型秃发和斑秃　酊剂1ml/次(含本药50mg)，或溶液1ml/次(含本药20mg)涂于头部患处。从患处中心开始涂抹，并用手按摩3~5min，无论患处大小，均使用该剂量。Max：2ml/d。

**【禁忌证】**

**1. 说明书禁忌证**

对本药过敏。

2. 其他禁忌证

嗜铬细胞瘤。

【特殊人群用药】

**儿童** 小儿用药的安全性尚缺乏研究。

**说明书用法用量**

高血压 0.2mg/（kg·次），qd.，p.o.，以后每3d调整剂量，一日增加0.1mg/kg。＜12岁者最大量50mg/d。维持量0.25~1mg/（kg·d），单次或分次服用。

**老人** 应酌情减量。

**孕妇** 权衡利弊。美国FDA妊娠安全性分级为：C级。

**哺乳妇女** 慎用。

**肝功能不全者** 严重肝功能不全者慎用。

**肾功能不全/透析者** 慎用。

【注意】

（1）慎用 ①脑血管疾病。②非高血压所致的心力衰竭。③心包积液。④冠心病、心绞痛、心肌梗死。⑤肺心病。

（2）用药相关检查/监测项目 用药期间应定期测血压和体重。

【给药说明】

（1）给药条件 ①肾功能不全者使用本药时应加用利尿药。②本药外用制剂应涂于正常头皮，并在头发和头皮完全干燥时使用。不能将本药涂于身体的其他区域。③若发生药液接触敏感部位表面时，应用大量冷水冲洗该区域。使用外用制剂后，应清洗双手。

（2）减量/停药条件 ①突然停药可致血压反跳，故宜逐渐撤药。②外用时，应注意观察由本药引起的全身作用的征兆，一旦发生全身作用或严重皮肤反应，应停止用药。

（3）其他 有心脏病史的患者使用外用制剂，可能使病情恶化。伴有皮肤病或同时局部应用皮质激素、其他皮肤用品的患者，使用外用制剂的效果尚不明确。

【不良反应】

（1）心血管 心悸、心律失常（如心动过速等）、心绞痛、胸痛（心包炎）、T波倒置、心包积液（应停药）、心室颤动。

（2）神经 头痛。

（3）内分泌/代谢 男性乳房增大、女性月经失调，体重增加、下肢水肿，血浆肾素活性、血清ALP及血钠可能增高。

（4）血液 血小板减少，血细胞计数及Hb可能降低。

（5）消化 恶心。

（6）呼吸 外用：过敏性鼻炎、气短。

（7）泌尿 BUN及肌酐增高。

（8）皮肤 皮肤潮红、毛发增生（以脸、臂及背部较显著）、皮疹、瘙痒、红斑狼疮样反应。

（9）眼 外用：眼部灼伤和刺激、结膜充血。

（10）其他 过敏反应。

【药物过量】

处理意见 （1）口服过量时可适当扩容以治疗低血压，危重时可给予去氧肾上腺素或多巴胺，但不宜用肾上腺素或去甲肾上腺素，以免过度兴奋心脏。（2）摄入外用制剂偶可产生与本药舒血管作用相关的全身反应，其药物过量的症状和体征与伴随水钠潴留、低血压和心动过速等症状的心血管反应极相似，其处理参见口服制剂。

【相互作用】

（1）非甾体类解热镇痛药、拟交感胺类药、皮质激素 可使本药的降压作用减弱。

（2）其他降压药、硝酸盐类药、三环类抗抑郁药、巴氯芬 本药降压作用增强。

（3）β-肾上腺素受体阻滞药 可使疗效增加，不良反应减少。

（4）噻嗪类、呋塞米等利尿药 可降低和纠正水钠潴留，但同时可引起低钾血症。

（5）周围血管扩张药或胍乙啶 尚不明确使用外用制剂是否出现药物相互作用。尽管无临床资料证实，但同时服用周围血管扩张药或胍乙啶的患者仍可能出现直立性低血压。

# 第八节　中枢性降压药

## 可乐定
## Clonidine

【其他名称】 可乐宁、氯压定、润瑞、血压得平、盐酸可乐定、盐酸可乐宁、压泰生、Catapres、Catapresan、Chlofazoline、Clonidine Hydrochloride、Duraclon

【分类】 心血管系统用药\降血压药\中枢性降压药

【制剂规格】 片剂（盐酸盐） ① 0.075mg。② 0.1mg。③ 0.15mg。

注射液（盐酸盐） 1ml∶0.15mg。

滴眼液（盐酸盐） 5ml∶12.5mg。

贴片（盐酸盐） ① 2mg。② 2.5mg。

【临床应用】

说明书适应证

（1）高血压、高血压急症。

（2）偏头痛、绝经期潮热、痛经及戒断阿片瘾时快速除毒。

（3）滴眼液用于原发性开角型青光眼及闭角型青光眼，尤其不能耐受缩瞳药者。

【用法用量】

1. 说明书用法用量

口服 Max：0.6mg/ 次，2.4mg/d。

（1）高血压　①片剂：起始量 0.1mg/ 次，bid.，p.o.；隔 2~4d 后可按需每日递增 0.1~0.2mg。维持量 0.3~0.9mg/d.（分 2~4 次）。②贴片：取出贴片，揭去保护层，贴于耳后无发、干燥处皮肤，贴用 3 日后换用新贴片。首次使用 1 片（$2.5cm^2$），然后根据血压下降幅度调整每次贴用面积，若已增至 3 片（$7.5cm^2$）仍无效且不良反应明显，则应考虑停药。

（2）高血压急症　①注射液：0.15mg，加入 GS 缓慢注射。24h 内总量不超过 0.75mg。②片剂：起始量 0.2mg，p.o.，以后 0.1mg/h，直至舒张压控制或用药总量达 0.7mg 时改用维持量。

（3）绝经期潮热　0.025~0.075mg/ 次，bid.，p.o.。

（4）严重痛经　0.025mg/ 次，bid.，p.o.（月经前及月经时给药），疗程 14d。

（5）偏头痛　0.025mg，2~4 次 /d，p.o.；Max：0.05mg，tid.，p.o.。

（6）青光眼　滴眼液滴眼，单侧 1 滴 / 次，2~3 次 /d。

2. 其他用法用量

［国内参考信息］

高血压急症　0.15~0.3mg，i.v.（加入 50%GS 20~40ml 缓慢注射）。也可 0.15~0.3mg/ 次，i.m.，必要时 6h 重复 1 次。

【禁忌证】

1. 说明书禁忌证

对本药过敏者。

2. 其他禁忌证

对黏合剂过敏者禁用贴片（国外资料）。

【特殊人群用药】

**儿童**　尚不明确。

**老人**　须减量。

**孕妇**　权衡利弊。美国 FDA 妊娠安全性分级为：C 级。

**哺乳妇女**　权衡利弊。

**肾功能不全 / 透析者**　慢性肾功能不全者慎用。

【注意】

（1）慎用　①脑血管病。②冠状动脉供血不足。③近期心肌梗死。④窦房结或房室结功能低下。⑤雷诺病。⑥血栓闭塞性脉管炎。⑦有精神抑郁病史。

（2）对检验值 / 诊断的影响　①抗球蛋白试验弱阳性。②尿儿茶酚胺和香草杏仁酸排出减少。

（3）用药相关检查 / 监测项目　长期使用本药滴眼液的患者应定期进行眼底检查。

（4）对驾驶 / 机械操作的影响　高空作业或驾驶机动车辆者不宜应用本药。

**【给药说明】**

（1）给药条件　①宜于睡前给予每日末次药量。②使用皮肤贴片每次换片时，应更换用药部位。③使用滴眼液时，应用手压迫泪囊部位。用药 15min 内须避免配戴角膜接触镜。

（2）减量 / 停药条件　突然停药或连续漏服数剂药物，可发生反跳性血压增高，多于停药后 12~48h 出现，可持续数日。停药时须在 1~2 周内逐渐减量，并考虑其他降压治疗；血压过高时可给予二氮嗪或 α 受体阻滞药，或再用本药；若因手术必须停服本药时，应在术前 4~6h 停药，术中静滴其他降压药，术后再用本药。

（3）其他　①本药静注时，在产生降压作用前可能出现短暂的升压现象。②在本药滴眼液中加入的增稠剂玻璃酸钠，可延长药液在眼球表面停留时间，并延迟药液流入鼻腔及口腔的时间，减少药物的全身吸收及其产生的不良反应。

**【不良反应】** 大多数不良反应轻微，最常见口干、嗜睡、头晕、便秘、镇静。下列不良反应与本药的关系尚不明确：

（1）心血管　直立性症状、心悸、心动过速、心动过缓、雷诺现象、充血性心力衰竭、ECG 异常。

（2）神经　头痛、失眠、谵妄。

（3）精神　神经质、情绪激动、精神抑郁、行为改变、幻想、梦魇、烦躁、焦虑、视听幻觉。

（4）内分泌 / 代谢　体重增加、男性乳腺发育、血糖或血清 CPK 短期升高。

（5）血液　PLT 减少。

（6）消化　腮腺炎、畏食、恶心、呕吐、胃肠道不适、短期肝功能检查轻度异常、肝炎、腹痛、便秘、假梗阻。

（7）呼吸　鼻黏膜干燥。

（8）泌尿　夜尿症、排尿困难、尿潴留。

（9）生殖　阳痿、性欲减弱、性欲丧失。

（10）骨骼肌肉　肌肉或关节疼痛、抽搐。

（11）皮肤　皮疹、瘙痒、荨麻疹、脱发、皮肤苍白。

（12）眼　眼干、眼灼烧感、视物模糊。

（13）其他　发热、虚弱、疲劳、戒断综合征、对酒精的敏感性增加、血管神经性水肿。

**【药物过量】**

（1）表现　低血压、心动过缓、嗜睡、烦躁、疲乏、反射减弱或丧失、恶心、呕吐及通气不足。过大剂量时可有心律失常、短暂高血压。

（2）处理意见　出现低血压时应平卧，抬高床脚，必要时予静滴多巴胺；出现高血压时需静脉给予呋塞米、二氮嗪、酚妥拉明或硝普钠对症治疗。

**【相互作用】**

（1）三环类抗抑郁药　本药降压作用降低，故合用时本药须加量。

（2）NSAID　本药降压作用减弱。

（3）中枢神经抑制药、乙醇　本药的中枢抑制作用增强。

（4）其他降压药　可明显提高疗效。

（5）利尿药　可减少耐药性并增强疗效。

（6）β-受体阻滞药　合用后停药，可增加本药的撤药综合征危象的发生率，宜先停用 β 阻滞药，再停用本药。

（7）MAOI　禁止合用。

# 第九节　其他降血压药

## 吲达帕胺
## Indapamide

**【其他名称】** 安泰达、磺胺酰胺吲哚、美利巴、纳催离、钠催离、纳斯力妥、平至、圣畅、希尔达、吲达胺、茚磺苯酰胺、吲满胺、吲满帕胺、吲满速尿、吲满酰胺、悦南珊、雅荣、伊特安、Arifon、Indamol、Ipamix、Lozide、Lozol、Metindamide、MILLIBAR、NATRILIX、Noranat、Tertensif、Veroxil

**【分类】** 心血管系统用药\降血压药\其他降血压药

**【制剂规格】** 片剂　2.5mg。

缓释片　1.5mg。

胶囊　2.5mg。

缓释胶囊　1.5mg。

滴丸　2.5mg。

**【临床应用】**

1. 说明书适应证

原发性高血压。

2. 其他临床应用

充血性心力衰竭时的水钠潴留。

**【用法用量】**

1. 说明书用法用量

高血压　(1) 普通片或胶囊，2.5mg/次，qd.，p.o.(早晨)。Max：≤ 2.5mg/d。(2) 缓释片，1.5mg/次，q.24h，p.o.。

2. 其他用法用量

[国内参考信息]

(1) 高血压　2.5mg/次，qd.，p.o.，维持量 2.5mg/次，qod.，p.o.。

(2) 水肿　①普通片，2.5mg/次，qd.，p.o.；可在 1 周后增至 5mg/次，qd.。②缓释片，1.5mg/次，qd.，p.o.。

[国外参考信息]

(1) 高血压　建议初始量 1.25mg/次，qd.，晨服。若 4 周后疗效欠佳可增至 2.5mg/次，qd.。若疗效仍不佳，可于 4 周后增至 5mg/次，qd.。对充血性心力衰竭或高血压，剂量 > 5mg/d 不会进一步增加疗效。本药现已有低剂量(1.5mg)的缓释剂型。据研究表明，1.5mg 缓释剂(SR)和 2.5mg 即释剂(IR)在统计学和临床上的抗高血压疗效相同。但缓释剂引起低钾血症的发生率比即释剂低 50% 以上。

(2) 水肿　推荐初始量单剂 2.5mg/次，qd.，晨服。若 1 周后疗效不满意，可增至 5mg/d。

**【禁忌证】**

说明书禁忌证

(1) 对本药及磺胺类药过敏者。

(2) 严重肾功能不全者。

(3) 肝性脑病或严重肝功能不全者。

(4) 低钾血症。

(5) 本药缓释片禁用于先天性半乳糖血症、葡萄糖和半乳糖吸收障碍症或乳糖酶缺乏者。

**【特殊人群用药】**

**儿童**　尚缺乏研究。

**老人**　慎用，用量酌减。

其他用法用量

[国外参考信息]　老年患者对 2.5mg/d 的常规量耐受良好。在一日单剂给药使动脉血压稳定后，可服用维持量 2.5mg，qod.。

**孕妇**　应避免服用噻嗪及其相关的利尿药，且不应采用此类利尿药治疗妊娠期出现的生理性水肿。美国 FDA 妊娠安全性分级为：B 级或 D 级。

**哺乳妇女**　避免服用。

**肝功能不全者**　肝性脑病或严重肝功能不全者禁用。肝脏疾病患者应慎用并考虑减量。

**肾功能不全/透析者**　肾功能不全者慎用，

严重者禁用。若在治疗期间出现进行性肾功能损害，应考虑停药。

**其他** 高尿酸血症患者服药后，痛风发作可能增加，应根据血液中尿酸含量调整剂量。

【注意】

（1）慎用 ①糖尿病。②痛风或高尿酸血症。③电解质紊乱（国外资料）。④ SLE（国外资料）。⑤交感神经切除术后。⑥运动员。

（2）交叉过敏 对磺胺类药物过敏者也可能对本药过敏。

（3）对检验值 / 诊断的影响 本药可使运动员兴奋剂检查试验呈阳性反应。

（4）用药相关检查 / 监测项目 ①用药前应检查血钠、甲状旁腺功能。②用药期间应定期检测：血压、BUN、尿酸及血钙、血钠、血钾、血糖、血锂。

（5）对驾驶 / 机械操作的影响 某些患者可能因血压降低而引起反应性降低，特别是在治疗开始及联合应用其他抗高血压药物时，可造成有关人员驾驶机动车和操作机器的能力下降。

【给药说明】

（1）给药条件 ①为减少电解质平衡失调的可能，宜用较小的有效剂量。②用于利尿时，最好每晨给药 1 次。③应用本药而须作手术时，不必停药，但须告知麻醉医师用药情况。④本药缓释片应整片吞服，不要嚼碎。加大剂量不能提高本药的抗高血压疗效，只能增加利尿作用。⑤使用本药期间，应注意及时补钾。

（2）其他 ①交感神经切除术后，本药的降压作用会加强。②噻嗪类及其相关利尿药在肾功能正常或轻微受损时，才能完全发挥作用。对老年人，血肌酐应根据年龄、体重、性别进行调整，调整幅度可根据 Cockroft's 公式：Ccr=（140 －年龄）× 体重 /0.818 × 血肌酐，其中，年龄以“年”计算，体重单位为 kg，血肌酐以 μmol/L 表示。此公式适用于老年男性，对女性患者，公式所得结果还应乘以 0.85。服用利尿药后，早期所引起的水、钠丢失还会造成血容量减少，从而使 GFR 降低，由此可能引起血液中尿素和肌酐含量增加。这种功能性短暂地肾功能不足对于原来肾功能正常的个体不会造成严重后果，但可使原已存在的肾功能不全恶化。

【不良反应】 本药大部分不良反应呈剂量依赖性，可采用最低有效剂量以减少不良反应。

（1）心血管 室性期前收缩等心律失常、心悸、直立性低血压。

（2）神经 失眠、头昏、头痛、眩晕、疲劳、感觉异常、肝性脑病（肝功能不全者可能诱发，出现时应立即停药）等。

（3）内分泌 / 代谢 血容量减少、低血钠、低血钾、低氯性碱中毒、血钙减低、蛋白结合碘降低、血糖增高、高钙血症、血浆肾素活性增高及血尿酸增加（常在正常范围内）、痛风加重、代谢性脑病（临床表现为呕吐、嗜睡、木僵、昏迷和癫痫发作等）、糖耐量异常加重（未控制的糖尿病患者）、高渗性非酮症糖尿病昏迷。

（4）血液 抑制血小板聚集（体外实验）、血小板及 WBC 减少、粒细胞缺乏症、骨髓发育不全、溶血性贫血、再障。

（5）消化 食欲缺乏、畏食、口干、恶心、呕吐、腹痛、便秘、腹泻、反胃及其他胃肠道不适、胰腺炎、肝功能改变等。

（6）呼吸 流涕。

（7）泌尿 引起或加重氮质血症（肾功能不全）、尿频、夜尿。

（8）生殖 阳痿。

（9）皮肤 皮疹（荨麻疹等）、瘙痒、结节性脉管炎、皮肤发红等。

（10）其他 过敏反应，有过敏和哮喘病史者更易发生。可能使已有的急性 SLE 病情加重。

【药物过量】

（1）剂量 剂量达 40mg 时未发现任何

毒性作用。

（2）表现　主要为水、电解系紊乱（低钠血症、低钾血症），表现为恶心、呕吐、低血压、痛性痉挛、眩晕、嗜睡、意识不清、多尿或少尿甚至无尿。

（3）处理意见　首先洗胃和（或）服用活性炭，然后纠正水、电解质紊乱。

**【相互作用】**

（1）皮质激素或替可克肽（全身性）　本药的降压效果降低。

（2）拟交感药　降压作用减弱。

（3）非甾体类解热镇痛药　本药的利钠作用减弱。高剂量水杨酸盐可致脱水患者出现 ARF。

（4）口服抗凝药　口服抗凝药的抗凝血作用减弱。

（5）多巴胺　本药利尿作用增强。

（6）其他类降压药　降压作用增强。应减少给药剂量，尤其在开始用药时，建议用药初期后者剂量减少 50%。

（7）巴氯芬　降压作用增强。应注意补充水分，从治疗开始即监测肾功能。

（8）三环类抗抑郁药（如丙米嗪）或镇静药　抗高血压作用增强，发生直立性低血压的风险增加。

（9）其他可导致低血钾的药物，如两性霉素 B、肾上腺糖皮质激素、肾上腺盐皮质激素（全身）、替可克肽、刺激性泻药等　可增加低钾血症的风险。应监测血钾含量，必要时纠正低钾血症。

（10）洋地黄类药　可致洋地黄中毒。

（11）ACEI　已有低钠血症者（特别是肾动脉狭窄者）可出现突然的低血压和（或）ARF，应停用本药 3d 后再用 ACEI。必要时，可重新使用排钾利尿药或给予小剂量的 ACEI。使用 ACEI 的第 1 周应监测肾功能（血肌酐）。

（12）二甲双胍　易出现乳酸性酸中毒。血 Cr 水平在男性＞15mg/L（135μmol/L），女性＞12mg/L（110μmol/L）时，不要合用二甲双胍。

（13）碘对比剂　增加 ARF 发生的风险，尤其高剂量时。在使用碘化合物前，必须补充水分。

（14）保钾利尿药（阿米洛利、安体舒通、氨苯蝶啶）　可能导致低钾血症和高钾血症，对肾衰竭和糖尿病患者，更易出现高钾血症，应监测血钾含量、ECG，必要时重新调整治疗方案。

（15）环孢素　可能升高血清肌酐浓度。

（16）锂剂　可增加血锂浓度并出现过量的征象。

（17）Ⅰa 类抗心律失常药（奎尼丁、二氢奎尼丁、双异丙吡胺）、Ⅲ类抗心律失常药（胺碘酮、索他洛尔、多非利特、伊布利特）、溴苄铵、阿司咪唑、苄普地尔、红霉素（静脉给药）、卤泛群、喷他脒、特非那定、长春胺、吩噻嗪类（氯丙嗪、氰美马嗪、左美丙嗪、硫利达嗪、三氟拉嗪）、苯甲酰胺类（氨磺必利、舒必利、舒托必利、硫必利）、丁酰苯类（氟哌利多、氟哌啶醇）、西沙必利、二苯马尼、咪唑斯汀、司帕沙星、莫西沙星　可引起扭转性室性心动过速（因本药导致的低钾血症为扭转性室速的诱因之一）。

（18）钙盐　尿中排钙减少，有导致高血钙的危险。

# 第五章 钙通道阻滞药

## 苯磺酸氨氯地平
## Amlodipine Besilate

【其他名称】 氨氯地平、安洛地平、阿洛地平、阿姆乐地平、阿莫洛地平、安内真、苯磺安洛地平、苯磺酸左旋氨氯地平、二氢吡啶、二氢吡啶苯磺酸盐、兰迪、络活喜、美喜宁、平能、施慧达、西络宁、压氏达、亚斯克平、Amlodipine、Amlodipine Benzenesulfonate、Amlodipine Besylate、Amlodopine Besylate、Istin、Levamlodipine Besylate、Norvasc、Norvase

【分类】 心血管系统用药\钙通道阻滞药

【制剂规格】 片剂 ① 2.5mg。② 5mg。③ 10mg。

分散片 5mg。

胶囊 5mg（以氨氯地平计）。

【临床应用】

说明书适应证

（1）单独或与其他抗高血压药物合用于治疗高血压。

（2）单独或与其他抗心绞痛药物合用于治疗慢性稳定型心绞痛及变异型心绞痛。

【用法用量】

1. 说明书用法用量

（1）高血压 初始剂量为 5mg/ 次，qd.，p.o.。Max 为 10mg/ 次，qd.。虚弱者初始剂量为 2.5mg/ 次，qd.，此剂量也可作为原使用其他抗高血压药物治疗需加用本药治疗时的剂量。根据个体反应调整剂量。一般剂量调整应在 7~14d 后开始，若临床需要，在严密观测患者后，可更快地开始剂量调整。

（2）心绞痛 初始剂量为 5~10mg/ 次，qd.,p.o.，大多数患者的有效剂量为 10mg/d。

2. 其他用法用量

［国内参考信息］

心绞痛 初始剂量为 2.5~5mg/ 次，qd.，p.o.。根据患者临床反应，可增至 5~10mg/d。

［国外参考信息］

（1）高血压 治疗轻至中度高血压，有效剂量为 2.5~10mg/ 次，qd.，p.o.。大多数患者需要 5mg/d 以上。建议在 7~14d 内逐渐调整剂量。最大降压效应出现在用药 4 周后。

（2）慢性稳定型心绞痛或血管痉挛性心绞痛 5~10mg/ 次，qd.，p.o.。对于提高稳定型心绞痛患者的体力活动持续时间，10mg/d 比 5mg/d 更有效。

（3）充血性心力衰竭 在一项研究中，对缺血性和非缺血性心肌病患者，初始剂量为 5mg/d，p.o.，2 周后逐渐增至 10mg/d。

（4）周围血管疾病 用于改善雷诺病的症状，10mg/ 次，qd.，p.o.。

（5）心肌缺血 作为 β－肾上腺素受体阻断药的辅助药，治疗隐匿性心肌缺血，10mg/ 次，qd.，p.o.，可能有益。

【禁忌证】

说明书禁忌证

（1）对本药或其他二氢吡啶类药物过敏者。

（2）低血压。

（3）主动脉瓣狭窄。

【特殊人群用药】

儿童 儿童对本药耐受良好。尚无对＜6 岁儿童的血压影响资料，亦无儿童用量＞5mg/d 的研究。

1. 说明书用法用量

高血压 6~17 岁儿童，推荐剂量 2.5~5mg/ 次，qd.，p.o.。

2. 其他用法用量

［国外参考信息］

高血压 初始剂量为 0.1mg/（kg · 次），

1~2 次 /d，p.o.。常用剂量为 0.1~0.3mg/（kg·次），1~2 次 /d。Max 为 0.6mg/（kg·d）（最多 20mg）。应每隔 5~7d 调整剂量。若有必要，婴幼儿应使用临时配制的口服悬液。维持血压控制时需一日给药 2 次。

**老人**　有报道老年患者对本药同样有良好的耐受性。开始宜用较小剂量，再渐增量为妥。

**1. 说明书用法用量**

（1）高血压　初始剂量为 2.5mg/ 次，qd.，p.o.。

（2）心绞痛　建议使用较低剂量。

**2. 其他用法用量**

［国外参考信息］

（1）高血压　起始剂量为 2.5mg，p.o.。单用本药 5~10mg/d，可使 75% 的 65 岁以上患者血压恢复正常。对于昼夜血压变异大（＞ 20%）、动态血压呈长勺形的老年高血压患者，使用本药是安全的。24h 动态血压监测显示，本药不会引起夜间血压进一步降低，也不会增加患者发生隐匿性脑血管疾病的危险性。

（2）心绞痛　起始剂量为 5mg，p.o.。

**孕妇**　动物试验中给药 10mg/kg，宫内死亡增加 5 倍，而同窝崽数明显减少达 50%，并可延缓动物产程。孕妇用药尚缺乏相应的研究资料，应权衡利弊后使用。美国 FDA 妊娠安全性分级为：C 级。

**哺乳妇女**　用药期间应停止哺乳。

**肝功能不全者**　慎用，尚未确定推荐剂量。

**1. 说明书用法用量**

（1）高血压　初始剂量为 2.5mg/ 次，qd.，p.o.。

（2）心绞痛　建议使用较低剂量。

**2. 其他用法用量**

［国外参考信息］

（1）高血压　起始剂量为 2.5mg，p.o.。

（2）心绞痛　起始剂量为 5mg，p.o.。

**肾功能不全 / 透析者**　本药的血药浓度改变与肾功能损害程度无相关性，故肾功能不全者可采用正常剂量。国外资料建议，血透及持续腹透者均不必调整用量。

**【注意】**

慎用　充血性心力衰竭者（特别是与 β－肾上腺素受体阻断药合用时）。

**【给药说明】**

减量 / 停药条件　外科手术前无需停药。

**【不良反应】**

（1）心血管　①明显外周反应：踝部水肿、潮红、反射性心动过速，与剂量有关，通常继续用药可自行消失。②周围水肿，在女性或＞ 65 岁患者中更多见，绝大多数为轻至中度。可能是周围动脉局部血管扩张所致。③心动过缓、胸痛、外周缺血、昏厥、直立性低血压、心力衰竭和心律失常。④心悸，发生率随剂量增大而增加，女性发生率高于男性。⑤本药对窦房结、房室结传导及 A–H 间期、H–V 间期无影响，但也有引起 P-R 间期延长或束支阻滞的报道。可见心绞痛加重，但未发现对 ECG 有影响。在 CAPE（Circadian Antiischemia Program in Europe）研究中未发现本药对慢性症状性冠脉疾病者有致心律失常作用。

（2）神经　嗜睡（女性发生率略高于男性）、眩晕（发生率与用量有关）、头痛、肌张力高、感觉减退或感觉异常、周围神经疾病、震颤、失眠、共济失调、健忘。

（3）精神　神经质、失眠、抑郁、焦虑、人格解体、情感淡漠、情绪激动。

（4）内分泌 / 代谢　高血糖、乳腺增生、男子乳腺发育、血电解质或脂质水平的改变。对正常人或糖尿病患者的胰岛素敏感性和血糖控制无影响；本药治疗重度高血压或高血压合并糖尿病时，对血液生化及血清去甲肾上腺素水平无明显影响。

（5）血液　紫癜（血小板减少性紫癜或非血小板减少性紫癜）、粒细胞减少、贫血、嗜酸性粒细胞增多和血小板增多。血液系统不良反应通常无临床意义。

（6）消化　腹痛、恶心、味觉倒错（可逆性）、口干、牙龈增生（多见于＞50岁者，通常在治疗1~9个月内出现，停药1~21周后可获改善）、消化不良（包括胃炎）、呕吐、胰腺炎、排便习惯改变、便秘（老年患者更易出现）、麻痹性肠梗阻、肝炎、黄疸、氨基转移酶升高（常见于治疗后2~3周，通常不致停药）、胆汁淤积性黄疸。

（7）呼吸　咳嗽、呼吸困难、鼻炎、鼻出血。

（8）泌尿　多尿、尿频、排尿困难、遗尿、夜尿、急性间质性肾炎。

（9）生殖　阳痿、性欲下降。

（10）骨骼肌肉　关节痛、肌肉痉挛性疼痛、肌痛、抽搐、关节病、肌肉软弱、抽搐和张力下降。老年患者可出现手足搐搦。

（11）皮肤　脱发、皮肤脱色、面色潮红（女性为男性的3倍，发生率随用量增加）、荨麻疹、瘙痒症、皮疹、皮炎、皮肤干燥或皮肤湿冷、多形性红斑、史－约综合征、剥脱性皮炎。如出现持续性皮肤反应，应停药。

（12）眼　视力障碍、眼痛、结膜炎、复视、眼干、眼调节紊乱。

（13）耳　耳鸣。

（14）其他　疲劳、虚弱无力、出汗增加、背痛、全身不适、体重增加或减少。

**【药物过量】**

（1）表现　严重过量可致周围血管过度扩张，并可能引起反射性心动过速。有出现显著而持久的全身性低血压及致命性休克的报道。也可出现心动过缓、Ⅱ度或Ⅲ度房室传导阻滞、心脏停搏。

（2）处理意见　给予洗胃，立即进行心脏和呼吸监护，频繁测量血压；若出现低血压时，应抬高四肢，补液。若对上述保守治疗仍无反应，在无禁忌证的情况下，可给予血管收缩药（如去氧肾上腺素、多巴胺、去甲肾上腺素），并密切监测循环血容量和尿量。静脉给予葡萄糖酸钙也可能有助于逆转钙通道阻断。若出现心动过缓，应给予阿托品、异丙肾上腺素及氯化钙，如有适应证应安置心脏起搏器。本药与血浆蛋白高度结合，透析处理不能奏效。

**【相互作用】**

（1）拟交感胺类药　本药降压作用减弱。

（2）利福平　可诱导某些钙通道阻断药的代谢，合用时本药的疗效可能会下降。

（3）麻黄　抗高血压药的疗效降低，故使用本药应避免服用含麻黄的制剂。

（4）萘夫西林　本药疗效降低。

（5）圣约翰草　致钙通道阻断药疗效降低，合用时需谨慎。

（6）NSAID（尤其是吲哚美辛）　抑制PG合成和（或）引起水、钠潴留，本药降压作用减弱。

（7）氟康唑、伊曲康唑、酮康唑、沙奎那韦、地拉费定　本药代谢减少，血药浓度升高，毒性增强。

（8）奎奴普汀/达福普汀　抑制本药代谢，增强毒性，必要时应减量。

（9）磺吡酮　本药蛋白结合率增加，引起血药浓度变化。

（10）硝酸甘油、长效硝酸酯类药　抗心绞痛作用增强。虽无反跳现象报道，但停药应逐渐减量。

（11）胺碘酮　可进一步抑制窦性心律或加重房室传导阻滞。病窦综合征以及不完全性房室传导阻滞患者应避免合用。

（12）丁咯地尔　钙通道阻断药可增强丁咯地尔的降血压效应，与本药合用时应注意。

（13）环孢素　环孢素的血药浓度升高，致其毒性增加（如出现肾衰竭、胆汁淤积和麻痹）。合用时应监测环孢素的血药浓度，调整用量。

（14）NSAID、口服抗凝血药　有增加胃肠道出血的可能。

（15）β－肾上腺素受体阻断药　可能

致严重低血压或心动过缓，在左室功能下降、心律失常或主动脉狭窄的患者中更明显。必须合用时应仔细监测心脏功能（尤其是对有潜在心力衰竭患者）。此外，因本药对β-肾上腺素受体阻断药骤然停药引起的撤药反跳现象无保护作用，故停用β-肾上腺素受体阻断药时应缓慢。

（16）锂剂　可引起神经中毒：恶心、呕吐、腹泻、共济失调、震颤和（或）麻木，须注意。

（17）雌激素　可增加液体潴留而升高血压。

（18）吸入烃类麻醉药　可引起低血压。

（19）西咪替丁、西地那非、铝或镁抗酸药　对本药的药动学无影响。

（20）地高辛　对地高辛的肾脏清除和血药浓度无明显影响。

（21）环孢菌素、阿托伐他汀　对上述药物的药动学无明显影响。

（22）苯妥英钠、芬妥因　本药不影响上述药的血浆蛋白结合率。

（23）华法林　本药不改变华法林的PT。

（24）葡萄柚汁　同时饮用葡萄柚汁对本药的药动学无明显影响。但有国外资料认为，葡萄柚汁可增加本药的血药浓度，不推荐同服。

（25）橙汁　橙汁的营养成分与葡萄柚汁基本相同，但对本药的代谢无影响，可同服。

## 尼群地平
## Nitrendipine

**【其他名称】** 舒麦特、硝苯甲乙吡啶、硝苯乙吡啶、Bayotensin、Baypress

**【分类】** 心血管系统用药\钙通道阻滞药

**【制剂规格】** 片剂　① 10mg。② 12.5mg。③ 20mg。④ 25mg。

胶囊　① 10mg。② 20mg。

软胶囊　10mg。

贴片　50mg（6cm×4cm）。

**【临床应用】**

**说明书适应证**

治疗高血压。

**【用法用量】**

**1. 说明书用法用量**

高血压　通常情况下，初始剂量为10mg/次，qd.，p.o.。应根据患者治疗反应调整剂量。如未达到治疗效果，可增至10mg/次，bid.，或20mg/次，qd.。最大剂量可为20mg/次，bid.。

**2. 其他用法用量**

［国外参考信息］

高血压　初始剂量为10mg/次，qd.，p.o.，在数周内递增至最大量40mg/d，分1~2次服。

**【禁忌证】**

**1. 说明书禁忌证**

（1）对本药过敏者。

（2）严重主动脉瓣狭窄。

**2. 其他禁忌证**

对其他钙通道阻滞药过敏者（国外资料）。

**【特殊人群用药】**

**儿童**　用药的安全性和有效性尚不明确。

**老人**　宜适当减量。但也有报道年龄对本药的药动学无明显影响。正在服用β-肾上腺素受体阻滞药者应慎重加用本药。合用宜从小剂量开始，以防诱发或加重体循环低血压，增加心绞痛、心力衰竭，甚至心肌梗死的发生。

**说明书用法用量**

**一般用法**　推荐初始剂量为10mg/d，p.o.。

**孕妇**　孕妇用药的研究尚不充分，目前在临床应用中尚未发生问题，但仍应注意。

**哺乳妇女**　本药是否经乳汁分泌尚不明确。

**肝功能不全者**　慎用。

**其他用法用量**

［国外参考信息］ 建议减至 5~10mg/d。

**肾功能不全 / 透析者** 肾功能不全时对药动学影响小，但仍应慎用。可用常规剂量或略减量。

**【注意】**

（1）慎用 ①心绞痛（在开始使用或增量时可能出现心绞痛加重）。②低血压（在开始用药或与 β-肾上腺素受体阻断药合用时应慎用）（国外资料）。③充血性心力衰竭（国外资料）。④胃肠道梗阻及胃肠运动过强时慎用缓释剂型（国外资料）。

（2）用药相关检查 / 监测项目 需检查血电解质、血脂及肝、肾功能。并定期检测血压、HR、ECG 及动态 ECG。

**【给药说明】**

给药条件 本药可用于各型高血压。为一线降压药，可单用或与其他降压药合用。

**【不良反应】** 本药不良反应多为血管扩张的结果，多数不良反应轻微，不影响治疗。

（1）心血管 反射性心动过速（可由此诱发心绞痛）、低血压、心悸及踝部水肿、外周缺血、心绞痛加重、昏厥。对窦房结和房室结功能一般无影响，但也有引起 P-R 间期延长或束支阻滞的报道。继续用药，不良反应逐渐消失。加用普萘洛尔可控制心动过速。

（2）神经 头晕、头痛、眩晕、睡眠障碍（如多梦）、震颤。

（3）精神 抑郁、焦虑。

（4）内分泌 / 代谢 血清电解质或脂质水平改变。在禁食状态和口服葡萄糖耐量实验的研究中，本药对血糖正常和糖尿病患者的血浆葡萄糖或胰岛素敏感性均能产生中性或有益的作用。对高血压患者的血浆 TC、TG 或 HDL 水平无明显影响，但也有使 HDL-C 水平增高的报道。

（5）消化 畏食、恶心（但极少因此停药）、便秘（老年患者更易出现）、麻痹性肠梗阻、牙龈增生、胆汁淤积性黄疸；ALT、AST、ALP（个别患者 ALP 增高可超过正常上限）和血清胆红素一过性升高，通常在开始治疗后 2~3 周内出现，一般不至于停药。

（6）呼吸 呼吸困难和咳嗽。

（7）泌尿 尿频、夜尿、遗尿、多尿，极少致停药。

（8）皮肤 面部潮红。

（9）眼 视力异常、眼痛、结膜炎及复视。

（10）其他 过敏反应：过敏性肝炎、皮疹，甚至剥脱性皮炎等。服用本药期间，如持续皮肤反应发展为多形红斑或剥脱性皮炎时，应停药。

**【药物过量】**

（1）表现 现有文献表明，增加剂量可致周围血管过度扩张，继发或延长体循环低血压状态。

（2）处理意见 致显著的低血压反应者，应在心肺监测的同时，积极给予心血管支持治疗。

**【相互作用】**

（1）麻黄 可降低抗高血压药疗效。使用本药治疗的高血压患者应避免服用含麻黄制剂。

（2）ACEI 患者耐受性较好，降压作用增强。

（3）利福平 可诱导某些钙通道阻滞药的代谢，虽然目前尚无与本药发生相互作用的报道，但合用时本药的疗效可能会下降。

（4）西咪替丁 本药生物利用度增加，血药浓度升高。

（5）地拉韦啶、沙奎那韦 可减少许多二氢吡啶类钙通道阻滞药的代谢。若与本药合用，可升高本药血药浓度，增强毒性。

（6）奎奴普汀 / 达福普汀 抑制本药代谢，毒性增加。合用时应相应减量。

（7）胺碘酮 可进一步抑制窦性心律或加重房室传导阻滞。病窦综合征及不完全性房室传导阻滞者应避免合用。

（8）β-肾上腺素受体阻断药 减轻本

药降压后发生的心动过速，有效治疗心绞痛及高血压。但二氢吡啶类钙通道阻滞药与β-受体阻滞药合用时也可能导致严重低血压或心动过缓，在左室功能下降、心律失常或主动脉瓣狭窄的患者更明显。若须合用，应仔细监测心脏功能，特别是有潜在心力衰竭的患者。

（9）芬太尼　使用芬太尼麻醉时，钙通道阻滞药（如本药）与β-肾上腺素受体阻断药合用可致严重低血压。

（10）环孢素　环孢素的血药浓度增加，致其毒性增加（如出现肾衰竭、胆汁淤积和麻痹）。合用时应监测环孢素的血药浓度，相应调整用量。

（11）地高辛　地高辛血药浓度升高，故初次使用、调整剂量或停用本药时应监测地高辛血药浓度，以防地高辛过量或不足。但也有部分研究认为本药并不增加地高辛血药浓度和毒性。

（12）NSAID、口服抗凝药　有增加胃肠道出血的可能。

（13）长效硝酸盐类　有较好的耐受性，但目前尚缺乏资料评价这种合用对于控制心绞痛的有效性。

（14）双香豆素类抗凝药　尚无资料显示合用双香豆素类抗凝药能增加PT。

（15）食物　本药吸收增加。

（16）葡萄柚汁　本药代谢降低，AUC增加，$C_{max}$升高。故使用本药治疗的患者应避免同服葡萄柚汁。

## 硝苯地平
## Nifedipine

**【其他名称】** 爱地平、艾克迪平、拜新同、得高宁、尔康必同、乐欣平、利心平、弥新平、伲福达、尼非地平、纳欣同、圣通平、硝苯吡啶、硝苯啶、欣乐平、欣然、心痛定、源孚、益心平、易心通、Adalat、Adapress、Adipine、Ecodipin、Nifedin、Nifedipin、Nifelat、Procardia、Unidipine

**【分类】** 心血管系统用药\钙通道阻滞药

**【制剂规格】** 片剂　① 5mg。② 10mg。

**缓释片**　① 10mg。② 20mg。

**控释片**　① 20mg。② 30mg。③ 60mg。

**胶丸**　① 5mg。② 10mg。

**胶囊**　① 5mg。② 10mg。

**缓释胶囊**　20mg。

**注射液**　5ml∶2.5mg。

**【临床应用】**

**1. 说明书适应证**

（1）高血压，单用或与其他降压药合用。注射液用于高血压危象。

（2）心绞痛。根据剂型不同，可用于变异型心绞痛、不稳定型心绞痛、慢性稳定型心绞痛。

**2. 其他临床应用**

对顽固性充血性心力衰竭亦有良好疗效，宜于长期服用。

**【用法用量】**

**1. 说明书用法用量**

**一般用法**　①片剂、胶丸：从小剂量开始服用，一般起始剂量为10mg/次，tid. p.o.；常用维持剂量为10~20mg/次，tid.。部分有明显冠状动脉痉挛者，可用至20~30mg/次，3~4次/d。Max：120mg/d。若病情紧急，可嚼碎服用或舌下含服10mg/次，根据患者反应，决定是否再次给药。通常调整剂量需7~14d，若患者症状明显，病情紧急，剂量调整期可缩短。根据患者反应、发作的频率和舌下含化硝酸甘油的剂量，可在3d内将本药的一次用量从10~20mg调至30mg，tid.。在严密监护下的住院患者，可根据心绞痛或缺血性心律失常的控制情况，每隔4~6h增加1次，10mg/次。②缓释胶囊：通常20mg/次，q.12h，p.o.，必要时可增至40mg/次。③缓释片：10~20mg/次，bid.，p.o.。极量为40mg/次，120mg/d。④控释片：30mg/次或60mg/次，qd. p.o.。依据患者临床情况，给予不同的基础用药剂量，通常治疗的初始剂量为 30mg/d。用少量液体整片吞服，服药时间不受就餐时间的限制。⑤注射液：2.5~5mg/ 次，加入 5%GS 250ml 中缓慢滴注 4~8h，根据病情调整滴速及用量。24h 最大量为 15~30mg，可重复使用 3d（不宜＞ 3d），以后建议改用口服制剂。

**2. 其他用法用量**

［国内参考信息］ 慢性心力衰竭，20mg/ 次，q.6h，p.o.。

［国外参考信息］

（1）心绞痛　①速释剂，初量为 10mg/ 次，tid.，p.o.。常用量为 10~20mg/ 次，tid.。个别患者可增大用量或增加服药次数，Max 为 180mg/d。一般在 1~2 周内调整剂量，住院患者可在密切监护下根据临床反应每 4~6h 调整 1 次，一次增加 10mg。②缓释剂，初始量为 30~60mg/ 次，qd.，p.o.。可根据症状控制情况调整剂量。一日用量＞ 90mg 时应予注意，不推荐一日用量＞ 120mg。从速释剂换为缓释剂时，缓释剂用量参考原速释剂用量，以后再逐渐调整。剂量调整一般在 1~2 周内完成，缓释剂在改变剂量后的第 2 日即可达到稳态浓度，因此可较快调整剂量以控制症状。

（2）高血压　美国 FDA 不推荐使用本药速释剂治疗高血压。①用于高血压时，使用缓释剂 30~60mg/ 次，qd.，p.o.，一般不超过 90mg/d。大多数患者在 7~14d 内完成剂量调整。②用于恶性高血压时，静滴速度为 0.63~1.25mg/h，或在 4~8h 内输入 5mg。24h 最大剂量为 15~30mg，可持续 3d。口服速释胶囊 10~20mg 也曾用于恶性高血压的治疗，若疗效不好，30min 后可重复 1 次。虽有研究认为本药舌下含化对治疗恶性高血压有效，但并不能改善血流动力学，故许多临床医生已不赞成采用这种给药方案。③用于高血压危象时，本药 10~20mg 经直肠给药有效，降压作用出现在给药后 30min 内，并持续 4~7h。

**【禁忌证】**

**1. 说明书禁忌证**

（1）对本药过敏者。

（2）心源性休克。

（3）心肌梗死急性期（80d 内）。

（4）孕妇（怀孕 20 周内）及哺乳妇女。

（5）儿童。

**2. 其他禁忌证**

（1）对其他钙通道阻滞药过敏者（国外资料）。

（2）低血压。

**【特殊人群用药】**

**儿童**　尚无儿童用药的安全性和有效性资料，国内有说明书建议儿童禁用。

**其他用法用量**

［国外参考信息］

（1）心肌病　0.6~0.9mg/（kg·d），p.o.。

（2）高血压　口服缓释剂，初始剂量为 0.25mg/（kg·d），分 1~2 次给药。常规剂量为 0.25~0.5mg/（kg·d），分 1~2 次给药。可增至 3mg/（kg·d），Max 不超过 180mg/d，分 1~2 次给药。用于急性严重高血压时，可舌下含化。推荐剂量为 0.25~0.5mg/kg，体重＞ 20kg 者用 10mg，10~20kg 者用 5mg，＜ 10kg 者用 2.5mg。用于高血压危象时，也可舌下含化本药 0.05~0.86mg/kg，能有效降低收缩压和舒张压。

**老人**　慎用，常从小剂量开始用药。国外研究报道，老年高血压患者用本药速释剂的总死亡率比使用 β 受体阻断药、ACEI 或其他钙通道阻滞药高。老年患者不推荐使用速释剂。

**孕妇**　怀孕 20 周内的孕妇禁用，＞怀孕 20 周者使用本药应权衡利弊。动物实验发现本药有致畸胎作用。美国 FDA 妊娠安全性分级为：C 级。

**哺乳妇女**　禁用。必须服用时应暂停哺乳。

**肝功能不全者**　慎用。用药时应严格监控，病情严重时应减量。

**肾功能不全 / 透析者**　肾功能不全者慎用并减量。国外资料建议，血透、腹透后均无需补充剂量。

**其他** 重度脑循环功能障碍（脑血管疾病）患者应采取低用药剂量。

**【注意】**

（1）慎用 ①不可逆肾衰竭及接受透析治疗的恶性高血压患者。②心力衰竭及严重主动脉瓣狭窄者存在严重低血压时（< 12kPa）。③需调整治疗的糖尿病患者。④胃肠高动力状态或胃肠梗阻者慎用缓释剂及控释剂（该剂型有不可吸收外壳，这类患者使用时可能发生梗阻）。

（2）对检验值 / 诊断的影响 ①行 X 线钡餐造影时，本药可引起假阳性结果（因充盈缺损而被误认为息肉）。②本药可致尿香草扁桃酸的分光光度值假性升高，但 HPLC 测定不受影响。③ Coombs 试验阳性，伴或不伴溶血性贫血。

（3）用药相关检查 / 监测项目 须经常检查血压、ECG，在开始用药及增加用量时尤需注意。

（4）对驾驶 / 机械操作的影响 可能影响驾驶及操作机器的能力（因人而异），在治疗初期、更换药物及饮酒时尤其明显。

**【给药说明】**

（1）给药条件 ①缓释剂型或控释剂型应整粒（片）吞服。②剂量应视患者的耐受性和对心绞痛的控制情况逐渐调整。③本药能降低外周血管阻力，建议开始使用及调整剂量时应密切监控，已使用能降低血压药物的患者尤应注意。④应注意降压后是否有反射性交感兴奋、心率加快甚至心绞痛加剧。⑤有 KOCK 小囊者（直肠结肠切除后作回肠造口）不能使用本药。⑥如服用本药的剂量过低或漏服，不可一次服用双倍剂量，应按规定的给药间隔服用下一个正常剂量。

（2）减量 / 停药条件 长期给药不宜骤停，以免发生停药综合征而出现反跳现象（如心绞痛发作）。

（3）其他 ①本药可降低心脏后负荷，因此也可用于治疗心力衰竭，但仅适用于由高血压、冠心病所致的左心衰竭，使用时还须注意是否有心肌抑制的表现。②本药速释剂不适宜用于高血压长期治疗，也不适宜用于高血压急症、急性心肌梗死或急性冠状动脉综合征。③原来服用 β 受体阻断药的患者若需停药并改用本药时，应逐渐减少 β 受体阻断药的用量，不应骤然停用；近期停用 β 受体阻断药的患者可能出现停药综合征，心绞痛增加，可能与儿茶酚胺的敏感性增加有关。开始使用本药不能防止这种现象发生并偶有增加该现象的报道。

**【不良反应】** 不良反应一般短暂且温和，通常发生在治疗开始阶段。

（1）心血管 心悸、窦性心动过速、晕厥（血压过低所致）、胸痛、胸闷、气短、外周缺血、心绞痛加重、直立性低血压（一般较轻，患者耐受较好，不至于中止治疗，但可能需减量）、心力衰竭加重（本药可引起心脏淀粉样变）、心肌缺血或心肌梗死、P-R 间期延长或束支传导阻滞（但窦房结和房室结功能一般不受影响）；舌下含化有引起 Q-T 间期延长、尖端扭转型室速的报道。

（2）神经 头痛（最常见的 CNS 不良反应）、头晕、乏力、眩晕、睡眠紊乱、震颤、锥体外系反应（如帕金森综合征）、感觉异常、（双侧）感觉迟钝、上下肢麻刺感。

（3）精神 精神紧张、神经过敏、偏执、抑郁、焦虑、急性精神病发作。

（4）内分泌 / 代谢 高血糖、发汗，钙通道阻滞药很少引起血电解质及血脂改变，高钙血症、高钾血症、低钾血症均少见，有男性老年患者用药后引起乳房发育的报道。

（5）血液 血小板聚集率降低、出血时间延长、巨幼细胞贫血、溶血性贫血、WBC 减少、RBC 减少、DIC、血小板减少性或非血小板减少性紫癜、粒细胞减少致死。

（6）消化 舌根麻木、口干、恶心、呕吐、食欲缺乏、消化不良、胃部烧灼感、便秘（老年患者更易出现）、麻痹性肠梗阻、味觉改变、胆石症、胃结石、吞咽困难、肠道溃疡、胆汁淤积（停药后消失）。药物性肝炎、可逆性牙龈增生以及ALP、CPK、LDH、AST及ALT升高（但一般无症状）。酒精性肝硬化者用药：肝静脉压明显升高，门脉高压患者用药时应注意。

（7）呼吸　鼻塞、鼻充血、鼻出血、呼吸困难、咳嗽、哮鸣（降压后交感活性反射性增强）、肺水肿（多见于有梗阻者，如主动脉狭窄、肥厚型心肌病或原发性肺动脉高压患者）。本药不引起支气管痉挛，哮喘患者可使用。

（8）泌尿　排尿困难。钙通道阻滞药：多尿、尿频和夜尿增多。潜在肾功能不全者或充血性心力衰竭者使用钙通道阻滞药后可能出现急性可逆性肾衰竭。

（9）生殖　勃起功能障碍。

（10）骨骼肌肉　不同部位的肌痛或肌肉痉挛、骨骼肌发炎、关节僵硬、红斑性肢痛、抗核抗体阳性关节炎等。

（11）皮肤　面部潮红（通常在较高剂量时）、红斑性肢痛、天疱疮、皮肤光敏感、瘙痒、皮疹、荨麻疹、史－约综合征、多形性红斑或剥脱性皮炎。引起皮肤持续反应时，有可能发展为多形性红斑或剥脱性皮炎，此时应停药。

（12）眼　视力异常、眼痛、结膜炎、复视、眼干、视力调节改变、眶周水肿、视觉异常、视物模糊、血药浓度峰值时瞬间失明。

（13）其他　非特异性疼痛、寒战。踝、足及小腿肿胀，反应短暂，用利尿药可消退。急性全身性变态反应（如皮肤及黏膜肿胀、喉头水肿、支气管肌肉痉挛，包括致命性呼吸窘迫），停药后消失。

**【药物过量】**

（1）表现　可出现意识障碍甚至昏迷、血压下降、心动过速或心动过缓性心律失常、高血糖、代谢性酸中毒、低氧血症、心源性休克伴肺水肿。

（2）处理意见　①给予洗胃后，若必要可给予小肠灌肠，以防止活性成分的吸收。透析不能排除本药，但可进行血浆置换（高血浆蛋白结合，相对低的分布容积）。②心动过缓性心律失常者可给予β－拟交感神经药物治疗，对危及生命的心动过缓可安置临时心脏起搏器。③由心源性休克和动脉扩张导致的低血压者，可给予钙制剂治疗（10%葡萄糖酸钙10~20ml缓慢静推，必要时可重复），血钙可达到正常上限或轻度升高；若应用钙制剂后，血压升高仍不明显，应考虑给予拟交感神经性血管收缩药，如多巴胺、去甲肾上腺素，剂量依疗效而定。④有出现心脏超负荷的危险，故补液或补充血容量时应慎重。

**【相互作用】**

（1）萘夫西林　本药疗效降低。

（2）利福平　由于酶诱导作用，使本药生物利用度降低而影响疗效，禁止合用。

（3）麻黄　降低抗高血压药的疗效，使用本药治疗的高血压患者应避免服用含麻黄的制剂。

（4）法莫替丁　对本药的药动学无明显影响，但可通过降低心脏输出和每搏量削弱本药的正性肌力作用。

（5）去甲替林　去甲替林的抗抑郁作用降低。

（6）奎尼丁　本药可降低奎尼丁的血药浓度，停服本药后，个别患者中奎尼丁的血药浓度明显升高，故服用奎尼丁时，若加服或停服本药均应监测奎尼丁的血药浓度，必要时调整剂量；若已服本药的患者服用奎尼丁，则应密切监测血压，必要时可减少本药剂量。

（7）β－肾上腺素受体阻断药　二氢吡啶类钙通道阻滞药与上述药物合用，可有效治疗心绞痛或高血压，但可能致严重低血压或心动过缓。在左室功能下降、心律失常或主动脉瓣狭窄者更明显。在使用芬太尼麻醉时，合用钙通道阻滞药和β－肾上腺素受体阻断药可致严重低血压。此外，使用β－受体阻断药的心力衰竭患者加用本药可加重心力衰竭。如需合用，应仔细监测心脏功能，特别是对潜在心力衰竭者。

（8）胺碘酮　可进一步抑制窦性心律或加重房室传导阻滞，故病窦综合征或不完全房室传导阻滞者应避免两者合用。

（9）咪贝地尔　可引起严重低血压和心动过缓。在开始用本药治疗前几日即应停用咪贝地尔。

（10）地尔硫䓬　可减少本药的清除，合用时应谨慎，必要时应考虑减少本药剂量。

（11）$H_2$受体拮抗药（尤其是西咪替丁）上述药物可使大多数钙通道阻滞药的血药浓度升高，毒性增加。故加用西咪替丁后，本药的用量应减小。

（12）环孢素　本药血药浓度增加，导致不良反应增加（如头痛、外周水肿、低血压、心动过速和齿龈增生）。若需合用，应监测本药血药浓度并减量。

（13）大环内酯类抗生素（如红霉素）、安泼那韦、印地那韦、那非那韦、利托那韦、沙奎那韦、奈法唑酮、曲康唑、氟康唑和酮康唑　目前尚无本药与上述间相互作用的研究，但不能排除合用时，由于首过效应降低和排除量减少引起的本药血药浓度升高的可能性。合用时应监测血压，必要可考虑减少本药用量。

（14）口服避孕药　本药代谢减少。

（15）卡马西平、苯巴比妥　目前尚无本药与上述药之间相互作用的研究。由于上述药可降低尼莫地平的血药浓度，故不能排除与本药合用时可降低本药的血药浓度，从而降低疗效。

（16）奎奴普汀/达福普汀、西沙必利　抑制本药代谢，致血药浓度升高而毒性增加。合用时，需密切监测血压，必要时应减少本药用量。

（17）氟西汀　目前尚无本药与氟西汀间相互作用的研究。氟西汀在体外可抑制本药代谢，故不排除合用时升高本药血药浓度的可能。合用时应监测血压，必要时可考虑减少本药用量。

（18）丙戊酸　目前尚无本药与丙戊酸间相互作用的研究。由于丙戊酸可致尼莫地平血药浓度升高，故不能排除与本药合用时可提高本药的血药浓度，从而提高疗效。

（19）其他抗高血压药（如利尿药、ACE 抑制药、AT 1 拮抗药、α- 肾上腺素受体阻滞药、$PDE_5$抑制药、α- 甲基多巴）或三环类抗抑郁药　可增强本药的抗高血压作用。

（20）镁剂　镁剂用于早产治疗时，若与本药合用可引起显著的低血压和神经肌肉阻滞。合用时应密切监测血压。

（21）丁咯地尔　丁咯地尔的低血压效应增强。合用时应注意监测血压、HR，相应调整剂量。

（22）地高辛　地高辛的肾脏清除或肾外清除受抑制，致其血药浓度升高，毒性增强。合用时应监测地高辛毒性，根据地高辛血药浓度减少其剂量。

（23）二甲双胍　二甲双胍血药浓度中度升高，增加低血糖发生风险。合用时应密切监测血糖。

（24）苯妥英　本药生物利用度降低而致疗效下降。合用时需监测本药临床疗效，必要时增加本药剂量；若合用时已经增加了本药剂量，停用苯妥英后应考虑减少本药剂量。

（25）他克莫司　竞争性抑制他克莫司的代谢，增加其毒性（如肾毒性、高血糖、高血钾等）。合用时应监测他克莫司的血药浓度，必要时降低他克莫司剂量。

（26）长春新碱　长春新碱的毒性反应增加，合用时应监测有无肾毒性、心律失常或高尿酸血症等不良反应。

（27）茶碱　本药可改变茶碱的血药浓度，使用茶碱者在加用本药或在本药用量增大（或停用）时均应监测茶碱血药浓度。

（28）NSAID、口服抗凝药　有增加胃肠出血的可能。

（29）硝酸酯类药　与本药合用控制心绞痛发作，有较好的耐受性。

（30）阿义马林、苯那普利、异喹胍、多沙唑嗪、伊贝沙坦、奥美拉唑、奥利司他、泮托拉唑、雷尼替丁、罗格列酮、他林洛尔、氨苯蝶啶、氢氯噻嗪　对本药的药动学无影响。

（31）坎地沙坦　对两者的药动学均无影响。

（32）阿司匹林　阿司匹林 100mg 对本药的药动学无影响，同时也不影响阿司匹林对血小板聚集及出血时间的作用。

（33）厄贝沙坦　对厄贝沙坦的药动学无影响。

（34）葡萄柚汁　本药血药浓度升高，降压作用增强。经常服用葡萄柚汁者，末次服用后，这种效果可持续至少 3d。

（35）食物　进食既可增加也可减少本药 $C_{max}$，与本药剂型有关。

## 拉西地平
## Lacidipine

【其他名称】倍他能、乐息平、司乐平、Lacidil、Lacipil

【分类】心血管系统用药\钙通道阻滞药

【制剂规格】

片剂　① 2mg。② 4mg。

【临床应用】

**说明书适应证**

单用或与其他抗高血压药（如 β-肾上腺素受体阻断药、利尿药和 ACEI）合用于治疗高血压。

【用法用量】

**说明书用法用量**

高血压　起始剂量为 4mg/ 次，qd.，p.o.（早晨服药较好，饭前饭后均可）。必要时 3~4 周后可增至 6mg/ 次或 8mg/ 次，qd.。剂量调整时间间隔不应少于 3~4 周（除非病情较重，需迅速增量）。

【禁忌证】

**1. 说明书禁忌证**

（1）对本药或其他钙通道阻滞药过敏者。

（2）严重主动脉瓣狭窄。

**2. 其他禁忌证**

严重低血压。

【特殊人群用药】

**儿童**　尚无儿童用药的经验。

**老人**

**说明书用法用量**

高血压　初始剂量为 2mg/ 次，qd.，p.o.；必要时可增至 4mg 或 6mg，qd.。可长期连续用药。

**孕妇**　须权衡利弊。此外，本药有可能引起子宫肌肉松弛，临产妇应慎重考虑。

**哺乳妇女**　用药期间宜暂停哺乳。

**肝功能不全者**　减量慎用。

**说明书用法用量**

高血压　起始剂量为 2mg/ 次，qd.，p.o.。

**肾功能不全/透析者**　无需调整用量，但慢性肾功能不全者仍需慎用。

【注意】

慎用　（1）不稳定型心绞痛（在开始使用或增加用量时可能引起心绞痛加重）。（2）窦房结和房室结活性异常。（3）先天性或已确认的获得性 Q-T 间期延长。（4）心脏储备力差。（5）新近发生心肌梗死。（6）充血性心力衰竭（国外资料）。（7）胃肠动力增强或胃肠道梗阻时慎用缓释制剂（国外资料）。

【不良反应】　本药通常耐受性良好，个别病例出现轻微不良反应，与周围血管扩张的药理作用有关。

（1）心血管　水肿、心悸、胸痛、心绞痛恶化（特别是在治疗开始时，且最易发生于有症状的心肌缺血者）、急性心肌梗死。

（2）神经　头痛、眩晕、疲劳、不适或感觉异常。多数出现在治疗初期，随治疗的继续逐渐减轻。

（3）内分泌 / 代谢　可逆性碱性磷酸酯酶升高（临床显著增加不常见）。钙通道阻滞药治疗高血压时很少引起血清电解质或脂质水平的改变，对正常人或糖尿病患者的胰岛素敏感性和血糖控制无影响，对血清脂质也无明显影响。

（4）消化　齿龈增生、恶心、食欲减退、胃肠紊乱、腹痛、肝酶一过性升高（特别是ALP升高）。目前尚无发生严重肝脏毒性反应的报道。

（5）呼吸　据报道，高血压伴COPD或哮喘的患者使用本药是安全的。

（6）泌尿　多尿、尿频。肾功能不全者尚可引发肾病综合征或使原有肾病综合征恶化。

（7）生殖　阳痿。

（8）骨骼肌肉　许多钙通道阻滞药可引起不同部位的肌肉疼痛和抽搐。老年患者偶可引起手足搐搦。

（9）皮肤　皮肤潮红、皮疹（包括红斑和瘙痒）。

（10）眼　视觉异常、眼痛、结膜炎、复视、眼干或视力调节障碍。

（11）耳　使用钙通道阻滞药治疗可引起耳鸣。

（12）其他　无力、水肿。有研究显示患者并发肿瘤，提示与本药（致癌性）有潜在关系。

**【药物过量】**

（1）表现　尚无过量的报道。过量时最可能发生周围血管舒张过度所致的低血压和心动过速。理论上还可能发生心动过缓或房室传导时间延长。

（2）处理意见　无特殊解毒方法，通常需监测心功能，给予适当的支持和对症治疗。

**【相互作用】**

（1）利福平　目前尚无本药与利福平发生相互作用的报道，但利福平可诱导肝脏CYP酶系统，故可能使本药的血药浓度下降，疗效降低。

（2）麻黄　可降低抗高血压药疗效，使用本药治疗的高血压患者应避免服用含麻黄的制剂。

（3）环孢素　对于服用环孢素的肾移植患者，临床试验表明，本药可逆转由环孢素引起的肾血浆流量及GFR的减少。

（4）西咪替丁　本药血药浓度升高。

（5）地拉费定、沙奎那韦　本药代谢减少，血药浓度升高，毒性增强。

（6）奎奴普汀 / 达福普汀　本药血药浓度升高。合用时应监测不良反应，必要时减量。

（7）利尿药　降压作用可加强。

（8）β-肾上腺素受体阻断药　患者耐受良好，对治疗心绞痛与高血压有利。但对于左室功能不全、心律失常或主动脉瓣狭窄者易引起明显低血压和心脏抑制。若需合用，应仔细监测心功能，特别是有潜在心力衰竭者。

（9）芬太尼　使用芬太尼麻醉时，合用钙通道阻滞药（如本药）及β-肾上腺素受体阻断药可引起严重低血压。建议在术前36h停用本药，或预计可能发生相互作用时给予补液。

（10）胺碘酮　进一步减慢窦性心率，加重房室传导阻滞。对于窦性心动过缓或房室传导阻滞者应避免合用。

（11）NSAID、口服抗凝药　钙通道阻滞药可增加上述药物引起胃肠出血的风险，合用时应密切监测胃肠出血征象。

（12）地高辛　地高辛峰值水平可增加17%，对24h平均地高辛水平无影响。

（13）华法林、甲苯磺丁脲、双氯芬酸、环孢菌素、安替比林等　无特殊交叉反应。

（14）葡萄柚汁　葡萄柚汁可改变本药的生物利用度，故不能同服。

## 乐卡地平
## Lercanidipine

**【其他名称】** 盐酸乐卡地平、再宁平、Lercanidipine Hydrochloride、Lerdip、Masnidipine、Zanidip

**【分类】** 心血管系统用药\钙通道阻滞药

**【制剂规格】** 片剂 10mg。

**【临床应用】**

**其他临床应用**

轻、中度原发性高血压及老年收缩期高血压。

**【用法用量】**

**其他用法用量**

［国内参考信息］ 推荐剂量为10mg/次，qd.，p.o.，于餐前15min给药。必要时2周后可增至20mg/次，qd.。

［国外参考信息］ 初始剂量为10mg/次，qd.，p.o.。常用剂量为10~20mg/次，qd.，p.o.。Max：30mg/次，qd.，p.o.。

**【禁忌证】**

**其他禁忌证**

（1）对二氢吡啶类药物过敏者。

（2）左室流出道梗阻者。

（3）未经治疗的充血性心力衰竭者。

（4）不稳定型心绞痛患者。

（5）近1个月内发生过心肌梗死者。

（6）严重肝、肾功能不全者。

（7）孕妇及哺乳妇女。

（8）＜18岁者。

**【特殊人群用药】**

**儿童** ＜18岁者禁用。

**老人** 一般不需调整剂量，但在治疗初期应特别小心。

**孕妇** 不应服用。

**哺乳妇女** 不应服用。

**肝功能不全者** 严重肝功能不全者禁用，轻至中度肝脏疾病患者应适当调整剂量。

**肾功能不全/透析者** 严重肾功能不全者禁用，轻至中度肾脏疾病患者及正在进行透析治疗者应适当调整剂量。

**其他** 患有其他心脏病或需安置起搏器者应适当调整剂量。

**【注意】**

尚不明确。

**【不良反应】** 本药耐受性良好，不良反应与硝苯地平相似，多为轻中度。

（1）心血管 心悸、心动过速、踝部水肿、低血压。

（2）神经 头痛、眩晕、疲劳、嗜睡。

（3）消化 胃肠道反应。

（4）泌尿 多尿。

（5）骨骼肌肉 肌痛、肌阵挛。

（6）皮肤 面部潮红、皮疹。

**【相互作用】**

（1）麻黄 拮抗本药的降压作用。

（2）圣约翰草、育亨宾 可减弱钙通道阻滞药的作用。

（3）地拉费定、茚地那韦 抑制本药代谢，血药浓度增加。

（4）胺碘酮 增强钙通道阻滞药的活性，使Q-T间期进一步延长。与本药合用时可引起房室传导阻滞、窦性心动过缓和（或）增加心脏毒性（Q-T间期延长、尖端扭转型室速和心脏停搏）。

（5）β-肾上腺素受体阻断药 有协同作用，可能引起低血压和（或）心动过缓。

（6）表柔比星 有协同作用，可增加心脏毒性，可能引起充血性心力衰竭。

（7）地高辛、西咪替丁（日剂量＞800mg）、酮康唑、伊曲康唑、红霉素、氟西汀、利福平、特非那定、阿司咪唑、环孢素、奎尼丁及某些苯二氮䓬类药（如地西泮、咪达唑仑）、抗惊厥药（如苯妥英或卡马西平） 合用时需谨慎。

（8）乙醇 抗高血压药作用可能增强，服用本药时应戒酒或严格限制饮用含酒精的饮料。

（9）葡萄柚汁 本药作用增强，合用时应谨慎。

# 非洛地平
# Felodipine

【其他名称】波依定、二氯苯吡啶、费乐地平、菲立苹、康宝得维、联环尔定、联环笑定、Hydac、Modip、Munobal、PLENDIL、Renedil、Splendil

【分类】心血管系统用药 \ 钙通道阻滞药

【制剂规格】片剂 ① 2.5mg。② 5mg。③ 10mg。

缓释片 ① 2.5mg。② 5mg。③ 10mg。

缓释胶囊 2.5mg。

【临床应用】

1. 说明书适应证

(1)轻、中度原发性高血压，可单用或与其他抗高血压药合用。

(2)心绞痛。

2. 其他临床应用

缺血性心脏病、心力衰竭。

【用法用量】

说明书用法用量

(1)高血压 ①普通片，起始剂量为 2.5mg/ 次，bid.，p.o.。常用维持剂量为 5mg/d 或 10mg/d，必要时可进一步增量，或加用其他降压药。②缓释片或胶囊，起始剂量为 5mg/ 次，qd.，p.o.，常用维持剂量为 5mg/ 次或 10mg/ 次，qd.。可根据患者反应减量或增量，或加用其他降压药。剂量调整间隔一般不少于 2 周。

(2)心绞痛 缓释片，起始剂量为 5mg/ 次，qd.，p.o.；常用维持剂量为 5mg/ 次或 10mg/ 次，qd.。

【禁忌证】

1. 说明书禁忌证

(1)对本药过敏者。

(2)严重低血压。

(3)主动脉狭窄。

(4)失代偿性心力衰竭。

(5)急性心肌梗死。

(6)不稳定型心绞痛。

(7)孕妇。

(8)有以下罕见遗传病者应禁用：半乳糖不耐受症，乳糖酶缺乏症，葡萄糖 - 半乳糖吸收不良。

2. 其他禁忌证

对其他钙通道阻滞药过敏者。

【特殊人群用药】

儿童 用药的经验有限。

老人

说明书用法用量

一般用法 本药的血药浓度随年龄增加，故建议 > 65 岁者的初始剂量为 2.5mg/d，并根据个体反应调整剂量。同时在剂量调整时应注意监测血压。

孕妇 动物试验发现大剂量可致畸，孕妇禁用，准备怀孕的妇女也应停药。美国 FDA 妊娠安全性分级为：C 级。

哺乳妇女 本药可能对婴儿产生不利影响，服药期间不推荐母乳喂养。

肝功能不全者 慎用。

说明书用法用量

高血压 肝功能不全者，本药的血浆清除率下降，血药浓度升高，故建议起始剂量为 2.5mg/ 次，qd.，p.o.。同时在剂量调整时应注意监测血压。

肾功能不全 / 透析者 肾功能不全者一般不需调整剂量。GFR < 30ml/min 者慎用。

【注意】

(1)慎用 ①充血性心力衰竭（尤其是使用 β - 受体阻断药者）。②心绞痛（在开始用药或增加用量时可能加重心绞痛）（国外资料）。③低血压（国外资料）。④胃肠动力增强或胃肠道梗阻者慎用缓释剂型（国外资料）。

(2)对驾驶 / 机械操作的影响 服用本药后可引起头昏、疲乏，在驾驶或操作机械时应密切注意。

【给药说明】

(1)给药条件 ①口服剂量应个体化。②缓释剂应在早晨空腹或在不含脂肪和糖的餐后服用，用水整片吞服，不能掰开、咀嚼或粉碎后服用。

（2）其他 ①用药开始时有反射性 HR 加快，但持续用药后 HR 可趋于正常；长期给药时，HR 可能增加 5~10 次 /min。②临床试验表明，剂量超过 10mg/d 可增加降压作用，但同时也增加周围性水肿和其他血管扩张不良事件的发生率。

【不良反应】

（1）心血管 剂量相关的心悸及浮肿、心动过缓、期外收缩。显著低血压伴心动过速，敏感者可能发生心肌缺氧，心绞痛加重甚至心肌梗死（心绞痛及心肌梗死的发生率低于安慰剂及其他抗高血压药）。也可见充血性心力衰竭、昏厥、卒中、外周水肿（大剂量时更易发生）。水肿多位于踝部，一般较轻微，多数患者不易察觉，严重者需使用利尿药。本药对 P-R 间期及 PQ 间期无明显影响。在治疗高血压的对照研究中未观察到严重心律失常。

（2）神经 感觉异常、头晕、剂量相关的头痛、头昏、眩晕、晕厥。

（3）内分泌 / 代谢 高血糖、血清电解质或脂质水平改变。对正常人或糖尿病患者的胰岛素敏感性和血糖控制无影响。对血清胆固醇、LDL 和 TG 也无明显影响，可增加 HDL 水平。

（4）血液 贫血、粒细胞减少（但嗜酸性粒细胞增多）和血小板增多，一般无临床意义。

（5）消化 畏食、恶心、呕吐、反酸、腹痛、腹胀、腹泻、便秘（老年患者更易出现）、肝酶值增加（通常在开始治疗后 2~3 周内出现，一般不致于停药）、胆汁淤积性黄疸。牙龈炎或牙周炎患者用药可见轻度牙龈肿胀，保持良好的口腔卫生可降低齿龈增生的发生率及其严重性。

（6）泌尿 尿频、排尿困难、尿急及多尿。

（7）生殖 阳痿、性功能障碍。

（8）骨骼肌肉 关节痛、肌痛。

（9）皮肤 面红（与剂量有关）、皮疹、荨麻疹、瘙痒、光敏反应及 WBC 分裂性血管炎。若出现持续性皮肤反应则应停药。

（10）眼 钙通道阻滞药可引起视力异常、眼痛、结膜炎及复视。

（11）其他 剂量相关的疲乏、过敏反应、血管水肿（伴唇舌肿胀）及发热。

【药物过量】

（1）剂量 2 岁儿童服用本药 10mg 时出现轻度的中毒症状，17 岁儿童服用 150~200mg、成年人服用 250mg 时出现轻至中度的中毒。

（2）表现 给药后 12~16h 可出现中毒症状，加重的症状可能出现在 2d 后。心血管症状最重要，表现为心动过缓（有时心动过速）、Ⅰ~Ⅲ度房室传导阻滞、房室分离、VES、心室颤动、心脏停搏、心功能不全；其他尚有头昏、头痛、意识模糊、昏迷、痉挛、呼吸困难、肺水肿（非心脏）和呼吸停止，也可能出现 ARDS、酸中毒、低血糖、高血糖、高血钾、潜在的低钙血症、面部潮红、低温及恶心、呕吐。

（3）处理意见 ①洗胃和活性炭。洗胃前静注阿托品（成人 0.25~0.5mg，儿童 10~20μg/kg，根据迷走神经刺激的危险而定）。②有指征时，进行气管插管和呼吸支持治疗、补液、心电监控。③出现心动过缓和房室传导阻滞时，静脉给予阿托品（成人 0.5~1mg，儿童 20~50μg/kg），可重复给药（主要根据迷走神经症状决定）。开始时可给予 0.05~0.1g/（kg·min）异丙肾上腺素。严重病例使用起搏器。④若出现低血压，应对症处理，如患者平卧、抬高下肢等。同时静脉补液，开始时成人 5min 内给予 9mg/ml 的葡乳醛酸钙 20~30ml（儿童 3~5mgCa/kg）并重复给药。⑤某些病例可给予肾上腺素或多巴胺。严重病例可给予高血糖素。循环停止可采用复苏术。痉挛患者应给予地西泮。

【相互作用】

（1）卡马西平、奥卡西平、苯妥英、磷苯妥英或苯巴比妥　诱导本药的代谢，疗效降低。合用应谨慎，注意监测本药疗效。

（2）利福平　目前尚无本药与利福平发生相互作用的报道，但利福平可诱导肝脏CYP的代谢，可能使本药血药浓度降低，疗效减弱。

（3）圣约翰草　可降低钙通道阻滞药（如本药）的生物利用度。合用应谨慎，注意监测本药疗效。

（4）麻黄　拮抗降血压药疗效，使用本药治疗的高血压患者应避免同时服用含麻黄的制剂。

（5）薄荷油　本药疗效降低。合用应谨慎。

（6）育亨宾　直接拮抗钙通道阻滞药的降血压疗效。应避免合用。

（7）茶碱　茶碱的吸收减少而疗效降低。停用本药时应注意茶碱的剂量，尤其是茶碱血药浓度较高时。

（8）西咪替丁　本药AUC和$C_{max}$增加，合用时应调整本药剂量。

（9）地拉费定、HIV蛋白酶抑制药（如沙奎那韦、奈非那韦）、红霉素、环孢素、三唑类（伊曲康唑、氟康唑）及咪唑类（酮康唑）抗真菌药、奎奴普汀/达福普汀　本药代谢降低，血药浓度增加，毒性增强。合用时注意监测不良反应，必要时减量。

（10）芬太尼　使用芬太尼麻醉时，合用钙通道阻滞药（如本药）及β-肾上腺素受体阻断药可引起严重低血压。预计可能发生相互作用时，应给予补液。

（11）静脉用镁剂　引起明显低血压和神经肌肉阻滞。合用时应密切监测血压。

（12）咪贝地尔　致严重心动过缓和低血压。建议咪贝地尔停药14d后再行启用本药。

（13）β-受体阻断药　患者耐受良好，对治疗心绞痛及高血压有利。但对于左室功能不全、心律失常或主动脉瓣狭窄者易引起明显低血压和心脏抑制。若需合用，应仔细监测心功能，特别是有潜在心力衰竭者。有报道，本药可使美托洛尔的AUC和$C_{max}$增加。

（14）胺碘酮　进一步减慢窦性心率，加重房室传导阻滞。故对于窦性心动过缓或房室传导阻滞者应避免合用。

（15）NSAID、口服抗凝药　胃肠出血的风险增加，降血压作用也可能受到拮抗。合用时应密切监测胃肠出血征象。

（16）他克莫司　他克莫司的血药浓度和毒性反应发生率增高，合用时可能需减少他克莫司剂量。

（17）表柔比星　心衰的发生率增高，合用时应严密监测心功能状况。

（18）丁咯地尔　丁咯地尔的降压作用增强，合用时应严密监测血压和HR，酌情调整剂量。

（19）环孢素　环孢素的血药浓度升高，但尚未发现具临床意义者。

（20）地高辛　地高辛血药浓度短暂升高。

（21）吲哚美辛或螺内酯　与本药无明显相互作用。

（22）其他血浆蛋白结合药（如华法林）　本药虽具有较高血浆蛋白结合力，但不影响其他血浆蛋白结合药的结合程度。

（23）葡萄柚汁　抑制本药代谢而使其血药浓度升高，毒性增强。应避免合用。

## 尼索地平
## Nisoldipine

**【其他名称】** 博平、迪诺平、蒂益欣、吉尼乐尔、可谛、默泰、尼尔欣、锐地、硝苯异丙啶、欣诺金、欣雪平、优得宁、易立、Baymycard、Nisodipine、Sular、Syscor

**【分类】** 心血管系统用药\钙通道阻滞药

**【制剂规格】** 片剂　① 5mg。② 10mg。

**缓释片** ① 10mg。② 20mg。③ 30mg。④ 40mg。

**胶囊** 5mg。

**软胶囊** 5mg。

**缓释胶囊** 10mg。

**胶丸** 5mg。

**【临床应用】**

**1. 说明书适应证**

轻、中度原发性高血压和心绞痛，尤适用于冠心病合并高血压者。

**2. 其他临床应用**

缺血性心脏病、充血性心力衰竭。

**【用法用量】**

**1. 说明书用法用量**

（1）高血压 普通制剂，5~10mg/次，bid.，p.o.。可酌情逐渐调整剂量，但应密切监测血压。缓释制剂，10mg/次，qd.，p.o.。

（2）心绞痛 5~10mg/次，bid.，p.o.。可酌情逐渐调整剂量，但应密切监测血压。

**2. 其他用法用量**

［国内参考信息］

（1）高血压 剂量可达 40mg/次，qd.，p.o.。

（2）心绞痛 剂量可达 20~40mg/次，qd.，p.o.。

［国外参考信息］

（1）心绞痛 最佳口服剂量为 10~20mg/d，部分患者需增至 40mg/d。普通剂型日剂量应分 2 次服用。

（2）高血压 口服长效制剂初始剂量为 20mg/次，qd.。以后每隔 1 周或更长时间增加 10mg，直至血压控制。通常有效维持剂量为 20~40mg/d，部分患者可达 60mg。不推荐服用更高剂量。普通剂型日剂量应分 2 次服用，特别是日剂量较小时（如＜10mg）。

（3）慢性充血性心力衰竭 慢性充血性心力衰竭患者长期接受本药治疗可能会导致病情恶化，但口服 20~40mg/d 有助于病情缓解。

**【禁忌证】**

**说明书禁忌证**

（1）对本药或其他二氢吡啶类钙通道阻滞药过敏者。

（2）低血压。

（3）休克。

（4）孕妇及哺乳妇女。

**【特殊人群用药】**

**儿童** 用药的安全性及有效性尚不明确。

**老人** 高龄患者慎用。＞65 岁者初始剂量不宜＞10mg。

**孕妇** 动物试验显示，大剂量用药可升高流产率和死亡率，并出现指（趾）畸形。人类妊娠期用药的安全性尚不明确，孕妇禁用。美国 FDA 妊娠安全性分级为：C 级。

**哺乳妇女** 禁用。

**肝功能不全者** 建议减量慎用，初始用量不宜＞10mg。

**肾功能不全/透析者** 肾功能不全者不必调整剂量。目前研究表明，对血透、长期腹透者均不必调整剂量。

**【注意】**

（1）慎用 ①充血性心力衰竭（特别是与 β-肾上腺素受体阻断药合用时）。②冠状动脉疾病（可能加重心绞痛或心肌梗死）。③主动脉狭窄（国外资料）。④胃肠高动力状态或胃肠道梗阻时慎用缓释剂（国外资料）。

（2）用药相关检查/监测项目 在开始给药和调整剂量期间应注意监测血压。

（3）对驾驶/机械操作的影响 个别患者在治疗开始阶段或合并饮酒时，可能影响其驾驶或操纵机器的能力。

**【给药说明】**

（1）给药条件 本药缓释片需整片吞服，不能咀嚼、分散或压碎服用。

（2）减量/停药条件 停药时应逐渐减量，尤其是冠状动脉疾病患者，以免发生心肌缺血。

**【不良反应】**

（1）心血管 房颤、充血性心力衰竭、

一度房室传导阻滞、高血压或低血压、心肌梗死、直立性低血压、室性期外收缩、室上性心动过速、心悸、胸痛、收缩期喷射性杂音、T 波异常（平坦、倒置、非特异性改变）、晕厥、颈静脉扩张、偏头痛、静脉供血不足、面部水肿、肢体下垂部位浮肿、脑血管意外及脑缺血。心力衰竭患者长期用药：体液潴留和症状恶化。心绞痛患者用药：心绞痛加重或心肌梗死。骤然停药可能致不稳定型心绞痛。

（2）神经　异常梦境、思维异常、感觉减退、感觉异常、健忘、共济失调、嗜睡、失眠、颤抖、眩晕（与剂量有关）、头痛、头晕、倦怠、乏力、步态蹒跚。

（3）精神　焦虑、抑郁、神经紧张。

（4）内分泌 / 代谢　男子乳腺发育、糖尿病、甲状腺炎、痛风、低钾血症、血肌酸激酶增加、非蛋白氮增加及体重增加。较少影响血电解质或脂质代谢。初次使用后，血浆去甲肾上腺素浓度可升高 38%。长期用药，尿液中去甲肾上腺素与血管升压素浓度也升高。

（5）血液　贫血、瘀斑、WBC 减少以及 RBC、Hb、血细胞比容下降。

（6）消化　味觉紊乱、牙龈增生、口干、口腔溃疡、舌炎、食欲减退或食欲增强、吞咽困难、消化不良、恶心、胃肠胀气、胃肠道出血、腹痛、腹泻、肠炎、黑粪、便秘、肝肿大；ALT、AST 及 ALP 升高，多见于开始治疗的 2~3 周内，通常不致停药。

（7）呼吸　呼吸困难、吸气末期喘鸣和啰音、哮喘、咳嗽加重、喉炎、咽炎、鼻炎、鼻窦炎、鼻出血、胸腔积液。严重心力衰竭者用药：肺水肿。

（8）泌尿　排尿困难、血尿、夜尿、尿频、尿潴留、BUN 和血肌酐增加。

（9）生殖　阳痿、性欲降低、阴道出血、阴道炎。

（10）骨骼肌肉　肌痛、腱鞘炎。

（11）皮肤　面红、痤疮、脱发、皮肤干燥、多汗、瘙痒、皮肤褪色、皮肤溃疡、剥脱性皮炎、真菌性皮炎、单纯疱疹、带状疱疹、多形性红斑、脓疱性红斑、荨麻疹、蜂窝织炎。若皮肤不良反应持续无好转，或发展为多形性红斑、剥脱性皮炎时，应立即停药。

（12）眼　溢泪、暂时性单侧视觉缺失、玻璃体悬浮物、视觉异常、弱视、眼痒、青光眼、眼睑炎、结膜炎、角膜结膜炎、视网膜剥离。

（13）耳　中耳炎、耳痛、耳鸣。

（14）其他　寒战、发热、流感样症状。

**【药物过量】**

（1）表现　其他二氢吡啶类钙通道阻滞药过量时可导致低血压。

（2）处理意见　需监测心血管和呼吸功能、抬高下肢，适当静脉补钙、给予升压药及扩充血容量。本药与蛋白高度结合，故血浆置换可能比血透有效。

**【相互作用】**

（1）利福平　加速本药代谢，减弱其降压作用，合用时需调整本药用量。

（2）麻黄　可降低抗高血压药的疗效。使用本药的高血压患者应避免同时使用含麻黄制剂。

（3）苯妥英、磷苯妥英（苯妥英的前体药）诱导本药的首过代谢，降低血药浓度，且个体差异较大。应避免合用。

（4）奎尼丁　本药生物利用度降低，同时奎尼丁的血药浓度升高、毒性增加。合用时应监测奎尼丁的血药浓度，或换用其他钙通道阻滞药。

（5）地高辛　抑制地高辛的清除，使地高辛血药浓度升高，毒性增强。

（6）CYP 3A 4 酶抑制药（如地拉费定、奎奴普汀 / 达福普汀、沙奎那韦、酮康唑等）抑制本药代谢，使其血药浓度升高，毒性增强。合用时应减小本药用量。

（7）西咪替丁　本药血药浓度升高，

AUC 增大，毒性增强。

（8）胺碘酮　进一步抑制窦性心律或加重房室传导阻滞，故病窦综合征患者或不完全房室传导阻滞者应避免两者合用。

（9）β-肾上腺素受体阻断药　合用虽对心绞痛或高血压有效，但也可能导致严重低血压（如在芬太尼麻醉时）或心脏储备下降，在左室功能受损、心律失常或主动脉狭窄的患者更明显。普萘洛尔能减弱服用本药速释剂后 HR 的加快。若需与 β-肾上腺素受体阻断药合用，应仔细监测心脏功能，特别是对有潜在心力衰竭者。此外，应注意钙通道阻滞药对 β-肾上腺素受体阻断药的撤药反应无保护作用。

（10）咪贝地尔　致严重低血压和心动过缓，停用咪贝地尔 7d 后方能开始使用本药。

（11）NSAID、口服抗凝血药　有增加胃肠出血的可能。

（12）食物　减慢本药的吸收，但不改变吸收总量。故本药可与食物同服，以减轻胃肠道不良反应。但高脂饮食可影响本药包衣片的释放特性，使其在近端小肠的释放增加，总吸收量降低。故本药包衣片应在餐前 1h 或餐后 2h 服用。

（13）葡萄柚汁　本药生物利用度提高，其中的黄酮类物质可抑制本药代谢，引起血药浓度升高，毒性增强。高血压或稳定型心绞痛患者，在服用普通片剂前 2h 至服后 3h 内，或服用缓释片剂前 2h 至服后 5h 内，不应饮用葡萄柚汁。

（14）橙汁　橙汁与葡萄柚汁的营养成分相似，但与本药不发生相互作用，可同服。

## 盐酸尼卡地平
## Nicardipine Hydrochloride

**【其他名称】**　阿法多欣、贝立宁、丹颐、卡尼亚、卡舒泰、尼卡苯啶、尼卡地平、佩尔、佩尔迪喷、佩尔地平、泰尼、硝苯苄胺啶、硝苯苄啶、硝基苄胺啶、仙立、欣舒力达、毓罗通、盐酸硝吡胺甲酯、Cardene、Nicardal、Nicardipine、Nicodel、Perdipine、Vasonase

**【分类】**　心血管系统用药\钙通道阻滞药

**【制剂规格】**　**片剂**　① 10mg。② 20mg。③ 40mg。

**缓释片**　① 10mg。② 20mg。

**缓释胶囊**　① 20mg。② 40mg。

**散剂**　100mg∶10mg。

**注射液**　① 2ml∶2mg。② 5ml∶5mg。③ 10ml∶10mg。④ 10ml∶25mg。

**氯化钠注射液**　① 100ml（盐酸尼卡地平 10mg 与氯化钠 900mg）。② 100ml（尼卡地平 20mg 与氯化钠 900mg）。

**葡萄糖注射液**　① 100ml（盐酸尼卡地平 10mg 与葡萄糖 5.7g）。② 250ml（盐酸尼卡地平 25mg 与葡萄糖 12.5g）。

**【临床应用】**

**说明书适应证**

（1）单用或与其他抗高血压药合用于高血压。注射液可用于高血压急症和手术时异常高血压的紧急处理。

（2）单用或与其他药物合用于治疗心绞痛，尤其是劳累性心绞痛。

**【用法用量】**

**1. 说明书用法用量**

（1）高血压　①起始剂量为 20mg/次，tid.，p.o.；可随反应调整至 40mg/次，tid.，p.o.。增量前至少连续给药 3d 以上，以保证达到稳态血药浓度。可与利尿药、β-肾上腺素受体阻断药等抗高血压药合用。也可口服缓释剂，推荐剂量为 20~40mg/次，bid.，整片吞服，不可嚼碎。②高血压急症时，以 0.5~6μg/(kg·min) 静滴，将血压降至目标值后，应同时监测血压并调整滴速。③手术时异常高血压的紧急处理时，以 2~10μg/(kg·min) 静滴，将血压降至目标值后，应同时监测血压并调整滴速。若有必要迅速降低血压时，可按 10~30μg/kg 静脉给药。

（2）心绞痛　口服用量同“高血压”。可与硝酸酯类、β-肾上腺素受体阻断药等抗心绞痛药合用。

2. 其他用法用量

［国外参考信息］

（1）心绞痛　根据患者情况，开始 20mg/次，tid.，p.o.。一般可用至 20~40mg/次，tid.，p.o.。在增量前至少应先观察 3d，以期达到有效、稳定的血药浓度。也可同时给予硝酸甘油、预防性硝酸盐类或 β-肾上腺素受体阻断药。

（2）高血压　①必须根据血压反应调整用量。口服起始剂量为 20mg/次，tid.。有效剂量范围为 20~40mg/次，tid.。②也可静滴，最适剂量范围为 4~7.5mg/h。一旦血压得到控制，应转为口服。一般认为血压下降 1.33~2.67kPa（10~20mmHg）为治疗反应。若持续输注前先静注本药，起效不会更快，疗效也不会更好。

（3）急性、恶性高血压或高血压危象　开始剂量为 5mg/h 静脉给药，每 5~15min 以 2.5mg/h 的幅度调整剂量，最大可用至 15mg/h，维持量为 3mg/h。

（4）嗜铬细胞瘤控制高血压　开始以 0.5~2mg，i.v.，必要时可重复给药。或以 1μg/（kg·min）静滴，维持量为 2~6μg/（kg·min）。

（5）先兆子痫或子痫　开始剂量为 1μg/（kg·min）静脉给药，然后以 0.5mg/h 的幅度调整剂量。

（6）充血性心力衰竭　对于急性围手术期充血性心力衰竭，开始剂量为 5mg/h 静脉给药，每 5~15min 以 2.5mg/h 的幅度调整剂量。治疗急性充血性心力衰竭时，开始剂量为 1μg/（kg·min）静脉给药。

【禁忌证】

1. 说明书禁忌证

（1）对本药过敏者。

（2）急性心功能不全、重度主动脉瓣狭窄或左房室瓣狭窄、肥厚型梗阻性心肌病、低血压、心源性休克者（有使心排血量和血压进一步降低的可能性）。

（3）发病后状态尚不稳定的重度急性心肌梗死者（对于有大范围的、3 支动脉血管病变引起的梗死等重度急性心肌梗死者，有时会引发剧烈的血流动力学变化，有使病情进一步恶化的可能性）。

（4）颅内出血尚未完全止血者。

（5）脑卒中急性期颅内压增高者。

（6）孕妇或可能妊娠的妇女。

（7）哺乳妇女。

2. 其他禁忌证

（1）对其他钙通道阻滞药过敏者（国外资料）。

（2）新生儿窒息禁用注射液（国外资料）。

【特殊人群用药】

**儿童**　慎用。

**其他用法用量**

［国外参考信息］

高血压　①口服开始剂量为 20~30mg/次，q.8h。②也可静脉给药，开始剂量为 0.5~5μg/（kg·min），可用至 1~4μg/（kg·min），Max 为 4~5μg/（kg·min）。

**老人**　老年人不宜过度降压，且脏器功能下降，故起始剂量宜小，用药过程中密切观察，慎重给药。

**说明书用法用量**

老年患者应从低剂量 0.5μg/（kg·min）开始静注。

**孕妇**　动物实验显示妊娠末期给药可致胎仔体重过低，并可抑制其后的体重增加，孕妇及可能怀孕的妇女应避免用药。美国 FDA 妊娠安全性分级为：C 级。

**哺乳妇女**　动物实验显示本药能排入乳汁，哺乳妇女应避免用药或用药期间暂停哺乳。

**肝功能不全者**　慎用。

**其他用法用量**

［国外参考信息］　肝功能不全时，本药

血药浓度升高，AUC 增大，$t_{1/2}$ 延长，故肝功能不全者用药时有必要减量和延长用药间期。推荐普通胶囊的开始剂量为 20mg/ 次，bid.，p.o.。

**肾功能不全 / 透析者** 肾功能不全者慎用。国外资料指出，轻、中度或终末期肾功能不全时以及血透、腹透者均不需调整剂量。

**【注意】**

（1）慎用 ①充血性心力衰竭者（尤其是合用 β－肾上腺素受体阻断药治疗时）。②急性脑梗死、脑出血者。③有脑卒中史者。④主动脉瓣狭窄症进展者。⑤胃肠高动力状态或胃肠道梗阻时慎用缓释剂型（国外资料）。⑥青光眼患者。⑦嗜铬细胞瘤或门脉高压时慎用注射液（国外资料）。

（2）用药相关检查 / 监测项目 用药期间须定期检查血压、HR 及 ECG（尤其在治疗早期调整剂量时）。最大降压作用出现在 $C_{max}$ 时，故宜在给药后 1~2h 测血压；为了解降压是否合适，则宜在 $C_{min}$ 时（给药后 8h）测血压。

（3）对驾驶 / 机械操作的影响 用药后可出现眩晕等症状，故不宜进行高空作业、汽车驾驶等伴有危险性的机械操作。

**【给药说明】**

（1）给药条件 ①本药注射液对光不稳定，使用时应避免阳光直射。②用药应个体化。治疗早期决定合适剂量时，应仔细监测血压，避免出现低血压。③用药后需注意患者反应，尤其是降压后 HR 加快者。④用于高血压急症使血压控制后，仍应继续降压治疗，病情许可时应改为口服。

（2）减量 / 停药条件 ①突然停药可引起症状恶化（如心绞痛发作加重），故应缓慢撤药。②本药不能防止突然撤除 β－肾上腺素受体阻断药带来的危险。即使使用了本药，β－肾上腺素受体阻断药在撤药时仍应逐渐减量，撤药时间不应短于 8~10d。

（3）配伍信息 ①用 NS 或 5%GS 稀释，配成浓度为 0.01%~0.02% 的溶液后使用（1ml 中含本药 0.1~0.2mg）。②静滴时，由于某些配伍溶液的 pH 值较高等原因，有时会出现本药析出的现象，必须引起注意。③配伍试验结果显示，本药可与下述溶液配伍使用：NS、5%GS、10%EL–3 号、5% 果糖注射液、KN 补充液 1A、KN 补充液 4A、复方 NS–T 1 号、复方 NS–T 3 号、氯化镁复合制剂·3 号、氯化镁复合制剂·4 号、（营养剂）Potacol R、15% 甘露醇注射液、甘露醇 F–2 号、乳酸复方氯化钠 D 注射液、林格液、林格 GS、10%（w/v）低分子右旋糖苷等。④本药能与下述注射液发生配伍反应，故不宜混合使用：呋喃苯胺酸（速尿）、刊瑞若、氨茶碱、双丁酸环磷腺苷、氨利酮、利多卡因、约多海克素、碘派米托、止血环酸、磺酸安洛血、肝素钠、尿激酶、Tisokinase、阿太普酶、磷霉素、盐酸头孢替安、头孢唑喃钠、伊米配能、氟莫克西钠、碳酸氢钠。本药也不能与乳酸林格液同时输注。在 GS 中与呋塞米、肝素和硫喷妥钠不相容。

（4）其他 本药也曾用于充血性心力衰竭，可减低后负荷而不影响心肌收缩力，但须注意其负性肌力作用，尤其在与 β－肾上腺素受体阻断药合用时。

**【不良反应】**

（1）心血管 足踝部水肿、胸部不适、心悸、心动过速、心绞痛加重（常由反射性心动过速引起，减量或加用 β－肾上腺素受体阻断药可纠正）。急性心功能不全者用药：血压下降、肺动脉压升高、心指数降低、急性期前收缩、急性期外收缩、紫绀、$PaO_2$ 降低。

（2）神经 头痛、头晕、乏力、困倦、直立性眩晕、麻木、步态蹒跚、失眠、多梦、震颤、虚弱、感觉异常。

（3）精神 抑郁、焦虑、精神紧张。

（4）内分泌 / 代谢 血脂改变、低氧血症（发现异常时应停药，并进行适当处置）。

（5）血液 粒细胞减少，此时应停药，并给予适当治疗。另有血小板计数升高、轻度 WBC 减少，但无临床意义。

（6）消化　牙龈增厚（应停药）、食欲减退、口干、恶心、呕吐、胃部不适、腹痛、腹泻、便秘、麻痹性肠梗阻（发现异常时应停药，并进行适当的处置）以及 ALT、AST、ALP、LDH、胆红素等升高（应停药）。

（7）呼吸　鼻炎、鼻窦炎、腮腺炎。急性心功能不全者用药：肺水肿、呼吸困难等，此时应停药，并进行适当处置。

（8）泌尿　尿频、多尿、夜尿、遗尿、尿潴留、BUN 和肌酐升高（应停药）。

（9）骨骼肌肉　肌肉疼痛和痉挛、关节痛和关节炎、红斑性肢痛、肌阵挛。

（10）皮肤　颜面潮红、皮疹和瘙痒。持续的皮肤反应可致多形性红斑或剥脱性皮炎，一旦出现应停药。

（11）眼　视力异常、眼痛、结膜炎、复视、眼干或调节异常。

（12）耳　耳鸣，常突然发生，停药 1~3d 后可恢复。

（13）其他　过敏反应（皮疹、瘙痒、光敏性皮炎等，此时应停药）、流涎。长期使用出现注射部位疼痛或红肿时，应改变注射部位。

**【药物过量】**

（1）表现　显著低血压及心动过缓，伴嗜睡、意识模糊、言语不清。

（2）处理意见　应密切监测心、肺功能，注意循环血量和尿排出量，采用排空胃内容物、抬高四肢、静脉补液等措施，并给予血管收缩药、葡萄糖酸钙以纠正症状。

**【相互作用】**

（1）麻黄　降低抗高血压药的疗效。使用本药治疗的高血压患者应避免使用含麻黄的制剂。

（2）利福平　目前尚无本药与利福平相互作用的报道，合用时本药血药浓度可能降低，疗效降低，必要时需增加本药用量。

（3）苯妥英钠　一方面游离型苯妥英钠的血药浓度升高，引起（神经性）中毒症状；另一方面可促进本药代谢，本药作用减弱，必要时需增加本药用量。

（4）西咪替丁　本药血药浓度升高，必要时应减少本药用量。其他 $H_2$ 受体阻断药与本药的相互作用尚不明确。

（5）地拉费定　本药代谢减少，血药浓度升高。合用时应监测本药不良反应，必要时减量。

（6）氟康唑、酮康唑、伊曲康唑　本药代谢降低而血药浓度升高，毒性增强。

（7）奎奴普汀 / 达福普汀　本药血药浓度升高。合用时应监测本药不良反应，必要时减量。

（8）HIV 蛋白酶抑制药　与本药有竞争性抑制作用，故合用时可能致本药代谢降低，血药浓度增高、毒性增强。

（9）免疫抑制药（如环孢素、他克莫司等）　竞争性抑制肝药酶，免疫抑制药或本药的血药浓度升高，从而使免疫抑制药的作用增强，出现中毒症状（尤其是肾功能不全者），或使本药的作用增强，出现血压下降、心动过速等。必要时应减少免疫抑制药和本药用量。

（10）其他降压药（包括具有中枢性降压作用的枸橼酸坦度吡酮）　药理作用叠加，降压作用增强。

（11）β－肾上腺素受体阻断药　合用耐受良好，对治疗心绞痛与高血压有利，但也可造成明显低血压和心脏抑制，尤其在左室功能不全、心律失常或主动脉瓣狭窄者更易出现。需合用时，应密切观察心脏功能，必要时应减少其中一种药物用量或终止给药。

（12）硝酸甘油　有出现房室传导阻滞的报道。

（13）胺碘酮　加重房室传导阻滞，减慢窦性心律。对于病窦综合征或不完全性房室传导阻滞的患者应避免两药合用。

（14）β－肾上腺素受体阻断药　在芬太尼麻醉时，β－肾上腺素受体阻断药与钙通道阻滞药合用可引起低血压，合用时应补充液体。

（15）镁剂　与硝苯地平类似，本药与镁剂合用时也可引起明显的低血压和神经肌肉阻滞。合用时应密切监测血压。

（16）NSAID、口服抗凝药　胃肠出血的可能性增加，合用时应密切监测有无胃肠出血的征象。

（17）地高辛　地高辛的血药浓度升高，毒性增强，必要时减少地高辛用量。

（18）非去极化肌松药（如维库溴铵）非去极化肌松药的神经肌肉阻滞作用增强，合用时维库溴铵用量应减小。

（19）呋塞米、普萘洛尔、双嘧达莫、华法林、奎尼丁、萘普生　在体外，将治疗浓度的上述药物加于人体血浆中不改变本药的蛋白结合率。

（20）葡萄汁　本药血药浓度升高，作用可能增强。

## 西尼地平
## Cilnidipine

【其他名称】 久悦、西尔尼地平、西乐、欣无忧、致欣、Atelec、Cilnidipipine、Cinalong

【分类】 心血管系统用药 \ 钙通道阻滞药

【制剂规格】

片剂　① 5mg。② 10mg。

胶囊　5mg。

【临床应用】

**说明书适应证**

治疗原发性高血压。

【用法用量】

**说明书用法用量**

**一般用法**　初始剂量为5mg/次，qd.，早饭后服用。以后可根据患者的临床反应增加剂量，最大可增至10mg/次，qd.。

【禁忌证】

1. 说明书禁忌证

（1）对本药过敏者。

（2）孕妇及哺乳妇女。

（3）下列患者不推荐使用本药等钙拮抗药：不稳定型心绞痛、左室流出道梗阻、未治疗的充血性心力衰竭以及1个月内曾发生过心肌梗死者。

2. 其他禁忌证

（1）对其他钙通道阻滞药过敏者（国外资料）。

（2）高度主动脉瓣狭窄（国外资料）。

【特殊人群用药】

**儿童**　不推荐本药用于儿童。

**老人**　高龄患者不能过度降压，故高龄患者用药时应从低剂量（如5mg）开始，并注意观察患者用药后的反应。

**孕妇**　动物实验提示本药对胎儿有毒性，并可引起滞产，孕妇禁用。育龄妇女用药期间应注意避孕。

**哺乳妇女**　本药可经乳汁分泌，故哺乳妇女应避免使用本药或用药期间停止哺乳。

**肝功能不全者**　肝功能不全者，本药血药浓度增高，应慎用。

**肾功能不全/透析者**　慢性肾功能不全者慎用。

【注意】

（1）慎用　①曾有钙拮抗药导致严重不良反应史者。②充血性心力衰竭患者。

（2）对驾驶/机械操作的影响　本药可引起血压过低等症状，故禁用于高空作业、驾驶机动车及操作机器等工作时。

【给药说明】

减量/停药条件　突然停用钙拮抗药可能使病情恶化，故停药时应逐渐减量，同时注意观察临床症状，用量减至5mg时换用其他药物。

【不良反应】

（1）心血管　心悸、胸痛、低血压、ECG异常（ST段减低、T波逆转）、HR增快及期外收缩等。

（2）神经　头痛、头晕、眩晕、嗜睡、失眠、手颤动及健忘等。

（3）内分泌 / 代谢　血胆固醇升高、尿糖阳性、空腹血糖异常以及血钾、血磷、血钙异常等。

（4）血液　血小板减少、WBC 计数及中性粒细胞异常以及 RBC 计数、血细胞比容、嗜酸性粒细胞、淋巴细胞异常等。

（5）消化　味觉异常、口渴、呕吐、腹痛、腹胀、便秘、黄疸以及 ALT、AST 上升等肝功能异常。

（6）泌尿　尿频，尿酸、肌酸、BUN 升高，尿蛋白阳性，尿沉淀阳性等。

（7）骨骼肌肉　肩部肌肉僵硬感、腓肠肌痉挛。

（8）皮肤　面色潮红。

（9）眼　眼干、充血。

（10）其他　过敏反应（皮肤红肿、瘙痒、药疹等）、燥热、畏寒、浮肿、疲倦等。

**【相互作用】**

（1）麻黄碱、伪麻黄碱和育亨宾　钙通道阻滞药的降压作用减弱。

（2）利福平　有本药等钙拮抗药与利福平合用作用减弱的报道。

（3）金丝桃类药（如圣约翰草）　尚缺乏金丝桃类药与本药发生相互作用的报道，但体外试验证实，金丝桃类药的提取物可能增强本药等钙通道阻滞药的降压作用，应避免合用。

（4）西咪替丁　有本药等钙拮抗药与西咪替丁合用时作用增强的报道。

（5）偶氮类抗真菌药（如酮康唑、伊曲康唑）本药血药浓度增加。

（6）其他降压药　降压作用可能相加，降压效应增强，可能致血压过度降低。

（7）地高辛　本药等钙拮抗药可能使地高辛血药浓度升高，甚至引起地高辛中毒（如恶心、呕吐、头痛、视觉异常、心律不齐等）。合用时应密切观察地高辛的毒性反应，若出现上述中毒症状，可调整地高辛用量或停用钙拮抗药以改善相应症状。

（8）β 受体阻滞药　合用时应谨慎，尤其是左心室功能不全者。

（9）芬太尼　应用芬太尼麻醉时，建议术前 36h 停用本药等二氢吡啶类药物。

（10）CYP 3A 4 同工酶抑制药（如红霉素、氟西汀及 HIV 蛋白酶抑制药等）、CYP 3A 4 同工酶诱导药（如苯妥英、卡马西平等）、需 CYP 3A 4 同工酶代谢的药物（如环孢菌素等）、抑制或诱导 CYP 2C 19 同工酶的药物、需 CYP 2C 19 同工酶代谢的药物（如奥美拉唑等）合用时应引起重视。

（11）葡萄汁　本药代谢减少，致其血药浓度升高，不应合用。

## 盐酸维拉帕米
## Verapamil Hydrochloride

**【其他名称】** 奥地迈尔、巴平特佳、凡拉帕米、盖衡、缓释异搏定、诺富生、维拉帕米、戊脉安、异博定、异搏停、盐酸异搏定、Cordilox、Iproveratril、Isoptin、Manidon、Novopressan、Veraloc、Verapamil、Verapamilum

**【分类】** 心血管系统用药 \ 钙通道阻滞药

**【制剂规格】** 片剂　① 40mg。② 80mg。③ 120mg。

**缓释片**　① 120mg。② 180mg。③ 240mg。

**缓释胶囊**　① 120mg。② 180mg。③ 240mg。

**注射液**　2ml : 5mg。

**粉针剂**　① 5mg。② 10mg。

**【临床应用】**

1. 说明书适应证

（1）口服：①心绞痛，包括变异型心绞痛、不稳定型心绞痛及慢性稳定型心绞痛。②心律失常，与地高辛合用控制慢性房颤和房扑时的心室率；预防阵发性室上性心动过速的反复发作。③原发性高血压。

（2）静脉给药：①快速阵发性室上性心动过速的转复。②房颤或房扑心室率的暂时控制，但房颤或房扑合并房室旁路通道（预激综合征和 LGL 综合征）时除外。

2. 其他临床应用

口服用于治疗肥厚型心肌病。

【用法用量】

1. 说明书用法用量

通过调整剂量达到个体化治疗。安全有效的剂量≤ 480mg/d。

（1）心绞痛 ①普通片，一般剂量为 80~120mg/ 次，tid.，p.o.。在用药后约 8h 根据疗效和安全评估决定是否增量。②缓释制剂，180mg/ 次，qd.，p.o.。

（2）心律失常 ①慢性房颤服用洋地黄治疗者，口服普通片，240~320mg/d，分 3~4 次服。②预防阵发性室上性心动过速（未服用洋地黄者），口服普通片，240~480mg/d，分 3~4 次服。③快速阵发性室上性心动过速的转复及房颤或房扑心室率的暂时控制，一般起始剂量为 5~10mg（或 0.075~0.15mg/kg），稀释后缓慢静推至少 2min。若无效则在首剂 15~30min 后再给药 5~10mg（或 0.15mg/kg）。也可按 5~10mg/h，加入 0.9% 氯化钠注射液或 5%GS 中静滴，一日总量≤ 50~100mg。

（3）原发性高血压 ①普通片，一般起始剂量为 80mg/ 次，tid.，p.o.。可达 360~480mg/d。对低剂量即有反应的体型瘦小者，应考虑起始剂量为 40mg/ 次，tid.。②缓释制剂，起始剂量为 180mg/ 次，清晨服 1 次。体型瘦小者，120mg/ 次，qd.，作为起始剂量可能是安全的。根据每周疗效和安全性评定，并在上一剂量后 24h 才可增量。若 180mg/ 次，qd. 的用量未达到满意疗效，可按下列方式增量：①每日清晨服 240mg/ 次。②每日清晨和傍晚各服 180mg/ 次；或每日清晨服 240mg/ 次，傍晚再服 120mg/ 次。③ 240mg/ 次，q 12h，p.o.。当从普通片换服缓释制剂时，总量可能需保持不变。

2. 其他用法用量

［国外参考信息］

（1）心绞痛 ①使用即释剂型，80mg/ 次，tid.，p.o.。可逐渐增量直至获得最佳疗效。大多数患者对 240~360mg/d 的剂量有反应。②或使用控释片，开始治疗时每晚服 180mg。若药量不够，可递增至每晚 240~360mg。多数患者对 180~360mg 的剂量有反应，但某些患者需用至每晚 480mg 时才出现反应。

（2）心律失常 ①已洋地黄化的慢性房颤或房扑：使用即释剂型，240~320mg/d，分 3~4 次服。②未洋地黄化者为预防阵发性室上性心动过速（PSVT）：建议使用更大剂量，可达 480mg/d，分 3~4 次服。③治疗阵发性室上性心动过速、房颤、房扑：a. 首剂 5~10mg（0.075~0.15mg/kg），i.v.（注射时间＞ 2min）。或静注 10mg，给药速率为 1mg/min，也有报道注射时间为 15 秒以上。若无效，30min 后可再给予 10mg。QRS 波狭窄的阵发性室上性心动过速者在按摩颈动脉窦无效后，若情况稳定，可选用本药转复心律。推荐初始剂量为 2.5~5mg，i.v.（时间＞ 2min）。若心动过速持续存在，且首剂给药后未出现不良反应，可在 15~30min 内再用 5~10mg。推荐最大累积剂量为 20mg。b. 静注后可按 0.005mg/（kg · min）或 0.375mg/min 静滴维持。心功能不全及正在使用 β 受体阻滞药或洋地黄的患者须减量。开始剂量为 0.0001mg/（kg · min），以后再调整剂量以控制 HR。

（3）高血压 ①使用即释剂型，初始剂量为 80mg/ 次，tid.，p.o.。肝病患者、身材矮小者建议从 40mg/ 次，tid. 开始。有用至 480mg/d 的报道，但一日剂量＞ 360mg，其治疗作用基本上不会再增加。②使用缓释片或缓释胶囊，初始剂量为 240mg/ 次，早晨与食物同服。体重较轻者减至 120mg/d。若药量不足，可依次递增至：① 180mg/ 次，bid.。②每日早晨 240mg，睡前 120mg。③每 12h 服 240mg。若从即释剂型换成缓释剂型，缓释剂型剂量应与即释剂的日剂量相同。

【禁忌证】

1. 说明书禁忌证

（1）对本药过敏。

（2）心源性休克。

（3）急性心肌梗死并发心动过缓。

（4）充血性心力衰竭。

（5）严重心脏传导功能障碍（如Ⅱ或Ⅲ度窦房或房室传导阻滞，已安置心脏起搏器并行使功能者除外）。

（6）病窦综合征（已安置心脏起搏器并行使功能者除外）。

（7）预激综合征伴房颤或房扑。

（8）严重左心室功能不全。

（9）室速（QRS增宽≥0.12秒的室速者静脉用药，可能致显著的血流动力学恶化和心室颤动，用药前需鉴别宽QRS心动过速为室上性或室性）。

（10）严重低血压收缩压＜12kPa（90mmHg）。

（11）妊娠早、中期。

**2. 其他禁忌证**

洋地黄中毒者禁用注射剂，以免引起致命性房室传导阻滞（国外资料）。

**【特殊人群用药】**

**儿童** 用药的安全性和疗效尚未确定，慎用。

**1. 说明书用法用量**

（1）预防阵发性室上性心动过速（未服用洋地黄者） 1~5岁患儿，4~8mg/(kg·d)，分3次服用，或每隔8h服40~80mg。＞5岁患儿，每隔6~8h服80mg。

（2）治疗快速性室上性心律失常 ①婴儿，起始剂量0.1~0.2mg/kg（通常单剂0.75~2mg），持续心电监测下，稀释后静推至少2min；若初始反应满意，则在持续心电监测下，首剂30min后再给予0.1~0.2mg/kg（通常单剂0.75~2mg）。②1~15岁患儿，首剂0.1~0.3mg/kg（通常单剂2~5mg）静推至少2min，总量不超过5mg。若初始反应不满意，首剂30min后再给0.1~0.3mg/kg（通常单剂2~5mg）。

**2. 其他用法用量**

［国内参考信息］ ＜2岁患儿，20mg/次，2~3次/d，p.o.；＞2岁患儿，40~120mg/次，2~3次/d，p.o.，用量依年龄及反应而异。

［国外参考信息］

（1）心律失常 ①无预激综合征的室上性心动过速患儿，用于长期控制的推荐口服用量为1~3mg/（kg·次），q.8h。②也可静脉给药。建议不稀释直接静注，注射时间至少2~3min，不推荐间歇或持续静滴。静脉给药Max推荐为：婴儿，0.1~0.2mg/（kg·次）；＞1岁患儿，0.1~0.3mg/(kg·次)，最多5mg。若反应不明显，且血流动力学稳定，可在30min后再给药1次。对于年龄＜2岁或体重＜15kg患儿，建议不宜将本药用于阵发性室上性心动过速的短期治疗。

（2）高血压 初始剂量为3mg/（kg·d），分3次服。一般剂量为3~4mg/（kg·d），分3次服。Max为8mg/（kg·d）（不超过480mg/d），分3次服。

（3）肥厚型心肌病 3~6mg/（kg·d），长期口服。

**老人**

**1. 说明书用法用量**

老年患者宜从小剂量开始用药。口服普通片的安全起始剂量为40mg/次，tid.。口服缓释制剂的安全起始剂量为120mg/次，qd.。静脉给药的起始剂量应较低，且宜缓慢给药（至少3min）。

**2. 其他用法用量**

［国外参考信息］ 即释片的初始剂量为40mg/次，tid.，p.o.；缓释剂的初始剂量为120mg/d，p.o.。静注剂量为5~10mg/次或0.075~0.15mg/（kg·次）。为减轻老年人的不适反应，注射时间应＞3min。

**孕妇** 本药可透过胎盘屏障，妊娠早、中期禁用；妊娠晚期也不应使用，除非利大于弊时方可考虑。美国FDA妊娠安全性分级为：C级。

**哺乳妇女** 本药可进入乳汁，哺乳妇女用药期间应暂停哺乳。

**肝功能不全者** 慎用。

**1. 说明书用法用量**

肝功能不全者口服普通片的安全起始剂量为 40mg/ 次，tid.。严重肝功能不全时，仅需服用常规剂量的 30%。

**2. 其他用法用量**

[ 国外参考信息 ] 肝脏疾患者用药谨慎。肝硬化者静脉给药剂量为常规剂量的 50%，口服剂量为常规剂量的 20%。

**肾功能不全 / 透析者** 肾功能不全者慎用，密切观察 P-R 间期的异常延长或其他药物过量症状。血透不能清除本药，透析者不需调整用量。

**【注意】**

（1）慎用 ①心动过缓（HR ＜ 50 次 / min）。② I 度房室传导阻滞。③轻度心力衰竭（给本药前须先用洋地黄及利尿药控制心力衰竭）。④轻至中度低血压（本药的周围血管扩张作用可加重低血压）。⑤哮喘。⑥进行性肌营养不良。⑦颅内压增高。

（2）用药相关检查 / 监测项目 用药期间监测血压。静脉给药或调整口服剂量时需监测 ECG。本药可引起肝细胞损害，长期治疗时须定期检查肝功能。肝或肾功能损害者须严密监测血压、P-R 间期或药物过量的其他表现。

（3）对驾驶 / 机械操作的影响 使用本药可能会影响驾驶车辆和操作机器的能力，严重者可在工作时发生危险。尤其是治疗开始、增加剂量、从其他药物换药或与酒精同服时更易发生，应特别注意。

**【给药说明】**

（1）给药条件 ①应调整给药剂量以达个体化。服用缓释制剂时不可咀嚼，应用少量水送服，最好在餐中或餐后服用。②口服适于治疗心绞痛，但须根据患者需要及耐受情况调整剂量。③静注速度不宜过快，否则可使心脏停搏。必须在持续心电监测和血压监测下，缓慢静注至少 2min，并应备有急救设备及药品。④肥厚性心肌病主动脉瓣狭窄的患者，最好避免联合用药。

（2）配伍信息 本药注射液与林格液、5%GS 或 NS 均无配伍禁忌。

（3）其他 ①本药不改变血清钙浓度，但也有高于正常范围的血钙水平可能影响本药疗效的报道。②中或重度心力衰竭患者，肺毛细血管楔嵌压＞ 2.67kPa（20mmHg）、射血分数＜ 30% 时，使用本药可使病情恶化。

**【不良反应】** 多与剂量有关，常发生于剂量调整时。出现一般反应时可减量或停药，严重不良反应须紧急治疗。

（1）心血管 ①仅在剂量调整不当或已有特定损害时，本药的心血管不良反应才可能超过其治疗效应。②表现：房室传导阻滞、窦性心动过缓、窦性停搏或心脏停搏、心力衰竭或原有心力衰竭加重、严重血压下降和（或）直立性低血压、心悸、心动过速、小动脉扩张所致的周围水肿、肺水肿、房室传导阻滞、心源性休克、房颤、电机械分离等。血药浓度＞ 30ng/ml 时，可引起 P-R 间期延长，延长程度与血药浓度成正比。使用起搏器者在使用本药后可能会出现起搏和感受阈增高。肥厚型心肌病患者长期口服后可出现窦性停搏、窦性心动过缓伴交界区逸搏心律和房室等位节律分离、Ⅱ度 I 型房室传导阻滞及Ⅱ度Ⅱ型房室传导阻滞。预激综合征伴房颤或房扑患者用药后旁路传导加速，可致 HR 增快，甚至出现心室颤动、昏厥。③处理：出现心力衰竭或原有心力衰竭加重者，应加用强心药及利尿药。心动过缓、传导阻滞或心脏停搏时可静脉给予阿托品、异丙肾上腺素或安置人工心脏起搏器。预激综合征者出现心动过速时可采用直流电转复心律，静注利多卡因或普鲁卡因胺。低血压可静脉给予异丙肾上腺素、间羟胺或去甲肾上腺素。

（2）神经 CNS 不良反应较轻微。口服可引起眩晕、头痛、倦怠、嗜睡和疲乏。长期服药可出现感觉异常，表现为冷痛、麻木或烧灼感。

（3）精神 精神抑郁、精神错乱。

（4）内分泌/代谢 糖耐量减低、泌乳或泌乳素升高、高血糖、低血糖、血脂异常。老年患者长期用药：男性乳房发育，停药后可恢复。

（5）消化 食欲缺乏、恶心、呕吐、腹胀、便秘、腹泻、肠梗阻、齿龈增生、可逆性氨基转移酶及 ALP 升高（可能是过敏性肝炎的表现）、胆汁淤积、黄疸。

（6）呼吸 肺水肿。静脉给药：呼衰。

（7）泌尿 ARF。

（8）生殖 阳痿。

（9）骨骼肌肉 肌无力、肌肉关节疼痛、肌痉挛。

（10）皮肤 面色潮红、皮肤发红、皮肤或黏膜的点状或片状出血（紫癜）、光照性皮炎、头发改变、史 – 约综合征、多形性红斑和剥脱性皮炎。

（11）眼 非青光眼患者口服：眼压改变。

（12）耳 耳鸣。

（13）其他 过敏反应：红斑、瘙痒、风疹、斑丘疹、肢端红痛症、支气管痉挛。

【药物过量】

（1）表现 过量时症状与剂量、开始解毒的时间及患者心肌收缩能力（年龄相关）有关。严重中毒者可出现意识障碍（意识模糊到昏迷）、血压下降、心动过缓或过速、高血糖症、低钾血症、代谢性酸中毒、低氧血症、心源性休克伴肺水肿等。

（2）处理意见 主要是解毒和维持心血管系统的稳定性，可根据服药时间、方式及中毒症状的性质和严重程度选择治疗措施。①采用标准的 ICU 复苏措施，如胸外心脏按压、机械通气、除颤和起搏器。②由于血管扩张，治疗早期即应进行补液（林格液或 NS）。③若肠鸣音消失，即使服药时间已超过 12h，仍建议洗胃。④可能采用的特殊治疗措施包括去除心脏抑制、纠正低血压和心动过缓。缓慢性心律失常可使用阿托品和（或）β 肾上腺素受体激动药（如异丙去甲肾上腺素、间羟异丙肾上腺素）控制症状。出现危及生命的心动过缓时，可使用临时心脏起搏器。钙剂是特异性的解毒药，可静注 10% 葡萄糖酸钙 100ml；若治疗需要，可重复上述剂量或给予持续静滴（如 5mmol/h）。血浆中钙离子浓度必须保持在正常上限或稍高于正常上限。此外，心源性休克和血管扩张可导致低血压，可用多巴胺最高可达 25μg/（kg · min）、多巴酚丁胺最高可达 15μg/（kg · min）、肾上腺素或去甲肾上腺素治疗。根据患者对药物的反应调整用量。⑤本药不能通过透析清除，故不建议进行血透，但可考虑血液滤过或血浆置换（钙通道阻滞药大部分与血浆蛋白结合）。

【相互作用】

（1）苯巴比妥、Vit D、苯磺唑酮和异烟肼 增加本药代谢而降低其血药浓度。

（2）苯妥英 可降低血药浓度，减弱本药的疗效。

（3）环磷酰胺、长春新碱、甲基苄肼、泼尼松、长春碱酰胺、阿霉素、顺铂等细胞毒性药物 本药吸收减少。

（4）利福平 本药口服生物利用度明显降低。

（5）麻黄 可降低抗高血压药的疗效。使用本药治疗的高血压患者应避免使用含麻黄制剂。

（6）蛋白结合力高的药物 上述药物与血浆蛋白的竞争结合可使本药游离型血药浓度增高。

（7）西咪替丁 抑制本药代谢，同时 $H_2$ 受体阻滞后胃内 pH 值升高，可增加本药生物利用度和血药浓度，毒性增强。

（8）丙吡胺 两药均具负性肌力作用，合用时可增强本药的负性肌力作用，可能引起房室传导阻滞、心动过缓或增加预激综合征旁路的前向传导速度。合用时应谨慎，用本药前 48h 至给药后 24h 内不宜使用丙吡胺。

（9）血管扩张药、ACEI、利尿药等抗

高血压药　降压作用叠加，须小心调整本药剂量以免血压过低。

（10）氟卡尼　两者对心肌收缩力、房室传导和复极化有叠加作用。

（11）心血管造影对比剂　心血管造影时，由于对比剂与本药的心血管作用相似，可直接抑制传导和心肌收缩力，并引起周围血管扩张。

（12）吸入性麻醉药　吸入性麻醉药可抑制心血管活性，合用时应调整两药剂量以防过度的心脏抑制。

（13）胺碘酮　可能增加心脏毒性。

（14）茶碱、哌唑嗪、咪达唑仑　上述药的血药浓度增加。

（15）经 CYP 代谢的药物（卡马西平、环孢素、氨茶碱、奎尼丁或丙戊酸等）上述药物的血药浓度增加，毒性增强。

（16）地高辛　地高辛的肾脏清除降低，血药浓度增加（此作用与剂量有关），并可明显影响肝硬化者地高辛的药动学，使地高辛的总清除率和肾外清除率减少。故服用本药时须减少地高辛和洋地黄的剂量。

（17）酰胺咪嗪　酰胺咪嗪的作用增强，神经毒性加重。

（18）锂　锂的药物作用降低，神经毒性增加。

（19）神经肌肉阻滞药　神经肌肉阻滞药的活性增强，合用时应减少本药和（或）神经肌肉阻滞药的剂量。

（20）β-肾上腺素受体阻断药　房室传导功能与左心室收缩功能正常者，同时口服两药不致引起严重不良反应。但 β-肾上腺素受体阻断药使用后数小时内应禁止使用本药注射剂，尤其是左室收缩功能异常者，将导致急性血流动力学紊乱，对心肌收缩和窦房结及房室结传导功能均会造成明显抑制。有传导功能障碍及心功能不全者两药不宜合用。

（21）阿司匹林　出血倾向增加。有报道，合用时少数病例的出血时间较单用阿司匹林时延长。

（22）乙醇　乙醇的降解减缓，清除受抑制，致血中乙醇浓度增加，毒性增强；此外，乙醇可加强本药的降压效应，使血压过低，故服药期间不宜饮酒。

（23）葡萄柚汁　有报道，葡萄柚汁能升高本药的血药浓度，不宜同服。

## 盐酸地尔硫䓬
## Diltiazem Hydrochloride

**【其他名称】** 奥的镇、艾克朗、贝洛信、蒂尔丁、地尔硫䓬、迪尔松、迪尔欣、合贝爽、合心爽、硫氮䓬酮、芊克、恬尔心、恬尔新、坦立达、太韦特、心泰、亚宝灵爽、Altiazem、Anginyl、Cardizem、Dilacor、Dilthiazem、Diltiazem、Dilzem-SR、HERBESSER、Mono-Tildiem、Odizem、Tildiem

**【分类】** 心血管系统用药 \ 钙通道阻滞药

**【制剂规格】** 片剂　① 30mg。② 60mg。③ 90mg。

缓释片　① 30mg。② 60mg。③ 90mg。

缓释胶囊　① 60mg。② 90mg。③ 120mg。④ 180mg。⑤ 240mg。

粉针剂　① 10mg。② 50mg。

**【临床应用】**

**说明书适应证**

（1）冠状动脉痉挛引起的心绞痛、劳力型心绞痛，注射制剂尚用于不稳定性心绞痛。

（2）高血压，包括轻至中度高血压，尤其适用于伴有心绞痛的高血压。注射制剂尚用于高血压急症以及手术时异常高血压的急救处置。

（3）室上性心动过速，也可用于控制房颤患者的心室率。

（4）肥厚型心肌病。

**【用法用量】**

**1. 说明书用法用量**

**（1）一般用法**　①普通片，开始 30mg/ 次，

qid.，餐前及临睡时服用，每1~2日逐渐增量，直至达满意疗效。平均用量为90~360mg/d。Max：≤360mg/d。②缓释片，90~180mg/次，qd.，p.o.。③缓释胶囊，先从小剂量开始，视病情调整剂量并个体化给药，60mg/次，bid.，p.o.；或90mg/次，1~2次/d；或120mg/次，qd.；或180~240mg/次，qd.。

（2）不稳定型心绞痛 通常以1~5μg/（kg·min）静滴。从小剂量开始，根据病情适当增减，Max为5μg/（kg·min）。

（3）高血压急症 通常以5~15μg/（kg·min）静滴。当血压降至目标值后，在监测血压的同时调节滴速。

（4）手术时异常高血压的急救处置 通常单次10mg缓慢静注（约1min），其用量可根据年龄和症状适当增减；也可按5~15μg/（kg·min）静滴。当血压降至目标值后，在监测血压的同时调整滴速。

（5）室上性心动过速 通常为单次10mg，约3min内缓慢静注，可根据年龄和症状适当增减。

（6）控制房颤的心室率 10mg或0.15~0.25mg/kg，临用前用NS或GS溶解并稀释为1%的溶液，在3min内缓慢注射，15min后可重复。也可按5~15μg/（kg·min）静滴。

2. 其他用法用量

［国内参考信息］

稳定型心绞痛 缓释片，120~480mg/次，qd.，p.o.。

［国外参考信息］

（1）心绞痛（包括慢性稳定型心绞痛或冠状动脉痉挛型心绞痛） ①普通片剂起始剂量30mg/次，3~4次/d，p.o.。一般可用至180~360mg/d。Max为360mg/d。缓释胶囊起始剂量为120mg，qd. p.o.。通常用量为120~480mg/d，qd.。Max为540mg/d，qd.。②也可经心室导管弹丸式注射给药，10mg/次，注射30秒。

（2）高血压 ①延迟释放胶囊的起始剂量为120~240mg，qd. p.o.。通常用量为240~360mg/d，qd.。Max为540mg/d。②持续释放胶囊的起始剂量为60~120mg，bid. p.o.。通常用量为120~180mg，bid.。Max为360mg/d。③持续静滴用于治疗恶性高血压，开始剂量为5μg/（kg·min），通常可达5~40μg/（kg·min）。

（3）室上性心律失常 用于临时控制房颤、房扑时的快心室率，或阵发性室上性心动过速（PSVT），起始剂量为0.25mg/kg（或20mg），在2min内静注。Max为0.35mg/kg（或25mg）。若疗效不佳，可在15min后重复给予0.35mg/kg（或25mg），而后再根据患者反应调整剂量。HR减慢后即可进行持续静滴，开始剂量为5mg/h，然后以5mg/h的增幅逐渐调整滴速以良好控制心室率。通常剂量为5~10mg/h，Max为15mg/h，滴注时间不超过24h。控制HR后，可转为口服，在开始24h内可用本药短效制剂，以后再转为长效制剂，用量计算公式为：口服剂量=输注速率（mg/h）×3+3×10。

（4）原发性肺动脉高压 起始剂量为30mg/次，tid.，p.o.。通常用量为120~720mg/d，分次服用。Max为900mg/d，分次服用。

（5）PTCA 利用本药的心肌保护作用，在PTCA术中经动脉给药，可避免发生心肌缺血。负荷量为30μg/kg。

**【禁忌证】**

1. 说明书禁忌证

（1）对本药过敏者。

（2）严重低血压收缩压＜12kPa（90mmHg）。

（3）心源性休克。

（4）Ⅱ和Ⅲ度房室传导阻滞未安装起搏器者或病窦综合征未安装起搏器者（持续窦性心动过缓HR＜50次/min、窦性停搏及窦房阻滞等）。

（5）严重充血性心力衰竭。

（6）严重心肌病。

（7）室速（宽 QRS ＞ 0.12s 的心动过速者，使用钙通道阻滞药可能会出现血流动力学恶化和心室颤动。静注前明确宽 QRS 复合波为室上性或室性是非常重要的）。

（8）急性心肌梗死或肺充血者。

（9）附加旁路（如 WPW 综合征或短 PR 综合征）合并房颤、房扑者。

（10）妊娠或可能妊娠的妇女。

**2. 其他禁忌证**

（1）对其他钙通道阻滞药过敏者。

（2）新生儿禁用含苯甲醇的注射剂。

**【特殊人群用药】**

**儿童** 安全性和有效性尚不明确。新生儿禁用含苯甲醇的注射剂。

**其他用法用量**

［国外参考信息］

（1）高血压 ①儿童使用普通片，起始剂量为 1.5~2mg/（kg · d），分 3~4 次服用。Max 为 3.5mg/（kg · d）。②青少年使用普通片，开始剂量为 30mg/ 次，qid. p.o.。通常剂量为 180~360mg/d，Max 为 360mg/d。使用缓释胶囊时，起始剂量为 60~120mg/ 次，bid. p.o.。通常剂量为 120~180mg/ 次，bid.，Max 为 300mg/d。

（2）进行性假性肥大性肌营养不良 普通片，一般剂量为 8mg/(kg·d)，分 4 次服用。

（3）室上性心律失常 用于临时控制房颤、房扑时的快心室率或 PSVT，青少年用法用量同成人。

**老人** 从小剂量开始，给药时须密切观察患者反应。国外资料建议老年人用药时减量或延长给药间期。

**孕妇** 动物实验证实，本药可致畸和致流产。孕妇应权衡利弊，妊娠或可能妊娠的妇女禁用注射剂。美国 FDA 妊娠安全性分级为：C 级。

**哺乳妇女** 本药对受乳婴儿的影响尚存争议，但本药可经乳汁排出，且在乳汁中的浓度接近血药浓度，故哺乳妇女应尽量避免使用或必须用药时暂停哺乳。

**肝功能不全者** 慎用。据国外资料，肝功能不全者应减量，肝硬化者的相对安全剂量应＜ 90mg/d。

**肾功能不全 / 透析者** 肾功能不全者不需调整剂量，但应慎用。

**【注意】**

（1）慎用 ①轻至中度充血性心力衰竭。②左心功能不全。③心室功能受损者。④低血压。⑤心肌病。⑥ Ⅰ 度房室传导阻滞。⑦正使用 β – 肾上腺素受体阻断药者。⑧胃肠动力增高或胃肠梗阻时慎用缓释剂（国外资料）。

（2）用药相关检查 / 监测项目 注射给药时应持续心电监护、频繁测量血压。长期用药者应定期监测肝、肾功能。

**【给药说明】**

（1）给药条件 ①剂量应个体化，于餐前或临睡时服药，每 1~2d 逐渐增量，直至获得满意疗效。②若需静注，用药前需明确宽 QRS 复合波为室上性或室性。③与维拉帕米和地高辛相同，本药能减慢房室结传导但不延长旁路不应期，故在极少数附加旁路伴房颤或房扑者中，注射本药时可引起致命性的 HR 增快伴低血压。若有可能，本药首次注射时应在备有监护、复苏设备（包括直流电转复 / 除颤器）的条件下进行，待确定患者对药物的反应后，可移至常规条件接受治疗。④使用本药时可能出现完全房室传导阻滞、严重心动过缓，甚至心脏停跳，故需充分注意如下：a. 仅限于治疗上必需的最小用量或静滴时必需的最短用药时间。b. 充分观察患者用药时或用药后状态，注意上述症状的早期发现。c. 用药时需做好处理上述症状的充分准备，发现异常，立即终止用药并做适当处置。

（2）减量 / 停药条件 停药时应逐渐减量，避免骤停，以免出现高血压反跳或心绞痛。

（3）配伍信息 临用前将本药注射剂溶

解于5ml注射用水中，溶解后呈无色澄明液体。与其他药液混合时，若pH＞8，则本药可能析出。

【不良反应】

（1）心血管　心动过缓、眩晕、浮肿、晕厥、低血压、心悸、严重心动过缓（有时可致心脏停搏）、心动过速、窦房阻滞、房室传导阻滞（Ⅰ~Ⅲ度）、束支传导阻滞、心律失常、室性期前收缩、心绞痛、充血性心力衰竭、ECG异常、心肌梗死（不易与患者本身疾病的自然过程相鉴别）。

（2）神经　头痛、无力、遗忘、步态异常、失眠、神经质、感觉异常、嗜睡、震颤、锥体外系综合征等。

（3）精神　多梦、抑郁、幻觉、性格改变、易激惹等。

（4）内分泌/代谢　高血糖、高尿酸血症、体重增加。

（5）血液　溶血性贫血、出血时间延长、WBC减少、紫癜和血小板减少。

（6）消化　恶心、齿龈增生、烦渴、味觉障碍、畏食、消化不良、呕吐、便秘、腹泻以及ALP、AST、ALT和LDH轻度升高。

（7）呼吸　鼻充血、鼻出血、呼吸困难。

（8）泌尿　夜尿、多尿、少尿、血清肌酐和BUN升高。

（9）生殖　阳痿。

（10）骨骼肌肉　肌痉挛、骨关节痛、CPK升高。

（11）皮肤　皮疹、瘙痒、光敏反应、颜面潮红、瘀点、荨麻疹、脱发、多形性红斑、注射局部发红、剥脱性皮炎。皮肤反应一般是暂时的，继续用药可消失，但若持续不退应停药。

（12）眼　弱视、视网膜病及眼激惹。

（13）耳　耳鸣。

【药物过量】

（1）剂量　已报道的有关本药过量的剂量范围＜1~10.8g。

（2）表现　心动过缓、低血压、心脏传导阻滞和心力衰竭。

（3）处理意见　立即停药，通过胃肠道清除药物的同时根据本药药理作用和临床经验，可给予以下治疗：①心动过缓：给予阿托品0.6~1mg，若无效，可谨慎使用异丙肾上腺素。②高度房室传导阻滞：治疗同“心动过缓”，若出现持续的高度房室传导阻滞则应安置起搏器。③心力衰竭：应给予正性肌力药（异丙肾上腺素、多巴胺、多巴酚丁胺）和利尿药。④低血压：给予升压药（如多巴胺或去甲肾上腺素）。⑤若心跳停止则须进行心脏按压、给予肾上腺素等儿茶酚胺类药物进行心脏复苏。

【相互作用】

（1）利福平　可诱导代谢酶而使本药血药浓度下降。合用时应观察临床症状，必要时增加本药用量。

（2）麻黄　拮抗降压药疗效，不宜合用。

（3）胆汁酸结合树脂（如考来替泊、考来烯胺、可莱塞兰）　本药生物利用度显著降低。如需合用，应监测心功能，酌情调整剂量。

（4）圣约翰草、奈韦拉平　本药生物利用度降低。合用应谨慎，注意监测本药疗效。

（5）育亨宾　直接拮抗钙通道阻滞药的降血压疗效，应避免合用。

（6）薄荷油　竞争性拮抗本药的钙通道阻滞作用，降低本药疗效。合用应谨慎。

（7）印度香胶树（Guggul）提取物　与本药在胃肠道结合而降低本药疗效。应避免合用。

（8）塞来昔布　以维持剂量服用本药的患者可出现血压可逆性升高。合用时应严密监测血压。

（9）HIV蛋白酶抑制药（如安普那韦、利托那韦、沙奎那韦）、唑类抗真菌药（如伏立康唑）、奎奴普汀/达福普汀　抑制本药代谢，血药浓度升高，毒性反应发生率增大。合用时注意监测不良反应，必要时减量。

（10）西咪替丁、雷尼替丁　西咪替丁抑制本药代谢，血药浓度及 AUC 增加，合用时需调整本药剂量。雷尼替丁使本药血药浓度升高并不明显。

（11）抗心律失常药（盐酸胺碘酮、盐酸美西律、奎尼丁等）　有协同作用。合用可进一步减慢窦性 HR，加重房室传导阻滞。与奎尼丁合用时还可能增强奎尼丁毒性。故应监测 ECG 及患者反应，出现异常应减量或停药。

（12）麻醉药（异氟烷、恩氟烷、氟烷等）　与钙通道阻滞药有协同作用，合用时需仔细确定剂量，并监测 ECG，异常时需减量或停止单药或两药的使用。

（13）西沙必利　西沙必利的代谢受抑制，增高心脏毒性反应（Q-T 间期延长、尖端扭转型室速、心搏骤停）的发生率。不可合用。

（14）苯二氮䓬类药物（如三唑仑、阿普唑仑、艾司唑仑）、大环内酯类抗生素（如红霉素）、阿片类镇痛药（如阿芬太尼）、他汀类降血脂药（如辛伐他汀、洛伐他汀）、糖皮质激素（如甲泼尼龙）、免疫抑制药（如他克莫司、西罗莫司）、阿夫唑嗪、丁螺环酮、环孢素、度他雄胺　上述药物的代谢受抑制，增加其生物利用度和药动学效应，增加不良反应发生率。合用需谨慎，注意监测血药浓度和不良反应，酌情调整剂量。

（15）依来曲普坦（Eletriptan）　依来曲普坦的代谢受抑制，血药浓度增高。两者的用药时间应至少间隔 72h，必要时监测脉搏、血压和 ECG。

（16）阿雷地平　阿雷地平的肝代谢受抑制，$C_{max}$ 和 AUC 显著增高，但不延长其 $t_{1/2}$。

（17）乙内酰脲类抗癫痫药（如苯妥英、磷苯妥英）、三环类抗抑郁药（如丙米嗪）　上述药物的代谢清除受抑制，血药浓度增高，不良反应发生率增加；同时本药血药浓度也可能降低。合用时或停用本药时应注意监测血药浓度和不良反应，酌情调整剂量。

（18）莫雷西嗪　本药可抑制莫雷西嗪的代谢而莫雷西嗪可诱导本药的代谢，故合用可出现莫雷西嗪血药浓度升高而本药血药浓度降低。需谨慎合用，酌情调整两药剂量。

（19）卡马西平、茶碱　上述药物的代谢受抑制，血药浓度增高。合用时应注意监测不良反应和血药浓度，酌情调整剂量。

（20）二氢吡啶类钙通道阻滞药（如硝苯地平）　上述药物的代谢受抑制，血药浓度增高，不良反应发生率增加。建议采用单一疗法或合用两种不同类别的抗高血压药（如钙通道阻滞药与 ACEI）。

（21）盐酸阿普林定　相互影响代谢而使两者的血药浓度增加。阿普林定血药浓度升高可致心律不齐、手颤、眩晕或轻度头痛等，两者血药浓度均升高时也可表现为心动过缓、房室传导阻滞等。两者合用应监测 ECG、定期观察临床症状，出现异常应减量或停药。

（22）β 肾上腺素受体阻滞药　上述药物作用增强，有益于心功能正常者。但也有导致低血压、左心衰竭及房室传导阻滞的可能，老年、左心功能不全、主动脉狭窄者尤易出现。同时，本药还可使后者的血药浓度增加。合用时应仔细监测心功能，调整用量。静脉给予本药时，应避免与上述药物同时或在相近的时间内先后用药（数小时内）。

（23）利血平等罗芙木制剂　上述药物的作用增强，可能出现心动过缓、房室传导阻滞、窦房阻滞。合用时应监测 ECG，异常时需减量或停止单药或两药的使用。

（24）硝酸异山梨醇、硝酸甘油等硝酸酯类药　上述药物的降压作用增强，合用时应测量血压，适当调整用量。

（25）洋地黄制剂（如洋地黄毒苷、地高辛、甲基地高辛）　上述药物的肾脏和/或肾外清除受抑制，血药浓度增高，可能引发心动过缓、房室传导阻滞及洋地黄中毒。合用时应监测ECG和洋地黄制剂的血药浓度，注意观察有无洋地黄中毒症状，酌情调整剂量。

（26）泮库溴铵、维库溴铵等肌肉松弛药　上述药物的作用增强，合用时应减量或停药。

（27）西洛他唑（抗血小板药）及酒石酸长春瑞滨（抗肿瘤药）　上述药物的作用增强。合用时应定期观察临床症状，发现异常时减量或停药。

（28）NSAID、口服抗凝药　胃肠道出血的发生率增加，降血压作用也可能受拮抗。其中，与阿司匹林合用可进一步抑制ADP诱发的血小板聚集，延长出血时间。合用需谨慎，注意监测胃肠道出血的症状和体征。

（29）锂剂　可因钙离子转运发生协同性减弱而引发神经毒性反应和精神意识改变。合用时注意监测神经毒性反应征象，必要时定期检测血锂浓度。

（30）降血糖药（如氯磺丙脲）　低血糖的发生率增高。糖尿病患者启用或停用钙通道阻滞药时，需注意监测血糖浓度的改变。

（31）表柔比星　心衰的发生率增高。合用时应严密监测心功能状况。

（32）芬太尼　在芬太尼麻醉的状况下合用钙通道阻滞药和β肾上腺素受体阻滞药，可能致严重低血压。合用需谨慎。

# 第六章 调节血脂药

## 辛伐他汀
## Simvastatin

【其他名称】 博占同、京必舒新、捷芝、剑之亭、卡地克、康尔卓克、理达舒、理舒达、利之舒、米希伦、赛夫丁、斯伐他汀、舒降之、苏文、塞瓦停、苏之、新达苏、新伐他汀、辛可、幸露、希赛、辛优旨、西之达、忆辛、旨康、旨泰、征之、正支、泽之浩、Denan、Liponorm、Lipovas、Lodales、Sinvacor、Sivastatin、Synvinolin、Valastatin、Zocor、Zocord

【分类】 心血管系统用药 \ 调节血脂药

【制剂规格】 片剂 ① 5mg。② 10mg。③ 20mg。

分散片 ① 5mg。② 10mg。③ 20mg。④ 40mg。

咀嚼片 10mg。

胶囊 ① 5mg。② 10mg。

滴丸 5mg。

干混悬剂 10mg。

【临床应用】

说明书适应证

（1）高脂血症：①对饮食控制及其他非药物治疗不理想的原发性高胆固醇血症、杂合子家族性高胆固醇血症或混合性高胆固醇血症，可降低升高的 TC、LDL-C、Apo B 和 TG，且升高 HDL-C，从而降低 LDL/HDL 和 TC/HDL 的比率。②对饮食控制及非饮食疗法不理想的纯合子家族性高胆固醇血症，可降低升高的 TC、LDL-C 和 Apo B。

（2）冠心病：①减少死亡风险。②减少冠心病死亡及非致死性心肌梗死风险。③减少脑卒中和短暂性脑缺血风险。④减少心肌血管再通手术（冠状动脉搭桥术及经皮气囊冠状动脉成形术）风险。⑤延缓动脉粥样硬化的进展（包括新病灶及全堵塞的发生）。

【用法用量】

1. 说明书用法用量

（1）高胆固醇血症 一般起始剂量为10mg/d，晚间顿服。对胆固醇水平轻至中度升高者，起始剂量为 5mg/d。需调整剂量时，则应间隔 4 周以上。Max：40mg/d，晚间顿服。当 LDL-C 水平降至 1.94mmol/L（75mg/dl）或 TC 水平降至 3.6mmol/L（140mg/dl）以下时，应减量。

（2）纯合子家族性高胆固醇血症 临床对照研究结果显示，建议 40mg/d，晚间顿服；或 80mg/d，分 3 次服用（早晨 20mg、午间 20mg 和晚间 40mg）。本药应与其他降脂疗法联合应用（如 LDL 提取法），无法采用其他方法时，也可单独应用。

（3）冠心病 每晚服用 20mg 作为起始剂量，剂量调整应间隔 4 周以上。Max：40mg/d，晚间顿服。

（4）其他临床用法 本药在单用或与胆酸螯合剂协同应用时均有效。对已同时服用免疫抑制药（如环孢菌素）者，本药起始剂量为 5mg/d，p.o.。Max：10mg/d。同服胺碘酮或维拉帕米者，本药 Max：20mg/d。

2. 其他用法用量

［国外参考信息］

（1）冠心病 开始用量为 20mg/ 次，qd.，晚间顿服。

（2）高胆固醇血症 常用起始量为 20mg/ 次，qd.，晚间服用；若需使 LDL-C 降低 45% 以上，起始量可为 40mg/ 次，qd.，晚间服用。维持量为 5~80mg/d；推荐 Max 为 80mg/d，在研究中也有使用 160mg 者。应根据患者反应、治疗目标及 LDL-C 水平等适当调整剂量（剂量调整时间不少于 4 周）。与烟酸或氯贝丁酯合用时，本药起始剂量为 5mg/d，p.o.，Max 为 10mg/d。

**【禁忌证】**

**说明书禁忌证**

（1）对本药过敏者。

（2）活动性肝炎或无法解释的血清氨基转移酶持续升高者。

（3）孕妇、计划怀孕或可能怀孕的妇女。

（4）哺乳妇女。

**【特殊人群用药】**

**儿童** 目前不推荐儿童服用本药。

**老人** 国外资料显示，老年患者用量＜20mg/d 即可最大限度地降低血浆 LDL-C 水平。

**孕妇** 本药可能致胎儿发育不良，孕妇禁用。若服药期间怀孕，则应停药。美国 FDA 妊娠安全性分级为：X 级。

**哺乳妇女** 禁用。

**肝功能不全者** 活动性肝炎或无法解释的血清氨基转移酶持续升高者禁用。大量饮酒和（或）有肝病史者慎用。

**肾功能不全 / 透析者**

**说明书用法用量**

轻、中度肾功能不全时不必调整剂量，但 Ccr＜30ml/min 时应减量，起始剂量为 5mg/d。剂量＞10mg/d 时应严密监测。

**其他**

**其他用法用量**

［国外参考信息］心脏移植及肾移植患者，与免疫抑制药合用时，起始剂量为 5mg/d，Max 为 10mg/d。

**【注意】**

（1）慎用 ①对其他 HMG-CoA 还原酶抑制药过敏者。②肌病（国外资料）。

（2）用药相关检查 / 监测项目 用药期间随访检查血胆固醇、肝功能和 CPK。

**【给药说明】**

（1）给药条件 ①本药宜与食物同服，以利吸收。若需要，片剂可掰开服用。② HMG-CoA 还原酶活性夜间较白天强。夜间服用，有利于更好发挥药理作用。本药治疗前应给予标准胆固醇饮食，并在治疗期间继续使用。

（2）减量 / 停药条件 使用本药者进行择期大手术前及发生较严重的急性内科或外科疾病时应暂停用药。

（3）其他 ①本药只有中等程度降低 TG 的疗效，而不适合治疗以 TG 升高为主的异常情况（如Ⅰ、Ⅳ及Ⅴ型高脂血症）。②由于纯合子家族性高胆固醇血症患者 LDL 受体完全缺乏，本药对此类患者的疗效不大理想。

**【不良反应】**

ADR 警示 ①美国 FDA 发布通告称，与使用低剂量的本药及其他“他汀类”药物相比，使用本药最高批准剂量 80mg 发生肌肉损害的风险升高。2009 年 1 月 1 日至 2010 年 5 月 31 日，国家药品不良反应监测中心病例报告数据库共收到有关本药不良反应 / 事件病例报告 1447 例，不良反应表现共计 1868 例次。1447 份报告有关肌肉骨骼系统和代谢损害情况中，肌痛报告 101 例次，其次是横纹肌溶解 24 例次，关节痛 22 例次。②美国 FDA 曾发布关于本药（包括含本药的复方药）与胺碘酮合用的安全性公告。公告称，本药与胺碘酮合用时有导致罕见横纹肌溶解的风险，并可引起肾衰竭或死亡。这种风险的发生率与剂量相关，当本药日剂量超过 20mg 时这种风险将增加。2004 年 1 月 1 日至 2010 年 5 月 31 日期间，国家药品不良反应监测中心数据库收到本药与胺碘酮合并使用的病例共 5 例，其中 2 例不良反应表现为肌酸激酶升高或横纹肌溶解，3 例表现为肝功能异常。

（1）心血管 脉管炎。

（2）神经 头痛、眩晕、失眠、感觉异常及外周神经病。

（3）血液 贫血、血小板减少、嗜酸性粒细胞增多。

（4）消化 腹痛、便秘、胃肠胀气、恶

心、呕吐、腹泻、消化不良、黄疸、急性胰腺炎（见于治疗 3 个月内）、肝衰竭、血清氨基转移酶显著持续升高、ALP 和 γ 谷氨酸转肽酶升高。治疗期间若氨基转移酶＞正常高限 3 倍以上或持续升高，则应停药。

（5）呼吸　呼吸困难。

（6）泌尿　低血压、严重急性感染、创伤、代谢紊乱等，此时须注意可能出现继发于肌溶解后的肾衰竭。

（7）生殖　阳痿。

（8）骨骼肌肉　肌肉痉挛、肌痛、肌炎、关节炎、关节痛、横纹肌溶解（表现为肌肉疼痛、发热、乏力等，常伴血 CPK 增高，甚至可导致肾衰竭）。治疗期间若 CPK 显著增高或发生肌炎，则应停药。

（9）皮肤　皮疹、瘙痒、脱发、血管神经性水肿、狼疮样综合征、荨麻疹、光敏反应、皮肤潮红等。

（10）眼　长期临床研究显示，本药对人晶体无不良影响。

（11）其他　有过敏反应综合征（血管神经性水肿、狼疮样综合征、风湿性多发性肌痛、皮肤肌炎、脉管炎、血小板减少症、嗜酸性粒细胞增多、ESR 升高、关节炎、关节痛、荨麻疹、光敏感、发烧、潮红、呼吸困难以及不适）的报道。给予小鼠 3~4 倍于人用剂量时可致癌，但在人类大规模长期临床试验中未见肿瘤发生率增加。未发现本药有致突变作用。

**【药物过量】**

（1）剂量　过量报道中，服用本药的最大剂量为 450mg。

（2）表现　有少数用药过量的报道，无特殊中毒症状，所有患者均康复且无后遗症。

（3）处理意见　一般采取常规处理措施。

**【相互作用】**

（1）考来替泊、考来烯胺　本药生物利用度降低，应在服用上述药物 4h 后再服本药。

（2）果胶　本药吸收减少、疗效下降。果胶的服用时间应早于本药 2h 或晚于本药 4~6h。

（3）卡马西平、奥卡西平、波生坦、苯妥英、磷苯妥英、曲格列酮　降低本药的血药浓度和疗效。合用时应监测血脂水平，酌情调整本药剂量。

（4）圣约翰草　促进本药代谢，致疗效下降，不宜合用。

（5）利培酮、安普那韦、福沙普那韦（Fosamprenavir）、茚地那韦、奈非那韦、利托那韦、沙奎那韦、替普那韦、阿扎那韦（Atazanavir）、胺碘酮、红霉素、克拉霉素、泰利霉素（Telithromcin）、奎奴普汀 / 达福普汀、酮康唑、氟康唑、伊曲康唑、伏立康唑、咪贝地尔、奈法唑酮、环孢素、地尔硫䓬、维拉帕米、夫西地酸　抑制本药代谢，增高其血药浓度，易引发肌病或横纹肌溶解，不宜合用。

（6）吉非贝齐、烟酸　横纹肌溶解和 ARF 的发生率增加。

（7）华法林　出血和横纹肌溶解风险增加。服用华法林者如需加用或停用本药，应严密监测 PT 和 INR，酌情调整抗凝药的用量。此外，还需监测 CPK 水平，怀疑出现肌病或横纹肌溶解时应停药。

（8）地高辛　地高辛的血药浓度轻度升高，对已处于地高辛剂量高限者，易致毒性反应。合用时需监测地高辛血药浓度，酌情调整剂量。

（9）四氢萘酚类钙通道阻断药（米贝地尔）　禁止合用。

（10）燕麦　本药吸收减少、疗效下降。燕麦摄入时间应早于本药 2h 或晚于本药 4~6h。

（11）葡萄柚汁　常规饮用量（250ml/d）对本药的影响很小，且无临床意义。若在本药治疗期内大量饮用（＞1L/d），则明显升高本药血药浓度，有可能增加发生横纹肌溶解的危险性，故应避免。

# 洛伐他汀
## Lovastatin

**【其他名称】** 艾乐汀、都乐、海立片、俊宁、洛凡司丁、乐福欣、乐活、罗华宁、洛特、乐瓦停、洛之达、美降脂、脉温宁、美维诺林、明维欣、苏尔清、苏欣、欣露、雪庆、Deolip、Mevacor、Mevinacor、Mevindin、Mevinolin、Monacolink、Nergadow

**【分类】** 心血管系统用药\调节血脂药

**【制剂规格】** 片剂 ① 10mg。② 20mg。③ 40mg。

分散片 20mg。

胶囊 ① 2mg。② 4mg。③ 10mg。④ 20mg。

颗粒 1g（含洛伐他汀 20mg）。

**【临床应用】**

1. 说明书适应证

治疗高胆固醇血症和混合型高脂血症。饮食疗法和其他非药物治疗反应欠佳时，降低原发性高胆固醇血症患者的 TC 和 LDL-C。

2. 其他临床应用

（1）糖尿病或肾病伴高胆固醇血症。

（2）防治冠心病。

（3）防治缺血性脑卒中。

**【用法用量】**

1. 说明书用法用量

轻、中度高胆固醇血症 起始剂量为 10mg/d，晚餐时顿服。标准剂量为 20mg/d，分 1~2 次服。若需调整剂量则应间隔 4 周。Max：80mg/d，分 1~2 次服。当 LDL-C 降至 75mg/dl（1.94mmol/L）以下或 TC 降至 140mg/dl（3.6mmol/L）以下时，应减量。

2. 其他用法用量

［国外参考信息］

（1）高胆固醇血症 起始剂量为 20mg/次，qd.，晚餐时服。剂量调整必须间隔 4 周以上。Max：80mg/d，可分 2 次服。与环孢素合用或要求 LDL 下降＜ 20% 时，则 10mg/次，qd.。与环孢素、氯贝特或烟酸合用时，Max 为 20mg/d。

（2）杂合子家族性高胆固醇血症 起始剂量为 20mg/次，bid.，p.o.。

（3）冠状动脉粥样硬化 40~80mg/d，分 2 次服。当血 TC 降至 110mg/dl（2.85mmol/L）以下时，可减量。

**【禁忌证】**

1. 说明书禁忌证

（1）对本药过敏者。

（2）活动性肝病或不明原因的血清氨基转移酶升高。

（3）孕妇及哺乳妇女。

2. 其他禁忌证

持续肝功能异常。

**【特殊人群用药】**

**儿童** 用药的安全性和有效性尚未确定。

其他用法用量

［国外参考信息］ 起始剂量为 10mg/d，p.o.；常规维持剂量为 10~40mg/d。

**老人** 根据肝肾功能调整剂量。

**孕妇** 本药可致动物胎仔发育不良，孕妇禁用。美国 FDA 妊娠安全性分级为：X 级。

**哺乳妇女** 不推荐用。

**肝功能不全者** 持续肝功能异常者禁用。有肝病史者慎用。

**肾功能不全/透析者** 肾功能不全者应减量。Ccr ＜ 30ml/min，剂量＞ 20mg/d 时应慎用。

**【注意】**

（1）慎用 ①对其他 HMG-CoA 还原酶抑制药过敏。②大量饮酒。

（2）用药相关检查/监测项目 用药前及用药期间应定期检查血清氨基转移酶。用药期间随访血胆固醇、肝功能和 CPK。

**【给药说明】**

（1）给药条件 ①宜与食物同服，以利吸收。②应用本药调节血脂时须同时进行饮食治疗。

（2）减量/停药条件 患者存在严重感染、大手术、外伤时，应停药。

（3）其他　饮食疗法始终是治疗高血脂的首要方法，加上锻炼和减轻体重等方式，将优于任何形式的药物治疗。

【不良反应】

（1）心血管　存在低血压时，应停药。

（2）神经　头痛、眩晕、失眠、味觉障碍、感觉异常等。存在无法控制的抽搐时，应停药。

（3）精神　焦虑。

（4）内分泌 / 代谢　包括本药在内的HMG-CoA还原酶抑制药可明显降低血清辅酶（特别是辅酶 $Q_{10}$）水平，损害心功能，用辅酶 $Q_{10}$ 治疗可获改善。本药对皮质激素的合成无影响。存在严重内分泌或代谢紊乱时，应停药。

（5）血液　血小板、WBC减少、嗜酸性粒细胞增多、溶血性贫血。

（6）消化　烧心、食欲减退、恶心、腹痛、腹胀、腹泻、便秘、阻塞性黄疸、急性胰腺炎（见于治疗3个月内）、肝炎、ALP及胆红素水平升高、血清氨基转移酶轻至中度升高（罕见显著升高，长期用药常引起明显升高）。对于罕见的纯合子家族性高胆固醇血症患者，可能由于患者缺乏功能性LDL受体，服用本药似更易出现血清氨基转移酶的升高。治疗期间若氨基转移酶＞正常高限3倍以上或持续升高，则应停药。

（7）呼吸　呼吸困难。

（8）泌尿　出现肾功能减退时应减量。如有低血压、严重急性感染、创伤、代谢紊乱等情况，应注意可能出现的继发于肌溶解后的肾衰竭。出现继发于横纹肌溶解的肾衰竭时，应停药。

（9）生殖　阳痿。

（10）骨骼肌肉　肌炎、关节炎、关节疼痛、肌痛、横纹肌溶解（表现为肌肉疼痛、发热、乏力常伴血CPK增高、肌红蛋白尿，甚至导致肾衰竭）等。治疗期间若CPK显著增高或出现疑为肌炎的症状，则应停药。

（11）皮肤　皮疹、瘙痒、Stevens-Johnson综合征、轻度表皮松解综合征、多形性红斑、光敏感、血管神经性水肿、狼疮样综合征、荨麻疹、发热及颜面潮红。

（12）眼　视力障碍：视物模糊、视敏度降低。

（13）其他　寒战。给予小鼠3~4倍于人类用量时可致癌，但在人类大规模长期临床试验中未见肿瘤发生率增加。已有的研究也未发现本药有致突变作用。

【相互作用】

（1）考来烯胺、考来替泊　本药的生物利用度降低，应在服用上述药物4h后再服本药。

（2）果胶　本药吸收减少，致疗效降低，果胶的服用时间应早于本药2h或晚于本药4~6h。

（3）圣约翰草　本药生物利用度和疗效下降，不宜合用。

（4）依森泰德（Exenatide）　可能因胃排空减缓而减少本药吸收，致本药生物利用度降低。合用时可能需增加本药剂量，注意监测血脂水平。

（5）伊曲康唑、咪贝地尔、红霉素、克拉霉素、泰利霉素（Telithromycin）　本药血药浓度增高，致肌病或横纹肌溶解的危险增加，禁止合用。

（6）安普那韦、利托那韦、沙奎那韦、阿扎那韦、茚地那韦、奈非那韦、替普那韦、环孢素、地尔硫䓬、氟康唑、酮康唑、伏立康唑、奈法唑酮、奎奴普汀 / 达福普汀　抑制本药代谢，增高肌病或横纹肌溶解的发生率。合用时需监测上述不良反应和CPK水平，必要时停药。其中，服用环孢素者如需加用本药，后者的起始剂量应为10mg/d，维持剂量不得＞20mg/d。

（7）胺碘酮、维拉帕米、苯氧酸衍生物类调脂药（如苯扎贝特、氯贝丁酯）、烟酸　肌病或横纹肌溶解的发生率增加，合用时本药用量不得＞40mg/d，也可考虑换用普伐他汀、氟伐他汀和罗舒伐他汀。苯氧酸衍生物类调脂药（如苯扎贝特、氯贝丁酯）、烟酸确需与本药合用时，本药用量不得＞20mg/d，并注意监测。

（8）阿奇霉素、达那唑、吉非罗齐等 可增加肌溶解和急性肾衰竭发生的危险。

（9）香豆素类抗凝药（如双香豆素、华法林） 可增加出血危险。服用抗凝药的患者如需加用或停用本药，应监测 PT 或 INR，合用期间也需定期检测，酌情调整抗凝药的用量。

（10）燕麦 本药吸收减少，疗效降低，故燕麦的摄入时间应早于本药 2h 或晚于本药 4~6h。

（11）葡萄柚汁 大量葡萄柚汁可抑制本药在小肠的首过代谢，增加本药生物利用度，从而明显升高其血药浓度，使发生肌病和横纹肌溶解的危险性增加，故用药时应避免大量饮用葡萄柚汁。

## 氟伐他汀
## Fluvastatin

**【其他名称】** 氟伐他汀钠、来适可、伊宁曼、Fluvastatin Sodium、Lescol

**【分类】** 心血管系统用药 \ 调节血脂药

**【制剂规格】** 片剂 ① 20mg。② 40mg。

胶囊（钠盐） ① 20mg。② 40mg。

**【临床应用】**

**1. 说明书适应证**

饮食治疗未能完全控制的原发性高胆固醇血症和原发性混合型血脂异常（Fredrickson Ⅱa 和Ⅱb 型）。

**2. 其他临床应用**

冠心病和脑卒中。

**【用法用量】**

**1. 说明书用法用量**

**一般用法** 推荐剂量为 20~40mg/ 次，qd.，p.o.（晚餐时或临睡前）。应根据个体对药物和饮食治疗的反应调整剂量。胆固醇极高或对药物反应不佳者，可增至 40mg/ 次，bid.，p.o.。

**2. 其他用法用量**

［国内参考信息］ 可在 4 周后按需要调整剂量，Max：80mg/d，p.o.。

［国外参考信息］

（1）冠状动脉硬化 20mg/ 次，bid.，p.o.。

（2）高胆固醇血症 推荐起始剂量为 20~40mg/d，晚间服用；常用剂量为 20~80mg/d，p.o.。若剂量用至 80mg/d，则可用长效制剂（80mg/ 次，qd.，p.o.）。

**【禁忌证】**

**说明书禁忌证**

（1）对本药过敏者。

（2）活动性肝病或无法解释的氨基转移酶持续升高。

（3）严重肾功能不全（血清肌酐＞260 μ mol/L，Ccr＜30ml/min）。

（4）孕妇及未采取可靠避孕措施的育龄妇女。

（5）哺乳妇女。

**【特殊人群用药】**

**儿童** 不推荐儿童使用本药。

**老人** 不需调整剂量。

**孕妇** HMG-CoA 还原酶抑制药减少胆固醇的合成，且可能使某些具生物活性的胆固醇衍生物合成减少，故禁用于孕妇及未采取可靠避孕措施的育龄妇女。治疗期间若妊娠，也必须停药。美国 FDA 妊娠安全性分级为：X 级。

**哺乳妇女** 本药可分泌入乳汁（为血药浓度的 1/2），不推荐用于哺乳妇女。

**肝功能不全者** 活动性肝病或无法解释的血清氨基转移酶持续升高者禁用。有肝病史者慎用。国外资料建议，严重肝功能不全者应调整剂量。

**肾功能不全 / 透析者** 轻至中度肾功能不全者不必调整剂量，严重肾功能不全者不能使用本药。

**【注意】**

（1）慎用 ①对其他 HMG-CoA 还原

酶抑制药过敏者。②有过量饮酒史者。

（2）用药相关检查/监测项目 ①同其他降胆固醇药物，治疗前应检查肝功能，用药后定期复查；并随访检查血胆固醇和CPK。②使用本药前，应测定以下患者的CK水平：①肾脏损伤。②甲状腺功能低下。③有遗传性肌病的家族史或个人史。④既往有使用他汀或贝特类药物的肌毒性史。⑤酗酒。⑥高龄患者（＞70岁）。如CK水平在基线时显著升高（＞正常上限5倍），在5~7d后需重复测定，如CK水平仍显著升高（＞正常上限5倍），不应开始本药治疗。

**【给药说明】**

（1）给药条件 ①本药可空腹或进餐时服用。②用药前及用药期间，患者必须坚持低胆固醇饮食。

（2）其他 同其他HMG-CoA还原酶抑制药，本药对家族性高胆固醇血症无效。

**【不良反应】**

（1）心血管 血管炎。

（2）神经 眩晕、头痛、乏力、失眠、感觉减退、感觉异常、感知迟钝。

（3）血液 血小板减少。

（4）消化 恶心、消化不良（与剂量有关，且多见于用量为80mg/d者）、腹痛、腹胀、腹泻、牙病及氨基转移酶、ALP和胆红素增高、胰腺炎。用药期间若氨基转移酶（AST或ALT）持续升高＞正常高限的3倍或以上，则必须停药。

（5）呼吸 鼻窦炎。

（6）泌尿 尿路感染、横纹肌溶解伴肾功能障碍。

（7）骨骼肌肉 肌痛、背痛。由于服用其他HMG-CoA还原酶抑制药者有发生肌病（包括肌炎和横纹肌溶解症）的报道，故用药期间若有低血压、严重急性感染、创伤、代谢紊乱等情况，并出现不明原因的肌痛、触痛或无力合并CPK水平显著升高（＞正常上限的10倍），尤其是伴有发热或全身不适时，则应考虑为肌病，必须停药。如症状缓解，CK水平恢复正常，可考虑在密切监测下重新使用最低剂量本药或其他他汀类药物。

（8）皮肤 皮疹、其他皮肤反应和红斑狼疮样反应。

（9）其他 过敏反应、血管性水肿、面部水肿。动物实验发现本药可致癌，但在人体实验未见类似报道。

**【药物过量】**

处理意见 建议口服活性炭。若服药时间较短，可考虑洗胃并对症治疗。

**【相互作用】**

（1）考来烯胺、考来替泊 本药的生物利用度降低，应在服用上述药物至少4h后服用本药。

（2）利福平 本药的$C_{max}$下降，生物利用度降低。

（3）苯扎贝特 本药的生物利用度增加约50%。

（4）抗凝药 PT延长。

（5）免疫抑制药（包括环孢素）、贝特类（如苯扎贝特、吉非贝齐、环丙贝特、吉非贝齐）、烟酸、红霉素 合用对耐受性无影响，但发生肌病的危险性增加，需密切观察。肾移植者使用环孢素可使本药的AUC增加94%，$C_{max}$增加30%。服用环孢素的肾移植者，本药剂量不宜＞40mg/d。

（6）一氮二烯伍圜衍生物（抗真菌药） 上述药物可在不同环节抑制胆固醇的生物合成。合用环孢素和本药者，若也需同时用上述药物，则须密切监测环孢素血药浓度。对于合并真菌感染者，应尽量不使用与本药发生相互作用的药物。

（7）经CYP 2C酶系统代谢的药物（如华法林、甲苯磺丁脲、双氯芬酸、苯妥英钠） 本药可能影响CYP 2C的活性，同服上述药物可能发生相互作用。与苯妥英合用时，不需调整本药剂量。

（8）烟酸、普萘洛尔 不影响本药的生物利用度。

（9）伊曲康唑　对本药（单剂）的 AUC 或 $C_{max}$ 无显著影响。

（10）地高辛　地高辛的稳态药动学不受影响。

（11）安替比林　对安替比林的代谢或排泄无影响。

（12）质子泵抑制药（如奥美拉唑）、ACEI、β-受体阻断药、$H_2$-受体阻断药、钙通道拮抗药、口服硫脲类药物、NSAID、特比萘芬　未发现与临床相关的相互作用。

（13）秋水仙素　尚无药动学作用的资料。有报道，合用可出现肌肉毒性（包括肌肉疼痛、无力以及横纹肌溶解症）。

（14）氟康唑　未发现本药在临床安全性的改变，但合用时也需慎重。

（15）葡萄柚汁　常规饮用量对本药的影响很小，且无临床意义。若在本药治疗期内大量饮用，则可能升高本药血药浓度，发生横纹肌溶解的危险性增加，故应避免。

（16）食物　晚餐时或晚餐后 4h 服用本药，其降血脂作用无明显差异。

## 普伐他汀
## Pravastatin

**【其他名称】** 富利他之、福他宁、美百乐镇、萘维太定、帕伐他丁、普伐他汀钠、浦惠旨、普拉固、普拉司丁、帕瓦停、Elisor、Eptastatin、Liprevil、Mevalotin、Pravachol、Pravacol、Pravastatin Sodium、Provachol、Vasten

**【分类】** 心血管系统用药 \ 调节血脂药

**【制剂规格】** 片剂（钠盐）① 5mg。② 10mg。③ 20mg。

**【临床应用】**

**1. 说明书适应证**

用于饮食限制仍不能控制的原发性高胆固醇血症或合并有高 TG 血症（Ⅱa 型和Ⅱb 型）者。

**2. 其他临床应用**

冠心病和脑卒中的防治。

**【用法用量】**

**1. 说明书用法用量**

**一般用法**　起始剂量为 10~20mg/d，qd.，p.o.（睡前）。应随年龄及症状适度增减，Max：40mg/d。

**2. 其他用法用量**

［国外参考信息］

（1）高胆固醇血症　10~40mg/d，p.o.，4 周后根据患者对治疗的反应调整剂量。临床研究中有采用 80mg/d（40mg/ 次，bid.）剂量者。

（2）冠心病　①一级预防：在预防研究中的剂量为 40mg/d，晚上服用。②二级预防：在复发事件研究中的剂量为 40mg/d，p.o.。

**【禁忌证】**

**说明书禁忌证**

（1）对本药过敏者。

（2）活动性肝炎或氨基转移酶持续升高者。

（3）孕妇及哺乳妇女。

**【特殊人群用药】**

**儿童**　国外虽已有 8~18 岁儿童中使用本药 40mg/d 的疗效和安全性研究及评价，但国内＜18 岁者的用药研究资料尚未确立，故目前对＜18 岁患儿暂不推荐使用。

**老人**　老年人口服本药平均 AUC 比健康年轻人稍高（25%~50%），但平均 $C_{max}$、$t_{max}$ 和 $t_{1/2}$ 均无差异。也未见在老年人中产生明显的蓄积作用。但老年患者应考虑高龄引起肾功能降低的可能，应定期检查肾功能，观察患者症状，慎重给药。

**孕妇**　妊娠期用药的安全性尚不明确，孕妇及计划妊娠者禁用。若在治疗期间发现受孕，应立即停药。美国 FDA 妊娠安全性分级为：X 级。

**哺乳妇女**　本药可少量分泌入乳汁，哺乳妇女禁用。

**肝功能不全者** 对近期患过肝脏疾病、提示有肝脏疾病（如不明原因的持续性氨基转移酶升高、黄疸）、酗酒者，使用本药时需谨慎。宜从最小推荐剂量开始，逐渐调整至有效治疗剂量，并需密切观察。

**其他用法用量**

［国外参考信息］ 建议严重肝功能不全者起始剂量为 10mg/d，睡前服。

**肾功能不全 / 透析者** 严重肾功能不全或有既往病史者慎用。肾功能不全者 20mg/d，p.o.，虽未见明显药动学变化，但 AUC 及 $t_{1/2}$ 有轻微升高。肾功能不全者以该剂量服用时应予以严密观察。

**其他用法用量**

［国外参考信息］ 轻至中度肾功能不全者不一定需减量。建议严重肾功能不全者起始剂量为 10mg/d，睡前服。

**【注意】**

（1）慎用 ①对其他 HMG-CoA 还原酶抑制药过敏者。②酗酒者。③正在服用贝特类药物（如苯扎贝特等）、免疫抑制药（如环孢霉素等）及烟酸者。

（2）用药相关检查 / 监测项目 ①用药期间随访监测血胆固醇、血 CPK，并建议在治疗前、调整剂量前或有其他需要时检查肝功能。②有报道显示，其他 HMG-CoA 还原酶抑制药的使用与糖化血红蛋白（HbA 1c）和空腹血清葡萄糖水平升高相关。尚缺乏充分证据证明任何 HMG-CoA 还原酶抑制药都不会增加易感人群的新发糖尿病风险。对于有风险的患者，使用他汀类药物治疗前及过程中，建议监测血糖代谢障碍相关的临床表现和生化指标。

**【给药说明】**

（1）给药条件 ①不宜超过最大推荐剂量。②应用本药调节血脂期间须同时进行饮食治疗。③本药可空腹服用或与食物同服。④胆固醇合成的高峰在凌晨 2~3 点，故睡前服药降脂作用大。⑤本药需长期服用，且不会出现耐药现象。

（2）其他 纯合子家族性高胆固醇血症患者使用本药的疗效尚不明确，有报道认为该类患者由于缺乏 LDL 受体，故疗效较差。

**【不良反应】**

（1）心血管 心源性胸痛。有研究显示本药可使血辅酶 $Q_{10}$ 水平降低，致心功能进一步恶化。

（2）神经 头痛、眩晕、失眠、乏力、周围神经障碍。

（3）精神 抑郁。

（4）血液 血小板减少（有伴发紫癜和皮下出血症状的血小板减少的报道）、WBC 减少。

（5）消化 味觉异常、舌炎、食欲减退、恶心、呕吐、腹痛、腹胀、腹泻、便秘、肝功能异常（如黄疸、显著 AST 及 ALT 上升、ALP 上升、LDH 上升、γ-GTP 上升等）、急性胰腺炎（见于治疗 3 个月内）。治疗期间，若出现氨基转移酶升高或肝脏疾病的症状或体征，需复查肝功能直至肝功能恢复正常。若 AST 或 ALT 持续≥正常值上限 3 倍，则应停药。

（6）泌尿 继发于横纹肌溶解后的 ARF、血尿酸值上升、尿潜血阳性。出现肾功能减退时应减量。若有低血压、严重急性感染、创伤、代谢紊乱、内分泌疾病以及未控制的癫痫等情况，须警惕继发于横纹肌溶解后的肾衰竭的可能，应暂停本药。

（7）生殖 阳痿。

（8）骨骼肌肉 关节痛、肌病（表现为弥散性肌痛、肌肉压痛或关节附近肌无力和/或血 CPK 升高达正常上限的 10 倍以上）、横纹肌溶解（以血中及尿中肌红蛋白上升为特征）。用药期间若有肌病表现，可能为横纹肌溶解症的前驱症状，应注意观察，必要时停药。

（9）皮肤 皮疹、脱发、颜面潮红。

（10）耳 耳鸣。

（11）其他 过敏反应（湿疹、荨麻疹、红斑、光过敏、狼疮样综合征、血管炎等）、乏力、浮肿及麻木、流感样症状（疲劳、鼻炎、咳嗽等）。给予大鼠6~10倍于人用剂量时可致癌，但在人类大规模长期临床试验中未见肿瘤发生率增加。未发现本药有致突变作用。

【药物过量】

（1）表现 尚未见明显的临床症状及相关的临床实验室异常的报道。

（2）处理意见 过量时应进行系统治疗，并密切监测。

【相互作用】

（1）考来替泊、考来烯胺 本药的生物利用度降低，应在服用考来烯胺1h前或4h后再服用本药，或在服用考来替泊和进餐1h前服用本药。

（2）环孢素、红霉素、吉非贝齐、烟酸、免疫抑制药及其他HMG-CoA还原酶抑制药 使横纹肌溶解和ARF的发生率增加。另有资料显示，吉非贝齐可使本药的尿排泄量及其蛋白结合均减少。此外，目前有关环孢素与本药（剂量高至20mg）合用的临床资料尚未显示环孢素的浓度会受到本药的影响，而与烟酸合用对本药的药动学也无明显影响。

（3）氯贝丁酯 可能出现肾功能异常，仅在临床确有必要时方可合用。

（4）西咪替丁 本药单用或与西咪替丁合用时，本药0~12h的AUC无区别。但单用本药或与西咪替丁合用的AUC，与本药与抗酸药合用时的AUC则有显著差异。

（5）地高辛 地高辛0.2mg与本药20mg合用9d，地高辛的生物利用度未发生改变；本药的AUC有增高趋势，但本药及其代谢产物的生物利用度未见改变。

（6）华法林 对PT无影响。

（7）其他由CYP系统代谢的药物（如苯妥英钠、奎尼丁等）、CYP 3A 4抑制药（如地尔硫䓬、伊曲康唑、酮康唑、红霉素等） 本药不经CYP 3A 4代谢，不会与上述药物产生明显的相互作用。

（8）阿司匹林 药动学无明显差异。

（9）利尿药、抗高血压药、洋地黄、ACEI、钙通道阻断药、β-肾上腺素受体阻断药及硝酸甘油 无明显药物相互作用。

（10）葡萄柚汁 常规饮用量对本药的影响很小，且无临床意义。但若在本药治疗期内大量饮用，则可能升高本药血药浓度，使发生横纹肌溶解的危险性增加，故应避免。

## 阿托伐他汀钙
## Atorvastatin Calcium

【其他名称】 阿伐他汀、阿伐他汀钙、阿乐、阿托伐汀、阿托伐他汀、多华、金雪脂、立普妥、尤佳、Ale、Atorvastatin、Lipitor

【分类】 心血管系统用药\调节血脂药

【制剂规格】 片剂 ①10mg。②20mg。③40mg。

胶囊 ①10mg。②20mg。

【临床应用】

1. 说明书适应证

（1）原发性高胆固醇血症（包括杂合子家族性或非家族性）、混合型高脂血症（相当于Fredrickson分类法的Ⅱa和Ⅱb型）经饮食治疗和其他非药物治疗疗效仍不满意时，用以降低其升高的血浆TC、LDL-C、Apo B和TG水平。

（2）与其他降脂疗法合用或当无其他治疗手段时，用于治疗纯合子家族性高胆固醇血症，以降低TC和LDL-C。

（3）冠心病和脑卒中的防治。

2. 其他临床应用

（1）用于高胆固醇血症伴动脉粥样硬化、心肌梗死后不稳定及血管重建手术后，可降低心血管疾病的总死亡率。近年还有报道，本药可显著减少急性冠状动脉综合征患者发生急性冠脉事件、心绞痛及脑卒中的危险。

（2）防治老年人骨质疏松，减少骨折发生的危险。

【用法用量】

**说明书用法用量**

（1）**一般用法** 常用起始剂量为 10mg/次，qd.，p.o.。根据血清 LDL-C 基线水平、治疗目标和疗效个体化调整剂量。剂量调整间隔时间应为 4 周或更长。Max：80mg/次，qd.。对于确诊的冠心病或缺血事件危险性增加的其他患者治疗目标是 LDL-C ＜ 3mmol/L（或＜ 115mg/dl）和 TC ＜ 5mmol/L（或＜ 190mg/dl）。

（2）原发性高胆固醇血症和混合型高脂血症 大多数患者 10mg/次，qd.，p.o.，其血脂水平可得到控制。治疗 2 周内可出现明显疗效，治疗 4 周内可达最大疗效。长期治疗可维持疗效。

（3）杂合子型家族性高胆固醇血症 起始剂量为 10mg/d，p.o.，随后应遵循个体化原则逐渐调整剂量（间隔时间为 4 周）至 40mg/d。若仍未达到满意疗效，可增至最大剂量 80mg/d 或用本药 40mg 与胆酸螯合剂联合治疗。

（4）纯合子型家族性高胆固醇血症 推荐剂量为 10~80mg/d，p.o.。本药应作为其他降脂治疗措施（如 LDL 血浆透析法）的辅助用药，当无其他治疗手段时，方可单独使用本药。

【禁忌证】

**说明书禁忌证**

（1）对本药过敏者。

（2）活动性肝病或不明原因的血清氨基转移酶持续升高＞正常上限 3 倍。

（3）肌病。

（4）妊娠期、围产期及计划怀孕的育龄妇女。

（5）哺乳妇女。

【特殊人群用药】

**儿童** 儿童用药的治疗经验仅限于少数（4~17 岁）患有严重脂质紊乱（如纯合子家族性高胆固醇血症）的患儿。尚无本药对该人群生长发育的安全性资料。

**说明书用法用量**

严重脂质紊乱（如纯合子型家族性高胆固醇血症） 4~17 岁患儿的推荐起始剂量为 10mg/d，p.o.。根据患儿反应和耐受性，可增至 80mg/d。

**老人** ＞ 70 岁者使用推荐剂量，其疗效及安全性与普通人群无区别。

**孕妇** 动物试验证实，HMG-CoA 还原酶抑制药对胚胎和婴儿的生长发育可能产生影响，孕妇禁用。美国 FDA 妊娠安全性分级为：X 级。

**哺乳妇女** 禁用。

**肝功能不全者** 有肝脏疾病史者慎用。国外资料建议，慢性酒精性肝病者减量（本药血药浓度显著升高）。

**肾功能不全/透析者** 无需调整剂量。

【注意】

（1）慎用 ①对其他 HMG-CoA 还原酶抑制药过敏者。②横纹肌溶解症易感者。③过量饮酒者。

（2）用药相关检查/监测项目 1）建议在治疗前、治疗开始后 6 周和 12 周、增量时检查肝功能；长期治疗时应定期（如每年）检查肝功能；用药期间出现任何提示有肝脏损害的症状或体征时均应及时检查肝功能。出现血清氨基转移酶水平升高时应加以监测直至恢复正常。2）用药期间出现任何提示肌病的症状或体征时均应检查血清 CPK。下列情况应在治疗前测定 CPK：①肾功能异常。②甲状腺功能低下。③有个人或家族遗传性肌病史。④既往有他汀或贝特类药物肌损伤史。⑤既往有肝病史和（或）大量饮酒。⑥＞ 70 岁者，可根据是否存在其他横纹肌溶解症易感因素，以判断该项检查的必要性。在上述情况下，应权衡治疗危险 - 治疗获益比而进行临床监测。剧烈运动或存在任何可能使 CPK 增加的因素时，不应测定 CPK，这会使测定结果的解释发生困难。若 CPK 基线水平显著升高（＞正常上限 5 倍），应于 5~7d 内复查以核实结果。

【给药说明】

（1）给药条件 ①在开始本药治疗前，应进行标准的低胆固醇饮食控制，在整个治疗期间也应维持合理膳食。②应根据 LDL-C 基线水平、治疗目标和患者的治疗效果进行剂量的个体化调整。③本药可在一日内的任何时间服用，不受进餐影响。

（2）减量 / 停药条件 ①若正在服药过程中出现肌痛、抽搐或无力时，应测定 CPK。一旦发现显著升高（＞正常上限 5 倍）则应终止治疗。若肌肉症状严重，引起日常不适，即使 CPK 水平≤正常上限的 5 倍，也应考虑终止治疗。②若症状缓解，CPK 水平恢复正常，在密切监测下可重新使用本药或换用另一类他汀药，应从最小剂量开始。③若临床发生 CPK 水平＞正常上限 10 倍或确诊 / 疑诊横纹肌溶解症时，则必须停药。④有横纹肌炎继发 ARF 的危险因素（如严重急性感染，大手术，外伤，严重的代谢、内分泌、电解质紊乱以及未控制的癫痫发作）者应停止治疗。

（3）其他 ①本药除适用于高胆固醇血症或以血清胆固醇升高为主的混合型高脂血症外，也适用于难治的、对其他药物无反应的高胆固醇血症。某些他汀类药物需要与其他降血脂药合用才能达到治疗目标，而本药往往只需单独治疗即可奏效。②对半乳糖不耐受、人乳糖缺乏或有葡萄糖－半乳糖吸收障碍等罕见遗传疾病者不应服用本药。

【不良反应】 本药耐受性良好，不良反应通常较轻微且短暂。

（1）心血管 直立性低血压、心悸、致心脏状况恶化、胸痛，无本药诱发心肌电生理异常的报道。

（2）神经 衰弱、头痛、乏力、失眠、嗜睡、健忘、多梦、感觉迟钝、感觉异常、头晕及周围性神经病。

（3）内分泌 / 代谢 体重增加、高血糖症或低血糖症。使用 HMG-CoA 还原酶抑制药治疗时，血浆泛醌水平（尤其是辅酶 $Q_{10}$）可显著降低。

（4）血液 血小板减少，表现为血小板减少性紫癜，可于用药后 4d 内出现，持续约 5d。

（5）消化 消化不良、胃肠胀气、恶心、腹痛、腹泻、便秘、胃肠炎、口干、畏食、血清氨基转移酶水平升高（通常发生在治疗的头 3 个月，常为轻微和一过性的，与剂量相关且为可逆性，不需中断治疗）。有胰腺炎、肝炎、胆汁淤积性黄疸及呕吐的报道。用药期间若血清 ALT 或 AST 水平升高＞正常 3 倍，建议减量或停药。

（6）呼吸 咽炎和鼻炎。

（7）生殖 性欲下降、阳痿。

（8）骨骼肌肉 背痛、关节痛、肌痛、腿痉挛、肌炎、肌无力、血清 CPK 水平升高、肌病、横纹肌溶解（甚至有死亡的报道，主要发生在撤药以后）。用药期间出现广泛的肌痛、肌紧张、肌无力或血清 CPK 水平显著升高时，应考虑是否为肌病引起。

（9）皮肤 光过敏反应、脱发、瘙痒、皮疹、风疹、大疱性皮疹（包括多形性红斑、Stevens-Johnson 综合征和毒性表皮松懈症）。

（10）耳 耳鸣。

（11）其他 变态反应、外周水肿、过敏反应（包括血管神经性水肿）、发热。在动物试验中，无致癌作用，无致基因突变和致染色体畸变作用，对生育能力亦无任何影响，也无致畸性。

【药物过量】

处理意见 尚无特殊治疗措施。过量时，应根据需要采取对症及支持治疗，同时监测肝功能和血清 CPK 水平。血透未必能明显加速药物的清除。

【相互作用】

（1）含有氢氧化镁和氢氧化铝的口服抗酸药混悬剂 本药及其活性代谢产物的血药浓度下降，但本药降低血浆 LDL-C 的作用未受影响。

（2）果胶　本药吸收减少，疗效降低，故果胶的服用时间应早于本药 2h 或晚于本药 4~6h。

（3）磷苯妥英、苯妥英、波生坦　本药疗效降低，合用时需监测血脂水平。

（4）圣约翰草　本药疗效降低，不宜合用。

（5）考来替泊（降血脂药）　本药及其活性代谢产物的血药浓度下降，但合用时的降脂效果优于单一药物（血浆 LDL-C 水平的下降比单用任一种药时明显）。

（6）吡格列酮　吡格列酮的生物利用度降低，易引发高血糖，合用需谨慎。

（7）大环内酯类抗生素、唑类抗真菌药、HIV 蛋白酶抑制药、非核苷类逆转录酶抑制药、环孢素、奈法唑酮、奎奴普丁 / 达福普汀　本药血药浓度增高，致发生肌病和横纹肌溶解的危险性增加。

（8）苯氧酸衍生物类调脂药（如苯扎贝特、氯贝丁酯）、烟酸　增加肌病和横纹肌溶解的危险。合用时需监测上述表现和 CPK 水平，怀疑发生肌病或横纹肌溶解时应停药。

（9）CYP 3A 4 的其他底物　国内报道本药与 CYP 3A 4 的其他底物间可能的相互作用不详，但与治疗指数窄的药物如Ⅲ类抗心律失常药（胺碘酮）合用时应谨慎。

（10）埃索美拉唑　本药生物利用度增高，易引发毒性反应（如横纹肌溶解），合用应谨慎。

（11）夫西地酸　相互抑制对方的代谢清除，致两者血药浓度均升高，避免合用。

（12）地高辛　地高辛的稳态血药浓度上升，应注意监测。

（13）口服避孕药　本药可使口服避孕药炔诺酮和炔雌醇的 AUC 增加，故接受本药治疗者应慎用避孕药（尤其是含炔诺酮和炔雌醇者）。

（14）咪达唑仑　本药可降低静脉用咪达唑仑的清除率，致其药理作用延长。合用时需监测呼吸抑制和镇静延长的表现。

（15）可能降低内源性固醇类激素水平或活性的药物（如螺内酯）　HMG-GoA 还原酶抑制药与上述药物合用时应谨慎。

（16）西咪替丁、降压药物或降糖药物　国内报道本药与上述药物合用时，未发现有临床意义的相互作用。

（17）华法林　本药对口服华法林患者的 CT 无影响。但也有报道合用时，PT 在最初数日内轻度下降，15d 后恢复正常。

（18）安替比林　不影响安替比林的代谢。

（19）氨氯地平　与多剂量氨氯地平合用，未发现对本药的稳态药动学参数有显著影响。

（20）雌激素　雌激素替代治疗的同时给予本药，未发现有临床意义的不良相互作用。

（21）燕麦　减少本药吸收，疗效降低，故燕麦的摄入时间应早于本药 2h 或晚于本药 4~6h。

（22）葡萄柚汁　大量葡萄柚汁可抑制本药在小肠的首过代谢，血药浓度明显升高，使发生肌病和横纹肌溶解的危险性增加，用药时应避免大量饮用葡萄柚汁。

## 瑞舒伐他汀钙
## Rosuvastatin Calcium

**【其他名称】** 可定、罗舒伐他汀、罗素他汀、瑞舒伐他汀、止宁、CRESTOR、Rosuvastatin

**【分类】** 心血管系统用药 \ 调节血脂药

**【制剂规格】** 片剂　① 5mg。② 10mg。③ 20mg。④ 40mg。

**【临床应用】**

1. 说明书适应证

（1）经饮食控制和其他非药物治疗（如运动治疗、减轻体重）仍不能适当控制血脂异常的原发性高胆固醇血症（Ⅱa 型，包括杂合子家族性高胆固醇血症）或混合型血脂异常症（Ⅱb 型）。

（2）纯合子家族性高胆固醇血症，作为饮食控制和其他降脂措施(如LDL去除疗法)的辅助治疗，或在这些方法不适用时使用。

**2. 其他临床应用**

高甘油三酯血症（国外资料）。

**【用法用量】**

**1. 说明书用法用量**

**一般用法**　常用起始剂量为 5mg/ 次，qd.，p.o.。起始剂量的选择应综合考虑患者个体的胆固醇水平、预期的心血管危险性以及发生不良反应的潜在危险性。对于需更强效地降低低密度脂蛋白胆固醇（LDL–C）者可考虑 10mg/ 次，qd. 作为起始剂量，该剂量能控制大多数患者的血脂水平。如有必要，可在治疗 4 周后调整剂量至高一级的剂量水平。最大剂量为 20mg/d。

**2. 其他用法用量**

［国外参考信息］　亚裔患者初始剂量为 5mg/d，p.o.；同时服用环孢霉素 A 者，本药用量应限制在 5mg/ 次，qd.，p.o.；同时服用吉非贝齐者，本药 Max：10mg/ 次，qd.，p.o.。

（1）混合型血脂障碍（Ⅱa 型和Ⅱb 型高脂蛋白血症）、家族性高胆固醇血症、高甘油三酯血症　推荐起始量为 10mg/ 次，qd.，p.o.。可在任何时间单独服用或与食物同服。对于不需强化降低胆固醇或有肌病易患因素者（如肾功能不全、年龄增大、未适当治疗的甲减），应考虑起始量为 5mg/ 次，qd.。LDL–C ＞ 190mg/dl 和强化降脂目标者初始量为 20mg/ 次。维持量为 5~40mg/ 次，qd.，p.o.；口服 20mg/d 未达到降脂目标者，可给予 40mg/d 的剂量。应在开始治疗及剂量调整后的 2~4 周内检测血脂水平。

（2）纯合子型家族性高胆固醇血症　本药作为其他降脂治疗的辅助药物。推荐起始用量为 20mg/ 次，qd.，p.o.。可在任何时间单独服用或与食物同服。推荐 Max：40mg/d。

**【禁忌证】**

**说明书禁忌证**

（1）对本药过敏者。

（2）活动性肝病，包括原因不明的血清氨基转移酶持续升高和任何血清氨基转移酶升高＞ 3 倍的正常值上限（ULN）者。

（3）严重肾功能不全者（Ccr ＜ 30ml/min）。

（4）肌病。

（5）同时使用环孢素者。

（6）孕妇、哺乳妇女以及有可能怀孕而未采用适当避孕措施的妇女。

**【特殊人群用药】**

**儿童**　儿童用药的安全性和有效性尚不明确。儿童用药经验局限于少数(年龄≥ 8 岁)纯合子家族性高胆固醇血症患儿，故目前不建议儿童使用本药。

**老人**　无需调整剂量。

**孕妇**　本药可透过胎盘，造成胎儿异常，孕妇或准备怀孕的妇女禁用。用药期间一旦怀疑或确诊妊娠，即应停药。美国 FDA 妊娠安全性分级为：X 级。

**哺乳妇女**　本药可分泌入大鼠乳汁中，尚无本药分泌入人乳的资料，哺乳妇女禁用。

**肝功能不全者**　活动性肝病，包括原因不明的血清氨基转移酶持续升高和任何血清氨基转移酶升高＞ 3 倍的正常值上限（ULN）者禁用。有肝病史者慎用。国外资料建议有肝病史者减量或停药，轻至中度肝功能不全者可能不需调整用量。

**肾功能不全 / 透析者**　轻中度肾功能不全者无需调整剂量，重度者禁用。

**其他用法用量**

［国外参考信息］（1）轻至中度肾功能不全者不需调整用量。对于未进行血液透析的严重肾功能不全者 Ccr ＜ 30ml/(min·1.73m$^2$)，起始量为 5mg/ 次，qd.，p.o.，Max：≤ 10mg/ 次，qd.，p.o.。（2）透析患者的本药稳态血药浓度比肾功能正常者高约

50%。长期血液透析者应考虑减量。

**其他** 已观察到亚洲人受试者的全身暴露量增加。在决定亚裔人血统患者的剂量时应考虑该因素。

**【注意】**

（1）慎用 ①有肌病 / 横纹肌溶解症易患因素者（包括肾功能损害、甲状腺功能减退、本人或家族史中有遗传性肌肉疾病、既往有其他 HMG-CoA 还原酶抑制药或贝特类的肌肉毒性史者、酒精滥用、年龄＞ 70 岁、可能发生血药浓度升高的情况、同时使用贝特类药）。②不明原因的持续蛋白尿者（国外资料）。

（2）用药相关检查 / 监测项目 ①开始治疗 2 周后及此后定期检测 LDL-C、HDL-C、TC 和载脂蛋白 B 水平。②定期检测肾功能（血清肌酐）、血清电解质和 CPK。③治疗前、初次治疗 12 周后及增加剂量后检测肝功能，此后定期检测。④合用华法林者，在治疗前及治疗期间应检测 INR。

（3）对驾驶 / 机械操作的影响 尚无相关研究，根据药效学特性，本药不大可能影响这类能力。在驾驶车辆及操纵机械时，应考虑到治疗中可能会发生眩晕。

**【给药说明】**

（1）给药条件 ①在治疗开始前应给予患者标准的降胆固醇饮食控制，并在治疗期间保持饮食控制。②本药的使用应遵循个体化原则，综合考虑患者个体的胆固醇水平、预期的心血管危险性以及发生不良反应的潜在危险性。③本药可在一日中任何时候给药，进食或空腹时服用。④不应在剧烈运动后或存在引起肌酸激酶（CK）升高的因素时检测 CK。若 CK 基础值明显升高（＞ 5×ULN），应在 5~7 日内再进行检测确认。若重复检测确认患者 CK 基础值＞ 5×ULN，则不应开始本药治疗。⑤对无症状者不需定期检测 CK 水平。⑥对任何伴有提示为肌病的急性重症或易于发生继发于横纹肌溶解的肾衰竭（如败血症，低血压，大手术，外伤，严重代谢、内分泌和电解质异常，或未经控制的癫痫）者，不可使用本药。

（2）减量 / 停药条件 ①出现原因不明的肌肉疼痛、无力或痉挛，特别是伴有不适和发热时，应检测 CK 水平。若 CK 值明显升高（＞ 5×ULN）或肌肉症状严重并引起整日不适（即使 CK ≤ 5×ULN），应中止治疗。若症状消除且 CK 水平恢复正常，可考虑重新给予本药或换用其他 HMG-CoA 还原酶抑制药的最低剂量，并密切观察。②若血清氨基转移酶升高＞正常值上限的 3 倍，本药应停药或减量。

（3）其他 对继发于甲低或肾病综合征的高胆固醇血症，应在开始本药治疗前治疗原发疾病。

**【不良反应】** 本药的不良反应通常是轻度和短暂性的。

（1）神经 头痛、头晕、乏力、多发性神经病、记忆丧失。

（2）精神 出现易激惹性，表现为暴躁、易怒和无法控制的内心紧张等。常出现于开始治疗后 3 日至 14 个月，停用他汀类药物后 2 日至 6 周可消失。

（3）血液 临床研究中使用高达 80mg 的剂量未见骨髓毒性的报道。

（4）消化 恶心、腹痛、便秘、腹泻、消化不良、胰腺炎、黄疸、肝炎、氨基转移酶升高。临床研究中使用高达 80mg 的剂量未见肝毒性的报道。

（5）呼吸 上呼吸道感染。

（6）泌尿 肾衰竭（致病原因尚不明确）。蛋白尿和镜下血尿，多见于服药量高于推荐剂量者（即 80mg），蛋白尿通常为一过性，且与肾功能恶化无关。

（7）骨骼肌肉 肌痛、肌病和横纹肌溶解，尤其是用量＞ 20mg 者。肾功能不全者发生横纹肌溶解的危险性增加。用药期间若出现横纹肌溶解，将增加发生肾衰竭的危险，故应暂停用药。临床研究中使用高达 80mg 的剂量未见 CPK 水平增高的报道。

（8）皮肤　瘙痒、皮疹和荨麻疹。

（9）其他　过敏反应，包括血管神经性水肿。

【药物过量】

处理意见　尚无特殊治疗方法。一旦发生过量，应给予对症治疗，需要时采用支持性措施。应监测肝功能和 CK 水平。血液透析可能无明显疗效。

【相互作用】

（1）碱式碳酸铝、氢氧化铝、磷酸铝、甘羟铝、碳酸二羟铝钠、氢氧化镁铝、碳酸镁、氢氧化镁、氧化镁、三硅酸镁　本药吸收减少，疗效降低，故应在服用本药至少 2h 后再服用铝镁复合抗酸药。

（2）红霉素　可导致本药的 AUC（0–t）下降 20%，$C_{max}$ 下降 30%，可能是由红霉素引起的胃肠运动增加所致。

（3）果胶　HMG–CoA 还原酶抑制药吸收减少，作用减弱，合用时应尽可能延长给药间隔时间，在使用 HMG–CoA 还原酶抑制药前 2h 或之后 4~6h 给予果胶。

（5）环孢素　本药不影响环孢素的血药浓度。环孢素可抑制本药的肝脏代谢，使本药血药浓度增高，从而发生肌病的危险性增加，合用应谨慎。

（6）烟酸　尚无本药与烟酸合用发生不良相互作用的报道，但其他 HMG–CoA 还原酶抑制药（如洛伐他汀）与烟酸合用，发生肌病的危险性增加，合用时应谨慎。若必须合用，则应监控患者是否出现肌病或横纹肌溶解的症状和体征（肌肉疼痛、压痛或无力）。本药开始治疗、增加剂量后及有复杂病史者宜定期测定 CK。若 CK 水平明显增高及怀疑或确诊为肌病或横纹肌溶解，则应停用本药。

（6）复合避孕药（含有炔雌醇和炔诺孕酮）　炔雌醇和炔诺孕酮的血药浓度分别增高 26% 和 34%，其机制尚不明确。合用时应监控患者是否出现与炔雌醇和炔诺孕酮相关的不良反应。

（7）华法林　INR 增高，发生出血的危险性增加。合用时应按香豆素类抗凝药的推荐间隔时间监测 INR，调整本药用量后也应监测。

（8）圣约翰草　本药的代谢可能不受影响，但合用时仍应监控患者的降脂效果是否持续。合用后突然停用圣约翰草，可使本药血药浓度增高，导致不良反应。

（9）可能降低内源性激素水平或活性的药物（如酮康唑、安体舒通、西咪替丁）合用应谨慎。

（10）吉非贝齐、蛋白酶抑制药　不建议合用。

（11）贝特类药　应慎重权衡本药与贝特类合用以进一步改善脂质水平的益处及这种合用的潜在危险。

（12）地高辛、氟康唑、酮康唑、伊曲康唑　估计本药与上述药不存在有临床相关性的相互作用。

（13）燕麦麸　HMG–CoA 还原酶抑制药的吸收减少而使其作用减弱，应在使用 HMG–CoA 还原酶抑制药前 2h 或之后 4~6h 服用燕麦麸。

（14）食物　与本药同服，本药吸收率降低 20%，但对 AUC 无影响。

## 非诺贝特
## Fenofibrate

【其他名称】　苯酰降脂丙酯、菲诺贝特、冠之柠、可立清、利必非、力平之、立平脂、利旨平、美利普特、普鲁脂芬、祺抒、清之络、适泰宁、太韦络、Eliporate、Fenobrate、Lipanthyl、Lipantil、Lipidax、Lipidex、Lipifen、LIPILFEN、Lipilo、Lipoclar、Lipofene、Panlipal、Procetofeme、Procetofene、Procetoken、Tilene

【分类】　心血管系统用药 \ 调节血脂药

【制剂规格】　片剂　① 100mg。② 200mg。③ 300mg。

**微粒化片剂** 160mg。

**胶囊** ① 100mg。② 200mg。③ 300mg。

**微粒化胶囊** 200mg。

**缓释胶囊** 250mg。

**分散片** 100mg。

**咀嚼片** 200mg。

**【临床应用】**

**说明书适应证**

治疗成人饮食控制疗法效果不理想的高胆固醇血症（Ⅱa型）、内源性高TG血症、单纯型（Ⅳ型）和混合型（Ⅱb和Ⅲ型）高脂血症，特别是饮食控制后血中胆固醇仍持续升高，或有其他并发的危险因素时。

**【用法用量】**

**1. 说明书用法用量**

**一般用法** （1）普通片或胶囊，100mg/次，tid.，p.o.；维持量为100mg/次，1~2次/d，p.o.。（2）分散片、微粒化胶囊或咀嚼片，200mg/次，qd.，p.o.。（3）缓释胶囊，250mg/次，qd.，p.o.。

**2. 其他用法用量**

［国内参考信息］ 微粒化片剂，160mg/次，qd，p.o.。

［国外参考信息］ 本药片剂160mg含量相当于胶囊200mg，片剂54mg含量相当于胶囊67mg。

（1）高胆固醇血症及混合型高脂血症 片剂，起始剂量为160mg/d，p.o.（进餐时）。

（2）高TG血症 片剂，起始剂量为54~160mg/d，p.o.（进餐时）。按个体化原则及患者反应（根据血脂测定水平）调整剂量。Max：160mg/d。

（3）其他临床用法 ①微粒化胶囊，通常起始剂量为67mg/次，qd.，p.o.（进餐时），按个体化原则及患者反应（根据血脂测定水平）调整剂量。Max：201mg/d。②非微粒化胶囊，推荐起始剂量为100mg/次，tid.，p.o.；维持剂量为100mg/次，bid.，p.o.。③缓释制剂，250mg/次，qd.，p.o.。

**【禁忌证】**

**说明书禁忌证**

（1）对本药过敏者。

（2）肝功能不全、原发性胆汁性肝硬化或不明原因的肝功能持续异常者。

（3）胆石症及有胆囊疾病史者（本药可增加胆固醇向胆汁的排泌，从而引起胆结石）。

（4）严重肾功能不全者。

（5）儿童。

（6）孕妇及哺乳妇女。

**【特殊人群用药】**

**儿童** 儿童禁用。国外资料建议，儿童不适宜用微粒化制剂。

**其他用法用量**

［国外参考信息］

家族性高胆固醇血症 ＞10岁患儿，建议5mg/（kg·d）。

**老人** 推荐使用成人常规剂量，肾功能不全时须适当减量。

**孕妇** 动物试验表明，本药有致畸性和致癌性，无致突变作用，孕妇禁用。美国FDA妊娠安全性分级为：C级。

**哺乳妇女** 禁用。

**肝功能不全者** 禁用。

**肾功能不全/透析者** 肾功能不全者慎用并根据Ccr减量，严重者禁用。国外资料也指出，目前尚无详细的剂量调整方案，但对中、重度肾功能不全者，应考虑减量或延长给药间期。

**【注意】**

用药相关检查/监测项目 用药期间定期检查血常规及血小板计数、肝功能、血胆固醇、TG、LDL及VLDL。在治疗的最初12个月，每隔3个月全面检查氨基转移酶浓度。

**【给药说明】**

（1）给药条件 ①服用本药期间仍需继续控制饮食。饮食疗法始终是治疗高血脂的首要方法，合并锻炼和减轻体重等方式，均优于单用药物治疗的疗效。配合饮食控制，本药可长期服用，并应定期监测疗效。②为减少胃部不适，可与饮食同服。③在治疗高血脂的同时，还需关注和治疗可引起高血脂的各种原发病，如甲状腺功能减退、糖尿病等。④某些药物也可引起高血脂，如雌激素、噻嗪类利尿药和 β-肾上腺素受体阻断药等，停药后则不再需要相应的抗高血脂治疗。⑤如服用本药 3~6 个月后，血脂未有效改善，应考虑补充治疗或采用其他方法治疗。

（2）减量 / 停药条件 ①当胆固醇水平正常时，建议减量。②用药 2 个月后无效则应停药，但结节性黄瘤的治疗可能需 1 年。

（3）其他 ①本药制剂中含有乳糖，禁用于先天性半乳糖症、葡萄糖或半乳糖吸收障碍综合征、乳糖酶缺乏症者。②目前尚无长期临床对照研究证明本药在动脉粥样硬化并发症一级和二级预防方面的有效性。

【不良反应】

（1）神经 乏力、头痛、眩晕、失眠等。

（2）内分泌 / 代谢 血钙可能增高。

（3）血液 治疗初期可引起轻至中度的血液学改变，如 Hb、血细胞比容和 WBC 减少 / 血小板计数增高。

（4）消化 胃或肠道消化功能失调（如消化不良）、腹部不适、腹泻、便秘、胆石增加趋向、口干、食欲减退、大便次数增多、血氨基转移酶（包括 ALT 及 AST）增高（停药 2~4 周后恢复正常）以及血 ALP、γ 谷氨酰转肽酶及胆红素降低。当 ALT 和 AST 升高至正常值的 3 倍以上时，应停止治疗。

（5）泌尿 BUN 增高。

（6）生殖 性欲丧失、阳痿。

（7）骨骼肌肉 本药属氯贝丁酸衍生物，有可能引起肌炎、肌病和横纹肌溶解综合征，主要表现为肌痛合并血 CPK 升高、肌红蛋白尿、肾衰竭。患有肾病综合征及因其他肾损害而致血白蛋白减少者或甲状腺功能亢进者，发生肌病的危险性增加。出现与肌肉有关的症状时，包括弥散性肌肉痛、肌肉触痛、肌源性 CPK 大量增加（＞正常浓度 5 倍），应立即停药。

（8）皮肤 过敏性皮肤反应：皮疹、荨麻疹、瘙痒或光敏反应。某些病例即使停药数月，当皮肤暴露于阳光或人工紫外线后，仍会出现红斑、丘疹、花斑疹及湿疹。

（9）其他 目前尚无长期对比研究对不良反应进行全面评估，尤其是患胆结石的危险性。

【药物过量】

处理意见 本药与血浆蛋白高度结合，药物过量时应采取系统性支持疗法，而不考虑血透。

【相互作用】

（1）胆汁酸结合树脂（如考来烯胺） 胆汁酸结合药物可结合同用的其他药物，进而影响其他药物的吸收，故至少应在服用胆汁酸结合树脂前 1h 或 4~6h 后再服用本药。

（2）其他同类（贝特类）降胆固醇药物 不良反应（如横纹肌溶解）发生的危险增加，不宜合用。

（3）HMG-CoA 还原酶抑制药（如普伐他汀、氟伐他汀、辛伐他汀等） 引起肌痛、横纹肌溶解、血 CPK 增高等，应慎用，严重时应停药。

（4）免疫抑制药（如环孢素）或其他具肾毒性的药物 本药主要经肾排泄，与上述药物合用时可能有致肾功能恶化的危险，应减量或停药。

（5）口服抗凝药（如华法林、茴茚二酮） 口服抗凝药的疗效增强，致出血危险增加。接受抗凝治疗的患者如需加用或停用本药，应监测 PT 和 INR，合用期间也需定期检测，酌情调整抗凝药剂量。

（6）其他高蛋白结合率的药物（如甲苯磺丁脲及其他磺脲类降糖药、苯妥英、呋塞米等） 本药可使其他高蛋白结合率药物的游离型增加，药效增强，故在降血脂治疗期间服用上述药物时，应调整这些药物的剂量。

（7）食物　本药吸收增加。

## 苯扎贝特
## Bezafibrate

【其他名称】 阿贝他、必降脂、必利脂、降脂苯酰、史达平、益贝特、益之特、Bezalip、Cedur

【分类】 心血管系统用药 \ 调节血脂药

【制剂规格】 片剂　200mg。

缓释片　400mg。

【临床应用】

**说明书适应证**

（1）经饮食、运动、减轻体重等方法不能有效控制的原发性高脂血症。

（2）由各种原发病（如糖尿病）继发引起的且对原发病治疗后仍不能改善的继发性高脂血症。

【用法用量】

**1. 说明书用法用量**

**一般用法**（1）普通片，200~400mg/次，tid.，p.o.（餐后或与进餐时同服）。疗效佳者维持量可为 400mg/ 次，bid.。（2）缓释片，400mg/ 次，qd.，p.o.（晚饭后）。

**2. 其他用法用量**

［国外参考信息］ 普通片的推荐剂量为 200mg/ 次，tid.，p.o.。据报道，使用普通片或缓释片 400mg/ 次，qd.，也有效。

【禁忌证】

**说明书禁忌证**

（1）对本药过敏者。

（2）肝功能不全或原发性胆汁性肝硬化。

（3）胆囊疾病、胆石症（本药可能使胆囊疾患症状加剧）。

（4）严重肾功能不全（血清肌酐＞ 1.5mg/dl 或 Ccr ＜ 60ml/min）。

（5）肾病综合征引起血白蛋白减少（发生肌病的危险性增加）。

（6）孕妇及哺乳妇女。

【特殊人群用药】

**儿童**　说明书建议儿童不宜用本药，仅在绝对需要情况下才用。

**其他用法用量**

［国外参考信息］

家族性高胆固醇血症　据报道，本药 5~10mg/（kg · d），p.o.，对治疗 4~15 岁儿童的家族性高胆固醇血症有效且安全。

**老人**　老年高脂血症患者（61~87 岁）应根据肝肾功能状态调整用量。若有肾功能不全时，则须适当减量。国外资料建议，Ccr ＜ 60ml/min 的老年患者，推荐使用普通片替代缓释片，并减量。

**孕妇**　不推荐使用。预备怀孕妇女，在受孕前几个月应停止使用本药。

**哺乳妇女**　不宜服用。

**肝功能不全者**　禁用。

**肾功能不全 / 透析者**　肾功能不全者须减量并定期监测，严重者禁用（肾功能不全者服用本药可能导致横纹肌溶解和严重高血钾）。

**说明书用法用量**

（1）普通片，血清肌酐值＜ 135mmol/L 及 Ccr ＞ 60ml/min 者，600mg/d，p.o.。（2）缓释片，200mg/ 次，qd./qod.，p.o.。

【注意】

（1）慎用　正在服用雌激素或避孕药者（雌激素类能提高血脂水平）。

（2）用药相关检查 / 监测项目　用药期间应定期检查血常规及血小板计数、肝肾功能、血脂及血 CPK。并监测纤维蛋白素原水平。

【给药说明】

（1）给药条件　①用药期间仍应坚持采用饮食疗法、增强体育运动、减肥等措施。②饭后服药或剂量从 600mg/d 减至 400mg/d，可降低胃肠道不良反应的发生率。

（2）其他 ①本药不用于治疗Ⅰ型高脂蛋白血症。②治疗高血脂的同时，还需关注和治疗引起高血脂的各种原发病（如甲状腺功能减退、糖尿病等）。某些药物也可引起高血脂，如雌激素、噻嗪类利尿药和β受体阻断药等，这些药物停药后则不再需要相应的抗高血脂治疗。

**【不良反应】**

（1）神经 头痛、眩晕、失眠，通常短暂，不需停药。

（2）内分泌/代谢 高同型半胱氨酸血症、轻度高催乳素血症。

（3）血液 血细胞计数异常（Hb和WBC轻微减少）、血小板减少、全血细胞减少，停药后可消失。

（4）消化 胃肠道反应（恶心、呕吐、上腹痛、胃痛、腹胀及食欲缺乏，通常短暂，不需停药）、结石形成、肝功能损害（氨基转移酶升高）、胆汁淤积（胆汁流动受阻或抑制）。若用药后出现胆石症或肝功能显著异常，则应停药。

（5）泌尿 长期用药：血肌酐轻微升高、BUN升高。

（6）生殖 性功能障碍。

（7）骨骼肌肉 肌肉损害（严重但罕见，表现为肌痛、肌无力、肌痉挛、肌炎、横纹肌溶解症）。出现上述症状者需检查CPK，若疑有肌病或CPK增至正常上限值的10倍或以上，则应停药。

（8）皮肤 脱发、皮疹、皮炎、瘙痒和荨麻疹。

（9）其他 过敏反应（如瘙痒、荨麻疹，应立即停药）、致命的过敏性休克（伴有胸闷、呼吸困难、HR加快、血压下降、水肿、循环衰竭、寒战及短暂的意识障碍）。出现上述情况时，应立即停药并采取有效的抢救措施。尚未发现本药有致癌、致突变和致畸作用。

**【药物过量】**

处理意见 无特效拮抗药。怀疑用药过量和（或）横纹肌溶解时必须停药。肾功能正常者，加强利尿可能有助于药物的排泄。出现横纹肌溶解时，应足量补液以预防肾脏挤压综合征。血透的支持治疗效果不佳。

**【相互作用】**

（1）HMG-CoA还原酶抑制药（如洛伐他汀等） 氯贝丁酸衍生物（如本药）与上述药物合用治疗高脂血症，将增加两者发生严重肌肉毒性的危险，引起肌痛、横纹肌溶解、血CPK增高等肌病，尽量避免合用。

（2）考来烯胺 影响本药吸收，两者应至少间隔2h使用。

（3）免疫抑制药（如环孢素） 上述药物的血药浓度和肾毒性增加，有致肾功能恶化的危险，应减量或停药。本药与其他有肾毒性的药物合用时也应注意。

（4）香豆素类抗凝血药 上述药物的作用增强。两者开始合用时，香豆素类抗凝血药的剂量应减少约30%，同时监测凝血功能并据其调整剂量。停用本药时，亦需重新逐渐调整香豆素类抗凝血药的剂量。

（5）口服抗糖尿病药和胰岛素 上述药物的作用增强，合用时应监测血糖水平，并据其调整剂量。

（6）苯妥英钠 本药可能影响苯妥英钠的作用。

（7）马来酸氢双环己哌啶盐、哌克昔林（血管扩张药）或MAO抑制药 不能合用。

## 吉非罗齐
## Gemfibrozil

**【其他名称】** 博利脂、常衡林、二甲苯氧庚酸、二甲苯氧戊酸、甲苯丙妥明、吉非贝齐、吉非洛齐、洁脂、康利脂、洛平、诺衡、诺胶、维绛知、新斯达、优瑞脂、尤瑞旨、脂必清、Gemlipid、Gemnpid、Gevilen、Gevilon、Ipolipid、Lopid、Uragem、Uragen

【分类】 心血管系统用药 \ 调节血脂药

【制剂规格】 片剂 ① 150mg。② 300mg。③ 600mg。④ 900mg。

胶囊 ① 150mg。② 300mg。③ 600mg。

【临床应用】

1. 说明书适应证

用于高脂血症。适用于严重Ⅳ型或Ⅴ型高脂血症经饮食控制及减轻体重等一般治疗无效而冠心病危险性大者；也适用于Ⅱb 型高脂血症经一般治疗及其他血脂调节药治疗无效而冠心病危险性大者。

2. 其他临床应用

（1）因血脂过高所致的黄瘤。

（2）预防和改善动脉粥样硬化，降低冠心病的发病率（国外资料）。

【用法用量】

1. 说明书用法用量

高脂血症 300~600mg/ 次，bid.，于早餐及晚餐前 30min 服用。

2. 其他用法用量

［国外参考信息］

（1）高脂血症 600mg/ 次，bid.，于早餐及晚餐前 30min 服用；或 900mg/ 次，qd.，p.o.。两种服用方法同样有效。

（2）冠心病 600mg/ 次，bid.，p.o.，能有效降低冠心病的发病率。

【禁忌证】

说明书禁忌证

（1）对本药过敏者。

（2）胆囊疾病或胆石症。

（3）肝功能不全或原发性胆汁性肝硬化。

（4）严重肾功能不全。

（5）肾病综合征引起血清蛋白减少（发生肌病的危险性增加）。

（6）孕妇及哺乳妇女。

【特殊人群用药】

**儿童** 使用时须权衡利弊。

**老人** 肾功能不全的老年患者应适当减量。

**孕妇** 本药大剂量可致动物胎仔死亡，孕妇禁用。美国 FDA 妊娠安全性分级为:C 级。

**哺乳妇女** 禁用。

**肝功能不全者** 禁用。国外有研究证实，本药在肝功能不全者体内不引起蓄积。

**肾功能不全 / 透析者** 严重肾功能不全者禁用（服用本药可能致横纹肌溶解和严重高血钾）。

其他用法用量

［国外参考信息］ GFR > 50ml/min 时，无需调整剂量；GFR 为 10~50ml/min 时，给予常规剂量的 50%，给药间期不变；GFR < 10ml/min 时，给予常规剂量的 25%，给药间期不变。

【注意】

（1）慎用 ①糖尿病（国外资料）。②甲状腺功能减退（国外资料）。③仅 LDL 升高的Ⅱa 型高脂血症（国外资料）。

（2）用药相关检查 / 监测项目 用药期间定期检查血常规及血小板计数、肝功能、血脂及血 CPK。

【给药说明】

（1）给药条件 ①饮食疗法始终是治疗高血脂的首要方法，加上锻炼和减轻体重等方式，都将优于任何形式的药物治疗。②本药有潜在致癌性，故应严格限制在指定的临床应用范围内使用。③治疗高血脂的同时，应关注和治疗引起高血脂的各种原发病，如甲状腺功能减退、糖尿病等。④雌激素、噻嗪类利尿药和 β 受体阻滞药等药物也可引起高血脂，停用上述药物后，则不再需相应的降血脂治疗。

（2）减量 / 停药条件 ①治疗 3 个月无效则应及时停药。②本药停用后，血胆固醇和 TG 可能反跳超过原水平，故宜继续给予低脂饮食并监测血脂至正常。

【不良反应】

（1）心血管 雷诺现象。

（2）神经 头痛、头晕、感觉异常。

（3）内分泌 / 代谢 可能影响非胰岛素

依赖型糖尿病患者的糖代谢。

（4）血液　贫血及WBC减少（长期应用可稳定）、血小板减少和骨髓抑制、血浆凝血因子Ⅰ增加。

（5）消化　口干、食欲减退、嗳气、胃灼热感、胃痛、恶心、呕吐、腹胀、腹痛、腹泻、便秘、胆石症及肝功能异常（血氨基转移酶、LDH、胆红素、ALP增高）。若用药后出现肝功能显著异常或胆结石，则应停药。

（6）泌尿　ARF。

（7）生殖　阳痿等性功能障碍。

（8）骨骼肌肉　本药属氯贝丁酸衍生物，有可能引起肌炎、肌病和横纹肌溶解综合征，致血CPK升高，发生横纹肌溶解，主要表现为肌痛合并血CPK升高、肌红蛋白尿，并可致肾衰竭。可使皮肌炎或多发性肌炎的病情加重。因肾病综合征及其他肾损害而致血白蛋白减少者或甲状腺功能亢进者，发生肌病的危险性增加。若用药后出现可疑的肌病症状（如肌痛、触痛、乏力等）或血CPK显著升高，则应停药。

（9）皮肤　皮疹、瘙痒、皮肤红斑，使皮疹、银屑病等病情加重。

（10）眼　视物模糊、极其轻微的视觉改变。

（11）其他　过敏反应及变态反应（表现为嗜酸性粒细胞性胃肠炎等）、乏力。长期给予大鼠10倍于人类的剂量，肝恶性肿瘤及良性睾丸肿瘤的发生率增加。若出现皮疹、耳鸣、感觉异常等过敏现象时应停药。

**【药物过量】**

处理意见　目前尚无有关本药过量的报道。发生过量时应针对中毒症状采取相应支持疗法。

**【相互作用】**

（1）胆汁酸结合药物（如考来替泊等）　上述药物可结合同服的其他药物，进而影响其他药物的吸收，故与胆汁酸结合树脂合用时，至少应在服用这些药物前2h或2h后再服用本药。

（2）口服抗凝药　口服抗凝药的抗凝作用明显增强，合用时应经常测定PT以调整抗凝药剂量。

（3）其他高蛋白结合率的药物（如甲苯磺丁脲及其他磺脲类降糖药、苯妥英、呋塞米等）　上述药物作用增强。在降血脂治疗期间服用上述药物，则应调整降糖药及其他药的剂量。

（4）降糖药　本药有轻度降血糖作用，合用时应调整剂量。

（5）HMG-CoA还原酶抑制药（如洛伐他汀等）　氯贝丁酸衍生物与上述药物合用治疗高脂血症，将增加两者发生严重肌肉毒性的危险，引起肌痛、横纹肌溶解、血CPK增高等肌病，应尽量避免合用。

（6）免疫抑制药（如环孢素）、其他有肾毒性的药物　免疫抑制药的血药浓度和肾毒性增加，有致肾功能恶化的危险，应减量或停药。与其他有肾毒性的药物合用时也应注意。

# 阿昔莫司
## Acipimox

**【其他名称】**　阿西莫司、吡莫酸、克旨达、乐知苹、乐脂平、司里蒙、氧甲吡嗪、益平、Olbemox、OLBETAM

**【分类】**　心血管系统用药\调节血脂药

**【制剂规格】**　胶囊　250mg。

片剂　250mg。

**【临床应用】**

**说明书适应证**

高TG血症（Ⅳ型）、高胆固醇血症（Ⅱa型）及高TG合并高胆固醇血症（Ⅱb型，Ⅲ型及Ⅴ型）。

**【用法用量】**

**说明书用法用量**

（1）Ⅳ型高脂血症　250mg/次，bid.，p.o.（进餐时或餐后）。可根据血浆TG和胆固醇水平调整剂量，Max：1200mg/d。

（2）Ⅱ、Ⅲ及Ⅴ型高脂血症　250mg/次，tid.，p.o.（进餐时或餐后）。可根据血浆TG和胆固醇水平调整剂量，Max:1200mg/d。

**【禁忌证】**

**说明书禁忌证**

（1）对本药过敏者。

（2）消化性溃疡患者。

（3）严重肾功能不全者（肌酐清除率小于30ml/min）。

（4）儿童。

（5）孕妇及哺乳妇女。

**【特殊人群用药】**

**儿童**　禁用。

**孕妇**　禁用。

**哺乳妇女**　禁用。

**肾功能不全/透析者**　慎用。严重肾功能不全者（肌酐清除率小于30ml/min）禁用。

**说明书用法用量**

Ccr为30~60ml/min者，150mg/次，bid.，p.o.。

**【注意】**

（1）慎用　2型糖尿病患者长期用药时应慎重（国外资料）。

（2）用药相关检查/监测项目　长期用药者应定期随访血脂、肝和肾功能。

**【给药说明】**

（1）给药条件　①用药前应先采取低胆固醇、低脂肪饮食，并停止酗酒；用药期间也应配合低脂、低糖、低胆固醇饮食。②本药较低剂量用于Ⅳ型高TG血症，较高剂量用于Ⅱa及Ⅱb型高脂血症。通常在服药治疗1个月内，血脂状况即有改善。③为减轻胃肠道不良反应，应从小剂量开始逐渐增量。

（2）其他　本药降低血脂时对血糖无影响，故适用于伴糖尿病的高脂血症患者。

**【不良反应】**

（1）神经　头痛。

（2）消化　恶心、呕吐、胃灼热感、上腹隐痛、腹泻及便秘等胃肠道反应。

（3）呼吸　哮喘。

（4）骨骼肌肉　四肢麻刺感。

（5）皮肤　治疗初期可因皮肤血管扩张而致面部潮热、皮肤瘙痒等，通常于治疗后数日内消失，不需停药。

（6）其他　局部或全身过敏反应（荨麻疹、斑丘疹等皮疹）、唇水肿、哮喘样呼吸困难、低血压等，应立即停药并对症处理。尚未发现本药有致癌及致突变作用。

**【药物过量】**

处理意见　给予监护及全身支持治疗。

**【相互作用】**

（1）他汀或贝特类降脂药　有本药与他汀或贝特类降脂药合用时骨骼肌肉事件增加的报道（一项研究报道，服用本药加laropiprant的中国患者联合使用辛伐他汀后，其肌病和横纹肌溶解症的发生率相比白种人较高），合用时应谨慎。

（2）口服降糖药及抗凝药　无相互作用。

（3）考来烯胺　不影响本药的吸收。

## 泛硫乙胺
## Pantethine

**【其他名称】** 泛酸巯基乙胺、泛酰巯基乙胺、潘特生、潘托新、Pantethin、Pantetina、Pantomin、Pantosin、Patetina

**【分类】** 心血管系统用药\调节血脂药

**【制剂规格】** 片剂　① 30mg。② 60mg。③ 100mg。④ 200mg。

**颗粒**　30mg。

**胶囊**　100mg。

**【临床应用】**

**1. 说明书适应证**

治疗高脂血症、动脉粥样硬化和高血压等。

**2. 其他临床应用**

（1）脂代谢紊乱疾病、糖尿病。

（2）防治氨基糖苷类药物所致的不良

反应。

（3）无力性便秘、急慢性湿疹、血小板减少及泛酸缺乏症。

【用法用量】

1. 说明书用法用量

一般用法　200mg/ 次，tid.，p.o.。

2. 其他用法用量

［国内参考信息］

无力性便秘　300~600mg/d，分 1~3 次口服，随年龄、症状适当调整剂量。

【禁忌证】

尚不明确。

【特殊人群用药】

儿童　尚不明确。

孕妇　动物试验表明本药有明显胚胎毒性，孕妇应慎用。

哺乳妇女　尚不明确。

肝功能不全者　慎用。

【注意】

用药相关检查 / 监测项目　长期服用者应定期检查肝功能。

【不良反应】

（1）消化　食欲减退、恶心、呕吐、腹胀、腹泻及一过性氨基转移酶升高等。

（2）其他　乏力。

【相互作用】

尚不明确。

## 依折麦布
## Ezetimibe

【其他名称】　益适纯、EZETROL、Zetia

【分类】　心血管系统用药 \ 调节血脂药

【制剂规格】　片剂　10mg。

【临床应用】

说明书适应证

（1）原发性（杂合子家族性或非家族性）高胆固醇血症：作为饮食控制外的辅助治疗，可单用或与 HMG-CoA 还原酶抑制药（他汀类）合用，可降低 TC、LDL-C、Apo B。

（2）纯合子家族性高胆固醇血症（HoFH）：与他汀类合用，作为其他降脂治疗的辅助疗法（如 LDL-C 血浆分离置换法），或在其他降脂治疗无效时用于降低 HoFH 患者的 TC 和 LDL-C 水平。

（3）纯合子谷固醇血症（或植物固醇血症）：作为饮食控制外的辅助治疗，用于降低纯合子家族性谷固醇血症患者的谷固醇和植物固醇水平。

【用法用量】

1. 说明书用法用量

一般用法　推荐量 10mg/ 次，qd.，p.o.，可单用或联用他汀类药物。

2. 其他用法用量

［国外参考信息］　单用本药治疗时，推荐 10mg/ 次，qd.，p.o.。临床研究中对高胆固醇血症的最长疗程为 3 个月。联用一种他汀类药物时，本药剂量为 10mg/ 次，qd.，两药可同时服。治疗纯合子型家族性高胆固醇血症时需加服阿托伐他汀或辛伐他汀。

【禁忌证】

说明书禁忌证

（1）对本药过敏者。

（2）活动性肝病或原因不明的血清氨基转移酶持续升高者。

【特殊人群用药】

儿童　不推荐＜ 10 岁儿童使用；≥ 10 岁患儿的用法与用量同成人。

老人　不需调整剂量。

孕妇　慎用。美国 FDA 妊娠安全性分级为：C 级。

哺乳妇女　用药时应权衡利弊。

肝功能不全者　轻度肝功能不全者（Child-Pugh 评分为 5 或 6），不需调整剂量；中度（Child-Pugh 评分为 7~9）或重度（Child-Pugh 评分＞ 9）者，不推荐使用本药。

肾功能不全 / 透析者　不需调整剂量。

【注意】

（1）慎用　胆道梗阻者（国外资料）。

（2）用药相关检查 / 监测项目　治疗期

间应定期检测 LDL–C、HDL–C、总胆固醇、甘油三酯和载脂蛋白 B。

**【给药说明】**

给药条件 ①本药单药治疗用于不能耐受他汀类药物者、所服药物与他汀类药有相互作用者及轻度高脂血症患者；也可与他汀类药物合用于治疗单用后者不能控制或不能耐受的患者。②可空腹或进食时服用，每日服药时间应相同。③用药期间应坚持适当的低脂饮食。用药前进行标准降胆固醇食疗者，用药期间应继续食疗。④用药后应注意本药的毒性征象，包括胃肠道症状、头痛和过敏反应（如皮疹）等。

**【不良反应】**

临床研究表明，服用本药 10mg/d 时，患者耐受良好，不良反应轻微且呈一过性。

（1）神经 头痛。

（2）消化 腹痛、腹泻、胰腺炎、恶心，ALT 和（或）AST 升高等。

（3）呼吸 鼻窦炎、病毒感染。

（4）骨骼肌肉 关节痛、CPK 升高。有资料表明治疗期间未见肌溶解。

（5）其他 过敏反应（包括血管神经性水肿和皮疹）等。

**【药物过量】**

（1）剂量 临床试验中，15 名健康受试者服用本药 50mg/d，连续 14d，18 名原发性高胆固醇血症患者服用本药 40mg/d，连续 56d，普遍耐受良好。

（2）表现 本药过量服用的报道较少，报道的不良反应均不严重，且绝大多数未出现不良反应。

（3）处理意见 对症和支持治疗。

**【相互作用】**

（1）考来烯胺 本药平均 AUC 值降低。在考来烯胺基础上加用本药以增强降 LDL–C 的作用时，其增强效果可能因上述相互作用而降低。本药的服用时间应至少早于考来烯胺 2h 或晚于 4h。此外，考来替泊、可莱塞兰与本药亦有类似相互作用。

（2）环孢素 两药的血药浓度均可能升高，故合用时应严密监测两药的血药浓度和毒性反应。

（3）非诺贝特、吉非贝齐 本药血药浓度升高。动物试验发现，氯贝丁酯与本药合用时可增加胆固醇向胆汁分泌，导致胆石症。因此，不推荐氯贝丁酯类降血脂药与本药合用。

（4）他汀类药物（如阿托伐他汀、辛伐他汀、普伐他汀、洛伐他汀、氟伐他汀等） 未见有临床意义的药动学相互作用，但可见头痛、乏力、恶心、腹痛、腹胀、腹泻、便秘、肌痛等，且对妊娠家兔有致畸性（骨骼畸形）。此外，在本药与他汀类药物合用的对照试验中，曾发现氨基转移酶持续升高（≥正常上限的 3 倍），故合用前应检测肝功能，合用后也需进行肝功能监测。

（5）抗酸药 本药的吸收速度降低，但不影响其生物利用度。

（6）胆酸螯合药 应在服用胆酸螯合药前 2h 以上或服用后 4h 以上服用本药。

（7）华法林、其他香豆素类抗凝药或氟茚二酮 合用期间应适当监测国际标准化比值（INR）。

（8）西咪替丁 本药的生物利用度无影响。

（9）已知可被 CYP 1A 2、2D 6、2C 8、2C 9、3A 4 或转 N– 乙酰酶代谢的药物 尚未见本药与以上药物之间发生有临床意义的药动学相互作用。

（10）氨苯砜、右美沙芬、地高辛、口服避孕药（如乙炔雌二醇和左炔诺孕酮）、格列吡嗪、甲苯磺丁脲、咪达唑仑、华法林等药物 尚未见本药对上述药物的药动学有影响。

## 烟酸
## Nicotinic Acid

**【其他名称】** 本悦、高兹克、尼古丁酸、尼克丁酸、尼克酸、尼亚生、诺之平、锐

旨、舒成、烟碱酸、Niacin、Niaspan

【分类】 心血管系统用药 \ 调节血脂药

【制剂规格】 片剂 ① 50mg。② 100mg。

缓释片 ① 250mg。② 375mg。③ 500mg。④ 750mg。⑤ 1000mg。

注射液 ① 1ml∶10mg。② 1ml∶50mg。③ 1ml∶100mg。④ 2ml∶20mg。⑤ 2ml∶100mg。⑥ 5ml∶50mg。

粉针剂 ① 25mg。② 50mg。③ 100mg。

【临床应用】

1. 说明书适应证

（1）多型高脂血症（除Ⅰ型外）的辅助治疗。

（2）缺血性心脏病：①缓解缺血性心脏病的症状。②与胆汁酸结合树脂联用于有冠心病和高胆固醇血症病史者，可延缓动脉粥样硬化进展或促进动脉粥样硬化病变的消退。③降低非致命性心肌梗死复发的危险（有心肌梗死和高胆固醇血症病史者）。

（3）防治糙皮病等烟酸缺乏病。

（4）缓解血管痉挛症状，改善局部供血。

（5）补充烟酸：①严格控制或选择饮食、接受胃肠道外营养、因营养不良所致体重骤减者。②孕妇及哺乳妇女。③服用异烟肼者。④酗酒、吸烟（严重烟瘾）、吸毒者。

2. 其他临床应用

血管性偏头痛、头痛、脑动脉血栓形成、肺栓塞、内耳眩晕症、冻伤、中心性视网膜脉络膜炎等。

【用法用量】

1. 说明书用法用量

（1）高脂血症 ①普通片，开始 100mg/次，tid.，p.o.。4~7d 后增至 1000~2000mg/次，tid.。②缓释片，第 1~4 周，500mg/次，qd.，p.o.；第 5~8 周，1000mg/次，qd.，p.o.；8 周后逐渐增量，必要时可 2000mg/d。维持量为 1000~2000mg/d，睡前服用。不推荐日剂量＞2000mg，女性患者剂量应低于男性。③也可 25~100mg/次，bid.（或一日多次），i.v.（缓慢）。④另外，诺之平缓释片还可采用：第 1 周，375mg/d（375mg/片）；第 2 周，500mg/d（500mg/片）；第 3 周，750mg/d（750mg/片）；第 4~7 周，1000mg/d（500mg/片 ×2 片）。均睡前服用。以后采用维持量：1000~2000mg/d（1000mg，为 2 片 500mg；1500mg，为 2 片 750mg；2000mg，为 2 片 1000mg）。4 周内剂量调整应≤500mg/d，Max：2000mg/d。⑤也可 50~100mg/次，i.m.，5 次/d。

（2）糙皮病 ①片剂，50~100mg/次，500mg/d，p.o.。一般同服 Vit B1、Vit B2、Vit B6 各 5mg。② 50~100mg/次，5 次/d，i.m.。③或 25~100mg/次，bid.（或一日多次），i.v.（缓慢）。

（3）缓解血管痉挛症状、缺血性心脏病 ① 50~100mg/次，5 次/d，i.m.。②或 25~100mg/次，bid.（或一日多次），i.v.（缓慢）。

2. 其他用法用量

［国内参考信息］

（1）高脂血症 有推荐前 7 周口服缓释片，方案如下：第 1 周，375mg/d（服 375mg 规格一片）；第 2 周，500mg/d（服 500mg 规格一片）；第 3 周，750mg/d（服 750mg 规格一片）；第 4~7 周，1000mg/d（服 500mg 规格 2 片）。均为睡前服用。以后根据患者反应和耐受性调整维持量，建议 1000~2000mg/d（如一日剂量为 1000mg，需服 2 片 500mg 缓释片；一日剂量为 1500mg，需服 2 片 750mg 缓释片；一日剂量为 2000mg，需服 2 片 1000mg 缓释片）。4 周内剂量调整≤500mg/d，Max：2000mg/d。

（2）脑血管疾病 50~200mg/次，qd.，i.v.gtt.（加入 5%~10%GS 100~200ml 中）。

（3）舌炎、口炎 100mg/次，tid.，p.o.。

【禁忌证】

说明书禁忌证

（1）对本药过敏者。

（2）活动性消化性溃疡或动脉出血。

（3）活动性肝病或原因不明的氨基转移

酶升高。

【特殊人群用药】

**儿童** ≤16 岁患儿用药安全性和有效性尚未确定。＜2 岁小儿胆固醇为正常发育所需，不推荐使用本药降低血脂。

**说明书用法用量**

**糙皮病** 25~50mg/次，2~3 次/d，p.o.。25~100mg/次，bid.，i.v.（缓慢）。

**孕妇** 原发高胆固醇血症（Ⅰ或Ⅱ型）者用药期间怀孕，则应停止服药。美国 FDA 妊娠安全性分级为：A 级；治疗高脂血症时为：C 级。

**哺乳妇女** 应暂停哺乳。

**肝功能不全者** 活动性肝病或原因不明的氨基转移酶升高者禁用；大量饮酒和（或）有肝病史者应慎用。

【注意】

（1）慎用 ①糖尿病。②青光眼。③痛风、高尿酸血症。④低血压。⑤过敏体质者。

（2）对检验值/诊断的影响 荧光测定尿中儿茶酚胺浓度、尿糖班氏试剂测定可呈假阳性。

（3）用药相关检查/监测项目 ①用药前应测定血总胆固醇、HDL-C 和甘油三酯。②用药期间应注意检查肝功能、血糖。③有发生低磷血症危险的患者，定期监测血磷水平。

【给药说明】

（1）给药条件 ①用药前应排除引起高胆固醇血症的继发病因。②宜同饮牛奶，或于低脂餐后服用。③缓释片应整片吞服，不能压碎或掰开；停药一段时间后应重新拟定治疗方案；缓释片不能用同等剂量的速效制剂替代。④降血脂时，日剂量可达 6.5g，但应从小剂量开始，逐渐增量。⑤单用本药效果较差者，可与胆汁结合树脂或 HMG-COA 还原酶抑制药联合。

（2）其他 本药对痤疮、麻风、青斑样脉管炎、周围血管病、多动症、心脏病发作无效。

【不良反应】

（1）心血管 心动过速、心律失常（如房颤）、心悸、直立性低血压。

（2）神经 乏力、头晕、失眠、偏头痛、晕厥等。

（3）内分泌/代谢 水肿及 LDL、空腹血糖、尿酸升高、糖耐量异常（非糖尿病患者）。大剂量：高血糖、血尿酸增高、磺溴酞钠（BSP）潴留。

（4）血液 血小板计数减少、PT 延长。

（5）消化 恶心、呕吐、腹痛、腹泻、消化不良、活动性消化性溃疡、黄疸等。大剂量：肝功能异常（血清氨基转移酶、总胆红素、淀粉酶升高）。一般 2 周后，胃肠道不适可渐适应，逐渐增量可减少不良反应。有严重胃肠道不适时，应减量。

（6）呼吸 气促。

（7）骨骼肌肉 肌痛、痛风性关节炎（应停药）。

（8）皮肤 皮肤潮红、出汗、瘙痒、斑丘疹、荨麻疹、黑棘皮病、高色素沉着等。大剂量：皮肤干燥。服药前 30min 给阿司匹林或其他非甾体类抗炎药，可减轻本药扩血管作用所致的不良反应（如皮肤潮红等）。有严重皮肤潮红、瘙痒时，应减量。

（9）眼 眼干、中毒性弱视、囊样斑块水肿等。

（10）其他 ①过敏反应：如皮肤红斑或瘙痒，哮喘等。②发热、寒战。

【药物过量】

处理意见 用药过量时应采取相应的急救或治疗措施。

【相互作用】

（1）异烟肼 可致烟酸缺乏。

（2）树脂类（如胆汁酸螯合剂）或纤维酸类（苯氧酸类）药 可增加本药疗效。与树脂类合用时，应间隔 4~6h 或长时间分别服用。

（3）阿司匹林 本药体内代谢及清除率

可能降低，其临床相关性尚不明确。

（4）吩噻嗪衍生物　吩噻嗪衍生物作用增强。

（5）降压药（如神经节阻断药、血管活性药、胍乙啶等肾上腺素受体阻滞药）可致直立性低血压。

（6）HMG-CoA 还原酶抑制药　有引起横纹肌溶解的潜在危险，合用时应谨慎。

（7）他汀或贝特类降脂药　有本药与他汀或贝特类降脂药合用时骨骼肌肉事件增加的报道（一项研究报道，服用本药加 laropiprant 的中国患者联合使用辛伐他汀后，其肌病和横纹肌溶解症的发生率相比白种人较高），合用时应谨慎。

（8）吉非贝齐　肌病的发生率增加约 5 倍。

（9）酒精　可能增加皮肤潮红和瘙痒等不良反应，用药期间应避免饮酒。

（10）含大量烟酸或相关化合物（如烟酰胺的维生素制剂或其他营养补充剂）可能增加本药不良反应。

# 第七章 抗休克血管活性药

## 肾上腺素
## Epinephrine

【其他名称】 重酒石酸肾上腺素、副肾碱、副肾素、酒石酸肾上腺素、L-肾上腺素、盐酸副肾碱、盐酸肾上腺素、Adren、Adrenalin、Adrenaline、Adrenaline Bitartrate、Adrenaline Hydrochloride、Adrenaline Tartrate、Chelafrin、Epifrin、Epinephrine Bitartrate、Epinephrine Hydrochloride、Epirenamine、Epirenan、Levorenin、Suprarenaline、Suprarenine

【分类】 心血管系统用药\抗休克血管活性药

【制剂规格】 注射液 ① 0.5ml∶0.5mg。② 1ml∶1mg。

注射液（盐酸盐） ① 0.5ml∶0.5mg。② 1ml∶1mg。

【临床应用】

1. 说明书适应证

（1）用于因支气管痉挛所致严重呼吸困难，可迅速缓解药物等引起的过敏性休克。

（2）用于延长浸润麻醉用药的作用时间。可减少局麻药的吸收而延长其药效，并减少其毒副作用，亦可减少手术部位的出血。

（3）用作麻醉和手术中的意外、药物中毒或心脏传导阻滞等原因引起的心脏停搏进行心肺复苏的主要抢救用药。

（4）哮喘（效果迅速但不持久）。

（5）用于局部止血，如鼻黏膜、齿龈等出血。

（6）荨麻疹、花粉症、血清反应等。

2. 其他临床应用

（1）纠正体外循环后所引起的低排血量综合征。

（2）低血糖症（如胰岛素作用过度所致者）。

（3）滴眼液用于开角型青光眼，以降低眼压。

【用法用量】

1. 说明书用法用量

（1）一般用法 常用量为 0.25~1mg/次，i.h.；Max：1mg/次，i.h.。

（2）过敏性休克 0.5~1mg/次，i.h./i.m.，也可将本药 0.1~0.5mg 以 NS 稀释至 10ml 后缓慢静注，如疗效不好，可改用本药 4~8mg 溶于 5%GS 500~1000ml 中静滴。

（3）心脏停搏 本药 0.25~0.5mg 以 10ml NS 稀释后静注或心内注射，同时进行心脏按压、人工呼吸、纠正酸中毒。对电击引起的心脏停搏，也可用本药配合电除颤仪或利多卡因等进行抢救。

（4）哮喘 0.25~0.5mg/次，i.h.，3~5min 见效，但仅能维持 1h。必要时每 4h 可重复注射 1 次。

（5）局部止血 将浸有本药溶液（1∶20000~1∶1000）的纱布填塞出血处，如鼻腔、齿龈等。

（6）荨麻疹、花粉症、血清反应等 本药 1∶1000 注射液 0.2~0.5ml，i.h.，必要时以上述剂量重复注射 1 次。

（7）其他临床用法 与局麻药合用时，加少量本药（约 1∶500000~1∶200000）于局麻药中（如普鲁卡因）。在混合药液中，本药浓度为 2~5μg/ml，总量不超过 0.3mg。

2. 其他用法用量

[国内参考信息]

（1）抗过敏 一般用法为初始剂量 0.2~0.5mg，i.m./i.h.，必要时可每隔 10~15min 重复给药 1 次，可渐增至 1mg/次。

（2）低血糖 单次给药 0.3mg，i.m./i.h.。

（3）开角型青光眼　滴眼液滴眼。

【禁忌证】

1. 说明书禁忌证

（1）高血压。

（2）器质性心脏病。

（3）冠状动脉疾病。

（4）洋地黄中毒。

（5）心源性哮喘。

（6）外伤性或出血性休克。

（7）糖尿病。

（8）甲亢。

2. 其他禁忌证

（1）闭角型青光眼（国外资料）。

（2）器质性脑损害（国外资料）。

（3）分娩（可能延长第二产程）（国外资料）。

【特殊人群用药】

**儿童**　慎用。曾有哮喘儿童应用本药时发生晕厥的报道。

**其他用法用量**

［国内参考信息］

（1）支气管痉挛　0.01mg/kg 或 0.3mg/m$^2$，i.h.，Max 为 0.5mg/ 次，必要时每隔 15min 重复给药 1 次，共 2 次，以后每 4h 给药 1 次。

（2）低血糖　0.01mg/kg 或 0.3mg/m$^2$，i.m./i.h.。

（3）心脏停搏　0.005~0.01mg/kg 或 0.15~0.3mg/m$^2$，i.v./ 心内注射。

**老人**　慎用。

**孕妇**　①在动物研究中，当用药量比人类的最大剂量高 25 倍时，有致畸作用。②本药可透过胎盘屏障，致胎儿缺氧，并松弛子宫平滑肌，延长第二产程，大剂量使用可减弱宫缩，故分娩时不主张应用本药。③剖宫产麻醉过程中使用本药维持血压，可加快胎儿 HR，当母亲血压≥17.33/10.67kPa（130/80mmHg）时不宜使用本药。美国 FDA 妊娠安全性分级为：C 级。

**哺乳妇女**　应权衡利弊。

【注意】

（1）慎用　①对拟交感胺类药过敏者（国外资料）。②心血管疾病。③噻嗪类药物引起的循环血容量不足或低血压。④精神神经疾病。⑤帕金森病。⑥脑血管供血不足（国外资料）。⑦慢性肺部疾病（国外资料）。⑧青光眼。⑨运动员。

（2）交叉过敏　本药与其他拟交感药有交叉过敏反应。

（3）用药相关检查 / 监测项目　使用本药注射液时，必须密切注意血压、HR 与心律变化，多次使用时还须监测血糖变化。

【给药说明】

（1）给药条件　①本药可引起血管剧烈收缩而致组织坏死，故不推荐动脉内注射。使用时必须严格控制药物剂量。②注射部位必须轮换，以免引起组织坏死。③每次局麻时剂量不可＞0.3mg，否则可引起心悸、头痛、血压升高等。用于指、趾部局麻时，药液中不宜加用本药，以免肢端组织供血不足而致坏死。④用本药滴眼液时，应在使用缩瞳药后至少 5min 再用药，以免发生额痛或头痛。⑤洋地黄类药物可增加心肌对本药的敏感性，故洋地黄化患者应用本药滴眼液时应小心。⑥用于过敏性休克时，由于血管的通透性增加，有效血容量不足，必须同时补充血容量。⑦长期或过量使用本药可产生耐药性，停药数日后再用药，效应可恢复。⑧下列反应持续存在时须引起注意：头痛、焦虑不安、烦躁、失眠、面色苍白、恐惧、震颤、眩晕、多汗、心跳异常增快或沉重感。

（2）配伍信息　①本药与华法林钠、玻璃酸酶及新生霉素等存在配伍禁忌。②用 1∶1000（1mg/ml）浓度的注射液做心内或静注前必须稀释。

（3）其他　本药遇氧化物、碱类、光线及热均可分解变色，其水溶液露置空气及光线中即分解变为红色，不宜使用。

【不良反应】

（1）心血管　心悸（停药后自行消失）、

心律失常（甚至发展为心室颤动，严重者可致死）。剂量过大、皮下注射误入血管或静注速度加快：血压骤升，甚至有诱发脑出血的危险。

（2）神经　震颤（停药后自行消失）、头痛、眩晕、无力。

（3）精神　烦躁、焦虑、恐惧，停药后自行消失。

（4）内分泌 / 代谢　血糖和血清乳酸水平可能升高。

（5）消化　呕吐。

（6）呼吸　滴眼时，过多药液通过鼻泪管向下流动，而致鼻部血管收缩，鼻部干燥。

（7）皮肤　皮肤苍白（停药后自行消失）、四肢发凉。

（8）眼　①滴眼时：泪点闭塞，引起溢泪。②结膜局部过敏、充血、睑结膜滤泡增多及角膜上皮损害而引起的角膜浑浊、水肿、虹视、雾视、烧灼感、流泪等。③长期用药：致结膜、睑缘、鼻泪管、角膜色素沉着及黄斑水肿、血管痉挛、细小出血，甚至形成黄斑部点状囊样变性。④角膜水肿及大泡状角膜病者应用本药，在角膜上皮基底膜与前弹力膜间形成色素斑，称为黑色角膜病。⑤睫毛或眉毛脱落、结膜或视网膜下出血、暗点、眶周水肿等。⑥结膜下或球后注射：暂时性失明和严重的全身反应。

（9）其他　①出汗，停药后自行消失。②用药局部水肿、充血及炎症。

**【药物过量】**

表现　焦虑不安、皮肤潮红、胸痛、寒战、抽搐、血压变化、心律失常、恶心、呕吐、皮肤苍白寒冷等。

**【相互作用】**

（1）α- 肾上腺素受体阻断药（如吩噻嗪类、酚妥拉明、酚苄明和妥拉唑林）及各种血管扩张药　对抗本药的升压作用，使疗效相互抵消。其中，与氯丙嗪合用可引起严重低血压。

（2）硝酸酯类药　抵消本药的升压作用而发生低血压，同时减弱硝酸酯类药的抗心绞痛效应。

（3）降糖药　口服降血糖药及胰岛素的作用减弱。

（4）MAO 抑制药　本药代谢受抑制，升压作用增强。合用时需监测急性血压升高的症状表现（头痛、心律失常、呕吐、发热）。如出现高血压危象，应停用本药，立即采取降压处理（可考虑使用硝普盐、硝酸甘油、酚妥拉明或拉贝洛尔等药）。

（5）三环类抗抑郁药　可致高血压、心律失常和心动过速，应避免合用。

（6）非选择性 β – 肾上腺素受体阻断药　可致高血压和反射性心动过缓，应避免合用。

（7）双氢麦角胺　可致血压极度升高，禁止合用。

（8）麦角胺、麦角新碱或缩宫素　可致严重高血压或周围组织缺血。

（9）恩他卡朋　心动过速、高血压和心律失常的发生率增加，合用需谨慎。

（10）全麻药（如氯仿、环丙烷、氟烷等）　使心肌对拟交感胺类药反应更敏感，有发生严重室性心律失常及急性肺水肿的风险。若必须合用，本药用量应减小。

（11）β – 肾上腺素受体阻断药　使用上述药者在使用含有本药的局麻药时，可发生严重不良反应（如肢端组织缺血而坏死），最好在使用含有本药的局麻药前停用 β – 肾上腺素受体阻断药（普萘洛尔应当在 3d 前停药）。

（12）其他拟交感胺类药　心血管作用加剧，易出现不良反应。

（13）罗库溴铵　与本药（雾化）合用，增加术后麻痹的发生率，建议采用脉搏血氧饱和度仪和外周神经刺激器进行监测。

（14）洋地黄类药物　致心律失常。

（15）利舍平、胍乙啶　上述药的降压

作用减弱，而本药的效应增强，可致高血压及心动过速。

## 间羟胺
## Metaraminol

**【其他名称】** 阿拉明、重酒石酸间羟胺、Aramine、Hydroxynorephedrine、Metaradrine、Metaraminol Bitartrate、Pressonex

**【分类】** 心血管系统用药\抗休克血管活性药

**【制剂规格】** **注射液（重酒石酸盐）** ① 1ml∶10mg（以间羟胺计，相当于重酒石酸间羟胺 19mg）。② 5ml∶50mg（以间羟胺计，相当于重酒石酸间羟胺 95mg）。

**【临床应用】**

**1. 说明书适应证**

（1）防治椎管内阻滞麻醉时发生的急性低血压。

（2）因出血、药物过敏、手术并发症及脑外伤或脑肿瘤合并休克而发生的低血压的辅助对症治疗。

（3）心源性休克或败血症所致的低血压。

**2. 其他临床应用**

（1）阵发性室上速，特别是伴有低血压者。

（2）白血病、血透、脊髓休克或芬太尼全麻等所致的阴茎异常勃起。

（3）诊断家族性地中海热（但此诊断的特异性和可靠性尚有疑问）。

**【用法用量】**

**1. 说明书用法用量**

（1）**一般用法**　① 2~10mg/次（以间羟胺计，以下同），i.h./i.m.。最大效应不会立即显现，故在重复用药前应对初量效应观察至少 10min。②或将本药 15~100mg 加入 NS 或 5%GS 500ml 中静滴，调整滴速以维持理想的血压。Max：100mg/次（0.3~0.4mg/min）。

（2）重症休克　初量用 0.5~5mg，i.v.，继而改为静滴。

**2. 其他用法用量**

［国内参考信息］

**诊断家族性地中海热**　将本药 10mg 加入 NS 500ml 中静滴，可诱发典型的疾病症状。

**【禁忌证】**

**其他禁忌证**

（1）对本药过敏者（国外资料）。

（2）用氯仿、氟烷、环丙烷进行全身麻醉者。

（3）2 周内曾用过 MAO 抑制药者。

**【特殊人群用药】**

**儿童**

**1. 说明书用法用量**

（1）严重休克　0.1mg/(kg·次),i.h./i.m.。

（2）其他临床用法　本药 0.4mg/kg 或 12mg/m$^2$，用 NS 稀释至每 25ml 中含本药 1mg 的溶液静滴，滴速以维持理想的血压为度。

**2. 其他用法用量**

［国内参考信息］　也可按 0.4mg/kg 或 12mg/m$^2$ 微泵调控静注。

**孕妇**　美国 FDA 妊娠安全性分级为：C 级。

**哺乳妇女**　尚不明确。

**肝功能不全者**　国外资料建议肝硬化者慎用。

**【注意】**

慎用　（1）甲状腺功能亢进症。（2）高血压。（3）充血性心力衰竭。（4）冠心病。（5）糖尿病。（6）有疟疾病史。

**【给药说明】**

（1）给药条件　①本药不能代替补充血容量，在用药前应先纠正血容量不足，再用本药。②给药途径以静脉给药为宜，并选用较粗大的静脉，避免使用四肢小静脉，特别对周围血管病、糖尿病或血液高凝状态的患者更应注意。静脉用药时须谨慎，勿使药液外漏。肌内或皮下注射易致组织坏死，应谨慎选择注射部位，避免在血液循环不佳的部位使用。③长期用药可产生蓄积作用，以致停药后血压仍偏高。若用药后血压上升不明显，必须观察 10min 以上才决定是否增量，以免贸然增量致使血压上升过高。

（2）减量 / 停药条件　停药时应逐渐减量，若骤然停药，可再度出现低血压。

（3）配伍信息　①临用前应先用 NS 或 5%GS 稀释，配制后应于 24h 内用完。②滴注液中不得加入其他难溶于酸性溶液或有配伍禁忌的药物。不宜与碱性药物共同滴注，以免引起药物分解。

**【不良反应】**

（1）心血管　心律失常（发生率随用量及患者的敏感性而异）；升压反应过快、过猛时也可致心律失常及心脏停搏。

（2）呼吸　升压反应过快、过猛时可致急性肺水肿。

（3）其他　①静注时若药液外溢：局部血管严重收缩，致组织坏死糜烂或红肿硬结形成脓肿。一旦发生药液外溢，可用 5~10mg 酚妥拉明稀释于 10~15ml 0.9%NaCL 注射液作局部浸润注射。②短时间内连续使用，可使药效逐渐减弱，产生快速耐药性。

**【药物过量】**

（1）表现　头痛、头晕、神经过敏、严重高血压、严重心律失常、胸部压迫感、震颤及抽搐。

（2）处理意见　应立即停药观察，血压过高者可静注酚妥拉明 5~10mg，必要时可重复。

**【相互作用】**

（1）胍乙啶或相关药物　本药的升压作用减弱。

（2）MAO 抑制药　本药的升压作用增强，合用时可致严重高血压及高血压危象。

（3）环丙烷、氟烷或其他卤化羟类麻醉药　易致心律失常，不宜合用。

（4）洋地黄或其他拟肾上腺素药　合用可致异位心律。

（5）血管扩张药（如酚妥拉明、异丙肾上腺素）在使用本药期间，可与血管扩张药合用以防止不良反应的发生。

## 盐酸酚苄明

## Phenoxybenzamine Hydrochloride

**【其他名称】** 苯苄胺、苯苄明、苯甲苄胺、苯氧苄胺、达苯尼林、得复通、酚苄胺、酚苄明、双苯苄胺、双苯沙林、氧苯苄胺、氧茎苄胺、盐酸苯苄胺、竹林胺、Bensylyt、Dibenyline、Dibenzylin、Dibenzyline、Dibenzyran、Phenoxybenzamine

**【分类】** 心血管系统用药\抗休克血管活性药

**【制剂规格】** 片剂　① 5mg。② 10mg。

胶囊　5mg。

注射液　① 1ml∶10mg。② 2ml∶100mg。

**【临床应用】**

**1. 说明书适应证**

（1）嗜铬细胞瘤的治疗、诊断和术前准备。

（2）周围血管痉挛性疾病。

（3）前列腺增生引起的尿潴留。

（4）注射液尚用于休克。

**2. 其他临床应用**

早泄。

**【用法用量】**

**1. 说明书用法用量**

（1）周围血管痉挛性疾病　初始剂量为 10mg/ 次，bid.，p.o.；以后隔日增加 10mg，直至获得预期临床疗效或出现轻微的 α 受体阻断效应。维持量为 20~40mg/ 次，bid.，p.o.。

（2）嗜铬细胞瘤的治疗和术前准备　①口服同“周围血管痉挛性疾病”。②术前用药，也可将本药 0.5~1mg/kg 加入 5%GS 250~500ml 中静滴 2h。术前应用 3d，必要时于麻醉诱导时再给药 1 次。总量不宜 > 2mg/（kg · d）。

（3）前列腺增生引起的尿潴留　①同“周围血管痉挛性疾病”。②也有说明书（胶囊）采用下列方案：开始 1~3 日，5mg/ 次，qd.，p.o.；以后改为 5mg/ 次，bid.，p.o.。

（4）心力衰竭或休克　本药 0.5~1mg/kg 加入 5%GS 250~500ml 中静滴 2h，一日总量不宜＞2mg/kg。

（5）其他临床用法　也可 0.5~1mg/（kg · d），i.v.。

**2. 其他用法用量**

［国内参考信息］

早泄　10mg/ 次，tid.，p.o.。

［国外参考信息］

（1）男性避孕　常用剂量为 10~13mg/d，p.o.。

（2）嗜铬细胞瘤　初始剂量为 10mg/ 次，bid.，p.o.；隔日增量 1 次，直至 20~40mg/ 次，2~3 次 /d［约为 1~2mg/（kg · d）］，p.o.。最终剂量决定于血压反应。

（3）前列腺增生、雷诺综合征　10~20mg/d，p.o.。

**【禁忌证】**

**说明书禁忌证**

（1）对本药过敏者。

（2）低血压。

（3）心绞痛、心肌梗死。

（4）严重心血管疾病。

（5）脑血管意外。

**【特殊人群用药】**

**儿童**

**1. 说明书用法用量**

**一般用法**　开始剂量为 0.2mg/（kg · 次），bid.，p.o.；或 6~10mg/（$m^2$ · 次），qd.，p.o.；以后每 4d 增加 1 次剂量，直至出现疗效。维持量为 0.4~1.4mg/（kg · d）或 12~36mg/（$m^2$ · d），分 3~4 次服。

**2. 其他用法用量**

［国外参考信息］

嗜铬细胞瘤　可按 1~2mg/（kg · d）分次服。

**老人**　慎用。

**孕妇**　仅非常必要时才能使用本药。美国 FDA 妊娠安全性分级为：C 级。

**哺乳妇女**　停药或停止哺乳。

**肾功能不全 / 透析者**　肾功能不全者慎用（可因降压和肾缺血而加重），其推荐剂量尚未确定。

**【注意】**

（1）慎用　①脑血供不足（血压下降有可能加重脑缺血）。②代偿性心力衰竭（降压可引起反射性心跳加快，使心功能失代偿）。③冠状动脉功能不全（可因心跳反射性加速而致心绞痛）。④上呼吸道感染（因鼻塞而致症状加重）。

（2）用药相关检查 / 监测项目　用药期间应定时测血压。用于治疗嗜铬细胞瘤时，建议定期检测尿儿茶酚胺及其代谢物以决定用药量。

**【给药说明】**

给药条件　（1）因本药局部刺激性强，不应皮下或肌注，主要通过口服和静脉给药。（2）给药须按个体化原则，根据临床反应及测定尿中儿茶酚胺及其代谢物的含量调整剂量。（3）开始宜用小剂量，渐增至最小有效剂量，从而减少不良反应，以每 4d 增加 1 次剂量为宜。（4）静脉给药时注意补充血容量，以防血压骤降。（5）与食物或牛奶同服，可减少胃肠道刺激症状。（6）用药后应稍事休息，以预防直立性低血压发生。

**【不良反应】**

（1）心血管　反射性心率加快（可加用 β 肾上腺素受体阻断药）、直立性低血压、心绞痛和心肌梗死。出现心悸或期前收缩时应停药。

（2）神经　头痛、神志模糊、倦怠、嗜睡、眩晕。大量快速静注：致运动神经兴奋及惊厥或癫痫发作。

（3）内分泌 / 代谢　血管升压素分泌异常，发生低钠血症。

（4）血液　卟啉病。

（5）消化　口干、胃肠刺激、恶心、呕吐等。

（6）呼吸　鼻塞、呼吸道感染症状的恶化。

（7）生殖　阳痿、阴茎异常勃起、射精障碍。

（8）眼　瞳孔缩小。

（9）其他　动物实验证实，本药可致癌（如胃肠道癌）及诱导有机体突变。

**【药物过量】**

（1）表现　直立性低血压、头晕、疲劳、心动过速、呕吐、嗜睡或休克。

（2）处理意见　应立即停药，同时给予抗休克治疗。轻者置于头低脚高卧位，恢复脑供氧；绑腿和腹带加压有助于减轻低血压反应和缩短药物反应时间。出现严重低血压反应时，需静脉输注重酒石酸去甲肾上腺素（禁用肾上腺素，因可能加重低血压）以拮抗本药的 α 受体阻断作用。

**【相互作用】**

（1）麻黄　拮抗麻黄中的麻黄碱及伪麻黄碱的拟交感活性，使本药的降压效应减弱。

（2）拟交感胺类药　拟交感胺类药升压效应减弱或消失。

（3）二氮嗪　拮抗二氮嗪抑制胰岛素释放的作用。

（4）左旋去甲肾上腺素　阻断左旋去甲肾上腺素引起的体温过高。

（5）利舍平　阻断利舍平引起的体温过低。

（6）β-肾上腺素受体阻断药　抑制 β 受体介导的代偿性 HR 加快，增强本药的首剂降压反应。合用时本药应减量。

（7）胍乙啶　易发生直立性低血压。

（8）奥洛福林　致低血压或高血压伴心动过缓。

（9）甲基多巴　致完全尿失禁。

## 盐酸多巴酚丁胺
## Dobutamine Hydrochloride

**【其他名称】**　安畅、奥万源、独步催、多巴酚丁胺、道必他安、杜丁胺、多丁胺、丁多巴胺、多普安、丰海芬、酚乙丁胺、康利托、Dobuject、Dobutamine、Dobutrex、Inotrex

**【分类】**　心血管系统用药\抗休克血管活性药

**【制剂规格】**　**粉针剂**　① 20mg。② 125mg。③ 250mg。（均以多巴酚丁胺计）

**注射液**　① 2ml : 20mg。② 2ml : 200mg。③ 5ml : 250mg。④ 20ml : 250mg。（均以多巴酚丁胺计）

**葡萄糖注射液**　① 100ml（多巴酚丁胺 50mg，葡萄糖 5g）。② 100ml（多巴酚丁胺 100mg，葡萄糖 5g）。③ 250ml（多巴酚丁胺 125mg，葡萄糖 12.5g）。④ 250ml（多巴酚丁胺 250mg，葡萄糖 12.5g）。⑤ 250ml（多巴酚丁胺 500mg，葡萄糖 12.5g）。

**【临床应用】**

**说明书适应证**

器质性心脏病心肌收缩力下降时引起的心力衰竭，包括心脏直视手术后所致的低排血量综合征，作为短期支持治疗。

**【用法用量】**

**说明书用法用量**

心力衰竭　将本药加入 5%GS 或 NS 中稀释后静滴，滴速为 2.5~10μg/（kg·min）。剂量＜ 15μg/（kg·min）时，HR 和周围血管阻力基本无改变。剂量偶可高于 15μg/（kg·min），但需注意，剂量过大可能增快 HR，并引起心律失常。

**【禁忌证】**

**1. 说明书禁忌证**

（1）对本药过敏者。

（2）肥厚型梗阻性心肌病患者不宜使用（以免加重梗阻）。

**2. 其他禁忌证**

对其他拟交感药过敏者。

**【特殊人群用药】**

**儿童**　本药已用于因失代偿性心力衰竭、心脏手术及心源性和脓毒性休克而导致低输出量低灌注状态的儿童。用药时，必须严密监测，密切注意其药效变化。

**老人**　老年人用药尚未进行研究，但应用预期不受限制。

**孕妇**　不宜使用，或仅当本药对孕妇的益处远远超过对胎儿的潜在危险时方可使用。本药对分娩的影响尚不清楚。美国 FDA 妊娠安全性分级为：B 级或 C 级。

**哺乳妇女**　用药须谨慎，治疗期间应停止哺乳。

**【注意】**

（1）慎用　①房颤（本药能加快房室传导，使心室率加速）。②室性心律失常（应用本药可加重）。③心肌梗死（大量用本药可因增加心肌需氧量而加重缺血并扩大心肌梗死面积）。④高血压（可加重高血压）。⑤严重的机械性梗阻（如重度主动脉瓣狭窄，本药可能无效）。⑥低血容量（应用本药可加重）。⑦最近接受过 β－肾上腺素受体阻断药治疗者（使用本药无效，相反会增加周围血管阻力）。

（2）交叉过敏　对其他拟交感药过敏者，对本药也可能过敏。

（3）用药相关检查 / 监测项目　用药期间应定时或连续监测 HR、心律、ECG、血压及心排血量，必要或可能时监测肺楔压。根据病情调整合适剂量，以保证本药静滴时的安全性和有效性。也应监测血清钾（本药可使血清钾浓度轻度降低，偶可达低钾血症水平）。

**【给药说明】**

（1）给药条件　①用药前应先补充血容量，以纠正低血容量。②房颤者若须用本药，应先给予洋地黄制剂。③由于本药的 $t_{1/2}$ 短，故必须以连续静脉输注的方式给药。继开始常速输注或继改变输注速度后，约 10min 内本药的血药浓度可达到稳态。因此，无需也不推荐给予负荷剂量或大剂量快速注射。④药液浓度随用量和患者所需液体量而定，但不应＞ 5mg/ml。按患者疗效（如 HR、血压、尿量及是否出现异位搏动等情况）相应调整治疗时间和给药速度。若有可能，应测定 CVP、肺楔压和心排血量。⑤用药过程中应使 HR 增加幅度不超过基本 HR 的 10%。

（2）减量 / 停药条件　停药时应逐渐减量。

（3）配伍信息　①本药不能与碳酸氢钠等碱性溶液配伍。也不能与其他含有焦亚硫酸钠的制剂或稀释剂合用。②可用注射用灭菌水、注射用抑菌水或 5%GS 重溶，不得使用 NS 进行重溶（因氯离子可能会通过一种常见的离子作用而影响本药的最初溶解）。给药前再用 5%GS、NS 或乳酸钠注射液进一步稀释。重溶后的溶液可在冰箱中贮存 96h 或在室温下贮存 24h。配制好的静脉输注液必须在 24h 内使用。含有本药的溶液可能会变为浅红色，且颜色会随时间而加深。此色泽改变是由于药物的轻微氧化所致，但在贮存期内，对其药效无明显影响。

**【不良反应】**

不良反应与剂量大小有关，可在 10min 内几乎被完全清除，故减慢或停药后不良反应会很快消失。

（1）心血管　窦性 HR 加快、血压升高（尤其是收缩压升高）、诱发或加重室性异位搏动、心律失常（大剂量时更易发生，但较异丙肾上腺素及多巴胺少）、加速房颤患者的心室率、心悸、呼吸短促及胸痛、静脉输注部位发生静脉炎。滴注速度过快或剂量过大：增加 HR 及心肌耗氧量，且可诱发室性心律失常，引起猝死。如出现收缩压升高、心率增快，应减量或暂停用药。

（2）神经　头痛。

（3）内分泌 / 代谢　血清钾浓度轻度降低，但达到低钾血症水平的极少。

（4）消化　恶心、呕吐。

（5）皮肤　药液渗漏可出现局部炎性改变。

【药物过量】

（1）表现　本药毒性通常因对心脏β受体过度刺激引起，作用持续时间一般较短。用量＞10μg/（kg·min）时，可能引起明显血压升高，收缩压多数增高1.33~2.67kPa（10~20mmHg），少数升高6.67kPa（50mmHg）或更多和心动过速（多数患者HR增加5~10次/min，少数患者可增加30次/min以上），此反应与剂量有关。毒性症状包括食欲缺乏、恶心、呕吐、震颤、焦虑、心悸、头痛、呼吸短促及心绞痛和不明确的胸痛。本药对心脏的正性肌力及正性变时性作用可能致高血压、快速性心律失常、心肌局部缺血和心室颤动。血管扩张可能引起低血压。

（2）处理意见　①停药，给予气管插管，以确保供氧和通气。并迅速采用复苏措施。使用普萘洛尔或利多卡因也许能有效治疗严重的快速性室性心律失常。出现高血压时，通常减量或停药有效。②密切监测患者的生命体征、血气分析、血清电解质等并予以维持。若药物通过胃肠道吸收时，可给予活性炭减少药物吸收（多数情况下，给予活性炭比呕吐或洗胃更有效，故应考虑使用活性炭代替将胃排空或两者共用），且在一定时间内重复给予活性炭可能会促使已经吸收的药物得到消除。③尚未证实加强利尿、腹透、血透或被活性炭血液灌注有利于清除过量的药物。

【相互作用】

（1）β-肾上腺素受体阻断药　拮抗本药对$\beta_1$受体的作用，致α受体作用占优势，加大周围血管的总阻力。

（2）地高辛　合用治疗心力衰竭有协同作用，但同时易引起心律失常，故合用时应酌情减量。

（3）依诺西酮　具有协同扩血管作用。

（4）硝普钠　致心排血量微增，肺楔压略降。

（5）三氯乙烯　对有潜在心功能不全者，本药与三氯乙烯合用可避免在麻醉过程中发生心力衰竭。

（6）全麻药（尤其是环丙烷或氟烷）增加室性心律失常发生的可能性。

（7）胰岛素　本药可增加糖尿病患者的胰岛素用量。

（8）呋塞米、螺内酯、利多卡因、硝酸甘油、硝酸异山梨酯、吗啡、阿托品、肝素、鱼精蛋白、氯化钾、叶酸及对乙酰氨基酚　无明显相互作用。

## 多巴胺
## Dopamine

【其他名称】阿斯克丁、儿茶酚乙胺、3-羟酪胺、雅多博明、雅多普明、盐酸多巴胺、盐酸羟酪胺、诱托平、Dopamed、Dopamine Hydrochloride、Dopastat、Dopmin、Dynatra 3-Hydroxytyramine、Inoban、Intropin、Revivan

【分类】心血管系统用药\抗休克血管活性药

【制剂规格】　注射液（盐酸盐）2ml∶20mg。

葡萄糖注射液（盐酸盐）250ml（盐酸多巴胺0.2g、葡萄糖12.5g）。

粉针剂（盐酸盐）① 5mg。② 10mg。③ 20mg。

【临床应用】

说明书适应证

（1）心肌梗死、创伤、内毒素败血症、心脏手术、肾衰竭、充血性心力衰竭等引起的休克综合征。

（2）补充血容量后疗效不佳的休克，尤其是少尿及周围血管阻力正常或较低者。

（3）洋地黄及利尿药无效的心功能不全（因本药可增加心排血量）。

【用法用量】

1. 说明书用法用量

（1）一般用法　开始时按1~5μg/

(kg·min) 静注，10min 内以 1~4μg/(kg·min) 的速度递增，以达到最大疗效。

(2) 慢性顽固性心力衰竭　开始时按 0.5~2μg/(kg·min) 静滴，逐渐递增，多数患者给予 1~3μg/(kg·min) 即可生效。

(3) 闭塞性血管病变　开始时按 1μg/(kg·min) 静滴，渐增至 5~10μg/(kg·min) 静滴，直至 20μg/(kg·min)，以达到最满意效应。

(4) 危重病例　先按 5μg/(kg·min) 静滴，然后以 5~10μg/(kg·min) 递增至 20~50μg/kg，以达到满意效应。或本药 20mg 加入 5%GS 200~300ml 中静滴，开始时按 75~100μg/min 滴入，以后根据血压情况，可加快速度和加大浓度，Max 为 500μg/min。

**2. 其他用法用量**

[国内参考信息]

(1) 一般用法　开始时按 1~5μg/(kg·min) 静滴，每 10~30min 增加 1~4μg/(kg·min)，直至出现满意疗效。

(2) 休克　开始剂量为 5μg/(kg·min) 静滴，逐渐增至 5~10μg/(kg·min)，Max 为 20μg/(kg·min)。停药时应逐渐减量，防止低血压再度发生。

(3) 慢性顽固性心力衰竭（短时间治疗）　开始为 0.5~2μg/(kg·min) 静滴，然后逐渐增量直至尿量增加。

**【禁忌证】**

**1. 说明书禁忌证**

(1) 对本药过敏者。

(2) 嗜铬细胞瘤者不宜使用。

**2. 其他禁忌证**

(1) 室性心律失常。

(2) 环丙烷麻醉者。

**【特殊人群用药】**

**儿童**　尚不明确。

**老人**　尚无充分研究，也未见报道发生异常。

**孕妇**　须权衡利弊。美国 FDA 妊娠安全性分级为：C 级。

**哺乳妇女**　尚不明确，在哺乳妇女中应用尚未发现异常。使用时须权衡利弊。

**【注意】**

(1) 慎用　①肢端循环不良（须严密监测，注意坏死及坏疽的可能性）。②闭塞性血管病或有既往史包括动脉栓塞、动脉粥样硬化、血栓闭塞性脉管炎、糖尿病性动脉内膜炎、雷诺病、冻伤（如冻疮）等。③心绞痛（国外资料）。

(2) 交叉过敏　对其他拟交感类药高度敏感者，也可能对本药过敏。

(3) 用药相关检查 / 监测项目　应监测患者血压、ECG、HR、心律及尿量等。

**【给药说明】**

(1) 给药条件　①用本药治疗前必须先纠正低血容量及酸中毒。②本药中、小剂量对周围血管阻力无作用，用于处理低心排血量引起的低血压；较大剂量则用于提高周围血管阻力以纠正低血压。③应根据患者的反应（如 HR、血压、尿量、异位心律、CVP、肺毛细血管楔压及心排血量）调整剂量、控制滴速和时间。④应选用粗大的静脉静注或静滴，同时防止药液外溢而致组织坏死；若发现输入部位的皮肤变色，应更改静注或静滴部位，并将酚妥拉明 5~10mg 用 NS 稀释后在渗漏部位浸润注射。

(2) 减量 / 停药条件　①休克纠正后即应减慢滴速；遇有周围血管过度收缩而引起舒张压不成比例升高以至脉压减小或出现尿量减少、HR 增快甚至心律失常时，滴速必须减慢或暂停滴注。②静滴时，血压若继续下降或剂量调整后仍无改善，应停用本药，并改用更强的血管收缩药。③突然停药可产生严重低血压，故停药时应逐渐递减。

(3) 配伍信息　①本药在碱性液体中不稳定，遇碱易分解，故不宜与碱性药物配伍。②静滴前必须稀释，稀释液的浓度取决于剂量及个体需要的液体量。若不需扩容，可用 0.8mg/ml 溶液；若有液体潴留，则可用 1.6~3.2mg/ml 溶液。

**【不良反应】** 本药不良反应较轻。

（1）心血管 胸痛、心悸、心律失常（尤其是大剂量时）、心搏快而有力、心跳缓慢、血压升高或下降。长期大剂量或小剂量用于周围血管病患者：手足疼痛或手足发冷，周围血管长期收缩可能致局部组织坏死或坏疽。

（2）神经 头痛。

（3）内分泌 / 代谢 氮质血症。

（4）消化 恶心、呕吐。

（5）呼吸 呼吸困难。

（6）其他 全身软弱无力。

**【药物过量】**

（1）表现 过量或静滴速度过快可出现呼吸急促、心动过速甚至诱发心律失常、头痛和严重高血压。

（2）处理意见 应减慢滴速或停药，必要时给予 α- 肾上腺素受体阻断药。

**【相互作用】**

（1）β - 肾上腺素受体阻断药 拮抗本药对心脏 $\beta_1$ 受体作用。

（2）硝酸酯类药 硝酸酯的抗心绞痛作用及本药的升压效应均减弱。

（3）α- 肾上腺素受体阻断药（如酚苄明、酚妥拉明、妥拉唑林）与大剂量本药合用，上述药的扩血管效应可被本药的周围血管收缩作用拮抗。

（4）其他正性肌力药、血管扩张药、利尿药及心脏活性药 合用可产生比单用本药更有益的血流动力学效应。

（5）三环类抗抑郁药 本药的心血管作用增强，引起心律失常、心动过速、高血压。

（6）全麻药（尤其是环丙烷或卤代碳氢化合物） 可使心肌对本药异常敏感，致室性心律失常。

（7）麦角衍生物 可引起过度的血管收缩，可能致肢端坏疽，故不可合用。

（8）苯妥英、磷苯妥英、苯妥英钠 导致低血压、心动过缓和 / 或心搏骤停。合用时，需缓慢静滴苯妥英、磷苯妥英或苯妥英钠，并严密监测血压。一旦出现低血压，需采取相应升压措施。也可考虑两药交替使用。

（9）MAO 抑制药 MAO 抑制药与拟交感类药合用时，可增加去甲肾上腺素的利用度，引发高血压危象，故禁止合用。用本药前 2~3 周曾接受过 MAO 抑制药治疗者，使用本药时，初始量应至少减至常用剂量的 1/10。

（10）胍乙啶 本药的升压效应加强，胍乙啶的降压作用减弱，可能导致高血压及心律失常。

（11）硝普钠、异丙肾上腺素、多巴酚丁胺 引起心排血量的改变，合用时应注意。

# 第八章　周围血管扩张药

## 盐酸氟桂利嗪
## Flunarizine Hydrochloride

**【其他名称】** 奥力保克、二盐酸氟桂利嗪、氟苯桂嗪、氟苄哌烯苯、氟苯肉桂嗪、氟桂利嗪、氟桂嗪、氟脑嗪、福拿斯、孚瑞尔、氟肉桂嗪、弗瑞林、桂克、花欣、米他兰、脑灵、斯比林、西比灵、盐酸氟苯桂嗪、盐酸氟桂嗪、Flunarizine、Mitanal、Mondus、Sibelium

**【分类】** 心血管系统用药\周围血管扩张药

**【制剂规格】** 片剂　① 5mg（以氟桂利嗪计）。② 6mg。

胶囊（盐酸盐）① 3mg。② 5mg（以氟桂利嗪计）。

口服溶液　10ml∶10mg（以氟桂利嗪计）。

**【临床应用】**

**说明书适应证**

（1）典型（有先兆）或非典型（无先兆）偏头痛的预防性治疗。

（2）由前庭功能紊乱引起的眩晕的对症治疗。

（3）脑供血不足、椎动脉缺血、脑血栓形成后等。

（4）大脑及周围循环障碍引起的头晕、耳鸣、注意力分散、精神混乱、记忆力减退、应激性或睡眠节律紊乱、行走及躺卧时小腿痉挛、感觉异常、四肢发冷和肢体营养不良。

（5）癫痫的辅助治疗。

**【用法用量】**

**1. 说明书用法用量**

（1）**一般用法**　6~12mg/ 次，qd.，p.o.（睡前）。或用口服溶液，5~10ml/ 次，qd.，p.o.（睡前）。

（2）偏头痛的预防性治疗　①起始剂量为 10mg/ 次，每晚 1 次，p.o.。若治疗 2 个月后未见明显改善，则视为患者对本药无反应，可停药。若疗效满意需维持治疗时，则应减至每 7d 连续给药 5d（剂量同上），停药 2d。即使预防性维持治疗的疗效显著，且耐受性良好，在治疗 6 个月后也应停药观察，仅在复发时才应重新服药。②或 5~10mg/ 次，bid.，p.o.。

（3）眩晕　① 10mg/ 次，每晚 1 次，p.o.。应在控制症状后及时停药，初次疗程通常＜2 个月。若治疗慢性眩晕症 1 个月或突发性眩晕症 2 个月后症状未见任何改善，则视为患者对本药无反应，应停药。②对于中枢性和外周性脑眩晕（包括椎动脉供血不足），也有用法为 10~20mg/d，p.o.，2~8 周为一疗程。

（4）特发性耳鸣　10mg/ 次，每晚 1 次，p.o.，10d 为一疗程。

（5）间歇性跛行　10~20mg/d，p.o.。

（6）脑动脉硬化，脑梗死恢复期　5~10mg/d，p.o.。

**2. 其他用法用量**

［国外参考信息］

（1）偏头痛　①用于预防时，常用剂量为 10mg/d，单次口服。②用于治疗时，10mg/ 次，qd.，p.o.。对于偏头痛发作，也可 10mg/ 次舌下含化；或 20mg/ 次，缓慢注射，大多数患者用药 1h 内疼痛程度至少减轻 50%。

（2）眩晕　可用至较大剂量，20mg/ 次，tid.，p.o.。

（3）间歇性跛行或雷诺病　常用剂量为 10~20mg/d，单次口服。

（4）癫痫　对于难治性癫痫发作频繁的患者，为使血药浓度达到 120ng/ml，口服维持剂量的上限可达 105mg/d。

（5）急性荨麻疹　10mg/ 次，舌下含化。

【禁忌证】

**1. 说明书禁忌证**

（1）对本药过敏者。

（2）有抑郁病史。

（3）帕金森病及其他锥体外系疾病。

（4）急性脑出血性疾病及脑梗死急性期。

（5）孕妇及哺乳妇女。

**2. 其他禁忌证**

对桂利嗪过敏者。

【特殊人群用药】

**儿童** 本药能透过血－脑脊液屏障，有明确的 CNS 不良反应，慎用。

**其他用法用量**

［国外参考信息］

（1）一般用法 体重＜40kg 患儿的推荐剂量为 5mg/d，单次口服。

（2）急性偏头痛发作 5~10mg/d，p.o.。

**老人** 酌情减量。

**说明书用法用量**

偏头痛的预防性治疗 ＞65 岁患者起始剂量为 5mg/d，每晚服用。若治疗 2 个月后未见明显改善，则视为患者对本药无反应，可停药。若疗效满意需维持治疗时，则应减至每 7d 连续给药 5d（剂量同上），停药 2d。即使预防性维持治疗的疗效显著，且耐受性良好，在治疗 6 个月后也应停药观察，仅在复发时才应重新服药。

**孕妇** 禁用。

**哺乳妇女** 本药可随乳汁分泌，哺乳妇女禁用。

**肝功能不全者** 慎用。

【注意】

（1）慎用 有锥体外系症状、抑郁症和帕金森病发病倾向者。

（2）对驾驶 / 机械操作的影响 本药可能引起困倦（尤其在服药初期），驾驶车辆或操纵机器者用药期间应注意。

【给药说明】

（1）给药条件 ①应严格控制剂量，并在推荐剂量下使用。定期（特别是在维持治疗期间）观察患者，以保证在出现锥体外系或抑郁症状时能及时停药。②临床应用提示，特发性震颤患者及有特发性震颤家族史、锥体外系反应史或帕金森病史的＞65 岁患者更易发生本药诱导的帕金森病，对这类患者应避免长期治疗。

（2）减量 / 停药条件 使用维持剂量达不到治疗效果时，应减量或停药。在维持治疗时若疗效下降，也应停药。

【不良反应】

（1）心血管 浅表性血栓性静脉炎。

（2）神经 一过性嗜睡和疲惫、失眠、头痛、眩晕、烦躁、注意力改变、锥体外系症状（运动迟缓、静坐不能、下颌运动障碍、震颤及强直等，多在用药 3 周后出现，停药后消失，老年人较易发生）。若治疗期间疲惫现象逐渐加剧，应停药。长期应用出现锥体外系反应时，也应减量或停药。

（3）精神 焦虑。长期服用：抑郁，以女性患者较常见。若治疗期间出现抑郁，则应及时停药。

（4）内分泌 / 代谢 溢乳，多为短暂性的。

（5）血液 血卟啉病。

（6）消化 口干、恶心、胃烧灼感、胃痛及便秘、一过性的体重增加或伴有食欲增加、牙龈增生以及血清 ALT、AST 及 LDH 升高。

（7）骨骼肌肉 肌肉酸痛，多为短暂性的。

（8）皮肤 皮疹，多为短暂性的。

（9）眼 视物模糊及复视。

【药物过量】

（1）表现 过度镇静和虚弱。有个案报道，超剂量服用（达 600mg/ 次）时出现嗜睡、激越和心动过速等症状。

（2）处理意见 尚无特效解救药。过量服用后 1h 内可进行洗胃，适当的情况下也可采用活性炭治疗。

【相互作用】

（1）利福平 本药疗效可能降低。

（2）苯妥英钠 本药血药浓度降低。

（3）卡马西平 本药血药浓度降低，同时增加卡马西平的毒性。

（4）抗癫痫药 抗癫痫疗效提高。

（5）催眠药或镇静药 加强镇静作用。

（6）胺碘酮 心动过缓、房室传导阻滞等病情加重。病窦综合征或不完全房室传导阻滞者应避免合用胺碘酮。

（7）β-肾上腺素受体阻断药 引起低血压、心动过缓和房室传导阻滞。合用时应仔细监测心功能，特别是具有潜在心力衰竭或心动过缓者。

（8）NSAID 或口服抗凝血药 胃肠道出血的危险增加。

（9）乙醇 可致 CNS 的过度镇静。服用本药时不得用含酒精的饮料冲服。

（10）放疗 放疗患者合用本药，对肿瘤细胞的杀伤力可提高 10~20 倍。

## 马来酸桂哌齐特
## Cinepazide Maleate

【其他名称】桂哌齐特、桂哌酯、克林澳、肉桂哌吡烷、肉桂哌乙酯、心脑通、Cinepazet、Cinepazet Dethyle、Cinepazide、Ethyl Cinepazate Maleate、Vascoril、Vasodistal

【分类】心血管系统用药\周围血管扩张药

【制剂规格】注射液 2ml∶80mg。

【临床应用】

说明书适应证

（1）脑血管疾病，如短暂脑缺血发作、脑栓塞、脑出血及脑外伤后遗症等。

（2）心血管疾病，如冠心病、心绞痛等。可与其他药物合用于治疗心肌梗死。

（3）周围血管疾病，如雷诺综合征、血栓闭塞性脉管炎、动脉炎、下肢动脉粥样硬化病。

（4）糖尿病所致的周围血管病变及微循环障碍。

（5）眼底血管硬化、阻塞、缺血所致的眼病。

（6）因缺血所致的耳蜗前庭功能失常、突发性耳聋及耳鸣等。

【用法用量】

说明书用法用量

一般用法 （1）80mg/次，1~2 次/d，i.m.。（2）也可稀释后缓慢静注，160mg/d，分1~2 次给药。根据病情，10~45d 为一疗程。（3）或用 10%GS 或 NS 250~500ml 稀释后缓慢静滴，160~320mg/次，qd.，滴速为 100ml/h，连用 14~28d。

【禁忌证】

说明书禁忌证

（1）对本药过敏者。

（2）WBC 减少或有 WBC 减少史者。

（3）脑内出血后止血不完全者（止血困难）。

【特殊人群用药】

儿童 不推荐使用。

老人 适当减量。

孕妇 慎用。

哺乳妇女 慎用。

【注意】

用药相关检查/监测项目 用药期间应定期进行血液学检查。

【给药说明】

减量/停药条件 若用药 1~2 周后仍未见效，则应停药。

【不良反应】

（1）神经 头晕、头痛、失眠、嗜睡及神经衰弱等。出现头痛时，应立即停药，并进行血液学检查。

（2）血液 WBC、粒细胞及血小板减少。

（3）消化 胃胀、胃痛、腹痛、腹泻、便秘及 ALT、AST、ALP 升高。

（4）泌尿 BUN 升高。

（5）皮肤 皮疹、瘙痒。

（6）其他 发热、乏力等。用药后若出现发热、乏力、溃疡、炎症等，应立即停药，并进行血液学检查。

【相互作用】

尚不明确。

## 己酮可可碱
## Pentoxifylline

【其他名称】 澳乐尼、奥诺红、长龙雷、德宝星、丹可、点可舒、菲克维康、福枢、甘风、嘉立博、己酮可可豆碱、卡开、可可通、立导、茂平、尼扶平、潘可福林、潘通、奇铭、奇全、瑞潘通、舒安灵、舒芙罗、双可、天脉、太通、祥迪、辛弗、欣可多那、循利能、循能泰、巡能泰、喜舒同、益 枢、cerenin、Oxpentifylline、Pentomer、Pentoxi、Pentoxifyllin-ratiopharm、Torental、trental

【分类】 心血管系统用药\周围血管扩张药

【制剂规格】 肠溶片 ① 100mg。② 400mg。

缓释片 400mg。

注射液 ① 2ml∶100mg。② 5ml∶100mg。③ 5ml∶300mg。④ 15ml∶300mg。

粉针剂 ① 100mg。② 300mg。

【临床应用】

**1. 说明书适应证**

（1）脑部血循环障碍，如 TIA、脑卒中后遗症、脑缺血引起的脑功能障碍。

（2）周围血循环障碍性疾病，如血栓栓塞性脉管炎、腹部动脉血循环障碍、间歇性跛行或静息痛。

（3）内耳循环障碍，如突发性耳聋、老年性耳鸣或耳聋。

（4）眼部循环障碍，如糖尿病性视网膜动脉栓塞。

**2. 其他临床应用**

血管性痴呆的预防和治疗，但目前国际上临床研究结论尚不肯定。

【用法用量】

**1. 说明书用法用量**

（1）**一般用法** ①肠溶片：200~400mg/次，2~3 次 /d，p.o.。② 缓释片：400mg/次，1~2 次 /d.，p.o.。③注射制剂：初次剂量 100mg，于 2~3h 内静滴，最大滴速不可＞100mg/h。根据患者耐受性可一次增加 50mg，但一次用量不可＞200mg，1~2 次 /d。Max：400mg/d。

（2）Ⅱ度（根据 Fontaine 分类）外周血管疾病（如间歇性跛行） 缓释片：400mg/次，tid.，p.o.。

**2. 其他用法用量**

［国内参考信息］ 100~200mg/ 次，缓慢静注（＞5min）。

［国外参考信息］

（1）脑血管疾病 600~1200mg/d，p.o.，可提高脑血流量，改善脑血管疾病症状。

（2）间歇性跛行 推荐剂量为 400mg/次，tid.，p.o.。治疗 2~4 周后可观察到症状改善，疗程至少 8 周。

（3）微循环障碍 一般用量为 400mg/次，tid.，p.o.。

（4）AIDS 最大量可用至 2400mg/d，分 3 次服。但由于胃肠道不良反应，用量一般不超过 1200mg/d。

（5）免疫调节 400~800mg/ 次，tid.，p.o.，可作为骨髓移植手术患者和糖尿病患者的免疫调节药。

（6）其他临床用法 100mg/ 次，i.v.（缓慢），首次给药量为 50~100mg。或 100mg/次，i.v.gtt.（90~180min），Max 可 用 至 400mg/d。

【禁忌证】

**说明书禁忌证**

（1）对本药及其他甲基黄嘌呤过敏者。

（2）脑出血。

（3）视网膜出血。

（4）有出血倾向或新近有过出血史者不宜使用。

（5）急性心肌梗死。

（6）严重冠状动脉硬化。

（7）严重高血压。

（8）严重心律失常。

（9）孕妇及哺乳妇女。

【特殊人群用药】

**儿童** 不推荐使用。

**老人** 酌情减量。

**孕妇** 禁用。美国 FDA 妊娠安全性分级为：C 级。

**哺乳妇女** 本药代谢产物有较高致癌性，应禁用或服药期间宜暂停哺乳。

**肝功能不全者** 慎用。严重肝功能不全者必须依据个体耐受性减量。

**肾功能不全/透析者** 肾功能不全者慎用。严重肾功能不全者（Ccr < 10ml/min）应减至正常剂量的 50%~70%，以免药物蓄积。

【注意】

（1）慎用 ①低血压或血压不稳。②心律失常。③脑血管疾病（国外资料）。④新近手术（国外资料）。

（2）对驾驶/机械操作的影响 驾驶车辆及从事机器操作者使用本药时要注意。

【给药说明】

（1）给药条件 ①为避免胃肠道不良反应，本药应在饭后服，也可与抗酸药同用。②本药缓释片应在餐后，用适量水完整送服不可嚼碎。③静脉给药时应取平卧位。④低血压患者加用本药治疗时，必须从小剂量开始，并逐渐增量。⑤心力衰竭、肺或脑水肿、肾衰竭或水中毒患者应注意限制输液量。

（2）减量/停药条件 用药期间出现视网膜出血、严重低血压、过敏反应者应立即停药。

（3）配伍信息 本药注射液可加入 5% 或 10%GS、NS、林格液或乳酸林格液中给药。其中静滴为 100mg 药物加入 250~500ml 溶液中，静注为 50~100mg 药物溶于 NS 5ml 中。配制好的溶液应在 24h 内用完。

【不良反应】

对严重心律失常、血压过低、肾功能不全或 Ccr < 30ml/min、严重肝功能不全者，用药期间应严密监测其不良反应。

（1）心血管 血压下降、水肿、心绞痛或胸痛、心律不齐、心动过速。若出现严重低血压，应停药。

（2）神经 头晕、头痛、抽搐、震颤、癫痫。免疫抑制者静脉用药可发生感觉迟钝。若出现 CNS 不良反应，应减量或停药。

（3）精神 焦虑、抑郁，应减量或停药。

（4）内分泌/代谢 影响糖耐量。

（5）血液 WBC 减少、全血细胞减少、血小板减少、血浆凝血因子 I 减少、再障和白血病等。

（6）消化 畏食、恶心、呕吐、腹胀、味觉减退、口干或唾液增多、便秘、黄疸、肝炎、肝功能异常、胆囊炎。若出现胃肠道不良反应，应减量或停药。

（7）呼吸 呼吸不规则、鼻出血、鼻黏膜充血、喉炎及呼吸困难等。

（8）骨骼肌肉 肌肉酸痛、肌阵挛。

（9）皮肤 血管性水肿、皮疹、指甲发亮。

（10）眼 视物模糊、结膜炎、中央盲点扩大。若出现视网膜出血，应停药。

（11）其他 体重改变、颈部腺体肿大、颈淋巴结炎、流感样症状。出现变态反应时必须立即停药。

【药物过量】

（1）表现 眩晕、恶心、血压降低、心动过速、面部潮红、丧失知觉、发热、激越、丧失反射、强直-阵挛性惊厥、咖啡样呕吐物和心率失常。

（2）处理意见 采用对症、支持疗法。注意维持血压和补充液体，若血压明显降低可使用扩容剂。所有用药过量者均可完全恢复。

【相互作用】

（1）西咪替丁　本药的 AUC 及血药浓度可升高，毒性作用增强。

（2）茶碱类药物　有协同作用，可增加茶碱类药的药效及毒性反应，合用时必须调整两者的剂量。

（3）胰岛素及口服降糖药　大剂量肠道外给予本药，可能增强胰岛素及口服降糖药的降糖作用。

（4）抗血小板药或抗凝药　CT 延长。与华法林合用时应减少华法林的用量。

（5）β 受体阻断药、洋地黄、利尿药及抗心律失常药　无明显的相互作用，但可引起轻度血压下降，应注意。

（6）食物　本药的吸收速度受影响，$C_{max}$ 降低。

## 前列地尔
## Alprostadil

【其他名称】 保达新、比法尔、帝尔、凯时、凯彤、凯威捷、普康喜、前列地尔 $E_1$、前列腺素 $E_1$、誉歌、Caverject、Liple、Prostaglandin $E_1$、prostavasin、Prostine

【分类】 心血管系统用药 \ 周围血管扩张药

【制剂规格】 注射用乳剂（脂微球制剂）① 5μg。② 10μg。

注射液（脂微球制剂）① 1ml∶5μg。② 2ml∶10μg。

粉针剂　① 20μg。② 30μg。③ 100μg。④ 200μg。

尿道栓剂　① 0.125mg。② 0.25mg。③ 0.5mg。④ 1mg。

【临床应用】

1. 说明书适应证

（1）治疗慢性动脉闭塞症（血栓闭塞性脉管炎、闭塞性动脉硬化症等）引起的四肢溃疡及微血管循环障碍引起的四肢静息性疼痛，改善心脑血管微循环障碍。

（2）脏器移植术后抗栓治疗，用以抑制移植后血管内的血栓形成。

（3）动脉导管依赖性先天性心脏病，用以缓解低氧血症，保持导管血流以等待时机手术治疗。

（4）慢性肝炎的辅助治疗。

（5）心肌梗死、脑梗死、视网膜中央静脉血栓。

（6）阴茎海绵体注射或采用本药尿道栓治疗勃起功能障碍。

2. 其他临床应用

心绞痛。

【用法用量】

1. 说明书用法用量

（1）脂微球制剂　本药 5μg 或 10μg 溶于 10ml NS 或 5%GS 中，缓慢静注或直接入小壶缓慢静滴，qd.。

（2）其他制剂　①静脉给药：本药 40μg 溶于 NS 50~250ml 中静滴（2h 滴完），bid.；或将本药 60μg 溶于 NS 50~250ml 中静滴（3h 滴完），qd.。用于心肌梗死，100~200μg/d，i.v.gtt.，重症可适当增加，但不得＞400μg。用于视网膜中央静脉血栓，100~200μg/d，i.v.gtt.。②动脉给药：本药 20μg 用 NS 50ml 溶解，通过输液泵在 60~120min 内经动脉输注 10μg，必要时，特别是存在坏死，患者能耐受的情况下，可增至 20μg，qd.（通常）。如动脉内输注是通过一个导管给予，根据耐受性和症状的严重程度，建议剂量为 0.1~0.6ng/(kg·min)，用输液泵输注 12h 以上。③尿道栓剂：用于ED，首次应用从最小剂量开始，以能使阴茎勃起为目的。一般用药后 5~10min 即可见效，药效可持续约 30~60min。一日用药不宜＞1 次。

2. 其他用法用量

［国内参考信息］

（1）血栓闭塞性脉管炎、慢性动脉闭塞症　100~200μg/d，i.v.gtt.，15~20d 为一疗程。

（2）心绞痛　100~200μg/d，i.v.gtt.，重症可适当增量，但用量不得＞400μg/d，15d 为一疗程。

（3）视网膜中央静脉血栓 200μg/d，i.v.gtt.，也可用动脉注射器持续动脉内滴注，效果好于静滴。

（4）血管外科手术及体外循环时抗凝 为维持低血压，可给予本药 2.5~10μg/min 或 0.05~0.2μg/（kg · min），i.v.gtt.。

（5）ED 10~20μg/ 次，阴茎海绵体内注射。

［国外参考信息］

（1）雷诺现象 按 0.006~0.01μg/（kg·min），连续 12~72h 静滴。

（2）ED ①阴茎海绵体内注射，初始剂量为 2.5μg，给药间隔为 5~10 秒。若患者仅有部分反应，可增至 5μg，然后根据勃起的反应可再增加 5~10μg，直至达到产生适合性交（但时间不超过 1h）的剂量；若患者有反应，应间隔至少 1d 以上再给药。一日总量不超过 40μg，且每 3 个月应复诊 1 次。初次用药时应注意观察，直至阴茎充血完全消退为止。试验证实，本药治疗血管性阴茎 ED 的平均最佳剂量为 19.1μg；对由精神心理原因引起的 ED 者，平均最佳剂量为 11.5μg；对由神经性原因引起的 ED 者，平均最佳剂量为 15.3μg。②或用本药微型丸剂自尿道前端给药，开始使用低剂量（125μg 或 250μg），并监测血压，以预防低血压的发生。一般在给药 5~10min 后起效，维持时间约 30~60min，最大用药频率为 24h 内不超过 2 次。

**【禁忌证】**

**1. 说明书禁忌证**

（1）脂微球制剂：①对本药过敏者。②严重心力衰竭（心功能不全）者。③妊娠及计划妊娠妇女。

（2）其他尚有：①最近 6 个月内有过心肌梗死者。②经临床或放射性核素检查怀疑有肺水肿或肺浸润者。③有严重慢性阻塞性通气障碍或肺静脉阻塞性疾病者。④本药的作用可能引起复杂性出血者（如存在急性胃肠道溃疡或多重损伤）。⑤镰刀状细胞贫血、血小板增多症及 RBC 增多症。⑥多发性骨髓瘤。⑦哺乳妇女。⑧尿道栓剂（可能致阴茎异常勃起）：有静脉血栓倾向或高血黏滞度者、不适合性交者、阴茎异常、尿道狭窄、龟头炎及各种急、慢性尿道炎者。

**2. 其他禁忌证**

（1）有呼吸窘迫综合征的新生儿。

（2）白血病。

（3）阴茎异常持续勃起、异常海绵体纤维化、Peyronie 病。

**【特殊人群用药】**

**儿童** 有呼吸窘迫综合征的新生儿禁用，有出血倾向的新生儿慎用。

**1. 说明书用法用量**

小儿先天性心脏病 脂微球制剂，0.005μg/（kg · min）静脉滴注。

**2. 其他用法用量**

［国外参考信息］

扩张动脉血管 初始剂量为 0.05~0.1μg/（kg · min），由大静脉持续输入或通过脐动脉放置开放性导管给药。若治疗有效，则减至可维持疗效的最小用量，可从 0.1μg/（kg · min）减为 0.05μg/（kg · min）、0.025μg/（kg · min）、0.01μg/（kg · min）。

**孕妇** 妊娠及计划妊娠妇女禁用本药。美国 FDA 妊娠安全性分级为：B 级。

**哺乳妇女** 禁用。

**肾功能不全 / 透析者**

**说明书用法用量**

对于肾功能不全者（肌酐值＞15mg/L），应从 20μg 开始静滴（滴注时间为 2h），bid.。根据临床具体情况，在 2~3d 内增至上述推荐的常规剂量。肾功能不全或有心脏病者，其滴注液体量应限制在 50~100ml/d，且宜用输液泵滴注。

**【注意】**

（1）慎用 ①心功能不全者。②青光眼或眼压高者。③活动性 GU 及既往有 GU 并发症者（有胃出血的报道）。④间质性肺炎（用本药可使其恶化）。⑤阴茎植入假体者。

⑥正在接受抗凝治疗者慎用本药尿道栓剂（可引起轻微的尿道损伤和出血）。⑦需进行阴茎检查者（国外资料）。⑧脊髓损伤患者（国外资料）。⑨运动员。

（2）用药相关检查/监测项目　①用药期间应注意监测肝功能、体温和WBC变化。②因年龄关系而有心衰倾向或患有冠心病的患者应经常检查心功能（如血压、HR），如有必要，还应包括体重、体液平衡、中央静脉压和超声心动图的检查。③老年人、冠心病、心功能减退、肾功能不全及水肿患者在用药的第1日应严密观察血压、HR、心律及心功能情况。

**【给药说明】**

（1）给药条件　①本药仅用于对症治疗，能缓解慢性动脉闭塞症或脉管炎的临床症状（如缓解静息性肢痛或促进慢性下肢溃疡的愈合），但停药后有复发的可能。②用药期间应警惕发生低血压症状。③每支尿道栓剂只能使用1次。④注射局部有疼痛、肿胀感觉，若有发烧、瘙痒感时，应及时减慢输入速度。

（2）减量/停药条件　治疗3周后应评估其疗效，若患者已不再对治疗有所反应，则应停药。疗程不得＞4周。

（3）配伍信息　①溶液必须在输注前新鲜配制，并在12h内用完。不能使用冻结的药品。超过有效期后不得使用。②本药不能与注射液以外的药物（如右旋糖酐、明胶制剂等血浆增容剂）混合使用。

**【不良反应】**

用药期间若出现不良反应，应采取改变给药速度、停药等适当措施。

（1）心血管　面红、胸闷、心动过速、室上性期前收缩、血压下降、肺水肿或全心衰竭、休克。上述情况一旦出现应立即停药。注射部位：血管痛、血管炎。出现血压下降时应平卧，将双腿抬高，如症状持续，应予以相应处理，并注意检查心脏情况。

（2）神经　头晕、头痛、疲劳、麻木感。

（3）血液　WBC减少、嗜酸性粒细胞增多。

（4）消化　口腔肿胀感、食欲减退、腹胀、腹泻、呕吐、腹痛、便秘及ALT、AST升高等肝功能异常。

（5）呼吸　新生儿：呼吸暂停，常见于体重＜2kg的新生儿开始治疗的第1小时内，常需通气辅助呼吸。

（6）泌尿　一过性尿道轻微疼痛、尿道烧灼感或出血、尿频、尿急、排尿困难等。女性性交后阴道不适、尿道痛。

（7）生殖　一过性睾丸轻微疼痛、睾丸肿胀。阴茎海绵体注射：阴茎疼痛、阴茎异常勃起、淤血、水肿或纤维化。女性性交后：阴道不适、尿道痛。

（8）骨骼肌肉　四肢疼痛。

（9）皮肤　荨麻疹或皮疹、瘙痒感以及注射部位发红、硬结、瘙痒等。

（10）眼　视力下降。

（11）其他　发热、脱发、浮肿。

**【药物过量】**

（1）表现　低血压、反射性心动过速、晕厥、面色苍白、多汗、恶心和呕吐。注射静脉局部症状有疼痛、水肿和发红。

（2）处理意见　应停药，必要时采取升压措施。

**【相互作用】**

（1）NSAID（如阿司匹林）　有药理拮抗作用，不宜合用。

（2）磷酸二酯酶抑制药（如双嘧达莫）　相互增强疗效，使细胞内cAMP浓度倍增。

（3）抗凝药、血小板凝集抑制药（如华法林、肝素）等延迟凝血的药物　出血倾向增加。

（4）抗高血压药、血管扩张药和治疗冠心病药　上述药物的药效增强，合用时应密切监测心功能。

（5）棉酚　小剂量本药可降低棉酚的抑

制生精作用，但大剂量本药与棉酚有协同性抑制生精作用。

## 法舒地尔
## Fasudil

【其他名称】川威、甲磺酸法舒地尔、朗来、依立卢、盐酸法舒地尔、Eril、Fasudil Hydrochloride、Fasudil Mesylate

【分类】心血管系统用药\周围血管扩张药

【制剂规格】注射液（盐酸盐）2ml∶30mg。

【临床应用】

**说明书适应证**

改善和预防蛛网膜下腔出血患者术后的脑血管痉挛和脑缺血症状。

【用法用量】

**说明书用法用量**

**一般用法**　30mg/次，2~3次/d，以NS或GS 50~100ml稀释后静滴（每次静滴时间为30min）。于蛛网膜下腔出血术后早期开始用药，连用2周。

【禁忌证】

**说明书禁忌证**

（1）颅内出血或可能发生颅内出血（术中对出血的动脉瘤未能进行充分止血处置者）。

（2）低血压。

【特殊人群用药】

**儿童**　用药的安全性尚未确立。

**老人**　慎用。

**孕妇**　妊娠或可能妊娠的妇女应避免使用本药。

**哺乳妇女**　避免使用本药。

**肝功能不全者**　慎用。

**肾功能不全/透析者**　肾功能不全者慎用，剂量可减为10mg/次。

【注意】

慎用　（1）术前合并糖尿病。（2）脑主干动脉硬化。（3）伴严重意识障碍。（4）合并重症脑血管障碍（如烟雾病、巨大脑动脉瘤等）。

【给药说明】

给药条件　（1）本药只可静滴，不可采用其他途径给药。（2）用药时间为2周，不可长期使用。（3）本药可致低血压，用药期间应注意血压变化及给药速度。

【不良反应】

（1）心血管　低血压、颜面潮红等。

（2）神经　头痛、意识障碍。

（3）血液　贫血、WBC减少及血小板减少、颅内出血、消化道出血、肺出血、鼻出血、皮下出血。用药后应密切观察出血症状及CT改变，若出现异常，应停药并予以适当治疗；若发现颅内出血，应立即停药并适当治疗。

（4）消化　恶心、呕吐、腹胀、肝功能异常（如AST、ALT、ALP、LDH升高等）。

（5）呼吸　呼吸抑制。

（6）泌尿　BUN、肌酐升高及多尿。

（7）其他　过敏症状（皮疹等）、发热。

【相互作用】

尚不明确。

# 第九章　其他心血管系统用药

## 阿司匹林
## Aspirin

【其他名称】安可春、安尼妥、阿司匹林锌、拜阿司匹灵、伯基、巴米尔、醋柳酸、精氨酸阿司匹林、精氨酸乙酰水杨酸、介宁、可尔利、洛定、纽克特、司尔利、塞宁、施泰乐、太林、欣动、协美达、乙酰水杨酸、乙酰水杨酸锌、益欣雪、Acetard、Acetylsalicylic Acid、Adiro、Arginine Acetylsalicylate、Arginine Aspirin、Aspirin Zinc、Aspirin-Arginine、Bamyl、BAYASPIRIN、BOKEY、Colfarit、Ecotrin、Rhodine、Verin、Zincl Acetylsalicylicum

【分类】心血管系统用药\其他心血管系统用药

【制剂规格】片剂　① 25mg。② 50mg。③ 100mg。④ 200mg。⑤ 300mg。⑥ 500mg。

咀嚼片　① 75mg。② 500mg。

泡腾片　① 100mg。② 300mg。③ 500mg。

分散片　50mg。

肠溶片 ① 25mg。② 40mg。③ 50mg。④ 100mg。⑤ 150mg。⑥ 300mg。⑦ 500mg。

缓释片　① 50mg。② 75mg。

肠溶缓释片　50mg。

肠溶胶囊　① 40mg。② 75mg。③ 100mg。④ 150mg。⑤ 300mg。⑥ 500mg。

缓释胶囊　50mg。

肠溶微粒胶囊　100mg。

散剂　① 100mg。② 300mg。③ 450mg。④ 500mg。

栓剂　① 100mg（儿童用）。② 300mg。③ 450mg。④ 500mg。

【临床应用】

1. 说明书适应证

（1）抑制下列情况时的血小板黏附和聚集：①降低急性心肌梗死疑似患者的发病风险。②预防心肌梗死复发。③脑卒中的二级预防。④降低短暂性脑缺血发作（TIA）及其继发脑卒中的风险。⑤降低稳定型和不稳定型心绞痛患者的发病风险。⑥动脉外科手术或介入手术后，如经皮冠脉腔内成形术（PTCA）、冠状动脉旁路术（CABG）、颈动脉内膜剥离术、动静脉分流术。⑦预防大手术后深静脉血栓和肺栓塞。⑧降低心血管危险因素者（冠心病家族史、糖尿病、血脂异常、高血压、肥胖、抽烟史、年龄＞50 岁者）心肌梗死发作的风险。

（2）解热、镇痛：①用于缓解轻度或中度疼痛，如头痛、牙痛、神经痛、肌肉痛及痛经等。②用于普通感冒或流行性感冒引起的发热。

（3）抗炎、抗风湿：治疗风湿热的常用药，可解热，使关节疼痛等症状缓解，同时使血沉下降，但不能改变风湿热的基本病理变化，也不能治疗和预防风湿性心脏损害及其他并发症。

（4）关节炎：①除风湿性关节炎外，也用于治疗类风湿关节炎，可改善症状（但须同时进行病因治疗）。②也用于缓解骨性关节炎、强直性脊柱炎、痛风性关节炎、幼年型关节炎及其他非风湿性炎症的骨骼肌肉疼痛，但近年这些疾病已很少应用本药。

（5）治疗胆道蛔虫病。

（6）儿科用于川崎病的治疗。

2. 其他临床应用

（1）治疗由于 X 线照射或放疗而引起的腹泻。

（2）粉末外用可治足癣。

【用法用量】

1. 说明书用法用量

（1）抑制血小板聚集　①一般情况：肠

溶片或分散片，应用小剂量，50~300mg/d，qd.，p.o.。肠溶微粒胶囊，100mg/次，qd.，p.o.。缓释片，50~150mg/次，qd.，p.o.。②不稳定型心绞痛：肠溶片，75~300mg/d，p.o.，建议量为100mg/d。分散片，50~300mg/次，qd.，p.o.。③急性心肌梗死：肠溶片，100~160mg/d，p.o.，建议量为100mg/d。预防心肌梗死复发时，建议量为300mg/d。分散片，治疗急性心肌梗死，起始量为300mg/d，p.o.，维持量为50~100mg/d；预防心肌梗死，50~300mg/次，qd.。肠溶缓释片，50mg/次，qd.，p.o.。④动脉血管手术后：a.肠溶片，100~300mg/d，p.o.，建议量为100mg/d。b.分散片用于冠状动脉旁路移植术，300mg/d，p.o.，可于术后6h开始给药；预防心脏搭桥术后再狭窄，50mg/d。经皮腔内冠状动脉成形术，术前2h口服起始量300mg，维持量为50~100mg/d；颈动脉内膜切除术，建议术前开始，100~300mg/次，qd.。⑤局部缺血性脑卒中和一过性脑缺血发作：分散片，50~300mg/次，qd.，p.o.。肠溶缓释片，50mg/次，qd.，p.o.。⑥出现早期症状后预防脑梗死：肠溶片，30~300mg/d，p.o.，建议量为100mg/d。

（2）解热镇痛 ①肠溶片：300~600mg/次，p.o.，如持续发热或疼痛，可间隔4~6h重复给药1次，24h不超过4次。②肠溶胶囊，300~600mg/次，tid.（必要时q.4h），p.o.，但24h内不超过2000mg。③咀嚼片：375~600mg/次，若症状持续存在，q.4h，24h内给药次数不超过5次。止痛时连服不超过10d；退热时连服通常不超过3d。④泡腾片：500mg/次，1~4次/d，p.o.。⑤缓释片：150~225mg/次，tid.，p.o.。⑥直肠用制剂：300~500mg/次，直肠给药，若发热或疼痛持续不缓解，可每4~6h重复1次，但24h内不超过2000mg。

（3）抗风湿 ①泡腾片：500~1000mg/次，3000~4000mg/d，p.o.。②缓释片：300~375mg/次，3~4次/d，p.o.。③肠溶微粒胶囊：600~1000mg/次，3~4次/d，p.o.。④肠溶片：3000~6000mg/d，分4次服。

（4）胆道蛔虫病 肠溶片：1000mg/次，2~3次/d，p.o.，连用2~3d。阵发性绞痛停止24h后停用（然后进行驱虫治疗）。

**2.其他用法用量**

［国内参考信息］

（1）X线照射或放疗引起的腹泻 600~900mg/次，qid.，p.o.。

（2）足癣 先用温开水或1∶5000的高锰酸钾溶液洗涤患处，再用本药粉末撒布于患处，通常需治疗2~4次。

（3）急性冠脉综合征 首剂300mg嚼服，以后75~150mg/次，qd.，p.o.。

（4）稳定型心绞痛和陈旧性心肌梗死 如无禁忌证，可终身口服，75~150mg/次，qd.。

［国外参考信息］

（1）颈动脉内膜剥离术 80mg/d，qd.，p.o.，至650mg/d，bid.，p.o.。

（2）防治脑血管意外 100~325mg/d，p.o.，应在发生缺血性脑卒中24~48h内使用，不能在使用溶栓剂24h内给药。50~325mg/d，p.o.，可防止脑卒中再发生。

（3）预防短暂脑缺血发作 50~325mg/d，p.o.，连续用药。

（4）冠状动脉旁路搭桥术 术后6h开始服本药，325mg/d，治疗应至少持续1年。

（5）预防心肌梗死 怀疑有心肌梗死者，应尽快嚼服本药300mg。75~162mg/d，p.o.，持续用药可作为复发性心肌梗死的二级预防。

（6）预防冠心病 不稳定型心绞痛或慢性稳定型心绞痛者，75~325mg/d，p.o.。

（7）经皮冠状动脉介入术 术前口服300~325mg，术后可根据情况口服100~325mg/d。

（8）预防术后并发症和血栓 100~160mg/d，p.o.，连用35d，可降低髋部手术后发生深静脉血栓形成及肺动脉栓塞的危险。

（9）镇痛　轻度疼痛时，325~650mg/次，q.4h，p.o.，Max 可达 3.9g/d。

（10）强直性脊柱炎　4g/d，分次服。

（11）骨性关节炎　推荐用量可达 3g/d，分次服。

（12）类风湿关节炎　3.2~6g/d，分次服。

（13）SLE 关节炎　伴关节炎和胸膜炎的 SLE，推荐起始剂量为 3g/d，分次服。

（14）预防妊娠毒血症　60~150mg/d，p.o.。

**【禁忌证】**

**说明书禁忌证**

（1）对本药或含水杨酸的物质过敏者，或有其他 NSAID 过敏史者（尤其是出现哮喘、神经血管性水肿或休克者）。

（2）消化性溃疡病（尤其是有出血症状）、活动性溃疡病及其他原因引起的消化道出血。

（3）血友病或血小板减少症。

（4）出血倾向（出血体质者）。

（5）哮喘。

（6）鼻息肉综合征。

（7）孕妇及哺乳妇女。

**【特殊人群用药】**

**儿童**　慎用。儿童（尤其有发热及脱水时）使用本药易出现毒性反应。急性发热性疾病，尤其是流感及水痘患儿使用本药，可能发生瑞氏综合征，但在国内尚不多见。

**1. 说明书用法用量**

（1）解热镇痛　①口服咀嚼片：2~4 岁，75~150mg/次；4~6 岁，150~225mg/次；6~9 岁，225~300mg/次；9~12 岁，300~375mg/次；＞12 岁，375~600mg/次。若症状持续存在，q.4h，24h 内给药次数不超过 5 次。止痛时连服不超过 5d；退热时连服通常不超过 3d。②口服泡腾片：1~2 岁，50~100mg/次，tid.；3~5 岁，200~300mg/次，tid.；6~12 岁，300~500mg/次，tid.。③肠溶片：8~14 岁，300mg/次，p.o.；＞14 岁，300~600mg/次。如持续发热或疼痛，可间隔 4~6h 重复用药 1 次，24h 不超过 4 次。也可 1500mg/（$m^2$·d），分 4~6 次服，或 5~10mg/（kg·次），或每岁服 60mg/次，必要时 q.4~6h。④直肠用制剂：1~6 岁，100mg/次，如发热或疼痛持续不缓解，可间隔 4~6h 重复 1 次，24h 内不超过 400mg。

（2）抗风湿　①缓释片，用量较成人酌减。②肠溶片：80~100mg/（kg·d），分 3~4 次服，p.o.。如 1~2 周未获得疗效，可根据血药浓度调整用量，有些病例需增至 130mg/（kg·d）。

（3）川崎病　开始时 80~100mg/（kg·d），分 3~4 次服；退热 2~3d 后改为 30mg/（kg·d），分 3~4 次服；症状解除后减至 3~5mg/（kg·d），qd.，连服 2 月或更久。血小板增多、血液呈高凝状态期间，5~10mg/（kg·d），顿服。

**2. 其他用法用量**

［国内参考信息］

解热镇痛　直肠用制剂，＞6 岁，150~300mg/次，bid.。

［国外参考信息］

（1）发热　推荐 10~15mg/（kg·次），q.4h，p.o.。Max：60~80mg/（kg·d）。

（2）急性川畸病　推荐 80~100mg/（kg·d），分 4 次服。美国心脏病协会和美国儿科学会建议使用高剂量时，需同时静滴免疫球蛋白 2g/kg，应在发病 10d 内开始给药，最好能在 7d 内给药。

（3）类风湿关节炎　推荐 90~130mg/（kg·d），分次服。

**老人**　慎用。年老体弱者，解热时宜用小剂量。

**孕妇**　禁用。美国 FDA 妊娠安全性分级为：C 级或 D 级（妊娠晚期足量给药时）。

**哺乳妇女**　禁用。服用大剂量（＞150mg/d）时应中止哺乳。

**肝功能不全者**　慎用。国外资料建议，严重肝功能不全者应避免使用本药。

**肾功能不全/透析者**　肾功能不全者慎用。国外资料建议，严重肾功能不全时（GFR < 10ml/min），应避免使用本药。

**【注意】**

（1）慎用　①对所有类型镇痛药、抗炎药和抗风湿药过敏者。②有过敏性反应时。③花粉性鼻炎、鼻息肉或慢性呼吸道感染（尤其是过敏性症状）。④ G-6PD 缺陷。⑤痛风。⑥心功能不全或高血压。⑦慢性或复发性胃或十二指肠病变。⑧鼻出血。⑨月经过多者。⑩有溶血性贫血史者。⑪过敏体质者。

（2）交叉过敏　对本药过敏者也可能对其他 NSAID 过敏。

（3）对检验值/诊断的影响　①长期用量> 2.4g/d 时，硫酸铜尿糖试验可出现假阳性，葡萄糖酶尿糖试验可出现假阴性。②可干扰尿酮体试验。③血药浓度> 130μg/ml 时，用比色法测定血尿酸可得假性高值，但用尿酸酶法则不受影响。④本药可干扰荧光法测定尿 5-HIAA。⑤ VMA 的测定，由于所用方法不同，结果可高可低。⑥本药可抑制血小板聚集，使出血时间延长。剂量小至 40mg/d 时也会影响血小板功能，但临床尚未见小剂量（< 150mg/d）引起出血的报道。⑦大剂量应用，尤其是血药浓度> 300μg/ml 时，PT 可延长。⑧肝功能试验：血药浓度> 250μg/ml 时，ALT、AST 及血清 ALP 可有异常改变，剂量减小时可恢复正常。⑨用量> 5g/d 时血清胆固醇可降低。⑩可致血钾降低。⑪大剂量应用本药时，用放射免疫法测定 $T_4$ 及 $T_3$ 可得到较低的结果。⑫ PSP 排泄试验中，可使酚磺酞排泄减少。

（4）用药相关检查/监测项目　①长期大量用药时应定期检查血细胞比容、肝功能及血清水杨酸含量。②长期用药时应监测凝血指标。

**【给药说明】**

（1）给药条件　①本药仅能缓解症状，故需同时应用其他药物对病因进行治疗。②本药用于抑制血小板聚集时应谨慎，多用阿司匹林肠溶制剂。③应与食物同服或用水冲服，以减少对胃肠道的刺激。肠溶片对胃刺激较小，适于长期大量服用，但用于解热不超过 3d，用于止痛不超过 5d。④本药肠溶片必须整片吞服，不得碾碎或溶解后服用（除治疗急性心肌梗死时，为能快速发挥药效，第 1 片应捣碎或嚼碎后服用）。⑤肠溶缓释片不适用于急性心肌梗死患者的紧急应用。宜在饭后用温水送服，不可空腹服用。少服或忘服本药肠溶片或肠溶缓释片后，不能下次服用双倍的量，而应继续按规定服用。⑥服用咀嚼片时应将药片放于口腔充分咀嚼后，用水服下。⑦散剂和泡腾片用温开水溶解后口服。⑧扁桃体摘除或口腔手术后 7d 内应整片吞服，以免嚼碎后接触伤口，引起损伤。⑨解热时宜用小剂量。用于解热时应多喝水，以便排汗和降温，否则因出汗过多可造成水电解质平衡失调或虚脱。⑩脱水者（尤其是小儿）应减量。

（2）减量/停药条件　①外科手术患者，应在术前 5d 停用本药，以免引起出血。②用于治疗关节炎时，应逐渐增量，直至症状缓解，达有效血药浓度（此时可出现轻度毒性反应，如耳鸣、头痛等。在小儿、老年人或耳聋患者中，这些症状不是可靠指标）后开始减量。若出现不良反应则应迅速减量。

**【不良反应】**　本药用于解热镇痛的常规剂量较少引起不良反应。长期大量用药（尤其血药浓度> 200μg/ml 时）较易出现不良反应，血药浓度愈高，不良反应愈明显。

（1）心血管　剂量> 1g/d：收缩压和舒张压轻度升高。

（2）神经　血药浓度达 200~300μg/L：头晕、头痛。

（3）精神　血药浓度达 200~300μg/L：精神障碍。

（4）内分泌/代谢　①小剂量用药：易感者出现痛风发作；中至大剂量用药：糖尿病患者的血糖降低；大剂量用药：血清

胆固醇浓度受抑制。②基础代谢、氧耗量和 $CO_2$ 的排出增加，以及在三羧酸循环中引起有机酸氧化代谢产物的积聚。③治疗剂量：胶原酶抑制，使正常创伤痊愈时间延缓。④ 1~2g/d 可引起某种程度的尿酸潴留。⑤干扰 Vit C 的代谢利用，抑制 WBC 对 Vit C 的摄取。

（5）血液　胃肠道出血（可致缺铁性贫血）、促使 G-6PD 缺陷患者发生溶血性贫血、再障、粒细胞减少、血小板减少。长期使用：凝血因子Ⅱ减少，CT 延长，出血倾向增加。大剂量用于类风湿关节炎者：叶酸缺乏性巨幼细胞贫血。

（6）消化　胃肠道不良反应（恶心、呕吐、上腹部不适、腹泻或疼痛等，停药后多可消失）、肝功能损害（与剂量大小有关，血药浓度达 250μg/ml 时易发生，损害可逆，停药后可恢复）。长期或大剂量服用：胃肠道溃疡（服用 12 周后就有可能出现）、出血、穿孔或血色素下降、大便潜血。西咪替丁或米索前列醇可保护或减轻本药所致的胃黏膜损伤。服本药前 30min 给予硫糖铝，有防止胃黏膜受损的作用，两者同服则无此作用。

（7）呼吸　严重哮喘、鼻息肉，严重过量时可见过度换气。

（8）泌尿　肾功能损害（与剂量大小有关，血药浓度达 250μg/ml 时易发生，损害是可逆性的，停药后可恢复）、肾乳头坏死。患有涉及肝或肾的严重全身性疾病时，肾功能更易受损。剂量＞ 1g/d 时：BUN 及血清肌酐值轻度增加。

（9）皮肤　皮肤过敏反应（皮疹、荨麻疹、皮肤瘙痒）。

（10）耳　血药浓度达 200~300μg/L：可逆性耳鸣、听力下降。

（11）其他　过敏反应（称阿司匹林哮喘）：哮喘、支气管痉挛、荨麻疹、血管神经性水肿或休克，严重者可致死亡，多发生于易感者。有患者出现阿司匹林过敏、哮喘和鼻息肉三联征（往往与遗传和环境因素有关）。对过敏者应立即停药。哮喘者应立即给予扩张气管的药物及吸氧等，严重者可给予静脉补液及静滴氨茶碱。

**【药物过量】**

（1）剂量　一般情况下，服药后 2h 本药血药浓度为 500μg/ml 表明严重中毒，＞ 800μg/ml 可能致死。

（2）表现　①轻度：即水杨酸反应，多见于风湿病用本药治疗者，表现为头痛、头晕、耳鸣、耳聋、恶心、呕吐、腹泻、嗜睡、精神紊乱、多汗、呼吸深快、烦渴、手足不自主运动（多见于老年人）、视力障碍及视力减退等。②重度：血尿、抽搐、谵妄、幻觉、重症精神紊乱、高热、脱水、虚脱、昏迷、呼吸困难而危及生命；儿童患者精神及呼吸障碍更明显。③过量时实验室检查可有 EEG 异常、酸碱平衡改变（呼吸性碱中毒及代谢性酸中毒）、低血糖或高血糖、酮尿、低钠血症、低钾血症及蛋白尿。

（3）处理意见　①可催吐或洗胃，给予活性炭，监测及维持生命功能，纠正高热、水电解质酸碱失衡及酮症等。②应保持血糖正常，并监测水杨酸盐血药浓度降至中毒水平以下。③给予大量碱性药利尿可促使本药排泄，但不应口服碳酸氢钠（可能反而促使本药吸收）。可静脉输入含碳酸氢钠的 GS 以促进药物的排出。严重过量者可考虑进行血透或腹透等。④若有出血，可给予 Vit K 或输血，并根据出血部位和出血量采取相应措施。

**【相互作用】**

（1）降压药和利尿药（醛固酮拮抗药如安体舒通和坎利酸，髓袢利尿药如呋塞米）　上述药物的作用降低。

（2）丙磺舒或磺吡酮　上述药物的排尿酸作用降低；当水杨酸盐的血药浓度＞ 50μg/ml 时降低明显，＞ 100~150μg/ml 时更甚。丙磺舒可降低水杨酸盐自肾脏的清除率，从而升高本药血药浓度。

（3）甲氧氯普胺　本药的吸收增加。

（4）尿酸化药　本药的排泄减少，血药浓度升高。本药血药浓度已达稳态者合用尿酸化药后可致毒性反应增加。

（5）其他非甾体抗炎镇痛药（除水杨酸类药）　上述药物生物利用度降低，且胃肠道不良反应（包括溃疡和出血）增加，出血的风险也增加。本药与对乙酰氨基酚长期大量合用可能引起肾脏病变（包括肾乳头坏死、肾癌或膀胱癌）。

（6）抗凝药（双香豆素、肝素、醋硝香豆素等）、溶栓药（链激酶、尿激酶）及其他可引起低凝血因子Ⅱ血症、血小板减少、血小板聚集功能降低或胃肠道溃疡出血的药物　有加重凝血障碍并增加出血的危险。合用抗凝药（如香豆素衍生物、肝素）应谨慎（低剂量肝素治疗例外）。

（7）氨基糖苷类抗生素、某些抗生素（磺胺和磺胺复合物如磺胺甲噁唑/甲氧苄啶）　上述药物的血药浓度增加，作用增强。

（8）胰岛素或某些降糖药（甲苯磺丁脲、磺酰脲）　本药可加强、加速胰岛素或某些降糖药（甲磺丁脲、磺酰脲）的降血糖作用。

（9）其他水杨酸类药、甲氨蝶呤（MTX）、巴比妥类药物及苯妥英钠　上述药物的作用或毒性增强。

（10）$T_3$　$T_3$的作用增强。

（11）含可的松或可的松类似物的药物　上述药物的作用增强。糖皮质激素可增加本药的排泄，合用时为维持本药血药浓度，必要时应增加本药用量。两者长期同用，尤其是大量应用时，增加胃肠道溃疡和出血风险，不主张两者同用。

（12）尿碱化药（碳酸氢钠等）、抗酸药（长期大量应用）　本药血药浓度下降。但当本药血药浓度已达稳态而停用碱性药物时，本药血药浓度又会升高毒性水平。碳酸酐酶抑制药可碱化尿液，但可引起代谢性酸中毒，不仅能降低本药血药浓度，且增多本药透入脑组织中的量，从而增加毒性反应。

（13）锂和地高辛　锂和地高辛中毒的危险性增加。

（14）乙醇　可加强本药引起出血时间延长及胃出血的作用。

（15）食物　本药吸收速率降低，但吸收量不受影响。

## 环磷腺苷
## Adenosine Cyclophosphate

**【其他名称】** 柏灵、倍枢能、博欣荣、环化腺苷酸、环磷酸腺苷、环磷腺苷酸、凯济欣、康斯澳、可中、灵辰功、灵尔彤、铭生、美心力、天安欣、韦安、沃平、肖山平、Cyclic Adenosine Monophosphate

**【分类】** 心血管系统用药\其他心血管系统用药

**【制剂规格】** **注射液**　① 2ml∶20mg。② 5ml∶40mg。

**粉针剂**　20mg。

**【临床应用】**

**说明书适应证**

（1）心绞痛、心肌梗死、心肌炎及心源性休克。对改善风心病的心悸、气急、胸闷等症状也有一定的作用。

（2）急性白血病的诱导缓解，结合化疗可提高疗效。

（3）对老年慢性支气管炎、各种肝炎和银屑病也有一定疗效。

**【用法用量】**

**说明书用法用量**

（1）一般用法　①20mg/次，bid.，i.m.（溶于NS 2ml中）。②也可20mg/次，bid.，i.v.（溶于NS 20ml中）。③或40mg/次，qd.，i.v.gtt.（溶于5%GS 250~500ml中）。

（2）冠心病　用法同前，15d为一疗程，可连续应用2~3个疗程。

（3）白血病　用法同前，1个月为一疗程。

（4）银屑病　用法同前，2~3周为一疗程，可延长使用至4~7周，可增至

60~80mg/d。

【禁忌证】

说明书禁忌证

对本药过敏者。

【特殊人群用药】

儿童

其他用法用量

［国内参考信息］ 0.5~1mg/kg，i.v.gtt.。

孕妇　慎用。

哺乳妇女　慎用。

【注意】

尚不明确。

【不良反应】

（1）神经　大剂量静注［0.5mg/(kg·min)］：头痛、手足麻木。

（2）消化　大剂量静注［0.5mg/(kg·min)］：恶心、腹痛。

（3）生殖　大剂量静注［0.5mg/(kg·min)］：睾丸痛。

（4）骨骼肌肉　大剂量静注［0.5mg/(kg·min)］：背痛、肌痛、四肢乏力。

（5）皮肤　皮疹。

（6）其他　发热。大剂量静注［0.5mg/(kg·min)］：高热。

【相互作用】

氨茶碱　与氨茶碱（0.1g/次，tid.）同服，可提高本药疗效。

## 三磷腺苷
## Adenosine Triphosphate

【其他名称】 三磷酸腺苷、三磷酸腺苷二钠、腺三磷、Adenosine Disodium Triphosphate、Atriphos

【分类】 心血管系统用药\其他心血管系统用药

【制剂规格】 片剂（三磷腺苷二钠）20mg。

注射液　① 1ml∶10mg。② 2ml∶20mg。

注射液（三磷腺苷二钠） 2ml∶20mg。

粉针剂（三磷腺苷二钠）① 10mg。② 20mg。

【临床应用】

1. 说明书适应证

进行性肌萎缩、脑出血后遗症、心功能不全、心肌疾患及肝炎等的辅助治疗。

2. 其他临床应用

（1）终止阵发性室上性心动过速而转复为窦性心律。

（2）与辅酶A等配制成复方注射液，可用于肝炎、肾炎的辅助治疗。

（3）眼疲劳、眼肌麻痹、视网膜出血、中心性视网膜炎、视神经炎、视神经萎缩等。

【用法用量】

1. 说明书用法用量

一般用法　（1）20~40mg/次，tid.，p.o.。用量可根据年龄及症状酌情增减。（2）10~20mg/次，10~40mg/d，i.m./i.v.。

2. 其他用法用量

［国内参考信息］

（1）一般用法　将本药粉针剂用5%或10%GS稀释后静滴，20mg/次，1~3次/d。

（2）终止室上性心动过速　首剂20mg，用GS稀释至5ml于20秒内快速静注，若无效则间隔5min再注入30mg。

（3）弥漫性表层角膜炎、角膜外伤　用1%的本药生理盐水溶液滴眼。

【禁忌证】

1. 说明书禁忌证

（1）对本药过敏者。

（2）病窦综合征或窦房结功能不全者慎用或不用。

（3）脑出血初期。

（4）老年人慎用或不用。

2. 其他禁忌证

（1）房室传导阻滞。

（2）急性心肌梗死。

（3）冠心病。

（4）严重慢性气管炎、哮喘。

【特殊人群用药】

**儿童**　本药注射液含苯甲醇，禁用于儿童肌注。

**老人**　本药对窦房结有明显抑制，> 60 岁的老年人用药应权衡利弊，慎用或不用。

**孕妇**　尚不明确。

**哺乳妇女**　尚不明确。

【注意】

（1）慎用　①窦性心动过缓。②冠心病。③处于发病期的心肌梗死或脑出血患者使用本药时应谨慎。

（2）用药相关检查/监测项目　用药期间应严密监测 ECG 及血压。

【给药说明】

给药条件　（1）阵发性室上性心动过速时使用本药，可发生多种心律失常和全身反应，尽管是瞬间反应不需处理，但仍具有一定潜在的危险。故治疗应从小剂量开始，无效时再逐渐增量，一次不宜> 40mg。（2）静注及动脉注射时宜缓慢，以免引起头晕、头胀、胸闷及低血压等。（3）本药部分疗效尚不确切，切勿滥用。

【不良反应】

（1）心血管　低血压，转复心律时有短暂的心脏停搏。对于转复心律时出现的心脏停搏，由于时间短暂，多不须处理，可自行恢复为窦性心律；但若停搏时间较长，应立即给予体外心脏按压，并静注阿托品。

（2）神经　头晕。

（3）消化　呃逆、一过性 ALT 升高。

（4）呼吸　咳嗽、胸闷及暂时性呼吸困难；有哮喘病史者可能诱发哮喘。

（5）骨骼肌肉　大剂量肌注时：关节酸痛和下肢痛。

（6）其他　过敏反应：荨麻疹、发热、过敏性休克。转复心律后可出现乏力。大剂量肌注：局部疼痛。

【相互作用】

（1）茶碱、咖啡因　本药疗效降低。

（2）阿托品　可防止发生严重的瞬间心律失常。

（3）强心苷　减轻强心苷的毒性反应，降低心律失常的发生率。

（4）冠状动脉扩张药　相互增强作用。

（5）双嘧达莫　提高腺苷生理和药理作用，但也可能增加其不良反应；双嘧达莫扩张冠状动脉的作用也可能增强。

（6）卡马西平　腺苷对心脏的阻滞作用加重。

（7）负性传导和降低 HR 的药物　合用时本药应减量，并尽可能避免合用。

（8）普萘洛尔、地西泮　正在使用上述药的患者使用本药时应谨慎。

## 二磷酸果糖
## Fructose Diphosphate

【其他名称】　爱赛福、爱莎福斯菲娜、博维赫、长天欣平、1, 6- 二磷酸果糖、佛迪、果糖二磷酸二钠、果糖二磷酸钙、果糖二磷酸钠、洛普欣、瑞安吉、威赛欣、依福那、Delciner、Esafosfina、Esafosfina Glutammica、Fructose 1, 6-Diphosphate、Fructose Diphosphate Calcium、Fructose Diphosphate Dicalcium、Fructose Diphosphate Sodium、Fructose Sodium Diphosphate、Hexose Diphosphate

【分类】　心血管系统用药\其他心血管系统用药

【制剂规格】　胶囊（钠盐）　325mg（以无水物计）。

**口服溶液（钠盐）**　10ml : 1g。

**注射液（钠盐）**　① 50ml : 5g。② 100ml : 10g。（均按无水物计）

**粉针剂**　5g（附双蒸馏水 50ml）。

**粉针剂（钠盐）**　① 2.5g。② 5g。③ 7.5g。④ 10g。（均按无水物计）

【临床应用】

**说明书适应证**

（1）改善心绞痛、急性心肌梗死、心律

失常以及心力衰竭的心肌缺血。

（2）急性脑梗死等引起的脑缺血、缺氧的辅助治疗。

（3）用于急性情况（如输血、体外循环下手术、胃肠外营养等）或慢性疾病（如慢性酒精中毒、长期营养不良、慢性呼衰等）中出现的低磷酸血症。

【用法用量】

**说明书用法用量**

（1）**一般用法** ①配成2.5%~10%的溶液静滴，0.1~0.25g/（kg·次）（约相当于5~10g/次），bid.，每5g于5~10min内滴完。伴有心力衰竭时，剂量减半。②胶囊，1.3g/次，qid.，p.o.。③口服溶液，1~2g/次（10~20ml/次），2~3次/d。

（2）低磷酸血症 建议剂量为5~10g/d，i.v.gtt.，滴速约为10ml/min（1g/min）。应根据磷酸缺乏的程度调整剂量，以免磷酸超负荷。较大剂量时建议一日分2次给药。

【禁忌证】

**说明书禁忌证**

（1）对本药或果糖过敏者。

（2）高磷酸血症。

（3）肾衰竭。

（4）遗传性果糖不耐受症。

【特殊人群用药】

**儿童** 应权衡利弊用药。幼儿仅在必要时且严格监护下使用。

**说明书用法用量**

（1）**一般用法** 100~250mg/（kg·次），1~2次/d，i.v.gtt.。

（2）低磷酸血症 70~160mg/（kg·d），i.v.gtt.，不要超过建议剂量。

**孕妇** 动物试验未见胎仔畸形。妊娠晚期妇女使用本药未见不良影响。

**哺乳妇女** 尚不明确。

**肾功能不全/透析者** 肾衰竭者禁用。

【注意】

用药相关检查/监测项目 Ccr < 50ml/min者，应监测血磷浓度。

【给药说明】

（1）给药条件 静脉给药时勿使药液漏出血管外，以免引起局部疼痛和刺激。

（2）配伍信息 ①本药宜单独使用，不能与pH值为3.5~5.8的不溶性药物共用，也不能与含高钙盐的碱性溶液共用。②每1g注射用粉末用灭菌注射用水10ml溶解，滴速约10ml/min。③混匀后的溶液必须单次给药，若未输完，余量不再使用。

【不良反应】

（1）神经 口唇麻木、头晕。

（2）其他 过敏反应（如皮疹）、过敏性休克、注射部位疼痛、胸闷。滴速>1g/min（10ml/min）时：脸红、心悸、手足蚁走感等。发生过敏反应时，应立即停药，给予抗过敏治疗；若出现过敏性休克，则还应监测血压，并进行休克相关治疗（静注肾上腺素、抗组胺药等）。

【药物过量】

尚无药物过量的报道。

【相互作用】

（1）抗酸药、考来替泊 降低对磷的吸收。

（2）洋地黄 有协同作用，可加强利尿，减慢HR。

## 磷酸肌酸
## Creatine Phosphate

【其他名称】 护心通、里尔统、磷酸肌酸钠、纳斯达欣、Creatine Phosphate Sodium、Neoton

【分类】 心血管系统用药\其他心血管系统用药

【制剂规格】 粉针剂（钠盐） ① 0.5g。② 1g。（按 $C_4H_8N_3Na_2O5P$ 计）

【临床应用】

1. 说明书适应证

（1）心脏手术时加入心脏停搏液中保护心肌。

（2）用于缺血状态下的心肌代谢异常。

2. 其他临床应用

作为营养补充药治疗代谢性疾病（国外资料）。

【用法用量】

1. 说明书用法用量

（1）一般用法　1g/ 次，1~2 次 /d，在 30~45min 内静滴。

（2）心脏手术时加入心脏停搏液中保护心肌　本药在心脏停搏液中的浓度为 10mmol/l。

2. 其他用法用量

［国内参考信息］

（1）心脏手术　①术前 2d，2g/d，i.v.（缓慢），连用 2d。②开始手术时，在主动脉被钳前、患者被麻醉的同时，以 1g/h 的速度静滴，直至应用停搏液为止。③进行手术时，把本药加入心脏停搏液中，每 1kg 停搏液加本药 2.5g（浓度为 10mmol/L），温度为 4℃，输入冠状动脉。开始剂量为 15ml/kg，然后以每 30min 给 10ml/kg 的剂量静滴（也可每 1kg 停搏液中加入本药 2.5g，再按常规使用停搏液），直至主动脉钳夹结束。④手术完成后，当主动脉除去钳夹后，给予本药 8g/d，将每 4g 溶于 5%GS 500ml 中连续静滴 48h，滴速为 40ml/h（14 滴 /min）。

（2）心力衰竭　最初 14 日，1g/ 次，bid.，i.v.（推注时间＞ 2min）。第 15~44 日，视患者情况，于第 15 日开始 0.5~1g/d，i.v.，或 0.5g/d，i.m.（若使用肌注剂型，先将本药溶于附加的 4ml 溶剂，内含 40mg 盐酸利多卡因，可减轻肌注部位疼痛），连用 30d。

（3）心肌梗死　第 1 日先静推 2g 作为起始剂量，2h 后静滴 5g（可溶于 5%GS 30ml 中），控制在 1h 内滴完；第 2~5 日，视患者情况，5g/d，i.v.gtt.，速度同前，连用 4d。若患者情况危急或效果不理想，滴注剂量可增至 10g。

【禁忌证】

1. 说明书禁忌证

对本药过敏者。

2. 其他禁忌证

对肌酸过敏者（国外资料）。

【特殊人群用药】

**儿童**　尚不明确。

**老人**　通常无需调整剂量，但肾功能不全时应适当减量。

**孕妇**　尚不明确。

**哺乳妇女**　尚不明确。

**肾功能不全 / 透析者**　慢性肾功能不全者禁止大剂量（5~10g/d）使用本药。

【注意】

尚不明确。

【给药说明】

（1）给药条件　①每 1g 静注时间不得＜ 2min，否则可能导致轻度低血压。②快速静注 1g 以上可能会引起血压下降；大剂量（5~10g/d）时需慎用且仅可短期使用。

（2）配伍信息　本药可用注射用水、5%GS 或 NS 稀释。每 1g 溶于 6ml 注射用水中。

（3）其他　本药可作为心脏疾病的辅助治疗药物，但不能代替心脏的动力学治疗。

【不良反应】

（1）心血管　快速静注 1g 以上：血压下降。

（2）内分泌 / 代谢　给予负荷量：水潴留、体重增加。大剂量（5~10g/d）：可能影响钙代谢和调节稳态的激素分泌及嘌呤代谢。内源性肌酸的合成下降。

（3）消化　腹泻，一般不会引起溃疡形成。

（4）泌尿　肾功能下降。

【药物过量】

处理意见　本药无特异性解毒药，过量时可采取对症治疗。

【相互作用】

（1）咖啡因　可影响肌酸的补充，抑制磷酸肌酸的再合成。

（2）干扰肌酐分泌的药物（如西咪替丁）、脱水和损害肾功能的药物（如利尿药）、

NSAID、丙磺舒、甲氧苄啶　本药发生不良反应的危险增加。

## 七叶皂苷钠
## Sodium Aescinate

**【其他名称】** 艾辛可、麦通纳、欧开、七叶皂苷、β－七叶皂苷钠、Aescine、Aescine Sodium、β－Aescin Sodium

**【分类】** 心血管系统用药\其他心血管系统用药

**【制剂规格】** 片剂　30mg。

粉针剂　① 5mg。② 10mg。③ 15mg。④ 25mg。

**【临床应用】**

**说明书适应证**

各种原因所致的软组织肿胀、静脉性水肿：（1）各种原因引起的脑水肿及伴发的脑功能失调。（2）各种原因引起的炎症与肿胀。（3）静脉回流障碍性疾病。（4）脊椎综合征。

**【用法用量】**

**说明书用法用量**

**一般用法**（1）30~60mg/ 次，bid.（早、晚），p.o.，20d 为一疗程。（2）也可按 0.1~0.4mg/（kg · d）或 5~10mg 溶于 10%GS 或 NS 250ml 中静滴。或 5~10mg 溶于 10%GS 或 NS 10~20ml 中静推。重症患者可多次给药，Max 为 20mg/d。疗程 7~10d。

**【禁忌证】**

**说明书禁忌证**

（1）对本药过敏者。

（2）肾损伤、肾衰竭及肾功能不全者。

（3）孕妇（包括 Rh 血型不合者）。

**【特殊人群用药】**

**儿童**　不宜用于治疗儿童心脏手术后肿胀。有资料认为儿童过量使用可致肾功能不全。

**说明书用法用量**

**一般用法**　＜ 3 岁，0.05~0.1mg/（kg · d），i.v./i.v.gtt.；3~10 岁，0.1~0.2mg/（kg · d），i.v./i.v.gtt.。

**老人**　尚缺乏老年人用药的安全性研究资料。

**孕妇**　孕妇（包括 Rh 血型不合者）禁用。

**哺乳妇女**　慎用。

**肾功能不全 / 透析者**　肾损伤、肾衰竭及肾功能不全者禁用。

**【注意】**

用药相关检查 / 监测项目　用药期间监测肾功能。

**【给药说明】**

（1）给药条件　①建议进餐时或饭后服用。②本药只供静脉给药，禁用于动脉、皮下和肌注。③静注时宜选用较粗的静脉，且勿使药液漏出静脉外。注射速度不宜过慢。若药液渗出引起疼痛，可立即热敷，并用 0.5% 普鲁卡因或透明质酸酶局部封闭。④静注时切忌注入动脉。若不慎注入，应立即拨出针头，并注射含有肝素 10000U 的 NS 10ml，必要时进行星状神经节阻滞术。⑤对于需多次注射或需注射其他药物者，建议在撤去针头并在注射的局部短时压迫后，可涂一层复方七叶皂苷钠凝胶，以防止静脉刺激和血栓等。

（2）配伍信息　①与含碱性基团的药物配伍时可能发生沉淀，应谨慎。②对于有血栓倾向和排卵期者，建议使用双倍的溶媒。

（3）其他　马丁代尔大药典推荐成人静脉使用本药的最大日剂量为 20mg；如使用更大剂量则可能出现急性肾衰竭，如联合应用其他具有肾脏毒性的药物也可导致急性肾衰竭。有文献记载在接受心脏外科手术治疗的患者中如静注大剂量本药可能导致急性肾衰竭：其中 70 位患者静注日平均最大剂量为 340μg/kg 时未观察到肾功能损坏；16 位患者静注日平均最大剂量为 360μg/kg 时可观察到轻度肾功能损坏；40 位患者静注日平均最大剂量为 510μg/kg 可发生急性肾衰竭。因此本药应严格限制日用量。一旦出现肾功能受损，应立即停药，并做全面的肾功能检查，根据检查结果，接受损伤程度进行治疗。

【不良反应】

（1）消化　食欲缺乏、轻微胃肠道不适（不需停药）。

（2）泌尿　大面积创伤、出血、烧伤和外科大手术后：血压偏低、肾血流量减少、少尿或无尿等；用药时必须密切监视肾功能的变化，一旦发现肾功能异常，应立即停药。

（3）皮肤　过敏性皮疹，需停药并抗过敏治疗。

（4）其他　注射部位肿痛和硬结。在动物致畸、致突变试验中均未见异常现象。

【药物过量】

（1）剂量　据马丁代尔大药典报道，本药静注剂量＞0.4mg/（kg · d）时，肾脏会受到不同程度损伤。

（2）表现　可致ARF。

（3）处理意见　立即停药，并检查肾功能，根据检查结果按损伤程度治疗。

【相互作用】

（1）其他能与血浆蛋白结合的药物　使用本药时，上述药物应少用或慎用。

（2）皮质激素类药物　慎用。

（3）肾毒性较大的药物　不宜合用。

## 阿魏酸钠
## Sodium Ferulate

【其他名称】昂思、百福隆、邦妥、比希、长富维纳、德济欣通、芬立通、华安迈、加利松、精欣、可瑜、灵佳嗪、迈尔通、迈同、全威舒平、双维、天泉舒宁、欣桂舒、新悦、益可幸、益米乐、泽荣、Natrii Ferulas、Tetramethylpyrazine

【分类】心血管系统用药\其他心血管系统用药

【制剂规格】片剂　① 10mg。② 50mg。

散剂　① 20mg。② 50mg。

粉针剂　① 100mg。② 150mg。③ 300mg。

【临床应用】

**说明书适应证**

（1）动脉粥样硬化、冠心病、脑血管病、肾小球疾病、肺动脉高压、糖尿病性血管病变、脉管炎等血管性疾病的辅助治疗。

（2）WBC和血小板减少。

（3）治疗偏头痛、血管性头痛。

【用法用量】

**说明书用法用量**

**一般用法**（1）50~100mg/次，tid.，p.o.。（2）100~300mg/次，qd.，溶解后加入GS、NS或葡萄糖氯化钠注射液100~500ml中静滴。（3）也可100mg/次，1~2次/d，i.m.。临用前以NS 2~4ml溶解。建议一个疗程为10d。

【禁忌证】

**说明书禁忌证**

对本药过敏者。

【特殊人群用药】

儿童　尚不明确。

孕妇　不宜使用。

哺乳妇女　慎用。

【注意】

尚不明确。

【给药说明】

配伍信息　本药粉针剂用NS溶解时可有少许沉淀，但不影响药效，摇匀即可使用。

【不良反应】

皮肤　过敏性皮疹，停药后即消失。

【相互作用】

（1）庆大霉素　庆大霉素毒性明显降低。①可明显减少庆大霉素引起的尿蛋白和尿RBC，减轻肾组织损害。②对肾小管上皮细胞有保护作用。③显著抑制庆大霉素引起的过高的脂质过氧化反应。④显著减轻庆大霉素对线粒体和溶酶体的损伤。

（2）阿司匹林　对抑制血小板聚集有协同作用。

## 胰激肽原酶
## Pancreatic Kininogenase

**【其他名称】** 胰激肽释放酶、怡开、依可佳、Pancreatic Kallikrein

**【分类】** 心血管系统用药 \ 其他心血管系统用药

**【制剂规格】** 片剂 10U。

**肠溶片** ① 56U。② 60U。③ 120U。④ 240U。

**粉针剂** ① 10U。② 20U。③ 40U。

**【临床应用】**

**1. 说明书适应证**

（1）微循环障碍性疾病，如糖尿病引起的肾病、周围神经病、视网膜病、眼底病及缺血性脑血管病。

（2）原发性高血压的辅助治疗。

**2. 其他临床应用**

可增加精子数量及活动性，对某些男性不育症有一定的疗效。

**【用法用量】**

**1. 说明书用法用量**

**一般用法** （1）肠溶片，120~240U/ 次，tid.，空腹服。（2）或 10~40U/d，qd./qod.，i.m.。临用前加灭菌注射用水 1.5ml 溶解。

**2. 其他用法用量**

［国内参考信息］（1）片剂，10~20U/ 次，tid.，p.o.，若效果不显著，可增至 20~40U/ 次，饭前服。（2）也可 10~20U/ 次，1~2 次 /d，i.h.，3 周为一疗程。（3）或 5U/ 次，结膜下注射。

**【禁忌证】**

**1. 说明书禁忌证**

（1）对本药过敏者。

（2）脑出血及其他出血性疾病的急性期。

**2. 其他禁忌证**

（1）肿瘤患者。

（2）颅内压增高。

（3）心力衰竭。

（4）急性心肌梗死。

**【特殊人群用药】**

**儿童** 尚不明确。

**孕妇** 尚不明确。

**哺乳妇女** 尚不明确。

**【注意】**

慎用 （1）近期脑血管意外。（2）脑出血或有其他出血倾向。

**【不良反应】** 本药不良反应少见。

（1）心血管 心悸。大剂量静注：持续数小时的血压下降。

（2）神经 头晕、乏力等。

（3）消化 胃部不适，停药后消失。

（4）皮肤 面部潮红。

（5）其他 过敏反应，如皮疹等，对症处理后消失。

**【相互作用】**

（1）ACEI 有协同作用。

（2）蛋白酶抑制药 两药不能同用。

## 羟苯磺酸钙
## Calcium Dobesilate

**【其他名称】** 安多明、澳明、多贝斯、多克斯昂、都克斯姆、达士明、导升明、导喜脉、二羟苯磺酸钙、昊畅、护脉钙、可元、林邦恒泰、利倍思、脉宁、萌生、氢醌磺酸钙、Dobesifar、Doxium、Romiven

**【分类】** 心血管系统用药 \ 其他心血管系统用药

**【制剂规格】** 片剂 ① 250mg。② 500mg。

**胶囊** ① 250mg。② 500mg。

**【临床应用】**

**说明书适应证**

（1）微血管病：①糖尿病性微血管病变，如视网膜病变及肾小球硬化症（基－威二氏综合征）。②非糖尿病性微血管病变，如特发性或长期使用香豆素衍生物、细胞生长抑制剂、口服避孕药或其他药物所致的微血管病变。③慢性器质性疾病（如高血压、动脉硬化和肝硬化）相关的微循环障碍。

（2）静脉曲张综合征：①原发性静脉曲张，如疼痛、下肢沉重感、肌肉痛性痉挛、感觉异常、手足紫绀、紫癜性皮炎。②静脉曲张状态，如慢性静脉功能不全、静脉炎及表浅性血栓性静脉炎、血栓后综合征、静脉曲张性溃疡、妊娠性静脉曲张。

（3）微循环障碍伴发静脉功能不全，如痔疮综合征等。

（4）静脉剥离和静脉硬化法的辅助治疗，以预防术后综合征，如水肿和组织浸润等。

【用法用量】

1. 说明书用法用量

（1）糖尿病性视网膜病变　开始500mg/次，tid.，p.o.；见效后改为1g/d直至明显疗效。疗程为3~5个月。

（2）其他微血管病　开始500mg/次，tid.，p.o.；见效后改为1g/d直至症状消失。疗程为1~2个月。

（3）静脉曲张综合征及静脉功能不全　开始500mg/次，bid.，p.o.；见效后（一般5~6d可见效）改为500mg/d巩固。疗程为1~3周。

（4）降低血液黏稠度，防止微血栓　同“静脉曲张综合征及静脉功能不全”。

2. 其他用法用量

［国外参考信息］

（1）慢性静脉功能不全　建议开始250mg/次，tid.，p.o.；或500mg/次，bid.，p.o.。1~3周后改为250mg/次，bid.，p.o.；或500mg/次，qd.，p.o.。

（2）糖尿病性视网膜病变　开始500~1000mg/d，p.o.。4~6个月后改为250mg/次，1~2次/d，p.o.；或500mg/次，qd.，p.o.。对于进展期糖尿病性视网膜病变，可于第1个月500mg/次，tid.，p.o.；第2个月500mg/次，bid.，p.o.；第3个月500mg/次，1~2次/d，p.o.。

【禁忌证】

说明书禁忌证

（1）对本药过敏者。

（2）孕妇及哺乳妇女。

【特殊人群用药】

**儿童**　用药的安全性尚不明确。

**老人**　老年患者适用，但尚无剂量调整方案。

**孕妇**　禁用，尤其是妊娠早期妇女。

**哺乳妇女**　禁用。

**肾功能不全/透析者**　肾功能不全者慎用。严重肾功能不全需透析者应减量。

【注意】

（1）慎用　胃肠道功能障碍者。

（2）对检验值/诊断的影响　本药治疗剂量可能会干扰肌酐（极低值时）的测定（PAP法）。

【给药说明】

给药条件　进餐时吞服，勿嚼碎。

【不良反应】　本药耐受良好，不良反应较少。

（1）心血管　心脏不适。

（2）血液　粒细胞减少。出现血细胞计数改变时应停药。

（3）消化　食欲缺乏、胃部不适、恶心、胃灼热、腹泻。出现胃肠紊乱时应减量或暂时停药。

（4）骨骼肌肉　关节痛。

（5）皮肤　面部潮红。出现皮肤反应时应停药。

（6）其他　发热、出汗、过敏反应。出现发热时应停药。

【相互作用】

尚不明确。

## 盐酸米多君
## Midodrine Hydrochloride

【其他名称】　安得林、管通、甲氧胺福林、米多君、米维、Gutron、Midodrine

【分类】　心血管系统用药\其他心血管系统用药

【制剂规格】　片剂　① 2.5mg。② 5mg。

【临床应用】

1. 说明书适应证

（1）用于下肢静脉充血时血循环体位性功能失调而造成的低血压，外科术后、产后失血以及气候变化、晨间起床后疲乏所致的低血压症等。

（2）女性压力性尿失禁。

2. 其他临床应用

逆向性射精的辅助治疗。

【用法用量】

1. 说明书用法用量

（1）低血压　根据患者自主神经张力和反应性进行治疗并调整剂量。建议开始剂量为 2.5mg/ 次，2~3 次 /d，p.o.。根据患者反应和耐受能力，可每 3~4 日增加 1 次剂量。应在白天，患者需要起立进行日常活动时服药。建议服药间隔时间为 3~4h。首剂应在早晨起床前或后服用，第 2 剂在午间服用，第 3 剂在下午晚些时候服用。为防止卧位高血压，不应在晚餐后或就寝前 4h 内服用。

（2）尿失禁　2.5~5mg/ 次，2~3 次 /d，p.o.，根据患者情况调整剂量。

2. 其他用法用量

［国内参考信息］

（1）低血压　初始剂量为 2.5mg/ 次，2~3 次 /d，p.o.。必要时可渐增至维持剂量 10mg/ 次，tid.。

（2）血循环失调　2.5mg/ 次，bid.（早、晚服）。必要时 2.5mg/ 次，tid.。个别患者可减至 1.25mg/ 次，bid.。

（3）同时服用镇静催眠药者　初始剂量为 2.5mg/ 次，bid.，p.o.，必要时可增至 5mg/ 次，2~3 次 /d。

［国外参考信息］

（1）直立性低血压　首剂 2.5mg/ 次，bid.，p.o.，必要时可增至 10mg/ 次，tid.。

（2）逆向性射精　5mg/ 次，tid.，p.o.。

【禁忌证】

说明书禁忌证

（1）对本药过敏者。

（2）严重心血管疾病。

（3）急性肾脏疾病或肾功能不全。

（4）前列腺增生伴残留尿。

（5）机械性尿路阻塞。

（6）尿潴留。

（7）嗜铬细胞瘤。

（8）甲状腺功能亢进症。

（9）青光眼。

（10）孕妇及哺乳妇女。

【特殊人群用药】

**儿童**　不宜使用。

**老人**　尚无老年人用药资料。

**孕妇**　国内资料建议孕妇禁用。美国 FDA 妊娠安全性分级为：C 级。

**哺乳妇女**　禁用。

**肝功能不全者**　尚无肝功能不全者用药资料。

**肾功能不全 / 透析者**　急性肾脏疾病或肾功能不全者禁用。

【注意】

（1）慎用　有眼内压增高危险者（青光眼除外）。

（2）用药相关检查 / 监测项目　用药期间应定期检测血压、HR、血清电解质和肾功能。直立性低血压患者应频繁监测卧位和立位的收缩压、舒张压及 HR。若患者使用下肢压力绷带，也应监测血压，血压极度升高时则需停药。

【给药说明】

给药条件　（1）在开始治疗前必须评价出现卧位或坐位高血压的可能。（2）通过减量可避免出现卧位高血压。（3）对初始治疗有反应者才能继续治疗。

【不良反应】

（1）心血管　高血压、心律不齐、心动过速和心动过缓。自主神经反射严重损害者用药后可出现直立性低血压恶化。若出现提示高血压的症状（如心脏方面的感觉、头痛、视力障碍），必须停药。出现严重间歇性血压波动者出也应停药。

（2）神经 头痛、眩晕、嗜睡、晕厥、感觉异常、坐立不安、兴奋和易激惹、睡眠障碍和神经质。

（3）精神 焦虑。

（4）内分泌 / 代谢 体重增加。

（5）血液 全血细胞减少。

（6）消化 胃肠道不适（胃灼热感和恶心）、口干、口腔炎等。

（7）泌尿 尿频、尿急、尿潴留、排尿困难。

（8）皮肤 瘙痒（主要是头皮）、毛发竖立及皮疹、多汗。剂量较大时：可能在头、颈部引起鸡皮样疹。

（9）眼 视物模糊。

（10）耳 耳痛。

（11）其他 寒战。

**【药物过量】**

（1）表现 高血压、毛发竖立、寒冷感、心动过缓和尿潴留。

（2）处理意见 除促进药物排泄的一般措施外，可使用α肾上腺素受体阻断药（如酚妥拉明）。心动过缓和心动过缓性心律紊乱可用阿托品治疗（注意血压升高）。必要时可采用血透清除脱甘氨酸米多君。

**【相互作用】**

（1）α和β肾上腺素受体阻断药（如哌唑嗪、特拉唑嗪、多沙唑嗪、酚妥拉明等） 拮抗本药的药理作用，疗效降低，心动过缓加重。

（2）去氧肾上腺素 本药的升压作用增强。

（3）氢麦角胺、阿托品或保钠的糖皮质激素（如氟氢可的松、可的松等）、血管收缩药（如甲磺酸二氢麦角胺、麻黄碱、伪麻黄碱等） 血压升高，需减少上述药物的剂量。

（4）三环类抗抑郁药、抗组胺药、TH和MAO抑制药 引起高血压、心律失常和心动过速。

（5）洋地黄类药物（如洋地黄毒苷、乙酰地高辛、毛花苷C、地高辛和甲地高辛） 心动过缓、房室传导阻滞或心律失常的发生率增加。

（6）引起心率减慢的药物 使用上述药物者慎用本药。

## 泛癸利酮

## Ubidecarenone

**【其他名称】** 泛醌10、辅酶$Q_{10}$、辅辛、癸烯醌、合夫、能气朗、万有醌-10、Coenzyme $Q_{10}$、Co-$Q_{10}$、Neuquinon、Ubidecarenone-10、Ubiquinone-10

**【分类】** 心血管系统用药\其他心血管系统用药

**【制剂规格】** 片剂 ① 5mg。② 10mg。③ 15mg。

胶囊 ① 5mg。② 10mg。③ 15mg。

胶丸 10mg。

注射液 2ml∶5mg。

**【临床应用】**

**说明书适应证**

用于下列疾病的辅助治疗：

（1）冠心病、高血压、心律失常、病毒性心肌炎、脑血管障碍、出血性休克、充血性心力衰竭、慢性心功能不全等心血管疾病。

（2）急、慢性病毒性肝炎及亚急性重型肝炎。

（3）癌症的综合治疗，以减轻放、化疗引起的某些不良反应。

（4）颈部外伤后遗症及原发性或继发性醛固酮症。

**【用法用量】**

**1. 说明书用法用量**

**一般用法** （1）10mg/ 次，tid.，饭后服。（2）5~10mg/d，i.m./i.v.，2~4周为一疗程。

**2. 其他用法用量**

［国内参考信息］重症患者必要时可增至50mg/ 次以上静滴。

[国外参考信息]

（1）接受常规治疗（如地高辛、利尿药、ACEI、钙通道阻滞药）的慢性充血性心力衰竭 50~150mg/d，分 2~3 次服。疗程可长达 6 年。

（2）慢性稳定型心绞痛 150~600mg/d，分次服。也可静脉给药，1.5mg/（kg·次），qd.，连用 7d 有效。

（3）接受心脏手术的高危患者的心肌保护 术前 14d 开始口服本药 100mg/d，术后 100mg/d，连用 30d。

（4）严重心力衰竭 50~100mg/d 静脉给药，连用 3~35d。

**【禁忌证】**

**说明书禁忌证**

对本药过敏者。

**【特殊人群用药】**

**儿童**

**说明书用法用量**

轻或中度充血性心力衰竭的辅助治疗 ＜3 岁，3.33~5mg/ 次，tid.，饭后服；＞3 岁，10mg/ 次，tid.，饭后服。

**孕妇** 慎用。

**哺乳妇女** 慎用。

**肝功能不全者** 国外资料建议肝功能不全者慎用。

**肾功能不全 / 透析者** 国外资料建议肾功能不全者慎用。

**【注意】**

慎用 胆管阻塞者（国外资料）。

**【给药说明】**

其他 本药注射液若有黄色沉淀物析出，可将安瓿放入沸水内 2~3min，待沉淀物溶解、溶液透明后再使用。

**【不良反应】** 本药不良反应轻微。

（1）心血管 一过性心悸。

（2）消化 食欲减退、恶心、胃部不适或腹泻等，不需停药。口服用量较大时可出现血清氨基转移酶增高。

（3）皮肤 荨麻疹。

**【药物过量】**

表现 口服剂量＞300mg/d 时可出现无症状性 LDH 和 AST 升高，极少数患者有轻微瘙痒。

**【相互作用】**

（1）口服降血糖药 可能抑制本药的疗效，合用时应慎重。

（2）降血脂药物 可使高脂血症患者的内源性泛癸利酮血药浓度降低。合用时应慎重。

## 复方地奥司明
## Compound Diosmin

**【其他名称】** 爱脉朗、地奥司明 – 陈皮苷、ALVENOR

**【成分】** 地奥司明、陈皮苷

**【分类】** 心血管系统用药 \ 其他心血管系统用药

**【制剂规格】** 片剂 0.5g（含地奥司明 0.45g，陈皮苷 0.05g）。

**【临床应用】**

**1. 说明书适应证**

（1）治疗静脉淋巴功能不全相关的各种症状，如腿部沉重、疼痛、晨起酸胀不适感。

（2）治疗急性痔发作有关的各种症状。

**2. 其他临床应用**

关节水肿、经前期综合征、糖尿病患者的微血管病变等。

**【用法用量】**

**1. 说明书用法用量**

将每日剂量平均分为 2 次，于午餐和晚餐时服用。

（1）一般用法 常用剂量为 1g/d，p.o.。

（2）急性痔发作时 前 4d 服 3g/d.，以后 3d，2g/d。

**2. 其他用法用量**

[国内参考信息]

（1）慢性静脉功能不全 0.5g/ 次，bid.，

p.o.。

（2）痔疮　0.5g/次，bid.，p.o.。急性发作前4d，3g/d；后3d，2g/d；然后以1g/d维持至症状消失。对于妊娠后期痔疮，前4d，3g/d；后3d，2g/d；维持剂量为1g/d，至产后30d。

【禁忌证】

**其他禁忌证**

对地奥司明过敏者。

【特殊人群用药】

**儿童**　尚不明确。

**孕妇**　动物实验未显示本药有致畸作用，目前尚无对人类有害作用的报道。

**哺乳妇女**　治疗期间不推荐哺乳。

【注意】

尚不明确。

【给药说明】

给药条件　用于急性痔发作时，本药不能替代处理其他肛门疾病所需的特殊治疗。本治疗方法必须是短期的，若症状不能迅速消除，应进行肛肠病学检查并重新审查治疗方案。

【不良反应】

患者对地奥司明的耐受性良好。

（1）神经　失眠、头晕、头痛、嗜睡、眩晕等，无需停药。

（2）精神　焦虑，无需停药。

（3）消化　恶心、呕吐、消化不良、腹痛、腹泻，无需停药。

（4）皮肤　湿疹、玫瑰糠疹，停药后可恢复。

【相互作用】

尚不明确。

# 消化系统用药

# 第一章　抑制胃酸分泌药

## 第一节　质子泵抑制药

### 奥美拉唑
### Omeprazole

【其他名称】奥克、奥立雅、奥美拉唑镁、奥美拉唑钠、奥美真、爱尼、奥斯坦、奥韦康、奥西康、彼司克、福尔丁奥美拉唑、金奥康、金洛克、克迪圣、坤丽雨、洛凯、洛赛克、洛赛克 MUPS、利韦廷、欧麦亚砜、苹芳淑、双鲸吉立、沃必唑、渥米哌唑、Antra、Inexium、LOSEC、Losec MUPS、Moprial、Omeprazole Magnesium、Omeprazole Sodium、Prilosec、Ramezol

【分类】消化系统用药\抑制胃酸分泌药\质子泵抑制药

【制剂规格】肠溶片　① 10mg。② 20mg。

肠溶片（镁盐）① 10mg。② 20mg。（均按奥美拉唑计）

肠溶片（钠盐）20mg（按奥美拉唑计）。

肠溶胶囊　① 10mg。② 20mg。

粉针剂（钠盐）① 20mg。② 40mg。（均按奥美拉唑计）

【临床应用】

说明书适应证

（1）GU、DU、应激性溃疡等。①与抗生素联合，治疗感染幽门螺杆菌（HP）的十二指肠溃疡。②治疗非甾体类抗炎药相关的消化性溃疡和胃十二指肠糜烂。③预防非甾体类抗炎药引起的消化性溃疡、胃十二指肠糜烂或消化不良症状。④慢性复发性消化性溃疡的维持治疗。⑤溃疡样症状的对症治疗及酸相关性消化不良。

（2）反流性食管炎的维持治疗；胃－食管反流病的烧心感和胃酸反流的对症治疗。

（3）胃泌素瘤。

（4）洛赛克等注射制剂用于：①消化道出血，如消化性溃疡出血、吻合口溃疡出血等。②预防严重疾病（如脑出血、严重创伤等）和胃手术后所致上消化道出血。③ NSAID 或应激状态引发的急性胃黏膜损伤。④全身麻醉者、大手术后患者及昏迷患者，以防胃酸反流及吸入性肺炎。⑤不适用口服疗法时的替代疗法，用于 GU、DU、反流性食管炎及胃泌素瘤。

【用法用量】

1. 说明书用法用量

（1）DU　常规 20mg/ 次，qd.，p.o.。通常溃疡可在 2 周内治愈，若初始疗程疗效不肯定，应再治疗 2 周。对用其他药物治疗无效者，40mg/ 次，qd.，通常 4 周内可治愈。对复发者，可重复治疗。

（2）GU　①常规 20mg/ 次，qd.，p.o.。通常 4 周内可治愈，若初始疗程未完全治愈，应再治疗 4 周。对其他治疗无效者，可给予 40mg/ 次，qd.，通常 8 周内可治愈。复发病例，可反复治疗。②维持治疗：20mg/ 次，qd.，p.o.。若治疗失败，可增至 40mg/ 次，qd.。

（3）HP 的根除

1）①本药 20mg、阿莫西林 1000mg 和克拉霉素 500mg，均为 bid.，连用 10 日或 14 日。②本药 20mg、甲硝唑 400mg 和克拉霉素 500mg，均为 bid.，连用 10 日或 14 日。③本药 20mg、铋剂 240mg、阿莫西林 1000mg、克拉霉素 500mg，均为 bid.，连用 10 日或 14 日。④本药 20mg、铋剂 240mg、甲硝唑 400mg、克拉霉素 500mg，均为 bid.，连用 10 日或 14 日。

2）①本药 20mg、铋剂 240mg、甲硝唑

400mg、四环素500mg，均为bid.，连用10日或14日。②本药20mg、铋剂240mg、呋喃唑酮100mg、四环素500mg，均为bid.，连用10日或14日。

（4）预防HP根除治疗无效反复发作的十二指肠溃疡的复发　可依疾病的严重程度个体化调整剂量。疗效呈剂量依赖性。常规剂量为20mg/次，qd.，p.o.。某些患者10mg/d可能已足够；若该剂量无效，可增至40mg/d。

（5）NSAID相关的十二指肠溃疡及十二指肠糜烂、胃溃疡及胃黏膜糜烂或消化不良症状（同用或不用NSAID）①治疗：20mg/次，qd.，p.o.。通常4周内可治愈，若初始疗程疗效不肯定，应再治疗4周。②预防：20mg/次，qd.，p.o.。

（6）酸相关性消化不良　上腹部疼痛或不适、伴或不伴烧心者，推荐剂量为20mg/次，qd.，p.o.。某些患者可能10mg/d已足够。若用药4周仍未控制症状，建议进一步检查。

（7）胃－食管反流病及溃疡样症状的对症治疗　20mg/次，qd.，p.o.。某些患者10mg/d可能已足够。若20mg/d，治疗2~4周仍未能控制症状，建议做进一步检查。

（8）反流性食管炎　①可依疾病的严重程度个体化调整剂量。20mg/次，qd.，p.o.。通常4周内可治愈，若初始疗程疗效不肯定，应再治疗4周。其他治疗无效者，可给予40mg/次，qd.，通常8周内可治愈。一旦复发，应重复治疗。②慢性复发性反流性食管炎的维持治疗：可依疾病的严重程度个体化调整剂量，疗效呈剂量依赖性。常规剂量为20mg/次，qd.，p.o.。某些患者10mg/d可能已足够；若该剂量无效，可增至40mg/d。

（9）胃泌素瘤　①初始剂量60mg/d，晨起顿服，以后酌情调整为20~120mg/d，视临床情况确定疗程。若日剂量＞80mg，则应分2次服。②也可静注，初始剂量60mg/次，qd.。维持剂量应根据患者情况调整。当日剂量＞60mg时，分2次给药。

（10）注射剂一般用法　40mg/次，1~2次/d，i.v.。

**2. 其他用法用量**

［国内参考信息］

（1）注射剂一般用法　40mg/次，q.8~12h，i.v.gtt.。

（2）消化性溃疡出血　40mg/次，q.12h，i.v.，连用3d。出血量大时，首剂80mg，i.v.gtt.，之后改为8mg/h维持，至出血停止。

**【禁忌证】**

**说明书禁忌证**

（1）对本药过敏者。

（2）严重肾功能不全者。

（3）婴幼儿。

（4）孕妇。

**【特殊人群用药】**

**儿童**　婴幼儿禁用。

**老人**　肠溶制剂用于老人时，消除率降低，应慎用（尤其肝肾功能不全者）。用注射剂时无需调整剂量。

**孕妇**　禁用。也有说明书指出，孕期可使用本药。美国FDA妊娠安全性分级为:C级。

**哺乳妇女**　慎用。

**肝功能不全者**　慎用。严重肝功能不全者必要时剂量减半，肠溶制剂一日量≤20mg。

**肾功能不全/透析者**　肾功能不全者慎用，严重者禁用。

**【注意】**

（1）对检验值/诊断的影响　用药后 $^{13}C$－尿素呼吸试验（UBT）可呈假阴性。本药治疗至少停药2周后，才能进行UBT。

（2）用药相关检查/监测项目　①消化性溃疡患者，用药后应进行内镜检查，了解溃疡愈合情况。②治疗HP相关的消化性溃疡时，可在治疗完成后4~6周进行UBT，以了解HP是否已被根除。③胃泌素瘤患者，应检测基础胃酸分泌量，治疗目标为＜10mmol/h。④应定期检查肝功能。⑤长期服药者，应定期检查胃黏膜有无肿瘤样增生。⑥用药超过 3 年者，还应监测血清 Vit $B_{12}$ 水平。

（3）对驾驶 / 机械操作的影响　不影响驾驶和操作机器的能力。

**【给药说明】**

（1）给药条件　① GU 患者用药前应先排除胃癌的可能性。②缓释胶囊或肠溶片，应整粒吞服，不能咀嚼。③治疗一般消化性溃疡（胃泌素瘤除外）时，建议不要长期大量用药，以免抑酸过度。

（2）减量 / 停药条件　按疗程足量用药，不能因症状缓解而自行停药。

（3）配伍信息　本药注射剂每 40mg 用专用溶剂（禁用其他溶剂）10ml 溶解后，静注（2.5~4min），配制后应于 2h 内使用。也可用 NS 或 5%GS 100ml 稀释后静滴，滴注时间≥ 20min。

（4）其他　①本药可与阿莫西林（或甲硝唑）和克拉霉素合用，可有效杀灭 HP。②疑有消化性溃疡时，应尽早通过 X 线、内镜检查确诊，以免治疗不当。③本药对胃肠道的运动异常无效。

**【不良反应】**本药耐受良好，不良反应多为轻度和可逆。

（1）心血管　心悸、心动过速或过缓、胸痛、血压升高、外周水肿。

（2）神经　头晕、头痛、衰弱、乏力、感觉异常、震颤、外周神经炎等。

（3）精神　抑郁、焦虑、冷漠、意识模糊、嗜睡、幻觉、激动、失眠、神经质、攻击行为、可逆性精神错乱等。

（4）内分泌 / 代谢　①多汗、低钠血症、男子乳腺发育。②长期应用：Vit $B_{12}$ 缺乏、胃泌素血症。

（5）血液　溶血性贫血、WBC 减少、PLT 减少、粒细胞缺乏症和各类血细胞减少。

（6）消化　①口干、口炎、味觉异常、畏食、恶心、呕吐、反酸、腹胀、腹痛、腹泻、便秘、胃肠道念珠菌感染等。②轻度 ALT、AST、γ-GT、ALP、血胆红素升高，肝炎、肝坏死、肝衰竭和肝性脑病等。③长期用药：萎缩性胃炎。

（7）泌尿　镜下脓尿、蛋白尿、血尿、尿频、泌尿系统感染、间质性肾炎、尿糖。

（8）生殖　睾丸痛。

（9）骨骼肌肉　关节痛、肌痛、肌力减弱、肌肉疲劳。

（10）皮肤　皮肤潮红、干燥、光过敏、多形性红斑、史 – 约综合征、中毒性上皮坏死溶解、脱发。

（11）眼　视物模糊。

（12）其他　①发热、皮疹、荨麻疹、瘙痒、紫斑、瘀斑、血管性水肿、支气管痉挛、过敏性休克等过敏反应。②动物实验：胃底部和胃体部主要内分泌细胞（肠嗜铬细胞）增生，长期用药可致胃部类癌。

**【药物过量】**

（1）剂量　单剂口服 400mg，未见严重不良反应；且随剂量增加，清除率无变化。另有临床试验显示，本药静脉给药累积量达一日 270mg 和三日 650mg，均未出现剂量相关性不良反应。

（2）表现　视物不清、意识模糊、出汗、嗜睡、口干、颜面潮红、头痛、恶心及心动过速或心律不齐。

（3）处理意见　对症和支持治疗。本药不易被透析，如意外过量服用应立即处理。

**【相互作用】**

（1）四环素、氨苄西林、酮康唑、伊曲康唑等　本药可减少上述药的吸收，血药浓度降低。

（2）泼尼松　本药可降低该药药效。

（3）亚硝酸盐　本药可使亚硝酸盐转化为致癌性亚硝酸；联用 Vit C 或 Vit E，可能限制亚硝酸化合物形成。

（4）铁盐　可影响铁盐的吸收。

（5）甲硝唑、对 HP 敏感的药物（如阿莫西林等） 与上述药联用，有相互协同作用，可提高清除 HP 疗效。

（6）胰酶　本药可增强胰酶疗效；两者合用，对胰腺囊性纤维化所致的顽固性脂肪泻及小肠广泛切除术后的功能性腹泻有较好疗效。

（7）克拉霉素　两者的血药浓度都升高，可增加 CNS 及胃肠道不良反应的发生率。

（8）地高辛　增加地高辛的吸收，有加重地高辛中毒的风险，地高辛应减量。

（9）地西泮、苯妥英、华法林（R-华法林）、双香豆素、硝苯地平、安替比林、双硫仑等　本药可延长上述药的清除。

（10）三唑仑、劳拉西泮或氟西泮　使用上述药期间，给予本药可致步态紊乱，停用一种药即可恢复正常。

（11）其他抗酸药　未见相互作用，但本药抑酸作用强，持续时间长，不宜同服其他抗酸药或抑制胃酸分泌药。

（12）CYP 1A 2（咖啡因、非那西丁、茶碱）、CYP 3A（环孢菌素、利多卡因、奎尼丁、$E_2$、红霉素、布地奈德）、CYP 2C 9（S-华法林、吡罗昔康、双氯芬酸和萘普生）、CYP 2D 6（美托洛尔、普萘洛尔）、CYP 2E 1（乙醇）　本药与上述酶底物无代谢性相互作用。

## 兰索拉唑
## Lansoprazole

**【其他名称】** 达克普隆、可意林、朗索拉唑、拉索脱、兰悉多、南索拉唑、普托平、新达克、Lanzor、Ogast、Prevacid、Richwe、Takepron

**【分类】** 消化系统用药\抑制胃酸分泌药\质子泵抑制药

**【制剂规格】** 肠溶片　① 15mg。② 30mg。

肠溶胶囊　① 15mg。② 30mg。

**【临床应用】**

**1. 说明书适应证**

（1）GU、DU、吻合口溃疡。

（2）反流性食管炎。

（3）胃泌素瘤。

**2. 其他临床应用**

HP 感染。

**【用法用量】**

**1. 说明书用法用量**

（1）DU　通常 15~30mg/ 次，qd.，清晨服，连用 4~6 周。

（2）GU、吻合口溃疡、反流性食管炎、胃泌素瘤　30mg/ 次，qd.，清晨服，连用 6~8 周。

**2. 其他用法用量**

［国内参考信息］

（1）胃泌素瘤　治疗剂量因人而异，可增至 120mg/d。

（2）合并 HP 感染的 GU、DU　30mg/ 次，1~2 次 /d，p.o.，联用 1~2 种抗生素，10 天或 14 天为一疗程。

［国外参考信息］

（1）胃酸相关的消化不良　15~30mg/ 次，qd.，p.o.，共 2~4 周。

（2）消化性溃疡　30mg/ 次，qd.，p.o.。DU 连用 4 周，GU 连用 8 周。为预防 DU 复发，可按 15mg/d 维持治疗。

（3）GERD　推荐量为 30mg/ 次，qd.，p.o.，4~8 周；以后根据患者情况维持治疗，15~30mg/ 次，qd.，p.o.。

（4）根治 HP 感染　三联疗法，疗程为 1 周：①本药（30mg/ 次，bid.）＋克拉霉素（500mg/ 次，bid.）＋阿莫西林（1g/ 次，bid.）。②本药（30mg/ 次，bid.）＋克拉霉素（500mg/ 次，bid.）＋甲硝唑（400mg/ 次，bid.）。③本药（30mg/ 次，bid.）＋阿莫西林（1g/ 次,bid.）＋甲硝唑（400mg/ 次，bid.）。

（5）NSAID 相关性溃疡　推荐量 15mg/d 或 30mg/d，p.o.，用 4~8 周。

（6）病理性高胃酸分泌状态　如胃泌素瘤，首剂 60mg/d，p.o.，以后根据需要调整。已有采取 90mg/ 次，bid. 的口服剂量。日剂量＞ 120mg 时应分次给药。

【禁忌证】

**说明书禁忌证**

对本药过敏者。

【特殊人群用药】

**儿童** 不推荐用。

**老人** 须慎用。

**说明书用法用量**

有资料建议，15mg/ 次，qd.，p.o.。

**孕妇** 孕妇或可能怀孕的妇女应权衡利弊后用药。美国 FDA 妊娠安全性分级为：B 级。

**哺乳妇女** 应避免用药，必须用药时应暂停哺乳。

**肝功能不全者** 慎用。

**说明书用法用量**

有资料建议，肝功不全者 15mg/ 次，qd.，p.o.。

**肾功能不全 / 透析者** 用法用量同肝功能不全者。

【注意】

（1）慎用 有药物过敏史者。

（2）对检验值 / 诊断的影响 治疗期间，尿素呼吸试验（UBT）可能呈假阴性。

（3）用药相关检查 / 监测项目 ①定期检查全血计数、肝肾功能、血清胃泌素水平。②用于 HP 感染时，应进行 $^{13}$C 尿素呼吸试验，以确定 HP 是否已被根除。③用于胃泌素瘤时，进行内镜检查了解溃疡是否愈合，以及检测基础胃酸分泌是否减少。④用于消化性溃疡时，应监测疼痛是否缓解，并进行内镜检查了解溃疡是否愈合。应注意，疼痛的缓解与溃疡的愈合并非完全一致。

【给药说明】

（1）给药条件 ①用药前应先排除胃癌可能性。②口服时应整片或整粒吞服，不应压碎或咀嚼。③本药长期使用经验不足，国内不推荐用于维持治疗。④应针对每个病例和症状使用必需的最低剂量。

（2）其他 治疗胃泌素瘤的目标：无胃部手术史者，基础胃酸分泌量＜ 10mmol/h；有胃部手术史者应＜ 5mmol/h。

【不良反应】 本药安全性及耐受性较好。轻度不良反应不影响继续用药，但出现过敏反应、肝功异常或较为严重的不良反应时，应及时停药或采取适当措施。

（1）神经 头痛、头晕、嗜睡。

（2）精神 焦虑、抑郁、失眠等。

（3）内分泌 / 代谢 血清胃泌素水平升高、TC 升高。

（4）血液 贫血、WBC 减少、嗜酸性粒细胞增多、PLT 减少等。

（5）消化 ①口干、恶心、纳差、腹胀、腹泻、便秘、便血，ALT、AST、ALP、LDH 及 γ-GTP 升高。②口服：胃黏膜轻度肠嗜铬样（ECL）细胞增生，停药后可恢复正常。

（6）泌尿 尿频、蛋白尿、尿酸升高等。

（7）生殖 阳痿。

（8）骨骼肌肉 肌痛。

（9）其他 ①皮疹、荨麻疹及皮肤瘙痒等过敏症状，此时应停药。②乏力、发热等。

【药物过量】

处理意见 药物过量出现不良反应时，应减量或停药。

【相互作用】

（1）抗酸药 可使本药生物利用度降低。应在服用抗酸药至少 1h 后再给本药。

（2）硫糖铝 可干扰本药吸收，降低本药生物利用度，本药应早于硫糖铝至少 30min 服用。

（3）氨苄西林、铁剂、伊曲康唑、酮康唑 本药致上述药的吸收减少，疗效降低，应避免合用。

（4）阿扎那韦 本药可降低阿扎那韦的溶解性，致其血药浓度和疗效下降，不宜合用。

（5）茶碱 本药可使茶碱血药浓度轻微降低，合用时注意监测，必要时调整茶碱剂量。

（6）地高辛　本药可促进地高辛吸收，增高其毒性反应（恶心、呕吐、心律失常）的发生率。合用时应监测地高辛血药浓度，可能需减量。

（7）香豆素类抗凝药（如华法林、苯丙香豆素）合用时可使INR增高、抗凝作用增强。服抗凝药期间如需加用、停用本药或改变本药剂量，应注意监测PT和INR，酌情调整抗凝药剂量。

（8）地西泮、苯妥英钠　本药可延迟上述药的代谢与排泄，合用时应调整本药剂量。

（9）对乙酰氨基酚　对乙酰氨基酚的血药峰值浓度升高，达峰时间缩短。

（10）罗红霉素　罗红霉素在胃中的局部浓度增加，两者用于治疗HP感染时有协同作用。

（11）克拉霉素　合用可致舌炎、口腔炎或黑舌，应监测口腔黏膜变化，必要时停用克拉霉素并减少本药剂量。

（12）食物　可妨碍本药吸收，降低本药生物利用度，故应空腹服用本药。

（13）酸果曼汁（Cranberry）可致本药疗效下降，故服用质子泵抑制药期间应避免常规饮用酸果曼汁。

## 雷贝拉唑钠
## Rabeprazole Sodium

**【其他名称】** 安斯菲、波利特、济诺、雷贝拉唑、拉贝拉唑钠、瑞波特、信卫安、雨田青、Aciphex、Pariet、Rabeprazole

**【分类】** 消化系统用药\抑制胃酸分泌药\质子泵抑制药

**【制剂规格】** 胶囊　20mg。

肠溶胶囊　10mg。

肠溶片　① 10mg。② 20mg。

**【临床应用】**

**说明书适应证**

（1）活动性DU。

（2）良性活动性GU。

（3）吻合口溃疡。

（4）伴临床症状的侵蚀性或溃疡性GERD，以及其维持期的治疗。

（5）与适当抗生素合用于根治HP阳性的DU。

（6）卓－艾综合征。

**【用法用量】**

**1. 说明书用法用量**

（1）活动性DU　20mg/次，qd.，p.o.（早晨）。大多数患者用药4周后痊愈，但有2%的患者还需继续用药4周方能痊愈。某些患者采用10mg/次，qd.（晨服）的用量即可获效。

（2）良性活动性GU　20mg/次，qd.，p.o.（早晨）。大多数患者用药6周后痊愈，但有9%的患者还需继续用药6周方能痊愈。

（3）GERD　20mg/次，qd.，p.o.，疗程为4~8周。维持量为10mg/次或20mg/次，qd.，疗程为12个月，疗程＞12个月的疗效尚未评估。某些患者对10mg/d的维持治疗量即有反应。

**2. 其他用法用量**

[国外参考信息]

（1）活动性DU　起始量20mg/次，qd.，p.o.（早餐后），连用4~8周。

（2）GU　起始量20mg/d，p.o.，共用6周。常用量为20~40mg/次，qd.，p.o.，共用6周。

（3）HP感染　与抗生素联用疗效优于单药，具体方案有：①本药（20mg/次，bid.）、阿莫西林（750~1000mg/次，bid.）、克拉霉素（500mg/次，bid.）三药联用，疗程7d，HP根除率可达77%~84%。②本药（20mg/次，bid.）、克拉霉素（500mg/次，bid.）、替硝唑（500mg/次，bid.）三药联用，疗程7d，HP根除率可达84%~87%。③本药（10mg/次，bid.）、阿莫西林（750mg/次，bid.）、克拉霉素（200mg/次，bid.）、甲硝唑（250mg/次，bid.）四药联用，疗

程 5d，HP 根除率可达 94%~98%。④本药（20mg/ 次，qd.）、左氧氟沙星（500mg/ 次，qd.）、阿莫西林（1000mg/ 次，bid.）、替硝唑（500mg/ 次，bid.）四药联用，疗程 7d，HP 根除率可达 90%~92%。

**【禁忌证】**

**说明书禁忌证**

（1）对本药及苯并咪唑类药过敏者。

（2）孕妇及哺乳妇女。

**【特殊人群用药】**

**儿童** 不推荐用。

**老人** 肝功能正常的老年人，无需调整剂量。老年人对本药可能更敏感，出现消化系统不良反应时，应慎用，必要时停药。

**孕妇** 禁用。美国 FDA 妊娠安全性分级为：B 级。

**哺乳妇女** 避免使用，必须用药时应暂停哺乳。

**肝功能不全者** 肝功能不全者慎用。重症肝炎患者应慎用，必须用时从小剂量开始。

**肾功能不全 / 透析者** 肾功能不全者无需调整剂量。

**【注意】**

（1）慎用 既往使用兰索拉唑、奥美拉唑、泮托拉唑等药曾发生过敏反应或其他严重不良反应者（国外资料）。

（2）用药相关检查 / 监测项目 ①用药期间应定期进行血液及血液生化检查，异常时，采取停药等措施。②用药时应注意监测甲状腺功能。③重症肝炎患者应监测肝功能。

**【给药说明】**

给药条件 ①用药前应先排除恶性肿瘤。②肠溶片、肠溶胶囊（为肠溶微丸）应整片（粒）吞服，不能咀嚼或压碎服用。③与抗生素合用于杀灭 HP 时，应于早晨、餐前服药。

**【不良反应】** 本药耐受良好，不良反应类似于其他质子泵抑制药。

（1）心血管 心悸、胸痛、心动过缓。

（2）神经 眩晕、四肢乏力、感觉迟钝、头痛、失眠、困倦、握力低下、口齿不清、步态蹒跚。

（3）精神 妄想。

（4）内分泌 / 代谢 高胃泌素血症。

（5）血液 RBC 减少、淋巴细胞减少、WBC 减少或增多、嗜酸性粒细胞、中性粒细胞增多、溶血性贫血，应停药并采取适当措施。

（6）消化 口干、腹胀、腹痛、恶心、呕吐、消化不良、便秘、腹泻及 ALT、AST、ALP、γ-GTP、LDH、总胆红素、TC 升高。

（7）泌尿 BUN 升高、蛋白尿，应停药并采取相应措施。

（8）骨骼肌肉 肌痛。

（9）皮肤 光敏反应、皮疹、荨麻疹、瘙痒、浮肿，应停药并采取相应措施。

（10）眼 视力障碍。

（11）其他 ①休克、鼻炎。②动物实验：致癌性。

**【药物过量】**

处理意见 尚无特效解毒药，应按患者的临床症状和体征，适当对症和支持治疗。

**【相互作用】**

（1）含铝、镁的制酸剂 同服或在服制酸剂 1h 后再服本药时，本药的平均血药浓度和 AUC 分别下降 8% 和 6%。

（2）酮康唑、伊曲康唑 上述药的胃肠道吸收减少，疗效降低。

（3）地高辛 本药可使地高辛的 AUC 和 $C_{max}$ 分别增加 19% 和 29%，合用时应监测地高辛浓度。

（4）通过 CYP 2C 4 途径代谢的药物（如地西泮、苯妥英、茶碱、华法林等）本药对该类药无影响。

## 埃索美拉唑
## Esomeprazole

**【其他名称】** 埃索美拉唑镁、埃索美拉唑钠、埃索他拉唑、莱美舒、耐信、左旋奥美拉唑、Esomeprazole Magnesium、Esomeprazole Sodium、Nexium

【分类】 消化系统用药\抑制胃酸分泌药\质子泵抑制药

【制剂规格】

**肠溶片（镁盐）** ① 20mg。② 40mg。（均以埃索美拉唑计）

【临床应用】

**说明书适应证**

（1）GERD：①治疗糜烂性反流性食管炎。②已治愈的食管炎长期维持治疗，以防复发。③ GERD 的症状控制。

（2）联合适当的抗菌药，用于根除 HP，使 HP 感染相关的消化性溃疡愈合，并防止其复发。

【用法用量】

**1. 说明书用法用量**

（1）糜烂性反流性食管炎　40mg/次，qd.，p.o.，连用 4 周。食管炎未治愈或症状持续者，建议再治疗 4 周。

（2）预防已治愈的食管炎复发　20mg/次，qd.，p.o.，长期维持治疗。

（3）GERD 的症状控制　无食管炎者，20mg/次，qd.，p.o.。如用药 4 周后症状未控制，应进一步检查。症状消除后，可用按需疗法（即需要时口服 20mg，qd.）。

（4）联合抗菌药根除 HP　联合用药：本药 20mg/次，阿莫西林 1g/次，克拉霉素 500mg/次，均为 bid.，p.o.，共用 10 日或 14 日。

**2. 其他用法用量**

［国外参考信息］

（1）反流性食管炎　初始量 20mg/次，qd.，p.o.，连用 4~8 周；常用量 20~40mg/次，qd.，p.o.，连用 4~8 周；最大量 40mg/次，qd.，p.o.。

（2）反流性食管炎治疗后的维持　常用量 20mg/次，qd.，p.o.。据报道，最长有连续服用半年者。

（3）GERD 的症状（胃灼热）治疗　常用量为 20~40mg/次，qd.，p.o.，连用 4~8 周。

（4）根除 HP　三联疗法：本药 20mg/次，qd.；阿莫西林 1g/次，bid.；克拉霉素 500mg/次，bid.，连服 10d。

【禁忌证】

**说明书禁忌证**

对本药或其他苯并咪唑类药过敏者。

【特殊人群用药】

**儿童**　尚无用药经验。

**老人**　无需调整剂量。

**孕妇**　慎用。美国 FDA 妊娠安全性分级为：B 级。

**哺乳妇女**　用药时应停止哺乳。

**肝功能不全者**　轻中度肝功能不全者无需调整剂量，严重者 20mg/d。国外资料提示有肝病者应慎用。

**肾功能不全/透析者**　肾功能损害者无需调整剂量；严重者，用药经验有限，应慎用。

【注意】

（1）对检验值/诊断的影响　用药期间胃酸分泌减少会导致血清胃泌素水平升高。

（2）用药相关检查/监测项目　用药期间应定期检查肝功能（尤其是有肝病史者），也应进行内镜检查。

（3）对驾驶/机械操作的影响　尚未观察到这方面的影响。

【给药说明】

给药条件　（1）患者出现体重显著下降、反复呕吐、吞咽困难、呕血或黑便，怀疑发生 GU 或已存在 GU 时，应先排除恶性肿瘤，再用本药。（2）肠溶制剂应整片（粒）吞服，不应嚼碎或压碎。应于饭前 1h 服药。（3）对于吞咽困难者，可将本药肠溶片溶于半杯不含碳酸盐的水中（不应使用其他液体，因肠溶包衣可能被溶解），搅拌直至药片完全崩解，立即或在 30min 内服用，再加入半杯水漂洗后饮用。微丸不应被嚼碎或压破。对于不能吞咽者，可将药片溶于不含碳酸盐的水中，通过胃管给药。(4) 伴有罕见的遗传性疾病，如乳糖耐受不良、葡萄糖 – 半乳糖吸收障碍或蔗糖酶 – 异麦芽糖酶不足者，不可服用本药。

【不良反应】

(1) 心血管　可逆性外周水肿。

(2) 神经　头痛、头昏。

(3) 内分泌 / 代谢　血清胃泌素增高。

(4) 血液　长期用药( ＞1 年)：血清铁、Vit $B_{12}$、Hb 或 WBC 计数等下降。

(5) 消化　口干、恶心、呕吐、腹痛、腹胀、腹泻、便秘等，无剂量相关性。另有血清氨基转移酶升高。

(6) 呼吸　鼻窦炎和其他呼吸道感染。

(7) 皮肤　皮炎、瘙痒、荨麻疹，无剂量相关性。

(8) 其他　①动物实验：胃的类肠嗜铬细胞（ECL）增生和类癌。②长期用抑制胃酸分泌药：腺囊肿的发生率可增高，为可逆性。③罕见过敏性反应（如血管性水肿）。④在消旋体（奥美拉唑）的使用中曾观察到下列不良反应，在本药使用中也可能发生：感觉异常、嗜睡、失眠、眩晕、可逆性精神错乱、激动、易攻击、抑郁、幻觉、男子乳腺发育、WBC 减少、血小板减少、粒细胞缺乏、全血细胞减少、脑病（先前有严重肝病者）、黄疸或无黄疸性肝炎、肝衰竭、关节痛、肌无力和肌痛、皮疹、光过敏、多形性红斑、史 – 约综合征、中毒性上皮坏死、脱发、过敏反应（如发热、支气管痉挛、间质性肾炎）、多汗、外周水肿、视力模糊、味觉障碍及低钠血症。

【药物过量】

(1) 剂量　资料有限，单剂口服 80mg 无明显毒性反应。

(2) 表现　口服 280mg 后可出现胃肠道症状和无力。

(3) 处理意见　尚无特异性解毒药。本药经透析难以清除，过量时应采用对症和全身支持治疗。

【相互作用】

(1) 受胃酸影响的药物（如酮康唑、伊曲康唑、铁盐等）　本药可使该类药吸收减少。

(2) CYP 3A 4 抑制药克拉霉素　本药 AUC 加倍，但无需调整剂量。

(3) 经 CYP 2C 19 代谢的药物（如地西泮、西酞普兰、丙米嗪、氯米帕明、苯妥英等）　本药可使上述药血药浓度升高，合用时上述药可能需减量。

(4) 西沙必利　本药可使西沙必利 AUC 增加，消除 $t_{1/2}$ 延长，但 $C_{max}$ 无显著增高，也不改变西沙必利对心脏电生理的影响。

(5) 避孕药（如炔诺酮、炔诺孕酮、乙炔基 $E_2$、美雌醇）　本药的药动学无明显改变。

(6) 阿莫西林、奎尼丁或华法林　本药对上述药药动学的影响不具临床意义。

## 泮托拉唑钠
## Pantoprazole Sodium

【其他名称】　富诗坦、健朗晨、诺森、泮立苏、潘美路、潘妥洛克、泮托拉唑、泰美尼克、韦迪、卫可安、Panmeilu、Pantoloc、Pantoprazole

【分类】　消化系统用药 \ 抑制胃酸分泌药 \ 质子泵抑制药

【制剂规格】　肠溶片　① 20mg。② 40mg。

肠溶胶囊　40mg。

粉针剂　① 40mg。② 60mg。③ 80mg。

【临床应用】

1. 说明书适应证

(1) 口服制剂用于活动性消化性溃疡（DU、GU）、反流性食管炎、卓艾综合征。尚可用于全身麻醉或大手术后以及衰弱昏迷患者防止胃酸反流合并吸入性肺炎。

(2) 与下列药物联用根除幽门螺杆菌（HP）感染：克拉霉素和阿莫西林，或克拉霉素和甲硝唑，或阿莫西林和甲硝唑。以减少 HP 感染所致的十二指肠溃疡及胃溃疡的复发。

（3）注射制剂用于十二指肠溃疡、胃溃疡、急性胃黏膜病变、复合性胃溃疡等引起的急性上消化道出血。

**2. 其他临床应用**

胃泌素瘤（国外资料）。

**【用法用量】**

**1. 说明书用法用量**

（1）DU　40mg/ 次，qd.，p.o.（早餐前），疗程通常为 2~4 周。

（2）GU、反流性食管炎　40mg/ 次，qd.，p.o.（早餐前），疗程通常为 4~8 周。

（3）伴 HP 感染的消化性溃疡　联合疗法，以下方案可供选择：①本药（40mg/ 次，bid.，p.o.）+ 阿莫西林（1g/ 次，bid.）+ 克拉霉素（500mg/ 次，bid.）。②本药（40mg/ 次，bid.，p.o.）+ 甲硝唑（500mg/ 次，bid.）+ 克拉霉素（500mg/ 次，bid.）。③本药（40mg/ 次，bid.，p.o.）+ 阿莫西林（1g/ 次，bid.）+ 甲硝唑（500mg/ 次，bid.）。有甲硝唑的方案仅在其他方案不能根除 HP 感染的情况下方可使用。联合疗法一般持续 10 日或 14 日，此后若症状持续存在，需继续服用本药以保证溃疡完全愈合，维持量为 40mg/d。

（4）急性上消化道出血　40~80mg/ 次，1~2 次 /d，i.v.gtt.。

**2. 其他用法用量**

［国内参考信息］（1）40mg/ 次，qd.，早餐前或早餐时服。用其他药无效者可一日服 2 次。（2）40mg/ 次，qd.，i.v.gtt.，疗程可根据临床需要酌情掌握，但通常不超过 8 周。

［国外参考信息］

（1）消化性溃疡　常用量为 40mg/d，早餐前或早餐时口服；严重或耐药者，可增至 80mg/d。一般 2 周内症状缓解，4 周内治愈。疗程≤ 8 周。

（2）GERD　①推荐量为 40mg/ 次，qd.，p.o.，疗程最多可达 16 周。②或 40mg/ 次，qd.，用带滤器的输液器静脉给药，疗程 7~10d。

（3）伴 HP 感染　对 13 项研究的 Meta 分析表明，三联疗法根除 HP 感染时，14 日疗程比 7 日疗程更有效，但疗程越长，不良反应发生率也越高。

（4）胃泌素瘤　推荐量为 80mg/ 次，q.12h，i.v.gtt.。总量≤ 240mg/d，疗程宜≤ 6d。

**【禁忌证】**

**说明书禁忌证**

（1）对本药过敏者。

（2）婴幼儿。

（3）妊娠早期妇女。

（4）哺乳妇女。

（5）中、重度肝肾功能不全者禁用联合疗法。

**【特殊人群用药】**

**儿童**　尚无儿童用药经验。婴幼儿禁用。

**老人**　用量宜≤ 40mg/d。根除 HP 感染时，老人在 7 日联合疗法中也可用常用量，即 40mg/ 次，bid.。

**孕妇**　妊娠早期应禁用。美国 FDA 妊娠安全性分级为：B 级。

**哺乳妇女**　禁用。

**肝功能不全者**　慎用。轻、中度肝脏疾病者无需调整剂量，严重肝功能不全者应减至隔日 40mg。中、重度肝功能不全者禁用联合疗法。

**肾功能不全 / 透析者**　肾功能不全者慎用，用量宜≤ 40mg/d。中、重度肾功能不全者禁用联合疗法。

**【注意】**

用药相关检查 / 监测项目　用药期间，严重肝功障碍（肝衰竭）者应定期监测肝脏酶学变化，若测定值增加，必须停药。

**【给药说明】**

（1）给药条件　①用药前须排除胃、食管的恶性病变。②神经性消化不良等轻微胃肠疾患，不推荐用本药。③一般消化性溃疡，应避免大量长期应用（卓艾综合征例外）。④服用肠溶制剂时不应咀嚼。⑤应用本药注射剂时不宜同服其他抗酸药或抑酸药。

（2）配伍信息　①静滴液配制：用 NS 10ml 溶解本药后，加入 NS 100~250ml 中稀释，15~60min 内静滴完。②只能用氯化钠注射液或专用溶剂溶解、稀释。③药物溶解、稀释后须在 4h 内用完。

**【不良反应】**

（1）心血管　大量用药：心律不齐。

（2）神经　头痛、头晕、眩晕。

（3）精神　失眠、嗜睡。

（4）内分泌 / 代谢　高血糖症。

（5）血液　大量用药：WBC 降低、PLT 降低等。

（6）消化　恶心、腹泻、便秘、上腹痛、腹胀。大量用药：氨基转移酶升高。长期用药：肠嗜铬样细胞增生。

（7）泌尿　大量用药：肾功能改变。

（8）骨骼肌肉　肌肉疼痛。

（9）皮肤　皮肤瘙痒、皮疹、血管神经性水肿、多形红斑及中毒性表皮坏死松解症等。

（10）眼　一过性视力障碍（视物模糊）。

（11）其他　水肿、发热、过敏反应等。

**【相互作用】**

（1）氨苄西林、铁剂、伊曲康唑、酮康唑　本药可致上述药的吸收减少、疗效降低，应避免合用。

（2）阿扎那韦　本药可降低阿扎那韦的溶解性，导致其血药浓度和疗效下降，不宜合用。

（3）华法林　合用可使 INR 增高、PT 延长。服用华法林期间如需加用、停用或改变本药剂量，应注意监测 PT 和 INR，酌情调整华法林剂量。

（4）经 CYP 酶系代谢的药物　可能与本药存在相互作用。但尚未发现下列药物与本药有具临床意义的相互影响：卡马西平、苯妥英、咖啡因、地西泮、咪达唑仑、双氯芬酸、环孢素、他克莫司、甲硝唑、甲地高辛、乙醇、格列本脲、美托洛尔、硝苯地平、茶碱和口服避孕药。

（5）碱性抗酸药　本药与该类药无相互作用。

（6）食物　可使本药吸收延缓 2h 或更长，但 $C_{max}$ 和 AUC 无明显改变。

（7）酸果曼汁（Cranberry）　可致本药疗效下降。故服用质子泵抑制药期间应避免常规饮用酸果曼汁。

## 第二节　$H_2$ 受体阻断药

### 西咪替丁
### Cimetidine

**【其他名称】** 阿立维、海扶鑫、甲氰咪胺、甲氰咪胍、迈纬希、诺美舒、唐丰、泰为美、泰胃美、尤尼丁、英曲、盐酸甲氰咪胍、盐酸西咪替丁、Altramet、Cimetidine Hydrochloride、Cimetum、Itacem、Tagamet、Tametin、Ulcomet

**【分类】** 消化系统用药 \ 抑制胃酸分泌药 \ H 2 受体阻断药

**【制剂规格】** 片剂　① 200mg。② 400mg。③ 800mg。

**缓释片**　150mg。

**咀嚼片**　① 100mg。② 200mg。

**胶囊**　200mg。

**口服乳**　① 10ml∶100mg。② 250ml∶2500mg。

**注射液**　2ml∶200mg。

**氯化钠注射液**　100ml（西咪替丁 0.2g、氯化钠 0.9g）。

**粉针剂** ① 200mg。② 400mg。③ 600mg。(以西咪替丁计)

**【临床应用】**

**1. 说明书适应证**

(1)缓解胃酸过多所致胃痛、胃灼热、反酸等。

(2)明确诊断的DU、GU。

(3)DU短期治疗后的复发。

(4)持久性胃、食管反流性疾病(对抗反流措施和单一药物治疗无效者)。

(5)预防危急患者发生应激性溃疡及出血。

(6)胃泌素瘤。

**2. 其他临床应用**

(1)各种原因所致免疫功能低下和肿瘤的辅助治疗。

(2)治疗带状疱疹和其他疱疹性感染(如生殖器疱疹)。

**【用法用量】**

**1. 说明书用法用量**

(1)**一般用法** ①片剂、咀嚼片、胶囊、口服乳:200mg/次,bid.,p.o.,24h量≤800mg。②缓释片:300mg/次,qd.,p.o.。③ 200mg/次,q.6h,i.m.。④ 200mg/次,q.6h,用5%GS、NS或GNS 20ml稀释后缓慢静注(≥5min)。⑤ 200~400mg/次,600~1600mg/d,用5%GS、NS或GNS 250~500ml稀释后静滴。不宜超过2g/d,通常正常时滴注速度在24h内不应超过75mg/h。

(2)DU或病理性高分泌状态 200~400mg/次,qid.,餐后及睡前服;或800mg/次,睡前服。

(3)预防溃疡复发 400mg/次,睡前服。

**2. 其他用法用量**

[国内参考信息]

(1)一般用法 200mg/次,用GS或GNS 20ml稀释后缓慢静注(≥5min),q.4~6h,总量不宜超过2000mg/d。

(2)DU或病理性高分泌状态 300mg/次,qid.,餐后及睡前服。疗程一般为4~6周。

(3)GERD 400mg/次,bid.,于早晚各服1次,或单次800mg,睡前服用。连服4~6周,也有用至6~8周者。

(4)胃泌素瘤 400mg/次,qid.,p.o.,可达2000mg/d。

[国外参考信息]

(1)DU活动期 ①最好睡前单次口服。有研究提示,睡前单次口服400mg、800mg或1600mg对溃疡愈合均有良好疗效,其中大多数患者用至800mg疗效最佳。② 300mg/次,qid.,进餐时及睡前服用;或400mg/次,bid.,早晚服用也有效。③大量吸烟者(≥1包/d),若DU>1cm,这类患者睡前单次服用1600mg可能有助于加快溃疡愈合。④多数活动期DU用药4周后可愈合,若4周后未愈合或仍有持续症状者,应继续治疗2~4周,但活动期用药极少超过6~8周。对于存在2个危险因素者(如溃疡>1.5cm、吸烟、心理压力),治疗不得短于6周。

(2)DU维持期 推荐单次400mg,睡前服用;用400mg/次,bid.,p.o.,可防止愈合期6周以上者DU或幽门前部溃疡复发。根据临床反应和溃疡复发的可能性确定疗程。有用药达5年的报道。

(3)GU ①活动期:推荐睡前单次服800mg;或300mg/次,qid.,进餐及睡前服用;或400mg/次,bid.,早晚服用。良性活动期GU用药超过8周的疗效尚不确定。②维持期:推荐单次400mg,睡前服用,适于老年或合并其他疾患者的长期治疗。

(4)顽固性溃疡或不能口服者 推荐量为300mg/次,q.6~8h,i.m./i.v.。肌注时无需稀释;静注需用相溶液体稀释至20ml,注射时间不少于5min。部分患者需加量或增加用药频率,但总量不可超过2400mg/d。

(5)GERD 推荐800mg/次,bid.,p.o.;或400mg/次,qid.,p.o.,连续用药12周。

（6）病理性分泌过多（如胃泌素瘤、系统性肥大细胞增生或多发性内分泌腺瘤）①推荐量为300mg/次，qid.，p.o.，连续用药至临床症状消失。②或300mg/次，i.m./i.v.，q.6~8h；肌注时无需稀释，静注需用相溶的液体稀释至20ml，注射时间不少于5min。③为迅速控制胃泌素瘤，推荐先静注300mg，后以1mg/（kg·h）的速度静滴。4h后根据胃液pH值调整滴速，至胃酸分泌量＜10mmol/h。④根据患者反应调整剂量，部分患者可能需加量或增加用药频率，但总量不可超过2400mg/d。

（7）预防上消化道出血（预防应激性溃疡）推荐量为50mg/h持续静滴，但疗程＞7d的疗效尚不确定。

（8）其他临床用法 ①推荐量为300mg/次，q.6~8h，i.v.gtt.。用50ml以上的相溶液体稀释本药300mg，每次滴注时间不少于15~20min，停止出血48h后可改为口服。部分患者可能需加量或增加用药频率，但总量不可超过2400mg/d。②或持续静滴，通常推荐量为37.5mg/h（即900mg/d），24h内以恒速静滴，根据患者情况调整滴速。一日量可用100~1000ml的相溶液体稀释。若24h的液体少于250ml，建议使用输液泵。若需更快地升高胃内pH值，静滴前应先静注150mg。1200mg/d持续静滴与间断静滴相比，可更好地控制出血，并降低死亡率。

**【禁忌证】**

**说明书禁忌证**

（1）对本药过敏者。

（2）孕妇及哺乳妇女。

（3）不宜用于急性胰腺炎。

**【特殊人群用药】**

**儿童** 幼儿易出现CNS毒性反应，应慎用。建议＜16岁儿童不用常规量，且应权衡利弊用药。同时，＜16岁儿童禁用本药氯化钠注射液。

**1. 说明书用法用量**

**一般用法** 5~10mg/（kg·次），2~4次/d，p.o./i.m.；口服时需饭后服，重症者睡前加服1次。

**2. 其他用法用量**

［国外参考信息］

（1）一般用法 静注或静滴时，根据年龄调整：＞1岁患儿，20~25mg/（kg·d），分2~3次给药；1~12个月婴儿，20mg/（kg·d），分2~3次给药；新生儿，10~15mg/（kg·d），分2~3次给药。

（2）DU 推荐20~40mg/（kg·d），p.o.，用4~8周，后改为晚间服8mg/kg，持续4~8周。

（3）GERD 推荐20~40mg/（kg·d），p.o.。

（4）预防吸入性肺炎 7.5mg/kg，术前1~3h口服。

（5）防治应激性溃疡 对易发生应激性溃疡的足月新生儿，可静脉给予15~20mg/（kg·d），q.6h，共7d。

（6）其他临床用法 重症患儿20~30mg/（kg·d），分6次静脉给药，即3.3~5mg/（kg·次），q.4h。

**老人** 老年患者更易发生毒性反应而出现眩晕、谵妄等，应慎用或不用。若确需用药，则应延长用药间隔并酌情减量。

**孕妇** 禁用。美国FDA妊娠安全性分级为：B级。

**哺乳妇女** 禁用。

**肝功能不全者** 慎用。Max：600mg/d。据国外资料，肝疾患者，若肝功能处于代偿期，无须调整剂量；重度肝功不全者必须调整剂量。

**肾功能不全/透析者** 肾功不全者慎用。

**1. 说明书用法用量**

肾功不全者剂量应减为200mg/次，q.12h。

**2. 其他用法用量**

［国内参考信息］ Ccr为30~50ml/min时，200mg/次，q.6h；Ccr为15~30ml/min时，200mg/次，q.8h；Ccr＜15ml/min时，200mg/次，q.12h。

［国外参考信息］

（1）肾功能不全者　①成人推荐300mg/次，q.12h，p.o./i.v./i.v.gtt.。必要时，可q.8h（或更短），但需谨慎。重度肾衰竭时需选择临床有效的最小用药频率。若同时存在肝功能衰竭时，可能需要进一步减量。Ccr＜30ml/min者，预防上消化道出血时，剂量减半，以25mg/h的速度持续静滴。②儿童：Ccr＞50ml/min时无需调整剂量。Ccr为10~50ml/min时，用量减至常规量的75%；Ccr＜10ml/min时，减至常规量的50%，给药间隔不变。

（2）透析者　腹透和血透均可降低本药的血药浓度，但每剂药量减少不到20%。建议对血透患者调整剂量。

**其他**　国外资料认为，烧伤患者用本药需调整剂量。推荐量为0.798mg/（kg·h）持续静滴，以维持血药浓度为1mg/ml。

**【注意】**

（1）慎用　①严重心脏及呼吸系统疾病。②器质性脑病。③SLE。④甘油三酯血症（国外资料）。⑤有用$H_2$受体拮抗药引起PLT减少病史者（国外资料）。⑥过敏体质者。

（2）对检验值/诊断的影响　①口服本药15min内，胃液隐血试验可呈假阳性。②血中水杨酸浓度可升高。

（3）用药相关检查/监测项目　用药期间定期检查肾功能和血常规。

**【给药说明】**

（1）给药条件　①用本药前应排除胃癌的可能性。②按时用药，坚持疗程，一般在进餐时或睡前服药效果最好。③用药后十二指肠球部溃疡症状可较快缓解或消失，溃疡愈合后可服用维持量，以防溃疡病复发。④长期用药（≥1年）的疗效尚不能确定，故需手术或因并发症而不能手术者，应另行制订用药方案及疗程。⑤治疗上消化道出血时，常先用注射剂，一般1周内奏效，可内服时则改为口服。⑥本药停药后复发率很高，6个月复发率为24%，1年复发率可高达85%。目前认为，长期服药或400~800mg/d或反复足量短期疗法，可显著降低复发率。

（2）减量/停药条件　突然停药可致慢性消化性溃疡穿孔，故完成治疗后仍需继续服药（每晚400mg）3个月，并逐渐停药。

**【不良反应】**

（1）心血管　心动过缓、面部潮红等。静注：血压骤降、房性期前收缩、心跳呼吸骤停。出现严重窦性心动过速时应停药。

（2）神经　头晕、头痛、嗜睡、可逆性局部抽搐、癫痫样发作及锥体外系反应等。主要见于重症者、老人、幼儿、肝肾功能不全者、有精神病史者及有脑部疾病者，大剂量用药时也易发生。一般仅需适当减量即可消失，也可用拟胆碱药毒扁豆碱治疗。此外，假性甲状旁腺功能低下者可能对本药的神经毒作用更敏感。

（3）精神　可逆性意识混乱、定向力障碍、不安、感觉迟钝、语言含糊不清、谵妄、抑郁、幻觉，主要见于重症者、老人、幼儿、肝肾功能不全者、有精神病史者及有脑部疾病者，大剂量用药时也易发生。一般仅需适当减量即可消失，也可用拟胆碱药毒扁豆碱治疗。

（4）内分泌/代谢　口干、脂质代谢异常、高催乳素血症、血浆睾酮水平下降、促性腺素水平增高、甲状旁腺素水平降低、男性乳房发育和乳房胀痛以及女性溢乳等。

（5）血液　中性粒细胞减少、PLT减少及全血细胞减少等。

（6）消化　口苦、恶心、呕吐、腹胀、腹泻、便秘、口腔溃疡、血清氨基转移酶轻度升高、严重肝炎、肝坏死、肝脂肪变、急性胰腺炎等。肝硬化者：诱发肝性脑病。

（7）呼吸　静注：呼吸短促或呼吸困难。

（8）泌尿　一过性血肌酐上升和Ccr下降，急性间质性肾炎、ARF，停药后可恢复。

接受肾异体移植者：急性移植体坏死。

（9）生殖　用量较大（＞1.6g/d）时可致阳痿、性欲减退、精子计数减低等性功能障碍，停药后可恢复正常。

（10）骨骼肌肉　长期用药：肌痉挛或肌痛。

（11）皮肤　剥脱性皮炎、皮肤干燥、脱发、史－约综合征及中毒性表皮坏死溶解等。

（12）眼　视神经病变、眼肌麻痹。

（13）其他　疲乏。过敏反应：如皮疹、荨麻疹等。

**【药物过量】**

（1）表现　动物实验表明，过量时常表现为呼衰、心动过速。偶有严重 CNS 症状报道，另有可逆性脑变性及死亡的个案报道。

（2）处理意见　先应清除胃肠道内尚未吸收的药物，同时给予临床监护及支持治疗。出现呼衰者，应立即行人工呼吸；心动过速者可给 β－肾上腺素受体阻断药。

**【相互作用】**

（1）甲氧氯普胺　本药血药浓度降低。若须合用，本药应适当增量。

（2）氢氧化铝、氧化镁等抗酸药　合用可缓解 DU 疼痛，但本药吸收可能减少，故一般不提倡两者合用。如必须合用，应至少间隔 1h。

（3）硫糖铝　硫糖铝疗效可能降低，应避免同服。

（4）酮康唑　本药可干扰酮康唑吸收，降低其抗真菌活性，故本药应在给酮康唑至少 2h 后服用，或同时饮用酸性饮料。

（5）四环素　本药可使四环素吸收减少，作用减弱；但也可能增加四环素血药浓度。

（6）阿司匹林　本药可使阿司匹林的溶解度增高，吸收增加，作用增强。

（7）普萘洛尔、美托洛尔、甲硝唑　合用时可使上述药的肝代谢降低、清除延缓、血药浓度增高。

（8）苯妥英钠或其他乙内酰脲类药　该类药血药浓度升高，可能致苯妥英钠中毒，必须合用时，应在用药 5d 后测定苯妥英钠的血药浓度以便调整剂量。

（9）茶碱、氨茶碱等黄嘌呤类药　本药可使该类药血药浓度升高。

（10）卡马西平、美沙酮、他克林　本药可使上述药血药浓度升高，有致药物过量的危险。

（11）维拉帕米　本药可降低该药肝代谢，提高其生物利用度，致其血药浓度升高，毒性增加，合用时应监测心血管不良反应。

（12）利多卡因　本药与利多卡因（胃肠外给药）合用时，可使后者血药浓度升高，致神经系统及心脏不良反应风险增加。合用时需调整利多卡因剂量，并加强临床监护。

（13）苯二氮䓬类药（如地西泮、硝西泮、氟硝西泮、氯氮䓬、咪达唑仑、三唑仑等）　本药可抑制该类药肝代谢，升高其血药浓度，加重镇静等中枢神经抑制症状，并可发展为呼吸循环衰竭。但对劳拉西泮、奥沙西泮及替马西泮似乎无影响。

（14）苯巴比妥、三环类抗抑郁药等　本药可使上述药血药浓度升高，易发生中毒反应，应避免同服。

（15）卡莫司汀　合用时可致骨髓抑制，应避免合用。

（16）卡托普利　合用时可能致精神病症状。

（17）氨基糖苷类药　合用时可能致呼吸抑制或呼吸停止（该反应只能用氯化钙对抗，使用新斯的明无效）。

（18）阿片类药　在 CRF 患者中合用时，有出现呼吸抑制、精神混乱、定向力障碍等报道。对此类患者应减少阿片类药物的用量。

（19）环孢素　本药可致环孢素毒性反

应发生风险增加，合用时应监测环孢素的血药浓度，必要时调整环孢素剂量。

（20）吗氯贝胺　合用时可使该药的毒性增加，应减少吗氯贝胺用量。

（21）华法林、香豆素类抗凝药　合用时可使该类药自体内排出率下降，PT 进一步延长，而致出血倾向，须密切注意病情变化，并调整抗凝药用量。

（22）咖啡因　本药可延缓咖啡因的代谢，增强其作用，易出现毒性反应，服本药时应禁用咖啡因及含咖啡因的饮料。

（23）奎尼丁　合用时奎尼丁毒性增加，应监测奎尼丁血药浓度并调整剂量。已同时服用地高辛和奎尼丁者不宜再合用本药。

（24）中枢抗胆碱药　合用时可加重中枢神经毒性反应，应避免合用。

## 法莫替丁
## Famotidine

【其他名称】安威特、倍法丁、贝兰德、博拉康唯、保维坚、滨欣、道安、朵颐、法莫丁、法马替丁、高舒达、盖世特、磺胺替定、甲磺噻脒、捷可达、卡玛特、凯速特、立复丁、利洛兰、瑞洛素、天泉维欣、胃舒达、信法丁、盐酸法莫替丁、愈疡宁、Famotidine Hydrochloride、Gaster、Gastropen、Pepcid、Pepcidine、Pepdine、Quamatel

【分类】消化系统用药 \ 抑制胃酸分泌药 \ $H_2$ 受体阻断药

【制剂规格】片剂　① 10mg。② 20mg。③ 40mg。

分散片　20mg。

咀嚼片　20mg。

胶囊　20mg。

散剂　① 1g∶100mg。② 1g∶20mg。

颗粒　1g∶20mg。

粉针剂　20mg。

注射液　2ml∶20mg。

葡萄糖注射液　① 100ml（法莫替丁 20mg、葡萄糖 5g）。② 250ml（法莫替丁 20mg、葡萄糖 12.5g）。

氯化钠注射液　① 100ml（法莫替丁 20mg、氯化钠 0.9g）。② 250ml（法莫替丁 20mg、氯化钠 2.25g）。

【临床应用】

1. 说明书适应证

（1）缓解胃酸过多所致的胃痛、胃灼热、反酸。

（2）GU、DU。

（3）反流性食管炎。

（4）胃泌素瘤。

（5）急性胃黏膜病变。

（6）注射剂还用于：①消化性溃疡、急性应激性溃疡、出血性胃炎、非甾体类抗炎药等引起的上消化道出血。②预防侵袭性应激反应（各种大手术，如脑血管障碍、头部外伤、多脏器衰竭、大面积烧伤等）引起的上消化道出血。③麻醉前给药预防吸入性肺炎。

2. 其他临床应用

吻合口溃疡、应激性溃疡。

【用法用量】

1. 说明书用法用量

（1）消化性溃疡、急性胃黏膜病变、反流性食管炎　20mg/ 次，或咀嚼咽下，bid.（早、晚餐后或睡前服）。4~6 周为一疗程。溃疡愈合后的维持量减半。

（2）缓解胃酸过多所致的胃痛、胃灼热、反酸　20mg/ 次，p.o.，bid.，24h 量 ≤ 40mg。

（3）胃泌素瘤　① 20mg/ 次，p.o.，bid.，早、晚餐后或睡前服。4~6 周为一疗程；或 20mg/ 次，p.o.，q.6h，以后酌情调整。② 20mg/ 次，用 NS/GS 20ml 溶解后缓慢静注，q.12h，也可与输液混合后静滴。③ 20mg/ 次，i.m.，q.12h（注射用水 1~1.5ml 溶解）。一般注射后 7d 内显效，能口服后转成口服。

（4）上消化道出血　① 20mg/ 次，用

NS/GS 20ml 溶解后缓慢静注，q.12h，也可与输液混合后静滴。② 20mg/ 次，i.m.（注射用水 1~1.5ml 溶解），q.12h。一般注射后 7d 内显效，能口服后转成口服。

（5）预防侵袭性应激反应引起的上消化道出血 ① 20mg/ 次，用 NS/GS 20ml 溶解后缓慢静注，q.12h，也可与输液混合后静滴。② 20mg/ 次，i.m.（注射用水 1~1.5ml 溶解），q.12h。一般预防性用药时间为 3~7d。

（6）麻醉前给药预防吸入性肺炎 ① 20mg/ 次，i.m.（注射用水 1~1.5ml 溶解后，麻醉前 1h 注射）。② 20mg/ 次，用 NS/GS 20ml 溶解后，麻醉前 1h 缓慢静注。

**2. 其他用法用量**

［国内参考信息］

（1）DU 的维持治疗或预防复发 20mg/d，睡前顿服。

（2）反流性食管炎 ① Ⅰ度或Ⅱ度：20mg/d，于早、晚餐后口服，疗程 4~8 周。②Ⅲ度或Ⅳ度：40mg/d，于早、晚餐后服用，疗程 4~8 周。

［国外参考信息］

（1）活动性 GU、DU GU 疗程为 8 周。DU 疗程 4 周，必要时可延至 6~8 周。

（2）胃炎 10mg/ 次或 20mg/ 次，p.o.，bid.；也可睡前顿服 20mg。疗程 2 周。

（3）GERD ①轻度：20mg/ 次，p.o.，bid.。②中、重度：40mg/ 次，p.o.，bid.。

（4）胃酸过多引起的症状 10mg/ 次，在进食可能引起胃肠道症状的食物前 1h 服用。24h 量≤ 20mg。

（5）胃泌素瘤 起始量 20mg/ 次，p.o.，q.6h，剂量应个体化，根据临床决定疗程。部分患者可用至 160mg，q.6h。静脉给药可代替口服。

**【禁忌证】**

**说明书禁忌证**

（1）对本药及 $H_2$ 受体拮抗药过敏者。

（2）严重肾功不全者。

（3）孕妇及哺乳妇女。

**【特殊人群用药】**

**儿童** 婴幼儿慎用。

**1. 说明书用法用量**

**一般用法** 0.4mg/（kg · 次），bid.，i.v.（≥ 3min）/i.v.gtt.（≥ 30min）/i.m.。

**2. 其他用法用量**

［国外参考信息］

（1）消化性溃疡 ① 1~16 岁儿童，推荐量 0.5mg/（kg · d），睡前服，或分 2 次服。最大量为 40mg/ 次，bid.。可根据临床反应调整疗程。②不能口服者，可静脉给药。1~16 岁儿童，推荐量为 0.25mg/（kg · 次），q.12h，最大量≤ 40mg/d。若病情允许，应尽早改为口服。

（2）预防应激性溃疡 5~19d 的婴儿，推荐起始量为 0.5mg/kg，i.v.，qd.。

（3）GERD 1~16 岁儿童，推荐量为 1mg/(kg·d)，分 2 次服，最大量≤ 40mg/ 次。根据临床反应调整疗程。

**老人** 减量或延长给药间隔。

**孕妇** 禁用。美国 FDA 妊娠安全性分级为：B 级。

**哺乳妇女** 禁用。

**肝功能不全者** 慎用。国外资料提示：肝硬化者不需减量，但同时有肾损害和失代偿性肝硬化者应调整用量。另外，治疗 DU 时，肝硬化者用量应高于常用量，以维持胃内 pH 值＞ 4。

**肾功能不全 / 透析者** 轻中度肾功不全者慎用，应酌情减量或延长用药间隔时间。严重肾功能不全者禁用。

**其他用法用量**

［国内参考信息］ Ccr ≤ 30ml/min 者可予 20mg/d，睡前顿服。

［国外参考信息］ 中重度肾功能不全时，口服量应减半，或根据患者临床反应延长给药间隔至 36~48h。血透后不需补充剂量。儿童：Ccr ＞ 60ml/min 者，不需调整剂量；Ccr 为 30~60ml/min 时，用量减少 50%；

Ccr < 30ml/min 时，用量减少 75%。

**其他**　国外资料提示，囊性纤维化患者不需调整用量。

【注意】

（1）慎用　①有药物过敏史者。②过敏体质者。

（2）交叉过敏　对其他 $H_2$ 受体拮抗药过敏者，可能对本药过敏。

（3）用药相关检查 / 监测项目　长期用药者，应定期检查肝、肾功能及血常规。

【给药说明】

（1）给药条件　① GU 者用药前，应先排除胃癌和食管、胃底静脉曲张。②静注应缓慢（至少 2min），静滴时间为 15~30min。

（2）配伍信息　溶液应现用现配。仅澄清无色的溶液才能使用。已稀释的注射液在室温下可稳定 24h。

（3）其他　影响溃疡愈合的因素有：饮酒、溃疡大小、溃疡数目、有无出血症状、既往 DU 病史、水杨酸制剂或 NSAID 的用药史。

【不良反应】

（1）心血管　血压上升、HR 加快、心悸、心动过缓、房室传导阻滞等。

（2）神经　头痛、头晕、失眠和嗜睡、意识模糊、感觉异常、癫痫大发作等。

（3）精神　乏力、幻觉（可用氟哌啶醇控制症状）、焦虑、抑郁等。

（4）内分泌 / 代谢　高催乳素血症和溢乳。

（5）血液　WBC 减少、中性粒细胞减少和 PLT 减少。

（6）消化　口干、恶心、呕吐、食欲减退、便秘、腹泻、腹部胀满感、腮腺炎、味觉障碍、轻度氨基转移酶增高、肝肿大、胆汁淤积性黄疸等。

（7）呼吸　支气管痉挛。

（8）生殖　月经不调、性欲降低、停药后出现阳痿。

（9）骨骼肌肉　肌肉骨骼疼痛，包括肌肉痛性痉挛和关节痛。

（10）皮肤　颜面潮红、皮疹、荨麻疹、脱发、痤疮、瘙痒、皮肤干燥、中毒性表皮坏死溶解。

（11）耳　耳鸣。

（12）其他　眶部水肿、面部浮肿、结膜充血、血管神经性水肿、药物热、荨麻疹和皮疹等过敏反应。出现过敏时，应停药。有胃反流时可能发生感染。

【药物过量】

（1）剂量　80mg/d。

（2）表现　头痛、眩晕、幻觉、血清催乳素升高、乳房疼痛、敏感及肿胀，停药后可消失。

（3）处理意见　采用对症和支持治疗。通过诱吐或洗胃降低药物吸收；如有癫痫发作，可静脉给地西泮；出现心动过缓，可用阿托品治疗；出现室性心律失常，可用利多卡因治疗；出现头痛、眩晕和幻觉等 CNS 症状，可用氟哌啶醇控制。

【相互作用】

（1）氢氧化镁、氢氧化铝、二甲硅油等抗酸药　可减少本药吸收。

（2）头孢泊肟、地拉韦啶、伊曲康唑、酮康唑、环孢素等药　本药可使上述药吸收减少，血药浓度降低或药效减弱。

（3）妥拉唑林　有拮抗作用，合用时可降低妥拉唑林药效。

（4）硝苯地平　合用可能逆转硝苯地平的正性肌力作用。

（5）头孢布烯　头孢布烯的生物利用度提高，血药浓度升高。

（6）咪达唑仑　合用时，可能致咪达唑仑的脂溶度提高，胃肠道吸收增加。

（7）丙磺舒　本药清除率降低，血药浓度升高。

（8）茶碱　本药可降低茶碱的代谢和清除，增加茶碱的毒性（如恶心、呕吐、心悸、癫痫发作等）。

（9）地红霉素　服本药后立即服地红霉

素，可使后者的吸收略有增加。其临床意义尚不清楚。

（10）苯妥英、华法林及地西泮等药　本药不影响上述药的代谢。

（11）普鲁卡因胺等　本药不影响普鲁卡因胺等的体内分布。

（12）尼古丁　吸烟可使本药疗效降低。

## 盐酸雷尼替丁
## Ranitidine Hydrochloride

**【其他名称】** 艾可谓、德特利尔、东易、呋硫硝胺、呋喃硝胺、孚卫、九奥、菁璐、津卫和、甲硝呋胍、可奥斯、兰百幸、雷尼替丁、欧化达、普而太、奇迪、善得康、善卫得、胃安太定、西斯塔、盐酸呋喃硝胺、依真慷、Histac、Ranacid、Ranilonga、Ranitidine、Ratic、Zantac

**【分类】** 消化系统用药\抑制胃酸分泌药\$H_2$受体阻断药

**【制剂规格】** 片剂　① 75mg。② 150mg。③ 300mg。（均以雷尼替丁计，下同）

胶囊　① 75mg。② 100mg。③ 150mg。

泡腾片　150mg。

泡腾颗粒　1.5g∶150mg。

糖浆　100ml∶1.5g。

口服溶液　10ml∶150mg。

注射液　① 2ml∶50mg。② 2ml∶150mg。③ 2ml∶300mg。④ 5ml∶50mg。

氯化钠注射液　100ml（含雷尼替丁 100mg、氯化钠 0.9g）。

粉针剂　100mg。

**【临床应用】**

**说明书适应证**

（1）治疗 GU、DU、术后溃疡，以及预防应激性溃疡。

（2）反流性食管炎、胃泌素瘤及其他高胃酸分泌性疾病。

（3）静脉给药：①消化性溃疡出血、吻合口溃疡出血、弥漫性胃黏膜病变出血。②应激或 NSAID 所致急性胃黏膜病变。③预防胃手术后出血、严重疾病（如脑出血、严重创伤等）所致应激性溃疡出血。④预防 Mendelson’s 综合征。

（4）缓解胃酸过多所致胃痛、胃灼热、反酸。

**【用法用量】**

**1. 说明书用法用量**

（1）良性 GU、DU　150mg/ 次，bid.，清晨及睡前服。或 300mg/ 次，睡前顿服。

（2）急性 DU 愈后的维持治疗　150mg/d，晚饭前顿服。应进行 1 年以上维持治疗，以免溃疡复发。

（3）胃泌素瘤　口服较大剂量，600~1200mg/d。

（4）预防 Mendelson's 综合征　全身麻醉或大手术前 60~90min 缓慢静注 50~100mg；或用 5%GS 200ml 稀释后缓慢静滴 1~2h。

（5）消化性溃疡出血　① 50mg/ 次，bid./q.6~8h，i.m.。②或稀释后缓慢静滴（1~2h）或静注（＞10min），50mg/ 次，bid./q.6~8h。

（6）胃酸过多所致的胃灼热、反酸等　150mg/ 次，bid.，p.o.，24h 量≤ 300mg。

**2. 其他用法用量**

［国内参考信息］

（1）良性 GU　有报道，单次服比分次服疗效好，疗程 6~8 周。

（2）DU　有报道，单次服疗效较好，疗程 4 周。急性 DU 愈后患者，应维持治疗 1 年以上，以免溃疡复发。

（3）反流性食管炎　①急性期治疗：150mg/ 次，bid.，p.o.，或夜间服 300mg，疗程 8~12 周。②中至重度者：可增至 150mg/ 次，qid.，p.o.，治疗 12 周。③长期治疗：150mg/ 次，bid.，p.o.。

（4）胃黏膜损伤（NSAID 所致）①预防：NSAID 治疗时同服本药，150mg/ 次，bid.，或夜间顿服 300mg。②急性期治疗：

150mg/次，bid.，或夜间顿服 300mg，疗程为 8~12 周。

（5）预防应激性溃疡、消化性溃疡出血　一旦患者恢复进食，可 150mg/次，p.o.，bid.，以代替注射给药。

（6）胃泌素瘤　开始 150mg/次，tid.，p.o.，必要时可加至 900mg/d。

（7）预防 Mendelson's 综合征　麻醉前 2h 服 150mg（最好麻醉前晚也服 150mg）。产妇分娩时 150mg/次，q.6h，p.o.。如需全身麻醉，应另外给非颗粒的抗酸药（如枸橼酸钠）。

（8）间歇性发作性消化不良　标准剂量：150mg/次，bid.，p.o.，治疗 6 周。

（9）术前用药　①术前 1.5h 静注 100mg。②100~300mg/次，加入 5%GS 100ml，i.v.gtt.（30min）。

**【禁忌证】**

**1. 说明书禁忌证**

（1）对本药过敏者。

（2）＜8 岁儿童。

（3）孕妇及哺乳妇女。

（4）有急性卟啉病史者应避免使用。

**2. 其他禁忌证**

（1）对其他 $H_2$ 受体阻断药过敏者。

（2）苯丙酮酸尿症。

**【特殊人群用药】**

**儿童**　＜8 岁儿童禁用。

**1. 说明书用法用量**

**一般用法**　＞8 岁儿童：（1）1~2mg/（kg·次），q.8~12h，i.v.。（2）或 2~4mg/（kg·次），24h 连续静滴。

**2. 其他用法用量**

［国内参考信息］

消化性溃疡　2~4mg/（kg·次），bid.，p.o.。Max：300mg/d。

**老人**　选择剂量应谨慎，最好在用药期间监测肾功能。

**孕妇**　禁用。美国 FDA 妊娠安全性分级为：B 级。

**哺乳妇女**　禁用。

**肝功能不全者**　慎用。也有说明书建议肝功能不全者禁用。

**肾功能不全/透析者**　肾功不全者慎用。也有说明书建议肾功能不全者禁用。

**1. 说明书用法用量**

严重肾病患者应减量，75mg/次，bid.。

**2. 其他用法用量**

［国内参考信息］　Ccr＜50ml/min 时，用量减半。长期非卧床腹透或长期血透者，透析后应立即口服 150mg。

**【注意】**

（1）慎用　过敏体质者。

（2）交叉过敏　对其他 $H_2$ 受体阻断药过敏者，也可对本药过敏。

（3）用药相关检查/监测项目　长期用药者（＞1 年）应定期检查肝、肾功能。

**【给药说明】**

（1）给药条件　①GU 患者应排除胃癌的可能性后再用药。②治疗 GU、根除 HP 及减少溃疡复发等，合用铋剂优于单用本药。另外，与抗 HP 的抗生素合用，可减少溃疡复发。③治疗重症患者或预防消化道出血时，可连续注射给药，至患者可口服。

（2）其他　长期服药可持续降低胃液酸度，有利于细菌在胃内繁殖，从而使食物内硝酸盐还原为亚硝酸盐，形成 N-亚硝基化合物。

**【不良反应】**　本药对肾功能、性腺功能和 CNS 的损害较西咪替丁轻。

（1）心血管　突发性的心律失常、心动过缓、心源性休克及轻度房室传导阻滞。老年、肝肾功能不全者出现明显的窦性心动过缓时，应停药。

（2）神经　头痛、头晕、乏力。

（3）精神　①可逆性的意识模糊、精神异常、行为异常、幻觉、激动、失眠等。②老年患者或肝肾功能不全者：定向力障碍、嗜睡、焦虑、精神混乱、兴奋、抑郁，此时应停药。

（4）内分泌 / 代谢 男性乳房女性化，停药后可恢复。急性血卟啉病发作。

（5）血液 ① WBC 减少、PLT 减少、嗜酸性粒细胞增多，停药后即可恢复。②粒细胞缺乏或全血细胞减少，可并发骨髓发育不全或形成不良。

（6）消化 ①恶心、呕吐、便秘、腹泻、腹痛、腹部不适、胰腺炎。②轻度肝功能损害（与用量无关），肝细胞性、胆汁淤积性或混合型肝炎，一般停药后症状消失，肝功能也恢复正常，另有肝衰竭。

（7）泌尿 肾功能损害，减量或停药后症状好转或消失。

（8）生殖 阳痿与性欲降低。

（9）骨骼肌肉 关节痛、肌痛。

（10）皮肤 ①皮肤瘙痒等，多不严重，停药后可消失。②多形性红斑、脱发。

（11）眼 视物模糊。

（12）其他 ①过敏反应：发热、皮疹、血管神经性水肿、支气管痉挛、低血压、过敏性休克等。减量或停药后症状好转或消失。②静注后：面热感、头晕、恶心、出汗及胃刺激，持续约 10min 可自行消失。注射部位瘙痒、发红，1h 后消失。

**【药物过量】**

（1）表现 有报道，口服量达 18g 时，可出现与一般临床应用时类似的短暂不良反应，另有步态异常及低血压的报道。

（2）处理意见 尚无特异的解毒药，过量时多采用对症支持治疗，包括：催吐和（或）洗胃；出现惊厥时，静脉给予地西泮；出现心动过缓时，给予阿托品；室性心律失常时，给予利多卡因；必要时可进行血透。

**【相互作用】**

（1）胃肠道局部用药 可降低本药的消化道吸收，故两者的服用时间必须间隔 2h 以上。

（2）氨苯蝶啶 氨苯蝶啶的血药浓度可降低。

（3）依诺沙星、环丙沙星 本药可使依诺沙星口服吸收减少，血药浓度降低 26%~40%，静脉给该药则不受影响。不影响环丙沙星的血药浓度。

（4）Vit $B_{12}$ 本药可减少该药吸收，长期使用可致 Vit $B_{12}$ 缺乏。

（5）含铝、镁的抗酸药 该类药可使本药的 $C_{max}$ 降低，AUC 减少，但不影响本药的清除。

（6）苯妥英钠 本药可升高苯妥英钠血药浓度；停用本药后，苯妥英钠的血药浓度迅速下降。

（7）磺酰脲类口服降糖药（如格列吡嗪、格列本脲等） 研究表明，本药可增强该类药作用，有致严重低血糖的风险。也有报道，本药可减弱格列本脲的作用。合用时应警惕可能发生的低血糖或高血糖，建议最好避免同用。

（8）经肝代谢、受肝血流影响较大的药物（如华法林、利多卡因、地西泮、环孢素、普萘洛尔） 本药可使上述药血药浓度升高，作用时间和强度延长，毒性也可能增强，需注意。

（9）三唑仑 同服时，三唑仑血药浓度升高。该相互作用的临床意义尚不明确。

（10）普鲁卡因胺 普鲁卡因胺的清除率降低。

（11）香豆素类抗凝药（如华法林） PT 可进一步延长，必要时需调整抗凝药的用量。

## 枸橼酸铋雷尼替丁
## Ranitidine Bismuth Citrate

**【其他名称】** 百乐威、金得乐、瑞倍、舒威、Pylorid、REBAC、Tritec

**【分类】** 消化系统用药 \ 抑制胃酸分泌药 \H 2 受体阻断药

**【制剂规格】** 片剂 ① 0.2g。② 0.4g。

胶囊 ① 0.2g。② 0.35g。

【临床应用】

1. 说明书适应证

（1）良性GU、活动性DU。

（2）与抗生素（如克拉霉素）合用，可根除HP，减少DU的复发。

2. 其他临床应用

慢性胃炎，适用于胃黏膜糜烂、出血或以烧心、反酸、饥饿痛等症状为主者。

【用法用量】

1. 说明书用法用量

（1）**一般用法** 0.4g/次或0.35g/次，p.o.，bid.。片剂饭前服，疗程≤6周；胶囊饭前或饭后服均可。

（2）良性GU 0.4g/次，p.o.，bid.，疗程6~8周。

（3）DU 0.4g/次，p.o.，bid.，疗程4周。

（4）HP阳性的DU 二联用药方案：本药0.4g/次，p.o.，bid.，疗程4周；开始2周联用克拉霉素，0.5g/次，2~3次/d。

2. 其他用法用量

［国外参考信息］

（1）良性GU、DU 0.4g/次，p.o.，bid.，连用4~8周。

（2）胃黏膜损伤（NSAID所致） 一项短期研究提示，0.9g/次，p.o.，bid.，对阿司匹林所致的黏膜损伤有效。

（3）根除HP 1）二联用药：0.4g/次，p.o.，bid.，疗程4周；开始2周联用克拉霉素0.5g/次，2~3次/d。2）三联用药：①本药（0.4g/次，bid.）、阿莫西林（1.0g/次，bid.）、克拉霉素（0.5g/次，bid.）联用，共服2周，治愈率可达90%。②本药（0.4g/次，bid.）、四环素（0.25g/次，tid.）、甲硝唑（0.5g/次，tid.）联用，共服2周，治愈率≥80%。研究显示，相同药物联用的1周疗法治愈率低于2周疗法。3）四联用药：第1~5日，本药0.4g/次，p.o.，bid.。从第3日起加服阿莫西林（1.0g/次）、克拉霉素（0.5g/次）、甲硝唑（0.5g/次），均为bid.。此方案可使DU的愈合率达98%，HP的根除率达95%。

【禁忌证】

说明书禁忌证

（1）对本药过敏者。

（2）Ccr＜25ml/min者禁用或不宜用。

【特殊人群用药】

**儿童** 不宜用。

**老人** 一般无需调整剂量。

**孕妇** 不建议用。美国FDA妊娠安全性分级为：C级。

**哺乳妇女** 不建议用。

**肝功能不全者** 不必调整剂量。

**肾功能不全/透析者** Ccr＜25ml/min者禁用或不宜用。

【注意】

（1）慎用 ①有其他$H_2$受体阻断药过敏史者（国外资料）。②有急性血卟啉病史者。

（2）对检验值/诊断的影响 胃镜检查前4周使用本药，可使胃镜检查时HP的检测呈假阴性结果。

（3）用药相关检查/监测项目 应监测血常规及肝肾功能。

【给药说明】

（1）给药条件 ①GU患者用药前必须排除恶性肿瘤的可能性。②不宜长期大量使用（宜≤12周）。

（2）其他 ①与抗生素联用仍未根除HP者，应做抗生素耐药试验，必要时更换抗生素。②服药后可见舌、粪便变黑，属正常现象，停药后即可消失。

【不良反应】

（1）神经 头晕、头痛、失眠、味觉异常、震颤。

（2）血液 粒细胞减少、轻度贫血等。

（3）消化 口腔异味、恶心、呕吐、胃痛、腹泻、腹胀、腹部不适、便秘、一过性氨基转移酶（ALT和AST）异常。

（4）骨骼肌肉 关节痛。

（5）其他 皮肤瘙痒、皮疹等过敏反应。流感样症状。

【药物过量】

（1）表现　动物实验中，大、小鼠灌服本药 2000~4000mg/kg（相当于人类推荐剂量的 15~30 倍），可致震颤、角弓反张、呼吸困难甚至死亡，同时大剂量用药也可引起肾毒性。

（2）处理意见　可洗胃以清除胃内残留药物，进行血透以清除血浆中的枸橼酸铋和雷尼替丁，并给予适当的支持治疗。

【相互作用】

（1）抗酸药（如碳酸铝、氢氧化铝等）与大剂量抗酸药合用，本药的血药浓度降低，但尚不清楚这种变化的临床意义。

（2）伊曲康唑　本药可使该药胃肠道吸收减少。

（3）阿司匹林　阿司匹林的吸收轻度下降。

（4）弱酸性药物（如水杨酸类、巴比妥类）上述药的解离度增大，吸收减少。

（5）弱碱性药物（如麻黄碱）上述药的吸收增加。

（6）克拉霉素　合用时，雷尼替丁、枸橼酸铋及 14- 羟克拉霉素的血药浓度分别增加 57%、48% 及 31%。

（7）主要经肝脏代谢的药物（如利多卡因、美托洛尔）上述药的代谢减慢，作用增强。

（8）普萘洛尔、维拉帕米、美西律等　上述药的作用增强。

（9）氨基比林、对乙酰氨基酚、华法林、氟烷　大剂量使用本药将减慢上述药的代谢，升高其血药浓度，增强其药理活性。与对乙酰氨基酚、氨基比林、氟烷合用时，对乙酰氨基酚的吸收降低，使后者药效推迟。

（10）乙醇　合用可加重乙醇所致胃黏膜损害。

（11）食物　同服时，本药的疗效增强，可有效抑制 HP；也有资料表明，食物可降低铋的吸收。

（12）牛奶　同服会干扰枸橼酸铋的作用。

（13）其他参见“盐酸雷尼替丁”和“枸橼酸铋钾”的相关内容。

## 乙酰罗沙替丁
## Roxatidine Acetate

【其他名称】　醋罗沙替丁、罗沙替丁、罗沙替丁乙酸酯、哌芳替丁、哌芳酯丁、盐酸罗沙替丁醋酸酯、Aceroxatidine、Altat、Pifatidine、Roxatidine、Roxatidine Acetate Hydrochloride

【分类】　消化系统用药\抑制胃酸分泌药\H2 受体阻断药

【制剂规格】　**缓释胶囊**　75mg。

**颗粒**

【临床应用】

**其他临床应用**

（1）GU、DU、吻合口溃疡（国外资料）。

（2）预防 GU、DU 的复发（国外资料）。

（3）反流性食管炎（国外资料）。

（4）麻醉前给药防止吸入性肺炎。

【用法用量】

**其他用法用量**

［国外参考信息］

（1）GU、DU　75mg/ 次，bid.，p.o.；或 150mg/d，夜间顿服。GU 疗程 8 周，DU 疗程 4~6 周。

（2）预防 GU、DU 的复发　75mg/d，夜间顿服，连用 6 个月。

（3）反流性食管炎　75mg/ 次，bid.，p.o.；或 150mg/d，夜间顿服。两种方法疗效相当。

（4）吻合口溃疡　75mg/ 次，bid.，p.o.，早餐后及睡前服。

（5）麻醉前给药　手术前 1d 临睡前及手术诱导麻醉前 2h 各服 75mg。

【禁忌证】

**其他禁忌证**

对本药过敏者（国外资料）。

【特殊人群用药】

**儿童**　一般不宜使用。

**老人**　国外资料建议，根据肾功能确定老年患者用量。

**孕妇**　一般不宜使用。

**哺乳妇女**　哺乳妇女用药的长期安全性尚不明确，用药时应停止哺乳。

**肝功能不全者**　应适当调整剂量。

**肾功能不全/透析者**　肾功能不全者应适当调整剂量，慎用。

**其他用法用量**

［国外参考信息］①CRF者，推荐的剂量调整方案为：Ccr＞75ml/min时，75mg/次，bid.或150mg/d，顿服；Ccr为30~75ml/min时，75~100mg/d，顿服；Ccr为15~30ml/min时，75mg/d，顿服；Ccr为5~15ml/min时，40mg/d，顿服或75mg/次，q.48h。②血透对本药药动学的影响存在相互矛盾的数据。血透2~3次/周的消化性溃疡者，本药75mg/次，3次/周，可能是一种有效的给药方案。

【注意】

（1）慎用　有药物过敏史者。

（2）用药相关检查/监测项目　用药期间应进行全血计数、肝功能检查。

【给药说明】

（1）给药条件　最好在用药前排除胃恶性肿瘤的可能性。

（2）其他　本药引起的胃酸度下降可能增加患者（尤其是免疫状态不良者）粪圆线虫病二重感染率。

【不良反应】

（1）神经　头痛、衰弱、眩晕、感觉障碍。

（2）精神　嗜睡、失眠、紧张、倦怠。

（3）内分泌/代谢　血清胆固醇浓度升高。

（4）血液　嗜酸性粒细胞增多、血小板及WBC减少。

（5）消化　腹胀、腹泻、恶心、便秘、呕吐、嘴唇干燥、吞咽困难、腹痛、血清氨基转移酶升高。尚无关于肝炎或胆汁淤积的报道。

（6）呼吸　呼吸困难。

（7）生殖　阳痿、性欲减退。

（8）皮肤　皮疹、红斑、瘙痒。

（9）其他　流感样综合征。

【相互作用】

（1）伊曲康唑、酮康唑　上述药物的吸收降低。同时使用$H_2$受体拮抗药者，可将伊曲康唑与可乐饮料一起服用。

（2）地红霉素　给予$H_2$受体拮抗药后立即给予地红霉素，可使地红霉素的吸收轻度增加，但临床意义不明。

（3）抗酸药　药动学无明显影响，仅见消除$t_{1/2}$缩短0.8h。

（4）多剂量的硫糖铝　本药的药动学不改变。

（5）普萘洛尔　对普萘洛尔的清除率无明显影响。

（6）茶碱、地西泮（静注）　对上述药物的药动学无明显影响。

# 第二章 抗酸药

## 磷酸铝

### Aluminum Phosphate

【其他名称】 安慰得、吉福士、吉胃乐、洁维乐、裕尔、益胃、Alufos、Colphos、Phosgel

【分类】 消化系统用药\抗酸药

【制剂规格】 片剂 0.36~0.44g。

混悬剂 4%。

凝胶 ① 16g。② 20g。

【临床应用】

1. 说明书适应证

GU、DU及反流性食管炎等疾病的抗酸治疗，缓解胃酸过多引起的反酸等症状。

2. 其他临床应用

（1）碱化尿液，促进某些药物排泄。

（2）用作吸附性疫苗的佐剂（国外资料）。

【用法用量】

1. 说明书用法用量

一般用法 凝胶，1~2包/次（相当于20g凝胶），2~3次/d，p.o.。用前应充分振摇均匀，亦可用温水或牛奶冲服。

2. 其他用法用量

［国内参考信息］ ①片剂，1~2片/次，嚼碎吞咽。②混悬剂，10~20ml/次，tid.，p.o.（餐前半小时）。③凝胶，1~2包/次，3~4次/d，餐后1h或症状发作时服。用前应充分振摇均匀，可用温水或牛奶冲服。

【禁忌证】

说明书禁忌证

（1）CRF。

（2）高磷血症。

【特殊人群用药】

儿童 尚不明确。

孕妇 尚不明确。

哺乳妇女 尚不明确。

肾功能不全/透析者 CRF患者禁用。

【注意】

尚不明确。

【给药说明】

（1）给药条件 根据不同疾病选择给药时间：食管裂孔疝、胃－食管反流、食管炎于餐后和睡前服用；胃炎、GU于餐前半小时服用；DU于餐后3h及疼痛时服用。

（2）其他 ①凝胶中含蔗糖，糖尿病患者用药不应超过1包。②卧床不起者或老年患者出现便秘时，可用灌肠法治疗。③凝胶应密封、防冻，在阴凉处保存。④去羟肌苷咀嚼/分散片与儿科用口服与含铝或镁的抗酸药合用时，抗酸作用引发的不良反应将增加，应避免合用。

【不良反应】

（1）精神 长期用药：脑病、痴呆。

（2）内分泌/代谢 长期用药：骨软化。

（3）血液 长期服用：小细胞性贫血。

（4）消化 恶心、呕吐、便秘（可给足量水避免，建议同服缓泻剂）等。大剂量：小肠梗阻。

【相互作用】

（1）四环素类抗生素、抗胆碱能药、呋塞米、吲哚美辛等药 上述药的吸收可因本药而减少或延迟，合用时应注意给药间隔，一般为2h。

（2）喹诺酮类药 喹诺酮类药的吸收量和血药浓度降低，故不宜合用。确需合用时，应间隔两药的用药时间，同时需严密监测抗菌疗效。具体间隔时间：洛美沙星、司帕沙星应至少早于本药2h或晚于本药4h；萘啶酸应至少早于本药2h或晚于本药6h；依诺沙星应至少早于本药2h或晚于本药8h；西诺沙星与本药的服用时间应间隔至少1h；

氧氟沙星、左氧氟沙星、诺氟沙星与本药的服用时间应间隔至少 2h；加替沙星应早于本药至少 4h；莫西沙星应至少早于本药 4h 或晚于本药 8h。

（3）磷酸盐 致磷酸盐吸收减少。两药的服用时间应间隔至少 1h。

（4）水杨酸盐类（如阿司匹林） 此类药的肾清除率增加，疗效下降。合用时需监测此类药的治疗效果；停用抗酸药后，则需监测水杨酸盐类的毒性反应，酌情调整其用量。

（5）吩噻嗪类药 可因吸附作用而降低后者的吸收量和疗效，故吩噻嗪类药物应至少早于抗酸药 2h 或晚于抗酸药 1h 服用。

（6）铁剂 铁剂的吸收量减少，疗效降低，故不宜合用。铁剂应至少早于抗酸药 1h 或晚于抗酸药 2h 服用。

（7）头孢泊肟匹酯 头孢泊肟匹酯的吸收量减少，疗效降低，故不宜合用。确需合用时，头孢泊肟匹酯应至少早于抗酸药 2~3h 服用，同时需严密监测抗菌疗效。此外，本类抗酸药与头孢托仑匹酯亦有类似相互作用。

（8）阿奇霉素 可因螯合作用而降低阿奇霉素的吸收量和血药浓度，故服用阿奇霉素期间应暂停抗酸药。如确需合用，阿奇霉素应至少早于抗酸药 2h 或晚于抗酸药 4h 服用，同时需严密监测抗菌疗效。

（9）酮康唑 酮康唑的吸收量减少，疗效降低，故不宜合用。酮康唑应早于抗酸药至少 2h 服用，同时需严密监测抗真菌疗效。此外，伊曲康唑与本类抗酸药亦有类似相互作用，其服用时间应早于抗酸药 2h 或晚于抗酸药 1h。

（10）阿扎那韦 可致阿扎那韦的血药浓度降低。阿扎那韦的服用时间应早于抗酸药 2h 或晚于抗酸药 1h。

（11）阿替洛尔 阿替洛尔的吸收量减少，疗效降低。阿替洛尔的服用时间应早于抗酸药 2h 或晚于抗酸药 6h。

（12）比沙可啶、地拉韦啶 抗酸药可致上述药的疗效降低，故服用时间应间隔至少 1h。

（13）地高辛 地高辛的吸收量减少，血药浓度降低。合用时需注意监测，建议两药服用时间间隔 2h。

（14）伊班膦酸 伊班膦酸的吸收量减少，血药浓度降低，故伊班膦酸的服用时间应早于抗酸药至少 1h。

（15）异烟肼 含铝或氢氧化镁铝的抗酸药可减少异烟肼的吸收量，降低其血药浓度，故异烟肼的服用时间应早于抗酸药至少 2h。

（16）兰索拉唑 抗酸药可增高胃内 pH 值，阻碍兰索拉唑颗粒溶解，致其生物利用度下降，故抗酸药的服用时间应早于兰索拉唑至少 1h。

（17）西咪替丁 抗酸药可减少西咪替丁的吸收量，致其疗效下降。建议两药服用时间应间隔 1h。

（18）米索前列醇 抗酸药（尤其是含镁者）可降低米索前列醇的生物利用度，增加不良反应。合用时注意监测米索前列醇引起的腹泻症状，严重者需停用抗酸药和（或）减少米索前列醇用量。

（19）Vit $D_3$ 可致铝的吸收增加、血药浓度升高，引起铝中毒，故不宜合用（尤其对于肾功能受损者）。

（20）聚磺苯乙烯 可致血清二氧化碳浓度增高，易引发代谢性碱中毒，故应尽可能间隔两药的服用时间，或考虑经直肠给予聚磺苯乙烯。

（21）阿莫西林、泼尼松龙、丙吡胺 可能存在相互作用。

## 海藻酸铝镁
## Aluminium Hydroxide,Alginic Acid and Magnesium

**【其他名称】** 盖胃平、海藻酸－氢氧化铝－三硅酸镁、Alginic Acid Aluminium Hydroxide–Magnesium Trisilicate、Gavirin

**【成分】** 海藻酸、氢氧化铝、三硅酸镁

**【分类】** 消化系统用药\抗酸药

**【制剂规格】** **片剂** 含海藻酸 0.25g，氢氧化铝 0.05g，三硅酸镁 0.125g。

**颗粒** 含海藻酸 0.25g，氢氧化铝 0.05g，三硅酸镁 0.125g。

**【临床应用】**

**1. 说明书适应证**

胃食管反流病（包括反流性食管炎）、胆汁反流性胃炎。

**2. 其他临床应用**

（1）食管裂孔疝等。

（2）缓解呕吐、胃食管反流等所致腹部及胸骨后疼痛等症状。

**【用法用量】**

**其他用法用量**

［国内参考信息］ 片剂，3~6 片 / 次；颗粒，0.5~1 包 / 次，于餐后、睡前或症状发作时口服。

**【禁忌证】**

**其他禁忌证**

（1）对本药过敏者（国外资料）。

（2）肾功能损害者（国外资料）。

**【特殊人群用药】**

**儿童**

**其他用法用量**

［国内参考信息］ ＞12 岁患儿，同成人。＜12 岁患儿，片剂，1~2 片 / 次；颗粒，0.25~0.5 包 / 次。

**孕妇** 尚不明确。

**哺乳妇女** 尚不明确。

**肾功能不全 / 透析者** 据国外资料，肾功能损害者禁用。

**【注意】**

慎用 严格限钠者。

**【给药说明】**

给药条件 本药片剂应完全嚼碎后以温水送服，幼儿可用水将片剂溶解后服用。

**【不良反应】**

（1）神经 铝中毒脑病。肾功损害者：癫痫发作及痴呆等。

（2）内分泌 / 代谢 低磷血症，铝在血清、骨组织及 CNS 蓄积。延长治疗：碱中毒。

（3）消化 恶心、便秘、腹泻或稀便等。

（4）骨骼肌肉 骨质软化症。肾功损害者：骨营养障碍、近端肌病等。

（5）其他 停药后可见反跳性胃酸过多。

**【相互作用】**

（1）喹诺酮类药物 喹诺酮类药物的吸收量和血药浓度降低，故不宜合用。确需合用时，应间隔两药的用药时间，同时需严密监测抗菌疗效。具体间隔时间：吉米沙星，至少早于抗酸药 2h 或晚于抗酸药 3h；洛美沙星、司帕沙星，至少早于抗酸药 2h 或晚于抗酸药 4h；萘啶酸、环丙沙星，至少早于抗酸药 2h 或晚于抗酸药 6h；依诺沙星，至少早于抗酸药 2h 或晚于抗酸药 8h；西诺沙星，间隔至少 1h；氧氟沙星、左氧氟沙星、诺氟沙星，间隔至少 2h；加替沙星，早于抗酸药至少 4h；莫西沙星，至少早于抗酸药 4h 或晚于抗酸药 8h。

（2）四环素类药物 此类药物的吸收量减少，疗效下降，故不宜合用。确需合用时，四环素类药物的服用时间应至少早于抗酸药 1~3h，同时需严密监测抗菌疗效。

（3）吩噻嗪类药物 吩噻嗪类药物的吸收量和疗效降低，故吩噻嗪类药物的服用时间应至少早于抗酸药 2h 或晚于抗酸药 1h。

（4）水杨酸盐类（如阿司匹林） 此类药的肾清除率增加，疗效下降。合用时需监测此类药的治疗效果；停用抗酸药后，则需监测水杨酸盐类的毒性反应，酌情调整其用量。

（5）铁剂 铁剂的吸收量减少，疗效降低，故不宜合用。铁剂的服用时间应至少早

于抗酸药 1h 或晚于抗酸药 2h。

（6）磷酸盐　磷酸盐吸收减少。两药的服用时间应间隔至少 1h。

（7）头孢泊肟匹酯　头孢泊肟匹酯的吸收量减少，疗效降低，故不宜合用。确需合用时，头孢泊肟匹酯的服用时间应至少早于抗酸药 2~3h，同时需严密监测抗菌疗效。此外，本类抗酸药与头孢托仑匹酯亦有类似相互作用。

（8）阿奇霉素　阿奇霉素的吸收量和血药浓度降低，故服用阿奇霉素期间应暂停抗酸药。如确需合用，阿奇霉素的服用时间应至少早于抗酸药 2h 或晚于抗酸药 4h，同时需严密监测抗菌疗效。

（9）酮康唑、伊曲康唑　酮康唑的吸收量减少，疗效降低，故不宜合用。酮康唑的服用时间应早于抗酸药至少 2h，同时需严密监测抗真菌疗效。此外，伊曲康唑与本类抗酸药亦有类似相互作用，其服用时间应早于抗酸药 2h 或晚于抗酸药 1h。

（10）霉酚酸　霉酚酸的吸收量减少，血药峰浓度下降，AUC 减少，故不可合用。

（11）氯法齐明、左甲状腺素　氯法齐明、左甲状腺素的吸收量减少，血药浓度和疗效降低，应避免合用。

（12）阿扎那韦　阿扎那韦血药浓度降低。阿扎那韦的服用时间应早于抗酸药 2h 或晚于抗酸药 1h。

（13）阿替洛尔　阿替洛尔的吸收量减少，疗效降低。阿替洛尔的服用时间应早于抗酸药 2h 或晚于抗酸药 6h。

（14）比沙可啶、地拉韦啶　此类药疗效降低，故服用时间应间隔至少 1h。

（15）氯喹、乙胺丁醇　氯喹或乙胺丁醇的吸收量和疗效可能降低，故应避免合用。两药的服用时间应间隔至少 4h。

（16）地高辛　地高辛的吸收量减少，血药浓度降低。合用时需注意监测，建议两药服用时间间隔 2h。

（17）伊班膦酸　伊班膦酸的吸收量减少，血药浓度降低，故伊班膦酸的服用时间应早于抗酸药至少 1h。

（18）异烟肼　异烟肼的吸收量减少，血药浓度降低，故异烟肼的服用时间应早于抗酸药至少 2h。

（19）兰索拉唑（颗粒）　兰索拉唑溶解被阻碍，生物利用度下降，故抗酸药的服用时间应早于兰索拉唑至少 1h。

（20）西咪替丁　单剂量研究显示，西咪替丁的吸收量减少，疗效下降。建议两药服用时间应间隔 1h。

（21）米索前列醇　米索前列醇的生物利用度降低，不良反应增加。合用时注意监测米索前列醇引起的腹泻症状，严重者需停用抗酸药和 / 或减少米索前列醇用量。

（22）Vit $D_3$　可致铝的吸收增加、血药浓度升高，引起铝中毒，故不宜合用两药（尤其对于肾功受损者）。

（23）格列本脲　格列本脲的吸收增加，引发低血糖，故不宜合用。

（24）骨化三醇　可导致高镁血症，故不宜合用。

（25）聚磺苯乙烯　可导致血清二氧化碳浓度增高，易引发代谢性碱中毒，故应尽可能间隔两药的服用时间，或考虑经直肠给予聚磺苯乙烯。

（26）奎尼丁　含镁的抗酸药在足量的情况下，奎尼丁的重吸收增加，可能引发毒性反应（室性心律失常、低血压、心衰加重），故不宜合用。

（27）去羟肌苷咀嚼 / 分散片及儿科用口服液　与含铝或镁的抗酸药合用时，抗酸作用引发的不良反应将增加，应避免合用。

# 第三章 胃黏膜保护药

## 第一节 胶体铋剂

### 枸橼酸铋钾
### Bismuth Potassium Citrate

【其他名称】 必诺胶囊、次枸橼酸铋、迪乐、德诺、碱式枸橼酸铋三钾、碱式柠檬酸铋钾、胶体次枸橼酸铋、碱性柠檬酸铋三钾、丽科得诺、丽珠得乐、三钾二枸橼酸铋、三钾双枸橼酸铋、卫特灵、仙乐、先瑞、Bismuth Potassium Dicitrate、Colloidal Bismuth Subcitrate、De-Nol、Tripotassium Dicitratobismuthate

【分类】 消化系统用药 \ 胃黏膜保护药 \ 胶体铋剂

【制剂规格】 片剂 300mg（相当于铋110mg）。

胶囊 ① 150mg（相当于铋 55mg）。② 300mg（相当于铋 110mg）。

颗粒 ① 1g∶110mg（以铋计）。② 1.2g∶110mg（以铋计）。③ 1.2g∶300mg（以铋计）。

口服溶液 5ml∶110mg（以铋计）。

【临床应用】

1. 说明书适应证

（1）GU、DU 及慢性胃炎。

（2）与抗生素联用于根除胃 HP。

（3）缓解胃酸过多所致的胃痛、胃灼热及反酸等。

2. 其他临床应用

（1）复合溃疡、多发溃疡及吻合口溃疡等。

（2）胃 MALT 淋巴瘤、早期胃癌术后、胃食管反流病及功能性消化不良等。

（3）与抗生素及抗胃酸分泌药（如质子泵抑制药或 $H_2$ 受体拮抗药）联合组成四联方案，作为根除 HP 失败的补救治疗。

【用法用量】

1. 说明书用法用量

（1）胃、DU 及慢性胃炎 300mg/ 次（相当于铋 110mg，下同），qid.，于三餐前以及晚餐后 2h 服；或 600mg/ 次，早晚各服 1 次。连续服用 28d 为一疗程。

（2）缓解胃酸过多所致症状 300mg/ 次，3~4 次 /d，p.o.（餐前半小时）。

2. 其他用法用量

［国内参考信息］

杀灭 HP 与抗生素及抗胃酸分泌药（如阿莫西林、甲硝唑、奥美拉唑等）合用，本药 600mg/ 次，bid.，疗程 7~14d。

【禁忌证】

1. 说明书禁忌证

（1）对本药过敏者。

（2）严重肾功能不全者。

（3）孕妇。

2. 其他禁忌证

哺乳妇女。

【特殊人群用药】

儿童 慎用。

孕妇 禁用。

哺乳妇女 禁用。

肝功能不全者 慎用。

肾功能不全 / 透析者 严重肾功能不全者禁用。

【注意】

慎用 （1）急性胃黏膜病变。（2）过敏体质者。

【给药说明】

（1）给药条件 ①服药前后半小时须禁食，不得饮用牛奶、含乙醇或含碳酸的饮料及服用其他药物。②本药不宜大剂量长期服用，连续用药不宜超过2个月。长期用药者，应注意是否有铋的蓄积。

（2）其他　服药期间不得服用其他含铋制剂。

【不良反应】

（1）神经　①轻微头痛、头晕、失眠等，但可耐受。②血铋浓度＞0.1μg/ml时，有发生神经毒性的危险，可能致铋性脑病，但目前尚未发现服药后血铋浓度＞0.05μg/ml者。

（2）消化　①服药期间，口中可能带有氨味，舌、粪便可被染成黑色。②食欲减退、恶心、呕吐、便秘、腹泻等，停药后均可消失。

（3）泌尿　长期大剂量服用：肾毒性，致可逆性肾衰，并于10d内发作。

（4）骨骼肌肉　与铋性脑病相关的骨性关节炎，常以单侧或双侧肩疼痛为先兆症状。骨骼的不良反应与骨内铋浓度过高有关，常发生在不同部位。

（5）皮肤　皮疹。

【药物过量】

处理意见　（1）急救，洗胃、重复服用活性炭悬浮液及轻泻药；同时监测血、尿中铋浓度及肾功能，对症治疗。（2）如发生铋性脑病，应立即停药；加服地塞米松和金属络合剂，可加快脑病恢复。（3）当血铋浓度过高并伴有肾功能紊乱时，可用2-巯基琥珀酸或2-巯基丙磺酸络合疗法治疗，严重肾衰者需进行血透。

【相互作用】

（1）制酸药　干扰本药作用，不宜同服。

（2）四环素　影响四环素的吸收。

## 胶体果胶铋

## Colloidal Bismuth Pectin

【其他名称】　华纳福、碱式果胶酸铋钾、碱式果酸铋钾、胶态果胶铋、唯迪亚、维敏、Bismuthi Pectinum Colloidale

【分类】　消化系统用药\胃黏膜保护药\胶体铋剂

【制剂规格】　胶囊（以铋计）　①40mg。②50mg。③100mg。

【临床应用】

1. 说明书适应证

（1）消化性溃疡，尤其是HP相关性溃疡。

（2）慢性浅表性胃炎、慢性萎缩性胃炎。

（3）缓解胃酸过多引起的胃痛、胃灼热感（烧心）、反酸。

2. 其他临床应用

（1）HP相关的胃黏膜相关淋巴组织（MALT）瘤、早期胃癌术后、胃食管反流病及功能性消化不良等。

（2）消化道出血。

（3）与抑制胃酸分泌药（质子泵抑制药和$H_2$受体拮抗药）组成四联方案。

【用法用量】

1. 说明书用法用量

（1）消化性溃疡、慢性胃炎　150~200mg/次，qid.，分别于三餐前1h及临睡前服用。疗程一般为4周。

（2）消化道出血　可将胶囊内药物倒出，用水冲开搅匀后服用。

2. 其他用法用量

［国内参考信息］

并发消化道出血　600mg/d，顿服（将胶囊内药物取出，用水冲开搅匀后服用）。

【禁忌证】

说明书禁忌证

（1）对本药过敏者。

（2）严重肾功能不全者。

（3）孕妇。

【特殊人群用药】

儿童　用量较成人酌减。

孕妇　说明书建议孕妇禁用；美国FDA妊娠安全性分级为：C级。

哺乳妇女　用药时应暂停哺乳。

肾功能不全/透析者　严重肾功能不全者

禁用。

【注意】

慎用　过敏体质者。

【给药说明】

（1）给药条件　①本药不宜大剂量长期（＞7d）服用，也不宜与其他铋制剂同服。②餐前 1h 左右服用可达最佳药效。

（2）减量 / 停药条件　大剂量长期用药可致铋中毒，表现为皮肤呈黑褐色，应立即停药并适当处理。

（3）其他　服药期间，大便可呈黑褐色且无光泽，如无其他不适，应属正常现象，停药后 1~2d 内即可转为正常色泽。

【不良反应】

消化　恶心、便秘等胃肠道反应。

【相互作用】

（1）强效制酸药、$H_2$ 受体阻断药　本药疗效降低。

（2）牛奶　服药时饮用牛奶，本药疗效降低。

## 次水杨酸铋
## Bismuth Subsalicylate

【其他名称】　艾悉、次柳酸铋、碱式水杨酸铋、佩普、悉欣、Basic Bismuth Salicylate、Bismol、Bismuth Salicylate、Pepto-Bismol、Stabisol

【分类】　消化系统用药 \ 胃黏膜保护药 \ 胶体铋剂

【制剂规格】　片剂　262mg。

胶囊　262mg。

干混悬剂　1.5g : 151.2mg（以铋计）。

口服混悬液　① 262mg : 15ml。② 525mg : 30ml。

注射液（油制混液）　2ml : 200mg。

【临床应用】

1. 说明书适应证

（1）急、慢性腹泻。

（2）缓解消化不良症状，如上腹隐痛不适、餐后饱胀、嗳气、恶心、反酸等。

2. 其他临床应用

（1）与甲硝唑、四环素联合，用于 HP 相关性 DU 的治疗（国外资料）。

（2）梅毒的配合治疗。

（3）扁平疣。

【用法用量】

1. 说明书用法用量

一般用法　干混悬剂，3g/ 次，tid.，用温开水冲服。如腹泻症状在 24h 内控制不满意，可增加服药次数，服药间隔时间可为 0.5~1h，但 24h 内服药不应超过 8 次。连续用药不能超过 8 周。

2. 其他用法用量

［国内参考信息］

梅毒的配合治疗　0.2g/ 次，1 次 / 周，i.m.，用前应将注射液充分摇匀。

［国外参考信息］

（1）腹泻　525mg/ 次（混悬液 30ml/ 次），每 0.5~1h 服 1 次，Max 为 8 次 /d。治疗旅行者腹泻应连续服药 2d。

（2）消化不良　525mg/ 次，每 0.5~1h 服 1 次，Max 为 8 次 /d。

（3）胃炎　混悬液，525mg/ 次（30ml/ 次），qid.，p.o.，服用 3 周可有效治疗 HP 引起的胃炎。

（4）消化性溃疡　600mg/ 次，tid.，p.o.。

（5）HP 感染　262mg/ 次，qid.，p.o.，联合应用甲硝唑（1~1.5g/d）、阿莫西林（1.5~2g/d）、四环素（500mg/ 次，qid.），疗程为 10~14d。治愈率可达 90%。

【禁忌证】

1. 说明书禁忌证

对阿司匹林等水杨酸类药过敏者。

2. 其他禁忌证

（1）对铋化合物过敏者（国外资料）。

（2）患流感或水痘的儿童及青少年（包括处于恢复期者）（国外资料）。

【特殊人群用药】

儿童　据国外资料，婴幼儿慎用。

1. 说明书用法用量

**一般用法**　干混悬剂：2~24 个月，0.5g/次，tid.，p.o.。3~6 岁，0.75g/ 次，tid.，p.o.。6~9 岁，1.5g/ 次，tid.，p.o.。9~12 岁，2.25g/次，tid.，p.o.。

2. 其他用法用量

［国外参考信息］

腹泻　（1）4~36 个月：轮状病毒所致的急性腹泻，有效剂量为 100mg/（kg · d），分 5 次服用，连用 5d。（2）3~6 岁：混悬液 5ml/ 次，或片剂 87mg/ 次，p.o.。（3）6~9 岁：混悬液 10ml/ 次，或片剂 87mg/ 次，p.o.。（4）9~12 岁：混悬液 15ml/ 次，或片剂 262mg/ 次，p.o.。以上均每 0.5~1h 给药 1 次，Max 为 8 次 /d。

**孕妇**　美国 FDA 妊娠安全性分级为：D 级。

**哺乳妇女**　慎用。

**肝功能不全者**　慎用。

**肾功能不全 / 透析者**　肾功能不全者慎用。

**【注意】**

（1）慎用　①有 NSAID 过敏史者（国外资料）。②结肠炎或其他胃肠黏膜异常者（国外资料）。③腹泻伴高热超过 2d 者。④感冒引起恶心、呕吐者。⑤痛风、糖尿病、出血性溃疡、血友病及其他出血性疾病者（国外资料）。⑥正应用抗凝药、降糖药及抗痛风药者。

（2）交叉过敏　对阿司匹林等水杨酸类药或铋化合物过敏者，也可能对本药过敏。

**【给药说明】**

（1）减量 / 停药条件　与阿司匹林合用发生耳鸣时应停药。

（2）其他　可致一过性舌苔及大便变黑，但对人体无害。

**【不良反应】**

（1）神经　脑病。

（2）消化　恶心、呕吐、轻度便秘（停药后可自行消失）、腹泻。婴幼儿及老年人易出现便秘和嵌塞。

（3）皮肤　红斑疹。

**【相互作用】**

（1）多西环素、地美环素、美他环素、米诺环素、土霉素、罗利环素、四环素等　上述药物的吸收减少，药效减弱，故不宜合用。

（2）丙磺舒、磺吡酮　有拮抗作用，致高尿酸血症，故不宜合用。

（3）罗望子　促进本药胃肠道吸收，使水杨酸血药浓度增加，致水杨酸中毒，故不宜合用。

（4）氨甲蝶呤　氨甲蝶呤的肾清除降低，血药浓度增加而致中毒，故不宜合用。

（5）华法林　两者间有潜在相互作用，致出血的危险性增加。

## 复方铝酸铋

## Compound Bismuth Aluminate

**【其他名称】**　得必泰、大峰、力比得、铝酸铋 / 重质碳酸镁 / 碳酸氢钠 / 甘草浸膏 / 弗朗鼠李皮 / 小茴香、胃必灵、胃必治、胃铋治片、Bisuc、Bisuc Stomach

**【成分】**

（1）片剂及颗粒：每片含铝酸铋 200mg，重质碳酸镁 400mg，碳酸氢钠 200mg，甘草浸膏粉 300mg，弗朗鼠李皮 25mg，茴香粉 10mg。

（2）胶囊：每粒含铝酸铋 66.7mg，重质碳酸镁 133.3mg，碳酸氢钠 66.7mg，甘草浸膏粉 100mg，弗朗鼠李皮 8.3mg，茴香粉 3.3mg。

**【分类】**　消化系统用药 \ 胃黏膜保护药 \ 胶体铋剂

**【制剂规格】**　片剂

胶囊

颗粒　1.3g/ 袋。

**【临床应用】**

说明书适应证

（1）用于 GU、DU、慢性浅表性胃炎和十二指肠球炎等，发挥抗酸及保护胃黏膜作用。

（2）缓解胃酸过多引起的胃痛、胃烧灼感、反酸、慢性胃炎等。

【用法用量】

**说明书用法用量**

抗酸及保护胃黏膜　（1）片剂：1~2 片 / 次，tid.，餐后嚼服或压碎药片用温开水送服，疗程 1~2 个月。（2）颗粒：1~2 袋 / 次，tid.，餐后温开水送服，疗程 1~2 个月。③胶囊：3~6 粒 / 次，tid.，餐后用水送服。

【禁忌证】

1. 说明书禁忌证

（1）对本药任一成分过敏者。

（2）肾功能不全者。

（3）孕妇。

2. 其他禁忌证

哺乳妇女。

【特殊人群用药】

儿童　尚不明确。

孕妇　禁用。

哺乳妇女　禁用。

肾功能不全 / 透析者　肾功能不全者禁用。

【注意】

慎用　过敏体质者。

【给药说明】

（1）给药条件　①疗程内服药不可间断。若服药 10d 左右症状减轻或消失，仍应继续服药至疗程结束，或剂量减半后再服 3~4 周。②本药不宜长期服用，以防发生铋性脑病。

（2）其他　①用药期间不可饮酒和过量食用高脂饮食。②本药使粪色变黑为正常现象，停药后粪便颜色可恢复正常。

【不良反应】　本药不良反应很少。

（1）神经　失眠，停药后可自行消失。

（2）消化　口干、恶心、腹泻、便秘、稀便等，停药后可自行消失。出现腹泻或稀便时，应适当减量。

【相互作用】

（1）四环素类药　干扰四环素类药的吸收，应避免合用。

（2）喹诺酮类药物（如诺氟沙星、环丙沙星等）　上述药物络合多价金属离子的作用较强，合用时两者活性均降低，故应间隔 2~3h 使用。

（3）抗酸药、牛奶　不能同服，如需合用，应至少间隔半小时以上。

## 第二节　前列腺素及其衍生物

### 米索前列醇
### Misoprostol

【其他名称】　米索、米索普鲁斯托尔、米索普特、喜克溃、喜克馈、Cytotec、Miso

【分类】　消化系统用药 \ 胃黏膜保护药 \ 前列腺素及其衍生物

【制剂规格】　片剂　0.2mg。

【临床应用】

1. 说明书适应证

与抗孕激素药物米非司酮序贯应用，用于终止停经 49d 内的早期妊娠。

2. 其他临床应用

（1）GU、DU、出血性胃炎、急性胃黏膜病变等。

（2）预防 NSAIDs 所致的消化性溃疡。

【用法用量】

1. 说明书用法用量

终止早孕　适用于停经 49d 内需终止妊娠的早孕妇女，先给予米非司酮 25~50mg/次，bid.，连服 2~3d，总量为 150mg，每次服药后需禁食 2h；在服用米非司酮 36~48h

后，单次口服本药 0.6mg，并卧床 1~2h，门诊观察 6h。

2. 其他用法用量

［国内参考信息］

（1）GU、DU　0.2mg/ 次，qid.，p.o.（餐前和睡前）；4~8 周为一疗程，如溃疡复发可延长疗程。

（2）预防 NSAIDs 所致的消化性溃疡　0.2mg/ 次，2~4 次 /d，p.o.，剂量应根据个体差异、临床情况不同而定。

（3）终止中孕　①先顿服米非司酮 200mg，36h 后在阴道后穹窿放置本药 0.6mg。如 24h 后无规律性宫缩或宫缩较弱，再次阴道放置本药 0.6mg。②在服用米非司酮 36~48h 后，单次口服本药 0.5mg。

［国外参考信息］

（1）消化性溃疡　有报道称，0.2mg/ 次，2~3 次 /d，p.o.，是防治消化性溃疡的最佳剂量。与较高剂量相比，此剂量的腹泻发生率较低且不影响疗效。

（2）NSAIDs 所致 GU　长期使用 NSAIDs 治疗的同时，可加服本药 0.2mg/ 次，qid.，与食物同服。

（3）出血性胃炎　有资料表明，1.2mg/d，分数次口服，对急性出血性胃炎及继发性胃肠道出血有效。

（4）终止早期妊娠　安全有效的剂量为米非司酮 600mg，顿服，48h 后给予本药 0.4~0.6mg，分 1~2 次服用。

（5）诱导分娩　①据报道，本药 0.05mg，p.o.，用于诱导分娩有效。可每 4h 重复给药 1 次，直至出现进行性分娩（宫缩 3 次 /10min）；服药 2 次后，可增至 0.1mg，p.o.。破膜后应继续用药。②有研究表明，与标准的诱导方案相比（即宫颈内或阴道内使用地诺前列酮，q.6h，人工破膜后输注催产素），阴道内使用本药 0.025mg，q.4h，最多使用 16 次，被认为更有效且安全性也不差。③另据报道，口服及阴道内同时用本药可有效诱发宫缩。开始先阴道内用 0.1mg，随后每 2h 口服 1 次，直至宫缩 ≥ 3 次 /10min。如用药后 24h 内无反应，可开始使用催产素。

（6）预防宫颈撕裂　临床已证实，进行子宫镜检查前经阴道给予本药 0.2mg，对预防宫颈撕裂安全有效。

（7）产后出血　在分娩结束未结扎脐带前，将本药 0.4mg 溶于 5ml 氯化钠注射液中，吸入注射器中进行微灌肠给药。此法对减少第三产程出血的效果与肌注催产素相同。

（8）预防移植物的排斥反应　在环孢素和泼尼松标准免疫抑制治疗中，加服本药 0.2mg。

**【禁忌证】**

1. 说明书禁忌证

（1）对本药过敏者。

（2）青光眼、哮喘及过敏体质等禁忌使用 PG 类药者。

（3）心、肝、肾疾病。

（4）肾上腺皮质功能不全者。

（5）带宫内节育器妊娠和怀疑宫外孕者。

（6）无需终止妊娠的孕妇。

2. 其他禁忌证

（1）对 PG 类药物过敏者。

（2）过敏性结肠炎。

（3）前置胎盘。

（4）盆腔感染发热。

（5）瘢痕子宫。

（6）眼压高者。

**【特殊人群用药】**

**儿童**　用药的安全性和疗效尚未确定。

**老人**　可用常规剂量。

**孕妇**　除用于终止早孕外，孕妇禁用。美国 FDA 妊娠安全性分级为：X 级。妊娠妇女服用本药可引起流产、早产或出生缺陷。用于妊娠 8 周以上妇女引产或流产时，有子宫破裂的报道。本药不应在妊娠妇女用于降低非甾体类抗炎药（NSAID）所致溃疡风险，除非患者处于 NSAID 所致胃溃疡并发症的高风险状态或处于发生胃溃疡的高风险状态。这些高风险患者在以下情况可用本药：①治疗前2周内血清妊娠试验阴性。②能够采取有效的避孕措施。③已被口头和书面警告本药对妊娠的危害、可能避孕失败的风险及将药物给予其他可能妊娠妇女误服的危险。④只能在下一个正常月经周期的第2天或第3天开始用本药。

**哺乳妇女** 不应服用本药。

**肝功能不全者** 肝脏疾病患者禁用。

**肾功能不全/透析者** 肾脏疾病患者禁用。

**【注意】**

（1）慎用 ①低血压。②脑血管或冠状动脉疾患。③癫痫（仅用于癫痫得以控制或用药利大于弊时）（国外资料）。

（2）用药相关检查/监测项目 ①本药可引起腹泻，高危患者应监测有无脱水。②用于终止早孕时，患者在服药后8~15d须复诊，以确定流产效果。必要时行B超检查或血HCG测定。如确认为流产不全、继续妊娠或胚胎停止发育，应及时处理。

**【给药说明】**

（1）给药条件 ①采用单剂不超过0.2mg，并与食物同服，可减少腹泻的发生率。②本药用于终止早孕时，必须与米非司酮序贯应用，严禁单独应用。同时须按药物流产的常规要求进行观察和随访。用本药终止妊娠失败者，必须用人工流产终止妊娠。③服药后，一般会较早出现少量阴道出血，部分妇女流产后出血时间较长。少数早孕妇女服用米非司酮后，即可自然流产，但仍然必须按常规服完本药。约80%的孕妇在使用本药后，6h内排出绒毛胎囊。约10%孕妇在服药后1周内排出妊娠物。④用于终止中期妊娠，用药时应密切观察宫缩及产程进展，如遇宫缩过强，为避免子宫损伤，可用前列腺素拮抗药（如阿司匹林、吲哚美辛等）。产程进展很快的初产妇，胎儿排除后需检查宫颈阴道段有无裂伤。首次使用本药后48h内未排除胎儿者，属于引产失败，需改用其他方法。

（2）其他 本药用于消化性溃疡时，治疗是否成功不应以症状学进行判断。

**【不良反应】**

（1）心血管 胸痛、水肿、多汗、低血压、高血压、心律失常、静脉炎、晕厥以及心肌酶学升高。

（2）神经 头痛、眩晕、乏力、疲倦、头昏、神经病变等。

（3）精神 嗜睡、焦虑、抑郁。

（4）血液 贫血、血小板减少、紫癜及RBC沉降率增加。

（5）消化 ①胃肠道反应：呈剂量相关性，表现为稀便或腹泻、轻度恶心、呕吐、腹部不适、腹痛、消化不良等。腹泻通常较早出现（13d内），但一般在出现后8d内缓解。多数不影响治疗，偶有较严重且持续时间长时需停药。在极少数情况下，严重腹泻可致重度脱水。进食时或睡前服药及避免服用含镁制酸剂可减少腹泻的发生次数。②胃肠道出血、肝酶值升高。

（6）呼吸 上呼吸道感染、支气管炎、支气管痉挛、呼吸困难、肺炎及鼻出血。

（7）泌尿 多尿、排尿困难、尿失禁、血尿、泌尿道感染等。

（8）生殖 阳痿、月经过多、痛经、绝经后行经、子宫出血、子宫破裂、早产性宫缩以及宫缩过快。

（9）骨骼肌肉 关节痛、肌痛、肌痉挛、肌强直及腰背痛。

（10）皮肤 皮疹、面部潮红、手掌瘙痒、皮炎、脱发及白发。

（11）眼 结膜炎。

（12）耳 耳聋、耳鸣及耳痛。

（13）其他 寒战、一过性发热甚至过敏性休克。

**【药物过量】**

（1）剂量 服用本药1.2mg/d，持续使用3个月，尚未发现严重不良反应。

（2）处理意见 应给予适当的对症和支

持治疗。

【相互作用】

（1）抗酸药（尤其是含镁抗酸药）加重本药引起的腹泻、腹痛等不良反应。

（2）保泰松　出现头痛、眩晕、潮热、兴奋、一过性复视和共济失调等神经系统不良反应。

（3）环孢素、泼尼松　肾移植排斥反应的发生率降低。

（4）食物　进食时服药可延迟本药的吸收，表现为 $t_{max}$ 延长，$C_{max}$ 降低，本药的不良反应发生率也降低。

## 第三节　其他胃黏膜保护药

### 铝碳酸镁
### Hydrotalcite

【其他名称】 达喜、海地特、碱式碳酸铝镁、水化碳酸氢氧化镁铝、泰德、泰尔赛克、他尔特、威地美、胃达喜、唯泰、Aluminium Magnesium Carbonate Hydroxide Hydrate、Talcid

【分类】 消化系统用药\胃黏膜保护药\其他胃黏膜保护药

【制剂规格】 片剂　0.5g。

混悬液　200ml∶20g。

咀嚼片　0.5g。

颗粒　2g∶0.5g。

【临床应用】

说明书适应证

本药具有中和胃酸、可逆性结合胆汁酸以及保护胃黏膜的作用，临床可用于：

（1）急慢性胃炎、GU、DU及与胃酸有关的胃部不适症状，如胃灼痛、反酸、恶心、呕吐、腹胀等。

（2）反流性食管炎及胆酸相关性疾病。胆汁反流性胃炎。

（3）预防非甾体类药物的胃黏膜损伤。

（4）非溃疡性消化不良。

【用法用量】

说明书用法用量

（1）一般用法　0.5~1g/次，3~4次/d，p.o.（达喜等）；于餐后1~2h、睡前或胃部不适时嚼服。1~2g/次，tid.，p.o.（威地美等）。于餐后1~2h、睡前或胃部不适时嚼服。

（2）DU、GU　口服达喜等，1g/次，qid.，症状缓解后至少维持4周。

【禁忌证】

1. 说明书禁忌证

对本药过敏者。

2. 其他禁忌证

（1）低磷酸盐血症。

（2）胃酸缺乏。

（3）结肠及回肠造口术。

（4）原因不明的胃肠出血。

（5）阑尾炎。

（6）溃疡性结肠炎和憩室炎。

（7）慢性腹泻。

（8）肠梗阻。

【特殊人群用药】

儿童　用量减半，用法同成人。尚无儿童用药的安全性和有效性资料。

老人　尚不明确。

孕妇　慎用。美国FDA妊娠安全性分级为：B级。为使胎儿的铝暴露量降至最低，孕妇应短期应用。

哺乳妇女　尚不明确。

肾功能不全/透析者　严重肾功能不全者慎用。

【注意】

（1）慎用　①严重心功能不全。②胃肠道蠕动功能不良。③高镁血症、高钙血症。④过敏体质者。

（2）用药相关检查/监测项目　长期用

药者应定期检测血铝浓度。

【给药说明】

（1）减量/停药条件　若患者血铝浓度过高，应停用本药。本药连续使用不得超过7天，症状未缓解，请咨询医师或药师。

（2）其他　本药直接作用于（上消化道黏膜）病变部位，不吸收入血液。

【不良反应】 少而轻微。

（1）消化　口渴、食欲缺乏、胃肠道不适、消化不良、呕吐、大便次数增多或糊状便、腹泻。便秘。

（2）内分泌/代谢　长期服用可致血清电解质变化。

【药物过量】

（1）表现　可致糊状便。

（2）处理意见　应适当减量，必要时停药并给予对症处理。

【相互作用】

（1）干扰抗凝药、$H_2$受体阻断药、四环素类、鹅去氧胆酸、铁制剂、地高辛等　本药可影响这些药的吸收，两者合用须间隔1~2h。

（2）Vit A、异烟肼类药　这些药吸收可能减少或延迟。

（3）苯二氮䓬类药　吸收率降低。

（4）左旋多巴　吸收可能增加。

（5）去羟肌苷咀嚼/分散片及儿科用口服溶液　上述药中含有升高胃肠pH值的缓冲剂，故与含铝或镁的抗酸药合用时，抗酸作用引发的不良反应将增加，应避免合用。

## 硫糖铝
## Sucralfate

【其他名称】 迪索、迪先、华迪、素得、舒克菲、舒可捷、胃溃宁、维宁、胃笑、渭依、蔗糖硫酸酯铝、Antepsin、Carafate、sucrate、Ulcerban、Ulcerlmin、Ulsanic

【分类】 消化系统用药\胃黏膜保护药\其他胃黏膜保护药

【制剂规格】 片剂　① 0.25g。② 0.5g。

分散片　① 0.25g。② 0.5g。

咀嚼片　① 0.5g。② 1g。

胶囊　0.25g。

颗粒　① 0.25g。② 1g。

混悬液　① 5ml : 1g。② 10ml : 1g。③ 200ml : 20g。④ 200ml : 40g。

混悬凝胶　5ml : 1g。

【临床应用】

说明书适应证

（1）GU、DU、食管溃疡。

（2）急性胃炎、有症状的慢性胃炎、NSAID所致胃病（FANS胃病）以及缓解胃酸过多所致的胃灼热等。

【用法用量】

1. 说明书用法用量

**一般用法**　（1）普通片剂或胶囊0.5~1g/次，tid.，餐前1h及睡前嚼碎后服用。（2）分散片、咀嚼片、颗粒、混悬液1g/次，3~4次/d，p.o.。4~6周为一疗程。（3）混悬凝胶1g/次，bid.，于早餐前1h及睡前空腹服用。可酌情减量以维持及巩固，如1g/次，qd.，睡前服用。

2. 其他用法用量

［国外参考信息］

（1）活动期DU　1g/次，qid.，p.o.；或2g/次，bid.，p.o.。1~2周内症状可缓解，应连续治疗4~8周（除非X线或内镜检查证实溃疡已痊愈）。维持剂量为1g/次，bid.，p.o.。也有报道0.25g/次，tid.，p.o.，或0.5g/d，每晚顿服，连用9个月，可有效预防溃疡复发。

（2）重度出血性胃炎　混悬液：第1d，经鼻胃管给予60ml（12g）后，夹紧鼻胃管；2h后开放鼻胃管，吸出胃内容物，再注入60ml，然后再夹紧鼻胃管2h。一般在开始治疗后4h出血均停止；在随后的20h内，继续每2h给60ml。第2d则每2h给30ml，第3d每2h给20ml，第4~7d每4h给20ml，可有效控制重度出血性胃炎。

（3）溃疡性直肠损伤　放射性直肠炎、

先天性溃疡性直肠炎、出血性直肠息肉等，可用 10% 的本药灌肠剂经直肠给药，bid.。

（4）阴道溃疡　将 2g 本药溶于 20ml 无菌用水中冲洗阴道，bid.，可连用 4 周。

**【禁忌证】**

**说明书禁忌证**

（1）对本药过敏者。

（2）习惯性便秘者。

（3）早产儿及未成熟新生儿。

**【特殊人群用药】**

**儿童**　早产儿及未成熟新生儿禁用。

**其他用法用量**

[国外参考信息]

（1）DU　40~80mg/（kg·d），q.6h，p.o.；或 0.5~1g/ 次，qid.，p.o.。也有研究者认为，不必要根据年龄或体重调整剂量。1~10 岁的儿童维持剂量为每晚顿服 1g。

（2）GU　40~80mg/（kg·d），q.6h，p.o.；或 0.5~1g/ 次，qid.，p.o.。

（3）反流性食管炎　< 6 岁，0.5g/ 次，qid.，p.o.；≥ 6 岁，1g/ 次，qid.，p.o.。

**老人**　无需调整剂量。

**孕妇**　妊娠早期慎用。美国 FDA 妊娠安全性分级为：B 级。

**哺乳妇女**　慎用。

**肝功能不全者**　慎用，国外资料提示无需调整剂量。

**肾功能不全 / 透析者**　肾功能不全者慎用。国外资料建议 CRF 者应调整剂量。

**【注意】**

（1）慎用　过敏体质者。

（2）用药相关检查 / 监测项目　①应进行 X 线或内镜检查，以观察溃疡愈合情况。②用药期间应监测血铝浓度。

**【给药说明】**

（1）给药条件　①用药前应先排除胃恶性肿瘤。②应空腹服药，餐前 1h 和睡前服用效果最好，嚼碎或研成粉末后服用可发挥最大效应。③本药短期治疗即可使溃疡完全愈合，但治疗起效后，应继续服药数日，以免复发。连续应用不宜> 8 周。④甲状腺功能亢进、营养不良性佝偻病、低磷血症者，不宜长期服用本药。

（2）其他　①本药对严重 DU 疗效较差。②出现便秘时，可加服少量镁乳等轻泻剂，剧烈胃痛者可与适量抗胆碱药（如溴丙胺太林等）合用。抗胆碱药也可缓解本药所致的便秘和胃部不适等症状。③本药混悬凝胶入口可能产生一种独特的涩味，服用少量清水或其他饮料可消除。

**【不良反应】**

（1）神经　嗜睡、眩晕、疲劳、头昏或头痛。肾衰竭晚期患者用药：脑病、构音障碍、肌阵挛反射、癫痫大发作和昏睡等。

（2）内分泌 / 代谢　长期大量用药：低磷血症，可能致骨软化。

（3）消化　口干、便秘、恶心、胃痛、消化不良、腹泻等。

（4）骨骼肌肉　腰痛、背痛。

（5）皮肤　皮疹、瘙痒等。

（6）其他　CRF 患者或正在接受透析者服药：发生铝蓄积和铝中毒（如铝中毒性骨营养障碍、骨质软化症及脑病等）的危险性增加。

**【相互作用】**

（1）多酶片　两者疗效均降低。

（2）西咪替丁、$H_2$ 受体阻断药等制酸药　可干扰本药的药理作用，西咪替丁的吸收也减少，通常不主张合用。但临床为缓解溃疡疼痛也可同用制酸药，上述药须在服用本药前半小时或服后 1h 给予。

（3）口服抗凝药（如华法林）、地高辛、喹诺酮类药（如环丙沙星、洛美沙星、诺氟沙星、司氟沙星）、苯妥英、布洛芬、吲哚美辛、氨茶碱、甲状腺素等　上述药物的胃肠道吸收降低。

（4）四环素　可影响四环素的胃肠道吸收，应避免同用。如必须合用，应在服用四环素后至少 2h 再给予本药。

（5）阿米替林　明显影响阿米替林的吸

收。如需合用，应尽量延长给药间隔时间，并注意监测阿米替林的疗效，必要时增加阿米替林的剂量。

（6）脂溶性维生素（Vit A、D、E 和 K） 干扰脂溶性维生素的吸收。

（7）碱性药 不宜合用（本药在酸性环境中起作用）。

## 瑞巴派特
## Rebamipide

**【其他名称】** 膜固思达、瑞巴匹特、Mucosta、Rebamlplde

**【分类】** 消化系统用药\胃黏膜保护药\其他胃黏膜保护药

**【制剂规格】** 片剂 0.1g。

**【临床应用】**

**说明书适应证**

（1）GU。

（2）改善急性胃炎及慢性胃炎急性加重期的胃黏膜病变，如糜烂、出血、充血、水肿等。

**【用法用量】**

**1. 说明书用法用量**

（1）GU 0.1g/次，tid.，p.o.（早、晚及睡前）。

（2）改善胃黏膜病变 0.1g/次，tid.，p.o.。

**2. 其他用法用量**

［国外参考信息］

（1）急性胃黏膜损伤、药源性胃炎（吲哚美辛等所致） 0.1g/次，tid.，p.o.。

（2）根除 HP ①本药（0.3g/d）、阿莫西林（1.5g/d）、兰索拉唑（0.03g/d）联合服用，疗程 2 周。②本药（0.1g/次，tid.）、阿莫西林（0.5g/次，tid.）、奥美拉唑（0.02g/次，bid.）联合服用，疗程为 2 周，在疗程结束后继续使用 $H_2$ 受体阻断药治疗 3 周。

（3）预防 HP 感染复发 本药（0.1g/次，tid.）、奥美拉唑（0.04g/次，qd.）联合服用，疗效强于单用奥美拉唑。

**【禁忌证】**

**1. 说明书禁忌证**

有本药过敏史者。

**2. 其他禁忌证**

哺乳妇女。

**【特殊人群用药】**

**儿童** 慎用。

**老人** 一般老年患者生理功能减退，应注意消化系统不良反应。

**孕妇** 妊娠或计划妊娠的妇女用药须权衡利弊。

**哺乳妇女** 用药期间应避免哺乳。

**【注意】**

尚不明确。

**【给药说明】**

（1）给药条件 不推荐本药单独用于 HP 感染。

（2）减量/停药条件 用药后出现瘙痒、皮疹或湿疹等过敏反应，或出现氨基转移酶显著升高、WBC 减少、血小板减少等应立即停药，并适当治疗。

**【不良反应】**

（1）心血管 心悸。

（2）神经 麻木、眩晕、嗜睡。

（3）内分泌/代谢 乳腺肿胀、乳房疼痛、男性乳房肿大、诱发乳汁分泌。

（4）血液 WBC 减少、血小板减少。

（5）消化 味觉异常、嗳气、呃逆、呕吐、胃灼热、腹痛、腹胀、便秘、腹泻、口渴、黄疸以及 ALT、AST、γ-GPT、ALP 升高等肝功能异常。

（6）呼吸 咳嗽、呼吸困难。

（7）泌尿 BUN 升高。

（8）生殖 月经异常。

（9）皮肤 颜面潮红。

（10）其他 过敏反应（荨麻疹、药疹样湿疹、瘙痒等）、浮肿、发热。

**【相互作用】**

目前尚无本药相互作用的相关报道。

## 替普瑞酮
## Teprenone

【其他名称】 施维舒、戊四烯酮、Cerbex、Geranylgeranylacetone、Selbes、Selbex、Tetprenone、Tetraprenylacetone、Tetraprenylacetrone、Tetrenone

【分类】 消化系统用药\胃黏膜保护药\其他胃黏膜保护药

【制剂规格】 片剂　50mg。

胶囊　50mg。

颗粒　1g∶100mg。

【临床应用】

**说明书适应证**

（1）急性胃炎、慢性胃炎急性加重期的胃黏膜病变（糜烂、出血、潮红、浮肿）的改善。

（2）胃溃疡。

【用法用量】

**说明书用法用量**

**一般用法**　50mg/次，tid.，p.o.（餐后），可根据年龄、病情酌情调整剂量。

【禁忌证】

**其他禁忌证**

对本药过敏者。

【特殊人群用药】

**儿童**　慎用。

**老人**　减量。

**孕妇**　妊娠或可能妊娠的妇女需权衡利弊后用药。

**哺乳妇女**　尚不明确。

【注意】

尚不明确。

【不良反应】 本药不良反应一般于停药后即可消失。

（1）神经　头痛等。

（2）内分泌/代谢　血清TC升高。

（3）血液　PLT减少。

（4）消化　口渴、恶心、腹胀、腹痛、腹泻、便秘、AST及ALT轻度升高。

（5）皮肤　皮疹、瘙痒等。出现皮疹、全身瘙痒等皮肤症状时，应停药。

（6）眼　眼睑发红或热感。

【相互作用】

$H_2$受体拮抗药　本药疗效增加。

## 马来酸伊索拉定
## Irsogladine Maleate

【其他名称】 艾索拉定、盖世龙、恒至、科玛诺、马来酸艾索拉定、马来酸伊索格拉丁、马来酸亚苏那啶、一格定、伊索拉定、亚苏那啶、Gaslon N、Irsogladine

【分类】 消化系统用药\胃黏膜保护药\其他胃黏膜保护药

【制剂规格】 片剂　① 2mg。② 4mg。

颗粒　500mg∶4mg。

【临床应用】

**说明书适应证**

（1）GU。

（2）改善急性胃炎、慢性胃炎急性发作时的胃黏膜病变（糜烂、出血、充血、水肿等）。

【用法用量】

**说明书用法用量**

**一般用法**　4mg/d，分1~2次口服，根据年龄、病情适当调整剂量。

【禁忌证】

**其他禁忌证**

对本药过敏者。

【特殊人群用药】

**儿童**　不推荐儿童使用。

**老人**　从小剂量（2mg/d）开始，并酌情调整剂量。

**孕妇**　孕妇或计划妊娠者用药须权衡利弊。

**哺乳妇女**　尚不明确。

**肝功能不全者**　慎用。

【注意】

尚不明确。

【不良反应】

（1）精神　失眠。

（2）消化　恶心、呕吐、便秘、腹泻、食欲减退、上腹部不适以及 ALT、AST、ALP、LDH 轻度可逆性升高。

（3）皮肤　皮疹，应停药。

（4）其他　胸部压迫感。

【相互作用】

尚不明确。

## 甘草锌
## Licorzinc

【其他名称】伊甘锌、Licorzine、Zinc Glycyrrhizinate

【分类】消化系统用药\胃黏膜保护药\其他胃黏膜保护药

【制剂规格】片剂　① 0.08g（相当于元素锌 4mg）。② 0.25g（相当于元素锌 12.5mg）。

胶囊　① 0.125g。② 0.25g。

颗粒　① 1.5g（相当于元素锌 4mg）。② 5g。

【临床应用】

说明书适应证

（1）儿童畏食、异食癖、生长发育不良、肠病肢端性皮炎及其他儿童锌缺乏症、成人锌缺乏症。

（2）口腔、胃、十二指肠及其他部位的溃疡症。

（3）寻常型痤疮。

（4）促进创伤及烧伤的愈合。

【用法用量】

说明书用法用量

（1）消化性溃疡　片剂 0.5g/ 次，颗粒剂 10g/ 次，tid.，疗程 4~6 周。必要时剂量可减半再服 1 个疗程，以巩固疗效。

（2）痤疮　片剂 0.25g/ 次，tid.；颗粒剂 5g/ 次，2~3 次 /d。疗程为 4~6 周，愈后可给予片剂 0.25g/ 次，或颗粒剂 5g/ 次，qd.，再服 4~6 周，可减少复发。

（3）口腔溃疡及其他病症　片剂，0.25g/ 次，tid.；颗粒剂，5g/ 次，2~3 次 /d。

【禁忌证】

说明书禁忌证

（1）对本药过敏者。

（2）急性或活动性消化道溃疡。

【特殊人群用药】

儿童

说明书用法用量

（1）一般用法

1）按年龄口服给药：①片剂或颗粒，1~5 岁，0.75g/ 次，2~3 次 /d；6~10 岁，1.5g/ 次，2~3 次 /d；11~15 岁，2.5g/ 次，2~3 次 /d。②胶囊，＜1 岁，40mg/ 次，bid.；1~3 岁，80mg/ 次，2~3 次 /d；3~5 岁，160mg/ 次，2~3 次 /d；5~10 岁，240mg/ 次，tid.；＞10 岁，250mg/ 次，tid.。

2）按体重口服给药：按元素锌 0.5~1.5mg/d，分 3 次餐后服用。

（2）保健营养性补锌　片剂 0.25g/d，分 1~2 次服用；颗粒剂 1.5g/ 次，2~3 次 /d。

孕妇　尚不明确。

哺乳妇女　尚不明确。

肾功能不全 / 透析者　慎用。

【注意】

慎用　（1）心功能不全。（2）高血压。

【给药说明】

（1）给药条件　①本药应按推荐剂量服用，不可过量服用。②本药餐后服用，可减少锌剂的胃肠道刺激。

（2）配伍信息　锌剂与铝、钙、锶、硼砂、碳酸盐和氢氧化物（碱）、蛋白银和鞣酸有配伍禁忌。

【不良反应】

（1）消化　轻度恶心、呕吐、便秘。服用本药 0.2~2g 可催吐。

（2）其他　治疗成人消化性溃疡时，用量较大，疗程较长，个别患者可出现排钾潴钠和轻度浮肿等不良反应，停药后可自行消失；也可采用限制钠盐摄入、加服氢氯噻嗪和枸橼酸钾，或加服小剂量螺内酯等对症处理。用于其他疾病时用量较小，较少出现不良反应。

【药物过量】

表现　锌剂超量会导致中毒，可表现为急性胃肠炎、恶心、呕吐、腹痛、腹泻，腹泻后症状可迅速消失，偶见严重者有胃肠道出血，曾有引起肠穿孔的报道。

【相互作用】

四环素、诺氟沙星、环丙沙星、青霉胺等　上述药的活性降低，不宜同服。

## 吉法酯
## Gefarnate

【其他名称】合欢香叶酯、惠加强-G、胃加强G、Alsanate、Andoin、Arsanyl、Dixnalate、Famesil、Famisol、Gefalon、Gefamil、Gefarnil、Nolesil、Osteol、Wycakon-G

【分类】消化系统用药\胃黏膜保护药\其他胃黏膜保护药

【制剂规格】片剂　50mg。

胶囊　50mg。

【临床应用】

**说明书适应证**

(1) GU、DU、空肠溃疡。

(2) 急慢性胃炎、胃酸过多、胃灼热、腹胀、消化不良以及胃痉挛等。

【用法用量】

**说明书用法用量**

(1) 治疗性用药　100mg/次，tid.，p.o.，一般疗程为1个月，病情严重者需2~3个月。病情好转后可服用维持剂量，50~100mg/次，tid.。

(2) 预防性用药　50mg/次，tid.，p.o.。

【禁忌证】

**其他禁忌证**

(1) 对本药过敏者。

(2) 孕妇。

【特殊人群用药】

**儿童**

**说明书用法用量**

**一般用法**　50~100mg/次，tid.，p.o.。

**老人**　可参考一般成人用量。

**孕妇**　尚缺乏孕妇用药的临床资料，孕妇慎用。也有国内资料指出，孕妇禁用。

**哺乳妇女**　慎用。

【注意】

慎用　禁忌使用PG类药物者（如青光眼患者）。

【给药说明】

(1) 给药条件　治疗期间应按时用药，不可提前中断疗程。

(2) 减量/停药条件　用药后出现严重不良反应者，应立即停药。

【不良反应】

本药耐受性较好。

(1) 心血管　心悸，一般不需停药。

(2) 消化　口干、恶心、便秘等，一般无需停药。

【相互作用】

(1) 螺内酯　本药吸收降低。

(2) 阿米洛利　本药代谢减慢，疗效降低。

(3) 食物　餐后服药可延缓本药吸收。

# 第四章　胃肠道出血止血药

## 生长抑素
## Somatostatin

【其他名称】 醋酸生长抑素、赫宁、金抑克、来粤、赛得、思他宁、生长激素释放抑制激素、生长激素释放抑制因子、生长抑素十四肽、索投善、益达生、忆太欣、Etaxene、GHRIH、Modustatine、Somatostatin Acetate、Stilamin

【分类】 消化系统用药\胃肠道出血止血药

【制剂规格】 粉针剂　① 250μg。② 750μg。③ 3000μg。

【临床应用】

1. 说明书适应证

（1）严重急性食管静脉曲张出血。

（2）严重急性 GU 或 DU 出血，或并发急性糜烂性胃炎或出血性胃炎。

（3）防治胰腺手术后并发症。

（4）胰、胆和肠瘘的辅助治疗。

（5）糖尿病酮症酸中毒的辅助治疗。

2. 其他临床应用

肢端肥大症、胃泌素瘤、胰岛素瘤、血管活性肠肽瘤的治疗，以及急性胰腺炎的防治。

【用法用量】

1. 说明书用法用量

（1）严重上消化道出血　包括食管静脉曲张出血等，先缓慢静注 250μg 的负荷量（用 1ml NS 配制），再以 250μg/h 的速度静滴。应确保给药的连续性，当两次给药间隔超过 3~5min 时，应重新静注 250μg。出血停止后（一般在 12~24h 内），继续用药 48~72h，以防再次出血。通常的治疗时间是 120h。

（2）胰、胆、肠瘘的辅助治疗　可作为全胃肠外营养的辅助措施。持续静滴 250μg/h，至瘘管闭合（2~20d），闭合后继续用药 1~3d，后逐渐停药，以防反跳。

（3）胰腺手术并发症的防治　手术开始时静滴 250μg/h，术后持续静滴 5d。

（4）糖尿病酮症酸中毒的辅助治疗　连续静滴 100~500μg/h，作为胰岛素治疗（10U 冲击后 1~4.8U/h 静滴）的辅助措施。一般 3h 内缓解酮症酸中毒，4h 内可使血糖恢复正常。

2. 其他用法用量

［国内参考信息］

急性胰腺炎　按 250μg/h 静滴，连续用 72~120h，应尽早用药。预防手术患者发生外周和术后胰腺炎，及防止内镜逆行胰胆管造影或括约肌成形术所致胰腺并发症，应于术前 2~3h 开始用药，连续静滴 250μg/h 至术后 24h。

［国外参考信息］

（1）类癌综合征　按 4μg/min 静滴。

（2）肠外瘘　按 250μg/h 连续静滴，给药＞2 周。

（3）上消化道出血　①食管静脉曲张破裂出血：起始量为单次 250μg，i.v.，后以 250~500μg/h 持续静滴，共 1~5d。急性静脉曲张出血时，此方案与硬化疗法同样有效且并发症较少。②胃肠道非静脉曲张破裂性出血：按 250μg/h 静滴，共 48~72h。

（4）胰腺炎　起始量为 250μg 快速静脉给药，后按 10μg/h 持续静滴，共 48h。

（5）餐后低血压　按 500μg/h 持续静滴可有效预防餐后低血压。

（6）缓解术后疼痛　硬膜外一次性给本药 250μg，后以 125μg/h 的速度硬膜外持续滴注。

（7）癌症晚期的镇痛　起始量为 250μg 鞘内注射，后按 10~50μg/h 持续滴注。

【禁忌证】

1. 说明书禁忌证

（1）对本药过敏者。

（2）孕妇及哺乳妇女。

2. 其他禁忌证

儿童。

【特殊人群用药】

**儿童**　禁用。

**老人**　安全性尚不明确。

**孕妇**　禁用。

**哺乳妇女**　禁用。

【注意】

（1）慎用　①对奥曲肽过敏者（国外资料）。②糖尿病患者（国外资料）。

（2）对检验值 / 诊断的影响　治疗初期可导致血糖水平短暂下降。

（3）用药相关检查 / 监测项目　胰岛素依赖型糖尿病患者用本药后，每隔 3~4h 应检测血糖。

【给药说明】

（1）给药条件　①动脉性出血不作为本药适应证。②胰岛素依赖型糖尿病患者用药时，应尽可能避免用葡萄糖。必要时应同时给胰岛素。③连续给药过程中，换药间隔不宜＞ 3min。应尽可能经输液泵给药。④国外资料建议，急性食管静脉曲张破裂出血者再次出血的危险性很高时，在使用硬化疗法前应连续使用本药 5d。⑤本药血浆 $t_{1/2}$ 较短，国外资料推荐的给药方式常为持续静滴。另外应避免使用聚丙烯输液袋系统给药。

（2）配伍信息　①静脉给药时，应采用慢速冲击静注（3~5min）250μg，或以 250μg/h 连续静滴，一般用量为 3.5μg/（kg · h）。②连续静滴时，须将本药 3000μg 与 NS 或 5%GS 配制成够用 12h 的药液。③本药与其他药的配伍情况尚不明确，建议单独给药。

【不良反应】

（1）心血管　心律失常（如室性期前收缩）等。

（2）神经　眩晕、头痛。

（3）内分泌 / 代谢　血糖轻微变化。

（4）血液　WBC 增多。

（5）消化　恶心、呕吐、腹泻和腹部痉挛性疼痛。

（6）皮肤　面部潮红。

（7）其他　停药后：GH 及其他激素反跳性分泌过多。肠外瘘患者静脉用药：停药后出现反跳效应，肠漏出量较停药前增多。

【药物过量】

尚未见由于过量所致严重毒性反应的报道。

【相互作用】

（1）阿片类镇痛药　本药对该类药活性有拮抗作用，可能使吗啡的镇痛作用下降。

（2）环己巴比妥、戊烯四唑　本药可延长环己巴比妥的催眠作用时间，加剧戊烯四唑的作用，故不宜与这类药或产生同样作用的药物合用。

## 特利加压素
## Terlipressin

【其他名称】　安立亭、可利新、立迈亭、三甘氨酰基赖氨酸加压素、Glypressin、Remestyp、Triglycyl-Lysine-Vasopressin

【分类】　消化系统用药 \ 胃肠道出血止血药

【制剂规格】　**注射液**　2ml : 0.2mg。

**粉针剂**　1mg（相当于 0.86mg 特利加压素）。

【临床应用】

**说明书适应证**

（1）胃肠道出血，如食管静脉曲张破裂、GU 和 DU。

（2）泌尿生殖系统出血，如子宫出血。

（3）妇科手术局部给药（如子宫颈），使平滑肌收缩。

（4）手术后出血，如腹腔和盆腔手术后出血。

【用法用量】

1. 说明书用法用量

（1）食管静脉曲张出血　开始剂量 2mg，静脉注射（超过 1min），同时监测血压及心率。静脉给药 1~2mg/ 次，q.4~6h，治疗时间为 24~48h，直至出血得到控制。

一日最大剂量 120~150μg/Kg。

（2）食管静脉曲张外的其他胃肠道出血　静脉给药 1mg/ 次，q.4~6h。

（3）泌尿生殖系统出血　静脉给药 0.2~1mg/ 次，q.4~6h。

（4）妇科手术局部给药　0.4mg/ 次，用 NS 稀释至 10ml，于子宫颈内或子宫颈旁给药，给药后 5~10min 内观察疗效。必要时可重复。

2. 其他用法用量

［国外参考信息］推荐量为静注 2~4mg，维持量 1mg，q.4~6h，持续 2~3d。最大推荐量为 0.12mg/（kg·d）。

**【禁忌证】**

1. 说明书禁忌证

（1）对本药及其组分过敏者。

（2）妊娠妇女和儿童。

（3）癫痫。

（4）败血症性休克。

2. 其他禁忌证

（1）冠心病。

（2）高血压。

（3）脑血管病。

（4）机械性肠梗阻。

（5）肾衰竭。

**【特殊人群用药】**

**儿童**

**说明书用法用量**

（1）少女子宫出血　5~20μg/（kg·次），q.4~6h，i.v.gtt.。

（2）儿童内脏（子宫除外）出血　8~20μg/（kg·次），q.4~8h，i.v.gtt.。

**老人**　慎用，无需调整剂量，但需密切监测血压、HR 和电解质等。

**孕妇**　禁用。

**哺乳妇女**　尚不明确。

**肾功能不全 / 透析者**　肾功不全者慎用。

**【注意】**

（1）慎用　①哮喘。②心律失常。③晚期动脉粥样硬化。④冠状动脉功能不全者。⑤高血压。⑥肾功能不全。

（2）用药相关检查 / 监测项目　用药期间应监测血压、HR、血电解质（如血钠、钾浓度）、Hb 及血细胞比容。

**【给药说明】**

（1）给药条件　①静脉给药速度应 ≤4mg/h，一次给药量＞0.5mg 时建议不要肌注给药。②本药可作为胃肠道出血的急救药，但不能单独用于血容量不足的休克患者。

（2）配伍信息　用 NS 配制注射液浓度为 1mg∶5ml，已配制的溶液应保存于 8℃以下，于 12h 内使用。

**【不良反应】**

（1）心血管　面色苍白、血压升高、心律失常、心动过缓、冠状动脉供血不足、心力衰竭、心肌梗死、直立性低血压。出现心动过缓时，可给阿托品；血压升高时，可静注可乐定 150mg 或给 α– 肾上腺素受体阻断药。

（2）神经　头痛。

（3）内分泌 / 代谢　低钠血症、低钙血症。

（4）消化　恶心、腹痛、腹泻等。

（5）呼吸　支气管痉挛而致呼吸困难。

（6）生殖　子宫痉挛、子宫内膜血液循环障碍。

（7）皮肤　注射部位组织坏死。静注后 5min 内出现皮肤苍白，30~45min 时最明显，可持续 4h。

**【药物过量】**

（1）剂量　给药量＞2mg/4h 时，有增加循环系统严重不良反应的危险。

（2）处理意见　过量出现高血压时，可用可乐定（静注 150μg）或其他 β– 受体阻滞药缓解。出现心动过缓时，可用阿托品。

**【相互作用】**

（1）非选择性肾上腺受体抑制药　本药可增强该类药对门静脉的降压作用。

（2）催产素或甲基麦角新碱　合用可增强血管和子宫收缩作用。

（3）减慢 HR 的药物（如丙泊酚、舒芬太尼）　合用可致严重心动过缓。

# 第五章　胃肠解痉药

## 硫酸阿托品
## Atropine Sulfate

【其他名称】 阿托品、颠茄碱、迪善、Atropine

【分类】 消化系统用药 \ 胃肠解痉药

【制剂规格】 片剂　0.3mg。

注射液　① 1ml : 0.5mg。② 1ml : 1mg。③ 1ml : 2mg。④ 1ml : 5mg。⑤ 1ml : 10mg。⑥ 2ml : 1mg。⑦ 2ml : 5mg。⑧ 2ml : 10mg。⑨ 2ml : 20mg。⑩ 5ml : 25mg。

滴眼液　① 10ml : 50mg。② 10ml : 100mg。

眼膏　① 5g : 0.025g。② 5g : 0.05g。③ 5g : 0.1g。④ 5g : 0.15g。

眼用凝胶　2.5g : 25mg。

【临床应用】

1. 说明书适应证

（1）各种内脏绞痛（如胃肠绞痛、膀胱刺激症状等），但对胆绞痛、肾绞痛疗效较差。

（2）迷走神经过度兴奋所致的窦房阻滞、房室传导阻滞等缓慢性心律失常，及继发于窦房结功能低下而出现的室性异位节律。

（3）抗休克。

（4）解救有机磷酯类中毒。

（5）全身麻醉前给药、严重盗汗、流涎症。

（6）眼用制剂用于虹膜睫状体炎，及眼底检查或屈光度检查前的散瞳。

2. 其他临床应用

（1）减轻帕金森病患者的强直及震颤症状，并控制其流涎及出汗过多。

（2）锑剂中毒所致心律失常及钙通道阻断药过量所致心动过缓。

（3）与胆碱酯酶复能剂联合用于氨基甲酸酯类农药中毒，单用疗效差（除西维因中毒外）。

（4）胃肠型毒蕈（如捕蝇蕈）中毒。

（5）中药乌头中毒。

（6）眼用制剂可用于：①弱视和斜视的压抑疗法。②白内障手术前后的散瞳。③作为治疗恶性青光眼的辅助药物。

【用法用量】

1. 说明书用法用量

（1）一般用法　① 0.3~0.6mg/ 次，tid.，p.o.。极量为 1mg/ 次，3mg/d。② 0.3~0.5mg/ 次，i.m./i.v./i.h.，0.5~3mg/d。极量为 2mg/ 次。

（2）抗心律失常　0.5~1mg/ 次，q.1~2h，i.v.，最大量为 2mg/ 次。

（3）抗休克改善循环　0.02~0.05mg/（kg · 次），i.v./i.v.gtt.（用 50%GS 稀释）。

（4）有机磷中毒的解救　1~2mg/ 次，严重有机磷中毒时可加大 5~10 倍，q.10~20min，i.m./i.v.，至紫绀消失，继续用药至病情稳定后改用维持量，必要时需连用 2~3d。

（5）锑剂引起的阿 – 斯综合征　1~2mg/ 次，i.v.，15~30min 后再注射 1mg。若未再发作，按需给 1mg，q.3~4h，i.m./i.h.。

（6）麻醉前用药　术前 0.5mg，q.0.5~1h，i.m.。

（7）虹膜睫状体炎或散瞳　本药凝胶，1 滴 / 次，滴于结膜囊内，tid.。

2. 其他用法用量

［国内参考信息］

（1）缓解内脏绞痛　0.5mg/ 次，i.h.。

（2）抗休克　①改善微循环：0.02~0.05mg/（kg · 次），用 50%GS 稀释后于 5~10min 皮下注射，q.10~20min，至患者四肢温暖，收缩压＞ 10kPa（75mmHg）时，逐渐减量至停药。②抢救感染中毒性休克：1~2mg/ 次或 0.02~0.05mg/kg，用 50%GS 稀释

后于5~10min，q.15~30min，i.v.，2~3次后若未好转可逐渐增量，至好转后即减量或停药。

（3）解救有机磷农药中毒 ①与碘解磷定等合用：中度中毒，0.5~1mg/次，q.30~60min，i.h.；严重中毒，1~2mg/次，q.15~30min，i.v.，病情稳定后，逐渐减量并改用i.h.，直到紫绀消失，继续用药至病情稳定，然后用维持量，有时需2~3d。②单用时：轻度中毒，0.5~1mg/次，q.30~120min，i.h.；中度中毒，1~2mg/次，q.15~30min，i.h.；重度中毒，立即予以2~5mg，i.v.，以后1~2mg/次，q.15~30min，根据病情逐渐减量和延长间隔时间，至出现阿托品化时，即可减小剂量或延长用药间隔时间，密切观察用药前后的药效反应，酌情改用维持量，4~6次/d，持续2~3d。对口服中毒者，用药剂量应适当增大。

（4）氨基甲酸酯类农药中毒 根据病情给药，首次应给足量，用量范围为0.5~3mg，经口严重中毒可用5mg，如毒蕈碱样症状未消失，可重复给0.5~1mg；除经口严重中毒外，一般不需达阿托品化。

（5）乌头中毒及钙通道阻断药过量 0.5~1.0mg/次，q.1~4h，i.m.，至中毒症状缓解为止。

（6）麻醉前用药 0.5mg，i.m./i.h.，术前0.5~1h给予。可预防术后引起肺炎及消除吗啡对呼吸的抑制。

（7）角膜炎、虹膜睫状体炎 用1%~3%滴眼液或眼膏滴眼，按需确定用药次数。滴眼时按住内眦部，以免药液流入鼻腔吸收中毒。

（8）葡萄膜炎 ①滴眼液：滴入结膜囊，1滴/次，1~2次/d。②眼膏：每次用细玻璃棒涂少许在下穹窿，1~2次/d。

**【禁忌证】**

**1. 说明书禁忌证**

（1）青光眼。

（2）前列腺增生。

（3）高热。

（4）重症肌无力患者（国外资料）。

**2. 其他禁忌证**

（1）对本药或其他抗胆碱药过敏者（国外资料）。

（2）急性五氯酚钠中毒。

**【特殊人群用药】**

**儿童** 婴幼儿对本药的毒性反应极为敏感，特别是痉挛性麻痹及脑损伤者反应更强。环境温度较高时，因闭汗有体温急骤升高的危险，治疗时应严密观察。儿童中毒者多见于频繁滴眼或因误服颠茄果和曼陀罗果等所致。建议儿童慎用。

**1. 说明书用法用量**

（1）**一般用法** 0.01~0.02mg/（kg·次），2~3次/d，i.h.。

（2）阿-斯综合征 0.03~0.05mg/（kg·次），i.v.，必要时15min重复1次，至面色红润、循环好转、血压回升，则可延长间隔至血压稳定。

（3）麻醉前用药 皮下注射，＜3kg者，0.1mg；7~9kg者，0.2mg；12~16kg者，0.3mg；20~27kg，0.4mg，＞32kg者，0.5mg。

**2. 其他用法用量**

［国内参考信息］

（1）一般用法 0.01mg/（kg·次），q.4~6h，p.o.。

（2）抗心律失常 0.01~0.03mg/（kg·次），i.v.。

（3）抗休克 ①改善微循环：0.03~0.05mg/（kg·次），i.v.。②抢救感染中毒性休克：0.03~0.05mg/（kg·次），q.15~30min，i.v.，2~3次后若未见好转可逐渐增量，至好转后即减量或停药。

（4）葡萄膜炎 眼膏，用细玻璃棒涂少许在下穹窿，1~3次/d。

（5）验光 ①滴眼液：检查前1~3d滴眼，1滴/次，bid.。②眼膏：检查前1~3d，用细玻璃棒涂少许在下穹窿，tid.。

**老人** 建议老年患者（尤其＞60岁者）慎

用，尤其是夏季。老人易发生抗 M 胆碱样不良反应，如排尿困难、便秘、口干（特别是男性），也易诱发青光眼，一旦发生应停药。

**孕妇**　应充分权衡利弊。美国 FDA 妊娠安全性分级为：C 级。

**哺乳妇女**　慎用。

**【注意】**

（1）慎用　①心脏疾病（特别是心律失常、充血性心力衰竭、冠心病、左房室瓣狭窄、心动过速等）。②脑损害（尤其是儿童）。③反流性食管炎、胃幽门梗阻、食管及胃的运动减弱、下食管括约肌松弛等疾病。④ GU。⑤溃疡性结肠炎。⑥腹泻。⑦体温升高。⑧角膜穿孔或即将穿孔的角膜溃疡者慎用本药眼用制剂。

（2）交叉过敏　对其他颠茄类生物碱不耐受者，对本药也不耐受。

（3）对检验值 / 诊断的影响　酚磺酞试验时，本药可减少酚磺酞的排出量。

（4）对驾驶 / 机械操作的影响　用药后视物模糊，特别是看近物体，应避免开车、使用机器及进行其他任何有危险的活动。

**【给药说明】**

（1）给药条件　①静注时宜缓慢。小量反复多次给药，虽可提高对部分不良反应的耐受，但疗效也随之降低。②儿童用药宜选用眼膏或浓度较低的滴眼液。用药后立即把过多的药液或药膏拭去。滴眼时压迫泪囊部以防吸收中毒。③用药后瞳孔散大畏光，可在阳光和强烈灯光下戴太阳镜。④用于验光，本药现已被作用持续时间较短的合成代用品取代，仅在儿童验光配镜时仍用。⑤用于幼儿、先天愚型、脑损害或痉挛状态患者时，应经常按需调整用量。⑥用于抢救感染中毒性休克、治疗锑引起的阿－斯综合征、有机磷中毒及氨基甲酸酯类农药中毒（特别是经口严重中毒时）时，往往需用至接近中毒的大剂量，使之达到有效阿托品化。此时即出现瞳孔中度散大、面颊潮红、口干、皮肤干燥、HR 加快至 100 次 /min 左右、体温 37.3℃ ~37.5℃或轻度不安等症状。但治疗乌头中毒及钙通道阻断药过量中毒时出现上述表现则为不良反应，为阿托品过量引起。

（2）减量 / 停药条件　治疗有机磷中毒时初量宜大，2~10mg 静脉小壶给入，每隔 10~20min 给药 1 次。出现阿托品化时即减量维持，不可突然停药，以免症状反跳。

**【不良反应】**

本药具有多种药理作用，临床应用其中一种作用时，其他作用则成为不良反应。

（1）心血管　剂量过大：HR 加快，增加心肌耗氧量，并有致室颤的危险，需谨慎调整用量。

（2）内分泌 / 代谢　出汗减少。

（3）消化　口干、胃－食管反流、胃肠动力低下、便秘。

（4）呼吸　鼻、咽、喉干燥。

（5）泌尿　排尿困难，尤其是老人有发生急性尿潴留的危险。前列腺增生所致尿路感染及尿路阻塞性疾病者：完全性尿潴留。

（6）皮肤　皮肤潮红、过敏性皮疹或疱疹。

（7）眼　视物模糊、短暂的眼部烧灼感和刺痛、畏光、眼睑肿胀、眼压升高。> 20 岁者有潜隐性青光眼时，用本药有诱发青光眼的危险。使用本药眼用制剂，少数患者眼睑出现瘙痒、红肿、结膜充血等过敏现象，应立即停药。

**【药物过量】**

（1）剂量　最低致死量成人为 80~130mg，儿童为 10mg。

（2）表现　过量时表现为动作不协调、神志不清、抽搐、幻觉、谵妄（多见于老人）、呼吸短促或困难、言语不清、HR 异常加快、易激动、神经质及坐立不安（多见于儿童）等。本药中毒症状与口服剂量有关：① 0.5mg：轻微 HR 减慢，略有口干及少汗。② 1mg：口干、HR 加快、瞳孔轻度扩大。③ 2mg：心悸、显著口干、瞳孔扩大，有时出现视物模糊。④ 5mg：上述症状加重，并有语言不清、烦躁不安、皮肤干燥发热、小便困难、肠蠕动减少、吞咽困难。⑤ 11~100mg：幻听、谵妄。⑥ > 100mg：呼吸麻痹。

（3）处理意见 ①用 4% 鞣酸溶液洗胃。②缓慢静注（≤ 1mg/min）水杨酸毒扁豆碱 0.5~2mg，成人可达 5mg，必要时可重复。③对兴奋易激动状态可用小量巴比妥类药，如硫喷妥钠 100mg 或水合氯醛直肠注入。④出现呼吸抑制时须做人工呼吸，可用尼可刹米解救或皮下注射新斯的明 0.5~1mg，q.15min，至瞳孔缩小、症状缓解为止。⑤出现高热时给予冰袋或酒精擦浴对症处理。⑥本药中毒时忌用硫酸镁导泻。

**【相互作用】**

（1）抗酸药 能干扰本药吸收，合用时宜分开服用。

（2）普萘洛尔 可拮抗本药所致心动过速。

（3）地西泮、苯巴比妥钠 可拮抗本药中枢兴奋作用。

（4）甲氧氯普胺 本药可逆转甲氧氯普胺所致食管下端张力升高；而甲氧氯普胺可逆转本药所致食管下端张力降低。

（5）左旋多巴 左旋多巴吸收量减少。

（6）丹参、人参、罗布麻 本药可拮抗上述药的降压作用。

（7）麻黄 本药可抑制麻黄的升压和发汗作用。

（8）巴豆 本药可拮抗巴豆致肠痉挛的作用。

（9）舌下含化硝酸甘油、戊四硝酯、硝酸异山梨酯 本药减少唾液分泌，影响舌下含化上述药的吸收。

（10）异烟肼 本药抗胆碱作用增强。

（11）盐酸哌替啶 有协同解痉和止痛作用。

（12）奎尼丁 可增强本药对迷走神经的抑制作用。

（13）胆碱酯酶复活剂（碘解磷定、氯解磷定等） 合用时可减少本药用量和不良反应，提高治疗有机磷中毒疗效。

（14）抗组胺药 可增强本药的外周和中枢效应，加重口干或一过性声嘶、尿潴留及眼压增高等不良反应。

（15）氯丙嗪 可增强本药致口干、视物模糊、尿潴留及促发青光眼等不良反应。

（16）金刚烷胺、吩噻嗪类药、扑米酮、普鲁卡因胺、三环类抗抑郁药 本药的毒副反应加剧。

（17）碱化尿液的药（如含镁或钙的制酸药、碳酸酐酶抑制药、碳酸氢钠、枸橼酸盐等）本药排泄延迟，作用时间和（或）毒性增加。

（18）MAO 抑制药（如呋喃唑酮、甲基苄肼等） 可引起兴奋、震颤或心悸等不良反应，必须合用时本药应减量。

（19）地高辛、Vit $B_2$ 等 本药的吸收率增加，增加发生不良反应的风险。

（20）高张氯化钠溶液（8.5%） 加入本药注射液中肌注，可显著延长本药改善心率作用的时间。

（21）其他抗胆碱药 抗胆碱作用相加，增加不良反应（如口干、视物模糊、排尿困难等）的发生率，合用时应减量。

（22）胺碘酮 可加重胺碘酮所致心动过缓。

（23）吗啡 可缓解吗啡所致胆道括约肌痉挛和呼吸抑制。

（24）槟榔 可解除槟榔中毒所致的毒蕈碱反应。

（25）大黄 可缓解大黄所致腹痛和泻下作用。

（26）酒精 从事驾驶或具有潜在危险性工作者，用本药期间应避免饮酒。

## 山莨菪碱
## Anisodamine

**【其他名称】** 京坦松、氢溴酸山莨菪碱、消旋山莨菪碱、盐酸山莨菪碱、Anisodamine Hydrobromide、Anisodamine Hydrochloride、Raceanisodamine

【分类】消化系统用药\胃肠解痉药

【制剂规格】片剂 ① 5mg。② 10mg。

片剂（氢溴酸盐） ① 5mg。② 10mg。

注射液（盐酸盐） 1ml∶10mg。

注射液（氢溴酸盐） ① 1ml∶5mg。② 1ml∶10mg。③ 1ml∶20mg。

滴眼液 8ml∶4mg。

【临床应用】

1. 说明书适应证

（1）解除平滑肌痉挛、胃肠绞痛、胆道痉挛等。

（2）有机磷中毒。

（3）急性微循环障碍。

（4）注射液还可用于感染中毒性休克、眩晕症等。

（5）滴眼液可用于治疗青少年假性近视。

（6）用于突发性耳聋（配合新针疗法可治疗其他耳聋）。

2. 其他临床应用

（1）与抗菌药合用于暴发性流行性脑脊髓膜炎、中毒性痢疾等感染中毒性休克。

（2）血管痉挛和栓塞引起的循环障碍。

（3）各种神经痛，如三叉神经痛、坐骨神经痛等。

（4）眼底疾病，如中心性视网膜炎、视网膜色素变性、视网膜动脉血栓等。

（5）突发性耳聋，配合新针疗法（小剂量穴位注射）可治疗其他耳聋。

【用法用量】

1. 说明书用法用量

（1）一般用法 5~10mg/次，tid.，p.o.。或5~10mg/次，1~2次/d，i.m.。

（2）胃肠道痉挛绞痛 本药氢溴酸盐，5mg/次，疼痛时服，必要时4h后可重复1次。

（3）感染中毒性休克及有机磷中毒 10~40mg/次，i.v.，需要时每隔10~30min重复给药，随病情好转逐渐延长给药间隔，至停药。若病情无好转可加量。

2. 其他用法用量

[国内参考信息]

（1）严重三叉神经痛 可增至5~20mg/次，i.m.。

（2）血栓闭塞性脉管炎 10~15mg/次，qd.，i.v.。

（3）脑血栓 30~40mg/d，加入5%GS中静滴。

【禁忌证】

1. 说明书禁忌证

（1）对本药过敏者。

（2）颅内压增高。

（3）出血性疾病（如脑出血急性期等）。

（4）青光眼及高眼压。

（5）前列腺增生。

（6）尿潴留。

（7）幽门梗阻或肠梗阻。

（8）哺乳妇女。

2. 其他禁忌证

恶性肿瘤。

【特殊人群用药】

儿童 婴幼儿慎用。

说明书用法用量

（1）一般用法 0.1~0.2mg/（kg·次），tid.，p.o.。或0.1~0.2mg/（kg·次），1~2次/d，i.m.。

（2）感染中毒性休克及有机磷中毒 0.3~2mg/（kg·次），i.v.，需要时每隔10~30min重复给药，随病情好转逐渐延长给药间隔，至停药。若病情无好转可加量。

（3）假性近视 滴眼液滴眼，1~2滴/次，bid.，3个月为一疗程。

老人 年老体弱者慎用。老年男性用药后易致前列腺充血，从而引起尿潴留。

孕妇 慎用。

哺乳妇女 禁用。

【注意】

慎用 （1）严重心衰。（2）心律失常。

（3）严重肺功能不全者。（4）反流性食管炎。（5）重症溃疡性结肠炎。

【给药说明】

（1）给药条件 ①急腹症诊断未明确时，不宜轻易用本药。②治疗感染性休克时，用本药的同时，其他治疗措施（如与抗菌药合用）不能减少。③皮肤或黏膜局部用本药，无刺激性。④用本药滴眼液过程中应防止药物由黏膜吸收。

（2）配伍信息 不宜与地西泮在同一注射器中用，为配伍禁忌。

（3）其他 ①夏季用本药可使体温升高。②滴眼液开启后最多可用4周。

【不良反应】 本药不良反应与阿托品相似，但毒性较低。

（1）心血管 用量较大：HR加快，多在1~3h内消失。

（2）消化 口干，若口干明显时可口含酸梅或Vit C缓解。

（3）泌尿 用量较大：排尿困难，多在1~3h内消失。静滴时若出现排尿困难，可肌注新斯的明0.5~1mg或氢溴酸加兰他敏2.5~5mg，小儿可肌注新斯的明0.01~0.02mg/kg，以解除症状。

（4）皮肤 面红。

（5）眼 轻度扩瞳、视近物模糊。

【药物过量】

（1）表现 用量过大时可出现阿托品样中毒症状，如抽搐，甚至昏迷等中枢神经兴奋症状。

（2）处理意见 过量时可用1%毛果芸香碱0.25~0.5ml，i.h.，每15min给药1次；亦可用新斯的明或氢溴酸加兰他敏解除症状。

【相互作用】

（1）甲氧氯普胺、多潘立酮等 合用效用均降低。

（2）硝酸甘油、戊四硝酯、硝酸异山梨酯 可使舌下含化的此类药的崩解减慢，从而影响吸收，作用减弱。

（3）西沙必利 西沙必利对胃肠道的动力作用被拮抗。

（4）毛果芸香碱 毛果芸香碱的促分泌作用被拮抗，但抑制强度低于阿托品。

（5）去甲肾上腺素 去甲肾上腺素所致的血管痉挛被拮抗。

（6）抗结核药 抗结核药的肝损害减少。

（7）盐酸哌替啶 抗胆碱作用增强。

（8）金刚烷胺、吩噻嗪类药、三环类抗抑郁药、扑米酮、普鲁卡因胺及其他抗胆碱药 增加不良反应。

（9）MAOI（包括呋喃唑酮和甲基苄肼）可加强抗毒蕈碱作用的不良反应。

（10）洋金花 减少洋金花的用量和不良反应。

（11）生脉散 合用可提高HR、强心、扩张冠状动脉、改善血循环和心脏功能，但对传导阻滞者慎用。

## 丁溴东莨菪碱
## Scopolamine Butylbromide

【其他名称】 东莨菪碱、丁溴东碱、甘美多兰、解痉灵、可弥特、使保定、溴丁东碱、溴丁东莨菪碱、溴化丁基东莨菪碱、Buscopan、Hyoscine、Hyoscine Butylbromide、Kimite、Scopoderm TTS、Scopolamine

【分类】 消化系统用药\胃肠解痉药

【制剂规格】 片剂 ① 10mg。② 20mg。

胶囊 10mg。

口服溶液 5ml:5mg。

注射液 ① 1ml:10mg。② 1ml:20mg。③ 2ml:20mg。

【临床应用】

1. 说明书适应证

（1）各种病因所致胃肠道痉挛、胃肠道蠕动亢进、胆绞痛或肾绞痛等。

（2）减少或抑制肠道蠕动，用于胃、

十二指肠、结肠的纤维内镜检查，内镜逆行胰胆管造影，胃、十二指肠、结肠的气钡低张造影或腹部 CT 扫描的术前准备。

**2. 其他临床应用**

子宫痉挛。

**【用法用量】**

**1. 说明书用法用量**

**一般用法** ① 10~20mg/ 次，tid.，p.o.；或 10mg/ 次，p.o.，3~5 次 /d。② 10~20mg/ 次，i.m.、i.v./i.v.gtt.，或 10mg/ 次，隔 20~30min 后再用 10mg；也可 20~40mg/ 次，或 20mg/ 次，间隔 20~30min 后再用 20mg。

**2. 其他用法用量**

［国内参考信息］

急性绞痛发作 20mg/ 次，i.m.、i.v./i.v.gtt.，一日数次。

**【禁忌证】**

**说明书禁忌证**

（1）严重心脏病患者。

（2）器质性幽门狭窄者。

（3）麻痹性肠梗阻者。

（4）青光眼患者。

（5）前列腺增生者。

**【特殊人群用药】**

**儿童** 婴幼儿、小儿慎用。

**1. 说明书用法用量**

**一般用法** 0.4mg/（kg·d），分 4 次口服。

**2. 其他用法用量**

［国内参考信息］

（1）一般用法 ①婴儿，5mg/ 次，tid.，p.o.；1 岁患儿，5~10mg/ 次，tid.，p.o.；> 6 岁患儿同成人。②直肠给药的极量为 20mg/ 次，1~5 次 /d.

（2）婴幼儿严重绞痛 5mg/ 次，tid.，i.m./i.v./i.v.gtt.。

**老人** 用药前应排除心脏病及前列腺增生等病史。

**孕妇** 尚不明确。

**哺乳妇女** 尚不明确。

**其他** 血压偏低者用注射液时，应注意防止直立性低血压。

**【注意】**

尚不明确。

**【给药说明】**

（1）给药条件 ①不宜用于 GU，及因胃张力低下和胃运动障碍及胃 – 食管反流所致的上腹痛、胃灼热等症状。②皮下或肌内注射时要避开神经及血管。若需反复注射，避免同一部位，应左右交替。③静注时速度不宜过快，注射时极量为 20mg/ 次。

（2）配伍信息 ①不应与碱、碘及鞣酸溶液配伍使用。②可溶于 5%GS 或 NS 中静滴。

**【不良反应】**

（1）心血管 心悸。

（2）神经 烦渴、嗜睡、眩晕、头痛等。

（3）精神 大剂量：精神失常。

（4）消化 恶心、呕吐、加重胃 – 食管反流。

（5）泌尿 大剂量：排尿困难。

（6）皮肤 面部潮红。

（7）眼 视力调节障碍。

（8）其他 过敏反应，应立即停药。

**【药物过量】**

（1）表现 过量时可致谵妄、激动不安，甚至惊厥、呼衰乃至死亡。

（2）处理意见 可用拟胆碱药和其他对症处理进行抢救。

**【相互作用】**

（1）促胃肠动力药（如多潘立酮、甲氧氯普胺、西沙必利）与该类药有相互拮抗作用。

（2）舌下含化硝酸甘油 用本药或其他抗胆碱能药期间，舌下含化硝酸甘油预防或治疗心绞痛时，后者吸收可能受影响，作用可能推迟和（或）减弱。

（3）金刚烷胺 注射给药时，与金刚烷胺合用，可增强本药的抗胆碱作用。

（4）吩噻嗪类药 合用时会增加毒性。

（5）三环类抗抑郁药（阿米替林等） 合用时口干、便秘及视物模糊等不良反应加剧，可使老年患者发生尿潴留，诱发急性青光眼及麻痹性肠梗阻等，禁止合用。

（6）具阻滞迷走神经作用的抗心律失常药（如奎尼丁、丙吡胺等）能增强本药的抗胆碱能效应，导致口干、视物模糊及排尿困难。合用时应谨慎，老人尤当注意。

（7）地高辛、呋喃妥因、Vit $B_2$ 等 本药可增加上述药的吸收。

（8）拟肾上腺素能药（如右旋苯丙胺） 合用可增强止吐作用，减弱本药的嗜睡作用，但口干更显著。

## 盐酸屈他维林
## Drotaverine Hydrochloride

**【其他名称】** 定痉灵、诺仕帕、氢喹维林、屈他维林、羟戊丁氨酯、氢乙罂粟碱、Dihydroethaverine、Drotaverine、NO-SPA、Nospasin

**【分类】** 消化系统用药\胃肠解痉药

**【制剂规格】** 片剂 40mg。

**注射液** 2ml∶40mg。

**【临床应用】**

**说明书适应证**

（1）胆源性疾病相关的平滑肌痉挛：胆石病、毛细胆管结石、胆囊炎、胆囊周炎、胆管炎及乳头炎。

（2）泌尿道平滑肌痉挛：肾结石、输尿管结石、肾盂肾炎、膀胱炎、排尿里急后重。

（3）缩短生理分娩时宫颈扩张期，从而缩短分娩时间。

（4）用作下列疾病的辅助治疗：①胃肠道平滑肌痉挛：GU、DU、胃炎、肠炎、结肠炎、贲门和幽门痉挛、肠激惹综合征、痉挛性便秘或腹胀气、胰腺炎。②妇科疾病：痛经、附件炎、强烈的分娩痛、强直性子宫收缩、紧急流产。③血管性头痛。

**【用法用量】**

**说明书用法用量**

（1）**一般用法** ① 40~80mg/次，p.o.，120~240mg/d。② 40~80mg/次，1~3 次/d，i.m./i.h.。

（2）急性结石绞痛（肾性和/或胆源性） 本药 40~80mg 以 GS 稀释后缓慢静注（约 30 秒），或与非麻醉镇痛药合用。

（3）其他腹部痉挛性疼痛 40~80mg/次，i.m./i.h.，必要时可重复，一日最多 3 次。或口服本药 120~240mg 后使用。

（4）食管或贲门痉挛 推荐剂量为本药 80mg，i.m.。

（5）缩短分娩宫颈扩张时间 建议在分娩的第一阶段肌注 40mg，若无效，2h 内该剂量可重复 1 次。

**【禁忌证】**

**1. 说明书禁忌证**

（1）对本药过敏者（尤其对焦亚硫酸盐过敏者）。

（2）严重房室传导阻滞。

（3）严重心功能不全者（低输出综合征）。

（4）严重肝肾功能不全者。

（5）孕妇及哺乳妇女。

（6）儿童禁用本药注射液。

**2. 其他禁忌证**

卟啉病（国外资料）。

**【特殊人群用药】**

**儿童** 禁用注射液。

**说明书用法用量**

**一般用法** ① 1~6 岁患儿，20~40mg/次，p.o.，80~120mg/d。② ＞ 6 岁患儿，40mg/次，p.o.，80~200mg/d。

**孕妇** 禁用。

**哺乳妇女** 禁用。

**肝功能不全者** 严重肝功能不全者禁用。

**肾功能不全/透析者** 严重肾功能不全者禁用。

【注意】

对驾驶/机械操作的影响　胃肠外给药（特别是静注），应避免进行有潜在危险性的作业，如驾驶或操纵机器。

【给药说明】

其他　为使克勒德法（腹外用手压出胎盘法）程序的顺利进行及预防胎盘禁闭，建议胎盘阶段药物治疗策略中包含本药。

【不良反应】　本药一般耐受良好。

（1）心血管　心悸，静注过快：低血压。

（2）神经　头晕、头痛。

（3）消化　恶心。

（4）皮肤　过敏性皮炎。

（5）其他　注射时可有眩晕、心悸、多汗等。

【相互作用】

左旋多巴　本药可使左旋多巴的抗帕金森病作用减弱。

## 匹维溴铵
## Pinaverium Bromide

【其他名称】　吡喹利乌、得舒特、溴藜蒎吗啉、Dicetel

【分类】　消化系统用药\胃肠解痉药

【制剂规格】　片剂　50mg。

【临床应用】

说明书适应证

（1）对症治疗与肠道功能紊乱有关的疼痛、排便异常和胃肠不适。

（2）对症治疗与胆道功能紊乱有关的疼痛。

（3）为钡灌肠做准备。

【用法用量】

1. 说明书用法用量

（1）一般用法　常用推荐剂量为150~200mg/d，p.o.，少数情况下，若有必要可增至300mg/d。

（2）钡灌肠前准备　于检查前3日开始用药，200mg/d，p.o.。

2. 其他用法用量

［国内参考信息］

（1）一般用法　50mg/次，tid.，进餐时服用。必要时可达100mg/次，300mg/d。

（2）钡灌肠前准备　检查前3d起，100mg/次，bid.，p.o.，检查当日清晨再服100mg。

【禁忌证】

1. 说明书禁忌证

孕妇。

2. 其他禁忌证

（1）对本药或溴化物过敏者（国外资料）。

（2）儿童。

【特殊人群用药】

儿童　不推荐使用。

孕妇　禁用。在妊娠晚期摄入溴化物，可能影响新生儿神经系统（低张和镇静）。

哺乳妇女　避免服用。

【注意】

慎用　食管溃疡、GU、DU（国外资料）。

【给药说明】

给药条件　应整片吞服，切勿掰碎、咀嚼或含化，同时宜进餐时服用，不宜睡前吞服。

【不良反应】

（1）消化　轻微胃肠不适、腹痛、腹泻或便秘。

（2）皮肤　皮疹样过敏反应。

【药物过量】

（1）表现　本药剂量达1200mg时，仅见腹泻和/或胃肠胀气。

（2）处理意见　无特殊解毒药，对症治疗。

【相互作用】

尚不明确。

## 马来酸曲美布汀
## Trimebutine Maleate

【其他名称】　马来酸三甲氧苯丁氨酯、诺

为、尼为孚、曲律能、曲美布汀、瑞健、双迪、三甲氧苯丁氨酯、舒丽君能、舒丽启能、援生力维、追脉必定、Cerekinon、Debridat、Digerent、Foldox、Polibutin、Spabucol、Trimebutine

**【分类】** 消化系统用药\胃肠解痉药

**【制剂规格】** 片剂 ① 0.1g。② 0.2g。

胶囊 0.1g。

**【临床应用】**

**1. 说明书适应证**

（1）改善胃肠运动功能紊乱引起的食欲缺乏、恶心、呕吐、嗳气、腹胀、腹鸣、腹痛、腹泻、便秘等。

（2）肠易激综合征。

**2. 其他临床应用**

（1）术后肠道功能的恢复（国外资料）。

（2）钡剂灌肠检查，可加速检查的进程（国外资料）。

**【用法用量】**

**1. 说明书用法用量**

（1）慢性胃炎 0.1g/次，tid.，p.o.，可根据年龄、症状适当增减。

（2）肠易激综合征 0.1~0.2g/次，tid.，p.o.。

**2. 其他用法用量**

［国外参考信息］

（1）肠易激综合征 0.2g/次，tid.，p.o.。

（2）促进腹部手术后肠道功能的恢复 0.1g/次，q.12h，i.m./i.v.。

**【禁忌证】**

**1. 说明书禁忌证**

对本药过敏者。

**2. 其他禁忌证**

（1）孕妇及哺乳妇女。

（2）儿童。

**【特殊人群用药】**

**儿童** 说明书建议儿童慎用，也有资料建议儿童禁用。

**老人** 减量给药。

**孕妇** 说明书建议孕妇慎用，也有资料建议孕妇禁用。

**哺乳妇女** 说明书建议哺乳妇女慎用，也有资料建议哺乳妇女禁用。

**【注意】**

慎用 有器质性、占位性消化道疾病者。

**【不良反应】**

本药不良反应症状在停药后可消失。

（1）心血管 心动过速。

（2）神经 困倦、眩晕和头痛。

（3）消化 烦渴、口内麻木感、便秘、腹泻、腹鸣、呕吐、肠绞痛、ALT及AST升高。

（4）皮肤 皮疹等过敏反应。出现皮疹者应停药观察。

**【相互作用】**

（1）西沙必利 有药理拮抗作用，减弱西沙必利的胃肠蠕动作用。

（2）普鲁卡因胺 可对窦房结传导产生相加性的抗迷走作用。合用时应监测HR和ECG。

# 第六章 促胃肠动力药

## 多潘立酮
## Domperidone

【其他名称】 邦能、丙哌双苯醚酮、丙哌双酮、恒邦、路得啉、氯哌酮、吗丁啉、马来酸多潘立酮、咪哌酮、哌双咪酮、胃得灵、益动、优玛琳、Domperid、Domperidone Maleate、Domperidonum、Motilium、Nauzelin

【分类】 消化系统用药\促胃肠动力药

【制剂规格】 片剂 10mg。

分散片 10mg。

混悬液 1ml∶1mg。

滴剂 1ml∶10mg。

注射液 2ml∶10mg。

栓剂 ① 10mg。② 30mg。③ 60mg。

【临床应用】

1. 说明书适应证

（1）由胃排空延缓、胃食管反流、食管炎所致消化不良。

（2）功能性、器质性、感染性、饮食性、放疗或化疗所致恶心、呕吐。

（3）多巴胺受体激动药（如左旋多巴、溴隐亭等）治疗帕金森病所致恶心和呕吐。

2. 其他临床应用

（1）消化系统疾病所致呕吐。

（2）其他疾病（如偏头痛、痛经、颅脑外伤、尿毒症等）、检查（如胃镜检查）和治疗措施（如血透）所致恶心、呕吐。

（3）外科、妇科手术后恶心、呕吐。

（4）各种原因（如感染等）所致儿童急性和持续性呕吐。

（5）消化性溃疡（主要是 GU）的辅助治疗，可消除胃窦部潴留。

（6）产后催乳。

【用法用量】

1. 说明书用法用量

一般用法 10mg/ 次，tid.，一日不得超过 40mg。

2. 其他用法用量

[ 国内参考信息 ]

（1）一般用法 ① 10mg/ 次，i.m.，必要时可重复。②栓剂 60mg/ 次，2~4 次 /d，直肠给药。宜在直肠空时插入。

（2）胃动力低下和消化不良 10mg/ 次，3~4 次 /d，p.o.。

（3）呕吐及药物所致的胃肠道反应 20mg/ 次，3~4 次 /d，p.o.。

（4）预防偏头痛发作及治疗发作时的恶心、呕吐 8~10mg，i.v.。

[ 国外参考信息 ]

（1）慢性餐后消化不良 10mg/ 次，tid.，p.o.（餐前 15~30min），必要时睡前可加服 1 次。

（2）严重消化不良、反流性食管炎 20mg/ 次，qid.，p.o.。

（3）急性或亚急性恶心和呕吐 ① 20~40mg/ 次，3~4 次 /d，p.o.。②急性恶心、呕吐也可用栓剂，60mg/ 次，2~4 次 /d，直肠给药。

（4）细胞毒性药物引起的恶心、呕吐 10~20mg/ 次，q.4~8h，p.o.。

（5）术后恶心、呕吐 推荐术后立即静注 20mg，随后改为 10mg/ 次，i.m. 或 10~20mg/ 次，q.4~8h，p.o.，但肌注疗效尚存争议。

【禁忌证】

说明书禁忌证

（1）对本药过敏者。

（2）机械性消化道梗阻，消化道出血、穿孔者。

（3）嗜铬细胞瘤。

（4）乳腺癌。

（5）分泌催乳素的垂体肿瘤（催乳素瘤）。

（6）中重度肝功能不全者。

【特殊人群用药】

**儿童** 婴儿用药时可能发生 CNS 不良反应，应慎用。需用时应密切监护。＜3 岁婴幼儿应避免连用本药 7d 以上。

**1. 说明书用法用量**

**一般用法** ＜35kg 者，一日口服最多 3 次，0.25mg/（kg · 次）；＞35kg 者，一日口服最多 3 次，10mg/ 次。※

**2. 其他用法用量**

［国内参考信息］ 栓剂直肠给药，＜2 岁，10mg/次，2~4次/d；＞2岁，30mg/次，2~4 次 /d。

［国外参考信息］

（1）慢性餐后消化不良 1% 溶液，0.3mg/（kg · 次），tid.，餐前服，必要时睡前可加服 1 次。

（2）急性或亚急性恶心、呕吐 0.6mg/（kg · 次），3~4 次 /d，p.o.。

（3）化疗所致恶心和呕吐 ① 0.2~0.4mg/（kg· 次），q.4~8h，p.o.。② 1~15 岁，也可于化疗前静注 4~40mg（0.01~2mg/kg），化疗后重复，q.4~6h。

（4）胃食管反流 婴幼儿，0.6mg/（kg · 次），三餐前 30min 及睡前给予。短期效果不明显，长期应用（8 周）后可见症状改善。

（5）其他临床用法 栓剂直肠给药，＜2 岁，10mg/ 次，2~4 次 /d；2~4 岁，60mg/d；4~6 岁，90mg/d；＞6 岁，120mg/d。

**老人** 同成人。

**孕妇** 权衡利弊后谨慎用药，禁用本药分散片。

**哺乳妇女** 本药可少量泌入乳汁，哺乳妇女用药期间应停止哺乳。

**肝功能不全者** 肝生化指标异常者慎用，中重度肝功能不全者禁用。

**肾功能不全 / 透析者** 肾功能不全时，单次服药可能无需调整剂量；但需重复给药时，应根据肾功能的严重程度将服药频率减为 1~2 次 /d，同时剂量酌减。长期用药需定期检查。

【注意】

慎用 （1）过敏体质者。（2）心脏病、接受化疗的肿瘤患者、电解质紊乱者（有可能加重心律紊乱）。（3）正在使用洋地黄者。

【给药说明】

（1）给药条件 ①不宜用作预防术后呕吐的常规用药。②慢性消化不良者，以口服为佳。对抗急性或亚急性症状时，可用栓剂。儿童口服给药时，建议用混悬液。③心脏病患者（心律失常）、低钾血症及接受化疗的肿瘤患者用本药时（尤静注时），可能加重心律紊乱，需注意。④儿童使用未稀释的注射液时，可致注射部位疼痛，应予生理盐水稀释后注射。

（2）其他 ①本药对氮芥等强效致吐药引起的呕吐，仅在不太严重的时期有效。②本药含乳糖，可能不适用于乳糖不耐受、半乳糖血症或葡萄糖 / 半乳糖吸收障碍者。

【不良反应】

（1）心血管 有报道日剂量超过 30mg 和 / 或伴有心脏病者、接受化疗的肿瘤患者、电解质紊乱等严重器质性疾病者、年龄＞60 岁患者中，发生严重室性心律失常甚至心源性猝死的风险可能升高。

（2）神经 头痛、头晕、嗜睡、倦怠、神经过敏、惊厥、锥体外系反应（如流涎、手颤抖等），停药后可消失。大量静脉给药：国外有癫痫发作的报道。

（3）内分泌 / 代谢 催乳素水平升高（停药后即可恢复）、溢乳、闭经、男子乳腺发育、乳房胀痛、月经失调。

（4）消化 口干、恶心、呕吐、腹胀、便秘、腹泻、短时的腹部痉挛性疼痛、腹部压迫感等。

（5）骨骼肌肉 肌肉震颤。

（6）皮肤 一过性皮疹或瘙痒。

（7）其他 过敏反应（包括过敏性休克、皮肤发红、呼吸困难、颜面浮肿、口唇浮肿等）及血管神经性水肿。出现过敏反应时应立即停药，并采取适当措施。

【药物过量】

（1）表现　可见心律失常、低血压、困倦、嗜睡、方向感丧失、锥体外系反应等，但具自限性，常在 24h 内消失。

（2）处理意见　过量无特殊解毒药，应予对症支持治疗，并密切监测。洗胃和（或）使用活性炭，可加速药物清除。使用抗胆碱药、抗震颤麻痹药及具有抗副交感神经生理作用的抗组胺药，有助于控制与本药毒性有关的锥体外系反应。

## 莫沙必利
## Mosapride

【其他名称】贝络纳、加斯清、枸橼酸莫沙必利、快力、美唯宁、瑞琪、新络纳、盐酸莫沙必利、Gasmotin、Mosapride Citrate、Mosapride Hydrocholride

【分类】消化系统用药\促胃肠动力药

【制剂规格】片剂（枸橼酸盐）5mg。

分散片（枸橼酸盐）5mg。

【临床应用】

说明书适应证

（1）功能性消化不良、慢性胃炎伴胃灼热、嗳气、恶心、呕吐、早饱、上腹胀、上腹痛等消化道症状。

（2）GERD、糖尿病性胃轻瘫及胃部分切除患者的胃功能障碍。

【用法用量】

说明书用法用量

一般用法　5mg/次，tid.，p.o.（饭前或饭后）。

【禁忌证】

1. 说明书禁忌证

对本药过敏者。

2. 其他禁忌证

胃肠道出血、穿孔及刺激胃肠道可能引起危险的疾病。

【特殊人群用药】

儿童　用药的安全性尚不明确，建议儿童及青少年慎用。

老人　用药时需注意观察，出现不良反应时应立即给予适当处理（如减量）。

孕妇　用药的安全性尚不明确，避免使用。

哺乳妇女　用药的安全性尚不明确，避免使用。

肝功能不全者　慎用。

肾功能不全/透析者　肾功能不全者慎用。

【注意】

（1）慎用　①有心衰、传导阻滞、室性心律失常、心肌缺血等心脏病史者（国外资料）。②电解质紊乱者（尤其是低钾血症）（国外资料）。

（2）用药相关检查/监测项目　①治疗期间应常规进行血生化检查。②有心血管病史者或联用抗心律失常药者，应定期作 ECG 检查。

【给药说明】

减量/停药条件　服用本药一段时间（常为 2 周）后，如功能性消化道症状无改善，应停药。

【不良反应】

（1）心血管　心悸、ECG 异常改变。

（2）神经　倦怠、头晕、不适、头痛等。

（3）内分泌/代谢　血清 TG 升高。

（4）血液　嗜酸性粒细胞增多。

（5）消化　口干、腹痛、腹泻及 ALT、AST、ALP 和 γ-GT 等升高。

（6）皮肤　皮疹。

（7）其他　动物生殖毒性研究表明，本药无明显致畸、致突变作用。

【相互作用】

（1）抗胆碱药（如硫酸阿托品、溴化丁基东莨菪碱等）　本药作用可能减弱，合用时应间隔一定时间。

（2）可延长 Q-T 间期的药物（如普鲁卡因、奎尼丁、氟卡尼、索他洛尔、三环类抗抑郁药等）、可引起低钾血症的药　发生心律失常危险可增加，合用时应谨慎。

## 盐酸伊托必利
## Itopride Hydrochloride

**【其他名称】** 奥为仙、比佳斯、代林、凯亭、瑞复啉、为力苏、威太、伊天、伊托必利、Elthon、Itopride

**【分类】** 消化系统用药\促胃肠动力药

**【制剂规格】** 片剂 50mg。

胶囊 50mg。

**【临床应用】**

**说明书适应证**

用于因胃肠动力减慢（如功能性消化不良、慢性胃炎等所致）引起的消化不良症状，包括上腹部饱胀感、上腹痛、食欲缺乏、恶心和呕吐等。

**【用法用量】**

**说明书用法用量**

消化不良 50mg/次，tid，p.o.（饭前15~30min）。

**【禁忌证】**

**说明书禁忌证**

（1）对本药过敏者。

（2）胃肠道出血、机械梗阻或穿孔者。

**【特殊人群用药】**

**儿童** 应避免用。

**老人** 临床试验中尚未观察到≥65岁老年人药物不良反应的发生率增高。但仍应谨慎用药，并于服药后仔细观察，一旦出现不良反应，应减量或停药。

**孕妇** 孕妇及可能妊娠的妇女应权衡利弊后用药。

**哺乳妇女** 哺乳妇女应避免使用本药。

**肝功能不全者** 严重肝功不全者慎用。

**肾功能不全/透析者** 严重肾功不全者慎用。

**【注意】**

对驾驶/机械操作的影响 虽未证实本药对驾驶和操作机器的能力有影响，但由于本药偶可引起眩晕和激动，故应注意药物对人体机敏性的影响。

**【给药说明】**

减量/停药条件 （1）用本药疗效不佳时，应避免长期无目的使用。用药2周后症状改善不明显者，宜停药。（2）用药期间出现Q-T间期延长，应停药。

**【不良反应】**

（1）神经 头痛、刺痛、睡眠障碍、眩晕、疲劳、胸背部疼痛及手指发麻、颤动等。

（2）内分泌/代谢 催乳素水平升高、男子乳腺发育。

（3）血液 WBC减少、血小板减少，确认出现异常时应停药。

（4）消化 恶心、腹泻、腹痛、便秘、唾液分泌增多。可能出现伴AST、ALT和γ-GTP等增高的肝功能异常和黄疸，应密切观察，若有异常现象发生，应停药，采取适当的治疗措施。

（5）泌尿 BUN、肌酐升高。

（6）其他 可能发生休克和过敏样反应（皮疹、潮红、瘙痒）。应密切观察，若出现低血压、呼吸困难、喉水肿、荨麻疹、脸色苍白和出汗等任何休克和过敏样反应的征兆，应停药，采取适当的治疗措施。

**【药物过量】**

（1）表现 过量可出现乙酰胆碱作用亢进，表现为视觉模糊、恶心、呕吐、腹泻、呼吸急促、喘鸣、胸闷、唾液和支气管分泌物增多等，呕吐腹泻严重者可出现低血钾。

（2）处理意见 应采取洗胃和对症治疗等常规措施，对乙酰胆碱作用亢进可用适量阿托品解救。

**【相互作用】**

（1）抗胆碱药（如替喹溴胺、丁溴东莨菪碱、噻哌溴铵等） 本药促胃肠道运动作用可能减弱，应避免合用。

（2）乙酰胆碱 乙酰胆碱作用增强，使用时应谨慎。

（3）华法林、地西泮、双氯芬酸、噻氯匹定、硝苯地平和尼卡地平 在血清蛋白结合力方面，未发现本药与上述药的相互作用。

（4）抗溃疡药物（如西咪替丁、雷尼替丁、替普瑞酮和西曲酸酯） 不影响本药的促动力作用。

# 第七章 助消化药

## 胰酶
## Pancreatin

**【其他名称】** 得每通、肖得良、胰酵素、胰酶素、胰腺酶、胰液素、Creon、Licrease、Pancreatinum、Pancrelipase、Pankreon、Viokase

**【成分】** 本药为多种酶的混合物，主要含胰蛋白酶、胰淀粉酶和胰脂肪酶。

**【分类】** 消化系统用药 \ 助消化药

**【制剂规格】** 肠溶片 ① 0.3g。② 0.5g。

肠溶胶囊 0.15g（相当于胰脂肪酶 10000 欧洲药典单位、胰淀粉酶 8000 欧洲药典单位、胰蛋白酶 600 欧洲药典单位）。

**【临床应用】**

**说明书适应证**

（1）消化不良、食欲减退等，包括胰腺疾病引起的消化障碍。

（2）各种原因所致的胰腺外分泌功能不足的替代治疗。胰腺外分泌功能不足常见于（但不限于）：囊性纤维化、慢性胰腺炎、胰腺切除术后、胃切除术后、胰腺癌、胃肠道旁路重建术后（如毕Ⅱ式胃大部切除术后）、胰管或胆总管阻塞（如肿瘤所致）、西蒙－席汉综合征。

**【用法用量】**

**说明书用法用量**

（1）**一般用法** 肠溶胶囊 0.3~1g/ 次，肠溶片 0.3~0.6g/ 次，均为一日 3 次，餐前口服。

（2）囊性纤维化患者 根据囊性纤维化共识大会的建议、美国囊性纤维化基金会的病例对照研究以及英国病例对照研究的结果，在胰酶替代疗法中，推荐使用下述剂量：每餐给予胰脂肪酶 500 单位 /kg。应根据疾病严重程度，脂肪痢控制情况和维持良好营养状况的需要相应调整剂量。对多数患者，每日剂量应低于或不超过胰脂肪酶 10000 单位 /kg。

（3）其他胰腺外分泌不足的疾病 具体剂量应因人而异，并根据消化功能减退程度和饮食中的脂肪含量而定。通常起始剂量为每餐或每次进食服用本药 0.15~0.3g。所用剂量应使脂肪痢减至最轻并能维持良好的营养状况。临床常用剂量为：每餐至少服用本药 0.3~0.6g，每次进食至少服用本药 0.3g。

**【禁忌证】**

**说明书禁忌证**

（1）对本药过敏者。

（2）对猪肉蛋白过敏者。

（3）急性胰腺炎早期。

（4）胆道梗阻。

**【特殊人群用药】**

**儿童** 用药无特殊禁忌，但需根据年龄及病情个体化用药。

**1. 说明书用法用量**

囊性纤维化患者 根据囊性纤维化共识大会的建议、美国囊性纤维化基金会的病例对照研究以及英国病例对照研究的结果，在胰酶替代疗法中，推荐使用下述剂量：＜ 4 岁，每餐给予胰脂肪酶 1000 单位 /kg；＞ 4 岁，每餐给予胰脂肪酶 500 单位 /kg。

**2. 其他用法用量**

［国内参考信息］ ＞ 5 岁，0.3g/ 次，tid.，p.o.（餐前）。

**老人** 用药无特殊禁忌。

**孕妇** 慎用。美国 FDA 妊娠安全性分级为：C 级。

**哺乳妇女** 慎用。

**【注意】**

（1）用药相关检查 / 监测项目 用药期间应检测：①粪便中氮及脂肪的含量。②血尿酸及尿尿酸含量。

（2）对驾驶 / 机械操作的影响　本药不影响驾驶或机械操作。

【给药说明】

（1）给药条件　①本药口服常用肠溶制剂，以免被胃酸灭活，但肠衣可能会影响胰酶在十二指肠和空肠上端的生物利用度。②具体剂量应因人而异，并根据病情严重程度和饮食结构确定。建议在开始进餐时，口服每次总量的 1/2 或 1/3，剩余剂量在进食期间服完。③宜在进食时用水整粒吞服，勿碾碎或咀嚼，以免药粉残留于口腔内，导致严重的口腔溃疡。如整粒吞服有困难（如小孩或老年人），可小心打开胶囊，将胰酶微粒与流质（如果汁）混合后同饮，但该混合液应立即服用，不能保存。④为防止肠溶包衣溶解，应避免本药与碱性食物同服或放置。

（2）减量 / 停药条件　胰腺外分泌功能测定前至少应停药 3d。

（3）其他　胰酶有微臭但无腐败臭气，煮沸或遇酸即失活。

【不良反应】

（1）内分泌 / 代谢　尿中尿酸增多（见于囊性纤维化患者用药后）、高尿酸血症。

（2）消化　肛周疼痛、消化道出血、腹泻、便秘、胃不适感、恶心。囊性纤维化的儿童服用高剂量的胰酶制剂后，有发生回盲肠、大肠狭窄和结肠炎的报道。

（3）呼吸　喷嚏、鼻炎、哮喘。

（4）泌尿　高尿酸尿和尿酸结晶尿（见于囊性纤维化患儿服药后）。

（5）皮肤　颊部疼痛、皮疹等。

（6）其他　过敏、流泪等。

【药物过量】

（1）表现　恶心、腹泻、胃痉挛、皮疹、血尿、关节痛、脚或小腿肿胀，可能促发高尿酸尿和高尿酸血症。

（2）处理意见　应给予支持治疗。

【相互作用】

（1）酸性药物　本药活性减弱，甚至被分解灭活，故忌与酸性药物同服。

（2）阿卡波糖、米格列醇　此类药的药效降低，故应避免同用。

（3）叶酸　叶酸吸收被干扰，服用本药者可能需补充叶酸。

（4）西咪替丁　口服胰酶的疗效增强。推测雷尼替丁、法莫替丁、尼扎替丁等与胰酶也存在此相互作用。合用时本药可能需要减量。

（5）碳酸氢钠　与等量碳酸氢钠同服可增强疗效。

（6）食物　进食 pH 值＜ 5.5 的食物（如鸡肉、小牛肉、绿豆）时服药，使本药的肠衣被溶解。

# 第八章　止吐药

## 甲氧氯普胺
## Metoclopramide

【其他名称】 灭吐灵、呕感平、扑息吐、胃复安、盐酸甲氯普胺、盐酸甲氧氯普胺、盐酸胃复安、Maxolon、Metoclopramide Biovail、Metoclopramide Dihydrochloride、Metoclopramide Hydrochloride、Paspertin、Primperan、Reglan

【分类】 消化系统用药\止吐药

【制剂规格】 片剂　① 5mg。② 10mg。③ 20mg。

注射液　1ml:20mg。

注射液（盐酸盐）　① 1ml:10mg。② 2ml:10mg。

【临床应用】

1. 说明书适应证

（1）用于消化系统疾患（包括胃肠、胆道、胰腺疾患等）、颅脑外伤、放化疗、手术、海空作业、药物等各种原因所致恶心、呕吐、嗳气、消化不良、胃部胀满、胃酸过多等症状的对症治疗。

（2）反流性食管炎、胆汁反流性胃炎、功能性胃滞留、胃下垂等。

（3）残胃排空延迟症、迷走神经切除后胃排空延缓。

（4）糖尿病性胃轻瘫、尿毒症以及硬皮病等胶原疾患所致的胃排空障碍。

（5）用于辅助十二指肠插管、胃肠钡剂X线检查。

2. 其他临床应用

（1）幽门梗阻及常规治疗无效的DU。

（2）可试用于乳量严重不足的产妇。

【用法用量】

说明书用法用量

（1）镇吐　① 10~20mg/次，i.m./i.v.。② 5~10mg/次，tid.，p.o.（餐前30min）。Max：0.5mg/（kg·d）。

（2）糖尿病性胃排空功能障碍　于症状出现前30min服10mg；或5~10mg/次，qid.，p.o.（三餐前及睡前）。Max：0.5mg/（kg·d）。

【禁忌证】

1. 说明书禁忌证

（1）对普鲁卡因或普鲁卡因胺过敏者。

（2）胃肠道出血、机械性梗阻或穿孔者（本药可增加胃肠道的动力，使前述疾病病情加重）。

（3）嗜铬细胞瘤（可导致高血压危象）。

（4）因放疗或化疗而致呕吐的乳腺癌患者。

（5）癫痫（用药后癫痫发作的频率及严重性均可增加）。

2. 其他禁忌证

有抗精神病药致迟发性运动障碍史者。

【特殊人群用药】

儿童　不宜长期应用。

说明书用法用量

镇吐　（1）5~14岁，2.5~5mg/次，tid.，p.o.（餐前30min）；Max：0.1mg/（kg·d）。（2）也可i.m./i.v.，＜6岁，0.1mg/(kg·次)；6~14岁，2.5~5mg/次。

老人　老年患者长期大量应用本药，易出现锥体外系症状。

孕妇　本药有潜在的致畸危险，说明书建议孕妇不宜应用。美国FDA妊娠安全性分级为：B级。

哺乳妇女　哺乳期乳汁分泌量少者，可短期用于催乳。

肝功能不全者　肝功能衰竭者慎用。

肾功能不全/透析者　因重症CRF者使用本药发生锥体外系反应的危险性增加，肾衰竭患者应慎用本药，严重肾功能不全者用量至少应减少 60%。

【注意】

尚不明确。

【给药说明】

（1）给药条件　①对晕动病所致呕吐无效。②本药具有中枢镇静作用，并能促进胃排空，故对 GU 胃窦潴留者或十二指肠球部溃疡合并胃窦部炎症者有益，但对一般的消化性溃疡效果不明显。③静注速度应缓慢，一般 1~2min 注完，快速给药可出现躁动不安，随后进入昏睡状态。

（2）配伍信息　本药注射制剂遇光变成黄色或黄棕色后，毒性可增强。

（3）其他　①用于十二指肠插管、胃肠钡剂 X 线检查时，本药可减轻检查时的恶心、呕吐，促进钡剂通过，并有助于顺利插管；可增加食管括约肌压力，从而减少全身麻醉时胃肠道反流所致吸入性肺炎的发生率。②本药可释放儿茶酚胺，使用 MAO 抑制药的原发性高血压患者，同用本药时应注意监控。

【不良反应】

ADR 警示　截止 2003 年第一季度，国家药品不良反应监测中心数据库中，有关本药的不良反应病例报告共 58 例，其中锥体外系反应 42 例（占 72.4%），主要表现为肌震颤、头向后倾、斜颈、阵发性双眼向上注视、发音困难、共济失调等。42 例病例报告中，年龄在 18 岁以下的共 16 例，占 38%；首次用药即出现锥体外系反应的 20 例，占 47.5%。

（1）心血管　注射给药：直立性低血压。

（2）神经　①眩晕、头痛。②锥体外系反应（特别是年轻人）：帕金森综合征、肌震颤、头向后倾、斜颈、阵发性双眼向上注视、发音困难、共济失调等，见于大量或长期用药，可用苯海索等抗胆碱药治疗。

（3）精神　烦躁不安、倦怠无力、昏睡、睡眠障碍、易激动。

（4）内分泌 / 代谢　乳腺肿痛、溢乳、男子乳腺发育、醛固酮与血清催乳素浓度升高。

（5）消化　严重口干、恶心、便秘、腹泻。

（6）皮肤　皮疹。

【药物过量】

（1）表现　过量时可呈深昏睡状态，神志不清；可出现颈部及背部肌肉痉挛、拖曳步态、头面部抽搐样动作、双手颤抖摆动等锥体外系症状。

（2）处理意见　抗胆碱药物（如盐酸苯海索）、抗震颤麻痹药或抗组胺药（如苯海拉明）有助于锥体外系症状的缓解。

【相互作用】

（1）抗胆碱药（如阿托品、丙胺太林等）、麻醉性镇痛药　本药对胃肠道的作用减弱，合用时应注意。

（2）西咪替丁、地高辛（慢溶型剂型）　此类药胃肠道吸收减少，如间隔 2h 服用可减弱这种影响。地高辛的胆汁排出增加，从而使血药浓度改变。

（3）阿扑吗啡　阿扑吗啡的中枢性与周围性效应被抑制。

（4）甲硝唑　甲硝唑的胃肠道不良反应减轻。

（5）硫酸镁　有协同利胆作用。

（6）中枢抑制药　两者的镇静作用均增强。

（7）导致锥体外系反应的药物（如吩噻嗪类药等）　锥体外系反应的发生率与严重性均可增加，禁止合用。

（8）氨苄西林、四环素类抗生素、对乙酰氨基酚、左旋多巴、地西泮、锂盐、麦角胺、环孢素等　此类药在小肠内吸收增加。

（9）奎尼丁　奎尼丁的血药浓度升高 20%。

（10）醛固酮和血清催乳素　上述药的血药浓度升高。

（11）乙醇　用药期间饮酒，乙醇在小肠内吸收增加，增强乙醇的中枢抑制作用。

# 第九章　催吐药

## 阿扑吗啡
## Apomorphine

【其他名称】 丽科吉、去水吗啡、优立玛、盐酸阿扑吗啡、盐酸去水吗啡、盐酸缩水吗啡、Apomorphine Hydrochloride、Apomorphinum、Uprima

【分类】 消化系统用药\催吐药

【制剂规格】 **注射液**　1ml∶5mg。

【临床应用】

**1. 说明书适应证**

（1）有催吐作用，可用于抢救意外中毒及不能洗胃的患者。

（2）防止石油蒸馏液（如煤油、汽油、煤焦油、燃料油或清洁液等）吸入者发生严重的吸入性肺炎。

**2. 其他临床应用**

诊断和治疗长期使用左旋多巴的帕金森病患者出现的严重症状波动（国外资料）。

【用法用量】

**1. 说明书用法用量**

**一般用法**　2~5mg/ 次，i.h.。Max：5mg/ 次。

**2. 其他用法用量**

［国外参考信息］

（1）催吐　单剂 5mg 或 6mg，也可单剂 0.1mg/kg，i.h.，Max 为 6mg。不推荐重复给药。

（2）帕金森病患者左旋多巴相关的症状加重　①用微泵以 1mg/h 连续腹壁皮下注射 10h，根据临床需要，可增加剂量，治疗时间也可延长至 14h。输注速度为 0.02~0.07mg/（kg · h），平均剂量为 30~150mg/d。②也可本药（10mg/ml）溶液气雾剂吸入给药，平均 2~3mg/ 次，2~4 次 /d，剂量以患者的皮下注射剂量的 2 倍为基准。③还可用本药栓剂 200mg，直肠给药。④国外有研究，对某些出现皮肤反应和皮下注射疗效不可靠者，可通过植入上腔静脉的导管，按 5~10mg/h 连续静滴本药（10mg/ml）。

（3）多巴胺反应性试验　用于诊断帕金森病。①皮下注射剂量分别为 1mg、2mg、3mg 和 5mg，每次给药至少间隔 1h，在用药后 15min、45min 和 75min 对患者进行评估。②也可依次皮下注射 1mg、2mg、4mg、5mg 直至最大剂量 10mg，每次给药至少间隔 4h 且连续 2~3d，对患者进行评估。

（4）帕金森病患者的术前处理　对于术后不能继续口服抗帕金森病药者，可联用本药（皮下注射）和多潘立酮（直肠给药）。本药剂量应在术前通过检测患者对试探剂量的反应而定。①试验开始前 3d，口服多潘立酮 20mg/ 次，tid.；试验当日应继续，必要时可追加剂量。为确定效果，试验当日多潘立酮可用栓剂经直肠给药代替口服给药。②在探试本药剂量前 12h，停止使用除多潘立酮外的所有抗帕金森病药。本药皮下注射的起始剂量为 1~1.5mg，用药后监测血压、HR、恶心和（或）呕吐、打呵欠、药物引起的运动障碍和运动反应。此后每 30min 增加本药 1~1.5mg（直至 10~12mg），直到出现最佳的临床疗效或无法耐受的不良反应。③手术应安排在早晨和一周的前几日。术前 3d，应口服多潘立酮 20mg/ 次，tid.。④手术当日早晨，清水送服常规口服抗帕金森病药，并予口服（20mg）或直肠给予（60mg）多潘立酮。⑤术后尽快继续直肠给予多潘立酮，60mg/ 次，tid.；并开始以预先确定的剂量皮下注射本药，直至患者恢复抗帕金森病药的口服治疗。通常每 1~3h 给药 1 次，如预先确定的剂量不能达到所需的疗效，必要时可迅速增量。若帕金森病症状受到术后护理的干扰，可调整剂量。

【禁忌证】

1. 说明书禁忌证

（1）心力衰竭或有心衰先兆者。

（2）腐蚀性中毒者（包括误吞入强酸或强碱等腐蚀剂的中毒者）。

（3）士的宁中毒者。

（4）阿片、巴比妥类或其他中枢神经抑制药所致的麻痹状态者。

（5）有癫痫发作先兆者。

（6）休克前期者。

（7）张口反射抑制患者。

（8）已有昏迷或严重呼吸抑制者。

（9）醉酒状态明显者。

2. 其他禁忌证

（1）有 CNS 器质性病变者。

（2）开放型肺结核患者。

（3）GU、DU。

【特殊人群用药】

**儿童** 幼儿对本药有较高敏感性，应慎用。

1. 说明书用法用量

**一般用法** 0.07~0.1mg/（kg·次），i.h.。Max：5mg/ 次。

2. 其他用法用量

［国外参考信息］

催吐 单剂 0.06~0.1mg/kg，i.h.，不推荐重复给药。

**老人** 慎用。

**孕妇** 美国 FDA 妊娠安全性分级为：C 级。

**哺乳妇女** 本药是否泌入乳汁尚存在争议。

【注意】

（1）慎用 ①有恶心和呕吐倾向者。②过度疲劳者。

（2）交叉过敏 本药与吗啡及其衍生物有交叉过敏。

（3）对检验值 / 诊断的影响 给药过程中可出现血清催乳素浓度降低。

（4）用药相关检查 / 监测项目 用药期间应监测心血管功能。

【给药说明】

（1）给药条件 ①一般药物过量或吞服毒物，首选洗胃及导泻，仅在禁忌洗胃时才用催吐药。②本药在胃饱满时催吐效果较好，故在皮下给药前，宜先饮水 200~300ml。③本药用于催吐时不应重复给药，一般首剂无效，则重复给药也无效。④对麻醉药中毒者，因中枢已被抑制，本药常难奏效，甚至可能加重其抑制作用，故不适用。

（2）其他 本药注射剂遇光氧化分解变色，变为浅绿、绿色或析出沉淀，氧化产生的醌式有色化合物无催吐作用，此时不能再使用。

【不良反应】

（1）心血管 房颤、心动过缓、低血压和水肿等。其中心动过缓和低血压可在给药 5~10min 后出现，可发展至急性循环衰竭。

（2）神经 ①本药既可刺激又可抑制 CNS，出现昏迷甚至死亡。②治疗剂量可出现自主神经系统症状（如唾液分泌过多、心动过缓、上睑下垂、皮肤苍白、低血压、恶心、呕吐等）、警觉性改变症状（如打呵欠、镇静、嗜睡等）、精神症状（如晕眩、疲倦等）、震颤。③头痛、严重意识模糊、严重的运动障碍。

（3）精神 忧郁、欣快感、烦躁不安、幻视、急性精神病。

（4）血液 嗜酸性粒细胞增多。

（5）消化 恶心、呕吐、口腔炎和味觉失常。用量过大可引起持续性呕吐，而致代谢紊乱。

（6）呼吸 呼吸急促和呼吸抑制。气雾剂经鼻吸入给药时，可出现一过性的鼻塞或烧灼感。

（7）泌尿 口服治疗帕金森病时，大剂量（高达 1.4g/d）会引起可逆性、剂量依赖性的尿毒症及氮质血症。

（8）生殖 阴茎勃起。

（9）皮肤　连续皮下注射可出现皮肤局部反应（瘙痒、红色皮下结节等）、接触性皮炎。

（10）其他　长期用药可产生耐药性。

**【药物过量】**

（1）表现　心动过缓、严重嗜睡、呼吸困难、持续呕吐、昏迷甚至死亡。

（2）处理意见　可用阿片受体拮抗药（如纳洛酮）对抗本药，用阿托品治疗心动过缓。

**【相互作用】**

（1）纳洛酮　拮抗本药的催吐、CNS抑制及呼吸系统抑制作用。

（2）止吐药　如先期服用止吐药，本药的催吐效应可降低。

（3）口服避孕药　本药的镇痛作用减弱。

（4）恩他卡朋　发生心动过速、高血压和心律不齐的风险增加，故合用时应谨慎，并监测心律和血压。

（5）5-HT受体拮抗药（如昂丹司琼、阿洛司琼）产生协同的降血压作用，致严重低血压和意识丧失，禁止合用。

（6）吩噻嗪类镇吐药　可致严重的呼吸和循环抑制，产生不良反应或延长睡眠。不能合用。

（7）左旋多巴　可提高左旋多巴的抗震颤麻痹作用。

# 第十章 缓泻剂和泻药

## 比沙可啶
## Bisacodyl

【其他名称】变爽、必洒可敌、便塞停、解泰、鞣酸双醋苯啶、双吡甲胺、双醋苯啶、通秘、Biscolax、Dulcolax

【分类】消化系统用药\缓泻剂和泻药

【制剂规格】片剂 ① 5mg。② 10mg。

肠溶片 5mg。

栓剂 ① 5mg。② 10mg。

泡腾散 5mg。

【临床应用】

说明书适应证

（1）急、慢性便秘和习惯性便秘。

（2）手术前后、腹部X线检查或内镜检查前的肠道清洁和排空肠道。

【用法用量】

1. 说明书用法用量

便秘 （1）5~10mg/次，qd.，p.o.（肠溶片需整片吞服）。（2）肛门给予栓剂，10mg/次，qd.。

2. 其他用法用量

［国外参考信息］ ① 10~15mg，睡前顿服；用于肠完全排空可用至30mg。②直肠给药，可用直肠栓剂或灌肠液，常用量均为10mg。

【禁忌证】

1. 说明书禁忌证

（1）对本药过敏者。

（2）急腹症（如阑尾炎、胃肠炎、直肠出血、肠梗阻等，尤其是粪块阻塞所致）。

（3）炎性肠病患者禁用栓剂。

（4）＜6岁儿童禁用片剂。

（5）孕妇禁用栓剂。

2. 其他禁忌证

（1）肛门破裂或痔疮溃疡患者。

（2）严重水电解质紊乱者。

（3）新生儿禁忌直肠给药（国外资料）。

【特殊人群用药】

儿童 应考虑到本药可能妨碍正常的排便反射功能。＜6岁儿童禁用片剂。新生儿禁忌直肠给药。

1. 说明书用法用量

一般用法 （1）口服，＞6岁儿童，剂量为成人的一半。（2）直肠给药，6~12岁儿童，5mg/次，qd.。

2. 其他用法用量

［国外参考信息］（1）口服，＞6岁儿童，推荐量为5mg，根据年龄和便秘程度，可用至10mg。（2）直肠给药，＜2岁儿童，5mg/次；＞2岁儿童，10mg/次。

孕妇 禁用栓剂，慎用片剂。美国FDA妊娠安全性分级为：B级。

哺乳妇女 不宜用。

【注意】

慎用 突发的、持续性排便习惯改变者（国外资料）。

【给药说明】

（1）给药条件 ①服用片剂时应整片吞服，不得咀嚼或压碎。②进食1h内不能服药，服本药前后2h内不得服制酸药。③不宜长期使用，国外资料建议不超过7d。

（2）减量/停药条件 出现腹泻或腹痛时应停药。

（3）其他 本药刺激性较强，应避免吸入或与眼、皮肤黏膜接触。

【不良反应】

（1）内分泌/代谢 低血钾。

（2）消化 ①轻度腹痛、腹部绞痛（停药后即消失）、过度腹泻。②直肠给药：里急后重、肛门轻度灼热感；反复应用：直肠炎。③长期用药：结肠功能紊乱、电解质紊乱、泻药依赖性及结肠黑便病。

（3）泌尿　无症状性尿色异常。

（4）其他　滥用本药：乏力、疲劳、烦渴、呕吐、水肿、骨痛（骨软化症所致）、水电解质失衡、低蛋白血症及结肠炎样综合征。即使上述症状不是永久性受损，停药后也可能需数月才能恢复。

**【药物过量】**

（1）表现　急性过量可出现腹泻、意识模糊、心律不齐、肌痉挛、异常疲乏和无力等。

（2）处理意见　应对症和支持治疗，包括防止脱水和电解质失衡。

**【相互作用】**

（1）可发生尖端扭转型室速的药物（如抗心律失常药胺碘酮、溴苄铵、丙吡胺、奎尼丁类、索他洛尔等和非抗心律失常药阿司咪唑、苄普地尔、舒托必利、特非那定、长春胺等）　上述药不宜与本药合用。

（2）洋地黄类药　本药所致低血钾可诱发洋地黄类药的毒性作用，合用时应监测血钾。

（3）牛奶　可使药物肠衣过早溶解，引起胃或十二指肠激惹现象，故服本药片剂前后 2h 内不得饮用牛奶。

## 硫酸钠
## Sodium Sulfate

**【其他名称】**　畅乐、马牙硝、皮硝、朴硝、Natrii Sulfas

**【分类】**　消化系统用药 \ 缓泻剂和泻药

**【制剂规格】**　散剂　500g。

肠溶胶囊　1g。

注射液　① 10ml : 2.5g。② 20ml : 2g。

外用溶液　12%~15%。

**【临床应用】**

**1. 说明书适应证**

用于下列原因所致单纯性、继发性急性便秘：（1）因日常生活改变继发的便秘。（2）饮食不当或饮食成分改变引起的便秘。（3）肛门疾患所致继发性便秘（如痔、肛裂、肛瘘）。（4）强制性卧床所致继发性便秘。⑤某些药物所致的便秘。

**2. 其他临床应用**

（1）外科术前或结肠镜检查前排空肠内容物。

（2）辅助排除肠道寄生虫或肠内毒物。

（3）钡中毒解毒。

（4）外用热敷以消炎去肿。

**【用法用量】**

**1. 说明书用法用量**

导泻　肠溶胶囊：5g/ 次，p.o.，1~3 次 /d。第 1 次服药后在 6~12h 内排便，即可停药；如服药后 12h 内未排便，追服 5g；追服后 6h 内仍未排便，再追服 5g。

**2. 其他用法用量**

［国内参考信息］

（1）导泻　散剂：5~20g/ 次，加 250ml 温水于清晨空腹服用，10~30g/d。

（2）钡中毒解毒　① 2%~5% 的溶液洗胃，或口服 20~30g 导泻。洗胃后将 10% 本药 150~300ml 内服或注入胃内，1h 后可重复 1 次。② 10%~20% 溶液 10~20ml，i.v.（缓慢）；或 1%~5% 溶液 500~1000ml，i.v.gtt.。严重者，24h 内可给 20~30g，连用 2~3d。

（3）皮肤被钡盐灼伤或污染　2%~5% 溶液冲洗皮肤。

（4）消炎去肿　12%~15% 的外用溶液局部热敷或洗涤。

**【禁忌证】**

**1. 说明书禁忌证**

（1）因严重器质性病变所致近期排便困难者。

（2）孕妇。

**2. 其他禁忌证**

（1）充血性心衰。

（2）水肿患者。

**【特殊人群用药】**

**儿童**　尚不明确。

**孕妇** 禁用。

**哺乳妇女** 尚不明确。

**肾功能不全/透析者** 严重肾脏疾病患者慎用。

**【注意】**

慎用 （1）全身重度衰竭者。（2）严重心、脑、肺疾患者。（3）年老体弱者。（4）月经期妇女。

**【给药说明】**

给药条件 治疗金属钡中毒时，除给予本药外，需同时静脉给予 KCL 及大量输液，还可联用利尿药。

**【不良反应】**

泌尿 静脉给药：大量硫酸钡沉淀而致肾小管阻塞、坏死，导致肾衰竭。

**【相互作用】**

尚不明确。

# 第十一章　止泻药

## 蒙脱石
## Smectite

【其他名称】 必奇、畅言停、复合硅铝酸盐、肯特令、双八面体蒙脱石、思克特、赛立迈、思密达、司迈特、Dioctahedral Smectite、Diosmectite、smecta

【分类】 消化系统用药\止泻药

【制剂规格】 散剂　3g。

【临床应用】

1. 说明书适应证

（1）成人及儿童的急、慢性腹泻。

（2）用于食管、胃、十二指肠疾病引起的相关疼痛症状的辅助治疗。

2. 其他临床应用

（1）胃食管反流、食管炎、胃炎和结肠炎。

（2）肠易激综合征。

（3）肠道菌群失调。

【用法用量】

1. 说明书用法用量

（1）慢性腹泻　3g/次，tid.，p.o.，用半杯温开水（约 50ml）稀释混匀。

（2）急性腹泻　用量需在慢性腹泻基础上加倍，或首剂加倍。

2. 其他用法用量

［国内参考信息］

结肠炎、肠易激综合征　保留灌肠，3~9g/次，倒入 50~100ml 温水中充分稀释，1~3 次/d。

【禁忌证】

说明书禁忌证

对本药过敏者。

【特殊人群用药】

儿童　可安全服用，但需注意过量服用易致便秘。

说明书用法用量

（1）慢性腹泻　＜1 岁，3g/d；1~2 岁，3~6g/d；＞2 岁者，6~9g/d。用半杯温开水稀释药物后服，tid.。

（2）急性腹泻　用量需在慢性腹泻的基础上加倍，或首剂加倍。

老人　可安全服用。

孕妇　可安全服用。

哺乳妇女　可安全服用。

【注意】

慎用　过敏体质者。

【给药说明】

给药条件 （1）本药不作解痉药使用。（2）本药服用时间：胃炎、结肠炎、肠易激综合征患者餐前服用；腹泻患者宜于两餐间服用；胃食管反流、食管炎患者餐后服用。（3）服药时应将本药倒入 50ml 温水中充分稀释，摇匀服用。不能将药粉直接倒入口中用水冲服或用水调成糊状、丸状服用，以免本药在消化道黏膜上分布不均，影响疗效。（4）本药与其他药物合用时，为不影响其他药物的吸收，应在服用本药前 1h 服用其他药物。（5）急性腹泻时立即服用本药，且剂量加倍。同时应注意防治脱水。

【不良反应】 本药安全性较好，无明显不良反应。

消化　便秘、大便干结。如出现便秘，可减量继续治疗。

【药物过量】

表现　易致便秘，婴幼儿尤应注意。

【相互作用】

（1）红霉素　减轻红霉素的胃肠道反应，提高红霉素疗效。

（2）诺氟沙星　可提高抗细菌感染的疗效。

（3）地高辛、阿司匹林、保泰松、氨苄

西林及氟哌酸等 不影响上述药物的生物利用度。

## 盐酸洛哌丁胺
## Loperamide Hydrochloride

**【其他名称】** 苯丁哌胺、腹泻啶、罗宝迈、氯苯哌酰胺、洛哌丁胺、氯哌拉米、若卜那密得、若那密得、雅邦、易蒙停、盐酸氯苯哌酰胺、盐酸氯哌拉米、Blox、Elcoman、Imodium、Lopemid、Loperamide、Loperin、Lopermide、Loperyl、Motilix、Suprasec

**【分类】** 消化系统用药 \ 止泻药

**【制剂规格】** 胶囊 2mg。

颗粒 1g∶1mg。

**【临床应用】**

**1. 说明书适应证**

（1）用于控制各种急、慢性非感染性腹泻的症状。

（2）用于回肠造瘘术患者，以减少排便量及次数，以及增加大便稠度。也可用于肛门直肠手术后患者，以抑制大便失禁。

**2. 其他临床应用**

（1）用于溃疡性结肠炎、克罗恩病、非特异性结肠炎、肠易激综合征、短肠综合征等所致的腹泻，尤其适用于其他止泻药效果不显著的慢性功能性腹泻。

（2）对胃、肠部分切除术后和甲状腺功能亢进引起的腹泻也有较好疗效。

**【用法用量】**

**1. 说明书用法用量**

（1）急性腹泻 初始剂量：4mg，p.o.，以后每次不成形大便后服 2mg。Max：16mg/d，48h 后临床症状无改变需停药。

（2）慢性腹泻 初始剂量：4mg，以后可采用 2~12mg/d 维持，以维持 1~2 次 /d 正常大便。Max：16mg/d。

**2. 其他用法用量**

［国外参考信息］

慢性腹泻 初始剂量：4~8mg/d，p.o.（分次），随后根据需要调整用量。极量：16mg/d。如 16mg/d，连用 10d 后，腹泻仍未得到控制，则继续用药可能无效。

**【禁忌证】**

**说明书禁忌证**

（1）对本药过敏者。

（2）伴有高热和脓血便的急性细菌性痢疾。

（3）假膜性肠炎。

（4）溃疡性结肠炎的急性发作期。

（5）不应用于肠梗阻、胃肠胀气或便秘等需避免抑制肠蠕动者。

（6）＜2 岁婴幼儿禁用，＜5 岁儿童不宜使用。

**【特殊人群用药】**

**儿童** ＜2 岁婴幼儿禁用，＜5 岁儿童不宜使用。12 岁以下儿童慎用（国外资料）。

**1. 说明书用法用量**

（1）急性腹泻 ＞5 岁儿童起始剂量：2mg，以后每次不成形便后服 2mg，Max：0.3mg/（kg · d）。

（2）慢性腹泻 ＞5 岁儿童起始剂量：2mg，然后以可维持每日 1~2 次正常大便调节剂量，Max：0.3mg/（kg · d）。

**2. 其他用法用量**

［国内参考信息］

急性腹泻 2~5 岁，1mg/ 次，tid.，p.o.；5~8 岁，2mg/ 次，bid.，p.o.；8~12 岁，2mg/ 次，tid.，p.o.。

［国外参考信息］

（1）急性腹泻 推荐剂量：6~8 岁或体重 20~30kg 的儿童，2mg/ 次，bid.，p.o.，或 4mg/d 顿服；8~12 岁或体重＞ 30kg 的儿童，2mg/ 次，tid.，p.o.，或 6mg/d 顿服。

（2）慢性腹泻 虽有本药用于儿童慢性腹泻的研究，但尚未确定安全有效的治疗剂量。

**老人** 老年人用药可同成人，但习惯性便秘者需慎用。

**孕妇** 尽管本药无致畸性和胚胎毒性，但孕妇（尤其是妊娠早期）用药仍应权衡利弊。美国FDA妊娠安全性分级为：B级。

**哺乳妇女** 本药可少量分泌入母乳，哺乳妇女不宜使用。

**肝功能不全者** 肝功能障碍可能导致药物相对过量，肝功能减退者用量应酌减。

**肾功能不全/透析者** 本药仅少量随尿液排泄，故肾功能不全时无需调整剂量。

**其他** 曾有个别AIDS患者使用本药治疗病毒及细菌所致的传染性结肠炎而出现毒性巨结肠的报道，故AIDS患者用药时，如出现早期腹胀表现，应停药。

**【注意】**

（1）慎用 ①严重中毒性腹泻（以免止泻后加重中毒症状）。②溃疡性结肠炎。

（2）对驾驶/机械操作的影响 本药可能引起乏力、头晕或困倦等，驾驶和操作机器时应予以注意。

**【给药说明】**

（1）给药条件 空腹或饭前半小时服药可提高疗效。

（2）减量/停药条件 ①急性腹泻者，用药48h后临床症状无改善，应停用本药，改换其他治疗。②出现荨麻疹、瘙痒、便秘、腹胀、不完全性肠梗阻等时，应停药。

（3）其他 ①本药为对症治疗药，用药期间仍需对引起腹泻的病因进行治疗。如伴有肠道感染的腹泻必须同用有效抗生素治疗。②腹泻患者常伴有水和电解质丢失（尤其是儿童），治疗时应注意同时适当补充水和电解质。

**【不良反应】**

（1）神经 头痛、眩晕、乏力等，可能出现锥体外系反应（临床尚未发现继发于本药的锥体外系反应）。

（2）精神 易激惹、人格改变、谵妄、幻觉等。

（3）消化 胃肠道反应（口干、恶心、呕吐、便秘、腹胀、上腹痛、腹部痛性痉挛、食欲减退等）、肠梗阻、坏死性小肠结肠炎、阑尾炎、增加胆结石形成的危险（长期用药）。

（4）泌尿 尿量增多（常规剂量下少见）。

（5）皮肤 皮疹、荨麻疹、瘙痒等。

（6）其他 ①过敏反应。②动物实验显示，猴子对本药有生理依赖性，但人类尚未发现对本药存在生理依赖。

**【药物过量】**

（1）表现 可能出现中枢神经抑制症状（如木僵、调节功能紊乱、嗜睡、缩瞳、肌张力过高、呼吸抑制）及肠梗阻。儿童对CNS毒性的反应较成人敏感。

（2）处理意见 过量时可用纳洛酮解毒，但本药的作用持续时间较纳洛酮（1~3h）长，故应持续使用纳洛酮，患者应至少监护48h。

**【相互作用】**

奎尼丁、利托那韦等P-糖蛋白抑制剂 临床前资料显示洛哌丁胺（单剂16mg）与奎尼丁、利托那韦等P-糖蛋白抑制剂合用可能导致洛哌丁胺血药浓度增加2~3倍。但尚不清楚使用推荐剂量时该作用的临床相关性。

## 地衣芽孢杆菌制剂
## Bacillus Licheniformobiogen Preparation

**【其他名称】** 整肠生、Bacillus Licheniformis

**【分类】** 消化系统用药\止泻药

**【制剂规格】** 胶囊 0.25g（2.5亿活菌）。

颗粒 0.5g（5亿活菌）。

**【临床应用】**

**说明书适应证**

肠道菌群失调所致肠功能紊乱，如急、慢性腹泻、消化不良、胃肠胀气等。

**【用法用量】**

**说明书用法用量**

**一般用法** 0.5g/次，tid.，p.o.，首剂加倍。

【禁忌证】

**说明书禁忌证**

对本药过敏者。

【特殊人群用药】

**儿童**

**说明书用法用量**

**一般用法** 剂量酌情减半（0.25g/次，tid.）。婴幼儿服用时，可倒出药粉加入少量温开水或奶液服用。

**孕妇** 尚不明确。

**哺乳妇女** 尚不明确。

【注意】

**慎用** 过敏体质者。

【给药说明】

其他 本药为活菌制剂，勿将本药置于高温处，溶解时水温不宜高于40℃。

【不良反应】

**消化** 便秘。

【药物过量】

表现 便秘。

【相互作用】

（1）抗菌药 合用时可减低其疗效。与抗菌药同服，必要时需间隔3小时服用。

（2）铋剂、鞣酸剂、药用炭、酊剂等 能抑制或吸附活菌，故本药不能与上述药合用。

# 第十二章 肠道菌群调节药

## 双歧三联活菌
## Birid Triple Viable

**【其他名称】** 培菲康、双歧杆菌嗜酸乳杆菌肠球菌三联活菌、Bifico、Bifid、Live Combined Bifidobacterium,Lactobacillus and Enterococcus Preparation

**【成分】** 双歧杆菌、嗜酸乳杆菌、肠球菌

**【分类】** 消化系统用药\肠道菌群调节药

**【制剂规格】** 胶囊 210mg。

散剂 1g。

**【临床应用】**

**1. 说明书适应证**

（1）肠道菌群失调所致急慢性腹泻、便秘。

（2）轻中型急性腹泻，慢性腹泻及消化不良、腹胀。

（3）辅助治疗肠道菌群失调所致内毒素血症。

**2. 其他临床应用**

作为肝硬化、急慢性肝炎及肿瘤化疗等的辅助用药。

**【用法用量】**

**1. 说明书用法用量**

**一般用法** （1）胶囊：420~630mg/ 次，2~3 次 /d,p.o.(餐后)，重症加倍。(2)散剂：2g/ 次，tid.。

**2. 其他用法用量**

［国内参考信息］ 片剂，840mg/ 次，bid.，重症加倍。

**【禁忌证】**

**说明书禁忌证**

对本药过敏者。

**【特殊人群用药】**

**儿童** 婴儿用胶囊时，可剥开胶囊倒出药粉用温水或温牛奶送服。

**1. 说明书用法用量**

**一般用法** （1）胶囊：210mg/ 次，2~3 次 /d,p.o.。(2)散剂：0~1 岁，0.5g/ 次；1~5 岁，1g/ 次；6 岁以上用法用量同成人，tid.。

**2. 其他用法用量**

［国内参考信息］（1）胶囊：＜1 岁，105mg/ 次；1~6 岁，210mg/ 次；6~13 岁，210~420mg/ 次。(2) 片剂：≤6 个月，210mg/ 次；6 个月至 3 岁，420mg/ 次；3~12 岁，630mg/ 次，2~3 次 /d。

**孕妇** 尚不明确。

**哺乳妇女** 尚不明确。

**【注意】**

慎用 过敏体质者。

**【给药说明】**

其他 本药为活菌制剂，切勿置于高温处，溶解时水温不宜超过 40℃。

**【不良反应】**

未见不良反应，实验室检查也未发现有异常改变。

**【相互作用】**

（1）抗生素 抗生素可抑制活菌生长繁殖，降低本药疗效，应避免同用。

（2）制酸药 可减弱本药疗效，应错时分开服用。

（3）铋剂、鞣酸、活性炭、酊剂等 能抑制、吸附或杀灭活菌，应错时分开服用。

# 第十三章　溃疡性结肠炎用药

## 柳氮磺吡啶
## Sulfasalazine

【其他名称】长建宁、柳氮吡啶、柳氮磺胺吡啶、硫氮磺胺吡啶、水杨酸偶氮磺胺吡啶、水杨酰偶氮磺胺吡啶、维柳芬、Azulfidine、Gastropyrin、Salazopyrin、Salazosulfapyridine、Salicylazosulfapyridine

【分类】消化系统用药\溃疡性结肠炎用药

【制剂规格】片剂　① 0.125g。② 0.25g。③ 0.5g。

肠溶片　0.25g。

胶囊　0.25g。

肠溶胶囊　0.25g。

栓剂　0.5g。

【临床应用】

1. 说明书适应证

（1）治疗轻至中度的溃疡性结肠炎；重度溃疡性结肠炎的辅助治疗及缓解期的维持治疗。

（2）治疗活动期的 Crohn 病，特别是累及结肠者。

（3）对水杨酸类或其他 NSAID 疗效不显著的类风湿关节炎和幼年类风湿关节炎（多关节型）。

2. 其他临床应用

（1）强直性脊柱炎。

（2）肠道手术前预防感染。

【用法用量】

1. 说明书用法用量

（1）炎性肠病（主要为溃疡性结肠炎）① 3~4g/d，分次口服，间隔宜≤ 8h，以 1~2g/d 的小剂量开始用药，若＞ 4g/d，应警惕毒性增加。轻度及中度者 1g/ 次，3~4 次 /d；严重者 1~2g/ 次，3~4 次 /d，可与类固醇药合用，强化治疗；缓解期建议给维持量，一般 1g/ 次，2~3 次 /d；防止复发时，可给 0.02~0.03g/（kg · d），分 3~6 次服用。②直肠给药，中或轻症者，早、晚排便后各用 0.5g；重症者 0.5g/ 次，每日早、中、晚各 1 次。症状明显改善后改用维持量，即每晚或隔日睡前用 0.5g。

（2）类风湿关节炎　1g/ 次，bid.。每日用量按以下顺序渐增：第 1 周，夜间服 0.25g；第 2 周，早晚各服 0.25g；第 3 周，早晨服 0.25g，夜间 0.5g；第 4 周及以后，早晚各服 0.5g。若治疗 2 个月后仍无效，可增量至 3g/d。剂量＞ 2g/d 时，应对患者进行监测。

2. 其他用法用量

［国内参考信息］

炎性肠病（主要为溃疡性结肠炎）2g/d，混悬于 NS 20~50ml 中保留灌肠，可加白及粉以增加药液黏滞度。

［国外参考信息］

（1）溃疡性结肠炎　①初始量 3~4g/d（某些患者可耐受 6g/d），分次服用。建议从较小剂量开始（1~2g/d），以减少胃肠反应。若胃肠反应持续存在，应停药 5~7d，然后再从较低量重新开始。即使临床症状（如腹泻）已得到控制，也应继续用药。若内镜检查疗效满意，可减至维持量，2g/d。②有本药 1g 溶于水中保留灌肠（3% 的药液），成功缓解直肠和降结肠的活动性溃疡性结肠炎症状。

（2）类风湿关节炎　①第 1 周，夜间服 0.5g；第 2 周，0.5g/ 次，bid.；第 3 周，早晨 0.5g，夜间 1g；第 4 周，1g/ 次，bid.。用药 4~12 周临床可改善，12 周后反应不佳者，可增至 3g/d。用量＞ 2g/d 者，应密切观察疗效和毒性反应。②单用甲氨蝶呤（MTX）或与本药、羟氯奎任一合用无效者，采用三药联用有效。给药量为：3 个月内 MTX 用量从每周 7.5mg 增至 12.5mg 或 17.5mg；本药 0.5g/ 次，bid.；羟氯奎 0.2g/ 次，bid.。

（3）慢乙酰化者　建议 2.5~3g/d。

【禁忌证】

1. 说明书禁忌证

（1）对磺胺类药或水杨酸盐过敏者。

（2）急性间歇性卟啉病。

（3）孕妇及哺乳妇女。

（4）＜ 2 岁小儿。

2. 其他禁忌证

（1）对本药及其代谢产物过敏者（国外资料）。

（2）计划生育的男性患者。

【特殊人群用药】

**儿童**　本药可增加新生儿发生胆红素脑病的危险性，＜ 2 岁小儿禁用。

1. 说明书用法用量

（1）炎性肠病（主要为溃疡性结肠炎）0.04~0.06g/（kg · d），分 3~6 次服用。防止复发时，0.02~0.03g/（kg · d），分 3~6 次服用。

（2）类风湿关节炎　暂不主张青少年慢性关节炎患者用本药肠溶片，必须用时可参照以下用法：＞ 6 岁儿童，0.03~0.05g/（kg · d），分 2 次服用，最大量为 2g/d。

2. 其他用法用量

［国外参考信息］

（1）溃疡性结肠炎　≥ 2 岁儿童，初始量为 40~60mg/（kg · d），分 3~6 次服用；之后给维持量 30mg/（kg · d），分 4 次服用。应根据患儿反应和耐受性个体化给药。推荐最大量为 2g/d。

（2）类风湿关节炎　≥ 6 岁患儿，30~50mg/（kg · d），均分 2 次给药，初始量应为维持量的 1/4~1/3，每周逐渐增量，至 1 个月后达维持量。最大量为 2g/d。

**老人**　宜避免使用，确有指征时需权衡利弊。

**孕妇**　禁用。美国 FDA 妊娠安全性分级为：B 级。

**哺乳妇女**　禁用。

**肝功能不全者**　须严格评估后用药，尚无肝功不全者的具体给药方案。

**肾功能不全 / 透析者**　肾功不全者应减量，尚无具体减量方案。本药及其代谢产物透析时可能被清除，但尚无相关文献报道。

【注意】

（1）慎用　①对呋塞米、砜类、噻嗪类利尿药、磺脲类、碳酸酐酶抑制药及其他磺胺类药过敏者。②血小板、粒细胞减少。③肠道或尿路阻塞。④ G-6-PD 缺乏。⑤血卟啉病（急性间歇性卟啉病禁用）。⑥哮喘。⑦失水、休克。⑧慢乙酰化者（国外资料）。⑨青少年类风湿关节炎的全身用药者（国外资料）。⑩纤维性肺泡炎（国外资料）。

（2）交叉过敏　对磺胺药、砜类、呋塞米、磺酰基类、噻嗪类利尿药、碳酸酐酶抑制药或水杨酸类药过敏者，也可能对本药过敏。

（3）对检验值 / 诊断的影响　干扰氨基马尿酸钠肾脏清除率测定时的化学显色过程，影响其测定的精确度。

（4）用药相关检查 / 监测项目　①治疗前做全血检查，以后每月复查 1 次，尤其是长期服药者。②肝、肾功能。③直肠镜与乙状结肠镜检查。④每 2~3d 查尿常规 1 次。

【给药说明】

（1）给药条件　①片剂应于每日固定时间服用，进餐时服药为佳。肠溶片不可压碎及掰开服用。②未曾用过本药片剂及肠溶片者，建议最初数周内逐渐增量。治疗期间应根据患者反应及耐药性随时调整剂量，部分患者可给予间歇治疗（用药 2 周，停药 1 周）。腹泻未改善者，可加大剂量。③服药期间应多饮水，保持高尿流量，必要时服用碱化尿液的药。④用肠溶片能降低胃肠道不良反应发生率。出现胃肠道刺激时，除强调餐后服药外，也可分成小量多次服用，甚至可 1 次 /h。夜间给药间隔不得超过 8h。⑤重症炎性肠病患者宜合用肾上腺皮质激素或免疫抑制剂硫唑嘌呤。⑥治疗类风湿关节炎临床疗效见于治疗后 1~2 个月内。建议肠溶片与止痛药和（或）NSAID 同服，至出现疗效。已证实，用本药肠溶片长期治疗有效且患者耐受较好。⑦小剂量长期应用可防复发，延长缓解期。⑧如用本药栓剂后不久即排便并发现有大量黄色颗粒状排出，则应补用药栓 1 粒。如患者用药数小时后排便时药栓仍以原型颗粒排出，则属异常现象，若重复发生数次，则停用栓剂治疗。

（2）其他 ①服用本药时，尿液可呈橘红色，此为正常现象，不应与血尿混淆。②接受磺胺药治疗者对 Vit K 的需要量增加。

**【不良反应】** 剂量≥ 4g/d，或血药浓度＞ 50μg/ml 时，不良反应或毒性反应增加。

（1）心血管 心悸。

（2）神经 头痛、头晕、耳鸣、周围神经病变、无菌性脑膜炎、横贯性脊髓炎、惊厥、失眠、格林巴利综合征、共济失调、一过性脊髓病灶、嗜睡、急性脑病、言语困难、癫痫发作。

（3）精神 CNS 毒性，表现为精神错乱、定向力障碍、幻觉、欣快感或抑郁感等，此时应停药。

（4）内分泌 / 代谢 体温升高、甲状腺肿大、甲状腺功能减退、高胆红素血症、新生儿黄疸和胆红素脑病。

（5）血液 RBC 异常（如溶血性贫血、巨红细胞症）、紫绀、骨髓抑制（如 WBC 减少、粒细胞减少及 PLT 减少）等。出现血液不良反应时，应立即停药。

（6）免疫 SLE，表现为发热、关节疼痛、胸膜腔积液、抗核抗体阳性及心包填塞，停药后缓解。

（7）消化 畏食、胃痛、腹痛、肝炎、味觉异常、恶心、呕吐、腹部不适、胃肠胀气、胃灼热感、胰腺炎、腹泻及血性腹泻、口腔炎、中性粒细胞减少性小肠结肠炎等，大多数反应轻微。另有肝脏毒性（表现为发热、皮疹伴瘙痒、淋巴结和肝肿大，伴 WBC 增多、嗜酸性粒细胞增多和肝酶升高）、肝肉芽肿，停药后，肝功能恢复正常，肉芽肿消失。黄疸、肝功能减退，急性重型肝炎，艰难梭菌性肠炎，此时应停药。

（8）呼吸 肺部并发症，如纤维性肺泡炎伴呼吸困难、咳嗽、发热及嗜酸性粒细胞增多症等。

（9）泌尿 蛋白尿、血尿、结晶尿、管型尿、间质性肾炎或肾小管坏死、双侧肾结石。

（10）生殖 精液缺乏性不育，停药后可逆转。

（11）皮肤 红斑、瘙痒、皮肤黄染、皮疹、荨麻疹、Stevens-Johnson 综合征、剥脱性皮炎、表皮坏死松解症、光敏感性、大疱性类天疱疮或混合性药疹等。出现皮肤症状时，应立即停药。银屑病患者用药应警惕可能出现的严重皮肤不良反应。

（12）耳 听力丧失、耳鸣。

（13）其他 过敏反应，表现为眶周水肿、血清病、LE 综合征、肾病综合征。

**【药物过量】**

（1）表现 腹泻、恶心、呕吐、尿痛或排尿困难、血尿、下背部疼痛、嗜睡及癫痫发作。

（2）处理意见 首先应洗胃，继而静脉补液利尿，并静脉给 $NaHCO_3$ 碱化尿液，警惕出现少尿和无尿。若发生无尿，应及时透析治疗。出现高铁血红蛋白症（出现紫绀）时，应静脉缓慢给予亚甲蓝 1~2mg/kg 或其他适当治疗。若出现严重硫血红蛋白血症，则可进行输血替换治疗。

**【相互作用】**

（1）氨苄西林 本药生物利用度降低，合用时应注意观察本药疗效。

（2）新霉素 可抑制肠道菌群，影响本药在肠道内分解，使作用降低。

（3）硫酸亚铁 硫酸亚铁可能干扰本药在体内的吸收。

（4）口服考来烯胺　可能妨碍本药肠道吸收，建议两药间隔时间尽可能长。

（5）葡萄糖酸钙　可使本药吸收延迟。

（6）对氨基苯甲酸　可拮抗本药的抑菌作用，不宜合用。

（7）尿液碱化药　可增加本药在尿液中的溶解度，促使本药排出。

（8）洋地黄类药　本药可使洋地黄类药血药浓度降低。合用时，应随时观察洋地黄类药的作用和疗效。

（9）叶酸　本药可使叶酸血药浓度降低。需要同时用药的炎性肠病患者，胃肠外给叶酸可避免此种影响。

（10）Vit $B_{12}$　本药可影响 Vit $B_{12}$ 的吸收。

（11）环孢素　本药可诱导环孢素代谢，降低其药效。

（12）伤寒活疫苗　用药时接种伤寒活疫苗，可降低其抗菌活性。应在最后一次用本药≥ 24h 后再接种疫苗。

（13）避孕药（雌激素类）长期合用可致避孕效果减弱，并增加经期外出血机会。

（14）丙磺舒和磺吡酮　可持久升高本药血药浓度，从而产生毒性。用磺吡酮期间或其后，可能需调整本药用量。用磺吡酮疗程较长时，宜监测本药血药浓度。

（15）乌洛托品　可增加结晶尿发生的危险性，不宜合用。

（16）保泰松　可增强保泰松作用。

（17）口服抗凝药、口服降血糖药、甲氨蝶呤、苯妥英钠和硫喷妥钠等　本药可致上述药作用时间延长或中毒，合用时应调整剂量。

（18）骨髓抑制药　本药可增强骨髓抑制药对造血系统的不良反应，合用时应严密观察毒性反应。

（19）溶栓药　可能增强其潜在的毒性作用。

（20）肝毒性药（如利鲁唑）可能增高肝毒性发生率，对此类患者（尤其是用药时间较长及以往有肝病史者）应监测肝功能。

（21）光敏药　合用可能发生光敏的相加作用。

## 奥沙拉秦
## Olsalazine

**【其他名称】** 奥柳氨、奥柳氮、奥柳氮钠、奥沙拉嗪、奥沙拉秦钠、畅美、地泊坦、偶氮双羟苯酸钠盐、帕斯坦、Dipentum、Disodium Azobis、Olsalazine Sodium

**【分类】** 消化系统用药\溃疡性结肠炎用药

**【制剂规格】** 胶囊（钠盐）250mg。

**【临床应用】**

**说明书适应证**

（1）轻至中度急、慢性溃疡性结肠炎。

（2）克罗恩病。

**【用法用量】**

**1. 说明书用法用量**

**一般用法**　起始量为 1000mg/d，分次口服，以后渐增至 3000mg/d，分 3~4 次给药；维持量为 500mg/ 次，bid.，p.o.。

**2. 其他用法用量**

［国外参考信息］

溃疡性结肠炎　治疗量 1500~3000mg/d，分 2~4 次口服；预防复发，500mg/ 次，bid.，p.o.。

**【禁忌证】**

**说明书禁忌证**

（1）对本药及水杨酸过敏者。

（2）严重肝肾功能不全者。

**【特殊人群用药】**

**儿童**

**说明书用法用量**

**一般用法**　起始量为 20~40mg/（kg·d），p.o.，维持量为 15~30mg/（kg · d）。

**孕妇**　慎用。美国 FDA 妊娠安全性分级为：C 级。

**哺乳妇女**　应权衡利弊。

**肝功能不全者**　慎用。严重肝功能不全者禁用。

**肾功能不全/透析者** 严重肾功能不全者禁用。肾脏疾病者慎用。

**【注意】**

（1）慎用 ①有胃肠道反应者。②有严重过敏性哮喘或哮喘病史者（国外资料）。

（2）交叉过敏 对水杨酸偶氮磺胺吡啶过敏者，也可能对本药过敏。

**【给药说明】**

给药条件 进餐时服用，若漏服可立即补服，但不能同时服用两倍量的药物。

**【不良反应】**

（1）心血管 高血压、直立性低血压、胸痛、心悸、心包炎、心动过速和Ⅱ度房室传导阻滞。

（2）神经 头痛、头晕、失眠、感觉异常、震颤、虚弱和眩晕等。

（3）精神 短暂性焦虑、易激惹、情绪波动。

（4）血液 WBC 减少、贫血、嗜酸性粒细胞增多、PLT 减少和网织 RBC 增多。

（5）消化 腹泻、恶心、呕吐、上腹不适、腹部痉挛、消化不良、腹胀、腹痛、直肠出血、胰腺炎、肉芽肿性肝炎、非特异性反应性肝炎、淤胆型肝炎和硬化性胆管炎（多可逆，停药后可恢复正常）。

（6）呼吸 气促和支气管痉挛。

（7）泌尿 间质性肾损害、尿频、排尿困难、血尿及蛋白尿。

（8）生殖 阳痿和月经过多。

（9）骨骼肌肉 关节痛。

（10）皮肤 皮疹、风疹性皮疹、红疹、结节性红斑、皮肤红热、光敏反应和脱发。

（11）眼 干眼、湿眼和视物模糊。

（12）其他 发热、寒战和外周水肿。

**【相互作用】**

（1）水痘疫苗 接种水痘疫苗后 6 周内用本药，雷诺综合征的发生率增加，故接种 6 周内应尽量避免使用本药。

（2）阿仑膦酸钠 胃肠道不良反应的发生率增加，如不可耐受胃肠道疼痛时本药应减量或停药。

（3）巯基嘌呤 可增加骨髓抑制的发生率。合用时应进行骨髓抑制的监测（尤其是 WBC 减少者）。

（4）低分子肝素或肝素类药物（如华法林、达那帕特）可降低血小板功能、增加 PT，引起出血（如胃肠道出血、中枢神经麻醉出血和血肿）。应尽量避免合用，若不可避免，则应密切观察患者可能出现的出血征象。

（5）食物 可使本药在肠道中停留时间延长。

## 美沙拉秦
## Mesalazine

**【其他名称】** 艾迪莎、安洁莎、5-氨基水杨酸、5-氨基水杨酸锌、安萨科、氨水杨酸、惠迪、美少胺、美沙拉嗪、美沙拉秦锌、颇得斯、颇得斯安、莎尔福、5-Aminosalicylic Acid、Asacol、Asacolitin、Claversal、Enterasin、Etiasa、Fisalamine、Mesalamine、Mesasal、PENTASA、Rowasa、Salofalk、Zinc 5-aminosalicylate、Zinc Mesalazine

**【分类】** 消化系统用药\溃疡性结肠炎用药

**【制剂规格】** 片剂 ① 0.25g。② 0.4g。③ 0.5g。

肠溶片 0.25g。

缓释片 0.5g。

缓释颗粒 ① 0.25mg。② 0.5g。

栓剂 1g。

**【临床应用】**

**1. 说明书适应证**

口服用于溃疡性结肠炎（包括急性发作和复发）及 Crohn 病急性发作。

**2. 其他临床应用**

栓剂用于溃疡性直肠炎。

**【用法用量】**

**1. 说明书用法用量**

（1）**一般用法** 常用剂量为 1g/次，

tid.。根据个体差异，推荐剂量如表 4-13-1：

表 4-13-1　美沙拉秦每日剂量

| 克罗恩病 | 溃疡性结肠炎 | |
|---|---|---|
| 急性发作期 | 急性发作期 | 缓解期 / 长期治疗期 |
| 1.5~4.5g | 1.5~3g | 1.5g |

（2）溃疡性结肠炎　①缓释颗粒，急性期，4g/d，p.o.，分 3~4 次服；缓解期，1.5g/d，p.o.，分 3~4 次服。②肠溶片，急性发作，1g/ 次，qid.；维持治疗，0.5g/ 次，tid.。

（3）克罗恩病　①缓释颗粒，缓解期，2g/d，p.o.，分 3~4 次服。②肠溶片，1g/ 次，qid.。

**2. 其他用法用量**

［国内参考信息］

溃疡性直肠炎　栓剂直肠给药，1g/ 次，1~2 次 /d。

**【禁忌证】**

**1. 说明书禁忌证**

（1）对本药或水杨酸类药过敏者。

（2）GU 及 DU。

（3）严重肝、肾功能不全者。

（4）出血体质者。

**2. 其他禁忌证**

有亚硫酸盐过敏史者禁用直肠悬液（国外资料）。

**【特殊人群用药】**

**儿童**　＜2 岁儿童不宜用。

**说明书用法用量**

**一般用法**　＞2 岁儿童，20~30mg/(kg·d)，p.o.（分次）。

**老人**　高龄者应减量慎用。

**孕妇**　仅在严格的指征下，妊娠前期才能使用本药。需生育的妇女，在开始妊娠前，除非无其他药物可用，应尽可能少的使用本药；如个体情况允许，妊娠的最后 2~4 周应停用本药。也有缓释颗粒说明书建议孕妇禁用。美国 FDA 妊娠安全性分级为：B 级。

**哺乳妇女**　慎用。必须用药时应停止哺乳。也有缓释颗粒说明书建议哺乳妇女禁用。

**肝功能不全者**　严重者禁用，轻中度者慎用。

**肾功能不全 / 透析者**　严重肾功能不全者禁用，轻中度者慎用。

**【注意】**

（1）慎用　① BUN 升高或蛋白尿者（国外资料）。②幽门梗阻（国外资料）。③凝血机制异常者（国外资料）。④有用柳氮磺吡啶引起不良反应史者（国外资料）。

（2）用药相关检查 / 监测项目　①治疗开始 14d，应行血细胞计数和尿液检查，此后每 4 周检查 1 次，共 2~3 次。②治疗前及用药期间应监测肾功能；对于肾脏疾病及肾功能不全者，应密切监测 BUN、血肌酐或蛋白尿。用药期间若无异常，则每 3 个月进行 1 次 BUN、血肌酐和尿沉渣等检查。③治疗期间应注意监测高铁血红蛋白值水平。④肺功能障碍者，特别是哮喘患者，在治疗期间，应密切监测。

**【给药说明】**

给药条件　（1）本药应在早、中、晚餐前 1h 服用。片剂宜整粒或掰开用水冲服，不可嚼碎或压碎。缓释颗粒应吞服，不可咀嚼。肠溶片也应吞服，不可咀嚼或压碎。（2）本药肠溶片若因故或遗忘漏服一剂量时，应尽快补服或与下次剂量同时补服。（3）若栓剂在 10min 内流泻，需重新塞入 1 粒。为方便塞入，可用水、凡士林及其他润滑物润湿。漏用 1 剂或多剂时，应按原剂量继续用。

**【不良反应】**　本药不良反应与柳氮磺吡啶类似，但发生率和严重程度明显降低。

（1）心血管　心包炎、心肌炎和血管舒张等，出现胸痛、气短、胸膜或心包摩擦等时，应立即停药。

（2）神经　头晕、头痛、定向力障碍、失眠、嗜睡、眩晕、颈痛、下背部疼痛、无力、神经质、感觉异常、震颤、外周神经病、横贯性脊髓炎和格林 – 巴利综合征等。

（3）精神　焦虑、抑郁、情绪不稳定、意识混乱。

（4）内分泌 / 代谢　口服：发热（可能为剂量依赖性）、寒战和出汗。

（5）血液　口服：正铁血红蛋白水平升高、发育不全性贫血、粒细胞缺乏、全血细胞减少、中性粒细胞减少、WBC 减少和血小板减少、嗜酸性粒细胞增多等。出现 WBC 减少时，应停药。

（6）消化　口干、恶心、呕吐、消化不良、食欲减退、嗳气、腹部不适、腹胀、腹泻、便秘、氨基转移酶升高、胰腺炎、胃肠炎、胆囊炎、口腔溃疡、消化性溃疡穿孔、全结肠炎、肝炎、胆汁淤积性黄疸等。肝酶学指标升高继续治疗或停药后可逐渐恢复。出现急性胰腺炎的症状时应停药。

（7）呼吸　鼻窦炎、鼻炎、咽炎、间质性肺炎、胸膜炎、咳嗽加重、哮喘恶化、肺泡炎和双侧肺间质性实变等。

（8）泌尿　BUN 升高。口服：排尿困难、尿急、血尿、间质性肾炎和 ARF。

（9）生殖　附睾炎、痛经、月经过多。

（10）骨骼肌肉　关节痛、肌肉痉挛性疼痛。口服：肌张力过高、痛风、关节炎等。

（11）皮肤　瘙痒。口服：皮肤干燥、荨麻疹、丘疹、结节性红斑、痤疮、银屑病、坏疽性脓皮病、脱发和毛囊炎。

（12）眼　口服：结膜炎、眼痛和视物模糊。

（13）耳　耳痛、耳塞和耳鸣。

（14）其他　过敏反应：皮疹、药物热、支气管痉挛、红斑狼疮样综合征等。有柳氮磺吡啶过敏史者，用本药期间出现皮肤过敏，应停药。出现急性不耐受综合征（主要表现为痉挛、急性腹痛、血性腹泻，有时可有发热、头痛和皮疹等）或溃疡性结肠炎的病情恶化时，应立即停药。

**【药物过量】**

处理意见　本药无特异拮抗剂。如发生药物过量，立即洗胃，并加速排尿。

**【相互作用】**

（1）Vit $B_{12}$　本药可影响 Vit $B_{12}$ 片剂的吸收。

（2）华法林　本药可降低华法林作用。

（3）丙磺舒、苯磺唑酮　本药可降低丙磺舒和苯磺唑酮的排尿酸作用。

（4）螺内酯、呋塞米　本药可减弱上述药的利尿作用。

（5）利福平　本药可减弱利福平的抗结核作用。

（6）低分子肝素　可减弱血小板功能，增加出血风险。

（7）磺酰脲类口服降糖药　本药可增强该类药的降糖作用。

（8）糖皮质激素　本药可增加糖皮质激素对胃的潜在不良反应。

（9）含阿司匹林的药物　可增加胃肠道不良反应。合用时应密切观察，必要时可减少本药用量或停药。

（10）甲氨蝶呤　本药可增强甲氨蝶呤的毒性。

（11）降低肠道 pH 值的药物　本药不能与该类药合用。

（12）水痘疫苗　建议接种水痘疫苗后的 6 周内不要用本药，以免增加发生瑞氏综合征的危险。

（13）食物　本药吸收受抑制，血药浓度降低。

# 第十四章　保肝药及肝病辅助药

## 精氨酸
## Arginine

【其他名称】傲邦、阿及宁、巴比乐、醋酸精氨酸、蛋白氨基酸、胍氨基戊酸、华士艾尔、康司科韦、L-单盐酸精氨酸、L-精氨酸、L-盐酸精氨酸、普洛川、先丁、先京、盐酸阿及宁、盐酸精氨酸、逸欣、左旋精氨酸、Arginine Hydrochloride、Argivene、L-Arginine、L-Arginine Acetate、L-Arginine Hydrochloride、L-Arginine Monohydrochloride

【分类】消化系统用药\保肝药及肝病辅助药

【制剂规格】注射液（盐酸盐）20ml∶5g。

葡萄糖注射液（盐酸盐）250ml（盐酸精氨酸10g，葡萄糖12.5g）。

【临床应用】

1. 说明书适应证

肝性脑病（适用于忌钠患者）及其他原因引起的血氨过高所致的精神症状。

2. 其他临床应用

（1）代谢性碱中毒。

（2）婴幼儿补充精氨酸。

（3）口服用于精液分泌不足和精子缺乏所致男性不育症。

（4）辅助测定脑垂体功能。

【用法用量】

1. 说明书用法用量

肝性脑病　15~20g/次，用GS稀释后缓慢静滴，于4h内滴完。

2. 其他用法用量

［国外参考信息］

（1）测定GH储备　30g（即10%的精氨酸溶液300ml）静滴，以稳定的速度（最好用输液泵）通过留置针头或置入肘前静脉的软塑料或硅胶管输入，滴注30min。给药量不当或输注时间过长均可致对脑垂体的刺激不足，导致错误结果。

（2）代谢性碱中毒　本药用量（g）计算方法为：希望得到的血浆碳酸氢盐浓度下降量（mmol/L）× 患者体重（kg）÷ 9.6。

（3）营养补充　精氨酸占饮食中热卡摄入量的7%，可使术后淋巴细胞对促细胞分裂药的反应更佳。

【禁忌证】

1. 说明书禁忌证

（1）肾功能不全及无尿者。

（2）酸中毒者不宜用，高氯性酸中毒者禁用。

2. 其他禁忌证

（1）对本药过敏者。

（2）暴发型肝衰竭者不宜用。

【特殊人群用药】

**儿童**　精氨酸为婴幼儿生长的必需氨基酸。

其他用法用量

［国外参考信息］

测定GH储备　推荐量为500mg/kg（即10%的精氨酸溶液5ml/kg），i.v.gtt.，通过留置针头或置于肘前静脉内的软管输入。

**孕妇**　美国FDA妊娠安全性分级为:B级。

**哺乳妇女**　尚不明确。

**肾功能不全/透析者**　肾功能不全及无尿者禁用。

【注意】

（1）慎用　糖尿病患者（国外资料）。

（2）对检验值/诊断的影响　可引起GH、胰岛素、胰高血糖素和催乳素释放。

（3）用药相关检查/监测项目　①用药期间应监测血气，注意患者的酸碱平衡。②肾功能减退或同用保钾利尿药时应监测血清钾水平。

【给药说明】

（1）配伍信息　本药15~20g，以5%GS 500~1000ml稀释后缓慢静滴，至少滴注4h。

（2）其他　①本药溶液未置于真空容器中或已变浑浊，则不应用。②测定GH储备的方法：实验应在清晨，实验前晚应整晚禁食并有正常睡眠。整个实验期间应保持禁食和卧床休息状态。开始输注精氨酸前至少30min，让患者尽量消除忧虑和紧张，特别是儿童。静脉穿刺手臂内侧得血液标本，分别于静注精氨酸前30min、开始输注时及输注后每隔30min，共150min内采集。血液标本应经离心分离后存于 –20℃的环境中。

【不良反应】

（1）心血管　①静脉大量给药：低血压。②静滴：局部静脉炎。

（2）神经　头痛和肢体麻木。

（3）内分泌 / 代谢　本药盐酸盐可致高氯性酸血症，肾功能减退者或大量用药更易发生酸中毒。肝肾功能不良或糖尿病：高钾血症。

（4）消化　恶心和呕吐。囊性纤维化患者口服本药：腹部痉挛痛、胃胀气、明显体重下降。

（5）泌尿　尿中尿素、肌酸、肌酐浓度升高、BUN及血肌酐升高。

（6）皮肤　静滴过快：面部潮红。建议将本药稀释为10%的溶液使用。

（7）其他　过敏反应（可给抗组胺药和肾上腺素）。静滴过快：流涎等。

【药物过量】

表现　用量过大可引起高氯血症，使血尿素、肌酸、Cr浓度升高。

【相互作用】

（1）谷氨酸钠、谷氨酸钾　可增加疗效。

（2）螺内酯、氨苯蝶啶等保钾利尿药　可引起高钾血症。

（3）雌激素　用雌激素补充治疗或口服含雌激素的避孕药者，用本药测定垂体功能时，可出现GH水平假性升高，干扰对垂体功能的判断。

## 门冬氨酸鸟氨酸
## L–Ornithine–L–Aspartate

【其他名称】 阿波莫斯、甘安敏、门鸟氨酸、鸟氨酰门冬氨酸、瑞甘、雅博司、Hepa–Merz、Ornithine Aspartate

【分类】 消化系统用药 \ 保肝药及肝病辅助药

【制剂规格】 咀嚼片　3g。

颗粒　① 1g。② 3g。③ 5g。

注射液　① 5ml : 0.5g。② 10ml : 5g。

粉针剂　① 0.5g。② 2.5g。

【临床应用】

说明书适应证

急、慢性肝病（如脂肪肝、肝炎、肝硬化及肝炎后综合征等）所致高氨血症及肝性脑病，尤适于肝性脑病昏迷前期及昏迷期的意识模糊状态。

【用法用量】

说明书用法用量

（1）一般用法　3g/ 次，p.o.，1~3 次 /d。必要时可加量，或隔周与注射剂交替用。

（2）急性肝炎　5~10g/d，i.v.gtt.。

（3）慢性肝炎、肝硬化　10~20g/d，i.v.gtt.，严重者可酌情加量，一日量应≤ 40g。

（4）肝性脑病　根据病情，24h 内至少给 40g，可第 1 个 6h 内 20g，i.v.gtt.；第 2 个 6h 内分 2 次静滴，10g/ 次。

【禁忌证】

说明书禁忌证

（1）对氨基酸类药过敏者。

（2）严重肾衰竭者（血清肌酐＞ 30mg/L）。

【特殊人群用药】

儿童　用量酌减。

老人　暂无资料提示需调整剂量。

**孕妇**　安全性尚未确定，动物试验中未发现有生殖毒性。

**哺乳妇女**　安全性尚未确定。

**肾功能不全/透析者**　严重肾衰竭者（血清肌酐＞30mg/L）禁用。

【注意】

用药相关检查/监测项目　大量用药时，应监测血及尿中的尿素含量。

【给药说明】

（1）给药条件　①颗粒应先溶于水、茶或果汁等溶液中，于餐后服用。②静滴速度≤5g/h，严重肝功不全者滴速须根据患者症状调整。

（2）配伍信息　粉针剂先用注射用水溶解；注射制剂可加至NS或5%GS、10%GS中稀释，配制浓度应≤6%。

【不良反应】

**消化**　恶心、呕吐、腹胀等，一般减量、减慢滴速或停药后即可消失。

【药物过量】

过量时可表现为胃肠道反应。

【相互作用】

尚不明确。

## 谷胱甘肽
## Glutathione

【其他名称】 阿拓莫兰、得视安、古拉定、格拉达欣、还原型谷胱甘肽、还原型谷胱甘肽钠、L-谷胱甘肽、L-谷胱甘肽还原型、绿汀诺、乃奇安、去白障、巯基三肽、松泰斯、泰特、天亿、依士安、益视安、Agifutol、Atomolan、Beamthion、Glutathiol、Gluthion、Isethion、L-Glutathione、Neuthione、Reduced Glutathione、Reduced Glutathione Sodium、Reglution、TAD、Tathion、Thioglutan

【分类】 消化系统用药\保肝药及肝病辅助药

【制剂规格】 粉针剂　①50mg。②100mg。③300mg。④600mg。⑤900mg。⑥1200mg。⑦1800mg。

**片剂**　①50mg。②100mg。

**滴眼液**　2%。

【临床应用】

1. 说明书适应证

（1）用于接受放疗及化疗者。

（2）病毒性、药物毒性、酒精毒性及其他化学物质毒性所致肝损害。

（3）各种低氧血症的辅助治疗。

（4）辅助治疗有机磷、氨基或硝基化合物等中毒。

（5）防治抗结核药、精神神经科用药及对乙酰氨基酚等所致组织细胞损伤。

（6）滴眼液用于早期老年性白内障及角膜溃疡、角膜上皮剥离、角膜炎等。

2. 其他临床应用

（1）一氧化碳、重金属及有机溶剂等中毒的辅助治疗。

（2）防止皮肤色素沉着。

（3）因乙酰胆碱与胆碱酯酶不平衡所致过敏症状。

【用法用量】

1. 说明书用法用量

（1）化疗药解毒　①1200~1800mg/$m^2$溶于100ml NS中，于化疗前15min内静滴（滴完），第2~5日，600mg/d，i.m.。②顺铂化疗时，还可于给顺铂前即刻或给顺铂后30min内静滴1200~1800mg/$m^2$，于15~20min内滴完，根据病情可于输注后肌注600mg。持续时间一般与化疗周期一致。本药用量宜≤35mg/mg顺铂。③环磷酰胺化疗时，建议在环磷酰胺注射完后立即静注本药，于15min内输完。

（2）肝损害的辅助治疗　①慢性乙肝，400mg/次，tid.，p.o.，疗程12周。②病毒性肝炎或活动性肝硬化，1200mg/次，qd.，静脉给药，疗程30d。③重症肝炎，1200~2400mg/次，qd.，静脉给药，疗程30d。④脂肪肝，1800mg/次，qd.，静脉给药，疗程 30d。⑤酒精性肝炎，绿汀诺 1800mg/ 次，qd.，静脉给药，疗程 14~30d；泰特 200~2400mg/d，i.v.gtt./i.m.，或先 i.v.，再 i.m.。持续时间为几日至 3 个月。⑥药物性肝炎，1200~1800mg/ 次，qd.，静脉给药，疗程 14~30d；对乙酰氨基酚类药导致的肝损害，泰特 4800~9600mg/d，需持续 10~30d。

（3）预防放疗所致损伤　放疗前 15min，静脉给泰特 1200mg/d，需持续整个放疗期间。如选择绿汀诺等，可于放疗后给 1200~1800mg/m²。

（4）低氧血症　1800mg/m² 溶于 100ml NS 中静滴，病情好转后以 300~600mg/d 维持，i.m.。

（5）眼科疾患　滴眼液滴眼，1~2 滴 / 次，3~5 次 /d。

**2. 其他用法用量**

［国内参考信息］ 50~100mg/ 次，p.o.，1~3 次 /d。

［国外参考信息］

（1）胃癌　顺铂化疗的进展期胃癌者，给顺铂前 15min，静脉给予本药 1800mg/m²，第 2~5 日 600mg/（m²·d），i.m.。

（2）卵巢癌　单用顺铂或以顺铂为基础治疗的卵巢癌患者，化疗前静脉给予本药 2500~5000mg 或 1800mg/m²。

（3）特发性肺纤维化、慢性炎症性上呼吸道疾病、HIV 感染　气雾剂，600mg/ 次，bid.。

**【禁忌证】**

**说明书禁忌证**

对本药过敏者。

**【特殊人群用药】**

**儿童**　新生儿、早产儿、婴儿及儿童应慎用，尤其是肌注。

**老人**　应适当减量，并在用药过程中严密监测。

**孕妇**　缺乏相关资料，暂无孕妇需禁用信息。

**哺乳妇女**　缺乏相关资料，暂无哺乳妇女需禁用信息。

**【注意】**

尚不明确。

**【给药说明】**

（1）给药条件　肌注仅限于需此途径给药时，并避免同一部位反复注射。

（2）减量 / 停药条件　如出现皮疹、面色苍白、血压下降、脉搏异常等，应立即停药。

（3）配伍信息　①与 Vit $B_{12}$、Vit $K_3$、甲萘醌、泛酸钙、乳清酸及抗组胺制剂呈配伍禁忌。②静滴液配制：粉针剂溶于注射用水后，加入 100ml、250~500ml NS 或 5%GS 中静滴。③注射前须完全溶解，外观澄清、无色，溶解后的本药在室温下可保存 2h，0~5℃于 NS 中可保存 8h。

（4）其他　滴眼液应置于低温处保存。

**【不良反应】**

（1）消化　恶心、呕吐、食欲缺乏、胃痛、上腹痛等。

（2）皮肤　皮疹。

（3）眼　滴眼剂：眼部瘙痒感、刺激感、眼部充血、一过性视力模糊等，停药后即消失。

（4）其他　注射局部轻度疼痛。

**【药物过量】**

尚缺乏本药过量资料，如发生过量应对症治疗。

**【相互作用】**

（1）丝裂霉素　合用可减轻丝裂霉素毒副作用。

（2）磺胺类、四环素类药　不宜合用。

## 葡醛内酯
## Glucurolactone

**【其他名称】** 肝泰乐、克劳酸、葡醛酯、葡酸内酯、葡萄糖醛酸内酯、Glucurolactonum、Glucurone

**【分类】** 消化系统用药 \ 保肝药及肝病辅

助药

【制剂规格】 片剂 ① 0.05g。② 0.1g。③ 0.2g。

注射液 ① 2ml∶0.1g。② 2ml∶0.2g。

【临床应用】

1. 说明书适应证

急、慢性肝炎的辅助治疗。

2. 其他临床应用

（1）肝硬化。

（2）食物或药物中毒。

（3）关节炎、风湿病等的辅助治疗。

【用法用量】

1. 说明书用法用量

辅助治疗肝炎 0.1~0.2g/ 次，tid.，p.o.。

2. 其他用法用量

［国内参考信息］ 0.1~0.2g/ 次，1~2 次 /d，i.m./i.v.；或 0.2~0.4g/d，加入 GS 中静滴。

【禁忌证】

说明书禁忌证

对本药过敏者。

【特殊人群用药】

儿童

说明书用法用量

肝炎辅助治疗 ＜5 岁，0.05g/ 次，tid.，p.o.；＞5 岁，0.1g/ 次，tid.，p.o.。

孕妇 尚不明确。

哺乳妇女 尚不明确。

【注意】

慎用 过敏体质者。

【给药说明】

配伍信息 可与肌苷、Vit C 等配伍于 GS 中静滴。

【不良反应】

（1）消化 轻度胃肠不适，减量或停药后可消失。

（2）皮肤 颜面潮红，减量或停药后可消失。

【相互作用】

尚不明确。

## 肌苷
## Inosine

【其他名称】 安洁迪林、安琪米瑞、彼迪甘、巴泉、次黄嘌呤核苷、迪力、德益美、丹泽、恩立克、复力定、复力欣、甘可、湖月、科米雅、力孚、莱美康、兰旭、普辅、奇方能、全助、卫每加、欣丰、延罗祺、依诺平、永瑞能、易荣欣、泽贝、左禾、竹路、Hypoxanthine Riboside

【分类】 消化系统用药\保肝药及肝病辅助药

【制剂规格】 片剂 ① 0.1g。② 0.2g。

口服液 ① 5ml∶0.2g。② 10ml∶0.1g。③ 10ml∶0.2g。④ 20ml∶0.2g。⑤ 20ml∶0.4g。

粉针剂 ① 0.2g。② 0.3g。③ 0.4g。④ 0.5g。⑤ 0.6g。

注射液 ① 2ml∶0.1g。② 5ml∶0.1g。③ 5ml∶0.2g。

氯化钠注射液 ① 100ml（肌苷 0.5g，氯化钠 0.9g）。② 100ml（肌苷 0.6g，氯化钠 0.9g）。③ 250ml（肌苷 0.5g，氯化钠 2.25g）。

葡萄糖注射液 250ml（肌苷 0.4g，葡萄糖 10g）。

【临床应用】

说明书适应证

（1）急、慢性肝炎的辅助治疗。

（2）心衰、心绞痛、WBC 减少、血小板减少症、中心性视网膜炎、视神经萎缩等的辅助治疗。

【用法用量】

1. 说明书用法用量

一般用法 （1）0.2~0.6g/ 次，tid.，p.o.，必要时（如肝病）剂量可加倍。（2）0.1~0.2g/ 次，1~2 次 /d，i.m.。（3）0.2~0.6g/ 次，1~2 次 /d，i.v./i.v.gtt.。

2. 其他用法用量

［国内参考信息］

辅助治疗眼科疾病 0.04g/ 次，眼球后注射，每 8d 给 1 次，5 次为一疗程。

【禁忌证】

说明书禁忌证

对本药过敏者。

【特殊人群用药】

儿童 慎用。

1. 说明书用法用量

一般用法 0.1~0.2g/ 次，tid.，p.o.，必要时（如肝病）剂量可加倍。

2. 其他用法用量

［国内参考信息］ 0.1~0.2g/ 次，1~2 次 /d，i.v./i.v.gtt.。

老人 不需调整剂量。

孕妇 慎用。

哺乳妇女 慎用。

【注意】

（1）慎用 需限制钠盐摄入者慎用注射剂。

（2）用药相关检查 / 监测项目 ①定期检查肝功能。②连续使用 6 个月，应复查血清尿酸量。

【给药说明】

（1）给药条件 应缓慢静滴并严密观察生命指征及有无过敏。

（2）配伍信息 ①与本药呈配伍禁忌的药：氯霉素、盐酸万古霉素、盐酸四环素、双嘧达莫、盐酸山梗菜碱、硫酸阿托品、氢溴酸东莨菪碱、盐酸普鲁卡因、盐酸丁卡因、硫喷妥钠、盐酸氯丙嗪、盐酸异丙嗪、马来酸麦角新碱、苯妥英钠、氯氮䓬、盐酸去甲肾上腺素、利血平、硝普钠、降压嗪、呋塞米、利尿酸钠、促皮质素、Vit $B_{12}$、盐酸苯海拉明、马来酸氯苯那敏、细胞色素 C、二盐酸奎宁、盐酸阿糖胞苷、硫酸长春新碱、乳清酸以及所有菌苗和疫苗。②静滴液配制：粉针剂 0.2~0.6g，加入 100ml NS 或 5%GS 中静滴。③与盐酸多巴胺、止血敏和 Vit C 注射液配伍时，应先稀释再混合。

【不良反应】

（1）消化 口服：胃部不适、轻度腹痛、腹泻、恶心等。

（2）皮肤 颜面潮红。

（3）其他 胸部灼热感等。

【相互作用】

微量止血敏 合用可引起热源样反应。

## 核糖核酸
## Ribonucleic Acid

【其他名称】 RNA、Yeast Nucleic Acid

【分类】 消化系统用药 \ 保肝药及肝病辅助药

【制剂规格】 粉针剂 ① 6mg。② 10mg。

注射液 2ml : 10mg。

【临床应用】

1. 说明书适应证

慢性迁延性肝炎、慢性活动性肝炎、肝硬化及其他肝疾病。

2. 其他临床应用

（1）慢性支气管炎等。

（2）与免疫功能低下有关的疾病（如类风湿关节炎、银屑病、荨麻疹等）。

（3）作为恶性肿瘤的辅助用药。

【用法用量】

1. 说明书用法用量

肝炎、肝硬化等肝疾病 ① 6mg/ 次，qod.，i.m.。② 3~5mg/ 次，qd./qod.，i.v.。

2. 其他用法用量

［国内参考信息］

慢性支气管炎及免疫功能低下的相关疾病 50~100mg/ 次，2~3 次 / 周，i.h.（上臂内侧腋窝附近或腹股沟淋巴结附近）。

【禁忌证】

说明书禁忌证

（1）结核病。

（2）糖尿病。

（3）血液病。

（4）肾病。

（5）胰腺病。

（6）CNS 器质性病变。

（7）异常消瘦者。

【特殊人群用药】

儿童　尚不明确。

孕妇　尚不明确。

哺乳妇女　尚不明确。

【注意】

慎用　过敏体质者。

【给药说明】

（1）减量 / 停药条件　①出现全身反应时，应停药；局部反应持续 1~3d，红肿直径＞10cm 者，应停药。②可连用 1~2 个疗程。若用 2 个疗程后仍无明显疗效，应改用其他疗法。

（2）配伍信息　粉针剂用 2ml 无菌 NS 溶解后给药。

（3）其他　注射液应冷藏，避光保存。

【不良反应】

（1）心血管　脉搏加快。

（2）神经　头晕。

（3）内分泌 / 代谢　体温升高。

（4）消化　恶心。

（5）皮肤　荨麻疹等（给药 10min 内）。

（6）其他　注射部位红肿（1~10cm）、疼痛。

【相互作用】

尚不明确。

## 齐墩果酸 Oleanolic Acid

【其他名称】扶正女贞素、庆四素、Acidum oleanolicum

【分类】消化系统用药\保肝药及肝病辅助药

【制剂规格】

片剂　① 10mg。② 15mg。③ 20mg。

胶囊　15mg。

【临床应用】

说明书适应证

急、慢性肝炎的辅助治疗。

【用法用量】

1. 说明书用法用量

（1）急性肝炎　20~40mg/ 次，tid.，p.o.。

（2）慢性肝炎　40~80mg/ 次，tid.，p.o.。

2. 其他用法用量

［国内参考信息］

（1）急性黄疸型肝炎　30mg/ 次，tid.，p.o.。

（2）慢性肝炎　50mg/ 次，qid.，p.o.。

【禁忌证】

说明书禁忌证

对本药过敏者。

【特殊人群用药】

儿童　尚不明确。

孕妇　尚不明确。

哺乳妇女　尚不明确。

【注意】

（1）慎用　过敏体质者。

（2）用药相关检查 / 监测项目　应定期检查肝功能。

【给药说明】

给药条件　用量不宜过大。

【不良反应】

（1）血液　PLT 轻度减少，停药后可恢复。

（2）消化　口干、腹泻、上腹部不适感，对症处理即可消失。

【相互作用】

尚不明确。

## 联苯双酯 Bifendate

【其他名称】合三、Bifendatum、Biphendate、Biphenyl Diester、Biphenyldicarboxylate、Biphenyldimethylesterate

【分类】消化系统用药\保肝药及肝病辅助药

【制剂规格】片剂　① 25mg。② 50mg。

口服混悬液　10ml : 25mg。

**滴丸** 1.5mg。

**【临床应用】**

**说明书适应证**

各型病毒性肝炎及其他原因所致肝损伤ALT升高者。

**【用法用量】**

**1. 说明书用法用量**

**一般用法** (1)滴丸:7.5mg/次,tid.,p.o.,必要时9~15mg/次,tid.,连服3月,ALT正常后改为7.5mg/次,tid.,连服3月。(2)口服混悬液:25~50mg/次,tid.,连服2~3个月。

**2. 其他用法用量**

[国内参考信息] 片剂,25~50mg/次,tid.,p.o.,连服3个月。

**【禁忌证】**

**说明书禁忌证**

(1)肝硬化者。

(2)孕妇及哺乳妇女。

**【特殊人群用药】**

**儿童**

**说明书用法用量**

**一般用法** 0.5mg/(kg·次),tid.,p.o.,连用3~6个月。

**老人** 慎用。

**孕妇** 禁用。

**哺乳妇女** 禁用。

**肝功能不全者** 肝硬化者禁用,慢性肝炎患者慎用。

**【注意】**

尚不明确。

**【给药说明】**

(1)给药条件 使用本药时,应配合其他治疗。

(2)减量/停药条件 治疗需持续2~3个月,待血清ALT降至正常并平稳后逐渐停药,不宜骤然停药。

**【不良反应】** 本药不良反应少而轻微。

(1)内分泌/代谢 胆固醇增高。

(2)血液 未见对造血系统有不良影响。

(3)消化 轻度恶心、口干、胃部不适。病毒性肝炎患者:黄疸、肝功损害和症状加重,停药后症状迅速消失,肝功能恢复正常。若出现黄疸及病情恶化,应停药。

(4)皮肤 皮疹等。若出现皮疹,一般加用抗变态反应药后即可消失。

(5)其他 动物实验表明无致癌、致畸及致突变作用。

**【相互作用】**

肌苷 可减少本药的降酶反跳现象。

## 促肝细胞生长素

## Hepatocyte Growth-Promoting Factors

**【其他名称】** 促肝细胞生长因子、福锦、肝复肽、肝细胞生长促进因子、威佳、Hepatocyte Growth Promoting Fators、Liquor Hepatopoietil

**【分类】** 消化系统用药\保肝药及肝病辅助药

**【制剂规格】** **颗粒** 5g:50mg。

**注射液** 2ml:30μg。

**粉针剂** ①20mg。②60mg。③80mg。

**【临床应用】**

**1. 说明书适应证**

重型病毒性肝炎(如急性、亚急性、慢性重症肝炎的早期或中期)的辅助治疗。

**2. 其他临床应用**

肝硬化的辅助治疗。

**【用法用量】**

**1. 说明书用法用量**

**一般用法** (1)100~150mg/次,tid.,p.o.,3个月为一疗程,可服用2~4个疗程。(2)80~100mg加入10%GS 250ml中缓慢静滴,qd.。一日极量160mg。疗程视病情而定,一般为4~6周,慢性重型肝炎疗程为8~12周。

**2. 其他用法用量**

[国内参考信息]

肝硬化 40~80mg加入10%GS 300~500ml中静滴,qd.,疗程2~3个月。

【禁忌证】

说明书禁忌证

对本药过敏者。

【特殊人群用药】

儿童 不推荐儿童使用。

孕妇 不推荐孕妇使用。

哺乳妇女 尚不明确。

【注意】

（1）慎用 过敏体质者。

（2）用药相关检查 / 监测项目 用药期间定期检测肝功能和 AFP。

【给药说明】

（1）给药条件 应用本药时应以全身支持疗法和综合治疗为基础。

（2）配伍信息 临床使用应单独给药；需合并使用其他药物时，应分别滴注，且两组给药之间需冲管。

（3）其他 本药注射制剂应在 4℃以下密闭保存。本药粉针剂为乳白色或微黄色冻干制品，用前如变为棕黄色则不可用。

【不良反应】

（1）心血管 心悸、潮红、紫绀、低血压。

（2）神经 头晕、头痛、抽搐。

（3）消化 恶心、呕吐、腹痛、口干。

（4）呼吸 胸闷、呼吸困难、呼吸急促、憋气。

（5）皮肤 ①皮疹、瘙痒、斑丘疹、荨麻疹、红斑疹。②注射部位疼痛、局部麻木、静脉炎。

（6）其他 过敏样反应、发热、寒战、高热、畏寒、疼痛、乏力、多汗。引起过敏性休克等严重过敏反应，应在有抢救条件的医疗机构使用，用药后出现过敏反应或其他严重不良反应须立即停药并及时救治。

【相互作用】

尚不明确。

## 多烯磷脂酰胆碱
## Polyene Phosphatidylcholine

【其他名称】 磷脂酰胆碱、易善复、Essentiale forte N、Essentiale N、Essentiale Phospholipids、Phosphatidyl Choline

【成分】“必需”磷脂（EPL）：天然胆碱磷酸二甘油酯、不饱和脂肪酸（主要为 70% 的亚油酸及部分亚麻酸和油酸）。

【分类】 消化系统用药 \ 保肝药及肝病辅助药

【制剂规格】 胶囊 228mg。

注射液 5ml∶232.5mg。

【临床应用】

说明书适应证

（1）各类型的急、慢性肝病，如急慢性肝炎、肝坏死、肝硬化、肝昏迷（包括前驱肝昏迷）、脂肪肝（也见于糖尿病患者）等。

（2）预防胆结石复发。

（3）妊娠导致的肝脏损害，如妊娠中毒。

（4）手术前后，尤其是肝、胆手术。

（5）银屑病、放射综合征、神经性皮炎。

【用法用量】

说明书用法用量

一般用法 ①起始量为 456mg/ 次，tid.，p.o.；Max：1368mg/d。治疗一段时间后用维持量，228mg/ 次，tid.。② 232.5~465mg/d，i.v.（缓慢）。③严重者，可用 465mg/ 次，465~930mg/d，i.v.（缓慢）；或 465~930mg/d，i.v.gtt.，可酌情增至 1395~1860mg/d。

【禁忌证】

说明书禁忌证

（1）对本药过敏者。

（2）新生儿和早产儿禁用本药注射液。

【特殊人群用药】

儿童 用量需酌减。本药注射液中含苯甲醇，新生儿和早产儿禁用。

老人 可参考【用法用量】中剂量。

**孕妇** 可参考【用法用量】中剂量。

**哺乳妇女** 可参考【用法用量】中剂量。

**【注意】**

尚不明确。

**【给药说明】**

（1）给药条件 ①胶囊不应咀嚼，用足够液体整粒吞服；可于餐后或餐中服。②静脉给药者，病情允许时，应尽早让患者口服。③如漏服 1 次量，可在下次服药时补服；如少服一日量，则无须补服。④视病情的严重程度疗程可达 1 年。

（2）配伍信息 ①不可与其他任何注射液混合注射。②静滴时，只能用 5%/10%GS、5% 木糖醇注射液稀释；若用其他溶液配制，配制好的混合液 pH 值不得低于 7.5；严禁用电解质溶液（如 NS、林格注射液等）稀释。③只能使用澄清液体。

（3）其他 胶囊和注射液的保存温度不宜＞ 25℃，避免潮湿。

**【不良反应】**

（1）心血管 注射过快：血压下降。

（2）消化 口服：胃肠不适、腹泻等。

（3）其他 过敏反应（注射液中苯甲醇）。

**【药物过量】**

尚无相关报道。

**【相互作用】**

尚不明确。

## 甘草酸二铵
## Diammonium Glycyrrhizinate

**【其他名称】** 艾扶必、安欣福宁、代特、丹薇、福罗欣、甘贝利、甘利欣、甘若纳、海康欣、开希莱、明择、普甘静、泰卡、天晴甘平、同洲、卫丁、维恒、信尔洛、喜心生、永邦、虞庐安、卓方、知甘保、振力幸

**【分类】** 消化系统用药 \ 保肝药及肝病辅助药

**【制剂规格】** **胶囊** 50mg。

**肠溶胶囊** 50mg。

**注射液** ① 10ml∶50mg。② 10ml∶150mg。

**葡萄糖注射液** 250ml（甘草酸二铵 150mg，葡萄糖 25g）。

**氯化钠注射液** 250ml（甘草酸二铵 150mg，氯化钠 2.25g）。

**粉针剂** 150mg。

**【临床应用】**

**说明书适应证**

伴 ALT 升高的急、慢性病毒性肝炎。

**【用法用量】**

**说明书用法用量**

**一般用法** ① 150mg/ 次，tid.，p.o.。② 150mg/ 次，qd.，i.v.gtt.（用 10%GS 250ml 稀释后缓慢静滴）。注射剂最大量为 300mg/d。

**【禁忌证】**

**说明书禁忌证**

（1）对本药过敏者。

（2）严重低钾血症。

（3）高钠血症。

（4）高血压。

（5）心衰。

（6）肾衰竭。

**【特殊人群用药】**

**儿童** 新生儿、婴幼儿暂不用本药。

**老人** 高龄患者慎用。

**孕妇** 不宜使用。

**哺乳妇女** 不宜使用。

**【注意】**

**用药相关检查 / 监测项目** 治疗期间应定期检测血压及血清钾、钠浓度。

**【给药说明】**

（1）给药条件 注射剂未经稀释不能用于注射。

（2）减量 / 停药条件 如出现皮疹、高血压、血钠滞留、低血钾等，应减量或停药。

**【不良反应】**

（1）心血管 休克、胸闷、心悸、血压增高等，一般较轻，无需停药。

（2）神经　头痛、头晕等，一般较轻。

（3）消化　纳差、恶心、呕吐、腹胀、上腹不适及食欲增加等，一般较轻，无需停药。

（4）皮肤　皮肤瘙痒、荨麻疹等。

（5）其他　①假性醛固酮症（低钾血症、高钠血症和高血压）。②口干和浮肿等，一般较轻。③发热，一般不影响治疗。

**【相互作用】**

（1）利尿药（如利尿酸、呋塞米、乙噻嗪、三氯甲噻嗪等）　上述药可增强本药的排钾作用，致血清钾下降。合用时应注意测定血清钾。

（2）食物　不影响本药的生物利用度。

## 硫普罗宁
## Tiopronin

**【其他名称】** 辰吉格、丁舒、海诺欣、凯纳、康酮索、凯西莱、硫普罗宁钠、诺百力、奇奥不志宁、巯丙甘、巯基丙酰甘氨酸、α-巯基丙酰甘氨酸、切灵宝、同达瑞、维春、治尔乐、障眼明、Epatiol、Mercaptopropionyl Glycine、Mucolysin、Sodium Tiopronin、Thiola、Thiosol

**【分类】** 消化系统用药\保肝药及肝病辅助药

**【制剂规格】** 片剂　100mg。

**肠溶片**　100mg。

**粉针剂**　100mg。

**注射液**　① 2ml∶100mg。② 5ml∶200mg。

**【临床应用】**

**1. 说明书适应证**

（1）改善各类急慢性肝炎的肝功能。

（2）治疗脂肪肝、酒精肝、药物性肝损伤。

（3）重金属的解毒。

（4）减轻放、化疗的毒副反应，预防放、化疗所致外周 WBC 减少及二次肿瘤发生。

（5）对老年性早期白内障和玻璃体浑浊有较好的疗效。

**2. 其他临床应用**

治疗严重的胱氨酸尿症，预防半胱氨酸结石形成（国外资料）。

**【用法用量】**

**1. 说明书用法用量**

**一般用法**　100~200mg/ 次，tid.，p.o.，疗程为 2~3 个月。或 200mg/ 次，qd.，i.v.gtt.，连续 4 周。

**2. 其他用法用量**

［国内参考信息］

（1）急性病毒性肝炎　200~400mg/ 次，tid.，p.o.，连用 1~3 周。

（2）放、化疗后的 WBC 减少　放疗或化疗前 1 周开始，200~400mg/ 次，bid.，p.o.（饭后），连用 3 周。

（3）重金属中毒、老年性白内障、玻璃体浑浊　100~200mg/ 次，bid.，p.o.。

［国外参考信息］

（1）胱氨酸尿症　有半胱氨酸结石者，开始常为 800mg/d，于饭前 1h、饭后 2h 及睡前分 3 次口服，1 个月后根据尿半胱氨酸浓度调整剂量。

（2）肾盂半胱氨酸结石　肾盂灌洗与口服药联用。先行肾盂结石切除术尽量去除结石，术后前 10d，用不含本药的抗生素 – 林格液经肾造口管灌洗，然后开始用 1% 的本药溶液灌洗；以后每周药物浓度增加 1%，至终浓度为 5%。溶解结石的疗程为 24~88d。

（3）膀胱半胱氨酸结石　灌洗的过程与肾结石相同，仅把肾造口管改为三通的 Foley 导尿管。

**【禁忌证】**

**说明书禁忌证**

（1）对本药有过敏史者。

（2）重症肝炎并有严重黄疸、顽固性腹水、消化道出血等并发症者。

（3）肾功不全合并糖尿病者。

（4）急性重症铅、汞中毒者。

（5）既往使用本药时发生过粒细胞缺乏症、再障、PLT 减少或其他严重不良反应者。

（6）儿童。

（7）孕妇及哺乳妇女。

**【特殊人群用药】**

**儿童**　说明书建议儿童禁用。

**其他用法用量**

［国外参考信息］

**胱氨酸尿症**　> 9 岁患儿，开始 15mg/(kg·d)，p.o.，其他参见成人口服用法用量。< 9 岁儿童用药的安全性和有效性尚未确定。

**老人**　慎用。

**孕妇**　禁用。美国 FDA 妊娠安全性分级为：C 级。

**哺乳妇女**　禁用。

**肾功能不全 / 透析者**　肾功能不全合并糖尿病者禁用。

**【注意】**

（1）慎用　①既往用过青霉胺或使用青霉胺时发生过严重不良反应者。②有哮喘病史者。

（2）用药相关检查 / 监测项目　①定期检查外周血细胞计数、PLT、Hb、血浆白蛋白量。②定期检查肝功能。③定期检查 24h 尿蛋白。④每 3 个月或每 6 个月检查 1 次尿常规。⑤确定最适量：开始用药后的 1 个月、以后每 3 个月检测尿半胱氨酸水平，尿半胱氨酸的浓度应< 250mg/L。评价用于半胱氨酸结石的疗效：在最适量确定后 1 年内，常检测尿半胱氨酸水平。建议每年做腹部 X 线检查（包括肾脏、输尿管、膀胱）。

**【给药说明】**

（1）给药条件　①曾出现过青霉胺毒性者，应从较小剂量开始。②用于胱氨酸尿症时，每日至少应摄入 3000ml 水，保持每日尿量最少 2000ml。如出汗过多或肠道液体丢失，应补充额外损失部分。还应用碱性钾盐使尿液 pH 值维持在 6.5~7。③作灌洗治疗的最初 3d，应将总量为 6000ml 的尿激酶与 1% 本药溶液 600ml 混合灌洗。用钠盐溶液将本药溶液的 pH 值调至 7.5。治疗中还应加入广谱抗生素，但若加入后溶液浑浊或出现沉淀则不能用。灌洗系统不应有金属成分。

（2）配伍信息　①需使用溶媒的本药注射制剂：临用前每 0.1g 注射用硫普罗宁先用 5% 碳酸氢钠注射液 2ml 溶解，再扩容至 5%~1 0%GS 或 NS 250~500ml 中，按常规静滴。②不需使用溶媒的本药注射制剂：临用前溶于 5%~1 0%GS 或 NS 250~500ml 中，按常规静滴。

**【不良反应】**

ADR 警示　1988 年至 2007 年 5 月，国家药品不良反应监测中心病例报告数据库中有关本药注射剂的病例报告 1560 例，其中严重不良反应病例报告 115 例，主要表现为过敏性休克的 79 例（死亡 1 例）。过敏性休克病例数占不良反应病例报告的 5%，占严重不良反应病例报告的 69%。

本药可能引起青霉胺所具有的所有不良反应，但发生率较青霉胺低。

（1）神经　长期大量用药：手足麻木。

（2）血液　粒细胞缺乏症、PLT 减少，如外周 WBC 计数 $< 3.5 \times 10^6$/ml，或 PLT $< 10 \times 10^6$/ml 时，建议停药。

（3）免疫　胰岛素性自体免疫综合征。

（4）消化　味觉减退、味觉异常、恶心、呕吐、腹痛、腹泻、食欲减退、胃胀气、口腔溃疡、胆汁淤积、肝功能检测指标（如 ALT、AST、总胆红素、ALP 等）升高等。如出现异常，应停药或进行相应治疗。

（5）呼吸　肺炎、肺出血和支气管痉挛、呼吸困难或呼吸窘迫、闭塞性细支气管炎。

（6）泌尿　蛋白尿（停药后通常很快即可完全恢复）、尿液变色。长期大量用药：蛋白尿或肾病综合征。出现蛋白尿时应减量或停药。

（7）骨骼肌肉　肌无力。

（8）皮肤　皮肤反应是本药最常见的不良反应，表现为皮疹、皮肤瘙痒、皮肤发红、荨麻疹、皮肤皱纹（通常仅在长期治疗后发生）、天疱疮、皮肤巩膜黄染等。

（9）其他　①过敏反应，表现皮疹、瘙痒、恶心、呕吐、发热、寒战、头晕、心慌、胸闷、颌下腺、腮腺肿大、喉水肿、呼吸困难、过敏样反应等。严重者可出现过敏性休克。出现过敏反应时应停药。②长期大剂量用药：疲劳感。出现疲劳感和肢体麻木时应停药。

【药物过量】

（1）表现　用药过量时，短期内可见血压下降，呼吸加快。

（2）处理意见　出现上述反应时应立即停药，同时应监测生命体征并予以支持对症处理。

【相互作用】

有氧化作用的药　不应与本药合用。

## 乳果糖
## Lactulose

【其他名称】半乳糖苷果糖、春克、杜秘克、杜密克、丹尼莱克、利秘乐、拉韦、Bifiteral、Constilac、Danilax、Duphalac、Lactulax、Laevilac、Laevolac

【分类】消化系统用药\保肝药及肝病辅助药

【制剂规格】粉剂　① 5g。② 100g。③ 500g。

口服液　① 10ml∶5g。② 15ml∶10g。③ 100ml∶50g。④ 100ml∶66.7g。⑤ 200ml∶133.4g。

溶液　① 100ml。② 300ml。

颗粒　10g。

糖浆　60%。

【临床应用】

1. 说明书适应证

（1）高血氨症及血氨增高所致疾病。

（2）慢性功能性便秘及临床需要保持软便时（如痔疮、肛门 / 直肠术后）。

2. 其他临床应用

（1）内毒素血症的辅助治疗。

（2）作为促生素，降低肠腔内 pH 值，改变肠腔菌群，利于正常菌群生存。

【用法用量】

1. 说明书用法用量

（1）肝性脑病　① 66.7% 的口服液，起始量 30~50ml/ 次，tid.，p.o.；维持量应调至一日最多 2~3 次软便，大便 pH 值 5~5.5。② 50% 的口服液，10ml/ 次，tid.，p.o.。

（2）便秘或维持软便　① 66.7% 的口服液，起始量 15~45ml/ 次，宜早餐时顿服，维持量 10~25ml/d。治疗几日后，可酌情减量，如用药 2d 后未见明显效果，可考虑加量。② 50% 的口服液，10ml/ 次，tid.，p.o.。

2. 其他用法用量

［国内参考信息］

（1）肝性脑病、内毒素血症　开始 10~20g/ 次，bid.，p.o.，以后改为 3~5g/ 次，2~3 次 /d，以每日排软便 2~3 次为宜。治疗肝性脑病时，本药 200g 加入 700ml 水或 NaCL 注射液中，保留灌肠 30~60min，q.4~6h。

（2）便秘　5~10g/ 次，1~2 次 /d，p.o.。应根据个人反应调节，如 48h 未见效，可适当增加剂量。

［国外参考信息］

（1）肝性脑病　①开始 30~45ml（含本药 20~30g）/ 次，3~4 次 /d，p.o.。每 1~2d 调整 1 次，以每日排软便 2~3 次为宜。②或将 300ml（200g）本药与 700ml 水或 NS 混合，经直肠气囊导管保留灌肠，保持 30~60min，q.4~6h。如灌肠剂排除太快，可立即重复。

（2）便秘　常用量是 30~45ml（含本药 20~30g）/ 次，3~4 次 /d，p.o.。起效可能需 24~48h。

【禁忌证】

1. 说明书禁忌证

（1）对本药过敏者。

（2）阑尾炎、肠道梗阻、不明原因的腹痛者。

（3）对半乳糖不能耐受者不宜用。

2. 其他禁忌证

（1）乳酸血症。

（2）尿毒症。

（3）糖尿病酸中毒。

**【特殊人群用药】**

**儿童**

**1. 说明书用法用量**

便秘　66.7% 的口服液，7~14 岁者，起始量 15ml，维持量 10ml；3~6 岁者，起始量和维持量均为 5~10ml；婴儿起始量和维持量均为 5ml。宜早餐时顿服。治疗几日后，可酌情减量。用药 2d 后未有明显效果，可考虑加量。

**2. 其他用法用量**

［国内参考信息］

（1）肝性脑病　初始量 1.7~6.7g，分次口服；年龄较大儿童和青少年，27~60g/d，p.o.，调整剂量至 2~3 次 / 周，软便为宜。

（2）便秘　6~12 岁者，5g/ 次；1~5 岁者，3g/ 次；婴儿 1.5g/ 次，均为 1~2 次 /d 口服。

［国外参考信息］

慢性便秘　婴儿 2.5~10ml（含本药 1.7~7g）/d，分次口服（如 3~4 次 /d）；年龄较大儿童和青少年，推荐量为 40~90ml（含本药 27~60g）/d，分次口服（如 3~4 次 /d）。

**老人**　服药时间＞ 6 个月的老弱患者应及时测定血清蛋白。

**其他用法用量**

［国外参考信息］　有研究表明，5~10ml（含本药 3~7g）/ 次，2~3 次 /d，p.o.，可有效排空肠道，防止钡餐检查的老年患者发生钡剂滞留。

**孕妇**　妊娠早期慎用。美国 FDA 妊娠安全性分级为：B 级。

**哺乳妇女**　尚不清楚是否经乳汁分泌。

**【注意】**

（1）慎用　糖尿病。

（2）用药相关检查 / 监测项目　用药期间应注意观察大便次数和性状。

（3）对驾驶 / 机械操作的影响　治疗剂量下对驾驶或机械操作无影响。

**【给药说明】**

（1）给药条件　①疗效有个体差异性，剂量应个体化。②治疗期间不能用其他轻泻药，尤其是治疗肝性脑病的最初阶段。③本药可加在水、果汁及其他冷、热饮料中冲饮或混于食物中服用，也可制成灌肠液使用。

（2）其他　本药 66.7% 口服液中糖的含量为：每 100ml 溶液中最多含 11.3g 半乳糖和 6.7g 乳糖。

**【不良反应】**

本药不良反应少且轻微，减量或停药后可消失。

（1）内分泌 / 代谢　长期大量用药：水电解质失衡。肝性脑病患者：乳酸性酸中毒或高钠血症。

（2）消化　①腹部不适、腹胀、腹痛等。②大量用药：恶心、呕吐。③长期大量用药：腹泻。如初始量引起腹泻，应立即减量。如减量后腹泻仍持续，应停药。

（3）其他　滥用本药：腹痛、虚弱、疲乏、烦渴、呕吐、水肿、骨痛、水电解质失衡、低蛋白血症及类似结肠炎症状等。如结肠无器质性损伤，停药后可能需数月才能恢复正常。

**【药物过量】**

（1）表现　尚无过量报道，用药过量可能表现为腹痛或腹泻，导致低钾血症。

（2）处理意见　过量时应停药。

**【相互作用】**

（1）抗酸药（如 $NaHCO_3$ 等）　本药疗效降低，不宜合用。

（2）结肠 pH 值依赖性药（如 5- 氨基水杨酸）　此类药可能失活，禁止合用。

（3）香豆素类口服抗凝药（如醋硝香豆素、华法林）　合用时可增高 INR 和抗凝效果，应严密监测 PT 和 INR，酌情调整抗凝药剂量。

（4）甘草　低钾血症发生率增加，缓泻剂应避免与甘草合用。

## 苦参素
## Marine

【其他名称】 傲承、艾林泰、奥麦特林、奥宁、博尔泰力、博卡莱、长源甘平、迪尔甘、迪凌、丹盛、菲克甘特、功亮、盖特、甘新、甘易、恒迈、均达源、库森、库舒、兰信、龙鑫甘、美地兰、木芙欣、迈瑞宁、诺祥、欧美特、派蒙、瑞捷、瑞思妥、索帮、赛辰、赛尔甘、塞奇松、天晴复欣、同新迪、沃森干泰、益迪、氧化苦参碱、雅森、酝生、逸舒松、中宝叶宁、Oxymatrine

【分类】 消化系统用药\保肝药及肝病辅助药

【制剂规格】 胶囊　0.1g。

软胶囊　0.1g。

注射液　2ml∶0.2g。

葡萄糖注射液　①50ml（苦参素0.2g，葡萄糖2.5g）。②100ml（苦参素0.6g，葡萄糖5g）。

氯化钠注射液　100ml（苦参素0.6g，氯化钠0.9g）。

粉针剂　①0.2g。②0.4g。③0.6g。

【临床应用】

说明书适应证

（1）治疗慢性乙肝。

（2）乙肝患者肝纤维化的辅助用药。

（3）肿瘤放疗、化疗引起的WBC低下和其他原因引起的WBC减少。

【用法用量】

说明书用法用量

（1）慢性乙肝　①0.2~0.3g/次，tid.，p.o.，疗程12周。②0.4~0.6g/次，qd.，i.m./i.v.gtt.。肌注时0.2g用注射用水2ml溶解。

（2）肝纤维化的辅助用药　0.3g/次，tid.，p.o.，6个月为一疗程。

（3）升高WBC　0.2g/次，bid.，i.m.。

【禁忌证】

说明书禁忌证

（1）对本药过敏者。

（2）过敏性休克者。

（3）严重血液、心、肾及内分泌疾病患者禁用注射制剂。

【特殊人群用药】

儿童　尚无儿童用药的经验，应慎用。

老人　应酌情减量。

孕妇　不宜用。

哺乳妇女　慎用。

肝功能不全者　严重肝功不全或肝衰竭者慎用。

肾功能不全/透析者　严重肾功不全者不建议用注射剂。

【注意】

用药相关检查/监测项目　严重肝功能不全者长期用药，应密切注意肝功能。

【给药说明】

（1）减量/停药条件　如出现药疹，应停药。

（2）配伍信息　静滴液配制：粉针剂于临用前以NS（或5% GS）250~500ml溶解后静滴。

【不良反应】

（1）神经　头晕。

（2）消化　恶心、呕吐、口苦、上腹不适或腹痛、腹泻等。

（3）皮肤　皮疹，一般可自行缓解。

（4）其他　①胸闷、发热，一般可自行缓解。②注射部位发红、疼痛，改为深部肌注后可减轻。

【药物过量】

（1）表现　已报道的有恶心、呕吐。

（2）处理意见　建议对患者进行监护，给予常规支持疗法。

【相互作用】

（1）苯丙胺等中枢兴奋药　相互拮抗。

（2）水合氯醛等中枢抑制药　相互协同。

（3）士的宁　易化士的宁的惊厥效应，增加士的宁惊厥死亡的动物量。

# 第十五章　利胆药

## 腺苷蛋氨酸
## Ademetionine

**【其他名称】** 丁二磺酸腺苷蛋氨酸、丁二烷磺酸腺苷蛋氨酸、思美泰、Ademetionine 1, 4-Butanedisulfonate、S-Adenosylmethionine、Samyr、Transmetil

**【分类】** 消化系统用药\利胆药

**【制剂规格】** 肠溶片（丁二磺酸盐）0.5g（以腺苷蛋氨酸计）。

粉针剂（丁二磺酸盐） 0.5g（以腺苷蛋氨酸计）。

**【临床应用】**

说明书适应证

（1）肝硬化前和肝硬化所致肝内胆汁淤积。

（2）妊娠期肝内胆汁淤积。

**【用法用量】**

1. 说明书用法用量

肝内胆汁淤积　初始量为 0.5~1g/d，i.m./i.v.，持续 2 周。维持治疗时采用口服，1~2g/d。

2. 其他用法用量

［国外参考信息］

肝内胆汁淤积　0.8g/d，i.v./i.v.gtt.；或 0.8g/次，bid.，p.o.。

**【禁忌证】**

说明书禁忌证

对本药过敏者。

**【特殊人群用药】**

儿童　尚不明确。

孕妇　妊娠期可用。

哺乳妇女　哺乳期可用。

**【注意】**

（1）用药相关检查/监测项目　有血氨增高的肝硬化前及肝硬化患者，用药时应注意监测血氨水平。

（2）对驾驶/机械操作的影响　对驾驶/机械操作能力无影响。

**【给药说明】**

（1）给药条件　①肠溶片须整片吞服，不得嚼碎，建议在两餐之间服用。②静注时需缓慢。

（2）配伍信息　①不可与碱性液体、含钙离子溶液及高渗溶液（如 10%GS）配伍。②粉针剂须在临用前用所附溶剂溶解，注射剂溶解后保存时间≤ 6h。

**【不良反应】**

长期大量服药未见严重不良反应，以下不良反应较轻微且短暂，无需停药。

（1）心血管　浅表性静脉炎。

（2）神经　头痛。

（3）内分泌/代谢　出汗。

（4）消化　胃灼热、上腹痛、恶心、腹泻。

（5）其他　特别敏感者：昼夜节律紊乱，睡前服用催眠药可减轻症状。

**【相互作用】**

尚不明确。

## 熊去氧胆酸
## Ursodeoxycholic Acid

**【其他名称】** 脱氧熊胆酸、梧露洒、乌索脱氧胆酸、熊脱氧胆酸、优思弗、6-fluoroursodeoxycholic acid、Actigall、Chenodiol、Cholit-Ursan、Delursan、Destolit、UDCA、Ursacol、URSO、Ursochol、Ursodesoxycholic Acid、Ursodiol、Ursofalk、Ursolvan

**【分类】** 消化系统用药\利胆药

**【制剂规格】** 片剂　① 50mg。② 150mg。

③ 250mg。

胶囊 ① 50mg。② 150mg。③ 250mg。

**【临床应用】**

**1. 说明书适应证**

（1）胆固醇型胆结石。

（2）胆汁缺乏性脂肪泻。

（3）预防药物性结石形成。

（4）治疗脂肪痢（回肠切除术后）。

（5）胆汁反流性胃炎。

（6）胆汁淤积性肝病（如原发性胆汁性肝硬化）。

**2. 其他临床应用**

（1）胆囊功能正常、透光、直径 10~15mm 的非钙化结石。

（2）预防胆结石形成，适于需长期服用易形成胆固醇结石的药物（如雌激素、氯贝丁酯及其衍生物、考来烯胺）者、长期进食高胆固醇饮食或有易感遗传因素者。

（3）胆囊炎、胆管炎、胆汁性消化不良、黄疸及高 TG 血症、肝肿大、慢性肝炎等。

（4）原发性硬化性胆管炎（国外资料）。

**【用法用量】**

**说明书用法用量**

（1）**一般用法** 8~10mg/（kg·d），早晚进餐时分次服，疗程最短为 6 个月。

（2）胆固醇型胆结石和胆汁淤积性肝病 胶囊，10mg/（kg·d）。具体用法用量见表 4-15-1。

**表 4-15-1 胆固醇型胆结石和胆汁淤积性肝病剂量表**

| 体重 | 一日剂量 | 服药时间 | | | |
|---|---|---|---|---|---|
| | | 胆结石 | 胆汁淤积性肝病 | | |
| | | 晚 | 早 | 中 | 晚 |
| 60kg | 500mg | 250mg | 250mg | — | 250mg |
| 80kg | 750mg | 750mg | 250mg | 250mg | 250mg |
| 100kg | 1000mg | 1000mg | 250mg | 250mg | 500mg |

（3）胆汁反流性胃炎 胶囊，250mg/次，qd.，必须定期服用，一般服用 10~14d。

**其他用法用量**

［国内参考信息］

（1）利胆 50mg/次，tid.，p.o.。

（2）预防结石复发 胆石清除后，每晚 50mg，p.o.，以防复发。

（3）肝肿大、慢性肝炎 8~13mg/（kg·d），p.o.，疗程为 6~24 个月。

（4）胆汁反流性胃炎 1000mg/d，分 2 次服。

［国外参考信息］

（1）原发性胆汁性肝硬化 13~15mg/（kg·d），分 4 次服，连用 9 个月至 2 年可改善肝功能。有研究表明，本药与泼尼松龙 10mg 合用能改善Ⅰ－Ⅲ期原发性胆汁性肝硬化患者的肝脏组织学指标。

（2）溶石（可透过 X 射线、非钙化且直径＜20mm 的结石） 8~10mg/（kg·d），分 2~3 次服用，可进餐时服，也可夜间 1 次给药。成功溶石后，维持量为 250mg，睡前服用，连用 6 个月至 1 年。

（3）预防胆结石 用于伴体重迅速下降的肥胖者，300mg/次，bid.，p.o.。尚无明确的推荐疗程，临床试验的疗程为 6 个月。

**【禁忌证】**

**1. 说明书禁忌证**

（1）严重肝功能不全者。

（2）胆道完全阻塞者。

（3）急性胆囊炎和胆管炎。

**2. 其他禁忌证**

（1）对胆汁酸过敏者（国外资料）。

（2）胆结石钙化患者出现胆管痉挛或胆绞痛时。

（3）妊娠及哺乳妇女。

**【特殊人群用药】**

**儿童** 安全性及有效性尚不明确，国外尚未批准用于儿童。有胶囊说明书认为儿童可以使用本药。

**老人** 慎用。

**孕妇** 育龄妇女只有采取安全的避孕措施

后才可使用本药。开始使用本药治疗前，应排除妊娠。本药不能在妊娠早期使用。厂家说明书建议慎用，国内有资料提示禁用。美国 FDA 妊娠安全性分级为：B 级。

**哺乳妇女** 有说明书建议慎用，国内也有资料建议禁用。

**肝功能不全者** 说明书建议严重肝功能不全者禁用。有国外资料建议对急性严重肝功能不全者，应酌情减量。

**肾功能不全 / 透析者** 国外资料建议肾衰竭者无需减量。

**【注意】**

用药相关检查 / 监测项目 （1）治疗开始时、治疗 1 个月及 3 个月后检查肝脏酶学指标，以后每 6 个月复查 1 次。（2）治疗的第 1 年中应每 6 个月做 1 次 B 超检查。（3）原发性胆汁性肝硬化者应注意监测总胆红素、ALP 和免疫球蛋白 IgM 等。（4）为评估治疗效果，及早发现胆结石钙化，应根据结石大小，在治疗开始后 6~10 个月，做胆囊 X 线检查（口服胆囊造影）。于站立及躺卧位（超声监测）拍 X 片。

**【给药说明】**

（1）给药条件 1）有胆囊切除术指征者，包括持续性急性胆囊炎、胆管炎、胆石性胰腺炎或胆道胃肠瘘不宜选用本药。2）国外资料推荐，在选择用药对象时应遵循以下原则：①仅适于胆石主要成分为胆固醇者，治疗前应判定结石是否为胆固醇性结石。②经口服胆囊造影被确诊为无功能胆囊者并非本药治疗的禁忌证。③患者结石直径＜ 20mm，治疗反应常较好；而对于不含钙及胆色素的结石，直径更大也可溶解。④本药对胆石溶解的可能性与患者性别、体重、肥胖程度及血清胆固醇浓度无关。3）治疗期间进食含低胆固醇食物，有利于本药的溶石作用。4）胆囊不能正常收缩及经常性的胆绞痛等不能使用本药。

（2）减量 / 停药条件 ①本药需服用较长时期（≥ 6 月），如 6 月后超声检查或胆囊造影无改善者应停药；若结石已有部分溶解，则继续服药至结石完全溶解。②治疗中若有反复胆绞痛发作，症状无改善甚至加重者，或出现明显结石钙化时，宜停止治疗，并行外科手术。③即使完全溶石，胆结石的复发率仍较高，故建议溶石成功后再维持治疗 6 个月至 1 年。

（3）其他 ①本药不能溶解胆色素结石、钙化胆固醇性结石、混合结石及不透过 X 线的结石。②用本药治疗后，单发性患者结石的复发率远低于多发性患者。③若 6 个月内有部分结石溶解，持续用药后，≥ 70% 的病例可完全溶石；若用药 1 年时仅有部分结石溶解，完全溶石的可能性降到 40%。

**【不良反应】**

（1）心血管 心动过缓、心动过速。

（2）神经 头痛、头晕等。

（3）内分泌 / 代谢 胆石症患者用药后，血脂无特殊变化。

（4）血液 长期用药：外周 PLT 增加。

（5）消化 腹泻、胃痛、胰腺炎、便秘、血清氨基转移酶和 ALP 升高等。治疗原发性胆汁性肝硬化时：肝硬化失代偿（停止治疗后可恢复）、严重右上腹疼痛。治疗胆结石期间：胆结石钙化、稀便。

（6）呼吸 支气管炎、咳嗽、咽喉炎等。

（7）骨骼肌肉 关节痛、关节炎、背痛和肌痛等。

（8）皮肤 瘙痒、脱发等。治疗胆结石期间：风疹。

（9）其他 过敏反应。

**【药物过量】**

（1）表现 尚未见过量报道，最严重的表现可能为腹泻。

（2）处理意见 过量时应立即以不少于 1L 的考来烯胺或活性炭（每 100ml 水中 2g）洗胃，再口服氢氧化铝悬液 50ml。如发生腹泻，可减少本药剂量；如腹泻持续，则应停药，可进行对症治疗，如补充液体和电解质等，不需其他特殊处理。

【相互作用】

（1）活性炭、含铝抗酸药、考来烯胺及考来替泊　与这些药合用会影响本药吸收。如必须合用，应在服用上述药前 2h 或服药后 2h 服用本药。

（2）口服避孕药　可影响本药疗效，故用本药治疗时应采取其他节育措施。

（3）环丙沙星　个别患者服用本药会降低环丙沙星的吸收。

（4）鹅去氧胆酸　合用时胆汁中胆固醇含量和饱和度的降低程度均大于两药单用时，也大于两药相加作用。

（5）环孢素　环孢素在肠道的吸收增加，合用时应监测环孢素血药浓度，必要时需调整环孢素的剂量。

## 茴三硫
## Anethol Trithione

【其他名称】 胆维他、环戊硫酮、茴香脑三硫酮、舒雅乐、正瑞、Anethole Trithione、Anetholtrithion、Anetholtrithionum、Felviten、Sialor、Sulfarlem、Trithioanethol

【分类】 消化系统用药 \ 利胆药

【制剂规格】 片剂　① 12.5mg。② 25mg。

胶囊　25mg。

【临床应用】

1. 说明书适应证

（1）胆囊炎、胆结石及消化不良。

（2）急、慢性肝炎的辅助治疗。

（3）干燥综合征的干燥症状，纠正药源性（如镇静药、抗抑郁药、抗帕金森病药等）及放疗等所致的口干症。

2. 其他临床应用

（1）解酒。

（2）增强胆囊或胆管的造影效果。

【用法用量】

说明书用法用量

（1）利胆　25mg/ 次或 12.5mg/ 次，tid.，p.o.。

（2）干燥症状　25mg/ 次，tid.，p.o.。

【禁忌证】

说明书禁忌证

（1）对本药过敏者。

（2）胆道完全梗阻者。

（3）孕妇。

【特殊人群用药】

儿童　慎用。

其他用法用量

［国内参考信息］ 5~10 岁患儿，25~50mg/d，p.o.；10~15 岁患儿，50~75mg/d，p.o.。

老人　慎用。

孕妇　禁用。

哺乳妇女　慎用。

【注意】

（1）慎用　甲亢。

（2）用药相关检查 / 监测项目　长期服用应监测甲状腺功能。

【给药说明】

（1）给药条件　用于解酒时，于饭前 5~10min 服药效果较好。

（2）其他　服药期间尿液可呈黄色，为正常现象。

【不良反应】

（1）内分泌 / 代谢　长期服用可致甲亢。

（2）消化　恶心、腹胀、腹泻、腹痛、肠鸣等。

（3）泌尿　尿液变色。

（4）皮肤　荨麻疹样红斑，停药即消失。

（5）其他　发热、头痛等过敏反应。

【药物过量】

处理意见　暂未见过量报道。如发生过量，应对症治疗，如洗胃、利尿等。

【相互作用】

尚不明确。

## 曲匹布通
## Trepibutone

**【其他名称】** 胆灵、胆舒通、胆胰宁、利胆康、舒胆通、三丁乙酮、三醚丁酮酸、三乙氧苯酰丙酸、Cholibil、Supacal

**【分类】** 消化系统用药\利胆药

**【制剂规格】** 片剂　40mg。

颗粒　1g∶100mg。

**【临床应用】**

**1. 说明书适应证**

胆囊炎及胆道疾病。

**2. 其他临床应用**

胆道运动障碍、胆囊术后综合征、慢性胰腺炎等。

**【用法用量】**

**说明书用法用量**

**一般用法**　40mg/ 次，tid.，饭后服用。疗程为 2~4 周。

**【禁忌证】**

**1. 说明书禁忌证**

（1）有本药过敏史者。

（2）孕妇。

**2. 其他禁忌证**

严重肝、肾功能不全者。

**【特殊人群用药】**

**儿童**　早产儿、新生儿、婴儿慎用。

**孕妇**　禁用。

**哺乳妇女**　慎用。

**肝功能不全者**　严重者禁用。

**肾功能不全/透析者**　严重肾功能不全者禁用。

**【注意】**

慎用　（1）完全性胆道梗阻者。（2）急性胰腺炎。

**【不良反应】**

（1）神经　眩晕、头重感、倦怠。

（2）消化　食欲缺乏、唾液分泌过多、恶心、呕吐、胃部不适、腹胀、腹泻和便秘等。

（3）其他　过敏反应，表现为皮疹、瘙痒等。

**【相互作用】**

尚不明确。

## 托尼萘酸
## Galle–Donau

**【其他名称】** 对甲基苯甲醇烟酸酯/α- 萘乙酸、肝胆能、加诺

**【成分】** 对 - 甲基苯甲醇烟酸酯、α- 萘乙酸

**【分类】** 消化系统用药\利胆药

**【制剂规格】** 片剂　112.5mg∶37.5mg（对 - 甲基苯甲醇烟酸酯）-75mg（α- 萘乙酸）。

**【临床应用】**

**说明书适应证**

（1）胆管系统的急性、亚急性和慢性炎症性疾病，以及多种阻断胆汁分泌的疾病，如肝炎、胆管炎、胆囊炎、胆石症、胆汁性绞痛、胆汁淤积及黄疸等。

（2）预防性治疗胆汁分泌不良者进食脂肪或饱食后所致消化不良性疼痛。

（3）胆道胆囊 X 线造影检查的增强剂。

**【用法用量】**

**说明书用法用量**

（1）**一般用法**　112.5~225mg/ 次，tid.，饭前半小时服用。

（2）胆道静脉造影时　分别于注射对比剂前、注射后 20min 及 50min 各服 562.5mg。

（3）胆道口服造影时　按每次服用对比剂的间隔时间与对比剂同服，225mg/ 次，总量 1350~1575mg。

**【禁忌证】**

**1. 说明书禁忌证**

（1）对本药任一成分过敏者。

（2）胆道阻塞性疾病（如结石嵌顿）。

（3）胆囊气肿患者。

（4）肝性脑病患者。

（5）严重肝功不全者。

2. 其他禁忌证

肝胆系统晚期恶性肿瘤患者。

【特殊人群用药】

**儿童** 不推荐使用。

**老人** 一般无需调整剂量，严重肾功能不全时需调整。

**孕妇** 慎用。

**哺乳妇女** 慎用。

**肝功能不全者** 肝功不全者慎用，严重肝功不全者禁用。

**肾功能不全/透析者** 肾功不全者慎用。

【注意】

用药相关检查/监测项目 长期服药时应监测肾功能。

【给药说明】

给药条件 本药对单纯慢性肝炎患者的症状缓解率低，一般不予使用。

【不良反应】

出现不良反应时可减量或暂停给药。

（1）消化 轻微胃肠道不适，如食欲缺乏、嗳气、恶心、呕吐、腹痛、腹泻、便秘、一过性 ALT 升高。

（2）其他 过敏症状，如皮疹、瘙痒、稀便等。出现过敏症状时应停药。

【药物过量】

处理意见 过量时，应清除胃肠中残存药并进行相应支持治疗，加强患者生命体征监控。

【相互作用】

抗生素 合用可使胆汁内抗生素浓度增加。

## 亮菌甲素
## Armillarisin A

【其他名称】 爱米星、假密环菌甲素、假蜜环菌素 A、亮菌、亮菌甲素钠、亮菌素、舒丹静、Armichromone、Armillarisin A Sodium、Armillarisinum A

【分类】 消化系统用药\利胆药

【制剂规格】 片剂 5mg。

**粉针剂** ① 1mg。② 2.5mg。③ 5mg。

**注射液** ① 2ml : 0.4mg。② 2ml : 1mg。③ 5m 1 : 2.5mg。④ 10ml : 5mg。

【临床应用】

1. 说明书适应证

（1）用于急性胆道感染，包括急性胆囊炎、慢性胆囊炎急性发作等。

（2）用于慢性浅表性胃炎及慢性萎缩性胃炎。

2. 其他临床应用

可用于病毒性肝炎。

【用法用量】

1. 说明书用法用量

（1）一般用法 1mg/次，i.m.，2~4次/d；或2.5~5mg/次，i.v.gtt.。

（2）急性胆囊炎、慢性胆囊炎急性发作 10~40mg/次，qid.，p.o.，一疗程7~14d。

（3）急性胆道感染 1~2mg/次，q.6~8h，i.m.。急性症状控制后改为1~2mg/次，bid.，i.m.，一疗程7~10d。

（4）慢性浅表性胃炎、慢性萎缩性胃炎 10mg/次，tid.，p.o.。

2. 其他用法用量

［国内参考信息］

病毒性肝炎 2mg/次，bid.，i.m.，疗程1个月。

【禁忌证】

说明书禁忌证

对本药过敏者。

【特殊人群用药】

**儿童** 尚不明确。

**孕妇** 尚不明确。

**哺乳妇女** 尚不明确。

【注意】

慎用 （1）严重胆道梗阻者。（2）化脓性胆管炎患者。

【给药说明】

（1）配伍信息 ①肌注时每1mg本药

需用 1ml 氯化钠注射液或苯甲醇注射液溶解；静滴时用 5%GS 或 NS 稀释。②注射剂若荧光消失或溶液变黄即不能使用。

（2）其他　治疗病毒性肝炎时，用药 2 周内血清 ALT 多能恢复正常，临床症状（如乏力、食欲减退、腹胀、肝区痛）一般均可消失或好转。

**【不良反应】**

**消化**　上腹不适或轻微腹泻，停药后症状可消失。

**【相互作用】**

尚不明确。

# 第十六章 胰腺炎用药

## 甲磺酸萘莫司他
## Nafamostat Mesilate

**【其他名称】** 萘莫司他、Futhan、Nafamostat

**【分类】** 消化系统用药\胰腺炎用药

**【制剂规格】** 粉针剂（甲磺酸盐） 10mg。

**【临床应用】**

**其他临床应用**

（1）急性胰腺炎或慢性胰腺炎急性恶化。

（2）血透、冠状动脉搭桥术、肝脏切除术时的抗凝，以及肾小球肾炎伴 SLE 或混合型冷球蛋白血症（国外资料）。

**【用法用量】**

**其他用法用量**

［国内参考信息］ 10mg/ 次，溶于 5%GS 500ml 中静滴 2h，1~2 次 /d。根据病情适当增减剂量。

［国外参考信息］

（1）急性坏死性胰腺炎 本药 240mg/d，与亚胺培南 – 西司他丁（500mg/ 次，q.12h）合用，通常经腹或脾动脉持续局部动脉输注，连用 5d。然后静脉给予亚胺培南 500mg/ 次，bid.，至少连用 7d。在急性坏死性胰腺炎发作的 72h 内应用疗效最佳，可最大限度降低死亡率。

（2）抗凝 ①冠状动脉搭桥术：经中央静脉给药 40mg/h，在搭桥术中全程使用。开始时可与肝素同用。②肝脏切除术：为使肝脏切除术者的高凝和高纤维蛋白溶解状态降至最低，在术后第 1d 开始连续静脉输注本药 0.4mg/（kg · h），然后改为 0.2mg/（kg · h），直至术后第 3d。③血透：本药作为局部抗凝药，于血液滤过器的动脉端处给予 25~45mg/h，最佳剂量为 34mg/h。

（3）肾小球肾炎伴 SLE 或混合型冷球蛋白血症 于中央静脉连续输注 0.1~0.2mg/（kg · h），连用 2 周。

**【禁忌证】**

**其他禁忌证**

对本药过敏者。

**【特殊人群用药】**

**儿童** 慎用。

**其他用法用量**

［国外参考信息］ 接受体外膜式氧合的新生儿，可用本药加小剂量肝素以降低血液并发症。剂量范围为 0.29~1.1mg/（kg · h），平均剂量为 0.48mg/（kg · h）。

**孕妇** 慎用。

**哺乳妇女** 慎用。

**【注意】**

（1）慎用 ①过敏体质或有过敏史。②活动性出血。③严重高血压患者（国外资料）。④严重血小板减少症（国外资料）。⑤高钾血症（国外资料）。

（2）用药相关检查 / 监测项目 定期监测血常规、血小板计数、血清钾、激活的部分凝血活酶时间 (APTT)、活化全血凝固时间 (ACT)、凝血因子Ⅱ时间 (PT)、凝血酶 - 抗凝血酶复合物 (TAT)、$\alpha_2$ 纤溶酶抑制物 - 纤溶酶复合物 (PIC)、凝血因子Ⅰ和纤维蛋白降解产物 (FDP)。

**【给药说明】**

配伍信息 本药粉针剂溶解后应立即使用。

**【不良反应】** 未见严重的不良反应。

（1）心血管 胸部不适。

（2）神经 头痛。

（3）内分泌 / 代谢 高钾血症。

（4）血液 WBC 减少、血小板增加、嗜酸性粒细胞增多（停药后即恢复正常）。连续血透者使用本药抗凝可致出血，但发生率明显低于肝素和低分子肝素。

（5）消化 恶心、腹泻、ALT 及 AST 升高。

（6）皮肤 注射部位红肿、疼痛。

（7）其他 过敏反应：皮疹、红斑、瘙痒、休克等，应停药。

**【相互作用】**

尚不明确。

## 乌司他丁
## Ulinastatin

**【其他名称】** 美拉可利地、尿抑制素、天普洛安、乌他司丁、雁来红、Miraclid、Urinastatin

**【分类】** 消化系统用药\胰腺炎用药

**【制剂规格】** 粉针剂 ① 2.5 万 U。② 5 万 U。③ 10 万 U。

**【临床应用】**

**说明书适应证**

（1）急性胰腺炎及慢性复发性胰腺炎。

（2）作为抢救急性循环衰竭的辅助用药。

**【用法用量】**

**说明书用法用量**

（1）急性胰腺炎、慢性复发性胰腺炎 初始剂量为 10 万 U/ 次，1~3 次 /d，i.v.gtt.（1~2h）。以后随症状缓解而减量。

（2）急性循环衰竭 10 万 U/ 次，i.v.gtt.（1~2h）/i.v.（缓慢），1~3 次 /d。可根据年龄、症状适当增减。

**【禁忌证】**

**说明书禁忌证**

对本药过敏者。

**【特殊人群用药】**

**儿童** 尚不明确。

**老人** 高龄患者应适当减量。

**孕妇** 建议根据病情需要慎用。

**哺乳妇女** 用药期间应避免哺乳。

**【注意】**

慎用 有药物过敏史、对食品过敏或过敏体质者。

**【给药说明】**

（1）减量 / 停药条件 本药不能代替其他抗休克疗法，休克症状改善后应停药。

（2）配伍信息 ①将本药每次用量溶于 5%GS 或 NS 500ml 中静滴，或溶于 NS 2ml 中缓慢静推。②溶解后应立即使用，并避免与甲磺酸加贝酯制剂或球蛋白制剂混合应用。

**【不良反应】**

（1）血液 WBC 减少或嗜酸性粒细胞增多。

（2）消化 恶心、呕吐、腹泻及 ALT、AST 升高。

（3）其他 过敏反应（应立即停药）以及注射局部血管痛、发红、瘙痒、皮疹等。

**【相互作用】**

尚不明确。

# 第十七章　食欲抑制药及其他减肥药

## 奥利司他 Orlistat

【其他名称】 赛尼可、Orlipastate、Tetrahydolipstatin、Xenical

【分类】 消化系统用药\食欲抑制药及其他减肥药

【制剂规格】 片剂　120mg。

胶囊　120mg。

【临床应用】

说明书适应证

用于肥胖或体重超重患者（体重指数≥24）的治疗。

【用法用量】

1. 说明书用法用量

一般用法　餐时或餐后1d内口服120mg。如有一餐未进或食物中不含脂肪，则可省略1次服药。建议一日服用不超过3次。

2. 其他用法用量

［国内参考信息］ 服药2周后体重开始下降，可连续服用6~12个月。

【禁忌证】

说明书禁忌证

（1）对本药过敏者。

（2）慢性吸收不良综合征、胆汁淤积者。

（3）器质性肥胖患者（如甲状腺功能减退）。

（4）孕妇。

【特殊人群用药】

儿童　不宜使用。

老人　无需调整剂量。

孕妇　禁用。美国FDA妊娠安全性分级为：B级。

哺乳妇女　不宜使用。

肝功能不全者　无需调整剂量。

肾功能不全/透析者　肾功能不全者无需调整剂量。

【注意】

（1）慎用　①临床症状明显的胃肠道疾病，特别是与腹泻相关的疾病患者（国外资料）。②脂溶性维生素缺乏症患者（如Vit A、D、E及K缺乏），或有可能缺乏脂溶性维生素者（如饮食习惯差）（国外资料）。③有高草酸尿和草酸钙肾结石病病史者。④过敏体质者。

（2）用药相关检查/监测项目　①治疗期间应监测体重、体脂含量以及TC、LDL、HDL和VLDL和血清TG浓度。②大剂量用药时或接受较低剂量但治疗时间延长者（如＞2个月），特别是有缺乏脂溶性维生素危险的患者（如饮食习惯差），还应注意监测脂溶性维生素的血浆浓度。③本药可能增加患者尿结晶的风险，有肾功能不全风险者在服用本药期间应监测肾功能。

【给药说明】

给药条件（1）不推荐体重指数低于24的人群使用本药（体重指数近似值的计算方法为体重/身高$^2$，体重以千克为单位计算，身高以米为单位计算）。（2）用本药治疗前，应排除引起肥胖的器质性原因，如甲减、肾上腺皮质功能亢进等。（3）患者的膳食应营养均衡。轻度低热能，约30%热能来自脂肪。食物中应富含水果和蔬菜。脂肪、碳水化合物和蛋白质的摄入应分布于每日三餐。本药应与食物同服（进食前即刻服用，进食过程中服用或进食后即刻服用）。（4）有证据显示，在食用高纤维饮食的患者中，较少发生胃肠道反应。低脂饮食也可减少胃肠道不良反应的发生，患者可自行调整脂肪摄入量。而随着膳食中脂肪成分增加，服用本药后胃肠道不良反应的发生率也增高。(5) 若有一餐未进食或所进食物中不含脂肪，则可略过该次剂量。(6) 治疗时间＜2年时，大部分患者 Vit A、E、K 和 β 胡萝卜素水平仍在正常范围内。为保证有足够的营养物质，可考虑补充复合维生素。目前尚无补充维生素的用药指南。根据现有资料，短期（如 2~3 月）服用本药每日剂量≤ 180mg 似无补充维生素的必要。任何时段的较高剂量或较长时间服用较低剂量均需要补充维生素，但应根据定期检测的血清 Vit A、D 和 E 的水平决定，特别对于有维生素缺乏危险（如有不良饮食习惯）的患者更是如此。复合维生素应在服用本药 2h 后服用，或在睡前服。(7) 长期服用本药，其治疗效果（包括控制体重和改善危险因素）可持续。

【不良反应】

ADR 警示　2010 年 5 月 FDA 发布警告，使用本药可能引起罕见但严重的肝损害风险。FDA 对本药的肝损害数据进行了全面的评估，并确认了 1999 年至 2009 年 8 月间使用本药时发生严重肝损害病例共 13 例，其中有 2 例因肝衰竭死亡，3 例需肝移植。截至 2010 年 12 月 31 日，国家药品不良反应监测中心病例报告数据库中有关本药的病例报告 120 余例，主要不良反应表现为便秘、腹痛、腹泻、头晕、月经紊乱、皮疹等。病例报告中，肝胆系统损害 6 例，表现为肝功能异常 4 例，肝区疼痛 1 例，药物性肝炎 1 例。病例主要来源于制药企业的国内上市后监测数据，有些病例存在合用其他药物或患者本身存在脂肪肝等混杂因素。出现上述任何症状时，应立即停药，并检查肝功能。

（1）心血管　足部水肿。

（2）神经　头痛、疲劳。

（3）精神　焦虑、抑郁症。

（4）内分泌 / 代谢　月经失调。可引起脂溶性维生素的血浆浓度下降，尤其是 Vit E，应适当补充维生素。1 型糖尿患者：糖尿病酮症酸中毒（可能是本药诱导水样泻造成脱水和血容量不足所致）。

（5）消化　胃肠道不良反应：大便次数增多、软便、稀便、脂肪便、大便失禁、排便疼痛、排便减少、腹痛、肠胃胀气、痔疮、恶心、呕吐及呃逆等。

（6）呼吸　呼吸道感染、流感。

（7）泌尿　泌尿道感染。

（8）其他　过敏反应：瘙痒、荨麻疹、血管神经性水肿等。

【药物过量】

（1）剂量　研究显示，单剂口服本药 800mg 或 400mg/ 次，tid.， 连服 15d，均未见有意义的不良事件。肥胖者服用本药 240mg/ 次，tid.，连续 6 个月，也未观察到有意义的不良事件。

（2）处理意见　尚无因本药过量引起不良反应的报道。若发生严重过量反应，应对患者进行 24h 观察。根据人体和动物试验，本药因抑制脂酶而引起的全身性反应是迅速、可逆的。

【相互作用】

（1）环孢素　降低环孢素血药浓度。合用时，应加强对环孢素的血药浓度监测。

（2）本药可使 VitA、D 和 E 的吸收减少，使用本药同时可加以补充。如正在服用含有 VitA、D 和 E 的制剂（如某些复方维生素类制剂），应在服用本药 2h 后或在睡前服用。

（3）胺碘酮　可能致胺碘酮吸收减少而降低疗效。

（4）口服降糖药　在 2 型糖尿病患者中，本药在导致体重减轻的同时常伴随着血糖控制的改善，从而可能或需减少口服降糖药的剂量。

（5）地高辛、二甲双胍、格列本脲、硝苯地平、华法林、口服避孕药、苯妥英类、他汀类药物、乙醇　尚未观察到相互作用。

# 第十八章　其他消化系统用药

## 丙谷胺
## Proglumide

【其他名称】 dl–丙谷胺、二丙谷酰胺、疡得平、Gastridine、Milid、Nulsa

【分类】 消化系统用药\其他消化系统用药

【制剂规格】 片剂　200mg。

胶囊　200mg。

【临床应用】

说明书适应证

GU、DU、慢性浅表性胃炎、十二指肠球炎。

【用法用量】

说明书用法用量

一般用法　400mg/次，3~4次/d，p.o.，连用30~60d。亦可根据胃镜或X线检查结果调整用药时间。

【禁忌证】

1. 说明书禁忌证

胆囊管及胆道完全梗阻者。

2. 其他禁忌证

对本药过敏者（国外资料）。

【特殊人群用药】

儿童

说明书用法用量

一般用法　10~15mg/(kg·次)，tid.，p.o.，疗程视病情而定。

孕妇　慎用。

哺乳妇女　慎用。

肝功能不全者　慎用。

肾功能不全/透析者　肾功能不全者慎用。

【注意】

尚不明确。

【给药说明】

（1）给药条件　①应于餐前15min服用。②用药期间应避免烟、酒、刺激性食物和精神创伤。

（2）其他　使用本药治疗后症状缓解者并不能排除胃癌的可能，故使用本药前应先排除胃癌。

【不良反应】

（1）神经　失眠。

（2）精神　精神分裂症者：精神症状加重。

（3）血液　短暂性WBC减少。

（4）消化　口干、恶心、呕吐、腹泻、腹胀、便秘、轻度氨基转移酶升高。

（5）骨骼肌肉　下肢酸胀。

（6）皮肤　瘙痒、皮疹。

【药物过量】

表现　本药中毒主要表现为皮疹及胃肠道症状。

【相互作用】

（1）氟哌啶醇　治疗亨廷顿舞蹈病时，氟哌啶醇可拮抗本药作用使运动障碍加重，故不能合用于治疗亨廷顿舞蹈病。

（2）其他抗溃疡药物（如$H_2$受体阻断药）合用可加强抑制胃酸分泌的作用，而加速溃疡愈合。

（3）吗啡　本药可增强吗啡的止痛作用和延长其作用持续时间。

## 爱维莫潘
## Alvimopan

【其他名称】

【分类】 消化系统用药\其他消化系统用药

【制剂规格】 胶囊

【临床应用】

其他临床应用

（1）改善阿片诱导的肠功能紊乱（国外资料）。

（2）预防术后肠梗阻（国外资料）。

【用法用量】

**其他用法用量**

［国外参考信息］

（1）改善阿片诱导的肠功能紊乱　对使用阿片类药物治疗非恶性慢性疼痛及使用美沙酮治疗阿片戒断的患者，0.5~1.5mg/次，qd.，p.o.，能有效改善肠道功能，无显著的不良反应，不影响阿片镇痛效果。

（2）预防术后肠梗阻　术前至少 90min（推荐术前 2h）服用首剂 6mg 或 12mg，术后 6mg/次或 12mg/次，bid.，直至术后第 1 次排便或最多口服 7d。可缩短手术患者的胃肠功能恢复时间和住院时间。术前未使用本药者，不能更快地恢复胃肠道功能。术前及术后使用 12mg，与使用安慰剂、3mg 或 6mg 的剂量相比，前者能更快地恢复胃肠道功能，尤其是手术时间较长（＞1.8h）者。

【禁忌证】

**其他禁忌证**

对本药过敏者（国外资料）。

【特殊人群用药】

**儿童**　用药的安全性及有效性尚未确立。

**孕妇**　应权衡利弊。

**哺乳妇女**　不推荐用药。

【注意】

慎用　（1）克罗恩病或其他伴有腹泻的肠道疾病。（2）肠梗阻。（3）电解质失调。（以上均选自国外资料）

【不良反应】

（1）精神　神经过敏。

（2）消化　胃肠胀气、腹痛、腹泻、恶心，这些不良反应与剂量相关。严重的腹部痉挛痛、稀便和（或）腹泻、恶心、呕吐，见于单剂口服 3mg 或更高剂量。

（3）泌尿　多尿。

【相互作用】

尚不明确。

## 西兰司琼
## Cilansetron

【其他名称】

【分类】　消化系统用药\其他消化系统用药

【临床应用】

**其他临床应用**

治疗以腹泻为主要症状的肠易激综合征（IBS）（国外资料）。

【用法用量】

**其他用法用量**

［国外参考信息］

肠易激综合征　有效量一次 1mg、2mg、4mg、8mg 或 16mg，tid.，p.o.，尚未观察到剂量－反应关系。

【禁忌证】

**其他禁忌证**

（1）对本药过敏（国外资料）。

（2）活动性憩室炎（国外资料）。

（3）缺血性结肠炎（国外资料）。

（4）便秘或有长期或严重便秘病史（国外资料）。

（5）有肠梗阻、肠狭窄、中毒性巨结肠、胃肠穿孔和（或）胃肠粘连病史（国外资料）。

（6）患有或曾有克罗恩病或溃疡性结肠炎病史（国外资料）。

【特殊人群用药】

**儿童**　用药的安全性和有效性尚未确立。

**孕妇**　尚不明确。

**哺乳妇女**　尚不明确。

【注意】　尚不明确。

【给药说明】

给药条件　本药不能用于便秘的肠易激综合征患者。

【不良反应】

消化　便秘、腹痛、胃肠胀气。有出现疑似缺血性结肠炎的报道，所有病例均在 3 周内好转。若出现突发性直肠出血或腹痛突然加重时，应停药。

【相互作用】　尚不明确。

# 呼吸系统用药

# 第一章 平喘药

## 第一节 肾上腺素受体激动药

### 硫酸特布他林
### Terbutaline Sulfate

**【其他名称】** 比艾、别力康纳、博利康尼、博利康尼得宝、布瑞平、喘康速、菲科坦、慧邦、间羟嗽必妥、间羟舒喘灵、间羟叔丁肾上腺素、硫酸间羟舒喘宁、叔丁喘宁、苏顺、特布他林、特林、特普他林、伊坦宁、Arubendol、Brethine、Brican、Bricanyl、Bricasol、Bristurin、Filair、Terbasmin、Terbutaline、Terbutaline Sulphate

**【分类】** 呼吸系统用药 \ 平喘药 \ 肾上腺素受体激动药

**【制剂规格】** 片剂 ① 1.25mg。② 2.5mg。③ 5mg。

**胶囊** ① 1.25mg。② 2.5mg。

**颗粒** 1.25mg。

**注射液** ① 1ml∶0.25mg。② 2ml∶0.5mg。③ 1ml∶1mg。

**粉针剂** ① 0.25mg。② 1mg。

**气雾剂** ① 2.5ml∶25mg。② 2.5ml∶50mg。③ 10ml∶100mg。

**干粉吸入剂** 0.5mg（每吸）。

**吸入粉雾剂** 0.5mg。

**雾化溶液** 2ml∶5mg。

**【临床应用】**

**1. 说明书适应证**

哮喘、喘息性支气管炎、肺气肿及其他伴有支气管痉挛的肺部疾病。缓解慢性支气管炎。

**2. 其他临床应用**

静滴可用于预防早产儿及胎儿窒息。

**【用法用量】**

**1. 说明书用法用量**

平喘 （1）片剂、胶囊或颗粒：开始 1~2 周，1.25mg/ 次，2~3 次 /d，p.o.； 以后可增至 2.5mg/ 次，tid.。（2）0.5~0.75mg/d，分 2~3 次给药，i.v.gtt.。（3）雾化溶液：每次 5mg（2ml）加入雾化器中，tid.。（4）气雾剂：0.25~0.5mg/ 次，喷雾吸入，3~4 次 /d，严重患者可增至 1.5mg/ 次，Max：≤ 6mg（24h 内）。（5）粉雾剂：粉雾吸入剂量为 0.25~0.5mg/ 次（严重者可 1.5mg/ 次），q.4~6h，Max：≤ 6mg/d，需多次吸入时，每吸间隔时间约 2~3min。

**2. 其他用法用量**

［国内参考信息］

（1）平喘 通常 2.5~5mg，tid.，p.o.（饭后），Max：≤ 15mg/d。

（2）预防早产儿及胎儿窒息 开始以 2.5μg/min，i.v.gtt.，以后每 20min 增加 2.5μg/min，宫缩停止或滴速达到 17.5μg/min 后可每 20min 减 2.5μg/min，至最低有效滴速维持 12h；或采用口服维持，静滴停止前 30min 口服 5mg，以后 q.4h，极量：30mg/d。宫缩再出现时可重复。

（3）其他临床用法 ① 0.25~0.5mg/ 次，q.4~6h，i.h.。②气雾吸入 0.25~0.5mg，q.4~6h，可 1 次或分次吸入，两次吸入需间隔 1min。③ 0.25mg/ 次，i.v.，如 15~30min 无明显改善，可重复注射一次，但 4h 总量 ≤ 0.5mg。

［国外参考信息］ 可 2.5~5mg/ 次，q.6h，p.o.，Max：15mg/d。亦可 0.25mg/ 次，i.h.（于三角肌处），Max：0.5mg（4h 内）。

【禁忌证】

1. 说明书禁忌证

（1）对本药过敏者。

（2）对其他拟交感胺类药过敏者。

2. 其他禁忌证

严重心功能损害者。

【特殊人群用药】

**儿童** 安全性和有效性尚不明确。不推荐＜12岁儿童使用片剂和注射剂。＜12岁儿童使用气雾剂的用量尚未确立。

1. 说明书用法用量

平喘 （1）＞12岁儿童可65μg/(kg·d)(Max：≤1.25mg/次)，分3次服。（2）儿童雾化溶液，＞20kg者，5mg（2ml）/次加入雾化器中，tid.；＜20kg者，2.5mg（1ml）/次加入雾化器中，Max：qid.。（3）粉雾吸入，0.25~0.5mg/次（严重者可1mg/次），q.4~6h，Max：≤4mg/d，需多次吸入时，每吸间隔时间约2~3min。

2. 其他用法用量

［国外参考信息］ 按不同年龄段口服给药：12~15岁，2.5mg/次，q.6h，Max：≤7.5mg/d；7~12岁，0.25mg/（kg·d），Max：≤5mg/d；3~7岁，0.75~1.5mg/次，2~3次/d。

**老人** 慎用，从小剂量开始。未进行该项实验且无可靠参考文献。

**孕妇** 本药可抑制孕妇的子宫收缩并影响分娩，慎用（尤其在妊娠早期）。分娩时使用本药静脉制剂，可能致孕妇一过性低血钾、低血糖、肺水肿及胎儿低血糖。曾有孕妇应用静脉制剂引起致死性心动过速的报道。未见对人或动物有致畸作用。美国FDA妊娠安全性分级为：B级。

**哺乳妇女** 慎用。特布他林可随乳汁分泌，但在治疗剂量时不会对乳儿产生不良影响。

【注意】

（1）慎用 ①冠心病、原发性高血压、心律失常等心血管疾病。②糖尿病。③癫痫。④对拟交感胺敏感性增高者（如未经适当控制的甲亢患者）。⑤未经治疗的低钾血症。⑥易患窄角性青光眼者。⑦运动员。⑧未得到控制的甲状腺毒症。⑨严重缺血性心功能衰竭。

（2）交叉过敏 本药与其他拟肾上腺素受体激动药可能存在交叉过敏。

（3）用药相关检查\监测项目 ①当与黄嘌呤衍生物、类固醇、利尿药合用都可能增加低钾血症的发生，因此，在这种情况下需监测血清钾的浓度。特别是在用高剂量硫酸特布他林治疗严重哮喘时。②可引起高血糖，建议对伴有糖尿病的患者在开始使用特布他林时应监测血糖。

（4）对驾驶及使用机器能力的影响 尚未见特布他林对此有影响。

【给药说明】

（1）给药条件 ①治疗哮喘时，推荐短期间断应用，以吸入为主，只在重症哮喘发作时才考虑静脉给药。②加入雾化器中的雾化溶液应在24h内使用完。

（2）配伍信息 静滴时，可将0.25mg或0.5mg注射液加入NS 100ml中，以2.5μg/min的速度缓慢静滴。

（3）其他 ①缺氧可能加重本药所致的低钾血症。②不慎接触眼部，应用水冲洗。③长期使用可形成耐药，疗效降低。

【不良反应】 本药不良反应发生率低且轻微。

（1）心血管 心悸、心律失常（如房颤、室上性心动过速和期前收缩）。

（2）神经 震颤、头晕、头痛、嗜睡。

（3）精神 神经质、情绪变化、失眠、行为异常等。

（4）内分泌/代谢 高血糖、乳酸过多、低血钾、酮症酸中毒（有癫痫病史者）、已有的糖尿病和酮症酸中毒加重。

（5）消化 口干、恶心、呕吐、氨基转移酶升高。

（6）呼吸 鼻塞、胸部不适、呼吸困

难、支气管痉挛发作。偶有报道超敏反应。

（7）骨骼肌肉 肌肉痉挛、肌张力增高。

（8）皮肤 面部潮红、出汗等。

（9）其他 皮疹、荨麻疹、过敏性脉管炎等过敏反应及注射部位疼痛、耐药性。睡眠失调和行为失调。手抖。偶见肝氨基转移酶升高。

【药物过量】

（1）剂量 1岁儿童使用2mg无症状。2~4岁儿童，5~10mg引起轻微中毒，10~30mg引起轻至中度中毒，30~45mg引起中度中毒。成人洗胃后，250mg中度中毒，350mg中至重度中毒。皮下注射，1岁儿童1.35mg、成人1.75mg引起心动过速。

（2）表现 咽痛、高血压或低血压、心悸、心动过速（达200次/min）、心律不齐、神经质、头痛、焦虑、失眠、乏力、眩晕、震颤、癫痫、强直性肌肉痉挛、口干、恶心等β肾上腺素受体激动症状，也可能发生低血钾、高血糖及酸中毒。严重病例可能出现横纹肌溶解和肾衰竭。恶心、呕吐、易激惹、兴奋、震颤、瞌睡。可能发生惊厥、心动过速、室上性和室性心律失常、心悸、血压升高或降低。

（3）处理意见 无特异治疗，应停药及对症治疗。如活性炭灌胃冲洗，检测酸碱平衡、血糖和电解质，监测HR、心律和血压，纠正代谢异常。也可考虑心脏选择性β-肾上腺素受体阻断药，但须谨慎（可能致支气管痉挛）。如$\beta_2$受体介导的外周血管阻力减小导致血压明显下降，则应给予扩容剂。治疗焦虑，可使用地西泮5~10mg，i.v.（儿童0.1~0.2mg/kg）。无哮喘、有症状的心动过速必须给予美托洛尔（或阿替洛尔）或普萘洛尔（或另一种非选择性β-肾上腺素受体阻断药），而伴有哮喘者则首推维拉帕米。伴有哮喘的室性心律失常，给予利多卡因。必须纠正低钾血症和代谢性酸中毒。其他对症治疗。

【相互作用】

（1）β-肾上腺素受体阻断药：可降低本药疗效，还可能导致哮喘患者发生严重支气管痉挛。

（2）胍乙啶：胍乙啶降血压作用减弱。

（3）茶碱：茶碱血药浓度降低，舒张支气管平滑肌作用增强，但可能加重心悸等不良反应。

（4）琥珀酰胆碱：琥珀酰胆碱肌松作用增强。

（5）其他肾上腺素受体激动药：疗效增加，但不良反应也可能加重。

（6）MAOI、TCAs、抗组胺药、左甲状腺素：可增加本药的不良反应。

（7）咖啡因、解充血药：心脏不良反应可能增加。

（8）噻嗪类等非保钾利尿药：可能引起低钾血症及ECG改变，尤其在超剂量服用时可致症状急性恶化。

（9）拟交感胺类药：对患者心血管系统产生有害影响。

（10）黄嘌呤衍生物、类固醇：可能加重本药所致的低钾血症，故应监测血清钾浓度。

（11）氟烷：病例报道提示，在氟烷麻醉中特布他林可诱发心律失常，二者联用需调节剂量。

## 富马酸福莫特罗
## Formoterol Fumarate

【其他名称】奥克斯都保、安咳通、安通克、福莫待若、福莫特罗、盼得欣、Atock、Formoterol、Formoterol Fumarate Waxcoated、Oxis Turbuhaler

【分类】呼吸系统用药\平喘药\肾上腺素受体激动药

【制剂规格】粉吸入剂 ①1g:10mg（4.5μg×60吸）。②1g:20mg（9.0μg×60吸）。

气雾剂 9μg×60吸。

**片剂**　① 20μg。② 40μg。

**干糖浆**　① 20μg。② 40μg。

**【临床应用】**

**说明书适应证**

（1）用于哮喘、急慢性支气管炎、哮喘型支气管炎、肺气肿等气道阻塞性疾病所引起的呼吸困难，尤适用于需长期服用 $\beta_2$ 受体激动药和夜间发作型的哮喘患者。干糖浆主要适用于儿童。

（2）在维持治疗中，本药也适用于作为抗炎药治疗时的附加药物。

**【用法用量】**

**说明书用法用量**

**一般用法**　①吸入用药时剂量应个体化，常规剂量为 4.5~9μg/ 次，1~2 次 /d，早晨或（和）晚间给药；严重者 9~18μg/ 次，1~2 次 /d。Max：36μg/d。哮喘夜间发作者，可于晚间吸入给药 1 次。②也可 40~80μg/ 次，bid.，p.o.，可根据年龄和症状适当加减。

**【禁忌证】**

**说明书禁忌证**

对福莫特罗或吸入乳糖过敏的患者。

**【特殊人群用药】**

**儿童**　新生儿和早产儿用药的安全性尚未确定，应慎用。粉吸入剂目前尚未有儿童使用本药的经验。

**说明书用法用量**

**一般用法**　干糖浆为一日 0.05~0.1g/kg。2~4μg/（kg · d），2~3 次 /d，p.o.。也可根据年龄给药：0.5~1 岁，20~40μg/d，p.o.；1~4 岁，40~60μg/d，p.o.；4~7 岁，60~80μg/d，p.o.；7~10 岁，80~120μg/d，p.o.；10~12 岁，120~160μg/d，p.o.。

**老人**　高龄患者常伴生理功能低下，应适当减量。粉吸入剂无需调整剂量。

**孕妇**　应权衡利弊后用药。美国 FDA 妊娠安全性分级为：C 级。除特殊情况外应慎用，特别是怀孕的前 3 个月和分娩前。

**哺乳妇女**　本药是否经乳汁分泌尚不明确，哺乳妇女用药应暂停哺乳。

**肝功能不全者**　慎用。

**肾功能不全 / 透析者**　慎用。

**【注意】**

（1）慎用　①心血管疾病（如心肌缺血、心动过速、严重心衰、Q-T 间期延长等）。②高血压。③使用洋地黄类药物者。④糖尿病。⑤嗜铬细胞瘤。⑥甲状腺功能亢进症。⑦低钾血症。⑧肥厚型梗阻性心肌病。⑨特发性主动脉瓣膜下狭窄。⑩颈内动脉 – 后交通动脉动脉瘤。

（2）用药相关检查 / 监测项目　哮喘急性发作用药或联合用药时建议监测血钾浓度。

（3）对驾驶和操作机械能力的影响　使用本药不影响驾驶和操作机械。

**【给药说明】**

（1）给药条件　不宜治疗急性支气管痉挛。

（2）减量 / 停药条件　正确用药无效时，应停药。

**【不良反应】**

（1）心血管　心悸、心动过速、房颤、室上性心动过速、期外收缩、胸部压迫感。

（2）神经　头痛、兴奋、失眠、嗜睡、耳鸣、麻木感、头昏、眩晕等。偶见中枢神经系统：急躁、不安

（3）内分泌 / 代谢　低钾（或高钾）血症。

（4）消化　口渴、恶心、呕吐、嗳气、胃酸过多、腹痛等。食欲缺乏、烧心。

（5）呼吸　支气管痉挛。

（6）骨骼肌肉　震颤、肌肉痉挛等。

（7）皮肤　面部潮红、瘙痒、皮疹、荨麻疹，出现上述反应时应停药。

（8）其他　发热、盗汗、疲劳、倦怠感。常规使用本药可产生与其他长效 $\beta_2$ 受体激动药及短效 $\beta_2$ 受体激动药类似的影响，使 $\beta_2$ 受体功能下调。个别病例味觉异常、眩晕、心绞痛、Q-T 间期延长，过敏性反应，血压波动和高血糖。可能会导致血中胰岛素、游离脂肪酸、血糖、酮体水平升高。

口渴。

【药物过量】

目前尚缺乏药物过量的临床经验。

（1）表现 过量可能导致典型的β受体激动剂样反应，如震颤、头痛、心悸和心动过速。另据个案报道，可见高血糖症、低钾血症、Q-T 间期延长、心律失常、恶心和呕吐。连续过量使用可使不良反应明显加重，甚至出现心脏停搏。

（2）处理意见 过量时应停药，必要时对症治疗。对患者应给予辅助治疗和缓解症状的治疗。

【相互作用】

（1）泮库溴铵、维库溴铵 上述药物的神经肌肉阻滞作用增强。

（2）儿茶酚胺类药 可引起心律不齐，甚至心脏停搏，应通过减量等方法慎重给药。

（3）黄嘌呤衍生物、类固醇制剂、利尿药 可导致心律不齐，应监测血钾浓度。

（4）抗组胺药、三环类抗抑郁药 可使 Q-T 间期延长，室性心律失常的发生率增加。

（5）洋地黄类药物 心律失常的发生率增加。

（6）MAOI 可增加出现室性心律失常、轻度躁动的发生率，并可加重高血压反应。

（7）呋喃唑酮、甲基苯肼 可加重高血压反应。

（8）左旋多巴、左甲状腺素、催产素、乙醇 可降低心脏对 $\beta_2$ 拟交感神经药物的耐受性。

## 布地奈德福莫特罗
## Budesonide and Formoterol

【其他名称】 信必可都保、SYMBICORT TURBUHALER

【成分】 布地奈德、福莫特罗

【分类】 呼吸系统用药\平喘药\肾上腺素受体激动药

【制剂规格】 粉吸入剂 ① 80μg/4.5μg × 60 吸。② 160μg/4.5μg × 60 吸。③ 160μg/4.5μg × 120 吸。

【临床应用】

**说明书适应证**

哮喘。适用于需联用肾上腺皮质激素和长效选择性 $\beta_2$ 受体激动剂的哮喘患者的常规治疗。

【用法用量】

**说明书用法用量**

哮喘 1~2 吸／次（每吸 80μg/4.5μg 或 160μg/4.5μg），bid.。应酌情个体化给药，并根据疗效调整剂量。如需超出推荐的复方剂量，则应单独增加适当剂量的布地奈德或福莫特罗。每吸 80μg/4.5μg，有些病人可能需要使用量达到 4 吸／次，bid。如果某个患者所需剂量超出推荐剂量，则应增开适当剂量的β-受体激动剂和／或皮质激素的处方。

【禁忌证】

**说明书禁忌证**

对布地奈德、福莫特罗或吸入乳糖过敏者。

【特殊人群用药】

**儿童** 应酌情个体化给药，并根据疗效调整剂量。≥ 12 岁儿童同成人；< 6 岁儿童用药的安全性和有效性尚未完全确定。

**说明书用法用量**

哮喘 ≥ 6 岁儿童：2 吸／次，bid.。

**老人** 不需调整剂量。

**孕妇** 应权衡利弊。避免固定使用布地奈德-福莫特罗这一搭配，可以倍氯米松替代布地奈德。

**哺乳妇女** 动物实验中布地奈德、福莫特罗可泌入乳汁。人类临床试验安全性尚不明确，用药应权衡利弊。

【注意】

（1）慎用 ①肥厚型梗阻性心肌病、先天性瓣膜下主动脉狭窄、严重高血压、动脉瘤或其他严重心血管疾病（如缺血性心脏病、快速性心律失常、严重心衰等）。②低钾血症。③嗜铬细胞瘤。④糖尿病。⑤甲亢、甲状腺毒症。⑥静止期或活动期肺结核（国外资料）。⑦未使用雌激素的绝经后妇女（国外资料）。⑧眼单纯疱疹病毒感染或其他活动期的局部及全身细菌、病毒、真菌感染（国外资料）。⑨严重哮喘患者。⑩ Q-Tc 间期延长的患者。

（2）用药相关检查/监测项目　定期检查血清钾及血糖水平，长期用药应检查肾上腺功能。长期使用皮质激素的儿童和青少年，不管通过哪种方式给药，都要密切随访其生长状况。

（3）对驾驶/机械操作的影响　布地奈德和福莫特罗不影响驾驶和操作机器的能力。

**【给药说明】**

（1）给药条件　①不用于哮喘的初治，在常规治疗中当有效控制症状后应逐渐减量至最低有效剂量。②每次吸药后应用水漱口，以减少真菌性口咽炎的发生。③本药（每吸 80μg/4.5μg）不适用于严重哮喘患者。

（2）减量/停药条件　①停药时需逐渐减量。②不应在疾病加重时开始使用。

**【不良反应】**

（1）心血管　心悸、心动过速、心绞痛、血压异常。

（2）神经　头痛、眩晕。

（3）精神　焦虑、躁动、紧张、睡眠障碍、抑郁、行为障碍。

（4）内分泌/代谢　低钾血症、肾上腺抑制、高血糖症。糖皮质激素全身作用的症状和体征（包括肾上腺功能低下）。

（5）消化　恶心、味觉异常、消化不良、口干、腹痛、呕吐。

（6）呼吸　咳嗽、声音嘶哑、口咽部念珠菌感染、咽部轻度刺激、支气管痉挛。

（7）骨骼肌肉　震颤、肌肉痛性痉挛。

（8）皮肤　瘀斑、皮疹、荨麻疹、瘙痒。

（9）其他　即发或延迟的过敏性反应（包括皮炎和血管神经性水肿）。血胰岛素浓度，游离脂肪酸，甘油和酮体升高。

**【药物过量】**

（1）表现　多数情况下，布地奈德偶尔过量可出现血浆皮质醇浓度降低、中性粒细胞增加、淋巴细胞和嗜酸性粒细胞降低，但不会产生明显临床症状。习惯性过量可引起肾上腺皮质功能亢进和下丘脑-垂体-肾上腺抑制。福莫特罗过量可能导致典型的 β 受体激动剂样反应。

（2）处理意见　布地奈德过量时，应停药或者降低用量。福莫特罗过量时，应停药，必要时给予对症治疗。若因药物中福莫特罗部分过量导致本药治疗中止，应考虑相应的吸入糖皮质激素治疗。

**【相互作用】**

（1）β 肾上腺素受体阻断药（包括滴眼液）　可减弱或抑制本药的药效。

（2）伊曲康唑、酮康唑　可增加布地奈德的血药浓度。长期使用伊曲康唑和酮康唑时，应避免合用。

（3）MAOI　可增加心动过速、激动不安、轻度躁狂的风险，并可加重高血压反应。停用 MAOI 后两周内不能给予本药。

（4）安非他酮　可降低癫痫发作的阈值。不推荐合用。

（5）抗组胺药、三环类抗抑郁药、吩噻嗪、普鲁卡因胺、奎尼丁、丙吡胺　可延长 Q-T 间期，增加出现室性心律失常的风险。

（6）洋地黄类药物　可增加洋地黄类药物诱导的心律失常的风险。

（7）呋喃唑酮、丙卡巴肼　可加重高血压反应。

（8）卤代烃　接受卤代烃麻醉时同用本药可增加心律失常的风险。

（9）L-多巴、L-甲状腺素、催产素　可降低心脏对 $\beta_2$ 拟交感神经药物的耐受性。

（10）其他治疗哮喘的药物　尚未观察到布地奈德与上述药有相互作用。

（11）乙醇 可降低心脏对 $\beta_2$ 拟交感神经药物的耐受性。

## 盐酸班布特罗

## Bambuterol Hydrochloride

**【其他名称】** 奥多利、帮备、班布特罗、贝合健、邦尼、汇杰、立可菲、罗利、洛希、双鲸邦顺、Bambec、Bambuterol

**【分类】** 呼吸系统用药\平喘药\肾上腺素受体激动药

**【制剂规格】** 片剂 ① 10mg。② 20mg。

胶囊 10mg。

颗粒 2g∶10mg。

口服溶液 100ml∶100mg。

**【临床应用】**

**说明书适应证**

哮喘、喘息性支气管炎、肺气肿及其他伴有支气管痉挛的肺部疾病。

**【用法用量】**

**说明书用法用量**

**一般用法** 起始剂量：10mg/次，p.o.，每晚睡前给药。根据临床疗效，在1~2周后可增至20mg/次，p.o.。对口服 $\beta_2$ 受体激动药耐受性良好的患者，起始剂量20mg/次。

**【禁忌证】**

**1. 说明书禁忌证**

（1）对本药、特布他林及拟交感胺类药过敏者。

（2）肝硬化或肝功能不全者不宜使用。

**2. 其他禁忌证**

（1）特发性肥厚性主动脉瓣下狭窄。

（2）快速型心律失常。

**【特殊人群用药】**

**儿童** 国内资料一般认为，＜12岁儿童的用量尚未确定，婴幼儿慎用。本药片剂帮备(Bambec)说明书则认为＞2岁儿童可用。

**说明书用法用量**

**一般用法** 帮备（Bambec）片说明书提供的用法用量为：① 2~5岁儿童：亚洲儿童起始剂量为5mg。② 6~12岁儿童：10mg/d，不建议亚洲儿童用量＞10mg。

**老人** 起始剂量应减少。有肝、肾及心功能不全的老年患者慎用。

**孕妇** 未发现本药有动物致畸性，但本药可舒张子宫平滑肌，抑制子宫活动能力及分娩。孕妇应慎用（尤其妊娠早期）。美国FDA妊娠安全性分级为：B级（代谢物特布他林）。

**哺乳妇女** 特布他林可经乳汁分泌，但在治疗剂量下不会给婴儿带来不良影响。有哺乳妇女接受 $\beta_2$ 受体激动药治疗的早产儿产生暂时性低血糖的报道，哺乳妇女应慎用。

**肝功能不全者** 肝硬化或肝功能不全者不宜使用。

**肾功能不全/透析者** 肾功能不全者慎用，初始剂量应减少。

**说明书用法用量**

GFR ≤ 50ml/min时，建议起始剂量减为5mg/次，p.o.，根据临床效果，在1~2周后可增至10mg/次。

**其他** 伴有糖尿病的哮喘患者用药时应加强血糖控制。

**【注意】**

慎用 （1）新近发生过心肌梗死。（2）高血压和心脏病。（3）糖尿病。（4）甲亢。（5）对拟交感神经胺类药物敏感性增加者（如未经控制的甲状腺功能亢进症者）。

**【给药说明】**

其他 肝硬化或严重肝功能不全时，本药转化为特布他林时有严重阻碍，应直接给予特布他林或其他 $\beta_2$ 受体激动药。

**【不良反应】** 不良反应较其他同类药物轻，严重程度与剂量有关，大部分1~2周后自然消失。

（1）心血管 心悸、心动过速。

（2）神经 震颤、头痛、头晕。

（3）精神 精神紧张。

（4）消化 氨基转移酶轻度升高、口

干、胃部不适。

（5）骨骼肌肉 强直性肌肉痉挛。

（6）皮肤 皮疹。

（7）其他 乏力。

【药物过量】

（1）表现 可能导致特布他林血药浓度升高，可产生头痛、焦虑、震颤、强直性肌肉痉挛、心悸、心律不齐等症状，甚至发生血压下降。高剂量 $\beta_2$ 受体激动药可能会导致高血糖和低血钾。

（2）处理意见 轻或中度药物过量者应减量或停药，待症状缓解后，根据病情再缓慢加量。严重病例需洗胃及服用活性炭；测定并保持酸碱、血糖及电解质平衡，监测HR、心律及血压，调节代谢异常；选用心脏选择性 $\beta_2$ 受体阻断药（如美托洛尔）治疗心律不齐，使用时须谨慎，以免诱发支气管痉挛；如因 $\beta_2$ 受体介导的外周血管阻力降低而导致血压下降，可给予血容量扩增剂。

【相互作用】

（1）β-肾上腺素受体阻断药 本药疗效降低。

（2）胍乙啶 胍乙啶的降血压作用减弱。

（3）降糖药 减弱降糖药物的作用，因此糖尿病患者服用本药时应调整降糖药物剂量。

（4）琥珀胆碱 可能延长琥珀胆碱对肌肉的松弛作用，并具有剂量依赖性，但可恢复。

（5）其他拟交感胺类药 作用加强，毒性增加。

（6）MAOI、TCAs、抗组胺药、左甲状腺素 可能增加本药的不良反应。

（7）皮质激素、利尿药 可加重血钾降低的程度。

（8）其他支气管扩张药 可增加不良反应。

## 沙美特罗替卡松
## Salmeterol Xinafoate and Fluticasone Propionate

【其他名称】 舒利迭、沙美特罗/丙酸氟替卡松、Seretide

【成分】 沙美特罗（昔萘酸盐）、丙酸氟替卡松。

【分类】 呼吸系统用药\平喘药\肾上腺素受体激动药

【制剂规格】 **粉吸入剂** ① 50μg/100μg（沙美特罗/丙酸氟替卡松，下同）。② 50μg/250μg。③ 50μg/500μg。

**气雾剂** ① 25μg/50μg。② 25μg/125μg。③ 25μg/250μg。

【临床应用】

**说明书适应证**

（1）用于可逆性阻塞性气道疾病的规律治疗，包括成人和儿童哮喘：①接受有效维持剂量的长效 β 受体激动药和吸入型皮质激素治疗者。②目前使用吸入型皮质激素治疗但仍有症状者。③接受支气管扩张药规律治疗但仍需吸入型皮质激素者。

（2）本药50μg/500μg粉吸入剂还用于COPD，包括慢性支气管炎及肺气肿的常规治疗。

【用法用量】

**说明书用法用量**

（1）哮喘 根据病情的严重程度确定剂量，推荐1吸/次（经口吸入50μg/100μg、50μg/250μg或50μg/500μg粉吸入剂），bid.；或2揿/次（气雾剂，以沙美特罗计50μg），bid.。如病情控制，对需长效 $\beta_2$ 受体激动药者，可逐渐减至qd.。根据常于夜间或日间出现症状的不同，应分别于夜间或早晨用药。

（2）COPD 经口吸入50μg/500μg粉吸入剂，1吸/次，bid.。

【禁忌证】

**说明书禁忌证**

（1）对本药任何成分过敏者。

（2）对乳糖或牛奶过敏者禁用本药粉吸入剂。

【特殊人群用药】

**儿童** ＜4 岁儿童使用本药的安全性和有效性尚不明确。

**说明书用法用量**

哮喘 （1）≥ 12 岁：粉吸入剂及气雾剂用法用量同成人。（2）4~12 岁：经口吸入 50μg/100μg 粉吸入剂，1 吸 / 次，bid.。如病情控制，对需长效 $\beta_2$ 受体激动药者，可逐渐减至 qd.。根据常于夜间或日间出现症状的不同，应分别于夜间或早晨用药。

**老人** 无需调整剂量。

**孕妇** 应权衡利弊后用药，并将丙酸氟替卡松的剂量调整至可充分控制哮喘的最低有效剂量。

**哺乳妇女** 应权衡利弊后用药。

**肾功能不全 / 透析者** 肾功能不全者无需调整剂量。

【注意】

（1）慎用 ①肺结核。②心血管疾病。③有糖尿病史者。④甲亢或甲状腺毒症。⑤低钾血症。⑥运动员。

（2）用药相关检查 / 监测项目 ①建议长期接受吸入型皮质激素治疗的儿童定期检查身高。②吸入型丙酸氟替卡松利于将口服皮质激素减至最低需求量，但患者从口服皮质激素改为吸入型丙酸氟替卡松治疗时，因存在肾上腺反应不足的可能，应特别谨慎，口服给药应在开始使用吸入皮质激素的同时逐渐减少至停用，并定期监测肾上腺皮质功能。

【给药说明】

（1）给药条件 ①本药只供经口吸入使用，勿经鼻吸入。②本药不适于治疗急性哮喘，建议患者随身携带能快速缓解症状的药物；且不推荐作为控制哮喘的起始治疗药物，应在病情所需皮质激素的合适剂量已确立时使用。③治疗可逆性阻塞性气道疾病（包括哮喘）应遵循阶梯方案，并应通过肺功能测定监测患者的治疗反应。由于吸入型皮质激素可能引起全身不良反应（虽较口服皮质激素显著减少），尤其是长期大剂量使用后，故本药剂量应逐渐调至可有效控制病情的最小维持剂量。④本药必须每日使用（即使无症状时），不可突然中断。用药期间应定期评估，使本药保持最佳剂量。如仍需使用短效支气管扩张药缓解哮喘症状，提示本药对哮喘的控制尚不理想。⑤如本药当前剂量不足以控制哮喘，应对患者复查，并可考虑给予其他皮质激素治疗；如伴有感染还应加用抗生素。哮喘的突发性和进行性恶化可能危及生命，对患者复查的同时应增加皮质激素治疗。⑥吸入本药后漱口可减少声嘶和念珠菌病的发生率。对有症状的念珠菌病患者，可局部使用抗真菌药治疗，同时可继续吸入本药。

（2）减量 / 停药条件 不可突然中断本药的治疗，以免病情恶化。

（3）其他 本药粉吸入剂 50μg/100μg、气雾剂 25μg/50μg 不适用于成人（或儿童）严重哮喘者；50μg/500μg 粉吸入剂不适于儿童应用。

【不良反应】

（1）心血管 心悸。沙美特罗还可引起心律失常（包括房颤、室上性心动过速及期外收缩）。

（2）神经 头痛、震颤。

（3）精神 丙酸氟替卡松致焦虑、睡眠紊乱、行为改变（包括活动亢进、易激惹，主要见于儿童）。

（4）内分泌 / 代谢 肾上腺功能抑制、儿童和青少年发育迟缓、骨矿物密度降低。沙美特罗可致高血糖症。

（5）消化 恶心、呕吐、胃肠道不适及疼痛、腹泻、病毒性胃肠道感染。

（6）呼吸 支气管异常痉挛、喘鸣加重，此时应立即停用本药，并对患者进行再次评估，必要时转换治疗方案。

（7）骨骼肌肉 沙美特罗可引起关节

痛、肌痛、肌肉痉挛。

（8）眼　白内障和青光眼等。

（9）其他　声嘶或发音困难、咽部刺激、口咽部念珠菌病、皮肤过敏反应、面部和口咽部水肿。

【药物过量】

（1）表现　①沙美特罗过量可表现为震颤、头痛、心动过速、收缩压升高和低钾血症。②急性吸入丙酸氟替卡松超过推荐剂量时，可导致暂时性肾上腺功能抑制；如长期持续用量超过推荐剂量，则可导致肾上腺功能明显受抑。

（2）处理意见　①沙美特罗过量首选的解毒药为心脏选择性 β-肾上腺素受体阻断药（有支气管痉挛史者慎用）；发生低钾血症时，可补钾治疗；若因其过量而必须停用本药，则应考虑使用适宜的皮质激素替代治疗。②急性吸入丙酸氟替卡松超过推荐剂量时，肾上腺功能通常可于数日内恢复，故无需紧急处理；若长期持续用量超过推荐剂量导致肾上腺功能明显受抑，则需监测肾上腺储备功能，但仍可继续使用适量本药以控制症状。

【相互作用】

（1）利托那韦　可使丙酸氟替卡松血药浓度大幅度升高，导致血清皮质醇浓度明显降低。临床用药显示，同时接受丙酸氟替卡松和利托那韦治疗的患者出现具有临床意义的药物相互作用，导致系统糖皮质激素效应，包括库欣综合征及肾上腺功能抑制。故应避免合用，仅在药物的预期利益超过糖皮质激素不良反应时，才能考虑同时给药。

（2）酮康唑　可能使沙美特罗和丙酸氟替卡松的系统暴露量明显增加，致 Q-T 间期延长。

（3）MAOI 和 TCAs　可能增强沙美特罗对血管系统的影响。患者在使用上述药治疗期间或停用上述药的 2 周内使用本药应非常谨慎。

（4）排钾利尿药（如袢利尿药或噻嗪类利尿药）β 肾上腺素受体激动药可能急剧加重排钾利尿药引起的 ECG 变化和（或）低钾血症，尤其是超过 β 肾上腺素受体激动药的推荐剂量时。尽管其临床意义尚不明确，仍建议谨慎合用。

（5）红霉素　对丙酸氟替卡松系统暴露量的增加几无影响。

## 盐酸丙卡特罗
## Procaterol Hydrochloride

【其他名称】　佰达图、丙卡特罗、川迪、美喘清、美普清、曼普特、普鲁喹醇、普鲁卡地鲁、希思宁、异丙喹喘宁、盐酸丙卡特鲁、盐酸普鲁卡地鲁、Masacin、Meptin、Onsukil、Procadil、Procaterol

【分类】　呼吸系统用药\平喘药\肾上腺素受体激动药

【制剂规格】　片剂　25μg。

胶囊　25μg。

口服溶液　① 30ml : 0.15mg。② 500ml : 2.5mg。

气雾剂　2mg（每揿 10μg）。

【临床应用】

**说明书适应证**

本药为支气管扩张药，用于哮喘、喘息性支气管炎、伴有支气管反应性增高的急性支气管炎、COPD。

【用法用量】

**1. 说明书用法用量**

**一般用法**　50μg/次，qd.（睡前），p.o.；或 50μg/次，bid.（清晨及睡前），p.o.。

**2. 其他用法用量**

［国内参考信息］（1）气雾剂：吸入 10~20μg/次，tid.，疗程 10d，可连用 3 个疗程或视病情需要而定。（2）栓剂：100μg 塞肛，qd.（每晚）或 bid.（早晚）。

【禁忌证】

**说明书禁忌证**

（1）对本药及肾上腺素受体激动药过敏者。

（2）正在使用儿茶酚胺制剂（肾上腺素、异丙肾上腺素）治疗者。

【特殊人群用药】

**儿童** 早产儿及新生儿、乳儿及幼儿（除外本药口服溶液）用药的安全性尚不明确，慎用。

**说明书用法用量**

**一般用法** （1）片剂：＞6岁儿童，25μg/次，qd.（睡前），p.o.；或25μg/次，bid.（清晨、睡前），p.o.。可依据年龄、症状和体重适当增减。（2）口服溶液：①＜6岁儿童，1.25μg/（kg·次），bid.（早、晚睡前）；或tid.（早、中、晚睡前），p.o.。②＞6岁儿童，25μg/次，qd.（睡前），p.o.；或bid.（早、晚），p.o.。可依据年龄、症状和体重适当增减。③气雾剂：吸入10μg/次。

**老人** 一般高龄者生理功能降低，注意减量。应慎用或遵医嘱。

**孕妇** 用药的安全性尚不明确，妊娠或可能妊娠的妇女慎用。

**哺乳妇女** 用药期间避免哺乳。

【注意】

慎用 （1）甲亢。（2）高血压。（3）心脏病。（4）糖尿病。

【给药说明】

减量/停药条件 本药有抑制过敏引起的皮肤反应作用，故需皮试时，应提前12h中止给药。

【不良反应】

（1）心血管 心悸、心律失常（用药时应予注意）。

（2）神经 肌颤、头痛、眩晕、失眠、手指痉挛、肌肉强直性痉挛。

（3）内分泌/代谢 曾有报道出现严重的血钾低下。血钾降低的作用会由于合用黄嘌呤衍生物、类固醇制剂及利尿药而增强，因此重症哮喘患者需特别注意。此外，低氧血症有时会增强血钾低下对心律的作用，这时最好能监控血钾浓度。

（4）消化 口干、胃部不适、恶心、呕吐及AST、ALT、LDH升高等肝功能障碍。

（5）呼吸 鼻塞。

（6）皮肤 皮疹、面色潮红。

（7）耳 耳鸣。

（8）其他 周身倦怠；休克、过敏样症状（应注意观察，发现异常时应减量或停药，并采取适当措施）。长期应用可形成耐药性，疗效降低。

【药物过量】

（1）表现 可能导致心律不齐、心动过速、血压降低、震颤、神经过敏、低钾血症、高血糖等。连续过量使用时，可能导致心律失常甚至心跳骤停，特别是既往有类似症状发生时易出现。

（2）处理意见 必要时须通过洗胃等方法清除药物，根据症状紧急处理或进行一般维持治疗。发现心律不齐时，采用β-肾上腺素受体阻断药可获一定效果，但可能使气道阻力增加，故哮喘患者用药时应谨慎。

【相互作用】

（1）非选择性$\beta_2$受体阻滞药 可部分或全部拮抗本药的作用。

（2）茶碱类药物 舒张支气管平滑肌的作用可增强，但心律失常、HR加快等不良反应也会增加。

（3）肾上腺素、异丙肾上腺素等儿茶酚胺类药 可引起心律失常、HR加快，应避免合用。

（4）MAOI 可增加本药的不良反应，避免合用。

（5）三环类抗抑郁药 避免合用。

## 硫酸沙丁胺醇

## Salbutamol Sulfate

【其他名称】 阿布叔醇、爱纳乐、爱纳灵、喘乐宁、喘宁碟、达芬科闯、惠百释、康尔贝宁、伉尔纾宁、柳氨醇、柳丁氨醇、律克、硫酸阿布叔醇、硫酸舒喘灵、品川、羟甲叔丁肾上腺素、羟甲异丁肾、全乐宁乐旋、全宁碟、其苏、全特宁、索布氨、赛比舒、沙博特、舒布托、嗽必妥、舒喘灵、沙丁胺醇、速克喘、萨姆、万托林、西倍他、Albuterol、Albuterol Sulfate、Etinoline、Proventil、Salbutamol、Salbutamol Sulphate、Ventodisks、Ventolin、Volmax

【分类】呼吸系统用药\平喘药\肾上腺素受体激动药

【制剂规格】片剂 ① 0.5mg。② 2mg。(以沙丁胺醇计，下同)

缓释片 ① 4mg。② 8mg。

控释片 ① 4mg。② 8mg。

胶囊 ① 0.5mg。② 2mg。③ 4mg。④ 8mg。

缓释胶囊 ① 4mg。② 8mg。

控释胶囊 ① 4mg。② 8mg。

糖浆 1ml∶4mg。

吸入气雾剂 0.1mg×200 揿。

粉雾剂(胶囊) ① 0.2mg。② 0.4mg。

干粉吸入剂 ① 0.2mg。② 0.4mg。

雾化吸入溶液 ① 10ml∶50mg。② 20ml∶100mg。

注射液 2ml∶0.4mg。

【临床应用】

1. 说明书适应证

(1)防治哮喘、喘息性支气管炎或COPD患者的支气管痉挛。

(2)急性预防运动诱发的哮喘，或其他过敏原诱发的支气管痉挛。

(3)雾化吸入制剂用于传统疗法无效的慢性支气管痉挛的常规处理及治疗严重的急性哮喘发作。

2. 其他临床应用

(1)改善CHF。

(2)预防高危妊娠早产、胎儿宫内生长迟缓。

【用法用量】

1. 说明书用法用量

(1)一般用法 ①普通口服制剂 2~4mg/次，tid.；缓释或控释制剂，8mg/次，bid.(早、晚服)。②吸入气雾剂一般作为临时用药，有哮喘发作预兆或哮喘发作时，喷雾吸入。最小起始剂量为 100μg/次，必要时可增至 200μg/次。有需要时可每隔 4~8h 吸入 1 次，但 24h 内最多不宜＞800μg。③雾化吸入溶液喷雾吸入的具体方案包括：a. 间歇疗法：2.5~5mg/次(以NS稀释至 2ml 或 2.5ml)，从低剂量开始，4 次 /d 间歇给药，可维持约 10min。必要时可采用本药 10mg 直接雾化吸入(不稀释)至支气管得到扩张为止，通常需 3~5min。b. 连续疗法：用NS将本药稀释至 50~100μg/ml 溶液连续给药，速率通常为 1mg/h，最高可至 2mg/h。④粉雾吸入剂量为 0.2~0.4mg/次，qid.。

(2)预防运动或过敏原诱发的支气管痉挛 运动前或接触过敏原前 10~15min 使用本药吸入气雾剂。对于长期治疗，Max 为 200μg/次，qid.。

2. 其他用法用量

[国内参考信息](1)本药气雾吸入时每 4~6h 给 200~500μg，1 次或分 2 次吸入，2 次吸入时间间隔 1min。(2)肌注或静脉给药，0.4mg/次，必要时 4h 可重复肌注。

【禁忌证】

说明书禁忌证

(1)对本药过敏或有过敏史者(包括对本药气雾剂成分氟利昂过敏者)。

(2)对酒精和其他肾上腺素受体激动药过敏。

(3)先兆性流产。

【特殊人群用药】

儿童 慎用。尚无＜18个月儿童使用本药雾化吸入溶液的临床资料。

1. 说明书用法用量

一般用法 (1)缓释或控释制剂：4mg/次，bid.，早、晚服。(2)吸入气雾剂：推荐剂量为 100μg/次，必要时可增至 200μg/次。长期治疗 Max 为 200μg/次，qid.。(3)雾化吸入溶液：1.5~12 岁儿童可采用间歇性喷雾吸入本药，2.5mg/次(以NS稀释至2ml或2.5ml)，必要时可能需增至5mg/次，qid.。为避免短暂低氧血症发生，可辅以氧疗。(4)粉雾剂：200μg/次，qid.。

2. **其他用法用量**

[国内参考信息] 普通制剂，0.6mg/次，3~4次/d，p.o.。

**老人** 老年患者起始剂量应低于常规用量。如未达到充分的支气管扩张作用，可逐渐增量。

**孕妇** 应权衡利弊后用药。也有本药OTC片剂说明书认为孕妇禁用(呼吸系统适应证)。用本药预防早产的妇女，有患肺水肿的风险，应密切监测心肺功能。静注或偶服本药片剂虽可用于处理无并发症的早产，但不能用于孕期6月内的先兆流产。静注本药禁用于产前出血，使用本药治疗孕妇哮喘也有子宫出血的危险，已有报道使用本药后造成自然流产出现子宫大量出血。孕期糖尿病妇女也应特别注意。美国FDA妊娠安全性分级为：C级。

**哺乳妇女** 本药可能进入乳汁，除非对母亲的预期受益大于对新生儿的潜在危险，否则不推荐哺乳妇女使用。

**肝功能不全者** 肝功能损害可导致沙丁胺醇蓄积。

**肾功能不全/透析者** 肾功能损害者需减量。

**【注意】**

(1)慎用 ①高血压、冠状动脉供血不足。②心动过速等心律失常、特发性主动脉瓣肥厚性狭窄以及有动脉瘤病史(国外资料)。③糖尿病。④嗜铬细胞瘤(国外资料)。⑤甲亢。⑥甲状腺毒症。⑦青光眼(国外资料)。⑧对拟交感神经药物异常敏感(国外资料)。⑨运动员。⑩心血管功能不全。惊厥患者。

(2)交叉过敏 本药与其他肾上腺素受体激动药存在交叉过敏。

(3)用药相关检查/监测项目 用药期间应监测血钾浓度。

**【给药说明】**

(1)给药条件 ①通常预防用药时口服给药，控制发作时用气雾或粉雾吸入。②本药缓释及控释制剂应整片吞服，不得咀嚼。③一般剂量无效时，不能随意增加剂量或使用次数。应用本药疗效欠佳时，可酌情更换其他支气管$\beta_2$受体药激动或茶碱类药。④对氟利昂过敏者禁用本药气雾剂，惊厥患者慎用本药雾化吸入溶液。本药气雾剂只能经口腔吸入使用。⑤使用本药粉雾剂前，先取粉雾吸入用胶囊1粒放入专用吸入器的刺孔槽内，用手指揿压侧按钮(胶囊被刺孔)，然后将口吸器放入口腔深部，用力吸气，胶囊中药粉可随气流喷出并进入呼吸道。

(2)配伍信息 静注时，将本药0.4mg以5%GS或NS 20ml稀释后缓慢注射；静滴时需用5%GS稀释至100ml滴注。

(3)其他 ①长期用药可形成耐药性，疗效降低，且可能加重哮喘。②哮喘控制应常规按照阶梯治疗原则进行，支气管扩张药不应作为严重哮喘及不稳定性哮喘患者的唯一或主要治疗药物。由于严重哮喘患者可能出现严重发作甚至导致死亡，故需对这些患者进行规律的医疗评估(包括肺功能测试)，应考虑使用最大推荐剂量的吸入皮质激素和/或口服皮质激素进行治疗。若需要更大剂量的支气管扩张药，特别是短效吸入型$\beta_2$受体激动药以缓解症状，表明哮喘的病情恶化。这种情况下，应重新评估患者病情，并考虑加强抗炎治疗(如加大吸入皮质激素的剂量或口服一个疗程皮质激素)，必须采取常规方式治疗严重恶化的哮喘。若患者病情危险，则应监测每日晨起峰流速。③应注意本药可能诱发低血钾而致心律不齐，特别是洋地黄化患者注射本药后。④本药仅有支气管扩张作用，持续时间约4h，不能过量使用。

**【不良反应】** 本药不良反应的发生和严重程度取决于给药剂量和给药途径。

(1)心血管 心悸、HR增快或心搏异

常强烈、心律失常（包括房颤、室上性心动过速和期前收缩）、外周血管舒张、颜面潮红。大剂量静注可产生严重心血管不良反应及肺水肿。血压升高。

（2）神经　头痛、失眠、震颤、头晕、眩晕、亢进、神经紧张。

（3）内分泌 / 代谢　低钾血症。

（4）消化　恶心、口咽发干、口腔及喉部刺激。大剂量静注可致恶心、呕吐。

（5）呼吸　异常支气管痉挛伴喘鸣加重。此时应立即停药，改用替代治疗或用其他速效吸入型支气管扩张药，并对患者进行评估，必要时制订其他替代治疗方案。

（6）骨骼肌肉　可能导致骨骼肌轻微震颤，以双手最明显，呈剂量相关性，为骨骼肌的直接作用，而非 CNS 的直接兴奋作用所致。

（7）其他　过敏反应：血管神经性水肿、荨麻疹、低血压和晕厥等。心烦。

**【药物过量】**

（1）表现　可致显著的心动过速和 / 或肌肉震颤、低钾血症。过量中毒的早期表现为胸痛、头晕、持续的严重头痛、严重高血压、持续恶心、呕吐、持续 HR 增快或心搏强烈、烦躁不安等。反复过量使用偶可引起支气管痉挛。

（2）处理意见　过量时应监测血钾水平。特效解毒方法为静注心肌选择性 β- 肾上腺素受体阻断药，但对支气管痉挛或有此病史的敏感个体应慎用。

**【相互作用】**

（1）普萘洛尔等 β- 肾上腺素受体阻断药　可拮抗本药的支气管扩张作用，不宜合用。

（2）磺胺类药物　本药可降低磺胺类药物的吸收。

（3）其他肾上腺素受体激动药或茶碱类药物　松弛支气管平滑肌作用可增强，不良反应也同时增加。

（4）MAOI、TCAs、抗组胺药、左甲状腺素等　本药不良反应可能增加。

（5）皮质类固醇、利尿药　可加重血钾浓度降低的程度。

（6）氟烷　产科手术中合用氟烷时，可加重子宫收缩无力，导致大出血。

（7）甲基多巴　可出现严重的急性低血压反应。

（8）泮库溴铵、维库溴铵　本药可增强上述药所引起的神经肌肉阻滞的程度。

（9）洋地黄类药　可增加洋地黄类药诱发心律失常的风险。

## 异丙肾上腺素
## Isoprenaline

**【其他名称】** 喘息定、硫酸异丙肾上腺素、异丙肾、盐酸异丙肾上腺素、治喘灵、Aleudrine、Aludrine、Isoprenaline Hydrochloride、Isoprenaline Sulfate、Isopropydrin、Isoproterenol、Isoproterenol Hydrochloride、Isoproterenol Sulfate、Isuprel、Medihaler-Iso

**【分类】** 呼吸系统用药 \ 平喘药 \ 肾上腺素受体激动药

**【制剂规格】** 片剂（盐酸盐）① 10mg。② 25mg。

纸片（盐酸盐）5mg。

注射液（盐酸盐）① 1ml : 30mg。② 1ml : 50mg。③ 2ml : 1mg。

气雾剂（盐酸盐）0.175mg × 200 揿。

**【临床应用】**

说明书适应证

（1）心源性和感染性休克。

（2）完全性房室传导阻滞、心搏骤停。

（3）哮喘。

**【用法用量】**

1. 说明书用法用量

（1）哮喘　使用 0.25% 气雾剂，常用量：吸入 0.1~0.4mg/ 次；Max：吸入 0.4mg/ 次，2.4mg/d。至少间隔 2h 后才可重复使用。喷吸时应深吸气，喷毕闭口8秒钟，然后徐缓地呼气。

（2）心跳骤停　心腔内注射0.5~1mg。

（3）Ⅲ度房室传导阻滞　HR < 40次时，本药0.5~1mg溶于5%GS 200~300ml中，i.v.gtt.（缓慢）。

**2. 其他用法用量**

［国内参考信息］

（1）哮喘　10~15mg/次，tid.，舌下含化；Max：20mg/次，60mg/d。

（2）Ⅱ度房室传导阻滞　10mg/次，q.4h，舌下含化。

（3）休克　本药0.5~1mg加入5%GS 200ml中，i.v.gtt.，滴速为0.5~2ml/min，根据HR调整滴速，使收缩压维持在11.97kPa（90mmHg），脉压 > 2.67kPa（20mmHg），HR < 120次。

**【禁忌证】**

**1. 说明书禁忌证**

（1）心绞痛。

（2）心肌梗死。

（3）甲亢。

（4）嗜铬细胞瘤。

**2. 其他禁忌证**

（1）对本药过敏者（国外资料）。

（2）冠心病。

（3）心动过速（国外资料）。

（4）室性心律失常需改善心肌收缩力者（国外资料）。

**【特殊人群用药】**

**儿童**　小儿HR > 140~160次/分时慎用。未进行该项实验且无可靠参考文献，故尚不明确。

**其他用法用量**

［国内参考信息］

（1）一般用法　①吸入制剂：气雾吸入1~2喷/次，3~4次/d。②注射剂：0.1μg/(kg·次)，i.v.gtt.。

（2）哮喘　> 5岁患儿：可2.5~10mg/次，2~3次/d，舌下含化。

**老人**　未进行该项实验且无可靠参考文献，故尚不明确。

**孕妇**　美国FDA妊娠安全性分级为：C级。未进行该项实验且无可靠参考文献，故尚不明确。

**哺乳妇女**　尚不明确。

**【注意】**

（1）慎用　①高血压。②惊厥（国外资料）。③明显缺氧的哮喘。④糖尿病。⑤成人HR > 120次/分。⑥心律失常并伴有心动过速。⑦心绞痛。⑧冠状动脉供血不足。⑨甲状腺功能亢进症。⑩洋地黄中毒所致的心动过速。

（2）交叉过敏　对其他肾上腺素类药物过敏者，对本药也可能过敏。

（3）用药相关检查/监测项目　用药时应监测血钾浓度。

**【给药说明】**

（1）给药条件　①气雾吸入时，应限制吸入的次数和吸入量。在12h内已喷药3~5次而疗效不明显时，应换药。②对CVP高、心排血量低者，应在补足血容量的基础上再用本药。

（2）配伍信息　遇酸碱易被破坏，忌与氧化物和碱性物质配伍，否则可致疗效降低。

（3）其他　①可与肾上腺素交替使用，以免发生严重致命性室性心律失常，但不能同时应用。交替使用时须待前药作用消失后才可用后药。②已有明显缺氧的哮喘患者，若用量过大，易致心肌耗氧量增加，引起心律失常，甚至可致室速及心室颤动。因近来多种高选择性β受体激动药的出现，在治疗哮喘时已很少用。

**【不良反应】**

（1）心血管　心悸、颜面潮红、HR加快、心律失常、心肌损害、诱发心绞痛。遇有胸痛及心律失常应及早重视。

（2）神经　头痛、头晕、目眩。

（3）消化　口咽发干、恶心。

（4）其他　震颤、多汗、乏力等；唾液

或痰液变红（舌下含服或吸入用药）；口腔溃疡、牙齿损害（长期舌下给药，药物呈酸性）；产生耐受性（过多、反复应用气雾剂），此时，不仅β受体激动药之间有交叉耐受性，且对内源性肾上腺素能递质也产生耐受性，使支气管痉挛加重，疗效降低，甚至增加死亡率。

【相互作用】

（1）β受体阻滞药　拮抗本药对心脏的兴奋效应，减弱心肌收缩力，降低HR和CI。

（2）茶碱　可降低茶碱的血药浓度。

（3）其他拟肾上腺素药　有协同作用，但不良反应也增多。

（4）TCAs　增强本药升压作用。

（5）MAOI、丙米嗪、丙卡巴肼　增加本药不良反应。

（6）洋地黄类药物　加剧心动过速，禁忌合用。

（7）钾盐（如氯化钾）　增加本药对心肌的兴奋作用，易引起心律失常，禁忌合用。

（8）甲苯磺丁脲　影响本药体内代谢。

（9）并用普萘洛尔时本药的作用受到拮抗。

## 第二节　肾上腺皮质激素

### 布地奈德
### Budesonide

【其他名称】　布德松、布地缩松、宝益苏、丁地去炎松、吉舒、拉埃诺考特、乐冰、雷诺考特、普米克、普米克都保、普米克令舒、泼米考特、泼米考特得宝、英福美、Entocort Tnema、Inflammide、Labin、Nohalon、PULMICORT、Rhinocort

【分类】　呼吸系统用药\平喘药\肾上腺皮质激素

【制剂规格】　气雾剂　①10mg（0.1mg×100喷）。②10mg（0.05mg×200喷）。③20mg（0.1mg×200喷）。④20mg（0.2mg×100喷）。⑤60mg（0.2mg×300喷）。

鼻喷雾剂　①32μg×120喷。②64μg×120喷。

雾化混悬液　①2ml∶0.5mg。②2ml∶1mg。

粉吸入剂　①20mg（0.1mg×200吸）。②20mg（0.2mg×100吸）。③40mg（0.2mg×200吸）。

【临床应用】

1. 说明书适应证

（1）哮喘及喘息型支气管炎，如非糖皮质激素依赖性或糖皮质激素依赖性的哮喘和慢性喘息型支气管炎。

（2）COPD：可减缓第一秒用力呼气量（$FEV_1$）的加速下降。

（3）季节性和常年性过敏性鼻炎、常年性非过敏性鼻炎。

（4）鼻息肉的对症治疗以及鼻息肉术后预防复发。

2. 其他临床应用

血管运动性鼻炎。

【用法用量】

1. 说明书用法用量

（1）哮喘　①气雾剂：用量应个体化。对于严重哮喘及停用或减量使用口服激素者，起始剂量：200~1600μg/d，2~4次/d（病情较轻者200~800μg/d，较重者800~1600μg/d）。一般为200μg/次，早晚各1次，400μg/d；病情严重时，200μg/次，qid.，800μg/d。②雾化混悬液：起始剂量（或严重哮喘期或减少口服糖皮质激素时剂量）：1~2mg/次，bid.。采用个体化原则维持（推荐0.5~1mg/次，bid.）。雾化吸入时可与NS、特布他林、沙丁胺醇、色甘酸钠或溴化异丙托品溶液混合使用。③粉吸入剂：根据患者先前治疗情况，粉雾吸入的推荐剂量可参见表5-1-1：

表 5-1-1 粉雾吸入的成人推荐剂量表

| 原有治疗 | 起始剂量 | 最大剂量 | 维持剂量 |
|---|---|---|---|
| 无激素治疗或吸入糖皮质激素 | 200~400μg/ 次，qd.<br>或 100~400μg/ 次，bid. | 800μg/ 次，bid. | 100~1600μg/ 日，1~2 次 / 日<br>或 100~400μg/ 次，1 次 / 日 |
| 口服糖皮质激素 | 400~800μg/ 次，bid.<br>或 100~400μg/ 次，1 次 / 日 | 800μg/ 次，bid. | 100~1600μg/ 日，1~2 次 / 日 |

（2）鼻炎及鼻息肉的防治　鼻喷雾剂：256μg/d，qd.（早晨，每侧 128μg），或 bid.（早晚喷入）。达预期疗效后减至控制症状所需的最小剂量维持。伴有严重的鼻充血时可能需配合使用缩血管药物。

（3）COPD　粉吸入剂：400μg/ 次，bid.。口服糖皮质激素的 COPD 患者，若减少口服剂量，则本药用量应与哮喘的推荐剂量相同。

**2. 其他用法用量**

［国内参考信息］

哮喘　气雾剂：维持剂量为 200~400μg/ 次，bid.。

**【禁忌证】**

**1. 说明书禁忌证**

（1）对本药过敏者。

（2）需更强效治疗的支气管痉挛初期或哮喘急性发作。

**2. 其他禁忌证**

中度及重度支气管扩张症。

**【特殊人群用药】**

**儿童**　气雾剂用于＜ 2 岁儿童的安全性和有效性尚不明确，应避免使用。粉吸入剂、鼻喷雾剂用于＜ 6 岁儿童的经验有限。

**说明书用法用量**

（1）哮喘　①气雾剂：根据年龄调整气雾吸入的起始量：2~7 岁者，开始 200~400μg/d，2~4 次 /d；＞ 7 岁者开始 200~800μg/d，2~4 次 /d。当已达到临床效果时，维持剂量应逐渐减至能控制症状的最低剂量。②雾化混悬液：起始剂量（或严重哮喘期或减少口服糖皮质激素时剂量）为 500~1000μg/ 次，bid.。采用个体化原则维持（推荐 250~500μg/ 次，bid.）。③粉吸入剂：根据患儿先前的治疗情况，对≥ 6 岁儿童推荐的粉雾吸入剂量如表 5-1-2：

表 5-1-2 粉雾吸入的儿童推荐剂量表

| 原有治疗 | 起始量 | 最大量 | 维持量 |
|---|---|---|---|
| 无激素治疗或吸入糖皮质激素 | 200~400μg/ 次，qd.<br>或 100~200μg/ 次，bid. | 400μg/ 次，bid. | 100~800μg/ 日，1~2 次 / 日<br>100~400μg/ 日，qd. |
| 口服糖皮质激素 | 200~400μg/ 次，qd.<br>100~400μg/ 日，qd. | 400μg/ 次，bid. | 100~800μg/ 日，1~2 次 / 日 |

（2）鼻炎　鼻喷雾吸入，＞ 6 岁儿童同成人。

**老人**　临床研究提示其有效性和安全性与年轻患者相同。

**孕妇**　用药可能导致出生婴儿肾上腺功能低下，孕妇应权衡利弊后用药。必须使用糖皮质激素时，可选吸入性激素（因等效剂量下，吸入性激素较口服激素的全身性不良反应低）。美国 FDA 妊娠安全性分级为：C 级（口服胶囊和鼻喷雾剂）及 B 级（吸入制剂）。在获得更多的经验前，孕妇不应使用本药，除非有特别的考虑。

**哺乳妇女**　因本药可排泄入人体乳汁，哺乳期妇女应避免使用本药，必须使用时应停止哺乳。

**【注意】**

（1）慎用　①活动期或静止期肺结核或呼吸系统真菌、细菌或病毒感染患者。②由全身给药过渡到吸入给药的患者。③口服皮质类固醇依赖的病人。④运动员。⑤从使用全身性糖皮质激素转而使用本药、且疑有下丘脑－垂体－肾上腺轴失调的患者。

（2）用药相关检查/监测项目　长期高剂量用药应监测血液学参数和肾上腺功能。

（3）对驾驶/机械操作的影响　本药不影响驾驶及使用机器的能力。

**【给药说明】**

（1）给药条件　①不宜单用本药控制哮喘急性加重或重症患者的急性症状。②本药见效慢，喷吸后2~3日其药效方能充分发挥。故由口服皮质激素换用本药时，需过渡数日。如转换期间出现鼻炎、湿疹以及肌肉、关节疼痛等时，口服皮质激素剂量可增加。③哮喘合并感染者需同时服用抗生素。④伴有应激如手术、创伤等时可加用全身性类固醇。

（2）配伍信息　本药混悬液可与NS、特布他林、沙丁胺醇、色甘酸钠或异丙托溴铵溶液混合使用。

（3）其他　长期大剂量使用本药，可能发生糖皮质激素的全身作用。本药不可接触眼部；如有接触，应立即用水冲洗。

**【不良反应】**

（1）神经　头痛、头晕、疲劳、味觉减弱。

（2）精神　紧张、不安、抑郁、行为障碍等。厌食症、情绪不稳。

（3）内分泌/代谢　体重增加、下丘脑－垂体－肾上腺轴的功能失调。极少数病例在吸入糖皮质激素后产生全身用药作用的症状和体征，包括肾上腺功能减退和生长减缓。

（4）血液　紫癜。

（5）消化　口腔白色念珠菌感染、恶心、腹泻等。

（6）呼吸　鼻出血、口渴、喉部轻微刺激、咽喉部白色念珠菌感染、咳嗽、声嘶、舌及口腔刺激、支气管收缩。使用鼻喷雾剂者极少出现鼻中隔穿孔和黏膜溃疡。喘鸣。常见局部刺激、轻微的血性分泌物。

（7）骨骼肌肉　骨折、肌痛。股骨头缺血性坏死和骨质疏松。

（8）皮肤　瘙痒。极少数病例报道，用吸入糖皮质激素治疗后产生皮肤淤血。

（9）眼　眼部感染。青光眼、白内障。

（10）耳　耳痛。

（11）其他　皮疹、荨麻疹、接触性皮炎、血管神经性水肿和支气管痉挛等过敏反应。胸痛、疲劳、流感样症状。单纯疱疹、外耳感染、感染。颈部淋巴结病。发声困难、运动过度。

**【药物过量】**

（1）表现　本药急性药物过量，即使很大剂量，也不产生临床问题。多数情况下，偶尔用药过量可有血浆皮质醇浓度降低、中性粒细胞增加、淋巴细胞和嗜酸性粒细胞降低，但不致出现明显临床症状。习惯性过量可引起肾上腺皮质功能亢进和下丘脑－垂体－肾上腺抑制。

（2）处理意见　须减量或停药。

**【相互作用】**

（1）酮康唑　本药的血药浓度升高。

（2）西咪替丁　轻度影响口服本药的药动学。

（3）其他常用平喘药　未见有临床意义的相互作用。

## 丙酸氟替卡松
## Fluticasone Propionate

**【其他名称】**　辅舒碟、辅舒良、辅舒酮、氟替卡松、克廷肤、Cutivate、Flixonase、Flixotide、Fluticasone

【分类】呼吸系统用药\平喘药\肾上腺皮质激素

【制剂规格】吸入气雾剂　① 50μg/ 揿。② 125μg/ 揿。③ 250μg/ 揿。

喷鼻剂　50μg : 100mg。

0.05% 乳膏　① 15g : 7.5mg。② 30g : 15mg。

0.005% 软膏

【临床应用】

说明书适应证

（1）吸入气雾剂：预防性治疗哮喘。①成人：①轻度哮喘：在每日规律治疗基础上，需间歇性给予支气管扩张药缓解哮喘症状者。②中度哮喘：正在接受预防治疗或单用支气管扩张药治疗，但其哮喘仍不稳定或继续恶化者。③重度哮喘：重度慢性哮喘，以依赖皮质激素全身给药才能充分控制症状者。吸入使用本药，可显著减少或撤除多数患者对口服皮质激素的需求。②儿童：任何需预防性药物治疗者，包括接受目前的预防性治疗不能控制症状者。

（2）鼻喷雾剂：防治季节性过敏性鼻炎（包括花粉症）和常年性过敏性鼻炎。

（3）软膏：用于各种皮质激素可缓解的炎症性和瘙痒性皮肤病，如湿疹（包括特异性湿疹和盘状湿疹）、结节性痒疹、银屑病（泛发斑块型除外）、神经性皮肤病（包括单纯性苔藓）、扁平苔藓、脂溢性皮炎、接触性过敏、盘形红斑狼疮、虫咬皮炎、粟疹，也用于泛发性红斑全身类固醇激素治疗的辅助用药。另可用于低效皮质激素无效的＞1 岁患儿，以缓解特异性皮炎引起的炎症和瘙痒。

【用法用量】

说明书用法用量

（1）哮喘　经口腔吸入气雾剂，根据病情严重程度给予合适的起始剂量：轻度，100~250μg/ 次；中度，250~500μg/ 次；重度，500~1000μg/ 次，均为 bid.。随后应逐渐减至可有效控制哮喘的最低剂量。

（2）湿疹、皮炎　于患处涂一薄层乳膏，qd.。

（3）其他皮肤适应证　于患处涂一薄层乳膏，bid.，连续用药至症状控制。用药频率应控制在最低有效剂量。

（4）过敏性鼻炎　鼻喷雾剂：剂量应逐渐调整至可有效控制症状的最低剂量。每侧鼻孔各 2 喷（100μg）/ 次，一般 qd.（宜早晨用药），部分患者需 bid.。症状控制后，维持量每侧鼻孔各 1 喷 / 次，qd.。每侧鼻孔用量 Max：≤ 4 喷 /d.。

［国外参考信息］

（1）哮喘　根据患者先前采用的不同治疗方案，选择 Flovent HFA 的不同剂量：①先前仅用支气管扩张药者，推荐口腔吸入初始量：88μg/ 次，bid.；Max：440μg/ 次，bid.。②既往吸入皮质激素者，推荐初始量：88~220μg/ 次，bid.；Max：440μg/ 次，bid.。③既往口服皮质激素者，以 440μg 作为初始量；Max：880μg/ 次，bid.。经上述方法治疗后，24h 内哮喘症状可改善，但最佳疗效需 1~2 周甚至更长。如 2 周后患者反应不明显，可增量。哮喘一旦控制，应减量至最低有效量。

（2）鼻息肉　经鼻喷雾吸入，400μg/ 次，1~2 次 /d.。

（3）过敏性及非过敏性鼻炎　鼻喷雾剂：开始为每侧鼻孔 50~100μg/ 次，1~2 次 /d.。以后每侧鼻孔 50μg/ 次，qd. 维持。Max：200μg/d.。

（4）皮质激素敏感性皮肤病（如银屑病、湿疹等）　0.05% 氟替卡松乳膏或 0.005% 软膏涂于患处，bid.。

（5）特应性皮炎　0.05% 氟替卡松乳膏涂于患处，bid.。病情一旦控制应停药。

【禁忌证】

说明书禁忌证

（1）对本药过敏者。

（2）外用制剂禁用于玫瑰痤疮、寻常痤疮、酒渣鼻、口周皮炎、肛周及外阴瘙痒、原发性皮肤病毒感染（如单纯疱疹、水痘等）以及细菌或真菌引发的原发皮肤感染。

（3）婴儿禁用本药外用制剂。

【特殊人群用药】

**儿童** 慎用。可导致生长延迟、体重增长减缓及颅内压增高等；此外，儿童局部用药发生反馈性下丘脑－垂体－肾上腺轴（HPA轴）抑制的危险性更大（体表面积及体重之比较大）。国外有0.05%氟替卡松乳膏用于≥3个月儿童的报道，但超过4周的长疗程用药评价资料欠缺。国内建议婴儿禁用外用制剂。

**1. 说明书用法用量**

（1）哮喘 ＞16岁者口腔吸入气雾剂起始量同成人；4~16岁患儿，起始吸入量为50~100μg/次，bid.。随后应逐渐减至可有效控制哮喘的最低剂量。起始剂量应根据病情的严重程度而定。

（2）湿疹、皮炎 ≥1岁患儿患处局部应用乳膏，qd.。症状控制（通常于7~14d内）后减至最低有效剂量。疗程应尽可能短，连续用药建议不超过4周。

（3）过敏性鼻炎 儿童（12岁以上）用法用量同成人；12岁以下儿童（4~11岁）：鼻喷雾剂每侧鼻孔各1喷/次，1~2次/d。每侧鼻孔用量Max：≤2喷/d。早晨用药为好。4岁以下儿童：尚无用于4岁以下儿童有效性的临床资料。

**2. 其他用法用量**

［国外参考信息］

（1）哮喘 ≥12岁者剂量同成人；4~12岁者，口腔吸入初始量：50μg，bid.，Max：100μg/次，bid.。疗程及剂量调整参见成人哮喘用药。

（2）过敏性鼻炎 氟替卡松鼻用制剂不推荐用于＜4岁儿童；＞4岁者鼻喷雾剂的初始量可为100μg/d，重者可加至200μg/d，病情一旦控制，减至100μg/d。Max：≤200μg/d。

（3）特应性皮炎 氟替卡松乳膏，1~2次/d。

（4）其他对皮质激素敏感的皮肤病 应用乳膏，bid.，病情一旦控制，应停药。

**老人** 无需调整剂量。长期大量用药易致骨质疏松，甚至骨折。

**孕妇** 尚缺乏妊娠期间应用本药的安全性资料，应权衡利弊后用药。美国FDA妊娠安全性分级为：C级。

**哺乳妇女** 动物乳汁中监测到一定浓度的本药，但缺乏在人体的研究资料。对灵长类经鼻给药在血浆中未测到药物，因此不可能在乳汁中检测到。当给哺乳期母亲使用丙酸氟替卡松时，应权衡药物益处及对母亲和婴儿的潜在危险。

**肝功能不全者** 无需调整剂量。

**肾功能不全/透析者** 肾功能不全者无需调整剂量。

【注意】

（1）慎用 ①肺结核（包括活动期及静止期肺结核）。②真菌、细菌、病毒、寄生虫等所致全身感染者。③运动员。④局部感染：鼻孔感染应予适当治疗。⑤糖尿病患者（鼻喷雾剂每喷含有5mg葡萄糖）。⑥肾上腺功能改变（患者由原来的全身应用类固醇改用本药治疗时应谨慎）。

（2）用药相关检查/监测项目 ①长期用药前及治疗1年后应行骨X线检查。②由口服激素治疗转为吸入本药，或长期吸入本药每日剂量＞2mg者，可出现肾上腺皮质功能减退，应定期监测肾上腺皮质功能。③局部大面积用药并采用封包疗法者，应监测下丘脑－垂体－肾上腺轴（HPA轴）功能（定期进行ACTH兴奋试验、午前血浆类固醇和尿液游离类固醇测定）。④使用经鼻给药的皮质激素可能产生全身作用，特别是在高剂量长期使用时。建议对长期吸入本药的患儿定期监测身高。如发现生长发育迟缓应减少给药剂量。

（3）对驾驶和操作机械的影响 对驾驶和操作机械无影响。

【给药说明】

（1）给药条件 ①吸入气雾剂用于预防

性治疗，即使无症状也应定期使用，用药后4~7日内显效。此外，本药主要用于哮喘长期的常规治疗，而不适用于缓解急性哮喘症状。②无效或哮喘严重恶化时应增加吸入的剂量。如需要，应给予全身用糖皮质激素治疗和/或抗生素治疗（如有感染）。③鼻喷剂不宜用于酒渣鼻、鼻部外伤及术后患者；外用制剂不宜用于皮肤萎缩患者。④应用吸入气雾剂前应轻摇药瓶，同时注意按压喷嘴应与吸气同步，以使药物能有效吸入至肺部。年幼儿童可借助带有面罩的气雾剂吸入辅助装置给药。

（2）减量/停药条件　吸入气雾剂用药期间不应骤然停药。

（3）其他　①用于症状控制的短效 $\beta_2$ 受体激动药（如沙丁胺醇）用量增加时提示哮喘恶化，突发和进行性的哮喘恶化有潜在的致命危险，本药应增量，必要时可采用全身激素治疗。②在哮喘控制情况下，其他糖皮质激素应停用或减量。③用吸入激素替代全身激素治疗时，可出现以前全身用药可控制的变态反应（如过敏性鼻炎、结膜炎、湿疹及关节炎等）。

**【不良反应】**

（1）心血管　心动过速、血管舒张、高血压。

（2）神经　手指麻痹、颅内压增高（儿童发生的可能性相对较大）。常见：头痛、令人不愉快的味道和气味。

（3）精神　焦虑、睡眠紊乱、行为改变（包括活动亢进、易激惹，主要见于儿童）。

（4）内分泌/代谢　库欣综合征、高血糖症、糖尿病、肾上腺皮质功能减退、生长延迟、反馈性 HPA 轴抑制。

（5）血液　潜在的嗜酸性粒细胞增加。对中性粒细胞和淋巴细胞的作用与其他糖皮质激素作用相似。

（6）消化　口咽部白色念珠菌感染。吸入后漱口可减少；有症状的念珠菌病者，在继续用药的同时，可局部用抗真菌药治疗。

（7）呼吸　异常支气管痉挛伴哮喘加重（应停药，立即吸入速效支气管扩张药）、鼻及喉部黏膜干燥、鼻出血、鼻部灼热、咳嗽、声嘶（吸入后漱口可减少）。非常罕见：鼻中隔穿孔。

（8）骨骼肌肉　骨质密度降低、骨质疏松，骨质疏松性骨折。

（9）皮肤　红斑、烧灼感、刺痛、瘙痒或瘙痒恶化、水疱、皮肤干燥、皮肤萎缩、皮肤感染、感染性湿疹或湿疹恶化、诱发脓疱型银屑病、病毒疣、单纯疱疹、脓疱疮、毛囊炎、暗黑色红斑、红斑疹、毛细血管扩张、痤疮样皮疹、色素减退、口周皮炎、接触性皮炎、皮纹、痱子、粟粒疹。

（10）眼　白内障、青光眼、眼内压增高。

（11）其他　①过敏反应：皮肤过敏反应、血管（神经）性水肿（主要为面部和口咽部水肿）、呼吸综合征（呼吸困难和/或支气管痉挛）和过敏样反应。②耐药、停药后反跳（或复发）等，治疗期间应进行监测。③可使发生严重或致死性水痘及麻疹病毒感染的危险性增加。如发生感染，则应给予抗感染治疗，如感染持续，应停药。④使用经鼻腔给药的皮质激素可能产生全身作用，特别是大剂量长期使用时。

**【药物过量】**

目前尚无短期或长期过量应用丙酸氟替卡松的资料。

（1）表现　①急性吸入高于推荐的剂量可致暂时性肾上腺功能抑制。②长期过量用药可致一定程度的肾上腺功能抑制。非常罕见有关于儿童长期（数月或数年）使用超过推荐剂量的本药（通常≥ 1000μg/d）出现肾上腺危象的报道，出现低血糖症、意识减弱或惊厥后遗症。③长期口腔吸入或口服高剂量的皮质激素可抑制下丘脑-垂体-肾上腺轴。

（2）处理意见　①急性吸入高于推荐的剂量：无需采取紧急措施，应继续使用可有效控制哮喘的剂量治疗，肾上腺功能在数日内可恢复（可检测血浆皮质醇）。②长期过量用药：应监测肾上腺储备。用药过量时，仍可在能够有效控制症状的适当剂量下继续治疗，但应对患者密切监护并逐渐减量。③使用高于推荐剂量治疗，在应激或择期手术期间考虑全身应用皮质激素。

【相互作用】

（1）酮康唑、利托那韦等强效 CYP 3A4 酶抑制药 本药血药浓度、生物利用度及全身不良反应发生率增加。避免本药与利托那韦合用。

（2）安非拉酮 本药可降低癫痫发作阈值，不能合用。

## 第三节 茶碱类

### 茶碱
### Theophylline

【其他名称】 安菲林、埃斯玛隆、比川、茶喘平、长效茶喘平、长效茶碱、迪帕米、赖氨酸茶碱、时尔平、无水茶碱、希而文、西弗林、优喘平、优舒特、Anhydrous Theophylline、Asmalon、Etipramid、Lysine Theophyllinate、Neobiphyllin、Protheo、Sustaire、Theochron、Theo-Dur、Theodur Sprinkle、Theon、Theophylline Anhydrous、Theophyllinum、Theovent、Theovent-LA、Unifyl

【分类】 呼吸系统用药 \ 平喘药 \ 茶碱类

【制剂规格】 片剂 ① 100mg。② 250mg。③ 400mg。

片剂（赖氨酸盐） 182mg（含无水茶碱 100mg）。

缓释片 ① 100mg。② 250mg。③ 400mg。

控释片 ① 100mg。② 250mg。③ 400mg。

长效缓释片 ① 125mg。② 200mg。③ 250mg。

缓释胶囊 ① 50mg。② 100mg。③ 200mg。④ 300mg。（以无水茶碱计）

控释胶囊 ① 50mg。② 100mg。③ 200mg。④ 300mg。

葡萄糖注射液 100ml（茶碱 200mg 与葡萄糖 5g）。

滴剂（赖氨酸盐） 72.5mg（含无水茶碱 40mg）。

【临床应用】

**1. 说明书适应证**

（1）缓解哮喘、喘息性支气管炎、肺气肿等的喘息症状。哮喘持续状态后的维持治疗能有效地防止再次发作。

（2）心源性哮喘。

（3）慢性支气管炎和肺气肿伴有的支气管痉挛。

**2. 其他临床应用**

（1）缓解急性支气管炎的喘息症状。

（2）心源性水肿及急性心功能不全。

（3）胆绞痛。

【用法用量】

**1. 说明书用法用量**

**一般用法** （1）缓释片：本药不可压碎或咀嚼。①起始剂量为 100~200mg，bid.，早、晚用 100ml 温开水送服。剂量视病情和疗效调整，Max：≤ 900mg/d，bid.。②另有说明书建议，缓释片用于病情稳定或非急性哮喘状态者，起始剂量为 400mg/ 次，qd.，p.o.，晚间用 100ml 开水送服；根据疗效、血药浓度及患者对药物耐受情况调整剂量，可每隔 3d 增加 200mg，Max：≤ 900mg/d，bid.。（2）缓释胶囊：200mg/d，p.o.，病情较重或慢性患者可加服 200mg（早上 8~9 点钟），需个体化用药，从小剂量开始，逐渐增量，Max：≤ 600mg/d。剂量较大时，可每日早晚各服 1 次，并尽量根据血药浓度调整剂量。（3）控释胶囊：200~300mg/ 次，

q.12h，p.o.。（4）注射制剂：200mg/次，1~2次/d，i.v.gtt.（≥20~30min/次）。

2. 其他用法用量

［国内参考信息］（1）普通片：100~200mg/次，300~600mg/d，p.o.；极量：300mg/次，1000mg/d。（2）控释片：100~200mg/次，200~400mg/d，p.o.。

【禁忌证】

1. 说明书禁忌证

（1）对本药过敏或不能耐受者。

（2）活动性消化性溃疡。

（3）未经控制的惊厥性疾病，包括未治愈的潜在癫痫。

（4）急性心肌梗死伴血压下降。

2. 其他禁忌证

对本药衍生物过敏者。

【特殊人群用药】

**儿童** 新生儿血浆清除率可降低，血药浓度增加，应慎用。＜12岁儿童用本药缓释片的安全性、有效性尚不确定。小儿的药物消除率较高，达到有效的血药浓度需用较大剂量，用药时应监测其血药浓度。

1. 说明书用法用量

**一般用法** （1）缓释片：＞12岁儿童，起始剂量为100~200mg，bid.，早、晚用100ml温开水送服。剂量视病情和疗效调整，但Max：≤900mg/d，bid.。（2）缓释胶囊：＞3岁儿童，起始剂量为100mg/次，p.o.，Max：≤10mg/（kg·d）。（3）控释胶囊：1~9岁儿童100mg/次，9~12岁儿童200mg/次，12~16岁儿童200mg/次。

2. 其他用法用量

［国内参考信息］（1）滴剂：＜6个月，2~3mg/kg；6个月至4岁，3~4mg/kg；＞4岁，4~5mg/kg。q.6h.。（2）缓释片：＜12岁儿童，10~16mg/（kg·d），bid.，p.o.；＞12岁儿童，同成人。（3）控释片：＜12岁儿童100mg/次，1~2次/d。

［国外参考信息］

早产儿呼吸暂停 负荷剂量为4mg/（kg·次），p.o.；维持剂量为4mg/（kg·d），q.12h，p.o.。推荐剂量的血药浓度可达5μg/ml。应每周监测血药浓度，治疗浓度为55~110mmol/L。

**老人** 老年人因血浆清除率降低，潜在毒性增加，＞55岁者慎用。老年患者对茶碱的消除率可能会有不同，因此需检测血药浓度维持在7.5~12.5mg/ml。

**孕妇** 本药可透过胎盘屏障，使新生儿茶碱血药浓度升高至危险程度，孕妇应尽量避免使用。美国FDA妊娠安全性分级为:C级。

**哺乳妇女** 本药可进入乳汁，哺乳妇女用药后可使婴儿出现易激动或其他不良反应，应尽量避免使用。

**肝功能不全者** 肝脏疾病患者慎用。

**肾功能不全/透析者** 肾脏疾病患者慎用。

【注意】

（1）慎用 ①高血压。②心律失常。③急性心肌损伤。④心肌梗死。⑤心力衰竭（尤其CHF）。⑥冠状动脉硬化。⑦肺心病。⑧甲状腺功能亢进。⑨低氧血症。⑩持续高热。⑪有癫痫病史者。⑫有消化性溃疡病史者。⑬胃炎。⑭肥胖。⑮对本药清除率降低者。⑯酒精中毒。⑰哮喘发作状态或急性支气管痉挛发作的患者。⑱肝肾功能不全。⑲肝病。

（2）对检验值/诊断的影响 尿儿茶酚胺的测定值可增高。

（3）用药相关检查/监测项目 ①应监测血药浓度，不得＞20μg/ml，以免产生严重毒性反应。②本药可致心律失常，还可使原有的心律失常恶化，对心律异常者或心律有任何显著变化者均应监测和研究。

【给药说明】

（1）给药条件 ①本药代谢慢，用药剂量应个体化。②缓释制剂不适用于哮喘持续状态或急性支气管痉挛发作者。③服用控释片时勿嚼碎，否则会破坏其疗效；控释胶囊应整粒吞服，或将胶囊中的小丸倒入温水中吞服。

（2）配伍信息　静滴时，应避免与 Vit C、促皮质素、去甲肾上腺素、四环素族盐酸盐配伍。

**【不良反应】**

（1）心血管　心律失常、心悸（长期服用）。

（2）神经　头痛（长期服用）。震颤和眩晕。

（3）精神　失眠或不安，可用镇静剂对抗。易激动。

（4）消化　口服：食欲缺乏、胃灼热、恶心、呕吐、腹胀。饭后服用肠溶片可改善胃部不适。较少见的有消化不良。

（5）泌尿　血清尿酸测定值增高。

（6）其他　局部刺激性大，肌注可引起局部疼痛、红肿。可发生发热、失水、惊厥等，严重者甚至呼吸、心跳停止。

**【药物过量】**

（1）表现　本药毒性常见于血药浓度＞20μg/ml 时，特别是治疗开始阶段。早期多见恶心、呕吐、易激动、失眠等；当血药浓度＞20μg/ml 时，可见心律失常；血药浓度＞40μg/ml 时，可见发热、脱水、惊厥等，严重者甚至可发生呼吸、心跳停止而致死。

（2）处理意见　应立即紧急处理，处理原则同普通茶碱制剂中毒。

**【相互作用】**

（1）稀盐酸、硫糖铝　减少本药吸收。

（2）非选择性 β-肾上腺素受体阻断药　有拮抗作用，此外，本药清除率会降低。

（3）巴比妥类（如苯巴比妥、戊巴比妥）、苯妥英、卡马西平及其他肝微粒体酶诱导药　可加快本药清除；本药也可干扰苯妥英的吸收，导致两者血药浓度均下降，合用时应调整剂量。

（4）活性炭、磺吡酮、利福平、TH、异丙肾上腺素（静注）　可降低本药血药浓度。

（5）氨鲁米特　可增加本药清除率。

（6）锂盐　本药可使锂盐的肾排泄增加，合用时影响锂盐的作用。

（7）地尔硫䓬、维拉帕米、咖啡因、己酮可可碱、氟康唑、他克林、噻苯咪唑、噻氯匹定、维洛沙嗪、双硫仑、羟乙桂胺、普萘洛尔、口服避孕药、黄嘌呤类药　可增强本药的作用和毒性。

（8）某些抗菌药物（如红霉素、罗红霉素、克拉霉素、醋竹桃霉素、依诺沙星、环丙沙星、氧氟沙星、克林霉素、林可霉素等）、美西律、西咪替丁、雷尼替丁、别嘌醇（大剂量）、卡介苗、流感病毒疫苗　可降低本药清除率，增高其血药浓度，甚至出现毒性，其中尤以依诺沙星为著。当与上述药物合用时，本药应适当减量。

（9）沙丁胺醇　有协同作用，同时也增加不良反应。

（10）麻黄碱及其他拟交感胺类支气管扩张药　毒性增强。

（11）阿糖腺苷、抗甲状腺药　可升高本药血药浓度。

（12）干扰素　可降低本药清除率。

（13）呋塞米　增强呋塞米的利尿作用。

（14）利舍平　可使 HR 加快。

（15）吸烟　本药的肝代谢加强，需增加用量。

（16）含大量咖啡因的饮料、巧克力　用药时应避免饮用含大量咖啡因的饮料，或大量食用巧克力，以免增加本药的不良反应。

## 氨茶碱
## Aminophylline

**【其他名称】** 阿咪康、安释定、茶碱乙烯双胺、星尤善、Aminodur、Aminofilina、Aminophyllinum、Phyllocontin、Theophylline and Ethylenediamine

**【分类】** 呼吸系统用药\平喘药\茶碱类

**【制剂规格】** 片剂　① 50mg。② 100mg。③ 200mg。

**肠溶片** ① 50mg。② 100mg。③ 200mg。

**缓释片** ① 100mg。② 200mg。

**注射液(肌注用)** ① 2ml∶125mg。② 2ml∶250mg。③ 2ml∶500mg。

**注射液(静注用)** ① 2ml∶250mg。② 2ml∶500mg。③ 10ml∶250mg。

**氯化钠注射液** 100ml(无水茶碱 200mg,氯化钠 900mg)。

**粉针剂** ① 250mg。② 500mg。

**栓剂** ① 250mg。② 360mg。

**【临床应用】**

**1. 说明书适应证**

(1)缓解哮喘、喘息性支气管炎、COPD 等的喘息症状。

(2)心功能不全和心源性哮喘。

**2. 其他临床应用**

(1)胆绞痛。

(2)新生儿(早产儿)呼吸暂停(国外资料)。

**【用法用量】**

**1. 说明书用法用量**

**一般用法** (1)100~200mg/次,300~600mg/d,p.o.。Max 500mg/次,bid.。(2)或125~250mg/次,500~1000mg/d,i.v.,每125~250mg 用 50%GS 稀释至 20~40ml,注射时间 ≥ 10min。(3)或 250~500mg/次,500~1000mg/d,以 5% 或 10%GS 稀释后缓慢静滴。(4)也可采用栓剂直肠给药。塞入肛门内,360mg/次,qd.。⑤ Max:500mg/次,1000mg/d(口服、静脉给药)。

**2. 其他用法用量**

[国内参考信息](1)250~500mg/次,加用 2% 盐酸普鲁卡因,i.m.。极量:500mg/次,1000mg/d.。(2)也可采用栓剂直肠给药或保留灌肠,250~500mg/次,1~2 次/d。一般在睡前或便后用。

**【禁忌证】**

**1. 说明书禁忌证**

(1)对本药过敏者。

(2)活动性消化性溃疡。

(3)未经控制的惊厥性疾病。

(4)急性心肌梗死伴血压显著降低。

(5)严重心律失常。

**2. 其他禁忌证**

(1)对乙二胺或茶碱过敏者。

(2)严重心功能不全者。

**【特殊人群用药】**

**儿童** 儿童的药物清除率较高,个体差异大,且对本药的敏感性较成人高,易致惊厥,须慎用,使用时应监测血药浓度。新生儿血浆清除率可降低,血清浓度增加,应慎用。

**1. 说明书用法用量**

**一般用法** (1)3~5mg/(kg·次),tid.,p.o.。(2)或 2~4mg/(kg·次),以 5%~25%GS 稀释后缓慢静注。

**2. 其他用法用量**

[国内参考信息]

(1)一般用法 2~3mg/(kg·次),以 5%GS 500ml 稀释后静滴。

(2)新生儿呼吸暂停 负荷剂量为 4~6mg/kg,i.v.gtt.,12h 后给予维持量,1.5~2mg/(kg·次),2~3 次/d,i.v.gtt.。

**老人** 老年人血浆清除率降低,潜在毒性增加,> 55 岁患者(特别是男性和伴慢性肺部疾病者)慎用或酌情减量。使用时应监测血药浓度。

**孕妇** 本药可透过胎盘屏障,使胎儿茶碱血药浓度升高至危险程度,应慎用并监测。

**哺乳妇女** 本药可进入乳汁,哺乳妇女用药后可引起婴儿易激动或出现其他不良反应,应慎用。

**肝功能不全者** 肝功能不全者的茶碱清除率低,应减量。

**肾功能不全/透析者** 肾功能不全者的茶碱清除率低,应减量。

**其他** 酒精中毒、CHF 等患者的茶碱清除率低,应减量。

**【注意】**

(1)慎用 ①酒精中毒。②心律失常(不包括心动过缓)。③肺心病。④ CHF。⑤

高血压。⑥急性心肌损害。⑦甲亢。⑧严重低氧血症。⑨有消化道溃疡病史者。⑩任何原因引起的心功能不全。⑪持续发热者。⑫使用某些影响茶碱代谢的药物或使茶碱清除率降低的药物时。⑬哮喘持续状态或急性支气管痉挛发作的患者。

（2）交叉过敏 对本药过敏者，对其他茶碱类药物也可能过敏。

（3）对检验值/诊断的影响 可升高血清尿酸及尿儿茶酚胺的测定值。

（4）用药相关检查/监测项目 本药的有效血药浓度范围窄，个体差异大，有条件者应监测血药浓度，并根据血药浓度调整剂量。患者心率和（或）节律的任何改变均应进行监测和研究。

【给药说明】

（1）给药条件 ①本药片剂不适用于哮喘持续状态或急性支气管痉挛发作者。②空腹时（餐前0.5~1h或餐后2h）用药吸收较快；如在用餐时或餐后服用，可减少对胃肠道的刺激，但吸收较慢。肠溶片的吸收延缓，生物利用度极不规则，不足取。③保留灌肠吸收迅速，生物利用度确定，但可引起局部刺激。多次给药还可在体内蓄积，以致引起毒性反应，尤其是婴幼儿和老年人。④肌注可刺激局部引起疼痛，现已少用，必须肌注时须与2%盐酸普鲁卡因合用。⑤应根据标准体重计算用量，因茶碱并不分布到体内脂肪组织，理论上给予茶碱0.5mg/kg，即可使血清茶碱浓度升高1μg/ml。⑥栓剂直肠给药因吸收缓慢且生物利用度不够确定，且可引起局部刺激，因此仅偶尔短期用于非急症的治疗，给药后6~8h内应避免再次使用。如在直肠给药后12h内再口服或注射氨茶碱，须注意观察反应，因本药经直肠给药（特别是栓剂），吸收的快慢不一。

（2）配伍信息 ①禁与下列药物静脉配伍：葡萄糖酸钙、泛酸钙、溴化钙、苯巴比妥钠、异戊巴比妥钠、盐酸甲氯芬酯、琥珀酸钠、盐酸氯丙嗪、青霉素、氨苄西林、头孢噻吩、庆大霉素、酒石酸吉他霉素、万古霉素、氯霉素、四环素及该类盐酸盐、毛花苷C、毒毛花苷K、肾上腺素、去甲肾上腺素、促皮质激素、水解蛋白、Vit C、Vit $B_6$、盐酸羟嗪、酚磺乙胺。②静注时需稀释成浓度＜25mg/ml的稀释液，静注速度一般≤10mg/min，或再度稀释后改作静滴。

【不良反应】

（1）心血管 心动过速、心律失常。

（2）神经 头痛。

（3）精神 烦躁、易激动、失眠。

（4）消化 食欲减退、胃部不适、恶心、呕吐、血性呕吐物或柏油样便。

（5）其他 接触性皮炎、湿疹、脱皮等过敏反应。肌注：局部红肿、疼痛。可发生发热、失水、惊厥等症状，严重的甚至呼吸、心跳停止致死。

【药物过量】

表现 本药静注过快或茶碱血药浓度＞20μg/ml时，可出现毒性反应，表现为心动过速、心律失常；茶碱血药浓度＞40μg/ml时，可出现发热、失水、惊厥等症状。严重者甚至发生呼吸、心跳停止而死亡。

【相互作用】

（1）稀盐酸 可减少本药在小肠的吸收。

（2）活性炭、异丙肾上腺素、利福平、异烟肼、呋塞米 本药血药浓度降低。

（3）泼尼松 可降低本药的生物利用度。

（4）苯妥英钠 两者血药浓度降低，本药应酌情加量。

（5）巴比妥类、卡马西平及其他肝微粒体酶诱导药 可加快本药的代谢和清除。

（6）酸性药物 可增加本药排泄。

（7）硫酸镁 可拮抗本药所致的室性心律失常。

（8）尼古丁 降低本药疗效，吸烟者需适当增加本药用量。

（9）锂剂 锂剂疗效降低。

（10）青霉素　可使青霉素灭活、失效。

（11）非选择性 β－肾上腺素受体阻断药　本药的支气管扩张作用可能受抑制，清除率降低，血药浓度增高。

（12）麻黄碱及其他拟交感胺类支气管扩张药　有协同作用，但毒性也增加。

（13）美西律　可降低茶碱清除率，增加血浆中茶碱浓度，合用时需调整剂量。

（14）地尔硫䓬、维拉帕米　可干扰茶碱在肝内的代谢，增加本药血药浓度和毒性。

（15）普罗帕酮　本药血药浓度升高，甚至引起中毒，必要时应适当调整本药用量。

（16）妥卡尼　本药清除率降低，$t_{1/2}$ 延长。

（17）大蒜新素　本药代谢减慢，$t_{1/2}$ 延长，本药应减量。

（18）某些抗菌药物（如红霉素、罗红霉素、克拉霉素、依诺沙星、环丙沙星、氧氟沙星、左氧氟沙星、克林霉素、林可霉素等）　本药血药浓度升高，甚至出现毒性反应，尤其是红霉素和依诺沙星。本药应适当减量。

（19）口服避孕药　可降低本药血浆清除率。

（20）西咪替丁　本药血药浓度升高，甚至出现毒性反应。

（21）咖啡因　可延长本药的 $t_{1/2}$。

（22）别嘌醇　可使本药血药浓度升高，并引起恶心、呕吐、心悸等不良反应。

（23）洋地黄类药物　洋地黄毒性增强。

（24）碱性药物　可减少本药排泄。

（25）其他茶碱类与黄嘌呤类药　本药作用增强，不良反应增多。

（26）氟烷　易致心律失常。

（27）氯胺酮　促发惊厥。

## 多索茶碱
## Doxofylline

**【其他名称】** 安利诺尔、安铭、安赛玛、达复啉、菲特艾斯、健方能、凯宝川苧、朗铭、迈平希、纳德来、帅安、枢维新、舒志、索利安、索霁、新茜平、喜思诺、西索欣、新西平、奕利、益索、中宝索迪、Ansimar

**【分类】** 呼吸系统用药 \ 平喘药 \ 茶碱类

**【制剂规格】** **片剂**　① 200mg。② 300mg。③ 400mg。

**胶囊**　① 200mg。② 300mg。

**散剂**　200mg。

**注射液**　10ml : 100mg。

**氯化钠注射液**　100ml（多索茶碱 300mg，氯化钠 900mg）。

**葡萄糖注射液**　① 100ml（多索茶碱 300mg，葡萄糖 5g）。② 250ml（多索茶碱 300mg，葡萄糖 12.5g）。

**【临床应用】**

**说明书适应证**

哮喘、喘息性支气管炎及其他支气管痉挛引起的呼吸困难。

**【用法用量】**

**1. 说明书用法用量**

**一般用法**　（1）片剂：200~400mg/ 次，bid.，p.o.，餐前或餐后 3h 服用。重症哮喘患者应遵医嘱用药。（2）胶囊：300~400mg/ 次，bid.，p.o.。（3）注射制剂：200mg/ 次，q.12h，以 25% 或 50%GS 稀释至 40ml i.v.（缓慢，＞20min），疗程 5~10d；也可将本药 300mg 加入 5%GS 或 NS 100ml 中，i.v.gtt.（缓慢，≥ 45min），qd.，疗程 5~10d。

**2. 其他用法用量**

［国外参考信息］

（1）哮喘、COPD　400mg/ 次，2~3 次 /d，p.o.。

（2）哮喘急性发作　可单次静脉给予 100~200mg；或稀释后给予 3~5mg/（kg·d）。

**【禁忌证】**

**说明书禁忌证**

（1）对本药或黄嘌呤衍生物类药过敏者。

（2）急性心肌梗死。

（3）哺乳妇女。

【特殊人群用药】

**儿童** 尚无儿童用药安全性、有效性的国内资料。

**其他用法用量**

［国外参考信息］ 200mg/次，2~3次/d，p.o.；或12~18mg/（kg·d），p.o.。

**老人** 老年患者对本药清除率可能不同，用药时应监测血药浓度，需慎用。

**孕妇** 动物实验研究表明，本药对出生后发育无影响，但尚无足够的人类临床研究资料，孕妇应尽量避免使用。

**哺乳妇女** 禁用。

**肝功能不全者** 肝脏疾病患者应减量慎用。

**肾功能不全/透析者** 肾功能减退患者应减量慎用。

**其他** 合并高血压、CHF、肺心病或甲状腺功能亢进症者应减量慎用。

【注意】

（1）慎用 ①GU、DU。②快速性心律失常（国外资料）、心脏供血不足等心脏病患者。③严重血氧供应不足者。④合并感染者。⑤癫痫发作者（国外资料）。⑥高血压。⑦甲状腺功能亢进症。⑧慢性肺心病。⑨肝病。⑩肾功能不全。⑪糖尿病。

（2）用药相关检查/监测项目 茶碱类药物个体差异较大，应根据患者病情变化确定给药剂量及方法。必要时应监测血药浓度（如在增大使用剂量时，应注意监测血药浓度，≥20μg/ml为中毒浓度）。

【不良反应】

（1）心血管 心悸、心动过速、期前收缩、心律失常。

（2）神经 头痛、震颤、失眠、轻度嗜睡。

（3）精神 失眠、易怒、兴奋。

（4）内分泌/代谢 高血糖。

（5）消化 纳差、恶心、呕吐、上腹不适或疼痛、消化不良、胃灼热感。

（6）呼吸 呼吸急促。

（7）泌尿 蛋白尿。

（8）皮肤 皮肤潮红和灼热感。

（9）其他 过量服用可出现严重心律不齐、阵发性痉挛危象。

【药物过量】

处理意见 可致严重心律不齐及阵发性痉挛等，此为初期中毒的表现，应暂停用药，监测血药浓度，在上述中毒迹象和症状完全消失后仍可继续使用。在增大使用剂量时，应注意监测血药浓度，20μg/ml及以上浓度为中毒浓度。

【相互作用】

（1）食物 可降低本药的$C_{max}$，并延迟$t_{max}$。

（2）其他黄嘌呤类药物 不宜同用。

（3）麻黄素或其他肾上腺素类药物 合用宜谨慎。

（4）氟喹酮类药物 本药宜减量。

（5）巴比妥类、大环内酯类药物 对本药代谢的影响不明显。

（6）含咖啡因的饮料或食品、乙醇 应避免合用。

## 二羟丙茶碱
## Diprophylline

【其他名称】 胺羟丙茶碱、奥苏芬、阿圣诺奇、喘定、甘油茶碱、济民克定、双羟丙茶碱、天泉息宁、新赛林、Dyphylline、Glyphylline、Ozothine、Protophylline

【分类】 呼吸系统用药\平喘药\茶碱类

【制剂规格】 片剂 ①100mg。②150mg。③200mg。④250mg。

**糖浆** 5ml:100mg。

**栓剂** ①250mg。②400mg。③500mg。

**注射液** ①1ml:250mg。②2ml:250mg。③2ml:500mg。

**氯化钠注射液** 100ml（二羟丙茶碱250mg，

氯化钠 900mg）。

【临床应用】

**说明书适应证**

缓解哮喘、喘息性支气管炎、肺气肿等疾病的喘息症状。心源性哮喘，尤适用于伴有心动过速以及不能耐受茶碱的哮喘患者。

【用法用量】

**1. 说明书用法用量**

**一般用法** （1）100~200mg/次，tid.，p.o.。Max：500mg/次。（2）250~500mg，bid.，i.m.。或 250~750mg/次，qd.，加入 5%（或 10%）GS 中静滴。

**2. 其他用法用量**

［国内参考信息］（1）250~500mg/次，3~4 次/d，i.m./i.v.（静滴时加入 25% 或 50%GS 20~40ml 中，于 15~20min 徐缓注入）。（2）静滴 Max＜2g/d。（3）直肠用制剂：250~500mg/次，2~3 次/d。

【禁忌证】

**说明书禁忌证**

（1）对本药或其他茶碱类过敏者。

（2）低血压。

（3）急性心肌梗死及严重心肌功能障碍。

（4）冠状动脉硬化。

（5）活动性消化性溃疡。

（6）未经控制的惊厥性疾病。

【特殊人群用药】

**儿童** 新生儿用药后本药的血浆清除率可降低，血药浓度增加，应慎用。

**说明书用法用量**

**一般用法** 本药氯化钠注射液 2~4mg/（kg·次），i.v.gtt.（缓慢）。

**老人** 老年人因血浆清除率降低，潜在毒性增加，＞55 岁者慎用。

**孕妇** 本药可透过胎盘屏障，使胎儿血清茶碱浓度升高至危险程度，须加以监测，孕妇慎用。美国 FDA 妊娠安全性分级为：C 级。

**哺乳妇女** 本药在乳汁中的浓度是母体血药浓度的 2 倍，哺乳妇女服用可使婴儿易激动或出现其他不良反应，哺乳期间一般不宜使用。

**肝功能不全者** 肝脏疾病患者慎用。

**肾功能不全/透析者** 肾脏疾病患者慎用。

**其他用法用量**

［国内参考信息］ Ccr ≥ 50ml/min 时，使用常规剂量的 75%；Ccr 为 10~50ml/min 时，使用常规剂量的 50%；Ccr ＜10ml/min 时，使用常规剂量的 25%。血透时的剂量为常规剂量的 1/3。

【注意】

（1）慎用 ①严重心脏病（包括 CHF、急性心肌损害、心律失常、肺心病等）。②高血压。③严重低氧血症。④青光眼。⑤甲亢。⑥持续发热。⑦有消化性溃疡病史者。⑧同时使用其他黄嘌呤衍生物者。⑨酒精中毒。⑩哮喘急性严重发作的患者。⑪肝脏疾患。⑫肾脏疾患。

（2）交叉过敏 对本药过敏者可能对其他茶碱类药也过敏。

（3）对检验值/诊断的影响 血清尿酸及尿儿茶酚胺的测定值增高。

【给药说明】

给药条件 ①哮喘急性严重发作者不宜首选本药。②用量需根据患者的症状和反应进行调整。③茶碱类药物可致心律失常和（或）使原有的心律失常恶化；若患者 HR 过快和（或）有其他心律的任何异常改变均应密切注意。

【不良反应】

（1）心血管 心悸、心动过速、期前收缩、显著低血压、面部潮红、室性心律失常、心力衰竭。静滴太快可引起一过性低血压和周围循环衰竭。

（2）神经 头痛，阵挛性的、全身性的癫痫发作。

（3）精神 烦躁、易激动、失眠、兴奋过度。

（4）内分泌/代谢 高血糖。

（5）消化 食欲减退、口干、恶心、呕

吐、上腹疼痛、呕血、腹泻。血性呕吐物或柏油样便。

（6）泌尿　蛋白尿、肉眼或镜下血尿、多尿。

（7）骨骼肌肉　肌肉颤动

（8）其他　肌注时局部疼痛较氨茶碱轻。甚至可发生发热、脱水、惊厥等症状，严重的甚至呼吸，心跳骤停。

【药物过量】

表现　大剂量可致易激动、失眠等中枢兴奋症状和心动过速、心律失常、肌肉颤动或癫痫、血性呕吐物或柏油样便。严重者可发生发热、脱水、惊厥等，甚至出现呼吸、心跳骤停。预服镇静药可防止大剂量所致的中枢兴奋。

【相互作用】

（1）普萘洛尔　可抑制本药支气管扩张作用。

（2）碳酸锂　本药清除加速、疗效降低，锂的肾排泄增加，影响锂盐作用。

（3）克林霉素、林可霉素、某些大环内酯类、喹诺酮类抗生素等　降低本药肝脏清除率，升高血药浓度，甚至出现毒性反应，应在给药前后调整本药用量。

（4）丙磺舒　升高本药血药浓度、延长 $t_{1/2}$，有致过量中毒的危险。

（5）麻黄碱、其他拟交感胺类支气管扩张药　产生协同作用，不良反应也增多。

（6）妥英钠、卡马西平、西咪替丁、咖啡因、其他黄嘌呤类药　增加本药作用和毒性。

（7）尼古丁　吸烟者本药代谢加快，用量需较大。

## 第四节　过敏介质阻释药

### 色甘酸钠
### Sodium Cromoglicate

【其他名称】 咳乐钠、色甘酸、色甘酸二钠、咽泰、Cromoglicic Acid、Cromoglycate Disodium、Cromoglycate Sodium、Cromolyn、Cromolyn Sodium、Inostral、Intal、Nalcrom

【分类】 呼吸系统用药 \ 平喘药 \ 过敏介质阻释药

【制剂规格】 吸入用胶囊　20mg。

气雾剂　① 14g∶700mg（每揿含色甘酸钠 3.5mg）。② 19.97g∶700mg（每揿含色甘酸钠 5mg）。

软膏　5%~10%。

滴眼液　① 8ml∶160mg。② 8ml∶320mg。

滴鼻剂　2%~4%。

【临床应用】

1. 说明书适应证

（1）防治哮喘和过敏性哮喘。

（2）防治过敏性鼻炎。

（3）滴眼液：预防春季过敏性结膜炎。

2. 其他临床应用

（1）季节性花粉症、春季角膜炎、过敏性湿疹及某些皮肤瘙痒症。

（2）溃疡性结肠炎和直肠炎。

【用法用量】

1. 说明书用法用量

（1）哮喘　①吸入用胶囊：喷雾吸入，20mg/ 次，qid.。②气雾剂：喷吸前先摇匀液体。气雾吸入，3.5~7mg/ 次，3~4 次 /d。

（2）过敏性哮喘　气雾剂：经鼻吸入，3.5~7mg/ 次，3~4 次 /d。

（3）过敏性鼻炎　①吸入用胶囊：经鼻吸入，每侧 10mg/ 次，4~6 次 /d。②气雾剂：经鼻吸入，3.5~7mg/ 次，3~4 次 /d。

（4）春季过敏性结膜炎　滴眼液：1~2 滴 / 次，qid.，重症可适当增至 6 次 /d。在好发季节提前 2~3 周使用。

**2. 其他用法用量**

［国内参考信息］

（1）哮喘 ①干粉吸入剂：吸入 20mg/次，qid.；症状减轻后，吸入 40~60mg/d；维持量，吸入 20mg/d。②气雾剂：吸入 3.5~7mg/次，3~4 次 /d，Max：32mg/d。

（2）过敏性鼻炎 2% 或 4% 溶液滴鼻或喷雾，5mg/次，6 次 /d。

（3）季节性花粉症和春季过敏性角膜炎 2% 溶液滴眼，2 滴 / 次，一日数次。

（4）过敏性湿疹及皮肤瘙痒症 5%~10% 软膏涂患处。

（5）溃疡性结肠炎、直肠炎 灌肠，200mg/次。

（6）食物过敏 200mg/次，qid.，p.o.（饭前）。如 2~3 周疗效不显著，可增量，但一日剂量不应＞40mg/kg，症状控制后应减量。

**【禁忌证】**

**说明书禁忌证**

对本药及氟利昂过敏者。

**【特殊人群用药】**

**儿童**

**其他用法用量**

［国内参考信息］

（1）哮喘 气雾剂：＞6 岁儿童，bid.，剂量同成人；＜6 岁儿童，很难做到使患儿协调吸药，较少选用本药。

（2）过敏性鼻炎 ＞6 岁儿童，使用干粉吸入剂，每侧吸入 10mg/次，2~3 次 /d。

（3）食物过敏 ＞2 岁儿童，100mg/次，qid.，p.o.（饭前）。如 2~3 周疗效不显著，可增量，但一日剂量不应超过 40mg/kg，症状控制后应减量。

［国外参考信息］

（1）哮喘 干粉吸入剂：＞5 岁儿童用成人量，不能吸粉剂的幼儿避免使用。

（2）结膜炎 ≥4 岁儿童：使用 4% 溶液，1~2 滴 / 次，经眼给药，4~6 次 /d。

**孕妇** 慎用。美国 FDA 妊娠安全性分级为：B 级。

**哺乳妇女** 慎用。

**肝功能不全者** 慎用，酌情减量。

**肾功能不全 / 透析者** 慎用，酌情减量。

**【注意】**

慎用 过敏体质者慎用本药滴眼液。

**【给药说明】**

（1）给药条件 ①由于本药系预防性地阻断肥大细胞脱颗粒，而非直接舒张支气管。季节性外源性过敏原引起的哮喘病例应在哮喘好发时期前 2~3 周使用本药；运动性哮喘可在运动前 15min 给药。②原来用肾上腺皮质激素或其他平喘药治疗者，用本药后应继续用原药至少 1 周或至症状改善后，才能逐渐减量或停用原用药物。③对急性哮喘和哮喘持续状态无效，哮喘持续发作及严重呼吸困难者，应先用解痉药物或皮质激素以控制症状。

（2）减量 / 停药条件 获明显疗效后，可减少给药次数。如需停药，亦应逐渐减量后再停，不能骤停，以防哮喘复发。

（3）其他 ①极少数人在开始用药时出现哮喘加重，此时可先吸入少许扩张支气管的气雾剂，如异丙肾上腺素、沙丁胺醇。②对伴有肺气肿或慢性支气管炎的患者疗效有限。

**【不良反应】**

（1）神经 头晕、严重或持续性头痛、眩晕。

（2）消化 恶心、呕吐、味苦。

（3）呼吸 喘鸣加重、胸部紧束感、呼吸或吞咽困难。喷雾吸入干粉：鼻腔充血、腭及咽喉干痒、呛咳、支气管痉挛、哮喘、咳嗽、鼻充血、喉刺激症状、肺嗜酸性粒细胞浸润症。鼻腔内使用：短暂的鼻黏膜刺激症、喷嚏、鼻出血。

（4）泌尿 排尿困难、尿急、尿痛、尿频。

（5）骨骼肌肉 关节痛或肿胀、肌痛或肌无力。

（6）皮肤 皮疹、皮肤瘙痒、口唇与眼

睑肿胀、荨麻疹。

（7）眼　滴眼：短暂烧灼、蜇刺感。

（8）其他　显著支气管痉挛、血管神经性水肿、其他过敏反应。初用滴鼻液、滴眼液：局部刺激感。

**【相互作用】**

（1）异丙肾上腺素　提高疗效。

（2）糖皮质激素　增强治疗哮喘的疗效。

（3）氨茶碱　合用可减少茶碱用量，并提高止喘疗效。

## 孟鲁司特钠
## Montelukast Sodium

**【其他名称】** 孟鲁司特、蒙泰路特钠、顺尔宁、Montelukast、Singulair

**【分类】** 呼吸系统用药 \ 平喘药 \ 过敏介质阻释药

**【制剂规格】**

片剂　10mg。（以孟鲁司特计，下同）

咀嚼片　① 4mg。② 5mg。

**【临床应用】**

**说明书适应证**

（1）预防和长期治疗哮喘，包括预防白天和夜间的哮喘症状。也用于治疗阿司匹林哮喘以及预防运动性哮喘。

（2）缓解季节性过敏性鼻炎引起的症状。

**【用法用量】**

**说明书用法用量**

**一般用法**　10mg/ 次，qd.，p.o.。哮喘患者应在睡前服。季节性过敏性鼻炎患者可酌情在需要时服。同时患有哮喘和季节性过敏性鼻炎者应每晚用药 1 次。

**【禁忌证】**

**说明书禁忌证**

对本药过敏者。

**【特殊人群用药】**

**儿童**　在 6 个月至 14 岁儿童中进行的安全性和有效性研究表明本药不会影响儿童的生长速率。＜6 个月儿童用药的安全性和有效性尚未研究。≥ 15 岁儿童使用片剂，2~14 岁儿童用咀嚼片。

**1. 说明书用法用量**

**一般用法**（1）片剂：≥ 15 岁儿童，同成人。（2）咀嚼片：6~14 岁儿童，5mg/ 次，qd.；2~5 岁儿童，4mg/ 次，qd.。哮喘患者应在睡前服。季节性过敏性鼻炎患者可酌情在需要时服。同时患有哮喘和季节性过敏性鼻炎者应每晚用药 1 次。

**2. 其他用法用量**

［国内参考信息］＞6 岁儿童，5~10mg/d，qd.，p.o.。

**老人**　不适用。

**孕妇**　尚无孕妇服用本药的研究资料，除非确有用药指征，否则应避免使用。美国 FDA 妊娠安全性分级为：B 级。

**哺乳妇女**　慎用。

**肝功能不全者**　轻至中度肝功能损害者无需调整剂量。国外资料建议严重肝脏疾病者慎用。

**肾功能不全 / 透析者**　无需调整剂量。

**【注意】**

（1）慎用　①对其他 LTs 受体拮抗药曾发生过敏或严重不良反应者（国外资料）。②严重哮喘（国外资料）。

（2）用药相关检查 / 监测项目　应进行常规血液生化及肝功能检查。

**【给药说明】**

（1）给药条件　①口服治疗急性哮喘发作的疗效尚未确定，故不应用于治疗急性哮喘发作。②可与食物同服，也可与其他常规用于预防及长期治疗哮喘的药物合用。③不能阻断对阿司匹林过敏的哮喘患者对阿司匹林和其他 NSAID 的支气管收缩反应。这些患者应避免使用阿司匹林和其他 NSAID。④如已使用本药，建议患者无论在哮喘控制还是恶化阶段都应坚持服药，治疗效果应以哮喘控制指标来评价。⑤接受包括 LTs 受体拮抗药在内的抗哮喘药物治疗的患者，在减少全身皮质激素剂量时，极少病例发生以下一项或多项情况：嗜酸性粒细胞增多症、血管性皮疹、肺部症状恶化、心脏并发症和（或）神经病变（有时诊断为 Churg-Strauss 综合征）。虽尚未确定这些情况与 LTs 受体拮抗药的因果关系，但在接受本药治疗的患者减少全身皮质激素剂量时，建议应加以注意并作适当的临床监护。

（2）其他 对哮喘患者而言，本药可加入现有的治疗方案中，并可减少合用药物的剂量。①支气管扩张药：单用支气管扩张药不能有效控制哮喘的患者，可在治疗方案中加入本药，一旦有临床治疗反应（一般出现在首剂用药后），则可根据患者的耐受情况，可减少支气管扩张药的剂量。②吸入皮质激素：接受吸入皮质激素治疗的哮喘患者加用本药后，可根据患者耐受情况适当减少皮质激素的剂量。某些患者可逐渐减量甚至完全停用吸入皮质激素。但不应骤然使用本药取代吸入或口服皮质激素。

**【不良反应】** 一般耐受性良好，不良反应轻微，通常不需停药。

（1）心血管 心悸。

（2）神经 头痛、疲乏、眩晕、嗜睡、失眠、震颤、感觉异常 / 触觉减退、癫痫发作。

（3）精神 易激惹、烦躁不安、攻击性行为、兴奋、焦虑、夜梦异常、幻觉、抑郁、自杀的想法和行为。敌对性的兴奋，方向知觉丧失。

（4）血液 出血倾向增加。

（5）消化 恶心、呕吐、腹痛、腹泻、消化不良、胃肠炎、胆汁淤积性肝炎。血总胆红素、氨基转移酶（如 ALT、AST）升高。肝细胞和混合型肝损害。

（6）呼吸 上呼吸道感染、呼吸道黏膜充血、咳嗽。鼻出血。

（7）骨骼肌肉 肌痛（包括肌肉痉挛）、关节痛。

（8）皮肤 挫伤、结节性红斑、斑丘疹。

（9）其他 过敏（血管性水肿、皮疹、皮肤瘙痒、荨麻疹、肝脏嗜酸性粒细胞浸润）、发热。未见本药致突变和致癌性。衰弱 / 疲劳、水肿，发热。

**【药物过量】**

（1）剂量 在治疗慢性哮喘的研究中，成年患者使用剂量高达 200mg/d，连续用药 22 周及短期研究中使用剂量高达 900mg/d，连续用药约 1 周，均未出现有临床意义的不良反应。

（2）表现 大部分药物过量的报道中，未报道出现不良反应。最常见不良反应：口渴、嗜睡、头痛、呕吐、瞳孔散大、精神运动过度和腹痛。

**【相互作用】**

（1）利福平 减少本药的生物利用度。

（2）苯巴比妥 本药 AUC 减少约 40%，但不推荐调整本药用量。

（3）依非韦伦 本药血药浓度可能降低。

（4）利托那韦 建议监测肝酶。

（5）茚地那韦 合用时只需将上述药的剂量增至 1000mg，q.8h。

（6）克拉霉素 应考虑调整克拉霉素的剂量。

（7）沙奎那韦、阿司咪唑、西沙必利、咪达唑仑及三唑仑 不宜合用。

（8）茶碱、泼尼松、泼尼松龙、口服避孕药（炔雌醇 / 炔诺酮）、特非那定、地高辛、华法林 推荐剂量下，本药对上述药的药动学不产生有临床意义的影响。

（9）食物 普通饮食对口服生物利用度、$C_{max}$ 无影响。

## 曲尼司特
## Tranilast

**【其他名称】** 奥特敏、利喘贝、利喘平、曲贝、去敏泰、肉桂氨茴酸、Rizaben、Tranilastum

**【分类】** 呼吸系统用药\平喘药\过敏介质阻释药

**【制剂规格】** 片剂 100mg。

胶囊 100mg。

**【临床应用】**

**1. 说明书适应证**

哮喘及过敏性鼻炎的预防性治疗。

**2. 其他临床应用**

防治哮喘、过敏性鼻炎及其他过敏性疾病。

**【用法用量】**

**1. 说明书用法用量**

**一般用法** 100mg/次，tid.，p.o.。

**2. 其他用法用量**

［国内参考信息］ 预防性用药：一般用药均＞4周，疗程2~3个月。治疗起效后，可改服维持剂量（原治疗剂量的1/3~2/3），疗程2~12个月，个别病例疗程可更长。

**【禁忌证】**

**1. 说明书禁忌证**

孕妇。

**2. 其他禁忌证**

对本药过敏者。

**【特殊人群用药】**

**儿童**

**1. 说明书用法用量**

**一般用法** 5mg/（kg·d），分3次口服。

**2. 其他用法用量**

［国内参考信息］ 预防性用药：一般用药均＞4周，疗程2~3个月。

**孕妇** 禁用。计划妊娠妇女慎用。

**哺乳妇女** 慎用。

**肝功能不全者** 慎用。

**肾功能不全/透析者** 慎用。

**【注意】**

（1）用药相关检查/监测项目 定期检查血常规。

（2）对驾驶/机械操作的影响 用药期间不宜驾驶、操作精密仪器或进行高空作业。

**【给药说明】**

给药条件 （1）给药前应做皮试。（2）与其他平喘药同用时，以本药作为基础药，有规则地连续服用，可长期控制哮喘的发作。（3）对已经发作的症状不能迅速起效，故给药宜在症状出现初期。当哮喘大发作时，可联用支气管扩张药或肾上腺皮质激素药1~4周。（4）因起效较慢，故对季节性过敏病作预防性治疗应在起病前1~2周即开始。（5）对于皮质激素依赖性的哮喘患者，用药后可使激素用量减少（激素用量应缓慢减少，不可骤然停用），但不能完全替代皮质激素。

**【不良反应】**

（1）心血管 心悸、浮肿、面部红晕。

（2）神经 头痛、眩晕、失眠、嗜睡等。

（3）血液 RBC计数及Hb降低。

（4）消化 食欲缺乏、恶心、呕吐、腹痛、腹胀、腹泻、便秘、胃部不适、口腔炎、黄疸、氨基转移酶升高等。出现肝功能障碍应立即停药。

（5）呼吸 鼻出血。

（6）泌尿 尿频、尿痛、血尿等膀胱刺激症。应停药。

（7）其他 过敏反应（皮疹、全身瘙痒等），应立即停药。

**【相互作用】**

尚不明确。

## 塞曲司特
## Seratrodast

**【其他名称】** 畅诺、畅同、麦须佳、荃康诺、塞拉曲达司

**【分类】** 呼吸系统用药\平喘药\过敏介质阻释药

**【制剂规格】** 片剂 40mg。

颗粒 ① 40mg。② 80mg。

**【临床应用】**

**说明书适应证**

轻、中度哮喘。

【用法用量】

说明书用法用量

一般用法 80mg/ 次，qd.，p.o.。

【禁忌证】

说明书禁忌证

（1）对本药过敏者。

（2）孕妇。

【特殊人群用药】

儿童 用药安全性和有效性尚不明确。

老人 服药应从低剂量（40mg/d）开始，并注意监测。

孕妇 尚无孕妇用药的安全性资料，禁用。

哺乳妇女 是否经人乳汁分泌尚不明确，哺乳妇女用药时应停止哺乳。

肝功能不全者 慎用。

【注意】

用药相关检查 / 监测项目 肝功能不全者用药时应定期监测肝功能。

【给药说明】

给药条件 ①应在晚饭后服用。②激素依赖性患者服用本药，应逐渐减少激素用量，不可骤然停用。③若出现哮喘大发作，必须给予甾体激素或支气管扩张剂。

【不良反应】

（1）心血管 心悸。

（2）神经 倦怠、嗜睡、头痛、头晕等。

（3）内分泌 / 代谢 浮肿。

（4）血液 鼻出血、皮下出血、贫血、嗜酸性粒细胞增多、Hb 减少。

（5）消化 口渴、食欲缺乏、恶心、呕吐、胃部不适、腹痛、腹泻、便秘、肝功能障碍(伴黄疸及 AST、ALT 升高)、急性肝炎，此时均应停药。

（6）其他 皮疹、瘙痒等过敏反应（需停药处理）。

【相互作用】

（1）阿司匹林 可使本药的游离型药物浓度升高 26%。

（2）能导致溶血性贫血的药物（非那西丁等解热消炎镇痛药、头孢类抗生素等） 可增加溶血性贫血的发生率，故合用时应仔细观察患者症状，一旦发生溶血倾向应立即停药并给予适当治疗。

## 扎鲁司特
## Zafirlukast

【其他名称】 安可来、扎非鲁卡、ACCOLATE

【分类】 呼吸系统用药 \ 平喘药 \ 过敏介质阻释药

【制剂规格】 片剂 ① 20mg。② 40mg。

【临床应用】

1. 说明书适应证

哮喘的预防和长期治疗。

2. 其他临床应用

（1）防治慢性轻至中度哮喘（尤适于阿司匹林哮喘或伴有鼻息肉、过敏性鼻炎等上呼吸道疾病的患者）。

（2）用于激素抵抗型哮喘或拒绝使用激素的哮喘患者。

（3）用于严重哮喘时以控制哮喘发作或减少激素用量。

【用法用量】

说明书用法用量

一般用法 起始剂量及一般维持剂量：20mg/ 次，bid.，p.o.。为达到最佳疗效，也可渐增至 Max：40mg/ 次，bid.，p.o.。预防哮喘时，应持续用药。

【禁忌证】

说明书禁忌证

对本药过敏者。

【特殊人群用药】

儿童 ＜ 12 岁儿童用药安全性和有效性尚不明确，不推荐使用。

说明书用法用量

一般用法 ≥ 12 岁儿童口服用量同成人。

老人 ＞ 65 岁老年人对本药的清除率降

低，但尚无资料证实可致药物蓄积。服药后，老年患者感染率增加，但症状较轻，主要影响呼吸道，不必终止治疗。

**说明书用法用量**

起始剂量：20mg/次，bid.，p.o.，以后酌情调整。

**孕妇**　动物试验证实不影响生育能力，无致畸性，对胎儿无毒性，但尚无人类的相关数据，故孕妇用药时应权衡利弊。美国FDA妊娠安全性分级为：B级。

**哺乳妇女**　可经母乳排泄，哺乳妇女不宜服用。

**肝功能不全者**　慎用。

**说明书用法用量**

酒精性肝硬化稳定期　起始剂量：20mg/次，bid.，p.o.，以后酌情调整。

**肾功能不全/透析者**　不必调整剂量。

**【注意】**

尚不明确。

**【给药说明】**

给药条件　（1）饭前1h或饭后2h服用，避免进食时服用。（2）不能解除哮喘急性发作时的支气管痉挛，故在急性发作期间，常需与其他治疗哮喘的药物合用。（3）不可突然替代糖皮质激素的治疗。重度哮喘治疗中，减少激素用量时应谨慎。

**【不良反应】**　一般无需中止治疗，停药后症状即可消失。

（1）神经　轻微头痛。

（2）内分泌/代谢　轻微肢体水肿、高胆红素血症。

（3）血液　挫伤后凝血障碍、粒细胞缺乏症。

（4）消化　胃肠道反应、氨基转移酶升高、肝功能衰竭、肝炎（可伴高胆红素血症）。肝功能不全征象：畏食、恶心、呕吐、右上腹疼痛、疲乏、嗜睡、流感样症状、肝肿大、瘙痒及黄疸等，应立即停药并测量血清氨基转移酶。

（5）呼吸　咽炎、鼻炎、老年患者呼吸道感染的发生率增加。

（6）骨骼肌肉　非特异性关节痛和非特异性肌痛。

（7）其他　①过敏反应（包括荨麻疹和血管性水肿）。②较大剂量给药时，导致继发肿瘤的危险性增加，如肝细胞癌、膀胱癌等。

**【相互作用】**

（1）红霉素、茶碱、特非那定　降低本药血药浓度。

（2）阿司匹林　使本药血药浓度升高。

（3）氯雷他定　可明显提高对早晚哮喘症状的疗效。

（4）华法林　可导致PT延长，合用时应密切监测PT。

（5）吸入性糖皮质激素、支气管扩张药、抗生素、抗组胺药和口服避孕药　未见不良相互作用。

（6）食物　可降低本药生物利用度。

## 第五节　白三烯抑制药

### 齐留通
### Zileuton

**【其他名称】**　苯噻羟脲、Zyflo

**【分类】**　呼吸系统用药\平喘药\白三烯抑制药

**【制剂规格】**　片剂　①200mg。②400mg。③600mg。

**【临床应用】**

**其他临床应用**

（1）轻度哮喘以及辅助治疗中度哮喘。

（2）变应性鼻炎。

（3）溃疡性结肠炎。

（4）风湿性关节炎。

（5）特应性皮炎。

（6）SLE 与感染。（以上均为国外资料）

**【用法用量】**

**其他用法用量**

［国外参考信息］

（1）预防和长期治疗哮喘　600mg/次，qid.，p.o.。

（2）慢性哮喘　起始剂量为 600mg/次，qid.，p.o.，连续 8 周；见效后可减至 600~800mg/次，tid.，p.o.；而后再减至 600~800mg/次，bid.，p.o.。

（3）轻至中度哮喘　600mg/次，qid.，p.o.。

（4）溃疡性结肠炎　800mg/次，bid.，p.o.。

（5）特应性皮炎　600mg/次，qid.，p.o.，连续 6 周。

**【禁忌证】**

**其他禁忌证**

（1）对本药过敏者（国外资料）。

（2）活动性肝脏疾病（国外资料）。

（3）血清氨基转移酶≥正常上限 3 倍（国外资料）。

**【特殊人群用药】**

**儿童**

**其他用法用量**

［国外参考信息］

预防和长期治疗哮喘　＞12 岁患者用法用量同成人。

**老人**　无需调整剂量。

**孕妇**　慎用。美国 FDA 妊娠安全性分级为：C 级。

**哺乳妇女**　慎用。

**肝功能不全者**　据国外资料，有肝病病史者慎用。

**肾功能不全/透析者**　据国外资料，肾功能不全、血透者无需调整剂量。

**【注意】**

（1）慎用　经常饮酒者（国外资料）。

（2）用药相关检查/监测项目　①用药时应作全血细胞计数和血液生化检查。②长期用药者，在治疗第 1 年前 3 个月中每月 1 次、以后每 2~3 个月 1 次检测血清 ALT，以后也应定期检测。③在用药的第 1 年，应随访监测肝功能实验 10 次。

**【给药说明】**

给药条件　（1）本药可与食物同用或睡前服用。（2）应用本药前已接受其他药物治疗者可加用本药，待本药显效后逐渐减少原用的药物，如肾上腺皮质激素、β-肾上腺素受体阻滞药等，若出现哮喘恶化仍可再加用。

**【不良反应】**　本药耐受性良好。

（1）神经　头痛、头昏、失眠、疲乏、感觉异常。

（2）骨骼肌肉　肌痛、乏力。

（3）消化　恶心、消化不良、腹痛、腹泻、ALT 升高（停药后可恢复）。

（4）皮肤　荨麻疹、皮疹。

**【相互作用】**

（1）β-肾上腺素受体阻断药（如普萘洛尔、倍他洛尔、贝凡洛尔、比索洛尔、布新洛尔、卡替洛尔、地来洛尔、拉贝洛尔、美托洛尔、喷布洛尔、氧烯洛尔、奈比洛尔、左布诺洛尔、特他洛尔、吲哚洛尔、卡维地洛）　β 受体阻断作用显著增加。本药与任何其他在肝清除的 β-肾上腺素受体阻断药合用时，应谨慎。

（2）华法林　PT 显著增加。合用时应监测 PT，并相应调整华法林的剂量。

（3）阿司咪唑　阿司咪唑的血药浓度升高和心脏毒性（Q-T 间期延长、尖端扭转型室速、心脏停搏）增加，应避免合用。

（4）匹莫齐特　匹莫齐特的代谢受抑制，血药浓度升高，增加心脏毒性（Q-T 间期延长、尖端扭转型室上性心动过速、心脏停搏），应避免合用。

（5）麦角衍生物　麦角代谢受抑制，血药浓度升高，增加毒性反应（恶心、呕吐、血管痉挛性缺血），应禁止合用。

（6）茶碱　茶碱的清除率降低，血药浓度升高约1倍，致与茶碱有关的不良反应（如恶心、呕吐、心悸、癫痫）发生率增加。合用时应将茶碱的剂量减少约1/2，正在服用本药者开始茶碱治疗时，应根据茶碱的血药浓度确定给药剂量，且在用药中监测茶碱血药浓度。

（7）特非那定　特非那定的清除率降低，增加其心脏毒性（Q-T间期延长、尖端扭转型室速、心脏停搏），应避免合用。

（8）萘普生　萘普生血药浓度升高16%，而其他药动学参数无明显变化。

（9）地高辛、磺胺吡啶、苯妥英、磷苯妥英、单剂泼尼松、单剂泼尼松龙　无明显相互作用。

## 第六节　M胆碱受体阻断药

### 异丙托溴铵
### Ipratropium Bromide

**【其他名称】** 爱喘乐、爱全乐、溴化异丙阿托品、溴化异丙托品、异丙阿托品、Atrovent、Ipratropii Bromidum、Ipratropine Bromide、Normosecretol

**【分类】** 呼吸系统用药\平喘药\M胆碱受体阻断药

**【制剂规格】** 气雾剂　① 10ml（20μg×200喷）。② 10ml（40μg×200喷）。

吸入溶液　① 2ml∶0.05mg。② 2ml∶0.25mg。③ 2ml∶0.5mg。④ 20ml∶0.5mg。⑤ 20ml∶5mg（0.025%）。

**【临床应用】**

**1. 说明书适应证**

（1）COPD（如慢性支气管炎、肺气肿）所致支气管痉挛的维持治疗。

（2）COPD（如慢性支气管炎、哮喘）引起的急性支气管痉挛，与吸入性β受体激动药合用。

**2. 其他临床应用**

防治哮喘，尤适用于因不能耐受β受体激动药所致肌肉震颤、心动过速的患者。

**【用法用量】**

**1. 说明书用法用量**

（1）支气管痉挛的维持治疗　雾化溶液剂：一次使用1个单剂量小瓶（2ml∶0.5mg），雾化吸入，3~4次/d。单剂量小瓶中每1ml雾化吸入液可用NS稀释至2~4ml。

（2）急性支气管痉挛　雾化溶液剂：一次使用1个单剂量小瓶（2ml∶0.5mg）；病情稳定前可重复给药，给药间隔酌情确定。可与吸入性β受体激动药（如氢溴酸非诺特罗雾化吸入液）联用。

**2. 其他用法用量**

［国内参考信息］

（1）一般用法　①气雾剂：2喷（相当于40μg）/次，3~4次/d或q.4~6h。②雾化溶液：0.4~2ml（相当于100~500μg）/次，用NS稀释为3~4ml，置雾化器中吸入，至症状缓解，剩余的药液应废弃。

（2）严重发作　2~3喷/次，q.2h，气雾吸入。

**【禁忌证】**

**1. 说明书禁忌证**

对本药、阿托品及其衍生物过敏者。

**2. 其他禁忌证**

幽门梗阻。

**【特殊人群用药】**

**儿童**　慎用。

**1. 说明书用法用量**

支气管痉挛的维持治疗、急性支气管痉挛　雾化溶液剂：＞12岁儿童同成人。

**2. 其他用法用量**

［国内参考信息］（1）气雾剂：＞14

岁儿童同成人。（2）雾化溶液：＜14 岁者，0.2~1ml（相当于 50~250μg）/ 次，用 NS 稀释至 3~4ml，置雾化器中吸入，3~4 次 /d，必要时可 q.2h；＞14 岁者同成人。

**孕妇** 用药安全性尚未确定，慎用，尤其妊娠早期。美国 FDA 妊娠安全性分级为：B 级。

**哺乳妇女** 用药安全性尚未确定，慎用。

**其他** 囊性纤维变性患者用药后更易出现胃肠动力障碍。

**【注意】**

慎用 （1）窄角型青光眼倾向或闭角型青光眼。（2）前列腺增生。（3）膀胱颈梗阻。

**【给药说明】**

（1）给药条件 ①青光眼患者用药时应使用眼罩保护眼睛。与眼结膜充血和角膜水肿相关的眼痛或不适、视物模糊、虹视或有色成像等可能是急性闭角型青光眼的症状，若上述症状加重，需用缩瞳药。②气雾剂含有大豆卵磷脂，故对该物质或相关食品过敏者不能使用。③在有挂墙式给氧设施条件下，本药雾化吸入液最好以 6~8L/min 的流速给予。④本药雾化溶液剂不能与含有防腐剂苯扎氯铵的色苷酸钠雾化吸入液在同一个雾化器中使用，可与盐酸氨溴索雾化吸入液、盐酸溴己新雾化吸入液和氢溴酸非诺特罗雾化吸入液共同使用。

（2）其他 本药误入眼内时，会出现瞳孔散大和轻度、可逆的视力调节紊乱，一旦出现此症状以及其他严重的眼部并发症，可予以缩瞳治疗。

**【不良反应】**

（1）心血管 心动过速、心悸。

（2）神经 头痛、头晕。

（3）精神 神经质症状。

（4）消化 口干、恶心、呕吐、口苦、胃肠动力障碍、便秘。

（5）呼吸 咳嗽、局部刺激、支气管痉挛。

（6）泌尿 尿潴留。

（7）骨骼肌肉 震颤。

（8）眼 视物模糊、眼部调节障碍。喷雾剂：急性闭角型青光眼。

（9）其他 过敏反应：恶心、头晕、皮疹、荨麻疹、皮肤或黏膜肿胀、喉痉挛、血压下降，舌、唇和面部血管性水肿及过敏症。多数对其他药物、食物有既往过敏史。

**【药物过量】**

表现 一般不会引起过量导致严重的抗胆碱能作用，但可有轻微的全身性抗胆碱能作用表现，包括口干、视力调节障碍和心动过速等。

**【相互作用】**

（1）金刚烷胺、吩噻嗪类抗精神病药、TCAs、MAOI、某些抗组胺药 增强本药作用。

（2）β 肾上腺素受体激动药、黄嘌呤制剂 增强本药支气管扩张作用。有窄角型青光眼病史者合用本药与 β 受体激动药，急性青光眼发作的危险增加。

（3）非诺特罗、色甘酸钠、茶碱、沙丁胺醇 相互增强疗效。

（4）其他治疗 COPD 的常用药，如拟交感神经性支气管扩张剂、甲基黄嘌呤、类固醇、色甘酸二钠 无不良相互作用。

# 第二章　祛痰药

## 第一节　黏痰溶解药

### 氨溴特罗
### Ambroxol Hydrochloride and Clenbuterol Hydrochloride

**【其他名称】** 易坦静、Ambroxol and Clenbuterol

**【成分】** 盐酸氨溴索、盐酸克仑特罗

**【分类】** 呼吸系统用药 \ 祛痰药 \ 黏痰溶解药

**【制剂规格】** 口服液　① 60ml（盐酸氨溴索 90mg，盐酸克仑特罗 60μg）。② 75ml（盐酸氨溴索 112.5mg，盐酸克仑特罗 75μg）。③ 100ml（盐酸氨溴索 150mg，盐酸克仑特罗 0.1mg）。④ 120ml（盐酸氨溴索 180mg，盐酸克仑特罗 0.12mg）。

**【临床应用】**

**说明书适应证**

急、慢性呼吸道疾病（如急慢性支气管炎、哮喘、肺气肿等）引起的咳嗽、痰液黏稠、排痰困难、喘息等。

**【用法用量】**

**说明书用法用量**

**一般用法**　20ml/ 次，bid.，p.o.；症状明显好转后，可减至 10ml/ 次，2~3 次 /d，p.o.；严重呼吸困难者，开始 2~3d，20ml/ 次，tid.，p.o.。

**【禁忌证】**

**说明书禁忌证**

（1）对本药过敏者。

（2）肥厚型心肌病。

**【特殊人群用药】**

**儿童**

**说明书用法用量**

**一般用法**　①＞12 岁：同成人剂量。②＜12 岁：可 2.5~15ml/ 次，bid.，p.o.；也可根据年龄及体重调整剂量，如表 5-2-1：

**表 5-2-1　12 岁以下儿童剂量调整表**

| 年龄 | 体重 | 每次用药量 |
|---|---|---|
| 未满 8 个月 | 4~8kg | 2.5ml |
| 8 个月 -1 岁 | 8~12kg | 5.0ml |
| 2~3 岁 | 12~16kg | 7.5ml |
| 4~5 岁 | 16~22kg | 10.0ml |
| 6~12 岁 | 22~35kg | 15.0ml |

**老人**　应减量。

**孕妇**　本药对胎儿的安全性尚不明确，孕妇（尤其是妊娠早期）应慎用。

**哺乳妇女**　本药可经乳汁分泌，哺乳妇女慎用。

**肾功能不全 / 透析者**　重度肾功能不全者慎用。

**【注意】**

慎用　（1）高血压。（2）糖尿病。（3）甲亢。（4）心脏疾病（心功能不全、心律不齐等）。（5）大剂量服用其他交感神经兴奋剂者。

**【不良反应】**

（1）心血管　血压升高、心悸、心动过速、心律不齐。

（2）神经　头痛、头晕。

（3）精神　倦怠、嗜睡、失眠、兴奋、焦虑不安。

（4）消化　胃肠道不适、ALT 和 AST 升高。

（5）骨骼肌肉　手指颤抖、四肢发麻。

（6）其他　过敏性皮疹、全身性过敏（瘙痒、支气管痉挛、低血压、休克等，及时停药）。

【药物过量】

（1）表现　长期过量用药可致心律不齐或心肌麻痹，但一般在停药后症状即可消失。

（2）处理意见　可选用心肌选择性 β 受体阻断药，但有支气管痉挛史者慎用。

【相互作用】

（1）MAOI、TCAs　增强本药对心血管系统的作用。

（2）儿茶酚胺类药（肾上腺素、异丙肾上腺素等）可致心律不齐，不宜联用。

（3）黄嘌呤类药、甾体类药、利尿药　本药降低血清钾作用加剧，影响心律，合用时监测血清钾。

（4）非选择性 β－受体阻断药（普萘洛尔等）不宜合用。

## 厄多司坦
## Erdosteine

【其他名称】 阿多停、好舒丹、和坦、露畅、坦通、Dostein、Erdosterne

【分类】 呼吸系统用药\祛痰药\黏痰溶解药

【制剂规格】 胶囊　① 100mg。② 300mg。

【临床应用】

**说明书适应证**

急、慢性支气管炎及肺气肿、肺部感染等疾病引起的咳嗽、咳痰，尤其是痰液黏稠不易咳出者。

【用法用量】

**1. 说明书用法用量**

**一般用法**　300mg/次，bid.，p.o.。

**2. 其他用法用量**

［国外参考信息］ 300mg/次，bid.，p.o.。慢性支气管炎急性发作：治疗 7~10d 可显著改善咳嗽、呼吸困难及咳痰等症状；慢性支气管炎稳定期：治疗 14~28d 可显著降低痰液黏稠度，并改善咳嗽和呼吸困难症状。

【禁忌证】

**说明书禁忌证**

（1）对本药过敏者。

（2）严重肝、肾功能不全。

【特殊人群用药】

**儿童**

**1. 说明书用法用量**

本胶囊剂型不适合儿童（15 岁以下）用药。

**2. 其他用法用量**

［国内参考信息］ 10mg/（kg·d），分 2 次服。

**老人**　同成人。国外资料建议，有慢性肝脏疾病的老年患者慎用。

**孕妇**　妊娠期用药安全性尚不明确，孕妇避免使用。

**哺乳妇女**　避免使用。

**肝功能不全者**　严重肝功能不全者禁用。

**肾功能不全/透析者**　严重肾功能不全者禁用。

【注意】

慎用　（1）GU、DU（虽原形药物中的巯基是封闭的，不致刺激胃黏膜）。（2）冠心病等心血管疾病（本药的活性代谢产物高半胱氨酸是心血管疾病的危险因素）（国外资料）。

【给药说明】

给药条件　本药规格为 300mg 的胶囊制剂不宜用于＜ 15 岁儿童。

【不良反应】

（1）心血管　轻度心血管系统损害。

（2）神经　较轻微的头痛、轻度神经系统损害。

（3）消化　口干、恶心、呕吐、上腹隐痛、腹泻、胃灼热、痉挛性结肠炎。

【药物过量】

虽大剂量给药未发现药物蓄积和中毒现象，但仍应避免过量服用。

【相互作用】

（1）可待因、复方桔梗片等强效镇咳药　避免合用。

（2）茶碱　不影响相互的药动学。

## 舍雷肽酶
Serrapeptase

**【其他名称】** 敦净、达先、曲坦、沙雷肽酶、释瑞达、释炎达、Dasen、Seradase

**【分类】** 呼吸系统用药\祛痰药\黏痰溶解药

**【制剂规格】** 片剂 5mg（10000U）。

肠溶片 ① 5mg（10000U）。② 10mg（20000U）。

**【临床应用】**

**1. 说明书适应证**

（1）缓解由手术、外伤、慢性副鼻窦炎、乳汁淤积引起的肿胀。

（2）用于支气管炎、支气管扩张、哮喘、肺炎、肺结核及麻醉术后所引起的痰液黏稠、咳痰困难。

**2. 其他临床应用**

（1）用于乳腺炎、膀胱炎、副睾炎、牙周炎、牙槽脓肿。

（2）儿童耳炎。

**【用法用量】**

**说明书用法用量**

**一般用法** 5~10mg/次，tid.，p.o.（饭后）。可根据年龄和症状调整剂量。

**【禁忌证】**

**说明书禁忌证**

对本药过敏者。

**【特殊人群用药】**

**儿童** 儿童用药安全性尚未确立。

**老人** 应适当减量。

**孕妇** 孕妇用药的安全性尚不明确，生产商说明书提示可用于会阴切开的产妇，以减轻肿胀等症状。

**哺乳妇女** 可用于乳汁淤积的哺乳妇女，以减轻肿胀等症状。

**肝功能不全者** 严重肝功能不全者慎用。

**肾功能不全/透析者** 严重肾功能不全者慎用。

**【注意】**

慎用 （1）既往有药物过敏史者。（2）凝血功能障碍者。

**【给药说明】**

给药条件 （1）肠溶片宜吞服，切勿嚼碎。（2）本药为稀化痰液的制剂，对能够自行咳痰的患者，用药时应鼓励患者经常将稀化后的痰液咳出。正接受鼻导管插管通气或气管切开的患者通过消化道使用本药时应加强定时吸痰。（3）本药在体内的作用机制及量效关系尚未完全阐明，故避免长疗程用药。

**【不良反应】** 与其他抗炎药物相比，本药不良反应较小。

（1）血液 鼻出血、痰中带血等出血症状。

（2）消化 腹泻、食欲缺乏、胃部不适、恶心、呕吐、黄疸及AST、ALT、ALP、γ-GT等上升。

（3）其他 皮肤发红、瘙痒、药疹等过敏反应，此时应立即停药。

**【相互作用】**

（1）促凝血药 可产生部分药理拮抗作用。

（2）抗凝血药 可增强抗凝血药的作用，合用应慎重，应密切观察。

（3）青霉素、氨苄西林、磺苄西林等抗生素 连续应用本药，能增加抗生素在感染病灶和血中的浓度，增强抗菌作用。

（4）抗生素类药、化疗药、NSAID 合用可引起下列反应：①皮肤黏膜眼综合征及中毒性表皮坏死症。②间质性肺炎、嗜酸细胞肺浸润综合征。③休克。

## 羧甲司坦
Carbocisteine

**【其他名称】** 费立、卡立宁、康普利、美咳、木苏坦、强利灵、强利痰灵、羧甲半胱、羧甲半胱氨酸、羧甲基半胱氨酸、

Carbocysteine、Carboxymethylcysteine、Mucocis、Mucodyne、Mucotab、S–Carboxymethylcysteine

【分类】 呼吸系统用药 \ 祛痰药 \ 黏痰溶解药

【制剂规格】 片剂　① 250mg。② 600mg。

片剂（小儿用）100mg。

口服液　① 10ml : 200mg。② 10ml : 500mg。

糖浆　2%（20mg/ml）。

泡腾散　5g : 0.25g。

泡腾片　500mg。

【临床应用】

1. 说明书适应证

（1）用于慢性支气管炎、COPD 及哮喘等引起的痰液稠厚、咳痰或呼吸困难以及痰阻气管所致的肺通气功能不全等。

（2）用于小儿非化脓性中耳炎，有一定预防耳聋的疗效。

2. 其他临床应用

防治术后咳痰困难和肺并发症。

【用法用量】

1. 说明书用法用量

一般用法　（1）片剂：250~750mg/ 次，tid.，p.o.。（2）口服液：250~750mg/ 次，tid.，p.o.。（3）泡腾片 :500mg/ 次，tid.，p.o.。用药时间 ≤ 10d。

2. 其他用法用量

［国内参考信息］ ①糖浆：500~600mg/ 次，tid.，p.o.。②泡腾散：首日 750mg/ 次，tid.，p.o.；以后 500mg/ 次，tid.，p.o.。

【禁忌证】

说明书禁忌证

（1）对本药过敏者。

（2）消化性溃疡活动期。

【特殊人群用药】

儿童　＜ 2 岁儿童安全性尚未确定，应慎用。

1. 说明书用法用量

一般用法　（1）片剂：10mg/（kg·次），tid.，p.o.。或 2~5 岁，125mg/ 次，tid.，p.o.；6~12 岁，250mg/ 次，tid.，p.o.；＞ 12 岁，500mg/ 次，tid.，p.o.。（2）片剂（小儿用）：2~4 岁，100mg/ 次，tid.，p.o.；5~8 岁，200mg/ 次，tid.，p.o.。（3）口服液和泡腾片：30mg/（kg·d），p.o.。

2. 其他用法用量

［国内参考信息］ 泡腾散：2~5 岁，250mg/ 次，tid.，p.o.；8~12 岁，250mg/ 次，qid.，p.o.。

孕妇　应权衡利弊后用药。

哺乳妇女　不宜使用。

【注意】

慎用　（1）有消化性溃疡病史、有出血倾向的 GU、DU。（2）过敏体质者。

【给药说明】

（1）给药条件　泡腾散或泡腾片宜用温开水溶解后服用。

（2）其他　本药为黏液调节剂，仅对咳痰症状有一定作用，在使用时还应注意咳嗽、咳痰的病因。

【不良反应】

（1）神经　轻度头晕、头痛。

（2）消化　食欲缺乏、恶心、胃痛、胃部不适、胃肠道出血、腹泻。

（3）皮肤　皮疹。

【相互作用】

（1）强镇咳药　导致稀化的痰液堵塞气道。

（2）氨基糖苷类、β – 内酰胺类等抗生素　不影响上述药的药效。

## 标准桃金娘油

## Gelomyrtol

【其他名称】 复方桃金娘油、吉诺通、强力稀化黏素、桃金娘油、稀化黏素、Gelomyrtol Forte、Myrtol、Myrtol Standardized

【分类】 呼吸系统用药 \ 祛痰药 \ 黏痰溶解药

【制剂规格】 胶囊 ①120mg。②300mg。

肠溶胶囊（成人装） 300mg。

肠溶胶囊（儿童装） 120mg。

【临床应用】

其他临床应用

（1）鼻窦炎、急性和慢性气管炎、支气管扩张、肺气肿、肺部真菌感染、肺结核、矽肺等疾病所致的痰液黏稠或排痰困难。

（2）用于支气管造影术后，有利于排出对比剂。

【用法用量】

其他用法用量

［国内参考信息］

（1）一般用法 300mg（胶囊）/次，2~3次/d，p.o.，疗程7~14d。若疗效不佳，观察3d后停药。

（2）急性病患者 300mg（肠溶胶囊）/次，3~4次/d，p.o.。最后一次剂量最好在临睡前服用，以利于夜间休息。

（3）慢性病患者 300mg（肠溶胶囊）/次，bid.，p.o.。最后一次剂量最好在临睡前服用，以利于夜间休息。

（4）支气管造影后 服240~360mg（肠溶胶囊）可帮助对比剂的咳出。

【禁忌证】

其他禁忌证

对本药过敏者。

【特殊人群用药】

儿童

其他用法用量

［国内参考信息］

（1）急性病患者 4~10岁儿童：120mg/次，3~4次/d.，p.o.。最后一次剂量最好在临睡前服用，以利夜间休息。

（2）慢性病患者 4~10岁儿童：120mg/次，bid.，p.o.。最后一次剂量最好在临睡前服用，以利夜间休息。

孕妇 慎用。

哺乳妇女 尚不明确。

【注意】

尚不明确。

【给药说明】

给药条件 （1）不可用热水送服，应用温凉水于餐前半小时空腹服用。（2）肠溶胶囊不可打开或嚼碎后服用。

【不良反应】

（1）消化 胃肠道不适、原有的胆结石的移动。

（2）泌尿 原有的肾结石的移动。

（3）其他 过敏反应（如皮疹、面部浮肿、呼吸困难和循环障碍）。

【相互作用】

尚不明确。

## 溴己新

## Bromhexine

【其他名称】 傲群、必嗽平、必消痰、伏枝、赫克迪思、卡贝、普尼克斯、赛维、溴苄环己铵、溴己铵、亿博新、盐酸溴苄环己胺、盐酸溴环己铵、盐酸溴己铵、盐酸溴己新、Bisolvon、Bromhexine Hydrochloride

【分类】 呼吸系统用药\祛痰药\黏痰溶解药

【制剂规格】 片剂（盐酸盐） ①4mg。②8mg。

注射液（盐酸盐） ①1ml∶2mg。②2ml∶4mg。

粉针剂（盐酸盐） 4mg。

气雾剂 0.2%。

【临床应用】

说明书适应证

急、慢性支气管炎，支气管扩张及其他呼吸道疾病所致的痰液黏稠而不易咳出症状。

【用法用量】

1. 说明书用法用量

一般用法 （1）8~16mg/次，tid.，p.o.。（2）4mg/次，8~12mg/d，i.m./i.v.（0.9%NS或5%GS稀释后使用）。

2. 其他用法用量

［国内参考信息］（1）4~8mg/ 次，bid.，i.m.。（2）4~8mg/ 次，缓慢 i.v.（加入 25%GS 20~40ml 中）或 i.v.gtt.（加入 5%GS 250ml 中）。（3）气雾吸入：2ml/ 次，2~3 次 /d。

［国外参考信息］

（1）严重支气管扩张　30mg/ 次，tid.，p.o.。

（2）支气管炎　8~16mg/ 次，tid.，p.o.。

（3）其他临床用法　4~8mg/ 次，i.v.gtt. 或缓慢 i.v.，8~24mg/d。

【禁忌证】

说明书禁忌证

对本药过敏者。

【特殊人群用药】

儿童

其他用法用量

［国内参考信息］＞6 岁儿童：4~8mg/ 次，tid.，p.o.。

［国外参考信息］（1）＜5 岁：4mg/ 次，bid.，p.o.。（2）＞5 岁：4mg/ 次，qid.，p.o.。

孕妇　慎用。

哺乳妇女　慎用。

【注意】

慎用（1）胃炎或 GU。（2）过敏体质者。

【给药说明】

（1）给药条件　①主要用于急慢性支气管炎、肺气肿、哮喘、支气管扩张、矽肺等所致的痰液黏稠而不易咳出症状。②宜在饭后服用。③脓性痰患者需加用抗生素控制感染。

（2）其他　国外有多种与抗生素联合制成的复方制剂，对急慢性支气管炎、肺炎、扁桃体炎、咽炎等呼吸道感染疾病的疗效比单用抗生素好。

【不良反应】

（1）神经　轻微头痛、头昏。

（2）消化　轻微恶心、呕吐、胃部不适、腹痛、腹泻、血清氨基转移酶一过性升高。

（3）泌尿　遗尿。

（4）皮肤　皮疹。

【相互作用】

（1）四环素类抗生素　增加四环素类抗生素在支气管中的分布浓度，合用可增强抗菌疗效。

（2）阿莫西林　阿莫西林的疗效增强。

## 盐酸氨溴索
## Ambroxol Hydrochloride

【其他名称】　安布索、奥勃抒、奥古丽、艾沐、安普索、氨溴醇、氨溴环醇、氨溴索、贝莱、百沫舒、必与、恩久平、菲得欣、海天欣、给欣、考夫克、开顺、兰勃素、兰苏、乐舒凡、美舒咳、美斯可、沐舒坦、耐邦、诺健、平坦、瑞艾乐、润津、瑞田、双倡、抒坦清、坦静、坦刻抒、维可莱、欣得生、溴环已胺醇、伊诺舒、盐酸氨溴醇、盐酸溴环已胺醇、Ambroxol、Bromussyl、Bronchopront、Lasolvan、Losolvan、Mucosolvan、Mucovent、Musco、Obroxol、Transbroncho

【分类】　呼吸系统用药 \ 祛痰药 \ 黏痰溶解药

【制剂规格】　片剂　① 15mg。② 30mg。

分散片　30mg。

胶囊　① 30mg。② 75mg。

缓释胶囊　① 25mg。② 75mg。

口服溶液　① 1ml : 3mg。② 5ml : 15mg。③ 5ml : 30mg。④ 10ml : 30mg。⑤ 50ml : 300mg。⑥ 60ml : 180mg。⑦ 100ml : 300mg。⑧ 100ml : 600mg。

糖浆　100ml : 600mg。

粉针剂　① 15mg。② 30mg。

注射液　① 2ml : 15mg。② 4ml : 30mg。

氯化钠注射液　100ml（盐酸氨溴索 30mg、氯化钠 900mg）。

葡萄糖注射液　① 50ml（盐酸氨溴索 30mg、葡萄糖 2.5g）。② 100ml（盐酸氨溴索 30mg、葡萄糖 5g)。

气雾剂　2ml∶15mg。

【临床应用】

1. 说明书适应证

(1)用于伴有痰液分泌不正常及排痰功能不良的急、慢性呼吸道疾病，如慢性支气管炎急性发作期、喘息性支气管炎、支气管扩张及哮喘的祛痰治疗。

(2)注射剂可预防性治疗术后肺部并发症以及治疗婴儿呼吸窘迫综合征。

2. 其他临床应用

(1)肺气肿、肺结核、肺尘埃沉着病、手术后的咳痰困难。

(2)高剂量可用于治疗痛风。

【用法用量】

1. 说明书用法用量

**一般用法**　(1)片剂、胶囊或口服溶液：30~60mg/次，tid.，p.o.(餐后)。长期服用者可减为 bid.。(2)缓释胶囊：75mg/次，qd.，p.o.(餐后)。(3)注射制剂：15mg/次，2~3 次/d；严重病例可增至 30mg/次。每 15mg 用 5ml 无菌注射用水溶解后缓慢静注，也可与葡萄糖、果糖、NS 或林格液混合静滴。(4)大输液制剂：30mg/次，bid.，i.v.gtt.。

2. 其他用法用量

[国内参考信息]

(1)一般用法　① 15mg/次，bid.，i.h./i.m.。② 15~30mg/次，tid.，雾化吸入。

(2)痛风　250~500mg/次，bid.。

[国外参考信息]

(1)肺泡蛋白沉积症、化疗引起的肺损伤、支气管炎、中耳炎以及干燥综合征(Sjogren's Syndrome)最佳剂量尚未确定，多数研究采用 60~180mg/d，2~3 次/d，p.o.。

(2)预防术后肺部并发症　推荐静脉给予 1000mg/d，术前 3 日和术后 2 日连续给药。

(3)预防新生儿呼吸窘迫综合征　用于临产前孕妇，1000mg/次，qd.，i.v.gtt.，连用 5 次。

【禁忌证】

说明书禁忌证

(1)对本药过敏者。

(2)妊娠早期。

其他禁忌证

对溴己新过敏者。

【特殊人群用药】

儿童

1. 说明书用法用量

(1)**一般用法**　①片剂：1.2~1.6mg/(kg·d)，饭后服用。②口服溶液：最好在进餐时间服用。1~2 岁，15mg/次，bid.；2~6 岁，15mg/次，tid.；6~12 岁，30mg/次，2~3 次/d；＞12 岁，30~60mg/次，bid.。此剂量方案适用于急性或慢性疾病的初始治疗，14d 后剂量可减半。另有说明书，＜2 岁，7.5mg/次，tid.，p.o.；2~5 岁，7.5mg/次，tid.，p.o.；6~12 岁，15mg/次，2~3 次/d，p.o.；＞12 岁，最初 2~3d，30mg/次，tid.，p.o.，然后，30mg/次，bid.，p.o.，饭后服用。③缓释胶囊：1.2~1.6mg/(kg·d)，p.o.，也可按以下方案给药：3~4 岁(14~17kg)，25mg/d；5~9 岁(18~27kg)，37.5mg/d；10~13 岁(28~35kg)，50mg/d；＞14 岁(＞36kg)，75mg/d。④注射液：缓慢静滴，＜2 岁，7.5mg/次，bid.；2~6 岁，7.5mg/次，tid.；6~12 岁，15mg/次，2~3 次/d；＞12 岁，15mg/次，2~3 次/d。也可与葡萄糖、果糖、生理盐水或林格液混合静滴。⑤大输液制剂：＞12 岁，30mg/次，bid.，i.v.gtt.。

(2)预防术后肺部并发症　缓慢静注：＜2 岁，7.5mg/次，bid.；2~6 岁，7.5mg/次，tid.；6~12 岁，15mg/次，2~3 次/d；＞12 岁，15mg/次，2~3 次/d，严重病例可增至 30mg/次。

(3)IRDS　30mg/(kg·d)，qid.，i.v.。应使用注射泵给药，静注时间≥5min。

2. 其他用法用量

[国外参考信息]

(1)**一般用法**　①＜2 岁：15mg/d，p.o.。

② 2~5 岁：15~30mg/d，p.o.。③ 5~12 岁：30~45mg/d，p.o.。④ ≥ 12 岁：60~90mg/d，p.o.。

（2）溶解黏痰 1.5~2mg/（kg·d），bid.，p.o.；或静脉给予 1.2~1.6mg/（kg·d）。

（3）新生儿呼吸窘迫综合征 10mg/（kg·次），bid.，i.v.gtt.，连用 7d。

**老人** 评价老年和青年患者用药后的安全性和疗效，结果未见差异。

**说明书用法用量**

**一般用法** 口服溶液：30mg/ 次，tid.，p.o.，长期服药者可减为 bid.。

**孕妇** 实验表明，本药可经动物胎盘显著转移，但未见本药对大鼠胎仔有不良影响。建议妊娠早期不用，妊娠中晚期慎用。

**哺乳妇女** 慎用。本药可经乳汁分泌，有说明书指出治疗剂量对婴儿无影响。

**肝功能不全者** 慎用。应延长两次服药的时间间隔或减少给药剂量，避免同服强力镇咳药。

**肾功能不全 / 透析者** 慎用。应延长两次服药的时间间隔或减少给药剂量，避免同服强力镇咳药。

**【注意】**

**慎用** ① GU。②恶性纤毛综合征（支气管纤毛运动功能受阻及呼吸道大量分泌物）。③青光眼。④过敏体质者。

**【给药说明】**

**配伍信息** ①本药禁与其他药物在同一容器内混合，注意配伍用药，应特别注意避免与头孢类抗生素、中药注射剂等配伍。②本药（pH 5.0）禁与 pH 值大于 6.3 的其他偏碱性溶液混合（pH 值增加会导致本药游离碱沉淀）。

**【不良反应】**

（1）神经 头痛、眩晕。

（2）消化 恶心、呕吐、消化不良、胃部灼热、胃痛、上腹部不适、腹痛、纳差、腹泻、便秘。。

（3）呼吸 呼吸困难、口腔和气道干燥、唾液分泌增加、鼻分泌物增加。

（4）泌尿 排尿困难。

（5）其他 本药上市后安全性监测中有严重过敏性休克的报道。用药后如出现过敏反应须立即停药，并根据反应严重程度给予对症治疗。一旦出现过敏性休克应立即给予急救。快速静注：腰部疼痛、疲乏无力。动物实验表明本药无致突变和致癌作用。

**【药物过量】**

（1）剂量 胃肠道外给药一日最高剂量 15mg/kg，口服给药一日最高剂量 25mg/kg 时，本药仍表现有很好的耐受性。

（2）表现 短期高剂量输注本药，可出现恶心、呕吐、呼吸困难等症状。

（3）处理意见 及时停药并对症处理。

**【相互作用】**

（1）$\beta_2$ 肾上腺素受体激动药、茶碱等支气管扩张药、抗生素（如阿莫西林、阿莫西林 / 克拉维酸、氨苄西林、头孢呋辛、红霉素、强力霉素）有协同作用。

（2）阿托品类药、强力镇咳药 避免同服。

## 乙酰半胱氨酸
## Acetylcysteine

**【其他名称】** 阿思欣泰、富露施、光安、莫咳、麦可素、美可舒、N- 乙酰 -L- 半胱氨酸、痰易净、易咳净、易维适、Acetein、Airbron、FLUIMUCIL、Fluimukan、Mucomyst、Mucosof、NAC、N-acetylcysteine、N-Acetyl-L-Cysteine

**【分类】** 呼吸系统用药 \ 祛痰药 \ 黏痰溶解药

**【制剂规格】** 片剂 ① 200mg。② 500mg。

**颗粒** ① 100mg。② 200mg。

**胶囊** 200mg。

**泡腾片** 600mg。

**喷雾剂** ① 500mg。② 1g。

**注射液** 20ml : 4g。

粉针剂 8g。

【临床应用】

1. 说明书适应证

（1）呼吸系统疾病所致的大量黏痰阻塞：见于急性支气管炎、慢性支气管炎急性发作、支气管扩张症、COPD、PE 等。

（2）在综合治疗基础上，注射液可用于肝衰竭早期治疗，以降低胆红素、提高凝血因子Ⅱ活动度。

2. 其他临床应用

（1）大量黏痰阻塞引起的呼吸困难，如肺结核、肺炎以及手术等引起的痰液黏稠、咳痰困难。

（2）解救对乙酰氨基酚中毒。

（3）环磷酰胺引起的出血性膀胱炎。

【用法用量】

1. 说明书用法用量

（1）黏痰阻塞 ①胶囊：200mg/ 次，2~3 次 /d，p.o.。②颗粒：200~400mg/ 次，2~3 次 /d，p.o.。③泡腾片：600mg/ 次，1~2 次 /d，p.o.。④喷雾剂：以 NS 配成 10% 溶液喷雾吸入，1~3ml/ 次，2~3 次 /d。

（2）肝衰竭早期治疗 本药 8g（40ml）以 10%GS 250ml 稀释后静滴，qd.，疗程 45d。此用法用量基于国内临床研究，试验中其他治疗包括：Vit K 10mg 加入 5% 或 10%GS 静滴，qd.；促肝细胞生长素 20mg 加入 10%GS 250ml，qd.，i.v.gtt.；低蛋白血症和腹水者加用血浆 200ml 或白蛋白 10g，qod.；雷尼替丁 150mg/ 次，tid.，p.o.。

2. 其他用法用量

[国内参考信息]

（1）黏痰阻塞（急救） ①以 5% 溶液经气管插管或直接滴入气管内，1~2ml/ 次，2~6 次 /d。②或以 5% 溶液用注射器自气管的甲状软骨环骨膜处注入气管腔内，2ml/ 次。

（2）对乙酰氨基酚中毒 应尽早用药，在中毒后 10~12h 内口服用药最有效。开始 140mg/kg，p.o.，然后 70mg/（kg·次），q.4h，共用 17 次。病情严重时可将药物溶于 5%GS 200ml 中静脉给药。

[国外参考信息]

（1）祛痰 推荐使用泡腾片，400~600mg/d，分 1~3 次服。

（2）对乙酰氨基酚中毒 急性摄入 150mg/kg 或更大剂量的对乙酰氨基酚可导致肝脏毒性，摄入后 16h 内口服本药可最有效的防止对乙酰氨基酚导致的肝脏损害。负荷剂量为 140mg/kg，维持剂量为 70mg/（kg·次），q.4h，共 17 次。

【禁忌证】

1. 说明书禁忌证

（1）对本药过敏或有过敏史者。

（2）哮喘。

（3）GU。

（4）苯丙酮酸尿症患者禁用本药泡腾片（因本药泡腾片含阿司帕坦）。

2. 其他禁忌证

（1）严重呼吸道阻塞。

（2）严重呼吸功能不全的老年患者。

【特殊人群用药】

儿童 婴幼儿慎用。

1. 说明书用法用量

黏痰阻塞 颗粒剂：100mg/ 次，2~4 次 /d；也可 15mg/（kg·d），p.o.。

2. 其他用法用量

[国内参考信息]

祛痰 （1）100mg/ 次，2~4 次 /d，p.o.，依年龄酌情增减。（2）急救情况下，以 5% 溶液用注射器自气管的甲状软骨环骨膜处注入气管腔内，婴儿 0.5ml/ 次，儿童 1ml/ 次。（3）喷雾吸入、气管滴入的用法用量同成人。

[国外参考信息]

（1）祛痰 推荐口服泡腾片，具体用法如下：2~5 岁者，200~300mg/d，分 2~3 次服；6~14 岁者，300~400mg/d，分 3~4 次服，p.o.；＞ 14 岁者，同成人。

（2）对乙酰氨基酚中毒 同成人。

老人 严重呼吸功能不全的老年患者禁用。

**孕妇** 慎用（尤其是妊娠早期）。美国FDA妊娠安全性分级为：B级。

**哺乳妇女** 尚不明确本药是否分泌入乳汁，应慎用。

**【注意】**

（1）慎用 ①糖尿病。②有支气管痉挛史。③胃炎。

（2）对检验值/诊断的影响 ①本药可干扰硝普盐试验，导致血或尿中酮体的假阳性反应。②可显著干扰水杨酸测定，接受本药治疗的患者不应用比色测定法测定水杨酸盐浓度。

**【给药说明】**

（1）给药条件 ①颗粒剂可加少量温开水（禁用80℃以上热水）或果汁溶解后混匀服用，也可直接口服。②服用泡腾片时，应将本药溶于半杯温开水中（≤40℃），如有必要可用汤匙搅拌，最好于晚间服用。③避免同时服用强力镇咳药。④据国外资料报道，本药口服时常规不得与活性炭合用。

（2）配伍信息 ①本药与碘化油、糜蛋白酶、胰蛋白酶有配伍禁忌。也不能与氧化性药物如金属离子、抗生素等配伍。②本药水溶液在空气中易氧化变质，故应临用前配制。剩余溶液应密封并贮于冰箱中，48h内使用。

（3）其他 本药不宜与金属（铁、铜等）、橡皮、氧化剂及氧气接触，故喷雾器应用玻璃或塑料制作。

**【不良反应】**

（1）心血管 低血压、心动过速、心功能抑制、心悸和ECG异常。

（2）神经 颅内高压、眩晕、癫痫。

（3）血液 减少RBC更新、缩短PT。

（4）消化 腹泻、肝酶学值升高等。恶心、呕吐、胃炎，可暂停给药或减量。

（5）呼吸 哮喘、咳嗽、咯血、鼻炎、呛咳、支气管痉挛（可用异丙肾上腺素）。直接滴入呼吸道可产生大量痰液，需用吸痰器排痰。

（6）眼 静脉给药导致癫痫发作，可出现皮质盲。

（7）其他 ①吸入或静脉内用药：发热、寒战。②血管性水肿、荨麻疹、皮肤发红、皮疹。

**【相互作用】**

（1）酸性药 可降低本药作用。

（2）金制剂 能明显增加金制剂的排泄。

（3）卡马西平 降低卡马西平的血药浓度和疗效，合用需严密监测。

（4）青霉素、四环素、头孢菌素类药 减弱上述药的抗菌活性，不宜合用，必要时可隔4h交替用。

（5）异丙肾上腺素 合用或交替用可提高本药疗效，减少不良反应发生。

（6）硝酸甘油 可产生协同的扩血管作用，加重低血压和硝酸甘油诱导的头痛症状。合用需监测上述不良反应。

（7）强力霉素、红霉素、羟氨苄青霉素 对上述药的吸收无影响。

## 第二节 黏液分泌促进药

### 愈创甘油醚
### Guaifenesin

**【其他名称】** 格力特、甘油愈创木酯、甲甘苯二醚、愈创木酚甘油醚、愈甘醚、Glyceryl Guaiacolate、Glylate、Guaiacol Glycerol Ether、Guaiacol Glyceryl、Guaiacolis Glyceris Aetheris、Guaifenesinum、Guaiphenesin

**【分类】** 呼吸系统用药\祛痰药\黏液分泌促进药

【制剂规格】 片剂 ① 100mg。② 200mg。

糖浆 ① 1%。② 10ml∶200mg。

颗粒 800mg。

【临床应用】

说明书适应证

用于多种原因引起的咳嗽、痰多而不易咳出者。

【用法用量】

1. 说明书用法用量

一般用法 片剂：200mg/ 次，3~4 次 /d，p.o.。糖浆：100~200mg/ 次，tid.，p.o.。颗粒：200mg/ 次，qid.，p.o.。

2. 其他用法用量

［国外参考信息］ 200~400mg/ 次，q.4h，p.o.。

【禁忌证】

1. 说明书禁忌证

（1）对本药过敏者。

（2）肺出血患者。

（3）胃出血患者。

（4）急性胃肠炎患者。

（5）肾炎患者。

（6）妊娠早期。

2. 其他禁忌证

肾功能减退患者。

【特殊人群用药】

儿童

其他用法用量

［国外参考信息］ 2~6 岁：50~100mg/ 次，q.4h，p.o.；6~12 岁：100~200mg/ 次，q.4h，p.o.。

孕妇 慎用，妊娠早期禁用。美国 FDA 妊娠安全性分级为：C 级。

哺乳妇女 慎用。

肾功能不全 / 透析者 肾炎及肾功能减退患者禁用。

【注意】

慎用 消化性溃疡患者。

【给药说明】

给药条件 （1）应饭后服用。（2）与右美沙芬合用时，不能用于服用 MAOI 的患者。

【不良反应】

（1）神经 头晕、嗜睡。

（2）消化 恶心、呕吐、胃肠不适。

（3）泌尿 尿路结石（大剂量服用）。

（4）其他 过敏。

【相互作用】

镇咳药、平喘药 可增强疗效。

# 第三章　镇咳药

## 中枢性镇咳药

### 枸橼酸喷托维林
### Pentoxyverine Citrate

【其他名称】 枸橼酸维静宁、咳必清、喷托维林、托可拉斯、维静宁、Carbetapentan、Carbetapentan Citrate、Carbetapentane、Pentoxyverine、Toclase

【分类】 呼吸系统用药 \ 镇咳药 \ 中枢性镇咳药

【制剂规格】 片剂　25mg。

糖浆　① 0.145%。② 0.2%(100ml∶200mg)。③ 0.25%。

冲剂　10g。

滴丸　25mg。

【临床应用】

1. 说明书适应证

用于急、慢性支气管炎及多种原因引起的无痰干咳。

2. 其他临床应用

百日咳。

【用法用量】

说明书用法用量

一般用法　25mg/ 次，3~4 次 /d，p.o.。

【禁忌证】

1. 说明书禁忌证

对本药过敏者。

2. 其他禁忌证

（1）呼吸功能不全者。

（2）因尿道疾患而致尿潴留者。

【特殊人群用药】

儿童

说明书用法用量

一般用法　＞5 岁儿童：6.25~12.5mg/ 次，2~3 次 /d，p.o.。

孕妇　尚不明确。

哺乳妇女　尚不明确。

【注意】

（1）慎用　①心力衰竭。②痰量多者。③大咯血者。④青光眼。⑤过敏体质者。

（2）对驾驶 / 机械操作的影响　服药后禁止驾驶机、车、船，从事高空作业，操作机器及精密仪器。

【给药说明】

给药条件　痰多者使用本药时宜与祛痰药合用。

【不良反应】

（1）神经　轻度头晕、眩晕、头痛、嗜睡。

（2）消化　口干、恶心、腹胀、便秘。

（3）其他　皮肤过敏。

【药物过量】

表现　可出现阿托品中毒样反应，如烦躁不安、癫痫样发作、精神错乱等，还可见面部及皮肤潮红、瞳孔散大、对光反射消失、腱反射亢进等。

【相互作用】

阿伐斯汀、阿吡坦、安他唑啉、阿扎他定、巴氯芬、溴哌利多、溴苯那敏、布克力嗪、丁苯诺啡、丁螺环酮、阿普比妥、异戊巴比妥、马来酸醋奋乃静、水合氯醛　可增强本药的 CNS 和呼吸系统抑制作用。

### 磷酸苯丙哌林
### Benproperine Phosphate

【其他名称】 苯丙哌林、苯哌丙烷、二苯哌丙烷、服松、法思特、杰克哌、咳福乐、可立停、咳哌宁、科特、利福科、磷酸苯哌丙烷、山清、西地磷酸苯丙哌林、Benproerin Phosphate、Benproperine、Blascorid、Cofrel、Cydbenproperine Phosphate、Pirexyl

【分类】 呼吸系统用药\镇咳药\中枢性镇咳药

【制剂规格】 片剂 20mg(以苯丙哌林计)。

分散片 20mg(以苯丙哌林计)。

西地磷酸苯丙哌林泡腾片 10mg(以苯丙哌林计)。

缓释片 40mg(以苯丙哌林计)。

胶囊 20mg(以苯丙哌林计)。

口服溶液 ① 10ml:10mg。② 10ml:20mg。

颗粒 20mg(以苯丙哌林计)。

【临床应用】

说明书适应证

刺激性干咳,适用于急、慢性支气管炎及多种原因引起的咳嗽。

【用法用量】

说明书用法用量

一般用法 (1)常释制剂:20~40mg(以苯丙哌林计)/次,tid.,p.o.。(2)缓释制剂:40mg(以苯丙哌林计)/次,bid.,p.o.。

【禁忌证】

说明书禁忌证

对本药过敏者。

【特殊人群用药】

儿童 酌情减量。

孕妇 动物试验未发现致畸性,但孕妇用药的安全性尚未确定,应慎用。

哺乳妇女 尚无本药可经乳汁分泌的报道,但哺乳妇女应慎用。

【注意】

慎用 (1)严重肺功能不全。(2)痰液过多且黏稠者。(3)大咯血者。(4)过敏体质者。

【给药说明】

给药条件 本药对口腔黏膜有麻醉作用,故服用片剂时宜吞服或用温水冲溶后口服,切勿嚼碎。

【不良反应】

(1)神经 一过性口、咽部发麻感觉,头晕、嗜睡。

(2)消化 口干、食欲缺乏、胃部烧灼感、腹部不适。

(3)皮肤 皮疹,此时应停药。

(4)其他 全身疲乏、胸闷。

【相互作用】

尚不明确。

## 磷酸可待因
## Codeine Phosphate

【其他名称】 甲基吗啡、可待因、磷酸甲基吗啡、尼柯康、Codeine、Codeinum、Codicept、Paveral

【分类】 呼吸系统用药\镇咳药\中枢性镇咳药

【制剂规格】 片剂 ① 15mg。② 30mg。

缓释片 ① 15mg。② 30mg。③ 45mg。

糖浆 ① 10ml:50mg(0.5%)。② 100ml:500mg(0.5%)。

注射液 ① 1ml:15mg。② 1ml:30mg。

胶丸 ① 15mg。② 30mg。

【临床应用】

1. 说明书适应证

(1)较剧的频繁干咳。

(2)中度以上疼痛时镇痛。

(3)局麻或全麻时镇静。

2. 其他临床应用

各种原因引起的剧烈干咳和刺激性咳嗽,尤适用于伴有胸痛的剧烈干咳。

【用法用量】

1. 说明书用法用量

一般用法 15~30mg/次,p.o.,30~90mg/d;Max:100mg/次,250mg/d。

2. 其他用法用量

[国内参考信息] (1)缓释片 45mg/次,bid.,须整片吞服,不可嚼碎或截开。

（2）15~30mg/ 次，i.h.，30~90mg/d。

［国外参考信息］

（1）镇痛　15~60mg/ 次，q.4h，p.o./i.h./i.m.。

（2）镇咳　10~20mg/ 次，q.4~6h，p.o./i.h.。

**【禁忌证】**

**1. 说明书禁忌证**

（1）对本药过敏者。

（2）已知为 CYP 2D 6 超快代谢者。

（3）12 岁以下儿童。

（4）哺乳妇女。

**2. 其他禁忌证**

（1）对本药或其他阿片衍生物类药物过敏者（国外资料）。

（2）呼吸困难者。

（3）昏迷患者。

（4）痰多患者。

**【特殊人群用药】**

**儿童**　12 岁以下儿童禁用。患有慢性呼吸系统疾病的 12~18 岁儿童和青少年不宜使用。用于镇痛时，仅用于急性（短暂的）中度疼痛的治疗，且只有当疼痛不能经其他非甾体类抗炎药（如对乙酰氨基酚或布洛芬）缓解时才可使用。

**1. 说明书用法用量**

**一般用法**　镇痛时 0.5~1mg/（kg・次），tid.，p.o.；镇咳剂量为镇痛剂量的 1/2~1/3。

**2. 其他用法用量**

［国外参考信息］

（1）镇痛　0.5~1mg/（kg· 次），q.4~6h，p.o./i.h.，通常 Max：3mg/（kg · d）。＜ 2 岁儿童不宜用本药镇痛。

（2）镇咳　2~6 岁儿童：1mg/（kg · d），qid.，p.o.，Max：30mg/d；6~12 岁儿童：5~10mg/（kg· 次），q.4~6h，p.o.，Max：60mg/d。

**孕妇**　本药可透过胎盘，使胎儿成瘾，引起新生儿的戒断症状。分娩期用药还可引起新生儿呼吸抑制。美国 FDA 妊娠安全性分级为：C 级和 D 级（长时期或高剂量使用）。

**哺乳妇女**　哺乳妇女禁用。哺乳期母亲使用本药可分泌入乳汁。在可待因代谢正常（CYP 2D 6 活性正常）的母亲中，分泌入乳汁中的可待因量很少并呈剂量依赖性。但如果母亲为可待因超快代谢者，可能出现药物过量的症状，如极度嗜睡、意识混乱或呼吸变浅。母亲乳汁中的吗啡浓度也会升高，并可导致乳儿中产生危及生命或致死性不良反应。

**肝功能不全者**　严重肝功能不全者慎用。据国外资料，肝功能不全时，本药吗啡样作用时间延长，需要调整剂量，但目前尚无具体的剂量调整方案。

**肾功能不全 / 透析者**　严重肾功能不全者慎用。据国外资料，Ccr ≥ 50ml/min 者，不必调整剂量；Ccr 为 10~50ml/min 者，给予常规剂量的 75%；Ccr ＜ 10ml/min 者，给予常规剂量的 50%。

**【注意】**

（1）慎用　①支气管哮喘者。②胆结石患者。③原因不明的腹泻患者。④颅脑外伤或颅内病变者。⑤前列腺肥大患者。⑥癫痫患者（国外资料）。⑦慢性阻塞性肺疾病患者（国外资料）。⑧甲状腺功能减退者（国外资料）。⑨肾上腺皮质功能减退者（国外资料）。⑩低血容量者。

（2）交叉过敏　对其他阿片衍生物类药物过敏者，对本药也可能过敏。

（3）对检验值 / 诊断的影响　急腹症，在诊断未明确时，可因掩盖真相造成误诊。

（4）对驾驶 / 机械操作的影响　服药期间不得驾驶机、车、船、从事高空作业、机械作业及操作精密仪器。

**【给药说明】**

（1）给药条件　①不能静脉给药。口服给药宜与食物或牛奶同服，以避免胃肠道反应。②由于本药能抑制呼吸道腺体分泌和纤毛运动，故对有少量痰液的剧烈咳嗽，宜合用祛痰药。

（2）其他 ①可待因超快代谢患者存在遗传变异，与其他人相比，这类患者能够更快、更完全地将可待因转化为吗啡。血液中高于正常浓度的吗啡可能产生危及生命或致死性呼吸抑制，有的患者会出现药物过量的体征，如极度嗜睡、意识混乱或呼吸变浅，目前有与可待因超快代谢为吗啡相关的死亡不良事件报道。在扁桃体切除术和/或腺样体切除术后接受可待因治疗，存在使用可待因在 CYP 2D 6 超快代谢的儿童中发生过呼吸抑制和死亡的证据。②本药属麻醉药，使用应严格遵守国家麻醉药品管理条例。

【不良反应】

（1）心血管 心律失常、危及生命的低血压（静脉内给药后可能立即出现）。

（2）神经 惊厥、震颤、嗜睡（口服）、驾驶时出现精神运动障碍（单次口服 50mg）。

（3）精神 心理变态或幻想、精神抑郁。

（4）内分泌/代谢 低钙血症、卟啉病。

（5）消化 恶心、呕吐、便秘（长期或大剂量应用）、急性胰腺炎（胆囊切除者使用本药镇痛时，在用药 1~3h 内可能发生）。

（6）呼吸 呼吸微弱、缓慢或不规则，肺水肿（大剂量用药）。

（7）泌尿 ARF（多尿及口渴后的肾绞痛、少尿及无尿，血浆 BUN 升高至 42mg/dl，停药后可完全恢复）、尿潴留。

（8）生殖 性功能障碍。

（9）骨骼肌肉 不能自控的肌肉运动和肌肉强直、重症肌无力。

（10）皮肤 斑疹（用药 6~8h 后出现，多位于颈部、腹股沟和腋窝）、史-约综合征、皮肤血管扩张和荨麻疹（大剂量用药）。

（11）耳 耳鸣。

（12）其他 瘙痒、皮疹或颜面肿胀等过敏反应；药物依赖性（长期应用），突然停药可出现戒断症状。

【药物过量】

（1）表现 头晕、嗜睡、精神错乱、瞳孔缩小如针尖、癫痫、低血压、HR 过缓、呼吸微弱、神志不清等症状。单次口服＞60mg 时，一些患者可出现兴奋及烦躁不安。小儿过量可致惊厥。超大剂量可致死亡。

（2）处理意见 ①对呼吸困难者应给予吸氧；对呼吸停止者应给予人工呼吸。②经诱导呕吐或洗胃，使胃内药物排出。③给予阿片拮抗药（如纳洛酮单剂量 400μg，静脉给药）。④给予静脉补液和（或）血管升压药。

【相互作用】

（1）甲喹酮 可增强本药的镇咳及镇痛作用，对疼痛引起的失眠也有协同疗效。

（2）解热镇痛药 有协同镇痛作用，可增强止痛效果。

（3）抗胆碱药 可加重便秘或尿潴留等不良反应。

（4）美沙酮或其他吗啡类药 可加重中枢性呼吸抑制作用。

（5）肌松药 呼吸抑制更显著。

（6）MAOI 在服用本药的 14d 内合用 MAOI，可导致不可预见的、严重的不良反应。

（7）其他巴比妥类药物 可加重中枢抑制作用。

（8）西咪替丁 能诱发精神错乱、定向力障碍和呼吸急促。

（9）阿片受体激动药 可出现戒断综合征。

（10）尼古丁 可降低本药的止痛作用。

（11）酒精 可增强本药的镇静作用。

## 氯哌斯汀
## Cloperastine

【其他名称】 咳安宁、咳苯、咳平、氯苄哌醚、氯苯息定、氯哌啶、氯哌斯丁、盐酸氯哌丁、盐酸氯哌斯汀、Chloperastine、Cloperastine Hydrochloride、Hustazol、Nitossil

【分类】 呼吸系统用药\镇咳药\中枢性镇咳药

【制剂规格】 片剂 ① 5mg。② 10mg。

片剂（盐酸盐） 10mg。

【临床应用】

1. 说明书适应证

干咳。

2. 其他临床应用

急性上呼吸道感染、慢性支气管炎、肺结核、肺癌所致的干咳。

【用法用量】

1. 说明书用法用量

一般用法 10~20mg/ 次，tid.，p.o.。

2. 其他用法用量

［国内参考信息］ 10~30mg/ 次，tid.，p.o.。

［国外参考信息］ 10~20mg/ 次，tid.（白天 10mg/ 次，服 2 次；夜间服 20mg），p.o.。也可氯哌斯汀联苯酰苯酸盐（cloperastine fendizoate）糖浆 35.4mg（20 滴）/ 次，tid.，p.o.。

【禁忌证】

1. 说明书禁忌证

对本药过敏者。

2. 其他禁忌证

孕妇和哺乳妇女（国外资料）。

【特殊人群用药】

儿童 据国外资料，＜2 岁儿童慎用。

其他用法用量

［国内参考信息］ 0.5~1mg/（kg·次），tid.，p.o.。

［国外参考信息］（1）口服片剂：＜7 岁者，17.6mg/d，分 3 次服；7~12 岁者，35.2~52.8mg/d，分 3 次服。夜间剂量均采用白天每次剂量的 2 倍。（2）口服溶液（100ml∶4g）：2~4 岁者，2ml/ 次，bid.；4~7 岁者，3ml/ 次，bid.；7~15 岁者，5ml/ 次，bid.。（3）口服溶液（100ml∶3.54g）：用于＞2 岁儿童，白天 8 滴 / 次，给药 2 次；夜间 14 滴 / 次，给药 1 次。

孕妇 禁用。

哺乳妇女 禁用。

【注意】

（1）慎用 ①过敏体质者。②糖尿病患者应慎用本药糖浆剂（国外资料）。

（2）对驾驶 / 机械操作的影响 从事驾驶、高空作业及机械作业者工作期间不能使用本药。

【给药说明】

给药条件 本药虽为非依赖性镇咳药，但仍不可滥用，仅作为咳嗽剧烈而频繁、痰量很少或无痰以及咳嗽使患者原有的严重疾患病情加剧或带来难以忍受的痛苦的症状性治疗。

【不良反应】

（1）神经 轻度嗜睡。

（2）消化 轻度口干。

【相互作用】

中枢镇静药 可增强嗜睡作用。

## 依普拉酮
## Eprazinone

【其他名称】 苯丙哌酮、咳净酮、双苯丙哌酮、双苯哌丙酮、易咳嗪、盐酸苯丙哌酮、盐酸依普拉酮、Eprazinone Hydrochloride、Mucitux、Resplen、Resplene

【分类】 呼吸系统用药 \ 镇咳药 \ 中枢性镇咳药

【制剂规格】 片剂 40mg。

片剂（盐酸盐） 40mg。

【临床应用】

说明书适应证

用于急慢性支气管炎、哮喘、肺炎、肺结核、肺气肿等疾病的镇咳和祛痰。

【用法用量】

说明书用法用量

一般用法 40~80mg/ 次，3~4 次 /d，p.o.。

【禁忌证】

尚不明确。

【特殊人群用药】

儿童

说明书用法用量

一般用法 20~40mg/ 次，3~4 次 /d，p.o.。

孕妇 尚不明确。

哺乳妇女 尚不明确。

【注意】

尚不明确。

【不良反应】 本药不良反应少。

（1）神经 嗜睡、头昏。

（2）消化 胃部不适、口干、恶心。长期服用未见对肝有不良影响。

（3）泌尿 长期服用未见对肾有不良影响。

（4）皮肤 皮疹。

（5）其他 长期服用无成瘾性。

【药物过量】

表现 可出现幻觉和共济失调。

【相互作用】

尚不明确。

## 右美沙芬
## Dextromethorphan

【其他名称】 倍克尔、贝泰、德可思、剑可、降克、佳通、可迪、可乐尔、洛顺、迈生、美沙芬、普西兰、氢溴酸美沙酚、氢溴酸右美沙芬、瑞凯平、舒得、双红灵、圣太宝、信力、先罗可、小眉、右甲吗喃、Cosylan、Dexmetrorphen、Dextromethorphan Hydrobromide、Methorate、Pusiran、Romilar、Sisaal、Testamin、Tussad

【分类】 呼吸系统用药\镇咳药\中枢性镇咳药

【制剂规格】 片剂（氢溴酸盐） ① 10mg。② 15mg。

胶囊（氢溴酸盐） 15mg。

颗粒剂 ① 5g∶7.5mg。② 5g∶15mg。

咀嚼片（氢溴酸盐） ① 5mg。② 15mg。（均以氢溴酸右美沙芬计）

分散片（氢溴酸盐） ① 5mg。② 15mg。

缓释片（氢溴酸盐） ① 15mg。② 30mg。

口服液（氢溴酸盐） ① 10ml∶15mg。② 120ml∶180mg。

糖浆（氢溴酸盐） ① 10ml∶15mg。② 20ml∶15mg。③ 100ml∶150mg。

缓释混悬液（氢溴酸盐） ① 50ml∶300mg。② 100ml∶600mg。（均以氢溴酸右美沙芬计）

粉针剂（氢溴酸盐） 5mg。

注射液（氢溴酸盐） 1ml∶5mg。

滴鼻液（氢溴酸盐） 5ml∶75mg。

【临床应用】

说明书适应证

用于上呼吸道感染（感冒、咽喉炎、鼻窦炎等）、急慢性支气管炎、哮喘、支气管扩张症、肺炎、肺结核等引起的咳嗽，也可用于胸膜腔穿刺术、支气管造影术及支气管镜检查时引起咳嗽，尤其适用于干咳（如吸入刺激物引起的干咳）及手术后无法进食的咳嗽患者。

【用法用量】

1. 说明书用法用量

一般用法 （1）片剂：10~20mg/次，3~4次/d，p.o.。（2）胶囊或口服液：15mg/次，3~4次/d，p.o.。（3）颗粒剂、咀嚼片或分散片：15~30mg/次，3~4次/d，p.o.。（4）缓释片：30mg/次，bid.，p.o.。（5）糖浆：15ml/次，tid.，p.o.。（6）缓释混悬液：10ml/次，bid.，p.o.。（7）注射制剂：5~10mg/次，1~2次/d，i.m./i.h.。（8）滴鼻剂：经鼻滴入，3~5滴（轻症3滴，重症5滴）/次，3~4次/d。

2. 其他用法用量

［国内参考信息］ 10~30mg/次，tid.；Max：120mg/d。

【禁忌证】

说明书禁忌证

（1）对本药过敏者。

（2）有精神病史者。

（3）正服用MAOI者及服用MAOI停药不满2周者。

（4）妊娠早期。

（5）哺乳妇女。

【特殊人群用药】

儿童 ＜2岁儿童不宜使用本药。研究证

明儿童可使用注射液，但不宜于同一部位多次用药。

**1. 说明书用法用量**

**一般用法** （1）咀嚼片：1mg/（kg·d），分 3~4 次服。（2）分散片：2~6 岁：2.5~5mg/次，q.4h，p.o.，或 7.5mg/次，q.6~8h，p.o.，Max： ≤ 30mg（24h）；6~12 岁：5~15mg/次，q.4~8h，p.o.，Max： ≤ 60mg（24h）。（3）缓释混悬液：2~6 岁，2.5ml/次，bid.，p.o.；6~12 岁：5ml/次，bid.，p.o.；＞12 岁：10ml/次，bid.。（4）糖浆：2~3 岁（12~14kg），4.5~5.25mg/次，tid.；4~6 岁（16~20kg）：6~7.5mg/次，tid.；7~9 岁（22~26kg）：7.5~9mg/次，tid.；10~12 岁（28~30kg）：10.5~12mg/次，tid.。（5）口服液：1~3 岁（10~15kg），3ml/次，3~4 次/d；4~6 岁（16~21kg），4ml/次，3~4 次/d；7~8 岁（22~27kg），5ml/次，3~4 次/d；10~12 岁（28~32kg），6ml/次，3~4 次/d。

**2. 其他用法用量**

［国内参考信息］ ①片剂：＜2 岁，口服剂量未定；2~6 岁，2.5~5mg/次，3~4 次/d，p.o.；6~12 岁，5~10mg/次，3~4 次/d，p.o.。②颗粒：1mg/（kg·d），分 3~4 次服。

**老人** 剂量酌减。

**孕妇** 本药可影响早期胎儿的发育，故妊娠早期禁用，妊娠中、晚期慎用。美国 FDA 妊娠安全性分级为：C 级。

**哺乳妇女** 禁用。

**肝功能不全者** 慎用。

**肾功能不全/透析者** 慎用。

**【注意】**

（1）慎用 ①过敏体质者。②心、肺功能不全。③痰多咳嗽及哮喘。④鼻炎患者慎用滴鼻液。⑤糖尿病患者慎用糖浆剂。

（2）对驾驶/机械操作的影响 患者用药后应避免从事高空作业、汽车驾驶、机械作业及精密仪器等操作。

**【给药说明】**

（1）给药条件 ①缓释片不要掰碎服用，缓释混悬液服用前充分摇匀。②应避免在神经分布丰富部位注射，也应避免在同一部位反复注射。

（2）减量/停药条件 一旦出现呼吸抑制或过敏症状，应立即停药，并给予相应治疗措施。

**【不良反应】**

（1）神经 亢奋、头痛、头晕、失眠、轻度嗜睡。

（2）精神 易激动。

（3）消化 胃肠道功能紊乱、食欲缺乏、嗳气、口渴、恶心、呕吐、便秘、ALT 轻微升高。

（4）呼吸 抑制呼吸。滴鼻剂：鼻腔刺激症状。

（5）其他 过敏：皮疹。局部注射：红肿、疼痛症状。

**【药物过量】**

（1）表现 大剂量用药可出现呕吐、意识模糊、精神错乱及呼吸抑制。滥用本药未见吗啡型依赖性的产生，仅见极轻度精神依赖。毒性剂量会引起倦睡、共济失调、眼球震颤、惊厥、癫痫发作等。

（2）处理意见 可采取吸氧、输液、排除胃内容物等措施对抗，必要时可静注盐酸纳洛酮 0.005mg/kg 以对抗抑郁，癫痫发作时可用短效巴比妥类药物。纳洛酮

**【相互作用】**

（1）阿片受体拮抗药 戒断综合征。

（2）胺碘酮 提高本药血药浓度。

（3）奎尼丁可 显著提高本药血药浓度，合用可出现中毒反应。

（4）氟西汀、帕罗西汀 加重本药不良反应。

（5）其他 CNS 抑制药 增强中枢抑制作用。

（6）MAOI 可见痉挛、反射亢进、异常发热、昏睡等，甚至死亡。

（7）乙醇 增强本药镇静、中枢抑制作用。

# 第四章　其他呼吸系统用药

## 猪肺磷脂
## Poractant Alfa

**【其他名称】** 泊拉坦、固尔苏、Curosurf

**【分类】** 呼吸系统用药\其他呼吸系统用药

**【制剂规格】** **注射液** ① 1.5ml : 120mg。② 3ml : 240mg。

**【临床应用】**

**说明书适应证**

防治早产婴儿呼吸窘迫综合征（RDS）。

**【用法用量】**

**1. 说明书用法用量**

（1）预防 RDS　气管内给药，应出生后（15min 内）尽早给药，100~200mg/(kg·次)。第一次给药后 6~12h 可再给 100mg/kg，如发生 RDS 需机械通气，则可 q.12h，Max：300~400mg/kg。

（2）治疗 RDS　气管内给药，初始剂量：100~200mg/kg。后根据临床情况，尤其是不能脱离机械通气以及仍需高浓度吸氧患儿应重复给药 1~2 次，约 100mg/（kg·次），每次给药间隔≥ 12h。总量（初始剂量和两次重复剂量之和）为 300~400mg/kg。

**2. 其他用法用量**

［国外参考信息］

（1）一般用法　气管内给药，初始剂量：200mg/kg。间隔 12h 后，对仍需要保留气管插管、机械通气和补充氧气的患儿再给予最多两次各为 100mg/kg 的剂量。总量 Max：400mg/kg。表 5-4-1 提供了不同出生体重范围患儿的推荐剂量（80mg/ml）：

**表 5-4-1　儿童气管内给药剂量推荐表**

| 体重（g） | 初始剂量（ml） | 重复剂量（ml） |
|---|---|---|
| 600~650 | 1.6 | 0.80 |
| 651~700 | 1.7 | 0.85 |
| 701~750 | 1.8 | 0.90 |
| 751~800 | 2.0 | 1.00 |
| 801~850 | 2.1 | 1.05 |
| 851~900 | 2.2 | 1.10 |
| 901~950 | 2.3 | 1.15 |
| 951~1000 | 2.5 | 1.25 |
| 1001~1050 | 2.6 | 1.30 |
| 1051~1100 | 2.7 | 1.35 |
| 1101~1150 | 2.8 | 1.40 |
| 1151~1200 | 3.0 | 1.50 |
| 1201~1250 | 3.1 | 1.55 |
| 1251~1300 | 3.2 | 1.60 |
| 1301~1350 | 3.3 | 1.65 |
| 1351~1400 | 3.5 | 1.75 |
| 1401~1450 | 3.6 | 1.80 |
| 1451~1500 | 3.7 | 1.85 |
| 1501~1550 | 3.8 | 1.90 |
| 1551~1600 | 4.0 | 2.00 |
| 1601~1650 | 4.1 | 2.05 |
| 1651~1700 | 4.2 | 2.10 |
| 1701~1750 | 4.3 | 2.15 |
| 1751~1800 | 4.5 | 2.25 |
| 1801~1850 | 4.6 | 2.30 |
| 1851~1900 | 4.7 | 2.35 |
| 1901~1950 | 4.8 | 2.40 |
| 1951~2000 | 5.0 | 2.50 |

（2）预防 RDS　气管内给药，在分娩后 10min 内给予 200mg/kg，6~24h 后，对仍需要 60% 浓度氧气的新生儿再给予 200mg/kg。

（3）治疗已确诊的 RDS　气管内给药，多剂给药比单剂给药对减少气胸和降低病死率更为有效。本药的最佳多剂治疗方法可采用：初始剂量 100mg/kg，如患儿仍需机械通气，则在第 12h 和第 24h 再给予两次各 100mg/kg 的剂量（累积剂量 Max：300mg/kg）。

**【禁忌证】**

**其他禁忌证**

对本药过敏者。

**【特殊人群用药】**

**儿童**　用于早产婴儿。胎膜破裂 3 周以上出生的婴儿慎用。

**孕妇**　尚不明确。

**哺乳妇女**　尚不明确。

**【注意】**

尚不明确。

**【给药说明】**

（1）给药条件　①应以无菌注射器将药液直接滴入气管下部（或分成 2 份分别滴注到左右主支气管）。给药后应行 1min 机械通气，氧浓度须与给药前机械通气时的氧浓度一致。②为防止高氧饱和度，本药只可在医院内由经验丰富的临床医师使用，病房内必须备有用于婴儿的机械通气及监测的设施。③给药后，患儿继续进行机械通气，各项机械通气指标应与给药前一致；然后再根据患儿的临床表现，尤其是胸廓扩张情况和血气指标，及时调节呼吸机设置通气指标。由于给药后患儿的血氧分压、饱和度迅速提高，因此应密切动态观察动脉血气的变化。④据国外资料报道，如给药后，患儿的胸廓扩张已大大改善，应立即减小呼吸机的最大吸气压力和潮气量，不必等到血气指标证实呼吸状况已得到改善。⑤建议妊娠＜28 周的新生儿给予常规预防用药；妊娠 28~32 周，至少有以下三项危险因素的 RDS 高危新生儿应选择性的预防用药：出生前未使用皮质激素预防或用量不足、出生时窒息、出生后需气管插管、母亲糖尿病、多胎妊娠、男婴、家族易患性、剖宫产。

（2）其他　应先将本药药瓶置于 37℃水浴中加热，并转动（勿振摇）药瓶使药液混合均匀。

**【不良反应】**

（1）心血管　心动过缓、一过性平均动脉压降低、动脉导管未闭（发生率较对照组高）。

（2）神经　一过性大脑功能障碍，EEG 表现为脑电活动受抑制。本药不能降低颅内出血的危险性。

（3）呼吸　窒息。

（4）皮肤　皮肤发红。

**【药物过量】**

处理意见　尚无本药过量的报道，如过量（对新生儿的呼吸、通气或氧合作用有明确的不良影响）应尽量将药物吸出，同时给予支持治疗，应特别注意水和电解质的平衡。

**【相互作用】**

尚不明确。

## 马来酸氯苯那敏 – 盐酸伪麻黄碱
## Chlorpheniramine Maleate–Pseudoephedrine Hydrochloride

**【其他名称】**　宝达、得康敏、复方盐酸伪麻黄碱、乐菲、敏那、那敏伪麻、扑尔敏伪麻、扑尔伪麻、斯卫尔、新康泰克、Compound Pseudoephedrine Hydrochloride、New Contac

**【成分】**　盐酸伪麻黄碱、马来酸氯苯那敏

**【分类】**　呼吸系统用药 \ 其他呼吸系统用药

**【制剂规格】**　**缓释胶囊**　每粒含盐酸伪麻黄碱 90mg，马来酸氯苯那敏 4mg。

**【临床应用】**

**说明书适应证**

用于减轻由普通感冒、流感引起的上

呼吸道症状以及鼻窦炎、花粉症所致的各种症状。尤适用于缓解上述疾病的早期临床症状，如喷嚏、流涕、鼻塞等。

**【用法用量】**

**说明书用法用量**

**一般用法**　1粒（盐酸伪麻黄碱90mg，马来酸氯苯那敏4mg）/次，q.12h，p.o.。Max：≤2粒（盐酸伪麻黄碱180mg，马来酸氯苯那敏8mg）/d，疗程≤3~7d。

**【禁忌证】**

**说明书禁忌证**

（1）对本药中任一组分过敏者。

（2）严重冠状动脉疾病。

（3）严重高血压。

（4）有精神病史者。

**【特殊人群用药】**

**儿童**　尚不明确。

**老人**　慎用。

**孕妇**　慎用。

**哺乳妇女**　慎用。

**肝功能不全者**　慎用。

**肾功能不全/透析者**　慎用。

**【注意】**

（1）慎用　①心脏病。②轻度高血压。③糖尿病。④甲状腺疾病。⑤前列腺增生。⑥青光眼。⑦过敏体质者。⑧运动员。

（2）对驾驶/机械操作的影响　用药期间不得驾驶机、车、船，从事高空作业、机械作业及操作精密仪器。

**【给药说明】**

给药条件　用药期间禁止饮酒。

**【不良反应】**

（1）神经　困倦、乏力、头晕等。

（2）消化　口干、胃部不适、大便干燥等。

**【药物过量】**

处理意见　过量服药或有严重反应者应及时对症治疗。

**【相互作用】**

（1）氯霉素、巴比妥类药物、解痉药、酚妥拉明、洋地黄苷类药　不宜合用。

（2）成分相似的其他抗感冒药　不宜合用。

# 神经系统用药

# 第一章 脑循环与促智药

## 丁苯酞
Butylphthalide

**【其他名称】** 恩必普
**【分类】** 神经系统用药\脑循环与促智药
**【制剂规格】** **软胶囊** 0.1g。
**【临床应用】**
**说明书适应证**
轻、中度急性缺血性脑卒中。
**【用法用量】**
**说明书用法用量**
轻、中度急性缺血性脑卒中 0.2g/次，qid.，p.o.（空腹），10~12d 为一疗程。
**【禁忌证】**
**说明书禁忌证**
（1）对本药或芹菜过敏者。
（2）有严重出血倾向者。
**【特殊人群用药】**
**儿童** 疗效和安全性尚不明确。
**孕妇** 安全性尚不明确。
**哺乳妇女** 安全性尚不明确。
**肝功能不全者** 慎用。
**肾功能不全/透析者** 肾功能不全者慎用。
**【注意】**
（1）慎用 有精神症状者。
（2）用药相关检查/监测项目 用药期间应监测肝功能。
**【给药说明】**
给药条件 ①餐后服药影响药物吸收，建议餐前服用。②不推荐出血性脑卒中患者使用本药。
**【不良反应】**
（1）精神 轻度幻觉等精神症状，停药后可恢复。
（2）消化 氨基转移酶轻度升高（停药后可恢复）、恶心、腹部不适。
（3）皮肤 皮疹。
**【相互作用】**
（1）复方丹参注射液 联用未见明显不良影响。
（2）其他药物 尚缺乏研究资料。
（3）食物 本药吸收减少，$t_{max}$ 延迟，$C_{max}$ 降低。

## 脑蛋白水解物
Cerebroprotein Hydrolysate

**【其他名称】** 奥迪金、奥利达、安谱福、毕奥星、博爽、低分子肽、汇龙元活苏、可维欣、丽珠脑乐、丽珠赛乐、脑多肽、脑活素、脑神经生长素、宁泽欣、曲奥、瑞奇妥芬、施普善、舒瑞泰、韦司平、维思肽、元活苏、优尼泰、尤尼泰、Brain Protein Hydrolysate、Cerebrolysin
**【成分】** 本药是特异性氨基酸混合物的水溶液，不含蛋白质、脂肪及其他抗原性物质。内含游离氨基酸及低分子肽，包括各种必需氨基酸（异亮氨酸、亮氨酸、赖氨酸、甲硫氨酸、苯丙氨酸、苏氨酸、色氨酸、缬氨酸）及非必需氨基酸（丙氨酸、精氨酸、门冬氨酸、胱氨酸、谷氨酸、甘氨酸、脯氨酸、酪氨酸），此外还有谷酰胺、门冬酰胺、鸟氨酸、γ-氨基丁酸和 γ-氨基 β-羟丁酸等。本药 1ml 中的含氮物质与 1g 脑蛋白相当。
**【分类】** 神经系统用药\脑循环与促智药
**【制剂规格】** **片剂** ① 6.5mg（按氨基氮计）:14.4mg（按总氮计）。② 13mg（按氨基氮计）:28.8mg（按总氮计）。
**注射液** ① 1ml。② 2ml。③ 5ml。④ 10ml。
**粉针剂** 60mg（按总氮计）:350mg（按游离氨基酸计）。

【临床应用】

**1. 说明书适应证**

（1）改善颅脑外伤、脑血管疾病后遗症、脑震荡或脑挫伤后遗症伴有记忆减退及注意力集中障碍。

（2）多种类型痴呆，如原发性痴呆（如阿尔茨海默病等）、血管性痴呆（如多发梗塞性痴呆等）、混合性痴呆。

**2. 其他临床应用**

（1）脑膜炎或严重脑部感染继发的功能紊乱、注意力不集中和记忆障碍等。

（2）婴幼儿大脑发育不全。

【用法用量】

**说明书用法用量**

（1）**一般用法** ①13~26mg/次（按氨基氮计），tid.，p.o.。②或推荐10~30ml/次，i.v.gtt.，用药10~20次为一疗程。③皮下注射不超过2ml，肌注不超过5ml，静推不超过10ml。

（2）轻症患者或大剂量用药后的维持 5ml/次，qd.，i.m./i.v.，连用10~20次。以后改为2~3次/周，可重复几个疗程，如临床症状不再改善可停药。

【禁忌证】

**说明书禁忌证**

（1）对本药任一成分过敏者。

（2）严重肾功能不全。

（3）癫痫持续状态及癫痫大发作。

（4）孕妇及哺乳妇女。

【特殊人群用药】

**儿童** 儿童使用本药的安全性尚不明确。

**老人** 适当减量，并严密观察。老年人用药出现尿量过多，且2~3d内不能自行缓解者，应停药。

**孕妇** 对人类的生殖毒性尚不明确。有说明书建议禁用。

**哺乳妇女** 禁用。

**肾功能不全/透析者** 严重肾功能不全者禁用。

【注意】

（1）慎用 过敏体质者。

（2）对驾驶/机械操作的影响 建议避免驾驶和机械操作。

【给药说明】

（1）给药条件 ①本药可与右旋糖酐、维生素等药合用。②应根据年龄、病情决定用量及疗程，每一疗程宜连续注射。

（2）配伍信息 ①药品稀释应严格按照说明书的要求配制，不得随意改变稀释液的种类、稀释浓度和稀释溶液用量。配药后应即配即用，不宜长时间放置。严格按照说明书中规定的用法用量缓慢滴注，建议用药起始10min内滴注速度不超过30滴/min。②严禁混合配伍，谨慎联合用药。

【不良反应】

（1）心血管 心悸、心动过速、心律失常、血压升高、血压下降。

（2）神经 头晕、眩晕、头痛、惊厥、麻木、抽搐、憋气、烦躁、震颤、失眠、癫痫发作。

（3）精神 抑郁。

（4）消化 恶心、呕吐、腹泻、腹痛、便秘、口干、氨基转移酶升高。

（5）呼吸 呼吸困难、胸闷、憋气、呼吸急促、咳嗽、鼻塞、支气管痉挛。

（6）泌尿 BUN升高。

（7）皮肤 局部皮肤发红、瘙痒和灼热感。

（8）其他 ①过敏反应：包括皮疹、荨麻疹、红斑疹、斑丘疹、皮肤瘙痒、皮肤潮红、喉水肿、头面部水肿等；可见过敏样反应和过敏性休克，症状包括多汗、面色苍白、呼吸困难、紫绀、血压下降等。应在有抢救条件的医疗机构使用，用药后出现过敏反应或其他严重不良反应，应立即停药并及时救治。②寒战、发热、畏寒、乏力、腰痛、背痛、水肿。③注射部位疼痛、静脉炎。注射过快：中等程度的发热或出汗、眩晕、心悸或心律失常。

【药物过量】

表现　本药过量会导致精神兴奋或紧张，停药即消失。

【相互作用】

（1）MAOI　作用相加。

（2）胞磷胆碱、复方丹参、$VitB_{12}$　有协同作用，可提高疗效。

（3）抗抑郁药　可致精神紧张，建议抗抑郁药减量。

## 小牛血去蛋白提取物

## Deproteinized Calf blood Extractives

【其他名称】 奥德金、爱维治、柏多瑞、鸿源、丽珠宝乐、欧瑞、人福尔、素高捷疗、索科酰、生祺、帅奇、维能康、血活素、小牛血清提取物、新欧瑞、欣维治、怡活素、幼牛血清、幼牛血清去蛋白质超滤提取物、Actovegin、Deproteinised Calf Blood、Deproteinized Hemoderivative of Calf Blood、Solcoseryl

【成分】 本药只含生理性成分，即70%的无机物（如电解质和微量的必需元素）及30%的有机物（如寡糖、核酸衍生物、氨基酸、低分子多肽、糖脂类、糖和类脂代谢的中间产物等）。

【分类】 神经系统用药 \ 脑循环与促智药

【制剂规格】 片剂　200mg。

注射液　① 2ml∶80mg。② 5ml∶200mg。③ 10ml∶200mg。④ 10ml∶400mg。⑤ 20ml∶800mg。

软膏　20g∶2g（10%）。

霜剂　① 20g（5%）。② 30g（5%）。

眼膏　5g∶1g。

口腔膏　5g∶0.25g（5%）。

【临床应用】

说明书适应证

（1）改善神经功能缺损（由脑部血液循环障碍和营养障碍性疾病所致）。

（2）末梢循环障碍及其引起的动脉血管病、腿部溃疡等。

（3）皮移植术。

（4）烧伤、烫伤、糜烂。

（5）创伤、褥疮的伤口愈合。

（6）放射所致的皮肤、黏膜损伤。

（7）眼膏　①创伤性及感染性角膜炎、角膜溃疡。②角膜和结膜病变（免疫及神经营养性因素所致）。③多种眼科手术后。

（8）口腔膏　①口腔黏膜、牙龈及嘴唇损伤、炎症或溃疡。②假牙托压疮等。③作为拔牙术及牙石刮除术后的敷料。

【用法用量】

1. 说明书用法用量

（1）**一般用法**　根据病情决定用药剂量，初期10~20ml/d，i.v./动脉注射。进一步治疗剂量为5ml/d，i.v./i.m.（缓慢），也可将本药10~50ml加入200~300ml NS或5%GS中静滴，一周数次。

（2）大脑血液循环障碍和营养紊乱　初期本药10ml/d，连用2周，i.v.，随后5~10ml，i.v.，一周数次，连用4周。

（3）缺血性脑损害　20~50ml/次，qd.，i.v.gtt.，连用2~3周。

（4）动脉血管病　20~50ml/次，qd.，i.v.gtt.，或20~50ml/次，i.v./动脉注射，一周数次，4周一疗程。

（5）足部溃疡或其他慢性溃疡、烫伤、烧伤　5~10ml/次，i.m.，或10ml/次，qd.或一周数次，i.v.，根据病情可加用本药局部治疗。

（6）防治放射引起的皮肤、黏膜损伤　放疗期间，平均5ml/d，i.v.。

（7）眼部疾病　眼膏涂眼，2~4次/d。

（8）口腔疾病　将口腔膏涂抹于患处，3~5次/d，其中在睡前涂用1次。由假牙托引起的损伤，可先在干燥洁净的假牙托上涂口腔膏，然后再装上。

（9）放射性膀胱炎　10ml/d，经尿道给药，联用抗生素。

2. **其他用法用量**

［国内参考信息］

（1）缺血性脑损害或动脉血管病 200~400mg/次，tid.，p.o.（整片吞服），4~6周一疗程。

（2）脑卒中及脑外伤 急性期治疗：20~30ml/次，qd.，i.v.gtt.，连用3~5d，以后可根据病情，给予本药20ml，qd.，i.v.gtt.，维持5~10d。巩固治疗：片剂，400mg/次，tid.，p.o.，维持疗程不少于6周。

（3）皮肤黏膜损伤 先清洗伤口或溃疡面，然后外敷软膏。轻者，qd.；重者，2~6次/d。患处上皮长成后，仍应酌情用药2~3周，以巩固疗效。

**【禁忌证】**

**说明书禁忌证**

（1）对本药或同类药过敏者。

（2）严重肾功能障碍。

**【特殊人群用药】**

**儿童** 目前尚无儿童用药的有效性和安全性资料。

**老人** 尚无老年患者用药的临床研究资料。

**孕妇** 权衡药物对胎儿可能产生的潜在危险。

**哺乳妇女** 权衡药物对婴儿可能产生的潜在危险。

**肾功能不全/透析者** 严重肾功能障碍者禁用。

**【注意】**

慎用 糖尿病。

**【给药说明】**

（1）给药条件 ①本药注射液可用于静注、动脉注射、肌注，一般采用静注或静滴。②本药注射液是高渗溶液，用于肌注时应缓慢，不超过5ml/次。③使用软膏时若出现分泌物增多，可酌情增加敷料的更换次数。为防止患周皮肤被浸软，可在患周皮肤上涂氧化锌糊剂。

（2）配伍信息 ①本药注射液不宜与其他药物混合输注。②可加入5%GS或NS等溶液250ml中静滴，滴速＜2ml/min。注意静脉输注时必须加等渗溶液。

（3）其他 ①屈光度在-6.00D以上的深度近视患者，在RK手术后宜慎用本药眼膏，以防止因用药后切口愈合过快而降低手术的矫正效果。②本药眼膏无抗细菌、真菌及病毒作用。感染性角膜及结膜病，使用本药眼膏时，需针对病因，联合使用抗细菌、真菌或病毒药物。非感染性角膜及结膜病，不能滥用上述药物配合本药眼膏治疗。

**【不良反应】**

（1）消化 较大剂量：胃部不适。

（2）其他 ①过敏反应，如荨麻疹、皮肤潮红、药物热、休克等。如有皮疹等过敏反应，应立即停药并给予抗过敏治疗，如按需给予抗组胺药或皮质激素等。②初用本药软膏时患处偶有烧灼感及分泌物增多。

**【药物过量】**

处理意见 至今尚无本药过量的报道。一旦发生过量应立即停药，并进行支持和对症治疗。

**【相互作用】**

尚不明确。

## 尼莫地平
## Nimodipine

**【其他名称】** 北青、布瑞喜、宝依恬、尔平、恩通、海盟惠、济立、迈特令、尼达尔、耐乎、尼立苏、尼膜同、尼莫同、平达尔、特莱斯、维尔思、硝苯吡酯、硝苯甲氧乙基异丙啶、云迪恩、易夫林、一夫正、元甘、尤尼欣、Nimotop

**【分类】** 神经系统用药\脑循环与促智药

**【制剂规格】** 片剂 ①10mg。②20mg。③30mg。

**分散片** ①20mg。②30mg。

**缓释片** 60mg。

**控释片** 60mg。

**胶囊** ① 20mg。② 30mg。

**缓释胶囊** 60mg。

**胶丸** 30mg。

**注射液** ① 10ml : 2mg。② 20ml : 4mg。③ 40ml : 8mg。④ 50ml : 10mg。⑤ 50ml : 25mg。⑥ 100ml : 20mg。

**粉针剂** ① 2mg。② 4mg。③ 8mg。④ 10mg。

**【临床应用】**

**1. 说明书适应证**

（1）缺血性脑血管病、蛛网膜下腔出血所致的脑血管痉挛、缺血性神经损伤等。

（2）偏头痛、缺血性突发性耳聋、轻中度高血压等。

（3）老年性脑功能障碍，如记忆力减退、定向力和注意力障碍、情绪波动。

**2. 其他临床应用**

各型痴呆症。

**【用法用量】**

**1. 说明书用法用量**

（1）缺血性脑血管病 ①普通制剂 30~120mg/d，分 3 次服。②缓释制剂 60mg/次，bid.，p.o.。疗程 1 个月。

（2）偏头痛 ①普通制剂 40mg/ 次，tid.，p.o.。②缓释制剂 60mg/ 次，bid.，p.o.。疗程 12 周。

（3）蛛网膜下腔出血所致的脑血管痉挛及脑血管介入手术前的预防用药 ① 40~60mg/ 次，3~4 次 /d，p.o.，疗程 3~4 周；如需手术，手术当日停药，以后可继续服用。②静滴：a. ＜ 70kg 或血压不稳定者，开始 2h 可按 0.5mg/h 给药。如耐受良好，2h 后可增至 1mg/h。b. ＞ 70kg 者，开始 2h 宜按 1mg/h 给药。如耐受良好，2h 后可增至 2mg/h。若患者发生不良反应，应减量或停药。预防性给药可于出血后 4d 内开始，在血管痉挛最大危险期连续给药，持续到出血后 10~14d。如已出现缺血后继发神经元损伤，应尽早开始治疗，用药持续 5~14d；如经外科手术去除出血原因后，应继续静滴，至少持续至术后第 5d；此后建议改为口服，60mg/ 次，6 次 /d，连用 7d。③脑池滴注：将新配置的本药稀释液（1ml 本药注射液加 19ml 林格液）加温至与血液温度相同后，于术中脑池滴注。

（4）突发性耳聋 ①普通制剂：40~60mg/d，分 3 次口服。②缓释制剂：60mg/ 次，qd.，p.o.。5d 为一疗程，一般可用 3~4 疗程。

（5）轻、中度高血压 高血压合并有上述脑血管病者，可优先选用。40mg/ 次，tid.，p.o.，Max：240mg/d。

（6）老年性脑功能障碍 推荐剂量为 30mg/ 次，tid.，p.o.。口服数月后，须重新评价是否继续用药。

**2. 其他用法用量**

［国内参考信息］

（1）急性脑血管病恢复期 30~40mg/次，qid./q.4h，p.o.。

（2）各型痴呆症 30~60mg/ 次，tid.，p.o.，疗程 1 个月。

［国外参考信息］

（1）蛛网膜下腔出血 ① 0.5μg/（kg · min）/ 次，连续静滴 7~10d。建议在蛛网膜下腔出血后 96h 内开始给药。②推荐 60mg/ 次，q.4h，p.o.，用 21d。

（2）急性脑卒中 120mg/d，分 3 次服。

（3）脑血管痉挛 静滴，第 1 日 0.5mg/h，第 2 日 1mg/h，第 3~15 日 2mg/h。也有建议起始剂量为 1mg/h 的方案。

（4）原发性脑萎缩性痴呆 180mg/d，p.o.，可能有助于延缓该病进展。

（5）轻中度原发性高血压 0.03~0.045mg/（kg · min），i.v.gtt.。

**【禁忌证】**

**1. 说明书禁忌证**

（1）对本药过敏者。

（2）严重肝功能损害（如肝坏死）。

**2. 其他禁忌证**

哺乳妇女。

【特殊人群用药】

**儿童** ＜18岁儿童能否应用本药尚不明确。

**其他用法用量**

［国外参考信息］国外试用于7~18岁儿童偏头痛，可10~20mg/次，tid.，p.o.。

**老人** 制订用药方案应谨慎。用于治疗老年性脑功能障碍时，若伴有严重肾功能不全（肾小球滤过率＜20ml/min）、严重心功能不全时应定期随访检查。

**孕妇** 应权衡利弊。美国FDA妊娠安全性分级为：C级。

**哺乳妇女** 禁用或用药期间暂停哺乳。

**肝功能不全者** 严重肝功能损害者（如肝坏死）禁用，轻至中度肝功能不全者应慎用，国外资料建议口服剂量减为30mg/次，q.4h，并密切监测HR和血压。

**肾功能不全/透析者** 严重肾功能损害时应慎用；国外资料则认为肾功能不全者无需调整剂量。血透后不必补充剂量；长期自携式腹透期间也无需调整剂量。

【注意】

（1）慎用 ①脑水肿或颅内压显著升高。②严重心血管功能损害。③严重低血压。

（2）用药相关检查/监测项目 用药前后及用药时应注意监测血压和ECG。

（3）对驾驶/机械操作的影响 无严重影响，但可能出现的头晕会影响驾驶和操纵机器。

【给药说明】

（1）给药条件 ①缺血性脑卒中患者原则上不采用静滴给药。②在麻醉、外科手术、血管造影术中，应连续输注本药。③用于防治由动脉瘤性蛛网膜下腔出血后脑血管痉挛引起的缺血性神经损伤时，建议对颅内压升高或脑水肿患者应进行密切监测。

（2）减量/停药条件 本药可降血压，高血压合并蛛网膜下腔出血或脑卒中者，应注意减少或暂时停用降压药，或减少本药的用量。

（3）配伍信息 ①本药严禁与其他药物混合使用。本药注射液含有一定量乙醇和聚乙二醇400，与后两者存在配伍禁忌的药物，也不能与本药配伍。②本药与5%GS、NS、乳酸钠林格液、含镁乳酸钠林格液、右旋糖酐40溶液或6%的HAES聚氧-2-羟乙基淀粉按约1∶4的比例同时输注，也可与甘露醇、人血白蛋白、血液同时输注，滴速应缓慢。③本药可被聚氯乙烯吸附，输注时应使用聚乙烯输液系统，并经中心静脉插管，用输液泵连续静脉输注，不能使用其他输液瓶或输液袋。联合输液时，聚乙烯管、联合输液管、中心导管应采用三通阀连接。④本药有轻微的光敏感性，避免在阳光直射下使用，可采用黑色、棕色或红色的玻璃注射器及输液管，或使输液泵和输液管采用不透光材料包裹。在散射性日光或人工光源下，用药10h内不必采取特殊的保护措施。

【不良反应】

（1）心血管 HR加快、心动过速、心动过缓、期外收缩、心悸、血压下降（少数蛛网膜下腔出血者静滴后出现，可能需停药）、高血压、外周水肿、充血性心衰、反跳性血管痉挛、ECG异常、潮红、出汗、血管扩张。直接经外周血管输注时，可出现静脉炎。

（2）神经 头晕、头痛、眩晕、虚弱、嗜睡、失眠、运动功能亢进、神经退化、震颤、晕厥等。

（3）精神 多动、兴奋、攻击倾向、抑郁、焦虑等。

（4）内分泌/代谢 血糖升高、LDL升高、低钠血症、体重减轻。

（5）血液 血小板减少（偶升高）、贫血、血肿、深静脉血栓形成、DIC、过度出血（在选择性心脏瓣膜置换术前用药可能引起）。

（6）消化 牙龈增生、食欲减退、恶心、呕吐、胃肠不适、胃肠出血、腹泻、腹部痉挛性疼痛、肝炎、黄疸、肠梗阻，及氨基转移酶、γ－谷氨酰转移酶、ALP、LDH升高。出现胃肠道不良反应、假性肠梗阻时，需减量，并密切观察。

（7）呼吸　呼吸困难、喘息、咽炎、低氧血症（初次服药可能出现）。

（8）泌尿　血清BUN和（或）肌酐升高。

（9）骨骼肌肉　肌痛、肌痉挛。

（10）皮肤　皮疹、皮肤发红、温热感、瘙痒、痤疮、皮肤刺痛等。

（11）耳　耳鸣。

（12）其他　苯妥英毒性、过敏反应、头痛和颜面潮红（静滴过快）。突然停药可引起撤药综合征。

**【药物过量】**

（1）表现　胃肠道不适、恶心、颜面潮红、血压明显下降、心动过速或过缓等中毒症状。

（2）处理意见　应立即停药。根据症状作出判断，活性炭吸附剂洗胃可作为一种抢救手段。若血压下降明显，可静脉给予多巴胺或去甲肾上腺素，并采取对症支持治疗。

**【相互作用】**

（1）有酶诱导作用的抗癫痫药物（如苯妥英、苯巴比妥、卡马西平、扑米酮等）本药的血药浓度降低，避免联用。

（2）利福平、圣约翰草　本药疗效降低。禁止与利福平合用。

（3）麻黄　本药降压作用减弱。

（4）去甲替林　本药血药浓度稍有减少，去甲替林的血药浓度不受影响。

（5）奎尼丁　本药代谢可能减缓。

（6）地拉费定、安普那韦　理论上，本药代谢降低，血药浓度升高，毒性增加。

（7）西咪替丁　本药血药浓度升高。

（8）氟西汀　本药的稳态血药浓度提高50%，氟西汀血药浓度明显减少，但不影响其活性代谢产物去甲氟西汀。

（9）丙戊酸　本药血药浓度增加。

（10）抗－HIV蛋白酶抑制药（如利托那韦）两者相互作用尚未进行研究。抗－HIV蛋白酶抑制药为CYP 3A 4系统的强效抑制药，合用可能显著增加本药的血药浓度。

（11）酮康唑　两者相互作用尚未进行研究。有报道本药与其他二氢吡啶钙拮抗药出现相互作用，故与本药口服制剂合用时，可能由于首过效应减少，增加本药的生物利用度。

（12）叠氮胸苷　猴试验研究表明，本药注射液与叠氮胸苷输液同用，叠氮胸苷AUC显著升高，Vd和清除率明显降低。

（13）降压药　降压药的降压作用增强。

（14）胺碘酮　可减慢窦房结节律或加重房室传导阻滞，病窦综合征或不完全房室传导阻滞患者应避免两药联用。

（15）氨基糖苷类、头孢菌素类、呋塞米等　可引起肾功能减退，应注意监测肾功能。

（16）奎奴普丁/达福普汀、沙奎那韦、丙戊酸、甲硫双喹脲　可增加本药毒性。

（17）β－肾上腺素受体阻断药　可能引起低血压、心功能损害，避免联用。

（18）芬太尼　可能引起严重低血压。

（19）NSAID、口服抗凝药　有增加胃肠道出血的危险。

（20）其他钙拮抗药（如硝苯地平、地尔硫䓬、维拉帕米等）、α－甲基多巴　应避免联用。如必须联用，须进行密切监测。

（21）氟哌啶醇　两者长期定量合用，尚未观察到相互作用。

（22）大环内酯类抗生素　两者相互作用尚未进行研究。某些大环内酯类抗生素（如红霉素）抑制CYP 3A 4系统，故两者不能合用；阿奇霉素在结构上属于大环内酯类抗生素，但对CYP 3A 4系统无抑制作用。

（23）食物　进食时服药，本药的生物利用度降低，疗效下降。

（24）葡萄柚汁　本药的生物利用度提高。

（25）西柚汁　可抑制CYP 3A 4系统，

减少首过效应或清除率，故同时摄入可致血药浓度增加，并延长本药的作用，降压作用也可能增强，此作用至少可持续4d。使用本药时应避免摄入西柚汁。

## 乙酰谷酰胺
## Aceglutamide

【其他名称】 艾鲁那、爱立苏、奥立喜、艾森澳、奥怡宁、醋谷胺、迪依、扶奥、干芬、赫迪新、慧乐、海盟愈、涵雪、劲截纾、健意、康帕斯、隆格先、路斯开、力枢康、龙胜泰、梦清、妙司宁、诺安平、诺理安、诺依、奇势、瑞可安、胜迪、帅宁、萨尼卡、赛普利尔、苏意、苏忆宁、土尔、天醒、万欣能、酰胺戊二酸胺、讯博、馨迪威、云可舒、尤尼生、一培、意清、宜信、Aceglutamine、Acetylglutamide、Acetylglutamine、Avantol

【分类】 神经系统用药\脑循环与促智药

【制剂规格】 注射液 ① 2ml : 100mg。② 5ml : 250mg。③ 5ml : 600mg。④ 10ml : 500mg。

粉针剂 ① 100mg。② 200mg。③ 250mg。④ 300mg。⑤ 600mg。

【临床应用】

1. 说明书适应证

（1）脑外伤性昏迷。

（2）肝性脑病、神经外科手术所致的昏迷。

（3）偏瘫、高位截瘫、小儿脊髓灰质炎后遗症。

（4）神经性头痛、腰痛等。

2. 其他临床应用

智力减退、记忆力障碍。

【用法用量】

1. 说明书用法用量

一般用法 ① 100~600mg/d，i.m.。② 100~600mg/次，以5%或10%GS 250ml稀释后缓慢静滴。

2. 其他用法用量

[国内参考信息]

（1）一般用法 ① 100~200mg/次，bid.，i.m.（以适量无菌注射用水稀释）。② 250~750mg/次，qd.，i.v.gtt.（以5%或10%GS 250~500ml稀释）。

（2）脑器质性精神障碍或酒精、药物依赖的辅助治疗 用本药（250mg）、ATP（40mg）及辅酶A（50~100U）、VitC（2000~4000mg）配伍溶于5%或10%GS 500ml中静滴，以改善脑细胞代谢及营养状况。

（3）神经性头痛、瘫痪、小儿脊髓灰质炎后遗症、腰痛 穴位注射，100mg/次，qd.，按病情选择穴位。

【禁忌证】

说明书禁忌证

对本药过敏者。

【特殊人群用药】

儿童 用量酌减。

其他用法用量

[国内参考信息] ① 100~300mg/次，qd.，i.m.。② 100~500mg/次，qd.，i.v.gtt.（以5%或10%GS 250ml稀释）。③穴位注射，100mg/次，qd.，按病情选择穴位。

老人 尚无老年患者用药资料，可参考“用法用量”。

孕妇 尚不明确。

哺乳妇女 尚不明确。

【注意】

尚不明确。

【不良反应】

本药静滴时可引起血压下降，应注意。

【药物过量】

处理意见 尚无本药过量的研究资料和文献报道。一旦发生过量，应予以对症支持治疗。

【相互作用】

尚不明确。

## 维生素 E 烟酸酯
## Vitamin E Nicotinate

**【其他名称】** 顶荣、清之维、α– 生育酚烟酸酯、维尔新、维麦欣、威氏克、消旋 –α–生育酚烟酸酯、消旋 –α– 生育烟酸生育酚酯、烟酸生育酚酯、烟酸维生素 E、Dl–α–Tocopherol Nicotinate、Nicoferol、Renascin、Tocopheryl Nicotinate、Vitamin E Nicotics

**【分类】** 神经系统用药 \ 脑循环与促智药

**【制剂规格】** 片剂 100mg。

胶囊 100mg。

胶丸 100mg。

**【临床应用】**

**1. 说明书适应证**

（1）脑卒中后遗症所致慢性脑循环障碍的伴随症状。

（2）高脂血症及动脉粥样硬化的防治。

（3）原发性高血压的伴随症状。

（4）闭塞性动脉硬化引起的外周循环障碍。

**2. 其他临床应用**

（1）脑外伤所致的后遗症。

（2）中心性视网膜炎等血管障碍性疾病。

**【用法用量】**

**说明书用法用量**

**一般用法** 100~200mg/ 次，tid.，p.o.。

**【禁忌证】**

尚不明确。

**【特殊人群用药】**

**儿童** 不推荐使用。

**老人** 应根据年龄及症状严重程度适当增减。

**孕妇** 孕妇摄入正常膳食时，尚未发现有确切的 Vit E 缺乏，Vit E 能部分通过胎盘，胎儿仅获得母亲血药浓度的 20%~30%，故低出生体重婴儿，出生后可因贮存少而致本药缺乏。

**哺乳妇女** 尚不明确。

**肝功能不全者** 肝病患者慎用。

**【注意】**

（1）慎用 ①动脉出血者。②低血压。③溃疡。④糖尿病。⑤痛风。⑥高尿酸血症。⑦青光眼。

（2）对检验值 / 诊断的影响 用药后可引起荧光测定尿中儿茶酚胺浓度呈假阳性，尿糖班氏试剂测定呈假阳性，血尿酸测定值增高（大剂量时）。

（3）用药相关检查 / 监测项目 用药期间应检测肝功能、血糖。

**【不良反应】**

（1）神经 头痛、轻微头昏。

（2）消化 胃部不适（如恶心、胃痛、食欲缺乏）、腹泻及便秘。

（3）皮肤 颈面部发热、皮肤发红或严重皮肤潮红、瘙痒。

**【药物过量】**

表现 烟酸过量可导致腹泻、头晕、乏力、皮肤干燥、瘙痒、眼干燥、恶心、呕吐及胃痛等。偶尔过量应用烟酸可引起高血糖、高尿酸、心律失常及肝毒性反应。

**【相互作用】**

（1）胍乙啶等肾上腺素受体阻滞型抗高血压药 血管扩张作用协同，可产生直立性低血压。

（2）Vit A 本药可促进 Vit A 的吸收，并减少 Vit A 中毒的发生；但超量时可减少 Vit A 的体内贮存。

（3）毒毛旋花子苷和洋地黄制剂 可减少上述药的不良反应，但不降低其疗效。

（4）大量氢氧化铝 减少本药吸收。

（5）降血脂药（考来烯胺、考来替泊）、矿物油、硫糖铝 可干扰本药中 Vit E 的吸收。

（6）异烟肼 可阻止本药中烟酸与辅酶 I 的结合，引起烟酸缺乏。

（7）香豆素及其衍生物 大量本药与上述药合用，可引起低凝血酶原血症，应避免合用。

（8）他汀或贝特类降脂药 有本药与

他汀或贝特类降脂药合用时骨骼肌肉事件增加的报道（一项研究报道，服用本药加laropiprant的中国患者联合使用辛伐他汀后，其肌病和横纹肌溶解症的发生率相比白种人较高），合用时应谨慎。

## 吡硫醇
## Pyritinol

【其他名称】 安洁德欣、爱瑙幸、灵博康、联硫吡哆醇、洛升、脑复新、信特、亿博林、英罗恩、益首、盐酸吡硫醇、Neuroxin、Pyrithioxine、Pyritinol Hydrochloride

【分类】 神经系统用药\脑循环与促智药

【制剂规格】 片剂 ① 100mg。② 200mg。

片剂（盐酸盐） 100mg。

胶囊（盐酸盐） 100mg。

糖浆 ① 1ml∶10mg。② 10ml∶100mg。

粉针剂（盐酸盐） ① 100mg。② 200mg。

氯化钠注射液（盐酸盐） 100ml（盐酸吡硫醇 200mg 与氯化钠 900mg）。

葡萄糖注射液（盐酸盐） ① 100ml（盐酸吡硫醇 200mg 与葡萄糖 5000mg）。② 250ml（盐酸吡硫醇 400mg 与葡萄糖 12.5g）。

【临床应用】

1. 说明书适应证

（1）改善脑外伤后遗症、脑炎及脑膜炎后遗症引起的头晕头胀、失眠、记忆力减退、注意力不集中、情绪变化等症状。

（2）改善脑动脉硬化、老年痴呆性精神症状。

2. 其他临床应用

（1）改善器质性精神障碍、智力发育不良等疾病的症状。

（2）类风湿关节炎（国外资料）。

【用法用量】

1. 说明书用法用量

一般用法 （1）100~200mg/次，tid.，p.o.。（2）也可静脉给药，200~400mg/次，qd.。用适量注射用水溶解后静注，也可加入NS或5%GS 250~500ml中静滴。

2. 其他用法用量

［国外参考信息］ 类风湿关节炎：600mg/d，p.o.。

【禁忌证】

说明书禁忌证

（1）对本药过敏者。

（2）孕妇。

【特殊人群用药】

儿童 不推荐儿童使用本药注射制剂。

说明书用法用量

一般用法 儿童口服剂量酌减，可50~100mg/次，tid.。

孕妇 禁用。

哺乳妇女 慎用。

肝功能不全者 慎用。

【注意】

慎用 糖尿病。

【给药说明】

给药条件 本药不能快速静注，静滴速度也不宜过快。

【不良反应】

（1）消化 恶心。

（2）皮肤 皮疹。

（3）其他 注射部位可见静脉炎、疼痛，停药后消失。

【药物过量】

处理意见 尚无本药过量的研究资料，一旦发生过量，应立即停药，并给予对症和支持治疗。

【相互作用】

尚不明确。

## 尼麦角林
## Nicergoline

【其他名称】 奥博格、爱得生、辰让、富路通、金亿新、乐喜林、麦角溴烟酯、脑舒、尼舒、尼什枸宁、脑通、你先获宁、思尔明、思霖、瑟米恩、史诺达、欣赛尔、雅润基、抑血凝、Acerine、Eticer、Nargoline、Nicotergoline、Nimergoline、Nixo、SERMION、Varson、Vasospan、Weidar Acerine

【分类】 神经系统用药\脑循环与促智药

【制剂规格】 片剂 ① 5mg。② 10mg。③ 30mg。

胶囊 15mg。

粉针剂 4mg。

注射液 1ml:2.5mg。

【临床应用】

1. 说明书适应证

（1）急、慢性脑血管疾病和代谢性脑供血不足，如脑动脉硬化、脑血栓、脑栓塞、TIA 等。

（2）早期治疗血管性痴呆。

（3）动脉高血压、脑卒中后偏瘫患者的辅助治疗。

2. 其他临床应用

老年性耳聋、视网膜疾病等。

【用法用量】

1. 说明书用法用量

**一般用法** （1）20~60mg/d，分 2~3 次口服，勿咀嚼。应连续给药至少 6 个月。（2）2~4mg/ 次，bid.，i.m.。（3）4~8mg/ 次，溶于 NS 或 GS 100ml 中缓慢滴注。（4）4mg/ 次，溶于 NS 10ml 中，于 2min 内缓慢动脉注射。

2. 其他用法用量

［国内参考信息］

（1）2~4mg/ 次，1~2 次 /d，i.m.。（2）2~4mg/ 次，1~2 次 /d，溶于 NS 100ml 中缓慢滴注。

［国外参考信息］

（1）初始 30~60mg/d，p.o.。至少每 6 个月评估 1 次，并根据情况逐渐减量或停药。（2）2~4mg/ 次，1~2 次 /d，i.m.。必要时可于注射当日辅以本药口服 15mg 或 30mg。（3）4~8mg/d，用 NS 250ml 稀释并缓慢滴注，滴注时间至少 30min。也可用 NS 500ml 稀释后缓慢滴注，滴注时间至少 60min。必要时当日可再口服 15~30mg。

【禁忌证】

1. 说明书禁忌证

（1）对本药过敏者。

（2）急性出血或有出血倾向。

（3）直立性调节功能障碍。

（4）严重心动过缓。

（5）近期发生心肌梗死者。

（6）低血压。

（7）孕妇。

2. 其他禁忌证

哺乳妇女。

【特殊人群用药】

**儿童** 根据目前的适应证，本药不会用于儿童。

**老人** 同成人用法用量。

**孕妇** 建议禁用。

**哺乳妇女** 服药时不能哺乳。

**肾功能不全 / 透析者** 肾功能不全（血清肌酐＞20mg/L）者应减量。

【注意】

（1）慎用 ①有纤维化风险的患者。②高尿酸血症或有痛风史者。

（2）用药相关检查 / 监测项目 本药可抑制血小板积聚、降低血液黏度，服用抗凝药或抗血小板药者在开始使用本药时应密切监测凝血功能。

【给药说明】

（1）给药条件 ①应于餐前服药以增加吸收，或在进餐时服用以减轻对胃的刺激。②治疗期及给药途径可根据临床病情调整。某些病例，建议先针剂注射，然后口服片剂维持治疗。③使用高剂量的本药可能引起血压暂时下降。一般不需治疗，平卧休息几分钟即可。罕见的病例有大脑与心脏供血不足，建议在持续的血压监测下，给予拟交感神经药。

（2）配伍信息 本药粉针剂溶解后在室温避光下可保存 48h。

【不良反应】

（1）心血管　低血压、低血压伴昏厥和心动过缓。

（2）神经　CNS紊乱，包括出汗、睡眠障碍、激动、嗜睡、头昏、失眠、烦躁不安和食欲增加，大多数反应轻微而短暂。

（3）内分泌/代谢　面部潮红、潮热、血尿酸浓度升高。

（4）血液　血液黏滞度降低。

（5）消化　恶心、腹泻、胃酸分泌增强、上腹烧灼感、呕吐、食欲缺乏、胃痛、TC轻度改变（用药时间＞8周）。大多数反应轻微而短暂。

（6）呼吸　胸膜及肺部病变（长期使用），如胸膜增厚或渗出。

（7）生殖　射精困难。

（8）泌尿　BUN轻度改变（用药时间＞8周）、尿频。

（9）皮肤　苔藓样皮疹、红斑和荨麻疹。

（10）耳　耳鸣。

（11）其他　过敏反应、注射部位疼痛等。国外已有纤维化反应的病例报道，如肺间质、心肌、心脏瓣膜和腹膜后纤维化，与对5-羟色胺2β受体产生激动作用有关。

【药物过量】

处理意见　尚无过量使用本药的经验。如过量，应立即清除肠胃中残存药物，并给予相应的支持治疗。

【相互作用】

（1）降压药　本药可增加降压药的作用，合用时应慎重。

（2）α或β-肾上腺素受体阻断药（如普萘洛尔）　本药能增强上述药对心脏的抑制作用，应禁止合用。

（3）通过CYP 2D 6代谢的药物　本药通过CYP 2D 6代谢，不排除与通过相同代谢途径的药物有相互作用。

（4）可能影响尿酸代谢的药物、抗凝药或抗血小板药　合用时应慎重。

（5）麦角生物碱及其衍生物　伴随摄入麦角生物碱及其衍生物，有出现麦角中毒症状（包括恶心、呕吐、腹泻、腹痛和外周血管收缩）的报道。

（6）酒精　服药期间禁止饮酒。

## 甲磺酸双氢麦角毒碱
## Co-Dergocrine Mesylate

【其他名称】安得静、弟哥静、海特琴、甲磺酸二氢麦角碱、甲磺酸氢化麦角碱、甲磺酸双氢麦角碱、来脱高、麦丁昕、脑复乐、培磊能、思清、斯托芬、韦伯、卫达好如临、喜得镇、依舒佳林、Dihydroergotoxine Mesilate、Dihydroergotoxine Mesylate、Dihydroergotoxine Methanesulfonate、Ergoloid Mesylate、HYDERGINE、Ischelium、Perenan、Stofilan、Trigogine、Weidar Hodrin

【成分】甲磺酸双氢麦角高碱、甲磺酸双氢麦角克碱、α-甲磺酸双氢麦角开碱、β-甲磺酸双氢麦角开碱

【分类】神经系统用药\脑循环与促智药

【制剂规格】片剂　①1mg。②1.5mg。

缓释片　2.5mg。

含片　①0.25mg。②0.5mg。

缓释胶囊　2.5mg。

注射液　1ml∶0.3mg。

粉针剂　0.3mg。

【临床应用】

说明书适应证

（1）脑动脉硬化、脑卒中后遗症、脑震荡后遗症。

（2）周围血管疾病，如血栓闭塞性脉管炎、动脉内膜炎、糖尿病引起的微循环障碍等及其引起的间歇性跛行、手足紫绀、冻疮、动脉硬化、肢端动脉痉挛、动脉血栓栓塞、血管性头痛等。

（3）老年、脑动脉硬化、脑卒中或服用利尿药降压无效患者降血压。

**【用法用量】**

**1. 说明书用法用量**

**一般用法** (1)普通片剂：1~2mg/次，tid.，饭前服，12周为一疗程。(2)缓释片或缓释胶囊：2.5mg/次，bid.，于早晚进餐时服用。(3)粉针剂：0.3mg/次，用20ml GS或NS稀释后静滴或缓慢静脉注射，1~2次/d；也可0.3mg/次，用适量注射用水溶解后，肌内或皮下注射，bid.。

**2. 其他用法用量**

[国内参考信息](1)含片舌下给药，0.5~2mg/次，q.4~6h。(2)0.3~0.6mg/次，qd./qod.，i.m.。(3)0.3~0.6mg/次，qd./qod.，i.h.。(4)2~4mg/d，用5%GS或NS 250ml或500ml稀释后静滴，qd.。

**【禁忌证】**

**1. 说明书禁忌证**

(1)对本药或麦角碱类药物过敏者。

(2)心脏器质性损害。

(3)低血压、严重心动过缓。

(4)血管疾病患者(有脑血管病史、Raynaud's现象)。

(5)脓血症患者。

(6)暂时的动脉炎患者。

(7)严重肝、肾功能不全。

(8)孕妇及哺乳妇女。

**2. 其他禁忌证**

(1)严重动脉硬化。

(2)急慢性精神病。

**【特殊人群用药】**

**儿童** 不建议使用。

**老人** 建议适当调整剂量。

**孕妇** 不宜使用。

**哺乳妇女** 不建议使用。

**肝功能不全者** 严重肝功能不全者禁用，轻度肝损伤者慎用。

**肾功能不全/透析者** 严重肾功能不全者禁用。

**【注意】**

(1)慎用 ①有纤维化风险者。②HR稍慢者。

(2)对驾驶/机械操作的影响 服药期间应避免驾驶车辆和操作机械。

**【给药说明】**

(1)给药条件 ①本药静滴应缓慢。②本药含片宜舌下给药，不宜口服。

(2)其他 注射本药后须卧床2h，以免引起直立性低血压。

**【不良反应】**

(1)心血管 ①心动过缓：治疗痴呆或其他脑功能不全疾病，连用数周后较易出现。②应用肝素-甲磺酸双氢麦角毒碱：血管痉挛、血栓栓塞并发症。③直立性低血压。④脑缺血、心悸。⑤心前区疼痛。⑥心绞痛加重、心律失常、心动过缓、外周动脉血管失调(如四肢缺血)。

(2)神经 失眠、眩晕、头痛、头重感、嗜睡、肢端麻痒、感觉异常。

(3)精神 攻击反应。

(4)消化 ①口干、口腔炎、恶心、呕吐、腹胀、腹痛、便秘、腹泻、畏食、胃灼热、舌感觉异常(如舌根发硬、刺痛、粗糙、拧转)。②ALT、AST升高。

(5)呼吸 鼻塞、鼻充血、呼吸道分泌物增多、呼吸困难、鼻狭窄。

(6)泌尿 肾病发作。

(7)皮肤 皮肤反应、皮疹、面部潮红、出汗障碍。

(8)眼 视物模糊。

(9)耳 耳鸣。

(10)其他 胸部不适、过敏反应(瘙痒等)。出现过敏反应时立即停药。国外已有纤维化反应的病例报道，如肺间质、心肌、心脏瓣膜和腹膜后纤维化，与对5-羟色胺2β受体产生激动作用有关。

**【药物过量】**

(1)表现 急性中毒可见伴随脑血管和冠状血管供血不足的低血压、呕吐和腹泻。严重时可见血管痉挛、惊厥和意识障碍。

(2)处理意见 应给予对症和支持治疗。

【相互作用】

（1）抗凝血药　可增强本药活性。

（2）降压药　可增强本药活性，加重低血压反应，避免合用。

（3）细胞色素 P 450 抑制药，如大环内酯类抗生素（如红霉素、克林霉素、三乙酰竹桃霉素、螺旋霉素、交沙霉素）、吡咯抗真菌药（如酮康唑、伊曲康唑）、蛋白酶抑制药（如利托那韦、茚地那韦）或西咪替丁　可增加本药的血药浓度，导致外周血管收缩，应避免使用。非肠道给药后应检测动脉血压。

（4）硝基类药　本药可加强硝基类药的效果。

（5）吩嗪类药　加重低血压反应，避免合用。

（6）环孢素　本药可改变环孢素的药动学。

（7）多巴胺类药　可诱导周围血管痉挛，导致肢体远端血管收缩，不宜合用。

（8）麦角生物碱及其衍生物　伴随摄入麦角生物碱及其衍生物，有出现麦角中毒症状（包括恶心、呕吐、腹泻、腹痛和外周血管收缩）的报道。

## 复方甲磺酸二氢麦角隐亭
## Compound α–Dihydroergocryptine Mesylate

【其他名称】　复方二氢麦角隐亭、复方双氢麦角隐亭、活血素、洛斯宝、Vasobral、α–Dihydroergocryptine Mesylate and Caffeine

【成分】　α–甲磺酸二氢麦角隐亭、咖啡因

【分类】　神经系统用药\脑循环与促智药

【制剂规格】　片剂　每片含 α–甲磺酸二氢麦角隐亭 4mg、无水咖啡因 40mg。

口服溶液　50ml（含 α–甲磺酸二氢麦角隐亭 50mg 和咖啡因 500mg）。

【临床应用】

1. 说明书适应证

（1）脑血管功能不全、缺血性脑血管病及脑血管供血不足。

（2）缺血引起的耳蜗、前庭功能障碍。

2. 其他临床应用

（1）阳痿。

（2）偏头痛等。

【用法用量】

说明书用法用量

**一般用法**　2~4mg/次（以 α–甲磺酸二氢麦角隐亭计），2~3 次/d，p.o.（饭前）。

【禁忌证】

说明书禁忌证

（1）对本药各成分过敏者。

（2）已有瓣膜病者禁用二氢麦角隐亭。

【特殊人群用药】

**儿童**　尚缺乏儿童用药的有效性和安全性的研究资料。

**孕妇**　应避免使用。

**哺乳妇女**　应避免使用。

【注意】

慎用　有纤维化风险者。

【给药说明】

（1）给药条件　①本药无长期降压效果，不能作为治疗高血压的替代药物。②本药口服溶液含乙醇，故肝病患者、酒精中毒者、癫痫患者不宜服用，对其余患者应注意乙醇可能引起的不良反应及相互作用。③本药不宜空腹服用，进食可消除用药后的胃肠道不适。

（2）其他　本药所含成分可能导致药检试验的结果呈阳性，运动员用药须注意。

【不良反应】

（1）消化　轻度胃肠道反应（如恶心），尤其是空腹服用时。

（2）其他　国外已有麦角碱类衍生物引起纤维化反应的病例报道，如肺间质、心肌、心脏瓣膜和腹膜后纤维化，与对 5–羟色胺 2β 受体产生激动作用有关。

【药物过量】

表现　本药过量服用可致呕吐。

【相互作用】

麦角生物碱及其衍生物　伴随摄入麦

角生物碱及其衍生物，有出现麦角中毒症状（包括恶心、呕吐、腹泻、腹痛和外周血管收缩）的报道。

## 曲克芦丁
## Troxerutin

**【其他名称】** 安体维乐、布络威欣、布瑞金、博士多宁、串西芦丁、迪维欣、二氧乙基芦丁、弗畅、福尔通、符瑞、盖曲、禾通、久仁、卡伦、凯利金斯、匡素宁、路丁诺、朗宁、林源络克、全威必成、羟乙基芦丁、羟乙芦丁、世丹、三羟乙基芦丁、帅星、太韦盛、维脑路通、卫起汀、维生素 $P_4$、纬欣、欣畅福、一匡素宁、尤尼平、言全、易曲善、元汀、质力、Paroven、Trioxyethylrutin、Venoruton

**【分类】** 神经系统用药\脑循环与促智药

**【制剂规格】** 片剂 ① 60mg。② 100mg。

颗粒 7g : 3.5g。

粉针剂 ① 300mg。② 400mg。

注射液 ① 2ml : 60mg。② 2ml : 100mg。③ 2ml : 200mg。④ 5ml : 150mg。⑤ 5ml : 250mg。⑥ 10ml : 300mg。

葡萄糖注射液 100ml（曲克芦丁 400mg 和葡萄糖 5g）。

氯化钠注射液 ① 100ml（曲克芦丁 400mg 和氯化钠 900mg）。② 250ml（曲克芦丁 480mg 和氯化钠 2.25g）。

**【临床应用】**

**1. 说明书适应证**

（1）缺血性脑血管病（如脑血栓形成、脑栓塞等）。

（2）血栓性静脉炎。

（3）毛细血管出血。

（4）血管通透性增高所致水肿。

（5）闭塞综合征。

（6）中心性视网膜炎。

**2. 其他临床应用**

（1）心肌梗死前综合征。

（2）静脉曲张。

（3）淋巴回流受阻引起的淋巴水肿。

（4）雷诺综合征。

（5）烧伤及创伤水肿。

**【用法用量】**

**1. 说明书用法用量**

**一般用法** （1）片剂：120~180mg/ 次，tid.，p.o.。颗粒：慢性静脉功能不全所致的静脉曲张，3.5g（1 袋）/ 次，qd.，p.o.。（2）60~150mg/ 次，bid.，i.m.。20d 为一疗程，可用 1~3 个疗程，每疗程间隔 3~7d。（3）240~480mg/ 次，qd.，i.v.gtt.，20d 为一疗程。

**2. 其他用法用量**

［国内参考信息］ ①片剂：300mg/ 次，2~3 次 /d，p.o.，或 200~300mg/ 次，tid.，p.o.。② 100~200mg/ 次，bid.，i.m.，20d 为一疗程。可用 1~3 个疗程，每疗程间隔 3~7d。

**【禁忌证】**

**说明书禁忌证**

对本药过敏或有严重不良反应病史者。

**【特殊人群用药】**

**儿童** 不推荐使用。

**老人** 尚缺乏老年患者用药的研究资料。

**孕妇** 尚不明确。

**哺乳妇女** 尚不明确。

**【注意】**

慎用 过敏体质者。

**【给药说明】**

（1）配伍信息 静滴液配制：用 5%~10%GS、NS 或低分子右旋糖酐注射液稀释后静滴。

（2）其他 ①用药期间避免阳光直射、高温及站立过久。②加强对首次用药者、老年患者及肝肾功能不全者的监护。

**【不良反应】** 用药后一旦出现潮红、皮疹、心悸、胸闷、憋气、血压下降等可能与严重不良反应有关的症状时，应立即停药并及时救治。

（1）心血管 心悸、紫绀、心律失常等。

（2）神经 头晕、头痛、震颤、意识模糊等。

（3）消化 恶心、呕吐、腹痛等，有肝生化指标异常病例报告。

（4）呼吸 胸闷、憋气、呼吸困难、呼吸急促。

（5）皮肤 皮疹、瘙痒、荨麻疹、红斑疹、斑丘疹、多形性红斑等。

（6）其他 ①寒战、发热、水肿、过敏反应、过敏性休克等。如出现过敏反应，应立即停药。②潮红、紫癜。③急性脑水肿（静滴后）。

**【药物过量】**

处理意见 尚无用药过量的研究资料。如发生过量，应立即停药，并给予对症和支持治疗。

**【相互作用】**

尚不明确。

## 胞磷胆碱
## Citicoline

**【其他名称】** 奥格尔、爱星丹、彼迪明、胞二磷胆碱、胞苷二磷酸胆碱钠、胞磷胆碱钠、博朗瑞宁、胞嘧啶核苷二磷酸胆碱、滨舒、辰旺、德益荣、二磷酸胞苷胆碱、二磷酸胞嘧啶胆碱、丰海清、久安苏欣、加筒、洁维苏、兰桂、理枢、立拓感、尼可林、欧迈、普美拉泰、苏布林、思考林、赛立奥、欣可来、先立科、鑫通、亿丹、雅玛山胞苷二磷酸胆碱、友欣、Audes、Brassel、CDPC、Cdp-Choline、Citicoline Monosodium、Citicoline Sodium、Cytidine Diphosphate Choline、Cytidine diphosphocholine、Cytidine-5-Diphosphate-Choline Sodium、Ensign、Neucolis、NICHOLIN、Somazina

**【分类】** 神经系统用药\脑循环与促智药

**【制剂规格】** 片剂 200mg。

胶囊（钠盐） 100mg。

粉针剂（钠盐） ① 250mg。② 500mg。

注射液 ① 2ml∶100mg。② 2ml∶200mg。③ 2ml∶250mg。④ 10ml∶500mg。

注射液（钠盐） 2ml∶250mg。

葡萄糖注射液（钠盐） ① 50ml（胞磷胆碱钠 250mg 与葡萄糖 2500mg）。② 100ml（胞磷胆碱钠 250mg 与葡萄糖 5000mg）。③ 100ml（胞磷胆碱钠 500mg 与葡萄糖 5000mg）。④ 250ml（胞磷胆碱钠 250mg 与葡萄糖 12500mg）。⑤ 200ml（胞磷胆碱钠 500mg 与葡萄糖 10000mg）。

氯化钠注射液（钠盐） ① 100ml（胞磷胆碱钠 250mg 与氯化钠 900mg）。② 100ml（胞磷胆碱钠 500mg 与氯化钠 900mg）。③ 200ml（胞磷胆碱钠 500mg 与氯化钠 1800mg）。④ 250ml（胞磷胆碱钠 250mg 与氯化钠 2250mg）。

**【临床应用】**

1. 说明书适应证

（1）急性颅脑外伤及脑手术后的意识障碍 ① 0.25~0.5g/ 次，qd.，用 5% 或 10%GS 稀释后缓慢静滴，5~10 日为一疗程。② 0.1~0.2g/ 次，i.v.。③ 0.1~0.3g/d，分 1~2 次 i.m.。

（2）颅脑损伤或脑血管意外所引起的神经系统后遗症 0.2g/ 次，tid.，温开水送服。

2. 其他临床应用

（1）急性中毒、感染所致的昏迷和神经保护。

（2）缺血性脑病和血管性痴呆。

（3）耳鸣及神经性耳聋。

**【用法用量】**

1. 说明书用法用量

（1）脑外伤及脑手术后的神经保护 ① 100~200mg/ 次，tid.，p.o.。② 100~300mg/d，分 1~2 次，i.m.。③ 100~200mg/ 次，1~2 次 /d，i.v.，可根据年龄、症状适当增减。④ 250~500mg/d，分 1~2 次静滴，可根据年龄、症状适当增减。用 5% 或 10%GS 稀释后缓慢滴注，5~10d 为

一疗程。

（2）脑梗死急性期意识障碍　1000mg/d，qd.，i.v.，连用2周。

（3）脑卒中偏瘫　1000mg/d，qd.，i.v.，连用4周；或250mg/d，qd.，连续静注4周。有好转趋势时，再连续静注4周。

（4）胰腺炎　通常与蛋白分解酶抑制剂同用，1000mg/d，qd.，i.v.，连用2周。

2. 其他用法用量

［国内参考信息］

（1）一般用法　① 500~1000mg/d，i.v.gtt.，5~7d为一疗程。② 250mg/d，i.m.。

（2）脑梗死急性期　1000mg/d，i.v.gtt.，连用2周。

（3）偏瘫　250~1000mg/d，i.v.gtt.，连用4周。如出现改善倾向，可再用4周。

［国外参考信息］

（1）血管性痴呆　① 1000mg/d，p.o.。② 1000mg/次，qd.，i.m.，于清晨注射。

（2）帕金森病　①在使用左旋多巴治疗的同时，可加服本药400mg，tid.。② 500~1000mg/d，i.m.，分1~2次使用，疗程为10~30d。

（3）脑卒中后遗症　① 100~800mg/d（通常600mg/d），p.o.。② 250~1000mg/d，i.v.gtt.（用NS或5%GS稀释），但尚未确定最佳剂量，且其疗效也值得怀疑。

**【禁忌证】**

**说明书禁忌证**

对本药过敏者。

**【特殊人群用药】**

**儿童**　根据病情和年龄适当调整剂量。

**老人**　根据病情和年龄适当调整剂量。

**孕妇**　慎用。

**哺乳妇女**　慎用。

**肾功能不全/透析者**　肾功能不全者慎用。

**【注意】**

慎用　（1）有药物过敏史者。（2）伴有脑出血、脑水肿和颅压增高的严重急性颅脑损伤者。（3）低血压。（4）心功能不全。（5）癫痫。

**【给药说明】**

（1）给药条件　①静脉给药不宜过快，以免引起血压升高和心悸等。应尽量放慢给药速度。②应尽量不要肌注，特别不能在同一部位反复注射；若用时应经常更换注射部位。③本药可增加脑血流量，故在颅内出血急性期不宜大量使用（单剂＞500mg）。④对脑梗死急性期意识障碍者，应在卒中发作后2周内给药。⑤本药胶囊不宜与含有氯酯醒的药物合用。

（2）其他　对严重脑水肿、头部急性重度外伤及脑手术所致的意识障碍者，应同时采取止血、降颅内压及低温疗法等措施。

**【不良反应】**

（1）心血管　暂时性血压下降、心动过缓和心动过速。

（2）神经　眩晕、震颤、头痛和痉挛。

（3）精神　失眠、兴奋、烦躁不安。

（4）消化　恶心、呕吐、食欲缺乏、胃痛、胃烧灼感、腹泻和肝功能异常。

（5）呼吸　有发生过敏性哮喘的报告，严重者可出现呼吸困难和喉水肿。

（6）皮肤　皮疹。

（7）眼　一过性复视。

（8）其他　发热、倦怠、过敏样反应，严重者有过敏性休克的报告。

**【药物过量】**

（1）表现　恶心、呕吐、食欲缺乏、头痛、失眠、兴奋、痉挛等。

（2）处理意见　减量，并给予对症和支持治疗。

**【相互作用】**

（1）脑多肽　改善脑功能有协同作用。

（2）治疗帕金森综合征的药物　疗效增强。

（3）甘露醇或尿素　本药与上述药合用治疗脑水肿，可通过调节下丘脑激活和调节脑血管张力，改善脑血管麻痹，减轻脑水肿，降低颅内压。

（4）左旋多巴　本药用于震颤麻痹患者时，不宜与左旋多巴合用，否则可引起肌僵直恶化。

## 茴拉西坦
## Aniracetam

【其他名称】 阿尼西坦、博邦邻、毕思灵、茴酰咯酮、脑康酮、三乐喜、顺坦、忆立福、益灵舒、Ampamet、Aniracetan、Draganon、Reset、Sarpul

【分类】神经系统用药\脑循环与促智药

【制剂规格】 片剂　0.05g。

分散片　0.1g。

胶囊　① 0.1g。② 0.2g。

颗粒　1g∶0.1g。

口服液　① 10ml∶0.1g。② 10ml∶0.2g。

【临床应用】

1. 说明书适应证

（1）中、老年记忆减退。

（2）脑血管病后的记忆减退。

2. 其他临床应用

（1）有轻至中度学习、记忆和认知功能障碍的血管性痴呆和阿尔茨海默病。

（2）儿童脑功能发育迟缓。

（3）对帕金森病症状有改善作用。

（4）脑梗死后遗症的情绪不稳定和抑郁状态。

【用法用量】

1. 说明书用法用量

一般用法　0.1~0.2g/ 次，tid.，p.o.，1~2 个月为一疗程，可根据病情调整用量和疗程。安全剂量范围为 0.3~1.8g/d。

2. 其他用法用量

［国外参考信息］

（1）阿尔茨海默病　0.5g/ 次，bid.，p.o.，连用 3 个月。

（2）缺氧引起的智力减退　可静脉给予 0.1g，注射时间不应＜ 2min。

【禁忌证】

说明书禁忌证

（1）对本药过敏者。

（2）对其他吡咯烷酮类药物不能耐受者。

【特殊人群用药】

儿童　尚不明确。

老人

其他用法用量

［国内参考信息］　＞ 70 岁，0.1g/ 次，tid.，p.o.；＜ 70 岁，0.2g/ 次，tid.，p.o.。

孕妇　慎用。

哺乳妇女　慎用。

肝功能不全者　严重肝功能障碍者慎用，有明显肝功能异常者应适当调整剂量。

肾功能不全 / 透析者　严重肾功能障碍者慎用。

【注意】

慎用　亨廷顿舞蹈病。

【不良反应】

（1）神经　头昏。

（2）精神　嗜睡、兴奋、躁动。

（3）血液　长期服药者可见 WBC、血小板计数和 Hb 的轻度改变，但无显著临床意义。

（4）消化　口干、食欲减退、便秘，停药后可消失。轻度肝功损害（表现为 ALP 轻度增加），但无统计学上差异。

（5）泌尿　轻度肾功能损害（表现为血肌酐升高）。

（6）其他　过敏反应（全身皮疹等），应停药。

【相互作用】

尚不明确。

## 吡拉西坦
## Piracetam

【其他名称】 吡咯烷酮乙酰胺、吡咯乙酰胺、吡烷酮醋胺、吡乙酰胺、宏威利迪、康灵、康容、路思齐、迈恩希、脑复康、宁秀欣、庆达、斯必克、思泰、坦复、通坦康、酰胺吡咯环酮、酰胺吡咯烷酮、酰胺吡酮、欣奥欣、欣坦、优舒坦、易汀、乙酰胺吡咯烷酮、真昔、Acetamide Pyrrolidone、Acetamidopyrrolidinone、Nootropil、Normabrain、Piracetamum、Piracetan

【分类】 神经系统用药\脑循环与促智药

【制剂规格】 片剂 0.4g。

分散片 0.8g。

胶囊 ① 0.2g。② 0.4g。

口服液 ① 10ml∶0.4g。② 10ml∶0.8g。

粉针剂 ① 2g。② 3g。③ 4g。④ 6g。

注射液 ① 5ml∶1g。② 20ml∶4g。③ 50ml∶10g。

葡萄糖注射液 250ml（吡拉西坦 8g 与葡萄糖 12.5g）。

氯化钠注射液 ① 50ml∶10g。② 100ml∶20g。

【临床应用】

1. 说明书适应证

（1）急慢性脑血管病、脑外伤、各种中毒性脑病所致的记忆减退及轻、中度脑功能障碍。

（2）脑外伤引起的颅内高压。

（3）老年精神衰退综合征、老年性痴呆。

（4）儿童发育迟缓。

2. 其他临床应用

（1）手术后、脑炎后遗留的记忆障碍和轻中度脑功能障碍。

（2）一氧化碳中毒后的记忆和思维障碍。

（3）酒精中毒性脑病、肌阵挛性癫痫、镰状细胞贫血神经并发症的辅助治疗。

【用法用量】

1. 说明书用法用量

（1）一般用法 ① 0.8~1.6g/ 次，tid.，p.o.，普通片 4~8 周为一疗程；分散片及口服液 3~6 周为一疗程。② 4~8g/ 次，qd.，i.v.gtt.。

（2）改善脑代谢 ① 1g/ 次，bid./tid.，i.m.。② 4g/ 次，qd.，i.v.。③也可 4~8g/ 次，用 5% 或 10%GS 或 NS 稀释至 250ml，qd.，i.v.gtt.。

（3）降颅内压 16~20g/ 次，q.6~8h，i.v.gtt.，于 5~10min 内滴完，连用 3~5d。

2. 其他用法用量

［国内参考信息］ 4~6g/ 次，bid.，i.v.，7~14d 一疗程。

［国外参考信息］

（1）酒精中毒 12g/d，分 2 次口服。也可静脉给药，3g/ 次，tid.，连用 3d。可改善酒精中毒引起的认知障碍。

（2）肌阵挛 起始 2~4g/d，分 3 次口服，以后 10~15d 内逐渐增至 18~24g/d。

（3）安定药引起的锥体外系反应 有研究提示静脉给予 4g 有效。

（4）镰状细胞贫血的神经并发症 80mg/（kg·次），tid.，i.v.gtt.（用 5%GS 300ml 稀释），连用 3d。维持治疗：1g/ 次，qd.，i.m.，共 6 个月，然后改为 1.2g/ 次，q.8h，p.o.。

【禁忌证】

1. 说明书禁忌证

（1）锥体外系疾病（尤其亨廷顿舞蹈病）。

（2）重度肝、肾功能障碍。

（3）孕妇。

（4）早产儿和新生儿。

2. 其他禁忌证

对本药过敏者（国外资料）。

【特殊人群用药】

儿童 早产儿和新生儿禁用。

1. 说明书用法用量

一般用法 0.4~0.8g/ 次，tid.，p.o.。片剂 4~8 周为一疗程，口服液 3~6 周为一疗程。

2. 其他用法用量

［国外参考信息］ 有朗读困难的儿童 1.65g/ 次，bid.，p.o.。

老人 慎用。应用本药口服液时，剂量可减半。

孕妇 禁用。

哺乳妇女 用药指征尚不明确。

肝功能不全者 重度肝功能障碍禁用，轻

至中度者慎用并适当减量。

**肾功能不全 / 透析者**　重度肾功能障碍禁用，轻至中度者慎用并适当减量。

**【注意】**

（1）慎用　甲状腺功能低下或甲状腺素补充治疗者。

（2）用药相关检查 / 监测项目　接受华法林等抗凝治疗者，应注意监测 PT。

**【给药说明】**

给药条件　给药前若发现药液内有结晶，可置温水中振荡，待结晶完全溶解再使用，并应使用有过滤器的输液器。

**【不良反应】**

（1）神经　头晕、头痛。亨廷顿舞蹈病患者服药可能致症状加重。

（2）精神　神经质、焦虑不安、易兴奋、易激惹、运动过多、睡眠障碍、抑郁。有报道，继发性甲状腺功能低下者在甲状腺素补充治疗期间，用药后出现易激动、烦躁、情绪不稳定、判断力欠佳、精神混乱、定向力及睡眠障碍。

（3）内分泌 / 代谢　体重增加。

（4）消化　口干、食欲减退、恶心、呕吐、腹部不适、腹胀、腹痛、腹泻，呈剂量相关性，停药后可消失。肝功能损害（表现为轻度氨基转移酶升高），与用量无关。

（5）皮肤　皮疹、荨麻疹。

**【药物过量】**

处理意见　无特殊解救药。过量时按一般原则处理，并采取对症支持治疗。

**【相互作用】**

华法林等抗凝药　本药可延长华法林等抗凝药的 PT，抑制血小板聚集。合用时需调整华法林用量，预防出血。

## 倍他司汀
## Betahistine

**【其他名称】**　倍他定、百西斯汀、甲胺乙吡啶、甲胺乙吡啶甲磺酸盐、甲磺酸倍他司汀、抗眩啶、敏便朗、美克乐、敏使朗、培他胺、培他啶、培他组啶、西其汀、盐酸倍他司汀、盐酸培他啶、盐酸培他司汀、Betahistine Dihydrochloride、Betahistine Hydrochloride、Betahistine Mesilate、Betahistine Mesylate、Betaserc、Meniace、Meotels、Merislon、Microser、Vasomotal

**【分类】**　神经系统用药 \ 脑循环与促智药

**【制剂规格】**　片剂（盐酸盐）　4mg。

片剂（甲磺酸盐）　6mg。

口服液（盐酸盐）　4mg。

注射液（盐酸盐）　① 2ml : 2mg。② 2ml : 4mg。③ 2ml : 10mg。④ 4ml : 4mg。

粉针剂（盐酸盐）　20mg。

**【临床应用】**

1. 说明书适应证

（1）梅尼埃病。

（2）脑动脉硬化。

（3）急性缺血性脑血管疾病。

（4）血管性头痛。

（5）高血压所致的体位性眩晕、耳鸣等。

2. 其他临床应用

（1）头部外伤所致的体位性眩晕、耳鸣等。

（2）褥疮（促进疮口的愈合）。

**【用法用量】**

1. 说明书用法用量

**一般用法**　（1）本药盐酸盐，4~8mg/次，2~4 次 /d，p.o.；Max：≤48mg/d。也可 10~30mg/ 次，qd.，i.v.gtt.。还可 10mg/ 次，qd./bid.，i.m.。（2）本药甲磺酸盐，6~12mg/次，tid.，饭后口服，可根据年龄、症状调整剂量。

2. 其他用法用量

［国内参考信息］本药盐酸盐注射液：2~4mg/ 次，bid.，i.m.。

**【禁忌证】**

说明书禁忌证

（1）对本药过敏者。

（2）嗜铬细胞瘤。

（3）儿童。

【特殊人群用药】

**儿童** 不推荐使用。

**老人** 应注意调整剂量。

**孕妇** 慎用。孕妇及可能妊娠的妇女使用前应权衡利弊。

**哺乳妇女** 慎用。

**肝功能不全者** 肝脏疾病患者慎用。

【注意】

慎用 （1）有消化性溃疡史及活动期消化性溃疡者。（2）哮喘。（3）肾上腺髓质瘤。

【给药说明】

（1）减量/停药条件 用药期间出现明显不良反应时，应立即停药。

（2）配伍信息 静滴液的配制：先用5%GS或NS 2ml溶解后，再加入5%GS或NS 500ml中缓慢静滴。

【不良反应】

（1）心血管 心悸。

（2）神经 头晕、头痛、头胀。

（3）内分泌/代谢 多汗。

（4）消化 口干、食欲缺乏、恶心、呕吐、胃部不适。

（5）泌尿 出血性膀胱炎。

（6）其他 过敏反应（如皮疹、皮肤瘙痒等）、发热。

【相互作用】

抗组胺药 可拮抗本药的部分或全部作用，不宜合用。

## 藻酸双酯钠
## Alginic Sodium Diester

【其他名称】 百科康迪、伯来通、必索、诚珍、帝莎、尔正先、海那、恒平、破栓开塞、PSS-藻酸双酯钠、瑞日、赛咯尔、斯唯博、唯易、欣百昌、西木生、仙诺、Alginidate Sodium、Alginidatum Natricum、Paskins、Poly Saccharide Sulphate Sodium、Pss alginric Sodium Diester

【分类】 神经系统用药\脑循环与促智药

【制剂规格】 片剂 50mg。

**注射液** ① 1ml∶50mg。② 2ml∶100mg。

**粉针剂** ① 50mg。② 100mg。

**氯化钠注射液** ① 100ml（藻酸双酯钠100mg、氯化钠860mg）。② 100ml（藻酸双酯钠100mg、氯化钠900mg）。③ 250ml（藻酸双酯钠100mg、氯化钠2.25g）。④ 500ml（藻酸双酯钠100mg、氯化钠4.4g）。

【临床应用】

**说明书适应证**

（1）防治缺血性脑血管病（如脑血栓、脑栓塞、TIA）及心血管疾病（如高血压、高脂蛋白血症、冠心病、心绞痛等）。

（2）DIC。

（3）慢性肾小球肾炎。

（4）出血热。

【用法用量】

**1. 说明书用法用量**

**一般用法** （1）50~100mg/次，2~3次/d，p.o.。（2）1~3mg/（kg·次）（50~100mg/次），i.v.gtt.，用250~500ml NS稀释后缓慢静滴，滴速≤0.75mg/（kg·h），Max：≤150mg/d，一疗程10~14d。静脉给药应从小剂量开始，根据患者对药物的耐受程度控制滴速，稳定后改为口服。

**2. 其他用法用量**

［国内参考信息］ 用于治疗时，50~100mg/次，tid.，p.o.；用于预防时，50mg/次，1~2次/d，或每晚睡前50~100mg，p.o.。

【禁忌证】

**说明书禁忌证**

（1）对本药过敏者。

（2）出血性疾病、有出血病史者或出血倾向者。

（3）严重肝、肾功能不全。

【特殊人群用药】

**儿童** 尚不明确。

**孕妇** 尚不明确。

**哺乳妇女** 尚不明确。

**肝功能不全者** 严重肝功能不全者禁用，轻至中度者慎用。

**肾功能不全/透析者** 严重肾功能不全者禁用，轻至中度者慎用。

**【注意】**

（1）慎用 ①过敏性体质。②低血压、低血容量。③血小板减少症。④非高黏滞血症、非血小板聚集亢进。

（2）用药相关检查/监测项目 用药前应检查血液黏度、血小板功能、PT等。

**【给药说明】**

（1）给药条件 ①本药禁止静注或肌注。②静脉输注速度过快时易产生不良反应，故滴速应严格控制在20滴/min左右。③应用本药前应明确诊断，严格排除出血性疾病。

（2）配伍信息 本药为酸性黏多糖类化合物，不宜与其他药物合并使用，以免发生配伍禁忌。

**【不良反应】** 口服较少见不良反应。

（1）心血管 心悸、心绞痛、低血压、ECG异常。

（2）神经 头痛、头昏、嗜睡、烦躁不安等。

（3）血液 WBC和血小板减少，牙龈、子宫或眼结合膜下出血，脑出血，上消化道出血并休克。

（4）消化 口干、纳差、恶心、呕吐、腹泻、腹痛、便秘、肝功能异常（表现为麝香草酚浊度ALT升高）等。

（5）骨骼肌肉 关节肌肉疼痛。

（6）皮肤 脱发。

（7）耳 听力下降。

（8）其他 过敏反应（表现为皮肤发红、瘙痒、皮疹、环形红斑、剥脱性皮炎、肢端静脉扩张、四肢末梢神经性水肿、急性喉头水肿和过敏性休克等）、乏力、发热。

**【相互作用】**

（1）多柔比星 合用对多柔比星肾病有显著保护作用，可延缓肾病发展。

（2）硝苯地平 可引起牙龈增生或口唇肿胀。

## 三磷酸胞苷二钠
## Cytidine-5-Triphosphate Disodium

**【其他名称】** 胞三磷、坤邦、美络宁、纽枢通、三磷胞苷、三磷酸胞苷、三磷酸胞苷钠、维力安、依美思、Cytidine Disodium Triphosphate、Cytidine Triphosphate、Cytidine-5-Triphosphate Sodium

**【分类】** 神经系统用药\脑循环与促智药

**【制剂规格】** **注射液** 2ml∶20mg。② 2ml∶40mg。

**粉针剂** ① 20mg。② 40mg。

**【临床应用】**

**说明书适应证**

用于颅脑外伤后综合征及其后遗症的辅助治疗。

**【用法用量】**

**说明书用法用量**

**一般用法** （1）20mg/次，1~2次/d，i.m.。（2）本药20mg加入5%GS或NS 250ml中，或40mg加入5%GS或NS 500ml中缓慢静滴。

**【禁忌证】**

**说明书禁忌证**

（1）对本药过敏者。

（2）病窦综合征、窦房结功能不全。

（3）缓慢性心律失常者。

（4）孕妇。

**【特殊人群用药】**

**儿童** 尚不明确。

**老人** 慎用。

**孕妇** 禁用。

**哺乳妇女** 慎用。

**肝功能不全者** 严重肝功能不全者慎用。

**肾功能不全/透析者** 严重肾功能不全者慎用。

【注意】

慎用 （1）癫痫。（2）心肌梗死、脑出血急性期。

【给药说明】

给药条件 （1）本药严禁静注。（2）静滴速度不可过快，否则会引起兴奋、呼吸加快、头晕、头胀、胸闷及低血压等。

【不良反应】

（1）心血管 本药对窦房结有明显抑制作用。

（2）消化 一过性 ALT 轻度升高，停药后可恢复。

（3）皮肤 皮疹，停药后可消失。

（4）其他 发热，停药后可消失。

【相互作用】

尚不明确。

## 单唾液酸四己糖神经节苷脂 Monostalotetrahexosylgangliside

【其他名称】 重塑杰、单唾液酸四己糖神经节苷脂钠、申捷、施捷因、Monosialotetrahexosylganglioside、Monosialotetrahexosylganglioside Sodium、SYGEN

【分类】 神经系统用药\脑循环与促智药

【制剂规格】

注射液 ① 2ml∶20mg。② 5ml∶100mg。

注射液（钠盐） ① 2ml∶20mg。② 2ml∶40mg。③ 5ml∶100mg。

【临床应用】

说明书适应证

（1）血管性或外伤性 CNS 损伤。

（2）帕金森病。

【用法用量】

1. 说明书用法用量

（1）血管性或外伤性 CNS 损伤 20~40mg/d，i.m./i.v.gtt.（缓慢），一次或分次给药。病变急性期（尤其是急性创伤），100mg/d，i.v.gtt.；2~3 周后改用维持量，20~40mg/d，一般用药 6 周。

（2）帕金森病 首剂 500~1000mg，i.v.gtt.；第 2 日起 200mg/d，i.h./i.m./i.v.gtt.，一般持续用药 18 周。

2. 其他用法用量

［国内参考信息］

CNS 创伤性或血管性病变急性期后的维持治疗 ① 40mg/d，i.m.，维持 6 周。② 100mg/d，i.v.gtt.，持续 21 日后改用维持量 40mg/d。

【禁忌证】

1. 说明书禁忌证

（1）对本药过敏者。

（2）遗传性糖脂代谢异常者（神经节苷脂累积病，如家族性黑蒙性痴呆、视网膜变性病）。

（3）急性炎症性脱髓鞘性多发性神经病（又称吉兰－巴雷综合征）。

2. 其他禁忌证

严重肝、肾功能障碍者。

【特殊人群用药】

**儿童** 使用本药的安全性研究数据尚不充分。

**老人** 使用本药的安全性研究数据尚不充分。

**孕妇** 动物实验显示，本药在妊娠期间使用无不良反应。

**哺乳妇女** 动物实验显示，本药在哺乳期间使用无不良反应。

**肝功能不全者** 严重肝功能障碍者禁用。

**肾功能不全／透析者** 严重肾功能障碍者禁用。

【注意】

慎用 自身免疫性疾病。

【不良反应】

（1）心血管 心悸、心动过速、紫绀、潮红、血压升高，血压降低、静脉炎等。

（2）神经 头晕、头痛、眩晕、局限性抽搐、局部麻木等。可能出现与使用神经节苷脂产品相关的急性炎症性脱髓鞘性多发性神经病（又称吉兰－巴雷综合征）。若患者在用药期间（一般在用药后 5~10d 内）出现持物不能、四肢无力、弛缓性瘫痪等症状，应立即就诊。

（3）精神　精神障碍。

（4）消化　恶心、呕吐、腹泻、腹痛、胃部不适、肝功能异常等。

（5）呼吸　胸闷、呼吸困难、咳嗽等。

（6）皮肤　斑丘疹、红斑疹、急性荨麻疹、水疱疹、皮肤瘙痒等。出现皮疹样反应时，应停药。

（7）其他　寒战、发热、乏力、面色苍白、水肿、过敏样反应、过敏反应、过敏性休克和注射部位疼痛等。使用本药可能出现寒战、发热症状，并可能伴有皮疹、呼吸困难、心悸、呕吐等。输液过程中应尽量减慢滴速，注意对患者进行监护，出现上述症状应立即停药救治。

【药物过量】

目前尚未见本药过量的报道。

【相互作用】

尚不明确。

## 烟酸占替诺
## Xantinol Nicotinate

【其他名称】奥利澳、长龙清、东宝天诺欣、菲克麦康、夫维、海夫维、海斯必达、河星、靖康、麦全冬定、脉栓通、尼可占替诺、脑脉康、恰克、赛潼、太韦通、文治通尔、希美欣、欣普路通、烟胺羟丙茶碱、延比尔、怡玫、左诺、占替诺烟酸、Adrogeron、Androgeron、Angioamin、Complamex、Complamin、Landrina、Teonicol、Vedrin、Xanthinol Niacinate、Xanthinol Nicotinate

【分类】神经系统用药＼脑循环与促智药

【制剂规格】片剂　① 100mg。② 150mg。

粉针剂　300mg。

注射液　2ml∶300mg。

氯化钠注射液　100ml∶300mg。

【临床应用】

1. 说明书适应证

（1）缺血性脑血管病。

（2）外周血管循环障碍。

2. 其他临床应用

（1）缺血性脑血管病及脑循环障碍，如脑动脉硬化症、脑卒中后遗症、脑功能障碍、脑血栓形成、脑栓塞、偏头痛、内耳和视网膜循环障碍等。

（2）冠状动脉循环障碍，如冠状动脉硬化等。

（3）血栓闭塞性脉管炎、静脉炎、冻疮、手足紫绀等周围血管循环障碍。

（4）代谢失常，如血脂过高、血中凝血因子Ⅰ过高等。

【用法用量】

1. 说明书用法用量

一般用法　（1）起始 150mg/ 次，tid.，p.o.，可根据需要增至 300mg/ 次，tid.；维持量 150mg/ 次，2~3 次 /d。（2）起始 300mg/d，i.v.gtt.（以 10%GS 或 NS 500ml 溶解），剂量可逐渐增至 600~900mg/d。

2. 其他用法用量

［国内参考信息］300~600mg/ 次，bid.，i.m./i.v.。

【禁忌证】

1. 说明书禁忌证

（1）对本药过敏者。

（2）出血性脑血管疾病急性期。

（3）明显心功能不全者。

（4）心肌梗死发作期。

（5）孕妇和哺乳妇女。

（6）儿童。

2. 其他禁忌证

（1）脑血管阻塞。

（2）急性出血。

（3）左房室瓣狭窄。

【特殊人群用药】

儿童　禁用。

老人　慎用。注射给药时起始剂量通常为

300mg，再逐渐增量，并注意用药间隔。

**孕妇** 禁用。

**哺乳妇女** 禁用。

**肝功能不全者** 慎用。

【注意】

（1）慎用 ①消化性溃疡。②血压不稳定。

（2）用药相关检查 / 监测项目 密切监测患者颅内压。

【给药说明】

（1）给药条件 ①静滴速度应控制在30~40滴/min，不应＞50滴/min，同时观察患者血压、HR及自觉症状。②用于心衰时，应在抗心衰治疗及心功能获代偿后使用。

（2）减量 / 停药条件 出现过敏应立即停药，并给予肾上腺素及实施其他抢救措施，如吸氧、静脉输液、给予抗组胺药和皮质激素类药等。

（3）其他 对使用地西泮镇静者，应注意控制其血压。

【不良反应】

本药不良反应多呈一过性且轻微，均能自行消失。

（1）心血管 胸闷、血压下降。

（2）神经 脑出血及脑疝。

（3）消化 口干、腹痛。如出现胃部不适，可饮少量牛奶缓解。

（4）皮肤 面部潮红、唇发麻、皮疹、四肢红斑及荨麻疹。

【药物过量】

（1）表现 躁热感、皮肤潮红、低血压。

（2）处理意见 应密切监测并采取对症和支持治疗。

【相互作用】

（1）神经节阻滞药（如樟脑磺酸咪芬、美卡拉明、潘必啶、酒石酸喷托铵）以及抗交感神经药（如哌唑嗪、麦角碱）不宜合用。

（2）乙醇、咖啡 不良反应（如皮肤发红）加重。

## 石杉碱甲
## Huperzine A

【其他名称】 富伯信、哈伯因、诺苏林、瑞立速、双益平、忆诺、Selagine

【分类】 神经系统用药\脑循环与促智药

【制剂规格】 片剂 ① 0.05mg。② 0.2mg。

**胶囊** 0.05mg。

**注射液** ① 1ml∶0.2mg。② 2ml∶0.4mg。

【临床应用】

**1. 说明书适应证**

（1）良性记忆障碍，可提高指向记忆、联想学习、图像回忆、无意义图形再认及人像回忆等能力。

（2）改善多型痴呆和脑器质性病变引起的记忆障碍。

**2. 其他临床应用**

（1）阿尔茨海默病。

（2）重症肌无力。

【用法用量】

**1. 说明书用法用量**

**一般用法** 0.1~0.2mg/次，bid.，p.o.，1~2个月为一疗程。根据病情和用药后反应，可酌情调整剂量和疗程。Max：0.45mg/d。

**2. 其他用法用量**

［国内参考信息］

重症肌无力 0.2~0.4mg/次，1~2次/d，i.m.。

［国外参考信息］

阿尔茨海默病 0.2mg/次，bid.，p.o.。

【禁忌证】

**1. 说明书禁忌证**

（1）严重心动过缓及心绞痛。

（2）哮喘。

（3）机械性肠梗阻。

（4）癫痫。

（5）肾功能不全。

（6）尿路梗阻。

2. 其他禁忌证

（1）对本药过敏者。

（2）低血压者不宜使用。

【特殊人群用药】

儿童　尚不明确。

孕妇　慎用。

哺乳妇女　用药的安全性尚不明确。

肾功能不全/透析者　肾功能不全者禁用。

【注意】

尚不明确。

【给药说明】

给药条件　用量有个体差异，一般应从小剂量开始，逐渐增量。

【不良反应】如出现明显不良反应，减量后可缓解或消失。严重者可用阿托品对抗。

（1）心血管　HR 改变。

（2）神经　头晕、肌束颤动、嗜睡、失眠。一般可自行消失。

（3）消化　恶心、腹痛、呕吐、流涎、食欲减退。一般可自行消失。

（4）眼　瞳孔缩小、视物模糊等。

（5）耳　耳鸣。

（6）其他　过敏反应、出汗。

【相互作用】

尚不明确。

## 重酒石酸卡巴拉汀
## Rivastigmine Hydrogen Tartrate

【其他名称】艾斯能、利斯的明、重酒石酸利斯的明、Exelon、Rivastigmine

【分类】神经系统用药\脑循环与促智药

【制剂规格】胶囊　① 1.5mg。② 3mg。③ 4.5mg。④ 6mg。

【临床应用】

说明书适应证

轻至中度阿尔茨海默病。

【用法用量】

说明书用法用量

一般用法　（1）起始量：1.5mg/次，bid.，于早、晚进餐时服用。（2）递增量：至少服用 2 周以后，如患者对起始量耐受良好，可增至 3mg/次，bid.；继续服用至少 2 周以后，如对此剂量仍耐受良好，可逐渐增至 4.5mg/次（或 6mg/次），bid.。治疗中如出现不良反应（如恶心、呕吐、腹痛或食欲缺乏、体重下降等），应将一日剂量减至患者能够耐受为止。（3）维持量：1.5~6mg/次，bid.。疗效最佳者应维持其最大且耐受良好的剂量。（4）Max：12mg/d。

【禁忌证】

说明书禁忌证

对本药或其他氨基甲酸衍生物过敏者。

【特殊人群用药】

儿童　不推荐儿童服用。

老人　老年人生物利用度高于年轻健康志愿者，但在 50~92 岁阿尔茨海默病患者中的试验显示，本药生物利用度不随年龄增加而变化。

孕妇　用药的安全性尚不明确。美国 FDA 妊娠安全性分级为：B 级。

哺乳妇女　用药期间应停止哺乳。

肝功能不全者　轻中度肝功能不全者不必调整剂量，但增量时，应严密监控个体耐受性。

肾功能不全/透析者　肾功能不全者不必调整剂量，但增量时，应严密监控个体耐受性。

【注意】

（1）慎用　①病窦综合征或室上性心脏传导阻滞。②有呼吸系统疾病史或正在发病者。③消化性溃疡和（或）胃肠道出血。④糖尿病。⑤癫痫发作。⑥尿道梗阻和痉挛。⑦需进行麻醉者。⑧正在使用其他拟胆碱和抗胆碱药者。⑨正在使用 NSAID 者。

（2）交叉过敏　其他氨基甲酸衍生物。

（3）用药相关检查/监测项目　建议监测体重。

（4）对驾驶/机械操作的影响　用药后

尚未发现运动功能损害，但仍应正规评价患者驾车或操作机器的能力。

**【给药说明】**

给药条件 （1）本药应与食物同服。（2）如治疗中断超过数日，应从最低剂量开始重新治疗，逐渐达到维持量。

**【不良反应】**

（1）心血管 高血压、心绞痛、心律失常（如心动过缓、心动过速、房颤、房室传导阻滞）。

（2）神经 眩晕、头痛、嗜睡、震颤、困倦、疲劳、无力、惊厥、晕厥、癫痫。

（3）精神 激动、意识模糊、失眠、抑郁、幻觉。

（4）内分泌 / 代谢 体重下降等。

（5）消化 恶心、呕吐、食欲减退、消化不良、腹痛、腹泻等、胃十二指肠溃疡、胃肠道出血、轻度胰腺炎。

（6）呼吸 上呼吸道感染。

（7）泌尿 泌尿道感染、尿失禁。

（8）皮肤 多汗、皮疹、Stevens-Johnson 综合征。

（9）其他 意外摔倒。

**【药物过量】**

（1）剂量 1 例患者摄入药量达 46mg 后接受保守治疗，24h 内完全恢复正常。

（2）表现 胆碱能危象，表现为严重的恶心、呕吐、流涎、出汗、心动过缓、低血压、呼吸抑制、虚脱、惊厥等。可能会有进行性肌无力，如累及呼吸肌可致死。

（3）处理意见 应给予全身性的支持治疗。出现严重恶心、呕吐时，应考虑使用止吐药；对严重用药过量者，可给予阿托品作解毒剂。如使用硫酸阿托品，推荐初始剂量 0.03mg/kg 静注，随后可根据其临床疗效调整剂量。不推荐使用东莨菪碱。

**【相互作用】**

（1）拟胆碱药（如乌拉胆碱）、神经肌肉阻断药（如琥珀胆碱） 可能发生协同效应。

（2）抗胆碱药 本药可干扰抗胆碱药的疗效。

（3）地高辛、华法林、地西泮或氟西汀 单剂量（3mg）药动学研究表明，上述药对本药的代谢无显著影响。

（4）抗酸药、止吐药、抗糖尿病药、中枢性降血压药、β-受体阻断药、钙通道阻滞药、影响肌收缩力的药物、抗心绞痛药、雌激素、止痛药、抗组胺药等 对阿尔茨海默病患者的临床研究中，合用未发现与临床有关的不良反应增加。

（5）尼古丁 可使本药的口服清除率升高 23%。

（6）食物 可使本药吸收时间延长 90min，$C_{max}$ 降低，AUC 增加约 30%。

## 盐酸多奈哌齐
## Donepezil Hydrochloride

**【其他名称】** 安理申、阿瑞斯、多奈哌齐、道尼陪齐、方清、扶斯克、盖菲、加奇、诺冲、思博海、赛灵斯、Aricept、Donepezil

**【分类】** 神经系统用药 \ 脑循环与促智药

**【制剂规格】** 片剂 ① 2.5mg。② 5mg。③ 10mg。

胶囊 5mg。

**【临床应用】**

**说明书适应证**

轻中度阿尔茨海默病症状的治疗。

**【用法用量】**

**1. 说明书用法用量**

轻中度阿尔茨海默病 初始治疗量为 5mg/ 次，qd.，p.o.，至少维持该治疗 1 个月，以评价早期临床反应及达到稳态血药浓度。治疗 1 个月后根据临床评估，可增至 10mg/ 次，qd.，p.o.。推荐 Max：10mg/d。

**2. 其他用法用量**

［国内参考信息］ 3~6 个月为一疗程。

［国外参考信息］ 5mg/ 次，qd.，p.o.（睡前），单用或进食时服，连用 4~6 周。疗效

仍不明显，可增至10mg。

【禁忌证】

说明书禁忌证

（1）对本药或哌啶衍生物过敏者。

（2）孕妇。

【特殊人群用药】

**儿童**　不推荐用于儿童。

**老人**　用法用量同成人。

**孕妇**　禁用。美国FDA妊娠安全性分级为：C级。

**哺乳妇女**　服药者不能哺乳。

**肝功能不全者**　对于轻中度肝功能不全者，建议根据个体耐受度适当调整剂量。尚无严重肝功能不全者用药的临床资料。

**肾功能不全/透析者**　肾功能不全者无需调整剂量。

【注意】

（1）慎用　①病窦综合征或其他室上性心脏传导疾病（如窦房或房室传导阻滞）。②有哮喘史或阻塞性肺疾病史者。③胃肠道疾病活动期或有溃疡病史者。④有癫痫发作史者。⑤外科大手术者。⑥接受NSAID治疗者。

（2）对驾驶/机械操作的影响　阿尔茨海默病本身可能影响驾车或操纵机器的能力。在开始服用本药或增加剂量时，可能引起乏力、头晕和肌肉痉挛，对于服用本药者，应常规评估其驾驶汽车或操作复杂机器的能力。

【给药说明】

（1）给药条件　①对于患溃疡病危险性增大者（如有溃疡病史或合用NSAID），应监测其症状。②本药制剂中含有乳糖，对半乳糖不耐症、Lapp乳糖酶缺乏症或葡萄糖-半乳糖吸收不良等罕见遗传问题的患者禁用。

（2）减量/停药条件　①只要对患者治疗有益，本药可一直持续用药，同时应定期评估其临床疗效。当治疗的益处不再存在时，应考虑中止治疗。②停药后，本药疗效逐渐减退，中止治疗无反跳现象。

【不良反应】

（1）心血管　晕厥、心绞痛、心动过缓或心律不齐、窦房阻滞、房室传导阻滞、心脏杂音、血管舒张、高血压、低血压、房颤、心肌梗死、充血性心衰、动脉炎、深静脉血栓、外周血管疾病、晕厥等。

（2）神经　失眠、多梦、神经痛、头痛、头昏、眩晕、失语、共济失调、坐立不安、震颤、惊厥、癫痫、抽搐、张力障碍、嗜睡、锥体外系反应、疲劳、乏力、倦怠。

（3）精神　谵妄、情感不稳、动作减少、抑郁、易激惹、攻击倾向、神经质、偏执狂、妄想、幻觉等。若出现精神紊乱症状，应减量或停药。

（4）内分泌/代谢　面部潮红、性欲增强、脱水、体重减轻或增加、血CK轻微升高、LDH和血糖升高。

（5）血液　血小板减少或增加、RBC减少、嗜酸性粒细胞增加、瘀斑、骨髓抑制。

（6）消化　①恶心、呕吐、腹泻、食欲缺乏等（常为轻度一过性，继续用药可缓解）。腹胀、胃部不适、胃痛、胃肠功能紊乱。②黑便、腹泻伴流涎、腹痛、大便失禁、胃肠道出血、上腹疼痛、畏食。③肝功能异常（包括肝炎）。用药后若出现无法解释的肝功能损害，应考虑停用本药。

（7）呼吸　鼻塞、流涕、呼吸困难、喉痛、支气管痉挛、呼吸急促、肺内分泌物增加、肺水肿。哮喘患者发生呼吸困难和支气管狭窄的危险性更大。

（8）泌尿　尿频或无规律、尿急、血尿、夜尿、小便失禁。

（9）骨骼肌肉　肌肉痉挛（常为轻度一过性，继续用药可缓解）、肌张力过低、胸痛、关节痛、关节炎样症状。

（10）皮肤　瘙痒、出汗、荨麻疹、皮疹等。

（11）眼　视物模糊、眼部刺激、眼干、视力减退。

（12）耳 耳鸣、听力减退。

【药物过量】

（1）表现 可出现胆碱能危象，表现为严重恶心、呕吐、流涎、出汗、心动过缓、低血压、呼吸抑制、虚脱和惊厥。可能会有进行性肌无力，若累及呼吸肌可致死。

（2）处理意见 应采用一般支持疗法，可给予叔胺型抗胆碱药（如阿托品）作解毒剂。建议静滴硫酸阿托品至起效，首剂1~2mg，然后根据临床表现给药。有报道合用其他拟胆碱药（如季胺型抗胆碱药格隆溴胺）时，血压和HR反应不明显。尚不清楚本药和/或其代谢物能否由透析清除（血透、腹透或血液过滤）。

【相互作用】

（1）CYP 3A 4 和 CYP 2D 6 同工酶诱导药（苯妥英钠、苯巴比妥、卡马西平、地塞米松、利福平） 本药清除率增加，血药浓度降低。

（2）拟胆碱药（如氨甲酰甲基胆碱）、β-肾上腺素受体阻断药 有协同作用。

（3）琥珀酰胆碱类药物 麻醉时，可能增强琥珀酰胆碱类药物的肌肉松弛作用。

（4）CYP 3A 4 和 CYP 2D 6 同工酶抑制药（酮康唑、伊曲康唑、奎尼丁） 本药代谢受抑，血药浓度升高。

（5）其他乙酰胆碱酯酶抑制药、胆碱能系统激动药或拮抗药 避免合用。

（6）洋地黄类、茶碱、西咪替丁、华法林 未发现对本药及上述药的代谢有影响。

（7）酒精 可能降低本药的血药浓度，联用应谨慎。

（8）食物 不影响药物的吸收。

## 依达拉奉
## Edaravone

【其他名称】 爱达拉酮、必存、依达拉封、依达拉酮、易达生

【分类】 神经系统用药\脑循环与促智药

【制剂规格】 注射液 ① 5ml∶10mg。② 20ml∶30mg。

【临床应用】

**说明书适应证**

改善急性脑梗死的神经症状、日常活动能力障碍及功能障碍。

【用法用量】

**说明书用法用量**

**一般用法** 30mg/次，bid.，以适量NS稀释后，i.v.gtt.，每次30min内滴完。14d以内为一疗程。

【禁忌证】

**说明书禁忌证**

（1）对本药过敏者。

（2）重度肾衰竭。

（3）儿童。

（4）孕妇或计划妊娠妇女。

（5）哺乳妇女。

【特殊人群用药】

**儿童** 禁用。

**老人** 慎用。

**孕妇** 孕妇或计划妊娠妇女禁用。

**哺乳妇女** 禁用，若必须用药应停止哺乳。

**肝功能不全者** 肝功能损害者慎用。

**肾功能不全/透析者** 重度肾衰竭者禁用，轻至中度肾功能损害者慎用。

【注意】

（1）慎用 心脏疾病。

（2）用药相关检查/监测项目 肾功能、肝功能及血小板计数。

【给药说明】

（1）给药条件 尽可能在发病24h内开始给药。

（2）配伍信息 ①本药须用NS稀释，与含糖分的输液、高能量输液、氨基酸制剂混合可使本药浓度降低，不可和上述药物混合或由同一通道静滴。②配伍禁忌：抗癫痫药（地西泮、苯妥英钠等）、坎利酸钾，混合可产生浑浊。

【不良反应】

（1）心血管 血压升高。

（2）神经 热感。

（3）内分泌 / 代谢 发热、血清胆固醇升高或降低、TG 升高、血清总蛋白降低、CPK 升高或降低、血钾降低、血钙降低。

（4）血液 DIC、血小板增多或减少、WBC 增多或减少、RBC 减少、HCT 减少、Hb 减少。如出现血小板减少及 DIC，应立即停药并给予相应处理。

（5）消化 嗳气、总胆红素升高、尿胆原阳性、胆红素尿、黄疸，以及 AST、ALT、LDH、ALP、γ-GT 升高。如出现肝功能异常，应立即停药并给予相应处理。

（6）泌尿 BUN 升高、肌酐升高、血清尿酸升高或降低、蛋白尿、血尿、ARF。如出现肾功能低下表现、少尿，应立即停药并给予相应处理。

（7）皮肤 注射部位皮疹及红肿。

（8）其他 过敏反应（如皮疹、皮肤潮红、肿胀、疱疹、瘙痒）。

【相互作用】

头孢唑林钠、盐酸哌拉西林钠、头孢替安钠等抗生素 可能导致肾衰竭加重，合用时应密切监测肾功能。

## 复方阿米三嗪

## Compound Almitrine

【其他名称】 阿米三嗪 - 萝巴新、都可喜、福里衡、Almitrine and Raubasine、DUXIL

【成分】 二甲磺酸阿米三嗪、萝巴新

【分类】 神经系统用药 \ 脑循环与促智药

【制剂规格】 片剂 每片含二甲磺酸阿米三嗪 30mg、萝巴新 10mg。

【临床应用】

1. 说明书适应证

（1）老年人认知和慢性感觉神经损害的相关症状（不包括阿尔茨海默病和其他类型的痴呆）。

（2）血管源性视觉损害和视野障碍的辅助治疗。

（3）血管源性听觉损害、眩晕和（或）耳鸣的辅助治疗。

2. 其他临床应用

（1）亚急性和慢性脑供血不足、脑缺血后遗症。

（2）老年精神行为障碍。

【用法用量】

1. 说明书用法用量

**一般用法** 1 片 / 次，bid.，每日定时服用，剂量一般不超过 2 片 /d。

2. 其他用法用量

［国内参考信息］ 2 片 /d，p.o.，早晚各 1 次；维持量为 1 片 / 次，qd.，餐后服用，疗程视病情而定。Max：≤ 2 片 /d。

【禁忌证】

1. 说明书禁忌证

（1）对本药过敏者。

（2）严重肝功能损害。

2. 其他禁忌证

周围神经病变（国外资料）。

【特殊人群用药】

**儿童** 尚不明确。

**孕妇** 不推荐用于孕妇。

**哺乳妇女** 不推荐用于哺乳妇女。

**肝功能不全者** 严重肝功能损害者禁用。

【注意】

（1）慎用 不宜用于治疗哮喘（国外资料）。

（2）用药相关检查 / 监测项目 治疗期间应监测血气，在严密观察心脏、呼吸相关指标的情况下，适当调整本药剂量。

（3）对驾驶 / 机械操作的影响 用药期间应避免驾驶和操作机械。

【给药说明】

（1）给药条件 ①本药应整片吞服，不要嚼碎。②若服药期间有一次或数次漏服，在下一次服药时，不能服用双倍剂量。

（2）减量 / 停药条件 ①如用药后长期

存在肢端感觉异常，应停药。②如体重下降超过 5%，应停药。

（3）其他　高血压患者服用本药不能替代高血压的特异治疗。

【不良反应】

（1）心血管　心悸、胸闷。

（2）神经　头晕、眩晕、兴奋、焦虑、睡眠障碍、记忆障碍、肌肉麻木、周围神经病变（长期用药）。

（3）内分泌 / 代谢　可逆性乳酸中毒、体重减轻（停药后可减轻）。

（4）血液　PT 降低。

（5）消化　畏食、恶心、呕吐、胃痛、上腹烧灼感和沉重感、消化不良、排便异常、肝功能损害（ALT 升高）。

（6）呼吸　呼吸困难。

（7）泌尿　尿急。

（8）骨骼肌肉　肌肉抽搐。

【药物过量】

（1）表现　心动过速伴低血压、呼吸急促伴呼吸性碱中毒。

（2）处理意见　应立即排空胃内容物，采取对症治疗，同时监测生命体征。

【相互作用】

（1）硝苯地平　可降低本药疗效。

（2）茶碱　阿米三嗪可诱导茶碱毒性。

（3）MAOI 及含阿米三嗪的其他药物　应避免合用。

# 第二章 抗震颤麻痹药

## 左旋多巴
## Levodopa

【其他名称】 思利巴、左多巴、Dopar、Larodopa、L-Dopa

【分类】 神经系统用药\抗震颤麻痹药

【制剂规格】 片剂 ① 50mg。② 100mg。③ 125mg。④ 250mg。

胶囊 ① 100mg。② 125mg。③ 250mg。

注射液

【临床应用】

1. 说明书适应证

（1）帕金森病及帕金森综合征。

（2）儿童、青少年屈光不正性弱视、屈光参差性弱视以及斜视性弱视。

2. 其他临床应用

（1）与外周多巴脱羧酶抑制药联用于帕金森病、帕金森综合征及一氧化碳与锰中毒后的症状性帕金森综合征。

（2）急性肝功能衰竭引起的肝性脑病。

（3）早期服用可缓解神经痛。

（4）治疗高泌乳素血症，对浮溢症有一定疗效。

（5）脱毛症。

（6）用于垂体功能低下患儿，促进生长发育。

【用法用量】

1. 说明书用法用量

（1）帕金森病 起始 250mg/ 次，2~4 次 /d，饭后服用。可根据患者的耐受情况，每隔 3~7d 增加 125~750mg，直至达到最佳疗效。Max：6g/d，分 4~6 次服。

（2）脑炎后帕金森综合征 对本药敏感性增加，对不良反应的耐受性降低，应酌情减量。

2. 其他用法用量

［国内参考信息］

肝性脑病 300~400mg/d，加入 5%GS 500ml 中，i.v.gtt.，待完全清醒后减至 200mg/d，继续用药 1~2d 后停药。也可用本药 5g 加入 NS 100ml 中鼻饲或灌肠。

【禁忌证】

说明书禁忌证

（1）对多巴类药物过敏者。

（2）消化性溃疡。

（3）严重心律失常及心衰。

（4）严重精神疾病。

（5）有惊厥史者。

（6）闭角型青光眼。

（7）孕妇及哺乳妇女。

【特殊人群用药】

儿童 ＜5 岁慎用。

说明书用法用量

弱视 5~6 岁，开始 3 日 50mg/ 次，bid.，p.o.，以后 125mg/ 次，bid.；7~12 岁，开始 3 日 125mg/ 次，bid.，p.o.，以后 250mg/ 次，bid.。早晚餐后口服，4 周为一疗程，用药 1~3 个月。

老人 （1）老年患者对本药敏感性增加，酌情减量。（2）骨质疏松的老年人用本药治疗有效者，应缓慢恢复正常活动，以降低骨折的危险。（3）老年患者接受其他抗帕金森病药治疗时，更易发生精神方面的不良反应。（4）老年患者（特别是已有冠状动脉病变者）对本药的心脏作用特别敏感。若与卡比多巴或苄丝肼同用，心脏不良反应可减轻或消除。

孕妇 禁用。美国 FDA 妊娠安全性分级为：C 级。

哺乳妇女 禁用。

肝功能不全者 慎用。

**肾功能不全 / 透析者** 肾功能不全者慎用。

**【注意】**

（1）慎用 ①哮喘、肺气肿及其他严重肺部疾病。②高血压等心血管疾病。③有心肌梗死史者。④糖尿病及其他内分泌疾病。⑤有黑色素瘤病史者。⑥尿潴留。⑦开角型青光眼（国外资料）。

（2）交叉过敏 其他多巴类药物。

（3）对检验值 / 诊断的影响 ①长期用药，Coombs 试验偶可呈阳性。②可增高戈那瑞林试验中血清促性腺激素的含量。③用比色法测定血清及尿中尿酸时可显示含量增高。④长期用药可抑制 TSH 对 TRH 的反应，干扰甲状腺功能测定。⑤铜还原法测定尿葡萄糖、Dipstick 法测定尿酮、测定尿去甲肾上腺素及 Lowery 试验测定尿蛋白等可呈假阳性。⑥葡萄糖氧化酶法测定尿葡萄糖可呈假阴性。⑦可使 BUN、血清 ALT、AST、ALP、胆红素、LDH 及蛋白结合碘等含量增多。⑧有些代谢产物可使尿色变红（也有可能变为黑色或棕色），应避免与血尿混淆。⑨长期应用可使唾液及阴道分泌物变棕色。

（4）用药相关检查 / 监测项目 ① ECG、血常规和肝、肾功能。②多在开始调整用量时监测有无心律失常或直立性低血压。③开角型青光眼患者应做眼科检查，并监测眼内压。

**【给药说明】**

（1）给药条件 ①用药时须注意调整用量，尤其对老年人和合用其他药物者。②治疗帕金森病时，宜与外周脱羧酶抑制药合用或使用复方多巴制剂。③本药不宜长期连续（一年以上）使用。

（2）减量 / 停药条件 重症帕金森病患者或对左旋多巴反应减弱时，往往需与金刚烷胺或抗胆碱药同用，直到症状控制后，才逐渐减少这些药物的用量。

（3）其他 ①与卡比多巴或苄丝肼同用时，本药的需要量减量，外周多巴胺几乎消失，外周不良反应可减少，而中枢不良反应不减少。②服用本药可出现日内波动现象（多巴胺浓度高峰时，出现运动障碍；浓度降低时，反转为无动状态，产生一日内运动症状的显著波动），应适当调整服药方法与时间，小剂量多次服用可减轻该现象。③如患者同时使用多种抗帕金森药物，又不明确是何种药物所致精神障碍，一般按下列次序减量或停药：抗胆碱能药、丙炔苯丙胺、金刚烷胺、多巴胺受体激动药。

**【不良反应】** 本药不良反应较多，主要由于用药时间较长、外周产生的多巴胺过多引起。

（1）心血管 直立性低血压、心律失常、高血压、心悸、胸痛、低血压、晕厥、眩晕、静脉炎。

（2）神经 异常不随意运动、极度疲劳或无力、震颤、强直、“开 – 关”现象、感觉异常、运动障碍、EEG 改变、帕金森病症状波动、睡眠障碍、嗜睡、头痛、惊厥。出现“开 – 关”现象时，可减量或静注左旋多巴，也可加用儿茶酚 – 氧位 – 甲基转移酶（COMT）抑制药。情绪紧张可促进患者发生反常性运动不能或“起步困难”。

（3）精神 精神抑郁、情绪或精神改变（如不安、失眠、幻觉、冲动行为）、幻觉、中毒性谵妄、精神紊乱、痴呆、激动、失眠、梦魇、欣快感、急性焦虑症、妄想性精神病、错觉及偏执观念。出现严重精神障碍（如严重精神抑郁）时，应减量或停药。持续存在或较重的抑郁、焦虑可用三环类抗抑郁药及氟西汀等治疗，伴有痴呆的抑郁患者可用曲唑酮治疗，精神症状可用小剂量氯氮平或奥氮平等治疗。

（4）内分泌 / 代谢 血清 GH 升高、催乳素降低、甲状腺功能改变、低钠血症、高尿酸血症、痛风、恶性高热（撤药后）。青春期用药可致第二性征发育过度。

（5）血液 粒细胞缺乏症、溶血性或非溶血性贫血、血小板及 WBC 减少。

（6）免疫 抗核抗体测试阳性、血清抗

人球蛋白试验阳性，但与SLE的因果关系尚不明确。

（7）消化　食欲缺乏、恶心、呕吐、胃痛、味觉异常、消化不良、口干、唾液变色（黑色）、DU、腹泻、便秘及ALT、AST、ALP及胆红素增高。

（8）呼吸　呼吸困难、上呼吸道感染、某些呼吸运动障碍、嗅觉改变或消失（长期用药）。

（9）泌尿　排尿困难、尿潴留、尿路感染、BUN升高。

（10）生殖　月经紊乱、性功能异常、阴茎异常勃起。

（11）骨骼肌肉　痛风性关节炎、肌肉痛性痉挛、肌肉骨骼疼痛。

（12）皮肤　皮疹、多汗、黑汗、毛发变黑、脱发、皮肤异常着色、皮脂分泌减少、指甲生长加快、黑色素瘤、天疱疮。

（13）眼　眼睑痉挛或闭合。

（14）其他　过敏反应、药物耐受及戒断症状。国外已有使用多巴胺受体激动药治疗帕金森病后出现病理性赌博、性欲增高和性欲亢进的报道，尤其在高剂量时，降低治疗剂量或停药后一般可逆转。

**【药物过量】**

（1）表现　不良反应明显加重，并可导致严重心律失常。偶见一过性血钾下降、血浆醛固酮升高、BUN轻度升高及血清ALT、LDH、碱性磷酸酶、胆红素升高，多数患者停药后能自行恢复正常。

（2）处理意见　应立即催吐、洗胃，采取增加排泄措施，并进行相应对症支持治疗，必要时使用抗心律失常药。Vit $B_6$不能逆转本药的急性过量。

**【相互作用】**

（1）苯二氮䓬类药、磷苯妥英、苯妥英等乙内酰脲类抗惊厥药、卡法根、枸橼酸铁铵、铁剂　可降低本药的疗效。

（2）氟哌利多、氟哌啶醇、洛沙平、罂粟碱、利培酮、佐替平、吩噻嗪类及硫杂蒽类抗精神病药　加重帕金森病症状，并对抗本药的疗效。

（3）萝芙木　对抗本药的疗效。

（4）美哌隆、甲硫氨酸　可拮抗本药的抗帕金森病作用。

（5）可乐定、利舍平　可降低本药的疗效，不宜合用。

（6）螺旋霉素　可降低本药的血药浓度，有导致本药抗帕金森病作用降低的潜在作用。

（7）三环类抗抑郁药（如阿米替林、阿莫沙平、氯米帕明、地昔帕明、度硫平、多塞平、丙米嗪、氯苯咪嗪、去甲替林、普罗替林、曲米帕明等）　可降低本药的作用，引起高血压或直立性低血压。合用时应注意监测血压变化。

（8）Vit $B_6$　单用本药时，同用Vit $B_6$本药疗效降低，禁止合用。但使用多巴丝肼或左旋多巴－卡比多巴时应合用Vit $B_6$，反而提高疗效。

（9）异烟肼　可引起帕金森病的症状恶化，血压增高。

（10）Vit C　可降低本药引起的恶心等不良反应。

（11）溴哌利多　两者的作用均降低。

（12）普罗瑞林　本药可降低患者对普罗瑞林的反应。

（13）甲氧氯普胺　可增加小肠对本药的吸收量或（和）速度。

（14）外周多巴脱羧酶抑制剂（如卡比多巴）　可在脑外抑制本药脱羧成多巴胺，使进入脑内的多巴胺增多，因而可减少本药用量达75%。

（15）金刚烷胺、苯扎托品、丙环定或苯海索　本药疗效可加强，但有精神病史者不宜合用。

（16）抗酸药（特别是含钙、镁或碳酸氢钠者）　本药吸收增加，尤其胃排空缓慢者。

（17）溴隐亭　可加强本药疗效，并减

少本药用量。

（18）恩他卡朋　对左旋多巴 – 卡比多巴有促效作用，宜作为左旋多巴 – 卡比多巴的辅助治疗药。

（19）甲基多巴　本药抗帕金森作用和甲基多巴的抗高血压作用增强，但可导致 CNS 的毒性作用，促使精神病等发作。

（20）降压药　可加强本药的降压作用。

（21）培高利特　帕金森病患者运动障碍的发生率可增加。

（22）司来吉兰　可增加本药诱发运动障碍、恶心、直立性低血压、精神紊乱及幻觉等，故应在司来吉兰开始治疗后的 2~3d 内减少本药的用量。

（23）安非他酮、西沙必利　不良反应发生率增加。

（24）肾上腺素受体激动药　可增加心律失常的发生率，故上述药的用量应减少。

（25）MAOI（如氯吉兰、呋喃唑酮、异丙烟肼、异卡波肼、丙卡巴肼、反苯环丙胺、吗氯贝胺、尼亚拉胺、帕吉林、苯乙肼等）禁止与本药合用，以免引起高血压危象，在用本药前应先停用 MAOI 2~4 周。

（26）吸入全麻药　可引起心律失常，特别是与氟烷合用时，应先停用本药 6~8h。

（27）茚地那韦　可能引起严重的运动障碍。

（28）普拉克索　在一项研究中，普拉克索可升高本药的 $C_{max}$，缩短 $t_{max}$，但吸收程度和清除率没有变化。而普拉克索的药动学不受影响。

（29）食物（特别是高蛋白食物）可减少胃肠道对本药的吸收，还可使本药的疗效减弱或不稳定。

## 多巴丝肼
## Levodopa and Benserazide Hydrochloride

**【其他名称】** 苄丝肼多巴、复方左旋多巴、美多芭、万多霸、左旋多巴 / 苄丝肼、左旋多巴 / 盐酸苄丝肼、Levodopa and Benserazide、Madopar

**【成分】** 左旋多巴、苄丝肼

**【分类】** 神经系统用药 \ 抗震颤麻痹药

**【制剂规格】** **片剂**　① 125mg（含左旋多巴 100mg 与苄丝肼 25mg）。② 250mg（含左旋多巴 200mg 与苄丝肼 50mg）。③左旋多巴 200mg 与盐酸苄丝肼 57mg（相当于苄丝肼 50mg）。

**胶囊**　① 125mg。② 250mg。

**控释片**　125mg。

**分散片**　125mg。

**【临床应用】**

**说明书适应证**

帕金森病及帕金森综合征（不包括药物所致）。

**【用法用量】**

**1. 说明书用法用量**

帕金森病及帕金森综合征　（1）常规制剂，125mg/ 次，bid.，p.o.，连用 1 周。此后每隔 1 周，增加 125mg/d，总量≤ 1000mg/d，分 3~4 次服。维持量 250mg/ 次，tid.，p.o.。（2）美多芭片剂（250mg）：①初始治疗：首次推荐 125mg/ 次，tid.。以后日服量每周增加 125mg，直至达理想疗效；如患者定期就诊，则用量增速可加快（如日剂量每周增加 2 次，每次增加 125mg）；有效剂量通常为 250~500mg/d，分 3~4 次服用；服用量很少＞ 1250mg/d，如有必要给予 1000mg/d 以上，则增量应以月为间隔期。②维持治疗：一日用量至少应分 3 次服用，平均维持量 250mg/次，tid.。③由左旋多巴转换为美多芭：一日服用美多芭的片数相当于患者目前日服左旋多巴 500mg 制剂（片剂或胶囊）总数的一半减 1/2 片。如患者日服 2g 左旋多巴（即一日 4 片 500mg 制剂），则美多芭应为一日 3/2 片（375mg）。首次剂量最低为 125mg/ 次，bid.。应严密监测 1 周，如有必要，应增加美多芭用量，直至获得满意疗效。

2. 其他用法用量

[国内参考信息]

帕金森病及帕金森综合征　由常规制剂转为控释片剂时，第1~2日的用法用量同换药前给药。几日后剂量需逐渐加大30%。服药后需3h方可起效，故有时需并用常规制剂或分散片，才可较快达有效血药浓度（尤其是早晨首次用药）。以后每隔2~3d应调整剂量，直至达到最佳疗效而不良反应最小时，再采用维持量，服药次数可酌情调整。夜间行动不便者可在夜间加用控释片剂或分散片。

[国外参考信息]

帕金森病及帕金森综合征　（1）先前用过左旋多巴者使用本药常规剂型时，起始量125~250mg/次，bid.，p.o.。每隔3~7d增加1次用量，增加72.5~125mg/次，分3~4次使用。帕金森病进展期，本药剂量通常需增加到能维持临床效果，Max：≤1000mg/d。未经治疗者使用常规制剂时，起始量125mg/d，bid.，p.o.，必要时每周增加2次用量。有效治疗帕金森病的一日平均用量为左旋多巴612.5mg、苄丝肼140mg。维持量可每日分2~3次给予。从单用左旋多巴转为本药常规制剂治疗时，本药中左旋多巴的剂量约为单用时的20%即可达相同疗效，末次使用左旋多巴到开始使用本药治疗之间应至少间隔12h。（2）建议使用控释制剂时联合使用常规制剂（尤其晨起时首次用药）。治疗2~3d后一日总量应较常规制剂多增加40%~50%。饭前30min或饭后90min服药可达最大效应。帕金森病患者除日间常规剂量外，睡前应给予300mg控释片和275mg常规制剂。从常规制剂转为控释制剂时，早晨应继续使用常规制剂。给予左旋多巴810mg/d可长期改善帕金森病症状的波动，其中450mg由控释片提供（剂量范围为300~600mg）、360mg由常规制剂提供（范围为250~750mg）。在初治的4周内，可用控释剂（平均978mg/d）完全替代常规制剂，而在随后的2年中，必要时可重新使用常规制剂。

**【禁忌证】**

1. 说明书禁忌证

（1）对左旋多巴或苄丝肼过敏者。

（2）严重内分泌、肾脏、肝脏、心脏病、精神神经疾病。

（3）闭角型青光眼。

（4）孕妇及可能怀孕的妇女。

（5）哺乳妇女。

（6）＜25岁者（骨骼发育未完全）。

2. 其他禁忌证

（1）有惊厥史者。

（2）精神病。

（3）有尚未诊断明确的皮损、黑色素瘤或有黑色素瘤史者（国外资料）。

（4）正在接受利舍平治疗者（国外资料）。

**【特殊人群用药】**

**儿童**　不宜服用。

**老人**　同成人。

**孕妇**　孕妇及可能怀孕的妇女禁用。

**哺乳妇女**　禁用。

**肝功能不全者**　严重肝脏疾病患者禁用。

**肾功能不全/透析者**　严重肾脏疾病患者禁用。

**【注意】**

（1）慎用　①严重骨髓疾病。②慢性开角型青光眼。③活动性消化性溃疡。④骨质软化症。（以上均为国外资料）⑤糖尿病。⑥哮喘、肺气肿及其他严重疾病。⑦尿潴留。

（2）对检验值/诊断的影响　①Coombs实验可能出现假阳性结果。②左旋多巴可影响儿茶酚胺、肌酐、尿酸及血糖的化验结果。

（3）用药相关检查/监测项目　①开角型青光眼患者应定期测量眼压。②有心肌梗死、冠状动脉供血不足或心律不齐者，应定期进行心血管检查（包括ECG）。③治疗期间若同时使用抗高血压药，应定期测量血压。④长期用药应定期检查血常规和肝、肾功能。⑤糖尿病患者应经常复查血糖，并根据血糖水平调整抗糖尿病药物剂量。

（4）对驾驶 / 机械操作的影响 对出现过嗜睡或突然睡眠发作者，应避免驾驶和操作机械，并应考虑降低本药剂量或终止治疗。

【给药说明】

（1）给药条件 ①用药时注意剂量个体化，剂量应逐渐增加。②本药需使用一段时间后才能起效，在开始使用本药治疗时，应逐渐减少其他抗帕金森病药的用量。③如在治疗初期就出现较严重的不良反应，则不应再增量，可维持剂量不变或减量，但很少需中断治疗。不良反应消失或可耐受时，日剂量可重新增加，但加量应更加缓慢。如因不良反应减量后不能达到良好疗效，则应尝试重新增加药量。④如治疗 4 周后症状有所改善，应继续服用，以便获得更好的疗效。有时需服用 6 个月以上才能达到最佳效果。⑤本药控释片可在胃内缓慢释放，使血药浓度恒定，可减轻或消除症状波动（如“开 – 关”现象）。⑥本药分散片可放入少许温开水中，溶解后服用，可使吸收和起效加快。

（2）减量 / 停药条件 ①需进行全身麻醉的手术患者（除急诊手术外），应在手术前 2~3d 停用本药。在恢复治疗后，用量可逐渐增加到手术前的水平。②服用本药不可骤然停药，骤然停药可能会导致危及生命的神经安定性恶性反应（如高热、肌肉强直、可能的心理改变及血清 CPK 升高等）。

（3）其他 ①患有 GU、DU、哮喘或骨软化症者服药时应严密观察。②患者若需紧急手术，应避免使用环丙烷或氟烷麻醉。手术期间应严密观察。③用药期间，不要使用外周作用强的 MAOI，如氯吉兰、呋喃唑酮、异丙烟肼等。

【不良反应】

（1）心血管 直立性低血压、高血压、心律失常。

（2）神经 头、面部、舌、上肢和身体上部的异常不随意运动，易疲劳或无力、不安、焦虑、睡眠障碍、癫痫发作。

（3）精神 抑郁、精神症状（如幻觉、定向障碍、精神错乱、妄想等，见于长期用药）。

（4）内分泌 / 代谢 尿酸、尿素水平上升，诱导芳香族氨基酸脱羧酶产生，可能影响 TSH 和催乳素水平。

（5）血液 WBC 和血小板减少、PT 下降、溶血性贫血。

（6）消化 畏食及腹泻（早期偶见）、味觉障碍、恶心、呕吐、胃痛、血清胆红素水平及肝脏酶学指标升高。如出现消化道症状，可减量或联用止吐药。

（7）泌尿 排尿困难、BUN 增高、尿液颜色改变（常为淡红色，静置后颜色变深）。

（8）皮肤 变态反应（瘙痒、皮疹）。

（9）其他 ①常年用药，几乎都会发生运动不能或“开 – 关”现象。情绪紧张可促进患者发生反常运动不能或“起步困难”。②长期用药后突然停药，可导致危及生命的撤药症状、NMS 及严重的运动障碍。③过敏反应（敏感患者）。

【药物过量】

（1）表现 不正常的无意识动作、精神错乱、失眠、恶心、呕吐和心律失常。

（2）处理意见 应立即催吐、洗胃，并进行相应对症支持治疗。必要时使用抗心律失常药。Vit $B_6$ 不能逆转本药的急性过量。

【相互作用】

（1）甲基多巴 左旋多巴的抗帕金森作用可改变，出现 CNS 毒性作用，促使精神病等发作。甲基多巴抗高血压作用增强。

（2）利舍平 抑制本药的作用，不能合用。

（3）抗胆碱药苯海索（安坦） 与本药标准制剂合用时能降低左旋多巴的吸收速率，但不会影响其吸收程度。

（4）硫酸亚铁 可使左旋多巴的最大血

药浓度和曲线下面积下降达30%~50%。在一些患者中可以观察到本药与硫酸亚铁合用时，临床药动学发生显著改变，但并非所有患者都如此。

（5）氟烷　可能引起血压波动或心律失常，如需采用氟烷进行全身麻醉，应在术前12~48h停用本药。

（6）神经安定类、阿片类及含利舍平的抗高血压药　可抑制本药的作用。

（7）拟交感神经类药（如兴奋交感神经系统的肾上腺素、去甲肾上腺素，异丙肾上腺素或苯丙胺等）本药不可与上述药同时使用。如必须同时使用，应严密观察心血管反应，并减少拟交感神经类药的用量。

（8）非选择性MAOI　禁止与上述药合用。已接受本药治疗者可使用单胺氧化酶B抑制药（如司来吉兰和雷沙吉兰）和选择性单胺氧化酶A抑制药（如吗氯贝胺），这时建议根据每个患者的疗效和耐受情况调整左旋多巴的剂量。合用单胺氧化酶A与单胺氧化酶B抑制药相当于服用非选择性MAOI，因而不应与本药联合使用。

（9）其他抗帕金森病药（如抗胆碱能药、金刚烷胺、多巴胺受体激动药等）与本药合用，疗效和不良反应可能同时增加，在联合使用时应减少本药或其他抗帕金森病药的用量。开始使用COMT抑制药进行辅助治疗时，本药剂量应适当下调。由于左旋多巴在短时间内不能产生疗效，故不能骤然停用抗胆碱能药。

（10）溴隐亭、金刚烷胺、司来吉兰和多潘立酮　无药动学的相互作用。

（11）食物　本药吸收时间延长，吸收量降低。

余参见左旋多巴药物相互作用。

## 卡比多巴－左旋多巴
## Carbidopa and Levodopa

**【其他名称】** 复方多巴、复方卡比多巴、帕金宁、神力酶、森尼密特、森那特、西莱美、息宁、心内美、心宁美、信尼麦、西纳梅脱、Carbidopa/Levodopa、Compound Carbidopa、Lodosyn、Sinemet

**【成分】** 卡比多巴、左旋多巴

**【分类】** 神经系统用药\抗震颤麻痹药

**【制剂规格】** 片剂　①卡比多巴10mg，左旋多巴100mg。②卡比多巴25mg，左旋多巴100mg。③卡比多巴25mg，左旋多巴250mg。④卡比多巴50mg，左旋多巴200mg。

控释片　①卡比多巴25mg，左旋多巴100mg。②卡比多巴50mg，左旋多巴200mg。

**【临床应用】**

**说明书适应证**

帕金森病和帕金森综合征。

**【用法用量】**

**1. 说明书用法用量**

**一般用法**　（1）常用量：开始一日左旋多巴250~500mg、卡比多巴25~50mg，p.o.，连用1周后，每3~4d增加左旋多巴250mg、卡比多巴25mg。（2）维持量：一日左旋多巴750~1000mg、卡比多巴75~100mg，分3~4次服用。（3）正在单服左旋多巴者，若需服用本药，应停服左旋多巴至少8h才可服用本药。服用时，其左旋多巴的初始剂量应相当于原单用剂量的25%，而后再逐渐加量。（4）Max：左旋多巴不得超过2000mg/d，卡比多巴不得＞200mg/d。

**2. 其他用法用量**

［国内参考信息］

（1）未用过左旋多巴者　①本药（1∶10）的起始剂量110mg/次，tid.，p.o.，根据需要及耐受情况，可每隔1~2d增加1次剂量。②使用本药（1∶4）时，轻症患者起始剂量为125mg/次，tid.，p.o.；中至重度患者起始剂量可用至250mg/次，tid.，p.o.，但用药间隔至少为6h。

（2）已单用过左旋多巴者　改用本药

时，须至少停用左旋多巴 8h。①使用本药（1∶10）时，过去用左旋多巴＜1500mg/d者，起始剂量为 110mg/ 次，3~4 次 /d，p.o.；过去用左旋多巴＞1500mg/d 者，起始剂量为 275mg/ 次，3~4 次 /d，p.o.。视需要及耐受情况，每隔 1~2d 增加 1 次用量。Max：1375mg/d。②使用本药（1∶4）时，控释片的用量应比原用药量约多 25%。轻至中度患者起始剂量为 250mg/ 次，bid.，p.o.，根据疗效调整用量和给药间隔。多数患者维持剂量为 500~2000mg/d，分次服用，白天给药间隔为 4~12h。当给药间隔＜ 4h 或每次剂量不等时，应在当日最后一次给予较少剂量，早晨本药（1∶4）控释片首剂的起效时间会比本药（1∶10）推迟 1h，故个别严重患者有时需另加本药（1∶10）55~110mg 或本药（1∶4）62.5~125mg。至少应每隔 3d 调整 1 次用量。

（3）正在应用本药（1∶10）治疗者　用本药（1∶10）疗效不理想时，可改为本药（1∶4）剂型。本药（1∶4）的剂量应调至左旋多巴每日用量比原剂量多 10% 以上，视治疗反应，一日左旋多巴的量最多可比原剂量多 30%。白天的给药间隔时间应为 4~8h。

**【禁忌证】**

**1. 说明书禁忌证**

（1）严重心血管疾病。

（2）精神病。

（3）肝、肾功能不全。

（4）内分泌失调。

（5）闭角型青光眼。

（6）孕妇及哺乳妇女。

**2. 其他禁忌证**

对本药过敏者（国外资料）。

**【特殊人群用药】**

**儿童**　尚不明确。

**孕妇**　禁用。美国 FDA 妊娠安全性分级为：C 级。

**哺乳妇女**　禁用。

**肝功能不全者**　禁用。

**肾功能不全 / 透析者**　禁用。

**【注意】**

（1）慎用　①高血压。②消化性溃疡。③哮喘及其他严重肺部疾病（国外资料）。④黑色素瘤（国外资料）。

（2）对检验值 / 诊断的影响　本药可能干扰尿糖和血糖的测试结果（呈假阳性）。

**【给药说明】**

给药条件（1）本药长期应用既干扰 CNS 介质，又抑制全身的酶系统，故长期应用的安全性还需进一步研究。因此，长期使用时宜小剂量用药。出现不良反应时应注意调整用量。（2）用药时应调整用量至最适当的血药浓度，以避免或减少不良反应，尤其老年人或接受其他药物治疗者。

**【不良反应】**

（1）心血管　血压降低、直立性低血压、心律失常。

（2）神经　长期服药者：中枢不良反应，如药效降低、维持时间缩短、运动障碍（异动症）、运动症状波动、“开 – 关”现象、冻僵。

（3）精神　长期服药：精神症状，如嗜睡、抑郁、记忆力减退、幻觉和痴呆等。

（4）消化　口干、恶心、呕吐、便秘等，但比单用左旋多巴时轻。出现这些不良反应时，可减量或减慢加量的速度。避免空腹服药以减少恶心和呕吐的发生。

**【相互作用】**

参见左旋多巴的药物相互作用。

## 苯海索

## Trihexyphenidyl

**【其他名称】**　安坦、三己芬迪、盐酸苯海索、Artane、Benzhexol、Benzhexol Hydrochloride、Cyclodol、Trihexyphenidyl Hydrochloride

**【分类】**　神经系统用药 \ 抗震颤麻痹药

**【制剂规格】**　片剂（盐酸盐）2mg。

胶囊（盐酸盐） 5mg。

【临床应用】

1. 说明书适应证

（1）帕金森病、帕金森综合征。

（2）药物引起的锥体外系反应。

2. 其他临床应用

（1）脑炎后或动脉硬化引起的帕金森综合征（轻症及不能耐受左旋多巴者）。

（2）肝豆状核变性、痉挛性斜颈和面肌痉挛的锥体外系症状控制。

（3）畸形性肌张力障碍、癫痫、慢性精神分裂症、抗精神病药物所致的静坐不能。

【用法用量】

1. 说明书用法用量

（1）帕金森病及帕金森综合征 开始1~2mg/d，p.o.，以后每3~5d增加2mg，至疗效最好且无严重不良反应止，一日用量≤10mg，分3~4次服。Max：20mg/d。须长期服药。

（2）药物诱发的锥体外系反应 第1日2~4mg，p.o.，分2~3次服，并根据病情及耐受情况逐渐增至5~10mg/d。

2. 其他用法用量

［国内参考信息］

药物诱发的锥体外系反应 起始1mg/d，p.o.，并渐增至5~15mg/d。

［国外参考信息］

（1）帕金森病 原发性帕金森病，第1日1mg，p.o.，以后每3~5d增加2mg，可达6~10mg/d，分3~4次服。脑炎后帕金森综合征，12~15mg/d，分3~4次进餐时服。与左旋多巴合用，1~2mg/次，tid.，p.o.。

（2）吩噻嗪、硫杂蒽和丁酰苯类药引起的锥体外系反应 5~15mg/d，p.o.。在治疗起始阶段可给予单剂1mg，如几小时后不能控制锥体外系症状，可逐渐增量至达良好疗效。

【禁忌证】

1. 说明书禁忌证

（1）青光眼。

（2）尿潴留或前列腺增生。

2. 其他禁忌证

（1）迟发性运动障碍（国外资料）。

（2）＜3岁儿童（国外资料）。

【特殊人群用药】

**儿童** 慎用。国外资料建议＜3岁儿童禁用。

**其他用法用量**

［国外参考信息］

肌张力障碍 较成人用量小。有使用4mg/d即取得疗效的报道。

**老人** 慎用，酌情减量。＞65岁易引起认知功能障碍长期应用易促发青光眼。有动脉硬化的老年患者，使用常规剂量也易出现精神错乱、定向障碍、焦虑、幻觉及精神病样症状。

**孕妇** 慎用。美国FDA妊娠安全性分级为：C级。

**哺乳妇女** 慎用。

**肝功能不全者** 肝功能障碍者慎用。

**肾功能不全/透析者** 肾功能障碍者慎用。

【注意】

（1）慎用 ①心血管功能不全。②高血压。③完全性或部分性肠梗阻，或有此病史者。④重症肌无力。⑤有锥体外系反应的精神病患者。⑥有药物滥用倾向者（国外资料）。⑦甲亢（国外资料）。

（2）用药相关检查/监测项目 定期监测眼内压。

（3）对驾驶/机械操作的影响 用药期间不宜从事驾驶等活动。

【给药说明】

（1）给药条件 ①发生漏服应尽快补服，如离下次服药时间不到2h，则不宜补服，且下次剂量不要加倍。②用量应缓慢调整，剂量需个体化。③与食物同服或在饭后服用可减轻胃部刺激。

（2）减量/停药条件 停药时，剂量应逐渐递减。

（3）其他 脑炎后及年轻人的帕金森综

合征，往往比老年人的帕金森病、动脉硬化的帕金森综合征用量大，耐药性也更明显。

【不良反应】

（1）心血管 直立性低血压、心动过速、心悸。

（2）神经 头晕、嗜睡、头痛、失眠、不安、神经紧张或虚弱等，较轻微。长期用药：记忆力下降。

（3）精神 精神障碍、意识紊乱、抑郁、精神错乱、幻觉、异常兴奋、心理和生理依赖。

（4）内分泌/代谢 少汗，用药者不宜暴露在炎热环境下。

（5）消化 口干、便秘、腹胀。恶心、呕吐，较轻微。

（6）呼吸 轻微鼻腔干燥。

（7）泌尿 排尿困难或疼痛、尿潴留。

（8）骨骼肌肉 不自主的肌肉运动、指（趾）麻木刺痛；肌肉痉挛较轻微。

（9）眼 瞳孔散大、视物模糊、畏光、眼内压增高所致的眼痛（老年患者或大剂量用药）。

（10）其他 过敏性皮疹。长期用药者，停药后可出现戒断症状。

【药物过量】

（1）表现 可见步态不稳或蹒跚，严重时可见严重口渴、呼吸短促或呼吸困难、瞳孔散大、眼压增高、心动过速、排尿困难、皮肤异常红润干燥及灼热感等抗胆碱作用。也可见头痛、惊厥、幻觉或睡眠障碍、严重嗜睡。中毒性精神病样情绪或精神改变，多出现在原有精神病患者并用镇静药治疗时。

（2）处理意见 除处于昏迷前期、惊厥或精神病状态外，都应催吐或洗胃。对心血管与CNS的毒性反应，可肌注或缓慢静滴水杨酸毒扁豆碱1~2mg，每隔2h可重复，Max：2mg。控制兴奋或激动可用小量的短效巴比妥类药，瞳孔扩大可用0.5%硝酸毛果芸香碱滴眼，必要时可进行辅助呼吸和对症支持治疗。

【相互作用】

（1）制酸药或吸附性止泻药 可降低本药疗效。若必须合用时两者至少要间隔1~2h。

（2）吩噻嗪类药物（如醋奋乃静、氯丙嗪、普罗吩胺、氟奋乃静、左美丙嗪、奋乃静、哌泊噻嗪、丙氯拉嗪、普马嗪、异丙嗪、丙酰马嗪、硫乙拉嗪、硫利达嗪、三氟拉嗪、三氟丙嗪等） 本药可减少上述药的吸收，拮抗上述药对行为和精神的抑制作用，减少这些药物导致的锥体外系症状，同时增加本药的不良反应。

（3）西沙必利 本药可导致西沙必利失效。

（4）氟哌啶醇 可增强抗胆碱作用，增加迟发性运动障碍的发生率。有合用时导致精神分裂症症状恶化的报道。

（5）强心苷类药物 本药可使上述药在胃肠道停留时间延长，吸收增加，容易中毒。

（6）左旋多巴或其复方制剂 本药可加强左旋多巴的疗效。有精神病史的患者不宜合用。

（7）CNS抑制药 可加强中枢抑制作用。

（8）金刚烷胺、抗胆碱药或其他有抗胆碱作用的药物、MAOI（如呋喃唑酮、帕吉林、丙卡巴肼）抗胆碱作用加强，并可发生麻痹性肠梗阻。本药与MAOI的用药间隔至少14d。

（9）普鲁卡因胺 可影响房室结的传导。

（10）槟榔 槟榔的拟胆碱作用与本药的抗胆碱作用相互拮抗，合用时作用降低，不宜合用。

（11）乙醇 中枢抑制作用增强。

## 金刚烷胺
## Amantadine

【其他名称】 金刚胺、金刚烷、硫酸

金刚烷胺、三环癸胺、三环癸烷胺、盐酸金刚胺、盐酸金刚烷胺、盐酸三环癸胺、Adamantanamine、Adamantane、Adamantaneamine、Amantadine Hydrochloride、Amantadine Sulfate、Amantadinum、Mantadine、Symmetrel

**【分类】** 神经系统用药\抗震颤麻痹药

**【制剂规格】** 片剂（盐酸盐）100mg。

胶囊（盐酸盐）100mg。

颗粒（盐酸盐）① 6g : 60mg。② 12g : 140mg。

糖浆（盐酸盐）60ml : 300mg。

**【临床应用】**

**1. 说明书适应证**

（1）帕金森病、帕金森综合征、药物诱发的锥体外系疾患。

（2）防治A型流感病毒引起的呼吸道感染。

**2. 其他临床应用**

脑梗死所致的自发性意识低下。

**【用法用量】**

**1. 说明书用法用量**

（1）帕金森病及帕金森综合征　100mg/次，1~2次/d，p.o.，Max：400mg/d。

（2）抗病毒　200mg/次，qd.，p.o.；或100mg/次，q.12h，p.o.。

**2. 其他用法用量**

［国内参考信息］

（1）帕金森病　治疗数月后疗效可逐渐减弱。可将用量增至300mg/d，或暂停数周后再用药，使疗效恢复。对合并有严重疾病或正在应用大剂量其他抗帕金森药物者，起始100mg/d，p.o.，必要时经1周至数周后，可增至100mg/次，bid.；若仍未达到最佳剂量，可增至400mg/d，分次服用。如已与左旋多巴合用，则本药用量应维持在100mg/次，1~2次/d,p.o.，而左旋多巴应逐渐加量，直至达最佳疗效。

（2）药物诱发的锥体外系反应　起始100mg/次，bid.，p.o.，若未达到最佳疗效，可增至300mg/d，分次服用。

（3）抗病毒　Max：200mg/d，p.o.。

［国外参考信息］

（1）帕金森病　起始100mg/次，bid.，p.o.。某些患者需增至400mg/d，分次服用。有严重药物依赖者或接受高剂量其他抗帕金森药物治疗者，本药起始100mg/d，p.o.。如有必要，在1至数周后可增至100mg/次，bid.。治疗数月后，可出现疗效降低。此时可增至300mg/d，p.o.，或暂停治疗，数周后重新开始治疗。本药还可与左旋多巴合用，合用时本药用量应维持在100mg/次，1~2次/d，p.o.。而左旋多巴应逐渐加量，直至达最佳疗效。

（2）A型流感病毒感染　200mg/d，可1次或分2次服用。

（3）多发性硬化　临床研究显示，100mg/次，bid.，p.o.，对多发性硬化症患者的疲乏症状可能有效，但需进一步评价。

**【禁忌证】**

**1. 说明书禁忌证**

（1）对本药过敏者。

（2）新生儿和婴儿禁用，＜5岁儿童不推荐使用。

（3）哺乳妇女。

**2. 其他禁忌证**

孕妇。

**【特殊人群用药】**

儿童　新生儿和婴儿禁用，＜5岁儿童不推荐使用。

**1. 说明书用法用量**

抗病毒　（1）＜9岁，1.5~3mg/（kg·次），q.8h，或2.2~4.4mg/（kg·次），q.12h，p.o.。（2）9~12岁，100mg/次，q.12h.，p.o.。（3）≥12岁，用量同成人。

**2. 其他用法用量**

［国内参考信息］

抗病毒　＜9岁，可1.5mg/（kg·次），q.12h，Max：≤150mg/d。疗程3~5d，不宜＞10d。

［国外参考信息］

防治 A 型流感病毒感染 ＜9 岁，4.4~8.8mg/（kg · d），1~2 次 /d，p.o.，Max：150mg/d。美国疾病预防控制中心（CDC）推荐 5mg/（kg · d），p.o.，可减少不良反应。≥ 10 岁，100mg/ 次，bid.，p.o.。CDC 建议：体重＜ 40kg 时不考虑年龄大小，5mg/（kg · d）。

**老人** 慎用。

**其他用法用量**

［国外参考信息］≥ 65 岁者，防治 A 型流感病毒感染的推荐剂量为 100mg/ 次，qd.。

**孕妇** 慎用，也有国内资料建议孕妇禁用。美国 FDA 妊娠安全性分级为：C 级。

**哺乳妇女** 禁用。

**肝功能不全者** 肝脏疾病患者慎用。国外资料建议肝功能不全者无须调整用量。

**肾功能不全 / 透析者** 肾功能障碍者慎用，应减量。

**其他用法用量**

［国外参考信息］

（1）成人肾功能不全 / 透析者 ①推荐肾衰竭患者预防流感的首日剂量为 200mg，维持剂量根据 Ccr 确定：Ccr 为 30~50ml/min 时，100mg/d；Ccr 为 15~29ml/min 时，隔日 100mg；Ccr ＜ 15ml/min 时，每 7d 给 200mg。②血透者，推荐用量为每 7d 给 200mg。

（2）儿童肾功能不全者 使用常规剂量，根据 GFR 确定给药间隔：GFR ＞ 50ml/min 时，q.12~24h；GFR 为 10~50ml/min 时，q.48~72h；GFR ＜ 10ml/min 时，q.168h。

**其他** 伴充血性心衰、周围性水肿和直立性低血压者，使用本药时应减量。

**【注意】**

（1）慎用 ①精神病或严重神经症。②末梢性水肿。③充血性心衰。④闭角型青光眼（国外资料）。⑤有脑血管病或病史。⑥有癫痫病史者。⑦有反复发作的湿疹样皮疹病史者。

（2）用药相关检查 / 监测项目 ①应监测血药浓度。血药浓度不得＞ 1.5~2μg/ml。②用量＞ 200mg/d 者，应严密观察，防止发生不良反应或中毒。注意监测生命体征，特别在增量后的数日内。

（3）对驾驶 / 机械操作的影响 服药期间不宜驾驶车辆，操纵机械和高空作业。

**【给药说明】**

（1）给药条件 ①本药不受食物影响，空腹或与食物同服均可。②每日最后 1 次服药应在下午 4 时前，以避免引起失眠。③预防流感时，应在接触患者前开始预防性服药，如接触后服药则至少应连用 10d。在流感流行期间（多为 6~8 周）每日均须服药。也可与灭活的甲型流感病毒疫苗合用，在产生预防性抗体之前，本药应连续服用 2~3 周才可停药。但因疫苗只有 70%~80% 有效，故延长服药时间对老年人或高危患者可能有益。④治疗流感，应于起病后 24~48h 内开始，症状消失后本药尚需继续服用 5d。

（2）减量 / 停药条件 服药后不宜突然停药，应逐渐减量，否则可使帕金森病情恶化。

**【不良反应】**

（1）心血管 心律不齐、心动过速、高血压、眩晕（常继发于直立性低血压）、脑动脉硬化。长期治疗后常见足部或下肢肿胀、充血性心衰等。

（2）神经 头晕、神经症、头痛、疲劳、乏力、言语不清、不能控制的眼球运动、共济失调、惊厥。

（3）精神 注意力不能集中、易激动、睡眠障碍或恶梦、幻觉及精神紊乱（老年人易发生）、情绪或其他精神改变。

（4）血液 WBC 和（或）中性粒细胞减少。

（5）消化 食欲缺乏、恶心、腹痛、口鼻喉干燥、呕吐、便秘。长期使用：龋齿、牙周病、口腔念珠菌病等。

（6）呼吸 咽喉炎、呼吸短促（长期治疗后）。

（7）泌尿 排尿困难（老年人易发生）。长期用药：尿潴留。

（8）皮肤 紫红色网状斑点或网状青斑、皮疹。

（9）眼 视物模糊。长期用药：视网膜炎。

（10）其他 发热。

**【药物过量】**

（1）剂量 有资料认为，帕金森病患者用量＞200mg/d时，疗效不增加，毒性却渐增。

（2）表现 严重的情绪或其他精神改变、严重睡眠障碍或恶梦、排尿困难、心律失常、低血压、昏迷、惊厥，甚至死亡。

（3）处理意见 尚无特殊解毒药，过量时给予对症与支持治疗。包括立即洗胃、催吐，大量补液利尿，酸化尿液以增加本药排泄率；同时监测血压、脉搏、呼吸、体温、电解质、尿液pH值与尿量，必要时可导尿。观察有无动作过多、惊厥、心律失常及低血压等情况，相应给予镇静药、抗惊厥药、抗心律失常药。为控制CNS中毒的症状，可缓慢静注毒扁豆碱，成人每隔1~2h给药1~2mg，小儿每隔5~10min给0.5mg，Max：2mg/h。

**【相互作用】**

（1）溴哌利多 本药的药理作用被拮抗，疗效降低。

（2）卡法根 本药的多巴胺作用可能被拮抗，疗效降低。

（3）佐替平 本药的药理作用被拮抗。合用时需监测两药疗效，酌情调整剂量。

（4）抗胆碱型抗帕金森病药物或左旋多巴 有增效作用。如左旋多巴疗效降低，加用本药，疗效又可恢复。合用时，可减少单次左旋多巴用量，使症状或不良反应改善或使疗效不波动。

（5）奎宁或奎尼丁 本药经肾脏清除减少。

（6）氢氯噻嗪和氨苯蝶啶等利尿药 本药肾脏清除率降低，不良反应发生率增加。如必须合用，应监测本药的毒性反应。

（7）苯扎托品 可增强抗胆碱不良反应，出现意识模糊和幻觉等，考虑苯扎托品减量。颠茄与本药亦有类似相互作用。

（8）硫利达嗪 可导致震颤加重。

（9）复方磺胺甲噁唑 可增加CNS毒性，出现失眠、精神紊乱等症状。

（10）其他抗帕金森病药、抗组胺药、吩噻嗪类药或三环类抗抑郁药 可增强抗胆碱作用，特别是有精神紊乱、幻觉及恶梦者更明显。合用时需调整药物用量。

（11）紫草、黄荆 可产生协同的多巴胺作用，增高不良反应发生率，应避免合用。

（12）CNS兴奋药 可增强CNS兴奋作用，严重者可引起惊厥或心律失常等不良反应。

（13）对乙酰氨基酚 两者的药动学参数均不受影响，不需调整剂量。

（14）普拉克索 未观察到有明显相互作用。

（15）糖皮质激素 不宜合用。

（16）乙醇 加重本药的CNS不良反应，出现头昏、晕厥、精神紊乱及循环障碍等症状，用药期间不宜饮酒。

（17）槟榔 可拮抗本药的抗胆碱作用，合用时需监测帕金森综合征症状或其他锥体外系反应的改变。

## 普拉克索
## Pramipexole

**【其他名称】** 二盐酸普拉克索、森福罗、希复来、盐酸普拉克索、Mirapex、Pramipexole Dihydrochloride、Sifrol

**【分类】** 神经系统用药\抗震颤麻痹药

【制剂规格】 片剂（盐酸盐）① 0.125mg。② 0.25mg。③ 0.5mg。④ 1mg。⑤ 1.5mg。

【临床应用】

**说明书适应证**

治疗特发性帕金森病的体征和症状（单用或与左旋多巴联用）。

【用法用量】

帕金森病 口服用药，用水吞服，伴随或不伴随进食均可。一日 3 次。①初始治疗：起始剂量为 0.375mg/d，然后每 5~7d 增加一次剂量。如果患者可以耐受，应增加剂量以达到最大疗效。如果需要进一步增加剂量，应以周为单位，一周加量 1 次，每次日剂量增加 0.75mg，Max：4.5mg/d。应该注意的是，一日剂量＞ 1.5mg 时，嗜睡发生率增加。②维持治疗：个体剂量应在 0.375~4.5mg/d 之间。在剂量逐渐增加的三项重要研究中，从一日剂量为 1.5mg 开始可以观察到药物疗效。作进一步剂量调整应根据临床反应和耐受性进行。在临床试验中有大约 5% 的患者一日服用剂量＜ 1.5mg。当计划减少左旋多巴治疗时，一日服用剂量＞ 1.5mg 对晚期帕金森病患者可能是有效的。在本药加量和维持治疗阶段，建议根据患者的个体反应减少左旋多巴用量。

**其他用法用量**

［国内参考信息］ 1.5~4.5mg/ 次，tid.，p.o.。

［国外参考信息］（1）早期帕金森病患者或同服左旋多巴的重症患者，1.5~4.5mg/次，tid.，p.o.。（2）也可使用最低起始量（如 0.125mg/ 次，tid.），在 6~7 周内每 5~7d 缓慢增量。增量方案为：第 1 周 0.375mg/d，第 2 周 0.75mg/d，第 3 周 1.5mg/d，第 4 周 2.25mg/d，第 5 周 3mg/d，第 6 周 3.75mg/d，第 7 周 4.5mg/d。

【禁忌证】

**说明书禁忌证**

（1）对本药过敏者。

（2）孕妇。

【特殊人群用药】

**儿童** 尚无儿童用药的安全性及有效性数据。

**老人** 据国外资料，老年人不需调整剂量，但应监测血清肌酐浓度。

**孕妇** 本药对人妊娠期的影响尚未研究，除非确实需要，孕妇应禁用。美国 FDA 妊娠安全性分级为：C 级。

**哺乳妇女** 本药对哺乳期的影响尚未研究。哺乳期不应使用。如必须使用，应中止哺乳。

**肝功能不全者** 肝功能不全对本药药代动力学的潜在影响尚未被阐明。因所吸收的药物约 90% 通过肾脏排泄，肝功能衰竭者可能不需要进行剂量调整。

**肾功能不全 / 透析者** 肾功能不全者慎用。

**1. 说明书用法用量**

对于初始治疗建议应用如下剂量方案：Ccr ＞ 50ml/min 者无需降低日剂量。Ccr 为 20~50ml/min 者，本药的初始日剂量应分 2 次服用，0.125mg/ 次，bid.。Ccr ＜ 20ml/min 者，本药的日剂量应一次服用，从 0.125mg/d 开始。如果在维持治疗阶段肾功能降低，则以与 Ccr 下降相同的百分比降低本药的日剂量，如当 Ccr 下降 30%，则本药的日剂量也减少 30%。如 Ccr 为 20~50ml/min 之间，日剂量应分 2 次服用；如 Ccr ＜ 20ml/min，日剂量应一次服用。

**2. 其他用法用量**

［国外参考信息］ 应根据 Ccr 调整用量：Ccr ＞ 60ml/min， 起 始 0.125mg/ 次，tid.，Max：1.5mg/ 次，tid.；Ccr 为 35~59ml/min，起始 0.125mg/ 次，bid.，Max：1.5mg/次，bid.；Ccr 为 15~34ml/min，起始 0.125mg/次，qd.，Max：1.5mg/ 次，qd.；Ccr ＜ 15ml/min，避免使用。血透者也应避免使用。

【注意】

（1）慎用 ①对类似的多巴胺受体激动药（如他利克索、罗匹尼罗）过敏者。②心血管疾病尤其是新近发生心肌梗死。③痴呆

症。④精神障碍者。⑤运动障碍。⑥横纹肌溶解症。⑦纤维变性并发症。（以上均为国外资料）

（2）用药相关检查/监测项目　①应定期或在发生视觉异常时进行眼科检查。②应注意伴随严重心血管疾病的患者。由于多巴胺能治疗与直立性低血压发生有关，建议监测血压，尤其在治疗初期。

（3）对驾驶/机械操作的影响　本药可引起"睡眠发作"，驾驶车辆和机械操作者应特别注意。已经发生过嗜睡和/或突然睡眠发作副反应的患者，必须避免驾驶或操作机器，而且应考虑降低剂量或终止治疗。

**【给药说明】**

（1）减量/停药条件　①突然中止多巴胺能治疗会导致神经阻滞剂恶性综合征发生。因此，应该以一日减少0.75mg的速度逐渐停用本药，直到日剂量降至0.75mg。此后，应一日减少0.375mg。②据报道，单用本药治疗早期帕金森病，约20%的患者因不良反应于治疗第1年内停药。③国外研究中虽未见突然停药出现不良反应，但建议应在1周内逐渐停药。

（2）其他　如果潜在的益处大于风险，有精神障碍的患者应仅用多巴胺受体激动药进行治疗。

**【不良反应】**

（1）心血管　直立性低血压、晕厥、心动过速及胸痛。治疗初期可能发生低血压，尤其药量增加过快时。低血压可用多潘立酮预防。

（2）神经　困倦、嗜睡、头晕、失眠、运动障碍加重、坐立不安、头痛、疲劳、意识模糊状态。对于晚期帕金森病，联合应用左旋多巴，可能会在本药的初始加量阶段发生运动障碍，此时应减少左旋多巴用量。

（3）精神　幻觉、作梦异常。

（4）内分泌/代谢　外周性水肿、体重减轻。

（5）消化　恶心、口干、便秘、消化不良、食欲减退、腹痛、呕吐、吞咽困难、胃肠胀气。

（6）泌尿　尿频、尿路感染、尿失禁。

（7）生殖　阳痿。可能与性欲障碍相关（增加或减退）。

（8）骨骼肌肉　腿痛性痉挛、"颤搐"、关节炎样症状、CPK增高。

（9）眼　视物模糊、其他视觉异常（如周边视觉障碍、闪光）。

（10）其他　国外已有患者使用多巴胺受体激动药治疗帕金森病后出现病理性赌博、性欲增高和性欲亢进的报道，尤其在高剂量时，降低治疗剂量或停药后一般可逆转。

**【药物过量】**　尚无关于药物过量的临床经验。

（1）表现　预期的不良事件可能是与多巴胺受体激动药药效学特点相关的事件，包括恶心、呕吐、运动功能亢进、幻觉、激动和低血压。

（2）处理意见　多巴胺受体激动药用药过量没有明确的解毒剂。如果存在CNS兴奋症状，可能需要神经抑制类药物进行治疗。用药过量可能需要一般的支持性处理措施，以及胃灌洗、静脉输液、给予活性炭和心电监护等措施。

**【相互作用】**

（1）抗精神病药（如卡法根）可拮抗本药的作用，应避免合用。

（2）西咪替丁　可使本药AUC增加、$t_{1/2}$延长，发生不良反应的风险增加。合用时应监测本药的不良反应，并考虑降低本药剂量。

（3）金刚烷胺　可能与本药发生相互作用，并导致任何一种或两种药物的清除率降低，与本药同时应用时，应考虑降低本药剂量。

（4）紫草、黄荆　本药的多巴胺能效应增加，不良反应增多。应避免合用。

（5）左旋多巴　本药可使左旋多巴的$C_{max}$升高约40%，$t_{max}$缩短为0.5h。联用时，建议在增加本药的剂量时降低左旋多巴的剂量，而其他抗帕金森病治疗药物的剂量保持不变。

（6）其他镇静药物和酒精　由于可能的累加效应，患者在服用本药的同时要慎用上述药物。

（7）本药与司来吉兰无药代动力学的相互作用。

（8）食物　不影响本药吸收，但可延长 $t_{max}$。

## 吡贝地尔
## Piribedil

**【其他名称】** 哌利必地、双哌嘧啶、泰舒达、Piribendyl、Trastal、Trivastal

**【分类】** 神经系统用药\抗震颤麻痹药

**【制剂规格】** 片剂　20mg。

缓释片　50mg。

粉针剂（甲磺酸盐）

**【临床应用】**

**1. 说明书适应证**

（1）帕金森病。

（2）辅助治疗老年患者的慢性病理性认知障碍、感觉神经障碍。

（3）辅助治疗下肢慢性阻塞性动脉病（第2期）所致的间歇性跛行。

（4）眼科的缺血性症状。

**2. 其他临床应用**

外周循环障碍。

**【用法用量】**

**1. 说明书用法用量**

（1）帕金森病　单用本药，150~250mg/d，分3~5次服用。与左旋多巴合用时，50~150mg/d（每250mg左旋多巴约需50mg本药），分1~3次服用。剂量应逐渐增加，每3d增加50mg。

（2）其他适应证　50mg/d，于正餐结束时服用。病情严重者，100mg/d，分2次于正餐结束时服用。

**2. 其他用法用量**

［国内参考信息］

帕金森病、帕金森综合征　50mg/次，第1周，qd.，第2周，bid.，第3周，tid.，餐后服用。一般维持量150mg/d，Max：≤250mg/d。

［国外参考信息］

（1）帕金森病　尚无最理想用量。通常用量120~240mg/d，分2~4次给药，p.o.，但也有某些研究者用6~9次/d。偶用至320mg/d。

（2）诊断偏头痛　静脉给药，0.1mg/kg，给药持续时间＞30min。

**【禁忌证】**

**1. 说明书禁忌证**

（1）对本药过敏者。

（2）心血管性休克。

（3）急性心肌梗死。

**2. 其他禁忌证**

（1）其他严重心血管病。

（2）循环性虚脱。

**【特殊人群用药】**

**儿童**　尚不明确。

**老人**　老年患者对本药的CNS不良反应更敏感。

**孕妇**　不建议使用。

**哺乳妇女**　不建议使用。

**肝功能不全者**　应调整剂量。

**【注意】**

（1）慎用　①精神病及有精神病样症状者。②甲状腺疾病。

（2）用药相关检查/监测项目　延长疗程时应注意监测肝功能。

（3）对驾驶/机械操作的影响　用药期间不宜驾驶车辆或进行机器操作。

**【给药说明】**

给药条件　（1）本药虽有降压作用，但不能替代高血压患者的特异性降压治疗。（2）餐后用药或与牛奶同服可提高胃肠道的耐受性。缓释片应于进餐结束时用半杯水吞服，不可咀嚼。

【不良反应】

（1）心血管　血压异常（如直立性低血压、血压不稳）、动脉低血压。

（2）神经　嗜睡、头晕、运动障碍、异动症、眩晕、锥体外系反应。合用左旋多巴时，不良反应更严重或发生率更高。

（3）精神　激越、智力影响、抑郁症或躁狂症、精神紊乱、意识混乱、焦虑、妄想、幻觉、躁狂发作（大剂量）。

（4）内分泌/代谢　体温过低。

（5）消化　①消化不良、轻微胃肠不适、恶心、呕吐、胀气、畏食、便秘，常见于对本药敏感或空腹服药者，调整剂量和（或）使用多潘立酮可减轻该不良反应。②肝功能损害。

（6）其他　过敏反应。国外已有患者使用多巴胺受体激动剂类药治疗帕金森病后出现病理性赌博、性欲增高和性欲亢进的报告，尤其在高剂量时，降低治疗剂量或停药后一般可逆转。

【药物过量】

极高剂量的本药对化学感受器触发区有催吐作用，药物可迅速排出体外。目前尚无药物过量所致危险性的资料。

【相互作用】

（1）金刚烷胺　合用可引起心动过速。

（2）氯丙嗪　本药疗效降低。

（3）精神安定药（不包括氯氮平）等多巴胺受体拮抗药　作用相互拮抗，不应合用。帕金森患者必需使用精神安定类药时，须逐渐减少本药用量直至停药。

（4）MAOI、神经节阻滞药、利舍平及拟肾上腺素药（麻黄碱等）　不能合用。

## 司来吉兰
## Selegiline

【其他名称】　丙炔苯丙胺、辅安、金思平、克金平、立司吉林、咪多吡、色干、思吉宁、塞利吉林、司立吉林、优麦克斯、盐酸丙炔苯丙胺、盐酸立司吉林、盐酸司来吉兰、盐酸司立吉林、Deprenalin、Deprenyl、Eldepryl、Jumex、Movergan、Selegiline Hydrochloride、Selegiline-Ratiopharm、Selegilin-Ratiopharm

【分类】　神经系统用药\抗震颤麻痹药

【制剂规格】　片剂　5mg。

片剂（盐酸盐）　① 5mg。② 10mg。

片剂（乳糖酸盐）　5mg。

胶囊剂（盐酸盐）　5mg。

【临床应用】

1. 说明书适应证

单用治疗早期帕金森病，或与左旋多巴（合用或不合用脱羧酶抑制药）合用治疗帕金森病。

2. 其他临床应用

抑郁症（国外资料）。

【用法用量】

1. 说明书用法用量

**一般用法**　起始5mg/d，早晨顿服；最大维持量为10mg/d，可早晨顿服，或5mg/次，分早晨、中午2次口服。根据病情确定疗程，用药应个体化。如合用左旋多巴制剂时出现类似左旋多巴的不良反应，则应减小左旋多巴剂量。

2. 其他用法用量

［国内参考信息］　也有推荐一日剂量分4次服用，2.5mg/次，以减轻与左旋多巴合用时所引起的不良反应。

［国外参考信息］

（1）帕金森病　5~10mg/d，p.o.；Max：≤10mg/d。

（2）抑郁症　一项临床研究结果为5~30mg/d，p.o.，为避免不良反应，Max≤10mg/d。也有治疗单相障碍（抑郁）时，可静脉给予10mg/d的临床研究。

【禁忌证】

说明书禁忌证

（1）对本药过敏者。

（2）严重精神病及严重痴呆。

（3）迟发性运动障碍。

（4）有消化性溃疡或其病史者。

（5）肾上腺髓质肿瘤（与左旋多巴合用时）。

（6）甲状腺功能亢进（与左旋多巴合用时）。

（7）闭角型青光眼（与左旋多巴合用时）。

**【特殊人群用药】**

**儿童** 用药的安全性和有效性尚未确立。

**老人** 慎用。

**孕妇** 不推荐使用。美国 FDA 妊娠安全性分级为：C 级。

**哺乳妇女** 不推荐使用。

**【注意】**

慎用 （1）明显震颤者。（2）不稳定的高血压、心律失常及严重心绞痛。（3）伴尿潴留的前列腺增生。（4）精神病。

**【给药说明】**

（1）给药条件 ①本药不可嚼服。②本药可引起失眠，不宜在下午或傍晚服药，可在早餐后顿服或分 2 次于早餐和午餐后服用。③本药应规律服用，如发生漏服，应立即补服，但不能同时服用 2 次剂量。④本药治疗帕金森病时剂量不宜＞10mg/d，以免降低对 MAO-B 的选择性抑制作用，从而抑制 MAO-A 而发生高血压危象；且剂量＞10mg/d 时未见疗效增加。⑤本药作为左旋多巴治疗的辅助用药时，左旋多巴应减量，从而以最小剂量的左旋多巴达到充分控制帕金森病的目的。必要时在开始本药治疗后 2~3d 内减少左旋多巴 10%~30% 的用量，继续治疗者甚至可减至 50%。

（2）其他 本药大剂量使用可抗抑郁，但疗效不确切。

**【不良反应】**

（1）心血管 心悸、心绞痛、胸痛、心动过速、心律不齐、窦性心动过缓、严重高血压、直立性低血压、晕厥、周围性水肿。

（2）神经 眩晕、身体不自主运动增加、剧烈头痛、过度疲劳、无力、感觉异常、迟发性异动症及锥体外系反应。

（3）精神 失眠、情绪改变、幻觉、焦虑、嗜睡、记忆障碍、短暂性易激怒、神经质或不安、意识混乱。

（4）内分泌 / 代谢 体重减轻、足部或下肢水肿、出汗过多。

（5）血液 低血糖。

（6）消化 口干、口周或喉头烧灼感、恶心、呕吐、味觉改变、吞咽困难、食欲缺乏、便秘、腹泻、胃痛或腹痛、胃肠道出血、龋齿、牙周病、口腔念珠菌病、一过性血清氨基转移酶升高。

（7）呼吸 哮喘、呼吸困难或胸部压迫感、气促。

（8）泌尿 前列腺增生、尿频或排尿困难、夜尿、尿潴留。

（9）生殖 一过性性快感缺失及阴茎感觉下降（用药＞ 10mg/d）。

（10）骨骼肌肉 躯体及背部或下肢痛、动作缓慢、肌肉痉挛或指趾麻木。

（11）皮肤 对光敏感、皮疹、脱发。

（12）眼 眼睑痉挛、视物模糊、复视、对光敏感。

（13）耳 耳鸣。

**【药物过量】**

（1）表现 尚无本药过量用药的报道。可能会出现类似于非选择性 MAOI 过量的症状，如嗜睡、眩晕、激越、活动过多、不安、剧烈头痛、幻觉、高血压、低血压、胸痛、HR 加快、呼吸抑制、出汗增加及发热。

（2）处理意见 无特效解毒药，过量时以对症治疗为主，并予监护 24~48h。①在出现过量症状早期，可催吐、洗胃。② CNS 刺激症状和体征：缓慢静滴地西泮。③低血压及血管性虚脱：可静脉补液，必要时也可用稀释的升压药治疗（如肾上腺素能药物）。④保持呼吸通畅，必要时可给予机械通气及吸氧。⑤密切监测体温，用退热药及降温毯治疗高热。⑥维持水和电解质平衡。

【相互作用】

（1）炔雌醇 本药口服生物利用度提高，增加发生不良反应的风险。

（2）左旋多巴 左旋多巴的不良反应加重。应注意减少左旋多巴用量。

（3）MAOI、胰岛素、口服降糖药 可引起过度低血糖、抑郁及癫痫发作。

（4）安非拉酮 安非拉酮出现中毒，表现为惊厥、烦躁不安及精神症状，禁止合用。

（5）赛庚啶 赛庚啶的抗胆碱能作用延长、增强，禁止合用。

（6）间接拟交感神经药物（如间羟胺、麻黄）可引起严重高血压。

（7）非选择性 MAOI 可能引起严重低血压。

（8）乙氯维诺 可加强 CNS 及呼吸抑制作用。

（9）氟西汀、氟伏沙明、奈法唑酮、帕罗西汀、舍曲林或文拉法辛等 SSRIs 有引起类似 5-HT 综合征的报道，停药后此综合征可迅速消失。不推荐本药与 SSRIs 合用，应在停用本药至少 14d 后才可开始应用 SSRIs。文拉法辛、氟西汀及其活性代谢产物的 $t_{1/2}$ 较长，故应停用文拉法辛、氟西汀至少 7d 后方可开始应用本药。

（10）三环类抗抑郁药 有引起心脏停博、出汗过多、高血压、昏厥、行为及精神状态改变、意识障碍、高热、癫痫发作、肌强直及震颤的报道，故不推荐两者合用。应在停用本药至少 14d 后才可开始应用三环类抗抑郁药。

（11）哌替啶 可造成危及生命的不良反应，因此应用本药 2~3 周内应避免使用哌替啶。与其他阿片样镇痛药（如吗啡）合用引起严重不良反应的可能性则较小。接受本药治疗的患者在 14d 内应用阿芬太尼、芬太尼或舒芬太尼等麻醉性镇痛药时亦应谨慎，应先用小的试验量以观察是否发生相互作用。

（12）某些酒精制剂（如啤酒） 可能引起高血压危象。

（13）含酪胺的食品（如发酵食品及饮料、奶酪、香肠、腌肉制品、野味、动物肝脏、牛肉汤、咸鱼、豆类及豌豆） 进食上述食品的同时大剂量服用本药（＞20mg/d），可突发高血压危象。可用作用迅速的降压药（如拉贝洛尔、硝苯地平）缓解，严重者可用酚妥拉明治疗。停用 MAOI 后，需继续限制含酪胺饮食至少 2 周。其他含酪胺的食物，如酸乳酪、酸奶油、干酪、巧克力及酱油，如新鲜且进食量适度，也可能不会引起严重问题。

## 恩他卡朋
## Entacapone

【其他名称】 恩他卡本、恩托卡朋、刚坦、珂丹、Comtan

【分类】 神经系统用药\抗震颤麻痹药

【制剂规格】 片剂 ① 100mg。② 200mg。

【临床应用】

**说明书适应证**

帕金森病的辅助治疗。

【用法用量】

**1. 说明书用法用量**

帕金森病 推荐 200mg/ 次，p.o.。推荐 Max：2000mg/d（即 200mg/ 次，10 次 /d）。与左旋多巴 / 卡比多巴或左旋多巴 / 苄丝肼同服，可减少剂末的症状波动。

**2. 其他用法用量**

［国外参考信息］

（1）帕金森病 与左旋多巴 / 卡比多巴同服，推荐 200mg/ 次。推荐 Max：1600mg/d。

（2）减轻不安腿综合征的症状 200mg/ 次，在每次服用左旋多巴 / 卡比多巴缓释剂（tid.）时服用。

【禁忌证】

**1. 说明书禁忌证**

（1）对本药过敏者。

（2）嗜铬细胞瘤患者（有增加高血压危象的风险）。

（3）有精神安定药恶性综合征（NMS）病史者。

（4）有非创伤性横纹肌溶解症病史者。

2. **其他禁忌证**

肝功能损伤者。

**【特殊人群用药】**

**儿童** 不推荐使用。

**老人** 老年患者对本药吸收更快，血药浓度更高。

**孕妇** 不推荐使用。美国 FDA 妊娠安全性分级为：C 级。

**哺乳妇女** 用药时应停止哺乳。

**肝功能不全者** 肝功能损伤者禁用。据国外资料，肝脏疾病患者、有酒精中毒和肝功能不全病史者（AUC 和 $C_{max}$ 可增高 2 倍）慎用。

**【注意】**

（1）慎用 胆管阻塞者（国外资料）。

（2）对驾驶 / 机械操作的影响 本药与左旋多巴联用，可引起头晕、直立性低血压，用药后驾驶和操纵机器应谨慎。

**【给药说明】**

（1）给药条件 使用本药时，多数患者左旋多巴的日剂量平均应减少约 25%，尤其当左旋多巴日剂量≥800mg 或患者有中至重度的运动障碍时。

（2）减量 / 停药条件 骤然停药或减量可能出现帕金森病的症状和体征，以及类似 NMS 的症状，伴高热和精神紊乱。建议缓慢停药，如仍出现症状和体征，则需增加左旋多巴的剂量。

**【不良反应】**

（1）心血管 直立性低血压。

（2）神经 运动障碍、运动功能亢进、头晕、头痛、疲乏、震颤、失眠及帕金森病症状加重。

（3）精神 幻觉、意识模糊、梦魇、焦虑、兴奋、精神紊乱、情绪高涨。

（4）血液 轻度 Hb 降低、紫癜。

（5）消化 恶心、腹泻、腹痛、口干、便秘、呕吐、肝酶升高。

（6）呼吸 呼吸困难。

（7）泌尿 尿色异常。

（8）骨骼肌肉 肌张力障碍、腿部痉挛、背痛。

（9）皮肤 出汗增加。

（10）其他 引起细菌性感染。

**【相互作用】**

（1）铁剂 在胃肠道与铁形成螯合物，合用时，服药间隔至少应为 2~3h。

（2）阿扑吗啡、比托特罗、多巴酚丁胺、多巴胺、甲基多巴、肾上腺素、去甲肾上腺素、异丙肾上腺素、异他林等 出现心动过速、血压升高和心律失常的风险增加。此外，本药可增强外源性（静脉内）给予异丙肾上腺素、肾上腺素的变时作用及可能的致心律失常作用。建议合用时密切监控。

（3）非选择性 MAOI COMT 和 MAO 受抑制，减少儿茶酚胺的代谢。避免合用。

（4）氨苄西林、氨苄西林 / 舒巴坦、氯霉素、考来烯胺、丙磺舒、利福平、红霉素、红霉素 / 磺胺异噁唑 本药的胆汁排泄减少，发生不良反应的风险增加，合用时应谨慎。

（5）左旋多巴、左旋多巴 / 苄丝肼 左旋多巴的 AUC 增加约 35%，消除半衰期延长，作用增强；左旋多巴 / 苄丝肼的生物利用度增加。适宜合用。

（6）多巴胺激动药（如溴隐亭）、金刚烷胺、司来吉兰 多巴胺能不良反应增加。开始使用本药时，需调整上述药物剂量。

（7）食物 不影响本药吸收。

# 第三章　抗癫痫药及抗惊厥药

## 普瑞巴林
## Pregabalin

**【其他名称】** 乐瑞卡、LYRICA

**【分类】** 神经系统用药\抗癫痫药及抗惊厥药

**【制剂规格】** 胶囊　① 25mg。② 50mg。③ 75mg。④ 100mg。⑤ 150mg。⑥ 200mg。⑦ 300mg。

**【临床应用】**

**1. 说明书适应证**

治疗带状疱疹后神经痛。

**2. 其他临床应用**

（1）纤维肌痛（国外资料）。

（2）癫痫部分发作的辅助治疗（国外资料）。

（3）焦虑症、社交恐怖症、关节炎（国外资料）。

**【用法用量】**

**1. 说明书用法用量**

带状疱疹后神经痛　推荐剂量为 75mg/次或 150mg/次，bid.，p.o.；或 50mg/次或 100mg/次，tid.。起始剂量可为 75mg/次，bid.；或 50mg/次，tid.。可在 1 周内根据疗效及耐受性增至 150mg/次，bid.。服用本药 300mg/d，2~4 周后疼痛未缓解者，如可耐受，可增至 300mg/次，bid.，或 200mg/次，tid.。

**2. 其他用法用量**

［国外参考信息］

（1）纤维肌痛　建议初始 75mg/次，bid.（150mg/d），p.o.；根据疗效和耐受性可在 1 周内增至 300mg/d。最大剂量为 225mg/次，bid.（450mg/d）。目前尚未证实用量＞450mg/d 有效，且在临床试验中已观察到剂量相关的不良反应。

（2）癫痫部分发作的辅助治疗　①推荐 75mg/次，bid. 或 50mg/次，tid.，p.o.。根据个体反应和耐受性，可增至最大量 600mg/d（分 2~3 次口服）。②其他抗癫痫药无效的顽固性癫痫患者，加用本药 150~600mg/d，分 2~3 次服用有效。

（3）广泛性焦虑障碍　一些研究中，300~600mg/d，p.o. 有效。

（4）社交恐怖症　一项研究中，200mg/次，tid.，p.o. 有效。

（5）术后牙痛　单剂口服 300mg 有效，可根据麻醉持续时间，每 6h 重复给药 1 次。

**【禁忌证】**

**说明书禁忌证**

对本药过敏者。

**【特殊人群用药】**

**儿童**　安全性和疗效尚不明确，＜17 岁者不推荐使用。

**老人**　＞65 岁者由于肾功能减退可能需减量。

**孕妇**　孕妇用药的数据不足。动物研究显示本药具有生殖毒性，对人类的可能风险目前未知。除非必要（孕妇服药的益处明显大于药物对胎儿的潜在风险），否则妊娠期间不应服用本药。育龄妇女必须采用有效的避孕措施。美国 FDA 妊娠安全性分级为：C 级。

**哺乳妇女**　本药可经大鼠的乳汁分泌，是否经人乳分泌尚不明确。不建议本药治疗期间哺乳。

**肝功能不全者**　无需调整剂量。

**肾功能不全/透析者**　对于伴有肾功能减退或正接受血透治疗者，有必要调整剂量。

**说明书用法用量**

（1）肾功能不全者　用量须根据 Ccr 进行个体化调整（见表 1），确定给药剂量的计算公式如下：

$$Ccr(ml/min)=\left[\frac{1.23\times[140-年龄(岁)]\times体重(kg)}{血清肌酐(\mu mol/L)}\right]$$

（女性患者 ×0.85）

或

$$Ccr(ml/min)=\left[\frac{[140-年龄(岁)]\times体重(kg)}{72\times 血清肌酐(mg/dl)}\right]$$

（女性患者 ×0.85）

（2）正接受血透治疗者　应根据肾功能调整每日剂量。除每日剂量外，每进行 4h 的血透治疗，应立即给予 1 次补充剂量（见表 6-3-1）。

**表 6-3-1　根据肾功能调整剂量**

| 肌酐清除率（Ccr）(ml/min) | 每日总剂量 *（mg/d） | | | | 给药方案 |
|---|---|---|---|---|---|
| ≥ 60 | 150 | 300 | 450 | 600 | bid. 或 tid. |
| 30~60 | 75 | 150 | 225 | 300 | bid. 或 tid. |
| 15~30 | 25~50 | 75 | 100~150 | 150 | qd. 或 bid. |
| < 15 | 25 | 25~50 | 50~75 | 75 | qd. |
| 血液透析后的补充剂量（mg）** | | | | | |
| 按 25mg，一日 1 次服药者：单次补充剂量为 25mg 或 50mg | | | | | |
| 按 25~50mg，一日 1 次服药者：单次补充剂量为 50mg 或 75mg | | | | | |
| 按 50~75mg，一日 1 次服药者：单次补充剂量为 75mg 或 100mg | | | | | |
| 按 75mg，一日 1 次服药者：单次补充剂量为 100mg 或 150mg | | | | | |

* 每日总剂量（mg/d）除以每日服药次数，得到每次服药剂量（mg/ 次）。

** 补充剂量是单次额外给药。

**【注意】**

（1）慎用　①充血性心力衰竭（纽约心脏病学会心功能Ⅲ级或Ⅳ级）。②有血管性水肿病史（国外资料）。③眼科疾病（国外资料）。④糖尿病。

（2）用药相关检查 / 监测项目　①用药期间监测肌酸激酶（CK）水平。②无须常规监测本药的血药浓度。※⑤

（3）对驾驶 / 机械操作的影响　本药可引起头晕及嗜睡，可能影响驾驶或操作机械等能力。

**【给药说明】**

（1）给药条件　①本药可与食物同服，也可单独服用。②剂量＞300mg/d 仅用于能耐受 300mg/d 的持续性疼痛患者。

（2）减量 / 停药条件　停药时，建议至少用 1 周时间逐渐减停。突然或快速停药后，可出现失眠、恶心、头痛和腹泻等症状。

（3）其他　①据国外资料，本药的疗效在糖尿病性神经病和脊髓损伤的研究中也得到证实。②动物试验中，本药可引起雄性动物不育，男性患者用药应被告知。

**【不良反应】**

ADR 警示　2008 年 1 月 31 日，美国 FDA 向医务人员发布有关抗癫痫药的安全性信息，警示服用抗癫痫药患者可能存在自杀观念或自杀行为（包括自杀企图和自杀死亡）的风险。

本药不良反应的最严重程度为轻度或中度。导致停药的最常见不良反应为头晕和嗜睡，其他较常见的不良反应为共济失调、意识模糊、乏力、思维异常、视物模糊、运动失调及外周水肿。

（1）心血管　面部浮肿、外周水肿、水肿、P-R间期延长、休克、深部血栓性静脉炎、心力衰竭、低血压、直立性低血压、ST段降低、心室颤动。

（2）神经　头晕、头痛、嗜睡、共济失调、步态异常、思维异常（主要包括集中/注意困难，也包括认知及语言问题和思维迟缓相关的不良事件）、运动失调、遗忘、言语障碍、感觉减退、感觉异常、木僵、颤搐、颈强直、晕厥、构音障碍、痛觉过敏、感觉过敏、运动增加、运动功能减退、神经痛、成瘾、小脑综合征、齿轮样强直、昏迷、谵妄、自主神经功能障碍、运动障碍、肌张力障碍、脑病、锥体外系综合征、格林－巴利综合征、痛觉减退、颅内压增高、周围神经炎、睡眠障碍、斜颈、牙关紧闭。

（3）精神　意识模糊、焦虑、人格解体、异常梦境、激越、情感淡漠、失语、幻觉、敌意、自杀企图、妄想、躁狂表现、偏执表现、人格障碍、精神病性抑郁、精神分裂症表现。

（4）内分泌/代谢　体重增加（并非仅限于水肿患者）、糖耐量减低、尿酸结晶尿。

（5）血液　瘀斑、贫血、嗜酸性粒细胞增多、低色素性贫血、WBC增多或减少、血小板增多或减少、骨髓纤维化、RBC增多、凝血因子Ⅱ减少、紫癜。

（6）免疫　淋巴结病。

（7）消化　口干、恶心、呕吐、胃肠胀气、腹痛、腹泻、便秘、胃肠炎、食欲增加、口周感觉异常、味觉丧失、味觉异常、口腔溃疡形成、舌部肿胀、吞咽困难、食管炎、胆囊炎、胆石症、结肠炎、胰腺炎、胃炎、胃肠道出血、黑便、直肠出血、呃逆、口疮性口炎、食管溃疡、牙周脓肿。

（8）呼吸　支气管炎、嗅觉倒错、呼吸暂停、肺不张、细支气管炎、喉痉挛、肺水肿、肺纤维化、哈欠。

（9）泌尿　尿频、尿失禁、排尿困难、小便异常、尿潴留、少尿、血尿、蛋白尿、肾结石、肾炎、尿酸结晶尿、肾衰竭、膀胱新生物、肾小球炎、肾盂肾炎。

（10）生殖　性欲减退、性快感缺失、ED、性交困难、性欲增加、异常射精、龟头炎、附睾炎、闭经、痛经、白带改变、月经过多、子宫不规则出血、宫颈炎、女性泌乳、卵巢疾患。

（11）骨骼肌肉　关节痛、腿部痛性痉挛、肌痛、肌无力、肌张力增强、CK升高、肌张力降低、肌阵挛、软骨营养障碍、全身痉挛、骨盆痛。如疑似或确诊为肌病或CK显著升高时，应停用本药。

（12）皮肤　瘙痒、脱发、皮肤干燥、湿疹、多毛、皮肤溃疡、荨麻疹、水泡型疱疹、脓肿、蜂窝织炎、剥脱性皮炎、苔藓样皮炎、黑变病、指甲异常、瘀点、紫癜、脓疱疹、皮肤萎缩、皮肤坏死、皮肤结节、Stevens–Johnson综合征、皮下结节。

（13）眼　视物模糊、视觉异常、眼部不适、结膜炎、复视、眼球震颤、视网膜血管异常、调节异常、睑缘炎、眼干、眼部出血、畏光、视网膜水肿、瞳孔不等大、失明、角膜溃疡、突眼、眼外肌麻痹、虹膜炎、角膜炎、角膜结膜炎、瞳孔缩小或放大、夜盲、眼肌麻痹、视神经萎缩、视乳头水肿、上睑下垂、葡萄膜炎。如视觉失调持续存在，应考虑进一步评估；已定期进行眼科检查者应增加检查频率。

（14）耳　中耳炎、耳鸣、听觉过敏。

（15）其他　①可致超敏反应（包括皮肤发红、水疱、荨麻疹、皮疹、呼吸困难及喘息）、过敏反应、血管性水肿特异性症状包括面、口（舌、唇和牙龈）及颈部（咽和喉）肿胀。出现血管性水肿或超敏反应的症状时应立即停药。既往发生过血管性水肿者服用本药时应注意相关症状。②发热、寒战、感染、疼痛、意外损伤、流感样综合征、不适、光敏反应、过敏样反应、腹水、肉芽肿、宿醉效应、故意伤害、腹膜后纤维变性、自杀。

【药物过量】

（1）剂量 过量使用本药的经验有限。临床研究中偶有药物过量的最高剂量为8000mg，未产生明显临床后果。

（2）处理意见 尚无特异性解毒药。如确认药物过量，可试用洗胃或催吐清除未吸收药物，通常应注意保持气道通畅。一般支持治疗包括监测生命体征和观察临床状况。可能需根据患者的临床状况或肾功能损伤程度决定是否使用血透。标准的血透可明显清除本药（4h 内约清除 50%）。

【相互作用】

（1）劳拉西泮、酒精 上述药的作用可能增强。

（2）羟考酮 本药可增强羟考酮所致的认知功能障碍和总体运动功能障碍。

（3）噻唑烷二酮类抗糖尿病药 可引起体重增加和 / 或液体潴留，可能加重或导致心力衰竭，与该类药物合用时应关注病情变化。

（4）其他引起血管性水肿的药物（如 ACEI） 血管性水肿的发生风险可能增加，合用时应慎重。

## 苯妥英钠
## Phenytoin Sodium

【其他名称】 大仑丁、大伦丁钠、二苯乙内酰脲钠、奇非宁、Dilantin、Dilantin Sodium

【分类】 神经系统用药 \ 抗癫痫药及抗惊厥药

【制剂规格】 片剂 ① 50mg。② 100mg。

粉针剂 ① 100mg。② 125mg。③ 250mg。

【临床应用】

1. 说明书适应证

（1）癫痫全身性强直阵挛发作、复杂部分性发作、单纯部分性发作和癫痫持续状态。

（2）三叉神经痛、隐性营养不良性大疱性表皮松解症、发作性舞蹈样手足徐动症、发作性控制障碍、肌强直症。

（3）洋地黄中毒引起的室性及室上性心律失常、三环类抗抑郁药过量引起的心脏传导障碍。

2. 其他临床应用

（1）对利多卡因无效的心律失常。

（2）轻度高血压。

（3）老年人哮喘的辅助治疗。

（4）急性低压缺氧条件下的脑保护。

（5）降低血浆凝血因子 I。

（6）精神分裂症的幻听。

【用法用量】

1. 说明书用法用量

（1）癫痫 起始 100mg/d，bid.，p.o.，在 1~3 周内加至 250~300mg/d，分 3 次服。发作控制和达到稳态血药浓度后可考虑改用长效（控释）制剂。发作频繁者，可 12~15mg/（kg · d），分 2~3 次服（q.6h），第 2 日开始服 100mg（或 1.5~2mg/kg），tid.，p.o.，直到调整至适当剂量。Max：300mg/ 次，500mg/d。

（2）抗心律失常 ① 100~300mg/d，分 1~3 次服；或第 1 日 10~15mg/kg，第 2~4 日 7.5~10mg/kg，维持量为 2~6mg/（kg · d），p.o.。② 100mg/d，i.v.，缓慢注射 2~3min，以后根据需要每 10~15min 重复 1 次，至心律失常终止或出现不良反应为止，总量 ≤ 500mg。

（3）抑制胶原酶合成 起始 2~3mg/（kg · d），分 2 次服，在 2~3 周内增至患者可耐受剂量，血药浓度至少达到 8mg/L，一般 100~300mg/d，p.o.。

（4）抗惊厥 150~250mg/ 次，i.v.，注射速度不超过 50mg/min，必要时 30min 后可再次注射 100~150mg，总量 ≤ 500mg/d。

2. 其他用法用量

[国内参考信息]

（1）癫痫持续状态 可采取大剂量

静滴，以迅速提高脑内药物浓度，用量为（16.4 ± 2.7）mg/kg。

（2）三叉神经痛 100~200mg/次，2~3次/d，p.o.。

［国外参考信息］

癫痫持续状态 首次负荷量为10~15mg/kg，i.v.（缓慢）。维持量100mg/次，q.6~8h，p.o.或静脉给药。

**【禁忌证】**

**1. 说明书禁忌证**

（1）对本药及其他乙丙酰脲类药物过敏或有过敏史者。

（2）阿 – 斯综合征。

（3）Ⅱ～Ⅲ度房室传导阻滞、窦房结阻滞、窦性心动过缓等。

**2. 其他禁忌证**

低血压。

**【特殊人群用药】**

**儿童** 系统地测定血药浓度，以决定用量及给药次数。某些儿童需15mg/（kg · d）以维持治疗浓度。

**1. 说明书用法用量**

（1）癫痫 起始5mg/（kg · d），分2~3次服，以后按需调整，Max：≤ 250mg/d。维持量4~8mg/（kg·d）［或250mg/（$m^2$·d）］，分2~3次服。

（2）抗心律失常 起始5mg/（kg · d），分2~3次服，以后根据病情调整，Max：≤ 300mg/d。维持量4~8mg/（kg · d）［或250mg/（$m^2$ · d）］，分2~3次服。

（3）抗惊厥 5mg/（kg · d）［或250mg/（$m^2$ · d）］，i.v.，单次或分2次给药。

**2. 其他用法用量**

［国内参考信息］

癫痫持续状态 5mg/kg或150mg/$m^2$，分1~2次静注。Max：≤ 10mg/kg。

［国外参考信息］

癫痫持续状态 负荷剂量为15~20mg/kg，i.v.，速度不宜＞1~3mg/（kg · min）。

**老人** 慎用，用量宜偏低，并经常监测血药浓度。宜在睡前服药。静注时需减量，注射速度减至每2~3min给50mg。

**孕妇** 用本药能够控制发作者，在怀孕期应继续使用，并保持有效的血药浓度。妊娠期应测定血药浓度1次/月，产后1次/周。美国FDA妊娠安全性分级为：D级。

**哺乳妇女** 用药期间应暂停哺乳。

**肝功能不全者** 肝功能损害者慎用。静注需减量，注射速度减至每2~3min给50mg。

**肾功能不全/透析者** 肾功能损害者慎用。

**其他** 重症患者、血浆白蛋白降低者，静注应减量，注射速度减至每2~3min给50mg。

**【注意】**

（1）慎用 ①嗜酒者。②贫血。③心血管病。④糖尿病。⑤甲状腺功能异常。⑥卟啉病（国外资料）。

（2）交叉过敏 其他乙丙酰脲类药物。

（3）对检验值/诊断的影响 ①本药可导致地塞米松试验不准确，故作抑制试验时需加大地塞米松用量。②本药可降低蛋白结合碘的血清浓度，而$T_3$值不变，无甲状腺功能低下的症状，此现象在应用本药1周以上出现，停药后可持续7~10d。③本药可降低血循环中游离甲状腺素浓度，致甲状腺功能试验不准确，但基础代谢不受影响。

（4）用药相关检查/监测项目 ①检查口腔、淋巴结、皮肤、血常规、肝功能、血钙、EEG、血药浓度和甲状腺功能等。②静脉用药时应进行持续的ECG、血压监测。③糖尿病患者应监测尿糖和血糖。

（5）对驾驶/机械操作的影响 用药期间不宜驾驶及操作机械。

**【给药说明】**

（1）给药条件 ①用量需个体化。②本药不能用作肌注或皮下注射。静注时，避免药物渗漏至皮下。注射结束时，应以盐水冲掉残留在输液管和针头中的药物。③应在饭后立即服用或与牛奶同服。需按时服用，如漏服，应在下次服药前4h立即补服，不能把两次用量一次服下。④本药为零级药动学的典型药物。在有效血药浓度低值时，一次增加剂量以 50mg/d 为宜；当血药浓度达到 15mg/L 时，以一日增加 25mg 为宜，增量后应观察 2~3 周，以达到新的稳态血药浓度。

（2）减量 / 停药条件　停药时需逐渐减量，以免癫痫发作加剧，甚至引起癫痫持续状态。当合用其他抗癫痫药、停用本药、由使用本药改为用其他药物，或由使用其他抗癫痫药改为使用本药，都应逐渐进行，避免增加癫痫发作频率。

（3）其他　①本药对失神发作效果欠佳，如其他发作伴有失神发作时，宜选用其他抗癫痫药物。②如需手术治疗应说明病史及用药情况。③在治疗开始 10d 内加强口腔清洁卫生及加用夹板，可减低齿龈增生的速度及程度。④本药可增加房室传导，故对室性心律失常合并房颤或房扑时，可使心室率增快，也可因房室结隐匿性传导减轻使心室率增快。

**【不良反应】**

（1）心血管　静注过快：低血压、心动过缓、房室传导阻滞，甚至心跳骤停。

（2）神经　眼球震颤、共济失调、构音障碍、神志模糊、癫痫发作次数增多、眩晕、失眠、短暂的神经敏感性增强、头痛、外周神经病变、运动障碍。

（3）精神　行为改变、精神改变。长期使用：异常的兴奋、神经质或烦躁易怒等。

（4）内分泌 / 代谢　本药可抑制血管升压素及胰岛素分泌，升高血糖，可降低血清 $T_3$、$T_4$ 的浓度，增加妇女雌激素、黄体酮与睾酮的代谢性清除。还可见男子乳腺发育、高血糖、高催乳素血症、脂质代谢异常、低蛋白血症、甲状腺功能低下、卟啉病、闭经等。

（5）血液　WBC 减少、粒细胞缺乏、全血细胞减少、巨幼细胞性贫血、淋巴结病、假性淋巴瘤、恶性淋巴瘤、血小板减少、再障。其中巨幼细胞性贫血可用叶酸及 Vit $B_{12}$ 治疗。

（6）消化　食欲减退、严重胃痛、巩膜或皮肤黄染、肝炎或胆汁淤积性黄疸、ALP 和 ALT 升高。长期服药：齿龈增生（儿童多见）、恶心、呕吐、胃炎、大便色淡。

（7）呼吸　间质性肺炎、肺纤维化、肺嗜酸性粒细胞浸润及呼衰。静注过快：呼吸抑制。

（8）泌尿　尿色加深、中毒性肾损害（包括间质性肾炎、肾病综合征及肾衰竭）。

（9）生殖　派罗尼病、阴茎异常勃起。

（10）骨骼肌肉　软骨病、骨折、骨质异常或生长缓慢、关节炎、筋膜炎、肌炎、横纹肌溶解。

（11）皮肤　面容粗糙、毛发增生、皮疹反应，包括红斑、荨麻疹、痤疮、麻疹样反应、剥脱性皮炎、重症多形性红斑、SLE、中毒性表皮坏死松解症、血清病。

（12）眼　眼肌麻痹、白内障、红绿色盲。

（13）其他　有致癌的报道。

**【药物过量】**

（1）剂量　血药浓度＞ 20mg/L 时易产生毒性反应，出现眼球震颤；＞ 30mg/L 时，出现共济失调；＞ 40mg/L 时可出现严重毒性作用。

（2）表现　视物模糊、复视、笨拙、行走不稳、步态蹒跚、精神紊乱、严重眩晕或嗜睡、幻觉、恶心、语言不清。

（3）处理意见　无特殊解毒药，可采取对症和支持疗法。如催吐或洗胃；针对中枢神经、呼吸或心血管抑制给予氧气、辅助呼吸及升压药；血透也有效。恢复后注意造血器官的功能。

**【相互作用】**

（1）博来霉素、卡铂、卡莫司汀、长春碱、氨茶碱、阿昔洛韦及含镁、铝或碳酸钙的制酸药　可降低本药生物利用度。制酸药应与本药相隔 2~3h 服用。本药还可使氨茶碱 $t_{1/2}$ 缩短，疗效降低。

（2）顺铂、多柔比星、利福平、利托那韦、氨己烯酸、二氮嗪等　本药血药浓度降低。

（3）氯法齐明　本药血药浓度及效应均降低。

（4）叶酸　本药可消耗体内叶酸，但加用叶酸反可降低本药血药浓度，减弱其对癫痫发作的控制。

（5）月见草油　合用时可能使癫痫发作。

（6）呋塞米　本药可降低呋塞米的疗效。

（7）胺碘酮、苯丙氨酯　本药可降低上述药的疗效，同时本药代谢减少，毒性增加。

（8）肾上腺皮质激素（包括糖皮质激素、盐皮质激素）、促皮质素、雌激素及含雌激素的口服避孕药、左甲状腺素、溴芬酸、芬太尼、安非拉酮、环孢素、白消安、紫杉醇、咪达唑仑、氯氮平、哌替啶、沙贝鲁唑、帕罗西汀、左旋多巴、卡马西平、拉莫三嗪、乙琥胺、洋地黄类、非洛地平、尼莫地平、维拉帕米、奎尼丁、美西律、阿伐他丁、辛伐他汀、茚地那韦、地拉费定、多西环素、甲苯达唑、吡喹酮、伊曲康唑、酮康唑、土霉素等　本药可加速上述药的代谢，使其药效降低。

（9）多奈哌齐　本药可降低多奈哌齐的药效。

（10）多库溴铵、哌库溴铵等非去极化肌松药　本药可对抗上述药的神经肌肉阻滞作用。

（11）口服降糖药或胰岛素　本药可使血糖升高，合用时需注意并调整降糖药的用量。

（12）抗凝药（如香豆素类、噻氯匹定）、磺胺类、西咪替丁、甲硝唑、氯霉素、克拉霉素、异烟肼、吡嗪酰胺、氟康唑、$VitB_6$、保泰松、氯苯那敏、舍曲林、地昔帕明、奈法唑酮、氟伏沙明、维洛沙秦、氟西汀、舒噻嗪、右旋哌甲酯、氯巴占、奥卡西平、甲琥胺、苯琥胺、萘咪酮、地尔硫䓬、硝苯地平、替尼酸、尼鲁米特等　可增强本药的效果和（或）毒性。与香豆素类抗凝药合用时，开始可增加抗凝效应，但持续应用则效果相反。

（13）加巴喷丁　本药发生毒性反应的风险增加。

（14）布洛芬、阿扎丙宗、卡培他滨、阿奇霉素　可提高本药的血药浓度，出现中毒症状。

（15）氟烷、MAOI　可增强本药的毒性（包括肝毒性），甚至引起肝坏死。

（16）乙酰氨基酚（长期应用）　可增加肝脏中毒的风险，且疗效可能降低。

（17）多巴胺（长期应用）　静注本药时可引起突发性低血压及 HR 减慢，且与本药的用量及吸收速度有关。使用多巴胺者需用抗惊厥药时，不宜使用本药。

（18）利多卡因或普萘洛尔　本药静注时与上述药合用，可加强心脏的抑制作用。

（19）乙酰唑胺　可引起低磷血症和增加产生骨质软化症的风险。

（20）贝克拉胺　可引起 WBC 减少。

（21）抗精神病药或三环类抗抑郁药（大剂量）：可诱导癫痫发作，中枢神经的抑制可更明显，需调整本药用量。

（22）美沙酮　可产生美沙酮戒断症状。

（23）苯巴比妥、扑米酮、氯硝西泮、地西泮、环丙沙星、流行性感冒病毒疫苗、吩噻嗪类等　可改变本药的血药浓度（可能升高，也可能降低），合用时应经常检测本药的血药浓度。

（24）丙戊酸或丙戊酸钠、替尼达帕、氯贝丁酯　有对蛋白结合率竞争的作用，应经常监测血药浓度，并根据临床情况调整本药用量。

（25）酒精　长期饮酒可降低本药的血药浓度和疗效，但服药同时大量饮酒则可增加本药的血药浓度。

（26）味精　本药可加快其吸收，引起乏力、心悸、颈后麻木等。

（27）食物　进食可影响本药吸收。

## 丙戊酸钠
## Sodium Valproate

**【其他名称】** α- 丙基戊酸、α- 丙基戊酸钠、丙戊酸、德巴金、敌百痉、定百痉、癫扑净、典泰、二丙二乙酸钠、二丙乙酸钠、抗癫灵、扑癫灵、易平痫、Apilepsin、Depakene、Depakine、Depakine Chrono、Dipropylacetate Sodium、Divalproex、Epilim、Epilim Chrono、Leptilan、Valproic Acid

**【分类】** 神经系统用药\抗癫痫药及抗惊厥药

**【制剂规格】** 片剂　① 100mg。② 200mg。

**肠溶片**　① 250mg。② 500mg。

**缓释片**　① 200mg。②每片含 333mg 丙戊酸钠及 145mg 丙戊酸（相当于 500mg 丙戊酸钠）。

**胶囊**　① 200mg。② 250mg。

**糖浆**　① 5ml : 200mg。② 5ml : 500mg。

**口服溶液**　300ml : 12g。

**粉针剂**　400mg。

**注射液**　4ml : 400mg。

**【临床应用】**

1. 说明书适应证

（1）用于癫痫，既可作为单药治疗，也可作为添加治疗。①治疗全面性癫痫：包括失神发作、肌阵挛发作、强直阵挛发作、失张力发作及混合型发作，及特殊类型综合征（West 综合征、Lennox-Gastaut 综合征）等。②治疗部分性癫痫：局部癫痫发作，伴有或不伴有全面性发作。

（2）治疗与双相情感障碍相关的躁狂发作。

2. 其他临床应用

预防性治疗偏头痛（国外资料）。

**【用法用量】**

1. 说明书用法用量

（1）癫痫　①片剂：起始 5~10mg/(kg·d)，p.o.，1 周后递增，直至控制癫痫发作。用量 > 250mg/d 时，应分次服。常用量为 15mg/(kg·d)（或 600~1200mg/d），分 2~3 次服。Max：≤ 30mg/(kg·d)（或 1800~2400mg/d）。②缓释片：起始 10~15mg/(kg·d)，随后递增至疗效满意为止。常规剂量为 20~30mg/(kg·d)，若该剂量范围不能控制发作时，可进一步增量（必须严密监测）。每日剂量应分 1~2 次服用，在癫痫已得到良好控制的情况下，可考虑每日服药 1 次。新诊断癫痫或未使用过其他抗癫痫药者，每 2~3 日间隔增量，1 周内达最佳剂量。对于服用本药其他速效制剂且病情已得到良好控制者，使用本药缓释片（如德巴金）替代时推荐每日剂量仍维持现状。在以前已接受其他抗癫痫药物者，用本药缓释片应逐渐进行，在 2 周内达到最佳剂量，其他治疗逐渐减少至停用。若需加用其他抗癫痫药物，应逐渐加入。③口服溶液：起始 600mg/d，bid.，p.o.，每隔 3d 增加 200mg，直至症状控制。常用量 1000~2000mg/d［20~30mg/(kg·d)］，bid.，必要时可增至 2500mg/d。

（2）癫痫持续状态　400mg/ 次，bid.，i.v.。

（3）躁狂症　缓释片：从小剂量开始。推荐起始 500mg/d，分 2 次服（早晚各 1 次）。应尽可能快地增加剂量，第 3 日达 1000mg/d，第 1 周末达 1500mg/d。此后，可根据病情和本药血药浓度调整剂量，维持剂量范围为 1000~2000mg/d。Max：≤ 3000mg/d，治疗血药浓度在 50~125μg/ml 范围内。对未接受其他精神药物治疗者，每 2~3 日间隔增加药物剂量，1 周内达最佳剂量。合并其他精神药物治疗者，则根据药物作用特点和个体临床反应而调整剂量。

2. 其他用法用量

［国外参考信息］

（1）躁狂症　起始 750mg/d，分次服。

随后根据临床疗效调整至最低有效剂量。

（2）预防偏头痛　起始 250mg/ 次，bid.，p.o.。Max：1000mg/d。缓释制剂可 500mg/ 次，qd.，p.o.，持续用药 1 周，然后增至 1000mg/d。

【禁忌证】

1. 说明书禁忌证

（1）对本药或丙戊酸盐、双丙戊酸盐、丙戊酰胺过敏者。

（2）急、慢性肝炎。

（3）有严重肝炎病史或家族史者，特别是与用药相关的肝卟啉病者。

（4）尿素循环障碍疾病者（UCD）。

2. 其他禁忌证

有药源性黄疸个人史或家族史者。

【特殊人群用药】

**儿童**　＜3 岁儿童用药易出现肝功能损害；本药可蓄积在发育的骨骼内，需注意。本药缓释片不适于＜6 岁儿童使用；对于＜18 岁儿童，本药缓释片用于治疗与双相情感障碍相关的躁狂的安全性和有效性尚未研究。儿童使用本药时推荐单药治疗，并避免合用乙酰水杨酸（存在肝脏毒性和出血风险）。有病因不明的肝脏及消化道功能紊乱（如畏食、呕吐、细胞溶解现象）、消沉或昏迷表现、智力迟钝的儿童，或家族中有新生儿或婴儿死亡情况的儿童，在接受任何丙戊酸盐治疗前必须检测代谢性指标，尤其是空腹和餐后血氨水平。

**说明书用法用量**

癫痫　起始 5~10mg/（kg · d）[ 也可 15mg/（kg · d）]，p.o.，此后按需一周增加 5~10mg/kg，直至有效或不能耐受为止。也可根据体重确定：①＞20kg 者，起始 400mg/d，p.o.，间隔加药直至症状控制。常用量 20~30mg/（kg · d），不宜＞35mg/（kg·d）。②＜20kg 者，20mg/（kg·d），p.o.，不宜＞40mg/（kg · d）。

**老人**　治疗癫痫的剂量应根据发作状态的控制情况而定；用于躁狂症时酌情减量。老年人给药剂量的增加应更加缓慢，并规律性地监测液体和营养物质的摄取、脱水、嗜睡及其他不良事件。

**孕妇**　不推荐在妊娠期间使用本药。必须使用时，建议服用最小有效剂量，如有可能，应避免＞1000mg/d。对计划怀孕妇女，不能避免使用本药时，建议服用最低有效剂量，尽可能服用缓释剂，可考虑分次服用。美国 FDA 妊娠安全性分级为：D 级。

**哺乳妇女**　应权衡利弊。有说明书建议，本药可用于严重病例或其他药物治疗无效的哺乳妇女。

**肝功能不全者**　急性肝炎、慢性肝炎、有严重肝炎病史或家族史（特别是与用药相关的肝卟啉病）者禁用。有肝病史者慎用。

**肾功能不全 / 透析者**　肾功能损害者慎用。

【注意】

（1）慎用　①血液病。②器质性脑病。③ SLE。④胰腺炎（国外资料）。⑤有潜在尿素循环障碍危险者（国外资料）。

（2）对检验值 / 诊断的影响　①尿酮试验可出现假阳性。②甲状腺功能试验可能受影响。

（3）用药相关检查 / 监测项目　①推荐在治疗前和周期性间期内，检测血小板计数和凝血功能。②检查肝肾功能。肝功能在最初半年内宜每 1~2 月复查 1 次，半年后复查间隔酌情延长。③当癫痫发作不能控制或怀疑发生不良反应时，除临床监测外，应考虑监测血浆丙戊酸钠浓度已报道的有效范围为 40~100mg/L（300~700μmol/L）。④用药期间出现腹痛、恶心、呕吐时应查血清淀粉酶。

（4）对驾驶 / 机械操作的影响　应注意本药有产生嗜睡的风险，尤其是驾驶或机械操作者。在多药抗惊厥治疗或同服其他药物时应特别注意。

【给药说明】

（1）给药条件　①每日剂量应根据患者的年龄和体重确定，同时应考虑到临床对丙戊酸盐的敏感度存在着明显的个体差异。②

餐后立即服药，可减少药物对胃部的刺激。③本药缓释片应整片吞服，可对半掰开服用，但不能研碎或咀嚼。④对病情控制良好者，本药的长效制剂、缓释剂与其他常规剂型可相互替换。⑤静注时应与其他药物分开注射，或分别在不同的血管进行注射。⑥根据疾病控制情况确定适宜剂量，无需常规血药浓度监测，在疾病控制欠佳或可能发生不良反应时，可根据血药浓度调整用量。⑦患先天性代谢疾病、退行性疾病、脑器质性疾病、严重癫痫伴精神发育迟滞的患者，在联合用药时更易发生肝功能受损，宜使用单药治疗。⑧本药可引起出血时间延长，并能增强 CNS 抑制药的作用，用药期间进行外科手术或其他急症治疗时应注意。

（2）减量/停药条件　停药时应逐渐减量，突然停药可诱发癫痫持续状态或增加癫痫发作频率。取代其他抗癫痫药物时，本药用量应逐渐增加，而被取代的药物应逐渐减少，以维持对癫痫的控制。

（3）其他　下列患者在开始应用本药前，应考虑对 UCD 进行评估：①有不明原因的脑病或昏迷病史者、有与蛋白质负荷相关的脑病病史者、有与怀孕相关性脑病或产后脑病病史者、有血浆氨或谷氨酸盐水平增高病史者。②有循环性呕吐、偶发的极度兴奋性运动性共济失调、低 BUN 或蛋白质回避者。③有 UCD 家族史或不明原因的婴儿死亡（特别是男孩）家族史者。④有其他 UCD 体征和症状者。

**【不良反应】**

ADR 警示　2008 年 1 月 31 日，美国 FDA 向医务人员发布有关抗癫痫药的安全性信息，警示服用抗癫痫药患者可能存在自杀观念或自杀行为（包括自杀企图和自杀死亡）的风险。截至 2008 年 6 月 10 日，国家药品不良反应监测中心病例报告数据库中未检索到关于丙戊酸盐引起自杀观念及自杀行为的病例报告，丙戊酸盐相关病例有 4 例，分别为躁狂（3 例）和精神异常。

（1）心血管　肢体水肿、血管炎，静脉给药时可出现心动过速、高血压、直立性低血压、心悸等。

（2）神经　头痛、共济失调、眩晕、良性特发性震颤增加、面部及肢体抽搐、继发性全身性抽搐发作、嗜睡、意识模糊、木僵、惊厥、脑病、昏迷、可逆性锥体外系综合征、痴呆。在接受本药治疗时出现不明原因的高血氨性脑病者应立即接受治疗（包括停止丙戊酸钠治疗），并对潜在的 UCD 进行评估。

（3）精神　行为异常、异常兴奋、攻击行为、活动增多、不安、烦躁、失眠、幻觉。

（4）内分泌/代谢　体重增加、高甘氨酸血症、高甘氨酸尿症、急性卟啉病发作（见于急性间歇性卟啉病患者用药后）、低血糖、Reye 样综合征、水肿、多囊卵巢、男子乳腺发育。

（5）血液　WBC 和血小板减少、出血时间延长、RBC 发育不良、全血细胞减少、淋巴细胞增多、贫血。

（6）免疫　红斑狼疮。

（7）消化　①食欲亢进、畏食、恶心、呕吐、胃痛、消化不良、腹泻、便秘、急性胰腺炎、肝功能不全，以及 ALP、LDH、ALT、AST、TSB 升高。②可出现肝功能衰竭，早期症状多无特异性，可起病突然，表现为癫痫症状复发、不适、虚弱感、嗜睡、水肿、畏食、呕吐、腹痛、黄疸等，严重者可致死。

（8）呼吸　感染（包括病毒性感染）、支气管炎、鼻炎、咽炎。呼吸暂停、支气管肺炎、肺出血，见于长期用药。

（9）泌尿　可逆性的 Fanconi 综合征。

（10）生殖　闭经或月经失调。

（11）皮肤　暂时性脱发、头发卷曲、皮疹、中毒性表皮坏死溶解、Stevens-Johnson 综合征、多种红斑、多毛症、痤疮。

（12）眼　眼球震颤、复视、眼前暗斑。

（13）其他　过敏反应。

**【药物过量】**

（1）表现　急性过量时，通常出现的症状包括伴有肌张力低下的昏迷、反射低下、瞳孔缩小、呼吸功能障碍、代谢性酸中毒。临床症状可多变，有报道血药浓度过高时会出现癫痫发作。与脑水肿有关的颅内高压病例也曾有报道。通常情况下预后较好，但有零散的死亡病例报道。

（2）处理意见　应采取洗胃（在服药后10~12h仍有效）、催吐、渗透性利尿、辅助通气、呼吸循环功能监测及其他支持性治疗，极严重者需进行血透或血浆交换。有报道纳洛酮可逆转本药过量导致的CNS抑制效应，由于理论上纳洛酮也对双丙戊酸钠的抗癫痫效应有所逆转，故在癫痫患者中应用纳洛酮时应多加注意。

**【相互作用】**

（1）美尔奎宁　可能导致丙戊酸代谢增加，其自身的诱导发作作用可使其存在癫痫发作的风险，禁止合用。

（2）圣约翰草　有降低血药浓度和抗惊厥疗效的风险，禁止合用。

（3）消胆胺　本药的吸收减少。

（4）甲氟喹、氯喹　可能降低癫痫发作的阈值。甲氟喹可降低本药的血药浓度，也可引起抽搐，合用可致癫痫发作。

（5）氟哌啶醇、洛沙平、马普替林、苯二氮䓬类、巴比妥类、安定药、MAOI、吩噻嗪类、噻吨类、三环类抗抑郁药　增加CNS抑制作用，降低惊厥阈，本药的效应降低。合用时需密切监测，必要时应调整剂量。

（6）氨曲南，亚胺培南、美罗培南　有丙戊酸血药浓度降低导致痉挛性反应的风险。在接受抗感染药物治疗期间应进行临床监测、血药浓度测定并及时调整抗惊厥药物的剂量，停药后仍需监测。

（7）卡马西平　卡马西平活性代谢物的血药浓度增加，导致药物过量；同时，丙戊酸的血药浓度降低。因此建议进行临床药物监测，测定两者的血药浓度并调整剂量。

（8）苯巴比妥、扑米酮　可致上述药的血药浓度增加，出现药物过量的现象，在儿童中多发；同时，丙戊酸的血药浓度降低。在联合治疗的头15日内应进行临床监测，出现任何镇静症状时应迅速减少上述药的剂量。尤其应监测两者的血药浓度。

（9）苯妥英（包括磷酰苯妥英）　可改变苯妥英血药浓度；同时，丙戊酸的血药浓度存在降低的风险。应进行临床监测和血药浓度测定，并适当调整两者的剂量。

（10）甲氰咪胍、西咪替丁、红霉素、克拉霉素、苯丙氨酯等　本药的血药浓度增加。

（11）拉莫三嗪　增加产生严重皮肤反应的风险（Lyell氏综合征）。若必须联用，应密切监测。

（12）非尔氨酯　可使丙戊酸的血药浓度增加，产生药物过量的风险。在使用非尔氨酯进行治疗期间应监测临床和生化指标，并调整丙戊酸盐的剂量。在停药后仍应采取上述观察措施。

（13）尼莫地平（口服及静脉给药）　可能致尼莫地平的血药浓度升高，促进尼莫地平的低血压反应。

（14）齐多夫定、叠氮胸苷　上述药的毒性作用增强。

（15）全麻药或CNS抑制药　上述药的临床效应增强。

（16）氯硝西泮、氯米帕明　抑制上述药的代谢，易出现中毒，合用时应注意调整剂量，必要时监测血药浓度。与氯硝西泮合用治疗失神发作时，曾有少数病例诱发失神持续状态的报道。

（17）抗凝药和抗血小板聚集药　可能增加出血倾向。建议在联合用药期间常规监测凝血情况。

（18）阿司匹林或双嘧达莫　延长出血时间。

（19）托吡酯　存在高氨血症或脑病的风险。治疗初期应增加临床监测和实验室监测，并注意该反应的征兆。

（20）有肝脏毒性的药物　有导致肝脏中毒的潜在风险。有肝病史者长期使用本药须经常检查肝功能。

（21）口服避孕药　不降低避孕妇女服用雌激素、孕激素的效果。

（22）替莫唑胺　可能轻微降低替莫唑胺的清除，但临床意义不显著。

（23）乙酰水杨酸　体温性功能紊乱的婴幼儿不应同时服用含丙戊酸和乙酰水杨酸的药物。体温功能紊乱的青少年在医生指导下才可服用。

（24）乙醇　本药的镇静作用可加重，用药期间不宜饮酒。

（25）食物　进食可延缓本药的吸收速度，使 $t_{max}$ 延迟，稳态血药浓度持续时间延长，但不影响吸收的程度。

## 丙戊酰胺
## Valpromide

**【其他名称】** 丙缬草酰胺、二丙基乙酰胺、Depamide、Dipropylacetamide

**【分类】** 神经系统用药\抗癫痫药及抗惊厥药

**【制剂规格】** 片剂　① 0.1g。② 0.2g。

栓剂　① 0.1g。② 0.2g。③ 0.4g。④ 0.6g。

**【临床应用】**

**说明书适应证**

防治各类癫痫，如癫痫强直阵挛发作、失神发作、婴儿痉挛症等。

**【用法用量】**

**说明书用法用量**

癫痫　（1）0.6~1.2g/d，分 3 次口服。（2）直肠给药，8~18mg/（kg·次），bid.。

**【禁忌证】**

**说明书禁忌证**

（1）对本药过敏。

（2）有药源性黄疸史或家族史者。

（3）肝脏疾病或明显肝功能损害。

**【特殊人群用药】**

**儿童**　可蓄积于发育的骨骼内，用药应谨慎。国外资料建议＜ 3 岁儿童慎用。

**说明书用法用量**

癫痫　（1）10~30mg/（kg·d），分 2~3 次服。（2）直肠给药：＜ 2 岁，0.1g/次，bid.。2~7 岁，0.2g/次，bid.。7~15 岁，0.4g/次，bid.。＞ 16 岁，0.6g/次，bid.。

**孕妇**　慎用。有资料表明，胎儿若接触包括丙戊酸盐在内的抗癫痫药物，患神经管缺陷的危险性大大增加，且可致各种畸形。

**哺乳妇女**　慎用。

**肝功能不全者**　肝脏疾病患者及明显肝功能损害者禁用。有肝脏疾病史者慎用。

**肾功能不全/透析者**　肾功能损害者慎用。

**【注意】**

（1）慎用　①血液系统疾病。②先天性代谢紊乱（国外资料）。③器质性脑病。④伴精神障碍的严重癫痫（国外资料）。⑤疑有 SLE 者（国外资料）。

（2）对检验值/诊断的影响　①尿酮试验呈假阳性。②甲状腺功能试验可能受影响。

（3）用药相关检查/监测项目　①在治疗前及治疗的最初 6 个月检查肝功能。②治疗前及治疗中检查血常规。③重大择期手术前检查血小板功能。④出现急性腹痛时可测定血清淀粉酶等。⑤必要时监测血药浓度。

**【给药说明】**

（1）给药条件　①用药时宜从小剂量开始，逐渐增量。②取代其他抗癫痫药时，本药应逐渐增量，而被取代药应逐渐减量。

（2）减量/停药条件　停药时应逐渐减量以防再次出现发作。

（3）其他　①本药在使用过程中如出现不良反应，往往提示血药浓度过高，有条件时最好进行血药浓度监测。②栓剂由于受热变软时，可将栓剂连同外壳置冷水中冷却，变硬后即可使用。③本药栓剂主药有升华性，正常贮藏时栓剂表面如出现白色绒毛，可继续使用，不影响疗效。

【不良反应】

（1）心血管 血管炎、先心病。

（2）神经 头痛、头昏、乏力、运动失调、震颤、脑病、昏迷、可逆性痴呆、癫痫发作。出现意识障碍等严重不良反应时应停药。

（3）精神 警惕性增高、好斗、行为障碍、镇静、嗜睡、精神紊乱。精神分裂症患者用药后可见锥体外系综合征。

（4）内分泌/代谢 体重增加。一项研究显示，本药易导致生殖内分泌紊乱，出现多囊卵巢和血清酮体浓度升高，表现为月经紊乱、闭经等。

（5）血液 中性粒细胞减少、白血病、血小板减少性紫癜、RBC发育不良、骨髓抑制、新生儿出血。

（6）消化 肝脏酶学指标升高多为暂时性且与剂量相关。胃肠道功能紊乱（食欲改变、恶心、呕吐），尤其在治疗初期。食欲增强、肝功能不全、肝功能衰竭、胰腺炎。出现肝功能异常、胰腺炎等严重不良反应时应停药。

（7）泌尿 肾小管功能可逆性障碍、夜间遗尿（儿童）。

（8）皮肤 皮疹、卷发、发色发质改变、暂时性脱发、中毒性表皮坏死松解症、Stevens-Johnson综合征、多形性红斑。

（9）耳 听力丧失。

（10）其他 卡尼汀缺乏（长期用药）。

【相互作用】

（1）卡马西平 两者的血药浓度和$t_{1/2}$均降低，故须监测血药浓度以决定是否需要调整用量。

（2）氟哌啶醇、洛沙平、马普替林、MAOI、吩噻嗪类、噻吨类和三环类抗抑郁药 可增强CNS的抑制作用，降低癫痫阈及本药的效应，须及时调整用量以控制癫痫发作。

（3）全麻药或中枢神经抑制药 本药可明显增强上述药的临床效应。

（4）苯妥英钠、苯巴比妥 本药可升高上述药的血药浓度。

（5）扑米酮 本药可升高扑米酮的血药浓度，导致中毒，必要时扑米酮减量。

（6）抗凝药（如华法林或肝素等）、溶栓药 出血的风险增加。

（7）阿司匹林、双嘧达莫 可延长出血时间。

（8）氯硝西泮 合用于防治失神发作时，曾有报道少数病例反而诱发失神状态。

（9）有肝毒性的药物 有潜在的肝脏中毒的风险。有肝病史者长期应用须经常检查肝功能。

（10）乙醇 可加强本药的镇静作用，用药期间避免饮酒。

（11）食物 进食时或饭后服药，可使本药吸收速度减慢，但不影响吸收程度。

## 拉莫三嗪
## Lamotrigine

【其他名称】 安闲、利必通、拉米克妥、那蒙特金、LAMICTAL、Lamotrin

【分类】 神经系统用药\抗癫痫药及抗惊厥药

【制剂规格】 片剂 ①25mg。②100mg。③150mg。④200mg。

【临床应用】

**说明书适应证**

（1）癫痫部分性发作或全身强直阵挛发作的单药或添加治疗。

（2）合并Lennox-Gastaut综合征的癫痫发作。

【用法用量】

**说明书用法用量**

一般用法 （1）单药治疗，起始25mg/次，qd.，p.o.，连用2周。后增至50mg/次，

qd.，p.o.，连用2周。此后，每隔1~2周增量，最大增量50~100mg/次，直至最佳疗效。常用量100~200mg/d，单次或分2次口服。部分患者可达500mg/d。（2）联用丙戊酸钠或其他抗癫痫药（尚未明确与本药的相互作用），起始25mg/次，qod.，p.o.。然后25mg/次，qd.，p.o.，连用2周。此后，每隔1~2周增量，最大增量25~50mg/次，直至最佳疗效。常用量100~200mg/d，单次或分2次口服。（3）联用其他具酶诱导作用的抗癫痫药，起始50mg/次，qd.，p.o.，连用2周。随后50mg/次，bid.，连用2周。此后，每隔1~2周增量，最大增量100mg/次，直至最佳疗效。常用量200~400mg/d，分2次口服。部分患者可达700mg/d。

**【禁忌证】**

**1. 说明书禁忌证**

对本药过敏者。

**2. 其他禁忌证**

过敏体质者。

**【特殊人群用药】**

**儿童** 2~12岁儿童不宜单用本药，＜2岁儿童用药资料不充分。

**说明书用法用量**

（1）2~12岁 ①联用丙戊酸钠或其他抗癫痫药（尚未明确与本药的相互作用），起始0.15mg/（kg·d），qd.，p.o.，连用2周。随后0.3mg/（kg·次），qd.，p.o.，连用2周。此后，每隔1~2周增量，最大增量0.3mg/（kg·次），直至最佳疗效。常用量1~5mg/（kg·d），单次或分2次口服。②联用其他具酶诱导作用的抗癫痫药，起始量0.6mg/（kg·d），分2次口服，连用2周。随后1.2mg/（kg·d），连用2周。此后，每隔1~2周增量，最大增量1.2mg/（kg·次），直至最佳疗效。常用量5~15mg/（kg·d），分2次口服。

（2）＞12岁 用法用量同成人。

**老人** 不需调整剂量。也有资料建议，年老者剂量减半开始。

**孕妇** 应权衡利弊。美国FDA妊娠安全性分级为：C级。

**哺乳妇女** 应权衡利弊。

**肝功能不全者** 严重肝功能不全（Child-Pugh C级）者慎用。中、重度肝功能不全者，本药应分别减量约50%、75%，并按临床疗效调整递增及维持剂量。

**肾功能不全/透析者** 肾衰竭者慎用。

**【注意】**

（1）慎用 心功能不全（国外资料）。

（2）用药相关检查/监测项目 与其他抗癫痫药合用，必要时应监测药物的血药浓度。

（3）对驾驶/机械操作的影响 服药期间应避免驾车或操纵机器。

**【给药说明】**

（1）给药条件 ①需整片吞服，不可掰开。如单次剂量低于本药整片剂量时，可选用本药其他剂型，如颗粒剂等。②体弱者剂量应从正常剂量的1/2开始。

（2）减量/停药条件 不宜突然停药，以免引起癫痫反弹发作，应在2周内逐渐减量。

（3）其他 下列因素可能增加患者发生危及生命的皮疹风险：①＜16岁。②与丙戊酸及已知可致皮疹的抗生素合用。③用药过量。④剂量增加过快。⑤伴有病毒感染。

**【不良反应】**

ADR警示 ①2008年1月31日，美国FDA向医务人员发布有关抗癫痫药的安全性信息，警示服用抗癫痫药患者可能存在自杀观念或自杀行为（包括自杀企图和自杀死亡）的风险。截至2008年6月10日，国家药品不良反应监测中心病例报告数据库中未检索到关于本药引起自杀观念及自杀行为的病例报告，相关病例有1例（焦虑）。②本药可能引起严重皮疹，需住院治疗和中断治疗。几乎所有本药引起的威胁生命的皮疹均出现在初始治疗2~8周内，也有个别病例出现在延长治疗后（如6个月）。在首次出现皮疹迹象时通常应停用本药。

（1）神经　头痛、眩晕、疲乏、抽搐、共济失调、帕金森综合征、帕金森病症状加重、癫痫发作症状恶化或癫痫持续状态（突然停药）、嗅觉丧失、Tourette 综合征、肌阵挛性癫痫加重等。剂量过大：严重嗜睡、头痛，甚至昏迷。

（2）精神　精神病、抑郁、嗜睡、失眠、不安、易激惹、攻击行为、自杀倾向、焦虑、精神错乱、幻觉。有证据表明使用本药后癫痫和双相障碍患者的自杀风险升高。

（3）内分泌 / 代谢　体重减轻、低钠血症（见于中枢性尿崩症患者）。

（4）血液　贫血、再障、DIC、粒细胞缺乏、白细胞、中性粒细胞、血小板或全血细胞减少。

（5）消化　纳差、恶心、呕吐、便秘、腹泻、腹胀、肝功能异常、急性肝炎、肝功能衰竭。

（6）泌尿　血尿。

（7）骨骼肌肉　无力、周围神经病、寒战、震颤、背部疼痛、横纹肌溶解（过敏患者）等。

（8）皮肤　严重致命性皮疹、光敏性皮炎。

（9）眼　复视、视物模糊、结膜炎。

（10）其他　肢体坏死、变态反应。本药可与眼及全身其他色素组织结合，使眼和皮肤组织中毒。过敏反应，早期可见皮疹、发热、淋巴结病变、颜面水肿、血液系统、肝功能异常等表现，还可见 Stevens–Johnson 综合征、Lyell 综合征、DIC、多器官功能衰竭、狼疮样综合征、脉管炎。出现过敏反应，应立即停药。

**【药物过量】**

（1）剂量　曾有用药超过最大治疗剂量 10~20 倍的报道。

（2）表现　眼球震颤、共济失调、意识受损、昏迷。

（3）处理意见　应住院治疗，可予洗胃及支持治疗。

**【相互作用】**

（1）对乙酰氨基酚　降低本药疗效，合用时需监测本药疗效，酌情调整剂量。

（2）银杏所含的神经毒素、月见草油　本药疗效降低，应避免合用。

（3）苯妥英、磷苯妥英、甲琥胺、奥卡西平、苯巴比妥、扑米酮、利托那韦　可促进本药代谢，降低本药疗效。合用时本药需增量。

（4）卡马西平　导致本药疗效降低，卡马西平不良反应增加。合用时需监测癫痫控制情况及神经系统毒性反应征象，酌情调整两药剂量。

（5）舍曲林　可使本药毒性增强，引起疲乏、镇静、意识混乱等，合用时需严密监测本药血药浓度，酌情调整剂量。

（6）丙戊酸　导致本药 $t_{1/2}\beta$ 延长，毒性增强，可能引发危及生命的皮疹。此外，服用丙戊酸钠者加服本药后，丙戊酸钠血药浓度也可能降低。合用时本药需减量，一旦出现与用药相关的皮疹征象，应立即停用本药。

（7）利培酮　本药可增高利培酮的血药浓度和不良反应发生率，合用需谨慎。

（8）激素类避孕药（如左炔诺孕酮、炔雌醇）可改变本药血药浓度。合用时应注意监测，酌情调整本药剂量。

（9）食物　可使本药 $t_{max}$ 稍延迟，但不影响吸收程度。

## 氯硝西泮
## Clonazepam

**【其他名称】** 静康、氯安定、利福全、氯硝安定、氯硝基安定、盐酸氯硝西泮、Clonazepam Hydrochloride、Clonopin、Klonopin、Rivotril

**【分类】** 神经系统用药 \ 抗癫痫药及抗惊厥药

**【制剂规格】** 片剂　① 0.5mg。② 2mg。

**注射液**　1ml∶1mg。

**【临床应用】**

**1. 说明书适应证**

（1）各型癫痫发作，尤适用于失神发作、婴儿痉挛症、肌阵挛发作、运动不能性发作及 Lennox-Gastaut 综合征。

（2）静注可缓解癫痫持续状态。

**2. 其他临床应用**

（1）焦虑状态及失眠。

（2）惊恐障碍（国外资料）。

**【用法用量】**

**1. 说明书用法用量**

（1）癫痫　起始 0.5mg/ 次，tid.，p.o.，每 3 日增加 0.5~1mg，直到发作被控制或出现不良反应。Max：≤ 20mg/d，疗程不超过 3~6 个月。

（2）癫痫持续状态　1~4mg/ 次，i.v.，缓慢注射 30 秒左右，如病情未能控制，可每隔 20min 重复原剂量 1~2 次。Max：≤ 20mg/d。

**2. 其他用法用量**

［国内参考信息］

（1）癫痫　1~2mg/ 次，2~4mg/d，i.m.。

（2）癫痫持续状态　兴奋躁动者可适当加大剂量，必要时可将 4mg 溶于 500ml NS 中，i.v.gtt.（缓慢）。

［国外参考信息］

惊恐障碍　起始 0.25mg/ 次，bid.，p.o.，3 日后可逐渐加量，1mg/d 多可达最佳疗效。停药时，可 0.125mg/ 次逐渐减量。

**【禁忌证】**

**1. 说明书禁忌证**

（1）新生儿。

（2）孕妇、哺乳妇女。

**2. 其他禁忌证**

对本药及其他苯二氮䓬类药过敏者（国外资料）。

**【特殊人群用药】**

**儿童**　儿童（尤其是幼儿）慎用。新生儿用药可产生 CNS 持续性抑制，故禁用。

**1. 说明书用法用量**

癫痫　＜ 10 岁（或体重＜ 30kg），起始 0.01~0.03mg/（kg·d），分 2~3 次口服，以后每 3d 增加 0.25~0.5mg，直至 0.1~0.2mg/（kg·d）或出现不良反应。疗程不超过 3~6 个月。

**2. 其他用法用量**

［国内参考信息］

癫痫持续状态　0.02~0.06mg/（kg·次），i.v.，如病情未能控制，可每隔 20min 重复原剂量 1~2 次，兴奋躁动者可适当加大剂量，必要时可静滴。

**老人**　慎用。

**孕妇**　禁用。美国 FDA 妊娠安全性分级为：D 级。

**哺乳妇女**　禁用。

**肝功能不全者**　肝功能损害者慎用。

**肾功能不全 / 透析者**　肾功能损害者慎用。

**【注意】**

（1）慎用　①生命体征受抑制的急性酒精中毒者。②有药物滥用史或成瘾史者。③多动症。④低蛋白血症。⑤重症肌无力。⑥外科患者或长期卧床者。⑦严重 COPD。⑧卟啉病（国外资料）。⑨闭角型青光眼。

（2）交叉过敏　其他苯二氮䓬类药物。

**【给药说明】**

（1）给药条件　①用量因人而异，开始时采用小剂量，逐渐调整用量。由其他药物更换为本药时，也应遵循此原则。②本药长期使用可产生耐药性，应用 3 个月之后疗效可降低，需调整用量。

（2）减量 / 停药条件　停药时剂量宜递减，突然停药可致癫痫发作增多或癫痫持续状态。由使用本药更换为其他抗惊厥药时也应遵循此原则。

（3）其他　①静注时，本药对呼吸和心脏的抑制作用强于地西泮。②严重的精神抑郁可使病情加重，甚至产生自杀倾向，需注意采取预防措施。

【不良反应】

（1）心血管　心悸。

（2）神经　嗜睡、头昏、共济失调、行走不稳、神经过敏、易激惹、肌力减退、行为障碍、眩晕、头痛、言语不清。

（3）精神　行为紊乱、异常兴奋、思维不能集中、易怒（儿童多见）、精神错乱、幻觉、抑郁。

（4）内分泌 / 代谢　体重增加（长期用药）。急性间歇性卟啉病患者用药后，病情加剧伴癫痫发作频率增加。

（5）血液　骨髓抑制。

（6）消化　口干、流涎、恶心、呕吐、便秘、腹泻、食欲减退或食欲亢进、肝肿大、舌苔增厚、大便失禁等。

（7）呼吸　气管分泌物增多、咽痛。

（8）泌尿　排尿困难、小便失禁。

生殖　性功能障碍。

（9）眼　视物模糊。

（10）其他　过敏反应、发热、异常出血、瘀斑、乏力、药物耐受（长期用药）。突然停药可引起戒断症状，表现为惊厥、震颤、腹部及肌肉痛性痉挛、呕吐、多汗等。

【药物过量】

（1）表现　持续的精神错乱、严重嗜睡、震颤、持续的语言不清、蹒跚、心跳异常减慢、呼吸短促或困难、严重乏力。

（2）处理意见　应及早采取对症支持治疗。可催吐、洗胃，监测呼吸、脉搏、血压，必要时可用升压药如多巴胺、去甲肾上腺素等。苯二氮䓬受体拮抗药氟马西尼可用于本药过量中毒的解救。出现兴奋异常时，不能用巴比妥类药物。

【相互作用】

（1）利福平　可使本药血药浓度降低。

（2）卡马西平　两药的代谢均加快，血药浓度降低。

（3）三环类抗抑郁药　可增加中枢神经抑制作用，大剂量时可降低惊厥阈值及本药的抗惊厥效应。

（4）地昔帕明　本药可降低地昔帕明的稳态血药浓度水平。

（5）左旋多巴　本药可降低左旋多巴的作用。

（6）西咪替丁、普萘洛尔　本药清除减慢，$t_{1/2}$ 延长。

（7）异烟肼　可抑制本药消除，致血药浓度增高。

（8）地高辛　可增加地高辛血药浓度而致中毒。

（9）CNS 抑制药、阿片类镇痛药、MAOI 或具有中枢神经抑制作用的降压药　中枢神经抑制作用增强。

（10）其他易成瘾或可能成瘾的药物　成瘾的风险增加。

（11）扑米酮　导致癫痫发作形式的改变，必要时扑米酮需减量。

（12）丙戊酸　在少数病例中可出现失神持续状态。

（13）氯氮平　有导致心脏和（或）呼吸骤停的风险。

（14）乙醇　中枢神经抑制作用增强。应调整药物用量。

## 卡马西平
## Carbamazepine

【其他名称】 氨甲酰苯䓬、氨甲酰氮䓬、叉颠宁、得理多、得利益多、芬来普辛、甲酰苯䓬、卡巴咪嗪、卡巴咪唑、卡巴西平、卡马咪嗪、卡平、立痛定、粒珍、桑宁、痛惊宁、痛痉宁、退痛、酰胺咪嗪、酰氨咪唑、Carbamazepinum、Carbatrol、Carpine、Finlepsin、Macrepan、Stazepine、Storilat、Tegretal、Tegretol、Temporol、Timonil

【分类】 神经系统用药\抗癫痫药及抗惊厥药

【制剂规格】 片剂　① 100mg。② 200mg。③ 400mg。

咀嚼片　① 100mg。② 200mg。

**缓释片** ① 200mg。② 400mg。

**胶囊** 200mg。

**缓释胶囊** 100mg。

**糖浆** 20mg/ml。

**溶液** 5ml∶100mg。

**栓剂** ① 125mg。② 250mg。

**【临床应用】**

**1. 说明书适应证**

（1）抗癫痫 单纯或复杂部分性发作、全身性强直、阵挛、强直阵挛发作。

（2）三叉神经痛、舌咽神经痛、脊髓痨、多发性硬化、糖尿病性周围神经痛、患肢痛、外伤及疱疹后神经痛。

（3）防治双相障碍。

（4）中枢性部分性尿崩症（单用或与氯磺丙脲、氯贝丁酯等合用）。

（5）酒精戒断综合征。

**2. 其他临床应用**

（1）心律失常（室性、室上性期前收缩）。

（2）不安腿综合征（Ekbom 综合征）。

（3）偏侧面肌痉挛。

（4）控制精神患者的激越、攻击行为和暴怒。

**【用法用量】**

**1. 说明书用法用量**

（1）抗癫痫及抗惊厥 初始 100~200mg/次，1~2 次 /d，p.o.，逐渐加量至最佳疗效（通常 400mg/ 次，2~3 次 /d）。Max 不宜＞1200mg/d，少数可用至 1600~2000mg/d。

（2）镇痛 ①开始 100mg/ 次，bid.，p.o.，第 2 日起，隔日增加 100~200mg，至疼痛缓解，维持量 400~800mg/d，分次服，Max：≤ 1200mg/d。②三叉神经痛：也可初始 200~400mg/d，逐渐增量至疼痛缓解（通常 200mg/ 次，3~4 次 /d），然后逐渐减至最低维持量。③糖尿病性周围神经痛：平均 200mg/ 次，2~4 次 /d。

（3）尿崩症 单用本药，300~600mg/d，p.o.；联用其他抗利尿药，本药 200~400mg/d，分 3 次服。

（4）抗躁狂或抗精神病 ①初始 200~400mg/d，p.o.，每周逐渐加量，Max：≤ 1200mg/d，分 3~4 次服，少数用至 1600mg/d。②防治躁郁症：剂量范围约 400~1600mg/d。通常剂量 400~600mg/d，分 2~3 次服。急性躁狂症应增量较快，而预防躁郁症，应采用较小剂量间隔逐渐增量，以确保理想的耐受性。

（5）酒精戒断综合征 平均用量 200mg/ 次，3~4 次 /d，p.o.。严重病例最初几日可增至 400mg/ 次，tid.，p.o.。

**2. 其他用法用量**

［国内参考信息］

（1）抗癫痫及三叉神经痛 300~1200mg/d，分 2~4 次服，开始 100mg/ 次，bid.，以后 tid.，个别三叉神经痛患者可达 1000~1200mg/d。疗程至少 1 周，最长 2~3 个月。

（2）预防躁狂 200~600mg/d，p.o.。

（3）尿崩症 600~1200mg/d，p.o.。

（4）心律失常 300~600mg/d，分 2~3 次服。

［国外参考信息］

（1）抗癫痫 初始 200mg/ 次，bid.，或 100mg/ 次，qid.，p.o.。每周可增量 200mg，至最佳疗效。平均剂量范围 17~25mg/(kg · d)。

（2）三叉神经痛 初始 100mg/ 次（普通口服制剂），bid.，或 200mg/ 次（缓释口服制剂），qd.。有效维持量 400~800mg/d。Max：≤ 1200mg/d。

（3）双相障碍 600~1600mg/d，分次服。

**【禁忌证】**

**1. 说明书禁忌证**

（1）对本药及其他结构相关药物过敏者（三环类抗抑郁药、奥卡西平等）。

（2）有心脏房室传导阻滞病史者。

（3）有血清铁严重异常或卟啉病史者。

（4）有骨髓抑制病史者。

（5）有严重肝功能不全病史者。

2. 其他禁忌证

（1）血常规及血清铁严重异常者。

（2）孕妇、哺乳妇女。

**【特殊人群用药】**

**儿童** 儿童对本药的清除较快，故使用剂量（mg/kg）可高于成人。

**1. 说明书用法用量**

（1）抗惊厥 ＜1 岁，100~200mg；1~5 岁，200~400mg；6~10 岁，400~600mg；11~15 岁，600~1000mg，分次服。其中≤4 岁，起始 20~60mg/d，然后每隔 1 日增加 20~60mg；＞4 岁，起始 100mg/d，然后每周增加 100mg。

（2）抗躁狂或抗精神病 12~15 岁，Max ≤ 1000mg/d；＞ 15 岁，Max≤ 1200mg/d。

**2. 其他用法用量**

［国内参考信息］

抗惊厥 ＜6 岁，起始量 5mg/（kg·d），每隔 5~7 日增加 1 次用量至 10mg/（kg · d），必要时可至 20mg/（kg · d），以能维持血药浓度 8~12μg/ml 的剂量维持，Max：不宜＞400mg/d；6~12 岁，第 1 日 100mg，分 2 次服，每隔 1 周增加 1 次剂量，一次可增加 100mg，至产生疗效，以最小有效量维持，常用量 400~800mg/d，Max：≤ 1000mg/d（分 3~4 次服）。

［国外参考信息］

抗癫痫 （1）＜ 6 岁，初始量 10~20mg/（kg · d），分 2~3 次服。可每隔 1 周增加剂量，至最佳疗效。最大推荐量 35mg/（kg·d）。（2）6~12 岁，推荐初始量 100mg/ 次，bid.，或 50mg/ 次，qid.，p.o.。每周剂量可增加 100mg，3~4 次 /d（普通口服制剂），bid.（缓释口服制剂），至获得理想疗效。维持量 400~800mg/d；Max：≤ 1000mg/d。（3）＞12 岁，参见成人。3~4 次 /d（普通口服制剂），bid.（缓释口服制剂）。

**老人** 对本药较敏感，用药后可引起认知功能障碍、精神错乱、激动、不安、焦虑、房室传导阻滞、心动过缓、再障，应慎重选择使用剂量。

**说明书用法用量**

三叉神经痛 推荐初始量 100mg/ 次，bid.，p.o.。

**孕妇** 禁用。妊娠期间用药，可能导致胎儿脊柱裂等先天畸形，尤其在妊娠早期。也有说明书建议，女性患者在使用本药治疗期间怀孕或计划怀孕，或在妊娠期开始服用本药，推荐给予最低有效剂量，建议监测血药浓度，及时做产前检查。建议育龄妇女应尽量单用本药治疗。妊娠期间，不可中断有效的抗癫痫治疗。有报道，建议妊娠前或妊娠期间应补充叶酸。在妊娠最后几周，孕妇及新生儿均应使用 Vit $K_1$。美国 FDA 妊娠安全性分级为：D 级。

**哺乳妇女** 禁用。也有说明书指出，在监测婴儿可能发生的不良反应的条件下，服用本药的妇女才可哺乳。

**肝功能不全者** 有严重肝功能不全病史者禁用。肝脏疾病者慎用。

**肾功能不全 / 透析者** 肾脏疾病或尿潴留者慎用。

**【注意】**

（1）慎用 ①酒精中毒者。②心脏病。③糖尿病。④青光眼。⑤使用其他药物有血液系统不良反应史者。⑥血管升压素分泌异常或有其他内分泌紊乱者。

（2）交叉过敏 三环类抗抑郁药、奥卡西平、苯妥英钠等。

（3）用药相关检查 / 监测项目 ①全血细胞计数（包括血小板、网织 RBC）及血清铁检查。在给药前检查 1 次，治疗开始后应经常复查达 2~3 年。②应监测尿常规、BUN、肝功能、血药浓度监测、眼科检查（包括裂隙灯、眼底镜和眼压检查）、甲状腺功能。

（4）对驾驶 / 机械操作的影响 本药可引起眩晕、嗜睡，影响患者的反应力，特别是用药初期或剂量调整期，故患者驾驶车辆或操纵机器时应小心。

**【给药说明】**

（1）给药条件 ①本药对癫痫典型或不典型失神发作、肌阵挛或失神张力发作无效，对锂剂、抗精神病药、抗抑郁药无效或不能耐受的双相障碍有效。②本药的止痛效应限于神经源性疼痛。③服用本药应避免大量饮水，以防发生水中毒。④应从小剂量开始逐渐加量，至获得良好疗效或出现不良反应。开始治疗4周左右可能需增量，以避免因自身诱导所致的血药浓度降低。⑤已用其他抗癫痫药治疗者加用本药时，应逐渐增量。⑥饭后立即服药，可减少胃肠道反应。漏服时应尽快补服，不可一次服双倍量，可一日内分次补足。如已漏服1日以上，注意有可能复发。

（2）减量/停药条件 ①用作特异性疼痛综合征的止痛药时，如疼痛完全缓解，应逐渐减量或停药。②突然撤药可能导致癫痫发作，故癫痫患者不能突然撤药，如必须立即撤消本药治疗，应在合适的抗癫痫药发挥作用的情况下换用另外一种新的抗癫痫药（如地西泮，静注或直肠给药物；苯妥英，静脉给药）。

**【不良反应】**

ADR警示 2008年1月31日，美国FDA向医务人员发布有关抗癫痫药的安全性信息，警示服用抗癫痫药患者可能存在自杀观念或自杀行为（包括自杀企图和自杀死亡）的风险。截至2008年6月10日，国家药品不良反应监测中心病例报告数据库中未检索到关于本药引起自杀观念及自杀行为的病例报告，相关病例有5例，分别为焦虑（2例）、精神分裂样反应、精神不集中和抑郁。此外，本药还可能引起其他严重不良反应。截止2003年第一季度，国家药品不良反应监测中心数据库中有关本药片剂的不良反应病例报告中有严重皮肤损害52例，其中重症多形性红斑型药疹39例，大疱性表皮松解型药疹8例，剥脱性皮炎5例，并有1例死亡；血液系统反应9例，其中白细胞减少7例，全血细胞减少1例，血小板减少1例；肝功能异常3例。

（1）心血管 心律失常、房室传导阻滞、充血性心力衰竭、浮肿、高血压或低血压、血栓性静脉炎、晕厥、心动过缓、循环衰竭、血栓栓塞等。出现心血管不良反应时应停药。

（2）神经 头痛、头晕、共济失调、嗜睡、震颤、姿势保持不能、手足徐动症、肌张力障碍、抽搐、言语困难、口齿不清、不自主的躯体运动、感觉减退、周围神经炎、口面部运动障碍、舞蹈症、周围神经病、感觉异常、轻瘫、味觉障碍、恶性神经阻滞综合征。

（3）精神 抑郁、幻听、幻视、抑郁、坐立不安、攻击行为、激越、意识模糊等，可能激发潜在的精神病，引起老年人精神错乱或激动不安，致儿童行为障碍。

（4）内分泌/代谢 浮肿、体液潴留、体重增加、血浆渗透压下降、低钠血症、甲状腺功能减退、低钙血症、骨质疏松、急性间歇性卟啉病、骨质疏松、急性间歇性卟啉病、叶酸缺乏、催乳素增高、男子乳腺发育、溢乳，游离甲状腺素、甲状腺素、三碘甲状腺素值下降，TSH增高、水中毒、胆固醇水平升高。

（5）血液 嗜酸性粒细胞增多症、骨髓抑制、再障、粒细胞减少、WBC增多症、全血细胞减少、血小板减少性紫癜、纯红细胞再生障碍性贫血、巨幼红细胞贫血、急性间歇性卟啉病、变异型卟啉病、迟发性皮肤卟啉病、网状细胞增多症、溶血性贫血。有明显骨髓抑制证据时应停药，对癫痫症状只有本药可控制时可考虑减量，并密切随访WBC计数，如WBC计数逐渐回升，可再加量至控制癫痫发作的剂量。

（6）免疫 淋巴结病、迟发性多器官过敏反应，也可能影响肺脏、肾脏、胰腺、心肌、结肠等器官，无菌性脑膜炎。

（7）消化　口渴、恶心、呕吐，TSB、ALP、ALT及AST升高，严重腹泻、便秘、畏食、腹痛、淤胆性肝炎、肝实质性肝炎或混合型肝炎、肉芽肿性肝炎、肝衰竭、黄疸、舌炎、胰腺炎、胃炎、肝功能异常。出现肝脏中毒症状或发生活动性肝病时应停药。

（8）泌尿　尿糖值升高、肾毒性、ARF、急性尿紫质病、间质性肾炎、尿频、尿潴留、少尿、血尿、蛋白尿、氮质血症。

（9）生殖　性功能障碍、阳痿、精子产生异常。

（10）骨骼肌肉　肌无力、关节痛、肌痛、肌痉挛、骨代谢障碍、骨软化症、骨质疏松。

（11）皮肤　过敏性皮炎、严重荨麻疹、红皮症、Stevens-Johnson综合征、中毒性表皮坏死松解、剥脱性皮炎、红斑狼疮样综合征、光敏反应、多形性红斑、结节性红斑、皮肤颜色改变、紫癜、痤疮、出汗、多汗、脱发。出现皮疹时应停药。

（12）眼　视物模糊、复视、眼球震颤、眼球运动失常、晶体浑浊、结膜炎、眼内压增高。

（13）耳　耳鸣、听觉过敏、听觉减退、音高知觉改变等。

（14）其他　疲乏、过敏性肺炎、过敏性肝炎、腺体瘤、淋巴瘤、全身多器官发生超敏反应。癫痫患者突然撤药可引起惊厥或癫痫持续状态。

**【药物过量】**

（1）表现　无尿、少尿、尿潴留、伴有QRS波增宽的传导阻滞、心律不齐、高血压、低血压、休克、恶心、呕吐、共济失调、手足徐动及抽搐等，儿童多见；还可出现反射亢进、运动减少、角弓反张、瞳孔散大、震颤、惊厥、眼球震颤、轮替运动不能、精神运动性紊乱、辨距不良、呼吸抑制等。可在过量服药后1~3h内出现，如发生嗜睡、眩晕、头昏、肌无力或共济失调，即需注意是否为中毒先兆。还可见中枢抑制、定向力障碍、激越、幻觉、昏迷、视物模糊、发音含糊、构音障碍、运动障碍、后期反射减弱、肌阵挛、体温过低、肺水肿、心动过速、心跳骤停引起晕厥、胃排空迟缓、肠蠕动减少、液体潴留、由于本药的ADH样作用而引起的水中毒。实验室检查可见低钠血症、代谢性酸中毒、高血糖、CPK升高。

（2）处理意见　无特殊解毒药物。治疗首先应依据患者的临床情况，需住院治疗。检测血药浓度以证实是否为本药中毒和确定过量程度。①催吐或洗胃、给予活性炭或轻泻药，并采取利尿等加速排泄的措施。仅在严重中毒并有肾衰竭时才进行透析。危重患者应给予重症监护及支持疗法，进行心脏监护及纠正电解质紊乱。②小儿严重中毒时可能需换血，并持续观察呼吸、心功能、血压、体温、瞳孔反射、肾及膀胱功能。如有呼吸抑制，应给氧或机械辅助呼吸，必要时行气管插管；血压下降和休克时，可抬高双下肢、使用血容量扩张药及升压药；出现惊厥时需用地西泮或巴比妥类药，也可使用水合氯醛。低钠血症（水中毒）时，为防止大脑损害，应限制液体摄入，且缓慢静滴NS。推荐活性炭吸附透析法，有报道，强迫利尿、血透和腹透法无效。应预见到由于延缓吸收，过量后2~3d内可能会出现症状的反复和加重。血液异常，如有骨髓抑制的证据，则应停用本药。每日做全血、血小板与网织细胞计数，做骨髓穿刺以观察恢复情况，如有再生不良性贫血发生，则应采取相应的措施。

**【相互作用】**

（1）非氨酯、甲琥胺、奥卡西平、苯巴比妥、苯琥胺、苯妥英和磷苯妥英、扑米酮、顺铂、阿霉素、利福平、茶碱、氨茶碱、异维A酸、含有贯叶连翘的中草药制剂、氯硝西泮、丙戊酸或丙戊酰胺　可降低本药的血药浓度，与上述药物合用时，必须调整本药剂量。有报道，异维A酸改变本药和10, 11-环氧卡马西平的生物利用度和(或)清除率，因此应监测本药血药浓度。苯巴比妥、苯妥英可加速本药代谢，缩短本药半衰期。有报道，本药可降低或升高苯妥英的血药浓度；有极少数报道本药可升高美芬妥英的血药浓度。据报道，丙戊酸和丙戊酰胺可升高活性代谢产物10, 11-环氧卡马西平浓度。

（2）对乙酰氨基酚　可增加肝脏中毒风险（尤其是对乙酰氨基酚单次超量或长期大量使用），对乙酰氨基酚的疗效降低。

（3）诺米芬新　诺米芬新吸收降低，消除加快。

（4）非去极化肌松药　本药对非去极化肌松药有拮抗作用。

（5）雌激素、含雌激素的避孕药　上述药的药效降低，可改用只含孕激素的口服避孕药。与口服避孕药合用可能出现阴道大出血。

（6）美沙酮、对乙酰氨基酚、非那宗、曲马多、多西环素、口服抗凝血药、氨非他酮、西酞普兰、曲唑酮、三环类抗抑郁药、氯巴占、氯硝西泮、乙琥胺、非氨酯、拉莫三嗪、奥卡西平、扑米酮、噻加宾、托吡酯、丙戊酸、唑尼沙胺、伊曲康唑、吡喹酮、伊马替尼、氯氮平、氟哌啶醇和溴哌利多、奥氮平、喹硫平、利培酮、齐拉西酮、阿普唑仑、咪达唑仑、茶碱、钙通道阻断药、皮质激素、环孢素、依维莫司、含有黄体酮的药物、左甲状腺素及奎尼丁等　本药可降低上述药的血药浓度，或减弱上述药的活性作用，应根据临床要求调整上述药物的剂量。也有资料认为，本药可降低洋地黄类（除地高辛外）药效。与香豆素类抗凝药合用，抗凝药的血药浓度降低，半衰期缩短，抗凝作用减弱，应测定PT并调整药量。

（7）马普替林、右丙氧芬、布洛芬、达那唑、大环内酯类抗生素、抗抑郁药、司替戊醇、氨己烯酸、唑类、氯雷他定、特非那定、洛沙平、奥氮平，喹硫平、异烟肼、治疗HIV的蛋白酶抑制药、乙酰唑胺、地尔硫䓬、维拉帕米、胃肠道药物、奥昔布宁、丹曲洛林、噻氯匹定、尼克酰胺（仅在成人高剂量时）　可增高本药及其代谢产物10, 11-环氧卡马西平的血药浓度，并导致头晕、嗜睡、共济失调、复视等不良反应，同时使用本药及上述药物时，应根据监测的血药浓度相应调整本药剂量。据报道，洛沙平、喹硫平、扑米酮可升高活性代谢产物10,11-环氧卡马西平浓度。

（8）噻吨类　可增强本药的代谢，升高本药血药浓度，出现毒性反应。

（9）氯磺丙脲、氯贝丁酯（安妥明）、去氨加压素、赖氨加压素、垂体后叶素、加压素等　抗利尿作用加强，合用各药均需减量。

（10）腺苷　增加发生心脏传导阻滞的危险。

（11）碳酸酐酶抑制药　骨质疏松的危险性增加，如出现早期症状应立即停用碳酸酐酶抑制药，必要时给予相应治疗。

（12）锂盐、甲氧氯普胺或精神安定药（如氟哌啶醇、硫利达嗪）　CNS不良反应增加。此外，锂剂还可降低本药的抗利尿作用。

（13）某些利尿药（如氢氯噻嗪、呋塞米）　可引起低钠血症。

（14）MAOI　可引起高热或（和）高血压危象、严重惊厥甚至死亡，联用时应至少间隔14d。当本药用于抗惊厥时，MAOI可能改变癫痫发作的类型。

（15）酒精　本药可降低患者对酒精的耐受性，用药期间应避免饮酒。

（16）葡萄柚汁　本药的$C_{max}$升高。

## 加巴喷丁
## Gabapentin

**【其他名称】** 迭力、诺立汀、纽诺汀、派

汀、维诺定、Neurontin

【分类】神经系统用药\抗癫痫药及抗惊厥药

【制剂规格】

胶囊 ① 100mg。② 300mg。③ 400mg。

【临床应用】

1. 说明书适应证

（1）成人疱疹后神经痛。

（2）成人和12岁以上儿童伴或不伴继发性全身发作的部分性发作的辅助治疗。也用于3~12岁儿童的部分性发作的辅助治疗。

2. 其他临床应用

社交恐惧症（国外资料）。

【用法用量】

1. 说明书用法用量

（1）一般用法 可与其他抗癫痫药联合治疗。从初始剂量逐渐递增至有效剂量。第1日可300mg/次，qd.，p.o.（或100mg/次，tid.，p.o.）；第2日为300mg/次，bid.，p.o.（或200mg/次，tid.，p.o.）；第3日为300mg/次，tid.，p.o.，之后维持此剂量服用。另有资料认为，维持量可根据疗效调整，常用量为900~1800mg/d，不宜＞2400mg/d。

（2）疱疹后神经痛 第1日300mg/次，qd.，p.o.。第2日600mg，分2次服。第3日900mg，分3次服。根据缓解疼痛的需要，可逐渐增至1800mg/d，分3次服。

2. 其他用法用量

［国外参考信息］剂量可增至1800mg/d，尚有部分患者在剂量达2400mg/d时仍能耐受。剂量＞2400mg/d的安全性尚不确定。

（1）癫痫部分性发作的辅助治疗 起始300mg/次，tid.，p.o.。此后根据临床疗效逐渐加至维持量900~1800mg/d，p.o.，分3次给药。Max：2400~3600mg/d。

（2）社交恐惧症 900~3600mg/d，分3次服。

【禁忌证】

说明书禁忌证

（1）对本药过敏者。

（2）急性胰腺炎。

【特殊人群用药】

儿童

1. 说明书用法用量

一般用法 （1）3~12岁：与其他药物联用，第1日10mg/kg，第2日20mg/kg，第3日30mg/kg，p.o.；维持量30mg/（kg·d），p.o.。如有必要，可增至40~50mg/（kg·d），p.o.。一日剂量应分3次给药。也可按以下方案给药：起始10~15mg/（kg·d），分3次服。此后逐渐增至维持量。各年龄段儿童维持量如下：3~4岁，40mg/（kg·d），分3次服；5~12岁，25~35mg/（kg·d），分3次服。一日总量不宜＞50mg/kg。（2）＞12岁：用法用量同成人。

2. 其他用法用量

［国外参考信息］

癫痫部分性发作的辅助治疗 （1）3~12岁的起始量10~15mg/（kg·d），分3次服。此后，逐渐加至维持量。各年龄段儿童维持剂量如下：3~4岁，40mg/（kg·d），分3次服；5~12岁，25~35mg/（kg·d），分3次服。（2）＞12岁：用法用量同成人。

**老人** 应根据Ccr调整用量，调整方案参见肾功能不全时剂量。本药治疗疱疹感染后神经痛时，同样的剂量对≥75岁者的疗效比年轻患者的疗效好。

**孕妇** 应权衡利弊。美国FDA妊娠安全性分级为：C级。

**哺乳妇女** 用药时应暂停哺乳。

**肾功能不全/透析者** 肾功能不全者慎用。

说明书用法用量

（1）肾功能不全者 应根据Ccr调整用量。Ccr＞60ml/min时，400mg/次，tid.，p.o.；Ccr为30~60ml/min时，300mg/次，bid.，p.o.；Ccr为15~30ml/min时，300mg/次，qd.，p.o.；Ccr＜15ml/min时，300mg/次，qod.，p.o.。

（2）透析患者 一次血透4h后应口服本药200~300mg。若当日未进行血透，不必加服。

**其他用法用量**

［国外参考信息］

（1）肾功能不全者　应根据 Ccr 调整用量，Ccr ≥ 60ml/min 时，900~3600mg/d，分 3 次服；Ccr 为 30~59ml/min 时，400~1400mg/d，分 2 次服；Ccr 为 15~29ml/min，200~700mg/d，qd.；Ccr ≤ 15ml/min 时，100~300mg/d，qd.。Ccr ≤ 15ml/min 者，剂量应作相应调整（Ccr 为 7.5ml/min 时，用量为 Ccr 为 15ml/min 时的 1/2）。

（2）透析者　接受血透者应根据 Ccr 估算值给予本药维持量（见肾功能不全者剂量），并在每次透析后 4h 给予补充剂量。

表 6-3-2　透析患者加巴喷丁维持及补充剂量

| 每日维持剂量（mg） | 补充剂量（mg） |
| --- | --- |
| 100~900 | 125 |
| 125~1200 | 150 |
| 150~1800 | 200 |
| 200~2400 | 250 |
| 300~3600 | 350 |

## 【注意】

（1）慎用　糖尿病。

（2）用药相关检查 / 监测项目　糖尿病患者用药期间应监测血糖。

（3）对驾驶 / 机械操作的影响　服药后不宜驾驶车辆或操作机器。

## 【给药说明】

（1）给药条件　①本药对于原发性全身发作，如失神发作的患者无效。②首次宜在睡前给药，以减少头晕、嗜睡等不良反应。③两次服药间隔时间不宜＞ 12h。

（2）减量 / 停药条件　本药停药或治疗方案的调整均需逐渐进行，时间不宜短于 1 周。

（3）其他　国外临床研究中，在 1.8~3.6g/d 剂量范围内其疗效相当，＞ 1.8g/d 的剂量并未显示出更有益。

## 【不良反应】

ADR 警示　2008 年 1 月 31 日，美国 FDA 向医务人员发布有关抗癫痫药的安全性信息，警示服用抗癫痫药患者可能存在自杀观念或自杀行为（包括自杀企图和自杀死亡）的风险。截至 2008 年 6 月 10 日，国家药品不良反应监测中心病例报告数据库中未检索到关于本药引起自杀观念及自杀行为的病例报告。

（1）心血管　水肿（面部、肢端或全身）、血管扩张、高血压。

（2）神经　嗜睡、头痛、头晕、眩晕、衰弱、疲劳、共济失调、癫痫发作、震颤、反射降低或增强、感觉异常。

（3）精神　注意力受损、紧张、失眠、思维异常、健忘、抑郁、躁狂、易激动。

（4）内分泌 / 代谢　血糖水平异常、甲状腺炎、男子乳腺发育、体重增加或降低、发热。

（5）血液　WBC 减少、粒细胞减少、紫癜。

（6）消化　畏食、食欲增加、牙齿异常、齿龈炎、口干、恶心、呕吐、胃肠胀气、腹痛、便秘、腹泻、消化不良、急性胰腺炎等。

（7）呼吸　鼻炎、咽炎、咳嗽、肺炎。

（8）泌尿　尿失禁、排尿困难、假性蛋白尿等。

（9）生殖　ED。

（10）骨骼肌肉　关节脱臼、骨折、肌肉痛、背痛、关节痛。

（11）皮肤　痤疮、脱发、湿疹、瘙痒、皮疹、Stevens-Johnson 综合征。

（12）眼　眼球震颤、视觉障碍（弱视、复视）、视物模糊。

（13）其他　动物实验中长期高剂量用药，肿瘤的发生率增加。

## 【药物过量】

（1）表现　服用本药过量达 49g 时，可出现复视、口齿不清、严重腹泻、头晕、嗜睡、淡漠，所有患者经抢救后康复。

（2）处理意见　多采用对症及支持治疗，肾功能不全者可通过血透清除药物。

【相互作用】

（1）含镁、铝的抗酸药　本药生物利用度降低（最大可达24%）。两者服用宜间隔2h。

（2）西咪替丁、丙磺舒　本药的肾脏清除率轻度降低。

（3）月见草油　癫痫发作的危险性增高。

（4）银杏制剂　可引起惊厥发作。

（5）可产生依赖性的中枢作用药（如吗啡）本药的血药浓度升高，CNS不良反应增加。

（6）萘普生钠　同时使用本药（125mg）和萘普生钠胶囊（250mg），本药的吸收增加12%~15%，对萘普生的药动学参数无影响，两者剂量均低于各自的治疗剂量。在推荐剂量范围时其相互作用情况尚不清楚。

（7）二氢可待因酮　与本药（125~500mg，N= 48）合用，二氢可待因酮（10mg，N= 50）的 $C_{max}$ 和AUC降低，与二氢可待因酮的剂量呈依赖关系。本药125mg使二氢可待因酮（10mg，N= 50）的 $C_{max}$ 和AUC降低约3%~4%，本药500mg使二氢可待因酮（10mg，N= 50）的 $C_{max}$ 和AUC降低约21%~22%。其作用机制尚不明确。二氢可待因酮能增加本药的AUC约14%。其他剂量的相互作用情况尚不明确。

（8）甲氰米胍　服用甲氰米胍（300mg/d，qid.），本药平均表观口服清除率下降14%，肌酐清除率下降10%，故甲氰米胍可能会改变本药肌酐的肾排泄。由甲氰米胍引起的本药排泄的小幅度下降无重要临床意义，本药对甲氰米胍的影响也无评价。

（9）食物　本药的AUC及 $C_{max}$ 下降约14%。

（10）乙醇　CNS不良反应（如嗜睡、共济失调）加重。

（11）苯妥英、卡巴咪嗪、丙戊酸、镇静催眠药　未见相互作用。

# 托吡酯

## Topiramate

【其他名称】 妥普迈、妥泰、Topamax

【分类】 神经系统用药\抗癫痫药及抗惊厥药

【制剂规格】 片剂　① 25mg。② 50mg。③ 100mg。

胶囊　① 100mg。② 300mg。③ 400mg。

【临床应用】

1. 说明书适应证

癫痫部分性发作的辅助治疗。

2. 其他临床应用

（1）癫痫全身强直－阵挛性发作、Lennox-Gastaut综合征、West综合征的辅助治疗。

（2）预防偏头痛（国外资料）。

【用法用量】

说明书用法用量

一般用法　作为辅助治疗，起始每晚50mg，推荐剂量调整速度如表6-3-3：

表6-3-3　剂量调整表

| | 早晨剂量 | 晚上剂量 |
|---|---|---|
| 第1周 | 无 | 50mg |
| 第2周 | 50mg | 50mg |
| 第3周 | 50mg | 100mg |
| 第4周 | 100mg | 100mg |
| 第5周 | 100mg | 150mg |
| 第6周 | 150mg | 150mg |
| 第7周 | 150mg | 200mg |
| 第8周 | 200mg | 200mg |

推荐一日总量为400mg，分2次服用。

**其他用法用量**

［国外参考信息］

预防偏头痛　100mg/d，分 2 次口服，推荐剂量调整速度如表 6-3-4：

**表 6-3-4　剂量调整表**

| | 早晨剂量 | 晚上剂量 |
|---|---|---|
| 第 1 周 | 无 | 25mg |
| 第 2 周 | 25mg | 25mg |
| 第 3 周 | 25mg | 50mg |
| 第 4 周 | 50mg | 50mg |

**【禁忌证】**

**说明书禁忌证**

对本药过敏者。

**【特殊人群用药】**

**儿童**

**1. 说明书用法用量**

**一般用法**　作为辅助治疗，起始 1~3mg/（kg·d）（也可 25mg/d 或更少），p.o.，每隔 1~2 周增加 1~3mg/（kg·d），分 2 次给药，直至症状控制良好，一日总量为 5~9mg/kg，分 2 次服用。

**2. 其他用法用量**

［国外参考信息］

预防偏头痛　25~100mg/d 的剂量对预防儿童和青少年偏头痛有效，可根据临床疗效调整用法用量。

**孕妇**　应权衡利弊。美国 FDA 妊娠安全性分级为：C 级。

**哺乳妇女**　应权衡利弊。

**肝功能不全者**　慎用。

**肾功能不全 / 透析者**

**1. 说明书用法用量**

（1）肾功能不全者　Ccr＜70ml/min 者，剂量减半。

（2）透析者　应根据透析设备情况、透析时间、患者本身肾脏情况适当调整剂量。

**2. 其他用法用量**

［国内参考信息］　透析患者可补服日剂量的一半，补服量分别在透析开始及结束时各服 1 次。

**【注意】**

（1）慎用　①行为障碍及认知缺陷者。②泌尿道结石。③感觉异常者。④易发生酸中毒者。（以上均为国外资料）

（2）对驾驶 / 机械操作的影响　用药期间不宜驾车或操作机械。

**【给药说明】**

（1）给药条件　本药片剂须整片吞服，不宜碾碎或嚼服。

（2）减量 / 停药条件　停药时应逐渐减量，以免癫痫发作。

**【不良反应】**

ADR 警示　2008 年 1 月 31 日，美国 FDA 向医务人员发布有关抗癫痫药的安全性信息，警示服用抗癫痫药患者可能存在自杀观念或自杀行为（包括自杀企图和自杀死亡）的风险。截至 2008 年 6 月 10 日，国家药品不良反应监测中心病例报告数据库中未检索到关于本药引起自杀观念及自杀行为的病例报告，相关病例有 6 例，分别为烦躁 / 易怒 / 情绪激动、精神恍惚、精神异常、激动、抑郁和精神分裂样反应。

（1）心血管　心悸。

（2）神经　头晕、头痛、疲乏、嗜睡、失眠、感觉异常、共济失调、语言障碍、注意力障碍、意识模糊。

（3）精神　情绪不稳、抑郁、焦虑、精神错乱。

（4）内分泌 / 代谢　体重增加或减轻。

（5）血液　贫血。

（6）消化　腹泻、呕吐、胃肠胀气、便秘、恶心、食欲减退、味觉异常。

（7）呼吸　咳嗽、支气管炎、呼吸急促（儿童）。

（8）泌尿　尿道感染、尿频、尿失禁、排尿困难、肾结石。

（9）生殖 ED、性欲降低、月经间期出血、白带及月经过多、阴道炎、闭经。

（10）骨骼肌肉 运动过多或减少、肌张力过高、关节痛、肌无力。

（11）皮肤 痤疮、脱发。

（12）眼 视力异常、结膜炎、一过性近视、复视、眼球震颤、视觉异常、继发性闭角型青光眼。

（13）耳 耳鸣。

（14）其他 发热、病毒性感染（儿童）。

**【药物过量】**

（1）剂量 1例服用本药96~110g的患者，因昏迷20~24h入院，经治疗，3~4d后完全恢复。

（2）表现 据报道，服用本药6~40g过量时可出现头痛、激动、嗜睡、昏迷、乏力、代谢性酸中毒、低钾血症等症状。

（3）处理意见 可予催吐、洗胃及对症支持治疗。非急性过量时，可采取血透清除体内药物。

**【相互作用】**

（1）其他抗癫痫药（苯妥英、磷苯妥英、卡马西平、丙戊酸、扑米酮、苯巴比妥） 在用上述药的基础上加用本药，一般不会改变上述药的稳态血药浓度；但个别情况下，在苯妥英基础上加用本药可升高苯妥英的血药浓度。苯妥英及卡马西平还可降低本药血药浓度，故苯妥英或卡马西平增减剂量或停药时，需注意调整本药剂量。

（2）地高辛 本药可降低地高辛的血药浓度，在加用或停用本药时应注意监测地高辛的血药浓度。

（3）口服避孕药 本药可降低口服避孕药的疗效。

（4）乙酰唑胺、双氯非那胺、醋甲唑胺、多佐胺 与上述药联用会增加发生尿石症的风险。

（5）其他CNS抑制药 本药不宜与其他CNS抑制药同用。

（6）酒精 本药不宜与酒精同服。

（7）食物 不影响本药吸收。

## 扑米酮

## Primidone

**【其他名称】** 麦苏林、美速林、密苏林、密苏扑痫酮、普利米登、扑痫酮、去氧苯巴比妥、去氧苯巴妥、去氧苯比酮、去氧苯比妥、Mysolin、Mysoline、Primaclone

**【分类】** 神经系统用药\抗癫痫药及抗惊厥药

**【制剂规格】** 片剂 ①50mg。②100mg。③250mg。

**【临床应用】**

**说明书适应证**

（1）癫痫全身性强直阵挛发作（大发作）、部分性发作、复杂部分性发作。

（2）特发性震颤及老年性震颤。

**【用法用量】**

**1. 说明书用法用量**

抗癫痫 起始50mg/次，睡前口服；3d后改为bid.；1周后改为tid.；第10日开始250mg/次，tid.，p.o.，一日总量≤1500mg。维持量250mg/次，tid.，p.o.。

**2. 其他用法用量**

［国外参考信息］

抗癫痫 起始100~125mg/次，睡前口服；第4~6日改为bid.；第7~9日改为tid.，一日总量≤2000mg。维持量250mg/次，tid.，p.o.。

**【禁忌证】**

**其他禁忌证**

（1）对本药及苯巴比妥过敏者（国外资料）。

（2）严重肝、肾功能不全者。

（3）哺乳妇女。

**【特殊人群用药】**

**儿童** 应权衡利弊后使用。

**说明书用法用量**

抗癫痫 ＜8岁，起始50mg/次，睡前

口服；3d 后改为 bid.；1 周后改为 100mg/ 次，bid.；10d 后可增至 125~250mg/ 次，tid.，p.o.，或 10~25mg/（kg·d），分次服用。＞8 岁用量同成人。

**孕妇** 癫痫患者怀孕后用药应权衡利弊。美国 FDA 妊娠安全性分级为：D 级。

**哺乳妇女** 本药可经乳汁分泌，导致受乳婴儿中枢神经抑制或嗜睡，哺乳妇女用药时应权衡利弊。也有国内资料建议，哺乳妇女禁用。

**肝功能不全者** 肝功能损害者慎用。严重肝功能不全者禁用。

**肾功能不全 / 透析者** 肾功能损害者慎用。严重肾功能不全者禁用。

**其他用法用量**

［国外参考信息］

（1）肾功能不全者 GFR＞50ml/min 者，q.8h，p.o.；GFR 为 10~50ml/min 者，q.8~12h，p.o.；GFR＜10ml/min 者，q.12~24h，p.o.。

（2）透析者 血透后，应加服常用量的 1/3。

**【注意】**

（1）慎用 ①哮喘、肺气肿或其他可能加重呼吸困难或气道不畅的呼吸系统疾病。②轻微脑功能障碍。③血卟啉病。④多动症。

（2）交叉过敏 其他巴比妥类药物。

（3）对检验值 / 诊断的影响 ①血清胆红素可能降低。②酚妥拉明试验可出现假阳性，进行该试验前需停药至少 24h，最好停用 48~72h。

（4）用药相关检查 / 监测项目 ①全血细胞计数。②定期监测本药及代谢物苯巴比妥的血药浓度。

**【给药说明】**

（1）给药条件 ①用药应个体化。②应从小剂量开始用药，逐渐增加至产生疗效或不良反应为止。若起始 250mg/ 次，tid.，部分患者会产生剧烈眩晕、呕吐。③治疗期间需按时服药，发现漏服时应尽快补服，距下次给药前 1h 内则不必补服，勿一次服用双倍剂量。

（2）减量 / 停药条件 突然停药可能导致癫痫持续状态，故停药时应逐渐减量。

（3）其他 妊娠最后 1 个月应补充 Vit K，防止新生儿出血。

**【不良反应】**

（1）神经 头痛、眩晕、疲劳感、嗜睡、迟钝、共济失调。

（2）精神 情感障碍、精神错乱、异常兴奋或不安，儿童及老人多见。可引起幻视、幻听，继而发生典型的紧张型精神分裂症（包括蜡样屈曲、缄默、违拗）。

（3）内分泌 / 代谢 甲状腺功能低下、血卟啉病急性发作。

（4）血液 粒细胞减少、RBC 发育不良、再障、巨幼细胞贫血、血小板减少。

（5）消化 食欲缺乏、恶心、呕吐，继续服药多可减轻或消失。

（6）呼吸 呼吸短促或障碍。

（7）生殖 性欲低下、阳痿。

（8）骨骼肌肉 手脚不灵活或行走不稳、关节挛缩、结缔组织病。

（9）皮肤 中毒性表皮坏死。

（10）眼 视力改变、复视、眼球震颤。

（11）其他 过敏反应，表现为呼吸困难、眼睑肿胀、喘鸣、胸部紧迫感等。

**【药物过量】**

表现 过量可出现视力改变、复视、眼球震颤、共济失调、迟钝、情感障碍、精神紊乱、呼吸短促或障碍等。

**【相互作用】**

（1）利福布汀、利福平 可使本药血药浓度降低，药效减弱。

（2）甲酰四氢叶酸（高浓度） 可拮抗本药的抗癫痫作用，增加癫痫发作频率，儿童尤为敏感。

（3）卡马西平 两者的代谢均加快，疗效均降低。

（4）抗凝药、皮质激素、洋地黄、地高辛、Vit D、盐酸多西环素或三环类抗抑郁药　本药可加快上述药的代谢，导致这些药物疗效降低。

（5）Vit $B_{12}$、灰黄霉素　本药可使上述药疗效降低。

（6）避孕药　可能导致避孕失败。

（7）Vit C　本药可增加 Vit C 的排泄。

（8）异烟肼、MAOI　可抑制本药代谢，升高本药血药浓度，可能导致中毒。

（9）丙戊酸　可增加本药的血药浓度，导致 CNS 抑制及中毒。同时，丙戊酸的 $t_{1/2}$ 可能缩短，联用时应注意调整本药用量。

（10）全麻药、具有中枢神经抑制作用的抗高血压药、其他中枢神经抑制药、注射用硫酸镁　合用时可增强对中枢神经活动或呼吸的抑制。

（11）神经垂体素　发生心律失常或冠状动脉供血不足的风险增加。

（12）其他抗癫痫药　由于代谢变化而引起癫痫发作的形式改变，需及时调整用量。

（13）苯巴比妥　本药主要代谢产物为苯巴比妥，若再与苯巴比妥同用会影响本药血药浓度、不良反应、相互作用和疗效。

（14）乙醇　对中枢神经活动或呼吸的抑制增强，需调整用量。

## 奥卡西平
## Oxcarbazepine

**【其他名称】** 卡西平、曲莱、确乐多、仁澳、万仪、氧痛惊宁、Trileptal

**【分类】** 神经系统用药\抗癫痫药及抗惊厥药

**【制剂规格】** 片剂　① 150mg。② 300mg。③ 600mg。

**【临床应用】**

**1. 说明书适应证**

（1）成人和 4~16 岁儿童的癫痫部分性发作。

（2）成人、≥ 5 岁儿童的原发性全身强直 - 阵挛发作和部分性发作。

**2. 其他临床应用**

（1）辅助治疗难治性癫痫。

（2）卡马西平不耐受或治疗无效的三叉神经痛。

（3）情感精神障碍。

**【用法用量】**

**1. 说明书用法用量**

（1）癫痫辅助治疗　起始 600mg/d，分 2 次口服。此后根据临床需要，一周增加 1 次剂量，每周最大增量 600mg，维持量为 1200mg/d，分 2 次口服。

（2）单药治疗癫痫　①由其他抗癫痫药改为单用本药治疗时，起始 600mg/d，分 2 次服，同时其他抗癫痫药开始减量。根据临床指征一周增加 1 次剂量，每周最大增量 600mg，直至 Max：2400mg/d。约 2~4 周达 Max，而其他抗癫痫药应在 3~6 周内逐渐减完。②未用过任何抗癫痫药治疗者，本药起始 600mg/d，分 2 次给药。每 3d 增加 300mg，直至 1200mg/d。

**2. 其他用法用量**

［国外参考信息］

三叉神经痛　起始 300mg/d，2~4 次 /d，p.o.。每周加量直至控制疼痛。

**【禁忌证】**

**说明书禁忌证**

（1）对本药过敏者。

（2）房室传导阻滞。

**【特殊人群用药】**

**儿童**

**说明书用法用量**

癫痫　（1）辅助治疗：① 4~16 岁，起始 8~10mg/（kg·d），分 2 次服用，不超过 600mg/d，在 2 周内达到维持剂量。根据体重情况确定维持剂量：20~29kg，900mg/d；29.1~39kg，1200mg/d；＞ 39kg，1800mg/d。②≥ 5 岁：起始 8~10mg/(kg·d)，分 2 次服。

维持量约 30mg/（kg·d）时，可达临床疗效。如有需要，可一周增加 1 次剂量，每次增量 ≤ 10mg/（kg·d），Max：46mg/（kg·d）。（2）单独治疗：≥ 5 岁，起始 8~10mg/（kg·d），分 2 次给药。

**老人** 老年人更易发生低钠血症，需引起注意。

**孕妇** 用药的安全性尚未确定，应权衡利弊。必须用药时，孕妇需注意补充 Vit $K_1$（妊娠晚期）及叶酸。美国 FDA 妊娠安全性分级为：C 级。

**哺乳妇女** 用药时应暂停哺乳。

**肝功能不全者** 肝功能损害者应慎用，生产商建议轻至中度肝功能不全者，无须调整剂量，重度肝功能不全者用药还需进一步研究。

**肾功能不全 / 透析者** Ccr ＜ 30ml/min 者，起始 300mg/d，且增量时间隔时间不少于 1 周。

**【注意】**

（1）交叉过敏 本药与卡马西平可能存在交叉过敏。

（2）用药相关检查 / 监测项目 ①血清钠浓度。②肝功能。③心衰患者应定期监测体重。④必要时监测血药浓度，尤其是合用其他抗癫痫药或肾功能不全者。

（3）对驾驶 / 机械操作的影响 服药期间应避免驾驶和操纵机器。

**【给药说明】**

减量 / 停药条件 停药时应逐渐减量，以免诱发癫痫发作。

**【不良反应】**

ADR 警示 2008 年 1 月 31 日，美国 FDA 向医务人员发布有关抗癫痫药的安全性信息，警示服用抗癫痫药患者可能存在自杀观念或自杀行为（包括自杀企图和自杀死亡）的风险。截至 2008 年 6 月 10 日，国家药品不良反应监测中心病例报告数据库中检索到本药引起自杀观念病例报告 1 例。

本药不良反应多为轻至中度，且多为一过性，治疗初始阶段多见。

（1）心血管 心律失常（如房室传导阻滞）。

（2）神经 轻度头晕、嗜睡、头痛、疲劳、震颤、共济失调、记忆力损害、注意力损害、定向障碍。

（3）精神 不安、淡漠、抑郁、情绪易变（神经质）。

（4）内分泌 / 代谢 低钠血症、SIADH、血清 $T_4$ 水平降低。出现低钠血症时，可减量、限制液体的摄入量或停药。多在停药几日后，血清钠浓度可恢复正常，无需其他治疗。

（5）血液 WBC 减少、血小板减少。

（6）消化 恶心、呕吐、腹痛、腹泻、便秘、消化不良、氨基转移酶或（和）ALP 水平升高、肝炎。

（7）呼吸 鼻炎。

（8）皮肤 痤疮、脱发、皮疹、荨麻疹、Stevens-Johnson 综合征、SLE。

（9）眼 复视、眼球震颤、视物模糊。

（10）其他 感冒样综合征、血管神经性水肿、多器官过敏（表现为皮疹、发热、淋巴结病变、肝功能检查异常、嗜酸性粒细胞增多及关节痛）。动物实验表明本药有致癌性。

**【药物过量】**

（1）表现 嗜睡、轻度头痛、恶心、呕吐、运动过度、低钠血症、共济失调和眼球震颤。

（2）处理意见 尚无特殊解毒药，主要采取对症及支持治疗。可洗胃、服用活性炭。应注意监测生命体征，尤其注意有无心脏传导障碍、电解质紊乱和呼吸困难。

**【相互作用】**

（1）维拉帕米 可使本药的活性代谢产物 MHD 血药浓度下降约 20%，但临床意义不显著。

（2）二氢吡啶类钙离子拮抗药（非洛地平等） 本药可降低上述药的 AUC，但临床意义不显著。

（3）某些抗癫痫药（如卡马西平、拉莫三嗪等）　上述药血药浓度多有降低，本药血药浓度也可降低。

（4）苯妥英、苯妥英钠及苯巴比妥　本药可升高上述药的血药浓度，增加其毒性（共济失调、眼球震颤、反射亢进等）。同服时应注意减量。

（5）炔雌醇、左炔诺孕酮　本药可使上述药的 AUC 下降，可能导致激素类避孕药失效。使用本药的育龄女性宜使用其他非激素类避孕药。

（6）锂剂　神经系统不良反应增加。

（7）MAOI　不宜同用。

（8）乙醇　可使本药镇静作用增强，服药期间应避免饮酒。

（9）食物　不影响本药的吸收量及速度。

## 硫酸镁
## Magnesium Sulfate

**【其他名称】** 苦盐、硫苦、镁磺善泻利盐酰基辅氨酸、麻苦乐儿、天甲元、泻利盐、先美、泻盐、Addex-Magnesium、Epsom Salt

**【分类】** 神经系统用药\抗癫痫药及抗惊厥药

**【制剂规格】** **注射液** ① 10ml : 1g。② 10ml : 2g。③ 10ml : 2.5g。④ 20ml : 2g。

**葡萄糖注射液** ① 100ml（含硫酸镁 1g，葡萄糖 5g）。② 100ml（含硫酸镁 2.5g，葡萄糖 5g）。③ 100ml（含硫酸镁 5g，葡萄糖 5g）。④ 250ml（含硫酸镁 2.5g，葡萄糖 12.5g）。

**粉针剂**　2.5g。

**结晶粉**　500g。

**溶液**　10ml : 3.3g。

**【临床应用】**

**1. 说明书适应证**

（1）妊娠高血压综合征。

（2）防治先兆子痫及子痫。

（3）早产。

**2. 其他临床应用**

（1）防治低镁血症。

（2）预防室速。

（3）发作频繁且其他治疗效果不佳的心绞痛。

（4）尿毒症、破伤风、高血压脑病、急性肾性高血压危象。

（5）便秘、肠内异常发酵、食物或药物中毒（与活性炭合用）。

（6）十二指肠引流，可治疗阻塞性黄疸、慢性胆囊炎、胆绞痛。

（7）外用热敷可消炎去肿。

**【用法用量】**

**1. 说明书用法用量**

（1）中重度妊娠高血压综合征、先兆子痫和子痫　首剂 2.5~4g，用 25%GS 20ml 稀释后，5min 内缓慢 i.v.，继以 1~2g/h 静滴维持。24h 总量为 30g，根据膝反射、呼吸次数和尿量监测。

（2）早产　首次负荷量 4g，以 25%GS 20ml 稀释后，5min 内缓慢 i.v.，此后用 25% 本药注射液 60ml，加于 5%GS 1000ml 中静滴，速度为 2g/h，直到宫缩停止后 2h，以后口服 β－肾上腺受体激动药维持。

**2. 其他用法用量**

［国内参考信息］

（1）抗惊厥　① 1g/ 次，i.m.。②或 1~2.5g/ 次，以 5%GS 稀释至浓度为 1% 的溶液后缓慢静滴。

（2）先兆子痫和子痫　①将本药 1~2.5g 配成 25%~50% 注射液肌注，根据病情决定剂量，一日最多注射 6 次，并监测 ECG、肌腱反射、呼吸和血压。②先静注，Max：4g。以后静滴维持，滴速 0.03g/（kg · h），Max：≤ 30g/d。也可将 1~2g 本药配成 10%~20% 注射液静脉推注，速度≤ 0.15g/min。③将 4g 本药加入 5%GS 或 NS 250ml 内静滴，滴速≤ 4ml/min。

（3）轻度妊娠高血压综合征　① 5g/ 次，qid./q.4h（根据病情确定用药间隔），i.m.。②也可 1.5~2g/h，i.v.gtt.，15g/d。

（4）中重度妊娠高血压综合征　先静注，Max：4g。以后静滴维持，滴速 0.03g/（kg · h），Max：≤ 30g/d。

（5）防治低镁血症　可将 2.5g 本药溶于 5%GS（或 NS）中，缓慢滴注 3h。也可肌注：轻度镁缺乏，1g/ 次（25% 本药注射液 4ml），一日总量为 2g；重度镁缺乏，0.03g/（kg · 次）。

（6）心律失常　首次 2g，i.v.，给药时间≥ 2min，以后按 0.003~0.02g/min 静滴。

（7）全静脉内营养　0.03~0.06g/（kg·d），i.v.gtt.。

（8）导泻　5~20g/ 次，清晨空腹服用，同时饮水 100~400ml，也可用水溶解后服用。

（9）利胆　2~5g/ 次，tid.，饭前或两餐间服。也可配制成 33% 或 50% 的溶液服用。

［国外参考信息］

（1）心脏停搏　本药 1~2g，快速静脉推注（1~2min）。

（2）急性重症哮喘　本药 1.2~2g，静脉给予（＞ 20min）。

**【禁忌证】**

**1. 说明书禁忌证**

（1）对本药过敏者禁用本药注射液。

（2）严重心功能不全者禁用本药注射液。

（3）严重肾功能不全者禁用本药注射液。

（4）哺乳妇女。

**2. 其他禁忌证**

（1）肠道出血患者禁用本药导泻。

（2）经期妇女及孕妇禁用本药导泻。

（3）急腹症患者禁用本药导泻。

**【特殊人群用药】**

**儿童**　慎用本药注射液。

**1. 说明书用法用量**

抗惊厥　0.1~0.15g/（kg · 次）。以 5%~10%GS 稀释至 1% 溶液，i.v.gtt.；或稀释至 5% 溶液，缓慢静注；25% 溶液可作深层肌注。

**2. 其他用法用量**

［国内参考信息］

（1）抗惊厥　0.02~0.04g/（kg · 次），i.v.gtt.。

（2）全静脉内营养　0.03g/（kg · d），i.v.gtt.。

［国外参考信息］

（1）高血压　0.02~0.1g/（kg· 次），q.4~6h，i.m.；Max：0.2g/（kg · 次）。

（2）哮喘急性发作　0.025~0.1g/（kg· 次），i.v.gtt.，Max：2g，给药时间＞ 20min。

**老人**　慎用。

**孕妇**　产前 2h 内，不应使用本药（除非本药是治疗子痫的唯一药物）。此外，孕妇禁用本药导泻。

**哺乳妇女**　禁用。国外也有资料认为用药期间哺乳是安全的。

**肾功能不全 / 透析者**　轻至中度肾功能不全者应酌情减量。严重肾功能不全者禁用。

**【注意】**

（1）慎用　①呼吸系统疾病，特别是呼衰者。②低血压。

（2）对检验值 / 诊断的影响　应用 $^{99}$mTc 胶态硫作单核 – 吞噬细胞系统显影时，本药能使 $^{99}$mTc 胶态硫凝集而大量集聚在肺血管，进入肝、脾、骨髓等减少。

（3）用药相关检查 / 监测项目　使用本药注射液时，在用药前及用药中应注意检测：① ECG。②测定呼吸频率（若＜ 14~16 次 /min，应及时停药）。③血镁浓度。④膝反射检查（如出现膝反射明显抑制，应及时停药）。⑤肾功能。⑥尿量（如 1h 尿量＜ 25~30ml 或 24h 尿量＜ 600ml，应及时停药）。⑦静注或连续滴注时应监测血压。⑧孕妇用药后应检测胎儿 HR。

**【给药说明】**

（1）给药条件　①本药不作为治疗儿童

惊厥的首选药物。②静注应缓慢，严格掌握剂量。③用药前应了解患者心肺情况，心肺毒性（尤其是呼吸抑制）是注射本药最危险的不良反应，可很快产生致死的呼吸麻痹，给药前呼吸频率至少保持 16 次 /min。④体重较轻者，不宜在短时间内大量使用本药，以免中毒。⑤中枢抑制药中毒需导泻时，应避免使用本药，改用硫酸钠。⑥低镁血症合并钙缺乏时，应先补充镁，然后补充钙。⑦致泻作用多于服药后 2~8h 内出现，宜早晨空腹服用，并大量饮水以加速导泻及防止脱水。

（2）配伍信息　配伍禁忌：葡萄糖酸钙、盐酸多巴酚丁胺、盐酸普鲁卡因、硫酸多黏菌素 B、硫酸链霉素、四环素、青霉素和萘夫西林。

**【不良反应】**

（1）心血管　心律失常、心慌（快速静注）、血压下降（静滴过快）、心悸（静脉给药）、胸闷（静脉给药）。

（2）神经　中枢症状（如麻木、肌肉麻痹）、头晕（快速静注）。

（3）内分泌 / 代谢　低热、低磷血症、高钾血症、血钙降低、低钙血症、血清镁升高（大剂量灌肠）、脱水（导泻时服用浓度过高的溶液或用量过大）。

（4）血液　血小板聚集障碍、出血时间延长。

（5）消化　便秘（连续口服）、麻痹性肠梗阻（停药后好转）、口干（静注）、恶心（快速静注）、呕吐（快速静注）。

（6）呼吸　呼吸麻痹、呼吸骤停（静滴过快）、肺水肿（部分孕妇用药后）。

（7）泌尿　进行性肾衰竭。

（8）骨骼肌肉　暂时性腱反射消失（静脉给药）。

（9）皮肤　皮疹。

（10）眼　视物模糊、畏光、复视、视敏度改变、隐性斜视、眼球震颤。

（11）其他　潮热、出汗、口干等（静注）。

**【药物过量】**

（1）表现　常见高镁血症。肾功能不全时用药剂量大，易致血镁积聚，血镁浓度达 5mmol/L 时，可抑制肌肉兴奋、感觉反应迟钝、膝反射消失、呼吸受抑。血镁浓度达 6mmol/L 时可发生呼吸停止及心律失常、心脏传导阻滞，浓度进一步升高时，可致心跳停止。

（2）处理意见　可用葡萄糖酸钙注射液 10~20ml 静注，透析疗法可迅速清除体内镁离子。纠正机体低容量状态，增加尿量以促进镁的排泄。也可皮下注射毒扁豆碱注射液，但不作为常规应用。急性镁中毒时应立即停药，进行人工呼吸，并缓慢注射钙剂解救，常用 10% 葡萄糖酸钙注射液 10ml 缓慢注射。

**【相互作用】**

（1）钙剂　应用本药时同时静注钙剂，可拮抗本药对抗抽搐的疗效。

（2）土霉素、加替沙星、诺氟沙星等　上述药的吸收水平降低，血药浓度降低。

（3）灰黄霉素　灰黄霉素吸收减少，血药浓度降低。

（4）缩宫素　缩宫素刺激子宫作用降低。

（5）双香豆素、地高辛或异烟肼等药　上述药的作用降低。

（6）多克钙化醇（多舍骨化醇）　易致高镁血症。

（7）保钾利尿药　易致高镁血症和高钾血症。

（8）尿激酶　尿激酶的溶栓疗效提高，并发症减少，并有益于防治缺血 – 再灌注损伤。

（9）顺阿曲库铵　顺阿曲库铵的神经肌肉阻滞作用增强。

（10）氯氮䓬、氯丙嗪　上述药的中枢抑制作用加强。

（11）双氢吡啶类钙通道阻滞药（如硝

苯地平、非洛地平等）降压作用和神经肌肉阻滞效应增强。

（12）利托君　保胎治疗时两者合用，心血管不良反应增加。

（13）拉贝洛尔　可发生明显的心动过缓，停药后症状能得到缓解。

（14）甲芬那酸　甲芬那酸的吸收增加。

（15）奎尼丁　奎尼丁经肾的排泄降低。

（16）活性炭　与活性炭配制口服吸附解毒剂，可减少毒物吸收并加速排泄。

（17）氨基糖苷类抗生素（如庆大霉素）神经肌肉阻滞作用增加。两者避免合用；如必须应用，应考虑到其相互影响可能导致呼吸抑制，并备好人工呼吸设施。

（18）氯化钡　本药可用于口服氯化钡中毒的治疗。

（19）洋地黄　已洋地黄化者应用本药时可发生严重的心脏传导阻滞甚至心脏停搏。

# 第四章 中枢神经兴奋药

## 第一节 兴奋延髓呼吸中枢药

### 尼可刹米
### Nikethamide

【其他名称】 二乙烟酰胺、可拉明、烟酸二乙胺、烟酸乙胺、Coramine、Nicethamide

【分类】 神经系统用药\中枢神经兴奋药\兴奋延髓呼吸中枢药

【制剂规格】 注射液 ① 1ml∶0.25g。② 1.5ml∶0.375g。③ 2ml∶0.5g。

【临床应用】

**1. 说明书适应证**

中枢性呼吸抑制及各种原因引起的呼吸抑制。

**2. 其他临床应用**

（1）COPD 伴高碳酸血症，以及肺心病引起的呼衰。

（2）麻醉药或其他中枢抑制药的中毒解救。

【用法用量】

**1. 说明书用法用量**

**一般用法** 0.25~0.5g/ 次，i.h./i.m./i.v.，必要时 1~2h 重复用药。Max：1.25g/ 次。

**2. 其他用法用量**

［国内参考信息］ 3~3.75g 加入 500ml 液体中，i.v.gtt.，滴速 25~30 滴 /min。如出现皮肤瘙痒、烦躁等不良反应，须减慢滴速；若经 4~12h 未见效，或出现肌肉抽搐等严重不良反应，应停药。

【禁忌证】

**1. 说明书禁忌证**

抽搐或惊厥者。

**2. 其他禁忌证**

小儿高热而无中枢性呼衰时。

【特殊人群用药】

**儿童**

**说明书用法用量**

**一般用法** ≤6 个月的婴儿，0.075g/ 次，i.h./i.m./i.v.；1 岁，0.125g/ 次；4~7 岁，0.175g/ 次。

**孕妇** 尚不明确。

**哺乳妇女** 尚不明确。

【注意】

慎用 （1）急性血卟啉病。（2）运动员。

【给药说明】

（1）给药条件 ①对呼吸肌麻痹者无效。②本药作用时间短暂，应视病情间隔给药，且用药时须配合人工呼吸和给氧措施。

（2）减量 / 停药条件 出现血压升高、心悸、多汗、呕吐、震颤及肌僵直时，应立即停药以防出现惊厥。

（3）配伍信息 本药与鞣酸、有机碱的盐类及各种金属盐类配伍，均可能产生沉淀；遇碱类物质加热可水解，并脱去乙二胺基生成烟酸盐。

【不良反应】

（1）心血管 较大剂量：HR 加快。大剂量：血压升高、心悸、心律失常。

（2）神经 抽搐。大剂量：震颤、惊厥，甚至昏迷。

（3）精神 烦躁不安。

（4）内分泌 / 代谢 大剂量：多汗、面部潮红。

（5）消化 恶心、呕吐（大剂量）。

（6）呼吸 较大剂量：喷嚏、呛咳。

（7）皮肤 较大剂量：全身瘙痒、皮疹。

【药物过量】

（1）表现 兴奋不安、精神紊乱、恶

心、呕吐、头痛、多汗、抽搐、呼吸急促、血压升高、心悸、心律失常，甚至呼吸麻痹而死亡。

（2）处理意见 ①出现惊厥时，可静注苯二氮䓬类药或小剂量硫喷妥钠、苯巴比妥钠等。②静滴 10%GS，促进药物排泄。③给予对症和支持治疗。

**【相互作用】**

其他中枢神经兴奋药 有协同作用，可引起惊厥。

## 多沙普仑
## Doxapram

**【其他名称】** 代尔松、二苯吗啉吡酮、二苯吗啉酮、二苯吗啉乙吡酮、佳苏仑、吗啉吡咯酮、吗乙苯吡酮、吗乙苯咯、盐酸多普兰、盐酸多沙普仑、泽仑、Docatone、Dopram、Doxapram Hydrochloride、Doxapril、Stimulexin

**【分类】** 神经系统用药 \ 中枢神经兴奋药 \ 兴奋延髓呼吸中枢药

**【制剂规格】** **注射液** ① 1ml∶20mg。② 5ml∶100mg。

**注射液（盐酸盐）** 5ml∶100mg。

**【临床应用】**

**1. 说明书适应证**

呼衰。

**2. 其他临床应用**

（1）急救给氧后 $PaO_2$ 低的患者。

（2）自发呼吸存在但通气量不足者。

（3）药物过量引起的轻、中度中枢神经抑制。

（4）全麻药引起的呼吸抑制或呼吸暂停。

（5）COPD 引起的急性呼吸功能不全、呼吸窘迫、潮气量低等。

（6）麻醉术后，加快患者苏醒。

**【用法用量】**

**1. 说明书用法用量**

呼衰 （1）0.5~1mg/（kg · 次），i.v.，必要时 5min 后重复 1 次。用量≤ 300mg/h。（2）0.5~1mg/（kg · 次），i.v.gtt.（临用前用葡萄糖氯化钠注射液稀释，滴注直至获得疗效）。总量≤ 3000mg/d。

**2. 其他用法用量**

［国内参考信息］

（1）中枢抑制催醒 1~2mg/（kg · 次），i.v.，必要时 5min 后重复 1 次。维持量 1~2mg/(kg· 次），q.1~2h，i.v.，直至获得疗效。总量≤ 3000mg/d。

（2）术后催醒 ① 0.5~1mg/（kg · 次），i.v.，必要时 5min 后重复 1 次。总量≤ 2mg/kg。②用 5%GS 或 NS 稀释至 1mg/ml 静滴。起始滴速为 5mg/min，显效后可减至 1~3mg/min，总量≤ 4mg/kg。

［国外参考信息］

（1）麻醉后呼吸抑制 ①单次注射推荐 0.5~1mg/kg（Max：1.5mg/kg），i.v.。5min 后可重复注射 0.5~1mg/kg，总量≤ 2mg/kg。② i.v.gtt.，推荐起始滴速 5mg/min，达到满意疗效后，使用维持量 1~3mg/min，持续滴注直至总量 4mg/kg。根据呼吸刺激反应和不良反应调整滴速。

（2）药物引起的中枢抑制 ①轻度抑制者，推荐单次注射 1mg/kg，i.v.；中度抑制者，5min 内重复注射 1 次（1mg/kg），然后每 1~2h 重复 1 次，直至患者保持清醒状态。须在患者对起始用药有反应时才能重复用药。Max：≤ 3000mg/d。② i.v.gtt.，首次用药显效后，轻度中枢抑制者，滴速 1~2mg/(kg·h)；中度抑制者，滴速 2~3mg/（kg·h）。如患者开始清醒或已连续滴注 2h，应停药；经 30~120min 支持治疗后，可重复滴注。总量≤ 3000mg/24h。

（3）麻醉后震颤 0.18mg/kg，i.v.。

（4）COPD i.v.gtt.，起始滴速 1~2mg/min，必要时可增至 3mg/min，最长持续时间为 2h。如动脉血气分析显示有病情恶化的征象时，应停药。

【禁忌证】

1. 说明书禁忌证

（1）重度高血压或冠心病。

（2）颅内高压。

（3）严重肺部疾病。

（4）癫痫或惊厥发作。

（5）嗜铬细胞瘤。

（6）甲亢。

2. 其他禁忌证

（1）对本药过敏者。

（2）脑血管病、脑外伤、脑水肿。

【特殊人群用药】

**儿童**　＜12 岁儿童慎用。

**其他用法用量**

［国外参考信息］

早产儿室息　静脉给药，0.5~2.5mg/（kg·h），起始用最小剂量，必要时逐渐增量。

**孕妇**　国内资料建议孕妇慎用。美国 FDA 妊娠安全性分级为：B 级。

**哺乳妇女**　慎用。

**肝功能不全者**　慎用。

【注意】

（1）慎用　①严重心动过速、心律失常、心力衰竭尚未纠正者。②急性哮喘发作或有发作史者。③气道阻塞、胸廓塌陷、呼吸肌轻瘫、气胸等引起的呼吸功能不全者。④肺栓塞、神经肌肉功能失常导致的呼衰者。⑤矽肺或肺纤维化呼吸受限等导致的肺部疾病。

（2）用药相关检查 / 监测项目　①常规测血压、脉搏，检查肌腱反射，以防用药过量。②给药前和给药后 0.5h 测动脉血气，以便及早发现气道堵塞者或高碳酸血症患者是否有 $CO_2$ 蓄积或呼吸性酸中毒。

【给药说明】

给药条件　（1）吸入全麻时，停用全麻药 10~20min 后，才能使用本药。（2）本药禁止与碱化尿液的药物合用，与拟交感胺合用应谨慎。（3）对于麻醉后或药物引起的呼吸抑制，用药前应确保气道通畅和氧气充足。（4）静滴时速度宜慢，以免引起溶血。

【不良反应】　血药浓度＞ 9μg/ml 时，可出现严重的不良反应。

（1）心血管　血压升高、T 波低平、心律失常、胸痛、胸闷、静脉炎等。

（2）神经　惊厥、多汗、定向障碍、头痛、瞳孔散大、头昏、眩晕、乏力、极度兴奋、不自主运动、双侧巴宾斯基征阳性、喉痉挛（大剂量）。

（3）精神　精神紊乱、易激惹、神经过敏、感觉障碍、恐惧、定向障碍等。

（4）内分泌 / 代谢　感觉奇热、多汗、高血糖、糖尿。

（5）血液　溶血（给药速度过快）、WBC 减少，Hb、血细胞比容或 RBC 计数下降。

（6）消化　腹胀、胃潴留、恶心、呕吐、腹泻等，可能出现大便潜血阳性和坏死性小肠炎（长期鼻胃管给药治疗早产儿呼吸暂停时）。

（7）呼吸　胸痛、胸闷、呛咳、咳嗽、呼吸困难、呼吸急促、喉痉挛、支气管痉挛、呃逆、肺通气不足复发、喘鸣。

（8）泌尿　BUN 升高、蛋白尿、膀胱刺激症状、尿失禁、尿潴留。

（9）生殖　生殖器和会阴部位发热。

（10）骨骼肌肉　腱反射亢进、肌阵挛或肌肉痉挛、肌肉震颤。

（11）皮肤　皮肤潮红、瘙痒。

（12）眼　畏光。

（13）其他　用药局部发生血栓性静脉炎等。

【药物过量】

（1）表现　心动过速、心律失常、高血压、焦虑不安、震颤、谵妄、惊厥、反射亢进。

（2）处理意见　无特殊解毒药，主要进行支持、对症治疗。可短期静脉给予巴比妥类药，必要时可给氧和使用复苏器。透析无明显效果。

【相互作用】

（1）咖啡因、哌甲酯、匹莫林、肾上腺素受体激动药等　有协同作用。合用时应注意观察不良反应。

（2）MAOI、升压药　可使升压效应更显著。与 MAOI 合用须谨慎。

（3）碳酸氢钠　本药的血药浓度升高，毒性明显增强，有导致惊厥的报道。

（4）肌松药　可使本药的中枢兴奋作用暂不体现。

## 二甲弗林
## Dimefline

【其他名称】菲而、回苏灵、林迈欣、盐酸二甲弗林、盐酸回苏灵、Dimefline Hydrochloride、Dimeflinum、Reanimil

【分类】神经系统用药 \ 中枢神经兴奋药 \ 兴奋延髓呼吸中枢药

【制剂规格】片剂　8mg。

片剂（盐酸盐）8mg。

注射液　2ml∶8mg。

注射液（盐酸盐）2ml∶8mg。

【临床应用】

说明书适应证

（1）麻醉药、催眠药引起的呼吸抑制。

（2）多种原因引起的中枢性呼衰。

（3）外伤、手术等引起的虚脱和休克。

【用法用量】

1. 说明书用法用量

一般用法　（1）8~16mg/ 次，2~3 次 /d，p.o.。（2）8mg/ 次，i.m.。（3）8~16mg/ 次，i.v.，临用前用 5%GS 稀释。（4）用于重症患者，16~32mg/ 次，i.v.gtt.，临用前用 NS 或 5%GS 稀释。

2. 其他用法用量

［国内参考信息］也可 8~16mg/ 次，i.v.gtt.。

【禁忌证】

1. 说明书禁忌证

（1）有惊厥病史者。

（2）肝、肾功能不全。

（3）孕妇及哺乳妇女。

2. 其他禁忌证

吗啡中毒者。

【特殊人群用药】

儿童　慎用。

老人　慎用。

孕妇　禁用。

哺乳妇女　禁用。

肝功能不全者　禁用。

肾功能不全 / 透析者　肾功能不全者禁用。

【注意】

尚不明确。

【给药说明】

给药条件　（1）本药安全范围较窄，给药应注意掌握剂量，否则易导致抽搐或惊厥。（2）给药前应准备短效巴比妥类药物，作为惊厥时的急救用药。（3）本药用于抢救时极少采取口服给药。（4）静脉给药速度须缓慢，并应随时注意病情发展。

【不良反应】

（1）消化　恶心、呕吐等。

（2）皮肤　皮肤烧灼感等。

【药物过量】

（1）表现　肌肉震颤、惊厥。

（2）处理意见　①洗胃、催吐。②静滴 10%GS，促进排泄。③出现惊厥时可用短效巴比妥类药（如异戊巴比妥）治疗。④给予相应的对症治疗。

【相互作用】

尚不明确。

## 贝美格
## Bemegride

【其他名称】美解眠、乙甲哌啶二酮、Megimide

【分类】神经系统用药 \ 中枢神经兴奋药 \ 兴奋延髓呼吸中枢药

【制剂规格】注射液　① 10ml∶50mg。

② 20ml∶50mg。

【临床应用】

1. 说明书适应证

（1）巴比妥类及其他催眠药的中毒解救。

（2）减少硫喷妥钠麻醉深度，以加快其苏醒。

2. 其他临床应用

（1）其他静脉全麻药的催醒药。

（2）EEG 诊断癫痫时诱发异常脑电活动。

【用法用量】

说明书用法用量

一般用法　（1）50mg/ 次，i.v.，每 3~5min 给药 1 次，至病情改善或出现中毒症状。（2）50mg/ 次，i.v.gtt.，临用前加 5%GS 250~500ml 稀释后静滴。

【禁忌证】

说明书禁忌证

（1）对本药过敏者。

（2）吗啡中毒。

【特殊人群用药】

儿童　尚不明确。

孕妇　尚不明确。

哺乳妇女　尚不明确。

【注意】

慎用　急性卟啉病。

【给药说明】

给药条件　静脉给药速度不可太快，以免产生惊厥。注射时须准备短效巴比妥类药。

【不良反应】

（1）心血管　低血压。

（2）精神　意识混乱。

（3）内分泌 / 代谢　卟啉病急性发作。

（4）消化　恶心、呕吐。

【药物过量】

（1）表现　恶心、呕吐、腱反射增强、肌肉震颤、惊厥、情绪不安、精神紊乱、幻视等。

（2）处理意见　静注戊巴比妥钠注射液，或用水合氯醛灌肠。

【相互作用】

尚不明确。

## 洛贝林
## Lobeline

【其他名称】　半边莲碱、芦别林、祛痰菜碱、山梗菜碱、盐酸洛贝林、盐酸山梗菜碱、盐酸左旋山梗菜碱、Alpha-lobeline、Lobatox、Lobelin、Lobeline Hydrochloride、Lobron、Zoolobelin

【分类】　神经系统用药 \ 中枢神经兴奋药 \ 兴奋延髓呼吸中枢药

【制剂规格】　注射液（盐酸盐）① 1ml∶3mg。② 1ml∶10mg。

【临床应用】

说明书适应证

多种原因引起的中枢性呼吸抑制，如新生儿窒息及一氧化碳、阿片中毒等。

【用法用量】

说明书用法用量

一般用法　① 10mg/ 次，i.m./i.h.；Max：20mg/ 次，50mg/d。② 3mg/ 次，i.v.；Max：6mg/ 次，20mg/d。

【禁忌证】

尚不明确。

【特殊人群用药】

儿童

说明书用法用量

（1）一般用法　① 1~3mg/ 次，i.m./i.h.。② 0.3~3mg/ 次，i.v.，必要时 30min 可重复 1 次。

（2）新生儿窒息　3mg，脐静脉注射。

孕妇　尚不明确。

哺乳妇女　尚不明确。

【注意】

尚不明确。

【给药说明】

（1）给药条件　静脉给药应缓慢。

（2）配伍信息　禁止与碘、鞣酸以及铅、银等盐类药配伍。与碱性药物配伍可产生山梗素沉淀。

【不良反应】

（1）心血管　心悸。大剂量：心动过缓、心动过速、传导阻滞等。

（2）神经　头痛、惊厥（大剂量）。

（3）消化　恶心、呕吐。

（4）呼吸　呛咳、呼吸抑制（大剂量）。

【药物过量】

表现　可引起大汗、心动过速、低血压、低体温、呼吸抑制、强直性阵挛性惊厥、昏迷、死亡。

【相互作用】

烟草　用药后吸烟可致恶心、出汗及心悸。

## 第二节　兴奋大脑皮层药

### 甲氯芬酯
### Meclofenoxate

【其他名称】氯酯醒、遗尿丁、盐酸甲氯芬酯、盐酸氯酯醒、Centrofenoxate、Clophenoxine、Lucidril、Meclofenoxate Hydrochloride

【分类】神经系统用药 \ 中枢神经兴奋药 \ 兴奋大脑皮层药

【制剂规格】片剂　0.1g。

胶囊　0.1g。

胶囊（盐酸盐）　0.1g。

粉针剂（盐酸盐）　① 0.06g。② 0.1g。③ 0.2g。④ 0.25g。

【临床应用】

说明书适应证

（1）改善脑出血、脑手术、脑外伤、脑动脉硬化等引起的意识障碍。

（2）酒精中毒、新生儿缺氧症。

（3）老年性痴呆、慢性记忆障碍、抑郁症、小儿智力发育迟钝及小儿遗尿症。

【用法用量】

1. 说明书用法用量

（1）一般用法　①0.1~0.2g/ 次，tid.，p.o.，至少服用 1 周。② 0.1~0.25g/ 次，tid.，i.v./i.v.gtt.，临用前用注射用水或 5%GS 稀释为 5%~10% 溶液使用。

（2）成人昏迷状态　0.25g/ 次，q.2h，i.m.。

2. 其他用法用量

［国内参考信息］（1）0.1~0.3g/ 次，tid.，p.o.。Max：1.5g/d。（2）0.25g/ 次，1~3 次 /d，i.m.。（3）0.25g/ 次，1~3 次 /d，i.v.gtt.，溶于 5%GS 250~500ml 中给药。

【禁忌证】

1. 说明书禁忌证

（1）对本药过敏者。

（2）精神过度兴奋者。

（3）锥体外系疾病。

2. 其他禁忌证

有明显炎症者。

【特殊人群用药】

儿童

说明书用法用量

（1）一般用法　① 0.1g/ 次，tid.，p.o.，至少服用 1 周。② 60~100mg/ 次，bid.，可注入脐静脉。

（2）新生儿缺氧症　60mg/ 次，q.2h，i.m.。

孕妇　尚不明确。

哺乳妇女　尚不明确。

【注意】

慎用　高血压。

【给药说明】

配伍信息　本药水溶液易水解，应在肌注或静滴前现配现用。

【不良反应】

（1）心血管　血压波动。

（2）神经　头痛、失眠。

（3）精神　兴奋、激动、易激惹、困倦。

（4）消化　恶心、呕吐、胃痛、胃部不适。

（5）其他　疲乏无力、注射部位血管疼痛等。

【药物过量】

（1）表现　焦虑不安、活动增多、共济失调、惊厥、心悸、HR 加快、血压升高等。

（2）处理意见　可洗胃、静滴 5% 葡萄糖氯化钠注射液，并给予其他相应的对症及支持治疗。

【相互作用】

尚不明确。

# 第五章 自主神经系统用药

## 胆碱酯酶抑制药

### 溴吡斯的明
Pyridostigmine Bromide

**【其他名称】** 吡啶斯的明、吡斯的明、美定隆、美斯地浓、溴吡啶斯的明、溴化吡啶斯的明、Kalymin、Mestinon Bromide、Pyridostigmine、Regonol

**【分类】** 神经系统用药\自主神经系统用药\胆碱酯酶抑制药

**【制剂规格】** 片剂 60mg。

**糖浆** 1ml:12mg。

**缓释片** 180mg。

**注射液** ① 1ml:1mg。② 1ml:5mg。③ 2ml:10mg。

**【临床应用】**

**1. 说明书适应证**

（1）重症肌无力。

（2）手术后腹胀、尿潴留。

**2. 其他临床应用**

（1）拮抗非去极化肌松药作用（限注射给药）。

（2）与 GH 释放激素合用，诊断儿童短身材病因。

（3）预防性给药以避免神经毒气损害。

（4）膀胱逼尿肌收缩无力。

**【用法用量】**

**1. 说明书用法用量**

**一般用法** 60~120mg/次，q.3~4h，p.o.。

**2. 其他用法用量**

［国内参考信息］

（1）重症肌无力 ①糖浆：起始 60~120mg/次，q.3~4h，p.o.，用量按需调整。维持量 60mg/d，p.o.。②缓释片：严重重症肌无力，180~540mg/次，1~2次/d，p.o.，间隔≥6h。③注射剂：2mg/次，q.2~3h，i.m./i.v.，按需延长给药间隔；也可 1~5mg/d，i.h.。

（2）预防性用药（避免神经毒气损害） 30mg/次，q.8h，p.o.。

（3）拮抗非去极化肌松药 10~20mg/次，i.v.，常与阿托品 0.5~1mg 同用。

（4）术后腹胀或尿潴留 1~2mg/次，i.m.。

（5）膀胱逼尿肌收缩无力 60mg/次，tid.，p.o.。

［国外参考信息］

（1）重症肌无力 600~1500mg/d，q.3~8h，p.o.。

（2）拮抗神经肌肉阻滞 单次 0.1~0.25mg/kg，i.v.。

**【禁忌证】**

**1. 说明书禁忌证**

（1）心绞痛。

（2）哮喘。

（3）机械性肠梗阻。

（4）尿路梗阻。

**2. 其他禁忌证**

（1）对本药过敏（国外资料）。

（2）对溴化物过敏者。

**【特殊人群用药】**

**儿童** 小儿静注用于拮抗非去极化肌松药的用量未定，一般不用缓释片。

**其他用法用量**

［国内参考信息］

重症肌无力 （1）糖浆：7mg/（kg·d）或 200mg/（$m^2$·d），p.o.。（2）注射剂：0.05~0.15mg/（kg·次），q.4~6h，i.m./i.v.。

［国外参考信息］

**新生儿重症肌无力** 5mg/次，q.4~6h，p.o.。也可 0.05~0.15mg/（kg·次），q.4~6h，i.m.。

**孕妇** 可引起早产，应慎用。美国FDA妊娠安全性分级为：C级。

**哺乳妇女** 常规剂量时，可安全用药。

**【注意】**

（1）慎用 ①术后肺不张或肺炎。②心律失常（尤其是房室传导阻滞）。

（2）交叉过敏 其他溴化物。

**【给药说明】**

给药条件 （1）口服用的糖浆或缓释片一般仅供重症肌无力治疗用。注射给药限用于拮抗非去极化肌松药，注射给药后应严密观察。（2）本药漏服后不可服用双倍量。（3）本药吸收、代谢、排泄存在明显的个体差异，其药量和用药时间应根据服药后效应而定。

**【不良反应】**

（1）心血管 血压下降、心动过缓、血栓性静脉炎（注射给药）。

（2）精神 大剂量治疗的重症肌无力患者：精神异常。

（3）消化 胃痉挛、轻度唾液增多、腹痛、腹泻、流涎；长期口服：恶心和呕吐。

（4）呼吸 气管内黏液分泌增加。

（5）泌尿 尿频。

（6）骨骼肌肉 肌肉痛性痉挛。

（7）皮肤 注射部位红肿痛；长期用药：皮疹。

（8）眼 缩瞳。

（9）其他 出汗、乏力。

**【药物过量】**

（1）表现 重症肌无力患者过量时可出现胆碱能危象，表现为：视物模糊、恶心、呕吐或（和）腹泻，严重时可导致低血钾、呼吸短促、呼吸困难、喘鸣或（和）胸闷、唾液和气管、支气管黏液分泌增多，甚至可引起肺不张、胃痉挛性疼痛、脉搏减慢等。由于毒蕈碱样作用，可导致上肢、颈、肩、舌等处肌肉麻痹，出现言语不清、行动不便、步态不稳、神志不清、抽搐或阵挛等。

（2）处理意见 可用阿托品或东莨菪碱予以解除。

**【相互作用】**

（1）胍乙啶、美加明和咪芬等阻断交感神经节的降压药 可减弱本药的效应。

（2）普鲁卡因胺、奎尼丁等抗毒蕈碱样作用药物 可减弱本药对重症肌无力的疗效。

（3）氨基糖苷类抗生素、卷曲霉素、林可霉素、多黏菌素、利多卡因静注或奎宁肌注 本类药可不同程度拮抗上述药对神经－肌肉接头的作用。

（4）吸入全麻药（如乙醚、恩氟烷、异氟烷、甲氧氟烷、环丙烷等）本药可减弱上述药的肌松作用。

（5）阿托品 可减少本类药过量时的不良反应，本类药可与阿托品联合用于拮抗非去极化肌松药。

（6）酯类局麻药 本药能使酯类局麻药在体内缓慢水解，易引起中毒。故在使用本药期间，宜采用酰胺类局麻药。

（7）琥珀酰胆碱 本药可增加琥珀酰胆碱的神经肌肉阻滞作用。

（8）食物 不影响本药的生物利用度，但 $t_{max}$ 延迟。

## 氢溴酸加兰他敏
## Galantamine Hydrobromide

**【其他名称】** 格兰他明、慧敏、金康灵力、加兰他敏、洛法新、力益临、尼瓦林、奇尔能、强肌、施维宝、雪花胺、雪花莲胺碱、易优利宁、Galantamine、Galanthamine、Galanthamine Hydrobromide、Galanthamine Hydrochloride、Galanthaminum、Lycoremine、Nivalin、Nivalina、Reminyl

**【分类】** 神经系统用药\自主神经系统用药\胆碱酯酶抑制药

**【制剂规格】** 片剂 ① 4mg。② 5mg。③ 8mg。④ 12mg。

胶囊 5mg。

**注射液** ① 1ml∶1mg。② 1ml∶2.5mg。③ 1ml∶5mg。

**【临床应用】**

**1. 说明书适应证**

（1）良性记忆障碍，提高患者指向记忆、联想学习、图像回忆、无意义图形再认及人像回忆等能力。对痴呆患者和脑部器质性病变引起的记忆障碍也有一定的改善作用。

（2）重症肌无力。

（3）小儿麻痹后遗症。

（4）拮抗氯化筒箭毒碱及类似药物的非去极化肌松作用。

**2. 其他临床应用**

（1）神经系统疾病或外伤所致的运动障碍等神经肌肉功能紊乱。

（2）术后肠麻痹、尿潴留。

（3）手术麻醉后的催醒剂。

（4）本药注射液可逆转注射氢溴酸东莨菪碱所致的中枢抗胆碱作用。

**【用法用量】**

**1. 说明书用法用量**

（1）**一般用法** ① 5mg/ 次，qid.，p.o.；3d 后改为 10mg/ 次，qid.，p.o.。② 2.5~10mg/ 次，qd.，i.m./i.h.，必要时一昼夜可注射 2 次。Max：20mg/d。

（2）抗箭毒 起始 5~10mg，i.m.，5~10min 后按需逐渐增至 10~20mg。

**2. 其他用法用量**

［国内参考信息］

（1）老年性痴呆（AD） 30~40mg/d，分 3 次口服，至少 8~10 周为一疗程。

（2）重症肌无力 2.5~10mg/ 次，qd.，i.m./i.h.，2~6 周为一疗程。

（3）逆转注射氢溴酸东莨菪碱所致的中枢抗胆碱作用 0.5mg/（kg · 次），i.v.。

［国外参考信息］

轻至中度的阿尔茨海默病 起始 4mg/ 次，bid.，p.o.，可与食物同服，连用 4 周。以后根据患者的具体反应和耐受程度，可增至 12mg/d，bid.，p.o.。其临床效应还需再评价。

**【禁忌证】**

**说明书禁忌证**

（1）对本药过敏者。

（2）癫痫。

（3）运动功能亢进。

（4）心绞痛、心动过缓。

（5）严重哮喘或肺功能障碍。

（6）严重肝、肾功能损害。

（7）机械性肠梗阻。

（8）青光眼患者不宜使用本药注射液。

**【特殊人群用药】**

**儿童**

**1. 说明书用法用量**

**一般用法** 0.05~0.1mg/（kg· 次），i.m./i.h.。

**2. 其他用法用量**

［国内参考信息］

（1）一般用法 0.5~1mg/（kg · d），分 3 次口服。

（2）重症肌无力 0.05~0.1mg/（kg· 次），qd.，i.m./i.h.，2~6 周为一疗程。

**孕妇** 美国 FDA 妊娠安全性分级为：B 级。

**哺乳妇女** 尚不明确。

**肝功能不全者** 严重肝功能损害者禁用，中度肝损害者慎用。

**其他用法用量**

［国外参考信息］中度肝损害者，起始 4mg/ 次，qd.，若未加重肝损害，则至少用药 1 周，最好在早晨使用。以后可增量，Max：8mg/d，分 2 次服用。

**肾功能不全 / 透析者** 严重肾功能损害者禁用，中度肾损害慎用。

**【注意】**

慎用 （1）严重心脏病及低血压。（2）帕金森病。（3）有消化性溃疡病史或同时使用 NSAID 者。④尿路梗阻。

**【给药说明】**

给药条件 本药漏服后，不可一次服用

双倍量。

【不良反应】

（1）心血管　心动过缓、心律不齐、低血压。

（2）神经　疲劳、头晕眼花、头疼、发抖、张力亢进、感觉异常、失语症、动力功能亢进、眩晕、易激惹。

（3）精神　失眠、梦幻。

（4）内分泌 / 代谢　血糖增高、低钾血症、轻度体重减轻、中度出汗。

（5）血液　贫血、血小板减少。

（6）消化　口干、畏食、呕吐、腹胀、反胃、腹痛、腹泻、消化不良、恶心、流涎。

（7）皮肤　皮内注射：注射部位弥漫性红斑。

（8）其他　过敏反应。

【药物过量】

（1）表现　呕吐、流涎、流泪出汗、心动过缓、血压过低、Q-T 间期延长、惊厥等。

（2）处理意见　出现过量症状应立即停药，并使用阿托品解毒。

【相互作用】

（1）阻断交感神经节的降压药（如胍乙啶、美加明、咪芬）可减弱本药的效应。

（2）抗毒蕈碱样胆碱作用药（如普鲁卡因胺、奎尼丁）减弱本药对重症肌无力的疗效。

（3）红霉素　降低本药疗效。

（4）氨基糖苷类抗生素、卷曲霉素、林可霉素、多黏菌素、利多卡因静注、奎宁肌注　本药可拮抗上述药减弱骨骼肌张力的作用。

（5）吸入全麻药（如乙醚、恩氟烷、异氟烷、甲氧氟烷、环丙烷）本药可减弱吸入全麻药的肌松效应。

（6）西咪替丁、酮康唑　可提高本药的生物利用度。

（7）帕罗西汀　可使本药口服生物利用度增加。

（8）酯类局麻药　本药使酯类局麻药在体内水解缓慢，易出现中毒反应。用本药期间宜用酰胺类局麻药。

（9）地高辛　可见房室传导阻滞。多次用本药，对地高辛的稳定药动学无影响。

（10）雷尼替丁　不影响本药药动学。

（11）华法林　单次给华法林 25mg，对多次用本药的药动学无影响。本药不影响华法林延长 PT。

（12）牛奶、食物　同服能减轻毒蕈碱样不良反应，但药效可降低。食物不影响本药 AUC，可使 $C_{max}$ 降低，$t_{max}$ 延迟。

# 第六章　自主神经功能调节药

## 谷维素
## Oryzanol

**【其他名称】** 阿魏酸酯、谷维醇、络倍静、握瑞萨罗、Gammariza、Oryzanolum

**【成分】** 谷维素存在于米糠油中，系以环木菠萝醇为主体的阿魏酸酯混合物。

**【分类】** 神经系统用药\自主神经功能调节药

**【制剂规格】** 片剂　10mg。

注射液　2ml∶40mg。

**【临床应用】**

**1. 说明书适应证**

（1）自主神经功能失调（包括神经症的胃肠、心血管症状）。

（2）更年期综合征、经前期紧张症及原发性痛经等。

**2. 其他临床应用**

脑震荡后遗症。

**【用法用量】**

**1. 说明书用法用量**

（1）**一般用法**　① 10~30mg/次，tid.，p.o.。② 40mg/次，qd.，i.m.（深部）。

（2）原发性痛经　在月经前10d开始，40mg/次，qd.，i.m.，20d为一疗程。

**2. 其他用法用量**

［国内参考信息］　10mg/次，tid.，p.o.。有时可用至60mg/d。疗程一般3个月左右。

**【禁忌证】**

**其他禁忌证**

对本药过敏者。

**【特殊人群用药】**

**儿童**　尚不明确。

**孕妇**　尚不明确。

**哺乳妇女**　尚不明确。

**【注意】**

慎用　（1）GU、DU。（2）过敏体质者。

**【不良反应】**

（1）内分泌/代谢　多汗、油脂分泌过多、脱发、体重迅速增加，停药后可消失。

（2）消化　胃部不适、恶心、呕吐、口干，停药后可消失。

（3）呼吸　鼻塞。

（4）生殖　乳房肿胀。

（5）皮肤　皮疹、瘙痒，停药后可消失。

（6）其他　疲乏。

**【相互作用】**

尚不明确。

# 第七章 骨骼肌松弛药

## 巴氯芬
## Baclofen

【其他名称】 贝康芬、贝可芬、和路行、郝智、脊舒、脊舒锭、力奥来素、氯苯氨丁酸、氯苯氨酪酸、枢芬、Baclon、Gabalon、Lioresal、Neurospas、Spinax

【分类】 神经系统用药\骨骼肌松弛药

【制剂规格】 片剂 ① 10mg。② 25mg。

鞘内注射液 ① 1ml∶0.05mg。② 5ml∶10mg。③ 20ml∶10mg。

【临床应用】

1. 说明书适应证

（1）多发性硬化症引起的骨骼肌痉挛。

（2）脑源性肌痉挛。

（3）感染性、退行性、外伤性、肿瘤或原因不明的脊髓疾病引起的痉挛状态。

2. 其他临床应用

外括约肌痉挛所致的尿潴留。

【用法用量】

1. 说明书用法用量

一般用法 开始用药第1~3日，5mg/次，tid.，p.o.；第4~6日，10mg/次，tid.；第7~9日，20mg/次，tid.。以后可逐渐增量，根据患者的反应进行调整。对本药作用敏感的患者，剂量递增应缓慢。常用剂量30~75mg/d，分3~5次服，Max：≤ 80mg/d。

2. 其他用法用量

［国内参考信息］ 可鞘内注射或滴注本药。

［国外参考信息］

（1）痉挛状态 初始5mg/次，tid.，p.o.。每3d增量5mg（tid.），直至达到最佳疗效。常用量40~80mg/d，分3~4次服。Max：≤ 80mg/d。

（2）筛选期 鞘内给药，推荐鞘内一次性高浓度快速给药的试验剂量为50μg（1ml），在1min内以往返吸注式给药，然后每24h增加25μg，直到出现可持续4~8h的阳性临床反应。对一次性高浓度快速注射≤ 100μg（2ml）剂量有反应者才能作为鞘内注射泵治疗的候选者，没有反应的患者不考虑植入泵治疗。

（3）植入后调整期 鞘内给药，药泵植入后，开始剂量在24h内给予筛选剂量的2倍；然后开始一日给予24h的筛选剂量。在最初的24h内不需增量。对脊髓源性痉挛患者，在最初24h后，一日剂量可缓慢增加10%~30%，但是每24h只能增加1次。脑源性痉挛患者剂量的增加应更缓慢，为5%~15%。

（4）脊髓源性痉挛的维持治疗 鞘内给药，定期向药泵内充药时，一日鞘内给予的本药可增加10%~40%；发生不良反应的患者一日剂量可减少10%~20%。多数患者为维持理想的疗效需逐渐增量。维持剂量范围是12~2003μg/d（多数300~800μg/d）。

（5）脑源性痉挛的维持治疗 鞘内给药，一日可增量5%~20%；发生不良反应的患者一日剂量可减少10%~20%。多数患者为维持理想的疗效需逐渐增量。维持剂量范围是22~1400μg/d（多数90~703μg/d）。

【禁忌证】

1. 说明书禁忌证

对本药过敏者。

2. 其他禁忌证

（1）妊娠早期。

（2）消化性溃疡或有溃疡病史者。

【特殊人群用药】

儿童

1. 说明书用法用量

一般用法 （1）从低剂量开始，初始

0.3mg/（kg·d），分次服用。在1~2周内谨慎增量，维持剂量0.75~2mg/（kg·d）。＞10岁儿童，Max：2.5mg/（kg·d）。（2）也有说明书建议：1~2岁，10~20mg/d，分4次服；2~6岁，20~30mg/d，分4次服；6~10岁，30~60mg/d，分4次服。Max：≤70mg/d。

2. 其他用法用量

［国外参考信息］

（1）痉挛状态　＜12岁儿童用药的安全性和有效性尚不明确，但也有资料建议：2~7岁，初始10~15mg/d，q.8h，分次服用。每3d可增加5~15mg，直至Max：40mg/d。≥8岁儿童，初始剂量及增量方法同2~7岁儿童，Max：60mg/d。

（2）筛选期　鞘内给药，推荐为50μg。但对年龄较小的患者，可首先给予25μg。

（3）植入后剂量调整期　鞘内给药，第一个24h后，每24h缓慢增加5%~15%的剂量1次，直到获得满意的临床疗效。

（4）维持治疗　鞘内给药，建议在将给药频率、痉挛的严重性及不良反应的发生率降低到最小的同时，尽可能维持肌张力接近正常或使肌张力功能达到最佳。一日鞘内给药的剂量可在定期给药的过程中增加10%~20%；发生不良反应的患者一日剂量可减少10%~20%。＜12岁儿童应使用较低的剂量，平均为274μg/d（范围为24~1199μg/d）；＞12岁儿童一日平均剂量同成人。所有剂量都必须个体化。

**老人**

1. 说明书用法用量

*初始5mg/次，tid.，p.o.，但剂量增速应比一般人慢。*

2. 其他用法用量

［国外参考信息］老年人应低剂量给药。

**孕妇**　妊娠期用药的安全性尚未明确。妊娠早期禁用。美国FDA妊娠安全性分级为：C级。

**哺乳妇女**　慎用。

**肝功能不全者**　慎用。

**肾功能不全/透析者**　肾功能不全者慎用，用量应低于常规剂量。

**【注意】**

（1）慎用　①脑血管病。②呼吸功能不全。③有癫痫病史或惊厥发作。④伴有精神障碍、精神分裂症或意识错乱者。⑤已存在括约肌张力增强者。

（2）用药相关检查/监测项目　对于肝病或糖尿病患者，用药期间应定期检测血清SGOT、ALP和血糖水平。

（3）对驾驶/机械操作的影响　用药后驾驶汽车、高空作业或操作机器时要特别谨慎。

**【给药说明】**

（1）给药条件　起始剂量宜小，逐渐加量。分次给药可更平稳地控制痉挛状态，且不良反应较小。

（2）减量/停药条件　突然停药可出现幻觉和癫痫发作，停药时，宜在1~2周时间内逐渐减量。

**【不良反应】**

（1）心血管　低血压、踝水肿、心悸。

（2）神经　眩晕、嗜睡、疲乏、头痛、失眠、头晕、无力、虚脱、协调障碍、震颤、昏迷、癫痫发作（突然撤药）。

（3）精神　欣快感、兴奋、幻觉、感觉异常、言语异常、精神错乱、抑郁、神志不清、精神病综合征（肾功能不全者）。

（4）内分泌/代谢　体重增加。

（5）消化　恶心、呕吐、便秘、腹泻、口干、腹痛、食欲减退、肝酶升高。

（6）呼吸　鼻充血、急性支气管痉挛、咳嗽反射敏感性降低、胸闷等。

（7）泌尿　尿频、遗尿、尿潴留、排尿困难、夜尿、血尿。

（8）生殖　性功能障碍（性无能和射精障碍）。

（9）骨骼肌肉　肌无力、肌肉疼痛、肌肉强直、张力失常、运动失调、肌阵挛（肾功能不全者)。

（10）皮肤　皮疹、瘙痒。

（11）眼　视物模糊、眼球震颤、斜视、瞳孔缩小或散大、复视等。

（12）耳　耳鸣。

（13）其他　突然停药可出现撤药症状，表现为幻视、幻听、幻触、低血压、易激动、妄想、偏执及躁狂。

**【药物过量】**

（1）表现　CNS 抑制体征最为突出，如嗜睡、知觉受损、昏迷、呼吸抑制。严重的中毒表现为癫痫发作、昏迷、呼吸抑制和伴肢体反射缺失的肌张力低下。也曾观察到心动过缓和低血压。

（2）处理意见　无特殊解毒药。急性过量时应立即洗胃；呼吸支持，必要时人工呼吸；应强制进行血透；也可利尿。癫痫发作可用地西泮或氯硝西泮处理。对伴有心血管疾病的患者应仔细观察 1 周，以监测迟发的心动过速和（或）高血压。毒扁豆碱可能减轻 CNS 的反应，但应慎用。

**【相互作用】**

（1）卡马西平、苯妥英　有协同作用。

（2）碳酸锂　可出现运动功能亢进，合用时应注意观察患者对药物的反应。

（3）降压药　本药可使降压作用增强。合用时应适当调整降压药的剂量。

（4）布洛芬　服用本药者加用布洛芬后，可加重本药毒性反应。

（5）抗抑郁药物（如丙米嗪、氯米帕明、阿米替林、阿米替林 / 氯氮䓬、阿米替林 / 奋乃静、去甲替林、普罗替林、地西帕明、曲米帕明、多塞平等）　可引起短期的记忆力丧失。另外，三环类抗抑郁药（如丙米嗪）和本药联用，可导致肌肉松弛作用相加。

（6）左旋多巴　帕金森病患者同时使用本药和左旋多巴时，可引起精神错乱、幻想和激动不安。

（7）其他中枢抑制药或乙醇　可增加镇静作用。

## 乙哌立松
## Eperisone

**【其他名称】**　艾哌瑞松、贝格斯、贝力斯、妙纳、乙苯哌丙酮、盐酸乙苯哌丙酮、盐酸乙哌立松、宜宇、佐宁、Eperisone Hydrochloride、Myonal

**【分类】**　神经系统用药 \ 其他神经系统用药

**【制剂规格】**　片剂（盐酸盐）　50mg。

颗粒（盐酸盐）　1g:50mg。

**【临床应用】**

**说明书适应证**

（1）颈肩腕综合征、肩周炎、腰痛症的肌紧张状态。

（2）改善下列疾病所致的痉挛性麻痹　脑血管障碍、脊髓血管障碍、痉挛性脊髓麻痹、颈椎病、手术后遗症、外伤后遗症、肌萎缩性侧索硬化、脑性瘫痪、脊髓小脑变性、亚急性脊髓神经病（SMON）及其他脑脊髓疾病。

**【用法用量】**

**说明书用法用量**

**一般用法**　50mg/ 次，tid.，饭后服。可随年龄、症状适当调整剂量。

**【禁忌证】**

**说明书禁忌证**

（1）对本药过敏者。

（2）严重肝、肾功能障碍。

（3）休克。

（4）哺乳妇女。

**【特殊人群用药】**

**儿童**　慎用。

**老人**　应适当减量并加强观察。

**孕妇**　孕妇及可能怀孕的妇女应权衡利弊后用药。

**哺乳妇女**　应避免用药。若必须用药，则应停止哺乳。

**肝功能不全者**　慎用，严重者禁用。

**肾功能不全 / 透析者**　严重肾功能不全者禁用。

【注意】

（1）慎用　有药物过敏史者。

（2）用药相关检查 / 监测项目　血常规、血压、肝功能、肾功能。

（3）对驾驶 / 机械操作的影响　用药期间应避免从事注意力高度集中的活动。

【给药说明】

给药条件　餐后服用有助于减轻胃肠道反应。

【不良反应】

（1）神经　失眠、头痛、困倦、身体僵硬、四肢麻木、知觉减退、四肢发颤、四肢无力、站立不稳、头晕、肌紧张减退等。若出现四肢无力、站立不稳、嗜睡等症状时，应减量或停药。

（2）血液　血常规异常。出现血液学检查异常时应立即停药。

（3）消化　恶心、呕吐、食欲缺乏、胃部不适、口干、便秘、腹泻、腹痛、腹胀、口腔炎、肝功能异常。出现肝功能异常时应立即停药。

（4）泌尿　尿闭、尿失禁、尿不尽感、肾功能异常。出现肾功能异常时应立即停药。

（5）皮肤　皮疹、瘙痒、颜面潮红、出汗等。

（6）其他　出现休克时应立即停药。

【药物过量】

处理意见　目前尚无特效的解毒药。用药过量时，可给予洗胃及常规的支持治疗等。

【相互作用】

甲氧卡巴莫　曾有报道，本药的类似药物盐酸甲苯哌丙酮与甲氧卡巴莫合用时，引发眼调节障碍。

# 第八章　肌萎缩性侧索硬化症用药

## 利鲁唑
## Riluzole

**【其他名称】** 力如太、协一力、Rilutek

**【分类】** 神经系统用药\肌萎缩性侧索硬化症用药

**【制剂规格】** 片剂　50mg。

**【临床应用】**

**说明书适应证**

肌萎缩性侧索硬化症（ALS）。

**【用法用量】**

**说明书用法用量**

**一般用法**　推荐 50mg/ 次，q.12h，餐前 1h 或餐后 2h 服用。

**【禁忌证】**

**1. 说明书禁忌证**

（1）对本药过敏者。

（2）孕妇及哺乳妇女。

**2. 其他禁忌证**

肝脏氨基转移酶的水平 3 倍于正常值者。

**【特殊人群用药】**

**儿童**　不推荐使用。

**老人**　老年人生理功能低下，应注意用药后出现不良反应。

**孕妇**　大鼠实验中未见畸形，有资料认为应禁用。美国 FDA 妊娠安全性分级为：C 级。

**哺乳妇女**　不宜应用。

**肝功能不全者**　肝脏疾病患者慎用，并定期检查肝功能。

**肾功能不全 / 透析者**　肾功能不全者慎用。

**【注意】**

（1）慎用　①高血压。②中性粒细胞减少。③其他 CNS 疾病。（以上均选自国外资料）

（2）用药相关检查 / 监测项目　用药前及用药期间应检测血清氨基转移酶，如 ALT 等。在治疗的前 3 个月，应每月测定 ALT，随后每 3 个月测定 1 次。间歇性治疗者，应定期测定 ALT。

（3）对驾驶 / 机械操作的影响　服药后如有眩晕或头晕，则不宜驾驶车辆或操作机器。

**【给药说明】**

（1）给药条件　WFN 建议，使用本药者应满足以下条件：①依据 WFN 的标准，判断为“肯定”和“可能”ALS 者。②患病＜5 年者。③用力性肺活量在理论正常值的 60% 以上者。④未进行气管切开者。

（2）减量 / 停药条件　出现不良反应应立即停药，并给予对症处理。

（3）其他　服用本药时禁止过度饮酒。

**【不良反应】**

（1）心血管　HR 增快、高血压、心动过速、心悸。

（2）神经　疲劳、嗜睡、头痛、头晕、眩晕、失眠、共济失调、感觉异常。

（3）精神　抑郁。

（4）血液　中性粒细胞减少症。

（5）消化　氨基转移酶升高、胰腺炎、胃部不适、胃痛、消化不良、腹泻、恶心、呕吐、食欲缺乏、吞咽困难（或吞咽困难加重）、便秘。

（6）呼吸　肺功能降低、咳嗽。

（7）骨骼肌肉　肌无力加重、僵直或痉挛加重、肌张力增高、关节痛。

（8）皮肤　瘙痒、湿疹。

（9）其他　过敏反应。

**【药物过量】**

处理意见　用药过量尚无有效拮抗药。过量时应立即停药，并进行支持和对症治疗。剂量过大可出现高铁 Hb 血症，用亚甲蓝治疗可恢复。

**【相互作用】**

（1）利福平、奥美拉唑　本药血药浓度降低，疗效降低。

（2）阿米替林、丙米嗪、氟伏沙明、氯米帕明、环丙沙星、诺氟沙星、氧氟沙星、非那西丁、双氯芬酸、尼麦角林、他克林等药物　本药清除率降低，血药浓度升高，毒性（无力、恶心、眩晕、嗜睡、口周感觉异常等）增强。

（3）茶碱、咖啡因　上述药的血药浓度升高，中毒风险增加。

（4）尼古丁　本药的清除增加。

（5）食物　进餐时服药，本药的生物利用度降低。

# 第九章 抗晕止吐药

## 盐酸地芬尼多
## Difenidol Hydrochloride

**【其他名称】** 苯哌丁醇、地芬尼多、戴芬逸多、二苯哌丁醇、二苯哌啶丁醇、二氯哌啶醇、眩晕停、Cephadol、Difenidol、Difenidolin、Diphenidol、Diphenidol Hydrochloride、Mecalmin、Vontrol

**【分类】** 神经系统用药\抗晕止吐药

**【制剂规格】** 片剂 25mg。

注射液 1ml∶10mg。

肛用栓

**【临床应用】**

**1. 说明书适应证**

多种原因或疾病引起的眩晕、恶心、呕吐。

**2. 其他临床应用**

预防椎-基底动脉供血不足、梅尼埃病、自主神经功能紊乱等引起的眩晕症。

**【用法用量】**

**1. 说明书用法用量**

**一般用法** 25~50mg/次，tid.，p.o.。预防晕动病应在出发前30min服药。

**2. 其他用法用量**

［国内参考信息］ ①20~40mg/次，qid.，i.m.。②20mg/次，i.v.，必要时每1h重复1次。③直肠给药，50mg/次，q.4~6h。

［国外参考信息］ 25mg/次，q.4h，p.o.。某些患者可用到50mg/次。

**【禁忌证】**

**1. 说明书禁忌证**

（1）对本药过敏者。

（2）肾功能不全者。

（3）＜6个月婴儿。

**2. 其他禁忌证**

（1）无尿者（国外资料）。

（2）体重＜22.7kg（50磅）的儿童（国外资料）。

**【特殊人群用药】**

**儿童** ＜6个月的婴儿禁用。国外资料建议，体重＜22.7kg的儿童禁用。

**其他用法用量**

［国内参考信息］ ＞6个月，0.9mg/(kg·次)，tid.，p.o.。

［国外参考信息］ 治疗恶心、呕吐时，22.7~45.4kg（50~100磅）儿童的常规剂量25mg/次，q.4h，p.o.。若首剂不能有效控制症状，1h后可重复给药，以后q.4h。个体剂量可根据0.88mg/kg计算。每24h总剂量≤5.5mg/kg。

**孕妇** 慎用。

**哺乳妇女** 尚不明确。

**肾功能不全/透析者** 肾功能不全及无尿者禁用。

**【注意】**

慎用 （1）青光眼。（2）GU。（3）胃肠道或泌尿生殖道梗阻性疾病。（4）心动过速或过缓者。（5）过敏体质者。

**【给药说明】**

给药条件 国外资料建议，由于本药对CNS有明显毒性，且目前尚无研究表明本药的疗效明显优于同类药物，故不应作为常规治疗用药。

**【不良反应】**

（1）心血管 心悸（停药后可消失）、一过性低血压。

（2）神经 头昏、头痛、嗜睡、不安等，停药后即可消失。

（3）精神 幻听、幻视、定向力障碍、精神错乱、忧郁、意识模糊。用药期间如出现精神错乱应中止治疗。

（4）消化 口干、轻度胃肠不适等，停

药后即可消失。

（5）皮肤　皮疹。

（6）眼　视物模糊。

（7）耳　耳鸣。

**【相互作用】**

阿扑吗啡　先服用本药，可降低阿扑吗啡治疗中毒时的催吐作用。

# 第十章　其他神经系统用药

## 甲钴胺
## Mecobalamin

【其他名称】爱柯保、爱昕保、博迪同、博可保、成强、代芳、泛敏补、钴宾酰胺、禾保、甲钴胺明、加利保、乐亢、洛唐、弥尔神、弥可保、麦可巴那明、弥诺、麦拓、欧维、曲力、奇信、托普优、唐信、亚宝力维、易佳林、悦敏兴、怡神保、怡维康、兆敏欣、Methycobal、Methylcobalamin

【分类】神经系统用药\其他神经系统用药

【制剂规格】片剂　500μg。

胶囊　500μg。

注射液　1ml∶500μg。

粉针剂　500μg。

【临床应用】

说明书适应证

（1）周围神经病。

（2）$VitB_{12}$缺乏所致的巨幼细胞贫血。

【用法用量】

说明书用法用量

（1）周围神经病　①500μg/次，tid.，p.o.。②500μg/次，qd.，i.m./i.v.，3次/周。可根据年龄、症状酌情增减。

（2）巨幼细胞贫血　①500μg/次，tid.，p.o.。②500μg/次，qd.，i.m./i.v.，3次/周。用药约2个月后改为维持治疗，500μg/次，每1~3个月1次。

【禁忌证】

说明书禁忌证

对本药过敏者。

【特殊人群用药】

儿童　尚不明确。

老人　应酌情减量。

孕妇　用药的安全性尚不明确。

哺乳妇女　用药的安全性尚不明确。

【注意】

尚不明确。

【给药说明】

（1）给药条件　①与其他药物同服，对本药的吸收无影响。②应避免在同一部位反复注射。③肌注时应注意避开神经分布密集的部位。且应注意针扎入时，如有剧痛、血液逆流的情况，应立即拔出针头，更换注射部位。④从事汞及其化合物的工作人员，不宜长期大量服用本药。

（2）减量/停药条件　用药1个月以上未见疗效，则无需继续用药。

（3）其他　①本药可用于自主神经病变，改善患者自觉症状，如麻木、自发性疼痛、感觉异常、直立性眩晕、多汗、口渴等；也用于促进再植手指神经吻合，以促进感觉恢复；还可改善椎间盘突出症、坐骨神经痛、面瘫、带状疱疹等所致的神经症状，缩短恢复时间。②本药见光易分解，应防止安瓿外露。注射液开封后应立即使用。

【不良反应】

（1）神经　注射给药：头痛。

（2）消化　口服：食欲缺乏、胃肠道功能紊乱、恶心、呕吐、软便、腹泻等。

（3）其他　①过敏反应，如皮疹、血压下降、呼吸困难等，此时应停药，并采取适当的措施。②注射给药：出汗、发热等。③肌注部位疼痛、硬结（频度不明）。

【药物过量】

处理意见　目前尚未见用药过量的报道。如过量中毒，应进行对症和支持治疗。

【相互作用】

尚不明确。

## 细胞色素 C
## Cytochrome C

【其他名称】 西丙、细胞色素丙、Cytochromum C

【分类】 神经系统用药 \ 其他神经系统用药

【制剂规格】 肠溶片 10mg。

注射液 2ml : 15mg。

冻干粉针剂 15mg。

溶液

【临床应用】

1. 说明书适应证

各种组织缺氧急救的辅助治疗，如一氧化碳中毒、催眠药中毒、氰化物中毒、新生儿窒息、严重休克期缺氧、脑血管意外、脑震荡后遗症、麻醉和肺部疾病引起的呼吸困难以及心脏疾病引起的心肌缺氧的治疗。

2. 其他临床应用

白内障（国外资料）。

【用法用量】

说明书用法用量

一般用法 （1）20mg/ 次，tid.，p.o.。（2）15~30mg/ 次，加 25%GS 20ml 混匀后缓慢静注，视病情轻重 1~2 次 /d，一日总量 30~60mg。（3）15~30mg/ 次，用 5%~10%GS 或 NS 稀释后静滴，视病情轻重 1~2 次 /d，一日总量 30~60mg。

【禁忌证】

说明书禁忌证

对本药过敏者。

【特殊人群用药】

儿童 用量酌减。

说明书用法用量

一般用法 （1）肌注：＜1 岁，1.5~7.5mg/ 次，qd.；1~8 岁，15mg/ 次，qd.；＞9 岁，15~30mg/ 次，qd.。（2）静注：＜1 岁，7.5mg/ 次，qd.；1~8 岁，7.5~15mg/ 次，qd.；＞9 岁，15~30mg/ 次，qd.。（3）静滴：＜8 岁，15mg/ 次，qd.；＞9 岁，15~30mg/ 次，qd.。

孕妇 尚不明确。

哺乳妇女 尚不明确。

【注意】

尚不明确。

【给药说明】

（1）给药条件 用药前需做过敏试验，阳性反应者禁用。治疗中止后如需再次给药，须再做皮试，且应采用用药量较小的皮内注射法。

（2）其他 对缺氧的治疗应采取综合措施，单用本药有时效果不确切。

【不良反应】

过敏反应（皮疹等）、消化道反应。若发生过敏反应，应立即停药，并对症处理。

【相互作用】

酒精 不宜在饮酒时同时服用本药。

## A 型肉毒毒素
## Botulinum Toxin A

【其他名称】 保妥适、衡力、肉毒杆菌 A 型毒素、Botox、Botulinum Toxin Type A

【分类】 神经系统用药 \ 其他神经系统用药

【制剂规格】 粉针剂 100U。

注射液 50~150U。

【临床应用】

1. 说明书适应证

（1）眼睑痉挛、面肌痉挛及相关病灶肌张力障碍。

（2）某些斜视，尤其是急性麻痹性斜视、共同性斜视、内分泌疾病引起的斜视及无法手术矫正或手术效果不佳的 12 岁以上的斜视患者。

2. 其他临床应用

（1）口 – 下颌肌张力障碍，痉挛性斜颈、痉挛性构音障碍、书写痉挛、扭转痉挛等。

（2）局部用药无效的严重原发性腋窝多汗等（国外资料）。

（3）改善面部过多皱纹（国外资料）。

【用法用量】

1. 说明书用法用量

（1）眼睑痉挛　采用上睑及下睑肌肉多点注射法。保妥适建议主要注射上睑眼轮匝肌的内、外侧部和下睑眼轮匝肌的外侧部，如眉弓、眼轮匝肌外侧和上面部区域痉挛而影响视力，可在相应部分增加注射位点。每个注射位点的推荐剂量为0.05~0.1ml，初始注射量为1.25~2.5U。一般注射后3d内起效，1~2周达高峰，每次疗效可持续约3个月，之后根据需要可重复治疗。重复治疗时可增量，但一个注射点的剂量≤5U。每眼初始剂量≤25U，每12周的总剂量≤100U。

（2）面肌痉挛　同单侧眼睑痉挛者，同时根据需要可注射其他受累面肌，如面部中、下及颊部肌肉注射3点，也可对眉部内、外或上唇或下颌部肌肉进行注射。

（3）斜视　根据斜视的种类、部位，在0.5%丁卡因表面麻醉下，籍肌电放大器或肌电仪引导，用同轴电极针注射不同的眼外肌。对垂直肌和＜20三棱镜度的水平斜视，每条肌肉起始量为1.25~2.5U；对20~50三棱镜度的水平斜视，每条肌肉起始量为2.5U。以后根据药物反应，酌情增至5U/次；对≥1个月的持久性第Ⅵ对神经麻痹，可向内直肌肉注射1.25~2.5U。每条肌肉注射量≤5U。对低矫者可重复注射。对病情出现反复者可作不定期的增量或维持量注射，但每条肌肉最大用量≤0.1ml。

2. 其他用法用量

［国内参考信息］

（1）眼睑痉挛　可选择6点注射法，其6点包括上下眼睑中内1/3段交界处及中外1/3交界处（注射点距眼缘2~3mm）；外眦部颞侧眼轮匝肌（注射点距外眦1cm）；眉弓中央部。每点注射2.5U。

（2）口－下颌肌张力障碍　选择咬肌、颞肌、翼内外肌、二腹肌，每块肌肉分3~5个注射点，严重者可在口腔内上腭部分5点注射，还可注射颏下肌，每点注射6.25U。

（3）痉挛性斜颈　胸锁乳突肌、斜方肌、头肌、颈后肌、背阔肌为选择注射的肌肉，必要时颈部深层肌肉都应在考虑之列。一次可选择2~3块肌肉进行治疗，每个注射点6.2~12.5U，一次总剂量一般为110~220U，不主张＞280U。

（4）痉挛性构音障碍　须经耳鼻喉科医生用纤维喉镜，在EMG指导下选择相应的肌肉注射点，如内收肌型选择甲勺肌、外展肌型选择勺后肌，重者尚需选择环甲肌注射。一次注射总量一般为5~10U。

（5）书写痉挛　最常注射于手和前臂肌肉，应把针置于大块肌肉的终板区注射，需要EMG引导。注射剂量为每块肌肉10~20U，总量为10~30U/次。

（6）其他局限性四肢肌张力障碍　参见书写痉挛用法用量。

［国外参考信息］

（1）眼睑痉挛　推荐初始量1.25~2.5U，注入睑板前眼轮匝肌，分别于上眼睑中、侧部和下眼睑侧部注射。1~2周可达最大临床疗效，并持续约3个月。可重复注射。如初次注射后，临床效果不佳，重复注射剂量可增至2倍。30d内累积最大量为200U。须避免注入上睑中央部位以降低上睑下垂的风险。

（2）严重腋窝多汗　推荐量为每侧腋窝50U，i.d.。用一标准沾染技术识别发汗过多区域，采用30号针头，每侧腋下分10~15点进行多部位皮内注射，一个注射点0.1~0.2ml。每个注射点间隔大约1~2cm，注射深度约2mm。

（3）面部祛皱　≤65岁，可采用5处美容法注射（每侧皱眉肌各2处、降眉间肌1处），总剂量为20U，稀释浓度为4U/0.1ml。

【禁忌证】

1. 说明书禁忌证

（1）对A型肉毒梭菌毒素过敏者。

（2）重症肌无力或肌无力综合征。

2. 其他禁忌证

（1）过敏体质者。

（2）拟注射部位感染者（国外资料）。

【特殊人群用药】

**儿童**　＜12 岁者慎用。

**其他用法用量**

［国外参考信息］

（1）眼睑痉挛　≥12 岁，经眼轮匝肌注入 1.25~2.5U，30d 累计最大量 200U。

（2）斜视　≥12 岁：①屈光度低于 20°，1.25~2.5U，注入眼外直肌内。②屈光度 20°~50°，2.5~5U 注入眼外直肌内。

**老人**　治疗剂量与其他成年患者相同。

**孕妇**　除非必要，妊娠妇女不应使用本药。美国 FDA 妊娠安全性分级为：C 级。

**哺乳妇女**　不推荐使用。

**肝功能不全者**　肝脏疾病患者慎用。

【注意】

慎用　（1）心脏疾病。（2）肺疾病。（3）活动性结核。（4）血液病。（5）有患闭角型青光眼危险者。（6）如预注射部位存在炎症或选定肌肉有明显无力或萎缩时。（7）肌萎缩性脊髓侧索硬化症或导致周围神经肌肉功能障碍的疾病。

【给药说明】

（1）给药条件　①本药有剧毒，必须由专人保管、发放、登记造册，按规定适应证、规定剂量使用。使用本药者，特别是治疗斜视者应为受过专门训练人员。操作者应熟悉眼外肌的解剖位置，熟练掌握肌电放大器使用技术，并尽量做到准确、定量、慢注、减少渗漏。②患有发热、急性传染性疾病者应缓用。③本药对＞50 三棱镜度的斜视、固定性斜视、外直肌无力的 Duane's 综合征、手术过矫性斜视、慢性麻痹性斜视、慢性第Ⅵ或第Ⅲ对脑神经麻痹、严重肌肉纤维挛缩者疗效不佳或无效。④本药的推荐剂量不可与其他肉毒梭菌毒素制剂的给药剂量互换。⑤应备有 1∶1000 肾上腺素，以备偶发过敏反应时急救用。患者在注射后应留院短期观察。⑥过于频繁或过大剂量的注射可导致抗体形成，从而产生抗药性。故宜尽可能小剂量注射和尽可能长的注射间隔，原则上注射间期不应短于 3 个月。

（2）配伍信息　①稀释本药时可根据包装实际标示的单位量，参照表 6-10-1 进行稀释，按需要选用不同稀释度，建议采用 NS 稀释本药。②本药可能因气泡或其他类似力量的振动而变性，故稀释本药时应轻轻向药瓶中推注稀释液；如瓶内无真空负压抽吸稀释液，应废弃该瓶药物。③配制后的药液应立即使用，其在 2℃~8℃的冰箱中保存最多不超过 4h。注射后残液、容器、注射用具等应消毒处理。

**表 6-10-1　稀释本药时氯化钠注射液加入量（ml）举例**

| 0.1ml 稀释液中药物含量（U） | 包装标示量（U） | | | |
|---|---|---|---|---|
| | 50 | 100 | 120 | 150 |
| 10.0 | 0.5ml | 1.0ml | 1.2ml | 1.5ml |
| 5.0 | 1.0ml | 2.0ml | 2.4ml | 3.0ml |
| 2.5 | 2.0ml | 4.0ml | 4.8ml | 6.0ml |
| 1.25 | 4.0ml | 8.0ml | 9.6ml | 12.0ml |

（3）其他　①眼轮匝肌注射本药后的瞬目动作减少可导致角膜病变。治疗前应仔细检查接受过手术眼的角膜敏感性，避免下眼睑区域的注射以免引起睑外翻，并对任何角膜上皮缺陷积极实施治疗，如给予保护性滴眼液、眼膏、治疗性软性角膜接触镜或用眼罩或其他方法遮蔽眼睛。②眼睑软组织容易出现瘀斑，为减少瘀斑，可在注射后立即轻轻按压注射位点。

【不良反应】

（1）心血管　心律失常、心肌梗死、高血压。

（2）神经　头痛、头晕、感觉异常、抽搐、眩晕。

（3）精神　焦虑。

（4）消化　恶心、消化不良、胆囊运动无力并发排空延迟、肝功能异常、大便失禁。

（5）泌尿　泌尿道感染。

（6）骨骼肌肉　疼痛、肌肉无力。治疗眼睑痉挛、斜视时可并发眼睑下垂、复视、瞬目减少、眼裂闭合不全等；治疗口 - 下颌肌张力障碍，可出现吞咽困难、构音障碍、咀嚼无力；治疗痉挛性斜颈，可出现失声、吞咽困难、饮水呛咳及喘鸣；治疗偏侧面肌痉挛、书写痉挛时，可出现面肌、手部肌肉短暂无力或瘫痪。一般数周内可自行恢复。

（7）皮肤　皮肤疼痛、水肿、注射部位红斑、皮肤紧绷感、弥漫性皮炎、瘙痒、多形性红斑、荨麻疹、银屑病样皮疹。治疗原发性腋部多汗症时出现腋部以外部位多汗。

（8）眼　眼睑下垂、表皮点状角膜炎、兔眼症、干眼症、畏光、流泪、角膜炎、睑外翻、睑内翻、复视、视力障碍或模糊、眼睑肿胀、闭角型青光眼、角膜溃疡。

（9）耳　面部祛皱时出现听力下降、耳鸣。

（10）其他　发热、感冒样综合征、自发性死亡。

**【药物过量】**

（1）表现　随着用药量的增加，可能出现全身性深度肌肉麻痹，当口咽及食管肌肉组织受累时，会继发吸入性肺炎。

（2）处理意见　用药过量的表现并非注射后立即出现，应对患者进行数日医疗观察，注意患者有无全身无力或肌肉麻痹的症状或体征。如出现全身无力、眼睑下垂、复视、吞咽和言语功能障碍、呼吸肌麻痹等 A 型肉毒梭菌毒素症状应入院治疗，如存在呼吸肌麻痹，需进行气管插管和辅助呼吸，直至病情恢复。

**【相互作用】**

（1）氨基糖苷类抗生素（如庆大霉素等）可加强肉毒毒素的作用，使用本药期间禁用此类抗生素。

（2）大观霉素、其他影响神经肌肉传导的药物（如筒箭毒碱型肌松剂）可加强肉毒梭菌毒素的作用。

## 干扰素β-1b
## Interferon Beta-1b

**【其他名称】** 倍泰龙、重组人干扰素β-1b、Betaferon

**【分类】** 神经系统用药 \ 其他神经系统用药

**【临床应用】**

**其他临床应用**

（1）用于缓解 - 复发型和继发进展型多发性硬化，以降低其临床恶化频率（国外资料）。

（2）对 AIDS 患者并发的卡波西肉瘤可能有效（国外资料）。

（3）可试用于恶性神经胶质瘤（国外资料）。

**【用法用量】**

**其他用法用量**

［国外参考信息］

（1）多发性硬化　①常规量隔日 0.25mg（8 百万国际单位），i.h.。②复发型多发性硬化，初始量隔日 0.0625mg，i.h.，后逐渐增量，6 周后达常规量。增量方案如下：第 1~2 周，0.0625mg；第 3~4 周，0.125mg；第 5~6 周，0.1875mg；＞7 周，0.25mg；均为 qod.，i.h.。③非卧床的缓解 - 复发型多发性硬化，隔日 0.25mg，皮下注射 2 年，比隔日皮下注射 0.05mg 更有效。④继发进展型多发性硬化，隔日 0.25mg，i.h.，对延迟患者的神经系统进行性恶化有效。

（2）AIDS 患者并发的卡波西肉瘤　常规量 0.5mg/d，5 次 / 周，i.h.。

（3）恶性神经胶质瘤　常规量 0.5~3mg，3 次 / 周，静脉给药。

**【禁忌证】**

**其他禁忌证**

对天然或重组 β 干扰素或人类蛋白产

品过敏者（国外资料）。

【特殊人群用药】

**儿童** ＜18 岁儿童用药的安全性和有效性尚未确定。

**孕妇** 本药对动物胎仔有致畸性或胚胎毒性，仅在对孕妇的益处大于对胎儿的风险时才用。美国 FDA 妊娠安全性分级为：C 级。

**哺乳妇女** 用药应权衡利弊。

**肝功能不全者** 肝脏疾病患者慎用。

**肾功能不全/透析者** 肾脏疾病患者慎用。

【注意】

（1）慎用 ①心血管疾病或肺部疾病患者。②抑郁症或有抑郁病史者。③有自杀倾向者。④癫痫患者。⑤骨髓抑制者。⑥有酮症酸中毒倾向的糖尿病患者。⑦水痘或带状疱疹感染。（以上均选自国外资料）

（2）用药相关检查/监测项目 ①在开始治疗的第 1、3、6 个月进行全血细胞和 WBC 分类计数、血小板计数、血生化、肝功能测定，以后也应定期检查。②用药期间应定期监测血压、HR 和体温。③有甲状腺功能障碍病史者推荐每半年进行 1 次甲状腺功能测定。

【不良反应】

（1）心血管 高血压、心悸、胸部紧迫感发生、充血性心力衰竭、致死性毛细血管漏综合征（单剂使用后）。

（2）神经 ①头痛、疲乏、头晕、嗜睡、失眠、衰弱、兴奋、注意力减退。②痴呆、头痛、疲乏、兴奋、定向障碍、人格改变，见于大量静脉给药后，停药后症状消失；另有轻至中度的 CNS 症状，减量后症状改善。

（3）精神 抑郁、自杀倾向、焦虑、情绪不稳定、人格解体、精神错乱。

（4）内分泌/代谢 ①血清钙水平下降、体重减轻。②自身免疫性甲减（桥本甲状腺炎），见于多发性硬化患者在治疗 3~5 个月后。

（5）血液 WBC 减少（通常并不严重）、贫血、血小板减少等。

（6）消化 恶心、呕吐、食欲减退、血清氨基转移酶升高（呈可逆性）。

（7）呼吸 ①有咳嗽的报道，见于 AIDS 患者皮下注射本药后。②鼻干、烧灼感和出血，见于鼻内给药，但并不常见。

（8）泌尿 一过性血清 Cr 升高。

（9）生殖 月经紊乱等。

（10）骨骼肌肉 肌痛、关节痛、肌肉痉挛增加。

（11）皮肤 ①皮肤反应：皮肤溃疡、疼痛性非溃疡性结节、脓肿等。②注射部分反应：注射部位坏死及局部发红、疼痛/酸痛、瘀斑、皮下组织萎缩或坏死。

（12）眼 有研究，可见伴视力改变的视网膜毒性，见于恶性神经胶质瘤患者静脉给药后。

（13）其他 发热（高达 40℃）、寒战、头痛、肌痛、不适感、恶心、呕吐、腹泻等流感样综合征表现。

【相互作用】

活疫苗（如卡介苗活菌、天花疫苗、伤寒疫苗、脊髓灰质炎活疫苗、麻疹病毒活疫苗、流行性腮腺炎病毒活疫苗、风疹病毒活疫苗、水痘病毒疫苗、黄热病疫苗、轮状病毒活疫苗等） 活疫苗感染的风险增加。正在应用抑制免疫的化疗药者不应接种活疫苗；化疗结束后至少 3 个月才可接种活疫苗。

# 精神障碍用药

# 第一章 抗精神病药

## 第一节 苯甲酰胺类

### 舒必利
### Sulpiride

【其他名称】 硫苯酰胺、舒定、消呕宁、止呕灵、止吐灵、Abilit、Aiglonyl、Doamatil、Dogmatil、Equilid、Mirbanil、Sulpiridum、Sulpiril

【分类】 精神障碍用药 \ 抗精神病药 \ 苯甲酰胺类

【制剂规格】 片剂 ① 10mg。② 50mg。③ 100mg。④ 200mg。

注射液 ① 2ml : 50mg。② 2ml : 100mg。

【临床应用】

1. 说明书适应证

（1）精神分裂症 ①单纯型、偏执型、紧张型精神分裂症。②慢性精神分裂症的孤僻、退缩、淡漠和抑郁症状。

（2）止吐。

2. 其他临床应用

（1）GU、DU。

（2）眩晕、偏头痛。

【用法用量】

1. 说明书用法用量

（1）精神分裂症 ①开始 100mg/ 次，2~3 次 /d，p.o.，逐渐增至 600~1200mg/d，维持量 200~600mg/d。② 100~200mg，qd.，i.v.gtt.（缓慢），逐渐增至 300~600mg/d；Max：≤ 800mg/d。

（2）呕吐 100~200mg/ 次，2~3 次 /d，p.o.。

2. 其他用法用量

[国内参考信息]

（1）精神分裂症 一般用量 200~600mg/d，分 2 次给药，i.m.。

（2）GU、DU 100~300mg/d，分 3~4 次服。

（3）偏头痛 100~200mg/d，分次服。

[国外参考信息]

精神分裂症 （1）推荐 200~400mg，bid.，p.o.；Max：≤ 1200mg。（2）急性患者：600~800mg/d，i.m.。

【禁忌证】

1. 说明书禁忌证

（1）对本药过敏。

（2）严重心血管疾病。

（3）严重肝病。

（4）高血压。

（5）嗜铬细胞瘤。

2. 其他禁忌证

（1）帕金森病（国外资料）。

（2）幼儿。

【特殊人群用药】

**儿童** 幼儿禁用，尚不明确新生儿用药的安全性。> 6 岁儿童，按成人剂量换算，从小剂量开始，缓慢增量。

**老人** 从小剂量开始，缓慢增量。

**孕妇** 慎用，必须用药时应减量。

**哺乳妇女** 用药期间应停止哺乳。

**肝功能不全者** 应减量，严重肝病患者禁用。

**肾功能不全 / 透析者** 肾功能不全者应减量。国外推荐的调整方案：Ccr 为 30~60ml/min 时，使用常规剂量的 70% 或将给药间隔延长 1.5 倍；Ccr 为 10~30ml/min 时，使用常规剂量的 50% 或将给药间隔延长 2 倍；Ccr < 10ml/min 时，使用常规剂量的 34% 或将给药间隔延长 3 倍。

【注意】

（1）慎用　①对其他苯甲酰胺类抗精神病药过敏（国外资料）。②心血管疾病。③低血压。④肺部疾病（国外资料）。⑤严重中枢神经抑制状态。⑥基底神经节病变。⑦轻度躁狂（国外资料）。⑧癫痫。⑨甲状腺功能亢进症（国外资料）。⑩尿潴留（国外资料）。

（2）用药相关检查 / 监测项目　定期检查血常规和肝肾功能。

（3）对驾驶 / 机械操作的影响　用药期间不能从事驾驶、机械操作等。

【给药说明】

（1）给药条件　①与食物、水和牛奶同服可避免胃部刺激。②治疗精神分裂症应以口服为主，对拒服药者或在治疗开始 1~2 周内可注射给药，以后应改为口服。

（2）减量 / 停药条件　①出现迟发性运动障碍时，应停用所有抗精神病药。②出现过敏性皮疹及恶性症状群时应立即停药，并进行相应的处理。③停药时应逐渐减量，突然停药可导致恶心、呕吐、胃部刺激、头痛、心率加快、失眠、震颤或病情恶化。

（3）配伍信息　静滴液的配制：本药注射剂以 250~500ml 葡萄糖氯化钠注射液稀释后，缓慢静滴，滴注时间不少于 4h。

（4）其他　本药可掩盖肿瘤、肠梗阻及药物中毒等导致的呕吐症状。

【不良反应】

（1）心血管　一过性 ECG 改变、血压升高或降低、胸闷、心率加快等。

（2）神经　常见不良反应较氯丙嗪轻，可有类帕金森综合征、急性肌张力障碍、静坐不能、迟发性运动障碍、迟发性肌张力障碍、嗜睡、眩晕、睡眠障碍、头痛、注意力受损等。出现迟发性运动障碍时应停用所有抗精神病药。剂量＞ 600mg/d 时，可出现锥体外系反应。减量或合用抗帕金森病药可减轻镇静与锥体外系症状。

（3）精神　烦躁、坐立不安、抑郁、兴奋、激动。

（4）内分泌 / 代谢　乳房肿胀、溢乳、男子女性化乳房和体重增加。

（5）消化　口干、恶心、呕吐、便秘、食欲减退、胆汁淤积性黄疸、肝功能损害。

（6）泌尿　排尿困难。

（7）生殖　射精障碍、月经异常。

（8）皮肤　皮疹和瘙痒。

（9）眼　视物模糊。

（10）其他　发热、出汗。

【药物过量】

（1）表现　① CNS：严重意识障碍，从嗜睡、注意力不集中到昏睡，最后进入昏迷。检查时可见瞳孔缩小、对光反射迟钝，伴有中枢性体温过低。②心血管系统：直立性低血压、心率加快、心律不齐，严重时导致低血容量性休克。③血液系统：中性粒细胞减少、过敏性紫癜。

（2）处理意见　可采取洗胃、导泻及输液，并给予对症及支持疗法。

【相互作用】

（1）抗帕金森病药　减少本药的锥体外系症状等不良反应。

（2）抗酸药和止泻药　降低本药吸收率，用药应至少间隔 1h。

（3）硫糖铝　本药生物利用度降低 40%。

（4）锂剂　加重本药的不良反应、降低药效。

（5）CNS 抑制药或三环类抗抑郁药　导致过度嗜睡。

（6）曲马多、佐替平　增加致癫痫发作的风险。

（7）乙醇　导致过度镇静。

## 硫必利
## Tiapride

【其他名称】　胺甲磺回胺、罗逸、尚岩、泰必乐、泰必利、泰普尔多、维奇、盐酸硫必利、Porfanil、Tiapridal、Tiapridal Tiapredex、Tiapride hydrochloride、Tiapridex、Tiapridum

【分类】 精神障碍用药 \ 抗精神病药 \ 苯甲酰胺类

【制剂规格】 片剂　100mg。

片剂（盐酸盐）① 50mg。② 100mg。

注射液　2ml∶100mg。

注射液（盐酸盐）2ml∶100mg。

【临床应用】

1. 说明书适应证

（1）舞蹈症。

（2）抽动 – 秽语综合征。

（3）老年性精神病。

（4）头痛、痛性痉挛、神经肌肉痛等。

（5）慢性酒精中毒所致的神经精神障碍。

2. 其他临床应用

急、慢性酒精中毒。

【用法用量】

1. 说明书用法用量

（1）舞蹈症、抽动 – 秽语综合征　初始 50~100mg/ 次，tid.，p.o.，渐增至 300~600mg/d；症状控制后 2~3 个月，酌情减量，维持剂量 150~300mg/d。

（2）老年性精神运动障碍和迟发性运动障碍　初始 100~200mg/d，p.o.，渐增至 300~600mg/d。

（3）头痛、痛性痉挛、神经肌肉痛等　初始 200~400mg/d，p.o.，连用 3~8d。维持量 50mg/ 次，tid.。

（4）慢性酒精中毒及其所致的精神障碍　① 150mg/d，p.o.。② 100~200mg/ 次，200~600mg/d，i.v./i.v.gtt.。用量宜逐渐递增。

2. 其他用法用量

［国内参考信息］

（1）老年性精神运动障碍　200~400mg/24h，i.m./i.v.，根据病情逐渐减量，然后改为 p.o.。

（2）急性酒精中毒　600~1200mg/24h，q.4~8h，i.m./i.v.，3~4d 后减量，数日后改为 150~800mg/d，p.o.。

（3）慢性酒精中毒严重者　平均 400mg/d，i.v.，随后改为 p.o.。

（4）头痛、痛性痉挛、神经肌肉痛等　严重病例：200~400mg/d，i.m.，连用 3d，随后改为 p.o.。

［国外参考信息］

（1）一般用法　常用量 100~200mg/ 次，tid.，p.o.。

（2）舞蹈样运动障碍　300~1000mg/d，3~5 次 /d，p.o.。最大剂量曾用到 1800mg/d。

（3）左旋多巴诱导的运动失调　初始 25~50mg/d，p.o.，逐渐增量至达到预期疗效。

【禁忌证】

1. 说明书禁忌证

（1）对本药过敏。

（2）嗜铬细胞瘤、不稳定性癫痫禁用本药注射制剂。

2. 其他禁忌证

催乳素依赖性肿瘤（国外资料）。

【特殊人群用药】

儿童

1. 说明书用法用量

抽动 – 秽语综合征、精神运动不稳定　7~12 岁，平均 50mg/ 次，1~2 次 /d，p.o.。

2. 其他用法用量

［国外参考信息］

抽搐　7~12 岁，常用量 50~100mg，tid.，p.o.。

**老人**　应慎用本药注射液，建议从小剂量开始。

**孕妇**　不推荐使用。孕妇长期用药，新生儿偶有锥体外系反应的报道。动物实验未证实本药有致畸作用，尚缺人类用药数据。

**哺乳妇女**　不推荐使用。

**肝功能不全者**　慎用。

**肾功能不全 / 透析者**　肾功能障碍者慎用。

**其他用法用量**

［国外参考信息］ Ccr 为 50~80ml/min 时，使用常规剂量的 75%；Ccr 为 10~50ml/

min 时，使用常规剂量的 50%；Ccr < 10ml/min 时，使用常规剂量的 25%。

【注意】

（1）慎用　①严重循环障碍。② WBC 减少或造血功能不良。③脱水、营养不良。

（2）对驾驶 / 机械操作的影响　服药期间应避免驾车或操纵机器。

【给药说明】

（1）给药条件　①本药宜在饭后服用。②本药应缓慢注射。

（2）配伍信息　静滴液的配制：本药注射液用 5%GS 或 NS 稀释后静滴。

【不良反应】

（1）心血管　血压下降、直立性低血压。

（2）神经　嗜睡、头昏、乏力、锥体外系反应、NMS、急性肌张力障碍，但本药引起的锥体外系反应较其他典型抗精神病药少。如出现锥体外系反应，可用抗胆碱药（如东莨菪碱）治疗。

（3）内分泌 / 代谢　暂时性闭经、高催乳素血症、溢乳。

（4）消化　口干、便秘等。

【药物过量】

（1）表现　神经抑制症状。

（2）处理意见　使用抗胆碱能类抗帕金森病药可缓解。

【相互作用】

（1）中枢抑制药（镇痛药、催眠药、安定药、抗抑郁药、抗帕金森病药及抗癫痫药）　治疗初期应减少中枢抑制药的剂量。

（2）左美沙酮　增加心脏毒性，导致 Q-T 间期延长、尖端扭转型室速、心脏停搏等。

（3）锂剂　乏力、运动障碍、锥体外系症状加重、脑病和脑损伤。合用时密切观察有无中毒或锥体外系症状。

（4）食物　增加本药吸收量。

## 氨磺必利
## Amisulpride

【其他名称】　索里昂、Aminosultopride、Solian

【分类】　精神障碍用药 \ 抗精神病药 \ 苯甲酰胺类

【制剂规格】　片剂　200mg。

【临床应用】

1. 说明书适应证

治疗精神疾病，特别是伴有阳性症状（如谵妄、幻觉、认知障碍）和（或）阴性症状（如反应迟缓、情感淡漠及社会能力退缩）的急、慢性精神分裂症。

2. 其他临床应用

试用于治疗心境恶劣（Dysthymia）等（国外资料）。

【用法用量】

1. 说明书用法用量

维持剂量应根据患者情况，调整至最小有效剂量。

（1）精神分裂症阴性症状占优势时　推荐：50~300mg/d，p.o.，根据个人情况调整。最佳剂量约 100mg/d。

（2）精神分裂症阳性及阴性症状混合时　治疗初期主要控制阳性症状，可 400~800mg/d，p.o.，再根据患者反应调整。

（3）精神分裂症急性期　开始时，先以最大 400mg/d 肌注数日，后改为口服。口服 400~800mg/d，可根据患者反应维持或调整。Max：1200mg/d。

2. 其他用法用量

［国外参考信息］

（1）急性精神病发作　推荐：400~800mg/d，p.o.，根据个体疗效调整，某些案例可增至 1200mg/d。剂量 300mg 时可顿服，更高剂量应分 2 次服。

（2）精神分裂症　①主要表现为阴性症状者，推荐 50~300mg/d，p.o.，按个体疗效调整；主要表现为阳性症状者，推荐

50~300mg/d，p.o.，可用至 600~1200mg/d；阴性和阳性症状混合者，应给控制阳性症状的最佳剂量。② 200~1200mg/d，i.m.。

（3）心境恶劣　精神抑郁，可 50~100mg/d，p.o.。

**【禁忌证】**

**1. 说明书禁忌证**

（1）对本药过敏者。

（2）嗜铬细胞瘤。

（3）催乳素瘤和乳腺癌。

（4）严重肾功能不全者（Ccr ＜ 10ml/min）。

（5）哺乳妇女。

**2. 其他禁忌证**

孕妇（国外资料）。

**【特殊人群用药】**

**儿童**　尚无相关的临床数据，不推荐＜ 15 岁儿童服用。

**老人**　老年人对本药的敏感性高（可出现镇静或低血压症状），应慎用。＞ 65 岁，单次口服 50mg，$C_{max}$、半衰期和 AUC 可升高 10%~30%。

**孕妇**　建议不用。

**哺乳妇女**　禁用。

**肝功能不全者**　不需调整剂量。

**肾功能不全 / 透析者**　轻至中度肾功能不全者慎用。轻度肾功能不全者（Ccr 为 30~60ml/min），剂量减半；中度肾功能不全者（Ccr 为 10~30ml/min），减至常规剂量的 1/3。尚无 Ccr ＜ 10ml/min 者的用药经验。

**【注意】**

（1）慎用　①有其他苯甲酰胺衍生物（如舒必利、甲氧氯普胺、硫必利、舒托必利）过敏史者。②癫痫。

（2）交叉过敏　对其他苯甲酰胺衍生物（如硫必利、舒必利、舒托必利、甲氧氯普胺）过敏者，也可对本药过敏。

（3）用药相关检查 / 监测项目　①全血细胞计数（每 6 个月 1 次）。②肝功能（每 6 个月 1 次）。③ CPK 水平（与神经阻滞剂恶性综合征有关）。

（4）对驾驶 / 机械操作的影响　本药可引起嗜睡，服药后应谨慎驾驶和操作机器。

**【给药说明】**

给药条件　通常情况下，剂量不超过 400mg/d，可顿服；若剂量超过 400mg/d，应分 2 次服。

**【不良反应】**

（1）心血管　低血压、心动过缓、Q-T 间期延长、尖端扭转型室性心动过速、心悸。

（2）神经　锥体外系反应，中度症状无需停药，用抗胆碱能类抗震颤麻痹药可部分缓解。迟发性运动障碍（尤延长服药时间），抗胆碱能类抗震颤麻痹药对该症状无效，反可加重。惊厥、嗜睡、神经阻滞剂恶性综合征、失眠、头痛、癫痫发作。

（3）精神　焦虑、激动不安。

（4）内分泌 / 代谢　体重增加。血中催乳素水平升高：女性乳溢、闭经、性冷淡、月经障碍、乳房疼痛；男性乳腺发育、乳房肿胀、阳痿。

（5）消化　胃肠道功能紊乱、便秘、恶心、呕吐、口干、消化不良。

（6）生殖　性功能障碍。

（7）骨骼肌肉　急性肌张力障碍（痉挛性斜颈、眼动危象、牙关紧闭等）。无需停药，服用抗胆碱能类抗震颤麻痹药可恢复。

（8）眼　眼调节障碍。

（9）其他　过敏反应。

**【药物过量】**

（1）表现　通常为本药药理作用的增强，主要有嗜睡、镇静、昏迷、低血压和锥体外系反应。

（2）处理意见　目前尚无特殊拮抗药，急性药物过量时，可采取以下措施：①密切监测各项生命体征。②心脏监护（有 Q-T 间期延长的危险），直至患者恢复。③如发生严重锥体外系反应，应进行抗胆碱能药物治疗。④本药极少通过透析清除。

【相互作用】

（1）左旋多巴 相互拮抗。本药所致锥体外系反应不应用左旋多巴对抗。治疗帕金森病时，两药应用最小有效量。

（2）多巴胺受体激动药（如金刚烷胺、无水吗啡、溴隐亭、卡麦角林、恩他卡朋、培高利特、吡贝地尔、普拉克索、罗匹尼罗） 相互拮抗，禁止合用。应用多巴胺能激动药的帕金森病患者必须用精神抑制药时，前者应渐减量至停药。

（3）紫草属植物、贞浆果 降低本药疗效。

（4）抗高血压药 降压作用增强，直立性低血压发生的危险增加，合用须谨慎。

（5）其他 CNS 抑制药（如抗抑郁药、吗啡衍生物、抗组胺药、巴比妥酸盐、抗焦虑药、催眠药、可乐定、美沙酮、沙利度胺） CNS 抑制可增强，合用须谨慎。

（6）可延长 Q-T 间期药（红霉素、克拉霉素、克林霉素、螺旋霉素、泰利霉素、氟康唑、Ⅰ类抗心律失常药、Ⅲ类抗心律失常药、氯丙嗪、氟哌啶醇、氟哌利多、利多氟嗪、美索达嗪、丙氯拉嗪、舒托必利、硫利达嗪、三氟拉嗪、齐拉西酮、佐替平、利培酮、三环类抗抑郁药、氟西汀、文拉法辛、氟烷、异氟醚、安氟醚、腺苷、三氧化二砷、阿司咪唑、苄普地尔、水合氯醛、氯喹、西沙必利、多拉司琼、膦甲酸、依拉地平、卡法根、左美沙醇、甲氟喹、奥曲肽、喷他脒、匹莫齐特、丙丁酚、舍吲哚、特非那定、加压素、佐米曲坦、左美丙嗪、氰美马嗪、二苯马尼、咪唑斯汀、长春胺、Cotrimoxazole 等） 增加心脏毒性的风险，不推荐同用。

（7）降低血钾药（如排钾性利尿药）、刺激性轻泻药、两性霉素 B（静脉给药）、糖皮质激素、替可克肽 发生室性心律失常的风险增加。用本药前应纠正低血钾，并监测电解质、ECG、临床症状和体征。

（8）减慢 HR 的药（地尔硫䓬、维拉帕米、β-肾上腺素受体阻断药、可乐定、胍法辛、洋地黄、多奈哌齐、利伐的明、他克林、加兰他敏、吡斯的明、新斯的明） 增加发生室性心律失常的风险。合用应监测 ECG、临床症状和体征。

（9）卤泛群、司帕沙星、莫西沙星 增加发生室性心律失常的风险。如不能避免合用，用药前应检查 Q-T 间期，监测 ECG。

（10）酒精 增强本药镇静作用，服药期间避免使用含有酒精的饮料和药物。

（11）饮食 高糖饮食可降低 AUC，高脂饮食不影响 AUC。

## 左舒必利
## Levosulpiride

【其他名称】 可人、Levopraid

【分类】 精神障碍用药\抗精神病药\苯甲酰胺类

【制剂规格】 片剂 ① 25mg。② 50mg。③ 100mg。

滴剂（口服） 100ml : 2.5g。

注射液 ① 1ml : 25mg。② 1ml : 50mg。

【临床应用】

其他临床应用

（1）抑郁症、精神分裂症、躯体形式障碍（国外资料）。

（2）消化不良、肠道易激综合征、糖尿病性胃轻瘫、反流性食管炎、化疗所致呕吐（国外资料）。

（3）胰岛素依赖性糖尿病（国外资料）。

（4）早泄（国外资料）。

【用法用量】

［国外参考信息］

（1）精神分裂症 100mg/次，bid.，p.o./i.m.。

（2）胃肠道疾病 推荐 25mg/次，tid.，p.o.。

（3）化疗所致的呕吐 推荐 1mg/(kg·次)，tid.，i.v.。

（4）预防术后呕吐　全身麻醉前，单剂50~100mg，i.v.。

【禁忌证】

**其他禁忌证**

（1）对本药过敏者（国外资料）。

（2）帕金森病患者（国外资料）。

（3）嗜铬细胞瘤患者（国外资料）。

【特殊人群用药】

**儿童**　尚不明确。

**孕妇**　动物实验未见致畸性。

**哺乳妇女**　用药期间应暂停哺乳。

**肾功能不全/透析者**　据国外资料，肾功能不全者慎用。

［国外参考信息］建议调整：Ccr为30~60ml/min，用常规剂量的70%或将给药间隔延长1.5倍；Ccr为10~30ml/min，用常规剂量的50%或将给药间隔延长2倍；Ccr＜10ml/min，用常规剂量的34%或将给药间隔延长3倍。

【注意】

（1）慎用　①有其他苯甲酰胺衍生物（舒必利、甲氧氯普胺、硫必利、舒托必利）过敏史。②心血管疾病。③肺部疾病。④躁狂或轻度躁狂。⑤癫痫。⑥甲亢。⑦尿潴留。（以上均选自国外资料）

（2）用药相关检查/监测项目　①应每6个月1次检查：全血细胞计数、肝功能、异常不自主运动量表（AIMS）检查或针对迟发性运动障碍的检查。②剂量调整期间每3个月进行锥体外系症状的评估。

【不良反应】

（1）神经　失眠、震颤、倦睡、头昏、锥体外系反应。

（2）精神　易怒、精神混乱、情绪低落。

（3）内分泌/代谢　高催乳素血症、乳房压痛、乳溢、体重增加。

（4）血液　慢性精神分裂症：WBC增多。

（5）消化　口干、唾液增多、恶心、便秘、腹泻。

（6）呼吸　声嘶。

（7）生殖　月经延迟、闭经。

（8）眼　视物模糊。

【相互作用】

食物　本药吸收减少（30%）。

## 第二节　丁酰苯类

### 氟哌啶醇
### Haloperidol

【其他名称】氟哌醇、氟哌丁苯、卤吡醇、哌力多、乳酸氟哌啶醇、Duraperidol、Haloperidol Lactate、Halperon、Peridol、Serenase

【分类】精神障碍用药\抗精神病药\丁酰苯类

【制剂规格】片剂　① 2mg。② 4mg。③ 5mg。

**注射液**　① 1ml∶5mg。② 1ml∶25mg。

【临床应用】

**1. 说明书适应证**

（1）急、慢性精神分裂症。

（2）躁狂症。

（3）脑器质性精神障碍和老年性精神障碍。

（4）抽动－秽语综合征。

**2. 其他临床应用**

（1）焦虑性神经症。

（2）呕吐及顽固性呃逆。

【用法用量】

**1. 说明书用法用量**

（1）精神分裂症　起始2~4mg/次，2~3

次 /d，p.o.。逐渐增至常用量 10~40mg/d，维持量 4~20mg/d。

（2）Tourette 综合征 1~2mg/ 次，2~3 次 /d，p.o.。

（3）兴奋躁动和精神运动性兴奋 ① 5~10mg/ 次，2~3 次 /d，i.m.，安静后改为 p.o.。②本药 10~30mg 加入 GS 250~500ml 中，i.v.gtt.。

**2. 其他用法用量**

［国内参考信息］

焦虑性神经症及镇吐 0.5~1.5mg/d，p.o.，根据疗效调整剂量。

［国外参考信息］

（1）精神病 常用量 1~15mg/d，p.o.；严重耐药者曾使用＞ 100mg 的剂量。

（2）阿尔茨海默病的精神症状 2~3mg/d，p.o.。

（3）抽动 – 秽语综合征 初始 6~15mg/d，分次口服。以 2mg 逐渐增量，直至患者不能耐受。症状控制后，逐渐减至维持量约 9mg/d。

**【禁忌证】**

**1. 说明书禁忌证**

（1）对本药过敏。

（2）严重中枢神经抑制状态。

（3）基底神经节病变。

（4）帕金森病及帕金森综合征。

（5）骨髓抑制。

（6）重症肌无力。

（7）青光眼。

**2. 其他禁忌证**

严重心脏病。

**【特殊人群用药】**

**儿童** 用药应特别谨慎，因可引起严重的肌张力障碍。参考成人用法用量，酌情减量。儿童慎用注射剂。

**其他用法用量**

［国外参考信息］

（1）一般用法 起始 0.025~0.05mg/(kg·d)，2~3 次 /d，p.o.。维持量 0.04~0.07mg/(kg·d)。

（2）急性精神异常 6~12 岁，0.5~1.5mg/d，p.o.，以 0.5mg/d 逐渐增至维持量 2~4mg/d。

（3）Tourette 综合征、伴运动过度的精神发育迟滞 6~12 岁，1.5~6mg/d，分次口服，逐渐增量直至症状控制或达最大剂量。Max：≤ 15mg/d。

**老人** 开始时宜用小剂量，再缓慢加量。老人慎用注射剂。

**其他用法用量**

［国内参考信息］ 开始 1~2mg/ 次，1~2 次 /d，p.o.，然后根据耐受情况调整用量。

**孕妇** 动物实验证实，本药可减少受孕概率，并导致滞产及死胎。育龄妇女和孕妇慎用。美国 FDA 妊娠安全性分级为：C 级。

**哺乳妇女** 不宜服用，本药可进入乳汁，造成乳儿镇静和运动功能失调。若必须使用，应停止哺乳。

**肝功能不全者** 慎用。

**肾功能不全 / 透析者** 肾功能不全者慎用。

**其他** 体弱者用法用量同老年人。

**【注意】**

（1）慎用 ①轻至中度心脏疾病。②肺功能不全。③甲亢或中毒性甲状腺肿。④尿潴留。⑤癫痫。⑥躁狂（国外资料）。⑦ NMS（国外资料）。⑧药物引起的急性中枢神经抑制。

（2）用药相关检查 / 监测项目 ① WBC 计数。②长期或大量服用，定期检查肝功能。

（3）对驾驶 / 机械操作的影响 服药期间应避免驾车或操作机器。

**【给药说明】**

（1）给药条件 剂量应个体化，从小剂量开始，一般 3 周左右才显示较好疗效。巩固治疗后，可逐渐减至最低有效量，根据临床需要进行维持治疗。

（2）减量 / 停药条件 长期用药者停药时，应逐渐减量，骤然停药可出现迟发性运动障碍（TD），也可促使抑郁发作。

（3）其他　长期或大量用药时，应注意观察TD的早期症状。尤其是老年女性，TD的症状常持续存在，不易控制。舌蠕动为这种不良反应的先兆症状。

**【不良反应】**

（1）心血管　心律失常、心肌损伤、高血压或低血压、心跳骤停。

（2）神经　锥体外系反应、癫痫发作、静坐不能、认知功能障碍、中毒性脑病、失眠、头痛、头昏、晕眩、嗜睡、TD、NMS。

（3）精神　烦躁不安、精神异常、淡漠、焦虑、抑郁。

（4）内分泌/代谢　口干、低血糖、体重增加、高催乳素血症、男子乳腺发育、溢乳、月经失调、闭经、血管升压素分泌异常等。

（5）血液　WBC减少。

（6）消化　食欲减退、消化不良、便秘、恶心、呕吐、腹泻和唾液分泌过多、胆汁淤积性肝病。

（7）呼吸　急性喉部肌张力障碍。

（8）泌尿　排尿困难。

（9）生殖　性功能障碍。

（10）骨骼肌肉　重症肌无力、横纹肌溶解、髋关节骨折。

（11）皮肤　脂溢性皮炎、斑丘疹、痤疮型皮疹、红斑结节、皮肤黄染。

（12）眼　视物模糊、巩膜黄染。

（13）其他　乏力、出汗、发热。注射局部红肿、疼痛、硬结。

**【药物过量】**

（1）表现　高热、ECG异常、WBC减少、粒细胞缺乏、呼吸困难、血压降低、严重精神萎靡或疲乏无力、肌肉颤抖以及肌肉无力或发僵等。儿童用药过量可见嗜睡、不宁、精神错乱、严重锥体外系反应和体温过低等。此外尚有心动过缓和严重迟发性高血压。恶心为本药的毒性先兆之一，但有时可被合用的止吐药掩盖而不易识别。

（2）处理意见　无特殊拮抗药，应采用洗胃、支持和对症治疗，不得使用肾上腺素，治疗血压降低时可用去甲肾上腺素。

**【相互作用】**

（1）卡马西平　本药的血药浓度降低。

（2）抗癫痫药（如苯巴比妥、巴比妥、苯妥英等）　本药的血药浓度降低。本药可改变或提高癫痫发作阈值，也可改变癫痫的发作形式。合用时抗癫痫药不应减量。

（3）苯丙胺　苯丙胺的作用减弱。

（4）利福平　本药的 $t_{1/2}$ 缩短。

（5）具抗胆碱活性的药物（如颠茄、苯扎托品）　锥体外系反应减少，但可能使眼压增高或本药血药浓度降低。

（6）肾上腺素　可导致血压下降。

（7）麻醉药、镇痛药（如哌替啶）、催眠药　可相互增效，本药剂量酌减。

（8）异烟肼、奎尼丁　本药的血药浓度升高。

（9）其他CNS抑制药　其他CNS抑制药的药效加强。

（10）抗高血压药　血压过度降低。

（11）普萘洛尔　导致低血压和心跳、呼吸骤停。

（12）氟西汀　可加重锥体外系反应。

（13）甲基多巴　可发生意识障碍、思维迟缓与定向力障碍。

（14）锂盐　可出现神经毒性与脑损伤。

（15）烟草　吸烟可降低本药的稳态血药浓度，增加清除率。

（16）茶或咖啡　可影响本药的吸收，降低疗效。本药溶液加入咖啡时易产生沉淀。

（17）乙醇　用药期间饮酒，可促使酒精中毒，易产生严重的低血压或（和）深度昏迷。

（18）槟榔　加重锥体外系反应。

## 氟哌利多
## Droperidol

**【其他名称】** 达罗哌丁苯、哒罗哌丁苯、达

哌丁苯、达哌啶醇、哒哌啶醇、氟哌啶、力帮欣定、去氢哌利多、Dehydrobenzperidol、Dridol、Inapsine

【分类】 精神障碍用药\抗精神病药\丁酰苯类

【制剂规格】 注射液 ① 1ml : 5mg。② 2ml : 5mg。③ 2ml : 10mg。

【临床应用】

1. 说明书适应证

（1）精神分裂症。

（2）躁狂症兴奋状态。

（3）大面积烧伤换药、各种内镜检查（与芬太尼联合静注）。

2. 其他临床应用

（1）麻醉前给药。

（2）持续性呃逆、呕吐。

【用法用量】

1. 说明书用法用量

（1）急性精神运动性兴奋躁狂 5~10mg/d，i.m.。

（2）神经安定镇痛术 每5mg本药加枸橼酸芬太尼0.1mg，缓慢i.v.（2~3min）。

2. 其他用法用量

［国内参考信息］

（1）精神分裂症 10~30mg/d，分1~2次肌注。

（2）麻醉前给药 2.5~5mg，i.m.，术前30min给药。

（3）一般麻醉 先15mg，i.v.，以后静脉给药1.25~2.5mg。

（4）癌症化疗的镇吐 化疗前30~60min，2.5~5mg，i.m.；化疗后可按需肌注原剂量的0.5~1倍，但最多1次/h。

（5）呃逆 2~2.5mg/次，i.v.。

［国外参考信息］

（1）一般镇吐 起始2.5mg，静脉给药，以后根据需要补充剂量。

（2）围手术期的恶心、呕吐 其他治疗无效或不适用时，本药起始2.5mg，i.m.，以后根据需要补充剂量。

（3）梅尼埃病的呕吐 5mg/次，缓慢静脉给药。

【禁忌证】

1. 说明书禁忌证

（1）对本药过敏。

（2）严重中枢神经抑制。

（3）抑郁症。

（4）基底神经节病变。

（5）帕金森病、帕金森综合征。

2. 其他禁忌证

（1）有帕金森病史。

（2）嗜铬细胞瘤（可致恶性高血压）。

（3）重症肌无力。

【特殊人群用药】

**儿童** 慎用。儿童更易出现急性肌张力障碍。

其他用法用量

［国内参考信息］

麻醉 62.5~300μg/(kg·次)，静脉给药。

［国外参考信息］

（1）麻醉前给药或麻醉诱导 0.1~0.5mg/（kg·次），i.m.或静脉给药。

（2）一般镇吐、围手术期的恶心呕吐 2~12岁，起始0.1mg/kg，i.m.或静脉给药。

**老人** 酌情减量慎用。

**孕妇** 本药可缓慢透过胎盘屏障，孕妇慎用。美国FDA妊娠安全性分级为：C级。

**哺乳妇女** 用药期间停止哺乳。

**肝功能不全者** 酌情减量慎用。

**肾功能不全/透析者** 酌情减量慎用。

【注意】

（1）慎用 ①心脏病（尤其是心绞痛）。②高血压。③肺功能不全。④尿潴留。⑤药物引起的急性中枢神经抑制。⑥休克。⑦癫痫。⑧青光眼。⑨甲亢或毒性甲状腺肿。

（2）用药相关检查/监测项目 ①定期检查血常规、肝功能。②持续用药1年半以上应进行眼科检查。

【给药说明】

给药条件 （1）为减轻局部疼痛，肌注

时可加用1%普鲁卡因作深部注射。（2）为防止出现直立性低血压，注射本药后应静卧1~2min。

【不良反应】

（1）心血管　高血压或低血压、心律失常、心脏停搏。血压过低时应及时补液，可静滴去甲肾上腺素或麻黄碱升压，但不可用肾上腺素。

（2）神经　锥体外系反应、嗜睡、运动过度、眩晕、寒战和（或）颤抖、昏迷、恶性综合征等。

（3）精神　烦躁不安、焦虑、幻觉、一过性精神抑郁。

（4）内分泌/代谢　男性乳腺发育、泌乳、高热。

（5）血液　粒细胞缺乏，一旦发生，应立即停药。

（6）消化　口干、便秘、上腹部不适、胃食管反流。

（7）呼吸　呼吸抑制。

（8）泌尿　尿潴留。

（9）生殖　月经失调、闭经等。

（10）骨骼肌肉　重症肌无力。

（11）皮肤　过敏性皮疹，注射局部红肿、疼痛、硬结。

（12）眼　视物模糊。

（13）其他　乏力、出汗。

【药物过量】

（1）表现　窒息、心跳加快、共济失调、呕吐、紫绀、低血压、休克、激动、高热、肌肉僵直、震颤、瞳孔散大、心律失常。严重者神志模糊，甚至心力衰竭。

（2）处理意见　保持呼吸道通畅，采取增加排泄措施，并依病情进行相应对症和支持疗法。①必要时可辅助呼吸、输氧。②用抗胆碱药物（如苯海拉明）对抗锥体外系反应。③根据需要调整血压。在血容量不足时，可给予静脉补液。④用去氧肾上腺素对抗本药的α肾上腺素受体阻断作用。

【相互作用】

（1）卡麦角林　两者疗效均降低。

（2）去甲肾上腺素　去甲肾上腺素的升压作用减弱。

（3）左旋多巴　可引起肌肉强直、肺水肿。

（4）巴比妥类药和麻醉性镇痛药　本药能增强上述药物的作用。

（5）其他CNS抑制药　中枢抑制作用增强。

（6）抗高血压药　易致直立性低血压。

（7）枸橼酸芬太尼　可增强巴比妥类药和麻醉药的呼吸抑制作用，可能引起致命性呼吸抑制。

（8）钙通道阻滞药、Ⅰ类抗心律失常药、Ⅰa类抗心律失常药、Ⅲ类抗心律失常药、MAO抑制药、吩噻嗪类药物、抗组胺药、利尿药、缓泻药、抗疟药、抗抑郁药、其他抗精神病药、昂丹司琼、多拉司琼、奥曲肽、西沙必利、匹莫齐特、左醋美沙朵、水合氯醛、红霉素、克拉霉素、螺旋霉素、泰利霉素（Telithromycin）、吉米沙星、复方新诺明、喷他脒、氟烷、恩氟烷、异氟烷、氟康唑、膦甲酸、普罗布考、血管升压素、佐米曲普坦、三氧化二砷　产生协同的心脏毒性，引发Q-T间期延长、尖端扭转型室性心动过速、心搏骤停，故不可合用。

（9）锂剂　导致虚弱无力、运动障碍、锥体外系症状增加及脑损害。合用时需严密监测，定期监测血锂浓度。

（10）乙醇　中枢抑制作用增强。

## 癸酸氟哌啶醇
## Haloperidol Decanoate

【其他名称】　安度利可、氟哌啶醇-D、癸氟哌啶醇、癸酸氟哌啶苯、哈尔都得卡挪司、哈力多、Haldol、Haldol Decanoas、Haldol Decanoate、Haridol-D

【分类】　精神障碍用药\抗精神病药\丁酰

苯类

【制剂规格】 注射液 ① 1ml∶50mg（以氟哌啶醇计）。② 2ml∶50mg。③ 2ml∶100mg。

【临床应用】

说明书适应证

急、慢性精神病的维持治疗。

【用法用量】

1. 说明书用法用量

精神病的维持治疗　轻度者 50~100mg，中度者 150~200mg，重度者 250~300mg，i.m.（深部）。通常每 4 周 1 次，酌情调整剂量，个别患者用量＞300mg。

2. 其他用法用量

［国内参考信息］

急性精神分裂症的维持治疗　轻度者初始 50~100mg，重度者可增至 150~200mg，i.m.（深部）。通常每 4 周 1 次，酌情调整剂量。

【禁忌证】

说明书禁忌证

（1）对本药过敏者。

（2）严重中枢神经抑制。

（3）基底神经节病变。

（4）帕金森病。

（5）伴有锥体或锥体外系症状的神经障碍。

（6）骨髓抑制。

（7）重症肌无力。

（8）青光眼。

【特殊人群用药】

**儿童**　易导致严重的肌张力障碍，慎用。

**老人**　易出现迟发性运动障碍，慎用。

**孕妇**　动物实验用至成人剂量的 2~20 倍，可致滞产与死胎，孕妇慎用。美国 FDA 妊娠安全性分级为：C 级。

**哺乳妇女**　本药可经乳汁分泌，可导致乳儿运动功能失调和过度镇静，用药期间应停止哺乳。

**肝功能不全者**　慎用。

**肾功能不全/透析者**　肾功能不全者慎用。

【注意】

（1）慎用　①严重心脏病。②肺功能不全。③药物引起的急性中枢神经系统抑制。④癫痫。⑤甲亢或中毒性甲状腺肿。⑥尿潴留。⑦急性血卟啉病（国外资料）。

（2）用药相关检查/监测项目　①定期检查血常规，尤其是 WBC 计数。②长期或大量服用时需定期检查肝功能。③ ECG。

（3）对驾驶/机械操作的影响　用药期间应避免驾车或操作机器。

【给药说明】

（1）给药条件　本药不能静注。其他参见氟哌啶醇。

（2）减量/停药条件　参见氟哌啶醇。

【不良反应】

（1）心血管　低血压、ECG 异常。

（2）神经　锥体外系反应较严重，儿童和青少年更易发生急性肌张力障碍，出现明显的扭转痉挛、吞咽困难、静坐不能及类帕金森病。减量或应用抗胆碱药后可减轻或消失。

（3）精神　抑郁、恶性症状群。

（4）内分泌/代谢　乏力、出汗、血催乳素水平升高、溢乳、男子乳房女性化、月经失调、闭经。

（5）血液　WBC 减少。

（6）消化　口干、便秘、肝功能异常。

（7）皮肤　过敏性皮疹。

（8）眼　视物模糊。

（9）其他　注射局部不适、疼痛或硬结。

【药物过量】

（1）表现　严重的锥体外系反应、低血压、镇静、高热反应、ECG 异常、WBC 减少及粒细胞缺乏。儿童过量表现为嗜睡、躁动、精神紊乱、严重锥体外系反应和体温过低等。此外尚有心动过缓和严重迟发性高血压。

（2）处理意见　无特殊拮抗药，应采取支持和对症治疗。①洗胃或催吐，给予活性炭。②长时间昏迷者：使呼吸畅通，可气管插管或行气管切开术。③呼吸抑制：人工呼吸及应用呼吸机。④低血压和循环衰竭：静脉输液、补充血浆或浓缩白蛋白，还应使用升压药，如间羟胺、新福林及去甲肾上腺素，禁用肾上腺素。⑤严重锥体外系反应：持续数周使用抗帕金森病药，然后逐渐减量。⑥监测 ECG 和生命指征，特别注意 Q-T 延长和心律失常。

【相互作用】

参见氟哌啶醇。

## 五氟利多
## Penfluridol

【其他名称】Flupidol、Longoperidol、Semap

【分类】 精神障碍用药 \ 抗精神病药 \ 丁酰苯类

【制剂规格】 片剂　① 5mg。② 20mg。

【临床应用】

**说明书适应证**

用于各型精神分裂症，对幻觉、妄想、孤僻、淡漠、退缩等症状有效；尤其适用于病情缓解者的维持治疗，可预防复发。

【用法用量】

**1. 说明书用法用量**

**一般用法**　治疗剂量范围 20~120mg，1 次 / 周，p.o.。开始 10~20mg/ 周，逐渐增量，每 1~2 周增加 10~20mg。常用量 30~60mg/ 周，症状消失后再治疗 3 个月，维持量 10~20mg/ 周。

**2. 其他用法用量**

［国外参考信息］

（1）慢性精神分裂症　20~160mg/ 次，1 次 / 周，p.o.。初始 20~60mg/ 周，随后每周增量至达最佳疗效。目前还未确定最佳剂量，但大多数患者 40~80mg/ 周可维持稳定状态。

（2）Tourette's 综合征　20~140mg/ 周，1~2 次 / 周，p.o.。初始 10mg/ 周，以后一日或一周增加 10mg，直至达较好疗效。

【禁忌证】

**1. 说明书禁忌证**

（1）对本药过敏。

（2）基底神经节病变。

（3）帕金森病或帕金森综合征。

（4）骨髓抑制。

**2. 其他禁忌证**

有匹莫齐特过敏史者（国外资料）。

【特殊人群用药】

**儿童**　用药后易出现锥体外系反应，酌情减量。

**其他用法用量**

［国外参考信息］

Tourette's 综合征　>10 岁，20~140mg/ 周，p.o.。

**老人**　易发生锥体外系反应，酌情减量。

**孕妇**　慎用。

**哺乳妇女**　用药时应停止哺乳。

**肝功能不全者**　慎用。

**肾功能不全 / 透析者**　肾功能不全者慎用。国外资料认为，本药仅少量经尿液排出，肾衰竭时无需调整剂量。

【注意】

（1）慎用　①癫痫（国外资料）。②有神经阻滞剂恶性综合征病史（国外资料）。

（2）用药相关检查 / 监测项目　定期检查 WBC 计数与肝功能。

（3）对驾驶 / 机械操作的影响　用药期间不宜驾驶、操作机械或高空作业。

【给药说明】

（1）给药条件　①口服短效抗精神病药使病情缓解后，适用本药进行维持治疗。对未经系统治疗者，应从小剂量开始，根据耐受情况每周调整剂量。②本药不适用于体弱或并发躯体疾病者。③为避免胃部刺激，本药可与食物、水同服。④多数患者在撤去原用抗精神病药后，可立即开始服用本药，不需补充其他抗精神病药物，但也有一些精神分裂症患者改用本药时可能需补充抗精神病药。

（2）减量/停药条件　停药时应逐渐减量，突然停药可导致恶心、呕吐、胃部刺激、头痛、HR加快、失眠或病情恶化。

【不良反应】

（1）心血管　直立性低血压、ECG异常。

（2）神经　锥体外系反应、迟发性运动障碍、失眠、嗜睡、头晕、晕厥、激动、静坐不能、全身虚弱。如出现锥体外系反应，可给予抗帕金森病药（如盐酸苯海索等）加以控制。

（3）精神　焦虑、抑郁。

（4）内分泌/代谢　高催乳素血症、月经失调、溢乳、NMS。

（5）血液　粒细胞减少。

（6）消化　胃肠功能紊乱（恶心、唾液分泌过多和便秘）、氨基转移酶一过性改变。

（7）呼吸　呼吸困难和呼吸变浅。使用苯海拉明或苯扎托品可很快缓解症状。

（8）泌尿　尿潴留。

（9）骨骼肌肉　抽搐。

（10）其他　过敏性皮疹。

【药物过量】

（1）表现　主要为心肌受损、干扰心内传导，出现严重心律不齐、胸闷等。

（2）处理意见　无特殊解毒药，超量中毒时应采取对症及支持治疗。

【相互作用】

（1）抗酸药和止泻药　降低本药的胃肠道吸收量。

（2）三环类抗抑郁药（阿米替林、丙米嗪、阿莫沙平、多塞平、普罗替林、氯米帕明、曲米帕明、洛非帕明、地昔帕明、度硫平等）　相互抑制代谢，增强不良反应。另外，抗胆碱能作用也增强。

（3）短效抗精神病药　有协同和相互强化作用，故不宜合用其他短效抗精神病药，以免发生锥体外系反应。

（4）镇静催眠药、麻醉药、镇痛药和抗组胺药　CNS抑制作用增强，合用时应减量。

（5）锂剂　可能导致无力、运动障碍、锥体外系症状增多、脑病和脑损伤等。

（6）抗高血压药　有增加直立性低血压的风险。

（7）曲马多　癫痫发作的风险将增加，应尽量避免合用。

（8）乙醇　可增强CNS抑制作用，用药期间避免饮用含酒精的饮料。

# 第三节　吩噻嗪类

## 氯丙嗪
## Chlorpromazine

【其他名称】阿米那金、冬眠灵、可乐静、可平静、氯硫二苯胺、氯普马嗪、美心、盐酸氯丙嗪、盐酸氯普马嗪、Aminazine、Chlorpromazine Hydrochloride、Klorazin、Matcine、Wintermin、Wintermine

【分类】精神障碍用药\抗精神病药\吩噻嗪类

【制剂规格】片剂（盐酸盐）①5mg。②12.5mg。③25mg。④50mg。

注射液（盐酸盐）①1ml∶10mg。②1ml∶25mg。③1ml∶50mg。④2ml∶50mg。

【临床应用】

1. 说明书适应证

（1）用于精神分裂症、躁狂症或其他精神障碍，对兴奋躁动、幻觉、妄想、思维障碍及行为紊乱等阳性症状有效。

（2）多种原因所致的呕吐或顽固性呃逆。

2. 其他临床应用

（1）低温麻醉及人工冬眠。

（2）镇痛，与镇痛药合用，缓解晚期癌

症的剧痛。

（3）心力衰竭。

（4）破伤风、急性间歇性血卟啉病（国外资料）。

（5）试用于治疗巨人症。

**【用法用量】**

**1. 说明书用法用量**

（1）精神分裂症或躁狂症 ①从小剂量开始，25~50mg/ 次，2~3 次 /d，p.o.，每隔 2~3d 逐渐缓慢递增（25~50mg/ 次）。治疗量 400~600mg/d。用于其他精神病时应减量给药。② 25~50mg/ 次，bid.，i.m.，患者合作后改为口服。③从小剂量开始，25~50mg/ 次，qd.，i.v.gtt.，每隔 1~2d 缓慢增加 25~50mg，治疗量为 100~200mg/d。

（2）止吐 12.5~25mg/ 次，2~3 次 /d，p.o.。

**2. 其他用法用量**

［国内参考信息］

（1）精神病 ①开始 25~50mg/d，2~3 次 /d，p.o.，逐渐增至 300~450mg/d，症状减轻后 100~150mg/d。Max：150mg/ 次，600mg/d。② 25~100mg/ 次，i.m./i.v.gtt.；Max：100mg/ 次，400mg/d。

（2）呕吐 25~50mg/ 次，i.m./i.v.gtt.。

（3）心力衰竭 5~10mg/ 次，2~3 次 /d，i.m./i.v.gtt.（滴速 0.5mg/min）。

（4）冬眠疗法 冬眠合剂，i.v.gtt.，用量视病情而定。

［国外参考信息］

（1）精神病 ①口服推荐剂量：①躁狂或精神紊乱：住院患者，严重者 25mg/ 次，tid.。1~2d 后每半周增加 25~50mg，直至患者安静并与医生合作为止；不严重者，25mg/ 次，tid.，然后逐渐加量，直至达到有效剂量，通常为 400mg/d。门诊患者，10mg/ 次，3~4 次 /d；或 25mg/ 次，2~3 次 /d。②精神分裂症：住院患者 200~1600mg/d，起始量 100~200mg/d，然后逐渐加量。门诊患者，50~400mg/d，p.o.。新近患者症状控制后应持续服用至少 1 年。慢性者复发时应服用维持量最少 5 年。②肌注推荐用量为 25mg，必要时可在 1h 内再注射 25~50mg。以后可在数日内逐渐增至单次最大剂量 400mg，q.4~6h，i.m.，至症状得以控制，常用量为 500mg/d。③静脉给药刺激性强，不推荐。

（2）恶心、呕吐 ① 10~25mg/ 次，q.4~6h，p.o.，并根据具体情况增加用量。② 25mg，i.m.，如未发生低血压，可每 3~4h 给予 25~50mg，至呕吐停止改为口服。③也可用本药栓剂直肠给药，100mg/ 次，q.6~8h。

（3）外科手术中恶心和呕吐 ① 12.5mg，i.m.，必要时可 30min 重复 1 次。②静脉给药，2mg/ 次，稀释至 1mg/ml，间隔时间 2min，总量不超过 25mg。

（4）术前恐惧 ①术前 2~3h 服用 25~50mg。②或术前 1~2h 肌注 12.5~25mg。

（5）顽固性呃逆 25~50mg/ 次，3~4 次 /d，p.o.。如呃逆持续 2~3d，应肌注 50mg，如症状仍存在，可用本药 25~50mg 溶于 500~1000ml NS 中，i.v.gtt.（缓慢），患者应平卧于床，密切测量血压。

（6）急性间歇性血卟啉病 ① 25~50mg/ 次，3~4 次 /d，p.o.。数周后可停药或用维持量。② 25mg/ 次，3~4 次 /d，i.m.，直至可口服。

（7）破伤风 ① 25~50mg/ 次，3~4 次 /d，i.m.，并与巴比妥类药物合用。②静脉给药，25~50mg，至少稀释至 1mg/ml，给药速度 1mg/min。

（8）急性偏头痛 一项回顾性研究报道，静脉给药 5~50mg（平均 22mg）对治疗有效。

**【禁忌证】**

**1. 说明书禁忌证**

（1）对吩噻嗪类药过敏。

（2）帕金森病或帕金森综合征。

（3）基底神经节病变。

（4）昏迷。

（5）骨髓抑制。

（6）青光眼。

2. 其他禁忌证

（1）严重心脏疾病。

（2）肝功能严重减退者。

（3）严重肾脏疾病。

（4）＜ 6 个月的婴儿（国外资料）。

**【特殊人群用药】**

**儿童**　慎用本药注射液；＜ 6 岁儿童慎用片剂，＞ 6 岁儿童酌情减量。国外建议＜ 6 个月的婴儿禁用。

**其他用法用量**

［国外参考信息］

（1）严重行为问题　① 0.55mg/kg，q.4~6h（p.o.）/q.6~8h（i.m.），p.o./i.m.。Max（p.o.）：住院儿童 50~100mg，年龄较大儿童 200mg；Max（i.m.）：＜ 5 岁或体重＜ 22.7kg 的儿童 40mg，5~12 岁或体重 22.7~45.5kg 者 75mg。②直肠给药 1.1mg/kg，q.6~8h。

（2）恶心、呕吐　与严重行为问题用法基本相同，肌注极量限制严重病例。另有资料推荐，≥ 6 个月儿童，0.5~1mg/kg，q.4~6h，p.o.；也可 0.5~1mg/kg，q.6~8h，i.v./i.m.；也可直肠给药 1mg/kg，q.6~8h。

（3）手术中恶心和呕吐　① 0.275mg/kg，i.m.，如无低血压，必要时 30min 后重复 1 次。② 1mg/ 次，每 2min 给 1 次，i.v.。③有资料建议，≥ 6 个月儿童，0.5~1mg/kg，q.6~8h，i.v./i.m.。有关极量限制参见严重行为问题。＜ 17 岁，静注本药最小稀释浓度为 1mg/ml，以 0.5mg/min 的速度给药，同时严密监测血压。

（4）手术前恐惧　术前 2~3h，0.55mg/kg，p.o.；或术前 1~2h，0.55mg/kg，i.m.。

（5）精神性疾病　≥ 6 个月，0.5~1mg/kg，q.6~8h，i.v./i.m.，极量限制参见严重行为问题。＜ 17 岁儿童静注浓度及速度参见手术中恶心和呕吐的用法。

（6）破伤风　0.55mg/kg，q.6~8h，i.v./i.m.。静注药物至少稀释到 1mg/ml，速度 0.1mg/min。

**老人**　对本类药物的耐受降低，且易发生低血压、过度镇静及迟发性运动障碍等，需慎用本药注射液。年老体弱者服用本药片剂时，从小剂量开始，缓慢加量，应视病情酌减用量。

**其他用法用量**

［国外参考信息］　用量为正常成人的 1/3 或 1/2，维持量 300mg 或更少。Max：≤ 1000mg。

**孕妇**　本药可透过胎盘，孕妇慎用。美国 FDA 妊娠安全性分级为：C 级。

**哺乳妇女**　本药可进入乳汁，用药期间最好停止哺乳。

**肝功能不全者**　轻至中度肝功能不全者慎用并减量。肝功能严重减退者禁用。

**肾功能不全 / 透析者**　轻中度肾功能不全者应减量，严重者禁用；透析者不需特别调整剂量。

**其他**　体弱者用量应酌减，且应缓慢加量。

**【注意】**

（1）慎用　①心血管疾病。②严重呼吸系统疾。③癫痫。④乳癌（国外资料）。⑤前列腺增生。⑥尿潴留或尿毒症。⑦有 NMS 病史（国外资料）。⑧有瑞氏综合征症状及体征（国外资料）。⑨暴露于高热环境、有机磷杀虫剂（国外资料）。⑩接受阿托品或相关药物治疗（国外资料）。

（2）交叉过敏　其他吩噻嗪类药。

（3）对检验值 / 诊断的影响　可能导致免疫妊娠试验、尿胆红素测定出现假阳性反应。

（4）用药相关检查 / 监测项目　定期检查：① WBC 计数与分类、肝功能、ECG。②每半年进行 1 次眼科检查。③监测尿胆红素。

（5）对驾驶 / 机械操作的影响　用药期间不宜驾驶车辆、操作机械或高空作业。

【给药说明】

（1）给药条件 ①本药不适用于有意识障碍的精神异常者。②本药不宜静脉推注或皮下注射。③服药约 2 周后才能充分显效，对晕动症引起的呕吐效果差。④肌注时应缓慢深部注射。用药后静卧 1~2h 以防止直立性低血压，血压过低时可静滴去甲肾上腺素或麻黄碱，但不可用肾上腺素。

（2）减量 / 停药条件 ①须从小剂量开始，按照个体化原则调整用量。精神状态好转后，还须巩固治疗至少 2 周，然后逐渐减至最小有效维持量，根据临床需要确定维持量使用期限。②经长期治疗需停药时，应在几周之内逐渐减量，如突然停药可致恶心、呕吐、胃部刺激、头痛、心跳加快、失眠或病情恶化。③患者接受脊髓 X 线摄影前至少停用本药 48h。

（3）配伍信息 ①静滴液的配制：本药注射液 25~50mg，稀释于 500ml 葡萄糖氯化钠注射液中缓慢静滴。②本药颜色变深或有沉淀时禁止使用。

【不良反应】

（1）心血管 心悸、直立性低血压、心动过速、眩晕、晕厥、周围性水肿、ECG 异常。静注可致血栓性静脉炎。出现直立性低血压时应卧床，血压过低可静滴去甲肾上腺素，禁用肾上腺素。

（2）神经 轻至中度嗜睡、锥体外系反应、脑水肿、脑脊液蛋白异常、NMS、TD、癫痫小发作及大发作、脑病综合征。其中 TD 停药后不消失，且可因抗胆碱药加重，出现 TD，应停用所有的抗精神病药。出现 NMS 应立即停药并进行相应的处理。

（3）精神 精神症状、抑郁状态。

（4）内分泌 / 代谢 肥胖、月经失调、闭经、溢乳、乳房充血、男性乳腺发育、高血糖症、低血糖症、糖尿。

（5）血液 骨髓抑制、粒细胞缺乏、嗜酸性粒细胞增多、WBC 减少、全血细胞减少、溶血性 / 再障及血小板减少性紫癜等。

（6）免疫 SLE（抗核抗体增高）。

（7）消化 口干、吞咽困难、恶心、食欲增加或食欲缺乏、结肠麻痹、麻痹性肠梗阻、顽固性便秘、黄疸、空肠溃疡、中毒性肝损害。

（8）呼吸 鼻黏膜充血、哮喘。

（9）泌尿 尿潴留、尿失禁、排尿困难。

（10）生殖 性欲降低、勃起异常、射精障碍和阳痿。

（11）骨骼肌肉 髋部骨折（老年患者）、肌注时局部肌肉疼痛。

（12）皮肤 轻微荨麻疹、接触性皮炎、光敏反应、眼部皮肤色素沉着、剥脱性皮炎。

（13）眼 瞳孔缩小 / 放大、角膜和晶体浑浊、眼内压升高。

（14）其他 过敏反应。注射局部红肿、疼痛、硬结。出现过敏性皮疹应立即停药并进行相应的处理。

【药物过量】

（1）表现 ①表情淡漠、烦躁不安、昏睡，严重时可见昏迷。②严重锥体外系反应。③心血管系统可见心悸、四肢发冷、血压下降、直立性低血压、持续性低血压休克，并可导致房室传导阻滞及室性期前收缩甚至心跳骤停。

（2）处理意见 ①尽早洗胃和（或）给予活性炭悬液及盐类泻剂，不宜催吐。②静注高渗 GS，促进利尿，排泄毒物。③监测体温和心血管功能，至少 5 日。④静注苯妥英 9~11mg/kg，控制心律失常。⑤用洋地黄类药治疗心功能衰竭。⑥给予去甲肾上腺素或去氧肾上腺素治疗低血压。⑦进行 ECG 监测，给予地西泮，随后给予苯妥英 15mg/kg，以控制惊厥。⑧给予苯扎托品或苯海拉明处理可能出现的帕金森样症状。

【相互作用】

（1）苯丙胺 两者效力均降低，且增加发生惊厥的风险，不推荐合用。另外，本药可拮抗右苯丙胺作用，常用于逆转苯丙胺过量时的 CNS 不良反应。

（2）卡麦角林　两者效力均降低。

（3）抗酸药　减少本药吸收，降低其疗效。抗酸药应在用本药前至少 1h 或用药后 2h 服用。

（4）苯巴比妥、西咪替丁、普拉睾酮　降低本药药效。

（5）苯扎托品、奥芬那君、丙环定、盐酸苯海索　本药吸收减少，血药浓度降低，药效减弱，但抗胆碱作用增强。

（6）胍乙啶、去甲肾上腺素、芬美曲秦、苯丙香豆素、华法林　本药可降低上述药物的药效，还可使左旋多巴失效。

（7）普罗瑞林　长期使用本药可能会显著降低 TSH 对普罗瑞林的反应。

（8）胍那决尔　本药可抑制胍那决尔的降压作用。

（9）三环类抗抑郁药（阿莫沙平、度硫平、多塞平、丙米嗪、氯米帕明、曲米帕明、洛非帕明、地昔帕明、阿米替林、去甲替林、普罗替林等）　血药浓度均升高，毒性增强，各自的抗胆碱作用均增强，应谨慎合用。

（10）颠茄　抗胆碱作用增强。

（11）MAOI　两者抗胆碱作用均加强，不良反应加重。

（12）槟榔　锥体外系反应可增加。

（13）卡托普利、曲唑酮　协同降压作用，可能导致低血压。

（14）阿替洛尔、美托洛尔　两者血药浓度均升高，导致低血压和（或）本药毒性增加。普萘洛尔可降低本药代谢，增强本药毒性。

（15）卡法根　对多巴胺的拮抗作用增强，本药的治疗作用和（或）不良反应都增加。

（16）哌替啶　对 CNS 和呼吸的抑制作用加强。

（17）卟吩姆钠　光敏感组织的细胞内损害可加重。

（18）氨甲环酸　可导致脑血管痉挛及脑缺血。

（19）西沙必利、多非利特、匹莫齐特、索他洛尔、司帕沙星、加替沙星、莫西沙星、格帕沙星、左氧氟沙星、左美沙酮及卤泛群等　心脏毒性增加，故不宜合用。

（20）舒托必利　有发生室性心律紊乱的危险，严重者可致尖端扭转型心律失常。

（21）二氮嗪　可能导致高血糖症。

（22）苯妥英　本药血药浓度可降低，而苯妥英的血药浓度可升高或降低。

（23）肾上腺素　可能导致低血压和心动过速。

（24）伊布利特　增加发生心律失常的风险。

（25）锂剂　可能加重运动障碍、锥体外系反应、脑病及脑损伤等。

（26）月见草油、甲泛葡胺、曲马多、佐替平　增加发生惊厥的风险。

（27）乙醇　增强中枢抑制作用。

（28）烟草　吸烟者本药的 $C_{max}$ 及 AUC 比不吸烟者略低；吸烟者在服用本药时其嗜睡作用会减弱。

## 奋乃静
## Perphenazine

**【其他名称】**　醋酸奋乃静、得乐方、奋乃静庚酸酯、过二苯嗪、过非那嗪、氯吩嗪、羟哌氯丙嗪、盐酸奋乃静、Chlorperphenazine、Perphenazine Enanthate、Perphenazine Hydrochloride、Perphenazinum、Thiopropazate、Trilafon、Trilifan

**【分类】**　精神障碍用药 \ 抗精神病药 \ 吩噻嗪类

**【制剂规格】**　片剂　① 2mg。② 4mg。

**注射液**　① 1ml∶5mg。② 2ml∶5mg。

**【临床应用】**

**说明书适应证**

（1）精神分裂症或其他精神病性障碍，

尤其适用于器质性精神病、老年性精神障碍及儿童攻击性行为障碍，其对幻觉、妄想、思维障碍、淡漠木僵及焦虑激动等症状有效。

（2）多种原因所致的呕吐或顽固性呃逆。

【用法用量】

1. 说明书用法用量

（1）精神分裂症 ①一般从小剂量开始，2~4mg/次，2~3次/d，p.o.。以后每隔1~2d增加6mg，逐渐增至常用量20~60mg/d。维持量10~20mg/d。②5~10mg/次，bid.，i.m.。③5mg/次，i.v.，待患者合作后改为口服。

（2）呕吐 2~4mg/次，2~3次/d，p.o.。

2. 其他用法用量

［国内参考信息］

（1）精神分裂症 ①住院患者充分治疗时20~60mg/d，分2~4次服，或根据需要和耐受情况调整用量。门诊患者开始时可缓慢加量，逐渐增至需要量。②5~10mg/次，q.6h，i.m.，用量可根据需要和耐受情况调整。

（2）焦虑 2~4mg/次，2~3次/d，p.o.。

【禁忌证】

1. 说明书禁忌证

（1）对本药或其他吩噻嗪类药过敏。

（2）骨髓抑制。

（3）昏迷。

（4）帕金森病或帕金森综合征。

（5）基底神经节病变。

（6）青光眼。

2. 其他禁忌证

（1）肝功能不全。

（2）血液病（国外资料）。

（3）昏睡或反应迟钝（国外资料）。

（4）有或怀疑有脑损害（国外资料）。

（5）使用大剂量中枢性镇静药（国外资料）。

【特殊人群用药】

**儿童** ＜12岁儿童用量尚未确定。

其他用法用量

［国内参考信息］

精神病 ＞12岁，口服或静注可参考成人用法用量。＜12岁者可视病情和耐受情况逐渐调整至有效量。一般建议尽量口服给药，慎用静注。

**老人** 年老体弱者慎用本药注射液。应从小剂量开始，缓慢调整用量。

**孕妇** 本药可通过脐血进入胎儿，孕妇用药可导致新生儿的肝脏疾病和震颤，应慎用。美国FDA妊娠安全性分级为：C级。

**哺乳妇女** 本药可进入母乳，应慎用，使用本药期间应停止哺乳。

**肝功能不全者** 说明书提示肝功能不全者应减量，也有资料建议禁用。

**肾功能不全/透析者** 肾功能不全者应减量。

【注意】

（1）慎用 ①心血管疾病。②呼吸道感染和慢性呼吸道疾病。③锥体外系疾病。④癫痫。⑤酒精依赖。

（2）交叉过敏 对其他吩噻嗪类药过敏者，也可对本药过敏。

（3）用药相关检查/监测项目 定期检查WBC计数与肝功能。

（4）对驾驶/机械操作的影响 用药期间不宜驾驶车辆、操作机械或高空作业。

【给药说明】

（1）给药条件 ①为避免胃部刺激，可与食物、水和牛奶同服。②服药2周后才能充分显效。

（2）减量/停药条件 停药时应逐渐减量，骤然停药可导致恶心、呕吐、胃部刺激、头痛、HR加快、失眠或病情恶化。

（3）配伍信息 静注液的配制：用NS将本药稀释至0.5mg/ml，注射速度不超过1mg/min。

（4）其他 本药可使尿液变成粉红色、红色或红棕色，但无临床意义。

【不良反应】

（1）心血管 高血压、低血压、心动过速、ECG 改变和水肿。

（2）神经 假性帕金森综合征、运动障碍、角弓反张、反射亢进、张力障碍、静坐不能、锥体外系症状、紧张症、癫痫发作、乏力、头晕、NMS。出现 NMS 应立即停药并进行相应的处理。长期大量服药可引起迟发性运动障碍，出现迟发性运动障碍时，应停用所有抗精神病药。

（3）精神 抑郁症。

（4）内分泌 / 代谢 催乳素增高、溢乳、男子乳腺女性化、月经失调、闭经、出汗、

（5）血液 WBC 减少、粒细胞缺乏、血小板减少、非血小板减少性紫癜、嗜酸性粒细胞增多和全血细胞减少。

（6）消化 食欲减退、流涎、口干、恶心、呕吐、便秘、粪便嵌顿、麻痹性肠梗阻、喉水肿及体重增加、中毒性肝损害。

（7）呼吸 鼻充血、急性呼衰。

（8）泌尿 多尿、膀胱麻痹。

（9）骨骼肌肉 SLE 样关节症状。

（10）皮肤 皮肤色素沉着、红斑、荨麻疹、脂溢性皮炎、湿疹、剥脱性皮炎。

（11）眼 眼动危象、晶体浑浊、视物模糊、青光眼和角膜浑浊。

（12）其他 过敏性皮疹、光敏反应、血管神经性水肿，注射局部红肿、疼痛、硬结。出现过敏性皮疹时，应立即停药并进行相应的处理。

【药物过量】

（1）表现 ① CNS：烦躁不安、失眠等兴奋症状、木僵或昏迷。有惊厥史者（尤其是儿童），易出现四肢震颤、下颌抽动、言语不清等。②心血管系统：心悸、四肢发冷、血压下降、直立性低血压、持续性低血压休克，并可导致房室传导阻滞及室性期前收缩，甚至心跳骤停。

（2）处理意见 主要采取对症和支持治疗：①禁止催吐。尽早（6h 内）用 1∶5000 高锰酸钾或温开水洗胃，或服用含泻盐的活性炭混悬液。必须反复洗胃，直至胃内回流液澄清为止。②监测体温和心血管功能。③静注苯妥英（9~11mg/kg）以控制心律失常。④出现心衰可用洋地黄类药。⑤用去甲肾上腺素或去氧肾上腺素治疗低血压，禁用肾上腺素。⑥服用苯妥英后再服地西泮（15mg/kg）控制惊厥，同时做心电监护。⑦用苯妥英或苯海拉明治疗可能出现的帕金森样症状。⑧静注高渗 GS，促进利尿，排泄毒物，但输液不宜过多，以防心力衰竭和水肿。

【相互作用】

（1）具抗胆碱活性的药（如颠茄、苯扎托品、邻甲基苯海拉明、丙环定、盐酸苯海索） 明显延缓本药吸收。

（2）抗酸、止泻药 减少本药胃肠道吸收，两者应间隔至少 1h 服。

（3）双硫仑 本药血药浓度降到治疗浓度以下。

（4）肾上腺素 本药可逆转肾上腺素的作用而致严重低血压。

（5）苯丙胺、胍乙啶、抗惊厥药、左旋多巴 上述药药效降低。

（6）哌替啶 本药的镇静、镇痛作用加强。

（7）中枢神经抑制药（尤其是吸入全麻药或巴比妥类静脉全麻药） 可相互增效。

（8）MAOI（如氯吉兰）、三环类抗抑郁药（如阿米替林、阿莫沙平、阿米替林 / 氯氮卓、氯米帕明、地昔帕明、度硫平、多塞平、丙米嗪、洛非帕明、去甲替林、奋乃静 / 阿米替林、普罗替林、曲米帕明）、普萘洛尔、苯妥英 上述药不良反应增强。

（9）锂制剂 可致衰弱无力、运动障碍、锥体外系反应增强、脑病、脑损伤。

（10）曲马多 可致癫痫发作。

（11）氟西汀、帕罗西汀、舍曲林 可出现严重急性帕金森综合征。

（12）左氧氟沙星、司氟沙星、格帕沙星、索他洛尔、匹莫齐特、卤泛群、西沙必

利 可致严重心律失常。

（13）食物 明显延缓本药吸收。

（14）乙醇 可致 CNS 抑制。服本药期间不宜饮酒。

（15）槟榔 服用本药期间嚼服槟榔，锥体外系反应增强。

## 盐酸氟奋乃静
## Fluphenazine Hydrochloride

【其他名称】 保利神、滴卡、氟丙嗪、氟非拉嗪、氟奋乃静、氟吩嗪、羟哌氟丙嗪、盐酸羟哌氟丙嗪、Flufenazine、Fluphenazine、Fluphenazine Dihydrochloride、Modecate、Prolixin

【分类】 精神障碍用药 \ 抗精神病药 \ 吩噻嗪类

【制剂规格】 片剂 ① 2mg。② 5mg。

注射液 ① 1ml : 2mg。② 1ml : 5mg。③ 1ml : 25mg。④ 2ml : 10mg。

【临床应用】

说明书适应证

（1）单纯型、紧张型精神分裂症。

（2）慢性精神分裂症的行为退缩、情感淡漠等症状。

【用法用量】

1. 说明书用法用量

一般用法 （1）2mg/ 次，2~3 次 /d，p.o.。逐渐增至 10~20mg/d；Max：≤ 30mg/d。（2）2~5mg/ 次，1~2 次 /d，i.m.。

2. 其他用法用量

［国外参考信息］

（1）精神分裂症、躁狂症和其他精神病 ①初始 2.5~10mg/d，分 2~3 次服；根据用药反应增至 20mg/d 或以上。以后逐渐减至维持量 1~5mg/d。②也可初始 1.25mg，i.m.，之后根据用药反应调整剂量。常用初始量 2.5~10mg/d，q.6~8h，i.m.。一般胃肠外给药剂量约为口服量的 1/3~1/2。

（2）严重焦虑或行为异常的短期辅助治疗 1mg/ 次，bid.，p.o.；可根据需要增至 2mg/ 次，bid.。

【禁忌证】

1. 说明书禁忌证

（1）对本药或其他吩噻嗪类药过敏。

（2）骨髓抑制。

（3）昏迷。

（4）帕金森病或帕金森综合征。

（5）基底神经节病变。

（6）青光眼。

（7）＜ 6 岁儿童禁用，＜ 12 岁儿童禁用本药注射液。

2. 其他禁忌证

（1）恶血质（国外资料）。

（2）肝功能损害（国外资料）。

（3）皮层下脑组织受损害（国外资料）。

（4）重度抑郁症（国外资料）。

【特殊人群用药】

**儿童** ＜ 6 岁儿童禁用，＞ 6 岁儿童根据成人用量酌减，其中＜ 12 岁儿童禁用本药注射液。

**老人** 年老体弱者从最小量开始，以后每日递增 1~2mg。Max：≤ 10mg/d。

**孕妇** 慎用，可致新生儿出现鼻黏膜充血、严重鼻出血、呼吸窘迫、呕吐及锥体外系反应。美国 FDA 妊娠安全性分级为：C 级。

**哺乳妇女** 可泌入乳汁，服药期间应停止哺乳。

**肝功能不全者** 应减量，国外尚有资料建议肝功能损害者禁用本药。

**肾功能不全 / 透析者** 肾功能不全者应减量。

【注意】

（1）慎用 ①心血管疾病。②癫痫。③既往有抽搐史。④嗜铬细胞瘤。⑤ WBC 过低。⑥血压过低。

（2）交叉过敏 对其他吩噻嗪类药过敏者，对本药也可能过敏。

（3）用药相关检查 / 监测项目 应定期检查 WBC 计数与肝功能。

（4）对驾驶/机械操作的影响　用药期间不宜驾驶车辆、操作机械或高空作业。

【给药说明】

（1）给药条件　正在应用大剂量 CNS 抑制药者不能使用本药。

（2）减量/停药条件　①出现迟发性运动障碍，应停用所有的抗精神病药。②出现过敏性皮疹及 NMS，应立即停药并进行相应的处理。③用药时应逐渐减量，突然停药可导致恶心、呕吐、胃部刺激、头痛、心率加快、失眠或病情恶化。

【不良反应】

（1）心血管　直立性低血压、心悸或 ECG 改变。

（2）神经　锥体外系反应、迟发性运动障碍、眩晕、癫痫。

（3）精神　失眠、乏力、思睡、躁动、NMS。

（4）内分泌/代谢　溢乳、男子女性化乳房、月经失调、闭经等。

（5）血液　WBC 减少、骨髓抑制。

（6）消化　口干、便秘、中毒性肝损害或阻塞性黄疸。

（7）泌尿　排尿困难、尿潴留。

（8）皮肤　过敏性皮疹。

（9）眼　视物模糊。

【药物过量】

（1）表现　严重锥体外系反应，如反射增强或降低、视物模糊、晕厥、心律不齐、心动过速或过缓、呼吸障碍、异常疲倦或虚弱、激动、意识错乱、瞳孔扩大、发热、肌强直、呕吐、惊厥和昏迷等。

（2）处理意见　主要采取对症和支持治疗：①尽早洗胃（不要催吐），反复使用活性炭混悬液与盐类泻药。②维持体温、保持呼吸道通畅。监测 CNS 和心血管系统功能，至少监测 5 日。③治疗心衰用洋地黄类药。④在心电监护下先使用地西泮，再用苯妥英治疗惊厥。避免使用巴比妥盐。⑤静脉补液和使用去甲肾上腺素纠正低血压，禁用肾上腺素。⑥用苯扎托品或苯海拉明治疗震颤麻痹。⑦透析不能排出本药。

【相互作用】

（1）Vit C　降低本药的血药浓度，减弱本药作用。

（2）卡麦角林　卡麦角林是多巴胺受体激动药，而本药是多巴胺 $D_2$ 受体阻断药，故两者不能合用。

（3）抗胆碱药（如苯扎托品、奥芬那君、丙环定、盐酸苯海索）　可使本药的口服吸收率和血药浓度降低。合用时还可能增加抗胆碱能不良反应。

（4）磷苯妥英、苯妥英　上述药的血药浓度可能升高或降低，而本药的血药浓度也可能降低。

（5）苯丙胺、右旋苯丙胺、左旋多巴、胍乙啶　本药可降低上述药物的疗效。

（6）三环类抗抑郁药（如丙米嗪、阿米替林、去甲替林、氯米帕明、地昔帕明、洛非帕明、度硫平、多塞平、阿莫沙平等）　两者的毒性和抗胆碱作用均增加，可导致过度嗜睡。

（7）西沙必利　增加对心脏的毒性，引起 Q-T 间期延长、心脏停搏等。

（8）加替沙星、莫西沙星、格帕沙星、多非利特、匹莫齐特、卤泛群　可增加对心脏的毒性，引起 Q-T 间期延长、心脏停搏等，故不能合用。

（9）MAO 抑制药（如氯吉兰）　可延长本药的作用，增加本药的不良反应。

（10）哌替啶　增加中枢抑制及呼吸抑制作用。

（11）氟西汀、帕罗西汀　使帕金森综合征的病情恶化。

（12）舒托必利　有发生室性心律紊乱的危险，严重者可致尖端扭转型心律失常。

（13）伊布利特　发生心律失常的危险增加。

（14）锂剂　可引起脑损害、锥体外系反应、运动障碍等。

（15）甲泛葡胺　癫痫发作的风险增加。

（16）卟吩姆钠　可引起严重的光敏反应。

（17）乙醇　可增强本药的 CNS 抑制作用，并增加锥体外系反应的发生率。

# 第四节　硫杂蒽类

## 氟哌噻吨
## Flupentixol

【其他名称】 二盐酸三氟噻吨、复康素、孚岚素、氟哌噻吨癸酸酯、羟哌氟丙硫蒽、三氟噻吨、盐酸氟哌噻吨、Depixol、Fluanxol、Flupenthixol、Flupentixol Decanoate、Flupentixol Dihydrochloride、Flupentixol Hydrochloride、Viscoleo

【分类】 精神障碍用药\抗精神病药\硫杂蒽类

【制剂规格】 片剂　① 0.5mg。② 3mg。③ 5mg。

片剂（二盐酸盐）　5mg。

注射液（癸酸酯）　1ml∶20mg。

【临床应用】

1. 说明书适应证

急、慢性精神分裂症及其他精神病。

2. 其他临床应用

（1）各种原因引起的抑郁或焦虑症状。

（2）癫痫、老年性痴呆、精神发育迟滞以及酒精或药物依赖等伴发的精神症状。

【用法用量】

1. 说明书用法用量

**一般用法**（1）初始 5~20mg/d，qd.，p.o.，以后视情况渐增，必要时可增至 40mg/d。剂量＞20mg/d 时，应分次服。（2）癸酸酯长效针剂，维持量为 20~40mg/ 次，每 2~4 周 1 次，i.m.，少数患者可能需较高剂量或较短的用药间隔。当病情恶化或急性复发时，单剂可达 400mg，每 1~2 周 1 次。（3）由口服改为注射维持治疗，应按下列方法确定剂量：口服日剂量 ×4 ＝每 2 周的肌注量，且片剂应用至首次注射后 1 周，但应减量。

2. 其他用法用量

［国内参考信息］

（1）精神病　①初始 5mg/ 次，qd.，p.o.，以后视情况渐增，必要时可增至 40mg/d。维持量 5~20mg/ 次，qd.。②癸酸酯长效针剂，初始 10mg，i.m.，1 周后可酌增。治疗量 20~40mg/ 次，每 2 周 1 次。

（2）抑郁性神经症　1mg/ 次，bid.，p.o.。Max：3mg/d。

［国外参考信息］

（1）精神分裂症　①急性精神分裂症 16~224mg/d，p.o.，慢性精神分裂症应用中等剂量。②慢性精神分裂症的维持治疗，癸酸酯长效针剂，常用 20~40mg/ 次，i.m.，每 2~4 周 1 次。有效剂量范围为 10mg/ 月至 100mg/ 周。

（2）抑郁症　① 0.5~2mg/ 次，p.o.。②癸酸酯长效针剂，5~10mg/ 次，i.m.，每 2 周 1 次。

（3）可卡因脱瘾　先用苯扎托品 4mg，i.m.，再用癸酸酯长效针剂，10~20mg/ 次，i.m.，每 2~4 周 1 次。

【禁忌证】

1. 说明书禁忌证

（1）对本药过敏。

（2）各种原因引起的 CNS 抑制。

（3）昏迷状态。

（4）血液恶病质。

（5）嗜铬细胞瘤。

（6）兴奋或过度激动。

2. 其他禁忌证

（1）严重心、肝、肾等器官或系统

疾病。

（2）妊娠早期。

【特殊人群用药】

**儿童** 尚无临床用药经验，不推荐儿童使用。

**其他用法用量**

［国外参考信息］

行为障碍 有报道可 0.4~2mg/d，p.o.，治疗 6 月至 2 年。

**老人** 通常用剂量范围内的较低量。

**其他用法用量**

［国外参考信息］ 可能需调整用量。

**孕妇** 国内资料建议妊娠早期禁用。美国 FDA 妊娠安全性分级为：C 级。

**哺乳妇女** 本药可泌入乳汁，必要时可用，但应密切监测婴儿（尤其出生 4 周内）。

**肝功能不全者** 肝功能减退或严重肝脏疾病者慎用，建议测定血药浓度。也有资料建议存在严重肝脏疾病者应禁用。

**肾功能不全/透析者** 肾功能减退者可使用常规剂量，也有资料建议存在严重肾脏疾病者应禁用。

【注意】

（1）慎用 ①心血管疾病。②器质性脑综合征。③运动功能失调（国外资料）。

（2）用药相关检查/监测项目 ①用药期间应每 6 个月检查 1 次全血细胞计数及肝功能。②定期进行眼科检查。

（3）对驾驶/机械操作的影响 用药后应谨慎驾驶或操作机器。

【给药说明】

（1）给药条件 ①剂量应个体化，从小剂量开始，根据疗效及不良反应调整剂量。②对易兴奋或异常活跃者，不推荐 25mg/d 的剂量。

（2）减量/停药条件 ①对长期治疗尤其是使用高剂量者，应严密监护并定期评价，尽量降低维持剂量。②长期用药可引起迟发性运动障碍，抗帕金森病药不能减轻该症状，应减量或停药。如发生神经阻滞剂恶性综合征，应停药并进行对症及支持疗法。

【不良反应】

（1）心血管 低血压、心悸。

（2）神经 锥体外系障碍、失眠、瞌睡、眩晕、头疼、健忘、惊厥。长期治疗：迟发性运动障碍。

（3）精神 激越、抑郁、精神错乱。

（4）内分泌/代谢 体重增加、非产后泌乳、神经阻滞剂恶性综合征。

（5）血液 粒细胞减少、WBC 增多。

（6）消化 唾液增多、恶心或呕吐、便秘、口干、腹泻、畏食、食欲增加、短暂轻微的肝功能异常。

（7）呼吸 呼吸困难。

（8）泌尿 排尿障碍。

（9）生殖 阳痿。

（10）骨骼肌肉 关节痛、肌无力。

（11）皮肤 多汗、皮疹、皮肤潮红、瘙痒症、接触性皮炎、光敏感度增加、皮肤色素沉着。

（12）眼 眼球色素沉着。

（13）其他 疲劳。

【药物过量】

（1）表现 不同程度的意识障碍直至昏迷、瞳孔缩小、锥体外系症状、血压下降、心动过速、休克、惊厥、体温上升或下降等。

（2）处理意见 ①洗胃、催吐、服用活性炭。②支持治疗，如给予保温、吸氧、预防感染、抗惊厥等措施，并注意维持水、电解质和酸碱平衡。③对症治疗，如抗休克、纠正心律失常。应慎用中枢兴奋剂，必要时可将贝美格 50~150mg 溶于 100~200ml GS 中静滴，或哌甲酯 30~50mg 肌注或静注。出现惊厥可用地西泮，出现锥体外系症状可用比哌立登；不应使用肾上腺素。

【相互作用】

（1）抗胆碱能药（如盐酸苯海索）可减轻本药锥体外系症状。

（2）卡麦角林 相互拮抗，合用时疗效

均降低。

（3）胍乙啶、肾上腺素、左旋多巴 上述药作用降低。

（4）胰岛素、葡萄糖 可影响上述药的作用，合用时应调整糖尿病者的治疗方案。

（5）三环类抗抑郁药（如阿米替林、去甲替林、普罗替林、丙米嗪、氯米帕明、去甲丙米嗪、度硫平、多塞平、洛非帕明、曲米帕明、阿莫沙平）相互干扰代谢，两者血药浓度均升高、毒性增加。抗胆碱能效应增强。

（6）巴比妥类等中枢神经抑制药 上述药镇静（或抑制）作用增强。

（7）锂剂 可致运动障碍、锥体外系症状增加、脑损害。

（8）甲氧氯普胺、枸橼酸哌嗪 出现锥体外系不良反应的风险增加。

（9）曲马朵、佐替平 增加癫痫发作的危险。

（10）乙醇 乙醇的中枢神经抑制作用加强。

## 氟哌噻吨美利曲辛
## Flupentixol and Melitracen

【其他名称】 黛安神、黛力新、复方氟哌噻吨、三氟噻吨－四甲蒽丙胺、Compound Flupentixol、Deanxit

【成分】 二盐酸氟哌噻吨、盐酸美利曲辛

【分类】 精神障碍用药\抗精神病药\硫杂蒽类

【制剂规格】 片剂 二盐酸氟哌噻吨 0.5mg、盐酸美利曲辛 10mg。

【临床应用】

1. 说明书适应证

（1）轻、中型焦虑－抑郁－虚弱。

（2）神经衰弱、心因性抑郁、抑郁性神经官能症、隐匿性抑郁、心身疾病伴焦虑和情感淡漠、更年期抑郁、嗜酒及药瘾者的焦躁不安及抑郁。

2. 其他临床应用

神经性头痛、偏头痛、紧张性疼痛、某些顽固性疼痛及慢性疼痛等。

【用法用量】

说明书用法用量

一般用法 通常 2 片 /d，早晨及中午各服 1 片；严重者早晨可加至 2 片。维持剂量 1 片 /d，晨服。

【禁忌证】

1. 说明书禁忌证

（1）严重心脏疾病（如心肌梗死恢复早期、束支传导阻滞）。

（2）精神高度兴奋。

（3）急性酒精、巴比妥类药及鸦片中毒。

（4）未经治疗的闭角型青光眼。

（5）正在使用 MAOI 者，2 周内不能使用本药。

2. 其他禁忌证

（1）造血功能紊乱（国外资料）。

（2）前列腺腺瘤（国外资料）。

【特殊人群用药】

儿童 不推荐用于儿童。

老人

说明书用法用量

一般用法 1 片 /d，晨服。

孕妇 最好不用。

哺乳妇女 最好不用。

肝功能不全者 慎用。

肾功能不全 / 透析者 肾功能不全者慎用。

【注意】

慎用 （1）轻至中度心脏疾病（国外资料）。（2）癫痫（国外资料）。

【给药说明】

（1）给药条件 每日最后一次服药不应晚于下午 4 点。

（2）减量 / 停药条件 若患者已预先使用了镇静药，应逐渐停用。

（3）其他 对失眠或严重不安者，建议在急性期加服镇静药。

【不良反应】

（1）心血管　心脏停搏、直立性低血压、房室传导阻滞的危险增加、心动过速。

（2）神经　锥体外系反应；震颤、急性精神错乱、焦虑不安，同时引起镇静和痉挛；不安或轻微震颤、失眠。

（3）精神　抑郁。

（4）内分泌 / 代谢　NMS、体重增加、多汗症。

（5）血液　WBC 异常。

（6）消化　口干、便秘。

（7）泌尿　排尿困难。

（8）生殖　阴茎异常勃起。

（9）皮肤　接触性皮炎、皮肤色素沉着。

（10）眼　眼球色素沉着、眼调节障碍。

（11）耳　耳鸣。

（12）其他　光敏感度增加。

【药物过量】

（1）表现　不同程度的意识障碍直至昏迷、瞳孔缩小、锥体外系症状、血压下降、心动过速、休克、体温下降等。极少见锥体外系反应。

（2）处理意见　采取支持及对症治疗。①洗胃、催吐，给予活性炭。②维护呼吸和心血管系统功能，采取保温、吸氧、预防感染、维持水电解质和酸碱平衡等措施，注意应禁用肾上腺素。③对症治疗，如抗休克、纠正心律失常、抗惊厥。慎用中枢兴奋药，如必要时可给予贝美格 50~150mg 加入 5%GS 100~200ml 中静滴，或予哌甲酯 30~50mg 肌注或静注。惊厥可用地西泮。

【相互作用】

（1）卡麦角林　两者治疗作用均降低。

（2）胍乙啶和类似化合物　降低上述药物的抗高血压作用。

（3）三环类抗抑郁药（如丙米嗪、阿米替林、去甲替林、普罗替林、氯米帕明、地昔帕明、洛非帕明、曲米帕明、阿莫沙平、多塞平）　相互影响，导致两者血药浓度均升高，毒性增强。抗胆碱作用可能协同。

（4）巴比妥类、其他 CNS 抑制药　本药可增强机体对上述药的反应。

（5）肾上腺素和去甲肾上腺素　增强上述药物的作用。

（6）曲马朵或佐替平　增加癫痫发作的危险，引起中枢和呼吸抑制。

（7）锂剂　引起运动障碍，加重锥体外系症状、脑损害等。

（8）MAOI　可致高血压危象。

（9）乙醇　可增强机体对乙醇的反应，用药期间避免饮酒。

## 氯普噻吨
## Chlorprothixene

【其他名称】　氯丙硫蒽、氯苯硫蒽、氯苯硫新、氯丙硫新、氯丙噻吨、泰尔登、盐酸氯普噻吨、盐酸泰尔登、Chlorprothixene Hydrochloride、Tardan

【分类】　精神障碍用药 \ 抗精神病药 \ 硫杂蒽类

【制剂规格】　片剂　① 12.5mg。② 15mg。③ 25mg。④ 50mg。

注射液　① 1ml∶10mg。② 1ml∶30mg。

注射液（盐酸盐）　2ml∶30mg。

【临床应用】

1. 说明书适应证

急、慢性精神分裂症，适用于伴有精神运动性激越、焦虑、抑郁症状的精神障碍。

2. 其他临床应用

焦虑性神经症及更年期抑郁症。

【用法用量】

1. 说明书用法用量

精神分裂症　（1）应从小剂量开始，初始 25~50mg/ 次，2~3 次 /d，p.o.。以后逐渐增至 400~600mg/d。维持量 100~200mg/d。（2）对兴奋躁动不合作者，30mg/ 次，2~3 次 /d，i.m.。

2. 其他用法用量

［国内参考信息］

（1）兴奋躁动不合作者　也可初始 90~150mg/d，分次肌注，好转后应改为口服。

（2）神经官能症　12.5~25mg/ 次，tid.，p.o.。

［国外参考信息］① 25~50mg/ 次，3~4 次 /d，p.o.。随后根据病情逐渐增量，Max：≤ 600mg/d。② 25~50mg/ 次，i.m.，随后根据病情增量，Max：≤ 200mg/d，病情好转应尽快改为口服。

【禁忌证】

1. 说明书禁忌证

（1）对本药过敏。

（2）昏迷。

（3）帕金森病及帕金森综合征。

（4）基底神经节病变。

（5）骨髓抑制。

（6）青光眼。

（7）尿潴留。

（8）＜ 6 岁儿童禁用本药片剂，＜ 12 岁儿童禁用本药注射剂。

2. 其他禁忌证

循环衰竭（国外资料）。

【特殊人群用药】

**儿童**　＜ 6 岁禁用本药片剂，呼吸系统疾病患儿慎用片剂；＜ 12 岁禁用本药注射剂。

1. 说明书用法用量

精神病　＞ 6 岁，初始 25mg/ 次，tid.，p.o.，逐渐增至 150~300mg/d，维持量 50~150mg/d。

2. 其他用法用量

［国外参考信息］（1）＞ 6 岁，初始 10~25mg/ 次，3~4 次 /d，p.o.。（2）＞ 12 岁，肌注用法用量同成人。

**老人**　通常应从较小剂量开始，且增量应更缓慢。

说明书用法用量

精神病　初始口服剂量应减半，增量应缓慢，可增至 200~300mg/d。

**孕妇**　慎用。美国 FDA 妊娠安全性分级为：C 级。

**哺乳妇女**　用药期间应停止哺乳。

**肝功能不全者**　慎用并酌情减量。

**肾功能不全 / 透析者**　肾功能不全者应酌情减量。

【注意】

（1）慎用　①心血管疾病。②溃疡病。③前列腺增生。④癫痫。⑤有恶性综合征病史（国外资料）。

（2）交叉过敏　吩噻嗪类或其他硫杂蒽类药。

（3）对检验值 / 诊断的影响　尿胆红素和免疫妊娠试验均可出现假阳性。

（4）用药相关检查 / 监测项目　定期检查 WBC 计数和肝功能；怀疑黄疸时应检查尿胆红素。长期用药者应定期做眼部检查，了解角膜与晶体有无沉积物。

（5）对驾驶 / 机械操作的影响　用药期间不宜驾驶车辆、操作机械或高空作业。

【给药说明】

（1）给药条件　用量须个体化，不宜大剂量使用。应从小剂量开始，经数日至数月达到临床疗效时，应再巩固治疗数周，然后逐渐减至维持量。

（2）减量 / 停药条件　长期用药者停药时，应在几周内缓慢减量。骤然停药可能导致迟发性运动障碍、恶心、呕吐、震颤或头晕。

（3）其他　避免药物与皮肤接触，以防发生接触性皮炎。

【不良反应】

（1）心血管　直立性低血压、心动过速、心悸、ECG 改变。

（2）神经　肌张力障碍、静坐不能、类帕金森综合征、癫痫发作、嗜睡、失眠、头痛、意识模糊、多发性神经病、迟发性运动障碍（大剂量长期使用）、NMS。

（3）内分泌 / 代谢　溢乳、男性乳腺发育、月经失调、闭经、体重增加、高热。

（4）血液　嗜酸性粒细胞增多、WBC减少、溶血性贫血、血小板减少及全血细胞减少。

（5）消化　口干、胃部不适、便秘、肝功能损害。

（6）泌尿　排尿困难。

（7）皮肤　皮疹、接触性皮炎和光敏反应。注射局部可见红肿、疼痛、硬结。

（8）眼　眼干、视物模糊、角膜或晶体浑浊、视网膜病变。

（9）其他　突然停药可引起戒断症状。

**【药物过量】**

（1）表现　昏迷、昏睡、呼吸抑制、低血压、HR加快、发热和瞳孔缩小、躁狂、血尿。

（2）处理意见　应尽快洗胃，保持呼吸道通畅，并给予对症及支持治疗。

**【相互作用】**

（1）普拉睾酮　降低本药的药效。

（2）抗胃酸药或泻药　使本药的吸收减少。

（3）长效巴比妥酸盐（尤其是苯巴比妥）降低本药作用，还可降低癫痫发作的阈值。

（4）卡麦角林　两者的疗效均降低。

（5）左旋多巴　左旋多巴的抗帕金森病作用减弱。

（6）胍乙啶　胍乙啶的降压作用减弱。

（7）苯丙胺　苯丙胺疗效降低。

（8）抗惊厥药　抗惊厥药的作用减弱。

（9）卡法根　本药的治疗作用和（或）不良反应均增加。

（10）抗胆碱药　两者的药效均增强。

（11）阿替洛尔、美托洛尔　两者的作用增强，出现中毒反应。

（12）三环类抗抑郁药或MAOI　镇静和抗胆碱作用增强。

（13）CNS抑制药（如吸入全麻药或静脉全麻药）　本药可加强上述药的药效，合用时应将中枢神经抑制药的用量减至常用量的1/4~1/2。

（14）肾上腺素　导致血压下降。

（15）锂剂　可能导致虚弱、运动障碍、锥体外系反应加重及脑损伤等。

（16）曲马朵、佐替平　发生惊厥的风险增加。

（17）某些抗生素　本药可掩盖上述药的耳毒性。

（18）乙醇　可导致过度镇静，用药期间不宜饮用含酒精的饮料。

## 珠氯噻醇
## Zuclopenthixol

**【其他名称】**　纯氯噻吨、醋酸珠氯噻醇、醋酸珠氯噻吨、二盐酸珠氯噻醇、高抗素、盐酸珠氯噻醇、珠氯噻醇醋酸酯、珠氯噻醇癸酸酯、珠氯噻吨、Cisordinol、Clopixol、Clopixol Acuphase、Clopixol Depot、Clopixol-Acuphase、Sedanxol、Zuclopenthixol Acetate、Zuclopenthixol Decanoate、Zuclopenthixol hydrochloride

**【分类】**　精神障碍用药\抗精神病药\硫杂蒽类

**【制剂规格】**　糖衣片　10mg。

片剂（二盐酸盐）　① 2mg。② 10mg。③ 25mg。

滴剂（二盐酸盐）　① 1ml∶20mg。② 2ml∶100mg。

注射液（醋酸盐）　① 1ml∶25mg。② 1ml∶50mg。

注射液（癸酸酯）　1ml∶200mg。

**【临床应用】**

1. 说明书适应证

（1）急、慢性精神分裂症及其他精神病（如周期性精神病、外伤后精神病等）。

（2）躁狂症。

（3）伴有精神运动性活动过度、激越、暴力和其他行为紊乱的精神发育迟滞。

（4）伴有偏执观念、意识错乱和（或）

定向障碍或行为紊乱的老年性痴呆。

2. 其他临床应用

青春期痴呆、脑萎缩等。

【用法用量】

1. 说明书用法用量

(1) 急性精神分裂症及其他急性精神病、严重的急性激越状态和躁狂症 10~50mg/d，p.o.。中至重度患者，起初增加20mg/d，以后可每2~3d增加10~20mg，Max：≤150mg/d。

(2) 慢性精神分裂症及其他慢性精神病 维持量20~40mg/d，睡前顿服。

(3) 有激越症状的精神发育迟滞 6~20mg/d，p.o.，必要时可增至25~40mg/d。

(4) 有激越和意识错乱症状的老年性痴呆 2~6mg/d，必要时可增至10~20mg/d，宜于夜间服。

2. 其他用法用量

[国内参考信息]

(1) 急、慢性精神病 20~75mg/d，分次服。

(2) 精神因素所致的激动、不安和精神错乱 根据病情严重程度，2~40mg/d，单次或分次服用。

(3) 其他临床用法 ①本药醋酸盐：50~150mg/次，每2~3日1次，i.m.。②本药癸酸酯：200~400mg/次，每2~4周1次，i.m.。

[国外参考信息]

(1) 一般用法 20~150mg/d，分2~3次服。

(2) 急性精神分裂症和其他急性精神病 ①初始15~30mg/d，以后每2~3d增加10~15mg，分次服。②本药醋酸盐，50~150mg/次，q.48~72h，i.m.。重症患者，可200mg/次，i.m.。

(3) 慢性精神分裂症的维持治疗 ①20~40mg/d，分次服。②本药癸酸酯，100~600mg/次，每2~4周1次，i.m.。最佳剂量200~400mg/次，多数患者可每4周注射1次。

【禁忌证】

1. 说明书禁忌证

(1) 对本药过敏。

(2) 中枢抑制状态。

(3) 循环性休克及昏迷。

(4) 血液恶病质。

(5) 嗜铬细胞瘤。

2. 其他禁忌证

(1) 对其他噻嗪类、噻吨类药物过敏者。

(2) 孕妇及哺乳妇女。

【特殊人群用药】

**儿童** 尚无用药经验。

**老人** 国外资料提示，2.5~5mg/d，p.o.，对老年精神病患者的激动和攻击症状有效。

**孕妇** 用药应权衡利弊，也有国内资料建议，孕妇禁用。美国FDA妊娠安全性分级为：C级。

**哺乳妇女** 临床治疗需要时，哺乳妇女在用药期间可继续哺乳，但建议密切观察婴儿。也有国内资料建议，哺乳妇女禁用。

**肝功能不全者** 肝功能不全时应慎用本药，必要时测定血药浓度。

**肾功能不全/透析者** 说明书建议肾功能不全者按常规剂量用药，国外资料认为肾功能不全者应慎用。

【注意】

(1) 慎用 ①心血管疾病。②器质性脑综合征。③癫痫或帕金森综合征（国外资料）。

(2) 交叉过敏 其他噻嗪类、噻吨类药物。

(3) 用药相关检查/监测项目 开始治疗时，应检查ECG、全血细胞计数、肝功能；长期用药时，上述项目应每6个月检查1次。

(4) 对驾驶/机械操作的影响 用药后驾驶或操作机器应谨慎。

**【给药说明】**

（1）给药条件　①本药滴剂可用水稀释后服用，也可与食物或饮料混合后服用。②一日口服剂量可于晚间顿服或分3次服。

（2）减量/停药条件　①长期治疗者，应严密监护并定期评价，尽量降低维持量。②出现恶性综合征时，应停用神经阻滞药，给予对症治疗和支持疗法。丹曲林和溴隐亭可能有效。停药后症状仍可持续1周以上。

**【不良反应】**

（1）心血管　直立性低血压、低血压、心动过速、心悸、血循环障碍、造血功能障碍、心脏传导阻滞。

（2）神经　锥体外系反应、头晕、头痛、共济失调及癫痫发作。如出现锥体外系反应，可使用抗帕金森病药物控制，但不建议常规预防性使用抗帕金森病药物。出现持续静坐不能，可用苯二氮䓬类药或普萘洛尔。抗帕金森病药物不能减轻迟发性运动障碍，反而可能加重症状。

（3）精神　嗜睡、失眠、注意力不集中、抑郁、焦虑、紧张、激越、情感淡漠、健忘、异常梦境、幻觉、精神错乱、忧郁、梦魇、言语错乱。

（4）内分泌/代谢　体重增加、体重减少、口渴、男子乳腺发育、女性非产后泌乳、唾液分泌失调。

（5）消化　口干、唾液增多、便秘、呕吐、食欲减退、腹泻、恶心、腹痛、轻微的肝功能改变、肝炎、黄疸。

（6）呼吸　鼻充血、呼吸困难。

（7）泌尿　排尿障碍、尿潴留。

（8）生殖　女性经期紊乱、阴道干燥、性快感缺乏、闭经、男性性欲降低、射精失败、ED。

（9）骨骼肌肉　肌无力。

（10）皮肤　多汗、脂漏症、瘙痒症、皮肤障碍、皮疹、汗腺分泌失调、注射部位疼痛和变应性皮疹。

（11）眼　视力调节异常、视力异常、视物模糊、散瞳、角膜或晶体浑浊。

（12）其他　疼痛、光敏反应、昏厥、疲劳、潮红、过敏反应。

**【药物过量】**

（1）表现　嗜睡、昏迷、锥体外系症状、惊厥、休克、体温过高或过低。与影响心脏功能的药物合用且过量时，可引起ECG改变。

（2）处理意见　可采取对症和支持疗法，如支持呼吸和心血管系统等措施。可用地西泮治疗惊厥，用比哌立登治疗锥体外系症状。不宜使用肾上腺素。

**【相互作用】**

（1）卡麦角林　两药的疗效均降低。

（2）左旋多巴、肾上腺素类药　上述药物作用减弱。

（3）镇静催眠药、镇痛药等CNS抑制药　可相互增效，合用时应注意调整剂量。

（4）三环类抗抑郁药　相互抑制代谢。

（5）降压药　增强降压药的疗效。

（6）CYP 2D 6抑制药　可降低本药清除率。

（7）锂剂　可导致运动障碍、锥体外系反应增加和脑损害。

（8）哌嗪　本药锥体外系反应的发生率增加。

（9）曲马多　癫痫发作的风险增加。

（10）胰岛素、葡萄糖　本药可影响上述药的作用，糖尿病患者应调整治疗方案。

（11）乙醇　可相互增效，服药期间不宜饮酒。

（12）食物　可提高本药口服的生物利用度。

# 第五节 其他抗精神病药

## 利培酮
## Risperidone

【其他名称】 单克、恒德、敬平、可同、利哌利酮、利司环酮、利司培酮、瑞司哌酮、思利舒、索乐、维思通、卓菲、卓夫、Risperdal、Risperidal

【分类】 精神障碍用药 \ 抗精神病药 \ 其他抗精神病药

【制剂规格】 片剂 ① 1mg。② 2mg。③ 3mg。④ 4mg。

口服液 30ml∶30mg。

【临床应用】

1. 说明书适应证

（1）用于急、慢性精神分裂症及其他各种精神病性状态的明显阳性症状（如幻觉、妄想、思维紊乱、敌视、怀疑）和明显阴性症状（如反应迟钝、情绪淡漠、社交淡漠、少语）；也可减轻与精神分裂症相关的情感症状（如抑郁、负罪感、焦虑）。对于急性期治疗有效者，在维持期治疗中，本药可继续发挥其临床疗效。

（2）双相情感障碍的躁狂发作 情绪高涨、夸大或易激惹、自我评价过高、睡眠要求减少、语速加快、思维奔逸、注意力分散或判断力低下（包括紊乱或过激行为）。

2. 其他临床应用

抽动 – 秽语综合征（Tourette 综合征）。

【用法用量】

说明书用法用量

（1）精神分裂症 起始量：1mg/ 次，1~2 次 /d，p.o.，在 1 周内可逐渐增至 2~4mg/d，第 2 周内可逐渐增至 4~6mg/d，以后可维持剂量不变，或酌情调整。最适剂量 2~6mg/d，Max：≤ 10mg/d。

（2）双相情感障碍的躁狂发作 起始 1~2mg/ 次，qd.，p.o.，必要时适当调整。增量幅度为 1~2mg/d，增量至少隔日进行。理想剂量多为 2~6mg/d。

【禁忌证】

1. 说明书禁忌证

（1）对本药过敏。

（2）＜ 15 岁儿童。

2. 其他禁忌证

高催乳素血症（国外资料）。

【特殊人群用药】

**儿童** ＜ 15 岁儿童禁用。

**老人** 老年人对本药的耐受性良好。脱水是老年痴呆患者很重要的致死因素，故应尽量避免脱水的发生。

1. 说明书用法用量

精神分裂症 起始 0.5mg/ 次，bid.，p.o.。可根据需要调整剂量，增量幅度为 0.5mg/ 次，bid.，直至 1~2mg/ 次，bid.。

2. 其他用法用量

［国内参考信息］ 高龄者通常 1~2mg/d。

**孕妇** 权衡利弊。美国 FDA 妊娠安全性分级为：C 级。

**哺乳妇女** 禁用或服药期间停止哺乳。

**肝功能不全者** 肝功能损害者慎用。起始量及维持量均减半，剂量调整也应缓慢。

说明书用法用量

一般用法 建议起始量 0.5mg/ 次，bid.。根据个体需要，逐渐增至 1~2mg/ 次，bid.。剂量调整间隔应≥ 1 周，剂量增减幅度为 0.5mg/ 次，bid.。

**肾功能不全 / 透析者** 肾功能损害者慎用。起始量及维持量均应减半，剂量调整也应缓慢。具体用法用量同肝功能不全者。

**其他** 心脏疾病患者剂量减半。

【注意】

（1）慎用 ①心血管疾病。② Q-T 间期延长（国外资料）。③脑血管疾病。④帕金森综合征。⑤癫痫及有癫痫史者（国外资料）。⑥低体温或高热（国外资料）。⑦乳腺癌或催乳素依赖性肿瘤（国外资料）。⑧吞咽困难（国外资料）。

（2）对驾驶/机械操作的影响 治疗期间不应驾驶汽车或操作机器。

**【给药说明】**

（1）给药条件 ①用药应个体化，从小剂量开始，并尽量维持较小剂量。②本药可能引起轻至中度的体重增加，故患者应避免进食过多。③由其他抗精神病药换用本药时，应逐渐停用原药。若原药是长效抗精神病药，则可使用本药替代下一疗程的用药。对先前使用的抗帕金森综合征药物，则应定期评估以决定是否继续使用。

（2）减量/停药条件 ①用药初期或增量速度过快时，若发生直立性低血压，应减量。②若出现迟发性运动障碍、高热、肌肉僵直、颤抖、意识障碍、CPK浓度升高，应停药。③用药后可能发生直立性低血压，尤其是在治疗初期的剂量调整阶段。对于已知患有心血管疾病的患者应慎用本药，剂量应按推荐剂量逐渐增加。若发生血压过低现象，则应考虑减量。④停药应逐渐减量，以免出现恶心、呕吐、头痛、心率加快、失眠或病情恶化。

**【不良反应】**

（1）心血管 胸痛、反射性心动过速或心动过缓、Q-T间期延长、直立性低血压、心肌梗死、心悸、心绞痛、房室传导阻滞、低血压或高血压、房性期前收缩、室性期前收缩、室速、ST段压低、T波倒置、心肌炎、血栓性静脉炎、浅表静脉炎。

（2）神经 头痛、头晕、锥体外系症状（如肌紧张、震颤、僵直、流涎、运动迟缓、静坐不能、急性张力障碍）、嗜睡、疲劳、迟发性运动障碍、癫痫发作、恶性综合征包括高热、意识障碍、肌强直、颤抖、血清肌酸磷酸激酶水平升高，还可能出现肌红蛋白尿症（横纹肌溶解症）和急性肾衰竭。有报道表明，锥体外系症状的发生是迟发性运动障碍发展的风险因素，而与其他传统抗精神病药物相比，本药较少引起锥体外系症状，故与传统抗精神病药物相比，本药引发迟发性运动障碍的风险较低。如出现恶性综合征或迟发性运动障碍的症状，应考虑停用所有抗精神病药（包括本药）。

（3）精神 焦虑、睡眠持续时间延长、多梦、失眠、易激动、躁狂、攻击性行为、注意涣散、抑郁、淡漠、欣快、精神紊乱、强迫性幻视、情感不稳定、激越、记忆障碍、躁狂发作、轻躁狂发作。

（4）内分泌/代谢 体重增加或下降、低钠血症、糖尿病、口渴、低钾血症、低蛋白血症、高磷血症、高TG血症、高尿酸血症、低血糖、脱水、男子乳腺发育、血管升压素分泌失调、高催乳素血症、恶性神经阻滞剂综合征、水肿、血浆催乳素浓度升高、体温失调、因烦渴或血管升压素分泌失调引发的水中毒、高血糖及原有糖尿病加重。

（5）血液 贫血、紫癜、鼻出血、血小板减少、WBC增多、淋巴结病、出血、中性粒细胞分化障碍。

（6）消化 恶心、呕吐、便秘、胰腺炎、血清AST和ALT升高、肝功能衰竭、胆汁淤积性肝炎、胆囊炎、胆石症、消化不良、腹痛。

（7）呼吸 鼻炎、鼻窦炎、咳嗽、咽炎、呼吸困难、过度通气、支气管痉挛、喘鸣、痰量增多。

（8）泌尿 多尿、尿失禁、血尿、排尿困难、尿潴留、膀胱炎、肾功能不全。

（9）生殖 月经过多、性欲降低、勃起障碍、射精障碍、阴茎异常勃起。

（10）骨骼肌肉 关节痛、肌痛、滑膜炎、滑囊炎、关节炎、骨骼痛。

（11）皮肤 皮疹、色素增加、光敏性增加、皮肤干燥、瘙痒、角化过度、脱发、痤疮、大疱疹、皮肤溃疡、荨麻疹、银屑病加重、疣、苔藓、脂溢性皮炎。

（12）眼 调节紊乱、干眼病、复视、

闪光感、畏光、睑缘炎、眼痛、溢泪、视物不清。

（13）其他　过敏反应。

【药物过量】

（1）剂量　本药安全范围很宽，曾有过量服药达 360mg 的报道。

（2）表现　嗜睡、过度镇静、心动过速、低血压以及锥体外系症状。

（3）处理意见　无特异拮抗药，应采用支持疗法。维持气道通畅，确保氧气充足。给予活性炭和轻泻药。立即进行心血管监测，包括连续 ECG 监测。低血压及循环衰竭者可静脉输液，或给予拟交感神经药。出现严重锥体外系症状时，应给予抗胆碱药，在患者恢复前应持续进行严密监测及监护。

【相互作用】

（1）卡马西平、苯巴比妥、苯妥英、利福平　降低本药疗效；合用后的 4~8 周期间监测本药疗效，酌情加量；停用上述药物前 2~4 周本药需减量。

（2）普拉睾酮　其水平高于正常时（正常为 100~400μg/dl），本药疗效降低；可口服地塞米松 1mg/d 使其恢复正常。

（3）左旋多巴等多巴胺促效药　作用受本药拮抗，避免合用。

（4）阿片类药（如左啡诺、美沙酮）本药可使依赖该类药者出现阿片戒断症状。

（5）氟西汀、帕罗西汀、利托那韦　本药血药浓度和不良反应发生率均增加，合用时需注意监测，酌情调整本药剂量。当开始或停止与氟西汀和帕罗西汀合用时，应重新确定本药的剂量。

（6）西咪替丁、雷尼替丁　本药的生物利用度增加，但对本药抗精神病活性成分的影响很小。

（7）氯氮平　长期合用可致本药清除率降低，需监测本药不良反应。

（8）辛伐他汀　辛伐他汀血药浓度和肌病、横纹肌溶解的发生率均增加，不宜合用。

（9）三环类抗抑郁药（如丙米嗪、去甲替林）、Ⅰ类抗心律失常药（如劳卡尼、阿普林定）、Ⅰa 类抗心律失常药（如吡美诺、普拉马林）、Ⅲ类抗心律失常药（如司美利特、多非利特）、吩噻嗪类药物（如氯丙嗪、三氟拉嗪）、依拉地平、复方新诺明、氨磺必利、阿司咪唑、水合氯醛、氯喹、克拉霉素、红霉素、螺旋霉素、泰利霉素（Telithromycin）、吉米沙星、多拉司琼、氟哌利多、恩氟烷、氟康唑、膦甲酸、卤泛群、氟哌啶醇、氟烷、异氟烷、利多氟嗪、甲氟喹、奥曲肽、喷他脒、普罗布考、喹硫平、舍吲哚、舒托必利、血管升压素、文拉法辛、佐米曲普坦、三氧化二砷、苄普地尔、西沙必利、左醋美沙朵、匹莫齐特、特非那定、齐拉西酮等　产生协同心脏毒性，出现 Q-T 间期延长、尖端扭转型室速、心搏骤停等，须禁止合用。

（10）锂剂　可致一系列脑病、锥体外系症状和运动障碍。合用时需监测上述临床表现，定期测查血锂浓度。

（11）吩噻嗪类抗精神病药、三环类抗抑郁药和一些 β 受体阻断药　可增加本药的血药浓度，但不增加其抗精神病活性成分的血药浓度。

（12）丙戊酸类药　用丙戊酸类药的患者加用本药后，丙戊酸的血药浓度可显著升高，可能引起水肿伴体重增加。但于本药服用期间加用丙戊酸，则未见此现象。

（13）苯丙氨酸　迟发性运动障碍的发生率增加，合用需谨慎。

（14）曲马多、佐替平　癫痫发作的风险增加。且佐替平与本药有协同的 Q-T 间期延长作用，不宜合用。

（15）CNS 抑制药　中枢抑制作用可增强，导致过度嗜睡。合用应谨慎。

（16）降压药　部分降压药疗效增强。

（17）高度蛋白结合的药物　不存在有临床意义的血浆蛋白相互置换。

（18）加兰他敏、多奈哌齐（胆碱酯酶抑制药）　对本药或其抗精神病活性成分的药动学参数无显著影响。

（19）酒精　中枢抑制作用可相互增强。

（20）食物　不影响本药的吸收。

## 氯氮平
## Clozapine

**【其他名称】** 二氮杂䓬、氯扎平、Clozaril、Leponex、Lepotex

**【分类】** 精神障碍用药\抗精神病药\其他抗精神病药

**【制剂规格】** 片剂　① 25mg。② 50mg。

**【临床应用】**

**说明书适应证**

（1）精神分裂症，不作为精神分裂症的首选，仅在使用两种其他抗精神病药无效或不能耐受时才用。

（2）躁狂症。

（3）其他精神障碍的兴奋躁动和幻觉妄想。

**【用法用量】**

**1. 说明书用法用量**

**一般用法**　从小剂量开始，首剂 25mg/次，2~3 次 /d，p.o.，缓慢增至常用量 200~400mg/d，Max：≤ 600mg/d。维持量 100~200mg/d。

**2. 其他用法用量**

一般用法　50~100mg/ 次，bid.，i.m.。

［国外参考信息］

（1）精神分裂症　前 2 周：第 1 日：12.5mg/ 次，bid.；第 2 日：25mg，上午服；第 3 日：25mg/ 次，bid.；第 4 日：25mg，上午服；50mg，睡前服；第 5 日：50mg/ 次，bid.；第 6 日：50mg，上午服；75mg，睡前服；第 7、8 日：50mg，上午服；100mg，睡前服；第 9、10 日：100mg/ 次，bid.；第 11、12 日：50mg，上午服；200mg，睡前服；第 13、14 日：100mg，上午服；200mg，睡前服。如治疗中断≥ 2d，须重新以 12.5mg/次，qd./bid. 初始量开始。如能耐受，可加速增加治疗用量。曾对初期治疗出现不良反应者，即使只停药 24h 也应谨慎重新调整用量。Max：900mg/d。

（2）对其他抗精神病药疗效差的精神分裂症　推荐初始 12.5mg/ 次，1~2 次 /d，p.o.。适应后，增加 25~50mg/d，直到第 2 周末达 300~450mg/d。随后用量的增加不超过 1~2 次 / 周，增量≤ 100mg。Max：900mg/d。维持治疗时，应用能维持疗效的最低剂量。

（3）其他临床用法　对拒绝口服者可肌注以控制病情，常用量 150~300mg/d。

**【禁忌证】**

**1. 说明书禁忌证**

（1）对本药过敏。

（2）严重心、肝、肾疾病。

（3）低血压。

（4）昏迷、谵妄。

（5）癫痫。

（6）骨髓抑制或 WBC 减少。

（7）青光眼。

（8）孕妇。

（9）< 12 岁儿童不宜使用。

**2. 其他禁忌证**

（1）中枢神经处于明显抑制状态。

（2）曾有血细胞异常疾病史者。

**【特殊人群用药】**

**儿童**　< 12 岁儿童不宜使用。

**老人**　慎用或减量。

**其他用法用量**

［国外参考信息］　建议开始时用小剂量（第 1 日 12.5mg，给药 1 次），随后增量≤ 25mg/d。有推荐，对帕金森病老年患者，初始 6.25mg 或 12.5mg，治疗量 50mg，密切监测粒细胞计数。

**孕妇**　国内资料建议孕妇禁用。美国 FDA 妊娠安全性分级为：B 级。

**哺乳妇女**　服药期间停止哺乳。

**肝功能不全者**　严重肝脏疾病者禁用。

**肾功能不全 / 透析者**　严重肾脏疾病者禁用。

**其他** 营养不良者、伴有心血管疾病或肝、肾疾病者应从小剂量开始，缓慢增加剂量。

**【注意】**

（1）慎用 ①心血管疾病。②有痉挛性疾病或病史者。③前列腺增生。④尿潴留。

（2）用药相关检查/监测项目 ①治疗开始前后，每周检查 WBC 分类计数。如 WBC 总数＜$3.5\times10^9$/L 时不应开始或继续进行治疗，已开始治疗者应停药观察，每周至少检测 WBC 计数 2 次。WBC 计数＜$3\times10^9$/L 时应终止治疗，然后根据 WBC 与粒细胞的变化决定是否恢复治疗。②定期检查肝功能及 ECG。③定期检查血糖。

（3）对驾驶/机械操作的影响 用药期间不宜驾驶车辆、操作机械或高空作业。

**【给药说明】**

（1）给药条件 ①应从小剂量开始，逐渐调整用量，用量须高度个体化，每日用量应分次服用。②国外有研究指出，大多数患者以 4~6h 的间隔，分 3 次服药，即可产生临床疗效；应早晨和中午服用小剂量，而晚上服用全天的大部分剂量，某些患者可晚上顿服全天剂量。

（2）减量/停药条件 ①停药时，应每隔 1~2 周，逐渐减量。如需立即停药，应注意观察，以防复发。②出现过敏性皮疹及 NMS 时，应立即停药并进行相应的处理。③用药期间出现不明原因发热，应暂停用药。

**【不良反应】**

（1）心血管 心动过速、低血压、直立性低血压伴或不伴晕厥、高血压、胸痛、心绞痛、静脉炎、心肌病、水肿、心悸、紫绀、心动过缓、ECG 异常、ECG 复极化改变（包括 ST 段降低、T 波变平或 T 波倒置，临床意义不清楚）、局部缺血、心肌梗死、猝死。

（2）神经 嗜睡、过度镇静、眩晕、头昏、震颤、头痛、癫痫发作、运动功能减退或亢进、运动失调、易激动、强直、静坐不能、疲乏、虚弱、昏睡、谵妄、EEG 改变、扑翼样震颤、感觉异常、言语不清、癫痫样运动、肌痉挛、失语、抽搐、共济失调、不随意运动、舞蹈症、帕金森综合征、麻木、惊厥。有癫痫发作史或有易感因素者：癫痫发作。

（3）精神 睡眠障碍、梦魇、抑郁、躁动、失眠、焦虑、认知功能障碍、妄想、幻觉、健忘、记忆丧失、偏执、易怒、精神病恶化、猝倒、NMS、不安、易激惹、精神紊乱、精神萎靡。

（4）内分泌/代谢 血糖和血脂升高、顽固性乳酸性酸中毒、糖尿病酮症酸中毒、多汗、发热、体重增加、寒战、高热潮红、低体温、流涎、体温升高（可并发 WBC 升高或降低）。如同时产生肌强直、自主神经并发症，须排除神经阻滞剂恶性综合征。

（5）血液 粒细胞减少或缺乏（可伴畏寒、高热、咽部疼痛、溃疡，粒细胞减少可致死）、中性粒细胞增多、嗜酸性粒细胞增多、贫血、WBC 增多、血小板减少。

（6）消化 便秘、唾液分泌增加、恶心、呕吐、口干、食欲减退、腹部不适、胃灼热、腹泻、食欲亢进、腹胀、肠胃炎、直肠出血、大便异常、咯血、GU、舌痛/麻木、味苦、咽喉发干及嗳气、吞咽困难、粪便嵌塞、肠梗阻、麻痹性肠梗阻、坏死性结肠炎、急性胰腺炎。肝功能异常，肝酶升高、肝功能衰竭、黄疸、胆汁淤积。

（7）呼吸 肺水肿、肺栓塞、因虚脱等导致呼吸停止、咳嗽、换气过度、哮鸣、喷嚏。大剂量快速静滴：呼吸困难、鼻充血。

（8）泌尿 尿失禁、遗尿、尿急、尿频、尿潴留、排尿困难。

（9）生殖 射精异常、痛经、性功能障碍、性欲降低、性欲增加、乳房痛、阴道瘙痒。

（10）骨骼肌肉 肌无力、肌痉挛、肌痛、背痛、颈痛、腿痛、肌肉抽搐、关节痛、横纹肌溶解、狼疮样改变、CPK 升高、肌无力综合征、四肢肌肉僵直。

（11）皮肤　皮疹、瘙痒、皮肤苍白、湿疹、红斑、瘀点、荨麻疹、史－约综合征、多形性红斑、光敏性皮炎。

（12）眼　视力障碍、视物模糊。

（13）耳　耳部症状、耳鸣。

（14）其他　戒断症状（包括胆碱能作用反弹、肌张力障碍、运动障碍及精神病症状恶化）、成瘾。严重不良反应为继发性感染。

**【药物过量】**

（1）表现　最常见的症状包括谵妄、昏迷、心动过速、低血压、呼吸抑制或衰竭、唾液分泌过多等，也有发生癫痫的报道。

（2）处理意见　应维持呼吸道通畅，及时催吐和洗胃，并根据病情给予对症治疗及支持疗法。

**【相互作用】**

（1）磷苯妥英、苯妥英、利福平、镇静催眠药（如苯巴比妥）　降低本药的血药浓度。

（2）普拉睾酮　可使本药疗效降低，不宜合用。

（3）圣约翰草　降低本药作用。

（4）卡马西平　增加对骨髓的抑制作用，降低本药血药浓度。

（5）西咪替丁　升高本药血药浓度。

（6）苯扎托品等抗胆碱药　抗胆碱作用增强。

（7）颠茄　可致过度的抗胆碱作用，合用应谨慎。

（8）红霉素　本药代谢受抑制，血药浓度升高，毒性增加。

（9）氟西汀、帕罗西汀　本药血药浓度升高，不良反应发生率增加。

（10）氟伏沙明　本药血药浓度升高，可引起锥体外系反应。

（11）舍曲林　本药代谢受抑制，中毒的危险性增加。

（12）文拉法辛　相互抑制代谢，两药血药浓度均升高。

（13）抗肿瘤药、抗甲状腺药、硫唑嘌呤、氟胞嘧啶、氯霉素、秋水仙碱、干扰素、齐多夫定　加重本药血液系统毒性。

（14）安普那韦　理论上可增加本药血药浓度，尚未证实。

（15）地高辛、肝素、华法林、苯妥英　骨髓抑制作用加重。

（16）其他中枢神经抑制药　显著加重中枢抑制作用。

（17）锂剂　可致脑病症状、脑损伤、锥体外系症状、运动障碍等多种不良反应。

（18）曲马多、佐替平、月见草油　发生惊厥的危险性增加。

（19）丁螺环酮　有致胃肠道出血、严重高血糖症的个案报道。

（20）西酞普兰　对本药血药浓度仅有轻微影响，合用较安全。

（21）利培酮　长期与利培酮合用，利培酮的清除减少，临床意义尚不清楚。

（22）抗高血压药　有增加直立性低血压的危险。

（23）乙醇　可引起过度镇静。

（24）咖啡因　可使本药代谢受抑、血药浓度升高、毒性增加。用药期间摄入含咖啡因的食物应谨慎。

（25）葡萄柚汁　相互作用尚不明确。

## 奥氮平
## Olanzapine

**【其他名称】**　奥拉扎平、欧兰宁、悉敏、再普乐、Lanzac、Zyprexa

**【分类】**　精神障碍用药 \ 抗精神病药 \ 其他抗精神病药

**【制剂规格】**　片剂　① 2.5mg。② 5mg。③ 7.5mg。④ 10mg。

**【临床应用】**

**说明书适应证**

（1）精神分裂症的阳性症状和（或）阴

性症状。

（2）其他精神障碍的急性期及维持治疗。

（3）精神分裂症及相关疾病的继发性情感症状。

【用法用量】

**1. 说明书用法用量**

**一般用法** 起始 10mg/ 次，qd.，p.o.。常用量 10~15mg/d，维持量一般为 10mg/d，但应定期评估。应根据病情和耐受情况确定用量，一般为 5~20mg/d。停药时应逐渐减量。

**2. 其他用法用量**

［国外参考信息］

（1）精神障碍 初始 5~10mg/ 次，qd.，p.o.。以后按需调整用量，剂量调整的时间间隔不少于 1 周。

（2）急性躁狂发作的短期治疗 初始 10~15mg/ 次，qd.，p.o.。可按 5mg/d 增量，剂量调整的时间间隔不少于 24h。Max：≤ 40mg/d。

【禁忌证】

**说明书禁忌证**

（1）对本药过敏。

（2）有闭角型青光眼危险者。

【特殊人群用药】

**儿童** ＜ 18 岁不宜使用。

**老人** 初始 5mg/d；＞ 65 岁老年人应减少初始剂量，并定时测血压。

**孕妇** 权衡利弊。美国 FDA 妊娠安全性分级为：C 级。

**哺乳妇女** 用药时应停止哺乳。

**肝功能不全者** 慎用。

**说明书用法用量**

中度肝功能损害者，起始 5mg，一次递增 5mg，间隔期至少 1 周，且一日极量不超过成人常规剂量。维持量 5~10mg/d。

**肾功能不全 / 透析者** 严重肾功能损害者，同肝功能不全者。

**其他** 有低血压倾向者，同肝功能不全者。

【注意】

（1）慎用 ①有低血压倾向的心血管和脑血管疾病。②癫痫及相关疾病。③麻痹性肠梗阻。④有药物所致骨髓抑制等毒性反应史者。⑤嗜酸性粒细胞过多性疾病或骨髓及外骨髓增殖性疾病。⑥疾病、放疗或化疗所致的骨髓抑制。⑦各种原因引起的 WBC（或中性粒细胞）降低。⑧有乳腺癌病史者。⑨迟发性运动障碍（国外资料）。⑩窄角性青光眼。⑪前列腺增生。

（2）用药相关检查 / 监测项目 ① WBC 计数。②肝功能。③糖尿病和存在糖尿病高危因素者用药时应定期监测血糖。

（3）对驾驶 / 机械操作的影响 本药可引起嗜睡，从事危险性工作者服药后应注意。

【给药说明】

减量 / 停药条件 （1）若患者确诊患有肝炎，应中断治疗。（2）尽管本药治疗罕有 NMS 的报道，但一旦出现 NMS 的症状和体征，或表现为不能解释的高热而不伴有 NMS 的其他临床特征，应停用包括本药在内的所有抗精神病药。（3）患者出现迟发性运动障碍的症状和体征，应减量或停药。

【不良反应】

（1）心血管 直立性低血压、血压升高、心动过速、胸痛、周围性水肿等、Q-T 间期延长。

（2）神经 嗜睡、失眠、头晕、静坐不能、肌张力增高、震颤、发音障碍、NMS、震颤麻痹、腿部多动综合征、癫痫发作、言语障碍、迟发性运动障碍。

（3）精神 紧张、敌意、焦虑、人格障碍、躁狂、惊恐发作。

（4）内分泌 / 代谢 体重增加、糖尿病、血中催乳素及 TG 增高。

（5）血液 WBC 减少、嗜酸性粒细胞增多。

（6）消化 食欲亢进、便秘、唾液分泌增加、呕吐、口干、消化不良、恶心、血清

ALT 增高。

（7）呼吸 鼻炎、咳嗽增加、咽炎和呼吸困难。

（8）泌尿 血尿、尿失禁、尿路感染。

（9）生殖 闭经、子宫不规则出血、阴道炎。

（10）骨骼肌肉 背痛、关节疼痛、四肢疼痛和抽搐等。

（11）皮肤 疱疹、红斑。

（12）眼 弱视、结膜炎。

（13）其他 一过性抗胆碱能作用、光敏反应、CPK 升高。

**【药物过量】**

（1）表现 心动过速、激越、攻击行为、构音障碍、锥体外系症状及觉醒水平降低（由镇静直至昏迷）、谵妄、痉挛、昏迷、可疑的 NMS、呼吸抑制、呼吸急促、高血压或低血压、心律不齐和心肺功能抑制等。

（2）处理意见 目前尚无特异解毒药。①急性过量者应保持呼吸通畅，保证充足氧供和通气。②给予活性炭、洗胃，但不应催吐。③低血压和循环衰竭：静脉补液和（或）给予拟交感药。不可使用肾上腺素或其他 β 受体激动药。④心血管系统监护以防心律失常。

**【相互作用】**

（1）活性炭 降低本药的生物利用度和药效。

（2）CYP 1A 2 酶系诱导药（如卡马西平、奥美拉唑、利福平等） 使本药疗效降低。

（3）普拉睾酮 本药疗效降低。

（4）左旋多巴和多巴胺激动药 理论上可拮抗上述药的作用。

（5）氟西汀（单剂 60mg 或 60mg/d，连用 8d） 可致本药的 $C_{max}$ 增加 16%、清除率平均降低 16%，但影响很小，不需调整剂量。

（6）环丙沙星、氟伏沙明 使本药的毒性增强。

（7）其他作用于 CNS 的药物 药效增强。

（8）氯米帕明 癫痫发作的风险增加。

（9）引起 Q-T 间期延长的药物 避免合用。

（10）丙米嗪、去甲丙米嗪、华法林、茶碱、地西泮 不影响本药的代谢。

（11）锂盐、双环哌丙醇 与本药无相互作用。

（12）单剂含铝或镁的抗酸药、西咪替丁 不影响本药的生物利用度。

（13）尼古丁 使本药清除加快。

（14）乙醇 增强本药的 CNS 抑制作用，服药期间不宜饮酒。

（15）食物 不影响本药吸收，进食前、后服药均可。

## 阿立哌唑
## Aripiprazole

**【其他名称】** 安律凡、奥派、博思清、郝尔宁、Abilify、Brisking

**【分类】** 精神障碍用药 \ 抗精神病药 \ 其他抗精神病药

**【制剂规格】** 片剂 ① 5mg。② 10mg。

口腔崩解片 5mg。

**【临床应用】**

**说明书适应证**

精神分裂症。

**【用法用量】**

**1. 说明书用法用量**

**一般用法** 起始 10mg/d，顿服。用药 2 周后，根据疗效和耐受情况渐增，随后以该剂量维持。Max：≤ 30mg/d。

**2. 其他用法用量**

［国内参考信息］ 推荐用法为第 1 周 5mg/d，qd.，p.o.，第 2 周 10mg/d，第 3 周 15mg/d，之后根据疗效和耐受情况调整，有效范围为 10~30mg/d。Max：≤ 30mg/d。

［国外参考信息］

精神分裂症、分裂性情感障碍 10~30mg/d，p.o.。①初始治疗：起始 10mg/ 次或 15mg/ 次，qd.，p.o.，治疗头 2 周不应调整；有研究认为可直接给 30mg/d。②维持治疗：疗程尚不明确，服其他抗精神病药至少 3 个月且病情稳定后停药者，本药 15mg/d，p.o.，连用 26 周，对维持治疗有益。根据病情的定期评估决定是否继续用。

**【禁忌证】**

**说明书禁忌证**

对本药过敏。

**【特殊人群用药】**

**儿童** 安全性和有效性尚不明确。

**老人** 无须调整剂量。国外资料建议老年人慎用，若需用药，用法用量同成人。

**孕妇** 权衡利弊。美国 FDA 妊娠安全性分级为：C 级。

**哺乳妇女** 用药期间应暂停哺乳。

**肝功能不全者** 国外资料建议不需调整剂量。

**肾功能不全 / 透析者** 国外资料建议肾功能不全者不需调整剂量。

**【注意】**

（1）慎用 ①心血管疾病或脑血管疾病。②易发生低血压者。③有患吸入性肺炎风险者。④可能出现迟发性运动障碍者。⑤有自杀倾向者。⑥有癫痫发作史或癫痫发作阈值降低者。⑦ NMS。⑧可能导致温度升高的疾病（国外资料）。

（2）用药相关检查 / 监测项目 ①定期检查血常规。②定期检查血压和 HR。③糖尿病患者应进行监测。易患糖尿病者，应在治疗前和治疗期间定期检测空腹血糖。

（3）对驾驶 / 机械操作的影响 用药后不宜驾驶或操作机器。

**【给药说明】**

（1）给药条件 ①用药期间应监测精神分裂症阳性和阴性症状的缓解情况及药物的不良反应。注意是否出现锥体外系症状和迟发性运动障碍的早期征象（如舌蠕虫样动），还应注意监测顽固性呕吐、嗜睡、体位性头晕、心悸、排尿障碍、情绪改变、性功能障碍、皮疹等。②糖尿病患者应监测高血糖的症状和体征（如多饮、多尿、多食和软弱无力）。如出现高血糖的症状，需检测空腹血糖。一些患者在停药后仍需进行抗糖尿病治疗。③由其他抗精神病药改用本药时，某些患者可立即停用原抗精神病药；而另一些患者开始使用时，应渐停原抗精神病药。④服用本药口腔崩解片时，应保持手部干燥，迅速取出药片置于舌面上，本药在数秒内即可崩解，不需用水或只需少量水，借吞咽动作入胃起效，不应将药片分开或咀嚼。

（2）其他 本药对慢性患者、急性复发者及情感性精神分裂症均有效。

**【不良反应】** 临床研究中可见以下不良反应，但尚不明确与本药的相关性。

（1）心血管 高血压、低血压、心动过速、心动过缓、心悸、出血、心肌梗死、Q-T 间期延长、心脏停搏、心房颤动、心力衰竭、房室传导阻滞、心肌缺血、静脉炎、深静脉血栓、心绞痛、期外收缩、血管舒张、血管迷走神经反应、心脏扩大症、心房扑动、血栓性静脉炎。

（2）神经 头晕、头痛、失眠、唾液分泌增多、异常步态、齿轮样强直、颈强直、肌张力障碍、注意涣散、感觉过敏、感觉迟钝、四肢震颤、运动迟缓、嗜睡（30mg/d 的较低剂量更易引起嗜睡）、眩晕、脑血管意外、发音困难、迟发性运动障碍、共济失调、记忆损害、静坐不能、神经病变、反射增强、运动过度、眼动危象、不宁腿、臂强直、头沉重、颊舌综合征、情感迟钝、运动失调、脑缺血、反射减弱、颅内出血、腿强直、颈紧、背紧。一旦出现迟发性运动障碍，应立即停药。

（3）精神 焦虑、抑郁、神经过敏、敌意、自杀倾向、躁狂、惊恐发作、淡漠、昏迷、健忘、人格解体、烦躁不安、思维缓慢、谵妄、欣快、意识障碍、强迫性思维。

（4）内分泌 / 代谢 体重增加或减轻、肌酸磷酸激酶增多、甲状腺功能低下、脱水、水肿、高胆固醇血症、高血糖、低血钾、尿糖增高、高血脂、低血糖、口渴、低血钠、胆红素血症、肥胖、甲状腺肿、甲状腺功能亢进、高血钾、痛风、高血钠、紫绀、高尿酸血症、低血糖反应、男子乳腺发育、女性泌乳。

（5）血液 瘀斑、贫血（缺铁性贫血、低色素性贫血）、白细胞减少、白细胞增多、淋巴结病、血小板减少、嗜酸性粒细胞增多、血小板增多、巨幼细胞贫血。

（6）消化 便秘、畏食、恶心、呕吐、食欲增加、胃炎、吞咽困难、胃肠胀气、龋齿、牙龈炎、痔疮、胃食管反流、胃肠道出血、牙周脓肿、舌浮肿、大便失禁、大肠炎、腹部增大、直肠出血、口腔炎、口腔溃疡、胆囊炎、粪便嵌塞、口腔念珠菌病、胆石症、嗳气、肠梗阻、味觉改变以及丙氨酸氨基转移酶、天门冬氨酸氨基转移酶、碱性磷酸酶、乳酸脱氢酶升高、食管炎、牙龈出血，舌炎、呕血、黑便、十二指肠溃疡、唇炎、肝炎、胰腺炎、肠穿孔。

（7）呼吸 鼻炎、咳嗽、呼吸困难、肺炎、哮喘、鼻出血、呃逆、喉炎、胸部紧迫感、咯血、吸入性肺炎、痰多、鼻腔干燥、肺水肿、肺栓塞、缺氧、呼吸衰竭、呼吸暂停、咽喉痛、咽部发紧、Mendelson 综合征。

（8）泌尿 尿流中断、膀胱炎、尿频、尿潴留、血尿、排尿困难、肾衰竭、蛋白尿、肾结石、夜尿过多、多尿、尿急以及尿素氮、肌酐升高、尿道灼热、糖尿、尿结石。

（9）生殖 白带增多、停经、阴道出血、念珠菌性阴道炎、子宫出血、月经过多、性欲降低、性欲增强、阳痿、异常射精、乳房疼痛、宫颈炎、性高潮缺乏、阴茎异常勃起。

（10）骨骼肌肉 肌肉痛性痉挛、胸痛、颈痛、关节痛、骨痛、骨盆痛、颌痛、肌无力、关节炎、痉挛、肌阵挛、滑囊炎、横纹肌溶解、肌腱炎、腱鞘炎、风湿性关节炎、肌病。

（11）皮肤 皮疹、皮肤干燥、瘙痒、出汗、皮肤溃疡、痤疮、水疱大疱疹、湿疹、脱发、银屑病、脂溢性皮炎、斑丘疹、脱落性皮炎、风疹。

（12）眼 视物模糊、结膜炎、眼干、眼痛、白内障、睑炎、流泪增加、频繁眨眼、弱视、复视、眼出血、畏光。

（13）耳 耳痛、耳鸣、中耳炎、外耳炎、耳聋。

（14）其他 发热、流感综合征、寒战、面部浮肿、不适、光敏感、腹部增大、念珠菌病。治疗期间可能发生精神病药恶性综合征。

**【药物过量】**

（1）表现 可能致 Q-T 间期延长。

（2）处理意见 ①尚无特效拮抗药，可采用支持疗法及对症处理，气道保持通畅并吸氧。②早期使用活性炭。③血透可能无效。

**【相互作用】**

（1）卡马西平 本药血药浓度降低。合用时本药剂量加倍，如停用卡马西平，本药则需减量。

（2）CYP 2D 6 抑制药（如氟西汀、帕罗西汀） 本药代谢受抑制，血药浓度升高。

（3）酮康唑、奎尼丁 本药血药浓度升高。建议合用时本药剂量减半，停用酮康唑或奎尼丁后，本药需加量。

（4）CNS 抑制药 中枢抑制增强。

（5）降压药 可增强某些降压药的作用。

（6）法莫替丁、锂盐、丙戊酸钠 本药药动学参数无显著影响。

（7）酒精 谨慎合用。

## 富马酸喹硫平
## Quetiapine Fumarate

**【其他名称】** 富马酸奎的平、富马酸喹噻平、喹硫平、启维、思瑞康、舒思、Quetiapine、SEROQUEL

【分类】 精神障碍用药\抗精神病药\其他抗精神病药

【制剂规格】 片剂 ① 25mg。② 100mg。③ 200mg。④ 300mg。

【临床应用】

**说明书适应证**

（1）精神分裂症，对阳性和阴性症状均有效，也可减轻伴发的抑郁、焦虑和认知缺陷症状。

（2）双相情感障碍的躁狂发作。

【用法用量】

**1. 说明书用法用量**

（1）精神分裂症 ① bid.，p.o.（饭前或饭后）。治疗初期的日总剂量为：第 1 日 50mg，第 2 日 100mg，第 3 日 200mg，第 4 日 300mg。从第 4 日以后，逐渐增至有效剂量范围，一般为 300~450mg/d。可根据患者的临床反应和耐受性调整为 150~750mg/d。②也有采用以下方法给药：①初始 25mg/次，bid.，p.o.。第 2 日或第 3 日的增量为 25~50mg/次，2~3 次/d；若能耐受，第 4 日可增至 300~400mg/d，分 2~3 次服。若需进一步调整，间隔时间≥ 2d。推荐的增减方案为 25~50mg/次，bid.。②治疗第 1 周为剂量递增期，第 1、2 日，25mg/次，tid.；第 3、4 日，50mg/次，tid.；第 5、6 日，75mg/次，tid.；第 7 日，100mg/次，tid.。治疗第 2 周为剂量调整期，调整的范围为 150~750mg/d。

（2）双相情感障碍的躁狂发作 bid.，p.o.（饭前或饭后）。用作单一治疗或情绪稳定剂的辅助治疗时，治疗初期的日总剂量为：第 1 日 100mg，第 2 日 200mg，第 3 日 300mg，第 4 日 400mg。到第 6 日可进一步调至 800mg/d，但每日剂量增加幅度不得＞ 200mg。可根据患者的临床反应和耐受性调整为 200~800mg/d，常用有效剂量范围为 400~800mg/d。

**2. 其他用法用量**

［国外参考信息］

（1）精神分裂症 与国内用法用量基本相同，平均有效剂量为 300~400mg/d，分 2~3 次服。Max：≤ 750mg/d。

（2）急性双相躁狂症 单用或联用其他药物（锂盐或双丙戊酸钠），本药推荐剂量为首日 100mg，分 2 次服，此后增量 100mg/d，至第 4 日增至 400mg，分 2 次服。可在第 6 日增至 800mg，增量≤ 200mg/d。多数患者 400~800mg/d 有效。

【禁忌证】

**说明书禁忌证**

（1）对本药过敏。

（2）哺乳妇女。

【特殊人群用药】

**儿童** 不推荐使用。

**老人** 慎用，尤其是开始用药时。

**说明书用法用量**

**一般用法** 起始剂量为 25mg/d，随后以 25~50mg/d 的幅度增至有效剂量。有效剂量可较一般年轻患者低。

**孕妇** 一般不推荐使用，仅在用药的益处大于潜在危险时用。美国 FDA 妊娠安全性分级为：C 级。

**哺乳妇女** 国内资料建议禁用。

**肝功能不全者** 慎用，服用时应调整剂量。

**说明书用法用量**

**一般用法** 起始剂量为 25mg/d，随后以 25~50mg/d 的幅度增至有效剂量。

**肾功能不全/透析者** 肾功能不全者慎用，其用法用量同肝功能不全者。

**其他** 虚弱或易出现低血压者，宜缓慢增量，最终用量也应低于常规剂量。

【注意】

（1）慎用 ①心血管疾病。②脑血管疾病。③可能诱发低血压者。④阻塞性肺疾病。⑤ WBC 减少（国外资料）。⑥昏迷（国外资料）。⑦癫痫或有癫痫发作史、惊厥阈值降低者。⑧阿尔茨海默病。⑨甲状腺疾病。⑩吞咽困难。⑪有抽搐病史者。

（2）对检验值/诊断的影响 本药不会

引起有临床意义的甲状腺功能减退。

（3）用药相关检查 / 监测项目 ①定期检查 WBC 计数、肝功能。②每 6 个月进行 1 次眼科检查，监测白内障的发生。③糖尿病患者及糖尿病高危人群用药时建议进行适当的临床监测。

（4）对驾驶 / 机械操作的影响 可能出现困倦，用药期间不宜驾驶车辆、操作机械或高空作业。

**【给药说明】**

减量 / 停药条件 突然停药可能导致撤药反应，还可出现精神病症状复发、非自主运动障碍，故应逐渐停药。

**【不良反应】**

（1）心血管 直立性低血压（老年患者较年轻患者多见）、心动过速、心悸、周围性水肿，更易发生于开始的剂量增加期。

（2）神经 头晕、头痛、失眠、嗜睡、兴奋、锥体外系反应、NMS（出现症状时应立即停药，并进行相应的处理）、晕厥（更易发生于开始的剂量增加期）、癫痫。出现迟发性运动障碍的体征和症状时，应考虑减量或停药。

（3）内分泌 / 代谢 血清胆固醇和 TG 水平升高、催乳素水平降低、体重增加（主要出现于治疗的前几周）、高血糖和原有糖尿病加重。

（4）血液 WBC 减少（停药后可恢复）、中性粒细胞减少、嗜酸性粒细胞增加。可能出现白细胞减少和（或）中性粒细胞减少的危险因素包括：已经存在的白细胞计数偏低、曾有药物诱导性白细胞减少和（或）中性粒细胞减少的病史。

（5）消化 口干、消化不良、腹痛、便秘、畏食、食欲减退、血清氨基转移酶升高（ALT、AST，通常继续治疗可恢复）、ALP 及 γ-GT 升高。

（6）呼吸 鼻炎、咽炎、咳嗽加重、呼吸困难。

（7）生殖 阴茎异常勃起。

（8）骨骼肌肉 无力、背痛、肌张力过高、发音困难。

（9）皮肤 皮疹、出汗增多。

（10）眼 晶体改变（长期用药）。

（11）耳 耳痛。

（12）其他 发热、流感样症状、全身轻度无力。出现过敏性皮疹应停药。

**【药物过量】**

（1）剂量 曾有患者服药至 20g 而未致死，且完全恢复，无后遗症。

（2）表现 嗜睡、昏迷、心动过速、低血压、Q-T 间期延长、一度房室传导阻滞、呼吸困难、低血钾等。

（3）处理意见 目前尚无特效解毒药，应给予对症及支持疗法。①急性过量时，应维持气道通畅，保证适宜的氧供和换气。②洗胃、导泻，给予活性炭。③立即进行心血管监护。若出现心律失常，可给予丙吡胺，但应注意普鲁卡因酰胺和奎尼丁可能导致 Q-T 间期延长。④低血压和循环衰竭，可静脉输液和（或）给予拟交感药，但不能使用肾上腺素和多巴胺。⑤如出现迟钝、抽搐和头颈部的肌张力障碍，可能导致误吸呕吐物。⑥严重的锥体外系症状，应使用抗胆碱药物，并密切监护。

**【相互作用】**

（1）苯妥英、卡马西平或其他肝酶诱导药 增加本药的清除率。合用时，应增加本药用量；若停用上述药并换用一种非诱导药（如丙戊酸钠），则需减少本药用量。

（2）硫利达嗪 可增加本药的清除率。

（3）普拉睾酮 可降低本药的药效。

（4）左旋多巴、多巴胺受体激动药 上述药的作用减弱。

（5）酮康唑、氟康唑、伊曲康唑、红霉素、氯氮平、奈法唑酮、氟伏沙明等 本药的血药浓度升高，合用需谨慎。

（6）劳拉西泮 本药可使劳拉西泮的血药浓度升高。

（7）华法林 本药可增强华法林的抗凝

作用。

（8）降压药　有诱发直立性低血压的风险。

（9）苯丙氨酸　可致迟发性运动障碍的发生率增加。

（10）月见草油　可致癫痫发作的风险增加。

（11）其他 CNS 药　本药对中枢神经系统有作用，与其他 CNS 药合用时应谨慎。

（12）其他可延长 Q-T 间期的药物　合用时应谨慎，尤其是老年患者。

（13）西咪替丁、利培酮、氟哌啶醇、丙咪嗪、氟西汀　不会显著改变本药的药动学。

（14）丙戊酸　两者的药动学均不发生有临床意义的改变。

（15）锂　本药不影响锂的药动学。

（16）食物　可影响本药吸收。

（17）酒精　可增加本药的 CNS 抑制作用，本药可增强酒精对认知和运动的损害。避免与含酒精饮料同服。

## 齐拉西酮
## Ziprasidone

**【其他名称】** 甲磺酸齐拉西酮、力复君安、思贝格、盐酸齐拉西酮、卓乐定、Zeldox、Ziprasidone Hydrochloride、Ziprasidone Mesylate

**【分类】** 精神障碍用药\抗精神病药\其他抗精神病药

**【制剂规格】** 片剂（盐酸盐）　20mg。

胶囊（盐酸盐）　① 20mg。② 40mg。③ 60mg。④ 80mg。

粉针剂（甲磺酸盐）　20mg。

**【临床应用】**

**1. 说明书适应证**

精神分裂症。

**2. 其他临床应用**

情感性精神障碍躁狂期的治疗。

**【用法用量】**

**1. 说明书用法用量**

**一般用法**　（1）初始治疗：20mg/次，bid.，进餐时服；可逐渐增至 80mg/次，bid.。剂量调整间隔≥ 2d。（2）维持治疗：定期评估患者是否需维持治疗。维持治疗的时间长短尚未确定，但在 52 周临床试验中，精神分裂症患者的有效维持量为 20~80mg/次，bid.。

**2. 其他用法用量**

［国内参考信息］

一般用法　（1）初始：40mg/d，分 2 次服，可进餐时服。3d 左右增至 160mg/d。维持：40mg/d。（2）10~20mg/次，i.m.，给药间隔≥ 4h，一日用药≤ 4 次。

［国外参考信息］

（1）精神分裂症　①初始：20mg/次，bid.，饭后服；部分可调至 80mg/次，bid.，调整间隔≥ 2d。②推荐：10~20mg/次，i.m.，必要时增至 40mg/d。每 2h 给 10mg 或每 4h 给 20mg，Max：40mg/d。疗程一般 3d，＞3d 的肌注疗法尚无临床研究。

（2）情感性精神障碍的躁狂期治疗　10mg/次，i.m.，必要时 4h 后重复 1 次。

**【禁忌证】**

**说明书禁忌证**

（1）对本药过敏。

（2）有 Q-T 间期延长病史。

（3）近期有急性心肌梗死。

（4）非代偿性心力衰竭。

（5）有心律失常病史。

**【特殊人群用药】**

**儿童**　安全性和疗效尚未评估。

**老人**　应降低初始剂量、减缓剂量调整并密切监测患者反应。

**孕妇**　慎用。美国 FDA 妊娠安全性分级为：C 级。

**哺乳妇女**　慎用或用药期间停止哺乳。

**肝功能不全者**　一般无需调整剂量，但严重肝脏疾病者应慎用。

**肾功能不全 / 透析者** 肾功能不全者一般均无需调整剂量。

**【注意】**

(1)慎用 ①有心、脑血管病史。②心动过缓、低钾血症或低镁血症。③有 NMS 病史。④使用其他非典型抗精神病药出现严重不良反应者。⑤高催乳素血症。⑥吞咽困难。⑦体温升高状态时。

(2)用药相关检查 / 监测项目 ①用药前应进行血常规、肝功能和 ECG 检查。②长期用药应定期检查血催乳素水平。

(3)对驾驶 / 机械操作的影响 用药期间应谨慎从事驾驶或机械操作。

**【给药说明】**

(1)给药条件 为确保最低有效剂量，在调整剂量前应仔细观察患者用药后的反应。

(2)减量 / 停药条件 ① Q-T 间期持续 > 500ms 者应停用本药。②一旦发生 NMS，应立即停药并进行对症支持治疗。③出现迟发性运动障碍，应考虑停药。④出现不明原因的皮疹时，应停药。

(3)配伍信息 ①本药注射剂不宜与其他药物或溶液(除灭菌注射用水外)混合使用。②肌注液的配制：无菌操作下，将 1.2ml 灭菌注射用水注入药瓶中，充分振摇至药粉全部溶解。每 1ml 溶液含本药 20mg。

**【不良反应】**

(1)心血管 心动过速、高血压、直立性低血压、Q-T 间期延长、心动过缓、心绞痛、房颤、1 度房室传导阻滞、束支传导阻滞、静脉炎、肺栓塞、心室肥大、脑梗死、脑血管意外、深度血栓性静脉炎、心肌炎、血栓性静脉炎。

(2)神经 失眠、嗜睡、头痛、锥体外系症状、静坐不能、头晕、震颤、肌张力障碍、肌张力亢进、运动障碍、眩晕、步态异常、动眼神经危象、感觉迟钝、共济失调、健忘症、齿轮样强直、发音困难、复视、肌阵挛、眼球震颤、斜颈、口周感觉异常、角弓反张、反射增强、牙关紧闭。

(3)精神 焦虑、激越、敌意、意识混乱、妄想、戒断综合征、舞蹈症。

(4)内分泌 / 代谢 体重增加、催乳素水平增高(大剂量)、甲减或甲亢、甲状腺炎。

(5)血液 贫血、低色素性贫血、淤血、WBC 增多或减少、淋巴结病、淋巴细胞增多、单核细胞增多、嗜碱性粒细胞增多、淋巴水肿、RBC 增多症、血小板增多症。

(6)消化 恶心、便秘、消化不良、腹泻、口干、畏食、呕吐、直肠出血、吞咽困难、舌水肿、牙龈出血、黄疸、粪便嵌塞、呕血、胆汁阻塞性黄疸、肝炎、肝肿大、口黏膜白斑病、脂肪肝、黑吐症、肝脏氨基转移酶升高。

(7)呼吸 呼吸道感染、呼吸困难、肺炎、咯血、喉痉挛、鼻炎。

(8)泌尿 血尿、多尿症、夜尿症、尿潴留、糖尿。

(9)生殖 阳痿、异常射精、阴茎异常勃起、男性性功能障碍、性快感缺失、男子乳房女性化、闭经、月经过多、阴道出血、子宫不规则出血。

(10)皮肤 真菌性皮炎、斑丘疹、荨麻疹、秃顶、湿疹、表皮脱落性皮炎、接触性皮炎、水泡大疱疹。

(11)眼 结膜炎、角膜炎、干眼、睑炎、白内障、畏光、眼出血、视野缺损。

(12)耳 耳鸣。

**【药物过量】**

(1)剂量 人类曾用过的最大剂量为 12800mg。

(2)表现 锥体外系症状、嗜睡、震颤、焦虑、镇静、口吃、一过性高血压、Q-T 间期延长。

(3)处理意见 无特殊解毒药，血透也无效。急性过量作如下处理：①建立并维持呼吸道通畅，保证氧气充足。②可输液或洗胃，服用泻药和活性炭。③立即监测心血管情况并持续监测ECG。出现心律不齐，应慎用丙吡胺、盐酸普鲁卡因胺和奎尼丁。④出现低血压和循环性虚脱可通过输液处理。⑤出现锥体外系症状，可用抗胆碱药治疗。

**【相互作用】**

（1）左旋多巴、多巴胺　拮抗上述药的激动作用。

（2）Ⅰ和Ⅲ类抗心律失常药、吩噻嗪类抗精神病药、三环类抗抑郁药、氯丙嗪、氟哌啶醇、舒托必利、匹莫齐特、利培酮、硫利达嗪、利多氟嗪、佐替平、氟西汀、文拉法辛、红霉素、克拉霉素、螺旋霉素、克林霉素、磺胺甲噁唑、甲氧苄啶、多拉司琼、昂丹司琼、氟康唑、酮康唑、加替沙星、莫西沙星、司帕沙星、氯喹、卤泛群、奎尼丁、腺苷、阿司咪唑、苄普地尔、水合氯醛、西沙必利、氨磺必利、膦甲酸、依拉地平、左美沙醇、甲氟喹、奥曲肽、喷他脒、普罗布考、舍吲哚、特非那定、血管升压素等延长Q-T间期药　心脏毒性相加，致心脏Q-T间期延长、尖端扭转型室性心律失常、心脏停搏。不宜合用。

（3）卡马西平　本药的AUC降低，且降低程度与卡马西平的剂量呈正相关。

（4）抗酸药、口服避孕药、普萘洛尔、右美沙芬、西咪替丁、苯扎托品、地西泮、锂剂　无相互作用。

（5）食物　可增加本药吸收。

# 第二章 抗抑郁药

## 第一节 三环类抗抑郁药

### 阿米替林
### Amitriptyline

【其他名称】 阿密替林、氨三环庚素、依拉维、盐酸阿米替林、Amitid、Amitril、Amitriptyline Hydrochloride、Elavil、Tryptizol

【分类】 精神障碍用药\抗抑郁药\三环类抗抑郁药

【制剂规格】 片剂（盐酸盐） ① 10mg。② 25mg。③ 50mg。④ 75mg。⑤ 100mg。⑥ 150mg。

缓释片（盐酸盐） 50mg。

胶囊（盐酸盐） 25mg。

缓释胶囊（盐酸盐） ① 25mg。② 50mg。③ 75mg。

注射液（盐酸盐） ① 1ml∶10mg。② 2ml∶20mg。③ 2ml∶50mg。④ 10ml∶100mg。

【临床应用】

1. 说明书适应证

（1）抑郁症，尤其是焦虑性或激越性抑郁症。

（2）本药注射液可用于重症抑郁症、严重的抑郁状态、抑郁症治疗初期或口服有困难者。

2. 其他临床应用

（1）抑郁性神经症。

（2）小儿遗尿症及注意缺陷障碍（伴多动）。

（3）偏头痛的预防及治疗偏头痛相关的头痛。

（4）发作性、慢性紧张性头痛及慢性每日头痛和转化的偏头痛。

（5）创伤后头痛、面部疼痛综合征等。

【用法用量】

1. 说明书用法用量

抑郁症 （1）初始 25mg/ 次，2~3 次 /d，p.o.。可酌情增至 150~250mg/d，分 3 次服。Max：≤ 300mg/d，维持量 50~150mg/d。（2）20~30mg/ 次，bid.，i.m.，可酌情增量。患者能配合治疗后改为口服。

2. 其他用法用量

［国内参考信息］

神经症 开始 12.5~25mg/d，分 1~2 次服，有效剂量为 25~150mg。

【禁忌证】

1. 说明书禁忌证

（1）对本药及其他三环类药物过敏。

（2）严重心脏病。

（3）肝功能损害。

（4）癫痫。

（5）甲亢。

（6）青光眼。

（7）尿潴留。

（8）＜6 岁儿童。

（9）前列腺增生、重症肌无力禁用本药注射液。

2. 其他禁忌证

（1）高血压。

（2）近期有心肌梗死发作史及急性心肌梗死恢复期。

（3）排尿困难。

【特殊人群用药】

儿童 ＜6 岁禁用，＞6 岁儿童酌情减量。

其他用法用量

［国内参考信息］

（1）小儿遗尿症 ＞6 岁，25mg/ 次，

睡前顿服。

（2）青少年抑郁症　50mg/d，分次服或晚间顿服。

（3）注意缺陷障碍（伴多动）＞7岁，10~25mg/次，2~3次/d。

**老人**　酌情减量，尤应避免直立性低血压的发生。

**其他用法用量**

［国内参考信息］50mg/d，分次服或晚间顿服。

**孕妇**　慎用。美国FDA妊娠安全性分级为：C级。

**哺乳妇女**　用药时应停止哺乳。

**肝功能不全者**　肝功能损害者禁用。肝硬化和门脉系外科手术患者使用本药需减量。

**肾功能不全/透析者**　严重肾功能不全者慎用。肾衰竭患者使用本药需减量。

**【注意】**

（1）慎用　①哮喘。②心血管疾病。③有癫痫发作倾向者。④前列腺炎及膀胱炎。

（2）交叉过敏　对其他三环类药物过敏者，对本药也可能过敏。

（3）用药相关检查/监测项目　定期监测：①血细胞计数。②肝功能。③ECG。④血压。

（4）对驾驶/机械操作的影响　用药期间不宜驾车、操作机械或高空作业。

**【给药说明】**

（1）给药条件　①用量须个体化。②饭后服药以减少胃部刺激。③服药同时进行电休克治疗可增加危险，通常不联合两者治疗。可在停药数日后给予电休克治疗。④本药可致光敏感性增加，应避免长时间暴露于阳光或日光灯下。

（2）减量/停药条件　①患者有转向躁狂倾向时应立即停药。②停药时宜在1~2月内逐渐减量。③停药后，本药的作用至少可持续7日，故应继续监测服药期间的所有反应。

（3）其他　开始服药通常先出现镇静作用，1~4周后才显现抗抑郁作用。

**【不良反应】**

ADR警示　近几年抗抑郁药导致自杀风险增高的问题一直受到国内外药品监督管理部门的关注。自2003年开始，美国、欧盟等一些国家和地区开展了有关儿童、青少年和成年患者使用抗抑郁药引起自杀风险的评估工作。2007~2008年，在汇总分析大量临床资料的基础上，美国和欧盟分别完成了此项评估工作，并发布信息，警告使用抗抑郁药可能带来的自杀风险。2007年5月，美国FDA发布了有关成年人使用抗抑郁药的风险评估结果。评估纳入了295项使用选择性5-羟色胺再摄取抑制药（SSRIs）和其他抗抑郁药的安慰剂对照临床试验，包括了77000余名抑郁症（MDD）和其他精神障碍的成年患者。结果表明，抗抑郁药引起的自杀风险在不同年龄段存在差异：18~24岁人群抗抑郁药组自杀风险高于安慰剂组，24岁以上人群抗抑郁药组自杀风险与安慰剂组无显著差异，65岁以上人群抗抑郁药组自杀风险低于安慰剂组。欧洲药品管理局也得出类似的评估结论，即年轻成年人在使用抗抑郁药治疗时可能存在自杀行为增加的风险，且不同抗抑郁药之间的风险无实质性差异。

（1）心血管　心悸、直立性低血压、心动过速、心律失常、束支传导阻滞、心肌劳损、ECG异常。

（2）神经　嗜睡、头晕、失眠、头痛、周围神经疾病、震颤、共济失调、癫痫发作、耳鸣、锥体外系症状、眩晕、TD。老年人还可出现谵妄。

（3）精神　儿童可出现癫狂、躁狂以及行为紊乱。

（4）内分泌/代谢　闭经、乳房增大、溢乳、血糖浓度改变、血管升压素分泌异常、体重增加。

（5）血液　WBC减少、骨髓抑制。

（6）消化　口干、便秘、反酸、口中金属味、胃激惹、恶心、呕吐、食欲增加、肝损害、胆汁淤积性黄疸、肝坏死、麻痹性肠梗阻。

（7）泌尿 排尿困难、尿频、尿涩、尿潴留。

（8）生殖 性功能障碍。

（9）皮肤 出汗、皮疹、瘙痒。

（10）眼 视物模糊。

（11）其他 过敏反应症状、光敏感性增加、抗胆碱能反应、乏力、抽搐、猝死、EEG 改变、致畸。

**【药物过量】**

（1）表现 显著的抗毒蕈碱作用引起的兴奋和不宁、口干、瞳孔扩大、心动过速、尿潴留、肠梗阻。严重症状有不同程度的意识障碍、惊厥和肌阵挛、反射亢进、低血压、代谢性酸中毒、呼吸心跳抑制。恢复后还可能发生谵妄、精神紊乱、激惹、幻觉或致命的心律失常。若抢救不力，则死亡率较高。

（2）处理意见 洗胃、催吐以排出毒物，促进药物排泄，进行对症治疗和支持疗法。

**【相互作用】**

（1）口服避孕药或含雌激素的药物 降低本药疗效并增加不良反应。

（2）硫糖铝 可显著影响本药的吸收，使本药 AUC 减少 50%。

（3）巴比妥类药物及其他酶诱导药（如利福平和某些抗癫痫药） 三环类药的血药浓度降低，作用减弱。

（4）麻黄碱 本药可削弱麻黄碱的间接拟交感作用，抑制 NE 的释放。

（5）倍他尼定、异喹胍、胍乙啶和可乐定 TCAs 可减弱上述药的抗高血压作用。

（6）抗癫痫药 本药可降低抗癫痫药的作用。合用须调整抗癫痫药的用量。

（7）甲状腺素 可增强本药的作用，合用易导致心律失常。

（8）氯氮䓬、奥芬那君 可增强本药的抗胆碱作用。

（9）西咪替丁、哌甲酯、抗精神病药、钙通道阻滞药及抑制 CYP 同工酶的药物 本药血药浓度增高，引起中毒症状。

（10）吩噻嗪类药 可增强本药的作用。

（11）CNS 抑制药（如哌替啶等） 本药可增强上述药的作用。

（12）抗胆碱药 三环类药可增强抗胆碱药的作用。

（13）肾上腺素、去甲肾上腺素 合用易致高血压及心律失常。

（14）阿托品类 合用增加不良反应。

（15）氟西汀、氟伏沙明 可增加上述药的血药浓度，增加惊厥和不良反应。

（16）MAOI 合用或相继应用，可增加不良反应，症状类似阿托品中毒症状。换用药物须间隔 2 周。

（17）双硫仑 合用可引起谵妄。

（18）可延长 Q-T 间期的药物（包括抗心律失常药，如奎尼丁；抗组胺药，如阿司咪唑、特非那定；某些抗精神病药，如舒托必利、匹莫齐特、舍吲哚；其他如西沙必利、卤泛群、索他洛尔） TCAs 与上述药合用时，可能增加发生室性心律失常的风险。

（19）酒精 本药可提高机体对酒精的反应性，过量饮酒者服用本药更易导致酒精中毒。

（20）烟草 吸烟可使本药血药浓度降低。

## 丙米嗪
## Imipramine

**【其他名称】** 丙帕明、恩波酸丙米嗪、恩波酸米帕明、米帕明、扑姆酸丙咪嗪、双羟萘酸丙咪嗪、托弗尼尔、依米帕明、盐酸丙米嗪、盐酸米帕明、盐酸依米帕明、Deprinol、Imipramine Embonate、Imipramine Hydrochloride、Imipramine Pamoate、Imipraminum、Tofranil

**【分类】** 精神障碍用药\抗抑郁药\三环类

抗抑郁药

【制剂规格】 片剂 ① 12.5mg。② 25mg。③ 50mg。

片剂（盐酸盐） ① 12.5mg。② 25mg。

注射液 2ml:25mg。

【临床应用】

1. 说明书适应证

（1）抑郁症，适用于迟钝型抑郁。

（2）小儿遗尿症。

2. 其他临床应用

（1）多动症。

（2）疼痛综合征。

（3）焦虑症和惊恐障碍。

【用法用量】

1. 说明书用法用量

抑郁症 初始 25~50mg/ 次，bid.，早上和中午服。以后逐渐增至 100~250mg/d。Max：300mg/d。维持量 50~150mg/d。

2. 其他用法用量

［国内参考信息］

抑郁症 12.5~25mg/ 次，tid.，须根据患者耐受情况调整用量。

［国外参考信息］

（1）抑郁症 ①住院患者，初始 100mg/d，分次服。可逐渐增至 200mg/d，Max：250~300mg/d。门诊患者，初始 75mg/d，单次或分次服，Max：150~200mg/d。②最大初始量 100mg/d，i.m.，分次注射。

（2）尿失禁 初始 25mg/d，p.o.，逐渐增量至取得疗效。Max：75~150mg/d。

【禁忌证】

1. 说明书禁忌证

（1）对三环类抗抑郁药过敏。

（2）严重心脏病。

（3）哮喘。

（4）肝功能损害。

（5）癫痫、谵妄。

（6）粒细胞减少。

（7）甲亢。

（8）青光眼。

（9）排尿困难。

（10）孕妇。

（11）＜6 岁儿童。

2. 其他禁忌证

（1）高血压。

（2）肾功能不全。

（3）尿潴留。

【特殊人群用药】

**儿童** ＜6 岁者禁用。

1. 说明书用法用量

小儿遗尿症 ＞6 岁儿童，25~50mg/d，每晚睡前 1h 顿服。

2. 其他用法用量

［国外参考信息］

（1）抑郁症 初始 1.5mg/（kg · d），分 1~4 次服。每 3~4d 可增加 1mg/kg。Max：5mg/（kg · d）。对用量≥ 3.5mg/（kg · d）的儿童应密切观察。

（2）遗尿症 ＞6 岁儿童，初始 25mg/d，睡前 1h 服。若 1 周内未取得满意疗效，剂量增加 25mg/d。＜12 岁，Max：50mg/d；＞12 岁，Max：75mg/d。

**老人** 用药时应防止出现直立性低血压。应从小剂量开始，酌减用量。

其他用法用量

［国内参考信息］

抑郁症 初始剂量为 12.5mg/ 次，总量为 25~50mg/d，分次服，极量为 200~300mg/d，根据患者耐受情况调整用量。

［国外参考信息］

抑郁症 初始 30~40mg/d，p.o.；通常 Max：100mg/d。

**孕妇** 禁用。美国 FDA 妊娠安全性分级为：D 级。

**哺乳妇女** 用药期间停止哺乳。

**肝功能不全者** 肝功能损害者禁用。

**肾功能不全 / 透析者** 肾功能不全者禁用。

【注意】

（1）慎用 ①有癫痫发作倾向者。②精神分裂症。③严重抑郁症。④前列腺炎。⑤

膀胱炎。

（2）交叉过敏　对其他三环类抗抑郁药过敏者，也可对本药过敏。

（3）用药相关检查/监测项目　①血细胞计数。②血压。③心脏功能。④肝肾功能。

（4）对驾驶/机械操作的影响　用药期间不宜驾驶车辆、操作机械或高空作业。

**【给药说明】**

（1）给药条件　用药个体化，宜在饭后服药，以减少胃部刺激。维持治疗时，可每晚顿服，但老人、儿童与心脏病患者仍宜分次服。

（2）减量/停药条件　①患者有躁狂倾向时应立即停药。②骤然停药可产生头痛、恶心等，宜在1~2个月内逐渐减量停药。停药后，本药的作用至少可持续7d，故停药期间仍应继续观察服药期间内的所有反应。

（3）其他　①开始服药时常出现镇静作用，一般在用药2~3周后才产生抗抑郁作用。②本药对精神分裂症伴发的抑郁状态几乎无效或疗效差。

**【不良反应】**

ADR警示　近几年，抗抑郁药导致自杀风险增高的问题一直受到国内外药品监督管理部门的关注。自2003年开始，美国、欧盟等一些国家和地区开展了有关儿童、青少年和成年患者使用抗抑郁药引起自杀风险的评估工作。2007~2008年，在对大量临床资料进行汇总分析的基础上，美国和欧盟分别完成了此项评估工作，并发布信息，警告使用抗抑郁药可能带来的自杀风险。2007年5月，美国FDA发布了有关成年人使用抗抑郁药的风险评估结果。评估纳入了295项使用选择性5-羟色胺再摄取抑制药（SSRIs）和其他抗抑郁药的安慰剂对照临床试验，包括了77000余名抑郁症（MDD）和其他精神障碍的成年患者。结果表明，抗抑郁药引起的自杀风险在不同年龄段存在差异：18~24岁人群抗抑郁药组自杀风险高于安慰剂组，24岁以上人群抗抑郁药组自杀风险与安慰剂组无显著差异，65岁以上人群抗抑郁药组自杀风险低于安慰剂组。欧洲药品管理局也得出了类似的评估结论，即年轻成年人在使用抗抑郁药治疗时可能存在自杀行为增加的风险，且不同抗抑郁药之间的风险无实质性差异。

（1）心血管　心动过速、心肌损害、心脏传导阻滞、直立性低血压。

（2）神经　抽搐、震颤、眩晕、失眠、嗜睡、疲劳、虚弱、惊厥、意识障碍、手足麻木、癫痫发作、言语障碍、谵妄、肌阵挛、静坐不能。

（3）精神　焦虑、精神紊乱、激动不安、攻击倾向、激越、精神症状加剧。

（4）内分泌/代谢　体重增加、体液潴留、多汗、甲亢、溢乳、血管升压素分泌异常、卟啉病、低血糖、男子乳腺发育、闭经等。

（5）血液　WBC减少、异常出血、巩膜或皮肤黄染、骨髓抑制、粒细胞缺乏。

（6）消化　便秘、口干、腹泻、恶心、呕吐、食欲减退、麻痹性肠梗阻、中毒性肝损害、肝功能异常、黄疸、龋齿。

（7）泌尿　可见尿潴留。

（8）生殖　性功能障碍、乳房肿痛（包括男性）。

（9）骨骼肌肉　老年人用药后发生髋骨骨折的概率增大。

（10）皮肤　瘙痒、皮疹。

（11）眼　视物模糊、青光眼加剧。

（12）耳　耳鸣。

（13）其他　过敏反应、光敏感性增加、脱发。停药后可出现戒断症状。

**【药物过量】**

（1）表现　谵妄、幻觉、昏迷、痉挛、血压下降、呼吸抑制、瞳孔散大、惊厥、严重嗜睡、过度疲乏或虚弱、呕吐、发热，循环系统可见窦性心动过速、心肌缺血、多灶性期外收缩、房室或室内传导阻滞、室性纤颤。

（2）处理意见　应对症和支持治疗，包括洗胃、催吐，使用活性炭及泻药以排出药物。

**【相互作用】**

（1）拟肾上腺素类药物　本药可增强上述药的升压作用，禁止合用。

（2）异烟肼　本药的作用增强，不良反应也增加。

（3）哌甲酯　本药的血药浓度升高，抗抑郁作用增强。

（4）安普那韦　可增加本药的血药浓度和毒性。合用时应密切监测本药的血药浓度，并适当调整剂量。

（5）醋硝香豆素、茴茚二酮、双香豆素、苯茚二酮、苯丙香豆素及华法林等抗凝药　出血的危险增加。合用时应密切监测PT。

（6）奋乃静、醋奋乃静、奋乃静/阿米替林、氯丙嗪、氟哌噻吨、氟奋乃静、氟哌啶醇、美索达嗪、五氟利多、哌泊噻嗪、丙氯拉嗪、丙嗪、硫利达嗪及三氟丙嗪等　可相互干扰代谢。

（7）苄普地尔　可出现协同效应，使Q-T间期延长更多，故不能合用。

（8）西咪替丁、氟西汀、帕罗西汀、文拉法辛、舍曲林、奎尼丁、酮康唑、普罗帕酮、维拉帕米、拉贝洛尔及普萘洛尔　可减少本药的代谢，导致丙米嗪中毒。

（9）苯丙胺类药物　对去甲肾上腺素能神经传递的作用协同，可出现高血压等心血管异常及CNS兴奋等不良反应，应避免合用。

（10）TH　可能增加两者的治疗和（或）中毒效应，也可发生短暂的心律失常。

（11）磷苯妥英、苯妥英　可抑制上述药的代谢，增加其中毒的危险。

（12）巴比妥类药　降低本药的血药浓度，并增加CNS不良反应。

（13）替勃龙、氯烯雌醚、组合避孕药、己二烯雌酚、己烯雌酚、酯化雌激素、$E_2$、$E_1$、硫酸雌酮哌嗪及炔雌醚等含雌激素的药物　可使本药抗抑郁疗效降低，还可导致三环类药物中毒。

（14）卡马西平　降低本药的血药浓度及药效。

（15）氯吉兰、异丙烟肼、异卡波肼、吗氯贝胺、尼亚拉胺、帕吉林、司来吉兰、苯乙肼、丙卡巴肼、托洛沙酮及苯环丙胺　导致神经毒性、癫痫发作，严重者可致5-羟色胺综合征。

（16）胍那决尔、胍乙啶、胍法辛、可乐定、倍他尼定及利舍平　本药可降低抗高血压药的疗效。

（17）苯海拉明　可增加抗胆碱能的不良反应。

（18）西沙必利、多非利特、格帕沙星、莫喜沙星、卤泛群、伊布利特、匹莫齐特、索他洛尔及司氟沙星等　协同延长Q-T间期的作用，具有心脏毒性。

（19）奈福泮、鞘内注射碘海醇　增加癫痫发作的风险。鞘内注射碘海醇进行脊髓造影前48h应停用本药，且造影后24h内不得使用本药。在进行非选择性脊髓造影时，可考虑进行预防性抗惊厥治疗。

（20）曲马朵　可增加癫痫发作的危险，应避免合用。

（21）沙美特罗　可增加心血管兴奋的危险。

（22）MAOI　可引起5-HT综合征（高血压、高热、肌阵挛、意识障碍等）。禁止合用，停用MAOI 2周后才能使用本药。

（23）乙醇　加强对CNS的抑制作用。用药期间应避免饮酒。

（24）烟草　服药期间吸烟，本药的血药浓度降低。

## 多塞平
## Doxepin

**【其他名称】**　多虑平、凯塞、丽科宁、普爱宁、盐酸多虑平、盐酸多塞平、Adapin、Doxepin Hydrochloride、Doxepine Hydrochloride

【分类】 精神障碍用药\抗抑郁药\三环类抗抑郁药

【制剂规格】片剂（盐酸盐） ① 5mg。② 10mg。③ 25mg。④ 50mg。⑤ 100mg。

胶囊（盐酸盐） ① 10mg。② 25mg。③ 50mg。④ 75mg。⑤ 100mg。⑥ 150mg。

注射液（盐酸盐） ① 1ml∶25mg（以多塞平计）。② 2ml∶50mg。

乳膏（盐酸盐）10g∶0.5g。

【临床应用】

1. 说明书适应证

（1）抑郁症。

（2）焦虑性神经症。

（3）乳膏 短期治疗皮肤病引起的轻度瘙痒。

2. 其他临床应用

（1）恶劣心境、强迫症、神经性畏食症、疼痛综合征。

（2）镇静、催眠。

【用法用量】

1. 说明书用法用量

（1）抑郁症及焦虑性神经症 初始25mg/次，2~3次/d，p.o.，逐渐增至100~250mg/d。Max：≤ 300mg/d。

（2）重度抑郁症 25~50mg/次，bid.，i.m.。

（3）瘙痒 乳膏局部外用，于患处涂一薄层，tid.。每次涂布面积不超过总体表面积的5%，两次使用应间隔4h，总疗程7d。

2. 其他用法用量

［国外参考信息］

（1）焦虑症 75~150mg/d，分次服。

（2）抑郁症 门诊患者75~150mg/d，p.o.，住院患者150~300mg/d，p.o.。

【禁忌证】

1. 说明书禁忌证

（1）对本药及其他三环类药物过敏者。

（2）严重心脏病。

（3）心肌梗死恢复期或近期有心肌梗死发作史者。

（4）甲亢。

（5）谵妄。

（6）尿潴留或有尿潴留倾向者。

（7）癫痫或有癫痫病史者。

（8）青光眼。

（9）粒细胞减少。

（10）严重肝、肾功能不全者。

2. 其他禁忌证

哮喘。

【特殊人群用药】

**儿童** 慎用（尤其是＜12岁）。

**老人** 慎用。初始量通常25~50mg/d，以后再酌情调整。

**孕妇** 慎用。美国FDA妊娠安全性分级为：C级。

**哺乳妇女** 慎用。

**肝功能不全者** 轻中度肝功能不全者慎用，严重者禁用。

**肾功能不全/透析者** 严重肾功能不全者禁用。

【注意】

（1）慎用 ①心血管疾病。②前列腺增生、排尿困难。③眼压高者。

（2）交叉过敏 其他三环类药物过敏者。

（3）用药相关检查/监测项目 ①血细胞计数。②血压。③心脏功能。④肝功能。⑤肾功能。

（4）对驾驶/机械操作的影响 用药期间应避免驾驶车辆、操作机械或高空作业。

【给药说明】

（1）给药条件 ①本药用量须个体化。宜在饭后服药，以减少胃部刺激。出现头昏、萎靡等不良反应者，可晚间顿服。②维持治疗时，可每晚顿服，但老人、儿童及心血管疾病患者宜分次服用。③开始服药时常先出现镇静作用，一般在用药2~3周后才产生抗抑郁作用。④停用 MAOI 2 周后，才能使用本药。⑤本药乳膏只用于局部未破损皮肤，不能用于眼部及黏膜。用药部位不可使用密闭敷料。连续使用乳膏不得超过1周。

（2）减量 / 停药条件 ①患者有转向躁狂倾向时应立即停药。②突然停药可出现头痛、恶心等反应，停药宜在 1~2 月内逐渐减量。停药后药物作用至少可持续 7d，故应继续监测服药期间的所有反应。

**【不良反应】**

ADR 警示 参见阿米替林。

（1）心血管 心悸、ECG 改变、心脏传导阻滞、室速、室性期外收缩、心肌病、低血压（包括直立性低血压）、恶性高血压等。

（2）神经 头痛、头晕、嗜睡、疲劳、乏力、失眠、烦躁、多汗、虚弱、惊厥、手足麻木、癫痫、震颤、定向障碍、感觉障碍、肌阵挛等。出现严重嗜睡，应减少用药的面积、剂量、次数，或暂停用药。

（3）精神 兴奋、焦虑、意识障碍、攻击行为、精神紊乱、易激惹、谵妄、精神运动性障碍、躁狂等。

（4）内分泌 / 代谢 体重增加或减少、乳房肿胀、溢乳、ADH 分泌失常、低血糖、卟啉病、体温过高等。

（5）血液 紫癜、骨髓抑制、再障、WBC 减少、全血细胞减少、血小板减少等。

（6）消化 唇干、口干、口腔异味、恶心、呕吐、食欲缺乏、消化不良、便秘、腹泻、胃炎、麻痹性肠梗阻、腹胀、胃食管反流、肝毒性。

（7）呼吸 咽痛。

（8）泌尿 排尿困难。

（9）生殖 性功能障碍。

（10）骨骼肌肉 重症肌无力。

（11）皮肤 皮疹、脱发、皮肤黄染。

（12）眼 视物模糊、巩膜黄染、眼肌麻痹。

（13）耳 耳毒性（如耳鸣）。

（14）其他 ①局部：烧灼感和（或）刺痛感、瘙痒加重、湿疹加重以及皮肤干燥、发紧、张力增高、感觉异常、水肿、激惹、脱屑和龟裂。②发热、脱发等。③光敏感。

**【药物过量】**

（1）表现 ①口服或肌注过量：心脏传导阻滞、心律失常、呼吸抑制。②局部外用过量：嗜睡、昏迷、视物模糊、口干、呼吸抑制、低血压或高血压、昏迷、惊厥、心律不齐、心动过速、尿潴留、胃肠运动减慢、极度高热或体温降低、瞳孔散大、反射亢进等。

（2）处理意见 应采取支持和对症治疗，包括：①催吐或洗胃。②维持呼吸、控制体温。③心电监护、控制心律失常。④处理循环衰竭及酸中毒。可静注水杨酸毒扁豆碱 1~3mg。静注地西泮控制癫痫发作。⑤透析疗法效果差。⑥局部外用：轻度过量时减少用药面积、用量或用药次数，并对患者进行观察和支持治疗；重度过量时应彻底清洗用药部位，并对症处理。

**【相互作用】**

（1）西咪替丁 可使三环类抗抑郁药血药浓度显著升高，合用可出现严重的抗胆碱能症状。如合用，三环类抗抑郁药血药浓度达稳态后，再停用西咪替丁，疗效减弱。

（2）需 P 450 2D 6 代谢或抑制该酶的药物 合用时应谨慎并减量。

（3）氟西汀、氟伏沙明 上述药的血药浓度增加，可导致惊厥和不良反应增加。

（4）舒托必利 有增加室性心律失常的危险，严重者可致尖端扭转型心律失常。

（5）肾上腺素、去甲肾上腺素 易致高血压及心律失常。

（6）阿托品类 不良反应增加。

（7）酒精 可相互增效，用药时应避免饮酒。

其余参见丙米嗪。

## 噻奈普汀钠
## Tianeptine Sodium

**【其他名称】** 达体朗、噻奈普汀、Tatinol、Tianeptine

**【分类】** 精神障碍用药\抗抑郁药\三环类抗抑郁药

**【制剂规格】** 片剂　12.5mg。

**【临床应用】**

**说明书适应证**

抑郁症。

**【用法用量】**

**说明书用法用量**

**一般用法**　推荐 12.5mg/次，tid.，于三餐前服用。

**【禁忌证】**

**1. 说明书禁忌证**

（1）对本药过敏。

（2）＜ 15 岁儿童。

**2. 其他禁忌证**

（1）正在服用 AMOI 者。

（2）孕妇及哺乳妇女。

**【特殊人群用药】**

**儿童**　＜ 15 岁者禁用。

**老人**　慎用。＞ 70 岁者应减量，Max：≤ 25mg/d。

**孕妇**　禁用。

**哺乳妇女**　用药期间不宜哺乳。也有国内资料建议，哺乳妇女禁用。

**肝功能不全者**　不必调整剂量。

**肾功能不全 / 透析者**　肾功能不全者应减量，Max：≤ 25mg/d。严重肾功能不全者应慎用。

**其他**　慢性酒精中毒者，不必调整剂量。

**【注意】**

（1）慎用　①心血管疾病。②胃肠道疾病。③有三环类抗抑郁药过敏史。（以上均为国外资料）

（2）用药相关检查 / 监测项目　血常规和肝功能。

（3）对驾驶 / 机械操作的影响　用药后不宜驾驶或操纵机器。

**【给药说明】**

（1）减量 / 停药条件　①如欲进行全身麻醉，应在手术前 24h 或 48h 停药。如欲进行急诊手术，虽未事先停药，仍可进行手术，但术中应密切监护。②若需停药，应在停药前 7~14d 逐渐减量。

（2）其他　须密切监护抑郁症患者的自杀倾向，尤其在治疗开始阶段。

**【不良反应】**

ADR 警示　近几年，抗抑郁药导致自杀风险增高的问题一直受到国内外药品监督管理部门的关注。自 2003 年开始，美国、欧盟等一些国家和地区开展了有关儿童、青少年和成年患者使用抗抑郁药引起自杀风险的评估工作。2007~2008 年，在对大量临床资料进行汇总分析的基础上，美国和欧盟分别完成了此项评估工作，并发布信息，警告使用抗抑郁药可能带来的自杀风险。2007 年 5 月，美国 FDA 发布了有关成年人使用抗抑郁药的风险评估结果。评估纳入了 295 项使用选择性 5- 羟色胺再摄取抑制药（SSRIs）和其他抗抑郁药的安慰剂对照临床试验，包括了 77000 余名抑郁症（MDD）和其他精神障碍的成年患者。结果表明，抗抑郁药引起的自杀风险在不同年龄段存在差异：18~24 岁人群抗抑郁药组自杀风险高于安慰剂组，24 岁以上人群抗抑郁药组自杀风险与安慰剂组无显著差异，65 岁以上人群抗抑郁药组自杀风险低于安慰剂组。欧洲药品管理局也得出了类似的评估结论，即年轻成年人在使用抗抑郁药治疗时可能存在自杀行为增加的风险，且不同抗抑郁药之间的风险无实质性差异。

（1）心血管　轻度心动过速、期前收缩、心前区疼痛、直立性低血压、心悸、HR 减慢（长期治疗）。

（2）神经　轻度失眠、嗜睡、恶梦、眩晕、头痛、晕厥、震颤、疲劳。

（3）精神　焦虑、易激惹。

（4）内分泌 / 代谢　体重增加、潮热面红等。

（5）消化　轻度上腹不适、腹痛、口干、畏食、恶心、呕吐、便秘、口苦、胃肠胀气、胃痛、血清 ALT 升高等。

（6）呼吸　轻度呼吸困难、喉部堵塞感、咽部发痒。

（7）泌尿　排尿障碍。

（8）骨骼肌肉　轻度肌痛、背痛。

（9）皮肤　皮肤瘙痒。

（10）眼　视物模糊。

**【药物过量】**

处理意见　应停止治疗并密切监护，立即洗胃，进行心肺、代谢和肾功能监测，针对可能出现的异常状况对症治疗，特别注意通气、纠正代谢和肾功能异常。

**【相互作用】**

（1）非选择性 MAOI　有导致 5-HT 综合征的危险，避免合用。AMOI 停药 2 周后方能服用本药；停用本药 24h 后，即可使用 AMOI。

（2）圣约翰草　可能会导致 5-HT 综合征。

（3）水杨酸　合用高剂量水杨酸时，本药减量。

（4）大麻属药物　可导致心动过速和谵妄。合用应谨慎，须密切监测患者 HR 的变化。

（5）奥沙西泮　未见显著的相互作用。

## 盐酸氯米帕明
## Clomipramine Hydrochloride

**【其他名称】** 安拿芬尼、海地芬、氯丙咪嗪、氯丙米嗪、氯米帕明、盐酸氯丙咪嗪、Anafranil、Chlorimipramine、Clomipramine、Clomipraminum、Hydiphen

**【分类】** 精神障碍用药 \ 抗抑郁药 \ 三环类抗抑郁药

**【制剂规格】** 片剂　① 10mg。② 25mg。③ 50mg。

缓释片　75mg。

胶囊　① 25mg。② 50mg。③ 75mg。

注射液　2ml : 25mg。

**【临床应用】**

**1. 说明书适应证**

（1）各种抑郁状态。

（2）强迫症。

（3）恐怖症和惊恐发作。

（4）伴有发作性睡病的猝倒症。

（5）慢性疼痛。

（6）＞ 5 岁儿童的夜间遗尿。

**2. 其他临床应用**

（1）孤独症。

（2）经前期综合征。

（3）性功能异常（早泄）。

（4）对继发性焦虑、神经性畏食有一定疗效。

**【用法用量】**

**1. 说明书用法用量**

（1）抑郁症、强迫症　起始 25mg/ 次，2~3 次 /d，p.o.。1~2 周内缓慢增至治疗量 150~250mg/d，Max：≤ 300mg/d。

（2）严重或难治性抑郁症　开始 25~50mg/d，qd.，i.v.gtt.，溶于 250~500ml 葡萄糖氯化钠注射液中，在 1.5~3h 内输完。可缓慢增至 50~150mg/d，Max：≤ 200mg/d。

（3）恐怖症　75~150mg/d，分 2~3 次服。

（4）惊恐发作　初始 10mg/d，p.o.，可与苯二氮䓬类药合用，根据患者耐受程度增量；达理想疗效后，逐渐停用苯二氮䓬类药。用量范围 25~100mg/d，必要时可增至 150mg/d。至少持续治疗 6 个月，此期间可逐渐减少维持量。

（5）伴有发作性睡病的猝倒症　25~75mg/d，p.o.。

（6）慢性疼痛　剂量应个体化，10~150mg/d，p.o.，应考虑到患者可能合用镇痛药。

2. 其他用法用量

[国内参考信息]

抑郁症　缓释片，75mg/d，每晚顿服。

[国外参考信息]

（1）抑郁症　①起始 10mg/d，p.o.，可逐渐增至 30~150mg/d。Max：≤ 250mg。②起始 25~50mg/d，i.m.，以 25mg/d 增至最大剂量 100~150mg/d。应尽早改为口服。③起始 25~50mg，i.v.gtt.，以 250~500ml NS 或 5%GS 溶解，在 1.5~3h 内滴完。如患者能耐受，可增至最佳治疗量 100mg/d。当剂量逐渐增加时，输液量可降至 125ml，且滴注时间可降至 45min。7~10d 疗效满意后，应改为口服，起始量可为静滴最大剂量的 2 倍，再酌情调整。

（2）强迫症、恐怖症　起始 25mg/d，p.o.。2 周内逐渐增至 100~150mg/d。美国 Max：≤ 250mg/d。

（3）与发作性睡病有关的猝倒　起始 10mg/d，p.o.，逐渐增至疗效满意，通常 10~75mg/d。

【禁忌证】

1. 说明书禁忌证

（1）对本药及其他三环类药物过敏。

（2）严重心脏病、近期有心肌梗死发作史者。

（3）青光眼。

（4）尿潴留。

（5）癫痫。

（6）＜5 岁儿童。

2. 其他禁忌证

（1）循环障碍、传导阻滞、低血压。

（2）WBC 数过低。

（3）排尿困难。

【特殊人群用药】

儿童　＜5 岁禁用，＞5 岁酌情减量。

1. 说明书用法用量

（1）一般用法　初始 10mg/ 次，qd.，p.o.；10d 内，5~7 岁者增至 20mg/d，8~14 岁者增至 20~50mg/d，＞14 岁者增至 50mg/d 或更多。Max：≤ 200mg/d。

（2）夜间遗尿　初始口服量：5~8 岁，20~30mg/d；9~12 岁，25~50mg/d；＞12 岁，25~75mg/d。用药 1 周无充分疗效时，应给予更高剂量。一般在晚餐后顿服，但对入睡不久即遗尿的儿童要预先（下午 4 时）给予部分剂量。获得预期疗效后，应逐渐减少维持量，并继续治疗 1~3 个月。

2. 其他用法用量

[国外参考信息]

强迫症　＞6 岁，起始 25mg/d，p.o.。在头 2 周内可逐渐增至 100mg/d；数周内可达到 Max：200mg/d 或 3mg/（kg · d）。但宜选用最小有效剂量。

老人　慎用，若必须使用应从小剂量开始，缓慢增量。

1. 说明书用法用量

一般用法　起始 10mg/d，p.o.，于 10d 左右逐渐增至 30~50mg/d，以后维持此量直至治疗结束。

2. 其他用法用量

[国内参考信息]　起始 20~30mg/d，p.o.，酌情缓慢增量，Max：≤ 75mg/d。

[国外参考信息]

抑郁症　起始 10mg/d，p.o.，可逐渐增至 30~75mg/d。分次或单次服，常在晚间给药。

孕妇　慎用。美国 FDA 妊娠安全性分级为：C 级。

哺乳妇女　用药期间应停止哺乳。

肝功能不全者　严重肝功能不全者慎用。

肾功能不全 / 透析者　严重肾功能不全者慎用。

【注意】

（1）慎用　①心血管疾病。②有自杀倾向者。③急性卟啉病。④前列腺增生。⑤肾上腺髓质肿瘤。

（2）交叉过敏　其他三环类抗抑郁药。

（3）用药相关检查 / 监测项目　①血常规。②血压。③ ECG。

（4）对驾驶 / 机械操作的影响　用药期间不宜驾驶车辆、操作机械或高空作业。

【给药说明】

（1）给药条件　①宜饭后服，以减少胃部刺激。易出现头昏、萎靡等不良反应者，可在晚间顿服，以免影响日常工作。②用量须个体化。心血管疾病患者服药宜从小剂量开始，逐渐增至最适剂量。③只有在治疗抑郁症、强迫症或恐怖症的起始阶段，口服给药不可行或不合适时，方可采用肌注或静滴。

（2）减量 / 停药条件　骤然停药会出现眩晕、恶心、呕吐、头痛、睡眠障碍、高热和烦躁不安等戒断症状。不宜骤然停药，应在 1~2 个月内逐渐减量。但如患者有转向躁狂倾向或发生过敏反应时，则应立即停药。

（3）其他　开始服药通常先出现镇静作用，1~4 周之后才显现抗抑郁作用。

【不良反应】

ADR 警示　近几年，抗抑郁药导致自杀风险增高的问题一直受到国内外药品监督管理部门的关注。自 2003 年开始，美国、欧盟等一些国家和地区开展了有关儿童、青少年和成年患者使用抗抑郁药引起自杀风险的评估工作。2007~2008 年，在对大量临床资料进行汇总分析的基础上，美国和欧盟分别完成了此项评估工作，并发布信息，警告使用抗抑郁药可能带来的自杀风险。2007 年 5 月，美国 FDA 发布了有关成年人使用抗抑郁药的风险评估结果。评估纳入了 295 项使用选择性 5- 羟色胺再摄取抑制药（SSRIs）和其他抗抑郁药的安慰剂对照临床试验，包括了 77000 余名抑郁症（MDD）和其他精神障碍的成年患者。结果表明，抗抑郁药引起的自杀风险在不同年龄段存在差异：18~24 岁人群抗抑郁药组自杀风险高于安慰剂组，24 岁以上人群抗抑郁药组自杀风险与安慰剂组无显著差异，65 岁以上人群抗抑郁药组自杀风险低于安慰剂组。欧洲药品管理局也得出了类似的评估结论，即年轻成年人在使用抗抑郁药治疗时可能存在自杀行为增加的风险，且不同抗抑郁药之间的风险无实质性差异。

（1）心血管　直立性低血压。大剂量：心律不齐、传导阻滞。

（2）神经　过度嗜睡、眩晕、震颤、癫痫发作。大剂量：失眠。

（3）精神　精神紊乱、躁狂、攻击倾向、认知功能下降、谵妄、幻觉。大剂量：焦虑。

（4）内分泌 / 代谢　出汗、溢乳、体重变化、高热、抗利尿激素分泌失调综合征。

（5）血液　粒细胞减少、WBC 减少、血小板减少、贫血。

（6）消化　便秘、口干、恶心、呕吐、肝损伤。

（7）泌尿　排尿困难。

（8）生殖　男性性功能障碍。

（9）皮肤　皮肤过敏。

（10）眼　视物模糊。

【药物过量】

（1）表现　首发症状：严重抗胆碱能反应；中枢症状：嗜睡、木僵、昏迷、躁动不安、震颤、谵妄、大量出汗、反射亢进、肌肉强直、惊厥等；心血管系统：心律失常、心动过缓、传导阻滞、充血性心衰甚至心脏停搏；其他：呼吸抑制、紫绀、低血压、休克、呕吐、高热、瞳孔散大、少尿或无尿等。

（2）处理意见　应采取支持和对症治疗，包括：①催吐或洗胃、维持呼吸、控制体温、心电监测、控制心律失常、处理循环衰竭及酸中毒。②可静注水杨酸毒扁豆碱 1~3mg，必要时可重复用药。③静注地西泮控制癫痫发作。④透析疗法效果差。

【相互作用】

（1）抗组胺药或抗胆碱药（如苯海拉明）可相互增效。

（2）苄普地尔、西沙必利、多非利特、加替沙星、格帕沙星、卤泛群、伊布利特、莫西沙星、匹莫齐特、索他洛尔及司氟沙星等 可导致Q-T间期延长、尖端扭转型室速、心脏停搏。

（3）依那普利、费洛克汀、氟伏沙明、帕罗西汀、普罗帕酮、利托那韦、舍曲林、丙戊酸、安普那韦、奎尼丁等 抑制本药的代谢，增强本药毒性。

（4）氯丙嗪、氟哌噻吨、氟非那嗪、甲砜达嗪、五氟利多、奋乃静、奋乃静/阿米替林、哌泊塞嗪、丙氯拉嗪、丙米嗪、三氟拉嗪、三氟普马嗪 可相互影响代谢，两者的血药浓度和不良反应均增加。

（5）甲状腺制剂 可相互增效，导致心律失常。

（6）沙美特罗 本药可增强沙美特罗对血管的作用，增加引起心血管兴奋的风险。

（7）磷苯妥英、苯妥英 本药可抑制磷苯妥英、苯妥英的代谢，增加苯妥英中毒的风险。

（8）抗凝药（如醋硝香豆素、茴茚二酮、双香豆素、苯茚二酮、苯丙香豆醇、华法林等） 本药可抑制上述药的代谢，增加出血的风险。

（9）奥昔布宁 降低本药的疗效。

（10）巴比妥酸盐 降低本药的血药浓度，增加不良反应。

（11）雌激素或含雌激素的避孕药（如氯雌醚烯、己二烯雌酚、己烯雌酚、炔雌醚、替勃龙等） 本药抗抑郁作用降低，不良反应增加。

（12）胍乙啶、倍他尼定、可乐定、胍那决尔 上述药的抗高血压作用减弱。

（13）抗癫痫药 本药可降低抗癫痫药的作用。

（14）碘海醇、奈福泮、奥氮平、曲马多 可导致癫痫发作。

（15）MAOI（如氯吉兰） 可产生高血压危象，已有死亡的报道。禁止合用，MAOI停用14d后方可使用本药。

（16）肾上腺素受体激动药 可引起严重高血压及高热。

（17）异丙烟肼、异卡波肼、吗氯贝胺、烟肼酰胺、帕吉林、苯乙肼、丙卡巴肼、司来吉兰、托洛沙酮、苯环丙胺 可导致神经毒性、癫痫发作或5-HT综合征。

（18）乙醇 可增加CNS抑制作用，服用本药期间不宜饮酒。

（19）葡萄柚汁 增加本药出现毒性反应的危险。

## 第二节 单胺氧化酶抑制药

### 吗氯贝胺
### Moclobemide

**【其他名称】** 奥嘉新、奥罗力士、贝苏、海倍霖、甲氯苯酰胺、朗天、莫罗酰胺、恬泰、亚正、Aurorix、Manerix

**【分类】** 精神障碍用药\抗抑郁药\单胺氧化酶抑制药

**【制剂规格】** 片剂 100mg。

薄膜包衣片 ① 75mg。② 150mg。

胶囊 100mg。

**【临床应用】**

**1. 说明书适应证**

抑郁症。

**2. 其他临床应用**

（1）内因性抑郁症、心因性或反应性抑郁症、轻度心境恶劣。

（2）对睡眠障碍有一定效果。

**【用法用量】**

**1. 说明书用法用量**

**一般用法** 常用量300~450mg/d，分2~3次餐后服；必要时可于第2周加至Max:

600mg/d。

**2. 其他用法用量**

［国外参考信息］

（1）抑郁症　通常 300~600mg/d，p.o.。也可 100~300mg/d。

（2）精神分裂症　改善消极症状，在抗精神病药基础上，加服本药 450mg/d。

**【禁忌证】**

**1. 说明书禁忌证**

（1）对本药过敏。

（2）意识障碍。

（3）躁狂症。

（4）嗜铬细胞瘤。

（5）儿童。

**2. 其他禁忌证**

（1）精神分裂症。

（2）急性精神紊乱者。

**【特殊人群用药】**

**儿童**　禁用。

**老人**　用量应酌减。

**孕妇**　安全性尚未确立，孕妇应权衡利弊。

**哺乳妇女**　权衡利弊，用药时应停止哺乳。

**肝功能不全者**　肝功能损害者慎用，必须用时，用量应为常用量的 1/3~1/2。

**肾功能不全 / 透析者**　严重肾功能不全者慎用。

**【注意】**

（1）慎用　①甲亢。②高血压（国外资料）。③癫痫。

（2）用药相关检查 / 监测项目　定期检查血常规及心、肝、肾功能。

（3）对驾驶 / 机械操作的影响　用药期间不宜驾驶车辆、操作机械或进行高空作业。

**【给药说明】**

（1）给药条件　本药对双相、单相、激动型、阻滞型及各种亚型抑郁症均有效，对精神运动性阻滞和情绪抑郁症状的改善最显著。

（2）减量 / 停药条件　①由其他抗抑郁药换用本药时，建议停药 2 周后再用本药；应用氟西汀者应停药 5 周后再用本药。②抑郁症患者有转向躁狂倾向时，应立即停药。

（3）其他　①本药用于治疗严重抑郁症 4~6 周，有效率为 60%~70%。②由于本药具有神经保护作用和识别增强作用，提示本药可能成为阿尔茨海默病的治疗药。

**【不良反应】**

ADR 警示　近几年，抗抑郁药导致自杀风险增高的问题一直受到国内外药品监督管理部门的关注。自 2003 年开始，美国、欧盟等一些国家和地区开展了有关儿童、青少年和成年患者使用抗抑郁药引起自杀风险的评估工作。2007~2008 年，在对大量临床资料进行汇总分析的基础上，美国和欧盟分别完成了此项评估工作，并发布信息，警告使用抗抑郁药可能带来的自杀风险。2007 年 5 月，美国 FDA 发布了有关成年人使用抗抑郁药的风险评估结果。评估纳入了 295 项使用选择性 5- 羟色胺再摄取抑制药（SSRIs）和其他抗抑郁药的安慰剂对照临床试验，包括了 77000 余名抑郁症（MDD）和其他精神障碍的成年患者。结果表明，抗抑郁药引起的自杀风险在不同年龄段存在差异：18~24 岁人群抗抑郁药组自杀风险高于安慰剂组，24 岁以上人群抗抑郁药组自杀风险与安慰剂组无显著差异，65 岁以上人群抗抑郁药组自杀风险低于安慰剂组。欧洲药品管理局也得出了类似的评估结论，即年轻成年人在使用抗抑郁药治疗时可能存在自杀行为增加的风险，且不同抗抑郁药之间的风险无实质性差异。

（1）心血管　心动过速 / 过缓、期外收缩、心绞痛、静脉炎、高血压和（或）头痛、低血压、直立性低血压、心悸。

（2）神经　头昏、头痛、震颤、失眠、不安、偏头痛、锥体外系不良反应、耳鸣、感觉异常、睡眠障碍。大剂量：诱发癫痫。未见明显抗胆碱能不良反应及中枢兴奋作用。

（3）精神　恶梦、幻觉、错觉、意识障碍、轻度躁狂、攻击行为、冷漠。

（4）内分泌 / 代谢　溢乳、出汗、口干。

（5）消化　便秘、恶心、上腹部不适、食欲增加 / 减退、胃灼热、胃肠胀气、消化不良、呕吐、肝功能损害、无症状性氨基转移酶升高。

（6）呼吸　呼吸困难。

（7）泌尿　排尿紊乱、排尿困难、多尿、血尿。

（8）生殖　月经期延长。

（9）皮肤　多汗、皮疹、瘙痒、过敏性皮疹。

（10）眼　视物模糊、闪光幻视。

（11）其他　乏力。

**【药物过量】**

（1）表现　①潜伏期12小时，迅速出现CNS兴奋症状（激动不安、谵妄、出汗、高热、心动过速、高血压、肌强直、反射亢进等）。②体温达40℃以上，舒张压＞16kPa（120mmHg）时，可有剧烈头痛、呕吐、视神经盘水肿和癫痫发作等高血压脑病征象。③少数患者有低血压、呼吸抑制及出血倾向。④与其他中枢神经激动药同服过量时，有生命危险。

（2）处理意见　及时洗胃，清除胃内药物；输液，并用渗透性利尿药强迫利尿，还可输入大量VitC酸化尿液，有利于加速药物的排泄；视病情给予对症和支持治疗。

**【相互作用】**

（1）CYP诱导药　可加速本药代谢，降低血浓度，影响疗效。

（2）CYP抑制药　可减慢本药代谢，增高血浓度，产生不良反应。

（3）西咪替丁　延缓本药代谢，合用时本药应减至常规剂量的1/3~1/2。

（4）安普尼定　MAOI的作用增强。

（5）芬太尼、布洛芬　上述药作用可增强，合用时适当调整上述两者剂量。

（6）赛庚啶　抗胆碱能效应可延长、加强。

（7）苯丙胺、右旋苯丙胺、丁螺环酮、苄非他明　去甲肾上腺素效应增强，导致高血压危象。

（8）溴莫尼定、肾上腺素、异丙肾上腺素、去甲肾上腺素　急性高血压。

（9）卡马西平、环苯扎林　高血压危象、严重癫痫发作。

（10）吗啡　可加重高血压、CNS及呼吸抑制。

（11）阿米替林、阿莫沙平、氯米帕明、地昔帕明、氯氮䓬、氯伏胺、右美沙芬、多塞平、非莫西汀　CNS不良反应、癫痫发作、5-HT综合征。

（12）安非拉酮　安非拉酮不良反应增加，引起癫痫发作、激动、精神改变。

（13）右芬氟拉明　CNS不良反应或5-HT综合征。

（14）西酞普兰　引起5-HT综合征。

（15）氟哌利多　心脏不良反应（Q-T间期延长、尖端扭转型室速、心脏停搏）增加。

（16）$\beta_2$肾上腺素受体激动药　引起心悸、激动、轻躁狂。

（17）抗糖尿病药　引起严重低血糖、抑郁、癫痫发作。

（18）六甲蜜胺　有发生严重直立性低血压的危险。

（19）中枢性镇痛药（可待因、美沙芬等）、5-羟色胺再摄取抑制药（包括三环类抗抑郁药）、麻黄碱、伪麻黄碱、苯丙醇胺、麻醉药（曾发生合用MAOI和哌替啶致死的案例）　禁止与上述药合用。

（20）高酪胺食物（如奶酪）　高血压。用药期间应避免进食奶酪、酵母提取物和大豆发酵制品等富含酪胺的食物。

（21）乙醇　合用能使精神和运动技能损害的危险性增加，使用本药治疗期间不宜饮酒。

## 第三节　选择性 5-HT 再摄取抑制药

### 西酞普兰
### Citalopram

**【其他名称】** 多弗、迈克伟、氰酞氟苯胺、氢溴酸西酞普兰、望悠、喜普妙、易特安、一泰纳、Cipramil、Citalopram Hydrobromide、Nitalapram

**【分类】** 精神障碍用药 \ 抗抑郁药 \ 选择性 5-HT 再摄取抑制药

**【制剂规格】** 片剂（氢溴酸盐）20mg。

**【临床应用】**

**1. 说明书适应证**

抑郁性精神障碍。

**2. 其他临床应用**

国外试用于强迫症（国外资料）。

**【用法用量】**

**1. 说明书用法用量**

**一般用法**　剂量范围 20~60mg/ 次，qd.，早晨或晚间顿服。初始 20mg/ 次，qd.，p.o.，根据病情及患者反应可酌情增至 40mg/d，Max：60mg/d。通常以 20mg 为单位逐渐增量，每次增量间隔 2~3 周。

**2. 其他用法用量**

［国外参考信息］

（1）抑郁症　推荐 20~60mg/d，p.o.。初始 20mg/d，逐渐增至 40mg/d，增量时间不少于 1 周。多数患者用量不需＞ 40mg。每日早晨或晚间顿服。

（2）强迫症　有研究，20~60mg/d，p.o.，对改善强迫症的症状有效。

**【禁忌证】**

**说明书禁忌证**

（1）对本药过敏。

（2）Q-T 间期延长或先天性 QT 综合征。

**【特殊人群用药】**

**儿童**　不适用于＜ 18 岁者。

**老人**　应减量。

**1. 说明书用法用量**

抑郁症　＞ 65 岁，剂量减半，通常 10~30mg/d。初始 10mg/ 次，qd.。推荐 20mg/d，Max：40mg/d。

**2. 其他用法用量**

［国外参考信息］　多数老年患者推荐 20mg/d，若无效，可增至 40mg。Max：40mg/d。

**孕妇**　应权衡利弊。美国 FDA 妊娠安全性分级为：C 级。

**哺乳妇女**　用药时应暂停哺乳。

**肝功能不全者**　剂量减半。应以低剂量开始，并仔细监测。

**说明书用法用量**

**一般用法**　通常 10~30mg/d。初始 10mg/ 次，qd.。推荐 20mg/d，Max：40mg/d。

**肾功能不全 / 透析者**　轻至中度肾功能损伤者不需调整剂量。严重肾功能不全者应慎用，可能需调整剂量。

**【注意】**

（1）慎用　①对其他选择性 5- 羟色胺（5-HT）再摄取抑制药过敏。②心血管疾病。③有自杀倾向。④有躁狂病史。⑤有癫痫病史。

（2）用药相关检查 / 监测项目　定期检测 HR、血压、肝功能及全血细胞计数。

（3）对驾驶 / 机械操作的影响　服药期间，患者应避免从事有潜在危险的机械操作。

**【给药说明】**

（1）给药条件　①本药可空腹服用，也可与食物同服。②抗抑郁药治疗属于对症治疗，必须持续适当长的时间，对躁狂 - 抑郁精神障碍需 4~6 个月。

（2）减量 / 停药条件　①患者出现明显抑郁缓解前仍可能持续存在自杀倾向。若出现失眠或严重的静坐不能，建议在急性发作期辅以镇静药治疗。若患者进入躁狂期，应停药，并给予精神抑制药（如珠氯噻醇）适当治疗。②出现低钠血症和SIADH的症状时，应及时停药，并采取适当的措施。③本药通常需经过2~3周的治疗方可判定疗效。为防止复发，治疗至少持续6个月。为避免出现戒断症状，逐渐减量1周后方可停药。

**【不良反应】**

ADR警示 近几年，抗抑郁药导致自杀风险增高的问题一直受到国内外药品监督管理部门的关注。自2003年开始，美国、欧盟等一些国家和地区开展了有关儿童、青少年和成年患者使用抗抑郁药引起自杀风险的评估工作。2007~2008年，在对大量临床资料进行汇总分析的基础上，美国和欧盟分别完成了此项评估工作，并发布信息，警告使用抗抑郁药可能带来的自杀风险。2007年5月，美国FDA发布了有关成年人使用抗抑郁药的风险评估结果。评估纳入了295项使用选择性5–羟色胺再摄取抑制药（SSRIs）和其他抗抑郁药的安慰剂对照临床试验，包括了77000余名抑郁症（MDD）和其他精神障碍的成年患者。结果表明，抗抑郁药引起的自杀风险在不同年龄段存在差异：18~24岁人群抗抑郁药组自杀风险高于安慰剂组，24岁以上人群抗抑郁药组自杀风险与安慰剂组无显著差异，65岁以上人群抗抑郁药组自杀风险低于安慰剂组。欧洲药品管理局也得出了类似的评估结论，即年轻成年人在使用抗抑郁药治疗时可能存在自杀行为增加的风险，且不同抗抑郁药之间的风险无实质性差异。

（1）心血管 低血压（包括直立性低血压）、心动过速、体位性头晕、原有心动过缓加重。

（2）神经 睡眠时间缩短、嗜睡、失眠、震颤、头痛、头晕、抗胆碱能症状。动物实验大剂量：癫痫发作。

（3）精神 焦虑、激动、烦躁、过度镇静、躁狂。

（4）内分泌/代谢 低钠血症、SIADH、体重增加或减轻、多汗、流涎减少、激素分泌紊乱。不影响糖尿病性神经病变者的血糖控制。

（5）消化 恶心、呕吐、口干、腹泻、便秘、腹痛、食欲减退、消化不良。一般不引起肝酶值显著变化。

（6）泌尿 多尿、排尿困难。

（7）生殖 男性射精障碍、性欲减退、阳痿或持续性勃起。女性性欲减退、快感缺乏、闭经。

（8）皮肤 皮疹、瘙痒、多汗。

（9）眼 眼调节障碍。

（10）其他 夜间磨牙、戒断症状。

**【药物过量】**

（1）剂量 有报道的最高服用量为2000mg。

（2）表现 眩晕、出汗、恶心、呕吐、震颤、嗜睡、窦性心动过速，罕见健忘症、昏迷、抽搐、过度换气、紫绀、横纹肌溶解和ECG改变（Q-T间期延长、结性心律、室性心律失常、尖端扭转型室速）。

（3）处理意见 无特殊解毒药，应采取对症治疗和支持疗法。口服过量后应尽快洗胃、保持呼吸道通畅和氧气供给；利尿、透析、换血均无显著作用。

**【相互作用】**

（1）利福平、卡马西平 可降低本药血药浓度和疗效。合用时需监测本药疗效，可能需增加本药剂量。

（2）氯氮平 本药可增高氯氮平血药浓度和不良反应发生率。合用时需监测氯氮平的疗效和毒性反应，当其剂量＞300mg/d或3.5mg/kg时尤应注意。必要时氯氮平减量。

（3）三环类抗抑郁药（如丙米嗪）本药可增加和延长三环类抗抑郁药的生物利用度和$t_{1/2}$，合用需谨慎，注意监测三环类抗抑郁药的血药浓度，酌情调整剂量。

（4）美托洛尔 本药可导致美托洛尔的血药浓度增高，其心脏选择性可能因此降低。

（5）左醋美沙朵、氟哌利多　可引发严重或危及生命的心脏毒性反应，须禁止合用。

（6）MAOI　可引发 CNS 毒性反应或 5-HT 综合征，须禁止合用。停用 MAOI 至少 2 周后，才可启用本药，反之亦然。但若使用 $t_{1/2}$ 短的可逆 MAOI（如吗氯贝胺），则可于停药 1 日后使用本药。呋喃唑酮具有 MAO 抑制作用，与本药亦有类似相互作用，故不可合用。

（7）大麻、普拉睾酮　引发躁狂症状，应避免合用。

（8）芬氟拉明、右芬氟拉明、西布曲明及其代谢物　可引发 5-HT 综合征，故不可合用。

（9）圣约翰草　可引发 5-HT 综合征。建议停用圣约翰草 2 周后再行启用本药。如欲以圣约翰草替代本药，则停用本药后应间隔至少 5 个 $t_{1/2}$ 的时间再行启用圣约翰草。

（10）曲马多　可引起癫痫和 5-HT 综合征，与本药合用可增高上述不良反应的发生率，故应避免合用。

（11）丁螺环酮　引发 5-HT 综合征。合用时需监测上述表现，酌情调整剂量。

（12）选择性 5-HT 受体激动药（如阿莫曲坦、依来曲普坦、利扎曲普坦）可因协同的药理作用引起虚弱、反射亢进、动作失调。

（13）5-HTP　可能引发 5-HT 综合征。

（14）锂剂　可导致血锂浓度上升和（或）5-HT 综合征发生率增高。合用时需监测上述表现。

（15）其他 SSRIs 药　有出现 5-HT 综合征的报道。

（16）伊立替康　可导致肌病或横纹肌溶解的发生率增高。合用时需监测上述不良反应表现和肌酸激酶水平，必要时停药。

（17）银杏提取物　可能引发 5-HT 综合征，合用时需严密监测不良反应征象。

（18）奋乃静、左美丙嗪、氟哌啶醇、氯丙嗪、地高辛、酮康唑、茶碱、华法林　未见相互作用。

（19）酒精　建议服用本药的抑郁症患者不服用含酒精制品。

（20）食物　不影响本药吸收。

## 氟伏沙明
## Fluvoxamine

**【其他名称】** 氟甲沙明、氟戊肟胺、兰释、马来酸氟伏沙明、马来酸氟戊肟胺、三氟戊肟胺、Depromel、Fevarin、Floxyfral、Floxytral、Fluvoxamine Maleate、Fluvoxaminum、Luvox

**【分类】** 精神障碍用药\抗抑郁药\选择性 5-HT 再摄取抑制药

**【制剂规格】** 片剂　① 50mg。② 100mg。

片剂（马来酸盐）① 50mg。② 100mg。

**【临床应用】**

**1. 说明书适应证**

（1）抑郁症及相关症状治疗。

（2）强迫症症状治疗。

**2. 其他临床应用**

（1）焦虑症。

（2）心身性疾病。

**【用法用量】**

**1. 说明书用法用量**

（1）抑郁症　推荐起始 50~100mg/d，晚间顿服，建议逐渐增量直至有效。常用有效剂量为 100mg/d，可酌情调整，个别病例可增至 300mg/d。剂量＞150mg/d 时可分次服。

（2）预防抑郁症复发　推荐 50~100mg/d，p.o.。

（3）强迫症　推荐起始 50mg/d，睡前服，连服 3~4d，逐渐增量直至达到有效剂量（通常有效剂量为 100~300mg）。Max: 300mg/d。单剂量口服可增至 150mg/d，睡前服；若日剂量＞150mg，可分 2~3 次服。

若获得良好疗效，可继续用此剂量，可考虑治疗时间超过10周。根据患者情况谨慎调整剂量，使用最低有效剂量，并定期评估是否继续治疗，也可考虑合并行为疗法。

**2. 其他用法用量**

［国内参考信息］100~200mg/d，分1~2次于餐时或餐后服。可根据病情调整剂量。

［国外参考信息］初始量通常50mg/d，睡前服。每4~7d可增量50mg，Max：300mg/d。剂量＞100mg/d时应分2次服。按个体差异调整剂量，以50~300mg/d为宜。

**【禁忌证】**

**说明书禁忌证**

（1）对本药过敏。

（2）哺乳妇女。

（3）禁与MAOI合用。

**【特殊人群用药】**

**儿童** 不推荐使用，＞8岁者可酌情使用。

**1. 说明书用法用量**

儿童强迫症 ＞8岁，起始50mg/d，睡前服。Max：200mg/d。

**2. 其他用法用量**

［国外参考信息］

强迫症和强迫状态 ＞8岁，初始50mg/d，睡前服。每4~7d增加25mg，Max：200mg/d。＞50mg/d时应分2次服。

**老人** 常规用量与年轻患者无显著差异，但老年患者应缓慢增量。

**孕妇** 慎用。美国FDA妊娠安全性分级为：C级。

**哺乳妇女** 禁用。

**肝功能不全者** 应减少初始剂量，再缓慢加量，且在此过程中严密监测。

**肾功能不全/透析者** 肾功能不全者建议减少初始剂量并严密监测。

**【注意】**

（1）慎用 ①癫痫及有癫痫史者。②躁狂症或处于轻度躁狂状态者。③有异常出血史者。④双向情感性障碍。

（2）对驾驶/机械操作的影响 用药后可能出现困倦，驾驶与操作机器者应注意。

**【给药说明】**

（1）给药条件 ①宜用水吞服，不应咀嚼。②治疗抑郁症伴焦虑状态、烦躁、失眠时，如疗效不佳，可与苯二氮䓬类药合用。③治疗的前4周，应定期监测有无锥体外系症状。④WHO要求，患者症状缓解后，应继续服用抗抑郁药至少6个月。

（2）减量/停药条件 ①偶见无肝功能异常者服药后出现肝酶升高，且多伴临床症状。一旦出现应立即停药。②突然停药，偶可引起头痛、恶心、头晕和焦虑。

（3）其他 抑郁症患者常有自杀倾向，且常在症状明显改善前持续出现，应注意。

**【不良反应】**

ADR警示 近几年，抗抑郁药导致自杀风险增高的问题一直受到国内外药品监督管理部门的关注。自2003年开始，美国、欧盟等一些国家和地区开展了有关儿童、青少年和成年患者使用抗抑郁药引起自杀风险的评估工作。2007~2008年，在对大量临床资料进行汇总分析的基础上，美国和欧盟分别完成了此项评估工作，并发布信息，警告使用抗抑郁药可能带来的自杀风险。2007年5月，美国FDA发布了有关成年人使用抗抑郁药的风险评估结果。评估纳入了295项使用选择性5-羟色胺再摄取抑制药（SSRIs）和其他抗抑郁药的安慰剂对照临床试验，包括了77000余名抑郁症（MDD）和其他精神障碍的成年患者。结果表明，抗抑郁药引起的自杀风险在不同年龄段存在差异：18~24岁人群抗抑郁药组自杀风险高于安慰剂组，24岁以上人群抗抑郁药组自杀风险与安慰剂组无显著差异，65岁以上人群抗抑郁药组自杀风险低于安慰剂组。欧洲药品管理局也得出了类似的评估结论，即年轻成年人在使用抗抑郁药治疗时可能存在自杀行为增加的风险，且不同抗抑郁药之间的风险无实质性差异。

（1）心血管　心悸、心动过速、轻度ECG改变、直立性低血压。

（2）神经　头痛、嗜睡、失眠、震颤、眩晕、EPS、EEG改变、癫痫发作、睡眠障碍。出现惊厥应立即停药。

（3）精神　神经质、焦虑、紧张、激动、行为异常、情绪异常、躁狂。

（4）内分泌/代谢　体重增加或减少、低钠血症、血管升压素分泌异常、溢乳、闭经、烦渴。

（5）血液　凝血功能障碍（皮肤黏膜异常出血、紫癜、瘀斑、出血时间延长）。

（6）消化　恶心、口干、腹泻、便秘、消化不良、食欲减退、呕吐、谷氨酰胺转移酶升高、肝脂肪变。一过性肝功能改变，停药后可恢复。

（7）生殖　性功能障碍。

（8）骨骼肌肉　肌无力。

（9）皮肤　出汗、脱发、中毒性表皮坏死松解。

（10）其他　5-羟色胺综合征。

**【药物过量】**

（1）剂量　迄今为止，报道过的用药最高剂量为10g。

（2）表现　胃肠症状、腹泻性低钾血症、呼吸困难、嗜睡、精神不振、眩晕、震颤、反射增强、心脏症状（心动过速、心动过缓、低血压、CPR及ECG异常）、肝功能异常、惊厥及昏迷等。

（3）处理意见　尚无特异性拮抗药。服用过量应尽快排空胃内药物并进行对症治疗。建议反复使用活性炭。利尿和透析未见良好效果。

**【相互作用】**

（1）MAOI（如氯吉兰、异丙烟肼、吗氯贝胺）、呋喃唑酮　可因协同的药理作用而引发CNS毒性反应或5-HT综合征，禁止合用。停用MAOI至少2周后，才可启用本药，反之亦然。

（2）麦角生物碱类、阿司咪唑、西沙必利、左醋美沙朵、特非那定、匹莫齐特、环孢素、美沙酮　本药可升高上述药的血药浓度，引发严重或危及生命的不良反应，须禁止合用。

（3）阿洛司琼、美西律、度洛西汀、氯氮平、奥氮平、罗哌卡因、他克林、茶碱、Ramelteon　本药可显著增加及延长上述药的AUC和$t_{1/2}$，可能引发严重不良反应，故禁止合用。确需合用时应监测血药浓度和不良反应，酌情减量。

（4）硫利达嗪、加兰他敏　本药可升高上述药的血药浓度，引发严重或危及生命的心律失常，须禁止合用。合用时需监测畏食、恶心、呕吐、心律失常、胃肠道出血等不良反应，酌情减量。

（5）华法林及其他抗Vit K类抗凝药　增加出血的风险。合用时需严密监测PT或INR，酌情调整抗凝药用量。

（6）苯妥英、磷苯妥英　本药可增高上述药的血药浓度和毒性反应发生率，合用时需注意监测，酌情调整用量。

（7）咖啡因　引发咖啡因过量症状，故服用本药期间应避免摄入咖啡因。

（8）艾司唑仑、阿普唑仑、地西泮、咪达唑仑、三唑仑　增高上述药的血药浓度和毒性反应发生率，应考虑换用经葡萄糖醛酸化代谢清除的苯二氮䓬类药物（如劳拉西泮、奥沙西泮、替马西泮），并注意监测不良反应。

（9）TCAs（阿米替林、氯米帕明、丙米嗪）、马普替林　血药浓度均可能升高。合用时注意监测不良反应，酌情减量。

（10）美托洛尔、普萘洛尔　导致心动过缓或低血压。合用时需严密监测HR和血压，建议减小β-肾上腺素受体阻断药的初始剂量，调整其用量应谨慎。也可考虑换用不经肝脏代谢的阿替洛尔。

（11）卡马西平、地尔硫䓬、氟哌啶醇、褪黑激素　增高上述药的血药浓度和不良反应发生率。合用时需注意监测，酌情调整用量。

（12）NSAID 可增加出血的风险。合用时需监测出血征象。

（13）选择性5-HT受体激动药（如那拉曲坦、利扎曲坦、琥珀酸舒马坦、佐米曲普坦、依来曲普坦）可因协同的药理作用引起虚弱、反射亢进、动作失调。

（14）芬氟拉明、右芬氟拉明、西布曲明及其代谢物 可引发5-HT综合征，故不可合用。

（15）圣约翰草 可引发5-HT综合征。建议停用圣约翰草2周后再启用本药。如欲以圣约翰草替代本药，则停用本药后应间隔至少5个$t_{1/2}$的时间再启用圣约翰草。

（16）曲马多 可引起癫痫和5-HT综合征，与本药合用可增高上述不良反应的发生率，故应避免合用。

（17）大麻、普拉睾酮 可因协同的药理作用而引发躁狂症状，应避免合用。

（18）锂剂 可能导致血锂浓度升高和（或）5-HT综合征的发生率增高，合用时需注意监测。

（19）色氨酸 可引起严重呕吐。

（20）银杏提取物 可能引发5-HT综合征，合用时需严密监测不良反应征象。

（21）尼古丁 可增加本药的代谢，吸烟者用药剂量应加大。

（22）葡萄柚汁 可增高本药血药浓度。服用本药期间应避免饮用葡萄柚汁，可以橙汁代替。

（23）食物 对本药吸收的影响不明显。

## 帕罗西汀
## Paroxetine

**【其他名称】** 氟苯哌苯醚、乐友、帕罗克赛、赛乐特、舒坦罗、盐酸氟苯哌苯醚、盐酸帕罗西汀、Paroxetine Hydrochloride、Paxil、Seroxat、Seroxst

**【分类】** 精神障碍用药\抗抑郁药\选择性5-HT再摄取抑制药

**【制剂规格】** 片剂（盐酸盐） 20mg。

片剂 30mg。

**【临床应用】**

**1. 说明书适应证**

（1）各种类型的抑郁症（包括伴有焦虑的抑郁症及反应性抑郁症）。

（2）赛乐特用于以下情况 强迫性神经症、伴或不伴广场恐怖的惊恐障碍、社交恐怖症/社交焦虑症。

**2. 其他临床应用**

FDA批准的适应证尚有创伤后应激障碍、月经前焦虑障碍（国外资料）。

**【用法用量】**

**1. 说明书用法用量**

（1）抑郁症 20mg/d，早餐时顿服。2~3周后根据临床反应，每周可将日剂量增加10mg。Max：50mg/d。

（2）强迫症 赛乐特初始20mg/d，早餐时顿服。每周可将日剂量增加10mg，常规剂量40mg/d。Max：60mg/d。

（3）惊恐障碍 赛乐特初始10mg/d，早餐时顿服。每周可将日剂量增加10mg，常规剂量40mg/d。Max：50mg/d。

（4）社交恐怖症/社交焦虑症 赛乐特20mg/d。若对20mg无反应，可根据临床反应，以10mg/周递增。Max：50mg/d。剂量改变应至少有1周的间歇期。

**2. 其他用法用量**

［国外参考信息］

（1）抑郁症 ①普通片：初始20mg/d，早晨顿服。可每隔1周将日剂量增加10mg。Max：50mg/d。②控释片：起始25mg/d，可每隔1周（或更长时间）将日剂量增加12.5mg。Max：62.5mg/d。

（2）广泛性焦虑障碍 建议20mg/d,p.o.。

（3）强迫症 初始20mg/d，p.o.，每隔1周可将日剂量增加10mg，常用剂量40mg/d。Max：60mg/d。应长期用药，用量应调整至最低有效剂量。

（4）惊恐障碍 ①普通片：初始 10mg/d，p.o.，可每隔 1 周将日剂量增加 10mg，常用剂量 40mg/d。Max：60mg/d。②控释片：初始 12.5mg/d，根据患者反应，可每隔 1 周（或更长时间）将日剂量增加 12.5mg。推荐 Max：75mg/d。

（5）社交焦虑症 ①普通片：初始和推荐剂量为 20mg/d，p.o.。②控释片：初始 12.5mg/d，p.o.，根据患者反应，可每隔 1 周（或更长时间）将日剂量增加 12.5mg。Max：37.5mg/d。

（6）创伤后应激障碍 推荐 20mg/d，晨服。

（7）月经前焦虑障碍 控释片：可在整个月经周期给药或限于月经周期的黄体期给药，初始 12.5mg/d，p.o.，间隔至少 1 周后可增至 25mg/d。

**【禁忌证】**

**说明书禁忌证**

对本药过敏。

**【特殊人群用药】**

**儿童** 不推荐用于＜ 18 岁者。

**老人** 慎用。

**1. 说明书用法用量**

**一般用法** 初始剂量与成人相同，以后根据患者反应，以每周 10mg 增量，Max：40mg/d。

**2. 其他用法用量**

［国外参考信息］（1）普通片：初始 10mg/d，Max：40mg/d。（2）控释片：初始 12.5mg/d，Max：50mg/d。

**孕妇** 用药应权衡利弊。美国 FDA 妊娠安全性分级为：C 级。

**哺乳妇女** 用药应权衡利弊。

**肝功能不全者** 严重肝功能不全者慎用。

**说明书用法用量**

严重肝功能不全者 推荐 20mg/d；Max：40mg/d。

**其他用法用量**

［国外参考信息］（1）普通片：初始 10mg/d，Max：40mg/d。（2）控释片：初始 12.5mg/d，Max：50mg/d。

**肾功能不全 / 透析者** 严重肾功能不全者慎用。

**1. 说明书用法用量**

Ccr ＜ 30ml/min 者，推荐 20mg/d；Max：40mg/d。

**2. 其他用法用量**

［国外参考信息］（1）普通片：初始 10mg/d，Max：40mg/d。（2）控释片：初始 12.5mg/d，Max：50mg/d。

**其他** 据国外资料，过度疲劳者用量同肝功能不全时剂量。

**【注意】**

（1）慎用 ①严重心脏疾病。②可能影响代谢或血流动力学的疾病（国外资料）。③有出血倾向。④有自杀倾向的抑郁症（国外资料）。⑤癫痫。⑥有癫痫或躁狂病史。⑦闭角型青光眼。⑧双向情感障碍。

（2）用药相关检查 / 监测项目 ①肝功能。②肾功能。③血常规。④血压。⑤脉搏。⑥ ECG。⑦癫痫患者及癫痫史者应进行临床及 EEG 监测。

（3）对驾驶 / 机械操作的影响 用药期间不宜驾驶车辆、操作机械或高空作业。

**【给药说明】**

（1）给药条件 ①为避免胃部刺激，可与食物、水同服，但服药时不能咀嚼药片。②服药 1~3 周后才能充分显效。为巩固疗效和预防复发，用药时间应足够长，抑郁症痊愈后至少维持治疗数月，强迫症和惊恐障碍的维持治疗时间更长。③单次给药后，可出现轻微的 HR 降低、血压波动，心血管疾病或新近心肌梗死患者应注意。

（2）减量 / 停药条件 ①骤然停药可能导致停药综合征，表现为睡眠障碍、激越、焦虑、恶心、出汗、意识模糊、头晕、感觉障碍、震颤等，故停药时应逐渐减量。停药后，药物的作用还可持续5周，故应继续监测用药反应。②患者由抑郁症转为躁狂症时应立即停药，必要时给予镇静药。

【不良反应】

ADR警示　近几年，抗抑郁药导致自杀风险增高的问题一直受到国内外药品监督管理部门的关注。自2003年开始，美国、欧盟等一些国家和地区开展了有关儿童、青少年和成年患者使用抗抑郁药引起自杀风险的评估工作。2007~2008年，在对大量临床资料进行汇总分析的基础上，美国和欧盟分别完成了此项评估工作，并发布信息，警告使用抗抑郁药可能带来的自杀风险。2007年5月，美国FDA发布了有关成年人使用抗抑郁药的风险评估结果。评估纳入了295项使用选择性5-羟色胺再摄取抑制药（SSRIs）和其他抗抑郁药的安慰剂对照临床试验，包括了77000余名抑郁症（MDD）和其他精神障碍的成年患者。结果表明，抗抑郁药引起的自杀风险在不同年龄段存在差异：18~24岁人群抗抑郁药组自杀风险高于安慰剂组，24岁以上人群抗抑郁药组自杀风险与安慰剂组无显著差异，65岁以上人群抗抑郁药组自杀风险低于安慰剂组。欧洲药品管理局也得出了类似的评估结论，即年轻成年人在使用抗抑郁药治疗时可能存在自杀行为增加的风险，且不同抗抑郁药之间的风险无实质性差异。

（1）心血管　血管扩张、低血压、直立性低血压、心悸、心动过速、心律失常、室性期前收缩、轻度ECG改变。

（2）神经　乏力、头晕、头痛、震颤、感觉障碍、锥体外系反应、惊厥、舞蹈病、轻度EEG改变、癫痫发作。出现癫痫发作者应停药。出现抗精神病药恶性综合征（NMS）时，应停药并进行对症支持治疗。

（3）精神　失眠、嗜睡、睡眠障碍、激动、不安、幻觉、焦虑、躁狂发作、意识浑浊、精神运动障碍。

（4）内分泌/代谢　多汗、体重变化、低钠血症、溢乳、血管升压素分泌异常、嗜铬细胞瘤。

（5）血液　再障、粒细胞缺乏、骨髓发育不全、嗜酸性粒细胞增多、鼻出血、溶血性贫血、血细胞减少、出血时间延长、瘀斑、直肠出血、异常出血。

（6）消化　便秘、腹泻、口干、呕吐、恶心、胃肠胀气、食欲改变、消化不良、肝功能异常。

（7）呼吸　咽炎、鼻炎、肺动脉高压。

（8）泌尿　尿频、尿潴留、尿路感染、ARF。

（9）生殖　性功能减退、性功能障碍。

（10）骨骼肌肉　肌痛、肌无力。

（11）皮肤　皮疹（此时必须停药）、皮肤血管炎。

（12）眼　视物模糊、红-绿色盲、瞳孔扩大、急性青光眼、视神经炎。

（13）其他　5-HT综合征、外周水肿、血管神经性水肿、光敏反应。

【药物过量】

（1）剂量　安全范围较大，曾有单次服用2000mg的报道。

（2）表现　恶心、呕吐、口干、震颤、头痛、焦虑、烦躁、激动、嗜睡、瞳孔散大、发热、出汗、血压变化、心动过速、不自主肌肉收缩等。偶有昏迷或ECG变化的报道，但罕见危及生命。

（3）处理意见　无特殊的解毒药，可按其他抗抑郁药过量的常规方法处理。早期服用活性炭能延缓本药的吸收。

【相互作用】

（1）赛庚啶、磷苯妥英、苯妥英、苯巴比妥　本药药效降低。

（2）苯妥英钠、其他抗惊厥药　本药血药浓度、疗效降低，不良反应增加。

（3）西咪替丁　本药稳态血药浓度增加近50%，不良反应无显著增加。

（4）安非拉酮　本药血药浓度升高，合用时应降低初始量。

（5）利托那韦、奎尼丁　本药代谢受抑制，血药浓度升高，不良反应可增加。

（6）右芬氟拉明、芬氟拉明、羟色氨酸、曲唑酮　5-HT 作用相加，可致 5-HT 综合征。不宜与色氨酸合用。

（7）右美沙芬　可出现右美沙芬毒性反应（恶心、呕吐、视物模糊、幻觉）或 5-HT 综合征。

（8）丙环定　丙环定血药浓度显著升高，如出现抗胆碱作用，丙环定应减量。

（9）口服抗凝药（如华法林）、强心药（如地高辛）　上述药的药效增强。

（10）其他 CNS 抑制药　中枢抑制作用增强。

（11）卡马西平、美沙酮、茶碱　上述药的血药浓度可升高，出现药物过量征兆。合用应加强监护。

（12）氟哌啶醇、地昔帕明、氟卡尼、阿米替林、阿莫沙平、氯米帕明、度硫平、多塞平、丙米嗪、氯苯咪嗪、去甲替林、奋乃静 / 阿米替林、普罗替林、曲米帕明　上述药的代谢降低，不良反应增加。

（13）氟奋乃静、奋乃静、哌克昔林、氯氮平　上述药的血药浓度升高，不良反应增加。

（14）MAOI（如氯吉兰、异丙烟肼、异卡波肼、吗氯贝胺、烟肼酰胺、帕吉林、苯乙肼、丙卡巴肼、司来吉兰、托洛沙酮、苯环丙胺等）　可出现 5-HT 综合征。服本药前后 2 周不能使用 MAOI。

（15）那拉曲坦、利扎曲坦、佐米曲坦、琥珀酸舒马坦　出现高血压、冠状血管收缩、5-HT 综合征的危险增高。

（16）奥氮平、西布曲明、文拉法辛、碳酸锂、酪氨酸　出现 5-HT 综合征的危险增高。合用碳酸锂应监测血锂浓度。

（17）曲马多　可致癫痫发作、5-HT 综合征。

（18）奈法唑酮　可致 CNS 毒性、5-HT 综合征。

（19）硫利达嗪、阿司咪唑　可致严重不良反应，禁止合用。

（20）乙醇　镇静作用可增强，用药期间不宜饮用含酒精饮料。

（21）抗酸药、地高辛、普萘洛尔或食物　本药吸收不受上述药或食物的影响。

## 曲唑酮
## Trazodone

**【其他名称】** 苯哌丙吡唑酮、查诺顿、每素玉、美时玉、美抒玉、舒绪、盐酸查诺顿、盐酸曲唑酮、Desyrel、Mesyrel、Pragmazone 25、Thombran、Trazodone Hydrochloride、Trazolan、Trazondone Hydrochloride、Trittico

**【分类】** 精神障碍用药 \ 抗抑郁药 \ 选择性 5-HT 再摄取抑制药

**【制剂规格】** 片剂　① 50mg。② 100mg。

片剂（盐酸盐）　50mg。

**【临床应用】**

**说明书适应证**

（1）多种抑郁症。

（2）伴有抑郁症状的焦虑症。

（3）药物依赖者戒断后的情绪障碍。

**【用法用量】**

**1. 说明书用法用量**

**一般用法**　初始 50~100mg/d，分次服。3~4d 内，门诊患者以 200mg/d 为宜，分次服；住院患者较严重者剂量可增加。Max：400mg/d，分次服。维持量为最低有效剂量。一旦产生足够的疗效，可逐渐减量。建议持续治疗数月以上。

**2. 其他用法用量**

［国外参考信息］　初始 150mg/d，分次服，再逐渐增加。根据需要每 3~4d 可增加 50mg。每 2 周增量 25~50mg，可减少大剂量初始治疗引起的嗜睡和头昏。Max：门诊患者 400mg/d，住院患者 600mg/d。维持量为最低有效剂量。

【禁忌证】

**说明书禁忌证**

（1）对本药过敏。

（2）严重心脏病或心律失常。

（3）意识障碍。

（4）严重肝功能损害。

【特殊人群用药】

**儿童**　不推荐使用，尚未确立18岁以下患者用药的疗效及安全性。

**老人**　本药对心脏的不良反应相对较少，外周抗胆碱能作用弱，较适合老年患者使用。

**其他用法用量**

［国内参考信息］ 初始25mg/次，bid.，p.o.。经3~5d逐渐增至50mg/次，tid.。剂量很少超过200mg/d.

**孕妇**　慎用。美国FDA妊娠安全性分级为：C级。

**哺乳妇女**　慎用。

**肝功能不全者**　轻中度肝功能不全者慎用，严重肝功能损害者禁用。

**肾功能不全/透析者**　肾功能不全者慎用。

【注意】

（1）慎用　①癫痫。②心肌梗死急性恢复期。

（2）对驾驶/机械操作的影响　用药期间不宜进行有潜在危险性的工作。

【给药说明】

（1）给药条件　①应从低剂量开始，逐渐增量并观察治疗反应。如出现嗜睡，须减量或将每日的大部分药调至睡前服。通常在治疗第1周内症状有所减轻，在2周内出现较好的抗抑郁效果，25%的患者达到较好的疗效需要2~4周。②宜在餐后立即服用。禁食或空腹服药可能会加重头晕。③使用本药应避免联合应用电休克治疗。

（2）减量/停药条件　择期手术前，应在临床许可的情况下尽早停用本药。

【不良反应】

ADR警示　近几年，抗抑郁药导致自杀风险增高的问题一直受到国内外药品监督管理部门的关注。自2003年开始，美国、欧盟等一些国家和地区开展了有关儿童、青少年和成年患者使用抗抑郁药引起自杀风险的评估工作。2007~2008年，在对大量临床资料进行汇总分析的基础上，美国和欧盟分别完成了此项评估工作，并发布信息，警告使用抗抑郁药可能带来的自杀风险。2007年5月，美国FDA发布了有关成年人使用抗抑郁药的风险评估结果。评估纳入了295项使用选择性5-羟色胺再摄取抑制药（SSRIs）和其他抗抑郁药的安慰剂对照临床试验，包括了77000余名抑郁症（MDD）和其他精神障碍的成年患者。结果表明，抗抑郁药引起的自杀风险在不同年龄段存在差异：18~24岁人群抗抑郁药组自杀风险高于安慰剂组，24岁以上人群抗抑郁药组自杀风险与安慰剂组无显著差异，65岁以上人群抗抑郁药组自杀风险低于安慰剂组。欧洲药品管理局也得出了类似的评估结论，即年轻成年人在使用抗抑郁药治疗时可能存在自杀行为增加的风险，且不同抗抑郁药之间的风险无实质性差异。

（1）心血管　直立性低血压（可伴昏厥），通常不需停药，但如与抗高血压药合用，应调整后者剂量。心律不齐、水肿、Q-T间期延长、加重室速、高血压、昏厥、心动过速、心悸、气短。长期用药：窦性心动过缓。对心脏传导影响小，合用三环类抗抑郁药未见心脏不良反应。有资料显示，心脏病患者用药可致心脏传导阻滞。

（2）神经　嗜睡、疲乏、头昏、头痛、失眠、紧张、震颤、共济失调、多梦、谵妄、肌阵挛、癫痫、帕金森病样症状。

（3）精神　躁狂、激动不安、恐惧、幻觉、敌对、过度镇静。

（4）内分泌/代谢　体重增加或减轻、寒战、血淀粉酶过多、抗利尿激素分泌失调综合征、乳房增大或充血、溢乳或妇女多毛症、血清催乳素浓度轻微降低。

（5）血液　粒细胞缺乏、溶血性贫血、高铁血红蛋白血症、WBC 增多、WBC 计数降低、中性粒细胞计数降低。

（6）消化　恶心、呕吐、口干、唾液分泌增加、腹部或胃部不适、味觉异常、腹泻、腹痛、便秘及食欲减退、胆汁淤积、高胆红素血症、黄疸和肝酶值变化。

（7）呼吸　鼻窦或鼻腔充血、呼吸困难。

（8）泌尿　尿潴留、尿失禁、排尿异常。

（9）生殖　性欲增强或减退、持续性勃起、射精功能障碍、阴蒂肥大、性功能障碍和月经异常。

（10）骨骼肌肉　肌肉骨骼疼痛。

（11）皮肤　脱发、白甲病或甲下白斑、瘙痒、银屑病、荨麻疹、皮肤水肿、出汗、皮肤湿冷。

（12）眼　视物模糊、房水流出增加、房水生成减少、眼干、眼红、眼痒、复视。

（13）其他　过敏反应、戒断综合征。对治疗期间出现发热、咽喉疼痛或其他感染症状的患者，建议检查 WBC 计数及 WBC 分类计数。若 WBC 计数低于正常值，应停药观察。

**【药物过量】**

（1）表现　嗜睡、呕吐、阴茎异常勃起、呼吸停止、癫痫发作和 ECG 异常。本药与其他药物（如乙醇、乙醇 / 水合氯醛 / 地西泮、异戊巴比妥、甲氨二氮或甲丙氨酯）合用时，过量可引起死亡。

（2）处理意见　目前尚无特效解毒药。用药过量应洗胃。发生低血压和过度镇静时应按常规处理。可服用利尿药以促进药物排泄。

**【相互作用】**

（1）卡马西平　可降低本药血药浓度。合用时需严密监测，酌情调整本药剂量。

（2）酮康唑、伊曲康唑、茚地那韦、安普那韦、利托那韦、奈法唑酮　可抑制本药代谢，增高本药血药浓度和毒性反应发生率。合用时可减小本药剂量，并注意监测不良反应。

（3）氟西汀　降低本药的清除，引起本药中毒、5-HT 综合征。

（4）银杏制剂　可诱导本药代谢，可能引起过度镇静和昏迷。有待进一步研究，应避免合用。

（5）地高辛、苯妥英　上述药的血药浓度升高。服用上述药期间如需加用、停用本药或改变本药剂量，应监测上述两药的血药浓度和毒性反应，酌情调整其剂量。

（6）毛地黄　可增高洋地黄中毒的风险，应避免合用。

（7）巴比妥类药、其他中枢神经抑制药　上述药作用加强。

（8）吩噻嗪类药（丙嗪、氯丙嗪、异丙嗪、左美丙嗪、三氟拉嗪、硫乙拉嗪、丙氯拉嗪、氟奋乃静、醋奋乃静、奋乃静、美索达嗪、硫利达嗪、哌泊噻嗪、丙酰马嗪、普罗吩胺）可产生协同的降压作用，易引发低血压。合用时注意监测血压。

（9）氟哌利多　可产生协同的心脏毒性，易引发 Q-T 间期延长、尖端扭转型室性心动过速、心搏骤停，故不可合用。

（10）帕罗西汀　引起 5-HT 综合征。

（11）MAOI　可引发 CNS 毒性反应或 5-HT 综合征，应避免合用。两药之间需间隔 2 周才可使用。

（12）圣约翰草　可增高 5-HT 综合征的发生率，应避免合用。两药之间需间隔 2 周才可使用。

（13）降压药　需减少降压药的剂量。

（14）乙醇　可加强乙醇的中枢抑制作用。

（15）食物　餐后立即服药，可增加药量的吸收，降低 $C_{max}$，延长 $t_{max}$。

## 舍曲林
## Sertraline

**【其他名称】** 彼迈乐、贝玉、津得斯、快五优、乐元、珊特拉林、唯他停、西同静、愈朗、郁洛欣、伊素明、盐酸舍曲林、盐酸珊特拉林、左乐复、左洛复、Lustral、Sertralin、Sertraline Hydrochloride、Zoloft

【分类】 精神障碍用药\抗抑郁药\选择性5-HT再摄取抑制药

【制剂规格】 片剂（盐酸盐） ① 50mg。② 100mg。

【临床应用】

1. 说明书适应证

（1）抑郁症的相关症状，包括伴随焦虑、有或无躁狂史的抑郁症。疗效满意后继续服用，可有效防止抑郁症的复发和再发。

（2）强迫症。疗效满意后继续服用，可有效防止强迫症初始症状的复发。

2. 其他临床应用

心境恶劣、性欲倒错。

【用法用量】

说明书用法用量

抑郁症和强迫症　初始治疗为50mg/次，qd.，早晚服用均可。如疗效不佳而患者对药物耐受较好，可在几周内逐渐增量，每次增量50mg，Max为200mg/d。剂量调整时间间隔不应短于1周。长期用药应酌情调整剂量，并维持最低有效治疗剂量。

【禁忌证】

1. 说明书禁忌证

对本药过敏者。

2. 其他禁忌证

严重肝功能不全者。

【特殊人群用药】

**儿童**　建议儿童（尤其是6~12岁体重较轻者）使用较低剂量，以免血药浓度过高。

**老人**　老年患者用量范围同成人。也有资料建议，老人血浆清除率下降，应减量。

**孕妇**　孕妇用药应权衡利弊，育龄妇女用药应注意避孕。美国FDA妊娠安全性分级为：C级。

**哺乳妇女**　应权衡利弊。

**肝功能不全者**　伴发肝脏疾病者慎用；肝功能损害者，应减少用量或用药频率；严重肝功能不全者禁用。

**肾功能不全/透析者**　无须调整剂量。

【注意】

（1）慎用　①有癫痫病史者。②严重心脏病。③血容量不足或使用利尿药者。④血小板聚集功能受损者。⑤双相情感障碍。⑥闭角型青光眼。

（2）对驾驶/机械操作的影响　用药期间不宜驾驶车辆、操作机械或高空作业。

【给药说明】

（1）给药条件　①服用本药7日左右可见疗效，完全起效则在服药的第2~4周才出现，强迫症的疗效出现可能需更长时间。②用于强迫症时，初始治疗显效后，继续使用的2年时间内，仍保持其有效性、安全性和耐受性。③本药应避免用于不稳定性癫痫患者；对病情已控制的癫痫患者，也应密切监护。④治疗早期应对有自杀危险的患者进行密切监视。

（2）其他　①由其他5-HT再摄取抑制药、抗抑郁药或抗强迫症药转换为本药治疗的最佳时机尚不明确。转换治疗时，特别是长效药物（如氟西汀），应谨慎，并慎重进行药效学评价和监测。由一种选择性5-HT再摄取抑制药转换为另一种药物治疗的清洗期目前尚未确定。②因强迫症和抑郁症常常伴发，治疗强迫症时也应监测患者是否有自杀倾向。

【不良反应】

ADR警示　近几年，抗抑郁药导致自杀风险增高的问题一直受到国内外药品监督管理部门的关注。自2003年开始，美国、欧盟等一些国家和地区开展了有关儿童、青少年和成年患者使用抗抑郁药引起自杀风险的评估工作。2007~2008年，在对大量临床资料进行汇总分析的基础上，美国和欧盟分别完成了此项评估工作，并发布信息，警告使用抗抑郁药可能带来的自杀风险。2007年5月，美国FDA发布了有关成年人使用抗抑郁药的风险评估结果。评估纳入了295项使用选择性5-羟色胺再摄取抑制药（SSRIs）和其他抗抑郁药的安慰剂对照临床试验，包括了77000余名抑郁症（MDD）和其他精神障碍的成年患者。结果表明，抗抑郁药引起的自杀风险在不同年龄段存在差异：18~24岁人群抗抑郁药组自杀风险高于安慰剂组，24岁以上人群抗抑郁药组自杀风险与安慰剂组无显著差异，65岁以上人群抗抑郁药组自杀风险低于安慰剂组。欧洲药品管理局也得出了类似的评估结论，即年轻成年人在使用抗抑郁药治疗时可能存在自杀行为增加的风险，且不同抗抑郁药之间的风险无实质性差异。

（1）心血管　心悸、心动过速、潮热、高血压、低血压、胸痛、ECG异常。

（2）神经　头痛、偏头痛、眩晕、头晕、失眠、震颤、抽搐、运动障碍（包括锥体外系不良反应症状如多动、肌张力增高、磨牙及步态异常）、肌肉不自主收缩、感觉障碍、哈欠及瞳孔变大、嗜睡、昏厥、癫痫发作（出现时应停药）。

（3）精神　攻击性反应、激越、焦虑、抑郁症状、欣快、幻觉、恶梦、精神病、性欲减退（包括女性及男性）、轻症躁狂、精神运动性损害等。

（4）内分泌/代谢　低钠血症、抗利尿激素分泌失调综合征、高泌乳素血症、胆固醇增高、甲状腺功能低下、体重减轻或增加、溢乳、男子乳腺过度发育。可诱发血管升压素分泌，且大多数发生在高龄（＞70岁）患者。在治疗开始后3日到4个月期间，可出现血管升压素效应，症状包括精神紊乱、昏睡、眩晕、乏力、食欲减退、谵妄以及腹痛等。

（5）血液　血小板功能异常、紫癜、中性粒细胞缺乏及血小板缺乏、凝血障碍（包括瘀斑、鼻出血、出血时间延长、直肠出血等）。

（6）消化　口干、恶心、呕吐、胃或腹部痉挛性疼痛、腹泻或稀便、食欲减退或增强、胰腺炎、肝炎、黄疸、肝功能衰竭及无症状性血清氨基转移酶升高（ALT、AST，停药后很快消失）。

（7）呼吸　哮喘、支气管痉挛、打哈欠、呼吸困难及咳嗽。

（8）泌尿　尿失禁、尿潴留。

（9）生殖　月经不调、痛经、经间期出血、闭经、白带异常和萎缩性阴道炎、阴茎异常勃起及性功能减退（主要为男性射精延迟）。

（10）骨骼肌肉　关节痛、肌肉痉挛、肌痛、肌张力失常及肌无力等。

（11）皮肤　多汗、皮肤潮红、血管性水肿、面部水肿、眼周浮肿、脱发症、皮肤光敏反应、紫癜、皮疹（罕有脱皮性皮炎，如多形性红斑、Stevens-Johnson综合征、表皮坏死松解）及荨麻疹、痤疮、瘙痒。

（12）眼　瞳孔变大及视觉异常、眼干燥症、复视、畏光、调节异常及结膜炎等。

（13）耳　耳鸣。

（14）其他　过敏反应、类过敏反应、乏力、发热、停药反应（表现为焦虑、不安、眩晕、头痛、恶心及感觉障碍）。未发现有药物依赖性。

**【药物过量】**

（1）剂量　曾有单独过量服用本药高达13.5g的报道。

（2）表现　可见嗜睡、恶心、呕吐、心动过速、心电图改变、焦虑不安、瞳孔散大、震颤、激动和头晕，罕有昏迷。曾有过量服用本药致死亡的报道，但大多出现于与其他药物和/或酒精合用的情况下。

（3）处理意见　无特效解毒药。可采取以下措施：开放并保持气道通畅，充分供氧和换气；使用导泻药、活性炭，催吐或洗胃；进行其他对症及支持治疗，同时进行心脏及生命体征的监测。强迫利尿、透析、血液灌注及换血疗法均无明显意义。

**【相互作用】**

（1）右旋苯丙胺、芬氟拉明、羟色氨

酸、西布曲明　可因5-羟色胺能激活作用相加而引起5-HT综合征（表现为高血压、高热、肌阵挛、精神状态改变）。

（2）利托那韦　增加本药血药浓度和潜在毒性（恶心、嗜睡、口干、眩晕）。

（3）安非他酮、西咪替丁、红霉素、红霉素/磺胺异噁唑等　本药血药浓度升高，加重本药不良反应。

（4）甲氧氯普胺　可出现多巴胺能抑制协同作用，导致锥体外系症状。

（5）华法林　在一定程度上延长凝血酶原时间，合用或停用时应密切监测凝血酶原时间。

（6）茶碱　茶碱的血药浓度升高，出现茶碱毒性的风险增加。

（7）阿莫沙平、氯米帕明、洛非帕明、丙米嗪、地昔帕明、曲米帕明、度硫平、多塞平、普罗替林等　上述药的血药浓度中度升高。

（8）阿米替林、阿米替林/氯氮草、奋乃静/阿米替林、去甲替林　上述药的血药浓度升高，可导致5-HT综合征。

（9）阿普唑仑、氯氮平、多菲莱德、氟卡尼、氟非那嗪、拉莫三嗪、普罗帕酮、卡马西平等　中毒的风险增加。

（10）磷苯妥英、苯妥英　增加出现苯妥英毒性的危险（表现为共济失调、反射亢进、眼球震颤等）。如需合用，在开始加用本药时应当监测苯妥英的血药浓度，同时适当调整苯妥英的剂量。

（11）匹莫齐特　匹莫齐特的血药浓度升高（未引起EKG的变化）。由于匹莫齐特的治疗窗较窄，禁与本药同服。

（12）阿司咪唑、特非那定　因代谢受抑制而出现严重的心脏不良反应（Q-T间期延长、尖端扭转型室性心动过速、心脏停搏）。

（13）利福平　可使本药失效。

（14）MAOI（如氯吉兰、马普兰、异丙烟肼、烟肼酰胺、苯乙肼、苯环丙胺、甲丙苄胺、丙卡巴肼、吗氯贝胺、司来吉兰、托洛沙酮等）引起CNS毒性或5-HT综合征。禁止合用，两者应至少间隔2周用药。

（15）舒马普坦　有患者出现体弱、腱反射亢进、共济失调、意识模糊、焦虑和激越的个案报道。合用时应严密监测。

（16）那拉曲坦、利扎曲坦、琥珀酸舒马坦、佐米曲坦　发生虚弱、反射亢进和共济失调的危险增加。

（17）曲马朵　可引起癫痫发作和5-HT综合征。

（18）其他CNS抑制药　不能合用。

（19）酒精　治疗期间饮酒，有增加精神和运动技能损害的危险，故治疗期内不宜饮酒。

（20）葡萄柚汁　致本药血药浓度升高，增加发生不良反应的危险。

（21）食物　对本药生物利用度无明显影响。

## 盐酸氟西汀
## Fluoxetine Hydrochloride

**【其他名称】** 奥贝汀、奥麦伦、艾旭、百优解、氟苯氮苯胺、氟苯氧丙胺、氟胺苯胺丙醚、氟西汀、金开克、开克、氯苯氟丙胺、优克、Adofen、Apo-Fluoxetine、Fluctin、Fluoxertine Hydrochloride、Fluoxetine、Prozac、Zactin

**【分类】** 精神障碍用药\抗抑郁药\选择性5-HT再摄取抑制药

**【制剂规格】** 片剂　① 10mg。② 20mg。（以氟西汀计，下同）

肠溶片　90mg。

分散片　20mg。

胶囊　① 5mg。② 10mg。③ 20mg。④ 40mg。⑤ 60mg。

**【临床应用】**

**1. 说明书适应证**

（1）各种抑郁性精神障碍，包括轻型或重型抑郁症、双相情感障碍的抑郁症、心因性抑郁及抑郁性神经症。

（2）强迫症。

（3）神经性贪食症（作为心理治疗的辅助用药，以减少贪食和导泻行为）。

**2. 其他临床应用**

经前期紧张症（国外资料）。

**【用法用量】**

**1. 说明书用法用量**

（1）抑郁症 20~60mg/d。推荐起始 20mg/d，晨服。2 周后如临床症状无改善，可考虑增量。剂量＞20mg/d，应分 2 次服用（早晨与中午）。Max：≤ 80mg/d。

（2）强迫症 起始 20mg/d，晨服。剂量＞20mg/d，可于早晨顿服或分 2 次服用（早晨与中午），推荐剂量范围 20~60mg/d。Max：≤ 80mg/d。2 周后如临床症状无明显改善，可考虑增量。如治疗 10 周仍无改善，应考虑换药。如疗效较好，可根据个体差异调整剂量进行维持治疗，对治疗有效者推荐维持治疗 10 周以上，长期疗效（＞24 周）尚未证实。应根据个体差异谨慎调整剂量，以最低有效剂量维持治疗，并定期评估是否继续治疗。有临床医生提倡对于药物治疗有效者可合并行为治疗。

（3）神经性贪食症 推荐 60mg/d，可适当增减。长期疗效（＞3 个月）尚未证实。

**2. 其他用法用量**

［国内参考信息］

（1）一般用法 起始 20mg/d，早餐后服。如数周后疗效不明显，可每周增加 20mg。通常有效量为 20~40mg/ 次，qd.。Max：≤ 60mg/d。

（2）难治性抑郁症 60mg/ 次，qd.，p.o.。维持量 20mg/ 次，qd.；或 20mg/ 次，每 2~3d 给药 1 次。

（3）强迫症、贪食症 用量略高于抑郁症，可用至 40~60mg/ 次，qd.，p.o.。

［国外参考信息］

（1）抑郁症 起始 20mg/d，晨服。如数周后临床症状未改善，可适当增量，Max：≤ 80mg/d。剂量＞20mg/d 时，可分 2 次服。

（2）强迫症 20~80mg/d，p.o.。起始 20mg/d，晨服。如数周后疗效不佳，可增量。剂量＞20mg/d 时，可分 2 次服。

（3）贪食症 60mg/d，p.o.。应酌情延长用药时间，并定期进行评估。

（4）经前期紧张症 20mg/d，p.o.，可连用 6 个月。可用至 60mg/d，Max：80mg/d。应定期评估疗效，确定是否继续治疗。

**【禁忌证】**

**说明书禁忌证**

（1）对本药过敏者。

（2）正服用 MAOI 者。

**【特殊人群用药】**

**儿童** 不推荐使用。

**其他用法用量**

［国外参考信息］＜5 岁儿童尚无推荐用量。5~8 岁，起始 5~10mg/d 或 10mg/ 次，3 次 / 周，p.o.。必要时可增至 Max：20mg/d。

**老人** 据国外资料，老年患者起始剂量应降低，用药间隔也应延长。

**1. 说明书用法用量**

**一般用法** 老年患者增量和一日总量均不宜＞40mg。Max：60mg/d。

**2. 其他用法用量**

［国内参考信息］ 起始 10mg/d，应延长服药间隔，缓慢增量。

**孕妇** 慎用。美国 FDA 妊娠安全性分级为：C 级。

**哺乳妇女** 慎用，用药期间停止哺乳。如需哺乳，应采用最低有效剂量。

**肝功能不全者** 建议减量，延长给药间隔。

**肾功能不全 / 透析者** 轻至中度肾功能不全者无须调整剂量；严重者建议减量。透析患者无须调整剂量。

**【注意】**

（1）慎用 ①心脏疾病。②有抽搐发作史者。③有躁狂 / 轻躁狂病史者。

（2）用药相关检查 / 监测项目 ①老年

患者在治疗初期的几周易出现低钠血症，应注意检测电解质水平。②正在服用华法令的患者在起始或停止本药治疗时应接受仔细的凝血状况监测。

（3）对驾驶 / 机械操作的影响　应谨慎驾驶车辆或操纵危险机械。

**【给药说明】**

（1）给药条件　①本药可单次或分次给药，可与食物同服，亦可餐间服用。② WHO 达成的共识认为，抗抑郁药物持续治疗至少 6 个月。

（2）减量 / 停药条件　①停药时无需逐渐减量，但应考虑药物的蓄积作用。停药后药效可持续 5 周，在停药期间应继续观察服药期间的所有反应。②出现抽搐发作或抽搐发作频率增加，应立即停药。③发生躁狂时，应立即停药。④如出现不明原因的皮疹或可能的过敏现象时，应停药。

（3）其他　①患者起立应缓慢，突然起床可发生头晕。②服用本药者接受电抽搐治疗时，惊厥时间延长的情况鲜有报道，但也需谨慎。

**【不良反应】**

ADR 警示　近几年，抗抑郁药导致自杀风险增高的问题一直受到国内外药品监督管理部门的关注。自 2003 年开始，美国、欧盟等一些国家和地区开展了有关儿童、青少年和成年患者使用抗抑郁药引起自杀风险的评估工作。2007~2008 年，在对大量临床资料进行汇总分析的基础上，美国和欧盟分别完成了此项评估工作，并发布信息，警告使用抗抑郁药可能带来的自杀风险。2007 年 5 月，美国 FDA 发布了有关成年人使用抗抑郁药的风险评估结果。评估纳入了 295 项使用选择性 5- 羟色胺再摄取抑制药（SSRIs）和其他抗抑郁药的安慰剂对照临床试验，包括了 77000 余名抑郁症（MDD）和其他精神障碍的成年患者。结果表明，抗抑郁药引起的自杀风险在不同年龄段存在差异：18~24 岁人群抗抑郁药组自杀风险高于安慰剂组，24 岁以上人群抗抑郁药组自杀风险与安慰剂组无显著差异，65 岁以上人群抗抑郁药组自杀风险低于安慰剂组。欧洲药品管理局也得出了类似的评估结论，即年轻成年人在使用抗抑郁药治疗时可能存在自杀行为增加的风险，且不同抗抑郁药之间的风险无实质性差异。

（1）心血管　HR 加快、心悸、血管扩张、直立性低血压。

（2）神经　头痛、失眠、短暂的动作异常（如抽搐、共济失调、战栗、肌阵挛等）、痉挛发作、昏睡、头晕、震颤、癫痫发作。

（3）精神　欣快、精神运动性不安、幻觉、焦虑、思考行为减弱（如人格障碍等）、攻击、多梦、注意集中困难、躁狂发作。抑郁症患者：自杀企图。有 5-HT 综合征的报道。

（4）内分泌 / 代谢　口干、多汗、体重下降、低血糖症、低钠血症、溢乳。

（5）消化　畏食、腹泻、恶心、味觉变化、呕吐、胃痉挛、食欲减退、便秘、胃肠道出血、肝功能异常、肝炎。

（6）呼吸　咳嗽、胸痛、咽炎、呼吸困难。

（7）泌尿　尿潴留、尿频。

（8）生殖　痛经、性功能减退、阴茎异常勃起。

（9）骨骼肌肉　关节痛、肌痛。

（10）皮肤　皮疹、皮肤潮红、出汗、瘀斑、多形性红斑、皮肤黏膜出血、毒性表皮坏死松解症（Lyell 综合征）。

（11）眼　视力改变、视物模糊、瞳孔散大。

（12）其他　瘙痒、皮疹、风疹、脉管炎、血清反应、颜面水肿等过敏反应，光敏反应、倦怠、乏力、秃头症、呵欠。

**【药物过量】**

（1）表现　单独过量服用通常症状比较轻微。包括易激惹、嗜睡、兴奋、心动过速、心血管功能失调（从无症状的心律不齐到心搏停止）、震颤、恶心、呕吐、痉挛发作、躁狂发作和癫痫发作、肺功能障碍和CNS功能紊乱。单独过量服用导致死亡的报告极其罕见。有报道本药与其他药物或酒精同时超量服用可致死。

（2）处理意见 无特殊解毒药，强制利尿、透析、血液灌注和体液交换等方法均不理想。过量时应立即停药，并进行对症和支持治疗。①如不久前进过食，需洗胃和进行呼吸道保护处理。不能催吐。②服用活性炭和山梨醇以减少吸收。③维持呼吸和心脏功能，并保持体温。④监测心血管功能。⑤必要时可服用抗癫痫药物以控制癫痫发作。

**【相互作用】**

（1）苯妥英 苯妥英的血药浓度增加，同时可出现中毒症状，两者合用时须监测苯妥英的血药浓度。

（2）抗凝血药（如华法林）、某些强心药（如地高辛） 此类药的作用增加。对正在服用华法林者，起始或停止本药治疗时应仔细监测凝血状况。

（3）降糖药 糖尿病患者联用时，有发生低血糖的可能，而停用本药时血糖将升高。糖尿病患者应用或停用本药时，应调整胰岛素和降糖药的剂量，并监测血糖水平。

（4）CNS抑制药 可相互加强中枢抑制作用：①三环类抗抑郁药或马普替林、曲唑酮的作用加强，血药浓度倍增。②地西泮的 $t_{1/2}$ 延长。③氟哌啶醇、洛沙平、吗茚酮、吩噻嗪类、丁酰苯类抗精神病药的不良反应加强。④与氟伏沙明合用，5-HT效应加剧。

（5）5-HT激动药（如曲马多、曲坦类） 可能增加5-HT综合征的风险。合用曲坦类时增加冠状动脉痉挛和高血压发生的危险性。

（6）洋地黄毒苷 洋地黄毒苷的毒性增加。

（7）MAOI（如呋喃唑酮、异烟肼、帕吉林、苯乙肼、丙卡巴肼及反苯环丙胺） 可能发生5-HT综合征。其临床表现为体温升高、肌强直、肌阵挛、自主神经系统不稳定、生命指标剧烈变化以及意识障碍。两者不应合用，MAOI停用14d后方可应用本药，停用本药5周后方可应用MAOI。

（8）圣·约翰草（金丝桃素）的草本制剂 可增加5-羟色胺能效应，如5-HT综合征。

（9）锂盐 有出现锂中毒的报道，合用时须监测血锂浓度。本药与碳酸锂合用，可能引起5-HT综合征。

（10）酪氨酸 会出现激动、不安及胃肠道反应。

（11）色氨酸 会出现5-HT综合征，患者同时有强迫观念、行为障碍恶化、恶心、腹部痉挛痛。

（12）乙醇 可相互强化中枢抑制作用，不宜同用。

## 第四节 选择性NE再摄取抑制药

### 瑞波西汀
### Reboxetine

**【其他名称】** 甲磺酸瑞波西汀、叶洛抒、佐乐辛、Edronax、Reboxetine Mesilate、Reboxetine Mesylate

**【分类】** 精神障碍用药\抗抑郁药\选择性NE再摄取抑制药

**【制剂规格】** 片剂（甲磺酸盐） 4mg。

胶囊（甲磺酸盐） 4mg。

**【临床应用】**

**说明书适应证**

抑郁症。

【用法用量】

1. 说明书用法用量

抑郁症 初始 4mg/次，bid.，p.o.。3~4 周后可根据需要增至 4mg/次，tid.。Max：≤ 12mg/d。

2. 其他用法用量

[国外参考信息]

重性抑郁症 初始 4mg/次，bid.，p.o.。以后可根据患者耐受性及临床需要增至 10mg/d，分次给药。多数患者使用初始剂量即可获得较好疗效。不推荐剂量＞12mg/d。

【禁忌证】

说明书禁忌证

（1）对本药过敏。

（2）心脏疾病及近期发生心血管意外事件。

（3）血压过低（低血压）或正在服用降压药者。

（4）严重肝、肾功能不全。

（5）有惊厥史者。

（6）眼压升高（青光眼）。

（7）前列腺增生引起排尿困难。

（8）有躁狂发作病史者。

（9）孕妇及分娩妇女。

（10）哺乳妇女。

【特殊人群用药】

儿童 通常不应用于 18 岁以下者。

老人 慎用。据国外资料，≥ 65 岁者推荐剂量为 4mg/d。

孕妇 禁用。

哺乳妇女 禁用。

肝功能不全者 严重肝功能不全者禁用。

其他用法用量

[国外参考信息] 肝功能不全者推荐初始 2mg/次，bid.，p.o.。

肾功能不全/透析者 严重肾功能不全者禁用。

其他用法用量

[国外参考信息] 肾功能不全者推荐初始 2mg/次，bid.，p.o.。

【注意】

慎用 双相情感障碍（国外资料）。

【给药说明】

给药条件 通常会在服药数周内出现症状的改善，服药后若未立即出现病情改善不应停药。

【不良反应】

ADR 警示 服用本药可能出现自残或自杀的想法；临床试验资料显示，在使用抗抑郁药治疗精神疾病时，小于 25 岁的成年人出现自杀行为的风险更高。

（1）心血管 低血压、一过性高血压、心动过速、HR 增加。

（2）神经 头晕、头痛、偏头痛、失眠、癫痫发作、感觉异常、眩晕、嗜睡、静坐不能。

（3）精神 双相情感障碍者：躁狂。

（4）内分泌/代谢 低钠血症、多汗。

（5）消化 恶心、口干、便秘。

（6）泌尿 泌尿道感染、排尿困难、尿潴留。

（7）生殖 阳痿、性欲降低、自发射精、勃起障碍。

（8）皮肤 多汗。

（9）眼 视物模糊。

（10）其他 寒战。未见撤药综合征。

【药物过量】

处理意见 尚无特殊解救药，应按照药物过量的一般处理原则进行治疗。

【相互作用】

（1）降低 CYP 3A 4 活性的药（如抗真菌药酮康唑、氟康唑）可升高本药血药浓度。

（2）选择性 5-HT 再摄取抑制药、三环类抗抑郁药（丙米嗪、氯丙嗪等）、抗心律失常药（普萘洛尔、阿普洛尔等）、抗生素（红霉素等）、免疫抑制药（环孢素等）、降压药、美沙酮、利多卡因 有协同作用。

（3）MAOI 可致 CNS 毒性或 5-HT 综合征。禁止合用，停用 MAOI 2 周后才可用本药，停用本药7d后才可用MAOI。

（4）氟西汀、劳拉西泮、奎尼丁 未见药物相互作用。

（5）食物 可使本药$t_{max}$延迟2~3h，$C_{max}$降低，对生物利用度无影响。

# 第五节 选择性5-HT及NE再摄取抑制药

## 米那普仑 Milnacipran

【其他名称】 米西普朗、盐酸米那普仑、Midalcipran、Milnacipran Hydrochloride

【分类】 精神障碍用药\抗抑郁药\选择性5-HT及NE再摄取抑制药

【制剂规格】 片剂 ① 25mg。② 50mg。

胶囊 ① 25mg。② 50mg。

【临床应用】

说明书适应证

治疗抑郁症。

【用法用量】

1. 说明书用法用量

抑郁症 50mg/次，bid.，p.o.。

2. 其他用法用量

[国外参考信息]

抗抑郁 最有效的剂量为50mg/次，bid.，p.o.，可连服6个月。

【禁忌证】

说明书禁忌证

（1）对本药过敏者。

（2）尿路梗阻者（如前列腺疾病等）。

（3）哺乳妇女。

【特殊人群用药】

**儿童** 慎用。

**老人** 使用较小的起始剂量（30mg/d），并在密切观察下给药。

**孕妇** 孕妇或可能怀孕的妇女应权衡利弊后用药。

**哺乳妇女** 避免使用本药。

**肝功能不全者** 慎用。轻度肝功能不全时，不需调整剂量。

**肾功能不全/透析者**

其他用法用量

[国外参考信息] 肾功能不全者应慎用并减量。中度肾功能不全者可减至25mg/次，bid.。

【注意】

（1）慎用 ①高血压或其他心血管疾病。②脑部器质性疾病。③青光眼或眼压增高。

（2）用药相关检查/监测项目 用药期间定期检查肝功能及血液生化。

（3）对驾驶/机械操作的影响 用药后不宜从事有危险性的机械操作，如驾驶等。

【给药说明】

给药条件 不宜空腹服药，以免影响本药$C_{max}$，并引起嗳气、呕吐。

【不良反应】

ADR警示 近几年，抗抑郁药导致自杀风险增高的问题一直受到国内外药品监督管理部门的关注。自2003年开始，美国、欧盟等一些国家和地区开展了有关儿童、青少年和成年患者使用抗抑郁药引起自杀风险的评估工作。2007~2008年，在对大量临床资料进行汇总分析的基础上，美国和欧盟分别完成了此项评估工作，并发布信息，警告使用抗抑郁药可能带来的自杀风险。2007年5月，美国FDA发布了有关成年人使用抗抑郁药的风险评估结果。评估纳入了295项使用选择性5-羟色胺再摄取抑制药（SSRIs）和其他抗抑郁药的安慰剂对照临床试验，包括了77000余名抑郁症（MDD）和其他精神障碍的成年患者。结果表明，抗抑郁药引起的自杀风险在不同年龄段存在差异：18~24 岁人群抗抑郁药组自杀风险高于安慰剂组，24 岁以上人群抗抑郁药组自杀风险与安慰剂组无显著差异，65 岁以上人群抗抑郁药组自杀风险低于安慰剂组。欧洲药品管理局也得出了类似的评估结论，即年轻成年人在使用抗抑郁药治疗时可能存在自杀行为增加的风险，且不同抗抑郁药之间的风险无实质性差异。

（1）心血管 心悸、直立性低血压、心动过速、血压升高。

（2）神经 头晕、震颤、失眠、头痛、感觉异常、锥体外系症状。

（3）精神 躁狂、不安、焦虑、妄想。

（4）内分泌 / 代谢 多汗、血三酰甘油值升高。

（5）血液 严重白细胞减少。出现白细胞减少时，应停药，并给予补液等对症、支持治疗。

（6）消化 口渴、恶心或呕吐、便秘、腹痛、味觉倒错、食欲缺乏、食欲亢进、口腔炎、腹泻、氨基转移酶值升高。

（7）呼吸 呼吸困难、鼻塞。

（8）泌尿 排尿困难、尿频。

（9）生殖 性欲减退。

（10）骨骼肌肉 严重痉挛、关节痛。出现痉挛时，应停药，并给予补液等对症、支持治疗。

（11）皮肤 常见面部潮红、皮肤瘙痒、皮疹。

（12）眼 视调节异常。

（13）耳 听觉过敏、耳鸣。

（14）其他 ① Malin 综合征：缄默、肌僵、吞咽困难、心率加快、血压不稳等。② 5-HT 综合征：激动、汗多、幻觉、反射亢进、肌痉挛、震颤、心动过速等。③疲倦、发热、寒战、浮肿、脱发。出现 Malin 综合征、5-HT 综合征时，应停药，并给予补液等对症、支持治疗。

**【相互作用】**

（1）卡马西平 本药血药浓度轻微降低。长期合用时，建议监测血药浓度。

（2）降压药（可乐定等） 降压药的疗效可能减弱，合用时应注意观察。

（3）MAOI 或其他抗抑郁药 出现汗多、步态不稳、全身抽搐、异常高热、昏迷等不良反应。应禁止与 MAOI 合用，停用 MAOI 至少 2 周才可使用本药，或停用本药 2~3d 再使用 MAOI。

（4）巴比妥类、乙醇 可能相互增效，不宜合用。

（5）舒马普坦 禁止合用。

（6）锂盐、劳拉西泮 未见明显相互作用。

（7）食物 本药空腹服药时 $C_{max}$ 明显低于餐后给药。

## 圣·约翰草提取物
## Extract of St. John's Wort

**【其他名称】** 路优泰、Extract From St.John's Wort、Neurostan

**【成分】** 贯叶金丝桃素、金丝桃素

**【分类】** 精神障碍用药 \ 抗抑郁药 \ 选择性 5-HT 及 NE 再摄取抑制药

**【制剂规格】** 片剂 300mg。

胶囊

**【临床应用】**

**说明书适应证**

抑郁症、焦虑和（或）烦躁不安。

**【用法用量】**

**说明书用法用量**

**一般用法** 300mg/ 次，2~3 次 /d，p.o.。

**【禁忌证】**

**其他禁忌证**

对本药过敏（国外资料）。

**【特殊人群用药】**

**儿童** ＜ 12 岁儿童，用药资料尚不充分。＞ 12 岁儿童，用法用量同成人。

**其他用法用量**

［国外参考信息］ 6~12 岁，200~400mg/d，

分次口服。

**孕妇** 妊娠早期应避免使用。美国 FDA 妊娠安全性分级为：C 级。

**哺乳妇女** 应避免使用。

**【注意】**

**慎用** 光敏性皮肤者。

**【给药说明】**

给药条件 用药期间避免在强烈阳光下暴露较长时间。

**【不良反应】**

ADR 警示 近几年，抗抑郁药导致自杀风险增高的问题一直受到国内外药品监督管理部门的关注。自 2003 年开始，美国、欧盟等一些国家和地区开展了有关儿童、青少年和成年患者使用抗抑郁药引起自杀风险的评估工作。2007~2008 年，在对大量临床资料进行汇总分析的基础上，美国和欧盟分别完成了此项评估工作，并发布信息，警告使用抗抑郁药可能带来的自杀风险。2007 年 5 月，美国 FDA 发布了有关成年人使用抗抑郁药的风险评估结果。评估纳入了 295 项使用选择性 5- 羟色胺再摄取抑制药（SSRIs）和其他抗抑郁药的安慰剂对照临床试验，包括了 77000 余名抑郁症（MDD）和其他精神障碍的成年患者。结果表明，抗抑郁药引起的自杀风险在不同年龄段存在差异：18~24 岁人群抗抑郁药组自杀风险高于安慰剂组，24 岁以上人群抗抑郁药组自杀风险与安慰剂组无显著差异，65 岁以上人群抗抑郁药组自杀风险低于安慰剂组。欧洲药品管理局也得出了类似的评估结论，即年轻成年人在使用抗抑郁药治疗时可能存在自杀行为增加的风险，且不同抗抑郁药之间的风险无实质性差异。

（1）心血管 水肿、高血压危象。

（2）神经 坐立不安、疲劳、头痛、感觉异常。

（3）精神 躁狂、轻躁狂、焦虑、精神分裂症复发。

（4）内分泌 / 代谢 体温升高、TSH 浓度升高。

（5）消化 食欲缺乏、腹泻、恶心、胃痛或上腹部疼痛、口干、便秘、肝酶升高。

（6）泌尿 尿频。

（7）生殖 性快感缺失。

（8）皮肤 瘙痒、皮疹。

（9）其他 光敏反应：烧灼感、刺痛感（感觉异常）、皮炎、皮肤变黑、水疱。

**【药物过量】**

（1）表现 体重减轻、临床化学检验值改变、轻度肾损伤、肝损伤及血液学改变等。

（2）处理意见 至少在 1 周内避免光照和紫外线辐射。

**【相互作用】**

（1）巴比妥类药、羟甲基戊二酰辅酶 A 还原酶抑制药、非核苷类逆转录酶抑制药、蛋白酶抑制药（如茚地那韦）、钙通道阻滞药、雌激素、西罗莫司、他克莫司、环孢素、依托泊苷、紫杉醇 上述药的药效降低，避免合用。如需合用，监测血药浓度（西罗莫司、他克莫司、环孢素）、药效、不良反应（巴比妥类）。

（2）β-肾上腺素受体阻断药、苯二氮䓬类药、抗凝药、左甲状腺素、苯妥英、伊马替尼、他莫昔芬、维拉帕米、美沙酮、米非司酮 上述药的药效降低，避免合用。如需与维拉帕米合用，密切观察、必要时调整后者用量。如与苯二氮䓬类药、米非司酮合用应监测。

（3）伊立替康 伊立替康药效降低。避免合用，停用本药 2 周后才能服伊立替康。

（4）环磷酰胺 环磷酰胺药效降低，避免合用。

（5）异喹胍 异喹胍药效降低，合用应监测。

（6）茶碱、氯氮平 茶碱、氯氮平代谢加速、药效降低。避免合用，如需与茶碱合用，应监测后者血药浓度、药效；与氯氮平合用，后者应减量并监测其不良反应。

（7）奥美拉唑 奥美拉唑代谢加速，血

药浓度降低，合用时奥美拉唑增量。

（8）地高辛　地高辛清除增加，药效降低，避免合用。

（9）胺碘酮　胺碘酮血药浓度降低，避免合用。

（10）安吖啶　安吖啶药效降低，避免合用。

（11）利舍平　利舍平药效降低，合用应监测其持续作用。

（12）抗糖尿病药　引起低血糖，谨慎合用。

（13）氨基乙酰丙酸　光毒性作用协同，避免合用。

（14）MAOIs、5-HT 重吸收抑制药（如曲唑酮）、5-HT 拮抗药（如氟苯丙胺）、三环类抗抑郁药、奈法唑酮、文拉法辛、丁螺环酮　发生 5-HT 综合征的风险升高，避免合用。MAOIs 停用 14d 后才能服本药，停用本药 9d 后才能服 MAOIs。停用奈法唑酮 6~7d 后才能服本药，停用本药 2 周后才能服奈法唑酮。停用文拉法辛 1~2d 后才能服本药，停用本药 2 周后才能服文拉法辛。停用本药 2 周后才能使用选择性 5-HT 重吸收抑制药。

（15）5-HT 受体促效药　5-HT 作用增强，大脑血管收缩。避免或谨慎合用。

（16）右美沙芬　右美沙芬 5-HT 作用增强。

（17）阿片类镇痛药　镇静作用增强，合用须谨慎，密切监测过度镇静作用。

（18）卡马西平　卡马西平血药浓度升高，合用应监测不良反应。

（19）氯唑沙宗　氯唑沙宗代谢降低，合用应监测其持续作用。

（20）洛哌丁胺　可致谵妄、意识模糊、激动、定向障碍，谨慎合用。

（21）麻醉药　增加休克的危险和（或）心动过缓。外科麻醉前停用本药至少 5d。

（22）含酪胺食物　高血压危象发生风险增加，谨慎合用。

（23）咖啡因　咖啡因代谢增加。

## 文拉法辛
## Venlafaxine

**【其他名称】** 博乐欣、凡拉克辛、万拉法新、益福乐、怡诺思、盐酸万拉法辛、盐酸文拉法辛、EFEXOR XR、Effexor、Venlafaxine Hydrochloride

**【分类】** 精神障碍用药\抗抑郁药\选择性 5-HT 及 NE 再摄取抑制药

**【制剂规格】** 缓释片（盐酸盐）①37.5mg。②75mg。

胶囊（盐酸盐）①12.5mg。②25mg。③50mg。④75mg。⑤100mg。

缓释胶囊（盐酸盐）①75mg。②150mg。

**【临床应用】**

**说明书适应证**

各类抑郁症，包括伴有焦虑的抑郁症及广泛性焦虑症。

**【用法用量】**

**说明书用法用量**

（1）**一般用法**　①普通制剂：起始 25mg/次，2~3 次/d，进餐时服。可酌情增量，Max：225mg/d，分 3 次服。增量达 75mg/d 时，至少应间隔 4d。严重抑郁症患者，可增至 375mg/d。②缓释胶囊：推荐 75mg/d，早晨或晚间顿服。2 周后可增至 150mg/d，必要时可增至 225mg/d。每次增量应间隔 2 周左右，至少应间隔 4d。③缓释片：推荐起始剂量为 75mg/d，单次服用。如无效，可递增至 Max：约 225mg/d，每次增量至少间隔 4d，每次以 75mg/d 递增。

（2）广泛性焦虑症　缓释片，推荐起始剂量为 75mg/d，单次服用。如无效，可能在递增至约 225mg/d 时有效，如必要，可间隔 4d 以上，每次以 75mg/d 递增加量。

**【禁忌证】**

**说明书禁忌证**

（1）对本药过敏者。

（2）正服用 MAOIs 者。

**【特殊人群用药】**

**儿童** 慎用。

**老人** 慎用。应使用最低有效剂量，如确需增量，应仔细监测。

**孕妇** 应权衡利弊。美国 FDA 妊娠安全性分级为：C 级。

**哺乳妇女** 应停药或停止哺乳。

**肝功能不全者** 慎用或减量；中度肝硬化者，日剂量应减少 50%。

**肾功能不全 / 透析者** 肾功能不全者慎用或减量；轻至中度肾功能不全者，日剂量应减少 25%。血透者建议日剂量减少 50%，在透析完成（4h）后服。

**【注意】**

（1）慎用 ①近期心肌梗死。②严重心脏病。③高血压。④血液病。⑤癫痫。⑥有躁狂史者。⑦甲状腺疾病。⑧闭角型青光眼。⑨有皮肤黏膜出血倾向。

（2）用药相关检查 / 监测项目 应定期测量血压。

（3）对驾驶 / 机械操作的影响 用药期间不宜驾驶车辆、操作机械或高空作业。

**【给药说明】**

（1）给药条件 ①缓释制剂应于每日相同的时间在进餐时服，以水送服。不得将其弄碎、嚼碎或溶解在水中服用。②服用速释制剂（25mg/ 次，tid.）者可换用缓释制剂（75mg/ 次，qd.）。

（2）减量 / 停药条件 ①停药应逐渐减量，对已应用本药 6 周以上者，应在 2 周内逐渐减量。②患者有转向躁狂发作倾向时应立即停药。

（3）其他 ①使用本药者应密切观察临床症状恶化和自杀行为，尤其在开始治疗或改变剂量期间，必须考虑可能存在自杀企图的风险，尤其对抑郁症患者，应当采用药物的最小起始量，以减少过量的风险。②本药未批准用于治疗双相情感障碍的抑郁症，使用本药前应对有抑郁症状的患者进行双相情感障碍筛查。

**【不良反应】**

ADR 警示 近几年，抗抑郁药导致自杀风险增高的问题一直受到国内外药品监督管理部门的关注。自 2003 年开始，美国、欧盟等一些国家和地区开展了有关儿童、青少年和成年患者使用抗抑郁药引起自杀风险的评估工作。2007~2008 年，在对大量临床资料进行汇总分析的基础上，美国和欧盟分别完成了此项评估工作，并发布信息，警告使用抗抑郁药可能带来的自杀风险。2007 年 5 月，美国 FDA 发布了有关成年人使用抗抑郁药的风险评估结果。评估纳入了 295 项使用选择性 5- 羟色胺再摄取抑制药（SSRIs）和其他抗抑郁药的安慰剂对照临床试验，包括了 77000 余名抑郁症（MDD）和其他精神障碍的成年患者。结果表明，抗抑郁药引起的自杀风险在不同年龄段存在差异：18~24 岁人群抗抑郁药组自杀风险高于安慰剂组，24 岁以上人群抗抑郁药组自杀风险与安慰剂组无显著差异，65 岁以上人群抗抑郁药组自杀风险低于安慰剂组。欧洲药品管理局也得出了类似的评估结论，即年轻成年人在使用抗抑郁药治疗时可能存在自杀行为增加的风险，且不同抗抑郁药之间的风险无实质性差异。

本药不良反应通常在治疗早期发生，部分存在剂量相关性。

（1）心血管 血管扩张、心动过速、低血压、直立性低血压、晕厥、高血压（尤其是老年患者）、心悸、Q-T 间期延长、心室纤维性颤动、室速。服药后持续血压升高者应减量或停药。

（2）神经 头痛、头晕、虚弱、多汗、嗜睡、失眠、癫痫发作、眩晕、震颤、镇静、感觉异常、肌阵挛、惊厥、神经阻滞药恶性综合征、5- 羟色胺综合征、锥体外系反应（包括肌张力障碍、运动障碍）、TD。如出现癫痫发作应停药。

（3）精神 神经质、焦虑（通常是自

限性的，无需早期停药）、紧张、诱发躁狂或轻躁狂、梦境异常、情感淡漠、幻觉、妄想、激越。

（4）内分泌 / 代谢　血管升压素分泌异常、体重下降、血清胆固醇轻度升高、低钠血症、体重增加、催乳素增加。

（5）血液　粒细胞缺乏、瘀斑、可逆性骨髓抑制、黏膜出血、出血时间延长、血小板减少症、血恶病质（包括粒细胞缺乏、再障、中性粒细胞减少症和全血细胞减少）。

（6）消化　味觉改变、食欲改变、口干、恶心和呕吐（见于大量用药，继续服药后可缓解）、便秘、腹泻、消化不良、胀气、急性肝炎、胰腺炎、夜间磨牙、肝功能检测异常。

（7）呼吸　肺嗜酸性粒细胞增多、急性嗜酸性粒细胞性肺炎。

（8）泌尿　尿频、排尿障碍、尿潴留、肾功能异常等。

（9）生殖　性功能障碍、异常射精、性快感缺乏、阳痿、性欲下降、异常高潮、ED、月经过多。

（10）骨骼肌肉　横纹肌溶解。

（11）皮肤　多汗、皮疹、瘙痒、荨麻疹、脱发、多形性红斑、Stevens-Johnson 综合征、荨麻疹。

（12）眼　视物模糊、眼调节异常、瞳孔扩大、视觉失调、闭角型青光眼。

（13）耳　耳鸣。

（14）其他　光敏反应、过敏。停药时可出现停药反应（表现为情绪烦躁、易怒、激越、头昏、感觉异常、焦虑等）。绝大多数停药反应为轻度且无需治疗即可恢复。

**【药物过量】**

（1）剂量　有个案报道，患者服用 6g 缓释胶囊和 2.5mg 劳拉西泮，入院对症治疗后康复。

（2）表现　嗜睡、全身性抽搐、Q-T 间期延长、窦性心动过速；另有致死的报道。

（3）处理意见　无特效解毒药，可采用支持和对症治疗。①保证气道通畅、适当吸氧和换气。②监测心律和生命体征。③使用活性炭，对已出现症状或服药不久的患者可洗胃。若有呼吸困难，不推荐催吐。④透析疗法、强制性利尿、血液灌注及换血疗法疗效不大。

**【相互作用】**

（1）氯氮平　氯氮平的血药浓度升高，不良反应增加。

（2）右美沙芬　右美沙芬的代谢减少，不良反应增加。

（3）西咪替丁　本药代谢减少，不良反应（恶心、嗜睡、头晕、射精障碍等）增加。对于多数成人不必调整剂量，但对于高血压、老年人和肝功能不全者，本药与西咪替丁的相互作用可能会更显著，应慎用。

（4）三环类抗抑郁药　丙咪嗪与本药间无药动学的相互作用；本药可减少地昔帕明的代谢，存在药效学的相互作用，疗效和不良反应均增加。

（5）美托洛尔　美托洛尔的代谢减少，本药的代谢不受影响。两者合用时应谨慎。

（6）奎尼丁　本药的代谢减少，血药浓度升高。

（7）氟哌啶醇　氟哌啶醇的代谢减少，血药浓度升高。

（8）利培酮　利培酮的代谢减少，血药浓度升高。

（9）MAOIs　易出现严重不良反应，如 5-HT 综合征（其临床表现为震颤、肌阵挛、出汗、恶心、呕吐、腹泻、头晕、高热、癫痫及死亡）。禁止合用。停用 MAOIs 后 2 周才能使用本药；停用本药 1 周后才能使用 MAOIs。

（10）金丝桃素、SSRIs、其他 SNRIs、5-HT 受体激动药（曲坦类）可增加发生 5-HT 综合征的危险。

（11）多巴胺拮抗药　可引起神经阻滞剂恶性综合征。

（12）华法林　可能出现抗凝血作用。

（13）地西泮　本药与地西泮间无相互作用。

（14）经 CYP 3A 4 代谢的药物（如阿普唑仑、地西泮、特非那定等）　此类药的代谢不被抑制。

（15）锂盐　无明显药动学、药效学改变。

（16）乙醇　本药与乙醇间无相互作用，且本药不加剧乙醇引起的精神和运动技巧的改变，但用药期间仍应避免饮酒。

## 第六节　其他抗抑郁药

### 安非他酮
### Amfebutamone

**【其他名称】** 安非布他酮、丁氨苯丙酮、可萌、乐孚亭、盐酸安非他酮、悦亭、Amfebutamone Hydrochloride、Bupropion Hydrochloride

**【分类】** 精神障碍用药 \ 抗抑郁药 \ 其他抗抑郁药

**【制剂规格】** 片剂（盐酸盐）　75mg。

缓释片（盐酸盐）　150mg。

**【临床应用】**

**说明书适应证**

（1）抑郁症。

（2）辅助戒烟。

**【用法用量】**

**1. 说明书用法用量**

（1）抑郁症　从小剂量开始服，起始剂量为 75mg/ 次，bid.（早、晚各 1 次）；服药至少 3d 后，可根据临床疗效和耐受情况，逐渐增至 75mg/ 次，tid.（早、中、晚各 1 次）；以后可酌情逐渐增至 300mg/d 的常用量，分 3 次服（早 150mg，中、晚各 75mg）。3d 内增量不得＞100mg/d。本药需服用 4 周后才出现明显疗效，若连续使用几周后仍无明显疗效，可考虑逐渐增至 Max：450mg/d，但每次最大剂量不应＞150mg，两次用药间隔≥ 6h。

（2）辅助戒烟　第 1~3 日，150mg/ 次，qd.，p.o.。　第 4~7 日，150mg/ 次，bid.，p.o.，2 次给药间隔至少 8h。从第 8 日开始，150mg/ 次，1~2 次 /d，p.o.。疗程为 7~12 周或更长，可同时使用尼古丁代用品。治疗 7 周后仍无效则停药，停药时不需逐渐减量。在患者吸烟的同时就应开始治疗，并设定第 2 周停止吸烟的日期。

**2. 其他用法用量**

［国外参考信息］

抑郁症　（1）速释片：推荐初始剂量为 100mg/ 次，bid.，早晚各服 1 次。根据临床反应，最早于第 4 日增至 300mg/d，分 3 次服。如数周无反应，可考虑增至 Max：450mg/d，单剂不应＞150mg；也可 100mg/ 次，qid.。两次服药间隔至少 4h。如仍未显效，应停药。（2）缓释片：推荐初始剂量为 150mg/d，早晨顿服。如可耐受初始剂量，建议最早在第 4 日增至 150mg/ 次，bid.，两次服药间隔至少 8h。如数周无改善，可考虑增至 Max：200mg/ 次，bid.。（3）延释片：推荐初始剂量为 150mg/d，早晨服用。如可耐受初始剂量，建议最早在第 4 日增至 300mg/d，两次服药间隔至少 24h。如数周无改善，可考虑增至 Max：450mg/d，顿服。

**【禁忌证】**

**1. 说明书禁忌证**

（1）对本药或类似成分过敏者。

（2）癫痫患者。

（3）贪食症、畏食症或有既往史者。

（4）骤然戒酒或停用镇静药者。

**2. 其他禁忌证**

孕妇及哺乳妇女。

【特殊人群用药】

**儿童**　＜18 岁儿童不宜用。

**老人**　慎用，并同时监测肾功能。

**孕妇**　应充分权衡利弊后再使用。也有国内资料建议，孕妇禁用。美国 FDA 妊娠安全性分级为：B 级。

**哺乳妇女**　哺乳妇女用药时应停止哺乳。也有国内资料建议，哺乳妇女禁用。

**肝功能不全者**　慎用。轻至中度肝硬化者，应减少剂量和用药次数。严重肝硬化者，除治疗抑郁症时的缓释片最大剂量可用至 100mg/d，其余情况下剂量均不应＞75mg/d。

**肾功能不全/透析者**　肾功能不全者慎用，用药时应减少剂量和用药次数，并密切监测患者的毒性反应。透析者不需调整剂量。

【注意】

（1）慎用　①有过敏史或曾出现过敏反应以及过敏体质者。②心脏疾病。③高血压（国外资料）。④颅脑创伤或 CNS 肿瘤（国外资料）。⑤精神病（国外资料）。⑥有癫痫病史者（国外资料）。⑦失眠患者（国外资料）。⑧过度使用酒精或镇静药（包括苯二氮䓬类）者（国外资料）。⑨对阿片、可卡因或其他兴奋剂成瘾者（国外资料）。

（2）用药相关检查/监测项目　肝、肾功能。

【给药说明】

给药条件　（1）正使用其他含有安非他酮的药物者不能使用本药；正使用降血糖药或胰岛素的糖尿病患者不宜使用本药。（2）从速释片或缓释片改用延释片时，一日总剂量应相同。（3）本药有致癌的可能性，建议日剂量不超过 300mg，且剂量应个体化。（4）应避免在睡前服药（本药可致失眠）。（5）为防止癫痫发作，应逐渐增量。给药量不超过推荐的最大剂量，则癫痫发作的风险较低。

【不良反应】

（1）心血管　水肿、胸痛、高血压或低血压、ECG 异常（期前收缩、非特异性 ST 段、T 波改变）、面色潮红、苍白、静脉炎、心肌损伤、心律失常、心肌梗死、胸部紧迫感。

（2）神经　头痛、偏头痛、震颤、共济失调、癫痫、肌痉挛、运动障碍、张力障碍、瞳孔散大、眩晕、发音困难、EEG 异常、神经系统检查异常、注意力损伤、坐骨神经痛和失语症。癫痫发作和头痛等不良反应常致停药。

（3）精神　失眠、激越、躁狂症/轻度躁狂、幻觉、抑郁、忆记受损、人格分裂、偏执、思维异常、自杀倾向、兴奋、焦虑、紧张症和意识错乱。出现严重的躁动不安、易怒、焦虑和失眠时，应停药。出现幻觉、错觉、注意力不集中、偏执等症状时，也应减量或停药，以上症状会减轻，甚至消失。

（4）内分泌/代谢　血管升压素分泌失调综合征、发热、体重下降。

（5）血液　贫血、全血细胞减少症。

（6）免疫　淋巴系统疾病。

（7）消化　恶心、呕吐、便秘、口炎、口干、吞咽困难、肝损伤/黄疸、直肠疾病、结肠炎、胃肠道出血、肠穿孔及 GU、龋齿、牙痛、磨牙症、牙龈肿、黏膜水肿、舌炎、腹痛、消化不良、胃胀、肠梗阻和味觉障碍。

（8）呼吸　支气管炎、呼吸短促、呼吸困难、鼻出血、呼吸紊乱、肺栓塞。

（9）泌尿　尿频、夜尿增多、尿道感染、排尿困难、遗尿、尿失禁、盆腔感染。

（10）生殖　性欲减低、性功能减退、性冷淡、阴道刺激感、睾丸肿大、勃起痛、射精延迟、闭经、卵巢功能异常、性交困难及射精痛。

（11）骨骼肌肉　肌肉骨骼性胸痛。

（12）皮肤　非特异性皮疹、脱发、皮肤干燥、发色改变、多毛、粉刺。

（13）眼　视觉失常、复视、弱视。

（14）耳　耳鸣。

（15）其他　过敏反应（包括血清病）、药物依赖性、感冒样症状、非特异性疼痛、体味异常，以及与外科相关的疼痛、感染。出现类过敏或过敏反应症状，如皮疹、瘙痒、荨麻疹、胸痛、水肿、呼吸短促时，应立即停药。

**【药物过量】**

（1）表现　成人服用本药缓释片3000mg后，立即出现呕吐、视物模糊、头晕、思维混乱、昏睡、神经过敏等症状；服用本药普通片9000mg和反苯环丙胺300mg可出现癫痫发作，但无后遗症。还有报道可出现幻觉、意识丧失及窦性心动过速等。

（2）处理意见　目前尚无特异解毒药，应采用对症和支持疗法。建议在过量服药后48h内进行密切的心电监护，保持气道通畅、给氧，必要时可在保持气道通畅的前提下洗胃，不推荐诱吐；可使用活性炭；癫痫发作时可给予苯二氮䓬类药；目前尚无进行强迫利尿、透析、换血的报道。

**【相互作用】**

（1）CYP诱导药（如苯妥英、磷苯妥英、苯巴比妥、卡马西平）　本药的代谢增加，疗效降低。合用时应谨慎，并监测本药疗效。

（2）西咪替丁　抑制本药代谢，不良反应的风险增加。合用时应监测安非他酮的不良反应（如兴奋、焦虑、失眠、幻觉）。

（3）利托那韦　本药代谢减少，血药浓度升高，引起癫痫发作的风险增加。合用时，本药可减量，并监测本药的中毒征象。

（4）达哌啶醇　对心脏的作用相加，可增加心脏毒性（Q-T间期延长、尖端扭转型室性心动过速、心脏停搏），合用时应谨慎。

（5）部分抗抑郁药（如去甲替林、丙米嗪、地昔帕明、帕罗西汀、氟西汀、舍曲林）、抗精神病药（如氟哌啶醇、利培酮、硫利达嗪）、β-肾上腺素受体阻断药（如美托洛尔）、Ⅰc类抗心律失常药物（如普罗帕酮、氟卡尼）　上述药物代谢受抑制，血药浓度升高。合用时，从上述药物剂量范围的下限开始给药；如已使用上述药物，在加用本药时，应降低上述药物的剂量。

（6）降低癫痫发作阈值的药物（如茶碱、全身用皮质激素）或疗法（如骤停苯二氮䓬类药物）　使癫痫发作的阈值降低，合用时应极谨慎。不推荐本药与全身用皮质激素合用。本药可与茶碱竞争底物，升高茶碱的血药浓度，两者合用应使用低初始剂量，并以小剂量逐渐增加。

（7）胍法辛　可在无癫痫病史的情况下，增加癫痫发作的风险。合用时应严密监测。

（8）MAO抑制药（如氯吉兰、司来吉兰、丙卡巴肼、反苯环丙胺、托洛沙酮、帕吉林、尼亚拉胺、吗氯贝胺、异卡波肼、异丙烟肼、苯乙肼）　可致本药急性中毒（癫痫发作、兴奋、精神病样改变）。禁止合用，如必须合用，两者服用的间隔至少应为14d。

（9）左旋多巴　发生不良反应（恶心、呕吐、兴奋、坐立不安、姿势性震颤）的风险增加。合用应谨慎，从低剂量开始用药，根据病情需要逐渐增量。

（10）金刚烷胺　不良反应（恶心、呕吐、兴奋、坐立不安、直立性低血压）的发生率增加。

（11）唑吡坦　出现幻觉的风险增加。合用时应注意观察，可能需更换其他催眠药。

（12）卡比马唑　出现肝毒性的风险增加。合用时应监测急性肝毒性的征象，并检测肝功能。

（13）可乐定　无显著的相互作用。

（14）酒精　降低癫痫发作阈值的作用相加。过量饮酒和（或）长期酗酒者骤然戒酒，将进一步降低癫痫发作阈值，增加癫痫发作的风险。用药期间不宜饮酒。

## 米安色林
## Mianserin

**【其他名称】** 环已哌氮环庚、甲苯吡、美安适宁、咪色林、米塞林、脱尔烦、特文、盐酸米安色林、Athimil、Bencard、Bolvidon、Lantanon、Lerivon、Mianserin Hydrochloride、Mianserine、Norval、Tolvin、Tolvon

**【分类】** 精神障碍用药\抗抑郁药\其他抗抑郁药

**【制剂规格】** 片剂（盐酸盐）① 10mg。② 30mg。③ 60mg。

**【临床应用】**

**1. 说明书适应证**

抑郁症。

**2. 其他临床应用**

原发性焦虑症或伴有抑郁症的焦虑。

**【用法用量】**

**1. 说明书用法用量**

**一般用法** 初始 30mg/d，p.o.，以后酌情调整。有效量 30~90mg/d，多数患者 60mg/d 有效。

**2. 其他用法用量**

［国内参考信息］ 住院患者可用至 120mg/d。

［国外参考信息］

（1）抑郁症 起始 30mg/d，睡前顿服，以后根据情况调整剂量。多数患者 40~80mg/d 有效。

（2）慢性非器质性疼痛 30~60mg/d，p.o.。

（3）神经性贪食症 起始 30mg/d，p.o.，1 周后逐渐增至 60mg/d。

**【禁忌证】**

**1. 说明书禁忌证**

躁狂症。

**2. 其他禁忌证**

对本药过敏（国外资料）。

**【特殊人群用药】**

**儿童** 国内资料认为儿童应慎用；国外资料提示，儿童抑郁症的平均有效量为 1mg/(kg · d)，p.o.，青少年可用成人剂量。

**老人** 慎用。

**其他用法用量**

［国内参考信息］ 初始 30mg/d，密切监测下逐渐增量。常用量稍低于正常维持量。

［国外参考信息］ 推荐 30~60mg/d。

**孕妇** 动物实验大剂量用药未见胎仔异常。尚无人体的相关研究资料。

**哺乳妇女** 尚不明确。

**肝功能不全者** 需调整剂量。

**肾功能不全/透析者** 肾功能不全者不需调整剂量；透析者的用药间隔可能需延长。

**【注意】**

（1）慎用 ①脑部器质性病变。②有癫痫或痉挛病史者。③未控制的糖尿病患者。④青光眼。⑤排尿困难。

（2）用药相关检查/监测项目 ①治疗的最初 3 个月，应每 4 周检测 1 次全血细胞计数。②长期用药者应监测肝功能和 ECG。

（3）对驾驶/机械操作的影响 通常应避免驾车或操作机械。

**【给药说明】**

（1）给药条件 ①本药不能与 MAOI 同时服用；MAOI 停用 2 周内也不能服用本药。②以少量水送服，不可嚼碎。③本药可分次服用，但最好睡前顿服。临床症状改善后，仍应维持数月的治疗。

（2）减量/停药条件 本药可能诱发双相抑郁症患者的轻躁狂发作，此时应停药。

（3）其他 ①对伴有糖尿病、心脏病、肝或肾功能不全的抑郁症患者，应采取常规预防措施，并严密监测其合用药物的剂量。②窄角型青光眼或前列腺增生患者，应严密监测。

**【不良反应】**

（1）心血管 低血压、束支传导阻滞、心动过缓、ECG 异常。

（2）神经 嗜睡（不应减量）、癫痫发作、运动过度、EEG 改变。大剂量：困倦、疲劳、失眠。

（3）精神 自杀倾向、谵妄、轻躁狂。

大剂量：焦虑。

（4）内分泌 / 代谢　高血糖症、低磷血症、低催乳素血症、体重增加、男性乳房女性化。

（5）血液　骨髓抑制（粒细胞减少、缺乏）。

（6）消化　舌炎、唾液增多、肝损害、胆汁淤积性黄疸、肝脏酶学指标升高。大剂量：口干、便秘。

（7）生殖　性功能障碍。

（8）骨骼肌肉　不宁腿综合征、关节炎、关节痛。

（9）皮肤　多形性红斑、斑丘疹。

（10）眼　视物模糊。

（11）耳　耳鸣、耳毒性。

（12）其他　过敏反应、龋齿、浮肿。

**【药物过量】**

（1）表现　仅限于过度镇静。

（2）处理意见　目前尚无特效解救药，可洗胃及采取适当的对症、支持治疗。

**【相互作用】**

（1）卡马西平　本药代谢增加、血药浓度降低。

（2）氟哌利多　心脏毒性增加。

（3）苄二甲胍、可乐定、甲基多巴、哌乙啶、普萘洛尔　无相互作用，建议合用降压药时监测血压。

（4）乙醇　乙醇的中枢抑制作用增强，用药期间避免饮酒。

## 米氮平
## Mirtazapine

**【其他名称】** 米尔宁、米塔扎平、派迪生、瑞美隆、Remeron

**【分类】** 精神障碍用药 \ 抗抑郁药 \ 其他抗抑郁药

**【制剂规格】** 片剂　① 5mg。② 10mg。③ 15mg。④ 30mg。⑤ 45mg。

胶囊　① 5mg。② 10mg。③ 15mg。④ 30mg。

**【临床应用】**

**1. 说明书适应证**

抑郁症。

**2. 其他临床应用**

焦虑症。

**【用法用量】**

**1. 说明书用法用量**

抑郁症　初始 15mg/d，临睡前服最佳，并逐渐增量至获得最佳疗效。有效量通常 15~45mg/d。

**2. 其他用法用量**

［国内参考信息］

抑郁症　每次增量应间隔 1~2 周。

［国外参考信息］

减轻手术前焦虑　于手术前夜单次口服本药 15mg。

**【禁忌证】**

**说明书禁忌证**

对本药过敏。

**【特殊人群用药】**

**儿童**　不推荐用药。

**老人**　应酌情减量。

**孕妇**　不宜使用。育龄妇女使用本药时应采用有效的避孕措施。

**哺乳妇女**　不宜使用。

**肝功能不全者**　慎用并酌情减量。

**肾功能不全 / 透析者**　肾功能不全者应慎用并酌情减量。

**【注意】**

（1）慎用　①对其他抗抑郁药过敏者（国外资料）。②心脏病（如传导阻滞、心绞痛及心肌梗死等）。③高血压（国外资料）。④低血压。⑤器质性脑综合征。⑥粒细胞缺乏。⑦癫痫。⑧精神分裂症及其他精神病。⑨苯丙酮尿症（国外资料）。⑩高胆固醇血症。⑪脱水者。⑫糖尿病。⑬排尿困难者（如前列腺增生）。⑭急性窄角性青光眼和眼内压升高者。⑮黄疸。

（2）用药相关检查 / 监测项目　定期检查血常规和肝功能。

（3）对驾驶/机械操作的影响　用药后应避免从事需高度集中注意力的机敏性操作。

【给药说明】

（1）给药条件　一般服用2~4周有显著疗效；如疗效欠佳，可增至最大剂量；如加量2~4周后仍无疗效，则应停药。

（2）减量/停药条件　应连续服药，最好至症状完全消失4~6个月后再逐渐停药。本药虽无成瘾性，但长期服用后突然停药，可能导致恶心、头痛等。

【不良反应】

（1）心血管　ECG异常、外周水肿、低血压、水肿。

（2）神经　头痛、失眠、静坐不能、头晕、嗜睡、疲乏、感觉迟钝、感觉过敏、运动功能减退、眩晕、感觉异常、运动障碍、锥体外系症状、协调不能、共济失调、构音困难、张力障碍、反射亢进、失语、眼球震颤、麻痹、瘫痪、癫痫大发作、张力减退、肌阵挛。双相情感障碍者：惊厥发作、震颤。

（3）精神　意识紊乱、思维异常、躁狂症、淡漠、抑郁、激动、焦虑、健忘、运动过度、谵妄、妄想、幻觉、敌意、情绪不稳、自我陶醉、偏执、智力减退、兴奋、噩梦。双相情感障碍者：躁狂发作。

（4）内分泌/代谢　血胆固醇升高、TG升高、体重增加、痛风发作、（伤口）愈合异常、寒战、发热、糖尿病、甲状腺肿大或甲状腺功能减退、外周水肿、全身水肿、脱水。

（5）血液　粒细胞缺乏、血小板减少、贫血、淋巴细胞增多。双相情感障碍者：急性骨髓抑制（如RBC增多、再障）。

（6）消化　口干、食欲增加、便秘、牙龈出血、口腔炎、溃疡性口腔炎、舌炎、舌变色、舌肿胀、唾液腺肿大、唾液分泌增多、口腔念珠菌病、味觉异常、畏食、呃逆、恶心、呕吐、消化不良、腹泻、腹胀、结肠炎、胃炎、胃肠炎、胆囊炎、ALT升高、肝硬化。双相情感障碍者：血清氨基转移酶升高。

（7）呼吸　呼吸困难、鼻炎、咽炎、喉炎、咳嗽、鼻窦炎、鼻出血、支气管炎、哮喘、肺炎、窒息、肺栓塞、气胸。

（8）泌尿　尿频、尿道感染、膀胱炎、排尿困难、尿失禁、尿潴留、多尿、肾结石。

（9）生殖　阴道炎、乳房肿痛、闭经、痛经、白带增多、子宫出血、月经过多、阳痿、射精异常。

（10）骨骼肌肉　肌肉疼痛、肌无力、肌炎、关节痛、关节炎、腱鞘炎、病理性骨折、骨痛、滑囊炎、肌腱断裂。双相情感障碍者：肌痉挛。

（11）皮肤　皮肤瘙痒、皮疹、剥脱性皮炎、单纯疱疹（或带状疱疹）、脱发、光过敏、痤疮、皮肤干燥、皮肤溃疡、皮肤增生。

（12）眼　复视、青光眼、结膜炎、角膜结膜炎、流泪、眼痛、调节异常、弱视。

（13）耳　耳鸣、耳聋、听觉过敏、耳痛。

（14）其他　突然停药可见戒断症状：惊恐、轻度兴奋、头昏、恶心、焦虑、失眠、感觉异常。不会致药物依赖性。动物实验表明超量无致突变作用。另可见无力、流感综合征。

【药物过量】

（1）表现　CNS抑制并伴有方向迷失和过度镇静、高血压、低血压。

（2）处理意见　应及时洗胃，并给予相应的对症支持治疗。

【相互作用】

（1）可乐定　有报道致可乐定降压作用减弱。

（2）西咪替丁　本药AUC、$C_{max}$显著升高。

（3）苯二氮䓬类药（地西泮等）　增强

苯二氮䓬类药的镇静作用，避免合用。

（4）MAOI　可致严重神经毒性、癫痫发作，禁止合用，MAOI 停用 2 周后才可服本药。

（5）乙醇　乙醇中枢抑制作用加重，用药期间禁止饮酒。

## 盐酸马普替林
## Maprotiline Hydrochloride

**【其他名称】** 甲胺丙内乙蒽、路滴美、路地米尔、麦普替林、马普替林、马普智林、Ladiomil、Ludiomil、Maprotiline

**【分类】** 精神障碍用药 \ 抗抑郁药 \ 其他抗抑郁药

**【制剂规格】** 片剂　① 10mg。② 25mg。③ 50mg。④ 75mg。

滴剂　50ml∶1mg。

注射液　① 2ml∶25mg。② 2ml∶50mg。③ 5ml∶25mg。

**【临床应用】**

**说明书适应证**

抑郁症，如内源性抑郁症、迟发性抑郁症、反应性抑郁症、神经性抑郁症、耗竭性抑郁症、精神分裂症后抑郁等。

**【用法用量】**

**1. 说明书用法用量**

（1）轻至中度抑郁症　25mg/ 次，1~3 次 /d，p.o.；或 25~75mg/d，qd.，p.o.。

（2）严重抑郁症　25mg/ 次，tid.，p.o.；或 75mg/ 次，qd.，p.o.。必要时可逐渐增至 150mg/d，单次或分次服。剂量通常 ≤ 150mg/d，维持量 50~150mg/d，分 1~2 次服。

**2. 其他用法用量**

［国内参考信息］ 重症可增至 200mg/d，分 2~3 次服。

［国外参考信息］

抑郁症　25~75mg/d，分 3 次服。必要时逐渐增至 150mg/d，Max：≤ 225mg/d。1~2 周后根据治疗反应调整剂量。一日总剂量可在晚间一次给予。

**【禁忌证】**

**说明书禁忌证**

（1）对本药过敏。

（2）急性心肌梗死。

（3）束支传导阻滞。

（4）癫痫或有惊厥史。

（5）窄角型青光眼。

（6）尿潴留。

（7）酒精、安眠药、止痛药或抗精神病药物急性中毒。

（8）＜ 6 岁儿童。

（9）哺乳妇女。

**【特殊人群用药】**

**儿童**

**说明书用法用量**

抑郁症　本药用于儿童的经验有限，下述剂量仅作参考：＞ 6 岁，起始 10mg/ 次，tid.，p.o.；或 25mg/ 次，qd.，p.o.。必要时可逐渐增至 75mg/d，分 1~3 次服。青少年酌情增至接近成人剂量。

**老人**　慎用。

**1. 说明书用法用量**

抑郁症　起始 10mg/ 次，tid.，p.o.；或 25mg/ 次，qd.，p.o.。必要时逐渐增至 25mg/ 次，tid.，p.o.；或 75mg/ 次，qd.，p.o.。

**2. 其他用法用量**

［国内参考信息］ 25mg/ 次，qd.，p.o.；或 12.5mg/ 次，bid.，p.o.。然后逐渐增至 50~75mg/d 维持。维持治疗时仍以分次服药为宜。

［国外参考信息］ 起始 10mg/ 次，tid.，p.o. 或 30mg/ 次，每晚 1 次。然后在 1~2 周内逐渐增至 25mg/ 次，tid.，p.o. 或 75mg/ 次，每晚 1 次。

**孕妇**　国内资料建议孕妇避免使用。美国 FDA 妊娠安全性分级为：B 级。

**哺乳妇女**　应禁用。

**肝功能不全者**　慎用。

**肾功能不全 / 透析者** 慎用。

**【注意】**

(1)慎用 ①心血管疾病。②有自杀倾向者。③精神分裂症。④前列腺增生。⑤排尿困难。⑥有眼内压升高病史者。⑦甲亢或同服 TH 者。

(2)交叉过敏 对三环类抗抑郁药过敏者，也可能对本药过敏。

(3)用药相关检查 / 监测项目 ①在治疗最初数月，应定期检查 WBC 计数。②长期治疗宜定期作牙科检查。③对有直立性低血压倾向的患者，应定期测量血压。④心血管疾病患者使用较高剂量时，应注意监测心功能，定期检查 ECG。

(4)对驾驶 / 机械操作的影响 用药期间应避免驾车或操纵机器。

**【给药说明】**

(1)给药条件 ①可与食物同服，以减轻胃部刺激。②剂量应个体化，由小剂量开始，再根据症状和耐受情况调整。③对双相情感障碍处于抑郁相者，本药可诱导躁狂发作，治疗时应注意观察。

(2)减量 / 停药条件 ①出现严重不良反应时应停药，出现精神症状可给予抗精神病药物。②停药后本药的作用可持续 7d，仍应继续观察不良反应。

**【不良反应】**

(1)心血管 直立性低血压、心动过速、心律失常、高血压。

(2)神经 头晕、头痛、乏力、嗜睡、眩晕、震颤、癫痫发作、晕厥。

(3)精神 焦虑、幻觉、躁狂。

(4)内分泌 / 代谢 多汗、体重增加、低血糖。

(5)血液 中性粒细胞减少和粒细胞缺乏。

(6)消化 恶心、呕吐、便秘、口干、食欲改变、唾液分泌减少、血清氨基转移酶升高。

(7)泌尿 尿潴留。

(8)生殖 性功能障碍。

(9)皮肤 皮疹、荨麻疹、脉管炎、紫癜、光过敏反应、水肿。

(10)眼 视物模糊。

(11)其他 龋齿(长期使用)。

**【药物过量】**

(1)表现 嗜睡、烦躁、共济失调、惊厥、木僵、高热、呕吐、昏迷、心动过速、心律失常、低血压和呼吸抑制。

(2)处理意见 无特异解毒药，可采取支持和对症治疗。①催吐或洗胃；给予活性炭混悬液后，再给予泻药。②循环衰竭，可静脉补液、输氧、给予皮质激素。③惊厥和应激过度者，可用苯二氮䓬类药或巴比妥类药。④不能使用水杨酸毒扁豆碱。⑤高热时用冰块进行物理降温。⑥心功能下降，可静脉给予多巴胺或多巴酚丁胺。⑦充血性心衰，应尽快洋地黄化。⑧心律失常，用碳酸氢钠碱化血液。如仍难控制，可使用苯妥英或普萘洛尔，但须谨慎。如有心动过缓或房室传导阻滞，应临时安置起搏器。⑨应监测生命体征数日。

**【相互作用】**

(1)西咪替丁 可升高本药的血药浓度，合用时应调整本药的剂量。

(2)β 受体阻断药(如普萘洛尔) 可使本药的血药浓度升高。两者合用，在治疗初期和末期，应调整本药剂量和(或)测定本药血药浓度。

(3)抗组胺药 可加强本药的抗胆碱作用，合用时调整两者的剂量。

(4)氟伏沙明 减少本药的代谢，引起口干、尿潴留、镇静等。

(5)氟西汀 两者血药浓度均增高，作用增强。

(6)西沙必利、伊布利特 Q-T 间期延长的相加效应，导致心脏中毒性损害。禁止合用。

(7)苯二氮䓬类药物、肌松药、镇静药、麻醉药、镇痛药、吩噻嗪类药或三环类抗

抑郁药　可导致过度嗜睡。与强镇静药物合用，本药血药浓度升高，可使惊厥阈降低并引起癫痫样发作。

（8）某些拟交感神经药物（如去甲肾上腺素、肾上腺素、苯丙胺、哌甲酯）　本药可加强上述药物对心血管的作用。

（9）抗胆碱能神经药物和左旋多巴　本药可加强上述药的作用。

（10）对肝酶系统有激活作用的药物（如巴比妥盐、苯妥英、卡马西平）　可能减弱本药的抗抑郁作用。此外，本药与苯妥英合用可致苯妥英的血药浓度升高，不良反应增多，合用时应调整剂量。与巴比妥类药合用可导致过度嗜睡。

（11）某些降压药　本药可降低倍他尼定、可乐定、胍乙啶、胍那决尔的抗高血压作用，并加重利舍平或甲基多巴的中枢镇静作用。应同时合用其他类型降压药（如利尿药、血管扩张药、或无明显生物转化作用的β－肾上腺素受体阻断药），并监测血压。

（12）抗癫痫药　本药可降低抗癫痫药的疗效。

（13）MAOI（包括呋喃唑酮、丙卡巴肼、司来吉兰等）　可发生5–HT综合征，已使用MAOI者应停药14d后才能使用本药。

（14）TH　可增加心律失常的发生率。

（15）奎尼丁　可产生马普替林中毒性损害。

（16）乙醇　本药能加强乙醇的作用，合用可致过度嗜睡。

# 第三章 抗躁狂药

## 碳酸锂
## Lithium Carbonate

【其他名称】 Lithobid

【分类】 精神障碍用药\抗躁狂药

【制剂规格】 片剂 ① 0.125g。② 0.25g。③ 0.5g。

缓释片 0.3g。

胶囊 ① 0.25g。② 0.5g。

【临床应用】

1. 说明书适应证

（1）躁狂症。

（2）双相情感障碍的治疗和预防复发。

（3）分裂－情感性精神病。

2. 其他临床应用

（1）粒细胞减少、再障。

（2）月经过多症。

（3）急性菌痢。

【用法用量】

1. 说明书用法用量

躁狂症 （1）普通制剂：20~25mg/kg，治疗量为 0.6~2g/d，分 2~3 次餐后服。应逐渐增量并参照血锂浓度调整，维持量 0.5~1g/d。（2）缓释片：治疗期 0.9~1.5g，分 1~2 次服；维持量 0.6~0.9g/d。应逐渐增量并参照血锂浓度调整。

2. 其他用法用量

［国内参考信息］

（1）躁狂症急性发作期 治疗期开始时 0.25~0.5g/ 次，tid.，p.o.；以后参照血锂浓度调整用量。维持治疗开始时 0.25g/ 次，tid.；以后参照血锂浓度调整用量。

（2）粒细胞减少、再障 0.3g/ 次，tid.，p.o.。

（3）月经过多症 月经首日服 0.6g，以后 0.3g/d，均分 3 次服，共服 3d。总量 1.2g 为 1 疗程，每一月经周期服 1 疗程。

（4）急性菌痢 首剂 0.2g，p.o.，以后 0.1g/ 次，tid.。症状较重者，开始 1~3d 剂量加倍，明显好转后以原剂量维持 2~3d，再减量，约 3~4d 停药。

【禁忌证】

1. 说明书禁忌证

（1）严重心脏疾病。

（2）肾功能不全。

（3）＜ 12 岁儿童。

2. 其他禁忌证

（1）严重心血管疾病。

（2）CNS 疾病。

（3）脑损伤。

（4）脱水。

（5）糖尿病。

（6）甲状腺功能低下。

（7）严重衰弱。

（8）严重感染。

（9）孕妇。

【特殊人群用药】

儿童 ＜ 12 岁儿童禁用。＞12 岁应从小剂量开始，根据血锂浓度缓慢增量。

老人 用药应谨慎。酌减用量，从小剂量开始缓慢增量，密切关注可能出现的不良反应。

孕妇 妊娠期（尤其是妊娠早期）勿用。美国 FDA 妊娠安全性分级为：D 级。

哺乳妇女 用药期间应停止哺乳。

肾功能不全 / 透析者 肾功能不全者禁用。

【注意】

（1）慎用 ①脑器质性疾病。②严重躯体疾病。③低钠血症。

（2）用药相关检查 / 监测项目 ①肾功能。②血锂含量测定（通常每 2 周测 1 次，直到病情稳定）。③甲状腺功能测定。

④ WBC 计数与分类。

【给药说明】

（1）给药条件 ①本药应饭后服。②对严重急性躁狂患者，通常先用本药与氯丙嗪或氟哌啶醇合用，待急性症状控制后再单用本药维持。③若治疗期间出现持续的呕吐、腹泻、高热，或其他原因所致的体液大量丢失，极易导致血锂浓度增高，而钠盐能促进锂剂经肾脏排泄；另一方面，锂剂可降低肾小管对钠盐的重吸收，引起低钠血症。因此，患者应在用药期间保持正常饮食，包括摄入食盐及足够的液体，且每周应停药1日。④正使用利尿药者、尿潴留者、钠耗竭者及低钠饮食者不能使用本药。

（2）减量/停药条件 在急性躁狂发作状态下，患者对本药的耐受性很高，但随着躁狂症状的好转，这种耐受情况会下降，故需及时减量。国内经验提示，在治疗急性躁狂症时，本药的浓度可掌握在0.8~1.2mmol/L；维持治疗时本药的浓度可掌握在0.6~0.8mmol/L。＞1.5mmol/L 则不良反应增多。

（3）其他 本药可抑制甲状腺活动，长期维持治疗可加服甲状腺制剂。

【不良反应】

（1）心血管 心律失常、低血压、外周循环障碍、窦房结功能障碍伴严重心动过缓（可致晕厥）、ECG 异常。

（2）神经 ① EEG 改变：频率减慢、背景节律潜在异常。②双手震颤（可能是中枢神经反应或早期中毒症状）、肌肉易激惹、共济失调、肌肉疼痛、舞蹈样运动、跟腱反射亢进、头昏。

（3）精神 萎靡、精神紊乱。

（4）内分泌/代谢 甲状腺肿和（或）伴 $T_3$、$T_4$ 降低的甲状腺功能低下（包括黏液性水肿）、甲状腺功能亢进。体重减轻、体重增加、一过性高血糖、糖尿、蛋白尿、香草杏仁酸排出增多。

（5）血液 WBC 增多。

（6）消化 恶心、呕吐、腹泻、便秘、畏食、腹痛、胃部疼痛、口腔金属味。

（7）泌尿 蛋白尿、少尿、多尿、糖尿。长期服用：肾源性糖尿（伴多尿和烦渴）、肾形态学方面改变。

（8）生殖 月经紊乱。

（9）皮肤 发质枯燥、皮肤感觉迟钝、全身瘙痒（伴/不伴皮疹）、慢性毛囊炎、皮肤干燥症、皮肤溃疡、脱发、银屑病恶化。

（10）眼 一过性黑蒙、视物模糊。

（11）其他 脱水、脚踝和手腕水肿、双下肢浮肿。

【药物过量】

（1）表现 早期中毒症状：恶心、呕吐、腹泻、嗜睡、食欲缺乏、肌无力、呼吸困难、言语不清、震颤。重度中毒症状：失语、视物模糊、反射亢进、意识紊乱、惊厥、失眠、头痛、头昏、眩晕、精神运动迟滞、木僵、急性肌张力障碍、大小便失禁、肾功能损害（多尿）、严重震颤（包括眼球震颤）、癫痫发作、昏迷、休克甚至死亡。

（2）处理意见 发现中毒征象应立即停药，并给予对症及支持疗法。①催吐或小容量洗胃。②保持体液、电解质平衡，监测肾功能。③对重度中毒者，可间断血透和（或）给予一次静滴渗透性利尿药。④如出现脑病综合征症状，应立即停药，适当补充 NS，静注氨茶碱，以促进锂排泄。⑤避免感染。

【相互作用】

（1）聚磺苯乙烯钠 可减少本药吸收量，故服用本药期间如需加用或停用聚磺苯乙烯钠，应监测血锂浓度。

（2）洋车前子 降低本药血药浓度和疗效，故两者的服用时间应至少间隔 2h。

（3）碳酸氢钠、氨茶碱、咖啡因、茶碱 导致本药血药浓度和疗效下降。合用时需注意监测，酌情增加本药剂量。

（4）育亨宾 可促进去甲肾上腺素释放，增高躁狂症状的发生率，应避免同时服用育亨宾。

（5）普拉睾酮　可诱发躁狂症状，降低本药疗效，故有躁郁症病史或家族史者需避免应用普拉睾酮。

（6）去甲肾上腺素　本药可使去甲肾上腺素的升压作用减弱。

（7）吩噻嗪类药（氯丙嗪等）　本药可使氯丙嗪的血药浓度降低40%。吩噻嗪类药的胃肠道不良反应会影响对锂中毒先兆（恶心、呕吐）的观察。

（8）利尿药（如氢氯噻嗪、贝美噻嗪、阿米洛利、呋塞米、布美他尼）　导致血锂浓度增高，引起锂中毒。服用本药期间如需加用或停用利尿药，应监测血锂浓度。合用期间可能需减小锂剂用量。

（9）抗利尿药　易出现锂中毒。

（10）NSAID　导致本药血药浓度升高，引发锂中毒。服用本药期间如需加用或停用NSAID，应监测血锂浓度，还应注意观察锂中毒症状，酌情减小本药剂量。

（11）血管紧张素Ⅱ受体拮抗药（如坎地沙坦酯、氯沙坦）　可能引发锂中毒。合用时需注意监测。

（12）ACEI（如卡托普利、依那普利、阿拉普利）　可能引发锂中毒和肾毒性反应。故加用ACEI时，应监测血锂浓度和毒性反应征象，可能需减小锂剂用量。

（13）选择性5-HT再摄取抑制药（如西酞普兰、氟西汀、舍曲林）　可导致血锂浓度升高和（或）5-HT综合征的发生率增高，合用时需注意监测。

（14）甲硝唑　导致本药血药浓度升高、毒性增强。合用时需监测锂中毒症状，酌情减小本药剂量。

（15）西布曲明及其代谢物　可引发5-HT综合征，故不可合用。

（16）甲基多巴　引发治疗浓度下的锂中毒。合用时注意监测神经毒性表现，或考虑换用其他抗高血压药。

（17）卡马西平　可于治疗浓度下引发虚弱、眼球震颤、扑翼样震颤等症状。合用时需监测神经毒性反应征象，必要时停用一药或两药。

（18）钙通道阻断药　引发神经毒性反应和加重躁狂症状。合用时需监测毒性反应征象，定期测查血锂浓度。

（19）某些抗精神病药（如奋乃静、氟哌啶醇、舒必利、利培酮）　可导致虚弱、运动障碍、锥体外系症状、脑病等。合用时应严密监测上述征象，并定期测查血锂浓度。

（20）马吲哚　可引发锂中毒。服用本药期间如需加用马吲哚，应监测血锂浓度，酌情减小本药剂量。

（21）非选择性MAOI（如苯乙肼）　可因脑组织中5-HT浓度增高，引发恶性高热。应避免合用，停用一药与启用另一药之间应间隔2周。

（22）乙二醇化非格司亭　可导致WBC计数过度增高。合用应谨慎，需加强对中性粒细胞计数的监测。

（23）琥珀胆碱　本药可延长琥珀胆碱诱导的神经肌肉阻滞作用，用本药维持治疗的患者应用琥珀胆碱时，需谨慎观察神经肌肉阻滞作用。

（24）碘化物（如碘化钾等）　可导致甲状腺功能低下。

（25）乙酰唑胺　降低本药疗效或增高血锂浓度和毒性反应发生率。合用时需监测本药疗效和血药浓度，酌情调整剂量。

# 第四章 精神兴奋药

## 哌甲酯
## Methylphenidate

【其他名称】 利他林、利太林、哌醋甲酯、盐酸哌醋甲酯、盐酸哌甲酯、专注达、CONCERTA、Methyl Phenidate、Methylphenidate Hydrochloride、Methylphenidatum、Ritalin、Ritalin Hydrochloride

【分类】 精神障碍用药\精神兴奋药

【制剂规格】 片剂 ① 5mg。② 10mg。③ 20mg。

片剂（盐酸盐） 10mg。

缓释片 20mg。

注射液 1ml∶20mg。

粉针剂（盐酸盐） 20mg。

【临床应用】

1. 说明书适应证

（1）可消除催眠药引起的嗜睡、倦怠及呼吸抑制。

（2）注意缺陷、多动障碍、发作性睡病。

2. 其他临床应用

（1）与洛贝林、二甲弗林合用于治疗各种原因引起的中枢性呼吸衰竭。

（2）抑郁症、痴呆、外伤性脑损伤等（国外资料）。

【用法用量】

1. 说明书用法用量

一般用法 （1）10mg/ 次，2~3 次 /d，饭前 45min 服。（2）10~20mg/ 次，i.h./i.m./i.v.（缓慢）。

2. 其他用法用量

［国外参考信息］

注意障碍型多动症 推荐 5~20mg/ 次，2~3 次 /d，p.o.。

【禁忌证】

1. 说明书禁忌证

（1）对本药过敏。

（2）激动或过度兴奋。

（3）青光眼。

（4）孕妇及哺乳妇女。

2. 其他禁忌证

严重焦虑。

【特殊人群用药】

儿童 儿童长期用药应谨慎，＜ 6 岁儿童尽量避免使用。儿童可出现生长抑制，通常发生在治疗期的几年内（特别是青春期以前），与剂量及是否间断停药有关。已有结构性心脏异常或其他严重心脏病儿童和青少年使用本药盐酸盐治疗注意力缺陷多动障碍（ADHD）发生猝死的报道。有国内资料指出，＞ 12 岁或＜ 6 岁儿童不宜使用本药。

1. 说明书用法用量

一般用法 ＞ 6 岁，初始 5mg/ 次，bid.，早餐及午餐前服，以后根据疗效调整，可每周增 5~10mg。Max：≤ 40mg/d。

2. 其他用法用量

［国外参考信息］

注意障碍型多动症 6~17 岁，初始 2.5mg/ 次，bid.，p.o.；约隔 1 周调整 1 次，增量范围为 2.5~5mg。Max：10mg/ 次，bid.。2 次给药间隔＞ 4h；餐前或餐后均可服。

老人 小剂量开始，酌减。

孕妇 国内资料建议禁用。美国 FDA 妊娠安全性分级为：C 级。

哺乳妇女 禁用。

肝功能不全者 肝脏疾病慎用，中至重度肝功能不全应减量。

肾功能不全 / 透析者 肾功能不全不需调整剂量。

【注意】

（1）慎用 ①高血压。②紧张、烦恼失控。③重度抑郁症。④癫痫。⑤有共济失调、言语障碍兼有抽搐病史或家族史。⑥有药物滥用史。

（2）用药相关检查/监测项目 ①注意观察血压和心律，开始用药4~6周，应查RBC、WBC、血小板计数，以后可每半年检查一次并记录身高和体重。②需长期使用ADHD治疗药者，应定期检查心血管状态。

【给药说明】

（1）给药条件 ①至少应在睡前4h服用每日最后1次剂量。②不能自行增减剂量。③最好餐前用药，以减少畏食症状。如服药后出现胃部不适，可用牛奶送服。④对存在相关风险因素者，用药前应考虑对其心血管系统进行深入评估。

（2）减量/停药条件 ①儿童长期用药需记录生长发育情况，有异常时须停药。②用药期间可偶尔停药，如上课学习期间用药，周末和假期停药，可减缓耐受性的产生或减少不良反应，恢复治疗时可减量。但对病情严重、影响日常活动者，仍应每日服药。③停药应逐渐减量。

【不良反应】

不良反应与剂量相关，日剂量≤30mg时不良反应少。部分症状仅在服药初期出现，继续服药可消失。

（1）心血管 心律失常、心悸、HR增快、心动过速、血压升高。本药盐酸盐可使平均血压和平均心率中度升高（约2~4mmHg，3~6bpm），个别患者出现大幅度升高。有成年患者正常使用本药盐酸盐治疗ADHD发生猝死、脑卒中和心肌梗死的报道。

（2）神经 头晕、头痛、失眠、嗜睡、运动障碍、惊厥、癫痫发作。大剂量：震颤、共济失调、惊厥。癫痫发作时应停药。

（3）精神 紧张、激动、神经质、中毒性精神病样情感或思维障碍、儿童和青少年攻击行为、精神病恶化、双向精神障碍/躁狂症发作、新的精神症状或狂躁症状。

（4）内分泌/代谢 体重减轻。

（5）血液 WBC减少、血小板减少、贫血。

（6）消化 食欲减退、食欲缺乏、口干、恶心、呕吐、腹部不适、腹痛。

（7）皮肤 脱发、皮疹、荨麻疹。

（8）眼 视觉异常、视物模糊。

（9）其他 长期服药：耐受性、依赖性。

【药物过量】

（1）表现 焦虑、紧张、精神紊乱、谵妄、幻觉等，严重者可见昏迷、惊厥甚至死亡。

（2）处理意见 原则上采用对症和支持疗法：①维持呼吸和循环功能。②洗胃、灌肠。③高热者可物理降温。④严重中毒可使用小剂量速效巴比妥类药。

【相互作用】

（1）抗高血压药（包括利尿性抗高血压药） 可使上述药疗效减弱。

（2）中枢兴奋药（如苯丙胺、多沙普仑、咖啡因）、肾上腺素受体激动药 作用相加，中枢兴奋明显时可诱发紧张、激动、失眠、惊厥、心律失常。

（3）抗癫痫药（如苯妥因、扑米酮、苯巴比妥）、抗凝药（如双香豆素）、保泰松 上述药体内过程延长，血药浓度升高，出现毒性反应。合用时本药应酌减。

（4）抗M胆碱药（如阿托品） 可增效。

（5）MAOI 可引起高血压危象，停药2周后，再用本药。

（6）食物 促进本药吸收，但不增加吸收总量。

# 第五章　镇静催眠及抗焦虑药

## 地西泮
## Diazepam

**【其他名称】** 安定、苯甲二氮䓬、见里恩、Apaurin、Diapam、Piazepam、Stesolid、Stesolin、Valium

**【分类】** 精神障碍用药\镇静催眠及抗焦虑药

**【制剂规格】** 片剂　① 2.5mg。② 5mg。

胶囊　10mg。

注射液　2ml∶10mg。

**【临床应用】**

1. 说明书适应证

（1）抗焦虑、镇静催眠。

（2）抗癫痫和抗惊厥。本药静注为治疗癫痫持续状态的首选。

（3）炎症所致的反射性肌肉痉挛、肌紧张性头痛。

（4）惊恐症。

（5）家族性、老年性和特发性震颤。

（6）麻醉前给药。

（7）全麻诱导（静注）。

2. 其他临床应用

（1）伴焦虑的抑郁症。

（2）多种原因引起的肌肉痉挛。

（3）酒精依赖性戒断综合征。

**【用法用量】**

1. 说明书用法用量

（1）镇静　2.5~5mg/ 次，tid.，p.o.。或起始 10mg，以后按需每隔 3~4h 加 5~10mg，i.m./i.v.，总量≤ 40~50mg/24h。

（2）催眠　5~10mg/ 次，p.o.（睡前）。

（3）抗焦虑、抗惊厥、癫痫发作　2.5~10mg/ 次，2~4 次 /d，p.o.。

（4）急性酒精戒断　首日 10mg/ 次，3~4 次 /d，p.o.。以后可减至 5mg/ 次，3~4 次 /d，p.o.。或起始量 10mg，以后按需每隔 3~4h 加 5~10mg，i.m./i.v.，总量≤ 40~50mg/24h。

（5）基础麻醉或静脉全麻　10~30mg，i.m./i.v.。

（6）癫痫持续状态和严重频发性癫痫　开始 10mg，i.v.，每隔 10~15min 可重复用药，直至达最大限用量。

2. 其他用法用量

［国内参考信息］

焦虑性神经症　2~10mg/ 次，i.m./i.v.，必要时重复 3~4 次 /d。

［国外参考信息］

（1）酒精戒断综合征　① 10mg/ 次，首日口服 3~4 次。如症状较轻，可减至 5mg/ 次，3~4 次 /d。②或首剂 10mg，根据需要在 3~4h 后再给 5~10mg，i.m./ 静脉给药。

（2）抗焦虑　2~10mg/ 次，3~4 次 /d，p.o.。中重度焦虑可肌注或静脉给药：①中度焦虑，2~5mg/ 次，必要时在 3~4h 后重复给药。②重度焦虑，5~10mg/ 次，必要时可每隔 3~4h 重复给药。

（3）肌肉痉挛　① 2~10mg/ 次，3~4 次 /d，p.o.。②或首剂 5~10mg，根据需要在 3~4h 后再给 5~10mg，i.m.。治疗破伤风时需更高剂量。③治疗伴发局部病理损伤、大脑性瘫痪、手足徐动症或破伤风的肌肉痉挛时，可静脉给药，首剂 5~10mg，根据需要在 3~4h 后再给 5~10mg。

（4）内镜检查　检查前 30min，肌注 5~10mg，或静脉给予 10mg/ 次。未同时使用麻醉止痛药者，20mg/ 次，i.v.。

（5）术前用药　①缓解焦虑和紧张时，推荐肌注 10mg。②用于麻醉时，静脉给予 2.5~20mg，缓慢给药（至少＞ 30min）。

（6）癫痫发作　2~10mg/ 次，2~4 次 /d，

p.o.。

（7）心脏复律前的准备 推荐作心脏复律前5~10min静脉给予5~15mg。

（8）癫痫持续状态 需静脉给药，起始量5~10mg。然后每10~15min重复给药，直至Max：30mg。必要时2~4h后可重复给药，也可按0.15mg/kg的剂量以＜5mg/min的速度给药，然后给予苯妥英18mg/kg。

（9）其他临床用法 0.2mg/kg，直肠给药。

**【禁忌证】**

**1. 说明书禁忌证**

（1）孕妇（包括分娩前或分娩时）。

（2）新生儿。

**2. 其他禁忌证**

（1）对本药过敏者（国外资料）。

（2）重症肌无力。

（3）青光眼。

**【特殊人群用药】**

**儿童** 新生儿禁用。小儿（特别是幼儿）CNS对本药异常敏感，应谨慎给药。

**1. 说明书用法用量**

（1）**一般用法** ＞6个月，1~2.5mg/次（或40~200μg/kg，或1.17~6mg/m$^2$），3~4次/d，p.o.。Max：≤10mg。

（2）癫痫发作、癫痫持续状态和严重频发性癫痫 30日龄至5岁，每2~5min静注0.2~0.5mg，Max：5mg。＞5岁者，每2~5min静注1mg，Max：10mg。必要时在2~4h内可重复注射。

（3）重症破伤风解痉 30日龄至5岁，1~2mg，i.m./i.v.，必要时3~4h重复注射。＞5岁，5~10mg，i.m./i.v.。静注宜缓慢（3min内不超过0.25mg/kg），间隔15~30min可重复。

**2. 其他用法用量**

［国外参考信息］

（1）镇静 ≥6个月，建议1~2.5mg/d，p.o.，必要时可逐渐增量。

（2）破伤风 ①＞30日：1~2mg，缓慢肌注或静脉给药，必要时可每3~4h重复给药。②≥5岁：5~10mg，肌注或静脉给药，每3~4h重复给药。

（3）癫痫发作 0.1~0.3mg/（kg·次），缓慢静脉推注，速度不超过5mg/min，每15min给药2次。婴儿的Max：5mg，较大儿童的Max：15mg。也可使用凝胶剂直肠给药，2~5岁，推荐量0.5mg/kg；6~11岁，0.3mg/kg；≥12岁，0.2mg/kg。

**老人** 用量应酌减。

**其他用法用量**

［国内参考信息］ 应使用最小有效量，缓慢增量。起始2~2.5mg/次，1~2次/d,p.o.，逐渐增量。肌注或静注时，剂量减半。静注宜缓慢（2~5mg/min）。

［国外参考信息］ 起始2~2.5mg/次，1~2次/d。必要时可逐渐加量。

**孕妇** 妊娠早期除用于抗癫痫外，尽量避免使用。分娩前或分娩时应禁用。美国FDA妊娠安全性分级为：D级。

**哺乳妇女** 哺乳期间应避免使用。

**肝功能不全者** 国外资料建议剂量减半。

**肾功能不全/透析者** 不需调整剂量。

**【注意】**

（1）慎用 ①CNS处于抑制状态的急性酒精中毒者。②昏迷或休克。③有药物滥用或成瘾史者。④多动症。⑤低蛋白血症。⑥严重精神抑郁。⑦严重COPD。⑧粒细胞减少。⑨外科或长期卧床患者。⑩体弱者。

（2）交叉过敏 其他苯二氮䓬类药。

（3）对检验值/诊断的影响 本药可使尿糖检验值降低。

（4）用药相关检查/监测项目 应监测血细胞计数和肝功能。

（5）对驾驶/机械操作的影响 司机和高空作业者慎用。

**【给药说明】**

（1）给药条件 ①对本药耐受差者初始剂量宜小，逐渐增加剂量。②需持续发挥疗效时应口服或静注。③分次注射时，总量应从初量算起。④静脉给药后，应卧床观察3h以上。给药过快可导致呼吸暂停、低血压、心动过缓或心跳停止。⑤本药一般不应连续静滴，但在癫痫持续状态时除外。⑥静脉给药用于经口腔行内镜检查时，应同时使用局麻药。

（2）减量/停药条件　①避免长期大量使用而成瘾，长期用药者不宜骤停，应逐渐减量。②本药可能增加癫痫大发作的频率和严重程度，治疗癫痫时需增加其他抗癫痫药剂量，突然停药也可增加癫痫发作的频率和严重程度。③长期使用本药，如考虑更换其他抗焦虑药物时，应逐渐减量，不能改用其他非苯二氮䓬类药（如丁螺环酮）。

（3）其他　①严重精神抑郁可使病情加重，甚至产生自杀倾向，应采取预防措施。②本药误注入动脉，可引起动脉痉挛，导致坏疽。

【不良反应】

（1）心血管　静脉血栓形成（静注过快）、静脉炎（静注过快）、低血压、心动过缓、心力衰竭。

（2）神经　①嗜睡、疲劳、共济失调、发声困难、言语不清、震颤、眩晕、头痛、头昏、思维迟缓、构音障碍、乏力、肌无力。②大量用药：共济失调、震颤（多见于老年人）。

（3）精神　忧郁、精神紊乱、健忘、兴奋、多语、睡眠障碍，甚至幻觉。

（4）内分泌/代谢　男子乳腺发育、GH分泌增多、卟啉病、体温过低等。

（5）血液　粒细胞减少、WBC减少等。

（6）消化　唾液分泌改变、呃逆、口干、恶心或呕吐、便秘、黄疸、肝酶升高、肝功能损害。

（7）呼吸　咳嗽、呼吸抑制、呼吸困难、过度换气、喉头痉挛（静脉给药用于经口腔行内镜检查时）等。

（8）泌尿　尿失禁、尿潴留、排尿困难。

（9）生殖　性功能障碍。

（10）皮肤　皮疹、色素沉着过度等。

（11）眼　视物模糊、复视、眼球震颤。

（12）其他　过敏反应，长期连续用药可产生依赖性，停药后可能发生撤药症状，表现为激动或忧郁。对可能已成依赖者，应逐渐减量停药，不可骤停。

【药物过量】

（1）表现　持续的精神紊乱、严重嗜睡、颤抖、语言不清、蹒跚、心动过缓、呼吸急促或困难、严重乏力。

（2）处理意见　宜及早对症处理，包括催吐或洗胃，维持呼吸和循环。出现异常兴奋时，不能用巴比妥类药。可用苯二氮䓬受体拮抗药氟马西尼解救。

【相互作用】

（1）茶碱　茶碱可逆转本药的镇静作用。

（2）抗酸药　本药的吸收延迟。

（3）利福平、利福布汀　本药的血药浓度降低。

（4）左旋多巴　左旋多巴的疗效降低。

（5）筒箭毒、三碘季胺酚、琥珀胆碱　筒箭毒、三碘季胺酚作用增强，琥珀胆碱的肌松作用减弱。

（6）全麻药、镇痛药、吩噻嗪类、MAOI、三环类抗抑郁药及可乐定　相互增效。与阿片类镇痛药合用时，后者剂量至少应先减少2/3，再按需逐渐增加。

（7）钙通道阻断药和利尿降压药　降压作用增强。

（8）丙泊酚　本药镇静效应的持续时间延长。

（9）安普那韦、利托那韦　本药的血药浓度升高，有引起过度镇静和呼吸抑制的潜在危险。

（10）伊曲康唑、酮康唑　本药的血药浓度升高，不良反应（镇静、疲劳、言语不清、思维迟缓和其他精神运动损害）增加。

（11）芬太尼　本药作为诱导剂使用后

再用芬太尼，可引起全身血管阻力降低，并继发平均动脉压显著降低。

（12）大环内酯类抗生素（如克拉霉素、红霉素、交沙霉素、罗红霉素、醋竹桃霉素等）、口服避孕药、丙戊酸、异烟肼、葡萄柚汁　本药的血药浓度升高。

（13）高脂饮食　静脉给予本药后食用高脂饮食，本药的血药浓度显著升高。

（14）西咪替丁、双硫仑、依索莫拉唑、奥美拉唑、氟伏沙明（500mg/d × 2 周）、普萘洛尔　本药的清除率降低，$t_{1/2}\beta$ 延长。与普萘洛尔合用可致癫痫发作的类型和（或）频率改变。

（15）扑米酮　扑米酮的代谢减低，导致癫痫发作的类型和（或）频率改变，两者合用需调整扑米酮的用量。

（16）雷尼替丁　本药口服后的稳态血药浓度明显降低。

（17）酮洛芬、苯妥英钠、地高辛　上述药的血药浓度升高。

（18）卡马西平　两者的血药浓度均下降，$t_{1/2}\beta$ 缩短。

（19）丁丙诺啡　本药与丁丙诺啡按治疗剂量联用，可引起呼吸和循环衰竭。

（20）中枢抑制药　可增加呼吸抑制作用。

（21）其他易成瘾的药　增加成瘾的风险。

（22）烟草　烟草中的某些成分可加速本药经肝脏的代谢。

（23）乙醇　本药的中枢抑制作用增强，服药期间应避免饮酒。

（24）咖啡因　高剂量咖啡因（500mg）可干扰本药的抗焦虑作用。

（25）葡萄柚汁　可升高本药的血药浓度。

（26）高脂饮食　静脉给予本药后食用高脂饮食，本药的血药浓度显著升高。

# 硝西泮
## Nitrazepam

**【其他名称】** 莫加顿、硝基安定、消虑苯、硝草酮、益脑静、盐酸硝西泮、Apodorm、Banzalin、Mogadon、Nitrados、Nitrazepam Hydrochloride、Surem

**【分类】** 精神障碍用药 \ 镇静催眠及抗焦虑药

**【制剂规格】** 片剂　① 5mg。② 10mg。

悬浮剂　5ml : 2.5mg。

**【临床应用】**

**说明书适应证**

（1）失眠。

（2）抗惊厥。

（3）癫痫（与抗癫痫药合用）。

**【用法用量】**

**1. 说明书用法用量**

（1）失眠症　5~10mg/ 次，睡前服。

（2）癫痫　5~10mg/ 次，tid.，p.o.。

**2. 其他用法用量**

［国内参考信息］用于癫痫时，酌情增至可耐受的有效剂量。

［国外参考信息］

（1）一般性失眠　5~10mg/ 次，睡前服。

（2）精神病患者的严重失眠　20mg/ 次，睡前服。

**【禁忌证】**

**1. 说明书禁忌证**

（1）对本药过敏者。

（2）重症肌无力。

（3）WBC 减少。

**2. 其他禁忌证**

肺功能不全。

**【特殊人群用药】**

**儿童**　应慎用。

**其他用法用量**

［国内参考信息］体重 < 30kg 者，0.3~1mg/（kg · d），分 3 次服。可根据需要及耐受情况逐渐加量。

［国外参考信息］

（1）癫痫　起始 1~6mg/ 次，qd.，p.o.。可逐渐增量，Max：60mg/d。

（2）肌阵挛发作　起始 0.5mg/（kg·d），p.o.，维持量 0.3~3mg/（kg·d）。

**老人**　应慎用。老年或体弱者剂量减半。

**其他用法用量**

［国外参考信息］5mg/ 次，睡前服。

**孕妇**　慎用。

**哺乳妇女**　慎用。

**肝功能不全者**　慎用。

**肾功能不全 / 透析者**　肾功能不全者慎用。

**其他**　伴甲减者应减少口服量。

**【注意】**

（1）交叉过敏　其他苯二氮䓬类药。

（2）用药相关检查 / 监测项目　定期监测 WBC 计数和肝功能。

（3）对驾驶 / 机械操作的影响　用药期间不宜驾驶车辆、操作机械或高空作业。

**【给药说明】**

减量 / 停药条件　长期用药后骤停，可能引起惊厥等撤药反应，如需停药应逐渐减量。

**【不良反应】**

（1）神经　乏力、头痛、眩晕。

（2）精神　精神紊乱、嗜睡等，老年人尤其严重。

（3）内分泌 / 代谢　血卟啉病。

（4）血液　骨髓抑制。

（5）消化　恶心、便秘、肝损害、吞咽困难、食欲减退。

（6）呼吸　呼吸抑制、吸入性肺炎等。

（7）皮肤　皮疹。

（8）眼　眼压升高。

（9）其他　戒断症状（骤然停药）。

**【药物过量】**

（1）表现　昏迷、血压降低、呼吸抑制和心动过缓等。

（2）处理意见　过量应立即催吐、洗胃、导泻以清除药物，及时对症和支持治疗。并缓慢静注氟吗西尼 0.5mg，必要时可重复注射 0.5mg。

**【相互作用】**

（1）利福平　本药疗效降低。

（2）左旋多巴　左旋多巴疗效降低。

（3）酮康唑、伊曲康唑　本药疗效增强、毒性增加。

（4）丹参、厚朴、黄芩　本药的 CNS 抑制作用增强。

（5）羟丁酸钠　本药的 CNS 抑制、呼吸抑制作用增强。

（6）抗高血压药、利尿降压药　降压作用增强。

（7）全麻药、巴比妥类药、镇痛药、中枢性骨骼肌松弛药、MAOI、三环类抗抑郁药、可乐定、水合氯醛、乙氯维诺　相互增效。

（8）抗酸药　本药吸收延迟。

（9）西咪替丁、西番莲　本药清除减慢、血药浓度升高。

（10）口服避孕药（如炔雌醇、依托孕烯、甲醚、炔诺酮、炔诺孕酮）本药的稳态血药浓度可升高。

（11）卡马西平　两者血药浓度均下降，$t_{1/2}\beta$ 缩短。

（12）易成瘾、可能成瘾药物　成瘾的危险增加。

（13）普萘洛尔　癫痫发作类型和（或）频率改变。合用应及时调整剂量。

（14）乙醇　相互增效，用药避免饮酒。

（15）咖啡因　本药镇静、抗焦虑作用减弱。

## 氟西泮
## Flurazepam

**【其他名称】**　单盐酸氟安定、单盐酸氟西泮、氟胺安定、氟安定、氟苯安定、氟西津、妥眠多、盐酸氟安定、盐酸氟苯安定、盐酸氟西泮、Benozil、Capsulae Flurazepami

Monohydrochloridi、Dalmadorm、Dalmane、Dalmine、Dormodor、Felison、Flurazepam Hydrochloride、Flurazepam Monohydrochloride

【分类】 精神障碍用药\镇静催眠及抗焦虑药

【制剂规格】 胶囊　①15mg。②30mg。

胶囊(单盐酸盐)①15mg。②30mg。(以氟西泮计)

胶囊(盐酸盐) 15mg。

【临床应用】

说明书适应证

失眠症。

【用法用量】

1. 说明书用法用量

一般用法　15~30mg/次，睡前服。

2. 其他用法用量

[国外参考信息]

失眠症　推荐15~30mg，睡前服。剂量应根据个体情况调整。

【禁忌证】

1. 说明书禁忌证

(1) 对本药或其他苯二氮䓬类药物过敏。

(2) WBC减少。

(3) ＜15岁儿童不宜使用。

2. 其他禁忌证

(1) 睡眠呼吸暂停综合征。

(2) 孕妇(国外资料)。

【特殊人群用药】

儿童　＜15岁儿童不宜使用。

老人　应从小剂量(7.5mg)开始，按需调整。

其他用法用量

[国外参考信息]　推荐的初始剂量为15mg，睡前服。

孕妇　禁用。美国FDA妊娠安全性分级为：X类。

哺乳妇女　慎用。

肝功能不全者　肝功能损害者慎用。

肾功能不全/透析者　(1) 国内说明书认为肾功能不全者应慎用，国外资料认为肾功能不全者不必调整剂量。(2) 血透后不必补充剂量。

其他　身体虚弱者，从小剂量(7.5mg)开始，按需调整。

【注意】

(1) 慎用　①CNS处于抑制状态的急性酒精中毒者。②有药物滥用或成瘾史者。③严重抑郁。④低蛋白血症。⑤严重COPD。⑥重症肌无力伴呼吸困难。⑦急性闭角型青光眼。

(2) 交叉过敏　其他苯二氮䓬类药。

(3) 用药相关检查/监测项目　定期检查肝肾功能、WBC计数。

(4) 对驾驶/机械操作的影响　用药后避免立即驾驶车辆、操纵机器或高空作业等。

【给药说明】

(1) 给药条件　①对本药耐受量小的患者宜使用较低的初始剂量。②本药在用药第2~3日显效，停药后1~2日药效仍持续。③本药不宜反复、多次应用。

(2) 减量/停药条件　避免长期大量使用本药而成瘾。长期使用本药，停药前应逐渐减量。骤然停药可能发生撤药症状。

【不良反应】

ADR警示　近年，美国FDA、澳大利亚医疗产品局(TGA)多次发布镇静催眠药的安全性信息，强调此类药物可能引起异常睡眠行为的潜在风险。异常睡眠行为风险包括睡行症、梦驾症(在服用镇静催眠药后不清醒的状态下驾车，而无任何印象)或在明显睡眠状态下的其他潜在危险行为，包括准备食物、进食、打电话和性交等。我国国家药品不良反应病例报告数据库中，本药主要不良反应表现为皮疹。

(1) 心血管　心悸、胸痛。

(2) 神经　头晕、嗜睡、共济失调、晕厥、乏力、震颤、过度镇静、定向障碍、昏迷、头痛。

（3）精神　神经过敏、恐惧、易激惹、虚弱、欣快、抑郁、言语增多、言语不清、意识混乱及幻觉等。

（4）内分泌 / 代谢　多汗。

（5）血液　贫血、WBC减少、骨髓抑制。

（6）消化　胃灼热、胃部不适、恶心、呕吐、腹泻、便秘、胃肠道疼痛、食欲减退、肝酶改变、中毒性肝损害。

（7）呼吸　呼吸急促。

（8）泌尿　排尿障碍。

（9）生殖　阳痿。

（10）骨骼肌肉　关节痛。

（11）皮肤　皮肤瘙痒、皮疹和潮红。

（12）眼　视物模糊、眼睛灼热感和聚焦障碍。

（13）耳　耳鸣。

（14）其他　首次服用本药初期可能出现过敏性休克和血管性水肿（严重面部浮肿）。

**【药物过量】**

（1）表现　持续的精神紊乱、嗜睡、震颤、持续的言语不清、站立不稳、心动过缓、呼吸急促或困难及严重的肌无力等。

（2）处理意见　①及早进行对症处理，包括催吐或洗胃，以及维持呼吸和循环。②如出现异常兴奋，不能用巴比妥类药。③苯二氮䓬受体拮抗药氟马西尼可用于本药过量中毒的解救。

**【相互作用】**

（1）酒精　可增强本药的作用。

（2）烟草　烟草中的某些成分可加速本药的代谢。要达到相同的疗效，吸烟者需增加剂量。

（3）咖啡因　大剂量咖啡因（500mg）可干扰本药的抗焦虑作用。

（4）其他　参见地西泮。

## 劳拉西泮
## Lorazepam

**【其他名称】** 佳普乐、罗拉、乐拉安、洛拉酮、氯羟安定、氯羟二氮䓬、氯羟去甲安定、思力佳、苏拉西泮、Ativan、Lora、Lorax、Lorazepamum、Quait、Trapax、Wypax

**【分类】** 精神障碍用药 \ 镇静催眠及抗焦虑药

**【制剂规格】** 片剂　① 0.5mg。② 1mg。③ 2mg。

注射液　① 1ml : 2mg。② 1ml : 4mg。③ 2ml : 2mg。④ 2ml : 4mg。

**【临床应用】**

**1. 说明书适应证**

（1）抗焦虑。

（2）镇静催眠。

（3）缓解激动诱导的自主症状（头痛、心悸、胃肠不适、失眠等）。

**2. 其他临床应用**

（1）抗惊厥及癫痫持续状态。

（2）紧张性头痛。

（3）麻醉前及内镜检查前的辅助用药。

（4）本药注射液可用于癌症化疗时止吐。

**【用法用量】**

**1. 说明书用法用量**

（1）抗焦虑　初始 2~3mg/d，分 2~3 次服。常规剂量范围 2~6mg/d，分次服，最大剂量应临睡前给予，剂量可在 1~10mg/d 间调整。

（2）失眠　焦虑或暂时性压力所致的失眠，2~4mg/ 次，睡前服。

**2. 其他用法用量**

［国内参考信息］

（1）抗焦虑、镇静催眠　0.05mg/kg，i.m.；Max：4mg。

（2）癫痫持续状态　① 1~4mg，i.m.。② 0.05mg/（kg · 次），i.v.；Max：4mg；如癫痫持续发作或复发，10~15min 之后可按相同剂量重复注射；如再经 10~15min 后仍无效，须采用其他措施。12h 内用量通常 ≤ 8mg。

（3）癌症化疗止吐　2~4mg，i.v.，在化疗前 30min 注射。必要时重复注射，可与奋乃静合用。

［国外参考信息］

（1）抗焦虑　推荐初始 1~2mg/ 次，2~3 次 /d，p.o.；常用量 2~6mg/d，分次服，可逐渐增至 10mg/d，分 2~3 次服。

（2）失眠　2~4mg/ 次，睡前服。

（3）术前用药　①推荐 4mg/ 次，p.o.。②推荐 0.05mg/kg，i.m.；Max：4mg，在手术前 2h 给药。③静脉给药，推荐 0.044mg/kg，Max：2mg，在手术前 15~20min 给药。部分患者可能需要 0.05mg/kg 或总共 4mg 的剂量。

（4）紧张症　2~4mg/d，p.o.。

（5）止吐　①推荐 0.025~0.05mg/kg，i.m.；Max：4mg。建议联合使用其他止吐药。②建议化疗前 30~35min，缓慢静注 0.025~0.05mg/kg（≤ 4mg），同时联合使用其他止吐药。

（6）癫痫持续状态　推荐剂量 4mg，i.v.，缓慢注射（2mg/min）。如癫痫持续发作或复发，10~15min 之后可按相同剂量重复注射。

【禁忌证】

1. 说明书禁忌证

（1）对本药及苯二氮䓬类药物过敏。

（2）重症肌无力。

（3）青光眼。

2. 其他禁忌证

（1）对聚乙二醇、丙二醇及苯甲醇过敏（国外资料）。

（2）睡眠呼吸暂停综合征（国外资料）。

（3）严重呼吸功能不全（国外资料）。

【特殊人群用药】

**儿童**　＜ 12 岁儿童使用本药的安全性与剂量尚未确立。国外资料建议，＜ 18 岁者应避免肌注或静注。

其他用法用量

［国外参考信息］

（1）术前用药　推荐 0.05mg/kg，p.o.。

（2）牙科镇静　0.5mg 或 1mg，在牙科治疗前口服。

**老人**　用药应谨慎。

1. 说明书用法用量

老年体弱者，推荐初始剂量 1~2mg/d，分次服，可根据需要及耐受性调整剂量。

2. 其他用法用量

［国外参考信息］（1）初始 1~2mg/d，分次服。根据需要或耐受性调整剂量。（2）静脉给药，初始剂量 0.044mg/kg，总量 ≤ 2mg，以避免过度镇静。

**孕妇**　除用于抗癫痫外，妊娠期间应避免使用本药。美国 FDA 妊娠安全性分级为：D 级。

**哺乳妇女**　应慎用。

**肝功能不全者**　严重肝功能不全和（或）肝性脑病患者慎用。应根据患者反应仔细调整用量，尽可能使用低剂量。

【注意】

（1）慎用　① CNS 处于抑制状态的急性酒精中毒者。②有药物滥用或成瘾史者。③癫痫。④运动过多症。⑤低蛋白血症。⑥严重精神抑郁。⑦严重 COPD。⑧睡眠呼吸暂停综合征。

（2）交叉过敏　对其他苯二氮䓬类药物过敏者，也可对本药过敏。

（3）用药相关检查 / 监测项目　长期用药应定期检查血细胞计数和肝功能。

（4）对驾驶 / 机械操作的影响　用药期间避免驾车或操作机器。

【给药说明】

（1）给药条件　①本药按照第二类精神药品管理。②本药深部肌注作为经口内镜检查前辅助用药时，应同时进行局部麻醉。③不宜长期大量使用本药。④静注速度不超过 2mg/min。

（2）减量 / 停药条件　停药应逐渐减量，骤然停药会出现戒断综合征。

（3）其他　有药物或酒精依赖倾向者服用本药时应严密监测，以防产生依赖性。

【不良反应】

（1）心血管　静注：静脉炎、静脉血栓形成。

（2）神经　疲劳、共济失调、头痛、头晕、乏力、定向障碍、睡眠障碍、幻视等。在使用苯二氮䓬类药物的患者中还有发生短暂性遗忘的报道。

（3）精神　抑郁、激动、不安、精神紊乱。

（4）内分泌 / 代谢　血管升压素分泌增多。

（5）血液　血小板减少症、粒细胞缺乏症和各类血细胞减少。

（6）消化　恶心、胃不适、食欲改变、便秘、肝损害等。

（7）泌尿　尿素氮升高、肾功能损害。大剂量：无尿。

（8）生殖　男性性欲丧失。

（9）骨骼肌肉　肌力减弱。

（10）皮肤　大剂量：皮疹。

（11）眼　眼功能障碍、视物模糊。

（12）其他　药物热。长期用药：巴比妥 - 乙醇样依赖性。骤然停药可产生惊厥。

**【药物过量】**

（1）表现　主要表现为对 CNS 不同程度的抑制，从嗜睡到昏迷。轻度症状：嗜睡、思维混乱、构音障碍和昏睡。严重症状：运动失调、张力减退、低血压、心血管系统抑制、呼吸抑制、催眠状态、1~3 度昏迷和死亡。

（2）处理意见　①支持和对症治疗；密切监测生命体征。②有抽吸危险时，不推荐催吐。如给药后不久或有症状的患者，可采用洗胃。服用活性炭也可能减少药物的吸收。③低血压通常用酒石酸去甲肾上腺素注射剂治疗。④本药可透析性差，但其非活性代谢产物葡萄糖醛酸劳拉西泮可能具有较高的可透析性。⑤苯二氮䓬受体拮抗药氟马西尼可作为住院患者本类药过量治疗时的辅助措施，而非作为替代。

**【相互作用】**

（1）茶碱、氨茶碱　可减弱本药的镇静作用。

（2）口服避孕药　使本药疗效降低。

（3）利福平　可降低本药血浓度。

（4）丙磺舒、丙戊酸（钠）　使本药的清除率降低，$t_{1/2}\beta$ 延长，血药浓度升高，引起嗜睡。合用时，本药剂量应减少一半。

（5）洛沙平、氯氮平　本药可增强上述药的镇静作用，引起流涎和共济失调。

（6）其他 CNS 抑制药（如抗精神病药、抗抑郁药、镇静 / 催眠药、抗焦虑药、麻醉性镇痛药、镇静性抗组胺药、抗惊厥药和麻醉剂）　本药可增强中枢神经抑制药的作用。

（7）芬太尼衍生物　麻醉诱导时，在麻醉前使用本药，可缩短达到意识丧失的时间，合用时可减少芬太尼衍生物的剂量。

（8）乙胺嘧啶　可能导致肝毒性。

（9）乙醇　可增强本药的中枢神经抑制作用，应用本药期间不宜饮酒。

（10）烟草　烟草中的某些成分可加速本药在肝脏的代谢清除。欲达同等程度的疗效，吸烟者所需剂量大于不吸烟者。

## 阿普唑仑
## Alprazolam

**【其他名称】** 佳静安定、甲基三唑安定、佳乐啶、Alprazolamum、Frontal、Tafil、Xanax、Xanor

**【分类】** 精神障碍用药 \ 镇静催眠及抗焦虑药

**【制剂规格】** 片剂　① 0.25mg。② 0.4mg。③ 0.5mg。④ 1mg。

胶囊　0.3mg。

**【临床应用】**

**说明书适应证**

（1）抗焦虑。

（2）镇静催眠、抗惊恐。

（3）急性酒精戒断症状的缓解。

**【用法用量】**

**1. 说明书用法用量**

（1）抗焦虑　初始 0.4mg/ 次，tid.，p.o.。

可按需逐渐增量，Max：4mg/d。

（2）抗抑郁 0.8mg/ 次，tid.，p.o.。个别患者可增至 10mg/d。

（3）镇静催眠 0.4~0.8mg/ 次，睡前服。

（4）抗惊恐 0.4mg/ 次，tid.，p.o.。可按需逐渐增量，Max：10mg/d。

**2. 其他用法用量**

［国外参考信息］

（1）抗焦虑 初始 0.25~0.5mg/ 次，tid.，p.o.。每 3~4d 逐渐增量，Max：4mg/d。

（2）抗抑郁 2.5~3mg/d，分次服。

**【禁忌证】**

**说明书禁忌证**

（1）对本药及其他苯二氮䓬类药过敏。

（2）严重呼吸功能不全。

（3）睡眠呼吸暂停综合征。

（4）严重肝功能不全。

（5）青光眼。

（6）孕妇及哺乳妇女。

**【特殊人群用药】**

**儿童** ＜18 岁者的用量尚未确立。

**老人** 用药应谨慎。

**说明书用法用量**

镇静催眠 初始 0.2mg/ 次，tid.，p.o.。可逐渐增至最大耐受量。

**孕妇** 禁用。美国 FDA 妊娠安全性分级为：D 级。

**哺乳妇女** 禁用。

**肝功能不全者** 轻至中度肝功能不全者慎用，严重者禁用。国外资料提示，进行性肝病患者初始 0.25mg/ 次，2~3 次 /d，p.o.，可根据需要和耐受情况逐渐增量。

**肾功能不全 / 透析者** 肾功能不全者应慎用。

**【注意】**

（1）慎用 ①精神抑郁。②严重 COPD。③癫痫。④ CNS 处于抑制状态的急性酒精中毒者。⑤有药物滥用或成瘾史者。⑥运动过多症。⑦低蛋白血症。⑧重症肌无力。

（2）交叉过敏 其他苯二氮䓬类药物。

（3）对驾驶 / 机械操作的影响 服药后不应驾驶车辆或操作机器。

**【给药说明】**

（1）给药条件 ①对本药耐受量小的患者初始剂量宜小。②在治疗恐惧的过程中出现晨起焦虑，可考虑增加服药次数。③不宜长期大剂量使用本药以免成瘾。

（2）减量 / 停药条件 长期用药不宜骤停，应逐渐减量。骤然停药可发生撤药症状，多见睡眠困难、异常的激惹状态和神经质；少见或罕见腹部或胃痉挛、精神紊乱、惊厥、肌痉挛、恶心或呕吐、颤抖、异常多汗。严重症状较多见于长期过量服用者。

（3）其他 ①严重的精神抑郁可使病情加重，甚至产生自杀倾向，应采取预防措施。②出现呼吸抑制或低血压常提示超量。

**【不良反应】**

（1）心血管 心悸、心动过速。

（2）神经 疲乏、头痛、头晕、注意涣散、目眩、嗜睡、动作迟缓、记忆障碍、惊厥、共济失调、震颤。

（3）精神 心理反常、精神紊乱、抑郁、躁狂、轻躁狂、谵妄。

（4）血液 WBC 增多、全血细胞减少。

（5）消化 口干、恶心、呕吐、便秘、多涎、腹泻。

（6）泌尿 排尿障碍。

（7）骨骼肌肉 肌无力、肌痉挛。

（8）皮肤 皮炎、光敏性皮肤病。

（9）眼 视物模糊。

（10）其他 颤抖、过敏反应，长期用药可成瘾。

**【药物过量】**

（1）表现 持续的精神紊乱、嗜睡、震颤、持续的言语不清、站立不稳、心动过缓、呼吸急促或困难、重症肌无力及低血压等。

（2）处理意见 应及早对症处理并给

予支持疗法，包括催吐或洗胃、保持呼吸循环通畅。出现兴奋异常时，不能用巴比妥类药。苯二氮䓬受体拮抗剂氟马西尼可用于本类药物过量中毒的解救和诊断。

**【相互作用】**

（1）利福平　可使本药的清除增加、血药浓度降低。

（2）卡马西平　导致本药血药浓度和疗效下降。合用时需监测疗效，本药可能需增量。

（3）圣约翰草　导致本药清除增加、疗效下降。合用时需监测本药疗效，酌情调整用量。

（4）茶碱　导致本药疗效下降。合用时应监测疗效，本药可能需增量。

（5）左旋多巴　本药可降低左旋多巴的疗效。

（6）西沙必利　可一过性增强本药的镇静作用。

（7）MAOI　可相互增效。

（8）阿片类镇痛药、全麻药、中枢性肌松药、巴比妥类药物及其他镇静催眠抗惊厥药（如水合氯醛、乙氯维诺）可产生协同的中枢神经和呼吸系统抑制，故合用时需监测，酌情调整一药或两药剂量。

（9）西番莲、丹参、卡法根　加重中枢神经抑制。合用期间应避免驾驶汽车或操作重型机械。本药应避免与卡法根合用。

（10）唑类抗真菌药、雌激素类避孕药、尼卡地平、硝苯地平、地尔硫䓬、胺碘酮、阿扎那韦、安普那韦、利托那韦、沙奎那韦、异烟肼、环孢素、屈螺酮、麦角胺、阿瑞吡坦、西咪替丁、氟西汀、奈法唑酮、舍曲林　导致本药血药浓度升高，易引发过度镇静或呼吸抑制，应避免合用；确需合用时，应监测本药不良反应，酌情减小其用量。

（11）大环内酯类抗生素　导致本药毒性增强。合用 2~4d 后，应将本药剂量减小 50%~75%。

（12）三环类抗抑郁药（如丙米嗪、地昔帕明）　本药可升高上述药的血药浓度，可能引发视物模糊、口干、便秘、尿潴留、心律失常等。合用时需注意监测，酌情减小抗抑郁药的用量。

（13）钙离子拮抗药、利尿降压药　可使降压作用增强。

（14）地高辛　本药可使地高辛的血药浓度升高，引起中毒。合用时需监测毒性反应，一旦出现中毒，应根据地高辛血药浓度酌情减量。

（15）其他易成瘾药　成瘾的风险增加。

（16）氯氮平　出现虚脱的风险增加。

（17）普萘洛尔　可引起癫痫发作的类型和（或）频率改变。

（18）扑米酮　可引起癫痫发作的类型改变，合用时需调整扑米酮的用量。

（19）烟草　本药的代谢清除加快。吸烟者需加大本药用量，才能达到与不吸烟者相同的疗效。

（20）乙醇　可使本药的中枢抑制作用增强，服药期间不宜饮酒。

（21）咖啡因　同服大剂量咖啡因（500mg），可影响本药的抗焦虑作用。

## 艾司唑仑
## Estazolam

**【其他名称】** 艾司安定、去甲阿普唑仑、舒乐安定、舒坦乐安定、三唑安定、三唑氮䓬、三唑氯安定、三唑氯䓬、忧虑定、优氯净、Estazolamum、Estazole、Eurodin、Julodin、Prosom、Surazepam

**【分类】** 精神障碍用药\镇静催眠及抗焦虑药

**【制剂规格】** 片剂　① 1mg。② 2mg。

**注射液**　1ml∶2mg。

**【临床应用】**

**说明书适应证**

（1）失眠、焦虑、紧张及恐惧。

（2）抗癫痫、抗惊厥。

（3）麻醉前给药，可缓解手术前的紧张、焦虑。

【用法用量】

**1. 说明书用法用量**

（1）镇静　1~2mg/ 次，tid.，p.o.。

（2）催眠　1~2mg/ 次，睡前服。

（3）抗癫痫、抗惊厥　① 2~4mg/ 次，tid.，p.o.。② 2~4mg/ 次，i.m.，2h 后可重复 1 次。

（4）麻醉前给药　2mg/ 次，术前 1h 肌注。

**2. 其他用法用量**

［国内参考信息］

麻醉前给药　2~4mg/ 次，术前 1h 服。

［国外参考信息］

失眠　1mg/ 次，睡前服。部分患者需服 2mg。

【禁忌证】

**说明书禁忌证**

（1）对本药过敏。

（2）重症肌无力。

（3）以下患者禁用本药注射剂　CNS 处于抑制状态的急性酒精中毒者、严重 COPD、急性闭角型青光眼。

【特殊人群用药】

**儿童**　慎用。儿童（尤其是幼儿）的中枢神经对本药异常敏感，可致中枢神经持久抑制。

**老人**　慎用。老年高血压患者也应慎用。抗焦虑时开始用小剂量，并注意调整剂量。

**其他用法用量**

［国外参考信息］　身体健康的老年患者，起始 1mg，睡前服，加量应谨慎。身体虚弱的老年患者，起始 0.5mg。

**孕妇**　妊娠早期用药有致畸胎的风险；妊娠末数周用于催眠，可使新生儿中枢神经活动受抑制；分娩前或分娩时用药，可致新生儿肌张力减弱。孕妇长期使用可成瘾，使新生儿出现撤药症状。国内资料建议孕妇慎用。美国 FDA 妊娠安全性分级为：X 级。

**哺乳妇女**　慎用。

**肝功能不全者**　慎用，肝病患者须调整剂量。

**肾功能不全 / 透析者**　肾功能不全者慎用。

【注意】

（1）慎用　①心功能不全者。②有药物滥用或成瘾史者。③运动过多症。④严重抑郁。⑤低蛋白血症。⑥以下患者慎用本药片剂：CNS 处于抑制状态的急性酒精中毒者、严重 COPD、急性闭角型青光眼。

（2）交叉过敏　其他苯二氮䓬类药。

（3）对驾驶 / 机械操作的影响　用药期间不宜驾驶车辆、操作机械或高空作业。

【给药说明】

（1）给药条件　①对本药耐受量小的患者初始剂量宜小，逐渐增量。②应避免长期大量使用而成瘾。

（2）减量 / 停药条件　长期使用本药，停药前应逐渐减量，不宜骤停。癫痫患者突然停药可致癫痫发作。

（3）其他　①严重精神抑郁可加重病情，甚至出现自杀倾向，应采取预防措施。②本药误注入动脉，可引起动脉痉挛，导致坏疽。

【不良反应】

ADR 警示　近年美国 FDA、澳大利亚医疗产品局（TGA）多次发布镇静催眠药的安全性信息，强调此类药物可能引起异常睡眠行为的潜在风险，包括睡行症、梦驾症（在服用镇静催眠药后不清醒的状态下驾车，而无任何印象）或在明显睡眠状态下的其他潜在危险行为，包括准备食物、进食、打电话和性交等。我国国家药品不良反应病例报告数据库中，本药主要不良反应表现为口干、嗜睡、皮疹、乏力、白细胞减少、无力、共济失调、头痛、睡眠障碍、幻觉等，严重的表现为肝功能异常、溶血性黄疸、视觉异常、水疱疹、意识模糊等。

（1）心血管　心悸、心律不齐和晕厥。

（2）神经　乏力、嗜睡、头晕、头胀、震颤、眩晕、共济失调、头痛、运动功能减退。

（3）精神　兴奋、多语、睡眠障碍、幻觉。

（4）血液　WBC 减少、粒细胞缺乏。

（5）消化　口干、便秘、食欲减退、腹胀、呕吐、肝损害。

（6）骨骼肌肉　关节炎、关节疼痛、肌肉疼痛及抽搐，停药后症状很快消失。

（7）皮肤　皮疹。

（8）其他　①首次服用本药初期可能出现过敏性休克和血管性水肿（严重面部浮肿）。②本药依赖性较轻。停药可能发生撤药症状。

**【药物过量】**

（1）表现　持续的精神紊乱、嗜睡、震颤、说话不清、站立不稳、心动过缓、呼吸短促或困难、严重肌无力。出现呼吸抑制或低血压常提示超量。

（2）处理意见　①及早进行对症处理，包括催吐或洗胃，维持呼吸和循环等。②如出现异常兴奋，不能用巴比妥类药。③苯二氮䓬受体拮抗药氟马西尼可用于本药过量中毒的解救。

**【相互作用】**

（1）利福平　本药血药浓度降低。

（2）卡马西平　卡马西平和（或）本药的血药浓度下降，$t_{1/2}\beta$ 缩短。

（3）左旋多巴　本药可降低左旋多巴的疗效。

（4）普萘洛尔　两者的血药浓度均明显降低，还可导致癫痫发作的类型和（或）频率改变，应及时调整剂量。

（5）全麻药、镇痛药、吩噻嗪类、MAOI、三环类抗抑郁药、可乐定　可相互增效；与本药合用时，阿片类镇痛药的用量至少应减至 1/3，而后按需逐渐增量。

（6）西咪替丁、异烟肼　可使本药血药浓度升高。

（7）酮康唑　可使本药的血药浓度升高，增加本药的不良反应，延长作用时间。

（8）利托那韦　本药的血药浓度可升高，有引起过度镇静与呼吸抑制的潜在危险。

（9）钙通道阻断药及利尿降压药　可使降压作用增强。

（10）地高辛　本药可增加地高辛的血药浓度，引起地高辛中毒。

（11）易产生依赖性的药物　依赖性增加。

（12）扑米酮　可引起癫痫发作类型改变，需调整扑米酮的用量。

（13）烟草　烟草中的某些成分可加速本药的代谢清除。

（14）酒精　可使本药的作用增强，用药期间不宜饮酒。

## 马来酸咪达唑仑
## Midazolam Maleate

**【其他名称】** 多美康、弗赛得、力月西、咪达安定、咪达唑仑、咪唑安定、咪唑二氮䓬、浦宁、速眠安、Dormicum、Fulsed、Midazolam

**【分类】** 精神障碍用药\镇静催眠及抗焦虑药

**【制剂规格】** 片剂　① 7.5mg。② 15mg。

**注射液**　① 1ml : 5mg。② 2ml : 10mg。③ 3ml : 15mg。④ 5ml : 5mg。⑤ 5ml : 15mg。⑥ 5ml : 25mg。

**【临床应用】**

**说明书适应证**

（1）失眠症的短期治疗，尤其是入睡困难或过早觉醒者。

（2）镇静、抗惊厥，可用于手术前、诊断或内镜操作前、ICU 患者。

（3）全麻诱导及维持。

（4）椎管内麻醉及局部麻醉时的辅助用药。

**【用法用量】**

**1. 说明书用法用量**

（1）失眠症　7.5~15mg，睡前顿服。从低剂量开始，治疗时间为数日至 2 周。

（2）镇静、抗惊厥 7.5~15mg/次，p.o.。

（3）麻醉前给药 ①7.5~15mg，麻醉诱导前2h口服。②0.05~0.075mg/kg，麻醉诱导前20~60min肌注。

（4）术前用药 术前1h肌注本药0.07~0.08mg/kg。

（5）全麻诱导 常用剂量5~10mg（0.1~0.15mg/kg），i.v.。

（6）局部麻醉或椎管内麻醉辅助用药 0.03~0.04mg/kg，分次静注。

（7）ICU患者镇静 先静注2~3mg，再以0.05mg/（kg·h）静滴维持。

**2. 其他用法用量**

［国内参考信息］

（1）术前用药 ①10~15mg（0.1~0.15mg/kg），术前20~30min肌注。可单用，也可与镇痛药合用。②或2.5~5mg（0.05~0.1mg/kg），术前5~10min静注。可单用或与抗胆碱药合用。

（2）全麻诱导 0.1~0.25mg/kg，i.v.。

（3）全麻维持 根据患者需要确定剂量和给药间隔，分次、小剂量静注。

［国外参考信息］

（1）术前给药 5mg，术前30~60min肌注。也可按0.07~0.1mg/kg给药。

（2）牙科、小型外科和其他操作的镇静 总剂量为2.5~7.5mg（约0.07mg/kg）。建议起初30秒静脉给予2mg，再间隔2min追加0.5~1mg直至达到所需的镇静效果。

（3）ICU病人的持续镇静 0.03~0.3mg/kg，静滴5min以上可产生镇静作用；在美国，推荐使用0.01~0.05mg/kg的较低剂量。

（4）麻醉诱导 已术前用药者，0.2mg/kg缓慢静注，未接受术前给药者0.3mg/kg。在美国，追加约25%诱导剂量的本药已作为一种治疗方案，用于时间较短的外科手术的麻醉维持。

**【禁忌证】**

**1. 说明书禁忌证**

（1）对本药及其他苯二氮䓬类药过敏者。

（2）睡眠呼吸暂停综合征。

（3）精神分裂症。

（4）严重抑郁状态者。

（5）重症肌无力。

（6）急性闭角性青光眼。

（7）严重心、肺功能不全者。

（8）严重肝功能不全者。

（9）儿童。

**2. 其他禁忌证**

妊娠早期。

**【特殊人群用药】**

**儿童** 国内说明书认为儿童应禁用，弗赛得（进口）说明书则认为仅新生儿不宜使用。

**其他用法用量**

［国内参考信息］

（1）术前用药 0.15~0.2mg/kg，麻醉诱导前30min静注。

（2）麻醉诱导 5~10mg（0.15~0.2mg/kg），i.m.，与氯胺酮50~100mg（8mg/kg）合用。或0.2mg/kg，i.v.。

［国外参考信息］

（1）镇静、术前给药 6个月至6岁，单剂0.25~0.5mg/kg，p.o.；Max：≤20mg。

（2）麻醉诱导 ＞7岁，推荐剂量0.15mg/kg，i.v.。

**老人** 应减量，从小剂量开始用药。且仅用于安眠，不用作麻醉诱导。老年人危险性的手术和斜视、白内障切除的手术中，可推荐使用本药，但可能会有意识蒙眬或失定向的感觉。

**1. 说明书用法用量**

失眠症 推荐7.5mg/次，qd.，p.o.。

**2. 其他用法用量**

［国内参考信息］一般为7.5mg/次，每晚开始，可逐渐调整剂量。

**孕妇** 妊娠早期不宜使用。分娩过程中单次大剂量注射可致新生儿呼吸抑制、肌张力减退、体温下降以及吸吮无力等。美国FDA妊娠安全性分级为：D级。

**哺乳妇女** 哺乳妇女暂停用药。

**肝功能不全者** 慎用，严重者禁用。

**肾功能不全/透析者** 肾功能不全者慎用。对于慢性肾衰竭者，本药血药峰浓度比正常人增高，诱导麻醉发生更快，且恢复延长。

**其他** 衰弱患者同老年人剂量。

**【注意】**

（1）慎用 ①器质性脑损伤。②心肺功能异常。③充血性心衰。④阻塞性肺疾病。⑤生命体征减弱的急性酒精中毒者（国外资料）。⑥昏迷或休克（国外资料）。⑦未经处理的开角型青光眼（国外资料）。⑧衰弱或慢性病患者。⑨其他神经肌肉接头病、肌营养不良、肌强直。

（2）交叉过敏 对其他苯二氮草类药过敏者，可能对本药过敏。

（3）用药相关检查/监测项目 老年人用药期间应监测血压及心肺功能。

（4）对驾驶/机械操作的影响 用药期间应避免驾驶或机械性操作。

**【给药说明】**

（1）给药条件 ①剂量应个体化。②长期大剂量用药应观察是否有成瘾性。且长期用药应相应减量。③静注仅在医院或急救站由有经验的医师操作，在具有呼吸机等辅助设备处进行。静注速度须缓慢，一般为1mg/(ml·min)。器质性脑病、严重呼吸功能不全者、老年患者或循环系统疾病患者用药3h内应留院观察。④手术及器械性诊断性检查前用药，应在操作前30~60min用药。⑤本药不适于精神分裂症或严重抑郁症患者的失眠。⑥用作全麻诱导时，术后常有较长时间再睡眠现象，应注意保持气道通畅。肝肾功能不全者及老年人可能发生苏醒延迟（60~80min）。

（2）减量/停药条件 骤然停药可引起反跳性失眠，建议失眠改善后逐渐减量。

（3）配伍信息 ①肌注时，应以NS稀释。静脉给药时，用NS、5%或10%GS、5%果糖注射液、林格注射液稀释。②本药不能用6%葡聚糖注射液或碱性注射液稀释或混合。

（4）其他 本药具有苯二氮草类药所共有的抗焦虑、催眠、抗惊厥、肌松和顺行性遗忘作用，其强度为安定的2~3倍。

**【不良反应】**

（1）心血管 低血压、HR加快、血栓性静脉炎、心脏停搏。

（2）神经 头痛、头昏、手脚无力、麻痛、针刺感、不安、不自主运动、癫痫样发作、过度镇静、嗜睡。

（3）精神 急性谵妄、定向力缺失、幻觉、焦虑、神经质、退行性遗忘、欣快。

（4）消化 恶心、呕吐。

（5）呼吸 咳嗽、过度换气、呼吸困难、支气管痉挛、呼吸暂停、呼吸停止、呼吸抑制致死。

（6）皮肤 皮肤红肿、皮疹、硬结、压痛、荨麻疹、瘙痒。

（7）眼 视物模糊、复视、眼球震颤、针尖样瞳孔。

（8）其他 ①肌注：局部硬结、疼痛；静注：静脉触痛。②长期大剂量：成瘾性、撤药症状。

**【药物过量】**

（1）表现 一般可出现疲劳、共济失调、健忘和呼吸抑制等，停药可消失。严重时可导致昏迷、反射消失、严重呼吸抑制等。

（2）处理意见 采取相应的支持疗法，保持呼吸道通畅、监测生命体征，必要时催吐和（或）洗胃。严重过量可采用苯二氮草类受体拮抗药（如氟马西尼）对抗。

**【相互作用】**

（1）卡马西平 卡马西平和（或）本药的血药浓度下降、$t_{1/2}\beta$ 缩短。

（2）左旋多巴 可降低左旋多巴的疗效。

（3）西咪替丁、法莫替丁、雷尼替丁、尼扎替丁 本药血药浓度增高、$t_{1/2}$ 延长。

（4）安普那韦、艾法韦仑 本药血药浓度升高，禁止合用。

（5）大环内酯类抗生素（如红霉素、醋竹桃霉素） 本药代谢受抑制，血药浓度升高。

（6）地拉费定　升高本药血药浓度。

（7）地尔硫䓬　本药血浆清除率下降，可出现过度镇静。

（8）其他 CNS 抑制药　CNS 的抑制作用增强，合用应减量。

（9）麻醉药　可增强麻醉药的镇痛作用。

（10）降压药　降压药的降压作用增强，合用时应注意控制血压。

（11）烟草　加速本药代谢清除。吸烟者应服更大剂量。

（12）乙醇　增强本药作用，用药前后 12h 内不得饮用含酒精饮料。急性酒精中毒时，合用本药将抑制生命体征，患者可出现下述情况：①昏迷或休克，低血压的作用将延长。②充血性心力衰竭，可延长 $t_{1/2}$，增加容积分布 2~3 倍。③肝功能损害。

## 苯巴比妥
## Phenobarbital

【其他名称】 苯巴比通、苯巴比妥钠、迦地那、鲁米那、卢米那尔、鲁米那钠、Barbiphen、Luminal、Luminal Sodium、Phenobarbital Sodium、Phenobarbitalum、Phenobarbitone、Phenobarbitone Sodium、Phenylaethyl Barbitur Saure、Somonal

【分类】 精神障碍用药\镇静催眠及抗焦虑药

【制剂规格】 片剂　① 10mg。② 15mg。③ 30mg。④ 100mg。

粉针剂（钠盐）　① 50mg。② 100mg。③ 200mg。

注射液（钠盐）　① 1ml : 100mg。② 2ml : 200mg。

【临床应用】

1. 说明书适应证

（1）镇静、催眠（用于睡眠时间短早醒者）、抗焦虑。

（2）癫痫大发作、局限性发作及癫痫持续状态。

（3）惊厥。

（4）高胆红素血症。

（5）麻醉前用药。

（6）运动障碍。

2. 其他临床应用

（1）Lennox-Gastaut 综合征。

（2）酒精戒断综合征（国外资料）。

【用法用量】

1. 说明书用法用量

（1）镇静　15~30mg/ 次，2~3 次 /d，p.o.。Max：250mg/ 次，500mg/d。

（2）催眠　① 30~100mg/d，晚间顿服。Max：250mg/ 次，500mg/d。② 50~100mg/ 次，i.m.。

（3）抗惊厥　① 90~180mg/d，分 3 次服，或在晚间顿服。Max：250mg/ 次，500mg/d。② 100~200mg/ 次，i.h./i.m/i.v.gtt.（缓慢），1~2 次 /d。极量：250mg/ 次，500mg/d。

（4）癫痫持续状态　剂量加大，200~300mg/ 次，i.v.（速度不超过 60mg/min），必要时 6h 重复 1 次。

（5）高胆红素血症　30~60mg/ 次，tid.，p.o.。

（6）麻醉前用药　100~200mg/ 次，术前 0.5~1h 肌注。

（7）术后用药　100~200mg/ 次，i.m.。必要时重复，24h 内总量可达 400mg。Max：250mg/ 次，500mg/d。

2. 其他用法用量

[国内参考信息]

（1）镇静　15~30mg/ 次，2~3 次 /d，i.m.。Max：250mg/ 次，500mg/d。

（2）催眠　100mg/ 次，i.m.。Max：250mg/ 次，500mg/d。

（3）抗癫痫　① 15~30mg/ 次，tid.，p.o.，或 90mg，睡前顿服。Max：250mg/ 次，500mg/d。② 15~30mg/ 次，2~3 次 /d，i.m.。Max：250mg/ 次，500mg/d。③重症患者，

3~5mg/（kg·次）或 125mg/（$m^2$·次），i.v.gtt.（缓慢）。

（4）抗惊厥 ① 90~180mg/d，p.o.，分3次服或在晚间顿服。Max：250mg/次，500mg/d。② 100~200mg/次，i.m.，必要时4~6h重复1次。Max：250mg/次，500mg/d。

（5）癫痫持续状态 200~250mg/次，i.v.，必要时6h重复1次。Max：250mg/次，500mg/d。注射应缓慢。

（6）妊娠呕吐 100mg/次，i.m.，必要时6h重复1次。Max：250mg/次，500mg/d。

（7）运动障碍 30~120mg/次，i.m.，必要时重复，24h内总量可达400mg。Max：250mg/次，500mg/d。

［国外参考信息］

酒精戒断综合征 起始260mg，i.v.，然后每30min给予130mg。

**【禁忌证】**

**说明书禁忌证**

（1）对本药过敏。

（2）血卟啉病及有血卟啉病既往史。

（3）贫血。

（4）糖尿病未控制者。

（5）严重肺功能不全及有哮喘史者、呼吸抑制者。

（6）严重肝功能不全或肝硬化。

（7）严重肾功能不全。

**【特殊人群用药】**

**儿童** 用量应个体化。

**1. 说明书用法用量**

（1）镇静 ① 2mg/（kg·次）或60mg/（$m^2$·次），2~3次/d，p.o.。② 2mg/（kg·次），i.m.。

（2）抗惊厥 ① 3~5mg/（kg·次），p.o.。② 3~5mg/（kg·次）或125mg/（$m^2$·次），i.m.。

（3）催眠 肌注用法用量同“抗惊厥”。

（4）麻醉前用药 2mg/（kg·次），i.m.。

（5）抗高胆红素血症 5~8mg/kg，p.o.（分次服），3~7d见效。

**2. 其他用法用量**

［国内参考信息］

（1）镇静 16~100mg/次，i.m.。

（2）抗癫痫 ① 2mg/（kg·次），bid.，p.o.。或3~5mg/（kg·次），或125mg/（$m^2$·次），睡前顿服或分3次服。② 16~100mg/次，i.m.。

（3）术后用药 8~30mg/次，i.m.。

（4）运动障碍 3~5mg/（kg·次），i.m.。

［国外参考信息］

癫痫持续状态 首剂15~20mg/kg，i.v.，然后每8h以1~3mg/kg肌注或口服维持。

**老人** 慎用或使用较小剂量。

**孕妇** 国内建议慎用。美国FDA妊娠安全性分级为：D级。

**哺乳妇女** 慎用。

**肝功能不全者** 严重肝功能不全或肝硬化者禁用。轻至中度肝功能不全者，初始剂量应减少。

**肾功能不全/透析者** 严重肾功能不全禁用。国外资料建议，肾功能不全者，GFR＜10ml/min时，q.12~16h；GFR＞10ml/min时，不需调整剂量。血透和腹透者均需补充用量。

**【注意】**

（1）慎用 ①有药物滥用史者。②糖尿病（已控制）。③甲亢或甲减。④肾上腺功能减退。⑤心脏病。⑥高血压或低血压。⑦多动症。⑧疼痛不能控制者。⑨轻微脑功能障碍。⑩抑郁症。⑪肺动脉瓣关闭不全。⑫过敏体质者。

（2）交叉过敏 其他巴比妥类药。

（3）对检验值/诊断的影响 本药可使血浆内胆红素浓度降低。

（4）对驾驶/机械操作的影响 高空作业、驾驶员、精细和危险工种作业者慎用。

**【给药说明】**

（1）给药条件 ①肌注时应注射于大肌肉（如臀大肌或股外侧肌）的深部，无论药液浓度高低，单次注射量不应＞5ml。②静注时应选择较粗的静脉，以减少局部刺激；切勿选择曲张的静脉。应避免药物外渗或注入动脉内，药物外渗可引起组织化学性损伤，注入动脉内则可引起局部动脉痉挛、剧痛，甚至发生肢端坏疽。静注速度不应＞60mg/min。③用于抗癫痫时，可能需10~30d才达最大疗效，如有条件应定期测血药浓度。④用于抗癫痫时，控制发作的有效血药浓度为20~40μg/ml，＞40μg/ml可出现中毒症状。⑤肌注或缓慢静注多用于癫痫持续状态。

（2）减量/停药条件　①长期用药可产生精神或躯体的药物依赖性，停药需逐渐减量。②长期用于抗癫痫时，骤然停药可导致癫痫发作，甚至出现癫痫持续状态。用其他抗惊厥药替代本药时，也应逐渐减少本药用量，同时逐渐增加替代药的用量，以控制癫痫发作。

**【不良反应】**

（1）心血管　静脉给药可导致低血压和休克。

（2）神经　头晕、嗜睡、乏力、认知障碍、逆行性遗忘（记忆缺损）、共济失调（大剂量）。

（3）内分泌/代谢　叶酸缺乏、低钙血症和骨软化。

（4）血液　血小板减少性紫癜、巨幼细胞贫血、WBC减少、粒细胞缺乏、大红细胞症、高铁Hb血症、淋巴细胞增多症。有肝炎和肝功能紊乱的报道。

（5）消化　恶心、呕吐、黄疸、中毒性肝炎等。

（6）呼吸　哮喘、呼吸抑制、呼吸暂停。

（7）骨骼肌肉　关节肌肉疼痛、骨软化。

（8）皮肤　史-约综合征、中毒性表皮坏死。

（9）眼　眼球震颤（大剂量）。

（10）其他　过敏反应、耐药性及依赖性（长期用药）。出现过敏反应时应立即停药并治疗。

**【药物过量】**

（1）剂量　用药量为催眠量的5~10倍时，可引起中度中毒，10~15倍时可引起重度中毒，血药浓度＞80~100μg/ml时有生命危险。

（2）表现　可能引起昏迷、严重的呼吸抑制和心血管抑制、低血压和休克，继而引发肾衰竭、死亡。深度呼吸抑制是急性中毒的直接死亡原因。①CNS轻度中毒时，有头胀、眩晕、头痛、语言迟钝、动作不协调、嗜睡、感觉障碍、瞳孔缩小等。重度中毒可有一段兴奋期，患者可发生狂躁、谵妄、幻觉、惊厥、瞳孔散大（有时缩小）、肌肉松弛，角膜、咽、腱反射消失，昏迷逐渐加深。②呼吸系统轻度中毒时，一般呼吸正常或稍缓慢。重度中毒时，呼吸减慢、变浅不规则，或潮式呼吸，严重时可引起呼衰。③循环系统可见皮肤紫绀、湿冷、脉搏快而微弱、少尿或无尿、血压下降甚至休克。④黄疸及肝功能损害。

（3）处理意见　最重要的解救措施是维持呼吸和循环功能，施行有效的人工呼吸，必要时行气管切开，并辅之以有助于维持和改善呼吸循环的药物。口服未超过3h者，可用大量温NS或1∶2000的高锰酸钾溶液洗胃，再以10~15g硫酸钠导泻。给予20%甘露醇或25%山梨醇注射液（200ml）等渗透压利尿药静注或快速滴注，3~4h后可重复使用，但须注意水、电解质平衡。肾功能正常可用呋塞米。使用碳酸氢钠或乳酸钠碱化尿液，严重者可透析。血压偏低可静滴葡萄糖氯化钠注射液或低分子右旋糖酐。极度过量时，大脑一切电活动消失，EEG变为一条平线，但不一定为临床死亡，若未并发缺氧性损害，尚有挽救希望。

**【相互作用】**

（1）卡马西平、琥珀酰胺类药　本药可使上述药的消除 $t_{1/2}$ 缩短，血药浓度降低。

（2）三环类抗抑郁药、皮质激素（如

氢化可的松、地塞米松）、洋地黄类药（包括地高辛）、奎尼丁、利福喷汀、硫利达嗪、氟哌啶醇、氯丙嗪、环孢素、氯霉素、土霉素、多西环素、甲硝唑、米非司酮、口服抗凝药、睾丸酮、口服避孕药、孕激素或雌激素　可使上述药物的代谢加快、作用减弱。另一方面，本药也可使在体内活化的药物（如环磷酰胺）的作用增强。

（3）灰黄霉素　巴比妥类药可降低灰黄霉素的药效。两者合用时，灰黄霉素少量多次给药的吸收情况优于大量少次给药。

（4）苯妥英钠　肝功能正常时，本药可使苯妥英钠的药效降低；肝功能不全时，本药可使苯妥英钠的血药浓度升高，药效增强。两者合用时应定期测定血药浓度而调整用量。

（5）碳酸酐酶抑制药　本药药效增强。

（6）丙戊酸钠　本药的血药浓度升高，丙戊酸钠的 $t_{1/2}$ 缩短，肝毒性增加。本药与其他抗癫痫药合用时应密切监测血药浓度。

（7）苯丙胺　可引起本药肠道吸收推迟。

（8）解热镇痛药　可增强镇静作用。与对乙酰氨基酚合用，可引起肝脏毒性。

（9）全麻药、中枢性抑制药或MAOI　可相互增强作用。

（10）右旋哌甲酯　可抑制本药的代谢。

（11）大剂量甲酰四氢叶酸　可拮抗本药的抗癫痫作用，增加癫痫发作频率。

（12）考来烯胺　可减少或延缓本药的吸收，合用时两者的给药间隔应尽量长。

（13）钙离子拮抗药　可引起血压下降。

（14）环磷酰胺　可增加环磷酰胺烷基化代谢产物，但实际作用尚不明确。

（15）吩噻嗪类和四环类抗抑郁药　可降低抽搐阈值，增加抑制作用。

（16）布洛芬类　可减少或缩短半衰期，作用强度减少。

（17）酒精　使用本药时饮酒，可增强对中枢的抑制作用。短期饮酒可能升高本药的血药浓度，而长期饮酒则可能降低本药血药浓度。

## 司可巴比妥
## Secobarbital

**【其他名称】** 甲丁巴比妥、速可巴比妥、司可巴比妥钠、速可巴比妥钠、速可眠、司可那、西可巴比妥、Evronal Sodium、Imesonal、Meballymal、Quinalbarbitone、Quinalspam Soluble Secobarbital、Secobarbital Sodium、Seconal、Seconal Sodium

**【分类】** 精神障碍用药\镇静催眠及抗焦虑药

**【制剂规格】** 胶囊（钠盐） 100mg。

粉针剂（钠盐） ① 50mg。② 100mg。

**【临床应用】**

**1. 说明书适应证**

（1）失眠症。

（2）破伤风等引起的惊厥。

**2. 其他临床应用**

麻醉前给药。

**【用法用量】**

**1. 说明书用法用量**

（1）催眠　50~200mg/次，睡前服。Max：300mg/次。

（2）镇静　30~50mg/次，3~4次/d，p.o.。Max：300mg/次。

（3）麻醉前用药　200~300mg，术前1h服。Max：300mg/次。

**2. 其他用法用量**

［国内参考信息］

（1）催眠　① 100~200mg/次，i.m.。② 50~250mg/次，i.v.。注射速度不超过每15秒50mg。

（2）镇静　1.1~2.2mg/(kg·次)，i.m./i.v.。

（3）抗惊厥（破伤风所致） 5.5mg/(kg·次)，i.m./i.v.，需要时可每隔3~4h重复给药。

[国外参考信息]

（1）镇静 ①100~300mg/d，分3次服。②直肠给药，100~300mg/d，分3次给药。

（2）失眠症 100~200mg/次，睡前服。

（3）术前用药 ①100~300mg，术前1~2h服。②常用量1~2mg/kg，i.m.。

（4）催眠 ①100~200mg/次，i.m.，睡前给药。②静脉给药，剂量≤250mg，速度不超过每15秒50mg。

【禁忌证】

1. 说明书禁忌证

（1）对本药过敏。

（2）有哮喘病史。

（3）糖尿病未控制者。

（4）贫血。

（5）有卟啉病史。

2. 其他禁忌证

（1）严重肝功能不全。

（2）急性间歇性卟啉病。

【特殊人群用药】

**儿童** 儿童用药可引起反常的兴奋。

**其他用法用量**

（1）镇静 2mg/（kg·次）或按体表面积60mg/（$m^2$·次），tid.，p.o.。

（2）催眠 3~5mg/（kg·次）或按体表面积125mg/（$m^2$·次），i.m./i.v.。

（3）麻醉前用药 50~100mg，术前1~2h口服。

**老人** 老年人用量宜较小。

**孕妇** 国内建议孕妇慎用。美国FDA妊娠安全性分级为：D级。

**哺乳妇女** 慎用。

**肝功能不全者** 严重肝功能不全者禁用，轻至中度者慎用。

**肾功能不全/透析者** 肾功能不全者慎用。

【注意】

（1）慎用 ①有药物滥用或依赖史。②心脏病、高血压或低血压。③轻微脑功能障碍。④多动症。⑤糖尿病。⑥甲亢或甲减。⑦肾上腺功能减退。⑧呼吸困难。⑨疼痛不能控制者。

（2）交叉过敏 其他巴比妥类药。

（3）用药相关检查/监测项目 用于抗惊厥时，应定期测定血药浓度，以达最大疗效。

（4）对驾驶/机械操作的影响 高空作业、驾驶员、精细和危险工种作业者慎用。

【给药说明】

（1）给药条件 ①本药静注时应选择较粗的静脉，以减少局部刺激，切勿选择曲张的静脉；静注时应避免药物外渗或注入动脉内。外渗可引起组织化学性创伤，注入动脉内则可使局部动脉痉挛，引起剧痛，甚至发生肢端坏疽。②本药肌注时应注射于大肌肉（如臀大肌或股外侧肌）的深部；无论药液浓度高低，单次注射不应＞5ml。

（2）减量/停药条件 长期用药可产生精神或躯体的药物依赖性，骤然停药可发生撤药综合征。停药时应逐渐减量。

【不良反应】

ADR警示 近年，美国FDA、澳大利亚医疗产品局（TGA）多次发布镇静催眠药的安全性信息，强调此类药物可能引起异常睡眠行为的潜在风险。异常睡眠行为风险包括睡行症、梦驾症（在服用镇静催眠药后不清醒的状态下驾车，而无任何印象）或在明显睡眠状态下的其他潜在危险行为，包括准备食物、进食、打电话和性交等。

（1）心血管 血栓性静脉炎、低血压、结节性动脉周围炎。

（2）神经 头晕、步态不稳、共济失调、精细运动技能损害。

（3）精神 幻觉、轻度情绪紊乱及判断力损害。

（4）内分泌/代谢 水肿、卟啉病。

（5）血液 粒细胞减少、血小板减少。

（6）消化 血清胆红素浓度降低、肝功能损害、黄疸、口腔溃疡（大剂量）。

（7）骨骼肌肉 骨痛及肌无力。

（8）皮肤 皮疹、环形红斑、皮肤水

疱、溃疡、汗腺坏死、局部缺血性坏疽。一旦出现皮疹，应停药。

（9）其他 ①过敏反应（皮疹、哮喘、意识浑浊、抑郁或逆向反应、剥脱性皮炎、史－约综合征）。②长期连续用药，可引起药物依赖性、戒断症状。

【药物过量】

（1）表现 主要为深度昏迷、血压下降、体温下降，可并发肺炎、休克、肾衰竭、深度呼吸抑制。极度过量时，大脑的一切电活动均消失，EEG 变为一条平线，若不并发缺氧性损害，这种情况是可逆的，并不代表临床死亡。

（2）处理意见 ①维持呼吸和循环功能为最重要的解救措施。②口服中毒者，在 3~5h 内可用高锰酸钾（1∶2000）溶液洗胃。用 10~15g 硫酸钠溶液导泻（禁用硫酸镁）。③可用甘露醇等渗透压利尿药加速排泄，若肾功能正常可用呋塞米。也可用碳酸氢钠、乳酸钠碱化尿液，严重者可透析。

【相互作用】

（1）碳酸酐酶抑制药 可增强本药的药效。

（2）卡法根 可协同增强 γ－氨酪酸受体结合能力，用时应谨慎。

（3）钙通道阻断药 可引起血压下降。

（4）麻醉药（如氟烷、恩氟烷、甲氧氟烷、纳布啡、七氟烷等） 可增加麻醉药的代谢产物，增加肝毒性。

（5）与吩噻嗪类（如氯普噻吨、三氟丙嗪）、四环类抗抑郁药物 可降低抽搐阈值。与马普替林合用时，还可增强中枢神经的抑制作用。

（6）氯霉素 本药代谢减少，氯霉素代谢增加。

（7）抗惊厥药物 ①苯妥英钠、磷苯妥英等乙内酰脲类药：合用对上述药物血药浓度的影响不定。两者合用时，必须密切控制血药浓度。②乙琥胺、卡马西平：代谢加快，血药浓度降低，$t_{1/2}$ 缩短。③丙戊酸钠：本药代谢减慢，血药浓度升高，中枢神经抑制增强，丙戊酸钠的 $t_{1/2}$ 缩短。必须调整剂量。

（8）肾上腺皮质激素（如倍他米松、泼尼松龙、泼尼松）、环孢素、洋地黄糖苷类、奎宁等 药效可降低。

（9）灰黄霉素 可使灰黄霉素吸收不良、疗效降低，合用时应逐渐调整灰黄霉素的剂量。

（10）乙酰氨基酚类药物（如对乙酰氨基酚、酚麻美敏等）、口服避孕药、雌激素 本药可导致上述药物代谢增加、疗效降低。

（11）阿普洛尔、普萘洛尔、茶碱、佐替平 本药可导致上述药代谢增加。

（12）抗凝血药（如双香豆素、华法林） 抗凝作用减弱，停用本药后又可引起出血倾向。因此应调整抗凝血药剂量，并定期检测 PT。

（13）奎尼丁 可增加奎尼丁的代谢产物而降低疗效，因此应逐步调整剂量。

（14）多西环素 长期合用，可提高多西环素的血浆清除率。

（15）布洛芬类药 可缩短上述药的 $t_{1/2}\beta$，降低作用强度。

（16）胍法辛 本药可缩短胍法辛的 $t_{1/2}$，改变其药效。

（17）环磷酰胺 可增加环磷酰胺烷基化代谢产物。

（18）氟哌啶醇 联合应用治疗癫痫时，可引起癫痫的发作形式改变，需调整抗癫痫药的剂量。

（19）乙醇 可增强本药的中枢抑制作用，用药期间应避免饮酒。

## 枸橼酸坦度螺酮
## Tandospirone Citrate

【其他名称】 律康、坦度螺酮、坦度优、希德、Sediel、Tandospirone

【分类】 精神障碍用药 \ 镇静催眠及抗焦虑药

【制剂规格】 片剂　① 5mg。② 10mg。

胶囊　5mg。

【临床应用】

说明书适应证

（1）各种神经症所致的焦虑状态。

（2）原发性高血压、消化性溃疡等疾病伴发的焦虑状态。

【用法用量】

1. 说明书用法用量

一般用法　10mg/次，tid.，p.o.。根据患者年龄、症状等增减剂量，但不得＞60mg/d。

2. 其他用法用量

［国外参考信息］

焦虑或抑郁　尚未确定理想剂量，临床试验常用量为 30mg/d 或 60mg/d，分 3 次服。

【禁忌证】

1. 说明书禁忌证

对本药过敏。

2. 其他禁忌证

对本药代谢物 1- 嘧啶基 - 哌嗪过敏（国外资料）。

【特殊人群用药】

**儿童**　尚缺乏儿童用药的安全性资料。

**老人**　慎用。应从小剂量开始，如 5mg/次。

**孕妇**　仅在治疗的益处超过危险时，才能用于孕妇及可能怀孕的妇女。

**哺乳妇女**　最好不用，必须用药时应避免授乳。

**肝功能不全者**　肝功能障碍者慎用。显著肝功能损害者可能需调整剂量（尚无具体剂量调整方案）。

**肾功能不全/透析者**　肾功能障碍者慎用。显著肾功能损害者可能需调整剂量（尚无具体剂量调整方案）。

【注意】

（1）慎用　①对丁螺环酮、伊沙匹隆、吉吡隆等其他氮杂螺酮衍生物过敏（国外资料）。②器质性脑功能障碍。③中至重度呼吸功能衰竭者。④严重心功能障碍。

（2）用药相关检查/监测项目　定期检测血压及肝功能。

（3）对驾驶/机械操作的影响　用药期间不得从事有危险的机械操作。

【给药说明】

给药条件（1）对于病程长（＞3 年）的神经症、严重或苯二氮䓬治疗无效的难治型焦虑患者，本药可能也无效。剂量达 60mg/d 仍未见明显疗效时，不得随意长期应用。（2）以本药替换苯二氮䓬类药物时，如立即替换，可能出现苯二氮䓬类药物的戒断现象，使原有症状加重。换药时苯二氮䓬类药应缓慢减量，同时注意观察临床症状。③本药一般不作为焦虑的首选药。

【不良反应】

（1）心血管　心悸、心动过速、胸闷、收缩压和舒张压降低。

（2）神经　嗜睡、步态蹒跚、眩晕、头痛、头重、失眠、震颤、四肢麻木、类帕金森样症状。

（3）精神　情绪不佳、恶梦。

（4）血液　嗜酸性粒细胞增加。

（5）消化　口渴、恶心、呕吐、食欲减退、腹部不适、胃痛、胃胀、腹胀、便秘、腹泻、肝功能异常、黄疸。

（6）泌尿　尿中 N- 乙酰 -β 氨基葡萄糖苷酶（NAG）升高、BUN 升高。

（7）皮肤　多汗（盗汗、发汗）。

（8）眼　视物模糊。

（9）其他　①过敏反应：皮疹、荨麻疹、瘙痒。②倦怠、乏力、恶寒、浮肿、发热（面部潮红、灼热感）等。

【药物过量】

目前尚无本药过量的临床资料。

【相互作用】

（1）丁酰苯类药物（如氟哌啶醇、螺哌隆等） 可能增强上述药的药理作用，合用可能增强锥体外系症状。

（2）钙拮抗药（如尼卡地平、氨氯地平、硝苯吡啶等） 降压作用可能增强。

## 丁螺环酮
## Buspirone

【其他名称】 布斯帕、布斯哌隆、丁螺旋酮、奇比特、苏新、一舒、盐酸布螺酮、盐酸丁螺环酮、Bespar、Buspar、Buspirone Hydrochloride

【分类】 精神障碍用药\镇静催眠及抗焦虑药

【制剂规格】 片剂 ① 5mg。② 10mg。

片剂（盐酸盐） 5mg。

【临床应用】

**说明书适应证**

广泛性焦虑症及其他焦虑障碍。

【用法用量】

**1. 说明书用法用量**

**一般用法** 5~10mg/次，tid.，p.o.。根据病情和耐受情况调整剂量，可每隔2~3d增加5~15mg。常用剂量20~40mg/d。

**2. 其他用法用量**

［国内参考信息］ Max：60mg/d，p.o.。

【禁忌证】

**1. 说明书禁忌证**

（1）对本药过敏者。

（2）WBC减少。

（3）重症肌无力。

（4）青光眼。

（5）孕妇及哺乳妇女。

（6）儿童。

**2. 其他禁忌证**

（1）癫痫。

（2）严重肝、肾功能不全。

【特殊人群用药】

**儿童** 禁用。

**其他用法用量**

［国外参考信息］

（1）焦虑症 6~17岁，初始5mg/次，tid.，p.o.，3周内增至Max（45mg/d）。在6~8周评估期内的平均剂量为29.3mg/d。

（2）焦虑症伴中重度敌对行为 5~12岁，初始5mg/d，p.o.，每3d增加5~10mg，逐渐增至Max：50mg/d。平均最佳剂量为28mg/d，分2次服。

**老人** 老年人肾功能减退，应低于常规剂量给药。

**孕妇** 国内资料建议孕妇禁用。美国FDA妊娠安全性分级为：B级。

**哺乳妇女** 禁用。

**肝功能不全者** 严重肝功能不全者禁用，轻中度者慎用。

**肾功能不全/透析者** 严重肾功能不全者禁用，轻中度者慎用。

【注意】

（1）慎用 ①心功能不全。②肺功能不全。

（2）用药相关检查/监测项目 应定期检查肝功能及WBC计数。

（3）对驾驶/机械操作的影响 用药期间不宜驾驶车辆、操作机械或高空作业。

【给药说明】

给药条件 本药显效时间约为2周，故达到最大剂量后应继续治疗2~3周。

【不良反应】

（1）心血管 ECG异常、心动过速、高血压。

（2）神经 头晕、头痛、不安、烦躁、发育障碍、锥体外系反应、记忆功能受损、肌阵挛、运动障碍。

（3）精神 注意涣散、萎靡、疲乏、梦魇、多梦、失眠、激动、神经过敏、兴奋、精神紊乱、抑郁、惊恐发作。

（4）内分泌/代谢 多汗、高催乳素血症。

（5）消化 恶心、呕吐、便秘、食欲减退、口干、胃部不适、腹泻、血清ALT轻度升高。

（6）呼吸 胸痛、呼吸停止。

（7）生殖 引起性功能障碍。

（8）骨骼肌肉 肌痛、肌痉挛、肌强直、肌无力、肌肉麻木。

（9）眼 视物模糊。

（10）耳　耳鸣。

【相互作用】

（1）西咪替丁　可使本药的 $C_{max}$ 升高 40%，但对本药的 AUC 影响极小。

（2）其他 CNS 抑制药　剂量＞30mg/d 时，与其他 CNS 抑制药合用易产生过度镇静，应避免合用。

（3）氟伏沙明　升高体内母药及其活性代谢产物的血药浓度。

（4）地尔硫䓬　增强本药的作用。

（5）维拉帕米　增加本药的不良反应。

（6）红霉素、红霉素 / 磺胺异噁唑、伊曲康唑、奈法唑酮等　使本药血药浓度升高，不良反应增加。

（7）洋地黄类药　可使洋地黄的血药浓度升高。

（8）氟哌啶醇　可使氟哌啶醇不良反应增加。

（9）利福平　降低本药的抗焦虑作用。

（10）避孕药　可降低本药作用。

（11）降血糖药　可增加心血管系统的毒性。

（12）氯氮平　可增加出现胃肠道出血和高血糖症的危险。

（13）MAOI　可能发生高血压危象，禁止合用。

（14）曲唑酮　可能升高 ALT。

（15）氟西汀　可抑制本药的 5-HT 能作用，使焦虑症状加重。

（16）西酞普兰　可使 5-HT 重吸收受抑制，出现 5-HT 综合征。

（17）乙醇　可增强本药的中枢抑制作用，极易产生过度镇静，故服药期间不宜饮酒。

（18）葡萄柚汁　服用本药期间饮用大量葡萄柚汁，会使本药毒性增加。

## 佐匹克隆
## Zopiclone

【其他名称】 奥贝舒欣、吡嗪哌酯、金盟、青尔齐、三辰、忆孟返、忆梦返、唑吡酮、Amoban、Amovane、Apo-Zopiclone、Imovance、Imovane、Ximovan、Zimovane

【分类】 精神障碍用药 \ 镇静催眠及抗焦虑药

【制剂规格】 片剂　① 3.75mg。② 7.5mg。

胶囊　7.5mg。

【临床应用】

**说明书适应证**

治疗短期失眠症。

【用法用量】

**1. 说明书用法用量**

失眠症　7.5mg/ 次，临睡前服。通常使用 7~10d，连续服用＞2~3 周，需对患者进行充分评估，最大处方量不应＞1 个月。

**2. 其他用法用量**

［国外参考信息］

失眠症　最适剂量为 7.5mg，睡前 30~60min 服用。对住院的精神病患者，可选择性地使用较大剂量（每晚 10~15mg）；但该剂量对大多数患者疗效不佳，反可加重不良反应。

【禁忌证】

**说明书禁忌证**

（1）对本药过敏者。

（2）失代偿的呼吸功能不全。

（3）重症睡眠呼吸暂停综合征。

（4）重症肌无力。

（5）严重肝功能不全者。

【特殊人群用药】

**儿童**　＜15 岁儿童不宜使用。

**老人**　老年患者对与剂量相关的不良反应较为敏感，如嗜睡、头晕等。国外资料报道，老年患者服用治疗剂量的本药（7.5mg）可出现心悸，除非有中至重度肝功能不全，老年患者通常不必调整剂量。

**说明书用法用量**

初始 3.75mg，临睡时服，必要时可增至 7.5mg。

**孕妇**　慎用。

**哺乳妇女** 不宜使用。

**肝功能不全者** 有说明书建议严重肝功能不全者禁用。也有国外资料建议，严重肝脏疾病者须调整剂量。

**1. 说明书用法用量**

肝功能不全者，临睡前服 3.75mg。

**2. 其他用法用量**

［国内参考信息］ 3.75mg/ 次，睡前服；必要时可增至 7.5mg。

**肾功能不全 / 透析者** 肾功能不全者适当调整剂量。透析时不必调整剂量。

**其他** 呼吸功能不全者应适当调整剂量。

**【注意】**

（1）慎用 处于恢复期的麻醉药品成瘾者（国外资料）。

（2）对驾驶 / 机械操作的影响 服药后应避免驾车或操纵机器。

**【给药说明】**

（1）给药条件 ①肌无力患者用药时需注意监护。②虽有动物实验表明本药的依赖性小于地西泮，用药时间仍不宜过长（通常不超过 4 周），但可间断使用。

（2）减量 / 停药条件 骤然停药可引起停药综合征，应注意监护。

**【不良反应】** 本药不良反应与剂量及患者的敏感性有关。

（1）神经 头痛、乏力、日间嗜睡、头晕、噩梦、震颤、失眠复发、记忆障碍（记忆缺失或遗忘）。

（2）精神 易激惹、醉态、精神紊乱、幻听或幻视、行为障碍、攻击倾向、焦虑。

（3）消化 口苦、口干、恶心、呕吐、上腹部疼痛、腹泻或便秘等。

（4）骨骼肌肉 肌无力。

**【药物过量】**

（1）表现 可出现嗜睡，甚至昏迷。

（2）处理意见 对症治疗。

**【相互作用】**

（1）神经肌肉阻断药（筒箭毒碱及肌松药）、其他中枢神经抑制药 镇静作用可增强。与催眠药合用，发生戒断综合征的风险增加。

（2）红霉素、红霉素 / 磺胺异噁唑 可增加本药的血药浓度、AUC 及 $C_{max}$。

（3）甲氧氯普胺（静脉给药） 可升高本药的血药浓度。

（4）卡马西平 本药的 $C_{max}$ 升高，而卡马西平的 $C_{max}$ 降低。

（5）阿托品、利福平 可降低本药的血药浓度。

（6）乙醇 可增强本药的中枢抑制作用，用药期间严禁饮酒或含酒精的饮料。

## 右佐匹克隆
## Dexzopiclone

**【其他名称】** 艾司佐匹克隆、厄唑匹隆、文飞

**【分类】** 精神障碍用药 \ 镇静催眠及抗焦虑药

**【制剂规格】** 片剂 3mg。

**【临床应用】**

**说明书适应证**

治疗失眠。

**【用法用量】**

**说明书用法用量**

失眠 应个体化给药，推荐起始剂量为入睡前口服 2mg。3mg/ 次可更有效的延长睡眠时间，可根据临床需要起始剂量为 3mg 或增至 3mg。

**【禁忌证】**

**说明书禁忌证**

（1）对本药过敏者。

（2）失代偿的呼吸功能不全者。

（3）重症肌无力。

（4）重症睡眠呼吸暂停综合征。

**【特殊人群用药】**

**儿童** ＜ 18 岁者用药的安全性、有效性尚不明确，不推荐服用。

**老人** 老年患者和 / 或虚弱者使用镇静 /

催眠药物应考虑到重复使用或对药物敏感引起的运动损伤和/或认知能力损伤。用药时，可先从小剂量开始逐渐增量，以便得到合适的剂量。

**说明书用法用量**

失眠　主诉入睡困难的老年患者，推荐起始剂量为睡前口服1mg，必要时可增至2mg。有睡眠维持障碍的老年患者，推荐剂量为入睡前2mg。

**孕妇**　本药及其代谢产物可部分透过胎盘屏障，孕妇慎用。

**哺乳妇女**　本药在乳汁中浓度可能较高，哺乳妇女慎用。

**肝功能不全者**　轻或中度肝功能不全者不必调整剂量；严重肝功能不全者慎用，初始剂量为1mg。

**肾功能不全/透析者**　肾功能不全者不必调整剂量。

**【注意】**

（1）慎用　①伴有可能对代谢或血流动力学造成影响的疾病者。②呼吸障碍疾病者。③有抑郁症状者。

（2）对驾驶/机械操作的影响　服用镇静/催眠药可能产生短期记忆损伤、幻觉、协调障碍、眩晕和头晕眼花。在服用本药后及第2日，患者应小心从事包括需完全警觉或行为协调等危险性的工作（如操作仪器或开车）。

**【给药说明】**

（1）给药条件　①本药某些不良反应是剂量相关的，使用最低有效剂量非常重要，尤其对老年患者。②本药有中枢抑制作用。由于快速起效，故应仅在上床准备睡觉前服用或已上床但入睡困难时服用。

（2）减量/停药条件　使用镇静/催眠药剂量快速下降或突然停药时，可能与其他中枢神经抑制药一样出现类似的戒断体征或症状。

（3）其他　睡眠障碍可能是生理和/或心理紊乱的表现，仅在对患者进行仔细评价后方采取对症治疗。治疗7~10日后若失眠仍出现，则表明存在原发性心理和/或躯体疾病。失眠的恶化或出现新的想法及行为的异常都有可能是未被认知的心理或生理障碍的结果。镇静/催眠药物（包括本药）治疗期间有可能出现上述情况。

**【不良反应】**

（1）神经　头痛、眩晕（剂量相关性）、迷糊、嗜睡。

（2）精神　焦虑、抑郁、幻觉（剂量相关性）、紧张、异常梦境。

（3）消化　口干（剂量相关性）、消化不良、恶心、呕吐、胃痛、腹泻。

（4）呼吸　喉痛、鼻炎。

（5）生殖　痛经、性欲减退、男性乳房发育。

（6）骨骼肌肉　肌痛。

（7）皮肤　皮疹（剂量相关性）。

（8）其他　病毒感染（剂量相关性）、味觉异常（剂量相关性最明显）、意外创伤。

**【药物过量】**

（1）剂量　大剂量使用本药的临床试验有限。有报道1例使用超剂量36mg者完全康复。使用消旋佐匹克隆超剂量340mg者也完全康复（相当于本药最大推荐剂量的56倍）。

（2）表现　意识损伤的程度从嗜睡到昏迷不醒等。消旋佐匹克隆在欧洲上市后，曾有超剂量致死的报道，但这类事件多与其他中枢神经系统抑制药合用。

（3）处理意见　尽快洗胃、对症及支持治疗。必要时静脉补液，氟马西尼可能有用。监测患者的呼吸、脉搏、血压，同时采用全身性支持疗法，对低血压和中枢神经系统抑制的病例应进行监测和采取相应的治疗措施。透析的疗效尚不明确。

**【相互作用】**

（1）利福平　与CYP 3A 4的强诱导药利福平合用，可使消旋佐匹克隆的暴露率降低80%。本药可能产生相似的作用。

（2）奥氮平　本药 3mg 与奥氮平 10mg 合用，可使 DSST 评分降低。相互作用为药效学的改变而非药动学的改变。

（3）CYP 3A 4 强抑制药　与酮康唑 400mg 合用 5 日，可使本药 AUC 增加 2.2 倍，$C_{max}$ 和 $t_{1/2}$ 分别增加 1.4 倍和 1.3 倍。其他 CYP 3A 4 的强抑制药可能产生相似的作用（如伊曲康唑、克拉霉素、奈法唑酮、竹桃霉素、利托那韦、奈非那韦）。与 CYP 3A 4 强抑制药合用时，应减少本药剂量。

（4）CNS 抑制药　与有 CNS 抑制作用的药物合用时，建议减少本药剂量。

（5）血浆蛋白结合力强的药物　不改变两者的游离浓度。

（6）地高辛　服用地高辛第 1 日 0.5mg，bid.，随后 6 日 0.25mg/d，不影响单剂量 3mg 本药的药动学参数。

（7）华法林　服用本药 3mg 共 5 日，不影响华法林的药动学参数；口服华法林 25mg，不影响本药的药效学参数。

（8）帕罗西汀、劳拉西泮　与帕罗西汀、劳拉西泮合用，无药动学和药效学间的相互作用。

（9）高脂饮食　高脂饮食后立刻服用本药，可能引起药物吸收缓慢，致本药对睡眠潜伏期的作用降低。

（10）酒精　与酒精 0.7g/kg 合用，可对神经运动功能产生相加作用，持续 4 小时。不可与酒精同服。

## 酒石酸唑吡坦
## Zolpidem Tartrate

**【其他名称】** 乐坦、诺宾、浦佐坦、思诺思、左吡登、唑吡坦、佐匹坦、STILNOX、Zolpidem

**【分类】** 精神障碍用药 \ 镇静催眠及抗焦虑药

**【制剂规格】** 片剂　① 5mg。② 10mg。

**【临床应用】**

**说明书适应证**

短期治疗偶发性、暂时性或慢性失眠症。

**【用法用量】**

**1. 说明书用法用量**

**一般用法**　常用剂量 10mg/ 次，睡前服。疗程应尽量短：偶发性失眠 2~5d；短暂性失眠 2~3 周；长期失眠不应超过 4 周。

**2. 其他用法用量**

［国内参考信息］　可酌情调整剂量，但应≤ 20mg/d。

［国外参考信息］

失眠症　常用剂量 10mg/ 次，睡前服。有效剂量 10~20mg。疗程 7~10d，如服药超过 2~3 周，应重新评估病情。

**【禁忌证】**

**1. 说明书禁忌证**

（1）对本药过敏。

（2）急性呼吸功能不全伴呼吸抑制者。

（3）梗阻性睡眠呼吸暂停综合征。

（4）严重急性或慢性肝功能不全者（有肝性脑病风险）。

（5）抑郁型精神病。

（6）先天性半乳糖血症、葡萄糖和半乳糖吸收不良或乳糖酶缺陷者。

（7）重症肌无力。

（8）＜ 15 岁儿童。

（9）孕妇及哺乳妇女。

**2. 其他禁忌证**

有强烈自杀意念和过度酗酒者。

**【特殊人群用药】**

**儿童**　＜ 15 岁儿童禁用。

**老人**　慎用，并加强监护。

**1. 说明书用法用量**

初始 5mg/ 次，睡前服。剂量应≤ 10mg/d。疗程通常不超过 7~10d，最多 4 周（包括逐渐减量时间）。

**2. 其他用法用量**

［国外参考信息］　用量应减至 5mg。

**孕妇**　国内资料建议禁用。美国 FDA 妊娠安全性分级为：B 级。

**哺乳妇女**　禁用。

**肝功能不全者**　严重急性或慢性肝功能不全者禁用。轻至中度肝功能不全者，初始 5mg/ 次，睡前服，剂量应≤ 10mg/d。

**肾功能不全 / 透析者**　肾功能不全者初始 5mg/ 次，睡前服。剂量应≤ 10mg/d。血透者可能需调整剂量。

**【注意】**

（1）慎用　①呼吸功能不全。②有酒精滥用史者。③肌无力（除外重症肌无力）。④体弱者。

（2）用药相关检查 / 监测项目　用药前应检测肝功能。

（3）对驾驶 / 机械操作的影响　部分患者服用本药后，次日早晨出现头晕、困倦、乏力、精神警觉度降低等状况。在此状况下或服药不足 8 小时，不建议驾驶机动车、操纵机械或从事其他需精神警觉度的工作。

**【给药说明】**

（1）给药条件　①本药为第二类精神药品，应按照国家相关规定进行管理。②本药应在睡前服用，保证充足睡眠。不建议在夜间增加服用次数。③本药剂量的个体差异很大，应逐渐调整。

（2）减量 / 停药条件　本药通常不宜长期服用。如长期用药，则应逐渐停药，以免出现戒断症状和反跳性失眠。短期用药者无须逐渐停药。

**【不良反应】**

ADR 警示　近年，美国 FDA、澳大利亚医疗产品局（TGA）多次发布镇静催眠药的安全性信息，强调此类药物可能引起异常睡眠行为的潜在风险。异常睡眠行为风险包括睡行症、梦驾症（在服用镇静催眠药后不清醒的状态下驾车，而无任何印象）或在明显睡眠状态下的其他潜在危险行为，包括准备食物、进食、打电话和性交等。TGA 还发布了本药安全性信息，强调服用本药可能导致神经和精神系统不良反应，包括行为和精神状态的变化以及一些奇怪的行为（如梦游或入睡时做出奇怪或潜在危险的行为）。我国国家药品不良反应病例报告数据库中，本药主要不良反应表现为幻觉、谵妄、行为紊乱、意识模糊、头晕、嗜睡、梦游症等，严重的表现为肝功能异常、精神分裂样反应等。

（1）心血管　HR 加快、低血压、血管性水肿。

（2）神经　嗜睡、头晕、头痛、共济失调（老人常见）、手足笨拙（老人常见）、行为障碍、酒醉感。如出现痛感、头晕、眼花、抽搐、震颤等，应停药或停药 48h 后随访。

（3）精神　记忆障碍（顺行性遗忘）、夜间烦躁、抑郁综合征、精神障碍、意识障碍、梦游症及相关行为（如梦中驾车、做饭、打电话，患者醒后对发生的事件无记忆）、兴奋、错觉、暴怒、梦魇、幻觉、敌对、紧张、易激惹及人格分裂、精神紊乱、欣快、失眠。如出现易激惹、神经症、难以控制的激动，应停药或停药 48h 后随访。

（4）内分泌 / 代谢　口干，出现时可继续用药。

（5）消化　恶心、腹泻、消化不良、便秘、呃逆、腹痛、呕吐、肝酶增高。如出现胃肠痉挛或不适、恶心、呕吐，应停药或停药 48h 后随访。

（6）呼吸　呼吸困难。

（7）生殖　性欲改变。

（8）骨骼肌肉　肌张力减退、无力感、步态不稳或跌倒（特别是老年患者没有遵循本药的推荐剂量时），肌痛。如出现肌痉挛，应停药或停药 48h 后随访。

（9）皮肤　荨麻疹、多汗症、皮疹、瘙痒。如出现面红、出汗，应停药或停药 48h 后随访。

（10）眼　复视。

（11）其他　①首次服用本药初期可能

出现过敏性休克和血管性水肿（严重面部浮肿）。②药物滥用者服用本药可产生药物依赖。③连续服用数周可能产生耐药性。④因本药引起的意识水平下降和肌肉无力等原因，患者可能发生跌伤、撞伤或其他严重损害。

【药物过量】

（1）剂量　有单用本药高达 400mg 的报道。

（2）表现　严重共济失调、心动过缓、复视、严重头晕、嗜睡、恶心、呕吐、呼吸困难；严重者可出现昏迷，甚至死亡。单用本药过量未见明显心脏、呼吸抑制现象。

（3）处理意见　采用支持治疗、循环呼吸监护等。服药 1h 内，可诱吐或洗胃；服药 1h 以上，则应使用活性炭以减少药物吸收。苯二氮䓬受体拮抗药氟马西尼对解救本药过量的中毒可能有效。

【相互作用】

（1）利托那韦　本药的血药浓度升高，出现过度镇静和呼吸抑制的危险性增加。

（2）伊曲康唑、氟康唑、酮康唑　本药血药浓度升高。酮康唑可轻度增加镇静作用。

（3）抑制肝酶（特别是 CYP）的药物　本药的作用可能增强。

（4）抗抑郁药（如安非他酮、氟西汀、地昔帕明、舍曲林、文拉法辛等）　出现幻觉的危险性增加。多次口服本药与氟西汀，本药的 $t_{1/2}$ 延长。与舍曲林合用时，本药的血药峰浓度显著升高。本药不宜与抗抑郁药合用。

（5）利福平　本药的血药浓度及药效降低。

（6）丙米嗪　丙米嗪的血药峰浓度降低，但可减少警醒。

（7）氯丙嗪　氯丙嗪的 $t_{1/2}$ 延长，减少警醒。

（8）其他中枢神经系统抑制药　不建议合用。

（9）乙醇　两者的中枢神经抑制作用相加，可导致过度镇静。在服用本药期间，应避免饮酒。

（10）食物　同服会影响本药吸收。

## 扎来普隆
## Zaleplon

【其他名称】 安己辛、安维得、安云、百介民、恩诺欣、禾邦立安、惠宁、曲宁、瑞晨、舒朦、思每、顺思、斯特长佳、思威坦、通安其、扎莱普隆、Sonata

【分类】 精神障碍用药\镇静催眠及抗焦虑药

【制剂规格】 片剂　5mg。

分散片　5mg。

胶囊　① 5mg。② 10mg。

【临床应用】

**说明书适应证**

短期治疗入睡困难的失眠症。

【用法用量】

**1. 说明书用法用量**

失眠症　5~10mg/ 次，睡前或入睡困难时顿服，连续用药不超过 7~10d。如用药 7~10d 后失眠仍未减轻，应对失眠的病因重新评估。

**2. 其他用法用量**

［国外参考信息］

失眠的短期治疗　推荐 10mg/ 次，临睡前服。必要时可增至 20mg/ 次。

【禁忌证】

**说明书禁忌证**

（1）对本药过敏者。

（2）严重肝、肾功能不全。

（3）睡眠呼吸暂停综合征。

（4）严重的呼吸困难或胸部疾病。

（5）重症肌无力。

（6）儿童。

（7）孕妇或计划怀孕的妇女。

（8）哺乳妇女。

【特殊人群用药】

**儿童**　禁用。

**老人**　推荐 5mg/ 次，p.o.。

**孕妇**　国内资料建议孕妇禁用。美国 FDA 妊娠安全性分级为：C 级。

**哺乳妇女**　禁用。

**肝功能不全者**　严重肝功能不全者禁用。轻至中度肝功能不全者，推荐 5mg/ 次，每晚服用 1 次。

**肾功能不全 / 透析者**　严重肾功能不全者禁用。国外资料建议，轻至中度肾功能不全者无需调整剂量。

**其他**　（1）糖尿病患者、体重较轻者，5mg/ 次，每晚服用 1 次。（2）抑郁症患者应尽量使用小剂量。

【注意】

（1）慎用　①有药物滥用史者。②抑郁症（国外资料）。③对酒石黄过敏者（国外资料）。

（2）对驾驶 / 机械操作的影响　用药后应避免驾驶车辆、操作机械。

【给药说明】

（1）给药条件　本药为国家特殊管制的二类精神药品。

（2）其他　服药后必须保证有 4h 以上的睡眠时间。

【不良反应】

（1）心血管　外周水肿、胸痛。

（2）神经　感觉迟钝、感觉异常、震颤、眩晕、不适、偏头痛、肌张力亢进、乏力、震颤、站立不稳、反跳性失眠（剂量依赖性）。剂量≤ 30mg/d：头晕、头痛、嗜睡；剂量更高：运动技能受损。

（3）精神　幻觉、健忘、焦虑、人格解体、抑郁、神经质、反常思维、精神运动性衰退、记忆障碍、多梦、情绪低落、精神错乱、短期记忆缺失、精神障碍。

（4）内分泌 / 代谢　多汗。

（5）血液　一过性 WBC 升高、鼻出血。

（6）消化　恶心、腹痛、消化不良、食欲缺乏、结肠炎、便秘、口干、呕吐、一过性氨基转移酶升高。

（7）呼吸　支气管炎。

（8）生殖　痛经。

（9）骨骼肌肉　肌痛、背痛、关节炎。

（10）皮肤　瘙痒、皮疹。

（11）眼　视力损害、光敏反应、视力异常、眼痛、结膜炎、复视。

（12）耳　耳痛、听觉过敏。

（13）其他　发热、嗅觉倒错。长期服用可产生依赖性。

【药物过量】

（1）表现　较轻微的可见嗜睡、昏睡及意识模糊等；严重的有共济失调、肌张力减退、低血压、昏迷，甚至死亡。

（2）处理意见　一般进行支持、对症治疗。动物研究表明，氟马西尼可拮抗本药的作用，但尚未用于临床。

【相互作用】

（1）利福平　本药血药浓度降低、AUC 减少、疗效降低。

（2）西咪替丁　本药血药浓度升高，AUC 增加，作用增强。使用西咪替丁，本药起始量为 5mg。

（3）苯海拉明　可能存在相加的 CNS 作用，谨慎合用。

（4）硫利达嗪、丙米嗪　清醒程度降低、精神运动能力损害，无药动学改变。

（5）地高辛、帕罗西汀、华法林、布洛芬　无显著药效学和（或）药动学相互作用。

（6）乙醇　乙醇对 CNS 的损害可加重，但其药动学不受影响。服药期间禁止饮酒。

（7）高脂食物　本药吸收延缓，$C_{max}$ 降低 35%，$t_{max}$ 延后约 2h，疗效降低。食高脂食物后不应立即服药。

# 肿瘤用药

# 第一章 抗肿瘤药

## 第一节 烷化剂类

### 氮芥
### Chlormethine

**【其他名称】** 恩比兴、盐酸氮芥、Chlormethine Hydrochloride、Nitrogen Mustard

**【分类】** 肿瘤用药 \ 抗肿瘤药 \ 烷化剂类

**【制剂规格】** 注射液（盐酸盐） ① 1ml∶5mg。② 2ml∶10mg。

搽剂（盐酸盐） ① 100ml∶10g。② 500ml∶50g。

**【临床应用】**

**1. 说明书适应证**

（1）治疗恶性淋巴瘤，尤其是霍奇金淋巴瘤。腔内用药对控制癌性胸腔、心包腔及腹腔积液有较好疗效。

（2）外用治疗皮肤蕈样真菌病。

**2. 其他临床应用**

肺癌、上腔静脉综合征及头颈部癌等。

**【用法用量】**

**1. 说明书用法用量**

（1）**一般用法** ① 4~6mg/ 次［0.1mg/（kg· 次）］，i.v.（加 NS 10ml，由侧管冲入），再滴注适量 NS 或 5%GS。1 次 / 周，连用 2 次，休息 1~2 周后重复给药。②也可腔内注射，5~10mg/ 次，加 NS 20~40ml 稀释后立即注入，1 次 / 周，必要时可重复。

（2）皮肤蕈样真菌病 可用注射液，5mg/ 次，以 NS 50ml 稀释后，局部涂抹，1~2 次 /d。也可用搽剂，每 1ml 用乙醇稀释成 200ml（浓度为 500mg/L）后，涂擦患处。

**2. 其他用法用量**

［国内参考信息］ 5~10mg/ 次［0.1~0.2mg/（kg · 次）］，qd./qod.，动脉注射（用 NS 稀释）。

［国外参考信息］

（1）霍奇金淋巴瘤 采用 MOPP/ABV 方案，第 1 日静脉给予氮芥 6mg/m$^2$、长春新碱 1.4mg/m$^2$（总量≤ 2mg），第 1~7 日口服丙卡巴肼 100mg/（m$^2$ · d），第 1~14 日口服泼尼松 40mg/（m$^2$ · d），第 8 日静脉给予多柔比星 35mg/m$^2$、博来霉素 10U/m$^2$、长春碱 6mg/m$^2$。每 28d 重复。

（2）皮肤蕈样真菌病 10mg/ 次，溶于 60ml 无菌水中，用无菌药签涂擦患处。

**【禁忌证】**

**说明书禁忌证**

（1）对本药过敏者。

（2）孕妇和哺乳妇女。

**【特殊人群用药】**

**儿童**

**其他用法用量**

［国外参考信息］

（1）霍奇金淋巴瘤 儿童用药的安全性和有效性尚未确定，也可采用 MOPP/ABV 方案。

（2）组织细胞增多症 将药物配制成浓度为 200mg/L（0.02%）的溶液，用无菌药签涂擦患处，10min 后清洗去掉药液。2~3mg/ 次，开始时 qd.，病灶消退后减为每 2d 给 1 次，随后每 3d 给 1 次，最后每周给 1 次，直至完全清除。

**孕妇** 本药可致畸和致突变，致胎儿死亡，孕妇禁用。美国 FDA 妊娠安全性分级为：D 级。

**哺乳妇女** 禁用。

**【注意】**

（1）慎用 ①骨髓抑制或肿瘤已浸润至

骨髓。②感染。③接受过化疗或放疗者。

（2）对检验值/诊断的影响　本药可降低血浆胆碱酯酶浓度。

（3）用药相关检查/监测项目　用药期间检查血常规及血小板计数1~2次/周，定期检查肝、肾功能及血尿酸。有严重呕吐者应测定血电解质。

【给药说明】

给药条件　（1）本药可经动脉、静脉及腔内注射，但很少用于腹腔注射（可引起严重疼痛、肠梗阻）；不能口服、肌注或皮下注射。本药稀释后不稳定，应于稀释后10min内注射，不可静滴。（2）注射时应防止药液漏出血管外。一旦漏出于血管外，应立即用0.25%硫代硫酸钠注射液或1%普鲁卡因注射液局部注射，并冷敷6~12h，以减轻局部损伤。（3）外用制剂应避免用于面部（可能致色素沉着）、黏膜及口腔等天然管腔开口处。（4）用药时不能接受紫外线治疗。

【不良反应】

（1）心血管　多次注射：血管硬化、疼痛及血栓性静脉炎。高浓度局部灌注：严重外周静脉炎。

（2）神经　头晕、乏力。

（3）血液　骨髓抑制：WBC及血小板计数明显减少，甚至全血细胞减少。一般于给药后第7~15日出现WBC最低值，一般可于停药后2~4周恢复。

（4）消化　食欲减退、恶心、呕吐或腹泻，常在注射后3~6h出现，持续约24h。用药前后给予止吐剂、镇静剂可减轻胃肠道反应。

（5）泌尿　血尿酸和尿尿酸含量增加。

（6）生殖　月经紊乱、卵巢功能衰竭、睾丸萎缩、精子减少等。

（7）皮肤　脱发。

（8）其他　局部给药：迟发性皮肤过敏反应。高浓度局部灌注：肌肉坏死及脱皮。药液外漏：局部肿胀、疼痛，甚至组织坏死、溃疡。长期用药：增加继发性肿瘤的危险。

【药物过量】

表现　剂量＞0.6mg/kg时，可引起CNS毒性、低钙血症、严重骨髓抑制及心脏损伤。

【相互作用】

尚不明确。

## 环磷酰胺
## Cyclophosphamide

【其他名称】安道生、环磷氮芥、CTX、Cytoxan、Endoxan、Neosar

【分类】肿瘤用药\抗肿瘤药\烷化剂类

【制剂规格】片剂　50mg。

粉针剂　①100mg。②200mg。③500mg。

滴眼液　1%。

【临床应用】

**1. 说明书适应证**

用于恶性淋巴瘤、急性或慢淋白血病、多发性骨髓瘤，疗效较好；对乳腺癌、睾丸肿瘤、卵巢癌、肺癌、头颈部鳞癌、鼻咽癌、神经母细胞瘤、横纹肌肉瘤及骨肉瘤均有一定疗效。

**2. 其他临床应用**

（1）用于各种自身免疫性疾病，如严重类风湿关节炎、大动脉炎、结节性动脉周围炎、显微镜下多动脉炎、系统性红斑狼疮、儿童肾病综合征、多发性肉芽肿、天疱疮以及溃疡性结肠炎、ITP等。也用于器官移植时抗排斥反应，通常与泼尼松、抗淋巴细胞球蛋白合用。

（2）滴眼液用于翼状胬肉术后、角膜移植术后蚕蚀性角膜溃疡等。

【用法用量】

**1. 说明书用法用量**

抗肿瘤　（1）2~4mg/（kg·d），p.o.，连用10~14d，休息1~2周重复给药。（2）单用，500~1000mg/（$m^2$·次），i.v.（加NS 20~30ml），1次/周，连用2次，休息1~2周重复给药。联合用药，针对不同联合方案剂

量有所不同。

**2. 其他用法用量**

[国内参考信息]

（1）抑制免疫　2~3mg/（kg·d），顿服，维持量减半；100~200mg/ 次，qd./qod.，i.v.，连用 4~6 周。

（2）活动性 SLE、狼疮性肾炎　①静脉给药，500~1000mg/（$m^2$·次），每 3~4 周 1 次；或 200mg/ 次，qd./qod.。② 100mg/d，顿服，维持量减半。

（3）器官移植　50~150mg/d，p.o.；200mg/ 次，qd./qod.，i.v.，总量 8~10g 为一疗程。

（4）弥漫性结缔组织病　2~3mg/(kg·d)，p.o.；500~1000mg/（$m^2$·次），i.v.，每 3~4 周 1 次。

（5）翼状胬肉术后、角膜移植术后蚕蚀性角膜溃疡等　1% 滴眼液滴眼。

[国外参考信息]

（1）脑血管炎　500~1000mg/（$m^2$·次），每 1~3 个月静脉给药 1 次。

（2）生殖细胞肿瘤　难治性生殖细胞肿瘤患者，骨髓移植前先给予卡铂 1500mg/$m^2$、依托泊苷 1200mg/$m^2$、静脉给予本药 60~150mg/kg，然后分别在骨髓移植前的第 8、6、4 日给予卡铂 [500mg/（$m^2$·次）]。

（3）多发性骨髓瘤　联合用药：本药 300mg/$m^2$，q.12h，在第 1~6 日静脉给药；美司钠 600mg/（$m^2$·d），持续 3d；长春新碱 2mg、多柔比星 50mg/$m^2$，持续滴注 48h 以上，在给予本药 12h 后给药；第 11 日，快速静注长春新碱 2mg；同时，在第 1~5 日及第 11~14 日，口服地塞米松 20mg/（$m^2$·d）。

（4）多发性硬化症　起始剂量为 400~800mg/$m^2$ 根据 B 细胞和 $CD_4$ 细胞计数逐渐加量，一次增加量为 200mg/$m^2$。个体用药剂量范围为 400~2000mg/$m^2$（600~4000mg），疗程可从 5 个月内给药 5 次到 14 个月内给药 13 次不等。

（5）韦氏肉芽肿病　起始剂量为本药 2mg/（kg·d），p.o.，泼尼松 1mg/（kg·d），p.o.。对暴发型或快速进展型患者，本药初始用量为 4~5mg/（kg·d），p.o.。需调节剂量以维持 WBC 计数 ≥ 3.5 × $10^9$/L，至少持续应用 1 年，直至最低有效剂量。泼尼松逐渐减为 qod.，直至停用。

**【禁忌证】**

**说明书禁忌证**

（1）对本药过敏者。

（2）孕妇及哺乳妇女。

（3）骨髓抑制、感染、肝肾功能不全者禁用或慎用。

**【特殊人群用药】**

**儿童**

**1. 说明书用法用量**

抗肿瘤　2~6mg/（kg·d），p.o.，连用 10~14d，休息 1~2 周重复给药。或 10~15mg/（kg·次），加 NS 20ml 稀释后缓慢静注，1 次 / 周，连用 2 次，休息 1~2 周重复给药。

**2. 其他用法用量**

[国内参考信息]

抑制免疫　1~3mg/（kg·d），p.o.。

**孕妇**　孕妇（尤其妊娠早期）禁用。美国 FDA 妊娠安全性分级为：D 级。

**哺乳妇女**　本药进入乳汁，用药时必须停止哺乳。

**肝功能不全者**　肝功能不全者剂量调整至治疗量的 1/3~1/2。

**肾功能不全 / 透析者**　肾功能不全者剂量调整至治疗量的 1/3~1/2。国外资料建议，GFR ＞ 50ml/min 时，用药间隔时间应延长至 12h；GFR 为 10~50ml/min 时，给予普通剂量的 75%；GFR ＜ 10ml/min 时，给予普通剂量的 50%。也可按以下方式调整用量：GFR ＞ 10ml/min 者，用药间期延长至 12h；GFR ＜ 10ml/min 者，用药间期延长至 18~24h。并推荐血透者使用维持剂量。

**其他**　骨髓转移或既往曾接受多程化、放疗者，本药剂量应减至治疗量的 1/3~1/2。

**【注意】**

（1）慎用　①有痛风病史者。②肿瘤细

胞浸润至骨髓者。③有泌尿系统结石史者。④有多程化疗或放疗史者。

（2）用药相关检查/监测项目 定期检查血常规、尿常规、肝肾功能及血尿酸水平。

**【给药说明】**

（1）给药条件 ①本药口服制剂一般应空腹服用，若出现胃部不适，可分次或进食时服用。②本药代谢产物对尿路有刺激性，用药时应鼓励患者多饮水，大剂量应用时应水化、利尿，同时给予尿路保护剂美司钠。③静脉给药时，注意勿漏出血管外。④用于免疫性疾病时，在抗原刺激后给药最有效，但在抗原刺激前给以大剂量也有一定作用。⑤近年研究显示，提高药物剂量强度，能明显增加疗效。大剂量用药时除应密切观察骨髓功能外，尤应注意非血液学毒性，如心肌炎、中毒性肝炎及肺纤维化等。

（2）配伍信息 本药水溶液仅能稳定2~3h，最好现配现用。

（3）其他 腔内给药无直接作用（本药需在肝内活化）。

**【不良反应】**

（1）心血管 大剂量（120~240mg/kg）：出血性心肌坏死（包括病灶部位出血、冠脉血管炎等），甚至在停药后2周仍可见心力衰竭。

（2）内分泌/代谢 大剂量给药（50mg/kg）并同时给予大量液体可出现水中毒。可同时给予呋塞米预防水中毒。

（3）血液 骨髓抑制：其严重程度与用量有关。WBC多于给药后10~14d达最低值，停药后21d左右恢复正常，血小板减少较其他烷化剂少见。出现骨髓抑制时，用量应减至治疗量的1/3~1/2。若出现明显WBC（特别是粒细胞）或血小板减少，应停药至WBC及血小板恢复至正常水平。

（4）免疫 中至重度免疫抑制。

（5）消化 口腔炎、食欲减退、恶心、呕吐，停药后2~3d可消失。另见肝脏损害，可因丙烯醛（本药代谢物）而致肝毒性，引起肝细胞坏死、肝小叶中心充血，并伴氨基转移酶升高。

（6）呼吸 肺纤维化。

（7）泌尿 大剂量给药：丙烯醛可引起肾出血、膀胱纤维化、出血性膀胱炎、肾盂积水和膀胱尿道反流。用于治疗白血病或淋巴瘤时：高尿酸血症及尿酸性肾病。患者用药时大量饮水，必要时静脉补液，以保证足够液体入量和尿量，或给予尿路保护剂（如美司钠）可预防肾毒性。大量补液、碱化尿液和（或）给予别嘌醇等可预防白血病及淋巴瘤患者出现尿酸性肾病。

（8）生殖 生殖毒性，如停经或精子缺乏。

（9）皮肤 皮肤及指甲色素沉着、黏膜溃疡、荨麻疹、脱发、药物性皮炎、指甲脱落。

（10）眼 视物模糊。

（11）其他 发热、过敏反应。长期用药可致继发性肿瘤。

**【相互作用】**

（1）别嘌醇 本药的骨髓毒性增加，必须同用时，应密切观察。

（2）大剂量巴比妥类、皮质激素类药 本药的急性毒性反应增强。

（3）多柔比星 两者所致心脏毒性增加。多柔比星的总剂量应≤400mg/m$^2$。

（4）可卡因 延缓可卡因的代谢，合用时可延长可卡因的作用并增加毒性。

（5）琥珀胆碱 琥珀胆碱的神经肌肉阻滞作用增强，延长呼吸暂停。

（6）抗痛风药 合用时应调整抗痛风药的剂量以控制高尿酸血症及痛风。

## 异环磷酰胺
## Ifosfamide

**【其他名称】** 和乐生、匹服平、Holoxan、IFO

【分类】 肿瘤用药\抗肿瘤药\烷化剂类

【制剂规格】 粉针剂 ① 0.2g。② 0.5g。③ 1g。④ 2g。

【临床应用】

1. 说明书适应证

睾丸癌、卵巢癌、乳腺癌、肉瘤、恶性淋巴瘤和肺癌等。

2. 其他临床应用

子宫颈癌、头颈部癌、黑色素瘤、骨及软组织肉瘤、食管癌、急性和慢淋白血病等。

【用法用量】

1. 说明书用法用量

**一般用法** 每一疗程间隔3~4周。(1)单药治疗，1.2~2.5g/($m^2$·次)，i.v.，连续5d为一疗程。(2)联合用药，1.2~2g/($m^2$·次)，i.v.，连续5d为一疗程。

2. 其他用法用量

［国内参考信息］1.2~2.5g/($m^2$·次)(与其他化疗药联用时，可1.2~2g/($m^2$·次))，i.v./i.v.gtt.，qd.，连续5d为一个疗程。至少间隔3~4周后进行下一疗程。Max为18g/$m^2$。给药时及给药后4h、8h，应分别给予美司钠(每次剂量相当于本药剂量的20%)，溶于NS 10ml中静注。

【禁忌证】

1. 说明书禁忌证

(1)对本药过敏者。

(2)严重骨髓抑制。

(3)孕妇及哺乳妇女。

2. 其他禁忌证

双侧输尿管阻塞。

【特殊人群用药】

**儿童** 长期用药可致范科尼(Fanconi)综合征。

**孕妇** 禁用。美国FDA妊娠安全性分级为：D级。

**哺乳妇女** 禁用。

**肝功能不全者** 慎用。

**肾功能不全/透析者** 肾功能不全者慎用。

【注意】

(1)慎用 ①低白蛋白血症。②骨髓抑制。③育龄患者。④出血性膀胱炎(国外资料)。⑤既往使用过顺铂者(国外资料)。

(2)用药相关检查/监测项目 应检查血常规、尿常规及肝肾功能。

【给药说明】

(1)给药条件 本药代谢产物对尿路有刺激性，用药时应鼓励患者多饮水，大剂量应用时应水化、利尿，同时给予尿路保护剂美司钠。

(2)配伍信息 ①本药每200mg溶于注射用水5ml中配制成静注液，注射液浓度不超过4%。②静滴时，可用复方氯化钠溶液、NS、5%GS等作为溶媒。药物溶解于500ml溶液中需滴注3~4h。③本药水溶液不稳定，须现配现用，配制后溶液应尽快使用。

(3)其他 本药可能加重放疗所致的皮肤反应。

【不良反应】

(1)心血管 高剂量给药：心脏毒性。

(2)神经 嗜睡、癫痫样发作。

(3)精神 精神异常。剂量过高、肾功能不全者或既往用过顺铂者：焦虑不安、紧张、幻觉、乏力、晕厥、昏迷。

(4)血液 骨髓抑制：轻至中度WBC和血小板减少。WBC和血小板一般于给药后1~2周降至最低，大多可在2~3周恢复正常。

(5)免疫 长期用药：免疫抑制、垂体功能低下和继发性肿瘤。

(6)消化 食欲减退、恶心和呕吐、一过性肝功能异常。

(7)呼吸 高剂量给药：肺炎。

(8)泌尿 出血性膀胱炎为本药剂量限制性毒性，表现为尿频、尿急、尿痛及血尿，可于给药后几小时至几周内出现，通常停药后几日内消失。还可致肾功能损害，表现为血肌酐升高等，高剂量时可致肾小管坏死。分次给药或补充大量液体，并在尿路保护剂（如美司钠）配合下用药，可防止或减轻泌尿系统毒性反应。

（9）生殖 长期用药：可能致不育。

（10）其他 注射局部静脉炎、创伤愈合延迟。

【相互作用】

（1）顺铂 曾用过顺铂者使用本药后，骨髓抑制、神经毒性及肾毒性等不良反应更明显。

（2）抗凝血药（如华法林） 可能引起凝血机制紊乱而致出血。

（3）降血糖药（如磺脲类） 降血糖药的作用增强。

（4）活疫苗 使用本药时接种活疫苗，可增加活疫苗感染的风险。接受免疫抑制化疗的患者不能接种活疫苗。缓解期白血病患者，至少停止化疗3个月，才允许接种活疫苗。

（5）其他细胞毒药物 本药应酌情减量。

## 苯丁酸氮芥 Chlorambucil

【其他名称】 苯丁酰氮芥、瘤可宁、留可然、Leukeran

【分类】 肿瘤用药\抗肿瘤药\烷化剂类

【制剂规格】 片剂 ① 1mg。② 2mg。

【临床应用】

1. 说明书适应证

（1）霍奇金淋巴瘤、非霍奇金淋巴瘤、慢淋白血病、瓦尔登斯特伦巨球蛋白血症、晚期卵巢腺癌及多发性骨髓瘤。

（2）对部分乳腺癌也有明显的疗效。

2. 其他临床应用

用于免疫抑制，包括切特综合征（生殖器溃疡、口疮及眼色素层炎综合征）、红斑狼疮、韦氏肉芽肿病、类风湿关节炎并发脉管炎、皮质激素依赖性肾病综合征、硬皮病。

【用法用量】

1. 说明书用法用量

（1）一般用法 0.1~0.2mg/（kg·d）[6~10mg/d 或 4~8mg/（$m^2$·d）]，qd. 或分3~4次服，连用3~6周，一疗程总量可达300~500mg。

（2）霍奇金淋巴瘤 单用剂量一般为0.2mg/（kg·d），p.o.，持续治疗4~8周。

（3）非霍奇金淋巴瘤 单用起始剂量一般为0.1~0.2mg/（kg·d），p.o.，连用4~8周，此后进行维持治疗，可减量或改为间歇用药。本药通常用于治疗晚期弥漫性淋巴细胞性淋巴瘤及放疗后复发者。对晚期非霍奇金淋巴细胞性淋巴瘤，单药治疗与联合化疗的总缓解率无明显差别。

（4）慢淋白血病 通常在患者已出现症状或外周血细胞计数提示已有骨髓受损（而不是骨髓衰竭）时开始使用本药。初始剂量为0.15mg/（kg·d），p.o.，用至全血WBC降至$10 \times 10^9$/L。第一疗程结束后4周可再次用药，剂量为0.1mg/（kg·d）。通常经约2年的治疗，部分患者WBC数降至正常范围，肿大的脾和淋巴结不再能触及，骨髓中淋巴细胞比例也降至20%以下。骨髓衰竭患者应首选强的松龙治疗，待有骨髓再生表现后，方可开始使用本药。

（5）瓦尔登斯特伦巨球蛋白血症 本药是治疗方法之一，推荐起始剂量为6~12mg/d，p.o.，直至出现WBC减少，随后推荐剂量视病情而定，减至2~8mg/d。

（6）卵巢癌 单用一般剂量为0.2mg/（kg·d），p.o.，连用4~6周。也可0.3mg/（kg·d），p.o.，直至WBC减少。维持剂量为0.2mg/（kg·d）。维持疗程可用药2~4周，每疗程间相隔2~6周。

（7）晚期乳腺癌 单用一般剂量为0.2mg/（kg·d），p.o.，用药6周。可与强的松龙联合应用，若不考虑体重，按14~20mg/d给药，＞4~6周，通常不会产生严重骨髓抑制。也可与氨甲蝶呤、氟尿嘧啶及强的松龙联合使用，剂量为 5~7.5mg/（$m^2$·d）。

**2. 其他用法用量**

［国内参考信息］

免疫抑制　3~6mg/d，早饭前 1h 或晚饭后 2h 服，连服数周，出现疗效或骨髓抑制时减量，总量一般为 300~500mg。

**【禁忌证】**

**1. 说明书禁忌证**

对本药过敏者。

**2. 其他禁忌证**

孕妇（尤其是妊娠早期）。

**【特殊人群用药】**

**儿童**　霍奇金淋巴瘤和非霍奇金淋巴瘤的儿童也可考虑用本药治疗，其剂量方案与成人相近。

**其他用法用量**

［国内参考信息］　0.1~0.2mg/（kg·d），p.o.。

**老人**　严重肝功能及肾功能损伤的老年患者用药时，应监测肝、肾功能并谨慎观察。

**孕妇**　本药有增加胎儿死亡及先天性畸形的危险，妊娠早期禁用。即使在妊娠中晚期用药，也应权衡利弊。美国 FDA 妊娠安全性分级为：D 级。

**哺乳妇女**　用药期间不宜哺乳。

**肝功能不全者**　肝功能明显异常者应考虑减量。

**【注意】**

（1）慎用　①骨髓抑制。②痛风或有泌尿道结石史者。③感染。④有癫痫史、头部外伤或使用其他潜在致癫痫药物者。

（2）用药相关检查/监测项目　定期检查血常规、肝肾功能。

**【给药说明】**

（1）给药条件　①接触完整的本药药片对人体无害，但药片不可分割。②近期曾接受放疗或其他细胞毒类药物治疗的患者不宜使用本药。当出现骨髓淋巴细胞浸润或骨髓增生时，一日剂量不应＞0.1mg/kg。③肾病综合征患儿、间歇高剂量本药治疗者及有癫痫史者用药时应严密监测后序用药情况（发生癫痫的风险增加）。④由于氮质血症也可引起骨髓抑制，故这类患者用药期间应注意监测。⑤本药连续服用 300mg 以上易出现药物蓄积，长期连续服用时应谨慎，并注意用药总量。⑥与其他细胞毒药物相同，无论夫妻任何一方使用本药，均应采取避孕措施。

（2）减量/停药条件　①本药需 3 周左右方可临床显效，故不应在 4 周内因未见明显疗效而停止治疗。②本药治疗剂量仅抑制淋巴细胞，对中性粒细胞、血小板和 RBC 的影响很小。当中性粒细胞开始降低时无需停药，但须强调，停药后 10d 甚至更长时间，中性粒细胞仍可下降。

（3）其他　本药通常作为联合化疗方案的组成药物，有多种组合方案。还可替代氮芥，使毒性减轻且疗效相同。

**【不良反应】**

（1）神经　震颤、肌张力增加、神志不清、易激动及共济失调（上述症状一般停药后可逐渐恢复）、昏迷、神经毒性（大多见于肾病综合征患者）。长期或大剂量应用可致抽搐。

（2）血液　骨髓抑制：主要为淋巴细胞减少，对粒细胞和血小板抑制较轻。若及时停药，一般可恢复，但也有报道本药致严重不可逆性骨髓抑制。若患者 WBC（特别是粒细胞）突然减少，应减量给药。另外，间歇给药方案的骨髓毒性较每日小剂量维持给药方案低，且在两个疗程之间一般可恢复。

（3）消化　轻度食欲缺乏、口腔溃疡、恶心、呕吐及腹泻、黄疸和肝功能异常。

（4）呼吸　肺纤维化，长期或高剂量应用可致间质性肺炎。

（5）泌尿　膀胱炎。为防止用药期间出现尿酸性肾病或高尿酸血症，可大量补液、碱化尿液，或给予别嘌醇治疗。

（6）生殖　精子减少，累积剂量达

400mg 时曾见精子活力缺乏。青春期患者长期用药可致精子缺乏或持久不育。另可见卵巢功能失常（与剂量及年龄有关）。

（7）皮肤　皮疹。

（8）其他　①药物热、皮肤过敏。②有使用本药进行乳腺癌长期辅助治疗后，小部分患者患急非淋白血病的报道。③本药有致突变性，还可致男性染色单体和染色体损害。④动物实验中，本药可致发育异常，如短尾或卷尾、小脑和露脑、指畸形（包括缺指、短指、并指和多指）、长骨异常（如长度减少，一部或多部骨缺失）、胚胎骨化位置全部缺失。还可引起肾脏异常。

**【药物过量】**

（1）表现　最主要的表现是可逆性全血细胞减少。儿童可出现罕见神经毒性反应，表现为激越行为、共济失调以至反复癫痫大发作。

（2）处理意见　尚无解毒剂。过量时应该密切监测血象，并根据病情需要采用适当的支持性疗法和输血。本药不可经透析清除。

**【相互作用】**

（1）其他骨髓抑制剂　增强疗效，应注意调整剂量。

（2）苯丁唑酮　本药的毒性增强，故接受苯丁唑酮治疗时需减少本药的标准用量。

（3）活疫苗　使用本药时接种活疫苗，可增加活疫苗感染的风险。缓解期白血病患者，至少要停止化疗 3 月，才允许接种活疫苗。

## 磷酸雌莫司汀
## Estramustine Phosphate

**【其他名称】** 雌氮芥磷酸二钠、雌氮芥磷酸钠、雌二醇氮芥、雌二醇氮芥磷酸钠、雌莫司汀、雌莫司汀磷酸二钠、雌莫司汀磷酸钠、雌甾醇氮芥、雌甾氮芥、磷雌醇氮芥、磷雌醇氮芥钠、磷雌氮芥、磷雌氮芥钠、依立适、Estramustine、Estramustinum

**【分类】** 肿瘤用药\抗肿瘤药\烷化剂类

**【制剂规格】** **胶囊**　① 100mg。② 140mg。

**粉针剂（附稀释液）**　① 150mg。② 300mg。

**【临床应用】**

**其他临床应用**

晚期前列腺癌，特别是对激素治疗无效者。

**【用法用量】**

**其他用法用量**

［国内参考信息］

晚期前列腺癌　200~300mg/ 次，bid.，p.o.。连服 3~4 周后仍无效，则应停药；若病情好转，应按原剂量继续服用 3~4 个月。必要时根据疗程、疗效和不良反应等适当调整剂量。治疗开始阶段也可 300mg/d，i.v.，连用 3 周，然后 300mg/ 次，2 次 / 周，或改为口服。

**【禁忌证】**

**其他禁忌证**

（1）对 $E_2$ 或氮芥类药物过敏者。

（2）严重肝脏或心脏疾病。

（3）活动性血栓性静脉炎或血栓栓塞性疾病。

**【特殊人群用药】**

**儿童**　尚不明确。

**孕妇**　国内尚缺乏孕妇用药资料。美国 FDA 妊娠安全性分级为：D 级。

**哺乳妇女**　尚不明确。

**肝功能不全者**　严重肝脏疾病患者禁用。

**【注意】**

（1）慎用　①水钠潴留。②糖尿病。③冠心病及高血压。④消化性溃疡。⑤脑血管疾病。

（2）用药相关检查 / 监测项目　定期检查血常规及肝功能。

**【给药说明】**

（1）给药条件　①静注时应使用细针缓慢注射（3~5min），若药液漏出血管外，应立即停止注射。②也可稀释于 5%GS 250ml

中静滴，但滴注时间不能＞3h。③口服制剂应于饭前 1h 或饭后 2h 服用。

（2）配伍信息 配制注射液时，予 8ml 稀释液（不可用氯化钠注射液）缓缓注入本药包装瓶内，不能振荡，以防产生泡沫。

**【不良反应】**

（1）心血管 血压升高、血栓栓塞。

（2）内分泌 / 代谢 水肿。

（3）血液 WBC 和血小板减少。

（4）消化 咽痛、暂时性恶心、呕吐、腹泻、肝功能损害。

（5）生殖 男性乳房增大、性欲减退及 ED。

（6）皮肤 皮疹。

**【相互作用】**

（1）含钙药物（如含钙的抗酸药）、奶制品或其他含钙食物 本药血药浓度降低，不能同服。

（2）活疫苗 使用本药时接种活疫苗，可增加活疫苗感染的风险。接受免疫抑制化疗的患者不能接种活疫苗。缓解期白血病患者，至少要停止化疗 3 个月，才允许接种活疫苗。

## 尼莫司汀
## Nimustine

**【其他名称】** 里莫斯定、嘧啶亚硝脲、尼氮芥、宁得朗、盐酸尼莫司汀、Nidran、Nimusitine Hydrochloride、Nimustine Hydrochloride

**【分类】** 肿瘤用药 \ 抗肿瘤药 \ 烷化剂类

**【制剂规格】** 粉针剂（盐酸盐） ① 25mg。② 50mg。

胶囊 ① 10mg。② 50mg。

**【临床应用】**

**说明书适应证**

缓解下列疾病的自觉症状和体征：脑肿瘤、消化道癌（胃癌、肝癌、结肠癌、直肠癌）、肺癌、恶性淋巴瘤、慢性白血病。

**【用法用量】**

**1. 说明书用法用量**

**一般用法** 通常将本药溶解成浓度为 5mg/ml 的溶液，供静脉或动脉给药：（1）2~3mg/（kg·次），其后根据血象停药 4~6 周，再次给药，如此反复直至达临床满意疗效。（2）或将一次量 2mg/kg 隔 1 周给药，2~3 次后，根据血象停药 4~6 周，再次给药，如此反复直至达临床满意疗效。

**2. 其他用法用量**

［国内参考信息］

（1）100~200mg/（$m^2$·次），每 6~8 周 1 次，p.o.。（2）2~3mg/（kg·次）［或 90~100mg/（$m^2$·次）］，以注射用水溶解成浓度为 5mg/ml 的溶液缓慢静注或静滴。6 周后可重复给药，总剂量 300~500mg。应根据血常规确定剂量及间隔时间。

**【禁忌证】**

**说明书禁忌证**

（1）对本药有严重过敏史者。

（2）骨髓抑制。

（3）孕妇或可能妊娠的妇女。

**【特殊人群用药】**

**儿童** 慎用并注意观察，尤其注意不良反应的出现。儿童用药时也应考虑本药对性腺的影响。

**老人** 减量并注意观察。

**孕妇** 孕妇或可能妊娠的妇女禁用。

**哺乳妇女** 用药时应停止哺乳。

**肝功能不全者** 慎用。

**肾功能不全 / 透析者** 慎用。

**其他** 育龄患者用药时，应考虑本药对性腺的影响。

**【注意】**

（1）慎用 ①水痘（可出现致死性全身障碍）。②合并感染（WBC 减少，降低对感染的抵抗力）。

（2）用药相关检查 / 监测项目 应每周检查血常规、肝肾功能，尤其长期用药者。

**【给药说明】**

（1）给药条件 ①本药不可肌注或皮下

注射，可静脉给药、膀胱内给药、腔内注射或动脉注射。②静脉给药时，若药液漏出管外，可引起注射部位硬结及坏死，故应慎重给药以免药液外漏。③长期用药会加重不良反应呈迁延性推移，故应慎重给药。

（2）减量/停药条件 ①本药可引起迟缓性骨髓功能抑制等严重不良反应，故每次给药后至少6周应每周进行临床检验，充分观察患者状态（如感染症及出血倾向的出现及恶化）。若发现异常，应给予减量或停药等适当处理。②用药时进行放疗或合用其他化疗药时，应密切观察患者，发现异常时应减量或停药。

（3）配伍信息 ①应避免与其他药物混合使用。②本药遇光易分解，水溶液不稳定，溶解后应立即使用。

【不良反应】

（1）神经 头痛、痉挛、眩晕。

（2）血液 迟发性及累积性骨髓抑制为本药剂量限制性毒性，可见WBC减少、血小板减少、贫血及低蛋白血症等。WBC及血小板计数一般在用药后4~6周降至最低点，持续约5~10d，多于6~8周恢复。有出血倾向时，应停药。

（3）消化 食欲缺乏、恶心、呕吐、口腔炎、腹泻、AST及ALT升高。睡前服用本药或合用止吐药，可减轻胃肠道反应。

（4）呼吸 间质性肺炎及肺纤维化。

（5）泌尿 BUN升高、蛋白尿。

（6）皮肤 皮疹、脱发。

（7）其他 全身乏力感、发热。用药期间若出现感染或类似皮疹的过敏反应时，应停药。

【相互作用】

其他抗肿瘤药 加重骨髓抑制。

## 福莫司汀
## Fotemustine

【其他名称】 武活龙、MUpHORAN

【分类】 肿瘤用药\抗肿瘤药\烷化剂类

【制剂规格】 粉针剂 200mg。

【临床应用】

说明书适应证

（1）原发性恶性脑部肿瘤。

（2）播散性恶性黑色素瘤（包括脑内部位）。

【用法用量】

1. 说明书用法用量

一般用法 （1）单药治疗，100mg/($m^2$·次)，i.v.gtt.（稀释于5%GS中，滴注时间≥1h）。诱导治疗1次/周，连用3次；停药4~5周后开始维持治疗，每3周1次。（2）联合化疗，诱导治疗共用药2次，维持治疗同单药治疗。

2. 其他用法用量

[国外参考信息]

结直肠癌的肝转移 一项Ⅱ期临床试验研究中，125mg/($m^2$·次)，动脉给药（4h），每隔36d使用3次（连用3天）。

【禁忌证】

1. 说明书禁忌证

孕妇和哺乳妇女。

2. 其他禁忌证

对本药过敏者（国外资料）。

【特殊人群用药】

**儿童** 尚不明确。

**孕妇** 禁用。美国FDA妊娠安全性分级为：D级。

**哺乳妇女** 禁用。

**肝功能不全者** 国外资料建议，肝脏疾病者慎用。

**肾功能不全/透析者** 国外资料建议，肾脏疾病者慎用。

【注意】

用药相关检查/监测项目 血常规及肝、肾功能。

【给药说明】

（1）给药条件 ①从开始诱导治疗时间起间隔8周后开始维持治疗，每两次维持治疗之间间隔 3 周。②给药时应注意避光。③不推荐将本药用于过去 4 周内接受过化疗（或 6 周内使用过亚硝基脲类药物治疗）者；此外，仅在血小板计数≥ $100\times10^9$/L 和（或）粒细胞计数≥ $2\times10^9$/L 的情况时，才考虑使用本药。

（2）配伍信息　①本药注射用粉末应现配现用，每 200mg 粉末用无菌乙醇溶液 4ml 溶解。②配制药液时，应戴口罩和保护手套。若有药液意外溅出，应用水彻底冲洗。③污染的物品应在保证安全的条件下予以废弃。

**【不良反应】**

（1）神经　意识障碍和感觉异常。

（2）血液　血小板和 WBC 减少（血小板和 WBC 计数最低值分别出现于首剂给药后的 4~5 周和 5~6 周）、迟发和可逆性的骨髓抑制（Hb 在用药后第 35 日降至最低点）。

（3）消化　恶心呕吐（多于给药后 2h 内出现）、腹泻、腹痛以及氨基转移酶、ALP 和血胆红素增高（多为中度、可逆性）。

（4）呼吸　恶性黑色素瘤患者序贯给予达卡巴嗪和本药：出现快速进展性肺炎，甚至死亡。

（5）泌尿　血肌酐轻度升高、血尿。

（6）皮肤　瘙痒，未观察到脱发。

（7）其他　发热、注射局部静脉炎。

**【药物过量】**

处理　目前尚无特效解毒剂。

**【相互作用】**

（1）达卡巴嗪　达卡巴嗪在同一日使用时，可见致死性肺毒性，建议按下述推荐方法联合用药：诱导治疗时，福莫司汀 100mg/（$m^2\cdot d$），在第 1、8 日给药，达卡巴嗪 250mg/（$m^2\cdot d$），在第 15、16、17 和 18 日给药。休息 5 周后维持治疗按福莫司汀 100mg/（$m^2\cdot d$），在第 1 日给药，达卡巴嗪 250mg/（$m^2\cdot d$），在第 2、3、4 和 5 日给药。

（2）活疫苗　使用本药后接种活疫苗（如轮状病毒疫苗、黄热病疫苗），可增加活疫苗感染的风险。接受免疫抑制化疗的患者不能接种活疫苗。

## 卡莫司汀
## Carmustine

**【其他名称】** 卡氮芥、氯乙亚硝脲、BCNU

**【分类】** 肿瘤用药＼抗肿瘤药＼烷化剂类

**【制剂规格】** **注射液**　2ml∶125mg。

**粉针剂**　100mg。

**【临床应用】**

**1. 说明书适应证**

用于脑瘤（恶性胶质细胞瘤、成神经管细胞瘤、恶性室管膜瘤、生殖细胞瘤等）、脑转移瘤和脑膜白血病，恶性淋巴瘤，多发性骨髓瘤；与其他药物合用可用于恶性黑色素瘤。

**2. 其他临床应用**

对肺癌、头颈部癌和睾丸肿瘤有效。与氟尿嘧啶合用可治疗胃癌及直肠癌。

**【用法用量】**

**1. 说明书用法用量**

**一般用法**　100mg/（$m^2\cdot$次），溶入 5%GS 或 NS 150ml 中快速静滴，qd.，连用 2~3d；或单次给药 200mg/$m^2$，每 6~8 周重复。

**2. 其他用法用量**

［国外参考信息］

（1）一般用法　150~200mg/（$m^2\cdot$次），每 6 周 1 次，i.v.gtt.，也可分为 2 次连续 2d 给药。最大累积量为 1000mg/$m^2$。

（2）蕈样肉芽肿　将本药溶于 30% 酒精后制成浓度为 0.5~3mg/ml 的外用溶液，淋浴后涂抹全身（约 60ml/ 次），qd.，持续 14d。给药时要戴防护手套、保护眼睛以防溶液溅洒。

（3）多形性神经胶质细胞瘤　予本药植入性薄片放入肿瘤切除后的腔隙里，根据腔隙大小，一次可植入 61.6mg（即 8 片），薄片之间可略有重叠。

【禁忌证】

1. 说明书禁忌证

（1）对本药过敏者。

（2）孕妇和哺乳妇女。

2. 其他禁忌证

严重骨髓抑制者。

【特殊人群用药】

儿童 安全性和有效性尚未确定。

老人 慎用。

孕妇 孕妇（尤其妊娠早期）禁用。美国FDA妊娠安全性分级为：D级。

哺乳妇女 禁用。

肝功能不全者 慎用。

肾功能不全/透析者 慎用。

【注意】

（1）慎用 ①骨髓抑制。②感染。③接受过放疗或其他抗癌药治疗者。

（2）用药相关检查/监测项目 用药期间应检查血常规、肝肾功能及肺功能。

【给药说明】

（1）给药条件 ①两次给药间歇不应短于6周。②本药多与其他抗癌药联用，具体剂量根据肿瘤和化疗方案确定，应避免与有严重骨髓抑制作用或致呕吐的抗癌药合用。

（2）其他 ①用药期间应注意预防感染。②皮肤意外接触本药可致受累区域暂时性色素沉着。若皮肤或黏膜接触本药，应立即用肥皂水冲洗。

【不良反应】

（1）心血管 血栓性静脉炎。

（2）神经 大剂量给药可致脑脊髓病变。

（3）血液 迟发性骨髓抑制（是本药剂量限制性毒性，可见WBC和血小板减少）、继发急性白血病、骨髓发育不良（见于长期用药者）。

（4）消化 食欲缺乏、恶心、呕吐、轻度肝功能损害（氨基转移酶、ALP、胆红素升高）。

（5）呼吸 长期治疗可致间质性肺炎或肺纤维化。部分患者用药1~2个疗程后即可见肺并发症，部分不能恢复。

（6）泌尿 肾体积缩小、氮质血症、肾功能不全、出血性膀胱炎。

（7）生殖 抑制睾丸或卵巢功能，引起精子缺乏或闭经。

（8）皮肤 皮肤瘙痒、脱发，滴速过快时皮肤呈红色。

（9）眼 视网膜色素沉着、视网膜炎、眼眶痛及巩膜红斑、视网膜动脉狭窄、视网膜出血、视神经纤维层梗死而致盲。

【药物过量】

处理意见 尚无特效解毒剂。出现严重骨髓抑制时，可静脉输注成分血或合用粒细胞CSF。

【相互作用】

（1）苯妥英 长期使用苯妥英者在加用本药后，可致苯妥英血药浓度降低，药效下降。

（2）西咪替丁 骨髓抑制作用加重。

（3）活疫苗 使用本药时接种活疫苗，可增加活疫苗感染的风险。

## 司莫司汀

## Semustine

【其他名称】 甲环己亚硝脲、甲环亚硝脲、甲基-CCNU、甲基罗氮芥、甲基氯乙环己亚硝脲、MeCCNU、Me-CCNU

【分类】 肿瘤用药\抗肿瘤药\烷化剂类

【制剂规格】 胶囊 ① 10mg。② 50mg。

【临床应用】

1. 说明书适应证

（1）脑原发肿瘤及转移瘤。

（2）与其他药物合用可治疗恶性淋巴瘤、胃癌、大肠癌、黑色素瘤。

2. 其他临床应用

治疗肝癌、直肠癌、肺癌等。对多发性骨髓瘤、乳腺癌、睾丸癌也有一定疗效。

【用法用量】

1. 说明书用法用量

一般用法 100~200mg/m$^2$ 顿服，每6~8

周1次，睡前与止吐药、安眠药同服。

2. 其他用法用量

[国内参考信息]（1）单药治疗，125~200mg/（$m^2$·次），每6~8周1次，p.o.；也可36mg/（$m^2$·次），1次/周，p.o.，一疗程6周。（2）联合用药，75~150mg/（$m^2$·次），每6周1次，p.o.；或30mg/（$m^2$·次），1次/周，p.o.，连用6周。

**【禁忌证】**

1. 说明书禁忌证

（1）对本药过敏者。

（2）孕妇及哺乳妇女。

2. 其他禁忌证

（1）WBC计数＜$4\times10^9$/L或血小板计数＜$50\times10^9$/L者。

（2）严重骨髓抑制者。

（3）肝肾功能障碍者。

**【特殊人群用药】**

**儿童**

**说明书用法用量**

**一般用法** 100~120mg/$m^2$顿服，每6~8周1次。

**老人** 慎用。

**孕妇** 本药可能致畸，孕妇（尤其妊娠早期）禁用。

**哺乳妇女** 禁用。

**肝功能不全者** 慎用。肝功能障碍者禁用。

**肾功能不全/透析者** 肾功能不全者慎用。肾功能障碍者禁用。

**【注意】**

（1）慎用 ①骨髓抑制或曾有WBC计数低下。②溃疡病。③食管静脉曲张。④感染。

（2）用药相关检查/监测项目 用药期间应密切注意血常规、BUN、尿酸、Ccr、血胆红素、氨基转移酶的变化及肺功能。

**【给药说明】**

给药条件 （1）若患者伴感染，用药前应先控制感染。（2）用药期间预防感染，注意口腔卫生。

**【不良反应】**

（1）血液 本药对骨髓抑制有累积性。可见WBC和血小板减少。WBC和血小板最低值分别在服药后4周和5~6周左右出现，持续6~10d。

（2）消化 恶心、呕吐、口腔炎及肝功能一过性异常。恶心呕吐最早可在口服后45min出现，迟者在6h左右出现，通常在次日可消失，服药前给予止吐药或于睡前服药，均可减轻胃肠道反应。

（3）泌尿 影响肾功能。

（4）生殖 抑制睾丸或卵巢功能，引起闭经或精子缺乏。

（5）皮肤 轻度脱发、全身性皮疹。

（6）其他 乏力、可能致其他原发肿瘤。

**【药物过量】**

处理意见 目前尚无药物可对抗本药过量，若出现骨髓抑制，可输注成分血或使用粒细胞CSF。

**【相互作用】**

（1）活疫苗 用药后接种活疫苗，不能激发机体产生抗体，故用药后3个月内不宜接种活疫苗。

（2）皮质激素 免疫抑制作用加重。

（3）氯霉素、氨基比林、磺胺药 本药的骨髓抑制作用加重。

（4）可严重减少WBC和血小板的抗癌药 以本药组成联合化疗方案时，应避免与可严重减少WBC和血小板的抗癌药合用。

## 达卡巴嗪
## Dacarbazine

**【其他名称】** 达卡比嗪、氮烯咪胺、氮烯唑胺、甲氮咪胺、甲嗪咪唑胺、DTIC

**【分类】** 肿瘤用药\抗肿瘤药\烷化剂类

**【制剂规格】** 粉针剂 ①100mg。②200mg。

**【临床应用】**

**说明书适应证**

黑色素瘤、软组织肉瘤和恶性淋巴瘤等。

【用法用量】

说明书用法用量

（1）一般用法　2.5~6mg/（kg·次）或200~400mg/（$m^2$·次），用10~15ml NS溶解后，再用5%GS 250~500ml稀释后静滴（＞30min），qd.。一疗程5~10d，间隔3~6周重复给药。单次大剂量静滴剂量为650~1450mg/$m^2$，每4~6周1次。

（2）四肢恶性黑色素瘤　200mg/（$m^2$·次），qd.，动脉注射，连用5d，间隔3~4周重复给药。

【禁忌证】

说明书禁忌证

（1）有严重过敏史者。

（2）水痘或带状疱疹。

（3）孕妇。

【特殊人群用药】

**儿童**　尚不明确。

**孕妇**　本药可致畸和致突变，孕妇禁用。美国FDA妊娠安全性分级为：C级。

**哺乳妇女**　本药有细胞毒性，用药期间应停止哺乳。

**肝功能不全者**　慎用。

**肾功能不全/透析者**　慎用。

【注意】

（1）慎用　感染。

（2）用药相关检查/监测项目　用药期间应定期检查血清BUN、肌酐、尿酸、血清胆红素、ALT、AST、LDH。

【给药说明】

（1）给药条件　①静注时防止药物外漏，避免对局部组织刺激。若药液漏出血管外，应立即停止注射，并以1%普鲁卡因注射液局部封闭。②静滴速度不宜太快。

（2）配伍信息　①本药与氢化可的松琥珀酸钠有配伍禁忌。②本药对光和热极不稳定、遇光或热易变红，在水中不稳定，放置后溶液变浅红色。需临时配制，溶解后立即注射，并尽量避光。本药经注射用水溶解后，在棕色瓶中只能保存1~3d，故最好现配现用。

（3）其他　本药可组成以下化疗方案：①霍奇金淋巴瘤，与多柔比星、博来霉素及长春碱联用。②软组织肉瘤，与环磷酰胺、长春碱及多柔比星联用。

【不良反应】

（1）神经　面部麻木感。长期用药：头昏、精神症状（如烦躁）、外周神经病变。

（2）血液　骨髓抑制：高剂量给药时更明显，表现为WBC及血小板减少、贫血。WBC减少出现于给药后16~20d，21~25d降至最低；血小板减少出现于给药后16d。

（3）消化　胃肠道反应（食欲缺乏、恶心、呕吐，一般给药后1~12h内出现）、黏膜炎、肝功能损害（ALP、ALT及AST暂时性升高）。

（4）泌尿　肾功能损害、BUN暂时性升高。

（5）生殖　闭经、精子缺乏。

（6）皮肤　脱发。

（7）其他　注射部位疼痛或不适、流感样综合征（全身不适、肌肉酸痛、高热等，常于给药后第7日出现，可持续1~3周）。

【相互作用】

（1）其他抑制骨髓的药物　本药应减量。

（2）阿地白介素　发生过敏反应的风险增加。

（3）活疫苗　使用本药时接种活疫苗，可增加活疫苗感染的风险。接受免疫抑制化疗的患者不能接种活疫苗。缓解期白血病患者至少要停止化疗3个月，才允许接种活疫苗。

## 美法仑
## Melphalan

【其他名称】　爱克兰、苯丙氨酸氮芥、L-苯丙氨酸氮芥、L-溶肉瘤素、L-溶血瘤素、马尔法兰、米尔法兰、马法兰、美法兰、溶肉瘤素、消旋苯丙氨酸氮芥、左旋苯丙氨酸氮芥、左旋溶肉瘤素、左旋溶血瘤素、Alkeran、MEL、Phenylalanine Mustard

**【分类】** 肿瘤用药 \ 抗肿瘤药 \ 烷化剂类

**【制剂规格】** 片剂 2mg。

**【临床应用】**

1. 说明书适应证

（1）治疗多发性骨髓瘤及晚期卵巢腺癌。

（2）单用或与其他药物合用，对部分晚期乳腺癌疗效显著。

（3）对部分真性 RBC 增多症有效。

2. 其他临床应用

（1）慢性白血病、恶性淋巴瘤、骨软骨病等。

（2）动脉灌注可用于肢体恶性黑色素瘤、软组织肉瘤及骨肉瘤。

（3）造血干细胞移植的预处理（大剂量给药）。

**【用法用量】**

1. 说明书用法用量

（1）多发性骨髓瘤 0.15mg/（kg·d），分次服，连用 4d，6 周后重复下一疗程。

（2）卵巢癌 0.2mg/（kg·d），p.o.，连用 5d，每 4~8 周或外周血象恢复时给予下一疗程。

（3）晚期乳腺癌 0.15mg/（kg·d）或 6mg/（$m^2$·d），p.o.，连用 5d，每 6 周重复一疗程。出现骨髓毒性时应减量。

（4）真性 RBC 增多症 诱导缓解期，6~10mg/d，p.o.，连用 5~7d，然后 2~4mg/d，至症状满意控制；维持量为 2~6mg/ 次，1 次 / 周，p.o.。

2. 其他用法用量

［国内参考信息］

肢体恶性黑色素瘤、软组织肉瘤及骨肉瘤 20~40mg/ 次，动脉灌注。

**【禁忌证】**

1. 说明书禁忌证

对本药过敏者。

2. 其他禁忌证

（1）近期患水痘或带状疱疹者。

（2）妊娠早期。

（3）哺乳妇女。

**【特殊人群用药】**

**儿童** 安全性和有效性尚不明确。

**老人** 慎用。

**孕妇** 妊娠早期禁用。美国 FDA 妊娠安全性分级为：D 级。

**哺乳妇女** 用药时停止哺乳。也有资料建议哺乳妇女禁用。

**肾功能不全 / 透析者** 慎用。中至重度肾功能不全者使用常规剂量的 50%。

**【注意】**

（1）慎用 有痛风史或泌尿道结石者。

（2）对检验值 / 诊断的影响 羟基吲哚醋酸（5-HIAA）增加。

（3）用药相关检查 / 监测项目 定期检查血常规及肝肾功能。因本药有骨髓抑制作用，故在治疗期间必需频繁监测血常规，必要时暂缓用药或调整剂量。每个治疗期前应严密监控患者骨髓抑制，包括严重感染、出血、症状性贫血。

**【给药说明】**

给药条件 （1）本药口服吸收易变，为确保达到治疗水平，应谨慎增量，直至出现骨髓抑制作用为止。（2）与强的松合用可能比本药单用更有效。通常联合用药须间歇进行。延长连续用药的优越性尚未得到证实。对治疗有反应者，延长治疗超过 1 年，未见病情改进。

**【不良反应】**

（1）心血管 心动过速、血压过低、静脉闭塞性疾病。

（2）内分泌 / 代谢 水肿。

（3）血液 骨髓抑制（是本药剂量限制性毒性，表现为 WBC 及血小板计数降低，于给药后 2~3 周左右降至最低，停药 4~8 周可恢复正常）、溶血性贫血。

（4）消化 恶心、呕吐及食欲减退

等，常于服药后数小时出现，严重者可持续2~4d，大剂量用药时较明显。另见肝功能异常、肝炎、黄疸、口腔溃疡、胃炎、腹泻。

（5）呼吸　支气管痉挛、呼吸困难、肺纤维化、间质性肺炎。

（6）泌尿　血尿酸及尿尿酸浓度升高、BUN 暂时性显著升高。可用别嘌醇预防或缓解高尿酸血症。

（7）生殖　抑制性腺功能（与用量及时间有关），致精子缺乏及闭经。

（8）皮肤　脱发、黏膜炎、皮肤坏疽。

（9）其他　①荨麻疹、皮疹等过敏反应，出现过敏时应停药。②长期给药可致严重的复发性脉管炎及继发肿瘤，特别是白血病或 MDS。有报道使用本药治疗多发性骨髓瘤、巨球蛋白血症及卵巢癌时，继发急性白血病。③动物实验表明，本药在胚胎形成期有致畸性。

**【药物过量】**

（1）表现　口服过量可见胃肠道反应，包括恶心、呕吐和腹泻；静注过量可见腹泻、出血、骨髓抑制。用量＞100mg/m$^2$时，可出现重度黏膜炎、胃炎、大肠炎、腹泻、胃肠道出血及低钠血症（因伴发血管升压素分泌失调所致）等，可见肝酶升高、静脉闭塞性疾病、肾毒性和成人 RDS。用量＞290mg/m$^2$时，可导致重度恶心和呕吐、意识减弱、惊厥、肌肉麻痹和拟胆碱作用。

（2）处理意见　应严密监测血常规及肝肾功能至少 4 周，直至有明显恢复，并采取支持治疗，包括协同输血、注入血小板、保肝和使用抗生素等。

**【相互作用】**

（1）西咪替丁、雷尼替丁、法莫替丁、尼扎替丁　本药生物利用度降低。

（2）丁硫堇　本药生物利用度增加，毒性增强。

（3）卡氯芥　卡氯芥的肺毒性增加。

（4）环孢素　有报道两药合用时出现肾衰竭。

（5）环磷酰胺　术前大剂量静注本药，术后再给予环磷酰胺，可致肾功能损伤。

（6）萘啶酮酸　可能出现出血性小肠结肠炎，故应避免合用。

（7）顺铂　可改变本药的排泄。

（8）活疫苗　使用本药时接种活疫苗，可增加活疫苗感染的风险。

（9）食物　本药生物利用度显著降低。

## 白消安
## Busulfan

**【其他名称】** 白舒非、白血福恩、二甲磺酸丁酯、马利兰、BUS、Busulphan、Myleran

**【分类】** 肿瘤用药\抗肿瘤药\烷化剂类

**【制剂规格】** 片剂　① 0.5mg。② 2mg。

**【临床应用】**

**1. 说明书适应证**

（1）慢粒白血病的慢性期（但对费城 1 号染色体阴性患者效果不佳）。

（2）原发性血小板增多症、真性 RBC 增多症等慢性骨髓增殖性疾病。

**2. 其他临床应用**

（1）骨髓纤维化。

（2）骨髓移植和外周血干细胞移植的预处理。

**【用法用量】**

**1. 说明书用法用量**

慢粒白血病　4~6mg/（m$^2$·次），qd.，p.o.。若 WBC 计数降至 20×10$^9$/L 时，则需酌情停药。或给维持量 1~2mg/d，qd./qod.，以维持 WBC 计数在 10×10$^9$/L 左右。

**2. 其他用法用量**

［国内参考信息］

（1）慢粒白血病　4~6mg/（m$^2$·d），p.o.，至 WBC 计数＜15×10$^9$/L 时停药。若服药 3 周仍未见 WBC 计数下降，可适当加量。对缓解期＜3 个月的患者可给予维持量：2mg/次，2 次/周，p.o.，以维持 WBC 计数在

$10\times10^9$/L 左右。

（2）真性 RBC 增多症、原发性血小板增多症　4~6mg/d，分次服，并根据血象、病情及疗效调整剂量。

**【禁忌证】**

**说明书禁忌证**

（1）对本药过敏者。

（2）妊娠早期。

**【特殊人群用药】**

**儿童**

**其他用法用量**

［国内参考信息］

慢粒白血病　诱导治疗时，0.06~0.12mg/（kg·d）［或 1.8~3.6mg/（$m^2$·d）］，p.o.。然后根据血象、病情及疗效调整剂量，以维持 WBC 计数＞ $20\times10^9$/L。

**孕妇**　妊娠早期禁用，妊娠中晚期慎用（可能引起胎儿基因突变及胎儿畸变）。

**哺乳妇女**　用药期间停止哺乳。

**【注意】**

（1）慎用　①骨髓抑制。②有痛风病史。③感染。④有尿酸性肾结石病史。⑤曾接受过细胞毒药物或放疗者。

（2）用药相关检查 / 监测项目　定期检查肝肾功能。治疗前及治疗期间，检查血常规 1~2 次 / 周，必要时检查骨髓象。

**【给药说明】**

（1）给药条件　根据患者对药物的反应、骨髓抑制程度、个体差异调整剂量。

（2）减量 / 停药条件　①若患者在服本药同时或近期内用过其他骨髓抑制剂（或放疗），应根据病情减少本药量或暂停给药。②慢粒白血病出现急变时，应停药。

**【不良反应】**

（1）心血管　心内膜纤维化。

（2）神经　头昏。

（3）内分泌 / 代谢　男子乳腺发育、睾丸萎缩。长期用药：肾上腺皮质功能低下。

（4）血液　血小板减少、粒细胞缺乏、药物性再障。剂量过大或长时间用药：长期骨髓抑制，若出现粒细胞或血小板数有迅速大幅度下降征象时，应立即停药或减量，以防止不可逆骨髓抑制。

（5）消化　轻度食欲减退，恶心或腹泻、肝静脉闭锁。

（6）呼吸　长期用药：肺纤维化。

（7）泌尿　白血病患者用药：血尿酸及尿尿酸含量增高。用药时应增加液体摄入量，并碱化尿液；或服用别嘌醇，以防高尿酸血症及尿酸性肾病。对原已合并痛风者，更应注意。

（8）生殖　长期用药或用量过大：女性月经不调等。

（9）皮肤　脱发、皮疹、皮肤色素沉着、面红、结节性多动脉炎、多型性红斑等。

（10）眼　白内障。

**【相互作用】**

（1）苯妥英或磷苯妥英　本药血药浓度降低。

（2）对乙酰氨基酚、伊曲康唑　本药清除率降低，合用时应使用对乙酰氨基酚后 72h 再用本药，或用氟康唑代替伊曲康唑。

（3）环磷酰胺　若使用间隔时间少于 24h，环磷酰胺清除率明显降低，与治疗相关的不良反应发生率增加。

（4）凯托米酮　大剂量本药与凯托米酮合用，两者血药浓度均增加。

（5）硫鸟嘌呤　长期合用可发生肝结节状增生、食管静脉曲张和门静脉高压，合用时应密切监测肝功能。

（6）活疫苗　使用本药时接种活疫苗，可增加活疫苗感染的风险。接受免疫抑制化疗者不能接种活疫苗。缓解期白血病患者，至少要停止化疗 3 月才允许接种活疫苗。

## 替莫唑胺
## Temozolomide

**【其他名称】**　蒂清

【分类】肿瘤用药\抗肿瘤药\烷化剂类

【制剂规格】胶囊 ①5mg。②20mg。③50mg。④100mg。⑤250mg。

【临床应用】

说明书适应证

多形性胶质母细胞瘤、间变性星形细胞瘤。

【用法用量】

说明书用法用量

一般用法 起始剂量为150mg/(m²·次)，qd.，p.o.，连用5d，28d为一周期。若治疗周期内，第22日与第29日（下一周期的第1日）测得的绝对中性粒细胞计数（ANC）≥1.5×10⁹/L，血小板数≥100×10⁹/L时，下一周期剂量增至200mg/（m²·次）。在任意治疗周期内，若测得的ANC＜1×10⁹/L或血小板数＜50×10⁹/L时，下一周期剂量减少50mg/m²，但不得低于最低剂量100mg/m²。

【禁忌证】

说明书禁忌证

（1）对本药及达卡巴嗪过敏者。

（2）孕妇或计划怀孕的妇女。

【特殊人群用药】

儿童 不宜使用。

老人 ＞70岁者慎用。

孕妇 孕妇或计划怀孕妇女禁用，育龄妇女用药时应避孕。美国FDA妊娠安全性分级为：D级。

哺乳妇女 用药时应停止哺乳。

肝功能不全者 慎用。

肾功能不全/透析者 慎用。

【注意】

（1）慎用 ①骨髓抑制（可加重病情）。②曾接受过化疗或放疗（可加重骨髓抑制，并降低最大耐受量）。③细菌或病毒感染。（以上均选自国外资料）

（2）用药相关检查/监测项目 ①用药前检查ANC及血小板计数。②用药时定期检测血常规。

【给药说明】

给药条件 ①用药第22日（首次给药后的21日）或其后48h内应检测全血细胞计数，之后1次/周，直至测得的ANC≥1.5×10⁹/L，血小板计数≥100×10⁹/L时，再进行下一周期的治疗。②本药最长可持续使用2年。③本药可影响睾丸功能，男性患者用药时应采取避孕措施。

【不良反应】

（1）心血管 外周性水肿。

（2）神经 疲乏、头痛、眩晕、失眠、嗜睡、癫痫发作、共济失调、抽搐、轻度麻痹、轻度偏瘫、协调障碍、健忘、感觉异常、短暂性神经系统恶化。

（3）精神 焦虑、抑郁。

（4）血液 骨髓抑制为本药剂量限制性毒性，常见中性粒细胞和血小板减少，常在第1个治疗周期发生，可恢复，女性和老年患者发生率更高。另可见贫血。

（5）免疫 免疫力下降。

（6）消化 恶心、呕吐、黏膜炎、口腔炎、便秘、腹泻、食欲缺乏、吞咽困难、胃肠道出血、氨基转移酶轻度升高、高胆红素血症、ALP升高、重度高胆红素血症。空腹或睡前服用可降低恶心和呕吐的发生率，并可同服止吐药昂丹司琼（8mg/次，bid.）。

（7）呼吸 呼吸短促、上呼吸道感染（包括咽炎、鼻窦炎）、卡氏肺囊虫性肺炎。

（8）皮肤 脱发、皮疹和瘙痒。

（9）其他 发热。有致癌、致畸和生殖毒性。

【药物过量】

处理意见 用药过量时应进行血液学检查并采取相应措施。

【相互作用】

（1）丙戊酸 本药的清除率降低5%。

（2）卡莫司汀 卡莫司汀先于本药使用，有协同作用。

（3）雷尼替丁 本药及其代谢物的$C_{max}$及AUC不改变。

（4）食物　本药的吸收速率降低，吸收量减少。进食高脂肪食物后服药，平均 $C_{max}$ 与 AUC 分别减少 32% 与 9%，$t_{max}$ 增加 1 倍。

# 第二节　铂类

## 顺铂
## Cisplatin

【其他名称】 金顺、氯氨铂、诺欣、施泊淀、顺氯氨铂、Cisplatin "Ebewe"、DDP、Platinol

【分类】 肿瘤用药\抗肿瘤药\铂类

【制剂规格】 粉针剂　① 10mg。② 20mg。③ 30mg。

注射液　① 1ml∶10mg。② 2ml∶50mg。③ 20ml∶20mg。

【临床应用】

1. 说明书适应证

作为治疗多种实体瘤的一线用药。

（1）与 VP-16 联合（EP 方案）作为治疗 SCLC 或 NSCLC 的一线方案，联合紫杉醇、吉西他滨或长春瑞滨等方案为目前治疗 NSCLC 的常用方案。

（2）以本药为主的联合化疗亦为晚期卵巢癌、骨肉瘤及神经母细胞瘤的主要治疗方案。

（3）与 ADM、5-FU 等联用，对多部位鳞状上皮癌、移行细胞癌有效，如头颈部、宫颈、食管及泌尿系统肿瘤等。

（4）PVB（DDP、VLB、BLM）方案可治疗大部分Ⅳ期非精原细胞睾丸癌，缓解率为 50%~80%。

（5）作为放疗增敏剂，目前国内外广泛用于Ⅳ期不能手术的 NSCLC、头颈部鳞癌的局部放疗，可提高疗效及改善生存期。

2. 其他临床应用

（1）膀胱癌、乳腺癌。

（2）癌性胸腹水。

【用法用量】

说明书用法用量

一般用法（1）一般剂量：20mg/（$m^2$·次），qd.，i.v.gtt.，连用 5d；或 30mg/（$m^2$·次），连用 3d，并需适量水化利尿。大剂量：75~100mg/（$m^2$·次），i.v.gtt.，每 3~4 周 1 次，Max 为 120mg/$m^2$，以 100mg/$m^2$ 为宜。为预防肾毒性，需充分水化：用本药前 12h 静滴等渗 GS 2000ml，使用当日输等渗盐水或 GS 3000~3500ml，并应用氯化钾、甘露醇及呋塞米，每日尿量达 2000~3000ml。用药期间注意血钾、血镁变化，必要时需纠正低钾、低镁。（2）也有以下治疗方案：根据化疗效果个体化调整静滴剂量：单次 50~120mg/$m^2$，每 4 周 1 次；或 50mg/（$m^2$·次），1 次/周，共用 2 次；或 15~20mg/（$m^2$·次），qd.，连用 5d。根据疗效确定疗程，每 3~4 周重复一疗程。联合用药时需根据疗程适当调整用量。

2. 其他用法用量

［国内参考信息］ 80~100mg/（$m^2$·次），1 次/周，动脉注射。也可胸腹腔内注射，30~60mg/次，每 7~10d 给药 1 次。

［国外参考信息］

（1）晚期膀胱癌　50~70mg/（$m^2$·次）静脉给药，每 3~4 周 1 次。已接受充分治疗者，起始剂量为 50mg/（$m^2$·次）静脉给药，每 4 周 1 次。

（2）宫颈癌　①Ⅰb 期宫颈癌：40mg/（$m^2$·周），静脉给药，共 6 个疗程。放疗联用本药与单纯放疗相比，患者生存率更高。②高危宫颈癌：本药 75mg/$m^2$ 静滴，滴注时间不少于 4h，接着给予氟尿嘧啶 4g/$m^2$ 连续 96h 静滴，同时给予总量为 85 格雷（Gy）

的放疗。每3周1次，共3次。与单纯放疗相比，患者生存率明显提高。

（3）非小细胞性肺癌 ①与吉西他滨联用，可于第1、8、15日给予吉西他滨1000mg/m²，静滴不少于30min，吉西他滨用完后的第1日给予本药100mg/m²，4周为一疗程；也可在第1、8日给予吉西他滨1250mg/m²静滴；吉西他滨用完后的第1日给予本药100mg/m²，3周为一疗程。②与紫杉醇联用，先用紫杉醇135mg/m²，再静脉给予本药75mg/m²，两者均每3周1次。③与长春碱联用，本药100mg/（m²·次），静滴30~60min，在疗程的第1、29日给药，长春碱5mg/（m²·次），在第1、8、15、22和29日弹丸式注射，同时联合放疗（总量60Gy，分30次在6周内照射）。

（4）卵巢癌 ①单药治疗时，100mg/（m²·次），每4周静脉给药1次。②与环磷酰胺联合用于转移性卵巢癌，静脉给予本药75~100mg/（m²·次），环磷酰胺600mg/（m²·次），均每4周1次。③与紫杉醇联合用于未经治疗的卵巢癌患者，静脉给予本药75mg/（m²·次），紫杉醇135mg/（m²·次），每3周1次。

（5）转移性睾丸癌 与其他抗肿瘤药合用时，静脉给予20mg/（m²·d），连用5d为一周期。

（6）其他临床用法 ①本药60~120mg/（m²·次），稀释于0.45%氯化钠注射液500ml中，自每侧髂内动脉滴入250ml，时间不少于2h。②本药［100mg/（m²·次）］联用环磷酰胺［600mg/（m²·次）］腹腔注射给药，比两者静脉给药耐受性更好。

**【禁忌证】**

**1. 说明书禁忌证**

（1）对本药或其他铂制剂过敏者。

（2）肾功能不全。

（3）严重骨髓抑制。

（4）因本药引起的外周神经病变。

（5）水痘、带状疱疹，或近期有感染。

（6）痛风或高尿酸血症。

（7）脱水。

（8）孕妇及哺乳妇女。

**2. 其他禁忌证**

听力受损。

**【特殊人群用药】**

**儿童**

**说明书用法用量**

**一般用法** 根据化疗效果个体化调整静滴剂量：单次50~120mg/m²，每4周1次；或50mg/（m²·次），1次/周，共用2次；或15~20mg/（m²·次），qd.，连用5d。根据疗效确定疗程，每3~4周重复一疗程。联合用药时需根据疗程适当调整用量。

**老人** 老年患者GFR及肾血浆流量减少，药物排泄率减低，故应慎用。若肾功能正常，可给予全量的70%~90%。

**孕妇** 本药可致胎儿损害，孕妇禁用。美国FDA妊娠安全性分级为：D级。

**哺乳妇女** 据报道，在人乳汁中可检测到本药，建议用药期间停止哺乳。

**肾功能不全/透析者** 肾功能不全者禁用，有肾病史者慎用。

**【注意】**

（1）慎用 ①造血功能不全。②非本药引起的外周神经炎。③曾接受过其他化疗或放疗者。④有中耳炎史者。

（2）交叉过敏 对其他铂制剂过敏者，也可能对本药过敏。

（3）用药相关检查/监测项目 治疗前后、治疗期间及每一疗程之前，应做下列检查：肝功能及转肽酶、肾功能及尿酸、血常规（治疗期间应每周检查全血细胞计数）、血钙、听神经等神经功能检查。

（4）对驾驶/机械操作的影响 本药可能影响注意力集中，驾驶或操作机器时应谨慎。

**【给药说明】**

（1）给药条件 ①本药只能经静脉、动脉或腔内注射给药。②静滴时需避光。

（2）配伍信息 ①通常采用NS或5%GS稀释后静滴。②铝与本药会发生反应，产生黑色沉淀及气体，故药物不能接触含铝器具。

（3）其他 化疗期间及化疗后，男女患者均需严格避孕。

【不良反应】

（1）心血管 心律失常、ECG改变、心动过缓或过速、心功能不全、脑缺血、冠状动脉缺血、外周血管病变（类似雷诺综合征）等。

（2）神经 神经毒性多见于总剂量＞300mg/m$^2$者。周围神经损伤（上下肢麻木、运动失调、肌痛等）、癫痫、视神经盘水肿或球后视神经炎、莱尔米特征（Lhermitte's sign，表现为突发麻木感，由颈髓传导至大腿和双足）、自主神经病及运动神经病。

（3）内分泌/代谢 低镁血症、低钙血症、高尿酸血症（关节肿胀、疼痛，必要时应调整抗痛风药剂量，以控制高尿酸血症及痛风）、男子乳腺发育、胰腺损害而诱发糖尿。

（4）血液 WBC和（或）血小板减少（一般与给药剂量有关）。骨髓抑制一般在3周左右达高峰，4~6周恢复。WBC计数＜3.5×10$^9$/L或血小板计数＜80×10$^9$/L时应停药。

（5）免疫 免疫抑制反应。

（6）消化 胃肠道反应（恶心、呕吐、食欲减退和腹泻等）、牙龈铂金属沉积、低蛋白血症、氨基转移酶升高（停药后可恢复）。胃肠道反应通常在给药后1~6h出现，最长不超过24~48h。大剂量给予甲氧氯普胺（1~2mg/kg），并加用氯丙嗪、地塞米松或苯海拉明等可减轻胃肠反应。出现持续性严重呕吐时应停药。

（7）泌尿 ①肾毒性与给药剂量有关。单次中、大剂量用药：轻微可逆肾功能损害（单次注射本药50mg/m$^2$，约25%~30%患者出现氮质血症）；也有小剂量致严重肾损害的报道。多次高剂量和短期内重复用药：严重不可逆肾功能损害，甚至可因药物蓄积中毒而产生肾衰竭，导致死亡。原有肾功能不全者及曾使用过具有肾毒性的药物者，肾功能损害更严重。②为预防肾毒性，可在用药前后大量补液（给药前2~16h和给药后至少6h内，必需进行充分的水化治疗），以降低本药血药浓度，增加肾脏清除率；并可加用甘露醇加速肾脏排泄，减少药物在肾小管中聚积，但禁用呋塞米利尿。大量补液时需监测出入量。③有早期肾脏毒性表现时应停药，如血清肌酐＞20mg/L、BUN＞200mg/L，或高倍显微镜检有异常（一个视野WBC多于10个、RBC多于5个或管型多于5个）。

（8）生殖 精子和卵细胞形成障碍。

（9）皮肤 脱发。

（10）眼 视物不清、色觉改变、自发性眼球震颤或体位性震颤。

（11）耳 耳鸣、眩晕、听力减退（尤其是高频听力）甚至丧失等，多可逆，不需特殊处理。国外有资料建议听力测试分析证明听力异常时应停药。

（12）其他 ①过敏反应：通常在给药后数分钟内发生，表现为HR加快、血压降低、呼吸困难、面部水肿、发热等。若发生过敏样反应，应迅速给予抗组胺药、肾上腺皮质激素或肾上腺素等对症处理。②动脉或静注：局部肿胀、疼痛、红斑及皮肤溃疡、局部静脉炎等。③本药有致癌、致突变和致畸作用，继发性非淋巴细胞白血病与本药有关。

【药物过量】

（1）剂量 剂量＞120mg/m$^2$时，其毒性增加（尤其是肾毒性、骨髓毒性）。

（2）处理意见 使用剂量过大时，可在给药后3h内采用透析，以清除本药。

【相互作用】

（1）青霉胺或其他螯合剂 本药活性减弱，不应同用。

（2）硫辛酸 本药疗效降低，若必须合

用，应密切监测患者的治疗反应。

（3）卡马西平、磷苯妥英、苯妥英等抗惊厥药　上述药物的血药浓度降低。

（4）抗组胺药、酚噻嗪类或噻吨类药物　合用可能掩盖本药的耳毒性症状，如耳鸣、眩晕等。

（5）氯霉素、呋塞米或依他尼酸　可增加本药耳毒性。

（6）MTX及博来霉素　本药诱发的肾功能损害可致MTX及博来霉素（甚至小剂量）毒性反应增加，合用时应谨慎。

（7）各种可抑制骨髓的药物及放疗　毒性反应增加，合用时应减量。

（8）免疫抑制剂　免疫抑制剂的肾毒性加重，若必须合用，应密切监测肾功能。

（9）多柔比星　可能致白血病，合用时应十分谨慎。

（10）异环磷酰胺　加重蛋白尿，也可能增加耳毒性。

（11）氨基糖苷类抗生素、两性霉素B或头孢噻吩等　有肾毒性叠加作用。

（12）秋水仙碱、丙磺舒或磺吡酮　本药可能提高血尿酸水平，须调节本药剂量，以控制高尿酸血症与痛风。

（13）紫杉醇　使用本药后再用紫杉醇，可使紫杉醇的清除率降低33%。

（14）活疫苗　使用本药时接种活疫苗，可增加活疫苗感染的风险。建议使用本药时禁止接种活疫苗。

（15）锂剂　可改变锂的药动学参数，应密切监测锂的血药浓度水平。

（16）妥布霉素　应密切监测肾功能及听力。

## 卡铂
## Carboplatin

**【其他名称】** 波贝、伯尔定、碳铂、CBP、Paraplatin

**【分类】** 肿瘤用药\抗肿瘤药\铂类

**【制剂规格】** **注射液**　① 10ml∶50mg。② 10ml∶100mg。③ 15ml∶150mg。

**粉针剂**　① 50mg。② 100mg。③ 150mg。④ 450mg。

**【临床应用】**

**说明书适应证**

小细胞肺癌、卵巢癌、睾丸肿瘤、头颈部鳞癌、恶性淋巴瘤、宫颈癌、非小细胞肺癌、食管癌、精原细胞瘤、膀胱癌、间皮瘤等。

**【用法用量】**

**1. 说明书用法用量**

**一般用法**　可单用或与其他抗癌药物联合使用。（1）临用时把本药加入5%GS 250~500ml中，i.v.gtt.。推荐剂量为300~400mg/$m^2$，单次给药或分5次于5d内给药。均4周重复给药1次，每2~4周期为一疗程。（2）也有以下给药方案：用5%GS溶解至浓度为10mg/ml溶液，再加入5%GS 250~500ml中，i.v.gtt.。通常200~400mg/（$m^2$·次），每3~4周1次，2~4次为一疗程；或50~100mg/（$m^2$·次），qd.，连用5d，间隔4周重复。

**2. 其他用法用量**

［国内参考信息］　再次给药时，应根据上次用药后WBC和血小板计数调整本次给药量：中性粒细胞计数＞$2\times10^9$/L、血小板计数＞$100\times10^9$/L时，可给常规剂量的125%；中性粒细胞计数为（0.5~2）$\times10^9$/L、血小板计数为（50~100）$\times10^9$/L时，可给常规剂量；中性粒细胞计数＜$0.5\times10^9$/L、血小板计数＞$50\times10^9$/L时，可给常规剂量的75%。

**【禁忌证】**

**说明书禁忌证**

（1）对本药或其他铂类药、甘露醇过敏者。

（2）严重肝、肾功能不全。

（3）严重骨髓抑制。

（4）孕妇。

【特殊人群用药】

**儿童** 尚不明确。

**老人** 应根据老年患者的体能、肌酐清除率慎重调整用量，并随时监控。

**孕妇** 禁用。美国 FDA 妊娠安全性分级为：D 级。

**哺乳妇女** 不用或慎用。

**肝功能不全者** 严重肝功能不全者禁用。

**肾功能不全 / 透析者** 严重肾功能不全者禁用。Ccr < 15ml/min 者，本药的肾清除下降，此时应适当降低本药用量。

【注意】

（1）慎用 ①水痘及带状疱疹或其他感染。②曾使用过顺铂者（可加重听力损伤及感觉异常）。

（2）交叉过敏 对其他铂制剂过敏者，也可能对本药过敏。

（3）用药相关检查 / 监测项目 ①用药前后应检查血常规及肝、肾功能，治疗期间应每周检查 WBC、血小板计数至少 1~2 次，以之作为剂量调整的依据。②用药期间还应注意监测听力、血电解质（钙、镁、钾、钠）。③> 65 岁者最好定期检查神经系统。

【给药说明】

（1）给药条件 ①本药注射剂配方中含有甘露醇或右旋糖酐，对甘露醇或右旋糖酐过敏者禁用。②本药仅限静脉给药，并避免漏于血管外。③本药有明显的骨髓抑制作用，故在用药后 3~4 周内不应重复给药。出现严重骨髓抑制时，有必要输血治疗。④与其他抗癌方式联合治疗时，应注意适当调整本药剂量。

（2）配伍信息 ①本药注射用粉末应先用 5%GS 制成浓度为 10mg/ml 的溶液，再加入 5%GS 250~500ml 稀释后使用。②本药粉针剂溶解后应在 8h 内使用，使用及存放时应避免直接日晒。

（3）其他 铝与本药会发生反应，产生黑色沉淀及气体，故药物不能接触含铝器具。

【不良反应】

（1）神经 指、趾麻木或麻刺感，味觉减退。

（2）血液 骨髓抑制（为本药剂量限制性毒性，有蓄积性）、WBC 及血小板减少（用药后 30~35d 通常可恢复）、溶血 – 尿毒症综合征。据报道，Hb 正常者治疗后有 71% 出现 Hb < 110g/L。

（3）消化 恶心呕吐（常在治疗后 24h 消失）、口腔炎、黏膜炎、食欲减退、便秘、腹泻及肝功能异常（如血胆红素、氨基酸转移酶或 ALP 升高）。

（4）泌尿 肾毒性（一般无剂量依赖性）、BUN 或血浆肌酐浓度升高、Ccr 降低。对已有肾功能损伤者，发生率和严重程度均升高。

（5）皮肤 脱发。单次用药后脱发轻微，但用药超过 3 个疗程或联合化疗时脱发发生率和严重程度均增加。

（6）眼 视物模糊。高剂量时：失明。

（7）耳 高频听觉丧失、耳鸣。

（8）其他 过敏反应（皮疹、皮肤瘙痒、喘鸣，通常于用药几分钟内出现）、注射部位疼痛、流感样综合征；还可致癌和致畸。

【药物过量】

（1）表现 可出现骨髓抑制及肝、肾功能损伤有关的并发症，极少数患者使用高剂量时可致失明。

（2）处理意见 目前尚无特效解毒药。

【相互作用】

（1）苯妥英 苯妥英的胃肠道吸收减少，作用降低。

（2）甲氧氯普胺、5–HT 受体拮抗药 本药胃肠道反应减轻。

（3）氨基糖苷类抗生素（阿米卡星、庆大霉素、卡那霉素、奈替米星、链霉素、妥布霉素等） 耳毒性增加。

（4）环孢素 免疫抑制作用增强。

（5）骨髓抑制药或放疗 骨髓抑制的不良反应增加，合用时应调整本药剂量。

（6）活疫苗　使用本药时接种活疫苗，可增加活疫苗感染的风险，建议使用本药时禁止接种活疫苗。处于缓解期的白血病患者，化疗结束后间隔至少3个月才能接种活疫苗。

（7）其他抗癌药　合用时应注意毒性的增加。

## 洛铂
## Lobaplatin

【其他名称】

【分类】肿瘤用药\抗肿瘤药\铂类

【制剂规格】

粉针剂　50mg。

【临床应用】

说明书适应证

（1）不能手术的转移性乳腺癌、转移性小细胞肺癌。

（2）慢粒白血病。

【用法用量】

1. 说明书用法用量

**一般用法**　50mg/（$m^2$·次），i.v.。待血液毒性、其他不良反应恢复后再用，推荐间隔3周。不良反应恢复较慢者延长间歇期。治疗持续时间应根据肿瘤的反应，最少使用2个疗程；若肿瘤开始缩小，可继续治疗，总数可达6个疗程。发生严重不良反应减量（如40mg/（$m^2$·次），i.v.）。

2. 其他用法用量

［国外参考信息］

（1）恶性肿瘤（如子宫癌、头颈癌、肺癌和尿道肿瘤）　每3~5周30~60mg/$m^2$，i.v.，按血象恢复情况定剂量、给药间隔。对已治疗过的患者（包括以前曾使用铂疗法者），本药无效或疗效很低。

（2）转移性尿道移行细胞癌　联用甲氨蝶呤、长春碱（LMV方案），50mg/（$m^2$·次），i.v.，疗程3周，少数患者疗效不佳。

【禁忌证】

说明书禁忌证

（1）对本药及其他铂类过敏者。

（2）凝血障碍（可增加出血的危险性）。

（3）肾功能不全。

（4）骨髓抑制。

（5）孕妇和哺乳妇女。

【特殊人群用药】

**儿童**　尚不明确。

**孕妇**　禁用。

**哺乳妇女**　禁用。

**肝功能不全者**　据国外资料，肝功能不全者慎用，但无须调整剂量。

**肾功能不全/透析者**　肾功能不全者禁用。

**其他**　有生育能力的女性，在用药期间及治疗结束6个月内应避孕。

【注意】

（1）慎用　①细菌或病毒感染（可使感染扩散或恶化）。②胃肠道功能紊乱（可使病情恶化）。③有神经疾病病史（特别是外周神经疾病或癫痫）者。（以上选自国外资料）

（2）用药相关检查/监测项目　在治疗前和用药后第2周，检查全血细胞计数分类、肝功能、肾功能及血生化常规。

【给药说明】

（1）给药条件　本药应行弹丸式注射，注射时间不宜＞1min。

（2）配伍信息　①本药与氯化钠注射液呈配伍禁忌（氯化钠可促使本药降解）。②静注前，每50mg用注射用水5ml溶解，4h内使用（存放温度2℃~8℃）。

（3）其他　若每4周注射1次，最大耐受量为60mg/$m^2$。肾功能正常者总给药时间为5d，报道的最大耐受量达85mg/$m^2$，此时血小板减少程度（或最大耐受量）与Ccr有关。

【不良反应】

（1）心血管　静脉炎（滴注）。

（2）神经　感觉异常、神经病变、神经痛、耳毒性、视觉异常。

（3）精神　精神错乱。

（4）血液　贫血、血小板和 WBC 减少、血象可逆性改变（可致出血、感染）。

（5）消化　呕吐（可用止吐药预防）、恶心、腹泻、便秘、轻度可逆性血清 AST 和 ALT 升高、黏膜炎。

（6）泌尿　肾功能异常（食欲缺乏者伴液体摄入不足、严重呕吐可致 ARF）。尚无肾功能显著改变报道。

（7）生殖　可影响男性生育能力。

（8）皮肤　脱发。

（9）其他　过敏反应（紫癜、皮肤潮红等）、感染、发热。尚无耳毒性、肺毒性、心脏毒性报道。

**【药物过量】**

处理意见　本药无特异解毒药。若用药过量，应大量输液、强制性利尿，并严密监护和对症处理。

**【相互作用】**

尚不明确。

## 奥沙利铂
## Oxaliplatin

**【其他名称】** 奥铂、艾恒、艾克博康、奥克赛铂、奥乐铂、奥正南、草铂、草酸铂、辰雅、多令、佳乐同泰、乐沙定、Eloxatin、L-OHP、OXA

**【分类】** 肿瘤用药 \ 抗肿瘤药 \ 铂类

**【制剂规格】** **粉针剂**　① 2mg。② 4mg。③ 15mg。④ 50mg。⑤ 100mg。⑥ 200mg。

**注射液**　20ml : 40mg。

**【临床应用】**

**1. 说明书适应证**

用于氟尿嘧啶治疗失败的转移性结直肠癌，可单用或与氟尿嘧啶合用。

**2. 其他临床应用**

头颈癌、食管癌、非小细胞肺癌、非霍奇金淋巴瘤、乳腺癌、卵巢癌、胰腺癌等（国外资料）。

**【用法用量】**

**1. 说明书用法用量**

转移性结直肠癌　（1）单用或联合用药时，推荐剂量为 130mg/（$m^2$·次），加入 5%GS 250~500ml 中，i.v.gtt.2~6h。若未出现主要毒性反应，每 3 周给药 1 次。根据用药安全性（尤其是神经学的安全性）调整剂量。（2）或按下述方案给药：作为一线治疗，本药推荐剂量为 85mg/$m^2$，溶于 5%GS 250~500ml 中，i.v.gtt.2~6h，每 2 周重复 1 次，根据患者耐受程度调整剂量。本药主要用于以氟尿嘧啶持续输注为基础的联合方案中。在 2 周治疗方案中，氟尿嘧啶采用静推与持续输注联合的给药方式。本药则应在输注氟尿嘧啶前给药。

**2. 其他用法用量**

［国外参考信息］

（1）结直肠癌　首日，本药 85mg/$m^2$，溶于 5%GS 250~500ml 中静滴，甲酰四氢叶酸 200mg/$m^2$，可使用 Y 形管使两者分开给药，给药时间为 2h。然后在 2~4min 内静脉弹丸式注射氟尿嘧啶 400mg/$m^2$，接着将氟尿嘧啶 600mg/$m^2$，溶于 5%GS 500ml 中，持续滴注 22h。第 2 日，给予甲酰四氢叶酸、氟尿嘧啶，方法同第 1 日。每 2 周重复 1 次。

（2）卵巢癌　单药治疗时，经过严格预处理者给予本药 59~130mg/$m^2$，静滴 2h，每 3 周 1 次。联合治疗用于曾用铂类预处理者，本药 130mg/（$m^2$·次），静滴 2h，间隔 2h 后给予顺铂 100mg/$m^2$ 滴注 2h，每 3 周 1 次。

**【禁忌证】**

**说明书禁忌证**

（1）对本药或其他铂类衍生物过敏者。

（2）严重肾功能不全（Ccr ＜ 30ml/min）。

（3）在第 1 疗程开始前已有骨髓抑制（如中性粒细胞计数＜ 2×$10^9$/L 和 / 或血小板计数＜ 100×$10^9$/L）。

（4）在第 1 疗程开始前有周围感觉神经病变伴功能障碍。

（5）孕妇及哺乳妇女。

【特殊人群用药】

儿童 用药的安全性尚不明确。

孕妇 禁用。

哺乳妇女 用药期间应禁止哺乳。

肝功能不全者 肝功能不全者不需调整剂量，尚无严重肝功能不全者用药的研究。

肾功能不全/透析者 严重肾功能不全禁用。

【注意】

（1）慎用 ①感染（国外资料）。②外周神经病变或有此病史（国外资料）。

（2）交叉过敏 对其他铂类衍生物过敏者，也可能对本药过敏。

（3）用药相关检查/监测项目 在每一疗程治疗前检查血常规。治疗前及治疗期间应进行神经系统检查。

【给药说明】

（1）给药条件 ①本药不可静注。②本药存在消化系统毒性（如恶心、呕吐），故用药期间应给予预防性或治疗性的止吐用药。

（2）配伍信息 ①本药不能与氯化物（包括各种浓度的氯化物溶液）或其他药物配伍。②本药每50mg加入注射用水或5%GS 10~20ml。配制好的溶液在原包装瓶中，在2℃~8℃下可保存4~48h。③本药不可与碱性药物同时使用，以免使本药降解（特别是氟尿嘧啶、氨丁三醇的碱性溶液）。④配制本药时，若皮肤接触到药液，应立即用大量清水冲洗。⑤本药与铝接触后会降解，不能接触含铝器具。

（3）其他 使用本药时，因低温可致喉痉挛，故不得进食冰冷食物或用冰水漱口。

【不良反应】

（1）心血管 未见心脏毒性。

（2）神经 末梢神经炎以及口腔周围、上呼吸道和上消化道的痉挛及感觉障碍。一般可自行恢复，常因感冒而激发或加重，感觉异常可在治疗休息期减轻。累积剂量>800mg/m$^2$时，可能致永久性感觉异常和功能障碍。需根据神经系统不良反应的持续时间和严重程度调整剂量。开始出现疼痛和（或）功能障碍时，应减至常规用量的75%，若减量后无改善或加重，则应停止治疗，症状完全或部分消失后，仍可全量或减量给药。

（3）血液 贫血、WBC及血小板减少。与氟尿嘧啶联用时，中性粒细胞及血小板减少更明显。出现血液毒性时（WBC计数$<2\times10^9$/L或血小板计数$<50\times10^9$/L），应推迟下一周期用药，直至恢复。

（4）消化 恶心、呕吐、腹泻（与氟尿嘧啶联用时更明显）。未见肝毒性。止吐药可预防或治疗本药引起的胃肠道反应。

（5）泌尿 未见肾毒性。

（6）皮肤 皮疹。未见脱发。

（7）耳 未见耳毒性。

（8）其他 发热和不适。

【药物过量】

处理意见 尚无特效解毒药。用药过量时，不良反应加剧，应监测血液学参数，给予对症治疗。

【相互作用】

（1）环磷酰胺和表柔比星 治疗$L_{1210}$白血病时，与环磷酰胺和表柔比星合用，显示有很高的活性。

（2）甲氨蝶呤、氟尿嘧啶、硫鸟嘌呤、多柔比星、丝裂霉素或长春新碱合用 治疗$L_{1210}$白血病时，有协同作用。

（3）卡铂 可治愈$L_{1210}$白血病小鼠（两者单用只能延长存活期）。

（4）依立替康 发生胆碱能综合征（腹痛、唾液分泌过多等）的危险性增高，可用阿托品预防。

（5）活疫苗 使用本药时接种活疫苗，可增加活疫苗感染的风险，建议使用本药时禁止接种活疫苗。处于缓解期的白血病患者，化疗结束后间隔至少3个月才能接种活疫苗。

（6）红霉素、水杨酸盐、紫杉醇和丙戊

酸钠等　体外研究显示，上述药物对本药蛋白结合率无明显影响。

## 奈达铂 Nedaplatin

【其他名称】奥先达、捷佰舒、鲁贝、泉铂

【分类】肿瘤用药 \ 抗肿瘤药 \ 铂类

【制剂规格】

粉针剂　① 10mg。② 50mg。

【临床应用】

**说明书适应证**

头颈部癌、小细胞肺癌、非小细胞肺癌、食管癌等实体瘤。

【用法用量】

**1. 说明书用法用量**

**一般用法**　推荐剂量为 80~100mg/($m^2$·次)，每疗程给药 1 次，间隔 3~4 周后方可进行下一个疗程。临用前用 NS 溶解后，再稀释至 500ml，i.v.gtt.，不少于 1h，滴完后需继续输液 1000ml 以上。

**2. 其他用法用量**

[国外参考信息]　100mg/($m^2$·次)，每 4 周 1 次，用 NS 稀释后，i.v.gtt.。

【禁忌证】

**说明书禁忌证**

(1) 对本药及其他铂制剂过敏者，或右旋糖酐过敏者。

(2) 明显骨髓抑制。

(3) 严重肝、肾功能不全。

(4) 孕妇及可能妊娠者。

【特殊人群用药】

**儿童**　用药的安全性尚不明确。

**老人**　慎用，用药时应注意观察骨髓抑制的出现。

**说明书用法用量**

**一般用法**　建议初次用药剂量为 $80mg/m^2$。

**孕妇**　动物试验表明，本药有致畸性，并可致胎儿死亡，故孕妇及可能妊娠者禁用。

**哺乳妇女**　哺乳期间用药应停止哺乳。

**肝功能不全者**　严重肝功能不全者禁用，轻中度者慎用。

**肾功能不全 / 透析者**　严重肾功能不全者禁用，轻中度者慎用。

【注意】

(1) 慎用　①听力损害。②骨髓功能不全。③感染。④水痘。⑤胃肠道疾病（病情可能恶化）。(国外资料) ⑥神经系统疾病或有既往史，尤其是外周神经病变或癫痫患者。(国外资料)

(2) 用药相关检查 / 监测项目　用药期间定期检查血常规、肝肾功能及听力，并密切注意患者全身情况。

【给药说明】

(1) 给药条件　①本药只作静滴，并避免漏于血管外。②对骨髓功能低下、肾功能不全及应用过顺铂者，应适当减少初次给药剂量。③用药期间注意出血倾向及感染性疾病的发生或加重；饮水困难或伴有恶心、呕心、食欲缺乏、腹泻等患者也应特别注意。④本药主要经肾脏排泄，用药期间须确保充分的尿量以减少尿中药物对肾小管的毒性损伤。必要时适当输液及使用甘露醇、速尿等利尿药。由于有报道应用速尿等利尿药时，可加重肾功能障碍及听觉障碍，故应进行输液等以补充水分。⑤本药长期给药时，不良反应有增加的趋势，并有可能引起延迟性不良反应，用药期间应密切观察。

(2) 配伍信息　①本药不可与其他抗肿瘤药混合滴注。②本药不宜用氨基酸输液、pH 值＜ 5 的酸性溶液（如电解质补液、5%GS 或葡萄糖氯化钠输液等）配制。③本药忌与含铝器皿接触，在滴注及存放时应避免直接日光照射。

(3) 其他　育龄患者应考虑本药对性腺的影响。

【不良反应】

(1) 心血管　ECG 异常（心动过速、ST 波低下）、心肌受损、静脉炎。

（2）神经　头痛、疲乏、痉挛及手足发冷等末稍神经功能障碍。

（3）内分泌 / 代谢　钠、钾、氯等电解质异常及水肿、SIADH（低钠血症、低渗透压血症、尿钠增加、高渗尿、意识障碍等）。若出现 SIADH 症状，应停药并采取限制水分摄入等方法处理。

（4）血液　一过性 WBC 增多、骨髓抑制（RBC 减少、贫血、WBC 减少、中性粒细胞减少、血小板减少、出血倾向）。若出现骨髓抑制，应延长给药间隔、减量或停药，并进行适当的处理。

（5）消化　呕吐、食欲缺乏、ALT 升高、AST 升高、恶心、腹泻、肠梗阻、腹痛、便秘和口腔炎以及胆红素、ALP 和 LDL 升高，血清总蛋白和血清白蛋白降低。出现食欲缺乏、恶心、呕吐等不良反应时应进行适当的处理。

（6）呼吸　间质性肺炎（发热、咳嗽、呼吸困难、胸部 X 线异常）。若出现间质性肺炎，应停药并给予肾上腺皮质激素等药物治疗。

（7）泌尿　尿痛、排尿困难、肾功能异常（BUN 升高、血肌酐升高、Ccr 下降、$\beta_2$ 球蛋白升高、血尿、蛋白尿、少尿、代偿性酸中毒及尿酸升高等）。用药时须确保充分的尿量以减少尿中药物对肾小管的毒性损伤，必要时可适当输液。饮水困难或伴有食欲缺乏、恶心、呕吐、腹泻者应特别注意。

（8）皮肤　脱发、潮红、发红、疱疹、湿疹。

（9）耳　耳神经系统毒性反应：听觉障碍、听力低下、耳鸣。出现上述反应时，应停药并进行适当的处理。之前使用过其他铂类制剂、听力低下、肾功能低下者应特别注意。

（10）其他　发热、过敏性休克（潮红、呼吸困难、畏寒、血压下降等）。若出现过敏性休克症状，应立即停药并进行适当的处理。

**【相互作用】**

（1）其他抗恶性肿瘤药物（氮芥类、代谢拮抗类、生物碱、抗生素等）、放疗　骨髓抑制可能加重。

（2）氨基糖苷类抗生素、盐酸万古霉素　对肾功能和听力的损害可能加重。

# 第三节　抗生素类

## 博来霉素
## Bleomycin

**【其他名称】** 硫酸博来霉素、盐酸博来霉素、BLEOCIN、Bleomycin Hydrochloride、Bleomycin Sulfate

**【分类】** 肿瘤用药 \ 抗肿瘤药 \ 抗生素类

**【制剂规格】** 粉针剂　① 10mg。② 15mg。

**【临床应用】**

1. 说明书适应证

皮肤恶性肿瘤、头颈部肿瘤（颌癌、舌癌、唇癌、咽部癌、口腔癌等）、肺癌（尤其是原发和转移性鳞癌）、食管癌、恶性淋巴瘤（网状细胞肉瘤、淋巴肉瘤、霍奇金病）、子宫颈癌、神经胶质瘤、甲状腺癌。

2. 其他临床应用

（1）阴道、外阴、阴茎的鳞癌及睾丸癌等。

（2）银屑病。

**【用法用量】**

1. 说明书用法用量

**一般用法**　可采用肌内、皮下、静脉或动脉注射给药，15~30mg/ 次，2 次 / 周，根据病情可增为 1 次 /d 或减为 1 次 / 周。若在病变周边皮下注射，浓度不宜＞1mg/ml；静注时若出现严重发热，剂量应减至5mg/次以下，也可增加给药次数，如2次/d；动脉注射时应直接弹丸式注射或连续灌注。

2. 其他用法用量

［国内参考信息］ 20~40mg，胸腔内注射，尽量抽尽胸腔积液后注入，嘱患者变换体位使药液分布均匀。

［国外参考信息］

（1）脑肿瘤 动脉内给予本药100U（1U相当于1mg），联用顺铂60mg/m²。

（2）皮肤恶性病变 用于基底细胞癌、黑色素瘤、鳞癌、卡波西肉瘤，于病灶内给药，剂量参见表8-1-1，可加用电脉冲（电化学疗法）。

表8-1-1 皮肤恶性病变时博来霉素剂量

| 肿瘤大小（mm³） | 博来霉素用量（U） |
|---|---|
| 100 | 0.5 |
| 100~150 | 0.75 |
| 150~500 | 1 |
| 500~1000 | 1.5 |
| 1000~2000 | 2 |
| 2000~3000 | 2.5 |
| 3000~4000 | 3 |
| 4000~5000 | 3.5 |
| ＞5000 | 4 |

（3）疣 单次给药1U/ml，采用分叉接种针头病灶内注射。

（4）霍奇金淋巴瘤 0.25~0.5U/（kg·次）［10~20U/（m²·次）］，i.m./i.v./i.h.，1~2次/周，达到一定疗效后给予1U/d或5U/周维持。现公认的MOPP/ABV方案为：第1日，静脉给予氮芥6mg/m²、长春新碱1.4mg/m²（不超过2mg）；第1~7日，口服丙卡巴肼100mg/m²；第1~14日，口服泼尼松40mg/m²；第8日，静脉给予多柔比星35mg/m²、博来霉素10U/m²、长春碱6mg/m²，每28d为一个疗程。

（5）非霍奇金淋巴瘤、各种类型的鳞状上皮癌、胚胎细胞癌、绒毛膜癌及恶性畸胎瘤等 0.25~0.5U/（kg·次）［10~20U/（m²·次）］，1~2次/周，i.m./i.v./i.h.。

（6）恶性肿瘤胸腔积液 60U/次，溶于50~100ml NS中，胸膜腔内注射。

【禁忌证】

1. 说明书禁忌证

（1）对本药及其同类药物（培洛霉素等）过敏者。

（2）严重心脏疾病者。

（3）严重肺部疾患、严重弥漫性肺纤维化。

（4）胸部及其周围接受放疗者。

（5）严重肾功能不全。

（6）孕妇及可能妊娠者。

2. 其他禁忌证

水痘、发热及WBC计数＜$2.5\times10^9$/L者不宜用。

【特殊人群用药】

**儿童** 用药时应考虑对性腺的影响。

其他用法用量

［国内参考信息］ 10mg/（m²·次），qd.或2~3次/周，i.m./i.v./动脉注射。

［国外参考信息］

（1）血管瘤 本药2mg稀释成浓度为0.4mg/ml，用于痛点注射，每4~6周1次，共注射6~10次。或本药稀释成浓度为0.5~2mg/ml，血管瘤穿刺2~3点，每一穿刺点注入本药0.5~1.5mg，每次治疗总量为0.3~0.6mg/kg，间隔6周用药1次，共治疗3次。

（2）头颈部淋巴管瘤 8mg/次，用含利多卡因的注射用水2~4ml稀释后病灶内注射。

**老人** ＞70岁老年患者慎用。＞60岁者总剂量应＜150mg。

**孕妇** 孕妇及可能妊娠者应避免使用。美国FDA妊娠安全性分级为：D级。

**哺乳妇女** 用药期间停止哺乳。

**肝功能不全者** 慎用。

**肾功能不全/透析者** 肾功能不全者应酌情减量。严重肾功能不全者禁用。

**其他用法用量**

［国外参考信息］

（1）肾功能不全者 GFR＞50ml/min时，不必调整剂量；GFR为10~50ml/min时，减至常规剂量的75%；GFR＜10ml/min时，减至常规剂量的50%。

（2）透析者 血透后不需增加剂量。

**其他** 淋巴瘤患者用药后易引起高热、过敏，甚至休克；育龄患者用药时应考虑对性腺的影响。

**【注意】**

（1）慎用 肺功能不全。

（2）对检验值/诊断的影响 本药可引起肺炎样症状、肺纤维化、肺功能损害，应与肺部感染鉴别。

（3）用药相关检查/监测项目 用药期间应进行胸部X线检查、肺功能检查、血常规及血小板计数、动脉血气分析、血尿酸及肝肾功能检查。

**【给药说明】**

（1）给药条件 ①用药后避免日晒。②本药不良反应个体差异显著，应从小剂量开始使用，且总剂量不可＞300mg（可致严重的与剂量相关的肺纤维化）。肺功能基础较差者，间质性肺炎及肺纤维化出现频率较高，总剂量应＜150mg。应用同类药物者，总剂量应为本药与该药剂量总和。③首次用药应先肌注1/3剂量，若无反应，再注射其余剂量。

（2）配伍信息 ①静脉给药时，本药需用≥5ml的稀释液（如注射用NS）溶解；肌内或皮下给药则用1~5ml注射用水或NS溶解。②静注应缓慢，每次时间不少于10min。

（3）其他 ①本药骨髓抑制和免疫抑制较轻微，常与放疗或其他抗肿瘤药合用。②长期使用本药，不良反应有增加及延迟性发生的倾向。

**【不良反应】**

（1）心血管 ECG改变、心包炎症状，可自然消失，无长期的心脏后遗症。注射部位出现静脉壁肥厚、管腔狭窄、硬结。

（2）神经 头痛、嗜睡。

（3）血液 骨髓抑制作用较轻：WBC减少、出血。

（4）消化 肝细胞脂肪浸润伴肝肿大、肝功能异常、食欲缺乏、恶心、口腔炎、口腔溃疡、呕吐、腹泻。

（5）呼吸 肺毒性（呼吸困难、咳嗽、胸痛、肺部啰音等）、非特异性肺炎、肺纤维化（甚至快速死于肺纤维化）。一旦出现肺毒性症状，应立即停药，并予右旋糖酐静脉滴注等紧急处理，必要时给予激素治疗。

（6）泌尿 残尿感、尿频、尿痛。

（7）皮肤 手指、脚趾、关节处皮肤肥厚、色素沉着、指甲变色脱落、脱发、皮炎、发红、糜烂、坏死、皮疹、荨麻疹、发热伴红皮症。

（8）其他 ①过敏反应、过敏性休克。若出现休克症状，应立即停药并对症处理。因休克多出现在恶性淋巴瘤初次用药时，故前两次给药应从5mg或更少剂量开始，确认无急性反应后，再逐渐增至常规剂量。②于用药后3~5h出现发热，个别有高热，体温常可自行下降，用药前先服吲哚美辛50mg可减轻发热反应。③肿瘤部位疼痛。④动物实验表明本药有致癌性。

**【相互作用】**

（1）地高辛 地高辛的治疗作用降低，继发心脏代偿失调。对必须合用者，应密切监测。

（2）苯妥英 苯妥英在肠内的吸收减少，作用降低。治疗期间应监测苯妥英的血药浓度水平，必要时可增加苯妥英用量。

（3）顺铂 本药清除率降低。

（4）活疫苗 使用本药时接种活疫苗，

可增加活疫苗所致感染的危险，故接受免疫抑制化疗者禁止注射活疫苗；处于缓解期的白血病患者，化疗结束后至少间隔 3 个月才能注射活疫苗。

（5）其他抗肿瘤药　可能诱发间质性肺炎和肺纤维化。

（6）放疗　可能诱发间质性肺炎和肺纤维化；与头颈部放疗合用可加重口内炎、口角炎、喉头黏膜炎及诱发黏膜炎症。

## 平阳霉素

## Bleomycin $A_5$

【其他名称】盐酸平阳霉素、Bleomycin $A_5$ Hydrochloride、Pingyangmycin、Pingyangmycin Hydrochloride、PYM

【分类】肿瘤用药\抗肿瘤药\抗生素类

【制剂规格】粉针剂（盐酸盐）① 4mg。② 8mg。③ 10mg。④ 15mg。

【临床应用】

1. 说明书适应证

（1）头颈部鳞癌。

（2）皮肤癌、乳腺癌、食管癌、恶性淋巴瘤、坏死性肉芽肿、宫颈癌、外阴癌、阴茎癌。

（3）注射制剂对肝癌有一定疗效，对翼状胬肉有效。

2. 其他临床应用

肺癌、睾丸肿瘤。

【用法用量】

1. 说明书用法用量

（1）一般用法　8mg/ 次，通常 2~3 次 / 周，i.m./i.v./ 动脉注射，也可根据患者情况增至 1 次 /d 或减至 1 次 / 周。显效剂量一般为 80~160mg，总量 240mg 为一疗程。

（2）肿瘤消失后维持治疗　8mg/ 次，1 次 / 周，i.v.，共注射 10 次左右。

（3）淋巴管瘤　4~8mg/ 次，溶入生理盐水 2~4ml，注入瘤体内，有囊者尽可能抽尽囊内液后注药，间歇期至少 1 月，5 次为一疗程。

（4）血管瘤　4~8mg/ 次，用 NS 或利多可因注射液 3~5ml 稀释。注入瘤体内，注射 1 次未愈者，间歇 7~10d 重复注射，总量一般不超过 70mg。

（5）鼻息肉　取本药 8mg 用 NS 4ml 溶解，用细长针头行息肉内注射，2~4ml/ 次，即一次注射 1~2 个息肉，1 次 / 周，5 次为一疗程，一般需 1~2 疗程。

2. 其他用法用量

［国内参考信息］（1）静脉滴注：8mg/ 次，溶于氯化钠注射液 10ml 中，加入氯化钠注射液或 5%GS 250ml 静滴，2~3 次 / 周；或 16mg/ 次，1 次 / 周，总量 200~300mg。（2）胸腔内注射:32~40mg/ 次，每 1~2 周 1 次。（3）外涂：用本药软膏涂于肿瘤溃疡面，qd.。

【禁忌证】

说明书禁忌证

对本药或其他博来霉素类药物过敏者。

【特殊人群用药】

儿童　尚不明确。

老人　慎用。

孕妇　慎用。

哺乳妇女　尚不明确。

肝功能不全者　肝功能障碍者慎用。

肾功能不全 / 透析者　肾功能障碍者慎用。

【注意】

（1）慎用　慢性呼吸道疾病、有肺部放疗史或肺功能不全者。

（2）交叉过敏　对博来霉素过敏者可能对本药过敏。

（3）用药相关检查 / 监测项目　用药期间应注意肺部检查。

【给药说明】

（1）给药条件　可肌注、静注、肿瘤内注射或动脉插管注射等途径给药。

（2）配伍信息　①静注时，用 NS 或 GS 5~20ml 稀释至 4~15mg/ml。②肌注时，用不超过 5ml NS 溶解稀释至 4~15mg/ml。③动脉内注射时，本药 4~8mg 用含有抗凝药（如肝素）的 NS 3~25ml 溶解。

【不良反应】

（1）神经　肢端麻木。

（2）消化　食欲缺乏、恶心、呕吐、腹泻、口腔炎、肝功能损害。

（3）呼吸　可见咳嗽、咳痰、呼吸困难，胸部 X 线片可有肺炎样变或肺纤维化。与博来霉素相比，本药较少引起非特异性肺炎或肺纤维化。出现肺炎样变时应停药，必要时用泼尼松、抗生素治疗。

（4）泌尿　肾功能损害。

（5）皮肤　皮炎、皮疹、皮肤色素沉着、皮肤角质增厚及脱发，手指、脚趾感觉过敏和指甲变形。出现皮疹等过敏症状时应停药，停药后症状可自然消失。

（6）其他　①发热（常于用药后 1h 左右发生，一般 38℃左右，个别可达 40℃，并伴寒战，3~4h 后可自行退热）、疼痛等。出现高热、寒战时，需考虑停药。为防止高热反应，初用时可从小剂量开始（如 1~4mg），逐渐增至常规剂量；也可用药前 1h 口服氯苯那敏、吲哚美辛或地塞米松，以预防及减轻发热反应。②过敏性休克样症状，可表现为血压降低、喘息、呼吸困难、意识不清等。一旦发生过敏性休克，应立即停药，并采取急救措施，使用肾上腺素、糖皮质激素、升压药及吸氧等。

【相互作用】

尚不明确。

## 丝裂霉素
## Mitomycin

【其他名称】　自力霉素、Mitomycin-C、MMC、Mutamycin

【分类】　肿瘤用药 \ 抗肿瘤药 \ 抗生素类

【制剂规格】　粉针剂　① 2mg。② 4mg。③ 8mg。④ 10mg。⑤ 20mg。

滴眼液　0.04%。

【临床应用】

1. 说明书适应证

用于治疗胃癌、结直肠癌、肺癌、胰腺癌、肝癌、宫颈癌、子宫内膜癌、乳腺癌、头颈部肿瘤、膀胱肿瘤；可用于治疗食管癌、卵巢癌及癌性腔内积液。

2. 其他临床应用

滴眼液可防止瘢痕形成，用于青光眼滤过手术。

【用法用量】

1. 说明书用法用量

累积最大剂量不超过 80mg。

（1）间歇给药法　通常 4~6mg/d，1~2 次 / 周，i.v.。

（2）连日给药法　通常 2mg/d，连日静注，5~7d 为一疗程，休息 2~3 周后重复。

（3）大量间歇给药法　通常 10~30mg/d，间隔 1~3 周以上行再次静脉注射。

（4）与其他抗恶性肿瘤药物合用　通常 2~4mg/d，每周与其他抗恶性肿瘤药物合用 1~2 次。

（5）膀胱肿瘤　①预防复发时，4~10mg/ 次，qd./qod.，膀胱内注射。②治疗时，10~40mg/ 次，qd.，膀胱内注射。用药剂量应随年龄及症状适宜增减。

（6）其他临床用法　① 6~8mg/ 次，1 次 / 周，以生理盐水溶解后，i.v./ 动脉注射；也可 10~20mg/ 次，每 6~8 周重复治疗。② 6~8mg/ 次，腔内注射。③治疗胃肠道肿瘤时，本药可与氟尿嘧啶、多柔比星组成联合用药方案。

2. 其他用法用量

［国内参考信息］

（1）癌性腔内积液　使用前尽量抽尽积液，4~10mg/ 次，以 NS 稀释后胸膜腔内注射，每 5~7d 给药 1 次，一疗程 4~6 次。

（2）青光眼滤过手术　用本药 0.04% 滴眼液滴眼。

［国外参考信息］

（1）一般用法　①单剂给药时，可通过

静脉导管注射，按 20mg/m² 的单次剂量间隔 6~8 周给药。为避免用药过量产生的毒性，推荐总累积量限制于 50mg/m² 内。②连续给药时，2mg/（m²·d），i.v.，连用 5d，停 2d，再以同样剂量连用 5d，每 2~3 周重复一疗程。③建议根据血常规调整剂量，调整方案如下：WBC 计数＞3×10⁹/L、血小板计数＞75×10⁹/L 时，可用常规剂量；WBC 计数为（2~2.999）×10⁹/L、血小板计数为（25~74.999）×10⁹/L 时，可用常规剂量的 70%；WBC 计数＜2×10⁹/L、血小板计数＜25×10⁹/L 时，可用常规剂量的 50%。

（2）恶性间皮瘤　10mg/（m²·次），i.v.（快速），每 4 周 3 次，以后每 6 周 3 次。据报道该方案对恶性间皮瘤有效，但肺毒性较明显。

（3）膀胱上皮癌　研究表明，经尿道膀胱切除术后，本药 40mg 溶于 40ml NS 中膀胱内灌注，可降低膀胱上皮癌的复发率。使用 5 个疗程未发现明显不良反应。

**【禁忌证】**

**1. 说明书禁忌证**

（1）对本药过敏者。

（2）水痘或带状疱疹患者。

（3）孕妇及哺乳妇女。

**2. 其他禁忌证**

血小板减少、凝血障碍或其他原因导致有出血倾向者（国外资料）。

**【特殊人群用药】**

**儿童**　慎用，密切监测不良反应。用药时应考虑对性腺的影响。

**其他用法用量**

［国外参考信息］实验证实 20mg/（m²·次），i.v.，间隔 6~8 周用药，较为安全。

**老人**　应注意调整用量及给药间隔等，观察患者状态并慎重给药。

**孕妇**　动物实验中可见本药有抑制发育、引起腭裂、尾短小、小颌症、缺趾症等致畸作用，孕妇或可能妊娠的妇女不宜用药。

**哺乳妇女**　哺乳妇女用药时应停止哺乳。

**肝功能不全者**　慎用。

**肾功能不全/透析者**　慎用。国外资料建议，本药对肾脏有潜在毒性，GFR＜10ml/min 时，给药剂量应调整至常规剂量的 75%；＞10ml/min 时不需调整剂量。血清肌酐＞17mg/L 时禁用本药。

**【注意】**

（1）慎用　①骨髓抑制。②感染。

（2）用药相关检查/监测项目　应密切监测血常规、肝功能及肾功能。

**【给药说明】**

（1）给药条件　①本药通常静注给药，也可动脉注射、腔内注射，但不可肌注、皮下注射。虽口服也能吸收，但血药浓度低，故也不能口服给药。②静脉给药时，可引起血管痛、静脉炎、血栓，故应充分注意注射部位和注射方法等，尽量减慢注射速度。③静脉给药时如药液外漏，则会引起注射部位硬结、坏死，故应避免药液外漏。④动脉给药时，有时出现动脉支配区域的疼痛、红斑、水疱、糜烂、溃疡等，导致皮肤及肌肉坏死，若出现此类症状应停药并对症处理。⑤经肝动脉给药时，会因药液流入靶位以外的动脉而引起 GU 及 DU、出血、穿孔等，故应通过造影等方法充分确认导管先端位置及药物分布范围，随时注意导管是否脱逸、移动，及注入速度等。若出现此类症状应停药并适当处置。⑥由于本药可引起迟发性及累积性骨髓抑制，较大剂量应用时，每次给药一般应至少间隔 6 周。⑦长期用药会加重不良反应，故应慎重给药。⑧用药期间应充分注意是否出现感染、出血倾向。

（2）配伍信息　①本药每 2mg 以 5ml 注射用水溶解。②注射制剂溶解后需在 4~6h 内使用。③水溶液状态易受 pH 影响，pH＝8 时稳定，但 pH＜7 时，随 pH 值下降其稳定性降低，故溶解后尽快使用为宜，并尽量避免同低 pH 的注射剂配伍。

（3）其他　育龄患者需用药时，应考虑对性腺的影响。

【不良反应】

（1）心血管　心肌损害、静脉闭塞性疾病（如肝中心静脉及肝小叶静脉闭塞，引起黄疸、肝肿大、腹水及肝性脑病）。

（2）神经　头痛、眩晕、嗜睡等。

（3）血液　骨髓抑制（为本药最严重的不良反应，呈剂量限制性）：WBC及血小板减少，WBC减少常于用药后28~42h出现，一般在停药后42~56d恢复。部分患者伴有出血倾向且恢复缓慢。应注意观察患者状态，若出现异常应减量或暂停给药并适当处置。

（4）消化　食欲减低、恶心、呕吐、腹泻，一般较轻微，常于用药后1~2h发生，呕吐可于3~4h内停止，恶心可持续2~3d。

（5）呼吸　间质性肺炎、肺纤维化。

（6）泌尿　不可逆肾损害、肾小管坏死或溶血性尿毒症。膀胱内灌注治疗膀胱癌时：刺激膀胱及尿道，偶致局部损害，引起膀胱炎和血尿。

（7）生殖　长期用药：抑制卵巢及睾丸功能，引起闭经或精子缺乏。

（8）骨骼肌肉　肌痛。

（9）皮肤　皮肤红斑、皮肤瘙痒或蚁走感、手掌及足底出现发泡性皮肤糜烂、脱发。

（10）眼　本药滴眼液对眼内组织毒性很大，须严密观察，避免透入眼内。

（11）其他　发热、乏力。若药液漏出血管外，对局部组织有较强刺激，可引起局部疼痛、坏死和溃疡。静注时应避免漏出血管外，若有外漏应立即停止注射，并以1%普鲁卡因注射液局部封闭。动物腹腔内和静脉给药实验中，有时会发生各种肿瘤。

【相互作用】

（1）Vit C、Vit $B_1$、Vit $B_6$　与本药同时静脉给药时，本药疗效显著下降。

（2）他莫昔芬　致溶血性尿毒症的风险增加。

（3）长春碱、长春瑞滨　可致突发性肺毒性。合用时，应监测患者是否有支气管痉挛现象。

（4）多柔比星　心脏毒性增加，建议多柔比星的总量＜450mg/m$^2$。

（5）活疫苗　使用本药时接种活疫苗，可增加活疫苗感染风险。

（6）其他抗恶性肿瘤药物　有可能会诱发急性白血病、骨髓增生异常综合征等。

## 第四节　影响核酸生物合成的药物

### 氟尿嘧啶
### Fluorouracil

【其他名称】安特凡、福可、弗米特、5-氟尿嘧啶、氟优、格芬特、宁兰欣、普力达、森汀、佐定、中人氟安

【分类】肿瘤用药\抗肿瘤药\影响核酸生物合成的药物

【制剂规格】片剂　50mg。

注射液　①5ml:125mg。②10ml:250mg。

氯化钠注射液　①100ml（含氟尿嘧啶250mg、氯化钠0.9g）。②100ml（含氟尿嘧啶500mg、氯化钠0.9g）。③200ml（含氟尿嘧啶500mg、氯化钠1.8g）。④250ml（含氟尿嘧啶250mg、氯化钠2.25g）。⑤250ml（含氟尿嘧啶500mg、氯化钠2.25g）。⑥500ml（含氟尿嘧啶500mg、氯化钠4.5g）。

葡萄糖注射液　①250ml（含氟尿嘧啶250mg、葡萄糖12.5g）。②250ml（含氟尿嘧啶500mg、葡萄糖12.5g）。③500ml（含氟尿嘧啶500mg、葡萄糖25g）。

栓剂　200mg。

软膏　①4g:20mg。②4g:100mg。

凝胶　5%。

植入用缓释颗粒 100mg。

【临床应用】

1. 说明书适应证

（1）消化道肿瘤。

（2）大剂量可用于治疗绒毛膜癌，为恶性葡萄胎和绒毛膜癌的主要化疗药物。

（3）乳腺癌、卵巢癌、肺癌、宫颈癌、膀胱癌及皮肤癌等。

（4）头颈部恶性肿瘤和癌性胸腹水的辅助化疗和姑息治疗。

（5）栓剂 结肠癌。

（6）软膏 皮肤癌、外阴白斑及乳腺癌的胸壁转移等。

（7）凝胶 光线性角化、日光性唇炎、鲍温病、Queyrat 红斑增殖病、尖锐湿疣、白癜风、淀粉样变苔藓、播散性表浅性汗孔角化症、寻常疣、扁平疣、银屑病、着色性干皮病、表浅性基底细胞上皮瘤等。

2. 其他临床应用

结膜下给药：青光眼术后，防止瘢痕形成。

【用法用量】

1. 说明书用法用量

（1）一般用法 1）150~300mg/d，分 3~4 次口服。总量 10~15g 为一疗程。2）静脉给药的剂量相差甚大。①i.v.（单药），一般 10~20mg/（kg·d），连用 5~10 日，总量 5~7g（甚至 10g）为一疗程。②i.v.gtt.，通常 500~750mg/（$m^2$·d），连用 3~5 日，每次滴注时间≥6~8 小时；可用输液泵连续给药 24 小时。或 500~1000mg/d，每 3~4 周连用 5 日或 500~750mg/ 次，1 次 / 周，连用 2~4 周后休息 2 周为一疗程。3）原发性或转移性肝癌，多采用动脉插管给药。4）腹腔内注射，500~600mg/（$m^2$·次），1 次 / 周，2~4 次为一疗程。

（2）结肠癌 术前 10 日开始直肠给药。1 粒 / 次，每日早晚各 1 次，疗程为 10 日。患者取侧卧位，将本药栓剂塞入肛门，根据具体癌肿部位决定深度。

（3）皮肤癌、外阴白斑及乳腺癌的胸壁转移等 5%~10% 软膏涂抹患处。

（4）光线性角化、日光性唇炎、鲍温病等 将本药凝胶涂搽患处，1~2 次 /d。

（5）老年晚期癌症患者的姑息性化疗 200mg/（$m^2$·次），皮下植入，每 10 日给药 1 次，连用 2 次后休息 10 日为一疗程。

（6）体表肿瘤 200~500mg/（$m^2$·次），皮下植入。

（7）其他临床用法 作为联合化疗方案的药物之一，皮下植入 500mg/（$m^2$·次），每 3 周 1 次，2~4 次为一疗程。

2. 其他用法用量

［国内参考信息］

（1）一般用法 ①本药溶入 5%GS 500~1000ml 中缓慢静滴，10~20mg/（kg·次）。②单次使用 5~10mg/kg，溶入 5%GS 500~1000ml 中，动脉滴注 6~8 小时。③2.4g/$m^2$，46h civ，q.2w。

（2）绒毛膜癌 i.v.gtt.，25~30mg/（kg·d），连用 10 日为一疗程。

（3）原发性或转移性肝癌 动脉插管注射，750~1000mg/ 次。

（4）青光眼术后 结膜下注射 5mg/ 次，总量 50mg 为一疗程。

【禁忌证】

说明书禁忌证

（1）对本药过敏者。

（2）伴发水痘或带状疱疹。

（3）骨髓抑制。

（4）孕妇（尤其是妊娠早期）及哺乳妇女。

（5）衰弱患者。

【特殊人群用药】

儿童

说明书用法用量

一般用法 10~12mg/（kg·次），qd./qod.，i.v.gtt.。

老人 慎用并减量。

孕妇 孕妇（尤其是妊娠早期）禁用。

**哺乳妇女** 禁用。

**肝功能不全者** 肝功能明显异常者慎用并减量。

**肾功能不全/透析者** 肾功能不全者减量。

**【注意】**

（1）慎用 ①周围血WBC计数＜$3\times10^9$/L、血小板＜$50\times10^9$/L者。②感染、出血或发热超过38℃者。③明显胃肠道梗阻。④脱水或（和）酸碱、电解质平衡失调。⑤心脏病。

（2）用药相关检查/监测项目 ①治疗前及治疗过程中应每周检查血常规及肝肾功能。②有心脏病、酒精中毒及有吸烟史者，需在静脉给药的最初3个疗程内加强心脏监测。

**【给药说明】**

给药条件 （1）本药可口服、静注、静滴或局部给药，不能鞘内注射。（2）也可单用本药较小剂量作为放射增敏剂，或与放疗联合使用同步放化疗。（3）本药凝胶禁用于黏膜，面部损害涂药时应注意色素沉着；用于角化明显的疾病时，可提高给药浓度。（4）眼科用药时，注射液不能外漏，一旦外漏应立即冲洗结膜囊。

**【不良反应】**

（1）心血管 心肌缺血：心绞痛、ECG改变。长期动脉插管：动脉栓塞、血栓形成。出现心功能不全、心律失常、心绞痛、ST段改变等反应，应立即停药。

（2）神经 小脑共济失调、器质性脑病。长期使用：神经系统毒性。

（3）血液 骨髓抑制、WBC减少、血小板减少。

（4）消化 恶心、食欲减退、呕吐、口腔黏膜炎、溃疡、腹部不适、腹泻、血性腹泻。肝细胞坏死伴暂时性氨基转移酶升高。突然出现腹泻、口炎、溃疡或出血，应立即停药至症状完全消失。

（5）呼吸 咳嗽、气急。

（6）皮肤 皮肤色素沉着（面部、双手皮肤褶皱、指甲等处）、脱发、皮炎、手和足掌等部位皮疹、荨麻疹、皮肤光敏反应。植入给药：植入部位红肿、疼痛、硬结、溃疡、皮肤色素沉着。

（7）眼 静注：刺激性结膜炎、睑缘炎、泪腺分泌过多；眼球运动异常、视神经病变。

（8）其他 ①致畸、致癌性低于氮芥类或其他细胞毒性药，长期用药发生第2个恶性肿瘤的危险性低于氮芥等烷化剂。②注射给药：注射部位疼痛、静脉炎；药液外溢：组织坏死、蜂窝组织炎。

**【相互作用】**

（1）别嘌醇 本药骨髓抑制作用减轻。

（2）西咪替丁 本药$C_{max}$升高、AUC升高、毒性增加。

（3）亚叶酸钙、亚叶酸 本药疗效增强，不良反应增加。静滴亚叶酸钙60~300mg后用药，可增加本药疗效。

（4）华法林 CT延长，合用需调整华法林用量。

（5）干扰素-α 增加本药胃肠道反应。

（6）甲硝唑 明显降低本药清除率，导致严重不良反应，不提高疗效。

（7）氢氯噻嗪 增强本药骨髓抑制作用。

（8）左旋咪唑 肝毒性明显增加，通常轻度、可逆，多无症状。

（9）长春瑞滨 增加本药不良反应，尤联用亚叶酸钙时。

（10）他莫昔芬 治绝经后妇女乳腺癌，增加血栓栓塞风险。

（11）活疫苗 增加活疫苗感染风险。用药期间不能接种。

（12）新霉素 本药吸收延迟，给药后第一个3小时内肾脏清除率降低。

（13）阿司匹林类药 不宜合用。

（14）甲氨蝶呤 合用应先给甲氨蝶呤，4~6小时后再给本药。

（15）酒精 用药时不宜饮酒。

## 氟尿苷
## Floxuridine

**【其他名称】** 氟苷、氟脲苷、氟尿嘧啶脱氧核苷、氟尿嘧啶脱氧核糖核酸、5- 氟尿嘧啶脱氧核糖酸钠、5- 氟去氧尿苷、5- 氟脱氧尿苷、氟脱氧尿苷

**【分类】** 肿瘤用药 \ 抗肿瘤药 \ 影响核酸生物合成的药物

**【制剂规格】** **注射液** 250ml∶500mg。

**粉针剂** 500mg。

**【临床应用】**

**说明书适应证**

肝癌（包括无法手术的原发性肝癌）、其他胃肠道癌、乳腺癌、肺癌。

**【用法用量】**

**1. 说明书用法用量**

**一般用法** （1）肝动脉插管给药，250~500mg/ 次，qd.，15~20g 为一疗程。（2）动脉灌注，250mg/ 次，加 8~10ml 注射用水溶解即可。（3）500mg/d，i.v.gtt.，连用 10d 为一疗程。

**2. 其他用法用量**

［国内参考信息］ 0.1~0.6mg/（kg · d），24h 内动脉滴注。经肝动脉滴注：0.4~0.6mg/kg。经大动脉给药时可用输液泵缓慢滴注。

**【禁忌证】**

**其他禁忌证**

（1）骨髓抑制（国外资料）。

（2）营养状况差者（国外资料）。

（3）潜在严重感染（国外资料）。

**【特殊人群用药】**

**儿童** 尚不明确。

**孕妇** 慎用。美国 FDA 妊娠安全性分级为：D 级。

**哺乳妇女** 慎用。

**肝功能不全者** 慎用，经肝动脉注射给药时尤宜谨慎。

**肾功能不全 / 透析者** 慎用。

**【注意】**

（1）慎用 ①曾接受大剂量盆腔放疗者（国外资料）。②曾使用烷化剂类抗肿瘤药者（国外资料）。

（2）用药相关检查 / 监测项目 定期检查 WBC 和血小板计数。

**【给药说明】**

（1）给药条件 ①肝癌以动脉插管给药疗效较好。②本药可致严重不良反应，患者接受第一个疗程治疗时应住院观察。

（2）减量 / 停药条件 出现口腔炎、咽炎、食管炎、胃肠道溃疡及出血、腹泻、顽固性呕吐、WBC 计数＜ $3.5 \times 10^9$/L 或 WBC 计数迅速下降、血小板计数＜ $100 \times 10^9$/L 或有任何部位出血时，应立即停药。

**【不良反应】**

（1）神经 急性和延迟性 CNS 毒性：共济失调、视物模糊、抑郁、眼球震颤、眩晕、嗜睡。

（2）血液 骨髓抑制：贫血、WBC 减少、血小板减少。

（3）消化 恶心、呕吐、腹泻、口腔炎、畏食、痉挛性腹痛、舌炎、咽炎、DU，ALP、氨基转移酶、血清胆红素、LDH 等增高。肝动脉注射：严重硬化性胆管炎、严重肝功能损害。

（4）皮肤 脱发、皮炎、瘙痒、溃疡。

（5）其他 局部：黏膜炎、局部红斑。全身反应与氟尿嘧啶相似。

**【相互作用】**

（1）抑制骨髓功能、损害营养状况的药物 本药不良反应加重。

（2）活疫苗 用药时接种，有增加活疫苗感染的危险。

## 去氧氟尿苷
## Doxifluridine

**【其他名称】** 艾丰、多西氟尿啶、氟铁龙、可弗、克托、迈韦斯、奇诺必通、枢

绮、坦诺、脱氧氟尿苷、知爱、Fortulon、Furtulon、Furzron

【分类】 肿瘤用药\抗肿瘤药\影响核酸生物合成的药物

【制剂规格】 胶囊 ① 0.1g。② 0.2g。

片剂 0.2g。

【临床应用】

说明书适应证

胃癌、结肠癌、直肠癌、鼻咽癌、乳腺癌及宫颈癌。

【用法用量】

1. 说明书用法用量

**一般用法** 一日总量0.8~1.2g，分3~4次于饭后服，并根据年龄、症状适当增减。6~8周为一疗程。

2. 其他用法用量

［国外参考信息］ 口服比静脉给药毒性低，但理想剂量尚未确定。

（1）胃癌 单药：0.8~1.2g/d，分2~4次服。联合用药：第1~4日、第15~18日，1.4g/（$m^2 \cdot d$），p.o.，第5日静脉给顺铂80mg/$m^2$。

（2）结肠直肠癌 ① 0.6~1.8g/d，连续给药或2.25g/d，一周用4d，分2~4次服。间歇给药毒性低。② 4g/（$m^2 \cdot d$），每3~4周静脉弹丸式注射5d。③ 4g/（$m^2 \cdot d$），i.v.gtt.（1h），使用5d，28d一疗程。或10~12.5g/（$m^2$·次），i.v.gtt.（6h），1次/周，用3周，停1周。④ 0.75~1g/（$m^2 \cdot d$），连续90d经输液泵输入。第2、3种有明显心脏毒性、WBC减少、胃肠道反应、神经毒性等不良反应，第4种主要为手–足综合征。

（3）乳癌 0.6~1.8g/d，分2~4次服，通常用至见效或出现毒性。

【禁忌证】

说明书禁忌证

（1）对本药过敏者。

（2）正接受抗病毒药索立夫定治疗者。

（3）孕妇及哺乳妇女。

【特殊人群用药】

**儿童** 慎用，应考虑对性腺的影响。

**老人** 慎用。

**孕妇** 孕妇及计划怀孕的妇女不宜使用。

**哺乳妇女** 服药时应暂停哺乳。

**肝功能不全者** 慎用。

**肾功能不全/透析者** 慎用。国外资料建议肾功能不全者需减量，也有资料建议肾功能不全时应避免使用。

【注意】

（1）慎用 ①骨髓抑制。②近期并发感染。③心脏疾病或既往有心脏疾病史。④水痘。⑤消化性溃疡或消化道出血。

（2）用药相关检查/监测项目 血常规、肝功能和肾功能。

【给药说明】

**配伍信息** 本药注射剂应用无菌注射用水或NS稀释。

【不良反应】

（1）心血管 心悸、胸部压迫感、ECG异常（ST段升高）。

（2）神经 头晕、头痛、乏力、嗜睡、耳鸣、口齿不清、步态不稳、定向力障碍、听觉障碍、感觉障碍、嗅觉异常、味觉减弱等。

（3）血液 WBC减少、Hb降低、血小板减少、贫血。骨髓抑制时应注意减量停药，并给予适当处理。

（4）消化 腹泻、恶心、呕吐、畏食、口干、口腔炎、腹胀、便秘、胃炎、胃肠道出血、GU、麻痹性肠梗阻及AST、ALT、ALP、胆红素等升高。严重腹痛、腹泻时，应立即停药并对症治疗，脱水时可给予补液。

（5）呼吸 咽喉部不适。

（6）泌尿 BUN升高、血尿、蛋白尿、尿频。

（7）皮肤 皮疹、色素沉着、瘙痒、毛发脱落、指趾甲异常、皮炎。

（8）眼 眼疲劳。

（9）其他 过敏反应、发热。

【药物过量】

尚无人类用药过量的报道。动物实验表明，过量用药后脑实质内出现异常病变，脑、脊髓可见小出血灶。

【相互作用】

（1）索立夫定　本药血药浓度升高，可致严重血液系统不良反应。禁止联用。

（2）复方制剂替吉奥（替加氟、吉美嘧啶、奥替拉西钾）　合用时本药治疗的前期阶段将致严重血液系统和胃肠道功能紊乱，本药代谢物氟尿嘧啶的血药浓度显著升高。禁止联用，停用替吉奥 1 周后才能用本药。

（3）其他抗肿瘤药　加重骨髓抑制，合用时本药减量或终止治疗。

（4）活疫苗（如轮状病毒疫苗）　增加活疫苗感染的风险。用药时不能接种。

## 阿糖胞苷
## Cytarabine

【其他名称】 爱力生、赛德萨、赛德威、盐酸阿糖胞苷、Alexan、Ara–C、Aracytin、Cytarabine Hydrochloride、Cytarbel、cytosar、Cytosar–U、Cytosine Arabinoside

【分类】 肿瘤用药 \ 抗肿瘤药 \ 影响核酸生物合成的药物

【制剂规格】 注射液（盐酸盐）　① 2ml：40mg。② 5ml：100mg。③ 10ml：500mg。④ 20ml：1000mg。

注射液　① 1ml：100mg。② 1ml：1g。

粉针剂（盐酸盐）　① 50mg。② 100mg。③ 300mg。

滴眼液（盐酸盐）　0.2%（阿糖胞苷 2g，羟苯乙酯 0.3g，氯化钠 9g，蒸馏水加至 1000ml）。

【临床应用】

1. 说明书适应证

（1）急性淋巴细胞及非淋巴细胞白血病的诱导缓解及维持巩固。

（2）慢粒白血病的急变期。

（3）恶性淋巴瘤。

2. 其他临床应用

（1）鞘内给药用于脑膜白血病和脑膜转移瘤。

（2）眼部带状疱疹、单纯疱疹性结膜炎等病毒性眼病。

【用法用量】

说明书用法用量

（1）急性淋巴细胞及非淋巴细胞白血病　①诱导缓解：2mg/（kg·次）[或 1~3mg/（kg·次）]，i.v./i.v.gtt.，qd.，连用 10~14d。若无明显不良反应，增至 4~6mg/（kg·次）。②维持：1mg/（kg·次），i.h.，1~2 次 /d，连用 7~10d。

（2）难治性或复发性急性白血病、急性白血病缓解后为延长其缓解期　中剂量方案：0.5~1g/（$m^2$·次），i.v.gtt.（1~3h），bid.，2~6d 一疗程；大剂量方案：1~3g/$m^2$，用法及疗程同中剂量方案。因本药不良反应随剂量增大而加重，大剂量方案有时反而限制其疗效，故现多偏向用中剂量方案，应有充分、及时的支持疗法保证方可进行治疗。

（3）原始细胞增多的急性白血病、骨髓增生异常综合征、低增生性急性白血病、老年急性淋巴细胞白血病等　小剂量方案：10mg/（$m^2$·次），i.v.，bid.，14~21d 一疗程，若未缓解而患者情况允许，可 2~3 周重复一疗程。

（4）脑膜白血病　本药为鞘内注射防治脑膜白血病的二线药物。25~75mg/ 次，联用地塞米松 5mg，用 NS 2ml 溶解后鞘内注射，每周 1~2 次，至脑脊液正常。预防性用药则为每 4~8 周 1 次。

【禁忌证】

1. 说明书禁忌证

（1）孕妇。

（2）哺乳妇女。

2. 其他禁忌证

对本药过敏者（国外资料）。

【特殊人群用药】

儿童

其他用法用量

[国内参考信息]

急性白血病诱导治疗　100mg/（$m^2$·d），

i.v./i.m./i.h.，连用 5~7d。

**老人** 减量使用，并应根据治疗反应及时调整剂量。

**孕妇** 禁用。美国 FDA 妊娠安全性分级为：D 级。

**哺乳妇女** 禁用。

**肝功能不全者** 慎用。

**肾功能不全 / 透析者** 慎用。

**【注意】**

（1）慎用 ①骨髓抑制。②胆道疾病。③有痛风病史、尿酸盐肾结石病史。④近期接受过细胞毒性药物治疗或放疗。

（2）用药相关检查 / 监测项目 血常规、血小板计数、肝功能、骨髓涂片。

**【给药说明】**

（1）给药条件 用药时应适当增加液体摄入量，保持尿液碱性，必要时合用别嘌醇；快速静注虽可引起较严重恶心、呕吐，但骨髓抑制较轻，患者更能耐受更大剂量用药。

（2）减量 / 停药条件 出现各种严重不良反应时应立即停药，并立即采取有效治疗措施。部分患者给予肾上腺皮质激素，可能减轻中剂量或大剂量用药引起的不良反应。

（3）配伍信息 ①静滴液应稀释至 0.5mg/ml。②配制好的注射液可在 4℃保存 7d，室温下仅能保存 24h。③鞘内注射时，稀释液中应不含防腐剂。

**【不良反应】**

（1）心血管 中或大剂量：严重心肌病。

（2）神经 头晕、嗜睡。中或大剂量：周围神经病变，大脑或小脑功能障碍如：性格改变、肌张力减退、癫痫、嗜睡、昏迷、定向力障碍、眼球震颤、构音障碍、步态不稳。大剂量：小脑毒性。鞘内注射：头痛、下肢瘫痪。10mg/(kg·d)、总量达 40mg/kg 时：全身性肌肉强直、言语混乱、较明显震颤。

（3）血液 骨髓抑制：WBC、血小板减少，骨髓象可见巨幼变，严重者可发生再障或巨幼贫。

（4）消化 食欲减退、恶心、呕吐、腹泻、胃炎、口腔溃疡。肝功能异常、肝细胞坏死、血胆红素及氨基转移酶升高。中或大剂量：胃肠道溃疡、胃肠囊样积气坏死性结肠炎；大剂量：肝脏中央静脉及肝小叶静脉闭塞、黄疸、肝肿大、腹水、肝性脑病。

（5）呼吸 大剂量：肺水肿、肺功能衰竭。

（6）泌尿 血和 / 或尿中尿酸增高。

（7）生殖 男性生殖功能异常。

（8）皮肤 皮疹、脱发、脱皮。

（9）眼 角膜上皮下的点状浑浊，可发展为点状着色，甚至形成角膜溃疡。中或大剂量：出血性结膜炎。

（10）其他 发热、阿糖胞苷综合征（多出现于用药后 6~12h，表现为骨痛或肌痛、咽痛、发热、全身不适、皮疹、眼睛发红等）。

**【相互作用】**

（1）氟胞嘧啶 抑制氟胞嘧啶抗真菌作用，降低其疗效。

（2）四氢尿苷、胞苷 提高本药血药浓度，增效。

（3）柔红霉素、多柔比星、环磷酰胺、亚硝脲类药 本药增效。

（4）活疫苗 增加活疫苗感染的风险。

（5）氟尿嘧啶 不应合用。

## 甲氨蝶呤
## Methotrexate

**【其他名称】** 氨甲蝶啶、氨甲蝶呤、甲氨蝶呤钠、密都、美素生、Methotrexat “Ebewe”、Methotrexate Sodium

**【分类】** 肿瘤用药 \ 抗肿瘤药 \ 影响核酸生物合成的药物

**【制剂规格】** 片剂 ① 2.5mg。② 5mg。③ 10mg。

粉针剂 ① 5mg。② 10mg。③ 25mg。④ 50mg。⑤ 100mg。⑥ 500mg。⑦ 1000mg。

【临床应用】

1. 说明书适应证

（1）各型急性白血病（特别是急淋白血病）、恶性淋巴瘤、多发性骨髓瘤。

（2）恶性葡萄胎、绒毛膜癌、乳腺癌、卵巢癌、宫颈癌、睾丸癌。

（3）头颈部癌、支气管肺癌、各种软组织肉瘤。

（4）高剂量　骨肉瘤。

（5）鞘内注射　防治脑膜白血病、恶性淋巴瘤的中枢神经侵犯，及其他脑膜转移癌。

（6）银屑病。

2. 其他临床应用

类风湿关节炎、银屑病关节炎、红斑狼疮、脊柱关节病的周围关节炎、多肌炎、皮肌炎、多发性肉芽肿等自身免疫性疾病。

【用法用量】

1. 说明书用法用量

（1）**一般用法**　5~10mg/ 次，qd.，p.o.，1~2 次 / 周。一疗程安全剂量为 50~100mg。

（2）急性白血病　10~30mg/ 次，i.m./i.v.，1~2 次 / 周。

（3）急淋白血病维持治疗　15~20mg/（$m^2$ · 次），p.o.，1 次 / 周。

（4）脑膜白血病　①预防，10~15mg/d，鞘内注射，qd.，每 6~8 周 1 次。②治疗，一般 6mg/（$m^2$ · 次），鞘内注射，常用 5~12mg，Max：≤ 12mg，qd.，5d 为一疗程。

（5）绒毛膜癌或恶性葡萄胎　10~20mg/d，可溶于 5% 或 10%GS 500ml 中静滴，qd.，5~10 次为一疗程。总量为 80~100mg。

（6）实体瘤　静脉给药，通常 20mg/（$m^2$ · 次）。也可介入治疗。高剂量联合叶酸治疗某些肿瘤时，根据肿瘤情况确定治疗剂量，如骨肉瘤等。可给予 6~8g/$m^2$，同时予以甲酰四氢叶酸钙解救。

2. 其他用法用量

［国内参考信息］

（1）急淋白血病维持治疗　15~50mg/（$m^2$ · 次），p.o.，1 次 / 周，连用 4 周。

（2）滋养细胞肿瘤（如葡萄胎、恶性绒毛膜腺瘤）15~30mg/d，p.o./i.m.，连用 5d。若未出现毒性反应，可进行下一疗程，一般用 3~5 个疗程。

（3）蕈样肉芽肿　p.o.，2.5~5mg/d，连用数周至数月。

（4）银屑病　p.o./i.m./i.v.gtt.，方案如下：① 10~25mg/ 次，一周 1 次，持续至达适当疗效。一周剂量≤ 50mg。② 2.5mg/ 次，q.12h，连用 3 次；或 q.8h，连用 4 次。一周剂量≤ 30mg。③ 2.5mg/d，连用 5d，继而休息最少 2d。剂量≤ 6.25mg/d。以上方案的剂量可逐渐调整，但不能超过最大耐受量；达最佳疗效后，必须减至最低剂量，间隔最长的休息期。

（5）骨肉瘤等　1000~5000mg/（$m^2$· 次），溶于 NS 或葡萄糖氯化钠注射液中静滴 4~6h。从用药前 1 日开始至用药后 1~2d，补液 3000ml/d，并用碳酸氢钠碱化尿液，确保尿量≥ 2000ml/d。开始用药后 24h 起，每 3h 肌注亚叶酸钙 9~12mg，连用 3~6 次或直至甲氨蝶呤血药浓度降至 $5 \times 10^{-8}$mol/L 以下。

（6）自身免疫性疾病　①口服：起始量 7.5mg/ 次，1 次 / 周，可酌情增至 20mg，1 次 / 周，分 2 次服。②肌内或静注：10~15mg/ 次，1 次 / 周。③鞘内注射：10mg/ 次，1 次 / 周，注射速度宜慢，注入流量不能超过抽出的脑脊液流量。

（7）其他临床用法　① 5~10mg/ 次，加入 5%GS 中缓慢动脉滴注 24h。②腔内注射 30~40mg/ 次，1 次 / 周，如抽出胸腔积液量＜ 500ml 时，应减量。

【禁忌证】

1. 说明书禁忌证

（1）对本药过敏者。

（2）全身极度衰竭者。

（3）恶病质或并发感染者。

（4）心、肺、肝、肾功能不全者。

（5）孕妇及哺乳妇女。

2. 其他禁忌证

骨髓抑制。

**【特殊人群用药】**

**儿童**

**1. 说明书用法用量**

急性白血病　20~30mg/（$m^2$·d），i.m./i.v.，1 次 / 周，或视骨髓情况而定。

**2. 其他用法用量**

［国内参考信息］

（1）一般用法　0.1~0.2mg/（kg·次），qd.，p.o.。

（2）急淋白血病维持　15~50mg/（$m^2$·次），p.o.，1 次 / 周，连用 4 周。

（3）自身免疫性疾病　10mg/（$m^2$·次），1 次 / 周，于早饭前 60min 空腹服用。

［国外参考信息］

脑膜白血病　鞘内注射：＜1 岁，6mg/次；1~2 岁，8mg/ 次；2~3 岁，10mg/ 次；＞3 岁，12mg/ 次。每隔 2~5d 给药 1 次。

**孕妇**　禁用。美国 FDA 妊娠安全性分级为：X 级。

**哺乳妇女**　用药期间禁止哺乳。

**肝功能不全者**　禁用。

**肾功能不全 / 透析者**　禁用。

**【注意】**

（1）慎用　①感染性疾病。②消化道溃疡。③溃疡性结肠炎。

（2）用药相关检查 / 监测项目　严密监测肝肾功能、血常规、尿常规，必要时进行胸部 X 线检查、肝活检、骨髓穿刺、肺功能试验。

**【给药说明】**

（1）给药条件　① WBC＜$3\times10^9$/L 或血小板＜$50\times10^9$/L 时不宜用本药。②本药大剂量疗法用药前应准备好解救药亚叶酸盐，并应充分补充液体和碱化尿液。患者须住院治疗，在监测血药浓度情况下谨慎使用，每次滴注时间≤6h。治疗期间及停药后一段时间内，避免摄入酸性食物。有肾病史或肾功能异常者，禁用大剂量疗法。③大剂量注射本药 2~6h 后，可肌注甲酰四氢叶酸钙 3~6mg，q.6h，注射 1~4 次，可预防或减轻不良反应。④本药治疗各种关节炎的起效期为 6~8 周，故评价本药疗效必须在 8 周以后。对口服吸收不良者可改用肌注或静注。

（2）配伍信息　①用注射用水 2ml 溶解，可供静脉、肌内、动脉、鞘内注射。②本药与阿糖胞苷、氟尿嘧啶和泼尼松龙有配伍禁忌。③本药开封后仅供单次使用，多余量应弃去。④在配药时应戴防护手套，若溶液意外与皮肤或黏膜接触，应立即用肥皂水和清水彻底清洗污染部位。⑤配药后的器具应装入双层密封的聚乙烯口袋中，在 1100℃下焚化。⑥若药液泄漏，处理时应戴双层乳胶手套、呼吸面罩、防护罩衣和护目镜，用纸、锯屑或细小碎屑吸附泄漏物，以防止扩散；也可用 5% 次氯酸钠处理泄漏物，随后用大量清水冲洗污染区域。处理时应限制其他人员进入污染区域。

**【不良反应】**

（1）神经　头痛、反应迟钝、视觉障碍、失语、偏瘫、惊厥。鞘内注射或颈动脉滴注：视物模糊、眩晕、蛛网膜炎、麻痹、抽搐、意识不清、慢性脱髓鞘综合征。

（2）血液　WBC 和血小板减少、贫血。如出现明显黏膜炎、WBC、血小板明显减少等严重反应，及时对症治疗，必要时停药。

（3）消化　食欲减退、口腔炎、口腔溃疡、咽喉炎、恶心、呕吐、腹痛、腹泻、消化道出血、黄疸、ALT 升高、ALP 升高、γ-谷氨酰转肽酶升高、假膜性或出血性肠炎、肝细胞坏死、脂肪肝、肝纤维化、肝硬化。

（4）呼吸　咳嗽、间质性肺炎、肺纤维化。肺毒性可致死。

（5）泌尿　高尿酸性肾病：血尿、蛋白尿、少尿、氮质血症、尿毒症。

（6）生殖　女性闭经、男性精子减少甚至缺乏。

（7）皮肤　皮肤潮红、瘙痒、皮疹、脱发、日光性皮炎、急性剥脱性皮炎、指甲脱落。

（8）眼　脂溢性睑缘炎加重、严重畏光、流泪。

（9）其他　致突变、致畸、致癌、继发性肿瘤。

**【药物过量】**

（1）表现　食欲下降、进行性体重减轻、血性腹泻、WBC减少、抑郁和昏迷。

（2）处理意见　亚叶酸（叶酸）为有效解毒药。亚叶酸剂量应≥本药相对剂量，并尽快用药。可12h内静脉输注亚叶酸，Max：75mg，然后每6h肌注12mg，共给药4次。

**【相互作用】**

（1）先锋霉素、博来霉素、卡那霉素、氯霉素、四环素类、羟基脲、巯嘌呤　本药疗效降低。

（2）考来烯胺　本药静滴时血药浓度降低。

（3）口服不吸收抗生素（如新霉素等）本药口服吸收率减少30%，降低生物利用度。

（4）别嘌醇、秋水仙碱等　上述药适当增量。

（5）苯妥英　苯妥英疗效降低；本药毒性增强。合用期间及合用后应测查苯妥英血药浓度及本药毒性反应。

（6）氟尿嘧啶　与本药同用，或先用氟尿嘧啶后用本药，均产生拮抗作用；但如先用本药，4~6h后用氟尿嘧啶可产生协同作用。

（7）门冬酰胺酶　同时使用，本药减效；但用门冬酰胺酶10d后再用本药，或用本药后24h内用门冬酰胺酶，则可增效，且可减少胃肠道及血液系统不良反应。

（8）阿糖胞苷　给本药前24h或给药后10min用阿糖胞苷，本药抗癌活性可增强。

（9）其他抗凝药　抗凝血作用增加，甚至引起肝脏凝血因子缺乏，合用时应谨慎。

（10）水杨酸类、氨苯甲酸、环丙沙星、苯替酪胺、丙磺舒等药　本药血药浓度及毒性反应发生率增加。合用需谨慎，注意监测本药血药浓度和毒性反应，必要时减量。

（11）磺胺类药（如复方新诺明、磺胺异噁唑）、氨苯蝶啶或乙胺嘧啶　本药毒性反应加重。应尽量避免合用，确需合用时，严密监测血液系统毒性反应，出现巨幼细胞贫血时可用亚叶酸。

（12）保泰松　可能会引起本药血药浓度增高而致毒性反应增加。

（13）糖皮质激素　本药毒性反应加重，合用时本药应减量。长期合用可致膀胱上皮癌，应定期检查尿常规。

（14）环孢素　本药疗效和毒性反应均增加，应避免合用或合用时本药减量。

（15）青霉素类（如阿莫西林、美洛西林）本药毒性增强，应尽量避免合用。确需合用时，可考虑本药减量，监测血药浓度和毒性反应。

（16）奥美拉唑　本药毒性增强，合用时需严密监测，必要时停用奥美拉唑。

（17）普那霉素　本药毒性增加，应避免合用。

（18）氧化亚氮　本药引起的口腔炎和其他毒性反应可加重。

（19）巴比妥类药　可加重本药引起的脱发。

（20）胺碘酮　本药毒性反应加重。

（21）维A酸类（如阿维A酯、异维A酸、芬维A胺、他扎罗汀）、硫唑嘌呤、柳氮磺吡啶　产生协同肝毒性效应。合用时需严密监测毒性反应。

（22）来氟米特　肝毒性和骨髓抑制可加重。合用时需每月测查血细胞计数、ALT、AST和血清白蛋白。出现骨髓抑制时停用来氟米特，使用考来烯胺或活性炭降低血药浓度。

（23）骨髓抑制剂（金制剂、青霉胺等）及噻嗪类利尿药　骨髓抑制加重，合用时需严密监测粒细胞水平。

（24）茶碱　茶碱血药浓度及毒性反应发生率均增加。应用茶碱期间加用、停用或调整本药剂量，需严密监测茶碱血药浓度，必要时调整剂量。

（25）他莫昔芬　血栓栓塞发生率可能增加，需合用时应权衡利弊。

（26）丙卡巴肼　可导致肾功损害，如需合用，两者用药时间应间隔 72h。

（27）活疫苗　用本药期间不可接种活疫苗。

（28）Vit C　可消除本药引起的恶心。

（29）食物　减少本药的肠道吸收。

（30）乙醇　增加本药的肝毒性及 CNS 不良反应。

## 氟达拉滨 Fludarabine

【其他名称】 福达华、磷酸氟达拉滨、Fludara、Fludarabine Phosphate

【分类】 肿瘤用药\抗肿瘤药\影响核酸生物合成的药物

【制剂规格】 粉针剂（磷酸盐） 50mg。

【临床应用】

**说明书适应证**

难治性或进展性 B 细胞性慢淋白血病。

【用法用量】

**1. 说明书用法用量**

B 细胞性慢淋白血病　推荐剂量 25mg/（$m^2$·d），每 28d 中连续静脉给药 5d。用至达最佳疗效（完全或部分缓解，通常需 6 个周期），方可停用。

**2. 其他用法用量**

［国外参考信息］　单疗程用法用量同说明书，同时根据血液或非血液毒性调整剂量。建议在达最佳疗效后，再用 3 个疗程。

【禁忌证】

**说明书禁忌证**

（1）对本药过敏者。

（2）严重肾功能不全（Ccr ＜ 30ml/min）。

（3）失代偿性溶血性贫血。

（4）孕妇及哺乳妇女。

【特殊人群用药】

**儿童**　安全性与有效性尚未确定。

**老人**　慎用。

**孕妇**　禁用。美国 FDA 妊娠安全性分级为：D 级。

**哺乳妇女**　用药应停止哺乳。

**肝功能不全者**　慎用。

**肾功能不全/透析者**　严重肾功能不全者禁用，轻中度者慎用。

**其他**　育龄妇女或配偶用药期间及用药后 6 个月内，均须避孕。

【注意】

（1）慎用　①免疫缺陷。②有机会性感染病史者。③骨髓抑制（国外资料）。

（2）用药相关检查/监测项目　定期监测全血细胞计数。

【给药说明】

（1）给药条件　建议本药仅用于静滴。

（2）配伍信息　①药物配制时，先用无菌注射用水溶解本药至浓度为 25mg/ml；使用时，再用 100ml 或 125ml NS 或 5%GS 稀释。②皮肤或黏膜接触到本药，应用水和肥皂彻底清洗。若接触到眼睛，应用大量水彻底清洗。避免因吸入引起的药物接触。本药溢出或废弃时，可经焚化销毁。

（3）其他　①长期用药对 CNS 的影响尚不明确。在一些长时间治疗（最长达 26 个疗程）的研究中，患者对推荐剂量仍能耐受。②有使用本药的患者在输入未经辐射处理的全血后，出现与输血相关的移植物抗宿主病（GVHD）的报道，GVHD 的死亡率很高，建议患者在输血时应只接受经辐射处理过的血液。

【不良反应】

（1）心血管　水肿、心衰、心律失常。

（2）神经　周围神经病、嗜睡和（或）

疲倦、脑白质炎（单侧轻偏瘫、共济失调）。高剂量：严重迟发神经毒性（视野缺损、构音困难、感觉异常、虚弱无力及癫痫发作、双侧皮质盲、意识紊乱、痉挛性瘫痪、昏迷）。

（3）精神　激动、精神紊乱、焦虑不安。

（4）内分泌 / 代谢　肿瘤溶解综合征（腰疼、血尿为首发症状）：高尿酸血症、高磷酸血症、低钙血症、代谢性酸中毒、高钾血症。

（5）血液　骨髓抑制、WBC 减少、中性粒细胞减少、血小板减少、淋巴细胞减少、贫血、全血细胞减少、嗜血细胞综合征或自身免疫性贫血、嗜酸性粒细胞增多、骨髓纤维化等。

（6）免疫　致命的自身免疫现象（如自身免疫性溶血性贫血、自身免疫性血小板减少、血小板减少性紫癜、天疱疮、Evans 综合征）。多数溶血性贫血者再次用药，症状可反复，应停药、输血、使用肾上腺皮质激素。

（7）消化　恶心和（或）呕吐、腹泻、畏食、口腔炎、胃肠道出血、肝酶和胰酶改变。

（8）呼吸　肺炎、咳嗽、呼吸困难、鼻窦炎、咽炎、上呼吸道感染、间质性肺浸润、ARDS、呼吸窘迫、肺出血、肺纤维化、呼衰。

（9）泌尿　排尿困难、感染、出血性膀胱炎。血尿、尿酸结晶尿、肾衰竭。

（10）骨骼肌肉　肌痛、肌无力。

（11）皮肤　皮疹、皮肤红斑、Stevens-Johnson 综合征、中毒性表皮坏死、既往皮肤癌病变出现可逆性恶化或骤然爆发、副肿瘤性天疱疮等。

（12）眼　视觉障碍、视神经炎、视神经病变、失明、神经毒性综合征（视力模糊、复视、畏光）。

（13）其他　发热、寒战、乏力、感染、疼痛、移植物抗宿主病、疱疹病毒感染、继发恶性肿瘤等。

**【药物过量】**

（1）表现　①不可逆的 CNS 毒性：迟发的失明、昏迷和死亡。②骨髓抑制：严重的血小板和粒细胞减少。

（2）处理意见　目前尚无特效拮抗药，药物过量时应立即停药，并采取支持治疗。

**【相互作用】**

（1）腺苷吸收抑制药（如双嘧达莫）　本药疗效减弱。

（2）喷司他丁　发生严重肺毒性风险增加，不推荐合用。

（3）活疫苗　感染活疫苗风险增加。用药期间不应接种，白血病缓解者结束化疗 3 月后方能接种。

## 卡莫氟
## Carmofur

**【其他名称】** 氟脲己胺、嘧福禄、孕贝、Mifurol、Vamfur

**【分类】** 肿瘤用药 \ 抗肿瘤药 \ 影响核酸生物合成的药物

**【制剂规格】** 片剂　① 50mg。② 100mg。

颗粒　1g : 200mg。

**【临床应用】**

**说明书适应证**

（1）消化道癌（食管癌、胃癌、结直肠癌）。

（2）乳腺癌。

**【用法用量】**

**1. 说明书用法用量**

**一般用法**　单药治疗，200mg/ 次，3~4 次 /d，p.o.；或 140mg/（$m^2$·d），分 3 次服；联合化疗，200mg/ 次，tid.，p.o.。

**2. 其他用法用量**

［国内参考信息］　单药治疗，600~800mg/d，分 3~4 次服，连用 4~6 周一疗程；联合用药，600mg/d，分 3 次服，连用 2 周一疗程。

【禁忌证】

说明书禁忌证

（1）对本药过敏者。

（2）妊娠早期。

（3）哺乳妇女。

【特殊人群用药】

儿童　用药安全性尚不明确。

老人　高龄者慎用。

孕妇　妊娠早期禁用。

哺乳妇女　禁用。

肝功能不全者　慎用。

肾功能不全/透析者　慎用。

【注意】

（1）慎用　①骨髓功能低下。②恶病质或营养不良。

（2）用药相关检查/监测项目　定期检查WBC、血小板计数。

【给药说明】

减量/停药条件　若出现骨髓抑制，酌情减量，必要时停药。

【不良反应】

（1）心血管　心悸、胸痛、ECG异常。

（2）神经　头痛、眩晕、麻木感、乏力、记忆力下降、言语障碍、锥体外系症状、尿失禁。出现脑白质病初期症状时应立即停药。

（3）血液　出血倾向及RBC、WBC和血小板减少。血WBC计数$<3\times10^9$/L时应停药。

（4）消化　畏食、恶心、呕吐、腹泻、腹部不适、口炎、味觉异常、肝功能障碍、消化性溃疡、便秘等。

（5）泌尿　蛋白尿、血尿、少尿、排尿障碍、排尿疼痛、肾功能异常等。

（6）皮肤　发红、肿胀、水疱、色素沉着、瘙痒、皮疹及光敏反应。

（7）其他　灼热感（颜面、腹部、肛门等）、全身倦怠、发热。

【相互作用】

（1）抗胆碱药、镇静药　相互拮抗。

（2）胸腺嘧啶、尿嘧啶　可提高本药在肿瘤组织中的浓度，使疗效提高。

（3）其他细胞毒药物　合用时，本药应酌情减量。

（4）酒精　可出现潮红、恶心、脉率增速、多汗和头痛等症状，有时产生脑缺血和意识模糊。避免用药后摄入酒精及含酒精性饮料。

## 卡培他滨
## Capecitabine

【其他名称】 希罗达、Xeloda

【分类】 肿瘤用药\抗肿瘤药\影响核酸生物合成的药物

【制剂规格】 片剂　①150mg。②500mg。

【临床应用】

说明书适应证

（1）结肠癌辅助化疗　用于Dukes'C期、原发肿瘤根治术后、适于接受氟嘧啶类药物单独治疗的结肠癌患者的单药辅助治疗。其治疗的无病生存期（DFS）不亚于氟尿嘧啶和甲酰四氢叶酸联合方案（5-FU/LV）。本药单药或与其他药物联合化疗均不能延长总生存期（OS），但已有试验数据表明在联合化疗方案中本药可较5-FU/LV改善无病生存期。在使用本药单药对Dukes'C期结肠癌进行辅助治疗时，可参考以上研究结果。

（2）结直肠癌　当转移性结直肠癌患者首选单用氟嘧啶类药物治疗时，本药可用作一线化疗。本药与其他药物联合化疗时，生存期优于5-FU/LV单药化疗。目前尚无证据证实本药单药化疗的生存期优势。有关本药在联合化疗中取代5-FU/LV的安全性以及生存期优势还需进一步研究。

（3）转移性乳腺癌　①联合化疗：本药可与多西紫杉醇联合用于治疗含蒽环类药物方案化疗失败的转移性乳腺癌。②单药化疗：本药亦可单独用于治疗对紫杉醇及含蒽环类药物化疗方案均耐药或对紫杉醇耐药和不能再使用蒽环类药物治疗（如已接受累积剂量400mg/m$^2$阿霉素或阿霉素同类物）的转移性乳腺癌患者，耐药的定义为治疗期间疾病继续进展（有或无初始缓解），或完成含有蒽环类药物的辅助化疗后 6 个月内复发。

（4）胃癌　用于不能手术的晚期或转移性胃癌的一线治疗。

【用法用量】

**说明书用法用量**

（1）**一般用法**　推荐剂量为 1250mg/（$m^2$·次），bid.（早晚各 1 次），p.o.，治疗 2 周后停药 1 周，3 周为一个疗程。在与多西紫杉醇联用时，本药推荐剂量为 1250mg/（$m^2$·次），bid.，治疗 2 周后停药 1 周；多西紫杉醇推荐剂量为 75mg/（$m^2$·次），每 3 周 1 次，i.v.gtt.1h。根据多西紫杉醇的说明书，在对接受本药和多西紫杉醇联合化疗者使用多西紫杉醇前，应常规应用一些化疗辅助药物。用于 Dukes'C 期结肠癌患者的辅助治疗时，推荐治疗时间为 6 个月，即口服本药 1250m/（$m^2$·次），bid.，治疗 2 周后停药 1 周，以 3 周为一疗程，共计 8 个疗程（24 周）。表 8-1-2 列出了按体表面积计算的本药每日总剂量和每种剂量需服用的药片数量。

**表 8-1-2　根据体表面积计算的卡培他滨剂量表**

| 1250mg/$m^2$，一日口服 2 次 | | 需服用的药片数量（早晨和晚上） | |
|---|---|---|---|
| 体表面积（$m^2$） | 每日总剂量 *（mg） | 150mg | 500mg |
| ≤ 1.25 | 3000 | 0 | 3 |
| 1.26~1.37 | 3300 | | |
| 1.38~1.51 | 3600 | 2 | 3 |
| 1.52~1.65 | 4000 | 0 | 4 |
| 1.66~1.77 | 4300 | 1 | 4 |
| 1.78~1.91 | 4600 | 2 | 4 |
| 1.92~2.05 | 5000 | 0 | 5 |
| 2.06~2.17 | 5300 | 1 | 5 |
| ≥ 2.18 | 5600 | 2 | 5 |

* 每日总剂量分为 2 次口服，早晚剂量相等

（2）剂量调整指南

1）发生不良反应时，本药的剂量调整方案可参照下表进行处理（见表 8-1-3 与表 8-1-4）。

**表 8-1-3　卡培他滨联合多西紫杉醇化疗时剂量调整方案**

| NCIC 毒性分级 * | 2 度 | 3 度 | 4 度 |
|---|---|---|---|
| 首次出现 | 在卡培他滨治疗的 14 日内发生时：暂停卡培他滨治疗，直至不良反应缓解至 0~1 级，在该疗程内按卡培他滨原剂量继续治疗，疗程中漏服的卡培他滨剂量不再补充。有条件时可采用辅助措施预防不良反应。若 2 级不良反应持续到应进行下一次卡培他滨 / 多西紫杉醇疗程时：延迟治疗，直至不良反应缓解至 0~1 级，然后以原剂量的卡培他滨和多西紫杉醇继续治疗。有条件时可采用辅助措施预防不良反应。 | 在卡培他滨治疗的 14 日内发生时：暂停卡培他滨治疗，直至不良反应缓解至 0~1 级，在该疗程内按卡培他滨原剂量的 75% 继续治疗，疗程中漏服的卡培他滨剂量不再补充。有条件时可采用辅助措施预防不良反应。若 3 级不良反应持续至应进行下一次卡培他滨 / 多西紫杉醇疗程时：延迟治疗，直至不良反应缓解至 0~1 级。对在疗程中任何时候出现 3 级不良反应的患者，当不良反应缓解至 0~1 级时，以原卡培他滨剂量的 75% 和多西紫杉醇 55mg/$m^2$ 继续以后的疗程。有条件时可采用辅助措施预防不良反应。 | 中止治疗，除非主管医师认为用卡培他滨原剂量的 50% 继续治疗对患者最有利。 |

续　表

| NCIC 毒性分级 * | 2 度 | 3 度 | 4 度 |
|---|---|---|---|
| 同一不良反应再次出现 | 在卡培他滨治疗的14日内发生时：暂停卡培他滨治疗，直至不良反应缓解至0~1级，在该疗程内按卡培他滨原剂量的75%继续治疗，疗程中漏服的卡堵他滨剂量不再补充。有条件时可采用辅助措施预防不良反应。若2级不良反应持续到应进行下一次卡培他滨/多西紫杉醇疗程时：延迟泊疗，直至不良反应缓解至0~1级。对在疗程中任何时候再次出现2级不良反应的患者，当不良反应缓解至0~1级时，以原卡培他滨剂量的75%和多西紫杉醇55mg/m$^2$继续以后的疗程。有条件时可采用辅助措施预防不良反应。 | 在卡培他滨治疗的14日内发生时：暂停卡培他滨治疗，直至不良反应缓解0~1级，在该疗程内按卡培他滨原剂量的50%继续治疗，疗程中漏服的卡培他滨剂量不再补充。有条件时可采用辅助措施预防不良反应。若3级不良反应持续到应进下一次卡培他滨/多西紫杉醇疗程时：延迟治疗，直至不良反应缓解0~1级。对在疗程中任何时候再次出现3级不良反应的患者，当不良反应缓解至0~1级时，以原卡培他滨剂量的50%继续以后的疗程，停止使用多西紫杉醇。有条件时采用辅助措施预防不良反应。 | 中止治疗 |
| 同一不良反应第3次出现 | 在卡培他滨治疗的14日内发生时：暂停卡培他滨治疗，直至不良反应缓解至0~1级；在该疗程内按卡培他滨原剂量的50%继续治疗，疗程中漏服的卡培他滨剂量不再补充。有条件时可采用辅助措施预防不良反应。 | 中止治疗 | |

续　表

| NCIC 毒性分级 * | 2 度 | 3 度 | 4 度 |
|---|---|---|---|
| 同一不良反应第3次出现 | 若2级不良反应持续至应进行下一次卡培他滨/多西紫杉醇疗程时：延迟治疗，直至不良反应缓解至0~1级。对在疗程中任何时候第3次出现2级不良反应的患者，当不良反应缓解至0~1级时，以原卡培他滨剂量的50%继续以后的疗程，停止使用多西紫杉醇。有条件时可采用辅助措施预防不良反应。 | 中止治疗 | |
| 同一不良反应第4次出现 | 中止治疗 | | |

*除手足综合征外，使用加拿大国家癌症研究所（NCIC）制订的常见毒性反应分级标准（CTC）。

**表 8-1-4　卡培他滨单药化疗时剂量调整方案**

| NCIC 不良反应毒性分级 * | 治疗过程中 | 下一疗程剂量调整（起始剂量） |
|---|---|---|
| ·1 级 | 维持原剂量 | 维持原剂量 |
| ·2 级 | | |
| 第 1 次出现 | 暂停用药，直至恢复到 0~1 级 | 100% |
| 第 2 次出现 | 暂停用药，直至恢复到 0~1 级 | 75% |
| 第 3 次出现 | 暂停用药，直至恢复到 0~1 级 | 50% |
| 第 4 次出现 | 永久中止治疗 | |
| ·3 级 | | |
| 第 1 次出现 | 暂停用药，直至恢复到 0~1 级 | 75% |

续 表

| NCIC 不良反应毒性分级 * | 治疗过程中 | 下一疗程剂量调整（起始剂量） |
|---|---|---|
| 第 2 次出现 | 暂停用药，直至恢复到 0~1 级 | 50% |
| 第 3 次出现 | 永久中止治疗 | |
| ·4 级 | | |
| 第 1 次出现 | 永久中止治疗或若医师认为继续治疗对患者最有利，则暂停用药，直至缓解到 0~1 级后继续治疗。 | 50% |

* 除手足综合征外，使用加拿大国家癌症研究所制订的常见毒性反应分级标准

发生 1 级不良反应时，不建议进行剂量调整。若出现 2 级或 3 级不良反应时，应暂停本药治疗。一旦不良反应消失或严重程度降为 1 级，可用本药原剂量或按照上表调整的剂量重新开始治疗。若出现 4 级不良反应，应暂停治疗直至不良反应消失或严重程度降为 1 级后，再以原剂量的 50% 重新开始治疗。由于毒性反应而漏服的本药剂量不再补充或恢复，患者改为继续计划疗程。

2）与顺铂联合应用：①本药推荐剂量是 1000mg/（$m^2$·次），bid.，治疗 2 周后停药 1 周。顺铂 80mg/（$m^2$·次），于每 3 周疗程的第 1 日 i.v.gtt.，2h 滴完。本药首剂于第 1 日晚间服用，最后 1 剂于第 15 日早晨服用。接受本药和顺铂联合治疗者，在给予顺铂前，需按照顺铂的产品说明书给予充分的水化和止吐治疗。合用期间出现并不严重或无生命危险的毒副作用（如脱发、食欲改变、指甲变色等），可继续按起始剂量治疗，而不需减量或中断。②出现血液毒性时剂量调整：疗程开始时，若患者的绝对中性粒细胞计数（ANC）＞ 1000×$10^6$/L，血小板计数＞ 100, 000×$10^6$/L，可开始新的 3 周疗程。否则，治疗需推迟直至血液指标恢复后。血液毒性剂量调整的详细指导见表 8–1–5。

**表 8–1–5　卡培他滨（X）联合顺铂（P）在计划治疗期间根据血液毒性进行的剂量调整方案**

| 中性粒细胞绝对值 ANC 计数（×$10^6$/L） | | 血小板计数（×$10^6$/L） | 卡培他滨和顺铂在治疗重新开始时的剂量调整 |
|---|---|---|---|
| ≥ 1500 | 和 | ≥ 100,000 | X：100% 始剂量，无需延迟<br>P：100% 始剂量，无需延迟 |
| ≥ 1000 to ＜ 1500 | 和 | ≥ 100,000 | X：75% 始剂量，无需延迟<br>P：75% 始剂量，无需延迟 |
| ＜ 1000 | 和 / 或 | ＜ 100,000 | X：延迟直至 ANC ≥ 1000 和血小板 ≥ 100,000，然后当 ANC ≥ 1000 至 ＜ 1500 时治疗量为始剂量的 75%，当 ANC ≥ 1500 时治疗量为始剂量的 100%<br>P：延迟直至 ANC ≥ 1000 和血小板 ≥ 100, 000，然后当 ANC ≥ 1000 至 1500 时治疗量为原剂量的 75%，当 ANC ≥ 1500 时治疗量为始剂量的 100% |

如治疗期间进行的非计划评估发现剂量限制性毒性，必须中断这一疗程中本药的给药，在此后的疗程中本药和顺铂应减量，见表 8-1-6。

**表 8–1–6　卡培他滨（X）联合顺铂（P）治疗期间出现血液毒性时进行的剂量调整方案**

| 剂量限制性毒性 | 卡培他滨与顺铂剂量调整 |
|---|---|
| 4 级中性粒细胞减少症超过 5 日 | X：75% 始剂量<br>P：75% 始剂量 |
| 4 级血小板减少症 | X：50% 始剂量<br>P：50% 始剂量 |

续　表

| 剂量限制性毒性 | 卡培他滨与顺铂剂量调整 |
|---|---|
| 中性粒细胞减少性发热，中性粒细胞减少性败血症，中性粒细胞减少性感染 | X：中断治疗，除非医师认为血液毒性恢复至 0~1 级后，继续以 50% 始剂量治疗，对患者最有利<br>P：中断治疗，除非医师认为血液毒性恢复至 0~1 级后，继续以 50% 始剂量治疗，对患者最有利 |

**【禁忌证】**

**1. 说明书禁忌证**

（1）对本药过敏者。

（2）既往对氟尿嘧啶有严重、非预期的反应或已知对氟尿嘧啶过敏者。

（3）已知二氢嘧啶脱氢酶（DPD）缺陷者。

（4）严重肾功能不全（Ccr < 30ml/min）。

**2. 其他禁忌证**

孕妇及哺乳妇女。

**【特殊人群用药】**

**儿童**　< 18 岁者用药的安全性和有效性尚不明确。

**老人**　应密切监测本药对老年患者的作用。目前尚无剂量调整的建议。

**孕妇**　禁用。本药有致畸性，还可致动物胎仔死亡，也可能危害人类胎儿。美国 FDA 妊娠安全性分级为：D 级。

**哺乳妇女**　服药期间应停止哺乳。

**肝功能不全者**　对由肝转移引起的轻至中度肝功能不全者不必调整起始剂量，但应密切监测。目前尚无严重肝功能不全者用药的研究。

**肾功能不全/透析者**　慎用，严重者禁用。

**说明书用法用量**

（1）**一般用法**　对轻度肾功能不全者 Ccr 为 51.8ml/min（Cockroft 和 Gault，计算公式如下）不建议调整本药起始制剂量；对中度肾功能不全者（基线 Ccr 为 30~50ml/min），当用于单药化疗或与多西紫杉醇联合化疗时，建议本药起始剂量减为标准剂量的 75%（从 1250mg/m²，bid. 减为 950mg/m²，bid.）。患者出现 2 级到 4 级不良事件后相应的剂量调整建议根据表 2 和表 3 的要求进行。对中度肾功能不全者起始剂量的调整建议既可应用于本药单药治疗，也可应用于本药与多西紫杉醇联合治疗。

Cockroft 和 Gault 方程：

$$男性肌酐清除率 = \frac{[140\text{-}年龄（岁）] \times 体重（kg）}{72 \times 血清肌酐（mg/dl）}$$

女性肌酐清除率 = 0.85 × 男性肌酐清除率

（2）与顺铂联合应用　根据肌酐清除率对本药和顺铂进行剂量调整（见表 8-1-7）。如治疗中肌酐清除率 < 30ml/min，应停止本药治疗。

**表 8-1-7　顺铂和卡培他滨根据肌酐清除率进行的剂量调整方案**

| 肌酐清除率 | 顺铂剂量 | 卡培他滨剂量 |
|---|---|---|
| ≥ 60ml/min | 全量 | 全量 |
| 41~59ml/min | 顺铂剂量 mg/m² 的数值与肌酐清除率 ml/min 数值相同，如肌酐清除率为 45ml/min，顺铂剂量为 45mg/m² | 全量 |
| ≤ 40ml/min | 永久停用顺铂 | 全量 * |
| ≤ 30ml/min | | 永久停用卡培他滨 |

* 如肌酐清除率 < 40ml/min（> 30ml/min），可继续单用本药治疗。

恶心呕吐：对于 3、4 级恶心或呕吐，尽管已充分预防，后续疗程中顺铂应减量至 60mg/m²。

耳毒性：减退、新出现耳鸣或新的听力图高频听力显著丧失，应终止顺铂，但继续应用本药。

神经毒性：出现 2 级 NCI-CTC 神经毒性者应停用顺铂，但本药应继续应用。

**【注意】**

（1）慎用　冠心病或有冠心病史（国外资料）。

（2）用药相关检查/监测项目　血常规、肝功能、PT 及 INR。

**【给药说明】**

（1）给药条件　①本药片剂应在餐后 30min 内用水吞服。②联合化疗时，如存在任一联合药物相关的禁忌证，则应避免使用该药物。对顺铂的禁忌证同样适用于本药和顺铂联合治疗。③本药治疗中断应被算作治疗时间的缺失，缺失的剂量不予补偿。应继续维持原定的治疗方案。

（2）减量 / 停药条件　使用中本药剂量可能需调整，以达到适应患者个体化的需求。应密切监测不良反应，并根据需要调整剂量以使患者能够耐受。药物一经减量，以后便不应再增加剂量。

**【不良反应】** 本药所致的不良反应可通过对症治疗、停药和调整剂量等方式处理。出现神经毒性或耳毒性时本药并不需减量，如发生 2、3 或 4 级非血液毒性反应，必须马上中断或停止本药治疗（见表 2）。若病情继续恶化或产生不能耐受的不良反应时应停止治疗。

（1）心血管　低血压、高血压、心动过速、心动过缓、房性纤颤、期外收缩、心肌炎、心包积液、心肌梗死、心绞痛、心脏停搏、心功能衰竭和心电图改变等。既往有冠状动脉疾病史者中这些不良事件可能更常见。

（2）神经　疲乏、感觉异常、头痛、头昏、失眠、易激惹、镇静、共济失调、震颤、眩晕、言语困难、脑病、异常共济失调、构音障碍、意识丧失、平衡受损、周围感觉神经病变。

（3）精神　抑郁、精神错乱。

（4）内分泌 / 代谢　脱水、水肿、体重增加、高脂血症、低钾血症、低镁血症、淋巴水肿。必须预防脱水，且在脱水出现时及时纠正；患者出现畏食、虚弱、恶心、呕吐或腹泻时早期即可出现脱水；当出现 2 级（或以上）脱水症状时，必须立即停止本药治疗，同时纠正脱水，直至患者脱水症状消失，且导致脱水的直接原因被纠正和控制后，才可重新开始本药治疗。针对此不良事件，调整给药剂量是必要的。

（5）血液　中性粒细胞减少、贫血、血小板减少、淋巴细胞减少、出血、败血症、WBC 减少、全血细胞减少、凝血障碍、ITP。

（6）消化　高胆红素血症、恶心、呕吐、口炎、腹痛、腹泻、便秘、消化不良、畏食、肝纤维化、肝炎、肝功能异常、肝衰竭、腹胀、吞咽困难、肛部痛、腹水、GU、肠梗阻、肠毒性扩张、胃肠炎、口渴等。出现严重腹泻者应给予密切监护，若患者开始出现脱水，应立即补充液体和电解质；在适当的情况下，应及早开始使用标准止泻治疗药物（如洛哌丁胺），必要时需减量。另外，若药物相关的胆红素升高＞3 倍 ULN（正常值上限）或肝氨基转移酶（ALT，AST）升高＞2.5 倍 ULN，应立即暂停使用本药；当胆红素降低至≤3 倍 ULN 或肝氨基转移酶≤2.5 倍 ULN，可恢复使用本药。

（7）呼吸　咳嗽、鼻出血、哮喘、咯血、呼吸窘迫、呼吸困难、支气管炎、肺炎、支气管肺炎、肺栓塞。

（8）泌尿　肾衰竭。

（9）骨骼肌肉　四肢疼痛、肌痛、骨痛、关节炎、肌无力。

（10）皮肤　手足综合征、皮炎、指甲疾病、出汗增多、光敏反应、皮肤溃疡、瘙痒、辐射撤销综合征、热潮红。转移性肿瘤患者接受本药单药治疗，手足综合征出现的中位时间为 79 日（范围 11~360 日），严重程度为 1 到 3 级。出现 2 或 3 级手足综合征时应暂停使用本药，直至恢复正常或严重程度降至 1 级。出现 3 级手足综合征后，再次使用本药时应减少剂量。本药与顺铂联合治疗时，针对手足综合征不建议使用 Vit $B_6$ 改善症状或二级预防（有报道 Vit $B_6$ 可能降低顺铂的疗效）。

（11）眼　眼部刺激、结膜炎、角膜结膜炎。

（12）其他　发热、胸痛、胸部肿块、流感样疾病、嘶哑、步行困难、虚脱、纤维化、恶病质、真菌感染、药物过敏。

**【药物过量】**

（1）表现　恶心、呕吐、腹泻、黏膜

炎、胃肠道刺激和出血以及骨髓抑制。

（2）处理意见 给予常规治疗、支持治疗（旨在纠正临床表现）及预防并发症。

【相互作用】

（1）亚叶酸钙 本药代谢物氟尿嘧啶的血药浓度升高，毒性增强（如粒细胞减少、贫血、血小板减少、口腔炎、呕吐）。合用时应严密监测毒性反应，尤其是老年患者。

（2）香豆素类抗凝药 已有凝血指标改变和（或）出血的报道，发生于本药治疗后数日至数月内，某些患者出现在停药1个月内。合用时，应常规监测其抗凝参数（INR或PT），并相应调整抗凝药的剂量。

（3）苯妥英 苯妥英血药浓度升高、产生毒性。必须联用时苯妥英减量，并常规监测其血药浓度。

（4）活疫苗 增加活疫苗感染的风险。用药期间不能接种。

（5）甲酰四氢叶酸 在恶性肿瘤患者中研究显示，甲酰四氢叶酸对本药及其代谢产物的药动学无影响，但对本药的药效学有影响，且可能增加本药毒性。

（6）索夫立定 文献显示，由于索夫立定对二氢嘧啶脱氢酶的抑制作用，索夫立定与氟尿嘧啶间存在显著的临床相互作用，致氟尿嘧啶毒性升高，有致死的可能，故本药不应与索夫立定及其类似物（如溴夫定）同时给药。

（7）奥沙利铂 与本药联用（伴或不伴贝伐珠单抗），本药或其代谢物、游离铂或总铂的暴露量无显著差异。

（8）贝伐珠单抗 对本药或其代谢物的药动学参数无显著影响。

## 培美曲塞
## Pemetrexed

【其他名称】 捷佰立、力比泰、龙泽瑞、普来乐、培美曲塞二钠、怡罗泽、ALIMTA、Pemetrexed disodium

【分类】 肿瘤用药\抗肿瘤药\影响核酸生物合成的药物

【制剂规格】 冻干粉针剂 500mg（以培美曲塞计）。

【临床应用】

1. 说明书适应证

（1）单药适用于既往接受一线化疗后出现进展的局部晚期或转移性非鳞状细胞型非小细胞肺癌患者的治疗。

（2）单药适用于经4个周期以铂类为基础的一线化疗（主要是指铂类与吉西他滨、紫杉醇或多西他赛的二联化疗）后未出现进展的局部晚期或转移性的非鳞状细胞型非小细胞肺癌患者的维持治疗。

（3）联合顺铂用于治疗无法手术的恶性胸膜间皮瘤。

2. 其他临床应用

恶性间皮细胞瘤、头颈部癌、食管癌、胰腺癌、结直肠癌、肾细胞癌、膀胱癌、乳腺癌、子宫颈癌（国外资料）。

【用法用量】

1. 说明书用法用量

（1）恶性胸膜间皮瘤 推荐剂量为500mg/m$^2$，i.v.，10min以上。每21d为一周期，在每周期的第1日给药。顺铂的推荐剂量为75mg/m$^2$，i.v.时间应超过2h，应在每（21d）周期的第1日本药给药结束约30min后再给予顺铂。接受顺铂治疗之前和（或）之后要有适宜的水化方案。使用本药前应预先给予以下药物：①叶酸或含叶酸的复合维生素（减轻毒性）：首次给予本药前7d，至少有5d，350~1000μg/次，p.o.，且在整个治疗过程中以及本药末次给药后21d应继续口服。② Vit $B_{12}$（减轻毒性）：在本药首次给药前1周肌注，1000μg/次，此后每3个周期注射1次，可与本药同日注射。③地塞米松（降低皮肤反应的发生率和严重程度）：给予本药前1d、给药当日和给药后2d口服4g，bid.。

（2）非鳞状细胞型非小细胞肺癌 本药

推荐剂量为 500mg/m$^2$，i.v.，10min 以上，每 21d 为 1 周期，在每周期的第 1 日给药。预服药物同恶性胸膜间皮瘤。

（3）剂量调整指南　在下一个治疗周期开始时，需根据既往治疗周期血细胞最低计数和最严重的非血液学毒性进行剂量调整。为了获得充分的恢复时间，可以延迟治疗。待恢复后，根据表 1 中的指南对患者再次治疗，表 8-1-8 中的指南适用于培美曲塞单药治疗或与顺铂联合用药时的剂量调整。

**表 8-1-8　血液学毒性所致培美曲塞（单药或联合用药）和顺铂的剂量调整**

| | |
|---|---|
| 绝对中性粒细胞最低值 < 500/mm$^3$ 和血小板最低值 ≥ 50,000/mm$^3$ | 原剂量的 75%（培美曲塞和顺铂） |
| 血小板最低值 < 50,000/mm$^3$，无论绝对中性粒细胞最低值如何 | 原剂量的 75%（培美曲塞和顺铂） |
| 血小板最低值 < 50,000/mm$^3$ 伴出血[a]，无论绝对中性粒细胞最低值如何 | 原剂量的 50%（培美曲塞和顺铂） |

[a] NCI 的 CTC 标准（CTC v 2.0；NCI，1998）≥ CTC 2 级出血的定义。CTC= 通用毒性反应标准。

如果患者发生≥ 3 级的非血液学毒性（不包括神经毒性），应暂停本药治疗，直至恢复到治疗前水平或稍低于治疗前水平，应按照表 8-1-9 指南的要求恢复治疗。

**表 8-1-9　非血液学毒性所致培美曲塞（单药或联合用药）和顺铂的剂量调整[a,b]**

| | 培美曲塞剂量（mg/m$^2$） | 顺铂剂量（mg/m$^2$） |
|---|---|---|
| 除黏膜炎之外的任何 3 级或 4 级毒性 | 原剂量的 75% | 原剂量的 75% |
| 需要住院的腹泻（不分级别）或 3 级、4 级腹泻 | 原剂量的 75% | 原剂量的 75% |
| 3 级或 4 级黏膜炎 | 原剂量的 50% | 原剂量的 100% |

[a] NCI 的 CTC 标准。
[b] 不包括神经毒性（见表 8-1-10）。

出现神经毒性，本药和顺铂的剂量调整见表 8-1-10。如果出现 3 级或 4 级神经毒性，应停止治疗。

**表 8-1-10　神经毒性所致培美曲塞（单药或联合用药）和顺铂的剂量调整**

| CTC 分级 | 培美曲塞剂量（mg/m$^2$） | 顺铂剂量（mg/m$^2$） |
|---|---|---|
| 0~1 | 原剂量的 100% | 原剂量的 100% |
| 2 | 原剂量的 100% | 原剂量的 50% |

如果患者经历 2 次减量后，再次发生了任何血液学或非血液学 3 或 4 级毒性，应中止本药治疗，如果发生了 3 或 4 级神经毒性，应立即停止治疗。

**2. 其他用法用量**

［国外参考信息］

恶性间皮细胞瘤　第 1 日和第 8 日给吉西他滨 1250mg/m$^2$，i.v.gtt.（30min）、第 8 日联用本药 500mg/m$^2$，i.v.gtt.（10min），每 3 周重复 1 次。本药应在给吉西他滨 90min 后给药。

## 【禁忌证】

**1. 说明书禁忌证**

对本药有重度过敏史者。

**2. 其他禁忌证**

对本药过敏者。

## 【特殊人群用药】

**儿童**　用药的安全性和有效性尚不明确。

**老人**　国外资料建议，根据肾功能调整用量。说明书建议，除对所有患者给予的减量建议外，不需要在≥ 65 岁患者中降低剂量。

**孕妇**　啮齿动物实验中，本药具有胎儿毒性和致畸性。在妊娠早期应用抗肿瘤药可增加胎儿先天性畸形的危险，妊娠中晚期给药则可增加生长迟缓的危险。美国 FDA 妊娠安全性分级为：D 级。

**哺乳妇女**　用药期间应停药或停止哺乳。

**肝功能不全者**　国外资料建议慎用；出现 3/4 级非血液毒性（3 级氨基转移酶升高或黏膜炎除外）者在开始下一治疗周期时，本药和顺铂的剂量应为前一周期的 75%。在 2 次减量后仍出现非血液毒性者应停药。说明书指出，AST、ALT 或总胆红素升高不影响本药的药代动力学。对于本药治疗过程中发生的肝功能损害，剂量调整见表 8-1-9。

**肾功能不全/透析者**　国外资料建议慎用；Ccr ≥ 45ml/min 者不需调整用量，Ccr ＜ 45ml/min 者不应使用。根据标准 Cockroft 和 Gault 公式计算（如下）或根据 Tc 99m-DPTA 血清清除率法测量的肾小球滤过率（GFR）来算的 Ccr。

Cockroft 和 Gault 方程：

$$\text{男性 Ccr}=\frac{[140\text{-年龄（岁）}]\times\text{体重（kg）}}{72\times\text{血清肌酐（mg/dl）}}$$

女性 Ccr= 0.85 × 男性 Ccr

**【注意】**

（1）慎用　①骨髓抑制。②同时使用阿司匹林或其他 NSAID 者。

（2）用药相关检查/监测项目　①定期监测全血细胞计数，包括血小板计数。应对患者的最低值和恢复情况进行监测。②定期进行血液生化检查。③监测血浆同型半胱氨酸。④用药前必须检查肝肾功能。只有当绝对中性粒细胞计数 ≥ $1.5\times10^9$/L、血小板计数 ≥ $100\times10^9$/L，Ccr ≥ 45ml/min，总胆红素 ≤ 1.5 倍正常值上限，ALP、AST 和 ALT ≤ 3 倍正常值上限时，患者才能开始下一个周期的治疗。如果肿瘤累及肝脏，ALP、AST 和 ALT ≤ 5 倍正常值上限时可接受的。

**【给药说明】**

（1）给药条件　①本药只能用于静脉输注。②不推荐本药在以组织学为鳞状细胞癌为主的患者中使用。③由于本药与顺铂联合给药的胃肠道毒性，曾观察到重度脱水，故患者在接受治疗前和/或治疗后应接受充分的镇吐药治疗以及适宜的水化治疗。

（2）配伍信息　①静脉滴注液的配制：本药 500mg 用不含防腐剂的 NS（9mg/ml）20ml 溶解为 25mg/ml 的溶液，慢慢旋转直至粉末完全溶解。所得的溶液澄清，颜色为无色至黄色或黄绿色都是正常的。重新溶解溶液的 pH 值为 6.6~7.8。且溶液需要进一步稀释。静脉输注前必须观察药液有无颗粒物及颜色变化；如果发现不溶性微粒，不能输注。然后计算出患者的用药剂量，重新溶解的本药溶液必须用不含防腐剂的 NS（9mg/ml）进一步稀释至 100ml，静脉输注 10min 以上。②在冷藏或室温及光照条件下，重新溶解的本药溶液及输注溶液的化学和物理特性可在重新溶解后 24h 内保持稳定。按上述要求制备的本药重新溶解液和输注溶液中均不含抗菌防腐剂，仅供一次使用，应废弃未使用的溶液。③本药与含钙稀释剂物理性质不相容，包括乳酸林格注射液（USP）和林格注射液（USP），故不应使用这些溶液。不推荐本药与其他药物和稀释剂联用。

（3）其他　①育龄妇女使用本药期间应避孕。本药有遗传毒性，建议性成熟的男性在治疗期间以及此后 6 个月内不要生育。建议采用避孕措施或禁欲。由于本药治疗可能导致不可逆性不育，建议男性在开始治疗前咨询精子保存事宜。②本药溶液与皮肤接触，立即使用肥皂和水彻底清洗皮肤。如果黏膜接触了本药，用清水彻底冲洗。③本药不是起疱剂，本药外渗无特别解毒剂，本药外渗可按非起疱剂外渗处理的常规方法进行。④尚不清楚本药对第三间隙液体（如胸腔积液和腹水）的影响，出现具有临床意义的第三间隙液的患者，应考虑在本药给药前进行积液引流。

**【不良反应】**

（1）心血管　严重血栓栓塞、胸痛、水肿、心包炎。

（2）神经　神经病变、感觉异常、疲乏、嗜睡。

（3）精神　情绪改变、抑郁。

（4）血液　骨髓抑制（中性粒细胞减少、血小板减少、WBC 减少、贫血）。

（5）消化　①恶心、呕吐、便秘、食欲减退、口腔炎、咽炎、脱水、吞咽困难、食管炎。② ALT、AST、ALP 和胆红素可逆性升高。

（6）呼吸　呼吸困难。

（7）泌尿　轻度和可逆性的肾功能不全、肾衰竭。

（8）骨骼肌肉　关节痛。

（9）皮肤　皮疹、脱皮、脱发。

（10）其他　过敏反应、发热、感染。

**【药物过量】**

（1）表现　本药过量的报告很少。报告的毒性包括中性粒细胞减少症、贫血、血小板减少、黏膜炎和皮疹。药物过量的预期并发症包括骨髓抑制，可表现为中性粒细胞减少、血小板减少和贫血。也可见到伴或不伴发热的感染、腹泻和黏膜炎。

（2）处理意见　①如果发生药物过量，应根据需要采取常规的支持治疗措施。②在临床试验中，允许使用亚叶酸治疗持续时间≥ 3d 的 CTC 4 级 WBC 减少、持续时间≥ 3d 的 CTC 4 级中性粒细胞减少，如果发生 CTC 4 级血小板减少、3 级血小板减少伴发的出血或 3、4 级黏膜炎，应立即使用亚叶酸治疗。推荐剂量和方案：亚叶酸 100mg/m$^2$ 静脉给药，然后 50mg/m$^2$，q.6h，静脉给药，治疗 8d。③尚不清楚本药能否通过透析清除。

**【相互作用】**

（1）布洛芬　尽管布洛芬（400mg，qid.）可以降低本药的清除率，在肾功能正常（Ccr ≥ 80ml/min）的患者中可与本药合用。与较高剂量的布洛芬（＞ 1600mg/d）合用需谨慎。轻、中度肾功能不全（Ccr 为 45~79ml/min）者合并使用布洛芬时也应谨慎。

（2）NSAIDs 或阿司匹林　在肾功能正常的患者中（Ccr ≥ 80ml/min），较高剂量 NSAIDs 或阿司匹林与本药同时给药应谨慎。轻、中度肾功能不全患者在接受本药给药前 2d、给药当日和给药后 2d 中，应避免使用消除半衰期短的 NSAIDs。因尚无本药与半衰期较长的 NSAIDs 潜在相互作用的资料，正在使用此类 NSAIDs 的所有患者应在本药给药前至少 5d、给药当日和给药后 2d 中断 NSAIDs 给药。如果必须进行 NSAID 伴随给药，应对患者进行密切的毒性监测，尤其是骨髓抑制、肾脏和胃肠道毒性。

（3）肾毒性药物（如氨基糖苷、髓袢利尿药、铂类化合物、环孢菌素）和经肾小管排泄的物质（如丙磺舒）　本药主要以原形药物通过肾小球滤过和肾小管分泌而经肾脏清除。伴随使用上述药物可能会导致本药清除延迟。与上述药物联用时应谨慎，必要时应密切监测 Ccr。

（4）口服抗凝药　由于癌症患者中血栓形成的风险增加，所以经常会使用抗凝治疗。决定使用口服抗凝药治疗者，由于疾病期间抗凝状态的个体内可变性很高，并且口服抗凝药和抗癌治疗之间可能存在相互作用，所以需要增加 INR 的监测频率。

（5）疫苗　癌症患者中免疫抑制状态较常见，故禁忌使用本药的同时接种黄热病疫苗，也不建议同时接种减毒活疫苗，可能是全身性的致命的疾病风险。

## 羟基脲

## Hydroxycarbamide

**【其他名称】** 氨甲酰羟基脲、Hydroxyurea

**【分类】** 肿瘤用药\抗肿瘤药\影响核酸生物合成的药物

**【制剂规格】** 片剂　① 400mg。② 500mg。

胶囊　① 250mg。② 400mg。③ 500mg。

**【临床应用】**

1. 说明书适应证

（1）慢粒白血病（尤其对白消安耐药者）。

（2）黑色素瘤、真性 RBC 增多症及多发性骨髓瘤。

（3）原发性头颈部鳞癌、复发转移性卵巢癌、肾癌。与放疗同用或作为放疗的增敏剂，可增强对头颈鳞癌及子宫颈鳞癌的疗效。

2. 其他临床应用

（1）急性白血病。

（2）顽固性银屑病和脓疱性银屑病，也适用于有肝损伤而不宜选用甲氨蝶呤或用甲氨蝶呤无效的严重银屑病。

（3）试用于 HIV 感染（国外资料）。

【用法用量】

1. 说明书用法用量

（1）慢粒白血病　①片剂：20~60mg/（kg·d），p.o.，2 次 / 周，6 周一疗程。②胶囊：根据患者病情及 WBC 计数确定用量。一般起始 20~30mg/（kg·d），p.o.，1~2 次 /d。WBC ＜ $4.0\times10^9$/L 时，减为 20mg/（kg·d）维持或间歇服。

（2）头颈鳞癌　①片剂：80mg/（kg·次），每 3d 服 1 次，需与放疗合用。②胶囊：60~80mg/（kg·次）[ 或 2000~3000mg/（$m^2$·次）]，p.o.，2 次 / 周；也可 20~30mg/（kg·次），qd.，p.o.。可单用或联合放疗。

（3）宫颈鳞癌　80mg/（kg·次），每 3d 服 1 次，需与放疗合用。

（4）卵巢癌　60~80mg/（kg·次）[ 或 2000~3000mg/（$m^2$·次）]，p.o.，2 次 / 周；也可 20~30mg/（kg·次），qd.，p.o.。可单用或联合放疗。

2. 其他用法用量

[ 国内参考信息 ]

（1）真性 RBC 增多症、原发性血小板增多症　30~40mg/（kg·d），1~2 次 /d，p.o.。RBC 或血小板降至正常高限时减为 10~20mg/（kg·次），qd.，p.o. 维持治疗。

（2）急性白血病　WBC 计数高时，50~70mg/（kg·次），qd.，p.o.，通常给药 2~3d。WBC 明显成倍下降时尽早开始联合化疗。

（3）银屑病　500~1500mg/d，p.o.，疗程 4~8 周。

[ 国外参考信息 ]

（1）慢粒白血病　20~30mg/（kg·d），p.o.，至少持续 6 周。WBC 计数＜ $2.5\times10^9$/L 或血小板计数＜ $100\times10^9$/L，应停药 3d 后重测，若所测值接近正常，则可重新治疗；有贫血时，可予以纠正，不必停药。慢粒白血病原始细胞危象用量可达 12g/d。

（2）黑色素瘤、卵巢癌　20~30mg/（kg·d），qd.，p.o.；80mg/（kg·次），每 3d 服 1 次。

（3）头颈癌　80mg/（kg·次），每 3d 服 1 次。放疗前至少 7d 开始给药，持续用于放疗全程，放疗后需不定期给药。

（4）镰状细胞贫血　起始 15mg/（kg·d），qd.，p.o.。根据血液情况，可每 12 周增加 5mg/kg，至最高耐受量或达 35mg/（kg·d）。血细胞计数在可耐受范围内，可增量；血细胞计数在可耐受和中毒水平间，不必调整；血细胞计数达中毒水平，应停药，至血细胞计数恢复至可耐受水平。重新开始治疗时剂量应减至 2.5mg/（kg·d）。血细胞计数可耐受 / 中毒值参见表 8-1-11。

表 8-1-11　血细胞计数可耐受 / 中毒值

| 血液成分 | 可耐受 / 中毒性血细胞计数 | |
|---|---|---|
| | 可耐受（＞） | 中毒性（＜） |
| 中性粒细胞（$10^9$/L） | 2.5 | 2 |
| 血小板（$10^9$/L） | 95 | 80 |
| Hb（g/L） | 53 | 45 |
| 网织 RBC（$10^9$/L）* | 95 | 80 |

* 如 Hb ＜ 90g/L

（5）β- 珠蛋白生成障碍性贫血　1500mg/d，p.o.，疗程≥ 6 月。

【禁忌证】

说明书禁忌证

（1）水痘、带状疱疹及各种严重感染。

（2）孕妇及哺乳妇女。

【特殊人群用药】

**儿童**　用药的安全性和有效性尚不明确。

其他用法用量

[ 国外参考信息 ]

镰状细胞贫血　平均最大耐受量（MTD）25.6mg/kg。（1）起始 15mg/（kg·d），

p.o.，每 8 周增加 5mg/kg，至达 MTD。（2）也可 20mg/（kg·次），p.o.，每周连用 4d，每隔 4 周日剂量增加 5mg/kg，至 MTD［40mg/（kg·d）］。（3）或起始 10~20mg/（kg·d），p.o.，如血液学耐受，每 12 周日剂量增加 5~10mg/kg，最终日均剂量 22.8mg/kg，不应＞ 35mg/（kg·d）。

**老人** 适当减量。

**孕妇** 禁用。美国 FDA 妊娠安全性分级为：D 级。

**哺乳妇女** 禁用。

**肝功能不全者** 用量尚不明确，建议严密监测血液学指标。

**肾功能不全 / 透析者** 慎用。国外资料建议，GFR ＜ 10ml/min 时，减至常用量的 20%。

**【注意】**

（1）慎用 ①严重贫血。②骨髓抑制。③有痛风或尿酸盐结石史。

（2）用药相关检查 / 监测项目 定期监测 WBC、血小板、BUN、尿酸及肌酐浓度。

**【给药说明】**

（1）给药条件 ①根据患者治疗反应及耐受性调整剂量。②用药时应适当增加液体摄入量。

（2）减量 / 停药条件 ①服药 6 周后仍未见效，应考虑停药。②与放疗合用时，应在放疗前 7 日开始给药，并严密观察血象，若出现严重的放疗不良反应，应考虑减少或暂停服用本药。

（3）其他 ①本药能减轻全身性脓疱性银屑病的脓疱、发热和中毒症状。短期用药，其毒性作用较甲氨蝶呤低。②本药与烷化剂及放射线无交叉耐药。③本药胶囊剂以乳糖或酒石黄作为赋形剂，对牛奶、乳糖或酒石黄不耐受者，可能对本药胶囊也不耐受。④对本药的处理过程应谨慎。配药或接触装有本药的药瓶时，应戴上一次性手套，且在接触含有本药药瓶或胶囊（片剂）前后均要洗手。应远离儿童。

**【不良反应】**

（1）神经 头痛、头晕、嗜睡、惊厥。

（2）精神 幻觉。

（3）血液 WBC 减少（可合并感染）、贫血、RBC 形态异常（如巨幼红样变）、血小板减少。用药过程中，WBC ≤ $3\times10^9$/L 或血小板＜ $50\times10^9$/L，应暂停服用本药，并予以相应的处理。

（4）消化 食欲减退、恶心、呕吐、便秘。长期服药：口腔黏膜炎、口腔溃疡、腹泻等。

（5）泌尿 血尿酸、BUN、肌酐暂时性升高，排尿疼痛。适当增加液体摄入量，必要时调整抗痛风药的剂量。

（6）生殖 睾丸萎缩、致畸。

（7）皮肤 脱发、皮肤色素沉着、皮疹、红斑、瘙痒等。

（8）其他 药物热。国外报道，骨髓增殖异常者可见皮肤血管毒性反应（包括血管溃疡和血管坏死）。出现血管毒性的患者大多数曾经或正在接受干扰素治疗。如使用本药发生血管溃疡或坏死，应停药。

**【相互作用】**

（1）活疫苗（如轮状病毒疫苗） 增加活疫苗感染风险。用药期间不能接种。缓解期白血病人，停止化疗 3 月后才能接种。

（2）可降低 WBC 或血小板的药物 应严密监测血象，根据 WBC 及血小板计数适当调整剂量。

（3）氟尿嘧啶 本药可减少氟尿嘧啶转变为活性代谢物，合用应慎重。

（4）巴比妥类、安定类、麻醉药 本药对 CNS 有抑制作用，用本药时慎用上述药。

（5）别嘌呤醇、秋水仙碱、丙磺舒 合用治疗痛风时，须调整上述药剂量。与别嘌呤醇合用可预防并逆转本药所致的高尿酸血症。

## 巯嘌呤
## Mercaptopurine

【其他名称】 磺巯嘌呤钠、乐疾宁、6-巯基嘌呤、Leupurin、Sulfomercaprine Sodium、Tisupurine

【分类】 肿瘤用药\抗肿瘤药\影响核酸生物合成的药物

【制剂规格】 片剂 ① 25mg。② 50mg。③ 100mg。

【临床应用】

1. 说明书适应证

绒毛膜癌、恶性葡萄胎、急淋白血病及急非淋白血病、慢粒白血病的急变期。

2. 其他临床应用

(1) 恶性淋巴瘤。

(2) Crohn 病、溃疡性结肠炎等免疫性疾病(国外资料)。

【用法用量】

1. 说明书用法用量

(1) 白血病 ①起始量:2.5mg/(kg·d)[或 80~100mg/($m^2$·d)],1 次或分次服。一般 2~4 周显效,4 周后未见临床改善及 WBC 数下降者,可增至 5mg/(kg·d)。② 维持量:1.5~2.5mg/(kg·d)[或 50~100mg/($m^2$·d)],1 次或分次服。

(2) 绒毛膜癌 6~6.5mg/(kg·d),分 2 次服,疗程 10d,间隔 3~4 周后可重复。

2. 其他用法用量

[国外参考信息]

(1) Crohn 病 起始 1.5mg/(kg·d),p.o.,剂量调整时应确保 WBC 和血小板计数分别高于 $4.5\times10^9$/L 和 $100\times10^9$/L。

(2) 溃疡性结肠炎 起始 50mg/d,p.o.,根据治疗反应和耐受性调整剂量。

【禁忌证】

说明书禁忌证

(1) 对本药过敏者。

(2) 孕妇。

【特殊人群用药】

儿童

1. 说明书用法用量

一般用法 1.5~2.5mg/(kg·d)或 50mg/($m^2$·d),1 次或分次服。

2. 其他用法用量

[国外参考信息]

(1) Crohn 病 1.5mg/(kg·d),p.o.,Max:75mg。

(2) 溃疡性结肠炎 起始 50mg/d,p.o.,并根据治疗反应和耐受性调整剂量。

孕妇 禁用。育龄妇女使用后应注意避孕。美国 FDA 妊娠安全性分级为:D 级。

哺乳妇女 慎用。

肝功能不全者 慎用。

其他 巯嘌呤甲基转移酶缺乏者,国外资料建议减量 10%。

【注意】

(1) 慎用 ①骨髓抑制。②严重感染。③胆道疾病。④有痛风或尿酸盐肾结石病史。⑤ 4~6 周内接受过化疗或放疗。

(2) 用药相关检查/监测项目 密切监测肝、肾功能。检查血常规 1~2 次/周,血细胞计数在短期内急骤下降者,应每日检查血常规。必要时做骨髓检查。

【给药说明】

(1) 给药条件 ①本药用量应个体化。②用药时应适当增加患者液体摄入量,碱化尿液。③本药无论单用或联合应用时,均有抑制骨髓造血及免疫功能作用,必须根据具体需要给予适当支持疗法。

(2) 减量/停药条件 与放疗联合应用时,本药应酌情减量。

【不良反应】

(1) 血液 骨髓抑制(WBC、血小板计数、血红蛋白减少)。出现 WBC 减少、血小板减少、贫血、出血、黄疸时,立即停药。停药后 2~3d 血细胞计数平稳或上升,可恢复用药,剂量减半。

(2) 免疫 感染率增加。

（3）消化　胆汁淤积性黄疸、肝功能异常、恶心、呕吐、腹泻、食欲减退。

（4）呼吸　间质性肺炎、肺纤维化。

（5）泌尿　血尿、血尿酸增高甚至尿酸性肾病（多见于白血病治疗初期、可合用别嘌醇）。

（6）生殖　暂时性精子减少。

（7）皮肤　色素沉着、脱发、皮疹。

（8）其他　过敏反应，尚无致癌证据。

**【相互作用】**

（1）香荚兰醛、华法林　上述药抗凝作用降低。

（2）别嘌醇、甲氨蝶呤　本药毒性明显增加。

（3）巴沙拉嗪、美沙拉秦、奥沙拉秦、柳氮磺吡啶　增加本药的毒性。

（4）活疫苗　活疫苗感染风险增加。用药期间禁止接种，缓解期白血病人结束化疗3月后才能接种。

（5）桉树、卡法根、薄荷　避免合用。

## 替加氟
## Tegafur

**【其他名称】** 呋氟啶、呋氟啶钠、呋氟嘧啶、呋氟尿嘧啶、氟利尔、夫洛夫脱兰、呋喃氟尿嘧啶、喃氟啶、喃氟啶钠、岐星、四氢呋喃氟尿嘧啶、替加氟钠、Fluorofur、Ftorafur、Futraful、Nebeck、Neberk、Tefsiel、Tegafur Sodium

**【分类】** 肿瘤用药\抗肿瘤药\影响核酸生物合成的药物

**【制剂规格】** 片剂　① 50mg。② 100mg。

胶囊　① 100mg。② 200mg。

注射液　① 5ml∶200mg。② 10ml∶500mg。

粉针剂　200mg。

栓剂　① 500mg。② 750mg。

**【临床应用】**

**说明书适应证**

（1）消化道肿瘤，如胃癌、直结肠癌、胰腺癌、肝癌。

（2）乳腺癌、支气管肺癌、膀胱癌、前列腺癌、肾癌及头颈部癌等。

**【用法用量】**

**1. 说明书用法用量**

**一般用法**　（1）800~1200mg/d，p.o.（分3~4次），总量30~50g为一疗程。（2）单药治疗，800~1000mg/d或15~20mg/(kg·次)，qd.，溶于5%GS或NS 500ml中静滴，总量20~40g为一疗程。

**2. 其他用法用量**

［国内参考信息］600~1200mg/d，分2~4次口服；栓剂经直肠给药，500~1000mg/次，qd.。药物总量20~40g为一疗程。

**【禁忌证】**

**说明书禁忌证**

孕妇及哺乳妇女。

**【特殊人群用药】**

**儿童**

**说明书用法用量**

**一般用法**　16~24mg/(kg·d)，分4次口服。

**孕妇**　禁用。

**哺乳妇女**　禁用。

**肝功能不全者**　慎用，并酌情减量。

**肾功能不全/透析者**　慎用，并酌情减量。

**【注意】**

用药相关检查/监测项目　定期检查WBC、血小板计数及肝肾功能。

**【给药说明】**

（1）给药条件　本药可单用或与其他抗肿瘤药合用。

（2）配伍信息　①本药呈碱性且含碳酸盐，避免与含钙、镁离子及酸性较强的药物合用。②本药注射剂遇冷时析出结晶，可待温热溶解后摇匀使用。

**【不良反应】**

（1）神经　头痛、眩晕、共济失调。

（2）精神　精神状态改变。

（3）血液　骨髓抑制：WBC和血小板

减少。轻度骨髓抑制时可对症处理，重者需减量，必要时停药。

（4）消化　恶心、呕吐、腹痛、腹泻、肝功能改变。餐后服药可减轻胃肠道反应。轻度反应对症处理；严重时则需减量或停药。

（5）泌尿　肾功能改变。

（6）皮肤　皮肤瘙痒、色素沉着、黏膜炎。

（7）其他　乏力、寒战、发热。注射部位：静脉炎、肿胀、疼痛。

**【相互作用】**

（1）磺胺药、氯霉素、氨基比林　可加重骨髓抑制。

（2）皮质激素　可增强免疫系统的抑制作用。

（3）活疫苗（如轮状病毒疫苗）　增加活疫苗感染的风险，用药期间不能接种。缓解期白血病患者至少停止化疗 3 个月才可接种。

## 尿嘧啶替加氟
## Compound Tegafur

**【其他名称】** 优福定、Tegafur-Uracil

**【成分】** 替加氟、尿嘧啶

**【制剂规格】** 片剂　替加氟 50mg、尿嘧啶 112mg。

胶囊　替加氟 100mg、尿嘧啶 224mg。

**【临床应用】**

1. 说明书适应证

（1）胃癌、肠癌、胰腺癌等消化道癌。

（2）乳腺癌、鼻癌、肺癌和肝癌。

2. 其他临床应用

甲状腺癌等。

**【用法用量】**

1. 说明书用法用量

一般用法　片剂，2~4 片 / 次，tid.，p.o.。

2. 其他用法用量

［国内参考信息］　片剂，2~3 片 / 次，3~4 次 /d，p.o.，总量 400~600 片为一疗程；胶囊，1~2 粒 / 次，3~4 次 /d，p.o.。

**【禁忌证】**

说明书禁忌证

（1）对本药过敏者。

（2）孕妇及哺乳妇女。

**【特殊人群用药】**

儿童　尚不明确。

孕妇　禁用。

哺乳妇女　禁用。

肝功能不全者　慎用并酌情减量。

肾功能不全 / 透析者　慎用并酌情减量。

**【注意】**

用药相关检查 / 监测项目　定期监测 WBC、血小板计数及肝肾功能。

**【给药说明】**

（1）给药条件　餐后服用可减轻胃肠道反应。

（2）其他　本药可与丝裂霉素联用于晚期胃癌，与多柔比星、平阳霉素联用于食管癌。

**【不良反应】**

（1）神经　运动失调、乏力、头晕、头痛、小脑变性。

（2）血液　骨髓抑制。出现骨髓抑制，轻者对症处理，重者需减量，必要时停药。一般停药 2~3 周即可恢复。

（3）消化　食欲缺乏、恶心、呕吐、腹泻、腹痛、口腔炎、肝功能损害。轻度反应给予对症处理，严重者需减量或停药。

（4）皮肤　皮疹、甲床变黑、瘙痒、皮炎、色素沉着、脱发。

（5）其他　寒颤、发热、黏膜炎等。

**【相互作用】**

（1）活疫苗（如轮状病毒疫苗）　增加活疫苗感染的风险，用药期间不能接种活疫苗。缓解期白血病患者至少要停止化疗 3 个月才可接种。

（2）含钙、镁离子及酸性较强的药物　替加氟呈碱性且含碳酸盐，避免与上述药合用。

## 盐酸吉西他滨
## Gemcitabine Hydrochloride

【其他名称】 吉西他滨、健择、誉捷、泽菲、Gemcitabine、Gemzar

【分类】 肿瘤用药\抗肿瘤药\影响核酸生物合成的药物

【制剂规格】 粉针剂（以吉西他滨计）① 0.2g。② 1g。

【临床应用】

1. 说明书适应证

（1）局限晚期或已转移的非小细胞肺癌。

（2）局限晚期或已转移的胰腺癌。

2. 其他临床应用

姑息治疗：肝癌、胆道癌、鼻咽癌、膀胱癌、卵巢癌、乳腺癌、子宫颈癌、睾丸肿瘤、淋巴瘤、间皮瘤和头颈癌。

【用法用量】

1. 说明书用法用量

（1）非小细胞肺癌 ①单药治疗：推荐 1g/（$m^2$·次），i.v.gtt.（30min），1 次 / 周，连续 3 周，停 1 周，每 4 周重复 1 次。每次化疗前根据患者耐受性减量或延迟给药。②联合治疗（联用顺铂）：① 3 周疗法（最常用）：本药 1.25g/$m^2$，i.v.gtt.（30min）。第 1、8 日给药，第 3 周停用，即 21 日疗法。此后可重复。每次化疗前根据患者耐受性减量或延迟给药。② 4 周疗法：本药 1g/$m^2$，i.v.gtt.（30min）。第 1、8、15 日给药，第 4 周停药，即 28 日疗法。此后重复。每次化疗前根据患者耐受性减量或延迟给药。

（2）晚期胰腺癌 推荐 1g/$m^2$，i.v.gtt.30min，1 次 / 周，连续 7 周，随后休息 1 周；以后为 1 次 / 周，连续 3 周，再休息 1 周。每次化疗前根据患者耐受性减量或延迟给药。

（3）剂量调整 所有患者，每次用药前须进行血液学检查，包括 WBC 分类和血小板计数，必要时调整剂量，可参阅表 8–1–12：

表 8–1–12 剂量调整表

| 中性粒细胞绝对数（$\times 10^6$/L） | 血小板数（$\times 10^6$/L） | 总剂量的 % |
|---|---|---|
| > 1,000 | and > 100,000 | 100 |
| 500~1,000 | or 50,000~100,000 | 75 |
| < 500 | or < 50,000 | 停用 |

2. 其他用法用量

[国外参考信息]

（1）非小细胞肺癌 疗程第 1、8、15 日分别给 1g/$m^2$，i.v.gtt.（30min），并在疗程第 1 日（给本药后）给顺铂 100mg/$m^2$，一疗程 4 周。或疗程第 1、8 日分别给本药 1.25g/$m^2$，并在疗程第 1 日给顺铂 100mg/$m^2$，一疗程 3 周。

（2）胰腺癌 1g/（$m^2$·次），i.v.gtt.（30min），1 次 / 周，连用 7 次或用至出现毒性反应。用药 7 次后停 1 周，以后每 4 周给药 3 次为一周期。

【禁忌证】

说明书禁忌证

（1）对本药过敏者。

（2）进行放疗时。

（3）严重肾功能不全者合用顺铂时。

【特殊人群用药】

**儿童** 尚未进行相关研究。

**老人** 适当减量。

**孕妇** 避免使用。美国 FDA 妊娠安全性分级为：D 级。

**哺乳妇女** 避免使用。

**肝功能不全者** 肝功能不全或在用药前未检查肝功能者，慎用。

**肾功能不全 / 透析者** 严重肾功能不全者禁止合用本药和顺铂。

【注意】

（1）慎用 骨髓抑制。

（2）用药相关检查 / 监测项目 ①定期检查肝功能、肾功能及骨髓功能。②每次用药前均须监测全血细胞计数和血小板计数。

（3）对驾驶 / 机械操作的影响　用药期间禁止驾驶和操纵机器。

【给药说明】

（1）给药条件　本药单次静滴时间常为 30min，不应＞ 60min。

（2）减量 / 停药条件　证实骨髓抑制，应暂停化疗或修改治疗方案。治疗停止后，RBC 计数可能还会进一步下降。

（3）配伍信息　①最好不与其他药物配伍。②本药无菌粉末只能用 NS 溶解。配药时，每 0.2g 至少加入 NS 5ml 溶解，再用 NS 或 5%GS 作进一步稀释，配制好的溶液应贮存在室温下（15℃ ~30℃），并在 24h 内使用。

（4）其他　①本药可作为局限晚期（Ⅲ期）和已有转移（Ⅳ期）的非小细胞肺癌的一线用药；也可作为胰腺癌晚期患者在氟尿嘧啶类药治疗失败后的二线用药。②本药抗癌活性与给药方式有关，每日连续给药抗癌活性很低；若每 3~4d 给药 1 次，在非致死量时，有较好抗癌活性。

【不良反应】

（1）神经　轻至中度困倦。

（2）血液　轻至中度骨髓抑制：中性粒细胞减少、血小板减少、贫血。

（3）消化　恶心、呕吐、腹泻、便秘、口腔毒性（口腔溃疡、红斑）、轻度肝损害（氨基转移酶异常）。

（4）泌尿　蛋白尿、血尿、伴血清肌酐改变、肾衰竭。

（5）其他　①过敏反应：皮疹、瘙痒、脱皮、水疱、溃疡、脱发。静滴：支气管痉挛。②类流感症状：发热、头痛、背痛、寒战、肌痛、乏力、畏食、咳嗽、鼻炎、多汗、失眠。有报道水杨酸类药可减轻这些症状。③周围性水肿、面部水肿、肺水肿。

【药物过量】

处理意见　过量尚无解毒药。疑有过量时，应监测血液学指标，必要时对症支持治疗。

【相互作用】

（1）华法林　INR 增加，必要时调整华法林剂量。

（2）活疫苗　增加活疫苗感染的风险。用药期间不应接种。

（3）放疗　可能引起严重的肺或食管病变。

## 雷替曲塞
## Raltitrexed

【其他名称】 拉替群司德、Tomudex

【分类】 肿瘤用药 \ 抗肿瘤药 \ 影响核酸生物合成的药物

【制剂规格】 粉针剂　2mg。

【临床应用】

**其他临床应用**

（1）用于晚期直肠和结肠癌。

（2）有单用本药治疗乳腺癌、卵巢癌、非小细胞肺癌、胰腺癌和肝细胞癌的报道。

（3）本药联合治疗尚处于临床试用阶段，具体如下　①与紫杉醇、紫杉特尔等 taxane 类药物联用治疗实体瘤。②与紫杉醇、卡铂联合治疗非小细胞肺癌。③与阿霉素和柔红霉素等蒽环霉素类药物联用治疗局部晚期或转移性胃癌。④与奥沙利铂等铂类药物联合治疗转移性结肠和直肠癌。⑤与依林特肯等拓扑异构酶抑制药联用治疗直肠癌。⑥与氟尿嘧啶联用治疗结肠和直肠癌。

【用法用量】

**其他用法用量**

［国外参考信息］ 3mg/（$m^2$·次），每 3 周 1 次。用 50ml NS 或 5%GS 稀释后静滴 15min，极量为 3.5mg/$m^2$。

【禁忌证】

**其他禁忌证**

（1）对本药过敏者。

（2）有严重并发症者。

（3）Ccr ＜ 25ml/min 者（国外资料）。

（4）急性感染（国外资料）。

（5）腹泻未得到控制者（国外资料）。

（6）骨髓抑制明显者（国外资料）。

（7）孕妇和哺乳妇女。

【特殊人群用药】

**儿童** 用药的安全性尚不明确，建议慎用。

**老人** 老年患者肾功能损伤后血浆清除率降低，药物可在体内积蓄，应减量。国外资料建议，老人可根据 Ccr 调整剂量。

**孕妇** 禁用。

**哺乳妇女** 禁用。

**肝功能不全者** 国外资料建议，轻、中度肝损伤者使用时无需调整剂量，严重肝损伤者应注意。

**肾功能不全/透析者** 国外资料建议，Ccr 为 25~65ml/min 时，应给予常规剂量的 50%，每 4 周 1 次；Ccr ＜ 25ml/min 时，禁用本药。

【注意】

（1）慎用 ①接受化疗不足 1 个月者。②腹泻易感者。③轻度骨髓抑制或未缓解的化疗毒性患者。（以上选自国外资料）④ 8 周内曾放疗或放射超过 30% 的骨髓部位者。

（2）用药相关检查/监测项目 应常规监测血常规、血清白蛋白、血清电解质、血液化学检查、肝功能和肾功能。进行下一疗程前进行上述监测尤其重要。

【给药说明】

（1）减量/停药条件 本药只能单独给药，应避免与其他药物混合使用。

（2）其他 本药稀释后应避光保存，在 24h 内使用。输液过程中应遮盖输液瓶，避免光的降解作用。

【不良反应】

**国外参考信息**

（1）神经 剂量相关性的乏力和不适。

（2）血液 剂量相关性骨髓抑制。如白细胞减少、血小板减少。

（3）消化 重度腹泻、恶心、呕吐、厌食、口腔炎及血清氨基转移酶、胆红素和碱性磷酸酶升高。

（4）呼吸 呼吸困难；有因肺出血引起死亡的报道。

（5）泌尿 有因消化道不良反应（如腹泻和呕吐等）引起血容量下降，进而导致肾功能不全和急性肾衰竭的报道。

（6）皮肤 皮疹、脱发。

（7）其他 全身不良反应、暂时性体温升高等。有首次给药后出现吸气性喘鸣和严重哮喘等过敏反应报道。

【药物过量】

（1）表现 可见严重骨髓抑制等血液及胃肠道毒性。

（2）处理意见 可每 6h 给予亚叶酸钙 25mg/m$^2$ 解救。

【相互作用】

（1）5-FU 体外研究表明，本药与氟尿嘧啶可产生协同作用，给药方案和剂量决定作用的大小。

（2）亚叶酸钙、叶酸和维生素制剂 避免与上述药合用。

（3）其他细胞毒药 合用的安全性尚未确立。

（4）华法林、非甾体类抗炎药 未见本药与上述药有相互作用。

## 第五节 干扰转录过程和阻止 RNA 合成的药物

### 阿柔比星
### Aclarubicin

【其他名称】 阿克拉比星、阿克拉鲁比西、阿克拉霉素、阿克拉霉素 A、阿拉霉素、安乐霉素、盐酸阿克拉比星、盐酸阿克拉鲁比西、盐酸阿克拉霉素、盐酸阿克拉霉素 A、盐酸阿拉霉素、盐酸阿柔比星、

Aclacin、Aclacinomycin、Aclacinomycin A、Aclacinomycin A Hydrochloride、Aclacinon、Aclarubicin A、Aclarubicin Hydrochloride

【分类】 肿瘤用药 \ 抗肿瘤药 \ 干扰转录过程和阻止 RNA 合成的药物

【制剂规格】 粉针剂 ① 6mg。② 10mg。③ 20mg。

粉针剂（盐酸盐） ① 10mg。② 20mg。

【临床应用】

1. 说明书适应证

急性白血病、恶性淋巴瘤，也可试用于其他实体恶性肿瘤。

2. 其他临床应用

对胃癌、肺癌、乳腺癌、卵巢癌有效。

【用法用量】

1. 说明书用法用量

（1）白血病或淋巴瘤 15~20mg/d，i.v./i.v.gtt.，连用 7~10d，间隔 2~3 周后可重复使用。可与其他抗癌药联用。

（2）实体瘤 30~40mg/ 次，2 次 / 周，i.v./i.v.gtt.，连用 4~8 周。可与其他抗癌药联用。

2. 其他用法用量

［国内参考信息］

（1）实体瘤 0.8~1mg/（kg · d）（常用 40mg/d），qd.，i.v./i.v.gtt.，于第 1、2 日或第 1、4 日给药，间隔 21d 可重复使用。

（2）急性白血病 0.4mg/（kg · d）（常用 10~20mg/d），i.v./i.v.gtt.，一疗程 7d，间隔 2~3 周可重复给药。

【禁忌证】

1. 说明书禁忌证

（1）心功能异常或有严重心脏病史者。

（2）肝、肾功能异常者。

2. 其他禁忌证

（1）对本药过敏者。

（2）严重感染（国外资料）。

（3）孕妇和哺乳妇女（国外资料）。

【特殊人群用药】

儿童 尚不明确。

老人 需调整剂量及用药间期。

孕妇 孕妇用药必须充分权衡利弊。但国外资料认为，本药与其他蒽环类抗生素类似，孕妇应禁用。

哺乳妇女 禁用，用药期间暂停哺乳。

肝功能不全者 禁用。

肾功能不全 / 透析者 肾功能异常者禁用。

【注意】

（1）慎用 ①心脏病患者，尤其是有传导异常者。②既往使用多柔比星或柔红霉素出现过心脏毒性者。③严重骨髓抑制或骨髓发育不全者。（以上均选自国外资料）

（2）用药相关检查 / 监测项目 ①用药前 24h 查血常规，如粒细胞减少应推迟用药。②用药期间应监测血常规、ECG 及肝、肾功能。

【给药说明】

（1）给药条件 ①本药有刺激性，不能用于肌注或皮下注射。②静注时勿漏出血管外。

（2）减量 / 停药条件 本药总累积量不宜超过 600mg，曾接受过柔红霉素或多柔比星治疗者，用药时应减量。

（3）配伍信息 本药临用前，加 NS 或 5%GS 溶解后静注或静滴。

【不良反应】

（1）心血管 心律失常（心动过速、Q-T 间期延长及 T 波异常等）、心力衰竭。本药心脏毒性较多柔比星轻。

（2）血液 骨髓抑制、WBC 和血小板减少或贫血。

（3）消化 口腔炎、厌食、恶心、呕吐、腹泻及肝功能损害。

（4）泌尿 肾功能损害。大剂量给药时，为预防高尿酸血症和尿酸盐沉淀，应多饮水并碱化尿液。

（5）皮肤 皮疹、脱发、色素沉着。

（6）其他 发热。注射时如漏出血管外，可致局部组织坏死。

【相互作用】

（1）曲妥珠单抗 心功能不全的发生率

和严重性增加。

（2）活疫苗 用药期间接种活疫苗，可增加感染活疫苗的危险，故用药期间不能接种活疫苗。化疗停止至少 3 个月才能接种活疫苗。

## 多柔比星
## Doxorubicin

**【其他名称】** 阿霉素、盐酸阿霉素、盐酸多柔比星、盐酸多柔吡星、Adriamycin、Adriblastin、Doxorubicin Hydrochloride

**【分类】** 肿瘤用药 \ 抗肿瘤药 \ 干扰转录过程和阻止 RNA 合成的药物

**【制剂规格】** 粉针剂（盐酸盐） ① 10mg。② 20mg。③ 50mg。

**【临床应用】**

**说明书适应证**

诱导多种恶性肿瘤缓解，如急性白血病（淋巴细胞性和粒细胞性）、淋巴瘤、乳腺癌、肺癌（小细胞和非小细胞）、骨软组织肉瘤、卵巢癌、肾母细胞瘤、神经母细胞瘤、膀胱癌、甲状腺癌、前列腺癌、头颈部鳞癌、睾丸癌、胃癌、肝癌、儿童恶性肿瘤、成人实体瘤等。

**【用法用量】**

**1. 说明书用法用量**

本药总累积量不宜超过 500mg/m$^2$。

**一般用法** （1）静脉给药：单用，60~75mg/（m$^2$· 次）[ 或 1.2~2.4mg/（kg· 次）]，i.v.（缓慢），每 3 周 1 次；也可 20~35mg/m$^2$/ 周（或 0.4~0.8mg/kg/ 周），i.v.，连用 3 周，停 2~3 周后重复；还可 20mg/（m$^2$ · d），连用 3d，停用 2~3 周后重复。前两种方案疗效相当，但第二种方案不良反应较轻。与其他抗肿瘤药合用时，30~40mg/（m$^2$ · 次），i.v.；也可 40mg/（m$^2$ · 次），每 3 周 1 次或 25mg/m$^2$，1 次 / 周，连用 2 周，3 周后重复。（2）除静脉给药外还可采用动脉内给药和膀胱内灌注。

**2. 其他用法用量**

[ 国内参考信息 ] 膀胱内或胸腔内注射，30~40mg/ 次。

**【禁忌证】**

**1. 说明书禁忌证**

（1）对本药及蒽环类过敏者。

（2）严重器质性心脏病和心功能异常者。

（3）水痘或带状疱疹。

（4）胃肠道梗阻。

（5）明显黄疸。

（6）WBC 计数＜ 3 × 10$^9$/L 或血小板计数＜ 50 × 10$^9$/L。

（7）恶病质。

（8）明显感染或发热。

（9）水、电解质、酸碱平衡失调。

（10）既往使用其他抗肿瘤药物或放疗已引起骨髓抑制者。

（11）进行纵隔或胸腔放疗期间。

（12）孕妇及哺乳妇女。

（13）静脉给药的禁忌证 ①既往细胞毒药物治疗所致的持续骨髓抑制或严重口腔溃疡。②全身性感染。③明显的肝功能损害。④严重心律失常、心功能不全。⑤心肌梗死史。⑥既往蒽环类治疗已用到药物最大累积剂量。

（14）膀胱内灌注的禁忌证 ①侵袭性肿瘤已穿透膀胱壁。②泌尿道感染。③膀胱炎症。④导管插入困难。

**2. 其他禁忌证**

肺功能不全者。

**【特殊人群用药】**

**儿童** ＜ 2 岁幼儿慎用。儿童应减量。

**其他用法用量**

［国内参考信息］ 静注剂量为成人的 1/2。

**老人** 慎用并减量。

**孕妇** 禁用。美国 FDA 妊娠安全性分级为：D 级。

**哺乳妇女** 禁用。

**肝功能不全者** 明显肝功能损害者禁止静

脉给药。轻中度肝功能不全者用量酌减。

**肾功能不全 / 透析者**　肾功能不全者应警惕高尿酸血症。

**【注意】**

（1）慎用　有心脏病史者。

（2）交叉过敏　其他蒽环类药。

（3）对检验值 / 诊断的影响　用药后 1~2d 内可出现红色尿，一般在 2d 后消失。

（4）用药相关检查 / 监测项目　①血常规（每周至少 1 次）、血清心肌酶学、肝功能，必要时监测肾功能及血尿酸。②心功能、ECG、超声心动图。

**【给药说明】**

（1）配伍信息　①本药与肝素、头孢菌素等有配伍禁忌，建议不要与其他药物配伍。②可用注射用水或氯化钠溶液稀释本药。③配制好的溶液室温下可保持稳定 48h，建议溶液在 2℃ ~8℃处避光保存，并于 24h 内使用，多余药液应弃去不用。

（2）其他　①治疗期间经常查看有无口腔溃疡、腹泻及黄疸等。②注射时如药液漏出血管外应尽量抽出局部渗药，局部立即注射 50~100mg 氢化可的松或碳酸氢钠，应用 1% 次氯酸钠溶液处理（浸泡一夜最佳），然后用水冲洗，所有清洗材料均应按“高度危险物”处理。③若皮肤或眼睛不慎接触本药，应立即用大量清水、肥皂水或碳酸氢钠溶液冲洗。

**【不良反应】**

（1）心血管　心脏毒性（迟发性严重心衰、室上性心动过速、室性期前收缩、ST-T 改变、心肌炎、心衰）大多出现于总累积量＞ 400mg/m$^2$ 时。

（2）血液　骨髓抑制：WBC 减少、贫血和血小板减少。

（3）消化　口腔溃疡、口腔黏膜红斑、食欲减退、恶心、呕吐、食管炎、胃炎、黄疸、肝功能异常。

（4）泌尿　蛋白尿、肾功能损害（见于白血病和恶性淋巴瘤患者）。

（5）生殖　男性性腺功能失常。

（6）皮肤　脱发（停药 1~2 个月可恢复生长）、出血性红斑、原放疗区皮肤发红或色素沉着、荨麻疹、皮肤褶痕、甲床部位色素沉着、指甲松离。

（7）眼　结膜炎。

（8）其他　过敏反应、发热、静脉炎、组织溃烂和坏死（药液外渗），有潜在的致突变和致癌作用。

**【药物过量】**

（1）剂量　已证实单次给予本药 250mg 以上是致死剂量。

（2）表现　单次给予本药 250mg 和 500mg，可于 24h 内导致急性心衰和严重骨髓抑制，于用药后 10~15d 毒性效应达最大。迟发性心衰可于过量用药半年后出现。

（3）处理意见　应加强支持治疗，并采取输血、无菌隔离护理等措施。应密切观察，一旦出现心衰征象时应予以常规治疗。

**【相互作用】**

（1）肝素　肝素的抗凝作用降低。

（2）链佐星　本药 $t_{1/2}$ 延长，剂量应酌减。

（3）可能导致肝功能损害的药物　增加本药的肝毒性。

（4）环磷酰胺、氟尿嘧啶、甲氨蝶呤、顺铂及亚硝脲类药物　有良好的协同作用，合用时本药应减量。

（5）活疫苗　增加感染活疫苗风险，化疗停止至少 3 个月才能接种活疫苗。

（6）阿糖胞苷　可导致坏死性结肠炎。

（7）辅酶 $Q_{10}$、Vit C、Vit E 等　可降低本药的心脏毒性。

（8）复方枸橼酸钠（ACD）和普卡霉素　可能导致致死性心脏毒性。

（9）普萘洛尔　增加心脏毒性。

## 盐酸表柔比星
## Epirubicin Hydrochloride

**【其他名称】**　艾达生、表阿霉素、表柔比星、法玛新、盐酸表阿霉素、Ellence、Epirubicin、Farmorubicin、Pharmorubicin、Pidorubicin

【分类】 肿瘤用药 \ 抗肿瘤药 \ 干扰转录过程和阻止 RNA 合成的药物

【制剂规格】 粉针剂 ① 10mg。② 50mg。

【临床应用】

1. 说明书适应证

（1）恶性淋巴瘤、乳腺癌、肺癌、软组织肉瘤、食道癌、胃癌、肝癌、胰腺癌、黑色素瘤、结肠直肠癌、卵巢癌、多发性骨髓瘤、白血病。

（2）膀胱内给药有助于浅表性膀胱癌、原位癌的治疗，并可预防其经尿道切除术后的复发。

2. 其他临床应用

肾母细胞瘤、睾丸癌、甲状腺髓样癌等多种实体瘤。

【用法用量】

1. 说明书用法用量

（1）一般用法 ①单药治疗，60~90mg/（$m^2$· 次），i.v.，可根据患者血象间隔 21d 重复使用。②联合化疗，50~60mg/（$m^2$· 次），i.v.，一疗程 21d。

（2）肺癌和乳腺癌 可使用高剂量。①单药治疗，100~135mg/（$m^2$· 次），每疗程的第 1 日 i.v.；或 45mg/$m^2$，在每疗程的第 1、2、3 日 i.v.。一疗程 21d。其中，未经治疗的小细胞肺癌，静脉给予 120mg/（$m^2$· d），每 3 周 1 次；未经治疗的非小细胞肺癌，静脉给予 135mg/（$m^2$· d），每 3 周 1 次；或 45mg/（$m^2$· d），每 3 周的第 1~3 日各给药 1 次。②联合化疗，90~120mg/（$m^2$· 次），每疗程的第 1 日 i.v.，一疗程 21d。

（3）浅表性膀胱癌 本药 50mg 溶于 25~50ml NS 中，膀胱内灌注，1 次 / 周，共给药 8 次；有局部毒性（化学性膀胱炎）者，可将剂量减至 30mg/ 次。也可 50mg/ 次，1 次 / 周，共给药 4 次，然后 1 次 / 月，共 11 次。可根据患者病情调整给药次数。

2. 其他用法用量

［国内参考信息］ ①单药治疗，60~90mg/（$m^2$· 次），每 21d 给药 1 次，可溶于灭菌注射用水或 NS 20ml 中 i.v.，或加入 NS 100~200ml，i.v.gtt.，也可动脉内注射。每个疗程剂量可单次或在 1~3d 内分次给予，或在每个疗程的第 1、8 日给药。②联合化疗，静脉给药可用单药剂量的 2/3，总剂量 ≤ 700~800mg/$m^2$；与顺铂联合胸腔内注射时，50~60mg/ 次，多需于用药前静脉给予 5-HT 受体抑制剂和地塞米松，以避免出现恶心、呕吐；与顺铂、氟尿嘧啶或丝裂霉素联用，可 60mg/ 次腹腔内给药。

［国外参考信息］

（1）三周方案 临床试验中采用静脉注射 70~90mg/（$m^2$· 次），每 3 周 1 次。对各种癌症（如晚期乳腺癌、非小细胞肺癌、小细胞肺癌），若 110~150mg/（$m^2$· 次），每 3 周 1 次，可产生较高的治疗反应。

（2）每周方案 12~25mg/（$m^2$· 次），i.v.，1 次 / 周。与每 3 周 1 次比较，该方案对乳腺癌患者的抗癌疗效相当。

（3）其他方案 ① 6mg/（$m^2$·d），i.v.gtt.，共用 21d。② 15mg/（$m^2$· d），i.v.gtt.，连续 4d，每 3~4 周 1 次。③ 90mg/($m^2$·d)，i.v.gtt.，持续 48h，每 3 周 1 次。

【禁忌证】

1. 说明书禁忌证

（1）既往或近期有心脏受损病史者。

（2）已用过大剂量蒽环类药物者。

（3）化疗或放疗导致明显骨髓抑制者。

（4）哺乳妇女。

2. 其他禁忌证

（1）对本药及其他蒽环霉素或蒽环类药过敏者（国外资料）。

（2）发热、带状疱疹等病毒感染或其他严重感染。

（3）恶病质患者。

（4）水、电解质或酸碱平衡紊乱。

（5）胃肠道梗阻。

（6）严重肝功能不全者（国外资料）。

（7）肾功能不全者。

（8）妊娠早期。

（9）既往使用过足量柔红霉素或多柔比星等蒽环类抗生素，且总剂量 ≥ 400~500mg/m$^2$ 者。

（10）中性粒细胞计数＜ $1.5 \times 10^9$/L，或 WBC 计数＜ $3.5 \times 10^9$/L、血小板计数＜ $50 \times 10^9$/L 者。

**【特殊人群用药】**

**儿童** ＜2 岁幼儿慎用。

**其他用法用量**

［国内参考信息］ 约为成人常规用量的 1/3~1/2。

**老人** ＞65 岁者慎用。老年患者伴心功能减退者宜慎用或减量。另有资料认为，应将总累积量减至 400~450mg/m$^2$。

**孕妇** 妊娠早期禁用。美国 FDA 妊娠安全性分级为：D 级。

**哺乳妇女** 禁用。

**肝功能不全者**

**1. 说明书用法用量**

血胆红素为 14~30mg/L 时，剂量应减至 1/2；血胆红素＞ 30mg/L 时，剂量应减至 1/4。

**2. 其他用法用量**

［国外参考信息］ 严重肝功能不全者禁用。胆红素为 12~30mg/L 或 AST 为正常上限的 2~4 倍时，剂量应减至 1/2；胆红素＞ 30mg/L 或 AST 超过正常值上限的 4 倍时，剂量应减至 1/4。

**肾功能不全 / 透析者** ①有说明书认为，中度肾功能受损者无需减量。②国内资料建议肾功能不全者禁用。③据国外资料，血清 Cr ＞ 50mg/L 者应考虑使用更低剂量。

**其他** 对因以往化疗、放疗、老年或骨髓浸润而造成骨髓造血功能不良者，可用小剂量（即常规剂量的 60~75mg/m$^2$，高剂量的 105~120mg/m$^2$）治疗。每疗程的总量分 2~3 次使用。

**【注意】**

（1）慎用 目前或既往接受纵隔、心包区合并放疗的患者（本药心脏毒性的潜在危险可能增加）。

（2）交叉过敏 其他蒽环霉素、蒽环类药物。

（3）对检验值 / 诊断的影响 用药后 1~2d 可出现红色尿。

（4）用药相关检查 / 监测项目 用药前需全面测定心脏功能，除监测 ECG 外，有条件时可加做超声心动图和血清 CPK 活力测定、左室射血分数（LVEF）和 PEP/LVEF 比值等检查。每次用药前检查 ECG，每 7~10d 检查血常规 1 次，每 1~2 月检查肝功能 1 次，同时监测肾功能。

**【给药说明】**

（1）给药条件 ①口服无效，也不能肌内或鞘内给药。适合于局部给药（如经肝动脉插管或腹腔内给药），可持续静滴，以增强疗效，减少不良反应。②使用时应避光。不宜直接静注，避免小血管注射或在同一条静脉重复注射。宜在输液通道建立后由侧管冲入（约 3~5min）。给药后以 NS 冲洗静脉。③肝动脉插管介入治疗时，可用碘化油混合以增强疗效。④总累积量应 ≤ 550mg/m$^2$。

（2）配伍信息 ①与其他化疗药同用时，应避免相互接触或在同一容器内给药。②本药与肝素或头孢菌素类药物混合可形成沉淀。③不能长期与碱性溶液接触。④不宜与地塞米松或琥珀酸氢化可的松同时滴注。⑤与氨茶碱接触可使溶液变成紫蓝色。⑥静脉给药时，用灭菌注射用水稀释后的终浓度 ≤ 2mg/ml。

（3）其他 接触药品时应戴防护手套，皮肤或黏膜接触本药后，应用大量的肥皂水或清水冲洗，眼结膜应用盐水冲洗。

**【不良反应】**

（1）心血管 心动过速等心律失常、迟发的严重心衰、心脏毒性致死。如 LVEF 恶化，应停药。最初出现左室功能不全应停药。

（2）神经　头痛、眩晕，高剂量：周围神经病变。

（3）血液　骨髓抑制：WBC 降低、贫血、明显血小板减少。①血小板计数 $< 50 \times 10^9$/L、中性粒细胞绝对计数（ANC）$< 0.25 \times 10^9$/L，或出现中性粒细胞减少性发热或 3~4 级非血液学毒性，随后的化疗周期首日剂量应减至现用量的 75%，而以后的化疗周期中第 1 日应减量，直至血小板计数、ANC 分别升至 $100 \times 10^9$/L、$1.5 \times 10^9$/L 以上，非血液学毒性恢复到至少 1 级。②使用第 1、8 日方案治疗，如血小板计数为（75~100）$\times 10^9$/L，ANC 为（1~1.499）$\times 10^9$/L，则第 8 日剂量改为第 1 日的 75%。如血小板计数 $< 75 \times 10^9$/L、ANC $< 1 \times 10^9$/L，或存在 3、4 级非血液学毒性，应停用第 8 日剂量。

（4）消化　食欲减退、恶心、呕吐、腹泻、黏膜炎，推荐预防性使用止吐药。肝功能损害，ALT 升高、黄疸等，出现时宜暂停药，黄疸消退、肝功能正常后再用；如确需继续用，应减量。用药期间多饮水，用药后口服 / 肌注甲氧氯普胺，可预防胃肠道反应。

（5）泌尿　高剂量（140mg/m$^2$）：蛋白尿。

（6）骨骼肌肉　有关节疼痛的报道。

（7）皮肤　脱发、男性胡须生长受抑、皮疹、指甲着色过度。有色素沉着的报道。

（8）其他　①寒战、荨麻疹等过敏反应。②高热、肿瘤溶解综合征、静脉炎、回忆反应（曾接受放疗）。③药物外渗：局部疼痛、严重组织损害和坏死。药物外渗，可给予氢化可的松局部皮下浸润，再局部涂倍他米松 / 庆大霉素软膏，用弹性绷带包扎，前 2 日每 12h 换 1 次，再每日换 1 次，至愈合。

**【药物过量】**

本药总限量为 550~800mg/m$^2$。

**【相互作用】**

（1）大剂量 Vit C、Vit E、辅酶 $Q_{10}$　减轻本药心脏毒性，保护肝脏。

（2）环磷酰胺、氟尿嘧啶、甲氨蝶呤、顺铂　抗癌作用协同。

（3）可致心脏 / 肝脏损害药　可加重心肌 / 肝功能损害。

（4）顺铂　胃肠道反应增加。多需用药前静脉给 5-HT 受体抑制剂、地塞米松。

（5）活疫苗　增加活疫苗感染的风险，用药时接种应谨慎。

（6）严重抑制骨髓的亚硝脲类、丝裂霉素等　本药酌减用量。

（7）大剂量环磷酰胺（> 1g）或胸部放疗　本药须减量。

## 吡柔比星
## Pirarubicin

**【其他名称】** 阿克拉霉素 B、吡喃阿霉素、盐酸吡喃阿霉素、盐酸吡柔比星、Aclacinomycin B、Perarubicin、Pirarubicin Hydrochloride、Theprubicine、THP-doxorubicin

**【分类】** 肿瘤用药 \ 抗肿瘤药 \ 干扰转录过程和阻止 RNA 合成的药物

**【制剂规格】** **粉针剂**　① 5mg。② 10mg。③ 20mg。

**【临床应用】**

**说明书适应证**

恶性淋巴瘤、急性白血病、头颈部癌、胃癌、乳腺癌、泌尿生殖系肿瘤（膀胱癌、输尿管癌、肾盂癌、卵巢癌、宫颈癌、子宫内膜癌）等。

**【用法用量】**

**1. 说明书用法用量**

**一般用法**　①一般 25~40mg/（m$^2$·次），i.v.，每 3~4 周 1 次。②动脉注射时，如头颈部癌 7~20mg/（m$^2$·次），qd.，连用 5~7d；或动脉注射 14~25mg/（m$^2$·次），1 次 / 周。③膀胱内给药，15~30mg/（m$^2$·次），稀释成 0.5~1mg/ml，经导尿管注入膀胱，保留

1~2h，3次/周为一疗程，可重复2~3个疗程。

**2. 其他用法用量**

［国内参考信息］ 静注的可选方案：25~40mg/（$m^2$·次），每3~4周1次；或7~20mg/（$m^2$·次），qd.，连用5d，每3~4周重复给药；或15~20mg/（$m^2$·次），1次/周，连用2周，每4周重复；或20mg/（$m^2$·次），qd.，连用2d，每3~4周重复；或7~14mg/（$m^2$·次），qd.，连用3d，每3~4周重复。

［国外参考信息］

（1）结直肠癌肝转移 起始60mg/$m^2$，每3周肝动脉注射1次（≥40min）；每周期剂量递增10mg/$m^2$，至出现Ⅲ度血液和胃肠道毒性反应，平均用7周期。最大耐受量平均为85mg/$m^2$，平均累积量为485mg/$m^2$。

（2）乳腺癌 ①单药：70mg/（$m^2$·次），i.v.，每3周1次。②联合用药，初治者第1日静注本药50mg/$m^2$、环磷酰胺500mg/$m^2$、氟尿嘧啶500mg/$m^2$，第8日再给氟尿嘧啶500mg/$m^2$。每21d重复1周期（本药累积量平均为410mg/$m^2$）。③大部分治疗失败者，第1、8日静注本药30mg/$m^2$，同时静脉给氟尿嘧啶，第3、16日口服环磷酰胺。每28d重复1周期。

（3）急性粒细胞白血病、急淋白血病 10~35mg/（$m^2$·d），i.v.，连用3~10d（通常5d），每3~4周重复。

（4）肺癌 20mg/（$m^2$·d），i.v.，连用3d，每3周重复，可作为非小细胞肺癌治疗的一线用药。或60~70mg/（$m^2$·次），i.v.，每3周1次。

（5）恶性淋巴瘤 ①单药：10~20mg/（$m^2$·d），i.v.，连续5d；或35~55mg/（$m^2$·次），i.v.，每3~4周1次。②联合用药，第1~4日静注本药10mg/$m^2$，联用环磷酰胺和长春新碱（均在第1、8、15日给药）及口服泼尼松（第1~5日），每3周重复，该联合方案可作为非霍奇金淋巴瘤的一线化疗方案。

（6）恶性间皮瘤 70mg/（$m^2$·次），i.v.，每3周1次。累积量为60~694mg/$m^2$，平均为294mg/$m^2$。

（7）卵巢癌 50mg/（$m^2$·次），i.v.，联合顺铂100mg/$m^2$（给本药后10h给予），每3周重复。清晨给本药，傍晚给顺铂，可降低不良反应。在治疗复发性卵巢癌的Ⅱ期临床研究中，联用顺铂，本药50mg/$m^2$，每28d重复。

**【禁忌证】**

**1. 说明书禁忌证**

（1）对本药过敏者。

（2）严重器质性心脏病或心功能异常。

（3）孕妇及育龄妇女。

（4）哺乳妇女。

**2. 其他禁忌证**

（1）对多柔比星过敏者。

（2）放疗或化疗致骨髓抑制者（国外资料）。

（3）曾使用足量蒽环霉素治疗者（国外资料）。

**【特殊人群用药】**

**儿童**

**其他用法用量**

［国外参考信息］ 建议白血病患儿15~20mg/（$m^2$·d），i.v.，连用3~5d。

**老人** 酌情减量。

**其他用法用量**

［国外参考信息］ 老年非霍奇金淋巴瘤患者（65~84岁）的联合化疗方案：第1日静注本药30mg/$m^2$、环磷酰胺500mg/$m^2$、长春新碱1mg/$m^2$，同时连续5d口服泼尼松60mg/d。每3~4周重复。使用1~11个周期未见心脏毒性。

**孕妇** 禁用。

**哺乳妇女** 禁用。

**肝功能不全者** 肝功能不全者应减量。国外资料建议，肝脏疾病患者慎用。

**肾功能不全/透析者** 肾功能不全者不必调整剂量。

【注意】

（1）慎用　①感染。②水痘。③6 个月内接受过蒽环霉素治疗者（国外资料）。④冠状动脉疾病、心肌梗死等（国外资料）。⑤有纵隔、心包放疗史者。

（2）交叉过敏　多柔比星（国外资料）。

（3）用药相关检查 / 监测项目　血常规、肝肾功能、ECG。

【给药说明】

（1）给药条件　①本药不能皮下或肌内注射，可静注（速度≤ 5mg/min）或静滴（滴注时间 30~60min）。动脉给药和膀胱内给药可明显提高疗效。②本药总累积量可参考多柔比星总累积量。

（2）减量 / 停药条件　① WBC 和血小板计数分别＜ $3\times10^9$/L、$75\times10^9$/L 时，应停用下一疗程。②既往使用过蒽环霉素者，应间歇 3~6 个月再使用本药，且应酌情减量。

（3）配伍信息　①本药难溶于 NS，可先用 5%GS 或注射用水 10ml 溶解。再用 NS 或 5%GS 250~500ml 稀释后输注。②溶解本药只能用 5%GS 或注射用水，以免 pH 的原因影响效价或浑浊。③溶解后的药液，应及时用完，室温下放置不得超过 6h。

【不良反应】

（1）心血管　ECG 异常、心动过速、心律失常、心功能衰竭。

（2）神经　头痛、头晕、麻木感。

（3）血液　骨髓抑制：粒细胞减少、贫血、血小板减少。

（4）消化　厌食、恶心、呕吐、口腔炎、腹泻、肝功能损害。

（5）泌尿　肾功能损害。膀胱灌注：尿频、尿痛、血尿、膀胱萎缩。

（6）皮肤　色素沉着、皮疹、脱发。

（7）其他　乏力、发热。静脉给药：静脉炎。药液外漏：局部炎症或坏死。

【相互作用】

（1）其他抗肿瘤药（如阿糖胞嘧啶、环磷酰胺、6- 巯嘌呤、氨甲蝶呤、5- 氟尿嘧啶、顺铂）合用抗癌作用增强。

（2）活疫苗　可致严重甚至致命感染，用药期间禁止接种活疫苗。

## 伊达比星
## Idarubicin

【其他名称】艾诺宁、去甲基道诺霉素、去甲柔红霉素、去甲柔毛霉素、去甲氧基柔毛霉素、去甲氧柔红霉素、去甲氧正定霉素、善唯达、盐酸去甲氧基柔红霉素、盐酸伊达比星、Demethoxydaunorubicin、Idamycin、Idarubicin Hydrochloride

【分类】肿瘤用药 \ 抗肿瘤药 \ 干扰转录过程和阻止 RNA 合成的药物

【制剂规格】粉针剂　① 5mg。② 10mg。

胶囊　10mg。

【临床应用】

1. 说明书适应证

（1）诱导缓解成人未经治疗的、复发和难治的急非淋白血病。

（2）成人和儿童急淋白血病的二线治疗。

（3）晚期乳腺癌。

2. 其他临床应用

骨髓增生异常综合征、非霍奇金淋巴瘤（国外资料）。

【用法用量】

1. 说明书用法用量

（1）急性白血病　①联用阿糖胞苷：本药 12mg/（$m^2$·d），i.v.（缓慢），连用 3d。阿糖胞苷 100mg/（$m^2$·d），i.v.gtt.，连用 7d（或先 25mg/$m^2$，i.v.；再 200mg/（$m^2$·d），i.v.gtt.，连用 5d）。②本药单用或联合也可采用 8mg/（$m^2$·d），i.v.，连用 5d。

（2）急非淋白血病　30mg/（$m^2$·d），p.o.，连用 3d。联用其他化疗药：15~30mg/（$m^2$·d），p.o.，连用 3d。

（3）晚期乳腺癌　单次 45mg/$m^2$，p.o.；或 15mg/（$m^2$·d），p.o.，连用 3d。视血常规恢复情况每 3~4 周重复。联用其他化疗药时，35mg/（$m^2$·次），qd.，p.o.。

**2. 其他用法用量**

［国外参考信息］

（1）急性粒细胞白血病 联用阿糖胞苷诱导：本药 12mg/（$m^2$·d），i.v.，连用 3d 为一疗程。无明显缓解可再用一疗程。第 1 疗程如见严重毒性反应，恢复后，剂量减少 25%。巩固治疗，10~12mg/（$m^2$·d），连用 2d。

（2）急非淋白血病 20~25mg/（$m^2$·d），p.o.，共用 3d。初治可联合静脉用阿糖胞苷，本药 20mg/（$m^2$·d），p.o.，连用 3d。

（3）慢性粒细胞白血病 缓解慢性粒细胞白血病原始细胞危象，20~25mg/（$m^2$·d），p.o.，共用 3d。

（4）乳腺癌 30~45mg/（$m^2$·次），p.o.，每 3 周 1 次；或 15mg/（$m^2$·d），p.o.，每 3 周连用 3d；或 15~22.5mg/（$m^2$·次），p.o.，1 次/周。

**【禁忌证】**

**说明书禁忌证**

（1）对本药或其他蒽环类抗肿瘤药过敏者。

（2）严重肝、肾功能不全。

（3）感染未控制。

**【特殊人群用药】**

**儿童**

**其他用法用量**

［国内参考信息］

急淋白血病或急非淋白血病 8~10mg/（$m^2$·次），i.v.，连用 3d。

**老人** 慎用。

**孕妇** 育龄妇女用药期间应避孕。美国 FDA 妊娠安全性分级为：D 级。

**哺乳妇女** 用药时应暂停哺乳。

**肝功能不全者** 慎用。严重肝功能不全者禁用。血清胆红素为 12~20mg/L，剂量应减半；血清胆红素＞20mg/L，应停药。

**肾功能不全/透析者** 慎用。严重肾功能不全者禁用。

**【注意】**

（1）慎用 ①心脏病。②骨髓抑制。③曾使用过蒽环类抗肿瘤药者（国外资料）。

（2）交叉过敏 其他蒽环类药物。

（3）对检验值/诊断的影响 使用本药 1~2d 后，尿液可呈红色。

（4）用药相关检查/监测项目 用药期间应进行心电监护，并定期检查血常规及肝、肾功能。

**【给药说明】**

（1）给药条件 ①正在进行放疗和骨髓移植者不可使用本药。②静注应缓慢给药（≥ 10~15min），药液不要漏出血管外。

（2）减量/停药条件 骨髓抑制导致出血或感染者，若必须使用本药，建议减量。

（3）配伍信息 ①本药与肝素呈配伍禁忌，亦不得与其他药物混合。②静脉给药时，建议将本药稀释于 5%GS 中（浓度 ≤ 1mg/ml）。

**【不良反应】**

（1）心血管 致命性充血性心衰、急性心律失常、心肌病、房颤、胸痛、心肌梗死、左室射血分数降低、ECG 改变。

（2）血液 骨髓抑制（贫血、WBC 及血小板减少）。

（3）消化 食管炎、恶心、呕吐、腹泻、腹痛、黏膜炎、肝酶和胆红素升高、回肠结肠炎伴穿孔、GU、胃肠道出血、肝功能损害。

（4）泌尿 肾功能损害、血性膀胱炎、中毒性肾炎。

（5）皮肤 脱发、皮疹、指甲颜色改变、掌跖部荨麻疹、大疱样皮疹。

（6）其他 发热、寒战、感染、静脉硬化（小静脉或同一静脉反复注射）、注射部位荨麻疹、局部组织坏死（药液外渗）。

**【药物过量】**

可见急性心肌中毒（24h 内）、严重骨髓抑制（1~2 周内）。应用支持疗法、输血、无菌隔离护理等。出现心衰（可能数月后），给予常规治疗。

**【相互作用】**

（1）依托泊苷 治白血病疗效增强。

（2）曲妥珠单抗　心功能不全的发生率、严重性增加。

（3）阿糖胞苷　不良反应（感染、黏膜炎等）发生率、严重性增加。

（4）活疫苗　活疫苗感染风险增加。用药时禁止接种，缓解期白血病患者，化疗结束 3 个月后才能接种。

## 柔红霉素 Daunorubicin

**【其他名称】** 多诺霉素、红保霉素、红比霉素、柔毛霉素、盐酸柔红霉素、正定霉素、Daunoblastina、Daunomycin、Daunorubicin Hydrochloride、DNR、Rubidomycin

**【分类】** 肿瘤用药 \ 抗肿瘤药 \ 干扰转录过程和阻止 RNA 合成的药物

**【制剂规格】** 粉针剂（盐酸盐）① 10mg。② 20mg。

**【临床应用】**

**1. 说明书适应证**

（1）急性粒细胞白血病、急淋白血病。

（2）神经母细胞瘤、横纹肌肉瘤。

**2. 其他临床应用**

（1）急性单核细胞白血病、急性粒 - 单核细胞白血病。

（2）慢粒白血病。

（3）恶性淋巴瘤。

（4）肾母细胞瘤、尤文肉瘤。

**【用法用量】**

**1. 说明书用法用量**

**一般用法**　可选用：0.5~1mg/（kg· 次），i.v.，间隔 1d 或以上重复注射；或 2mg/（kg · 次），i.v.，间隔 4d 或以上重复注射；或 2.5~3mg/（kg · 次），i.v.，间隔 7~14d 重复注射。根据患者的反应和耐受性、血常规和骨髓象调整剂量。总剂量≤ 20mg/kg。

**2. 其他用法用量**

［国外参考信息］

（1）急淋白血病诱导缓解　第 1~3 日，本药 45mg/（$m^2$ · d），i.v.，第 1、8、15 日静脉给予长春新碱 2mg/d，第 1~22 日口服泼尼松 40mg/（$m^2$·d）（第 22~29 日逐渐减量），第 22~32 日静脉给予左旋门冬酰胺酶 500U/（kg · d）。以后的疗程中，第 1、2 日给予本药 45mg/（$m^2$ · d），第 1~5 日给予阿糖胞苷 100mg/（$m^2$ · d）。

（2）急非淋白血病　诱导缓解时，第 1~3 日本药 45mg/（$m^2$ · d），i.v.；第 1~7 日给予阿糖胞苷 100mg/（$m^2$·d）。以后的疗程，在第 1、2 日本药 45mg/$m^2$，i.v.；阿糖胞苷 100mg/（$m^2$ · d），使用 5d。

**【禁忌证】**

**1. 说明书禁忌证**

（1）有严重或潜在心脏病者。

（2）严重感染者。

**2. 其他禁忌证**

（1）对本药、多柔比星或表柔比星过敏者。

（2）既往用过足量多柔比星或表柔比星者。

（3）孕妇（尤其妊娠早期）。

（4）哺乳妇女。

**【特殊人群用药】**

**儿童**　应酌减剂量，＜ 2 岁幼儿慎用。

**1. 说明书用法用量**

急性粒细胞白血病或急淋白血病　联合治疗中本药剂量范围为 0.5~1.5mg/（kg· 次）［25~45mg/（$m^2$ · 次）］，给药频率取决于治疗方案。

**2. 其他用法用量**

［国内参考信息］　20mg/（$m^2$· 次），i.v.，1 次 / 周。＜ 2 岁及体表面积＜ 0.5$m^2$ 者，0.5~1mg/（kg · 次），i.v.，1 次 / 周或 3~4 周内连用 2~3 次，3~4 周为一疗程。

［国外参考信息］

（1）急淋白血病　诱导缓解时，每周的第 1 日静注本药 25mg/$m^2$（＜ 2 岁或体表面积＜ 0.5$m^2$ 者用 1mg/kg）、长春新碱 1.5mg/$m^2$，同时口服泼尼松 40mg/（$m^2$ · d），一疗程 7d，完全缓解常需 4~6 个疗程。

（2）非霍奇金淋巴瘤　与其他抗肿瘤药联合治疗，诱导期 40~60mg/m²，缓解期 30~45mg/m²。

**老人**　> 60 岁者慎用。

**1. 说明书用法用量**

> 65 岁者，单独用药时应减至 45mg/(m²·次)，联合用药时应减至 30mg/(m²·次)。

**2. 其他用法用量**

［国外参考信息］ > 60 岁者与阿糖胞苷联用时，30mg/（m²·d）。

**孕妇**　孕妇（尤其妊娠早期）禁用。美国 FDA 妊娠安全性分级为：D 级。

**哺乳妇女**　禁用。

**肝功能不全者**　血清胆红素为 12~30mg/L 时，使用常规剂量的 3/4；血清胆红素 > 30mg/L 时，使用常规剂量的 1/2。

**肾功能不全/透析者**　肾功能不全者，剂量酌减。

**其他用法用量**

［国外参考信息］肾功能不全者，血肌酐 > 30mg/L 者，减至常规剂量的 1/2。

**【注意】**

（1）慎用　①白细胞计数低于 $3\times10^9$/L 或血小板计数低于 $50\times10^9$/L 者。②发热或伴明显感染。③恶病质。④电解质或酸碱平衡紊乱。⑤出血。⑥胃肠道梗阻。⑦明显黄疸及肺功能不全。

（2）交叉过敏　多柔比星、表柔比星。

（3）对检验值/诊断的影响　用药后 48h 内尿色可呈橘红色。

（4）用药相关检查/监测项目　①用药期间和每次化疗前均应监测血常规及心脏功能，定期作肝、肾功能检查。②治疗第 1 周，必须每日检查 WBC、RBC 及血小板数，至少应监测 3~4 次血清尿素和尿酸水平。

**【给药说明】**

（1）给药条件　①本药不能用作肌注、鞘内注射或静滴。静注时避免药液外漏或接触皮肤。②急性白血病伴明显血小板减少者，仍可使用本药，部分病例反而可使出血停止、血小板计数上升，但最好同时输注新鲜全血或血小板。③用药期间不能进行放疗，特别是胸部放疗。在停止放疗后至少 3~4 周才能使用本药。④本药骨髓抑制较严重，用药时间不宜过长。⑤为避免严重心脏损害，本药总累积量 ≤ 450~550mg/m²。若接受过胸部放疗或同时应用环磷酰胺者，总累积量应减至 450mg/m²。儿童总累积量 ≤ 330mg/m²（< 2 岁者不宜超过 200~250mg/m²）。⑥本药可组成以下联合化疗方案：CODP（环磷酰胺、长春新碱、柔红霉素和泼尼松）、DOAP（柔红霉素、长春新碱、阿糖胞苷和泼尼松）、DAMP（柔红霉素、阿糖胞苷、巯嘌呤或硫鸟嘌呤和泼尼松）等。本药联合化疗时剂量减至单药治疗时的 2/3。⑦痛风患者使用本药时，可酌情增加别嘌醇等抗痛风药的剂量。

（2）配伍信息　①本药与肝素钠、地塞米松磷酸钠、氨曲南、别嘌醇钠、氟达拉滨、哌拉西林/他唑巴坦、氨茶碱呈配伍禁忌，亦不宜与其他抗肿瘤药配伍。②本药临用前以 NS 5~10ml 溶解后，再加入 NS 稀释，配制成 2~5mg/ml 的药液。

（3）其他　本药能诱发人体精子染色体损伤，故男性患者用药时应采用避孕措施。

**【不良反应】**

（1）心血管　心肌毒性、ECG 变化；心律失常（静滴过快）、充血性心衰；单次大剂量使用：急性心肌变性（24h 内）；小静脉注射或一条静脉重复多次注射：静脉硬化症。

（2）血液　骨髓抑制：WBC 减少、血小板减少。

（3）消化　口腔炎、食管炎、恶心、呕吐、口唇溃疡、肝中心静脉及肝小叶静脉闭塞（表现为黄疸、腹水、肝肿大及肝性脑病）、胃痛、腹泻或全胃肠炎。如出现口腔溃疡（此反应多在骨髓毒性之前出现），应立即停药。

（4）泌尿　高尿酸血症、肾脏损害。用药期间需保持足够尿量，给予别嘌醇可预防高尿酸血症。

（5）生殖　可引起动物迟发性生殖功能减退和障碍（如雄狗睾丸萎缩）。

（6）皮肤　脱发，大多于停药后 5~6 周再生。

（7）其他　①过敏性皮炎、瘙痒。②药液漏出血管外：局部疼痛、组织坏死、蜂窝组织炎，一旦发生应立即停用，并采取冷敷等措施。③药物热。④潜在致畸、致突变和致癌作用。

【药物过量】

（1）表现　单次大剂量用药：急性心肌变性（24h 内）和严重的骨髓抑制（10~14d 内）。蒽环类药物过量使用 6 个月后可发生延迟性心衰。

（2）处理意见　出现急性心肌变性或严重骨髓抑制时，应用支持疗法对症处理。出现心力衰竭时，应严密观察患者病情并对症处理。

【相互作用】

（1）别嘌醇等抗痛风药　痛风患者用药时可酌情增加别嘌醇等抗痛风药剂量。

（2）氧烯洛尔　可加重心脏毒性。

（3）有心脏毒性的药物　不能联合给药。

（4）活疫苗　增加感染活疫苗风险，化疗停止至少 3 个月才能接种活疫苗。

## 米托蒽醌
## Mitoxantrone

【其他名称】 二羟蒽二酮、二羟基蒽醌、二羟基蒽酮、二盐酸米托蒽醌、恒恩、米西宁、诺肖林、盐酸米托蒽醌、泽康、DHAD、Mitoxantrone Hydrochloride、Novantrone

【分类】 肿瘤用药 \ 抗肿瘤药 \ 干扰转录过程和阻止 RNA 合成的药物

【制剂规格】 注射液（盐酸盐）①2ml∶2mg。②5ml∶5mg。③10ml∶10mg。④10ml∶20mg。⑤12.5ml∶25mg。⑥15ml∶30mg。

**氯化钠注射液**　100ml∶5mg。

**粉针剂**　①4mg。②10mg。

**粉针剂（盐酸盐）**　①5mg。②10mg。

【临床应用】

**说明书适应证**

（1）恶性淋巴瘤、乳腺癌和急性白血病。

（2）肺癌、黑色素瘤、软组织肉瘤、多发性骨髓瘤、肝癌、大肠癌、肾癌、前列腺癌、子宫内膜癌、睾丸肿瘤、卵巢癌和头颈部癌。

【用法用量】

**1. 说明书用法用量**

**一般用法**　（1）单药治疗，12~14mg/($m^2$·次)，溶于 NS 或 5%GS 中（至少 50ml）静滴，时间不少于 30min，每 3~4 周 1 次；或 4~8mg/($m^2$·次)，i.v.gtt.，qd.，连用 3~5d，间隔 2~3 周重复。（2）联合用药，本药 5~10mg/($m^2$·次)，i.v.gtt.。

**2. 其他用法用量**

[国外参考信息]

（1）急非淋白血病　①诱导缓解，12mg/($m^2$·d)，第 1~3 日静脉给药；阿糖胞苷 100mg/($m^2$·d)，第 1~7 日连续 24h 静滴。如第 1 次诱导治疗后反应不完全，应再次诱导治疗，即本药 12mg/($m^2$·d) 静脉给药，共用 2d；阿糖胞苷 100mg/($m^2$·d)，第 1~5 日连续 24h 静滴。②巩固治疗，末次诱导治疗约 6 周后开始，本药 12mg/($m^2$·d)，第 1~2 日静脉给药；阿糖胞苷 100mg/($m^2$·d)，第 1~5 日连续 24h 静滴。首次巩固 4 周后行第 2 次巩固治疗。

（2）多发性硬化症　12mg/($m^2$·次)，i.v.gtt.（5~15min）。每 3 个月重复 1 次。

（3）前列腺癌（激素治疗无效者）联用皮质激素，静脉给予本药 12~14mg/

($m^2$·次)，每21d给药1次。

（4）其他临床用法　与粒细胞－巨噬细胞集落刺激因子合用时最大量为37mg/$m^2$，与紫杉醇合用时为14mg/$m^2$。联合用药时本药最大耐受量为50~75mg/$m^2$。

【禁忌证】

**说明书禁忌证**

（1）对本药过敏者。

（2）骨髓抑制者。

（3）肝功能不全者。

（4）伴有心、肺功能不全的恶病质患者。

（5）孕妇和哺乳妇女。

【特殊人群用药】

**儿童**

**其他用法用量**

［国内参考信息］　静滴Max：单剂24mg/$m^2$。

［国外参考信息］　安全性和有效性尚未确立，儿童耐受量似乎更高。

（1）非淋巴细胞白血病　静脉给药，8~33mg/($m^2$·次)，每3~4周1次；或10mg/($m^2$·次)，qd.，i.v.gtt.(1h)，连用3~5d。

（2）实体肿瘤　静脉给药，5~8mg/($m^2$·次)，1次/周；或18~20mg/($m^2$·次)，每3~4周1次。

（3）白血病　静脉给药，24mg/($m^2$·次)，每3~4周1次。

**老人**　原有肝、肾疾病的老年患者应慎用。

**孕妇**　禁用。美国FDA妊娠安全性分级为：D级。

**哺乳妇女**　禁用。

**肝功能不全者**　国内说明书认为肝功能不全者禁用，国外资料建议严重肝脏损害者应减量。

**肾功能不全/透析者**　国外资料认为，肾衰竭时可能不需调整剂量。

【注意】

（1）对检验值/诊断的影响　用药后，患者的尿液及巩膜可呈蓝色。

（2）用药相关检查/监测项目　用药期间应密切监测血常规、肝肾功能、ECG，必要时还需测定左心室排血量、超声心动图等。

【给药说明】

（1）给药条件　①本药不可通过动脉内、皮下、肌内或鞘内注射给药。②本药总累积量≤140~160mg/$m^2$。既往接受蒽环类药物、胸部放疗或有心脏病者总累积量≤100mg/$m^2$。使用多柔比星总累积量＞450mg/$m^2$者不宜使用本药；多柔比星总累积量＞350mg/$m^2$者，须在心功能正常且严密观察下用药。③给药时避免溶液与皮肤、黏膜或眼接触。

（2）配伍信息　本药不宜与其他药物混合使用。

（3）其他　本药遇低温可能析出晶体，可温热待晶体溶解后使用。

【不良反应】

（1）心血管　心肌肥大、纤维化、心悸、期外收缩、静脉炎、ECG异常、心力衰竭。心脏毒性与总累积量有关，总累积量＞140~160mg/$m^2$，心肌损害增加。有文献报道，本药导致心力衰竭的最低剂量为55~255mg/$m^2$，导致左心室排血量减少的最低剂量为21~150mg/$m^2$。

（2）血液　骨髓抑制（剂量限制性）：WBC减少、血小板减少。一般用药后8~15d WBC和血小板降至最低，停药后22d左右可恢复。轻度贫血。WBC计数＜$1.5\times10^9$/L应停药。

（3）消化　口腔炎、食欲减退、恶心、呕吐、腹泻、肝功能异常。

（4）呼吸　呼吸困难。

（5）泌尿　肾功能异常、尿道感染。可大量饮水、碱化尿液以预防高尿酸血症及尿酸盐沉淀。

（6）生殖　闭经、精子缺乏。

（7）皮肤　脱发、皮疹、注射局部红斑、轻度肿胀。

（8）其他　发热。静注药液外漏：严重局部反应，应立即换另一静脉通道给药。

【药物过量】

据国外报道，有4例患者偶注射本药140~180mg/m²，因严重的WBC减少伴感染而死亡。

【相互作用】

（1）其他抗肿瘤药　可能会加重对骨髓的抑制，应减量。

（2）多柔比星　可加重心脏毒性。

（3）丝裂霉素、长春新碱、氟尿嘧啶、环磷酰胺、他莫昔芬等　可提高疗效，减少不良反应，合用时应注意调整剂量。

（4）活疫苗　可增加活疫苗感染的风险。处于缓解期的白血病患者，应在化疗停止后至少间隔3个月再接种活疫苗。

## 放线菌素 D
## Dactinomycin

【其他名称】放线菌素、放线菌素 $C_1$、更生霉素、新福菌素、Actinomycin、Actinomycin D

【分类】肿瘤用药\抗肿瘤药\干扰转录过程和阻止RNA合成的药物

【制剂规格】粉针剂　① 100μg。② 200μg。③ 500μg。

【临床应用】

1. 说明书适应证

（1）霍奇金病及神经母细胞瘤。

（2）无转移的绒毛膜癌。

（3）睾丸癌（联用其他药物）。

（4）儿童肾母细胞瘤。

（5）尤文肉瘤和横纹肌肉瘤。

2. 其他临床应用

（1）恶性葡萄胎。

（2）提高肿瘤对放疗的敏感性（与放疗联合）。

【用法用量】

1. 说明书用法用量

一般用法　300~400μg/次[6~8μg/(kg·次)]，qd.，溶于NS 20~40ml中，i.v.，10d为一疗程。间歇期2周，一疗程总量4~6mg。也可用于腔内注射。

2. 其他用法用量

[国内参考信息]　300~400μg/次[6~8μg/(kg·次)]，溶于5%GS 500ml中，i.v.gtt.，qd.，一疗程10次。间隔3~4周重复。也可10~15μg/(kg·次)，qd.，i.v.gtt.，5d一疗程。间隔3~4周重复。

[国外参考信息]　500μg/d，i.v.，一个疗程最多连续使用5d，3~5周为一疗程。Max：≤15μg/(kg·d)[或400~600μg/(m²·d)]。

【禁忌证】

1. 说明书禁忌证

（1）有出血倾向者。

（2）有水痘病史者。

（3）孕妇。

2. 其他禁忌证

水痘及带状疱疹。

【特殊人群用药】

**儿童**　＜1岁者慎用。国外资料建议＜6月的婴儿禁用。

1. 说明书用法用量

**一般用法**　450μg/(m²·次)，qd.，i.v.，连用5d，3~6周为一疗程。

2. 其他用法用量

[国外参考信息]

（1）一般用法　15μg/(kg·d)，i.v.，连用5d；或总剂量2.5mg/m²，至少分为1周给药。

（2）横纹肌肉瘤　在每个疗程的第8日高剂量静注1.7mg/m²，一疗程21d，共用4个疗程。这个治疗方案与每个疗程分5次给药的标准方案同样有效。

（3）肾母细胞瘤　标准剂量为15μg/(kg·d)，i.v.。剂量减至7.5μg/(kg·d)可限制本药毒性，且不影响疗效。

**老人**　酌情减量。

**孕妇**　禁用。美国FDA妊娠安全性分级为：D级。

哺乳妇女 慎用。

肝功能不全者 慎用。

【注意】

（1）慎用 ①骨髓功能低下。②有痛风或尿酸盐性肾结石病史者。③近期有感染者。④近期接受过放射或抗癌药治疗者。

（2）用药相关检查 / 监测项目 定期检查血常规、肝肾功能。

【给药说明】

（1）给药条件 注射药液若漏出血管外，应立即停止注射，以 NS 冲洗，或以 1% 普鲁卡因注射液局部封闭，同时湿热敷或冷敷。若发生皮肤破溃，按溃疡治疗常规处理。

（2）配伍信息 ①本药与非格司亭混合，立即形成在高强光下肉眼可见的颗粒和丝状物，也不能与 Vit $B_2$ 配伍。②本药不能用含苯甲醇或尼泊金的抑菌注射用水稀释。③本药可用 5%GS、NS、无菌注射用水稀释，静滴液最高浓度为 10μg/ml。④一次静滴时间≥ 15min。⑤本药对光敏感，配备及使用时应避光。

【不良反应】

（1）血液 骨髓抑制（剂量限制性毒性）、血小板减少、WBC 减少。

（2）消化 食欲下降、恶心、呕吐、腹泻、肝功能异常、口腔溃疡。

（3）泌尿 血及尿中尿酸浓度可升高。

（4）生殖 长期应用：闭经或精子缺乏。

（5）皮肤 脱发、皮肤红斑、脱屑、色素沉着、皮炎等。

（6）其他 发热。静脉给药：静脉炎。漏出血管：疼痛、局部硬结及溃破。

【相互作用】

（1）Vit K 本药可减弱 Vit K 的作用，谨慎合用。

（2）氯霉素、磺胺药、氨基比林 可加重骨髓抑制。

（3）活疫苗 可增加活疫苗感染的风险，接受免疫抑制化疗者不能接种活疫苗。

（4）放疗 可加重放疗所致的降低 WBC 及局部组织损害反应。

## 安吖啶
## Amsacrine

【其他名称】 胺苯吖啶、安沙吖啶、m-AMSA

【分类】 肿瘤用药 \ 抗肿瘤药 \ 干扰转录过程和阻止 RNA 合成的药物

【制剂规格】 注射液 ① 1ml : 50mg。② 1.5ml : 75mg。

【临床应用】

1. 说明书适应证

急性白血病和恶性淋巴瘤，对蒽环类和阿糖胞苷产生耐药性的部分患者有效。

2. 其他临床应用

慢性非淋巴细胞白血病的急变期。

【用法用量】

1. 说明书用法用量

（1）急性白血病 75mg/（$m^2$·次），qd.，i.v.gtt.，连用 7d，最大耐受量为 150mg/$m^2$。

（2）实体瘤 75~120mg/（$m^2$·次），i.v.gtt.，3~4 周 1 次。

2. 其他用法用量

［国外参考信息］

急性白血病 诱导治疗时，可 75~150mg/（$m^2$·d），i.v.gtt.，连用 3d 或 5d。推荐 120mg/（$m^2$·d），i.v.gtt.，连用 5d 的方案用于难治性成人急性非淋巴母细胞性白血病的诱导缓解。与其他药物联用时，本药 100mg/（$m^2$·d），i.v.gtt.，在疗程的第 7、8、9 日给药。诱导缓解后，可用诱导治疗剂量的一半维持治疗，每 4~8 周重复 1 次，根据外周血细胞计数和骨髓抑制恢复情况确定。

【禁忌证】

其他禁忌证

对本药过敏者（国外资料）。

【特殊人群用药】

**儿童** 用药剂量应按体表面积调整。

**其他用法用量**

[国外参考信息]

急性白血病 125~150mg/（$m^2$·d）, i.v.gtt.，连用 5d。最大耐受量为 150mg/（$m^2$·d）。

**老人** 应适当减少给药剂量。

**孕妇** 慎用，妊娠早期应避免使用。

**哺乳妇女** 慎用。

**肝功能不全者** 慎用。国外资料建议，当血胆红素＞20mg/L 时，应减至常规剂量的 75%。

**肾功能不全 / 透析者** 国外资料建议：轻、中度肾功能不全时，不必调整剂量；BUN＞200mg/L 或血肌酐＞15mg/L 时，应减至常规剂量的 75%。

【注意】

（1）慎用 ①心律失常或心肌病。②骨髓抑制。③神经系统疾病。④曾大量使用过化疗药物者（国外资料）。

（2）用药相关检查 / 监测项目 密切监测血常规、血电解质以及肝、肾功能等。

【给药说明】

（1）给药条件 使用本药前，应先纠正低钾血症等电解质紊乱。

（2）减量 / 停药条件 出现严重的骨髓抑制、心律紊乱及其他不良反应时，应立即停药，并积极对症治疗。

（3）配伍信息 ①本药与含有氯离子的溶液配伍易产生沉淀，属配伍禁忌。②本药一般密封于含脱水 N,N- 二甲缩醛胺（DMA）液的安瓿内，使用前先将本药注入含有乳酸的稀释液中稀释，再用 5%GS 500ml 稀释后静滴 1~1.5h。吸取未稀释液时不要使用塑料注射器，最好用玻璃注射器。

（4）其他 避免皮肤或黏膜接触药液，给药时应防止药液漏出血管外。

【不良反应】

（1）心血管 T 波改变、心律不齐、充血性心力衰竭、传导阻滞及窦性心动过缓等。心律紊乱多发生于伴有低钾血症或既往用过蒽环类药物者，偶见严重致死者。

（2）神经 感觉异常、头痛、头晕、癫痫发作。

（3）精神 精神错乱。

（4）内分泌 / 代谢 高钾血症、低镁血症。

（5）血液 骨髓抑制：本药剂量限制性毒性，给药量达 90~120mg/$m^2$，即可出现血小板和 WBC 减少，严重者可出现全血细胞减少。WBC 和血小板计数多于给药后 7~10d 降至最低，21~23d 左右恢复。部分患者伴发感染（发热和粒细胞减少），可能危及生命。

（6）消化 ①胃肠道反应：与剂量相关，轻中度恶心呕吐、口腔炎、食欲缺乏。②总剂量≥ 750mg/$m^2$ 时，易发生黏膜炎。③血胆红素增高、血 ALT 轻度升高。④呃逆、腹泻、肠梗阻、严重肝功能损害。

（7）皮肤 脱发、皮疹。

（8）生殖 有恶性黑色素瘤患者用药后出现暂时性精子浓度及活性降低的报道。

（9）眼 视物模糊。

（10）其他 过敏反应、注射局部静脉炎。药液外漏可致周围组织坏死。

【相互作用】

（1）圣约翰草 本药疗效降低，最好避免合用。

（2）多柔比星 本药不会增加多柔比星的心脏毒性。

（3）活疫苗 使用本药时接种活疫苗，可增加活疫苗感染的风险。使用本药时禁止接种活疫苗，处于缓解期的白血病患者，化疗结束后间隔至少 3 个月才能接种活疫苗。

# 第六节 抑制蛋白质合成与功能的药物

## 门冬酰胺酶
## Asparaginase

【其他名称】L-门冬酰胺酶、L-天门冬酰胺酶、L-天门冬酰胺转移酶、天冬酰胺酶、天门冬酰胺酶、优适宝、左旋门冬酰胺酶、Asp、Elspar、Erwinase、Laspar、Leucigen、Leunase

【分类】肿瘤用药\抗肿瘤药\抑制蛋白质合成与功能的药物

【制剂规格】注射液 ①1000U。②2000U。③1万U。

粉针剂 ①1000U。②2000U。③5000U。④1万U。

【临床应用】

**说明书适应证**

急淋白血病、急性粒细胞白血病、急性单核细胞白血病、慢淋白血病、霍奇金淋巴瘤及非霍奇金病淋巴瘤、NK/T细胞淋巴瘤、恶性黑色素瘤等。

【用法用量】

**1. 说明书用法用量**

用量根据不同病种和不同治疗方案确定，i.v.gtt./i.m.。

（1）**一般用法** 通常50~200U/（kg·d），连日或隔日i.v.gtt.。随年龄及全身状态适宜增减。

（2）急淋诱导缓解时 500U/（$m^2$·d）或1000U/（$m^2$·d），Max: 2000U/$m^2$，10~20d一疗程。

**2. 其他用法用量**

［国外参考信息］本药单用作诱导治疗，静脉给药200U/（kg·d），28d为一疗程。

【禁忌证】

**说明书禁忌证**

（1）对本药有过敏史或皮试呈阳性者。

（2）胰腺炎或有胰腺炎病史。

（3）水痘、广泛带状疱疹等严重感染性疾病。

【特殊人群用药】

**儿童** 慎用，尤应注意不良反应，也应考虑对性腺的影响。

**其他用法用量**

［国内参考信息］

急淋白血病 联用长春新碱、泼尼松，给予长春新碱、泼尼松后，于疗程的第22日，本药1000U/（kg·d），连续静滴10d；或自疗程第4日开始肌注本药6000U/（$m^2$·次），每3d给药1次，共用9次。

［国外参考信息］

急淋白血病 联用长春新碱、泼尼松：（1）本药1000U/（kg·d），在疗程的第22日开始静脉给药，连用10d；泼尼松40mg/（$m^2$·d）（分3次口服），连用15d，然后以一日20mg/$m^2$、10mg/$m^2$、5mg/$m^2$、2.5mg/$m^2$的剂量分别用2d后停药；长春新碱2mg/（$m^2$·d）（单剂最大2mg），在疗程的第1、8、15日静脉给药。（2）本药6000U/kg，在疗程的第4、7、10、13、16、19、22、25、28日肌注；泼尼松40mg/（$m^2$·d）（分3次口服），连用28d，在随后的14d内逐渐减量后停药，整个疗程中泼尼松的日均剂量约为2.5mg；长春新碱1.5mg/$m^2$（单剂最大2mg），在疗程的第1、8、15、22日静脉给药，共4次。当病情缓解后，给予维持治疗。

**老人** 慎用。

**孕妇** 孕妇或可能妊娠的妇女不宜使用。

**哺乳妇女** 用药时应停止哺乳。

**肝功能不全者** 慎用。

**肾功能不全/透析者** 肾功能不全者慎用。

**其他** 育龄患者需用药时，应考虑本药对性腺的影响。

【注意】

（1）慎用 ①糖尿病。②有痛风或尿酸

性肾结石史。③曾用细胞毒药物或曾接受放疗。④骨髓功能抑制。⑤合并感染。

（2）交叉过敏　对来源于埃希大肠埃希菌与来源于欧文菌族的门冬酰胺酶可产生交叉过敏。

（3）用药相关检查 / 监测项目　定期检查血常规、血浆凝血因子、血糖、血清钙、血清淀粉酶、血尿酸、肝肾功能及骨髓涂片、中枢神经系统功能等。

【给药说明】

（1）给药条件　①首次用药或停药至少 1 周者，用药前须做皮试。用注射用水溶解后，将其一部分用 NS 稀释并调制成含 1~10U 的溶液。皮内注射 0.1ml，确认约 30min 内无异常。②用药前须备有抗过敏反应的药物（包括肾上腺素、抗组胺药、静脉用的类固醇药物）及抢救器械。③用药中应充分注意感染、出血倾向的出现或恶化。

（2）减量 / 停药条件　用药期间仔细观察各种不良反应，必要时应立即停药，并采取相应治疗措施。

（3）配伍信息　①静注时，本药每 1 万 U 予 5ml 灭菌注射用水或氯化钠注射液稀释，经正在输注氯化钠或 GS 的侧管注入，注射时间不少于 30min。②静滴时，先予 NS 或 5%GS 稀释，然后加入 NS 或 5%GS 中滴注。③肌注时，每 1 万 U 溶于 2ml NS 中，一个注射部位注射量不应超过 2ml。④药物稀释后应在 8h 内使用。药液不澄清者不能使用。

（4）其他　①本药对儿童急淋诱导缓解期疗效较好，对部分常用化疗药物缓解后复发者也可能有效。但单用时缓解期较短，且易产生耐药性，故多与其他化疗药物组成联合用药方案，以提高疗效。②本药不宜用作急淋等患者缓解后的维持治疗方案。③不同药厂、不同批号的产品，其纯度和过敏反应均有差异，使用时必须慎重。

【不良反应】

据报道本药不良反应发生率很高，但差异很大。成人不良反应较儿童多见。

（1）心血管　颅内出血或血栓形成、下肢静脉血栓。

（2）神经　帕金森综合征、EEG 异常改变。

（3）精神　嗜睡、抑郁、情绪激动、幻觉。

（4）内分泌 / 代谢　高血糖、高血钙、血氨浓度升高、血清钙降低、低脂血症。血清甲状腺结合球蛋白浓度下降（首次给药的前 2d 内）。若出现高血糖，可予停药、使用适量胰岛素及补液等处理。

（5）血液　贫血、WBC 减少、凝血及纤维蛋白溶解异常、出血倾向、血小板计数升高，凝血因子Ⅰ、Ⅴ、Ⅶ、Ⅷ、Ⅸ减少。大剂量：骨髓抑制较轻。

（6）免疫　抑制免疫，如抑制抗体合成、抑制迟发性过敏反应、抑制淋巴细胞转化和移植后的排斥反应等。可因免疫抑制导致感染。

（7）消化　口腔炎、恶心、呕吐、食欲缺乏、腹泻、急性胰腺炎、肝功能损害（ALT、AST、胆红素升高，血清白蛋白降低，常在开始治疗的 2 周内发生）、脂肪肝。

（8）泌尿　肾功能损害（镜下血尿、蛋白尿、管型尿及 BUN 升高）、出血性膀胱炎、高尿酸血症、尿酸性肾病、肾衰竭。少数患者因肾衰竭致死。用药时应大量补充液体，碱化尿液，调整抗痛风药剂量，以预防高尿酸血症和尿酸性肾病。

（9）皮肤　脱发。

（10）其他　①过敏症状（突然发作的呼吸困难、关节肿痛、皮疹、皮肤瘙痒、面部水肿，严重者可发生呼吸窘迫、休克甚至致死）。过敏反应一般发生于多次反复注射者。个别过敏体质者，即使注射皮试剂量，也偶会发生过敏反应。剂量越大发生率越高，间歇给药比连续给药发生率高，静注比肌注发生率高。②自大肠埃希菌提取的制剂中含有内毒素，可引起高热、畏寒、寒战，严重者可致死。

【相互作用】

（1）甲氨蝶呤　本药可阻断甲氨蝶呤的抗肿瘤作用，应在甲氨蝶呤给药前9~10d或给药后24h使用本药，也可减少甲氨蝶呤的胃肠道及血液系统不良反应。

（2）硫唑嘌呤、苯丁酸氮芥、环磷酰胺、环孢素、巯嘌呤、抗CD 3单克隆抗体　可提高本药疗效。应考虑减少化疗药物、免疫抑制药或放疗的剂量。

（3）泼尼松、促皮质素、长春新碱　可增强本药的致高血糖作用，并可能增加本药引起的神经病变及红细胞生成紊乱的危险性。也有报道若先用上述各药后再用本药，则毒性似较先用本药或同时用两药者为轻。

（4）活疫苗　本药可增加活疫苗感染的风险，使用本药时禁止接种活疫苗。

（5）口服降糖药、胰岛素　糖尿病患者用本药时及用药后，须注意调节上述药的剂量。

（6）抗痛风药（别嘌醇、秋水仙碱、磺吡酮等）本药可增高血尿酸的浓度，需调节抗痛风药的剂量。一般抗痛风药选用别嘌醇，可阻止或逆转本药引起的高尿酸血症。

## 高三尖杉酯碱
## Homoharringtonine

【其他名称】川山宁、扶尔、高粗榧碱、高瑞特、华普乐、三尖杉酯碱、赛兰、沃汀、Harringtonine、Homoharring-tonine

【分类】肿瘤用药\抗肿瘤药\抑制蛋白质合成与功能的药物

【制剂规格】粉针剂　① 1mg。② 2mg。

注射液　① 1ml∶1mg。② 2ml∶2mg。

氯化钠注射液　① 100ml（高三尖杉酯碱2mg、氯化钠0.9g）。② 250ml（高三尖杉酯碱2mg、氯化钠2.25g）。

【临床应用】

说明书适应证

（1）各型急非淋白血病，尤其对急性早幼粒细胞白血病、急性单核细胞性白血病、急性粒细胞白血病疗效更佳。

（2）骨髓增生异常综合征、慢粒白血病及真性RBC增多症等。

【用法用量】

1. 说明书用法用量

**一般用法**　1~4mg/d，加入5%或10% GS 250~500ml中，缓慢i.v.gtt.，3h以上，4~6d为一疗程，间歇1~2周再重复用药。

2. 其他用法用量

［国内参考信息］

（1）一般用法　1~2mg/d，加入苯甲醇2ml中，i.m.，一疗程4~6个月，间歇1~2周重复。

（2）急性粒细胞白血病　4~6mg/d，i.v.gtt.。

（3）骨髓增殖性疾病　2mg/d，i.m.，一疗程14~21d，间歇4~6周重复。

［国外参考信息］

（1）急性粒细胞白血病　顽固性或复发者，5~7mg/（$m^2$·d），连续i.v.gtt.，7~9d。有研究发现，对急性粒细胞白血病和急性早幼粒细胞白血病，可3~5mg/（$m^2$·d），合用阿糖胞苷［100mg/（$m^2$·d）］，给药7d。

（2）慢粒白血病　①慢性期的早期，2.5mg/（$m^2$·d）诱导治疗，一月连续i.v.gtt.，14d；完全起效后改为2.5mg/（$m^2$·d）维持，一月连续滴注7d；治疗6个月（即6个疗程）后，皮下注射干扰素-α［500万U/（$m^2$·d），症状缓解后以240万U/（$m^2$·d）维持］。②慢性期的晚期，先以2.5mg/（$m^2$·d）诱导，一月连续i.v.gtt.，14d；完全起效后改为2.5mg/（$m^2$·d）维持，一月滴注7d。平均6个疗程。

【禁忌证】

说明书禁忌证

（1）对本药过敏者。

（2）严重或频发的心律失常及器质性心血管疾病。

（3）孕妇及哺乳妇女。

【特殊人群用药】

儿童

1. 说明书用法用量

**一般用法** 0.05~0.1mg/（kg·d），i.v.gtt.，4~6d 为一疗程；或 0.1~0.15mg/（kg·d），i.v.gtt.，5~10d 为一疗程，1~2 周后重复；或 0.08~0.1mg/（kg·d），i.v.gtt.，40~60d 为一疗程。

2. 其他用法用量

［国内参考信息］

骨髓增殖性疾病 0.04mg/（kg·d），i.m.，14~21d 为一疗程，间歇 4~6 周重复。

［国外参考信息］

急性粒细胞白血病、急非淋白血病 1.65~8.5mg/（$m^2$·d），连续静滴 5~10d，一般每 21d 重复 1 次。

**老人** 加强支持疗法，严密观察不良反应。

**孕妇** 禁用。

**哺乳妇女** 禁用。

**肝功能不全者** 慎用，并适当减量。

**肾功能不全/透析者** 慎用，并适当减量。

【注意】

（1）慎用 ①严重粒细胞减少、血小板减少或显著骨髓功能抑制。②有痛风或尿酸盐肾结石史者。③原有心律失常及各类器质性心血管疾病者。

（2）用药相关检查/监测项目 每周检查 1~2 次 WBC 计数及分类、血小板、Hb，若血细胞短期内急骤下降，应每日检查。同时监测肝肾功能、心脏体征及 ECG。

【给药说明】

（1）给药条件 ①适用于骨髓增生但 WBC 不增多的急性白血病，治疗时宜从小剂量开始。②放疗患者应调整剂量及疗程。

（2）配伍信息 静滴速度宜慢，尤其对心血管疾病者。国外资料显示，持续静滴时，可将一日总量稀释于 5%GS 1000ml 中，通过中心静脉导管或周围静脉（可用输液泵）进行 24h 连续滴注。

（3）其他 合并 DIC 者，在处理 DIC 的同时，仍可考虑小剂量使用本药。

【不良反应】

（1）心血管 心脏毒性：窦性心动过速、房性或室性期前收缩、ST 段出现变化及 T 波平坦、奔马律、房室传导阻滞、束支传导阻滞、房颤。房扑时应立即停药。

（2）血液 抑制骨髓各系造血细胞。

（3）消化 厌食、口干、恶心、呕吐、肝功能损害。

（4）泌尿 血尿酸及尿尿酸浓度增高，用药时适当增加液体摄入量，可防止尿酸增高及尿酸性肾病。

（5）皮肤 脱发、皮疹。

（6）其他 乏力、药物热（停药即消失）。

【相互作用】

（1）其他可能抑制骨髓功能的抗癌药 加重毒性，应调整本药的剂量及疗程。

（2）蒽环类抗癌药 增加心脏毒性。老人及已反复用蒽环类抗生素者，应不用或慎用本药。

（3）阿糖胞苷、干扰素-α 协同抑制慢粒白血病慢性期的瘤细胞生长（体外实验）。

## 第七节 影响微管蛋白的药物

### 紫杉醇
### Paclitaxel

【其他名称】 安素泰、泰素、特素、紫素、Anzatax、PTX、Taxol

【分类】 肿瘤用药\抗肿瘤药\影响微管蛋白的药物

【制剂规格】 注射液 ① 5ml∶30mg。

② 16.7ml∶100mg。③ 25ml∶150mg。

粉针剂 ① 20mg。② 30mg。③ 150mg。

【临床应用】

1. 说明书适应证

（1）治疗一线化疗失败或多次化疗失败的转移性卵巢癌。

（2）用作治疗乳腺癌的一线或二线药物。

（3）非小细胞肺癌（NSCLC）。

（4）头颈癌、食管癌、精原细胞瘤、复发非霍奇金淋巴瘤、膀胱癌等。

2. 其他临床应用

对胃癌、恶性淋巴瘤、膀胱癌、恶性黑色素瘤等有一定疗效。

【用法用量】

1. 说明书用法用量

（1）预防用药　为防止发生严重过敏反应，接受本药治疗的所有患者应事先给予预防用药，可口服地塞米松 20mg，通常在用本药前 12 及 6h 给予；在治疗前 30~60min 静注或深部肌注苯海拉明（或其同类药）50mg，并静注西咪替丁 300mg 或雷尼替丁 50mg。

（2）卵巢癌　本药剂量及给药方案有多种，但尚未明确何种方案为最佳。对于先前已化疗的卵巢癌患者，建议治疗方案是 135mg/（$m^2$·次）或 175mg/（$m^2$·次），i.v.gtt.（滴注 3h），每 3 周治疗 1 次。

（3）乳腺癌　转移性病灶化疗失败或在 6 月辅助化疗期间内复发者，175mg/（$m^2$·次），i.v.gtt.（滴注 3h），每 3 周治疗 1 次。

（4）剂量调整　仅在中性粒细胞计数 $> 1.5 \times 10^9$/L 和血小板计数 $> 80 \times 10^9$/L 时才能进行下一疗程治疗。中性 WBC 减少的程度与神经毒性的发生率随剂量增高而增加。治疗期间若患者发生严重中性粒细胞减少（中性粒细胞 $< 0.5 \times 10^9$/L，持续 1 周或更久）或出现严重周围神经病变时，本药治疗剂量在随后的疗程中必须减少 20%。

2. 其他用法用量

［国内参考信息］　单药治疗时，也可采用每周方案，50~80mg/（$m^2$·次），1 次/周，i.v.gtt.，连用 2~3 周，每 3~4 周重复一个疗程。

［国外参考信息］

（1）转移性乳腺癌　联合化疗失败或辅助化疗 6 个月内复发的转移性乳腺癌患者，175mg/（$m^2$·次），i.v.gtt.（滴注 3h），每 3 周 1 次。

（2）淋巴结阳性乳腺癌　采用包括多柔比星在内的标准联合化疗方案，本药 175mg/（$m^2$·次），i.v.gtt.（滴注 3h），每 3 周 1 次。连用 4 个疗程。

（3）未经治疗的卵巢癌　135mg/（$m^2$·次），i.v.gtt.（滴注时间 > 24h），或 175mg/（$m^2$·次），i.v.gtt.（滴注时间 > 3h），接着给予顺铂 75mg/$m^2$，每 3 周可重复 1 个疗程。

（4）难治性卵巢癌　135mg/（$m^2$·次）或 175mg/（$m^2$·次），i.v.gtt.（滴注时间 > 3h），每 3 周 1 次。

（5）非小细胞肺癌　135mg/（$m^2$·次），i.v.gtt.（滴注时间 > 24h），接着给予顺铂 75mg/$m^2$，每 3 周 1 次。

（6）卡波西肉瘤　生产厂家推荐两种治疗 AIDS 相关性卡波西肉瘤的剂量方案：①高剂量方案为 135mg/（$m^2$·次），i.v.gtt.（滴注时间 > 3h），每 3 周 1 次。②低剂量方案为 100mg/（$m^2$·次），i.v.gtt.（滴注时间 > 3h），每 2 周 1 次。高剂量方案毒性强于低剂量方案。

（7）曾发生过敏反应者的剂量调整　①有研究报道，对本药曾发生过严重过敏反应者可采用脱敏试验，方法如下：采用连续 10 倍稀释法，溶液浓度依次为 1/100, 000、1/10, 000、1/1000、1/100、1/10，每隔 15min 依次给予患者以上稀释液 1ml、2ml、4ml、8ml。脱敏试验结束时，给予患者 1ml 未经稀释的本药溶液，接着在 15min 内将实际剂量的剩余部分全部给予患者，滴注时间为 3h。使用这一方法，所有患者均能完成本药的用药计划，且未再出现进一步的过敏反应。②有研究报道，曾对本药产生过严重过敏反应者，再次治疗时用法用量如下：地塞米松 20mg，q.6h，静脉给药共 4 次，最后 1 次在给予本药前 30min 给药；苯海拉明及雷尼替丁各 50mg，在给予本药前 30min 静脉给药。本药给药速度应减慢：初始 1~2h 滴速为 24 小时预计滴速的 10%~25%，如患者能耐受，在 3~6h 内恢复至 24 小时预计滴速。

**【禁忌证】**

**1. 说明书禁忌证**

（1）对本药或聚氧乙基代蓖麻油过敏者。

（2）中性粒细胞计数＜ $1.5\times10^9$/L。

（3）孕妇及哺乳妇女。

**2. 其他禁忌证**

（1）感染。

（2）中性粒细胞计数＜ $1\times10^9$/L 的 AIDS 相关性卡波西肉瘤（国外资料）。

**【特殊人群用药】**

**儿童**　用药安全性和有效性尚不明确。

**孕妇**　禁用，育龄妇女治疗期间不宜怀孕。美国 FDA 妊娠安全性分级为：D 级。

**哺乳妇女**　禁用。

**肝功能不全者**　国外有研究认为，胆红素正常但有亚临床肝损害者应调整剂量。

**肾功能不全 / 透析者**　国外资料认为，肾功能不全者不必调整剂量。

**【注意】**

（1）慎用　①心脏传导功能异常。②低血压或心动过缓（国外资料）。③周围神经病变（国外资料）。

（2）用药相关检查 / 监测项目　①用药期间应定期检查血常规（2~3 次 / 周）及血小板计数、肝肾功能、ECG 等。②静滴的最初 1h 内，应每 15min 测 1 次血压、HR 和呼吸。

**【给药说明】**

（1）给药条件　必须住院治疗，使用前须备有抗过敏药及相应的抢救器械。

（2）配伍信息　①本药浓缩注射液必须稀释成浓度为 0.3~1.2mg/ml 的溶液使用。可用 NS、5%GS 或 5% 葡萄糖氯化钠稀释。未稀释的浓缩药液不宜接触聚氯乙烯塑料器械或设备，且不能静滴。②配制药物时需戴手套。若皮肤接触本药，应立即用肥皂彻底清洗；眼或黏膜接触本药，应用水彻底冲洗。③滴注本药时应采用非聚氯乙烯材料的输液器具，并使用孔径＜ 0.22μm 的微孔膜过滤器。④本药溶入 5%GS 或 NS 后，在室温（25℃）和室内灯光下 24h 内稳定。

（3）其他　给药期间应注意有无过敏反应及生命体征变化。

**【不良反应】**

（1）心血管　一过性心动过缓和低血压、ECG 改变、严重传导阻滞。

（2）神经　周围神经病变（轻度麻木和感觉异常）、明显的感觉运动障碍、腱反射减弱（尤其使用高剂量）、肌无力。若出现严重周围神经病变，用量应减少 20%。

（3）血液　贫血。骨髓抑制：主要剂量限制性毒性，可见中性粒细胞减少、血小板降低，一般发生在用药后 8~10d。

（4）消化　恶心、呕吐、腹泻、黏膜炎（以上一般为轻至中度）以及胆红素、ALP、ALT、AST 升高。

（5）骨骼肌肉　关节、肌肉疼痛，发生于四肢关节，发生率和严重程度呈剂量依赖性。一般在几日内可恢复。使用 G-CSF 可能会加重肌肉疼痛。

（6）皮肤　轻度脱发。

（7）其他　①过敏反应：多为Ⅰ型变态反应，几乎均发生于最初用药后 10min 内。表现为皮肤潮红、瘙痒、皮疹、支气管痉挛性呼吸困难，荨麻疹、低血压、胸痛、血管神经性水肿等。②药液外漏可致局部静脉炎、蜂窝组织炎。国外资料提示，本药单次滴注时间不宜过长，以免药液漏出血管。一旦有药液漏出血管外，应立即停药，局部冷敷，并以 1% 普鲁卡因局部封闭。

【药物过量】

（1）表现　骨髓抑制、外周神经毒性及黏膜炎。

（2）处理意见　尚无相应的解毒药。

【相互作用】

（1）磷苯妥英、苯妥英　本药血药浓度降低。

（2）奎奴普丁 / 达福普汀　本药血药浓度升高。

（3）维 A 酸、炔雌醇、睾酮　抑制本药代谢，血药浓度升高，毒性反应发生率增大。合用需监测本药不良反应（骨髓抑制、关节肌肉疼痛、恶心、呕吐、黏膜炎），必要时调整剂量。

（4）顺铂　本药的清除率降低约 1/3，若先给顺铂再给予本药，可产生更严重的骨髓抑制。

（5）酮康唑　抑制本药代谢。

（6）曲妥珠单抗　曲妥珠单抗的血清谷浓度水平增加约 1.5 倍。临床试验证明两者合用效果较好。

（7）多柔比星　研究表明本药 24h 持续静滴后，再持续静滴多柔比星 48h，可显著降低多柔比星清除率，加重中性粒细胞减少和口腔炎等不良反应。

（8）表柔比星　使用本药后立即给予上述药，可加重上述药的不良反应。

（9）活疫苗　使用本药期间接种活疫苗，可增加活疫苗感染的风险，故用药期间不可接种活疫苗。

（10）其他细胞毒药物　本药应酌情减量。

## 多西他赛
## Docetaxel

【其他名称】奥名润、艾素、多帕菲、多西紫杉醇、多烯紫杉醇、斯曲帝、泰索帝、希存、易优瑞康、紫杉特尔、TAXOTERE

【分类】肿瘤用药 \ 抗肿瘤药 \ 影响微管蛋白的药物

【制剂规格】注射液　① 0.5ml : 20mg。② 1ml : 20mg。③ 2ml : 20mg。④ 2ml : 40mg。⑤ 2ml:80mg。⑥ 4ml:80mg。⑦ 8ml: 80mg。

粉针剂　① 20mg（附 1.5ml 溶剂）。② 80mg（附 6ml 溶剂）。

【临床应用】

1. 说明书适应证

（1）局部晚期或转移性乳腺癌。

（2）局部晚期或转移性非小细胞肺癌，包括以顺铂为主的化疗失败后患者。

2. 其他临床应用

有治疗头颈部癌、小细胞肺癌、胃癌、卵巢癌等肿瘤的报道。

【用法用量】

1. 说明书用法用量

**一般用法**　推荐剂量为 70~75mg/m$^2$，每 3 周 1 次，i.v.gtt.（1h）。除禁忌外，所有患者在接受本药治疗前均须口服糖皮质激素类（如地塞米松），在本药滴注前 1 日服用，16mg/d（如 8mg/ 次，bid.），持续至少 3d，以预防过敏反应和体液潴留。

2. 其他用法用量

［国内参考信息］100mg/（m$^2$·次），每 3 周 1 次，i.v.gtt.（1h）。联合用药时，75mg/（m$^2$·次），每 3 周 1 次，i.v.gtt.。60mg/（m$^2$·次）时耐受性较好。

［国外参考信息］

（1）含蒽环类药物化疗失败的转移性乳腺癌　Ⅲ期临床试验中，与卡培他滨联用，本药 75mg/（m$^2$·次），每 3 周 1 次，i.v.gtt.。出现不良反应时应适当调整剂量。

（2）其他化疗失败的晚期乳腺癌或转移性乳腺癌　采用单药治疗，60~100mg/（m$^2$·次），每 3 周 1 次，i.v.gtt.（1h）；或 35mg/（m$^2$·次），1 次 / 周，i.v.gtt.，连用 6 周后休息 2 周为一个疗程。每周治疗方案可降低本药毒性。

（3）非小细胞肺癌　75mg/（m$^2$·次），

每3周1次，i.v.gtt.（1h）。出现不良反应时应适当调整剂量。

（4）卵巢癌 Ⅱ期临床试验中采用剂量为75mg/（$m^2$·次），每3周1次，i.v.gtt.（1h）。

【禁忌证】

**说明书禁忌证**

（1）对本药过敏者或对吐温-80有严重过敏史者。

（2）中性粒细胞计数＜$1.5\times10^9$/L。

（3）严重肝功能不全。

（4）孕妇及哺乳妇女。

【特殊人群用药】

**儿童** 用药的安全性及有效性尚不明确。

**孕妇** 对胎儿有潜在危害，并可能引起流产。孕妇禁用，女性用药期间应避孕。美国FDA妊娠安全性分级为：D级。

**哺乳妇女** 用药期间应停止哺乳。

**肝功能不全者** 严重肝功能不全者禁用。

**说明书用法用量**

ALT和（或）AST＞正常值上限1.5倍，同时ALP＞正常值上限2.5倍时，推荐剂量为75mg/$m^2$；对于血清胆红素＞正常值上限和（或）ALT及AST＞正常值上限3.5倍并伴有ALP＞正常值上限6倍者，除非有严格的用药指征，否则不应使用，也无减量使用建议。

【注意】

（1）慎用 ①严重衰弱。②严重水潴留。③严重感觉神经疾病。（以上均选自国外资料）④糖尿病。

（2）用药相关检查/监测项目 应定期检测血常规、肝功能、血电解质及血肌酐，定期做神经系统及超声心动图检查。

【给药说明】

（1）给药条件 ①只能用于静滴。②本药注射液可能含有聚山梨酯80，对其有严重过敏史者不能使用。③用药的最初几分钟内，可能发生过敏反应，应具备相应的急救设施。

（2）配伍信息 ①配制本药时，粉针剂应先以指定溶剂溶解，再以NS或5%GS稀释后使用，配制后的稀释液浓度不应＞0.74mg/ml。②配制好的药液应立即使用。③工作台表面应覆盖可丢弃的塑料薄膜，操作者应穿戴防护衣服及手套。若皮肤接触了药液，应立即用肥皂和水彻底清洗；若眼睛或黏膜接触了药液，立即用水彻底清洗。

（3）其他 肝功能异常者、使用本药高剂量者和既往接受铂类药物治疗的非小细胞肺癌患者，使用本药剂量达100mg/$m^2$时，与治疗相关的死亡发生率增加。

【不良反应】

（1）心血管 低血压、窦性心动过速、心悸、肺水肿、高血压、左心室舒张功能不全。

（2）神经 头痛、感觉障碍、严重神经衰弱、严重神经毒性、轻至中度感觉或感觉运动性神经障碍。多数患者的神经病变可于停药6~8周后部分恢复。曾接受过顺铂治疗者神经病变较多见。若出现严重周围神经病变，下一疗程应减量。

（3）内分泌/代谢 体液潴留，体重增加。药物累积达400mg/$m^2$时，可见下肢水肿，甚至发展为全身水肿，体重可增加3kg以上。极少数患者可见胸腹腔积液、心包积液。体液潴留一般可在停药后逐渐消失，为防止液体潴留，也推荐用药前1日开始口服地塞米松（16mg/d，连用4~5d）。

（4）血液 贫血、WBC减少、血小板减少、中性粒细胞减少（为剂量限制性毒性，可逆转且不蓄积）。出现严重中性粒细胞减少（＜$0.5\times10^9$/L，并持续≥7d）者，下一疗程应减量。

（5）消化 恶心、呕吐（常规止吐治疗有效）、口炎、结肠炎（重者可致死）、腹泻、黏膜炎、便秘、肝功能损害。血胆红素＞正常值上限、氨基转移酶＞正常值上限1.5倍、ALP＞正常值上限2.5倍时，应停药。

（6）呼吸 本药与大剂量环磷酰胺、塞替派联合方案治疗：有发生致命性间质性肺炎的报道。

（7）骨骼肌肉　肌肉、关节疼痛。

（8）皮肤　皮疹（主要发生于手、足，亦可在手臂、面部和胸部出现，常在用药后1周内发生）、指（趾）甲病变（出现色素沉着或变淡、疼痛和指甲脱落）、脱发。发生严重的或累积性皮肤反应者，下一疗程应减量。

（9）眼　溢泪。

（10）其他　①过敏反应：皮肤瘙痒、潮红、皮疹、发热、寒战、支气管痉挛、呼吸困难和低血压。推荐自用药前一日开始口服地塞米松，16mg/d，连用4~5d以防止过敏反应）。如仅发生面部潮红或局部皮肤反应，不需停药；发生严重过敏反应（血压下降＞2.67kPa、支气管痉挛或全身皮疹/红斑），需立即停药，并对症处理。已发生过严重不良反应者，不能再次使用本药。②感染、乏力、注射部位反应。

**【药物过量】**

（1）表现　可能表现为中性粒细胞减少、皮肤反应和感觉异常。

（2）处理意见　尚无特效解毒药。将患者移至特殊监护病房内并严密监测重要器官功能。

**【相互作用】**

（1）环磷酰胺、依托泊苷、氟尿嘧啶　有协同作用。

（2）CYP 3A 4抑制药（如酮康唑、伊曲康唑、红霉素、环孢素、奎奴普汀/达福普汀等）　干扰本药代谢而升高其血药浓度，增加本药毒性反应发生率。合用应谨慎。

（3）盐酸多柔比星脂质体　多柔比星血药浓度升高，毒性反应发生率增加。合用应谨慎，注意监测不良反应的症状和体征。

（4）顺铂　神经病变发生率增高。确需合用时，宜先用本药后用顺铂，并注意监测外周神经病变征象。

（5）沙利度胺　静脉血栓发生率增高。合用需谨慎，注意监测静脉血栓的症状和体征。

（6）多柔比星　可能致胆汁淤积性黄疸和假膜性结肠炎，合用应谨慎。

（7）活疫苗　用药期间接种活疫苗，将增加感染活疫苗的危险，故用药期间不能接种活疫苗。化疗停止至少3个月才能接种活疫苗。

（8）放疗　对放疗有增敏作用。

（9）蒽环类药物　宜先用蒽环类药后用本药。

## 硫酸长春新碱
## Vincristine Sulfate

**【其他名称】** 长春新碱、醛基长春碱、Oncovin、VCR、Vincristine

**【分类】** 肿瘤用药\抗肿瘤药\影响微管蛋白的药物

**【制剂规格】** 粉针剂　① 0.5mg。② 1mg。

**【临床应用】**

**1. 说明书适应证**

急性白血病（尤其是儿童急性白血病，对急淋白血病疗效显著）、恶性淋巴瘤、乳腺癌、支气管肺癌、软组织肉瘤、神经母细胞瘤、尤文肉瘤、生殖细胞肿瘤、肾母细胞瘤、慢淋白血病、消化道癌、恶性黑色素瘤及多发性骨髓瘤等。

**2. 其他临床应用**

儿童横纹肌肉瘤、视网膜母细胞瘤、绒毛膜癌、宫颈癌、睾丸癌、卵巢癌等。

**【用法用量】**

**1. 说明书用法用量**

**一般用法**　临用前加适量氯化钠注射液溶解后，i.v.gtt.，1~1.4mg/（$m^2$·次）或0.02~0.04mg/（kg·次），一次不超过2mg，1次/周，一疗程总量为20mg。

**2. 其他用法用量**

［国外参考信息］

（1）急性白血病　一周静脉给予1.4mg/$m^2$（单次不超过2mg）。

（2）霍奇金淋巴瘤　采用MOPP/ABV方案：第1日静脉给予氮芥6mg/m$^2$和长春新碱1.4mg/m$^2$（不超过2mg）；第1~7日丙卡巴肼100mg/（m$^2$·d），p.o.；第1~14日泼尼松40mg/（m$^2$·d），p.o.；第8日静脉给予多柔比星35mg/m$^2$、博来霉素10U/m$^2$、长春碱6mg/m$^2$。每28日重复一疗程。

**【禁忌证】**

**其他禁忌证**

（1）对本药或其他长春花生物碱过敏者（国外资料）。

（2）Charcot-Marie-Tooth综合征引起的脱髓鞘者（国外资料）。

（3）孕妇（国外资料）。

**【特殊人群用药】**

**儿童**　＜2岁幼儿的周围神经髓鞘形成不健全，应慎用。

**1. 说明书用法用量**

**一般用法**　临用前加适量氯化钠注射液溶解后静注，0.05~0.075mg/（kg·次）或2mg/（m$^2$·次），3周1次。

**2. 其他用法用量**

［国外参考信息］

（1）急性白血病　①静脉给予1.5~2mg/（m$^2$·次），每2周1次。体重≤10kg者，起始剂量为0.05mg/kg。②与柔红霉素、泼尼松联合用于急淋白血病的诱导缓解治疗：疗程的第1日静脉给予本药1.5mg/m$^2$、柔红霉素25mg/m$^2$；口服泼尼松40mg/（m$^2$·d），1周为一疗程。通常4个疗程可诱导缓解，若不能缓解，可加用1~2个疗程。

（2）非霍奇金淋巴瘤　常与其他抗肿瘤药物联用，给药间隔由化疗方案决定。静脉给药时，诱导治疗剂量为1.4~2mg/m$^2$（Max：2mg），巩固治疗为1.5mg/m$^2$，维持治疗为1.5~2mg/m$^2$（Max：2mg）。

**老人**　＞65岁者每次用量不能超过1mg。

**孕妇**　本药可致畸、致突变，孕妇禁用。美国FDA妊娠安全性分级为：D级。

**哺乳妇女**　慎用。

**肝功能不全者**　慎用。国外资料建议，血清直接胆红素＞30mg/L时，剂量减半。

**肾功能不全/透析者**　国外资料建议，肾功能不全时不必调整剂量。

**【注意】**

（1）慎用　①急性尿酸性肾病、有痛风病史或有尿酸盐性肾结石病史者。②神经肌肉性疾病。③肺功能不全。④近期进行过放疗或化疗。⑤感染。⑥WBC减少。

（2）交叉过敏　对其他长春花生物碱过敏者，对本药也可能过敏。

（3）用药相关检查/监测项目　用药期间应定期检查血常规及肝肾功能。注意观察HR、肠鸣音及腱反射等。

**【给药说明】**

（1）给药条件　①本药不能用作肌内、皮下或鞘内注射，宜采取静脉冲入给药。②本药对光敏感，给药时避免日光直接照射。

（2）其他　①若药液溅入眼内，应立即用大量NS冲洗，然后给予地塞米松眼膏。②用本药时进行脊髓放疗，可加重本药的神经毒性。

**【不良反应】**

（1）心血管　血压改变、心动过速（严重者应减量或停药，并及时处理）。反复静注：血栓性静脉炎。

（2）神经　神经毒性：四肢麻木、腱反射迟钝或消失、麻痹性肠梗阻、脑神经麻痹。为剂量限制性毒性，持续时间很长，发生率与单剂量及总剂量有关。此时应减量或停药，并及时处理。常见于＞40岁者，儿童耐受性强于成人，恶性淋巴瘤患者出现神经毒性的倾向高于其他肿瘤患者。

（3）内分泌/代谢　血钾升高。

（4）血液　骨髓抑制较轻，出现WBC过低时应减量或停药，并及时处理。

（5）消化　胃肠道反应较轻，可见腹痛、便秘及较轻的恶心、呕吐等。出现严重腹部绞痛、肝功能损害时应减量或停药，并及时处理。

（6）泌尿 血及尿中尿酸升高。

（7）生殖 长期用药：抑制睾丸或卵巢功能，致精子缺乏或闭经。

（8）皮肤 脱发。

（9）其他 ①药液漏出血管外可引起局部组织坏死。若药液外漏，应立即停止注射，用氯化钠注射液冲洗局部，温湿敷或冷敷，用地塞米松加利多卡因局部封闭，若皮肤发生破溃则按溃疡常规方法处理。②动物实验表明本药有致癌作用。

**【相互作用】**

（1）卡马西平、磷苯妥英、苯妥英 本药清除增加，疗效降低。

（2）地高辛 改变地高辛吸收而降低其疗效，合用时应密切监测地高辛的血药浓度。

（3）伊曲康唑 本药的神经毒性（如麻痹性肠梗阻）增加，联用时可能需减量或停药。

（4）齐多夫定 本药血液毒性增加，合用时需调整本药剂量。

（5）奎奴普丁/达福普汀 本药血药浓度增高，毒性增加，表现为神经毒性、癫痫发作、WBC减少、血小板减少等。若必须合用，本药应减量。

（6）门冬酰胺酶、异烟肼 神经毒性加重，可于给门冬酰胺酶前12~24h给予本药。

（7）非格司亭、沙莫司亭 可能致严重周围神经病。

（8）含铂制剂 可能增强第八对脑神经（听神经）损害。

（9）甲氨蝶呤 阻止甲氨蝶呤从细胞内渗出而提高其细胞内浓度，合用时常先注射本药。

（10）活疫苗（如轮状病毒疫苗） 使用本药时接种活疫苗（如轮状病毒疫苗），可增加活疫苗感染的风险，故使用本药时禁止接种活疫苗。

## 硫酸长春地辛
## Vindesine Sulfate

**【其他名称】** 癌的散、长春地辛、长春花碱酰胺、长春碱酰胺、长春酰胺、硫酸长春花碱酰胺、硫酸长春碱酰胺、去乙酰长春花碱酰胺、闻得星、西艾克、Desacetylvinblastine Amide、Eldisine、VDS、Vindesine

**【分类】** 肿瘤用药\抗肿瘤药\影响微管蛋白的药物

**【制剂规格】** 粉针剂 ①1mg。②4mg。

**【临床应用】**

**1. 说明书适应证**

对非小细胞肺癌、小细胞肺癌、恶性淋巴瘤、乳腺癌、食管癌及恶性黑色素瘤等恶性肿瘤有效。

**2. 其他临床应用**

卵巢癌、睾丸癌、头颈部癌、支气管肺癌、淋巴细胞白血病、慢粒白血病急变、软组织肉瘤等。

**【用法用量】**

**1. 说明书用法用量**

**一般用法** 单用时3mg/（$m^2$·次），1次/周，用NS溶解后缓慢i.v.，也可溶于5%GS 500~1000ml中缓慢i.v.gtt.（6~12h）。通常连续用药4~6次完成疗程。联合化疗时剂量酌减。

**2. 其他用法用量**

［国内参考信息］（1）单药治疗，3mg/（$m^2$·次），用NS溶解后i.v.，每7~10d注射1次，4~6周为一疗程。也可将药物溶于5%GS 500~1000ml中，缓慢i.v.gtt.（持续6~12h）。（2）联合用药，3mg/（$m^2$·次），1次/周，i.v.gtt，连用2周、休息1周为一疗程。

［国外参考信息］ 1.5~2mg/（$m^2$·次），弹丸式i.v.，qd.，连用2d，每2周重复。用于诱导治疗时，常用剂量为2~3mg/（$m^2$·次），弹丸式i.v.，2~3min，1次/周，

以后每 2 周 1 次。也可 1.5~2mg/（$m^2$·次），持续 i.v.gtt.（48h），每 2 周 1 次；或 0.2~2mg/（$m^2$·次），于疗程第 5~21 日 i.v.gtt.；或 0.2mg/（$m^2$·d），连续 i.v.gtt.，21d。研究表明持续 i.v.gtt. 比弹丸式 i.v. 更安全。

**【禁忌证】**

**1. 说明书禁忌证**

骨髓功能低下及严重感染者禁用或慎用。

**2. 其他禁忌证**

（1）对本药或其他长春花生物碱过敏者（国外资料）。

（2）孕妇及哺乳妇女。

**【特殊人群用药】**

**儿童** ＜2 岁儿童神经系统发育尚不健全，应慎用。

**其他用法用量**

［国外参考信息］ 诱导治疗时，常用剂量为 2~3mg/（$m^2$·次），弹丸式静注 2~3min，1 次 / 周，以后每 2 周 1 次。

**老人** 年老体弱者慎用。

**孕妇** 本药可致畸、致突变，孕妇不宜使用。美国 FDA 妊娠安全性分级为：D 级。

**哺乳妇女** 禁用。

**肝功能不全者** 慎用。肝功能不全者若合用其他经胆汁排泄的抗癌药（如多柔比星），本药应减量。

**肾功能不全 / 透析者** 肾功能不全者慎用。

**【注意】**

（1）慎用 ①骨髓抑制。②心血管病。③有痛风病史或有尿酸盐性肾结石史。④经过多程化疗或有放疗史者。⑤胆管阻塞。⑥近期有感染。⑦神经肌肉疾病。

（2）交叉过敏 对其他长春花生物碱过敏者，对本药也可能过敏。

（3）用药相关检查 / 监测项目 用药期间应定期检查血常规、血小板计数及肝、肾功能。

**【给药说明】**

（1）给药条件 ①本药不可肌注、皮下注射或鞘内注射。②静注时，应避免药液漏出血管外或溅入眼内。一旦药液外漏，应立即停止注射，局部冷敷，并用 1% 普鲁卡因封闭。

（2）减量 / 停药条件 若患者同时接受脊髓放疗，本药应减量。

（3）配伍信息 注射液应于用前新鲜配制，配制后的药液应于 6h 内使用。

**【不良反应】**

（1）心血管 静脉炎、心肌缺血。

（2）神经 神经毒性：程度仅为长春碱的 1/2。主要表现为感觉异常、腱反射消失或降低、肌肉疼痛和肌无力等。与用量有关，停药后可逐渐恢复。

（3）血液 骨髓抑制：本药骨髓抑制比长春碱轻，但比长春新碱重。主要表现为 WBC 或血小板减少，RBC 也可受影响。WBC 计数＜$3\times10^9$/L 及血小板计数＜$50\times10^9$/L 时，应停药。

（4）消化 轻度食欲缺乏、恶心、呕吐、腹胀、便秘、腹痛。

（5）泌尿 血及尿中尿酸值升高。

（6）生殖 长期用药：抑制睾丸或卵巢功能。

（7）皮肤 脱发、皮疹。

（8）其他 发热。注射液外漏致局部疼痛、坏死及溃疡等。

**【相互作用】**

（1）伊曲康唑 本药所致的神经毒性（如麻痹性肠梗阻）增加。

（2）奎奴普丁 / 达福普汀 本药血药浓度增高，毒性增加。合用时，本药应减量。

（3）活疫苗 使用本药时接种活疫苗，可增加活疫苗感染的风险，故使用本药时禁止接种活疫苗。处于缓解期的白血病患者，化疗结束后间隔至少 3 个月才能接种活疫苗。

## 重酒石酸长春瑞滨
## Vinorelbine Bitartrate

**【其他名称】** 艾克宁、长春瑞滨、长春烯碱、盖诺、酒石酸长春瑞滨、康能、乐唯、民诺宾、诺威本、诺维本、去甲长春花碱、穗宾、失碳长春碱、泰宾、异长春花碱、Navelbine、NVB、Vinorelbine、Vinorelbine Tartrate

**【分类】** 肿瘤用药\抗肿瘤药\影响微管蛋白的药物

**【制剂规格】** **注射液** ① 1ml∶10mg（长春瑞滨）。② 1ml∶50mg。③ 5ml∶50mg。

**【临床应用】**

**说明书适应证**

非小细胞肺癌、转移性乳腺癌、晚期卵巢癌、恶性淋巴瘤等。

**【用法用量】**

**1. 说明书用法用量**

**一般用法** （1）单药治疗时，25~30mg/（$m^2$·次），稀释于NS 125ml中，短时间内（15~20min）i.v.gtt.，其后沿此静脉输入等量NS以冲洗血管。分别于第1、8日各给药1次，21d为一周期，2~3个周期为一疗程。（2）联合治疗时，剂量和给药时间随化疗方案而不同。依照所用方案选用剂量及给药时间，药物必须溶于NS（125ml）并于短时间内（15~20min）i.v.gtt.，然后输入大量NS冲洗静脉。

**2. 其他用法用量**

［国外参考信息］

（1）晚期乳腺癌 ①单用本药时，一周静脉给予30mg/$m^2$，至病情恶化或产生严重毒性。必要时需调整剂量，平均剂量为理论剂量［30mg/（$m^2$·周）］的66%~72.5%；也可静脉给予40mg/$m^2$，首先弹丸式i.v.，8mg/$m^2$，然后按8mg/（$m^2$·d）持续i.v.gtt.（96h），每3周重复1次；另有临床研究提示，口服本药胶囊50~160mg/周有效，报道的最大耐受量为160mg。②对未经治疗者与氟尿嘧啶联用时，本药30mg/$m^2$，在第1、5日静脉给药；氟尿嘧啶750mg/（$m^2$·d），持续滴注5d。每3周重复一个疗程。③对未经治疗者与多柔比星联用时，本药25mg/$m^2$，在疗程第1、8日静脉给药；多柔比星50mg/$m^2$，每3周1次。

（2）非小细胞肺癌 ①单药治疗时，推荐起始剂量为30mg/$m^2$，1次/周，i.v.（6~10min），至疾病恶化或出现剂量限制性毒性。②与顺铂联用时，本药30mg/$m^2$，顺铂120mg/$m^2$，在第1、29日给药，以后每6周1次；或本药25mg/$m^2$，顺铂100mg/$m^2$，每4周给药1次。本药静脉给药时间应持续6~10min，并根据血液学毒性和肝功能情况调整剂量。

（3）难治性肿瘤（如黑色素瘤、乳腺癌等） 临床研究提示，100mg/（$m^2$·周），p.o.，连用40周有一定作用。

（4）难治性实体瘤 临床研究提示，10~40mg/d，p.o.，使用3周，休息1周后重复，共用33周的方案有一定作用。

（5）剂量调整方案 ①出现血液学毒性时推荐剂量调整如下：粒细胞计数≥$1.5\times10^9$/L时，使用常规剂量；粒细胞计数为（1~1.499）$\times10^9$/L时，减为常规剂量的50%；粒细胞计数＜$1\times10^9$/L时，应中断治疗，并在1周内复查粒细胞计数，若粒细胞计数连续3周均＜$1\times10^9$/L，应停用本药。②使用本药期间出现粒细胞减少、发热和（或）败血症，或由于粒细胞减少而连续2周中断用药者，推荐剂量调整方案为：粒细胞计数≥$1.5\times10^9$/L时，减为常规剂量的75%；粒细胞计数为（1~1.499）$\times10^9$/L时，减为常规剂量的37.5%。

**【禁忌证】**

**1. 说明书禁忌证**

（1）严重肝功能不全。

（2）孕妇及哺乳妇女。

**2. 其他禁忌证**

（1）对本药过敏者（国外资料）。

（2）粒细胞计数＜$1\times10^9$/L（国外资料）。

**【特殊人群用药】**

**儿童** 用药的安全性和有效性尚不明确。

**老人** 用药时应考虑到某些老年患者的敏

感性增强。国外资料指出，＞65岁的肝肾功能正常者用本药治疗转移性乳腺癌时不必减量。

**孕妇** 禁用。美国FDA妊娠安全性分级为：D级。

**哺乳妇女** 禁用。

**肝功能不全者** 严重肝功能不全者禁用，轻中度肝功能不全者应减量。

**其他用法用量**

［国外参考信息］ 血胆红素≤20mg/L时，30mg/（$m^2$·周）；21~30mg/L时，15mg/（$m^2$·周）；＞30mg/L时，7.5mg/（$m^2$·周）。

**肾功能不全/透析者** 慎用。

**【注意】**

（1）慎用 ①缺血性心脏病。②曾接受过放疗（国外资料）。③周围神经病变或有该病史（国外资料）。④正在使用肝脏CYP 3A抑制药（国外资料）。

（2）用药相关检查/监测项目 治疗必须在严密的血液学监测下进行，每次用药前均应检查血常规，用药期间应密切监测血象、肝功能及血电解质等。

**【给药说明】**

（1）给药条件 ①本药必须严格经静脉给药，禁止鞘内注射（可致死）。②进行肝脏的放疗时忌用本药。③治疗操作时，应避免药物污染眼球或其他部位而引起严重刺激（药物在一定压力下喷射入眼时可导致角膜溃疡）。一遇污染，应立即用水冲洗。

（2）减量/停药条件 ①粒细胞减少时（＜$2\times10^9$/L），用药应延迟至患者血象恢复正常。②胆管阻塞者用药时应减量。

（3）配伍信息 ①本药不能用碱性溶液稀释，以免引起沉淀。②本药可用5%GS或NS稀释，静注时稀释后浓度为1.5~3mg/ml，静滴时稀释液浓度应为0.5~2mg/ml。③稀释液置密封玻璃瓶中于室温下可保存24h。④静脉给药时，将本药从离输液袋最近的侧口加入，随后用至少75~125ml溶液冲洗静脉通道。可用5%GS、NS、0.45%氯化钠溶液、5%GS和0.45%氯化钠的混合注射液、林格注射液或乳酸林格注射液作为冲洗液。

**【不良反应】**

（1）心血管 心律失常。

（2）神经 腱反射降低、肠麻痹、麻痹性肠梗阻、指（趾）麻木、感觉异常。长期用药：下肢无力。

（3）血液 骨髓抑制（本药剂量限制性毒性）：粒细胞减少、贫血、血小板减少。

（4）消化 恶心、呕吐、畏食、便秘、肝功能异常。

（5）呼吸 呼吸困难、支气管痉挛。

（6）皮肤 进行性中度脱发。

（7）眼 如药液溅入眼内，可致严重刺激，甚至角膜溃疡，应立即用大量清水或等渗溶液冲洗。

（8）其他 ①注射静脉可出现不同程度的刺激反应，甚至静脉炎；如药液漏出血管外可引起严重反应，甚至出现组织坏死。若药液外漏，应立即停止注射，将余下的药物从另一静脉通道注入。②发热、疲劳、下颌痛等。

**【药物过量】**

表现 主要引起粒细胞降低，增加感染的危险性并危及生命。

**【相互作用】**

（1）顺铂 粒细胞减少的发生率增加。

（2）丝裂霉素 肺毒性增加。

（3）氟尿嘧啶 氟尿嘧啶的黏膜毒性加重，尤其是同时给予甲酰四氢叶酸时。

（4）活疫苗 使用本药时接种活疫苗可增加活疫苗感染的危险，用药期间禁止接种活疫苗。一般也不与减活疫苗合用（其中，禁与黄热病疫苗合用）。

（5）苯妥英 禁止合用。

（6）伊曲康唑 神经毒性增加，不宜合用。

（7）食物 餐后服药，相对生物利用度（F）降低22%±28%，$t_{max}$延长至2.5h。分2次给药，F降低16%±51%。

# 第八节 调节体内激素平衡的药物

## 阿那曲唑
## Anastrozole

**【其他名称】** 艾达、阿纳托唑、瑞宁得、瑞斯意、瑞婷、Arimidex

**【分类】** 肿瘤用药\抗肿瘤药\调节体内激素平衡的药物

**【制剂规格】** 片剂 1mg。

**【临床应用】**

**说明书适应证**

（1）用于绝经后妇女晚期乳腺癌的治疗，尤其是他莫西芬及其他抗雌激素疗法不能控制者。

（2）瑞宁得还用于绝经后妇女雌激素受体阳性的早期乳腺癌的辅助治疗。

**【用法用量】**

**1. 说明书用法用量**

**一般用法** 1mg/次，qd.，p.o.。早期乳腺癌的推荐疗程为5年。

**2. 其他用法用量**

[国外参考信息]

（1）绝经后妇女晚期乳腺癌（包括经他莫西芬治疗失败者） 1mg/次，qd.，p.o.。用药至疾病进展明显，经他莫昔芬治疗失败者同样适用。

（2）绝经后妇女早期乳腺癌 作为辅助治疗，1mg/次，qd.，p.o.。最佳疗程尚未确定。

**【禁忌证】**

**说明书禁忌证**

（1）对本药过敏者。

（2）中、重度肝功能不全。

（3）严重肾功能不全（Ccr ＜ 20ml/min）。

（4）绝经前妇女。

（5）孕妇和哺乳妇女。

**【特殊人群用药】**

**儿童** 不推荐使用。

**孕妇** 本药可致动物胎仔发育迟缓和流产，孕妇禁用。美国FDA妊娠安全性分级为：D级。

**哺乳妇女** 禁用。

**肝功能不全者** 中、重度肝功能不全者禁用，轻度者不必调整剂量。

**肾功能不全/透析者** 严重肾功能不全（Ccr ＜ 20ml/min）者禁用，轻、中度者不必调整剂量。

**【注意】**

（1）慎用 血栓性疾病（脑卒中、肺栓塞等）（国外资料）。

（2）用药相关检查/监测项目 定期监测血常规、血液生化常规、肝功能、血清脂质/脂蛋白浓度。

（3）对驾驶/机械操作的影响 本药对驾驶和机械操作的能力无明显影响，但有报道可能引起乏力和嗜睡。若持续出现上述症状，患者在驾车和操作机械时应特别注意。

**【给药说明】**

其他 （1）临床研究表明，本药可作为绝经妇女晚期乳腺癌的二线治疗及经他莫昔芬治疗后的一线辅助治疗，可用于对他莫昔芬不耐受者。（2）本药可降低循环中雌激素的水平，可能致骨密度下降。伴有骨质疏松或潜在的骨质疏松风险的妇女，应在治疗开始及其后定期进行骨密度检查（如DEXA扫描）。并在适当的时间开始骨质疏松的治疗或预防。（3）对于激素状态有疑问者，应通过生化检查的方法确定其是否绝经。

**【不良反应】** 本药不良反应常为轻度或中度，患者多易耐受。

（1）心血管 面部潮红、水肿、血栓性静脉炎。研究显示其发生率低于他莫昔芬、甲地孕酮。

（2）神经 头痛、乏力、失眠、头晕、感觉异常。研究显示本药致头痛反应较他莫昔芬和甲地孕酮更明显。

（3）精神　忧郁、嗜睡。

（4）内分泌 / 代谢　血浆 TC 水平轻微升高、体重增加。

（5）消化　胃肠功能紊乱（厌食、恶心、呕吐、腹泻、食欲减退、便秘、腹痛等）、肝功能异常。

（6）呼吸　咽炎、咳嗽和气短。

（7）泌尿　尿路感染。

（8）生殖　阴道干涩、阴道出血、白带、会阴阴道炎、盆腔疼痛等。

（9）骨骼肌肉　关节强直或疼痛、骨质疏松、骨折、骨痛。

（10）皮肤　皮肤潮红、头发油脂过度分泌、皮疹、多汗、多形性红斑、史 – 约综合征、变态反应（包括血管性水肿、荨麻疹及过敏）。

**【药物过量】**

（1）剂量　临床研究中，在健康男性志愿者中最大单剂达 60mg，绝经后晚期乳腺癌妇女用量达 10mg/d 时仍可良好耐受。

（2）处理意见　无特异解毒药，主要采取对症治疗，神志清醒者可催吐；必要时可进行血透清除部分药物。

**【相互作用】**

（1）雌激素　本药疗效可能降低，不宜合用。

（2）其他药物　与其他药物合用不易引起由 CYP 所介导的药物反应。

（3）食物　有报道食物可影响本药吸收速度，但并不影响吸收程度。

## 来曲唑
## Letrozole

**【其他名称】** 弗隆、芙瑞、Femara、Lelrozol

**【分类】** 肿瘤用药 \ 抗肿瘤药 \ 调节体内激素平衡的药物

**【制剂规格】** 片剂　2.5mg。

**【临床应用】**

**说明书适应证**

（1）用于绝经后早期乳腺癌患者（此类患者雌激素或孕激素受体阳性或受体状态不明）的辅助治疗。

（2）用于对已经接受他莫昔芬辅助治疗 5 年的、绝经后早期乳腺癌患者（此类患者雌激素或孕激素受体阳性或受体状态不明）的辅助治疗。

（3）用于治疗绝经后、雌激素受体阳性、孕激素受体阳性或受体状况不明的晚期乳腺癌（这些患者应为自然绝经或人工诱导绝经）。

**【用法用量】**

**说明书用法用量**

**一般用法**　2.5mg/ 次，qd.，p.o.，对于晚期乳腺癌，治疗应持续到证实肿瘤出现进展时为止。

**【禁忌证】**

**1. 说明书禁忌证**

（1）对本药过敏者。

（2）绝经前妇女。

（3）孕妇和哺乳妇女。

（4）儿童或青少年。

**2. 其他禁忌证**

严重肝功能不全者。

**【特殊人群用药】**

**儿童**　不能用于儿童或青少年。

**老人**　不需调整剂量。

**孕妇**　本药可能对胎儿有潜在危险，孕妇禁用。美国 FDA 妊娠安全性分级为：D 级。

**哺乳妇女**　禁用。

**肝功能不全者**　轻中度肝功能不全者不需调整剂量，严重者禁用。

**肾功能不全 / 透析者**　肾功能不全（Ccr ≥ 10ml/min）者不必调整剂量。严重肾功能不全（Ccr ＜ 10ml/min）者慎用。

**【注意】**

（1）慎用　运动员。

（2）对检验值 / 诊断的影响　可引起肝

脏生化指标异常，与肿瘤肝转移无关。

（3）用药相关检查 / 监测项目 ①对于绝经状态不明者，在治疗之前须检查患者的LH、FSH 和 / 或雌二醇水平从而确定其绝经状态。②对于患有骨质疏松症或具有骨质疏松风险的妇女，在使用本药进行辅助治疗之前，应使用骨密度计量仪对骨密度进行评估，之后须定期检查。③建议在治疗期间监测总体骨骼健康，如有必要应随时检查，从而防止或治疗骨质疏松症，应密切观察出现问题的患者。

（4）对驾驶 / 机械操作的影响 使用本药可见疲乏和头晕，偶见嗜睡，驾驶或操作机械时应注意。

【给药说明】

（1）给药条件 ①本药服用时可不考虑进食时间，可在进食前后或同时服用。②本药对皮质激素和醛固酮的影响很小，用药过程中不需补充糖皮质激素和盐皮质激素。③使用本药辅助治疗应服用 5 年或期间出现病情复发。④对于已经接受他莫昔芬辅助治疗5 年者，可根据复发风险决定是否继续服用本药治疗 2~3 年 /5 年或期间出现疾病复发。

（2）其他 ①本药与他莫昔芬或其他芳香化酶抑制药联合用药，疗效并无提高。②本药可降低血液循环中的雌激素水平，长期使用可能导致骨密度降低。

【不良反应】

本药不良反应多为轻度或中度。

（1）心血管 胸痛、心律失常、心悸、心动过速、血栓性静脉炎（包括浅表或深部血栓性静脉炎）、高血压、缺血性心脏病、肺栓塞、动脉血栓、脑血管梗塞。

（2）神经 头痛、头晕、嗜睡、失眠、记忆缺陷、感觉减退（包括感觉异常、感觉迟钝）、味觉障碍、脑血管意外。

（3）精神 抑郁、焦虑（包括神经质、兴奋）。

（4）内分泌 / 代谢 高胆固醇血症、体重增加或减轻。

（5）血液 白细胞减少。

（6）消化 恶心、呕吐、消化不良、便秘、腹泻、食欲下降或增加、腹痛、口腔炎、口干、肝酶升高、肝炎。

（7）呼吸 呼吸困难、咳嗽。

（8）泌尿 尿道感染、尿频。

（9）生殖 阴道流血、阴道异常分泌、阴道干燥、乳腺疼痛。

（10）骨骼肌肉 关节痛、肌痛、骨痛、骨质疏松、骨折、关节炎、背痛。

（11）皮肤 脱发、多汗、红斑（包括红斑、斑丘疹、牛皮癣、水泡疹）、瘙痒症、皮肤干燥、风疹、中毒性表皮坏死松解症、多形性红斑。

（12）眼 白内障、眼部刺激、视力模糊。

（13）其他 热潮红、疲劳（包括乏力、不适）、外周水肿、发热、黏膜干燥、口渴、肿块疼痛（仅在转移 / 新辅助治疗中出现）、全身水肿、血管性水肿、过敏性反应、病毒感染。

【药物过量】

曾有本药过量的个案报道。目前尚不清楚是否有特殊解毒药，过量后应给予全身性和支持性治疗。

【相互作用】

（1）三苯氧胺 与三苯氧胺（20mg/d）合用，本药血药浓度下降，三苯氧胺血药浓度无影响。

（2）其他含雌激素的药物 因雌激素会抵消本药的药理作用，故本药不得与上述药同时使用。

（3）西咪替丁、华法林 临床未见显著的药物相互作用。

## 枸橼酸他莫昔芬
## Tamoxifen Citrate

【其他名称】 德孚伶、枸橼酸三苯氧胺、三苯氧胺、特茉芬、他莫昔芬、Nolvadex、

Tamofen、Tamoxifen、Tamoxin

**【分类】** 肿瘤用药 \ 抗肿瘤药 \ 调节体内激素平衡的药物

**【制剂规格】**

**片剂** 15.2mg（相当于他莫昔芬 10mg）。

**【临床应用】**

**1. 说明书适应证**

（1）女性复发转移性乳腺癌。

（2）乳腺癌手术后的辅助治疗，预防复发。用于雌激素受体阳性者，尤对绝经后 60 岁以上者疗效较好。

**2. 其他临床应用**

卵巢癌、子宫内膜癌及子宫内膜异位症等。

**【用法用量】**

**说明书用法用量**

**一般用法** 10mg/ 次，bid.，p.o.（早晚各 1 次）。

**【禁忌证】**

**1. 说明书禁忌证**

（1）对本药过敏者。

（2）有眼底疾病者。

（3）孕妇及哺乳妇女。

（4）儿童。

**2. 其他禁忌证**

有深部静脉血栓史、肺栓塞史或正在接受抗凝治疗者（国外资料）。

**【特殊人群用药】**

**儿童** 不应用于儿童。

**孕妇** 禁用。美国 FDA 妊娠安全性分级为：D 级。

**哺乳妇女** 禁用。

**肝功能不全者** 慎用。

**【注意】**

（1）慎用 ①白细胞、血小板减少者。②运动员。

（2）用药相关检查 / 监测项目 ①用药期间应定期检查外周血常规和肝 B 超。②定期妇科检查，及时发现继发子宫内膜癌。③大剂量长期应用应定期眼科检查。④若有骨转移，在治疗初期应定期检查血钙。

**【给药说明】**

给药条件 （1）本药可促进排卵，有致怀孕的可能，故患乳腺癌的未绝经妇女理论上不宜用本药治疗，若绝经前必须使用，应同时服用抗促性腺激素药物。（2）治疗期间及停药后 2 个月，患者应严格避孕，且不得使用雌激素类药物避孕。（3）用药期间出现异常阴道出血者应立即进行检查。

**【不良反应】**

（1）心血管 血栓形成（表现为下肢肿痛等）、心肌梗死。

（2）神经 头痛、记忆减退、眩晕、晕厥、小脑功能障碍、错觉、无力、嗜睡。

（3）精神 抑郁、精神错乱。

（4）内分泌 / 代谢 面部潮红、潮热、体重增加、血脂改变、骨转移患者出现高钙血症。

（5）血液 血小板及 WBC 暂时性减少、贫血。

（6）消化 食欲缺乏、恶心、呕吐、腹泻、胆汁淤积、氨基转移酶升高以及脂肪肝等。

（7）呼吸 肺栓塞。

（8）泌尿 肾病综合征。

（9）生殖 月经紊乱、外阴瘙痒、闭经、阴道出血。绝经前妇女出现卵巢囊肿、子宫内膜瘤、子宫内膜增生、内膜息肉、性功能减退。阴道大量出血时应停药。

（10）皮肤 皮肤干燥、皮疹、脱发。

（11）眼 视物模糊、视敏度降低、角膜浑浊及视网膜病变。

（12）其他 治疗初期可见骨和肿瘤疼痛一过性加剧，继续治疗时可逐渐减轻。

**【药物过量】**

（1）表现 动物实验显示，药物极度过量（100~200 倍于常规剂量）可产生雌激素样作用。

（2）处理意见 尚无特殊解毒剂，可对症治疗。

【相互作用】

（1）雌激素　影响本药疗效，不宜合用。

（2）氟尿嘧啶、环磷酰胺、甲氨蝶呤、长春新碱及多柔比星等　提高疗效。

（3）阿曲库铵　阿曲库铵的神经肌肉阻滞作用延长。

（4）甲磺酸溴隐亭　甲磺酸溴隐亭的多巴胺能作用增强。

（5）抗凝血药　抗凝血药作用增强，不宜与抗凝血药（如华法林、香豆素类抗凝集素）合用。

（6）他克莫司　他克莫司的代谢可能受抑制。

（7）别嘌醇　本药肝毒性加重。

（8）降低肾脏钙排泄的药物（如噻嗪类利尿药）　骨转移患者用药初期，合用降低肾脏钙排泄的药物，可能增加高钙血症的风险。

（9）丝裂霉素　发生溶血性血尿综合征的风险增加。

（10）其他细胞毒性药物　发生血栓栓塞的风险增加。

（11）雷藤内酯　可致小鼠肿瘤生长加快，故合用时应谨慎。

（12）抗酸药及西咪替丁、法莫替丁、雷尼替丁等　上述药物可改变胃内 pH 值，使本药肠溶片提前分解，对胃产生刺激，本药与上述药物合用时应间隔 1~2h。

## 依西美坦
## Exemestane

【其他名称】阿诺新、澳奇、可怡、疗朴立、如苏美、速莱、优可依、尤尼坦、依斯坦、AROMASIN

【分类】肿瘤用药\抗肿瘤药\调节体内激素平衡的药物

【制剂规格】片剂　25mg。

胶囊　25mg。

【临床应用】

**说明书适应证**

用于经他莫昔芬治疗后，病情仍有进展的绝经后晚期乳腺癌。

早期激素受体阳性绝经后乳腺癌的辅助治疗：早期乳腺癌辅助治疗满 5 年，并由医生根据复发风险，决定是否延长治疗期限。

【用法用量】

**说明书用法用量**

**一般用法**　25mg/ 次，qd.，p.o.（饭后）。晚期患者服药直至病情进展（恶化）。

【禁忌证】

**说明书禁忌证**

（1）对本药过敏者。

（2）绝经前妇女。

（3）孕妇和哺乳妇女。

（4）儿童。

【特殊人群用药】

**儿童**　禁用。

**孕妇**　禁用。美国 FDA 妊娠安全性分级为：D 级。

**哺乳妇女**　禁用。

**肝功能不全者**　轻度肝功能不全者不需调整剂量，中、重度者慎用。

**肾功能不全 / 透析者**　轻度肾功能不全者不需调整剂量，中、重度者慎用。

【注意】

（1）慎用　①心血管疾病或高脂血症（国外资料）。②胃肠道疾病（国外资料）。

（2）用药相关检查 / 监测项目　①用药前应检查 LH、FSH 和 $E_2$ 水平。②肿瘤病灶的影像学检查。③白细胞计数及分类、血液生化及血脂检查（长期治疗期间应定期监测）。

【不良反应】

（1）心血管　高血压。

（2）神经　头晕、失眠、眩晕、疲乏。

（3）精神　抑郁、焦虑。

（4）内分泌 / 代谢　体重增加、潮热、HDL 降低。

（5）血液　淋巴细胞计数下降、血小板减少和白细胞减少。

（6）消化　口干、恶心、呕吐、便秘、腹泻、腹痛、食欲增加、肝功能异常（如ALT升高、ALP升高）。

（7）呼吸　呼吸困难、咳嗽。

（8）骨骼肌肉　肌痛，减量可减轻症状。

（9）皮肤　面部潮红、皮疹、多毛症（与长期大剂量用药有关）。

（10）其他　疲劳、发热、浮肿、疼痛。

**【药物过量】**

（1）剂量　临床试验中，健康女性志愿者单次给药量曾高达800mg，绝经后的晚期乳腺癌妇女达600mg/d，均可很好耐受。本药导致生命危险的单次剂量尚不清楚。在大鼠和狗的试验中，当单次口服剂量分别相当于人用推荐剂量的2000和4000倍时，可观察到动物死亡。

（2）处理意见　无特殊解毒剂，药物过量时，应进行一般的支持护理，如经常检查生命体征以及密切观察患者等。

**【相互作用】**

（1）雌激素　可抵消本药作用，本药不能与含雌激素的制剂联用。

（2）酮康唑　一项临床研究中，酮康唑对本药药动学的影响无统计学意义。

（3）高脂食物　促进本药吸收，血药浓度增加。

## 戈舍瑞林
## Goserelin

**【其他名称】** 醋酸戈舍瑞林、醋酸性瑞林、诺雷得、诺雷德、Goserelin Acetate、ZOLADEX

**【分类】** 肿瘤用药\抗肿瘤药\调节体内激素平衡的药物

**【制剂规格】** 植入剂　① 3.6mg。② 10.8mg。

缓释植入剂（醋酸盐）　3.6mg（以戈舍瑞林计）。

**【临床应用】**

**1. 说明书适应证**

（1）可用激素治疗的前列腺癌。

（2）可用激素治疗的绝经前期及绝经期女性乳腺癌。

（3）子宫内膜异位症，减轻疼痛并减少子宫内膜损伤的大小和数目。

**2. 其他临床应用**

子宫平滑肌瘤以及使子宫内膜变薄等。

**【用法用量】**

**1. 说明书用法用量**

**一般用法**　缓释制剂，3.6mg/次，1次/4周，i.h.（腹壁）。

**2. 其他用法用量**

［国外参考信息］

（1）前列腺癌　长效制剂，3.6mg/次，1次/4周，i.h.；或10.8mg/次，1次/12周，皮下植入。

（2）绝经前期和围绝经期妇女晚期乳腺癌的姑息治疗　长效制剂，3.6mg/次，1次/4周，i.h.。

（3）促使子宫内膜变薄　用于子宫内膜部分切除术前使子宫内膜变薄，3.6mg，i.h.，4周后进行手术；或长效制剂：3.6mg/次，i.h.，使用2次，2次之间间隔4周，在第2次注射后2~4周内施行手术。

（4）子宫内膜异位症、子宫平滑肌瘤　同乳腺癌。

**【禁忌证】**

**1. 说明书禁忌证**

（1）对本药、GnRH或其激动剂类似物过敏者。

（2）孕妇及哺乳妇女。

**2. 其他禁忌证**

治疗期间可能受孕的妇女。

**【特殊人群用药】**

**儿童**　不推荐用。

**老人**　不必调整剂量。

**孕妇**　禁用。美国FDA妊娠安全性分级为：X级（用于治疗子宫内膜异位症和使子宫内膜变薄时）；D 级（用于绝经前期及绝经期妇女晚期乳腺癌时）。

**哺乳妇女** 禁用。

**肝功能不全者** 不必调整剂量。

**肾功能不全 / 透析者** 不必调整剂量。

**【注意】**

（1）慎用 ①有尿道梗阻的男性患者。②脊髓压迫的男性患者。③有骨密度降低可能性的患者。

（2）交叉过敏 对 GnRH 或其激动剂类似物过敏者，也可能对本药过敏。

（3）用药相关检查 / 监测项目 对治疗无反应的肥胖患者，应严密监测血清睾酮水平。

（4）对驾驶 / 机械操作的影响 无证据表明本药对驾驶 / 机械操作能力有影响。

**【给药说明】**

（1）给药条件 ①常用注射部位为上腹壁，但也可在下腹中线，可先局部使用麻醉剂。②子宫内膜异位症治疗不应超过 6 个月，否则应监测骨密度。治疗时加入激素替代治疗，可减少骨矿质丢失、减轻血管运动性综合征。③男性晚期前列腺癌治疗开始时可合用氟他胺。

（2）其他 本药 10.8mg 植入制剂仅用于男性。

**【不良反应】**

（1）心血管 国外有转移性前列腺癌患者用药后发生静脉血栓的报道。偶尔观察到血压（表现为低血压或高血压）的改变。

（2）神经 头痛。

（3）精神 抑郁。

（4）内分泌 / 代谢 面部发热、多汗、潮红、乳房肿胀及触痛（男性）或乳房大小变化（女性）。

（5）消化 恶心、腹痛、腹部不适、味觉障碍、腹泻、齿龈萎缩。

（6）泌尿 血尿、尿道阻塞加重。

（7）生殖 阳痿、阴道干燥、月经失调、不可逆性闭经、性欲下降。阴道出血，子宫肌瘤变性，卵泡和黄体卵巢囊肿。

（8）骨骼肌肉 骨骼疼痛、脊髓压缩、下肢软弱无力、感觉异常、软骨炎。有关节痛，非特异性感觉异常的报告。LHRH 激动剂用于男性可能引起骨矿物质丢失。

（9）皮肤 皮疹（多为轻度，不需中断治疗即可恢复）、皮肤瘙痒。

（10）其他 注射部位淤血、疼痛。罕有发生过敏反应（可能包括过敏样表现）的报告。在给药初期极罕有垂体卒中的报告。治疗初期乳腺癌的病人会有症状的加剧。罕有伴有骨转移的乳腺癌患者在治疗初期发生高钙血症。

**【药物过量】**

尚无超剂量用药的试验。动物试验表明超剂量使用时除对性激素浓度和生殖道的预想的作用外无其他影响，若超量使用，应对症处理。

**【相互作用】**

尚不明确。

## 第九节 拓扑异构酶 I 抑制药

### 盐酸拓扑替康

### Topotecan Hydrochloride

**【其他名称】** 奥罗那、艾妥、卜恩、和美新、金喜素、胜城、托泊替康、拓扑替康、喜典、欣泽、Hycamtin、Topotecan

**【分类】** 肿瘤用药 \ 抗肿瘤药 \ 拓扑异构酶 I 抑制药

**【制剂规格】** 粉针剂（盐酸盐） ① 1mg。② 2mg。③ 4mg。（均以拓扑替康计）

**【临床应用】**

**说明书适应证**

小细胞肺癌及经一线化疗失败的转移性晚期卵巢癌。

【用法用量】

**1. 说明书用法用量**

**一般用法** 1.5mg/（$m^2$·次），qd.，i.v.gtt.（30min），连用 5d。一疗程 21d。

**2. 其他用法用量**

［国外参考信息］

（1）小细胞肺癌 ① 1.5mg/（$m^2$·d），静滴时间≥ 30min，疗程第 1~5 日给药，一疗程 21d，最少使用 4 个疗程。如出现中性粒细胞减少，本药应减量，或使用 G-CSF。②联用顺铂时，本药 1mg/（$m^2$·d），连续静滴 5d，一疗程 21~28d，并在第 1 日给予顺铂 50mg/$m^2$。若顺铂剂量为 75mg/$m^2$，则在第 6 日给予 G-CSF 支持治疗。

（2）卵巢癌 起始剂量为 0.4mg/（$m^2$·d），连续静滴 21d（必要时可增减），一疗程 28d，平均使用 4 个疗程。若出现中性粒细胞减少，应减量或加用 G-CSF。

【禁忌证】

**说明书禁忌证**

（1）对本药或其他喜树碱类药过敏者。

（2）严重骨髓抑制、中性粒细胞 $< 1.5\times10^9$/L 者。

（3）孕妇及哺乳妇女。

【特殊人群用药】

**儿童** 尚无儿童应用本药的安全性资料。

**老人** 除肾功能不全外，一般不需调整剂量。

**孕妇** 动物试验显示，本药有较强的致畸作用和生殖毒性。也可对胎儿造成危害，孕妇禁用。美国 FDA 妊娠安全性分级为：D 级。

**哺乳妇女** 禁用。

**肝功能不全者** 血浆胆红素为 15~100mg/L 时，血浆清除率降低，但可不必调整剂量。

**肾功能不全 / 透析者** Ccr 为 40~60ml/min 时不必调整；Ccr 为 20~39ml/min 时，0.6mg/$m^2$；重度肾功能不全时是否能使用尚不明确。

【注意】

（1）交叉过敏 对其他喜树碱类药物过敏者也可能对本药过敏。

（2）用药相关检查 / 监测项目 监测血常规。

【给药说明】

（1）给药条件 患者中性粒细胞至少恢复至 $1\times10^9$/L，血小板至少恢复至 $100\times10^9$/L，Hb 水平达到 90g/L（必要时可为输血后指标）后才能进行下一疗程化疗。

（2）减量 / 停药条件 用药期间应密切观察患者有无感染、出血倾向，必要时应减量或停药。

（3）配伍信息 ①本药 4mg 先用无菌注射用水 4ml 溶解，然后用 NS 或 5%GS 稀释，配制好的溶液应立即使用。②应穿隔离衣、戴手套，并在垂直层流通罩中打开本药包装、配制注射液。若药液溅到皮肤上，立即用肥皂和清水清洗，若溅到黏膜上，则应用清水彻底冲洗。

（4）其他 血透有利于清除本药，但有个案报道，透析后本药代谢物浓度反而升高，可能是药物自组织中重新分布所致。

【不良反应】

（1）心血管 ECG 异常。

（2）神经 头痛、感觉异常。

（3）血液 骨髓抑制（剂量限制性毒性）：中性粒细胞减少、白细胞总数减少、贫血和血小板减少。重度中性粒细胞减少（$< 0.5\times10^9$/L）最常发生在第一个疗程。

（4）消化 口腔炎、厌食、胃炎、恶心、呕吐、腹泻、腹痛、便秘、肠梗阻、一过性氨基转移酶升高及胆红素升高等。

（5）呼吸 呼吸困难。

（6）泌尿 血尿。

（7）骨骼肌肉 关节疼痛、肌肉疼痛。

（8）皮肤 2 度脱发、严重皮炎及瘙痒。

（9）其他 ①过敏反应、血管神经性水肿、疲劳、发热、无力等。②静注时若药液漏在血管外，可产生局部刺激、红肿。③可引起小鼠骨髓细胞染色体畸变，并可能致癌。

【药物过量】

（1）表现　过量的主要并发症是骨髓抑制。

（2）处理意见　目前尚不清楚本药过量的解毒方法。

【相互作用】

顺铂、卡莫司汀或美法仑：加速杀伤仓鼠 V 79 细胞和许多人体癌细胞。

## 伊立替康
## Irinotecan

【其他名称】　艾力、开普拓、盐酸伊立替康、CAMPTO、Irinotecan Hydrochloride

【分类】　肿瘤用药\抗肿瘤药\拓扑异构酶Ⅰ抑制药

【制剂规格】　注射液（盐酸盐）① 2ml：40mg。② 5ml：100mg。

粉针剂（盐酸盐）① 40mg。② 100mg。

【临床应用】

1. 说明书适应证

治疗晚期大肠癌：（1）单用于经含 5-FU 化疗方案治疗失败者。（2）与 5-FU 和亚叶酸（FA）联合治疗既往未接受化疗的晚期大肠癌患者。

2. 其他临床应用

胃癌、胰腺癌、宫颈癌、卵巢上皮细胞癌等。

【用法用量】

1. 说明书用法用量

晚期大肠癌　（1）单药治疗（对既往接受过治疗的患者）：推荐剂量为 350mg/m$^2$，i.v.gtt.，30~90min，每 3 周 1 次，持续用至病情加重或出现严重毒性。对于无症状的严重中性粒细胞减少（＜ 0.5×10$^9$/L）、中性粒细胞减少伴发热或感染（体温＞ 38℃、中性粒细胞计数≤ 1×10$^9$/L）或严重腹泻（需静脉输液治疗）者，下一周期治疗剂量应减至 300mg/m$^2$，若仍出现以上反应，下一周期剂量可减至 250mg/m$^2$。（2）联合治疗（对既往未接受过治疗的患者），加 5-FU/FA 的 2 周治疗方案：推荐剂量为 180mg/m$^2$，每 2 周给药 1 次，持续 i.v.gtt.，30~90min，随后滴注 FA 和 5-FU。

2. 其他用法用量

［国外参考信息］

（1）结肠直肠癌　①单药治疗：对氟尿嘧啶治疗失败者，推荐起始剂量为 125mg/（m$^2$·周），i.v.gtt.（90min），使用 4 周后，停 2 周后可重复疗程，并根据毒性反应调整剂量；或推荐起始剂量采用每 3 周给药 350mg/m$^2$（曾接受骨盆或腹部放疗者为 300mg/m$^2$），i.v.gtt.（90min）。若用药有效且未出现不可耐受的毒性，可长期坚持治疗。必要时根据毒性反应调整剂量。②与甲酰四氢叶酸、5-FU 静脉推注联合：本药 125mg/m$^2$ i.v.gtt.（90min），之后立即先后静脉推注甲酰四氢叶酸 20mg/m$^2$、5-FU 500mg/m$^2$。以上药物均在每个疗程的第 1、8、15、22 日给予。下一疗程在第 7 周（第 43 日）开始。③与甲酰四氢叶酸、5-FUi.v.gtt. 联合：在第 1、15、29 日给予本药 180mg/m$^2$（i.v.gtt.90min），第 1、2、15、16、29、30 日静脉给予甲酰四氢叶酸 200mg/m$^2$（给药时间不应＜ 2h），之后立即静脉快速推注 5-FU 400mg/m$^2$，然后 i.v.gtt.5-FU 600mg/m$^2$（滴注时间不应＜ 22h）。下一疗程在第 7 周（第 43 日）开始。

（2）胃癌、胰癌、宫颈癌　100~150mg/（m$^2$·次），每 1~2 周 1 次，i.v.gtt.。

（3）卵巢上皮细胞癌　200mg/（m$^2$·次），每 3~4 周 1 次，i.v.gtt.。

（4）非小细胞肺癌　与顺铂联用（80mg/m$^2$，在每个疗程的第 1 日给药），本药起始剂量为 30mg/m$^2$，在第 1、8、15 日静滴，每 28d 重复 1 次。以后按 10mg/m$^2$ 递增（直至出现严重毒性）。最大耐受剂量可达 70mg/m$^2$。

【禁忌证】

1. 说明书禁忌证

（1）对本药有严重过敏史。

（2）血胆红素＞正常值上限 1.5 倍。

（3）慢性肠炎和（或）肠梗阻。

（4）严重骨髓功能衰竭。

（5）WHO 行为状态评分＞2。

（6）孕妇和哺乳妇女。

**2. 其他禁忌证**

肝肾功能不全。

**【特殊人群用药】**

**儿童** 用药的有效性及安全性尚不明确。

**老人** 慎用。

**孕妇** 本药对动物胎仔有毒性和致畸性。妊娠期间不能用药，育龄妇女在接受本药治疗期间应避孕至结束治疗后 3 个月。美国 FDA 妊娠安全性分级为：D 级。

**哺乳妇女** 用药期间应停止哺乳。

**肝功能不全者** 禁用。

**肾功能不全 / 透析者** 禁用。

**【注意】**

（1）慎用 WHO 行为状态评分为 2 者。

（2）用药相关检查 / 监测项目 每个治疗周期前应检查肝功能，治疗期间应每周检查全血细胞计数。

（3）对驾驶 / 机械操作的影响 用药后 24h 内，可能出现头晕及视力障碍，应禁止驾车或操作机器。

**【给药说明】**

（1）给药条件 ①本药应静滴给药，不能静注。滴注时间一般为 30~90min。②应在所有不良反应恢复至 NCI-CTC（国家肿瘤研究所通用毒性标准）分级标准的 0 或 1 级，且与治疗相关的腹泻完全缓解后再进行本药治疗。③在下一次滴注治疗开始时，应根据上一次治疗中观察到的最严重不良反应，减少本药和 5-FU 的剂量（若用此药），为有利于与治疗相关不良反应的恢复，治疗应推迟 1~2 周。④用药期间，应避免使用有通便作用的药物（可能加重腹泻）。

（2）减量 / 停药条件 ①本药应持续使用直至出现客观的病变进展或难以承受的毒性时停药。②当发生以下不良反应时，本药和（或）5-FU（若用此药）的剂量应减少 15%~20%：①血液学毒性：中性粒细胞减少症 4 级，发热性中性粒细胞减少症（中性粒细胞减少症 3~4 级，发热 2~4 级），血小板减少症及 WBC 减少（4 级）。②非血液学毒性（3~4 级）。③出现严重腹泻者，在下一周期用药时应减量。

（3）配伍信息 ①本药配伍禁忌尚不清楚，建议不与其他药物混合。②本药溶液首次打开后在室温下可保存 12h，在 2℃ ~8℃条件下可保存 24h，但稀释后应立即使用。③在配制本药时应戴眼镜、口罩、手套等。若皮肤接触药液，立即用肥皂和清水彻底冲洗。若黏膜接触药液，立即用清水冲洗。

（4）其他 ①建议出院患者携带一定数量的抗腹泻药。②所有用于稀释或输液的材料均需按照细胞毒性药物的标准处理程序进行处置。

**【不良反应】**

（1）心血管 心律失常、心肌缺血、心功能异常。

（2）神经 眩晕、失眠。

（3）血液 ①中性粒细胞减少是本药剂量限制性毒性，但具有可逆性和非蓄积性。中性粒细胞计数出现最低值的中位时间为第 8 日，通常在第 22 日完全恢复正常。出现中性粒细胞减少性发热（体温＞ 38℃，中性粒细胞计数＜ $1\times10^9$/L）时应立即住院静滴广谱抗生素治疗，仅在中性粒细胞计数＞ $1.5\times10^9$/L 时，方可恢复本药治疗。②贫血、嗜酸性粒细胞增多和血小板减少，可在第 22 日恢复。

（4）消化 ①腹泻是本药剂量限制性毒性。腹泻治疗不当可能危及生命，患者用药后，一旦出现第一次稀便，需饮用大量含电解质的液体，并立即给予适当抗腹泻治疗。可在用药前静脉或皮下注射阿托品 0.25~1mg 预防或减弱早期腹泻（使用本药后不久即出现的腹泻，通常在 24h 内）。晚期腹泻（迟发性腹泻，通常使用本药 24h 后）

可用洛哌丁胺治疗（首次出现稀便或肠蠕动较频繁时给药），首次给予4mg，以后每2h给予2mg，直至腹泻停止后至少12h；夜间可每4h给予4mg。不应预防性使用洛哌丁胺（即使上一周期已出现过迟发性腹泻）。出现以下情况时应住院治疗：腹泻伴发热；严重腹泻；已用大剂量洛哌丁胺治疗，但48h后仍有腹泻。②厌食、黏膜炎、恶心、呕吐、腹痛、便秘、麻痹性肠梗阻、假膜性结肠炎以及氨基转移酶、ALP、胆红素水平轻至中度短暂升高。有报道，3~4级氨基转移酶升高仅发生于已有肿瘤肝转移者。昂丹司琼和苯海拉明可预防本药所致的胃肠道反应。

（5）呼吸　呼吸困难、咳嗽、肺炎。

（6）泌尿　短暂的轻至中度血清肌酐升高、肾衰竭（可能与腹泻引起的肾脏低灌注有关）。

（7）骨骼肌肉　肌无力。

（8）皮肤　脱发、多汗、皮肤潮红、皮肤温暖感、皮疹、静滴部位疼痛。

（9）其他　①短暂严重的急性胆碱能综合征：早发性腹泻、腹痛、结膜炎、鼻炎、低血压、血管舒张、出汗、寒战、全身不适、头晕、视力障碍、瞳孔缩小、流泪、流涎增多等，常于用药后第一个24h内发生。出现该综合征时，若无禁忌，可用硫酸阿托品0.25mg皮下注射。以后使用本药时，应预防性给予硫酸阿托品。②全身性虚弱和疲乏。

**【药物过量】**

（1）表现　尚无药物过量的报道。在Ⅰ期研究中，在严密观察下使用剂量曾高达750mg/m$^2$，最显著的不良反应是严重中性粒细胞减少和腹泻。

（2）处理意见　尚无特效解毒剂。

**【相互作用】**

（1）氟尿嘧啶及甲酰四氢叶酸　据报道，依次按本药、氟尿嘧啶、甲酰四氢叶酸的顺序给药，本药代谢物7–乙基–10–羟喜树碱（SN–38）的$C_{max}$和AUC将降低。

（2）非去极化神经肌肉阻滞药　本药具有抗胆碱酯酶活性，有此活性的药物可延长琥珀胆碱的神经肌肉阻滞作用，非去极化神经肌肉阻滞药可能被拮抗。

（3）有抗胆碱酯酶活性的药物　可能加重本药毒性。

（4）地塞米松　进一步抑制淋巴细胞及增加出现高血糖的危险。

（5）奥沙利铂　有加重胆碱能综合征的个案报道。

（6）活疫苗　使用本药时接种活疫苗可增加活疫苗感染的危险，用药期间禁止接种活疫苗。

## 羟喜树碱
## Hydroxycamptothecin

**【其他名称】** 博坤力、菲比尔、默迪奇、羟基喜树碱、拓僖、喜素、HCPT、Hydroxycamptothecine、Hydroxycamptothecinum

**【分类】** 肿瘤用药\抗肿瘤药\拓扑异构酶Ⅰ抑制药

**【制剂规格】** 粉针剂　①2mg。②5mg。③8mg。④10mg。

注射液　①1ml:5mg。②2ml:2mg。③2ml:5mg。④5ml:5mg。⑤5ml:10mg。⑥10ml:10mg。

**【临床应用】**

**1. 说明书适应证**

原发性肝癌、胃癌、结肠直肠癌、膀胱癌、头颈部上皮癌、白血病等恶性肿瘤。

**2. 其他临床应用**

肺癌。

**【用法用量】**

**1. 说明书用法用量**

（1）原发性肝癌　4~6mg/d，用NS 20ml稀释，缓慢i.v.；或用4mg加NS 10ml肝动脉灌注给药，qd.，15~30d为一疗程。

（2）胃癌和头颈部上皮癌　4~6mg/d，用NS 20ml稀释，缓慢i.v.。

（3）直肠癌　6~8mg/次，用 NS 500ml 稀释，经肠系膜下动脉插管动脉滴注，qd.，一疗程 15~20 次。

（4）白血病　6~8mg/（$m^2$·d），i.v.gtt.（稀释后），连续用药 30d 为一疗程。

（5）膀胱癌　10~20mg/次，2 次/周，膀胱灌注，15~20 次为一疗程。灌注后加高频透热 100min。

**2. 其他用法用量**

［国内参考信息］

**肺癌**　8mg/次，2~3 次/周，i.v.。一疗程 60~120mg。

**【禁忌证】**

**说明书禁忌证**

对本药过敏者。

**【特殊人群用药】**

**儿童**　尚不明确。

**孕妇**　慎用。

**哺乳妇女**　尚不明确。

**【注意】**

用药相关检查/监测项目　用药期间应监测血、尿常规和肝、肾功能。

**【给药说明】**

（1）给药条件　①本药一般静注给药，也可动脉注射及腔内注射。②为避免膀胱刺激及血尿发生，用药期间应鼓励患者多饮水。③静脉给药时，药液切忌外溢，否则引起局部疼痛及炎症。

（2）配伍信息　①本药只能用 NS 稀释，不宜用 GS 等酸性药液溶解和稀释。

（3）其他　动物实验提示本药与常用抗肿瘤药之间无交叉耐药性。

**【不良反应】**

（1）心血管　ECG 改变。

（2）神经　嗜睡、乏力、头痛。

（3）血液　骨髓抑制：白细胞下降，但能维持在 $1\times10^9$/L 以上，对红细胞及血小板无明显影响。可使用中草药以补血，如鸡血藤、虎杖、黄精等。

（4）消化　食欲减退、恶心、呕吐及腹泻。不影响治疗，停药后上述症状很快减轻并消失。

（5）泌尿　尿道刺激症状（如尿频、尿急）、血尿、轻度蛋白尿等，停药 1 周后消失。同服碳酸氢钠及甘草绿豆汤（绿豆 100g、甘草 10g），可减轻对肾脏的损伤。

（6）皮肤　脱发，停药后可逐渐恢复。

**【药物过量】**

表现　可引起严重骨髓抑制、脏器功能损害。

**【相互作用】**

尚不明确。

## 第十节　拓扑异构酶Ⅱ抑制药

### 替尼泊苷
### Teniposide

**【其他名称】**　邦莱、鬼臼甲叉苷、鬼臼噻吩苷、替尼泊甙、威猛、卫萌、Vumon

**【分类】**　肿瘤用药\抗肿瘤药\拓扑异构酶Ⅱ抑制药

**【制剂规格】**　**粉针剂**　50mg。

**注射液**　5ml:50mg。

**【临床应用】**

**1. 说明书适应证**

与其他抗癌药物联合用于恶性淋巴瘤、霍奇金病、急性淋巴细胞性白血病、胶质母细胞瘤、室管膜瘤、星形细胞瘤、膀胱癌、神经母细胞瘤以及儿童的其他实体瘤。

**2. 其他临床应用**

小细胞肺癌、卵巢癌、乳腺癌、多发性骨髓瘤、非小细胞肺癌（国外资料）等。

【用法用量】

1. 说明书用法用量

**一般用法** （1）单药治疗：一疗程总剂量为300mg/m$^2$，在3~5d内静脉给药，每3周或待骨髓恢复后可重复一疗程。一般情况可重复4~6个疗程。（2）联合治疗：可与其他几种已批准的化疗药物联合使用。合用时，应适当减少本药剂量，并定期监测外周血象，需要时应定期进行骨髓检查。

2. 其他用法用量

［国内参考信息］ 50~100mg/次，溶于NS中（浓度为0.5~1mg/ml）静滴30~60min，qd.，连用3~5d，3~4周重复。

［国外参考信息］

（1）小细胞肺癌 有报道，与卡铂联用，本药60mg/（m$^2$·d），i.v.gtt.，连用5d，共用6个疗程。

（2）非小细胞肺癌 与顺铂联用治疗晚期病例，本药100~120mg/（m$^2$·次），i.v.gtt.，在第1、3、5日使用，一疗程3周。

【禁忌证】

1. 说明书禁忌证

（1）对本药过敏者。

（2）严重白细胞减少或血小板减少。

2. 其他禁忌证

孕妇。

【特殊人群用药】

**儿童** 本药制剂含苯甲醇（曾与新生儿发生毒性有关），曾有报道，当使用含大量苯甲醇的冲洗液洗低体重早产儿时，发生以喘息性呼吸、胆红素脑病、代谢性酸中毒、神经退行性变、血液异常为特征表现的综合征，可致死亡。

**其他用法用量**

［国外参考信息］

（1）急淋白血病 ①含有阿糖胞苷诱导治疗失败者，推荐本药165mg/（m$^2$·次），i.v.gtt.，阿糖胞苷300mg/（m$^2$·次），均每周2次，共用8~9次。②长春新碱和泼尼松首次诱导治疗失败者，推荐本药250mg/（m$^2$·次），i.v.gtt.，长春新碱1.5mg/（m$^2$·次），均1次/周，共用4~8次；泼尼松40mg/（m$^2$·d），连服28d。

（2）非霍奇金淋巴瘤 联用其他抗肿瘤药诱导治疗，在每个疗程的第4、5日静滴本药100mg/m$^2$。

**孕妇** 本药有动物胚胎毒性及致畸性，孕妇用药后可对胎儿造成损害，孕妇禁用。育龄妇女使用本药时应避免受孕。美国FDA妊娠安全性分级为：D级。

**哺乳妇女** 权衡利弊。

**肝功能不全者** 慎用。

**肾功能不全/透析者** 慎用。

**其他** 唐氏综合征患者对骨髓抑制性化疗的反应特别敏感，用药时应考虑减量。国外资料推荐，在第1个疗程使用常规剂量的一半，以后应根据前1个疗程的不良反应程度（骨髓抑制和黏膜炎），适当增量。

【注意】

（1）慎用 ①肿瘤已侵犯至骨髓或骨髓功能明显损害者。②未得到控制的细菌感染。

（2）用药相关检查/监测项目 密切监测血常规、血小板计数及肝、肾功能。

【给药说明】

（1）给药条件 ①本药不可静注或滴注过快，以免发生低血压。②若本药输注于静脉血管外，可产生组织坏死和/或血栓性静脉炎，故在开始输注前，应特别注意静脉留置导管是否处于正确的位置，以保证输注本药进入静脉内。③曾有静脉输注本药时发生低血压的报道，故在输注本药开始30~60min内应仔细监测主要体征。

（2）减量/停药条件 如WBC＜2×10$^9$/L或血小板＜75×10$^9$/L并非由恶性疾病本身引起，应推迟使用，直到骨髓完全恢复正常。

（3）配伍信息 ①本药与肝素呈配伍禁忌。②本药用5%GS稀释后易产生沉淀，应以NS稀释。③溶液配制后应立即使用，避免振荡，以免产生沉淀。有沉淀时禁止使用。

【不良反应】

（1）心血管 高血压。

（2）神经 头痛。

（3）精神 精神异常。

（4）内分泌 / 代谢 水肿。

（5）血液 骨髓抑制是本药剂量限制性毒性，表现为白细胞和血小板减少，在用药后 7~14d 降至最低，通常停药 2~3 周后可恢复。大剂量用药可能致继发性急性粒细胞白血病，尤其治疗儿童非霍奇金淋巴瘤时。还可见贫血和免疫溶血性贫血。

（6）消化 食欲减退、恶心、呕吐、口炎、厌食、腹泻、腹痛、肝功能异常。

（7）泌尿 肾功能损害。

（8）骨骼肌肉 肌无力。

（9）皮肤 脱发、皮肤潮红、汗多、皮疹、荨麻疹、瘙痒。

（10）其他 ①过敏反应：常在静脉给药过快时发生，表现为寒战、发热、心动过速、支气管痉挛、呼吸困难及低血压。发生严重过敏反应时应立即停药，并同时给予升压药、皮质激素、抗组胺药、吸氧等治疗。②局部刺激症状、静脉炎、黏膜炎（使用 2000mg 以上的大剂量时）。静注时药液外渗可致皮肤坏死。③致癌、致突变和生殖毒性。

【药物过量】

（1）表现 用药过量及之前用过止吐药的患者可出现急性 CNS 抑制和低血压，用量过大出现并发症的先兆继发于药物对骨髓的抑制。

（2）处理意见 尚无对本药过量有效的解毒剂。

【相互作用】

（1）磷苯妥英、苯妥英或其他镇静催眠药 本药代谢增加，疗效降低。

（2）环孢素 免疫抑制作用增强。

（3）活疫苗 使用本药时接种活疫苗，可增加活疫苗感染的危险。故用药时禁止注射活疫苗。

## 依托泊苷
## Etoposide

【其他名称】 泊瑞、凡毕复、鬼臼乙叉苷、拉司太特、磷酸依托泊苷、威克、足叶乙苷、Etopophos、Etoposide Phosphate、Lastet、Vepesid

【分类】 肿瘤用药 \ 抗肿瘤药 \ 拓扑异构酶Ⅱ抑制药

【制剂规格】 胶囊 ① 25mg。② 50mg。③ 100mg。

**注射液** ① 2ml∶40mg。② 5ml∶100mg。

**粉针剂** ① 50mg。② 100mg。

**粉针剂（磷酸盐）** 100mg（以依托泊苷计，另含枸橼酸钠 32.7mg、右旋糖酐 40.3g）。

【临床应用】

**1. 说明书适应证**

小细胞肺癌、恶性淋巴瘤、恶性生殖细胞瘤、白血病、神经母细胞瘤、横纹肌肉瘤、卵巢癌、非小细胞肺癌、胃癌和食管癌等。

**2. 其他临床应用**

尤文肉瘤、卡波西肉瘤等。

【用法用量】

**1. 说明书用法用量**

（1）一般用法 单用，60~100mg/($m^2$·d)，p.o.，连用 10d，每 3~4 周重复。联合化疗，50mg/($m^2$·d)，p.o.，连用 3 或 5d，3~4 周为 1 周期。

（2）实体瘤 60~100mg/($m^2$·d)，i.v.gtt.，连续 3~5d，每隔 3~4 周重复用药。

（3）白血病 60~100mg/($m^2$·d)，i.v.gtt.，连续 5d，根据血常规情况，间隔一定时间重复给药。

**2. 其他用法用量**

［国内参考信息］

（1）一般用法 70~100mg/($m^2$·d)，

p.o.，连用 5d；或 30mg/（$m^2$·d），p.o.，连用 10~14d。一疗程 3~4 周。

（2）睾丸癌、支气管肺癌　与其他药物联用，50~100mg/（$m^2$·d），i.v.gtt.，连用 3~5d，一疗程 3~4 周。

［国外参考信息］

（1）一般用法　50mg/（$m^2$·d），p.o.，连用 21d，停用 1~2 周后重复。

（2）与其他细胞毒药物联用治疗各种癌症　静脉给予 50~100mg/（$m^2$·d），连用 5d，每 2~4 周重复。也可静脉给予 125~140mg/（$m^2$·d），在第 1、3、5 日给药，每 3~5 周重复。

（3）造血干细胞移植　可用静脉给予 2~13.4g/$m^2$ 的高剂量方案。

**【禁忌证】**

**说明书禁忌证**

（1）对本药过敏者。

（2）骨髓抑制，白细胞、血小板明显低下者。

（3）严重心、肝、肾功能不全者。

（4）孕妇。

**【特殊人群用药】**

**儿童**　慎用。已有报道儿童使用本药磷酸盐出现过敏反应。本药注射液含苯甲醇，禁用于儿童肌注。

**1. 说明书用法用量**

**一般用法**　＞1 岁，120mg/（$m^2$·d），i.v.gtt.，连用 2d；＜1 岁，5mg/（kg·d），i.v.gtt.。

**2. 其他用法用量**

［国外参考信息］

难治性儿童急性白血病　静脉给予 100mg/（$m^2$·d），连用 5d（与异环磷酰胺联用）。

**孕妇**　动物实验表明本药有致畸性，孕妇禁用。美国 FDA 妊娠安全性分级为：D 级。

**哺乳妇女**　本药可进入乳汁，哺乳妇女慎用。

**肝功能不全者**　严重肝功能不全者禁用。

**肾功能不全/透析者**　严重肾功能不全者禁用。

**说明书用法用量**

肾功能不全者可按 Ccr 调整初始剂量。Ccr ＞ 50ml/min 时，可给予正常剂量；Ccr 为 15~50ml/min 时，可给予正常剂量的 75%。以后剂量应按患者耐受程度及临床效果适当调整。目前尚无当 Ccr ＜ 15ml/min 时的用药资料，但需进一步降低剂量。

**其他**　血清蛋白低下者使用本药时更易发生毒性反应。

**【注意】**

用药相关检查/监测项目　定期检查血常规及肝、肾功能。

**【给药说明】**

（1）给药条件　①本药疗效高低受给药方案影响，不宜静推，也不宜腔内给药（胸腔、腹腔或鞘内给药）。②静滴时间不少于 30min（否则易引起低血压、喉痉挛等过敏反应）。③静脉用药时注意不要漏出血管外。

（2）配伍信息　①本药在 5%GS 中不稳定，可形成微细沉淀。应使用 NS、无菌注射用水、苯甲醇抑菌注射液或苯甲醇抑菌注射用氯化钠液稀释后立即使用，稀释后依托泊苷浓度不超过 25mg/dl（溶液浓度越低，稳定性越大）。②本药稀释后立即使用，若有沉淀产生严禁使用。③本药磷酸盐溶解后，在玻璃或塑料容器内，20℃~25℃的室温下或 2℃~8℃的冷藏条件下均可保存 24h。本药溶液冷藏后取至室温下应立即使用。④拿取及制备本药溶液时必须小心，操作时要戴手套。若皮肤或黏膜接触本药，应立即用肥皂彻底刷洗皮肤，用水彻底冲洗黏膜。

**【不良反应】**

（1）心血管　心悸、ECG 改变、低血压、毛细血管渗漏综合征、心绞痛、心肌梗死（使用含有顺铂、长春碱和博来霉素的联合化疗方案时，可致患者严重心肌缺血或心肌梗死）、血栓性静脉炎、CHF 和低血压。快速输注时可发生低血压。

（2）神经 头晕、头痛、四肢麻木、抽搐、脑水肿（毛细血管渗漏综合征引起）、周围神经病变。

（3）血液 严重中性粒细胞减少是本药剂量限制性毒性。骨髓抑制较明显，包括贫血、白细胞及血小板减少，多于用药后7~14d发生，停药20d左右可恢复正常。血小板计数＜$50\times10^9$/L或中性粒细胞绝对计数＜$0.5\times10^9$/L时须停药。

（4）消化 口炎、食欲减退、恶心、呕吐、腹泻、腹痛、便秘、黏膜炎、结肠炎、肠梗阻、高氨血症、肝毒性（AST、ALT、ALP、LDH及胆红素等升高）、肝坏死。

（5）呼吸 间质性肺炎、呼吸暂停、呼吸困难、支气管痉挛等。

（6）泌尿 BUN升高。

（7）皮肤 脱发、色素沉着、紫外线回忆（在以前暴露于紫外线的部位于化疗后出现晒伤样反应）、Stevens-Johnson综合征、手－足综合征、剥脱性皮炎和指趾甲病（指趾甲松脱）等。

（8）眼 一过性皮质性失明、视神经炎。

（9）其他 倦怠、疲劳。过敏反应（寒战、心动过速、支气管痉挛、呼吸困难、大汗、发烧、瘙痒、血压升高或降低、意识丧失、恶心、呕吐、面部潮红、皮疹），停止输液或酌情使用升压药、皮质激素、抗组胺药或血容量扩张药等治疗可迅速缓解。初次输注：类过敏反应（面部、舌头肿胀、咳嗽、大汗、紫绀、喉头紧迫感、喉头痉挛、背部疼痛、意识丧失，与过敏相关的呼吸暂停罕见报道）。静滴速度过快（一次给药时间＜30min）：皮疹、寒战、发热、支气管痉挛、呼吸困难等过敏反应。主要采取对症治疗，立即停止输注，必要时给予升压药、糖皮质激素、抗组胺药或血容量扩充药。

**【药物过量】**

本药有剧毒，尚无用于人类的特殊解毒药。

**【相互作用】**

（1）阿糖胞苷、环磷酰胺、卡莫司汀 有协同作用。

（2）他莫昔芬 本药毒性增加。

（3）其他抗肿瘤药物 可能加重骨髓抑制反应。

（4）伐司朴达（Valspodar） 本药清除率明显降低，合用时本药用量应减少66%。

（5）环孢素 环孢素血药浓度＞2μg/ml时，本药分布容积增加、清除率降低，从而增加本药毒性。

（6）与血浆蛋白结合的药物 影响本药排泄。

（7）活疫苗 本药可增加活疫苗所致感染风险，用药时禁止同时接种活疫苗。处于缓解期的白血病患者，化疗结束后间隔至少3月才能接种活疫苗。

（8）磷酸化酶抑制药（如盐酸左旋咪唑） 本药磷酸盐与上述药物合用时应谨慎。

## 第十一节 抗肿瘤抗体类

### 西妥昔单抗
### Cetuximab

**【其他名称】** 爱必妥、Erbitux

**【分类】** 肿瘤用药\抗肿瘤药\抗肿瘤抗体类

**【制剂规格】** **注射液** 50ml∶100mg。

**【临床应用】**

**1. 说明书适应证**

与伊立替康联合用于治疗表皮生长因子受体（EGFR）过表达、经含伊立替康细胞毒治疗失败后的转移性结肠直肠癌。

**2. 其他临床应用**

可试用于头颈部复发或难治性肿瘤（国

外资料）。

【用法用量】

1. 说明书用法用量

转移性结直肠癌　与伊立替康联用，初始量为 400mg/m$^2$，i.v.gtt.（120min），1 次 / 周；其后 250mg/（m$^2$· 周），i.v.gtt.（60min），滴速≤ 5ml/min。本药滴注结束 1h 后用伊立替康。

2. 其他用法用量

［国外参考信息］

（1）转移性结肠直肠癌　起始量 400mg/m$^2$，i.v.gtt.（≥ 120min）；以后 250mg/（m$^2$· 周）（＞ 60min）。

（2）头颈部复发或难治性肿瘤　以铂类抗肿瘤药为主的联合疗法：本药起始量 400mg/m$^2$，i.v.gtt.（≥ 120min）；此后 250mg/（m$^2$ · 周）（＞ 60min）。

【禁忌证】

说明书禁忌证

对本药有严重超敏反应者。

【特殊人群用药】

**儿童**　安全性和有效性尚不明确。

**老人**　无需调整剂量（＞ 75 岁者应用经验有限）。

**孕妇**　权衡利弊。美国 FDA 妊娠安全性分级为：C 级。

**哺乳妇女**　谨慎用药。用药期间及末次用药后 60d 内应停止哺乳。

**肝功能不全者**　需调整剂量并谨慎观察。

**肾功能不全 / 透析者**　肾功能不全者需调整剂量并谨慎观察。

【注意】

（1）慎用　①对本药或鼠类蛋白过敏者（国外资料）。②高血压或冠心病患者。③既往曾经接受过蒽环类药物者。④胸部照射和有肺部疾病者。

（2）用药相关检查 / 监测项目　①治疗期间和治疗完成后 8 周内，定期检测电解质。②治疗期间，定期检查肝功能、全血细胞计数。③治疗前、中、后，检测人抗嵌合抗体（HACA）。

（3）对驾驶 / 机械操作的影响　注意力等影响消退前避免驾车或操作机器。

【给药说明】

（1）给药条件　①使用本药前应询问患者有无过敏史。②可通过输液泵、重力滴注或注射器泵给药，必须使用单独的输液管。滴注快结束时必须使用 NS 冲洗输液管。给药期间须使用 0.2μm 或 0.22μm 微孔径过滤器过滤。

（2）配伍信息　①可与聚乙烯、乙烯基乙酸乙酯或聚氯乙烯塑料袋；聚乙烯、乙烯基乙酸乙酯、聚氯乙烯、聚丁二烯或聚氨基甲酸酯输注装置；聚醚砜或聚砜串联过滤器配伍。②注射液应贮藏于冰箱中（2~8℃），禁止冷冻；开启后应立即使用。

【不良反应】

（1）神经　无力、嗜睡、失眠、眩晕、感觉异常等。

（2）精神　抑郁。

（3）内分泌 / 代谢　低镁血症（必要时应补充镁）、体重减轻、外周性水肿、脱水。

（4）血液　白细胞减少、贫血、轻度血小板减少。

（5）消化　腹泻、恶心、呕吐、食欲减退、便秘、腹痛、口炎、消化不良等，轻度氨基转移酶和 ALP 升高。

（6）呼吸　呼吸困难、渐进性咳嗽、间质性肺病（联用伊立替康）、肺动脉栓塞（联用伊立替康）。出现间质性肺炎等肺部毒性时，应暂时或长期中断治疗。

（7）泌尿　肾衰竭（单用或联用伊立替康）。

（8）骨骼肌肉　肌痛、关节痛、背痛。

（9）皮肤　①头皮、面部、胸及上背部的痤疮样 – 毛囊性皮损（痤疮、丘疹、斑丘疹、脓疱、皮肤干燥或剥脱性皮炎）、皮肤皲裂。上述反应一般出现于治疗 1~3 周内。②脂溢性皮炎、潮红、脱发、疼痛、痛觉过敏、指远端皮肤皲裂、手指病变（指趾甲沟炎)、瘙痒等。③有严重痤疮样皮损(痤疮、丘疹、斑丘疹、脓疱、皮肤干燥或剥脱性皮炎)时,第1次出现,暂停本药1~2周后以常规量再次使用;第2次出现,以200mg/$m^2$开始使用;第3次出现,以150mg/$m^2$开始。如皮疹未好转或第4次出现,应停药。出现皮疹后,可口服或局部应用抗生素,但不推荐外用皮质激素。放疗和日晒可能加重皮肤反应。

(10)其他 ①输注反应:轻至中度反应包括发热、寒战、恶心、皮疹和呼吸困难等。严重反应包括急性气道阻塞(如支气管痉挛、喘鸣、嘶哑)、风疹、低血压,多发于初次滴注过程中或初次滴注结束1h内。为及早发现和抢救严重输注反应(超敏反应),建议用药前预先给予$H_1$受体拮抗药(如苯海拉明50mg),且静滴结束后应监测至少1h,同时准备必要的药物和设备。轻至中度输注反应者,输液速度应减慢50%;中至重度者,应停药。②败血症。

**【药物过量】**

尚无用药过量的报道,也无单剂给药>500mg/$m^2$的经验。

**【相互作用】**

(1)伊立替康 未见安全性和药动学参数的相互影响。

(2)其他药物 尚无研究。

## 利妥昔单抗
## Rituximab

**【其他名称】** 美罗华、MabThera、Rituxan

**【分类】** 肿瘤用药\抗肿瘤药\抗肿瘤抗体类

**【制剂规格】** **注射液** ① 10ml : 100mg。② 50ml : 500mg。

**【临床应用】**

**1. 说明书适应证**

(1)治疗复发或耐药的滤泡性中央型淋巴瘤(国际工作分类B、C和D亚型的B细胞非霍奇金淋巴瘤)。

(2)与标准CVP化疗(环磷酰胺、长春新碱和强的松)联合治疗,用于先前未经治疗的CD 20阳性Ⅲ~Ⅳ期滤泡性非霍奇金淋巴瘤。

(3)与CHOP化疗(环磷酰胺、阿霉素、长春新碱和强的松)联合治疗,用于CD 20阳性弥漫大B细胞性非霍奇金淋巴瘤(DLBCL)。

**2. 其他临床应用**

与甲氨蝶呤合用于对单个或多个肿瘤坏死因子抑制药治疗无效的中至重度类风湿关节炎(国外资料)。

**【用法用量】**

**1. 说明书用法用量**

(1)滤泡性非霍奇金淋巴瘤 ①初始治疗:单药治疗时,推荐剂量为375mg/$m^2$,i.v.gtt.,1次/周,22日的疗程内共给药4次;结合CVP方案化疗时,推荐剂量为375mg/$m^2$,i.v.gtt.,(21d/周期)。每次先口服皮质类固醇,然后在化疗周期的第1日给药。②复发后的再治疗:首次治疗后复发者,再治疗的剂量为375mg/$m^2$,1次/周,静滴4周。

(2)DLBCL 与CHOP化疗联合使用,推荐剂量为375mg/$m^2$,每个化疗周期的第1日使用,化疗的其他组分应在本药后使用。①初次滴注:推荐起始滴速为50mg/h,60min后,可每30min增加50mg/h,直至最大滴速400mg/h。②以后:开始滴速为100mg/h,每30min增加100mg/h,直至最大滴速400mg/h。

**2. 其他用法用量**

[国内参考信息] 与其他化疗药联合时,可每3周给药1次。

[国外参考信息]

中至重度类风湿关节炎 推荐静滴1000mg,2周后给予第2剂1000mg,一疗程总剂量为2剂,每24周为一疗程(或根据疗效,不低于16周),联用甲氨蝶呤。

【禁忌证】

**说明书禁忌证**

（1）对本药或鼠蛋白过敏者。

（2）严重活动性感染或免疫应答严重损害（如低 γ-球蛋白血症、$CD_4$ 或 $CD_8$ 细胞计数严重下降）者。

（3）严重心力衰竭（NYHA 分类Ⅳ）者。

（4）妊娠期间禁止本药与甲氨蝶呤合用。

【特殊人群用药】

**儿童** 儿童用药的安全性和有效性尚不明确。

**孕妇** 本药对胎儿或女性生育功能是否有影响尚不明确。由于 IgG 可透过胎盘屏障，孕妇应禁用，除非用药利大于弊。育龄妇女用药期间及治疗结束后 12 个月内应避孕。美国 FDA 妊娠安全性分级为：C 级。

**哺乳妇女** 尚不清楚本药是否泌入乳汁，但已知母亲的 IgG 可分泌到乳汁中，故哺乳妇女不应使用本药。

【注意】

（1）慎用 ①有复发性或慢性感染史、有易引起严重感染的基础疾病者。②中性粒细胞计数 $< 1.5 \times 10^9/L$ 或血小板计数 $< 75 \times 10^9/L$ 者。③有药物过敏史者（国外资料）。④有心肺疾病史者（国外资料）。⑤曾用过鼠源性单克隆抗体者（国外资料）。⑥血液循环中恶性细胞含量高者（$> 25 \times 10^9/L$）（国外资料）。

（2）用药相关检查 / 监测项目 ①应定期检查血常规及血小板计数。②已有肺功能不全或肿瘤肺浸润者必须进行胸部 X 线检查。

（3）对驾驶 / 机械操作的影响 本药是否损害驾驶和操作机器的能力尚不明确。由于为避免输注反应需预先给予抗组胺药等，故应在患者状态稳定后方可驾驶或操作机器。

【给药说明】

（1）给药条件 ①本药不可静注给药。②本药治疗应在具有完善复苏设备的条件下进行。对出现呼吸系统症状或低血压者应至少监护 24h。③每次开始滴注前 30~60min 应预先使用止痛药（如对乙酰氨基酚）和抗组胺药（如苯海拉明）。若治疗方案中不包括皮质激素，则还需预先使用皮质激素。④首次使用时，静脉滴速开始时为 50mg/h，随后每 30min 增加 50mg/h，直至最大速度 400mg/h。如患者对首次滴速可耐受，则以后滴速可从 100mg/h 开始，每 30min 增加 100mg/h，直至最大速度 400mg/h。如患者不能耐受首次滴速，则以后每次用药应严格按首次滴注原则进行。⑤用药期间应严密监护，注意患者是否发生细胞因子释放综合征和肿瘤溶解综合征。⑥恶性肿瘤细胞数目较多（$> 25 \times 10^9/L$）或肿瘤负荷较大者，如慢淋白血病和套细胞淋巴瘤，其发生严重的细胞因子释放综合征的危险性较高，用药须谨慎，在无其他治疗手段时才考虑应用本药。在第 1 次滴注时应减慢滴速并严密观察。

（2）减量 / 停药条件 ①治疗期间不推荐减量使用本药。与标准化疗合用时，标准化疗药的剂量可减少。②出现严重不良反应（特别是有严重呼吸困难、支气管痉挛和低氧血症）者应立即停止滴注。待所有症状消失和实验室检查恢复正常后方能继续滴注，此时滴速不能超过原滴速的 1/2；如再次发生相同的严重不良反应，则应考虑停药。

（3）配伍信息 ①本药不可与其他药物混合。②本药可用 NS 或 5%GS 稀释至浓度为 1mg/ml 使用，但不能未经稀释直接滴注。

（4）其他 ①如患者初次用本药治疗有效，复发后可再次接受本药治疗，再次治疗的缓解率可与第 1 次治疗相当。②在治疗非霍奇金淋巴瘤时，对有神经学症状的患者鉴别诊断时应考虑到进行性多发性脑白质病（PML）。

【不良反应】

（1）心血管 高血压、直立性低血压、低血压、心动过速、心动过缓、心律不齐、血管扩张等。严重者包括心功能不全、心肌梗死，主要见于既往有心血管疾病史和/或接受过对心脏有毒性作用的化疗患者，且大多数与输液反应有关。为预防低血压发生，高血压患者降压治疗时，可在用药前12小时停用抗高血压药。

（2）神经　头痛、乏力、眩晕、失眠、嗜睡、感觉异常、感觉减退、味觉障碍、脑神经病变合并/或不合并周围神经病变。脑神经病变可表现严重视力丧失、听力丧失、其他感觉丧失以及面神经麻痹等，可在治疗的不同时期甚至治疗完成后数月出现。

（3）精神　紧张、抑郁、神经质、焦虑、精神激动等。

（4）内分泌/代谢　高血糖、体重减轻、外周性水肿和面部水肿。由于肿瘤体积迅速缩小，可能引起高钾血症、低钙血症、高尿酸血症和高磷血症。

（5）血液　血小板、WBC和中性粒细胞减少。B淋巴细胞减少、淋巴结病、凝血障碍、血清免疫球蛋白减少、全血细胞减少、一过性再障（纯红细胞再生障碍性贫血）和溶血性贫血。

（6）消化　恶心、呕吐、腹泻、腹痛、吞咽困难、口腔炎、便秘、消化不良、食欲缺乏、咽喉刺激、腹部膨隆、LDH升高。

（7）呼吸　咳嗽、鼻炎、鼻窦炎、气管炎、呼吸困难、支气管痉挛、呼吸功能衰竭。用药后1~4周内发生的急性支气管痉挛、毛细支气管炎和急性肺炎可能与本药有关。

（8）泌尿　排尿困难、血尿、急性肾衰竭（重者可致死，血循环中恶性细胞＞$25\times10^9$/L或与顺铂合用时更易发生）。

（9）骨骼肌肉　肌痛、关节痛、骨痛、胸痛、背痛、颈部痛、肌张力过强。

（10）皮肤　多汗、盗汗、皮疹、皮肤瘙痒、荨麻疹、单纯性疱疹、带状疱疹、脱发或致命的皮肤黏膜反应（如天疱疮、Stevens-Johnson综合征、苔藓样皮炎、大疱性皮炎和中毒性表皮坏死）。

（11）眼　异常流泪、结膜炎。

（12）其他　①过敏反应，表现为低血压、支气管痉挛和血管神经性水肿等，可在用药前30~60min酌情给予对乙酰氨基酚、苯海拉明、肾上腺皮质激素予以预防。本药可引起与细胞因子和/或其他化学介质释放有关的输注反应，预先静脉给予糖皮质激素可降低其发生率和严重程度。大部分输注反应为轻至中度，继续输注发生率可下降。减慢或中断本药输注或给予退热药、抗组胺药时，一般可消退，个别患者必要时可给予吸氧、静脉给予NS或支气管扩张药和皮质类固醇。大多数情况下，当症状和体征完全消退后可减慢1/2滴速（如从100mg/h减至50mg/h）继续输注。②细菌和病毒感染，如败血症、肺炎、发热性感染、带状疱疹、呼吸道感染、真菌感染及病因未明的感染。③发热、寒战、虚弱、肿瘤疼痛、颜面潮红、不适感、输注部位疼痛、IgG水平降低。

**【药物过量】**

尚无本药过量的研究。一旦用药过量，必须立即减量或停药，并密切监测。应考虑到定期监测血细胞计数的必要性；患者处于B细胞耗竭状态时，还应考虑到感染的风险可能加大。

**【相互作用】**

（1）顺铂　可能导致严重的肾毒性，不主张合用。

（2）活疫苗　用药时接种活疫苗，可能增加活疫苗感染的危险性。应在第1次用本药前至少4周进行免疫接种，B细胞水平下降者不推荐使用活疫苗。

（3）化疗（如CHOP、CVP）　尚无本药与化疗合用的相互作用研究。

## 曲妥珠单抗
## Trastuzumab

**【其他名称】**　赫赛汀、群司珠单抗、

Herceptin

【分类】肿瘤用药\抗肿瘤药\抗肿瘤抗体类

【制剂规格】

粉针剂 440mg。

【临床应用】

说明书适应证

（1）用于人表皮生长因子受体-2（HER 2）过度表达的转移性乳腺癌 作为单一药物治疗已接受过1个或多个化疗方案的转移性乳腺癌；与紫杉醇或多西他赛联合，用于未接受化疗的转移性乳腺癌患者。

（2）单药适用于接受手术、含蒽环类抗生素辅助化疗和放疗（若适用）后的HER 2过度表达乳腺癌的辅助治疗。

【用法用量】

说明书用法用量

（1）转移性乳腺癌 ①初次负荷剂量：建议初次负荷量为4mg/kg。i.v.gtt.，90min以上。观察患者是否出现发热，寒战或其他输注相关症状。停止输注可控制这些症状，待症状消失后可继续输注。②维持剂量：建议每周用量为2mg/kg。如初次负荷量可耐受，则此剂量可i.v.gtt.（30min）。维持治疗直至疾病进展。

（2）乳腺癌辅助治疗 在完成所有化疗后开始本药治疗。给药方案为：8mg/kg初始负荷量后接着每3周给予6mg/kg维持量，i.v.gtt.，约90min。共用17剂（疗程52周）。

【禁忌证】

说明书禁忌证

对本药过敏者。

【特殊人群用药】

儿童 ＜18岁患者使用本药的安全性和疗效尚未确立。

老人 老年人使用本药，发生心功能不全的危险性增加。

孕妇 孕妇应避免使用本药，仅在对母体的潜在获益远大于对胎儿的潜在危险时才可使用。美国FDA妊娠安全性分级为：D级。

哺乳妇女 尚不清楚本药是否能分泌到人乳汁中，应根据本药半衰期和对母体的重要性两方面决定是否停止哺乳或停止本药治疗。

【注意】

用药相关检查/监测项目 （1）检测HER 2蛋白过度表达是筛选适合接受本药治疗的患者所必须的。（2）开始本药治疗前，应充分评估患者心功能，包括病史、体格检查以及通过超声心动图或MUGA（放射性心血管造影）扫描检查测定左心室射血分数（LVEF）基线值。（3）治疗期间每3个月进行1次LVEF测量，且在治疗结束时进行1次。（4）治疗结束后至少2年内每6个月进行1次LVEF测量。

【给药说明】

（1）给药条件 勿静推或静脉快速注射。

（2）减量/停药条件 出现下列情况时，应停止本药治疗至少4周，并每4周检测1次LVEF：①LVEF较治疗前绝对数值下降≥16%。②LVEF低于该检测中心正常范围并且LVEF较治疗前绝对数值下降≥10%。③4~8周内LVEF回升至正常范围或LVEF较治疗前绝对数值下降≤15%，可恢复使用本药。④LVEF持续下降（＞8周），或3次以上因心肌病而停止本药治疗，则应永久停用本药。

（3）配伍信息 ①不能用5%GS稀释（可使蛋白聚集）。②应由同时配送的稀释液稀释，浓度为21mg/ml，pH值约6.0。注射用水（非同时配送）也可用于单剂量输液准备，其他液体不能用于配制溶液，应避免使用配送稀释液之外的溶剂（除非有禁忌证）。对苯甲醇过敏者，则必须使用无菌注射用水配制。配好的溶液可多次使用，若在无菌条件下稀释，可在2℃~8℃冰箱中保存24h。③本药不可与其他药物混合或稀释。

【不良反应】

（1）心血管 左心室功能不全、心律失

常、高血压、症状性心力衰竭、心肌病和心源性死亡，也可引起症状性 LVEF 降低。同未接受本药的患者相比，接受本药单药或联合用药者的症状性心功能不全发生率要高出 4~6 倍。本药与蒽环类抗生素联用时症状性心功能不全绝对发生率最高。用药中出现充血性心力衰竭、左心室功能明显下降时，需中断或停止本药治疗。

（2）血液　中性粒细胞减少症、贫血。

（3）消化　恶心、呕吐、腹泻。

（4）呼吸　①咳嗽加重、呼吸困难。②可致严重、致死的肺毒性，包括呼吸困难、肺炎、肺浸润、胸水、非心源性肺水肿、肺功能不全和缺氧、急性呼吸窘迫综合征和肺纤维化。这些不良反应可因输注反应而发生。肺部疾病伴有症状或肿瘤累及肺脏出现静息时呼吸困难者可能出现更严重的毒性。用药中出现肺毒性时，需中断或停止本药治疗。

（5）骨骼肌肉　肌痛。

（6）皮肤　皮疹。

（7）其他　①发热、感染、乏力。②输注反应，表现为发热、寒战、恶心、呕吐、疼痛（某些病例在肿瘤部位）、头痛、眩晕、呼吸困难、低血压、皮疹和衰弱。严重反应包括支气管痉挛、过敏反应、血管性水肿、缺氧和严重低血压，通常发生在刚开始输注过程中或之后。发作和临床过程变化很大，包括渐进性恶化、最初改善而后恶化、或延迟的输注后事件且临床迅速恶化。死亡病例发生在严重输注反应后几小时甚至几日内。输注反应的处理：①对发生轻至中度输注反应者应降低输注速率。②对呼吸困难或临床明显低血压患者应中断输注。③对发生严重和危及生命的输注反应者，强烈建议永久停用本药。

**【药物过量】**

尚无用药过量的经验，未尝试用过单剂 ＞ 8mg/kg。

**【相互作用】**

（1）多西紫杉醇和紫杉醇　与紫杉醇合用，本药的血清浓度相对基线升高 1.5 倍。多西紫杉醇和紫杉醇的药动学未发生改变。

（2）蒽环类或环磷酰胺　发生心功能不全的危险性增加。

## 贝伐珠单抗
## Bevacizumab

**【其他名称】** 安维汀、贝伐单抗、Avastin

**【分类】** 肿瘤用药 \ 抗肿瘤药 \ 抗肿瘤抗体类

**【制剂规格】**

**注射液**　① 4ml∶100mg。② 16ml∶400mg。

**【临床应用】**

**1. 说明书适应证**

与以氟尿嘧啶为基础的化疗联合，用于转移性结肠直肠癌（mCRC）的治疗。

**2. 其他临床应用**

（1）与紫杉醇联合，用于转移性乳腺癌（HER 2 阴性）的一线治疗（国外资料）。

（2）与紫杉醇和卡铂联合，用于不能切除的、局部进展的、复发或转移性非鳞状细胞非小细胞肺癌的一线治疗（国外资料）。

（3）复发性或早期治疗后进展性脑部多形性胶质母细胞瘤。

（4）与干扰素 α 联合，用于转移性肾细胞癌。

**【用法用量】**

**1. 说明书用法用量**

转移性结直肠癌　联合 m-IFL（改良 IFL）化疗方案时，5mg/kg，每 2 周给药 1 次，i.v.gtt.。

**2. 其他用法用量**

［国外参考信息］

（1）转移性乳腺癌（HER2 阴性）与紫杉醇联合化疗，本药推荐剂量为 10mg/(kg · 次)，每 14 日静滴 1 次。在 28 日治疗周期中，第 1、8 日静滴本药 10mg/kg，第 1、5 和 15 日静滴紫杉醇 90mg/m$^2$。

（2）转移性结肠直肠癌　①与 IFL（伊立

替康、5-FU、亚叶酸钙）联合：本药推荐剂量为5mg/（kg·次），每2周1次，i.v.gtt.，直至病情进展。②与FOLFOX 4（奥沙利铂、亚叶酸钙、5-FU）联合：本药推荐剂量为10mg/（kg·次），每2周1次，i.v.gtt.，直至病情进展。③上述联合化疗方案中，本药应在以5-FU为基础的化疗后使用；首次滴注90min以上，若患者能耐受，随后可加快滴速，第2次滴注60min，以后滴注时间为30min。

（3）非小细胞肺癌 与卡铂和紫杉醇联合化疗，本药推荐剂量为15mg/（kg·次），每3周1次，i.v.gtt.。建议使用6个疗程，然后单用本药，直至病情进展。

（4）复发性或早期治疗后进展性脑部多形性胶质母细胞瘤 10mg/（kg·次），每2周1次，i.v.gtt.，直至病情进展或毒性不能耐受。

（5）转移性肾细胞癌 与干扰素α联合，本药推荐剂量为10mg/（kg·次），i.v.gtt.，每2周1次。临床试验中，干扰素α-2a的剂量为900万U/次，i.h.，3次/周，最多用至52周。

【禁忌证】

1. 说明书禁忌证

（1）对本药过敏者。

（2）对中国仓鼠卵巢细胞产物或者其他重组人类或人源化抗体过敏者。

（3）严重出血者不应使用本药。

2. 其他禁忌证

近期咯血者不应使用本药（国外资料）。

【特殊人群用药】

**儿童** 用药的安全性和有效性尚不明确。

**老人** 不需调整剂量。≥65岁者用药，严重不良事件的发生率增加。

**孕妇** 应避免使用本药（除非利大于弊）。已停药者建议延后使用，约半衰期的20日后再用本药。美国FDA妊娠安全性分级为：C级。

**哺乳妇女** 用本药时应暂停哺乳，并延长停药后再次用药的时间（约半衰期的20日后）。在本药治疗结束后的至少6个月内都应避免母乳喂养。

**肝功能不全者** 尚无肝功能不全者的用药经验。

**肾功能不全/透析者** 尚无肾功能不全者的用药经验。

**其他** 建议育龄妇女使用本药治疗时，应采取适当的避孕措施，且在本药治疗结束后的至少6个月内都应采取避孕措施。

【注意】

（1）慎用 ①有本药过敏史者。②择期手术（有伤口裂开的危险）。③胃肠道穿孔、腹腔脓肿和瘘管形成（胃肠道、食管、十二指肠、直肠）。④非胃肠道瘘管形成（气管-食管、支气管胸膜、胆道、阴道、膀胱，尤其是治疗的前6个月）。⑤肺出血。⑥伤口裂开。⑦同时或之前使用过蒽环类抗生素（充血性心力衰竭的发生率增加）。⑧动脉血栓形成（可引起脑梗死、短暂局部缺血发作、心肌梗死和心绞痛，甚至死亡）。⑨出血事件（包括胃肠道和蛛网膜下腔出血、出血性脑卒中）。⑩高血压（3或4级，包括高血压危象和高血压脑病，本药可使病情进展或恶化）。⑪中重度蛋白尿。⑫大手术后28日内。⑬肾病综合征。⑭可逆性后部白质脑病综合征（RPLS）。（以上均选自国外资料）

（2）用药相关检查/监测项目 ①用药期间监测血压、血常规、血细胞比容。②建议在开始本药治疗前应检测尿蛋白。

（3）对驾驶/机械操作的影响 尚无本药对驾驶和机械操作能力影响的研究。

【给药说明】

（1）给药条件 ①本药能影响手术切口的愈合，故术后至少28日才能开始用本药治疗。②用药前可给予苯海拉明预防过敏反应。③服用抗高血压药者可在用药前12小时适当调整抗高血压药物，以预防高血压。④不推荐减少本药的使用剂量。⑤当尿蛋白水平≥2g/24小时时，需要推迟本药的治疗，直到尿蛋白水平恢复到＜2g/24小时时，再开始治疗。

（2）减量/停药条件 ①出现下列情况时应永久停药：胃肠道穿孔、胃肠道瘘管形成和/或腹腔脓肿；内脏器官瘘管形成；需治疗的伤口裂开；严重出血；严重动脉血栓形成；肾病综合征；高血压危象或高血压脑病；RPLS（再治疗的安全性尚不明确）。②出现下列情况时应暂停用药：中重度蛋白尿、未控制的严重高血压和外科手术、择期手术前4周，以及输液反应。

（3）配伍信息 ①本药不可与其他药物混用，也不可静注。②本药不能与右旋糖酐或葡萄糖溶液同时或混合给药。③尚未观察到本药与聚氯乙烯和聚烯烃之间存在不相容性。④用药时先用NS稀释至1mg/ml后摇匀缓慢静滴。首次滴速为50mg/小时，如无反应可加快，最大滴速400mg/小时。

（4）其他 ①目前尚未确定联合放射治疗的安全性和有效性。②在2℃~30℃条件下，在0.9%的NaCl溶液中，本药在使用过程中的化学和物理稳定性可以保持48小时。本药配制后应立即使用，如果不能立即使用，应严格控制和确认在无菌的条件下进行稀释，正常情况下，在2℃~8℃条件下的保存时间不宜超过24小时。

【不良反应】

本药最严重的不良反应为胃肠道穿孔、出血（包括较多见于非小细胞肺癌患者的肺出血/咯血）、动脉血栓栓塞，发生率最高的不良反应为高血压、疲劳或乏力、腹泻和腹痛。

（1）心血管 充血性心力衰竭（曾接受过蒽环类药物和/或以前胸壁接受过放射治疗都可能是发生CHF的危险因素）、高血压（半数患者的舒张压升高超过14.7kPa）、高血压脑病、室上性心动过速、血栓栓塞（动脉）、深静脉血栓、肺动脉高压、可逆性后部白质脑病综合征（RPLS）、严重的偏头痛（20mg/(kg·次)，每2周1次，静脉内给药）。有报道，本药与某些严重致命的心血管事件的发生有关，如高血压、充血性心力衰竭、高血压脑病和心肌梗死，停药后，严重高血压仍可能持续存在。心功能不全者继续使用本药治疗的安全性尚无研究。出现高血压时可口服抗高血压药（如血管紧张素转换酶抑制药、利尿药、钙通道阻滞药）治疗。

（2）神经 头晕、头痛、昏睡、脑动脉闭塞、RPLS、感觉神经病、短暂性脑缺血发作。

（3）内分泌/代谢 体重下降、脱水、低钠血症、血糖升高、Hb降低、血钾升高或降低等。

（4）血液 ①出血（主要是与肿瘤相关的出血，其次是黏膜与皮肤的出血），包括两种形式：一种为少量出血（以鼻出血常见），另一种为严重的致命性肺出血。②发热引起的中性粒细胞减少、WBC减少、中性粒细胞减少、血小板减少、深静脉血栓形成、静脉血栓栓塞和微血管性溶血性贫血、全血细胞减少、PT延长、标准化比值升高。

（5）消化 口腔炎、味觉改变、味觉障碍、食欲缺乏、恶心、呕吐、腹痛、腹泻、便秘、胃肠出血、胃肠穿孔、气管食管瘘、肠梗阻、肠阻塞、胃肠道疾病、肠坏死、肠系膜静脉闭塞、吻合口溃疡。如出现腹痛，应考虑胃肠道穿孔的可能。

（6）呼吸 鼻出血、鼻炎、肺栓塞、缺氧、发声困难、声音嘶哑、声音改变、呼吸困难、咯血、肺出血、鼻中隔穿孔、肺动脉高压及上呼吸道感染。

（7）泌尿 肾损害、肾病综合征（表现为蛋白尿）、蛋白尿（有高血压病史者发生蛋白尿的风险可能加大）、尿路感染、肾血栓性微血管病（表现为严重的蛋白尿）。

（8）骨骼肌肉 关节炎、肌无力、肌痛、关节痛。

（9）皮肤 脱发、皮疹、伤口愈合不良和伤口裂开、剥脱性皮炎、干皮病、皮肤脱色、手足综合征。

（10）眼 眼睛疾病、流泪增多。玻璃体内注射时可引起视网膜撕裂、毒性前段综合征（TASS，包括视物模糊、眼内炎、视野漂浮物）。

（11）其他 ①使用首剂后可出现输液反应，如高血压、高血压危象、哮鸣、过敏、胸痛、头痛、僵直、出汗和氧去饱和作用，个别较严重。②乏力、虚弱、疲劳、低热和感染性疾病。③非胃肠道瘘（气管食管、支气管胸膜、胆道、阴道、膀胱），多数出现在治疗后的前 6 个月，严重者甚至致命。④脱水、脓毒病、脓肿、疼痛、黏膜炎症、多发性浆膜炎。

**【相互作用】**

尚不明确。

## 尼妥珠单抗 Nimotuzumab

**【其他名称】** 泰欣生

**【分类】** 肿瘤用药 \ 抗肿瘤药 \ 抗肿瘤抗体类

**【制剂规格】** **注射液**　10ml : 50mg。

**【临床应用】**

**说明书适应证**

试用于与放疗联合治疗表皮生长因子受体（EGFR）表达阳性的Ⅲ / Ⅳ期鼻咽癌。

**【用法用量】**

**说明书用法用量**

鼻咽癌　100mg/ 次，用 NS 250ml 稀释后 i.v.gtt.（滴注时间＞ 60min）。首次给药应在放疗的第 1 日，并在放疗开始前完成，以后一周 1 次，共 8 周，同时患者接受标准的放疗。

**【禁忌证】**

**说明书禁忌证**

对本药过敏者。

**【特殊人群用药】**

**儿童**　尚不明确。

**老人**　用药的安全性及疗效方面的特殊性不明确。

**孕妇**　孕妇及未采取有效避孕措施的妇女慎用。

**哺乳妇女**　用药期间及最后一次给药后 60d 内停止哺乳。

**【注意】**

尚不明确。

**【给药说明】**

（1）给药条件　在给药过程中及给药后 1h 内，需密切监测患者的状况。

（2）其他　本药在储存和运输过程中严禁冷冻。本药用 NS 稀释后，在 2℃ ~8℃可保持稳定 12h，室温下 8h，超过上述时间，不宜使用。

**【不良反应】**

（1）心血管　血压下降、潮红、心前区疼痛。

（2）神经　头晕、头痛、嗜睡、定向障碍。

（3）血液　贫血。

（4）消化　恶心、呕吐、口干、吞咽困难、氨基转移酶升高。

（5）泌尿　血尿、肌酐升高。

（6）骨骼肌肉　肌痛。

（7）皮肤　皮疹、肢端紫绀。

（8）其他　发热、寒颤、发冷、虚弱。

**【药物过量】**

患者可耐受 200~400mg/ 次的剂量，目前尚无用量＞ 400mg 时的安全性数据。

**【相互作用】**

尚不明确。

# 第十二节　抗信号转导药

## 吉非替尼 Gefitinib

**【其他名称】** 易瑞沙、Iressa

**【分类】** 肿瘤用药 \ 抗肿瘤药 \ 抗信号转导药

**【制剂规格】** 片剂　250mg。

【临床应用】

**说明书适应证**

治疗既往接受过化疗（主要指铂剂和多西紫杉醇）的局部晚期或转移性 NSCLC。

EGFR 敏感突变晚期 NSCLC 的一线治疗。

【用法用量】

**说明书用法用量**

**一般用法** 推荐剂量为 250mg/次，qd.，p.o.（空腹或与食物同服）。患者出现不能耐受的腹泻或皮肤不良反应时，可短期暂停治疗（最多 14d），随后恢复 250mg/d 的剂量。

【禁忌证】

**说明书禁忌证**

对本药有严重过敏反应者。

【特殊人群用药】

**儿童** 不推荐使用。

**老人** 无需调整剂量。

**孕妇** 动物实验表明本药有生殖毒性，建议育龄妇女在治疗期间避孕。美国 FDA 妊娠安全性分级为：D 级。

**哺乳妇女** 动物试验表明本药可经乳汁分泌，建议用药时停止哺乳。

**肝功能不全者** 氨基转移酶轻中度升高者应慎用，升高加重时，应考虑停药。因肝转移而引起的中至重度肝功能损害，无需调整剂量。

**肾功能不全/透析者** 无需根据肾功能状况调整剂量。

【注意】

（1）慎用 ①头颈部鳞状细胞癌（增加肿瘤出血的危险）。②肺纤维化。（以上选自国外资料）

（2）用药相关检查/监测项目 ①定期监测肝功能及全血细胞计数。②服用华法林者应定期监测 PT 或 INR。

（3）对驾驶/机械操作的影响 用药期间可出现乏力，应注意。

【给药说明】

（1）给药条件 ①如吞咽困难，可将片剂分散于半杯饮用水中（非碳酸饮料），不得使用其他液体。将片剂丢入水中，无需压碎，搅拌至完全分散（约需 10min），即刻饮下药液，再以半杯水冲洗杯子后饮下；也可通过鼻－胃管给予该药液。②无需因下述情况不同调整给药剂量：年龄、体重、性别、种族、肾功能、因肝转移而引起的中至重度肝功能损害。

（2）其他 ①大型随机对照临床试验结果表明，本药联合含铂化疗方案一线治疗局部晚期或转移性 NSCLC 未显示出临床获益，故不推荐此类联合方案。本药应单用于既往接受过细胞毒性化疗的 NSCLC 患者。②最有可能受益于本药的患者为东方人群、从未吸烟者或 EGFR 基因敏感突变的患者。EGFR 基因无突变和耐药突变不太可能从本药治疗中获得生存受益。

【不良反应】 本药总体耐受性良好，大部分不良事件为轻度，无需处理。

（1）神经 用本药治疗的成年 NSCLC 患者脑出血风险不太可能增高。

（2）血液 贫血（1 度）、中性粒细胞和血小板减少、出血（如鼻出血）。在服用华法林的患者中少见 INR（International Normalised Ratio）升高及/或出血事件。

（3）消化 腹泻（主要为轻度或中度 CTC 1 或 2 级，少有重度 CTC 3 或 4 级，多见于服药后第 1 个月内，通常是可逆的）、恶心（主要为轻度，CTC 1 级）、轻至中度呕吐（CTC 1 或 2 级）、轻至中度厌食（CTC 1 或 2 级）、口腔黏膜炎（多为轻度，CTC 1 级）、继发于腹泻/恶心/呕吐/厌食的脱水、口腔溃疡、口干（主要为轻度，CTC 1 级）、胰腺炎、肝炎、肝功能异常（主要为轻或中度氨基转移酶升高，CTC 1 或 2 级，部分患者可达 3 级，与剂量相关）。本药对肝脏的影响是可逆的。

（4）呼吸 ①呼吸困难。②间质性肺病，常较严重（CTC 3~4 级），已有致死的报道；可急性发作，通常出现急性呼吸困难，伴有咳嗽、低热、呼吸道不适，短期内该症状可发展至很严重；放射学检查常显示肺浸润或间质有毛玻璃样阴影；伴有原发性肺纤维化、间质性肺炎、尘肺、放射性肺炎、药物诱导性肺炎者死亡率较高。治疗期间应密切监测间质性肺病发生的迹象，如患者呼吸道症状加重，应中断本药治疗，立即检查；当证实有间质性肺病时，应停药，并给予相应治疗。

（5）泌尿　血尿、出血性膀胱炎、无症状的血肌酐值升高。

（6）皮肤　皮肤反应：包括皮疹、瘙痒、皮肤干燥和痤疮，多位于颜面部，大剂量时会累及上部躯干，主要为轻或中度（CTC 1或2级）脓疱性皮疹，在红斑的基础上有时伴皮肤干燥发痒。多见于服药后第1个月内，通常是可逆的。其他有指甲异常、脱发、中毒性表皮坏死松解症、Stevens-Johnson综合征和多形红斑。出现皮疹时，应停药。

（7）眼　结膜炎、睑炎和眼干（主要为轻度，CTC 1级）、弱视、角膜糜烂（可逆，有时伴睫毛生长异常）、角膜脱落、眼部缺血/出血。若出现睫毛位置异常，应先予以清除，再按常规剂量服药。

（8）其他　乏力（多为轻度，CTC 1级）、体重下降、外周性水肿、过敏反应（包括血管性水肿和风疹）。

【药物过量】

（1）表现　过量服用本药可能出现的症状尚不明确。在Ⅰ期临床试验中，少数患者服用至1g/d，观察到某些不良反应的发生频率和严重程度增加，主要为腹泻和皮疹。

（2）处理意见　给予对症处理，尤其是严重腹泻应给予适当治疗。

【相互作用】

（1）可升高胃pH值的药物（如雷尼替丁、西咪替丁等$H_2$受体拮抗药）可能降低本药血药浓度，从而使本药疗效降低。

（2）CYP 3A 4诱导药　利福平（强CYP 3A 4诱导药）可使本药的平均AUC比单服时降低83%。其他CYP 3A 4诱导药（如苯妥因、卡马西平、巴比妥类或圣约翰草）理论上也可增加本药代谢并降低其血药浓度，从而降低本药疗效。

（3）CYP 3A 4抑制药（如伊曲康唑、酮康唑、克霉唑、Ritonovir等）　可抑制本药代谢，可能有临床意义。

（4）华法林　在一些服用华法林的患者中有INR增高和/或出血事件的报道。服用华法林的患者应定期监测其PT或INR。

（5）长春瑞滨　可能加剧长春瑞滨引起的中性白细胞减少作用。

## 厄洛替尼
## Erlotinib

**【其他名称】** 埃罗替尼、特罗凯、盐酸厄洛替尼、Tarceva

**【分类】** 肿瘤用药\抗肿瘤药\抗信号转导药

**【制剂规格】** 片剂（盐酸盐）① 25mg。② 100mg。③ 150mg。

**【临床应用】**

**说明书适应证**

单药适用于表皮生长因子受体（EGFR）基因具有敏感突变的局部晚期或转移性非小细胞肺癌（NSCLC）患者的治疗，包括一线治疗、维持治疗，或既往接受过至少一次化疗进展后的二线及以上治疗。

**【用法用量】**

**说明书用法用量**

**一般用法**　常用剂量为150mg/d，至少在餐前1h或餐后2h服，直至疾病进展或出现不能耐受的毒性反应。减量时应每次减少50mg。

**【禁忌证】**

**说明书禁忌证**

对本药过敏者。

**【特殊人群用药】**

**儿童**　儿童中未进行本药的有效性和安全性研究。

**老人**　建议老年患者不需调整剂量。

**孕妇**　孕妇应充分权衡利弊后用药；育

龄妇女用药期间和治疗完成后至少 2 周应避孕。美国 FDA 妊娠安全性分级为：D 级。

**哺乳妇女** 建议用药期间避免哺乳。

**肝功能不全者** 肝功能障碍者慎用，严重肝功能异常者应减量或暂停用药。

**【注意】**

用药相关检查 / 监测项目 定期检查肝功能（氨基转移酶、胆红素和 ALP）。

**【给药说明】**

（1）给药条件 临床试验显示，本药与含铂的化疗方案（卡铂＋紫杉醇或吉西他滨＋顺铂）联合，一线治疗局部晚期或转移性 NSCLC，未见有益的临床反应。故不推荐上述联合化疗方案。

（2）减量 / 停药条件 ①用药期间出现严重的腹泻或严重皮肤反应，应减量或暂停用药。②用药期间出现无法解释的呼吸困难、咳嗽和发热等，应暂停治疗。若确诊为间质性肺炎，则应停用本药，并适当治疗。

**【不良反应】**

（1）消化 腹泻、恶心、呕吐、食欲减低、口腔炎、腹痛、肝功能异常。

（2）呼吸 呼吸困难、咳嗽、间质性肺疾病。

（3）皮肤 皮疹、瘙痒、皮肤干燥。

（4）眼 结膜炎、干燥性角膜结膜炎。

（5）其他 疲劳、感染。

**【药物过量】**

（1）剂量 健康受试者单次口服 1000mg 和癌症患者单次口服 1600mg 均能耐受。健康受试者 200mg/ 次，bid.，用药数日，耐受性很差。根据上述试验资料，剂量＞150mg/d 时，可能发生严重不良事件。

（2）表现 可能出现严重的腹泻、皮疹、氨基转移酶升高。

（3）处理意见 怀疑过量时应停用本药，并给予对症治疗。

**【相互作用】**

（1）CYP 3A 4（CYP 同工酶）诱导药（如利福平、利福布汀、利福喷丁、苯妥英、卡马西平、苯巴比妥和圣·约翰草等） 本药血药浓度可能降低。

（2）CYP 3A 4 抑制药（如酮康唑、伏立康唑、伊曲康唑、奈法唑酮、奈非那韦、利托那韦、沙奎那韦、茚地那韦、阿扎那韦、克拉霉素、泰利霉素、醋竹桃霉素等） 可能使本药血药浓度升高。

（3）华法林 可出现胃肠道出血；与华法林或其他抗凝药同服时，应监测 PT。

（4）尼古丁 吸烟可使本药的清除率增加 24%。

（5）食物 本药生物利用度可增至约 100%。

## 甲磺酸伊马替尼
## Imatinib Mesylate

**【其他名称】** 格列卫、伊马替尼、Gleevec、Glivec、Imatinib

**【分类】** 肿瘤用药 \ 抗肿瘤药 \ 抗信号转导药

**【制剂规格】** 胶囊 100mg。

**【临床应用】**

**说明书适应证**

（1）治疗慢粒白血病（CML）急变期、加速期或 α- 干扰素治疗失败后的慢性期患者。

（2）治疗不能切除和（或）发生转移的成人恶性胃肠道间质肿瘤（GIST）。

**【用法用量】**

**说明书用法用量**

（1）CML ①急变期和加速期，推荐剂量为 600mg/d，p.o.；慢性期，400mg/d，p.o.。有效则应持续服用。若血象许可且无严重药物不良反应，在下列情况下可考虑从 400mg/d 增至 600mg/d，或从 600mg/d 增至 800mg/d（400mg/ 次，bid.）：疾病进展、治疗至少 3 个月后未能获得满意的血液学反应、已取得的血液学反应重新消失。②加速期或急变期患者，若出现严重中性粒细胞和血小板减少（中性粒细胞＜ $0.5\times10^9$/

L 或血小板计数＜ $10\times10^9$/L），建议剂量减至 400mg/d；若血细胞减少持续 2 周，则进一步减至 300mg/d；若血细胞减少持续 4 周，则宜停药，直至中性粒细胞≥ $1\times10^9$/L 和血小板≥ $20\times10^9$/L，再用时剂量为 300mg/d。③慢性期患者，当中性粒细胞＜ $1\times10^9$/L 和（或）血小板＜ $50\times10^9$/L 时宜停药，仅在中性粒细胞≥ $1.5\times10^9$/L 和血小板≥ $75\times10^9$/L 时再恢复用药，剂量为 400mg/d；若中性粒细胞或血小板再次减至上述值，再恢复用药时剂量减至 300mg/d。

（2）GIST　对不能切除和（或）转移的恶性 GIST 患者，推荐剂量为 400mg/d，p.o.。治疗后未能获得满意反应者，若无药物不良反应，则可考虑增至 600mg/d。应持续治疗，除非病情进展。当中性粒细胞＜ $1\times10^9$/L 和（或）血小板＜ $50\times10^9$/L 时宜停药，仅在中性粒细胞≥ $1.5\times10^9$/L 和血小板≥ $75\times10^9$/L 时再恢复用药，剂量为 400mg/d；若中性粒细胞或血小板再次减至上述值，再恢复用药时剂量减至 300mg/d。

**【禁忌证】**

**1. 说明书禁忌证**

对本药过敏者。

**2. 其他禁忌证**

（1）孕妇或可能妊娠的妇女。

（2）哺乳妇女。

**【特殊人群用药】**

**儿童**　暂无＜ 18 岁者应用本药安全性和有效性的相关资料。

**老人**　在不同年龄患者中的药动学数据无显著差异。

**孕妇**　孕妇或可能妊娠者禁用。美国 FDA 妊娠安全性分级为：D 级。

**哺乳妇女**　禁用。

**肝功能不全者**　慎用；目前尚无肝功能不全者使用本药的临床资料，无剂量调整的建议方案。

**【注意】**

（1）慎用　①严重心力衰竭（按纽约心脏学会分类法的Ⅲ～Ⅳ级）。②青光眼。③胃肠功能紊乱（国外资料）。④骨髓抑制（国外资料）。⑤病毒或细菌感染（国外资料）。

（2）用药相关检查 / 监测项目　①治疗前应检查肝功能（包括氨基转移酶、血胆红素和 ALP），以后可每月复查 1 次。②治疗的第 1 个月宜每周检查血常规，第 2 个月每 2 周检查 1 次，以后则视需要而定（如每 2~3 个月查 1 次）。③建议定期监测体重。

**【给药说明】**

（1）给药条件　①本药应口服，1 次 /d。宜进食时服用，且服药时应多饮水，以减轻胃肠道不良反应。②不能吞咽胶囊者，可将胶囊内药物分散于水或苹果汁中（100mg 约用 50ml，400mg 约用 200ml）。建议妊娠或适龄妇女在打开胶囊时，避免药物与皮肤或眼睛接触，或吸入，且接触打开的胶囊后应立即洗手。

（2）减量 / 停药条件　用药后出现严重非血液学毒性（如严重水潴留）时，应停止治疗，直至不良反应消失，随后再根据该不良反应的严重程度调整剂量。

**【不良反应】**

（1）心血管　心力衰竭、肺水肿、心动过速、高血压、低血压、皮肤潮红、四肢发冷及血肿。

（2）神经　头痛、头晕、味觉障碍、失眠、疲劳乏力、出血性卒中、晕厥、周围神经病变、感觉减退、嗜唾、偏头痛。

（3）精神　抑郁。

（4）内分泌 / 代谢　体重增加、水潴留、脱水、血尿酸、血钾升高或降低、血钠降低、体重减轻、男性乳房女性化、乳房肿大。若体重快速增加，应作详细检查，必要时采取对症治疗。

（5）血液　中性粒细胞减少、血小板减少、全血细胞减少、贫血、中性粒细胞减少性发热、出血。

（6）消化　食欲缺乏、恶心、呕吐、腹泻、消化不良、腹痛、腹胀、便秘、口干、食欲增加、口腔溃疡、胃食管反流、胃炎、GU、胃肠出血、腹水及肝功能异常（氨基转移酶及血胆红素升高等）。血浆胆红素＞正常值上限（IULN）的 3 倍或氨基转移酶＞5 倍 IULN 时，应停止治疗，直至上述检验值分别降至 1.5 倍 IULN 和 2.5 倍 IULN，可减量给药（分别从 400mg/d、600mg/d 减至 300mg/d、400mg/d）。

（7）呼吸 胸水、鼻出血、呼吸困难、咳嗽、肺炎、鼻咽炎。

（8）泌尿 血肌酐升高、肾衰竭。

（9）生殖 阴囊水肿。

（10）骨骼肌肉 肌肉痉挛、关节肿胀及疼痛、坐骨神经痛。

（11）皮肤 全身浮肿、各类皮炎及皮疹、皮肤瘙痒、红皮症、皮肤干燥、脱发、盗汗、瘀斑、多汗、荨麻疹、指甲断裂、光过敏反应、紫癜。

（12）眼 结膜炎、泪多、眼刺激症状、视物模糊、结膜出血、眼干、眶周浮肿。

（13）耳 耳和迷路异常。

（14）其他 发热、畏寒、全身不适、败血症、疱疹病毒感染等。

**【药物过量】**

尚无药物过量的报道，超过 800mg/d 的用药经验也有限。若发生药物过量，应密切观察，并给予对症治疗。

**【相互作用】**

（1）克拉霉素、红霉素、红霉素/磺胺异噁唑、伊曲康唑、酮康唑、苯妥英 本药血药浓度升高。

（2）环孢素、匹莫齐特、辛伐他汀 上述药物的血药浓度升高。

（3）华法林 出血的风险增加。

## 甲苯磺酸拉帕替尼
## Lapatinib Ditosylate

**【其他名称】** 泰立沙、Tykerb

**【分类】** 肿瘤用药\抗肿瘤药\抗信号转导药

**【制剂规格】** 片剂（薄膜包衣） 250mg。

**【临床应用】**

**其他临床应用**

与卡培他滨联合用于治疗人表皮生长因子受体 -2（HER-2）过度表达且经蒽环类药、紫杉类药和曲妥珠单抗治疗后复发的进行性或转移性乳腺癌（国外资料）。

**【用法用量】**

**其他用法用量**

［国外参考信息］

（1）一般用法 第 1~21 日，持续口服本药 1250mg/次，qd.，并在第 1~14 日联用卡培他滨［2000mg/（$m^2$·d），q.12h，p.o.］。每 21d 重复上述疗程。

（2）剂量调整 ①患者左心室射血分数（LVEF）下降至 2 级或低于美国国家癌症研究所（NCI）制订的正常下限时，应停用本药。若 LVEF 恢复正常且症状消失，在服用 2 周的最低剂量后，可重新服用减量的本药（1000mg/d）。②若患者出现大于或等于 NCI 一般毒性评估标准 2 级的毒性反应，应考虑停用或中断服用本药，毒性反应改善至 1 级或更低，则可按 1250mg/d 的剂量重新开始服用。若再次发生毒性反应，则应以更低剂量开始重新服用本药（1000mg/d）。

**【禁忌证】**

尚不明确。

**【特殊人群用药】**

**儿童** 用药的安全性和有效性尚不明确。

**老人** 本药与卡培他滨联用的安全性和有效性在老年人群和年轻人群中未见差异，但不能排除某些老年患者对本药可能更敏感。

**孕妇** 孕妇服用本药可致胎儿受损，妇女用药期间应避免妊娠。美国 FDA 妊娠安全性分级为：D 级。

**哺乳妇女** 用药应权衡利弊。

**肝功能不全者** 严重肝功能不全者（Child-Pugh 分级为 C 级）慎用并减量。

**其他用法用量**

［国外参考信息］严重肝功不全者应减至750mg/d，可使AUC调整至正常范围。

**肾功能不全/透析者**　尚无肾功能不全或透析者使用本药的研究。仅少于2%的本药及其代谢产物经肾排泄，故肾功能不全对本药的药动学影响很小。

**【注意】**

（1）慎用　①左心室功能受损者（国外资料）。②发生或可能发生Q-T间期延长者（包括低钾血症或低镁血症、先天性Q-T间期延长综合征、服用抗心律失常药物或其他可导致Q-T间期延迟的药物、接受累积高剂量的蒽环类药治疗）（国外资料）。

（2）用药相关检查/监测项目　①监测LVEF：在开始本药治疗前，应评估LVEF，以确保LVEF基线在NCI规定的正常范围内。治疗期间，应对LVEF进行持续评估，以确保LVEF未降至NCI规定的正常范围以下。②ECG（Q-T间期）。

**【给药说明】**

给药条件　①本药须在饭前至少1h或饭后至少1h服用。每日给药1次，不推荐将每日剂量分开服用。卡培他滨须与食物同用或进食后30min内服用。②若患者漏服，不能在第2日双倍服用，而是按原定计划服用下一次日用量。③本药须持续治疗直至疾病加重或出现无法接受的毒性反应。④使用本药前，应先纠正低钾血症或低镁血症。

**【不良反应】**

（1）神经　失眠。

（2）消化　与卡培他滨联合治疗时常见胃肠道反应（恶心、呕吐、腹泻）。腹泻是导致停药最常见的不良反应，应给予止泻药积极治疗腹泻，严重腹泻者可能需口服或静脉给予电解质及液体，并中断或停止本药治疗。另可见口腔炎、消化不良。

（3）呼吸　呼吸困难。

（4）骨骼肌肉　肢端疼痛、后背痛。

（5）皮肤　与卡培他滨联合治疗时：皮肤反应（掌足红肿、疼痛、皮疹）。另可见皮肤干燥、3级痤疮样皮肤炎症。

（6）其他　与卡培他滨联合治疗时：疲倦。另可见黏膜炎症。

**【药物过量】**

（1）剂量　临床试验中给予本药的最大口服剂量是1800mg/d。频繁服用本药可致血药浓度超标及增加药物毒性。

（2）处理意见　目前尚无本药过量的解救办法。血透不能有效清除本药。

**【相互作用】**

（1）强效CYP 3A 4抑制药（如酮康唑、依曲康唑、克拉霉素、阿扎那韦、茚地那韦、萘法唑酮、那非那韦、利托那韦、沙奎那韦、泰利霉素、伏立康唑）　应避免同用。若必须同用，则应将本药剂量减至500mg/d（但目前尚无这种剂量调整的临床数据）。若停用强效CYP 3A 4抑制药，在本药的剂量调整升至正常推荐剂量前，应有约1周的洗脱期。

（2）强效CYP 3A 4诱导药（如地塞米松、苯妥英、卡马西平、利福平、利福布汀、利福喷汀、苯巴比妥、贯叶连翘）　应避免同用。若必须同用，则应将本药剂量从1250mg/d逐渐增至4500mg/d（但目前尚无这种剂量调整的临床数据）。若停用强效CYP 3A 4诱导药，本药剂量则应减至正常推荐剂量。

（3）经p-糖蛋白代谢的药物　可能会增加代谢药物的浓度，需引起注意。

（4）抑制p-糖蛋白的药物　本药血药浓度可能增高，需引起注意。

（5）卡培他滨　对两者的药动学无影响。

（6）葡萄柚汁　可使本药的血药浓度升高，应避免同服。

## 舒尼替尼
## Sunitinib

**【其他名称】**　苹果酸舒尼替尼、索坦、Sunitinib Malate、Sutent

【分类】 肿瘤用药\抗肿瘤药\抗信号转导药

【制剂规格】 胶囊 12.5mg。

【临床应用】

**说明书适应证**

（1）甲磺酸伊马替尼治疗失败或不能耐受的胃肠间质瘤（GIST）。

（2）不能手术的晚期肾细胞癌（RCC）。

【用法用量】

**说明书用法用量**

GIST、RCC 推荐 50mg/ 次，qd.，p.o.，服药 4 周，停药 2 周（4/2 给药方案）。与食物同服或不同服均可。根据个体反应和耐受性，以 12.5mg/ 次的幅度增量或减量。

【禁忌证】

**说明书禁忌证**

对本药过敏者。

【特殊人群用药】

**儿童** 尚无本药用于儿童的安全性和有效性的临床研究。

**老人** 未发现年轻患者与老年患者在安全性或有效性方面存在差异。

**孕妇** 尚无孕妇使用本药的充分和严格地对照研究。本药抑制血管形成，可能对妊娠产生不良作用。育龄妇女接受本药治疗时应避孕。美国 FDA 妊娠安全性分级为：D 级。

**哺乳妇女** 本药及其代谢物能从大鼠乳汁中泌出，是否从人乳中泌出尚不明确。哺乳妇女接受本药治疗时应权衡利弊，决定是否停止哺乳或停止治疗。

【注意】

（1）慎用 ①左心室功能障碍。②有 Q-T 间期延长病史。③正服用抗心律失常药或有相关基础心脏疾病。④心动过缓。⑤尖端扭转型室速。⑥高血压。⑦出血事件。⑧甲状腺功能低下。⑨电解质紊乱。

（2）用药相关检查 / 监测项目 ①每个治疗周期开始时应检查全血细胞计数、血小板计数及血生化（包括血磷）。②治疗期间定期监测 ECG 和电解质（镁和钾）。③对于治疗前 12 个月内发生心脏事件者，如心肌梗死（包括严重 / 不稳定型心绞痛）、冠状动脉 / 外周动脉旁路移植术、有症状的充血性心力衰竭（CHF）、脑血管意外或一过性缺血发作、或肺栓塞者，接受本药治疗时应仔细监测其 CHF 的临床症状和体征，也应考虑进行基线和定期左室射血分数（LVEF）评估。对于无心脏危险因素者，应考虑进行基线射血分数的评估。④本药治疗时，对所有患者均应密切监测甲低的症状和体征；对有甲低症状和体征者应进行甲状腺功能的实验室监测，并相应给予标准治疗。⑤对于经历应激如手术、创伤或严重感染者，用本药时建议监测肾上腺功能。

【给药说明】

减量 / 停药条件 （1）若出现 CHF 的临床表现，建议停用本药。无 CHF 临床证据但射血分数＜50% 以及射血分数低于基线 20% 的患者也应停止本药治疗和（或）减量。（2）应对高血压患者进行血压监测，并根据需要进行标准的降压治疗。若发生严重高血压，建议暂停本药，直至高血压得到控制。

【不良反应】

（1）心血管 高血压、左心室功能障碍、Q-T 间期延长、静脉血栓事件、LVEF 下降。

（2）神经 味觉改变、失眠、癫痫和有放射影像学证据的可逆性后脑白质脑病综合征（RPLS）。癫痫和 RPLS 患者若出现高血压、头痛、灵敏性下降、精神功能改变和视力丧失（包括皮质性盲）时应先进行医学处理（包括控制血压），并暂停本药，以后可根据情况考虑恢复治疗。

（3）精神 抑郁。

（4）内分泌 / 代谢 低血钾、高血钠。

（5）血液 出血；中性粒细胞、淋巴细胞、血小板及 Hb 减少。

（6）消化 腹泻、恶心、黏膜炎 / 口腔炎、呕吐、消化不良、腹痛、便秘及厌食、胰腺炎、肝功能衰竭以及肝功能异常（包括 AST、ALT、脂肪酶、碱性磷酸酶、淀粉酶、总胆红素、间接胆红素异常)。出现胰腺炎和肝功能衰竭的症状时，应停用本药。

(7)呼吸　咳嗽、呼吸困难。

(8)泌尿　血肌酐异常。

(9)骨骼肌肉　肌痛/肢痛。

(10)皮肤　皮疹、手足综合征、皮肤颜色改变。

(11)其他　疲倦、乏力、外周水肿。

**【药物过量】**

(1)表现　已完成的临床研究中尚无本药过量的报道。非临床研究中，在500mg/kg($3000mg/m^2$)/d，最少给药5日即观察到大鼠死亡。在此剂量水平，毒性反应征象包括肌肉协调障碍、摇头、活动减退、眼分泌物、竖毛和胃肠道不适。在更低剂量水平但更长治疗持续时间时也观察到死亡及相似的毒性反应征象。

(2)处理意见　无特效解毒药，处理本药过量的方法包括一般的支持性措施。有临床指征时，应采用催吐或洗胃清除未吸收的药物。

**【相互作用】**

(1)CYP 3A 4酶诱导药(如地塞米松、苯妥英、卡马西平、利福平、利福布汀、利福喷汀、苯巴比妥、圣约翰草)可降低本药血药浓度。其中圣约翰草可能会突然降低本药血药浓度，患者在接受本药治疗时不能同服圣约翰草。若必须与上述药合用，需考虑增加本药剂量(最大剂量不应超过87.5mg/次，qd.)，同时应仔细监测患者的毒性反应。

(2)CYP 3A 4酶强抑制药(如酮康唑、伊曲康唑、克拉霉素、atazanavir、茚地那韦、萘法唑酮、那非那韦、利托那韦、沙奎那韦、泰利霉素、伏立康唑)可增加本药血药浓度。建议合并用药时选择对此类酶无或仅有最小抑制作用的药物。若必须与上述药合用，应考虑减少本药剂量(最小可至37.5mg/次，qd.)。

(3)葡萄柚汁　可增加本药血药浓度。

# 索拉非尼
# Sorafenib

**【其他名称】** 多吉美、甲苯磺酸索拉非尼、Nexavar、Sorafenib Tosylate

**【分类】** 肿瘤用药\抗肿瘤药\抗信号转导药

**【制剂规格】** 片剂(甲苯磺酸盐)0.2g。

**【临床应用】**

**说明书适应证**

(1)不能手术的晚期肾细胞癌。

(2)不能手术或远处转移的原发肝细胞癌。

**【用法用量】**

**说明书用法用量**

**一般用法**　推荐剂量为0.4g/次，bid.，空腹或伴低脂、中脂饮食服用。应持续治疗直至患者不能临床受益或出现不可耐受的毒性反应。出现疑似不良反应时，应暂停或减量，必要时减至0.4g/次，qd.。建议根据皮肤毒性相应调整剂量，见表8-1-13：

表8-1-13　剂量调整表

| 皮肤不良反应分级 | 不良反应发生频率 | 建议剂量调整 |
|---|---|---|
| 1级：麻痹、感觉迟钝、感觉异常、麻木感、无痛肿胀、手足红斑或不适但不影响日常活动 | 任何时间出现 | 继续使用本药，同时给予局部治疗以消除症状 |
| 2级：伴疼痛的手足红斑和肿胀，和/或影响日常生活的手足不适 | 首次出现 | 继续使用本药，同时给予局部7日之内如症状无改善，见下 |
| | 7日之内症状无改善或第2次、第3次出现 | 中断本药治疗直至毒性缓解至0~1级。当重新开始本药治疗时，减至单剂量(0.4g/d) |
| | 第4次出现 | 终止本药治疗 |

续 表

| 皮肤不良反应分级 | 不良反应发生频率 | 建议剂量调整 |
| --- | --- | --- |
| 3 级：湿性脱皮、溃疡、手足起疱、疼痛或导致患者不能工作和正常生活的严重手足不适 | 第 1 次出现或第 2 次出现 | 中断本药治疗直至毒性缓解至 0~1 级。当重新开始本药治疗时，减至单剂量（0.4g/d） |
| | 第 3 次出现 | 终止本药治疗 |

【禁忌证】

**说明书禁忌证**

对本药严重过敏者。

【特殊人群用药】

**儿童** 尚无儿童用药的安全性及有效性资料。

**老人** 无需调整剂量。

**孕妇** 动物实验已发现本药有致畸性和胚胎-胎儿毒性（包括流产危险增加、发育障碍），且这些危害作用在明显低于临床剂量时即出现。孕妇应避免使用本药，仅在治疗收益超过对胎儿产生的可能危害时，才能应用。育龄妇女在治疗期间和治疗结束至少 2 周内也应采取足够的避孕措施。美国 FDA 妊娠安全性分级为：D 级。

**哺乳妇女** 本药治疗期间应停止哺乳。

**肝功能不全者** 轻、中度肝损害者（Child-Pugh A 和 B）无需调整剂量。尚无重度肝损害者（Child-Pugh C）应用本药的研究。

**肾功能不全 / 透析者** 轻、中度或不需透析的重度肾功能损害者无需调整剂量。尚无透析患者应用本药的研究。

【注意】

（1）慎用 ①出血。②高血压。③皮肤毒性反应。（以上均选自国外资料）

（2）对驾驶 / 机械操作的影响 目前尚无相关研究。

【给药说明】

（1）给药条件 ①无需根据患者的年龄、性别或体重调整剂量。②尚无服用本药对伤口愈合影响的研究。需进行大手术者建议暂停药，术后何时再用药的临床经验有限，决定患者再次用药前应先从临床考虑，确保伤口愈合。

（2）其他 ①动物实验表明本药可损害男性和女性的生殖能力。②对于晚期肝细胞癌患者，目前尚不能明确本药相对介入治疗的优劣，也不能明确对既往接受过介入治疗的患者使用本药是否有益，应根据患者具体情况综合考虑，选择适宜治疗手段。

【不良反应】

（1）心血管 高血压、面部潮红、心肌缺血和心肌梗死、充血性心力衰竭、高血压危象。高血压多为轻至中度，多在开始服药后的早期阶段出现，用常规降压药物即可控制。应定期监控血压，如有需要则按照标准治疗方案治疗。对应用降压药物后仍严重或持续的高血压或出现高血压危象者需考虑永久停用本药。对于发生心肌缺血和 / 或心肌梗死的患者也应考虑暂时或永久停用本药。

（2）神经 头痛、外周感觉神经病变、可逆性后部脑白质病。

（3）精神 抑郁。

（4）内分泌 / 代谢 甲状腺功能减退、低磷血症、低钠血症、脱水、体重减轻、男子乳腺发育。

（5）血液 淋巴细胞、WBC、中性粒细胞、血小板减少以及贫血、出血（包括胃肠道出血、呼吸道出血及脑出血）、INR 和凝血因子Ⅱ异常。严重出血并不常见，一旦出血，需治疗，建议考虑永久停用本药。

（6）消化 腹泻、厌食、恶心、呕吐、便秘、腹痛、口腔炎（包括口干和舌痛）、消化不良、吞咽困难、胃食管反流、胰腺炎、胃炎、胃肠道穿孔、胆红素升高、黄疸以及淀粉酶、脂肪酶、氨基转移酶和 ALP 短暂升高。出现胃肠道穿孔者，应停药。

（7）呼吸 声嘶、鼻溢。

（8）生殖 ED。

（9）骨骼肌肉　肢体疼痛、关节痛、肌痛。

（10）皮肤　①皮疹、脱发、手足皮肤反应。皮疹和手足皮肤反应通常为 NCI CTCAE 1 到 2 级，且多于开始服用本药后的 6 周内出现。对皮肤毒性反应的处理包括局部用药以减轻症状、暂时性停药或 / 和调整本药剂量。对皮肤毒性严重或反应持久者需永久停用本药。②瘙痒、红斑、皮肤干燥、毛囊炎、剥脱性皮炎、痤疮、脱屑、湿疹、轻微多形性红斑、角化棘皮瘤 / 皮肤鳞状上皮细胞癌。

（11）耳　耳鸣。

（12）其他　超敏反应（包括皮肤反应和荨麻疹）、乏力、虚弱、感染、疼痛（包括口痛、腹痛、骨痛、头痛和癌痛）、发热、流行性感冒症状。

**【药物过量】**

（1）表现　本药最高剂量为 0.8g/ 次，bid.，在此剂量下所观察到的主要不良反应为腹泻和皮肤毒副反应。

（2）处理意见　尚无特殊治疗措施。如怀疑服用过量，则应停药并给予相应的支持治疗。

**【相互作用】**

（1）CYP 3A 4 诱导药（如利福平、圣约翰草、苯妥英、卡马西平、苯巴比妥和地塞米松等）可能加快本药代谢，降低本药血药浓度，避免合用。

（2）多烯紫杉醇　多烯紫杉醇（75mg/m$^2$ 或 100mg/m$^2$，每 21 日 1 次）与本药（在 21 日的治疗周期中，从第 2~19 日，一次 0.2g 或 0.4g，bid.）联合应用时（本药在多烯紫杉醇用药时停用 3 日），可导致多烯紫杉醇的 AUC 增加 36%~80%，$C_{max}$ 提高 16%~32%。合用时需谨慎。

（3）多柔比星　多柔比星的 AUC 值增加 21%，其临床意义尚不明确。合用时应谨慎，监测多柔比星的毒性（发热、寒战、腹部疼痛、黏膜炎）。

（4）伊立替康　伊立替康活性代谢产物 SN-38 的 AUC 升高 67%~120%，同时伊立替康的 AUC 升高 26%~42%，其临床意义尚不明确。合用时应谨慎，监测伊立替康的毒性（骨髓抑制、腹泻、恶心、呕吐或发热）。

（5）华法林　部分合用华法林治疗者偶发出血或 INR 升高。合用时应定期监测 PT 的改变、INR 值，并注意临床出血迹象。

（6）CYP 3A 4 抑制药（如酮康唑）影响本药代谢的可能性很小。

（7）吉西他滨、奥沙利铂、紫杉醇　本药对上述药的药动学无影响。

## 第十三节　其他抗肿瘤药

### 丙卡巴肼
### Procarbazine

**【其他名称】** 甲苄肼、甲基苄肼、盐酸丙卡巴肼、盐酸甲基苄肼、Matulan、Methylhydrazine、Natulan、Procarbazine Hydrochloride

**【分类】** 肿瘤用药 \ 抗肿瘤药 \ 其他抗肿瘤药

**【制剂规格】** 肠溶片（盐酸盐）① 25mg。② 50mg。

片剂（盐酸盐）50mg。

**【临床应用】**

**说明书适应证**

（1）恶性淋巴瘤。

（2）小细胞肺癌（SCLC）、恶性黑色素瘤、多发性骨髓瘤、脑瘤（原发或继发）。

**【用法用量】**

**1. 说明书用法用量**

**一般用法**　50mg/ 次，tid.（也可睡前顿服，减轻胃肠道反应），p.o.，连用2周，每4周重复。

2. **其他用法用量**

［国内参考信息］ 150~200mg/d，分3~4次服。一疗程总量可根据血象而定。

［国外参考信息］ ①单药治疗时，2~4mg/（kg · d），p.o.，用1周；以后4~6mg/（kg · d），至WBC计数＜$4 \times 10^9$/L或血小板计数＜$100 \times 10^9$/L，或已达最大效应。如细胞计数升高，可给予1~2mg/(kg·d）维持治疗。②联合用药时，采用MOPP/ABV化疗方案，第1日静脉给予氮芥6mg/$m^2$、长春新碱1.4mg/$m^2$（不超过2mg/$m^2$）；第1~7日，口服本药100mg/（$m^2$ · d）；第1~14日，口服泼尼松40mg/（$m^2$ · d）；第8日静脉给予多柔比星35mg/$m^2$、博来霉素10U/$m^2$、长春碱6mg/$m^2$。每28d重复一疗程。

**【禁忌证】**

1. **说明书禁忌证**

孕妇。

2. **其他禁忌证**

对本药过敏者（国外资料）。

**【特殊人群用药】**

**儿童** 儿童可见过量的神经毒性，剂量应个体化，并在严格的临床监测下给药。

1. **说明书用法用量**

**一般用法** 3~5mg/（kg · d）［或100mg/（$m^2$ · d）]，分次服，使用1~2周后停药2周。

2. **其他用法用量**

［国外参考信息］ 单药治疗时，50mg/（$m^2$·d），p.o.，用1周；以后100mg/（$m^2$·d），至WBC、血小板计数减少或达最大效应。达最大效应后，给予50mg/（$m^2$ · d）维持治疗。

**老人** 酌情减量。

**孕妇** 本药可致畸，孕妇(尤其妊娠早期）禁用。美国FDA妊娠安全性分级为：D级。

**哺乳妇女** 用药期间应停止哺乳。

**肝功能不全者** 慎用。

**肾功能不全/透析者** 肾功能不全者慎用。

**【注意】**

（1）慎用 ①骨髓功能低下。②糖尿病。③伴有感染者。④近期进行过放疗或化疗者。

（2）用药相关检查/监测项目 定期检查血常规及肝、肾功能，监测血尿酸。

**【给药说明】**

（1）减量/停药条件 WBC＜$3 \times 10^9$/L或血小板计数＜$80 \times 10^9$/L-$100 \times 10^9$/L时，应停药。血象恢复后减量给药（50~100mg/d）。

（2）其他 联合用药时，可采用MOPP或COPP方案(氮芥或环磷酰胺、长春新碱、泼尼松和丙卡巴肼）。

**【不良反应】**

（1）心血管 低血压、心动过速、晕厥。

（2）神经 眩晕、EEG异常、嗜睡、下肢感觉异常、深腱反射消失、麻痹、昏迷、抽搐、共济失调、眼球震颤、头痛。

（3）精神 精神错乱、幻觉、抑郁、恐惧、紧张、恶梦、失眠。

（4）内分泌/代谢 青春期或青春期早期男子乳腺发育。

（5）血液 溶血、骨髓抑制(剂量限制性），WBC、血小板减少多见于用药后4~6周，2~3周后可恢复。

（6）消化 食欲缺乏、恶心、呕吐、口腔炎、口干、腹泻、便秘、肝功能损害、黄疸、呕血、黑便、吞咽困难、厌食、腹痛。

（7）呼吸 肺炎、胸腔积液。

（8）泌尿 血尿、尿频、夜尿。

（9）生殖 男性精子减少、年轻妇女闭经。

（10）骨骼肌肉 肌肉痛、关节痛、肌肉震颤。

（11）皮肤 疱疹、荨麻疹、皮肤潮红、皮炎、色素沉着、脱发。

（12）眼 视网膜出血、视神经盘水肿、

畏光、复视。

（13）耳　听力下降。

（14）其他　全身过敏反应、发热、寒战、多汗、虚弱、浮肿、声音沙哑、吐字不清、伴发感染。潜在致癌性，与烷化剂合用可致第二原发肿瘤。

【相互作用】

（1）赛庚啶　赛庚啶抗胆碱作用延长、加强，禁止合用。

（2）降血糖药　降血糖药作用增强，避免合用。

（3）筒箭毒碱　肌肉松弛作用增强，可致呼吸困难。

（4）西酞普兰、氯伏胺、右芬氟拉明、右美沙芬、右美沙芬/吗啡、非莫西汀、芬氟拉明、氟西汀、氟伏沙明、奈法唑酮、奈福泮、帕罗西汀、瑞波西汀、琥珀酸舒马坦、舍曲林、西布曲明、琥珀酸舒马普坦、文拉法辛、佐米曲坦　导致 CNS 毒性或 5-羟色胺综合征，禁止合用。

（5）肾上腺素、异丙肾上腺素、去甲肾上腺素、伪麻黄碱、麻黄碱、左旋多巴、多巴胺、甲基多巴、苄非他明、右哌甲酯、苯丙胺、安非拉酮、恩他卡朋、胍那决尔、胍乙啶、多巴胺异丁酯、异美汀、马吲哚、间羟喘息定、间羟胺、甲苯丙胺、甲氧明、哌甲酯、奥洛福林、匹莫林、苯甲曲秦、芬美曲秦、芬特明、去氧肾上腺素、苯丙醇胺、利舍平、四氢唑林、托卡朋、赛洛唑啉　可致高血压危象。

（6）吗啡、巴西可可（Guarana）、马黛（Mate）　可致头痛、血压升高。

（7）其他 MAOI（如异卡波肼、苯乙肼、苯环丙胺）　高血压危象或癫痫发作危险增加，禁止合用。

（8）阿可乐定、溴莫尼定、卡马西平、哌替啶、左甲硫拉嗪　毒性增加，禁止合用。

（9）三环类抗抑郁药（如阿米替林、氯氮䓬/阿米替林、环苯扎林、地昔帕明、氯米帕明、阿莫沙平、丙米嗪、度硫平、多塞平、马普替林、洛非帕明、去甲替林、奥匹哌醇、普罗替林、曲米帕明）、米氮平　可致神经毒性加重、癫痫发作，避免合用。

（10）氟哌利多、左美沙酮　心脏毒性危险增加。

（11）乙氯维诺、氧可酮（Oxycodone）中枢抑制作用加强。

（12）人参　可致失眠、肌阵挛、头痛、易激动、抑郁恶化。

（13）甲氨蝶呤　可致肾功能不全。

（14）丁螺环酮　可致高血压危象，不推荐合用。

（15）活疫苗　活疫苗感染风险增加。用药期间禁止接种，缓解期白血病患者，化疗结束 3 月后才能接种。

（16）酒精　中枢镇静作用增强，可产生双硫仑样反应，用药避免摄入酒精。

（17）含酪胺的食物　可致血压升高，用药期间不宜食牛奶、香蕉等。

## 三氧化二砷
## Arsenic Trioxide

【其他名称】　亚砷酸、伊泰达、Arsenious Acid

【分类】　肿瘤用药\抗肿瘤药\其他抗肿瘤药

【制剂规格】　注射液　① 5ml∶5mg。② 10ml∶10mg。

糊剂

【临床应用】

**1. 说明书适应证**

治疗急性早幼粒细胞白血病（APL）、原发性肝癌晚期。

**2. 其他临床应用**

用于牙髓失活。

【用法用量】

**1. 说明书用法用量**

（1）APL　10mg/ 次或 7mg/（$m^2$·次），

用 5%GS 或 NS 500ml 稀释后，i.v.gtt.（3~4h），qd.。4 周一疗程，间歇 1~2 周，也可连续用药。

（2）原发性肝癌晚期 7~8mg/（$m^2$·次），用 5%GS 或 NS 500ml 稀释后 i.v.gtt.（3~4h），qd.。2 周一疗程，间歇 1~2 周后可进行下一疗程。

**2. 其他用法用量**

［国内参考信息］

牙髓失活 取适量失活剂放于穿髓孔处，上置丁香油小棉球或空白小棉球（减少对牙髓的压力，避免封药后疼痛），用氧化锌丁香油糊剂密封窝洞，尤应注意邻面洞缘处。24~48h 后取出，若牙髓仍未失活，应改用其他无痛法。

［国外参考信息］

APL 诱导治疗时，推荐 0.15mg/（kg · d），稀释于 5%GS 或 NS 100~250ml 中 i.v.gtt.。持续给药，直至骨髓象提示病情缓解，或至最大给药量（60 剂）。完成诱导治疗后 3~6 周开始巩固治疗，推荐 0.15mg/（kg · 次），i.v.gtt.，在 5 周内使用 25 剂。

**【禁忌证】**

**1. 说明书禁忌证**

（1）非白血病所致的严重肝、肾功能损害者。

（2）长期接触砷或有砷中毒者。

（3）孕妇。

**2. 其他禁忌证**

（1）对本药或其他砷剂过敏者（国外资料）。

（2）禁用于前牙、乳牙及根尖孔未形成的年轻恒牙。

**【特殊人群用药】**

**儿童** 儿童不宜将本药作为首选。

**说明书用法用量**

APL 0.16mg/（kg · 次），i.v.gtt.，用法同成人。

**老人** 尚无老年患者用药引起异常的报道。

**孕妇** 禁用。美国 FDA 妊娠安全性分级为：D 级。

**哺乳妇女** 用药期间应停止哺乳。

**肝功能不全者** 非白血病所致的严重肝功能损害者应禁用，轻、中度者慎用。

**肾功能不全 / 透析者** 非白血病所致的严重肾功能损害者禁用，轻、中度者慎用。

**【注意】**

（1）慎用 ①心血管疾病（尤其是心力衰竭、高血压或心脏传导异常）。②糖尿病。③周围神经病或有周围神经病史者。④低钾血症、低镁血症或同时使用排钾利尿药者。（以上均选自国外资料）

（2）交叉过敏 对其他砷剂过敏者，也可对本药过敏。

（3）用药相关检查 / 监测项目 治疗前应检测血清电解质（钾、钙、镁）、肌酐水平及检查 ECG。治疗期间，每周检查 ECG，每 2 周应检测血常规、电解质、凝血功能。

**【给药说明】**

（1）给药条件 ①若肝功能异常是因白血病细胞浸润所致，可在保肝治疗的同时使用本药。②本药对组织的毒性没有自限性，作用可以超出根尖孔造成根尖周围组织的坏死或化学性炎症。因此封药时间必须严格控制。③在邻面近龈的窝洞封药时，应严防药物泄漏，造成牙龈和牙槽骨的坏死，若泄漏可用 10% 碘酊局部涂擦，使三价砷变成五价砷降低毒性。封药后因血管扩张，会发生疼痛。加入表面麻醉剂、防腐剂及血管收缩剂等可减轻疼痛，增强效果。④砷剂失活牙髓宜尽量少用，局麻下拔髓为更安全可靠的方法。

（2）减量 / 停药条件 ①若出现肝、肾功能异常，应及时针对性治疗，密切观察病情，必要时停药。②若肝功能异常是因白血病细胞浸润所致，可在保肝治疗的同时使用本药。③若出现其他不良反应，可对症治疗，严重时可停药观察。

（3）配伍信息 ①本药开封后应立即使

用，未用部分应弃去。②静滴时不应与其他药物混合。

【不良反应】 本药不良反应与患者个体对砷化物的解毒和排泄功能以及对砷的敏感性有关。

（1）心血管 Q-T 间期延长、完全房室传导阻滞、室速、致命的尖端扭转型室速、心包积液、水肿、体重增加等。

（2）神经 指尖麻木、头痛、头昏、疲劳、周围神经感觉异常、震颤、抽搐、昏迷以及脑梗死、假性脑瘤。

（3）精神 精神症状。

（4）内分泌 / 代谢 酸中毒、低血钾、低血镁、高血钾、低血钙、高血糖、发热。

（5）血液 骨髓抑制、WBC 增多、贫血、血小板减少、中性粒细胞减少、维甲酸 – 急性早幼粒细胞白血病综合征（Retinoic acid–APL syndrome，表现为发热、呼吸困难、体重增加、肺部浸润、胸膜或心包积液）。

（6）消化 食欲缺乏、恶心、呕吐、腹胀、腹部不适、腹泻、便秘、腹痛以及 AST、ALT、γ– 谷氨酰转肽酶和血清胆红素升高等。

（7）呼吸 咳嗽、呼吸困难、鼻出血、低氧血症、胸膜腔积液、肺炎。

（8）泌尿 BUN 升高。

（9）骨骼肌肉 关节或肌肉酸痛、肌无力、骨痛。

（10）皮肤 干燥、红斑、色素沉着、丘疹、瘙痒、面部潮红、手掌角质化、皮炎、皮下瘀斑、皮肤色素沉着、脱发、药物介导的 Stevens–Johnson 综合征。

（11）其他 过敏反应及注射部位疼痛、红斑、水肿。

【药物过量】

处理意见 尚无用药过量引起急性中毒的报道；如用药过量引起急性中毒，可用二巯基丙磺酸钠类药物解救。

【相互作用】

（1）硫利达嗪、齐拉西酮 可能增加心脏毒性，表现为 Q-T 间期延长、尖端扭转型室速、心脏停搏。

（2）含硒的药物或食物 用药期间应避免使用含硒药物及食用含硒食物。

## 六甲蜜胺
## Altretamine

【其他名称】 克瘤灵、六甲三聚氰胺、Hexalen、Hexamethylmelamine、Hexastat、Hexinawas、HMM

【分类】 肿瘤用药 \ 抗肿瘤药 \ 其他抗肿瘤药

【制剂规格】 片剂 ① 50mg。② 100mg。

胶囊 ① 50mg。② 100mg。

【临床应用】

1. 说明书适应证

用于卵巢癌、小细胞肺癌（SCLC）、恶性淋巴瘤、子宫内膜癌的联合化疗，对卵巢癌及 SCLC 疗效尤佳。

2. 其他临床应用

头颈部癌、支气管肺癌、乳腺癌、慢粒白血病等。

【用法用量】

1. 说明书用法用量

一般用法 10~16mg/（kg · d），分 4 次服，21d 为一疗程；或 6~8mg/（kg · d），90d 为一疗程。联合治疗方案中，推荐剂量为 150~200mg/（$m^2$ · d），连服 14d，患者耐受好。

2. 其他用法用量

［国内参考信息］（1）单药口服：按体重 4~12mg/（kg · d），或按体表面积 150~300mg/（$m^2$ · d），分 3~4 次服，连续 14~21d 为一疗程，间隔 2~3 周开始下一疗程。（2）联合应用：按体表面积 100~200mg/（$m^2$ · d），连服 14d 为一疗程。

【禁忌证】

1. 说明书禁忌证

（1）对本药过敏者。

（2）严重骨髓抑制或严重神经毒性者。

2. 其他禁忌证

孕妇。

【特殊人群用药】

**儿童** 尚不明确。

**老人** ＞65 岁者酌情减量。

**孕妇** 慎用。也有资料建议禁用。美国 FDA 妊娠安全性分级为：D 级。

**哺乳妇女** 慎用。

**肝功能不全者** 肝脏疾病者慎用。

【注意】

用药相关检查 / 监测项目 用药期间应定期检查 WBC、血小板计数及肝功能。

【给药说明】

（1）给药条件 ①饭后 1~1.5h 或睡前服用能减少胃肠道反应。②本药有刺激性，应避免与皮肤和黏膜直接接触。

（2）其他 本药常与其他细胞毒药物（如环磷酰胺、多柔比星、顺铂等）联合用于治疗晚期卵巢癌。

【不良反应】

（1）神经 感觉异常、肌无力、共济失调、静止性震颤、反射亢进、锥体外系症状和抽搐、睡眠异常和帕金森综合征样表现（与用药剂量有关）。出现明显神经系统毒性反应（如共济失调）时应停药。

（2）精神 焦虑不安、幻觉、抑郁，与用药剂量有关。

（3）内分泌 / 代谢 体重减轻。

（4）血液 骨髓抑制较轻（WBC 减少、血小板减少），给药后 3~4 周出现，停药后 1 周内可恢复。

（5）消化 厌食、恶心和呕吐、腹泻和腹痛，与用药剂量有关。口服止吐药有助于缓解恶心、呕吐症状。

（6）泌尿 膀胱炎。

（7）皮肤 皮疹、瘙痒、湿疹样皮炎、脱发。

【相互作用】

（1）Vit $B_6$ 减轻周围神经毒性。

（2）其他细胞毒药物 加重对骨髓的抑制，合用时需减量。

（3）MAO 抑制药、抗抑郁药 引起严重的直立性低血压，应慎用。

（4）甲氧氯普胺 出现肌张力障碍，应谨慎合用。

（5）活疫苗 接受化疗的患者接种活疫苗，可增加活疫苗感染的风险，有免疫抑制者禁止接种轮状病毒疫苗。

## 重组人血管内皮抑制素
## Recombinant Human Endostatin

【其他名称】 恩度、血管内皮抑素、ENDOSTAR

【分类】 肿瘤用药＼抗肿瘤药＼其他抗肿瘤药

【制剂规格】 **注射液** 3ml : 15mg（$2.4\times10^5$U）。

【临床应用】

**说明书适应证**

联合 NP 化疗方案用于治疗初治或复治的Ⅲ / Ⅳ期非小细胞肺癌。

【用法用量】

**说明书用法用量**

非小细胞肺癌 临用时将本药加入 NS 500ml 中，匀速 i.v.gtt.（3~4h）。与 NP 化疗方案联合给药时，在治疗周期的第 1~14 日给予本药，7.5mg/m$^2$（$1.2\times10^5$U/m$^2$）/ 次，qd.，连用 14d，休息 1 周，再继续下一周期治疗。通常可治疗 2~4 个周期，在患者能耐受的情况下可适当延长治疗时间。

【禁忌证】

尚不明确。

【特殊人群用药】

**儿童** 尚不明确。

**老人** 对有严重心脏病史的老年肿瘤患者，应在严密观察下用药。

**孕妇** 尚不明确。

**哺乳妇女** 尚不明确。

**肾功能不全/透析者** 肾功能不全者慎用。

**【注意】**

（1）慎用 ①过敏体质或对蛋白类生物制品有过敏史者。②有严重心脏病或病史者（包括有充血性心力衰竭病史、高危性不能控制的心律失常、需药物治疗的心绞痛、临床明确诊断的心瓣膜疾病、ECG严重心肌梗死病史以及顽固性高血压）。

（2）用药相关检查/监测项目 建议在临床用药期间定期检测ECG，出现心脏不良反应者应进行心电监护。

**【给药说明】**

（1）配伍信息 应注意勿与可能影响本药酸碱度的其他药物或溶液混合使用。

（2）其他 本药虽可单独应用，但有效率较低，增加剂量也不能提高疗效。与NP方案联合治疗非小细胞肺癌具有协同作用，且不增加NP的不良反应。

**【不良反应】**

（1）心血管 ①用药初期少数患者可出现轻度疲乏、胸闷、心慌，经对症处理后绝大多数可好转，不影响继续用药，极个别病例因上述症状持续存在而停药。②心脏不良反应均为Ⅰ、Ⅱ度或轻、中度，未危及生命，主要表现为用药后第2~7日内发生心肌缺血，均为可逆性，且多数不影响本药继续使用，不需对症治疗即可缓解。常见的心脏不良反应症状有窦性心动过速、轻度ST-T改变、房室传导阻滞、房性期前收缩、偶发室性期前收缩等，常见于有冠心病，高血压病史者。

（2）消化 腹泻、肝功能异常。肝功能异常主要包括无症状性氨基转移酶升高、黄疸，多为轻度及中度，罕见重度，均为可逆，轻度者无需对症处理，中、重度者经减缓滴速或暂停用药后适当对症处理可缓解，仅有少数病例需对症治疗，但通常不影响药物的继续使用。

（3）其他 ①过敏反应表现为全身斑丘疹伴瘙痒，为可逆的，暂停用药后可缓解。②发热、乏力，多为轻中度。

**【相互作用】**

尚不明确。

## 氟维司群
## Fulvestrant

**【其他名称】** 芙仕得、FASLODEX

**【分类】** 肿瘤用药\抗肿瘤药\其他抗肿瘤药

**【制剂规格】** **注射液** 5ml∶250mg。

**【临床应用】**

**说明书适应证**

用于抗雌激素辅助治疗后或治疗过程中复发的或抗雌激素治疗中进展的绝经后（包括自然绝经和人工绝经）雌激素受体阳性的局部晚期或转移性乳腺癌。

**【用法用量】**

**说明书用法用量**

乳腺癌 成年女性（包括老年妇女）推荐剂量为250mg/次，1次/月，缓慢臀部i.m.。尚缺乏更高剂量下中国患者使用的安全有效性信息。

**【禁忌证】**

**说明书禁忌证**

（1）对本药过敏者。

（2）严重肝功能损害者。

（3）孕妇及哺乳妇女。

**【特殊人群用药】**

**儿童** 儿童用药的安全性和有效性尚不明确，不推荐儿童用药。

**孕妇** 禁用。动物试验显示本药有生殖毒性（包括胎儿畸形率和死亡率升高），应建议育龄妇女在接受治疗时使用有效方式避孕。

**哺乳妇女** 在哺乳大鼠中可见本药泌入乳汁，是否泌入人乳尚不明确，考虑到本药对哺乳期婴儿潜在的严重不良反应，哺乳期间禁用本药。

**肝功能不全者** 对于轻至中度肝功能损害

者，无需调整剂量，但由于在这类患者中本药的暴露可能增加，故应慎用。尚无本药对于重度肝功能损害者的研究资料。

**肾功能不全 / 透析者** 对于轻至中度肾功能损害者( Ccr > 30ml/min )，无需调整剂量；严重肾功能损害者（ Ccr < 30ml/min ）用药的安全性和有效性尚不明确，建议这类患者慎用。

**【注意】**

（1）慎用 ①出血体质或血小板减少症或正接受抗凝药治疗者（考虑到本药的给药途径为肌注）。②运动员。

（2）对驾驶 / 机械操作的影响 本药不会或很少影响患者驾驶和操作机械的能力，但本药治疗期间常有虚弱无力的报道，对于这类患者在驾驶和操作机械时应特别谨慎。

**【给药说明】**

（1）配伍信息 本药不得与其他药物混合（缺少配伍禁忌研究）。

（2）其他 晚期乳腺癌妇女中常见血栓栓塞发生，本药用于高危患者治疗时应考虑到这一点。

**【不良反应】**

（1）神经 头痛。

（2）消化 恶心、呕吐、腹泻、厌食和肝酶升高（ALT、AST、ALP）。

（3）泌尿 泌尿道感染。

（4）骨骼肌肉 尚无本药对骨骼作用的长期资料。考虑到本药的作用机制，有发生骨质疏松症的潜在危险。

（5）皮肤 皮疹。

（6）其他 注射部位反应、虚弱无力、潮热和过敏反应。

**【药物过量】**

（1）表现 尚无人用药过量的经验。动物试验表明使用高剂量本药时，未发生除直接或间接抗雌激素效应外的作用。

（2）处理意见 对症治疗。

**【相互作用】**

（1）咪达唑仑 与咪达唑仑（CYP 3A 4 的底物）相互作用的临床研究表明，本药对 CYP 3A 4 无抑制作用。

（2）CYP 3A 4 抑制药或诱导药 与利福平（CYP 3A 4 的诱导药）和酮康唑（CYP 3A 4 的抑制药）相互作用的临床研究表明，本药清除率未发生临床相关性改变，故与 CYP 3A 4 抑制药或诱导药合用时，无需调整本药剂量。

# 第二章 抗肿瘤辅助药

## 伊班膦酸
## Ibandronic Acid

【其他名称】 艾本、邦罗力、佳诺顺、伊班膦酸钠、bondronat、Ibandronate Monosodium

【分类】 肿瘤用药\抗肿瘤辅助药

【制剂规格】 注射液（钠盐） ① 1ml∶1mg（以伊班膦酸计）。② 2ml∶2mg（以伊班膦酸计）。

【临床应用】

1. 说明书适应证

伴有或不伴有骨转移的恶性肿瘤引起的高钙血症。

2. 其他临床应用

（1）乳腺癌转移性骨疾病，以及预防乳腺癌患者骨骼事件（病理性骨折，或需要放疗或手术治疗的骨骼并发症）（国外资料）。

（2）防治骨质疏松症（国外资料）。

【用法用量】

1. 说明书用法用量

根据高钙血症的严重程度和肿瘤类型确定用量。临床试验中，本药单次最高剂量为6mg，但该剂量并不能进一步提高疗效。经白蛋白纠正的血钙浓度计算公式为：经白蛋白纠正的血钙浓度（mmol/L）＝血钙浓度（mmol/L）－ 0.02× 白蛋白（g/L）＋ 0.8。

（1）中度高钙血症 即经白蛋白纠正的血钙浓度＜ 3mmol/L，单次 i.v.gtt.，2mg。

（2）大多数严重高钙血症 即经白蛋白纠正的血钙浓度≥ 3mmol/L，单次 i.v.gtt.，4mg。

2. 其他用法用量

［国外参考信息］

（1）中度高钙血症 推荐单次 i.v.gtt.，2mg。

（2）严重高钙血症 推荐单次 i.v.gtt.，4~6mg。

（3）防治骨质疏松症 ①推荐 2.5mg/d，p.o.，同时每日补钙 1000mg，饭前 1h 服用；或 20mg/ 次，1 次 / 周，p.o.。②也可 2mg/ 次，每 3 个月 1 次，i.v.gtt.。疗程至少 1 年。

（4）预防乳腺癌患者骨骼事件和骨转移 50mg/ 次，qd.，p.o.（饭前 30min）；或 6mg/ 次，每 3~4 周 1 次，i.v.gtt.。

【禁忌证】

说明书禁忌证

（1）对本药或其他二膦酸盐类药物过敏者。

（2）严重肾功能不全（血清肌酐＞ 50mg/L）。

（3）儿童。

（4）孕妇及哺乳妇女。

【特殊人群用药】

儿童 建议禁用。

孕妇 建议禁用。美国 FDA 妊娠安全性分级为：C 级。

哺乳妇女 建议禁用。

肝功能不全者 慎用。

肾功能不全 / 透析者 严重肾功能不全（血清肌酐＞ 50mg/L）者禁用，轻中度者慎用。

【注意】

（1）慎用 ①低镁血症。②有甲状旁腺功能减退症病史者（有致低血钙的危险）（国外资料）。

（2）对检验值 / 诊断的影响 ①用药期间伴有血清磷酸盐水平下降，通常无需治疗。②血钙浓度可降至正常水平以下。

（3）用药相关检查 / 监测项目 ①监测血清钙、磷、镁浓度。②肝、肾功能。③静滴后应测体温。

【给药说明】

（1）给药条件 ①本药应在医院内使用。用药前应适当给予 NS 进行水化治疗，有心力衰竭危险者应避免过度水化。②本药经动脉或静脉外给药时可引起组织损伤，应确保经静脉给药。不推荐经动脉给药。③本药一般仅单次给药。如高钙血症复发或首次治疗效果不佳，可考虑再次给药。

（2）配伍信息 ①应将药物加入 NS 或 5%GS 500~750ml 中缓慢静滴，滴注时间不低于 2h。②本药不能与含钙溶液混合静脉输注。

（3）其他 用药后多数患者升高的血钙浓度可在 7d 内降至正常范围，但可复发。单次给予 2mg 或 4mg 的患者，复发（经白蛋白纠正的血钙浓度＞ 3mmol/L）的平均天数为 18~19d；单次给予 6mg 者，复发的平均天数为 26d。

【不良反应】

ADR 警示 截至 2011 年 2 月底，国家药品不良反应监测中心共收到双膦酸盐药物相关不良反应报告 1072 例，涉及不良反应 1351 例次；严重病例 67 例，占 6.25%。有关国际上重点关注的不良反应 / 事件情况如下：①可能与骨骼肌肉损害相关的不良反应 / 事件，包括骨痛、肌肉痛、关节痛、腰背痛、全身疼痛、肌肉骨骼痛、骨关节痛、骨无菌性坏死、下颌骨酸痛等，共计 191 例次，占 14.14%。主要涉及药物包括唑来膦酸、阿仑膦酸钠、帕米膦酸二钠、伊班膦酸钠。②可能与食管损害相关的不良反应 / 事件，包括吞咽困难、食管、胃灼热感、消化道溃疡、胸骨后疼痛、胸痛等，共计 53 例次，占 3.92%。不良反应报告未发现有食管癌病例。主要涉及药物包括阿仑膦酸钠、唑来膦酸、帕米膦酸二钠、依替膦酸二钠。③可能与肾功能损害相关的不良反应 / 事件，包括全身、肢端或头面部水肿、肾功能异常、尿频、肾衰竭及血尿，共计 20 例次，占 1.48%。主要涉及药物包括阿仑膦酸钠、唑来膦酸。④可能与下颌骨损害相关不良反应 / 事件，包括下颌骨坏死、下颌骨无菌性坏死和下颌骨酸痛，共计 3 例次，涉及药物分别为帕米膦酸二钠、唑来膦酸及氯膦酸二钠。

（1）心血管 高血压。

（2）内分泌 / 代谢 高钙尿症、低钙血症、低镁血症。用药期间如发生有临床意义的低钙血症，可静脉给予葡萄糖酸钙纠正。

（3）血液 血小板减少。

（4）消化 胃肠道不适，有研究表明本药对肝脏有一定毒性。

（5）泌尿 有研究提示本药对肾脏有一定毒性。

（6）其他 体温升高（最常于静滴后出现）、流感样症状（如发热、寒战、骨骼和 / 或肌肉疼痛等）。多数情况下，上述反应可于数小时或数日内自动消失，不需特殊治疗。

【药物过量】

尚无用药过量的经验。

【相互作用】

（1）氨基糖苷类药物 可能致血钙浓度长时间下降，同时还可能出现血镁浓度过低。合用时需谨慎。

（2）其他双膦酸盐类药物 不能合用。

## 帕米膦酸二钠
## Pamidronate Disodium

【其他名称】 氨基羟丙烷二膦酸钠、阿可达、丙氨膦酸二钠、丙氨膦酸钠、博宁、帕屈膦酸二钠、仁怡、Aredia、Dinatril Pamidronas、Disodium Pamidronate

【分类】 肿瘤用药 \ 抗肿瘤辅助药

【制剂规格】 片剂 150mg。

注射液 5ml∶15mg（以无水物计）。

冻干粉针剂 ① 15mg。② 30mg。

【临床应用】

1. 说明书适应证

（1）恶性肿瘤并发的高钙血症。

（2）溶骨性癌转移（如乳腺癌溶骨性骨转移）、多发性骨髓瘤骨质溶解等引起的骨痛。

2. **其他临床应用**

（1）多种原因引起的骨质疏松症和高钙血症。

（2）变形性骨炎。

（3）甲状旁腺功能亢进症。

（4）肿瘤骨转移所致的过度溶解性骨破坏，以及骨痛、病理性骨折等并发症。

**【用法用量】**

1. **说明书用法用量**

（1）恶性肿瘤并发的高钙血症　应严格按照血钙浓度 i.v.gtt.，血钙浓度＜3mmol/L 时，剂量为 15~30mg；血钙浓度为 3~3.5mmol/L 时，剂量为 30~60mg；血钙浓度为 3.5~4mmol/L 时，剂量为 60~90mg；血钙浓度＞4mmol/L 时，剂量为 90mg。总剂量可单次静滴，也可于 2~4d 内分次给药。初始和重复治疗时，每疗程最大剂量为 90mg。

（2）乳腺癌溶骨性骨转移和多发性骨髓瘤骨质溶解所致的骨痛　推荐剂量为 90mg/次，每 4 周 i.v.gtt.1 次。对于 3 周接受 1 次化疗的骨转移患者，也可 90mg/次，每 3 周给药 1 次。

（3）其他骨转移性疼痛　30~60mg/次，i.v.gtt.（缓慢滴注 4h 以上），药物需稀释至浓度≤15mg/125ml，以≤15mg/h 的速度滴注。

2. **其他用法用量**

［国内参考信息］

（1）Paget 病　①轻型患者，60mg/次，i.v.gtt.；重型患者，可在 6 周内给予 180mg，可 30mg/次，i.v.gtt.，每周 1 次，或 60mg/次，i.v.gtt.，每 2 周 1 次。② 300~1200mg/d，p.o.。

（2）高钙血症　根据血钙，总剂量为 15~90mg，一般为 30~60mg，静脉给药，2~4h 滴完。可将总剂量一次或在 2~4d 中给予。

（3）骨质疏松症　150mg/d，p.o.。

［国外参考信息］

（1）恶性高钙血症　1200mg/d，分 3 次口服。中至重度高钙血症可静滴给药，血钙浓度为 12~13.5mg/dl 时，单次给药 60~90mg；血钙浓度＞13.5mg/dl 时，单次给药 90mg。i.v.gtt. 时间不低于 2h，并可持续 24h 用药。复发时可再次治疗，再次治疗与前次治疗时间间隔应不低于 7d。

（2）变形性骨炎　300~600mg/d，分 2~3 次口服。中至重度变形性骨炎可静滴给药，30mg/次，qd.，滴注时间不少于 4h，连续 3d。其他可采用的剂量方案还有：①单剂 105mg，用 5%GS 1000ml 稀释后 24h 连续滴注。② 15mg/次，用 NS 250ml 稀释后滴注，时间不少于 2h，qd，连续 5d。③ 15mg/次，用 NS 250ml 稀释后滴注，时间不少于 2h，1 次/周，持续 12 周。④ 20mg/次，用 NS 500ml 稀释后滴注，时间不少于 4h，qd.，共用 10d。⑤ 30mg/次，1 次/周，共用 6 周。⑥ 60mg/次，每 2 周 1 次，共用 3~6 次。

（3）多发性骨髓瘤引起的溶骨性骨质损害　90mg/次，1 次/月，i.v.gtt.（时间不低于 4h）。

（4）乳腺癌所致的溶骨性骨转移　90mg/次，每 3~4 周 1 次，i.v.gtt.（时间不低于 2h）。

**【禁忌证】**

**说明书禁忌证**

对本药及其他二膦酸盐制剂过敏者。

**【特殊人群用药】**

**儿童**　一般不用于儿童（本药可能影响骨骼生长）。

**老人**　适当减量。

**孕妇**　除非是危及生命的高钙血症，否则不用于孕妇。美国 FDA 妊娠安全性分级为：C 级。

**哺乳妇女**　慎用。本药可经乳汁分泌，用药期间不应哺乳。

**肾功能不全/透析者**　肾功能损害者慎

用。据国外资料，肾功能不全者按 90mg/ 月用药，不致发生过多药物蓄积，可不必调整剂量。

**【注意】**

（1）慎用 ①甲状腺切除术后或甲状旁腺功能减退者。②心血管疾病患者。

（2）交叉过敏 对其他二膦酸盐过敏者，也可对本药过敏。

（3）对检验值 / 诊断的影响 因本药可与骨结合，故可干扰骨放射性核素扫描图像。

（4）用药相关检查 / 监测项目 用药期间应监测血清钙、磷等电解质水平，以及血小板计数和肾功能。

（5）对驾驶 / 机械操作的影响 少数患者用药后可出现嗜睡和（或）头晕，应避免驾驶、操作有潜在危险的机器或从事其他冒险活动。

**【给药说明】**

（1）给药条件 ①本药口服制剂宜空腹服用，用至少 200ml 非矿化水送服，服药前后 2h 内不宜进食。②本药不可直接静注。③治疗高钙血症时，应注意补充 NS，确保尿量＞ 2L/d，同时限制钙剂及 Vit D（包括阿法骨化醇、骨化三醇）的摄入。

（2）配伍信息 本药注射制剂需用不含钙的液体稀释后缓慢静滴，为减少肾毒性，其滴注时间至少应维持 2h。

**【不良反应】**

ADR 警示 截至 2011 年 2 月底，国家药品不良反应监测中心共收到双膦酸盐药物相关不良反应报告 1072 例，涉及不良反应 1351 例次；严重病例 67 例，占 6.25%。有关国际上重点关注的不良反应 / 事件情况如下：①可能与骨骼肌肉损害相关的不良反应 / 事件，包括骨痛、肌肉痛、关节痛、腰背痛、全身疼痛、肌肉骨骼痛、骨关节痛、骨无菌性坏死、下颌骨酸痛等，共计 191 例次，占 14.14%。主要涉及药物包括唑来膦酸、阿仑膦酸钠、帕米膦酸二钠、伊班膦酸钠。②可能与食管损害相关的不良反应 / 事件，包括吞咽困难、食管、胃灼热感、消化道溃疡、胸骨后疼痛、胸痛等，共计 53 例次，占 3.92%。不良反应报告未发现有食管癌病例。主要涉及药物包括阿仑膦酸钠、唑来膦酸、帕米膦酸二钠、依替膦酸二钠。③可能与肾功能损害相关的不良反应 / 事件，包括全身、肢端或头面部水肿、肾功能异常、尿频、肾衰竭及血尿，共计 20 例次，占 1.48%。主要涉及药物包括阿仑膦酸钠、唑来膦酸。④可能与下颌骨损害相关不良反应 / 事件，包括下颌骨坏死、下颌骨无菌性坏死和下颌骨酸痛，共计 3 例次，涉及药物分别为帕米膦酸二钠、唑来膦酸及氯膦酸二钠。

（1）心血管 低血压、高血压、左心室衰竭（呼吸困难、肺水肿）、入液量过多致充血性心力衰竭（水肿）、心动过速、血栓性静脉炎。

（2）神经 头痛、有症状的低钙血症（周围神经感觉异常、抽搐）、头晕、癫痫发作。

（3）精神 易激惹、意识障碍、失眠、嗜睡、昏睡、幻觉。

（4）内分泌 / 代谢 低钾血症、低镁血症、低钙血症、液体潴留或甲状腺功能减退。体内钙和 Vit D 不足者用药：可能引起低血钙。大剂量用药：暂时性轻度低钙血症。若出现明显的低钙血症，应静滴葡萄糖酸钙。

（5）血液 淋巴细胞减少、贫血、WBC 减少、血小板减少、血小板减少性紫癜。

（6）消化 口服给药：食欲减退、恶心、腹痛、腹泻或便秘，有症状的食管反流症、裂孔疝者服药后易发生食管黏膜刺激症状；静注：短暂味觉改变或丧失。另可见暂时性肝功能损害。

（7）呼吸 胸闷、胸痛、呼吸困难。

（8）泌尿 血尿、ARF、原有肾脏疾病加重、局灶性节段性肾小球硬化、尿路感染。

（9）骨骼肌肉　暂时性骨痛、关节痛、肌痛、全身痛、肌痉挛。长期大剂量用药［10~20mg/（kg·d）］：骨矿化障碍，致骨软化或骨折。

（10）皮肤　注射局部出现皮疹。

（11）眼　结膜炎、葡萄膜炎（虹膜炎、虹膜睫状体炎）、巩膜炎、巩膜外层炎、黄视症、眼色素层炎。

（12）其他　过敏反应（皮疹、瘙痒等）、发热（多于静滴后 48h 内出现）和类流感症状、寒战等。

【药物过量】

（1）表现　可出现明显的低钙血症症状（如周围神经感觉异常、抽搐和低血压等）。

（2）处理意见　可适量注射葡萄糖酸钙。

【相互作用】

（1）抗酸药、导泻药、含铁制剂及其他含铝、钙、镁制剂　上述药物常含钙、镁或铁等金属离子，可影响本药的吸收。不能与本药同服。

（2）氨基糖苷类药　可能引起低钙血症。

（3）降钙素　可产生协同作用，致血清钙迅速降低。

（4）其他二膦酸类药　不能合用。

（5）常用抗癌药（如三苯氧胺、苯丙氨酸氮芥）　未见药物相互作用。

（6）食物　进食（特别是牛奶等高钙食品）可降低本药吸收率。

## 唑来膦酸
## Zoledronic Acid

【其他名称】 艾朗、博来宁、盖柠、密固达、苏奇、天晴依泰、因力达、震达、卓莱、择泰、Aclasta、Zometa

【分类】 肿瘤用药\抗肿瘤辅助药

【制剂规格】 粉针剂　4mg（以无水唑来膦酸计）。

**注射液**　① 1ml∶1mg（以无水唑来膦酸计）。② 5ml∶4mg。

【临床应用】

**说明书适应证**

（1）恶性肿瘤溶骨性骨转移引起的骨痛。

（2）恶性肿瘤引起的高钙血症。

【用法用量】

**1. 说明书用法用量**

**一般用法**　4mg/ 次，每 3~4 周 1 次，用 NS 或 5%GS 稀释后 i.v.gtt.，滴注时间不少于 15min。

**2. 其他用法用量**

［国外参考信息］

（1）骨转移瘤　4mg/ 次，至少 i.v.gtt.（15min），3~4 周 1 次。建议同时联用标准抗肿瘤治疗，且应补充钙（500mg）和 Vit D（400U）。前列腺癌患者至少应同时进行 1 个疗程的激素治疗。

（2）恶性肿瘤引起的高钙血症　4mg/ 次，至少 i.v.gtt.（15min）。若初次治疗后血清钙浓度未恢复正常，建议再给予 4mg，但两次给药间隔不应＜ 7d。

【禁忌证】

**说明书禁忌证**

（1）对本药或其他二膦酸盐过敏者。

（2）严重肾功能不全者。

（3）孕妇及哺乳妇女。

【特殊人群用药】

**儿童**　不推荐使用。

**老人**　老年患者肾功能常低下，给药时应密切监测肾功能。

**孕妇**　禁用。美国 FDA 妊娠安全性分级为：D 级。

**哺乳妇女**　禁用。

**肾功能不全 / 透析者**　严重肾功能不全者禁用。

【注意】

（1）慎用　①对阿司匹林过敏的哮喘

患者。②有甲状旁腺功能减退史者（国外资料）。

（2）用药相关检查 / 监测项目 ①给药前应监测血清肌酐浓度。②首次使用本药时应密切监测血清钙、磷、镁以及血清肌酐水平。③用药期间定期监测血钙、血磷、血镁浓度。④对长期用药者，应每 3~6 个月检查患者是否患有蛋白尿和氮质血症。

**【给药说明】**

（1）给药条件 ①多发性骨髓瘤伴骨质减少且放射检查无溶解性骨病证据时，可用本药治疗。②伴有恶性高钙血症患者给予本药前应充分补水。③本药可能使肾功能恶化，建议一次剂量不宜＞ 4mg，给药时间至少 15min。④用药期间若出现血清中钙、磷和镁的含量过低，则应给予必要的补充治疗。

（2）减量 / 停药条件 用药后，若非病情恶化，不宜中断治疗。

（3）配伍信息 将本药 4mg 用 5ml 无菌注射用水溶解，然后用 NS 或 5%GS 100ml 稀释。

**【不良反应】**

ADR 警示 截至 2011 年 2 月底，国家药品不良反应监测中心共收到双膦酸盐药物相关不良反应报告 1072 例，涉及不良反应 1351 例次；严重病例 67 例，占 6.25%。有关国际上重点关注的不良反应 / 事件情况如下：①可能与骨骼肌肉损害相关的不良反应 / 事件，包括骨痛、肌肉痛、关节痛、腰背痛、全身疼痛、肌肉骨骼痛、骨关节痛、骨无菌性坏死、下颌骨酸痛等，共计 191 例次，占 14.14%。主要涉及药物包括唑来膦酸、阿仑膦酸钠、帕米膦酸二钠、伊班膦酸钠。②可能与食管损害相关的不良反应 / 事件，包括吞咽困难、食管、胃灼热感、消化道溃疡、胸骨后疼痛、胸痛等，共计 53 例次，占 3.92%。不良反应报告未发现有食管癌病例。主要涉及药物包括阿仑膦酸钠、唑来膦酸、帕米膦酸二钠、依替膦酸二钠。③可能与肾功能损害相关的不良反应 / 事件，包括全身、肢端或头面部水肿、肾功能异常、尿频、肾衰竭及血尿，共计 20 例次，占 1.48%。主要涉及药物包括阿仑膦酸钠、唑来膦酸。④可能与下颌骨损害相关不良反应 / 事件，包括下颌骨坏死、下颌骨无菌性坏死和下颌骨酸痛，共计 3 例次，涉及药物分别为帕米膦酸二钠、唑来膦酸及氯膦酸二钠。

本药不良反应多为轻度和一过性的，大多数情况下无需特殊处理即可在 24~48h 内自动消退。

（1）心血管 低血压。

（2）神经 失眠、头痛、嗜睡、乏力。

（3）精神 焦虑、兴奋。

（4）内分泌 / 代谢 腿浮肿、体重下降、脱水、低钾血症、低镁血症、低钙血症、低磷血症，可静脉给予葡萄糖酸钙、磷酸钾或钠以及硫酸镁以补充。

（5）血液 贫血、粒细胞减少、血小板减少、全血细胞减少。

（6）消化 恶心、呕吐、腹泻、腹痛、便秘、吞咽困难、畏食、念珠菌性感染引起的口腔痛或咽喉痛。

（7）呼吸 呼吸困难、咳嗽、胸腔积液、上呼吸道感染。

（8）泌尿 血清肌酐升高、泌尿道感染、肾功能损害（应停药至肾功能恢复至基线水平）。若出现原因不明的蛋白尿（24h 尿蛋白＞ 500mg）或氮质血症，应停药，且每 3~4 周重新检测 1 次。

（9）骨骼肌肉 胸痛、骨痛、关节痛、肌肉痛。

（10）眼 结膜炎、眼激惹（但与剂量无关）、巩膜炎。

（11）其他 发热（多在用药后 5d 内出现，大多症状较轻）、流感样症状以及注射部位红肿、皮疹、瘙痒等。

**【相互作用】**

（1）沙利度胺 有肾功能恶化的恶性肿瘤高钙血症患者，合用沙利度胺，可增加引起肾功能不全的危险。

（2）氨基糖苷类药物　有降低血钙的协同作用，合用后可能延长低血钙的持续时间，应慎重。

（3）利尿药　可能增加出现低血钙的危险性，应在充分补水后才能合用。

（4）具有肾毒性的药物　合用时应慎重。

## 美司钠
## Mesna

【其他名称】美安、美司那、巯乙磺酸钠、Mistabron、Mucofluid、Uromitexan

【分类】肿瘤用药\抗肿瘤辅助药

【制剂规格】片剂　200mg。

注射液　① 2ml : 200mg。② 4ml : 400mg。

粉针剂　① 200mg。② 400mg。③ 600mg。

气雾剂　1ml : 200mg。

溶液　10% 水溶液。

【临床应用】

**1. 说明书适应证**

预防 CTX、IFO、氯磷酰胺等药物的泌尿道毒性。

**2. 其他临床应用**

用于慢性支气管炎、阻塞性肺炎、术后肺不张等痰液黏稠而咳痰困难者。

【用法用量】

**1. 说明书用法用量**

预防 IFO 或 CTX 等药物的泌尿道毒性　本药常用量为 CTX、IFO、氯磷酰胺剂量的 20%，i.v./i.v.gtt.，给药时间为 0 小时段（用细胞抑制剂的同一时间）、4h 后及 8h 后，共 3 次。连续静滴 CTX 时，于给予 CTX 的 0h 段，先一次大剂量静注本药，然后将其加入 CTX 中同时给药（可达 CTX 剂量的 100%），输液结束后 6~12h 内再连续使用本药（可达 CTX 剂量的 50%）。

**2. 其他用法用量**

［国内参考信息］

痰液黏稠导致咳痰困难　雾化吸入或气管滴入，100~200mg/ 次（1~2ml/ 次）。

【禁忌证】

**其他禁忌证**

对含巯基化合物过敏者。

【特殊人群用药】

**儿童**　酌情增量或增加给药频率。

**孕妇**　慎用。美国 FDA 妊娠安全性分级为：B 级。

**哺乳妇女**　慎用。

【注意】

（1）交叉过敏　对其他含巯基化合物过敏者，也可能对本药过敏。

（2）对检验值 / 诊断的影响　应用本药可使尿酮试验呈假阳性反应。

【给药说明】

（1）给药条件　1）临床有下列情况均应合用本药：①应用 IFO 时。②曾接受骨盆区放疗者、曾发生 CTX 所致的膀胱炎者、曾有泌尿道损伤者应用 CTX 时。③ CTX 剂量 > 10mg/kg 时。2）有消化道吸收障碍者，不宜口服给药。

（2）配伍信息　本药不与顺铂、氮芥、红霉素、四环素和氨茶碱等配伍。

（3）其他　本药的保护作用仅限于泌尿系统，使用环磷酰胺治疗时所采取的其他预防及治疗措施不受本药影响。

【不良反应】

常规剂量一般无不良反应。

（1）心血管　静脉刺激症状。

（2）神经　单剂 > 60mg/kg 时：加重 IFO 的 CNS 不良反应。

（3）消化　单剂 > 60mg/kg 时：恶心、呕吐、腹痛和腹泻。

（4）其他　皮肤、黏膜过敏反应。

【相互作用】

华法林　出血的危险性增加。

## 香菇多糖
## Lentinan

【其他名称】单香菇多糖、瘤停能、能治

难、天地欣、香菇菌多糖、香菇糖、Entnan、Lentinus Edodes Mycelia Polysacharide

【分类】 肿瘤用药\抗肿瘤辅助药

【制剂规格】

片剂 2.5mg。

注射液 ① 2ml : 1mg。② 2mg。

粉针剂 1mg。

【临床应用】

1. 说明书适应证

恶性肿瘤的辅助治疗。

2. 其他临床应用

（1）慢性乙型肝炎、肝中毒、肝硬化。

（2）有报道，本药可提高反复感染患儿的免疫功能。

【用法用量】

1. 说明书用法用量

恶性肿瘤的辅助治疗 1mg/次，2次/周，加入NS或5%GS 250ml中i.v.gtt.，或用5%GS 20ml稀释后i.v.。

2. 其他用法用量

［国内参考信息］（1）12.5mg/次，bid.，p.o.。（2）可用5%GS 20ml稀释后i.v.，2mg/次，1次/周。3个月为一疗程。（3）也可用注射用水按1mg/ml比例溶解后，加入250ml NS或5%GS中i.v.gtt.，2mg/次，1次/周。

【禁忌证】

说明书禁忌证

对本药过敏者。

【特殊人群用药】

儿童 尚无儿童用药的临床经验。

其他用法用量

［国内参考信息］

慢性肝炎 5~7.5mg/次，bid.，p.o.。

老人 可用于＜75岁患者。

孕妇 尚无孕妇用药的临床经验。

哺乳妇女 尚无哺乳妇女用药的临床经验。

【注意】

尚不明确。

【给药说明】

（1）配伍信息 ①本药粉针剂用注射用水稀释时须强烈振摇，完全溶解后应尽快使用。②本药应避免与Vit A制剂混合使用，以免出现浑浊。

（2）其他 本药主要应用于胃癌、肺癌和乳腺癌的辅助治疗。临床常与替加氟、多柔比星、丝裂霉素等合用治疗不能手术或手术后复发的胃癌，与卡铂、足叶乙苷（VP-16）合用治疗小细胞肺癌。

【不良反应】

（1）心血管 静脉给药：心律失常、血压下降、呼吸困难等休克表现，应立即停药并给予适当处理。

（2）神经 头痛、头重、头晕。

（3）血液 RBC、WBC及Hb减少。

（4）消化 恶心、呕吐、食欲缺乏。

（5）呼吸 胸部压迫感、咽喉狭窄感，应密切观察，并减慢给药速度。

（6）皮肤 面部潮红、出汗、皮疹、发红等，出现皮疹、发红时应停药。

（7）其他 发热等。

【药物过量】

用药过量可能引起血黏度升高。

【相互作用】

尚不明确。

## 盐酸昂丹司琼
## Ondansetron Hydrochloride

【其他名称】 昂丹司琼、奥丹西龙、奥丹西酮、安斯欣、奥一麦、地力昕、迪施安、恩丹西酮、恩复德、恩诺平、富米汀、欧贝、枢丹、枢复宁、时泰、维泽、奕丰、盐酸恩丹西酮、Ondansetron、Zofran

【分类】 肿瘤用药\抗肿瘤辅助药

【制剂规格】 片剂 ① 4mg。② 8mg。（均以昂丹司琼计）

胶囊 8mg。（以昂丹司琼计）

粉针剂 8mg。（以昂丹司琼计）

**注射液** ① 1ml∶4mg。② 2ml∶4mg。③ 2ml∶8mg。④ 4ml∶8mg。（均以昂丹司琼计）

**氯化钠注射液** ① 50ml（昂丹司琼 8mg、氯化钠 0.45g）。② 100ml（昂丹司琼 8mg、氯化钠 0.9g）。

**葡萄糖注射液** ① 50ml（昂丹司琼 8mg、葡萄糖 2.5g）。② 50ml（昂丹司琼 32mg、葡萄糖 2.5g）。③ 100ml（昂丹司琼 8mg、葡萄糖 5g）。

**【临床应用】**

**说明书适应证**

（1）细胞毒性药物化疗和放疗引起的恶心、呕吐。

（2）防治手术后的恶心、呕吐。

**【用法用量】**

**1. 说明书用法用量**

本药通过静脉、肌注给药，剂量可灵活掌握。

（1）高度致吐的化疗药所致呕吐　分别于化疗前 15min、化疗后 4h 和 8h 各 i.v./i.v.gtt.，8mg，停止化疗后改为口服，8mg/次，q.8~12h，连用 5d。

（2）致吐程度不太强的化疗药所致呕吐　于化疗前 15min，i.m.（8mg），或于化疗前 30min，i.v.gtt.（8mg），然后改为 p.o.，8mg/次，q.8~12h，连用 5d。

（3）放疗所致呕吐　8mg/次，q.8h，p.o.，首剂应于放疗前 1~2h 给予，并根据放疗的程度决定疗程。

（4）防治手术后呕吐　①预防呕吐：于麻醉诱导的同时给药 4mg，i.m./i.v./i.v.gtt.。②已出现术后呕吐时，4mg，i.m./i.v.（缓慢）/i.v.gtt.。

**2. 其他用法用量**

［国内参考信息］

**预防手术后呕吐**　于麻醉前 1h 及麻醉后 8h 分别 p.o.（8mg）。

**【禁忌证】**

**说明书禁忌证**

（1）对本药过敏者。

（2）胃肠道梗阻。

**【特殊人群用药】**

**儿童**　儿童使用本药预防不卧床条件下扁桃体切除术可能引起的呕吐时，可能掩盖隐匿性出血症状。

**说明书用法用量**

（1）**一般用法**　3~12 岁儿童，体重＞40kg 者，单次静注 4mg；＜40kg 者，单次静注 0.1mg/kg，用药时间不应＜30 秒，最好＞2~5min。尚无＜3 岁儿童的用药数据。

（2）化疗和放疗所致恶心、呕吐　化疗前按 $5mg/m^2$ 静注或静滴 1 次，12h 后口服 4mg；化疗后的口服剂量为 4mg/次，bid.，连服 5d。

（3）防治手术后呕吐　①预防呕吐：在诱导麻醉前、期间或之后用本药 0.1mg/kg 或最大剂量 4mg，缓慢静注或静滴。②已出现术后恶心、呕吐时，也可用本药 0.1mg/kg 或最大剂量 4mg，缓慢静注或静滴。

**老人**　无须调整剂量、用药次数或用药途径。

**孕妇**　不推荐妊娠期间特别是妊娠早期使用本药。美国 FDA 妊娠安全性分级为：B 级。

**哺乳妇女**　建议用药期间停止哺乳。

**肝功能不全者**　肝功能中度或严重损害者，用药剂量不应＞8mg/d。

**肾功能不全/透析者**　无需调整剂量、用药次数和用药途径。

**【注意】**

交叉过敏　对其他选择性 $5-HT_3$ 受体拮抗药过敏者，也可能对本药过敏。

**【给药说明】**

（1）给药条件　腹部手术后（避免掩盖回肠或胃扩张症状）及心功能不全者不宜使用本药。

（2）配伍信息　①本药可用 NS、5%GS、复方氯化钠注射液或 10% 甘露醇注射液作为稀释液，溶液配制后可在室温下或冰箱中稳定保存 1 周。②本药不能与其他药物混于同一注射器中使用或同时输入。

（3）其他　本药一经使用即有空气进入，故剩余药液切勿使用。

【不良反应】

（1）心血管　心律不齐、胸痛、低血压、心动过缓、心悸、昏厥、Ⅱ度房室传导阻滞和 ST 段压低等 ECG 改变。静脉给药：心动过速、心绞痛、胸痛或心律不齐。

（2）神经　头痛（口服较静脉给药发生率低，含顺铂的化疗方案头痛发生率高于无顺铂的化疗方案）、乏力、嗜睡、运动失调、癫痫发作、眩晕、轻度镇静。静注：癫痫大发作。可用一般的解热止痛药（如对乙酰氨基酚）治疗本药所致的头痛。与甲氧氯普胺不同，本药可能不会导致急性肌张力障碍、静坐不能或其他锥体外系反应。

（3）内分泌 / 代谢　低钾血症。

（4）消化　口干、腹部不适、便秘、腹泻、无症状的氨基转移酶短暂性升高。出现便秘时，可增加运动、饮水及食物纤维的摄入（食用水果、蔬菜、全麦面包等），或给予新斯的明治疗。

（5）呼吸　哮喘。静注：支气管痉挛。

（6）皮肤　静注：皮疹。

（7）其他　过敏反应（皮疹、面部水肿、支气管痉挛、咳嗽、窒息感、气短及胸痛等）、注射局部反应。

【药物过量】

（1）表现　视觉障碍、严重便秘、低血压及迷走神经节短暂二级 AV 阻滞。

（2）处理意见　尚无特殊解毒药，应采取对症和支持治疗，不建议使用吐根治疗。

【相互作用】

（1）地塞米松、甲氧氯普胺　止吐效果明显增强。

（2）降压药　降压作用增强。

（3）司巴丁、异喹胍　对上述药物代谢差者，本药消除 $t_{1/2}$ 无改变。对这类患者重复给药后，药物暴露水平与正常人体无差异，故不需调整剂量和频率。

（4）替马西泮、呋塞米、曲马多、丙泊酚、酒精　无相互作用。

（5）食物　本药生物利用度提高。

## 盐酸格拉司琼
## Granisetron Hydrochloride

【其他名称】安斯平、百宏、比立、巴泰、东宝欧可宁、达芬可泉、大生欣尔、古迪、格拉司琼、格雷西龙、谷尼色创、格奈雅、格欧舒、格瑞同、洁丹、君凯、康泉、凯特瑞、凌顶、莱琪、雷赛隆、美芙琼、欧普定、欧智宁、帕瑞达、琼沙奥、润丹、舒尔止、盛金诺、斯诺康欣、枢星、天泉康欣、图婷、唯坤、新革、中宝伊格、佐坦、中泰怡新、Granisetron、Kytril

【分类】肿瘤用药 \ 抗肿瘤辅助药

【制剂规格】片剂　1mg（以格拉司琼计）。

**分散片**　1mg（以格拉司琼计）。

**胶囊**　1mg（以格拉司琼计）。

**注射液**　① 1ml : 1mg。② 3ml : 3mg。（均以格拉司琼计）

**葡萄糖注射液**　① 50ml（格拉司琼 3mg、葡萄糖 2.5g）。② 100ml（格拉司琼 3mg、葡萄糖 5g）。

**氯化钠注射液**　① 50ml（格拉司琼 3mg、氯化钠 0.45g）。② 100ml（格拉司琼 3mg、氯化钠 0.9g）。

【临床应用】

**说明书适应证**

（1）防治细胞毒药物化疗或放疗所致的恶心、呕吐。

（2）防治手术后恶心、呕吐。

【用法用量】

**1. 说明书用法用量**

（1）化疗或放疗引起的恶心、呕吐　①用注射液将本药 3mg 稀释至 15ml 静推，时间不少于 30 秒；也可用 20~50ml 注射液稀释后 i.v.gtt.，时间不少于 5min。①预防用药时，需在化疗开始前使用，3mg/ 次，可在 24h 内预防恶心和呕吐的发生。24h 内最多允许2次追加给药，3mg/次。②治疗用药时，本药治疗用量与预防用量相同，追加给药应至少间隔10min。一日最大用量为24h内最多给药3次，3mg/次，即一日最大用量应不超过9mg。② 1mg/次，bid.，p.o.，或2mg/次，qd.，p.o.。24h用量不应超过9mg。首剂于化疗前1h给予，给药12h后再服用第2次。

（2）手术后恶心、呕吐　①预防用药：单次1mg，稀释至5ml，静脉缓推（至少30秒），需在麻醉诱导前完成给药。②治疗用药：单次1mg，稀释至5ml，静脉缓推（至少30秒），最大用量及疗程为1mg/次，bid.。

**2. 其他用法用量**

［国外参考信息］

放疗引起的恶心、呕吐　可在放疗前1h单次口服2mg。

**【禁忌证】**

**说明书禁忌证**

（1）对本药过敏者。

（2）胃肠道梗阻者。

（3）孕妇。

**【特殊人群用药】**

**儿童**　尚不清楚＜2岁儿童用药情况。儿童术后恶心和呕吐不推荐使用本药。对于化疗或放疗引起的恶心、呕吐，有说明书建议禁用，也有说明书建议如下用法：

**1. 说明书用法用量**

化疗或放疗引起的恶心、呕吐　2~16岁儿童，推荐剂量为10μg/（kg·次），i.v.。也有以下给药方案：（1）预防：按40μg/kg（最大用量为3mg），用10~30ml注射液稀释，静脉给药时间应≥5min，给药应在化疗前完成。（2）治疗：剂量同预防用量，24h内可追加给药1次，两次给药间隔应＞10min。

**2. 其他用法用量**

［国外参考信息］　20μg/（kg·次）（总量不超过1mg/次），bid.，p.o.，于化疗开始前1h内服首剂，治疗5d。

**老人**　不需调整剂量。

**孕妇**　禁用（除非临床需要）。美国FDA妊娠安全性分级为：B级。

**哺乳妇女**　慎用，用药期间应停止哺乳。

**肝功能不全者**　不需调整剂量。国外资料建议肝病患者慎用。

**肾功能不全/透析者**　肾功能不全者不需调整剂量。

**【注意】**

（1）交叉过敏　对其他选择性5-$HT_3$受体拮抗药过敏者，也可能对本药过敏。

（2）用药相关检查/监测项目　反复用药时，应检查血常规、血液生化及肝功能。

**【给药说明】**

（1）给药条件　①本药用于高血压未控制者的日剂量不宜＞10mg，避免血压进一步升高。②本药可能减少大肠蠕动，患者若有亚急性肠梗阻，用本药时应严密观察。③预防用药应在化疗前或麻醉诱导前给药。

（2）配伍信息　①本药注射液不宜与其他药物配伍使用。②本药注射制剂可用NS、5%GS、0.18%氯化钠/4%葡萄糖混合液、Hartmanns注射液、注射用乳酸钠溶液或10%注射用甘露醇稀释后静滴，宜现配现用。稀释液应在避光和室温条件下贮存，且贮存时间不得＞24h。

**【不良反应】**　患者对本药的耐受性较好。

（1）心血管　血压变化（停药即消失，一般不需处理）、ECG异常、窦性心动过缓、房颤、房室传导阻滞等心律不齐。

（2）神经　头痛、倦怠、嗜睡等。未发现有锥体外系反应。头痛通常为轻至中度，似乎与用药剂量无关，常可自行消退，予镇痛药治疗有效；少数患者可发生强烈而持久的头痛。

（3）消化　便秘（与给药剂量似乎无关，口服时便秘的发生率较静注为高）、腹泻、口干、ALT和AST暂时性升高（停药后可恢复）。

（4）皮肤　皮肤潮红。

（5）其他　发热、过敏反应（轻微皮疹）、过敏性休克。人类未见用药后诱发癌变的报道。

【药物过量】

（1）表现　有1例服用本药10倍推荐剂量后，仅出现轻微头痛的个案报道。

（2）处理意见　尚无特异性解毒药，可采取对症治疗。

【相互作用】

（1）地塞米松　本药药效增强。

（2）利福平或其他肝酶诱导药物　本药血药浓度减低，应适当增加剂量。

（3）酮康唑　可能抑制本药代谢，但其临床意义尚不清楚。

（4）西咪替丁、氯羟安定　未见明显的药物相互作用。

（5）麻醉药、止痛药　常规剂量下本药与上述药物合用是安全的。

（6）食物　本药吸收延迟，进食时服药，可使本药 $C_{max}$ 升高、AUC 降低。

## 盐酸雷莫司琼

## Ramosetron hydrochloride

【其他名称】　艾可安、雷莫司琼、雷迈欣、奈西雅、维意舒、Nasea、Ramosetron、Ramostron Hydrochloride

【分类】　肿瘤用药\抗肿瘤辅助药

【制剂规格】　口内崩解片　0.1mg。

注射液　2ml：0.3mg。

【临床应用】

1. 说明书适应证

防治抗恶性肿瘤治疗所引起的恶心、呕吐等消化道症状。

2. 其他临床应用

试用于治疗肠易激综合征（国外资料）。

【用法用量】

说明书用法用量

**一般用法**　①通常 0.3mg/ 次，qd.，i.v.，可根据年龄、症状适当增减。疗效不明显时，可追加相同剂量，但总量不可＞ 0.6mg/d。②通常 0.1mg/ 次，qd.，p.o.。必要时可根据年龄、症状酌情增减。

【禁忌证】

说明书禁忌证

对本药过敏者。

【特殊人群用药】

**儿童**　用药的安全性尚未确定。

**老人**　慎用。给药时注意观察患者的反应，若出现不良反应，应采取适当处理或停药。

**孕妇**　孕妇或可能怀孕的妇女使用时应权衡利弊。

**哺乳妇女**　动物实验表明，本药可分泌入乳汁，哺乳期间用药时应停止哺乳。

【注意】

尚不明确。

【给药说明】

（1）给药条件　①本药仅用于抗癌药（如顺铂等）引起的恶心、呕吐。②本药口腔崩解片主要用于预防恶心、呕吐。对已出现恶心、呕吐等症状者应使用本药注射剂。③口腔崩解片在给化疗药物 1h 前服用。可在口腔内崩解，但不会经口腔黏膜吸收。服药时，将本药放在舌面上用唾液润湿，并用舌尖轻轻舔碎，崩解后随唾液咽下。也可直接用水送服。④在癌症化疗的各疗程中，服用本药时间不能＞ 5d。⑤使用化疗药后，若服用本药不能很好控制恶心，呕吐等症状时，可考虑使用其他止吐药（如注射剂等）。⑥本药经静脉给药时，建议在抗恶性肿瘤治疗前 15~30min 静注。

（2）配伍信息　本药与甘露醇、布美他尼、呋塞米等呈配伍禁忌，但向含有呋喃苯胺酸 20mg 的呋塞米注射液中加入 NS 200ml 与本药 0.3mg 混合时可以使用。

（3）其他　从 PTP 包装中取出口腔崩解片时，可能出现边缘缺损，此时应让患者全量服药。且从 PTP 包装取药时最好不要用指甲而是用指腹压出。

【不良反应】

（1）神经 头昏、头痛、舌麻木等。

（2）消化 腹泻及 ALT、AST、胆红素升高。

（3）其他 潮热。动物实验未见致畸、致癌、致突变，也无抗原性及局部刺激作用。

【相互作用】

顺铂、多柔比星及丝裂霉素 本药不影响上述药物的抗肿瘤作用。

## 盐酸托烷司琼
## Tropisetron Hydrochloride

【其他名称】 迪欧平、广迪、盖格恩、和太、罗亭、尼泰美、欧必亭、呕必停、普洛林、齐琼、确芝杜、瑞齐泰、赛格恩、纾吉、妥立士宁、托普西龙、托烷司琼、维瑞特、欣贝、欣顺尔、岩迪、Navoban、Tropisetron、Tropisetron Hydrocloride

【分类】 肿瘤用药\抗肿瘤辅助药

【制剂规格】 注射液 ① 1ml∶5mg。② 2ml∶2mg。③ 5ml∶5mg。

胶囊 5mg。

【临床应用】

说明书适应证

防治肿瘤化疗引起的恶心、呕吐，以及外科手术后恶心、呕吐。

【用法用量】

1. 说明书用法用量

（1）防治肿瘤化疗引起的恶心、呕吐 5mg/d，推荐第 1 日采用静脉给药，以后口服，最多 5d。具体可参照以下给药方法：疗程第 1 日，在化疗前将本药 5mg 溶于 NS、林格溶液、5%GS 或果糖溶液 100ml 中 i.v.gtt.（≥ 15min）或缓慢 i.v.（注射速度为 2mg/min）。疗程第 2~6 日，至少于早餐前 1h 口服，5mg/ 次，qd.。轻症者可适当缩短疗程。

（2）外科手术后恶心、呕吐 2mg/ 次，溶于 NS、林格液或 5%GS 内 i.v.gtt. 或缓慢 i.v.。

2. 其他用法用量

［国外参考信息］

（1）化疗诱发的恶心、呕吐 化疗当日于化疗前 15min 静脉给予 5mg，然后改为 5mg/ 次，q.6~24h，p.o.，用药不超过 7d，也可重复静脉给药。

（2）预防术后恶心、呕吐 麻醉诱导前一次静脉给予 0.5mg、2mg 或 5mg。

（3）术后恶心、呕吐 麻醉结束后 2h 内一次性缓慢 i.v.，0.5mg、2mg 或 5mg，也可 i.v.gtt.，15min 以上。若有术后恶心呕吐史，最好选用 2mg 或 5mg 剂量。

【禁忌证】

1. 说明书禁忌证

（1）对本药及其他 5-$HT_3$ 受体拮抗药过敏者。

（2）孕妇。

2. 其他禁忌证

严重肝、肾功能不全。

【特殊人群用药】

儿童 ＞2 岁儿童应用本药预防肿瘤化疗引起的恶心、呕吐的经验较多，但尚无用于儿童手术后恶心、呕吐的经验，国内有关资料不推荐儿童使用。

1. 说明书用法用量

防治肿瘤化疗引起的恶心、呕吐 一般不推荐用于儿童。＞2 岁儿童必须用药时，推荐 0.1~0.2mg/（kg・d），Max 为 5mg/d。疗程第 1 日，于化疗前将本药溶于 NS、林格溶液、5%GS 或果糖溶液等 100ml 中 i.v.gtt./i.v.。第 2~6 日改为口服，可用口服溶液，将本药稀释于桔子汁或可乐中，至少于早餐前 1h 服用。

2. 其他用法用量

［国外参考信息］

预防术后恶心、呕吐 麻醉诱导开始后单次静脉给予 0.1mg/kg，Max 为 5mg。

**老人** 不需调整剂量。

**孕妇** 动物实验表明本药有潜在的胚胎毒性，不应使用。

**哺乳妇女** 动物试验表明本药可能泌入乳汁，哺乳期间不宜使用。

**肝功能不全者** 慎用，严重者禁用。对于急性肝炎或脂肪肝患者，若采用 5mg/d，共用 6d 的给药方案，则不必减量。

**肾功能不全 / 透析者** 慎用，严重者禁用。肾功能不全者若采用 5mg/d，共用 6d 的给药方案，则不必减量。

**其他** 对于代谢不良者，在应用 6 日治疗方案中，无需减量。

**【注意】**

（1）慎用 ①未控制的高血压（日剂量不宜> 10mg）。②心血管疾病（国外资料）。

（2）交叉过敏 对其他 5-HT 受体拮抗药过敏者，对本药也可能过敏。

（3）用药相关检查 / 监测项目 ①静脉给药时应监测血压和脉搏。②重复给药时应监测肝功能和血常规。

（4）对驾驶 / 机械操作的影响 本药可引起头晕和疲乏，用药后驾车或操纵机器应谨慎。

**【给药说明】**

（1）给药条件 在任何化疗周期中，本药最多可用 6d。

（2）配伍信息 本药注射剂可用 NS、林格液或 5%GS 稀释。

**【不良反应】**

（1）心血管 静脉给药或口服高剂量：低血压或高血压（尤其是原有高血压控制不良，且日剂量> 5mg 者）。应对症治疗，并持续监测生命体征，不需停药。

（2）神经 头痛（一般不需治疗）、头晕、疲劳、嗜睡、锥体外系反应（包括肌张力障碍、震颤、不自主的肌肉收缩等）。

（3）精神 多次大剂量用药：幻视，应对症治疗，并持续监测生命体征。

（4）免疫 Ⅰ型变态反应。

（5）消化 胃肠功能紊乱症状（便秘、腹泻、腹痛等）、氨基转移酶一过性升高。

（6）皮肤 皮疹、荨麻疹、瘙痒等。

**【药物过量】**

（1）表现 长期大剂量应用本药可致幻视和原高血压加重。

（2）处理意见 应常规监测症状和生命体征，并持续随访。

**【相互作用】**

（1）利福平或其他肝酶诱导药（如苯巴比妥和保泰松） 加强本药代谢，血药浓度降低，作用减弱。合用时，代谢正常者需增加本药剂量。

（2）氟哌啶醇、地塞米松 本药疗效提高，不良反应降低。与地塞米松合用时，本药不必加量。

（3）CYP 抑制药（如西咪替丁） 基本不影响本药血药浓度，合用时无需调整剂量。

（4）其他可能导致 QTc 延长的药物 谨慎合用。

（5）抗心律失常药、β 受体阻断药 有心律或传导异常同服上述药者，使用本药时应谨慎。

（6）麻醉药 尚无研究。

（7）食物 本药吸收可能延缓，绝对生物利用度轻度增加，但无相应的临床表现。

## 阿扎司琼
## Azasetron

**【其他名称】** 安世通、丁悦、感苏、欧立康定、欧亭、瑞帝苏、苏罗同、天晴日安、万唯、依琼、盐酸阿扎司琼、Azasetron Hydrochloride、Serotone

**【分类】** 肿瘤用药 \ 抗肿瘤辅助药

**【制剂规格】** 注射液（盐酸盐）2ml : 10mg。

**氯化钠注射液（盐酸盐）** 50ml（含盐酸阿扎司琼 10mg、氯化钠 0.45g）。

片剂（盐酸盐）10mg。

【临床应用】

说明书适应证

防治细胞毒类药物化疗引起的恶心、呕吐。

【用法用量】

说明书用法用量

一般用法 （1）10mg/次，qd.，化疗前30min缓慢i.v.gtt./i.v.。（2）10mg/次，qd.，化疗前60min口服。对高度催吐的化疗药引起的严重呕吐，可化疗后8~12h加服5~10mg。

【禁忌证】

说明书禁忌证

（1）对本药及其他5-$HT_3$受体拮抗药过敏者。

（2）胃肠道梗阻。

【特殊人群用药】

儿童 用药的安全性尚不明确。

老人 根据患者状态给药，出现不良反应时减量（可减为5mg/次）。

孕妇 除非必需，不宜使用。

哺乳妇女 慎用，用药时应停止哺乳。

肝功能不全者 严重肝功能不全者慎用。

肾功能不全/透析者 严重肾功能不全者慎用。

【注意】

尚不明确。

【给药说明】

（1）配伍信息 ①本药与碱性药物（如呋喃苯胺酸、甲氨蝶呤、氟尿嘧啶、吡咯他尼等）、鬼臼乙叉苷配伍可发生浑浊或结晶析出，故需将本药先用氯化钠注射液稀释后，方可与上述碱性药物配伍使用。②本药与鬼臼乙叉苷、氟氧头孢钠配伍可能会使本药的含量降低，故应在配制后6h内使用。③本药与地西泮配伍可出现浑浊或产生沉淀，应避免配伍使用。

（2）其他 本药遇光易分解，故启封后应快速使用并注意避光。

【不良反应】

（1）心血管 心悸、血管疼痛。

（2）神经 头痛、眩晕、头昏、易怒。

（3）消化 口渴、呃逆、腹痛、腹泻、便秘及AST、ALT、总胆红素、γ-谷氨酰转肽酶、ALP、LDH升高。

（4）泌尿 BUN升高。

（5）骨骼肌肉 僵直、下肢抽搐、乏力。

（6）皮肤 面部潮红、面部苍白、荨麻疹、瘙痒、皮疹。

（7）其他 过敏性休克、发热、发冷、休克。

【相互作用】

尚不明确。

## 右丙亚胺
## Dexrazoxane

【其他名称】奥诺先、得拉唑沙

【分类】 肿瘤用药\抗肿瘤辅助药

【制剂规格】 片剂 ① 25mg。② 50mg。

粉针剂（盐酸盐）① 250mg。② 500mg。

【临床应用】

其他临床应用

减轻或减少蒽环类抗生素（如多柔比星）化疗引起的心肌毒性（国外资料）。

【用法用量】

其他用法用量

［国外参考信息］ 本药用量为多柔比星剂量的10倍。从开始给药计算，至少给予本药30min后使用多柔比星，应缓慢注射或较快的滴注。有亚硝基脲用药史者，本药最大耐受量为750mg/m²；无亚硝基脲用药史者，本药最大耐受量为1250mg/m²。

【禁忌证】

其他禁忌证

对本药过敏者（国外资料）。

【特殊人群用药】

儿童 尚不明确。

**孕妇** 美国FDA妊娠安全性分级为:C级。

**哺乳妇女** 尚不明确。

**肝功能不全者** 高胆红素血症患者使用多柔比星时应减量，并按比例减少本药用量。

【注意】

(1)慎用 同时使用其他骨髓抑制药者(国外资料)。

(2)用药相关检查/监测项目 ①血常规。②肝功能。③定期监测血清铁、锌浓度。④多柔比星累积剂量达300mg/m²者，也应在使用本药期间密切监测心脏毒性。

【给药说明】

(1)给药条件 本药不能用于非蒽环霉素类药物引起的心脏毒性。

(2)配伍信息 用0.167mol的乳酸钠注射液将本药配制成10mg/ml浓度，然后用NS或5%GS稀释至浓度为1.3~5mg/ml，稀释液在2℃~8℃或室温下可稳定6h。

【不良反应】

(1)内分泌/代谢 高TG血症、血清铁浓度增高、血清锌和钙浓度降低。

(2)血液 骨髓抑制(为本药最主要的毒性，儿童发生血液毒性和凝血障碍的危险性更大)、WBC和血小板减少(常在第8~15d降至最低点，在21~22d时可恢复，高剂量时更明显)、凝血障碍、贫血。

(3)消化 恶心、呕吐、腹泻、肝酶升高、血淀粉酶升高(但出现胰腺炎的可能性很小)。

(4)皮肤 注射局部炎症、皮肤及皮下坏死、脂膜炎。高剂量可致脱发。

【相互作用】

尚不明确。

## 纳米炭
## Carbon Nanoparticles

【其他名称】卡纳琳

【分类】肿瘤用药\抗肿瘤辅助药

【制剂规格】混悬注射液 1ml:50mg。

【临床应用】

**说明书适应证**

用于胃癌区域引流淋巴结的示踪。

【用法用量】

**说明书用法用量**

**一般用法** 暴露术野后，取50mg，用皮试针头在肿瘤周缘分4~6点浆膜下缓慢推注，每点注射5~15mg，约3min完成。

【禁忌证】

**说明书禁忌证**

对本药过敏者。

【特殊人群用药】

**儿童** 尚不明确。

**老人** 用药无特殊限制。

**孕妇** 尚不明确。

**哺乳妇女** 尚不明确。

【注意】

尚不明确。

【给药说明】

给药条件 (1)应避免将药物直接注入血管。(2)为防渗漏，针头应在组织中潜行一段距离后再缓慢推注，针头抽出时用纱布轻压注射点。

【不良反应】

低热常可耐受。未见致突变、致癌性。

【相互作用】

(1)同时混合使用的其他药物 其他药物的体内分布、释放受影响。

(2)未混合使用的其他药物 无影响。

## 氨磷汀
## Amifostine

【其他名称】安福定、阿米福汀、采福、天地达、Cytofos

【分类】肿瘤用药\抗肿瘤辅助药

【制剂规格】粉针剂 0.5g。

【临床应用】

**说明书适应证**

(1)对于反复接受顺铂治疗的晚期卵巢

癌或非小细胞肺癌患者，本药用于降低顺铂对肾脏的蓄积性毒性，而不降低上述病例中顺铂的疗效。

（2）对于进行术后放疗且照射窗包括大部分腮腺的头颈部癌患者，本药用于降低中至重度口腔干燥的发生率，而不降低放疗的疗效。

【用法用量】

1. 说明书用法用量

（1）化疗患者　推荐初始剂量为500~600mg/（$m^2$·次），qd.，化疗前 30min 使用，在 15min 内 i.v.gtt. 完。

（2）放疗患者　推荐初始剂量为 200mg/（$m^2$·次），qd.，在常规分次放疗（1.8~2Gy）前 15~30min 使用，在 3min 内 i.v.gtt. 完。

2. 其他用法用量

［国外参考信息］

（1）对抗晚期卵巢癌患者使用顺铂引起的肾脏毒性　推荐剂量为 910mg/（$m^2$·d），在化疗前 30min，i.v.，给药时间为 15min。

（2）预防头颈部恶性肿瘤术后放疗引起的口腔干燥　推荐剂量为 200mg/（$m^2$·d），在放疗前的 15~30min，i.v.，给药时间＞ 3min。

【禁忌证】

说明书禁忌证

（1）对氨基硫醇化合物过敏者。

（2）低血压或脱水。

（3）肝肾功能不全。

（4）孕妇和哺乳妇女。

（5）儿童和＞ 70 岁者。

【特殊人群用药】

**儿童**　禁用。

**老人**　＞ 70 岁者禁用。

**孕妇**　禁用。如患者在接受治疗期间怀孕，则必须告知药物对胎儿的潜在危险。美国 FDA 妊娠安全性分级为：C 级。

**哺乳妇女**　禁用。

**肝功能不全者**　禁用。

**肾功能不全 / 透析者**　禁用。

**其他**　据国外资料，头颈部肿瘤、食管癌、肺癌、需颈前放疗、颈动脉疾病或高钙血症患者静脉注射本药发生低血压的风险更高，这类患者建议使用低剂量 740mg/$m^2$（低血压风险低者的建议剂量为 910mg/$m^2$）。

【注意】

（1）慎用　有缺血性心肌病、心律失常、充血性心力衰竭、脑卒中或一过性心肌缺血等病史者（本药的安全性数据尚未建立）。

（2）用药相关检查 / 监测项目　①输注本药时应监测血压变化。②对存在低血钙危险的情况，如肾病综合征或多次使用本药者，应密切观察血钙水平，必要时应补充钙。

【给药说明】

（1）给药条件　①在接受本药滴注前，患者应充分饮水，滴注期间保持仰卧位。②静脉滴注期间每 5min 测 1 次血压，滴注时间不能＞ 15min，滴注时间越长，越易发生不良反应。③接受抗高血压治疗者若在本药滴注前 24h 不能停药，则不宜使用本药。④在本药治疗前和治疗中使用止吐药（如地塞米松 5~10mg 静注和 5- 羟色胺受体拮抗药，还可根据所用化疗药应用其他止吐药），在使用如顺铂一类致吐作用较强的化疗药时，这一点尤其重要。本药与强致吐化疗药合用时，应监测患者体液平衡情况。

（2）减量 / 停药条件　用药期间如血管收缩压相对基础水平明显下降，则应停止给药，具体指标见表 8-2-1。如血压在 5min 内恢复正常，且患者无症状，则可继续足量滴注。如不能足量滴注，则下一疗程给药量应酌情减低。

表 8-2-1　血压指标表

| | 基础收缩压（mmHg） | | | | |
|---|---|---|---|---|---|
| | ＜ 100 | 100~119 | 120~139 | 140~179 | ≥ 180 |
| 注射用氨磷汀静脉滴注收缩压下降（mmHg） | 20 | 25 | 30 | 40 | 50 |

（3）配伍信息　静滴前，本药粉针剂用 NS 9.7ml 配成溶液。复溶溶液（500mg/10ml）在室温下（约 25℃）可保持化学稳定达 6h，在冷藏条件下（2℃ ~8℃）可保持稳定达 24h。

（4）其他　①对于上述所批准的适应证，临床资料表明本药对基于顺铂的化疗方案或放疗的疗效并无影响。但目前关于本药在其他疾病情况下对化疗或放疗疗效影响的资料较少，故对于某些化、放疗可产生显著疗效或治愈的肿瘤（如某些生殖细胞起源的肿瘤）患者，则不建议使用本药。②对于接受根治性放疗者，目前尚无充分的资料证明在该情况下的肿瘤保护效应，故不应使用本药。③晚期卵巢癌患者使用顺铂治疗前用本药，其抗肿瘤效力可能减低。

**【不良反应】**

（1）心血管　①一过性收缩压下降，较少引起舒张压下降。血压下降通常发生在静滴本药过程中第 13~14min，于 5~15min 后恢复正常。仅少数病例由于血压明显下降致停止静滴，极少数出现短暂可逆性意识丧失。目前尚无血压下降对 CNS、心血管系统和肾脏等造成长期损伤的报道。若血压下降情况较为严重，需停止滴注本药，采取输液（用另一条静脉通道滴注 NS）和体位治疗（如仰卧或垂头仰卧位）。如血压在 5min 内恢复正常，且患者无症状，可重新足量滴注。②心律失常如心房颤动 / 扑动和室上性心动过速，有时伴随低血压或过敏反应出现。③一过性高血压或原有高血压加重的情况。

（2）神经　头晕、癫痫发作和晕厥。在长时间的输注后常在短时间内出现嗜睡。

（3）内分泌 / 代谢　低血钙、低镁血症。

（4）消化　恶心、呕吐。

（5）其他　①面部潮红 / 发热、寒战 / 发冷、困倦、呃逆和打喷嚏。日本有报道静脉注射本药后常出现发热，可能与致热源有关。②过敏反应，如低血压、发热、发冷 / 寒战、呼吸困难、缺氧、胸部紧束感、皮疹、荨麻疹和喉部水肿，有时可出现包括多形性红斑在内的致命皮肤反应，罕见剥脱性皮炎、史 – 约综合征和中毒性表皮坏死。报道中本药所致严重皮肤反应的发生率在放疗中明显高于化疗。也有出现罕见类过敏性反应和心跳停止的报道。

**【药物过量】**

（1）表现　目前尚无过量的报道，但在大剂量使用时，有焦虑和可逆性尿潴留的报道。药物过量最可能出现的症状是低血压。

（2）处理意见　可采取静脉滴注生理盐水或其他对症治疗。

**【相互作用】**

抗高血压药物或其他可引起低血压的药物　对服用上述药物者，应慎用本药。

# 血液系统用药

# 第一章 抗贫血药

## 第一节 铁剂

### 富马酸亚铁
### Ferrous Fumarate

【其他名称】 反丁烯二酸铁、反丁烯酸铁、富马酸铁、富马铁、富血铁、红泉、胡索酸铁、惠血佳、延胡索酸铁、紫酸铁、Cpiron、Feroton、Ferrosi Fumaras、Galfer、Ircon、Toleron

【分类】 血液系统用药\抗贫血药\铁剂

【制剂规格】 片剂 ① 35mg。② 50mg。③ 75mg。④ 200mg。

咀嚼片 ① 50mg。② 100mg（相当于铁33mg）。③ 200mg。

胶囊 ① 50mg。② 200mg。

胶丸 200mg。

混悬液 10ml∶300mg（相当于铁 99mg）。

【临床应用】

**说明书适应证**

慢性失血以及营养不良、妊娠、儿童发育期等所致的缺铁性贫血。

【用法用量】

**说明书用法用量**

（1）预防缺铁性贫血 200mg/d，p.o.。

（2）治疗缺铁性贫血 ①片剂、胶囊及胶丸：200~400mg/ 次，tid.，p.o.。②咀嚼片：100~200mg/ 次，tid.，p.o.（含服或嚼服）。③混悬液：300mg/ 次，tid.，p.o.。

【禁忌证】

**说明书禁忌证**

（1）对铁剂过敏者。

（2）非缺铁性贫血。

（3）含铁血黄素沉着症。

（4）血友病。

（5）胃、十二指肠溃疡患者。

（6）溃疡性肠炎。

（7）严重肝功能损害。

（8）严重肾功能损害，尤其伴有未经治疗的尿路感染者。

【特殊人群用药】

**儿童**

**说明书用法用量**

缺铁性贫血 （1）片剂：＜1 岁，35mg/ 次，tid.，p.o.；1~5 岁，70mg/ 次，tid.，p.o.；6~12 岁，140mg/ 次，tid.，p.o.。（2）咀嚼片：50mg/ 次，tid.，p.o.（含服或嚼服）。

**老人** 必要时可适当增加口服铁剂的剂量。

**孕妇** 尚不明确。

**哺乳妇女** 尚无治疗剂量的铁剂对哺乳产生不良影响的报道。

**肝功能不全者** 严重肝功能损害者禁用。肝炎患者慎用。

**肾功能不全/透析者** 严重肾功能损害（尤其伴有未经治疗的尿路感染）者禁用。

【注意】

（1）慎用 ①酒精中毒。②急性感染。③肠道炎症。④胰腺炎。

（2）对检验值/诊断的影响 使用铁剂后，血清结合转铁蛋白或铁蛋白增高，大便隐血试验阳性。

（3）用药相关检查/监测项目 ① Hb。②网织 RBC 计数。③血清铁蛋白及血清铁。

【给药说明】

（1）给药条件 ①用药前须明确诊断，尽可能找到缺铁的原因，以采取针对性治疗。②在妊娠中、后期补充铁剂最为适当。

（2）减量/停药条件 通常口服铁剂后

4~5d，血液中网织 RBC 数即可上升，7~12d 达高峰；Hb 于用药第 4 周时明显增加，但恢复正常值常需 4~12 周，而 Hb 正常后不能立即停药，须继续服药 2~3 个月，以使血清铁蛋白值恢复正常。

**【不良反应】**

**消化** 食欲缺乏、恶心、呕吐、胃痛、上腹疼痛、腹泻、肠蠕动减少（引起便秘、黑便）。

**【药物过量】**

（1）剂量 儿童一次性摄入 130mg 铁即可致死。

（2）表现 本药引起坏死性胃炎、肠炎，可见严重呕吐、腹泻及腹痛，导致血压下降、代谢性酸中毒，甚至昏迷。24~48h 后，严重中毒可进一步发展至休克、血容量不足、肝损害及心血管功能衰竭，患者可出现全身抽搐。中毒晚期表现为皮肤湿冷、紫绀、嗜睡、极度疲乏及虚弱、心动过速。

（3）处理意见 应立即给予喷替酸钙钠或去铁胺对抗。中毒解救后，可能会有幽门或贲门狭窄、肝损害或 CNS 病变等后遗症，故须尽早处理。

**【相互作用】**

（1）西咪替丁、去铁胺、二巯丙醇、胰酶、胰脂酶等 影响铁的吸收。

（2）制酸药（如碳酸氢钠）、磷酸盐类、含鞣酸的药 易产生沉淀，影响铁的吸收。

（3）含鞣酸（如浓茶）的饮料 服用本药时，如同时饮用此类饮料，铁的吸收受影响，故服药后 2h 内应避免饮用此类饮料。

（4）多巴类（如左旋多巴、卡比多巴、甲基多巴等）、氟喹诺酮类、四环素类药、青霉胺、锌制剂 此类药的吸收减少。

（5）Vit C 可促进本药的吸收，但也易致胃肠道反应。

（6）稀盐酸 有助于铁剂的吸收。稀盐酸可促进三价铁离子转为亚铁离子，对胃酸缺乏者尤适用。

（7）食物 进食时摄入铁，其吸收量较空腹时约减少 1/3~1/2。

## 多糖铁复合物
## Polysaccharide Iron Complex

**【其他名称】** 红源达、力蜚能、Niferex、Polyferose

**【分类】** 血液系统用药 \ 抗贫血药 \ 铁剂

**【制剂规格】** 胶囊 每粒含元素铁 150mg。

**【临床应用】**

**说明书适应证**

单纯性缺铁性贫血。

**【用法用量】**

**说明书用法用量**

缺铁性贫血 150~300mg（元素铁）/次，qd.，p.o.。

**【禁忌证】**

**说明书禁忌证**

（1）对本药过敏者。

（2）铁负荷过高、血色素沉着症及含铁血黄素沉着症。

（3）非缺铁性贫血（如地中海贫血）。

（4）严重肝肾功能损害，尤其是伴有未经治疗的尿路感染者。

**【特殊人群用药】**

**儿童** 儿童需在医生的指导下使用。①铁过量［＞8mg/（kg·d）］可加重维生素 E 缺乏早产儿的红细胞溶血现象。②补铁过量时，多数新生儿易发生大肠埃希菌感染。

**老人** 无影响。

**孕妇** 治疗剂量的铁对胎儿无不良影响，可用于治疗孕产妇缺铁性贫血。

**哺乳妇女** 治疗剂量的铁对哺乳无不良影响。

**肝功能不全者** 肝炎患者慎用。严重肝功能不全者禁用。

**肾功能不全/透析者** 严重肾功能不全者

禁用，尤其是伴有未经治疗的尿路感染者。

【注意】

（1）慎用 ①急性感染。②肠道炎症。③胰腺炎。④ GU、DU。⑤溃疡性肠炎。⑥酒精中毒。⑦过敏体质者。⑧肝炎。⑨过敏体质。

（2）用药相关检查 / 监测项目 本药治疗期间应定期检查血象和血清铁水平。

【给药说明】

（1）给药条件 ①本药为有机复合物，不含游离铁离子，对胃肠黏膜无刺激性，可连续给药。②宜在饭后或饭时服用，以减轻胃部刺激。③本药应在缺铁性贫血确诊后使用，不得长期服用。

（2）其他 ①本药用于主治慢性失血所致的缺铁性贫血，如月经过多、痔出血、子宫肌瘤出血等。也可用于营养不良、妊娠末期、儿童发育期等引起的缺铁性贫血。②服用本药可能产生黑便，为铁未完全吸收所致，不影响用药。

【不良反应】

本药不良反应较少，可有恶心、呕吐、腹泻或胃灼热感、便秘，但不影响治疗。

【药物过量】

（1）表现 本药安全性好，安全系数是普通铁剂的 13 倍以上。多数通过肠黏膜吸收阀调节血药浓度，不会导致铁中毒。＜6 岁儿童意外过量服用含铁制剂可致致命性中毒。

（2）处理意见 如意外过量，请有经验的医生立即处理。

【相互作用】

（1）磷酸盐类、四环素类药及鞣酸 可阻碍铁的吸收和利用。

（2）抗酸药 胃酸有利于铁的离子化，促进铁的吸收；反之，胃酸缺乏或服用抗酸药时，会阻碍铁的吸收和利用。

（3）锌 长期较大量补锌可影响铁的代谢。

（4）左旋多巴、卡比多巴、甲基多巴及喹诺酮类药 上述药的吸收减少。

（5）Vit C 有利于本药的吸收。

（6）茶、咖啡 影响铁的吸收，不应同服。

## 右旋糖酐铁
## Iron Dextran

【其他名称】 科莫非、Cosmofer、Dexferrum、Ferrous Dextran

【分类】 血液系统用药 \ 抗贫血药 \ 铁剂

【制剂规格】 片剂 25mg（以铁计）。

注射液 ① 2ml : 50mg（表观分子量＞200kD）。② 2ml : 100mg（表观分子量＞200kD）。③ 2ml : 100mg（表观分子量＜200kD）。④ 4ml : 100mg（表观分子量＞200kD）。（均以铁计）

【临床应用】

1. 说明书适应证

治疗慢性失血、营养不良、妊娠、儿童发育期等引起的缺铁性贫血。注射液适用于不能口服铁剂或口服铁剂疗效不满意者。

2. 其他临床应用

也用于需迅速纠正缺铁的患者。

【用法用量】

1. 说明书用法用量

缺铁性贫血 （1）50~200mg（铁）/次，1~3 次 /d，饭后服。（2）注射液：100~200mg（铁）/d，根据补铁总量确定，2~3 次 / 周，具体用法如下：①静滴：本药 100~200mg（铁）用 NS 或 5%GS 稀释至 100ml。给予首次剂量时，应先缓慢 i.v.gtt.（25mg）至少 15min，如无不良反应发生，则可在 30min 内滴完剩余剂量。若总补铁量约 20mg/kg，也可采用一次性滴注，将所给剂量稀释至 NS 或 5%GS 250~1000ml 中，i.v.gtt.（4~6h）。②静注：将本药 100~200mg（铁）用 NS 或 5%GS 10~20ml 稀释后缓慢 i.v.。初次给药时先缓慢推注 25mg（1~2min），若

60分钟后无不良反应发生，再给剩余剂量（0.2ml/min）。③肌注：不需稀释。（3）也有说明书按如下用法：50~100mg（铁）/次，1~3d给药1次，深部i.m.。

**2. 其他用法用量**

［国内参考信息］ 100~200mg（铁）/次，1~3d给药1次，深部i.m.。

**【禁忌证】**

**说明书禁忌证**

（1）已知对铁单糖或双糖有过敏反应者。

（2）非缺铁性贫血（如溶血性贫血）。

（3）铁超负荷或铁利用紊乱、血色病或含铁血黄素沉着症者。

（4）GU、DU。

（5）溃疡性结肠炎。

（6）代偿失调的肝硬化。

（7）传染性肝炎。

（8）急慢性感染者。

（9）哮喘、湿疹或其他特应性变态反应者。

（10）严重肝、肾功能不全者，尤其伴未经治疗的尿路感染者。

**【特殊人群用药】**

**儿童** 肠道外途径给予铁剂可能引起过敏或中毒反应，对有感染的儿童可能产生不利影响。有说明书指出，本药含苯甲醇，禁用于儿童肌注。

**1. 说明书用法用量**

缺铁性贫血 （1）口服：儿童发育期25~50mg/次，1~2次/d.，饭后服。（2）深部肌注：体重＞6kg者，25mg（铁）/次，qd.；＜6kg者，12.5mg（铁）/次，qd.。

**2. 其他用法用量**

［国内参考信息］ 深部肌注：体重＞6kg者，50mg（铁）/次，qd.。

**老人**

**说明书用法用量**

缺铁性贫血 100~200mg（铁）/d，根据血红蛋白水平，2~3次/周。用法同成人。

**孕妇** 本药不应用于妊娠早期妇女。

**哺乳妇女** 尚不明确。

**肝功能不全者** 严重肝功能不全者禁用。

**肾功能不全/透析者** 严重肾功能不全者，尤其伴未经治疗的尿路感染者禁用。

**【注意】**

（1）慎用 ①酒精中毒。②肠道炎症。③胰腺炎。④过敏体质者。

（2）对检验值/诊断的影响 本药可能导致血浆胆红素水平提高和血浆钙水平降低。还可升高血清结合转铁蛋白或铁蛋白（易导致漏诊），大便隐血试验阳性（易与上消化道出血相混淆）。

（3）用药相关检查/监测项目 治疗期间应定期检查血象、血清铁水平及血清铁蛋白。

**【给药说明】**

（1）给药条件 ①本药宜在饭后或饭时服用，以减轻胃部刺激。②本药肠道外给药可能引起致命性过敏反应，有药物过敏史者这种可能性增加，故本药仅在可立即采取紧急措施的情况下肠道外给药。③本药注射期间应停用口服铁剂。

（2）减量/停药条件 注射本药后Hb未见逐渐升高者，应立即停药。

（3）其他 ①个体所需总铁量计算：总量（mg铁）=体重（kg）×（需达到的Hb量（150g/l）−实际Hb量）（g/l）×0.24+体内储备铁量（500mg）。②残留本药可能滞留于网状内皮细胞，故本药治疗延长期测定骨髓的铁储备无意义。

**【不良反应】**

（1）心血管 胸痛、低血压、心脏停搏、淋巴结肿大、潮红。

（2）神经 头痛。

（3）血液 淋巴结肿大。

（4）消化 恶心、呕吐、上腹痛、消化不良、腹泻、便秘、黑便。

（5）呼吸 呼吸困难。

（6）骨骼肌肉　关节肌肉疼痛。

（7）皮肤　皮肤瘙痒。注射部位可出现色素沉着。在同一部位反复肌注可出现肉瘤。

（8）其他　①急性过敏反应，表现为呼吸困难、潮红、胸痛和低血压。缓慢静注可降低急性严重反应。过敏反应一般出现在给予试验剂量时间内。自身免疫性疾病或炎症患者用药，可能引起Ⅲ型变态反应。②偶有注射部位静脉疼痛和感染的报道。

【药物过量】 本药毒性低，患者耐受较好，过量危险性低。若长期铁过量，会蓄积在肝主动脉，并诱发炎症反应，可能导致纤维化。

（1）表现　过量发生的急性中毒多见于小儿。由于坏死性胃炎、肠炎，患者可有严重呕吐、腹泻及腹痛，以致血压降低，代谢性酸中毒，甚至昏迷。24~48h后，严重中毒可进一步发展至休克及血容量不足，肝损害及心血管功能衰竭。可有全身抽搐。中毒后期症状有皮肤湿冷、紫绀、嗜睡、极度疲乏及虚弱、心动过速。

（2）处理意见　有急性中毒征象应立即用去铁胺救治，中毒获救后，有可能遗有肝损害或CNS病变，要及早妥善处理。

【相互作用】

（1）磷酸盐类、四环素类及鞣酸等　同服可妨碍铁吸收。

（2）口服铁　本药注射液可降低口服铁的吸收，不能同用。

（3）左旋多巴、卡比多巴、甲基多巴及喹诺酮类药物　本药可减少上述药的吸收。

（4）Vit C　同服有利于吸收。

（5）浓茶　不宜同服。

## 蔗糖铁
## Iron Sucrose

【其他名称】 氢氧化铁蔗糖复合物、维乐福、Venofer

【分类】 血液系统用药\抗贫血药\铁剂

【制剂规格】 注射液　5ml : 100mg（以Fe计）。

【临床应用】

1. 说明书适应证

用于口服铁剂效果不好而需静脉铁剂治疗者，如：（1）口服铁剂不能耐受者。（2）口服铁剂吸收不好者。

2. 其他临床应用

用于各种严重铁缺乏需快速补铁者。

【用法用量】

说明书用法用量

（1）用量计算

1）根据下列公式计算总缺铁量，以此确定患者的给药量：

总缺铁量mg=体重kg×（Hb目标值–Hb实际值）g/L×0.24*+贮存铁量mg

体重≤35kg：Hb目标值=130g/L

贮存铁量=15mg/kg体重

体重＞35kg：Hb目标值=150g/L

贮存铁量=500mg

*因子0.24=0.0034×0.07×1000（Hb含量约为0.34%/血容量约占体重的7%/因子1000是指从g转化为mg）

2）总给药量（ml）=总缺铁量mg/20mg/ml，见表9–1–1。

3）计算失血和支持自体捐血的患者铁补充的剂量：根据下列公式计算补偿铁缺乏所需要的剂量：①如已知失血量：静注200mg铁（=10ml本药）后将增加Hb相当于一个单位的血（=400ml含有Hb 150g/L）需补充的铁量mg=失血单位量×200或所需本药的量ml=失血单位×10。②如Hb值下降：使用前面的公式，且假设贮存铁不需再储存。补充铁量mg=体重kg×0.24×（Hb目标值–Hb实际值）g/L。如：体重60kg，Hb差值=10g/L→需补充的铁量≈150mg→需要7.5ml本药。

表 9-1-1　本药总给药量

| 体重（kg） | 给予本药安瓿的总支数 Hb 60g/L | Hb 75g/L | Hb 90g/L | Hb 105g/L |
|---|---|---|---|---|
| 5 | 1.5 | 1.5 | 1.5 | 1 |
| 10 | 3 | 3 | 2.5 | 2 |
| 15 | 5 | 4.5 | 3.5 | 3 |
| 20 | 6.5 | 5.5 | 5 | 4 |
| 25 | 8 | 7 | 6 | 5.5 |
| 30 | 9.5 | 8.5 | 7.5 | 6.5 |
| 35 | 12.5 | 11.5 | 10 | 9 |
| 40 | 13.5 | 12 | 11 | 9.5 |
| 45 | 15 | 13 | 11.5 | 10 |
| 50 | 16 | 14 | 12 | 10.5 |
| 55 | 17 | 15 | 13 | 11 |
| 60 | 18 | 16 | 13.5 | 11.5 |
| 65 | 19 | 16.5 | 14.5 | 12 |
| 70 | 20 | 17.5 | 15 | 12.5 |
| 75 | 21 | 18.5 | 16 | 13 |
| 80 | 22.5 | 19.5 | 16.5 | 13.5 |
| 85 | 23.5 | 20.5 | 17 | 14 |
| 90 | 24.5 | 21.5 | 18 | 14.5 |

（2）常用剂量　根据 Hb 水平，5~10ml（100~200mg 铁）/次，静脉给药，2~3 次/周。

（3）最大耐受单剂量　①静注：用至少 10min 注射本药 10ml（200mg 铁）。②静滴：如临床需要，给药单剂量可增至 0.35ml/kg（= 7mg 铁 /kg），最多不可超过 25ml（500mg 铁），应稀释到 500ml NS 中，至少滴注 3.5h，1 次 / 周。

【禁忌证】

**说明书禁忌证**

（1）对单糖或二糖铁复合物过敏者。

（2）非缺铁性贫血。

（3）铁过量或铁利用障碍。

【特殊人群用药】

**儿童**　非肠道使用的铁剂对有感染的儿童会产生不利影响。

**说明书用法用量**

常用剂量　根据 Hb 水平，0.15ml/kg（= 3mg 铁 /kg）/ 次，静脉给药，2~3 次 / 周。

**老人**　同成人常规剂量。

**孕妇**　动物研究表明，本药不会致畸形和流产。但妊娠早期妇女仍不建议使用非肠道铁剂，妊娠中、晚期慎用。

**哺乳妇女**　本药代谢产物不会排入母乳中，但临床经验有限，哺乳妇女仍应慎用。

**肝功能不全者**　严重肝功能不全者慎用。

【注意】

（1）慎用　①有过敏史者。②急、慢性感染（非肠道给铁可使感染加重）。

（2）对驾驶 / 机械操作的影响　本药不影响驾驶和机械操作的能力。

【给药说明】

（1）给药条件　①本药只能用于已通过适当检查、适应证得到完全确认的患者（如检查血清铁蛋白、Hb、HCT、红细胞计数、红细胞指数 -MCV、MCH、MCHC）。②本药应以滴注（首选）或缓慢注射的方式静脉给药，或直接注射到透析器的静脉端；不适于肌注或按患者所需铁的总量一次全剂量给药。③本药可不经稀释缓慢静注，推荐速度为 1ml/min。一次最大注射量是 10ml（200mg 铁）。静注后，应伸展患者的胳膊。④第 1 次用本药治疗前，应先给予小剂量测试，成人 1~2.5ml（20~50mg 铁），体重＞ 14kg 儿童 1ml（20mg 铁），＜ 14kg 儿童用日剂量的一半（1.5mg/kg）。应备有心肺复苏设备，若给药 15min 后未出现不良反应，则继续给予余下的药液。⑤若患者总需要量超过最大单次给药量，则应分次给药；若给药后 1~2 周观察到血液学参考无变化，则应重新考虑最初的诊断。⑥谨防静脉外渗漏。如遇静脉外渗漏，应按以下步骤处理：若针头尚未拔出，静滴少量 NS 清洗；为加快铁的清除，可用黏多糖软膏或油膏轻涂在针眼处；禁止按摩以避免铁进一步扩散。

（2）配伍信息　①本药只能与 NS 混合使用。本药 1ml 最多只能稀释到 NS 20ml 中；本药 5ml 最多稀释到 NS 100ml 中；本药 25ml 最多稀释到 NS 500ml 中。稀释液配好后应立即使用。②滴速：100mg 铁滴注至少 15min；200mg 至少 30min；300mg 至少 1.5h；400mg 至少 2.5h；500mg 至少 3.5h。③如临床需要，本药也可用 NS 配成较高浓度的药液，但滴速必须根据上述要求确定。为保证药液的稳定，不允许配成更稀的药液。④如在日光中 4℃ ~25℃温度下贮存，NS 稀释后的本药应在 12h 内使用。

【不良反应】

（1）心血管　低血压和虚脱、心动过速和心悸、胸痛和胸部压迫感。注射过快可引发低血压。

（2）神经　一过性味觉异常（特别是金属味觉）、头痛、头晕、感觉异常、眩晕、意识水平降低、意识紊乱。

（3）消化　恶心、呕吐、腹痛、腹泻。

（4）呼吸　支气管痉挛、呼吸困难。

（5）骨骼肌肉　肌肉痉挛、肌痛。

（6）皮肤　瘙痒、荨麻疹、皮疹、疹病、红斑。

（7）其他　①过敏性反应（涉及关节痛）：非肠道使用铁剂可引起具有潜在致命性的过敏反应和过敏样反应。轻度过敏反应可服服抗组胺类药；重度过敏反应应立即给予肾上腺素。有哮喘、铁结合率低和 / 或叶酸缺乏症者，应特别注意过敏反应或过敏样反应的发生。②发热、寒战、潮热、疲乏、无力、不适及外周性水肿（血管水肿、关节肿胀）。③注射部位刺激，如浅表性静脉炎、灼烧感和水肿等。

【药物过量】

（1）表现　可致急性铁过载，表现为高铁血症。铁过量轻者可出现恶心、呕吐、胃痛、腹泻和嗜睡；重者可出现高血糖、WBC 增多、代谢性酸中毒、进行性循环衰竭、抽搐与昏迷。12~48h 后可出现肾小管和肝细胞坏死。曾有非肠道铁剂使用过量而致死亡的报道。

（2）处理意见　用药过量应采用有效的方法处理，必要时可使用铁螯合剂。铁过量 6h 后出现恶心、腹泻、血糖＞ 8.3mmol/L 和白细胞 $15 \times 10^9$/L 者，应用去铁胺治疗。若患者未发生休克，则每 4~12h 肌注 1~2g（儿童 20mg/kg）；若处于休克状态，则应静滴去铁胺，初始剂量为 1g，最大滴速 15mg/(kg · h)。去铁胺 24h 的最大用量 6g（儿童为 180mg/kg）。肾透析者使用去铁胺后形成的去铁胺 - 铁复合物可有效从透析器中排出。

【相互作用】

口服铁剂　本药可减少口服铁剂的吸收，故不能同用。口服铁剂应在注射完本药 5d 后开始服用。

## 第二节　其他抗贫血药

### 重组人红细胞生成素
### Recombinant Human Erythropoietin

【其他名称】　阿司伯根、促红素、促红细胞生成素、重组人促红素、重组人促红素（CHO 细胞）、环尔博、弘能、红细胞生成素、佳林豪、济脉欣、济脉饮、利血宝、宁红欣、赛博尔、雪达升、依倍、怡宝、益比奥、依普定、怡泼津、怡普利、Epoetinalfa、Epogen、Erypo、Erythropoietin、ESPO、Espogen、Hemax、rhEPO、SEPO、α-Epoetin

【分类】　血液系统用药 \ 抗贫血药 \ 其他抗

贫血药

【制剂规格】 注射液 ① 0.5ml∶1500U。② 0.5ml∶3000U。③ 1ml∶1000U。④ 1ml∶2000U。⑤ 1ml∶3000U。⑥ 1ml∶4000U。⑦ 1ml∶6000U。⑧ 1ml∶10000U。⑨ 12000U。

粉针剂 ① 1000U。② 2000U。③ 4000U。

【临床应用】

1. 说明书适应证

（1）肾功能不全所致的贫血（包括血透、腹透及非透析治疗的 CRF 者）。

（2）外科围手术期的 RBC 动员。

（3）非骨髓恶性肿瘤化疗时引起的贫血。

2. 其他临床应用

（1）类风湿关节炎、SLE、AIDS 或经治疗后引起的贫血。

（2）早产儿贫血。

【用法用量】

1. 说明书用法用量

（1）肾性贫血 ①每周分次给药：血透者开始推荐剂量为 100~150U/（kg·周）i.v./i.h.，非透析者开始推荐剂量为 75~100U/（kg·周）i.v./i.h.，分 2~3 次给药。若 HCT 每周增加＜ 0.5%，可于 4 周后按 15~30U/kg 增量，但增量最高不宜＞ 30U/（kg·周）。HCT 应增至 30%~33%，不宜＞ 36%。若 HCT 达到 30%~33% 或 Hb 达到 100~110g/L，则可进行维持治疗。推荐维持剂量为治疗期剂量的 2/3，每 2~4 周检查 HCT 以调整剂量，避免 RBC 生成过速，维持 HCT 和 Hb 在适当水平。②每周单次给药：推荐剂量为血透或腹透者 10000U/ 周。若 HCT 或 Hb 达到上述标准，则推荐将每周单次给药时间延长（如每 2 周给药 1 次），并依据患者贫血情况调整剂量。③或按以下方案给药：初期 3000U/ 次，3 次 / 周，i.v.（缓慢）。贫血情况改善后，改为 1500U/ 次，2~3 次 / 周，或 3000U/ 次，2 次 / 周。以 Hb 浓度约 100g/L（HCT 为 30%）作为贫血症状改善与否的指标。此外，可根据患者的贫血症状及年龄等适当增减剂量，Max（维持量）：3000U/ 次，3 次 / 周。

（2）外科围手术期的 RBC 动员 适用于需择期外科手术（心脏血管手术除外）且术前 Hb 在 100~130g/L 者，术前 10 日至术后 4 日，150U/（kg·次），3 次 / 周，i.h.，可减轻术中及术后贫血，减少对异体输血的需求，加快术后贫血倾向的恢复。用药期间为防止缺铁，可同时补充铁剂。

（3）肿瘤化疗所致的贫血 起始量 150U/（kg·次），3 次 / 周，i.h.。经 8 周治疗后，若不能有效减少输血需求或增加 HCT，可增至 200U/（kg·次），3 次 / 周。HCT ＞ 40% 时，应减量直至 HCT 降至 36%。当再次开始治疗或调整剂量以维持需要的 HCT 时，应较原剂量减少 25%。若给予起始量，HCT 增加较快（如在任何 2 周内增加 4%），也应适当减量。

2. 其他用法用量

[国外参考信息]

（1）一般用法 4000~8000U/ 次，1 次 / 周，于三角肌处注射，可使 HCT 升至 30%~33%。

（2）肿瘤化疗所致的贫血 起始量 150U/（kg·d），3 次 / 周，i.h./i.v.。经 8 周后疗效不佳者，可增至 300U/（kg·d），3 次 / 周。其他同国内用法与用量。

【禁忌证】

1. 说明书禁忌证

（1）对本药、哺乳动物细胞衍生物制剂或人血清白蛋白过敏者。

（2）未控制的重度高血压及高血压性脑病。

（3）合并感染者。

2. 其他禁忌证

铅中毒者。

【特殊人群用药】

**儿童** 早产儿、新生儿、婴儿用药的安全性尚未确立。

其他用法用量

[国外参考信息]

肿瘤化疗所致的贫血 6 个月至 18 岁，

25~300U/（kg·周），i.h./i.v.，分 3~7 次给药。

**老人** 适当调整剂量和频率，注意监测血压及 HCT。

**孕妇** 权衡利弊。美国 FDA 妊娠安全性分级为：C 级。

**哺乳妇女** 不宜使用。

肾功能不全 / 透析者

**其他用法用量**

［国外参考信息］

CRF 引起的贫血 （1）成人：起始量为 50~100U/（kg·d），3 次 / 周，i.h./i.m.。HCT 须达到目标值 30%~36%，若接近上限 36%，或在任何 2 周治疗期内 HCT 量的增加＞4% 时，须减量；若治疗 8 周后，HCT 的增加仍不足 5%~6% 且低于目标值时，应增量。治疗剂量个体化，维持量 12.5~525U/（kg·周）（平均 75U/kg/ 周），3 次 / 周。除非临床需要，剂量调整一月不宜＞1 次。（2）1 个月至 16 岁：起始量为 50U/（kg·d），3 次 / 周，i.v./i.h.。剂量调整同成人。治疗剂量个体化，维持量中位数为 76U/（kg·周），可按 167U/（kg·周），分次给药（2~3 次 / 周）。除非临床需要，剂量调整不宜＞1 次 / 月。

**【注意】**

（1）慎用 ①有药物过敏史或有过敏倾向者。②心肌梗死、肺梗死及脑梗死或有这些病史而可能引起血栓栓塞者。③脑血栓形成。④癫痫。⑤卟啉病。⑥运动员。

（2）用药相关检查 / 监测项目 ①定期检查 Hb 浓度或 HCT（用药初期 1 次 / 周，维持期 1 次 /2 周）。避免过度造血（确认 Hb 浓度不超过 120g/L 或 HCT 不超过 36%）。②监测血压、血清铁、转铁蛋白饱和度、肾功能等。对非血透的肾性贫血患者，还应监测血肌酐、血钾。

**【给药说明】**

（1）给药条件 ①本药用药指标为 Hb 浓度＜100g/L（HCT＜30%）。患者总体血清促红细胞生成素水平＞200mU/ml 时，不推荐使用本药。②用药前须充分问诊。初次用药或停药后再用本药时，应先以少量静注，确定无异常反应后再给予全量，否则应立即停药，并给予适当处理。③需根据患者贫血程度、年龄及其他相关因素调整给药剂量。④用药期间须适当调整饮食。对慢性肾功能不全所致的贫血，用药后，患者的食欲及自觉症状虽改善，但仍需严格控制饮食，以减少不必要的透析。⑤用药期间，若患者血清铁蛋白＜100ng/ml，或转铁蛋白饱和度＜20%，应同时补充铁剂（除反复输血致铁过量者外）。⑥用药后若未达预期效果，也应补充铁剂。⑦慢性肾功能不全伴铝中毒时，应增加本药用量。⑧同时接受血透者宜相应增加肝素用量。⑨用药后需注意血压或 HCT 的变化，特别应注意使 HCT 缓慢上升。此外，停药后 HCT 也可能上升，需注意观察，当发现血压上升时应采取停药等适当处置。⑩用药后必须充分观察是否有诱发血栓栓塞或使之恶化的因素。

（2）配伍信息 ①使用本药粉针剂前，应先用注射用水 1ml 溶解。②禁止本药与其他药物同时静注。③用药前勿振荡，开封后仅限一次性使用。

（3）其他 ①本药不用于治疗肿瘤患者因其他因素（如铁或叶酸盐缺乏、溶血或胃肠道出血）引起的贫血。对出血性贫血、血细胞减少、单纯性铝中毒及肿瘤患者因铁或叶酸缺乏引起的贫血无效。②用本药可能造成分流器闭塞和血透装置内留有残血，故应充分留意分流器和血透装置内的血流量。若有此情况发生，应重新设分流器或增加抗凝药剂量。

**【不良反应】**

ADR 警示 美国 FDA 等药政部门发布的关于本药的安全性信息及研究资料涉及的多项临床研究显示，使用该类药物使得 Hb 浓度维持在说明书推荐浓度（12g/dl）以上的患者存在死亡率增加、发生严重心血管和血栓事件及促进肿瘤增长的风险。截至 2008 年 6 月 10 日，国家药品不良反应监测中心病例报告数据库中检索到本药相关病例 141 例，其中严重病例 5 例。不良反应主要表现为高血压、皮疹、头痛、瘙痒、发热、贫血加重、心悸、恶心、局部疼痛、肝功能异常、凝血功能亢进、过敏样反应、呕吐、肌痛、关节痛、乏力、胸闷、头晕、腹泻、过敏性休克等。死亡病例 1 例，其不良反应为过敏性休克。未检索到严重心血管和血栓事件及促进肿瘤增长相关的严重不良反应病例报告。

（1）心血管 高血压性脑病、心悸、血压升高、诱发脑血管意外及癫痫发作。若用药后出现血压升高，应减量或停药，并可加用适量降压药或调整原有降压药剂量。

（2）神经 头晕、头痛、发热、全身倦怠、失眠等。

（3）内分泌 / 代谢 血清钾升高，严重者可致高钾血症，此时应适当调整饮食及给药剂量，直至血钾恢复正常。

（4）血液 血栓形成、嗜酸性粒细胞及中性粒细胞增多、眼底出血、鼻出血。

（5）消化 恶心、呕吐、食欲缺乏、口腔苦味感、腹泻、腹痛以及 ALT、AST、ALP、LDH 升高。

（6）呼吸 呼吸急促或流感样症状。

（7）泌尿 BUN、尿酸、血肌酐升高。

（8）骨骼肌肉 肌痛、关节痛等。

（9）其他 过敏反应（瘙痒、皮疹或荨麻疹、过敏性休克等）、脾肿大。

**【药物过量】**

（1）表现 HCT 过高，导致多种致命的心血管系统并发症。

（2）处理意见 给予对症和支持治疗。

**【相互作用】**

（1）叶酸和（或）Vit $B_{12}$ 叶酸和（或）Vit $B_{12}$ 缺乏时，本药的疗效可延迟或减弱，故用药时应补充此类药。

（2）铝 严重铝过多会影响本药疗效。对于慢性肾功能不全伴铝中毒者，应增加本药用量。

# 叶酸
## Folic Acid

**【其他名称】** 蝶酰谷氨酸、美天福、斯利安、维生素 $B_{11}$、维生素 Bc、维生素 M、维生素 R、叶酸钠、Folate Sodium、Pteroylglutamic Acid、Vitamin $B_{11}$、Vitamin Bc、Vitamin M、Vitamin R

**【分类】** 血液系统用药 \ 抗贫血药 \ 其他抗贫血药

**【制剂规格】** 片剂 ① 0.4mg。② 5mg。

注射液 1ml : 15mg。

**【临床应用】**

**1. 说明书适应证**

（1）叶酸缺乏（包括慢性溶血性贫血所致的叶酸缺乏）及其所致的巨幼细胞贫血。

（2）妊娠、哺乳妇女预防用药。

（3）预防胎儿先天性神经管畸形。

**2. 其他临床应用**

预防婴幼儿及长期使用避孕、止痛、抗惊厥、肾上腺皮质激素等药物者的叶酸缺乏。

**【用法用量】**

**1. 说明书用法用量**

（1）巨幼细胞贫血 5~10mg/ 次，tid.，p.o.，用至血象恢复正常。

（2）预防叶酸缺乏 0.4mg/ 次，qd.，p.o.。

（3）预防胎儿先天性神经管畸形 育龄妇女从计划怀孕时起至怀孕后 3 月末，0.4mg/ 次，qd.，p.o.。

（4）妊娠期、哺乳期妇女预防用药 0.4mg/ 次，qd.，p.o.。

**2. 其他用法用量**

［国内参考信息］

（1）巨幼细胞贫血 2.5~10mg/d，p.o.。

（2）其他临床用法 10~20mg/ 次，i.m.。

［国外参考信息］

（1）叶酸缺乏 1mg/d，p.o./i.m./i.v.，至临床症状消失及血象恢复正常。常用维持量 0.4mg/d，孕妇及哺乳妇女 0.8mg/d。

（2）冠状动脉疾病及高胱氨酸血症　0.4mg/d，连用 90d，p.o.，可降低原血浆胱氨酸浓度 30%。

（3）预防神经管缺损　育龄妇女，0.4mg/d，p.o.；妊娠前至少 1 个月和妊娠早期常用口服量 0.5~1mg/d。

（4）预防神经管缺损复发　妊娠期间有神经管缺损史者，宜于妊娠前 1 个月至妊娠早期口服本药，4mg/d；也有推荐 0.8~5mg/d，p.o.。

**【禁忌证】**

**1. 说明书禁忌证**

对本药过敏者。

**2. 其他禁忌证**

对叶酸代谢产物过敏。

**【特殊人群用药】**

**儿童**

**1. 说明书用法用量**

**一般用法**　5mg/ 次，tid.，p.o.，或 5~15mg/d，分 3 次服。

**2. 其他用法用量**

［国外参考信息］

叶酸缺乏　1mg/d，p.o./i.m./i.v.，至临床症状消失及血象恢复正常。

**孕妇**　可预防给药。美国 FDA 妊娠安全性分级为：A 级（＜ 0.8mg/d 时）或 C 级（＞ 0.8mg/d 时）。

**哺乳妇女**　可预防给药。

**【注意】**

慎用　（1）疑有叶酸盐依赖性肿瘤的育龄妇女。（2）过敏体质者。

**【给药说明】**

（1）给药条件　①国内资料建议本药不宜静注（易致不良反应），国外有静注用法。②若口服给药出现剧烈恶心、呕吐，或不适于口服给药（如手术前后禁食期、胃切除后伴吸收不良等），可肌注本药钠盐或钙盐等。③诊断明确后再用药，若为试验性治疗，应用生理量（0.5mg/d）口服。④治疗恶性贫血前，需明确排除 Vit $B_{12}$ 缺乏。⑤营养性巨幼红细胞贫血常合并缺铁，应同时补充铁，并补充蛋白质及其他 B 族维生素。⑥恶性贫血及疑有 Vit $B_{12}$ 缺乏者，不单独用本药。Vit $B_{12}$ 缺乏引起的巨幼细胞贫血也不能单用本药治疗。⑦一般不用维持治疗，除非是吸收不良者。

（2）配伍信息　不宜与 Vit $B_1$、Vit $B_2$、Vit C 配伍。

（3）其他　①大量服药，尿液呈黄色属正常。②用微生物法测定血清或 RBC 中的叶酸浓度时，使用抗生素类药会使其浓度偏低，应慎用。③国外资料推荐一日膳食摄入叶酸量：＜ 3 岁，25~35μg；3~6 岁，75μg；7~14 岁，100~150μg；≥ 15 岁，男性 200μg，女性 180μg；孕妇 400μg；哺乳妇女最初 6 月 280μg，其后 6 月 260μg。如存在酒精中毒、溶血性贫血，及在抗惊厥治疗、吸烟、青少年、怀孕时需加量。

**【不良反应】**　肾功能正常者很少发生不良反应。

（1）消化　长期服药：恶心、食欲减退、腹胀。

（2）其他　过敏反应。

**【相互作用】**

（1）考来替泊　本药生物利用度可能降低。

（2）柳氮磺吡啶　本药吸收减少。

（3）Vit $B_1$、Vit $B_6$、Vit C　本药吸收被抑制，故不宜与此类药混合注射。

（4）胰酶　叶酸吸收可能被干扰，故服用胰酶的患者需补充叶酸。

（5）甲氨蝶呤、乙胺嘧啶等药　合用时疗效均降低。

（6）微量元素锌　大剂量口服本药，可影响微量元素锌的吸收。

（7）苯妥英钠、苯巴比妥、扑米酮　此类药抗癫痫作用减弱，增加敏感患者发作次数。故这类患者用量不应＞ 1mg，主张不超过 0.4mg 为宜。

## 腺苷钴胺
## Cobamamide

【其他名称】 辅酶维 $B_{12}$、辅酶维生素 $B_{12}$、千安倍、5'-脱氧腺苷钴胺、维他命 $B_{12b}$、腺苷辅酶维生素 $B_{12}$、Cobamide Vitamin $B_{12}$、Coenzyme $B_{12}$、Coenzyme Vitamin $B_{12}$、Vitamin $B_{12b}$

【分类】 血液系统用药\抗贫血药\其他抗贫血药

【制剂规格】 片剂 0.25mg。

注射液 1ml∶0.5mg。

粉针剂 ① 0.5mg。② 1mg。

【临床应用】

说明书适应证

（1）巨幼细胞贫血、营养不良性贫血、妊娠期贫血等。

（2）多发性神经炎、神经根炎、三叉神经痛、坐骨神经痛、神经麻痹、营养性神经疾病等神经性疾病。

（3）WBC 减少（放射和药物所致）。

【用法用量】

说明书用法用量

**一般用法** 0.5~1.5mg/ 次，1.5~4.5mg/d，p.o.。或 0.5~1mg/ 次，qd.，i.m.。

【禁忌证】

尚不明确。

【特殊人群用药】

儿童 尚不明确。

孕妇 尚不明确。

哺乳妇女 尚不明确。

【注意】

尚不明确。

【给药说明】

（1）给药条件 治疗后期可能出现缺铁性贫血，应补充铁剂。

（2）配伍信息 ①本药与 GS 有配伍禁忌。不宜与氯丙嗪、Vit C、Vit K 等混合于同一容器。②本药遇光易分解，溶解后应尽快使用。

【相互作用】

（1）氯霉素、消胆胺 可减少本药的吸收。

（2）对氨基水杨酸钠 不能合用。

# 第二章　促白细胞药

## 重组人粒细胞刺激因子
## Recombinant Human Granulocyte Colony-stimulating Factor

**【其他名称】** 保力当、保力津、白特喜、促白细胞生成素、促白细胞生长素、重组人粒细胞集落刺激因子、重组人体白细胞生成素、非格司亭、非雷司替、惠尔血、吉粒芬、金磊赛强、吉赛欣、洁欣、津恤力、基因重组人粒细胞集落刺激因子、雷诺格拉斯蒂姆、雷诺司替、立生素、粒细胞集落细胞刺激因子、里亚金、泉升、瑞白、人粒细胞集落刺激因子、瑞血新、赛格力、赛强、特尔津、欣粒生、优保津、Filgrastim、Geneleukim、Gram、GRAN、Granulocyte Colony Stimulating Factor、Human Granulocyte Colony-Stimulating Factor、Neupogen、Recombinant Human Granulocyte Colony Stimulating Factor、rhG-CSF

**【分类】** 血液系统用药\促白细胞药

**【制剂规格】** **注射液** ① 0.3ml∶75μg。② 0.4ml∶100μg。③ 0.5ml∶125μg。④ 0.6ml∶$6\times10^6$IU（100μg）。⑤ 0.6ml∶150μg。⑥ 0.8ml∶200μg。⑦ 0.9ml∶$9\times10^6$IU（150μg）。⑧ 1ml∶75μg。⑨ 1ml∶150μg。⑩ 1ml∶300μg。⑪ 1.2ml∶$6\times10^7$IU（200μg）。⑫ 1.2ml∶300μg。

**粉针剂** ① 50μg。② 75μg。③ 100μg。④ 150μg。⑤ 250μg。⑥ 300μg。⑦ 460μg。

**【临床应用】**

**1. 说明书适应证**

防治中性粒细胞减少症，包括：

（1）肿瘤化疗引起的中性粒细胞减少症，包括恶性淋巴瘤、小细胞肺癌、胚胎细胞瘤（睾丸肿瘤、卵巢肿瘤等）、神经母细胞瘤等。

（2）促进骨髓移植后的中性粒细胞数升高。

（3）骨髓发育不良综合征引起的中性粒细胞减少症及骨髓增生异常综合征伴中性粒细胞减少症。

（4）再障引起的中性粒细胞减少症。

（5）先天性、特发性中性粒细胞减少症。

（6）周期性中性粒细胞减少症。

**2. 其他临床应用**

用于 AIDS 及 HIV 感染或抗逆转录病毒制剂引起的中性粒细胞减少。

**【用法用量】**

**说明书用法用量**

（1）急性白血病化疗所致的中性粒细胞减少症　白血病患者化疗后 WBC 计数 $<1\times10^9$/L，骨髓中的原粒细胞明显减少，外周血液中未见原粒细胞时，2~5μg/kg，qd.，i.h./i.v.；也可给予 200μg/m$^2$，i.v.，qd.。

（2）其他肿瘤化疗所致的中性粒细胞减少症　化疗后，中性粒细胞数降至 $1\times10^9$/L（WBC 计数 $2\times10^9$/L）以下者，在开始化疗后给予 2~5μg/kg，qd.，i.h./i.v.；也可给予 50μg/m$^2$，qd.，i.h.。

（3）骨髓增生异常综合征伴中性粒细胞减少症　在中性粒细胞 $<1\times10^9$/L 时，2~5μg/kg，qd.，i.h./i.v.；也可给予 100μg/m$^2$，qd.，i.v.gtt.。

（4）再障所致中性粒细胞减少　在中性粒细胞 $<1\times10^9$/L 时，2~5μg/kg，qd.，i.h./i.v.；也可给予 400μg/m$^2$，qd.，i.v.gtt.。

（5）周期性中性粒细胞减少症、自身免疫性中性粒细胞减少症和慢性中性粒细胞减少症　在中性粒细胞 $<1\times10^9$/L 时，1μg/

kg，qd.，i.h./i.v.。

（6）促进骨髓移植者的中性粒细胞增加 在骨髓移植的第2日至第5日开始用药，2~5μg/kg，qd.，i.h./i.v.；也可给予300μg/m²，qd.，i.v.gtt.。

（7）先天性、特发性中性粒细胞减少症 中性粒细胞＜1×10⁹/L时，50μg/m²，qd.，i.h.。

【禁忌证】

**说明书禁忌证**

（1）对本药或大肠埃希菌表达的其他制剂过敏者。

（2）严重肝、肾、心、肺功能不全。

（3）骨髓中幼稚粒细胞未显著减少或外周血中检出幼稚粒细胞的非淋巴细胞白血病患者。

【特殊人群用药】

**儿童** 慎用并给予适当监测。建议新生儿和婴幼儿不用。

**说明书用法用量**

（1）肿瘤化疗所致的中性粒细胞减少症 化疗后，中性粒细胞数降至0.5×10⁹/L（WBC计数1×10⁹/L）以下者，在开始化疗后给予2~5μg/kg，qd.，i.h./i.v.；也可给予50μg/m²，qd.，i.h.。如皮下注射困难，应改为100μg/m²，qd.，i.v.gtt.。

（2）急性白血病化疗所致的中性粒细胞减少症 白血病患儿化疗后WBC计数＜1×10⁹/L，骨髓中的原粒细胞明显减少，外周血液中未见原粒细胞的情况下，给予2μg/kg，qd.，i.h./i.v.；也可给予200μg/m²静脉给药，qd.。

（3）周期性中性粒细胞减少症、自身免疫性中性粒细胞减少症和慢性中性粒细胞减少症 患儿中性粒细胞＜1×10⁹/L时，给予1μg/kg，qd.，i.h./i.v.。

（4）促进骨髓移植者的中性粒细胞增加 在骨髓移植的第2d至第5d开始用药，300μg/m²，qd.，i.v.gtt.。

（5）再障所致中性粒细胞减少 在中性粒细胞＜1×10⁹/L时，400μg/m²，qd.，i.v.gtt.。

（6）先天性、特发性中性粒细胞减少症 用法用量同成人。

**老人** 注意用量及间隔时间，慎重给药。

**孕妇** 不宜使用。美国FDA妊娠安全性分级为：C级。

**哺乳妇女** 不宜使用，或用药期间停止哺乳。

**肝功能不全者** 严重者禁用。

**肾功能不全/透析者** 严重肾功能不全者禁用。

【注意】

（1）慎用 ①有药物过敏史或过敏体质者。②髓性细胞系统的恶性增殖者。③MDS难治性贫血伴原始细胞增多型者。

（2）交叉过敏 对大肠埃希菌蛋白过敏者，可能对大肠埃希菌重组的本药过敏。

（3）用药相关检查/监测项目 ①用药期间应定期监测血常规（2次/周），特别是中性粒细胞数每日变化的情况，以免造成中性粒细胞过多。若发现过度增加，应减量或停药。②对于急非淋白血病患者应用本药前，建议对采集细胞进行体外实验，以确认本药是否促进白血病细胞增多。同时，应定期进行血液检查，发现幼稚细胞增多时应停药。③骨髓增生异常综合征用药时，建议对采集细胞进行体外实验，以证实幼稚细胞集落无增多现象。

【给药说明】

（1）给药条件 ①本药仅限用于中性粒细胞减少症患者。②为预测过敏反应等，使用时应充分问诊，并建议预先用本药做皮试。③对于肿瘤化疗引起的中性粒细胞减少症患者，在给予化疗药物的前24h内以及给药后的24h内应避免使用本药。应在化疗药物给药结束后24~48h开始使用。④本药不应在放疗前后12h内使用。⑤静脉给药时，速度应尽量缓慢。

（2）减量/停药条件 ①周围血WBC升至（2~5）×10⁹/L时可停药；若＞10×10⁹/L

或周围血出现幼稚细胞时，应立即停药。②对急非淋白血病及骨髓增生异常综合征患者，有可能促进幼稚细胞增多时应停药。

（3）配伍信息　①本药供静脉给药时须用 5%GS 稀释，浓度不低于 15μg/ml；若本药的终浓度为 2~15μg/ml，须在加入本药前于 5%GS 中先加入终浓度为 0.2% 的人血白蛋白，以避免输液系统对本药的吸附。②本药不能与其他注射液混合使用。③使用前应避免振荡。若发现溶液已起泡，可静置数分钟后再抽取。

（4）其他　①本药皮下注射时血药浓度维持时间较长。②据最新循证医学数据，对于恶性肿瘤化疗后引起中性粒细胞减少但尚未发生感染发热者，现尚无足够的证据表明应用本药具有临床价值，因此，不推荐本药作常规应用，建议仅用于中性粒细胞减少性发热的高危人群。

**【不良反应】**

（1）心血管　一过性低血压、室上性心动过速、心悸。

（2）神经　头痛、乏力。

（3）精神　倦怠。

（4）消化　LDH 升高、消化道反应（食欲缺乏、恶心、呕吐等）、肝功能损害（轻度可逆性 ALT、AST、ALP 升高）。

（5）呼吸　①可能发生急性呼吸窘迫综合征，应密切观察，如发现急剧加重的呼吸困难、低氧血症、两肺弥漫性浸润阴影等胸部 X 线异常时应停药，并进行呼吸道控制等适当处置。②可能发生间质性肺炎或促使其加重，应密切观察，如发现发热、咳嗽、呼吸困难和胸部 X 线检查异常时，应停药，并给予肾上腺皮质激素等适当处置。

（6）泌尿　尿酸和肌酐升高等。

（7）骨骼肌肉　腰痛、胸痛、CRP 升高。骨痛、关节肌肉酸痛，如其程度为轻至中度，无需临床处理。重者可给予非麻醉性镇痛剂等适当处置。

（8）皮肤　皮肤发红、皮疹、急性发热性 WBC 增多性皮肤病（表现为发热伴皮损、疼痛）。

（9）其他　过敏反应（皮疹、荨麻疹、颜面浮肿、呼吸困难、心动过速、低血压）。应立即停药，经抗组胺、皮质激素、支气管解痉药和 / 或肾上腺素等处理后症状可迅速消失。可能发生休克，需密切观察，发现异常时应停药，并进行适当处置。长期使用本药的安全性及有效性尚不明确，曾有脾脏增大的报道。

**【药物过量】**

表现　用药超过安全剂量时，出现尿隐血、尿蛋白阳性、血清 ALP 活性明显增高，在 5 周恢复期后各项指标均可恢复正常。用药严重超过安全剂量时，出现食欲减退、体重偏低、活动减弱等，尿隐血、尿蛋白阳性，肝脏出现明显病变。这些变化可在恢复期后消除或减轻。

**【相互作用】**

（1）化疗药　影响本药的疗效。应在化疗药物给药结束后 24~48h 开始使用本药。

（2）促进 WBC 释放的药物（如锂剂）谨慎合用。

## 维生素 $B_4$
## Adenine

**【其他名称】** 6- 氨基嘌呤、氨基嘌呤、磷酸腺嘌呤、腺嘌呤、Adenine Phosphate、Vitamin $B_4$

**【分类】** 血液系统用药 \ 促白细胞药

**【制剂规格】** 片剂（磷酸盐）① 10mg。② 25mg。

**粉针剂**　20mg（附 2ml 磷酸二氢钠缓冲液）。

**【临床应用】**

**说明书适应证**

多种原因引起的 WBC 减少及急性粒细胞减少症。

**【用法用量】**

**1. 说明书用法用量**

**一般用法** 10~20mg/次，tid.，p.o.。

**2. 其他用法用量**

［国内参考信息］ 20~30mg/d，i.m./i.v.。

**【禁忌证】**

尚不明确。

**【特殊人群用药】**

**儿童**

**说明书用法用量**

**一般用法** 5~10mg/次，bid.，p.o.。

**孕妇** 慎用。

**哺乳妇女** 慎用。

**【注意】**

尚不明确。

**【给药说明】**

（1）给药条件 本药在与肿瘤患者化疗或放疗并用时，应权衡利弊。

（2）配伍信息 注射给药时，本药需溶于 2ml 磷酸氢二钠缓冲液中，缓慢注射。不能与其他药物混合注射。

**【不良反应】**

口服推荐剂量未见明显不良反应。

**【相互作用】**

尚不明确。

# 第三章 促凝血药

## 氨甲苯酸
## Aminomethylbenzoic Acid

【其他名称】 安本、奥瑞艾、对氨甲基苯甲酸、对羧基苄胺、弗芬、赫尔康、华苏凝、虹雨舒、抗血纤溶芳酸、唯卡、止血芳酸、Gumbix、PAMBA、p-Aminomethylbenzoic Acid

【分类】 血液系统用药\促凝血药

【制剂规格】 片剂 ① 125mg。② 250mg。

胶囊 250mg。

注射液 ① 5ml∶50mg。② 10ml∶100mg。

氯化钠注射液 100ml（氨甲苯酸 200mg、氯化钠 0.9g）。

葡萄糖注射液 100ml（氨甲苯酸 200mg、葡萄糖 5g）。

【临床应用】

1. 说明书适应证

原发性纤维蛋白溶解亢进所引起的出血。

2. 其他临床应用

链激酶、尿激酶、组织纤溶酶原激活物过量引起的出血。

【用法用量】

1. 说明书用法用量

原发性纤维蛋白溶解亢进所引起的出血 100~300mg/次，i.v./i.v.gtt.；Max：600mg。

2. 其他用法用量

［国内参考信息］ ① 250~500mg/次，tid.，p.o.；Max：2000mg/d。② 局部给药，纱布用 5%~10% 的溶液浸泡后敷贴，或用 5% 软膏涂散。

【禁忌证】

其他禁忌证

（1）对本药过敏者。

（2）有纤维蛋白沉积时不宜使用。

【特殊人群用药】

儿童

其他用法用量

［国内参考信息］ 100mg/次，i.v.（以 5%GS 或 NS 10~20ml 稀释后缓慢注射）。

老人 慎用。

孕妇 尚不明确。

哺乳妇女 尚不明确。

肾功能不全/透析者 用量酌减。

【注意】

（1）慎用 ①有血栓形成倾向者（如急性心肌梗死）。②有血栓栓塞病史者。③血友病或肾盂实质病变发生大量血尿时。

（2）用药相关检查/监测项目 用药者需监护血栓形成并发症的可能性。

【给药说明】

（1）给药条件 ①本药一般不单独用于 DIC 所致的继发性纤溶性出血，若有必要，应在肝素化基础上应用本药。但在 DIC 晚期，以纤溶亢进为主时也可单独使用本药。②用于前列腺手术出血时应减量。

（2）配伍信息 ①用 5%GS 或 NS 10~20ml 稀释后缓慢静注。②本药与青霉素或尿激酶等溶栓剂有配伍禁忌。

（3）其他 对于宫内死胎所致低纤维蛋白原血症的出血，肝素治疗较本药安全。

【不良反应】

本药极少见不良反应。

（1）神经 头昏、头痛。

（2）血液 长期应用未见血栓形成。

（3）消化 腹泻、恶心、呕吐、腹部不适。

（4）生殖 月经不适（经期血液凝固所致）。

【药物过量】

表现 过量可致颅内血栓形成和出血。

【相互作用】

(1) 口服避孕药、雌激素或凝血因子Ⅱ复合物浓缩剂　合用时有增加血栓形成的风险。

(2) 其他凝血因子（如因子Ⅸ）等　合用时应警惕血栓形成。

## 氨甲环酸
## Tranexamic Acid

【其他名称】 氨甲磺酸、贝瑞宁、荷莫塞、捷宁、捷凝、卡维安、抗血纤溶环酸、力达非、龙月、凝血酸、双威利、他久舒、妥塞敏、止血环酸、Amcha、Amikapron、Cyklokapron、Exacyl、Trans-AMCA、Trans-AMCHA、Transamic Acid、Transamin

【分类】 血液系统用药\促凝血药

【制剂规格】 片剂　① 0.125g。② 0.25g。

胶囊　0.25g。

注射液　① 2ml∶0.1g。② 2ml∶0.2g。③ 5ml∶0.25g。④ 5ml∶0.5g。⑤ 10ml∶1g。

粉针剂　① 0.2g。② 0.25g。③ 0.4g。④ 0.5g。⑤ 1g。

【临床应用】

1. 说明书适应证

(1) 急性或慢性、局部或全身性原发性纤维蛋白溶解亢进所致的各种出血。

(2) 富有纤溶酶原激活物的脏器（如前列腺、尿道、肺、脑、子宫、肾上腺、甲状腺等）外伤或手术出血。

(3) 溶栓过量所致的严重出血。

(4) 人工流产、胎盘早剥、死胎和羊水栓塞引起的纤溶性出血，以及病理性宫腔内局部纤溶性增高的月经过多。

(5) CNS 的轻症出血。对重症有手术指征者，本药仅作辅助用药。

(6) 遗传性血管神经性水肿。

(7) 血友病患者（缺乏凝血因子Ⅷ或Ⅸ）①发生活动性出血，可联用本药治疗。②拔牙或口腔手术后，防止或减轻术后出血。

(8) 眼前房出血及严重鼻出血。

2. 其他临床应用

预防阴道分娩产后出血。

【用法用量】

1. 说明书用法用量

一般用法　(1) 1~1.5g/次，2~6g/d，p.o.。为防止手术前后出血时，可参考上述剂量。治疗原发性纤维蛋白溶解所致出血时，剂量可酌情增大。(2) 或 0.25~0.5g/次，0.75~2g/d，i.v./i.v.gtt.。为防止手术前后出血时，可参考上述剂量。治疗原发性纤维蛋白溶解所致出血时，剂量可酌情增大。(3) 或 0.2g/次，bid.，i.m.。

2. 其他用法用量

[国内参考信息]

预防阴道分娩产后出血　催产素 10U，用 10%GS 20ml 稀释，于胎肩娩出后缓慢静注，之后取本药注射液 1g，用 5%GS 稀释至 20ml 后，于胎儿娩出后缓慢静注（注射时间为 2~3min）。

[国外参考信息]

(1) 鼻出血　1.5g/次，tid.，p.o.。

(2) 月经过多　从月经量开始过多时即用本药治疗，1~1.5g（12~25mg/kg）/次，3~4 次/d，p.o.，连续给药 3~4d。

(3) 眼外伤　1g/次，tid.，p.o.。

(4) 预防血友病患者拔牙术前后出血　在拔牙术前应用 F Ⅷ或凝血因子Ⅸ浓缩剂的同时使用本药 10mg/kg，i.v.，术后再给予 25mg/kg，p.o.，3~4 次/d，连续 2~8d。也可从术前 1 日开始，25mg/kg，3~4 次/d，p.o.。不能口服者，10mg/（kg·次），3~4 次/d，i.v.。

(5) 预防前列腺切除术后继发出血　术后立即开始应用本药，0.5~1g/次（10~15mg/kg），2~3 次/d，i.v.，连续 3d；第 4 日改为 1~1.5g/次，3~4 次/d，p.o.，直至肉眼血尿消失。

【禁忌证】

1. 说明书禁忌证

(1) 对本药过敏者。

（2）血栓栓塞病。

**2. 其他禁忌证**

有血栓形成倾向（如急性心肌梗死）或有纤维蛋白沉积时不宜使用。

**【特殊人群用药】**

**儿童** 尚不明确。

**老人** 减量。

**孕妇** 慎用。

**哺乳妇女** 慎用。

**肝功能不全者** 慎用。国外资料建议，肝脏疾病患者不需调整剂量。

**肾功能不全/透析者** 慎用。慢性肾功能不全时应减量。

**其他用法用量**

［国内参考信息］肾功能不全时，用量参照表 9-3-1：

表 9-3-1 肾功能不全时剂量表

| 血清 Ccr | 口服给药 | 静脉注射 |
|---|---|---|
| 41~60ml/min | 25mg/（kg·次），bid. | 10mg/（kg·次），bid. |
| 21~40ml/min | 25mg/（kg·次），qd. | 10mg/（kg·次），qd. |
| 10ml/min | 12.5mg/（kg·次），qd. | 5mg/（kg·次），qd. |

［国外参考信息］肾功能不全时，用量参照表 9-3-2：

表 9-3-2 肾功能不全时剂量表

| 血清肌酐浓度 | 口服给药 | 静脉注射 |
|---|---|---|
| 120~250μmol/L | 15mg/（kg·次），bid. | 10mg/（kg·次），bid. |
| 250~500μmol/L | 15mg/（kg·次），qd. | 10mg/（kg·次），qd. |
| ＞500μmol/L | 15mg/（kg·次），q.48h（或 7.5mg/（kg·次），q.24h） | 10mg/（kg·次），q.48h |

**【注意】**

（1）慎用 ①心功能不全。②血友病或肾盂实质病变发生大量血尿时。③前列腺或尿路手术的止血。④上尿路出血。

（2）用药相关检查/监测项目 长时间用药时，应作眼科检查。

**【给药说明】**

（1）给药条件 ①用药时不能经同一静脉通道输血。②本药一般不单独用于 DIC 所致的继发性纤溶性出血，若有必要，应在肝素化的基础上才应用本药。在 DIC 晚期，以纤溶亢进为主时也可单独用本药。③治疗前列腺手术出血时，本药用量应减少。

（2）配伍信息 ①与青霉素、苯唑西林、尿激酶等溶栓剂有配伍禁忌。②静注时以 25% GS 稀释，静滴时以 5%~10% GS 稀释。

（3）其他 宫内死胎所致的低纤维蛋白原血症出血，肝素治疗较本药安全。

**【不良反应】** 不良反应较氨基己酸少。

（1）神经 头痛、头晕、疲乏等，与注射速度有关。

（2）消化 腹泻、恶心及呕吐。

（3）呼吸 胸闷。

（4）生殖 经期不适（经血凝固所致）。

（5）眼 视物模糊，与注射速度有关。

（6）其他 颅内血栓形成、出血。

**【相互作用】**

（1）口服避孕药、雌激素或凝血因子Ⅱ复合物浓缩剂 合用有增加血栓形成的危险。

（2）其他凝血因子（如因子Ⅸ）等 警惕血栓形成。一般认为在凝血因子使用后 8h 再用本药较为妥当。

## 醋酸甲萘氢醌
## Menadiol Diacetate

**【其他名称】** 甲二羟萘、甲萘氢醌、甲萘氢醌二乙酸酯、甲萘氢醌双醋酸酯、凝血维生素四、维生素 $K_4$、维他命 $K_4$、乙酰甲萘醌、乙酰甲萘氢醌、Acetomenadione、

Acetomenaphthone、Menadiol、Menadiol Acetate、Vitamin $K_4$

【分类】血液系统用药\促凝血药

【制剂规格】片剂　① 2mg。② 4mg。③ 5mg。

注射液　① 1ml∶5mg。② 1ml∶10mg。

【临床应用】

1. 说明书适应证

Vit K 缺乏所致的凝血障碍性疾病。

2. 其他临床应用

（1）低凝血酶原血症。

（2）新生儿出血症。

（3）胆石症或胆道蛔虫症引起的胆绞痛。

（4）大剂量用于杀鼠药二苯茚酮钠的中毒解救。

【用法用量】

1. 说明书用法用量

一般用法　2~4mg/ 次，tid.，p.o.。

2. 其他用法用量

［国内参考信息］5~15mg/ 次，1~2 次 /d，i.m./i.h.。

【禁忌证】

其他禁忌证

（1）对本药过敏者。

（2）妊娠晚期。

【特殊人群用药】

儿童　新生儿不宜使用。

其他用法用量

［国内参考信息］（1）5~10mg/d，p.o.。（2）5~10mg/ 次，1~2 次 /d，i.m./i.h.。

孕妇　临产妇不宜使用。美国 FDA 妊娠安全性分级为：C 级（早、中期）及 X 级（晚期）。

哺乳妇女　可用。

肝功能不全者　肝功能损害者慎用。

【注意】

（1）慎用　G-6PD 缺陷者。

（2）用药相关检查 / 监测项目　应定期测定 PT，以调整用量及给药次数。

【给药说明】

给药条件（1）肠道吸收不良者，宜采用注射给药。（2）肝素引起的出血倾向及 PT 延长，用 Vit K 治疗无效。（3）口服抗凝药时不应同时给予本药，除非为治疗抗凝过度所致的出血。（4）在严重出血时，同时输注凝血酶原复合物、新鲜全血或血浆更为安全。（5）用于纠正口服抗凝药引起的低凝血酶原血症时，应先试用最小有效剂量，通过测定 PT 再加以调整。另有资料认为，双香豆素类抗凝药轻度过量引起的轻度 PT 延长或出血，只需停药即可纠正。中度或严重出血可选用 Vit K 制剂，但应考虑到过量常干扰需抗凝的基础病治疗。如出现这种情况，需使用更大剂量的抗凝药以重建抗凝。（6）本药对先天性或严重肝病所致的低凝血酶原血症无效，且剂量过大反会加重肝损害，使 PT 更为延长。试验剂量无效者提示疾病非 Vit K 依赖性，无必要重复给药。

【不良反应】

（1）消化　肝毒性。

（2）其他　静脉给药：过敏样反应（皮疹、荨麻疹、面部潮红、注射部位疼痛、肿胀等）。

【药物过量】

表现　高胆红素血症、胆红素脑病、溶血性贫血。

【相互作用】

（1）口服抗凝药（如双香豆素类）相互拮抗。

（2）较大剂量水杨酸类药、磺胺药、奎宁、奎尼丁、硫糖铝、考来烯胺、放线菌素 D 等　影响 Vit K 的疗效。

## 亚硫酸氢钠甲萘醌
## Menadione Sodium Bisulfite

【其他名称】甲萘醌亚硫酸氢钠、水溶性维生素 $K_3$、维生素 $K_3$、维他命 $K_3$、Hykinone、Menadione Sulfite Sodium、

Vitamin $K_3$

【分类】 血液系统用药\促凝血药

【制剂规格】 片剂 2mg。

注射液 ① 1ml∶2mg。② 1ml∶4mg。

【临床应用】

1. 说明书适应证

Vit K 缺乏所致的出血性疾病。

2. 其他临床应用

（1）预防长期口服广谱抗生素类药物引起的 Vit K 缺乏症。

（2）镇痛。

（3）大剂量用于杀鼠药二苯茚酮钠中毒解救。

【用法用量】

1. 说明书用法用量

（1）止血 2~4mg/ 次，i.m.，4~8mg/d。

（2）防止新生儿出血 孕妇在产前 1 周给药，2~4mg/d，i.m.。

（3）解痉止痛 8~16mg/ 次，i.m.。

2. 其他用法用量

［国内参考信息］ 2~4mg/ 次，6~20mg/d，p.o.。

【禁忌证】

其他禁忌证

（1）对本药过敏者（国外资料）。

（2）妊娠晚期（国外资料）。

【特殊人群用药】

儿童 新生儿不宜使用。

孕妇 临产妇不宜使用。美国 FDA 妊娠安全性分级为：C 级（早、中期）或 X 级（晚期）。

哺乳妇女 尚不明确。

肝功能不全者 肝功能损害时，Vit K 的疗效不明显，PT 极少恢复正常，若盲目大量使用 Vit K，反而可加重肝脏损害。肝硬化或其晚期患者出血，使用本药无效。肝功能不全者可改用 Vit $K_1$。

【注意】

用药相关检查 / 监测项目 用药期间应定期测定 PT，以调整用量及给药次数。

【给药说明】

（1）给药条件 ①肠道吸收不良者以采用注射途径给药为宜。②当患者因 Vit K 依赖因子缺乏而发生严重出血时，短期应用常不能立即生效，可先静脉输注凝血酶原复合物、血浆或新鲜血。③纠正口服抗凝药引起的低凝血酶原血症时，应先试用最小有效剂量，通过 PT 测定再加以调整；过量的 Vit K 可影响以后的抗凝治疗。④严格掌握本药用法用量，不宜长期大量应用。

（2）其他 ① Vit K 有致过敏反应的危险性。②肝素引起的出血倾向及 PT 延长，用 Vit K 治疗无效。

【不良反应】

（1）血液 高胆红素血症、溶血性贫血。

（2）消化 恶心、呕吐、黄疸、肝损害。

（3）其他 红肿、疼痛。

【相互作用】

（1）口服抗凝药（如双香豆素类） 可干扰 Vit K 代谢，合用时作用相互抵消。

（2）碱性药物或还原剂 肌注时，若遇碱性药物或还原剂可使本药失效。

（3）水杨酸类药、磺胺类药、奎宁、奎尼丁等（较大剂量） 可影响 Vit K 的疗效。

## 维生素 $K_1$

## Vitamin $K_1$

【其他名称】 凯乃金、凝血维生素一、维他命 $K_1$、叶绿醌、叶萘酯、植萘醌、植物甲萘醌、Aquamephyton、Konakion、Mephyton、Phylloquinone、Phytomenadione、Phytonadione

【分类】 血液系统用药\促凝血药

【制剂规格】 片剂 10mg。

注射液 ① 1ml∶2mg。② 1ml∶10mg。

【临床应用】

1. 说明书适应证

Vit K 缺乏引起的出血，如梗阻性黄疸、胆瘘、慢性腹泻等所致出血，香豆素类抗凝药、水杨酸钠及二苯茚酮钠中毒等所致的低凝血酶原血症，新生儿出血及长期应用广谱抗生素所致的体内 Vit K 缺乏。

2. 其他临床应用

（1）新生儿出血症。

（2）胆石症或胆道蛔虫症引起的胆绞痛。

（3）治疗口服抗凝药过量。

【用法用量】

1. 说明书用法用量

（1）一般用法　10mg/ 次，tid.，p.o.。

（2）低凝血酶原血症　10mg/ 次，1~2 次 /d，i.m./i.h.，24h 量≤ 40mg。

2. 其他用法用量

［国内参考信息］

（1）抗凝药引起的低凝血酶原血症　①临床无出血倾向者，2.5~10mg/d，分 3~4 次给药，i.m./i.h.。仅个别患者需 25mg/d。②伴临床出血者，10~50mg/ 次，i.v.（缓慢），必要时每 4h 重复。

（2）肠道吸收不良或其他药物引起的低凝血酶原血症　2~25mg/ 次，i.m./i.h.，必要时可重复。

（3）预防低凝血酶原血症　长期全胃肠外营养患者，5~10mg/ 次，i.m./i.h.，1 次 / 周。

【禁忌证】

1. 说明书禁忌证

（1）严重肝脏疾病或肝功能不全。

（2）严重梗阻性黄疸者不宜使用。

（3）小肠吸收不良所致腹泻者不宜使用。

2. 其他禁忌证

对本药过敏者。

【特殊人群用药】

儿童

1. 说明书用法用量

（1）新生儿出血症　1mg/ 次，i.m./i.h.，8h 后可重复给药。

（2）预防新生儿出血　可于分娩前 12~24h 给母亲 2~5mg，i.m./i.v.（缓慢）。也可在新生儿出生后给予 0.5~1mg，i.m./i.h.，8h 后可重复。

2. 其他用法用量

［国内参考信息］

（1）预防新生儿出血　0.5~1mg，i.m./i.h.，出生后立即给药，6~8h 后视病情需要可重复，少数需重复用 4~7d。

（2）预防低凝血酶原血症　长期全胃肠外营养者，2~5mg/ 次，1 次 / 周，i.m./i.h.；母乳或人工喂养的婴儿 1mg/d；婴儿腹泻数日需 1mg/d。

（3）儿童凝血酶原缺乏　① 2mg/d，i.m./i.h.。② 5~10mg/ 次，i.v.（缓慢）。

**孕妇**　临产孕妇应避免使用。美国 FDA 妊娠安全性分级为：C 级。

**哺乳妇女**　尚不明确。

**肝功能不全者**　严重肝脏疾病或肝功能不全者禁用。有肝功能损伤者，盲目加量可加重肝损伤。

【注意】

用药相关检查 / 监测项目　用药期间应定期测定 PT，以调整本药的用量及给药次数。

【给药说明】

（1）给药条件　①肠道吸收不良者，采用肌注为宜；如仍采用口服，宜同时给胆盐，以利吸收。②静脉给药因可引起呼吸循环意外，只适用于不能采用其他途径给药的患者，并应控制给药速度，缓慢注射药物，给药速度不超过 1mg/min。③当患者因 Vit K 依赖因子缺乏而发生严重出血时，短期应用本药常不能立即生效，可先静脉输注凝血酶原复合物、血浆或新鲜血。④用于纠正口服抗凝药引起的低凝血酶原血症时，应先试用最小有效剂量，通过 PT 测定再加以调整；过量 Vit K 可影响以后的抗凝治疗。⑤治疗新生儿出血性疾病时，若在给药 6h 内未见效，则新生儿的疾病需重新诊断。

（2）配伍信息　①本药可稀释于 5%GS、

5% 葡萄糖氯化钠注射液或 NS 中，不要使用其他稀释液。②本药与苯妥英钠混合 2h 后可出现颗粒沉淀，与 Vit C、Vit $B_{12}$、右旋糖酐混合易出现浑浊。③本药遇光快速分解，使用过程中应避光。④本药应避免冻结，若有油滴析出或分层则不宜使用，但可在避光条件下加热至 70℃~80℃，振摇使其自然冷却，若澄明度正常则仍可继续使用。

（3）其他 ①肝素引起的出血倾向及 PT 延长，用 Vit K 治疗无效。外伤出血不必使用本药。②大剂量注射本药时，可有暂时性抗维生素 K 作用，此时应重新使用抗凝药（如肝素）。③用于二苯茚酮钠中毒的解救时，疗程宜长。

**【不良反应】**

（1）心血管 紫绀、低血压、心悸、心动过速等。静注过快可能引起心律失常、休克、心跳骤停、致死等。

（2）神经 抽搐、意识模糊，见于静注过快。

（3）血液 溶血性贫血（新生儿大量用药）。

（4）消化 味觉异常（静注过快）、高胆红素血症及黄疸（新生儿大量用药）。

（5）呼吸 呼吸困难、胸闷、呼吸急促、支气管痉挛、喉水肿、憋气、咳嗽、哮喘、憋喘、呼吸抑制等。

（6）皮肤 面部潮红、多汗、紫绀，见于静注过快。肌注可引起局部红肿、疼痛、硬结、荨麻疹样皮疹等。

（7）其他 发热、寒战、晕厥、过敏性休克，甚至死亡。给药期间应对患者密切观察，一旦出现过敏症状，应立即停药并进行对症治疗。

**【药物过量】**

本药大剂量或超剂量可加重肝损害。

**【相互作用】**

（1）口服抗凝药（如双香豆素类） 相互拮抗。

（2）较大剂量水杨酸类药、磺胺药、奎宁、奎尼丁、硫糖铝、考来烯胺、放线菌素 D 等 影响本药疗效。

## 酚磺乙胺
## Etamsylate

**【其他名称】** 安迪欣、艾分、恒智、卡乐、尼基、羟苯磺乙胺、氢醌磺乙胺、舒喏克、天亦舒、迅迪、卓迅、止血定、止血敏、Aglumin、Altodor、Cyclonamine、Dicynone、Enaxacin

**【分类】** 血液系统用药\促凝血药

**【制剂规格】** 片剂 ① 0.25g。② 0.5g。

注射液 ① 2ml : 0.25g。② 2ml : 0.5g。③ 5ml : 0.5g。④ 5ml : 1g。

粉针剂 ① 0.5g。② 1g。

**【临床应用】**

**1. 说明书适应证**

（1）防治各种手术前、后的出血。

（2）血小板功能不良、血管脆性增加引起的出血。

（3）呕血、尿血等。

**2. 其他临床应用**

脑出血、眼底出血、齿龈出血、鼻出血和皮肤出血等。

**【用法用量】**

**1. 说明书用法用量**

（1）止血 ① 0.25~0.5g/ 次，0.5~1.5g/d，i.m./i.v.。② 0.25~0.75g/ 次，2~3 次 /d，i.v.gtt.（5%GS 或 NS 稀释）。

（2）预防手术后出血 术前 15~30min 给药，0.25~0.5g，i.v.gtt./i.m.，必要时 2h 后再给药 0.25g。

**2. 其他用法用量**

［国内参考信息］

（1）止血 0.5~1g/ 次，tid.，p.o.。

（2）预防手术出血 Max：0.5~1.5g/d。

**【禁忌证】**

**说明书禁忌证**

对本药过敏者。

【特殊人群用药】

儿童　尚不明确，用药应权衡利弊。

其他用法用量

［国内参考信息］

止血　10mg/（kg·次），tid.，p.o.。

老人　权衡利弊。

孕妇　权衡利弊。

哺乳妇女　权衡利弊。

肾功能不全/透析者　慎用。

【注意】

慎用　血栓栓塞性疾病或有此病史者。

【给药说明】

（1）给药条件　高分子血容量扩张剂不能在本药前使用。

（2）配伍信息　本药可与 Vit K 注射液混合使用，但不可与氨基己酸注射液混合使用。也不宜与其他药物配伍。

【不良反应】

（1）心血管　暂时性低血压、血栓形成。

（2）神经　头痛。

（3）消化　恶心。

（4）皮肤　皮疹。

（5）其他　过敏性休克（静注）。

【药物过量】

尚未见用药过量引起不良反应的报道。

【相互作用】

（1）右旋糖酐　拮抗本药疗效，必须合用时，应间隔用药（尽量先用本药）。

（2）其他类型止血药（如氨甲苯酸、Vit K 等）增强止血效果。

## 肾上腺色腙
## Carbazochrome

【其他名称】阿度那、安得诺新、安络血、安特诺新、迪卡咛、卡巴克络、卡络磺钠、卡络柳钠、乐卡宁、苏孛特、肾上腺色素缩氨脲、肾上腺色素缩氨酸、水杨酸钠卡巴克络、雪益亭、Adrenobazone、Adrenosem、Adrenosen、Adrenosin、Adrestat、Adrezon、Carbazochrome Salicylate、Carbazochrome Sodiium Sulfonate、Carbazochrome Sodium Salicylate、Carbazochrome Sodium Sulfonate、Carbazochromum、Cromosil、Statimo

【分类】血液系统用药\促凝血药

【制剂规格】片剂（水杨酸钠盐）①2.5mg。②5mg。

注射液（水杨酸钠盐）①1ml∶5mg。②2ml∶10mg。

氯化钠注射液（磺酸钠盐）100ml（卡络磺钠 80mg，氯化钠 0.9g）。

粉针剂（磺酸钠盐）20mg。

【临床应用】

说明书适应证

（1）因毛细血管损伤及通透性增加所致的出血（如鼻出血、视网膜出血、咯血、胃肠出血、血尿、痔疮及子宫出血等）。

（2）血小板减少性紫癜。

（3）防治手术出血。

【用法用量】

1. 说明书用法用量

一般用法（1）2.5~5mg/次，tid.，p.o.。（2）5~10mg（卡巴克络水杨酸钠盐）/次，2~3次/d.，i.m.，严重出血者 10~30mg/次，q.2~4h。或 20mg（卡巴克络磺酸钠盐）/次，bid.，i.m.。（3）60~80mg（卡巴克络磺酸钠盐）/次，i.v.gtt.（适量灭菌注射用水或氯化钠注射液中溶解）。

2. 其他用法用量

［国内参考信息］①10mg（卡巴克络磺酸钠盐）/次，bid.，i.m.。②25~50mg（卡巴克络磺酸钠盐）/次，qd.，i.v.。③25~100mg（卡巴克络磺酸钠盐）/次，i.v.gtt.。

【禁忌证】

1. 说明书禁忌证

（1）对本药过敏者。

（2）对水杨酸过敏者禁用本药水杨酸钠盐。

2. 其他禁忌证

对本药过敏者（国外资料）。

【特殊人群用药】

儿童 禁用于儿童肌注。

说明书用法用量

一般用法 ≤5岁：1.25~2.5mg/次，tid.，i.v.；＞5岁：同成人。

孕妇 尚不明确。

哺乳妇女 尚不明确。

【注意】

慎用 有癫痫史及精神病史者。

【给药说明】

（1）给药条件 本药水杨酸钠盐不能静注。

（2）配伍信息 忌与四环素类药物在同一溶液内给药。

（3）其他 本药对大量出血和动脉出血疗效较差。

【不良反应】

本药毒性低，大量应用本药水杨酸钠盐可产生水杨酸样反应。

（1）神经 眩晕。大量应用：头晕、EEG异常。

（2）精神 精神紊乱（大量应用）。

（3）消化 恶心、呕吐（大量应用）。

（4）眼 视力减退（大量应用）。

（5）耳 耳鸣（大量应用）。

（6）其他 注射部位红、痛。

【药物过量】

表现 大量使用者可引起精神紊乱、水杨酸样反应。

【相互作用】

（1）抗组胺药、抗胆碱药 避免合用。如必须合用应适当加大本药剂量。

（2）氟哌啶醇等抗精神病药 合用可使精神病病情恶化。

（3）抗癫痫药 抗癫痫药的疗效降低。

# 硫酸鱼精蛋白
# Protamine Sulfate

【其他名称】 精蛋白、鱼精蛋白、Protamine、Protaminum

【分类】 血液系统用药\促凝血药

【制剂规格】 注射液 ①5ml:50mg。②10ml:100mg。

粉针剂 50mg。

【临床应用】

1. 说明书适应证

因注射肝素过量所引起的出血。

2. 其他临床应用

（1）自发性出血。

（2）使用肝素的心血管手术、体外循环或血透结束时，以中和体内的残余肝素。

【用法用量】

1. 说明书用法用量

抗肝素过量 用量与最后1次肝素使用量相当（1mg硫酸鱼精蛋白可中和100U肝素）。每次不超过5ml（50mg），i.v.（0.5ml/min），在10min内注入量不超过50mg。由于本药自身具有抗凝作用，故2h内不宜＞100mg。除非另有确凿依据，不得加大剂量。

2. 其他用法用量

［国内参考信息］

（1）自发性出血 5~8mg/（kg·d），i.v.gtt.（分2次使用，间隔6h）。每次用NS 300~500ml稀释，连用不宜＞3d。

（2）中和肝素 ①静滴肝素后30~60min，按本药0.5~0.75mg中和100U肝素计算，2h后则按本药0.25~0.375mg中和100U肝素计算，i.v.。②静脉输注肝素者，停输后给予本药25~50mg，i.v.。③深部皮下注射肝素者，按本药1~1.5mg中和100U肝素计算后，给予初量25~50mg，i.v.（稀释成浓度10mg/ml后，在1~3min内缓慢给药），余量按预计肝素吸收时间，持续注射8~16h。④体外循环后中和残余肝素，按本药 1.5mg 中和 100U 肝素计算，i.v.，或测定 CT 后，通过剂量效应曲线算出体内肝素残留量。

【禁忌证】

1. 说明书禁忌证

对本药过敏者。

2. 其他禁忌证

对本药有不耐受史或不良反应史者。

【特殊人群用药】

**儿童**　本药粉针剂以灭菌注射用水溶解后不能用于新生儿，大剂量［100~400mg/(kg·d)］使用对新生儿有毒性反应。

**说明书用法用量**

（1）抗肝素过量　用量与最后 1 次肝素使用量相当（1mg 硫酸鱼精蛋白可中和 100U 肝素）。一般用其 1% 溶液，Max：2.5ml（25mg）/ 次，i.v.（缓慢）。

（2）自发性出血　5~8mg/(kg·d)，i.v.gtt.（分 2 次，间隔 6h），每次以 300~500ml 灭菌 NS 稀释后使用，3d 后改用半量。Max：25mg/ 次。

**孕妇**　慎用。美国 FDA 妊娠安全性分级为：C 级。

**哺乳妇女**　慎用。

【注意】

（1）慎用　①对鱼过敏者。②男性不育症或输精管切除者。

（2）用药相关检查 / 监测项目　①反复给药拮抗大剂量肝素时，必须延长监护时间，监测 ACT、APTT、TT。②对接受心脏手术的患者进行术后密切监测非常重要。

【给药说明】

（1）给药条件　①本药口服无效，仅用于静脉给药，宜单独使用。②对血容量偏低患者，宜纠正后再用本药。③男性不育症及输精管切除者用药前，可给予皮质激素或抗组胺药防止过敏。④由于肝素在体内代谢迅速，故与本药给药间隔时间越长，拮抗所需用量则越少。⑤用药 5~15min 后，可测定 APTT 或 TT，以估计用量。给药后，若肝素的作用持续时间长于本药，可根据测定 ACT 结果再次给药。⑥本药能被血液所灭活，当用于中和大剂量肝素后 8~9h（个别为 18h），部分患者可发生肝素 " 反跳 " 现象和出血，此时需额外使用本药。⑦缓慢静注给药，滴速 0.5ml/min，10min 内不超过 50mg，可避免注射过快引起不良反应。

（2）配伍信息　①本药已显示与特定抗生素不相容，包括几种头孢菌素和青霉素类抗生素。②本药禁与碱性物质接触，注射器具也不能带有碱性。③粉针剂使用方法：取本药 50mg 于 5ml 灭菌注射用水或用含 0.9% 苯甲醇的灭菌注射用水中溶解（每 1ml 药液含本药 10mg）。若不再稀释，则在 1~3min 内缓慢静注；也可于 5%GS 或 NS 注射液中稀释后静滴。

【不良反应】

ADR 警示　使用含鱼精蛋白胰岛素或在肝素中和期间暴露于鱼精蛋白的患者容易发生不良反应。接受大剂量鱼精蛋白静脉注射后可能出现危及生命的反应，引起急性循环衰竭、非心源性肺水肿、肺动脉高压（严重肺血管收缩导致）。风险因素包括大剂量、快速给药、重复注射、既往使用鱼精蛋白以及当前或既往使用含鱼精蛋白的药物（NpH 胰岛素、鱼精蛋白锌胰岛素及某些 β 受体阻断药）。其他风险因素包括对鱼类过敏、既往输精管切除术史、严重左心室功能不全和术前肺血流动力学异常。对于存在任何上述风险因素的患者，在给予本药前应仔细权衡用药风险及获益。应配备即用型血管升压药和复苏设备，以防发生严重鱼精蛋白反应。

（1）心血管　血压下降、心动过缓、过敏性休克。严重者可出现急性肺动脉高压，严重、潜在的不可逆循环衰竭伴心力衰竭和心排血量减少。在接受心脏手术并行心肺旁路术的患者中，报告了与使用鱼精蛋白相关的高蛋白血症、非心源性肺水肿。

（2）血液　加重心脏手术体外循环所致

的血小板减少。

（3）消化　恶心、呕吐。

（4）呼吸　胸闷、呼吸困难。

（5）其他　①过敏反应（荨麻疹、血管神经性水肿、恶心、呕吐、倦怠、局部疼痛），严重者可导致严重呼吸窘迫、循环衰竭和毛细血管渗漏。有报告称既往无过敏史者出现致死性过敏反应；严重过敏反应还可伴随循环衰竭、毛细血管渗漏及非心源性肺水肿。有鱼类过敏史者可能对鱼精蛋白发生超敏反应。有男性不育症或输精管切除术史者的血清中存在抗鱼精蛋白抗体的报告，提示有以上病史或手术史患者在使用本药时可发生过敏反应。②短暂面部潮红伴温热感。③接受心脏插管等手术的清醒患者，有背痛不良事件报告。

【药物过量】

多次注射给药应防止药物过量。由于本药自身具有抗凝作用，故 2h 内用药不宜＞100mg，且不得随意加大剂量。过量可引起再度出血及其他不良反应。

【相互作用】

胰岛素制剂　鱼精蛋白可延长胰岛素的作用。

## 凝血酶
## Thrombin

【其他名称】　康立宁、舒平莱士、Thrombase、Thrombinar、Thrombinum、Thrombostat

【分类】　血液系统用药 \ 促凝血药

【制剂规格】　粉针剂（冻干）　① 100U。② 200U。③ 500U。④ 1000U。⑤ 2000U。⑥ 5000U。⑦ 10000U。

【临床应用】

说明书适应证

用于手术中不易结扎的小血管出血、消化道出血及外伤出血等。

【用法用量】

1. 说明书用法用量

（1）局部止血　用灭菌 NS 将本药溶解成 50~200U/ml 的溶液喷雾创面，或用本药干粉喷洒于创面。

（2）消化道止血　用 NS 或温开水（不超过 37℃）将本药溶解成 10~100U/ml 的溶液口服或局部灌注，也可根据出血部位及程度增减溶液浓度和次数。

2. 其他用法用量

［国内参考信息］

（1）外伤出血　将本药溶解成 50~200U/ml 的溶液，使用明胶海绵纱条或氧化纤维素沾取本药贴于创面。

（2）整形外科、拔牙、皮肤移植、肝素化患者穿刺部位渗血　局部给药，常用本药溶液 100U/ml。

（3）肝、脾破裂大出血　可使用本药溶液 1000~2000U/ml 局部给药用以止血。

【禁忌证】

1. 说明书禁忌证

对本药过敏者。

2. 其他禁忌证

过敏体质者。

【特殊人群用药】

儿童　尚不明确。

孕妇　孕妇仅在有明确指征、病情必需时才能使用。

哺乳妇女　尚不明确。

【注意】

尚不明确。

【给药说明】

（1）给药条件　①本药严禁注射。②本药必须直接与创面接触才能起止血作用。③本药外用可直接用粉剂，也可新鲜配制成溶液后使用。④外科止血常和明胶海绵同用，使用时应去除海绵中的空气，将药液浸泡过的明胶海绵置于出血表面 10~15 秒，加敷料包扎。⑤用本药溶液温水送服治疗消化道出血时，必须事先充分中和胃酸，pH ＞ 5 时才能起效。

（2）配伍信息　本药可用磷酸盐缓冲液（pH 7.6）或冷牛奶溶解。若用阿拉伯胶、明胶、果糖胶、蜂蜜等配制，可提高止血效果，并可减少用量。

**【不良反应】**

其他　过敏反应（应立即停药，抗过敏）、低热反应（外科止血）。

**【相互作用】**

（1）酸、碱、重金属药物　降低本药疗效，避免混合使用。

（2）抗微生物药（如青霉素、链霉素、磺胺等）可合用。

## 凝血酶原复合物
## Prothrombin Complex

**【其他名称】** 康舒宁、普舒莱士、血浆凝血因子、Thrombogen

**【分类】** 血液系统用药\促凝血药

**【制剂规格】** **粉针剂** ① 100IU（含Ⅸ因子 100IU，Ⅱ因子 100IU，Ⅶ因子 25IU，Ⅹ因子 100IU）。② 200IU（含Ⅸ因子 200IU，Ⅱ因子 200IU，Ⅶ因子 50IU，Ⅹ因子 200IU）。③ 300IU（含Ⅸ因子 300IU，Ⅱ因子 300IU，Ⅶ因子 75IU，Ⅹ因子 300IU）。④ 400IU（含Ⅸ因子 400IU，Ⅱ因子 400IU，Ⅶ因子 100IU，Ⅹ因子 400IU）。⑤ 1000IU（含Ⅸ因子 1000IU，Ⅱ因子 1000IU，Ⅶ因子 250IU，Ⅹ因子 1000IU）。⑥ 2.5 万 IU。

**【临床应用】**

**1. 说明书适应证**

先天性和获得性凝血因子Ⅱ、Ⅶ、Ⅸ、Ⅹ缺乏症（单独或联合缺乏），包括：

（1）凝血因子Ⅸ缺乏症以及Ⅱ、Ⅶ、Ⅹ凝血因子缺乏症。

（2）抗凝药过量、维生素 K 缺乏症。

（3）肝病导致的出血患者需要纠正凝血功能障碍时。

（4）各种原因所致的 PT 延长而拟作外科手术者。

（5）已产生因子Ⅷ抑制物的甲型血友病患者的出血。

（6）逆转香豆素类抗凝药诱导的出血。

**2. 其他临床应用**

敌鼠钠盐中毒。

**【用法用量】**

**1. 说明书用法用量**

**一般用法**　用量随因子缺乏程度而异，一般 10~20IU/kg，i.v.gtt.。滴速开始约 15 滴 /min，15min 后加至 40~60 滴 /min，一般 30~60min 滴完。以后凝血因子Ⅸ缺乏者每隔 24h，凝血因子Ⅱ和凝血因子Ⅹ缺乏者每隔 24~48h，凝血因子Ⅶ缺乏者每隔 6~8h，可酌情减量，一般用药 2~3d。出血量较大或大手术时可根据病情适当增量。PT 延长若拟作脾切除者要先于手术前用药，术中和术后根据病情决定。

**2. 其他用法用量**

［国内参考信息］

（1）乙型血友病患者自发性出血　①预防：20~40IU/（kg · 次），2 次 / 周。②治疗：对轻至中度出血，25~55IU/（kg · 次），qd.，i.v.gtt.，或使用能将因子Ⅸ血浆浓度提高到正常浓度的 20%~40% 的剂量，使用 1~2d；严重出血时，60~70IU/（kg · 次），i.v.gtt.，或使用能将因子Ⅸ血浆浓度提高到正常浓度的 20%~60% 的剂量，q.10~12h，连续 2~3d。

（2）乙型血友病患者围手术期止血　拔牙前 1h 给予 50~60U/kg，i.v.gtt.，或使用能将因子Ⅸ血浆浓度提高到正常浓度的 40%~60% 的剂量；若术后仍有出血，可重复此量。其他手术前 1h 给予 50~95IU/kg，i.v.gtt.，或使用能将因子Ⅸ血浆浓度提高到正常浓度的 25%~60% 的剂量；术后每 12~24h 重复此量，至少持续 7d。

（3）甲型血友病　已产生因子Ⅷ抗体者，预防及控制出血可给予 75IU/kg，i.v.gtt.，必要时 12h 后重复。

（4）因子Ⅶ缺乏症　静滴，为控制围手术期出血，术前应给予能提高因子Ⅶ血浆浓度到正常浓度的25%的剂量，术后每4~6h重复1次，必要时持续7d。计算用量参考公式：凝血酶原复合物剂量=体重（kg）×需要提高的因子Ⅶ血浆浓度（%）×0.5U/kg。

（5）抗凝药诱发的出血　严重病例必要时1500U/次，i.v.gtt.，并同时加用Vit K。

**【禁忌证】**

尚不明确。

**【特殊人群用药】**

**儿童**　婴幼儿权衡利弊。新生儿慎用。

**老人**　慎用。

**孕妇**　慎用。

**哺乳妇女**　慎用。

**肝功能不全者**　慎用。严重肝病患者如有血栓形成或DIC倾向时也应慎用。

**【注意】**

（1）慎用　①冠心病、心肌梗死及外科手术者若有血栓形成或DIC倾向时。②有血栓形成史需接受择期外科手术者。

（2）用药相关检查/监测项目　①定期监测APTT、凝血因子Ⅰ、血小板及PT。②乙型血友病患者用药期间应每日检测因子Ⅸ血浆浓度，并据此调整用量。

**【给药说明】**

（1）给药条件　①本药仅供静滴。②除肝病出血者外，一般在用药前应确诊患者是凝血因子Ⅱ、Ⅶ、Ⅸ、Ⅹ缺乏，方能用药。③对继发性Vit K缺乏的新生儿、口服广谱抗生素者，仅宜在严重出血或术前准备中使用本药。

（2）减量/停药条件　①静滴时，若发现DIC或血栓的临床症状和体征，应立即终止，并用肝素拮抗。②本药含有凝血因子Ⅸ的一半效价的肝素，可降低血栓形成的危险性。但一旦发现任何可疑情况，即使患者病情不允许完全停用，也要大幅度减低用量。

（3）配伍信息　使用本药前应新鲜配制溶液：粉剂以灭菌注射用水溶化，然后将瓶轻轻旋转直至完全溶解。溶解后用带有滤网装置的输血器静滴（也可用NS或5%GS稀释成50~100ml）。配制好的药物宜在3h内使用。配制后的溶液可稳定12h，但不能再置入冰箱。

（4）其他　本药对丙型血友病无效。

**【不良反应】**

（1）心血管　DIC、DVT、手术后血栓形成。

（2）血液　血管内溶血（血型为A型、B型、AB型的患者）。

（3）呼吸　PE。

（4）其他　过敏反应（短暂发热、寒战、头痛、荨麻疹、恶心、呕吐、嗜睡、冷漠、潮红、耳鸣，以及脉率、血压改变）、过敏性休克，减慢输注速度可缓解。发生高敏反应时应停药，直到症状消失，其后可在密切观察下缓慢输注。

**【药物过量】**

表现　过量时有引起血栓的危险性。

**【相互作用】**

抗纤溶药（如氨基己酸、氨甲环酸等）可增加发生血栓性并发症的危险，抗纤溶药宜在给予本药8h后使用。

## 蛇毒血凝酶
## Hemocoagulase

**【其他名称】**　巴曲亭、蝮蛇血凝酶、立芷雪、凝血酵素、蛇毒促凝血酶、蛇毒凝血酶、速乐涓、蛇凝血素酶、血速安、Botropase、Haemocoagulase、Hemocoagulase Atrox、Reptilase

**【分类】**　血液系统用药\促凝血药

**【制剂规格】**　粉针剂　1KU。

**【临床应用】**

**1. 说明书适应证**

（1）用于需减少流血或止血的各种医疗情况。

（2）预防出血。

2. 其他临床应用

消化道出血、血友病血肿、血小板减少性疾病伴出血的辅助治疗。

【用法用量】

1. 说明书用法用量

（1）一般出血　1~2KU/ 次，i.v./i.m./i.h.，也可局部使用。

（2）紧急出血　立即静注 0.25~0.5KU 或 1KU，同时肌注 1KU。

（3）各类外科手术　手术前晚，1KU，i.m.；术前 1h，1KU，i.m.；术前 15min，1KU，i.v.；术后 3d，1KU/d，i.m.。

（4）咯血　1KU/ 次，q.12h.，i.h.，必要时，开始时再加 1KU，i.v.（最好加入 NS 10ml 中混合注射）。

（5）异常出血　剂量加倍，1KU/ 次，q.6h.，i.m.，至出血完全停止。

2. 其他用法用量

［国内参考信息］

（1）一般出血　1~2KU/ 次，1~2 次 /d.，p.o.。

（2）拔牙、鼻出血　可直接以注射器喷射于血块清除后的创面局部，并酌情以敷料压迫。

【禁忌证】

1. 说明书禁忌证

（1）对本药或同类药物过敏者。

（2）有血栓病史者。

2. 其他禁忌证

DIC 及血液病导致的出血。

【特殊人群用药】

儿童

说明书用法用量

一般用法　0.3~0.5~1KU/ 次，i.v./i.m./i.h.，也可局部使用。

孕妇　除非紧急情况，一般不予使用。早期妊娠者不宜使用。

哺乳妇女　尚不明确。

【注意】

（1）慎用　①血栓高危人群。②血管病介入治疗、心脏病手术者。③术后需较长期制动的手术。

（2）用药相关检查 / 监测项目　用药期间应注意监测患者的出凝血时间。

【给药说明】

（1）给药条件　①用药次数视情况而定，Max：8KU/d。一般用药不超过 3d。②治疗新生儿出血时，宜在补充 Vit K 后合用本药。③血液中缺乏血小板或某些凝血因子引起病理性出血时，宜补充血小板或缺乏的凝血因子、或输注新鲜血液后再用本药。④在原发性纤溶系统亢进的情况下，宜与抗纤溶酶药物合用。⑤正常人受创伤致动脉及大静脉破损的喷射性出血时，需进行加压包扎及手术处理，同时使用本药以减少出血量。⑥应防止用药过量，否则疗效会下降。

（2）配伍信息　不能与无水乙醇、乙氧乙醇直接混合注射。

（3）其他　本药更适用于传统止血药无效的出血患者。

【不良反应】

不良反应发生率较低。

其他　过敏样反应，可按一般抗过敏处理方法，给予抗组胺药或（和）糖皮质激素及对症治疗。

【药物过量】

表现　本药超常规剂量 5 倍以上使用时，可引起凝血因子 I 降低、血液黏滞度下降。

【相互作用】

结合钙成分的物质（如 EDTA）本药疗效减弱。

## 人凝血因子Ⅷ

Human Coagulation Factor Ⅷ

【其他名称】　拜科奇、百因止、重组人凝血因子Ⅷ、海莫莱士、抗甲种血友病因子、康斯平、抗血友病球蛋白、抗血友病因子、凝血第Ⅷ因子、凝血因子Ⅷ、任捷、人抗血友病球蛋白、因子Ⅷ、ADVATE、Antihaemophilic Factor、Antihemophilic Factor、Bioclate AHF、Bioclate Rahf、Factor Ⅷ、Kogenate、Monoclate、Recombinant Coagulation Factor、Recombinate、Xyntha

**【分类】** 血液系统用药\促凝血药

**【制剂规格】** **粉针剂** ① 50U。② 100U。③ 200U。④ 250U。⑤ 300U。⑥ 400U。⑦ 500U。⑧ 750U。⑨ 1000U。

**【临床应用】**

**1. 说明书适应证**

防治甲型血友病和获得性凝血因子Ⅷ缺乏症所致的出血症状，以及这类患者的手术出血治疗。

**2. 其他临床应用**

血管性血友病。

**【用法用量】**

**1. 说明书用法用量**

可按公式计算静滴的给药剂量：所需FⅧ（U）= 0.5× 体重（kg）× 要求增加的FⅧ:C的浓度（正常的%）。

（1）轻至中度出血　单一剂量10~15U/kg，i.v.gtt.，将因子Ⅷ水平提高至正常人水平的20%~30%。

（2）较严重出血或小手术　需将因子Ⅷ水平提高至正常人水平的30%~50%。通常首次剂量15~25U/kg，i.v.gtt.，每8~12h给予维持量10~15U/kg。

（3）危及生命的出血　首次剂量40U/kg，i.v.gtt.，然后每8~12h给予维持量20~25U/kg。

（4）择期手术　仅在凝血因子Ⅷ抑制物水平无异常增高时，方可考虑择期手术，手术开始时血液中因子Ⅷ浓度需达到正常水平的60%~120%。常在术前给予30~40U/kg，i.v.gtt.。术后每8~12h给予维持量。术后4d内因子Ⅷ最低应保持在正常人水平的60%，然后的4d减至40%。

（5）获得性因子Ⅷ抑制物增多症　应给予大剂量，一般超过治疗血友病患者所需剂量1倍以上。

**2. 其他用法用量**

［国内参考信息］

（1）轻度关节出血　8~10U/（kg·次），1~2次/d，i.v.gtt.，连用1~4d，使体内FⅧ:C水平达正常水平的15%~20%。

（2）中度关节、肌肉出血　15U/（kg·次），bid.，i.v.gtt.，使体内FⅧ:C水平达正常水平的30%。需维持3~7d。

（3）大出血或严重外伤而无出血证据　25U/（kg·次），bid.，i.v.gtt.，使体内FⅧ:C水平达正常水平的50%。至少维持7d。

（4）外科手术或严重外伤伴出血　为使体内FⅧ:C水平达正常水平的80%~100%，40~50U/kg，i.v.gtt.（术前1h开始），随后使FⅧ:C水平维持在正常水平的30%~60%约10~14d。

（5）预防出血　＞50kg者，500U/d，i.v.gtt.；＜50kg者，250U/d，i.v.gtt.。使体内FⅧ:C水平达正常水平的5%~10%。

（6）抗FⅧ抗体生成伴出血　首剂5000~10000U/h，i.v.gtt.，维持量300~1000U/h，使体内FⅧ:C水平维持在30~50U/ml。若联合应用血浆交换术，宜追加本药40U/kg，以增强疗效。

**【禁忌证】**

尚不明确。

**【特殊人群用药】**

**儿童**　慎用。

**孕妇**　对孕妇及胎儿的影响尚不明确，仅在十分必需的情况下才使用。

**哺乳妇女**　尚不明确。

**【注意】**

（1）交叉过敏　①对鼠、仓鼠或牛蛋白过敏的患者，使用单克隆抗体纯化的FⅧ或重组FⅧ时可能发生过敏反应。②对猪肉过敏的患者，使用由猪血浆纯化FⅧ时可能出现交叉过敏反应。

（2）对检验值/诊断的影响　有10%~20%甲型血友病患者产生特异性抗F Ⅷ:C抗体。

（3）用药相关检查/监测项目　①用药过程中应定期做抗体测定。②大量或多次使用本药时，应监测血细胞比容。③用药期间应定期监测血浆F Ⅷ浓度。④用药前及用药时应监测脉搏。⑤使用猪血浆纯化的F Ⅷ时，应监测血小板计数。

【给药说明】

（1）给药条件　①本药不能用于静脉外的注射途径，滴注速度需个体化，一般约2~4ml/min，药液宜在1h内输完。②应确诊患者系因子Ⅷ缺乏，方可使用本药。③给药剂量必须参照体重、是否存在抑制物及出血的严重程度等因素而定。④用药期间若出现的抗体浓度＜10BU/ml时，须增加本药用量。若其浓度＞10BU/ml，即使增加用量亦无效，必须更换其他方式治疗。⑤大量反复输入本药时，应注意出现过敏反应、溶血反应及肺水肿的可能性，对有心脏病的患者尤应注意。

（2）减量/停药条件　用药后若出现脉搏明显加快，应减慢给药速度或暂停给药，直至脉搏恢复正常。

（3）配伍信息　①本药宜单独输注，不能与其他药物合用。②用前应先以25℃~37℃灭菌注射用水或5%GS按瓶签的标示量注入瓶内，轻轻摇动，使制品完全溶解，然后用带有滤网装置的输血器静滴，滴速一般以60滴/min左右为宜。③制品溶解后应立即使用，并在1h内输完，不得放置。④本药溶解后，一般为澄清略带乳光的溶液，允许微量细小蛋白颗粒存在，但若发现有大块不溶物时，则不可使用。

（4）其他　①本药1U相当于正常新鲜血浆1ml平均所含F Ⅷ的量。输用1U/kg的F Ⅷ，可使循环血液中的F Ⅷ水平增加2%~2.5%。②若甲型血友病患者产生特异性抗F Ⅷ:C抗体，可用本药大剂量、或改用纯化的F Ⅷ浓缩制剂、或凝血酶原复合物进行治疗。③患者接受外科或口腔科手术时，术中及术后应同时使用抗纤维蛋白溶解药减少出血，以减少F Ⅷ的用量。④某些F Ⅷ制品含有抗A及抗B RBC血型抗体，输入量多时可使A型、B型或AB型患者发生血管内溶血。

【不良反应】

（1）心血管　高容量性心衰（大量输注）。

（2）神经　头晕、疲乏。

（3）血液　鼻出血、溶血反应（大量输注）、高凝血因子Ⅰ血症、血栓形成、血小板减少及出血（来自纯化猪血浆的F Ⅷ制品）。

（4）消化　口干、恶心、呕吐。

（5）呼吸　肺水肿[输注＞20U/(kg·d)]。

（6）皮肤　注射局部灼热感、炎症反应。

（7）其他　过敏反应（寒战、发热、荨麻疹、恶心、面红、皮疹、眼睑水肿、呼吸困难）、血压下降、休克。

【相互作用】

尚不明确。

## 重组人凝血因子Ⅶa
## Recombinant Human Coagulation Ⅶ

【其他名称】重组人活化凝血因子Ⅶ、诺其、NovoSeven、Recombinant Human Activated Factor（rh Ⅶa）

【分类】血液系统用药\促凝血药

【制剂规格】粉针剂　60KU（相当于1.2mg，配制后溶液浓度为30KU/ml）。

【临床应用】

说明书适应证

用于下列患者的出血发作及预防外科手术或有创操作过程中的出血：①凝血因子Ⅷ或Ⅸ的抑制物＞5BU的先天性血友病患者。

②预计对注射凝血因子Ⅷ或凝血因子Ⅸ具有高记忆应答的先天性血友病患者。③获得性血友病患者。④先天性 F Ⅶ缺乏症患者。⑤具有 GP Ⅱb-Ⅲa 和（或）HLA 抗体，且既往或现在对血小板输注无效或不佳的血小板无力症患者。

**【用法用量】**

**1. 说明书用法用量**

（1）伴有抑制物的血友病 A 或 B，或获得性血友病　应在出血发作开始后尽早用药。推荐起始剂量为 90μg/kg 静脉推注。初次注射后可能需再次注射，疗程和注射间隔随出血的严重性、所进行的有创操作或外科手术而不同。最初间隔 2~3h，以达到止血效果。若需继续治疗，一旦达到有效的止血效果，只要治疗需要，可增至每 4、6、8 或 12h 给药。

（2）轻至中度出血发作（包括门诊治疗）　门诊治疗中，早期干预的剂量设定为 90μg/kg 静脉推注，可有效治疗轻至中度关节、肌肉和黏膜 / 皮肤出血。间隔 3h 给药 1~3 次以达到止血效果，再注射 1 次以维持止血作用。门诊治疗疗程不得＞ 24h。

（3）严重出血发作　建议起始剂量为 90μg/kg 静脉推注，可在患者去医院途中给药。随后剂量因出血的类型和严重程度而异。最初的用药频率为 q.2h，直至临床情况改善。若需继续治疗，可增至 q.3h，持续 1~2d。之后只要治疗需要，可连续增至每 4、6、8 或 12h。对于大出血发作，可能治疗 2~3 周，但若临床需要，可继续治疗。

（4）有创操作 / 外科手术　手术前，应立即静脉推注起始剂量 90μg/kg。2h 后重复此剂量，随后根据所进行的有创操作和患者临床状态，在前 24~48h 内，间隔 2~3h 给药。在大外科手术中，应间隔 2~4h 按该剂量给药，连续 6~7d。接下来的 2 周治疗中，用药间隔可增至 6~8h。进行大外科手术者可给药 2~3 周，直至痊愈。

（5）凝血因子Ⅶ缺乏症　国人用药经验尚不充分，根据国外上市情况，治疗出血发作和预防外科手术或有创操作中出血的推荐剂量范围为 15~30μg/kg 静脉推注，q.4~6h，直至达到止血效果。注射剂量和频率应视个体而定。

（6）血小板无力症　国人用药经验尚不充分，根据国外上市情况，治疗出血发作和预防外科手术或有创操作中出血的推荐剂量为 90μg（范围 80~120μg）/kg 静脉推注，用药间隔为 2h（1.5~2.5h）。为确保有效止血，应至少给药 3 次。对于非难治性患者，血小板输注仍是血小板无力症的一线治疗方法。

**2. 其他用法用量**

［国外参考信息］1）防治先天性凝血因子Ⅶ缺乏症患者在有创操作 / 外科手术中的出血：推荐剂量为 10~30μg/（kg · 次）静脉弹丸式注射(注射时间＞ 2~5min)，q.4~6h，直至止血。给药剂量及频率根据个体反应调整，最低有效剂量尚不明确。2）伴有凝血因子Ⅷ或Ⅸ抑制物的血友病 A 或 B：①预防出血：推荐剂量为 90μg/（kg · 次）静脉弹丸式注射（注射时间＞ 2~5min），尽早给药，必要时可增量。手术期间每 2h 重复给药 1 次。对于小手术，术后第 1 个 48h 内，q.2h 给药，然后 q.2~6h，直至止血；对于大手术，术后 q.2h 给药，持续用药 5d，然后 q.4h，直至止血。②治疗出血：推荐剂量为 90μg/（kg · 次）静脉弹丸式注射（注射时间＞ 2~5min），q.2h，直至止血或根据个体反应调整剂量治疗仍不满意。35~125μg/kg 的剂量已成功用于临床试验中。对于严重出血，止血后，建议用最小有效量 q.3~6h 继续治疗，但持续治疗时间和最小有效量尚无研究。3）凝血因子Ⅶ缺乏症：推荐剂量为 15~30μg/kg 静脉弹丸式注射（注射时间＞ 2~5min），q.4~6h，直至止血，给药剂量及频率根据个体反应调整，最小有效剂量尚不明确。

**【禁忌证】**

**说明书禁忌证**

对本药或小鼠、仓鼠或牛蛋白过敏者。

【特殊人群用药】

**儿童**

**其他用法用量**

［国外参考信息］ 伴有凝血因子Ⅷ或Ⅸ抑制物的血友病A或B、凝血因子Ⅶ缺乏症：同成人国外参考信息。

**老人** 慎用。

**孕妇** 孕妇应在有明确需要时才使用本药。美国FDA妊娠安全性分级为：C级。

**哺乳妇女** 本药是否经乳汁分泌尚不明确，哺乳妇女使用本药应予注意。若正在哺乳，应停止哺乳或停止用药。

【注意】

（1）慎用 ①动脉粥样硬化。②挤压伤。③DIC。④颅内出血。⑤败血症。⑥非血友病。（以上均选自国外资料）

（2）对检验值/诊断的影响 用药后，PT和aPTT缩短，但与本药的临床疗效相关性尚未证实。

（3）用药相关检查/监测项目 注射本药前后，应监测凝血因子Ⅶ缺乏症患者的PT和凝血因子Ⅶ的凝血活性。若使用推荐剂量后，凝血因子Ⅶa活性未达到预期水平或出血未得到控制，应怀疑是否产生抗体并进行抗体分析。

【给药说明】

（1）给药条件 应根据出血情况的严重性和注射本药后的临床反应指导用药需求。

（2）配伍信息 ①本药不得与输液混合，或以滴注方式给药。②注射液配制时应先使药粉和注射用水达到室温（但不超过37℃，如将本药握于手中）。③配制后的溶液应立即使用。④配制后溶液在25℃可存放24h，在2℃~8℃存放时间也不应＞24h。

（3）其他 在组织因子表达强度可能高于正常的病理情况下，使用本药有发生血栓事件或导致DIC的潜在风险，包括晚期动脉粥样硬化病、压碎伤、败血症或DIC患者。

【不良反应】

（1）心血管 心肌梗死、心绞痛、缓慢性心律失常、室上性心动过速、高血压、低血压、浮肿。

（2）神经 头痛、共济失调、脑动脉闭塞、脑缺血、脑积水、脑梗死。

（3）血液 出血、凝血障碍、凝血因子Ⅰ减少、DIC、鼻出血、紫癜、动脉血栓栓塞、血栓性静脉炎、静脉血栓栓塞。本药不会促进出血，但若疗效不足或采用低于最佳剂量方案时，既往的出血可能会继续。

（4）消化 恶心、呕吐以及ALT、碱性磷酸酶、LDH和凝血因子Ⅱ水平升高。

（5）呼吸 PE。

（6）泌尿 肾功能不全、急性肾衰竭。

（7）骨骼肌肉 关节病、关节积血。

（8）皮肤 注射部位反应、瘙痒、皮疹。

（9）其他 过敏反应、发热、疼痛、Ⅶ因子抗体产生。

【药物过量】

尚无因药物过量导致血栓并发症的报道。

【相互作用】

凝血因子浓缩物 本药与凝血因子浓缩物间潜在相互作用的风险尚不明确。应避免激活或未激活的凝血因子Ⅱ复合体浓缩物与本药同用。

# 第四章　抗凝血药

## 第一节　直接因子Ⅹa抑制药

### 利伐沙班
### Rivaroxaban

**【其他名称】** 拜瑞妥、Xarelto

**【分类】** 血液系统用药\抗凝血药\直接因子Ⅹa抑制药

**【制剂规格】** 片剂　10mg。

**【临床应用】**

**说明书适应证**

用于择期髋关节或膝关节置换手术的成年患者，以预防静脉血栓形成（VTE）。

**【用法用量】**

**说明书用法用量**

预防VTE　10mg/次，qd.，p.o.。若伤口已止血，首次用药时间应在术后6~10h。疗程需依据患者发生静脉血栓栓塞事件的风险，即由患者所接受的骨科手术类型而定：髋关节大手术者，推荐5周为一疗程；膝关节大手术者，推荐2周为一疗程。

**【禁忌证】**

**说明书禁忌证**

（1）对本药过敏者。

（2）有临床明显活动性出血者。

（3）有凝血异常和临床相关出血风险的肝病患者。

（4）孕妇及哺乳妇女。

**【特殊人群用药】**

**儿童**　不推荐用于＜18岁者。

**老人**　＞65岁者无需调整剂量。

**孕妇**　本药可透过胎盘。尚无孕妇用药的充分数据，动物研究显示有生殖毒性，孕妇禁用。育龄妇女在用本药治疗期间应避孕。

**哺乳妇女**　尚无哺乳妇女用药的资料。动物研究显示本药可泌入乳汁，哺乳妇女禁用。

**肝功能不全者**　禁用于伴有凝血异常和临床相关出血风险的肝病患者；在轻度肝损害（Child Pugh A类）的肝硬化患者中，本药药动学仅发生轻微变化（平均AUC升高1.2倍），与健康对照组相近；在中度肝损害（Child Pugh B类）的肝硬化患者中，本药血药浓度可能显著升高，导致出血风险升高，对于该类患者，若不伴有凝血异常，则可谨慎使用；对其他肝脏疾病患者，则无需调整剂量。

**肾功能不全/透析者**　在重度肾损害（Ccr＜30ml/min）患者中，本药血药浓度可能显著升高，导致出血风险升高；不建议本药用于Ccr＜15ml/min者，Ccr为15~29ml/min者应慎用。对于轻度（Ccr为50~80ml/min）或中度肾损害（Ccr为30~49ml/min）者，无需调整剂量，但与可升高本药血药浓度的其他药物合用时，中度肾损害者也应慎用本药。

**其他**　极端体重（＜50kg或＞120kg）者，对本药的血药浓度仅有轻微影响（＜25%），无需调整剂量。

**【注意】**

（1）慎用　①先天性或后天性出血障碍。②未控制的严重动脉高血压。③活动期胃肠溃疡性疾病。④近期胃肠溃疡。⑤血管源性视网膜病。⑥近期颅内或脑内出血。⑦脊柱内或脑内血管异常。⑧近期接受脑、脊柱或眼科手术。

（2）用药相关检查/监测项目　①临床常规使用本药时，不需监测凝血参数。②对出血风险较高者，应定期测定血红蛋白，对任何不明原因的血红蛋白或血压降低均应寻找出血部位。

（3）对驾驶/机械操作的影响　尚无相关的研究。有术后出现晕厥和头晕的报道，可能影响驾驶和机械操作的能力，出现这些不良反应者不应驾驶或操作机械。

【给药说明】

（1）给药条件　①本药可在进餐时服用，也可单独服用。②若漏服1次，应立即补服，并于次日继续每日服药1次。③采用轴索麻醉（脊柱/硬膜外麻醉）或脊柱/硬膜外穿刺时，使用抗血栓药预防血栓形成并发症者有发生硬膜外或脊柱血肿的风险，可能导致长期或永久性瘫痪。术后使用硬膜外留置导管或伴随使用影响止血作用的药物，可能提高发生上述事件的风险，创伤或重复硬膜外或脊柱穿刺也可能提高上述风险。本药末次给药18h后才能取出硬膜外导管；取出导管6h后才能服用本药。若实施微创穿刺，则本药给药时间需延迟24h。

（2）其他　①本药片剂中含有乳糖，罕见的遗传性半乳糖不耐受、Lapp乳糖酶缺乏或葡萄糖－半乳糖吸收不良者不能使用。②尚无本药用于髋部骨折手术的循证医学研究，尚无证据推荐此类患者使用本药。③本药药效学和药动学无性别和种族间差异。④本药为高选择性、直接抑制因子Ⅹa的口服抗凝血药。通过抑制因子Ⅹa可中断凝血瀑布的内源性和外源性途径，抑制凝血酶的产生和血栓形成。本药并不抑制凝血酶（活化因子Ⅱ），也并未证实其对血小板有影响。本药对因子Ⅹa的抑制作用呈剂量依赖性。临床研究证实，与依诺肝素40mg/次，qd.相比，本药10mg/次，qd.明显减少了总VTE、重大VTE和症状性VTE。

【不良反应】

（1）心血管　心动过速、低血压（包括血压下降、手术引起的低血压）。

（2）神经　晕厥（包括意识丧失）、头晕、头痛。

（3）血液　贫血（包括相应的实验室参数）、术后出血（包括术后贫血和伤口出血）、血小板增多（包括血小板计数升高）、出血（包括血肿和罕见的肌肉出血）、胃肠道出血（包括齿龈出血、直肠出血、呕血）、血尿症（包括血尿）、生殖道出血（包括月经过多）、鼻出血、关键器官（如脑）内出血、肾上腺出血、结膜出血。

（4）消化　恶心、呕吐、便秘、腹泻、腹部和胃肠疼痛（包括上腹痛、胃部不适）、消化不良（包括上腹部不适）、口干、黄疸以及γ－谷氨酰转肽酶、氨基转移酶（包括ALT、AST）、脂肪酶、淀粉酶、LDH、AKP、血胆红素、结合胆红素（伴或不伴ALT）升高。

（5）呼吸　咯血。

（6）泌尿　肾损害（包括血肌酐和BUN升高）。

（7）骨骼肌肉　肢端疼痛。

（8）皮肤　瘙痒（包括全身瘙痒）、皮疹、荨麻疹（包括全身荨麻疹）、挫伤、过敏性皮炎。

（9）其他　超敏反应、局部水肿、外周性水肿、感觉不适（包括疲乏、无力）、发热及伤口分泌物。

【药物过量】

（1）表现　可能导致出血并发症。

（2）处理意见　尚无特异性解毒药。过量时可使用活性炭以减少吸收。发生出血时，可采取以下处理步骤：①推迟下次用药时间或适时终止治疗。②适当的对症治疗，如机械性压迫、外科手术、补液以及血流动力学支持、输注血制品或成分输血。③若上述措施无法控制危及生命的出血，可考虑给予重组因子Ⅶa。但目前尚无重组因子Ⅶa用于服用本药患者的经验，应考虑重组因子Ⅶa重复给药，并根据出血改善情况进行滴定。硫酸鱼精蛋白和Vit K不会影响本药的抗凝活性。对服用本药的患者使用全身止血药（如去氨加压素、抑肽酶、氨甲环酸、氨基己酸）的获益或经验尚缺乏科学依据。本药血浆蛋白结合率较高，透析不能清除。

【相互作用】

（1）强效 CYP3A4 诱导药（如利福平、苯妥英、卡马西平、苯巴比妥或圣约翰草） 可能降低本药血药浓度，合用时应谨慎。

（2）吡咯类抗真菌药（如酮康唑、伊曲康唑、伏立康唑和泊沙康唑）或 HIV 蛋白酶抑制药（如利托那韦）全身用药 可能升高本药血药浓度，引起临床相关的出血风险升高，不推荐合用。氟康唑对本药血药浓度的影响可能较小，可谨慎合用。

（3）非甾体类抗炎药（包括乙酰水杨酸）、血小板聚集抑制药、其他抗凝血药 通常会增加出血风险，应谨慎使用。

（4）咪达唑仑、地高辛、阿托伐他汀、食物 未观察到有临床意义的相互作用。

# 第二节 肝素类

## 肝素钠

## Heparin Sodium

【其他名称】 海普林、美得喜、Calciparine、Hepathrom、Lipohepin、Panheprin

【分类】 血液系统用药 \ 抗凝血药 \ 肝素类

【制剂规格】 注射液 ① 2ml：100U。② 2ml：500U。③ 2ml：1000U。④ 2ml：5000U。⑤ 2ml：12500U。

乳膏 ① 20g：5000U。② 20g：7000U。③ 25g：8750U。

【临床应用】

1. 说明书适应证

（1）防治血栓形成或栓塞性疾病（如心肌梗死、血栓性静脉炎、肺栓塞等）。

（2）DIC。

（3）血透、体外循环、导管术、微血管手术等操作中及某些血液标本或器械的抗凝处理。

（4）乳膏外用于早期冻疮、皲裂、溃疡、湿疹及浅表性静脉炎和软组织损伤。

2. 其他临床应用

抑制遗传性血管神经性水肿的急性发作。

【用法用量】

1. 说明书用法用量

（1）一般用法 ①首次 5000~10000U，i.h.（深部），以后每 8h 注射 8000~10000U 或每 12h 注射 15000~20000U，总量约 30000~40000U/d。② 5000~10000U/ 次，q.4~6h，i.v.（以氯化钠注射液稀释），或每 4h 给药 100U/kg。③先给予首剂 5000U，i.v.，后予 20000~40000U/d，i.v.gtt.（以氯化钠注射液 1000ml 稀释后持续滴注）。

（2）预防高危患者血栓形成（多为防止腹部手术及骨科手术后的深部静脉血栓） 手术前 2h，5000U，i.h.（深部），避免硬膜外麻醉，后每隔 8~12h 给药 5000U，共 7d。

（3）浅表软组织挫伤及急性浅静脉炎 乳膏适量涂于患处及患周，并温和按摩数分钟，3~4 次 /d。

2. 其他用法用量

［国内参考信息］ 首次 5000~10000U，q.8~12h，i.h.（深部），总量约 12500~40000U/d。总量 > 12500U/d 时，需监测 APTT。

【禁忌证】

1. 说明书禁忌证

（1）对本药过敏者，包括有肝素诱导的免疫性血小板减少症病史者。

（2）有自发出血倾向。

（3）有出血性疾病及凝血机制障碍（包括血友病、血小板减少性或血管性紫癜）。

（4）溃疡病。

（5）严重高血压。

（6）新近颅脑外伤或颅内出血。

（7）先兆流产者。

（8）产后出血者。

（9）创伤。

（10）严重肝功能不全。

（11）烧伤患者禁用乳膏。

2. 其他禁忌证

（1）不能控制的活动性出血。

（2）术后渗血。

（3）溃疡性结肠炎。

（4）胆囊疾病或黄疸。

（5）活动性结核。

（6）内脏肿瘤。

（7）有颅内出血病史。

（8）胃肠持续导管引流、腰椎留置导管者。

（9）严重肾功能不全。

【特殊人群用药】

**儿童**

**说明书用法用量**

**一般用法**　首次 50U/kg，i.v.，以后每 4h 注射 50~100U。或首次 50U/kg，i.v.gtt.（以氯化钠注射液稀释后缓慢滴注），以后 20000U/（$m^2$·d）。

**老人**　＞60 岁者（尤其是老年女性）应减量，并加强对凝血的监测。

**孕妇**　妊娠晚期或产后慎用。先兆流产及产后出血者禁用。美国 FDA 妊娠安全性分级为：C 级。

**哺乳妇女**　本药不进入乳汁。慎用乳膏。

**肝功能不全者**　严重肝功能不全者禁用。

**肾功能不全 / 透析者**　严重肾功能不全禁用。血液透析者使用本药不需减量。

【注意】

（1）慎用　①有过敏性疾病及哮喘病史。②需进行易致出血的操作。③已口服足量抗凝血药。④月经量过多。⑤过敏体质者。

（2）对检验值 / 诊断的影响　①本药可使磺溴酞钠（BSP）试验潴留时间延长而呈假阳性反应，导致 $T_3$、$T_4$ 浓度增加，从而抑制垂体 TSH 释放。因此必须在用药 4h 后重复该项试验。②在使用肝素情况下，对与酶水平变化有关的疾病如肝炎、肺栓塞、急性心肌梗死等疾病的诊断需慎重。

（3）用药相关检查 / 监测项目　治疗前宜测定 CT（试管法）及一期法测 PT；治疗期间应测定 CT（试管法）、血细胞比容、大便潜血试验、尿潜血试验及血小板计数等。

【给药说明】

（1）给药条件　1）通常以小剂量预防血栓形成，大剂量为治疗血栓的剂量。2）对本药过敏者应提高警惕，仅在出现危及生命的紧急状况下方可用药。遇有过敏体质者，特别对猪肉、牛肉或其他动物蛋白过敏者，可先给予本药 6~8mg（1mg= 125U）作为测试量，半小时后若无特殊反应，才可给予全量。3）若血浆中 AT- Ⅲ降低，本药疗效较差，需输血浆或 AT- Ⅲ。4）本药口服无效，可采用静注、静滴和深部皮下注射给药，一般不推荐肌注。肌注或皮下注射应选用细针头和深部肌内或深入脂肪层注射。注入部位需不断更换，注射时不要移动针头，注射处不宜搓揉，需局部压迫。5）静脉给药时最好用微量输液泵按 100U/kg 泵入，临床均按 APTT 调整用量。CT 要求保持在治疗前的 1.5~3 倍，APTT 为治疗前的 1.5~2.5 倍，随时调整用量及给药间隔时间；治疗第 1 日，应在每次用药前观察上述测定值，以后每日测定数次；用维持量时则每日测定 1 次。对老年、高血压及肝肾功能不全者，更需注意监测。6）本药用于以下疾病时，应注意监测：①心血管疾病：亚急性细菌性心内膜炎、重度高血压。②外科手术期间及术后：脊椎穿刺术或硬膜外麻醉术、外科大手术（尤其是脑部、脊髓及眼科手术）。③抗凝血酶Ⅲ缺乏。患者在使用抗凝血酶Ⅲ治疗期间，应减少本药用量。④其他：月经、伴有凝血障碍的肝脏疾病患者。7）给药期间应避免肌内注射其他药物。8）需长期抗凝治疗时，可在本药应用同时加用双香豆素类口服抗凝药，36~48h 后停用本药，而后单独用口服抗凝药维持抗凝。9）本药乳膏勿直接涂于溃烂伤口和黏膜组织上；不可长期、大面积使用。

（2）配伍信息 ①配伍禁忌：硫酸阿米卡星、头孢噻啶、头孢孟多、氟哌利多、环丙沙星、米托蒽醇、头孢哌酮、头孢噻吩钠、硫酸庆大霉素、卡那霉素、妥布霉素、乳糖酸红霉素、万古霉素、阿霉素、多黏菌素 B、多柔比星、头孢氧哌唑、柔红霉素、氢化可的松琥珀酸钠、氯喹、氯丙嗪、异丙嗪、麻醉性镇痛药等。②本药带强酸性，遇碱性药物则失去抗凝性能。③本药稀释液应避免冻存。

（3）其他 1）本药对已形成的血栓无溶解作用。2）本药宜用于下列血栓栓塞性疾病：①急慢性静脉血栓或无明显血流动力学改变的肺栓塞（PE）。②预防二尖瓣狭窄、充血性心力衰竭、左心房扩大、心肌病合并房颤以及心脏瓣膜置换或其他心脏手术时所致的体循环栓塞。③防止动脉手术和冠状动脉造影时导管所致的血栓栓塞。④急性心肌梗死时的辅助治疗。尤适宜于心肌梗死合并充血性心力衰竭、心源性休克、长期心律失常、心肌梗死复发及以往有静脉血栓形成或肺梗死病史者。⑤减少脑血栓形成的危险性并降低其死亡率。3）本药用于 DIC，对羊水栓塞、死胎综合征、异型输血反应、暴发性紫癜、脓毒血症及转移性癌肿并发的 DIC 有效，但对蛇咬伤所致 DIC 无效。

**【不良反应】**

（1）心血管 心前区紧迫感、休克。

（2）神经 头痛。

（3）内分泌 / 代谢 醛固酮合成抑制（非连续用药）、反跳的高脂血症（非连续用药）、血清胆固醇浓度下降（用量达 15000~20000U）。

（4）血液 ①出血（可能发生在任何部位）。当出现不明原因的 RBC 比容下降、血压下降及不明症状时，应引起注意。若 CT 过度延长或出现出血时应立即停药。②短暂的血小板减少症。肝素诱发的血小板数减少（HIT）是由于肝素 – 血小板 4 因子抗体复合物结合于血小板 4 因子受体所致。可激活血小板聚集，造成小动脉栓塞。虽少见，但可致死。如出现 HIT 应立即停用肝素。③患者应用肝素后可能出现白色血栓综合征（与血小板减少症有关），可引起严重血栓栓塞并发症（如皮肤坏死、因肢体坏疽导致的截肢、心肌梗死、肺栓塞、卒中甚至死亡）。故患者出现与血小板减少症相关的新血栓时应立即停药。④长期用药有时反而形成血栓。有报道，可发生两种类型的血小板减少性紫癜（一种为轻型，血小板计数常中度减少，不出现血栓或出血症状，一般发生在用药后 2~4d，即使继续应用，血小板数也可自行恢复。另一种为重症，产生本药依赖性的抗血小板抗体，血小板大量聚集消耗而血中血小板显著减少，一般发生于用药后第 8 日，少数为第 2 日，继续用药可致脏器栓塞）。

（5）消化 恶心、呕吐、腹泻。

（6）呼吸 气喘、鼻炎、呼吸短促。

（7）生殖 阴茎异常勃起。

（8）骨骼肌肉 自发性骨折、骨质疏松症（长期用药）。

（9）皮肤 瘙痒及发热感（特别是足底部）、延迟的暂时性脱发、皮肤坏死（全身用药）。

（10）其他 ①过敏反应（寒战、发热、荨麻疹等）、流泪。②注射局部刺激、红斑、轻微疼痛、血肿、溃疡。肌注后以上症状更严重，故不宜肌注。③发热、血栓、血栓性静脉炎、感染且伴有血栓形成趋势、心肌梗死、癌症及术后患者通常肝素耐药性增加。

**【药物过量】**

（1）表现 CT ＞ 30min 或 APTT ＞ 90 秒，均表明用药过量。早期表现为黏膜和伤口出血，刷牙时齿龈渗血，皮肤瘀斑或紫瘢、鼻出血、月经量过多等。严重时有内出血征象（表现为腹痛、腹胀、背痛、麻痹性肠梗阻、咯血、呕血、血尿、血便及持续性头痛）。亦可引起心脏停搏。

（2）处理意见　轻微过量时停药即可；严重过量时，用1%硫酸鱼精蛋白静滴中和（每1mg硫酸鱼精蛋白约可以中和肝素100U）。缓慢滴注时，每10min内滴注量不能超过硫酸鱼精蛋白50mg；硫酸鱼精蛋白需要量随时间延长而减少。只有在复苏术和过敏抢救措施准备的条件下才可应用鱼精蛋白。

**【相互作用】**

（1）洋地黄、四环素、尼古丁、抗组胺药　上述药可能部分对抗本药的抗凝作用。

（2）硫酸鱼精蛋白　本药的作用被中和。

（3）碳酸氢钠、乳酸钠等　可促进肝素的抗凝作用。

（4）甲巯咪唑（他巴唑）、丙硫氧嘧啶等　本药抗凝作用增强。

（5）透明质酸酶　两者混合注射，肌注痛减轻，本药吸收增加。但透明质酸酶活性被抑制，故两者应临时配伍使用，药物混合后不宜久置。

（6）香豆素及其衍生物、阿司匹林及非甾体消炎镇痛药（包括甲芬那酸、水杨酸等）、双嘧达莫、右旋糖酐、肾上腺皮质激素、ACTH、利尿酸、组织纤溶酶原激活物（t-PA）、尿激酶、链激酶等　可加重出血危险。

（7）胰岛素　胰岛素的结合和作用被改变。有本药致低血糖的报道。

（8）碱性药物　本药失去抗凝性能。

## 达肝素钠
## Dalteparin Sodium

**【其他名称】** 低分子肝素钠、低分子量肝素钠、法安明、吉派林、力止凝、诺易平、齐征、栓复欣、苏可诺、赛络喜平、双肽肝素钠、替地肝素、希弗全、新复先、宜乐、Clivarin、FLUXUM、Fragmin、Low Molecular Weight Heparin Sodium、Parnaparin、Tedelparin

**【分类】** 血液系统用药\抗凝血药\肝素类

**【制剂规格】** **注射液**　① 0.2ml∶2500IU（抗－Xa）。② 0.2ml∶5000IU（抗－Xa）。③ 0.2ml∶7500IU（抗－Xa）。④ 0.25ml∶1432IU（抗－Xa）。⑤ 0.3ml∶7500IU（抗－Xa）。⑥ 0.4ml∶5000IU（抗－Xa）。⑦ 0.5ml∶5000IU。⑧ 1ml∶2500IU。⑨ 1ml∶10000IU。⑩ 2ml∶5000IU。

**【临床应用】**

**说明书适应证**

（1）急性深静脉血栓。

（2）ARF或CRF者进行血透和血液过滤期间，防止在体外循环系统中发生凝血。

（3）不稳定型冠状动脉疾病，如不稳定型心绞痛、非Q波型心肌梗死。

（4）预防与手术有关的血栓形成。

**【用法用量】**

**1. 说明书用法用量**

（1）急性深静脉血栓　① 200IU/（kg·次），i.h.，qd.。不需监测抗凝作用。Max：18000IU/d。② 100IU/（kg·次），i.h.，bid.。该剂量适用于出血危险较高的患者。通常治疗中无需监测，但可进行功能性抗－Xa测定。皮下注射后3~4h取血样，可测得最大血药浓度。推荐的血药浓度范围为0.5~1IU抗－Xa/ml。用本药的同时可立即口服Vit K拮抗药。本药治疗应持续至凝血因子Ⅱ复合物（因子Ⅱ、Ⅶ、Ⅸ、Ⅹ）降至治疗水平。通常联合治疗至少需5d。

（2）血透和血液过滤期间预防凝血　① CRF患者无已知出血危险：血透和血液过滤不超过4h，5000IU，i.v.（快速）；血透和血液过滤超过4h，30~40IU/kg，i.v.（快速），继以10~15IU/（kg·h），i.v.gtt.。通常使血药浓度保持在0.5~1IU抗－Xa/ml范围内。② ARF患者有高度出血危险：5~10IU/kg，i.v.（快速），继以4~5IU/（kg·h），i.v.gtt.。血药浓度应保持在0.2~0.4IU抗－X a/ml范围内。

（3）不稳定型冠状动脉疾病 120IU/（kg·次），i.h.，bid.。Max：每12h给药10000IU。至少治疗6d，必要时可延长。推荐同用低剂量乙酰水杨酸。

（4）预防与手术有关的血栓形成 ①伴有血栓栓塞并发症危险的大手术：术前1~2h给2500IU，i.h.，术后2500IU/d，i.h.，直至患者可活动。一般需5~7d或更长。②具有其他危险因素的大手术及矫形手术：术前晚间5000IU，i.h.，术后每晚5000IU，i.h.。治疗须持续至患者可活动，一般需5~7d或更长。也可术前1~2h给2500IU，i.h.，术后8~12h给2500IU，i.h.，然后5000IU/d，i.h.（早晨给药）。

**2.其他用法用量**

［国外参考信息］

（1）急性血栓栓塞（深静脉栓塞及肺静脉栓塞） 先给予2500U，静脉弹丸式注射，随后给予15000U，i.v.gtt.（于24h持续滴注）。与口服抗凝血药合用，至少坚持治疗5d，或直至达凝血效应。

（2）预防再发性血栓栓塞 5000U/次，qd.，i.h，连用3~6个月。或2500~15000U/次，qd.，连用19个月。不可联用口服抗凝血药。

（3）预防深静脉血栓（DVT） ①腹部手术患者，推荐2500U（16mg）/次，i.h.，术前1~2h给药1次，术后qd.，连用5~10d。对有DVT高危风险者，5000U/次。②髋关节置换术患者，推荐2500U/次，i.h.，术前2h及术后当晚各1次；随后5000U/次，qd.。也可5000U/次，于术后4~8h开始给药，qd.。或5000U/次，于术前当晚给药1次，以后qd.（术后当晚开始给药）。常需治疗5~10d，患者对长达14d的治疗仍耐受良好。③对因接受治疗而制动的患者，5000U/次，qd.，i.h.。研究表明，治疗时间为12~14d。④患有恶性疾病的普通手术患者，理想剂量2500U/次，qd.，i.h.。有静脉栓塞高危风险的癌症患者，5000U/次，qd.。

（4）治疗DVT 200U/（kg·次），qd.，i.h.。对高凝患者或伴有出血风险者，100U/（kg·次），bid.。或联用华法林，本药120U/（kg·次），bid.，至少连用5d。

（5）DIC 75U/（kg·d），连用5d，持续静滴。

（6）不稳定型心绞痛、无Q波型心肌梗死 120U/kg（不可＞10000U）/次，q.12h，i.h.，联用阿司匹林（75~165mg/d）。坚持用药至患者病情稳定（约5~8d）。

**【禁忌证】**

**1.说明书禁忌证**

（1）对本药或其他低分子肝素和（或）肝素过敏。

（2）怀疑患有肝素诱导的免疫介导型血小板减少症或有其病史者。

（3）急性GU、DU或有出血倾向的器官损伤。

（4）脑出血。

（5）严重凝血系统疾病。

（6）脓毒性心内膜炎及急性感染性心内膜炎（心脏瓣膜置换术所致的感染除外）。

（7）CNS、眼部及耳部的损伤或施行手术。

（8）本药治疗的急性DVT者禁用局部麻醉（可增加出血危险）。

（9）不推荐用于严重肾功能不全、出血性脑卒中、难以控制的动脉高压。

**2.其他禁忌证**

（1）对猪肉产品过敏者（国外资料）。

（2）活动性出血（国外资料）。

（3）有使用本药诱导的血小板减少病史者，或血小板减少且在体外试验中本药引起血小板聚集阳性反应者。

（4）区域感觉缺失（国外资料）。

**【特殊人群用药】**

**儿童** 不适用于儿童。

**老人** 慎用。

**孕妇** 孕妇和产后妇女慎用。妊娠期间接受抗凝药物者禁硬膜外麻醉。美国 FDA 妊娠安全性分级为：B 级。

**哺乳妇女** 慎用。

**肝功能不全者** 严重肝功能不全者慎用。

**肾功能不全 / 透析者** 严重肾功能不全者不推荐使用。

**其他用法用量**

［国外参考信息］ 在持续 3~4h 的血透期间，单次 5000U，i.h.。

**其他**

**其他用法用量**

［国外参考信息］ 肥胖患者，根据患者的实际体重（ABW）决定初始用量。120U/（kg · 次），bid.，与 200U/（kg · 次），qd.，疗效无差异。也有资料建议，应根据患者的矫正体重（ADW）或总体重（TBW）决定初始用量，但不能根据患者的瘦体重（LBW）决定用量。ABW 的换算公式如下：

ABW ＝ LBW+CF ×（TBW － LBW）

CF ＝ Correction Factor ＝ 0.4

LBW ＝（height － 150cm）× 0.9 ＋ 45kg（男性）

LBW ＝（height － 150cm）× 0.9 ＋ 50kg（女性）

**【注意】**

（1）慎用 ①血小板减少症或血小板缺陷。②高血压性或糖尿病性视网膜病变。③未能控制的重症高血压。④近期手术患者慎用大剂量。⑤出血性体质。⑥近期接受神经或眼科手术和蛛网膜下腔 / 硬膜外麻醉。⑦有活动性或消化性溃疡史（或出血）（国外资料）。

（2）用药相关检查 / 监测项目 ①治疗前检查血小板计数并定期监测。②监测抗 – X a 活性。一般情况下，长期血透者应用本药时，需调整剂量的次数很少，故检测抗 – X a 浓度的次数也很少。进行急性血透者治疗间歇较短，应对抗 – X a 浓度进行全面监测。

**【给药说明】**

（1）给药条件 ①宜皮下注射，不能肌内注射。②皮下注射过程中，用拇指和食指将皮肤捏起，并将针头全部扎入皮肤皱折内，经回抽确认未刺伤血管后注入药物，保持皮肤皱褶并抽出针头。③使用本药注射液时，若患者体重＞ 60kg（或体重减轻 / 增加）或血液状态改变，应根据个体需要调整剂量。④不稳定型冠状动脉疾病患者若发生透壁性心肌梗死，可进行溶栓治疗，没必要因进行溶栓而停用本药，但可能增加出血的危险。

（2）减量 / 停药条件 若血小板计数显著下降（低于原值的 30%~50%），应停药。

（3）其他 ①本药可用于普通外科及全髋或膝关节置换术、长期卧床或恶性肿瘤患者的 DVT 及肺栓塞的防治。大多数无并发症的 DVT 患者急性期可门诊用药。②目前上市的本药商品制剂有多种。由于各制剂的制备方法不同，使其化学结构和生物活性差异较大，各种制剂的平均分子量及抗Ⅱa: 抗 F Ⅹ a 比值也不同，故每一种制剂的临床疗效、临床应用及安全性有很大差异，使用时应注意各种参数的说明。

**【不良反应】**

参见“肝素钠”。

**【药物过量】**

（1）表现 引起出血。

（2）处理意见 鱼精蛋白可抑制本药引起的抗凝作用，本药引起的 CT 延长可被完全中和，但抗 – X a 活性只能被中和约 25%~50%。1mg 鱼精蛋白可抑制本药 100IU 的抗 – X a 作用。鱼精蛋白本身对初级阶段止血有抑制作用，故仅在紧急情况下应用。

**【相互作用】**

参见“肝素钠”。

## 那屈肝素钙
## Nadroparin Calcium

**【其他名称】** 博璞青、低分子肝素钙、低分子量肝素钙、夫雷肝素钙、立迈青、那曲肝素、赛博利、速碧林、速避凝、尤尼舒、Fraxiparin calcium、Fraxiparine、Fraxiparine Multidose、Livaracine、Low Molecular Heparin Calcium、Low Molecular Weight Heparins Calcium、Nadroparin

**【分类】** 血液系统用药\抗凝血药\肝素类

**【制剂规格】** 一次性预灌针剂注射液（以抗 X a 单位计）① 0.2ml（无刻度）:2050U。② 0.3ml（无刻度）:3075U。③ 0.4ml（无刻度）:4100U。④ 0.6ml（有刻度）:6150U。⑤ 0.8ml（有刻度）:8200U。⑥ 1ml（有刻度）:10250U。

**注射液**（以抗 X a 单位计）① 0.3ml∶3000U。② 0.3ml∶7500U。③ 0.4ml∶4000U。④ 0.4ml∶10000U。⑤ 0.5ml∶2500U。⑥ 0.5ml∶5000U。⑦ 0.6ml∶6000U。⑧ 0.6ml∶15000U。⑨ 1ml∶5000U。

**粉针剂**（以抗 X a 单位计）① 2500U。② 5000U。

**【临床应用】**

**说明书适应证**

（1）防治深部静脉血栓形成。

（2）预防与手术有关的血栓形成。

（3）联合阿司匹林用于不稳定型心绞痛和非 Q 波性心肌梗死急性期的治疗。

（4）在血透中预防体外循环中的血凝块形成。

**【用法用量】**

**1. 说明书用法用量**

（1）术中预防血栓栓塞性疾病（中度血栓栓塞形成危险的手术） 患者未显示有严重的血栓栓塞危险时，3075U/次，qd.，i.h.。约术前 2h 第 1 次注射，通常至少持续 7d。

（2）术中预防血栓栓塞性疾病（高度血栓栓塞形成危险的手术，如髋关节和膝关节手术） 应根据体重调整剂量，41U/(kg·d)，i.h.，术前 12h 和术后 12h 给药，以后每日用药，直至术后第 3 日。于术后第 4 日起调整为 61.5U/（kg·d），至少持续 10d。或参照表 9-4-1 用药：

**表 9-4-1　高度血栓栓塞形成危险的手术时剂量**

| 体重（kg） | 从术前到术后第 3 日剂量（qd.） | 从第 4 日起剂量（qd.） |
|---|---|---|
| ＜ 51 | 2050U | 3075U |
| 51~70 | 3075U | 4100U |
| ＞ 70 | 4100U | 6150U |

（3）术中预防血栓栓塞性疾病其他具高度血栓栓塞形成危险的手术（尤其是肿瘤）和(或)有血栓栓塞疾病病史者　3075U/次，qd.，i.h.。

（4）深静脉栓塞　1025U/10（kg·次），q.12h，i.h.，疗程为 10d。若无禁忌，应尽早口服抗凝血药，继续给予本药至达到 INR 比值。参见表 9-4-2：

**表 9-4-2　治疗深静脉栓塞时的剂量**

| 体重 | 每次剂量 |
|---|---|
| 40~49kg | 4100U |
| 50~59kg | 5125U |
| 60~69kg | 6150U |
| 70~79kg | 7175U |
| 80~89kg | 8200U |
| 90~99kg | 9225U |
| ≥ 100kg | 10250U |

（5）不稳定型心绞痛和非 Q 波性心肌梗死　93U/（kg·次），q.12h，i.h.，联用阿司匹林（推荐在负荷剂量 160~325mg 后，改为口服剂量 75~325mg）。本药起始量可采用一次性静推，一般在治疗 6d 左右达到临床稳定。根据患者体重调整剂量，可参照表 9-4-3：

表 9-4-3　治疗不稳定型心绞痛和非 Q 波性心肌梗死时剂量

| 体重（kg） | 注射剂量 | |
|---|---|---|
| | 初始的一次性静脉推注 | i.h.（q.12h） |
| ＜50 | 4100U | 4100U |
| 50~59 | 5125U | 5125U |
| 60~69 | 6150U | 6150U |
| 70~79 | 7175U | 7175U |
| 80~89 | 8200U | 8200U |
| 90~99 | 9225U | 9225U |
| ＞100 | 10250U | 10250U |

（6）血透中预防体外循环中的血凝块形成　①对于无出血危险或血透持续 4h 左右的患者，应在透析开始时通过动脉端单次注射本药，可根据患者体重范围调整用量：＜50kg 者，透析开始时注射剂量为 3075U；51~69kg 者，透析开始时注射剂量为 4100U；＞70kg 者，透析开始时注射剂量为 6150U。②必要时也可根据患者个体情况或血透技术条件调整剂量。若有出血危险，可将标准剂量减半。若血透时间超过 4h，透析时可再给予小剂量本药，随后血透所用剂量应根据初次透析观察到的效果进行调整。

2. 其他用法用量

［国外参考信息］

（1）深静脉血栓　①预防深静脉血栓：普通外科手术，7500U/ 次，qd.，i.h.，术前 2h 或 12h 开始给药，至少持续 7d。同时推荐于术前 2h 及术后给予抗凝血因子Ⅹa 3100U，qd.。矫形外科手术，100U/（kg·次），qd.，i.h.，持续 3d，首剂于术前 12h 给药，然后 150U/（kg·次），qd.，至少持续 4d。同时建议术前 2h 给予抗凝血因子Ⅹa 40U/kg，术后按上述剂量，qd.，持续 3d，然后增至 60U/（kg·次），qd.。②治疗深静脉血栓：450U/（kg·d），i.h.（分 2 次），持续 10d 以上。

（2）与肝素有关的血小板减少症　15000~22500U/d，i.h.（分 3 次）。临床已证实有效，但仅用于体外血小板聚集试验阴性者。

（3）血透中预防体外循环中的血凝块形成　在血透开始阶段，150~250U/kg，i.v.（一次性）。为达到最大疗效，剂量应个体化。

【禁忌证】

1. 说明书禁忌证

（1）对本药过敏者。

（2）血小板减少症或有本药引起血小板减少症病史者。

（3）凝血功能障碍，或有与凝血障碍有关的出血征象或出血危险性者（非肝素诱导的 DIC 除外）。

（4）有易出血的器质性病变者。

（5）急性细菌性心内膜炎（由机械假体引起的除外）。

（6）出血性脑血管意外。

（7）不推荐哺乳妇女使用。

（8）一般不宜在下列情况中使用本药：严重肾功能损害、未控制的高血压。

2. 其他禁忌证

（1）活动性出血（除外 DIC）（国外资料）。

（2）大脑颈内动脉 - 后交通动脉瘤（国外资料）。

（3）糖尿病视网膜病变（国外资料）。

【特殊人群用药】

**儿童**　有用于儿童（6~16 岁）血透的报道。

其他用法用量

［国外参考信息］

血透中预防体外循环中的血凝块形成　4~16 岁儿童血透时，300U/（kg·次），静脉给药，能有效维持体外抗凝作用。

**老人**　老年人若肾功能正常，不必调整用量和用药时间。＞60 岁老年人（特别是女性）对肝素较敏感，使用本药期间可能易出血。

**孕妇**　孕妇和产后妇女慎用。

**哺乳妇女** 不推荐使用。

**肝功能不全者** 慎用。

**肾功能不全 / 透析者** 慎用。Ccr < 30ml/min 时，应调整剂量并测定抗凝血因子Ⅹa 的活性。

**【注意】**

（1）慎用 ①有过敏史者。②有消化性溃疡或其他易出血的器官病变病史者。③脉络膜视网膜血管病变。④颅脑手术、脊柱手术或眼部手术后。⑤严重动脉性高血压。⑥脉管炎（国外资料）。⑦心包炎或心包积液（国外资料）。⑧先兆流产。

（2）用药相关检查 / 监测项目 ①应定期检测血小板计数、血细胞比容、Hb、大便潜血、血脂、肝肾功能。长期用药时应检测骨密度。②对肾功能不全和正在进行血栓栓塞性疾病治疗者，建议监测血浆抗凝血因子Ⅹa 活性。对于高危患者应考虑监测抗凝血因子Ⅱa 活性。③有高钾危险性的患者，应监测血钾。

**【给药说明】**

（1）给药条件 ①本药不能用于肌注，应注射于腹部前或后外侧部皮下组织。注射部位必须交替从左至右，注射针应垂直、完全插入注射者用拇指和食指捏起的皮肤皱褶内，而不是水平插入。在整个注射过程中，应保持皮肤皱褶的存在。②硬膜外留置导管、合用影响凝血系统的药物、反复硬膜外或脊柱穿刺，均可增加脊柱硬膜外血肿的危险性，导致长期或终生性瘫痪。因此，若采用中枢神经阻断措施及合用抗凝血药物治疗时，应注意：①已用抗凝血药者：应充分考虑中枢神经阻断措施的效益风险比。②欲采取中枢神经阻断措施的择期手术者：应充分考虑抗凝治疗的效益风险比。③进行腰麻、脊柱麻醉或硬膜外麻醉者：在注射、插入或拔出脊柱 / 硬膜外导管（或针头）时，应适当延长观察时间。对以上情况，应密切监测患者神经损害的症状和体征，一旦出现，应紧急治疗。

（2）减量 / 停药条件 若患者有与肝素有关的血小板减少症病史，且又必须用肝素治疗时，可考虑使用本药，此时应严密进行临床观察和监测血小板至少 1 次 /d。因血小板减少而导致有严重症状（可伴或不伴动、静脉血栓栓塞）时，应停药。

（3）配伍信息 本药不能与其他制剂混合使用。

**【不良反应】**

（1）神经 可导致神经损害，出现长期或永久性瘫痪，见于脊髓、硬膜外麻醉或脊椎穿刺时。

（2）内分泌 / 代谢 高钾血症。

（3）血液 ①出血（主要为伤口血肿，偶见严重出血）。还可能导致脊髓或硬膜外血肿，见于进行硬（脊）膜外或脊椎麻醉时使用本药。②血小板减少症或血小板计数明显降低、血栓情况恶化、血栓形成、DIC。首次使用本药，多在用药第 5~21 日出现，若患者有与肝素相关的血小板减少症史，时间则可能提前。

（4）消化 血清氨基转移酶和 γ－谷酰基转肽酶升高。

（5）骨骼肌肉 骨质疏松（发生率低于未分离肝素）。

（6）皮肤 皮下注射部位血肿、皮肤疼痛、灼痛、瘙痒、红斑、坏死等。

其余参见“肝素钠”。

**【药物过量】**

（1）表现 过量可致自发性出血。

（2）处理意见 过量时可缓慢静注鱼精蛋白中和过量药物。根据情况决定鱼精蛋白需用量：①鱼精蛋白 100UAH 可用以中和相当于 100U 抗凝血因子Ⅹa 活性的低分子肝素。②应考虑肝素注射的时间，可适当酌情减少鱼精蛋白用量。③要求在 24 小时内分次（2~4 次）注射所计算的鱼精蛋白总量。

**【相互作用】**

参见“达肝素钠”。

## 依诺肝素
## Enoxaparin

**【其他名称】** 克赛、伊诺肝素钠、依诺肝素钠、Clexane、Enoxaparin Sodium、Lovenox

**【分类】** 血液系统用药 \ 抗凝血药 \ 肝素类

**【制剂规格】** **注射液（均含有亚硫酸氢钠）** ① 0.2ml : 20mg（2000U）。② 0.4ml : 40mg（4000U）。③ 0.6ml : 60mg（6000U）。④ 2ml : 200mg（20000U）。⑤ 5ml : 500mg（50000U）。

**注射液（钠盐）** ① 0.2ml : 2000U。② 0.4ml : 4000U。③ 0.6ml : 6000U。④ 0.8ml : 8000U。⑤ 1.0ml : 10000U。

**【临床应用】**

**其他临床应用**

（1）预防深静脉血栓形成和肺栓塞，治疗已形成的急性深静脉血栓。

（2）防止血液透析或血液滤过时体外循环系统中发生血栓或血液凝固。

（3）治疗不稳定型心绞痛及非 ST 段抬高心肌梗死。

**【用法用量】**

**其他用法用量**

［国内参考信息］

（1）治疗深静脉血栓　150U/（kg · 次），qd.，i.h.；或 100U/（kg · 次），bid.。疗程一般为 10d，并应在适当时候开始口服抗凝药治疗。

（2）预防静脉血栓栓塞性疾病　外科患者有中度血栓形成危险时，2000U/ 次或 4000U/ 次，qd.，i.h.，首次注射于术前 2h 给予；有高度血栓形成倾向的外科患者，可于术前 12h 开始给药，4000U/ 次，qd.，i.h.；内科患者预防应用，4000U/ 次，qd.，i.h.，连用 6~14d。

（3）治疗不稳定型心绞痛或非 ST 段抬高心肌梗死　100U/（kg · d），q.12h，应同时应用阿司匹林，一般疗程为 2~8d。

（4）防止血液透析体外循环的血栓形成　100U/（kg · 次），于透析开始时由动脉血管通路给予。

［国外参考信息］

（1）深静脉血栓　①预防深静脉血栓：对于髋关节置换术或妇科手术患者，40mg/ 次，qd.，i.h.，治疗应持续至形成深静脉血栓的危险性消失。髋关节置换术后的平均治疗周期为 7~10d，但持续 14d 也不会发生不良后遗症。对于髋关节和膝关节置换术后患者，可 30mg/d，i.h.（分 2 次），一般于术后 12~24h，当机体自身凝血机制已建立后，给予首剂。②急性深静脉血栓：1mg/（kg · 次），q.12h.，i.h.；或 1.5mg/（kg · 次），qd.，i.h.。平均治疗时间为 7d，应持续应用至 INR 达到 2~3。不伴有肺栓塞的患者可在门诊治疗。

（2）肺栓塞　起始量 0.5mg/kg，i.v.gtt.，然后 2~3mg/（kg · d），持续 10d，可根据抗凝血因子Ⅹa 活性调整用量。

（3）预防腹部外科手术后的血栓栓塞　40mg/d，i.h.，首剂应于术前 2h 给予，持续 7~10d。

（4）不稳定型心绞痛和无 Q 波型心肌梗死　1mg/（kg · 次），i.h.，q.12h，并同服阿司匹林 100~325mg/d。至少需持续 2d，直至临床症状稳定。

（5）血液透析时预防血栓形成　据报道，慢性血透者透析前注射 40mg（0.7mg/kg），可成功抗凝，并阻止透析管道堵塞。

**【禁忌证】**

**其他禁忌证**

（1）对本药、肝素或肉类制品过敏者（国外资料）。

（2）细菌性心内膜炎。

（3）因使用本药诱导的血小板减少症（国外资料）或体外血小板聚集试验阳性。

（4）凝血功能严重异常。

（5）脑血管意外（伴全身性血栓者除外）。

（6）组织器官损伤出血。

（7）急性消化道出血。

【特殊人群用药】

儿童

其他用法用量

［国外参考信息］

血栓性疾病（包括深静脉血栓形成、肺栓塞及 CNS 的血栓性疾病） 1mg/（kg·次），q.12h，i.h.，可产生足够的抗凝血因子Ⅹa 活性。＜2个月者需更高剂量，1.64mg/（kg·次），q.12h。

**孕妇** 孕妇和产后妇女慎用。美国 FDA 妊娠安全性分级为：B 级。

**哺乳妇女** 慎用。

**肝功能不全者** 慎用。

【注意】

慎用 （1）尚未控制的高血压。（2）有消化性溃疡史。（3）有其他易出血倾向。（4）低体重患者（＜45kg）。

其余参见“达肝素钠”。

【给药说明】

给药条件 （1）本药一般不静注给药。（2）不同低分子肝素制剂的特性不同，并不等效，切不可在同一疗程中使用两种不同产品。

其余参见“达肝素钠”。

【不良反应】

神经 有报道，鞘内硬膜外麻醉和术后置留硬膜外导管的同时，注射本药可导致脊柱内出血，从而引起不同程度的神经损伤，包括长期或永久性的麻痹。

其余参见“肝素钠”。

【相互作用】

参见“达肝素钠”。

## 第三节 香豆素类

### 华法林钠
### Warfarin Sodium

【其他名称】 苯丙酮香豆素、苄丙酮香豆素、苄丙酮香豆素钠、华法林、华福灵、可密定、酮苄香豆素、酮苄香豆素钠、Coumadin、Marevan、Warfarin、Warfarin Natricum、Warfilone、Warnerin

【分类】 血液系统用药＼抗凝血药＼香豆素类

【制剂规格】 片剂 ① 1mg。② 2.5mg。③ 3mg。④ 5mg。

【临床应用】

1. 说明书适应证

用于需长期持续抗凝者。

（1）治疗血栓栓塞性疾病。

（2）手术后或创伤后的静脉血栓形成。

（3）心肌梗死的辅助用药。

（4）预防曾有血栓栓塞病患者及有术后血栓并发症危险者血栓形成。

2. 其他临床应用

房颤伴肺栓塞的治疗、冠状动脉闭塞等疾病的辅助治疗（国外资料）。

【用法用量】

1. 说明书用法用量

**一般用法** 避免冲击治疗。第1~3日，3~4mg/d（年老体弱及糖尿病患者半量即可），p.o.。3日后可给维持量，2.5~5mg/d（可参考 CT 调整剂量使 INR 值达 2~3），p.o.。若须立即产生抗凝作用，可在开始合用肝素，待本药充分发挥抗凝效应后再停用肝素。

2. 其他用法用量

［国内参考信息］

（1）DVT 或 PE 避免冲击治疗。①开始2d，3~4.5mg/d，p.o.，第3日根据 PT 调整剂量或使用维持量 2~8mg/d。每月 1~2 次测定 PT，使抗凝强度达到实验室监测的 INR 要求：DVT、PE 治疗使 INR 值达 2~3，复发性DVT及PE使INR达3~4。②急性期先用全量肝素，后改为本药抗凝。低剂量肝素皮下注射6周，与口服本药治疗小腿静脉血栓同样有效，但固定低剂量肝素治疗不足以治疗近端DVT。③本药也用于预防高危患者，如骨科手术或外科手术后长期卧床者发生DVT或PE。预防DVT包括高危者进行外科手术，口服抗凝强度需使INR达2~2.5；全髋置换或骨折手术INR需达2~3。

（2）左房室瓣病或房颤伴栓塞 全量肝素治疗，接着口服抗凝药能减少慢性房颤或左房室瓣膜病患者血栓栓塞发生率。宜采用本药低剂量抗凝使INR达1.5~3。阵发性房颤或年龄＞60岁伴心脏病（充血性心力衰竭、冠心病），房颤电转复期者为缺血性脑卒中高危病例，也应采用本药抗凝，比低剂量阿司匹林更有效。年轻的房颤患者因脑栓塞并发率低，一般不需用本药。长期口服抗凝药的安全性和有效性，特别与阿司匹林比较，尚需更详细的资料加以阐明。

（3）缺血性脑血栓形成或TIA 全量肝素继以口服本药（使INR达2~3），可减少TIA发作，但不减低与TIA相关的死亡率，故不宜采用本药长期治疗。对进展性缺血性脑卒中患者采用抗凝治疗时必须个体化。

**【禁忌证】**

**1. 说明书禁忌证**

（1）严重高血压。

（2）近期手术。

（3）外伤。

（4）凝血功能障碍伴有出血倾向。

（5）肝肾功能不全。

（6）活动性溃疡。

（7）先兆流产。

（8）孕妇。

**2. 其他禁忌证**

（1）严重过敏。

（2）手术后3d内，脑、脊髓及眼科手术者。

（3）肝脏或泌尿生殖系统出血。

（4）脑血管出血及动脉瘤。

（5）心包炎、心包积液、亚急性细菌性心内膜炎、血管炎。

（6）内脏肉瘤、出血性肉芽肿。

（7）多发性关节炎。

（8）Vit C或Vit K缺乏。

**【特殊人群用药】**

**儿童** 按个体所需调整剂量。

**老人** 适当减量慎用，并个体化给药，INR宜控制在1.6~1.8。

**孕妇** 妊娠早、晚期禁用。遗传性易栓症妇女在妊娠中期采用本药预防或治疗血栓复发时，须在严密监测下用药。先兆流产者慎用。美国FDA妊娠安全性分级为：X级。

**哺乳妇女** 用药时需小心观察受乳儿有无出血症状。

**肝功能不全者** 说明书建议肝功能不全者禁用。也有资料建议肝功能不全者需降低初始剂量，INR宜控制在1.6~1.8。

**肾功能不全/透析者** 肾功能不全者禁用。

**其他** 体重＜50kg者需降低初始剂量，INR宜控制在1.6~1.8。

**【注意】**

（1）慎用 ①恶病质、衰弱或发热。②慢性酒精中毒。③活动性肺结核。④充血性心力衰竭。⑤未控制的恶性高血压。⑥月经过多。⑦精神病。

（2）用药相关检查/监测项目 ①用药期间应定期测定INR、PT（应保持在25~30秒），凝血因子Ⅱ活性至少应为正常值的25%~40%，并严密观察是否有口腔黏膜、鼻腔黏膜或皮下出血。②定期检查血常规及肝、肾功能，随访检查大便潜血及尿潜血等。

**【给药说明】**

（1）给药条件 ①用药时须严格掌握适应证。②用量务必个体化。根据PT调整用量，一般维持正常对照值的1.5~2.5倍或以INR值作为监控，将INR值控制于2~3之间。③本药为间接作用的抗凝药，给药5~7d后疗效才可稳定，维持量足够与否必须观察5~7d后才能判断。④用药期间需减少不必要的手术操作，择期手术者应停药7d，急诊手术者需纠正INR值≤1.6，避免过度劳累和易致损伤的活动；抗凝期需肌注时应延长局部压迫时间。⑤长期使用本药最低维持量期间，如需进行手术，可先静注Vit $K_1$ 50mg。

（2）其他 ①种族、年龄、体重、生理状态、同时服用的药物、食物、环境等多种因素都能改变机体对抗凝药物的反应性。延长PT的药物能加强抗凝药效果而增加出血危险。②抗凝期增加出血倾向的因素包括：Vit $K_1$摄入减少、小肠菌群改变、吸收不良、Vit C缺乏病、体重过低、体质衰弱、营养不良、恶病质、肝功能不全、中度以上肾功能不全、高代谢状态、胶原病、充血性心力衰竭、腹泻、胆道梗阻、月经期、月经紊乱、放疗和低凝血因子Ⅱ血症初期等。③减弱抗凝药效或使PT缩短的因素包括：肠道摄入Vit K过多、抗凝药肠道摄入减少、浮肿、糖尿病、高脂血症、甲状腺功能减低、内脏肿瘤。④此外，有两种抗凝药耐药状态：抗凝药–Vit K受体部位变异，呈家族性常染色体显性遗传，药物吸收利用及代谢均正常，需用10~20倍超常规剂量才能获得抗凝效果，对Vit K的解毒效果敏感。另一种耐药状态是由于药物代谢或排出加速。⑤碱性尿者口服抗凝药期间尿色可呈红色至橘红色，当酸化尿液至pH＜4时，若颜色消失即可除外血尿。

**【不良反应】**

（1）心血管 休克。

（2）神经 偏瘫，头、胸、腹、关节或其他部位疼痛。

（3）血液 ①出血（鼻出血，齿龈、胃肠道、泌尿生殖系统、脊髓、大脑、心包、肺、肾上腺或肝脏出血）。当PT已显著延长至正常的2.5倍以上或发生少量出血倾向时，应立即减量或停药；当PT超过正常的2.5倍（正常值为12秒）、凝血因子Ⅱ活性降至正常值的15%以下或出现出血时，也应立即停药。严重时可口服Vit $K_1$（4~20mg）或缓慢静注（10~20mg），用药后6h内PT可恢复至安全水平；也可输入冷冻血浆沉淀物、新鲜全血、血浆或凝血因子Ⅱ复合物。某些患者发生大出血，但又不能停用抗凝药，则最好单独采用凝血因子替代性输注，不给予Vit $K_1$。② WBC减少、粒细胞增高。若出现明显的WBC减少，应停药。

（4）消化 吞咽困难、恶心、呕吐、腹泻，ALT、AST、ALP及胆红素升高。

（5）呼吸 呼吸急促、呼吸困难、明显咽痛（应停药）。

（6）泌尿 肾病。

（7）皮肤 瘙痒性皮疹、（致死性）坏疽，皮肤、皮下组织或其他组织栓塞性紫绀，紫色趾甲综合征，血管炎和局部血栓等。出现坏疽时应立即停药，并给予Vit $K_1$及肝素抗凝治疗。反复家族性血栓或PC缺乏症者，应及时检查并合并肝素治疗数日。

（8）其他 过敏反应（应停药），不能解释的水肿，明显衰弱、寒战、发热（应停药）。

**【药物过量】**

表现 出血，早期表现可有瘀斑、紫癜、牙龈出血、鼻出血、伤口出血经久不愈、月经过多等。出血可发生在任何部位，也可见硬膜下和颅内血肿。任何穿刺均可引起血肿，血肿严重时可产生明显的局部压迫症状，甚至可有双侧乳房坏死、微血管病或溶血性贫血以及大范围皮肤坏疽等。

**【相互作用】**

（1）抑制本药吸收的药物（包括制酸药、轻泻药、灰黄霉素、利福平、格鲁米特、甲丙氨酯等） 减弱本药的抗凝作用。

（2）Vit K、口服避孕药和雌激素等 可竞争有关酶蛋白，促进因子Ⅱ、Ⅶ、Ⅸ、Ⅹ的合成，减弱本药的抗凝作用。

（3）肝药酶诱导药（如苯巴比妥、苯

妥英钠、氯噻酮、螺内酯）加速本药代谢，减弱抗凝作用。

（4）肾上腺皮质激素　既可增加也可减弱本药的抗凝作用，有导致胃肠道出血的危险，一般不合用。

（5）扑痛酮、考来烯胺（消胆胺）　本药的抗凝作用降低。

（6）阿司匹林、保泰松、羟布宗、甲芬那酸、水合氯醛、氯贝丁酯（安妥明）、磺胺类药、丙磺舒、双硫仑、依他尼酸、奎尼丁、甲磺丁脲等　上述药与血浆蛋白的亲和力比本药强，使本药游离型增多，增强抗凝作用。

（7）氯霉素、别嘌呤醇、甲硝唑、西咪替丁、MAO抑制药、水杨酸盐、丙米嗪等　使本药的代谢降低，血药浓度升高，$t_{1/2}$延长。

（8）减少Vit K吸收和影响凝血因子Ⅱ合成的药物（如各种广谱抗生素）、长期服用液体石蜡或考来烯胺（消胆胺等）可增强抗凝作用。

（9）甲状腺素、同化激素、苯乙双胍等　能促使本药与受体结合，增强抗凝作用。

（10）大剂量阿司匹林、水杨酸类、PG合成酶抑制药、氯丙嗪、苯海拉明等　能干扰血小板功能，增强抗凝作用。

（11）丙硫氧嘧啶、二氮嗪、丙吡胺、口服降糖药、磺吡酮（抗痛风药）等　增强本药的抗凝作用，机制尚不明确。

（12）胰高血糖素、苯碘达隆、对乙酰氨基酚、吲哚美辛、奎宁、红霉素、某些氨基糖苷类抗生素、头孢菌素类等　本药抗凝作用增强。

（13）链激酶、尿激酶　易导致危重出血，避免合用。

（14）盐酸肾上腺素、阿米卡星、Vit $B_{12}$、间羟胺、缩宫素、盐酸氯丙嗪、盐酸万古霉素等　不能合用。

## 第四节　选择性凝血酶抑制药

### 阿加曲班
### Argatroban

**【其他名称】** 达贝、诺保思泰、NOVASTAN

**【分类】** 血液系统用药\抗凝血药\选择性凝血酶抑制药

**【制剂规格】** **注射液**　① 2.5ml∶250mg。② 20ml∶10mg。

**【临床应用】**

**1. 说明书适应证**

（1）缺血性脑梗死急性期（发病48h内）。

（2）改善慢性动脉闭塞症患者的四肢溃疡、静息痛及冷感等。

**2. 其他临床应用**

（1）防治肝素诱导的血小板减少症伴血栓形成。

（2）预防经皮冠脉介入术所致血栓形成。

**【用法用量】**

**1. 说明书用法用量**

（1）缺血性脑梗死急性期　初始2d，60mg/d，i.v.gtt.（以适当输液稀释，24h持续滴注）。其后5d，10mg/次，早晚各1次，每次滴注3h。

（2）慢性动脉闭塞症　10mg/次，bid.，i.v.gtt.（滴注时间2~3h）。用药疗程在4周以内。

**2. 其他用法用量**

［国外参考信息］

（1）肝素诱导的血小板减少症伴血栓形成　静脉给药，起始量2μg/（kg · min），连续输注，常用量2~10μg/（kg · min），Max：

10μg/（kg·min）。逐渐调整输注速度，使aPTT维持在初始时基础值的1.5~3倍（不超过100秒）。用药直至血小板计数充分恢复（＞$100\times10^9$/L或基础值）。推荐输注浓度为1mg/ml。

（2）经皮冠脉介入术术中　静脉给药，起始弹丸注射350μg/kg，注射时间应＞3~5min。之后以25μg/（kg·min）连续滴注。常用量15~30μg/（kg·min），Max：40μg/（kg·min）。术中调整剂量，维持ACT在300~450秒：如＜300秒，应再次弹丸注射150μg/kg，并增高滴速为30μg/（kg·min），5~10min内再次检测ACT值；如＞450秒，降低滴速为15μg/（kg·min），5~10min内再次检测ACT值；术中若存在夹层、即将出现冠脉急性关闭、血栓形成或不能维持ACT＞300秒时，可增高滴速至40μg/（kg·min）。

（3）经皮冠脉介入术术后　静脉给药，常用量2.5~5μg/（kg·min），连续滴注。Max：10μg/（kg·min）。监测aPTT值，使之维持在基础值的1.5~3倍(不超过100秒）。

**【禁忌证】**

**说明书禁忌证**

（1）对本药过敏者。

（2）各种出血。

（3）脑栓塞或可能发生脑栓塞者。

（4）伴高度意识障碍的严重梗死。

**【特殊人群用药】**

**儿童**　用药的安全性尚未确立。

**老人**　注意减量。

**孕妇**　妊娠或计划妊娠妇女不宜使用。美国FDA妊娠安全性分级为：B级。

**哺乳妇女**　停止哺乳。

**肝功能不全者**　严重肝功能障碍者慎用。

**其他用法用量**

［国外参考信息］　起始量0.5μg/（kg·min），逐渐增加。应监测aPTT值，调整剂量使之维持在基础值的1.5~3倍（不超过100秒）。建议经皮冠脉介入术患者，起始量降至1/4。监测ACT值，调整剂量使之维持在300~450秒。

**【注意】**

（1）慎用　各种有出血可能者（包括消化性溃疡、内脏肿瘤、消化道憩室炎、大肠炎、亚急性感染性心内膜炎、脑出血史、血小板减少、严重高血压、严重糖尿病、腰椎穿刺、脊椎麻醉、接受手术、出血障碍）。

（2）用药相关检查/监测项目　①CT检查。②监测aPTT（治疗前检测基础值，开始本药治疗后2h再次检测）、ACT，经皮冠脉介入术中每20~30min检测1次，弹丸给药或改变输注速度后5~10min内均应再次检测）、INR、PT、TT。③可检测纤维蛋白或凝血因子Ⅰ降解产物、血小板结合的IgG、血小板计数、凝血酶－抗凝血酶Ⅲ复合物。

**【给药说明】**

（1）给药条件　使用较大的静脉通道给药。

（2）其他　停用本药2~4h内抗凝血参数会回到基础值水平；肝损害会延长抗凝血作用的反转（＞4h）。

**【不良反应】**

（1）心血管　血管扩张、血管痛、脉管炎、休克、心脏停搏、心律不齐、心悸、血压升高或降低、低血压、胸痛、心绞痛。

（2）神经　颅内出血、头痛、运动性眩晕。

（3）精神　热感、疲倦感。

（4）血液　CT延长、脑出血、消化道出血、血尿、腹股沟出血、咯血、手臂出血、多系统出血、泌尿生殖系统出血、贫血（RBC减少、Hb减少、血细胞压积降低）、WBC增多、WBC减少、血小板减少、血清总蛋白减少、DIC、肢体及膝关节以下残肢。发生出血应立即终止给药。

（5）消化　恶心、呕吐、腹痛、腹泻、食欲缺乏、肝功能障碍（AST、ALT、低密度蛋白、总胆红素、γ－谷氨酰转肽酶升高等）。

（6）呼吸　咳嗽、呼吸困难、过度换气综合征。

（7）泌尿　BUN升高、血清肌酐升高、镜下血尿。

（8）骨骼肌肉　四肢疼痛、四肢麻木。

（9）皮肤　皮疹、丘疱疹。

（10）其他　①过敏反应，如皮疹（红斑性皮疹等）、瘙痒、荨麻疹，过敏性休克。②潮红、恶寒、发热、出汗、浮肿、肿胀等全身性反应。

【药物过量】

处理意见　本药尚无有效的解毒药。如过量，应立即停止给药或减少输入量，进行aPTT检测及其他凝血试验，并对症治疗。

【相互作用】

（1）溶栓药（如尿激酶、链激酶）、抑制血小板聚集药（如阿司匹林、奥扎格雷钠、盐酸噻氯匹定、双嘧达莫、替罗非班、西洛他唑、山楂、覆盆子）及其他抗凝药（如比伐卢丁、茴茚二酮）　出血危险增加，合用前须权衡利弊，确需合用时，注意监测出血征象。

（2）华法林　出血危险增加，使用本药期间避免以负荷剂量启用华法林，合用时应每日监测INR。

（3）低分子肝素（如瑞肝素、依诺肝素）　出血危险增加，启用前应停用本药。确需合用时，应严密监测（尤其是胃肠道出血征象）。

（4）降低凝血因子Ⅰ作用的降纤酶（巴曲酶等）　出血危险增加，本药应减量。

（5）托西莫单抗　出血危险增加，合用时需严密监测PT、抗Xa因子水平或INR。

（6）水杨酸盐、Vit A、益母草、月见草、黑加仑、琉璃苣、墨角藻、印度香胶树提取物　出血危险增加，合用需监测出血征象。

（7）当归、茴香、山金车花、睡菜、葫芦巴　抗凝作用和出血危险增加，需谨慎合用，并监测过度出血征象。

（8）小槲树　出血危险增加，尽量避免合用。

（9）波尔多（Boldo）　出血危险增加，不宜合用。确需合用时严密监测出血征象，维持稳定的波尔多用量，不可擅自停用波尔多。

## 重组水蛭素
## Recombinant Hirudin

【其他名称】　水蛭素、Hirudin、r-Hirudin

【分类】　血液系统用药\抗凝血药\选择性凝血酶抑制药

【制剂规格】　粉针剂　50mg。

【临床应用】

其他临床应用

治疗Ⅱ型肝素诱导的血小板减少症（国外资料）。

【用法用量】

其他用法用量

［国外参考信息］　静脉给药，起始剂量为0.4mg/kg，弹丸式注射，缓慢给药（＞15秒）。溶液浓度为5mg/ml，最大注射量为8.8ml。维持剂量为0.15mg/（kg·h）（可选择不同浓度的溶液，以不同速度输注），连续i.v.（2~10d）。体重＞110kg者，按110kg计算剂量。剂量应根据测得的aPTT比值调整：如新测定的比值高于正常范围，应停止输注2h，然后以低于50%的速度再次开始输注，但不必再次进行弹丸式注射；如新测定的比值低于正常范围，输注速度应提高20%；4h后均应再次测定aPTT比值。在测定患者的凝血异常前，输注速度不应＞0.21mg/（kg·h）。

【禁忌证】

其他禁忌证

对本药过敏者（国外资料）。

【特殊人群用药】

儿童

其他用法用量

［国外参考信息］　静脉给药，起始剂

量为 0.4mg/kg，弹丸式注射。再以 0.15mg/(kg·h) 输注，维持 aPTT 在正常中间值的 1.5~2.5 倍。

**老人** 减量。

**孕妇** 动物实验中，在器官形成、围产期及产后期使用本药的大鼠，母体死亡率增加。美国 FDA 妊娠安全性分级为：B 级。

**哺乳妇女** 尚不明确。

**肝功能不全者** 慎用。严重肝脏损害（如肝硬化）者，因凝血障碍，可引起本药作用增强，故应减量。

**肾功能不全/透析者** 肾功能不全者慎用。

**其他用法用量**

［国外参考信息］ 肾功能不全者，起始剂量和输注速度应减低。推荐起始剂量为 0.2mg/kg，弹丸式静注。溶液浓度为 5mg/ml，最大注射量为 4.4ml。如因急性肾衰竭（Ccr＜15ml/min 或血清肌酐浓度＞60mg/L）或血透而停药，当 aPTT 比值下降至低限以下时，应隔日以 0.1mg/kg 弹丸式静注。维持剂量输注速度参见表 9-4-4，须同时测定 aPTT 比值：

**表 9-4-4 输注速度调整表**

| Ccr（ml/min） | 肌酐浓度（mg/L） | 输注速度的调整 | |
|---|---|---|---|
| | | 同起始剂量的百分比 | mg/(kg·h) |
| 45~60 | 16~20 | 50% | 0.075 |
| 30~44 | 21~30 | 30% | 0.045 |
| 15~29 | 31~60 | 15% | 0.0225 |
| ＜15 | ＞60 | 不输注或停止输注 | |

【注意】

（1）慎用 ①血管或器官畸形者（出血的危险增加）。②细菌性心内膜炎者。③有出血迹象者。④出血性素质者。⑤严重及未控制的高血压患者。⑥近期发生过脑血管事件、脑卒中、接受过颅内手术者。⑦近期接受过大手术者。⑧近期接受过大血管穿刺、器官活检者。⑨近期出血（胃肠道、颅内、眼内或肺部）者。(以上均选自国外资料)

（2）交叉过敏 对舍托肝素过敏者，对本药也可能过敏。

（3）用药相关检查/监测项目 ①治疗开始后 4h 测定 aPTT，其后治疗期间 1 次/d。② Ecarin 凝血时间。③出血症状和体征。

【给药说明】

（1）配伍信息 ①将两小瓶 50mg 的本药分别溶解于 1ml 注射用水（或 NS），再将两小瓶的内容物转入含 250ml 或 500ml NS（或 5% 右旋葡萄糖溶液）的输液袋中，分别达 0.4mg/ml、0.2mg/ml 的浓度。②将两小瓶 50mg 的本药分别溶解于 1ml 注射用水（或 NS），转入 50ml 一次性输液泵注射器，加 NS（或 5% 右旋葡萄糖溶液）进行配置，使总体积达 50ml，浓度为 2mg/ml。仅推荐使用聚丙烯注射器，注射器应当在开始输注后 12h 内替换。③配置的溶液在 3min 内应无色清澈。重新配置的溶液应立即使用；使用前将溶液加热至室温。

（2）其他 本药剂量应根据 aPTT 比值进行调整：美国推荐 aPTT 比值目标范围为 1.5~2.5，对 aPTT 比值基线值≥2.5 的患者不推荐使用本药。德国推荐最大 aPTT 为正常值的 2.5 倍；使用 Actin FS 或 Neothromtin 试剂，并采用自动凝血实验室装置时为 1.5~3 倍。另可通过以下方式校准：将人血浆和 0.15μg/ml 的本药混合后测定的结果作为低限，混合 1.5μg/ml 测定的结果作为高限。

【不良反应】

（1）心血管 心力衰竭，心包积液、心室颤动、血管性水肿。

（2）内分泌/代谢 发热。

（3）血液 注射部位出血、鼻出血、胃肠道出血、血尿、直肠出血、血胸、支气管出血、阴道出血、颅内出血、贫血、Hb 减少、血小板减少。

（4）消化 肝功能异常。

（5）呼吸　咳嗽、支气管痉挛、喘鸣、呼吸困难。

（6）泌尿　肾衰竭。

（7）皮肤　湿疹、斑丘疹、瘙痒、风疹。

（8）其他　多器官衰竭、抗水蛭素抗体形成、阿蒂斯反应（Arthus reaction）（皮下给药）。

**【相互作用】**

（1）山金车、猫爪草、丁香油、姜黄素、益母草、覆盆子、红醋栗、墨角藻、睡菜、琉璃苣、菠萝蛋白酶、茴香、阿魏胶、布枯、小槲树、红三叶草、胡芦巴、当归、蒲公英、大黄、黄芩、绣线菊、甘草、卡法根、银杏、小白菊、月见草、芹菜、姜、溶栓药等　出血危险增加。合用须谨慎，密切监测出血表现。

（2）黄芪　出血危险增加。应避免合用，或在密切监控下合用。手术前应停用黄芪。

（3）丹参　出血危险增加。应避免合用。

（4）辣椒素　出血危险增加。合用应密切监测出血表现，尽可能在使用本药前控制辣椒素的摄入。

（5）大蒜　出血危险增加。如使用本药同时过多食用大蒜，应监测 INR 和（或）PT 及严重出血表现。择期外科手术前 10d 应停止摄入大蒜。

（6）抗凝药　出血危险增加。如已使用本药，在开始使用口服抗凝药前应逐渐减低本药剂量，使 aPTT 比值刚＞1.5。当 INR 达到 2 时，停用本药。

（7）替伊莫单抗（Ibritumomab）出血危险增加。合用应监控血小板计数。

# 第五章　抗血小板药

## 硫酸氢氯吡格雷
## Clopidogrel Hydrogen Sulfate

**【其他名称】** 波立维、氯吡格雷、氯匹多瑞、硫酸氯吡格雷、泰嘉、Clopidogrel、Plavix、Talcom

**【分类】** 血液系统用药\抗血小板药

**【制剂规格】** 片剂　① 25mg。② 75mg。

**【临床应用】**

**1. 说明书适应证**

（1）近期发作的脑卒中、心肌梗死和确诊的外周动脉疾病，以减少动脉粥样硬化性事件的发生。

（2）非 ST 段抬高性急性冠脉综合征（与阿司匹林合用）。

**2. 其他临床应用**

冠状动脉支架置入术后预防支架内血栓形成（与阿司匹林合用），可替代噻氯匹定。

**【用法用量】**

**1. 说明书用法用量**

（1）**一般用法**　50mg/d 或 75mg/d，p.o.，与或不与食物同服。

（2）非 ST 段抬高性急性冠脉综合征　以单次负荷量 300mg 开始，然后以 75mg/次，qd.，连续服药（合用阿司匹林 75~325mg/d）。由于服用较大剂量的阿司匹林将伴随有较高的出血危险性，故推荐阿司匹林的剂量不应超过 100mg。最佳疗程尚未正式确定，临床试验资料支持用药 12 个月，用药 3 个月时的疗效最大。

**2. 其他临床应用**

冠状动脉支架置入术后预防支架内血栓形成　应先口服负荷量 300mg，然后 75mg/次，qd.（同服阿司匹林）。在裸金属支架置入后至少服用 1 个月，雷帕霉素洗脱支架置入后至少 3 个月，紫杉醇支架置入后至少 6 个月。

**【禁忌证】**

**说明书禁忌证**

（1）对本药过敏者。

（2）严重肝脏损害。

（3）近期有活动性出血（如消化性溃疡或颅内出血）。

（4）哺乳妇女。

**【特殊人群用药】**

**儿童**　尚不明确。

**老人**　无需剂量调整。

**孕妇**　应避免使用。美国 FDA 妊娠安全性分级为：B 级。

**哺乳妇女**　权衡利弊。

**肝功能不全者**　慎用，严重者禁用。

**肾功能不全/透析者**　肾功能损害者慎用。有资料指出，肾脏病患者不需调整剂量。

**【注意】**

（1）慎用　①不稳定型心绞痛、经皮穿刺冠状动脉内支架安置术、冠状动脉旁路移植术。②急性缺血性脑卒中（发病时间＜7 日）。③由于创伤、手术或其他病理原因而可能引起出血增多及有出血倾向者。④服用易出现胃肠道损害药物者。

（2）用药相关检查/监测项目　用药期间应监测 WBC 和血小板计数。

**【给药说明】**

（1）给药条件　对于伴有 ST 段抬高的急性心肌梗死患者，在心肌梗死的最初几日不应开始本药治疗。

（2）减量/停药条件　择期手术者，若抗血小板治疗并非必须，则应在术前停用本药 7 日以上。

**【不良反应】**

（1）心血管　血管性水肿、脉管炎、低血压。

（2）神经 头痛、眩晕、感觉异常、头昏、味觉紊乱。

（3）精神 意识混乱、幻觉。

（4）血液 出血（如紫癜）、严重血小板减少、严重中性粒细胞减少或粒细胞缺乏、酸性粒细胞增多、TTP、再障。

（5）消化 恶心、呕吐、胃肠道出血、胃炎、食欲缺乏、消化不良、腹痛、腹泻、便秘、GU、DU。结肠炎、胰腺炎、肝炎、肝功能异常。

（6）呼吸 支气管痉挛、鼻出血。

（7）泌尿 血尿、肾小球肾炎、血肌酐水平增高。

（8）骨骼肌肉 关节疼痛、关节炎。

（9）皮肤 斑丘疹、红斑疹、荨麻疹、皮肤瘙痒、皮肤黏膜出血、扁平苔藓。

（10）眼 眼部出血（主要是结膜出血）。

（11）其他 类过敏性反应、颅内出血、发热。

**【药物过量】**

（1）剂量 曾有过量服用本药的个案报道（1050mg/次），未出现相关不良反应，未经特殊治疗，患者康复后无后遗症。

（2）处理意见 本药无特殊解毒药，若需迅速恢复正常的出血时间，可输注血小板。

**【相互作用】**

（1）其他抗凝药（如醋硝香豆素、肝素、华法林、苯茚二酮） 出血危险增加，不应合用。

（2）当归、茴香、山金车花、睡菜（Bogbean） 合用应谨慎，并监测出血征象。

（3）溶栓药（如阿替普酶、链激酶） 出血危险增加，合用时需监测凝血酶原时间等。

（4）非甾体类抗炎药 出血危险增加，合用应谨慎，并监测出血征象（尤其是胃肠道出血）。

（5）黄芪 增加出血危险。应避免合用，或在密切监控出血征象下合用。

（6）替伊莫单抗（Ibritumomab Tiuxetan）可增加出血危险。需权衡利弊后合用，并监测血小板减少征象。

（7）托西莫单抗 可增加出血危险，合用时需严密监测部分凝血活酶时间、全血细胞计数、凝血酶原时间和过度出血征象。

（8）波尔多（Boldo） 可增加出血危险，不宜合用。确需合用应严密监测出血征象，维持稳定的波尔多用量，不可擅自停用波尔多。

（9）辣椒素 增加出血危险。合用时应密切监测出血征象，尽可能在启用本药前控制辣椒素的摄入。

（10）大蒜 增加出血危险。日常摄入含大蒜的食物无碍，如与大蒜提取物合用，应监测INR和（或）出血时间及严重出血征象。

（11）姜 增加出血危险。合用应谨慎。

（12）芹菜 增强抗凝作用，增加出血危险，避免合用。

（13）丹参 出血危险增加，避免与丹参制剂合用。

（14）卡法根、丁香油 增加出血危险。合用须谨慎，应密切监控出血征象。

（15）银杏、Vit A、黄芩、山楂、甘草、覆盆子、月见草油、黑加仑（Black Currant）、琉璃苣、姜黄素、蒲公英、绣线菊、野甘菊、猫爪草、墨角藻（Bladderwrack）、印度香胶树（Guggul）提取物 增加出血危险。应避免或在密切监控出血征象下合用。

（16）氟伐他汀、苯妥英、甲苯磺丁脲、托拉塞米 上述药的血药浓度和毒性反应发生率增加，合用需谨慎。

（17）阿替洛尔、硝苯地平、苯巴比妥、西咪替丁、雌二醇、地高辛、茶碱及制酸药 尚未观察到明显相互作用。

（18）食物 本药口服不受食物影响。

## 奥扎格雷钠
## Ozagrel Sodium

【其他名称】 奥邦、奥辛康、奥扎格雷、奥泽格瑞、赐禾盈、丹奥、丹仑、丹迈、鸿邦、华益迈、橘善宝、桔善宝、康恩、丽邦、晴尔、齐铭雷奥、泰亚普昔、洲邦、Ozagrel、Unblot、Xanbon

【分类】 血液系统用药 \ 抗血小板药

【制剂规格】 粉针剂 ① 20mg。② 40mg。③ 80mg。（均以奥扎格雷钠计）

注射液 ① 2ml:40mg。② 4ml:80mg。（以 $C_{13}H_{11}N_2O_2Na$ 计）

氯化钠注射液 250ml（奥扎格雷钠 80mg 和氯化钠 2.25g）。

葡萄糖注射液 250ml（奥扎格雷钠 80mg 和葡萄糖 12.5g）。

【临床应用】

说明书适应证

（1）急性血栓性脑梗死和脑梗死伴发的运动障碍。

（2）改善蛛网膜下腔出血手术后的脑血管痉挛状态及伴发的脑缺血症状。

【用法用量】

说明书用法用量

（1）急性血栓性脑梗死和脑梗死伴发的运动障碍 80mg/次，bid.，连续 i.v.gtt.（注射液、粉针剂需先以 500ml NS 或 5%GS 稀释），2 周为一疗程。

（2）改善蛛网膜下腔出血手术后的脑血管痉挛状态及伴发的脑缺血症状 80mg/d，i.v.gtt.（以 NS 或 GS 稀释），24h 连续滴注，2 周为一疗程。根据年龄及症状调整剂量。

【禁忌证】

说明书禁忌证

（1）对本药过敏者。

（2）脑出血、脑梗死并发出血或大面积脑梗死致深昏迷。

（3）严重心、肺、肝、肾功能不全。

（4）有血液病或出血倾向者。

（5）严重高血压收缩压 > 26.6kpa（200mmHg）。

【特殊人群用药】

儿童 慎用。

老人 慎用。

孕妇 慎用。

哺乳妇女 慎用。

肝功能不全者 严重肝功能不全者禁用。

肾功能不全 / 透析者 严重肾功能不全者禁用。

【给药说明】

配伍信息 本药与含钙溶液（如林格溶液等）存在配伍禁忌。

【不良反应】

（1）心血管 室上性心律不齐、血压下降，应减量或停药。

（2）神经 头痛。

（3）血液 出血性脑梗死、硬膜外血肿、颅内出血、消化道出血、皮下出血、出血倾向（立即停药）、贫血、血小板减少等。

（4）消化 恶心、呕吐、食欲缺乏、腹泻、腹胀，以及 ALT、AST、LDH、ALP、胆红素升高等。

（5）泌尿 血清 BUN 升高。

（6）皮肤 荨麻疹、皮疹。

（7）其他 发热、休克、注射部位疼痛、过敏反应（立即停药）。

【药物过量】

处理意见 尚缺乏用药过量的资料。如出现药物过量，应立即停药，并给予对症和支持治疗，重点注意监测出、凝血功能。

【相互作用】

其他抗血小板聚集药、血栓溶解药、抗凝血药 有协同作用，可增强出血倾向，应谨慎合用，必要时适当减量。

## 盐酸沙格雷酯
## Sarpogrelate Hydrochloride

【其他名称】 安步乐克、沙格雷酯、

ANPLAG、Sarpogrelate

【分类】 血液系统用药\抗血小板药

【制剂规格】 片剂　100mg。

【临床应用】

说明书适应证

改善慢性动脉闭塞症引起的溃疡、疼痛及冷感等缺血性症状。

【用法用量】

说明书用法用量

一般用法　100mg/次，tid.，p.o.（餐后服用），应根据年龄、症状适当调整剂量。

【禁忌证】

说明书禁忌证

（1）出血患者。

（2）孕妇及可能已怀孕的妇女。

【特殊人群用药】

儿童　小儿用药的安全性尚未确定。

老人　慎用，应从低剂量开始用药（如150mg/d）。

孕妇　禁用。

哺乳妇女　不宜使用，如必须使用则应停止哺乳。

肾功能不全/透析者　严重肾功能不全者慎用。

【注意】

（1）慎用　①既往使用同类药物引起粒细胞缺乏、血小板减少者。②月经期妇女。③有出血倾向者。④正在服用抗凝药或抑制血小板聚集药的患者。

（2）用药相关检查/监测项目　长期服用本药，需监测血常规及血小板计数。

【给药说明】

减量/停药条件　用药后如出现异常情况，应停止用药，并给予对症处理。

【不良反应】

（1）心血管　心悸。

（2）神经　脑出血、头痛。

（3）内分泌/代谢　胆固醇、中性脂肪升高，血清白蛋白、血清钙减少、体重增加。

（4）血液　贫血、血小板减少、WBC减少。

（5）消化　恶心、反酸、腹痛、便秘、异物感（食管）、食欲缺乏、腹胀、腹泻、味觉异常、呕吐、口腔炎、消化道出血（吐血、便血）、肝功能障碍、黄疸，伴ALT、AST、ALP、LDH、γ-谷氨酰转移酶升高。

（6）呼吸　呼吸困难、胸痛、鼻出血。

（7）泌尿　尿糖、尿沉渣、尿溶血、蛋白尿、血清BUN及肌酐升高。

（8）皮肤　皮疹、发红、皮下出血、丘疹、瘙痒。

【相互作用】

抗凝药（如华法林等）或抑制血小板聚集药（如阿司匹林、西洛他唑）可加剧出血或延长出血时间。

## 双嘧达莫
## Dipyridamole

【其他名称】 爱克辛、达尔健、凯乐迪、联嘧啶氨醇、哌醇定、骈啶氨醇、潘生丁、升达、双嘧啶哌胺醇、双嘧哌胺醇、双嘧哌醇胺、Dipyridamolum、Persantin、Stimolcardio、Viscor

【分类】 血液系统用药\抗血小板药

【制剂规格】 片剂　25mg。

缓释胶囊　25mg。

注射液　2ml∶10mg。

氯化钠注射液　100ml（双嘧达莫10mg与氯化钠900mg）。

粉针剂　①5mg。②10mg。③20mg。

【临床应用】

1. 说明书适应证

（1）防治血栓栓塞性疾病、慢性冠脉循环功能不全、心肌梗死。

（2）DIC。

（3）心肌缺血的诊断性试验（静脉制剂）。

2. 其他临床应用

（1）香豆素类抗凝药的辅助治疗。

（2）与阿司匹林合用于 TIA 和预防缺血性脑卒中复发。

（3）与华法林合用，防止人工瓣膜置换术后的血栓形成。

【用法用量】

**1. 说明书用法用量**

（1）血栓栓塞性疾病 ①普通片剂：25~100mg/ 次，tid.，p.o.；与阿司匹林合用时，可减至 100~200mg/d。缓释胶囊：200mg/ 次，bid.，p.o.，单用或与阿司匹林合用。② 10~20mg/ 次，1~3 次 /d，i.m./i.v.。③ 30mg/ 次，qd.，i.v.gtt.（溶于 5%GS 250ml 中）。

（2）双嘧达莫试验（心肌缺血的诊断性试验） 0.142mg/（kg · min），i.v.gtt.（用药维持 4min）。

**2. 其他用法用量**

［国内参考信息］

（1）心脏人工瓣膜患者的长期抗凝治疗 400mg/d（联用华法林），p.o.，分 3 次给药。

（2）血栓栓塞性疾病 100mg/ 次（片剂），p.o.，总量 400mg/d。如联用阿司匹林，则据其剂量将本药总量控制在 100~200mg/d。如口服阿司匹林 1000mg/d，则本药 ≤ 100mg/d。

（3）慢性心绞痛 25~50mg/ 次，tid.，p.o.，饭前 1h 服用。

（4）防止冠心病发展 10~20mg/ 次，1~3 次 /d，i.m./i.v.。

【禁忌证】

**说明书禁忌证**

对本药过敏者。

【特殊人群用药】

**儿童** ＜ 12 岁儿童用药的安全性和有效性尚未确立。

**孕妇** 权衡利弊。美国 FDA 妊娠安全性分级为：B 级。

**哺乳妇女** 慎用。

【注意】

慎用 （1）低血压。（2）有出血倾向。（3）冠心病。

【给药说明】

（1）给药条件 治疗血栓栓塞性疾病时，本药用量 ≥ 400mg/d，并分 4 次服。

（2）配伍信息 除 GS 外，本药不宜与其他药物混合注射。

（3）其他 本药为抗血小板凝聚药及冠状动脉扩张药，目前临床较多用作抗血小板药。

【不良反应】 不良反应与剂量有关。不良反应持续或不能耐受者少见，停药后可消除。

（1）心血管 心绞痛、心悸、心动过速、“冠状动脉窃血”（可导致症状恶化，见于治疗缺血性心脏病时）。进行双嘧达莫试验时：低血压、急性心肌梗死、心动过缓、心脏停搏。

（2）神经 头痛、头晕、眩晕、感觉异常。

（3）血液 出血倾向（长期大量用药）。

（4）消化 恶心、呕吐、腹部不适、腹泻、肝功能异常、肝炎、胆石症。

（5）呼吸 进行双嘧达莫试验时：支气管痉挛、胸闷。

（6）骨骼肌肉 肌痛、关节炎。

（7）皮肤 面部潮红、皮疹、荨麻疹、瘙痒、秃头。

（8）其他 喉头水肿、疲劳、不适。进行双嘧达莫试验发生严重不良反应时应停止注射，给予相应治疗，并静注氨茶碱。

【药物过量】

（1）表现 共济失调、运动减少、腹泻、呕吐、抑郁等（动物实验急性中毒症状）。

（2）处理意见 若发生低血压，可用升压药。透析处理可能无效（与血浆蛋白高度结合）。

【相互作用】

（1）阿司匹林 有协同作用，联用时本药应减至 100~200mg。

（2）肝素、香豆素类药、溶栓药、吲哚美辛、头孢孟多、头孢替坦、普卡霉素或丙戊酸等 与上述药合用，可进一步抑制血小板聚集，增加出血危险，需注意和严密观察。

## 贝前列素
## Beraprost

**【其他名称】** 贝拉司特、贝前列素钠、德纳、Beraprost Sodium、Dorner

**【分类】** 血液系统用药\抗血小板药

**【制剂规格】** 片剂 20μg。

**【临床应用】**

**其他临床应用**

慢性动脉闭塞症引起的溃疡、疼痛及冷感等。

**【用法用量】**

**其他用法用量**

[国内参考信息]

一般用法 120μg/d，p.o.，分3次餐后给药。

[国外参考信息]

（1）糖尿病性自主神经病变 40μg/次，tid.，p.o.。

（2）间歇性跛行 40μg/次，tid.，p.o.。

（3）肺源性高血压 80~180μg/d，p.o.，分次给药。

**【禁忌证】**

**其他禁忌证**

对本药过敏者。

**【特殊人群用药】**

儿童

**其他用法用量**

[国外参考信息]

肺源性高血压 用于继发性肺源性高血压（与先天性心脏病有关）时，1个月至9岁患儿，单次1μg/kg，p.o.。该剂量与吸入NO 20ppm联合用药，也用于治疗多种原因所致的肺源性高血压。口服本药20min后吸入NO，可提高疗效。目前尚无多次给药的评价资料及最佳剂量。

**孕妇** 慎用。

**哺乳妇女** 慎用。

**肝功能不全者** 慎用。

**肾功能不全/透析者** 慎用。

**【注意】**

慎用 （1）有$PGI_2$衍生物过敏史或不良反应史者。（2）低血压。（3）有出血或出血倾向者。

**【不良反应】**

（1）心血管 心悸。

（2）神经 头痛。

（3）消化 恶心、腹泻、食欲缺乏、肝酶值升高等。

（4）皮肤 颜面潮红。

（5）其他 过敏反应。

**【药物过量】**

表现 可能引发出血或加剧出血倾向。

**【相互作用】**

尚不明确。

## 替罗非班
## Tirofiban

**【其他名称】** 艾卡特、欣维宁、盐酸替罗非班、Aggrastat、Tirofiban Hydrochloride

**【分类】** 血液系统用药\抗血小板药

**【制剂规格】** 注射液（盐酸盐）① 50ml∶12.5mg。② 250ml∶12.5mg。

氯化钠注射液（盐酸盐） 100ml（替罗非班5mg，氯化钠900mg）。

**【临床应用】**

**说明书适应证**

（1）冠脉缺血综合征患者行冠脉血管成形术或冠脉内斑块切除术，以防治相关的心脏缺血性并发症。

（2）不稳定型心绞痛或非Q波心肌梗死患者（与肝素或阿司匹林联用），预防心脏缺血事件的发生。

【用法用量】

**说明书用法用量**

（1）冠脉血管成形术或冠脉内斑块切除术　宜与肝素联用，起始量为10μg/kg，于3min内i.v.，以0.15μg/（kg·min）维持i.v.gtt.（36h），然后停用肝素。具体剂量调整见表1。

（2）不稳定型心绞痛或非Q波心肌梗死　与肝素联用，开始30min，以0.4μg/（kg·min）i.v.gtt.，以后按0.1μg/（kg·min）维持i.v.gtt.。在疗效研究中，本药与肝素联用持续滴注至少48h（平均71.3h，可达108h）。在血管造影术期间可持续滴注，并在冠脉血管成形术或冠脉内斑块切除术后持续滴注12~24h。具体剂量调整见表9-5-1。

表9-5-1　替罗非班剂量调整表

| | 冠脉血管成形术或冠脉内斑块切除术 | | 不稳定型心绞痛或非Q波心肌梗死 | |
|---|---|---|---|---|
| 体重kg | 3分钟内静注量（ml） | 维持滴注速率（ml/h） | 30分钟负荷滴注速率（ml/h） | 维持滴注速率（ml/h） |
| 30~37 | 7 | 6 | 16 | 4 |
| 38~45 | 8 | 8 | 20 | 5 |
| 46~54 | 10 | 9 | 24 | 6 |
| 55~62 | 12 | 11 | 28 | 7 |
| 63~70 | 13 | 12 | 32 | 8 |
| 71~79 | 15 | 14 | 36 | 9 |
| 80~87 | 17 | 15 | 40 | 10 |
| 88~95 | 18 | 17 | 44 | 11 |
| 96~104 | 20 | 18 | 48 | 12 |
| 105~112 | 22 | 20 | 52 | 13 |
| 113~120 | 23 | 21 | 56 | 14 |
| 121~128 | 25 | 23 | 60 | 15 |
| 129~137 | 26 | 24 | 64 | 16 |
| 138~145 | 28 | 26 | 68 | 17 |
| 146~153 | 30 | 27 | 72 | 18 |

【禁忌证】

1. 说明书禁忌证

（1）对本药过敏者。

（2）活动性内出血、颅内肿瘤、动静脉畸形、动脉瘤及有颅内出血史。

（3）使用本药曾出现血小板减少者。

2. 其他禁忌证

（1）近1个月内出现脑卒中或出血性脑卒中发作者。

（2）重要器官手术或有严重外伤需手术治疗者。

（3）使用其他GPⅡb/Ⅲa受体拮抗药（如依替非巴肽、阿昔单抗）者（国外资料）。

【特殊人群用药】

**儿童**　用药的安全性和有效性尚不明确。

**老人**　无需调整剂量。

**孕妇**　权衡利弊。美国FDA妊娠安全性分级为：B级。

**哺乳妇女**　权衡利弊。

肾功能不全/透析者

**说明书用法用量**

对Ccr＜30ml/min，本药剂量应减少50%。

冠脉血管成形术或冠脉内斑块切除术、不稳定型心绞痛或非Q波心肌梗死　具体剂量调整见表9-5-2。

表9-5-2　严重肾功能不全者替罗非班剂量调整表

| | 冠脉血管成形术或冠脉内斑块切除术 | | 不稳定型心绞痛或非Q波心肌梗死 | |
|---|---|---|---|---|
| 体重kg | 3分钟内静脉注射量（ml） | 维持滴注速率（ml/h） | 30分钟负荷滴注速率（ml/h） | 维持滴注速率（ml/h） |
| 30~37 | 4 | 3 | 8 | 2 |
| 38~45 | 4 | 4 | 10 | 3 |
| 46~54 | 5 | 5 | 12 | 3 |
| 55~62 | 6 | 6 | 14 | 4 |
| 63~70 | 7 | 6 | 16 | 4 |
| 71~79 | 8 | 7 | 18 | 5 |

续 表

| 体重 kg | 冠脉血管成形术或冠脉内斑块切除术 | | 不稳定型心绞痛或非 Q 波心肌梗死 | |
|---|---|---|---|---|
| | 3 分钟内静脉注射量（ml） | 维持滴注速率（ml/h） | 30 分钟负荷滴注速率（ml/h） | 维持滴注速率（ml/h） |
| 80~87 | 9 | 8 | 20 | 5 |
| 88~95 | 9 | 9 | 22 | 6 |
| 96~104 | 10 | 9 | 24 | 6 |
| 105~112 | 11 | 10 | 26 | 7 |
| 113~120 | 12 | 11 | 28 | 7 |
| 121~128 | 13 | 12 | 30 | 8 |
| 129~137 | 13 | 12 | 32 | 8 |
| 138~145 | 14 | 13 | 34 | 9 |
| 146~153 | 15 | 14 | 36 | 9 |

**【注意】**

（1）慎用　①近期（1 年内）出血。②有凝血障碍、血小板异常或血小板减少病史。③血小板计数＜ $150\times10^9$/L。④有脑血管病史（1 年内）。⑤近期硬膜外手术、近 1 个月内有大手术或严重躯体创伤史。⑥壁间动脉瘤。⑦控制不满意的严重高血压收缩压＞ 24kPa（180mmHg）和（或）舒张压＞ 14.7kPa（110mmHg）。⑧急性心包炎。⑨出血性视网膜疾病。⑩慢性血透。

（2）用药相关检查 / 监测项目　①用药前应测定 APTT。与肝素联用，应监测肝素的抗凝效应。②用药前、用药期间应每日监测血小板计数、Hb、血细胞比容。

**【给药说明】**

（1）给药条件　本药仅供静脉使用，且避免长时间负荷输入。

（2）减量 / 停药条件　①用药期间应监测患者是否存在潜在的出血，一旦发生，应考虑停药或输血。②若证实血小板减少，须停用本药和肝素，并进行对症治疗。

（3）配伍信息　本药与地西泮存在配伍禁忌。可与硫酸阿托品、多巴酚丁胺、多巴胺、盐酸肾上腺素、呋塞米、利多卡因、盐酸咪达唑仑、硫酸吗啡、硝酸甘油、氯化钾、盐酸普萘洛尔、法莫替丁配伍使用。

（4）其他　①应调整肝素剂量以维持 APTT 约为对照值的 2 倍。②股动脉穿刺时，应确保从股动脉的前壁穿刺，避免采用穿透（Seldinger）技术使鞘管进入。对冠脉血管成形术或冠脉内斑块切除术患者，在停用肝素 3~4h，且确保 ACT ＜ 180 秒，APTT ＜ 45 秒后，方可拔出动脉导管鞘。对不稳定型心绞痛或非 Q 波心肌梗死患者，如 ACT ＜ 180 秒或停用肝素后 2~6h，可拔出动脉导管鞘。鞘管拔出后要正确、谨慎止血并密切观察。

**【不良反应】**

（1）心血管　冠状动脉夹层、心动过缓、水肿或肿胀。

（2）神经　眩晕、血管迷走性反应。

（3）神经　头痛。

（4）血液　颅内出血、肺出血、腹膜后出血、心包积血、胃肠道及泌尿生殖系统大出血、血尿、脊柱硬膜外血肿、出血致死、尿和大便隐血、血小板减少、Hb 及血细胞比容下降。

（5）消化　恶心。

（6）皮肤　皮疹或荨麻疹。

（7）其他　过敏反应、低热、寒战。

**【药物过量】**

（1）表现　常见出血，主要为轻度黏膜、皮肤、心导管部位的出血。

（2）处理意见　根据患者的临床症状中断治疗或调整滴注剂量，必要时可血透。

**【相互作用】**

（1）阿加曲班、阿司匹林、Vit A、软骨素、多昔单抗、低分子肝素、萃布地尼、尕古树脂、抗凝药、溶栓药、当归、茴香、山金车、小槲树、月见草、绣线菊、野甘菊、越桔、黑穗醋栗、墨角藻、睡菜、波多、琉璃苣、猫爪草、芹菜、姜黄素、大蒜、黄芪、辣椒辣素、生姜、蒲公英、银杏、丁香油、山楂、甘草、益母草、黄芩、卡法、丹参、大黄、红花油　出血危险增加。

（2）醋丁洛尔、对乙酰氨基酚、阿普唑仑、氨氯地平、卡托普利、依那普利、地高辛、地尔硫䓬、多库酯钠、呋塞米、格列本脲、肝素、胰岛素、异山梨酯、左甲状腺素、甲氧氯普胺、美托洛尔、普萘洛尔、阿替洛尔、吗啡、硝苯地平、奥美拉唑、雷尼替丁、氯化钾、辛伐他汀、洛伐他汀、硫糖铝、劳拉西泮、奥沙西泮、地西泮、溴西泮、替马西泮　尚未观察到具有临床意义的相互作用。

## 西洛他唑
## Cilostazol

【其他名称】 邦平、培达、斯特里普、恤康、希络、西斯台唑、Pletaal

【分类】 血液系统用药\抗血小板药

【制剂规格】 片剂　① 50mg。② 100mg。

【临床应用】

1. 说明书适应证

（1）改善由于慢性动脉闭塞症引起的溃疡、肢痛、冷感及间歇性跛行等缺血性症状。

（2）预防脑梗死复发（心源性脑梗死除外）。

2. 其他临床应用

（1）用于上述缺血性疾病外科治疗（血管成形术、血管移植术、交感神经切除术）后的补充治疗，以协助缓解症状、改善循环及抑制移植血管内血栓形成。

（2）用于经皮腔内血管成形术和支架置入术后，有报道可预防血管再狭窄。

【用法用量】

1. 说明书用法用量

**一般用法**　通常 100mg/ 次，bid.，p.o.，可根据年龄，症状适当增减。

2. 其他用法用量

［国外参考信息］

（1）间歇性跛行　100mg/ 次，bid.，p.o.。

（2）血管成形术后　100mg/d，p.o.。

【禁忌证】

说明书禁忌证

（1）对本药过敏者。

（2）出血患者（血友病、毛细血管脆弱症、颅内出血、消化道出血、尿路出血、咯血、玻璃体出血等）。

（3）充血性心力衰竭。

（4）孕妇或可能怀孕的妇女。

【特殊人群用药】

**儿童**　对低出生体重儿、新生儿、乳儿、幼儿以及小儿的安全性尚未确立（使用经验少）。

**老人**　应注意减量。

**孕妇**　孕妇或可能怀孕的妇女禁用。美国 FDA 妊娠安全性分级为：C 级。

**哺乳妇女**　用药期间应暂停哺乳。

**肝功能不全者**　严重肝功能不全者慎用，并酌情减量。

**肾功能不全 / 透析者**　严重肾功能不全者慎用，并酌情减量。

【注意】

（1）慎用　①有出血倾向者。②合并冠状动脉狭窄者（给予本药所致的心率增加有可能诱发心绞痛，此时需减量或停药）。③糖尿病或糖耐量异常者。④恶性高血压等血压持续上升的高血压患者（给药期间需充分控制血压）。⑤正在使用抗凝药（华法林）或抗血小板药（阿司匹林、噻氯匹定、前列腺素 $E_1$ 制剂等）、溶栓药（尿激酶、阿替普酶）者（在充分注意凝血功能的情况下使用）。⑥月经期妇女。

（2）用药相关检查 / 监测项目　长期用药需监测血小板聚集功能和 WBC 计数。

【给药说明】

（1）给药条件　①本药可升高血压（1%），服药期间应加强原有抗高血压的治疗。②对脑梗死者应在脑梗死症状稳定后开始给药。

（2）其他　本药通过选择性地抑制血小板及血管平滑肌内的磷酸二酯酶Ⅲ（PDE 3）的活性，发挥抗血小板作用及血管扩张作用。

【不良反应】

（1）心血管 心悸、低血压、血压偏高、发热、室上性及室性期外收缩、室上性及室速等心律不齐、心肌梗死、心绞痛、充血性心力衰竭。若出现循环系统不良反应，应减量或停药。

（2）神经 头痛、头晕、眩晕、眼花、失眠、发麻、困倦等。若出现神经系统不良反应，应减量或停药。

（3）内分泌 / 代谢 血糖升高。

（4）血液 消化道出血、鼻出血、皮下出血、眼底出血、血尿、肺出血、脑出血、全血细胞减少、粒细胞缺乏、血小板减少、贫血及 WBC 减少。应充分注意观察，有上述症状时应停药并进行适当处理。

（5）消化 恶心、呕吐、食欲缺乏、胃部不适、腹胀、腹痛、腹泻、黄疸、ALT 及 AST 升高。

（6）呼吸 间质性肺炎（伴发热、咳嗽、呼吸困难、胸部 X 线异常、嗜酸性粒细胞增多）。有上述症状时，应停药并适当处理（如给予肾上腺皮质激素等）。

（7）泌尿 尿频，BUN、肌酐、尿酸值升高。

（8）皮肤 皮疹、荨麻疹、瘙痒等。出现过敏反应则立即停药。

（9）其他 浮肿、疼痛、乏力等。

【药物过量】

（1）表现 过量用药的急性症状表现为严重头痛、腹泻、低血压、心动过速，心律不齐。

（2）处理意见 应注意观察并给予辅助治疗。血透和腹透不易有效清除本药。

【相互作用】

（1）抗凝药（华法林等）、抑制血小板聚集的药物（阿司匹林、噻氯匹定等）、溶栓药（尿激酶、阿替普酶等）、前列腺素 $E_1$ 制剂及其衍生物（前列地尔、利马前列素阿法环糊精等） 可能加重出血，合用时应密切进行凝血方面的检查。

（2）抑制药物代谢酶（CYP 3A 4）的药物 大环内酯类抗生素（红霉素等）、HIV 蛋白水解酶抑制药（利托那韦等）、吡咯类抗真菌药（伊曲康唑、咪康唑等）、西咪替丁、地尔硫䓬等、抑制药物代谢酶（CYP 2C 19）的药物（奥美拉唑等） 本药血药浓度升高，作用可能增强。合用时应注意减量或从低剂量开始给药。

（3）西柚汁 注意不要同服。

## 盐酸噻氯匹定

## Ticlopidine Hydrochloride

【其他名称】 彼迪力得、邦解清、板苏、辰欣、得可乐、抵克力得、抵克立得、防聚灵、氯苄吡啶、氯苄噻啶、氯苄噻哌啶、氯苄噻唑啶、利旭达、迈乐、齐洛、噻氯匹定、泰禄达、天新利博、玉川通、优普荣、盐酸氯苄噻哌啶、Caudaline、Declot、Panaldine、Ticlid、Ticlodix、Ticlodme、Ticlopidine、Tiklid

【分类】 血液系统用药\抗血小板药

【制剂规格】 片剂 ① 125mg。② 250mg。

胶囊 ① 100mg。② 125mg。③ 250mg。

【临床应用】

说明书适应证

（1）预防脑血管、心血管及周围动脉硬化伴发的血栓栓塞性疾病。

（2）预防体外循环心外科手术时血小板的丢失。

（3）用于慢性肾透析，增强透析器的功能。

【用法用量】

1. 说明书用法用量

一般用法 250mg/ 次，1~2 次 /d，p.o.。就餐时服用以减少轻微的胃肠道反应。

2. 其他用法用量

［国内参考信息］ 250mg/ 次，bid.，p.o.，连用 3d 后，改为 qd. 维持，一般 3d 内即可抑制 ADP 诱导的血小板聚集（＜正常值的 50%）；或 250mg/ 次，qd.，连用 3 周后，ADP 诱导的血小板聚集抑制＜ 50%。对不

稳定型心绞痛患者临床效果不明显者，宜根据 ADP 诱导的血小板聚集抑制率调整剂量。

［国外参考信息］ 250mg/ 次，bid.，p.o.。若治疗需要，可在短期内服用 1000mg，同时需严密监测凝血功能。

【禁忌证】

1. 说明书禁忌证

（1）对本药过敏者。

（2）血友病或其他出血性疾病、粒细胞或血小板减少、WBC 总数减少，或有粒细胞减少病史者。

（3）溃疡病及活动性出血。

（4）严重肝功能损害。

2. 其他禁忌证

出血时间延长。

【特殊人群用药】

**儿童** 尚不明确。

**孕妇** 避免用。美国 FDA 妊娠安全性分级为：B 级。

**哺乳妇女** 避免用。

**肝功能不全者** 严重肝功能损害者禁用。

**肾功能不全 / 透析者** 严重肾功能损害者，必要时减量慎用。

【注意】

用药相关检查 / 监测项目 （1）应定期监测血常规，最初 3 个月内每 2 周 1 次。（2）若患者需行急诊手术，应检查出血时间及血小板功能。

【给药说明】

（1）给药条件 ①本药常用于对阿司匹林不能耐受或使用阿司匹林后出现血栓栓塞的患者。②宜于进餐时服用本药。③为避免加重出血，急诊手术时应按需要补充血小板，以防术中或术后出血。④若术中出现紧急情况，可输新鲜血小板以帮助止血。静注甲泼尼松龙 20mg 可使出血时间在 2h 内恢复正常。⑤用药期间中若发生出血并发症，输注血小板可帮助止血。

（2）减量 / 停药条件 ①择期手术前 10~14d 应停用本药。②服用本药时，若患者受伤并导致继发性出血时，应暂停服药。③用药期间，若测得 WBC 或血小板计数下降，则应立即停药，并继续监测至恢复正常。

（3）其他 无血常规检查及肝肾功能监测条件时，用药的安全性将受影响。

【不良反应】

（1）内分泌 / 代谢 胆固醇轻度升高，停药可恢复正常。

（2）血液 ①血小板减少、粒细胞减少（$<1\times10^9$/L）或粒细胞缺乏（$<0.2\times10^9$/L），多出现于用药后 3 月内。应立即停药，并继续监测至恢复正常。②血栓性血小板减少性紫癜（TTP）、粒细胞减少、血小板减少，见于用药数年后。③严重粒细胞缺乏或 TTP 有致命的危险。

（3）消化 胃肠功能紊乱（如恶心、呕吐、腹泻，一般为轻度，无须停药，1~2 周后常可恢复）、肝炎、胆汁淤积性黄疸、氨基转移酶轻度升高等。

（4）皮肤 皮疹、血管神经性水肿、脉管炎、狼疮综合征等。

（5）其他 过敏性肾病等。

【相互作用】

（1）环孢素 环孢素血药浓度降低，联用时应定期监测环孢素的血药浓度。

（2）地高辛 地高辛血药浓度轻度下降（约 15%），一般不影响其疗效。

（3）茶碱 茶碱血药浓度升高，可致过量，用药期间及用药后应调整茶碱剂量，必要时监测其血药浓度。

（4）其他血小板聚集抑制药、溶栓药、导致低凝血酶原血症或血小板减少的药 可加重出血，如临床必须联用，须密切观察并进行实验室监测。

（5）β- 肾上腺素受体阻断药、钙拮抗药、抗心律失常药、利尿药、抗焦虑药、洋地黄类、皮质类固醇、α- 甲基多巴、胰岛素 尚未见不良相互作用。

（6）食物 本药生物利用度提高，胃肠道反应减少。

# 第六章　促血小板增生药

## 重组人白细胞介素 -11
## Recombinant Human Interleukin eleven

【其他名称】 奥培夫金、百杰依、白细胞介素 -11、重组人白介素 -11、巨和粒、吉巨芬、迈格尔、特尔康、欣美格、依星、Oprelvekin

【分类】 血液系统用药 \ 促血小板增生药

【制剂规格】 粉针剂　① 0.75mg（600 万 U）。② 1mg（$8\times10^6$AU）。③ 1.5mg（$1.2\times10^7$AU）。④ 3mg（$2.4\times10^7$AU）。⑤ 4mg。

【临床应用】

1. 说明书适应证

（1）实体瘤、非髓性白血病化疗后Ⅲ、Ⅳ度血小板减少症。

（2）实体瘤及非髓性白血病患者，前一疗程化疗后发生Ⅲ / Ⅳ度血小板减少症（即血小板数 $\leqslant 50\times10^9$）者，下一疗程化疗前使用本药，以减少患者因血小板减少引起的出血和对血小板输注的依赖性。

2. 其他临床应用

（1）再障引起的血小板减少以及先天性、原发性血小板减少症。

（2）促进骨髓移植时血小板数量的增加。

【用法用量】

1. 说明书用法用量

一般用法　推荐剂量为 25~50μg/（kg · 次），i.h.，qd.，于化疗结束后 24~48h 开始或发生血小板减少症后给药，疗程一般 7~14d。血小板计数恢复后及时停药。

2. 其他用法用量

［国内参考信息］ 推荐剂量为 50μg/kg，注射于腹部、上臂、大腿及臀部皮下，qd.，连用 14d，血小板计数恢复后及时停药。

【禁忌证】

说明书禁忌证

对本药过敏者。

【特殊人群用药】

儿童　慎用。

孕妇　不宜使用。美国 FDA 妊娠安全性分级为：C 级。

哺乳妇女　慎用。

肝功能不全者　慎用。

肾功能不全 / 透析者　慎用。

【注意】

（1）慎用　①心力衰竭。②心功能不全较易发展为急性心力衰竭者。③有心力衰竭病史，目前正接受治疗或心功能代偿良好者。④有房颤、房扑病史。⑤长期接受利尿药或抗肿瘤药异环磷酰胺治疗。⑥曾接受多柔比星治疗。⑦有视乳头水肿病史或肿瘤累及 CNS 者。⑧胸腔积液或腹水。⑨有血栓栓塞性疾病史。⑩呼吸系统疾病。⑪低钾血症。⑫对血液制品及大肠埃希菌表达的其他生物制剂有过敏史。

（2）用药相关检查 / 监测项目　①用药期间应定期检查血常规（一般隔日 1 次），注意血小板的变化。在血小板升至 $100\times10^9$/L 时应及时停药。②慢性充血性心衰患者、心功能不全较易发展为急性心力衰竭者、有心力衰竭病史且目前正接受治疗或心功能代偿良好者，使用本药时应密切监测 ECG、血压及心脏功能。③长期接受利尿药或异环磷酰胺治疗者，应密切监测体液及血电解质。④老年患者用药期间应注意监测肾功能。⑤使用期间应注意毛细血管渗漏综合征的监测，如体重、浮肿、浆膜腔积液等。

【给药说明】

（1）给药条件　①本药宜皮下注射，不

应作肌注或静注。②对化疗引起的患者血小板明显减少及诱发出血，可使用本药。一般在化疗完成后 6~24h 开始用本药，不宜在化疗前或化疗过程中使用。用药时间不宜＞21d。停用本药至少 2d 后才能开始下一次化疗。③同时有 WBC 减少者必要时可合用 rhG-CSF。

（2）配伍信息 ①取本药加入 0.7ml（$8\times10^6$AU/1mg）、1ml（$1.2\times10^7$AU/1.5mg）或 2ml（$2.4\times10^7$AU/3mg）灭菌注射用水溶解后皮下注射。溶解时，将注射用水直接沿壁注入，轻微震荡，不可过度或剧烈振晃。②本药不能与其他任何药物混合注射。

**【不良反应】**

（1）心血管 心动过速、血管扩张、心悸、晕厥、房颤、房扑。

（2）神经 头晕、头痛。不需特殊处理，停药后可自行缓解。

（3）精神 乏力、失眠。不需特殊处理，停药后可自行缓解。

（4）血液 可逆性贫血、中性粒细胞减少。

（5）消化 恶心、呕吐、黏膜炎、腹泻、口腔念珠菌感染。

（6）呼吸 呼吸困难、鼻炎、咳嗽次数增加、咽炎、胸膜渗出。

（7）骨骼肌肉 注射局部疼痛、关节肌肉疼痛。

（8）皮肤 皮疹、水肿。

（9）眼 结膜充血、一过性视物模糊。

（10）其他 水肿、发热、中性粒细胞减少性发热。

**【药物过量】**

处理意见 ＞100μg/kg 的剂量从未在人体中应用，目前尚无任何有关人体用药过量（治疗或意外）的报道。一旦药物过量时，应立即停用本药，并密切观察生命体征。

**【相互作用】**

（1）非格司亭 合用期间未观察到明显的不良反应。

（2）其他药物 相互作用未充分肯定。

## 重组人血小板生成素
## Recombinant Human Thrombopoietin

**【其他名称】** 特比澳

**【分类】** 血液系统用药 \ 促血小板增生药

**【制剂规格】** **注射液** ① 1ml∶7500U。② 1ml∶15000U。

**【临床应用】**

**说明书适应证**

治疗实体瘤化疗后所致的血小板减少症。

**【用法用量】**

**1. 说明书用法用量**

实体瘤化疗后所致的血小板减少症 恶性实体肿瘤化疗时，如预计药物剂量可能引起血小板减少及诱发出血且需要升高血小板，可于给药结束后 6~24h 皮下注射本药，推荐 300U/（kg · d），qd.，连用 14d。

**2. 其他用法用量**

［国外参考信息］

诱导血小板生成 用 NS 稀释后，于化疗前单剂静脉弹丸式注射 0.3~2.4μg/kg 有效（呈剂量相关性）。

**【禁忌证】**

**说明书禁忌证**

（1）对本药过敏者。

（2）严重心、脑血管疾病者。

（3）其他血液高凝状态疾病、近期发生血栓病者。

（4）合并严重感染者（宜控制感染后再使用本药）。

**【特殊人群用药】**

**儿童** 尚不明确。

**孕妇** 用药的安全性尚未确立，原则上不宜使用。

**哺乳妇女** 用药的安全性尚未确立，原则上不宜使用。

**肝功能不全者** 慎用。

**肾功能不全 / 透析者**　肾功能不全者慎用。

**其他**　本药过量或常规应用于特异体质者可造成血小板过度升高。

**【注意】**

（1）慎用　有血栓栓塞病史（国外资料）。

（2）用药相关检查 / 监测项目　用药过程中应定期检查血常规，一般隔日 1 次，密切注意外周血小板计数的变化。

**【给药说明】**

（1）给药条件　①本药适用对象为上一化疗周期血小板＜ $50 \times 10^9$/L 且临床认为有必要升高血小板治疗者。具体用法、剂量和疗程因病而异。②当化疗中伴发 WBC 严重减少或出现贫血时，本药可分别与 rhG–CSF 或 rhEPO 合用。

（2）减量 / 停药条件　待血小板计数恢复至 $100 \times 10^9$/L 以上，或血小板计数绝对值升高≥ $50 \times 10^9$/L 时，应即时停药。

**【不良反应】**

较少发生不良反应，一般不需处理，多可自行恢复，个别患者症状明显时可对症处理。

（1）心血管　血压升高。

（2）神经　头痛、头晕。

（3）骨骼肌肉　肌肉酸痛、膝关节痛。

（4）其他　发热、寒战、全身不适、乏力。

**【相互作用】**

尚不明确。

# 第七章　纤维蛋白溶解药

## 尿激酶
## Urokinase

【其他名称】 嘉泰、洛欣、尿活素、雅激酶、Abbokinase、Actosolv、Breokinase、Purochin、Ukidan、Uronase、Winkinase

【分类】 血液系统用药\纤维蛋白溶解药

【制剂规格】 粉针剂 ① 500U。② 1000U。③ 5000U。④ 1万U。⑤ 2万U。⑥ 5万U。⑦ 10万U。⑧ 20万U。⑨ 25万U。⑩ 50万U。⑪ 100万U。⑫ 150万U。⑬ 250万U。

【临床应用】

1. 说明书适应证

（1）血栓栓塞性疾病的溶栓治疗，包括急性广泛性肺栓塞、胸痛6~12h内的冠状动脉栓塞和心肌梗死、症状短于3~6h的急性期脑血管栓塞、视网膜动脉栓塞和其他外周动脉栓塞症状严重的髂–股静脉血栓形成者。

（2）人工心瓣膜手术后预防血栓形成。

2. 其他临床应用

眼部炎症、外伤性组织水肿、血肿等。

【用法用量】

1. 说明书用法用量

（1）肺栓塞　初次剂量4400U/kg，以NS或5%GS配制后，按90ml/h的速度在10min内，i.v.gtt.；其后以4400U/h的速度连续i.v.gtt.（2h或12h）。也可按15000U/kg，用NS配制后肺动脉内注入。必要时，可根据情况调整剂量，间隔24h重复1次，最多使用3次。

（2）心肌梗死　①建议以NS溶液配制后，按6000U/min的速度冠状动脉内连续滴注2h，滴注前应先静脉给予肝素2500~10000U。或本药20万~100万U，溶于NS或5%GS 20~60ml中，按1万~2万U/min的速度经冠状动脉滴入。可依患者体重、体质情况及溶栓效果等调整剂量。②也可将本药200万~300万U配制后i.v.gtt.，45~90min滴完。或50万~150万U/d，溶于NS或5%GS 50~100ml中，于30~60min内均匀滴入，可依患者体重及体质情况调整剂量。

（3）急性脑血栓和脑栓塞、外周静脉血栓　①2万~4万U/d，i.v.，溶于20~40ml氯化钠注射液中，分1~2次给药。疗程为7~10d，可根据病情增减剂量。②2万~4万U/d，溶于5%葡萄糖氯化钠注射液或低右注射液500ml中，分1~2次i.v.gtt.。疗程为7~10d，可根据病情增减剂量。

（4）外周动脉血栓　以NS配制（浓度2500U/ml）后，按4000U/min的速度经导管注入血凝块，每2h夹闭导管1次；可调整滴速为1000U/min，直至血块溶解。

（5）防治心脏瓣膜替换术后的血栓形成　本药4400U/kg，用NS配制后10~15min滴完；然后以4400U/（kg·h）维持i.v.gtt.。当瓣膜功能正常后即停止用药，若用药24h仍无效或发生严重出血倾向则应停药。

（6）脓胸或心包积脓　常用抗生素和脓液引流术治疗。引流管常因纤维蛋白形成凝块而阻塞，此时可胸腔或心包腔内注入灭菌注射用水配制（5000U/ml）的本药1万~25万U。

（7）眼科应用　①0.5万~2万U/d，i.v.，疗程7~10d，根据病情增减剂量。②结膜下或球后注射，常用量150~500U，疗程为7~10d，根据病情增减剂量。③溶解眼内出血引起的前房血凝块，使血块崩解，有利于手术取出。常用量为5000U，用NS 2ml配制后冲洗前房。

2. 其他用法用量

[国内参考信息]

（1）肺栓塞　首剂4000U/kg，于30~45min静滴完，继以4000U/（kg·h）静脉泵入（也有用100万~150万U的用法），持续24~48h。近年来对大块肺栓塞伴血流动力学紊乱的患者，主张大剂量滴注60~120min，以迅速改善血流动力学指标，之后维持溶栓24~36h。重症肺栓塞在血管造影后通过导管溶栓也有成功报道。

（2）深静脉血栓　首剂4000U/kg，于30~45min静脉滴入，继以4000U/（kg·h）（也有用80万~120万U的用法，还可酌减为60万~80万U）维持溶栓48~72h。患者若能耐受，必要时可滴注5~7d。若血栓仍不能溶解，可用肝素抗凝治疗。

（3）动脉血栓　导管插入，先以4000U/min给药，直至出现顺行性血流后可减量为2000U/min，1h后再减至1000U/min，直至动脉血流正常。

（4）缺血性脑卒中超早期（发作≤3h）100万~150万U溶于100~200ml NS或5%GS中，半小时内静脉注入。阿司匹林必须在溶栓治疗24h后使用。

【禁忌证】

1. 说明书禁忌证

（1）急性内脏出血。

（2）急性颅内出血。

（3）出血性疾病或有出血倾向、进展性疾病者。

（4）有出血性脑卒中（包括一过性脑缺血发作）病史者。

（5）颅内肿瘤。

（6）近2个月内进行过颅内或脊髓内外科手术。

（7）陈旧性脑梗死。

（8）动静脉畸形或动脉瘤。

（9）凝血异常。

（10）难以控制的高血压血压＞21.3/14.7kPa（160/110mmHg）或不能排除主动脉夹层动脉瘤。

（11）细菌性心内膜炎、左房室瓣病变伴房颤且高度怀疑左心腔内有血栓者。

（12）对扩容和血管加压药无反应的休克者。

（13）糖尿病合并视网膜病变。

（14）意识障碍。

（15）严重肝、肾功能不全。

（16）相对禁忌证包括　延长的心肺复苏术、严重高血压、近4周内的外伤、3周内手术或组织穿刺、活动性溃疡病、重症肝脏疾患以及妊娠、分娩后10d。

2. 其他禁忌证

低纤维蛋白原血症。

【特殊人群用药】

**儿童**　用药的安全性和有效性尚不明确。

**老人**　＞70岁者慎用。

**孕妇**　尚未见孕妇用药的报道。美国FDA妊娠安全性分级为：B级。

**哺乳妇女**　慎用。

**肝功能不全者**　严重肝功能不全者禁用。

**肾功能不全/透析者**　严重肾功能不全者禁用。

【注意】

用药相关检查/监测项目　（1）用药前应测定ELT、APTT、TT、PT、BT、血小板计数、Hb、血细胞比容等。（2）用药期间应密切观察脉率、体温、呼吸频率和血压、出血倾向等，至少每4h记录1次。

【给药说明】

（1）给药条件　①本药不宜肌注。②用药时，必须在15~30min内给予足够的初始量以中和体内尿激酶抗体，但初始量过大可影响溶栓效果。③用药期间一般不宜进行穿刺等操作。静脉给药时，宜一次性穿刺成功。动脉给药时，穿刺结束后，宜在穿刺局部加压至少30min，并用无菌绷带和敷料加压包扎。④本药静脉给药一般达2500U/min方有明显疗效，成人总用药量不宜＞

300 万 U。

（2）配伍信息 ①本药稀释液宜接近中性，因在酸性药液中易分解而降低疗效。若采用 GS 稀释，则其 pH 值应不低于 4.5。②本药溶液必须在临用前新鲜配制，随配随用。用灭菌注射用水 5ml 溶解，制成的药液显浅稻草黄色。溶解时应将瓶轻轻转动，切勿用力振摇，制得的药液要求通过 0.45μm 终端过滤器或小型赛璐珞过滤器，以除去不溶性颗粒，再按要求进行稀释备用。③已溶解的药液易失活，故未用完的药液应丢弃，不宜保存再用。

（3）其他 ①溶栓疗效均需后继的肝素抗凝加以维持。②本药并发的出血率较应用基因合成的组织型纤溶酶（rt–PA）及纤溶酶原 – 链激酶复合物（APSCA）者低，但较肝素治疗者高 2 倍，因本药溶栓的同时，也溶解已有的止血栓或机化的斑块，使陈旧性创伤也能产生隐性出血。③近年已不推荐对深静脉血栓患者常规采用静脉溶栓治疗，仅在巨大股动脉深静脉血栓有肢体坏疽危险时建议使用。④冠状动脉内溶栓治疗目前已不主张使用，仅造影或冠状动脉介入治疗时在冠状动脉发生血栓栓塞者，于梗死相关动脉内缓慢注射本药 20~100 万 U（1~2 万 U/min）。

**【不良反应】**

（1）心血管 快速溶栓时（冠状动脉血栓）：再灌注综合征、室性心律失常。

（2）神经 头痛、疲倦。

（3）血液 血细胞比容中度降低、已溶栓部位再出现血栓。大剂量：出血。

（4）消化 恶心、呕吐、食欲缺乏、ALT 升高等。

（5）其他 发热、栓子脱落、过敏反应、过敏性休克。若发现过敏症状，应立即停药。

**【药物过量】**

处理意见 溶栓药治疗中一旦出现出血症应立即停药，按出血情况和血液丧失情况补充新鲜全血，凝血因子 I 血浆水平＜ 100mg/dl 且伴出血倾向者应补充新鲜冷冻血浆或冷沉淀物，不宜用右旋糖酐羟乙基淀粉。氨基己酸的解救作用尚无报道，但可在紧急情况下使用。

**【相互作用】**

（1）影响血小板功能的药物（如阿司匹林、吲哚美辛、保太松等）不宜合用。

（2）肝素、口服抗凝血药 不宜与大剂量本药同用，以免增加出血危险。

## 链激酶
## Streptokinase

**【其他名称】** 重组链激酶、德链、法链吉、法链结、国大欣通、链球菌激酶、溶栓酶、思凯通、Kabikinase、Kabinase、Kinalysin、Plasminokinase、Recombinant Streptokinase、Streptase

**【分类】** 血液系统用药 \ 纤维蛋白溶解药

**【制剂规格】** **粉针剂** ① 10 万 U。② 15 万 U。③ 20 万 U。④ 25 万 U。⑤ 30 万 U。⑥ 50 万 U。⑦ 75 万 U。⑧ 150 万 U。

**【临床应用】**

**1. 说明书适应证**

急性心肌梗死等血栓性疾病。

**2. 其他临床应用**

深静脉血栓形成、周围动脉栓塞、急性肺栓塞、新鲜心肌梗死、中央视网膜动静脉血栓形成等血栓栓塞性疾病。

**【用法用量】**

**1. 说明书用法用量**

急性心肌梗死 一般推荐本药 150 万 U 溶解于 100ml 5%GS 中，静滴 1h。溶栓治疗应尽早开始（争取发病 12h 内）。特殊患者（如体重过低或明显超重）可适当增减剂量（按 2 万 U/kg 计）。

**2. 其他用法用量**

［国内参考信息］

（1）肺栓塞 初始 25 万 U，i.v.gtt.，在

30~45min 内滴完，然后以 10 万 U/h 维持 24~48h。

（2）深静脉血栓　初始 25 万 U，i.v.gtt.，在 30~45min 内滴完，然后以 10 万 U/h 滴注 6h，qid.，维持 48~72h。如血栓范围广而患者能耐受，可滴注 5~7d；仍不能溶解者则代以肝素抗凝治疗。

（3）视网膜动脉闭塞　本药的溶栓效果较差，需在闭塞 1~2h 内恢复血流才能使视网膜组织功能恢复。一般须用药 12~24h，i.v.gtt.。

（4）心肌梗死　本药 150 万 U，i.v.gtt.，于 30~60min 内滴完，之后 3000U/min，持续 15~150min。溶栓后常以口服华法林预防再梗死。

［国外参考信息］

（1）周围动脉阻塞　动脉给药，以 5000U/h 的速度于局部动脉内滴注，50%~80% 的患者可成功再通。

（2）急性心肌梗死　①动脉给药，本药 2 万 U 于冠状动脉内推注，然后滴注 2000U/min，持续 60min。②静脉给药，本药 150 万 U，连续滴注时间须达 60min。最新资料显示，在心梗发生的最初 4h 内给药，本药可发挥最佳溶栓效应，但迟至 24h 再开始治疗仍然有效。

（3）动脉血栓形成和栓塞　静脉给药，负荷剂量为 25 万 U，滴注时间 ≥ 30min，之后维持量为 10 万 U/h，持续 24~72h。

（4）深静脉血栓形成　静脉给药，负荷剂量为 25 万 U，滴注时间 ≥ 30min，之后维持量为 10 万 U/h，持续 72h。

（5）肺栓塞　静脉给药，负荷剂量为 25 万 U，滴注时间 ≥ 30min，之后维持量为 10 万 U/h，持续 24h。如怀疑同时发生深静脉血栓，持续时间应延至 72h。

（6）急性脑卒中　静脉给药 150 万 U。

**【禁忌证】**

**1. 说明书禁忌证**

（1）对本药过敏者。

（2）2 周内有出血、手术、外伤或不能实施压迫止血的血管穿刺等。

（3）2 周内接受过心肺复苏者。

（4）近 2 周有溃疡出血病史、食管静脉曲张、溃疡性结肠炎或出血性视网膜病变者。

（5）未控制的高血压、血压 > 180mmHg/110mmHg 或不能排除主动脉夹层动脉瘤者。

（6）二尖瓣狭窄合并房颤伴左房血栓者、感染性心内膜炎。

（7）凝血障碍及出血性疾病。

（8）严重肝肾功能障碍。

（9）孕妇。

**2. 其他禁忌证**

（1）任何部位的活动性出血者。

（2）CNS 病灶或损伤。

（3）链球菌感染者。

**【特殊人群用药】**

**儿童**

**其他用法用量**

［国内参考信息］初始剂量应根据抗链激酶值的高低而定。维持剂量根据血容量换算：1ml 血容量给药 20U/h，i.v.gtt.。

**老人**　据国外资料，老年患者可采用成人常规剂量。

**孕妇**　禁用。美国 FDA 妊娠安全性分级为：C 级。

**哺乳妇女**　尚不明确。

**肝功能不全者**　严重肝功能障碍者禁用。另有资料认为，严重肝病伴出血倾向者慎用。

**肾功能不全 / 透析者**　严重肾功能障碍者禁用。另有资料认为，急、慢性肾功能不全者慎用。据国外资料，肾功能不全者无需调整剂量。

**【注意】**

（1）慎用　①消化性溃疡、憩室炎。②房颤或心内血栓者。③产后 10d 内。④进行性肺空洞性疾病。⑤急性皮肤溃疡或黏膜病灶。

（2）用药相关检查 / 监测项目　①链激酶抗体值。②出血时间、部分凝血活酶生成时间、PT、TT、血小板计数、Hb、血细胞比容、纤维蛋白原。

【给药说明】

（1）给药条件　①本药宜静滴给药，不宜肌注及动脉穿刺。②原则上手术或外伤后 3d 内不应使用本药，但若产生急性栓塞必须紧急治疗时，亦可考虑使用高剂量本药以减少出血机会，但应严密注意手术部位的出血。③用本药前使用过肝素者，须先以鱼精蛋白中和；若使用过双香豆素类抗凝血药，则须测定凝血情况，其结果正常才能使用本药。④心肌梗死在发病 6h 内，溶栓治疗的效果较好。故对胸痛持续 30min 以上、硝酸甘油及其他扩张冠状动脉药物不能缓解的 ST 段抬高的急性心肌梗死者，即有指征考虑溶栓治疗。⑤人体常受链球菌感染，故体内常有链激酶抗体存在，使用本药前，应给予足够的链激酶初始剂量中和该抗体。儿童（尤其是新生儿）及新近有链球菌感染者，体内链激酶抗体的含量较高，若＞100 万 U，则不宜使用本药。⑥给药前 0.5h，先肌注异丙嗪 25mg，静注地塞米松 2.5~5mg 或氢化可的松 25~50mg，以预防不良反应。治疗结束时，可给予右旋糖酐 40 以防再出现血栓。⑦如血压下降应减慢滴速。

（2）配伍信息　①本药与多巴酚丁胺存在配伍禁忌。较多化学制品（如蛋白质沉淀药、生物碱、消毒灭菌药等）均可使本药的活性降低，故不宜配伍使用。②溶解本药时，应用 NS 或 5%GS 稀释，不可剧烈振荡。溶液在 5℃左右可保持 12h。配置好的药液应在 6h 内滴完，不能＞8h，否则活性会降低。

（3）其他　①本药剂量经个体化调整后，可在低于常规推荐剂量下达到溶栓目的，可降低不良反应的严重程度。②用于溶栓治疗，常优先选择静脉给药。③给药 2~6h 后，新鲜血栓即可发生溶解。给药 3~4d 后常伴有抗体生成，其抗体滴度的 80% 可维持 1 年，50% 可维持 2~4 年。④在治疗深静脉血栓时，滴注部位以患肢为宜。若治疗下肢，可选用踝或足背静脉。若上肢受累，可选用同侧前臂静脉。

【不良反应】

（1）心血管　滴注部位：静脉炎。

（2）神经　头痛，可对症处理。

（3）血液　溶血性贫血。

（4）消化　恶心、呕吐、黄疸及 ALT 升高。

（5）骨骼肌肉　静滴：严重的肩背痛，停药数分钟后可缓解，必要时可使用阿片类镇痛药。

（6）其他　全身性溶栓并发症：①出血：穿刺部位出血、皮肤瘀斑、胃肠道出血、泌尿道出血或呼吸道出血、脑出血、注射部位血肿、大量出血或致命的 CNS 出血。②变态反应：发热、低血压、荨麻疹、皮疹、哮喘、过敏性休克。③血栓脱落。④再栓塞。⑤再灌注心律失常（冠状动脉注射时）：加速性室性自主心律及频繁室性期前收缩、缓慢心律失常、室颤。

【相互作用】

（1）肝素　本药可部分拮抗肝素的抗凝作用，两者联用时，肝素需增量，并随时调整本药用量。

（2）阿司匹林　出血时间延长，加重发生出血的危险性。故缺血性脑卒中患者在血栓完全溶解以前，应避免使用阿司匹林。

（3）吲哚美辛、双嘧达莫、保泰松及其他能显著影响血小板完整性的药物　有加重出血的危险性。

（4）依替贝肽、右旋糖苷、抗凝药（如华法林）　有加重出血的危险。

## 阿替普酶
## Alteplase

【其他名称】 爱通立、阿太普酶、阿特

普酶、重组人组织型纤溶酶原激活物、重组组织型纤溶酶原激活剂、栓体舒、组织纤溶酶原激活剂、组织纤维蛋白溶酶原激活剂、组织型纤维蛋白溶解酶原激活剂、Actilyse、Activase、Human Tissue-Type Plasminogen Activator、Plasminogen Activator、Recombinant Human Tissue Type Plasminogen Activator、Recombinant Tissue Plasminogen Activator、Tissue Plasminogen Activator

**【分类】** 血液系统用药\纤维蛋白溶解药

**【制剂规格】** 粉针剂　① 20mg。② 50mg。

**【临床应用】**

**其他临床应用**

（1）急性心肌梗死时的溶栓治疗。

（2）急性缺血性脑卒中、深静脉血栓及其他血管疾病（国外资料）。

（3）试用于肺栓塞。

**【用法用量】**

**其他用法用量**

［国内参考信息］（1）本药 50mg，i.v.（用灭菌注射用水溶解为 1mg/ml）。（2）本药 100mg，i.v.gtt.（于 NS 500ml 中溶解），在 3h 内滴完：前 2min 先注入本药 10mg，以后 60min 内滴入 50mg，最后 120min 内滴完余下的 40mg。

［国外参考信息］

（1）心肌梗死　推荐首剂负荷量 100mg，i.v.gtt.，使血管再通。①＞67kg，先弹丸注射 15mg，以后 30min 给药 50mg，而后 60min 给予 35mg。②＜67kg，先弹丸注射 15mg，以后 30min 给药 0.75mg/kg，而后 60min 给药 0.5mg/kg。

（2）脑卒中　总量为 0.9mg/kg（Max：≤ 90mg），先弹丸注射其中的 10%，余下的在 60min 内滴完。

（3）肺栓塞　100mg，i.v.gtt.，2h 滴完。

**【禁忌证】**

**其他禁忌证**

（1）近 10d 内发生严重创伤或进行过大手术者。

（2）未能控制的严重原发性高血压。

（3）出血性疾病。

（4）近期有严重内出血。

（5）脑出血或 2 月内曾进行过颅脑手术者。

（6）颅内肿瘤、动静脉畸形或动脉瘤（国外资料）。

（7）出血体质者（如正在使用华法林、脑卒中前 48h 内使用过肝素、血小板计数 ＜ $100\times10^9$/L）（国外资料）。

（8）急性缺血性脑卒中可能伴有蛛网膜下腔出血或癫痫发作者（国外资料）。

**【特殊人群用药】**

**儿童**　尚不明确。

**老人**　＞ 70 岁者慎用。

**孕妇**　慎用。美国 FDA 妊娠安全性分级为：C 级。

**哺乳妇女**　尚不明确。

**肝功能不全者**　严重肝功能障碍者慎用。

**【注意】**

（1）慎用　①食管静脉曲张。②口服抗凝药者。③产后 14d 内。④细菌性心内膜炎。⑤急性胰腺炎。⑥急性心包炎（国外资料）。⑦脑血管疾病（国外资料）。⑧高血压（国外资料）。⑨活动性经期出血（国外资料）。⑩感染性血栓性静脉炎（国外资料）。

（2）用药相关检查 / 监测项目　APTT、纤维蛋白降解产物（FDP）、D- 二聚体、ECG。

**【给药说明】**

（1）给药条件　用量不宜＞ 150mg/d。

（2）减量 / 停药条件　如注射部位出血，不影响继续用药，若发现出血迹象则应停药。

（3）配伍信息　①本药不宜与其他药物配伍静滴，不能与其他药物共用一条静脉通路。②国外资料报道，可与本药配伍的溶液有：GS 或氯化钠注射液、无菌注射用水。③国外资料报道，注射用抑菌水、平衡盐溶液与本药呈配伍禁忌。

（4）其他　若出现心律失常，通过抗心律失常治疗可控制，但可能引起再次心肌梗死或梗死面积扩大。

【不良反应】

（1）心血管　心律失常（治疗急性心肌梗死时，血管再通期间可出现再灌注心律失常）、血管再闭塞（有报道，溶栓治疗后可发生胆固醇结晶栓塞）。

（2）神经　癫痫发作。

（3）血液　出血。

（4）骨骼肌肉　膝部出血性滑膜囊炎。

（5）其他　过敏反应。

【相互作用】

（1）硝酸甘油　本药的血药浓度降低，冠状动脉的再灌注减少，再灌注时间延长，血管再闭塞的可能性增加。

（2）其他影响凝血功能的药（包括香豆素类、肝素）可显著增加出血的危险性。

（3）依替贝肽　可增加出血的危险性。

## 降纤酶
## Defibrase

【其他名称】克塞灵、去纤酶、去纤维蛋白酶、赛而、Catholen、Defibrinogenase

【分类】血液系统用药\纤维蛋白溶解药

【制剂规格】**注射液**　2ml：20U。

**粉针剂**　① 5U。② 10U。

【临床应用】

**说明书适应证**

（1）血栓闭塞性脉管炎等四肢血管病、短暂脑缺血发作等脑血管病及肺栓塞。

（2）心肌梗死。

（3）预防心肌梗死及不稳定型心绞痛再复发。

（4）血液高黏状态、高凝状态、血栓前状态。

（5）突发性耳聋。

【用法用量】

**说明书用法用量**

（1）急性发作期　10U/ 次，qd.，i.v.gtt.，连用 3~4d。

（2）非急性发作期　首剂 10U，维持量 5~10U，qd./qod.，i.v.gtt.，2 周一疗程。

【禁忌证】

**1. 说明书禁忌证**

（1）严重肝、肾功能不全。

（2）乳头肌断裂、心室中隔穿孔、心源性休克或其他多脏器功能衰竭者。

（3）有出血倾向或出血疾病史者。

（4）术后不久者。

**2. 其他禁忌证**

（1）对本药过敏者。

（2）正在使用其他纤维蛋白溶解药、抗凝药或抗血小板药。

【特殊人群用药】

**儿童**　不宜使用。

**老人**　≥ 70 岁慎用。

**孕妇**　孕妇或计划妊娠的妇女用药应权衡利弊。

**哺乳妇女**　用药期间应暂停哺乳。

**肝功能不全者**　严重肝功能不全者禁用。

**肾功能不全 / 透析者**　严重肾功能不全者禁用。

【注意】

（1）慎用　①有药物过敏史或过敏体质者。②有消化性溃疡史者。③有脑血栓后遗症者。

（2）用药相关检查 / 监测项目　用药前和用药期间应监测凝血因子Ⅰ、其他出血和凝血功能。

【给药说明】

（1）给药条件　①静滴时，应注意控制滴速，持续滴注 1h 以上。②动脉或深部静脉损伤者用药后可能引起血肿，应避免进行如星状神经节封闭、动脉或深部静脉等的穿刺检查或治疗。对浅表静脉穿刺部位有止血延缓现象发生时，应采用压迫止血法。

（2）配伍信息　使用本药前，先用适量灭菌注射用水溶解，再用 NS（100~250ml）稀释。配好的药液应立即使用。

**【不良反应】**

（1）神经　头痛、头晕、头重感。

（2）血液　牙龈出血、鼻出血。如出现出血和可疑出血时，应停止给药，并采取输血或其他治疗措施。

（3）消化　一过性 ALT 及 AST 升高等。

（4）皮肤　瘀斑、瘙痒、荨麻疹。

（5）其他　过敏性休克。如出现过敏现象，应立即停药，并给予抗过敏药物进行处理。

**【相互作用】**

（1）抗纤溶药　可拮抗本药的作用，禁止联用。

（2）抗凝血药、水杨酸类药（如阿司匹林）可增强本药的作用，引起意外出血。

## 巴曲酶
## Batroxobin

**【其他名称】** 东菱迪芙、东菱精纯抗栓酶、东菱精纯克栓酶、东菱克栓酶、Defibrin

**【分类】** 血液系统用药＼纤维蛋白溶解药

**【制剂规格】** **注射液**　① 0.5ml : 5BU。② 1ml : 10BU。

**【临床应用】**

**说明书适应证**

（1）急性脑梗死。

（2）改善各种闭塞性血管病（如血栓闭塞性脉管炎、深部静脉炎、肺栓塞等）引起的缺血性症状。

（3）改善末梢及微循环障碍（如突发性耳聋、振动病）。

**【用法用量】**

**1. 说明书用法用量**

（1）**一般用法**　首次剂量通常为 10BU，维持量可视患者情况酌情给予，一般为 5BU，qod.。使用前用 100ml 以上的 NS 稀释后静滴 1h 以上。给药前血凝血因子Ⅰ浓度＞400mg/dl 或突发性耳聋的重症患者，首次使用量应为 20BU，以后维持量可减为 5BU。通常疗程为 1 周，必要时可增至 3 周；慢性治疗可增至 6 周，但在延长期间内每次用量减至 5BU，qod.，i.v.gtt.。

（2）急性脑梗死　共给药 3 次，首次剂量为 10BU，另 2 次各为 5BU，隔日 2 次。使用前用 250m lNS 稀释后静滴 1h 以上。此后应给予其他治疗脑梗死的药物继续治疗。

**2. 其他用法用量**

［国内参考信息］　首剂为 10BU，以后维持剂量可减为 5BU，qod.。先用 NS 100~250ml 稀释后静滴 1~1.5h。对给药前凝血因子Ⅰ浓度＞400mg/ml 或重度突发性耳聋者，首次剂量为 20BU，以后维持剂量减为 5~10BU。通常疗程为 1 周，必要时可增至 3~6 周。一般治疗急性缺血性脑血管病 3 次为一疗程，治疗突发性耳聋必要时可延长至 6 周，延长治疗期剂量应为 5BU/ 次，qod.。

**【禁忌证】**

**1. 说明书禁忌证**

（1）对本药过敏者。

（2）出血患者（如出凝血障碍性疾病、血管障碍所致出血倾向，活动性消化性溃疡、疑有颅内出血，血小板减少性紫癜、血友病、月经期间、手术时、尿路出血、咯血以及伴有生殖道出血的早产、流产、刚分娩后的妇女和产褥期妇女等）。

（3）有出血可能者（如内脏肿瘤、消化道憩室炎、大肠炎、亚急性细菌性心内膜炎、重症高血压、重症糖尿病者等）。

（4）新近手术患者。

（5）用药前血凝血因子Ⅰ浓度＜100mg/dl 者。

（6）重度肝或肾功能不全。

（7）乳头肌断裂、心室中隔穿孔、心源性休克、多脏器功能衰竭。

**2. 其他禁忌证**

哺乳妇女。

【特殊人群用药】

**儿童** 用药的安全性尚不明确。

**老人** ＞70岁者慎用，用药期间密切观察。

**孕妇** 妊娠或可能妊娠的妇女慎用。使用本药时应避免与水杨酸类药物（如阿司匹林）合用。

**哺乳妇女** 一般应避免使用本药，必须使用时应停止哺乳。

**肝功能不全者** 重度肝功能不全者禁用。

**肾功能不全/透析者** 重度肾功能不全者禁用。

【注意】

（1）慎用 ①有其他药物过敏史者。②消化性溃疡或有消化性溃疡史者。③脑血管后遗症者。④有重度意识障碍并可能行气管切开术者。

（2）用药相关检查/监测项目 用药前及用药期间应进行凝血因子Ⅰ、血小板聚集功能等检查，并密切注意临床症状。

【给药说明】

（1）给药条件 若患者有动脉或深部静脉损伤时，本药有可能引起血肿。故使用本药后，应避免进行星状神经节封闭、动脉或深部静脉等穿刺检查或治疗。对于浅表静脉穿刺部位有止血延缓现象发生时，应采用压迫止血法。

（2）减量/停药条件 首次用药后第1次凝血因子Ⅰ＜100mg/dl者，治疗期间出现出血或可疑出血时，应终止给药，并采取输血或其他措施。

（3）配伍信息 本药稀释后宜立即使用，静滴宜缓慢。

（4）其他 ①用药期间应避免从事可能造成创伤的工作。②BU（Batroxobin Unit）为酶活性单位。在37℃下，将药液0.1ml加入标准人－枸橼酸血浆0.3ml中后，（19±0.2）秒发生凝固时，其酶活性为2BU。

【不良反应】

（1）心血管 患者有动脉或深部静脉损伤时，可能引起血肿。罕有引起休克的情况，应仔细观察病情，发现异常时终止给药。

（2）神经 头痛、头晕、头重感、脚步蹒跚、麻木感等。

（3）内分泌/代谢 中性脂肪升高、TC升高等。

（4）血液 嗜酸性粒细胞增高、WBC增高或减少、RBC减少、Hb减少等。

（5）消化 恶心、呕吐、食欲缺乏、胃痛、胃部不适感、氨基转移酶升高、大便潜血阳性。

（6）泌尿 BUN及血清肌酐升高、蛋白尿等。

（7）皮肤 荨麻疹、皮疹等过敏反应。

（8）眼 眼痛、视觉朦胧感、眼振等。

（9）耳 耳鸣。

（10）其他 发热、全身不适、头创面出血、注射部位出血、皮下出血、止血延迟、血管痛等。出现出血倾向时应仔细观察，发现异常应终止给药，并采取输血等适当措施。

【相互作用】

（1）水杨酸类药（如阿司匹林）、其他抗凝药、血小板抑制药 可能增加出血倾向或使止血时间延长。

（2）溶栓药 可能引起血栓栓塞。合用应谨慎。

## 瑞替普酶
## Reteplase

【其他名称】 重组瑞替普酶、派通欣、Rapilysin、Retavase

【分类】 血液系统用药\纤维蛋白溶解药

【制剂规格】 粉针剂 5MU。

【临床应用】

1. 说明书适应证

成人急性心肌梗死（冠状动脉梗塞引起）的溶栓疗法。

**2. 其他临床应用**

肺栓塞（国外资料）。

## 【用法用量】

**说明书用法用量**

**一般用法** 10MU/次，i.v.2次。10MU溶于10ml注射用水中，缓慢i.v.（2min以上），两次间隔为30min。尚无超过2次的重复用药经验。

## 【禁忌证】

**1. 说明书禁忌证**

（1）活动性内脏出血。

（2）有出血性脑卒中病史及6个月内的缺血性脑卒中。

（3）新近颅脑或脊柱手术及外伤史。

（4）颅内肿瘤、动静脉畸型或动脉瘤。

（5）出血体质。

（6）未能控制的严重高血压。

**2. 其他禁忌证**

对本药过敏者（国外资料）。

## 【特殊人群用药】

**儿童** 用药的安全性和有效性尚不明确。

**老人** ＞70岁，尤其是收缩压＞21.3kPa（160mmHg）者应慎用。

**孕妇** 权衡利弊后慎用。美国FDA妊娠安全性分级为：C级。

**哺乳妇女** 慎用。

**肝功能不全者** 严重肝功能不全者慎用。

**肾功能不全/透析者** 严重肾功能不全者慎用。

## 【注意】

（1）慎用 ①对其他纤溶酶原激活药过敏者（国外资料）。②近10d内接受过大手术。③脑血管疾病。④新近消化道或泌尿道出血。⑤新近外伤。⑥收缩压＞24kPa或舒张压＞14.7kPa。⑦高度怀疑存在左心血栓。⑧急性心包炎。⑨亚急性细菌性心内膜炎。⑩凝血功能障碍。⑪糖尿病引起的出血性视网膜病变或其他出血性眼病。⑫败血症性栓塞性静脉炎或严重感染部位存在动静脉瘘。⑬长期使用口服抗凝剂者。⑭其他潜在的难以止血的出血部位，或可能明显增加出血机会的各种情况。

（2）对检验值/诊断的影响 本药可影响凝血试验、纤维蛋白溶解活性检测结果。用药期间若进行凝血试验或纤维蛋白溶解活性检测，可用浓度为2μmol/L的氯甲基酮采集血液标本，以防出现假象。

（3）用药相关检查/监测项目 应监测是否出现CPK释放总量减少、心肌酶“冲洗现象”。

## 【给药说明】

（1）给药条件 ①本药只能静脉使用。②本药应在症状发生后12h内尽可能早期使用，发病后6h内比发病后7~12h使用的疗效更好。③用药应避免新近的注射部位出血，应仔细观察潜在出血部位。用药期间若必须进行动脉穿刺，宜采用上肢末端的血管，穿刺后至少压迫30min。用药期间应尽量避免肌注和非必需的搬动。

（2）减量/停药条件 一旦发生严重出血，必须立即停用肝素、抗凝药及抗栓治疗；此外，若出血发生在第1次静注后，则应停止第2次静注。

（3）配伍信息 ①本药与肝素呈配伍禁忌。不能在同一静脉通道给药，若需共用一条静脉通道先后注射时，使用两药之间，应用NS或5%GS冲洗管道。②本药应用10ml灭菌注射用水重新溶解。宜即配即用，贮存于2℃~30℃的溶液可在4h内使用。旋转药瓶应避免摇动。

（4）其他 给药后应备有治疗心动过缓、室性兴奋性增高的抗心律失常药物。

## 【不良反应】

（1）心血管 充血性心力衰竭、心源性休克、血压降低、房颤、心律失常。

（2）神经 脑卒中。

（3）血液 出血（包括颅内、腹膜后、消化道、泌尿道、呼吸道、穿刺或破损部位出血）。

（4）消化 恶心、呕吐、胆固醇栓塞。

（5）呼吸 呼吸困难。

（6）其他 过敏反应。

【药物过量】

处理意见 尚无本药过量的经验。若发生严重出血，立即停用肝素及其他抗凝、抗栓药，必要时输入新鲜全血或血浆及抗纤溶药物。可使用鱼精蛋白对抗肝素的作用。

【相互作用】

（1）山金车、猫爪草、丁香油、姜黄素、蒲公英、益母草、覆盆子、红醋栗、墨角藻、睡菜、琉璃苣、菠萝蛋白酶、小槲树、与茴香、阿魏胶、布枯、红三叶草、胡芦巴、当归、月见草、芹菜、大黄、黄芩、绣线菊、甘草、卡法根、香胶树脂、小白菊、阿司匹林、双嘧达莫、低分子量肝素 出血的危险增加。两者合用须谨慎，应密切监测出血的症状和体征。

（2）黄芪 出血的危险增加。应避免合用，或在密切监控出血增加的症状和体征下合用。为避免发生出血性并发症，手术前应停用黄芪。

（3）辣椒素 出血的危险增加。应密切监测出血的症状和体征，尽可能在使用本药前控制辣椒素的摄入。

（4）大蒜 出血的危险增加。如使用本药同时过多摄入大蒜，应监测 INR 和（或）出血时间及严重出血的症状和体征。应在择期外科手术前 10d 停止摄入大蒜。

（5）丹参 出血的危险增加。应避免合用。

（6）银杏 出血的危险增加。应避免合用，或在密切监控出血增加的症状和体征下合用。

（7）生姜 出血的危险增加。合用应谨慎。

（8）Vit K 拮抗药 出血的危险增加。

## 葡激酶
## Staphylokinase

【其他名称】 重组葡激酶、施爱克、依力通、Recombinant Staphylokinase

【分类】 血液系统用药\纤维蛋白溶解药

【制剂规格】 粉针剂 5mg（250000U）。

【临床应用】

**说明书适应证**

成人冠状动脉血栓引起的急性心肌梗死的溶栓治疗。

【用法用量】

**1. 说明书用法用量**

急性心肌梗死的溶栓治疗 10mg（500000U）以 50ml 生理盐水溶解，i.v.gtt.（30min 内滴入）。

**2. 其他用法用量**

［国外参考信息］ 10~20mg，以生理盐水稀释后静脉给药。先给药 1~2mg，静注 2min；余下的 9~18mg，静滴 30min。

【禁忌证】

**1. 说明书禁忌证**

（1）对本药过敏者。

（2）2 周内曾有创伤、外科手术、不能实施压迫的血管穿刺、分娩及器官活体组织检查者。

（3）2 周内发生过胃肠道或泌尿道出血、糖尿病性出血性视网膜病及其他活动性出血者。

（4）有脑血管意外史者。

（5）未能控制的高血压（收缩压＞24kPa 或舒张压＞14.7kPa）者。

（6）止凝血功能障碍患者。

（7）颅内肿瘤、动静脉畸型或动脉瘤患者。

（8）左心血栓（如二尖瓣狭窄伴心房颤动）患者。

（9）感染性心内膜炎患者。

（10）急性心包炎患者。

（11）孕妇及哺乳妇女。

（12）中至重度肝肾疾病患者。

**2. 其他禁忌证**

有脑卒中史者。

【特殊人群用药】

**儿童**　尚不明确。

**老人**　慎用。

**孕妇**　禁用。

**哺乳妇女**　禁用。

**肝功能不全者**　中重度肝脏疾病者禁用。

**肾功能不全/透析者**　中重度肾脏疾病者禁用。

【注意】

（1）慎用　①脑血管疾病。②败血症性栓塞性静脉炎或严重感染部位存在动静脉瘘者。

（2）用药相关检查/监测项目　活化部分凝血活酶时间、凝血酶时间、凝血因子Ⅱ时间、纤维蛋白降解产物、血清酶（肌酸激酶同工酶–心肌来源、乳酸脱氢酶同工酶1）。

【给药说明】

给药条件　（1）本药应在出现症状后尽早使用，不推荐用于发病时间超过12h者。（2）本药可根据需要与硝酸酯类药、β–肾上腺素受体阻断药、血管紧张素转换酶抑制药、调脂药或抗心律失常药合用。（3）本药具有免疫原性，能够在1周的延滞期后诱导产生中和抗体，并持续数月。应避免在首次治疗后的第2周起重复使用。（4）患者在使用本药时均同时接受阿司匹林和静脉内肝素治疗。（5）用药应仔细观察潜在出血部位。用药期间如必须进行动脉穿刺，宜采用上肢末端的血管，穿刺后至少压迫30min，用敷料加压包扎，密切观察有无渗血。应尽量避免不可压迫的大血管（如颈静脉、锁骨下静脉）穿刺。用药期间应尽量避免肌注和非必需的搬动。

【不良反应】

（1）心血管　心脏传导障碍（Ⅱ度或Ⅲ度房室传导阻滞）、心脏停搏及心律失常（室颤、房颤或房扑、心动过缓、心动过速、室性期前收缩等）、心源性休克、持续性血压降低。如出现低血压可减慢滴速。

（2）神经　有出现致命的出血性脑卒中的报道。

（3）血液　出血：穿刺部位皮肤瘀斑、胃肠道出血、泌尿生殖道出血、呼吸道出血甚至颅内出血。如发生大出血，应立即停药，输入抗纤溶药物（6–氨基己酸等）、新鲜血浆或全血。另有胆固醇栓塞及溶血性贫血。

（4）消化　肝功能损害。

（5）其他　①可因溶栓后血栓脱落发生栓塞性并发症，如肺栓塞、脑栓塞。②过敏反应，表现为发热、寒战、皮疹、发痒和低血压，症状轻微者无须停药，严重过敏时须立即停药，并静注抗组胺药和糖皮质激素。

【相互作用】

尚不明确。

## 蚓激酶
## Lumbrokinase

【其他名称】　百奥、博洛克、乐佰欣、普恩复、Lumbrokinasum

【分类】　血液系统用药\纤维蛋白溶解药

【制剂规格】　胶囊　4000UK单位（6000TPA单位）。

**肠溶胶囊**　①20万U。②30万U。③60万U。

**肠溶片**　30万U。

**粉针剂**　5000U。

【临床应用】

**说明书适应证**

缺血性脑血管病，使过高的凝血因子Ⅰ和血小板凝集率降低，可改善症状并防止病情发展。

【用法用量】

**1. 说明书用法用量**

**一般用法**　2粒（胶囊8000UK单位、肠溶片60万U、肠溶胶囊40万U或60万U）/次，tid.，p.o.，一疗程3~4周。可连服2~3个疗程，或连服至症状好转。

2. 其他用法用量

[ 国内参考信息 ] 2500~5000U/ 次，qd.，i.v.gtt.。

【禁忌证】

说明书禁忌证

（1）对本药过敏者。

（2）脑出血者。

【特殊人群用药】

**儿童** 慎用。

**老人** 可按常规剂量用药。临床仅见轻微不良反应，多数可继续服药，部分停药后可自行缓解。

**孕妇** 慎用。

**哺乳妇女** 慎用。

【注意】

慎用 有出血倾向者。

【给药说明】

给药条件 （1）急性出血患者不宜使用本药。（2）口服制剂必须在饭前（宜在饭前半小时）服用。

【不良反应】 本药不良反应较少。

（1）神经 头痛、头晕。

（2）血液 嗜酸性粒细胞增多。

（3）消化 消化道反应（如恶心、呕吐、胃部不适、稀便次数增多、便秘等）。

（4）皮肤 皮疹、皮肤瘙痒。

【药物过量】

处理意见 尚无本药过量的报道，若过量时出现出血，应采取对症治疗。

【相互作用】

抑制血小板功能的药物 协同作用，增强上述药的抗凝作用。

# 第八章 血浆成分及血浆代用品

## 琥珀酰明胶
## Succinylated Gelatin

**【其他名称】** 长源雪安、琥珀明胶、佳乐施、血定安、Gelatin Succinate、Gelofusine、Plasma Substitute

**【成分】** 1000ml 溶液含：琥珀酰明胶（改良液体明胶）40g、氯化钠 7.01g、氢氧化钠 1.36g、注射用水 969g、$Na^+$ 154mmol/L、$Cl^-$ 120mmol/L、Mn（数均分子量）22300

**【分类】** 血液系统用药\血浆成分及血浆代用品

**【制剂规格】** **注射液** 500ml:20g。

**【临床应用】**

**说明书适应证**

（1）低血容量时的胶体性容量补充剂。

（2）血液稀释。

（3）体外循环（心肺机、人工肾）。

（4）预防脊髓和硬膜外麻醉中的低血压。

（5）作为输注胰岛素的载体，防止胰岛素被容器及管壁吸附而丢失。

**【用法用量】**

**说明书用法用量**

（1）少量出血、术前及术中预防性治疗 可在 1~3h 内 i.v. 本药 500~1000ml。

（2）低血容量性休克 可在 24h 内 i.v. 本药 10000~15000ml。但 RBC 比容不应＜25%，同时避免血液稀释引起的凝血异常。

（3）严重的急性失血致生命垂危 可在 5~10min 内静脉加压输入本药 500ml，进一步输入量视血容量的缺乏程度而定。

**【禁忌证】**

**说明书禁忌证**

（1）对明胶类药物过敏者。

（2）肾衰竭。

（3）有出血体质者。

（4）肺水肿。

（5）有循环超负荷、水潴留者。

**【特殊人群用药】**

**儿童** 尚不明确。

**老人** 控制 RBC 比容不低于 30%，并注意防止循环超负荷。

**孕妇** 应权衡利弊。

**哺乳妇女** 应权衡利弊。

**肾功能不全/透析者** 肾衰竭者禁用。

**【注意】**

（1）慎用 处于过敏状态者。

（2）对检验值/诊断的影响 输注本药期间，血糖、ESR、尿液比重、尿蛋白、双缩脲、脂肪酸、胆固醇、果糖、山梨醇脱氢酶等指标可能不稳定。

**【给药说明】**

（1）给药条件 ①给药剂量和速度取决于患者的实际情况，必要时可加压输入。快速输入时应将液体加温，但不能＞37℃。②本药含钙量、含钾量低，可用于洋地黄化或肾功能较差的患者。③心衰时，输液应缓慢进行。应注意患者是否有水潴留、肾衰竭、出血倾向、肺水肿、钠或钾缺乏及对输液成分过敏。

（2）配伍信息 ①使用本药不会干扰交叉配血。本药与枸橼酸化的血液或血制品有良好的相容性。②血液、电解质和碳水化合物溶液可与本药一起经同一管道输注。③脂肪乳不可经相同输液器与本药同时输入。④其他水溶性药物（如血管活性药、巴比妥盐酸类、肌松药、皮质激素和抗生素）一般可与本药一起输入，但不主张。

（3）其他 ①对于失血后血液成分的补充，一般在失血量相当于总血容量的 20%

才考虑输入 RBC。②本药能有效地维持血容量，但并不能补充失血或血浆引起的蛋白缺乏。如术前或术中输入量＞2000~3000ml时，建议术后检查血浆蛋白浓度，特别是有组织水肿现象时。在某些情况下（如败血症休克时，可能需要特别的球蛋白），应适当选择人体白蛋白制剂，用于进一步扩容。

**【不良反应】**

本药极少引起严重不良反应。偶见过敏反应，如轻微荨麻疹。一旦出现过敏反应，应立即停止滴注，并根据患者情况相应处理，如增加供氧、抬高双腿，给予肾上腺素、大剂量皮质激素、抗组胺、钙剂、观察和治疗代谢性酸中毒。必要时可用利尿药，以加快药物排出。

**【药物过量】**

处理意见　若血液稀释过量，则应对症处理。

**【相互作用】**

尚不明确。

## 聚明胶肽
## Polygeline

**【其他名称】** 海脉素、尿联明胶、尿素交联明胶、血代、血脉素、Haemaccel

**【成分】** 每1000ml组分：降解明胶多肽（来源于牛骨）35g（相当于6.3g氮）、钠离子145mmol（3.33g）、钾离子5.1mmol（0.2g）、钙离子6.25mmol（0.25g）、氯离子145mmol（5.14g）、微量磷酸根和硫酸根等离子、多肽（带负电荷至等渗点）。

**【分类】** 血液系统用药\血浆成分及血浆代用品

**【制剂规格】** **注射液**　①250ml∶1.6g（以含氮量计）。②500ml∶3.2g（以含氮量计）。③1000ml。

**【临床应用】**

**1. 说明书适应证**

（1）外伤引起的失血性休克。

（2）严重烧伤、败血症、胰腺炎等引起的失体液性休克。

（3）预防较大手术前可能出现的低血压。

（4）体外循环，血透时的容量补充。

**2. 其他临床应用**

（1）作为药物输注时的溶剂。

（2）冲洗保存后的肝脏，以避免器官移植受者发生高钾血症。

**【用法用量】**

**1. 说明书用法用量**

**一般用法**　500~1000ml/次，i.v.gtt.，滴速为500ml/h。用量及输注速度根据病情决定，Max：2500ml/d。

**2. 其他用法用量**

［国内参考信息］

（1）预防休克　500~1500ml/d，i.v.gtt.。

（2）出血性休克　Max：2000ml/d，i.v.gtt.。

（3）休克的急救　按需要量给药，可在5~15min内静滴500ml。

（4）其他临床用法　如血液的主要成分稀释后仍保持在生理范围内，未出现高血容量和水分过多，则上述剂量可补充更多一些。当血细胞比容降至25%以下时，应立即给予浓缩RBC或全血。

**【禁忌证】**

**1. 说明书禁忌证**

（1）对本药过敏者。

（2）具有组胺释放高危因素者。

（3）严重肝、肾功能损害。

（4）肾性或肾后性无尿。

（5）充血性心衰。

（6）肺水肿。

（7）心源性休克。

（8）高血压。

（9）食管静脉曲张。

（10）出血性疾病。

**2. 其他禁忌证**

（1）哮喘。

（2）凝血功能不全。

（3）高钙血症。

（4）正在使用洋地黄治疗者。

**【特殊人群用药】**

**儿童**

**1. 说明书用法用量**

**一般用法**　10~20ml/（kg·次），i.v.gtt.。

**2. 其他用法用量**

［国外参考信息］静脉给予 5~10ml/（kg·d）。

**老人**　老年人应注意可能存在的低蛋白血症，并密切注意心脏功能。有肾功能障碍的老年患者应减量。

**孕妇**　在妊娠期间或妊娠刚结束后者，使用血容量代用品时应谨慎。

**哺乳妇女**　尚不明确。

**肝功能不全者**　严重肝功能损害者禁用。国外资料认为，肝脏疾病患者不必调整用量。

**肾功能不全/透析者**　严重肾功能损害者禁用本药。国外资料认为，完全无尿者，可使用 3.5% 的本药溶液 500ml，2 次/周，持续 1~2 月。

**【注意】**

对检验值/诊断的影响　RBC 沉积率可暂时性加快。

**【给药说明】**

（1）给药条件　①本药只能静滴。②剂量及滴速可按照个体情况调整，特别应依据循环参数决定用量。其作用程度和持续时间则根据输注量、输注速度和血容量缺乏程度而定。③如因温度较低，本药黏度加大，可稍加温后使用。④使用本药不受血型限制，如配合输血时，应先查血型，以防出现 RBC 假凝集现象。

（2）减量/停药条件　出现不良反应时，应立即停药，并按下列原则处理：轻微反应，给予皮质激素和抗组胺药物；严重反应，应立即缓慢静注肾上腺素，加用大剂量的皮质激素（缓慢静注）和血容量代用品（如人血白蛋白、林格乳酸钠溶液等），同时吸氧。

（3）配伍信息　①在体外循环或人工肾使用过程中，本药只能与加肝素的血液混合使用，不得直接与库血混合使用。②本药不能与氨苄青霉素、头孢曲松钠、甲基氢化泼尼松、丙咪嗪、阿昔洛韦等药物配伍。③本药不可与含枸橼酸盐的血液混合使用，但含枸橼酸盐的血液可在输入本药前或后输注，或分通道同时输注。

（4）其他　①由于本药钙含量较多，使用后短期内可出现血清钙浓度轻度升高，特别是在大剂量快速滴注时。②预防性使用 $H_1$ 或 $H_2$ 受体阻断药以避免出现组胺释放引起的反应。③本药大剂量（＞2500~3000ml/d）给药时应谨慎。

**【不良反应】**　出现以下不良反应时，应立即停止输注，并给予对症处理。

（1）心血管　低血压、心动过速、心动过缓。

（2）消化　恶心、呕吐。

（3）呼吸　呼吸困难。

（4）皮肤　一过性皮肤反应（如荨麻疹）。

（5）其他　发热、寒战、休克。

**【相互作用】**

（1）地高辛等强心苷类药　可增强上述药的毒性，增加发生循环衰竭的风险。

（2）庆大霉素　可加重肾功能损害，增加出现肾衰竭的风险。

## 中分子羟乙基淀粉 130/0.4
## Hydroxyethyl Starch 130/0.4

**【其他名称】**　羟乙基淀粉 130/0.4、万汶、Voluven

**【分类】**　血液系统用药\血浆成分及血浆代用品

**【制剂规格】**　**氯化钠注射液**　① 250ml∶6%（15g 羟乙基淀粉 130/0.4 与氯化钠 2.25g）。

② 500ml∶6%（30g 羟乙基淀粉 130/0.4 与氯化钠 4.5g）。③ 1000ml∶6%（60g 羟乙基淀粉 130/0.4 与氯化钠 6.02g）。

【临床应用】

1. 说明书适应证

（1）防治血容量不足。

（2）用于急性等容血液稀释。

2. 其他临床应用

（1）急性高容血液稀释时补充血容量。

（2）治疗性血液稀释。

【用法用量】

1. 说明书用法用量

**一般用法** 静脉输注的初始 10~20ml 应缓慢给予，并密切观察患者反应，Max：50ml/（kg·d）。根据患者失血量、血流动力学参数的维持或恢复以及稀释效果确定每日剂量、给药速度以及持续用药时间。对于长时间每日给予最大剂量的治疗方法，目前临床用药经验尚有限。

2. 其他用法用量

［国内参考信息］

（1）急性等容血液稀释 输入与放血量相等容量的本药。

（2）急性高容血液稀释 根据患者 CVP 输入本药 15~20ml/kg。

【禁忌证】

1. 说明书禁忌证

（1）对羟乙基淀粉过敏。

（2）体液负荷过重（包括肺水肿和充血性心力衰竭）。

（3）非血容量不足引起的少尿或无尿的肾功能不全。

（4）颅内出血。

（5）严重高钠血症或高氯血症。

（6）接受透析治疗者。

2. 其他禁忌证

（1）明显高血容量。

（2）严重心功能不全者。

（3）严重凝血功能异常者。

【特殊人群用药】

**儿童** 对于新生儿（包括早产儿），当治疗利益大于风险时，才可使用。儿童使用剂量，应根据患者的基础疾病、血流动力学参数和水合状态进行调整。本药在欧洲已批准用于 0~2 岁儿童，Max：50ml/（kg·d）。

**老人** 老年患者用药的安全有效性尚未确立。

**孕妇** 应权衡利弊。美国 FDA 妊娠安全性分级为：C 级。

**哺乳妇女** 暂缺乏相关资料。

**肝功能不全者** 严重肝脏疾病者慎用。

**肾功能不全 / 透析者** 肾清除率下降者慎用（应警惕循环负担过重）。严重肾功能不全者需调整剂量。也有国内资料建议，严重肾功能障碍者禁用。

**其他** 心功能不全者需调整剂量。

【注意】

（1）慎用 ①有出血性疾病史者。②需预防颅内出血的神经外科手术者。③运动员。

（2）对检验值 / 诊断的影响 使用本药时血清淀粉酶浓度可能升高，可干扰胰腺炎诊断。

（3）用药相关检查 / 监测项目 ①定期监测肾功能和液体平衡。②密切监测血清电解质水平。③曾有肝病史者在多次输注本药时，应注意监测肝功能。

（4）对驾驶 / 机械操作的影响 本药对驾驶和机械操作能力无影响。

【给药说明】

（1）给药条件 ①本药仅供静脉给药，其用量及输液速度根据患者失血情况、血液浓缩程度及其血液稀释效应而定：失血性休克患者，输注速度宜快；烧伤或感染性休克等宜缓慢滴入。②心、肺功能正常者使用胶体扩容剂时，血细胞比容应不低于 30%。③为防止重度脱水，使用本药前应先给予晶体溶液。

（2）减量 / 停药条件 静滴过程中，若发生不可耐受的反应，应立即停药，并给予适当的治疗。

（3）配伍信息　①与双嘧达莫、Vit $B_{12}$ 混用时，药液会发生变化。②应避免与其他药物混合。如在特别情况下需与其他药物混合，应注意相容性（无絮状或沉淀）、无菌及均匀混合。

（4）其他　使用时保持药液温度在 37℃左右。剩余药液不宜再用。

【不良反应】

（1）血液　一过性 PT、APTT 及 CT 延长，一过性出血时间延长。大剂量用药可引起血液成分（如凝血因子、血浆蛋白）稀释及血细胞比容下降。

（2）消化　多次输注可有间接胆红素升高（于末次注射后 96h 恢复正常）、呕吐。

（3）皮肤　皮肤瘙痒（长期大剂量用药）。

（4）其他　过敏样反应（过敏反应、轻度流感样症状、心动过缓、心动过速、支气管痉挛、非心源性肺水肿）、颌下腺及腮腺肿大、下肢水肿。出现过敏样反应时应停药，并采取适当的急救措施。

【药物过量】

（1）表现　同其他容量替代品一样，如使用过量，可能引起循环系统负荷过重（如肺水肿）。

（2）处理意见　应立即停药，必要时给予利尿药。

【相互作用】

卡那霉素、庆大霉素、巴龙霉素　肾毒性增加。

## 中分子羟乙基淀粉 200/0.5
## Hydroxyethyl Starch 200/0.5

【其他名称】 贺斯、羟乙基淀粉 200/0.5、盈源、Haes

【分类】 血液系统用药\血浆成分及血浆代用品

【制剂规格】 10% 注射液　① 250ml（25g 羟乙基淀粉 200/0.5、氯化钠 2.25g）。② 500ml（50g 羟乙基淀粉 200/0.5、氯化钠 4.5g）。

6% 注射液　① 250ml（15g 羟乙基淀粉 200/0.5、氯化钠 2.25g）。② 500ml（30g 羟乙基淀粉 200/0.5、氯化钠 4.5g）。

3% 注射液　500ml（15g 羟乙基淀粉 200/0.5、氯化钠 4.5g）。

【临床应用】

**说明书适应证**

（1）防治手术、创伤、感染、烧伤等引起的循环血容量不足或休克。

（2）10% 及 6% 的中分子羟乙基淀粉 200/0.5 可用于治疗性血液稀释。

（3）3% 及 6% 的中分子羟乙基淀粉 200/0.5 可用于减少手术中对供血的需要，如急性等容血液稀释。

【用法用量】

**说明书用法用量**

（1）容量替代治疗　即防治循环血容量不足或休克，推荐的最大剂量如表 9-8-1：

表 9-8-1　不同浓度溶液的最大推荐剂量表

| 溶液浓度 | | 3% | 6% | 10% |
|---|---|---|---|---|
| 最大日剂量 | 按体重 | 66ml/（kg·d） | 33ml/（kg·d） | 20ml/（kg·d） |
| | 按 75kg 体重计 | 5000ml/d | 2500ml/d | 1500ml/d |
| | 按羟乙基淀粉计 | 2g/（kg·d） | 2g/（kg·d） | 2g/（kg·d） |
| 最大滴速 | 按体重 | 20ml/（kg·h） | 20ml/（kg·h） | 20ml/（kg·h） |
| | 按 75kg 体重计 | 1500ml/h | 1500ml/h | 1500ml/h |
| | 按羟乙基淀粉计 | 0.6g/（kg·h） | 1.2g/（kg·h） | 2g/（kg·h） |

（2）治疗性血液稀释　10% 或 6% 注射液制剂，i.v.gtt.。可分为等容血液稀释（放

血）、高容血液稀释（不放血），按剂量可分为低（250ml）、中（500ml）、高（2×500ml）三种。建议治疗10d，按表9–8–2给药：

表 9–8–2 治疗性血液稀释剂量表

| 给药量 | 滴注时间 |
| --- | --- |
| 250ml | 0.5~2h |
| 500ml | 4~6h |
| 1000ml（2×500ml） | 8~24h |

（3）减少手术中供血量 即急性等容血液稀释（ANH），用3%或6%注射液制剂静滴。术前即刻开展ANH，按1.5∶1（3%）或1∶1（6%）比例以本药替换自体血液。ANH后，血细胞比容应≥30%。若估计需输血，ANH通常在术前进行1次。若血细胞比容正常，可重复使用。

【禁忌证】

**说明书禁忌证**

（1）对淀粉过敏者。

（2）严重充血性心力衰竭（心功能不全）。

（3）肾衰竭（Scr＞2mg/dl或＞177μmol/L）。

（4）严重凝血功能障碍（危及生命的急症患者可考虑使用）。

（5）体液负荷过重或严重缺乏。

（6）脑出血。

【特殊人群用药】

**儿童** 尚无用药资料。

**孕妇** 尚无用药资料，妊娠早期绝对必需才用。美国FDA妊娠安全性分级为：C级。

**哺乳妇女** 尚无其用药资料。

**肝功能不全者** 慢性肝病患者慎用。

**肾功能不全/透析者** 肾衰竭者禁用，代偿期肾功能不全者（Scr为1.2~2mg/dl或106~177μmol/L），应每日监测液体平衡；Scr、尿液均正常，需持续数日用药时，应监测液体平衡1~2次，并确保补充足够的液体（2~3L/d）。

**其他** 耳神经障碍者发生皮肤瘙痒的可能性与剂量有关，建议Max：250ml/d，同时补充足够液体。

【注意】

（1）慎用 ①有出血性疾病史者。②肺水肿患者。③肾清除率下降者（应警惕循环负担过重）。④需预防颅内出血的神经外科手术患者。⑤充血性心力衰竭患者。

（2）对检验值/诊断的影响 使用本药时血清淀粉酶浓度可能升高，可干扰胰腺炎的诊断。

（3）用药相关检查/监测项目 ①在治疗早期应监测血清肌酐水平。对血清肌酐正常而尿液检查提示有肾功能损害的患者，应每日监测血清肌酐水平。②应定期检查血清电解质水平及液体出入量平衡。③曾有肝病史的患者在多次输注本药时，应注意监测肝功能。④较大剂量使用时，应监测血细胞比容和血浆蛋白浓度。

【给药说明】

（1）给药条件 ①本药仅供静脉给药，用量、输液速度根据失血情况、血液浓缩程度、血液稀释效应定：静滴时，开始的10~20ml应缓慢输入，并密切观察反应；失血性休克患者，输注速度宜快；烧伤或感染性休克等宜缓慢滴入。须避免因滴注过快和用量过大导致的循环超负荷。②心、肺功能正常者使用胶体扩容剂时，血细胞比容应≥30%。

（2）配伍信息 与双嘧达莫、Vit $B_{12}$混用，药液会变化。

（3）其他 使用时保持药液温度约37℃。剩余药液不宜再用。

【不良反应】

（1）心血管 心动过速。

（2）血液 一过性PT、APTT及CT延长。大剂量：一过性出血时间延长、血液成分稀释及血细胞比容下降。

（3）消化 呕吐。多次输注：间接胆红素升高（可恢复）。

（4）呼吸　支气管痉挛。

（5）泌尿　肾区疼痛，应立即停药，并补充足够液体，密切监测 Scr。

（6）皮肤　长期大剂量使用：皮肤瘙痒。

（7）其他　①过敏反应（眼睑水肿、荨麻疹及哮喘等）。停药并急救：a. 出现皮肤反应，给予抗组胺药。b. 出现心动过速、血压下降、眩晕、恶心、呕吐，保持正确体位，并给抗组胺药及皮质激素（如泼尼松龙 120mg 静注）。c. 出现支气管痉挛、休克，保持正确体位，静注肾上腺素 0.05~0.1mg 及静注皮质激素（如泼尼松龙）1~2g，同时输液（如 5% 白蛋白）。d. 出现严重过敏反应时，应首选肾上腺素。若出现呼吸困难、即将或已出现休克，救治措施为：经静脉或中心静脉给药；静注 0.1% 肾上腺素氯化钠溶液 0.1~0.3ml；输注大剂量皮质激素，如泼尼松龙 30~40mg/kg；更换血浆代用品；鼻管给氧；必要时，通过面罩或插管进行人工呼吸；心肺复苏（出现呼吸停止或心脏停搏时）。②发热、寒战及流感样症状。③颌下腺及腮腺肿大、下肢水肿等。

**【药物过量】**

处理意见　若意外过量输入，应停药，必要时使用利尿药。

**【相互作用】**

卡那霉素、庆大霉素、巴龙霉素　肾毒性增加。

## 右旋糖酐 40
## Dextran 40

**【其他名称】** 低分子右旋糖酐、低分子右旋糖酐 40、欣润络、Dextranum 40、Low Molecular Dextran、Rheomacrodex

**【分类】** 血液系统用药\血浆成分及血浆代用品

**【制剂规格】** **6% 葡萄糖注射液**　① 100ml（6g 右旋糖酐 40、葡萄糖 5g）。② 250ml（15g 右旋糖酐 40、葡萄糖 12.5g）。③ 500ml（30g 右旋糖酐 40、葡萄糖 25g）。

**10% 葡萄糖注射液**　① 100ml（10g 右旋糖酐 40、葡萄糖 5g）。② 250ml（25g 右旋糖酐 40、葡萄糖 12.5g）。③ 500ml（50g 右旋糖酐 40、葡萄糖 25g）。

**6% 氯化钠注射液**　① 100ml（6g 右旋糖酐 40、氯化钠 0.9g）。② 250ml（15g 右旋糖酐 40、氯化钠 2.25g）。③ 500ml（30g 右旋糖酐 40、氯化钠 4.5g）。

**10% 氯化钠注射液**　① 100ml（10g 右旋糖酐 40、氯化钠 0.9g）。② 250ml（25g 右旋糖酐 40、氯化钠 2.25g）。③ 500ml（50g 右旋糖酐 40、氯化钠 4.5g）。

**【临床应用】**

**1. 说明书适应证**

（1）抢救休克和中毒性休克（失血、创伤、烧伤等所致）。

（2）心绞痛、脑血栓形成、脑供血不足、血栓闭塞性脉管炎等血栓栓塞性疾病。

（3）预防肢体再植和血管外科手术后静脉血栓形成，并改善血液循环，提高再植成功率。

（4）体外循环，以代替部分血液预充人工心肺机。

**2. 其他临床应用**

（1）早期预防休克引起的 DIC。

（2）心肌梗死、视网膜动静脉血栓、皮肤缺血性溃疡等血栓性疾病。

**【用法用量】**

**1. 说明书用法用量**

（1）**一般用量**　用量视病情而定，250~500ml/ 次，i.v.gtt.，24h 内不超过 1000~1500ml（尤其在第 1 个 24h 内）。

（2）抗休克　用量可较大，i.v.gtt.，滴速为 20~40ml/min，第 1 日最大剂量可用至 20ml/kg。在使用前必须纠正脱水。

（3）预防术后血栓形成　术中或术后静滴 500ml。通常为术后第 1、2 日给予 500ml/d，静滴 2~4h。高危患者可连用 10d。

（4）血管栓塞性疾病　一般 250~500ml/次，i.v.gtt.（缓慢），qd./qod.，7~10 次为一疗程。

**2. 其他用法用量**

［国外参考信息］

（1）低血容量性休克　起始 10ml/kg，i.v.gtt.。在治疗休克期间，第 1 个 24h 的最大剂量为 20ml/kg，可快速滴注，此后可连续 5d 按 10ml/kg 给药。

（2）血栓栓塞性疾病　第 1 日 500~1000ml，i.v.gtt.，第 2 日 500ml，滴注 4~6h。以后 500ml/d，qod.。疗程不超过 10d。

（3）预防术后血栓形成　在术中或术后静滴 500ml，滴注 4~6h。第 2 日的剂量和用法同第 1 日。高危患者可在 10d 内隔日给药。

【禁忌证】

**说明书禁忌证**

（1）充血性心衰及其他血容量过多者。

（2）出血（如严重血小板减少、凝血障碍等）。

（3）少尿或无尿。

（4）伴有急性脉管炎者不宜使用。

【特殊人群用药】

**儿童**

**1. 说明书用法用量**

**一般用法**　婴儿 5ml/（kg · d），儿童 10ml/（kg · d），i.v.gtt.。

**2. 其他用法用量**

［国内参考信息］　儿童 Max：≤ 20ml/（kg · d）。

［国外参考信息］

作为体外循环灌注液　10~20ml/（kg·d），i.v.gtt.。

**孕妇**　因产妇对右旋糖酐过敏或发生类过敏性反应时，可导致子宫张力过高，使胎儿缺氧，有致死风险或造成婴儿神经系统异常，故不可在分娩时与止痛药或硬膜外麻醉同时用作预防或治疗。

**哺乳妇女**　尚不明确。

**肝功能不全者**　慎用。

**肾功能不全/透析者**　肾功能不全者慎用。

【注意】

（1）慎用　①过敏体质者。②心功能不全。③活动性肺结核。④运动员。

（2）对检验值/诊断的影响　本药能吸附于细胞表面，与 RBC 形成假凝集，干扰血型鉴定，故输血患者在使用本药前最好先检查血型或进行交叉配血试验，以确保输血安全。

【给药说明】

（1）给药条件　①用药前应做皮试。②避免用量过大，尤其是老年人、动脉粥样硬化或补液不足者。本药用量不应超过 1500ml/d。③首次使用本药时，滴速宜慢，且应严密观察 5~10min，滴注过程中应注意调节电解质平衡。

（2）配伍信息　①本药不宜与双嘧达莫、Vit C、Vit K、Vit $B_{12}$ 在同一溶液中混合使用。②含盐右旋糖酐不能与促皮质素（ACTH）、氢化可的松琥珀酸钠等药物混合使用。③本药易结晶，如有结晶析出，可加热溶解后使用。

（3）其他　①脱水患者在用药的同时应纠正水、电解质紊乱。②重度休克时，如大量输入本药，应同时给予一定量的全血以维持血液携氧功能，否则可出现低蛋白血症。

【不良反应】

（1）血液　凝血障碍、出血时间延长、出血倾向，常与剂量相关。大剂量：出血（如鼻出血、齿龈出血、皮肤黏膜出血、创面渗血、血尿、经血增多等）。

（2）呼吸　肺水肿。

（3）泌尿　肾衰竭。出现少尿或无尿时应停药。

（4）其他　①过敏反应，重者可发生过敏性休克及致死。滴注过程中如发现有休克反应，须立即停药。②发热、寒战。多次用药或长期用药停药后，可出现周期性高热或持续性低热、淋巴结肿大、关节疼痛。

【药物过量】

表现　低蛋白血症、出血倾向等。

【相互作用】

（1）肝素　药理作用协同，有增加出血的风险。

（2）卡那霉素、庆大霉素、巴龙霉素　上述药的肾毒性增加。

## 人血白蛋白

## Albumin Prepared from Human Plasma

【其他名称】安博灵、奥达、奥克特珐玛、白蛋白、贝林、拜斯明-20、拜斯明-25、基立福、康达明、人白蛋白、泰维康、亚玛、Albumin、Albumin Grifols、Albuminar、AlbuRx、Albutein、Behring、Buminate、Flexbumin、Human Plasma Albumin、Human Serum Albumin、Octapharma、Plasbumin-20、Plasbumin-25

【分类】血液系统用药\血浆成分及血浆代用品

【制剂规格】注射液　① 10ml:lg。② 10ml：2g。③ 10ml：2.5g。④ 20ml：5g。⑤ 25ml：5g。⑥ 50ml:1 0g。⑦ 50ml：12.5g。⑧ 62.5ml：12.5g。⑨ 100ml：20g。⑩ 125ml:25g。

冻干制剂　① 5g。② 10g。③ 20g。

【临床应用】

1. 说明书适应证

（1）失血创伤、烧伤引起的休克。

（2）脑水肿及损伤引起的颅压升高。

（3）肝硬化及肾病引起的水肿或腹水。

（4）低蛋白血症。

（5）新生儿高胆红素血症。

（6）心肺分流术、烧伤的辅助治疗、血透的辅助治疗和成人呼吸窘迫综合征。

（7）血容量扩张压不足时增加扩张压力。

2. 其他临床应用

防治循环血容量减少。

【用法用量】

1. 说明书用法用量

（1）严重烧伤或失血等所致休克　5~10g，i.v.，隔 4~6h 重复注射 1 次。

（2）肾病及肝硬化等慢性白蛋白缺乏症　5~10g/d，i.v.，直至水肿消失，血清白蛋白含量恢复正常为止。

（3）控制凝血状态　在血浆交换时，注射速率不应＞30ml/min，如使用 4%~5% 人血白蛋白注射液进行血浆交换，可在连续 3 日内，每日交换 1~1.5 倍的血容量。如大量使用本药，应考虑患者的循环参数。如人血白蛋白 20% 低盐注射液需要量＞200ml，就应增加相应量的电解质溶液，以维持正常的循环平衡，或使用 5% 白蛋白注射液进行连续治疗。20% 白蛋白注射液的胶体渗透压约是血浆渗透压的 4 倍，因此，使用高浓度的白蛋白注射液时，必须十分小心，以确保患者的水合作用，并仔细观察，以防止患者循环系统的超载和水量过多。

2. 其他用法用量

［国内参考信息］一日总量相当于人血白蛋白 25~75g 较适宜，平均用量为 20~30g/d，i.v.gtt./i.v.（缓慢）。建议首次输注量为 20g，维持剂量根据临床治疗情况而定。在抢救大量失血的休克患者时，为改善临床状况和恢复正常血容量，有必要快速滴注。如首次剂量不足，则须持续滴注 15~30min。

【禁忌证】

说明书禁忌证

（1）对白蛋白严重过敏者。

（2）高血压。

（3）急性心脏病。

（4）正常血容量及高血容量的心衰。

（5）心脏代偿不足（严重心肌缺损）。

（6）严重贫血。

（7）水分过多。

（8）血容量过多。

（9）食管静脉曲张。

（10）肺水肿。

（11）凝血紊乱（出血倾向）。

（12）肾功能不全者。

【特殊人群用药】

**儿童**

**说明书用法用量**

［国内参考信息］ 用量根据临床情况和体重而定，一般为成人剂量的 1/4~1/2，或 0.4~0.44g/kg，i.v.gtt./i.v.（缓慢），滴速也控制在成人的 1/4~1/2。平均一日用量为：新生儿 1~2g；婴儿 2~8mg；儿童 8~16g。在抢救大量失血的休克患者时，有必要快速滴注。如首次剂量不足，则须持续滴注 15~30min。

**孕妇**　孕妇或可能怀孕妇女慎用。美国 FDA 妊娠安全性分级为：C 级。

**哺乳妇女**　尚不明确。

**肾功能不全/透析者**　肾功能不全者禁用。

【注意】

（1）慎用　肺功能轻度减弱者。

（2）用药相关检查/监测项目　对凝血的控制，推荐检测 HCT。如有必要，必须使用足够量的其他血液成分（凝集素、电解质、血小板、TBC），至少当 HCT < 30 Vol% 时就应考虑使用 RBC 浓缩液。

【给药说明】

（1）给药条件　①滴速≤ 2ml/min。但在开始 15min 内，应特别注意速度缓慢，逐渐加速至上述速度。②除非同时补充足够的液体，15%~25% 的白蛋白高渗溶液一般不宜用于已脱水的患者。③本药不能与血管收缩药合用，可与 GS 或盐水合用。

（2）配伍信息　①本药不应与全血及 RBC 浓缩液混合。②与含蛋白水解酶、氨基酸或乙醇的注射液混用，会导致蛋白质沉淀。③冻干制剂可用 5%GS 或灭菌注射用水溶解，一般使用 10% 白蛋白溶液，应在 15min 内溶解完毕。欲制备 20%~25% 高浓度白蛋白溶液时，溶解时间则较长。④肾病患者使用本药时不宜用 NS 稀释。⑤本药一切稀释、注射操作，均应按严格的消毒程序进行。开瓶后应一次性使用，不得分次或给第 2 人使用；开瓶后暴露> 4h 也不能再用。

（3）其他　①使用本药时，须仔细观察病情，防止患者的 CVP 升高。②人血白蛋白主要为补充白蛋白，如摄入能量不足时，常被代谢燃烧，不能达到提高血白蛋白水平的目的，因此使用白蛋白前最好先补充足够的热卡。③有明显脱水者应同时补液。

【不良反应】 使用本药一般不会产生不良反应。

（1）心血管　血压升高或降低、心率加快或减慢。

（2）消化　恶心、呕吐。

（3）皮肤　皮肤发红、荨麻疹、颜面潮红、皮疹。

（4）其他　寒颤、发热、发冷、过敏反应。输入速度过快，可引起循环超负荷而致肺水肿。出现过敏反应，应立即停药，必要时换用另一批号。过敏性休克，如发生，应立即停药，并进行适当的治疗，可按以下方法处理：①轻微反应时可给予皮质类固醇或抗组胺药。②严重或威胁生命的反应（如过敏性休克），立即缓慢静注肾上腺素，再缓慢静注皮质类固醇，如有必要，可进行血浆置换、吸氧。

【药物过量】

表现　过量注射可造成脱水、机体循环负荷增加、充血性心力衰竭和肺水肿。

【相互作用】

尚不明确。

# 第九章　其他血液系统用药

## 亚甲蓝
## Methylthioninium Chloride

【其他名称】 次甲蓝、次美蓝、火米次兰、甲烯蓝、咪次蓝、美蓝、泌尿蓝、品蓝、亚甲基兰、Methylene Blue、Methylenum Caeruleum、Methylthionine Chloride、Urolene Blue

【分类】 血液系统用药\其他血液系统用药

【制剂规格】 注射液　① 2ml∶20mg。② 5ml∶50mg。③ 10ml∶100mg。

【临床应用】

1. 说明书适应证

（1）亚硝酸盐、硝酸盐、苯胺、硝基苯、三硝基甲苯、苯醌、苯肼及含有或产生芳香胺的药物引起的高铁 Hb 血症。

（2）急性氰化物中毒，以暂时延迟其毒性。

2. 其他临床应用

（1）口腔溃疡。

（2）尿路结石、闭塞性脉管炎、神经性皮炎。

【用法用量】

1. 说明书用法用量

（1）亚硝酸盐中毒　1~2mg/（kg·次），加入 50% 葡萄糖溶液 20~40ml，于 10~15min 静注。

（2）氰化物中毒　5~10mg/（kg·次），i.v.；Max：20mg/（kg·次）。

（3）高铁 Hb 血症　300mg/d，p.o.，同服大剂量 Vit C。

2. 其他用法用量

［国内参考信息］

（1）亚硝酸盐中毒　150~250mg/ 次，q.4h，p.o.。

（2）高铁 Hb 血症　1~2mg/（kg·次），加入 50%GS 20~40ml，i.v.（10~15min 缓慢给药），若 1~2h 未好转或有反复，可于 2h 后重复 1 次全量或半量，或延长给药时间，用至紫绀基本消退，病情平稳。

（3）氰化物中毒　5~10mg/（kg·次）［Max：20mg/（kg·次）］，i.v.（加入 25%~50%GS 20~40ml 缓慢给药），随后静注硫代硫酸钠，两者交替使用。

（4）闭塞性脉管炎　25~50mg/ 次，每隔 3~4d 动脉注射 1 次，一疗程 3 次。

（5）尿路结石　65mg/ 次，tid.，p.o.。Max：300mg/d，疗程 1 年半以上。

【禁忌证】

其他禁忌证

肺水肿。

【特殊人群用药】

儿童　用量过大时可发生溶血。

说明书用法用量

（1）硝酸、亚硝酸盐中毒　1~2mg/（kg·次），缓慢静注 5~10min 以上。

（2）氰化物中毒　10mg/（kg·次），i.v.（加入 5%GS 20~40ml 缓慢给药）。至口周紫绀消失，再给硫代硫酸钠。

孕妇　美国 FDA 妊娠安全性分级为：C 级。

哺乳妇女　尚不明确。

肾功能不全 / 透析者　慎用。

【注意】

对检验值 / 诊断的影响　用药后尿液可呈蓝色。

【给药说明】

（1）给药条件　①本药不能皮下或肌注，也不能鞘内注射。②治疗氰化物中毒时，静注本药后需再静注硫代硫酸钠。③对化学品和药物引起的高铁 Hb 血症，若 30~60min 内皮肤黏膜紫绀不消退，可重复用药。④在治疗尿路结石期间应避免高钙饮食。应多饮水，保持尿液稀释。手术后服用本药，可防止结石复发。

（2）配伍信息　本药不宜与氢氧化钠、重铬酸盐、碘化物、氯化汞、还原剂等配伍。

（3）其他　①本药对先天性还原型二磷酸吡啶核苷高铁Hb还原酶缺乏引起的高铁Hb血症效果较差，对异常血红蛋白M伴有高铁Hb血症无效。②大量Vit C和葡萄糖可与本药合用于治疗高铁Hb血症。

**【不良反应】**

（1）神经　静注速度过快：头晕、胸闷。

（2）消化　静注速度过快：恶心、呕吐、腹痛。用于防止尿路结石形成时：腹泻、胃部不适。

（3）泌尿　用于防止尿路结石形成时：排尿困难、尿道口刺激。

**【药物过量】**

表现　本药静注剂量过大（500mg）时，可致头痛、头晕、心前区痛、出汗、神志不清、T波低平或倒置，还可造成假性紫绀。G-6PD缺乏症患者应用本药剂量过大时可引起溶血。本药用作还原剂时，剂量也不能过大，以免促使氧合Hb形成高铁Hb，反病情加重。在尿路手术中过量使用本药可发生休克及高铁Hb血症。

**【相互作用】**

尚不明确。

# 免疫系统用药

# 第一章　免疫调节药

## 第一节　免疫增强药

### 重组人白细胞介素 –2
### Recombinant Human Interleukin–2

【其他名称】 阿地白介素、安捷素、白介素 –2、白细胞介素 –2、重组人白介素 –2、重组人白细胞介素 –2（125Ser）、德路生、金路康、基因工程白细胞介素 –2、洛金、泉奇、T 细胞生长因子、新德路生、欣吉尔、辛洛尔、远策欣、悦康仙、英路因、因特康、英特康欣、重组人白细胞介素 –2（125ALa）、Aldesleukin、Inleusin、Interleukin–2、Proleukin、Recombinant Human Interleukin–2（125Ser）、T–cell growth factor

【分类】 免疫系统用药 \ 免疫调节药 \ 免疫增强药

【制剂规格】 **粉针剂**　① 5 万 U。② 10 万 U。③ 20 万 U。④ 50 万 U。⑤ 100 万 U。⑥ 200 万 U。

【临床应用】

**1. 说明书适应证**

（1）肾细胞癌、黑色素瘤、乳腺癌、膀胱癌、肺癌、肝癌、直肠癌、淋巴瘤等恶性肿瘤。

（2）免疫缺陷病，以及手术、放疗和化疗后的肿瘤患者。

（3）自身免疫病（如类风湿关节炎、SLE、干燥综合征）。

（4）控制癌性胸、腹腔积液。

（5）辅助治疗杆菌性疾病（如麻风病、耐药结核菌株引起的难治性肺结核）、胞内寄生菌感染性疾病（如白色念珠菌感染）。

（6）用于培养淋巴因子激活的杀伤细胞。

（7）对某些病毒性疾病（如乙型肝炎）有一定的治疗作用。

**2. 其他临床应用**

（1）中毒性休克、烧伤后感染。

（2）慢性活动性 HBV 感染、HCV 感染及慢性活动性 EB（Epstein–Barr）病毒感染等。

【用法用量】

**1. 说明书用法用量**

（1）肿瘤　① 50 万 ~100 万 U/（$m^2$·次），用 2ml 灭菌 NS 溶解后 i.h.，2~3 次 / 周，6 周为一疗程。或 60 万 ~150 万 U/（$m^2$·次），用 NS 2ml 溶解后 i.h.，qd.，5 次 / 周，4 周为一疗程。② 10 万 ~20 万 U/（$m^2$·次），稀释于 500ml NS 中 i.v.gtt.（2~3h），qd.，4~6 周为一疗程。或 40 万 ~80 万 IU/（$m^2$·次），加 NS 500ml，滴注时间≥ 4h，3 次 / 周，6 周为一疗程。或 30 万 ~60 万 U/（$m^2$·次），溶于 500mlNS 中 i.v.gtt.（2~4h），qd.，5 次 / 周，4 周为一疗程。③可将本药 40 万 ~100 万 U/ 次，用 100~250ml NS 稀释后动脉给药，两周 1 次，6 周为一疗程。④也可将本药 10 万 ~20 万 U/$m^2$ 用 5~10ml NS 稀释后，多点注射至瘤内或瘤体周围，一周连用 4 次，2~4 周为一疗程。或根据瘤体大小决定用药剂量，用量≥ 10 万 U/ 次，qod.，4~6 次为一疗程。

（2）癌性胸、腹腔积液　经胸膜腔或腹膜腔内注射，20 万 ~50 万 U/ 次，1~2 次 / 周，2~4 周为一个疗程。或 20 万 U/ 次，qd.，4~6 周为一个疗程（可与 LAK 或 TIL 联用）。胸腔积液还可 100 万 ~200 万 U/（$m^2$·次），尽量抽去腔内积液后胸腔注入，1~2 次 / 周，2~4 周（或积液消失）为一疗程。

（3）结核 20 万 U/ 次，qd.，i.h.，第1、3 月分别连续使用 30d。在结核治疗的强化期，与抗结核药联合使用。

（4）其他临床用法 ①用于支气管动脉灌注时，10 万~40 万 U/( $m^2$· 次)，1 次 / 周，4 周为一疗程。②用于肝动脉灌注时，第 1、2 日，10 万 ~20 万 U/（$m^2$· 次），从第 3 日起，每隔 3~4d 灌注，20 万 ~30 万 U/ 次，4 周为一疗程。

**2. 其他用法用量**

［国内参考信息］

乙型、丙型肝炎 2.5 万 ~5 万 U/ 次，用 100~250ml NS 溶解后 i.v.gtt.，qd.，一周用 5d，3 周为一疗程。

**【禁忌证】**

**说明书禁忌证**

（1）对本药过敏者。

（2）癫痫、高热、严重心脏病、低血压、严重心肾功能不全、肺功能异常或进行过器官移植者。

（3）本药既往用药史中出现过与之相关的毒性反应 ①持续性室速。②未控制的心律失常。③胸痛并伴 ECG 改变、心绞痛或心肌梗死。④心压塞。⑤肾衰竭需透析时间＞72h。⑥昏迷或中毒性精神病＞48h。⑦顽固性或难治性癫痫。⑧肠局部缺血或穿孔。⑨消化道出血需外科手术。

**【特殊人群用药】**

**儿童** 用药的安全性和有效性尚不明确。

**老人** 本药对老年人的影响与年轻人相同。有严重心、脑、肾等并发症的老年人慎用。

**孕妇** 尚缺乏妊娠期间用药的对照研究资料，孕妇慎用。

**哺乳妇女** 本药是否分泌于乳汁尚不明确。本药对受乳婴儿可能有潜在的不良反应，哺乳妇女用药应权衡利弊。

**肾功能不全 / 透析者** 严重肾功能不全者禁用。

**【注意】**

（1）慎用 心脏或肺部疾病。

（2）用药相关检查 / 监测项目 应定期进行胸部 X 线和肝、肾功能检查。

**【给药说明】**

（1）给药条件 ①应从小剂量开始用药，逐渐增量。低剂量、长疗程用药可降低毒性，并可维持抗肿瘤活性。②胸腔内给药尽量将胸水抽净（一次抽不净者，第 2 日、第 3 日继续抽，直至抽净或基本抽净为止），并令患者变换体位，使药液与胸膜广泛接触。

（2）配伍信息 本药粉针剂须用专用溶剂溶解后，再用 NS 稀释至所需浓度。溶解后若有沉淀或异物，则不得使用。药瓶开启后，应一次性使用完毕，不得多次使用。

（3）其他 用药期间可预防性使用对葡萄球菌敏感的抗生素，以预防感染。

**【不良反应】**

（1）心血管 低血压、心动过速、心律失常、微血管渗漏而致血清外漏（表现为低血压、末梢水肿、暂时性肾功能不全等）。血压下降时应补液，无效者可给予多巴胺或去氧肾上腺素静滴。发生血管阻力降低和毛细血管渗透性增加（毛细血管渗出综合征）时，也需补液以补充血容量。

（2）精神 行为改变、认知障碍。重度精神症状时可给予镇静药。大剂量：嗜睡、谵妄。

（3）内分泌 / 代谢 内分泌功能紊乱，血钙、血磷下降。

（4）血液 静注：中性粒细胞计数升高、淋巴及单核细胞计数下降；RBC 数下降；凝血功能障碍。出现凝血功能障碍时可选用 Vit K 对抗。

（5）消化 恶心、呕吐、腹泻，可用雷尼替丁缓解胃肠不适；黄疸、氨基转移酶升高等；结肠局部坏死或穿孔，停药后可恢复。

（6）呼吸 间质性肺水肿、呼吸性碱中毒、胸腔积液。

（7）泌尿 少尿、水钠潴留、氮质血

症、ARF（＞60 岁及肾切除患者更易出现）。发生水钠潴留和少尿时可用利尿药缓解。大剂量：肾损伤。

（8）骨骼肌肉　肌肉酸痛。

（9）皮肤　皮疹，注射局部红肿、硬结、疼痛等。皮疹和瘙痒可用抗组织胺药治疗。出现红肿时，可进行冷敷、变换皮下注射部位及注射深度。

（10）其他　①最常见发热、寒战等类感冒样症状，且与剂量有关，一般是一过性发热（38℃左右），亦可有寒战高热，停药后 3~4h 体温多可自行恢复正常。为减轻发热、寒战，也可在使用本药前 1h 给予盐酸异丙嗪 25mg（肌注）或对乙酰氨基酚 0.5mg（口服）、吲哚美辛 25mg，一日最多服用 3 次。②大剂量用药及免疫淋巴细胞（LAK 细胞）治疗者：Vit C 缺乏，并常有发热、寒战等反应。

**【药物过量】**

（1）表现　可能引起毛细血管渗漏综合征，表现为低血压、末梢水肿、暂时性肾功能不全等。

（2）处理意见　应立即停用，对症处理。若危及生命，可静滴地塞米松，但同时也会降低本药疗效。

**【相互作用】**

（1）糖皮质激素　可减轻本药不良反应（如发热、肾功能不全、高胆红素血症、呼吸困难），但同时也会减弱本药的抗肿瘤效力，故必须避免合用。

（2）对乙酰氨基酚　可缓解本药引起的全身症状，但也可能加重患者的肾功能障碍。

（3）人血白蛋白　本药 5%GS 与 2% 的人血白蛋白合用，可降低本药的毒性并保持其药物活性。

（4）布洛芬　能降低本药毒性，尤其是缓解本药所致的发热、寒战、肌痛、恶心和呕吐。

（5）β－受体阻断药及其他抗高血压药　可能导致低血压。

（6）吲哚美辛　可加重少尿、氮质血症和体重增加等不良反应。

（7）肾毒性药物（氨基葡糖苷、镇痛消炎药）、骨髓毒性药物（如细胞毒素的化疗）、心脏毒性药物（如阿霉素）、肝毒性药物（如甲氨蝶呤、天冬酰胺酶）　本药可增强上述药对这些器官系统的毒性作用。

（8）抗肿瘤制剂（甲氮咪胺、顺铂以及 α－干扰素等）　连续、大剂量的本药与上述药合用，可引起过敏反应，表现为红斑、瘙痒及低血压，多发生在化疗的数小时内。某些患者需给予治疗方可缓解。

（9）其他药物　本药可延缓其他合用药物从体内清除，从而增加这些药物不良反应的危险性。

（10）精神药物（如麻醉药、止痛药、止吐药、镇静药、安定药）　可能发生相互作用。

## 甘露聚糖肽
## Mannatide

**【其他名称】** A 型链球菌甘露聚糖、多保利丁、多康佳、多抗甲素、福星维益、华宝、力尔凡、疗维适、诺林康、Polyactin A、Polyresistin、α–Polyresistin、γ–Polyresistin

**【分类】** 免疫系统用药 \ 免疫调节药 \ 免疫增强药

**【制剂规格】** 片剂　5mg。

胶囊　5mg。

口服液　1ml : 1mg。

注射液　2ml : 5mg。

粉针剂　5mg。

**【临床应用】**

**1. 说明书适应证**

免疫功能低下、反复呼吸道感染、WBC 减少和再障及恶性肿瘤放、化疗的辅助治疗，以改善免疫功能，减轻放、化疗对造血系统的副作用和胃肠道反应。

2. 其他临床应用

WBC 减少、再障。

【用法用量】

1. 说明书用法用量

一般用法 （1）5~10mg/ 次，tid.，p.o.，1 个月为一疗程。（2）5~10mg/ 次，1~2 次 /d 或 qod.，i.m.。（3）5~10mg/ 次，qd.，加入 100ml NS 中 i.v.gtt.，7d 为一疗程。也可 10mg/ 次，用 5%GS 或 NS 250ml 溶解稀释后 i.v.gtt.，qod.，1 个月为一疗程。视患者状态可酌量增减。

2. 其他用法用量

［国内参考信息］（1）5~20mg/ 次，2~3 次 /d，p.o.。（2）2~20mg/ 次，i.m.，2~3 次 / 周；或 10~20mg/ 次，qod.，i.m.，1 个月为一疗程。（3）抽取胸水或腹水后，将本药注入体腔（胸腔、腹腔）。20~30mg/ 次，qod. 或数日 1 次。（4）也可肿瘤内注射，5~10mg/ 次，qod.。

【禁忌证】

说明书禁忌证

（1）对本药过敏或高敏体质者。

（2）风心病。

（3）哮喘、气管炎。

【特殊人群用药】

儿童 尚不明确。

孕妇 尚不明确。

哺乳妇女 尚不明确。

【注意】

（1）慎用 过敏体质者。

（2）用药相关检查 / 监测项目 用药前后应进行免疫指标（IgG、IgM、IgA）测定。

【给药说明】

给药条件 （1）初次用药者需做皮试：取本药注射液 0.1ml（约 0.25mg 甘露聚糖肽）皮内注射，半小时内观察红肿面积，如红肿范围＞ 3cm × 3cm 者不宜使用。（2）应在严密监护并有抢救措施的条件下使用本药。

【不良反应】

ADR 警示 2002 年 12 月湖南省药品监督管理局报告了关于本药注射液在该省临床使用中致患者死亡的有关情况。国家药品不良反应监测中心对 2002 年 7 月以来收到的本药注射液发生严重不良反应病例进行了综合分析并组织有关专家讨论。该中心认为，专家会分析本药注射液引起死亡的原因主要与 B 型不良反应有关的意见是客观的。此类反应虽发生较少，但后果严重甚至致死，应引起高度重视。

（1）呼吸 胸闷、呼吸困难、呼吸骤停及死亡。

（2）其他 ①过敏反应（皮肤瘙痒、皮疹、红斑、风团、寒战、发热、过敏性休克）。一旦出现过敏反应，应立即停药，并给予对症及抗过敏处理。②注射部位疼痛。

【相互作用】

抗肿瘤药 有协同效应，并可降低抗肿瘤药的不良反应。

## 重组人干扰素 α1b

## Recombinant Human Interferon α1b

【其他名称】 长生扶明、重组干扰素 α-1b、滴宁、干扰灵、干扰素 α1b、基因工程干扰素 α-1b、赛若金、运德素、Interferon Alpha-1b Recombinate、Recombinant Interferon α1b、Rinferon、SINOGEN

【分类】 免疫系统用药 \ 免疫调节药 \ 免疫增强药

【制剂规格】 粉针剂 ① 100 万 U。② 200 万 U。③ 300 万 U。④ 400 万 U。⑤ 500 万 U。⑥ 600 万 U。（本药 10μg 相当于 100 万 U）

滴眼液 ① 1ml：10μg（100 万 U）。② 2ml：20 万 U。

滴眼用冻干粉针剂 400mg：200 万 U（另含 2ml 稀释剂）。

软膏 5g：25 万 U。

【临床应用】

1. 说明书适应证

（1）病毒性疾病和某些恶性肿瘤。其中

已批准临床应用　慢性乙型肝炎、丙型肝炎和多毛细胞白血病；已有临床试验结果和文献报道的应用：带状疱疹、尖锐湿疣、流行性出血热和小儿呼吸道合胞病毒肺炎等病毒性疾病以及慢粒白血病、黑色素瘤、淋巴瘤等恶性肿瘤。

（2）滴眼剂　眼部病毒性疾病，如单纯疱疹性眼病，眼睑单纯疱疹、单疱性结膜炎、角膜炎（树枝状、地图状、盘状、实质性角膜炎）、单疱性虹膜睫状体炎，以及带状疱疹性眼病（如眼睑带状疱疹、带状疱疹性角膜炎、巩膜炎、虹膜睫状体炎）、腺病毒性角膜结膜炎、流行性出血性结膜炎等。

（3）软膏　初发或复发颜面部单纯疱疹、皮肤带状疱疹。

**2. 其他临床应用**

治疗肝细胞癌、肺癌、直肠癌、膀胱癌、多发性骨髓瘤等恶性肿瘤。

**【用法用量】**

**说明书用法用量**

（1）慢性乙型肝炎　30~50μg/ 次，i.h./i.m.，qod.，疗程为 4~6 个月，可根据病情延长疗程至 1 年。也可给予诱导治疗方案：每次剂量同上，治疗开始时 qd.，0.5~1 个月后改为 qod.，直至疗程结束。

（2）慢性丙型肝炎　30~50μg/ 次，i.h./i.m.，qod.（第 1 个月为 qd.），使用 4~6 个月。无效者停药，有效者可继续治疗至 12 个月，必要时可延长至 18 个月。

（3）慢粒白血病、多毛细胞白血病　30~60μg/ 次，i.h./i.m.，qd.，至少使用 6 个月。可根据病情适当调整剂量，缓解后改为 qod.。

（4）尖锐湿疣　10~30μg/ 次，i.h./i.m.，qod.，连续 3 周为一疗程。也可局部给药，10μg/ 次，于疣体下局部注射，连续 3 周为一疗程。可根据病情延长或重复疗程。

（5）肿瘤　30~50μg/ 次，i.h./i.m.，qd./qod.，至少使用 6 个月。可根据病情延长疗程。若患者未出现病情迅速恶化或严重不良反应，则应继续给予适当剂量。

（6）眼部病毒性疾病　用本药滴眼液滴于结膜囊内，1 滴 / 次，滴后闭眼 1~2min。急性炎症期 4~6 次 /d，随病情好转逐渐减为 2~3 次 /d，基本痊愈后改为 qd.，持续用药 1 周。有多次复发史的单纯疱疹病毒性角膜炎患者，出现感冒、发热或存在其他诱因（如疲劳、生活不规律）时，可使用本药滴眼液 bid.，连续 3d，以预防复发。

（7）颜面部单纯疱疹、皮肤带状疱疹　本药软膏涂擦患处，tid.，至皮损痊愈。

**【禁忌证】**

**说明书禁忌证**

（1）对干扰素制品过敏者。

（2）有心绞痛、心肌梗死及其他严重心血管疾病史者。

（3）患有其他严重疾病且不能耐受本药者。

（4）癫痫或其他 CNS 功能紊乱者。

**【特殊人群用药】**

**儿童**　临床经验尚不充分，应适当控制剂量，慎用。

**老人**　老年患者必要时可先用小剂量，逐渐增量，以减少不良反应。

**孕妇**　用于孕妇经验尚有限，慎用。

**哺乳妇女**　用于哺乳妇女经验尚有限，慎用。

**【注意】**

慎用　有明显过敏体质，特别是对抗生素过敏者。

**【给药说明】**

（1）给药条件　①使用前应先做皮试（1:100 溶液，i.d.），阴性者方可使用。②宜夜间给药，不得静注。

（2）减量 / 停药条件　用药过程中若出现不能耐受的不良反应时应减量，必要时停药。一般情况下经对症处理后仍可坚持治疗。

（3）其他　①早期用药治疗，可减少急性丙型肝炎慢性化转变。②用药时应慎用安眠药及镇静药。③滴眼片稀释后应连续使用，在一个月内用完。遇溶液浑浊、异物等异常现象，则不宜使用。滴药时注意药瓶不要触及眼部，以防污染药物。④注射制剂溶解后不得分次使用。

【不良反应】

（1）神经 头痛。

（2）血液 粒细胞减少、血小板减少等，停药后可恢复。

（3）消化 恶心、食欲缺乏等。

（4）骨骼肌肉 肌痛、关节痛。

（5）眼 滴眼剂：一过性轻度结膜充血、少量分泌物、粘涩感、眼部刺痛、痒感等。

（6）其他 发热、疲劳等。用药过程中若发生严重过敏反应，应立即停药并给予相应治疗。

【相互作用】

（1）无环鸟苷或碘苷（IDU）、环胞苷（CC）等 有协同作用，将滴眼液与上述药合用为单纯疱疹病毒性眼病的最佳治疗方案。

（2）安眠药及镇静药 使用本药时应慎用安眠药及镇静药。

## 重组人干扰素 α2a
## Recombinant Human Interferon α2a

【其他名称】 奥平、贝尔芬、长生德佳、长生扶平、重组 α-2a 干扰素、重组干扰素 α-2a、重组人 α-2a 干扰素、迪恩安、福康泰、干扰素 α-2a、基因工程干扰素 α-2a、罗荛愫、罗扰素、淑润、万复洛、忆林、因特芬、Intefen、Interferon α-2a、OPIN、Recombinant Interferon α-2a、Recombinated Interferon α-2a、Roferon

【分类】 免疫系统用药\免疫调节药\免疫增强药

【制剂规格】 **注射液** ① 100 万 U。② 300 万 U。③ 500 万 U。

**粉针剂** ① 100 万 U。② 300 万 U。③ 500 万 U。④ 600 万 U。

**栓剂** ① 6 万 U。② 50 万 U。

**软膏** 10 万 U。

【临床应用】

**说明书适应证**

（1）淋巴或造血系统肿瘤，包括毛状细胞白血病、多发性骨髓瘤、低度恶性非霍奇金淋巴瘤、慢粒白血病、皮肤 T 细胞淋巴瘤、与骨髓增生性疾病相关的血小板增多。

（2）实体肿瘤，包括无机会性感染史患者与艾滋病相关的卡波西肉瘤、复发性或转移性肾细胞癌、转移性恶性黑色素瘤、喉乳头状瘤、蕈样肉芽肿、膀胱癌、基底细胞癌等。

（3）病毒性疾病，包括 ①慢性乙型肝炎。②急慢性丙型肝炎。③尖锐湿疣、带状疱疹。④小儿病毒性肺炎及上呼吸道感染。

（4）栓剂 治疗阴道病毒感染所致的阴道炎、慢性宫颈炎、宫颈糜烂，预防宫颈癌。

（5）软膏剂 单纯疱疹病毒Ⅰ、Ⅱ型感染引起的颜面疱疹和生殖器疱疹。

【用法用量】

**1. 说明书用法用量**

（1）毛状细胞白血病 i.h./i.m.。①起始剂量：300 万 U/d，持续 16~24 周；如患者不能耐受，则减为 150 万 U/d 或将用药频率改为 3 次 / 周，也可同时减少剂量和用药频率。②维持剂量：300 万 U/ 次，3 次 / 周；如患者不能耐受，则减量为 150 万 U/ 次，3 次 / 周。用药 6 个月后，再决定是否继续用药。

（2）多发性骨髓瘤 i.h./i.m.，开始 300 万 U/ 次，3 次 / 周，可根据患者耐受性，逐周增量，至最大耐受量（900 万 ~1800 万 U），3 次 / 周。除病情迅速发展或耐受性极差外，这一剂量可持续使用。

（3）慢粒白血病 i.h./i.m.，采用剂量逐渐增大方案。第 1~3 日，300 万 U/d；第

4~6 日，600 万 U/d；第 7~84 日，900 万 U/d。使用 8~12 周后，根据疗效决定是否继续用药。疗效良好者应继续用药，直至取得完全的血液学缓解，或一直用至 18 个月。

（4）与骨髓增生性疾病相关的血小板增多 ①对于慢粒白血病患者出现的血小板增多，推荐用法用量同慢粒白血病。②对于慢粒白血病以外的骨髓增生性血小板增多，推荐剂量为第 1~3 日，300 万 U/d；第 4~30 日，600 万 U/d。

（5）低度恶性非霍奇金淋巴瘤 ①作为化疗辅助用药（伴随或不伴随放疗），推荐剂量：300 万 U/ 次，3 次 / 周，i.h.，至少持续 12 周。应待患者从化、放疗反应中一恢复即开始用药，一般为化、放疗后 4~6 周。②本药也可伴随常规的化疗方案（如结合环磷酰胺、强的松、长春新碱和阿霉素）同用，以 28d 为一周期，在第 22~26 日，本药 600 万 $U/m^2$，i.h./i.m.。

（6）皮肤 T 细胞淋巴瘤 本药可能对进展性、难治性或不适合常规治疗的皮肤 T 细胞淋巴瘤有效。①起始剂量：300 万 U/d，i.h./i.m.，逐渐增至 1800 万 U/d，共用 12 周。具体增量方案为：第 1~3 日，300 万 U/d；第 4~6 日，900 万 U/d；第 7~84 日，1800 万 U/d。②维持剂量：以患者可耐受的最大剂量，i.h./i.m.，3 次 / 周，Max：1800 万 U/ 次。③患者必须接受治疗至少 8 周，为获取更好疗效，至少需治疗 12 周，然后根据疗效决定是否继续用药。

（7）与艾滋病相关的 Kaposi 肉瘤 ①起始剂量：300 万 U/d，i.h./i.m.，逐渐增至 ≥1800 万 U/d，如有可能可增至 3600 万 U/d，共用 10~20 周。具体增量方案为：第 1~3 日，300 万 U/d；第 4~6 日，900 万 U/d；第 7~9 日，1800 万 U/d；第 10~84 日，如耐受良好可增为 3600 万 U/d。②维持剂量：以患者可耐受的最大剂量，i.h./i.m.，3 次 / 周，Max：3600 万 U/ 次。③至少需用药 10 周，为获取更好疗效，至少需治疗 12 周，然后根据疗效决定是否继续用药。

（8）肾细胞癌 ①单用本药治疗：a. 起始剂量：300 万 U/d，i.h./i.m.，逐渐增至 ≥1800 万 U/d，如有可能可增至 3600 万 U/d，共用 8~12 周。剂量为 3600 万 U 时建议肌注。具体增量方案为：第 1~3 日，300 万 U/d；第 4~6 日，900 万 U/d；第 7~9 日，1800 万 U/d；第 10~84 日，如耐受良好可增为 3600 万 U/d。b. 维持剂量：以患者可耐受的最大剂量，i.h./i.m.，3 次 / 周，Max：3600 万 U/ 次。c. 至少需用药 8 周，为获取更好疗效，至少需治疗 12 周，然后根据疗效决定是否继续用药。②本药与长春新碱联合用药：a. 起始剂量：1800 万 U/ 次，i.h./i.m.，3 次 / 周，共 8~12 周。如耐受不佳，则以患者可耐受的最大剂量用药。在此期间同时应用长春新碱（0.1mg/（kg· 次），i.v.，每 3 周 1 次）。b. 维持剂量：1800 万 U/ 次，i.h./i.m.，3 次 / 周。如耐受不佳，则以患者可耐受的最大剂量用药，Max：1800 万 U/ 次。在此期间同用长春新碱（0.1mg/（kg· 次），i.v.，每 3 周 1 次）。c. 至少需用药 8 周，为获取更好疗效，至少需治疗 12 周，然后根据疗效决定是否继续用药。

（9）恶性黑色素瘤 ①起始剂量：1800 万 U/ 次，i.h./i.m.，3 次 / 周，共 8~12 周。②维持剂量：1800 万 U/ 次，或以患者耐受的最大剂量，i.h./i.m.，3 次 / 周。③至少需用药 8 周，为获取更好疗效，至少需治疗 12 周，然后根据疗效决定是否继续用药。

（10）慢性乙型肝炎 500 万 U/ 次，i.h.，3 次 / 周或 qod.，疗程为 6 个月至 1 年。

（11）急慢性丙型肝炎 起始量：300 万 ~600 万 U/ 次，3 次 / 周，i.h./i.m.，持续 24~48 周。

（12）尖锐湿疣、带状疱疹 ① 100 万 ~300 万 U/ 次，3 次 / 周，i.h.，使用 1~2 个月。② 100 万 U/ 次，注射于病损基底部，qod.，连用 3 周。

（13）单纯疱疹病毒 软膏剂：用于患

处局部，5次/d均匀涂抹，至皮损痊愈。

（14）其他临床用法 阴道局部应用栓剂：6万U/次置于阴道后穹窿处，qod.，睡前使用，6~10次为一疗程；或50万U/次，qod.，睡前使用，9次为一疗程。

**2.其他用法用量**

［国内参考信息］

宫颈糜烂 非月经期睡前用手指将1枚栓剂放入阴道贴近子宫颈处，qod.，9次为一疗程。如糜烂尚未完全消失，可再用一疗程。

［国外参考信息］

（1）慢性丙型肝炎 i.m./i.h.：300万U/次，3次/周，持续12个月；或600万U/次，3次/周，持续12周，以后300万U/次，3次/周，持续36周。在开始3个月内，约90%的患者对治疗有反应。ALT有下降者，应完成12个月疗程的治疗；如治疗3个月仍无ALT改变，建议停用本药；对治疗部分或完全有效、但停药后复发的患者，如能耐受，可再治疗（300万~600万U/次，3次/周，持续6~12个月）；对不能耐受初始剂量的患者，可减量50%，待不良反应缓解后，再使用原来的初始剂量。

（2）慢粒白血病 i.m./i.h.：费城染色体阳性者，900万U/d。可采用剂量逐渐增加方案：300万U/d，持续3d；600万U/d，持续3d，然后使用900万U/d的靶剂量，持续给药，至病情明显好转。

（3）毛状细胞白血病 i.m./i.h.：先300万U/次，qd.诱导治疗，持续16~24周；然后以300万U/次，3次/周维持治疗。如6个月内患者对治疗无反应，应停药。不推荐用量＞300万U/次。对严重血小板减少或有出血危险者，推荐皮下注射。

（4）Kaposi肉瘤 i.m./i.h.：3600万U/次，qd.诱导治疗，持续10~12周；而后3600万U/次，3次/周维持治疗，病情稳定后停药。如发生严重的机会感染或不良反应时需停止治疗。可采用剂量渐增方案以减少部分患者的急性毒性反应：整个诱导期（10~12周）按300万U/d、900万U/d、1800万U/d分别给药3d后，余下时间按3600万U/d给药。严重血小板减少或有出血危险患者，推荐皮下注射。

**【禁忌证】**

**说明书禁忌证**

（1）干扰素治疗的绝对禁忌证 ①有干扰素过敏史。②有精神病史（如严重抑郁症）、未能控制的癫痫。③未戒断的酗酒/吸毒者。④未经控制的自身免疫性疾病。⑤严重肝、肾功能不全者。⑥失代偿期肝硬化。⑦有症状的心脏病。⑧治疗前中性粒细胞计数＜$1\times10^9$/L和治疗前血小板计数＜$50\times10^9$/L。⑨妊娠。

（2）干扰素治疗的相对禁忌证 ①甲状腺疾病。②视网膜病、银屑病。③既往有抑郁症史。④未控制的糖尿病、未控制的高血压。

**【特殊人群用药】**

**儿童** ＞12岁的慢性乙型肝炎患儿使用本药剂量为300万~600万U/$m^2$，最大剂量不超过1000万U/$m^2$，其疗效及安全性与成人相似。儿童禁用栓剂。

**其他用法用量**

［国外参考信息］

慢粒白血病 250万~500万U/（$m^2\cdot d$），i.m.。

**孕妇** 应权衡利弊。妊娠期不宜阴道局部用药。美国FDA妊娠安全性分级为：C级。

**哺乳妇女** 尚不清楚本药能否分泌入乳汁，建议使用本药期间停止哺乳。哺乳妇女可正常使用本药栓剂。

**肝功能不全者** 严重肝功能不全者禁用。

**肾功能不全/透析者** 严重肾功能不全者禁用。有研究提示，未发现透析对本药药动学的改变，建议不必调整剂量。

**【注意】**

用药相关检查/监测项目 需监测WBC及血小板计数。

【给药说明】

（1）给药条件　对血小板减少症（血小板计数＜ $50\times10^9$/L）或有出血危险者，建议皮下注射本药。

（2）减量 / 停药条件　①发生过敏反应时，应立即停药。②应用栓剂时禁止坐浴及性生活，同时经期应停用。

（3）配伍信息　①本药溶解后为无色透明液体，出现浑浊、沉淀时不能使用。②溶解本药时，为避免产生气泡，溶液应沿瓶壁注入，溶解后限当日使用，不得放置保存，以免其生物活性下降或受污染。

（4）其他　①本药对慢性乙型肝炎合并感染人类免疫缺陷病毒（HIV）者的疗效尚无定论。②治疗严重颜面疱疹和生殖器疱疹时，应与核苷类药物合用。

【不良反应】

（1）心血管　有心血管并发症（心律失常、缺血性心脏病和心肌病等）的个案报道，发生时应停药。

（2）精神　偶见抑郁、妄想症、重度焦虑等精神病症状。使用干扰素前应评估患者的精神状况，治疗过程中也应密切观察。抗抑郁药可缓解此类不良反应，但对症状严重者，应及时停用 IFN α。

（3）血液　偶见一过性骨髓抑制，主要表现为外周血 WBC（中性粒细胞）和血小板减少。如中性粒细胞绝对计数≤ $1\times10^9$/L，血小板计数＜ $50\times10^9$/L，则应降低干扰素 α 的剂量，1~2 周后复查，如恢复，则逐渐增加至原量；如中性粒细胞绝对计数≤ $0.75\times10^9$/L，血小板计数＜ $30\times10^9$/L，则应停药。对中性粒细胞明显降低者，可试用粒细胞集落刺激因子（G–CSF）或粒细胞巨噬细胞集落刺激因子（GM–CSF）治疗。

（4）免疫　干扰素偶可诱导产生自身抗体和自身免疫性疾病，包括抗甲状腺抗体、抗核抗体和抗胰岛素抗体。多数情况下无明显临床表现，部分患者可出现甲状腺疾病（甲状腺功能减退或亢进）、糖尿病、血小板减少、银屑病、白斑、类风湿关节炎和 SLE 样综合征等，严重者应停药。

（5）呼吸　有间质性肺炎的个案报道，发生时应停药。

（6）泌尿　有肾损害（间质性肾炎、肾病综合征和急性肾衰竭等）的个案报道，发生时应停药。

（7）生殖　初次应用栓剂：偶见外阴、阴道不适等，可自行消失。

（8）骨骼肌肉　初次应用栓剂：极少数患者出现轻微腰腹酸痛，可自行消失。

（9）眼　有视网膜病变的个案报道，发生时应停药。

（10）耳　有听力下降的个案报道，发生时应停药。

（11）其他　干扰素最常见的不良反应为流感样症候群，表现为发热、寒战、头痛、肌肉酸痛和乏力等，可在睡前注射干扰素 α，或在注射本药同时服用解热镇痛药，以减轻流感样症状。随疗程进展，此类症状可逐渐减轻或消失。

【药物过量】

（1）表现　现尚无药物过量的报道，但嗜睡、乏力、虚脱和昏迷等可能与本药大剂量重复使用有关。

（2）处理意见　栓剂药物过量时，应立即停药，也可用扑热息痛、阿司匹林、吲哚美辛或抗组胺药物使之缓解。

【相互作用】

（1）活疫苗　用药期间接种活疫苗，被活疫苗感染的风险增加。

（2）安眠药或镇静剂　可增强本药 CNS 不良反应，合用时应谨慎。

（3）苯巴比妥　本药可抑制肝细胞色素 P 450，可使苯巴比妥的血清浓度增加。

（4）茶碱　本药可降低茶碱的清除率，导致茶碱中毒。

（5）卡托普利、依那普利　可致粒细胞减少、血小板减少等血液学改变。

（6）齐多夫定　可增加贫血、粒细胞减

少等血液学毒性。

## 重组人干扰素α2b
## Recombinant human Interferon α2b

【其他名称】 安达芬、安福隆、长生扶康、重组干扰素α-2b、复力生、甘乐能、干扰能、捷抚、基因工程干扰素α-2b、凯乎、克冠、凯因益生、莱福隆、利分能、隆化诺、利能、里亚美、爽因洁、万复因、辛复宁、辛化诺、远策素、尤靖安、尤尼隆、英特龙、Anterferon、Interferon Alfa-2b、Interferon Alpha-2b Recombinate、Interferon α-2b、INTRON、Jaferon、Recombinant Interferon α-2b

【分类】 免疫系统用药\免疫调节药\免疫增强药

【制剂规格】 注射液 ①100万U。②0.3ml∶300万U。③0.5ml∶500万U。④600万U。

粉针剂 ①100万U。②300万U。③500万U。④600万U。⑤1000万U。⑥3000万U。

栓剂 ①10万U。②50万U。

阴道泡腾胶囊 80万U。

乳膏 ①5g∶25万U。②5g∶100万U。

软膏 5g∶100万U。

喷雾剂 10ml∶100万U。

滴眼液 5ml∶100万U。

【临床应用】

1. 说明书适应证

（1）急慢性乙型、丙型、丁型肝炎及尖锐湿疣。

（2）肿瘤性疾病，如多毛细胞白血病、肾细胞癌、AIDS相关性卡波西肉瘤（Kaposi肉瘤）、慢粒白血病及与之有关的血小板增多症、非霍奇金淋巴瘤、多发性骨髓瘤、恶性黑色素瘤、喉乳头状瘤、转移性类癌瘤（胰腺内分泌瘤）。

（3）阴道栓剂及阴道泡腾胶囊 病毒感染引起（或同时存在）的宫颈糜烂。

（4）滴眼液 单纯疱疹病毒性角膜炎。

（5）其他外用制剂（软膏、乳膏、喷雾剂） 单纯疱疹病毒引起的初发或复发性口唇疱疹、生殖器疱疹；也用于由人乳头瘤病毒引起的尖锐湿疣的治疗或辅助治疗。

2. 其他临床应用

头颈部癌、膀胱癌、骨肉瘤、乳腺癌、卵巢癌等。

【用法用量】

1. 说明书用法用量

（1）慢性乙型肝炎 ①300万~500万U/次，qd./qod.，i.h.。3~6个月为一疗程。②也可肌注，500万U/次，qd.；或1000万U/次，qod.，3次/周。共用16~24周。③另有说明书提供用法用量：300万~600万U/d，i.h./i.m.，连用4周后改为3次/周，连用16周以上。

（2）急慢性丙型肝炎 ①300万~600万U/d,i.h./i.m.，连用4周后改为3次/周，连用16周以上。②慢性丙型肝炎还可：300万~500万U/次，qd./qod.，i.h.，3~6个月为一疗程。

（3）慢性丁型肝炎 500万U/($m^2$·次)，3次/周，i.h.。可根据患者的耐受情况调整剂量，至少使用3~4个月或更长时间。

（4）喉乳头状瘤 于外科（激光）切除肿瘤组织后开始给药，300万U/（$m^2$·次），qod.，3次/周，i.h.，至少治疗6个月。可根据患者的耐受情况调整剂量。

（5）多毛细胞白血病 ①300万U/（$m^2$·次），qod.，i.h./i.m.，3次/周。出现疗效的中位时间为1~2个月。②也可200万~800万U/（$m^2$·d），连用至少3个月。

（6）慢粒白血病 ①本药单药治疗时，推荐剂量为400万~500万U/（$m^2$·次）（剂量范围为50万~1000万U/（$m^2$·d）)，qd.，i.h.。WBC计数得到控制后，Max：400万~1000万U/（$m^2$·d）以维持治疗。②也可与阿糖胞苷合用，先用本药500万U/（$m^2$·d），i.h.，

2 周后加用阿糖胞苷 20mg/（$m^2$·d），i.h.，每月连用 10d。以上两种方案，若用药 8~12 周未见缓解，均应停止治疗。③另有说明书提供用法用量为：300 万 ~500 万 U/$m^2$/d，i.m.。

（7）多发性骨髓瘤　300 万 ~500 万 U/（$m^2$·次），qod.，i.h.，3 次 / 周。

（8）非霍奇金淋巴瘤　与化疗合用，500 万 U/ 次，qod.，i.h.，3 次 / 周。

（9）Kaposi 肉瘤　尚无最佳剂量方案。可采用 3000 万 U/（$m^2$·次），i.h./i.m.，3~5 次 / 周，也可用 1000 万 ~1200 万 U/（$m^2$·d）的较低剂量。

（10）肾细胞癌　尚无最佳剂量方案。①本药单药治疗，300 万 ~3000 万 U/（$m^2$·次），i.h.，可 3 次 / 周、5 次 / 周或 qd.。②也可与 IL-2 等其他药物合用，300 万 ~2000 万 U/（$m^2$·次），i.h.。据报道，600U/（$m^2$·次），3 次 / 周的给药方案总体应答率最高。③此外，也可静脉给药，单药治疗 300 万 ~3000 万 U/（$m^2$·次），可 3 次 / 周、5 次 / 周或 qd.。

（11）转移性类癌瘤（胰腺内分泌瘤）300 万 ~400 万 U/（$m^2$·次），i.h.，qd./qod.。

（12）恶性黑色素瘤　用于诱导治疗，可先静脉给药 2000 万 U/（$m^2$·次），5 次 / 周，共 4 周；然后 1000 万 U/（$m^2$·次），3 次 / 周，i.h.，共用药 48 周。

（13）尖锐湿疣　① i.h./i.m.：100 万 ~300 万 U/ 次，一周隔日注射 3 次，1~2 个月为一疗程。②另有用法：100 万 ~300 万 U/d，i.m.，连用 4 周。③也可与激光或电灼等合用，一般采用疣体基底部注射，100 万 U/ 次。④外用时将本药乳膏涂患处，qid.，连用 6~8 周。或用喷雾剂喷涂患处，tid.，连用 6 周。

（14）单纯疱疹病毒性角膜炎　直接将本药滴眼液滴于患眼的结膜囊内，1~2 滴 / 次，6 次 /d，滴后闭眼 1~2min。一般 2 周为一疗程。

（15）口唇疱疹或生殖器疱疹　用本药乳膏涂患处，qid.，连用 1 周。或用喷雾剂喷涂患处，1~2 喷 / 次（如创口面积较大，也可喷涂多次以能覆盖整个创面为宜），tid.，用药 1 周。

（16）宫颈糜烂　①栓剂：睡前直接放置于阴道后穹隆接近宫颈口处，10 万 U/ 次，qod.，90 万 U 为一疗程。②阴道泡腾胶囊：80 万 U/ 次，睡前放置于阴道穹窿处，10d 为一疗程。

**2. 其他用法用量**

［国内参考信息］

尖锐湿疣　可局部注射。将本药配制成浓度为 1000 万 U/ml 的溶液，用细针头（30 号）从病灶的底部注入，0.1ml/ 次，qod.，3 次 / 周，连用 3 周。一次可处理 5 个病灶，但一周最大总剂量 ≤ 1500 万 U。大病灶可多位点注射（Max：≤ 500 万 U/d）或相继注射病灶的不同部位。通常治疗 4~8 周后病情得到改善，必要时可重复一个疗程。

［国外参考信息］

（1）慢性乙型肝炎　500 万 U 或 1000 万 U/ 次，i.h./i.m.，3 次 / 周，连用 4 个月。

（2）急性丙型肝炎　初始剂量：500 万 U/d，i.h.，连用 4 周，随后改为 500 万 U/d，3 次 / 周，连用 20 周。一项临床研究中（n=43），该方案可防止 98% 的患者转变为慢性丙型肝炎。

（3）慢性丙型肝炎　300 万 U/ 次，i.h./i.m.，3 次 / 周。有效者继续治疗 18~24 个月，治疗 3~4 个月无效者则应停药。

（4）慢性丁型肝炎　300 万 U/ 次，i.h.，3 次 / 周。治疗 4 个月后有效者可继续治疗至 18~24 个月，治疗 3~4 个月无效者则应停药。

（5）滤泡性淋巴瘤、非霍奇金淋巴瘤　500 万 U/ 次，i.h.，3 次 / 周，可用至 18 个月。可与含蒽环霉素类的化疗方案同用。若血清 AST 高出正常上限 4 倍或血清肌酐＞ 20mg/L，则应停药；中性粒细胞数为（1~1.5）×$10^9$/L，则将剂量减少 1/2（即

250万U/次），3次/周；中性粒细胞数 $< 1\times10^9/L$ 或血小板计数 $< 50\times10^9/L$，则应暂时停药。

（6）多毛细胞白血病 200万U/(m²·次)，i.h./i.m.，3次/周。需要6个月或更长的治疗时间方能出现显著的血液学改善，故应持续治疗。

（7）Kaposi肉瘤 3000万U/（m²·次），i.h./i.m.，3次/周。无严重不良反应者应继续治疗，若出现严重不良反应，则应剂量减半或暂时中断治疗。

（8）恶性黑色素瘤 开始诱导方案，一周静滴的总量为2000万U/m²，分为连续5d给药，共用1个月；随后维持治疗，改为一周总量1000万U/m²，i.h.，3次/周，共48周。若出现严重不良反应，尤其是中性粒细胞计数降到 $0.5\times10^9/L$ 或AST/ALT高于正常上限4倍时，应暂时中断治疗；在不良反应消退及实验室检查恢复正常后，再从原剂量的一半开始治疗。除非出现病情进展，否则治疗应持续1年。给药时将本药粉针剂加入100ml NS中静滴，浓度≥10万U/ml，一次滴注时间≥20min。

（9）尖锐湿疣 局部注射时只能使用规格为1000万U的本药粉针剂。1000万U/次溶解于1ml无菌注射用水中，0.1ml/次直接于病灶内注射，一次可治疗5个病灶，3次/周，连用3周。注射时使用25~30号针头。夜间给药可减轻不良反应。对疗效不佳者，在肝功能与血细胞计数均正常的情况下，第一个疗程后12~16周内可重复治疗。

**【禁忌证】**

**说明书禁忌证**

（1）对本药或其他干扰素制剂过敏者。

（2）严重心脏疾病患者。

（3）严重肝、肾或骨髓功能不全者。

（4）癫痫及CNS功能损伤者。

（5）有其他严重疾病不能耐受本药者。

**【特殊人群用药】**

**儿童** 用药经验有限，应权衡利弊后谨慎用药。儿童禁用阴道制剂。

**说明书用法用量**

慢性乙型肝炎 300万U/（m²·次），qod.，i.h.，3次/周；用药1周后改为600万U/（m²·次）（Max：1000万U），qod.，3次/周，连用16~24周。

**老人** 对于患有心脏病的老年患者或老年癌症晚期患者，在使用本药治疗前及治疗期间均应进行ECG检查，酌情调整剂量或停用本药。

**孕妇** 动物试验未证实本药有致畸性，但尚不能排除其对人类胚胎的影响。孕妇不能进行膀胱内喷雾制剂给药，并禁用本药栓剂及阴道泡腾胶囊。美国FDA妊娠安全性分级为：C级。

**哺乳妇女** 用药应权衡利弊，并禁用本药栓剂。

**肝功能不全者** 肝功能不全者慎用，严重者禁用。

**肾功能不全/透析者** 肾功能不全者慎用，严重者禁用。国外资料认为血透不影响本药药动学，不需调整剂量。

**【注意】**

（1）慎用 ①严重抑郁或有自杀倾向者及其他精神疾病。②骨髓抑制。③糖尿病、甲状腺功能异常等内分泌疾病。④心血管及肺部疾病。（以上均选自国外资料）

（2）交叉过敏 对其他干扰素α过敏者也可能对本药过敏。

（3）用药相关检查/监测项目 用药前后及用药时应监测WBC和血小板计数。

**【给药说明】**

（1）给药条件 用药过程中，若病情无迅速进展或未出现严重不良反应，则应连续用药，给药剂量可根据患者对治疗的耐受性调整。

（2）配伍信息 ①静脉给药时，本药用灭菌注射用水1ml溶解，取所需剂量加入NS 50ml中。在静脉给药前先以200ml/h的速率滴注NS约10min，然后缓慢滴注本药，滴注时间不少于 30min，当药液滴注完毕后，再以 200ml/h 的速率滴注 NS 约 10min。②以注射用水 1ml 溶解后的本药溶液在 2℃ ~30℃下可保持稳定 24h。本药溶解于 NS 后，当总浓度为 50 万 ~100 万 U/ml 时可保持稳定。此外，以林格注射液、乳酸林格注射液、氨基酸注射液或 5% 碳酸氢钠注射液溶解本药后，在玻璃瓶中于水箱或室温下可保持稳定 24h。在注射器中能保持稳定 6h。

（3）其他　①外用喷雾剂时，若患处有溃疡或继发细菌感染，可配合使用抗菌药。②女性使用本药栓剂或阴道泡腾胶囊期间禁止性生活和坐浴，月经期间应停药。③涂抹本药乳膏后，在用药部位禁止外用其他药物，以免影响疗效。

**【不良反应】**

若发生不良反应，应调整剂量或暂停治疗，直至不良反应减轻；若剂量调整后，不能耐受的不良反应仍持续存在、反复发生或加重，则应停药。

（1）心血管　高血压、心动过速、直立性低血压、心绞痛、心肌病、血管炎、雷诺现象。本药的心血管不良反应（特别是心律失常）可能与原有的心血管疾病及既往使用过心脏毒性的药物有关。在治疗期间或治疗后 2d 内可能发生低血压，此时需给予补液等支持治疗。不良反应在停药后一般可缓解。

（2）神经　知觉损害、感觉异常、运动失调、眩晕、嗜睡、失眠、激动不安、味觉及视觉异常、眼球运动麻痹、癫痫发作。大剂量给药：严重嗜睡、昏睡，逐渐发展为木僵或昏迷。

（3）精神　精神错乱、焦虑、抑郁及紧张、注意力难以集中、记忆丧失、自杀倾向。

（4）内分泌 / 代谢　甲状腺功能障碍（低下或亢进）、血糖升高或糖尿病加重、抗利尿激素分泌失调综合征（SIADH）及低钙血症、高钾血症、低钠血症和脂质异常（通常为血清 TG 升高）、体重减轻等。

（5）血液　鼻出血、凝血性疾病、贫血、血小板和 WBC 减少（日剂量＞ 1000 万 U 时尤其易发生），停药或减量可使其迅速恢复。当中性粒细胞＜ $0.75 \times 10^9$/L 时，本药剂量减半；血小板＜ $50 \times 10^9$/L 时，剂量减半或用皮下注射代替肌注；当两者分别＜ $0.5 \times 10^9$/L、$25 \times 10^9$/L 时，则应停药。大剂量给药：严重中性粒细胞减少是本药的剂量限制性毒性。

（6）消化　恶心、呕吐、腹泻、便秘、口干、口炎、麻痹性肠绞痛、消化不良、胃肠胀气、唾液增多、腹痛、ALT 和 AST 升高（停药或减量可使其迅速恢复）；血清肌酐、LDH、ALP 升高；黄疸或肝功能衰竭。

（7）呼吸　咳嗽、呼吸困难、鼻充血、咽炎、喷嚏、肺部炎症。

（8）生殖　阳痿、阴道干涩。多毛细胞白血病患者：精子生成障碍。阴道栓剂：轻微下腹坠胀、腰酸、阴道刺痛或烧灼感、一过性低热、白带增多等，停药后可自行消失。

（9）骨骼肌肉　关节痛、背痛、大腿肌肉痉挛、肌肉疼痛、横纹肌溶解、重症肌无力、多肌炎、类风湿关节炎加重。

（10）皮肤　脱发、一过性皮疹、瘙痒、疱疹性皮疹、唇疱疹（非疱疹性）、荨麻疹、疖肿、皮肤红斑、单纯疱疹、紫癜及给药局部反应。

（11）眼　滴眼液：眼部刺痛、轻度眼痒等症状（多为一过性反应，停药后一般会自行消失）。视网膜出血、絮状斑点（Cotton-Wool）、视网膜动 / 静脉阻塞，常于治疗后数周至数月内出现，部分患者原已伴有糖尿病或高血压。视物模糊、眼干及畏光。

（12）其他　类流感样症状，如发热、寒颤、乏力、头痛、肌肉酸痛、畏食、疲倦等，加服解热镇痛药（对乙酰氨基酚等）可减轻或消除，也可随着继续用药或调整剂量而缓解。潮热、体重减轻。过敏反应，表现为荨麻疹、血管性水肿、支气管痉挛等。用药期间一旦出现过敏反应，应立即停药并给予对症处理。

**【药物过量】**

表现　尚无药物过量的报道，但大剂量应用时，可有严重疲劳、衰弱表现。

**【相互作用】**

（1）醋硝香豆素　增强醋硝香豆素的抗凝作用。

（2）苯巴比妥　增加苯巴比妥的血药浓度。

（3）茶碱　导致茶碱中毒，表现为恶心、呕吐、便秘、癫痫发作。

（4）阿地白介素（大剂量）发生超敏反应（红斑、瘙痒、低血压）的风险增加。

（5）齐多夫定　有增加血液毒性（如贫血、中性粒细胞减少等）的危险。

（6）活疫苗（如轮状病毒疫苗）被活疫苗感染的风险增加。

## 重组人干扰素β1a
## Recombinant Human Interferon Beta 1a

**【其他名称】** 重组干扰素β-1a、基因工程干扰素β-1a、利比、Avonex、Interferon Beta-1a、Rebif、Recombinant Interferon β-1a

**【分类】** 免疫系统用药\免疫调节药\免疫增强药

**【制剂规格】** **注射液**　① 0.5ml∶22μg（600万U）。② 0.5ml∶44μg（1200万U）。

**粉针剂**　① 100万U。② 300万U。

**【临床应用】**

**说明书适应证**

（1）复发缓解型多发性硬化症（在过去2年内至少有2次复发）。

（2）急、慢性及复发性病毒感染性疾病，如生殖器疱疹、乳头瘤病毒（HPV）感染、扁平疣、尖锐湿疣、带状疱疹（局部或全身性）以及慢性活动性乙型肝炎、慢性活动性丙型肝炎等病毒性肝炎。

（3）某些肿瘤，如宫颈上皮内肿瘤、多毛细胞白血病、肿瘤性胸腔积液，以及将接受激素治疗的乳腺癌或子宫内膜癌患者的甾体激素受体诱导。

**【用法用量】**

**1. 说明书用法用量**

（1）复发缓解型多发性硬化症　推荐剂量：44μg（1200万U）/次，i.h.，3次/周；不能耐受大剂量者，推荐剂量：22μg（600万U）/次，3次/周。首次使用本药时，为产生快速免疫以减少不良反应，在最初2周内，建议给药剂量：8.8μg（240万U）/次，3次/周；第3~4周给予22μg（600万U）/次，3次/周；从第5周起给予全量，即44μg（1200万U）/次，3次/周。本药的持续用药时间尚不明确，治疗4年以上的安全性及有效性尚未得到证实，应按个体情况决定长期治疗方案。

（2）生殖器疱疹和带状疱疹　200万U/d，i.m.，连用10d。

（3）扁平疣及尖锐湿疣　200万U/d，i.m.，连用10d。也可于病灶内或病灶周围注射，100万~300万U/d，连用5d。7d为一个周期，每次用药1~3个周期。对于多发性病变或病灶内和病灶周围注射的药物难以进入病灶时，最好选用肌注。

（4）慢性病毒性乙型肝炎　目前尚无最佳用药方案。推荐剂量：500万U/($m^2$·次)，i.m.，3次/周，连用6个月。若用药1个月后HBeAg水平仍无下降，可增量。根据患者对药物的耐受情况调整用量。若治疗3~4个月后病情仍未见好转，应考虑停药。

（5）慢性病毒性丙型肝炎　目前尚无最佳用药方案。推荐剂量：600万U/($m^2$·次)，i.m.，前2个月3次/周，然后改为300万U/（$m^2$·次），3次/周，连用3~6个月。疗效可根据16周内的氨基转移酶水平判定，若治疗16周后病情未见好转应考虑停药。

目前本药在反复治疗后疗效方面的经验尚不充足。

（6）乳腺癌和子宫内膜癌甾体激素受体的诱导　200 万 ~600 万 U/ 次，i.m.，qod.，共用 2 周。在激素治疗期间可每隔 4 周重复应用。

（7）宫颈上皮内肿瘤　300 万 U/d 于病灶内注射，连用 5d；然后 300 万 U/ 次，qod.，连用 2 周。

（8）肿瘤性胸腔积液　胸膜腔穿刺后，将本药 500 万 U 以 50ml NS 稀释后注入胸膜腔；若 7~15d 后又出现积液，应再次行胸膜腔穿刺，并将本药 1000 万 U 以 50ml NS 稀释后注入；若 15d 后再复发，则将本药 2000 万 U 以 50ml NS 稀释后注入。

（9）多毛细胞白血病　诱导剂量：600 万 U/（$m^2$・d），i.v.gtt.（缓慢），连用 7d，共用 3 个周期，每个周期间隔 1 周。维持剂量：600 万 U/（$m^2$・次），i.v.gtt.（缓慢），2 次 / 周，连用 24 周。

**2. 其他用法用量**

[ 国外参考信息 ]

复发缓解型多发性硬化症　皮下注射同国内用法用量。也可 600 万 U/ 次，1 次 / 周，i.m.。

**【禁忌证】**

**说明书禁忌证**

（1）对本药、其他干扰素或人白蛋白过敏者。

（2）严重抑郁和（或）有自杀倾向者。

（3）未充分控制的癫痫和（或）CNS 功能受损者。

（4）严重心脏病患者。

（5）严重肾功能不全者。

（6）慢性肝炎伴晚期失代偿肝硬化、正在或近期使用免疫抑制药（不包括短期甾体类药物）的慢性肝炎及自身免疫性肝炎患者。

（7）常规治疗未控制的甲状腺疾病者。

（8）孕妇。

**【特殊人群用药】**

**儿童**　＜ 18 岁儿童用药的安全性和有效性尚不明确。尚无本药用于＜ 16 岁儿童多发性硬化症的经验。

**孕妇**　动物试验表明本药无生殖毒性，尚无孕妇用药的相关研究资料，但基于对其他干扰素 α 和 β 的研究，不能排除本药有引起流产危险性增加的可能，故孕妇禁用。美国 FDA 妊娠安全性分级为：C 级。

**哺乳妇女**　本药是否经乳汁分泌尚不明确，哺乳妇女用药时应暂停哺乳。

**肝功能不全者**　有肝病史、临床确诊的活动性肝炎及 ALT 高于正常值上限 2.5 倍者慎用。

**肾功能不全 / 透析者**　严重肾功能不全者禁用。

**【注意】**

（1）慎用　①抑郁。②心脏病。③严重骨髓抑制者。④自身免疫性疾病（如特发性血小板减少症、甲亢或甲低）者。⑤有癫痫病史者。⑥酒精成瘾者。

（2）用药相关检查 / 监测项目　①用药期间应密切监测血电解质和血常规。若 WBC、血小板计数和 Hb 达到临界值，则应每周复查血常规 1~2 次。出现凝血因子Ⅱ时间延长时，则应每日监测凝血因子Ⅱ时间。②在治疗开始前，治疗的第 1、3、6 个月，以及其后无临床症状的定期检查中，均应监测血清 ALT 水平。③建议用药前进行基础甲状腺功能检查。若基础检查结果异常，则应在治疗开始后的每 6~12 个月复查 1 次；若结果正常，除非出现甲状腺功能障碍的临床表现，否则不必进行常规检查。④多发性硬化症患者在治疗的最初 4 年内应至少隔年做 1 次相关的常规检查。

（3）对驾驶 / 机械操作的影响　用药期间应避免驾驶车辆及操作机械。

**【给药说明】**

（1）给药条件　①尚无本药在原发进展型多发性硬化症患者中的研究资料，故本药不得用于此类患者。此外，感染HIV的慢性活动性乙型肝炎患者使用本药疗效不佳。②应在严格的医疗监控下使用本药，尤其是心脏病患者或同时使用具有心脏毒性药物的患者。③既往无癫痫病史但在本药治疗期间癫痫发作的患者，再次使用本药治疗前必须先确定病因，并给予适当的抗惊厥治疗。④本药治疗期间自身抗体的形成增加。临床资料表明，用药24~48个月后，每次给药600万U或1200万U时出现血清抗体率分别为24%和13%~14%。当患者对本药的治疗反应不敏感且产生中和抗体时，则应重新评价继续用药的利益/风险比。

（2）其他　①接受本药治疗的育龄妇女必须采取适当的避孕措施。尚无本药对男性生育能力影响的相关研究资料。②若使用本药时需用镇痛药，最好选用对乙酰氨基酚类药物。③本药冻干粉溶解后的药液应立即使用，或贮存于2℃~8℃下，于24h内使用。

**【不良反应】**

（1）心血管　血管舒张、心悸、心律不齐、晕厥，与本药治疗相关的流感样综合征可能对心脏病患者产生不良影响。血压不稳定时，应减量或停药。

（2）神经　失眠、头晕、头痛、癫痫、惊厥。

（3）精神　焦虑、抑郁、自杀倾向和人格分裂。出现抑郁和（或）自杀倾向者，应进行严密监控并给予适当的治疗，同时考虑停药。

（4）内分泌/代谢　甲状腺功能障碍，尤其是本身患有甲状腺炎者。可能在治疗的第1年出现，通常为一过性且很轻微。

（5）血液　WBC减少、血小板减少和贫血。

（6）免疫　自身免疫疾病（如自身免疫性肝炎、先天性血小板减少症、甲状腺功能亢进或低下）、淋巴结病。

（7）消化　口干、恶心、呕吐、畏食、腹泻、腹痛、黄疸或非黄疸性肝炎、胆红素血症、症状性肝功能障碍、ALT及AST升高。治疗期间若ALT高于正常值上限的5倍时，则应考虑减量，当ALT恢复正常时再逐渐增量。若出现黄疸或其他肝功能障碍时，则应停药。出现呕吐时也应减量或停药。

（8）呼吸　上呼吸道感染、鼻窦炎、支气管炎、呼吸困难。

（9）泌尿　尿频、尿路感染。

（10）生殖　月经过多、不规则阴道出血。

（11）骨骼肌肉　肌肉痛、关节痛。

（12）皮肤　皮疹（如红斑疹、斑丘疹）、脱发，以及注射部位疼痛、炎症、坏死。坏死部位可自然痊愈。若注射部位单处皮损的坏死面积不太大，可继续本药治疗；若存在多处皮损，则必须中止治疗直至皮损痊愈。可每次变换注射部位以减少注射部位坏死的危险。

（13）眼　视觉异常。

（14）其他　①过敏反应（包括血管神经性水肿及荨麻疹）。②流感样综合征（表现为发热、寒战、无力、头痛、肌肉痛、关节痛、嗜睡、恶心），症状通常较轻微。在治疗初期明显，随着继续治疗发生率逐渐降低。出现高热（体温高于40℃）伴持续寒战时，应减量或停药。③延长治疗时间可能引起WBC或血小板减少、凝血因子Ⅱ时间延长、贫血、心动过速、低血压、氨基转移酶一过性升高、食欲缺乏、腹泻、骨及关节疼痛、嗜睡、失眠、呼吸困难及脱发。但这些不良反应即使是继续长期治疗也是可逆的。④本药无致突变性，也不会导致基因断裂。致癌的相关研究尚未进行。

**【药物过量】**

处理意见　尚无本药过量的报道。药物过量时应住院观察并给予适当的支持治疗。

**【相互作用】**

（1）甾体类药物、阿司匹林、吲哚美辛、干扰PG代谢的药物　干扰素的生物活性可能降低，应避免合用。本药与皮质激素或 ACTH 的相互作用尚无系统的研究资料。临床研究表明，多发性硬化症患者在复发期可与皮质激素或 ACTH 合用治疗。

（2）活疫苗或轮状病毒疫苗　可增加疫苗感染的危险性。

（3）依赖肝 CYP 酶清除的药物（如抗癫痫药或某些抗抑郁药）有干扰素降低肝 CYP 酶活性的报道，合用时须谨慎。

（4）齐多夫定　齐多夫定清除率降低，毒性增强（嗜睡、疲劳、贫血）。

（5）茶碱　临床研究表明，干扰素 α 可使茶碱的清除率降低，血浆 $t_{1/2}$ 延长。本药也可能存在类似的相互作用。

## 重组人干扰素 γ
## Recombinant Human Interferon γ

**【其他名称】** 伽玛、干扰素 γ、基因工程干扰素 -γ、克隆伽玛、丽珠因得福、上生雷泰、Recombinant Interferon γ

**【分类】** 免疫系统用药\免疫调节药\免疫增强药

**【制剂规格】** **粉针剂**　① 50 万 U。② 100 万 U。③ 200 万 U。

**【临床应用】**

**1. 说明书适应证**

（1）类风湿关节炎。

（2）由 HBV、HCV、血吸虫病引起的肝纤维化及早期肝硬化。

**2. 其他临床应用**

（1）防治病毒感染，如流感及其他呼吸道病毒感染、疱疹性角膜炎、带状疱疹、风疹、麻疹等。

（2）国外批准治疗转移性肾癌、创伤、异位性皮炎、肉芽肿、蕈样真菌病等。

（3）有临床结果表明本药治疗骨髓增生异常综合征和尖锐湿疣也有效。

**【用法用量】**

**1. 说明书用法用量**

（1）类风湿关节炎　开始时 50 万 U/次，i.h./i.m.，qd.，连续 3~4d，若无明显不良反应，可增至 100 万 U/次；第 2 个月改为 150 万 ~200 万 U/次，qod.。总疗程为 3 个月，必要时疗程可延至 6 个月。

（2）肝纤维化　前 3 个月，100 万 U/d，i.h./i.m.；后 6 个月，100 万 U/次，qod.，i.h./i.m.；总疗程 9 个月。

**2. 其他用法用量**

［国外参考信息］ 基因工程干扰素 γ-1b 每 100μg 相当于 200 万 U。

（1）恶性骨硬化病、慢性肉芽肿性疾病　使用基因工程干扰素 γ-1b，体表面积 ＞ 0.5$m^2$ 者，50μg/（$m^2$·次），i.h.，3 次/周；体表面积 ≤ 0.5$m^2$ 者，1.5μg/（kg·次），3 次/周。

（2）转移性肾细胞癌　100μg/次，i.h.，1 次/周。也可 250μg/d，i.m.，治疗 8d 停 3~4 周为一疗程，连用 11 个疗程。

（3）Whipple 病　据个案报道，100μg/次，i.h.，3 次/周，使用 6 个月；然后改为 150μg/次，3 次/周，使用 10 个月。

（4）Kaposi 肉瘤　临床研究中，治疗用量：30~3000μg/（$m^2$·次），i.v.gtt.（2h），2 次/周，使用 8 周。

（5）慢粒白血病　采用静脉弹丸式注射，500~1500μg/（$m^2$·次），3 次/周；或 750~1500μg/（$m^2$·次），5 次/周；也可 1500μg/（$m^2$·次），qd.。

（6）利什曼病　100~400μg/（$m^2$·d），i.m.，同时合用锑剂治疗。

（7）硬皮病　10μg/（$m^2$·d），i.m.，使用 1 周，然后增至 100μg/（$m^2$·d），使用 17 周。

**【禁忌证】**

**1. 说明书禁忌证**

（1）已知对干扰素制品、大肠埃希菌来源的制品过敏者。

（2）有心绞痛、心肌梗死病史及其他严重心血管病史者。

（3）有其他严重疾病，不能耐受本药可能有的不良反应者。

（4）癫痫及其他 CNS 功能紊乱者。

2. 其他禁忌证

（1）严重肝、肾功能不全者。

（2）有 WBC 或血小板严重低下等骨髓抑制者。

【特殊人群用药】

**儿童**　本药用于儿童（特别是幼儿）资料有限，儿童慎用。

**其他用法用量**

［国外参考信息］

恶性骨硬化病、慢性肉芽肿性疾病　同成人用法用量。

**老人**　应慎重考虑能否耐受本药可能发生的不良反应，必要时可先用小剂量，然后逐渐增量以减少不良反应。

**孕妇**　应权衡利弊。美国 FDA 妊娠安全性分级为：C 级。

**哺乳妇女**　应权衡利弊。

**肝功能不全者**　严重肝功能不全者禁用。

**肾功能不全/透析者**　严重肾功能不全者禁用。

【注意】

（1）慎用　过敏体质（特别是有抗生素过敏史）者。

（2）用药相关检查/监测项目　用药期间应定期检查肝、肾功能及血常规。

【给药说明】

（1）给药条件　凡有明显过敏体质，特别是有抗生素过敏史者，使用本药前应先做皮试（皮内注射本药 5000U），阴性者方可使用。

（2）减量/停药条件　用药中若出现患者不能耐受的严重不良反应，应减量或停药，并给予必要的对症治疗。

（3）配伍信息　本药需用注射用水溶解后使用。若发现有不能溶解的块状或絮状物，则不得使用。溶解后应一次用完，不得分次使用。

【不良反应】

（1）心血管　心律失常，并发深静脉血栓和肺栓塞。大剂量给药：低血压和晕厥。

（2）内分泌/代谢　体重下降、低钙血症、高钙血症。静滴时可并发低钠血症和高血糖症。长期用药：血 TG 可升高。

（3）血液　粒细胞和血小板减少，一般表现为一过性和可逆性，可自行恢复。

（4）消化　氨基转移酶和血清胆红素浓度升高，一般表现为一过性和可逆性，可自行恢复。恶心和食欲缺乏。

（5）呼吸　呼吸急促、支气管痉挛和间质性肺炎。

（6）泌尿　肾中毒性损害，表现为血清肌酐和 BUN 升高、蛋白尿。

（7）皮肤　皮疹、注射部位疼痛和红斑。

（8）其他　发热：多出现于开始用药阶段，常在注射 3~4h 后出现；多数表现为低热（38℃以下），仅少数高于 38℃，持续数小时可自行消退；发热时伴有头痛、肌痛、关节痛等流感样症状，一般用药 3~5d 后发热反应可消失；据国外资料，使用本药时给予对乙酰氨基酚（需在注射本药前 4h 及给药后 24h 内使用），可减轻流感样症状。也可出现疲劳。发生过敏反应，应立即停药并给予相应治疗。

【药物过量】

根据临床试验的研究结果，受试者可耐受＜400 万 U/d 的不同剂量。药物过量未做系统研究。

【相互作用】

抑制骨髓造血功能的药物　避免合用。

## 聚乙二醇干扰素 α-2a
## Peginterferon alfa-2a

【其他名称】　派罗欣、Pegasys

【分类】　免疫系统用药\免疫调节药\免疫增强药

【制剂规格】　**注射液**　① 0.5ml：135μg。② 0.5ml：180μg。③ 1ml：135μg。

④ 1ml：180μg。

【临床应用】

说明书适应证

治疗肝硬化代偿期或无肝硬化的成人慢性乙型肝炎或慢性丙型肝炎。慢性丙型肝炎患者使用本药时，宜与利巴韦林联用。但对利巴韦林不耐受或禁用者可单用本药治疗。

【用法用量】

1. 说明书用法用量

（1）慢性乙型肝炎 推荐剂量：180μg/次，i.h.（腹部或大腿），1次/周，共48周。

（2）慢性丙型肝炎 ①与利巴韦林联用：①本药推荐剂量：180μg/次，i.h.（腹部或大腿），1次/周。②利巴韦林剂量及联用疗程根据病毒的基因分型而定：感染1型病毒者，1000~1200mg/d，p.o.（＜75kg者服1000mg，≥75kg者服1200mg），联用疗程为48周；感染2、3型病毒者，800mg/d，p.o.，联用疗程为24周；感染4、5、6型病毒者，因研究有限，考虑与感染1型病毒者使用相同的剂量。利巴韦林应于进餐时服用。②不论病毒基因型如何，单用本药治疗的推荐疗程为48周。③出现中、重度不良反应（包括临床表现、实验室指标异常）时应调整剂量，初始剂量一般减至135μg/次，但某些病例需减至90μg或45μg/次。随不良反应的减轻，可考虑逐渐增量或恢复至常规剂量。①当中性粒细胞计数（ANC）＜$0.75\times10^9$/L时，应考虑减量；＜$0.5\times10^9$/L时应暂时停药，直至其恢复至$1\times10^9$/L以上时，方可恢复治疗。重新治疗开始时应使用90μg/次的剂量，并监测ANC。②当血小板计数＜$50\times10^9$/L时，应减至90μg/次；＜$25\times10^9$/L时则应考虑停药。

2. 其他用法用量

［国外参考信息］

慢性丙型肝炎 对于伴或不伴有肝硬化的慢性丙型肝炎患者，有效且最佳的给药方案为180μg/次，i.h.，1次/周，共用48周。用药12周后仍无效者应考虑停药。与利巴韦林联合应用时，本药180μg/次，i.h.，1次/周。利巴韦林的剂量和用药时间根据病毒基因分型而定：感染2、3型病毒者，800mg/d，bid.，p.o.，连用24周；感染1、4型病毒者，1200mg/d（体重＜75kg者，1000mg/d），连用48周。用药12周后仍无效者也应考虑停药。

【禁忌证】

说明书禁忌证

（1）对干扰素α、大肠埃希菌产物或聚乙烯二醇过敏者。

（2）自身免疫性肝炎患者。

（3）严重肝功能不全或肝硬化失代偿期。

（4）有严重心脏病史（包括6个月内有不稳定或未控制的心脏病）者。

（5）有严重精神病或严重精神病史者（主要为抑郁患者）。

（6）新生儿和＜3岁儿童（本药注射液中含苯甲醇）。

（7）孕妇和哺乳妇女。

【特殊人群用药】

**儿童** 尚无＜18岁患者用药安全性和疗效的相关资料。本药注射液中含苯甲醇，故不能用于新生儿及婴幼儿。

**老人** 无需调整剂量。国外资料认为，老年人不良反应的发生率较年轻人更高，＞60岁患者在用药期间应频繁监测毒性体征，根据情况调整剂量。

**孕妇** 与其他干扰素α相同，建议在使用本药治疗期间，育龄妇女应采取有效避孕措施，孕妇应权衡利弊。另有资料认为孕妇应禁用。美国FDA妊娠安全性分级为：C级。

**哺乳妇女** 应权衡利弊。另有资料认为哺乳妇女需禁用或用药期间停止哺乳。

**肝功能不全者** 严重肝功能不全者禁用。

**肾功能不全/透析者** ①Ccr＞20ml/min者不需调整剂量。但本药与利巴韦林合用时，还应注意利巴韦林的用法用量。②对于血透患者，研究发现，本药清除率下降

25%~45%，135μg 剂量下的暴露量相当于肾功能正常患者给药 180μg。③国外资料认为，轻、中度肾功能不全者无需调整剂量，但用药期间需密切监测。Ccr < 50ml/min 者应慎用，且不能与利巴韦林合用。

**其他**

**其他用法用量**

［国外参考信息］

（1）贫血　对于无心脏病者，Hb < 100g/L 时，合用的利巴韦林应减至 600mg/d；若 Hb < 85g/L，则应停止治疗。对于有稳定性心脏病史者，用药期间若 4 周内 Hb 的减少超过了 20g/L 时，合用的利巴韦林应减 600mg/d；减量 4 周后，Hb 仍 < 120g/L 者，则应停止治疗。

（2）中性粒细胞减少　ANC < $0.75\times10^9$/L 时，本药减至 135μg/ 次；< $0.5\times10^9$/L 时则应暂时停药，直至恢复至 $1\times10^9$/L 以上时，方可按 90μg/ 次再次开始治疗。

（3）血小板减少　血小板计数 < $50\times10^9$/L 时，本药减至 90μg/ 次；< $25\times10^9$/L 时则应停药。

（4）抑郁症　轻度者无需调整剂量，但需每周随访。中度者减至 90~135μg/ 次，并加强随访。重度者应停止本药治疗，并给予相应的处理。

**【注意】**

（1）慎用　①伴有自身免疫性疾病者。②银屑病。③既往有心脏病史者。④ ANC < $1.5\times10^9$/L、血小板计数 < $75\times10^9$/L 或 Hb < 100g/L 者。⑤慢性丙型肝炎患者同时感染 HIV 或 HBV（尚缺乏临床用药经验）。⑥结肠炎。⑦胰腺炎。⑧有精神病史（如抑郁、自杀行为、情绪不稳定，使用本药可能使病情恶化，增加自杀的危险性）。⑨骨髓抑制。⑩水痘、带状疱疹或其他病毒性感染（可能使病情恶化和 / 或进展）。⑪ COPD 或其他肺部疾病（可能使病情恶化）。⑫糖尿病（可出现高血糖症，也可引起眼并发症，如视黄醛血栓形成）。⑬甲减或甲亢（可能使病情恶化）。⑭局部缺血。⑮眼部疾患。（以上第 5~15 条均选自国外资料）

（2）用药相关检查 / 监测项目　①建议所有患者在用药前均进行血常规和生化检查。在开始治疗后，应在第 2 周进行血常规检查，在第 4 周进行生化检查。以后应定期进行上述检查。②治疗期间每 3~6 个月检测 1 次 HCV 核糖核酸（HCV-RNA，PCR）及 ALT，治疗后的 6 个月时也需再次检测。③需进行 TSH 检测。④有心脏疾病的患者应做 ECG 检查。⑤用药前、有糖尿病或高血压的患者用药期间、用药期间出现视力下降或视野缺失，均应进行眼科检查。

（3）对驾驶 / 机械操作的影响　使用本药期间应注意不要驾驶交通工具或操作机器。

**【给药说明】**

（1）给药条件　①用药指征为血小板计数不低于 $90\times10^9$/L 在正常范围内或甲状腺疾病可以完全控制。②皮下注射部位应限于腹部及大腿。研究表明，上肢注射本药较腹部及大腿注射本药的生物利用度低。③用药期间应避免饮酒或限制酒精摄入量，一日最高摄入量为 20g。

（2）减量 / 停药条件　慢性肝炎患者肝功能常出现波动。与其他 α 干扰素相同，使用本药后，也可能发生 ALT 升高，包括病毒应答改善的患者。当丙型肝炎患者出现 ALT 持续升高时，应考虑将剂量减至 135μg，减量后如 ALT 仍持续升高，或发生胆红素升高或肝功能失代偿时，应考虑停药。慢性乙型肝炎患者常见 ALT 一过性升高，峰值超过正常上限的 10 倍。出现峰值提示发生免疫清除（血清转换）。在峰值后继续治疗时应考虑增加肝功能监测次数。如减量用药或暂停用药，待 ALT 水平正常后可恢复常规治疗。

（3）配伍信息　本药不能与其他药物混合使用，药液开启后限单次使用。

（4）其他　在使用干扰素导致的流感样

症状中，发热是非常常见的。本药使用过程中应排除其他原因导致的发热，尤其是出现中性粒细胞减少的患者。

**【不良反应】**

（1）心血管　脑出血、心悸、胸痛、心律不齐、心内膜炎、心肌梗死、高血压。

（2）神经　头痛、失眠、头晕、眩晕、易激惹、震颤、颤抖、疲劳、乏力、虚弱、嗜睡、记忆力减退、注意力不集中、神经过敏、感觉异常或迟钝、味觉障碍、周围神经疾病。

（3）精神　抑郁、焦虑、情绪改变、攻击意识、行为异常（包括自杀动机、自杀行为）。出现精神症状时应给予心理治疗干预，并根据患者情况考虑是否停药。

（4）内分泌/代谢　多汗、盗汗、体重减轻、甲状腺功能减退、糖尿病。可能导致甲状腺功能检测指标的异常并需要药物干预治疗。对甲状腺功能异常不能完全控制者，应考虑停药。

（5）血液　Hb和血细胞比容逐渐降低，WBC减少、ANC减少、血小板减少、贫血。

（6）免疫　自身免疫现象。

（7）消化　恶心、恶心伴呕吐、厌食、口干、牙龈出血、口腔溃疡、腹泻、腹痛、脂肪肝、胆管炎、消化性溃疡、胃肠道出血、可逆的胰腺炎反应（淀粉酶/脂肪酶升高，伴或不伴腹痛）、肝功能异常。与其他干扰素相同，可见血清TG升高，停药后很快恢复正常。对TG升高者，在调整剂量前，应根据患者空腹时的TG水平，首先采取饮食调节或降脂治疗的措施。

（8）呼吸　咳嗽、呼吸困难、咽痛、鼻咽炎、肺炎、致死性间质性肺炎、肺栓塞、昏迷。若肺浸润持续存在或出现原因不明的肺功能异常，则应停药。

（9）生殖　性欲减退。

（10）骨骼肌肉　关节痛、肌痛、肌炎、肌肉痉挛、背痛、颈痛。如出现新的眼科疾病或原有眼科疾病加重，应停止本药治疗。

（11）皮肤　脱发、注射部位反应、瘙痒、皮炎、皮疹、皮肤干燥、光敏反应、出汗。伴有银屑病者，若用药期间出现银屑病复发和恶化征象，应考虑停药。

（12）眼　视物模糊、眼炎、角膜溃疡。若出现视力下降或视野缺失，则必须进行眼科检查。

（13）其他　疲劳、发热、寒战、疼痛、流感样症状、潮热、潮红、感染，以及用药后体内产生中和抗体。若出现过敏样反应则应停药，并立即给予适当的处理。

**【相互作用】**

（1）茶碱　茶碱AUC升高25%，可能引起茶碱中毒（如恶心、呕吐、心悸、癫痫发作）。合用时应监测茶碱血药浓度，并适当调整茶碱用量。

（2）有骨髓抑制作用的药物　合用时应谨慎。

（3）利巴韦林、拉米夫定　临床试验中尚未发现药动学有相互影响。

（4）美芬妥英、氨苯砜、异喹胍和甲苯磺丁脲　在临床研究中，给予健康男性本药180μg，1次/周，i.h.，共4周后，未显示本药对以上药物的药动学有影响。本药对CYP 3A 4、2C 9、2C 19和2D 6等同功酶的体内代谢活性也无影响。

## 聚乙二醇干扰素α-2b
## Peginterferon alfa-2b

**【其他名称】** 佩乐能、Peg-Intron

**【分类】** 免疫系统用药\免疫调节药\免疫增强药

**【制剂规格】** 粉针剂　① 50μg。② 80μg。③ 100μg。④ 120μg。⑤ 150μg。

**【临床应用】**

1. 说明书适应证

（1）与利巴韦林合用于治疗≥18岁、肝功能代偿期的慢性丙型肝炎。

（2）也用于治疗≥18岁、肝功能代偿

期的 HBeAg 阳性的慢性乙型肝炎。

2. 其他临床应用

（1）治疗处于代偿期、未曾接受干扰素 -α 治疗的慢性丙型肝炎（国外资料）。

（2）与利巴韦林联合治疗 HCV 及 HIV 合并感染。

【用法用量】

1. 说明书用法用量

（1）慢性丙型肝炎 ①皮下注射本药，1 次 / 周。体重＜65kg 者，40μg/ 次；＞65kg 者，50μg/ 次。同时口服利巴韦林：体重 50~60kg 者，750mg/d；65~80kg 者，900mg/d；85~90kg 者，1050mg/d。②剂量调整：若治疗期间出现严重不良反应和实验室指标异常，建议适当调整剂量直至不良反应消失或减轻。剂量调整原则和调整方法如下表（表 10-1-1、表 10-1-2）：

表 10-1-1 聚乙二醇干扰素 α-2b 剂量调整原则

| 实验室检查 | 降低剂量 | 终止治疗 |
|---|---|---|
| 白细胞 | ＜ $2.5\times10^9$/L | ＜ $2\times10^9$/L |
| 中性粒细胞 | ＜ $1\times10^9$/L | ＜ $0.75\times10^9$/L |
| 血小板 | ＜ $50\times10^9$/L | ＜ $25\times10^9$/L |
| 肌酐 | | ＞2mg/dl（或＞176.8μmol/L） |
| ALT | | 基础值的 2 倍或＞10 倍正常值 |
| 间接胆红素 | | 3mg/dl（或＞51μmol/L）4 周 |
| 直接胆红素 | | ＞2.5 倍正常值 |
| 血红蛋白 | | ＜80g/L 有心脏病者：剂量降低 4 周后＜120g/L |

表 10-1-2 聚乙二醇干扰素 α-2b 剂量调整方法

| 体重 | 目前剂量 | 调整后的剂量 |
|---|---|---|
| ＞65kg | 50μg | 25μg |
| ＜65kg | 40μg | 20μg |

（2）慢性乙型肝炎 推荐剂量为 1μg/（kg · 次），1 次 / 周，i.h.，疗程 24 周。剂量调整原则和调整方法如下表（表 10-1-3、表 10-1-4）：

表 10-1-3 聚乙二醇干扰素 α-2b 剂量调整原则

| 血液学和生化参数 | 降低本药至一半剂量 | 暂停使用本药 |
|---|---|---|
| 白细胞（WBC） | ＜ $1.5\times10^9$/L | ＜ $1\times10^9$/L |
| 粒细胞 | ＜ $0.75\times10^9$/L | ＜ $0.5\times10^9$/L |
| 血小板 | ＜ $50\times10^9$/L | ＜ $25\times10^9$/L |
| 肌酐 | N/A | ＞2mg/dl（or＞176.8mol/L） |
| ALT | N/A | ＞10 倍正常值上限 |
| 总胆红素 | N/A | 2 倍正常值上限（同时伴乏力等临床症状） |

表 10-1-4 聚乙二醇干扰素 α-2b 剂量调整方法

| 体重 | 目前剂量（80μg/ 支，ml） | 降低后的剂量（80μg/ 支，ml） |
|---|---|---|
| ≤ 69kg | 0.25~0.30 | 0.15 |
| 70~89kg | 0.35~0.40 | 0.20 |
| ≥ 90kg | 0.45~0.50 | 0.25 |

2. 其他用法用量

［国外参考信息］

（1）慢性丙型肝炎 ①单药治疗：推荐 1μg/（kg · 次），1 次 / 周，i.h.，维持 1 年。注射剂量根据患者的体重而定，参照表 10-1-5。②联合治疗：推荐本药 1.5μg/（kg · 次），1 次 / 周，i.h.，联合口服利巴韦林 800mg/d，分 2 次服用，维持 48 周。

表 10-1-5 聚乙二醇干扰素 α-2b 剂量调整表

| 体重 | 剂量 |
|---|---|
| ＜45kg | 40μg（100μg/ml 抽取 0.4ml） |
| 46~56kg | 50μg（100μg/ml 抽取 0.5ml） |

续 表

| 体重 | 剂量 |
|---|---|
| 57~72kg | 64μg（160μg/ml 抽取 0.4ml） |
| 73~88kg | 80μg（160μg/ml 抽取 0.5ml） |
| 89~106kg | 96μg（240μg/ml 抽取 0.4ml） |
| 107~136kg | 120μg（240μg/ml 抽取 0.5ml） |
| 137~160kg | 150μg（300μg/ml 抽取 0.5ml） |

（2）HCV 及 HIV 合并感染　本药 1.5μg/（kg·次），1 次 / 周，i.h.；同时口服利巴韦林 400mg/ 次，bid.。连用 48 周。

**【禁忌证】**

**1. 说明书禁忌证**

（1）对本药或其他任何一种干扰素过敏者。

（2）自身免疫性肝炎或有自身免疫性疾病病史者。

（3）肝功能失代偿者。

（4）下列情况禁止本药与利巴韦林的联合治疗　严重肾功能不全者（Ccr ＜ 50ml/min）、孕妇、配偶妊娠的男性患者。

**2. 其他禁忌证**

血红蛋白病（重型地中海贫血、镰刀细胞贫血）患者禁止本药与利巴韦林的联合治疗（国外资料）。

**【特殊人群用药】**

**儿童**　不推荐＜ 18 岁者应用本药。

**老人**　说明书建议，不需调整剂量。据国外资料，对这类患者应根据肾功能和毒性检测水平经验性调整用量。

**孕妇**　有研究表明，干扰素 α-2b 可引起流产，本药也可能具有此作用效应。建议妊娠期间不要使用本药。未获得妊娠反应阴性结果前也不能开始本药及利巴韦林的联合治疗。育龄妇女及其配偶在治疗期间及随后 6 个月的随访期必须采取有效的避孕措施，在此期间应每月进行妊娠检查。美国 FDA 妊娠安全性分级为：C 级（单用）或 X 级（联用利巴韦林）。

**哺乳妇女**　用药应权衡利弊。

**肝功能不全者**　严重肝功能不全者不宜应用本药。出现肝功能失代偿体征（如凝血时间延长）时应终止本药治疗。

**肾功能不全 / 透析者**　应密切监测肾功能不全者的毒性征兆和症状。严重肾功能不全、慢性肾衰竭或 Ccr ＜ 50ml/min 时不应使用本药。对中度肾功能不全者应密切监测，并减少本药用量。若血清肌酐＞ 2mg/dl 时，则应停药。此外，Ccr ＜ 50ml/min 者，不能联合使用利巴韦林。

**其他**　（1）严重精神病或有此病史者：若必须使用本药及利巴韦林联合治疗，则仅在确保患者的精神疾患得到正确的个体化诊断和治疗的前提下，才能开始用药。联合治疗时，若出现严重神经、精神方面的不良反应（尤其是抑郁症），则应停止治疗。（2）有充血性心衰史、心肌梗死和 / 或既往或目前有心律失常者：应用本药治疗时需密切监测。建议对既往有心脏病史者，在治疗开始前及治疗期间检查 ECG。心律失常（主要是室上性的）通常对常规治疗有效，但可能需停用本药。（3）银屑病和肉状瘤病患者：有报道干扰素 α-2b 可加重既往存在的银屑病和肉状瘤病，故建议对此类患者仅在利大于弊时才考虑应用本药。

**【注意】**

（1）慎用　①贫血（使用利巴韦林可出现溶血性贫血）。②治疗前有骨髓抑制（可加重病情，治疗前应使血细胞计数恢复正常）。③心脏疾病。④水痘、带状疱疹、单纯疱疹或其他病毒感染（加重和 / 或播散）。⑤慢性丙型肝炎伴 HIV 或 HBV 感染（缺乏临床经验）。⑥结肠炎（症状 / 体征加重时应停药）。⑦内分泌疾病（糖尿病、甲状腺疾病、高甘油三酯血症和胰腺炎）。⑧生育能力受损。⑨感染性疾病（引起或加重）。⑩肝脏 / 器官移植受者。⑪有精神病史者（如抑郁、自杀行为、情绪不稳定，可能加重症状）。⑫肺部疾病（可能加重）。（以上均选自

国外资料）

（2）用药相关检查 / 监测项目 ①所有患者治疗前均应进行血常规、血液化学及甲状腺功能检查。一般在治疗期的第 2 周和第 4 周进行实验室检查，随后根据临床需要定期监测。②所有患者在使用本药前均应检测肾功能。③所有患者应进行基本的眼科检查。对主诉视力下降或视野缺损者必须进行及时全面的眼部检查。建议对糖尿病或高血压患者进行定期的视觉检查。④治疗期间，若患者出现甲状腺功能紊乱症状时，需测定 TSH 水平。通过治疗使 TSH 保持在正常范围内时，才可继续使用本药。⑤治疗期间监测血脂水平。

（3）对驾驶 / 机械操作的影响 治疗期间出现疲劳、嗜睡或意识障碍者，应避免驾驶或操作机器。

**【给药说明】**

（1）给药条件 ①本药临床用药指标：血小板 $\geqslant 100\times10^9$/L，中性粒细胞计数 $\geqslant 1.5\times10^9$/L，TSH 水平在正常范围内。②某些患者在使用本药时可出现与脱水有关的低血压，故用药期间应保持充足的水分，必要时补液。

（2）减量 / 停药条件 ①单用本药或联合利巴韦林治疗 6 个月后，若 HCV 水平仍高，需停药。②若用药期间出现急性过敏反应，应立即停药并进行适当的药物治疗（一过性皮疹不需终止用药）。

（3）配伍信息 本药每支粉针剂必须用 0.7ml 的无菌溶解液溶解，抽取 0.5ml 用于注射。溶液配制时用无菌注射器和长针头抽取 0.7ml 溶解液，将溶解液沿瓶壁缓慢注入本药安瓿内，不要将溶解液直接对准本药，注入速度也不宜太快，以免产生过多气泡。轻轻转动安瓿使其完全溶解，不能用力摇动。

**【不良反应】** 多数不良反应为轻度或中度，不影响治疗。

（1）心血管 心绞痛、低血压、心律失常、窦性心动过速、心肌病、心包积液和心肌梗死。与利巴韦林联合治疗时：心动过速、低血压、高血压、晕厥、心悸、心律不齐、心肌病（停药后恢复正常）、心肌缺血、心肌梗死、脑血管缺血、脑血管出血。

（2）神经 失眠、头晕、头痛、乏力（有或无流感样症状）、眩晕、嗜睡、感觉异常、意识障碍、张力过强、感觉过敏、感觉减退。与利巴韦林联合治疗时：震颤、痉挛、外周神经病变、脑病。

（3）精神 抑郁、易激动、焦虑、注意力障碍、情绪不稳、精神紧张、激动不安、情感淡漠、自杀、企图自杀、自杀构想、易激惹、攻击性行为和幻觉、神经质、药物成瘾 / 过量。与利巴韦林联合治疗时：攻击性行为。

（4）内分泌 / 代谢 甲低、甲亢、出汗、TSH 异常（部分患者在治疗结束 24 周后随访期 TSH 仍异常）、高血糖、胰腺炎、痛风、狼疮样症状、高甘油三酯血症。与利巴韦林联合治疗时：高甘油三酯血症、糖尿病。患者甘油三酯水平升高（＞1000mg/dl）或出现胰腺炎症状时应终止治疗。

（5）血液 中性粒细胞减少、WBC 减少、贫血、Hb 减少。与利巴韦林联合治疗时：再障、加速 Hb 的降低。

（6）免疫 SLE、银屑病或严重银屑病、自身免疫性血小板减少、类风湿关节炎、间质性肾炎。与利巴韦林联合治疗时：发生自发免疫性和间接免疫性疾病（包括自发性血小板减少性紫癜）。

（7）消化 口干、恶心、呕吐、腹泻、稀便、便秘、腹痛、食欲缺乏、消化不良、胃肠胀气。与利巴韦林联合治疗时：牙龈出血、舌炎、胃炎、GU、胰腺炎、溃疡性和缺血性结肠炎，出现上述表现或症状时应停止治疗。

（8）呼吸 咽炎、呼吸困难、鼻充血、咳嗽、副鼻窦炎、鼻窦炎、鼻炎、梗阻性细支气管炎、肺炎、肺气肿、胸膜炎。与利巴韦林联合治疗时：鼻炎、味觉异常、支气管炎、鼻出血。对于有发热、咳嗽、呼吸困难或其他呼吸系统症状者应作胸部X线检查。若胸部X光检查显示肺浸润或存在肺功能受损的证据，则应严密监护，必要时停药。立即停药并用皮质激素治疗似可使肺部不良反应消失。

（9）泌尿　与利巴韦林联合治疗时：肾功能不全和肾衰竭。

（10）生殖　性欲减退、月经过多、月经失调。与利巴韦林联合治疗时：前列腺炎。

（11）骨骼肌肉　关节痛、骨骼肌疼痛。与利巴韦林联合治疗时：横纹肌溶解、肌炎。

（12）皮肤　脱发、瘙痒、皮肤干燥、不适感、出汗增加、皮疹、面红、皮肤红斑、秃顶、脓肿、蜂窝织炎、血管炎、光毒性或表皮并发症（如发汗）、荨麻疹（急性超敏反应）。与利巴韦林联合治疗时：湿疹、发质异常、肉状瘤病或肉状瘤病恶化、多形性红斑、史－约综合征、中毒性表皮坏死。

（13）眼　视物模糊、眼痛、结膜炎。与利巴韦林联合治疗时：泪腺失调、视网膜病变（包括斑状水肿）、视网膜出血、视网膜动脉或静脉栓塞、棉絮状渗出斑、视敏度和视野丧失、视神经炎和视神经盘水肿。若患者在治疗期间出现新的眼部异常或原有症状加重，建议停用本药。

（14）耳　与利巴韦林联合治疗时：听力下降/丧失、耳鸣、中耳炎。

（15）其他　注射部位疼痛/炎症、疲乏感、寒战、发热、流感样症状（与剂量相关，通常用药后24h开始，随后的治疗中可减轻，调整就寝时间和给予解热药可缓解）、虚弱、体重下降、身体右上象限痛、胸痛、病毒感染。与利巴韦林联合治疗时：真菌感染、光敏反应和淋巴结病、注射部位坏死。

**【药物过量】**

（1）表现　药物过量的临床经验非常有限。在临床研究中，有少数患者意外接受超过处方剂量2倍以上的剂量，并未出现严重不良反应。

（2）处理意见　对于用药过量者，建议行对症治疗，并密切观察患者情况。

**【相互作用】**

（1）与CYP 1A 2代谢相关的药物　有文献报道，CYP 1A 2底物（如茶碱）与其他α-干扰素合用时，其清除降低50%，故本药与上述药物合用时应引起注意。

（2）高效抗逆转录病毒治疗药　同时感染HIV者若接受高效抗逆转录病毒治疗（HAART），可增加乳酸中毒的危险性。对接受HAART的患者应谨慎使用本药及利巴韦林。

（3）经CYP 2C 8/9代谢的药物（如华法林、苯妥英钠）、经CYP 2D 6代谢的药物（如氟卡尼）合用时应谨慎。

（4）利巴韦林　未见药动学相互作用。

## 匹多莫德
## Pidotimod

**【其他名称】** 吡酮莫特、得畅、芙露饮、金世力德、匹多莫特、普利莫、谱乐益、万适宁、唯田、Adimod、Axil、Onaka、PIGTIL、POLIMOD

**【分类】** 免疫系统用药\免疫调节药\免疫增强药

**【制剂规格】** 片剂　①200mg。②400mg。

**颗粒**　2g∶400mg。

**散剂**　400mg。

**口服液**　①10ml∶200mg。②10ml∶400mg。③7ml∶400mg。

**【临床应用】**

**1. 说明书适应证**

免疫功能低下者：反复发作的呼吸道感染（咽炎、气管炎、支气管炎、扁桃体炎）、耳鼻喉感染（鼻炎、鼻窦炎、中耳炎）、泌尿系统感染、妇科感染及化疗后细胞免疫功能低下的临床患者，以减少急性发作的次数、缩短病程、减轻发作的程度。也可作为急性感染时抗生素的辅助用药。

**2. 其他临床应用**

病毒感染、恶性肿瘤等其他慢性疾病。

**【用法用量】**

**1. 说明书用法用量**

（1）感染急性期 开始时 800mg/ 次，bid.，p.o.，2 周后减为 qd.。

（2）预防用药 800mg/ 次，qd.，p.o.，连服 60d。

**2. 其他用法用量**

［国外参考信息］

慢性支气管炎 （1）治疗慢性支气管炎恶化，800mg，bid.（早晚各 1 次），p.o.，与抗生素共用 8d.（2）预防慢性支气管炎，800mg，qd.，p.o.（早餐前），可用 2 个月。

**【禁忌证】**

**说明书禁忌证**

对本药过敏者。

**【特殊人群用药】**

**儿童** 应严格遵守儿童用药的用法用量。尚无＜2 岁儿童用药的报道。

**1. 说明书用法用量**

（1）感染急性期 开始时 400mg/ 次，bid.，p.o.，2 周后减为 qd.，连服 60d。

（2）预防用药 400mg/ 次，qd.，p.o.，连服 60d。

**2. 其他用法用量**

［国外参考信息］

（1）反复呼吸道感染的急性发作 2~8 岁儿童，400mg/ 次，bid.，p.o.，与抗生素合用连用 15~20d，然后单用本药 400mg/ 次，qd.，p.o.，巩固治疗 60d，防止再发。

（2）预防反复呼吸道感染或泌尿系感染的复发 2~13 岁儿童，400mg/ 次，qd.，p.o.（早餐前），治疗 60d。

**老人** 国外资料认为无须减量。

**孕妇** 不宜使用。

**哺乳妇女** 不宜使用。

**肾功能不全 / 透析者** 肾功能不全者口服不需减量，但不同程度的肾功能不全者重复给药时是否需减量尚待进一步证实。

**【注意】**

（1）慎用 过敏体质者。

（2）用药相关检查 / 监测项目 血常规及血生化（包括肌酐）检查。

**【给药说明】**

给药条件 避免进餐时服药，可于餐前或餐后 2h 服用。

**【不良反应】**

尚无严重不良反应报道，一般不良反应无须停药治疗。

（1）神经 头痛、眩晕。

（2）血液 联用本药及抗生素的呼吸道感染伴有 WBC 计数升高的儿童：WBC 计数降低。

（3）消化 畏食、恶心、呕吐、胃部不适、腹痛、腹泻。

（4）皮肤 皮疹。

**【药物过量】**

处理意见 尚无本药过量的报道。过量时需用常规方法，如催吐、导泻、输液等促进过量药物排出。

**【相互作用】**

食物 与空腹比较，进餐时服药，本药生物利用度降低 50%，$t_{max}$ 延迟 2h。

## 乌苯美司
## Ubenimex

**【其他名称】** 百士欣、抑氨肽酶 A、抑氨肽酶 B、抑氨肽酶素、优必尼美、Bestatin

**【分类】** 免疫系统用药 \ 免疫调节药 \ 免疫增强药

**【制剂规格】** 片剂 10mg。

胶囊 ① 10mg。② 30mg。

**【临床应用】**

**说明书适应证**

（1）可增强免疫功能，作为癌症化疗、

放疗的辅助治疗　白血病、多发性骨髓瘤、骨髓增生异常综合征及造血干细胞移植后、其他实体瘤。

（2）老年性免疫功能缺陷。

**【用法用量】**

**说明书用法用量**

**一般用法**　30mg/d，qd.（早晨空腹顿服）或 tid.，p.o.。症状减轻或长期服用时，可 2~3 次 / 周，10 个月为一疗程。

**【禁忌证】**

尚不明确。

**【特殊人群用药】**

**儿童**　婴幼儿用药的安全性尚不明确，慎用；儿童用药在成人基础上酌减。

**孕妇**　孕妇用药的安全性尚不明确，应权衡利弊，慎用。

**哺乳妇女**　安全性尚不明确，慎用。

**【注意】**

尚不明确。

**【给药说明】**

给药条件　一日总量不宜超过 200mg，以免 T 细胞减少。

**【不良反应】**

不良反应少而轻。

（1）神经　头痛、麻木感。

（2）消化　口内不适感、恶心、呕吐、腹泻、软便。肝损伤：血清 AST 一过性轻度升高，在服药过程中或停药后可消失。

（3）皮肤　皮肤发红、轻度脱毛、皮疹、瘙痒。

（4）其他　面部浮肿。未见致畸性、抗原性及诱变性。

**【相互作用】**

尚不明确。

## 细菌溶解产物
## Bacterial Lysates

**【其他名称】**　泛福舒、Broncho-Vaxom

**【成分】**　本药含以下细菌的冻干溶解物：流感嗜血杆菌、肺炎双球菌、肺炎克雷伯菌、臭鼻克雷伯菌、金葡菌、化脓性链球菌、草绿色链球菌、卡他奈瑟菌。

**【分类】**　免疫系统用药 \ 免疫调节药 \ 免疫增强药

**【制剂规格】**　胶囊（成人）　7mg。

胶囊（儿童）　3.5mg。

**【临床应用】**

**说明书适应证**

用于免疫治疗，可预防呼吸道的反复感染及慢性支气管炎急性发作，也可作为急性呼吸道感染治疗的合并用药。

**【用法用量】**

**说明书用法用量**

（1）预防和（或）巩固治疗　7mg/ 次，qd.，p.o.（空腹），每月连用 10d，连用 3 个月为一疗程。

（2）急性期治疗　7mg/ 次，qd.，p.o.（空腹），直到症状消失，但至少用 10d。如需使用抗生素，宜从治疗开始就联用。

**【禁忌证】**

**说明书禁忌证**

对本药成分过敏者。

**【特殊人群用药】**

**儿童**　＜ 6 个月儿童免疫系统发育尚不成熟，不推荐服用。

**说明书用法用量**

**一般用法**　儿童胶囊：6 个月至 12 岁，3.5mg/d，p.o.，用药方案同成人。

**老人**　有研究表明，老年患者不需调整剂量。

**孕妇**　未见对动物胚胎有影响，但无孕妇对照试验。

**哺乳妇女**　缺乏相关研究资料。

**【注意】**

尚不明确。

**【给药说明】**

给药条件　患者吞服胶囊困难时，可将胶囊打开，将其内容物加入饮料（果汁、牛奶等）中服用。

【不良反应】

用药期间如出现持续胃肠道紊乱、长时间持续的皮肤反应及呼吸道不适（可能会导致过敏反应），应中断治疗。

（1）消化 恶心、腹痛、呕吐。

（2）呼吸 咳嗽、呼吸困难、哮喘。

（3）皮肤 皮疹、荨麻疹。

（4）其他 过敏反应、发热、疲劳。

【药物过量】

未见用药过量的报道。

【相互作用】

尚不明确。

## 胸腺肽
## Thymopeptide

【其他名称】 艾欣舒、迪赛、康司艾、奇莫欣、万原、胸腺素、胸腺因子、新状泰、Thymopetidum、Thymosin

【分类】 免疫系统用药 \ 免疫调节药 \ 免疫增强药

【制剂规格】 肠溶片 ① 3mg。② 5mg。③ 15mg。④ 20mg。⑤ 30mg。

肠溶胶囊 ① 5mg。② 15mg。③ 30mg。

注射液 ① 2ml : 2mg。② 2ml : 5mg。③ 2ml : 10mg。④ 2ml : 20mg。⑤ 5ml : 40mg。⑥ 5ml : 50mg。⑦ 10ml : 60mg。⑧ 10ml : 80mg。⑨ 250ml : 60mg。

冻干粉针剂 ① 1.6mg。② 2mg。③ 4mg。④ 5mg。⑤ 10mg。⑥ 20mg。⑦ 30mg。⑧ 40mg。⑨ 50mg。⑩ 60mg。⑪ 80mg。⑫ 100mg。

【临床应用】

1. 说明书适应证

治疗各种原发性或继发性T细胞缺陷病、某些自身免疫性疾病、各种细胞免疫功能低下的疾病以及肿瘤的辅助治疗。包括：

（1）各型重症肝炎、慢性活动性肝炎、慢性迁延性肝炎及肝硬化。

（2）带状疱疹、生殖器疱疹及尖锐湿疣。

（3）支气管炎、哮喘、肺结核及预防上呼吸道感染。

（4）各种恶性肿瘤的辅助治疗。

（5）红斑狼疮、风湿性及类风湿疾病、强直性脊柱炎、格林巴利综合征。

（6）再障、白血病、血小板减少症。

（7）病毒性角结膜炎、病毒性结膜炎、过敏性鼻炎。

（8）老年性早衰、妇女更年期综合征。

（9）多发性疖肿、面部皮肤痤疮、银屑病、扁平苔藓、鳞状细胞癌及上皮角化症。

（10）儿童先天性免疫缺陷症。

（11）顽固性口腔溃疡。

2. 其他临床应用

（1）原发性胸腺免疫功能缺陷、过敏性哮喘、口腔干燥综合征、儿童组织细胞增生症。

（2）试用于运动失调性毛细血管扩张症、慢性皮肤黏膜真菌病等免疫缺陷病。国内有将猪胸腺素试用于治疗复发性口疮、麻风、重症感染、慢性肾炎等伴有细胞免疫功能低下者。

（3）Behcet 综合征及 sjogren 综合征。

（4）慢性念珠菌感染。

【用法用量】

1. 说明书用法用量

一般用法 （1）肠溶片，5~30mg/ 次，1~3 次 /d, p.o.。肠溶胶囊，5~15mg/ 次，tid., p.o.，严重者可增至 30mg/ 次，tid., p.o.。（2）10~20mg/ 次，qd., i.m./i.h.。（3）20~80mg/ 次，溶于 NS 或 5%GS 500ml 中，i.v.gtt., qd.。

2. 其他用法用量

［国内参考信息］ 5~20mg/ 次，qd./qod., i.m.，连用 4 周至 1 年。

【禁忌证】

说明书禁忌证

（1）对本药过敏者。

（2）器官移植。

（3）胸腺功能亢进或胸腺肿瘤。

（4）细胞免疫功能亢进。

【特殊人群用药】

**儿童** 安全性和有效性尚不明确。＜18岁慎用。

**说明书用法用量**

（1）胸腺发育不全症 1mg/（kg·d），i.m.。症状改善后，改维持量为1mg/（kg·周），可长期应用作替代性治疗。

（2）反复呼吸道感染 8个月至12岁：5mg/次，qod.，i.m.，1个月后改为5mg/次，2次/周。

**老人** 慎用。

**孕妇** 用药应权衡利弊。

**哺乳妇女** 用药应权衡利弊。

【注意】

（1）慎用 ①过敏体质者。②正接受免疫抑制治疗者。

（2）用药相关检查/监测项目 治疗期间应定期检查肝功能。

【给药说明】

给药条件 使用前须做皮试，皮试阳性者不能使用。

【不良反应】

ADR警示 1988年至2007年5月底，国家药品不良反应监测中心病例报告数据库中有关本药注射剂病例报告共1976例。本药注射剂的主要不良反应表现为皮疹，发热、寒战、畏寒，胸闷、心悸、呼吸困难、头痛、紫绀等过敏样反应及过敏性休克等；其中过敏性休克报告85例，占本药所有不良反应报告的4%、严重不良反应报告的69%。按照给药途径统计，静脉滴注占本药所有不良反应报告的86%、严重不良反应报告的90%，其中过敏性休克报告中95%为静脉滴注给药。

（1）心血管 胸闷，一般可自行消失。

（2）神经 头昏、乏力、嗜睡感。

（3）消化 恶心。慢性乙型肝炎患者可能出现ALT短暂上升，若无肝功能衰竭预兆，可继续用药。

（4）皮肤 皮疹，应停药。

（5）其他 发热、注射部位红肿（一般可自行消失）、轻微过敏反应（停药后可消失）。

【药物过量】

尚无任何关于人体过量（治疗或意外）的报道。动物毒性试验显示剂量＜10mg/kg（目前研究所用最高量）尚未发现任何毒性反应。

【相互作用】

（1）化疗药 化疗药的不良反应减少。

（2）干扰素 对改善免疫功能有协同作用。

（3）抗生素 抗生素的抗菌作用增强。

（4）消炎药、激素、镇痛药、降压药、利尿药、心血管类药、中枢神经系统药、避孕药等 未见干扰现象。

## 胸腺法新
## Thymalfasin

【其他名称】 和日、基泰、迈普新、日达仙、胸腺肽$\alpha_1$、Thymosin $\alpha_1$、ZADAXIN

【分类】 免疫系统用药\免疫调节药\免疫增强药

【制剂规格】 冻干粉针剂 1.6mg。

【临床应用】

**1. 说明书适应证**

（1）成人慢性乙型肝炎。

（2）作为免疫损害病者的疫苗增强剂，对免疫系统功能受抑制者（包括慢性血透和老年病患者），本药可增强患者对病毒性疫苗（如流感疫苗或乙肝疫苗）的免疫应答。

**2. 其他临床应用**

（1）原发性肝癌的辅助治疗。

（2）与乌司他丁联合治疗严重脓毒症。

（3）非小细胞肺癌及恶性黑色素瘤（国外资料）。

【用法用量】

**1. 说明书用法用量**

（1）慢性乙型肝炎 推荐剂量：1.6mg/

次，i.h.，2 次 / 周，两次给药之间间隔 3~4d。连用 6 个月（共 52 针），其间不应间断。

（2）增强免疫损害者对疫苗的免疫应答　1.6mg/ 次，i.h.，2 次 / 周，两次给药之间间隔 3~4d，连用 4 周（共 8 针）。首次应在注射疫苗后立即给药。

**2. 其他用法用量**

［国内参考信息］

（1）原发性肝癌　①肝癌患者术后肝动脉化疗栓塞（TACE）联合本药：术后第 1 周开始皮下注射本药，1.6mg/ 次，2 次 / 周，连用 6 个月，以延缓复发时间，提高生存期。②采用 TACE 治疗的肝癌非手术患者：于 TACE 当天开始皮下注射本药，1.6mg/ 次，qd.，10d 为一疗程，以提高 TACE 治疗后肝癌患者的免疫功能。

（2）严重脓毒症　有临床研究显示，乌司他丁 60 万 U/d 联合本药 3.2mg/d，连续 7d，能明显改善严重脓毒症患者 28d 和 90d 预后，其治疗的有效性具有剂量依赖性。

［国外参考信息］

（1）慢性乙型肝炎　常用剂量 1.6mg（或 0.9mg/$m^2$）/ 次，i.h.，2 次 / 周，可持续治疗 1 年。

（2）丙型肝炎　1.6mg/ 次，i.h.，2 次 / 周，同时合用基因工程干扰素 α–2b（300 万 U/ 次，3 次 / 周），持续 6 个月。

（3）恶性黑色素瘤　采用本药与达卡巴嗪、IL–2 联合治疗的方案。第 1 日给予达卡巴嗪 850mg/$m^2$，此后的第 4~7 日给予本药 2mg，i.h.；第 8~12 日给予 IL–2，1800 万 U/（$m^2$ · d）。每 3 周重复 1 个给药周期，最多使用 6 个周期。

（4）非小细胞肺癌　0.9mg/（$m^2$ · 次），i.h.，2 次 / 周，连用 1 年。

**【禁忌证】**

**说明书禁忌证**

（1）对本药过敏者。

（2）正接受免疫抑制治疗者（如器官移植者，除非治疗带来的益处明显优于危险）。

**【特殊人群用药】**

**儿童**　＜ 18 岁者用药的安全性和有效性尚未确定。

**老人**　临床试验提示不需减量。

**其他用法用量**

［国外参考信息］　本药作为流行性感冒疫苗的免疫应答增强药时，老年人 0.9mg/（$m^2$· 次），i.h.，2 次 / 周，连用 8~10 次（4~5 周）。首剂应在接种流行性感冒疫苗后立即给予。77 岁以上老年患者的反应最佳。

**孕妇**　慎用。

**哺乳妇女**　慎用。

**肾功能不全 / 透析者**　据国外资料，本药可用于增强 CRF 患者对疫苗的免疫应答。

**其他用法用量**

［国外参考信息］　①乙型肝炎疫苗：在疫苗接种后皮下注射本药 5 次，0.9mg/（$m^2$ · 次），2 次 / 周。②流行性感冒疫苗：在疫苗接种后皮下注射本药 8 次，0.9mg/（$m^2$ · 次），2 次 / 周。

**【注意】**

（1）慎用　①对其他胸腺激素过敏者（国外资料）。②正接受皮质激素治疗者（国外资料）。

（2）用药相关检查 / 监测项目　乙型肝炎患者用药期间应定期（如每月）检测血清 ALT、AST、ALP、胆红素、HBV 抗原抗体及白蛋白。治疗完毕及其后 2、4、6 个月应检测 HBeAg、HBsAg、HBV–DNA 和 ALT。

**【给药说明】**

配伍信息　用药前需将本药 1.6mg 以 1ml 注射用水溶解后立即皮下注射，不得肌注或静注，也不应与其他任何药物混合注射。

**【不良反应】**　本药耐受性良好。

（1）消化　慢性乙型肝炎患者用药后，可见血清 ALT 升高，若无肝衰竭，则通常可继续使用。

（2）骨骼肌肉　短暂性肌肉萎缩、多关

节痛伴有水肿。

（3）皮肤　注射部位红肿、不适、皮疹。

（4）其他　发热、轻度恶心。

【药物过量】

**剂量**　尚无人体因治疗或意外过量的报道。动物毒性试验显示在 10mg/kg 剂量下（目前研究所用之最高量）未见毒性反应。在单一剂量范围试验中发现：1 例接受 2.4mg/m$^2$ 剂量后出现高热，2 例接受 4.8 和 9.6mg/m$^2$ 剂量后出现恶心。上述剂量均超过推荐剂量 0.9mg/m$^2$。

【相互作用】

干扰素 α　可增强免疫应答。

## 胸腺五肽
## Thymopentin

【其他名称】 和信、替波定、胸腺喷丁、胸腺增生素、Immunox、Pentapeptide、Sintomodulina、Thymopoietin、Thymopoietin Pentapeptide、Timopentin、Timunox

【分类】 免疫系统用药 \ 免疫调节药 \ 免疫增强药

【制剂规格】 **注射液**　2ml∶4mg。

**冻干粉针剂**　① 1mg。② 2mg。③ 4mg。④ 5mg。⑤ 10mg。⑥ 50mg。

【临床应用】

**1. 说明书适应证**

（1）原发性或继发性 T 细胞缺陷病，如儿童先天性免疫缺陷病。

（2）某些自身免疫性疾病，如类风湿关节炎、SLE。

（3）各种细胞免疫功能低下的疾病。

（4）＞18 岁的慢性乙型肝炎患者（因 18 岁以后胸腺开始萎缩，细胞免疫功能减退）。

（5）肿瘤的辅助治疗，如恶性肿瘤患者因放疗、化疗所致的免疫功能低下。

**2. 其他临床应用**

（1）作为免疫功能增强剂，也用于老年人及其他免疫功能低下者。

（2）重大外科手术及严重感染。

（3）2 型糖尿病。

（4）更年期综合征。

（5）皮肤病及性病，如复发性疱疹、尖锐湿疣。

（6）严重烧伤。

【用法用量】

**1. 说明书用法用量**

（1）**一般用法**　1mg/ 次，1~2 次 /d，i.m.（用前加灭菌注射用水 1ml 溶解）或溶于 NS 250ml 中，i.v.gtt.（缓慢）。15~30d 为一疗程。

（2）改善恶性肿瘤患者的免疫功能低下与放、化疗同时使用，1mg/ 次，qd.，i.m.，28d 为一疗程。

**2. 其他用法用量**

［国内参考信息］

（1）原发性免疫缺陷　开始时 0.5~1mg/（kg · d），i.h./i.m.，连续 2 周；维持量为 0.5~1mg/（kg · 次），2~3 次 / 周。

（2）继发性免疫缺陷　50mg/ 次，i.h.，3 次 / 周，连续 3~6 周。

【禁忌证】

**说明书禁忌证**

（1）对本药过敏者。

（2）器官移植初期需免疫抑制者。

【特殊人群用药】

**儿童**　慎用。

**孕妇**　用药应权衡利弊。

**哺乳妇女**　慎用。

【注意】

（1）慎用　正接受免疫抑制药治疗者。

（2）用药相关检查 / 监测项目　①用药期间应监测免疫功能。②慢性乙型肝炎患者治疗期间应定期检查肝功能。

【给药说明】

（1）给药条件　用药前应做皮肤敏感试验（浓度 1∶100），过敏者禁用。

（2）配伍信息　不应与其他任何药物混合注射或滴注。

【不良反应】

（1）神经　头晕、嗜睡、倦怠，不影响继续用药。头痛、睡眠障碍。

（2）血液　WBC 计数明显下降。

（3）消化　恶心、轻度胃肠不适、血清 ALT 水平短暂上升（见于慢性乙型肝炎患者用药后。若无肝衰竭，则通常可继续使用）。

（4）皮肤　注射部位疼痛和硬结、皮肤瘙痒。

（5）其他　发热、胸闷、乏力。

【药物过量】

目前尚无有关人体过量（治疗或意外）的报道。动物毒性试验显示剂量< 10mg/kg（目前研究所用最高量）时未见任何不良反应发生。

【相互作用】

（1）干扰素　对免疫功能改善有协同作用。

（2）消炎药、抗生素、激素、镇痛药、降压药、利尿药、治疗心血管疾病的药物、CNS 药物、避孕药等　未发现明确相互作用。

## 转移因子
## Transfer Factor

【其他名称】P- 转移因子

【分类】免疫系统用药 \ 免疫调节药 \ 免疫增强药

【制剂规格】胶囊　3mg（多肽）:100μg（核糖）。

口服溶液　① 10ml（多肽 10mg，核糖 300μg）。② 10ml（多肽 20mg，核糖 600μg）。

注射液　2ml（多肽 3mg，核糖 100μg）。

粉针剂　3mg（多肽）:100μg（核糖）。

【临床应用】

1. 说明书适应证

（1）用于某些抗生素难以控制的病毒性或真菌性细胞内感染的辅助治疗，如带状疱疹、流行性乙型脑炎、白色念珠菌感染、病毒性心肌炎等。

（2）用于肺癌、鼻咽癌、乳腺癌、骨肉瘤等恶性肿瘤的辅助治疗。

（3）用于免疫缺陷病（如湿疹、血小板减少、多次感染综合征及慢性皮肤黏膜真菌病）。

2. 其他临床应用

自体免疫性疾病。

【用法用量】

说明书用法用量

一般用法　（1）胶囊，3~6mg/ 次（以多肽计），2~3 次 /d。（2）口服溶液，10~20mg/ 次（以多肽计），2~3 次 /d。（3）2~4ml/ 次，1~2 周 1 次，i.h.。注射于淋巴回流较丰富的上臂内侧或大腿内侧腹股沟下端为宜，上臂三角肌处也可。

【禁忌证】

说明书禁忌证

对本药过敏者。

【特殊人群用药】

儿童　尚不明确。

孕妇　尚不明确。

哺乳妇女　尚不明确。

肝功能不全者　肝病患者慎用。

【注意】

尚不明确。

【给药说明】

其他　由于本药无抗原性，故不存在输注免疫活性细胞的配型和相互排斥问题。

【不良反应】

（1）血液　溶血性贫血和淋巴组织瘤（见于治疗魏 – 阿综合征时）。

（2）消化　个别慢性活动性肝炎患者用药后，出现一过性肝功能损害加重，但可逐渐自行恢复。

（3）呼吸　哮喘典型发作。

（4）皮肤　注射部位疼痛及硬结、风疹样皮疹、皮肤瘙痒。

（5）其他　全身发热反应。

【相互作用】

尚不明确。

# 第二节 免疫抑制药

## 巴利昔单抗
## Basiliximab

【其他名称】 巴西单抗、舒莱、Simulect

【分类】 免疫系统用药 \ 免疫调节药 \ 免疫抑制药

【制剂规格】 冻干粉针剂 ① 10mg。② 20mg。

【临床应用】

**说明书适应证**

预防肾移植术后的早期急性器官排斥反应。常与环孢素和皮质类固醇激素为基础的二联免疫抑制剂治疗方案（成人和儿童）或长期的环孢素、皮质类固醇激素和硫唑嘌呤/吗替麦考酚酯为基础的三联免疫抑制剂治疗方案（仅成人）联用。

【用法用量】

**1. 说明书用法用量**

**一般用法** 推荐总量为 40mg，分 2 次，i.v./i.v.gtt.（20~30min 内）。首次 20mg 于移植术前 2h 内给予，剩余 20mg 于移植术后 4d 给予。若术后出现对本药严重的过敏反应或移植物功能丧失等，应停止第 2 次给药。

**2. 其他用法用量**

［国外参考信息］ 用法用量同说明书资料。可同时给予两联免疫抑制（环孢素微乳剂和皮质激素，两者均在手术当日开始使用），不推荐三联免疫抑制（环孢素、皮质激素和硫唑嘌呤），以避免移植后淋巴组织增生病的危险性增加。有临床试验采用辅助性两联免疫抑制方案如下：（1）环孢素：开始 2 周使血药浓度维持在 150~450ng/ml，第 3~4 周为 150~300ng/ml，以后为 100~300ng/ml。（2）皮质激素：手术当日胃肠外给予甲泼尼龙 30~500mg，第 1 日泼尼松龙 0.3~1mg/kg，p.o.，以后逐渐减量，至第 21 日剂量为 20mg/d，第 90 日用量至少为 7.5mg，此后给予泼尼松龙维持剂量为 7.5~20mg/d。也有临床试验表明，仅接受两联免疫抑制治疗方案的患者，与接受两联免疫抑制同时给予本药的患者相比，在术后 2~4 周内皮质激素用量显著增加。

【禁忌证】

**说明书禁忌证**

对本药过敏者。

【特殊人群用药】

**儿童** 尚无＜ 1 岁儿童用药的研究资料。

**1. 说明书用法用量**

**一般用法** 用于 1~17 岁儿童。（1）≥ 35kg 者同成人。（2）＜ 35kg 者推荐剂量为 20mg，分 2 次静脉给药。首次用量于移植术前 2h 内给予，第 2 次用量于移植术后 4d 给予。若术后出现对本药的严重过敏反应或移植物功能丧失等，应停止第 2 次给药。

**2. 其他用法用量**

［国外参考信息］ 2~15 岁患儿的推荐剂量：2 剂，按 $12mg/m^2$ 静脉给药，每剂 Max：20mg。首剂于移植术前 2h 内给予，第 2 剂于移植术后 4d 给予。

**老人** 尚无资料显示老年人的用量与年轻人不同。

**孕妇** 动物试验中尚未观察到胚胎毒性及致畸性。尚无孕妇用药的研究，但本药可透过胎盘，孕妇不宜使用。育龄妇女须采用足够的避孕措施，且须持续至服用本药最后一剂后 4 个月。美国 FDA 妊娠安全性分级为：B 级。

**哺乳妇女** 尚无有关本药经动物或人乳汁分泌的资料。但因本药具备 $IgG_1$ 的特性，故推断其可经乳汁分泌，因此应避免哺乳直至服用本药最后一剂后 4 个月。

【注意】

（1）慎用 曾因使用本药、达昔单抗或其他单克隆抗体而致病者（国外资料）。

（2）用药相关检查 / 监测项目 用药期间应检查肾功能及疑似排斥反应的活组织检查，并进行常规血液生化检查以监测药物中毒。

**【给药说明】**

（1）配伍信息 ①尚无本药与其他静脉用药物的相容性资料。不应将本药与其他药物 / 物质混合使用，通常应采用单独的输液装置给药。②配好的药液为等渗液，可一次性大剂量静注，也可用 NS 或 5%GS 稀释至 ≥ 50ml（20mg），或稀释至 ≥ 25ml（10mg）后静滴 20~30min。③配制好的药液，在 2℃ ~8℃可保存 24h，在室温下可保存 4h，故宜尽早使用。

（2）其他 ①本药与其他免疫抑制药（除环孢素微乳剂及皮质激素外）合用的研究资料有限。在推荐剂量范围内，少数患者曾合用硫唑嘌呤。尚有部分接受本药治疗的患者在移植术后的不同时间接受吗替麦考酚酯或抗体如抗 $CD_3$ 单克隆抗体（$OKT_3$）、抗胸腺细胞球蛋白（ATG）、抗淋巴细胞球蛋白（ALG）治疗，此类患者均未出现过度免疫抑制的症状。②用药期间应观察是否出现中毒征象（如过敏反应）。

**【不良反应】**

本药不会加重器官移植患者的基础疾病，也不增加免疫抑制药或与其他药合用时所发生的不良反应。

（1）心血管 血压升高、高血压、周围性水肿。

（2）神经 头晕、头痛、失眠、震颤。

（3）内分泌 / 代谢 高血钾或低血钾、高血糖、低磷血症、低钙血症、高尿酸血症、高胆固醇血症、酸中毒、体重增加。

（4）血液 贫血。

（5）免疫 人体抗鼠抗体（HAMA）反应，但本药不影响随后使用鼠抗淋巴细胞抗体制剂的治疗。

（6）消化 恶心、呕吐、消化不良、腹泻、腹痛、便秘、胃肠道念珠菌病等。

（7）呼吸 上呼吸道感染、鼻炎、咽炎、呼吸困难、咳嗽、非心源性肺水肿（与严重急性肺损伤或成人呼吸窘迫综合征类似）。

（8）泌尿 排尿困难、尿路感染、非蛋白氮（NPN）增加、血清肌酐升高。

（9）骨骼肌肉 腿及背部疼痛。

（10）皮肤 多毛症。

（11）其他 ①过敏反应、毛细血管渗漏综合征、细胞因子释放综合征、头痛、疼痛、发热、病毒感染、败血症、术后伤口并发症。②部分接受本药治疗的患者加用三联免疫抑制药（环孢素、硫唑嘌呤、皮质激素）后，出现 EB 病毒引起的淋巴组织增生病。③有对照研究表明，用药后可出现感染。④可见针对本药的特异性抗体应答，但对本药的疗效无影响。

**【药物过量】**

有临床试验表明，给予受试者单剂量 60mg，并在 24d 内累积剂量达 150mg，尚未观察到不良反应。动物（恒河猴）实验表明，本药 5mg/（kg · 次），2 次 / 周，4 周后其血药浓度可达 170μg/ml，但未观察到不良反应。人体使用推荐剂量时，其血药浓度一般＜ 10μg/ml。

**【相互作用】** 有研究认为，本药是一种免疫球蛋白，故不存在代谢后的药物间相互作用。

（1）松果菊（Echinacea） 本药疗效降低，从而危及器官移植患者的生命，故应避免合用。

（2）他克莫司 他克莫司的 $C_{min}$ 升高，增加中毒的风险，故合用时，应在移植后 1~2 个月内密切监测他克莫司血药浓度，必要时据此调整剂量。

（3）环孢素微乳化剂、皮质类固醇激素、硫唑嘌呤、吗替麦考酚酯及其他器官移植后的常规用药全身应用的抗微生物药、镇痛药、抗高血压药（β 受体阻断剂、钙通道阻滞剂和利尿药） 未见不良反应的发生增多。

## 环孢素
## Ciclosporin

**【其他名称】** 艾克烙、环孢多肽 A、环胞多肽 A、环孢菌素、环孢菌素 A、环孢灵、环胞灵、环胞霉素、环孢霉素 A、环孢素 A、金格福、丽珠环明、山地明、赛斯平、田可、新山地明、新赛斯平、因普兰他、Ciclosporin A、Ciclosporine、Cyclosporin、Cyclosporin A、Cyclosporine、Cyclosporinum、Cyspin、Gengraf、Implanta、NEOCYSPIN、Sandimmun、Sandimmun Neoral

**【分类】** 免疫系统用药\免疫调节药\免疫抑制药

**【制剂规格】** 胶囊 ① 10mg。② 25mg。③ 50mg。④ 100mg。

微乳化胶囊 ① 10mg。② 25mg。③ 50mg。④ 100mg。

软胶囊 ① 10mg。② 25mg。③ 50mg。④ 100mg。

口服液 ① 5ml : 5g。② 50ml : 5g。③ 50ml : 50mg。

微乳化口服液 50ml : 5g。

注射液 ① 5ml : 250mg。② 10ml : 500mg。③ 100ml : 100mg。

**【临床应用】**

**说明书适应证**

（1）防治同种异体器官移植（包括肾、肝、心、肺、心肺联合和胰移植）或骨髓移植发生的排斥反应，也用于防治移植物抗宿主反应（GVHR）。

（2）经其他免疫抑制药治疗无效的狼疮肾炎、难治性肾病综合征。

（3）内源性葡萄膜炎，限下列情况 ①活动性有致盲危险的中部或后部非感染性葡萄膜炎，而常规疗法无效或产生不可接受的不良反应者。② 7~70 岁肾功能正常的伴复发性视网膜炎的贝切特（Behcet's）葡萄膜炎患者。

（4）银屑病，限交替疗法无效或不适用的严重病例。

（5）异位性皮炎，限传统疗法无效或不适用的严重病例。

（6）类风湿关节炎。

（7）试用于治疗重型再障及难治性自身免疫性血小板减少性紫癜。

**【用法用量】**

**1. 说明书用法用量**

（1）器官移植 ①采用三联免疫抑制方案时，本药起始剂量为 6~11mg/（kg · d），p.o.，根据血药浓度调整剂量，每 2 周减量 0.5~1mg/kg；维持剂量：2~6mg/（kg · d），bid.，p.o.。②本药进口软胶囊制剂（新山地明）：于移植手术前 12h 开始用药，10~15mg/（kg · d），bid.，p.o.。此用量应维持至术后 1~2 周。再根据血药浓度逐渐减至 2~6mg/（kg · d），bid.，p.o.。③也可采用静滴给药。与其他免疫抑制药合用时（如与皮质激素合用，作为三联或四联用药的其中一种），应给予较小剂量，1~2mg/（kg · d），i.v.gtt.，然后改为 3~6mg/（kg · d），p.o.。应尽早改换为口服治疗。

（2）骨髓移植 1）预防移植物抗宿主病（GVHD）：①一般用法：于移植前 1d 开始用本药注射液 2.5mg/（kg·d），bid.，i.v.gtt.，待胃肠反应消失后（约 0.5~1 月）改用口服制剂，起始剂量：6mg/（kg·d），bid.，p.o.，1 个月后缓慢减量，总疗程半年左右。②本药进口软胶囊制剂（新山地明）：于移植前 1d 开始口服，推荐用量：12.5~15mg/(kg·d)。维持剂量：约为 12.5mg/（kg · d），应持续 3~6 个月（最好为 6 个月）。然后逐渐减量，直至移植后 1 年停药。胃肠道疾患可能减少药物吸收，故该类患者需增大剂量或经静脉给药。2）治疗 GVHD：单独或在原已用肾上腺皮质激素基础上加用本药，2~3mg/（kg·d），bid.，p.o.，待病情稳定后缓慢减量，总疗程半年以上。

（3）狼疮肾炎、难治性肾病综合征 初

始剂量：4~5mg/（kg·d），2~3 次 /d，p.o.，出现明显疗效后缓慢减至 2~3mg/（kg·d），疗程 3~6 个月以上。

（4）内源性葡萄膜炎 本药进口软胶囊制剂（新山地明）：①起始剂量 5mg/（kg·d），bid.，p.o.，直至炎症缓解和视力改善。疗效不显著者，其短期剂量可增至 7mg/（kg·d）。为维持疗效，本药剂量应逐步减至最小有效量。在缓解期内，剂量≤ 5mg/（kg·d）。②如单用本药不能有效控制病情，为加速缓解和（或）控制眼部炎症，可配合皮质激素全身给药［如泼尼松 0.2~0.6mg/（kg·d）］。若病情在 3 个月内仍无改善，则停用本药。

（5）银屑病 本药进口软胶囊制剂（新山地明）：①为缓解病情，推荐起始剂量：2.5mg/（kg·d），bid.，p.o.。若治疗 4 周后病情无改善，可逐步每月增加 0.5~1mg/kg，但不应＞ 5mg/（kg·d）。②如 5mg/（kg·d）的剂量使用 4 周后仍不能改善皮损，则应停药。③对于某些需快速改善病情的病例，可将初始剂量调整至 5mg/（kg·d）。④如症状持续缓解 6 个月以上，应停用本药，尽管停药后复发可能增加。

（6）异位性皮炎 本药进口软胶囊制剂（新山地明）：①推荐剂量：2.5~5mg/（kg·d），bid.，p.o.。若采用 2.5mg/（kg·d）的起始剂量在 2 周内未获得满意疗效，则可迅速增至 5mg/（kg·d）的最高剂量。对于非常严重的病例，可能需采用 5mg/（kg·d）的初始剂量才可迅速而有效地控制病情。②长期应用本药治疗异位性皮炎的临床经验尚不充分，故建议疗程不应＞ 8 周。若采用 5mg/（kg·d）的剂量，在 1 个月内仍未获满意疗效者，应停用本药。

（7）类风湿关节炎 本药进口软胶囊制剂（新山地明）：最初 6 周的推荐剂量：3mg/（kg·d），bid.，p.o.。若疗效不明显，可渐增至 5mg/（kg·d）的最高量。若调整剂量后，3 个月内疗效仍不显著，则停用本药。此外，必须根据患者耐受程度的不同，分别调整维持剂量。本药可与小剂量皮质激素和 / 或 NSAID 联合应用。

（8）其他临床用法 可 3~5mg/（kg·d），i.v.gtt.，约相当于口服剂量的 1/3。先用氯化钠注射液或 5%GS 稀释至 1∶20~1∶100，缓慢静滴（滴注时间 2~6h）。

**2. 其他用法用量**

［国内参考信息］

器官移植 移植术前 4~12h，p.o. 或静脉给药。

**【禁忌证】**

**1. 说明书禁忌证**

（1）对本药过敏者。

（2）严重肝功能损害者。

（3）严重肾功能损害者禁用。肾功能不全者禁用本药治疗非移植性适应证（除肾病综合征）。

（4）禁用本药治疗非移植性适应证的病理状况还包括 未控制的高血压、未控制的感染、已知和确诊的任何类型的恶性肿瘤史。

（5）伴病毒感染时（如水痘、带状疱疹等）。

（6）孕妇和哺乳妇女。

**2. 其他禁忌证**

（1）免疫缺陷者。

（2）严重心肺疾患者。

（3）血象低下。

（4）嗜睡者。

（5）近 3 个月内接受过环磷酰胺等治疗者。

（6）吸毒人员。

（7）婴儿。

**【特殊人群用药】**

**儿童** （1）儿童口服剂量可同于或稍高于成人剂量。（2）本药在儿童体内的清除稍快于成人，静脉给药时应使用较大剂量（相对于体重）以达到相同的血药浓度水平。（3）有资料认为，本药用于儿童的经验有限，故对于＜ 16 岁非移植患者，除肾病综合征外，不作任何推荐。

**说明书用法用量**

器官移植 初始量为6~11mg/（kg·d），维持量为2~6mg/（kg·d）。

**老人** 老年患者用药易引起肾功能不全，应慎用。

**孕妇** 本药可透过胎盘。在鼠、兔胚胎及胎仔中，使用2~5倍于人类的剂量可产生毒性，按人类常规剂量给药，未出现对该类动物胚胎的致死、致畸作用，国内资料建议孕妇仍应禁用。美国FDA妊娠安全性分级为：C级。

**哺乳妇女** 本药可分泌入乳汁，可致受乳婴儿发生高血压、肾毒性、恶性肿瘤等不良反应，故哺乳妇女用药期间不宜哺乳。哺乳期妇女禁用。

**肝功能不全者** 慎用。严重肝损害者禁用。

**其他用法用量**

［国内参考信息］ 应调整用药剂量，使血药浓度维持为250~800ng/ml（全血）或50~300ng/ml（血浆）。

**肾功能不全/透析者** （1）严重肾损害者禁用。（2）对于本药非移植性适应证（除肾病综合征），肾功能不全者禁用。

**1. 说明书用法用量**

肾病综合征 与病情相关的用药前血清Cr中度升高（成人血清Cr≤200μmol/L，儿童≤140μmol/L），可慎用本药以缓解病情，Max：≤2.5mg/（kg·d）。

**2. 其他用法用量**

［国内参考信息］ 应调整用量，使血药浓度维持为250~800ng/ml（全血）或50~300ng/ml（血浆）。

**【注意】**

（1）慎用 ①高钾血症。②感染性疾病。③肠道吸收不良。④使用抗癫痫药物者。⑤3个月前使用过环磷酰胺等免疫抑制药物者。⑥正接受酮康唑、氟康唑、甲氧苄啶、红霉素、维拉帕米、柳氮唑酮治疗者。⑦高尿酸血症。

（2）用药相关检查/监测项目 ①用药期间应监测本药的血药浓度。使其维持在临床上有免疫抑制作用而又不致产生严重不良反应的剂量范围内。有观点认为，如在下次服药前测得本药的全血谷浓度为100~200ng/ml，则可达上述效应。②用药前必须检测肾功能及血肌酐，开始用药后应每2周监测1次。③长期用药者应定期检查肝功能。④用药前应检测血压，用药后应每日监测血压变化。⑤定期检查血常规及血电解质水平。

**【给药说明】**

（1）给药条件 ①若接受移植后发生排斥反应，本药剂量应加大。②在预防和治疗器官或组织移植排斥反应及自身免疫性疾病时，本药剂量常因所治疗的疾病、个体差异、使用本药后的血药浓度而不完全一致。小儿对本药的清除率较快，故用药剂量可适当加大。③因本药注射液含聚乙二醇乙基化蓖麻油赋形剂，故对该赋形剂不能耐受者应禁用。④经消化道外给药的剂量为口服剂量的1/3。

（2）减量/停药条件 一般情况下，治疗自身免疫病若一日最大量达到5mg/kg，且已使用3个月而疗效仍不明显时，则应停药。

（3）其他 服用本药期间应避免食用高钾食物。

**【不良反应】**

ADR警示 2004年1月1日至2010年4月30日，国家药品不良反应监测中心共收到环孢素相关病例报告556例，其中严重病例101例，占18.2%。主要累及肝胆系统和消化系统，表现为肝功能异常、肝酶升高、胆红素血症、牙龈增生、恶心、呕吐、腹泻、腹痛等。其他不良反应主要包括肾功能异常、多毛、皮疹、痤疮、高血糖、高血压、头晕、震颤、血小板减少等。英国药品与保健产品管理局（MHRA）发出警告，本药是一种治疗窗窄的药物，对剂量要求严格，不同商品名称和制剂的环孢素产品在未受到密切治疗监测的情况下不得替换使用，建议患者固定使用同一种商品名称的环孢素，并建议按照商品名称处方发售本药。

本药不良反应的发生多与用药剂量过大有关。若发生不良反应，应立即给予相应的治疗，并减量或停药。

（1）心血管 高血压（需用降压药方可控制）、雷诺综合征。

（2）神经 惊厥、抽搐、手震颤、四肢感觉异常。

（3）精神 意识障碍。乏力。

（4）内分泌 / 代谢 高血糖、高血钾、高尿酸血症、血镁浓度降低。

（5）血液 血小板减少、WBC 减少、溶血性贫血，尚有诱发血栓形成的报道。

（6）消化 胃肠道反应（畏食、恶心、呕吐等）、牙龈增生伴出血（牙龈增生一般可在停药 6 个月后消失）、疼痛、胆汁淤积、高胆红素血症、胰腺炎，血清 ALT、AST、淀粉酶、ALP、血胆红素等升高。

（7）泌尿 剂量相关性肾功能损害：GFR 减低、慢性进行性肾中毒（多于治疗后约 12 个月发生）、血尿、BUN 及肌酐升高（肾脏移植者使用本药的最初几日可出现，但不一定表明是肾脏移植的排斥反应）。长期大剂量用药：不可逆的肾小管萎缩、纤维化及微动脉损伤。若本药引起肾功能不全或存在持续负氮平衡，应立即减量或停药。用药期间，血肌酐较用药前基础值增加 30% 或以上时必须减量，减量 1 个月后如持续上升则须停药；必须等血肌酐恢复到原基础水平或增加 10% 以内才能继续用药。

（8）生殖 闭经。

（9）骨骼肌肉 下肢痛性痉挛。

（10）皮肤 多毛症。

（11）其他 ①过敏反应（表现为面颈部发红、气喘、呼吸短促等，一般只发生于经静脉给药者）。②长期使用本药者发生淋巴瘤或其他肿瘤的概率高于普通人群。③动物实验，本药有致癌的危险性。④若发生感染，应立即使用抗生素治疗，同时应减量或停药。

**【药物过量】**

（1）表现 口服剂量高至 10g（约 150mg/kg）时，临床所见症状包括呕吐、嗜睡、头痛、心动过速。极少数病例可伴有可逆性的中度肾功能不全。早产儿意外经非肠道用药过量曾发生严重的中毒情况。

（2）处理意见 对所有病例均作对症治疗和一般支持疗法。在口服后的最初几小时内，催吐和洗胃可能有效，透析和活性炭吸附血液灌流均不能有效地清除本药。

**【相互作用】**

（1）卡马西平、萘夫西林、奈韦拉平、吡嗪酰胺、利福布汀、利福平、柳氮磺吡啶、噻氯匹定、曲格列酮 降低本药血药浓度，增加移植排斥反应发生的风险。合用时需监测本药血药浓度和排斥反应征象，酌情调整剂量。

（2）苯妥英、磷苯妥英 可促进本药代谢，减少本药吸收，导致本药血药浓度下降。如两药合用＞ 2d，则需监测本药血药浓度和排斥反应征象，酌情调整剂量。奥曲肽、奥利司他、苯巴比妥、普罗布考、特比萘芬与本药亦有类似相互作用，应避免合用。

（3）环磷酰胺、灰黄霉素、槲皮素、磺胺嘧啶 可使本药血药浓度降低，疗效减弱，增加 GVHR 的发生率。合用时需监测本药血药浓度、疗效和排斥反应征象，酌情调整本药剂量。

（4）安乃近、异烟肼、酰胺咪嗪、二氧萘青霉素及静脉给药的磺胺异二甲嘧啶等 可降低本药血药浓度，应避免合用。若必须使用，应严密监测本药血药浓度，并调整本药剂量。

（5）黑升麻、紫花苜蓿 可激发免疫应答而减弱本药疗效，引发急性移植排斥反应，故不可合用。

（6）圣约翰草 可降低本药血药浓度，应避免合用。

（7）波生坦　本药血药浓度降低，波生坦血药浓度升高，须禁止合用。

（8）疫苗　疫苗引起的免疫效应减弱，故需在启用本药前 2~4 周接种疫苗。

（9）华法林　华法林的抗凝效果减弱，本药疗效也可能减弱。合用时需严密监测 PT 和 INR，酌情调整华法林用量。

（10）HIV 蛋白酶抑制药（如安普那韦、奈非那韦、沙奎那韦）、雌激素类避孕药（如炔雌醇、依托孕烯）、克拉霉素、泰利霉素（Telithromycin）、地红霉素、交沙霉素、胺碘酮、氨氯地平、地尔硫䓬、阿扎那韦、茚地那韦、氟康唑、伏立康唑、伊曲康唑、甲硝唑、溴隐亭、卡维地洛、奎奴普汀 / 达福普汀、氟伏沙明、伊马替尼、咪贝地尔、奈法唑酮、他克莫司、葡萄柚籽、苦橙（Bitter Orange）　本药血药浓度升高，毒性反应发生率增高。合用时需注意监测，酌情调整本药剂量。

（11）酮康唑　本药血药浓度升高，毒性反应发生率增高。如需合用应监测本药血药浓度和毒性反应，酌情调整剂量。本药血药浓度 > 300μg/L 伴血清肌酐缓慢上升时，提示出现肾脏毒性反应。

（12）红霉素　本药毒性反应发生率增高，应避免合用。

（13）乙酰唑胺、普那霉素、柳氮唑酮　可降低本药清除率，增高本药血药浓度和毒性反应发生率，应避免合用。

（14）环丙沙星　可抑制本药代谢，拮抗本药疗效，导致本药血药浓度增高、药效降低、血清肌酐短暂上升。合用时需监测本药血药浓度和排斥反应征象。

（15）$H_2$ 受体阻断药（如西咪替丁、法莫替丁）、NSAID（如舒洛芬、吲哚美辛、替诺昔康）、蛋白同化激素（如甲睾酮、司坦唑醇）、头孢曲松、阿奇霉素、乙酰麦迪霉素、亚胺培南 / 西司他丁、氯喹、可乐定、尼卡地平、维拉帕米、达那唑、强力霉素　本药血药浓度升高，毒性反应发生率增高。合用时需注意监测，酌情调整本药剂量。

（16）依折麦布、甲泼尼龙、泼尼松龙、泼尼松　两药血药浓度均增高。合用时需严密监测两药血药浓度和不良反应。

（17）阿普唑仑、阿夫唑嗪、依来曲普坦、非洛地平　可增高上述药物生物利用度和药动学效应，应避免合用。确需合用时注意监测不良反应。

（18）依托泊苷　本药血药浓度 > 2μg/ml 时，可致依托泊苷清除率下降、分布容积增大、血药浓度大幅升高，引起白细胞减少。以高剂量静滴本药时，依托泊苷用量应减半。

（19）他汀类调脂药（如西伐他汀、氟伐他汀）　增高肌病或横纹肌溶解的发生率。合用时需监测肌酸激酶和肌病、横纹肌溶解征象，出现异常应停止合用。此外，因红曲所含的 Monacolin K 等同于洛伐他汀，故与本药亦有类似相互作用。

（20）秋水仙碱　可减弱秋水仙碱的肝肾清除，导致胃肠功能紊乱、肝肾异常和神经肌病。合用时应严密监测毒性反应征象。

（21）甲氨蝶呤　甲氨蝶呤的药效和毒性增强，而本药血药浓度亦可能升高，故不宜合用。确需合用时应减小甲氨蝶呤用量。

（22）卡泊芬净　卡泊芬净血药浓度升高，导致氨基转移酶上升。合用需权衡利弊，注意监测肝功能，酌情调整用药方案。

（23）西罗莫司　西罗莫司的生物利用度增高，毒性反应发生率增加。建议口服本药 4h 后再服用西罗莫司。

（24）地高辛　地高辛分布容积减少、$t_{1/2}$ 延长和血药浓度升高，引发毒性反应。服用地高辛的患者需在启用或停用本药 3~5d 期间严密监测地高辛血药浓度。

（25）氨基糖苷类抗生素（如阿米卡星、地贝卡星）、两性霉素 B　可产生协同的肾毒性。如需合用应严密监测两药血药浓度和肾功能，酌情调整剂量。

（26）ACEI（如卡托普利、贝那普利）、

美法仑　可导致急性肾功能损害或肾功衰。合用时需严密监测肾功能状况。

（27）吗啡　可增高神经系统并发症（如焦虑、失眠、健忘、失语、意识模糊）的发生率。合用时应监测上述临床表现。

（28）保钾利尿药（如阿米洛利、氨苯蝶啶）、含钾的药物、库存血　可导致高钾血症，应避免合用。此外，输入贮存＞10d的库存血也可致血钾升高。

（29）肾上腺皮质激素、硫唑嘌呤、苯丁酸氮芥、环磷酰胺等免疫抑制药　可能增加感染和淋巴细胞增生性疾病发生的风险，故应谨慎。

（30）奥美拉唑　可改变本药血药浓度，合用时需注意监测，酌情调整本药剂量。

（31）磺胺甲噁唑、甲氧苄啶　本药血药浓度降低、肾脏毒性反应发生率增高。合用时需监测本药血药浓度、疗效和肾功能。

（32）苯丙氨酸氮芥等有肾毒性的药物　应避免同服。

## 抗 Tac 单抗
## Daclizumab

**【其他名称】**　达克珠单抗、达克珠马、达利珠单抗、达昔单抗、达珠单抗、赛尼哌、Anti-Tac Antibody、Dacliximab、Daclizumabum、Daklitsumabi、Daklizumab、Humanised、Zenapax

**【分类】**　免疫系统用药 \ 免疫调节药 \ 免疫抑制药

**【制剂规格】**　**注射液**　5ml : 25mg。

**【临床应用】**

**说明书适应证**

预防肾移植后急性排斥反应。可与包含环孢素和皮质类固醇激素的免疫抑制方案联用。

**【用法用量】**

**说明书用法用量**

**一般用法**　推荐剂量：1mg/（kg·次），稀释于 50ml NS 中，i.v.gtt.（15min 内）。首剂应于移植前 24h 内给药，以后的每次给药应间隔 14d，5 次为一疗程。每次给药必须在预定给药时间的前后 1 日内进行。

**【禁忌证】**

**说明书禁忌证**

对本药过敏者。

**【特殊人群用药】**

**儿童**　研究资料有限。据文献报道，儿童按 1mg/kg 给药，其血药浓度低于同剂量成年人血药浓度，但这个血药浓度已足够使淋巴细胞表面 IL-2 受体的 Tac 亚基饱和。

**老人**　＞65 岁者用药经验有限，慎用。

**孕妇**　本药对胎儿或生殖功能的影响尚不明确。IgG 可透过胎盘屏障，育龄妇女用药时应权衡利弊，用药期间和最后一次给药后 4 个月内必须采取避孕措施以防妊娠。美国 FDA 妊娠安全性分级为：C 级。

**哺乳妇女**　尚不明确本药是否分泌入乳汁，哺乳妇女用药时应权衡利弊。

**肾功能不全 / 透析者**　严重肾损害者不必调整剂量。

**【注意】**

用药相关检查 / 监测项目　血常规及血生化检查。

**【给药说明】**

配伍信息　（1）本药不宜与其他药物配伍或经同一条静脉通道输注。（2）不能直接静滴，应予 NS 稀释后给药。稀释时应轻轻翻转，不要振摇，以防起泡。稀释的溶液在 2℃~8℃可保存 24h，室温下可保存 4h。本药仅供单次使用，未用部分应弃去。

**【不良反应】**

（1）心血管　高血压、低血压、胸痛、心动过速、血栓。

（2）血液　出血。

（3）消化　胃肠功能紊乱。

（4）呼吸　呼吸困难、肺水肿、咳嗽。

（5）泌尿　水肿、肾小管坏死。

【药物过量】

剂量　本药的最大承受剂量尚不明确。骨髓移植受者使用 1.5mg/kg 的剂量，未见相关不良事件。在单剂量毒性研究中，给予鼠静注 125mg/kg 的剂量，未产生明显毒性。

【相互作用】

（1）松果菊　应避免合用。

（2）环孢素、霉酚酸酯、更昔洛韦、阿昔洛韦、他克莫司、硫唑嘌呤、抗胸腺细胞球蛋白、CD-3（$OKT_3$）、糖皮质激素等移植用药　研究发现，合用不会增加不良反应发生率。

## 抗胸腺细胞球蛋白
## Antithymocyte Globuin

【其他名称】即复宁、抗人 T 淋巴细胞免疫球蛋白、抗人 T- 淋巴细胞球蛋白、抗人 T- 淋巴细胞兔免疫球蛋白、抗人胸腺球蛋白、抗胸腺细胞免疫球蛋白、Anti-Human Thymus Globuin、Anti-human T-lymphocyte Globuin、Anti-human T-lymphocyte Rabbit Immunoglobulin、Antithymocyte Immunoglobulin、ATG-Fresenius S、Lymphoglobuline、Thymoglobuline

【分类】免疫系统用药\免疫调节药\免疫抑制药

【制剂规格】粉针剂　25mg。

【临床应用】

说明书适应证

（1）防治器官移植的排异反应。

（2）治疗激素耐受及移植物抗宿主病（GVHD）。

（3）治疗再障。

【用法用量】

1. 说明书用法用量

（1）预防脏器移植的排异反应　肾脏、肝脏、胰腺移植后，1.25~2.5mg/（kg·d），i.v.gtt.，共 1~3 周，心脏移植后 3~10d。

（2）治疗脏器移植的排异反应　2.5~5mg/（kg·d），i.v.gtt.，至临床症状消失及生物学指标改善。

（3）治疗激素耐受及急性移植物抗宿主病　2~5mg/（kg·d），i.v.gtt.，共 5d。

（4）再障　2.5~5mg/（kg·d），i.v.gtt.，连用 5d。

2. 其他用法用量

［国外参考信息］以下所用均为兔抗胸腺细胞球蛋白。

（1）心脏移植排异反应　①预防：从移植后第 3 日起，1.5mg/（kg·d），i.m.，共 5d；或术前 i.m.，1mg/kg，术后继续给药 5~6d（与二联或三联疗法的免疫抑制药合用）。也可于术后 1~5d，4mg/（kg·d），i.v.gtt.（滴注时间为 6h）。②治疗心脏移植急性排异反应：125mg/d，i.v.gtt.（滴注时间为 8h），共 3d。

（2）肾移植排异反应　①预防：与常规免疫抑制药合用。术后初始剂量 1~2mg/（kg·d），i.v.gtt.（经中心静脉导管或臂动静脉瘘），滴注时间为 4~24h，此后 1 周内调整 3 次剂量，以维持循环血液中与绵羊 RBC 形成玫瑰花结的单核细胞＜10%（或 $CD_3$＜20 个 /$mm^3$，$CD_2$＜50 个 /$mm^3$），疗程为 10~14d。②治疗肾移植急性排异反应：术后给药 1.5mg/（kg·d），i.v.gtt.（第 1 日静滴至少 6h，第 2 日至少 4h），疗程为 7~14d，滴注时需通过直径 0.22μm 的滤器。

（3）肾胰腺联合移植排异反应　与三联疗法免疫抑制药合用以预防肾胰腺联合移植排异反应。初始剂量为 1.5mg/kg，i.v.gtt.，此后调整剂量，以维持循环血液中与绵羊 RBC 形成玫瑰花结的单核细胞＜10%。

【禁忌证】

1. 说明书禁忌证

（1）对本药过敏者。

（2）有急性感染者。

2. 其他禁忌证

过敏体质者。

【特殊人群用药】

**儿童** 尚无儿童用药的研究资料。建议根据体重，参考成人用法用量。

**其他用法用量**

［国外参考信息］

以下所用均为兔抗胸腺细胞球蛋白。

（1）心脏移植排异反应 用于预防，＞13岁儿童静脉给药同成人。

（2）肾移植排异反应 与常规免疫抑制药合用以预防肾移植排异反应。＞13岁儿童术后初始剂量：1~2mg/（kg · d），i.v.gtt.（经中心静脉或头臂动静脉瘘），滴注时间为12~24h，此后1周内调整3次剂量，以维持循环血液中与绵羊RBC形成玫瑰花结的单核细胞＜10%，疗程为14d。

**老人** 尚无老人用药的研究资料。建议根据体重，参考成人用法用量。

**孕妇** 安全性尚不明确，如必须使用应权衡利弊。美国FDA妊娠安全性分级为:C级。

**哺乳妇女** 安全性尚不明确，如必须使用应权衡利弊。

【注意】

（1）对检验值/诊断的影响 使用兔抗胸腺细胞球蛋白后2个月内，其兔抗体产生会干扰ELISA检测结果。

（2）用药相关检查/监测项目 ①全血细胞计数，血电解质水平，肝功能，血、尿及活组织培养（可疑的细菌或病毒感染）。②体温。③治疗结束后，应连续2周监测血细胞计数。对原血小板计数低下者（血小板$< 150 \times 10^9$/L）及心脏移植者，还应监测血小板计数。

【给药说明】

（1）减量/停药条件 停药时，无需逐渐减量。

（2）配伍信息 ①禁止与其他药物配伍。可用所附的稀释液溶解，也可用NS或5%GS稀释日用量至50~500ml后静滴。滴注时间≥4h，应选用大静脉滴注。②配好的药液宜立即使用。药液在20℃下，24h内可保持稳定性。

（3）其他 静脉给药期间密切观察患者，及时发现可能出现的过敏反应。

【不良反应】 初次使用本药者易出现，可减慢滴速或增加稀释液量，也可于给药前1h服用对乙酰氨基酚、皮质类固醇和（或）抗组胺药以减少不良反应的发生率及强度。以下数据来源于兔抗胸腺细胞球蛋白：

（1）心血管 心动过速、末梢血栓性静脉炎、高血压、周围血管水肿及头臂动、静脉瘘血栓。

（2）神经 头痛、眩晕、乏力。

（3）血液 交叉反应导致的中性粒细胞及血小板降低，可发生于用药的前2d或治疗结束后。对脏器移植患者，当血小板计数$< 80 \times 10^9$/L或WBC计数$< 2.5 \times 10^9$/L时，应考虑减量；当出现严重的持续血小板降低（$< 50 \times 10^9$/L）或WBC减少（$< 1.5 \times 10^9$/L），应中止治疗。

（4）消化 呕吐、恶心、腹泻、腹痛及一过性肝功能试验异常。

（5）呼吸 呼吸困难、支气管痉挛。

（6）泌尿 急性血清病（见于肾功能不全者）。

（7）骨骼肌肉 肌痛或（和）关节痛、背痛。

（8）皮肤 注射部位红肿及压痛（肌注1周后）、皮疹、瘙痒。

（9）其他 ①迟发性过敏反应（可发生于初用后7~15d）、速发严重过敏反应。出现超敏反应时，应立即终止滴注，不得再用，必要时应给予对症治疗。②发热（一般1~2h内消退）、寒战、局部疼痛等；严重感染（过度免疫抑制所致）；恶性肿瘤（如淋巴瘤）或移植后淋巴细胞增生性疾病的发生率升高。

【药物过量】

表现 用药过量［＞5mg/（kg · d）］会导致WBC及血小板降低。长期使用（＞3周）会导致严重感染，并有增加淋巴瘤发生的危险。

【相互作用】

（1）环孢素、吗替麦考酚酯、免疫抑制药　可造成免疫过度抑制，导致淋巴细胞增生，故联用应谨慎。

（2）减毒活疫苗　可导致全身感染而致死，尤其是再障患者（因其免疫功能低下）。

## 来氟米特
## Leflunomide

【其他名称】 奥克鲁、爱若华、关平、赫派、妥抒、优通、Arava、Suioi

【分类】 免疫系统用药\免疫调节药\免疫抑制药

【制剂规格】 片剂　① 5mg。② 10mg。③ 20mg。④ 100mg。

【临床应用】

1. 说明书适应证

（1）成人类风湿关节炎。

（2）狼疮性肾炎。

2. 其他临床应用

（1）SLE。

（2）器官移植抗排异反应。

（3）国外小样本报道本药用于治疗韦格纳肉芽肿、银屑病关节炎。

【用法用量】

1. 说明书用法用量

（1）类风湿关节炎　20mg/次，qd.，p.o.（睡前）。另有说明书建议，为快速达到稳态血药浓度，可于治疗的最初 3d 给予负荷剂量，即 50mg/次，qd.，p.o.；随后给予维持剂量，即 10mg/次或 20mg/次，qd.，p.o.。在使用本药治疗期间，可继续使用 NSAID 或低剂量皮质激素。

（2）狼疮性肾炎　20~40mg/次，qd.，p.o.。病情缓解后适当减量。可与糖皮质激素联用。

2. 其他用法用量

［国内参考信息］

（1）一般用法　可根据病情及个体情况，最初 10mg/次，qd.，若无不良反应，可增至 20mg/次，qd.；待病情缓解后，改为 10mg/次，qd. 维持治疗。

（2）器官移植　负荷量 200mg/d，p.o.；维持量 40~60mg/d。

（3）韦格纳肉芽肿　可按以下 2 种方案用药：①初始量 20mg/d，用药 3 个月后，根据病情可增至 30~40mg/d，病情缓解后可减量。②前 3 日使用负荷量 100mg/d，以后以 20mg/d 维持。

［国外参考信息］

类风湿关节炎　起始负荷剂量为 100mg/d，p.o.，使用 3d，随后改为 20mg/d。不推荐使用更大剂量。若发生不能耐受的不良反应，可试用较小剂量（如 10mg/d）。

【禁忌证】

说明书禁忌证

（1）对本药或其代谢产物过敏者。

（2）严重肝功能不全者。

（3）孕妇及尚未采取可靠避孕措施的育龄妇女。

（4）哺乳妇女。

【特殊人群用药】

**儿童**　用药的安全性和有效性尚不明确，＜18 岁儿童不宜使用。

**老人**　慎用。

**孕妇**　孕妇及计划妊娠妇女禁用。美国 FDA 妊娠安全性分级为：X 级。

**哺乳妇女**　禁用。

**肝功能不全者**　严重肝功能不全者禁用。

**肾功能不全/透析者**　慎用。

【注意】

（1）慎用　①活动性胃肠道疾病。②明确的乙肝或丙肝血清学指标阳性者。③免疫缺陷、骨髓发育不良、感染未控制者。④接种活疫苗者。⑤肺部疾病。⑥肾功能不全。⑦血液异常病史。⑧肝功能不全。

（2）用药相关检查/监测项目　服药初期应定期检查血 ALT 和 WBC 计数。

【给药说明】

减量/停药条件　(1)准备生育的男性应考虑停药，同时服用考来烯胺。(2)如来氟米特使用过程中出现罕见不良反应，如骨髓抑制，斯－约综合征，毒性表皮坏死，停止服用来氟米特，同时服用消胆胺或活性炭，降低血浆中 $M_1$ 水平。(3)ALT升高在正常值2~3倍(80~120U/L)，减半量服用，继续观察，若ALT继续升高或仍然维持在80~120U/L，应中断治疗；如ALT大于正常值3倍以上(＞120U/L)，应停药，且进行消胆胺或活性炭治疗。停药后，ALT恢复正常，可继续用药，同时加强护肝治疗及随访，多数病人不会出现ALT再次升高。(4)白细胞在 $2\times10^9$/L~$3\times10^9$/L 之间，减半观察，继续用药期间，多数病人可恢复正常，若复查白细胞仍低于 $3\times10^9$/L，则中断治疗；如白细胞＜$2\times10^9$/L，中断治疗。

【不良反应】　因严重不良反应而需停药的发生率＜5%，轻中度不良反应经对症治疗或密切观察即可缓解或消失。

(1)心血管　原有高血压患者血压升高(不会增加新发高血压)、胸痛。心悸。心绞痛，偏头痛，心动过速，静脉曲张，脉管炎和血管舒张。

(2)神经　头痛、头晕。

(3)内分泌/代谢　体重减轻、发热。

(4)血液　WBC下降。其中，WBC不低于 $3\times10^9$/L 时，可不调整剂量；WBC为(2~3)$\times10^9$/L 时，本药剂量减半，若减量后WBC仍＜$3\times10^9$/L，则应停药；若WBC＜$2\times10^9$/L，则停药。血小板下降。巨细胞病毒感染。贫血(缺铁性贫血)和紫癜。

(5)消化　口腔溃疡、腹泻、恶心、消化不良、腹痛、食欲下降、胃肠炎。肝脏ALT、ALP、AST升高：对于ALT值未高于正常值的2倍时(＜80U/L)，可不调整剂量；ALT值高于正常值的2~3倍时(80~120U/L)，本药剂量减半，若减量后ALT仍未下降，则应停药；ALT值高于正常值的3倍时(＞120U/L)，则应停药观察，待ALT恢复正常后可继续用药。肝硬化、肝衰竭。呕吐。稀便。胃烧灼感。牙周疼痛。胆结石，结肠炎，便秘，食管炎，气胀，黑便，唾液腺肥大，牙龈炎，口腔炎和牙齿排列不整齐。口干。味觉倒错。

(6)呼吸　呼吸道感染、支气管炎、肺炎、咳嗽、咽炎、咽痛、肺部感染。气喘，呼吸困难和鼻出血。

(7)泌尿　泌尿系统感染。蛋白尿，血尿，膀胱炎，排尿困难，前列腺炎和尿频。

(8)生殖　月经不调。阴道念珠菌病。

(9)骨骼肌肉　骨痛、肌痉挛、肌肉疼痛。关节功能障碍、腱鞘炎。

(10)皮肤　皮疹、脱发、瘙痒、带状疱疹、多毛、痤疮，接触性皮炎，真菌性皮炎，毛发变色，单纯性疱疹，斑丘疹，指甲异常，皮肤变色，皮肤异感，皮肤小结，皮下结节和皮肤溃疡。Stevens-Johnson综合征、中毒性皮肤坏死松解。

(11)眼　视觉异常。视力模糊，白内障，眼部不适，结膜炎。

(12)其他　背痛、过敏反应(间歇使用者)。乏力、体重减轻、发热、轻度肝损伤、脓肿、囊肿、发烧、颈痛、不适和骨盆痛。

【药物过量】

处理意见　过量或出现毒性反应时，可给予考来烯胺或活性炭消除。口服考来烯胺8g/次，tid.，24h内本药的活性代谢产物A 771726($M_1$)血药浓度降低约40%，48h内降低约49%~65%，连续服用11d可降至0.02μg/ml以下；口服或经胃管给予活性炭(混悬液)，50g，q.6h，24h内 $M_1$ 血药浓度降低37%，48h内降低48%。

【相互作用】

(1)考来烯胺或活性炭　降低本药疗效。

(2)活疫苗　影响活疫苗的免疫反应。

（3）利福平　使 $M_1$ 的 $C_{max}$ 升高约 40%。随着利福平的使用，$M_1$ 浓度可能继续升高，故两药合用时应慎重。

（4）甲苯磺丁脲　体外研究发现，$M_1$ 可使游离的甲苯磺丁脲增加 13%~50%，但其临床意义尚不明确。

（5）其他肝毒性药物　可能增加不良反应。

（6）西咪替丁、三相口服避孕药　未见明显相互作用。

（7）NSAID　体外试验显示，$M_1$ 可使游离双氯芬酸和布洛芬浓度增加 13%~50%。但临床试验中，NSAID 与本药合用时，未出现不良反应增加。

（8）MTX　国外报道，本药与 MTX 联合应用治疗类风湿关节炎，疗效明显高于单用 MTX，但不良反应率也略高于单独用药组，氨基转移酶升高为主要不良反应。

（9）强的松　对单用强的松而病情仍活动的 SLE 患者合用本药，部分患者病情获得改善并可减少泼尼松用量。少数患者出现恶心、呕吐和腹泻，用吗丁啉处理可缓解，另见可逆性脱发及 WBC 降低。

（10）环孢素、他克莫司（FK 506）　国外将本药分别与上述药联合应用于肾或肝移植患者，可促进病情控制及减少合用药物用量，大部分患者耐受良好。主要不良反应为贫血（非骨髓抑制）和氨基转移酶增高。

（11）高脂饮食　不影响本药吸收。

## 硫唑嘌呤
## Azathioprine

**【其他名称】** 阿芙兰、硫唑呤、咪唑硫嘌呤、咪唑巯嘌呤、硝基咪唑硫嘌呤、依木兰、义美仁、Azamun、Azanin、Imuran、Imurek、Imurel

**【分类】** 免疫系统用药\免疫调节药\免疫抑制药

**【制剂规格】** 片剂　① 25mg。② 50mg。③ 100mg。

**注射液**　50mg（以硫唑嘌呤计）。

**【临床应用】**

**1. 说明书适应证**

（1）与皮质类固醇和（或）其他免疫抑制剂及治疗措施联用，可防止器官移植（肾、心及肝移植）患者发生排斥反应；并可减少肾移植患者对皮质类固醇的需求。

（2）与皮质类固醇和（或）其他免疫抑制剂及治疗措施联用或单独使用，对下列疾病可取得临床疗效（包括皮质类固醇减量）严重类风湿关节炎、SLE、皮肌炎、自身免疫性慢性活动性肝炎、结节性多动脉炎、自身免疫性溶血性贫血、特发性血小板减少性紫癜。

（3）急、慢性白血病。对慢粒白血病近期疗效较好，作用快，但缓解期短。

（4）原发性胆汁性肝硬化、甲状腺功能亢进、重症肌无力、慢性非特异性溃疡性结肠炎、克罗恩病、多发性神经根炎、韦氏肉芽肿病、狼疮肾炎、增殖性肾炎。

**2. 其他临床应用**

（1）单用皮质激素不能控制疾病时，与皮质激素合用于系统性红斑狼疮（尤其是缓解期患者的维持治疗）、多发性肌炎、硬皮病等。

（2）系统性血管炎及白塞综合征。

（3）天疱疮及类天疱疮。

**【用法用量】**

**1. 说明书用法用量**

（1）**一般用法**（除器官移植外）①起始剂量：1~3mg/（kg·d），维持治疗期间，根据临床反应（可能数月或数周内并无反应）和血液系统的耐受情况在此范围内作相应调整。疗效明显时应考虑将减至最低有效剂量，作为维持剂量。如 3 月内病情无改善，则应考虑停药。②或 1.5~4mg/（kg·d），qd. 或分次服。

（2）器官移植　①用药剂量取决于所采用的免疫治疗方案。一般用法：首日采用

5mg/(kg·d),p.o.；维持剂量：1~4mg/(kg·d)，可根据临床需要和血液系统的耐受情况调整用量。② 2~5mg/（kg·d），qd. 或分次服。

（3）白血病　1.5~3mg/（kg·d），qd. 或分次服。

2. **其他用法用量**

［国内参考信息］

（1）器官移植　5mg/（kg·d），p.o.；维持量：1~3mg/（kg·d）。

（2）抗风湿治疗　一般采用小剂量疗法，2~2.5mg/（kg·d），p.o.。

（3）类风湿关节炎　开始 1~3mg/（kg·d），p.o.；维持量：0.5~3mg/（kg·d）。可给药 2 年，能明显改善关节炎症状。

（4）SLE　用糖皮质激素控制病情后，加用本药 50~100mg/d，p.o.，比单用糖皮质激素效果更好。

（5）天疱疮　50~250mg/d，p.o.。用于天疱疮缓解期，协同强的松防止复发；在所用皮质激素减药期间，若有病情反跳时协助用药，以达到不增加皮质激素用量的目的。

［国外参考信息］

（1）肾移植　预防排斥反应的剂量和最小毒性因人而异。初始剂量：3~5mg/（kg·d），p.o.。通常在移植术的当日使用 1 次，偶在移植前的 1~3d 使用。

（2）类风湿关节炎　初始剂量：1mg/kg（50~100mg），一日分 1~2 次，p.o.。在无严重毒性反应的情况下，若疗效不满意，可在 6~8 周时开始加量，每隔 4 周增加 0.5mg/（kg·d），直至最大剂量 2.5mg/（kg·d）。通常 qd.。若患者能耐受，则最佳剂量为 2~2.5mg/（kg·d）。

**【禁忌证】**

1. **说明书禁忌证**

（1）对本药过敏或有过敏史者。

（2）肝功能不全者。

（3）孕妇及计划妊娠妇女。

（4）对 6– 硫唑嘌呤（6–MP）过敏者。

2. **其他禁忌证**

曾使用烷化剂（如环磷酰胺、苯丁酸氮芥、美法仑）者（国外资料）。

**【特殊人群用药】**

**儿童**　可参照成人用药方案。未进行该项实验且无可靠参考文献。

**其他用法用量**

［国外参考信息］

心脏移植　与其他免疫抑制药合用，4mg/（kg·d），p.o.。

**老人**　建议使用推荐剂量的低限值，并密切注意老年人用药后的血液学指标。未进行该项实验且无可靠参考文献。

**孕妇**　本药可能致畸胎，孕妇及计划妊娠妇女禁用。

**哺乳妇女**　不推荐使用。

**肝功能不全者**　禁用。另有资料认为可使用推荐剂量的低限值。

**肾功能不全 / 透析者**　建议使用推荐剂量的低限值。

**其他用法用量**

［国外参考信息］　GFR ＞ 50ml/min 者不必调整剂量；GFR 为 10~50ml/min 者应按常规给药次数，给予正常剂量的 75%；GFR ＜ 10ml/min 者按常规给药次数，给予正常剂量的 50%。血透后应予以维持剂量。

**其他**　主动脉瓣关闭不全者用量应减至常规剂量的 1/4~1/3。

**【注意】**

（1）慎用　①服用 ACEI 导致严重低血压者（国外资料）。②发生挫伤、感染及未明原因出血者（国外资料）。③次黄嘌呤 – 鸟嘌呤 – 磷酸核糖转移酶缺乏症（累 – 奈氏综合征，Lesch–Nyhan syndrome）者。④接受或近期内刚完成细胞生长抑制剂 / 骨髓抑制剂治疗的患者。

（2）交叉过敏　对 6– 巯基嘌呤（6–MP）过敏者也可能对本药过敏。

（3）对检验值 / 诊断的影响　可用高压液相色谱法（HPLC）测定肌酐值假性增高。

（4）用药相关检查 / 监测项目　治疗前 8 周内，每周应至少进行 1 次包括血小板在内的全血细胞计数检查；如大剂量给药或肝肾功能不全时，应增加全血细胞计数检查的频率。此后检查次数可减少，但仍建议每月检查 1 次，或至少每 3 月检查 1 次。

**【给药说明】**

（1）给药条件 ①应在饭后以足量水吞服。②器官移植后，应长期使用本药维持治疗。③本药不可掰开或弄碎，外包装破裂后不应服用。

（2）其他 接受本药单独治疗或与其他免疫抑制药合用时，特别是皮质类固醇制剂，患者对病毒、真菌和细菌感染的易患性增加。

**【不良反应】**

（1）心血管 心包炎、脉管炎。

（2）神经 全身不适、头晕。

（3）内分泌 / 代谢 低血压。

（4）血液 WBC 及血小板减少、巨 RBC 血症、贫血。大剂量及长期用药：严重骨髓抑制、再障，一般在用药 6~10d 出现。腹膜出血、视网膜出血。

（5）消化 畏食、恶心、呕吐、胰腺炎。肝脏毒性：肝中心及小叶静脉消失，出现黄疸、肝肿大、腹痛、腹水、肝性脑病、胆汁淤积、肝实质细胞坏死、肝细胞纤维化、肝硬化、氨基转移酶升高等。肝功能损害。

（6）呼吸 肺水肿、间质性肺炎、间质纤维化。可逆转性肺炎。

（7）生殖 对精子和卵细胞有一定损伤，使用时应注意。宫颈发育不良、宫颈癌。畸胎。

（8）骨骼肌肉 关节痛。肌痛。

（9）皮肤 脱发、黏膜溃疡、皮疹、史 – 约综合征和中毒性表皮坏死松解症。皮疹。

（10）其他 继发感染、过敏反应。长期用药的风湿性疾病患者增加发生肿瘤风险。有资料指出，使用本药可出现染色体异常，停药后可逐渐恢复。发热、寒战。脉管炎。极个别病例因明显病变而导致死亡。罕有急性非淋巴细胞白血病和骨髓发育不良（部分与染色体异常有关）的报告。常见的是白细胞减少，有时为贫血和血小板减少症，罕见粒细胞缺乏症、全血细胞减少和再生障碍性贫血的发生。罕见严重的巨幼细胞贫血及红细胞发育不全。对病毒、真菌和细菌感染的易患性增加。

**【药物过量】**

（1）表现 原因不明的感染、喉部溃疡、紫癜和出血，因用药 9~14d 后骨髓抑制达到最大所致。慢性过量用药比单次过量用药更易出现上述表现。

（2）处理意见 尚无特效解毒药，可采取洗胃，并进行包括血液学在内的临床监测，对所有可能进一步发展的不良反应必须迅速处理。透析虽可部分清除本药，但对用药过量的解救效果尚不明确。

**【相互作用】**

（1）泼尼松 可改善毛细血管功能，减轻免疫抑制药的不良反应，改善慢性血小板减少性紫癜的症状，但同时易致消化道出血。

（2）硒 对本药引起的肝损伤具有保护作用。

（3）黑升麻、紫花苜蓿 减弱本药疗效，引发急性移植排斥反应，故不可合用。

（4）氨基水杨酸衍生物（奥沙拉秦、美沙拉秦和柳氮磺吡啶） 体外试验资料显示，氨基水杨酸衍生物对 TPMT 有抑制作用，使用本药时应慎用上述药。

（5）环孢素 环孢素血药浓度降低。

（6）口服抗凝药（如苯丙香豆素、华法林） 可降低口服抗凝药疗效，合用时需严密监测 PT 和 INR，酌情增加抗凝药的剂量。

（7）无活性疫苗 本药可能对无活性疫苗有减灭作用。曾有本药与皮质类固醇合用的患者使用乙肝疫苗后出现此类作用的报道。

（8）活疫苗　增加患者感染活疫苗的风险。化疗结束后应至少间隔 3 月才能接种活疫苗。

（9）霉酚酸、吗替麦考酚酯　与本药均可抑制嘌呤代谢，故不可合用。

（10）多柔比星　可增强本药的肝毒性，合用期间应注意监测肝功能。合用时亦可导致多柔比星排泄延迟，从而造成严重骨髓抑制。

（11）甲氨蝶呤　可产生协同的肝毒性。合用时需严密监测肝功能和肝毒性反应症状。

（12）氯霉素、氯喹　可加重骨髓毒性。

（13）复方磺胺甲噁唑　可增强本药的骨髓抑制作用。长期（＞3 周）合用，也可增加肾移植者的血液学毒性，明显增加血小板及中性粒细胞减少的发生率。若必须合用，以不超过 10d 为宜。

（14）别嘌醇、奥昔嘌醇、巯嘌呤　别嘌醇可增加本药毒性反应，故应避免合用。确需合用时，本药剂量应减至常规剂量的 1/4~1/3，并严密监测血液学变化。奥昔嘌醇、巯嘌呤与本药亦有类似相互作用。

（15）依那普利及其他 ACEI　本药与依那普利合用可致严重贫血，与其他 ACEI 合用可致 WBC 减少。应避免合用。

（16）门冬酰胺酶　可提高疗效，合用时应考虑减少两者的用量。

（17）非除极化型肌松药　可增强去极化药物的神经阻滞作用，削弱非除极化型肌松药的作用。若需阻断神经肌肉，应避免本药与泮库溴铵、甲筒箭毒、阿库氯铵、法扎溴铵等非除极化型肌松药合用，也应避免在使用非除极化型肌松药之后不久应用本药。若必须合用，应增加非除极化型肌松药的用量。

（18）糖皮质激素　合用于治疗多发性肌炎、皮肌炎、韦氏肉芽肿病等，能减少糖皮质激素的用量和不良反应，但继发感染的发生率亦增加。

（19）西咪替丁和吲哚美辛　可能增强上述药的骨髓抑制作用。

（20）卡托普利　血液学改变。

（21）细胞生长抑制药（如青霉胺）和骨髓抑制药　尽量避免合用。

（22）长波紫外线照射　产生协同的致畸作用。

（23）速尿可破坏人体肝细胞对硫唑嘌呤的代谢作用，但其临床意义尚不明确。

## 吗替麦考酚酯
## Mycophenolate Mofetil

**【其他名称】** 扶异、霉酚酸酯、麦考酚吗乙酯、麦考酚酸酯、弥他乐、派悦、赛可平、顺友、欣复同、骁悉、CellCept、Mycophemolate Mofeil

**【分类】** 免疫系统用药 \ 免疫调节药 \ 免疫抑制药

**【制剂规格】** 片剂　500mg。

胶囊　① 250mg。② 500mg。

粉针剂　500mg。

**【临床应用】**

**1. 说明书适应证**

用于接受同种异体肾脏或肝脏移植的患者，预防器官排斥反应。应与环孢素或他克莫司和皮质类固醇同时应用。

**2. 其他临床应用**

（1）也适用于心脏移植，尤其是抑制后的难治性排异反应。

（2）类风湿关节炎、全身性红斑狼疮、原发性肾小球肾炎、肾病综合征、银屑病等自身免疫性疾病。

（3）不能耐受其他免疫抑制剂、疗效不佳或有严重器官损害的结缔组织病（CTD）。

**【用法用量】**

**1. 说明书用法用量**

（1）预防肾移植排斥反应　首剂应于移植后 72h 内开始使用。1g/ 次，bid.，p.o.。可与标准剂量的环孢素和皮质类固醇同用。

（2）治疗难治性排斥反应 1.5g/ 次，bid.，p.o.。可与标准剂量的环孢素和皮质类固醇同用。

（3）肝移植 0.5~1g/ 次，bid.，p.o.。

**2. 其他用法用量**

［国内参考信息］

自身免疫性疾病 1.5~2g/d，p.o.。维持量：0.25~0.5g/ 次，bid.。

［国外参考信息］

（1）心脏移植 ① 1.5g/ 次，bid.，p.o.。② 1.5g/ 次，bid.，静脉给药。应在移植后 24h 内给药，一次用药时间应＞ 2h。

（2）肝移植 ① 1.5g/ 次，bid.，p.o.。② 1g/ 次，bid.，静脉给药。也应在移植后 24h 内给药，一次用药时间应＞ 2h。

（3）肾移植 ① 1g/ 次，bid.，p.o.。临床已有将本药 2~3.5g/d 与环孢素、泼尼松合用，以治疗大剂量皮质激素和（或）莫罗单抗 $-CD_3$ 难控制的肾脏同种异基因移植物排斥反应。本药常规用法为 bid.，若缩短给药间隔（tid.），可减少胃肠道不良反应的发生率和严重性。②也可 1g/ 次，bid.，静脉给药。应在移植后 24h 内给药，一次用药时间应＞ 2h。

（4）类风湿关节炎 2g/d，p.o.。

**【禁忌证】**

**说明书禁忌证**

（1）对本药、麦考酚酸或药物中的其他成分有超敏反应者。

（2）本药静脉制剂禁用于对聚山梨酯 80（吐温）有超敏反应者。

（3）孕妇、未使用高效避孕方法的育龄期妇女和哺乳期妇女。

**【特殊人群用药】**

**儿童** 接受心脏和肝脏同种异体移植的儿童患者的安全性和有效性尚未确定。

**1. 说明书用法用量**

肾移植 根据肾脏移植后儿童的药动学和安全性数据，推荐剂量为 0.6g/（$m^2$· 次），bid.，p.o.。Max：1g/ 次，bid.。

**2. 其他用法用量**

［国内参考信息］

（1）器官移植 30mg/（kg · d），p.o.，分 2 次服，首剂于器官移植后 72h 内服用。

（2）结缔组织病 2~6 岁，0.5g/d；7~12 岁，1g/d；13~16 岁，1.5g/d。分次服。

**老人** 与年轻人相比，老年患者发生不良事件的风险更高，例如某些感染（包括巨细胞病毒组织侵袭性疾病），以及可能的胃肠道出血和肺水肿。

**1. 说明书用法用量**

（1）肾移植 1g/ 次，bid.，p.o.。

（2）肝移植 0.5~1g/ 次，bid.，p.o.。

**2. 其他用法用量**

［国外参考信息］

（1）心脏移植 1.5g/ 次，bid.。

（2）肝移植 1g/ 次，bid.，静脉给药；1.5g/ 次，bid.，p.o.。

**孕妇** 妊娠期间使用本药可能增加流产、先天性畸形等风险。使用本药的育龄妇女必须采用避孕措施。美国 FDA 妊娠安全性分级为：D 级。

**哺乳妇女** 对大鼠的研究发现本药可从乳汁中分泌，但尚不知在人类中是否会分泌到母乳中。由于本药可能会导致哺乳期婴儿发生严重不良反应，所以本药禁用于哺乳妇女。

**肝功能不全者** 严重肝功能不全者慎用。另有资料认为，具有严重肝实质疾病的肾移植患者无需剂量调整；尚不明确其他原因所致肝功能不全者是否需调整剂量。

**肾功能不全 / 透析者** 严重慢性肾功能损伤的肾移植受者应避免剂量超过 1g/ 次，bid.，且需严密观察。出现移植物功能延迟的患者中并不需要进行剂量调整，但应密切监测。无严重肾衰竭的心脏或肝脏移植受者数据。

**【注意】**

（1）慎用 ①严重心功能不全者。②严重的活动性消化性疾病。③骨髓抑制（含严重的中性粒细胞减少）（国外资料）。④本药为次黄嘌呤单核苷酸脱氢酶（IMPDH）抑制剂，应避免用于罕见的次黄嘌呤－鸟嘌呤磷酸核糖转移酶（HGPRT）遗传缺陷患者，如莱－尼综合征和Kelley–Seegmiller综合征。

（2）用药相关检查/监测项目 应检查全血细胞计数，第1个月1次/周，第2、3个月2次/月，此后1次/月。定期监测肝功能。

【给药说明】

（1）给药条件 ①为预防器官排斥反应，移植后应尽早用药。②本药可能致皮肤癌，应通过穿防护衣或含高防护因子的防晒霜减少暴露于阳光和紫外线下。③肾移植后肾功能恢复者，平均0~12h MPA（麦考酚酸）AUC与其他恢复正常者相近，但MPA的酚化葡萄糖苷糖（MPAG）的0~12h AUC前者比后者高2~3倍。对肾功能延迟恢复的患者无须调整剂量，但应密切观察。④静脉注射液主要用于口服不能耐受者，每次注射时间应＞2h。禁止静脉快速注射或推注给药。⑤本药用于器官移植，包括骨髓移植的剂量应大于治疗结缔组织病/肾病时的剂量。⑥本药多用于狼疮性肾炎、重症活动性结缔组织病、难治性肾病患者。经环磷酰胺治疗后疗效不满意或出现WBC减少，肝功能异常的不能耐受者，可考虑换用本药治疗。

（2）减量/停药条件 WBC $< 3 \times 10^9$/L时，剂量应减半或停药；WBC $< 2 \times 10^9$/L时，必须停药。ALT升高≤正常值3倍，且不伴黄疸者可继续使用，如不恢复者应停药。

（3）其他 ①因本药口服混悬液中含有天冬酰苯丙氨酸甲酯，为苯丙氨酸的来源，苯丙酮尿症患者使用本药混悬液时应注意。②本药必须使用≥3个月才能判断其疗效，故不能作为结缔组织病的首选免疫抑制剂。③免疫抑制药会增加感染的易感性，可能促进淋巴瘤和其他肿瘤的发生。只有对免疫抑制治疗和对接受器官移植的患者有经验的专科医师才可使用本药，患者应在配备相应的医疗设备和实验室人员及可支持的医疗条件下接受本药治疗。负责患者长期随访的医师应掌握患者的全面信息以便对患者进行必要的随访。

【不良反应】

ADR警示 2007年10月，罗氏公司分别与美国、英国药品管理部门共同发布信息，警告妊娠期间使用本药可能增加流产和先天畸形的风险，强调育龄女性患者必须采取有效措施避孕。1995年至2008年3月，世界卫生组织药品不良反应数据库中，有关本药的不良反应报告2613例，涉及不良反应7597例次。不良反应表现为胎儿异常的有45例次，其中死胎（包括流产）23例次、畸形15例次（涉及多个器官系统），其他异常7例次。截至2008年6月10日，国家药品不良反应监测中心病例报告数据库中，有关本药的病例报告共365例。主要不良反应表现为腹泻、腹痛、恶心、呕吐、肝功能异常等消化系统反应；白细胞减少、血小板减少、骨髓抑制等血液系统反应以及肺炎等感染性疾病。无流产、胎儿或新生儿畸形病例。

（1）心血管 高血压、直立性低血压、心律失常、心包积液、心绞痛、心功能衰竭、血栓形成及血管扩张等。

（2）神经 头痛、震颤、失眠、头晕、眩晕、张力过高、感觉异常、嗜睡、瘫痪。

（3）精神 焦虑、抑郁。

（4）内分泌/代谢 高胆固醇血症、高血糖症、高钾血症、低钾血症、低镁血症、低磷酸盐血症、高钙血症、低钙血症、高脂血症、低血糖症、低蛋白血症、高尿酸血症、糖尿病、甲状旁腺功能失调、酸中毒、ALP升高、血容量过多。

（5）血液 WBC增多（或减少）、RBC增多、血小板减少、贫血、低色素贫血、败血症（肾脏和心脏移植患者）、骨髓抑制、瘀斑、中性粒细胞减少（中性粒细胞绝对数$< 1.3 \times 10^9$/L，出现时应停药或减量，并密

切观察）。

（6）消化　腹痛、腹泻、便秘、恶心、呕吐、消化不良、口腔溃疡、牙龈炎、牙龈增生、口炎、畏食、食管炎、胃肠胀气、消化不良、胃肠炎、胃肠出血、胃肠穿孔、胃肠溃疡、肝炎、腹水、肠梗阻、结肠炎（有时由巨细胞病毒属引起）、胰腺炎、肝功能异常（肝酶升高）。

（7）呼吸　咳嗽加剧、呼吸困难、咽炎、肺炎、支气管炎、哮喘、胸膜腔积液、肺水肿、鼻炎、鼻窦炎、肺间质异常（包括致命的肺纤维化）。

（8）泌尿　肾小管坏死、血尿、尿道感染、尿频、蛋白尿、排尿困难、肾盂积水、肾盂肾炎、血肌酐及 BUN 升高（心脏移植患者常见）。

（9）生殖　阳痿。

（10）骨骼肌肉　关节疼痛、胸背部疼痛、骨盆痛、骨痛、手及腿痛性痉挛、肌痛、肌无力。

（11）皮肤　痤疮、单纯疱疹、脱发、皮肤良性增生物、真菌性皮炎、带状疱疹、多毛症、皮肤癌、皮肤肥大、皮肤溃疡、皮疹、瘙痒、出汗。

（12）眼　弱视、白内障、结膜炎。

（13）其他　外周水肿、组织浸润、念珠菌感染、巨细胞病毒血症、无力、寒战、发热、脓毒血症、囊肿（包括囊状淋巴管瘤和水囊肿）、面部水肿、流感综合征、疝、感染（包括肺炎、中耳炎、结核、带状疱疹、泌尿系统感染、口腔真菌、CMV 感染）、淋巴细胞增生性疾病、肿瘤、脑膜炎及感染性心内膜炎（严重者可危及生命）。

**【药物过量】**

（1）表现　临床试验及上市后经验中已有本药过量的报告，其中许多病例没有不良事件。在报告了不良事件的药物过量病例中，不良事件属于药物已知的安全性范围特征。估计本药过量可能会导致免疫系统的过度抑制，增加感染和骨髓抑制的易感性。

（2）处理意见　如出现中性粒细胞降低，应停药或减量。血液透析不能清除 MPA。但如果 MPAG 血药浓度较高（>100μg/ml），则可清除少量 MPAG。另外，通过增加药物的分泌，MPA 可被胆酸结合剂消除（如消胆胺）。

**【相互作用】**

（1）松果菊　本药疗效降低，应避免合用。

（2）消胆胺　正常健康受试者预先服用消胆胺 4 日（4g/ 次，tid.），单剂给予本药 1.5g，MPA 的 AUC 下降约 40%。本药与影响肝肠循环的药物合用时需慎重。

（3）抗酸药（如氢氧化镁和氢氧化铝）或质子泵抑制药（包括兰索拉唑和泮托拉唑）合用时可以观察到 MPA 暴露量降低。但对比同时服用质子泵抑制药的患者和未同时服用质子泵抑制药的患者，其移植排斥率或移植物丢失率无显著差异。基于这些数据，可将这一结果外推至所有抗酸药，因为在同时服用本药和氢氧化镁或氢氧化铝时，MPA 暴露量的降低比同时服用本药和 PPI 时幅度小。

（4）替米沙坦　可使 MPA 的浓度降低约 30%。替米沙坦可改变 MPA 的消除（通过提高 PPAR 表达（过氧化物酶体增殖物活化受体 γ），然后导致 UGT 1A 9 表达和活性的增加）。将给予本药联用替米沙坦及不联用替米沙坦患者移植排斥的发生率、移植失败的发生率或不良反应进行对比，未观察到药动学药物相互作用（DDI）的临床结果。

（5）利福平　经过剂量校正后，在单心肺移植的患者合并利福平给药时观察到 MPA 的暴露（$AUC_{0\sim12\,h}$）下降了 70%。因此建议在合并用药时，对 MPA 的暴露水平进行监测，并相应地调整本药剂量，以维持临床疗效。

（6）小肠内清除产 β－葡萄糖醛酸酶细菌的抗生素（如氨基糖苷、头孢菌素、氟喹诺酮和青霉素类）可能会干扰 MPAG/MPA 肠肝循环，进一步导致 MPA 全身暴露减少。

（7）口服避孕药　口服避孕药的药动学不受同服本药的影响。18 例银屑病的妇女超过 3 个月经周期的研究表明，本药（1g，bid.）与含有乙炔雌醇（0.02~0.04mg）和左炔诺孕酮（0.05~0.2mg），去氧孕烯（0.15mg）或孕二烯酮（0.05~0.1mg）的结合型口服避孕药联合给药，对血清黄体酮、LH 和 FSH 水平无显著影响，提示本药对口服避孕药的卵巢抑制功能可能无影响。

（8）丙磺舒　在猴子试验中可使血浆 MPAG AUC 升高 3 倍。其他已知从肾小管分泌的药物都可能与 MPAG 竞争，因此可使 MPAG 和其他通过肾小管分泌的药物血药浓度升高。

（9）阿昔洛韦　合用时酚化葡萄糖醛麦考酚酸（MPAG）和阿昔洛韦的血药浓度均较单独用药时有所升高。由于肾功能不全时，MPAG 血药浓度升高，阿昔洛韦浓度也升高，所以两种药物竞争从肾小管分泌的潜在性的存在，使两种药物的血药浓度可能进一步升高。

（10）更昔洛韦　根据单剂口服本药推荐剂量和静注更昔洛韦的研究结果，和已知肾损伤对本药和更昔洛韦药动学的影响，预计这些试剂的联合给药（竞争肾小管分泌的机制）将导致 MPAG 和更昔洛韦浓度的增加。预计 MPA 药动学没有实质性改变，也无需调整本药剂量。在肾损伤的患者中，本药与更昔洛韦或其前药，如缬更昔洛韦联合给药时，应对其进行仔细监视。

（11）其他免疫抑制药　致癌及感染的危险性增加。本药与硫唑嘌呤均可抑制嘌呤代谢，故不宜合用。

（12）活疫苗　免疫反应损伤者不应使用活疫苗。对其他疫苗的抗体反应也可能会减少。

（13）环孢菌素 A　环孢菌素 A（CsA）的药动学不受本药的影响。但在肾移植受者中，与本药联合使用西罗莫司或贝拉西普的患者相比，类似剂量的本药与环孢菌素 A 合用可将 MPA 的 AUC 降低 30%~50%,（因为环孢素 A 干扰 MPA 的肝肠循环）。

（14）他克莫司　在接受肝脏移植的患者中，合并使用他克莫司和本药对 MPA 的 AUC 或 $C_{max}$ 无影响。最近在肾移植受者中进行的一项研究也观察到了类似结果。

（15）环丙沙星或阿莫西林克拉维酸　据报道，肾脏移植受者口服环丙沙星或阿莫西林克拉维酸后，MPA 初始剂量浓度（谷值）在服药当天随即降低 54%。持续服用抗生素，这一作用有减弱的趋势，停药后该作用消失。初始剂量水平的改变可能并不能准确反映 MPA 的全身暴露量，因此尚不清楚这些观察结果的临床相关性。

（16）诺氟沙星和甲硝唑　单次给予本药后，联合使用诺氟沙星和甲硝唑导致 MPA 的 $AUC_{0\sim48}$ 降低 30%。将本药与其中任何一种抗生素单独联合使用不会对 MPA 全身暴露产生影响。

（17）甲氧苄啶 / 磺胺甲基异噁唑　联合使用甲氧苄啶 / 磺胺甲基异噁唑时，对 MPA（AUC，$C_{max}$）的全身暴露量无影响。

（18）食物　研究显示，食物仅影响本药的吸收速度而不影响吸收程度，提示本药可与食物同服。

## 咪喹莫特
## Imiquimod

**【其他名称】** 艾达乐、联邦艾德欣、丽科杰、明欣利迪、南博、顺峰疣特、天锐、Aldara

**【分类】** 免疫系统用药 \ 免疫调节药 \ 免疫抑制药

**【制剂规格】** **乳膏**　① 250mg : 12.5mg。② 3g : 150mg。③ 5g : 250mg。

**软膏**　2g : 0.1g。

【临床应用】

1. 说明书适应证

成人外生殖器和肛周尖锐湿疣。

2. 其他临床应用

光化性角化病、表浅基底细胞癌（国外资料）。

【用法用量】

1. 说明书用法用量

**一般用法** 3次/周（星期一、三、五或二、四、六），临睡前用药。将药膏均匀涂抹一薄层于疣患处，轻轻按摩至药物完全吸收，并保留6~10h，用药部位不要封包。每5g乳膏可涂抹面积为400cm$^2$的疣体。患者应持续使用药膏，直到疣体完全清除；疣体最快2~4周清除，一般多在8~12周清除，用药最多不超过16周。

2. 其他用法用量

［国外参考信息］

（1）尖锐湿疣 常用剂量为1包（0.25g），3次/周（星期一、三、五或星期二、四、六），用药后保留6~10h。

（2）传染性软疣 ①常用剂量为1包（0.25g），3次/周，连用3个月。②也可采用第1个月2.5包（0.625g），3次/周；第2个月2包（0.5g），3次/周；第3个月1包（0.25g），3次/周的用法。每次用药后需保留6~10h。

（3）光化性角化病 2次/周（星期一、四或星期二、五），脸部或头皮相邻的两个患处一次用药量不得超过1包（0.25g），用药后需保留8小时，疗程需持续16周。

（4）表浅基底细胞癌 适于直径≤2cm的肿瘤：直径＞0.5cm、＜1cm者，使用直径约为4mm的本药乳滴（约10mg乳膏）；直径＞1cm、＜1.5cm者，用直径5mm的乳滴（约25mg乳膏）；直径为1.5~2cm者，用直径7mm的乳滴（约40mg乳膏）。具体方法为：5次/周，连用6周。治疗范围应当包括肿瘤周围1cm的区域，用药后保留约8h。

【禁忌证】

说明书禁忌证

对本药过敏者。

【特殊人群用药】

**儿童** ＜18岁儿童用药的安全性和有效性尚不明确。

**孕妇** 动物试验表明，本药无致癌、致突变、致畸作用，但应慎用。美国FDA妊娠安全性分级为：C级。

**哺乳妇女** 本药是否经乳汁分泌尚不明确，应慎用。

【注意】

**慎用** 皮炎患者（本药可加重皮肤炎症反应）（国外资料）。

【给药说明】

（1）给药条件 ①避免用于局部破损处，且应避免接触眼睛、口、鼻等部位，同时用药部位不可封包。②临睡前用药，且用药前后应洗手，用药6~10h后，建议用中性皂和清水将药物洗掉。③国外用于表浅基底细胞癌治疗的适应人群为：经活检确诊的原发性表浅基底细胞癌、具有免疫力的成年患者；不宜外科手术，并确定能够随访的患者；靶瘤局限于躯干（不包括肛门生殖器周围）、颈部、四肢（不包括手脚）者，对肛周和外生殖器组织疾患者，需行外科手术或其他药物治愈后，方可局部给予本药治疗。

（2）其他 ①用于尿道内、阴道内、宫颈内、直肠内或肛内的人乳头状瘤疾病的治疗作用尚不明确，故不推荐使用。②用于治疗基底细胞痔综合征、着色性干皮病、表浅基底细胞癌（位于面部、手和肛门生殖器周围）的安全性和有效性尚未确定。③用药期间应避免性接触（生殖器官、肛门或口），包括使用避孕套的性生活（因本药可使避孕套和阴道用药膜作用减弱，从而降低避孕效果）。④未行包皮切除术者，若患处位于包皮内，应每日将包皮上翻清洁。

【不良反应】

（1）心血管 低血压。

（2）神经 头痛、情绪变化。

（3）消化 腹泻、呕吐。

（4）泌尿 排尿困难。

（5）骨骼肌肉 肌痛。

（6）皮肤 烧灼、色素减退、瘙痒、潮红、敏感、刺痛、触痛、红斑、溃疡、皮肤剥脱、脱皮、水肿、红肿、足癣。以上症状停药后均可迅速恢复。局部轻度红斑者，不必停药可持续用药；如出现全身不适或较为明显的皮肤局部反应（如较明显的水肿、糜烂、疼痛等）时，应停药数次，待反应减轻后再继续用药。

（7）其他 疲劳、发热、类感冒症状。

**【药物过量】**

表现 局部持续用药过量会使皮肤反应加重。有临床报道，大剂量口服本药（＞200mg）可导致低血压（出现最多），该反应在口服或静脉补液后可消失。

**【相互作用】**

尚不明确。

## 咪唑立宾
## Mizoribine

**【其他名称】** 布累迪宁、布雷青霉素、咪唑糖苷、优青糖苷、Bredinin、Brednin

**【分类】** 免疫系统用药 \ 免疫调节药 \ 免疫抑制药

**【制剂规格】** 片剂 ① 25mg。② 50mg。

**【临床应用】**

**其他临床应用**

（1）预防肾移植时的排斥反应。

（2）肝移植和自身免疫性疾病。

**【用法用量】**

**其他用法用量**

［国内参考信息］

（1）肾脏移植 初始剂量：2~3mg/（kg · d），p.o.；维持剂量：1~2mg/（kg · d），2~3 次 /d，p.o.。可根据病情适当调整剂量。

（2）类风湿关节炎 300mg/d，p.o.。

［国外参考信息］

（1）肾脏移植 常与甲泼尼龙及环孢素合用。手术前 1d 服 2~3mg/kg，之后给予维持剂量 2~5mg/（kg · d）。也可于手术前 2d 开始服药，初始及维持剂量均为 4~5mg/kg。

（2）类风湿关节炎 300mg/d，p.o.，连用 6 个月。

**【禁忌证】**

**其他禁忌证**

（1）对本药过敏者。

（2）WBC 计数＜ $3 \times 10^9$/L 者。

（3）孕妇及哺乳妇女。

**【特殊人群用药】**

**儿童** 用药的安全性尚不明确，用药时必须考虑到本药对性腺的影响。

**其他用法用量**

［国外参考信息］

（1）肾脏移植 合用环孢素及糖皮质激素，于移植术前 1d 服 4mg/kg，以后给予维持剂量 2~4mg/（kg · d）。

（2）肾病综合征 3mg/（kg · d），tid.，p.o.。同时合用泼尼松龙，视病情逐渐减少后者用量。

**孕妇** 动物实验证实本药有致畸作用，孕妇禁用。

**哺乳妇女** 动物实验证实本药可分泌入乳汁，哺乳妇女禁用。

**肝功能不全者** 慎用。

**肾功能不全 / 透析者** 慎用，应减量，但目前尚无具体推荐剂量。

**【注意】**

（1）慎用 ①骨髓抑制者。②伴有细菌或病毒感染者。③有出血倾向者。④胃肠功能紊乱者。

（2）用药相关检查 / 监测项目 血常规及肝、肾功能检查。

**【给药说明】**

给药条件 本药主要从肾脏排泄，应考虑肾功能及年龄、体重等，从低剂量开始给药并注意用量。

【不良反应】

（1）血液　WBC 减少、血小板减少、RBC 减少。

（2）消化　口炎、舌炎、食欲缺乏、恶心、呕吐、腹痛、腹泻、腹胀、消化道出血、肝功能异常、回肠穿孔。

（3）呼吸　肺炎。

（4）泌尿　肾功能异常、急性肾衰竭、血尿酸升高等。

（5）皮肤　脱毛、皮疹、带状疱疹。

（6）其他　①发热。②有肾移植者合用本药及环孢素、糖皮质激素后发生糖尿病的报道。③脑膜炎、败血症等感染。

【相互作用】

尚不明确。

## 青霉胺
## Penicillamine

【其他名称】 D-青霉胺、D-盐酸青霉胺、盐酸青霉胺、Cuprenil、Cuprimine、D-Dimethylcysteine、D-Penicillamine Hydrochloride、Pemine、Trolovol、β-Mercaptovaline

【分类】 免疫系统用药 \ 免疫调节药 \ 免疫抑制药

【制剂规格】 片剂　① 100mg。② 125mg。③ 250mg。

胶囊　① 125mg。② 250mg。

滴眼液　每支含盐酸青霉胺 417mg、2mol/L 氢氧化钠约 1.1ml、蒸馏水 15ml。

【临床应用】

**其他临床应用**

（1）重金属中毒、肝豆状核变性（Wilson 病）、胱氨酸尿症。

（2）其他药物治疗无效的严重活动性类风湿关节炎。

（3）结缔组织病（如硬皮病、多发性肌炎、肺纤维化等）以及原发性胆汁性肝硬化、慢性肝炎。

（4）滴眼液　石灰等碱烧伤、病毒性角膜溃疡及角膜水肿等。

【用法用量】

**其他用法用量**

［国内参考信息］

（1）一般用法　1g/d，qid.，p.o.。

（2）肝豆状核变性、类风湿关节炎　起始剂量：125~250mg/d，p.o.，以后每 1~2 个月增加 125~250mg。常用维持量：250mg/次，qid.。Max：1.5g/d。待症状改善，血铜及铜蓝蛋白达正常时，用量可减半，500~750mg/d 或间歇用药。治疗 3~4 个月仍无效时，应改用其他药物治疗。

（3）胱氨酸尿症　用量可根据尿胱氨酸排出量而定，Max：2g/d，qid.，p.o.。开始剂量宜小，一般 250mg/d，以后逐渐递增。胱氨酸尿伴有结石者，要求尿中排出胱氨酸量＜100mg/d，无结石患者尿中排出胱氨酸量为 100~200mg/d。

（4）重金属中毒　1~1.5g/d，3~4 次 /d，p.o.，5~7d 为一疗程；停药 3d 后，可开始下一疗程。根据体内中毒量的多少一般需 1~4 个疗程。

（5）慢性活动性肝炎　800mg/d，p.o. 可改善症状，用药 3 个月仍无效者逐渐停药。

（6）原发性胆汁性肝硬化　150~250mg/d，p.o.，8 周内用量增至 300~600mg/d，可改善胆汁淤积，减轻肝细胞坏死，使肝功能好转。

（7）局限性硬皮症　300~600mg/d，p.o.，用药 2 个月内显效，可使皮肤张力增加，胶原联结减少。

（8）石灰等碱烧伤、病毒性角膜溃疡及角膜水肿　滴眼液，q.1~2h。

【禁忌证】

**1. 说明书禁忌证**

（1）对青霉素类药过敏者。

（2）粒细胞缺乏症。

（3）再障。

（4）肾功能不全者。

（5）孕妇。

2. 其他禁忌证

（1）红斑狼疮、重症肌无力及严重皮肤病（国外资料）。

（2）哺乳妇女。

【特殊人群用药】

**儿童**

其他用法用量

[国内参考信息]

（1）肝豆状核变性　20~25mg/（kg·d），分 3 次服。

（2）胱氨酸尿症　30mg/（kg·d），分 4 次服。

**老人**　＞65 岁者用药后易出现血液系统毒性反应。

**孕妇**　本药可影响胚胎发育，动物实验发现可致胎仔骨骼畸形和腭裂等，故除治疗肝豆状核变性、胱氨酸尿症外，一般应禁用。孕妇必须使用时，口服剂量≤ 1g/d。需行剖宫产者，产前 6 周至产后伤口愈合前，Max：≤ 250mg/d（同于其他手术患者）。美国 FDA 妊娠安全性分级为：D 级。

**哺乳妇女**　本药是否分泌入人乳汁尚不明确，建议哺乳妇女服药期间停止哺乳。

**肝功能不全者**　慎用。

**肾功能不全 / 透析者**　禁用。另有资料认为，血透患者用药时应适当减量。

【注意】

（1）慎用　①对青霉素过敏或过敏体质者。②血液疾病。

（2）交叉过敏　本药与青霉素存在交叉过敏。

（3）用药相关检查 / 监测项目　①在开始服药的 6 个月内，应每 2 周检查血常规、血小板计数及尿常规，以后每月检查 1 次。②治疗期间应每 6 个月检查肝功能。③肝豆状核变性患者初次用药时，在服药当日应检查 24h 尿铜，以后每 3 个月测定 1 次。

【给药说明】

给药条件（1）用药前应做青霉素皮试。即使暂时停药数日，再次用药时也可能发生过敏反应。（2）应在餐后 1.5h 服用，且应连续服用。停药后再次服用时，仍应从小剂量开始。

【不良反应】　最初的不良反应多为胃肠道功能紊乱、味觉减退、中等程度的血小板计数减少，但严重者不多见。大多数不良反应可在停药后自行缓解和消失。

（1）神经　头痛、乏力、眼睑下垂、斜视、动眼神经麻痹、周围神经病变（用药初期）、视神经炎（长期服用）。治疗肝豆状核变性时，易加重神经系统症状，导致痉挛、肌肉挛缩、昏迷甚至死亡。

（2）内分泌 / 代谢　可能导致铜、铁、锌或其他微量元素缺乏。

（3）血液　骨髓抑制（PLT 和 WBC 减少、粒细胞缺乏、再障）、嗜酸性粒细胞增多、溶血性贫血。出现轻微 WBC 减少时，常可采用“滴定式”方法逐渐调整本药用量，当 WBC 计数＜ $3\times10^9$/L 或 PLT 计数＜ $100\times10^9$/L 时应停药。

（4）免疫　狼疮样综合征、重症肌无力、多发性肌炎、IgA 水平降低。

（5）消化　咽痛、恶心、呕吐、食欲减退、腹痛、腹泻、味觉减退、口腔溃疡、舌炎、牙龈炎、溃疡病复发、肝功能异常（氨基转移酶升高）。出现味觉异常时（肝豆状核变性者除外），可用 4% 硫酸铜溶液 5~10 滴加入果汁中口服，bid.，有助于味觉恢复。

（6）呼吸　可能加重或诱发哮喘发作、Goodpasture 综合征。

（7）泌尿　蛋白尿、肾病综合征。出现轻微蛋白尿时，常可采用“滴定式”方法逐渐调整本药用量，当尿蛋白排出量＞ 1g/d 时应停药。出现肾功能损害时必须停药。

（8）皮肤　皮疹，常可采用“滴定式”方法逐渐调整本药用量以缓解。长期大剂量服用：皮肤脆性增加，并影响创口愈合。穿孔性组织瘤、皮肤松弛。

（9）耳　耳鸣。

（10）其他　过敏反应（全身瘙痒、皮疹、荨麻疹、发热、关节疼痛、淋巴结肿大、狼疮样红斑、剥脱性皮炎）。出现过敏反应时，可给予肾上腺皮质激素和抗组胺药治疗。

【相互作用】

（1）铁剂　可使本药的吸收减少 2/3。必须合用时，宜在给予铁剂前 2h 服用本药，以免降低本药疗效。需停用铁剂时，也应考虑到本药吸收量增加而可能产生的毒性作用，必要时应适当减少本药用量。

（2）含氢氧化铝或氢氧化镁的抗酸药　可减少本药的吸收，必须合用时，两者服用时间最好间隔 2h。

（3）Vit $B_6$　本药可拮抗 Vit $B_6$ 的作用。长期服用本药者，Vit $B_6$ 需要量增加，可加服 Vit $B_6$ 25mg/d。

（4）地高辛　本药可明显降低地高辛的血药浓度。

（5）吡唑类药物　可增加本药血液系统不良反应的发生率。

（6）抗疟药、金制剂、免疫抑制药、保泰松　本药可加重以上药物的血液系统和肾脏毒性。

（7）食物　服药时进食，可使本药的吸收减少约 50%。

## 他克莫司
## Tacrolimus

【其他名称】　普乐可复、普特彼、他克罗姆、藤霉素、新普乐可复、Prograf、Protopic

【分类】　免疫系统用药\免疫调节药\免疫抑制药

【制剂规格】　**胶囊**　① 0.5mg。② 1mg。③ 5mg。

**注射液**　1ml∶5mg。

**软膏**　① 10g∶3mg（0.03%）。② 10g∶10mg（0.1%）。③ 30g∶9mg（0.03%）。④ 30g∶30mg（0.1%）。

【临床应用】

**说明书适应证**

（1）防治肝脏或肾脏移植术后的移植物排斥反应，包括应用其他免疫抑制药无法控制的移植物排斥反应。

（2）外用于因潜在危险而不宜用传统疗法，或对传统疗法反应不充分，或无法耐受传统疗法的中到重度特应性皮炎，作为短期或间歇性长期治疗。

【用法用量】

**1. 说明书用法用量**

（1）肝脏移植　首次免疫抑制量：0.1~0.2mg/（kg·d），bid.，p.o.，应于术后 6h 即开始用药。不能口服者采用 i.v.gtt.（连续 24h），起始剂量：0.01~0.05mg/（kg·d），恢复期根据患者的排斥反应及对药物的耐受性调整剂量。

（2）肾脏移植　首次免疫抑制量：0.15~0.3mg/（kg·d），bid.，p.o.，应于术后 24h 内即开始用药。不能口服者采用 i.v.gtt.（连续 24h），起始剂量：0.05~0.1mg/（kg·d），恢复期根据患者的排斥反应及对药物的耐受性调整剂量。

（3）特应性皮炎　0.1% 或 0.03% 软膏，在患处皮肤涂上一薄层，轻轻擦匀，并完全覆盖，bid.，持续至症状和体征消失后 1 周。

**2. 其他用法用量**

［国内参考信息］

特应性皮炎　开始时用 0.1% 软膏，在受损皮肤处涂一薄层，bid.，连用 3 周；然后改为 0.03% 软膏，bid.，直至病变痊愈。

【禁忌证】

**说明书禁忌证**

（1）对本药或其他大环内酯类药物过敏者。

（2）孕妇。

【特殊人群用药】

**儿童**　首次口服的免疫抑制药剂量通常需给予成人推荐剂量的 1.5~2 倍才能达到相同

的血药浓度。＜2岁儿童使用本药软膏的安全性和疗效尚未确立，不推荐使用。≥2岁儿童只能使用浓度为0.03%的软膏。儿童不应大面积、长时间连续使用软膏。

**1. 说明书用法用量**

维持治疗阶段，必须持续使用本药以维持移植物功能，推荐剂量需根据患者个体差异而定。在维持治疗期间有本药用量逐渐减少的趋势。剂量调整主要根据对排斥反应的疗效和患者的耐受性判断。

（1）肝脏移植　0.3mg/（kg·d），bid.，p.o.。不能口服者，0.05mg/（kg·d），i.v.gtt.（连续24h）。

（2）肾脏移植　0.3mg/（kg·d），bid，p.o.。不能口服者，0.1mg/（kg·d），i.v.gtt.（连续24h）。

（3）特应性皮炎　≥2岁儿童用0.03%软膏，在患处皮肤上涂一薄层，轻轻擦匀，并完全覆盖，bid.，持续至症状和体征消失后1周。

**2. 其他用法用量**

［国内参考信息］

**特应性皮炎**　≥2岁儿童用0.03%软膏，bid.，持续3周，然后减至qd.，直至病变痊愈。

**老人**　尚无资料表明老年患者需减量。

**孕妇**　本药可透过胎盘，动物试验显示本药有致畸性。此外，在一定剂量下本药还可对母体产生毒性，国内资料建议孕妇禁用。用药前也应排除妊娠的可能性。美国FDA妊娠安全性分级为：C级。

**哺乳妇女**　用药期间应停止哺乳。也有资料建议哺乳妇女禁用。

**肝功能不全者**　对术前及术后肝损的患者必须减量，如早期移植物功能不全。

**肾功能不全/透析者**　根据药动学特点无须调整剂量。但建议应仔细监测肾功能，包括血清肌酐值、Ccr及排尿量。血透不能减少本药的血药浓度。

**【注意】**

（1）慎用　①糖尿病（国外资料）。②高钾血症（国外资料）。③心室肥大（国外资料）。④有神经毒性表现者（如震颤、头痛、共济失调、精神状态改变等）（国外资料）。⑤同时伴HZV感染（水痘或带状疱疹）、HSV感染或疱疹性湿疹者慎用本药软膏。

（2）用药相关检查/监测项目　①定期检查血压、ECG、视觉状况、血糖值、血钾及其他电解质浓度、血肌酐、BUN、血液学参数、凝血值及肝功能。②经常监测肾功能。在手术后头几日应监测排尿量。③EB病毒抗体阴性的患儿使用本药，有增加发生淋巴组织异常增生的风险。＜2岁患儿在使用本药治疗前，应进行EB病毒的血清学检查。

（3）对驾驶/机械操作的影响　服药后出现视觉及神经系统紊乱者，不应驾车或操作危险机械。该影响可能会因饮酒而加重。

**【给药说明】**

（1）给药条件　①一日服药2次（早晚各1次），最好用水送服。建议空腹，或至少在餐前1h或餐后2~3h服用。如必要可将胶囊内容物悬浮于水，经鼻饲管给药。若患者临床状况不能口服，首剂须静脉给药。②患者状况允许时应尽量采用口服给药。连续静注不应超过7d。③若患者以传统免疫抑制治疗无效而出现排斥反应时，本药的治疗应以首次免疫抑制所推荐的初始剂量开始给药。曾使用环孢素的患者，通常在环孢素停药12~24h后才开始使用本药。④应根据患者的需要调整剂量。可通过监测血药浓度帮助剂量调整，血药浓度以保持在15~20ng/ml为宜。⑤用药期间出现排斥现象时，应考虑增加本药的剂量或采用其他免疫抑制法，如增加激素、短期使用单株/多株抗体等。⑥使用本药软膏：a. 不能用于黏膜部位，避免与眼及黏膜接触。如不小心接触这些部位，应彻底擦除或用水冲洗。b. 不推荐使用封包治疗。c. 治疗期间，应尽量减少暴露于阳光下，并避免使用紫外灯、UVB 或 PUVA 治疗。患者应采取适当的日光防护措施，可外用防晒品并穿适当衣服遮盖皮肤。d. 使用后 2h 内，不能在同一部位使用润肤剂。e. 除手部治疗外，使用软膏后应洗手。f. 使用 2 周后仍未见任何改善征象，应考虑采取进一步治疗措施。g. 用于治疗感染性特应性皮炎前，应先清除治疗部位的感染灶。h. 淋浴后应等皮肤完全干燥后再使用本药。⑦不推荐使用本药软膏治疗 Netherton 综合征患者。

（2）减量 / 停药条件 ①出现中毒征兆（如明显不良反应）时，本药应减量。②接受免疫抑制药治疗（如全身性使用本药）的器官移植患者发生淋巴瘤的危险性增加。接受本药治疗并出现淋巴结病者应调查其病因，如未明确病因，或同时患有急性传染性单核细胞增多症，应考虑中断本药治疗，对发生淋巴结病者应进一步观察以确保淋巴结病消退。

（3）配伍信息 ①本药输注用浓缩液（5mg/ml）必须在聚乙烯或玻璃瓶中用 5%GS 或 NS 稀释，不能静脉推注。配成的最终输注用溶液的浓度须在 4~100μg/ml 范围内，24h 总输液量应在 20~250ml 内。②应避免将本药与其他药物混合输注，尤其应避免与呈明显碱性的药物混合输注（这种环境中本药将被破坏）。③经稀释混合后的溶液必须在 24h 内用完。

（4）其他 本药治疗弥漫性红皮病的安全性尚不明确。

**【不良反应】** 与静脉给药相比，本药口服的不良反应发生率较低。

（1）心血管 高血压、外周浮肿、血管扩张（包括休克）、ECG 改变、心动过速、心律失常、心跳停止、心悸、心绞痛、心包积液、胸腔积液、心力衰竭、心室和（或）室间隔肥大（包括心肌病）、血栓性静脉炎等。

（2）神经 惊厥、震颤、头痛、失眠、知觉异常、脑病变、健忘、偏头痛、眩晕、反应降低、嗜睡、幻觉、多梦、神经病变、神经过敏、神经毒性（多见于静注）、肌痉挛等。

（3）精神 抑郁、焦虑、紧张、情绪不稳、激动、思维异常、精神异常、陶醉感等。

（4）内分泌 / 代谢 低血糖、高血糖、糖尿病、高脂血症、高血钾或低血钾、高血钙、酸碱平衡失调、高尿酸血症、酸中毒、脱水、淀粉酶增加、男性乳房发育，血镁、血钙、蛋白质、血钠、血钙、磷酸盐浓度升高。

（5）血液 贫血、脾肿大、WBC 增多或减少、血小板减少或增多、嗜酸性粒细胞增多、全血细胞减少、淋巴细胞增生性疾病（淋巴瘤和淋巴结病）、凝血性疾病等。

（6）消化 恶心、呕吐、便秘、腹泻、腹痛、消化不良、胆管炎、肝功能异常、黄疸、体重及食欲改变、吞咽困难、呕血、胃肠道出血、肠梗阻、肝组织受损（如肝硬化、坏死）、腹水、脱水等。

（7）呼吸 哮喘、胸膜渗出、胸痛、肺功能损伤（如呼吸困难）、肺萎缩等。

（8）泌尿 肾功能异常（如血肌酐升高）、肾组织受损（如肾小管坏死）、蛋白尿、血尿、肾水肿、肾衰竭等。肾毒性多在用药后第 1 个月发生，以后趋于稳定。

（9）骨骼肌肉 关节痛、肌张力过高、肌痛、腿痛性痉挛、肌肉痉挛、骨质疏松。

（10）皮肤 脱毛、瘙痒、皮疹、光过敏、多毛症、荨麻疹、出汗等。局部外用可在用药部位出现灼热、瘙痒、红斑、皮肤敏感性增加、刺痛感等皮肤刺激症状。使用软膏易发生浅表皮肤感染。

（11）眼 视觉障碍（如白内障、弱视等）、畏光、青光眼等。

（12）耳 耳鸣、耳聋等。

（13）其他 ①发生病毒、细菌、真菌和原虫感染的风险增加，已有的感染性疾病可能会加重。可引起全身感染，也可致局部感染（如脓肿、肺炎、腹膜炎、胆道炎）。②不同器官系统（如中枢神经、呼吸、心血管）的水肿、局部疼痛、无力、发热、虚弱、不适等。③使用软膏可能增加发生HSV感染的风险。

**【药物过量】**

（1）表现　可引起肾脏、心脏及神经毒性，葡萄糖耐量变化，高血压以及电解质失调（如高血钾）。过度免疫抑制还会增加严重感染发生的风险。

（2）处理意见　无特定解毒药，通常采用一般支持及对症治疗。若口服中毒，洗胃及使用吸附剂（如活性炭）可能有效。由于本药水溶性不佳，并广泛与RBC及血浆蛋白结合，故无法利用透析清除。

**【相互作用】**

（1）巴比妥类药（如苯巴比妥）、苯妥英、利福平、卡马西平、安乃近及异烟肼等诱导CYP 3A 4酶系统的药　本药的代谢增加，血药浓度降低。

（2）碳酸氢钠、氧化镁等制酸药　本药的吸收被抑制。

（3）皮质激素　皮质激素的代谢可能受影响，从而使口服避孕药的疗效降低。

（4）疫苗　疫苗的效能减弱，应避免同用减毒活疫苗。

（5）炔雌醇、孕二烯酮、氨苯砜、炔诺酮、甲地孕酮、利多卡因、甲妥因、咪达唑仑、地尔硫䓬、硝苯地平、尼卡地平、尼鲁地平、尼伐地平、奎尼丁、他莫昔芬、溴麦角环肽、可的松、麦角胺、红霉素、醋竹桃霉素、交沙霉素、伊曲康唑、氟康唑、酮康唑、米康唑、达那唑、维拉帕米、克霉唑、奥美拉唑、环孢素、溴隐亭等抑制CYP 3A 4酶系统的药　本药的代谢被抑制，联用有协同作用。

（6）环孢素　环孢素的$t_{1/2}$延长，并出现协同（累加）的肾毒性。

（7）戊巴比妥、安替比林　大鼠试验中，戊巴比妥、安替比林的清除率降低并延长$t_{1/2}$。

（8）具有肾毒性或神经毒性的药物（如氨基糖苷类、两性霉素B、万古霉素、复方磺胺甲噁唑及NSAID、旋转酶抑制药、阿昔洛韦、更昔洛韦等）　上述药的毒性可能增加。

（9）钾离子或使用保钾利尿药（如阿米洛利、氨苯蝶啶、螺内酯）　使用本药并大量摄取钾离子或使用保钾利尿药，可能导致高钾血症，或加重先前已存在的高钾血症。

（10）血浆蛋白有高度亲和力的药物（如口服抗凝药、口服降糖药）　可能发生相互作用。

（11）甲泼尼龙、甲强龙　有报道，联用时本药的血药浓度会改变。

（12）西罗莫司　对本药血药浓度可能有影响。

（13）中等脂肪量的食物　本药的吸收及口服生物利用度明显降低。

## 西罗莫司
## Sirolimus

**【其他名称】** 雷帕霉素、瑞帕明、赛莫司、宜欣可、Rapamycin

**【分类】** 免疫系统用药 \ 免疫调节药 \ 免疫抑制药

**【制剂规格】** 片剂　1mg。

口服溶液　60ml∶60mg。

**【临床应用】**

**说明书适应证**

预防肾移植等器官移植抗排斥反应及自身免疫性疾病的治疗。

**【用法用量】**

**说明书用法用量**

肾移植　移植后应尽早给药。建议负荷量：6mg/ 次，p.o.；维持量：2mg/ 次，qd.，p.o.。可根据病情适当调整剂量。

【禁忌证】

**说明书禁忌证**

对本药过敏者。

【特殊人群用药】

**儿童** ＜13 岁儿童用药的安全性尚不明确，应慎用。

**说明书用法用量**

肾移植 移植后应尽早给药。＞13 岁儿童，若体重＜40kg，建议负荷量：3mg/($m^2$·次)，p.o.，维持量：1mg/($m^2$·次)，qd.，p.o.；体重＞40kg 者，剂量同成人。

**孕妇** 应权衡利弊。美国 FDA 妊娠安全性分级为：C 级。

**哺乳妇女** 本药可分泌入哺乳大鼠的乳汁中，能否分泌入人乳中尚不明确。哺乳妇女用药应权衡利弊。

**肝功能不全者** 建议负荷量不变，维持量约减少 1/3。

**肾功能不全 / 透析者** 肾功能损害者不需调整剂量。

【注意】

（1）慎用 高脂血症患者。

（2）用药相关检查 / 监测项目 用药过程中应注意检查血常规、血糖、血脂及肝、肾功能。

【给药说明】

（1）给药条件 ①不推荐本药用于肝移植和肺移植患者。②建议器官移植后使用本药时，应同时预防性治疗卡氏肺囊虫性肺炎和巨细胞病毒感染。③服用本药口服溶液时，将口服溶液稀释于 60ml 清水或橙汁中，充分搅拌后立即饮用，再用清水或橙汁 120ml 冲洗饮用杯后立即饮用。不得使用葡萄柚汁稀释本药。

（2）其他 ①皮肤或黏膜不慎接触本药时，应用肥皂和水彻底清洗；如药液溅入眼内，应用清洁水冲洗。②涂本药的血管内支架可用于冠心病的介入治疗。

【不良反应】

（1）心血管 高血压、心悸、晕厥、房颤、心动过速、血容量过多、充血性心力衰竭、低血压、周围血管病变、血栓形成、血栓性静脉炎、CPK 升高。

（2）神经 头痛、头晕、失眠、震颤、感觉迟钝、嗜睡、神经痛、感觉异常等。

（3）精神 焦虑、精神错乱、抑郁、情绪不稳定。

（4）内分泌 / 代谢 浮肿、脱水、伤口愈合异常、库欣综合征、高胆固醇血症、高磷酸盐血症、高脂血症、高钾血症、高钙血症、低钙血症、低钾血症、低镁血症、低钠血症、低磷酸盐血症、体重增加或减轻、血糖升高、低血糖、尿糖阳性、酸中毒。

（5）血液 贫血、RBC 增多、WBC 增多、WBC 减少、血小板减少、全血细胞减少、血栓性血小板减少性紫癜。

（6）消化 便秘、腹痛、腹泻、消化不良、恶心、呕吐、畏食、吞咽困难、嗳气、牙龈增生、消化道黏膜炎症、腹胀、肠梗阻、致命性肝坏死，以及氨基转移酶、LDH、ALP 升高。

（7）呼吸 上呼吸道感染（胸痛、呼吸困难、咽炎等）、咳嗽、哮喘、鼻出血、鼻炎、鼻窦炎、支气管炎、肺气肿、肺不张、肺炎、胸腔积液，还可出现与本药血药谷浓度有关的间质性肺病，如局限性肺炎、闭塞性毛细支气管炎及肺纤维化。

（8）泌尿 泌尿道感染、蛋白尿、血尿、肾盂积水、肾小管坏死、肾盂肾炎、少尿、夜尿、尿失禁、尿潴留、排尿困难、血肌酐升高、BUN 升高。

（9）生殖 阳痿及阴囊、睾丸疾病。

（10）骨骼肌肉 关节痛、骨坏死、腿部痉挛、肌痛、骨质疏松、手足抽搐。

（11）皮肤 痤疮、皮疹、真菌性皮炎、瘙痒、皮肤增生、皮肤溃疡、多汗、毛发增多。

（12）眼 视力异常、白内障、结膜炎。

（13）耳 听力异常、耳痛、耳鸣、中耳炎。

（14）其他　衰弱、发热、疼痛、感冒症状、全身浮肿、感染（真菌、病毒及细菌感染）等全身反应，以及诱发淋巴瘤及皮肤癌的危险性。

【药物过量】

目前有关药物过量的研究尚不充分，过量服用时应注意给予支持治疗。

【相互作用】

（1）卡马西平、苯巴比妥、苯妥英、磷苯妥英、利福布汀、利福喷汀、利福平、圣约翰草　本药疗效降低，合用时应监测本药血药浓度。

（2）活疫苗　接种的活疫苗疗效降低。

（3）溴隐亭、西咪替丁、西沙必利、克拉霉素、克霉唑、环孢素、达那唑、地尔硫䓬、红霉素、红霉素/磺胺异噁唑、氟康唑、伊曲康唑、酮康唑、甲氧氯普胺、尼卡地平、茚地那韦、利托那韦、安普那韦、醋竹桃霉素、维拉帕米　本药不良反应（贫血、WBC减少、血小板减少、低钾血症、腹泻）加重。

（4）伏立康唑　本药血药浓度明显升高，不良反应加重，故禁止合用。

（5）泼尼松龙　泼尼松龙清除率降低，$t_{1/2}$延长，$C_{max}$升高，但临床意义尚不明确。

（6）阿昔洛韦、炔雌醇、炔诺孕酮、磺胺甲噁唑/甲氧苄啶、磺胺甲噁唑、甲氧苄啶、格列本脲、硝苯地平、地高辛　无明显的相互作用。

（7）高脂饮食　本药的$t_{max}$延长3.5倍，$C_{max}$降低34%，AUC增加35%。不能于进食时服用（尤其是高脂饮食）本药。

（8）葡萄柚汁　本药血药浓度增加，不良反应（如贫血、WBC减少、血小板减少、低钾血症、腹泻）加重。

# 第二章 抗变态反应药

## 第一节 抗组胺药

### 氯雷他定
### Loratadine

【其他名称】 奥慧丰、奥米新、奥纾、邦诺、彼赛宁、百为哈、百为乐、百为坦、毕研通、常克、道敏奇、大生瑞丽、菲格曼、福莱西、华畅、海王抒瑞、金苏瑞、精威、可米、克敏能、开瑞坦、奎因、绿雷、雷宁、氯羟他定、敏立可、诺那他定、平敏、瑞孚、润来、施诺敏、舍泰、史泰舒、顺他欣、泰明可、天晴正舒、天图、雪菲、先宁、星元佳、怡邦、亿菲、伊利欣、逸舒长、盐酸氯雷他定、芷敏、Claratyne、Claritin、Claritine、Clarityn、CLARITYNE、Fristamin、Lisino、Loratadine Hydrochloride、Loratading

【分类】 免疫系统用药\抗变态反应药\抗组胺药

【制剂规格】 片剂 10mg。

咀嚼片 5mg。

胶囊 ① 5mg。② 10mg。

口腔崩解片 10mg。

糖浆 ① 10ml:10mg。② 60ml:60mg。③ 100ml:100mg。

【临床应用】

1. 说明书适应证

（1）缓解过敏性鼻炎症状，如喷嚏、流涕、鼻痒、鼻塞等，以及缓解眼部瘙痒及烧灼感。

（2）减轻慢性荨麻疹、瘙痒性皮肤病及其他过敏性皮肤病的症状及体征。

2. 其他临床应用

（1）各种由 IgE 介导的变态反应病，包括急慢性荨麻疹、血管性水肿、异位性皮炎、婴儿湿疹、接触性皮炎、光敏性皮炎、冷性荨麻疹、皮肤划纹症、过敏性结膜炎、花粉症、食物变态反应、药物变态反应、昆虫变态反应、过敏性喉水肿、过敏性咳嗽等。

（2）辅助治疗哮喘的延缓反应。

【用法用量】

说明书用法用量

一般用法 10mg/ 次，qd.，p.o.。

【禁忌证】

说明书禁忌证

对本药过敏或特异体质者。

【特殊人群用药】

儿童 ＜2 岁儿童用药的安全性及疗效尚未确定。也有研究显示，1~2 岁儿童服用本药糖浆 2.5ml 后，其药动学与＞2 岁儿童及成人相似。

说明书用法用量

一般用法 （1）＞12 岁患儿的用法用量同成人。（2）2~12 岁：体重＞30kg 者 10mg/ 次，qd.，p.o.；≤ 30kg 者 5mg/ 次，qd.，p.o.。（3）＜12 岁儿童也可服用糖浆制剂：1~2 岁患儿 2.5ml（2.5mg）/ 次，qd.。2~12 岁患儿，体重≤ 30kg 者，5ml（5mg）/ 次，qd.；＞30kg 者，10ml（10mg）/ 次，qd.。

老人 ＞60 岁的老年患者用量同成人。长期应用时需密切注意不良反应的发生。

孕妇 动物试验证实无致畸、致癌作用，不需调整剂量，但妊娠（尤其是早期妊娠）妇女仍应慎用。美国 FDA 妊娠安全性分级为：B 级。

哺乳妇女 本药可分泌入乳汁，且婴幼儿及早产儿对本药较敏感，哺乳妇女慎用。

肝功能不全者 严重肝功能不全者本药

清除率降低，应慎用，建议从较低剂量开始给药。

**说明书用法用量**

**一般用法** （1）成人：10mg/次，qod.，p.o.；或5mg/次，qd.。（2）儿童：2~6岁，起始剂量：5mg/次，qod.，p.o.；＞6岁，起始剂量：10mg/次，qod.，p.o.。

**肾功能不全/透析者** 严重肾功能不全者应慎用，建议减量用药。

**说明书用法用量**

**一般用法** （1）成人：10mg/次，qod.，p.o.。（2）儿童：Ccr＜30ml/min时，2~6岁患儿起始剂量：5mg/次，qod.，p.o.；＞6岁患儿起始剂量：10mg/次，qod.，p.o.。

**【注意】**

（1）慎用 ①有心律失常史者。②过敏体质者。

（2）对检验值/诊断的影响 药物皮试时，本药可防止或减轻患者皮肤对所用抗原的阳性反应，故在皮试前48h应停用本药。

（3）对驾驶/机械操作的影响 高空作业者、驾驶人员、参赛前的运动员等需精神高度集中者，用药量应严格控制在安全范围内。

**【给药说明】**

（1）给药条件 ①本药日常规剂量为10mg，无特殊情况不应擅自增量。②用于控制鼻塞时，宜加用麻黄碱、伪麻黄碱等血管收缩药。

（2）减量/停药条件 出现耐药时，可暂时中断治疗。

**【不良反应】** 在10mg/d的推荐剂量下，本药未见明显镇静作用。

（1）心血管 高血压或低血压、心悸、室上性快速性心律失常、晕厥、心动过速。

（2）神经 头痛、嗜睡、失眠、眩晕、癫痫、震颤、感觉迟钝、运动功能亢进。

（3）精神 激动、健忘、焦虑、精神错乱、抑郁、易怒。

（4）内分泌/代谢 多汗。

（5）消化 胃炎、口干、肝功能异常（包括黄疸、肝炎和肝坏死）、恶心、呕吐、味觉改变、呃逆、食欲下降或增加、胃胀、便秘、腹泻、牙痛、流涎。

（6）呼吸 支气管炎、支气管痉挛、鼻窦炎、咽炎、喉炎、鼻出血、鼻干、喷嚏、咳嗽、呼吸困难、咯血。

（7）泌尿 尿液颜色改变、尿频、尿失禁、尿潴留。

（8）生殖 乳房痛、乳腺增生、痛经、月经过多、阴道炎、阳痿、性欲下降。

（9）骨骼肌肉 腿部肌肉痉挛、关节痛、肌痛。

（10）皮肤 真皮炎、毛发及皮肤干燥、皮肤瘙痒、紫癜、皮疹、风疹、多形性红斑、皮肤潮红、脱发。

（11）眼 眼睑痉挛、眼痛、流泪、视物模糊。

（12）耳 耳鸣、耳痛。

（13）其他 乏力、血管神经性水肿、胸痛、体重增加、过敏反应、光敏反应、病毒感染。若出现皮疹、皮肤瘙痒、恶心、呕吐等过敏反应，应及时停药并换用其他药物。肝功能异常。

**【药物过量】**

（1）剂量 成人：40~180mg；儿童：＞10mg。

（2）表现 成人：嗜睡、心动过速和头痛等；儿童：锥体外系反应、心悸等。

（3）处理意见 可采取催吐、洗胃、活性炭吸附等措施。也可使用盐类泻药（如硫酸钠）以阻止药物在肠道吸收。严禁使用组胺类药物作为本药过量时的解救药。血透不能清除本药，腹透能否消除本药尚不明确。

**【相互作用】**

（1）异卡波肼、帕吉林、苯乙肼、反苯环丙胺 本药不良反应增加。

（2）酮康唑、大环内酯类抗生素、西咪替丁、茶碱 可抑制本药代谢，增加本药及代谢产物的血药浓度（西咪替丁和酮康唑的血药浓度不受影响，红霉素的血药浓度约增加15%），但对ECG、实验室检查、生命体征和不良反应发生率均无明显影响。

（3）CNS抑制药（如巴比妥类、苯二氮䓬类镇静药、吩噻嗪类镇静药、三环类抗抑郁药、肌松药、麻醉药、止痛药）可引起严重嗜睡反应。

（4）食物 本药AUC增加约40%，$t_{max}$延迟约1h，不影响$C_{max}$。

（5）酒精 无协同作用。

（6）在做皮试前约48小时左右应中止使用本药。因抗组胺药能阻止或降低皮试的阳性反应发生。

## 地氯雷他定
## Desloratadine

**【其他名称】** 佰适特、地恒赛、地洛他定、恩理思、恩瑞特、芙必叮、富马酸地氯雷他定、枸地氯雷他定、去羧氯雷他定、信敏汀、AERIUS、Desloratadine Citrate Disodium

**【分类】** 免疫系统用药\抗变态反应药\抗组胺药

**【制剂规格】** 片剂 5mg。

分散片 5mg。

胶囊 5mg。

干混悬剂 0.5g:2.5mg。

**【临床应用】**

**1. 说明书适应证**

（1）缓解过敏性鼻炎的全身及局部症状，如喷嚏、流涕、鼻痒、鼻黏膜充血、鼻塞、眼痒、流泪、眼充血、腭痒及咳嗽。

（2）缓解慢性特发性荨麻疹的相关症状（如瘙痒），并可减少荨麻疹的数量及大小。

**2. 其他临床应用**

过敏性结膜炎。

**【用法用量】**

**说明书用法用量**

**一般用法** 5mg/次，qd.，p.o.。

**【禁忌证】**

**说明书禁忌证**

（1）对本药过敏者。

（2）严重高血压、严重冠心病。

（3）甲亢。

**【特殊人群用药】**

**儿童** ＜12岁儿童用药的有效性和安全性尚未确定。有资料建议6个月以下婴儿慎用。

**1. 说明书用法用量**

**一般用法** （1）＞12岁儿童同成人。（2）＜12岁儿童可服用混悬液：2~5岁，1.25mg/次，qd.；6~11岁，2.5mg/次，qd.。推荐比例为干混悬剂0.5g（含本药2.5mg）加入10ml水。

**2. 其他用法用量**

［国内参考信息］

慢性特发性荨麻疹和常年过敏性鼻炎 6~11个月婴儿，1mg/次，qd.。

**老人** 尚缺乏老年患者用药的研究资料。可按成人剂量服用。

**孕妇** 应权衡利弊。美国FDA妊娠安全性分级为：C级。怀孕期内不应使用地氯雷他定。

**哺乳妇女** 本药可经乳汁排泄，建议哺乳妇女不用。

**肝功能不全者** 慎用。

**其他用法用量**

［国外参考信息］ 推荐初始剂量为5mg/次，qod.，p.o.。

**肾功能不全/透析者** 严重肾功能不全者慎用。

**其他用法用量**

［国外参考信息］ 推荐初始剂量为5mg/次，qod.，p.o.。

**【注意】**

（1）慎用 ①前列腺增生、尿潴留、尿道张力过强或有膀胱颈部梗阻。②青光眼。③幽门十二指肠梗阻。④癫痫。⑤肝损伤。⑥严重肾功能不全。

（2）对检验值/诊断的影响 药物皮试时，本药可防止或减轻患者皮肤对所用抗原的阳性反应，故在皮试前24~48h应停用。

（3）对驾驶/机械操作的影响　出现嗜睡或头晕时，应避免驾车或操作机器。

【给药说明】

给药条件　使用分散片时，将其加入适量水中，搅拌均匀分散后服用，也可直接用水送服。

【不良反应】

（1）心血管　心动过速、心悸。

（2）神经　头痛、头晕、乏力。

（3）精神　嗜睡、健忘。失眠。

（4）消化　口干、恶心、消化不良、肝酶及胆红素升高。腹泻。

（5）呼吸　咽炎。

（6）生殖　痛经。

（7）骨骼肌肉　肌痛。

（8）其他　疲倦、晨起时面部及肢端水肿、过敏性反应。发热。

【药物过量】

（1）表现　可能出现Q-T间期延长，尚未观察到其他不良反应。

（2）处理意见　采取药物过量的常规治疗措施，并进行对症及支持治疗。不能经血透排除；能否通过腹透排除尚不明确。

【相互作用】

（1）其他抗交感神经药、有中枢镇静作用的药物　增强睡眠。

（2）酮康唑、红霉素等CYP酶抑制药　未见心血管系统不良反应。

（3）阿奇霉素、氟西汀、西咪替丁　本药血药浓度未出现具临床意义的改变。

（4）食物（如高脂肪、高热量早餐）、葡萄柚汁　对本药代谢无影响。

（5）酒精　不会增强酒精对人类行为能力的损害作用。

## 苯海拉明
## Diphenhydramine

【其他名称】　苯那君、苯那坐尔、二苯甲氧乙胺、可他敏、可太敏、强他敏、盐酸苯海拉明、盐酸二苯安明、Aleryl、Amidryl、Bax、Benadrin、Benadrin Benadryl、Benadryl、Dimedrolum、Diphenhydramine Hydrochloride、Diphenhydraminum

【分类】　免疫系统用药\抗变态反应药\抗组胺药

【制剂规格】　片剂（盐酸盐）①12.5mg。②25mg。③50mg。

糖浆（盐酸盐）　100ml:250mg。

注射液（盐酸盐）　1ml:20mg。

乳膏（凝膏，盐酸盐）①20g:200mg。②20g:400mg。

【临床应用】

1. 说明书适应证

（1）皮肤过敏症（如荨麻疹、湿疹、皮炎、药疹、瘙痒）、神经性皮炎、虫咬症、日光性皮炎、过敏性鼻炎及食物和药物过敏。

（2）注射液用于　①急性重症过敏反应，可减轻输血或血浆所致的过敏反应。②手术后呕吐及药物引起的恶心呕吐。③帕金森病和锥体外系症状。④其他不宜口服给药的过敏反应。⑤本药1%注射液可作为牙科局麻药，用于对常用局麻药高度过敏者。

2. 其他临床应用

（1）血管神经性水肿、肛门瘙痒症、外阴瘙痒症、接触性皮炎。

（2）本药有较强的镇吐作用，常与东莨菪碱合用于防治晕动症。也可用于对放射病引起的恶心、呕吐的防治。

（3）用于催眠和术前给药。

（4）作为非成瘾性止咳药用于治疗感冒或过敏反应所致的咳嗽。

【用法用量】

1. 说明书用法用量

一般用法　①25mg/次，2~3次/d，p.o.。②20mg/次，1~2次/d，i.m.（深部）。

2. 其他用法用量

[国内参考信息]

（1）一般用法　25~50mg/次，2~3次/d，

p.o.（饭后）。

（2）口腔手术麻醉　可用本药 1% 溶液局部浸润注射。

【禁忌证】

1. 说明书禁忌证

（1）对本药或其他乙醇胺类药物高度过敏者。

（2）重症肌无力、闭角型青光眼、前列腺增生。

（3）新生儿、早产儿。

（4）哺乳妇女。

2. 其他禁忌证

妊娠早期。

【特殊人群用药】

**儿童**　新生儿、早产儿禁用。

**老人**　慎用。老年人用药后易出现长时间的呆滞或头晕、低血压、精神错乱等。

**孕妇**　孕妇服用本药，有增加婴儿腭裂、腹股沟疝和泌尿生殖器官畸形发生率的可能，应慎用，国内资料建议妊娠早期禁用。美国 FDA 妊娠安全性分级为：B 级。

**哺乳妇女**　不宜使用。

**肾功能不全 / 透析者**　肾功能不全者给药间隔应延长。

【注意】

（1）慎用　①低血压。②慢性肺部疾病。③青光眼。④癫痫。

（2）交叉过敏　对其他乙醇胺类药物高度过敏者对本药也可能过敏。

（3）对检验值 / 诊断的影响　本药的镇吐作用可对阑尾炎和某些药源性中毒等疾病的诊断造成困难。

（4）对驾驶 / 机械操作的影响　用药后避免驾驶车辆、高空作业或操作机器。

【给药说明】

给药条件　（1）本药有刺激性，不能皮下注射。（2）用于防治晕动病时，宜在旅行前 1~2h（至少 30min）服用。（3）幽门、十二指肠梗阻、消化性溃疡所致幽门狭窄、膀胱颈狭窄、甲状腺功能亢进、心血管病、高血压及下呼吸道感染（包括哮喘）者不宜用本药。

【不良反应】

（1）心血管　心律紊乱。

（2）神经　头晕、头痛、倦乏、嗜睡、中枢神经抑制、共济失调等，减量或停药后即自行消失。

（3）精神　呆滞，减量或停药后即自行消失。

（4）血液　贫血、粒细胞减少，见于长期用药（＞6 月）。

（5）消化　口干、恶心、呕吐、食欲缺乏、上腹不适、纳差，减量或停药后即自行消失。

（6）呼吸　痰液变稠（减量或停药后即自行消失）、呼吸困难、胸闷、咳嗽、呼吸困难加重（哮喘患者因痰液黏稠而不易咳出时）。

（7）骨骼肌肉　肌张力障碍、牙关紧闭伴喉痉挛。

（8）其他　药物过敏性皮疹（本药虽属抗变态反应类药物，但其本身也可能引起过敏）。若出现皮疹，应立即停药或改用其他抗组胺药物。患者出现耐药时也宜及早改用其他类抗组胺药。

【药物过量】

（1）表现　昏睡、心悸、肌震颤、视物模糊、精神错乱甚至惊厥等中毒反应，以意识障碍最常见。精神行为异常和紧张性木僵是本药中毒的特征性症状。还可见发热、低血压、幻觉、瞳孔散大、心动过速，少见复视、呼吸功能不全和癫痫发作。儿童用药过量可致激动、幻觉、抽搐甚至死亡。

（2）处理意见　中毒者应采取洗胃、服用活性炭和硫酸钠、吸氧、静脉输液、控制惊厥等处理，必要时进行血透等治疗。低血压时可使用血管收缩药。控制惊厥只能用短效或超短效巴比妥类，禁用中枢兴奋药。

【相互作用】

（1）对氨水杨酸钠　对氨水杨酸钠血药

浓度降低。

（2）肝素　大量使用本药，肝素的抗凝作用降低。

（3）口服抗凝药（华法林等）上述药的活性被干扰，疗效降低。

（4）肾上腺素能神经阻滞药　拮抗上述药的作用。

（5）三氟拉嗪、甲氧氯普胺（灭吐灵）可缓解上述药所致的锥体外系症状。

（6）链霉素、庆大霉素、卡那霉素、阿米卡星等氨基糖苷类抗生素、其他具有耳毒性的药物（如依他尼酸）上述药的耳毒性先兆症状可能被掩盖。故上述药治疗期间，最好不使用本药。

（7）西咪替丁等 $H_2$ 受体阻断药　抗过敏疗效增强，可达到全面阻滞组胺受体的作用。

（8）镇静催眠药等中枢神经抑制药　上述药的作用增强，应避免合用。

（9）MAOI　本药代谢减低，不良反应增加。

（10）巴比妥类药、磺胺醋酰钠　可短暂影响上述药的吸收。

（11）乙醇　对智力和运动能力的损害增加。合用后引起的相互作用程度个体差异很大。

（12）绿茶　本药导致的嗜睡、头痛、头晕等不良反应被拮抗。

## 茶苯海明
## Dimenhydrinate

【其他名称】 苯海拉明氯茶碱、茶苯醇胺、茶福甘、促迷明、乘晕宁、海晕宁、贻晗柠、晕海宁、舟车宁、捉迷明、Amosyt、Dramamine、Theohydramine、Travamin Vamine、Travelgum

【分类】 免疫系统用药\抗变态反应药\抗组胺药

【制剂规格】 片剂　① 20mg。② 25mg。③ 50mg。

含片　20mg。

咀嚼片　50mg。

胶囊　① 30mg。② 50mg。

缓释胶囊　75mg。

口服溶液　① 4ml：12.5mg。② 5ml：12.5mg。

注射液　1ml：50mg。

【临床应用】

1. 说明书适应证

（1）防治晕动病，如晕车、晕船、晕机所致的恶心、呕吐。

（2）防治放射病及术后呕吐、药源性恶心和呕吐。

（3）用于梅尼埃病及其他内耳迷路疾病所致恶心、呕吐、眩晕的对症治疗。

2. 其他临床应用

（1）早期妊娠性呕吐。

（2）高度旋转性运动后防止眩晕恶心与呕吐。

（3）偶亦用于过敏性皮肤病及过敏性鼻炎等。

【用法用量】

1. 说明书用法用量

（1）晕动病　片剂，25~50mg/ 次，p.o.。预防时，出行前 30min 给药；治疗时，q.4h。Max：≤ 200mg/d。

（2）恶心、呕吐、眩晕　①用于防治时，缓释胶囊 75~150mg/ 次，q.8h，p.o.。Max：375mg（24h 内）。②含片，在出现症状时含服，20~40mg/ 次，3~6 次 /d。Max：≤ 240mg/d。

2. 其他用法用量

［国外参考信息］

（1）预防晕动病　50~100mg，旅行前 30min，p.o.，以后 50~100mg/ 次，q.4~6h，p.o.。Max：≤ 400mg（24h 内）。

（2）其他临床用法　① 50mg/ 次，q.4~6h，i.m.。也可 100mg/ 次，q.4h（如此剂量伴随的嗜睡无影响）。②本药 1ml

（50mg）用 NS 10ml 稀释后 i.v.，给药时间 ＞ 2min。

【禁忌证】

**说明书禁忌证**

（1）对本药及其他抗组胺药过敏者。

（2）慢性肺部疾患。

（3）前列腺增生所致排尿困难者。

（4）青光眼。

（5）新生儿及早产儿。

（6）孕妇。

【特殊人群用药】

**儿童** 新生儿及早产儿禁用。＜ 12 岁儿童，片剂用量尚未确立，且不推荐服用缓释胶囊。

**1. 说明书用法用量**

**一般用法** 含片：7~12 岁，含服 10mg/次，Max：≤ 120mg/d。

**2. 其他用法用量**

［国外参考信息］

（1）一般用法 ①片剂：2~6 岁，12.5~25mg/ 次，q.6~8h，p.o.，Max：≤ 25mg（24h）；6~12 岁：25~50mg/ 次，q.6~8h，p.o.，Max：≤ 150mg（24h）。②口服溶液：2~6 岁，5~10ml/ 次，q.6~8h，p.o.，Max：≤ 30ml（24h）；6~12 岁：10~20ml/ 次，q.6~8h，p.o.，Max：≤ 60ml（24h）；≥ 12 岁，40ml/ 次，q.4~6 小时，p.o.，Max：≤ 160ml（24h）。

（2）术后恶心及呕吐 术前用 NS 将本药（50mg/ml）稀释至 10ml，麻醉诱导后立即 0.5mg/kg，i.v.，可有效减轻术后恶心及呕吐。

（3）其他临床用法 1.25mg/（kg · 次）（或 37.5mg/m$^2$），qid.（达 300mg/d），i.m.。

**老人** 用药后发生呆滞或头晕等不良反应的概率较一般成年人高，应慎用。

**孕妇** 孕妇在妊娠头 4 个月内用药，胎儿发生先天性心血管异常和腹股沟疝的可能性增高，与用药的关系尚待证实，孕妇不宜使用。国外资料认为，大量孕妇和分娩妇女用药后，未观察到任何数据证明可增加畸形的发生率，或对胎儿有直接（或间接）的影响。

**哺乳妇女** 慎用。

**肝功能不全者** 据国外资料，急性肝功能不全者应考虑减量。

**肾功能不全 / 透析者** 据国外资料，尚无肾衰竭者需减量的证据。

【注意】

（1）慎用 哮喘（国外资料）。

（2）交叉过敏 对其他乙醇胺类药过敏者，对本药也可能过敏。

（3）对检验值 / 诊断的影响 ①本药可干扰茶碱的测定，引起茶碱假性升高。②本药的镇吐作用可给某些疾病的诊断造成困难，如阑尾炎和某些药源性反应等。

（4）对驾驶 / 机械操作的影响 用药后可发生嗜睡、注意力不集中等，故用药期间禁止驾驶车船、操作机器设备以及高空作业。

【给药说明】

（1）给药条件 进餐或饮用牛奶时服用本药，可减少药物对胃的刺激。

（2）配伍信息 本药与氨茶碱、氯化铵、阿片全碱、布托啡诺、格隆溴铵、氢化可的松琥珀酸钠、泼尼松龙、胆影葡胺、咪达唑仑、戊巴比妥、异戊巴比妥、苯巴比妥、苯妥英、羟嗪、丙氯拉嗪、丙嗪、异丙嗪、氯丙嗪、三氟拉嗪、链霉素、四环素、新生霉素钠、硫喷妥钠、肝素钠存在配伍禁忌。

【不良反应】

（1）神经 头晕、椎体外系症状。

（2）精神 表情呆滞、反应迟钝、思睡、注意力不集中、疲乏、幻觉、镇静、谵语、诱导精神病型反应的倾向（使用推荐量）。长期滥用本药可导致心理依赖和可能的生理依赖。

（3）血液 长期使用可能引起造血系统的疾病。

（4）消化 食欲缺乏、恶心、呕吐、胃肠不适。

（5）泌尿 排尿困难。

（6）皮肤 皮疹等。

（7）眼 幻视、夜间视力下降、实体视觉降低。

**【药物过量】**

（1）表现 呕吐、眩晕、惊厥、紫绀、昏迷甚至呼衰。达到中毒量时可见类似阿托品中毒样的严重谵妄，并伴有锥体外系症状。

（2）处理意见 给予氯氮䓬及输液等对症治疗。

**【相互作用】**

（1）对氨基水杨酸钠 对氨基水杨酸钠的血药浓度降低。

（2）中枢神经抑制药（如镇静催眠药）、三环类抗抑郁药等 以上药物的作用增强，应避免合用。

（3）巴比妥类药、磺胺醋酰钠 本药可短暂影响以上药物的吸收。

（4）酒精 服药时饮用含有酒精的饮料，镇静等不良反应增强，故用药期间禁止饮酒。

## 异丙嗪

## Promethazine

**【其他名称】** 茶氯酸异丙嗪、茶异丙嗪、非那根、非那刚、抗胺荨、抗荨胺、普鲁米近、盐酸普鲁米近、盐酸异丙嗪、Phenergan、Promethazine Hydrochloride、Promethazine Teoclate、Promethazine Theoclate、Promethazinum

**【分类】** 免疫系统用药\抗变态反应药\抗组胺药

**【制剂规格】** 片剂（盐酸盐） ① 12.5mg。② 25mg。

注射液（盐酸盐） ① 1ml : 25mg。② 2ml : 50mg。

**【临床应用】**

**1. 说明书适应证**

（1）皮肤黏膜过敏 常年性和季节性过敏性鼻炎、血管运动性鼻炎、过敏性结膜炎、荨麻疹、血管神经性水肿、食物过敏、对血液或血浆制品的过敏反应及皮肤划痕症。必要时可与肾上腺素合用，作为本药的辅助剂。

（2）晕动病 防治晕车、晕船、晕机。

（3）可用于术前、术后和产科患者的镇静、催眠。也可用于减轻成人及儿童的恐惧感，呈浅睡眠状态。

（4）恶心、呕吐 用于某些麻醉和手术后的恶心、呕吐，也用于防治放射病性或药源性恶心、呕吐。

（5）术后疼痛 可与止痛药合用，作为辅助用药。

**2. 其他临床应用**

（1）花粉变态反应、昆虫变态反应、药物变态反应、接触性皮炎等皮肤黏膜过敏。

（2）烧伤、放射性损伤时的变态反应等。

（3）梅尼埃病。

（4）与哌替啶、氯丙嗪合用于人工冬眠，以减少麻醉药用量，并提高麻醉成功率及安全度。

（5）静注或肌注，也作为全麻辅助用药，在特殊情况下（如重复的支气管镜检查、眼科手术和某些高危患者），可减少成瘾性镇痛药的用量。

（6）本药有轻度支气管平滑肌解痉作用，故也可制成合剂，用于镇咳、祛痰及平喘。

**【用法用量】**

**说明书用法用量**

（1）抗过敏 ① 12.5mg/次，qid.，p.o.（饭后及睡前），必要时睡前服 25mg。② 25mg/次，i.m.，必要时可 2h 后重复给药。严重过敏时可用 25~50mg，i.m.，Max：≤ 100mg。

（2）止吐 ①首次 25mg，p.o.，必要时可 12.5~25mg/次，q.4~6h，p.o.。② 12.5~25mg/次，i.m.，必要时 q.4h。

（3）抗眩晕 25mg/次，p.o.，必要时 bid.。

（4）镇静催眠　① 25~50mg/ 次，p.o.，必要时剂量加倍。② 25~50mg/ 次，i.m.。

（5）其他临床用法　① OTC 片剂：12.5mg/ 次，2~3 次 /d，p.o.。②在特殊紧急情况下，可用灭菌注射用水稀释至 0.25% 的浓度，缓慢静注。

**【禁忌证】**

**1. 说明书禁忌证**

（1）对本药及其他类似药物过敏者。

（2）新生儿、早产儿及婴儿。

**2. 其他禁忌证**

临产前 1~2 周的孕妇。

**【特殊人群用药】**

**儿童**　一般的抗组胺药用于婴儿（特别是新生儿和早产儿）有较大风险：①＜3 月的婴儿体内解毒酶可能不足，不宜用。②本药可能引起小儿肾功能不全。③新生儿或早产儿、急性病患儿及脱水患儿，注射本药后可能出现肌力障碍。④儿童单次口服本药 75~125mg，可发生过度兴奋、易激动或（和）噩梦等异常反应。＜2 岁儿童不推荐使用。

**1. 说明书用法用量**

（1）抗过敏　① 0.125mg/kg（3.75mg/$m^2$）/ 次，q.4~6h，p.o.；或睡前给药 0.25~0.5mg/kg（7.5~15mg/$m^2$），p.o.。按年龄计算一日用量为：＜1 岁 5~10mg，1~5 岁 5~15mg，＞6 岁 10~25mg，可 1 次或分 2 次给药，p.o.。②也可按 0.125mg/（kg · 次）（3.75mg/$m^2$），q.4~6h，i.m.。

（2）止吐　① 0.25~0.5mg/（kg· 次）（7.5~15mg/$m^2$），必要时可 q.4~6h，p.o.。② 0.25~0.5mg/（kg · 次）（7.5~15mg/$m^2$），必要时 q.4~6h，i.m.。或 12.5~25mg/ 次，必要时 q.4~6h，i.m.。

（3）抗眩晕　① 0.25~0.5mg/（kg · 次）（7.5~15mg/$m^2$），必要时 q.12h，p.o.；或 12.5~25mg/ 次，bid.，p.o.。②也可于睡前按需给予 0.25~0.5mg/kg（7.5~15mg/$m^2$），i.m.，或 6.25~12.5mg/ 次，tid.。

（4）镇静催眠　①必要时 0.5~1mg/（kg· 次）（15~30mg/$m^2$），p.o.。② 0.5~1mg/kg 或 12.5~25mg/ 次，i.m.。

**2. 其他用法用量**

［国内参考信息］

止吐　10~25mg/ 次，必要时 q.4~6h，p.o.。

**老人**　用药后易发生头晕、呆滞、精神错乱、低血压和锥体外系症状（特别是帕金森病、静坐不能和持续性运动障碍），在用量过大或胃肠道外给药时更易发生。

**孕妇**　孕妇用药可诱发新生儿黄疸和锥体外系症状，故孕妇在临产前 1~2 周应停用。美国 FDA 妊娠安全性分级为：C 级。

**哺乳妇女**　用药需权衡利弊。

**肝功能不全者**　肝功能不全、各种肝病患者慎用。

**肾功能不全 / 透析者**　肾功能不全者慎用。

**【注意】**

（1）慎用　①急性哮喘。②过敏性休克。③癫痫（注射给药时可加重抽搐的严重程度）。④闭角型青光眼。⑤膀胱颈部梗阻或前列腺增生明显者。⑥骨髓抑制。⑦心血管疾病（含高血压、低血压）。⑧ GU、幽门或十二指肠梗阻。⑨黄疸、Reye 综合征（本药所致的锥体外系症状易与 Reye 综合征混淆）。⑩神志不清及昏迷患者。⑪呼吸系统疾病（尤其是儿童，用药后痰液黏稠，影响排痰，且可抑制咳嗽反射）。⑫过敏体质者。

（2）交叉过敏　本药与其他抗组胺药较少发生交叉过敏，但对吩噻嗪类药高度过敏的患者对本药也可过敏。

（3）对检验值 / 诊断的影响　①本药可使妊娠试验结果呈假阳性或假阴性。②本药可能使特异性皮肤试验、抗原吸入或口服激发试验、特异性或非特异性气道反应性试验的敏感性下降，进行上述试验前 24h 内最好不用本药。

（4）用药相关检查 / 监测项目　连续用药 1 月以上者应复查肝、肾功能。

（5）对驾驶/机械操作的影响　用药期间应停止从事驾车、操纵精密仪器、高空作业等需要注意力高度集中或有危险性的活动。

**【给药说明】**

（1）给药条件　①防止晕动症时，为保证疗效，宜及早给药。②口服时，可与食物或牛奶同服，以减少对胃黏膜的刺激；肌注时应作深部注射；静注时应避免药液漏出血管外，同时防止注射过快而致血压下降。③避免动脉注射给药（可能发生动脉痉挛导致肢端坏死）；因本药有化学性刺激作用，可造成局部坏死，故也不得作皮下注射。④用药时应特别注意患者有无肠梗阻或药物的过量、中毒等表现，因其症状体征可被本药的镇吐作用所掩盖。⑤脱水或少尿患者应减量，以免出现毒性反应。⑥严重哮喘患者不宜长期使用。⑦连续用药1月以上时应更换其他抗组胺药，以免出现耐药性及药物蓄积。

（2）配伍信息　本药与茶碱及生物碱类药物有体外配伍禁忌。

**【不良反应】**

本药小剂量时无明显不良反应，但大量和长时间应用时可出现吩噻嗪类常见的不良反应。

（1）心血管　HR加快或减慢、血压升高或轻度下降。

（2）神经　嗜睡（初用药者尤为明显），可于服药后24~48h内出现明显困倦感，且乏力、注意力不能集中等。另可见眩晕、反应迟钝（儿童多见）、头晕（低血压）、中毒性谵妄、锥体外系反应（儿童）、头痛、失眠。

（3）精神　多恶梦、易兴奋、易激动及幻觉。

（4）内分泌/代谢　葡萄糖耐量可增加。

（5）血液　WBC减少、粒细胞减少及再障等。

（6）消化　口干、口苦、便秘（抗胆碱作用）、胃痛或胃部不适感、恶心或呕吐（进行外科手术和/或并用其他药物时）、黄疸、直肠烧灼感和刺痛（栓剂）。

（7）呼吸　鼻咽干燥、痰液黏稠不易咳出（尤其是儿童）及抑制咳嗽反应、咽痛。

（8）泌尿　排尿困难。

（9）皮肤　皮疹、光敏感性增加。

（10）眼　视物模糊或轻度色盲（抗胆碱作用）。

（11）耳　耳鸣。

（12）其他　①高热。②若患者对本药过敏，应及时停药及对症处理。需继续治疗时可选用其他类抗组胺药，以第二代抗组胺药为首选。

**【药物过量】**

（1）表现　手脚动作笨拙或行为古怪，严重者可出现嗜睡或面色潮红、发热、气促、呼吸困难、心跳加快（抗毒蕈碱样效应）、肌肉痉挛（尤其好发于颈部和背部的肌肉）及坐卧不宁、步履艰难、头面部肌肉痉挛性抽动或双手震颤。

（2）处理意见　可对症给予地西泮和毒扁豆碱；一旦出现中枢抑制而昏迷不醒时，应采取催吐、1%苏打水洗胃、给氧、静脉输液等对症、支持治疗以维持呼吸、循环功能，必要时可进行血透。

**【相互作用】**

（1）氯化铵等酸性药物　加速本药排泄。

（2）其他CNS抑制药（特别是麻醉药、巴比妥类、MAOI或三环类抗抑郁药）　可相互增强效应，用量需另行调整。

（3）抗胆碱类药物（特别是阿托品类药）　增强本药的抗毒蕈碱样效应。

（4）碳酸氢钠等碱性药物　本药血药浓度升高，作用增强和毒性增加。

（5）溴苄铵、异喹胍或胍乙啶等　以上药物降压效应增强。

（6）肾上腺素　本药可阻断肾上腺素的α肾上腺素能作用，使其β肾上腺素能作用占优势。

（7）多黏菌素 B（静脉用） 可能发生严重窒息。

（8）顺铂、水杨酸制剂、万古霉素、巴龙霉素及其他氨基糖苷类抗生素等耳毒性药物 以上药物的耳毒性症状可被掩盖。

（9）乙醇 可增强本药的中枢抑制效应。

## 赛庚啶
## Cyproheptadine

**【其他名称】** 二苯环庚啶、甲哌啶叉二苯环庚啶、普力阿克丁、盐酸赛庚啶、Cyproheptadine Hydrochloride、Cyproheptadinum、Periactin、Peritol

**【分类】** 免疫系统用药\抗变态反应药\抗组胺药

**【制剂规格】** 片剂（盐酸盐） 2mg。

糖浆（盐酸盐） 10ml∶4mg。

乳膏（盐酸盐） 20g∶100mg（0.5%）。

**【临床应用】**

**1. 说明书适应证**

荨麻疹、丘疹性荨麻疹、湿疹、皮肤瘙痒等过敏性疾病。

**2. 其他临床应用**

（1）血管性水肿、接触性皮炎、食物变态反应、药物变态反应、过敏性鼻炎、花粉症、过敏性结膜炎、昆虫蜇咬过敏及偏头痛等。

（2）哮喘。

（3）辅助治疗库欣综合征、肢端肥大症。

（4）作为食欲增强剂，用于神经性畏食。

**【用法用量】**

**1. 说明书用法用量**

**一般用法** 2~4mg/ 次，2~3 次 /d，p.o.。

**2. 其他用法用量**

［国内参考信息］（1）如严重呕吐无法口服，可将本药溶于 50ml 温水中，保留灌肠。（2）乳膏外用。

［国外参考信息］ 起始剂量：4mg/ 次，tid.，p.o.，后根据治疗反应调整剂量。多数患者 12~16mg/d 即可，部分患者需用至 32mg/d，但 Max：≤ 0.5mg/（kg · d）。

**【禁忌证】**

**1. 说明书禁忌证**

（1）对本药过敏者。

（2）幽门梗阻。

（3）尿潴留。

（4）青光眼。

（5）孕妇及哺乳妇女。

**2. 其他禁忌证**

消化性溃疡。

**【特殊人群用药】**

**儿童** ＜ 2 岁儿童慎用。也有国内资料建议，2 岁以下儿童（包括早产儿和新生儿）不推荐使用。

**其他用法用量**

［国内参考信息］ 2~6 岁患儿，Max：≤ 1mg/ 次，p.o.。＞ 6 岁儿童同成人。

［国外参考信息］ 推荐剂量：0.25mg/（kg · d）（或 8mg/m$^2$）（口服）。按年龄计算则为：2~6 岁者，2mg/ 次；7~14 岁者，4mg/ 次，均为 2~3 次 /d。Max：≤ 16mg/d。

**老人** 慎用。虚弱的老人不推荐使用。

**孕妇** 国内资料建议禁用。美国 FDA 妊娠安全性分级为：B 级。

**哺乳妇女** 禁用。

**肝功能不全者** 据国外资料，本药 24h 内在肝脏代谢 57%，故肝功能不全者需调整剂量。

**【注意】**

（1）慎用 过敏体质者。

（2）对驾驶 / 机械操作的影响 用药后避免从事驾驶机动车、高空作业、机械作业及操作精密仪器等需要精神高度集中的操作。

**【给药说明】**

（1）给药条件 ①痰液黏稠不易咳出者不宜服用。②本药有较强的止痒作用，对皮肤瘙痒症状突出者可考虑选用。③用药后应避免长时间暴露于阳光下或日光灯下。

（2）减量/停药条件 作为食欲增强剂时，用药时间不得超过6个月。

【不良反应】

（1）心血管 低血压、心动过速、期前收缩。

（2）神经 嗜睡或困倦感、乏力、头痛、失眠、感觉异常、惊厥。

（3）精神 幻觉、癔症。

（4）血液 溶血性贫血、WBC减少、血小板减少。

（5）消化 口干、口苦、恶心、便秘、消化功能紊乱。长期用药可能致食欲增强及体重增加。

（6）呼吸 支气管分泌物黏稠。

（7）泌尿 尿潴留。

（8）皮肤 皮疹、光敏性增加。

（9）其他 过敏性休克、泪腺分泌下降。

【药物过量】

（1）表现 中枢抑制、阿托品样症状等。

（2）处理意见 可对症处理，如催吐、洗胃、使用水杨酸毒扁豆碱、给予泻药等。若血压过低，可使用血管收缩药等。

【相互作用】

（1）吗啡 吗啡的镇痛作用降低。

（2）缬草 可增强本药作用。

（3）MAOI（如反苯环丙胺、异卡波肼、帕吉林、苯乙肼等）、具有MAO抑制作用的药物（如丙卡巴肼、呋喃唑酮等） 本药的作用和毒性均增强，不宜合用。

（4）CNS抑制药（如巴比妥类、苯二氮䓬类镇静药、肌松药、麻醉药、止痛药及吩噻嗪类镇静药）或三环类抗抑郁药 可增强中枢抑制作用。

（5）阿托品类药物 阿托品样反应（如尿潴留、便秘、口干等）增加。

（6）吩噻嗪类药物（如氯丙嗪等） 室性心律失常的危险增加，严重者可致尖端扭转型室速。

（7）TRH 可增高血清淀粉酶和催乳素水平而影响诊断。

（8）乙醇 本药的中枢抑制作用增强，用药期间应避免饮酒或饮用含乙醇的饮料。

## 阿伐斯汀
## Acrivastine

【其他名称】 阿伐斯丁、艾克维斯定、欣民立、新敏乐、新敏灵、Duact、Semprex

【分类】 免疫系统用药\抗变态反应药\抗组胺药

【制剂规格】 胶囊 8mg。

【临床应用】

1. 说明书适应证

过敏性鼻炎（包括花粉症的症状）、慢性自发性荨麻疹、胆碱能荨麻疹、特发性获得性冷荨麻疹、皮肤划痕症等。

2. 其他临床应用

各种皮肤过敏症。

【用法用量】

1. 说明书用法用量

一般用法 8mg/次，tid.，p.o.。

2. 其他用法用量

［国内参考信息］ 8mg/次，1~3次/d，p.o.。

［国外参考信息］

（1）过敏性鼻炎 8mg/次，qid.，p.o.。同服伪麻黄碱60mg，对控制由组胺介导的季节性和常年性过敏性鼻炎的症状（如鼻充血等）更有效。

（2）荨麻疹、特发性湿疹瘙痒等 最佳口服剂量为8mg/次，tid.。

【禁忌证】

1. 说明书禁忌证

（1）对本药或曲普利啶过敏者。

（2）显著肾功能不全者。

2. 其他禁忌证

（1）对其他烷基胺类抗组胺药、伪麻黄

碱、其他拟交感神经药过敏者（国外资料）。

（2）严重高血压患者（国外资料）。

（3）严重冠状动脉疾病患者（国外资料）。

（4）同时使用MAOI者（国外资料）。

**【特殊人群用药】**

**儿童** 目前尚无＜12岁儿童用药资料，不推荐使用。＞12岁儿童用法用量同成人。

**老人** 老年人用药后更易出现不良反应，应慎用。据国外资料，无明显肾功能损害的老年患者（65~80岁）不需减量，但应监测肾功能，中至重度肾功能损害者需考虑减量。

**孕妇** 本药无动物致畸性。目前尚无孕妇用药相关资料，不应使用，如必须用药应权衡利弊。美国FDA妊娠安全性分级为:B级。

**哺乳妇女** 本药是否经乳汁分泌尚不明确，哺乳妇女不应使用，如必须用药应权衡利弊。

**肾功能不全/透析者** 显著肾功能不全者禁用。Ccr＜50ml/min以及血清肌酐浓度＞150μg/L的肾功能损害者应慎用，尚无特别的推荐剂量。血透后不需补充用量。

**【注意】**

（1）交叉过敏 对其他烷基胺类抗组胺药（如曲普利啶）、伪麻黄碱或其他拟交感神经药（如苯丙醇胺）过敏者，对本药也可能过敏。

（2）对驾驶/机械操作的影响 本药可能有镇静作用，用药后不宜进行驾驶或机器操作。

**【不良反应】** 本药不良反应较少。

（1）神经 困倦、嗜睡、头痛、眩晕、失眠。

（2）消化 口干、恶心、消化不良、腹泻。出现严重恶心时需停药。

（3）皮肤 皮疹。

**【药物过量】**

处理意见 尚无用药过量的报道，必要时可采用对症支持治疗（如洗胃）。

**【相互作用】**

（1）CNS抑制药 本药可增加CNS抑制药的不良反应，应避免合用。

（2）含酒精的饮料 可加重中枢抑制，应避免合用。

## 富马酸氯马斯汀
## Clemastine Fumarate

**【其他名称】** 吡咯醇胺、富马酸吡咯醇胺、克立马丁、克敏停、浪静、氯马斯汀、斯诺平、泰威、Clemastine、Meclastin、Mecloprodin、Meclastine、Mecloprodine、Meelastin、Tavegil、Tavegyl、Tavist

**【分类】** 免疫系统用药\抗变态反应药\抗组胺药

**【制剂规格】** **片剂** 1.34mg（含氯马斯汀1mg）。

**胶囊** 1.34mg（含氯马斯汀1mg）。

**干混悬剂** 0.67mg（含氯马斯汀0.5mg）。

**口服液** 60ml:8.04mg（含氯马斯汀6mg）。

**注射液** 1.34mg（含氯马斯汀1mg）。

**【临床应用】**

**说明书适应证**

（1）过敏性鼻炎、荨麻疹、湿疹及皮肤瘙痒症等过敏性疾病。

（2）用于哮喘的抗过敏治疗。

**【用法用量】**

**1. 说明书用法用量**

（1）一般用法 1mg（以氯马斯汀计，下同）/次，bid.，p.o.。必要时可增至3~4mg/d。Max：≤6mg/d。

（2）荨麻疹及血管神经性水肿 起始量2mg/次，bid.，p.o.；Max：≤6mg/d。

**2. 其他用法用量**

[国内参考信息] 1~2mg/d，i.m.。

[国外参考信息]

（1）过敏性鼻炎 Max：2mg（以氯马斯汀计，下同）/次，tid.，p.o.。

（2）过敏性皮肤病　1.5~6mg/d，p.o.，多数患者1mg/次，bid.即可。

【禁忌证】

**说明书禁忌证**

（1）对本药或其他抗组胺药过敏者。

（2）新生儿及早产儿。

（3）下呼吸道感染。

【特殊人群用药】

**儿童**　新生儿及早产儿禁用。＜6岁慎用。

**1. 说明书用法用量**

（1）一般用法　①＞12岁儿童口服用法用量同成人。②6~12岁儿童可使用混悬剂和口服液，起始量0.5mg/次，bid.，必要时可适当增量。Max：≤3mg/d。

（2）荨麻疹及血管神经性水肿　起始量1mg/次，bid.，必要时可适当增量。Max：≤3mg/d。

**2. 其他用法用量**

［国外参考信息］

（1）过敏性鼻炎　6~12岁儿童推荐剂量：0.5mg/次，bid.，p.o.，Max：≤3mg/d；＜6岁儿童口服量：0.25~0.5mg/d，可酌情予0.25mg/次，2~3次/d。

（2）荨麻疹　6~12岁儿童推荐剂量：1mg/次，bid.，p.o.，Max：≤3mg/d；＜6岁儿童用法用量同过敏性鼻炎。

（3）血管性水肿　＞12岁儿童推荐剂量：2mg/次，bid.，p.o.，Max：≤6mg/d；6~12岁儿童用法用量同荨麻疹。

**老人**　＞60岁老年人用药更易出现头晕、眩晕、镇静及低血压等不良反应，酌情减量。

**孕妇**　应权衡利弊。美国FDA妊娠安全性分级为：C级。

**哺乳妇女**　慎用。有哺乳妇女用药后使受乳婴儿出现昏睡、烦躁等不良反应的报道。

【注意】

（1）慎用　①青光眼或眼内压升高。②颅内压升高。③甲状腺功能亢进。④高血压等心血管疾病。⑤消化性溃疡。⑥幽门梗阻。⑦前列腺增生或尿路梗阻。⑧哮喘或有哮喘病史者。⑨癫痫。

（2）对驾驶/机械操作的影响　用药期间不宜驾驶车辆、从事高空或其他危险作业。

【给药说明】

给药条件　口服溶液尤其适于儿童以及吞咽困难者使用。

【不良反应】

（1）心血管　低血压、心悸、心动过速、胸闷。

（2）神经　嗜睡、失眠、眩晕、震颤、抽搐、头痛、头昏、共济失调。

（3）精神　不安、欣快、神经质、兴奋。

（4）血液　血小板及粒细胞减少、溶血性贫血。

（5）消化　口干、食欲缺乏、恶心、呕吐、胃痛。

（6）呼吸　鼻塞、痰液黏稠、呼吸急促。

（7）泌尿　尿频、排尿困难。

（8）生殖　月经紊乱。

（9）皮肤　皮肤瘙痒、荨麻疹、注射部位痛性痉挛。

（10）眼　视物模糊。

（11）其他　疲乏、过敏性休克等。

【药物过量】

（1）表现　常见口干、瞳孔固定散大、面部潮红、发热，出现不同程度（嗜睡至昏迷）的CNS抑制或CNS兴奋。也可能引起精神错乱、抽搐、震颤、呼吸困难、低血压。儿童起初主要表现为一系列CNS兴奋综合征，包括激动、幻觉、共济失调、肌肉抽搐、手指多动症、高热惊厥、震颤、反射亢进及随后的反射抑制、心脏呼吸骤停，在产生幻觉之前可有轻微的CNS抑制。抗组胺类药物引起惊厥的剂量与致死量之间非常接近。惊厥意味着不良的预后。引起儿童和成人昏迷和心血管严重反应。服用过量药物至出现毒性反应之间的潜伏期非常短，大约半小时~2 小时。

（2）处理意见　用 NS 洗胃和导泻；抽搐时可静注地西泮；低血压者可用血管收缩药对症治疗，并给氧和静脉输液及支持疗法。

**【相互作用】**

（1）MAOI　可增强抗组胺药的抗胆碱能作用，并延长其作用时间。

（2）CNS 抑制药（如催眠药、镇静药、颠茄或颠茄类生物碱）和抗胆碱药　上述药的药效增强。

（3）酒精　增强本药的中枢抑制作用。

## 依巴斯汀
## Ebastine

**【其他名称】** 开思亭、苏迪、思金、KESTINE

**【分类】** 免疫系统用药\抗变态反应药\抗组胺药

**【制剂规格】** 片剂　10mg。

**【临床应用】**

**1. 说明书适应证**

（1）伴有或不伴有过敏性结膜炎的过敏性鼻炎（季节性和常年性）。

（2）慢性特发性荨麻疹的对症治疗。

（3）湿疹、皮炎、皮肤瘙痒症等。

**2. 其他临床应用**

预防虫咬性皮炎（国外资料）。

**【用法用量】**

**说明书用法用量**

**一般用法**　10~20mg/ 次，qd.，p.o.。

**【禁忌证】**

**说明书禁忌证**

（1）对本药过敏者。

（2）严重肝功能不全者。

**【特殊人群用药】**

**儿童**　＜2 岁儿童用药的安全性尚未确立。

**1. 说明书用法用量**

**一般用法**　（1）＞12 岁儿童同成人。（2）6~11 岁儿童：5mg/ 次，qd.。（3）2~5 岁儿童：2.5mg/ 次，qd.。

**2. 其他用法用量**

［国外参考信息］

（1）常年性过敏性鼻炎　12~17 岁儿童，5~20mg/d，于清晨服用。

（2）季节性过敏性鼻炎　2~15 岁儿童，2.5~20mg/d，p.o.。

**老人**　应从小剂量（5mg）开始服药，qd.。也有资料认为无需调整剂量。

**孕妇**　孕妇和可能怀孕的妇女用药时应权衡利弊。

**哺乳妇女**　用药期间应暂停哺乳。哺乳期禁用。

**肝功能不全者**　轻至中度肝功能不全者慎用，剂量≤ 10mg/d；严重肝功能不全者禁用。

**肾功能不全/透析者**　轻中度肾功能不全者慎用；严重者，血浆半衰期有所延长，可减量或停用。

**【注意】**

（1）慎用　①低钾血症。② Q-T 间期延长或心律失常。③哮喘及上呼吸道感染。

（2）对驾驶/机械操作的影响　驾驶或操纵机器期间慎用。在治疗剂量下对驾驶或使用机械的能力没有影响。

**【给药说明】**

（1）给药条件　服药后在 1~3h 内起效，故本药不适用于急性过敏的单药紧急治疗。

（2）减量/停药条件　服用本药者如需做皮肤试验应停药 3~5d，以免引起假阴性反应。

**【不良反应】**

（1）心血管　心动过速。

（2）神经　头痛、嗜睡、头晕、失眠。

（3）精神　易激动、精神运动损害。烦躁、情绪不稳、多动。

（4）血液 嗜酸性粒细胞增多。

（5）消化 口干、恶心、消化不良、腹痛、肝功能异常（ALT、AST 升高）、胃部不适、便秘。食欲增加，口味改变。

（6）呼吸 咽炎、鼻出血、鼻炎、鼻窦炎。

（7）泌尿 尿潴留。

（8）其他 乏力、困倦以及皮疹、浮肿等过敏反应。虚弱。

【药物过量】

（1）剂量 过量试验显示，剂量＜100mg/d 不会引发中毒临床表现。

（2）处理意见 尚无特殊的解救措施，可给予洗胃及对症治疗，同时监测 ECG 等生命体征。

【相互作用】

（1）酮康唑、红霉素或红霉素 / 磺胺异噁唑等 CYP 酶抑制药 本药血药浓度升高，可能出现 Q-T 间期延长，不宜合用。

（2）氟哌利多、左美沙地 上述药心脏毒性增加，表现为 Q-T 间期延长、尖端扭转型室性心动过速、心脏停搏。

（3）茶碱、华法林、西咪替丁、地西泮、乙醇 无相互作用。

（4）食物 不影响本药的活性和安全性。

## 咪唑斯汀
## Mizolastine

【其他名称】 奥尼捷、皿治林、尼乐、Mizollen

【分类】 免疫系统用药 \ 抗变态反应药 \ 抗组胺药

【制剂规格】 片剂 10mg。

缓释片 10mg。

控释片 10mg。

【临床应用】

**说明书适应证**

缓解季节性和常年性过敏性鼻炎、过敏性结膜炎、荨麻疹及其他过敏反应症状。

【用法用量】

**说明书用法用量**

**一般用法** 10mg/ 次，qd.，p.o.。

【禁忌证】

**说明书禁忌证**

（1）对本药过敏者。

（2）肝功能障碍患者。

（3）电解质紊乱（尤其是低钾血症）。

（4）有临床意义的心脏疾病或既往症状性心律失常病史（心动过缓、心律不齐或心悸）或 ECG 异常（有或可疑 Q-T 间期延长）。

（5）有晕厥史者。

【特殊人群用药】

**儿童** 尚缺乏＜12 岁儿童用药安全性资料。

**说明书用法用量**

**一般用法** ＞12 岁患儿用法用量同成人。

**老人** 老年人用药同成人。但本药有镇静和对心脏复极化的潜在作用，老年人可能对此特别敏感。

**孕妇** 动物试验显示，本药对胚胎或胎儿发育、妊娠过程和围产期的发育无直接或间接的有害作用，但尚缺乏人类相关用药经验，建议妊娠妇女应避免使用。

**哺乳妇女** 慎用。

**肝功能不全者** 禁用。

【注意】

（1）慎用 有心脏病史者。

（2）对驾驶 / 机械操作的影响 个别患者对本药异常敏感，用药后勿驾驶或进行复杂操作。

【给药说明】

给药条件 本药缓释片不得嚼碎服用。

【不良反应】

患者耐受较好，不良反应比其他第二代抗组胺药少而轻。

（1）心血管 低血压、血管性水肿。Q-T 间期延长。

（2）神经　头痛、嗜睡、困倦、迷走神经异常（可能引起晕厥）。

（3）精神　精神紧张、抑郁、焦虑。

（4）内分泌 / 代谢　血糖及电解质轻度异常，因食欲增加可致体重增加。

（5）血液　WBC 减少。

（6）消化　口干、腹泻、腹痛、消化不良、氨基转移酶升高。恶心、呕吐。

（7）呼吸　支气管痉挛、哮喘加重。

（8）皮肤　全身性皮疹、荨麻疹、瘙痒。

（9）其他　乏力、过敏反应。

**【药物过量】**

处理意见　采取常规手段清除未吸收的药物，并给予至少 24h 的全面监护（包括 Q-T 间期和心律）。血透不会增加药物的清除。

**【相互作用】**

（1）大环内酯类抗生素（红霉素、醋竹桃霉素、克拉霉素或交沙霉素等）或全身用咪唑类抗真菌药（酮康唑等）　可使本药血药浓度中度升高，禁止合用。

（2）Ⅰ类和Ⅲ类抗心律失常药等已知可导致 Q-T 间期延长的药物　可致严重不良反应，禁止合用。

（3）西咪替丁、环孢素、硝苯地平等抑制肝脏氧化的药物　合用应慎重。

（4）食物　不影响本药吸收。

（5）酒精　不会加重酒精引起的镇静和行为异常。

## 氮䓬斯汀
## Azelastine

**【其他名称】**　爱赛平、芙迪、敏奇、新百克、盐酸氮䓬斯汀、Azelastine Hydrochloride、Azep、Azeptin

**【分类】**　免疫系统用药 \ 抗变态反应药 \ 抗组胺药

**【制剂规格】**　片剂　① 0.5mg。② 1mg。③ 2mg。

**片剂（盐酸盐）**　① 1mg。② 2mg。

**颗粒**　0.2%（1g∶2mg）。

**鼻喷雾剂**　17ml（每喷为 137μg 氮䓬斯汀）。

**鼻喷雾剂（盐酸盐）**　① 10ml∶10mg（每喷含盐酸氮䓬斯汀 0.07mg）。② 10ml∶10mg（每喷含盐酸氮卓斯汀 0.14mg）。

**滴眼液**　① 5ml∶2.5mg。② 6ml。

**滴眼液（盐酸盐）**　5ml∶2.5mg。

**【临床应用】**

**1. 说明书适应证**

过敏性鼻炎，包括季节性过敏性鼻炎和常年性过敏性鼻炎。

**2. 其他临床应用**

（1）哮喘。

（2）慢性特发性荨麻疹。

（3）血管运动性鼻炎（国外资料）。

（4）过敏性结膜炎（国外资料）。

**【用法用量】**

**1. 说明书用法用量**

过敏性鼻炎　用量以盐酸氮䓬斯汀计。① 2mg/ 次，bid.，p.o.（分别于早餐前 1h 及夜间临睡前服用）。②或使用鼻喷雾剂，每侧各喷 0.14mg，bid.（早晚各 1 次），在症状消失前应坚持使用，但连续使用不超过 6 个月。

**2. 其他用法用量**

［国内参考信息］

哮喘　2~4mg/ 次，bid.，p.o.。

［国外参考信息］

（1）过敏性鼻炎　① 1~2mg/ 次，bid.，p.o.。有研究认为，2mg/ 次，bid. 的给药方式，其疗效优于 1mg/ 次，bid.。②也可使用喷鼻剂，每侧 2 喷 / 次，bid.。用于花粉症（季节性过敏性鼻炎）时，持续治疗比需要时再治疗更有助于控制症状。有研究证实，常年性过敏性鼻炎患者连续用药 6 个月未见不良反应增加，并可降低鼻炎的严重程度及发生率。

（2）血管运动性鼻炎　使用喷鼻剂每侧

2 喷 / 次，bid.。

（3）过敏性结膜炎 0.05% 滴眼液，每侧 1 滴 / 次，bid.。用药不宜超过 8 周。

**【禁忌证】**

**说明书禁忌证**

（1）对本药制剂成分（盐酸氮卓斯汀、依地酸）过敏者。

（2）< 6 岁儿童。

（3）哺乳妇女。

**【特殊人群用药】**

**儿童** 尚缺乏 < 12 岁儿童用药的安全性及有效性数据。有盐酸氮卓斯汀鼻喷雾剂（爱赛平）说明书认为，< 6 岁儿童禁用。

**1. 说明书用法用量**

过敏性鼻炎 爱赛平说明书认为，> 6 岁儿童使用鼻喷雾剂同成人。

**2. 其他用法用量**

[国内参考信息]

哮喘 1mg/ 次，bid.，p.o.。

[国外参考信息]

（1）过敏性鼻炎 ①> 6 岁患儿的口服剂量同成人。②也可使用喷鼻剂，≥ 12 岁患儿每侧 2 喷 / 次，5~11 岁患儿每侧 1 喷 / 次，均为 bid.。

（2）血管运动性鼻炎 > 12 岁患儿使用喷鼻剂，每侧 2 喷 / 次，bid.。

（3）过敏性结膜炎 > 3 岁患儿剂量同成人，< 3 岁儿童不推荐使用眼用制剂。

**老人** > 60 岁患者用药后不良反应的发生率未见增加。有国内资料建议，不推荐老人服用本药。

**孕妇** 盐酸氮卓斯汀生殖毒性研究证明对生育无影响，但孕妇临床用药研究数据尚不充分，故孕妇只能在无其他选择时才能使用，尤其是妊娠早期妇女不推荐使用。美国 FDA 妊娠安全性分级为：C 级。

**哺乳妇女** 尚不清楚本药是否分泌入乳汁，哺乳妇女应避免使用，必须使用时宜暂停哺乳。

**肝功能不全者** 国外资料认为，不需调整剂量。

**肾功能不全 / 透析者** 肾功能不全者（Ccr < 50ml/min）口服给药后，$C_{max}$ 和生物利用度高于正常患者，$t_{max}$ 未变。国外资料认为，需注意调整剂量。

**【注意】**

对驾驶 / 机械操作的影响 使用本药易发生嗜睡、眩晕者，用药后不宜从事驾驶车辆、操作机器、高空作业等活动。

**【给药说明】**

给药条件 （1）使用鼻喷雾剂时，应摆正头位（避免后仰）喷鼻，需注意勿喷入眼中。首次用药或用药后贮存超过 3 日后再次用药应连续按压几次，直到有均匀的雾状喷出。（2）使用本药滴眼液期间不宜佩戴角膜接触镜。

**【不良反应】** 尚未发现严重不良反应。临床试验表明，患者对不良反应的耐受性较好，一般能自然缓解，不需特别处理。

（1）神经 嗜睡、头晕、多梦、疲乏、头痛。

（2）内分泌 / 代谢 体重增加。

（3）消化 口干、恶心、腹痛、味觉异常、呕吐、食欲改变、便秘、ALT 活性升高。若鼻喷剂给药方法不正确（如头部后仰），则用药时会感口腔苦味。

（4）呼吸 鼻痛、咳嗽、口鼻干燥、鼻出血、鼻腔烧灼感、鼻黏膜刺激、阵发性喷嚏。

（5）骨骼肌肉 肌痛。

（6）皮肤 皮疹。

（7）眼 眼部烧灼或刺激感。

（8）其他 动物实验中本药有致畸性，未见致癌、致突变作用。

**【药物过量】**

（1）剂量 成人一次口服 16mg 未见不良反应增加。

（2）表现 动物试验表明过高的口服量可导致 CNS 症状。

（3）处理意见　尚不清楚本药的特效解救药，过量时应对症支持治疗。

【相互作用】

（1）CNS 抑制药　CNS 抑制药作用增强，导致眩晕、嗜睡，应避免合用。

（2）西咪替丁　本药的 $C_{max}$ 和 AUC 增加约 65%，从而增加嗜睡、头痛、口苦等不良反应的发生率。

（3）酮康唑　影响本药的血药浓度。

（4）红霉素、雷尼替丁、茶碱　尚未见对本药药动学的影响。

（5）酒精　加强 CNS 抑制作用，导致眩晕、嗜睡，用药期间避免饮酒。

## 盐酸左卡巴斯汀
## Levocabastine Hydrochloride

【其他名称】立复汀、立夏汀、左卡巴斯汀、Levocabastine、Livostin

【分类】免疫系统用药 \ 抗变态反应药 \ 抗组胺药

【制剂规格】**滴眼液**　4ml∶2mg（以左卡巴斯汀计）。

**滴眼液（左卡巴斯汀）**　1ml∶0.5mg。

**气雾剂**　10ml∶5mg（以左卡巴斯汀计）。

**气雾剂（左卡巴斯汀）**　1ml∶0.5mg。

【临床应用】

**1. 说明书适应证**

（1）用于缓解或消除过敏性鼻炎所致的喷嚏、鼻痒、流涕等典型症状。

（2）经眼给药　用于缓解或消除过敏性结膜炎所致的眼痒、充血、流泪、畏光、分泌物异物感、眼睑肿胀、结膜水肿。

**2. 其他临床应用**

也可作为预防用药，提高过敏反应的发生阈值。

【用法用量】

**说明书用法用量**

（1）过敏性鼻炎　气雾剂喷鼻，每侧鼻孔 2 喷（100μg）/ 次，bid.。严重者可增至每侧鼻孔 2 喷（100μg）/ 次，3~4 次 /d，连续用药直至症状消除。

（2）眼科变态反应性疾病　滴眼液滴眼，每侧 1 滴 / 次，3~4 次 /d。可持续用药至症状缓解。

【禁忌证】

**说明书禁忌证**

对本药过敏者。

【特殊人群用药】

**儿童**　＜12 岁儿童用药的安全性及有效性尚不明确，不宜使用。

**说明书用法用量**

过敏性鼻炎　＞12 岁儿童同成人。

**孕妇**　尚缺乏孕妇用药资料，用药时应权衡利弊。美国 FDA 妊娠安全性分级为：C 级。

**哺乳妇女**　本药可少量分泌入乳汁，应慎用。

**肾功能不全 / 透析者**　慎用（长期大剂量用药可能造成肾损伤）。

【注意】

对驾驶 / 机械操作的影响　本药治疗剂量无中枢抑制作用，对精神活动、运动无影响，故汽车驾驶及机器操纵者可使用。

【给药说明】

给药条件　（1）经鼻给药前须清洗鼻道，喷药时应将药物吸入。（2）气雾剂为微悬浮液，使用前须摇匀。（3）滴眼液开启后应于 1 个月内使用，并避免污染。滴眼液中含有氯苄烷胺，对使用角膜接触镜者，用药前须将其取出。（4）停药时无反跳现象，长期使用未见耐药性。

【不良反应】本药局部用量很小，耐受性良好，一般无明显不良反应。

（1）神经　轻微头痛、嗜睡、头晕。

（2）消化　口干。

（3）呼吸　鼻刺激感。鼻腔用药未见对纤毛运动的影响。

（4）眼　眼刺激感、视力障碍、眼睑水肿。

（5）其他　过敏反应。动物试验表明，

长期、大剂量用药可能出现：①活动能力降低、进食量及体重下降等。极高剂量时（超过半数有效量的1000倍），可见血中催乳素水平上升。②血清胆固醇和WBC略下降，结合球蛋白稍增加。③尿液pH值和尿液肌酐略下降，肾小管略肿胀。④肾上腺重量略增加，主要是脂肪的积聚，未见病理变化。⑤可致精子减少及变性，也可造成畸胎。

**【药物过量】**

尚无用药过量中毒的报道，但不排除误服药物后会产生轻微镇静作用。一旦误服，建议大量饮水以促进药物经肾排泄。

**【相互作用】**

（1）酒精　有轻微的相互作用。

（2）其他药物　尚未发现相互作用。

## 阿司咪唑
## Astemizole

**【其他名称】** 安敏、阿司唑、苄苯哌咪唑、吡氯苄氧胺、速力敏、息斯敏、Astemin、Astemizolum、Hismanal、Hubermizole、Lembil、Romadine

**【分类】** 免疫系统用药\抗变态反应药\抗组胺药

**【制剂规格】** 片剂　① 3mg。② 10mg。

混悬液　① 1ml : 1mg。② 1ml : 2mg。③ 30ml : 60mg。

**【临床应用】**

**说明书适应证**

（1）季节性过敏性鼻炎。

（2）常年性过敏性鼻炎、过敏性结膜炎、慢性荨麻疹和其他过敏性反应症状。

**【用法用量】**

**1. 说明书用法用量**

**一般用法**　（1）片剂：3mg/次，qd.，p.o.。不宜超过该推荐剂量。（2）混悬液：10mg/次，qd.。不宜超过该推荐剂量。

**2. 其他用法用量**

［国外参考信息］　10mg/次，qd.，p.o.。较大剂量（如20~30mg/d）可导致严重心血管事件，在治疗初期不推荐使用。

**【禁忌证】**

**说明书禁忌证**

（1）对本药过敏者。

（2）Q-T间期延长或先天性Q-T间期延长综合征患者。

（3）明显心动过缓的患者。

（4）肝功能障碍者。

（5）电解质紊乱（特别是低血钾和低血镁）的患者。

（6）孕妇。

**【特殊人群用药】**

**儿童**　＜12岁儿童用药的安全性及有效性尚不明确。

**说明书用法用量**

**一般用法**　（1）＞12岁儿童服用片剂或混悬液，同成人。不宜超过该推荐剂量。（2）＜12岁儿童服用混悬液：6~12岁，5mg/次，qd.；＜6岁，0.2mg/（kg·次），qd.。不宜超过该推荐剂量。

**老人**　慎用，用量酌减。

**孕妇**　动物试验表明，本药不影响生殖功能、无致畸作用。在大样本的人体试验中，本药不增加胚胎异常。但仅在预期的利益大于潜在危险时，孕妇方可使用本药。息斯敏说明书认为，孕妇应禁用。本药代谢物在体内存留可长达4个月，故用药妇女应注意避孕。美国FDA妊娠安全性分级为：C级。

**哺乳妇女**　本药可分泌入乳汁，哺乳妇女慎用。

**肝功能不全者**　因本药存在广泛的肝脏代谢，故肝功能障碍者禁用。

**肾功能不全/透析者**　慎用。国外资料认为，透析时不必调整用量。

**【注意】**

（1）慎用　有心脏病史，尤其是心律失常者（使用本药有增加心律不齐的危险）。

（2）用药相关检查 / 监测项目　长期用药者宜定期监测体重。

**【给药说明】**

给药条件　（1）本药吸收率高，宜空腹服用，服药后 1h 内应禁食。可于夜间或早晨顿服，对于症状定时性发作的患者，可于发病前 1h 服药 1 次。（2）给药时应严格使用常规剂量，不可因疗效不佳而随意加大剂量，以防毒性反应发生。（3）长期服用本药，可能产生耐药性或药物蓄积，故对于慢性变态反应疾病患者连续用药 1 个月以上时，宜换用其他类抗组胺药。（4）应在花粉季节到来之前开始服用本药，可达到预防作用。

**【不良反应】**

（1）心血管　心律失常。

（2）神经　头晕、头痛、惊厥、感觉异常。

（3）精神　嗜睡、倦怠、失眠、意识障碍、精神运动性障碍。

（4）消化　口干、恶心、腹胀、腹痛、腹泻、食欲增加及体重增加、肝功能异常（氨基转移酶升高）。若有体重增加趋势，宜减量或换药，同时也应注意节食。

（5）呼吸　支气管痉挛。

（6）泌尿　尿潴留或尿频。

（7）骨骼肌肉　肌肉关节疼痛。

（8）皮肤　皮疹、皮肤瘙痒、皮肤局限性水肿、光敏性皮炎。

（9）眼　结膜炎。

（10）其他　过敏反应，如血管性水肿、支气管痉挛、光敏感、瘙痒、皮疹、类过敏反应及严重的过敏性休克。

**【药物过量】**

（1）表现　心律不齐、Q-T 间期延长、室性心律失常，甚至严重心律紊乱、心室颤动、心脏停搏。罕见尖端扭转型室性心动过速，可发生于每日用量达 20~30mg 者。

（2）处理意见　过量时首先出现晕厥、心悸或心律失常，此时应立即停药，并采取支持疗法（如卧床休息），必要时给予催吐或洗胃，同时进行心电监护。出现 Q-T 间期延长时可给予适当的抗心律失常药，但应避免使用可使 Q-T 间期延长的药物。血透不会增加本药的清除。

**【相互作用】**

（1）氟西汀、舍曲林、帕罗西汀、奈法唑酮、齐留通等　升高本药血药浓度，导致严重不良反应，应避免合用。

（2）大环内酯类抗生素（如红霉素等）、口服或胃肠外给药的抗真菌药（如酮康唑、咪康唑、伊曲康唑、盐酸特比萘芬等）、选择性 5-HT 再摄取抑制药以及 HIV 蛋白酶抑制药（如利托那韦、茚地那韦）等　升高本药血药浓度，增加 Q-T 间期延长的危险性（可出现尖端扭转型室性心动过速，但出现概率比特非那定低）。应禁止合用。

（3）西沙必利　可导致严重心律失常，包括室速、心室颤动、尖端扭转型室性心动过速和 Q-T 间期延长，故禁止合用。

（4）可延长 Q-T 间期的药物（索他洛尔、司氟沙星、奎宁、多拉司琼、匹莫齐特、伊布利特、卤泛群、特非那定等）禁止合用。

（5）CNS 抑制药　合用不会加重不良反应。

（6）食物　进食时服药，可明显降低本药生物利用度。

（7）酒精　不增强酒精引起的中枢神经效应。

## 非索非那定
## Fexofenadine

**【其他名称】** 阿特拉、毕馨、非索那丁、莱多菲、敏杰、瑞菲、赛乐西、太非、盐酸非索非那定、盐酸非索那丁、Fexofenadine Hydrochloride、RALTIVA、Telfast

**【分类】** 免疫系统用药 \ 抗变态反应药 \ 抗组胺药

**【制剂规格】** 片剂（盐酸盐）① 30mg。② 60mg。③ 180mg。

胶囊 60mg。

【临床应用】

**说明书适应证**

（1）缓解季节性过敏性鼻炎相关症状，如喷嚏、流涕、鼻痒、上腭痒、喉痒、眼痒、流泪、眼充血等。

（2）减轻慢性特发性荨麻疹引起的症状。

【用法用量】

**1. 说明书用法用量**

（1）季节性过敏性鼻炎 120mg/次，qd.，p.o.；或 60mg/次，bid.，p.o.。

（2）慢性特发性荨麻疹 180mg/次，qd.，p.o.。

**2. 其他用法用量**

［国外参考信息］

（1）慢性特发性荨麻疹 60mg/次，bid.，p.o.。

（2）花粉症 60mg/次，bid.，p.o.；或 180mg/次，qd.，p.o.。

【禁忌证】

**说明书禁忌证**

对本药过敏者。

【特殊人群用药】

**儿童** ＜6 岁儿童用药的安全性和有效性尚不明确。

**1. 说明书用法用量**

季节性过敏性鼻炎、慢性特发性荨麻疹 6~11 岁，30mg/次，bid.，p.o.；≥12 岁，同成人常规剂量。

**2. 其他用法用量**

［国外参考信息］

（1）慢性特发性荨麻疹 6~11 岁患儿 30mg/次，bid.，p.o.；或 60mg/次，qd.，p.o.。≥12 岁患儿同成人。

（2）花粉症 6~11 岁患儿 30mg/次，bid.，p.o.。≥12 岁患儿同成人。

**老人** 不需调整剂量。也有说明书指出，老年患者应谨慎选择剂量，必要时监测肾功能。

**孕妇** 动物试验表明本药无明显致畸作用。孕妇用药的安全性尚不明确，如必须使用应权衡利弊。美国 FDA 妊娠安全性分级为：C 级。

**哺乳妇女** 尚无哺乳期用药的安全性评价资料，应慎用。

**肝功能不全者** 不需减量。

**肾功能不全/透析者** 肾功能不全者剂量减半。透析者应减量。

**1. 说明书用法用量**

**一般用法** 成人及≥12 岁儿童，首剂用量 60mg/次，qd.，p.o.；6~11 岁儿童，首剂用量 30mg/次，qd.，p.o.。

**2. 其他用法用量**

［国外参考信息］ 透析者：成人 60mg/次，qd.，p.o.；儿童 30~60mg/次，qd.，p.o.。

【注意】

尚不明确。

【不良反应】 本药不良反应较少，心脏毒性较其他抗组胺药小，对 CNS 的影响也较小。不良反应无剂量相关性。

（1）神经 头痛、嗜睡、头昏。

（2）血液 WBC 增多。有中性粒细胞和血小板降低的报道。

（3）消化 恶心、消化不良、胆红素浓度降低。

（4）呼吸 咽喉刺激感、咳嗽、咳痰、上呼吸道感染。

（5）生殖 痛经。

（6）眼 视物模糊。

（7）耳 中耳炎。

（8）其他 疲倦、病毒感染、发热、疼痛、背痛、意外损伤。

【药物过量】

（1）表现 头昏、视物模糊、倦睡和口干。

（2）处理意见 给予对症支持治疗，考虑采用一般措施清除体内未被吸收的药物，血透不能有效清除本药。

【相互作用】

（1）含铝和镁的抗酸药　本药疗效降低。服用抗酸药前后不应使用本药，或两者间隔 2h 给药。

（2）食物、苹果汁、葡萄柚汁、橙汁等　本药生物利用度降低，疗效减弱，不宜合用。

（3）高脂饮食　本药 $C_{max}$ 及 AUC 降低，$t_{max}$ 延长。

（4）红霉素、酮康唑　本药血药浓度升高，不影响红霉素或酮康唑的药动学及 Q-T 间期，也不增加不良反应的发生率。

（5）氟哌利　心脏毒性增加。

（6）贯叶连翘　对本药的影响极轻。

（7）奥美拉唑　未观察到相互作用。

## 特非那定
## Terfenadine

【其他名称】丁苯哌丁醇、得敏功、芬林、敏安芬、敏必治、敏迪、司立泰、叔哌丁醇、特费定、泰芬纳啶、特非那丁、特西利、Aldaban、Cyater、Nebracin、Seldane、Taden、Tamagon、Teldan、Teldane、Terfenadin、Trexyl、Triludan

【分类】免疫系统用药 \ 抗变态反应药 \ 抗组胺药

【制剂规格】片剂　① 30mg。② 60mg。

胶囊　① 30mg。② 60mg。

颗粒　① 5mg。② 30mg。

混悬剂　5ml : 30mg。

【临床应用】

1. 说明书适应证

季节性和非季节性过敏性鼻炎、荨麻疹及花粉症。

2. 其他临床应用

由 IgE 介导的下列变态反应性疾病：血管性水肿、皮肤划痕症、接触性皮炎、特应性皮炎、光敏性皮炎、过敏性结膜炎、花粉症、昆虫变态反应、食物变态反应、药物变态反应及过敏性喉水肿、过敏性咳嗽等。

【用法用量】

1. 说明书用法用量

一般用法　30~60mg/ 次，bid.，p.o.。

2. 其他用法用量

［国内参考信息］

（1）过敏性鼻炎　清晨发作者，可在发作前顿服 60~120mg。

（2）荨麻疹　晚间发作者，可于每晚临睡前服用 60~120mg。

【禁忌证】

1. 说明书禁忌证

（1）对本药过敏者。

（2）明显肝功能损害者。

（3）器质性心脏病患者，尤其是有房室传导阻滞，先天性 Q–T 间期延长综合征患者。

2. 其他禁忌证

＜ 3 岁儿童。

【特殊人群用药】

儿童　＜ 3 岁儿童一般避免使用。片剂适用于＞ 6 岁儿童。

1. 说明书用法用量

一般用法　6~12 岁儿童，30mg/ 次，bid.，p.o.；12 岁以上同成人。

2. 其他用法用量

［国内参考信息］　3~5 岁患儿 15mg/ 次，bid.，p.o.。

老人　老年人本药清除率可降低 25%，慎用。

孕妇　慎用。美国 FDA 妊娠安全性分级为：C 级。

哺乳妇女　慎用。

肝功能不全者　慎用。明显肝功能损害者禁用。

肾功能不全 / 透析者　肾功能不全者慎用。

【注意】

（1）慎用　①心律失常及其他心血管系统疾病。心脏病。②电解质异常（如低钙、低钾、低镁）。③甲状腺功能低下。④正在服用某些精神类药物者。

（2）对检验值 / 诊断的影响　药物皮肤试验时，本药可防止或减轻患者皮肤对所用抗原的阳性反应。在进行过敏性抗原特异性皮肤试验、抗原激发试验或气道反应性测定前，最好不用本药。

（3）对驾驶 / 机械操作的影响　从事驾驶及危险机器操作者慎用。

**【给药说明】**

给药条件　单用本药对减轻鼻塞或鼻充血疗效不佳。严重鼻充血时，常与伪麻黄碱等缩血管药合用。

**【不良反应】** 不良反应一般于停药后均可自行缓解。服药期间可出现支气管痉挛、意识障碍、脱发、失眠、肝功能异常（如氨基转移酶升高）等，尚未证实这些症状与本药有关，但出现症状时仍应立即停药，并监测心脏功能，防止出现尖端扭转型室性心动过速。

（1）心血管　心悸、心律失常（室性心律不齐、尖端扭转型室性心动过速、室速）、心室颤动、房扑、低血压、Q-T 间期延长、心跳骤停及猝死，多见于用药过量或肝功能不全者。

（2）神经　头痛、头晕、疲乏、晕厥、眩晕。

（3）精神　精神抑郁、失眠，镇静作用不明显。

（4）内分泌 / 代谢　多汗。

（5）消化　肝功能异常（如 AST、ALT 升高等）、胃肠功能紊乱、胃部不适、恶心、呕吐、食欲增加、大便习惯改变、口干（不明显）。

（6）呼吸　鼻干、咽干。

（7）泌尿　尿频。

（8）生殖　月经失调。

（9）骨骼肌肉　肌肉关节疼痛、肌颤。

（10）皮肤　皮肤感觉异常、皮疹。

（11）眼　视力障碍。

（12）其他　乏力、过敏反应（主要为皮疹或皮肤瘙痒）。

**【药物过量】**

（1）剂量　成人用药剂量应≤ 120mg/d。

（2）表现　头晕、头痛、心悸、胃肠不适、倦怠、皮疹或皮肤瘙痒等。

（3）处理意见　立即停药，必要时给予洗胃、催吐等措施。

**【相互作用】**

（1）伊曲康唑、酮康唑、咪康唑、氟康唑、甲硝唑等　使本药在体内蓄积而增加心脏毒性反应风险，可能引起尖端扭转型室性心律失常，严重可致死亡。禁止合用。

（2）大环内酯类抗生素（如克拉霉素、红霉素、交沙霉素）　有增加心脏毒性的风险。禁止合用。

（3）可能引起心律失常的药物（如胺碘酮、阿司咪唑、苄普地尔、溴苄铵、丙吡胺、卤泛群、喷他脒、奎尼丁类、索他洛尔、司氟沙星、舒托必利、长春胺等）　更易导致心肌毒性，引起尖端扭转型室性心动过速。此相互作用已由美国 FDA 及美国变态反应学会向全球通报，并提出警告。

## 去氯羟嗪
## Decloxizine

**【其他名称】** 克喘嗪、克喘羟嗪、克敏嗪、克敏羟嗪、盐酸克敏嗪、盐酸去氯羟嗪、Decloxizine Hydrochloride、Rescupal

**【分类】** 免疫系统用药 \ 抗变态反应药 \ 抗组胺药

**【制剂规格】** 片剂　① 25mg。② 50mg。

片剂（盐酸盐）　① 25mg。② 50mg。

**【临床应用】**

**1. 说明书适应证**

过敏性疾病，如急慢性荨麻疹。

**2. 其他临床应用**

（1）血管神经性水肿、特应性皮炎、接触性皮炎、药物性皮炎、光敏性皮炎、冷性荨麻疹、皮肤划痕症、过敏性鼻炎、过敏性结膜炎、季节性花粉症、胃肠道变态反应、过敏性喉水肿等。

（2）辅助治疗哮喘。

【用法用量】

1. 说明书用法用量

一般用法　25~50mg/ 次，tid.，p.o.。

2. 其他用法用量

［国内参考信息］ 25~50mg/ 次，p.o.，Max：≤ 3 次 /d。严重恶心、呕吐不能口服者，可将本药 25~50mg 研细溶于 50~100ml 温开水中，保留灌肠。

【禁忌证】

1. 说明书禁忌证

（1）对本药过敏者。

（2）新生儿和早产儿。

2. 其他禁忌证

对羟嗪或西替利嗪过敏者。

【特殊人群用药】

儿童　新生儿和早产儿禁用。＜ 3 岁婴幼儿最好使用氯苯那敏替代本药。

其他用法用量

［国内参考信息］ 口服 Max：≤ 2mg/（kg · d）。

老人　慎用。

孕妇　曾有妊娠早期服用本药后造成胎儿畸形的报道，孕妇最好停药，妊娠早期尤应注意。

哺乳妇女　慎用。本药可分泌入乳汁，用药期间应暂停哺乳。

【注意】

对驾驶 / 机械操作的影响　服药期间不宜驾驶车辆、船只以及高空、机械作业等。

【给药说明】

给药条件 （1）皮肤及呼吸道变态反应疾病者，应在症状出现的早期开始用药，而不应在发作后期用药。（2）为防止用药过量及产生耐药性，可采用必要时给药代替常规定时服药的方式。对于夜间发作较重的皮肤或呼吸道变态反应，可于临睡前顿服，能有效控制症状，帮助患者入眠，还可防止白天给药导致的困倦感。（3）长期持续用药常可产生耐药性而致药效降低，故使用一段时间后应适当换用与本药不同类的其他药物。④本药灌肠液应随用随配，药液配好后不宜久置。

【不良反应】 本药不良反应与其他第一代抗组胺药相似。

（1）神经　明显的 CNS 抑制作用（如较明显的困倦感）、兴奋、易激动、失眠等。

（2）消化　口干、大便秘结。

（3）呼吸　痰液变稠。

（4）眼　视物模糊。

（5）其他　撤药综合征（长期服用者停药时），必要时给予安慰剂。

【相互作用】

（1）具镇痛或镇静作用的中枢神经抑制药　可相互增强中枢抑制作用。

（2）β－肾上腺素受体激动药、麻黄碱或氨茶碱　增强上述药物的平喘作用。

（3）乙醇　可相互增强中枢抑制作用。

## 盐酸西替利嗪
## Cetirizine Hydrochloride

【其他名称】 澳博达、安迪片、安迪西司、贝分、比特力、迪迪、达内、二盐酸西替利嗪、福宁、杰捷、疾立静、路成、立泯、利蒙、联双、敏达、适迪、爽特、斯特林、赛特赞、威狄敏、西可韦、昔利、仙利特、喜宁、休斯、雪町、西替利嗪、仙特敏、仙特明、希特瑞、希瓦丁、怡蒙、伊维妥、盈信美舒、Cetirizine、Cetirizine Dihydrochloride、CETRINE、Cetrizet、Virlix、Zirtec、Zirtek、zyrtec

【分类】 免疫系统用药 \ 抗变态反应药 \ 抗组胺药

【制剂规格】 片剂　10mg。

分散片　10mg。

胶囊　10mg。

滴剂　① 5ml : 50mg。② 10ml : 100mg。

口服液　10ml : 10mg。

【临床应用】

1. 说明书适应证

（1）季节性或常年性过敏性鼻炎，由过敏原引起的荨麻疹、皮肤瘙痒、湿疹、皮炎等。

（2）过敏性非鼻部症状结膜炎。

2. 其他临床应用

（1）皮肤划痕症、血管性水肿等过敏性皮肤病及花粉症、食物变态反应、药物变态反应、昆虫变态反应、过敏性喉水肿、过敏性咳嗽等。

（2）哮喘发作期的辅助治疗。

【用法用量】

1. 说明书用法用量

**一般用法** 10mg/次，qd.，p.o.。症状通常在晚间出现，故建议可在晚餐期间用少量液体送服。如出现不良反应，可改为早晚各5mg。

2. 其他用法用量

［国内参考信息］ 10mg/次，qd.，p.o.。服药时间可按症状出现规律而定，晚间出现者于临睡前服药，白天出现者于晨间服药。对于昼夜均有症状或服药后有轻度不良反应者，可早晚各服5mg。

【禁忌证】

说明书禁忌证

（1）对本药过敏者。

（2）严重肾功能损害者（Ccr＜10ml/min）。

（3）孕妇及哺乳妇女。

（4）对羟嗪过敏者。

【特殊人群用药】

**儿童** ＜2岁儿童用药的安全性尚未确定。本药进口制剂（仙特明）说明书推荐1~2岁儿童服用滴剂。1岁以下儿童：虽然有6个月以上到1岁婴儿服用西替利嗪滴剂的临床数据，但相关评估尚未完全结束。如需使用。请遵医嘱，谨慎使用。

说明书用法用量

**一般用法** （1）常规用量为：①＞12岁儿童同成人。②6~11岁患儿，根据症状的严重程度不同，推荐起始剂量：5mg或10mg/次，qd.，p.o.。也可早晚各5mg。③2~5岁患儿，推荐起始剂量：2.5mg/次，qd.，Max：可增至5mg，qd.或2.5mg/次，q.12h.。（2）本药滴剂（杰捷）说明书认为：①＞6岁儿童用法用量同成人。②对于季节性过敏性鼻炎，可用于2~6岁儿童，5mg/次，qd.；或2.5mg/次，bid.。③1~2岁儿童：2.5mg/次，bid.。（3）除上述用法，本药进口制剂（仙特明）说明书尚建议1~2岁儿童服用滴剂，早晚各服2.5mg。

**老人** 老年患者用药后更易出现意识模糊、易怒等不良反应。用量参照成人剂量。

**孕妇** 国内资料认为孕妇禁用。美国FDA妊娠安全性分级为：B级。

**哺乳妇女** 本药可分泌入乳汁，哺乳妇女禁用。

**肝功能不全者** （1）有肝功能障碍或障碍史者慎用。有资料认为如未合并肾功能不全，无需调整剂量。（2）对于儿童肝功能不全者，有资料认为6~11岁应减量，＜6岁不推荐使用。

**肾功能不全/透析者** （1）肾功能不全者建议剂量减半。严重肾功能损害者（Ccr＜10ml/min）禁用。（2）对于儿童肾功能不全者，有资料认为6~11岁应减量，＜6岁不推荐使用。

说明书用法用量

本药进口制剂（仙特明）说明书提供用法用量如下：

（1）仙特明滴剂 ①成年或老年患者：推荐剂量为5mg/次，qd.，p.o.。②＞6岁儿童：早晚各服2.5mg，或5mg/次，qd.。③1~6岁儿童：2.5mg/次，qd.。

（2）仙特明片剂 肾功能损害患者应根据Ccr调整用量：①Ccr≥50ml/min者，10mg/次，qd.。②Ccr为30~49ml/min者，5mg/次，qd.。③Ccr为10~30ml/min者，5mg/次，qod.。④Ccr＜10ml/min者（肾

病晚期 / 透析者）禁用。此外，对于肾功能损害的患儿，剂量调整还需考虑儿童的 Ccr 和体重。

【注意】

（1）慎用　①饮酒者、经常服用安眠药或使用其他有 CNS 抑制作用的药物者。②过敏体质者。

（2）对驾驶 / 机械操作的影响　给药期间患者不宜进行驾驶、操作机器或高空作业等。

【给药说明】

（1）给药条件　①在特异性皮肤试验、各种特异性变应原激发试验或气道反应性试验前 24h 内，最好避免服用本药。②成人常规用量为 10mg/d，不得因疗效不佳而擅自增量。

（2）减量 / 停药条件　用药时间 1 个月以上者应适当换药，以防产生耐药性。

【不良反应】

（1）心血管　尚未发现本药可引起心律失常，但用药期间（尤其长期用药者）仍应加强观察及随访。

（2）神经　头痛、困倦、嗜睡、眩晕、情绪不稳定等。

（3）精神　焦虑、激动不安。

（4）内分泌 / 代谢　尚未发现本药可引起肥胖，但用药期间（尤其长期用药者）仍应加强观察及随访。

（5）消化　口干、胃肠道不适、AST 轻度升高。

（6）其他　过敏反应（表现为皮疹、皮肤瘙痒、恶心、呕吐、腹痛及腹泻等）。出现时应立即停药，改用其他抗组胺药。

【药物过量】

（1）剂量　口服 50mg/ 次可引起嗜睡。

（2）表现　成人主要表现为嗜睡，儿童可表现为激动。

（3）处理意见　无特效拮抗药，一旦过量，应采用催吐、洗胃等处理，并加强生命体征监护，绝对禁用组胺作为解救药。

【相互作用】

（1）茶碱　本药清除率下降，血药浓度升高，不良反应增加。

（2）可抑制 CNS 的药物（如巴比妥类、苯二氮䓬类、肌松药、麻醉药、止痛药及吩噻嗪类镇静药）、三环类抗抑郁药、酒精　可引起严重嗜睡。

（3）伪麻黄碱、西咪替丁、酮康唑、红霉素、阿奇霉素、格列吡嗪、地西泮　与消旋西替利嗪无相互作用。

（4）食物　本药 $t_{max}$ 延迟 1.7h，血药浓度降低 23%。

（5）乙醇　用药期间饮酒，可引起严重嗜睡。

## 左西替利嗪
## Levocetirizine

【其他名称】　安施达、畅然、迪皿、诺思达、齐平、强溢、西可新、盐酸左西替利嗪、优泽、Levocetirizine Dihydrochloride、Levocetirizine Hydrochloride、Xyzal

【分类】　免疫系统用药 \ 抗变态反应药 \ 抗组胺药

【制剂规格】　片剂（盐酸盐）　5mg。

口服溶液（盐酸盐）　10ml∶5mg。

【临床应用】

**1. 说明书适应证**

荨麻疹、过敏性鼻炎、湿疹、皮炎、皮肤瘙痒症等。

**2. 其他临床应用**

过敏性结膜炎。

【用法用量】

**说明书用法用量**

**一般用法**　5mg/ 次，qd.，p.o.（空腹、餐中或餐后均可）。口服溶液于餐前半小时给药。

【禁忌证】

1. 说明书禁忌证

（1）对本药或对哌嗪类衍生物过敏者。

（2）Ccr ＜ 10ml/min 的肾病晚期。

（3）伴有特殊遗传性疾病罕见的半乳糖不耐受症、原发性肠乳糖酶缺乏（Lapp lactase）或葡萄糖－半乳糖吸收不良者。

（4）孕妇及哺乳妇女。

2. 其他禁忌证

有本药过敏史者（国外资料）。

【特殊人群用药】

**儿童** ＜2 岁儿童用药的安全性尚未确定。本药进口片剂（优泽）为薄膜衣异形片，尚无法允许剂量调整，故不建议＜ 6 岁儿童使用。

**说明书用法用量**

**一般用法** （1）＞ 6 岁：同成人。（2）2~6 岁：2.5mg/ 次，qd.，p.o.。口服溶液于餐前半小时服。

**老人** 老年人通常生理功能衰退，需慎用，同时监测肾功能，并根据 Ccr 调整剂量。

**孕妇** 本药无动物致畸性，目前尚无充分的孕妇临床研究资料。国内资料认为孕妇应禁用。美国 FDA 妊娠安全性分级为 :B 级（消旋西替利嗪）。

**哺乳妇女** 禁用。动物试验表明，约给药量的 3% 经乳汁分泌，故哺乳妇女应暂停用药。

**肝功能不全者** 肝功能不全或有肝功能损害史者慎用。有资料认为，未合并肾功能不全的肝功能不全者无需调整剂量，合并肝功能不全的肾功能不全者剂量调整则同肾功能不全者。

**肾功能不全 / 透析者** 应适当减量。

1. 说明书用法用量

据本药进口片剂（优泽）说明书，轻度肾功能不全者无需调整剂量，中重度肾功能不全者根据 Ccr 调整用量：（1）Ccr 为 30~49ml/min 者，5mg/ 次，qod.。（2）Ccr 为 10~29ml/min 者，5mg/ 次，每 3d 给药 1 次。（3）Ccr ＜ 10ml/min 者（肾病晚期 / 透析者），禁用。

2. 其他用法用量

［国外参考信息］ 有研究表明，中至重度肾功能不全者应调整剂量。据消旋西替利嗪的资料推断，中至重度肾功能不全者的用药剂量应减少 50%。

【注意】

（1）慎用 有羟嗪过敏史者（国外资料）。

（2）交叉过敏 对西替利嗪有过敏史者，可能对本药过敏。

（3）对驾驶 / 机械操作的影响 用药期间不宜从事驾驶、操纵机器及高空作业。

【给药说明】

给药条件 用药期间应避免饮酒及服用镇静剂。

【不良反应】 本药耐受性良好，不良反应轻微，且多可自愈。

（1）神经 嗜睡、头痛、乏力。

（2）精神 疲倦。

（3）消化 口干、腹痛。

（4）皮肤 皮疹。

【药物过量】

（1）表现 成人：嗜睡；儿童：起初兴奋，随后嗜睡。

（2）处理意见 无特效拮抗药，建议采取对症及支持治疗，严重超量服用应立即洗胃；如刚服用可考虑洗胃；血透对清除本药无效。

【相互作用】

（1）伪麻黄碱、西咪替丁、酮康唑、红霉素、阿奇霉素、格列吡嗪、地西泮 尚未观察到消旋西替利嗪与以上药物存在相互作用。

（2）食物 本药 $t_{max}$ 轻度延长，$C_{max}$ 降低。

## 曲普利定
## Triprolidine

**【其他名称】** 苯丙烯啶、吡啶吡胺、吡咯吡胺、吡咯烷甲苯基丙烯、克敏、刻免、盐酸苯丙烯啶、盐酸吡咯胺、盐酸吡咯吡胺、盐酸曲普利啶、Actidil、Actidilon、Triprolidine Hydrochloride、Triprolidinum

**【分类】** 免疫系统用药\抗变态反应药\抗组胺药

**【制剂规格】** 片剂（盐酸盐） 2.5mg。

缓释片（盐酸盐） 10mg。

胶囊（盐酸盐） 2.5mg。

**【临床应用】**

**说明书适应证**

各种过敏性疾病，包括荨麻疹、过敏性鼻炎、过敏性结膜炎、哮喘、皮炎、皮肤瘙痒症及动植物引起的过敏。

**【用法用量】**

**1. 说明书用法用量**

**一般用法** 2.5~5mg/次，bid.，p.o.。

**2. 其他用法用量**

［国外参考信息］ 2.5mg/次，q.4~6h，p.o.，Max：≤4次（24h）；或2.5~5mg/次，tid.。

**【禁忌证】**

**1. 说明书禁忌证**

（1）对本药过敏者。

（2）哮喘急性发作者。

（3）早产儿及新生儿。

（4）哺乳妇女。

**2. 其他禁忌证**

（1）对阿伐斯汀过敏者。

（2）闭角型青光眼（国外资料）。

**【特殊人群用药】**

**儿童** 早产儿、新生儿禁用。＜12岁儿童慎用。

**1. 说明书用法用量**

**一般用法** （1）片剂，7~12岁患儿1.25mg/次，1~6岁患儿0.8mg/次，均bid.，p.o.。（2）胶囊，＞6岁患儿1.25mg/次，2~6岁患儿0.8mg/次，＜2岁患儿0.05mg/(kg·次)，均bid.。

**2. 其他用法用量**

［国外参考信息］ 4个月至2岁患儿0.313mg/次，q.4~6h，p.o.，Max：≤1.25mg（24h）；2~4岁患儿0.625mg/次，q.4~6h，Max：≤2.5mg（24h）；4~6岁患儿0.938mg/次，q.4~6h，Max：≤3.744mg（24h）；6~12岁患儿1.25mg/次，q.4~6h，Max：≤4次（24h）。

**老人** 慎用。

**孕妇** 国内资料建议孕妇禁用。美国FDA妊娠安全性分级为：C级。

**哺乳妇女** 本药可分泌入乳汁，因抗组胺药对婴儿常有不良反应，哺乳妇女禁用。

**【注意】**

（1）慎用 ①前列腺增生或膀胱颈梗阻性疾病。②消化性溃疡或幽门梗阻。③COPD。④眼内压增高。⑤甲亢。⑥血管性疾病、高血压及心脏病。⑦哮喘。

（2）对驾驶/机械操作的影响 应警惕可能出现的镇静作用，建议患者用药后避免从事开车、操作机器或其他危险工作。

**【不良反应】** 本药不良反应少，减量或停药后可自行消失。

（1）心血管 低血压或高血压、心动过速和期外收缩。

（2）神经 倦乏、轻微嗜睡、深睡眠、头晕、动作失调、倦怠、疲劳、CNS兴奋刺激症状。

（3）精神 欣快、易怒。

（4）消化 口干、咽干、畏食、恶心、呕吐、便秘、腹痛、腹泻。

（5）呼吸 鼻腔干燥、胸闷、气急和支气管分泌物黏稠。

（6）泌尿 尿潴留、排尿困难。

（7）生殖 阳痿。

（8）眼 视物模糊、复视等。

**【药物过量】**

（1）表现 中枢抑制或中枢刺激兴奋、

抗胆碱作用（口干、皮肤潮红）。

（2）处理意见　应立即洗胃、催吐、大量服用活性炭。低血压时予升压药。须用地西泮或苯妥英控制癫痫，忌用中枢兴奋药。

【相互作用】

（1）颠茄及颠茄生物碱　可增加本药的抗胆碱能作用。

（2）丙卡巴肼　可导致中枢抑制。

（3）MAOI、中枢性镇静药或催眠药　不可同服。

（4）酒精　可加强本药的镇静作用，不可与含有酒精的饮品同服。

## 第二节　过敏介质阻释药

### 酮替芬
### Ketotifen

【其他名称】　贝卡明、喘者定、富马酸酮替芬、甲哌庚酮、甲哌噻庚酮、克脱吩、敏喘停、瑞那替、噻苯酮、噻喘酮、噻地酮、萨地酮、萨地同、噻哌酮、酮替酚、Ketotifen Fumarate、Zaditen、ZASTEN

【分类】　免疫系统用药\抗变态反应药\过敏介质阻释药

【制剂规格】　含量均以酮替芬计。

片剂（富马酸盐）①0.5mg。②1mg。

胶囊（富马酸盐）①0.5mg。②1mg。

口服溶液（富马酸盐）　5ml∶1mg。

滴眼液（富马酸盐）　5ml∶2.5mg。

滴鼻液（富马酸盐）　10ml∶15mg。

鼻腔喷雾剂（富马酸盐）　15ml∶16.7mg。

鼻吸入气雾剂（富马酸盐）　①24.5mg。②14g∶25.5mg。

纸片剂（富马酸盐）　1mg。

【临床应用】

1. 说明书适应证

（1）口服制剂　过敏性鼻炎、过敏性哮喘。

（2）鼻用制剂　过敏性鼻炎。

（3）滴眼液　过敏性结膜炎。

2. 其他临床应用

（1）用于由IgE介导的各种变态反应性疾病。

（2）对由免疫复合物引起的血管炎性病变（如过敏性紫癜等）有一定疗效。

【用法用量】

1. 说明书用法用量

（1）一般用法　0.5~1mg/次，bid.（早晚各服1次），p.o.。

（2）过敏性鼻炎　滴鼻液，1~2滴/次，1~3次/d；鼻腔喷雾剂0.15~0.3mg（1~2喷）/次，1~3次/d；鼻吸入气雾剂1~2揿/次，2~3次/d。

（3）过敏性结膜炎　滴眼液，1~2滴/次，qid.（早、中、晚及睡前各1次）。

2. 其他用法用量

［国内参考信息］

（1）一般用法　1mg/次，早晚各服1次。嗜睡明显者或晚间发作患者可仅于睡前服1mg。Max：4mg/d。

（2）过敏性鼻炎　气雾剂喷鼻吸入，0.5~1mg/次，bid.。

［国外参考信息］

（1）一般用法　1~2mg/次，bid.，p.o.。

（2）哮喘　同一般用法，Max：4mg/d。

（3）过敏性结膜炎　滴眼液1滴/次，滴患眼，q.8~12h。

【禁忌证】

说明书禁忌证

（1）对本药过敏者。

（2）服用降血糖药物的糖尿病患者。

【特殊人群用药】

儿童　不推荐＜3岁儿童使用。

**其他用法用量**

［国内参考信息］①4~6岁，0.4mg/次；6~9岁，0.5mg/次；9~14岁，0.6mg/次，均为1~2次/d，p.o.。②另有资料认为，3~6岁，0.05mg/(kg·d)，p.o.；6~12岁，0.5mg/次，bid.，p.o.；＞12岁，1mg/次，bid.，一般于晨晚各服1次。

［国外参考信息］

（1）一般用法　0.5~2mg/次，bid.，p.o.。

（2）过敏性结膜炎　滴眼液1滴/次，q.8~12h。

**孕妇**　安全性尚不明确，慎用。美国FDA妊娠安全性分级为：C级。

**哺乳妇女**　安全性尚不明确，慎用。

**其他**　嗜睡反应者，剂量减半，0.5mg/次，bid.，经1~2周后嗜睡减轻或消失后再增至常量。

**【注意】**

（1）用药相关检查/监测项目　服用1个月后应检查嗜酸性粒细胞计数。

（2）对驾驶/机械操作的影响　在用药期间避免从事驾驶、高空作业或操作精密仪器等需高度集中精神的工作。

**【给药说明】**

（1）给药条件　①起效缓慢，不能用于哮喘急性发作以及哮喘持续状态。治疗哮喘时，一般需连续用药2~4周才出现缓解作用。②用于预防哮喘发作时，在使用本药治疗的同时不应中断原来的抗哮喘治疗。③鼻吸入气雾剂的使用方法为：用前摇匀即成混悬状，揿压喷头阀门即有相当量药物微粒喷出。用时将装在气雾剂上的鼻腔专用喷头对准鼻腔孔倒喷，在吸气时揿喷1次，喷时须将另一鼻孔用手堵住。直接喷鼻给药治疗过敏性鼻炎的效果优于口服给药。

（2）减量/停药条件　出现严重不良反应时，可暂将剂量减半，待不良反应消失后再恢复原剂量。

（3）其他　使用本药滴眼液期间不宜佩戴角膜接触镜。

**【不良反应】**

（1）神经　嗜睡及乏力（减量或停药后可自行消退）、反应迟钝（滴鼻后出现）、晕厥。还可有头晕、头痛、疲倦、镇静等，见于口服后。

（2）内分泌/代谢　体重增加、高血糖等。

（3）消化　口干、食欲减退、恶心、胃肠不适（口服）等。

（4）呼吸　鼻炎、呼吸困难等、鼻干（经鼻给药后，减量或停药后可自行消退）等。

（5）眼　眼结膜充血、畏光、眼干、眼痛、眼痒、异常流泪、瞳孔散大、角膜炎、角膜糜烂（应停药）、一过性眼刺痛感（经眼给药后，不影响使用）。

（6）耳　耳鸣。

（7）其他　过敏反应（如发生皮疹、皮肤瘙痒、局部水肿等）、眼睑炎及眼睑皮肤炎（经眼给药后）等。

**【药物过量】**

（1）表现　昏睡、恶心等。

（2）处理意见　必要时采取洗胃或催吐及相应支持治疗，并严密监护至症状缓解。

**【相互作用】**

（1）激素　可明显减少激素的用量。

（2）阿托品类药　阿托品样不良反应可增加。

（3）镇静催眠药　困倦、乏力等症状可增强，应避免合用。并用时安眠药应适当减量。

（4）口服降血糖药　少数糖尿病患者可见血小板减少，须禁止合用。

（5）抗组胺药　有一定的协同作用。

（6）使用本药2~3周后，待哮喘症状缓解后，方可逐渐减少其他平喘药物的用量。

（7）多种中枢神经抑制剂　并用，可增强本药的镇静作用，应予避免。

（8）乙醇　本药的中枢抑制作用增强，合用时应减量。

# 吡嘧司特钾
# Pemirolast Potassium

【其他名称】 艾欣益乐、吡嘧那斯特钾、倍米司特、吡嘧司特、吡嘧酮钾、珉思通、尼尔平、普利敏、哌罗司特钾、培米罗阿司钾、培米司特钾、研立双、眼立爽、泽而生、Pemirolast

【分类】 免疫系统用药\抗变态反应药\过敏介质阻释药

【制剂规格】 片剂　① 5mg。② 10mg。

滴眼液　① 5ml : 5mg。② 10ml : 10mg（0.1%）。

【临床应用】

说明书适应证

（1）口服制剂　变应性鼻炎、哮喘。

（2）眼用制剂　过敏性结膜炎、春季卡他性结膜炎。

【用法用量】

1. 说明书用法用量

（1）过敏性鼻炎　5mg/次，bid.，p.o.（早餐及晚餐后），疗程4周。

（2）哮喘　10mg/次，bid.，p.o.（早餐及晚餐后），疗程6周。

（3）过敏性结膜炎、春季卡他性结膜炎　滴眼液滴眼，每侧1滴/次，早晚各1次。

2. 其他用法用量

[国外参考信息]

（1）变应性鼻炎　有报道，在豚草季节（Ragweed Season）之前用药，50mg/次，bid.，p.o.，但疗效不显著。

（2）哮喘　50mg/次，bid.，p.o.，可有效改善症状，但肺功能试验指标无改变。也有推荐10mg/次，bid.，p.o.（早餐及晚餐后），但该用量可能太低而不能产生显著疗效。轻度哮喘患者应考虑至少100mg/d的剂量。

（3）变应性结膜炎　推荐用0.1%滴眼液滴眼，每侧1~2滴/次，qid.。可能需要4周才能获得显著疗效。

【禁忌证】

说明书禁忌证

孕妇及哺乳妇女。

其他禁忌证

对本药过敏者（国外资料）。

【特殊人群用药】

**儿童**　早产儿、新生儿及婴儿用药的安全性尚不明确。

1. 说明书用法用量

哮喘　5~11岁，5mg/次，bid.，p.o.；＞11岁，10mg/次，bid.，p.o.。于早餐及晚餐后（或睡前）服，可根据年龄及症状适当增减剂量。

2. 其他用法用量

[国外参考信息]

哮喘　推荐10~20mg/d，分次服，但该用量也可能太低。有资料显示，≥14岁轻度哮喘患儿，50mg/次，bid.，p.o.，可产生一定疗效。

**孕妇**　动物实验中本药可引起胚胎或胎仔发育迟缓，建议孕妇不宜使用。美国FDA妊娠安全性分级为：C级（滴眼液）。

**哺乳妇女**　动物实验中本药可分泌入乳汁。哺乳妇女用药的安全性尚不明确。有说明书资料认为应禁用。

**肝功能不全者**　据国外资料，应慎用。

**肾功能不全/透析者**　据国外资料，应慎用。

【注意】

用药相关检查/监测项目　长期用药应定期检查肝功能、血常规及血生化。

【给药说明】

给药条件　（1）滴眼液不适用于结膜炎以外的其他眼部不适或损伤。（2）对急性哮喘发作无效，故不能用于急性哮喘。（3）对于季节性发作的患者，应在好发季节前开始用药，直至好发季节结束。

【不良反应】

（1）神经　嗜睡、困倦、头痛、疲乏。

（2）血液　血小板增加、Hb减少。

（3）消化　口干、口腔炎、味觉迟钝、恶心、呕吐、腹痛、便秘、软便、腹泻、胃痛、消化不良、非特异性的胃部不适、ALT 及 AST 升高。

（4）呼吸　鼻腔干燥感、鼻痛、鼻塞、鼻窦炎、咳嗽、喷嚏、支气管炎。过敏性结膜炎患者在使用滴眼液治疗期间可出现鼻炎、流感样或感冒样症状。

（5）泌尿　蛋白尿。

（6）生殖　使用滴眼液的女性患者可能出现痛经。

（7）骨骼肌肉　全身关节痛。

（8）皮肤　皮疹和（或）瘙痒。

（9）眼　使用滴眼液后可出现眼刺激感、眼烧灼感及异物感、眼睑瘙痒感、眼睑炎、眼部分泌物、眼干、结膜充血、结膜炎。

（10）其他　皮疹、荨麻疹、面部潮红等过敏反应、发热。

**【相互作用】**

皮质激素　对于长期服用皮质激素的哮喘患者，使用本药后应逐渐减少皮质激素的用量。已减量的患者在停止使用本药后，可能再次复发。

# 第三章 类风湿关节炎用药

## 依那西普
## Etanercept

**【其他名称】** 艾他西普、恩利、西那依普、依奈普特、依坦奈塞、依他西特、Enbrel

**【分类】** 免疫系统用药\类风湿关节炎用药

**【制剂规格】** 粉针剂 25mg。

**【临床应用】**

**说明书适应证**

（1）类风湿关节炎（RA） 中至重度活动性RA的成年患者对包括甲氨蝶呤（如无禁忌）在内的DMARD（改善病情抗风湿药）无效时，可用本药与甲氨蝶呤联用治疗。已证实本药单用或与甲氨蝶呤联用时，可降低放射学相关关节损害进展率，并改善关节功能。

（2）强直性脊柱炎（AS） 重度活动性AS的成年患者对常规治疗无效时可用本药治疗。

**【用法用量】**

**说明书用法用量**

（1）类风湿关节炎 推荐剂量为25mg/次，2次/周（间隔72~96h），i.h.；或50mg/次，1次/周。已证实50mg/次，1次/周的给药方案是安全有效的。

（2）强直性脊柱炎 推荐剂量为25mg/次，2次/周（间隔72~96h），i.h.；或50mg/次，1次/周。

**【禁忌证】**

**说明书禁忌证**

（1）对本药过敏者。

（2）脓毒血症或存在脓毒血症风险者。

（3）严重活动性感染者（包括慢性或局部感染）。

**【特殊人群用药】**

**儿童** 不适用。

**老人** ≥65岁者无需调整剂量，其用法用量同成人。

**孕妇** 不推荐孕妇使用本药，仅在明确需要时，才可使用。建议育龄妇女在本药治疗期间避孕。美国FDA妊娠安全性分级为：B级。

**哺乳妇女** 本药是否经人乳分泌尚不明确。

**肝功能不全者** 无需调整剂量。

**肾功能不全/透析者** 肾功能不全者无需调整剂量。

**其他** （1）不推荐酒精性肝炎患者使用本药。（2）在免疫抑制或慢性感染者中本药的安全性和有效性尚不明确。

**【注意】**

（1）慎用 ①已确诊为乙肝病毒（HBV）携带者。②有血恶病质病史者。③心力衰竭。④复发性或慢性感染者或存在可能导致患者易受感染的潜在条件时（如晚期糖尿病或糖尿病控制不良）。⑤中枢神经脱髓鞘病变者（国外资料）。⑥同时使用免疫抑制剂治疗者（国外资料）。

（2）用药相关检查/监测项目 用药期间，所有出现血恶病质或感染征兆（如持续发热、咽喉痛、淤血、出血、苍白）者，应立即进行包括全血细胞计数在内的检查。

**【给药说明】**

（1）给药条件 ①本药的皮下注射部位为大腿、腹部和上臂。每次在不同部位注射，与前次注射部位至少相距3cm。禁止注射于皮肤柔嫩、瘀伤、发红或发硬部位。②在使用本药治疗前、治疗中和治疗后，必须对患者的感染情况进行评估。在评估患者感染情况时，相关机会致病菌对患者的风险也应考虑（如地方性真菌病）。慢性或反复感染的患者使用本药治疗前，应仔细评估其承担的风险和受益。治疗时和治疗后，应严密监测患者感染症状和体征的变化。③用本药治疗前，必须对结核病风险高的患者进行活动性或潜伏性结核感染的评估。该评估包括结核病患者的个人信息及详细医疗史、以往与结核病患者的接触史和以往和/或目前的免疫抑制治疗法。所有患者需进行恰当的筛选试验，如结核菌素皮肤试验及胸部X线检查（可参考当地推荐的方法）。应注意结核菌素皮肤试验出现假阴性的结果，特别是患有严重疾病或免疫缺陷者。如患者确诊为活动性结核感染，则禁止用本药治疗。在本药开始治疗前，必须预防潜伏性结核感染。有些治疗前潜伏性结核感染检测为阴性者，使用本药后发展为活动性结核感染。使用本药期间应监测患者有活动性结核感染的症状和体征，包括潜伏性感染检测阴性者，并应参考适用的当地治疗指南。如患者确诊为潜伏性结核病，则在开始使用本药前必须按照当地推荐的方法进行抗结核治疗。这种情况下，应慎重考虑使用本药治疗的受益/风险平衡。类风湿关节炎患者结核感染的概率会更高。④有HBV感染风险者在开始抗-肿瘤坏死因子（TNF）治疗前，必须对先前HBV感染情况进行评估。如HBV携带者用本药治疗，应监测HBV感染激活的症状和体征，必要时应采取恰当的治疗。

（2）减量/停药条件　①当患者明显暴露于水痘-带状疱疹病毒时应暂停使用本药，并考虑使用水痘-带状疱疹免疫球蛋白预防治疗。②如确诊血恶病质，必须停止使用本药。

（3）配伍信息　①本药禁与其他药物混合使用。②本药冻干粉在使用前必须置于2℃~8℃冰箱内贮存，不可冷冻。溶解后应立即使用，否则应将溶解后的注射液贮存于2℃~8℃冰箱内。

（4）其他　①本药治疗可能会产生自身抗体。②不推荐使用本药治疗Wegener's肉芽肿。③侵袭性真菌感染，包括组织胞浆菌病、球孢子菌病、念珠菌病、曲霉病、芽生菌病和肺孢子虫病。患者有组织胞浆菌病或其他侵袭性真菌感染者，可能呈现播散性而非局限性病变。一些活动性感染患者的组织胞浆菌病的抗原和抗体检测可能为阴性。患者的侵袭性真菌感染有发展为严重全身性疾病风险时，应考虑给予经验性抗真菌治疗。

**【不良反应】**

（1）心血管　心力衰竭、充血性心力衰竭加重、心肌梗死、心肌缺血、胸痛、晕厥、脑缺血、高血压、低血压、深静脉血栓、肺栓塞、血栓性静脉炎、淋巴结病。

（2）神经　痫性发作、中枢神经系统脱髓鞘病变（包括多发性硬化或局部神经脱髓鞘病变，如视神经炎和横贯性脊髓炎）、意识模糊、局部麻痹、感觉异常、眩晕。

（3）精神　抑郁。

（4）血液　血小板减少、贫血、再障、WBC减少、中性粒细胞减少、全血细胞减少、嗜酸性粒细胞增多。

（5）免疫　亚急性皮肤型红斑狼疮、盘状红斑狼疮、狼疮样综合征。

（6）消化　肝酶升高、自身免疫性肝炎、胆囊炎、胰腺炎、胃肠出血、溃疡性结肠炎、肠梗阻、肝损伤。

（7）呼吸　间质性肺病（包括肺炎和肺纤维化）、哮喘、呼吸困难、变应性肺泡炎。

（8）泌尿　肾功能不全、肾结石、膜型肾小球肾病、血尿。

（9）骨骼肌肉　滑囊炎、多发性肌炎、骨折。

（10）皮肤　瘙痒、血管性水肿、荨麻疹、皮疹、银屑病样皮疹、银屑病（新生或加重）、皮肤血管炎（包括白细胞破裂性脉管炎）、Stevens-Johnson综合征、多形性红斑、中毒性表皮坏死溶解、愈合异常。

（11）眼　葡萄膜炎、巩膜炎。

（12）其他　①变态反应、自身抗体形成、严重变态/过敏反应（包括血管性水肿，支气管痉挛）。如出现任何重度的变态或过敏反应，必须立即停用本药并进行适当的治疗。②发热。③注射部位反应，包括出血、淤血、红斑、瘙痒、疼痛、肿胀。注射部位局部反应通常在第1个月发生，且发生率在第1个月最高，随后逐渐降低。注射部位局部反应的平均持续时间为3~5d。出现注射部位局部反应者大多未予治疗，给予治疗者中多数接受局部用药，如糖皮质激素或口服抗组胺药。此外，部分患者还出现注射部位反应再现，即在最近一次的注射点有皮肤反应同时在多数的先前注射点也出现注射部位反应。这种反应一般为一过性的，且治疗后不再复发。④感染（包括上呼吸道感染、支气管炎、膀胱炎、皮肤感染）、严重感染(包括肺炎、蜂窝组织炎、脓毒性关节炎、脓毒血症）、结核病、机会致病菌感染（包括侵袭性真菌、原虫、细菌和非结核性分枝杆菌感染）。用本药治疗者发生严重感染的风险增高，可能导致住院或死亡，而绝大多数出现上述情况者同时合用免疫抑制药，如甲氨蝶呤或皮质激素。对本药治疗期间出现新发感染者应严密监测。一旦患者发生严重感染或脓毒血症则应停用本药。⑤恶性肿瘤，如非恶性黑色素瘤皮肤癌（NMSC）、乳腺癌、肺癌和淋巴瘤和肉瘤样病。推荐所有患NMSC风险增高者进行周期性的皮肤检查。

**【药物过量】**

（1）剂量　临床试验中尚未观察到本药的剂量限制性毒性，尚未建立本药最大耐受量。以16mg/$m^2$（25mg）/次，2次/周皮下注射给药后观测到类风湿关节炎患者的最大静脉负荷剂量为32mg/$m^2$。

（2）处理意见　目前尚无解毒剂。

**【相互作用】**

（1）阿那白滞素　联合治疗时严重感染的发生率更高，且中性粒细胞减少症的风险增加。目前并未证实该联合治疗可增加临床疗效，故不推荐两者合用。

（2）阿巴他塞　联合治疗导致严重不良事件的发生率增加，目前并未证实这种联合疗法可增加临床疗效，故不推荐两者合用。

（3）柳氮磺胺吡啶　患者的平均白细胞计数显著下降。这一发现的临床意义尚不明确。

（4）活疫苗　本药治疗过程中严禁使用活疫苗。

（5）糖皮质激素、水杨酸盐类药物（除柳氮磺胺吡啶外）、NSAIDs、镇痛药、甲氨蝶呤、地高辛或华法林　未见药物相互作用。

（6）其他DMARDS　本药的长期安全性尚未确定。

## 英夫利西单抗
## Infliximab

**【其他名称】** 类克、因福利美、英夫利昔单抗、Remicade

**【分类】** 免疫系统用药\类风湿关节炎用药

**【制剂规格】** **粉针剂（蔗糖）** 含英夫利西单抗100mg，蔗糖500mg。

**【临床应用】**

**其他临床应用**

克罗恩病、类风湿关节炎及强直性脊柱炎（国外资料）。

**【用法用量】**

**其他用法用量**

［国外参考信息］

（1）克罗恩病　初始量5mg/（kg·次），静滴至少持续2h。第2周和第6周再分别给药1次。维持量5mg/（kg·次），每8周1次。对于初始治疗有效，但随后疗效降低的患者，维持剂量可考虑10mg/kg。用于治疗瘘管形成性克罗恩病时，剂量同前，但用药＞3次的安全性和有效性尚不明确。既往有本药过敏史的克罗恩病患者，可采用下述11步浓度递增的脱敏方案给药，每15min，i.v.gtt.1次：

表 10-3-1 克罗恩病患者脱敏方案（成人）

| 步骤 | 给药剂量（mg） | 累积剂量（mg） |
|---|---|---|
| 1 | 0.003 | – |
| 2 | 0.03 | – |
| 3 | 0.3 | – |
| 4 | 1 | 1 |
| 5 | 2 | 3 |
| 6 | 5 | 8 |
| 7 | 10 | 18 |
| 8 | 25 | 43 |
| 9 | 50 | 93 |
| 10 | 100 | 193 |
| 11 | 160 | 353 |

（2）类风湿关节炎　应与甲氨蝶呤合用。初始量 3mg/（kg · 次），持续 i.v.gtt. 至少 2h。第 2 周和第 6 周再分别给药 1 次。维持量 3mg/（kg · 次），每 8 周 i.v.gtt.1 次。对疗效差的患者，可考虑调整为 10mg/kg，或每 4 周 1 次。

**【禁忌证】**

**其他禁忌证**

（1）对本药或小鼠蛋白质过敏者（国外资料）。

（2）有严重的临床活动性感染者（国外资料）。

（3）中至重度充血性心力衰竭者（NYHA 分级为Ⅲ～Ⅳ级）（国外资料）。

**【特殊人群用药】**

**儿童**

**其他用法用量**

［国外参考信息］

（1）克罗恩病　对 8~18 岁的中至重度非瘘管形成性克罗恩病患儿，给予单剂 5mg/kg，i.v.gtt.，可有效缓解症状。有报道，既往有本药过敏史的克罗恩病患儿，可采用下述 11 步浓度递增的脱敏方案给药，每 15min 静滴 1 次：

表 10-3-2 克罗恩病患者脱敏方案（儿童）

| 步骤 | 给药剂量（mg） | 累积剂量（mg） |
|---|---|---|
| 1 | 0.002 | – |
| 2 | 0.02 | – |
| 3 | 0.2 | – |
| 4 | 1 | 1 |
| 5 | 2 | 3 |
| 6 | 5 | 8 |
| 7 | 10 | 18 |
| 8 | 20 | 38 |
| 9 | 30 | 68 |
| 10 | 60 | 128 |
| 11 | 80 | 208 |

（2）幼年慢性关节炎　有报道，给予本药 10mg/（kg · 次），i.v.gtt.，至少持续 2h，1 周后再按相同剂量给药 1 次，可使发热及浆膜炎得到改善，但对关节症状无效。

**孕妇**　美国 FDA 妊娠安全性分级为：B 级。

**哺乳妇女**　尚不明确。

**【注意】**

慎用　（1）有小鼠蛋白或其他单克隆抗体药物（鼠源或嵌合抗体）相关的过敏（或不良）反应史者。（2）有慢性或复发性感染病史者。（3）轻度充血性心力衰竭者（NYHA 分级的Ⅰ～Ⅱ级，给药剂量不宜＞5mg/kg）。（4）既往或新近 CNS 脱髓鞘疾病者。（5）既往或新近癫痫患者。（6）有血清病样反应者。（7）处于地方性组织胞浆菌病疫区者。（8）易形成自身抗体者。（以上均选自国外资料）

**【给药说明】**

（1）给药条件　用药前应进行结核菌素皮试。若有潜伏期结核病，则应先给予抗结核治疗。

（2）减量 / 停药条件　对轻度充血性心力衰竭（NYHA 分级的Ⅰ～Ⅱ级）患者，应密切监测心脏状态。一旦出现新的心力衰竭症状与体征，或原症状与体征加重，应立即停止治疗。

（3）配伍信息　将本药 100mg 用 10ml 无菌注射用水重新配制。将无菌注射用水沿本药瓶壁注入，并轻微旋转使药物溶解（不得振荡），静置 5min。然后用 NS 将重新配制后的溶液稀释至 250ml。滴注时本药的最终浓度应为 0.4~4mg/ml。建议配制的溶液在 3h 内使用。

【不良反应】

（1）心血管　低血压或高血压、胸痛及导致血管迷走性晕厥。

（2）神经　脱髓鞘性疾病、多发性硬化症、癫痫及并发结核性脑膜炎。

（3）内分泌 / 代谢　有幼年型慢性关节炎患者使用本药后出现外周水肿及体重增加。

（4）血液　贫血、全血细胞减少、噬血细胞综合征。

（5）消化　恶心、呕吐、腹痛、胆囊炎、肝酶值升高。用药 2 周至 1 年后，可出现严重肝脏损害，包括黄疸、肝炎、胆汁淤积、急性肝衰竭、自身免疫性肝炎。

（6）呼吸　呼吸道感染、肺炎、支气管炎、咽炎、鼻窦炎、鼻炎及咳嗽、呼吸困难。

（7）泌尿　尿路感染，可能与同时使用皮质激素有关。

（8）骨骼肌肉　关节痛、肌痛、背痛。

（9）皮肤　皮疹、荨麻疹、瘙痒、面部潮红、蜂窝织炎、疖肿、念珠菌病，还有严重克罗恩病患者静脉给药时因滴注过快，引起红人综合征（Red Man Syndrone，静脉给予抗组胺药可迅速缓解症状）的报道。

（10）眼　视神经炎、中毒性视神经病。

（11）其他　克罗恩病患者用药时可引起严重的输液相关反应（输液期间可见发热、寒战）、过敏反应、致死性过敏反应。因此，相关研究建议，所有患者在使用本药前应预防性使用皮质激素及抗组胺药。还可见超敏反应、免疫学不良反应、细菌感染、真菌感染、结核病、恶性肿瘤。

【相互作用】

（1）活疫苗　活疫苗感染的风险增加，建议用药期间不宜接种活疫苗。

（2）免疫调节药（如硫唑嘌呤、氨甲蝶呤）可能有相加（或协同）作用，但需进一步核实。

（3）阿那白滞素　有增加严重感染的风险。

## 阿克他利
## Actarit

【其他名称】安吉欣、迪峰、凯迈思

【分类】免疫系统用药\类风湿关节炎用药

【制剂规格】片剂　100mg。

【临床应用】

**说明书适应证**

类风湿关节炎。

【用法用量】

**说明书用法用量**

类风湿关节炎　300mg/d，分 3 次 p.o.。

【禁忌证】

**1. 说明书禁忌证**

（1）孕妇和计划妊娠的妇女。

（2）哺乳妇女。

（3）儿童。

**2. 其他禁忌证**

（1）对本药过敏者。

（2）血友病。

（3）血小板减少症。

（4）严重肝、肾功能不全者。

【特殊人群用药】

**儿童**　禁用。

**老人**　慎用，并从低剂量开始用药（如 100mg/ 次，bid.）。

**孕妇**　禁用。

**哺乳妇女**　禁用。

**肝功能不全者**　慎用，严重者禁用。

**肾功能不全/透析者** 肾功能不全或有肾功能不全史者慎用，严重者禁用。

【注意】

（1）慎用 消化性溃疡或有消化性溃疡史者。

（2）用药相关检查/监测项目 用药期间应定期检查血液、肝功能、肾功能等。

【给药说明】

（1）给药条件 本药宜与抗炎镇痛药合用。

（2）减量/停药条件 ①连续服药6个月仍无效者，应停药。②用药后如出现间质性肺炎及相关症状（如发热、咳嗽、呼吸困难、胸部X线发现异常），应立即停药，并给予肾上腺皮质激素等对症治疗。③用药期间应观察患者的症状和体征。如出现异常反应，应停药，并采取适当的对症处理。

【不良反应】

（1）心血管 心悸。

（2）神经 头昏、头痛、嗜睡、麻痹感、疲倦感。

（3）血液 贫血，血小板、白细胞、粒细胞减少。

（4）消化 口腔炎、口唇肿胀、口干、食欲缺乏、嗳气、呕吐、消化不良、GU、腹痛、腹泻以及ALT、AST、ALP升高。

（5）呼吸 间质性肺炎、肺纤维化。

（6）泌尿 肾病综合征、急性肾功能不全、血尿、蛋白尿，尿素氮、肌酐、尿N-乙酰-β-D-氨基葡萄糖苷酶升高。

（7）皮肤 天疱疮样症状、皮疹、湿疹、瘙痒、脱发。

（8）眼 视力异常、复视。

（9）耳 耳鸣。

（10）其他 发热、浮肿。

【相互作用】

尚不明确。

# 内分泌、代谢用药

# 第一章　抗糖尿病药

## 第一节　胰岛素

### 重组人胰岛素
### Human Regular Insulin

**【其他名称】** 常规人胰岛素、常规优泌杰、常规优泌林、重和林 R、单组分人胰岛素、单组份胰岛素、甘舒霖 R、混合优泌杰、诺和灵 R、人胰岛素、人正规胰岛素、苏泌啉、万邦林 R、优泌林、优思灵、中性可溶性短效胰岛素、中性可溶性人胰岛素、中性人胰岛素、Actrapid HM、Actrapid NovoLet、Humaject R、Humulin R、Insulatard NovoLet、Mixtard 30 NovoLet、Neutral Insulin、Novolin、Recombinant Human Insulin、SciLin R

**【分类】** 内分泌、代谢用药\抗糖尿病药\胰岛素

**【制剂规格】** **注射液**　10ml∶400IU。(1IU 相当于 0.035mg 无水人胰岛素)

**注射用笔芯**　3ml∶300IU。

**【临床应用】**

**说明书适应证**

(1) 需胰岛素治疗的糖尿病。

(2) 静脉注射用于包括应激性高血糖症在内的急性状态的处理。

**【用法用量】**

**1. 说明书用法用量**

糖尿病　可按患者实际需要决定注射量。一般 0.5~1IU/(kg·d), i.h., 当病情得到部分缓解时，胰岛素的需要量可明显减少；当患者存在胰岛素抵抗时，每日的胰岛素需要量将会大量增加。

**2. 其他用法用量**

[国内参考信息]

(1) 糖尿病　一般一日 3 次，于餐前 15~30min 皮下注射，主要控制餐后高血糖，必要时睡前加注 1 次小量。根据病情、血糖由小剂量开始，视血糖变化每 3~4 日调整剂量 1 次，达到满意控制后维持治疗。1 型糖尿病患者胰岛素需要量通常每日总量约 0.5~1IU/kg，2 型糖尿病者每日需用总量变化较大。总之，胰岛素剂量根据病情变化及血糖监测结果进行调整。

(2) 抢救糖尿病酮症酸中毒和高血糖高渗性昏迷　0.1IU/(kg·h)/次，加入液体中静脉滴注（通常先输注氯化钠注射液，并另建立输液途经）。也可每小时静脉推注 1 次。通常多采用持续静滴，可根据病情加用首次负荷量，静脉注射 10~20IU，然后按上述速率将本药加在液体中静脉输注。当血糖降至 13.9mmol/L(250mg/dl) 左右时，改为皮下注射，逐渐恢复平时的胰岛素治疗方案。此外，若患者不能进食，或因治疗需要静脉输注含葡萄糖液体，如无配伍禁忌，应在输液瓶中加入适量本药。

**【禁忌证】**

**1. 说明书禁忌证**

(1) 对本药过敏者。

(2) 低血糖。

**2. 其他禁忌证**

(1) 溶血性黄疸。

(2) 胰腺炎。

(3) 肝硬化。

(4) 肾炎。

**【特殊人群用药】**

**儿童**　本药在儿童和青少年用药中的药效学特性与成人用药基本相同。

**说明书用法用量**

糖尿病　青春期前儿童，胰岛素需要量为 0.7~1IU/(kg·d)。在症状得到部分缓解

期间可使用更低剂量。

**老人** 老年人治疗的主要目的是减轻症状和避免低血糖反应。

**孕妇** 糖尿病患者在妊娠期间使用胰岛素治疗不受限制。建议患有糖尿病的孕妇在整个妊娠期间和计划妊娠时采用强化血糖控制的方式治疗。胰岛素的需要量通常在妊娠早期降低，在妊娠中、晚期增加。分娩后胰岛素的需要量迅速恢复至怀孕前的水平。美国FDA妊娠安全性分级为：B级。

**哺乳妇女** 哺乳期间使用胰岛素治疗糖尿病不受限制，但胰岛素剂量可能需降低。

**肝功能不全者** 通常胰岛素需要量会减少。肝硬化者禁用。

**肾功能不全/透析者** 通常胰岛素需要量会减少。肾炎患者禁用。

**【注意】**

（1）慎用 运动员。

（2）对驾驶/机械操作的影响 低血糖会影响患者集中精力及其反应能力。若患者不能集中精力或反应能力下降，有时会造成危险（如开车或操纵机器时）。应告知患者（尤其是低血糖预警征象减弱或缺乏、反复发生低血糖的患者）驾驶或操纵机器时出现低血糖的危险性。

**【给药说明】**

（1）给药条件 ①通常餐前15~30min给药。②可皮下或静脉注射。皮下注射部位可选择大腿、腹壁、臀部或上臂外侧，其中腹壁皮下注射吸收最快。每次注射应轮换注射部位。注射时将皮肤捏起，以免注入肌肉。注射后针头必须在皮下停留至少10秒（使用注射用笔时）或6秒（使用注射器时），然后将针头从皮肤拔出，轻压注射部位数秒，不要揉。

（2）配伍信息 一般来说，胰岛素只能加入到已知相容的化合物中。部分药物加入胰岛素溶液中可引起胰岛素的降解，如含有硫醇和亚硝酸盐的药物。本药与输注液体混合时，数量不详的胰岛素会被输注吸收，建议输液时监测患者的血糖水平。

（3）其他 本药尤其适用于下列情况：①1型糖尿病作强化治疗，每日多次皮下注射（如3~4次/d）或应用胰岛素泵持续皮下输注。②2型糖尿病发生感染、创伤、手术、合并妊娠、严重慢性并发症、肝/肾衰竭、口服降糖药继发性失效者。③糖尿病急性并发症，如酮症酸中毒、乳酸性酸中毒、高血糖高渗性昏迷，此时需静脉给药。

**【不良反应】**

（1）内分泌/代谢 低血糖反应（包括出冷汗、皮肤发冷苍白、神经紧张或震颤、焦虑、不同寻常的疲倦或衰弱、错乱、难以集中精力、瞌睡、过度饥饿、暂时的视觉改变、头痛、恶心和心悸，甚至意识丧失、暂时的或永久的脑损伤，甚至死亡）。

（2）其他 ①开始治疗时：暂时性水肿、暂时性屈光异常。②治疗过程中：暂时性局部过敏反应（注射部位红、肿和痒）。全身性过敏反应（全身性皮疹、发痒、出汗、胃肠道不适、淋巴水肿、呼吸困难、心悸及血压降低），可能危及生命。③可能致注射部位的脂肪代谢障碍（注射部位脂肪组织萎缩或脂肪肥大）。轮换注射部位可减轻脂肪代谢障碍。

**【药物过量】**

（1）表现 胰岛素过量无具体定义，但可能发生不同程度的低血糖。

（2）处理意见 ①轻中度低血糖：若患者清醒并合作，应提供易得的含糖食品（如糖块、蜂蜜）；接着进食作用时间较长的碳水化合物（如饼干、干果）。②严重低血糖：非住院患者通常用胰高血糖素治疗低血糖。对不能口服固体或液体食物的成人和5岁以上儿童，皮下或肌注胰高血糖素1mg；若可静脉给药，则静脉推注50% GS 20~30ml。5岁以下儿童，皮下或肌注胰高血糖素0.5mg，神志清醒后改为口服；若可静脉给药，则静脉推注10% GS 2ml/kg，接着静滴0.1ml/(kg·min)，直至患者完全清醒。胰高血糖素给药后患者应在6min内苏醒，静脉推注GS者应在4~5min内苏醒。

【相互作用】

（1）口服降糖药、α受体阻断药、β受体阻断药、ACEI、MAOI（抗抑郁药）、甲基多巴、水杨酸类、具有合成代谢作用的类固醇类、磺胺类抗生素、四环素、喹诺酮类抗生素、奥曲肽、酒精　可导致血糖降低，须减少胰岛素量。

（2）某些利尿药、雌激素（包括口服避孕药）、甲状腺激素替代治疗、肝磷脂、皮质类固醇激素、生长激素、肾上腺素、异烟肼、吩噻嗪类、$β_2$受体激动药（如沙丁胺醇、特布他林）　可导致血糖增高，故须增加胰岛素量。

## 低精蛋白重组人胰岛素
## Recombinant Human Insulin Isophane

【其他名称】　重和林N、低精蛋白锌人胰岛素、甘舒霖N、精蛋白生物合成人胰岛素、精蛋白锌重组人胰岛素、诺和灵N、人低精蛋白锌胰岛素、苏泌啉恩、万邦林、万邦林N、优泌林、优思灵、中性低精蛋白锌人胰岛素、中效人胰岛素、中效优泌杰、中效优泌林、Humaject NpH、Human Isophane Insulin、Humulin N、Humulin NpH、Novolin N、SciLin N、USLIN N

【分类】　内分泌、代谢用药\抗糖尿病药\胰岛素

【制剂规格】　**注射液**　10ml∶400IU。（1IU相当于0.035mg无水人胰岛素）

**注射用笔芯**　①3ml∶300IU。②10ml∶1000IU。

【临床应用】

**说明书适应证**

需胰岛素治疗的糖尿病。

【用法用量】

**1. 说明书用法用量**

糖尿病　可按患者实际需要决定注射量。一般0.5~1IU/（kg·d），i.h.，当病情部分缓解时，可明显减少胰岛素需要量；当患者存在胰岛素抵抗时，将会大量增加每日胰岛素需要量。

**2. 其他用法用量**

［国内参考信息］　开始4~8IU/次，i.h.（每日早餐前30min给药），必要时可于晚餐前再注射早餐前剂量的1/2。以后根据血糖变化调整剂量。

有专家建议：胰岛素总量，根据血糖情况，为短效或速效胰岛素占50%~60%，长效或中效胰岛素占40%~50%。

【禁忌证】

**说明书禁忌证**

（1）对本药过敏者。

（2）低血糖。

（3）胰岛β细胞瘤。

（4）严重脱水患者不宜使用（皮下注射后不能吸收）。

（5）原则上不用于糖尿病酮症酸中毒非酮症性高渗状态。

【特殊人群用药】

**儿童**　本药在儿童和青少年用药中的药效学和药动学特性与成人用药基本相同。

**说明书用法用量**

1型糖尿病　青春期前儿童，0.5~1IU/（kg·d），i.h.。在症状部分缓解期间可用更低剂量。

**老人**　老年人治疗的主要目的是减轻症状和避免低血糖反应。

**孕妇**　糖尿病患者在妊娠期间使用胰岛素治疗不受限制。建议患糖尿病的妇女于计划妊娠和整个妊娠期间，加强血糖监测和控制。胰岛素需要量应根据血糖水平调整，通常在妊娠早期较低，妊娠中、晚期相对增加。分娩后胰岛素的需要量迅速回复至怀孕前水平。

**哺乳妇女**　哺乳期间使用胰岛素治疗糖尿病不受限制，但胰岛素剂量可能需降低。

**肝功能不全者**　减少胰岛素的剂量。肝硬

化者慎用。

**肾功能不全 / 透析者**　肾功能损害者应根据血糖水平适当减少胰岛素的剂量。

**【注意】**

（1）慎用　运动员及不规律体力劳动者。

（2）对驾驶 / 机械操作的影响　低血糖会影响患者集中精力及其反应能力。若患者不能集中精力或反应能力下降，有时会造成危险（如开车或操纵机器时）。应告知患者（尤其是低血糖预警征象减弱或缺乏、反复发生低血糖者）驾驶或操纵机器时出现低血糖的危险性。

**【给药说明】**

（1）给药条件　①通常餐前 30min 前后或夜间睡前作为基础胰岛素使用。②本药不可静脉给药。③皮下注射部位可选择大腿、腹壁、臀部或上臂外侧，其中腹壁皮下注射吸收最快。每次注射应轮换注射部位。注射时将皮肤捏起，以免注入肌肉。注射后针头必须在皮下停留至少 10 秒（使用注射用笔时）或 6 秒（使用注射器时），然后将针头从皮肤拔出，轻压注射部位数秒，不要揉。④注射部位应在注射区域内轮换。

（2）减量 / 停药条件　由使用动物胰岛素换用本药时，开始阶段宜酌减本药常用剂量，再根据血糖监测结果逐渐调整用量。

（3）配伍信息　这类胰岛素混悬液不能加到输注液体中用胰岛素泵做持续皮下胰岛素输注治疗。

（4）其他　①糖尿病有伴随疾病时，特别是感染和发热通常应增加患者对胰岛素的需要量；如患者增加体力运动或改变平时饮食，必须调整胰岛素剂量。②胰岛素注射剂量不足或治疗中断，会引起高血糖和糖尿病酮症酸中毒，特别是 1 型糖尿病患者。1 型糖尿病血糖过高未经治疗，最终会导致糖尿病酮症酸中毒。

**【不良反应】**

（1）内分泌 / 代谢　低血糖反应（包括出冷汗、皮肤发冷苍白、神经紧张或震颤、焦虑、不同寻常的疲倦或衰弱、错乱、难以集中精力、瞌睡、过度饥饿、暂时视觉改变、头痛、恶心和心悸，甚至意识丧失、暂时的或永久的脑损伤，甚至死亡）。较正规胰岛素出现晚，常发生于给药后 8~12h（特别是半夜），初次用药时尤需注意。

（2）眼　开始胰岛素治疗时，因血糖短时内下降，造成晶体内渗透压变化，可能出现暂时性屈光异常。

（3）其他　①胰岛素治疗过程中可出现暂时性局部过敏反应（注射部位红、肿和痒），在继续治疗过程中会消失。偶见全身性过敏反应，可能很严重，可能引起全身性皮疹、发痒、出汗、胃肠道不适、淋巴水肿、呼吸困难、心悸及血压降低。有可能危及生命。②可能致注射部位脂肪代谢障碍（注射部位脂肪组织萎缩或脂肪肥大）。轮换注射部位可减轻脂肪代谢障碍。③开始胰岛素治疗时可能出现暂时性水肿。

**【药物过量】**

（1）表现　可能发生不同程度低血糖。

（2）处理意见　①轻中度低血糖：若患者清醒并合作，应提供易得含糖食品（如糖块、蜂蜜）；接着进食作用时间较长的碳水化合物（如饼干、干果）。②严重低血糖：对不能口服固体或液体食物的成人和 5 岁以上儿童，静脉推注 50%GS 20~50ml。5 岁以下儿童，若可静脉给药，则静脉推注 10%GS 2ml/kg，接着静脉滴注每分钟 0.1ml/kg，直至患者完全清醒。血糖维持在正常范围甚至更高水平 6~8h 以上。静脉推注葡萄糖溶液者应多 4~5min 内苏醒。

**【相互作用】**

（1）口服降糖药、α 受体阻断药、β 受体阻断药、ACEI、MAOI（抗抑郁药）、甲基多巴、水杨酸类、具有合成代谢作用的类固醇类、磺胺类抗生素、四环素、喹诺酮类抗生素、奥曲肽、酒精　可导致血糖降低，须减少胰岛素量。

（2）某些利尿药、雌激素（包括口服避

孕药）、甲状腺激素、肝磷脂、皮质类固醇激素、生长激素、肾上腺素、异烟肼、吩噻嗪类、$\beta_2$受体激动药（如沙丁胺醇、特布他林）可导致血糖增高，故须增加胰岛素量。

## 精蛋白重组人胰岛素（50/50）
## 50% Human Insulin Isophane and 50% Human Insulin

**【其他名称】** 甘舒霖 50R、50–50 混合人胰岛素、精蛋白生物合成人胰岛素（预混 50R）、诺和灵 50R、双时相低精蛋白锌人胰岛素 50R、优泌林 50/50、优思灵、Humulin 50/50、Novolin 50R

**【成分】** 人正规胰岛素（50%）、人低精蛋白锌胰岛素（50%）

**【分类】** 内分泌、代谢用药\抗糖尿病药\胰岛素

**【制剂规格】** **注射液** 10ml : 400U。

**笔芯** 3ml : 300U。

**【临床应用】**

**说明书适应证**

糖尿病。

**【用法用量】**

**1. 说明书用法用量**

糖尿病 平均量 0.5~1U/（kg·d），i.h.。

**2. 其他用法用量**

［国内参考信息］起始量 0.1~0.2U/kg，i.h.（每日早餐前 30min 注射 1 次），根据血糖调整剂量，每 3~4d 增加 2~4U；必要时可于晚餐前再注射早餐前剂量的 1/2，以后按需调整。

**【禁忌证】**

**说明书禁忌证**

（1）对本药任何成分或生物合成人胰岛素注射液过敏者。

（2）低血糖患者。

**【特殊人群用药】**

**儿童** 儿童和青少年中的药效学和药动学特性与成人基本相同。

**说明书用法用量**

糖尿病 青春期前儿童 0.7~1U/（kg·d），i.h.，症状部分缓解后可减量。

**老人** 老年患者治疗的主要目的是减轻症状和避免低血糖反应。

**孕妇** 糖尿病患者在妊娠期间使用本药不受限制。建议患糖尿病的妇女于计划妊娠和整个妊娠期间，加强血糖控制。胰岛素的需要量通常在妊娠早期降低，在妊娠中、晚期增加。分娩后胰岛素的需要量迅速回复至怀孕前水平。美国 FDA 妊娠安全性分级为：B 级。

**哺乳妇女** 研究发现，乳母使用胰岛素对婴儿一般无有害影响，故哺乳期间可使用胰岛素治疗糖尿病，但胰岛素剂量可能需降低。

**肝功能不全者** 肝功损害者应减量。

**肾功能不全 / 透析者** 肾功损害者应监测血糖以调整剂量。

**其他** 如伴感染、发热、甲亢或糖尿病酮症酸中毒等，常增量；甲状腺功能减退者应减量。

**【注意】**

对驾驶 / 机械操作的影响 应告知患者（尤其是低血糖预警征象减弱或缺乏、反复发生低血糖的患者）驾驶或操纵机器时出现低血糖的危险性。

**【给药说明】**

（1）给药条件 ①本药不能静注，也不能用胰岛素泵持续皮下胰岛素输注治疗。②皮下注射部位可选择上臂、大腿、臀部或腹部，其中腹壁注射后吸收最快。每次注射应轮换注射部位。注射时将皮肤捏起，以免注入肌内。注射后 30min 须进餐。

（2）配伍信息 本药只能加到相容的化合物中使用，不能加到输注液体中。

（3）其他 增加运动量或改变通常的饮食习惯，须调整剂量；换用不同品牌和类型的胰岛素，须在严格的医疗监控下进行，以下变化均需调整剂量：药物浓度、品牌（生产商）、类型（短效、中效、长效等）、种类

（动物、人胰岛素类似物）和（或）生产工艺（基因重组、动物来源的胰岛素）；患者转用本药，需调整常用胰岛素剂量。调整剂量应在首次给药时进行，或在开始治疗数周或数月内进行。

【不良反应】

（1）内分泌/代谢　低血糖（冷汗、皮温降低、肤色苍白、紧张、震颤、焦虑、过度疲倦或衰弱、意识模糊、精力不集中、嗜睡、过度饥饿、暂时性视觉改变、头痛、恶心、心悸，可突然发生），严重者可能出现意识丧失、暂时或永久性脑损伤，甚至死亡。

（2）眼　屈光异常（开始用药时可能出现）。

（3）其他　①可能出现注射部位红、肿和痒的局部过敏反应（能在继续治疗过程中消失），全身性过敏反应（症状可能较重，引起全身性皮疹、发痒、出汗、胃肠道不适、淋巴水肿、呼吸困难、心悸、血压降低，可能危及生命）。②暂时性水肿（开始用药时可能出现）、注射部位脂肪萎缩（未在注射区域内转换注射部位则可能导致）。

【药物过量】

（1）表现　胰岛素过量无具体定义，但可能发生不同程度的低血糖。

（2）处理意见　轻度低血糖者可口服葡萄糖或含糖分的食物。建议糖尿病患者随身携带糖果、饼干或含糖的果汁。发生严重低血糖时，如患者已丧失意识，可肌内或皮下注射胰高血糖素（0.5~1mg）或静脉给予葡萄糖。如10~15min内，胰高血糖素无效，则必须静脉给予葡萄糖。患者恢复知觉后，建议口服碳水化合物以免复发。

【相互作用】

（1）口服降糖药、奥曲肽、MAOI、非选择性β受体阻断药、ACEI、水杨酸盐、合成代谢类固醇　可能需减少胰岛素量。

（2）口服避孕药、噻嗪化物、糖皮质激素、TH、拟交感神经类药物、炔羟雄烯异唑　可能需增加胰岛素量。

（3）酒精　胰岛素的药理作用加强和延长，可能需减少胰岛素量。

## 精蛋白重组人胰岛素（30/70）
## 70% Human Insulin Isophane and 30% Human Insulin

【其他名称】 重和林M 30、甘舒霖30R、70–30混合人胰岛素、精蛋白生物合成人胰岛素（预混30R）、诺和灵30R、万邦林、优泌林70/30、优思灵、Biosynthetic Human Insulin、Humulin 30R、Humulin 70/30、Novolin 30R、SciLin M 30

【成分】 重组人胰岛素（30%）、精蛋白重组人胰岛素（70%）

【分类】 内分泌、代谢用药\抗糖尿病药\胰岛素

【制剂规格】 注射液　①10ml∶400IU。②10ml∶1000IU。（1IU相当于0.035mg无水人胰岛素）

注射用笔芯　3ml∶300IU。

【临床应用】

说明书适应证

需胰岛素治疗的糖尿病。

【用法用量】

1. 说明书用法用量

糖尿病　可按患者实际需要决定注射量。通常一日平均剂量为0.5~1IU/kg，i.h.。

2. 其他用法用量

［国内参考信息］每日早餐前30min皮下注射1次，一般从1个预定小剂量开始（如4~8IU），根据血糖、尿糖调整剂量。需要时晚餐前再注射1次，剂量约为早晨剂量的1/2，以后按需调整。

【禁忌证】

1. 说明书禁忌证

（1）对本药过敏者。

（2）低血糖。

2. 其他禁忌证

（1）溶血性黄疸。

（2）胰腺炎。

（3）肝硬化。

（4）肾炎。

**【特殊人群用药】**

**儿童** 本药在儿童和青少年中的药效学和药动学特性与成人基本相同。儿童使用本药时应注意运动量、饮食，以便更好地控制血糖。

**说明书用法用量**

糖尿病 青春期前儿童通常 0.7~1IU/(kg·d)，i.h.，症状部分缓解后可减量。

**老人** 需谨慎用药。主要目的是减轻症状和避免低血糖反应。

**孕妇** 胰岛素不透过胎盘屏障，糖尿病患者在妊娠期间使用本药不受限制。建议患糖尿病的妇女于计划妊娠和整个妊娠期间，加强血糖控制。胰岛素的需要量通常在妊娠早期降低，在妊娠中、晚期增加。分娩后胰岛素的需要量迅速回复至怀孕前的水平。美国 FDA 妊娠安全性分级为：B 级。

**哺乳妇女** 研究发现，乳母使用胰岛素对婴儿一般无有害影响，哺乳期间可使用胰岛素治疗糖尿病，但胰岛素剂量可能需降低。

**肝功能不全者** 肝功能损害者应减量。肝硬化者禁用。

**肾功能不全 / 透析者** 肾功能损害者应监测血糖以调整剂量。肾炎患者禁用。

**【注意】**

（1）慎用 运动员。

（2）对驾驶 / 机械操作的影响 低血糖可导致患者注意力不能集中或反应能力下降，可能造成危险（如开车或操纵机器时）。应告知患者（尤其是低血糖预警征象减弱或缺乏、反复发生低血糖的患者）驾驶或操纵机器时出现低血糖的危险性。

**【给药说明】**

（1）给药条件 ①通常餐前 30min 给药。②本药不可静脉给药，也不能用胰岛素泵持续皮下胰岛素输注治疗。③皮下注射部位可选择大腿、腹壁、臀部或上臂外侧，其中腹壁注射后吸收最快。每次注射应轮换注射部位。注射时将皮肤捏起，以免注入肌肉。注射后针头必须在皮下停留至少 10 秒（使用注射用笔时）或 6 秒（使用注射器时），然后将针头从皮肤拔出，轻压注射部位数秒，不要揉。

（2）配伍信息 本药只能加入到相容的化合物中使用，不能加入到输注液体中。

（3）其他 ①本药不宜用于治疗糖尿病酮症酸中毒或高渗性昏迷等急性并发症。②如伴感染、发热、甲状腺功能亢进或糖尿病酮症酸中毒等，通常应增加胰岛素的用量；肝功能损害、甲状腺功能减退者应减少胰岛素用量，肾功能损害者应监测血糖以调整剂量；增加运动量或改变通常的饮食习惯，须调整胰岛素剂量；换用不同品牌和类型的胰岛素，必须在严格的医疗监控下进行。以下变化均需调整剂量：药物浓度、品牌（生产商）、类型（短效、中效、长效等）、种类（动物、人胰岛素类似物）和（或）生产工艺（基因重组、动物来源的胰岛素）；患者转用本药，需调整常用胰岛素剂量。调整剂量应在首次给药时进行，或在开始治疗数周或数月内进行。

**【不良反应】**

（1）内分泌 / 代谢 低血糖（冷汗、皮温降低、肤色苍白、紧张、震颤、焦虑、过度疲倦或衰弱、意识模糊、精力不集中、嗜睡、过度饥饿、暂时性视觉改变、头痛、恶心、心悸，可突然发生），严重者可能出现意识丧失、暂时或永久性脑损伤，甚至死亡。长期注射胰岛素可能导致胰岛素抵抗，对这类患者需加大剂量。

（2）眼 屈光异常（开始用药时可能出现），通常是暂时性的。

（3）其他 ①可能出现注射部位红、肿和痒局部过敏反应（能在继续治疗过程中消失），全身性过敏反应（症状可能较重，引起全身性皮疹、发痒、出汗、胃肠道不适、淋巴水肿、呼吸困难、心悸、血压降低，可能危及生命)。②可能致注射部位的脂肪代谢障碍(注射部位脂肪组织萎缩或脂肪肥大)。轮换注射部位可减轻脂肪代谢障碍。③暂时性水肿(开始用药时可能出现)。

【药物过量】

(1)表现　胰岛素过量无具体定义,但可能发生不同程度的低血糖。

(2)处理意见　①轻中度低血糖:若患者清醒并合作,应提供易得的含糖食品(如糖块、蜂蜜);接着进食作用时间较长的碳水化合物(如饼干、干果)。②严重低血糖:非住院患者通常用胰高血糖素治疗低血糖。对不能口服固体或液体食物的成人和5岁以上儿童,皮下或肌注胰高血糖素1mg;若可静脉给药,则静脉推注50% GS 20~30ml。5岁以下儿童,皮下或肌注胰高血糖素0.5mg,神志清醒后改为口服;若可静脉给药,则静脉推注10% GS 2ml/kg,接着静滴0.1ml/(kg·min),直至患者完全清醒。胰高血糖素给药后患者应在6min内苏醒,静脉推注GS者应在4~5min内苏醒。

【相互作用】

(1)口服降糖药、α受体阻断药、β受体阻断药、ACEI、MAOI(抗抑郁药)、甲基多巴、水杨酸类、具有合成代谢作用的类固醇类、磺胺类抗生素、四环素、喹诺酮类抗生素、奥曲肽、酒精　可导致血糖降低,须减少胰岛素量。

(2)某些利尿药、雌激素(包括口服避孕药)、甲状腺激素替代治疗、肝磷脂、皮质类固醇激素、生长激素、肾上腺素、异烟肼、吩噻嗪类、$\beta_2$受体激动药(如沙丁胺醇、特布他林)　可导致血糖增高,故须增加胰岛素量。

## 门冬胰岛素
## Insulin aspart

【其他名称】　诺和锐、诺和锐特充、NovoRapid

【分类】　内分泌、代谢用药\抗糖尿病药\胰岛素

【制剂规格】　注射液(笔芯制剂)3ml:300U。

【临床应用】

**说明书适应证**

糖尿病。

【用法用量】

**说明书用法用量**

糖尿病　应根据患者饮食习惯、代谢需要和生活方式而调整剂量,0.5~1U/(kg·d),i.h.,进餐前5~10min给药。还可用于胰岛素泵做连续皮下胰岛素输注治疗或在严密监察下进行静注。

【禁忌证】

**说明书禁忌证**

(1)对本药过敏者。

(2)低血糖。

【特殊人群用药】

**儿童**　儿童仅在与可溶性胰岛素相比快速起效更有利的情况下使用本药。

**孕妇**　建议用药时对整个孕期进行监测。妊娠早期用量通常减少,中、晚期后逐渐增加。美国FDA妊娠安全性分级为:C级。

**哺乳妇女**　哺乳妇女使用胰岛素对婴儿无影响,但可能需调整剂量。

**肝功能不全者**　应酌情减量,并严密监测血糖。

**肾功能不全/透析者**　应酌情减量,并严密监测血糖。

【注意】

(1)交叉过敏　对其他胰岛素过敏者可能对本药过敏。

(2)用药相关检查/监测项目　①定期检查血糖、尿糖、尿常规、肾功能、视力、眼底、血压及ECG等。②胰岛素输注时应同时监测血糖水平。

(3)对驾驶/机械操作的影响　应告知患者(尤其是低血糖预警征象减弱或缺乏、反复发生低血糖的患者)驾驶或操纵机器时

出现低血糖的危险性。

【给药说明】

（1）给药条件 ①曾有胰岛素全身过敏史者，用药前应接受脱敏治疗。②应在餐前5~10min用药。注射后10min内需进食含碳水化合物的食物。必要时也可餐后立即给药。③胰岛素笔芯卡式瓶用于皮下注射，可选择腹壁、大腿、上臂等部位注射，最好每次轮换部位注射。④患者伴有高热、甲亢、严重感染或外伤、外科手术等情况时，本药需增量。⑤与人低精蛋白锌胰岛素混合使用时，应先抽取本药，再抽取人低精蛋白锌胰岛素，抽取后必须立即使用。⑥与其他胰岛素相互转用时，在首次给药或给药后的最初数周或数月内，应严密监测，调整注射次数或剂量。

（2）减量/停药条件 患者伴有肝肾功能不全、甲状腺功能减退、腹泻、呕吐、营养不良、低钾血症、1型糖尿病联用长效胰岛素时，本药需减量。

（3）配伍信息 ①静脉给药时，用100U/ml的门冬胰岛素与NS、5%或10%GS及40mmol/L氯化钾的聚丙烯输液包来配制浓度为0.05~1U/ml的输液用液体，在室温下可稳定保持24h。②含有巯基或亚硫酸盐的药物等加入到胰岛素中可能导致胰岛素的降解。

（4）其他 ①使用剂量不足或间断治疗可能导致高血糖和糖尿病酮症酸中毒，尤其是1型糖尿病患者更易发生。②可与中效胰岛素合用控制晚间或晨起高血糖。

【不良反应】

（1）神经 周围神经系统病变、头痛。

（2）内分泌/代谢 低血糖。

（3）眼 一过性屈光不正、暂时性糖尿病性视网膜病恶化。

（4）其他 局部过敏反应（注射部位皮肤发红、肿和瘙痒）、全身过敏反应（全身性皮疹、瘙痒、出汗、胃肠道不适、血管神经性水肿、呼吸困难、心悸和血压下降，可危及生命）、短暂水肿、注射部位脂肪营养不良。

【药物过量】

（1）表现 低血糖症（无力、饥饿、冷汗、皮肤苍白、心悸、兴奋、神经、头痛、颤抖等）、抑郁、注意力不集中、嗜睡、缺乏判断和自制力、健忘、偏瘫、共济失调、心动过速、复视、感觉异常、惊厥、昏迷、暂时或永久性大脑功能损伤甚至死亡。

（2）处理意见 轻度低糖血症：口服葡萄糖或含糖物质，并酌情调整药物剂量、饮食或活动量；严重低血糖或引起昏迷、癫痫发作、神经功能受损时：可肌内或皮下注射胰高血糖素，或静脉给予高浓度葡萄糖；应持续摄入碳水化合物并观察病情。

【相互作用】

（1）口服避孕药（雌激素、孕激素）、利尿药、糖皮质激素、TH、GH、拟交感神经药、酚噻嗪衍生物、烟酸、异烟肼及达那唑等 可减弱本药的降血糖作用，合用时应增加本药用量。

（2）口服降糖药、丙吡胺、氯贝丁酯、氟西汀、MAOI、非选择性β-肾上腺素受体阻断药、ACEI、水杨酸盐、生长抑素类似物（如奥曲肽）、硫胺类制剂等 可增强降血糖作用，增加患者对低血糖的敏感性，合用时应减少本药用量。

（3）β-肾上腺素受体阻断药、可乐定、锂盐、胍乙啶、利舍平 可增强或减弱本药的降血糖作用，可能掩盖本药所致的低血糖症状。

（4）乙醇 可加强和延长本药的降血糖作用。

## 重组甘精胰岛素
## Recombinant Insulin Glargine

【其他名称】 长秀霖、甘精胰岛素、来得时、Insulin Glargine、LANTUS

【分类】 内分泌、代谢用药\抗糖尿病药

\胰岛素

【制剂规格】 注射液 ① 3ml［预填充式笔芯，与可重复使用的胰岛素注射装置（Optipen）配套使用］。② 10ml。（以上制剂每 1ml 含 100U 甘精胰岛素）

【临床应用】

说明书适应证

糖尿病。

【用法用量】

1. 说明书用法用量

一般用法 i.h.，每日固定时间给药，qd.，采用 OptiSet 调整剂量的幅度为 2U，具体用量因人而异，接受本药治疗的 2 型糖尿病患者可联用口服降糖药。从其他胰岛素治疗改为本药治疗：（1）从其他中效或长效胰岛素改为本药治疗：可能需改变基础胰岛素的剂量，并调整其他同用的抗糖尿病药物用量（如加用的普通胰岛素、作用迅速的胰岛素类似物或口服降糖药）。（2）原采用 bid. 注射 NpH 者，现改用本药 qd. 注射治疗，以减少夜间和清晨发生低血糖的危险性。在改变治疗的第 1 周，基础胰岛素的用量每日应减少 20%~30%，此期间，部分患者可能需在进食时代偿性加用胰岛素，以后的治疗方案因人而异。（3）对因存在抗人胰岛素抗体而使用大剂量胰岛素的患者，改用本药治疗后，可能对胰岛素反应会增加。故在改变治疗的最初几周，应密切监测代谢变化。随着代谢控制的改善及对胰岛素敏感性的增加，可能需进一步调整剂量方案。如患者的体重或生活方式有改变，则易出现低血糖或高血糖，也需调整剂量。

2. 其他用法用量

［国外参考信息］ i.h.，宜在每日的同一时间注射，剂量宜个体化。① 1 型糖尿病：对原每日使用 NpH 或特慢人胰岛素者，改用本药治疗时，无需调整剂量。对原采用 bid. 注射 NpH 者，改用本药治疗后，初始剂量宜减少 20%，并根据患者的反应调整剂量。② 2 型糖尿病：对胰岛素不敏感、接受口服降糖药治疗者，起始量 10U/d，以后根据患者自测血糖调整剂量。一日总量范围一般为 2~100U。从其他中效或长效胰岛素改为本药治疗时，可能需调整短效胰岛素或口服降糖药的剂量。其他参见 1 型糖尿病。

【禁忌证】

说明书禁忌证

（1）对本药过敏者。

（2）低血糖。

【特殊人群用药】

儿童 安全性和有效性尚未确定。

其他用法用量

［国外参考信息］ i.h.，宜在每日的同一时间注射，剂量宜个体化。可用于＞6 岁的儿童，尚缺乏＜6 岁儿童用药的研究。从其他中效或长效胰岛素改为本药治疗时，可能需调整短效胰岛素或口服降糖药的剂量。对原每日使用 NpH 或特慢人胰岛素者，改用本药治疗时，无需调整剂量。对原采用 bid. 注射 NpH 者，改用本药治疗后，初始剂量宜减少 20%，并根据患者的反应调整剂量。

老人 减量慎用。

孕妇 对妊娠前有糖尿病或妊娠糖尿病妇女，在妊娠期间应维持良好的代谢。妊娠早期对胰岛素的需求量可能减少，而妊娠中、晚期通常需增多。分娩后对胰岛素的需求量立即快速减少。故需监测血糖。美国 FDA 妊娠安全性分级为：C 级。

哺乳妇女 可能需调整胰岛素剂量和膳食结构。

肝功能不全者 严重肝功能不全者减量慎用。

肾功能不全 / 透析者 减量慎用。

【注意】

（1）慎用 ①处于应激期（如发热、情绪紊乱、疾病）者。②运动员。

（2）对驾驶 / 机械操作的影响 使用本药后可出现低血糖或高血糖（造成视力障碍，并降低注意力和反应能力），故驾驶车辆或操作机械者用药应谨慎。

【给药说明】

（1）给药条件 ①勿静注（可致严重低血糖）。②本药在手臂、腹部或腿部皮下注射后的吸收相似。于腹部、三角肌或大腿皮下注射后，血清胰岛素或血糖水平无临床差异。在某一注射区内，每次的注射部位需轮换。③糖尿病酮症酸中毒者，不能使用本药治疗，推荐静注短效或速效胰岛素。④对血糖控制不佳或有高血糖（或低血糖）发作倾向者，在调整本药剂量前，应考虑是否存在其他因素（如患者是否按预期的方案治疗、注射部位、正确的注射技术等）。

（2）配伍信息 本药与其他胰岛素或稀释液存在配伍禁忌。切勿与任何其他药物相混合。确保注射器不含任何其他物质。

（3）其他 用药期间应观察患者的临床症状，如低血糖。

【不良反应】

（1）神经 味觉障碍。

（2）内分泌/代谢 低血糖、钠潴留、水肿。在调整胰岛素剂量或类型后，需严格监测血糖以避免低血糖及达到理想血糖水平。

（3）骨骼肌肉 肌痛。

（4）眼 一过性视力障碍、糖尿病视网膜病变暂时恶化、一过性黑蒙。

（5）其他 脂肪组织增厚、脂肪组织萎缩、注射部位脂肪营养不良、注射部位硬结及瘙痒等反应、注射部位过敏反应（如发红、肿胀、疼痛、瘙痒、荨麻疹、炎症）、速发型过敏反应（如全身性皮肤反应、血管神经性水肿、支气管痉挛、低血压、休克，严重可危及生命）、诱发胰岛素抗体产生。

【药物过量】

（1）表现 严重或持久，以及危及生命的低血糖症。

（2）处理意见 轻度低血糖症状发作时，常口服碳水化合物治疗，可能需调整剂量、膳食结构或体力活动。伴有昏迷、癫痫发作或神经功能障碍的严重低血糖症状发作，可能需肌注或皮下注射高血糖素及静注高浓度葡萄糖治疗。须持续摄入碳水化合物并密切观察。

【相互作用】

（1）丙吡胺、氟西汀、己酮可可碱、丙氧芬、口服降糖药、ACEI、贝特类药、MAOI、水杨酸类、磺胺类抗生素 可能促使血糖降低，增加低血糖发作。

（2）喷他脒 可能诱发低血糖，偶伴有继发性高血糖。

（3）可乐定、锂盐、酒精、乙醇 β-受体阻滞药可能增强或减弱胰岛素的降血糖作用。

（4）β-肾上腺素受体阻滞药、胍乙啶、利舍平等影响交感神经药物 对低血糖的肾上腺素反向调节作用可能会减弱或缺乏。

（5）皮质激素、达那唑、二氮嗪、胰高血糖素、异烟肼、雌激素、孕激素（口服避孕药）、GH、TH、利尿药、酚噻嗪衍生物、拟交感药（如肾上腺素、沙丁胺醇、特布他林）、蛋白酶抑制药和非典型抗精神病药（如奥氮平和氯氮平） 本药的降糖作用可能减弱。

## 第二节 磺酰脲类

### 格列本脲
### Glibenclamide

【其他名称】 达安辽、达安宁、格列赫素、乙磺己脲、优降糖、优格鲁康、Cilemal、Daonil、Euglucon、Gilemal、Glybenclamide、Glybenzcyclamide、Glyburide、Micronase、Glibenhexal

**【分类】** 内分泌、代谢用药 \ 抗糖尿病药 \ 磺酰脲类

**【制剂规格】** 片剂 2.5mg。

胶囊 1.75mg。

**【临床应用】**

**说明书适应证**

轻至中度2型糖尿病。

**【用法用量】**

**1. 说明书用法用量**

2型糖尿病 (1)片剂：起始量为2.5mg/次，早餐前，或早、午餐前各1次，p.o.，轻度糖尿病1.25mg/次，bid.或tid.，p.o.(餐前)；用药7d后剂量递增，一周增加2.5mg，一般用量为5~10mg/d。Max：15mg/d。(2)胶囊：起始量为1.75mg/次，早餐前，或早、午餐前各1次，p.o.，必要时可5.25~7mg/d，p.o.；Max：10.5mg/d。

**2. 其他用法用量**

[国外参考信息]

(1)一般用法 起始量为2.5~5mg/d(特别敏感者1.25mg/d)，p.o.(早餐时)。根据患者的治疗反应调整，通常一周增加2.5mg。维持量为1.25~20mg/d。Max：20mg/d。

(2)由胰岛素转为本药治疗 根据胰岛素原用量决定本药用量。①胰岛素原用量＜20U/d，本药2.5~5mg/d。②胰岛素原用量为20~40U/d，本药5mg/d。③胰岛素原用量＞40U/d时，应缓慢撤药，本药每2~10d增加1.25~2.5mg，同时应密切监测血糖。

(3)由其他口服降糖药转为本药治疗 起始量为2.5~5mg，p.o.。

**【禁忌证】**

**说明书禁忌证**

(1)对本药或其他磺酰脲类药过敏者，或对磺胺类药物过敏者。

(2)已明确诊断的1型糖尿病。

(3)伴有酮症酸中毒、昏迷、严重烧伤、感染、外伤和重大手术等的2型糖尿病。

(4)严重肝肾疾病或肝肾功能不全。

(5)严重甲状腺疾病。

(6)WBC减少。

(7)孕妇。

**【特殊人群用药】**

**儿童** 不推荐使用。

**老人** 不宜用。

**孕妇** 禁用。美国FDA妊娠安全性分级为：C级。

**哺乳妇女** 不推荐使用。

**肝功能不全者** 严重肝脏疾病或肝功能不全者禁用。

**肾功能不全/透析者** 严重肾脏疾病或肾功能不全者禁用。

**【注意】**

(1)慎用 ①高热。②肾上腺皮质功能或腺垂体功能减退。③甲亢。④恶心、呕吐。⑤体质虚弱或营养不良。

(2)用药相关检查/监测项目 用药期间应定期监测血糖、尿糖、尿酮体、尿蛋白、血常规、肝功能和肾功能，并进行眼科检查。

**【给药说明】**

给药条件 (1)本药应从小剂量开始应用，按需逐渐增量。(2)若漏服药物，应尽快补服；若已接近下次用药时间，不必补服或加量。(3)使用本药时应控制饮食。(4)肥胖糖尿病患者应限制每日摄入总热量与脂肪比例，并进行体育活动，以减轻体重，否则不易满意控制病情。(5)餐前口服效果较好。也可在进餐时口服。(6)由其他口服降糖药转为本药治疗时，通常不需要过渡期。(7)单用本药一段时间后，若疗效减弱，可合用其他类型的口服抗糖尿病药或胰岛素。

**【不良反应】**

(1)心血管 血管炎。

(2)神经 头痛。

(3)内分泌/代谢 低血糖。症状较轻者，进食、饮糖水大多可缓解，肝肾功能不全、年老体弱、营养不良及垂体功能减退者，或剂量偏大时可引起严重低血糖昏迷，甚至危及生命。

（4）血液　骨髓抑制、贫血（溶血性贫血、再障）、血小板减少（表现：出血、紫癜）、WBC 减少、粒细胞缺乏（表现：咽痛、发热、感染）。

（5）消化　食欲减退、口腔金属味、恶心、呕吐、上腹灼热感、腹泻、体重增加（食欲增强引起）、黄疸、肝功能异常。

（6）泌尿　青年夜间遗尿。

（7）骨骼肌肉　关节痛、肌肉痛。

（8）其他　过敏反应（皮疹）、剥脱性皮炎。

**【药物过量】**

（1）表现　可见低血糖。

（2）处理意见　参见格列吡嗪。

**【相互作用】**

（1）糖皮质激素、肾上腺素、雌激素、甲状腺素、噻嗪类利尿药、苯妥英钠、利福平　可升高血糖，合用时本药剂量可能需增加。

（2）水杨酸盐、贝特类降血脂药　可促使磺酰脲类药物与血浆白蛋白解离，可能增加低血糖发生率。

（3）$H_2$受体阻断药（如西咪替丁、雷尼替丁）、抗凝剂及氯霉素、咪康唑　可延缓磺酰脲类药物代谢，增加低血糖发生率。且香豆素类抗凝药与本药合用时，两者起始血药浓度均升高，但随后均降低，应根据情况调整剂量。

（4）丙磺舒、别嘌醇　可抑制磺酰脲类药物从尿液中排泄，增加低血糖发生率。

（5）胍乙啶、奎尼丁、MAOI、保泰松、羟保泰松、磺胺类等　可加强降血糖作用。

（6）β-肾上腺素受体阻断药　合用发生低血糖的风险增加。

（7）其他降糖药（如二甲双胍、阿卡波糖、胰岛素及胰岛素增敏药）可增加降糖作用，增加发生低血糖风险。

（8）乙醇　合用时可出现腹痛、恶心、呕吐、头痛及面部潮红，更易发生低血糖。

## 格列美脲
## Glimepiride

**【其他名称】**　安多美、阿莱立、安尼平、迪北、佳和洛、科德平、力贻苹、普仁平、普唐苹、瑞平、圣平、圣糖平、唐弗、唐苏、万苏平、亚莫利、伊瑞、佑苏、Amarel、Amaryl

**【分类】**　内分泌、代谢用药\抗糖尿病药\磺酰脲类

**【制剂规格】**　片剂　① 1mg。② 2mg。③ 3mg。

胶囊　2mg。

**【临床应用】**

**说明书适应证**

2 型糖尿病。

**【用法用量】**

**1. 说明书用法用量**

**一般用法**　根据定期监测的空腹血糖和糖化 Hb 值确定最小有效剂量。起始量 1~2mg/ 次，qd.，对降糖药敏感的患者起始量 1mg/ 次，qd.，应谨慎调整剂量。Max（起始）：2mg/ 次，p.o.（早餐时或首次主餐时）。维持量 1~4mg/ 次，qd.，可根据血糖水平调整，每 1~2 周剂量增加不超过 2mg。Max（维持）：6mg，qd.。

**2. 其他用法用量**

［国外参考信息］　起始量 1~2mg/d，qd.，p.o.。根据血糖水平调整，每 1~2 周剂量增加 ≤ 2mg。维持量 1~4mg/d，Max：8mg/d。如使用最大剂量仍不能控制血糖，可合用二甲双胍，并尽可能使用最小有效量。

**【禁忌证】**

**1. 说明书禁忌证**

（1）对本药、其他磺酰脲类或磺胺类药过敏者。

（2）1 型糖尿病。

（3）糖尿病酮症酸中毒伴或不伴昏迷，酮症酸中毒病史。

（4）严重肝、肾功能损害。

（5）孕产妇及哺乳妇女。

2. 其他禁忌证

（1）伴有严重烧伤、感染、外伤和重大手术等应激情况的2型糖尿病。

（2）WBC减少。

**【特殊人群用药】**

**儿童**　不推荐使用。

**老人**　起始量、剂量上调和维持量应慎重。建议从较小剂量（如1mg/d）开始治疗，根据空腹血糖水平调整用量。

**孕妇**　禁用（可换为胰岛素治疗）。美国FDA妊娠安全性分级为：C级。

**哺乳妇女**　禁用。

**肝功能不全者**　起始量、剂量上调和维持量应慎重。轻度肝功能不全者，建议从较小剂量（如1mg/d）开始治疗，根据空腹血糖水平调整用量。严重者禁用，应改用胰岛素治疗。

**肾功能不全/透析者**　轻中度肾功能不全者起始量、剂量上调和维持量应慎重。严重者禁用，应改用胰岛素治疗。

**其他**　虚弱和营养不良者起始量、剂量上调和维持量应慎重。

**【注意】**

（1）慎用　①体质虚弱。②恶心、呕吐。③肾上腺皮质功能或腺垂体功能减退。④高热。

（2）用药相关检查/监测项目　用药期间应定期监测血常规、血糖、糖化Hb、尿糖、尿酮体、肝功能和肾功能，并进行眼科检查。

（3）对驾驶/机械操作的影响　本药可致注意力和反应能力下降，驾车或操纵机器可能导致危险。

**【给药说明】**

（1）给药条件　①本药片剂应整片吞服，不应嚼碎，以足量水送服。②本药一日只需在早餐前或与早餐同时服用1次。在达到满意疗效后可试行减量，以采用最低有效量，避免低血糖。在由其他口服降血糖药改为用本药时，应由小剂量开始，逐渐调整。③若漏服1次，在下次服药时不应加量。④本药应配合正确饮食及规律而有效的体育锻炼治疗。肥胖患者更应限制每日摄入总热量与脂肪比例，并进行体育活动、减轻体重。⑤患者从使用其他磺酰脲药物改为使用本药时，通常无须过渡期，但如原用药物的$t_{1/2}$较长（如氯磺丙脲），在1~2周内需严密观察，警惕低血糖反应。

（2）减量/停药条件　在维持治疗方案中，如不能有效降低血糖，本药的单纯治疗则应中断（应根据临床和实验室指标判断）。

（3）其他　应激情况下可能需临时改用胰岛素治疗。

**【不良反应】**

（1）神经　头痛、乏力、头晕。

（2）内分泌/代谢　低血糖症（尤其是年老体弱患者或在治疗初期、不规则进食、饮酒及肝肾功能损害时）、低钠血症。

（3）血液　血小板减少、WBC减少、溶血性贫血、粒细胞缺乏、全血细胞减少（由于骨髓抑制引起）、RBC减少。

（4）消化　恶心、呕吐、腹泻、腹痛、上腹压迫感或胀满感、血清氨基转移酶升高、肝衰竭。

（5）眼　可能对视力产生暂时性影响（在治疗开始阶段，因血糖改变所致）、视物模糊。

（6）其他　瘙痒、红斑、荨麻疹等过敏反应，严重时可致呼吸困难、血压下降、休克。

**【药物过量】**

（1）表现　过量可致低血糖，症状可能于服药后24h才出现，持续12~72h，第1次恢复后低血糖可能会再次发生。可能出现恶心、呕吐和上腹部疼痛，且伴有不安、震颤、视觉紊乱、共济失调、嗜睡、昏迷和惊厥等神经症状。

（2）处理意见　主要采取防止吸收的措施，先刺激呕吐，然后喝水或带活性炭的柠檬水和硫酸钠。如服用剂量过大，应洗胃，然后口服活性炭和硫酸钠。不伴意识丧失的轻度低血糖，可给予口服葡萄糖、调整剂量及进餐等方式纠正；伴有昏迷、癫痫发作的严重低血糖反应，应立即快速静注 50%GS，然后持续静滴 10%GS，使血糖水平保持＞100mg/dl，至少在 24~48h 内严密监测患者。

【相互作用】

（1）噻嗪类利尿药、乙酰唑胺、糖皮质激素、肾上腺素和其他拟交感神经药、胰高血糖素、缓泻药（长期使用）、烟酸（高剂量）、雌激素和孕激素、吩噻嗪类、巴比妥类、苯妥英、利福平、TH 等　磺酰脲类药物与上述药联用，血糖升高。可能需增加磺酰脲类药物的用量。

（2）胰岛素、其他降糖药（二甲双胍、阿卡波糖等）、ACEI、别嘌醇、促蛋白合成类固醇及雄激素、香豆素衍生物、环磷酰胺、双异丙吡胺、氟苯丙胺、苯吡胺醇、纤维素衍生物、氟苯氧丙胺、胍乙啶、异环磷酰胺、MAOI、环氯苯咪唑、对氨水杨酸、己酮可可碱（胃肠外高剂量给药）、保泰松、炎爽痛、羟基保泰松、丙磺舒、水杨酸、苯磺唑酮、磺胺类、四环素族、喹诺酮类、咪康唑、氯霉素、三乙氯喹、氯乙环磷酰胺、奎尼丁、贝特类降血脂药　发生低血糖的风险增加。

（3）氯压定、利血平　本药降糖作用可能增强或减弱。

（4）$H_2$ 受体拮抗药　可能会增强或减弱降糖效果。

（5）乙醇　磺酰脲类药物的降血糖作用加强，患者对乙醇的耐受力减弱。同服可引起腹痛、恶心、呕吐、头痛以及面部潮红等。服药期间应避免饮酒。

## 格列吡嗪
## Glipizide

【其他名称】 吡磺环己脲、迪沙、格迪、格列甲嗪、格列匹散得、捷贝、力达美、洛厄尔巴、蓝绿康、利糖妥、美吡达、美迪宝、曼迪宝、麦林格、灭糖尿、秦苏、瑞易宁、思乐克、唐贝克、依必达、优哒灵、怡平、元坦、智唐、Glibenese、Glipzide、Glucotrol XL、Glydiazinamide、MeiBiDa、Meibide、Mindiab、Minidiab、Minodiab、Mitoneu

【分类】 内分泌、代谢用药\抗糖尿病药\磺酰脲类

【制剂规格】 片剂　① 2.5mg。② 5mg。

控释片　5mg。

缓释片　5mg。

分散片　5mg。

胶囊　① 2.5mg。② 5mg。

缓释胶囊　① 5mg。② 10mg。

【临床应用】

说明书适应证

2 型糖尿病。

【用法用量】

1. 说明书用法用量

2 型糖尿病　（1）普通片、分散片和胶囊：单用饮食控制失败者，起始 2.5~5mg/d，p.o.，再根据血糖、尿糖情况增减（2.5~5mg/次），剂量＞15mg/d 时，应分 2~3 次餐前服；已用其他口服磺酰脲类降糖药者，停用其他磺酰脲类药物 3 日，复查血糖后开始服本药，起始 5mg/ 次，渐增至产生理想疗效；Max：30mg/d。（2）控释片、缓释片和缓释胶囊：剂量个体化，一般起始 5mg/d，qd.，早餐前半小时服。再根据血糖情况调整剂量和服药时间。多数患者服控释片 5~10mg/d 或缓释胶囊 10mg/d 即可。推荐 Max：20mg/d，p.o.。

2. 其他用法用量

［国内参考信息］

2 型糖尿病　普通片：起始 2.5mg，早餐前或早餐及午餐前（或晚餐前）各 1 次，也可 1.25mg，tid.，三餐前服，必要时 7 日后递增 2.5mg/d。一般为 5~15mg/d，Max：20~30mg/d。

[国外参考信息]

（1）2型糖尿病　①普通片：起始5mg/d，p.o.，餐前30min服，然后按2.5~5mg/d递增；多数5~15mg/d，qd.（或分次服），p.o.即可；用量＞15mg/d，至少分2次服；Max：40mg/d。②缓释片：起始5mg/d，p.o.，早餐时服，多数5~10mg/d，p.o.即可；Max：20mg/d。

（2）从胰岛素改为本药　①原胰岛素量≤20U/d，本药起始5mg/d，p.o.。②原胰岛素量＞20U/d，应在胰岛素用量减少50%的同时给本药，起始5mg/d，p.o.。此期间须密切监测血糖、尿糖。

（3）从其他口服降糖药改为本药　不需过渡期，但改用本药的1~2周内应密切监测血糖。

**【禁忌证】**

**说明书禁忌证**

（1）对本药或磺胺类药过敏者。

（2）确诊的1型糖尿病。

（3）伴有酮症酸中毒、昏迷、严重烧伤、感染、外伤和重大手术等的2型糖尿病。

（4）肝、肾功能不全。

（5）肾上腺功能不全。

（6）WBC减少。

（7）孕妇。

**【特殊人群用药】**

**儿童**　不推荐使用。

**老人**　从小剂量开始，逐渐调整剂量。伴有肝功能或肾功能异常者慎用。

**其他用法用量**

[国外参考信息]　建议起始：2.5mg/d，p.o.。

**孕妇**　禁用。美国FDA妊娠安全性分级为：C级。

**哺乳妇女**　不宜使用。

**肝功能不全者**　禁用。

**肾功能不全/透析者**　肾功能不全者禁用。

**其他**　体弱或营养不良者起始和维持剂量均应采取保守原则。

**【注意】**

（1）慎用　①体质虚弱。②伴高热、恶心、呕吐。③腺垂体功能减退症。④肾上腺皮质功能减退症。⑤有消化道狭窄、腹泻者不宜使用控释片。

（2）用药相关检查/监测项目　定期检测血糖及尿糖、尿酮体、尿蛋白、血常规及肝肾功能，并进行眼科检查，必要时测定糖化血红蛋白。

**【给药说明】**

（1）给药条件　①本药控释片一日只需服用1次，且不需在餐前半小时给药，一般早餐时服药最方便。②本药控释片、缓释片及缓释胶囊应整片或整粒吞服，不可嚼碎或掰开服用。③本药分散片可置于水中分散后服用，或含在口中吮服、咀嚼服用，也可同普通片剂一样用水送服。④若漏服药物，应尽快补服；若已接近下次用药时间，则不必补服或加倍用药。⑤使用本药的同时应控制饮食。⑥肥胖糖尿病患者应限制每日摄入总热量与脂肪比例，并进行体育活动，以减轻体重。⑦本药餐前服用效果较好，也可于进餐时服药。⑧单用本药一段时间后，如疗效减弱，可合用其他类型的口服抗糖尿病药或胰岛素。

（2）其他　①部分患者长期口服降糖药后可能导致继发失效。②使用某种糖尿病治疗方案血糖控制稳定者，在应激情况下可能出现血糖失控，应停用本药，改用胰岛素治疗。

**【不良反应】**

（1）心血管　晕厥、心律失常、面部潮红和高血压。

（2）神经　失眠、震颤、感觉异常、感觉迟钝、肌张力增高、思维混乱。头痛、眩晕、嗜睡，通常为一过性，很少需停药。

（3）精神　紧张、抑郁。

（4）内分泌/代谢　口渴、水肿、低血糖症（心动过速、心悸、出汗、颤抖、头痛、精神紊乱、视物模糊、癫痫发作、昏迷）、低钠血症。出现低血糖反应时，应及时处理。

（5）血液 骨髓抑制、血小板和WBC减少、粒细胞缺乏、溶血性贫血、再障、全血细胞减少。

（6）消化 恶心、呕吐、腹痛、腹泻、便秘、微量便血、上腹胀满。AST、ALT、ALP及LDH轻至中度升高。

（7）呼吸 鼻炎、咽炎。

（8）骨骼肌肉 关节痛、腿痉挛、肌痛。

（9）皮肤 出汗、瘙痒、皮疹、荨麻疹。

（10）眼 视物模糊、眼痛、结膜炎、视网膜出血。

（11）其他 寒战、虚弱、全身疼痛，过敏（瘙痒、红斑、湿疹、荨麻疹、斑丘疹）。

**【药物过量】**

（1）表现 低血糖。

（2）处理意见 ①迅速口服葡萄糖、调节药物剂量和/或饮食结构，治疗尚未丧失意识和神经感觉的轻度低血糖，密切监测直至脱离危险。②不常发生严重低血糖反应，如昏迷、脑卒中或其他神经损害症状，但需立刻住院采取医疗急救措施，对确诊或怀疑为低血糖性昏迷的患者，应迅速静注高糖溶液（50%），然后按一定速度，持续滴注稀释的糖溶液（10%），维持血糖水平＞100mg/dl，并密切监测至少24~48h。③肝脏疾患者，本药血浆清除可能延长。透析可能无效。

**【相互作用】**

（1）噻嗪类和其他利尿药、皮质激素、吩噻嗪、甲状腺制剂、雌激素及口服避孕药、苯妥英、烟酸、拟交感神经药、钙通道阻滞药、异烟肼 上述药具升血糖的趋势，减弱本药降糖作用。

（2）NSAID、具有高蛋白结合力的药物、双香豆素类、MAOI、保泰松、磺胺类药、氯霉素、环磷酰胺、丙磺舒、水杨酸类药 可增强降血糖作用。

（3）β-肾上腺素受体阻断药 谨慎合用。

（4）酒精 用药后避免饮酒。

（5）其余参见“格列本脲”的相互作用项。

## 格列喹酮
## Gliquidone

**【其他名称】** 环甲苯脲、捷适、喹磺环已脲、喹磺环已酮、卡瑞林、普怡、糖肾平、糖适平、Glurenor、Glurenorm

**【分类】** 内分泌、代谢用药\抗糖尿病药\磺酰脲类

**【制剂规格】** 片剂 30mg。

胶囊 ①15mg。②30mg。

**【临床应用】**

**说明书适应证**

2型糖尿病。

**【用法用量】**

**1. 说明书用法用量**

2型糖尿病 起始15~30mg，p.o.，可根据血糖水平渐增（一次增15~30mg）。一般15~180mg/d，Max：180mg/d。＜30mg/d时可早餐前顿服，＞30mg/d时可酌情按早、晚（或早、中、晚）分次服用。

**2. 其他用法用量**

［国外参考信息］ 30~90mg/d,p.o.（餐前）。

**【禁忌证】**

**1. 说明书禁忌证**

（1）对磺胺类药过敏者。

（2）1型糖尿病。

（3）糖尿病昏迷或昏迷前期。

（4）糖尿病合并酸中毒或酮症。

（5）严重肝、肾功能不全。

（6）卟啉病。

（7）孕妇及哺乳妇女。

2. 其他禁忌证

（1）WBC 减少。

（2）糖尿病合并感染、创伤、术后等应激状况。

【特殊人群用药】

**儿童**　尚不明确。

**老人**　合并肺功能异常者慎用。

**孕妇**　不宜使用。

**哺乳妇女**　不宜使用。

**肝功能不全者**　严重肝功能不全者禁用，轻中度者慎用。

**肾功能不全/透析者**　严重肾功能不全者禁用（应改用胰岛素治疗），轻中度者可使用常规剂量。本药不通过透析膜清除，可用于正进行透析的患者。

【注意】

（1）慎用　①伴有高热、恶心和呕吐。②合并肾上腺皮质功能减退或腺垂体功能减退。③体质虚弱者。

（2）用药相关检查/监测项目　定期检查血糖及尿糖。

【给药说明】

（1）给药条件　①用药期间应根据血糖及尿糖调整用量。②本药吸收快，引起持久严重低血糖的风险相对较小。③若漏服药物，应尽快补服；若已接近下次用药时间，则不必补服或加倍用药。④使用本药的同时应控制饮食。⑤肥胖的糖尿病患者应限制每日摄入总热量与脂肪比例，并进行体育活动，以减轻体重。⑥餐前服药效果较好，也可于进餐时服药以减少胃肠反应。⑦单用本药一段时间后，若疗效减弱，可合用其他类型的口服抗糖尿病药或胰岛素。

（2）其他　①本药适用于病程短、病情较轻的 2 型糖尿病，特别适用于＞60 岁老年人、体质虚弱、营养不良及伴有明显心、脑血管硬化的患者。②轻中度肾功能不全糖尿病患者选本药为宜，重度肾功能不全者仍应用胰岛素。

【不良反应】

（1）神经　头痛。

（2）内分泌/代谢　体重增加、低血糖。严重低血糖可致癫痫发作、偏瘫、昏迷。进餐或饮用含糖饮料可纠正低血糖，严重者可静脉给予葡萄糖。

（3）血液　WBC 减少、粒细胞缺乏、贫血、血小板减少。

（4）消化　①食欲减退或食欲增强、口中金属味、恶心、上腹胀满、腹泻、胃灼热感。②肝功能异常、胆汁淤积性黄疸。

（5）皮肤　皮肤过敏，见瘙痒、红斑、荨麻疹、麻疹样皮疹、斑丘疹、剥脱性皮炎。持续服药可自行缓解，若皮疹持续不退，需停药，或换用其他降血糖药。

【相互作用】

（1）拟交感神经类药、口服避孕药、雌激素、糖皮质激素、甲状腺素、髓袢利尿药或噻嗪类利尿药、麻醉药、氯丙嗪、二氮嗪、利福平、苯妥英钠、烟酸制剂　可减弱本药作用。

（2）抑制磺酰脲类（SU）自尿液排泄的药物（如治疗痛风的丙磺舒、别嘌醇）、磺胺类药、保泰松、乙硫异烟胺、四环素、环磷酰胺、阿扎丙宗等　可增强本药作用或增加低血糖的发生率。

（3）延缓 SU 代谢的药物，如 $H_2$ 受体阻滞药（如西咪替丁、雷尼替丁）、抗凝血药及氯霉素、咪康唑　本药作用增强。与香豆素类抗凝血药合用时，两者初始血药浓度均升高，但随后血药浓度均降低，应根据情况调整用量。

（4）促使 SU 与血浆白蛋白解离的药物（如水杨酸盐、贝特类降血脂药）、其他降血糖药物（二甲双胍、阿卡波糖、胰岛素及胰岛素增敏药等）、胍乙啶、奎尼丁、水杨酸盐类及 MAOI 等　增加低血糖的发生率。

（5）β-肾上腺素受体阻断药　可干扰低血糖时机体的升血糖反应，阻碍肝糖原酵解，同时可掩盖低血糖的警觉症状。

（6）乙醇　可使患者对乙醇的耐受减弱，同时增强本药的降血糖作用。用药时饮酒，可引起腹痛、恶心、呕吐、头痛、面部潮红等。

## 格列齐特
## Gliclazide

【其他名称】达尔得、达美康、弘旭阳、甲磺吡脲、甲磺双环脲、克里克那隆、克里克那萨、列克、来克胰、弗莱因、Diabeton、DIAMICRON、Diamicron MR、Diclazide、Dramion、Nordialex

【分类】内分泌、代谢用药\抗糖尿病药\磺酰脲类

【制剂规格】片剂　① 40mg。② 80mg。

缓释片　30mg。

胶囊　40mg。

【临床应用】

说明书适应证

2 型糖尿病。

【用法用量】

说明书用法用量

2 型糖尿病　（1）普通制剂：起始量 40~80mg/ 次，1~2 次 /d，p.o.，以后根据血糖水平调整至 80~240mg/d，分 2~3 次服，待血糖控制后，每日改服维持量。维持量为 80~240mg/d，特殊的病例用到 320mg/d。标准剂量为 160mg/d，分 2 次服。（2）缓释制剂：起始量 30mg/ 次，qd.，p.o.（早餐时服用）。以后根据血糖水平可逐次增至 60mg/d、90mg/d 或 120mg/d，一般每次增量间隔至少 1 个月。但如治疗 2 周后血糖仍无下降时，可于治疗 2 周后增量。Max（推荐）：120mg/d。

【禁忌证】

说明书禁忌证

（1）对本药或磺脲类、磺胺类药物过敏者。

（2）1 型糖尿病。

（3）糖尿病昏迷前期，糖尿病酮症酸中毒。

（4）肝、肾功能不全者。

（5）卟啉病。

（6）伴有昏迷、严重烧伤、感染、外伤和重大手术等应激情况的患者。

（7）WBC 减少者。

（8）孕妇及哺乳妇女。

（9）应用咪康唑治疗的患者。

【特殊人群用药】

儿童　用药时应谨慎。

老人　应从小剂量开始，逐渐调整剂量，谨慎给药。

孕妇　本药可造成死胎或胎儿畸形，孕妇禁用。

哺乳妇女　禁止使用，以免婴儿发生低血糖。

肝功能不全者　肝功能不全者禁用。

肾功能不全 / 透析者　肾功能不全者禁用。

【注意】

（1）慎用　①体质虚弱者。②伴有高热或恶心、呕吐者。③有肾上腺皮质功能或腺垂体功能减退者。

（2）用药相关检查 / 监测项目　用药期间应定期测血糖、尿糖、尿酮体、尿蛋白和肝、肾功能，并定期进行眼科检查。

（3）对驾驶 / 机械操作的影响　患者应警惕低血糖症状，特别是在开始治疗时。

【给药说明】

给药条件　（1）本药应从小剂量开始应用，按需逐渐增量。用药期间，应根据血糖及尿糖调整用量。（2）若漏服药物，应尽快补服；若已接近下次用药时间，则不必补服或加倍用药。（3）使用本药的同时应注意饮食控制及体育活动。（4）肥胖的糖尿病患者应限制每日摄入总热量与脂肪比例，并进行体育活动，以减轻体重。（5）餐前服药效果较好，也可于进餐时服药。（6）单用本药一段时间后，如疗效减弱，可合用其他类型的口服抗糖尿病药或胰岛素。（7）幼年型糖尿病患者、伴有酮症酸中毒或糖尿病昏迷等

患者不能单独使用本药，均需注射胰岛素。（8）2型糖尿病患者在发生感染、外伤、手术等应激情况及酮症酸中毒和非酮症酸中毒高渗性糖尿病昏迷时，应改用胰岛素治疗。

【不良反应】

（1）心血管 心动过速、高血压、心悸、心绞痛、心律失常。

（2）神经 头晕。

（3）精神 焦虑。

（4）内分泌/代谢 低血糖，进餐延迟、剧烈体力活动、用量过大、合用可致低血糖的药时更易发生。症状较轻者，进食、饮糖水可缓解，肝/肾功能不全、年老体弱、剂量偏大时可致严重低血糖，重者致死。食欲增强、体重增加。

（5）血液 贫血、血小板减少、WBC减少、粒细胞缺乏。

（6）消化 上腹灼热感、食欲减退、恶心、呕吐、便秘、腹泻、口腔金属味、黄疸、肝功能异常。出现胆汁淤积性黄疸，应中止治疗。

（7）皮肤 皮疹、瘙痒症、风疹、斑丘疹、剥脱性皮炎、荨麻疹、红斑、皮肤潮湿、皮肤过敏。

（8）眼 暂时性视力障碍。

（9）其他 出汗。

【药物过量】

（1）表现 磺脲类药物过量可产生低血糖。

（2）处理意见 中度低血糖症状，无意识丧失或神经系统体征者，必须以摄取碳水化合物，调整剂量和/或改变饮食以完全纠正。严重低血糖反应出现昏迷、惊厥，或可能出现其他神经功能障碍，应快速静注50ml高浓度（20%~30%）GS，随后持续滴注10%GS，注入速度以维持血糖浓度在4mmol/L以上为准。至少对病人进行48小时的严密监测，透析不能有效清除。

【相互作用】

（1）利福平 本药清除增加，疗效下降。合用应监测血糖浓度，酌情调整降糖药用量。

（2）MAOI 刺激胰岛素分泌，合用可引发低血糖、CNS抑制、癫痫。合用需严密监测血糖浓度，可能需减小抗糖尿病药用量。

（3）NSAID 引发低血糖。合用应监测血糖浓度，可能需减小抗糖尿病药用量。

（4）西咪替丁 抑制本药代谢，引发低血糖，不宜合用。确需合用应监测血糖浓度，酌情减小本药剂量。可考虑换用雷尼替丁、法莫替丁或硫糖铝。

（5）苯二氮䓬类、四环素、氯霉素、双环己乙哌啶、磺胺类抗菌药、氯贝丁酯等 用量应减少，以免发生低血糖反应。

（6）乙醇 可能发生低血糖反应，同时具有低血糖昏迷发作的潜在危险。服用本药时应避免摄入乙醇或使用含乙醇的药物治疗。

（7）喹诺酮类抗生素 易引发低血糖或高血糖。合用需严密监测血糖浓度，酌情调整本药用量；停用喹诺酮类抗生素后，可能也需调整本药用量。

（8）β-肾上腺素受体阻断药 可致低血糖、高血糖、高血压。合用需严密监测血糖浓度。阿替洛尔、美托洛尔对葡萄糖代谢和降糖作用的影响较小。普萘洛尔避免应用。

（9）咪康唑 使用咪康唑者禁用本药。

（10）其余参见格列本脲。

## 妥拉磺脲
## Tolazamide

【其他名称】 对甲苯磺酰六氮䓬脲、庚啶甲苯磺脲、甲磺氮䓬脲、甲磺吖庚脲

【分类】 内分泌、代谢用药\抗糖尿病药\磺酰脲类

【制剂规格】 片剂 ①100mg。②250mg。③500mg。

【临床应用】

其他临床应用

成人2型糖尿病（国外资料）。

【用法用量】

**其他用法用量**

［国外参考信息］

（1）一般用法　起始剂量 100~250mg/d，早餐或一日内第 1 次正餐时口服。空腹血糖＜ 11.1mmol/L 者，起始剂量为 100mg/d；空腹血糖浓度＞ 11.1mmol/L 者，起始剂量为 250mg/d。治疗中可根据疗效，每周增量 100~250mg。维持剂量为 100~1000mg/d，不宜＞ 1000mg/d（通常为 250~500mg/d）。总量≤ 500mg/d 时，可单次早餐前给药，＞ 500mg/d 时，应分 2 次服。

（2）由其他口服降糖药改为本药治疗　由甲磺丁脲改用本药，如原甲磺丁脲用量＜ 1000mg/d，本药口服初始剂量为 100mg/d；原甲磺丁脲用量＞ 1000mg/d，本药初始剂量为 250mg/d。本药 250mg/d，其降血糖作用与氯磺丙脲 250mg/d 相似；本药 100mg/d，其降血糖作用与醋酸己脲 250mg/d 相似。

（3）由胰岛素改为本药治疗　患者原胰岛素用量≤ 20U/d 者，本药口服剂量为 100mg/d。患者原胰岛素用量为 20~40U/d 者，本药口服剂量为 250mg/d。患者原胰岛素用量＞ 40U/d 者，胰岛素减量 50%，同时本药口服起始用量为 250mg/d。转换期间，应注意监测血糖，视结果调整用量。

【禁忌证】

**其他禁忌证**

（1）对本药过敏者（国外资料）。

（2）糖尿病酮症酸中毒者（国外资料）。

（3）本药禁用于 1 型糖尿病的单独治疗（国外资料）。

【特殊人群用药】

**儿童**　尚未确定儿童用药的安全及有效性。

**老人**　应使用较低的起始及维持剂量，并密切监测血糖以免发生低血糖。

**孕妇**　本药可致动物胎仔畸形。美国 FDA 妊娠安全性分级为：C 级。

**哺乳妇女**　用药应权衡利弊。

**肝功能不全者**　应使用较低的起始及维持剂量，并注意监测血糖。

**肾功能不全 / 透析者**　有资料认为肾衰竭者无需减量，但本药的活性代谢产物可通过尿液排泄，肾功能不全者应使用较低的起始及维持剂量，并注意监测血糖。

【注意】

（1）慎用　①处于发热、感染、手术、创伤等应激状态者（应选用胰岛素）。②低血糖。③继发衰竭所致血糖失控。（以上均选自国外资料）

（2）交叉过敏　有本药与氯磺丙脲出现交叉过敏的个案报道。

（3）用药相关检查 / 监测项目　①应定期监测血糖及糖化血红蛋白浓度。②由氯磺丙脲改为本药治疗期间应注意监测血糖。

【不良反应】

（1）心血管　本药联合饮食疗法，与单独控制饮食或饮食疗法联合胰岛素相比，心血管因素死亡率升高约 2.5 倍。

（2）内分泌 / 代谢　低血糖：表现为心动过速、出汗、心悸、震颤、头痛、意识模糊、视力障碍、易激惹、人格改变、癫痫发作或昏迷。肝肾功能不全、肾上腺及垂体功能不全者、年老体弱者、营养不良者用药后更易发生低血糖。也有引起低钠血症及抗利尿激素分泌失调综合征的报道。本药对脂代谢影响较小。

（3）血液　WBC 减少、粒细胞缺乏、血小板减少、溶血性贫血及全血细胞减少。

（4）消化　恶心、上腹胀、反酸（上述不良反应与剂量相关，减量后症状可消失）、胆汁淤积性黄疸。

（5）泌尿　尿路结石。

（6）皮肤　急性皮肤反应：瘙痒、红斑、荨麻疹、斑丘疹等。皮疹通常较小且好发于颜面部、颈部、躯干上部及近端手臂。

【相互作用】

（1）乙酰唑胺　血糖水平增高，合用应注意监测血糖、调整剂量。

（2）乙醇　本药可引起双硫仑样反应，用药期间宜避免饮酒，或于饮酒前服阿司匹林等解热镇痛药。乙醇可延迟本药吸收、加强肝脏代谢，引起低血糖或高血糖。

（3）余参见醋酸己脲。

## 醋酸己脲
## Acetohexamide

**【其他名称】** 醋磺环己脲、醋磺己脲、环己乙酰苯磺脲、乙磺环己脲、乙酰磺环己脲、对乙酰苯磺酰脲 Dimelin、Dimelor

**【分类】** 内分泌、代谢用药\抗糖尿病药\磺酰脲类

**【制剂规格】** 片剂　① 250mg。② 500mg。

**【临床应用】**

**其他临床应用**

适用于单用饮食控制疗效不佳的 2 型糖尿病（国外资料）。

**【用法用量】**

**其他用法用量**

［国外参考信息］

（1）一般用法　起始：250mg/d，早餐前单次口服，必要时可在 5~7d 内增至 250~500mg，常用 250~1500mg，总量不宜 ＞ 1500mg/d。总量 ≤ 1000mg/d 时，可 qd.；1500mg/d 时可分 2 次于早餐和晚餐前服。

（2）由胰岛素改为本药治疗　起始 250mg/d，p.o.。①患者原胰岛素用量 ≤ 20U/d，可直接停用胰岛素并开始服本药。②患者原胰岛素用量为 20~40U/d，开始服本药同时每日或隔日将胰岛素用量减少 25%~30%，根据疗效进一步降低胰岛素用量至停用。

（3）由其他口服降糖药改用本药　由甲磺丁脲改为本药，起始量为甲磺丁脲的一半；由氯磺丙脲改为本药，起始量为氯磺丙脲的 2 倍。

**【禁忌证】**

**其他禁忌证**

（1）对本药过敏者（国外资料）。

（2）糖尿病酮症酸中毒（国外资料）。

**【特殊人群用药】**

**儿童**　尚不明确。

**老人**　老年患者需用较低剂量并密切监测。

**孕妇**　用药研究尚不充分。美国 FDA 妊娠安全性分级为：C 级。

**哺乳妇女**　应权衡利弊后用药。

**肝功能不全者**　肝功能不全者可能发生较长时间的低血糖，应注意调整剂量。

**肾功能不全 / 透析者**　肾功能不全者发生低血糖的风险增加，不推荐服用本药。腹透不能清除本药，腹透后无需调整剂量。血透或连续动静脉血液滤过者是否需调整剂量尚需进一步研究。

**【注意】**

（1）慎用　①处于发热、感染、手术、外伤等应激状态者（应选用胰岛素）（国外资料）。②垂体、肾上腺损伤者（国外资料）。

（2）对检验值 / 诊断的影响　本药可使 Jaffe 法测定的血清肌酐水平升高。

（3）用药相关检查 / 监测项目　①应定期监测血糖及糖化血红蛋白水平。②因氯磺丙脲半衰期较长，故由氯磺丙脲改为本药治疗期间应注意监测血糖。

**【给药说明】**

其他　用药结合控制体重，可增强本药疗效，最多可使药物用量减少 50%。

**【不良反应】**

（1）心血管　使用本药联合控制饮食治疗的糖尿病者，与单独控制饮食或接受控制饮食联合胰岛素治疗者相比，心血管死亡率升高。

（2）内分泌 / 代谢　低血糖：心动过速、出汗、心悸、震颤、头痛、意识模糊、视力障碍、易激惹、人格改变、癫痫发作或昏迷。本药对脂代谢影响较小。

（3）血液　血小板和 WBC 减少、粒细胞缺乏、溶血性贫血、再障及全血细胞减少。

（4）消化　恶心、上腹胀、反酸，常与剂量相关，减量或治疗一段时间后，上述症状可减轻甚至消失。

（5）泌尿　尿路结石。

（6）生殖　乳房痛。

（7）皮肤　瘙痒、红斑、荨麻疹、斑丘疹。皮疹通常较小，好发于颜面部、颈部、躯干上部及近端手臂。

**【相互作用】**

（1）葡糖胺　可降低抗糖尿病药的作用，合用应监测血糖。

（2）甘草　加重葡萄糖不耐受，减低抗糖尿病药的作用，引起高血糖，合用应谨慎。

（3）利福布丁　本药代谢增加，血药浓度降低，作用减弱，合用应调整剂量。

（4）碘塞罗宁　可升高血糖，合用时本药需要量可能增加，应监测血糖。

（5）考来替泊　考来替泊药效降低，合用应注意。

（6）阿卡波糖、氯贝丁酯、美巴那肼、磺胺类药（如复方新诺明、磺胺异噁唑、磺胺嘧啶）、氟喹诺酮类药、唑类抗真菌药、MAOI、NSAID、桉树、人参、车前草、圣约翰草、芦荟、苦瓜、葡甘露聚糖、硫辛酸　发生低血糖的危险增加，合用应监测血糖、调整剂量。

（7）β-受体阻断药　可改变葡萄糖代谢，致低血糖、高血糖、高血压，必须合用应谨慎。

（8）卟菲尔钠　可增加光敏反应，致组织损伤，合用应谨慎。

（9）酒精　本药可致双硫仑样反应，用药期间宜避免饮酒，或于饮酒前服用阿司匹林等解热镇痛药以防止该反应。酒精还可致低血糖或高血糖。

## 第三节　非磺酰脲类促胰岛素分泌药

### 瑞格列奈
### Repaglinide

**【其他名称】** 孚来迪、诺和龙、NovoNorm

**【分类】** 内分泌、代谢用药\抗糖尿病药\非磺酰脲类促胰岛素分泌药

**【制剂规格】** 片剂　① 0.5mg。② 1mg。③ 2mg。

**【临床应用】**

**说明书适应证**

2 型糖尿病。

**【用法用量】**

**1. 说明书用法用量**

2 型糖尿病　起始量 0.5mg/ 次，p.o.，以后如需要可每周或每 2 周调整。接受其他口服降血糖药治疗者可直接转本药治疗，推荐起始量 0.5mg 或 1mg。Max：4mg/ 次，16mg/d，进餐时服用。

**2. 其他用法用量**

［国外参考信息］ ①糖化 Hb ＜ 8% 或未经降糖药治疗者，起始量 0.5mg，p.o.。②糖化 Hb ＞ 8% 或已接受过其他降糖药治疗者，起始量 1~2mg。剂量调整至少应间隔 ≥ 1 周。Max：16mg。

**【禁忌证】**

**说明书禁忌证**

（1）对本药过敏者。

（2）严重肝、肾功能不全。

（3）1 型糖尿及 C- 肽阴性糖尿病。

（4）伴或不伴昏迷的糖尿病酮症酸中毒。

（5）与 CYP 3A 4 抑制药或诱导药合并治疗时。

（6）＜ 12 岁儿童。

（7）孕妇及哺乳妇女。

（8）伴随使用吉非贝齐。

【特殊人群用药】

儿童 尚未在＜18岁者中进行过研究。

老人 ＞75岁者不宜使用。

孕妇 禁用。美国FDA妊娠安全性分级为：C级。

哺乳妇女 禁用。

肝功能不全者 慎用，严重者禁用，剂量调整间隔时间宜长于肝功能正常者。

肾功能不全/透析者 慎用，严重者禁用。国外资料建议，治疗开始可用常规剂量，但调整用量应谨慎。

其他 虚弱和营养不良者，应谨慎调整剂量。

【注意】

对驾驶/机械操作的影响 必须慎用，以避免开车时发生低血糖。

【给药说明】

（1）给药条件 ①胰岛β细胞有一定胰岛素分泌功能的糖尿病患者使用本药有效，C-肽阴性的糖尿病患者用药无效。②本药应在餐前服用。通常在餐前15min内服用，也可掌握在餐前0~30min内。

（2）减量/停药条件 ①若本药与二甲双胍合用后仍发生持续高血糖，需改用胰岛素治疗。②应激反应时可出现高血糖，应改用胰岛素治疗。

【不良反应】

（1）心血管 心肌缺血。

（2）内分泌/代谢 低血糖。

（3）消化 恶心、呕吐、腹痛、腹泻、便秘、消化不良、轻度和暂时性肝酶学指标升高。

（4）眼 视觉异常。

（5）皮肤 皮肤过敏反应（如瘙痒、发红、荨麻疹等）。

【药物过量】

（1）表现 低血糖症状，如眩晕、出汗、震颤、头痛等。

（2）处理意见 应采取有效措施纠正低血糖，如口服碳水化合物。严重的低血糖发作、意识丧失或昏迷，应静脉输入葡萄糖。

【相互作用】

（1）口服避孕药、噻嗪类药、肾上腺皮质激素、TH、拟交感神经药和达那唑等 本药的降血糖作用减弱。

（2）CYP 3A 4诱导药（如利福平、苯妥英）增加本药代谢，使本药血药浓度降低，禁止合用。

（3）MAOI、非选择性β-肾上腺素受体阻断药、ACEI、NSAID、奥曲肽及促进合成代谢的激素等 可增强本药的降血糖作用，发生低血糖的风险增加。β-肾上腺素受体阻断药还可能掩盖低血糖症状。

（4）二甲双胍 有协同作用，发生低血糖的风险也可增加，合用时本药应减量。

（5）吉非贝齐 避免合用。若必须合用，应严密监测患者的血糖水平，可能需减少本药的用量。

（6）CYP 3A 4抑制药（如酮康唑、伊曲康唑、氟康唑、红霉素、米比法地尔等）可抑制本药代谢，升高本药血药浓度，禁止合用。

（7）辛伐他汀 不改变本药的用药，但平均$C_{max}$增加25%，变异性95%，临床相关性尚不明确。

（8）西咪替丁、尼莫地平或雌激素 本药的吸收和分布无明显改变。

（9）地高辛、华法林、茶碱类药 本药不影响前述药物的药动学。

（10）乙醇 可能加重本药所致的低血糖症状，或延长低血糖持续时间。

## 那格列奈
## Nateglinide

【其他名称】 安唐平、贝加、常泰、迪方、丹平、菲戈纳、芙格清、可宾、凯舒、拉姆、齐复、参可欣、唐力、唐苓、唐那、唐瑞、唐易、瑭一、万苏欣、锡瑞、逸可仙、

易克亚欣、亚立订、易优利安、灭特尼、罗愉、STARLIX

**【分类】** 内分泌、代谢用药\抗糖尿病药\非磺酰脲类促胰岛素分泌药

**【制剂规格】** 片剂 ① 30mg。② 60mg。③ 120mg。

**【临床应用】**

**说明书适应证**

（1）单用于饮食疗法和运动疗法效果不佳的 2 型糖尿病。

（2）与二甲双胍合用，治疗单用二甲双胍疗效不佳的 2 型糖尿病，但不能替代二甲双胍。

**【用法用量】**

**说明书用法用量**

2 型糖尿病 60~120mg/ 次，tid.，p.o.（餐前 1~15min 给药）。建议从小剂量开始，效果不明显可逐渐增量。HbA 1c 接近目标控制水平时，可改为 60mg/ 次，tid.。

**【禁忌证】**

**说明书禁忌证**

（1）对本药过敏者。

（2）1 型糖尿病。

（3）糖尿病酮症酸中毒。

（4）孕妇及哺乳妇女。

**【特殊人群用药】**

**儿童** 不推荐使用。

**老人** 不必调整剂量，但部分老年患者可能对本药较敏感。

**孕妇** 不应使用。美国 FDA 妊娠安全性分级为：C 级。

**哺乳妇女** 不应服用。

**肝功能不全者** 轻中度肝功能不全者不必调整剂量，中重度肝功能不全慎用。

**肾功能不全 / 透析者** 无需调整剂量。

**【注意】**

（1）慎用 ①缺血性心脏病。②重度感染、严重外伤和手术前后者。

（2）用药相关检查 / 监测项目 定期检查空腹血糖、HbA 1c、血常规及其他血生化指标。

（3）对驾驶 / 机械操作的影响 驾驶或操纵机器时应采取预防措施，避免发生低血糖。

**【给药说明】**

（1）给药条件 ①本药不适用于对磺酰脲类不敏感的糖尿病患者，也不应与磺酰脲类抗糖尿病药合用。②本药必须于餐前 15min 内服用。餐后给药可降低疗效；若于餐前 30min 以上服用，可能在进食前诱发低血糖。

（2）减量 / 停药条件 ①老年患者、营养不良者、伴有肾上腺或垂体功能不全者、剧烈运动、饮酒、呕吐、腹泻、进食减少、合用其他抗糖尿病药、伴有自主神经病变或合用 β－肾上腺素受体阻断药，应仔细观察，必要时停药，给予适当对症处理。②糖尿病患者处于应激状态时，应使用胰岛素代替本药。③应用本药一段时期后，可发生继发失效或药效降低。

（3）其他 ①需向患者详细说明低血糖的症状及处理方法。②合用 α– 葡糖苷酶抑制药发生低血糖时，不可使用蔗糖，须用葡萄糖等以纠正低血糖。

**【不良反应】**

（1）心血管 心肌梗死、猝死。

（2）内分泌 / 代谢 低血糖（如出汗、颤抖、头晕、食欲增加、心悸、恶心、疲劳和无力）。

（3）消化 胃部不适、氨基转移酶升高（一过性）。

（4）呼吸 上呼吸道感染、流感样症状。

（5）其他 过敏反应（皮疹、皮肤瘙痒、荨麻疹）。

**【药物过量】**

处理意见 目前尚无过量给药的临床研究，药物过量时，可按治疗低血糖的常规方法处理。（1）不伴意识丧失或神经症状的低血糖，可口服葡萄糖、调整药物剂量和（或）进食以纠正。（2）出现昏迷、抽搐或其他神经症状的低血糖反应，应静注葡萄糖。③本药不能通过透析清除。

**【相互作用】**

（1）噻嗪类药、甲状腺制剂、类交感神

经药和可的松 降血糖作用可能减弱。

（2）NSAID、水杨酸盐、MAOI、非选择性β-肾上腺素阻断药、葡萄甘露聚糖 降血糖作用可能增强。

（3）芦荟、苦瓜、硫辛酸、桉树属植物、武靴藤提取物、圣约翰草、车前草、其他口服抗糖尿病 增加低血糖发生的风险。

（4）胍胶 可延缓胃排空，合用可增加发生低血糖的风险。

（5）地高辛、华法林、双氯芬酸、曲格列酮 合用时均无需调整剂量。

（6）呋塞米、心得安、卡托普利、尼卡地平、普伐他汀、格列本脲、华法林、苯妥英钠、乙酰水杨酸、甲苯磺丁脲和二甲双胍等 体外实验表明，上述药不影响本药的蛋白结合率。

（7）普萘洛尔、格列本脲、尼卡地平、华法林、苯妥英钠、乙酰水杨酸和甲苯磺丁脲等 体外实验表明，本药不影响上述药与血清蛋白的结合。

（8）脂肪 给药前10min进食脂肪，可显著降低本药的$C_{max}$。

## 第四节 双胍类

### 盐酸二甲双胍
### Metformin Hydrochloride

**【其他名称】** 卜可、倍顺、佰思平、德艾欣、迪化唐锭、都乐宁、二甲双胍、格华止、弘飞康、甲福明、甲福生、君力达、降力舒、君士达新、津真型、力乐尔、美迪康、麦克罗辛、名诺、麦特美、齐佶、清旷、瑞久、瑞诺舒、仁欣、圣邦杰、双甲胍、双甲脉、山姆士、三肖平、泰白、唐必呋、唐格、天金、唐落、天寿达、唐坦、维尔唐、欣舒施宁、欣唐屏、悦达宁、亿恒、宜苏、盐酸甲福明、众氏得、Devian、Diabex、Diaformin、Diformin、Diformin Hydrochloride、Dimethyl Biguanide、Dimethylbiguanide、Glucophage、Glyguanid、Melbin、Mellitin、Metformin、Metformine、Obin

**【分类】** 内分泌、代谢用药\抗糖尿病药\双胍类

**【制剂规格】** 片剂 ① 0.25g。② 0.5g。③ 0.85g。

缓释片 ① 0.25g。② 0.5g。

胶囊 0.25g。

肠溶片 ① 0.25g。② 0.5g。

肠溶胶囊 ① 0.25g。② 0.5g。

**【临床应用】**

**说明书适应证**

（1）单纯饮食控制疗效不满意的2型糖尿病患者（尤其肥胖和伴高胰岛素血症者）。对某些磺酰脲类疗效差的糖尿病患者联合用药可能有效（可与磺酰脲类、α糖苷酶抑制剂或噻唑烷二酮类降糖药合用）。

（2）对于1型或2型糖尿病胰岛素联合治疗，可减少胰岛素用量，并减少体重的增加。

**超说明书适应证**

多囊卵巢综合征1.5g/d，分3次服用。

**【用法用量】**

**说明书用法用量**

（1）2型糖尿病 从小剂量开始使用，根据患者状况逐渐增量。①非缓释制剂，起始剂量为0.25~0.5g/次，2~3次/d，p.o.；或0.85g/次，qd.，p.o.，随餐服用。可每周增加0.5g，或每2周增加0.85g，分次服用。一般总量1~1.5g/d。推荐最大剂量为2.55g/d。对需进一步控制血糖者，可增至2.55g/d（即0.85g/次，tid.）。剂量＞2g/d时，为更好的耐受，最好随三餐分次服药。②缓释制剂，起始剂量为0.5g/次，qd.，p.o.，晚餐时服用，根据血糖和尿糖调整用量，Max：2g/d。若2g/次，qd.不能达到满意的疗效，可改

为 1g/ 次，bid.。

（2）胰岛素疗法中联合用药　开始加用本药治疗时可维持胰岛素剂量。胰岛素治疗者本药起始剂量应为 0.5g/ 次，qd.。若患者反应不够时，1 周后增加 0.5g，此后可每周增加 0.5g 直至达到满意血糖控制。Max：2g/d。联合使用本药及胰岛素患者空腹血糖降至 120mg/dl（6.7mmol/L）以下时，建议降低胰岛素剂量的 10%~25%。应根据血糖降低反应继续进行个体化调整。

【禁忌证】

**说明书禁忌证**

（1）对本药及其他双胍类药物过敏者。

（2）肾脏疾病或心力衰竭、急性心肌梗死和败血症等引起肾功能障碍（男性血清 Cr 水平 ≥ 1.5mg/dl 或女性血清 Cr 水平 ≥ 1.4mg/dl 或肾小球滤过率＜ 45ml/min）。

（3）需要药物治疗的充血性心力衰竭。

（4）严重心肺疾病。

（5）严重感染和外伤、外科大手术、临床有低血压和缺氧等。

（6）肝功能不全。

（7）急性或慢性代谢性酸中毒，包括有或无昏迷的糖尿病酮症酸中毒。

（8）接受血管内注射碘化对比剂者，可暂时停用本品。

（9）Vit $B_{12}$、叶酸和铁缺乏未纠正者。

（10）营养不良、脱水等全身情况较差者。

（11）酗酒。

（12）孕妇及哺乳妇女。

【特殊人群用药】

**儿童**　不推荐＜ 10 岁儿童使用。

**1. 说明书用法用量**

2 型糖尿病　普通片：10~16 岁儿童，起始剂量为 0.25g，bid.，餐前服用，根据血糖控制情况可酌情增量，Max：2000mg/d，分次服用。

**2. 其他用法用量**

［国外参考信息］

2 型糖尿病　10~16 岁儿童，推荐初始量 0.5g/ 次，bid.，p.o.（进餐时服）。药量可隔周增加 0.5g，Max：2g/d，应根据疗效和耐受情况分次给药。

**老人**　＞ 65 岁应减量慎用；＞ 80 岁，仅在 Ccr 或肾小球滤过率正常时用药。

**孕妇**　妊娠糖尿病者禁用。美国 FDA 妊娠安全性分级为：B 级。

**哺乳妇女**　必须用药时应停止哺乳。

**肝功能不全者**　禁用。

【注意】

（1）慎用　有乳酸性酸中毒病史者。

（2）用药相关检查 / 监测项目　①用药期间应定期检查空腹血糖、HbAlc、糖化血清蛋白、血乳酸浓度、尿酮体、肝功能和肾功能。②有 Vit $B_{12}$ 摄入或吸收不足倾向者，应每年监测血常规，每 2~3 年监测 1 次血清 Vit $B_{12}$ 水平。

【给药说明】

（1）给药条件　①对单纯饮食控制效果不满意的 2 型糖尿病患者，首选本药。②为减少胃肠道不良反应发生，应从小剂量开始服用（餐前或餐后），逐渐增量。③从其他口服降糖药转为本药时，一般不需转换期。④进食过程中或饭后立即服用本药普通制剂可减少胃肠道反应。肠溶制剂胃肠道反应较轻，可于餐前服用。⑤本药缓释和肠溶制剂应整片吞服，不得嚼碎或掰开服用。⑥需胰岛素治疗的 1 型糖尿病患者可联合应用本药作为辅助用药。

（2）减量 / 停药条件　患者需静注碘化对比剂时应暂停用药 3 日，以免肾功能受到损害。

（3）其他　如联合较大剂量本药与较大剂量口服磺脲类药治疗 1~3 个月仍不能满意控制血糖，应考虑联合其他口服药或胰岛素治疗，或改为胰岛素单独治疗。

【不良反应】

（1）心血管　胸部不适、心悸。

（2）神经　乏力、头痛、头晕、眩晕、疲倦。

（3）精神 激动等。

（4）内分泌 / 代谢 体重较轻者可进一步减轻体重。乳酸性酸中毒（在缺氧状态或肝肾功能不全情况下使用本药可能发生）。单独使用本药治疗者正常情况下不会产生低血糖，但当进食过少或大运动量后未补充足够热量、与其他降糖药物联合使用（如磺脲类药和胰岛素）及饮酒等情况下可能出现低血糖。老年、衰弱或营养不良者及肾上腺和垂体功能减低、酒精中毒者也易发生低血糖。老年患者和服用 β-肾上腺素受体阻断药者的低血糖很难辨认，须注意。

（5）血液 巨幼红细胞贫血、Vit $B_{12}$ 吸收减少、全血凝血比率短期内降低。

（6）消化 恶心、呕吐、胃胀、消化不良、腹部不适、腹泻、大便异常、味觉异常、食欲减退、口腔金属味。减量或坚持服药可减轻或消除胃肠道反应。

（7）骨骼肌肉 肌痛。

（8）皮肤 指甲异常、皮疹、出汗增加、扁平苔藓、皮肤过敏。

（9）其他 寒战、流感症状、潮热、疲倦。出现明显过敏反应时需停药。

**【药物过量】**

（1）剂量 本药服药量达到一日 85g 尚未发生低血糖，但会发生乳酸性酸中毒。

（2）表现 乳酸性酸中毒表现，常伴随不适、肌肉酸痛、嗜睡、呼吸窘迫，也可伴随体温降低、血压降低、心动过缓等。

（3）处理意见 怀疑本药在体内潴积过量者，血透可清除蓄积药物。

**【相互作用】**

（1）树脂 本药胃肠道吸收减少。

（2）经肾小管排泌的阳离子药物（如氨氯吡咪、地高辛、吗啡、普鲁卡因胺、奎宁、奎尼丁、雷尼替丁、氨苯蝶啶、甲氧苄啶和万古霉素） 建议联用时密切监测，调整剂量。

（3）噻嗪类或其他利尿药、酚噻嗪、苯妥英、烟碱酸、糖皮质激素、甲状腺制剂、雌激素、口服避孕药、拟交感神经药、钙通道阻滞药和异烟肼等 密切监测血糖。

（4）硝苯地平 本药单剂与硝苯地平联用，本药 $C_{max}$ 和 AUC 分别增加 20% 和 9%，经尿液排泄增加。

（5）呋塞米 本药 AUC 增加，呋塞米的 $C_{max}$ 和 AUC 均下降，终末 $t_{1/2}$ 缩短。

（6）磺酰脲类、胰岛素 协同降糖，本药与胰岛素联用治疗 1 型及 2 型糖尿病需用胰岛素治疗者，为避免出现低血糖，需在开始时使胰岛素用量减少 20%~30%。也有资料表明，与格列本脲联用时不影响本药药动学，但格列本脲的 AUC 和 $C_{max}$ 均降低。

（7）抗凝药（华法林等） 抗凝药的抗凝作用增强。

（8）西咪替丁 本药肾脏清除率减少，生物利用度增加，联用时本药应减量。

（9）高血浆蛋白结合率药物（水杨酸盐、氨苯磺胺、氯霉素、丙磺舒等） 一般不发生相互作用。

（10）乙醇 本药对乳酸的代谢增强，易出现乳酸性酸堆积，服药期间应避免饮酒。

（11）碱性溶液、碱性饮料 避免同用。

## 第五节 α-糖苷酶抑制药

### 阿卡波糖
### Acarbose

**【其他名称】** 阿卡波什糖、阿卡糖、拜唐苹、贝希、宝易唐、卡博平、希糖停、抑葡萄糖苷酶、Glucobay、Precose

**【分类】** 内分泌、代谢用药 \ 抗糖尿病药 \α 糖苷酶抑制药

【制剂规格】 片剂 ① 50mg。② 100mg。

胶囊 50mg。

【临床应用】

1. 说明书适应证

（1）配合饮食控制治疗2型糖尿病。

（2）降低糖耐量减低（IGT）者的餐后血糖。

2. 其他临床应用

与胰岛素合用于血糖不稳定的1型糖尿病。

【用法用量】

1. 说明书用法用量

一般用法 起始量为50mg/次，tid.，p.o.；以后渐增至100mg/次，必要时增至200mg/次，tid.。

2. 其他用法用量

［国内参考信息］ 维持量为50~100mg/次，tid.。开始时服小剂量25mg/次，tid.；6~8周后增加至50mg/次，tid.；必要时可增至100mg，tid.。Max：300mg/d。用药期间如腹胀较重，可减量，以后再逐渐增加。

［国外参考信息］

2型糖尿病 起始量为25mg/次，tid.，p.o.。根据餐后1h血糖、糖化血红蛋白等调整，4~8周后可增至50mg/次，tid.。＜60kg者，Max为50mg/次，tid.；＞60kg者，Max为100mg/次，tid.。

【禁忌证】

1. 说明书禁忌证

（1）对本药过敏者。

（2）消化和吸收障碍明显的慢性胃肠功能紊乱者。

（3）Roemheld综合征、严重的疝气、肠梗阻和肠溃疡等因肠胀气可致疾病恶化者。

（4）严重肾功能损害（肌酐清除率＜25ml/min）者。

（5）＜18岁。

（6）孕妇及哺乳妇女。

2. 其他禁忌证

（1）糖尿病酮症酸中毒。

（2）肝功能不全。

（3）有腹部手术病史者。

【特殊人群用药】

儿童 ＜18岁患儿不得使用。

孕妇 禁用。美国FDA妊娠安全性分级为：B级。

哺乳妇女 禁用。

老人 ＞65岁老年患者无须改变用药剂量和次数。

肝功能不全者 禁用。

肾功能不全/透析者 严重肾功能损害者禁用。

【注意】

用药相关检查/监测项目 用药期间定期检查肝功能（前6~12个月注意氨基转移酶的变化）。

【给药说明】

（1）给药条件 ①应餐前整片（粒）吞服，或在刚进食时与食物一起嚼服。②应从小剂量开始，4~8周后酌情逐渐加量。

（2）其他 ①糖尿病患者在感染、创伤、外科手术等应急时需使用胰岛素。②单独应用本药对1型糖尿病患者无效。糖耐量减低者长期服用可减少发展为2型糖尿病的危险性。③如不遵守规定的饮食控制，则胃肠道不良反应可能加重。如控制饮食后仍有严重不适症状，应暂时或长期减小剂量。

【不良反应】

（1）神经 乏力、头痛、眩晕、困倦、虚弱。

（2）内分泌/代谢 低血糖（应给予葡萄糖纠正，进食或口服糖水效果较差）、血脂异常。

（3）血液 铁吸收率降低、贫血。

（4）消化 胃胀、腹胀、腹泻、胃肠痉挛性疼痛、顽固便秘、肠鸣音亢进、排气增多、肠梗阻、氨基转移酶升高、肝坏死等。若腹胀较严重，可先减量，再逐渐加量。

（5）皮肤 皮肤瘙痒、红斑、荨麻疹等。

【药物过量】

表现　空腹时服药过量，一般不会出现胃肠道反应；但服药过量同时又进食碳水化合物时，会导致严重的胃肠胀气和腹泻。服用本药过量时，在随后的 4~6h 内应避免进食碳水化合物。

【相互作用】

（1）抗酸药、考来烯胺、肠道吸附剂和消化酶制剂　本药降糖作用减弱，避免合用。

（2）其他降糖药（磺酰脲类药物、二甲双胍或胰岛素）　降糖作用加强，甚至可致低血糖（个别病例出现低血糖昏迷），合用时上述药应减量。

（3）地高辛　报道可影响地高辛的生物利用度，需调整地高辛用量。

（4）硝苯地平、普萘洛尔及雷尼替丁　不影响这些药的药效。

（5）二甲硅油　未发现存在相互作用。

（6）蔗糖或含有蔗糖的食物　常会引起腹部不适，甚至导致腹泻。

## 伏格列波糖
## Voglibose

【其他名称】 倍欣、伏利波糖、沃利保、万苏迪、Basen

【分类】 内分泌、代谢用药 \α 糖苷酶抑制药

【制剂规格】 片剂、胶囊、分散片　0.2mg。

【临床应用】

说明书适应证

改善糖尿病餐后高血糖。适用于经饮食控制、体育锻炼未取得明显效果时，或饮食疗法、运动疗法联合口服降血糖药物或胰岛素制剂治疗后，血糖仍不能满意控制的患者。

【用法用量】

1. 说明书用法用量

一般用法　0.2mg/ 次，tid.，餐前服（服药后即刻进餐）。若疗效不明显，可增至 0.3mg/ 次。

2. 其他用法用量

［国外参考信息］

（1）2 型糖尿病　0.2mg/ 次，tid.，餐前服。同时应配合饮食治疗或合用磺酰脲类抗糖尿病药。有研究者推荐，仅用于经严格饮食控制或磺酰脲类药治疗后，空腹血糖＜ 7.8mmol/L，而餐后血糖＞ 11mmol/L 者。

（2）1 型糖尿病　0.2mg/ 次或 0.3mg/ 次，tid.，p.o.，需联用胰岛素。

【禁忌证】

说明书禁忌证

（1）对本药过敏者。

（2）伴有严重酮症酸中毒、糖尿病昏迷（或昏迷前）。

（3）严重感染、手术前后或严重创伤。

【特殊人群用药】

儿童　安全性尚不明确。

老人　酌情减量；从小剂量开始，同时注意观察血糖变化及消化系统反应。

孕妇　权衡利弊。

哺乳妇女　权衡利弊。

肝功能不全者　严重肝功能不全者慎用。

肾功能不全 / 透析者　严重肾功能不全者慎用。国外资料建议，不必调整剂量。

【注意】

（1）慎用　①勒姆理尔德综合征、重度疝或结肠狭窄。②消化性溃疡。③有腹部手术史及肠道梗阻史。④其他伴有消化、吸收障碍的胃肠道疾病。⑤正在服用其他抗糖尿病药。⑥严重肝、肾功能障碍患者。

（2）用药相关检查 / 监测项目　定期监测血糖。

【给药说明】

（1）给药条件　用药指征为：①对仅接受糖尿病基本治疗者，餐后 2h 血糖＞ 11.1mmol/L。②对除饮食疗法和运动疗法外，尚合用口服降糖药或胰岛素制剂者，空腹血糖值＞ 7.8mmol/L。

（2）减量 / 停药条件 ①当餐后血糖已得到充分控制（餐后 2h 血糖＜ 8.9mmol/L），应停用本药，并注意观察。②服药 2~3 个月后，若餐后 2h 血糖＞ 11.1mmol/L，需考虑换治疗方案。

【不良反应】

（1）神经 头痛、眩晕、严重眩晕（伴恶心或呕吐）、步履蹒跚、困倦、麻痹、朦胧眼。

（2）内分泌 / 代谢 低血糖（此时应口服或静注葡萄糖，摄入蔗糖无效）、高钾血症、血清淀粉酶升高、HDL 降低。

（3）血液 贫血、血小板减少。

（4）消化 食欲缺乏、恶心、呕吐、胃灼热、腹胀、腹痛、腹泻、肠鸣音增强、排气增加、稀便、便秘、口腔炎、口渴、味觉异常、肠梗阻样症状、肠壁囊样积气症、急性重型肝炎，严重肝功能障碍或黄疸。

（5）其他 ①瘙痒、皮疹等过敏反应症状。②发热、乏力、多汗、脱毛、颜面等部位浮肿。

【相互作用】

（1）肾上腺素、肾上腺皮质激素、TH 本药降血糖作用减弱。

（2）β－受体阻断药、水杨酸制剂、MAOI、氯贝丁酯类血脂调节药、华法林 增强本药降血糖作用。

（3）其他抗糖尿病药（如胰岛素、磺酰脲类药、双胍类药） 低血糖的风险更高，合用应从低剂量开始谨慎给药。

（4）卡托普利、氢氯噻嗪 在健康志愿者中，本药对卡托普利、氢氯噻嗪的药动学无明显影响，但缺乏在糖尿病患者中的研究资料。

## 第六节 噻唑烷二酮类

### 马来酸罗格列酮
### Rosiglitazone Maleate

【其他名称】 爱能、罗格列酮、罗西格列酮、圣奥、文迪雅、Avandia、Rosiglitazone

【分类】 内分泌、代谢用药 \ 抗糖尿病药 \ 噻唑烷二酮类

【制剂规格】 片剂 ① 2mg。② 4mg。③ 8mg。（均以罗格列酮计）

【临床应用】

**说明书适应证**

治疗 2 型糖尿病。

【用法用量】

**说明书用法用量**

2 型糖尿病 （1）单药治疗：初始剂量 4mg/d，qd.（或分 2 次服）；如对初始剂量反应不佳，可逐渐增至 8mg/d。（2）与磺酰脲类合用：初始剂量 4mg/d，qd.（或分 2 次服），发生低血糖时，减少磺脲类用量。（3）与二甲双胍合用：初始剂量 4mg/d，qd.（或分 2 次服）。12 周后若空腹血糖控制不理想，可增至 8mg/d。（4）推荐 Max：8mg/d，qd.（或分 2 次服）。

【禁忌证】

**1. 说明书禁忌证**

（1）对本药过敏者。

（2）既往曾有应用曲格列酮导致黄疸者。

（3）有心衰病史或有心衰危险因素者。

（4）骨质疏松症或有非外伤性骨折病史者。

（5）严重血脂紊乱者。

**2. 其他禁忌证**

（1）1 型糖尿病或糖尿病酮症酸中毒。

（2）儿童。

（3）孕妇及哺乳妇女。

【特殊人群用药】

儿童 不推荐使用。

**老人** ＞65 岁者慎用。

**孕妇** 不宜使用。美国 FDA 妊娠安全性分级为：C 级。

**哺乳妇女** 不宜使用。

**肝功能不全者** 慎用。有活动性肝病者不应服用。

**肾功能不全 / 透析者** 肾功能不全者单用本药无需调整剂量。这类患者不可与二甲双胍合用。

**其他** 轻中度心衰（NYHA 分级为Ⅰ或Ⅱ）患者起始剂量应为 4mg/d。在评估患者发生体液潴留相关不良反应的风险后，谨慎提高至 8mg/d。

**【注意】**

（1）慎用 ①水肿。②出现急性冠状动脉事件者不推荐使用本药（有急性冠状动脉事件的患者中可能发生心力衰竭，故这种急性事件期间要考虑停用本药）。③心血管疾病，特别是高血压（可致体液潴留、水肿）（国外资料）。

（2）用药相关检查 / 监测项目 用药前应检查肝功能，用药后应定期监测肝功能、空腹血糖、HbA 1c。

**【给药说明】**

（1）给药条件 ①饮食控制、减轻体重和增加运动有助于提高胰岛素敏感性、保持本药疗效。②开始用药前，应先治疗影响血糖控制的疾病（如感染等）。③本药于空腹或进餐时服用，片剂不可掰开服用。④有心衰危险者（尤其是合用胰岛素者），用药时应严密监测。

（2）减量 / 停药条件 血清 ALT＞正常上限 2.5 倍者不应服用本药；用药后 ALT＞正常上限 3 倍，应停药。

（3）其他 ①本药仅能在胰岛素存在下发挥降糖作用，故不应用于 1 型糖尿病或糖尿病酮症酸中毒的治疗。②本药与其他噻唑烷二酮类药物一样，可使绝经前期无排卵的妇女恢复排卵，故服用本药增加这些患者妊娠的风险。建议绝经前妇女采取避孕措施。

**【不良反应】**

（1）心血管 心悸、心律失常、心动过速、心前区不适。噻唑烷二酮类药物（包括本药）在少数患者中有导致或加重充血性心力衰竭的危险。开始使用本药或用药剂量增加时，应严密监测患者心力衰竭的症状和体征［包括体重异常快速增加、呼吸困难和（或）水肿］。如出现心力衰竭的症状和体征，应按照标准心衰治疗方案进行控制，并应考虑停用本药或减量。

（2）神经 头痛、头晕、眩晕、嗜睡、失眠。

（3）内分泌 / 代谢 低血糖反应、高胆红素血症。本药单用和与其他降糖药合用可出现体重增加，且具有剂量相关性。体重增加的机制尚不清楚，但可能为体液潴留和脂肪重新分布共同作用的结果。虽然在临床前研究中可见激素失调，但此发现的临床意义尚未知。如出现未预期的月经紊乱，则应评估继续使用本药是否有益。

（4）血液 贫血、白细胞减少。可致成年患者的平均血红蛋白和红细胞比容下降，且与剂量相关。上述变化可能与本药治疗后引起血容量增加有关。

（5）消化 腹泻、腹痛、恶心、呕吐、口干、胃肠胀气、食欲缺乏、肝酶升高。患者开始服用本药前应检测肝脏氨基转移酶，服药后定期复查肝酶。若 2 型糖尿病患者血清氨基转移酶升高（ALT＞正常上限的 2.5 倍时），则不应服用本药。对于本药治疗前或治疗中肝酶略高（ALT ≤ 2.5 倍正常上限）的患者，应分析其肝酶升高的原因。对肝酶轻度升高的患者，服用本药应慎重，适当缩短临床随访时间，检测肝脏氨基转移酶，以确定肝酶升高是否缓解或加重。如服用本药的患者 ALT 大于正常上限 3 倍时，则需尽快复查肝酶。若复查结果肝酶仍大于正常值上限 3 倍以上，则应停止服用本药。若患者出现肝功能异常征兆，如不明原因的恶心、呕吐、腹痛、乏力、厌食或尿色加深，应检测肝酶。是否继续使用本药治疗取决于临床及实验室数据结果评价。如出现黄疸，则需停药。

（6）呼吸　胸闷、上呼吸道感染、呼吸困难。

（7）骨骼肌肉　长期研究（ADOPT 和 RECORD）显示，服用本药的患者骨折发生率升高，特别是女性患者。发生率的升高主要见于服用本药治疗的第 1 年后，并持续存在于长期治疗期间。大多数骨折发生于服用本药的女性患者，主要为上臂和手足骨折。骨折部位不同于绝经后骨质疏松症（如髋关节或脊柱）导致的骨折。其他试验表明，这种风险可能也发生于男性，但女性骨折的风险比男性高。应考虑患者接受本药治疗的骨折风险，并注意按现行的诊疗常规评估和维护患者的骨健康。

（8）皮肤　皮疹、瘙痒。

（9）眼　视觉异常、黄斑水肿。一些患者停服噻唑烷二酮类药物后，黄斑水肿改善。糖尿病患者应进行常规眼科检查。如糖尿病患者出现视力障碍，应立即去眼科就诊。

（10）其他　全身性损害：水肿（包括全身性水肿、下肢水肿、面部水肿等）、乏力、疼痛、过敏反应、过敏样反应、发热。

**【药物过量】**

（1）剂量　尚无人体药物过量的资料，健康受试者单剂口服 20mg，仍可很好耐受。

（2）处理意见　一旦过量，应采取对症、支持治疗。

**【相互作用】**

（1）吉非贝齐（600mg/ 次，bid.）本药 AUC 增加 2 倍，合用时本药应减量。

（2）胰岛素　与胰岛素合用，本药可增加充血性心力衰竭风险，不建议合用。

（3）其他降糖药　患者有发生低血糖的危险，必要时可减少合用药物的剂量。

（4）硝苯地平、口服避孕药（如炔雌醇、炔诺酮）等经 CYP 3A 4 代谢的药物　不产生有临床意义的相互作用。

（5）地高辛、华法林等　稳态药动学不受本药影响。

（6）雷尼替丁　对本药药动学无影响。

（7）乙醇　不增加急性低血糖的风险。

## 吡格列酮
## Pioglitazone

**【其他名称】** 安可妥、艾可拓、艾汀、贝唐宁、顿灵、佳普喜、凯宝维元、可成、卡司平、列洛、欧迪贝、瑞格临、瑞彤、泰洛平、万成、万苏敏、亿奈佳、盐酸吡格列酮、夷友、毕康、安龙平、安多健、ActIns、Pioglitazone Hydrochloride

**【分类】** 内分泌、代谢用药 \ 抗糖尿病药 \ 噻唑烷二酮类

**【制剂规格】** 片剂（盐酸盐）15mg（以吡格列酮计）。

分散片（盐酸盐）15mg（以吡格列酮计）。

胶囊（盐酸盐）① 15mg。② 30mg。（均以吡格列酮计）

**【临床应用】**

**说明书适应证**

2 型糖尿病，单用或合用其他抗糖尿病药。

**【用法用量】**

**说明书用法用量**

2 型糖尿病　（1）单药治疗：不考虑饮食因素，起始 15~30mg/ 次，qd.，p.o.，必要时可增至 Max：45mg/d。（2）联合治疗：单用疗效欠佳时可考虑联合用药。不考虑饮食因素，本药起始 15~30mg/ 次，qd.，p.o.，同时使用胰岛素、二甲双胍或磺脲类抗糖尿病药。若血糖 ≤ 100mg/dl，胰岛素应减量 10%~25%，磺脲类抗糖尿病药也应减量，但二甲双胍可不需调整。

**【禁忌证】**

**1. 说明书禁忌证**

（1）对本药过敏者。

（2）1型糖尿病或糖尿病酮症酸中毒。

（3）心力衰竭。

（4）现有或既往有膀胱癌病史，或存在不明原因的肉眼血尿者。

（5）哺乳妇女不宜使用。

**2. 其他禁忌证**

（1）肝功能不全。

（2）孕妇。

**【特殊人群用药】**

**儿童**　不宜用。

**老人**　≥ 65岁者用药的安全性和有效性与年轻患者无显著差别。

**孕妇**　权衡利弊，也有资料建议孕妇禁用。美国FDA妊娠安全性分级为：C级。

**哺乳妇女**　不宜用。

**肝功能不全者**　禁用。有活动性肝病的证据或ALT水平＞正常上限2.5倍，不应开始本药治疗。

**肾功能不全/透析者**　无须调整剂量。

**其他**　用药期间无排卵（绝经期前）者应采取避孕措施。

**【注意】**

用药相关检查/监测项目　（1）定期检查肝功能、血常规、空腹血糖、HbA 1c。（2）用药期间应定期检查尿液。如观察到异常，应采取适当的措施。此外，停止服用本药后应继续观察。

**【给药说明】**

（1）给药条件　①服用曲格列酮时出现黄疸者不应使用本药。②在应激（如发热、外伤、感染、手术等）期间，需调整治疗。③本药最大推荐量单用不应＞ 45mg/d，qd.；联合用药不应＞ 30mg/d，qd.。④如漏服本药，次日不应加倍服药。⑤使用曲格列酮时肝酶正常者，当换用本药时，建议在开始本药治疗前，至少有1周的清洗期。

（2）减量/停药条件　噻唑烷二酮类药物（包括本药）在某些患者中有导致或加重充血性心衰的危险。开始使用本药和剂量增加时，应严密监测患者心衰的症状和体征（包括体重异常快速增加、呼吸困难和/或水肿）。如出现上述症状和体征，应按照标准心衰治疗方案进行处理，且本药必须停药或减量。

**【不良反应】**

（1）心血管　心脏肥大、轻至中度水肿。联用胰岛素时，水肿的发生率高于联用磺脲类降糖药或二甲双胍。

（2）神经　头痛、感觉异常。

（3）内分泌/代谢　低血糖。

（4）血液　贫血。

（5）消化　腹部不适。尚无肝功能衰竭的报道。ALT ＞ 3倍正常上限或出现黄疸，应停药。

（6）呼吸　上呼吸道感染、鼻窦炎、咽炎。

（7）泌尿　在国外开展的流行病学研究中，观察到与糖尿病患者使用本药相关的膀胱癌风险，长期服用本药有风险增加的趋势。治疗开始前，应向患者或其家属充分解释膀胱癌风险。

（8）骨骼肌肉　肌痛。国外随机临床试验中，已注意到服用本药的女性患者骨折（非椎骨骨折，包括下肢和远端上肢）的发生率增加。对于使用本药治疗者，尤其是女性患者，要考虑到骨折的风险，并依据目前的护理标准注意评估和维持骨骼健康。

（9）皮肤　血管性水肿。

（10）眼　国外有服用噻唑烷二酮类药物（包括本药）发生或加重（糖尿病）黄斑水肿并伴视力下降的报道（非常罕见）。尚未明确黄斑水肿是否与服用本药有直接关系。如患者出现视力下降，应考虑黄斑水肿可能性。糖尿病患者应定期接受常规眼科检查。此外，无论糖尿病患者正在接受治疗或存在其他体格检查异常，只要出现任何一种视物异常症状就应迅速接受眼科检查。

**【药物过量】**

处理意见　适当的对症、支持治疗。

**【相互作用】**

（1）口服避孕药　用药时避孕应谨慎。

（2）葡萄甘露聚糖　降血糖作用可增强。

（3）苦瓜、胍胶、车前草、圣约翰草　发生低血糖的风险增加。

（4）桉树属植物、葫芦巴、人参　可能导致低血糖。

（5）阔叶灌木丛类、聚合草、石蚕属植物、金不换、卡乏椒素、薄荷、黄芩属植物、缬草　可致血清氨基转移酶水平升高。

（6）二甲双胍（单剂）、地高辛、华法林、格列吡嗪　不影响上述药的药动学。

## 第七节　其他抗糖尿病药

### 艾塞那肽
### Exenatide

**【其他名称】** 百泌达、BYETTA

**【分类】** 内分泌、代谢用药\抗糖尿病药\其他抗糖尿病药

**【制剂规格】** **注射液**　① 1.2ml : 0.3mg（注射笔，单次注射药量 5μg）。② 2.4ml : 0.6mg（注射笔，单次注射药量 10μg）。

**【临床应用】**

**说明书适应证**

2 型糖尿病。适用于单用二甲双胍、磺酰脲类，以及二甲双胍合用磺酰脲类，血糖仍控制不佳者。

**【用法用量】**

**说明书用法用量**

2 型糖尿病　起始剂量 5μg/ 次，bid.，分别于早餐和晚餐前 60min 内或每日的 2 次主餐前于大腿、腹部或上臂皮下注射，给药间隔约 6h 或更长。根据临床应答，在治疗 1 个月后剂量可增至 10μg/ 次，bid.。

**【禁忌证】**

**说明书禁忌证**

对本药过敏者。

**【特殊人群用药】**

**儿童**　< 18 岁患者的安全性和有效性尚未确立。

**老人**　尚未观察到老年患者与年轻患者在安全性或有效性上的差异。

**孕妇**　尚无孕妇使用本药的足够资料和良好的对照临床研究，仅在本药对胎儿的潜在益处大于潜在风险时，才考虑使用本药。美国 FDA 妊娠安全性分级为：C 级。

**哺乳妇女**　慎用，停止哺乳或中断用药。

**肝功能不全者**　尚无急、慢性肝功能不全者的药动学研究。

**肾功能不全 / 透析者**　轻、中度肾功能不全（Ccr 为 30~80ml/min）者不需调整剂量。不推荐本药用于终末期肾脏疾病或严重肾功能不全（Ccr < 30ml/min）者。

**【注意】**

（1）慎用　肾移植者（国外资料）。

（2）用药相关检查 / 监测项目　常规监测空腹和餐后血糖、胰高血糖素、糖化血红蛋白水平。

（3）对驾驶 / 机械操作的影响　与磺酰脲类药合用时，在驾驶或操作机器时应采取必要措施，防止发生低血糖。

**【给药说明】**

（1）给药条件　①本药不应餐后注射。②尚无本药静脉或肌注的安全性和有效性资料。

（2）其他　①对需用胰岛素治疗者，本药不可替代胰岛素。本药不适用于 1 型糖尿病或糖尿病酮症酸中毒的治疗。②尚无本药在严重胃肠道疾病（包括胃轻瘫）患者中的研究，不推荐用于该类患者（本药可引起恶心、呕吐和腹泻等胃肠道不良反应）。③相

关临床试验证实：①对单用二甲双胍、磺酰脲类、或二种药物合用者加用本药，在治疗 30 周时血糖控制（HbA 1c）有统计学显著降低。且 5μg 和 10μg 组患者 HbA 1c 相对基线的变化具有统计学显著的量效关系。②本药与二甲双胍、磺酰脲类或二甲双胍和磺酰脲类长期合用，在整个 30 周治疗期统计学显著且剂量依赖地降低空腹和餐后血糖浓度；达到 HbA 1c ≤ 7% 的患者比例明显增高且统计学显著。③使用本药治疗，可降低体重；同时，本药可通过降低食欲和增加饱胀感而减少食物摄入。④本药对血脂参数无不良效应。可观察到伴随体重降低，三酰甘油有降低的趋势。⑤本药可改善 β 细胞功能。⑥ 2 型糖尿病患者（n= 13）静脉推注葡萄糖后，本药可恢复第一时相胰岛素分泌，改善第二时相胰岛素分泌。

**【不良反应】**

（1）神经 眩晕、头痛、嗜睡、味觉障碍。

（2）精神 感觉不安。

（3）内分泌 / 代谢 低血糖（合用二甲双胍及磺酰脲类）。大多数低血糖为轻到中度，可口服碳水化合物缓解。

（4）免疫 可能产生抗本药的抗体。

（5）消化 腹泻、呕吐、剂量依赖性的轻中度恶心、消化不良、食欲下降、胃肠道反流性疾病、腹胀、腹痛、嗳气、便秘、胃肠胀气、急性胰腺炎。一旦出现疑似胰腺炎的症状，应停用本药及其他可疑药物，同时进行确诊检查及适当的治疗。给予支持治疗后胰腺炎可治愈，但有非常罕见的病例出现胰腺坏死、出血性胰腺炎和 / 或死亡。对确诊为胰腺炎但并未确定是否由其他原因引起者，不推荐恢复使用本药。

（6）泌尿 肾功能改变，包括急性肾衰竭、慢性肾衰竭恶化、肾功能损伤、血清肌酐升高。出现上述症状时，应停用相关药物，并给予支持治疗。

（7）皮肤 多汗、瘙痒症、荨麻疹、斑丘疹。

（8）其他 注射部位反应、无力（虚弱）、脱水（常伴有恶心、呕吐和 / 或腹泻）、血管性水肿、过敏反应。无致突变或致畸变性。

**【药物过量】**

（1）表现 临床试验中，给 3 位 2 型糖尿病患者单次皮下注射本药 100μg（最大推荐剂量的 10 倍），过量效应包括严重恶心、严重呕吐及血糖浓度快速降低。其中 1 位患者出现严重低血糖，需非肠道给予葡萄糖治疗。3 位受试者均恢复且无并发症。

（2）处理意见 根据患者的临床体征和症状进行适当支持治疗。

**【相互作用】**

（1）左甲状腺素 可降低抗糖尿病药的疗效，合用时需增加抗糖尿病药的剂量，并密切监测血糖控制情况，尤其在左甲状腺素开始使用、调整剂量或停药时。

（2）地高辛 口服地高辛（0.25mg/ 次，qd.）时，合用重复剂量的本药（10μg/ 次，bid.），可降低地高辛的 $C_{max}$ 17%，$t_{max}$ 延迟约 2.5h，但总体 AUC 无改变。

（3）洛伐他汀 洛伐他汀（单剂量 40mg）与本药（10μg/ 次，bid.）合用，洛伐他汀的 AUC 和 $C_{max}$ 可分别降低约 40% 和 28%，且 $t_{max}$ 延迟约 4h。在一项为期 30 周的艾塞那肽对照临床试验中，已服用 HMG-CoA 还原酶抑制药者使用本药，血脂水平与基线相比无相应的改变。

（4）赖诺普利 服用恒定剂量赖诺普利（5~20mg/d）的轻、中度高血压患者合用本药（10μg/ 次，bid.），不改变赖诺普利的稳态 $C_{max}$ 或 AUC，稳态 $t_{max}$ 延迟 2h。患者 24h 平均收缩压和舒张压无改变。

（5）对乙酰氨基酚 在注射本药 10μg 后的 0、1、2 和 4h 合用对乙酰氨基酚（单次服用 1000mg），对乙酰氨基酚 AUC 分别减少 21%、23%、24% 和 14%，$C_{max}$ 分别下降 37%、56%、54% 和 41%；$t_{max}$ 从单独使用时的 0.6h 分别延长至 0.9、4.2、3.3 和

1.6h。但在给予本药前 1h 服用对乙酰氨基酚，对乙酰氨基酚的 AUC、$C_{max}$ 和 $t_{max}$ 则无显著变化。

（6）其他抗糖尿病药　在二甲双胍治疗的基础上加用本药时，可继续使用二甲双胍的目前剂量，因合用本药发生低血糖而需调整二甲双胍剂量的可能性较低；在磺酰脲类治疗基础上加用本药时，应考虑降低磺酰脲类的剂量，以降低低血糖发生的风险。

（7）华法林　合用后 INR 升高，有时伴有出血的报道。本药不改变华法林的药效学（根据 INR 反应评估）特性。

（8）口服药物　本药可减少口服药物的吸收程度和速度。对正在口服需快速通过胃肠道吸收药物者，使用本药时应谨慎。对疗效依赖于阈浓度的口服药物（如抗生素），建议在注射本药前至少 1h 服用。如这些药物需与食物同服，建议在本药注射的间隔与膳食或点心同服。

（9）胰岛素、D- 苯丙氨酸衍生物、氯茴苯酸类、α- 葡萄糖苷酶抑制药、普兰林肽或二肽基肽酶Ⅳ抑制药　尚无本药与上述药合用的研究。

## 硫辛酸
## Thioctic Acid

**【其他名称】** 奥力宝、奥天利、二硫辛酸、凯抒汀、Alpha Lipoic Acid、Lipoic Acid

**【分类】** 内分泌、代谢用药\抗糖尿病药\其他抗糖尿病药

**【制剂规格】** **注射液**　① 6ml∶150mg。② 12ml∶300mg。③ 20ml∶600mg。

胶囊　0.2g

**【临床应用】**

**说明书适应证**

糖尿病周围神经病变引起的感觉异常。

**【用法用量】**

**1. 说明书用法用量**

**一般用法**　（1）250~500mg，i.v.gtt.；病情严重者可 300~600mg/d，一疗程 2~4 周。（2）维持治疗，200~300mg/d，分 2~3 次服。

**2. 其他用法用量**

［国外参考信息］（1）起始量 600mg/d，分 2~3 次服。维持量 200~600mg，可 300mg/d 顿服，或 100mg/ 次，tid.。胃肠外给药后的维持治疗为 200~400mg/d，p.o.。（2）300~600mg/d，i.m.，连用 2~4 周，再改为口服维持治疗。每个注射部位的最大剂量是 50mg，如需更大剂量，应分多个部位给药。（3）静注，用法用量同肌注。注射应缓慢，最大速率是 2ml/min。（4）也可静滴，用法用量同肌注。如在给药延长期滴注中断，可口服替代治疗，600mg/ 次，顿服。

**【禁忌证】**

**说明书禁忌证**

（1）对本药过敏者。

（2）新生儿。

（3）孕妇及哺乳妇女不宜使用。

**【特殊人群用药】**

**儿童**　本药注射液含苯甲醇，不能用于新生儿（尤其早产儿）。

**老人**　不需调整剂量。

**孕妇**　不宜使用。

**哺乳妇女**　不宜使用。

**【注意】**

尚不明确。

**【给药说明】**

（1）给药条件　①本药口服时宜空腹服用。②本药需长期用药，病情严重者，建议初始治疗采用静脉给药。③自发性胃肠道神经病变者，初始治疗应采用胃肠外给药。④静注速度应慢，最大速度为 50mg/min。⑤用于肌注时，每个注射部位用药量≤ 50mg。如需大剂量给药，每个注射部位最大注射量为 2ml，分数个不同部位给药。⑥如胃肠外给药 2 周后未见症状改善，应加用 Vit $B_1$，100~300mg/d，p.o.，持续 2 周。

（2）配伍信息　①本药与糖溶液、林格液、含二硫键的溶液以及可与硫基或二硫键

反应的溶液属配伍禁忌。②静滴液的配制：本药注射液加入100~250ml NS稀释后静滴，滴注时间约30min。

（3）其他　①如神经病变暂时性加重，可用抗抑郁药或安定类药治疗疼痛。②本药活性成分对光敏感，应在临用前将安瓿从盒内取出。配好的输液用铝箔包裹避光，可保持稳定6h，输注时也应用铝箔包裹容器。

**【不良反应】**

（1）神经　头胀、紧张性头痛（静注过快，可自行缓解）、神经病变暂时性加重。

（2）内分泌/代谢　血浆丙酮酸水平改变。

（3）血液　血小板异常、紫癜、出血倾向。

（4）呼吸　呼吸困难（静注过快，可自行缓解）。

（5）骨骼肌肉　抽搐。

（6）眼　复视。

（7）其他　过敏反应（注射部位荨麻疹、湿疹）、过敏性休克。

**【药物过量】**

尚无本药中毒特征的报道，也未见可能出现的中毒症状的药理学描述。

**【相互作用】**

（1）顺铂　对顺铂有抑制作用，应避免合用。

（2）抗糖尿病药　降血糖作用增强，发生低血糖症的危险增加。合用应定期监测血糖，并注意观察低血糖症的症状和体征。

（3）酒精　可能使本药的作用降低。

## 依帕司他
## Epalrestat

**【其他名称】** 唐林、伊衡、Kinedak

**【分类】** 内分泌、代谢用药\抗糖尿病药\其他抗糖尿病药

**【制剂规格】** 片剂　50mg。

**【临床应用】**

**说明书适应证**

糖尿病性神经病变。

**【用法用量】**

**1. 说明书用法用量**

糖尿病神经性病变　50mg/次，tid.，餐前服。

**2. 其他用法用量**

［国外参考信息］

糖尿病视网膜病变　50mg/次，tid.，餐前服。

**【禁忌证】**

**其他禁忌证**

（1）对本药高度敏感者（国外资料）。

（2）孕妇及哺乳妇女。

**【特殊人群用药】**

**儿童**　尚无儿童用药的安全性资料。

**老人**　有生理功能改变的老年患者应适当减量。

**孕妇**　慎用。也有资料建议，孕妇禁用。

**哺乳妇女**　避免使用。

**肝功能不全者**　肝脏疾病患者慎用。

**肾功能不全/透析者**　肾功能损害者慎用。

**【注意】**

（1）慎用　①有过敏倾向史者。②糖尿病肾病（国外资料）。

（2）对检验值/诊断的影响　服药后尿液可呈褐红色，会影响胆红素及酮体尿定性试验。

（3）用药相关检查/监测项目　①糖尿病性神经病变者，应定期进行神经评估，包括运动和感觉神经传导速度、振动觉阈值、自主神经功能。②糖尿病视网膜病变患者应定期进行眼科检查，包括视网膜电图、眼底镜检查、荧光血管造影、视觉灵敏度改变。③长期用药应进行肝功能检查。

**【给药说明】**

（1）给药条件　①本药对1型或2型糖尿病患者的血糖控制不产生显著影响，对神经病变较轻及糖化Hb ≥ 7.5%的糖尿病性

神经病变患者疗效更好。神经病变发作后宜尽快开始治疗。②本药对视网膜病变较轻者疗效更好，且对非增生性疾病更有效。

（2）减量 / 停药条件　连续用药 12 周无效者，应考虑改用其他治疗方法。

（3）其他　糖尿病性神经病变患者用药期间，应观察其临床症状，包括上肢或下肢疼痛、感觉异常、过敏反应、自主神经症状。

**【不良反应】**

（1）神经　头晕、眩晕、嗜睡、麻木感。

（2）血液　血小板减少。

（3）消化　恶心、呕吐、食欲缺乏、腹痛、腹泻、腹胀、胃部不适；胆红素、ALT、AST、γ－谷氨酰转移酶升高。

（4）泌尿　血肌酐升高。

（5）皮肤　脱毛。

（6）其他　过敏反应（皮疹、红斑、水疱、瘙痒等，应立即停药，并给予对症治疗）、颈痛、乏力、浮肿、肿痛、四肢痛感。

**【相互作用】**

尚不明确。

# 第二章 肾上腺皮质激素

## 氢化可的松
## Hydrocortisone

【其他名称】 醋丙氢可的松、醋酸考的索、醋酸可的索、醋酸皮质醇、醋酸氢化可的松、醋酸氢化皮质素、丁酸氢化可的松、琥钠氢可松、琥珀酸钠皮质醇、考的索、可的索、来可得、皮质醇、氢化考的松、氢化可的松琥珀酸钠、氢化皮质素、氢考的松、氢可的松、氢可琥钠、益芙可、尤卓尔、Cortisol、Efficort、Hydrocortisone Aceponate、Hydrocortisone Acetate、Hydrocortisone Butyrate、Hydrocortisone Sodium Succinate、Hydrocortisonum、Locoid、Solu-Cortef

【分类】 内分泌、代谢用药\肾上腺皮质激素

【制剂规格】 片剂 ① 4mg。② 10mg。③ 20mg。

片剂（醋酸盐） 20mg。

注射液（稀乙醇溶液） ① 2ml : 10mg。② 3ml : 25mg。③ 5ml : 25mg。④ 10ml : 50mg。⑤ 20ml : 100mg。

注射液（醋酸盐，无菌混悬液） ① 1ml : 25mg。② 5ml : 125mg。

粉针剂（琥珀酸钠盐） ① 50mg。② 100mg。③ 500mg。（均按氢化可的松计）

软膏 ① 10g : 25mg（0.25%）。② 10g : 50mg（0.5%）。③ 10g : 100mg（1%）。④ 2%。⑤ 10g : 250mg（2.5%）。

软膏（丁酸盐） 10g : 10mg（0.1%）。

软膏（醋酸盐） 1%。

霜剂 0.5%~2.5%。

眼膏（醋酸盐） 0.5%。

滴眼液（醋酸盐） ① 3ml : 15mg。② 5ml : 25mg。

【临床应用】

1. 说明书适应证

（1）口服制剂 原发性或继发性肾上腺皮质功能减退症的替代治疗、先天性肾上腺皮质增生症；也可用于类风湿关节炎、风湿性发热、痛风、哮喘、过敏性疾病；还可用于严重感染和抗休克治疗等。

（2）注射制剂 抢救危重患者，如中毒性感染、过敏性休克、严重肾上腺皮质功能减退症、结缔组织病、严重哮喘等过敏性疾病，也可用于防治移植物急性排斥反应。

（3）软膏 过敏性皮炎、脂溢性皮炎、湿疹、瘙痒症和神经性皮炎等过敏性、非感染性皮肤病和一些增生性皮肤疾患。

（4）眼用制剂 虹膜睫状体炎、角膜炎、虹膜炎、过敏性结膜炎、结膜炎、睑炎、泪囊炎等。

2. 其他临床应用

（1）SLE、皮肌炎、风湿性关节炎、自身免疫性溶血、血小板减少性紫癜、重症肌无力等自身免疫性疾病。

（2）节段性回肠炎、溃疡性结肠炎、损伤性关节炎等炎症性疾病。

（3）急性白血病、淋巴瘤等血液病。

（4）长期叩痛、扪痛的慢性根尖周炎患牙的根管封药。

【用法用量】

1. 说明书用法用量

（1）一般用法 ① 50~100mg/d，i.m.（分4次）。② 也可 50~100mg/次，i.v.gtt.（用NS或5%GS 500ml混合均匀）。③还可鞘内注射，1ml/次。

（2）肾上腺皮质功能减退症 20~30mg/d，p.o.（清晨服2/3，午餐后服1/3）。有应激情况时，应适当加量，可增至80mg/d，p.o.（分次），应激情况消失后恢复原剂量。

（3）肾上腺皮质功能减退及腺垂体功能减退危象、严重过敏反应、哮喘持续状态、休克　氢化可的松 100mg/ 次或氢化可的松琥珀酸钠 135mg/ 次，i.v.gtt.，病情严重者可用至 300mg/d，疗程不超过 3~5d。

（4）类风湿关节炎、骨性关节炎、腱鞘炎、肌腱劳损　关节腔内注射，1~2ml（25mg/ml）/ 次。

（5）各种炎性眼病　①滴眼液：滴眼，3~4 次 /d，用前摇匀。②眼膏：涂于眼睑内，tid.。

（6）皮肤病　软膏涂于患处，并轻揉片刻，2~4 次 /d。

**2. 其他用法用量**

［国内参考信息］

（1）类风湿关节炎、哮喘等　20~40mg/ 次，qd.，p.o.（清晨）。

（2）各种危重病例的抢救　100~200mg/ 次（特殊危重病例可用至 1000~2000mg/d），稀释于 NS 或 GS（5% 或 10%）500ml 中混匀，i.v.gtt.，可加用 Vit C 500~1000mg。

（3）关节炎、腱鞘炎、急慢性扭伤及肌腱劳损等　12.5~50mg/ 次，加适量盐酸普鲁卡因注射液，摇匀后注射于关节腔内肌腱处。

（4）结核性脑膜炎、脑膜炎　醋酸氢化可的松注射液，25mg（1ml）/ 次，鞘内注射。

（5）痔疮顽固并发症　将一薄层油膏涂于患处并抹匀，早晚各 1 次。

（6）对皮质激素治疗有效的皮肤病　霜剂涂于患处，1~3 次 /d，待症状改善后，改为 qd. 或 2~3 次 / 周。

（7）神经性皮炎　使用气雾膜，用量根据皮损面积酌定，喷涂，qd./qod.。病程短的患者见效较快，痊愈率也较高，但痊愈后可复发。

（8）配制根管充填剂　本药 2g 与氧化锌 45g、硫酸钡 50g、多聚甲醛 1g、麝香草酚 4.5g 一起用于根管充填。

（9）长期叩痛、扪痛的慢性根尖周炎患牙的根管封药　本药醋酸盐软膏 1g，加金霉素粉 1g，调匀，根管内封药。临时新鲜配药，封药后 2 周换药，如连续 2 次无效，应更换药物。

（10）肉芽肿性唇炎　12.5~50mg/ 次，加 2% 普鲁卡因注射液 2ml 局部注射。1~2 次 / 周，可连续注射 5 次左右。

［国外参考信息］

（1）溃疡性结肠炎　100mg/ 次，睡前保留灌肠（需保留≥1h），qd.，连用 21d。

（2）其他临床用法　本药磷酸钠 15~240mg/d，i.m.，根据具体疾病、患者反应调整。

**【禁忌证】**

**1. 说明书禁忌证**

（1）对肾上腺皮质激素类药物过敏者。

（2）除肾上腺皮质功能减退症的替代治疗外，以下情况为禁忌　①严重精神病（过去或现在）。②癫痫。③活动性消化性溃疡。④新近胃肠吻合手术。⑤骨折及骨质疏松症。⑥创伤修复期。⑦角膜溃疡。⑧肾上腺皮质功能亢进症。⑨高血压。⑩糖尿病。⑪抗菌药物不能控制的感染（如水痘、麻疹、真菌感染）。⑫孕妇。

（3）感染性皮肤病（如脓疱病、体癣、股癣等）禁用软膏。

（4）单纯疱疹性或溃疡性角膜炎禁用眼用制剂。

**2. 其他禁忌证**

（1）动脉粥样硬化、心力衰竭或慢性营养不良者应避免使用。

（2）未经抗感染治疗的急性化脓性眼部感染禁用眼用制剂。

**【特殊人群用药】**

**儿童**　（1）长期使用需十分慎重，并密切观察。（2）用药剂量除按年龄、体重，更应按疾病的严重程度和患儿对治疗的反应而定。肾上腺皮质功能减退患儿，用量应根据体表面积定。

**其他用法用量**

［国内参考信息］

（1）肾上腺皮质功能减退症　20~25mg/（$m^2$·d），p.o.（分3次）。

（2）皮肤病　软膏涂于患处，1~2次/d。

［国外参考信息］

（1）抗炎和抑制免疫　① 2.5~10mg/（kg·d），分次服，q.6~8h。② 1~5mg/（kg·d）［或30~150mg/（$m^2$·d）］，分次用，q.12~24h，i.m./静脉给药。

（2）生理替代治疗　① 20~25mg/（$m^2$·d）［或0.5~0.75mg/（kg·d）］，分次服，q.8h。② 0.25~0.35mg/（kg·次）（或12~15mg/$m^2$），qd.，i.m.。

（3）先天性肾上腺皮质增生症　开始30~36mg/（$m^2$·d）（早晨服2/3，下午服1/3），维持量25~30mg/（$m^2$·d）。

（4）急性肾上腺皮质功能不全　婴幼儿和较小儿童的首次负荷量为1~2mg/kg，静脉给药，再25~150mg/d，分次用，q.6~8h。较大儿童的首次负荷量为1~2mg/kg，静脉给药，再150~250mg/d，分次用，q.6~8h。

**老人**　用药易发生高血压、糖尿病和骨质疏松（尤更年期后的女性），肾上腺皮质功能低下者除外。

**孕妇**　不宜使用。美国FDA妊娠安全性分级为：D级。

**哺乳妇女**　若使用大剂量，则不应哺乳。

**肝功能不全者**　慎用。

**肾功能不全/透析者**　慎用。

**【注意】**

（1）慎用　①心脏病。②憩室炎。③ CNS抑制。④情绪不稳定和有精神病倾向者。⑤高脂蛋白血症。⑥甲减。⑦重症肌无力。⑧骨质疏松症。⑨ GU、胃炎或食管炎等。⑩结核病。⑪全身性真菌感染。⑫肾结石。⑬眼单纯疱疹。⑭青光眼。⑮急性化脓性感染者慎用眼用制剂。

（2）交叉过敏　对其他肾上腺皮质激素类药物过敏者，也可能对本药过敏。

（3）对检验值/诊断的影响　①糖皮质激素可使血糖、血胆固醇和血脂肪酸、血钠水平升高，使血钙、血钾下降。②对外周血常规的影响为淋巴细胞、嗜酸性粒细胞、嗜碱性粒细胞数下降，血小板增加，后者也可下降。③长期大剂量使用可使皮肤试验结果呈假阴性，如结核菌素试验、组织胞质菌素试验和过敏反应皮试（如青霉素皮试）等。④可使甲状腺 $^{131}$I 摄取率下降，减弱TSH对TRH刺激的反应，使TRH兴奋试验结果呈假阳性，干扰LHRH兴奋试验的结果。⑤使放射性核素脑和骨显像减弱或稀疏。

（4）用药相关检查/监测项目　①血糖、尿糖或糖耐量试验，尤其糖尿病或有患糖尿病倾向者。②儿童用药应定期监测生长和发育情况。③眼科检查，注意白内障、青光眼或眼部感染的发生。④血清电解质和大便隐血检查。⑤血压和骨密度检查（尤其老年人）。

**【给药说明】**

（1）给药条件　①本药可直接静注，常用于各种危重患者抢救。本药混悬液（酯型）可供关节腔内注射。局部给药也可用于眼科、皮肤科疾病。②本药注射剂（醇型）中含有50%乙醇，须充分稀释至0.2mg/ml后供静滴用。需大剂量用药时应改用氢化可的松琥珀酸钠。③结核病、急性细菌性或病毒性感染患者应用时必须给予适当的抗感染治疗。④生理剂量糖皮质激素可提高患者对感染的抵抗力。非肾上腺皮质功能减退者接受较长时间药理剂量糖皮质激素后易发生感染，但某些感染时应用糖皮质激素则可减轻组织破坏、减少渗出、减轻感染中毒症状，但必须同时使用有效的抗生素治疗，密切观察病情变化，短期用药后即应迅速减量、停药。⑤长期使用糖皮质激素应补充钾和钙、高蛋白饮食，必要时配合蛋白同化激素等，并注意血糖和血压变化。⑥肾上腺皮质以外的疾病，利用糖皮质激素的药理作用，大致可分为以下三类情况。a. 急症：如过敏性休克、感染性休克、严重哮喘持续状态、器官移植抗排斥反应，往往需静脉给予大剂量糖皮质激素，疗程限于3~5d。必须同时采用有关的其他有效治疗，如感染性休克应用有效抗生素；过敏性休克时用肾上腺素、抗组胺药等。停药时不需严格递减。b. 中程治疗：对一些较严重疾病，如肾病综合征、狼疮性肾炎、恶性浸润性突眼，应采用药理剂量的人工合成制剂，生效后减至维持量，疗程为4~8周。用药剂量和疗程需根据病情程度和治疗效果而调整。停药时须逐渐递减。c. 长程治疗：慢性疾病，如类风湿关节炎、血小板减少性紫癜、SLE，应尽量采用其他治疗方法，必要时用糖皮质激素，采用尽可能小的剂量，病情有好转时即减量。宜每日上午用药1次或隔日上午用1次中效制剂，以尽可能减轻对下丘脑－垂体－肾上腺轴的抑制作用。对病情较重者，在隔日疗法的不用激素日可加用其他治疗措施。⑦本药软膏应避免接触眼，不宜长期使用，也不宜用于破损皮肤，且应避免全身大面积使用。

（2）减量/停药条件　为避免发生肾上腺皮质功能减退及原有疾病症状复发，在长程糖皮质激素治疗后应逐渐缓慢减量，并由原来一日用药数次改为每日上午1次，或隔日上午1次。

（3）配伍信息　本药注射剂可用NS或5%GS稀释后使用。

**【不良反应】** 不良反应与疗程、剂量、用药种类、用法及给药途径等有密切关系，用生理剂量替代治疗时不发生明显不良反应。

（1）心血管　大剂量或长期应用：广泛小动脉粥样硬化。

（2）神经　大剂量或长期应用：良性颅内压升高综合征。

（3）精神　大剂量或长期应用：欣快感、激动、不安、谵妄、定向力障碍。精神症状尤易发生于患慢性消耗性疾病者及以往有过精神不正常者。

（4）内分泌/代谢　大剂量或长期应用：医源性库欣综合征。血钙、血钾降低、水钠潴留、血胆固醇、血脂肪酸升高及月经紊乱。

（5）血液　大剂量或长期应用：淋巴细胞、单核细胞、嗜酸性粒细胞和嗜碱粒细胞计数下降，多形核WBC计数增加，血小板计数增加或下降。

（6）消化　大剂量或长期应用：胃肠道刺激（恶心、呕吐）、消化性溃疡或肠穿孔、胰腺炎。

（7）骨骼肌肉　大剂量或长期应用：股骨头缺血性坏死。其他尚有肌无力、肌萎缩。

（8）皮肤　外用：局部烧灼感、瘙痒、刺激、干燥、接触性皮炎。长期外用：色素脱失或色素沉着。较长时间或大面积用：皮肤萎缩、毛细血管扩张、皮肤紫纹、痤疮。用药部位发生局部皮肤过敏、皮疹加重、瘙痒，应立即停用。

（9）眼　大剂量或长期应用：青光眼、白内障、眼压增高。经眼给药可诱发真菌性眼睑炎、上皮性角膜炎、青光眼。长期使用本药眼用制剂后如出现眼部慢性炎症的表现，应考虑角膜真菌感染的可能。

（10）其他　①静脉迅速大剂量用药：全身性过敏反应，面部、鼻黏膜、眼睑肿胀、荨麻疹、气短、胸闷、喘鸣。②大剂量或长期应用：下肢浮肿、水肿、创口愈合不良、儿童生长发育受抑制。③可并发（或加重）感染。④较长时间或大面积外用：全身性不良反应。⑤糖皮质激素停药综合征：下丘脑－垂体－肾上腺轴功能减退，表现为乏力、食欲减退、恶心、呕吐、血压偏低。⑥已被控制的疾病症状于停药后重新出现。⑦停药后出现头晕、头痛、昏厥倾向、腹痛或背痛、低热、食欲减退、恶心、呕吐、肌肉或关节疼痛、乏力等，若排除肾上腺皮质功能减退和原来疾病的复发，可考虑为依赖综合征。

【药物过量】

（1）表现　可引起类肾上腺皮质功能亢进综合征。①症状轻者表现为兴奋不安、面色苍白、焦虑、恐惧、震颤、头痛、恶心、呕吐、心悸、胸部不适、鼻黏膜干燥、发烧出汗、排尿困难、眼球突出、瞳孔散大。②严重者可见脉搏呼吸增快、体温上升、血压升高、血糖升高和蛋白尿，继之血压下降，脉搏变细，终因心脏或呼吸中枢麻痹而死亡。③若大量静注本药，可因急性心脏扩张，甚至致死。

（2）处理意见　保持安静，并给予对症及支持治疗。

【相互作用】

（1）苯妥英钠、苯巴比妥　加速本类药的代谢灭活，降低药效。

（2）TH、麻黄碱、利福平　增加本药的代谢清除率，合用应适当调整本药剂量。

（3）考来烯胺、考来替泊　减少本类药的吸收。

（4）噻嗪类利尿药　可消除本类药所致水肿。

（5）生长激素　可抑制上述药的促生长作用。

（6）奎宁　可降低奎宁的抗疟效力。

（7）抗凝药、神经肌肉阻滞药　可降低抗凝药、神经肌肉阻滞药的药理作用。

（8）异烟肼、美西律　降低异烟肼、美西律血药浓度和疗效。

（9）降糖药（如胰岛素）合用应适当增加降糖药剂量。

（10）NSAID　可增强本药抗炎作用，同时加剧致消化性溃疡作用。本药也可降低血浆水杨酸盐浓度，增强对乙酰氨基酚的肝毒性。

（11）避孕药、雌激素制剂　可加强本药的治疗作用和不良反应。

（12）Vit E、Vit K　可增强本药抗炎效应，减轻撤药后反跳现象；与 Vit C 合用可防治本药引起的皮下出血；与 Vit A 合用可消除本药所致创面愈合迟延，但也影响本药的抗炎作用，本药还可拮抗 Vit A 中毒时的全身反应。

（13）三环类抗抑郁药　可加重本药引起的精神症状。

（14）拟胆碱药（如新斯的明、吡斯的明）可增强拟胆碱药疗效。

（15）氨茶碱　可使氨茶碱血药浓度升高。

（16）强心苷　可提高强心效应，但也增加洋地黄毒性、心律紊乱发生，合用应适当补钾。

（17）蛋白质同化激素　可增加水肿发生率，加重痤疮。

（18）两性霉素 B、碳酸酐酶抑制药等排钾利尿药　可致严重低血钾，应注意血钾和心功能变化。长期合用碳酸酐酶抑制药，易发生低血钙、骨质疏松。

（19）抗胆碱能药（如阿托品）长期合用可致眼压增高。

（20）异丙肾上腺素　可增强异丙肾上腺素的心脏毒性作用。

（21）MAOI　可能诱发高血压危象。

（22）免疫抑制药　可增加感染的危险性。

## 醋酸可的松
## Cortisone Acetate

【其他名称】　醋酸副肾皮质素、醋酸皮质酮、醋酸肾上腺皮质素、可的松、考的松、可美松、可美萨松、皮质素、Adreson、Cortate、Cortelan、Cortisone、Cortistab、Cortisyl

【分类】　内分泌、代谢用药\肾上腺皮质激素

【制剂规格】　片剂　①5mg。②25mg。

**注射液** ① 2ml∶50mg。② 5ml∶125mg。③ 10ml∶250mg。

**眼膏** ① 1g∶2.5mg（0.25%）。② 1g∶5mg（0.5%）。③ 1%。

**滴眼液** 3ml∶15mg。

**【临床应用】**

**1. 说明书适应证**

（1）原发性或继发性肾上腺皮质功能减退症，先天性肾上腺增生症。

（2）自身免疫性疾病。

（3）过敏性疾病。

（4）器官移植物排斥反应。

（5）炎症性疾病。

（6）急性白血病、淋巴瘤等血液病。

（7）结节病、甲状腺危象、亚急性非化脓性甲状腺炎、感染性休克、脑水肿、肾病综合征。

（8）过敏性结膜炎（经眼给药）。

**2. 其他临床应用**

经眼给药：虹膜睫状体炎、角膜基质炎、角膜炎、巩膜炎、虹膜炎、疱疹性眼炎、交感性眼炎、白内障术后、眼部化学烧伤以及角膜移植后的排斥反应和眼科手术后的炎症反应等。

**【用法用量】**

**1. 说明书用法用量**

（1）肾上腺皮质功能减退的替代治疗 ① 25~37.5mg/d（清晨服 2/3，午后服 1/3），p.o.。当患者处于应激状态时，可增至 100mg/d，p.o.；严重应激状态时，应改用氢化可的松静滴。② 25mg/d，i.m.，有应激状态时适当增量，严重应激状态时应改用氢化可的松静滴。

（2）过敏性结膜炎 ①滴眼液，1~2 滴 / 次，3~4 次 /d。②眼膏，涂于眼睑内，2~3 次 /d，最后一次宜在睡前使用。

**2. 其他用法用量**

［国外参考信息］

（1）抗炎 20~300mg/d，p.o.，根据具体疾病和患者的反应调整剂量。

（2）肾上腺皮质功能不全 12~15mg/（$m^2$·d）（早上服 2/3，下午服 1/3），p.o.。

（3）先天性肾上腺增生 20~30mg/（$m^2$·d）（早上服 2/3，下午服 1/3），p.o.。

**【禁忌证】**

**1. 说明书禁忌证**

（1）对肾上腺皮质激素类药过敏者。

（2）下列患者一般避免使用、特殊情况应权衡利弊使用 消化性溃疡、青光眼、电解质紊乱、血栓症、心肌梗死、内脏手术患者。

**2. 其他禁忌证**

（1）以下患者应避免使用 肾上腺皮质功能亢进、心力衰竭、动脉粥样硬化、癫痫、角膜溃疡、慢性营养不良。

（2）以下患者一般不宜使用 严重精神病（过去或现在）、严重高血压、明显的糖尿病、未能控制的感染、较重的骨质疏松。

（3）经眼给药禁用于单纯疱疹性或溃疡性角膜炎。

**【特殊人群用药】**

**儿童**

**其他用法用量**

［国内参考信息］

（1）肾上腺皮质功能减退的替代治疗 0.7mg/（kg·d），分 2 次服。

（2）其他疾病 2.5~10mg/（kg·d），分次服。

［国外参考信息］

（1）替代治疗 ① 0.5~0.75mg/（kg·d）（或 20~25mg/$m^2$），分 2 次服。② 0.25~0.35mg/（kg·次）（或 12.5mg/$m^2$），qd.，i.m.。

（2）抗炎或抑制免疫 ① 2.5~10mg/（kg·d）（或 20~300mg/$m^2$），分次（q.6~8h）给药，p.o.。② 1~5mg/（kg·d）（或 14~375mg/$m^2$），分次（q.12~24h）给药，i.m.。

**孕妇** 除肾上腺皮质功能减退的替代治疗外，人应用糖皮质激素易引起胎盘功能不全、新生儿体重减轻或死胎的发生率增加。美国 FDA 妊娠安全性分级为：D 级。

**哺乳妇女** 用药期间停止哺乳。

**肝功能不全者** 慎用。

**肾功能不全/透析者** 慎用。

**【注意】**

（1）慎用 ①高血压。②肝硬化、脂肪肝。③有肾结石者。④结核病。⑤情绪不稳定和有精神病倾向者。⑥高脂蛋白血症。⑦未治疗的甲状腺功能减退。⑧糖尿病。⑨GU、胃炎或食管炎。⑩憩室炎。⑪重症肌无力。⑫骨质疏松。⑬眼单纯疱疹。⑭树枝状角膜炎者经眼给药。

（2）交叉过敏 对其他肾上腺皮质激素类药物过敏者，也可能对本药过敏。

**【给药说明】**

给药条件 （1）本药一般不作抗炎、抗过敏的首选药。（2）肾上腺功能不足者同时存在醛固酮严重缺乏时，常需合用氟氢可的松和氯化钠。（3）本药局部外用或关节腔内注射无效。（4）经眼给药时，连用不超过2周，且不能与其他眼用制剂同用。（5）眼部细菌性或病毒性感染时应与抗菌药合用。

其他参见“氢化可的松”。

**【不良反应】**

本药治疗剂量时多见水钠潴留。如发生二重感染，应立即停药并进行适当的治疗。其余参见“氢化可的松”。

**【相互作用】**

参见“氢化可的松”。

## 地塞米松
## Dexamethasone

**【其他名称】** 醋酸地塞米松、醋酸氟美松、地卡特隆、多力生、德萨美松、德萨米松醋酸酯、地塞米松磷酸钠、地塞米松棕榈酸酯、多他可美、氟甲强的松龙、氟甲去氢氢化可的松、氟美松、氟万、戈达利、甲氟烯索、利美达松、思诺迪清、息洛安、意可贴、棕榈酸地塞米松、众益美松、Decaderm、Decadron、Dexamethasone Acetate、Dexamethasone Palmitate、Dexamethasone Sodium Phosphate、Dexamethasonum、Dexasone、Gammacorten、LIMETHASON

**【分类】** 内分泌、代谢用药\肾上腺皮质激素

**【制剂规格】** 片剂 0.75mg。

片剂（醋酸盐） 0.75mg。

注射液（醋酸盐） ①0.5ml∶2.5mg。②1ml∶5mg。③5ml∶25mg。

注射液（磷酸钠盐） ①1ml∶1mg。②1ml∶2mg。③1ml∶4mg。④1ml∶5mg。⑤2ml∶8mg。⑥5ml∶10mg。

注射液（棕榈酸酯） 1ml∶4mg（以地塞米松棕榈酸酯计）。

软膏 0.05%~0.1%。

软膏（醋酸盐） ①4g∶2mg。②5g∶2.5mg。③10g∶5mg。

乳膏 0.05%~0.1%。

乳膏（磷酸钠盐） ①0.05%。②0.1%。

乳膏（醋酸盐） 10g∶5mg。

霜剂 0.05%~0.1%。

缓释微粒（用于眼病） 0.06mg。

滴眼液（磷酸钠盐） 0.1%（地塞米松磷酸钠1g，氯化钠、亚硫酸氢钠、硼砂、乙二胺四乙酸二钠、对羟基苯甲酸乙酯适量，蒸馏水加至1000ml）。

滴眼液（磷酸钠盐） 5ml∶1.25mg。

眼膏（磷酸钠盐） 0.05%。

气雾剂（磷酸钠盐） ①1.7%。②2.3%。

粘贴片（醋酸盐） 0.3mg。

**【临床应用】**

1. 说明书适应证

（1）过敏性及自身免疫性炎症性疾病。多用于结缔组织病、活动性风湿病、类风湿关节炎、红斑狼疮、严重哮喘、严重皮炎、严重甲状腺相关性眼病、急性白血病等，也用于某些严重感染及中毒、恶性淋巴瘤的综合治疗。

（2）肾上腺皮质疾病（库欣综合征）的诊断——地塞米松抑制试验。

（3）粘贴片用于非感染性口腔黏膜溃疡。

（4）滴眼液用于虹膜睫状体炎、虹膜炎、角膜炎、过敏性结膜炎、眼睑炎、泪囊炎等。

（5）缓释微粒剂用于白内障摘除并植入人工晶体后引起的术后眼内炎症。

（6）软膏剂用于局限性瘙痒症、神经性皮炎、接触性皮炎、脂溢性皮炎、慢性湿疹等。

**2. 其他临床应用**

（1）合成糖皮质激素所需酶系缺陷所致的先天性肾上腺皮质增生症。

（2）预防新生儿呼吸窘迫综合征、降低颅内高压、缓解肿瘤所致脑水肿。

（3）器官移植排斥反应。

（4）中毒性感染，如中毒性细菌性痢疾、中毒性肺炎、重症伤寒、结核性脑膜炎、胸膜炎等。

（5）抗休克及危重病例的抢救等。

（6）库欣综合征的诊断与病因鉴别诊断。

（7）天疱疮、类天疱疮、盘状红斑狼疮、Bchcet 综合征等自身免疫性疾病。

（8）多形渗出性红斑、药物过敏性口炎等过敏性疾病。

（9）肉芽肿性唇炎、长期不愈或病情较重的腺周口疮。

**【用法用量】**

**1. 说明书用法用量**

（1）**一般用法** ①醋酸地塞米松片：起始量 0.75~3mg/ 次，2~4 次 /d，p.o.；根据病情确定维持剂量，约为 0.75mg/d。②地塞米松磷酸钠注射液：2~20mg/ 次，i.v.；静滴时，应以 5%GS 稀释，可 2~6h 重复给药至病情稳定，但大剂量连续给药一般不超过 72h；也可鞘内注射给药，5mg/ 次，间隔 1~3 周 1 次；还可关节腔内注射，0.8~4mg/ 次，根据关节腔大小确定。③醋酸地塞米松注射液：1~8mg/ 次，qd.，i.m.；也可 2~20mg/ 次，i.v.；可腱鞘内注射或关节腔，软组织的损伤部位内注射，0.8~6mg，i.v.，间隔 2 周 1 次；i.h.，每点 0.05~0.25mg，共 2.5mg，1 次 / 周；也可鼻腔、喉头、气管、中耳腔、耳管注入 0.1~0.2mg，1~3 次 /d。

（2）类风湿关节炎 地塞米松棕榈酸酯注射液：2.5mg/ 次，i.v.，1 次 /2 周，注射时可用 GS 或 NS 稀释。也可关节腔注射，1.25~5mg/ 次（根据关节腔大小确定），必要时隔 2~4 周可再加强注射 1 次。

（3）缓解恶性肿瘤所致的脑水肿 磷酸钠盐注射液：首剂 10mg,i.v.，随后 4mg/ 次，q.6h，i.m.，一般 12~24h 可有好转。2~4d 后逐渐减量，5~7d 停药。

（4）不宜手术的脑肿瘤 磷酸钠盐注射液：首剂 10mg，i.v.，以后每 2h 重复给予 8mg，数日后再减至 2mg/d，分 2~3 次静脉给药。

（5）非感染性口腔黏膜溃疡 粘贴片贴于患处。0.3mg（1 片）/ 次，Max：≤ 0.9mg（3 片）/d，连用不得＞ 1 周。洗净手指后粘少许唾液粘起黄色面，将白色层贴于患处，并轻压 10~15 秒，使其粘牢，不须取出，直至全部溶化。

（6）虹膜睫状体炎、虹膜炎、角膜炎、过敏性结膜炎、眼睑炎、泪囊炎等 滴眼液滴眼，3~4 次 /d，用前摇匀。

（7）白内障摘除并植入人工晶体后引起的术后眼内炎症 在植入人工晶体并清除粘弹剂后，用无齿镊从包装中取出本药一粒放入眼前房或后房。若放在前房，应将药料放在 12 点虹膜基底位置；若放在后房，应放在虹膜和人工晶体前表面之间的 6 点位置，然后以常规方式闭合切口。

（8）局限性瘙痒症、神经性皮炎、接触性皮炎、脂溢性皮炎、慢性湿疹等 软膏涂患处，2~3 次 /d。

**2. 其他用法用量**

［国内参考信息］

（1）恶性疟疾所致脑水肿引起的昏迷 3~10mg/ 次，q.8h.，i.m.。

（2）增强治疗或用于过敏性疾病、休克 2~6mg/ 次，i.m.；重症可重复给药，q.2~6h。

（3）眼部炎症 用 0.05% 眼膏涂眼，2~3 次 /d。也可用本药磷酸钠盐玻璃体内注射，0.4mg/ 次。

（4）过敏性鼻炎 1.7%~2.3% 本药气雾剂喷雾吸入，2~4 次 /d。

（5）长期糜烂不愈的扁平苔藓、盘状红斑狼疮、肉芽肿性唇炎及长期不愈或病情较重的腺周口疮病损局限者 局部封闭，2~5mg/ 次加 2% 普鲁卡因 1ml，注射于病损基底部。1~2 次 / 周，连用 2~4 周。治疗肉芽肿性唇炎时，可同时使用其他抗过敏药物。根尖部黏膜疼痛症状持续的根尖周炎患牙，可在根尖部黏膜下注射。

（6）天疱疮、类天疱疮、多形渗出性红斑、过敏性口炎等口腔黏膜糜烂呈多发、泛发时 ① 10mg/ 次，加入 500ml NS 中，分 10 次雾化吸入，1~2 次 /d。②用 0.002% 的地塞米松生理盐水溶液含漱，10ml/ 次，药液在口腔中停留 2min 后吐出，tid.，连用 7d。

［国外参考信息］

（1）预防新生儿呼吸窘迫综合征 6mg/ 次，q.12h.，i.m.，共用 4 次，于产前使用。

（2）预防妇科手术硬膜外麻醉所致的恶心、呕吐 术后静脉给药 5~10mg。

（3）哮喘或对糖皮质激素敏感而其他方法治疗无效的气管痉挛性疾病 吸入给药，3 喷 / 次（一喷约含 0.1mg 地塞米松磷酸钠），3~4 次 /d。

**【禁忌证】**

**1. 说明书禁忌证**

（1）对本药过敏者。

（2）以下疾病患者一般情况下不宜使用，在特殊情况下权衡利弊使用，且应注意病情恶化的可能 高血压、血栓症、心肌梗死、胃及十二指肠溃疡、内脏手术、精神病、电解质代谢异常、青光眼。

（3）严重心功能不全。

（4）有癫痫病史。

（5）活动性结核病。

（6）严重肾功能不全。

（7）单纯疱疹性角膜炎。

（8）角膜溃疡。

（9）后囊白内障。

（10）早期妊娠。

（11）对亚硫酸盐过敏者禁用本药注射剂（辅料中含有亚硫酸盐）。

**2. 其他禁忌证**

（1）肾上腺皮质功能亢进。

（2）动脉粥样硬化。

（3）肠道疾病或慢性营养不良者。

**【特殊人群用药】**

**儿童** 一般不用于需长期使用激素的儿童。如确有必要长期使用时，应使用短效或中效制剂，避免使用长效制剂。儿童使用本药乳膏应减量，不能采用封包治疗，用药时间不宜过长。

**其他用法用量**

［国外参考信息］

（1）一般用法 0.03~0.15mg/kg（或 1~5mg/m$^2$）/d，分次（q.6~12h）口服。

（2）类固醇 21- 羟化酶缺乏症 初始量 0.25~0.28mg/m$^2$，清晨顿服，治疗有效后根据情况调整维持剂量。

（3）脑水肿 负荷剂量为 1.5mg/kg，i.m./i.v.，随后以 1.5mg/（kg·d）维持（q.4~6h），共 5d。在第 2 个 5d 内减量并停用。

（4）急性哮喘发作 6~12 个月：单次 16mg，i.m.；13~35 个月：单次 24mg，i.m.；＞ 36 个月：单次 36mg，i.m.。

**老人** 慎用。老年患者长期使用本药可增加不良反应风险，如诱发感染性疾病、糖尿病、骨质疏松症、高血压、后囊下白内障和青光眼。更年期后的女性使用本药易发生骨质疏松。

**孕妇** 不宜使用。人类使用药理剂量的糖皮质激素可增加胎盘功能不全、新生儿体重减轻或死胎的发生率。应慎用乳膏，不能长期大面积或大量使用。美国 FDA 妊娠安全性分级为：C 级。

**哺乳妇女** 乳母接受大剂量给药时不应哺乳。

**肝功能不全者** 肝硬化、脂肪肝患者慎用。

**肾功能不全/透析者** 肾功能不全者慎用，严重者禁用。

【注意】

（1）慎用 ①心脏病。②憩室炎。③肾结石。④结核病（必须给予适当的抗感染治疗）。⑤癫痫。⑥偏头痛。⑦癔症、情绪不稳定和有精神病倾向者。⑧高脂蛋白血症。⑨脂肪栓塞。⑩糖尿病。⑪甲状腺功能低下。⑫骨质疏松症。⑬重症肌无力。⑭溃疡性结肠炎。⑮胃炎或食管炎等。⑯肠吻合术后。⑰眼部单纯疱疹（可能发生角膜穿孔，建议慎用糖皮质激素类药物）。⑱细菌性、真菌性、病毒性或寄生虫（如阿米巴病、线虫）等感染者（糖皮质激素可以诱发或加重感染，如需使用必须给予适当的抗感染治疗）。⑲过敏体质者和对肾上腺皮质激素类药物有过敏史者。⑳运动员。㉑树枝状角膜炎患者慎用本药滴眼液。

（2）交叉过敏 对其他肾上腺皮质激素类药物过敏者，也可能对本药过敏。

（3）用药相关检查/监测项目 ①长期使用本药滴眼液应定期检查眼压。②乙肝病毒携带者使用肾上腺皮质激素时，可能使乙肝病毒增殖，引发肝炎。在本药给药期间及给药结束后，应继续进行肝功能检查及肝炎病毒标志物监测。

【给药说明】

（1）给药条件 ①本药一般不用作肾上腺皮质功能减退的替代治疗。②静脉给药常用于危重疾病的治疗。③本药棕榈酸酯注射液为溶于脂肪乳糜微粒中的合成肾上腺皮质激素制剂，仅在应用抗炎镇痛药，金制剂等药物无效时才考虑使用本药治疗类风湿关节炎。棕榈酸酯注射液可采用静注，原则上不采用静滴。④本药粘贴片仅限口腔使用。⑤哮喘持续状态者不能吸入给药，痰培养白色念珠菌阳性者禁止吸入给药。⑥本药外用制剂不可用于眼部。面部、皮肤褶皱部位如腹股沟、腋窝及儿童，外用制剂连续使用≤2周。

（2）减量/停药条件 ①长期用药，停药前应逐渐减量，不宜骤停。②眼部感染性炎症应与有效抗生素联用，病情好转后应逐渐减少用药次数，不可骤停。③使用本药眼用制剂后，如发生双重感染，立即停药并进行适当的治疗。

（3）配伍信息 本药注射剂可用 5%GS 或 NS 稀释。

（4）其他 ①本药缓释微粒的锡箔袋内有旋转置药器，内装缓释微粒 1 粒。内外包装只允许在临用前于无菌手术室内拆开。②地塞米松磷酸钠渗透性高，作用时间长，易溶于水，能制成水溶性制剂，扩大了给药途径和应用范围。③本药有可能使潜在的感染病灶活动和扩散，应特别注意并及时控制。一般感染不用本药治疗。急性感染中毒时，本药必须与足量有效抗菌药合用。结核病时，本药应与足量抗结核药合用，并应掌握病情，及时减量和停药。④本药须长期使用时，应给予促皮质素（12.5U/次，1~2 次/周），同时给予钾盐（氯化钾，1g/次，tid.），并限制钠盐摄入。还应增加蛋白饮食，适当加服钙剂及 Vit D。⑤近年主张使用本药治疗病情得到控制后，改为早晨 6~8 时服药 1 次或隔日早晨服药 1 次，此用法不易发生库欣综合征等不良反应，也不降低疗效。⑥长期使用本药眼用制剂后如出现咽部慢性炎症表现，应考虑角膜真菌感染可能。⑦目前本药不宜长期用于治疗扁平苔藓，但对长期糜烂不愈的病损可短期使用局部封闭治疗。⑧在使用本药时感染水痘或麻疹，可能加重病情，严重者导致生命危险。在使用本药过程中，应充分予以观察和注意。⑨长期、大量使用本药，或长期用药后停药6个月以内者，由于免疫力低下，不宜接种减毒活疫苗（如脊髓灰质炎减毒活疫苗糖丸等）。⑩潜伏性结核或陈旧性结核患者，在长期使用糖皮质激素治疗期间，应密切观察病情，必要时接受预防治疗。

**【不良反应】** 糖皮质激素在应用生理剂量替代治疗时无明显不良反应，不良反应多发生在应用药理剂量时，且与疗程、剂量、用药种类、用法及给药途径等有密切关系。国外有报告指出，严重神经系统损害事件（一些导致死亡）与糖皮质激素硬膜外注射有关，不良事件包括但不限于脊髓梗死、截瘫、四肢麻痹、皮质盲和卒中。

（1）心血管　血栓栓塞。

（2）神经　良性颅内压升高综合征。

（3）精神　欣快感、激动、失眠、谵妄、不安、定向力障碍等精神症状，也可表现为抑制。精神症状易发生在患慢性消耗性疾病者及以往有过精神不正常者。

（4）内分泌/代谢　医源性库欣综合征面容和体态、体重增加、下肢浮肿、月经紊乱、低血钾、儿童生长受到抑制、糖耐量减退和糖尿病加重。

（5）血液　白细胞增多。

（6）消化　呃逆、胃肠道刺激（恶心、呕吐）、胰腺炎、消化性溃疡或穿孔、肝功能异常。

（7）骨骼肌肉　缺血性骨坏死、骨质疏松及骨折、肌无力、肌萎缩、夏科关节病。关节内注射糖皮质激素，会增加关节感染的风险。

（8）皮肤　紫纹、创口愈合不良、痤疮、会阴区或肛周瘙痒、发热、刺痛感。

（9）眼　长期使用糖皮质激素可产生后囊下白内障和可能损伤视神经的青光眼，并可增加真菌和病毒继发性眼部感染机会。

（10）其他　①可出现过敏反应，表现为皮疹、瘙痒、面部潮红、心悸、发热、寒战、胸闷、呼吸困难等症状，严重者可发生过敏性休克。②并发感染（如真菌、细菌和病毒等感染）为肾上腺皮质激素的主要不良反应，特别是长期或大量应用的情况下。③关节内注射后可出现急性炎症。肌内及皮下注射后组织萎缩造成凹陷，以及皮肤色素沉着或色素减退，肌腱断裂。④糖皮质激素停药综合征：患者在停药后有时出现头晕、昏厥倾向、腹痛或背痛、低热、食欲减退、恶心、呕吐、肌肉或关节疼痛、头疼、乏力、软弱，经仔细检查如能排除肾上腺皮质功能减退和原患疾病的复发，则可考虑为对糖皮质激素的依赖综合征。

**【药物过量】**

（1）表现　长期使用可引起类库欣综合征。

（2）处理意见　应逐渐减量直至停药，并给予对症和支持治疗。

**【相互作用】**

（1）肝药酶诱导药物如巴比妥类、利福平、利福布汀、卡马西平、苯妥英、扑米酮和氨鲁米特　可促进糖皮质激素的代谢，同时服用可能需增加糖皮质激素剂量。

（2）香豆素抗凝药（如华法林）　同时使用糖皮质激素类药物与香豆素抗凝药（如华法林），可增加或减弱抗凝作用，因此可能需调整药物剂量。

（3）降血压药和口服降糖药　糖皮质激素可减弱降血压药和口服降糖药的作用，应酌情调整剂量。

（4）水杨酸类药物　糖皮质激素可增加水杨酸类药物的肾清除率，合用时停用糖皮质激素可能导致水杨酸中毒。对于凝血因子Ⅱ过少的患者，糖皮质激素与阿司匹林合用时应慎重。

（5）肝药酶抑制药物如红霉素、酮康唑可能增加糖皮质激素的血药浓度，合用时注意用量。

（6）HIV蛋白酶抑制药（沙奎那韦、利托那韦等）本药AUC升高，或HIV蛋白酶抑制药AUC降低。

（7）大环内酯类抗生素（红霉素） 可能增强本药作用，合用时应注意用量。

（8）非去极化型肌肉松弛药（维库溴铵、泮库溴铵） 其他糖皮质激素药物可减弱或增强上述药的作用，合用时应注意用量。

（9）乙酰唑胺、髓袢利尿药、噻嗪类利尿药和甘珀酸钠 糖皮质激素与上述药合用，可加重低钾血症。同用时应密切监测血钾浓度。

（10）强心苷 同时使用糖皮质激素与强心苷，可能增加与低钾血症有关的心律失常或洋地黄中毒。同用时应密切监测血钾浓度。

（11）非甾体类抗炎药 糖皮质激素与非甾体类抗炎药同用，可增加消化性溃疡的发生率。

## 倍他米松
## Betamethasone

**【其他名称】** 白癜灵、倍氟美松、贝皮质醇、丙酸倍他米松、贝施利、倍他美松、倍他米松磷酸钠、醋酸倍他米松、迪安松、二丙酸倍他米松、力言佳、β-美松、β-米松、舒其松、他瑞松、戊酸倍他米松、正 妥、Becort、Bentelan、Betamethasone Acetate、Betamethasone Dipropionate、Betamethasone Propionate、Betamethasone Sodium Phosphate、Betamethasone Valerate、Betamethsone Dipropionate、Betamisone Dipropionate、Betasolon、Celestone、Triamcimetil、Valisone

**【分类】** 内分泌、代谢用药\肾上腺皮质激素

**【制剂规格】** 片剂 0.5mg。

注射液（醋酸酯） 1ml∶1.5mg。

注射液（磷酸钠盐） 1ml∶5.26mg（相当于倍他米松 4mg）。

软膏 ① 4g∶4mg。② 10g∶5mg。③ 10g∶10mg。④ 15g∶15mg。

0.025% 搽剂（醋酸盐）（另含二甲基亚砜 30%、乙醇 70%） ① 10ml。② 40ml。③ 105ml。

**【临床应用】**

**说明书适应证**

（1）活动性风湿病、类风湿关节炎、红斑狼疮、严重哮喘、严重皮炎、急性白血病等过敏性与自身免疫性炎症性疾病，某些感染的综合治疗。

（2）软膏 过敏性皮炎、湿疹、神经性皮炎、脂溢性皮炎、瘙痒症等。

（3）搽剂 白癜风。

**【用法用量】**

**1. 说明书用法用量**

（1）**一般用法** ①初始 1~4mg/d，分次口服；维持量 0.5~1mg/d。② 2~20mg/d，i.m./i.v.，分次给药。

（2）过敏性皮炎、湿疹、神经性皮炎、脂溢性皮炎、瘙痒症 软膏，2~4 次 /d，涂于患处轻揉片刻。

（3）白癜风 搽剂直接涂于患处，1~2 次 /d，疗程≥ 3 月；用半年以上，疗效可能更佳。

**2. 其他用法用量**

[ 国外参考信息 ]

（1）预防新生儿呼吸窘迫综合征 临产妇分娩前，12mg/ 次，q.24h，i.m.，共用 2 次。

（2）风湿性关节炎和骨性关节炎 用 Celestone（R）、Soluspan（R）关节腔内注射。特大关节（髋关节）：1~2ml/ 次；大关节（膝、踝、肩关节）：1ml/ 次；中等关节（肘、腕关节）：0.5~1ml/ 次；小关节（手、胸部关节）：0.25~0.5ml/ 次。

（3）耳部炎症 磷酸钠滴耳液（0.1%），2~3 滴 / 次，q.2~3h，症状改善后可减少给药次数。

（4）其他临床用法 ①磷酸钠注射液静脉给药，根据病情，可高至 9mg/d。②磷酸钠滴眼液（0.1%），1~2 滴 / 次，q.1~2h，症状缓解后可减少滴眼次数。

【禁忌证】

1. 说明书禁忌证

下列疾病一般不宜用：严重精神病（过去或现在）、癫痫、活动性消化性溃疡、新近胃肠吻合手术、骨折、创伤修复期、角膜溃疡、肾上腺皮质功能亢进症、高血压、糖尿病、孕妇、未能控制的感染、较重的骨质疏松。

2. 其他禁忌证

对肾上腺皮质激素类药物过敏者。

【特殊人群用药】

儿童　不宜长期使用。

老人　老年患者用糖皮质激素易发生高血压及糖尿病。更年期后的女性应用糖皮质激素易发生骨质疏松。

孕妇　本药可透过胎盘。增加胎盘功能不全、新生儿体重减轻或死胎的发生率。美国FDA妊娠安全性分级为：C级。

哺乳妇女　用药期间停止哺乳。

肝功能不全者　慎用，适当调整剂量。

肾功能不全/透析者　慎用。

【注意】

（1）慎用　①急性心力衰竭或其他心脏病。②肾结石。③结核病。④情绪不稳定、有精神病倾向。⑤GU、胃炎、食管炎。⑥憩室炎。⑦高脂血症。⑧甲状腺功能减退症。⑨重症肌无力。⑩骨质疏松。⑪青光眼。⑫眼单纯疱疹。

（2）交叉过敏　对其他肾上腺皮质激素类药物过敏者，也可能对本药过敏。

【给药说明】

（1）给药条件　①一般不用作原发性肾上腺皮质功能减退的替代治疗。②搽剂不用于感染性皮肤病，不得涂入眼结膜囊内，慎用于眼周。

（2）其他　参见“氢化可的松”。

【不良反应】

本药潴钠作用微弱，但作用时间较长，抑制生长作用较强，对下丘脑-垂体-肾上腺皮质轴功能的抑制较明显。具体参见“氢化可的松”。

【药物过量】

表现　可引起类库欣综合征。

【相互作用】

参见“氢化可的松”。

## 氟米龙
## Fluorometholone

【其他名称】艾氟龙、醋酸氟米龙、迪立消、氟甲龙、氟甲羟孕松、氟甲松龙、氟甲脱氧泼尼松龙、氟美龙、氟迈锁龙、氟美童、拂炎、Flumetholon、Fluorometholone Acatate、FML、Loticort、Oxylone

【分类】　内分泌、代谢用药\肾上腺皮质激素

【制剂规格】片剂　10mg。

滴眼液（混悬液）①5ml:5mg。②5ml:5mg。③10ml:10mg。

霜剂　0.05%。

软膏　①0.025%。②0.05%。

【临床应用】

1. 说明书适应证

对糖皮质激素敏感的球结膜、角膜及其他眼前段组织的非感染炎症（滴眼液）。

2. 其他临床应用

（1）乳腺癌及小儿白血病（口服）。

（2）皮肤局部抗炎（霜剂和软膏）。

【用法用量】

1. 说明书用法用量

炎性眼病　滴眼液，1~2滴/次，2~4次/d。治疗开始的24~48h可酌情增至2滴/h，停药时应逐渐减量。

2. 其他用法用量

［国内参考信息］

（1）乳腺癌　20mg/d，p.o.。

（2）皮肤疾病　霜剂或软膏，直接涂于患处。

［国外参考信息］①醋酸盐滴眼液：1~2滴/次，qid.，滴入结膜囊内，在最初的

24~48h，剂量可调整为 2 滴 /2h，勿过早停药。②眼用混悬液（0.1% 或 0.25%）：1 滴 / 次，2~4 次 /d，滴入结膜囊内。必要时，在最初的 24~48h，q.4h.。③软膏：涂于结膜囊内，1~3 次 /d。必要时，在最初的 24~48h，q.4h.。

【禁忌证】

**说明书禁忌证**

（1）对糖皮质激素过敏者。

（2）角膜上皮剥离或角膜溃疡。

（3）病毒性角结膜疾病。

（4）结核性眼疾病。

（5）真菌性眼疾病。

（6）化脓性眼疾病。

【特殊人群用药】

**儿童** ＜2 岁者慎用。

**其他用法用量**

［国内参考信息］

小儿白血病 2mg/（kg·d），p.o.。

**老人** 无需调整剂量。

**孕妇** 慎用。美国 FDA 妊娠安全性分级为：C 级。

**哺乳妇女** 暂停哺乳。局部用药的影响尚不明确。

【注意】

（1）慎用 任何可使角膜和巩膜变薄的病变或有单纯疱疹病毒感染病史者慎用眼科制剂。已知多种眼部疾病及局部长期使用氟米龙可致角膜和巩膜变薄。

（2）交叉过敏 对其他肾上腺皮质激素类药过敏者，也可能对本药过敏。

（3）用药相关检查 / 监测项目 经眼给药时应常测眼压。

【给药说明】

（1）给药条件 滴眼时应注意避免容器的前端直接接触眼部。

（2）其他 ①未进行抗菌治疗的眼部急性化脓性感染，使用本药后可能掩盖病情或使病情恶化。②其他参见“氢化可的松”。

【不良反应】

本药不良反应与其他糖皮质激素相似，但程度较轻。除以下不良反应外，其他参见“氢化可的松”。

眼 局部烧灼感、异物感、视神经损害、后囊膜下白内障、继发性眼组织真菌和病毒感染、眼球穿孔、延缓伤口愈合。长期使用可引起眼压升高、青光眼。

【药物过量】

处理意见 滴眼液使用过量，可用水或 NS 冲洗眼睛。误服滴眼液可饮水稀释。

【相互作用】

本药经眼给药的相互作用尚不明确，其余参见“氢化可的松”的相互作用项。

## 甲泼尼龙
## Methylprednisolone

【其他名称】 醋酸甲基强的松龙、醋酸甲泼尼龙、琥珀酸甲泼尼龙、甲基琥珀酸钠泼尼松、甲基泼尼松、甲基强的松龙、甲基强的松龙琥珀酸钠、甲基氢化泼尼松、甲泼尼龙琥珀酸钠、甲泼尼龙琥珀酸酯、甲强龙、米乐松、美卓乐、尤金、A-Methapred、Depo-Medrol、Medrate Soluble、Medrol、Medron、Methylprednisolone Acetate、Methylprednisolone Hemisuccinate、Methylprednisolone Sodium Succinate、Metypred、Solu-Medrol、Urbason Solubile

【分类】 内分泌、代谢用药 \ 肾上腺皮质激素

【制剂规格】 **片剂** ① 2mg。② 4mg。③ 16mg。

**混悬注射液（醋酸酯）（局部注射）** ① 1ml：20mg。② 1ml：40mg。

**粉针剂（琥珀酸钠）** ① 20mg。② 40mg。③ 125mg。④ 500mg。（均以甲泼尼龙计）

【临床应用】

**说明书适应证**

（1）风湿性疾病 作为短期使用的辅助药物，用于创伤后骨性关节炎、骨性关节炎引发的滑膜炎、类风湿关节炎（包括幼年

型类风湿关节炎，个别患者可能需要低剂量维持治疗）、急性或亚急性滑囊炎、上踝炎、急性非特异性腱鞘炎、急性痛风性关节炎、银屑病关节炎、强直性脊柱炎。

（2）胶原疾病（免疫复合物疾病）　用于下列疾病危重期或维持治疗：SLE（和狼疮性肾炎）、急性风湿性心肌炎、全身性皮肌炎（多发性肌炎）、结节性多动脉炎、古德帕斯彻综合征（Good pasture's syndrome）。风湿性多肌痛。

（3）皮肤疾病　包括天疱疮、严重的多形红斑（Stevens-Johnson 综合征）、剥脱性皮炎、大疱疱疹性皮炎、严重的脂溢性皮炎、严重的银屑病、蕈样真菌病、荨麻疹。

（4）过敏状态　用于控制以常规疗法难以处理的严重或造成功能损伤的过敏性疾病，包括哮喘、接触性皮炎、异位性皮炎、血清病、季节性或全年性过敏性鼻炎、药物过敏反应、荨麻疹样输血反应、急性非感染性喉头水肿（肾上腺素为首选药物）。

（5）眼部疾病　用于严重的眼部急慢性过敏和炎症，包括眼部带状疱疹、虹膜炎、虹膜睫状体炎、脉络膜视网膜炎、扩散性后房色素层炎和脉络膜炎、视神经炎、交感性眼炎。过敏性角膜边缘溃疡。过敏性结膜炎。角膜炎。

（6）胃肠道疾病　帮助患者度过溃疡性结肠炎、局限性回肠炎的危重期。

（7）呼吸道疾病　用于肺部肉瘤病、铍中毒、与适当的抗结核化疗法合用于暴发性或扩散性肺结核、其他方法不能控制的吕弗勒综合征（Loeffier's Syndrom）、吸入性肺炎。

（8）用于无尿毒症的自发性或狼疮性肾病综合征的利尿及缓解蛋白尿。

（9）用于器官移植。紫癜

（10）血液疾病　包括获得性（自身免疫性）溶血性贫血、成人自发性血小板减少性紫癜、成人继发性血小板减少、成人红细胞减少（红细胞性贫血）、先天性（RBC）再生不良性贫血。

（11）肿瘤　用于成人白血病、淋巴瘤及儿童急性白血病的姑息治疗。

（12）休克　包括继发于肾上腺皮质功能不全的休克，或因可能存在的肾上腺皮质功能不全而使休克对常规治疗无反应；对常规治疗无反应的失血性、创伤性及手术性休克。

（13）神经系统疾病　用于由原发性或转移性肿瘤和/或手术及放疗引起的脑水肿、创伤性脑水肿、多发性硬化症急性危重期、急性脊髓损伤（治疗应在创伤后 8h 内开始）。

（14）与适当的抗结核化疗法合用，用于伴有蛛网膜下腔阻塞或趋于阻塞的结核性脑膜炎。

（15）累及神经或心肌的旋毛虫病。

（16）内分泌失调　用于原发性或继发性肾上腺皮质功能不全、急性肾上腺皮质功能不全、先天性肾上腺增生、非化脓性甲状腺炎、癌症引起的高钙血症。

（17）预防癌症化疗引起的恶心、呕吐。

（18）水肿　用于无尿毒症的自发性或狼疮性肾病综合征的利尿及缓解蛋白尿。

**【用法用量】**

**1. 说明书用法用量**

（1）**一般用法**　起始量为 4~48mg/次，qd.，p.o.，具体用量可根据病种和病情确定。症状较轻者，通常给予较低剂量即可。若经过长期治疗后需停药时，建议逐量递减，而不能突然停药。应根据疾病及病人的反应，实行剂量变化的个体化用药。

（2）多发性硬化症　起始量为 200mg/d，p.o.。

（3）脑水肿　起始量 200~1000mg/d，p.o.。

（4）器官移植　起始量可达 7mg/（kg·d），p.o.。

（5）危重病症的辅助用药　甲泼尼龙琥珀酸钠，15~30mg/（kg·次），i.v.（至少 30min）。根据临床需要，可于 48h 内每隔 4~6h 重复 1 次。

（6）类风湿关节炎　甲泼尼龙琥珀酸钠，1000mg/d，i.v.，连用 1~4d；也可 1000mg/ 次，1 次 / 月，i.v.，连用 6 个月。每次应至少静注 30min。若治疗后 1 周内病情无好转，或因病情需要，本治疗方案可重复。

（7）急性脊髓损伤　应在损伤后 8h 内开始治疗，起始量为甲泼尼龙琥珀酸钠 30mg/kg，在持续医疗监护下，静注 15min（仅此适应证能以此速度大剂量注射并应在心电监护下及能提供除颤的情况下进行）。大剂量注射后应暂停 45min，随后以 5.4mg/（kg·h）持续静滴 23h。应选择与大剂量注射不同的注射部位安置输液泵。

（8）预防癌症化疗引起的呕吐　①轻至中度呕吐：化疗前 1h、化疗开始时及化疗结束后，静注甲泼尼龙琥珀酸钠 250mg（至少 5min）。在给予首剂甲泼尼龙琥珀酸钠时，可同时给予氯化酚噻嗪以增强疗效。②重度呕吐：化疗前 1h，静注甲泼尼龙琥珀酸钠 250mg（至少 5min），同时给予适量的甲氧氯普胺或丁酰苯类药物，随后在化疗开始时及结束时分别静注甲泼尼龙琥珀酸钠 250mg。

（9）其他临床用法　甲泼尼龙琥珀酸钠，起始量为 10~500mg。≤ 250mg 的剂量应至少静注 5min，＞ 250mg 的剂量应至少静注 30min。根据患者反应及临床需要，间隔一段时间后可静注或肌注下一剂量。

**2. 其他用法用量**

［国内参考信息］

（1）风湿性疾病　1000mg/d，i.v.gtt.，连用 1~4d；或 1000mg/d，使用 6 个月。

（2）抑制免疫　800~1000mg/d，i.v.gtt.（加入 5% GS 250~500ml 中，4 小时滴完），3d 一疗程。3~4 周后可重复。

（3）器官移植　40~80mg/ 次，qd. 或数次，静脉给药。

（4）SLE　1000mg/d，静脉给药，连用 3d。

（5）肾盂肾炎、肾炎性狼疮等　30mg/（kg·次），qod.，静脉给药，共用 4d。

（6）其他临床用法　10~40mg/ 次，关节腔内注射 /i.m.。

［国外参考信息］

（1）多发性硬化症　开始 160mg/d，静脉给药，治疗 1 周，之后 64mg/ 次，qod.，治疗 1 个月可见效。

（2）血栓性血小板减少性紫癜　20~780mg/d，静脉给药，Max：30mg/kg，治疗 3d，之后以 20mg/kg 治疗 4d；维持量改为 4mg/d，p.o.。

（3）卡氏肺囊虫性肺炎　40~60mg/ 次，q.6h.，静脉给药，治疗 7~10d。

**【禁忌证】**

**说明书禁忌证**

（1）对肾上腺皮质激素类药过敏。

（2）全身性真菌感染。

（3）相对禁忌证　儿童、糖尿病、高血压、有精神病史者、有明显症状的某些感染性疾病（如结核病）、或有明显症状的某些病毒性疾病（如波及眼部的疱疹及带状疱疹）。应严密监护，并尽可能缩短疗程。

**【特殊人群用药】**

**儿童**　相对禁忌。长期每日分次给予糖皮质激素，可抑制儿童生长，此疗法仅用于非常危重的情况。应注意观察长期接受类固醇激素治疗的婴儿及儿童的生长发育情况。隔日疗法通常可避免这一不良反应，或将其减少到最低限度。婴儿和儿童可减量，但不仅仅是依据年龄和体格大小，而更应考虑疾病的严重程度及患者的反应。

**1. 说明书用法用量**

**一般用法**　根据成人剂量酌情减量，静脉给药，剂量不能＜ 0.5mg/（kg·d）。

**2. 其他用法用量**

［国外参考信息］

（1）抗炎或抑制免疫　0.5~1.7mg/（kg·d），q.6~12h，p.o. 或静脉给药。

（2）哮喘持续状态　负荷剂量为 2mg/

kg，静脉给药，以后0.5~1mg/（kg · 次），q.6h.，静脉给药。

**老人**　慎用。

**孕妇**　参见氢化可的松。

**哺乳妇女**　参见氢化可的松。

**肝功能不全者**　慎用。肝硬化会增强皮质类固醇的作用。

**肾功能不全/透析者**　肾功能损害者慎用。

**其他**（1）肥胖症患者应延长给药间隔。（2）已知患有或可能患有肾上腺功能不全者，在手术前和发生严重创伤或疾病时给药。

**【注意】**

（1）慎用　①心脏病或急性心力衰竭。②肾结石。③情绪不稳定和有精神病倾向者。④高脂蛋白血症。⑤甲减。⑥重症肌无力。⑦骨质疏松。⑧胃炎、食管炎、GU及溃疡性结肠炎。⑨憩室炎。⑩青光眼。⑪运动员。⑫脓肿或其他化脓性感染。⑬刚行肠吻合术。⑬消化道溃疡活动期或潜伏期。⑭肾功能不良。⑮高血压。⑯眼部单纯疱疹患者。⑰糖尿病。⑱创伤性脑水肿。⑲肝硬化。⑳颅脑损伤

（2）交叉过敏　对其他肾上腺皮质激素类药过敏者，也可能对本药过敏。

（3）用药相关检查/监测项目　长期治疗者应定期进行常规实验室检查，如尿常规、饭后2h血糖、血压和体重、胸部X线检查；有溃疡史或明显消化不良者应做上消化道X线检查。因糖皮质激素治疗的并发症与用药的剂量和时间有关，对每个病例均需就剂量、疗程及每日给药还是隔日给药作出风险/利益评价。观察长期接受类固醇激素治疗的婴儿及儿童的生长发育情况。

（4）对驾驶/机械操作的影响　本药极少引起视力障碍，但仍建议患者小心驾驶和操作机器。

其他参见氢化可的松。

**【给药说明】**

（1）给药条件　①本药一般不用作肾上腺皮质功能减退的替代治疗。②本药醋酸酯用于肌注，可达到较持久的全身效应，也可用于关节腔内注射。本药琥珀酸钠盐为水溶性，可供肌注，或溶于GS中静滴。③大剂量本药可用于短期内控制某些急性重症疾病，如哮喘、血清病、荨麻疹样输血反应及多发性硬化症急性恶化期。④甲泼尼龙琥珀酸钠不应作为颅脑损伤的常规治疗。⑤使用皮质类固醇治疗异常紧急情况的患者，在紧急状况发生前、发生时和发生后需加大速效皮质类固醇的剂量。

（2）减量/停药条件　用药数日后，必须逐量递减或逐渐停药。若慢性疾病自发缓解，则应停止治疗。长期治疗后需停药时，不能突然停药，应逐渐减量。中断长期治疗者也需进行医疗监护。

（3）配伍信息　①应尽可能将本药溶液与其他药物分开给药。②本药注射剂只能用特定溶液配制后静注，也可用5%GS、NS或5%GS与0.45%NaCl混合液与本药配制后溶液混合后静滴。配制后的溶液在48h内物理和化学性质保持稳定。③本药注射液使用和储藏时应避光。

（4）其他　①本药部分制剂中可能含有苯甲醇。据报道苯甲醇与致命的早产儿“喘息综合征”有关。②皮质类固醇可能会掩盖感染症状，治疗期间也可能发生新感染，皮质类固醇可能会减弱抵抗力而无法使感染局限。

其他参见氢化可的松。

**【不良反应】**　本药水钠潴留的不良反应较氢化可的松弱，大剂量给药时可致心律失常。其他参见氢化可的松。

（1）心血管　高血压、某些敏感患者的充血性心力衰竭、心动过速、心脏停搏、低血压、心律不齐、心动过缓。

（2）神经　颅内压升高、假性脑肿瘤。

（3）精神　精神错乱及癫痫发作。眩晕、欣快感，失眠，情绪不稳，个性改变，严重抑郁甚至明显的精神病表现。

（4）内分泌/代谢　因蛋白质分解造成

的负氮平衡。月经失调、引发柯兴症、抑制垂体—肾上腺皮质轴、糖耐量降低、引发潜在的糖尿病、增加糖尿病患者对胰岛素和口服降糖药的需求及儿童生长受抑。

（5）血液　低钾血症、低血钾性碱中毒。可能会发生一过性的血清谷草氨基转移酶/血清谷丙氨基转移酶及碱性磷酸酶的中度升高，但不导致临床症状。

（6）免疫　掩盖感染、引发潜在感染、并发机会性感染、过敏反应及抑制皮肤试验反应。

（7）消化　消化道溃疡、溃疡出血或穿孔、胰腺炎、食管炎。

（8）呼吸　呼吸异常，引起持续性呃逆。支气管痉挛。

（9）骨骼肌肉　骨质疏松、股骨头无菌性坏死、病理性骨折、肌无力、类固醇性肌病。压缩性椎骨骨折。腱断裂，特别是跟腱。

（10）皮肤　皮肤脆薄、瘀点、紫斑、伤口愈合延迟。反复局部皮下注射可能引起局部皮肤萎缩。

（11）眼　后房囊下白内障、眼内压升高及眼球突出。青光眼和可能损伤视神经，并增加眼部继发真菌或病毒感染的机会。

（12）其他　浮肿。过敏反应，血管水肿。过敏反应，伴有或不伴有循环性虚脱。

**【药物过量】**

未发现本药急性过量引起的临床综合征，长期重复、多次使用可能导致类库欣综合征及其他并发症。甲泼尼龙可经透析排除。

**【相互作用】**

（1）致溃疡药物（如水杨酸盐和NSAI）糖皮质激素与上述药合用，会增加发生消化道并发症的危险。

（2）噻嗪类利尿药　糖皮质激素与上述药合用，会增加糖耐量异常的危险及低血钾。

（3）胰岛素和口服降糖药　糖皮质激素可增加糖尿病患者对上述药的需求。

（4）牛痘　服用皮质类固醇的患者不可接种牛痘，也不可接受其他免疫措施，特别是大剂量服用者。

（5）乙酰水杨酸　皮质类固醇与上述药合用于凝血因子Ⅱ过少者时应谨慎。

（6）环孢菌素　有报道，同时服用可引起惊厥。

（7）氯化酚噻嗪　在轻至中度致吐的化疗方案中，本药首剂（化疗前1h）时合用氯化酚噻嗪，可增强疗效。

（8）甲氧氯普胺或丁酰苯类药物　在重度致吐的化疗方案中，本药首剂（化疗前1h）时合用上述药，可增强效果。

（9）其他抗结核化疗法　本药与其他抗结核化疗法联合，可用于治疗暴发性或扩散性肺结核，以及伴有蛛网膜下腔阻塞或趋于阻塞的结核性脑膜炎。

（10）烷化剂、抗代谢类药物及长春花碱类药物　本药常与上述药联合用于肿瘤疾病，如白血病及淋巴瘤。

（11）对于使用免疫抑制剂量的皮质类固醇进行治疗的患者，禁忌接种减毒活疫苗。另一方面，接种灭活疫苗及生物基因技术生产的疫苗，其效果会降低，甚至无效。对于接受非免疫抑制剂量皮质类固醇治疗的患者，可按要求接受免疫接种。

（12）糖皮质激素可以提高水杨酸盐的肾脏清除率、可能会导致水杨酸盐水平降低，停用皮质类固醇可能导致水杨酸盐毒性。

（13）大环内酯类药物如红霉素和酮康唑可以抑制皮质类固醇的代谢。可能需要调整皮质类固醇的剂量以避免药物过量。

（14）与巴比妥酸盐、苯丁唑酮（保泰松）、苯妥英、卡马西平或利福平联用时可以导致皮质类固醇代谢加速，作用降低。

（15）皮质类同醇可以提高或降低抗凝剂的效果，需持续监测凝血功能。

其他参见氢化可的松。

# 曲安西龙
# Triamcinolone

【其他名称】阿赛松、醋酸曲安西龙、氟羟强的松龙、氟羟氢化泼尼松、氟羟氢泼尼松、氟羟脱氢皮质醇、羟氟西龙、去炎松、去炎松双醋酸酯、Adcortyl、Aristocort、Fluoxyprednisolone、Ledercort、Triamcinolone Diacetate、Triamcinolonum、Triamcortisone

【分类】内分泌、代谢用药\肾上腺皮质激素

【制剂规格】片剂　① 1mg。② 2mg。③ 4mg。④ 8mg。

糖浆（双醋酸酯）　① 5ml : 2mg。② 5ml : 5mg。

混悬注射液（双醋酸酯）① 5ml : 50mg。② 5ml : 125mg。③ 5ml : 200mg。

软膏　① 0.025%。② 0.1%。③ 0.5%。

乳膏　0.1%~0.5%。

【临床应用】

说明书适应证

（1）SLE 等结缔组织病。

（2）肾病综合征等肾脏免疫性疾病。

（3）ITP 等免疫性疾病。

（4）泼尼松适用的其他疾病。

【用法用量】

1. 说明书用法用量

一般用法　起始量 4~48mg/d，p.o.（最好于每日晨 8~9 时一次服用），病情控制后应缓慢减量。部分患者需长期服用 4~8mg/d 的维持量。

2. 其他用法用量

［国内参考信息］①起始量 4mg/ 次，2~4 次 /d，p.o.；维持量 1~4mg/ 次，1~2 次 /d；Max：8mg/d，p.o.。②双醋酸酯，40~80mg/ 次，每 1~4 周 1 次，i.m.。③ 5~20mg/ 次，i.h.。④双醋酸酯，5~40mg/ 次，每 1~7 周 1 次，关节腔内注射。⑤软膏，涂于患处，bid.。

［国外参考信息］

（1）哮喘　吸入制剂，0.8mg/ 次，qd.，傍晚给药为佳。哮喘持续状态或哮喘急性发作时不得吸入给药。

（2）银屑病　13mg/ 次，每 3 周 1 次，i.h.。

（3）其他临床用法　局部病灶内注射，3~48mg/ 次，分点注射于皮肤病灶，一个注射点不超过 12.5mg，同一病灶不能 > 25mg。

【禁忌证】

1. 说明书禁忌证

（1）对本药或其他肾上腺皮质激素类药过敏者。

（2）各种细菌感染及全身性真菌感染。

2. 其他禁忌证

（1）伴有感染的活动期关节炎或皮炎。

（2）下列疾病一般不宜使用　严重高血压、严重的精神病或严重精神病史者、活动性消化性溃疡、新近胃肠吻合手术、明显糖尿病、其他未能控制的感染、较重的骨质疏松。

【特殊人群用药】

儿童　慎用。

老人　慎用。

孕妇　慎用。美国 FDA 妊娠安全性分级为：C 级。

哺乳妇女　慎用。

肝功能不全者　慎用。

肾功能不全 / 透析者　肾功能损害者慎用。

【注意】

（1）慎用　①心脏病或急性心力衰竭。②高血压。③肾结石。④结核病。⑤情绪不稳定和有精神病倾向者。⑥糖尿病。⑦甲减。⑧重症肌无力。⑨高脂蛋白血症。⑩血浆凝血因子Ⅱ过低。⑪胃炎、食管炎及 GU。⑫憩室炎。⑬骨质疏松。⑭青光眼。⑮眼单纯疱疹。

（2）交叉过敏　对其他肾上腺皮质激素类药过敏者，也可能对本药过敏。

（3）用药相关检查 / 监测项目 ①定期检测血压、体重、血糖和尿糖、血清电解质、大便潜血，并进行眼科检查。②长期、大剂量应用时，定期追查双侧髋关节影像学检查。③长期、大剂量用药后撤药前应进行下丘脑 - 垂体 - 肾上腺轴受抑制的检查。

【给药说明】

（1）给药条件 ①本药酯型制剂肌注后均吸收缓慢，作用持久，一般注射 1 次疗效可维持 2 周以上。② ITP 患者，禁止肌注。③对不能排除感染者，应合用有效的抗菌药物。④服用本药会抑制免疫系统，故患者比健康人更易感染，应特别注意。⑤本药不宜用作肾上腺皮质功能减退的替代治疗。

（2）其他 其他参见“氢化可的松”。

【不良反应】

本药不良反应较轻，除以下不良反应外，其他参见“氢化可的松”。

（1）心血管 一般不引起高血压。

（2）神经 眩晕、头痛、嗜睡。

（3）精神 抑郁。

（4）内分泌 / 代谢 体重减轻，一般不引起浮肿、满月脸等。长期大量使用：血糖升高、肾上腺皮质功能减退。

（5）消化 厌食。长期大量使用：GU。

（6）骨骼肌肉 长期大量使用：骨质疏松、肌肉萎缩。

（7）皮肤 皮肤潮红。外用：用药局部烧灼感、刺痛、暂时性瘙痒、皮疹、毛囊炎。

（8）其他 长期大量使用：诱发感染。

【相互作用】

参见“氢化可的松”。

## 复方倍他米松
## Betamethasone Compound

【其他名称】 得宝松、二丙酸倍他米松及倍他米松磷酸钠、Betamethasone Diproponate and Betamethasone Sodium Phosphate、DIPROSPAN

【成分】 1ml：二丙酸倍他米松 5mg（以倍他米松计）、倍他米松磷酸钠 2mg（以倍他米松计）。

【分类】 内分泌、代谢用药 \ 肾上腺皮质激素

【制剂规格】 **注射液** ① 1ml。② 5ml。

【临床应用】

**说明书适应证**

（1）原发性或继发性肾上腺皮质功能不全（补充盐皮质激素）。

（2）以下疾病的辅助治疗 ①肌肉骨骼和软组织疾病：类风湿关节炎、骨性关节炎、滑囊炎、强直性脊椎炎、上髁炎、脊神经根炎、尾骨痛、坐骨神经痛、腰痛、斜颈、腱鞘囊肿、外生骨疣、筋膜炎。②变态反应性疾病：慢性哮喘、花粉症、血管神经性水肿、过敏性气管炎、过敏性鼻炎、药物反应、血清病、昆虫叮咬。③皮肤病：异位性皮炎、神经性皮炎、接触性皮炎、重症日光性皮炎、荨麻疹、肥大性扁平苔藓、糖尿病脂性渐进性坏死、斑秃、盘状红斑狼疮、牛皮癣、瘢痕疙瘩、天疱疮、疱疹样皮炎、囊肿性痤疮。④胶原病：播散性红斑狼疮、硬皮病、皮肌炎、结节性血管周围炎。⑤肿瘤：成人白血病和淋巴瘤的姑息治疗、小儿急性白血病。⑥其他疾病：肾上腺性腺综合征、原发或他发肾上腺皮质功能不全、溃疡性结肠炎、节段性回肠炎、口炎性腹泻、足部疾病、需结膜下注射的疾病、皮质激素奏效的恶病质、肾炎及肾病综合征。

【用法用量】

**说明书用法用量**

（1）**一般用法** 1~2ml，i.m.，必要时重复给药。根据病情严重程度和疗效确定剂量和次数。

（2）经抢救缓解的红斑狼疮或哮喘持续状态 2ml，i.m.。

（3）哮喘、花粉症、过敏性支气管炎和过敏性鼻炎 1~2ml，i.m.

（4）关节炎症 关节内注射：大关节

（膝、腰、肩）1~2ml/ 次；中等关节（肘、腕、踝）0.5~1ml/ 次；小关节（脚、手、胸）0.25~0.5ml/ 次。

（5）缓解类风湿关节炎和骨性关节炎伴发的疼痛、困扰及僵硬症状　关节内注射0.5~2ml。

（6）急性或慢性滑膜囊炎　1~2ml，i.m.，必要时重复给药。

（7）急性三角肌下、肩峰下、鹰嘴下和髌骨前滑膜囊炎　滑囊内注射 1~2ml。

（8）急性腱鞘炎、腱炎和腱鞘炎　注射1 次即可。慢性期可能需根据患者病情重复给药。

（9）足部病变　在病变部位注射，单次推荐剂量为：硬鸡眼下滑囊炎 0.25~0.5ml；跟骨骨刺下滑囊炎 0.5ml；强直拇趾上滑囊炎 0.5ml；第五趾内翻上滑囊炎 0.5ml；滑囊囊肿 0.25~0.5ml；Morton's 神经痛 0.25~0.5ml；腱鞘炎 0.5ml；骰骨骨膜炎 0.5ml；急性痛风性关节炎 0.5~1ml。获得良好疗效后，维持治疗。

（10）皮肤病　① 1ml，i.m.，根据病情重复给药。②某些皮肤病可皮损内注射，0.2ml/cm$^2$，一周总量不超过 1ml。

**【禁忌证】**

**说明书禁忌证**

（1）对倍他米松或其他皮质激素类药过敏者。

（2）全身真菌感染者。

（3）ITP 患者。

**【特殊人群用药】**

**儿童**　接受长期治疗者应仔细随访生长发育情况。

**孕妇**　权衡利弊。

**哺乳妇女**　权衡利弊。

**肝功能不全者**　慎用。

**肾功能不全 / 透析者**　慎用。

**【注意】**

（1）慎用　①高血压。②肾结石。③结核病。④有精神病倾向者。⑤高脂蛋白血症。⑥甲状腺功能减退症。⑦糖尿病。⑧憩室炎、GU、胃炎、食管炎及溃疡性结肠炎。⑨新近进行过小肠吻合术。⑩骨质疏松。⑪重症肌无力。⑫癌症。⑬眼单纯疱疹。

（2）交叉过敏　对其他皮质激素类药过敏者，也可能对本药过敏。

（3）对检验值 / 诊断的影响　皮质激素类药物可能影响检查细菌感染的四唑氮蓝试验，出现假阴性结果。

**【给药说明】**

（1）给药条件　①本药可肌注，直接注入有适应证的病患软组织，关节内和关节周围注射，皮损内注射，局部注射，但必须严格无菌操作，不得静脉或皮下注射。②肌注皮质激素类药物时，应将药物注入大块肌肉的深部。③应避免在既往患过感染的关节局部注射；不稳定的关节、感染部位或椎骨间不得注射。④重症感染、手术或外伤时，可能需要调整剂量；长期大量治疗，停药后仍需监测 1 年。⑤剂量须个体化，尽量使用最小剂量。

（2）减量 / 停药条件　最初剂量须维持或调整至获得满意疗效。若经合理疗程治疗后仍未取得满意的疗效，应停用本药改用其他适合的治疗方法。

（3）配伍信息　①禁与羟苯甲酸甲酯、对羟苯甲酸丙酯或苯酚等混合使用。②局部注射一般不需加用局部麻醉药。必要时也可使用 1%~2% 盐酸普鲁卡因或利多卡因于注射器内混合。使用时须先用注射器抽吸本药，然后再抽吸局部麻醉药，摇匀后使用。

（4）其他　①血浆凝血因子Ⅱ不足者在联合使用阿司匹林及糖皮质激素时应谨慎。②其他参见“氢化可的松”。

**【不良反应】**　本药不良反应与剂量及疗程有关，可通过减低剂量而消除或减轻。

（1）心血管　充血性心力衰竭、高血压。

（2）神经　惊厥、伴有视神经盘水肿（假脑瘤）的颅内压增高、眩晕、头痛。

（3）精神　欣快、情绪波动、严重抑郁至明显的精神症状、性格改变、失眠。

（4）内分泌 / 代谢　月经失调、库欣综合征样表现、胎儿子宫内发育或小儿生长受到抑制、继发性肾上腺皮质和垂体缺乏反应性、碳水化合物耐量减少、水和电解质紊乱、负氮平衡。

（5）消化　消化性溃疡、胰腺炎、腹胀、溃疡性食管炎。

（6）骨骼肌肉　肌肉乏力、皮质激素性肌病、肌肉消瘦、重症肌无力患者的肌无力症状加重、骨质疏松、椎骨压缩性骨折、股骨头和肱骨头无菌性坏死、长骨的病理性骨折、关节不稳。

（7）皮肤　影响伤口愈合、皮肤萎缩、皮肤细薄和脆嫩、瘀点和瘀斑、面部红斑、多汗、皮试反应受抑、过敏性皮炎、荨麻疹、血管神经性水肿。

（8）眼　后囊下白内障、眼内压增高、青光眼、突眼。

（9）其他　过敏样或过敏性反应、血压降低、休克样反应。头面部皮损内注射偶尔伴发的失明、色素沉着或色素减退、皮下和皮肤萎缩、无菌性脓肿，关节内注射后潮红及 Charcot 关节样病变。

**【药物过量】**

（1）表现　一般不会导致危及生命的状况。除非极大剂量，无特殊禁忌证者数日内过量使用糖皮质激素一般很少产生不良反应。特殊禁忌证为糖尿病、青光眼、活动性消化性溃疡、使用洋地黄、香豆素类抗凝药或排钾利尿药者。

（2）处理意见　应适当处理。患者保持足量体液摄入，监测血清和尿电解质，特别注意钾和钠平衡。必要时治疗电解质紊乱。

**【相互作用】**

参见“氢化可的松”。

# 第三章　垂体激素及相关药

## 奥曲肽
## Octreotide

【其他名称】醋酸奥曲肽、长效善得定、金迪林、力尔宁、力特辛、培新、生奥定、善龙、善宁、生长抑素八肽、太若坦、星安忆、依普比善、益谱柠、善龙（注射用醋酸奥典肽微球，为长效制剂）Octreotide Acetate、Octride、Sandostatin

【分类】内分泌、代谢用药\垂体激素及相关药

【制剂规格】注射液　① 1ml∶0.05mg。② 1ml∶0.1mg。

注射液（醋酸盐）　① 1ml∶0.1mg。② 1ml∶0.2mg。③ 1ml∶0.3mg。

粉针剂（醋酸盐）　0.1mg。

善龙　① 10mg。② 20mg。③ 30mg。

【临床应用】

1. 说明书适应证

（1）联合特殊治疗，紧急治疗肝硬化所致食管胃底静脉曲张出血。

（2）预防胰腺手术后并发症。

（3）缓解与胃、肠、胰内分泌肿瘤有关的症状和体征。

（4）不能或不愿手术的肢端肥大症；肢端肥大症手术前、手术后残留或复发，以及放疗未生效的间歇期患者。

2. 其他临床应用

（1）重型胰腺炎、胰腺损伤等。

（2）应激性及消化性溃疡所致的出血和胃肠道瘘管。

（3）突眼性甲状腺肿。

【用法用量】

1. 说明书用法用量

（1）食管胃静脉曲张出血　起始静脉推注 50μg，之后 50μg/h 静滴，使用 5d 或更长时间。首次控制出血率为 85%~90%，无明显不良反应。

（2）预防胰腺手术后并发症　0.1mg/次，tid.，i.h.，持续治疗 7d。首次注射应在术前至少 1h 进行。

（3）胃、肠、胰内分泌肿瘤　起始 0.05mg/次，1~2 次/d，i.h.，再根据耐受性、疗效渐增至 0.2mg/次，tid.，i.h.。个别病例可能需更高剂量。维持剂量个体化。如用药后临床症状、实验室检查无改善，用药应≤ 1 周。

（4）肢端肥大症　起始：0.05~0.1mg/次，q.8h，i.h.，再根据血液 GH、胰岛素样 GF 1（IGF–1）水平、临床症状、耐受性调整剂量（GH 应＜ 1ng/ml，IGF–1 维持正常范围）。多数最适 0.2~0.3mg/d，Max：1.5mg/d。根据血浆 GH 水平，治疗数月后酌情减量。用药 1 个月后，如 GH 浓度未下降、临床症状未改善，应停药。

（5）从长期用药方便性和血药浓度稳定性来讲，对于胃、肠、胰内分泌肿瘤和肢端肥大症等慢性病患者，选择长效制剂较好，善龙的起始剂量为 20mg/次，i.m. 每 4 周 1 次，根据疗效情况可以延长/缩短用药间隔期，或增加/减少每次药物的剂量。

2. 其他用法用量

[国内参考信息]

（1）急性重型胰腺炎　0.1~0.2mg/次，q.8h，i.h.，疗程 5~14d。

（2）胰腺损伤　0.1mg/次，q.8h，i.h.，疗程 7~14d 或至瘘管闭合。

（3）应激性或消化性溃疡出血　0.1mg/次，q.8h，i.h.，疗程 3~5d，严重者静脉给药。

（4）胃肠道瘘管　0.1mg/次，q.8h，i.h.，疗程 10~14d 或至瘘管闭合。

（5）突眼性甲状腺肿　0.1mg/次，q.8h，i.h.，疗程 7~14d。

［国外参考信息］

（1）肢端肥大症 ①注射剂：起始0.05mg/次，tid.，i.h./i.m.。少数需增至0.5mg/次，tid.。如增量后未获得预期疗效应减量。

（2）类癌综合征 ①善龙：0.2mg/次，2~3次/d，i.h.，持续1月。②20mg/次，4周1次，i.m.，2月一疗程。治疗2月后，如症状未完全控制，可增至30mg/次，i.m.；如症状在常规剂量下可获良好控制，可递减为10mg/次，i.m.；如症状复发，应恢复原剂量。建议肌注剂量≤30mg/次，给药间隔≤4周。

（3）佐–埃综合征辅助治疗 0.001mg/kg，i.h.，可抑制胃液分泌。0.025mg/h，持续静滴，可控制急性消化性溃疡出血，降低血清胃泌素浓度。然后可0.1mg/次，bid.，i.h.，维持血清胃泌素浓度。

（4）胰腺肿瘤 0.05mg/次，bid.，i.h.。根据疗效缓慢增量。

（5）肠血管活性肽瘤 善龙20mg/次，4周1次，i.m.，2月一疗程。治疗2月后，如症状未完全控制，可增至30mg/次，i.m.；如症状在常规剂量下可获良好控制，可递减为10mg/次，i.m.；如症状复发，应恢复原剂量。建议肌注剂量≤30mg/次，给药间隔≤4周。治疗伴水样腹泻的肠血管活性肽瘤，可予奥曲肽0.2~0.3mg/d，i.h.，一般不需超过0.45mg，症状控制后调整。

（6）小肠瘘 0.225~0.3mg/d，i.h.，分3次给药。

**【禁忌证】**

**1. 说明书禁忌证**

对本药过敏者。

**2. 其他禁忌证**

（1）儿童。

（2）孕妇及哺乳妇女。

**【特殊人群用药】**

**儿童** 禁用。

**老人** 尚无证据表明，老年患者对本药的耐受性有所下降，故不必减少剂量。也有资料建议慎用。

**孕妇** 禁用。美国FDA妊娠安全性分级为：B级。

**哺乳妇女** 禁用。

**肝功能不全者** 肝硬化患者应调整维持剂量。

**肾功能不全/透析者** 肾功能不全者慎用。肾功能不全时皮下给药不需调整剂量；严重肾衰竭需透析者，应调整剂量。

**【注意】**

（1）慎用 ①胆石症。②高尿酸血症。③全身感染。④糖尿病。

（2）用药相关检查/监测项目 ①用药前后，每6~12个月进行1次胆囊超声波检查。②胰岛素依赖性糖尿病或已患糖尿病，胰岛素瘤，肢端肥大症，密切监测血糖浓度。

**【给药说明】**

（1）给药条件 ①注射前使药液达室温，避免短期内同一部位重复多次注射。②两餐间或卧床休息时注射可减少胃肠道不良反应。③对胰岛素瘤患者，应注意观察。较频繁的小剂量给药，可减少血糖明显波动。

（2）减量/停药条件 治疗中如发现有肿瘤扩散应调整治疗方案。

（3）配伍信息 可用NS/GS稀释；善龙有专用的融剂。

（4）其他 ①本药可改变接受胰岛素治疗的糖尿病患者对胰岛素的需求量。②对控制急性静脉曲张性出血，与特利加压素同样有效；对TSH垂体瘤患者，可用本药。③在治疗胃、肠、胰内分泌肿瘤时，有报道症状突然加重。

**【不良反应】**

（1）心血管 心动过缓、传导异常、ECG改变、高血压。

（2）神经 头痛、失眠、疲劳、眩晕。

（3）内分泌/代谢 低血糖、高血糖、甲状腺功能减退、泌乳、男性乳房发育、严重的面部发热、潮红、血糖调节紊乱、糖耐量异常。

（4）血液　血小板减少。

（5）消化　恶心、呕吐、腹痛、胆石症、腹泻、稀便、脂肪泻、胰腺炎、食欲缺乏、胀气、类似急性肠梗阻伴进行性严重上腹痛、腹部触痛、肌紧张、腹胀、肝炎、肝血流减少。长期使用醋酸奥曲肽可能导致胆石形成。

（6）骨骼肌肉　背痛、肩痛、腿痛、关节痛、肌痛、肌肉痛性痉挛。

（7）皮肤　脱发、皮疹、瘙痒。

（8）其他　过敏。注射部位疼痛、注射部位针刺或烧灼感（伴红肿）。

**【药物过量】**

急性过量用药未见致命性反应，对过量者采取对症治疗。

**【相互作用】**

（1）溴隐亭　溴隐亭的生物利用度增加。

（2）主要通过 CYP 3A4 代谢且疗效范围较窄的药物（如特非那丁）合用时应小心。

（3）环孢素　环孢素吸收减少。

（4）西咪替丁　西咪替丁吸收延缓。

（5）酮康唑　作用协同，可降低肾上腺皮质醇分泌。

（6）食物　影响食物中脂肪的吸收。

## 醋酸兰瑞肽
## Lanreotide Acetate

**【其他名称】** 兰瑞肽、索马杜林、Lanreotide、Somatuline

**【分类】** 内分泌、代谢用药\垂体激素及相关药

**【制剂规格】** 粉针剂　① 30mg。② 40mg。

**【临床应用】**

1. 说明书适应证

（1）类癌的对症治疗。

（2）肢端肥大症，手术前、手术后残留或复发，以及放疗后仍有 GH 分泌升高时。

2. 其他临床应用

（1）TSH 分泌型垂体腺瘤（国外资料）。

（2）绝经后的乳腺癌、神经内分泌肿瘤、直肠癌等其他类型肿瘤（国外资料）。

（3）艾滋病相关性腹泻。

**【用法用量】**

1. 说明书用法用量

类癌和肢端肥大症　缓释制剂，起始 30mg/ 次或 40mg/ 次，i.m.，每 14d 给药 1 次。疗效不显著可每 7~10 天给药 1 次。

2. 其他用法用量

［国外参考信息］

（1）类癌　缓释制剂，30mg/ 次，i.m.，每 10 日 1 次，共用 4 次。

（2）肢端肥大症　缓释制剂，30~40mg/ 次，i.m.，每 7~14d 给药 1 次，疗效不佳者增至 60mg/ 次，每 10~14d 给药 1 次。药物血药浓度水平＞1ng/ml 才足以抑制 GH 分泌。

（3）TSH 分泌型垂体腺瘤　缓释制剂，30~40mg/ 次，i.m.，每 10~14d 给 1 次，药物血药浓度水平＞1ng/ml 有治疗作用。

（4）绝经期乳腺癌　合用他莫昔芬（30mg/ 次，qd.）。缓释制剂：30~40mg/ 次，每 2 周 1 次，i.m.。

（5）神经内分泌肿瘤　起始：非微粒制剂 0.75mg，q.8h，i.h.，以后每周剂量加倍，即治疗 2 周后 3mg/ 次，q.8h，以后的维持量尚未确定。

（6）结 / 直肠癌　有报道用较大量（非微粒制剂 6mg/ 次，tid.，i.h.，共 60d）。

**【禁忌证】**

说明书禁忌证

（1）有本药过敏史者。

（2）孕妇及哺乳妇女。

**【特殊人群用药】**

**儿童**　尚无用药相关资料。

**老人**　同成人的常规剂量。

**孕妇**　禁用。

**哺乳妇女**　禁用。

**肝功能不全者** 慎用。

**肾功能不全/透析者** 慎用。

【注意】

（1）慎用 ①有奥曲肽及其他生长抑素过敏史者（国外资料）。②有胆囊疾病或胆石症病史者。③糖尿病（国外资料）。④继发于胃肠道疾病的腹泻（国外资料）。

（2）用药相关检查/监测项目 ①治肢端肥大症，应定期监测甲状脉功能、血浆GH、胰岛素样生长因子1（IGF-1）、垂体MRI，监测垂体瘤体积。②治类癌，应定期监测尿5-羟吲哚乙酸，腹部或胸部CT扫描。③治TSH分泌型腺瘤，定期监测血浆TSH、游离$T_4$、游离$T_3$。④长期治疗，建议治疗前、治疗期间每6个月检查1次胆囊超声波。⑤肝肾功能不全应定期监测肝肾功能。⑥定期监测血糖（包括糖耐量试验）、催乳素及空腹血浆胰岛素水平。

【给药说明】

（1）给药条件 ①治疗类癌前先排除肠道梗阻性肿瘤。②正规治疗前需进行试验性注射，观察用药后GH的分泌情况及类癌的相关症状，对反应不敏感者应权衡用药。③糖尿病者应控制好血糖水平后用药。非糖尿病者治疗期间出现血糖升高，无需用胰岛素。

（2）其他 建议用药期间至停药后3个月内避孕。

【不良反应】

（1）心血管 下肢浮肿。

（2）内分泌/代谢 血糖调节紊乱。

（3）消化 食欲减退、恶心、呕吐、胃肠胀气、腹痛、腹泻、无症状性胆结石（长期用药）。出现明显持续脂肪泻时，可用胰酶治疗；有报道双八面体蒙脱石可减少本药所致腹泻、腹部痉挛。

（4）其他 肌注缓释制剂：注射局部疼痛和（或）硬结，可伴局部红斑。

【药物过量】

表现 胃肠道反应、电解质紊乱。

【相互作用】

环孢素 环孢素血药浓度降低，合用应注意调整环孢素的剂量。

## 戈那瑞林
## Gonadorelin

【其他名称】 促黄体激素释放因子、促黄体生成素释放激素、促黄体释放激素、促性腺激素释放素、高那瑞林、奇多克、Cryptocur、Crytocur、Furtiral、Gonadotropin releasing hormone、Luteinizing Releasing Hormone、Lutrelef、Pulstim

【分类】 内分泌、代谢用药\垂体激素及相关药

【制剂规格】 **注射液** ① 1ml∶100μg。② 1ml∶500μg。

**粉针剂** ① 25μg。② 50μg。③ 100μg。④ 200μg。⑤ 500μg。⑥ 800μg。⑦ 3200μg。

**喷鼻液** 10g∶20mg（相当于100次使用剂量，另含苯甲醇100mg）。

【临床应用】

**1. 说明书适应证**

鉴别诊断男性或女性因下丘脑或垂体功能低下所致的性腺功能不足、原发和继发性闭经和诊断性早熟。

**2. 其他临床应用**

（1）下丘脑异常所致无排卵性女性不育，或男性生精异常所致不育。

（2）垂体肿瘤手术或放疗后残留垂体促性腺激素功能的评估。

（3）因下丘脑病变所致的青春期发育延缓。

（4）激素依赖性前列腺癌和乳腺癌、子宫内膜异位症。

（5）小儿隐睾症。

【用法用量】

**1. 说明书用法用量**

垂体兴奋试验 25μg（女性）/次或100μg（男性）/次，i.v.（溶于NS 2ml内），也有不分男女，均为100μg/次，分别于注

射前0min、注射后25、45、90、180min测定LH、FSH值。

2. 其他用法用量

[国内参考信息]

（1）男性生精异常所致不育　5~15μg/次，每隔90~120min给药1次，i.v./i.h.（定时自动注射泵），昼夜不停，连用至不需要生精时。

（2）下丘脑异常所致无排卵性女性不育　5~15μg/次，每隔90~120min给药1次，i.v./i.h.（定时自动注射泵），昼夜不停，连用至不需要排卵治疗时。治疗期间需检测卵泡发育情况，以便确定排卵时机；排卵后2d可改用HCG，1000U/次，2次/周，i.m.，共3~4次，以支持黄体功能。

（3）女性不孕　5~20μg/min/次，i.v.gtt.，共给药90min，于月经周期的第2~4日给药。若无排卵，可重新给药。排卵后给予HCG 1500U，i.m.，3d后再注射1500U，一般2~4个周期后可受孕。

[国外参考信息]

（1）评价下丘脑-垂体功能　单次100μg，皮下弹丸式注射或静滴。给药前15min和给药后立即抽取患者静脉血，分别测其LH浓度，将两次结果平均后可得到LH的基线值。注射本药后分别于15、30、45、60和120min抽取静脉血，采用同样的方法测得LH浓度。根据LH的6次测试值评价下丘脑-垂体功能。

（2）原发性下丘脑性闭经　弹丸式注射，将本药800μg/8ml加入Lutrepulse泵内给药，该泵每一脉冲（Pulse）释放本药50μl（即5μg），调节给药频率，保证每90min静脉给药5μg。一个疗程21d。治疗3个疗程仍无效者，可逐渐加量。当出现排卵后，应持续给药2周，以维持黄体期。

【禁忌证】

1. 说明书禁忌证

（1）对本药过敏者。

（2）腺垂体瘤。

（3）垂体相关性闭经。

（4）妊娠时应慎用。

2. 其他禁忌证

（1）因卵巢囊肿或非下丘脑性不排卵者。

（2）激素依赖性肿瘤患者以及其他任何可由于性激素增加而导致病情恶化的疾病患者。

【特殊人群用药】

儿童

其他用法用量

单侧或双侧隐睾症　最佳治疗时机为1~2岁，0.2mg/次，鼻腔给药，tid.（早中晚餐前喷用），连用4周为一疗程。必要时可间隔3个月后重复使用。

孕妇　禁用。美国FDA妊娠安全性分级为：B级。

哺乳妇女　对哺乳的确切影响尚不明确。

【注意】

尚不明确。

【给药说明】

（1）给药条件　①女性进行垂体兴奋试验时宜选择在卵泡期及早给药。②闭经合并肥胖者，应在体重减轻后再行治疗。③以本药作垂体兴奋试验时，不能使用肾上腺糖皮质激素、性激素、螺内酯、左旋多巴、地高辛、吩噻嗪以及能够升高催乳素水平的多巴胺拮抗药。④治疗过程中应监测FSH、LH、孕酮的水平，注意剂量的调整。⑤在治疗前列腺癌等肿瘤的第1周内，可出现病情加重，表现为骨痛加剧、血尿、尿道阻塞加重、下肢软弱无力或感觉异常，对有脑转移的患者，该反应更为严重。可加用氟他胺或醋酸环丙孕酮。⑥在正常经期的卵泡期给药，应做好避孕措施。⑦本药注射液可能含有苯甲醇，对苯甲醇过敏者不能使用。

（2）其他　本药注入后，先后出现LH峰，后出现FSH峰，LH峰值远强于FSH峰值。①正常反应：注入后25~45min，LH值上升至其基值的3倍以上，FSH增加2倍以上。②延迟反应：注入后 120~180min，LH 才达峰值。③低弱反应：注入后 LH 的峰值仅 2 倍或不足 2 倍于基值。④无反应：注入前后 LH 峰值不变或变化甚微。但如果基线 LH 值很低，则可以用 LH 的峰值超过 1iu/L，做为脉冲注射泵疗效，尚可以预测指标。

【不良反应】

（1）心血管　血栓性静脉炎。

（2）神经　头痛、头昏目眩。

（3）消化　胃肠道反应（恶心、腹痛、腹部不适）。

（4）生殖　多囊卵泡形成、多胎妊娠；暂时性阴茎肥大、精子生成受抑制；月经过多、阴道干燥、性欲减退、黄体解体、卵巢迅速肥大、卵巢癌等。

（5）骨骼肌肉　骨质疏松。

（6）其他　①全身性或局部性过敏，如支气管痉挛等、荨麻疹、面部潮红、瘙痒等。②注射部位疼痛、肿胀、瘙痒，注射局部血肿、感染。

【相互作用】

（1）氯米芬　可引起卵巢过度刺激综合征。

（2）其他可刺激排卵的药物（如尿促性素）或其他 GnRH　不应同时使用。

## 亮丙瑞林
## Leuprorelin

【其他名称】 醋酸亮氨、醋酸亮丙瑞林、利普安、来普隆、亮脯瑞林、酰基辅氨酸、抑那通、乙酰亮丙瑞林、Carcinil、Eligard、Enantone、Leuprolide、Leuprolide Acetate、Leuprolidine、Leuprorelin Acetate、Leuprorelinum、Lucrin、Lupron

【分类】 内分泌、代谢用药\垂体激素及相关药

【制剂规格】 粉针剂（醋酸盐） 3.75mg。

粉针剂（控释剂） 3.6mg。

微球注射剂（醋酸盐） 3.75mg。

注射液（醋酸盐） 2ml∶3.75mg。

注射液（缓释剂，醋酸盐） 2ml∶3.75mg。

【临床应用】

1. 说明书适应证

（1）子宫内膜异位症。

（2）伴有月经过多、下腹痛、腰痛及贫血等症状的子宫肌瘤，可使肌瘤缩小和（或）症状改善。

（3）雌激素受体阳性的绝经前乳腺癌。

（4）前列腺癌。

（5）中枢性性早熟症。

2. 其他临床应用

（1）常规激素治疗禁忌或无效的功能失调性子宫出血。

（2）子宫内膜切除术前用药，可使内膜均匀变薄，减轻水肿，降低手术难度。

【用法用量】

1. 说明书用法用量

（1）子宫内膜异位症　3.75mg/ 次，每 4 周 1 次，i.h.。如患者体重＜50kg，则 1.88mg/ 次，i.h.。初次给药应在月经周期的第 1~5 日开始。

（2）子宫肌瘤　1.88mg/ 次，每 4 周 1 次，i.h.。体重过重或子宫明显肿大者，3.75mg/ 次，i.h.。初次给药应在月经周期的第 1~5 日开始。

（3）前列腺癌和绝经前乳腺癌　3.75mg/ 次，每 4 周 1 次，i.h.。

2. 其他用法用量

［国外参考信息］

（1）前列腺癌　①单月长效制剂：7.5mg/ 次，1 次 / 月，i.m.。如持续有效，这种方案可一直使用。② 3 月长效制剂：22.5mg/ 次，每 3 个月（或 84d）1 次，i.m.。③ 4 月长效制剂：30mg/ 次，i.m.，每 4 个月（或 16 周）1 次。④埋植剂：用于晚期前列腺癌姑息治疗，上臂内侧皮下埋植，每 12 个月 1 次。埋植剂一日释放 0.12mg，持续作用 12 个月。⑤用于晚期转移性前列腺癌时，1mg/d，i.h.。

（2）子宫内膜异位症　①单月长效制

剂：3.75mg/次，1次/月，i.m.。治疗时间不宜＞6个月。②3月长效制剂，11.25mg/次，每3月1次，i.m.。治疗时间不宜＞6个月。

（3）子宫肌瘤　①单月长效制剂：3.75mg/次，1次/月，i.m.，最多使用3次，用药期间应补充铁剂。②3月长效制剂：11.25mg/次，每3月1次，i.m.。用药期间应补充铁剂。

（4）诱导排卵　①对体外受精者：于月经周期的第21~23日内给药，单月长效制剂1.88mg，单次皮下注射；或短效制剂0.5mg，qd.，i.h.，连用3d。②对多囊卵巢综合征者：在给予人绝经期促性腺激素（hMG）前，用短效制剂1mg，qd.，i.h.，连用4周。

**【禁忌证】**

**说明书禁忌证**

（1）对本药及GnRH衍生物或合成类似物有过敏史者。

（2）原因不明的阴道出血者。

（3）孕妇及计划怀孕的妇女。

（4）哺乳妇女。

**【特殊人群用药】**

**儿童**　早产儿、新生儿和乳儿用药的安全性尚未确定。

**1. 说明书用法用量**

中枢性性早熟　0.03mg/（kg·次），i.h.，根据患者症状情况，可增至0.09mg/（kg·次），每4周1次，i.h.。

**2. 其他用法用量**

［国外参考信息］

中枢性青春期性早熟　（1）短效制剂：0.05mg/（kg·d），i.h.，如不能产生足够的下调作用，可逐渐增加0.01mg/（kg·d）。女孩11岁、男性12岁时，应考虑停药。（2）单月长效制剂：0.3mg/（kg·次），每4周1次，i.m.。也可按以下剂量给药：体重≤25kg时，7.5mg/次，i.m.；25~37.5kg时，11.25mg/次，i.m.；＞37.5kg时，15mg/次，每4周1次，i.m.。如不能产生足够的下调作用，可每4周增加3.75mg。女孩11岁、男性12岁时，应考虑停药。

**老人**　慎用。

**孕妇**　本药可增加动物胎仔死亡率、降低胎仔体重和引起胎仔骨骼畸形。孕妇或可能怀孕的妇女禁用。美国FDA妊娠安全性分级为：X级。

**哺乳妇女**　禁用。

**肾功能不全/透析者**　肾功能不全者慎用。

**【注意】**

（1）慎用　①充血性心力衰竭或有心血管病史者（国外资料）。②血栓栓塞（国外资料）。③伴有脊髓压迫者。④生理功能低下。⑤输尿管梗阻。⑥骨质疏松史（国外资料）。⑦限制钠盐摄入者。

（2）用药相关检查/监测项目　长期用药或再次用药时，应做骨密度检查。

**【给药说明】**

（1）给药条件　①本药不得静注（会诱发血栓）。皮下注射时可选上臂、腹部、臀部，针头勿小于23号，注射针头不得扎入血管内，注射后不得按摩注射部位。每次应更换注射部位，不宜在同一部位反复注射。②微球制剂使用7号或更粗的注射针头。③女性患者用药前应排除怀孕的可能，治疗期间应采用非激素方法避孕。④本药缓释制剂作用可持续4周，若给药间隔＞4周，由于本药对垂体–性腺系统的刺激作用可导致血清性激素水平再度升高，引起临床症状的一过性加重。因此，必须遵守每4周1次的给药方法。⑤首剂注射前最好先使用雄激素拮抗药1周。

（2）减量/停药条件　用药期间，如肿瘤继续长大或临床症状未见改善，应停药。

（3）配伍信息　本药每3.75mg溶于附加悬浮液2ml中，充分混悬后使用，切勿起泡沫。

（4）其他　首次用药时，可出现暂时性骨痛加剧，必要时给予对症治疗。前列腺癌患者首次治疗后第1个月内，可能引起输尿管梗阻或脊髓压迫，应密切观察。子宫内膜异位症患者首次用药时，由于本药对脑垂体－性腺轴的刺激作用，可导致血清雌激素水平一过性升高，从而导致原有症状一过性加重，但用药过程中上述现象可完全消失。

【不良反应】

（1）心血管　心悸、血压升高、ECG异常、心胸比例增大等。

（2）神经　头痛、眩晕、疲倦、知觉异常。

（3）精神　精神抑郁、情绪不稳定、注意力降低。

（4）内分泌/代谢　潮热、发汗、浮肿、发冷、体重增加、高钙血症、高钾血症、TC及TG升高、引发或加重糖尿病症状、低雌激素症状、甲状腺功能异常、体重降低、高磷酸盐血症。本药缓释制剂可抑制垂体－性腺轴的功能。

（5）血液　RBC增多、贫血、WBC减少、血小板减少、部分凝血活酶时间延长。

（6）消化　口腔炎症、口渴、食欲缺乏、恶心、呕吐、腹痛、腹部胀满、腹泻、便秘、氨基转移酶及LDH升高或黄疸。

（7）呼吸　胸部压迫感、间质性肺炎（发烧、咳嗽、呼吸困难、胸部X线片异常等）。

（8）泌尿　血尿酸、BUN升高、尿频、排尿困难、血尿等。

（9）生殖　性欲减退。女性患者可出现子宫出血、阴道干燥、性交痛、阴道炎、白带增加、卵巢过度刺激综合征、乳房疼痛、肿胀感或萎缩肿胀感或萎缩。男性患者可见乳房女性化、阳痿、睾丸萎缩或会阴部不适。

（10）骨骼肌肉　关节强直、关节痛、骨痛，肩、腰、四肢等疼痛，步行困难、肌肉疼痛、骨密度降低等。

（11）皮肤　脱发或多毛、痤疮、皮炎、皮疹、瘙痒等。

（12）耳　听力衰退、耳鸣。

（13）其他　过敏样症状。用药局部可有疼痛、硬结、发红。

【相互作用】

（1）性激素类化合物、$E_2$衍生物、雌激素三醇衍生物、由雌激素变化的化合物、雌激素和黄体酮的组合化合物、性激素混合物等　本药治疗子宫内膜异位症、子宫肌瘤的疗效降低。

（2）乙醇　加重本药不良反应。

## 曲普瑞林
## Triptorelin

【其他名称】垂普托雷林、醋酸曲普瑞林、达必佳、达菲林、6-D-色氨酸促黄体激素释放因子（猪）、色氨瑞林、Decapeptyl、Diphereline、Triptorelin Acetate

【分类】内分泌、代谢用药\垂体激素及相关药

【制剂规格】注射液（醋酸盐）　1ml∶0.1mg（按曲普瑞林计，0.095mg）。

粉针剂　0.1mg。

微球注射剂　3.75mg（附带无色悬浮剂）。

【临床应用】

1. 说明书适应证

（1）转移性前列腺癌。激素依赖性前列腺癌。

（2）生殖器内外的子宫内膜异位症（I至IV期）。

（3）手术前子宫肌瘤。减小肌瘤体积，为减少手术出血和缓解疼痛。

（4）＜9岁女孩和＜10岁男孩的中枢性性早熟。

（5）女性不孕症。

（6）鉴别诊断下丘脑或垂体功能低下所致的性腺功能不足或诊断性早熟。

2. 其他临床应用

乳腺癌。

【用法用量】

1. 说明书用法用量

（1）前列腺癌　3.75mg/次，1次/4周，

i.m.。通常是长期治疗。

（2）子宫内膜异位症和子宫肌瘤 3.75mg/次，1次/4周，i.m.，从月经的前5d内开始，用药不应超过6个月。

（3）女性不孕症 3.75mg/次，i.m.，血浆雌激素水平＜50pg/ml时，于用药后15d起联合使用促性腺激素治疗。也可0.5mg/次，qd.，i.h.，连用7~10d。

（4）其他临床用法 0.5mg/次，qd.，i.h.，连用7d；维持剂量0.1mg/次，qd.，i.h.。

**2. 其他用法用量**

［国外参考信息］

（1）子宫内膜异位症 长效制剂，3.75mg/次，i.m.，1次/月（从月经周期的第1周开始），共注射6剂；或先用常规制剂，0.5mg/d，i.h.，连用11~18d，随后每30d用微球制剂3.2mg，i.m.。

（2）晚期卵巢癌 先用常规制剂，0.1mg/d，i.h.，连续7~30d；再用微球制剂，1次/月，i.m.，设计使本药释放0.1mg/d（注射总量未指明）。

（3）子宫平滑肌瘤 微球制剂：3.75mg/次，1次/月，i.m.，疗程3~6月。

（4）前列腺癌 ①常规制剂：起始1mg/d，i.h.，连用7d；再改为0.1mg/d，i.h.，连用18个月。②微球制剂：i.m.，1次/月，设计使本药释放0.1mg/d(注射总量未指明)。

**【禁忌证】**

**说明书禁忌证**

（1）对本药或GnRH及其类似物过敏者。

（2）非激素依赖性前列腺癌或前列腺切除术后。

（3）骨质疏松慎用本药控释制剂。

（4）儿童渐进性脑瘤禁用本药控释制剂。

（5）孕妇。

（6）哺乳妇女禁用本药控释制剂。

**【特殊人群用药】**

**儿童**

**1. 说明书用法用量**

中枢性性早熟 给药剂量应依据体重而定。＜20kg时，1.875mg/次，i.m.；20~30kg时，2.5mg/次，i.m.；＞30kg时，3.75mg/次，i.m.。第1个月每2周1次，以后1次/月，若疗效不佳，可每3周1次。骨龄超过12岁的女孩和13岁的男孩应停药。

**2. 其他用法用量**

［国外参考信息］

中枢性青春期早熟 微球制剂：60~75μg/（kg·次）（或3.75mg），每25~30d给药1次，i.m.，疗程约5年。

**老人** 无须调整剂量。

**孕妇** 禁用。

**哺乳妇女** 用药时应停止哺乳。

**【注意】**

（1）用药相关检查/监测项目 ①用药期间，女患者如月经继续来潮，需测定血浆雌激素水平，若＜50pg/ml，应检查可能存在的任何器官功能紊乱。停止治疗后，月经应在最后一次注射后7~12周恢复。②男性为评估治疗效果，应定期监测前列腺特异性抗原（PSA）和睾酮水平。③治疗子宫肌瘤时，应定期测量子宫和肌瘤的大小，比如用超声的方法。在有些病例中，子宫的体积相对于肌瘤组织不成比例地迅速减小时，会引起出血和脓毒症。④应用本药数月后会导致骨密度降低，停止治疗后6~9个月内骨流失通常可逆转。因而建议应特别关注有骨质疏松危险的患者。⑤监测患者的激素水平。

（2）对驾驶/机械操作的影响 使用本药不影响驾驶和操作仪器。

**【给药说明】**

（1）给药条件 ①常规制剂供皮下注射用，微球制剂为长效制剂，供肌注用。国外，微球制剂有3mg、3.2mg、3.75mg三种规格。②用药期间禁用含雌激素的药。③儿童用药应排除其他原因的性早熟。停药后青春期开始发育，多数女孩的正常月经于停药后约1年开始。④治疗前列腺癌，可因血清睾酮的短暂升高而使病情加重，此时可合用抗雄激素药。

（2）其他 ①用药期间及最后一次注射后4周内采用非激素的避孕方法，直到月经恢复。②治疗子宫肌瘤，若子宫缩小的速率与肌瘤缩小的速率不成比例，可致出血及脓毒症。③停药后垂体性腺轴的功能可迅速恢复。

【不良反应】

（1）心血管 高血压、心悸。男性：血栓性静脉炎、血栓栓塞。

（2）神经 头痛、疲乏、震颤、眩晕。

（3）精神 情绪紊乱、睡眠紊乱、睡眠障碍、情绪不稳定。情绪低落、烦躁。

（4）内分泌/代谢 体重增加、发热、颜面潮红、发汗、男子乳腺发育、胡须生长缓慢、体重改变。女性闭经、血清胆固醇轻度升高。长期使用：轻度骨质丢失。

（5）消化 恶心、呕吐、血清氨基转移酶及LDH升高。男性：口干、食欲缺乏、胃痛。

（6）呼吸 男性：哮喘发作、肺栓塞。

（7）泌尿 男性：尿道梗阻，伴肾功能降低。

（8）生殖 男性：性欲减退、阳痿、睾丸萎缩。女性：子宫内膜异位症症状加重、子宫出血；用于女性不孕症，合用促性腺激素可见卵巢肥大、盆腔疼痛和/或腹痛；性欲减退、性交困难、阴道干涩、与垂体-性腺轴抑制有关的突发性出血、卵巢囊肿、多囊卵巢综合征；女孩阴道出血和分泌物增多。

（9）骨骼肌肉 肌痛、关节痛、骨痛加剧。男性：骨骼疼痛、脊髓压迫、肌肉疲劳、腿部淋巴水肿、神经压迫伴腿部无力和麻痹。女性：背痛、麻痹。

（10）皮肤 血管神经性水肿、脱发。男性：胸部、臂部、腿部脱毛。

（11）眼 视觉异常。

（12）其他 过敏反应，注射部位疼痛或不适。偶尔出现一些活性升高（LDH、γ-GT、SGOT、SGPT）。女性出现出血斑、盗汗。血清胆固醇偶尔稍有升高。儿童偶尔发生出血和分泌、呕吐、恶心和过敏反应。经治疗数月后，可出现小梁骨基质流失，但通常治疗停止后逆转。

【相互作用】

（1）促性腺激素 可引起腹腔和（或）盆腔疼痛。

（2）在治疗期间，禁止近期或同时使用含雌激素的药物。

## 重组人生长激素
## Recombinant Human Somatropin

【其他名称】 安苏萌、重组生长激素、赛增、海之元、健高灵、健豪、基因重组人生长激素、诺浩、诺泽、诺展、齐天、人生长激素、赛高路、赛增、思真、尤得盼、优猛茁、珍怡、Genheal、Genotropin、Human Somatotrophin、Humatrope、Jintropin、Norditropin、Norditropin NordiLet、Norditropin SimpleXx、Recombinant Human Growth Hormone、Recombinant Somatropin、Saizen

【分类】 内分泌、代谢用药\垂体激素及相关药

【制剂规格】 **注射液** ①1ml∶4U。②1ml∶16U。③1.5ml∶5mg（15U）。④10ml∶400U。

**粉针剂** ①2.5U（1mg）。②3U（1.2mg）。③4U（1.33mg）。④4U（1.6mg）。⑤4.5U（1.7mg），4.5U（1.5mg）。⑥6U（2mg）。⑦10U（3.33mg），10U（3.7mg）。⑧10U（4mg）。⑨16U。⑩30U（10mg）。

【临床应用】

1. 说明书适应证

（1）儿童 ①生长激素（GH）分泌不足所致的生长障碍。②性腺发育不全（特纳综合征）所致的女孩生长障碍。③慢性肾脏疾病引起的青春期前儿童生长迟缓。④某些特发性矮小症。

（2）成人 已明确的下丘脑－垂体疾病（除催乳素外的其他轴系激素缺乏）所致的GH缺乏症，并经两种不同的GH刺激试验确诊的GH显著缺乏（GH刺激试验应在其他轴系功能低下得到合适替代治疗后方可进行）。

（3）手术、创伤、烧伤、脓毒败血症等的高代谢状态所致的负氮平衡。

**2. 其他临床应用**

（1）伴恶病质的艾滋病。

（2）短肠综合征。

**【用法用量】**

**说明书用法用量**

（1）成人GH缺乏的替代治疗 ①建议从低剂量0.15~0.3mg/d（相当于0.45~0.9U/d）开始治疗，以后以月为间隔逐渐增量，以达到患者个体化治疗剂量。血清胰岛素样生长因子1（IGF-1）可做为剂量调整指标。剂量随年龄的增加而减少，维持剂量的个体差异很大，但很少＞1mg/d（相当于3U/d）。②0.7~1.0mg/（$m^2$·d）或0.025~0.035mg/（kg·d），i.h.，i.m.。

（2）性腺发育不全（特纳综合征）1.4mg/（$m^2$·d）或0.045~0.050mg/（kg·d），i.h.。对特纳综合征患者，同时给予非雄性同化甾体激素可增强生长应答。

（3）烧伤 0.3~0.6U/（kg·d），i.h.，用药4周。

（4）脓毒败血症 0.3U/（kg·d），i.h.。

（5）手术、创伤后高代谢状态（负氮平衡）4~8U/d，i.h.，用药7d左右。

**【禁忌证】**

**1. 说明书禁忌证**

（1）对本药过敏者。

（2）恶性肿瘤或有肿瘤进展症状者。

（3）增生期或增生前期糖尿病视网膜病变。

（4）骨骺已闭合者。

（5）严重全身性感染等危重患者在急性休克期内禁用。

（6）颅内肿瘤（除非已证实处于非活动期，且已完成抗肿瘤治疗，方可使用）。

（7）活动性颅内损伤，或有任何进展或复发迹象的原有颅内损伤者。

（8）接受心内直视手术或腹部手术出现并发症的危重患者。

（9）多发性损伤或急性呼衰者。

（10）唐氏综合征、布伦综合征（Bloom syndrome）、范可尼贫血（Fanconi anaemia）、Prader-Willi综合征患者用本药治疗为相对禁忌。

（11）孕妇及哺乳妇女。

**2. 其他禁忌证**

糖尿病（相对禁忌）。

**【特殊人群用药】**

**儿童** 慢性肾脏疾病儿童在肾移植时应停止本药治疗。

**说明书用法用量**

（1）内源性GH分泌不足所致的儿童生长障碍 ①25~35μg/（kg·d）[0.07~0.1U/（kg·d）]，相当于0.7~1mg/（$m^2$·d）（2~3U/$m^2$/d），i.h.。②12U/（$m^2$·周）或0.6U/（kg·周）。根据情况可增至20U/（$m^2$·周）或0.8U/（kg·周），甚至可使用更高剂量。本药可肌注或皮下注射，肌注时，应将一周剂量分为3次，4U/（$m^2$·次）或0.2U/（kg·次），最好晚间给药；皮下注射时，一周剂量分为6次或7次给予，2U/（$m^2$·次）或1.7U/（$m^2$·次），也可分3次给药，0.2U/（kg·次）。

（2）特纳综合征 ①50μg/（kg·d）[0.14U/（kg·d）]，相当于1.4mg/（$m^2$·d）[4.3U/（$m^2$·d）]。②18U/（$m^2$·周）或0.6~0.7U/（kg·周），治疗的第2年可增至24U/（$m^2$·周）或0.8~1U/（kg·周）。每周剂量分7次单剂量于晚间皮下注射，相当于2.6U/$m^2$或0.09~0.1U/kg。部分患者甚至在治疗的第1年可能就需要较高剂量的GH。

（3）儿童慢性肾功能不全致生长障碍 50μg/（kg·d）[0.14U/（kg·d）]，相当于1.4mg/（$m^2$·d）[4.3U/（$m^2$·d）]。

**老人** ＞60 岁者的用药经验有限。

**孕妇** 禁用。美国 FDA 妊娠安全性分级为：C 级或 B 级。

**哺乳妇女** 禁用。

**肾功能不全 / 透析者** 肾脏病患者慎用。

**【注意】**

（1）慎用 ①脑肿瘤引起的垂体性身材矮小。②心脏病。③糖耐量减低、糖尿病。④运动员。⑤有糖尿病家族史者。

（2）对检验值 / 诊断的影响 本药可致血浆无机磷、碱性磷酸酶和 IGF-1 水平增加。

（3）用药相关检查 / 监测项目 ①糖尿病患者应注意监测血糖、糖化血红蛋白。②本药可促使隐性甲状腺功能减退者变为显性，故需定期检查甲状腺功能。③治疗中若出现严重或复发性头痛、视力损害、恶心或呕吐，建议作眼底检查。④使用本药期间必须定期测定骨龄，尤其对青春期和接受甲状腺替代疗法的患者，因这些患者骨骺成熟加快。⑤对用本药治疗无应答并已确诊为生长激素缺乏者，应检测是否存在抗人生长激素抗体，并测定甲状腺水平。⑥对颅内损伤引起的生长激素缺乏患者应定期检查以了解疾病进展或复发情况。

（4）对驾驶 / 机械操作的影响 本药对患者驾驶车辆和操作机械的能力无影响。

**【给药说明】**

（1）给药条件 ①多数不主张本药用于身材矮小的正常儿童。②本药用于身材矮小症之前，应首先明确诊断是 GH 缺乏症，对于骨骺已闭合的儿童，不得使用。③本药剂量和用药方案应因人、因病情而异。④儿童治疗以晚间注射为宜。⑤注射部位应经常交替。⑥慢性肾脏疾病儿童经积极、合理治疗达 1 年以上，据其生长发育状况确诊为生长障碍后，才可使用本药治疗。尿毒症患者使用本药治疗期间应继续使用一般药物进行保守治疗，必要时应继续透析治疗。⑦从儿童时期就患 GH 缺乏症者，成年后应经两种 GH 刺激试验重新确诊。⑧成人 GH 缺乏症需终身治疗（但治疗时间＞5 年的用药经验很少）。

（2）减量 / 停药条件 患儿的年身高增长速率可由治疗前＜4cm/ 年增至治疗后的 8~15cm/ 年，最初 2 年效果最佳，以后逐渐减弱，仍应继续治疗，直至患者达到正常成人身高或骨骺闭合。如已失效，即应停药。

（3）配伍信息 ①本药注射液冻结后不宜再使用。粉针剂应临用时配制，沿瓶壁缓慢加入注射用水溶解后轻轻摇动。溶解后的溶液应澄清且无颗粒物。若溶液含颗粒物，禁止注射。②据目前资料报道 GH 与其他药物无配伍禁忌。

（4）其他 ①出现甲状腺功能低下时应及时纠正。②接受胰岛素治疗者在开始使用本药后，可能需调整胰岛素剂量。③本药多不能用于治疗普达威利综合征（Prader-Willi syndrome）。

**【不良反应】**

使用生理剂量时，本药不良反应少。

（1）神经 感觉异常（成人常见，儿童少见）、感觉减退（仅成人）、头痛、惊厥、良性颅内高压（极少）。

（2）内分泌 / 代谢 甲状腺功能减退（特纳综合征患者原发甲低加重的危险增高）、一过性高血糖、发热。

（3）免疫 体内产生抗体。

（4）消化 转氨酶升高、呕吐、腹痛。

（5）呼吸 咳嗽、喉炎、鼻炎、中耳炎、支气管炎、其他感染性病变。

（6）骨骼肌肉 关节痛、肌痛（成人常见，儿童少见）、骨痛（仅成人）、股骨头骺板滑脱。僵硬。

（7）皮肤 皮下脂肪萎缩。银屑病恶化。

（8）其他 ①过敏反应（皮疹、瘙痒等）。②注射部位一过性反应（疼痛、发麻、红肿等）。③体液潴留（外周水肿、关节痛或肌痛），特别在成人中可发生腕管综合征。通常为暂时性和剂量依赖性，症状发生较早，发生率随用药时间延长而降低，罕见影响日常活动。发生这种症状时，应减量或停用。可能出现明显超敏反应、体液平衡紊乱。在用生长激素治疗的普达威利综合征（Prader-Willi syndrome）患者中，有睡眠呼吸暂停和猝死的病例报告。

**【药物过量】**

表现　可能开始先出现低血糖，继而导致高血糖。长期过量可致肢端肥大症。

**【相互作用】**

（1）超生理剂量、大剂量糖皮质激素　本药促进生长的效能可被抑制。

（2）蛋白同化激素、雌激素、雄激素　合用可加速骨骺提前闭合。

（3）通过细胞色素 P 450 3A 4 肝酶代谢的药物　生长激素联合应用时，应对这些药物的临床效果进行监测。

# 第四章　甲状腺用药

## 第一节　抗甲状腺药

### 丙硫氧嘧啶
### Propylthiouracil

**【其他名称】** 敖康欣、丙基硫氧嘧啶、丙赛优、佳抗宁、立达丙硫氧嘧啶、普康抗平、新亚可宁、Propycil、Propylthiouracil Lederle、Propyl-thyracil、Prothyran、Thyreostat、Tiotil

**【分类】** 内分泌、代谢用药\甲状腺用药\抗甲状腺药

**【制剂规格】** 片剂　① 50mg。② 100mg。

**【临床应用】**

**说明书适应证**

本药目前一般不作为抗甲状腺功能亢进的首选药，仅在以下情况使用：

（1）妊娠早期合并格雷夫斯病。

（2）甲状腺危象时作为首选的抗甲状腺药。

（3）对甲巯咪唑过敏的甲状腺功能亢进症，包括　①病情较轻，甲状腺轻至中度肿大者。②儿童、青少年及老年患者。③甲状腺手术后复发，又不适于放射性 $^{131}I$ 治疗者。④手术前准备。⑤作为 $^{131}I$ 放疗的辅助治疗。

**【用法用量】**

**1. 说明书用法用量**

甲亢　起始量为 75~100mg/ 次，tid.，p.o.，对严重病例或经放射性 $^{131}I$ 治疗后者，起始量为 300~600mg/d，分 4~6 次服；维持量为 25~150mg/d，p.o.。也可按以下方案给药：起始量为 300mg/d，视病情轻重介于 150~400mg/d，分 3 次服；Max：600mg/d。病情控制后逐渐减量，维持量为 50~150mg/d，视病情调整。

**2. 其他用法用量**

［国内参考信息］

（1）甲亢　起始量为 100mg/ 次，tid.，p.o.，视病情轻重用量可为 150~400mg/d；Max：600mg/d。通常用药 4~12 周病情控制（体重增加、HR ＜ 90 次、血清 $T_3$ 和 $T_4$ 水平恢复正常）后，可减量 1/3。以后若病情稳定可继续减量，每 4~6 周递减 1/3~1/2，维持量一般为 50~150mg/d。全程 1~2 年或更长。

（2）甲状腺危象　① 150~200mg/ 次，q.6h，p.o.，直至危象缓解，约 1 周时间停药。若患者需用碘剂以控制 $T_4$ 释放时，需在开始服碘前 1h 服用本药，或至少应同时服用，以阻断服用的碘合成更多的 TH。②也可鼻饲给药，首剂 600mg 经胃管注入，以后 200mg/ 次，tid.，待症状减轻后再适当减量；在服首剂 1~2h 后，再加服复方碘液。

（3）甲亢的术前准备　100mg/ 次，3~4 次 /d，p.o.，至甲亢症状控制后加服碘剂 2 周，以减轻甲状腺充血，使甲状腺变得坚实，便于手术。于术前 1~2d 停服本药。

（4）放射性碘治疗的辅助治疗　在行放射性碘治疗后症状还未缓解者，可短期使用本药，100mg/ 次，tid.，p.o.。

［国外参考信息］

（1）甲亢　300mg/d，分 3 次服；重症甲亢，通常 400mg/d，首剂可达 600~900mg/d，分 3 次服。当患者甲状腺功能恢复正常后（通常在治疗 6~8 周后），应一周递减 1/3~1/2，直至通常的维持剂量 100~150mg/d。疗程 2 年左右。

（2）甲状腺危象　① 600~1200mg/d，分次服。治疗应逐渐停止，并监测甲状腺功

能，停药后的最初3个月，应每4~6周检查1次，之后的第1年应每3个月检查1次。②口服或鼻饲给药困难者可保留灌肠，首次可将本药400mg溶于60ml矿物油中保留灌肠2h，q.6h，约需灌肠6次（后5次溶于磷酸苏打液60ml中）。以后1~2次/d维持。

【禁忌证】

1. 说明书禁忌证

（1）对本药或其他硫脲类药物过敏者。

（2）严重肝功能损害者。

（3）WBC严重缺乏者。

（4）哺乳妇女。

2. 其他禁忌证

（1）结节性甲状腺肿伴甲状腺功能亢进。

（2）甲状腺癌。

【特殊人群用药】

**儿童**　安全性和有效性尚未确定。用药过程中避免出现甲状腺功能减低，必要时可酌情加用甲状腺片。

1. 说明书用法用量

甲亢　>10岁，用法用量同成人；6~10岁，起始量50~150mg/d，p.o.，维持量为25~50mg/d，p.o.。也可按体重给药：起始量4mg/(kg·d)，分3次服，维持量酌减。

2. 其他用法用量

［国内参考信息］

甲亢　新生儿，5~10mg/(kg·d)；6~10岁，50~150mg/d；>10岁，150~300mg/d。均分3次服。并根据病情调整用量，甲亢症状控制后应逐渐减至维持量。

［国外参考信息］口服起始剂量通常为：<6岁，120~200mg/($m^2$·d)；6~10岁，50~150mg/d（或5~7mg/kg）；≥10岁，150~300mg/d（或5~7mg/kg）。均分次给药（<6岁可q.8h，>6岁可q.6h/q.8h）。当甲状腺功能恢复正常时转为维持治疗，维持量为50mg/d，分2次服，或采用起始剂量的1/3~2/3。

**老人**　老年人尤其肾功能减退者应减量。若发现甲状腺功能减低时应加用甲状腺片。

**孕妇**　妊娠早期合并格雷夫斯病可选用本药。慎用，宜采用最小有效剂量，一旦出现甲状腺功能偏低即应减量。美国FDA妊娠安全性分级为：D级。

**哺乳妇女**　禁用。

**肝功能不全者**　减量慎用。严重肝功能损害者禁用。

**肾功能不全/透析者**　减量。

其他用法用量

［国外参考信息］GFR>50ml/min者，不需调整剂量；GFR为10~50ml/min时，应给予常规剂量的75%；GFR<10ml/min时，应给予常规剂量的50%。

【注意】

（1）慎用　外周血WBC计数偏低者。

（2）交叉过敏　本药与其他硫脲类抗甲状腺药之间存在交叉过敏现象。

（3）用药相关检查/监测项目　定期检查甲状腺功能、血常规、尿常规、肝生化指标、肾功能及胆固醇水平。

【给药说明】

（1）给药条件　①用药剂量应个体化。②一日剂量应分次口服（量小时也可顿服），间隔时间尽可能平均。③放射性碘治疗前2~4周应停用本药，治疗后3~7日可恢复用药。

（2）减量/停药条件　①应用本药治疗，在甲状腺肿缩小、血管杂音消失、临床症状消退、甲状腺功能正常后，尤其应在TSH受体抗体转阴后停药，病情持续缓解的可能性大，反之停药易复发。②接受$^{131}$I治疗者，应在给予$^{131}$I治疗前停用抗甲状腺药物。

（3）其他　服用本药期间应避免摄入高碘食物或含碘药物。但用于甲状腺危象时，可能需合用碘剂。

【不良反应】

ADR警示　国内药品不良反应监测数据及相关文献资料表明，长期使用本药，可能出现抗中性粒细胞胞浆抗体（ANCA）相关性血管炎，可累及全身多个器官和系统，如肾脏、肺脏和关节等。累及肾脏常表现为血尿、蛋白尿、肾功能不全甚至肾衰竭等；累及肺脏常表现为咳嗽、咯血及肺内阴影等；累及关节可表现为关节疼痛、肿胀等。

（1）神经　头痛、眩晕。

（2）内分泌/代谢　唾液腺和淋巴结肿大。甲状腺功能减退、血 TSH 水平升高。用药期间若出现甲状腺功能减退表现及血 TSH 水平升高，应减量或暂停药，同时辅以甲状腺激素制剂。

（3）血液　轻度粒细胞减少、严重的粒细胞缺乏、血小板减少、凝血因子Ⅱ或因子Ⅶ降低、PT 延长、再障。用药中 WBC 计数 $<4\times10^9$/L（或中性粒细胞 $<1.5\times10^9$/L）时，应停药或调整用量。

（4）消化　味觉减退、恶心、呕吐、上腹部不适、肝功能损害（血清 ALP、AST 和 ALT 升高、黄疸）。出现肝功能损害时应停药，并予以支持治疗。

（5）呼吸　间质性肺炎。

（6）泌尿　自身免疫性肾炎。

（7）骨骼肌肉　关节炎、骨髓炎、类风湿关节炎、滑膜炎、关节痛。

（8）皮肤　皮疹、皮肤瘙痒、脱发、脉管炎、红斑狼疮样综合征、自身免疫性血管炎。出现皮疹或皮肤瘙痒时需根据情况停药或减量，并加用抗过敏药物，待过敏反应消失后换一种制剂，或再重新由小剂量开始用药。若出现严重皮疹或颈淋巴结肿大等严重不良反应时应停药观察，改用 $^{131}$I 治疗，或用碘剂准备后及时手术治疗。

（9）其他　药物热。

**【药物过量】**

（1）表现　慢性过量用药会导致甲状腺肿和甲状腺功能减退及伴随症状。

（2）处理意见　立即停药。如甲状腺功能减退程度严重或甲状腺肿明显，必须补充甲状腺素。一般情况，停药后，甲状腺功能会自行恢复。

**【相互作用】**

（1）抗凝血药　抗凝血药的抗凝作用增强。

（2）对氨基水杨酸、保泰松、巴比妥类、酚妥拉明、妥拉唑林、Vit $B_{12}$、磺胺类、磺酰脲类　上述药可能抑制甲状腺功能，引起甲状腺肿大，合用时须注意。

## 甲巯咪唑
## Thiamazole

**【其他名称】** 甲硫咪唑、甲硫噻唑、甲巯基咪唑、佳琪亚、赛治、他巴唑、Methimazole、Tapazole、Thyrozol

**【分类】** 内分泌、代谢用药\甲状腺用药\抗甲状腺药

**【制剂规格】** 片剂　① 5mg。② 10mg。③ 20mg。

软膏　10g∶0.5g。

**【临床应用】**

**说明书适应证**

作为各类甲亢的首选药，尤其适用于：①病情较轻，甲状腺轻至中度肿大者。②青少年及儿童、老年患者。③甲状腺手术后复发，又不适于用 $^{131}$I 治疗者。④手术前准备。⑤作为 $^{131}$I 放疗的辅助治疗。

**【用法用量】**

**1. 说明书用法用量**

（1）甲状腺功能亢进症　①起始 15~30mg/d，分次口服（15mg/d 时可顿服）。可根据病情调整：15~40mg/d，Max：60mg/d。病情基本控制时（约 4~8 周）开始减量，维持量 2.5~15mg/d，p.o.，一般需治疗 18~24 个月。②甲亢内科治疗时，起始 15~30mg/d，1~2 次/d，p.o.。2~6 周后，根据病情调整剂量，1~2 年维持量为 2.5~10mg/d，推荐早餐后一次服用，可与甲状腺激素同服。③软膏：用精密定量泵，一次挤出 0.1g（含本药 5mg），均匀涂敷于颈前甲状腺表面皮

肤，用手指轻揉擦 3~5min。口服改软膏时，0.2g/ 次，tid.，局部涂抹。

（2）甲状腺功能亢进症术前准备　可按甲亢剂量用药，至术前 10d 加用碘剂维持。

2. 其他用法用量

［国内参考信息］

**甲状腺危象**　60~120mg/d，分次口服；或将片剂碾碎后从鼻胃管分次给，60~120mg/d。起始量服 1h 后加用碘剂。

［国外参考信息］

（1）甲状腺功能亢进症　轻度，起始 15mg/d；轻至中度，起始 30~40mg/d；重度，起始 60mg/d。均分 3 次口服。维持：5~15mg/d，p.o.。

（2）甲状腺危象　60~120mg/d，分次口服。起始量服 1h 后加用碘剂。

**【禁忌证】**

**说明书禁忌证**

（1）对本药及硫脲类衍生物过敏者。

（2）血细胞计数有改变（粒细胞减少）者。

（3）胆汁淤积者。

（4）使用卡比马唑或甲巯咪唑治疗后发生骨髓抑制者。

（5）哺乳妇女。

**【特殊人群用药】**

**儿童**　用药期间避免出现甲状腺功能减低，必要时酌情加用甲状腺片。

1. 说明书用法用量

甲状腺功能亢进症　①起始：0.4mg/(kg·d)，分次口服。维持剂量约减半，按病情决定。② 0.2~0.3mg/（kg·d），需要时可加用甲状腺激素。

2. 其他用法用量

［国外参考信息］

甲状腺功能亢进症　起初剂量为 0.4~0.7mg/（kg·d）（最大剂量为 30mg），分 3 次口服。维持剂量约为起始剂量的 1/2。

**老人**　老年人尤其肾功能不全者应酌情减量。如发现甲状腺功能减低应及时减量，必要时加用甲状腺激素。

**孕妇**　慎用，必须用药时宜用最小有效量。美国 FDA 妊娠安全性分级为：D 级。

**哺乳妇女**　禁用。有部分厂家（如赛治）建议采用尽可能低剂量。

**肝功能不全者**　慎用，应维持尽可能低的剂量。

**肾功能不全 / 透析者**　肾功能不全者应减量。

**【注意】**

（1）交叉过敏　硫脲类抗甲状腺药间存在交叉过敏反应。

（2）用药相关检查 / 监测项目　用药前后及用药时应当检查或监测血常规、肝功能、甲状腺功能。

**【给药说明】**

（1）给药条件　①应个体化，并根据病情、治疗反应及甲状腺功能检查结果及时调整剂量。②一日剂量应分次口服（量小时也可顿服），间隔尽可能平均。③甲状腺明显增大或气管狭窄者只能接受本药短期治疗。必要时应在特别监护下治疗，并同时加服甲状腺激素为宜。④软膏不可用于皮肤破损处，不可与其他外用制剂同用。保持颈部清爽，用药局部尽可能不用肥皂清洗，涂敷软膏用力要轻。如局部反应较重，必要时可暂停用药。

（2）减量 / 停药条件　①放射性碘治疗前 2~4 周应停用本药；较重者用放射性碘后 3~7d 可短期使用本药以避免出现甲亢危象。②用药过程中若出现甲状腺功能减退表现及血 TSH 水平升高，应减量或暂停药，同时辅以甲状腺激素制剂。③甲状腺功能正常后，应减量和（或）加用甲状腺激素，而不应采用完全停药后再持续甲状腺激素治疗。

（3）其他　必要时可配合较大剂量的普萘洛尔用于甲状腺危象。

**【不良反应】**

（1）心血管　脉管炎。

（2）神经　头晕、头痛。

（3）血液　WBC 减少（轻度不必停药，但应加强观察，复查血常规）、粒细胞缺乏（应停药，并支持治疗）、再障、血小板减少、PT 延长、凝血因子Ⅱ / 因子Ⅶ降低。

（4）免疫　红斑狼疮样综合征、SLE。

（5）消化　味觉减退、恶心、呕吐、上腹不适、肝功能异常、黄疸，血清 ALP、AST、ALT、血胆红素及血 LDH 增高等。肝功能损害时应停药，并予支持治疗。

（6）呼吸　间质性肺炎。

（7）泌尿　肾炎、累及肾脏的血管炎、中毒性肾损害。

（8）骨骼肌肉　关节痛、近端肌无力、肌痛、关节炎。

（9）皮肤　天疱疮、皮炎。口服给药：皮疹、皮肤瘙痒。局部给药：皮肤局部反应，表现为瘙痒、灼热、紧缩、脱屑、丘疹等。

**【药物过量】**

（1）表现　剂量过大可引起甲减或甲状腺弥漫性增大。

（2）处理意见　如发现甲减，应及时减量或加用甲状腺片。

**【相互作用】**

（1）抗凝药　降低抗凝药疗效。合用应密切监测 PT、INR。

（2）对氨基水杨酸、保泰松、巴比妥类、酚妥拉明、妥拉唑林、Vit $B_{12}$、磺胺类、磺酰脲类等　上述药可致甲状腺肿大，合用须注意。

（3）高碘食物或药物　可加重甲亢病情，使抗甲状腺药需要量增加或延长用药时间。服用本药前避免服用碘剂。

## 卵磷脂络合碘
## Iodized Lecithin

**【其他名称】** 沃丽汀、Jolethin

**【分类】** 内分泌、代谢用药 \ 甲状腺用药 \ 抗甲状腺药

**【制剂规格】**

片剂　1.5mg（含碘 100μg）。

**【临床应用】**

**其他临床应用**

（1）碘缺乏性甲状腺肿及甲减。

（2）血管痉挛性视网膜炎、出血性视网膜炎、玻璃体出血、玻璃体浑浊、中央静脉闭塞性视网膜炎。

（3）婴儿哮喘、支气管炎。

**【用法用量】**

**其他用法用量**

［国内参考信息］　剂量以含碘量计算。

（1）一般用法　300~600μg/d，p.o.，分 2~3 次给药。

（2）甲状腺肿　300~600μg/d，p.o.，疗程 30~370d。

（3）出血性视网膜炎　300μg/d，p.o.，疗程 3~6 年。

（4）玻璃体出血、玻璃体浑浊　150~300μg/d，p.o.，疗程 1~10 个月。

（5）中心血管闭塞性视网膜炎　150~300μg/d，p.o.，疗程 7~390d。

（6）浆液性中心视网膜炎　150~300μg/d，p.o.，疗程 14~330d。

**【禁忌证】**

**其他禁忌证**

（1）对碘和碘化物过敏者。

（2）孕妇及哺乳妇女。

**【特殊人群用药】**

儿童

**其他用法用量**

［国内参考信息］

（1）甲减　40~100μg/d，p.o.，疗程 42~150d。

（2）哮喘　新生儿 50μg/d，婴儿 100~200μg/d，学龄儿童 200~300μg/d，p.o.。疗程 6~24 个月。

**老人**　应适当减量并小心监护。

**孕妇**　禁用。

**哺乳妇女**　禁用或用药期间暂停哺乳。

【注意】

（1）慎用 ①慢性甲状腺疾病。②曾患突眼性甲状腺肿者。③内源性 TH 合成不足者。

（2）对检验值 / 诊断的影响 本药能影响甲状腺功能，改变甲状腺吸碘率的测定值和甲状腺核素扫描显像结果。上述检查应于服用本药前进行。

【不良反应】

（1）消化 胃肠不适。

（2）其他 过敏反应（突然减量）。

【相互作用】

尚不明确。

## 第二节 甲状腺激素类药

### 左甲状腺素钠
### Levothyroxine Sodium

【其他名称】爱初新、伏甲索、加衡、雷替斯、特洛新、优甲乐、尤仙、左甲状腺素、泽宁、左旋甲状腺素、左旋甲状腺素钠、Eltroxin、Euthyrox、Letrox、Levoid、Levothroid、Levothyroxine、Levothyroxinnatrium、L-Thyroid、L-Thyroid Sodium、L-Thyroxine、L-thyroxine Sodium、Synthroid

【分类】 内分泌、代谢用药 \ 甲状腺用药 \ 甲状腺激素类药

【制剂规格】 片剂 ① 25μg。② 50μg。③ 100μg。

注射液 ① 1ml : 100μg。② 2ml : 200μg。③ 5ml : 500μg。

【临床应用】

说明书适应证

（1）长期替代治疗各种原因所致的甲减。

（2）单纯性甲状腺肿、慢性淋巴细胞性甲状腺炎以及甲状腺癌术后的抑制及替代治疗；优甲乐还可用于甲状腺肿切除术后，预防其复发。

（3）抗甲亢治疗的辅助治疗。

（4）诊断甲亢的抑制试验。

【用法用量】

1. 说明书用法用量

（1）甲减 起始 12.5~50μg/d，p.o.，qd.，可每隔 2~4 周增 25~50μg，直至维持正常代谢。一般维持量 50~200μg/d，p.o.。通常需终身服用。

（2）单纯性甲状腺肿 优甲乐 75~200μg/ 次，qd.，p.o.，通常需治疗 6 个月至 2 年，为避免复发，推荐甲状腺肿缩小后以低剂量碘（100~200μg）预防。

（3）辅助治疗甲亢 剂量根据 TSH 和 $FT_4$，以及抗甲亢药物的变化调整，疗程与抗甲亢药物的服用疗程一致。

（4）甲状腺癌术后抑制治疗 150~300μg/ 次，qd.，p.o.。使 TSH 保持在小于 0.3milliunit/L 状态。

（5）甲状腺抑制试验 200μg/ 次，qd.，p.o.。

2. 其他用法用量

［国内参考信息］

黏液性水肿昏迷 首次 200~400μg，i.v.，以后 50~100μg/d，i.v.，清醒后改为口服。

［国外参考信息］

（1）甲减 完全替代剂量：1.6μg/(kg·d)，p.o.。很少有患者需要量＞ 200μg/d。对年轻人，应从完全替代量开始。亚临床甲状腺功能减退可能只需 1μg/（kg · d）。肌注仅用于不能口服者，首次剂量为口服的 50%。

（2）TSH 的抑制治疗 ①高分化甲状腺癌，剂量＞ 2μg/（kg · d），使 TSH 被抑制后＜ 0.1milliunit/L。②其他需抑制 TSH 的情况，TSH 的目标水平为 0.1~0.3milliunit/L。

（3）黏液性水肿昏迷患者 首次大剂量静脉注射 300~500μg，维持 75~100μg/d，病情一旦稳定即开始口服。

【禁忌证】

说明书禁忌证

（1）对本药过敏者。

（2）非甲状腺功能低下性心力衰竭、心肌炎、快速性心律失常以及近期出现心肌梗死者。

（3）未经治疗的肾上腺功能不足、垂体功能不足和甲状腺毒症。

【特殊人群用药】

儿童

1. 说明书用法用量

甲减 （1）根据年龄给药：0~6个月，8~10μg/（kg·d）（或25~50μg/d），p.o.；7~12个月，6~8μg/（kg·d）（或50~70μg/d），p.o.；2~5周岁，5~6μg/（kg·d）（或75~100μg/d），p.o.；6~12周岁，4~5μg/（kg·d）（或100~150μg/d），p.o.；＞12岁，2~3μg/（kg·d）（或150~200μg/d），p.o.。以上各年龄患儿可每隔2~4周增12.5~25μg，至甲状腺激素及TSH完全正常。（2）也可按体表面积给药：初始量为12.5~50μg/次，qd.，p.o.；维持量为100~150μg/m$^2$，qd.，p.o.。

2. 其他用法用量

［国外参考信息］

（1）先天性甲减 ①0~3月，10~13μg/（kg·d），p.o.。②3~6月，8~10μg/（kg·d）（或25~50μg/d），p.o.。③6~12月，6~8μg/（kg·d）（或50~75μg/d），p.o.。④1~5岁，5~6μg/（kg·d）（或75~100μg/d），p.o.。⑤6~12岁，4~5μg/（kg·d）（或100~150μg/d），p.o.。⑥＞12岁，2~3μg/（kg·d），p.o.。⑦青春期，1.6μg/（kg·d），p.o.。

（2）黏液性水肿伴昏迷 首选静脉途径，可鼻饲给药。

**老人** 老年患者用药应十分谨慎。一般从小剂量开始，缓慢加量，并密切观察是否有心率加快、心律不齐、血压改变等，同时监测甲状腺激素和TSH。

1. 说明书用法用量

**一般用法** 可按初始12.5μg，每隔2周日剂量增加12.5μg。也可在初始量12.5~25μg/d，每3~4周递增12.5~25μg的范围内调整，直至TSH和甲状腺激素水平在正常范围内。

2. 其他用法用量

［国外参考信息］ 起始12.5~50μg/d，可每3~6周递增12.5~50μg，必要时暂缓加量/减量，直至TSH正常。

**孕妇** 甲状腺功能减退者妊娠期间无需停药，但应严密监测甲状腺激素及TSH。建议妊娠期间不宜将本药与抗甲状腺药物联用以治疗甲亢。美国FDA妊娠安全性分级为：A级。

**哺乳妇女** 应严密监测乳母甲状腺激素及TSH。且不能与抗甲状腺药物合用于患甲亢的哺乳妇女。

**其他** （1）心血管疾病患者用药参见老人用药。（2）经验提示体重较轻以及有大结节性甲状腺肿的患者，低剂量给药即有效。

【注意】

（1）慎用 ①动脉硬化、心绞痛、冠心病、高血压、心肌缺血等心血管疾病。②糖尿病。

（2）用药相关检查/监测项目 治疗期间检测血$T_3$、$T_4$或$FT_3$、$FT_4$、超敏血清TSH（老人应每3月监测1次）水平。

（3）对驾驶/机械操作的影响 服用本药不会影响驾驶和操作机器。

【给药说明】

（1）给药条件 ①一日用药1次，最好早餐前0.5h空腹服用。②用药应高度个体化，每日按时服药，甲减患者一般要终身替代治疗。治疗期间应根据临床反应、有关实验室检查结果调整剂量。③病程长或严重的甲状腺功能减退及黏液性水肿患者使用本药时应谨慎，开始用小剂量，再缓慢增至生理替代量。对黏液性水肿昏迷患者，补充本药时应静脉给氢化可的松，并进行心电监护。④伴垂体肾上腺轴功能减退（腺垂体功能低下）者，如需补充TH，用本药前数日先用肾上腺皮质激素。⑤儿童如身体状况允许，治疗开始即可用全剂量；成人应由小剂量开始，渐增至最佳量。⑥对于继发的甲减（垂体性甲减），在用本药进行替代治疗之前必须确定是否存在肾上腺皮质功能低下，必要时应进行糖皮质激素的补充治疗。⑦对于患有甲减和骨质疏松症风险增加的绝经后妇女，使用本药时应密切监测其甲状腺功能，避免超生理血清水平。⑧只有在对甲亢进行抗甲状腺药物治疗时，可用本药进行伴随的补充治疗，否则，在甲亢的情况下，不得使用本药。⑨一旦确定使用本药治疗，在更换药物的情况下，建议根据患者临床反应和实验室检查的结果调整本药剂量。⑩遗传性半乳糖不耐受性、Lapp乳糖酶缺乏症或葡萄糖－半乳糖吸收障碍的患者，不得服用本药。

（2）其他　国外资料提示，本药禁止用于减肥或减轻体重。

【不良反应】

本药不良反应多因对剂量不耐受或服用过量引起，特别是治疗开始剂量增加过快时，可见类似甲状腺功能亢进症状，减量或停药数日后逐渐消失。

（1）心血管　心动过速、心悸、心绞痛、心律失常。已有心血管疾病加重。

（2）神经　头痛、诱发癫痫或假性脑瘤。

（3）精神　神经质、兴奋、不安、失眠。

（4）内分泌/代谢　体重减轻、月经紊乱。滥用可继发甲亢。

（5）消化　呕吐、腹泻。

（6）骨骼肌肉　骨骼肌痉挛、肌无力、震颤、骨质疏松症、原有重症肌无力恶化或引起重症肌无力样症状。

（7）其他　出汗、潮红、发热、假脑瘤、过敏反应。治疗开始增量过快：出现类似甲亢症状。

【药物过量】

（1）剂量　$T_3$水平升高、原发性甲减者TSH过低是判断过量的有效手段，较$T_4$及$FT_4$更为可靠。

（2）表现　可出现代谢率急剧升高的症状，如心动过速、焦虑、激动和运动过度等β－拟交感神经效应，另外有报道，长期滥用本药的患者可能出现心脏性猝死。

（3）处理意见　根据过量的程度，建议停药并进行相关检查。另外，β受体阻断药可缓解β－拟交感神经效应，严重药物过量时可使用血浆除去法。

【相互作用】

（1）考来烯胺等胆汁酸多价螯合剂及含钙、镁、铝的抗酸药　减少本药吸收。与考来烯胺合用时，间隔4~5h服药。应在服用抗酸药前至少2h服用本药。

（2）口服避孕药　同用需增加本药用量。

（3）舍曲林、氯喹　能降低本药的作用，升高血清TSH的水平。

（4）巴比妥酸盐　具有诱导肝药酶作用，能够增加本药的肝脏清除率。

（5）口服抗糖尿病药或胰岛素　本药可增加上述药的剂量，用本药的初始阶段及改变剂量（包括停药）时，需监测糖尿病患者的血糖情况，适当调整糖尿病治疗药的剂量。

（6）水杨酸盐、双香豆素、大剂量呋塞米（250mg）、氯贝丁酯等　可取代本药与血浆蛋白的结合，致$FT_4$水平升高。

（7）卡马西平、苯妥英钠等抗惊厥药　加快本药代谢。苯妥英钠血药浓度增加。

（8）三环类抗抑郁药　两者的药效、不良反应均增强。

（9）拟交感性药　拟交感性药作用增强。

（10）双香豆素等抗凝药　抗凝药抗凝作用增强，合用可致出血。应定期监测凝血指标，必要时应调整抗凝药的剂量。

（11）氯胺酮　可致血压升高、心动过速。

（12）强心苷　须相应调整强心苷用量。

（13）丙基硫氧嘧啶、糖皮质激素、β－拟交感神经药、胺碘酮和含碘对比剂　能抑制外周$T_4$向$T_3$的转化。胺碘酮能引起甲亢和甲减。可能有未知自律性的结节性甲状腺肿应特别注意。

（14）食物　空腹给药可增加吸收率，大豆油等成分可降低本药吸收，膳食纤维可降低$T_4$的生物利用度。

# 第五章　钙调节药

## 阿法骨化醇
## Alfacalcidol

【其他名称】 阿法 $D_3$、阿法迪三、A 羟维生素 $D_3$、奥司惠、法能、α骨化醇、盖诺真、活性胆钙化醇、活性胆骨化醇、活性维生素 $D_3$、近羟维 $D_3$、龙百利、立庆、萌格旺、诺贝、1-α-羟化维生素 $D_3$、1α-羟基胆骨化醇、1α-羟基骨化醇、1α-羟基维生素 $D_3$、霜叶红、依安凡、延迪诺、1α-Hydroxycholecalciferol、1α-Hydroxyvitamine $D_3$、Alfarol、Alpha $D_3$、Bon-One、Etalpha、Lonpryl

【分类】 内分泌、代谢用药\钙调节药

【制剂规格】 片剂　① 0.25μg。② 0.5μg。

胶囊　① 0.25μg。② 0.5μg。③ 1μg。

软胶囊　① 0.25μg。② 0.5μg。③ 1μg。

口服溶液　1ml∶0.2μg。

【临床应用】

说明书适应证

（1）骨质疏松症。

（2）肾性骨病。

（3）甲状旁腺功能亢进症（伴有骨病者）。

（4）甲状旁腺功能减退症。

（5）营养和吸收障碍引起的佝偻病和骨软化症。

（6）假性缺钙（D-依赖型Ⅰ）的佝偻病和骨软化症。

【用法用量】

说明书用法用量

（1）骨质疏松症　首剂 0.5μg/次，qd.，p.o.。根据生化指标调节剂量，可按 0.25~0.5μg/d 的增量逐步增加，大多数成年患者的剂量可达 1~3μg/d。

（2）肾性骨病（肾病性佝偻病）　首剂 0.5μg/次，qd.，p.o.。为防止高血钙的发生，应根据生化指标调节剂量，可按 0.25~0.5μg/d 的增量逐步增加，大多数成年患者的剂量可达 1~3μg/d。

（3）甲状旁腺功能减退症及其他 VitD 代谢异常　1~4μg/次，qd.，p.o.。

【禁忌证】

说明书禁忌证

（1）对本药、Vit D 及其类似物过敏者。

（2）高钙血症、高磷酸盐血症（伴有甲状旁腺功能减退者除外）、高镁血症。

（3）有 Vit D 中毒症状者。

【特殊人群用药】

**儿童**　应充分观察血清钙值、尿中钙/铬比值等，同时慎重掌握服用量，从少量渐增，以免过量服用。

1. 说明书用法用量

体重＞20kg 的无肾性骨病者　1μg/d，p.o.。

2. 其他用法用量

［国外参考信息］

（1）肾功能不全时透析患者　2~17 岁：起始量 1μg/d，p.o.，以控制继发性甲状旁腺功能亢进症。

（2）肾功能不全时透析前患者　1 月至 14 岁：起始量 1μg/次，3 次/周，p.o.，随后根据血清甲状旁腺素 PTH 浓度调整剂量（0.5~3μg/次，2~3 次/周，p.o.）。

（3）佝偻病及骨软化症　有个案报道，0.75~1μg/d，p.o.，连续使用约 2 年，治疗 Vit D 依赖性佝偻病有效。

**老人**　高龄者应注意用量。

说明书用法用量

一般用法　0.5μg/d，p.o.。

**孕妇**　用药的安全性尚未确定，不宜使用。

**哺乳妇女**　用药的安全性尚未确定。服用本药时，母乳中 1, 25- 二羟基 Vit $D_3$ 的含量可能有所增加，哺乳期应考虑停药。

**肝功能不全者**　肝功能不全时，本药肠道吸收减少，故需增量。通常选择不需肝脏羟基化的药物（如骨化三醇等）。

肾功能不全 / 透析者

**1. 说明书用法用量**

慢性肾功能不全者，0.5μg/ 次，qd.，p.o.。

**2. 其他用法用量**

［国外参考信息］①肾功能不全时血透者：1~4μg/ 次，qd. 或 3 次 / 周，p.o.。可有效控制或预防低钙血症、继发性甲状旁腺功能亢进症及骨骼改变。常开始服用低量，然后根据临床反应逐渐加量。②肾功能不全时腹透者：行持续腹透时，为控制继发性甲状旁腺功能亢进，本药 2~5μg/ 次，2 次 / 周，p.o.，同时联用碳酸钙（使用钙浓度为 1mmol/L 或 1.25mmol/L 的透析液以维持正钙平衡）。③肾功能不全时透析前患者：起始量 0.25μg/d，p.o.，随后根据血清钙浓度调整剂量（可从 0.25μg/d 增至 1μg/d），能有效控制继发性甲状旁腺功能亢进症、改善骨损害。

**【注意】**

用药相关检查 / 监测项目　监测血清钙、磷浓度及 BUN、肌酐水平，检测尿钙、尿肌酐水平。开始治疗期间应每周监测血钙和 24h 尿钙。

**【给药说明】**

（1）给药条件　①本药需每日服用，并同时补钙（摄入钙元素约 1000mg/d）。②青年患者使用本药只限于特发性骨质疏松症、糖皮质激素过多引起的骨质疏松症。③使用洋地黄类药物的患者，若血钙增高易诱发心律失常。该类患者应慎用，用药时应严密监测血钙浓度。④高磷酸血症者服用本药时，可使用氢氧化铝凝胶等控制血磷酸盐浓度。

（2）减量 / 停药条件　出现高钙血症时须立即停药，并给予相应处理，待血钙恢复正常后，按末次剂量减半给药。

**【不良反应】**　小剂量（＜1μg/d）单独给药一般无不良反应。

（1）心血管　血压轻度上升、心悸。

（2）神经　头痛、头晕、头重、嗜睡、四肢无力、倦怠、目眩、困倦、麻木、记忆力减退等。

（3）精神　失眠、焦躁不安、精神恍惚、乏力。

（4）内分泌 / 代谢　高钙血症、高钙尿症、骨质疏松，见于长期、大剂量服用或与钙剂合用。

（5）消化　口腔内不适感、食欲缺乏、嗳气、胃部不适、恶心、呕吐、消化不良、腹部膨胀、腹泻、便秘、口渴、胃痛等，以及 ALT、AST、LDH 轻度上升，γ –GTP 值上升。

（6）泌尿　BUN 及肌酐升高、肾结石。

（7）骨骼肌肉　关节周围钙化、胸痛、背痛、肩膀酸痛、肩部肌肉僵硬、下肢紧张感。

（8）皮肤　瘙痒、皮疹、热感。

（9）眼　结膜充血。

（10）耳　老年性耳聋、耳鸣。

（11）其他　声音嘶哑、水肿。

**【药物过量】**

（1）表现　高钙血症临床表现为肌病、疲劳、虚弱、头痛、头晕、血压轻度升高、恶心、口干、便秘、腹泻、胃灼热、呕吐、腹痛或其他胃肠不适、肌肉痛、骨痛、关节痛、瘙痒或心悸、ALT 和 AST 升高。

（2）处理意见　应停服本药。严重高血钙可能需支持性措施，并用利尿药和输液，或皮质类固醇进行治疗。早期治疗急性超剂量应洗胃和 / 或服用矿物油。

**【相互作用】**

（1）胃肠吸收抑制药（如考来烯胺或含铝抗酸药）　本药肠道吸收减少，两者不宜同服，应间隔 2h 服药。

（2）巴比妥类抗惊厥药　本药疗效降低。合用时应适当加大本药剂量。

（3）磷剂（大量）　可诱发高磷血症。

（4）含钙制剂、噻嗪类利尿药　有发生高钙血症的危险。

（5）其他 Vit D 及其衍生物制剂　易引起 Vit D 过量，不能同时使用。

（6）含镁的抗酸制剂、轻泻药　可能导致高镁血症，对慢性肾透析者应慎用。

## 阿仑膦酸钠
## Alendronate Sodium

【其他名称】 阿仑膦酸、阿仑磷酸钠、阿伦膦酸钠、阿屈膦酸钠、福善美、固邦、天可、Alendronate、Alendronic Acid、Alendros、Aminobisphosphonate、Fosamax

【分类】 内分泌、代谢用药 \ 钙调节药

【制剂规格】

片剂　① 5mg。② 10mg。③ 70mg。

【临床应用】

**说明书适应证**

（1）治疗绝经后妇女的骨质疏松症，预防髋部和脊柱骨折（椎骨压缩性骨折）。

（2）治疗男性骨质疏松症以增加骨量。

**其他临床应用**

（1）预防骨质疏松症。

（2）应用肾上腺皮质激素所致的骨质疏松症（国外资料）。

（3）变形性骨炎、各种原因所致高钙血症。

（4）恶性肿瘤相关性骨转移性骨痛。

【用法用量】

**说明书用法用量**

（1）绝经后妇女骨质疏松症　70mg/ 次，1 次 / 周，p.o.；或 10mg/ 次，qd.，p.o.。

（2）男性骨质疏松　10mg/ 次，qd.，p.o.。也可考虑 70mg/ 次，1 次 / 周，p.o.。

**其他用法用量**

**变形性骨炎**　40~80mg/d，p.o.，3~6 个月。

【禁忌证】

**说明书禁忌证**

（1）对本药过敏者。

（2）低钙血症。

（3）导致食管排空延迟的食管异常。

（4）不能站立或坐直至少 30min 者。

（5）Ccr ＜ 35ml/min 者不推荐用。

**其他禁忌证**

骨软化症（国外资料）。

【特殊人群用药】

**儿童**　不宜用。

**老人**　不需调整剂量。

**孕妇**　不宜用。美国 FDA 妊娠安全性分级为：C 级。

**哺乳妇女**　不宜用。

**肾功能不全 / 透析者**　Ccr 为 35~60ml/min 者不需调整，但应慎用。Ccr ＜ 35ml/min 者不推荐用。

【注意】

**慎用**　活动性上消化道疾病。

【给药说明】

给药条件　①宜每日首次进食或用其他药前至少半小时，用温开水 200ml 送服。不得咀嚼或吮吸，服药后 30min 内及当日首次进食前，避免躺卧。如出现吞咽困难或疼痛、胸骨后疼痛、新发或加重的胃灼热，应停药并相应处理。②用药前先纠正低钙血症。服药期间需补充钙剂，同时治疗其他矿物质代谢紊乱。应用糖皮质激素者更需摄入足量钙和 Vit D。③服药 2h 内，不宜服钙剂、抗酸药及进食高钙食品、橘子汁、咖啡等。

【不良反应】

ADR 警示　截至 2011 年 2 月底，国家药品不良反应监测中心共收到双膦酸盐药物相关不良反应报告 1072 例，涉及不良反应 1351 例次；严重病例 67 例，占 6.25%。有关国际上重点关注的不良反应 / 事件情况如下：①可能与骨骼肌肉损害相关的不良反应 / 事件，包括骨痛、肌肉痛、关节痛、腰背痛、全身疼痛、肌肉骨骼痛、骨关节痛、骨无菌性坏死、下颌骨酸痛等，共计 191 例次，占 14.14%。主要涉及药物包括唑来膦

酸、阿仑膦酸钠、帕米膦酸二钠、伊班膦酸钠。②可能与食管损害相关的不良反应/事件，包括吞咽困难、食管、胃灼热感、消化道溃疡、胸骨后疼痛、胸痛等，共计53例次，占3.92%。不良反应报告未发现有食管癌病例。主要涉及药物包括阿仑膦酸钠、唑来膦酸、帕米膦酸二钠、依替膦酸二钠。③可能与肾功能损害相关的不良反应/事件，包括全身、肢端或头面部水肿、肾功能异常、尿频、肾衰竭及血尿，共计20例次，占1.48%。主要涉及药物包括阿仑膦酸钠、唑来膦酸。④可能与下颌骨损害相关不良反应/事件，包括下颌骨坏死、下颌骨无菌性坏死和下颌骨酸痛，共计3例次，涉及药物分别为帕米膦酸二钠、唑来膦酸及氯膦酸二钠。

（1）神经　头痛。

（2）内分泌/代谢　血清钙和血清磷短暂轻度下降。

（3）血液　短暂WBC升高。

（4）消化　食管炎、食管糜烂、食管溃疡、恶心、呕吐、消化不良、腹胀、腹痛、腹泻、便秘、口咽溃疡、食管狭窄、GU、DU。某些症状可伴并发症。

（5）泌尿　尿RBC及WBC升高。

（6）骨骼肌肉　骨骼肌肉疼痛。

（7）皮肤　皮疹、红斑。

（8）眼　葡萄膜炎。

（9）其他　过敏（荨麻疹、血管性水肿）、光敏反应。

【药物过量】

（1）表现　低钙血症、低磷血症和上消化道不良反应，如胃部不适、胃灼热、食管炎、胃炎或溃疡。

（2）处理意见　可服牛奶或抗酸药。不应诱导呕吐，应保持直立。

【相互作用】

（1）钙剂　本药胃肠道吸收率降低（约1%~5%）。

（2）抗酸药　影响本药吸收。

（3）雷尼替丁　本药口服制剂与雷尼替丁静脉制剂联用，本药生物利用度增高2倍。

（4）水杨酸类药（阿司匹林、贝诺酯、水杨酸胆碱、水杨酸镁、水杨酸钠、美沙拉秦、奥沙拉秦等）　胃肠道不良反应发生率可增高。

（5）咖啡、橘子汁　本药生物利用度降低约60%，不宜同服。

（6）食物（尤高钙食物）　本药吸收率降低。

## 骨化三醇
## Calcitriol

【其他名称】　溉纯、钙化三醇、钙三醇、盖三淳、海卡洛、罗钙全、罗盖全、1α,25-双羟骨化醇、三羟维$D_3$、秀可丝、1,25-Dihydroxycholecalciferol、Calcijex、Hicalol、Rocaltrol、Silkis

【分类】　内分泌、代谢用药\钙调节药

【制剂规格】

胶囊　① 0.25μg。② 0.5μg。

胶丸　0.25μg。

口服溶液　1ml∶1μg。

注射液　① 1ml∶1μg。② 1ml∶2μg。

【临床应用】

说明书适应证

（1）绝经后骨质疏松。

（2）CRF尤其是接受血液透析患者之肾性骨营养不良症。

（3）特发性、假性及术后甲状旁腺功能低下。

（4）Vit D依赖性佝偻病和低血磷性Vit D抵抗型佝偻病等。

其他临床应用

（1）老年性骨质疏松症。

（2）肾衰竭所致假性甲状旁腺功能减退（大剂量静脉给药）。

【用法用量】

1. 说明书用法用量

(1) 绝经后骨质疏松 0.25μg/次，bid.，p.o.。

(2) 肾性骨营养不良（包括透析患者） 开始时 0.25μg/d，p.o.。血钙正常或略低者，0.25μg/次，qod.，p.o.。如使用 2~4 周后病情仍无明显改善，则每隔 2~4 周，一日用量增加 0.25μg。多数患者最佳用量为 0.5~1μg/d。

(3) 甲状旁腺功能低下、佝偻病 起始量为 0.25μg/d，p.o.（晨起）。如病情仍无明显改善，则每隔 2~4 周应增加剂量。对甲状旁腺功能低下者，如出现吸收不佳，应给予较大剂量。

2. 其他用法用量

［国内参考信息］

抗低钙 起始 0.01μg/（kg·次）或 0.5μg/次，3 次/周，i.v.，必要时每 2~4 周增加 0.25~0.5μg。维持量 0.5~3μg/次或 0.01~0.05μg/（kg·次），3 次/周。

【禁忌证】

说明书禁忌证

(1) 对本药或同类药、Vit D 及其类似物过敏者。

(2) 有 Vit D 中毒征象者。

(3) 与高血钙有关的疾病。

【特殊人群用药】

**儿童** 使用本药胶丸的安全性和有效性尚未建立，本药溶液剂型适用于婴儿和儿童。

1. 说明书用法用量

≤ 2 岁儿童推荐剂量：0.01~0.1μg/（kg·d）。

2. 其他用法用量

［国内参考信息］

(1) 一般用法 0.25μg/d，p.o.，必要时每 2~4 周增加 0.25μg。最高剂量如下：Vit D 依赖性佝偻病，1μg/d；慢性透析患者低钙，0.25~2μg/d；肾性骨萎缩，0.014~0.041μg/（kg·d）；肝病患儿开始剂量可提高至 0.01~0.02μg/（kg·d），p.o.。

(2) 甲状旁腺功能低下 用量需个体化。① 1~5 岁：0.25~0.75μg/d，p.o.。② > 6 岁：0.5~2μg/d，p.o.。Max：0.04~0.08μg/(kg·d)。

**老人** 老年患者使用本药剂量无特殊，但建议监测血钙和血肌酐浓度。

**孕妇** 权衡利弊。美国 FDA 妊娠安全性分级为：C 级。

**哺乳妇女** 暂停用药。

**肾功能不全/透析者** 对于正进行透析的老年患者使用本药的安全性和有效性尚未建立。

其他用法用量

［国内参考信息］ 对于血透者的肾性骨营养不良，可静脉给药，起始量为 0.5μg/次（0.01μg/kg），3 次/周。如使用 2~4 周后病情仍无明显改善，可每隔 2~4 周，一日用量增加 0.25μg。此类患者补钙应个体化。

**其他** 使用洋地黄类药物者应慎用，同时应严密监测血钙浓度。

【注意】

(1) 用药相关检查/监测项目 ①用药过程中应监测血钙、血磷、BUN、血肌酐、尿钙和尿肌酐水平。②治疗绝经后骨质疏松症，服药后分别于第 4 周、第 3 个月、第 6 个月监测血钙和血肌酐浓度，以后每 6 个月监测 1 次。

(2) 对驾驶/机械操作的影响 本药对驾驶车辆及操作机器的安全性影响可能很小。

【给药说明】

(1) 给药条件 ①应根据患者血钙水平给予本药每日最佳剂量。患者应摄入足够量（不能过量）的钙，钙摄入量应个体化，平均约 800mg/d（按从食物和药物摄入计），不应> 1000mg/d。②青年患者使用本药只限于特发性骨质疏松症以及糖皮质激素过多引起的骨质疏松症。③肾功能正常者使用本药时，应保持摄入适量水分，不能引起脱水。

（2）减量/停药条件　出现高钙血症时须立即停药，并给予相关处理，待血钙恢复正常后，按末次剂量减半给药。

【不良反应】

本药不良反应发生率很低，小剂量（＜0.5μg/d）单用尚未观察到不良反应。

（1）神经　嗜睡、头痛、感觉障碍。

（2）精神　情感淡漠。

（3）内分泌/代谢　高血钙综合征、钙中毒、营养不良、发育停止。

（4）消化　口腔金属味、恶心、呕吐、便秘、食欲减退。

（5）泌尿　尿多、泌尿道感染。

（6）骨骼肌肉　肌肉酸痛、骨痛。

（7）其他　软弱无力、注射部位疼痛、红肿、过敏反应、脱水、伴有口渴的发热。

【药物过量】

（1）表现　高血钙、高尿钙和高血磷。晚期可见畏光、痛痒、高热、烦渴、多尿、夜尿、畏食、体重减轻、性欲减退、（钙化性）结膜炎、胰腺炎、高血压、心律失常、高胆固醇血症、肝功能异常、BUN升高、严重精神失常。

（2）处理意见　出现急性药物过量时，立即停药，并洗胃或诱导呕吐；口服液体石蜡；密切监测血钙浓度，如仍高于正常，可用磷酸盐和皮质类固醇治疗，同时适当利尿。

【相互作用】

（1）胃肠吸收抑制剂（如考来烯胺或含铝抗酸药）和消胆胺　可能减少本药的肠道吸收。

（2）激素　Vit D类似物和激素之间存在功能性拮抗。

（3）巴比妥类（如苯妥英、苯巴比妥等）酶诱导药　可能加速本药的代谢，导致疗效降低，合用时应适当增加本药剂量。

（4）噻嗪类利尿药　有发生高钙血症的危险。

（5）含镁的药物（如抗酸药）　长期接受透析的患者不能合用。

（6）大剂量磷剂　可诱发高磷血症，合用时应调整磷剂的用量。

（7）Vit D及其衍生物制剂　易引起高Vit D血症、高钙血症等，不宜合用。

（8）洋地黄类药　应用洋地黄类药物者，若出现高钙血症易诱发心律失常，合用时应谨慎制订本药的用量，并严密监测血钙。

## 降钙素
## Calcitonin

【其他名称】邦瑞得、达芬盖、溉纯降钙素、鲑降钙素、盖瑞宁、固泰宁、鲑鱼降钙素、翰欣、金尔力、考克、密盖息、鳗鱼降钙素、斯迪诺、山德士降钙素、益盖宁、依降钙素、Calcimar、Calcitonine、Calcitoran、Calco、Carbocalcitonin、Cibacalcin、Elactonin、Elcatonin、Elcitonin、Miacalcic、Salcatonin、Salmon Calcitonin、Synthetic Salmon Calcitonin

【分类】内分泌、代谢用药\钙调节药

【制剂规格】注射液（鲑鱼降钙素）①1ml∶50U。②1ml∶100U。③1ml∶200U。

注射液（依降钙素）①1ml∶10U。②1ml∶20U。③1ml∶40U。

粉针剂（鲑鱼降钙素）①50U。②100U。

鼻喷剂（鲑鱼降钙素）①每喷50U。②每喷100U。③每喷200U。

【临床应用】

说明书适应证

（1）禁用或因其他原因而不能使用常规的雌激素/钙联合治疗的早期和晚期绝经后骨质疏松症。

（2）老年性骨质疏松症和其他继发性骨质疏松症。

（3）骨质溶解或骨质减少引起的骨痛。

（4）变形性骨炎，特别是伴有骨痛、神经并发症、骨转换增加、骨病变进行性蔓延、不完全或反复骨折者。

（5）继发于乳腺癌、肺癌或肾癌、骨髓瘤和其他恶性肿瘤骨转移所致的高钙血症。

（6）高钙血症危象。

（7）神经营养不良症，如创伤后骨质疏松症、反射性神经营养不良、肩臂综合征、外周神经受伤所致的灼痛、药物引起的神经营养不良。

（8）甲状旁腺功能亢进症、缺乏活动以及急性或慢性 Vit D 中毒。

**【用法用量】**

**1. 说明书用法用量**

（1）骨质疏松症 ①鲑鱼降钙素：50~100U/ 次，qd.；或 100U/ 次，qod.，i.h./i.m.。为防止骨质进行性丢失，应根据需要，适量补充钙剂和 Vit D。如使用钙剂，应与本药间隔 4h。也可用鼻喷剂，100~200U/ 次，qd./qod.，喷鼻，单次或分次给药。②依降钙素：10U/ 次，2 次 / 周，i.m.；或 20U/ 次，1 次 / 周。应根据症状调整剂量。

（2）伴有骨质溶解和（或）骨质减少的骨痛 用量个体化，可用鲑鱼降钙素鼻喷剂，200~400U/d，喷鼻。Max：200U/ 次，用量大时应分次给药。可能需治疗数日，才能完全发挥镇痛作用。长期治疗时，通常可减少起始日剂量，或延长给药间隔。

（3）变形性骨炎 鲑鱼降钙素：50~100U/ 次，qd.，i.h./i.m.，必要时可增至 200U/d。鼻喷剂，200U/d，喷鼻，可分次给药。部分病例需 400U/d，分次给药。至少应持续用药 3 个月或更长。

（4）神经性营养不良症 鲑鱼降钙素：100U/ 次，qd.，i.h./i.m.，连用 2~4 周，然后改为 100U/ 次，3 次 / 周，连用 6 周以上。也可用鼻喷剂，200U/ 次，qd.，喷鼻，连用 2~4 周。以后根据情况可 20U/ 次，qod.，喷鼻，连用 6 周。

（5）高钙血症 鲑鱼降钙素：5~10U/（kg · d），i.h./i.m.，分 1~2 次给药。根据患者的临床和生化反应调整剂量，若注射剂量＞ 2ml，应分多个部位注射。长期治疗慢性高血钙症时，可用鼻喷剂，200~400U/d，喷鼻，Max：200U/ 次，用量大时应分次给药。

（6）高钙血症危象 鲑鱼降钙素：10~40U/（kg · d），i.v.gtt.（溶于 500ml NS，滴注时间至少为 6h）。也可 10~40U/（kg·d），i.v.（分 2~4 次缓慢给药）。

**2. 其他用法用量**

［国内参考信息］

（1）变形性骨炎 依降钙素，40U/ 次，qd.，i.m.。

（2）高钙血症 依降钙素，40U/ 次，bid.，i.m.。长期治疗慢性高钙血症时，可用鲑鱼降钙素，5~10U/（kg · d），i.h./i.m.，分 1~2 次给药。如剂量＞ 2ml，应在不同部位肌注。

**【禁忌证】**

**说明书禁忌证**

（1）对本药过敏者。

（2）孕妇及哺乳妇女。

（3）＜ 14 岁儿童禁用依降钙素。

**【特殊人群用药】**

**儿童** 不推荐使用鲑鱼降钙素。如果必须使用鲑鱼降钙素喷鼻剂，一般不要超过数周。＜ 14 岁儿童禁用依降钙素。

**老人** 使用依降钙素时应注意调整剂量，使用鲑鱼降钙素时无需调整剂量。高龄患者仍慎用。

**孕妇** 禁用。美国 FDA 妊娠安全性分级为：C 级。

**哺乳妇女** 禁用。

**肝功能不全者** 肝功能异常者慎用依降钙素。

**肾功能不全 / 透析者** 应减量。

**【注意】**

（1）慎用 ①过敏体质者。②哮喘或有哮喘病史者。

（2）交叉过敏 对蛋白质过敏者，可能对本药过敏。

（3）用药相关检查 / 监测项目 ①长期

治疗者应每月镜检尿沉渣。②长期卧床者应每月检查血液生化和肾功能。

【给药说明】

（1）给药条件　①使用本药前应做皮试。②肌注时，注意避开神经及血管，注射时若有剧痛，应立即更换注射部位。反复注射时，应变换注射部位，且应左右交替注射。③鼻喷给药喷压一个剂量后，用鼻深吸气几次，以免药液流出鼻孔，不要立即用鼻孔呼气。鼻腔炎症可加强鼻喷剂的吸收，故慢性鼻炎患者使用气雾剂时应仔细监测。④用药前给予止吐药，或睡前给药，有助于减轻不良反应。从小剂量开始在2周内逐渐加量，也有助于减轻不良反应。⑤应根据患者血钙、尿羟脯氨酸及不良反应等而调整剂量。⑥治疗高钙血症患者时应限制使用钙剂、Vit D及其代谢物。治疗高钙血症过程中若出现“脱逸现象”，可加大剂量，也可加用糖皮质激素，以恢复其降血钙作用。

（2）减量/停药条件　①部分患者在用药中可能会出现抗体，若发现继续治疗无效，可换用人降钙素。②变形性骨炎及有骨折史的慢性疾病患者，应根据血清ALP及尿羟脯氨酸排出量决定停药或继续治疗。

（3）配伍信息　玻璃和塑料会吸附本药，降低药效，在配制后应尽快使用。

（4）其他　①骨转移性肿瘤的高钙血症应用本药治疗后，一般只降低血钙及尿钙，大多数不能减轻骨痛。②本药不能用于常规雌激素/钙联合治疗的早期和晚期停经后骨质疏松症。③本药可减少胃液和胰液的分泌，有一定的制酸作用。④鼻喷剂的全身不良反应少于注射剂。

【不良反应】

（1）心血管　胸部压迫感、心悸；注射用药：心动过速、低血压、晕厥。

（2）神经　面部、耳、手或足刺痛，眩晕（应停药）、步态不稳、头痛（应停药）、耳鸣、手足搐搦、指端麻木。

（3）内分泌/代谢　低磷血症、低钠血症、继发性甲状旁腺功能低下、血糖升高。

（4）消化　食欲缺乏、口渴、畏食、恶心、呕吐、胃灼热、腹痛、腹泻、ALT及AST升高。

（5）呼吸　鼻炎、鼻漏、打喷嚏、鼻黏膜发干或充血、鼻出血、哮喘发作（应停药）、呼吸困难。

（6）泌尿　尿频、多尿。

（7）皮肤　颜面潮红、皮肤瘙痒。

（8）眼　视物模糊。

（9）其他　过敏：皮疹、荨麻疹、过敏性休克。发生过敏立即停药，对症治疗。发汗、浮肿、咽喉部有含薄荷类物质后感觉、发热、寒战、全身乏力、注射局部红肿胀痛。长期用药：增加垂体肿瘤的发生率。

【药物过量】

（1）表现　大剂量短期治疗时，少数患者易引起继发性甲状旁腺功能低下。

（2）处理意见　如出现药物过量，应对症和支持治疗。

【相互作用】

（1）抗酸药和导泻药　可影响鲑鱼降钙素的吸收。

（2）氨基糖苷类　可诱发低钙血症。

（3）二膦酸盐类骨吸收抑制药（如帕米膦酸二钠等）　可能急速降低血清钙，若出现严重低钙血症，应停药并给予注射用钙剂等进行适当处理。

## 利塞膦酸钠
## Risedronate Sodium

【其他名称】昂太年、吉威、利塞膦酸、唯善、Risedronic Acid

【分类】内分泌、代谢用药\钙调节药

【制剂规格】片剂　5mg。

胶囊　5mg。

【临床应用】

1. 说明书适应证

防治绝经后妇女的骨质疏松症。

2. 其他临床应用

（1）防治慢性疾病患者在开始或持续进行全身糖皮质激素治疗（日剂量≥ 7.5mg 强的松或相当于此剂量的其他糖皮质激素）引起的骨质疏松症。（国外资料）

（2）治疗佩吉特病（Paget's disease）。（国外资料）

【用法用量】

1. 说明书用法用量

绝经后妇女的骨质疏松症　5mg/ 次，qd.，p.o.。

2. 其他用法用量

［国外参考信息］

（1）绝经后妇女的骨质疏松症　5mg/ 次，qd.，p.o.；或 35mg/ 次，1 次 / 周，p.o.。

（2）糖皮质激素引起的骨质疏松症　5mg/ 次，qd.，p.o.。

（3）佩吉特病　起始剂量为 30mg/ 次，qd.，p.o.，连用 2 个月。若要重复给药应观察 2 个月以上，重复用量同起始剂量。

【禁忌证】

1. 说明书禁忌证

（1）对本药过敏者。

（2）低钙血症。

（3）难以坚持站立或端坐位 30min 者。

2. 其他禁忌证

对其他二磷酸盐过敏者（国外资料）。

【特殊人群用药】

**儿童**　用药的安全性和有效性尚未确立。

**老人**　老年人和年轻人在服用本药时无安全性和有效性上的差异，但不排除老年人个体对本药具有高敏性。

**孕妇**　用药应权衡利弊。美国 FDA 妊娠安全性分级为：C 级。

**哺乳妇女**　应停药或用药时停止哺乳。

**肾功能不全 / 透析者**　Ccr ≥ 30ml/min 者不需调整剂量，Ccr ＜ 30ml/min 者慎用。

【注意】

尚不明确。

【给药说明】

给药条件　（1）本药应餐前至少 30min 直立位服用，用 200ml 左右清水送服，服药后 30min 内不宜卧床。（2）本药不可嚼碎或吸吮。（3）饮食中钙或 Vit D 摄入不足者，应适当增加本药剂量。（4）用于防治糖皮质激素引起的骨质疏松症前，应确定患者体内的激素水平。

【不良反应】

（1）神经　头痛、头晕。

（2）消化　吞咽困难、吞咽痛、食管灼痛、食管炎、食管溃疡、胸骨痛、胃灼热、DU、GU、腹泻、腹痛、恶心、便秘。

（3）骨骼肌肉　关节痛、肌无力。

（4）皮肤　皮疹。

（5）眼　眼干、虹膜炎。

（6）其他　流感样综合征、衰弱。

【药物过量】

（1）表现　可能引起血钙、血磷降低，还可出现低血钙症状。

（2）处理意见　若发生用药过量，可先用牛奶和含钙的抗酸剂减少吸收，然后洗胃以清除未吸收的药物，同时静注钙制剂以减轻低血钙症状。

【相互作用】

（1）钙剂、抗酸剂、含二价阳离子的口服制剂　可影响本药吸收，避免合用。

（2）阿司匹林、其他 NSAID　不宜合用。

（3）激素　可合用。

（4）食物　本药生物利用度降低。早餐前 1h 或晚餐后 2h 给药，吸收减少。

（5）高钙食品　用药期间避免食用。

## 依替膦酸二钠
## Etidronate Disodium

【其他名称】 邦得林、邦特林、根德、洛迪、羟乙基二磷酸二钠、羟乙磷酸二钠、羟乙膦酸钠、益太、依替膦酸、Didronel、

Dinatri Etidronas、Etidronate Sodium、Etidronic Acid

【分类】 内分泌、代谢用药 \ 钙调节药

【制剂规格】 片剂 ① 200mg。② 400mg。

胶囊 200mg。

注射液 6ml : 300mg。

【临床应用】

1. 说明书适应证

（1）绝经后骨质疏松症。

（2）增龄性骨质疏松症。

2. 其他临床应用

（1）变形性骨炎。

（2）高钙血症。

（3）甲状旁腺功能亢进症。

【用法用量】

1. 说明书用法用量

**一般用法** 200mg/ 次，bid.，p.o.（两餐间服用）。

2. 其他用法用量

［国外参考信息］

（1）骨质疏松 400mg/d，p.o.，治疗 14d，然后用钙剂（500mg/d）治疗 76d，共 90d。

（2）异位骨化 ①全髋关节置换术：术前 1 个月至术后 3 个月，20mg/（kg·d），p.o.。②脊髓损伤：20mg/（kg·d），p.o.，连用 2 周；然后改为 10mg/（kg · d），p.o.，连用 10 周。应在受伤后立即开始治疗，出现异位骨化时应停药。

（3）变形性骨炎 5~10mg/（kg·d），p.o.，疗程为 3~6 个月；或 20mg/（kg · d），p.o.，疗程为 1 个月。

（4）恶性高钙血症 20mg/（kg·d），p.o.，自停止静脉给药后第 1 日开始，连用 30d。若血钙水平维持在正常范围，可将治疗延长到 90d。或 7.5mg/（kg · d）［Max：30mg/（kg · d）］，i.v.gtt.，用 250ml NS 稀释后静滴至少 2h，连续 3~7d，然后改为口服。

【禁忌证】

1. 说明书禁忌证

（1）严重肾损害。

（2）骨软化症。

（3）孕妇及哺乳妇女。

2. 其他禁忌证

对本药过敏者。

【特殊人群用药】

**儿童** 慎用。

**老人** 适当减量。

**孕妇** 禁用。美国 FDA 妊娠安全性分级为：C 级。

**哺乳妇女** 禁用。

**肾功能不全 / 透析者** 严重肾功能损害者禁用，轻中度者慎用。

【注意】

慎用 （1）消化性溃疡。（2）肠炎。

【给药说明】

（1）给药条件 ①本药宜空腹时用清水送服，服用本药 2h 内，避免食用高钙食品和含矿物质的维生素或抗酸药。②多采用间歇、周期给药，或在序贯疗法中作为骨吸收抑制药使用。服药 2 周需停药 11 周，停药期间需补充钙剂及 Vit $D_3$，13 周为一周期。③服药后不宜立即平卧，需站立 30min。

（2）减量 / 停药条件 出现皮肤过敏症状、骨折或血清肌酐 > 440μmol/L 时应停药。

（3）配伍信息 将一日用量至少加 250ml 氯化钠注射液或 5%GS 稀释后静滴，维持 2h 以上。

（4）其他 体内钙和 Vit D 不足者用药后可能引起低血钙。

【不良反应】

ADR 警示 截至 2011 年 2 月底，国家药品不良反应监测中心共收到双膦酸盐药物相关不良反应报告 1072 例，涉及不良反应 1351 例次；严重病例 67 例，占 6.25%。有关国际上重点关注的不良反应 / 事件情况如下：①可能与骨骼肌肉损害相关的不良反应 / 事件，包括骨痛、肌肉痛、关节痛、腰背痛、全身疼痛、肌肉骨骼痛、骨关节痛、骨无菌性坏死、下颌骨酸痛等，共计 191 例

次，占 14.14%。主要涉及药物包括唑来膦酸、阿仑膦酸钠、帕米膦酸二钠、伊班膦酸钠。②可能与食管损害相关的不良反应 / 事件，包括吞咽困难、食管、胃灼热感、消化道溃疡、胸骨后疼痛、胸痛等，共计 53 例次，占 3.92%。不良反应报告未发现有食管癌病例。主要涉及药物包括阿仑膦酸钠、唑来膦酸、帕米膦酸二钠、依替膦酸二钠。③可能与肾功能损害相关的不良反应 / 事件，包括全身、肢端或头面部水肿、肾功能异常、尿频、肾衰竭及血尿，共计 20 例次，占 1.48%。主要涉及药物包括阿仑膦酸钠、唑来膦酸。④可能与下颌骨损害相关不良反应 / 事件，包括下颌骨坏死、下颌骨无菌性坏死和下颌骨酸痛，共计 3 例次，涉及药物分别为帕米膦酸二钠、唑来膦酸及氯膦酸二钠。

（1）神经　头痛。

（2）精神　幻嗅、幻听、幻视，停药 48h 后可缓解。

（3）内分泌 / 代谢　高磷酸血症。

（4）消化　口腔炎、咽喉烧灼感、恶心、呕吐、腹部不适、腹泻、稀便、食管黏膜刺激症状、味觉改变或丧失。

（5）泌尿　少尿、轻至中度血肌酐或 BUN 升高。

（6）皮肤　皮肤瘙痒、皮疹。

【相互作用】

（1）抗酸药和导泻剂　影响本药吸收。

（2）氨基糖苷类　诱发低钙血症。

其余参见“帕米膦酸二钠”。

## 氯屈膦酸二钠
## Clodronate Disodium

【其他名称】 迪盖纳、德维、骨膦、固令、氯得磷酸、氯甲双磷酸二钠、氯膦酸二钠、氯曲膦酸钠、雅坤宇、BONEFOS、Disodium Clodronate

【分类】 内分泌、代谢用药 \ 钙调节药

【制剂规格】 片剂　① 0.2g。② 0.4g。③ 0.8g。（均以无水物 $CH_2Cl_2Na_2O6P_2$ 计）

胶　囊　① 0.2g。② 0.3g。③ 0.4g。④ 0.6g。（均以无水物 $CH_2Cl_2Na_2O6P_2$ 计）

注射液　5ml∶0.3g。

粉针剂　0.3g。

【临床应用】

1. 说明书适应证

（1）恶性肿瘤并发的高钙血症及骨质溶解。

（2）减轻或消除溶骨性癌转移引起的骨痛。

（3）避免或延迟恶性肿瘤溶骨性骨转移。

（4）各种类型骨质疏松症。

2. 其他临床应用

（1）骨转移癌、多发性骨髓瘤、变形性骨炎。

（2）降低溶骨性骨转移发生骨折的可能性。

（3）甲状旁腺功能亢进症。

【用法用量】

1. 说明书用法用量

（1）一般用法　① 0.3g/d，用 NS 或 5%GS 500ml 稀释后静滴（滴注时间至少 2h），连续输注数日直至达到正常血钙水平（通常为 5d）。正常情况下，这种连续治疗不应＞ 7d。②恶性肿瘤患者，2.4g/d，可分 2~3 次服。对血清钙水平正常者，可减为 1.6g/d；若伴有高钙血症，可增至 3.2g/d。必须空腹服，最好在进餐前 1h。

（2）恶性肿瘤所致的高钙血症　应使用高起始剂量，2.4g/d 或 3.2g/d，p.o.，依据个体治疗情况，逐渐减至 1.6g/d 以维持正常的血清钙水平。

（3）恶性肿瘤所致的骨质溶解　口服治疗不伴有高钙血症的骨吸收增加时，剂量应个体化。推荐起始剂量为 1.6g/d，p.o.。若临床需要，可增量，但建议不要＞ 3.2g/d。

（4）高钙血症　单次 1.5g，i.v.gtt.；或

0.3g/d，i.v.gtt.，给药 3~5d，血钙正常后改口服。

（5）骨质疏松症　①早期或未发生骨痛者，0.4g/d，p.o.，连用 3 个月为一疗程，必要时可重复疗程。②严重或已发生骨痛者，1.6g/d，分 2 次服。

（6）变形性骨炎　0.3g/d，i.v.gtt.（滴注时间＞3h），共 5d，以后改口服。

**2. 其他用法用量**

［国内参考信息］

（1）变形性骨炎　800~1600mg/d，p.o.，连用 1~6 个月。

（2）其他临床用法　第 1 日，1.5g，i.v.gtt.（滴注时间＞4h），停药 4 日。第 6~19 日，1.6~2.4g/d，p.o.。

**【禁忌证】**

**说明书禁忌证**

（1）对本药或其他二膦酸盐类药过敏者。

（2）严重肾功能不全。

（3）骨软化症。

**【特殊人群用药】**

**儿童**　长期用药可能影响骨代谢，应慎用。

**孕妇**　孕妇不应使用氯膦酸盐。

**哺乳妇女**　不应使用。

**肾功能不全 / 透析者**　肾衰竭者慎用。严重肾功能不全者禁用。

**说明书用法用量**

肾衰竭者建议按下述方法减少氯膦酸盐输注剂量：

**表 11-5-1　肾衰竭者剂量调整表**

| 肾衰竭程度 | Ccr（ml/min） | 剂量减少（%） |
|---|---|---|
| 轻度 | 50~80 | 25 |
| 中度 | 12~50 | 25~50 |
| 重度 | ＜12 | 50 |

**【注意】**

（1）对检验值 / 诊断的影响　甲状旁腺素和氨基转移酶可暂时性升高，血清 ALP 浓度也可有改变。

（2）用药相关检查 / 监测项目　治疗前监测肾功能和血清钙浓度。用药期间监测血常规、血钙及肝肾功能。

**【给药说明】**

给药条件（1）本药不宜静注。静滴也仅适用于短期治疗。（2）0.4g 片剂应整片吞服，0.8g 片剂可分为两半以便吞咽。到服药时方可掰开，服药前，片剂不得压碎或溶解。（3）口服制剂应于餐前 1h 空腹服用。剂量 1.6g/d 时建议单次用药。若日剂量＞1.6g，超过的部分建议分次用药（作为第二剂量），具体如下：单次日剂量或两次用药的首剂量最好于早晨空腹以水送服。在随后的 1h 内，应禁止进食、饮水（白水除外）及口服其他任何药物。若一日 2 次用药，应按上述方法服用第一个剂量。第二个剂量应在餐间服用，时间应安排在进食、饮水（白水除外）或口服其他任何药物 2h 后、1h 前。（4）用药期间应摄入适量的液体，尤其是静脉给药以及有高钙血症或肾衰竭者。（5）高钙血症伴脱水者，静滴前应纠正水电解质紊乱。（6）输注氯膦酸盐后，不同患者维持临床可接受的血清钙浓度的时间长短有显著差异。必要时可重复输注以控制血清钙水平，或选择口服氯膦酸盐治疗。（7）服药后不宜立即平卧，需站立 30min。

**【不良反应】**

ADR 警示　截至 2011 年 2 月底，国家药品不良反应监测中心共收到双膦酸盐药物相关不良反应报告 1072 例，涉及不良反应 1351 例次；严重病例 67 例，占 6.25%。有关国际上重点关注的不良反应 / 事件情况如下：①可能与骨骼肌肉损害相关的不良反应 / 事件，包括骨痛、肌肉痛、关节痛、腰背痛、全身疼痛、肌肉骨骼痛、骨关节痛、骨无菌性坏死、下颌骨酸痛等，共计 191 例次，占 14.14%。主要涉及药物包括唑来膦酸、阿仑膦酸钠、帕米膦酸二钠、伊班膦酸钠。②可能与食管损害相关的不良反应/事件，包括吞咽困难、食管、胃灼热感、消化道溃疡、胸骨后疼痛、胸痛等，共计 53 例次，占 3.92%。不良反应报告未发现有食管癌病例。主要涉及药物包括阿仑膦酸钠、唑来膦酸、帕米膦酸二钠、依替膦酸二钠。③可能与肾功能损害相关的不良反应/事件，包括全身、肢端或头面部水肿、肾功能异常、尿频、肾衰竭及血尿，共计 20 例次，占 1.48%。主要涉及药物包括阿仑膦酸钠、唑来膦酸。④可能与下颌骨损害相关不良反应/事件，包括下颌骨坏死、下颌骨无菌性坏死和下颌骨酸痛，共计 3 例次，涉及药物分别为帕米膦酸二钠、唑来膦酸及氯膦酸二钠。

（1）神经　开始用药时可有眩晕和疲劳，继续治疗可消失。

（2）内分泌/代谢　钙和 Vit D 不足者及静脉给药：无症状性低血钙。

（3）血液　WBC 减少。

（4）消化　血清 LDH 等肝酶水平升高。开始用药时可有轻度腹痛、腹胀、腹泻，继续治疗可消失；大剂量给药：恶心、呕吐。症状性食管反流症、裂孔疝患者：食管黏膜刺激征。

（5）呼吸　阿司匹林敏感性哮喘患者：呼吸功能受损。

（6）泌尿　可逆性蛋白尿、血清肌酐升高及肾功能不全。静脉给药剂量显著高于推荐剂量时可能引起严重肾功能损害，尤其在输注速度过快时。

（7）骨骼肌肉　长期和大剂量用药：骨钙丢失而致病理性骨折。

（8）皮肤　过敏性皮疹。

**【药物过量】**

（1）表现　氯膦酸盐高剂量静脉给药时，有血清肌酐增高和肾功能不全的报道。

（2）处理意见　采取对症治疗。必须保证足够的水量摄入，并监测肾功能和血清钙浓度。

**【相互作用】**

（1）抗酸药、铁剂等含二价阳离子的药物　形成难溶性复合物，本药的生物利用度显著降低。

（2）氨基糖苷类药物　发生低钙血症的危险性增加。

（3）非甾体类解热镇痛药　有增加肾功能不全的危险。

（4）雌莫司汀磷酸钠　雌莫司汀磷酸钠的血药浓度升高达 80%。

（5）钙剂　需补充钙剂时，应于餐前 1h 服用本药，进餐时服用钙剂，以免降低疗效。

（6）含有钙或其他二价阳离子的牛奶、食物　同服可减少氯膦酸盐的吸收。任何情况下不能将氯膦酸盐与这些食物同服。

# 第六章 抗痛风药

## 别嘌醇
## Allopurinol

【其他名称】奥迈必利、别嘌呤、别嘌呤醇、柴罗列克、华风痛、路必利、全嘌呤、赛洛克、赛洛力、赛来力、痛风立克、痛风宁、痛风平、维洛林、易达通、异嘌呤醇、Adenock、Anzief、HPP、Isopurinol、Lopuric、Lopurim、Lopurin、Lupuric、Milurit、Valeric、Zyloprim、Zyloric

【分类】内分泌、代谢用药\抗痛风药

【制剂规格】片剂 ① 100mg。② 200mg。③ 300mg。

缓释胶囊 0.25g。

【临床应用】

1. 说明书适应证

（1）原发性和继发性高尿酸血症。

（2）伴有肾功能不全的高尿酸血症。

（3）痛风反复发作或慢性痛风。

（4）痛风石。

（5）尿酸性肾结石和（或）尿酸性肾病。

2. 其他临床应用

缓解痛风性肾病症状，减少肾尿酸结石的形成。

【用法用量】

1. 说明书用法用量

一般用法 （1）片剂：初始量 50mg/ 次，1~2 次 /d，p.o.，一周可递增 50~100mg，至 200~300mg/d，分 2~3 次服。每 2 周测血液和尿液的尿酸水平，如已达正常，不再增量，并逐渐减少至维持剂量，常用维持量为 50~100mg/d；如测定值仍高，可再增量。Max：不宜＞600mg/d。（2）缓释胶囊：0.25g/ 次，qd，p.o.。

2. 其他用法用量

［国内参考信息］

尿酸结石 100~200mg/ 次，1~4 次 /d，或 300mg/ 次，qd.，p.o.。

【禁忌证】

说明书禁忌证

（1）对本药过敏者。

（2）严重肝、肾功能不全。

（3）明显血细胞低下者。

（4）孕妇及哺乳妇女。

【特殊人群用药】

儿童 酌情调整剂量。

说明书用法用量

继发性高尿酸血症 ＜6 岁，50mg/d，分 1~3 次服；6~10 岁，100mg/d，分 1~3 次服。剂量可酌情调整。

老人 减量慎用。

孕妇 禁用。美国 FDA 妊娠安全性分级为：C 级。

哺乳妇女 禁用。

肝功能不全者 减量慎用，严重者禁用。

肾功能不全 / 透析者 肾功能不全者减量慎用，严重者禁用。

其他用法用量

［国外参考信息］ Ccr 为 10~20ml/min，200mg/d；3~10ml/min，100mg/d；＜3ml/min，100mg 次，给药间隔至少 24h。

【注意】

（1）慎用 ①有特发性血色素沉积症病史者。②骨髓抑制者。

（2）用药相关检查 / 监测项目 用药期间应定期检查血常规、肝肾功能、血尿酸及 24h 尿尿酸水平。

（3）对驾驶 / 机械操作的影响 用药期间不宜驾车及操作机器。

【给药说明】

给药条件 （1）本药对痛风急性发作无效，必须在痛风性关节炎的急性炎症症状消失后开始应用。（2）必须从小剂量开始，逐渐递增至有效量维持正常血尿酸和尿尿酸水平，以后逐渐减量，用最小有效量维持较长时间。（3）服药期间应大量饮水，并维持尿液呈中性或弱碱性。（4）治疗的最初几个月，痛风急性发作可能更频繁，应同服预防量的秋水仙碱；在用本药治疗期间出现痛风急性发作时，应及时给予足量秋水仙碱。（5）本药用于血尿酸和 24h 尿尿酸过多，或有痛风石或泌尿系结石，及不宜用排尿酸药者。当从排尿酸药换成本药时，排尿酸药用量应在数周内逐渐减少，本药用量逐渐增多，直至能维持正常血尿酸浓度。饭后用药可减轻或避免消化系统的副作用。

**【不良反应】** 停药后一般均能恢复正常。

（1）神经　头痛、头晕、手脚麻木感、疼痛（如刺痛）、乏力等，停药后恢复。

（2）内分泌 / 代谢　糖耐量减低（或出现糖尿病症状）。治疗期间从肌肉活检中发现次黄嘌呤、黄嘌呤及羟嘌呤醇结晶，临床上出现肌肉疼痛。

（3）血液　WBC 减少、血小板减少、贫血、骨髓抑制、全血细胞减少。用药期间出现任何血液系统不良反应时均应考虑停药。

（4）消化　恶心、呕吐、腹泻、腹痛、食欲减退、口腔溃疡、肝肉芽肿形成伴胆囊炎、胆管周围炎、过敏性肝坏死、肝功能衰竭、血氨基转移酶升高等。

（5）泌尿　Ccr 降低、少尿、间质性肾炎、进行性肾衰竭、黄嘌呤肾病或结石（长期用药）。

（6）皮肤　皮疹（可呈瘙痒性丘疹或荨麻疹，也可为水疱性反应等）、剥脱性皮炎、表皮坏死。如用药后皮疹广泛而持久，经对症处理无效并有加重趋势时必须停药。

（7）眼　白内障。

（8）其他　过敏性血管炎、脱发、发热、淋巴结肿大、全身过敏性反应，甚至致死或原因未明的突然死亡。

**【药物过量】**

（1）剂量　服药量达到 20g。

（2）表现　恶心、呕吐、腹泻、头晕，还有一例出现尿少背痛。

（3）处理意见　可以对症处理，同时应保持较大的尿量以增加别嘌醇及其代谢物的清除。别嘌醇和氧嘌呤醇可以被透析。

**【相互作用】**

（1）抗结核药（吡嗪酰胺、乙胺丁醇）、肾上腺素类药、制酸药（如氢氧化铝）本药疗效降低。

（2）氟尿嘧啶　氟尿嘧啶毒性减轻。

（3）排尿酸药（如苯溴马隆）、秋水仙碱　加强疗效。

（4）去羟肌苷　去羟肌苷的生物利用度增高，血药浓度升高。

（5）丙磺舒　丙磺舒血药浓度升高。在降低血清尿酸方面有相加作用，但临床意义尚未被评估。

（6）茶碱　茶碱血药浓度升高，易发生茶碱中毒反应，合用时应严密监测其血药浓度，必要时调整其剂量。

（7）铁盐　铁在组织中过量蓄积，引起含铁血黄素沉着，不宜同服。

（8）双香豆素、茚满二酮、华法林等抗凝血药　可增加出血风险，合用时应密切监测 PT、INR，必要时调整抗凝血药剂量。

（9）环磷酰胺、硫唑嘌呤或巯嘌呤等免疫抑制药　这类药物毒性增加。硫唑嘌呤或巯嘌呤的用量一般要减少 1/4~1/3。

（10）阿莫西林、氨苄西林　增加皮疹发生率，尤其在高尿酸血症患者。

（11）阿糖腺苷　可导致神经毒性、震颤、认知功能损害，必须合用时应仔细监测神经毒性表现，可能需调整阿糖腺苷剂量。

（12）ACEI 类降压药、氨氯地平　可引起史 – 约综合征和皮疹等过敏反应。

（13）氯噻酮、依他尼酸、呋塞米、美托拉宗、吡嗪酰胺或噻嗪类利尿药　血清中尿酸浓度增加，控制痛风和高尿酸血症时，应注意调整本药用量。据报道，高血压或肾功能不全者，合用本药及噻嗪类利尿药可发生肾衰竭及过敏反应。

（14）尿酸化药　可增加肾结石形成的风险。

（15）酒精　饮酒可使血清中尿酸含量增加，本药药效降低。

（16）食物、饮料　饮用茶、咖啡等，本药药效降低。进食低蛋白饮食时，本药及氧嘌呤醇的生物利用度增加。使用本药时不要过度限制蛋白质摄入。

## 丙磺舒
## Probenecid

**【其他名称】** 丙磺舒钠、丙舒磺、对二丙胺磺酰苯甲酸、二丙磺胺苯甲酸、羧苯磺胺、Benemid、Probalan、Probecid、Probenecidum

**【分类】** 内分泌、代谢用药\抗痛风药

**【制剂规格】** 片剂　① 0.25g。② 0.5g。

**【临床应用】**

**说明书适应证**

（1）满足下列条件的高尿酸血症伴慢性痛风性关节炎及痛风石　① GFR＞50~60ml/min。②无肾结石或肾结石史。③非酸性尿。④未服用水杨酸类药物者。

（2）作为抗生素治疗的辅助用药。

**【用法用量】**

**1. 说明书用法用量**

（1）慢性痛风的高尿酸血症　开始0.25g/次，bid.，p.o.，1周后增至0.5g/次，bid.。

（2）增强青霉素类药物的作用　0.5g/次，qid.，p.o.。

**2. 其他用法用量**

［国内参考信息］

慢性痛风　Max：2g/d。

**【禁忌证】**

**说明书禁忌证**

（1）对本药或磺胺类药过敏者。

（2）肾功能不全。

（3）＜2岁儿童。

（4）孕妇及哺乳妇女。

（5）以下患者不宜使用　伴有肿瘤的高尿酸血症、使用细胞毒的抗癌药、放疗、肾结石、活动性消化性溃疡或有该病史、痛风性关节炎急性发作期。

**【特殊人群用药】**

**儿童**　＜2岁者禁用。

**1. 说明书用法用量**

增强青霉素类药物的作用　2~14岁或＜50kg者，首剂0.025g/kg（或$0.7g/m^2$），p.o.，以后0.01g/kg（或$0.3g/m^2$）/次，qid.。

**2. 其他用法用量**

［国外参考信息］　＜50kg的2~14岁儿童，初始量0.025g/kg，p.o.，维持量0.04g/（kg·d），分4次服。＞50kg者，建议使用成人剂量。

**老人**　适当减量。

**孕妇**　禁用。美国FDA妊娠安全性分级为：B级。

**哺乳妇女**　禁用。

**肝功能不全者**　肝功能不全者不宜服用。

**肾功能不全/透析者**　肾功能下降时，本药的排尿酸作用明显减弱或消失。肾功能不全者禁用。

**其他用法用量**

［国内参考信息］

痛风性关节炎　轻度肾功能不全者本药用量可能需要加大；若一般剂量不能控制，24h尿酸排泄量又未超过0.7g，可每4周增加日剂量0.5g，一般不宜＞2g/d。

**【注意】**

（1）慎用　恶血质。

（2）交叉过敏　与磺胺类药有交叉过敏反应。

（3）对检验值/诊断的影响　硫酸铜法检测尿糖时，可出现假阳性，葡萄糖酶法检测不受影响。

（4）用药相关检查/监测项目　定期检测血常规、酸碱平衡、血和尿pH值、血和尿中尿酸浓度、肝肾功能等。

【给药说明】

（1）给药条件　①根据临床表现及血液和尿液中的尿酸浓度调整剂量，以最小有效量维持较长时间为原则。②治疗初期，患者痛风发作可能加重，用药时应同时大量饮水（2500ml），并加服碳酸氢钠或枸橼酸钾，保证尿 pH 值为 6~6.5。③治疗期间若有痛风急性发作，可继续使用原量，同时给予足量的秋水仙碱或其他 NSAID。

（2）其他　本药无镇痛抗炎作用，对急性痛风无效。

【不良反应】

（1）神经　头晕、头痛等。

（2）血液　骨髓抑制、再障、溶血性贫血、WBC 减少。

（3）消化　恶心、呕吐、腹部不适、食欲减退、GU、肝细胞坏死。

（4）呼吸　呼吸困难。

（5）泌尿　尿频、肾病综合征。

（6）皮肤　面部潮红、皮疹、皮肤瘙痒。

（7）其他　过敏反应、齿龈肿痛、急性痛风发作。

【药物过量】

（1）表现　引起抽搐、癫痫，以致呼衰而死亡。

（2）处理意见　应及时洗胃和导泻，控制抽搐和癫痫，辅助呼吸，并应用糖皮质激素等治疗。

【相互作用】

（1）氯噻酮、依他尼酸、呋塞米、吡嗪酰胺以及噻嗪类等利尿药　血尿酸浓度升高，联用时需调整本药剂量。

（2）呋喃妥因　呋喃妥因在尿中抗感染的疗效减低。

（3）别嘌醇　本药的 $t_{1/2}$ 延长。别嘌醇的排出加速。有痛风石的患者联用两者时，需适当增加别嘌醇的剂量。

（4）阿司匹林或其他水杨酸盐　本药的排尿酸作用抑制。水杨酸盐类药作用增强、毒性增加。故不宜同服。

（5）各种青霉素类、头孢菌素类　此类药的血药浓度增高，毒性（尤其肾毒性）也增大。

（6）口服降血糖药、磺胺类药、保泰松、吲哚美辛、氨苯砜、萘普生、甲氨蝶呤、利福平、肝素等药物　此类药的作用增强、毒性增加。不宜同服。

（7）酒精　酒精可增加血尿酸浓度，用药时饮酒，应注意调整本药剂量。

## 苯溴马隆
## Benzbromarone

【其他名称】步利仙、苯溴酮、苯溴香豆素、苯溴香豆酮、尔同舒、立加利仙、痛风利仙、溴酚呋酮、尤诺、Benzbromaronum、Desuric、Exurate、Hipuric、Max-Uric、Minuric、Nararicin Desuric、Narcaricin Mite、Normurat、Uricovac、Urinorm

【分类】内分泌、代谢用药\抗痛风药

【制剂规格】片剂　① 25mg。② 50mg。③ 100mg。

微粒型片　40mg。

胶囊　50mg。

【临床应用】

说明书适应证

（1）原发性和继发性高尿酸血症。

（2）痛风。

（3）痛风性关节炎间歇期。

（4）痛风结节肿。

【用法用量】

1. 说明书用法用量

**一般用法**　25mg/ 日开始，50mg/ 次，qd.，早餐后服用。后续治疗可 50~100mg/d，p.o.。同时加服碳酸氢钠一日 3g。

2. 其他用法用量

［国内参考信息］（1）40~80mg/ 次，qd.，p.o.；维持量：40mg/ 次，qd.，p.o.，早餐后服，疗程 3 个月。（2）或 25mg/d，无

不良反应可逐渐增至100mg/d，早餐后服，同时加服碳酸氢钠3g/d。

［国外参考信息］ 50~200mg/d，p.o.。

**【禁忌证】**

**说明书禁忌证**

（1）对本药过敏者。

（2）GFR ＜ 20ml/min 的中至重度肾功能不全者。

（3）肾结石。

（4）孕妇或计划怀孕的妇女。

（5）哺乳妇女。

**【特殊人群用药】**

**儿童**　不推荐用。

**老人**　可能需减量。

**孕妇**　禁用。

**哺乳妇女**　禁用。

**肝功能不全者**　肝病患者慎用。

**肾功能不全/透析者**　（1）GFR ＜ 20ml/min及肾结石者禁用。慢性肾功能不全者需增量。（2）本药对血肌酐＞ 130μmol/L 者仍有效，但须使尿量＞ 2000ml/d。

**【注意】**

用药相关检查/监测项目　（1）定期检测肾功能以及血尿酸和尿尿酸。（2）长期用药应定期检查肝功能。

**【给药说明】**

（1）给药条件　①起始剂量宜小。②急性痛风发作时不得使用本药，须在急性症状控制后方可使用。③建议治疗初期合用秋水仙碱或抗炎药。用药期间如有痛风性关节炎急性发作，可加用NSAID。

（2）其他　①在肝移植患者中，有导致肝细胞溶解及致死的报道，鉴于此，本药于2003年12月被撤出法国市场。②治疗期间应大量饮水（治疗初期，饮水量不得少于1.5~2L/d）、碱化尿液（可酌情给予碳酸氢钠或枸橼酸合剂），使患者尿液的pH值调节为6.2~6.8。

**【不良反应】**

ADR警示　国家药品不良反应监测数据库分析显示，本药的严重不良反应中肝损害问题比较突出。使用本药时，应从低剂量开始；治疗期间定期进行肝功能检查；避免同其他具有肝毒性的药物合用，减少严重不良反应的发生。

（1）神经　头痛。

（2）内分泌/代谢　急性痛风发作，发热。

（3）血液　粒细胞减少。

（4）消化　恶心、呕吐、腹泻、腹部不适、氨基转移酶及ALP升高。

（5）泌尿　尿酸性肾病、肾结石、肾绞痛、尿意频增感。

（6）生殖　暂时性阳痿。

（7）骨骼肌肉　激发关节炎急性发作。

（8）皮肤　风团、斑疹、潮红、瘙痒、严重脓疱、瘀斑、变态性的局部皮肤湿疹、红斑。极少出现荨麻疹（风疹）。

（9）眼　过敏性结膜炎。

（10）其他　光过敏、浮肿、剑突下不适感。短时间的阳痿。在有些情况下还要观察是否加重了肝病（细胞溶解性肝炎）。

**【药物过量】**

现已知不会中毒。大量用药后，应采取措施，防止进一步吸收。

**【相互作用】**

（1）阿司匹林及其他水杨酸制剂　可减弱本药作用，不宜同服。

（2）苯磺唑酮　减弱本药的促尿酸排泄作用。

（3）吡嗪酰胺　削弱或抵消本药的促尿酸排泄作用，避免合用。

（4）别嘌醇　协同促进肾脏尿酸排泄。

（5）华法林　增加出血风险，不宜合用。

（6）酒精　可能诱发或加重尿酸盐结晶尿和急性尿酸性肾病。

## 秋水仙碱
## Colchicine

**【其他名称】**　阿马因、秋水仙化合

物 -F、秋水仙素、Colcemide、Colchicina、Colchicinum、Colchineos、Colcin、Colgout

**【分类】** 内分泌、代谢用药\抗痛风药

**【制剂规格】** 片剂 ① 0.5mg。② 1mg。

注射液 1ml∶0.5mg。

**【临床应用】**

**1. 说明书适应证**

（1）痛风性关节炎急性发作。

（2）预防复发性痛风性关节炎急性发作。

**2. 其他临床应用**

（1）假痛风、家族性地中海热、血清病、结节红斑、羟磷灰石钙化性腱鞘炎、白血病及肿瘤等。

（2）硬皮病、贝赫切特综合征、淀粉样变、ITP 和皮肤坏死性血管炎。

**【用法用量】**

**1. 说明书用法用量**

（1）痛风性关节炎急性发作 常用量为 1mg/ 次，tid.，p.o.，症状缓解后酌情减量；或 0.5~1mg/ 次，q.1~2h，p.o.，直至关节症状缓解，或出现腹泻或呕吐。治疗量一般为 3~5mg，24h 内不宜＞ 6mg。停服 72h 后 0.5~1.5mg/d，分次服用，共 7~14d。

（2）预防复发性痛风性关节炎急性发作 0.5~1mg/d，分次服用，疗程酌定，出现不良反应时应随时停药。

**2. 其他用法用量**

［国内参考信息］ 对口服胃肠道反应剧烈者，1mg/ 次，稀释于 NS 20ml 中，i.v.（20~30min）。视病情需要 6~8h 后可再给药，24h 剂量不超过 2mg。

［国外参考信息］

（1）急性痛风发作 ①起始量 1~2mg，p.o.，以后 0.5~0.6mg/h（或每 2h 服 1~1.2mg），直至症状缓解或出现胃肠道不良反应。维持量 0.5~0.6mg/ 次，q.2~3h，p.o.。一次发作时口服累积量不应＞ 8mg。②起始量单次 2mg，i.v.（2~5min），随后 24h 内每 6h 给予 0.5mg（或每 6~12h 给予 1mg），直至症状缓解或总量达 4mg。Max：首日（24h）4mg，或单个疗程总量 4mg。

（2）预防痛风发作 ①急性痛风发作＜ 1 次 / 年者，0.5~0.6mg/ 次，3~4 次 / 周，p.o.；＞ 1 次 / 年者，0.5~0.6mg/d，p.o.；每年发作数次者，0.5~0.6mg/ 次，可能需 2~3 次 /d，p.o.。预防手术后痛风发作，0.5~0.6mg/ 次，tid.，p.o.。于术前 3d 开始用药，术后再继续使用 3d。②也可静脉给药，0.5~1mg/ 次，1~2 次 /d。

（3）肺纤维化 1mg/d，p.o.。

（4）酒精中毒性肝硬化 1mg/d，一周服 5d。

（5）贝赫切特病 1~1.8mg/d，分 2~3 次服用。

（6）原发性胆汁性肝硬化 0.5~0.6mg/ 次，bid.，p.o.。

（7）Sweet 综合征 0.5~1mg/d，p.o.。

（8）脉管炎 0.5mg/d，p.o.。

（9）家族性地中海热 0.5~0.6mg/d，分次服用，Max：2mg/d。急性发作首日初量为 0.6mg/h，连服 4 次，接着每 2h 服 0.6mg，再用 2 次。第 2 日和第 3 日为每 12h 服 1.2mg。

（10）淀粉样变 0.5~0.6mg/ 次，qd.，p.o.；Max：2mg/d，分次服用。

**【禁忌证】**

**1. 说明书禁忌证**

（1）骨髓增生低下。

（2）肝肾功能不全。

（3）孕妇及哺乳妇女。

**2. 其他禁忌证**

（1）对本药过敏者。

（2）白细胞减少。

（3）＜ 2 岁。

**【特殊人群用药】**

**儿童** ＜ 2 岁禁用。

**其他用法用量**

［国外参考信息］

家族性地中海热 起始量：0.5mg/d，p.o.。维持量：＜ 5 岁，0.5mg/d，p.o.；≥ 5

岁，0.5mg/ 次，bid.，p.o.。

**老人**　应谨慎，减量给药。

**孕妇**　禁用，美国 FDA 妊娠安全性分级为：C 级。

**哺乳妇女**　禁用。

**肝功能不全者**　肝功能有潜在损害者应减量，肝功能不全者禁用。

**肾功能不全 / 透析者**　肾功能有潜在损害者应减量，肾功能不全者禁用。

**其他用法用量**

［国内参考信息］ 0.5~0.6mg/ 次，1~2 次 /d，p.o.。

**【注意】**

（1）慎用　①严重心脏病。②胃肠道疾病。③体弱者。

（2）对检验值 / 诊断的影响　可干扰 17- 羟皮质酮含量的测定。

（3）用药相关检查 / 监测项目　定期检查血常规及肝、肾功能。

**【给药说明】**

（1）给药条件　①尽量避免静注或长期口服，禁止同时静脉及口服。②静注仅用于禁食患者。药液注射前一定要适量稀释。

（2）其他　本药不宜用作长期预防痛风性关节炎发作药物。

**【不良反应】**

本药不良反应与剂量大小有明显相关性，口服较静注安全性高。

（1）神经　周围神经轴突性多神经病变（麻木、刺痛、无力）、末梢神经炎（长期用药）。肌神经病变多见于预防痛风而长期服用本药者和有轻度肾功能不全者。

（2）内分泌 / 代谢　一过性血糖升高、高脂血症、酸中毒、电解质紊乱。

（3）血液　瘀斑、紫癜、血小板减少、WBC 减少、粒细胞缺乏、骨髓抑制、再障。

（4）消化　胃肠道反应（腹痛、痉挛性腹痛、腹泻、恶心、呕吐、食欲缺乏）、伴肠酶缺乏的脂肪泻、严重出血性胃肠炎、吸收不良综合征、肝损害。出现不良反应时应减量。也可适当对症治疗，补液和纠正电解质紊乱。有严重不良反应者应立即停药，对症抢救。

（5）生殖　痛经、闭经、精子减少或消失、性欲逐渐减退（家族性地中海热患者）。

（6）骨骼肌肉　近端肌无力、血清 CPK 增高、肌肉抽搐、肌病（长期用药）。

（7）其他　①过敏反应。②静注部位静脉炎、蜂窝织炎。③脱发、皮疹、发热。④休克（少尿、血尿、抽搐、意识障碍）。

**【药物过量】**

（1）表现　口腔、咽喉及胃部烧灼感、吞咽梗阻感、恶心、呕吐、肠绞痛、腹泻、血性腹泻、发热、皮疹、电解质紊乱、代谢性酸中毒、脱水、休克、白细胞减少或增多、抽搐、癫痫、上行性麻痹、广泛血管损伤、肝功能衰竭、肾衰竭。有报道短期服药 ＞ 7mg 可致死。

（2）处理意见　误服大剂量时应及时洗胃、导泻。严重痉挛性腹痛可用吗啡或阿托品止痛。休克或呼衰时应抗休克、辅助呼吸。肾衰竭时应进行血透或腹透等，并注意水、电解质平衡。二巯丙醇可治疗本药中毒。

**【相互作用】**

（1）氯丙嗪　可减弱本药作用。

（2）石蒜　不宜联用或交替应用。

（3）Vit $B_6$、肌苷酸钠、甘露醇　可减轻毒性作用。

（4）糖皮质激素　可减轻本药的骨髓抑制等不良反应。

（5）Vit $B_{12}$　可致可逆性 Vit $B_{12}$ 吸收不良。

（6）中枢神经系统抑制药　可使上述药增效。

（7）拟交感神经药　可使上述药的反应性加强。

（8）灰黄霉素　可加重血卟啉代谢障碍。

# 第七章 其他内分泌、代谢用药

## 高血糖素
## Glucagon

**【其他名称】** 果开康、解糖原性高血糖因子、诺和琪、诺和生、生物合成胰高血糖素、升血糖素、胰高糖素、胰高血糖素、盐酸高血糖素、胰增血糖素、Biosynthetic GlucaGen、GlucaGen、GlucaGen Hypokit、Glucagon Hydrochloride、Glucagon Novo、Glucagonum、Glukagon、H.G.Faktor

**【分类】** 内分泌、代谢用药\其他内分泌、代谢用药

**【制剂规格】** 粉针剂 ① 1mg。② 10mg。

注射液 1ml∶1mg。

**【临床应用】**

1. 说明书适应证

（1）评估糖尿病患者胰岛 β 细胞的最大分泌情况。

（2）处理糖尿病患者发生的低血糖反应。

（3）胃肠道检查时暂时抑制胃肠道蠕动。

2. 其他临床应用

（1）低血糖症（尤其暂时不能口服或静注葡萄糖者）。

（2）心源性休克。

**【用法用量】**

1. 说明书用法用量

（1）低血糖症 单次 1mg，i.m./i.h./i.v.。

（2）胃肠道检查 单次 1~2mg，i.m.。

（3）β 细胞分泌能力的评估 空腹情况下，单次 1mg，i.v.。注射前和注射后 6min 测定血浆 c- 肽水平。

（4）胃肠道检查 单次 0.2~0.5mg，i.v.；用于核磁共振检查（NMR）的数字减影血管造影（DSA）时的最大剂量为 1mg。

2. 其他用法用量

［国内参考信息］

心源性休克 1~12mg/h，i.v.gtt.。

［国外参考信息］

（1）低血糖症 体重＞20kg 者，1mg/次，i.m./i.v.，若首剂无反应，可重复使用。

（2）辅助诊断检查 ①在进行胃、十二指肠或小肠及结肠检查前 4~10min 给药，1~2mg/ 次，i.m.，胃检查需要使用 2mg，结肠检查一般应在检查前 10min 使用 2mg。②或在进行胃、十二指肠及小肠检查前 1min，0.25~2mg，i.v.。

**【禁忌证】**

说明书禁忌证

（1）对本药过敏者。

（2）肾上腺肿瘤。

**【特殊人群用药】**

儿童

1. 说明书用法用量

低血糖症 i.m./i.h./i.v.，体重＞25kg 者，剂量同成人；＜25kg 或 6~8 岁者，单次 0.5mg。

2. 其他用法用量

［国外参考信息］

低血糖症 体重＞20kg 者，i.m.，用量同成人；＜20kg 者，0.5mg［或 20~30μg/(kg·次)］，i.m.。

**孕妇** 本药可用于治疗妊娠期间出现的严重低血糖反应。美国 FDA 妊娠安全性分级为：B 级。

**哺乳妇女** 用药对婴儿无影响。

**【注意】**

慎用 胰岛素瘤。

**【给药说明】**

（1）给药条件 ①对危急病例怀疑低血糖但尚未肯定时，不宜用本药代替葡萄糖静

注。②用于低血糖症时，若用药10min内无效，应静注葡萄糖；若有效，应给予口服碳水化合物。③使用本药后，一旦低血糖昏迷患者恢复知觉，即应给予葡萄糖（最好口服）。

（2）配伍信息　本药注射液浓度不得＞1mg/ml，稀释后立即使用。

（3）其他　①对非器质性低血糖症，本药作用时间短、疗效不佳；对磺脲类药物引起的低血糖症无效。②用于胃肠道检查时，若为肌注，5~15min后起效，药效持续时间因所检查器官的差异为10~40min；若为静注，1min内起效，药效持续时间因所检查的器官的差异为5~20min。

**【不良反应】**

（1）心血管　暂时心跳加速。

（2）内分泌/代谢　血糖过高、血钾过低。

（3）消化　恶心、呕吐。

（4）皮肤　多形性红斑。

（5）其他　过敏反应。

**【药物过量】**

（1）表现　持续恶心、呕吐、腹泻、极度虚弱、食欲丧失、心律不齐、肌肉痉挛或疼痛等。

（2）处理意见　以对症和支持疗法为主，可补钾以治疗低钾血症，同时应监测血电解质、血糖及血压等，严重呕吐时需补充液体。

**【相互作用】**

抗凝血药　合用可增加出血的危险。

## 苯丁酸钠
## Sodium Phenylbutyrate

**【其他名称】** 苯丁酸、Acid Phenylbutyric、Buphenyl、Phenylbutyric Acid

**【分类】** 内分泌、代谢用药\其他内分泌、代谢用药

**【制剂规格】** 片剂　500mg。

粉末

**【临床应用】**

**其他临床应用**

治疗尿素循环障碍（国外资料）。

**【用法用量】**

**其他用法用量**

［国外参考信息］ 9.9~13g/（$m^2$·d），p.o.。总量＞20g/d的安全性及有效性尚未确定。

**【禁忌证】**

**其他禁忌证**

（1）对本药或乙酸苯酯过敏者（国外资料）。

（2）重度高血压、心力衰竭、肾功能不全者（国外资料）。

（3）禁用于急性高氨血症的紧急处理（国外资料）。

**【特殊人群用药】**

**儿童**

**其他用法用量**

［国外参考信息］ 体重＜20kg儿童，450~600mg/（kg·d），p.o.；＞20kg者，用量同成人。

**孕妇**　国内尚无孕妇用药相关资料。美国FDA妊娠安全性分级为：C级。

**哺乳妇女**　应权衡利弊后用药。

**肝功能不全者**　慎用。国外有实验表明，无尿素循环障碍的肝功能不全者，本药的代谢及排泄不受影响，尚无资料建议肝功能不全者需调整剂量，但有待进一步研究。

**肾功能不全/透析者**　肾功能不全者慎用。

**【注意】**

（1）慎用　①轻中度高血压、心力衰竭、与钠潴留有关的水肿状态（国外资料）。②肥胖（国外资料）。

（2）用药相关检查/监测项目　①常规监测血清蛋白及血浆中氨、谷氨酸、精氨酸水平。②必要时应监测肝肾功能、血清白蛋白、总蛋白、动脉血气分析、血电解质、WBC分类及计数、血小板计数、尿液分析。

【给药说明】

（1）给药条件 ①本药片剂或粉剂应在进餐时服用，配方粉剂应与食物（固体或液体）混匀服用，并避免与酸性饮料同服。②本药片剂适用于成人及体重＞20kg 儿童。配方粉剂可用于口服、经胃造瘘术后、鼻饲。

（2）其他 ①本药自身无臭，但经体内代谢的产物可引起身体异味，影响本药服药依从性（尤其是成人患者）。②本药应为终身服用，除非通过肝移植进行治疗。

【不良反应】

（1）心血管 踝部及外周水肿、血压改变、心律失常、昏厥。

（2）神经 头痛。

（3）精神 抑郁。

（4）内分泌 / 代谢 低白蛋白血症、代谢性酸中毒、碱中毒、高氯血症、高尿酸血症、低钾血症、低磷血症、高磷血症、高钠血症。

（5）血液 贫血（包括再障）、WBC 减少或增多、血小板减少、血小板增多。

（6）消化 食欲缺乏、味觉不佳、腹痛、恶心、呕吐、胃炎、消化性溃疡、直肠出血、便秘、胰腺炎，以及血清氨基转移酶、胆红素、ALP 水平升高。

（7）泌尿 肾小管酸中毒。

（8）生殖 月经周期不规则、停经。

（9）皮肤 皮疹。

（10）其他 身体异味。

【相互作用】

（1）氟哌啶醇、丙戊酸盐、皮质类固醇类药 可能导致高氨血症，合用时应谨慎。

（2）丙磺舒 苯丁酸盐代谢产物自肾脏排泄可能受影响，合用时应谨慎。

## 考尼伐坦
## Conivaptan

【其他名称】

【分类】 内分泌、代谢用药\其他内分泌、代谢用药

【制剂规格】 注射剂 20mg。

【临床应用】

**其他临床应用**

（1）低钠血症（国外资料）。

（2）试用于心力衰竭（国外资料）。

【用法用量】

**其他用法用量**

［国外参考信息］

（1）低血钠症 ① 20mg/ 次，bid.，口服 3 个月，曾用于伴血管升压素分泌异常综合征的低血钠症者有效。② 20mg/d、40mg/d、80mg/d 或 120mg/d，分 2 次口服，曾用于伴有充血性心力衰竭的移植前低血钠症患者有效。

（2）心力衰竭 单剂 10mg、20mg 或 40mg 静脉给药，有益于重度心力衰竭患者的血流动力学和肾脏改变。

【禁忌证】

**其他禁忌证**

对本药过敏者（国外资料）。

【特殊人群用药】

**儿童** 用药的安全性和有效性尚未确立。

**孕妇** 尚不明确。

**哺乳妇女** 尚不明确。

**肝功能不全者** 严重肝功能不全者慎用。

【注意】

**用药相关检查 / 监测项目** ①血清钠和血清钾。②血压、心率。

【不良反应】

（1）心血管 低血压。

（2）神经 眩晕。

（3）内分泌 / 代谢 口渴。

（4）消化 便秘。

【相互作用】

尚不明确。

# 泌尿系统用药

# 第一章 利尿药

## 第一节 袢利尿药

### 呋塞米
### Furosemide

**【其他名称】** 艾格、阿西亚、腹安酸、呋喃苯胺酸、利尿磺胺、利尿灵、速尿、速尿灵、Frusemide、Fursemide、Lasix

**【分类】** 泌尿系统用药 \ 利尿药 \ 袢利尿药

**【制剂规格】** 片剂 ① 20mg。② 40mg。

注射液 2ml:20mg。

**【临床应用】**

**说明书适应证**

（1）水肿性疾病，包括充血性心衰、肝硬化、肾脏疾病；与其他药合用治疗急性肺水肿和急性脑水肿等。

（2）高血压。

（3）预防 ARF。

（4）高钾血症及高钙血症。

（5）稀释性低钠血症，尤其是血钠浓度 < 120mmol/L 时。

（6）SIADH。（抗利尿激素分泌过多症）

（7）急性药物、毒物中毒，如巴比妥类药物中毒等。

**【用法用量】**

**说明书用法用量**

（1）水肿性疾病 ①初始 20~40mg/ 次，qd.，p.o.，必要时 6~8h 后追加 20~40mg，直至出现满意效果。Max：600mg/d。一般应将剂量控制在 100mg/d 以内，分 2~3 次口服。部分患者可减至 20~40mg/ 次，qod. 或每周连续服用 2~4d。②紧急情况或不能口服者可静脉给药。充血性心力衰竭和肾病综合征等水肿性疾病时，由于肠壁水肿口服吸收率也下降，上述情况应肠外途径用药。①一般情况，开始 20~40mg，i.v.，必要时每 2h 追加剂量，至出现满意疗效。维持用药阶段可分次给药。② ARF，本药 200~400mg 加入 NS 100ml 中静滴，滴速 ≤ 4mg/min。有效者可按原剂量重复应用或酌情调整剂量，一日总量 ≤ 1g。③慢性肾功能不全，一般 40~120mg/d，i.v.。④急性左心衰，起始 40mg，i.v.，必要时追加 80mg/h，直至出现满意疗效。

（2）高血压 起始 40~80mg/d，分 2 次服，并酌情调整剂量。

（3）高血压危象 起始 40~80mg，i.v.；同时伴急性左心衰或 ARF 时，可酌情增量。

（4）高钙血症 ① 80~120mg/d，分 1~3 次服。②也可 20~80mg/ 次，i.v.。

**【禁忌证】**

**其他禁忌证**

（1）对本药或其他磺酰胺类药过敏者，对噻嗪类利尿药过敏者。

（2）低钾血症。

（3）肝性脑病。

（4）过量服用洋地黄者。

（5）妊娠早期及哺乳期女性。

慎用：（1）糖尿病。

（2）高尿酸血症或痛风。

（3）急性心肌梗死。

（4）系统性红斑狼疮。

（5）前列腺肥大。

**【特殊人群用药】**

**儿童** 新生儿用药间隔应延长。

**说明书用法用量**

水肿性疾病 （1）起始 2mg/kg，p.o.，必要时每 4~6h 追加 1~2mg/kg。（2）起始 1mg/kg，i.v.，必要时每 2h 追加 1mg/kg。Max：6mg/（kg · d）。

**老人**　慎用。

**孕妇**　妊娠期间（尤其早期）应避免使用。本药不能预防妊娠高血压综合征。美国FDA妊娠安全性分级为：C级。

**哺乳妇女**　慎用。

**肝功能不全者**　严重肝功能不全者慎用。

**肾功能不全/透析者**　无尿或严重肾功能不全者慎用，后者因需加大剂量，故应延长用药间隔。

**【注意】**

（1）慎用　①急性心肌梗死。②胰腺炎或有胰腺炎病史者。③糖尿病。④高尿酸血症或有痛风病史者。⑤低钾血症倾向（尤其是应用洋地黄类药物或有室性心律失常者）。⑥红斑狼疮。⑦前列腺增生。⑧运动员。

（2）交叉过敏　磺胺药或噻嗪类利尿药。

（3）用药相关检查/监测项目　监测血电解质（尤其是合用洋地黄类药物或皮质激素类药物、肝肾功能损害时）、血压（尤其是用于降压、用于老年人或大剂量使用时）、肝功能、肾功能、血糖、血尿酸、酸碱平衡情况、听力。

**【给药说明】**

（1）给药条件　①药物剂量应个体化，宜从最小有效剂量开始，再根据利尿反应调整剂量。②若一日用药1次，应早晨给药。③肠道外用药宜静脉给药，不主张肌注。静脉用量为口服量的1/2时即可达到同样疗效。④在高血压阶梯疗法中，本药不作为治疗原发性高血压的首选药物。

（2）减量/停药条件　少尿或无尿患者应用本药最大剂量后24h仍无效时，则应停药。

（3）配伍信息　①本药注射液静注时宜用氯化钠溶液稀释，不宜用葡萄糖溶液稀释。②常规剂量静注时间应＞1~2min，大剂量静注时≤4mg/min。

**【不良反应】**

（1）心血管　大剂量或长期应用：直立性低血压、休克。

（2）神经　头晕、头痛、指趾感觉异常。

（3）内分泌/代谢　水、电解质紊乱（尤其大剂量或长期应用），如低钾血症、低氯血症、低氯性碱中毒、低钠血症、低钙血症及相关的口渴、乏力、肌肉酸痛、心律失常。高血糖症、血糖升高、尿糖阳性、原有糖尿病加重、硫胺缺乏症、IADHS。

（4）血液　骨髓抑制，表现为粒细胞减少、血小板减少性紫癜和再障。

（5）免疫　加重红斑狼疮病情或诱发狼疮活动。

（6）消化　食欲减退、恶心、呕吐、腹痛、腹泻、胰腺炎、肝功能损害。长期应用：GU、DU。

（7）泌尿　高尿酸血症、血尿酸和BUN水平暂时性升高（过度脱水可致）、肾结石（高钙血症时用药）。

（8）骨骼肌肉　肌肉强直。

（9）眼　视物模糊、黄视症、光敏感。

（10）耳　大剂量静脉快速注射本药时（注射速度＞4~15mg/min）可致耳鸣、听力障碍，多为暂时性，少数不可逆（尤其与其他有耳毒性的药物合用时）。

（11）其他　①过敏反应，表现为皮疹、间质性肾炎，重者可致心脏停搏。②加重特发性水肿。

**【相互作用】**

（1）肾上腺皮质激素、促皮质素、雌激素　本药的利尿作用降低，电解质紊乱（尤其是低钾血症）的发生率增加。

（2）NSAID　本药利尿作用减弱，肾损害机会增加。

（3）丙磺舒、拟交感神经药、抗惊厥药　本药利尿作用减弱。

（4）苯妥英　本药的利尿效应降低达50%。

（5）抗痛风药　尿酸排泄减少，血尿酸升高，应适当调整抗痛风药剂量。

（6）降血糖药　降血糖药的疗效降低。

（7）抗凝药、抗纤溶药　此类药的作用降低。

（8）多巴胺　本药的利尿作用加强。

（9）氯贝丁酯　两药的作用均增强，并可出现肌肉酸痛、强直。

（10）降压药　降压药的作用增强，合用时应适当减少降压药的用量。

（11）非去极化肌松药（如氯化筒箭毒碱）　非去极化肌松药的作用加强。手术中如用筒箭毒碱作为肌松药，应于术前 1 周停用本药。

（12）两性霉素、头孢霉素、氨基糖苷类　肾毒性和耳毒性增加（尤其是原有肾功能损害时）。

（13）抗组胺药物　耳毒性增加，易出现耳鸣、头晕、眩晕。

（14）碳酸氢钠　发生低氯性碱中毒机会增加。

（15）锂剂　肾毒性明显增加，应尽量避免合用。

（16）巴比妥类药物、麻醉药　易引起直立性低血压。

（17）洋地黄类强心苷　易致心律失常。合用时应补钾。

（18）水合氯醛　服用水合氯醛后静注本药，可引起出汗、面色潮红和血压升高。

（19）阿司匹林　阿司匹林排泄减少。

（20）卡托普利　偶可致肾功能恶化。

（21）酒精　本药的利尿和降压作用增强。

（22）味精　可协同排钾，导致低钾血症和低钠血症。

（23）抗生素　本药使氨基糖苷类抗生素的清除率下降约 35%，与头孢菌素类合用增加肾毒性。

（24）噻嗪类药物　肾功能严重恶化。

（25）甘露醇　导致肾衰竭。

## 布美他尼
## Bumetanide

**【其他名称】** 百畅、畅苏、畅泽、丁胺速尿、丁苯氧酸、丁尿胺、丁氧苯酸、慧源、朗清、抒彤、卫信宏、辛帝、优布丁、Aquazone、Bumex、Burinex、Diurama、Fordiuran、Segurex

**【分类】** 泌尿系统用药 \ 利尿药 \ 袢利尿药

**【制剂规格】** 片剂　1mg。

注射液　2ml : 0.5mg。

粉针剂　① 0.5mg。② 1mg。

**【临床应用】**

说明书适应证

（1）水肿性疾病，如充血性心衰、肝硬化、肾脏疾病；与其他药合用治疗急性肺水肿和急性脑水肿等。

（2）高血压，尤适用于伴有肾功能不全或出现高血压危象时。

（3）预防 ARF。

（4）高钾血症及高钙血症。

（5）稀释性低钠血症，尤其是血钠浓度 < 120mmol/L 时。

（6）SIADH。

（7）急性药物、毒物中毒，如巴比妥类药物中毒等。

**【用法用量】**

**1. 说明书用法用量**

（1）水肿性疾病、高血压　①起始 0.5~2mg，p.o.，必要时每 4~5h 重复 1 次；也可每隔 1~2d 用药 1d。Max：10~20mg/d。②起始 0.5~1mg，i.m./i.v.，必要时每 2~3h 重复 1 次。Max：10mg/d。

（2）急性肺水肿　起始 1~2mg，i.v.，必要时每隔 20min 重复 1 次；也可 2~5mg 稀释后缓慢静滴（≥ 30~60min）。

**2. 其他用法用量**

［国内参考信息］

急性肺水肿及左心衰　0.5~1mg/ 次，i.m./i.v.，必要时 30min 后再给药 1 次。也可将本药 2~5mg 加入 5%GS 500ml 中静滴，30~60min 滴完。

［国外参考信息］

一般用法　（1）0.5~2mg/d，p.o.，必要时可间隔 4~5h 重复 1 次。Max：10mg/d。

使用维持剂量时，可隔日或每 3~4d 给药 1 次。间隔给药法可更安全有效地控制水肿。（2）首次常用量 0.5~1mg，i.m./i.v.（静注时间≥ 1~2min）。必要时可间隔 2~3h 再重复 1 次。Max：10mg/d。（3）将本药 12mg 加入 5%GS 500ml 中，i.v.gtt.，滴速为 0.9mg/h。

【禁忌证】

**其他禁忌证**

（1）对本药或磺胺类药物过敏者（国外资料）。

（2）电解质严重耗竭（国外资料）。

（3）无尿症（国外资料）。

（4）肝昏迷（国外资料）。

（5）孕妇。

【特殊人群用药】

**儿童** 慎用。新生儿用药间隔应延长。

**说明书用法用量**

**一般用法** 0.01~0.02mg/（kg·次），p.o./i.m./i.v.，必要时每 4~6h 给药 1 次。

**其他用法用量**

［国外参考信息］

一般用法 （1）＞ 6 个月：推荐 0.015~0.1mg/（kg·次），1~2 次 /d，p.o.。0.1~0.2mg/（kg·次），q.8~12h，i.m./i.v.。Max：≤ 0.3mg/（kg·d）。隔日或每 2~3d 给药 1 次维持。间隔给药法可更安全有效地控制水肿。（2）＜ 6 个月：剂量尚未确定。

**孕妇** 本药对妊娠高血压综合征（妊高征）无预防作用。孕妇（尤妊娠早期）应尽量避免使用。美国 FDA 妊娠安全性分级为：C 级；用于治疗妊高征时为：D 级。

**哺乳妇女** 慎用。

**肝功能不全者** 严重肝功能不全者慎用。肝功能衰竭的水肿患者用量不宜过大，应逐渐增量。

**肾功能不全 / 透析者** 无尿或严重肾功能不全者慎用，严重肾功能不全者用药间隔应延长。

**其他用法用量**

［国外参考信息］ 肾功能不全者静注 1mg 的负荷剂量后，再按 0.912mg/h 的速度静滴 12h，可减少不良反应。

【注意】

（1）慎用 ①胰腺炎或有胰腺炎病史者。②急性心肌梗死。③糖尿病。④高尿酸血症或有痛风病史者。⑤低钾血症或有低钾血症倾向者。⑥前列腺增生。⑦血容量过低（国外资料）。⑧血液恶病质（国外资料）。⑨低镁血症（国外资料）。⑩进行性少尿（国外资料）。⑪听功能损害（国外资料）。⑫ 严重肝功能损害因水电解质紊乱可诱发肝昏迷。⑬ 运动员慎用。

（2）交叉过敏 磺胺药、噻嗪类利尿药。

（3）对检验值 / 诊断的影响 可增加尿磷的排泄量，干扰尿磷的测定，可致血糖升高、尿糖阳性。

（4）用药相关检查 / 监测项目 用药期间随访检查：①血电解质（尤其是合用洋地黄类药物或皮质激素类药物、肝肾功能不全者）。②血压（尤其是用于降压或大剂量应用于老年人时）。③肾功能。④肝功能。⑤血糖。⑥血尿酸。⑦酸碱平衡情况。⑧听力。

【给药说明】

（1）配伍信息 本药注射液不宜加入酸性溶液中静滴，以免引起沉淀。

（2）其他 本药在临床主要用作呋塞米的代用品，对某些呋塞米无效的病例可能有效。

【不良反应】

（1）心血管 直立性低血压、休克、心律失常、特发性水肿加重、ECG 改变等。

（2）神经 头晕、头痛、肌肉强直、指（趾）感觉异常、扑翼样震颤等。肝脏疾患者可出现脑病。

（3）内分泌 / 代谢 低钾血症、低氯血症、低氯性碱中毒、低钠血症、低钙血症、血清肌酐升高、血磷改变、二氧化碳异常、碳酸氢盐异常、胆固醇浓度改变、甲状旁腺素水平升高、高血糖症、尿糖阳性、原有糖尿病加重、高尿酸血症、BUN 水平暂时性升高等。

（4）血液　粒细胞减少、血小板减少性紫癜、再障以及 Hb、PT、血细胞比容、WBC 及 WBC 分类计数异常。

（5）消化　纳差、恶心、呕吐、腹痛、腹泻、胰腺炎、肝功能损害、口干及 LDH、总蛋白、血清蛋白、ALT、ALP、AST 改变等。

（6）呼吸　胸痛、换气过度等。

（7）泌尿　肾结石、肾衰竭、蛋白尿、Ccr 改变。

（8）生殖　①遗精、阴茎勃起困难。②男性乳房发育。

（9）骨骼肌肉　肌肉痉挛性疼痛、关节痛。

（10）皮肤　皮疹、瘙痒。

（11）眼　玻璃体出血、囊下白内障、黄斑出现黄色渗出物等。

（12）耳　耳鸣、听力障碍、耳部不适等。

（13）其他　过敏反应（皮疹甚至心脏停搏等）、疲劳。

**【相互作用】**

（1）肾上腺皮质激素、促皮质素及雌激素　降低本药的利尿作用，并增加电解质紊乱（尤其是低钾血症）的发生率。

（2）非甾体类解热镇痛药　降低本药的利尿作用，增加肾损害风险。

（3）拟交感神经药及抗惊厥药　本药利尿作用减弱。

（4）降血糖药　降血糖药的疗效降低。

（5）抗凝药和抗纤溶药　降低上述药的作用。利尿后血容量下降，凝血因子浓度升高。

（6）多巴胺　加强本药的利尿作用。

（7）氯贝丁酯　两药作用均增强，并可出现肌肉酸痛、强直。

（8）非去极化肌松药　上述药作用增强（血钾下降）。

（9）两性霉素、头孢霉素、氨基糖苷类　肾毒性和耳毒性增加，尤其是原有肾功能损害时。

（10）锂剂　肾毒性明显增加，应尽量避免合用。

（11）抗组胺药物　耳毒性增加，易出现耳鸣、头晕、眩晕等。

（12）碳酸氢钠　发生低氯性碱中毒风险增加。

（13）巴比妥类药、麻醉药　易引起直立性低血压。

（14）抗痛风药　适当调整抗痛风药剂量。

（15）水合氯醛　可致出汗、面色潮红和血压升高（甲状腺素由结合状态转变为游离状态）。

（16）丙磺舒　不宜同用。

（17）酒精　增强本药的利尿和降压作用。

## 托拉塞米
## Torasemide

**【其他名称】** 丽泉、丽芝、拓赛、特苏敏、特苏尼、特苏平、维达通、优利德、伊迈格、益耐、泽通、Demadex、Torsemide、Unat

**【分类】** 泌尿系统用药\利尿药\袢利尿药

**【制剂规格】** 片剂　① 2.5mg。② 5mg。③ 10mg。④ 20mg。

胶囊　10mg。

注射液　① 1ml : 10mg。② 2ml : 20mg。③ 5ml : 50mg。

粉针剂　① 10mg。② 20mg。

**【临床应用】**

1. 说明书适应证

（1）用于充血性心力衰竭、肝硬化腹水、肾脏疾病所致的水肿，其中注射液用于需迅速利尿或不能口服利尿者。

（2）治疗原发性高血压。

2. 其他临床应用

（1）与其他药物合用治疗急性脑水肿。

（2）急、慢性心力衰竭。

（3）急、慢性肾衰竭（可增加尿量，促进尿钠排除）。

（4）继发性高血压。

（5）急性毒物或药物中毒。

【用法用量】

1. 说明书用法用量

（1）充血性心力衰竭所致水肿　①口服制剂：起始剂量10mg/ 次，qd.，p.o.，根据需要可增至20mg/ 次，qd.，p.o.。②注射剂：起始剂量为5mg/ 次或10mg/ 次，qd.，i.v.（缓慢）；也可用5%GS或NS稀释后静滴。若疗效不佳，可增至20mg/ 次，qd.。Max：40mg/d，疗程不超过1周。

（2）肝硬化腹水　起始剂量为5mg/ 次或10mg/ 次，qd.，i.v.（缓慢），也可用5%GS或NS稀释后静滴；如疗效不佳可增至20mg/ 次，qd.。Max：40mg/d，疗程不超过1周。

（3）肾脏疾病所致水肿　起始剂量一次静脉给予20mg，qd.，以后根据需要可逐渐增至最大剂量100mg/d，疗程不超过1周。

（4）原发性高血压　起始剂量为5mg/ 次，qd.，p.o.。若用药4~6周内疗效不佳，可增至10mg/ 次，qd.。若10mg/d的剂量仍未取得足够的降压作用，可考虑合用其他降压药。

2. 其他用法用量

［国内参考信息］

（1）肝硬化腹水　开始5~10mg/ 次，qd.，p.o./i.v.；以后可增至20mg/ 次，qd.。Max：40mg/d。

（2）急性或慢性肾衰竭　口服起始剂量为5mg，可增至20mg，均为qd.。必要时静注，剂量可用100~200mg。

［国外参考信息］

（1）充血性心力衰竭所致水肿　起始剂量为10~20mg/ 次，qd.，p.o.或静脉给予。根据临床反应，用量可逐渐加倍递增。对剂量＞200mg/d的研究尚不充分。

（2）肝脏疾病所致水肿　①口服制剂：起始剂量5mg/ 次或10mg/ 次，qd.，p.o.。根据临床反应，用量可逐渐加倍递增。对剂量＞40mg/d的研究尚不充分。肝硬化伴腹水者，10mg/d或20mg/d，p.o.，并合用醛固酮拮抗药或保钾利尿药。②注射剂：起始剂量为一次静脉给予5~10mg，qd.，并合用醛固酮拮抗药或保钾利尿药。根据临床反应，用量可逐渐加倍递增。对剂量＞40mg/d的研究尚不充分。

（3）肾衰竭所致水肿　起始剂量为20mg/ 次，qd.，p.o.或静脉给予。根据临床反应，用量可逐渐加倍递增。对剂量＞200mg/d的研究尚不充分。

（4）高血压　起始剂量为5mg/ 次，qd.，p.o.。若治疗4~6周后疗效不佳，则应增至10mg/d。

【禁忌证】

说明书禁忌证

（1）对本药或磺酰脲类药物过敏者。

（2）无尿。

（3）肝昏迷前期或肝昏迷。

（4）低血压。

（5）低血容量、低钾或低钠血症。

（6）严重排尿困难（如前列腺增生）。

【特殊人群用药】

**儿童**　慎用。有动脉导管未闭和肺透明膜病的早产儿因服用其他袢利尿药引起水肿的报道；也有患有肺透明膜病的早产儿服用其他袢利尿药后增加持续性动脉导管未闭的风险的报道。

**老人**　老年患者使用本药初期尤需注意监测血压、电解质及有无排尿困难。

**孕妇**　不推荐孕妇使用。美国FDA妊娠安全性分级为：B级。

**哺乳妇女**　不推荐哺乳妇女使用本药。

**肝功能不全者**　肝昏迷前期或肝昏迷者禁用，有肝硬化和腹水的肝病患者慎用。

其他用法用量

［国外参考信息］　本药10mg/d或20mg/d，并合用螺内酯100mg或200mg，可有效治疗肝硬化患者水肿。

**肾功能不全/透析者**　无尿者禁用。国外资料建议，严重肾脏疾病者慎用。

【注意】

（1）慎用　①贫血。②糖尿病。③痛风

或高尿酸血症。④高脂血症。⑤有胰腺炎病史者。（以上均为国外资料）

（2）用药相关检查/监测项目 定期检查电解质（特别是血钾，还包括血钙、血镁等）、BUN、肌酐、尿酸、血糖、血脂。开始治疗前排尿障碍必须纠正，特别对老年病人或治疗刚开始时要仔细监察电解质和血容量的不足和血液浓缩的有关症状。

（3）对驾驶/机械操作的影响 用药期间驾驶车辆或操作机械应谨慎。在刚开始用本药治疗，或由其他药物转为使用本药治疗，或开始一种新的辅助药物治疗时，个别患者警觉状态会受到影响。

**【给药说明】**

（1）给药条件 ①静注时须缓慢，时间＞2min，单次用药的剂量不可超过200mg。②开始用本药治疗前必须纠正排尿障碍，特别对老年患者或治疗开始时应监测电解质、血容量和血液浓缩的有关症状。③若需长期用药，建议尽早从静脉给药转为口服。静脉给药疗程限于1周。

（2）减量/停药条件 产生体液和电解质失衡、血容量不足、肾前性氮质血症者，实验室检查可观察到血钠升高或降低、血氯升高或降低、血钾升高或降低、酸碱平衡异常、BUN增加。若发生以上症状，需停药直至症状恢复，然后在低剂量下重新使用本药。

（3）配伍信息 可根据需要用NS或5%GS稀释本药，不应与其他药物混合后静注。

（4）其他 前列腺增生者有排尿困难，使用本药尿量增多可导致尿潴留和膀胱扩张。

**【不良反应】**

（1）心血管 房颤、胸痛、ECG异常、低血压、心/脑缺血所致心律失常、心绞痛、急性心肌梗死、昏厥、直立性低血压。血栓性并发症。

（2）神经 头晕、头痛、肢体感觉异常。眩晕。

（3）精神 失眠、神经质。精神紊乱。

（4）内分泌/代谢 严重口干、高血糖、低血钾、高尿酸血症、低钙血症。

（5）血液 低血容量、血栓形成。

（6）消化 食管出血、呕吐、食欲减退、胃肠出血，肝硬化腹水利尿过快：肝昏迷。发生恶心、腹泻、便秘、消化不良，常需停药。

（7）呼吸 鼻炎、咳嗽、咽喉痛。

（8）泌尿 排尿过多、肾前性氮质血症、排尿过多（常因此停药）、轻微血肌酐、BUN升高。

（9）生殖 阳痿。

（10）骨骼肌肉 肌肉痉挛，关节、肌肉痛。

（11）皮肤 皮疹、紫癜。

（12）眼 视觉障碍。

（13）耳 快速静注或口服：耳鸣、听力下降。

（14）其他 虚弱、疲乏、皮肤过敏、瘙痒、皮疹、光敏反应、洋地黄中毒症状。长期大量使用可能发生水和电解质平衡失调。罕见口干、肢体感觉异常。

**【药物过量】**

（1）表现 用药过量时由于体液和电解质的丢失可引起嗜睡、电解质紊乱和胃肠道症状。

（2）处理意见 采用对症及支持治疗，及时补充体液及电解质，并监测电解质。

**【相互作用】**

（1）丙磺舒 降低本药药效。

（2）吲哚美辛 可部分抑制本药促尿钠排泄作用，钠摄取正常（150mEq/d）者无此现象。

（3）NSAID 可降低袢利尿药药效。合用高剂量水杨酸类药时可见水杨酸毒性。

（4）考来烯胺 动物试验显示可降低本药口服吸收率，不推荐合用。

（5）去甲肾上腺素、肾上腺素、抗糖尿病药 本药可降低上述药的作用。

（6）地高辛 合用时本药AUC增加

50%，地高辛药动学无影响，合用无需调整本药剂量。

（7）氯吡格雷 高浓度氯吡格雷可干扰本药代谢。

（8）箭毒样肌松药、茶碱类药 上述药作用增强。

（9）盐皮质激素、糖皮质激素、轻泻剂 上述药钾消耗作用增强。

（10）强心苷类 本药所致低血钾可加重强心苷类的不良反应。

（11）洋地黄毒苷 可致继发于低血钾、低血镁的洋地黄中毒。

（12）ACEI 可致暂时性直立性低血压。

（13）氨基糖苷类抗生素（如卡那霉素、庆大霉素、妥布霉素）、头孢类抗生素、顺铂类药 本药高剂量时可加重上述药的耳毒性、肾毒性。

（14）螺内酯 本药药动学及利尿作用未见影响，螺内酯肾清除率下降、AUC增加，无需调整两者剂量。

（15）醛固酮拮抗药、保钾药 可防止低钾血症、代谢性碱中毒。

（16）酮色林 可致室性心律失常。

（17）锂 尚缺乏两者合用的相互作用研究，谨慎合用。

（18）依他尼酸 尚缺乏两者相互作用研究。

（19）西咪替丁 本药药动学、利尿作用未见影响。

（20）苯丙香豆素、相关香豆素衍生物 本药对上述药抗凝作用未见影响。

（21）格列苯脲、华法林 上述药与血浆蛋白的结合率未见影响。

（22）卡维地洛 卡维地洛药动学未见影响。

（23）β受体阻断药、ACE抑制药、钙通道阻断药、洋地黄毒苷、硝酸盐类 原发性高血压患者合用本药与β受体阻断药、ACE抑制药、钙通道阻断药，充血性心衰患者合用本药与洋地黄毒苷、ACE抑制药、硝酸盐类，未发现新的或预料之外的不良反应。

（24）可加强抗高血压药物的作用。

（25）食物 降低本药吸收率。

## 第二节 噻嗪类利尿药

### 氢氯噻嗪
### Hydrochlorothiazide

**【其他名称】** 氢氯苯噻、双氢克尿塞、双氢氯散疾、双氢氯噻嗪、双氢氯消疾、Chlorzide、Chlothia、Esidrex、Esidrix、Hydrodiuril、Oretic

**【分类】** 泌尿系统用药\利尿药\噻嗪类利尿药

**【制剂规格】** 片剂 ①10mg。②25mg。③50mg。

**【临床应用】**

**说明书适应证**

（1）水肿性疾病，如充血性心力衰竭、肝硬化腹水、肾病综合征、急慢性肾炎水肿、CRF早期、肾上腺皮质激素和雌激素治疗所致的水钠潴留。

（2）原发性高血压。

（3）中枢性或肾性尿崩症。

（4）肾结石，主要是预防钙盐形成的结石。

**【用法用量】**

**1. 说明书用法用量**

（1）水肿性疾病 25~50mg/次，1~2次/d，p.o.，或隔日治疗，或一周连服3~5d。

（2）高血压 单用本药时，25~100mg/d，分1~2次口服，并根据降压效果调整剂量。

2. **其他用法用量**

［国内参考信息］

（1）一般水肿性疾病 25~100mg/d，必要时可增至 100~200mg/d，分 2~3 次口服。宜从小剂量（12.5~25mg/d）开始用药，根据利尿情况逐步加量。近年多主张间歇用药，即隔日用药或 1~2 次 / 周，或连服 3~4d，停药 3~4d。

（2）心源性水肿 起始 12.5~25mg/d，p.o.，同时调整洋地黄用量。

（3）高血压 单用时，12.5~25mg/d，分 1~2 次口服。与其他抗高血压药合用，12.5mg/ 次，1~2 次 /d，p.o.。

（4）尿崩症 25mg/ 次，tid.，p.o.；或 50mg/ 次，bid.，p.o.。

**【禁忌证】**

**其他禁忌证**

对本药及磺胺类药物过敏者（国外资料）。

**【特殊人群用药】**

**儿童** 慎用于黄疸婴儿。

**说明书用法用量**

**一般用法** 1~2mg/（kg·d）或 30~60mg/（$m^2$·d），分 1~2 次口服，根据疗效调整剂量。＜6 个月的婴儿剂量可达 3mg/（kg·d）。

**老人**

**其他用法用量**

［国内参考信息］ 起始 12.5mg/ 次，qd.，并根据降压效果调整剂量。

**孕妇** 慎用。美国 FDA 妊娠安全性分级为：B 级 /D 级。

**哺乳妇女** 不宜服用。

**肝功能不全者** 严重肝功能损害者慎用。

**肾功能不全 / 透析者** 无尿或严重肾功能不全者慎用。

**【注意】**

（1）慎用 ①糖尿病。②高尿酸血症或有痛风病史者。③高钙血症。④低钠血症。⑤红斑狼疮。⑥胰腺炎。⑦交感神经切除者。⑧体育禁药（运动员）。⑨严重肝功损害，水电解质紊乱可诱发肝昏迷。⑩低钾血症。⑪黄疸婴儿及孕妇。

（2）交叉过敏 磺胺类、呋塞米、布美他尼、碳酸酐酶抑制药等。

（3）对检验值 / 诊断的影响 干扰蛋白结合碘的测定。糖耐量降低、血糖、尿糖、血胆红素、血钙、血尿酸、血胆固醇、甘油三酯、低密度脂蛋白（LDL）、VLDL 升高，血 $K^+$、$Mg^{2+}$、$Na^+$ 及尿钙升高。

（4）用药相关检查 / 监测项目 血压、血电解质、血糖、血尿酸、血肌酐、BUN。

**【给药说明】**

（1）给药条件 ①本药可单独用于轻度高血压，也可作为基础降压药与其他降压药配合使用。②应从最小有效剂量开始用药（减少反射性肾素和醛固酮的分泌）。③每日用药 1 次时，应在早晨用药。④高血压患者需手术时，术前不必停药。

（2）减量 / 停药条件 ①停药时应逐渐减量。②少尿或有严重肾功能障碍者，一般在采用最大剂量后 24h 内如无利尿作用时应停用。

（3）其他 ①肾衰竭者通常对本药不敏感。②用药时应多食用含钾食物或钾盐。有低钾血症倾向者，应酌情补钾或与保钾利尿药合用。

**【不良反应】** 本药大多数不良反应与剂量和疗程有关。

（1）心血管 长期应用：血压降低。

（2）神经 长期应用：眩晕。

（3）内分泌 / 代谢 ①水、电解质紊乱：口干、恶心、呕吐、极度疲乏无力、肌肉痉挛、肌痛、腱反射消失等，应减量或立即停药。①低钾血症，致严重快速性心律失常等。②低氯性碱中毒或低氯、低钾性碱中毒。③低钠血症，导致 CNS 症状及加重肾损害。④降低 GFR，减少血容量，加重氮质血症，对肾功能严重损害者可诱发肾衰竭。⑤长期应用时血氨升高。对肝功能严重损害者，有诱发肝性脑病的危险。⑥脱水：

可造成血容量和肾血流量减少，GFR 降低。⑦血钙浓度升高，血磷、镁及尿钙浓度降低。②糖耐量降低、血糖、尿糖升高。糖尿病患者病情可加重。③高尿酸血症，有痛风史者可致痛风发作。④长期用药：血胆固醇、TG、LDL 和 VLDL 水平升高，HDL 降低，可促进动脉粥样硬化。

（4）血液　WBC 减少或缺乏症、中性粒细胞减少、血小板减少性紫癜。

（5）消化　胆红素升高、胆囊炎、胰腺炎。有引起肝内阻塞性黄疸致死的报道。长期应用：食欲缺乏、恶心、呕吐、腹泻。

（6）生殖　性功能减退。

（7）皮肤　光敏性皮炎。

（8）眼　色觉障碍。

（9）其他　过敏反应：皮疹、荨麻疹等。长期应用：乏力、倦怠。

**【药物过量】**

处理意见　应尽早洗胃，对症支持治疗，并密切监测血压、电解质和肾功能。

**【相互作用】**

（1）肾上腺皮质激素、促皮质素、雌激素、两性霉素 B（静脉用药）降低本药利尿作用，增高电解质紊乱（尤低钾血症）发生率。长期服噻嗪类利尿药者，启用、停用或变更上述药用药方案时应严密监测钾平衡状况。

（2）NSAID　降低本药利尿、降血压作用，导致高血钾、肾脏毒性反应。合用吲哚美辛，可致 ARF。合用阿司匹林，可引起或加重痛风。

（3）拟交感胺类药　减弱本药利尿作用。

（4）育亨宾　拮抗利尿药的降压疗效，避免合用。

（5）美金刚　两者血药浓度均可改变，本药生物利用度可下降 20%。

（6）氯化钠　过量输入氯化钠溶液可消除本药降压利尿作用。

（7）考来烯胺　减少本药胃肠道吸收率，降低疗效。如需合用，服本药应早于考来烯胺至少 4h，必要时本药增量。

（8）甘草　增高低钾血症发生率，降低本药疗效。避免合用。

（9）氯磺丙脲　降低氯磺丙脲疗效，引发低钠血症。合用需严密监测血糖、电解质。

（10）抗凝药　合用可降低抗凝药的抗凝作用。

（11）降糖药　升高血糖水平，拮抗降血糖疗效，出现低钠血症。合用时监测血糖、电解质。

（12）乌洛托品　乌洛托品疗效降低。

（13）丙磺舒　降低丙磺舒疗效，合用应加大上述药的用量。

（14）降压药（如利舍平、胍乙啶、可乐定）利尿、降压作用加强。

（15）多巴胺　利尿作用加强。

（16）MAOI　加强降压效果。

（17）阿替洛尔　协同降压，合用控制 HR 效果优于单用阿替洛尔。

（18）溴丙胺太林　明显增加本药的胃肠道吸收。

（19）非去极化肌松药（如氯化筒箭毒碱）增强非去极化肌松药的作用。

（20）多非利特　增高心脏毒性反应的发生率。不可合用。建议停用多非利特至少 2d 再启用本药。

（21）锂剂　升高血锂浓度，加重锂的肾毒性。

（22）碳酸氢钠　发生低氯性碱中毒的危险增加。

（23）金刚烷胺　产生肾毒性。

（24）棉酚　增高低钾血症的发生率。不宜合用。

（25）三氧化二砷　增高 Q–T 间期延长的发生率。合用需极谨慎。

（26）银杏提取物　可使血压升高。需询问高血压者是否正在或计划服用银杏提取物。如需合用，应严密监测血压，权衡利弊用药。

（27）羟丁酸钠、利托君、洋地黄类药、胺碘酮　可致严重低钾血症。可增强洋地黄类药、胺碘酮等的毒性。

（28）Vit D　升高血钙浓度。

（29）碳酸钙　可致乳－碱综合征。服药期间避免钙摄入量过大，监测血钙浓度、甲状旁腺功能。

（30）二氮嗪　可引发高血糖，增强二氮嗪升血尿酸、降血压作用，避免合用。确需合用应严密监测血糖，酌情减少一药或两药剂量。

（31）抗肿瘤药（如环磷酰胺、甲氨蝶呤）　增加骨髓抑制的严重程度，合用需严密监测粒细胞水平。

（32）β－肾上腺素受体阻断药（如索他洛尔）　增高心脏毒性反应发生率，加重对血脂、尿酸、血糖浓度的影响。

（33）酮色林　可致室性心律不齐。确需合用应监测 ECG 或换用保钾利尿药。

（34）卡马西平、甲氧苄啶　可致低钠血症。合用需监测电解质状况，可停用利尿药或换用其他药。

（35）吩噻嗪类药　可致严重低血压或休克。

（36）巴比妥类药、ACEI　可致直立性低血压。

（37）抗痛风药　本药可升高血尿酸，合用抗痛风药应调整后者剂量。

（38）乙醇　易发生直立性低血压。

（39）食物　增加本药吸收量。咸食可拮抗本药降压利尿作用。

# 第三节　保钾利尿药

## 氨苯蝶啶
## Triamterene

【其他名称】 氨苯蝶呤、三氨苯蝶啶、三氨蝶啶、盐酸氨苯蝶啶、Dyrenium、Pterofen、Triamterene Hydrochloride、Urocaudol

【分类】 泌尿系统用药 \ 利尿药 \ 保钾利尿药

【制剂规格】 片剂　50mg。

【临床应用】

**说明书适应证**

（1）水肿性疾病，包括充血性心衰、肝硬化腹水、肾病综合征等，及肾上腺糖皮质激素治疗过程中发生的水钠潴留。

（2）特发性水肿。

【用法用量】

**说明书用法用量**

**一般用法**　开始 25~100mg/d，分 2 次口服。与其他利尿药合用时应减量。维持阶段可改为隔日疗法，Max：≤ 300mg/d。

【禁忌证】

**1. 说明书禁忌证**

高钾血症。

**2. 其他禁忌证**

（1）对本药过敏者。

（2）无尿。

（3）严重或进行性加重的肾脏疾病。

（4）严重肝脏疾病。

【特殊人群用药】

**儿童**

**说明书用法用量**

**一般用法**　开始 2~4mg/（kg · d）[ 或 120mg/（$m^2$ · d）]，分 2 次口服，每日或隔日服用，以后酌情调整剂量。Max：≤ 6mg/（kg · d）[ 或 300mg/（$m^2$ · d）]。

**老人**　较易发生高钾血症和肾损害。

**孕妇**　慎用。美国 FDA 妊娠安全性分级为：B 级。

**哺乳妇女**　慎用。

**肝功能不全者**　慎用，严重肝脏疾病者禁用。

**肾功能不全/透析者**　肾功能不全者慎用，严重或进行性加重的肾脏疾病者禁用，

**【注意】**

（1）慎用　①肾结石或有肾结石病史者。②高尿酸血症或有痛风病史者。③糖尿病。④低钠血症。⑤酸中毒。⑥运动员。

（2）对检验值/诊断的影响　①可干扰荧光法测定血奎尼丁浓度的结果。②血糖（尤其糖尿病患者）、血肌酐和BUN（尤其肾功能损害时）、血浆肾素、血钾、血镁、血尿酸及尿中尿酸排泄量的测定值升高。③血钠降低。④尿钙排泄可增高，干扰有关钙代谢紊乱疾病的诊断。

（3）用药相关检查/监测项目　①用药前应监测血钾浓度。②长期应用时，应定期监测BUN。

**【给药说明】**

（1）给药条件　①宜从最小有效剂量开始使用。②若一日给药1次，应于早晨给药，以免夜间排尿次数增多。③应于进食时或餐后服药，以减少胃肠道反应，并可能提高本药的生物利用度。

（2）减量/停药条件　为防止反跳性钾丢失，应逐渐停药。

**【不良反应】**

（1）神经　头晕、头痛、嗜睡、软弱。

（2）内分泌/代谢　高钾血症、低钠血症。长期使用：血糖升高。

（3）血液　粒细胞减少甚至缺乏、血小板减少性紫癜、巨幼细胞贫血。

（4）消化　口干、肝损害。恶心、呕吐、胃痉挛及腹泻等胃肠道反应。

（5）泌尿　淡蓝色荧光尿、肾结石。

（6）皮肤　光敏感。

（7）其他　皮疹、呼吸困难等过敏反应。

**【相互作用】**

（1）NSAID（尤其是吲哚美辛）　可降低本药的利尿和降血压作用，导致高血钾。合用时注意监测血压、体重、尿量、血钾和肌酐浓度。

（2）甘珀酸钠、甘草类制剂　可降低本药的利尿作用，应避免合用。

（3）拟交感神经药物（如麻黄碱、伪麻黄碱）　可降低本药的降压作用，不宜合用。

（4）雷尼替丁　减弱本药利尿效果，但可能不影响保钾作用。合用时注意监测利尿效果和血钾浓度，酌情调整本药剂量。

（5）肾上腺皮质激素（尤其是具有较强盐皮质激素作用者）、促皮质素　能减弱本药的利尿作用，而拮抗本药的潴钾作用。

（6）雌激素　减弱本药的利尿作用。

（7）洋地黄毒苷　本药可降低洋地黄毒苷疗效。合用时禁止补钾，以防血钾过高。

（8）华法林　华法林的抗凝作用减弱。

（9）多巴胺　能增强本药的利尿作用。

（10）抗糖尿病药　合用时上述药应适当加大剂量。此外，本药可降低二甲双胍的肾清除率，而增高其血药浓度，合用需注意监测和调整剂量。

（11）三氧化二砷　可增高Q–T间期延长的发生率，合用需谨慎。

（12）金刚烷胺　本药可升高金刚烷胺血药浓度，增加毒性反应发生率。合用需监测金刚烷胺毒性反应征象，必要时减量。

（13）氯化铵、完全胃肠道外营养剂　易发生代谢性酸中毒。

（14）地高辛　本药可延长地高辛$t_{1/2}$。

（15）引起血压下降的药物　可增强利尿和降压作用。

（15）锂剂　可加强锂的肾毒性作用。

（17）肾毒性药物　可增加肾毒性。

（18）棉酚　与利尿药合用可增高低钾血症的发生率。服用利尿药期间不宜合用棉酚。

（19）含钾药物、库存血（含钾30mmol/L，如库存10d以上含钾可达65mmol/L）、ACEI、血管紧张素Ⅱ受体拮抗药、环孢素、螺内

酯　增加高钾血症发生率。与阿米洛利合用，可导致严重高钾血症，不可合用。

（20）葡萄糖胰岛素液、碱剂、钠型降钾交换树脂　减少高钾血症的发生。

（21）噻嗪类利尿药或汞剂利尿药　可升高血尿酸，必要时可加用抗痛风药。

（22）富含钾的食物　同时摄入本药和富含钾的食物会增加高钾血症发生率。

## 螺内酯
## Spironolactone

**【其他名称】** 安体舒通、螺旋内酯、螺旋内酯固醇、螺旋内酯甾醇、螺旋内酯甾酮、使尔通、Aldactone、Antisterone、Spirolone

**【分类】** 泌尿系统用药＼利尿药＼保钾利尿药

**【制剂规格】** 片剂　20mg。

胶囊　20mg。

**【临床应用】**

**说明书适应证**

（1）与其他利尿药合用于充血性水肿、肝硬化腹水、肾性水肿等、特发性水肿。

（2）高血压的辅助治疗。

（3）诊断和治疗原发性醛固酮增多症。

（4）合用噻嗪类利尿药，增强利尿效应，预防低钾血症。

**【用法用量】**

**说明书用法用量**

（1）水肿性疾病　起始40~120mg/d，分2~4次p.o.，至少连服5d，以后酌情调整剂量。

（2）高血压　起始40~80mg/d，分次p.o.，至少用药2周，以后酌情调整剂量。

（3）原发性醛固酮增多症　术前患者，100~400mg/d，分2~4次p.o.。不宜手术者选用较小剂量维持。

（4）诊断原发性醛固酮增多症　长期试验，400mg/d，分2~4次p.o.，连用3~4周；短期试验，400mg/d，分2~4次p.o.，连用4d。

**【禁忌证】**

**1. 说明书禁忌证**

高钾血症。

**2. 其他禁忌证**

（1）对本药及其他磺酰胺类药物过敏者。

（2）肾衰竭。

**【特殊人群用药】**

**儿童**

**说明书用法用量**

水肿性疾病　起始1~3mg/（kg·d）[或30~90mg/（$m^2$·d）]，单次或分2~4次p.o.，连用5d后酌情调整剂量。Max：3~9mg/（kg·d）[或90~270mg/（$m^2$·d）]。

**老人**　开始用量宜偏小。

**孕妇**　慎用，且用药时间宜短。美国FDA妊娠安全性分级为：C级。

**哺乳妇女**　慎用。

**肝功能不全者**　慎用。

**肾功能不全/透析者**　肾衰竭者禁用，无尿或肾功能不全者慎用。

**【注意】**

（1）慎用　①低钠血症。②酸中毒。③乳房增大或月经失调。

（2）对检验值/诊断的影响　本药可使荧光法测定血浆皮质醇浓度升高，故取血前4~7d应停用本药或改用其他测定方法。服药后血浆肾素浓度升高。

（3）用药相关检查/监测项目　用药前应检测血钾浓度。用药期间也必须密切随访血钾浓度和ECG。

**【给药说明】**

（1）给药条件　①用药应个体化，从最小有效剂量开始使用。②若一日服药1次，则应于早晨服药。③宜进食时或餐后服药，以减少胃肠道反应，并可能提高本药的生物利用度。④本药起效较慢，维持时间较长，故首日剂量可增至常规剂量的2~3倍，以后酌情调整剂量。在与其他利尿药合用时，可先于其他利尿药2~3d服用。在已应用其他利尿药后再加用本药时，其他利尿药的剂量应在最初 2~3d 减量 50%，以后酌情调整剂量。停药时，本药应先于其他利尿药 2~3d 停用。⑤用药期间禁补钾，以防血钾过高。

（2）其他　本药对肝硬化和肾病综合征有效，而对充血性心衰效果较差。单用本药时利尿作用往往较差，故常与噻嗪类、髓袢利尿药合用，既能增强利尿效果，又可防止低血钾。

**【不良反应】**

（1）神经　长期或大剂量：行走不协调、头痛。

（2）精神　长期或大剂量：嗜睡、精神紊乱。

（3）内分泌 / 代谢　高钾血症；血浆肾素、血镁、血钾升高，尿钙排泄增多，而尿钠排泄减少；低钠血症；轻度高氯性酸中毒。长期用药：男子乳腺发育；女性乳房胀痛、声音变粗、毛发增多、月经失调。

（4）消化　恶心、呕吐、胃痉挛、腹泻、消化性溃疡。

（5）泌尿　暂时性血清肌酐、BUN 升高。

（6）生殖　长期用药：阳痿、性功能低下。

（7）其他　过敏反应：皮疹、呼吸困难。长期服用本药和氢氯噻嗪：乳腺癌。

**【相互作用】**

（1）肾上腺皮质激素（尤具较强盐皮质激素作用者）、促皮质素　减弱本药利尿作用，拮抗本药潴钾作用。

（2）雌激素、甘珀酸钠、甘草类制剂　降低本药利尿作用。

（3）拟交感神经药　降低本药降压作用。

（4）NSAID（尤吲哚美辛）　降低本药利尿作用，合用时肾毒性增加。

（5）双香豆素　明显降低口服双香豆素的抗凝血作用，避免同用。

（6）华法林　华法林的抗凝作用减弱。

（7）多巴胺　增强本药利尿作用。

（8）引起血压下降的药　可增强利尿、降压作用。

（9）噻嗪类利尿药、汞剂利尿药　增强利尿作用，抵消噻嗪类利尿药的排钾作用。

（10）地高辛等强心苷　地高辛等强心苷 $t_{1/2}$ 延长而致中毒。

（11）氯化铵、考来烯胺　易发生代谢性酸中毒。

（12）锂盐　血锂浓度升高，避免合用。

（13）肾毒性药　增加肾毒性。

（14）含钾药、库存血、ACEI、血管紧张素Ⅱ受体拮抗药、环孢素　增加高钾血症发生率。

（15）葡萄糖胰岛素液、碱剂、钠型降钾交换树脂　减少高钾血症的发生。

（16）抗糖尿病药　不宜合用。

（17）右丙氧芬　可见男性乳房女性化、皮疹。

# 第二章 泌尿道解痉药

## 奥昔布宁
## Oxybutynin

【其他名称】 艾柯令、奥宁、迪盼、惠欣能、捷赛、氯化羟丁宁、尿多灵、羟丁宁、爽妙、依静、盐酸奥昔布宁、盐酸羟丁宁、Oxibutinina Hydrochloride、Oxibutynin、Oxybutynin Hydrochloride、Oxybutynine、Pasmonul、Tropax

【分类】 泌尿系统用药 \ 泌尿道解痉药

【制剂规格】 片剂 5mg。

片剂（盐酸盐） 5mg。

胶囊（盐酸盐） 5mg。

缓释片（盐酸盐） 10mg。

【临床应用】

**说明书适应证**

缓解膀胱功能障碍所致的尿频、尿急、尿失禁、夜尿和遗尿等症状。

【用法用量】

**说明书用法用量**

**一般用法** （1）普通制剂：5mg/ 次，2~3 次 /d，p.o，最多服用 4 次 /d。（2）缓释片：起始 5mg/ 次，qd.；然后根据疗效和耐受性逐渐加量，增量 5mg/ 次，一般每隔 1 周增加 1 次。Max：30mg/d，p.o.。

【禁忌证】

1. 说明书禁忌证

（1）青光眼。

（2）部分或完全性胃肠道梗阻。

（3）麻痹性肠梗阻、肠张力降低的老年或衰弱者。

（4）重症肌无力。

（5）膀胱出口和尿道阻塞性疾病。

（6）出血期心血管功能不稳定者。

2. 其他禁忌证

（1）对本药过敏者。

（2）反流性食管炎。

【特殊人群用药】

**儿童** ＜ 18 岁者用药的安全性和有效性尚未确立。＜ 5 岁不推荐使用。

**说明书用法用量**

**一般用法** ＞ 5 岁：5mg/ 次，bid.，p.o.，最多服用 3 次 /d。

**老人** 慎用。≤ 78 岁者，药动学参数与年轻成人相当。

**其他用法用量**

［国外参考信息］ 2.5~5mg/ 次，tid.，p.o.。

**孕妇** 孕妇和计划妊娠妇女应权衡利弊后使用。美国 FDA 妊娠安全性分级为：B 级。

**哺乳妇女** 慎用。

**肝功能不全者** 肝脏疾病患者慎用。

**肾功能不全 / 透析者** 肾脏疾病患者慎用。

【注意】

（1）慎用 ①心律失常。②充血性心衰。③冠心病。④高血压。⑤自主神经疾病。⑥伴有食管裂孔疝的消化性食管炎。⑦回肠和结肠造口术后。⑧溃疡性结肠炎。⑨甲亢。⑩前列腺增生。

（2）对驾驶 / 机械操作的影响 司机、机器操作者、高空作业者及从事危险工作者应注意。

【给药说明】

（1）给药条件 ①本药慎与不易变形的固体食物同服。②本药缓释片需随液体吞服，不能嚼碎或压碎，但可根据 half 线掰开半片服用。③本药缓释片超剂量使用期间，应考虑其持续释放的药理特征，需监测患者至少 24h。

（2）其他 ①高温环境下服用本药易引起中暑。②伴感染的患者应合并使用相应的抗菌药物。

【不良反应】

（1）心血管 高血压、心悸、心动过速和血管扩张等。

（2）神经 眩晕、倦怠。

（3）精神 嗜睡、失眠、幻觉、烦躁、神经质和精神错乱等。

（4）内分泌 / 代谢 抑制泌乳。

（5）消化 口干、消化不良、食管炎、恶心、呕吐、便秘、腹泻等。

（6）呼吸 鼻炎、鼻窦炎、咽炎、上呼吸道感染、咳嗽、支气管炎。

（7）泌尿 尿路感染、排尿不畅、残余尿量增加、尿潴留、膀胱炎等。

（8）生殖 ED。

（9）骨骼肌肉 关节炎等。

（10）皮肤 皮肤瘙痒、红斑、皮肤潮红。

（11）眼 视物模糊、瞳孔散大、眼睛干燥、睫状肌麻痹等。

（12）其他 过敏反应，表现为荨麻疹等。

【药物过量】

（1）表现 主要为抗毒蕈碱样作用，表现为嗜睡、幻觉、瞳孔散大、尿潴留及异位性室性心律。

（2）处理意见 应立即停药，并进行对症和支持治疗，可能需服用活性炭和泻药。

【相互作用】

（1）西沙必利、氯米帕明 本药可降低上述药的疗效。

（2）其他药物 本药可影响其他药物的吸收。

（3）呋喃妥因 有协同作用。

（4）普鲁卡因 可对窦房结传导产生协同的抗迷走神经作用。

（5）阿托品 疗效与不良反应均增强。

（6）乙醇 加重本药所致的嗜睡症状。

## 盐酸黄酮哌酯
## Flavoxate Hydrochloride

【其他名称】 贝斯清、畅尔达、渡洛捷、福来威克斯、黄酮哌酯、吉时达、津源灵、洛沃克、泌尿灵、乾乐、优必达、Bladderon、Flavoxate、GENURIN、Soolda、Spasuret、Urispadol、Urispas

【分类】 泌尿系统用药 \ 泌尿道解痉药

【制剂规格】 片剂 ① 100mg。② 200mg。

胶囊 200mg。

【临床应用】

1. 说明书适应证

（1）膀胱和前列腺疾病所致的尿急、尿频、夜尿、上耻骨痛及尿失禁等症状。

（2）肾结石、尿道结石、导管插入、膀胱镜检及下尿道手术所致的痉挛症状。

（3）女性生殖道疾患所致的痉挛症状。

2. 其他临床应用

老年人尿频、尿急和急迫性尿失禁。

【用法用量】

1. 说明书用法用量

一般用法 200mg/ 次，3~4 次 /d，p.o.。

2. 其他用法用量

［国内参考信息］ 严重者可达 1200mg/d，p.o.。

【禁忌证】

1. 说明书禁忌证

（1）幽门或十二指肠梗阻。

（2）贲门失弛缓症。

（3）梗阻性小肠损害或绞痛。

（4）胃肠道出血。

（5）非代偿性下尿路梗阻。

（6）有神经精神症状。

（7）严重心、肝、肾功能不全者。

2. 其他禁忌证

（1）对本药过敏者。

（2）闭角型青光眼。

【特殊人群用药】

儿童 ＜12 岁不宜服用。

**孕妇** 慎用，特别是妊娠早期。美国 FDA 妊娠安全性分级为：B 级。

**哺乳妇女** 尚不明确。

**肝功能不全者** 严重肝功能不全者禁用。

**肾功能不全 / 透析者** 严重肾功能不全者禁用。

**【注意】**

（1）慎用 ①青光眼。②白内障。③残余尿量较多者。

（2）对驾驶 / 机械操作的影响 驾驶员及机械操作者在工作期间不宜使用本药。

**【给药说明】**

（1）给药条件 ①饭后服药可减轻或避免胃肠道反应。②泌尿生殖道感染者，需进行抗感染治疗。

（2）其他 ①长期应用安全性较高。②本药勿与大量 Vit C 或钾盐合用。

**【不良反应】**

（1）心血管 心率加快。

（2）神经 轻微嗜睡。

（3）精神 精神错乱。

（4）血液 嗜酸性粒细胞增多、可逆性 WBC 减少等。

（5）消化 恶心、呕吐、腹胀、腹痛、口干、消化道蠕动减少、便秘。

（6）泌尿 尿潴留。

（7）眼 视物模糊、调节麻痹、瞳孔放大、眼压增高。

（8）其他 发热。

**【相互作用】**

（1）拟副交感神经药 两者的药理作用可能相互抑制。

（2）MAOI 可能增强本药的抗毒蕈碱作用。

（3）其他具抗毒蕈碱作用的药物（如金刚烷胺、某些抗组胺药、吩噻嗪类抗精神病药、三环类抗抑郁药） 抗毒蕈碱作用可能增强。

# 第三章　尿崩症用药

## 醋酸去氨加压素
## Desmopressin Acetate

**【其他名称】** 安立停、的斯加压素、弥柠、弥凝、去氨加压素、依他停、Desmopressin、MINIRIN、Octostim

**【分类】** 泌尿系统用药\尿崩症用药

**【制剂规格】** **片剂**　① 100μg。② 200μg。

**注射液**　① 1ml∶4μg（按去氨加压素计为3.56μg）。② 1ml∶15μg。③ 2ml∶30μg。

**鼻喷雾剂**　2.5ml∶250μg（每喷 10μg）。

**滴鼻液**　2.5ml∶250μg。

**【临床应用】**

**1. 说明书适应证**

（1）中枢性尿崩症。

（2）≥ 6 岁者的夜间遗尿症。

（3）介入性治疗或诊断性手术前，使延长的出血时间缩短或恢复正常；先天性或用药物诱发的血小板功能障碍、尿毒症、肝硬化及不明病因所致的出血时间延长。

（4）对本药试验剂量呈阳性反应的轻、中度甲型血友病及血管性血友病，以控制及预防小型手术时的出血。

（5）肾尿液浓缩功能试验，有助于对肾功能的诊断，对于诊断尿道感染的程度尤其有效。

**2. 其他临床应用**

（1）颅外伤或手术所致暂时性尿崩症。

（2）尿崩症的诊断和鉴别诊断。

**【用法用量】**

**1. 说明书用法用量**

（1）中枢性尿崩症　①起始 100μg/ 次，tid.，p.o.，以后根据疗效调整剂量。总量200~1200μg/d。多数适宜 100~200μg/ 次，tid.，p.o.。②不适宜鼻腔给药者，使用本药注射液，根据患者的尿量和尿渗透压而调整剂量。常用量 1~4μg/ 次，1~2 次 /d，i.v.。

（2）夜间遗尿症　首次用量 200μg，睡前口服，疗效不显著可增至 400μg，连续使用 3 个月后至少停用 1 周，以评估是否需继续治疗。

（3）控制出血或手术前预防出血　0.3μg/（kg· 次），溶于 NS 50~100ml 中，在 15~30min 内静滴。若效果显著，可间隔 6~12h 重复 1~2 次；若再次重复给药可能降低疗效。

（4）肾尿液浓缩功能试验　常用量 4μg/次，i.h./i.m.。使用本药后 1h 内排出的尿液不计入，此后 8h 内收集尿液 2 次以测量尿渗透压。多数患者用药后尿渗透压的正常值为 800mOsm/kg。若低于这个水平应重复试验；若仍低于该值，表明肾尿液浓缩功能受到损害，应进一步检查以便确诊。

**2. 其他用法用量**

［国内参考信息］

（1）中枢性尿崩症　①鼻喷雾剂，开始时 10μg，睡前喷鼻，以后根据尿量每晚递增 2.5μg，直至获得良好睡眠。若全天尿量仍较大，可于早晨再加 10μg 喷鼻，并根据尿量调整用量，直至获得满意疗效。维持量 10~40μg/d，分 1~3 次喷鼻。②滴鼻液，起始 10μg/ 次滴鼻，逐渐调整至最适剂量，3~4 次 /d。③ 2~4μg/d，i.h.，通常早晚各 1 次。

（2）夜间遗尿症　①开始时睡前 10μg 经鼻给药，每侧 1 次，一日总量 20μg；根据患者反应调整用量，通常一日总量为 10~40μg。② 2~4μg/d，i.h.，通常早晚各 1 次。

（3）甲型血友病　① 16~32μg/ 次，q.12h，i.h. 或静脉给药（静滴时将药物溶于 NS 30ml 内快速滴入）。②经鼻给予 16~32μg/次，q.12h。

（4）血管性血友病　① 0.4μg/（kg· 次），

q.8~12h，i.h. 或静脉给予（静滴时将药物溶于 NS 30ml 内快速滴入）。②轻度出血者，也可经鼻给予 0.4μg/（kg · 次），q.8~12h。

（5）肾脏浓缩功能试验　经鼻给予 40μg。

**【禁忌证】**

**1. 说明书禁忌证**

（1）对本药过敏者。

（2）Ⅱ B 型血管性血友病。

（3）习惯性或精神性烦渴症（24h 尿量 ≥ 40ml/kg）。

（4）心功能不全。

（5）不稳定型心绞痛。

（6）因其他疾病需服利尿药者。

（7）中、重度肾功能不全（Ccr ＜ 50ml/min）。

（8）SIADH。

（9）低钠血症。

**2. 其他禁忌证**

（1）对防腐剂过敏者。

（2）急迫性尿失禁（国外资料）。

**【特殊人群用药】**

**儿童**　慎用于年幼患儿。

**1. 说明书用法用量**

（1）中枢性尿崩症　① 100μg/ 次，p.o.，tid.。②不适宜鼻腔给药者，可用本药注射液，根据患者的尿量和尿渗透压调整剂量。＞ 1 岁，0.1~1μg/ 次，i.v.，1~2 次 /d；婴儿的用药经验有限，建议首剂量 0.05μg，i.v.，然后根据患儿的尿量和电解质状态给予静滴。

（2）肾尿液浓缩功能试验　婴儿，0.4μg/ 次，i.h./i.m.；＞ 1 岁，1~2μg/ 次，i.h./i.m.。建议对儿童首先使用鼻腔给药制剂。

**2. 其他用法用量**

［国内参考信息］

（1）中枢性尿崩症　①经鼻给药，＜3 个月，用量目前尚无完整资料。3 个月至 12 岁，起始 5μg/ 次，睡前喷鼻，以后根据尿量每晚递增 2.5μg，直至获得良好睡眠。若全天尿量仍较大，可于早晨再加 5μg 喷鼻，并根据尿量调整剂量，直至获得满意疗效；维持量 2~4μg/（kg · d）或 5~30μg/d 喷鼻（总量 ≤ 30μg/d），1~2 次 /d。②＜ 1 岁，0.2~0.4μg/ 次，i.v.。

（2）夜间遗尿症　使用鼻用制剂，＜ 6 岁，用量目前尚无完整资料；＞ 6 岁，起始量为睡前 10μg 经鼻给药，每侧 1 次，总量为 20μg/d，并根据患者反应调整维持剂量，总量 10~40μg/d。

（3）肾尿液浓缩功能试验　＞ 1 岁，经鼻给予 10~20μg。

**老人**　＞ 65 岁者不建议使用本药，尤其在可能导致体液或电解质失衡的情况下。

**孕妇**　慎用。也有资料建议孕妇禁用。美国 FDA 妊娠安全性分级为：B 级。

**哺乳妇女**　可经乳汁分泌，但母乳中含量远低于影响利尿所需量。

**肾功能不全 / 透析者**　中、重度肾功能不全者（Ccr ＜ 50ml/min）禁用。

**【注意】**

（1）慎用　①水电解质紊乱。②具颅内压升高危险者。③高血压（国外资料）。④冠状动脉疾病（国外资料）。

（2）用药相关检查 / 监测项目　①需监测尿量、渗透压和体重，必要时监测血浆渗透压。②用于治疗或控制出血时，需监测血压（甲型血友病患者还应定期监测Ⅷ :C 的水平）。

**【给药说明】**

（1）给药条件　①治疗夜间遗尿症时，用药前 1h 至用药后 8h 内需限制饮水量。②用于诊断检查及肾脏浓缩功能试验时，用药前 1h 至用药后 8h 内饮水量 ≤ 500ml。③本药注射液通常采用静脉给药，但若需要也可肌内或皮下给药。

（2）减量 / 停药条件　①经鼻给药后，鼻黏膜出现瘢痕、水肿或其他病变时，应停止经鼻给药法。②特别注意水潴留的危险性，应尽量减少水的摄入量并定期测体重。

用药期间若患者出现体重逐渐增加、血钠 < 130mmol/L、血浆渗透压 < 270mmol/kg、水电解质紊乱急性并发症时，应大量减少水的摄入量并暂停用药。

（3）其他　①糖尿病、器官病变导致的尿频或多尿不适宜用本药治疗。②本药不能缩短因血小板明显减少而引起的出血时间延长。

【不良反应】

（1）心血管　血压升高、紫绀、心肌缺血。高剂量：血压一过性降低、反射性心动过速、给药时面部潮红。脑血管、冠状动脉血栓形成。

（2）神经　头痛。高剂量：疲倦、眩晕。

（3）精神　情绪障碍。儿童：兴奋过度、具攻击性、恶梦。

（4）内分泌 / 代谢　低血钾、低钠血症。

（5）血液　血小板减少。

（6）消化　腹痛、胃痛、恶心。

（7）呼吸　鼻充血、鼻出血、鼻炎。

（8）生殖　子宫绞痛。

（9）其他　肿胀、烧灼感、皮肤红斑；皮肤过敏反应。注射给药：注射部位疼痛、肿胀。

【药物过量】

（1）剂量　使用常规剂量也会因液体摄入过量而导致水中毒。静脉给药 0.3μg/kg 或鼻腔给药 2.4μg/kg 均可引起成人或儿童低钠血症或惊厥。另一方面，5 个月的婴儿鼻腔给药 40μg 以及 5 岁儿童鼻腔给药 80μg 未出现任何症状。新生儿注射给药 4μg 可引起少尿和体重增加。

（2）表现　过量用药会增加水潴留和低钠血症的危险性，引起头痛、恶心、水潴留、低钠血症、少尿、抽搐和肺水肿。

（3）处理意见　用药过量可洗胃或口服活性炭，限制液体，检查电解质状况。对无症状的低钠血症者，除停药外，应限制饮水；有症状者，除上述治疗外，可滴注等渗或高渗氯化钠溶液；当体液潴留症状严重时需加服呋塞米。

【相互作用】

（1）格列本脲　抑制本药效应。

（2）二甲硅油　降低本药吸收。

（3）洛哌丁胺　可使本药血药浓度上升 3 倍，增加水潴留 / 低钠血症的发生率。

（4）利尿药、三环类抗抑郁药、氯丙嗪、氯磺丙脲、氯贝丁酯、卡马西平　增加水潴留或抗利尿作用，避免合用。必需合用时本药从较小剂量开始，渐调至最适。

（5）NSAID　可致水潴留 / 低钠血症，应严格控制饮水并监测血钠水平。

（6）辛伐他汀、吲哚美辛　增强患者对本药的反应，不影响本药作用持续时间。

（7）食物　用药时或用药前 1.5h 食用脂肪摄入量为 27% 的标准餐，本药吸收率降低 40%。

## 鞣酸加压素
## Vasopressin Tannate

【其他名称】必压生、长效尿崩停、加压素、抗利尿激素、血管加压素、Arginine Vasopressin、Pitressin、Pitressin Tannate、Vasopressin

【分类】泌尿系统用药 \ 尿崩症用药

【制剂规格】注射液（油质注射液）5ml : 100mg。

【临床应用】

**1. 说明书适应证**

中枢性尿崩症。

**2. 其他临床应用**

（1）脑外科手术或头颅创伤后多尿的初期治疗。

（2）其他药物效果不佳的腹部肌肉松弛。

（3）辅助治疗消化道疾病引起的急性大出血（国外资料）。

【用法用量】

**1. 说明书用法用量**

**一般用法**　20~100mg/ 次，i.m.（深部），

根据病情确定用量，耐受量低者不可多用，耐受量高者可注射 100mg。

**2. 其他用法用量**

［国内参考信息］

一般用法 4~10mg/ 次，i.m.。初次剂量可自 2~4mg 开始，逐渐增加至有效量。中枢性尿崩症患者应根据用药后多尿减轻情况决定给药间隔时间。

**【禁忌证】**

**1. 说明书禁忌证**

（1）动脉硬化。

（2）心力衰竭。

（3）冠状动脉疾病。

（4）孕妇。

**2. 其他禁忌证**

（1）对加压素或本药过敏者（国外资料）。

（2）高血压。

（3）慢性肾炎氮质潴留时（国外资料）。

**【特殊人群用药】**

**儿童** 尚不明确。

**孕妇** 禁用。美国 FDA 妊娠安全性分级为：B 级或 C 级。

**哺乳妇女** 尚不明确。

**【注意】**

慎用 （1）不能耐受快速细胞外液潴留者。（2）癫痫。（3）偏头痛。（4）哮喘。（以上均选自国外资料）

**【给药说明】**

（1）给药条件 治疗尿崩症时禁止静脉给药，仅在紧急处理消化道出血时才采用静脉给药。

（2）配伍信息 本药注射液使用前应摇匀。

（3）其他 使用本药长效制剂比其他制剂更易出现水潴留。

**【不良反应】**

（1）心血管 静脉或动脉给药：室性心律不齐、冠脉收缩、胸痛、心肌缺血或梗死。大剂量：血压升高、心律失常、心绞痛或心肌梗死、周围血管收缩。

（2）内分泌 / 代谢 水潴留。

（3）消化 大剂量：嗳气、恶心、呕吐、腹泻、腹部或胃部绞痛等。

（4）生殖 大剂量：子宫痉挛。

（5）皮肤 末梢血管注射：皮肤坏疽。注射部位易出现血栓及局部刺激，在同一部位重复肌注，可引起局部严重炎症反应，故应注意更换注射部位。大剂量：皮疹。

（6）其他 过敏反应，表现为荨麻疹、发热、支气管痉挛、神经性皮炎及休克。大剂量：痉挛、盗汗。

**【相互作用】**

尚不明确。

# 第四章 脱水药

## 甘露醇
## Mannitol

【其他名称】 甘露糖醇、己六醇、木蜜醇、Cordycepic Acid、D–Mannitol、Manicol、Manita、Manna Sugar、Mannidex、Osmitrol、Pearlitol

【分类】 泌尿系统用药\脱水药

【制剂规格】注射液 ① 20ml∶4g。② 50ml∶10g。③ 100ml∶20g。④ 250ml∶50g。⑤ 500ml∶100g。⑥ 3000ml∶150g。

【临床应用】

说明书适应证

（1）各种原因引起的脑水肿，降低颅内压并防止脑疝。

（2）降低眼内压，应用其他降眼内压药无效时或眼内手术前准备。

（3）渗透性利尿，鉴别肾前性因素或ARF引起的少尿；预防各种原因引起的急性肾小管坏死。

（4）辅助治疗肾病综合征、肝硬化腹水，尤伴低蛋白血症时。

（5）某些药过量或毒物中毒，促进药物或毒物排泄，防止肾毒性。

（6）经尿道内前列腺切除术的冲洗剂。

（7）术前肠道准备。

【用法用量】

1. 说明书用法用量

（1）利尿 1~2g/（kg·次），20%溶液250ml，i.v.gtt.，并调整剂量使尿量维持在30~50ml/h。

（2）脑水肿、颅内高压和青光眼 0.25~2g/（kg·次），配制成15%~25%溶液于30~60min内静滴。衰弱患者应减至0.5g/kg。严密随访肾功能。

（3）鉴别肾前性少尿和肾性少尿 0.2g/（kg·次），配制成20%溶液于3~5min内静滴，若用药2~3h后尿量仍＜30~50ml/h，最多再试用1次，仍无反应则应停药。已有心功能减退或心力衰竭者慎用或不宜使用。

（4）预防急性肾小管坏死 先给药12.5~25g于10min内静滴，若无特殊情况，再给50g于1h内滴完，若尿量能维持在＞50ml/h，则可继续应用5%溶液，若无效则立即停药。

（5）药物、毒物中毒 以20%溶液静滴50g，调整剂量使尿量维持在100~500ml/h。

（6）肠道准备 10%溶液1000ml，术前4~8h口服，于30min内服完。

2. 其他用法用量

［国内参考信息］

减轻脊髓水肿和继发性损害 用20%溶液，250ml/次，bid.，i.v.gtt.，连用5~7次。

【禁忌证】

1. 说明书禁忌证

（1）已确诊为急性肾小管坏死的无尿患者。

（2）严重脱水。

（3）颅内活动性出血。

（4）急性肺水肿或严重肺淤血。

2. 其他禁忌证

孕妇。

【特殊人群用药】

儿童

1. 说明书用法用量

（1）利尿 15%~20%溶液：0.25~2g/（kg·次）或60g/$m^2$，i.v.gtt.，2~6h内滴完。

（2）脑水肿、颅内高压和青光眼 1~2g/或30~60g/（$m^2$·次），以15%~20%溶液于30~60min内静滴，衰弱患儿减至0.5g/kg。

（3）鉴别肾前性少尿和肾性少尿 15%~20%溶液：0.2g/（kg·次）或6g/（$m^2$·次），

i.v.gtt.，3~5min 滴完。若用药后 2~3h 尿量无明显增多，可再用 1 次，仍无反应则停药。

（4）药物、毒物中毒　5%~10% 溶液，2g/kg 或 60g/$m^2$，i.v.gtt.。

2. **其他用法用量**

［国内参考信息］

（1）脑水肿　首剂 0.5~0.75g/kg，i.v.，以后 0.25~0.5g/（kg · 次），q.4~6h。

（2）预防急性肾小管坏死　1~2g/（kg · 次），i.v.gtt.。

**老人**　适当控制用量。

**孕妇**　禁用。美国 FDA 妊娠安全性分级为：C 级。

**哺乳妇女**　是否经乳汁分泌尚不明确。

**肾功能不全 / 透析者**　严重肾功能不全者慎用。

**【注意】**

（1）慎用　①明显心肺功能损害。②高钾血症或低钠血症。③低血容量。④对本药不能耐受。

（2）用药相关检查 / 监测项目　血压、肾功能、电解质（尤其是 $Na^+$ 和 $K^+$）及尿量。

**【给药说明】**

（1）给药条件　①除作肠道准备用外，其他治疗时均应静脉给药。②根据病情选择合适的浓度和剂量，避免不必要的高浓度和大剂量用药。③当药物浓度 > 15% 时，应使用有过滤器的输液器。④静滴时若漏出血管外，可用 0.5% 普鲁卡因液局部封闭，并作热敷处理。⑤治疗水杨酸盐或巴比妥类药物中毒时，应合用碳酸氢钠以碱化尿液。

（2）配伍信息　①本药避免与血液配伍，否则会引起血液凝集及 RBC 不可逆皱缩。②避免与氯化钠、氯化钾等无机盐类药物配伍，以免这些药物引起甘露醇结晶析出。③本药遇冷易结晶，故用前应仔细检查。若有结晶，可置热水中或用力振荡待结晶完全溶解后再使用。

（3）其他　①使用低浓度和含氯化钠溶液的甘露醇能降低过度脱水和电解质紊乱发生率。②大剂量给药不出现利尿反应，但可显著升高血浆渗透浓度，故应警惕发生血高渗状态。

**【不良反应】**

（1）心血管　血栓性静脉炎。静滴过快：心动过速、心力衰竭。

（2）神经　静滴过快：头痛、眩晕。大量细胞内液转移至细胞外可致 CNS 症状。

（3）内分泌 / 代谢　高渗性非酮症糖尿病昏迷；快速大量静注：稀释性低钠血症、高钾血症；大量细胞内液转移至细胞外可致组织脱水。

（4）消化　口干；静滴过快：恶心、呕吐。

（5）泌尿　排尿困难；静滴过快：尿潴留、脱水；过度利尿导致血容量减少，加重少尿。大剂量长时间给药：肾小管损害、血尿。老年人、低钠、脱水者：渗透性肾病。

（6）眼　静滴过快：视物模糊。

（7）其他　①过敏反应：皮疹、荨麻疹、呼吸困难、过敏性休克。静滴 3~5min 后出现打喷嚏、流鼻涕、舌肿、呼吸困难、意识丧失等，应立即停药对症处理。②静滴过快：胸痛、寒战、发热、注射部位轻度疼痛。③药物外渗可致组织水肿，渗出较多可致组织坏死。

**【药物过量】**

处理意见　应尽早洗胃并给予支持、对症处理，密切随防血压、电解质和肾功能。

**【相互作用】**

（1）亚硝脲类抗癌药、丝裂霉素　上述药毒性减轻，不影响化疗疗效。

（2）两性霉素 B　两性霉素 B 肾损害减轻。

（3）秋水仙碱　秋水仙碱不良反应减轻。

（4）顺铂　同时缓慢静滴，顺铂的肾和胃肠道反应减轻。

（5）利尿药、碳酸酐酶抑制药　上述药的利尿和降眼内压作用增强，合用应调整剂量。

（6）洋地黄类药　洋地黄类药毒性增强。

## 甘油果糖氯化钠
## Glycerol and Fructose

【其他名称】 布瑞得、甘果糖、甘瑞宁、固利压、善君力、Glycerin Fructose、Glycerol

【成分】 甘油、果糖、氯化钠

【分类】 泌尿系统用药\脱水药

【制剂规格】 **注射液** ① 250ml（含甘油25g、果糖12.5g、氯化钠2.25g）。② 500ml（含甘油50g、果糖25g、氯化钠4.5g）。

【临床应用】

**1. 说明书适应证**

脑血管病、脑外伤、脑肿瘤、颅内炎症及其他原因引起的颅内压增高及脑水肿。

**2. 其他临床应用**

（1）改善脑梗死、脑内出血、蛛网膜下隙出血、头部外伤、脑脊髓膜炎等疾病导致的意识障碍、神经障碍和自觉症状。

（2）脑外伤手术时及术后。

（3）青光眼及眼外科手术时。

【用法用量】

**1. 说明书用法用量**

**一般用法** 250~500ml/次，1~2次/d，i.v.gtt.。滴速≤3ml/min。可根据年龄、症状适当增减用量。

**2. 其他用法用量**

［国内参考信息］ 一日总量以1000ml为宜。

（1）减小脑容积　500ml/次，于30min内静滴。

（2）降低眼压和减小眼容积　250~500ml/次，于45~90min内静滴。

【禁忌证】

**说明书禁忌证**

（1）对本药制剂成分过敏者。

（2）遗传性果糖不耐受症。

（3）无尿或肾衰竭。

（4）严重脱水。

（5）高钠血症。

（6）严重心衰。

【特殊人群用药】

**儿童** 尚不明确。

**老人** 慎用。一旦发现水、电解质水平出现异常，应在监护下使用本药。严重肾功能不全的老年患者，可引起血容量明显增加，加重心脏负荷，诱发或加重心力衰竭。

**孕妇** 不推荐使用。

**哺乳妇女** 不推荐使用。

**肾功能不全/透析者** 肾功能不全者慎用，无尿或肾衰竭者禁用。

【注意】

慎用 （1）严重活动性颅内出血无手术条件时。（2）严重循环系统功能障碍。（3）溶血性贫血。（4）尿崩症。（5）糖尿病。

【给药说明】

（1）给药条件　①本药只能静脉给药，使用时不要漏出血管外。②本药含氯化钠，用时须注意食盐摄入量。③怀疑有急性硬膜下、硬膜外血肿者，应先处理出血灶，确认不再出血后方可应用本药。④长期使用本药要注意防止水、电解质紊乱。

（2）其他　①本药适用于需长时间降低颅内压者，尤其适用于有肾功能损害而不能使用甘露醇者。②眼科手术中，因会引起尿意，应在术前先行排尿。

【不良反应】 本药不良反应少而轻微，且耐受性良好。

（1）神经　头痛。

（2）内分泌/代谢　高钠血症、低钾血症；大量、快速输入：乳酸中毒。

（3）血液　溶血。

（4）消化　口渴、恶心。

（5）泌尿　血尿或血红蛋白尿，与滴速过快有关，应严格控制滴速（2~3ml/min）。一旦出现，应及时停药，2d内即可消失。

（6）皮肤　瘙痒、皮疹。

（7）其他　倦怠感。

【相互作用】

降低颅内压及眼压的药物　合用时应调整剂量。

# 第五章　其他泌尿系统用药

## 美托拉宗
## Metolazone

**【其他名称】** 甲苯喹噻酮、甲苯喹唑酮、美扎拉宗、Diulo、Metenix、Mykrox、Zaroxolyn

**【分类】** 泌尿系统用药\其他泌尿系统用药

**【制剂规格】** 片剂　① 2.5mg。② 5mg。③ 10mg。

**【临床应用】**

**其他临床应用**

（1）水肿性疾病（包括充血性心力衰竭、肾功能不全所致水肿）。

（2）高血压。

**【用法用量】**

**其他用法用量**

［国内参考信息］

（1）水肿　起始剂量为 5~10mg/ 次，qd.，p.o.，必要时可达 20mg/d，但不宜＞80mg/d。

（2）高血压　2.5~5mg/ 次，qd.，p.o.，可单用，也可与其他降压药合用。

［国外参考信息］

（1）心源性水肿及肾性水肿　起始剂量为 5~20mg/d，qd.，p.o.。

（2）高血压　起始剂量为 2.5~5mg/ 次，qd.，p.o.；维持剂量为 5~20mg/ 次，qd.，p.o.。

**【禁忌证】**

**其他禁忌证**

（1）对本药或磺胺类药物过敏者（国外资料）。

（2）无尿者（国外资料）。

（3）肝昏迷前期及肝昏迷。

**【特殊人群用药】**

**儿童**　不宜使用。

**孕妇**　国内有资料认为孕妇不宜使用。美国 FDA 妊娠安全性分级为：B 级。

**哺乳妇女**　不宜使用。

**肝功能不全者**　慎用。

**肾功能不全/透析者**　据国外资料，肾功能不全者慎用，无需调整剂量。本药不会降低肾血流量及 GFR，严重肾功能损害者（如 GFR ＜ 20ml/min 者）尚可使用，但 GFR ＜ 10ml/min 者疗效差。血透者，每次透析后无需补充剂量。

**【注意】**

（1）慎用　①低血压。②糖尿病。③高尿酸血症或痛风。④电解质紊乱。⑤ SLE。（以上均为国外资料）

（2）交叉过敏　本药与磺胺类药物、噻嗪类药物、喹乙宗可能存在交叉过敏。

（3）用药相关检查/监测项目　水肿患者应监测尿量改变及体重变化情况；必要时监测血、尿电解质平衡情况。

**【给药说明】**

给药条件　既往有过敏史或哮喘史者易发生过敏反应，应注意。

**【不良反应】**

（1）心血管　心悸、胸痛、室颤、静脉栓塞、坏死性脉管炎、直立性低血压。

（2）神经　头痛、头晕、虚弱、眩晕、昏厥。

（3）精神　精神抑郁。

（4）内分泌/代谢　血钾降低、血钠降低、血钙升高、血尿酸升高、血糖升高等。

（5）血液　中性粒细胞减少、贫血。

（6）消化　肝炎、肝内胆汁淤积性黄疸。

（7）泌尿　遗尿。

（8）生殖　阳痿。

（9）皮肤　结节样皮疹。

**【相互作用】**

参见氢氯噻嗪。

## 托特罗定
## Tolterodine

**【其他名称】** 贝可、布迈定、得妥、富马酸托特罗定、海正内青、酒石酸托特罗定、乐在、美朋、宁通、舍尼亭、司培尔、特苏安、Detrusitol、Tolterodine Fumarate、Tolterodine Tartrate

**【分类】** 泌尿系统用药\其他泌尿系统用药

**【制剂规格】** 片剂（酒石酸盐） ① 1mg。② 2mg。

胶囊（酒石酸盐） 2mg。

缓释胶囊（酒石酸盐） ① 2mg。② 4mg。

**【临床应用】**

**说明书适应证**

膀胱过度兴奋引起的尿频、尿急或急迫性尿失禁等。

**【用法用量】**

**1. 说明书用法用量**

**一般用法** 普通制剂：推荐起始 2mg/次，bid.，p.o.；根据患者反应及耐受程度调整，可减至 1mg/次，bid.，p.o.。正在服用 CYP 3A 4 抑制剂者，推荐 1mg/次，bid.，p.o.。

**2. 其他用法用量**

［国外参考信息］ 缓释剂：起始 4mg/次，qd.，p.o.，根据疗效及耐受程度调整，可减至 2mg/次，qd.，p.o.。

**【禁忌证】**

**说明书禁忌证**

（1）对本药过敏者。

（2）尿潴留。

（3）胃潴留。

（4）严重溃疡性结肠炎。

（5）中毒性巨结肠。

（6）重症肌无力。

（7）未经控制的窄角型青光眼。

**【特殊人群用药】**

**儿童** 不推荐使用。

**孕妇** 慎用。美国 FDA 妊娠安全性分级为：C 级。

**哺乳妇女** 用药时应暂停哺乳或避免用药。

**肝功能不全者** 慎用。明显肝功能不全者，一次剂量不得＞ 1mg。

**1. 说明书用法用量**

**一般用法** 普通制剂：推荐 1mg/次，bid.，p.o.。

**2. 其他用法用量**

［国外参考信息］ 缓释剂：2mg/次，qd.，p.o.。

**肾功能不全/透析者** 肾功能不全者慎用。

**其他用法用量**

［国外参考信息］ 同肝功能不全者。

**【注意】**

（1）慎用 ①食管裂孔疝。②有幽门狭窄等胃潴留风险者。③有膀胱出口梗阻等尿潴留风险者。④自主神经性疾病。

（2）用药相关检查/监测项目 监测心率及收缩压（尤其是心血管疾患者）、膀胱内压，检查常规血液生化指标。

（3）对驾驶/机械操作的影响 本药可致视物模糊，影响反应时间，用药期间驾车、操作机器、进行危险作业者应注意。

**【给药说明】**

给药条件 用药时间＞ 6 个月者应考虑是否需进一步治疗。

**【不良反应】** 本药不良反应一般可耐受，停药后即可消失。

（1）心血管 心动过速、外周性水肿。

（2）神经 嗜睡、神经过敏、感觉异常、头痛、眩晕、头昏、自主神经调节失调。

（3）精神 精神错乱、幻觉。

（4）消化 口干、呕吐、消化不良、便秘、腹痛、腹胀。

（5）呼吸 鼻充血、声嘶。

（6）泌尿　尿潴留、排尿困难。

（7）皮肤　皮肤干燥。

（8）眼　眼调节失调、眼睛干燥。较高剂量：畏光、视物模糊。

（9）其他　胸痛、过敏反应。

**【药物过量】**

（1）表现　志愿者最大剂量为单剂12.8mg，最严重的不良反应是眼调节失调和排尿困难。

（2）处理意见　洗胃和给予活性炭，并予对症处理：①严重的中枢抗胆碱作用，可予毒扁豆碱。②惊厥或明显的兴奋状态，可予苯二氮䓬类药。③呼吸功能失调，可予人工呼吸。④心动过速，可予 β-受体阻断药。⑤尿闭，可予插导尿管。⑥瞳孔放大，可予匹鲁卡品滴眼，或将患者置于暗室。

**【相互作用】**

（1）甲氧氯普胺、西沙必利　本药可降低上述药的胃动力作用。

（2）CYP 3A 4 强效抑制药，如大环内酯类抗生素（红霉素、克拉霉素）、抗真菌药（酮康唑、咪康唑、伊曲康唑）、蛋白酶抑制剂（环孢素、长春碱）等　可致代谢功能不良者的血药浓度增加，潜在药物过量风险，不建议合用，必须合用时应注意调整剂量。

（3）氟西汀　本药代谢减少、AUC 增加、活性代谢物的 $C_{max}$ 及 AUC 下降，合用无需调整剂量。

（4）华法林　健康个体合用未见明显相互作用，有致 INR 升高的报道，增加出血风险，合用注意调整剂量。

（5）复方口服避孕药（左炔诺孕酮/炔雌醇）　未见相互作用。

（6）食物　对本药生物利用度影响不明显。

# 生殖系统药

# 第一章 女性生殖系统药

## 第一节 雌激素类及相关药

### 雌二醇
### Estradiol

【其他名称】 爱斯妥、补佳乐、苯甲酸雌二醇、苯甲酸求偶二醇、丙酸雌二醇、得美素、妇舒宁、更乐、环戊丙酸雌二醇、康美华、诺坤复、欧适可、求偶二醇、松奇、十一酸雌二醇、戊酸雌二醇、协坤、伊尔、伊司乐、意泰丽、Aquadiol、Benztrone、Climara、Dermestril、Diogyn、Estradiol Benzoate、Estradiol Cyclopentylpropionate、Estradiol Cypionate、Estradiol Dipropionate、Estradiol Hemihydrate、Estradiol Undecylate、Estradiol Valerate、Estradiolum、Estrofem、Fem 7、Fematrix、Happier、Oesclim、Oestradiol、Oestrogel、Progynova、Vagifem

【分类】 生殖系统药\女性生殖系统药\雌激素类及相关药

【制剂规格】 片剂 1mg。

片剂（戊酸） ① 0.5mg。② 1mg。③ 2mg。

缓释片（戊酸） 1mg。

注射液 1ml∶2mg。

注射液（戊酸） ① 1ml∶5mg。② 1ml∶10mg。

注射液（苯甲酸） ① 1ml∶1mg。② 1ml∶2mg。

贴片（半水合雌二醇） 1.5mg（以 $C_{18}H_{24}O_2 \cdot 1/2H_2O$ 计）。

控释贴片 ① 2.5mg（4.0cm×2.6cm）。② 4mg。

凝胶 ① 80g。② 0.06%（1g 凝胶含 $E_2$ 0.6mg）。

软膏（苯甲酸） 1.5g∶1.35mg。

【临床应用】

1. 说明书适应证

（1）雌激素缺乏综合征，包括 ①绝经后的更年期症状，或卵巢切除后及非癌性疾病放射性去势后的雌激素不足的症状，如潮热、阵发性出汗、睡眠障碍、情绪抑郁、易怒、头痛及头晕。②与低雌激素水平相关的泌尿生殖器官萎缩，如阴道干燥、尿急。③预防具有骨折高危因素女性（如绝经期妇女）的骨矿物质含量的丢失。

（2）垂体与卵巢内分泌失调引起的闭经、月经异常、功能性子宫出血、子宫发育不良。

（3）晚期转移性乳腺癌（绝经期后妇女）。

（4）晚期前列腺癌。

（5）用作避孕药，与孕激素类药合用抑制排卵。

2. 其他临床应用

（1）前列腺增生。

（2）退乳。

（3）痤疮，可用于病情较重的男性病例，女性患者则可选用雌－孕激素复合制剂。

【用法用量】

1. 说明书用法用量

（1）缓解雌激素缺乏症状 ①使用雌二醇片，起始剂量：1~2mg/d，p.o.。若 1~2mg/d 的剂量仍未能缓解血管舒缩症状，则应改用 4mg/d。通常 1mg/ 次，qd.，p.o.，不要间断。子宫切除及绝经后的妇女可在任一日开始服药。若患者仍有月经周期，则应在出血的第 5 日开始服药。②使用戊酸雌二醇注射液，5~10mg/ 次，i.m.，每 1~4 周 1

次。③使用戊酸雌二醇片，1mg/d，饭后用水吞服，根据病情可酌情增减。按周期序贯疗法，每经过21d的治疗后，须停药至少1周。④使用半水合雌二醇贴片，贴于皮肤的不同部位。开始治疗时，1次/周（即每周更换一个新的贴片，总是在每周的同一日）。若这一剂量不能很好地缓解症状，数月后可增至同一时间2贴。最大剂量为2贴同时使用，每周更换，不能超时。若持续出现过量的症状（如乳腺胀痛），则应相应减量。可使用3周一个循环，停用1周或持续应用。子宫内膜完整的妇女必须加用孕激素，每个周期至少10d，停用孕激素后，会发生规律的子宫内膜突破出血。孕激素必须在雌激素治疗的最后10~14d应用。⑤使用控释贴片，1片/周，连用3周，停止1周。并于使用贴片的最后5日加用醋酸甲孕酮4mg，qd.，连续5d。⑥苯甲酸雌二醇软膏外用，1.5g（含苯甲酸雌二醇1.35mg或雌二醇0.98mg）/次，涂于干净皮肤上（如手臂内侧、下腹部、腰部、臀和大腿等部位），qd.，每月按月历1~24d连用，15~24d每日合用安宫黄体酮片4mg，p.o.。

（2）预防骨矿物质的丢失　1~2mg/d，p.o.，可充分抑制骨矿物质的丢失。

（3）围绝经期综合征　①苯甲酸雌二醇，1~2mg/次，i.m.，2~3次/周。②戊酸雌二醇，1mg/d，饭后服，可酌情增减，连用21d，停药至少1周后开始下一疗程。

（4）子宫发育不良　苯甲酸雌二醇，1~2mg/次，i.m.，每2~3d给药1次。

（5）回乳　苯甲酸雌二醇，2mg/d,i.m.，不超过3d，其后减量至生效停药。

（6）晚期前列腺癌　戊酸雌二醇，30mg/次，i.m.，每1~2周1次，可按需调整用量。

**2. 其他用法用量**

［国内参考信息］

（1）雌激素替代治疗　雌二醇，0.5~1.5mg/次，i.m.，2~3次/周；替代治疗平均剂量：0.2~0.5mg/d。或戊酸雌二醇，5~10mg/次，i.m.，每1~2周1次，平均每2周5~20mg。

（2）人工月经周期　于出血第5日起肌注雌二醇，1mg/d。注射第16日起，加用黄体酮10mg/d，i.m.，两药同时用完，下次出血第5日再重复疗程，一般需用2~3个周期。

（3）功能性子宫出血　雌二醇或苯甲酸雌二醇，4~6mg/d，i.m.，待血止后逐渐减量至每1~2d给药1mg，至止血后第21日停药；止血后第14日开始加黄体酮注射，10mg/d，Max：≤12mg/d。

（4）回乳　在乳房未胀前，雌二醇，4mg/次，qd.，i.m.，连用3~5d。或戊酸雌二醇，10mg/次，i.m.。

（5）晚期前列腺癌　苯甲酸雌二醇，1~2mg/次，i.m.，2~3次/周。

（6）前列腺增生　苯甲酸雌二醇，1~2mg/次，i.m.，2~3次/周。

（7）其他临床用法　外用凝胶。①绝经妇女：每日早晨或晚间涂2.5g于手臂、肩部、头颈部、腹部或大腿部及面部，涂后约2min即干。连用24d，自第13日开始加服黄体酮100mg/d，连用12d，休息1周，再重复治疗。②尚未绝经妇女：于月经周期第6日开始，2.5g/d涂于皮肤，连用25d，后13d加服黄体酮，100mg/d。

**【禁忌证】**

**说明书禁忌证**

（1）对本药过敏者。

（2）已知或怀疑乳癌，或有乳癌病史。

（3）已知或怀疑雌激素依赖性肿瘤，如子宫内膜癌。

（4）原因不明的阴道不规则出血。

（5）中、重度子宫内膜异位症。

（6）急性或慢性（严重）肝脏疾病、肝脏疾病后肝功能未恢复到正常水平、Rotor's综合征、Dubing-Johnson综合征。

（7）严重肾脏疾病。

（8）卟啉病。

（9）镰刀细胞性贫血。

（10）活动性血栓性静脉炎或血栓栓塞、有因服用雌激素而致血栓性静脉炎或血栓形成等病史者。

（11）伴有血管病变的严重糖尿病。

（12）脂肪代谢的先天性异常。

（13）确诊或怀疑妊娠。

（14）哺乳妇女。

（15）儿童。

**【特殊人群用药】**

**儿童**　易引起儿童早熟，儿童不应使用。

**老人**　可用于绝经后妇女。

**孕妇**　妊娠期间使用雌激素，可能导致胎儿畸形。用药后所生女婴可能出现生殖道异常，女婴成年后发生阴道腺病、宫颈鳞状上皮发育不良或宫颈腺癌的危险性增加。已知或可能怀孕时不应使用。美国 FDA 妊娠安全性分级为：X 级。

**哺乳妇女**　雌激素可分泌入乳汁，并可抑制泌乳，哺乳妇女禁用。用于回奶时需停止哺乳。

**肝功能不全者**　急性或慢性（严重）肝脏疾病、肝脏疾病后肝功能未恢复到正常水平、Rotor's 综合征、Dubing-Johnson 综合征者禁用。轻、中度肝脏疾病者慎用。

**肾功能不全 / 透析者**　严重肾脏疾病者禁用，轻、中度肾功能不全者慎用。

**【注意】**

（1）慎用　①有乳腺癌家族史，或有乳腺结节、乳腺囊性纤维瘤及乳房 X 线像异常者。②轻度子宫内膜异位症及子宫良性肿瘤（子宫肌瘤）。③癫痫。④抑郁症。⑤偏头痛。⑥手足抽搐。⑦小舞蹈病。⑧垂体肿瘤（下丘脑肿瘤）。⑨严重高血压及心功能不全。⑩脑血管或冠状动脉疾患。⑪高血脂。⑫哮喘。⑬皮肤过敏。⑭糖尿病。⑮代谢性骨病伴高血钙。⑯凝血危险性增大时（如凝血异常、长期卧床、静脉曲张、某些恶性疾病、某些心脏疾病）。⑰内耳迷路骨性硬化伴有进行性听力丧失（耳硬化症）。⑱体液潴留（国外资料）。⑲胆囊疾病（国外资料）。⑳有高脂蛋白血症家族史（国外资料）。

（2）药物对检验值 / 诊断的影响　①美替拉酮（Metyrapone）试验反应减低。②去甲肾上腺素导致的血小板凝集可增加。③磺溴酞钠（BSP）潴留增加。④用血清蛋白结合碘（PBI）测试甲状腺功能，$T_4$ 的结合增加，$T_3$ 血清树脂的摄取减低，这是由于血清甲状腺结合球蛋白（TBG）增多所致。放射性碘（$^{131}I$）及血清 TSH 则不受雌激素的影响。

（3）用药相关检查 / 监测项目　①用药前及用药期间应定期体检血压、乳房、腹部、盆腔器官以及宫颈细胞涂片等。②用药期间应监测：①血压。②肝功能。③阴道脱落细胞。④全面体检（每 6~12 个月 1 次），尤其是对子宫内膜的厚度和乳腺的检查。⑤宫颈细胞学检查（1 次 / 年）。③静脉血栓栓塞或以前有因使用雌激素出现血栓栓塞的女性，应定期检查，特别是血液凝固相关的检验。④若在治疗期间或治疗停止后短期内出现异常或不规律流血，则有必要作诊断性吸宫或刮宫活检以排除恶性子宫肿瘤的可能性。⑤接受抗高血压治疗或有癫痫、偏头痛、糖尿病、哮喘病或心衰的女性，需进行定期检查。

**【给药说明】**

（1）给药条件　①在开始用任何雌激素替代治疗前，应进行全面的体格检查，并记录既往完整的病史和家族病史，特别应进行血压测量以及乳房、腹部和妇科检查。②主要采用肌注或外用给药。③应使用本药的最低有效量，时间尽可能缩短，以减少不良反应的发生。④促进性征发育应在骨龄大于 13 岁以后开始用药，以免引起骨骺早闭。⑤男性患者以及子宫切除的女性患者，通常采用周期治疗，即用药 3 周停药 1 周，相当于自然月经周期中雌激素的变化情况。有子宫的女性，为避免过度刺激，可在月经周期的最后 10~14d 加用孕激素，模拟自然周期中的激素水平。⑥曾使用过非对抗雌激素治疗的女性，在开始用本药前，应特别注意检查是否有子宫内膜过度刺激/恶变状况。⑦在治疗子宫内膜异位症时，开始治疗前应先排除妊娠可能，治疗期间采取可靠避孕方法。⑧使用贴片时，揭除贴片上的保护膜后应立即贴于清洁干燥、无外伤的下腹部或臀部皮肤。贴片的部位应经常更换，同一部位皮肤不宜连续贴2次，不可贴于乳房部位。贴片会固定于皮肤，洗澡、淋浴和体力活动不会影响其功能。不要用湿衣物或浴巾擦洗。每个贴片可使用7d，若贴片在7d更换之前自行脱落，换上一贴新的贴片，但要在前1周的同一日更换下一贴。贴片不宜直接暴露于阳光下。⑨本药凝胶剂不可口服。外用最佳部位为躯干部、上肢及腿内侧。忌用于乳房、外阴和阴道黏膜处。使用时间最好在每日早晨或晚间沐浴后。涂药后稍等片刻，待药物干后再穿内衣。⑩本药软膏禁涂于乳房及黏膜区域。⑪长期使用本药以预防骨矿物质丢失时，应限用于骨折危险增加的女性。

（2）减量/停药条件 ①长期或大量使用本药者，停药或减量时须逐步进行。②肢体固定术（如事故后）前应停药，择期手术前应停药6周，以减少血栓发生的危险性，并防止卧床时间延长。③出现以下情况时应立即停药：第1次发生偏头痛或频繁发作少见的严重头痛、突发性感觉障碍（如视觉或听觉障碍）、血栓性静脉炎或血栓栓塞的前兆指征（如异常的腿痛或腿肿、不明原因的呼吸或咳嗽时的刺痛感）、胸部疼痛及紧缩感、癫痫发作次数增加、血压显著升高及发生黄疸、肝炎、全身瘙痒。

（3）其他 ①子宫内膜完整仍有生育能力的妇女，在使用本药和孕激素的治疗中，仍应采用非激素类药物避孕。②研究显示，激素替代治疗可能会增加凝血的危险性（尤其是治疗的第1年），与未使用替代治疗的女性相比，主要是通过凝血因子Ⅲ发挥作用；在这些研究中还发现，肺栓塞危险性增加主要通过凝血因子Ⅱ起作用。③个别良性或恶性肝脏肿瘤患者，服用激素类药物后，可能发生危及生命的腹腔内出血。因此，若发生异常的上腹部症状，且短时间内不自行消失，应加以注意。④一般来说，用雌激素治疗不宜＞1年而不作体格检查，包括妇科检查。⑤本药产品诺坤复（1mg）无避孕作用。

**【不良反应】**

（1）心血管 突发的血压升高。

（2）神经 困倦、精神抑郁、严重的或突发的头痛、共济失调、不自主运动（舞蹈症），胸、上腹（胃）、腹股沟或腿痛、臂或腿无力或麻木、突然言语或发音不清。

（3）内分泌/代谢 踝部及足背水肿、乳房胀痛或肿胀、体重增加或减少、乳腺出现小肿块。

（4）血液 凝血的危险性增加（尤激素替代治疗第1年）。

（5）消化 恶心、纳差、腹部绞痛、腹胀。

（6）呼吸 突发的呼吸急促。

（7）泌尿 尿频、尿痛。

（8）生殖 长期服药：刺激子宫内膜增生，增加子宫内膜癌的发病率。不规则阴道流血、点滴出血、突破出血、长期出血不止、闭经、继发性念珠菌感染。

（9）皮肤 皮肤黄染、皮疹。使用贴片处皮肤轻度发红、瘙痒、皮疹。

（10）眼 视力突然下降（眼底出血）、眼结膜黄染。

（11）其他 ①注射部位红肿、疼痛。②用药＞5~10年，乳腺癌发病率略增加，如持续治疗＞5年，须认真权衡利弊，进行定期乳腺检查。

**【药物过量】**

（1）表现 若出现乳房胀痛、水潴留、恶心和阴道突破出血，可能是剂量过高的表现。

（2）处理意见 此时必须相应减量。若发生子宫出血，应查明出血病因。

【相互作用】

（1）卡马西平、苯巴比妥、苯妥英钠、扑米酮、利福平　可减低本药疗效。

（2）圣约翰草　本药血药浓度降低、疗效减弱，合用需谨慎。

（3）左甲状腺素　可致游离甲状腺素浓度降低。甲状腺功能减退者接受替代治疗期间如需启用本药，应于启用后监测血清 TSH 12 周。

（4）抗凝药、降糖药　降低上述药的疗效。必须合用时应调整上述药用量。

（5）抗高血压药、他莫昔芬　降低上述药的疗效。

（6）酮康唑、伊曲康唑、克拉霉素　抑制本药代谢，增高其血药浓度。合用需监测本药不良反应。

（7）普拉睾酮　与本药合用可产生协同的雌激素效应，易引发不良反应，不宜合用。

（8）人参　与本药（口服或局部给药）合用可致作用过度，合用应谨慎。

（9）他克林　抑制他克林的代谢，增高其血药浓度、不良反应发生率。长期合用应监测他克林的不良反应，酌减其用量。

（10）钙剂　增加钙剂的吸收。

（11）甘草　易引起水液潴留、血压增高，合用应谨慎，出现上述不良反应时停用甘草。

（12）红苜蓿　本药疗效下降或不良反应增加，合用应谨慎。

（13）三环类抗抑郁药　三环类抗抑郁药疗效降低或毒性增强。合用时如出现上述征象，可酌情减小一药的用量，必要时停药。

## 雌三醇
## Estriol

【其他名称】　琥珀雌三醇、欧维婷、伊斯娇、Destriol、Estriol Succinate、Estriolum、Hormomed、Oestriol、Ovestin

【分类】　生殖系统药 \ 女性生殖系统药 \ 雌激素类及相关药

【制剂规格】　片剂　① 1mg。② 5mg。

**注射液**　1ml : 10mg。

**外用混悬剂**　含雌三醇 0.01%、新霉素或氯霉素 1%。

**滑石粉**　含雌三醇 0.01%、新霉素或氯霉素 1%。

**软膏**　1g : 1mg。

**乳膏**　15g : 15mg。

**阴道霜剂**　0.01%~0.1%。

**阴道栓剂**　① 0.5mg。② 1mg。③ 2mg。

【临床应用】

**1. 说明书适应证**

（1）女性因雌激素水平低下或缺乏而引起的相关症状，表现为外阴或阴道瘙痒、干燥、灼热、性交疼痛或困难、阴道分泌物异常，尿频、尿急、尿失禁等。

（2）预防复发性阴道和尿道下部感染。

（3）绝经后妇女阴道术前和术后。

（4）可疑的萎缩性宫颈涂片辅助诊断。

**2. 其他临床应用**

（1）子宫颈炎，尤适用于因雌激素水平低下或缺乏所致者。

（2）用作中期引产及人工流产的辅助药物。

（3）前列腺增生、前列腺癌等。

（4）化疗或放疗引起的 WBC 减少。

（5）用于多种出血的治疗，如月经过多、扁桃体或子宫切除术后。

【用法用量】

**1. 说明书用法用量**

（1）雌激素水平低下或缺乏所致症状及预防复发性阴道和尿道下部感染　阴道栓剂，常用推荐剂量：2mg/d，连续治疗 1 周，以后每周放置 2mg 维持。根据个体差异，可酌情增加或减少用药剂量及间隔时间。

（2）绝经后妇女阴道术前和术后　手术前 2 周开始使用阴道栓剂，0.5mg/ 次，qd.；

术后2周内2次/周，0.5mg/次。

（3）可疑萎缩性宫颈涂片的辅助诊断 在下次涂片检查前1周开始使用阴道栓剂，0.5mg/次，qod.。

**2. 其他用法用量**

［国内参考信息］

（1）围绝经期综合征 1mg/次，qd.，p.o.，连用14~21d为一疗程，可连用2~3个疗程。

（2）人工流产、安取节育环、绝育术、口服避孕药后出血及其他功能性月经过多症 ①经前1周或经期中，5mg/次，1~2次/d，p.o.，一次月经周期服药总量应＜30mg。②如病情较急，需迅速止血或减少出血量时，可10mg/次，qd.，i.m.，用药1~2d。

（3）早期人工流产和中期引产、子宫颈水肿或软化不良、宫口开全不良 10mg/次，i.m.，用药1~2次。

（4）前列腺增生症 ①2mg/次，tid.，p.o.，连用3周左右。②10mg/次，qod.，i.m.，用药3~5次，至症状缓解为止。

（5）扁桃体摘除和子宫切除等出血 术前2d，10mg/d，i.m.。

（6）胃肠道肿瘤等癌性出血 10mg/d，i.m.，用药2~3d。

（7）化疗或放疗所致WBC骤降（＜$3\times10^9$/L）10mg/次，i.m.，2~3次/周，一月总量≤30mg（女）或60mg（男）。

（8）子宫颈炎、老年性阴道炎 可用鱼肝油混悬剂或滑石粉剂，局部涂搽或喷粉，qd.，10次为一疗程。

**【禁忌证】**

**1. 说明书禁忌证**

（1）乳腺癌。

（2）生殖道恶性肿瘤。

（3）雌激素依赖性肿瘤（如子宫内膜癌）。

（4）血栓性静脉炎或血栓栓塞性疾病。

（5）不明原因的阴道出血及未确定的原发性子宫出血。

（6）儿童。

（7）孕妇及怀疑妊娠的妇女。

（8）哺乳妇女。

**2. 其他禁忌证**

（1）乳腺增生。

（2）再障。

**【特殊人群用药】**

**儿童** 禁用。

**孕妇** 孕妇及怀疑妊娠的妇女禁用。

**哺乳妇女** 哺乳妇女禁用。

**肝功能不全者** 肝脏疾病患者慎用。

**肾功能不全/透析者** 肾脏疾病患者慎用。

**【注意】**

（1）慎用 ①心脏疾病。②高血压。③糖尿病。④癫痫。⑤偏头痛（含既往史）。⑥子宫内膜异位症。⑦乳腺纤维囊肿。⑧血卟啉病。⑨高脂血症。⑩曾有孕期皮肤瘙痒、疱疹病史。⑪有血栓栓塞疾病既往史。⑫服用雌激素时曾发生耳硬化症。

（2）用药相关检查/监测项目 ①对宫颈糜烂者，应做宫颈细胞涂片或其他防癌检查。②长期用药应定期进行相关检查。

**【给药说明】**

（1）给药条件 ①按常规方法治疗无效时，不宜增加剂量或延长使用时间。②对于阴道感染，建议同时采用抗感染治疗。③阴道用药应在晚上睡前使用，以免药物流出，影响疗效。

（2）减量/停药条件 阴道用药一日用量不超过1次，连续使用3~6周后应停用，不宜长期连续使用。

**【不良反应】**

（1）内分泌/代谢 暂时性乳房肿胀或硬块、月经紊乱等，停药后可自行消退和恢复。

（2）消化 胃肠道反应较小。口服：食欲缺乏、恶心、呕吐、下腹痛等。

（3）生殖 对子宫内膜作用很弱，较少引起子宫出血。

（4）其他 局部用药：下腹胀或阴道灼

热等，一般可自行消失。

【药物过量】

表现 乳房持续胀痛或宫颈黏液分泌过多均提示剂量过大。

【相互作用】

（1）圣约翰草 降低雌激素的血药浓度和疗效，合用需谨慎。

（2）左甲状腺素 导致游离甲状腺素浓度降低。甲减患者接受替代治疗期间如需启用雌激素，应于启用后监测血清 TSH 12周。

（3）酮康唑、伊曲康唑、克拉霉素 可增高雌激素血药浓度。合用时需监测雌激素不良反应。

（4）普拉睾酮 与雌激素合用，可产生协同的雌激素效应，易引发不良反应，故不宜合用。

（5）人参 与雌激素（口服或局部给药）合用可导致作用过度，合用应谨慎。

（6）甘草 与雌激素合用易引起水液潴留和血压增高，合用应谨慎，出现上述不良反应时停用甘草。

（7）红苜蓿 可导致雌激素疗效下降或不良反应增加，合用应谨慎。

（8）三环类抗抑郁药 雌激素可导致三环类抗抑郁药疗效降低或毒性增强。合用时如出现上述征象，可酌情减小一药的用量，但必要时可能需停药。

## 结合雌激素
## Conjugated Estrogens

【其他名称】 倍美力、共轭雌激素、混合雌激素、结合型雌激素、普瑞马林、妊马雌酮、Premarin

【成分】 本药是从孕马尿中提取的一种水溶性天然结合型雌激素，为含有10种天然来源雌激素的混合物，包括 $E_1$、马烯 $E_1$、17α- 二氢马烯 $E_1$ 及小量 17α-$E_2$、马萘 $E_1$ 与 17α- 二氢马萘 $E_1$ 等水溶性硫酸盐。

【分类】 生殖系统药 \ 女性生殖系统药 \ 雌激素类及相关药

【制剂规格】 片剂 ① 0.25mg。② 0.3mg。③ 0.625mg。④ 0.9mg。⑤ 1.25mg。⑥ 2.5mg。

注射液 1ml∶20mg。

软膏 14g（每 1g 含结合雌激素 0.625mg）。

【临床应用】

1. 说明书适应证

（1）治疗中、重度与绝经相关的血管舒缩症状。

（2）治疗外阴和阴道萎缩。

（3）预防和控制骨质疏松症。

（4）治疗因性腺功能减退、去势或原发性卵巢功能衰退所致的雌激素低下症。

（5）治疗某些女性和男性的转移性乳腺癌（仅用于缓解症状）。

（6）治疗晚期雄激素依赖性前列腺癌（仅用于缓解症状）。

2. 其他临床应用

用于鼻出血、妇产科出血及手术时出血。

【用法用量】

1. 说明书用法用量

（1）中、重度与绝经相关的血管舒缩症 宜使用最低的有效剂量。通常宜从0.3mg/d，p.o. 开始，随后根据个体反应调整剂量，并定期对药物剂量进行重新评估，以决定是否仍有继续治疗的必要。根据个体情况及病情需要，可采用不间断用药或周期性用药方案（如服药25d，随后停药5d）。

（2）外阴和阴道萎缩 ① 0.3~1.25mg/d（或更多），p.o.，根据个体反应而定。②当本药仅用于治疗外阴和阴道萎缩症状时，应考虑阴道局部用药。可使用阴道软膏经阴道内给药，根据症状严重程度，0.5~2g/d。尽可能选用能够改善症状的最低剂量，并应短期、周期性使用，如连续使用3周，停用1周。对于症状特别明显的患者，可首先接受本药短期口服治疗（如0.625mg/d，连用10d左右），以使使阴道黏膜能够适应软膏涂敷。用药期间定期随访，以判断是否应调整剂量或是否仍有继续接受治疗的必要。

（3）预防和控制骨质疏松症　宜使用最低的有效剂量。通常宜从 0.3mg/d,p.o. 开始，随后根据个体反应和骨矿物质密度的反应调整剂量，并定期对药物剂量进行重新评估，以决定是否仍有继续治疗的必要。根据个体情况及病情需要，可采用不间断用药或周期性用药方案（如服药 25d，随后停药 5d）。

（4）女性性腺功能减退所致的雌激素低下症　0.3mg/d 或 0.625mg/d，p.o.，周期性服用（如用药 3 周，停药 1 周）。根据症状的严重程度和子宫内膜反应调整剂量。在对因女性性腺功能减退引起的青春期延迟的临床研究中，用 0.15mg 的低剂量就可诱导乳房发育。在 6~12 个月的间期，剂量可逐渐上调，直至达到适当骨龄增加和最终骨骺闭合。临床研究提示用药剂量为 0.15mg、0.3mg 和 0.6mg，对应的骨龄和年龄比率（ΔBA/ΔCA）分别为 1.1、1.5 和 2.1。已有的数据提示，配合序贯使用孕激素（ER），长期服用 0.625mg 的剂量，足以产生人工周期，并可在骨骼成熟后保持骨矿物密度。

（5）女性去势或原发性卵巢功能衰退所致的雌激素低下症　1.25mg/d，p.o.，周期性服用。剂量可根据症状的严重程度和患者的反应进行调整，维持治疗量应调整至控制症状的最小剂量。

（6）转移性乳腺癌　10mg/ 次，tid.,p.o.，至少持续 3 个月。

（7）晚期雄激素依赖性前列腺癌　1.25~2.5mg/ 次，tid.，p.o.。可根据磷酸盐测定和患者症状有无改善评估疗效。

**2. 其他用法用量**

［国内参考信息］

（1）雌激素低下绝经妇女的雌激素替代治疗　0.3mg/d 或 0.625mg/d，p.o.，可与孕激素周期序贯应用，也可联用。加孕激素序贯应用时必须每 28d 中使用本药 10~14d。

（2）雌激素缺乏引起的骨质疏松症　可单用本药，0.625~1.25mg/d，p.o.。或采用连续序贯疗法，0.625mg/ 次，qd.，p.o.，同时在周期的第 15~28 日，每日加用 2.5~10mg 安宫黄体酮。也可采用连续联合疗法，本药 0.625mg/ 次，qd.，p.o.，同时安宫黄体酮 2.5mg/d，p.o.。

（3）功能性子宫出血　20mg/ 次，i.m.，起效后改 2.5~7.5mg/d，p.o.，连服 20d（最后 5d 加用孕激素）。

**【禁忌证】**

**1. 说明书禁忌证**

（1）对本药制剂成分过敏者。

（2）已知或怀疑患有乳腺癌（治疗某些转移性癌除外）。

（3）已知或怀疑的雌激素依赖性新生物（如子宫内膜癌、子宫内膜增生）。

（4）诊断不明的生殖道异常出血。

（5）活动性深静脉血栓形成、肺栓塞或有此类病史。

（6）活动性或新近发生的（如过去的 1 年内）动脉血栓栓塞性疾病（如脑卒中、心肌梗死）。

（7）肝功能不全或肝脏疾病。

（8）已知或怀疑妊娠。

**2. 其他禁忌证**

（1）有胆汁淤积性黄疸史。

（2）哺乳妇女。

**【特殊人群用药】**

**儿童**　用药的安全性和有效性尚不明确，尽管雌激素已被用于治疗某些青春期发育迟缓的青少年以诱导青春期发育。长时间大量、重复给予雌激素会加速骨骺闭合，对于正常发育中的儿童，若在生理的青春期完成前用药，可能导致身材矮小。青春期女孩接受雌激素治疗，可导致乳房过早发育和阴道角质化，并可能引起阴道流血；男孩接受雌激素治疗，可改变通常的青春期过程，导致男孩乳房女性化。若在骨骼发育完成前服用雌激素，建议服药期间定期监测其对骨骼成熟度和骨骺中心的影响。

**孕妇**　妊娠期间使用雌激素可能导致胎

儿畸形，已知或怀疑妊娠的妇女禁用。美国FDA 妊娠安全性分级为：X 级。

**哺乳妇女** 本药可少量分泌入乳汁，同时能减少乳汁分泌，并可能降低乳汁中蛋白质的含量。哺乳妇女禁用。

**肝功能不全者** 肝功能不全或肝脏疾病者禁用。

**肾功能不全/透析者** 雌激素可使水潴留加剧，肾功能不全者慎用。

**【注意】**

（1）慎用 ①心功能不全。②冠状动脉疾患。③脑血管疾患。④肝血管瘤。⑤高血压。⑥糖尿病。⑦血钙过高伴肿瘤或代谢性骨质疾病。⑧严重低钙血症。⑨甲状腺疾患。⑩胆囊疾患或有胆囊病史（尤其胆囊结石）。⑪哮喘。⑫癫痫。⑬精神抑郁。⑭偏头痛。⑮良性乳腺疾病。⑯子宫内膜异位症。⑰子宫肌瘤。⑱卟啉病。⑲ SLE。

（2）对检验值/诊断的影响 参阅雌二醇。

（3）用药相关检查/监测项目 ①开始治疗前应作全面病史询问及体检，包括乳腺检查、血压、盆腔检查及宫颈细胞学检查，以后至少 1 次/年。②用药妇女应定期检查乳腺、子宫内膜厚度。

**【给药说明】**

（1）给药条件 ①雌激素单用或与孕激素合用，需在权衡个体治疗目标和风险的情况下，使用最低有效剂量和最短疗程。②对于未切除子宫的妇女多建议周期序贯疗法，以避免单纯雌激素引起子宫内膜增生。即连续使用 3 周（月经周期第 1~21 日），停药 1 周（月经周期第 22~28 日）；同时在第 12~21 日加用醋酸甲羟孕酮 4mg/d，使子宫内膜得到保护。但该疗法导致几乎每月在停药后都有出血，给绝经期妇女带来不便。③连续联合疗法可避免周期序贯疗法导致的周期性出血。即每日同时应用雌激素与孕激素（如普瑞马林 0.625mg、醋酸甲羟孕酮 2.5mg，qd.）。子宫已切除的妇女不必加用孕激素。④激素替代治疗不应继续用于预防心血管疾病或痴呆。必须认真权衡激素替代治疗的利弊，包括考虑继续治疗时可能出现的风险。⑤对于有子宫的妇女，当出现诊断不明的长期或反复阴道异常出血等情况时，应采取充分的诊断措施，如子宫内膜活检，以排除恶性疾病的可能。⑥若本药仅用于预防和控制骨质疏松症，则应仅在有明显骨质疏松危险和不适合非雌激素疗法的妇女才考虑使用。

（2）其他 ①尚无资料表明雌激素对绝经期出现的神经症状或抑郁症有效，故雌激素不用于治疗此类症状。②为缓解绝经后妇女中、重度的血管收缩症状，缓解绝经后中、重度外阴和阴道萎缩症状，雌激素治疗应从最低的治疗剂量开始，然后根据临床反应，而不是根据血清激素水平（如雌二醇和卵泡刺激素）来调整剂量。实验室参数可用于指导治疗因性腺功能减退、卵巢切除和卵巢功能衰竭等导致的雌激素分泌不足所需的治疗剂量。

**【不良反应】**

（1）心血管 静脉血栓形成、心肌梗死、浅表血栓性静脉炎、肺栓塞、血压升高。

（2）神经 头晕、头痛、偏头痛、紧张、脑血管意外或脑卒中、癫痫加重、舞蹈病加重。

（3）精神 情绪不稳、抑郁、痴呆、易怒。

（4）内分泌/代谢 乳房增大及疼痛、压痛、溢液、溢乳、体液潴留、体重增加或减轻、水肿、卟啉病加重、低钙血症等，还可使血中 HDL 和 HDL 2 浓度升高、LDL 浓度降低、TG 水平升高、葡萄糖耐受性下降。乳腺癌和骨转移患者可发生严重的高钙血症，此时应停用本药，并采取适当措施降低血钙水平。

（5）血液 促进血栓栓塞性疾病的发生。

（6）消化　恶心、呕吐、腹胀、腹绞痛、增加发生胆囊疾病的危险、胰腺炎、胆汁淤积型黄疸、肝脏血管瘤增大。

（7）呼吸　哮喘加重。

（8）生殖　月经改变、闭经、突破出血、点滴出血、原有的子宫肌瘤增大、阴道炎（包括阴道念珠菌病）、月经量改变、宫颈外口和宫颈分泌物改变、痛经、乳腺癌、卵巢癌、乳腺纤维囊性变、子宫内膜增生、子宫内膜癌。较长期和较大量用药：增加发生子宫体腺癌的风险，须加用孕激素对抗。

（9）骨骼肌肉　关节痛、腿痉挛。

（10）皮肤　皮肤黄褐斑或黑斑、脱发、皮疹、多毛症、瘙痒、荨麻疹、多形性红斑、结节性红斑。

（11）眼　眼角膜屈度变陡、视网膜血管血栓形成。如果突然出现部分或全部视觉丧失，或出现突发性眼球突出、复视或偏头痛，应停药，并仔细检查。如果检查发现视神经盘水肿或者视网膜血管病变，应立即停用雌激素。

（12）其他　增加乳癌发生的风险（尤其使用＞10年）。血管神经性水肿、过敏或过敏样反应。

【药物过量】

（1）表现　过量可引起头昏、恶心、呕吐、腹痛、乳房触痛、嗜睡/疲劳，妇女可出现撤药性出血。

（2）处理意见　尚无特效解毒药，必要时应采取对症治疗。

【相互作用】

（1）圣约翰草　本药血药浓度降低、疗效减弱，合用需谨慎。

（2）左甲状腺素　可致游离甲状腺素浓度降低。甲减患者接受替代治疗期间如需启用本药，应于启用后监测血清 TSH 12 周。

（3）酮康唑、伊曲康唑、克拉霉素　增高本药血药浓度。合用需监测本药不良反应。

（4）普拉睾酮　与本药合用可产生协同的雌激素效应，易引发不良反应，不宜合用。

（5）人参　与本药（口服或局部给药）合用可致作用过度，合用应谨慎。

（6）甘草　易引起水液潴留、血压增高，合用应谨慎，出现上述不良反应时停用甘草。

（7）红苜蓿　雌激素疗效下降或不良反应增加，合用应谨慎。

（8）三环类抗抑郁药　三环类抗抑郁药疗效降低或毒性增强。合用时如出现上述征象，可酌情减小一药的用量，必要时停药。

（9）尼古丁　可增加本药发生严重不良反应的危险性，该危险性随吸烟量和吸烟者年龄的增加而增加。

## 炔雌醇
## Ethinylestradiol

【其他名称】　乙炔雌二醇、Aethinyloestradiolum、Estinyl、Ethidol、Ethinyl Estradiol、Ethinyl Oestradiol、Ethinylestradiolum、Ethinyloestradiol、Eticyclin、Etinilestradiol、Primogyn

【分类】　生殖系统药\女性生殖系统药\雌激素类及相关药

【制剂规格】　片剂　① 5μg。② 12.5μg。③ 20μg。④ 50μg。⑤ 500μg。

【临床应用】

1. 说明书适应证

（1）补充雌激素不足，用于女性性腺功能不良、更年期综合征。

（2）晚期乳腺癌（绝经期后妇女）、晚期前列腺癌。

（3）与孕激素类药合用于避孕。

2. 其他临床应用

补充雌激素不足，用于月经紊乱（如闭经、月经过少）、功能性子宫出血、阴道干燥和萎缩等。

【用法用量】

1. 说明书用法用量

（1）性腺发育不全　0.02~0.05mg/次，

qd.（每晚），p.o.，连服 3 周，第 3 周合用孕激素进行人工周期治疗，可用 1~3 个周期。

（2）更年期综合征 0.02~0.05mg/d，p.o.，连服 21d，间隔 7d 后再用。有子宫的妇女，于周期后期服用孕激素 10~14d。

（3）乳腺癌 1mg/ 次，tid.，p.o.。

（4）前列腺癌 0.05~0.5mg/ 次，3~6 次 /d，p.o.。

**2. 其他用法用量**

[ 国内参考信息 ]

作为短效口服避孕药前半周期发生突破出血时的辅助药 0.005~0.01mg/ 次，qd.，p.o.，直至服完一个周期的短效避孕药。

**【禁忌证】**

**1. 说明书禁忌证**

（1）乳腺癌、子宫内膜癌等与雌激素有关的肿瘤（前列腺癌、绝经期后乳腺癌除外）。

（2）血栓性静脉炎、肺栓塞。

**2. 其他禁忌证**

（1）血栓栓塞患者。

（2）既往使用雌激素时曾伴有血栓性静脉炎或血栓栓塞的患者（治疗晚期乳腺癌和前列腺癌时除外）。

（3）有胆汁淤积或急性黄疸史者。

（4）未明确诊断的阴道不规则出血者。

（5）肝、肾疾病患者。

（6）孕妇及哺乳妇女。

**【特殊人群用药】**

**儿童** 青春期前儿童慎用，以免性早熟及骨骺早期闭合。

**孕妇** 妊娠期间勿使用雌激素。全身用药可导致胎儿畸形，阴道用药也应注意。用药后所生女婴可发生生殖道异常，罕见病例在育龄期出现阴道癌或宫颈癌。

**哺乳妇女** 雌激素可能进入乳汁，影响胎儿，也可抑制乳汁分泌，哺乳妇女禁用。

**肝功能不全者** 肝脏疾病患者禁用。

**肾功能不全 / 透析者** 肾脏疾病患者禁用。

**【注意】**

（1）慎用 ①心功能不全。②良性乳腺疾病。③子宫内膜异位症。④子宫肌瘤。⑤有黄疸史者。⑥脑血管疾患。⑦冠状动脉疾患。⑧高血压。⑨胆囊疾患或胆囊病史（尤其是胆结石）。⑩急性、间歇性或复杂性肝性血卟啉病。⑪哮喘。⑫血钙过高，伴有肿瘤或代谢性骨质疾患。⑬甲状腺疾患。⑭糖尿病。⑮偏头痛。⑯癫痫。⑰精神抑郁。

（2）对检验值 / 诊断的影响 ①美替拉酮（Metyrapone）试验反应低。②去甲肾上腺素导致的血小板凝聚力可增加。③磺溴酞钠（BSP）试验提示滞留。④血清蛋白结合碘（PBI）测试甲状腺功能时，$T_4$ 的结合增加，$T_3$ 血清树脂的摄取降低。

（3）用药相关检查 / 监测项目 ①用药前检测乳腺及子宫内膜厚度、雌激素水平尤为重要。②长期服用雌激素者必须定期体检（每 6~12 月 1 次），主要应检查血压、肝功能、阴道脱落细胞、宫内膜厚度等。

**【给药说明】**

（1）给药条件 ①应尽可能短程并以最低有效量使用本药，以减少可能发生的不良反应。②男性患者及女性闭经和子宫切除后的患者通常采用周期治疗，即用药 3 周停药 1 周，相当于自然月经周期中雌激素的变化情况。有子宫的女性，为避免过度刺激子宫内膜，可在周期的最后 10~14d 加用孕激素，模拟自然周期中激素水平的变化。

（2）减量 / 停药条件 长期或大量使用本药者，停药或减量时须逐步进行。

**【不良反应】**

（1）神经 严重或突发性头痛、困倦、精神抑郁、构音障碍、共济失调、不自主运动（舞蹈病）、臂（或腿）无力或麻木，及胸、上腹（胃）、腹股沟或腿痛（尤其是腓肠肌痛）。

（2）内分泌 / 代谢 踝及足水肿、乳房胀痛或肿胀、体重增加或减少，以上反应继续用药后可减轻。乳腺小肿块。

（3）消化　恶心、纳差、腹部绞痛或胀气，以上反应继续用药后可减轻。胆道阻塞。

（4）呼吸　呼吸急促、血压升高。

（5）泌尿　尿频或尿痛。

（6）生殖　阴道不规则出血、点滴或突破出血、长期出血不止或闭经、黏稠的白色凝乳状阴道分泌物（念珠菌病）。

（7）皮肤　皮肤黄染、皮疹。

（8）眼　视力突然改变（眼底出血或血块）、眼结膜黄染。

**【相互作用】**

（1）卡马西平、奥卡西平、苯妥英、磷苯妥英、保泰松、利福布汀、利福平　可降低避孕效果，建议换用其他避孕方式。

（2）巴比妥类药物　可降低口服避孕药的血药浓度，导致避孕失败。长期服用巴比妥类药物的患者如加用口服避孕药，应注意观察突破出血现象，一旦出现，应于该月经周期的剩余时间内加用物理性避孕措施；而下一月经周期应考虑增加避孕药用量或换用其他避孕方式。

（3）霉酚酸、吗替麦考酚酯　可导致口服避孕药的 AUC 减少，故合用需谨慎，应考虑增加其他避孕措施。霉酚酸或吗替麦考酚酯使用前、使用期间及停用后 6 周均应保证避孕方式有效。

（4）非尔氨酯、奈非那韦　可导致口服避孕药失效和月经间期出血，应考虑换用其他避孕方式。

（5）曲格列酮　可诱导本药与炔诺酮的代谢，降低避孕效果，故不宜合用。

（6）阿瑞吡坦　可显著降低本药与炔诺酮的 AUC 和谷浓度，导致避孕失败。故激素类避孕药与阿瑞吡坦合用期间及阿瑞吡坦停药后 1 月均需加用其他避孕措施。

（7）四环素类、青霉素类抗生素　可抑制雌激素避孕药的肠肝循环，降低避孕效果。合用时应增加其他避孕措施。

（8）托吡酯　可降低雌激素类避孕药的避孕效果，故应考虑换用其他避孕方式或选用本药含量高于 35μg 的口服避孕药。

（9）圣约翰草　可降低雌激素的血药浓度和疗效，故合用需谨慎。

（10）大环内酯类抗生素（除罗红霉素）可改变雌激素 / 孕激素类口服避孕药的肠肝循环，影响避孕效果，同时增加肝毒性反应的发生率。合用时应监测不良反应，或选用肝毒性较小的大环内酯类，避免使用依托红霉素，建议加用物理性避孕措施。

（11）莫达非尼、贝沙罗汀、灰黄霉素、异维 A 酸、奈韦拉平　可促进口服避孕药的代谢清除，降低避孕效果，故不宜合用。确需合用时，建议加用非激素类避孕方式。

（12）左甲状腺素　雌激素可导致游离甲状腺素浓度降低。甲状腺功能减退患者接受替代治疗期间如需使用雌激素，应于使用后监测血清 TSH 12 周。

（13）抗凝药　雌激素可降低抗凝药的疗效。故必须同用时，应注意监测 PT 和 INR，酌情调整抗凝药用量。

（14）安普那韦　含本药和炔诺酮的口服避孕药可降低安普那韦的血药浓度，同时可能改变避孕药的血药浓度。故服用安普那韦期间应采用非激素类避孕措施。

（15）替马西泮、劳拉西泮　口服避孕药可降低替马西泮、劳拉西泮的疗效。合用时需监测上述药的疗效。

（16）抗高血压药、他莫昔芬　可降低上述药的疗效。

（17）阿托伐他汀　可使本药和炔诺酮的 AUC 分别增加约 20% 和 30%。故应谨慎合用阿托伐他汀与口服避孕药（尤其是含本药或炔诺酮者）。

（18）阿扎那韦　本药和炔诺酮的血药浓度升高，合用时建议口服避孕药的各成分采用最低有效剂量。

（19）罗舒伐他汀可使本药和甲基炔诺酮的血药浓度分别增高 26% 和 34%。合用时需监测避孕药的不良反应。

（20）Vit C　口服 Vit C 1g 能使本药单次口服的生物利用度提高到 60%~70%。

（21）酮康唑、氟康唑、伊曲康唑、克拉霉素　可增高雌激素血药浓度。合用时需监测雌激素不良反应。

（22）茶碱　口服避孕药可抑制茶碱的代谢清除，引发毒性反应（恶心、呕吐、心悸、癫痫）。合用初期和停用避孕药后均需严密监测茶碱的血药浓度和毒性反应。

（23）替扎尼定　口服避孕药可升高替扎尼定的血药浓度，易引发低血压和过度镇静。合用时应考虑减小替扎尼定用量。

（24）皮质激素（如地塞米松）　口服避孕药可延长皮质激素（如地塞米松）的药理作用，故合用时需监测皮质激素的不良反应，酌情减小其用量。

（25）司来吉兰、环孢素、阿普唑仑、地西泮、三唑仑　口服避孕药可导致上述药物的毒性增强，应避免合用。

（26）紫杉醇　本药可导致紫杉醇血药浓度升高、毒性增强。合用时需监测紫杉醇毒性反应，酌情调整剂量。

（27）钙剂　可增加钙剂吸收。

（28）孕激素类药　对抑制排卵有协同作用。

（29）普拉睾酮　与雌激素合用，可产生协同的雌激素效应，易引发不良反应，故不宜合用。

（30）人参　与雌激素（口服或局部给药）合用可导致作用过度，故合用应谨慎。

（31）甘草　与雌激素合用时，可增强盐皮质激素效应，易引起水液潴留和血压增高，故合用应谨慎，出现上述不良反应时停用甘草。

（32）利托那韦　可改变雌激素（口服避孕药和激素替代疗法用药）的代谢清除，降低其避孕效果，或增加不良反应发生率。合用时应增大口服避孕药的雌激素用量或改用其他避孕措施；对激素替代疗法用药，需监测其疗效和不良反应。

（33）红苜蓿　雌激素疗效下降或不良反应增加，故合用应谨慎。

（34）三环类抗抑郁药　雌激素可导致三环类抗抑郁药疗效降低或毒性增强。合用时如出现上述征象，可酌情减小一药用量，必要时可能需停药。

（35）拉莫三嗪　激素类避孕药可改变拉莫三嗪的血药浓度，故合用时需严密监测，酌情调整拉莫三嗪用量。

（36）吸烟　可增加发生心血管系统不良反应的风险，且风险性随着吸烟量和吸烟者年龄增加而增加。

## 枸橼酸氯米芬
## Clomifene Citrate

**【其他名称】** 法地兰、枸橼酸克罗米酚、枸橼酸氯菧酚胺、克罗米芬、氯底胺、氯底酚、氯底酚胺、氯酚胺、氯米芬、氯美酚、美乐新、舒经芬、释卵芬、雪若芬、Clomid、Clomifene、Clomiphene、Clomiphene Citrate、Clomivid、Duinum、Fertilan、Prolifen、Serophene

**【分类】** 生殖系统药 \ 女性生殖系统药 \ 雌激素类及相关药

**【制剂规格】** 片剂　50mg。

胶囊　50mg。

**【临床应用】**

**1. 说明书适应证**

（1）无排卵的女性不育症，适用于体内有一定雌激素水平者。

（2）黄体功能不足。

（3）测试卵巢功能。

（4）探测男性下丘脑－垂体－性腺轴的功能异常。

（5）精子过少所致的男性不育。

**2. 其他临床应用**

（1）少排卵的女性不育症，适用于体内有一定雌激素水平者。

（2）由避孕药引起的闭经及月经紊乱。

（3）改善经前期的紧张及溢乳症状。

【用法用量】

1. 说明书用法用量

无排卵的女性不育症　50mg/d，p.o.，共5d，自月经周期的第5日开始服药。若患者系闭经，则应先用黄体酮，于撤退性出血的第5日开始服用本药。患者在治疗后有排卵但未受孕可重复原疗程，直到受孕，或重复3~4个疗程。若患者在治疗后无排卵，在下一疗程中剂量可增至100mg/d，共5d。个别患者药量需达150mg/d，才能排卵。

2. 其他用法用量

［国内参考信息］

（1）无排卵或少排卵的女性不育症（有月经者）　于月经周期的第5日开始，50mg/d，p.o.，共5d。如有排卵，不必增量，连用3个月；如第1周期未排卵，则第2周期可用100mg/d，qd.，p.o.，连用5d。

（2）无排卵或少排卵的女性不育症（无月经者）　p.o.，可于任何时候开始。先用黄体酮（20mg/次，qd.，i.m.，共5d）或人工周期催经（即结合雌激素0.625mg/次，qd.，连服20d，后10d加用黄体酮，10mg/次，qd.,i.m.），于撤退性出血第5日开始用本药。

（3）精子缺乏的男性不育症　25mg/次，qd.，p.o.，连服25d为一疗程。停药5d后，重复服用，直至精子数达正常标准，一般用药3~12个月疗效较好。

【禁忌证】

1. 说明书禁忌证

（1）血栓性静脉炎。

（2）卵巢囊肿、子宫肌瘤。

（3）原因不明的阴道流血。

（4）精神抑郁。

（5）孕妇。

2. 其他禁忌证

（1）甲状腺或肾上腺功能异常。

（2）颅内器质性病变。

（3）严重肝肾功能不全。

（4）妇科肿瘤。

（5）子宫内膜异位症。

（6）对男性无精子患者，除睾丸活检证实尚有精子产生外，一律不得使用。

【特殊人群用药】

**儿童**　尚不明确。

**孕妇**　动物实验提示本药有致畸作用和胎儿毒性，孕妇禁用。

**哺乳妇女**　尚不明确。

**肝功能不全者**　严重肝功能不全者禁用。

**肾功能不全/透析者**　严重肾功能不全者禁用。

【注意】

（1）慎用　多囊卵巢综合征。

（2）用药相关检查/监测项目　①用药者需注意检查：a. 治疗前须测定肝功能。b. 每一疗程开始前须正确估计卵巢大小。c. 用药期间应每日测量基础体温，以监测患者的排卵与受孕。d. 治疗1年以上者，进行眼底检查。②用药者按需进行下列测定：a. 监测尿内孕二醇含量，必要时测定雌激素及血清孕酮水平，进行黄体期子宫内膜组织学检查，判断有无排卵。b. FSH及LH。c. 血浆皮质激素传递蛋白含量。d. 性激素结合球蛋白含量。e. 血清甲状腺素及甲状腺素结合球蛋白含量。f. 长期用药者应测定血浆24-去氢胆固醇含量。g. 磺溴酞钠（BSP）肝功能试验。③治疗男性不育症时，用药前必须进行精液检查、内分泌检查以及睾丸活检，以确定不育原因主要在于精子数量减少；用药期间定期检查精液常规、FSH和睾酮水平。

（3）对驾驶/机械操作的影响　用药期间不宜驾驶车船、操作机械或进行高空作业。

【给药说明】

（1）给药条件　①于月经周期的第5日开始服药，每日必须在同一时间服药1次。若漏服应立即补服，如已接近下次服药时间，该次药量要加倍。②治疗计划应因人而异，对垂体促性腺激素敏感者，宜疗程短、用量小。③治疗男性不育时，一般服药后 2~3 个月始能生效。因高剂量用药会抑制精子的发生，故用药原则是低剂量、长疗程。④如患者因雌激素不足而月经周期延长，应先给予雌激素补充治疗，使子宫内膜发育良好，为受精卵着床创造条件。当开始本药治疗时，应及时停止雌激素治疗。⑤用药后如卵泡发育差，下个周期给药量可加至 100~150mg/d，连服 5d。

（2）其他　若大剂量用药治疗 3~4 个周期后仍无排卵，或治疗已停止 3~6 个月，患者方才妊娠，应该重新考虑诊断结果。

**【不良反应】**

在规定用量范围内，不良反应少见；长期或过量用药，不良反应则常有发生，停药后逐渐消失。

（1）消化　腹胀、胃痛。

（2）生殖　盆腔或下腹部痛（如卵巢增大、囊肿形成、卵巢纤维瘤增大，一般发生在停药后数日，此时必须立即停药，并观察卵巢是否恢复到治疗前的大小。在下一疗程中，应减小本药用量）。长期或较高剂量用药：卵巢过度刺激综合征（OHSS）。

（3）皮肤　皮肤黄染。

（4）眼　视物模糊、复视、眼前闪光感、畏光、视力减退、巩膜黄染。出现视力障碍，应立即停药，并进行眼科检查。一般在停药后数日或数周，视力应恢复正常。

（5）其他　如发生严重过敏反应，应停药。

**【相互作用】**

醋酸戈那瑞林　可能导致卵巢过度刺激。

## 托瑞米芬
## Toremifene

**【其他名称】** 法乐通、枸橼酸托瑞米芬、氯三苯氧胺、枢瑞、Fareston、Toremifene Citrate

**【分类】** 生殖系统药\女性生殖系统药\雌激素类及相关药

**【制剂规格】** 片剂　① 20mg。② 60mg。

片剂（枸橼酸盐）① 40mg（以托瑞米芬计）。② 60mg。

**【临床应用】**

**说明书适应证**

治疗绝经后妇女雌激素受体阳性（或不详）的转移性乳腺癌。

**【用法用量】**

**1. 说明书用法用量**

乳腺癌　推荐剂量：60mg/ 次，qd.，p.o.。

**2. 其他用法用量**

［国外参考信息］

（1）进展性乳腺癌　首选治疗方法：60mg/ 次，qd.，p.o.。有资料认为，与 60mg/d 的用量相比，240mg/d（bid.，p.o.）的疗效更好；但另有试验发现，60mg/d 与 200mg/d 的疗效并无明显差异。

（2）他莫昔芬治疗失败（但有部分临床反应）的乳腺癌　大剂量用药（200mg/d）可能有效。

**【禁忌证】**

**说明书禁忌证**

（1）对本药过敏者。

（2）子宫内膜增生症或严重肝衰竭者禁止长期用药。

（3）儿童。

（4）孕妇及哺乳妇女。

**【特殊人群用药】**

**儿童**　禁用。

**老人**　老年患者多有肝功能减退，应慎用。

**孕妇**　动物研究表明，本药有生殖毒性，可诱导流产，降低围生期胎儿的存活率等；在器官形成期用药可诱导骨化、使肋骨异常和胎儿浮肿。尚缺乏人类妊娠期用药的研究资料，孕妇应禁用。美国 FDA 妊娠安全性分级为：D 级。

**哺乳妇女**　本药在哺乳大鼠中可分泌入乳汁，且哺乳期用药可使其后代体重下降。但是否经人乳汁排泌尚不明确，哺乳妇女应禁用。

**肝功能不全者** 本药主要在肝脏代谢，肝功能不全者慎用并需调整剂量，但尚无具体的剂量调整方案。严重肝衰竭者禁止长期用药。

**肾功能不全/透析者** 不需调整剂量。

**【注意】**

（1）慎用 ①非代偿性心功能不全及严重心绞痛。②有发生子宫内膜癌风险者。③骨转移。④ WBC 减少及血小板减少症（国外资料）。

（2）用药相关检查/监测项目 ①治疗前应进行妇科检查，明确是否有子宫内膜异常，之后至少每年进行 1 次妇科检查。有发生子宫内膜癌风险（如高血压、糖尿病或肥胖身高体重指数＞30，或有用雌激素替代治疗病史）者应严密监测。②定期进行血细胞计数、血钙水平及肝功能检查。③对 WBC 或血小板减少的患者，应监测 WBC 和血小板计数。④骨转移患者在治疗初期可能出现高钙血症，应严密监测血钙。

**【给药说明】**

（1）给药条件 ①既往有血栓栓塞性疾病史者一般不宜使用。②非代偿性心功能不全及严重心绞痛患者用药后，需密切监测。

（2）减量/停药条件 骨转移患者出现骨痛和高钙血症时需密切监测，并进行相应处理；严重高钙血症时应停药。

（3）其他 尚无用于不稳定或控制不好的糖尿病、严重功能（或体力）状况改变、心力衰竭、非代偿性心功能不全、严重心绞痛患者的相关数据。

**【不良反应】** 不良反应通常较轻微，多为激素样反应。

（1）神经 头晕、头痛、眩晕、乏力、疲劳、局部麻痹、震颤。

（2）精神 失眠、嗜睡、忧郁、焦虑、易激惹等。

（3）内分泌/代谢 潮热、出汗、乳房不适和疼痛、高钙血症、骨痛、体重增加及 LH、FSH、血清 TC、LDL 下降。

（4）血液 WBC 和血小板减少、血栓栓塞、血栓形成、贫血、脑血管意外/暂时性脑缺血（CVA/TIA）。

（5）消化 厌食、食欲缺乏或增强、恶心、呕吐、腹痛或腹部不适、腹泻、便秘、肝功能检验值升高。

（6）呼吸 呼吸困难等。

（7）生殖 阴道异常分泌物、白带增多、阴道出血、子宫肥大、子宫息肉、子宫内膜增生、子宫内膜癌。

（8）骨骼肌肉 骨痛（常伴高钙血症）、肌强直。

（9）皮肤 面部潮红、多汗、瘙痒、皮肤变色、脱发、皮炎、皮疹等。

（10）眼 眼部干涩、视觉异常、角膜病变、青光眼、复视、白内障。

（11）其他 疼痛、水肿。

**【药物过量】**

目前尚无过量用药的病例报道。健康志愿者口服 680mg/d 时出现眩晕、头痛和头晕。不需用特殊解毒药，对症处理即可。

**【相互作用】**

（1）肝药酶诱导药（如苯妥英钠、苯巴比妥、卡马西平） 本药稳态血药浓度下降。合用时应将本药的剂量加倍。

（2）CYP 3A 酶系统抑制药（如酮康唑等抗真菌药、红霉素、三乙酰夹竹桃霉素） 本药的代谢被抑制，故合用时应慎重。

（3）香豆素类抗凝血药（如华法林） 有协同作用，合用时可使出血时间过度延长，故应避免合用。

（4）减少肾脏钙排泄的药（如噻嗪类利尿药） 可增加高钙血症发生的风险。

## 己烯雌酚
## Diethylstilbestrol

**【其他名称】** 雌性素、二乙蔗酚、人造求偶素、乙蔗酚、乙烯雌酚、Antigestil、Diethylstibestrol、Diethylstilbestrolum、Diethylstilboestrol、Stilbestrol、Stilboestrol、Stilbol

**【分类】** 生殖系统药\女性生殖系统药\雌激素类及相关药

**【制剂规格】** **片剂** ① 0.1mg。② 0.25mg。③ 0.5mg。④ 1mg。⑤ 2mg。

**注射液** ① 1ml∶0.5mg。② 1ml∶1mg。③ 1ml∶2mg。

**【临床应用】**

**1. 说明书适应证**

（1）补充体内雌激素不足，如萎缩性阴道炎、女性性腺发育不良、绝经期综合征、老年性外阴干枯症及阴道炎、卵巢切除后、原发性卵巢缺如。

（2）乳腺癌、绝经后及男性晚期乳腺癌不能手术治疗者。

（3）晚期前列腺癌不能手术治疗者。

（4）预防产后泌乳、退（或回）乳。

**2. 其他临床应用**

（1）下丘脑 - 垂体 - 卵巢轴内分泌失衡引起的月经紊乱，如闭经、功能性子宫出血。

（2）引产。

**【用法用量】**

**1. 说明书用法用量**

（1）补充体内雌激素不足　自月经第 5 日开始，0.25~0.5mg/d，p.o.，21d 后停药 1 周，周期性服用。一般可用 3 个周期。

（2）乳腺癌　15mg/d，p.o.，6 周内无改善则停药。

（3）前列腺癌　开始时 1~3mg/d，p.o.，依据病情递增而后递减；维持量 1mg，qod.，连用 2~3 个月。

（4）预防产后泌乳、退乳　5mg/ 次，tid.，p.o.，连服 3d。

（5）其他临床用法　0.5~1mg/ 次，i.m.，0.5~6mg/d。

**2. 其他用法用量**

［国内参考信息］

（1）低雌激素症（如性腺功能低下、原发性卵巢衰竭、手术切除卵巢引起的闭经）口服小剂量（0.1~0.25mg/d）刺激腺垂体促性腺激素的分泌。宜周期性用药（人工周期），月经第 5 日开始，0.25mg/d，共 20d。从服药第 13~14 日起加用黄体酮，两者同时停药，发生撤退性出血后或停药 1 周后再开始下一周期。

（2）围绝经期综合征　0.1~0.25mg/d，p.o.，亦周期性加用孕激素。

（3）老年性阴道炎　阴道给药，每晚 0.2~0.4mg，共用 7d。

（4）闭经　口服小剂量可刺激腺垂体分泌促性腺激素，Max：≤ 0.25mg/d。

（5）月经周期延长及子宫发育不全　0.1~0.2mg/d，p.o.，持续半年，经期停服。

（6）因子宫发育不良及子宫颈分泌物黏稠所致不育症　于月经后开始，0.1mg/d，p.o.，共 15d，疗程 3~6 月。

（7）功能性子宫出血　可先口服较大剂量使出血停止，然后逐渐减至维持量 0.5mg/d，按上述方法周期性用药。

（8）引产　可先口服较大剂量，5mg/ 次，tid.，共 5d，以提高子宫肌层对缩宫素的敏感性，然后引产。

**【禁忌证】**

**1. 说明书禁忌证**

（1）有血栓性静脉炎和肺栓塞病史。

（2）雌激素依赖性肿瘤。

（3）未明确诊断的阴道不规则流血。

（4）高血压。

（5）孕妇及哺乳妇女。

**2. 其他禁忌证**

（1）已知或怀疑患有乳腺癌（治疗晚期转移性乳腺癌时例外）。

（2）急性血栓性静脉炎或血栓栓塞。

（3）有使用雌激素引起的血栓性静脉炎

或血栓栓塞病史（治疗晚期乳腺癌及前列腺癌时例外）。

（4）有胆汁淤积性黄疸史。

（5）子宫内膜异位症。

【特殊人群用药】

**儿童**　尚不明确。

**老人**　易引起钠潴留和高钾血症，应慎用。

**孕妇**　已有证据表明，孕妇服用本药，药物透过胎盘后对胎儿产生致癌及致毒作用，可使胎儿先天缺陷的危险增加。女性后代在青春期后发生宫颈、阴道腺病及腺癌的概率升高，男性后代生殖道异常和精子异常发生率也增加，故孕妇须禁用。美国 FDA 妊娠安全性分级为：X 级。

**哺乳妇女**　本药可随乳汁分泌，并抑制泌乳，哺乳妇女禁用。

**肝功能不全者**　雌激素可使水潴留加剧，肝功能不全者慎用。

**肾功能不全/透析者**　肾功能不全者慎用。

【注意】

（1）慎用　①心功能不全。②冠状动脉疾病。③脑血管疾病。④糖尿病。⑤血钙过高，伴有肿瘤或代谢性骨质疾病。⑥甲状腺疾病。⑦胆囊疾患或有胆囊病史，尤其是胆结石。⑧哮喘。⑨癫痫。⑩精神抑郁。⑪偏头痛。⑫良性乳腺疾病。⑬子宫肌瘤。

（2）对检验值/诊断的影响　①美替拉酮试验反应减低。②去甲肾上腺素导致的血小板凝聚力可增加。③磺溴酞钠（BSP）潴留增加。④用血清蛋白结合碘（PBI）测试甲状腺功能，$T_4$ 的结合增加，$T_3$ 血清树脂的摄取减低因血清甲状腺结合球蛋白（TBG）增多，而放射性碘及血清 TSH 并不受雌激素的影响。

（3）用药相关检查/监测项目　①治疗前应作血压、乳腺、腹腔器官、盆腔器官以及宫颈细胞学检查。②长期服用者必须定期检查：盆腔、子宫内膜的厚度、乳房结节、血清雌激素水平、阴道脱落细胞、血压、肝功能；体检每 6~12 个月 1 次；宫颈防癌刮片 1 次/年。

【给药说明】

（1）给药条件　①宜短程并以最低有效剂量用药，以减少可能发生的不良反应。②男性患者及子宫切除后的女性患者，通常采用周期治疗，即用药 3 周停药 1 周，相当于自然月经周期中雌激素的变化情况；有子宫的女性，若长期应用本药而无孕激素保护，其子宫内膜增生的危险性可能增加，故应周期性用药，并在用药周期的后半期加用孕激素 7~10d。这样，在雌激素作用下的增生期内膜，可受孕激素影响而发生分泌期改变，从而降低内膜增生的发生率。③应按指定方法服药，尽量避免漏服现象，且不宜中途停药，以免导致子宫出血。

（2）减量/停药条件　①前列腺癌治疗期间，若发现病变恶化，须立即停药。②长期或大量用药者，若需停药或减量应逐量递减。

（3）其他　①本药可升高 TG 及 HDL 水平，有利于预防冠心病。②因雌激素可引起一定的液体潴留，故应注意与此有关的情况，如哮喘、癫痫、偏头痛及心、肾功能不全。

【不良反应】

（1）心血管　血栓症及心功能异常。

（2）神经　头晕、困倦、突发性头痛、共济失调、不自主运动（舞蹈症）、突然言语或发音不清，胸、上腹（胃）、腹股沟或腿痛（尤其是腓肠肌痛）以及臂、腿无力或麻木等。

（3）精神　严重抑郁。

（4）内分泌/代谢　乳房胀痛或（和）肿胀、踝及足背水肿、体重增加或减少，但在持续用药后可减轻。乳腺小肿块、高脂血症、钠潴留。

（5）消化　恶心、呕吐、畏食、腹部绞痛或胀气，但在持续用药后可减轻。肝功能异常。

（6）呼吸　突发的呼吸急促、血压升高。

（7）泌尿　尿频或尿痛。

（8）生殖　不规则子宫肥大及阴道流血、点滴出血、突破出血、长期出血不止或闭经、黏稠的白色凝乳状阴道分泌物（继发性念珠菌感染）。子宫肌瘤可因使用雌激素而增大，此时应立即停药。

（9）皮肤　皮肤黄染及皮疹。

（10）眼　视力突然下降（眼底出血或血块）、眼结膜黄染。

（11）其他　长期大量用药：可能诱发恶性肿瘤，如子宫内膜癌、乳腺癌等。

**【相互作用】**

（1）卡马西平、苯巴比妥、苯妥英钠、扑米酮、利福平　可降低雌激素药效。

（2）圣约翰草　可降低雌激素的血药浓度和疗效，合用需谨慎。

（3）左甲状腺素　与雌激素合用，可导致游离甲状腺素浓度降低。甲状腺功能减退患者接受替代治疗期间如需启用雌激素，应于启用后监测血清 TSH 12 周。

（4）抗凝药　雌激素可降低抗凝药的抗凝效应，若必须同用，应调整抗凝药用量。

（5）抗高血压药、他莫昔芬　可降低上述药物疗效。

（6）钙剂　可增加钙剂吸收。

（7）酮康唑、伊曲康唑、克拉霉素　可增高雌激素血药浓度。合用时需监测雌激素不良反应。

（8）普拉睾酮　与雌激素合用，可产生协同的雌激素效应，易引发不良反应，故不宜合用。

（9）人参　与雌激素（口服或局部给药）合用可导致作用过度，故合用应谨慎。

（10）甘草　与雌激素合用，可导致盐皮质激素效应增强，易引起水液潴留和血压增高，故合用应谨慎，出现上述不良反应时停用甘草。

（11）红苜蓿　可导致雌激素疗效下降或不良反应增加，故合用应谨慎。

（12）三环类抗抑郁药　雌激素可导致上述药疗效降低或毒性增强。合用时如出现上述征象，可酌情减小一药的用量，但必要时可能需停药。

（13）吸烟　可增加心血管系统不良反应发生的危险性，且危险性与吸烟量和吸烟者年龄呈正相关性。

## 尼尔雌醇
## Nilestriol

**【其他名称】** 雌三醚、里来炔甾醇、雷塞、戊炔雌醚、戊炔雌三醇、Ethinylestriol-3-Cyclopentyl Ether、Nylestriol、Weinian

**【分类】** 生殖系统药\女性生殖系统药\雌激素类及相关药

**【制剂规格】** 片剂　① 1mg。② 2mg。③ 5mg。

**【临床应用】**

**1. 说明书适应证**

雌激素缺乏引起的绝经期或更年期综合征，如潮热、出汗、头痛、目眩、疲劳、烦躁易怒、神经过敏、外阴干燥及老年性阴道炎等。

**2. 其他临床应用**

（1）预防绝经后的心血管疾病。

（2）预防骨质疏松症。

（3）治疗低雌激素症，如先天性卵巢发育不全或早衰。

（4）用于绝经后取宫内节育器。

**【用法用量】**

**1. 说明书用法用量**

雌激素缺乏引起的绝经期或更年期综合征　5mg/次，p.o.，1次/月；或2mg/次，p.o.，每2周1次。症状改善后维持量为1~2mg/次，2次/月，3个月为一疗程。

**2. 其他用法用量**

［国内参考信息］

（1）双侧卵巢及子宫切除者的激素替代治疗　2mg/月或5mg/月，p.o.，长期服。

（2）预防骨质疏松及心血管疾病　1~2mg/月，p.o.，长期用药者必须加用安宫黄体酮，可在第3月加用安宫黄体酮4~8mg/d，共10~12d。

（3）绝经后取宫内节育器　取器术前1周，4mg顿服，7d后再取器。

**【禁忌证】**

**1. 说明书禁忌证**

（1）有雌激素依赖性肿瘤（如乳腺癌、子宫内膜癌、宫颈癌、子宫肌瘤等）史者。

（2）血栓栓塞疾病。

（3）高血压。

（4）孕妇及哺乳妇女。

**2. 其他禁忌证**

（1）子宫内膜异位症。

（2）原因不明的阴道出血。

（3）严重肝肾功能不全者。

**【特殊人群用药】**

**儿童**　尚不明确。

**孕妇**　孕妇使用雌激素可能导致胎儿畸形。用药后所生女婴有出现生殖道异常及在育龄期发生阴道癌或宫颈癌的报道。孕妇禁用。

**哺乳妇女**　本药可少量随乳汁分泌，并可减少泌乳，哺乳妇女禁用。

**肝功能不全者**　肝功能不全者慎用，严重者禁用。

**肾功能不全/透析者**　严重肾功能不全者禁用。

**【注意】**

用药相关检查/监测项目　治疗前应作全面体检，长期用药妇女至少每年体检1次，包括血压、乳腺、腹腔与盆腔器官、宫颈细胞学检查。

**【给药说明】**

给药条件　（1）本药的雌激素活性虽较低，但仍有使子宫内膜增生的危险，故应每2个月给予孕激素10d，以抑制雌激素的内膜增生作用，一般在孕激素停用后即可产生撤药性子宫出血。对已切除子宫者，则不需加用孕激素。（2）绝经后妇女取宫内节育器前1周服用本药，可使宫颈内口松弛，弹性增大，便于取出。

**【不良反应】**

（1）心血管　高血压。

（2）神经　头晕、头痛。

（3）内分泌/代谢　乳房胀痛。

（4）消化　轻度胃肠道反应，表现为恶心、呕吐、腹胀；肝功能损害。

（5）生殖　白带增多、突破出血。出血量过多时，需停药。单用本药6个月可使子宫内膜出现增殖期变化，内膜刮出率增加1倍。

（6）其他　作为雌激素长期摄入：子宫内膜癌的危险增加。

**【相互作用】**

（1）卡马西平、苯巴比妥、苯妥英钠、扑米酮、利福平　可降低雌激素的药效。

（2）圣约翰草　可降低雌激素的血药浓度和疗效，故合用需谨慎。

（3）左甲状腺素　雌激素可导致游离甲状腺素浓度降低。甲减患者接受替代治疗期间如需启用雌激素，应于启用后监测血清TSH 12周。

（4）抗凝药　可降低抗凝药的抗凝效应，若必须同用，应调整抗凝药用量。

（5）抗高血压药、他莫昔芬　可降低上述药物的疗效。

（6）酮康唑、伊曲康唑、克拉霉素　可增高雌激素血药浓度。合用时需监测雌激素不良反应。

（7）钙剂　可增加钙剂的吸收。

（8）普拉睾酮　与雌激素合用，可产生协同的雌激素效应，易引发不良反应，故不宜合用。

（9）人参　与雌激素（口服或局部给药）合用可导致作用过度，故合用应谨慎。

（10）甘草　与雌激素合用时，可导致盐皮质激素效应增强，易引起水液潴留和血压增高，故合用应谨慎，出现上述不良反应时停用甘草。

（11）红苜蓿　可导致雌激素疗效下降或不良反应增加，故合用应谨慎。

（12）三环类抗抑郁药　雌激素可导致三环类抗抑郁药疗效降低或毒性增强。合用时如出现上述征象，可酌情减小一药的用量，但必要时可能需停药。

（13）吸烟　可增加心血管系统不良反应发生的危险性，且危险性随着吸烟量和吸烟者年龄的增加而增加。

## 普罗雌烯
## Promestriene

【其他名称】 更宝芬、甲丙雌二醚、露芬、普鲁雌醚、普罗雌醚、伍天舒、Colpotrophine、Colpotrophine Delipoderm、Delipoderm

【分类】 生殖系统药 \ 女性生殖系统药 \ 雌激素类及相关药

【制剂规格】 阴道胶囊　10mg。

软膏　1g∶1mg。

乳膏　① 15g（1%）。② 30g（1%）。

冷霜　① 15g（1%）。② 30g（1%）。

栓剂　0.5mg。

【临床应用】

1. 说明书适应证

（1）冷霜或乳膏用于外阴、前庭部及阴道环部的萎缩性病变。

（2）阴道胶囊用于雌激素不足所致的阴道萎缩，以及分娩、外科手术或物理疗法引起的宫颈、阴道和外阴损伤迁延不愈、结痂延迟。

2. 其他临床应用

（1）冷霜或乳膏也可用于脂溢性皮炎。

（2）阴道栓剂和软膏用于预防因雌激素缺乏引起复发性下泌尿道感染、尿频、尿急、轻度尿失禁，以及绝经后妇女阴道手术前后。

【用法用量】

1. 说明书用法用量

一般用法　（1）乳膏涂患处，1~2 次 /d。若病因持续（如绝经、卵巢切除、使用雌－孕激素避孕），或影响因素持续存在（如放射治疗），则有必要进行持续治疗。（2）阴道胶囊，通常为 1 粒（10mg）/d，将湿润过的胶囊放入阴道深部，20d 为一疗程。

2. 其他用法用量

［国内参考信息］ 将 0.5mg 栓剂或用送药器将 0.5g 软膏（相当于 0.5mg 雌二醇）放入阴道，qd.，连用 3 周。如有尿失禁可连用 6 周。疗程完后，根据症状缓解情况，可用维持量，2 次 / 周。

［国外参考信息］

（1）脂溢性皮炎　包括伴有痤疮者，1% 冷霜或溶液涂患处，bid.（通常）。

（2）萎缩性阴道炎　用于伴自然或人工绝经的萎缩性阴道炎，1% 冷霜或胶囊阴道给药，10~20mg/ 次，qd.，每 4 周用药 3 周，也可持续用 14~40d。

（3）绝经期泌尿道综合征　1% 阴道用冷霜每日涂擦于外阴处，持续 30d，同时联用阴道用胶囊（10mg/d，用 90d）。也可单用本药 1% 阴道用冷霜，1g/ 次，bid.，用 15d；以后 1g/ 次，2 次 / 周。

（4）复发性阴道炎　阴道用冷霜 20mg/ 次，qd.，用 10d。

【禁忌证】

1. 说明书禁忌证

（1）有雌激素依赖性肿瘤病史。

（2）孕妇。

2. 其他禁忌证

（1）对本药过敏者（国外资料）。

（2）异常或尚未明确诊断的泌尿生殖道出血（国外资料）。

【特殊人群用药】

**儿童**

其他用法用量

［国外参考信息］

青春期前女孩小阴唇粘连　1% 冷霜涂于患处，bid.。

**孕妇**　禁用。

**哺乳妇女** 不推荐用。

**【注意】**

（1）慎用 ①阴道狭窄、脱垂（国外资料）。②子宫内膜异位症或子宫肌瘤（国外资料）。

（2）用药相关检查/监测项目 如本药使用频繁，应定期检查乳房和子宫内膜厚度。

**【给药说明】**

（1）给药条件 本药栓剂和软膏应在晚上睡前使用，以免药物流出，影响疗效。

（2）减量/停药条件 本药栓剂和软膏每日用量不超过1次，连续使用3~6周后应停用，不宜长期连续使用。

（3）其他 阴道胶囊外观为油状，胶囊内为可清洗的乳化剂。

**【不良反应】**

（1）生殖 阴道烧灼感（可能需停药）。

（2）皮肤 瘙痒。脂溢性皮炎患者用1%溶液：皮肤干燥。

（3）其他 局部刺激、过敏反应。

**【药物过量】**

外用本药极少进入血循环，若确系过量导致不良反应者，应立即停药并及时处置。

**【相互作用】**

（1）皮质激素、巴比妥、苯乙酰盐、利福平、胰岛素、β-肾上腺素受体阻断药 可与上述药发生相互作用。

（2）人参 可致雌激素作用过度，合用应谨慎。

## 替勃龙
## Tibolone

**【其他名称】** 递宝龙、更佳宁、更宁、7-甲基异炔诺酮、7α-甲异炔诺酮、甲异炔诺酮、利维爱、紫竹爱维、Livial

**【分类】** 生殖系统药\女性生殖系统药\雌激素类及相关药

**【制剂规格】** 片剂 2.5mg。

**【临床应用】**

**1. 说明书适应证**

自然绝经或手术绝经后雌激素减少所致的各种症状。

**2. 其他临床应用**

（1）用于自然或手术绝经后雌激素减少所致的各种症状（如潮热、盗汗、情绪改变、睡眠障碍、头晕、麻刺感以及肌肉、关节和骨骼疼痛等），并可改善泌尿生殖道局部症状（如尿痛、性交痛、反复尿路感染、尿失禁等）。

（2）预防绝经后的骨质疏松症。

**【用法用量】**

**1. 说明书用法用量**

**一般用法** 2.5mg/次，qd.，p.o.，症状一般可于几周内改善，但应连续服药至少3个月才能获得最佳疗效。

**2. 其他用法用量**

［国内参考信息］ 2.5mg/d，p.o.，如症状消失可改为1.25mg/d，连续服用3个月或更长时间。

**【禁忌证】**

**说明书禁忌证**

（1）血栓性静脉炎、血栓栓塞等心血管疾病或脑血管疾病患者，或有上述疾病史者。

（2）严重肝病患者。

（3）确诊或怀疑有激素依赖性肿瘤的患者。

（4）原因不明的阴道出血者。

（5）孕妇及哺乳妇女。

（6）儿童。

**【特殊人群用药】**

**儿童** 禁用。

**孕妇** 动物试验表明本药可透过胎盘而致畸，故妊娠或可能妊娠的妇女禁用。

**哺乳妇女** 禁用。

**肝功能不全者** 严重肝病患者禁用。

**肾功能不全/透析者** 肾病或有肾病史者慎用。

【注意】

（1）慎用 ①糖代谢异常者（因本药可降低糖耐量）。②癫痫、偏头痛及三叉神经痛患者，或有上述疾病史者（因本药偶致液体潴留）。③高脂血症，尤其是LDL增高者（因本药可引起血脂变化）。

（2）用药相关检查/监测项目 ①应定期检查乳房和可能出现的男性化体征。长期用药时，用药前及用药期间应定期进行妇科及全身检查。②虽然本药对子宫内膜刺激作用微弱，但仍需定期检测子宫内膜厚度，如超过5mm或有异常出血时，需取内膜活检。③高脂血症患者（尤其是LDL增高者），应严密观察血脂。④肿瘤或代谢性骨病患者，应定期检查血电解质。

【给药说明】

（1）给药条件 ①不可作为避孕用药。②因本药可抑制排卵，妇女绝经前并有正常周期者用药后，其正常周期可能被干扰，故本药宜用于绝经1年以上的妇女。③如已用其他激素替代疗法而要改服本药，宜先用孕激素撤退出血后再开始服用，以免子宫内膜已增厚而引起出血。④本药应整片吞服，勿咀嚼，最好固定在每日同一时间服用。用药后一般在数周内症状可得到改善，至少连续治疗3个月方能获得最好疗效。常规剂量下，可连续服用较长时间。⑤若用量超过推荐的起始剂量，可能引起阴道出血，故超过推荐的起始剂量用药时应定期加服孕激素（如每3个月服孕激素10d）。如不规则阴道出血发生在用药1个月后或用药期间，应检查出血原因。

（2）减量/停药条件 若出现静脉栓塞、肝功能异常、胆道阻塞性黄疸，应立即停药。

【不良反应】

（1）心血管 静脉栓塞，立即停药。

（2）神经 头痛、偏头痛、眩晕、抑郁。

（3）内分泌/代谢 水肿、体重改变、体毛增多、HDL轻度降低。

（4）消化 恶心、腹痛、胃肠不适。如出现肝功能异常、胆道阻塞性黄疸，应立即停药。

（5）生殖 阴道出血，如点滴出血、突破性子宫出血。

（6）皮肤 皮疹、瘙痒、皮脂分泌过多。

【药物过量】

（1）表现 可能出现恶心、呕吐和阴道出血。

（2）处理意见 尚无特效解毒药，可给予对症治疗。

【相互作用】

（1）酶诱导化合物（如巴比妥类药、卡马西平、海洛因、利福平）加速本药代谢，降低其活性。

（2）圣约翰草 本药血药浓度降低，疗效减弱，合用需谨慎。

（3）左甲状腺素 本药可致游离甲状腺素浓度降低。甲状腺功能减退者接受替代治疗期间如需启用雌激素，应于启用后监测血清TSH 12周。

（4）抗凝剂 可增强抗凝效果。

（5）胰岛素、其他降糖药 合用需增加降糖药的用量。

（6）酮康唑、伊曲康唑、克拉霉素 本药血药浓度升高。合用需监测本药不良反应。

（7）普拉睾酮 可产生协同的雌激素效应，易引发不良反应，不宜合用。

（8）人参 可致雌激素作用过度，合用应谨慎。

（9）甘草 可致盐皮质激素效应增强，易引起水液潴留、血压增高，合用应谨慎，出现上述不良反应应停用甘草。

（10）红苜蓿 可导致本药疗效下降或不良反应增加，合用应谨慎。

（11）三环类抗抑郁药 可导致三环类抗抑郁药疗效降低、毒性增强。合用如出现上述征象，可酌减一药的用量，必要时停药。

## 第二节　孕激素类及相关药

### 醋酸甲地孕酮
### Megestrol Acetate

【其他名称】爱克、艾诺克、醋酸去氢甲孕酮、妇宁、佳迪、甲地孕酮、梅格施、美可治、曼婷、米托索、去氢甲孕酮、宜利治、Megace、Megestrol、Minigest、Niagestin、Ovaban、Ovarid

【分类】生殖系统药\女性生殖系统药\孕激素类及相关药

【制剂规格】片剂　① 1mg。② 4mg。③ 40mg。④ 160mg。

分散片　① 40mg。② 160mg。

胶囊　① 80mg。② 160mg。

软胶囊　40mg。

片剂（甲地孕酮探亲片）　2mg。

片剂（复方甲地孕酮片，避孕片二号）　每片含甲地孕酮 1mg 和炔雌醇 0.035mg。

片剂（甲醚抗孕片）　160mg。

【临床应用】

1. 说明书适应证

（1）晚期乳腺癌和子宫内膜癌姑息性治疗（即复发性、不能手术或已转移的患者），但不能替代目前接受的手术、放疗或化疗。对肾癌、前列腺癌和卵巢癌也有一定疗效，并可改善晚期肿瘤患者的食欲和恶病质。

（2）治疗月经不调、功能失调性子宫出血、子宫内膜异位症。

（3）作为短效复方口服避孕片的孕激素成分应用。

2. 其他临床应用

肌注可作长效避孕药。

【用法用量】

1. 说明书用法用量

（1）乳腺癌　160mg/d（片剂、分散片或胶囊），1 次或分次口服，至少连用 2 个月。高剂量：160mg/ 次，2~4 次 /d。

（2）子宫内膜癌　40~320mg/d，1 次或分次口服，至少连用 2 个月。

（3）功能性子宫出血　4~8mg/d，p.o.，共 20d，自月经第 5 日服。

（4）子宫内膜异位症　4~8mg/ 次，1~2 次 /d，p.o.，自月经第 5 日服，连服 3~6 个月。

2. 其他用法用量

［国内参考信息］

（1）功能性出血　4mg/ 次，q.8h，p.o.，待流血明显减少后每 3d 减量 1 次（减量不超过原剂量的 1/2），直至维持量 4mg/d，共 20d。

（2）子宫内膜异位症　4mg/ 次，bid.，p.o.，连服 1 周后改为 4mg/ 次，tid.，服用 1 周后再改为 8mg/ 次，bid.，再服 1 周，然后增至 20mg/d，6 周为一疗程。

（3）痛经或子宫内膜增生过度　于月经第 5~7 日开始服药，4mg/d，共 20d。

（4）AIDS 患者的恶病质　320~640mg/d，分次口服。

（5）探亲避孕　①甲地孕酮探亲片：适合于夫妇分居两地短期探亲时使用。探亲当日中午服 2mg，当晚服 2mg，以后每晚服 2mg，直至探亲结束，次日再服 2mg。若超过 14d，可继服短效口服避孕药。②甲醚抗孕丸：于探亲前 3~4 日或当日中午先服 1 丸，以后每次房事时服 1 丸。

（6）短效口服避孕　从月经周期第 5 日起，一日服用复方甲地孕酮片、膜或纸片 1 片，连服 22d 为一周期，停药后 2~4d 来月经，然后于行经第 5 日继续下一个周期的服药。

（7）事后避孕　使用甲醚抗孕丸：于月经第 6~7 日开始服 1 丸，以后每次房事时服 1 丸，每周服 2 次以上者效果较好。若每周房事少于 2 次，每隔 3~4d 加服 1 丸。

【禁忌证】

1. 说明书禁忌证

（1）对本药过敏者。

（2）严重肝、肾功能不全者。

（3）血栓性静脉炎及血栓栓塞性疾病患者。

（4）因肿瘤骨转移产生的高钙血症患者。

（5）乳房肿块患者。

（6）妊娠诊断试验。

（7）孕妇（尤其妊娠头4月）。

（8）哺乳妇女。

2. 其他禁忌证

（1）高血压等心血管疾病。

（2）糖尿病。

（3）胆囊疾病。

（4）哮喘。

（5）癫痫。

（6）偏头痛。

（7）未明确诊断的阴道出血。

【特殊人群用药】

**儿童** 尚不明确。

**孕妇** 在妊娠头4个月内应用孕酮类药物对胎儿有潜在伤害，可能致后代生殖道畸形（多见尿道下裂），且孕期服用有较明确增加女性后代男性化的作用，故孕妇禁用。用药期间若出现妊娠征兆应停药。美国FDA妊娠安全性分级为：D级（口服片剂）或X级（口服混悬液）。

**哺乳妇女** 本药对新生儿具有潜在毒害作用，哺乳妇女用药期间应暂停哺乳。

**肝功能不全者** 严重肝功能不全者禁用。

**肾功能不全/透析者** 严重肾功能不全者禁用。

【注意】

（1）慎用 ①卟啉病。②精神抑郁。③子宫肌瘤。④有血栓病史。

（2）用药相关检查/监测项目 用药前应全面查体（特别是乳腺、盆腔检查）及宫颈细胞学检查。长期用药需注意检查肝功能和乳房。

【给药说明】

给药条件 （1）本药禁用于妊娠诊断试验，不主张用于乳腺癌术后辅助治疗。（2）治疗前排除妊娠，治疗期间必须有安全的避孕措施。（3）每日服药时间应相同，以免血药浓度波动大，影响避孕效果。（4）与雌激素合用于短效口服避孕时，若停药7日内仍未行经，可开始服下一周期的药。连服2个周期未行经者，应查明闭经原因，排除妊娠。（5）长期用药应按28日周期计算本药的用药日期，长期用药的妇女不宜吸烟。（6）肌注复方甲地孕酮注射液避孕时注意摇匀药液，用7号注射针头于臀部深部肌注，以免大颗粒药物漏注或无法通过直径较小的注射针，从而因剂量不足导致避孕失败。

【不良反应】 本药不良反应与其他孕酮类药物相似，但一般较轻。

（1）心血管 心力衰竭、高血压；有报道出现血栓栓塞现象，包括血栓性静脉炎及肺动脉栓塞。若出现血栓栓塞性疾病、高血压、缺血性心脏病应停药。

（2）神经 头晕、倦怠。若出现原因不明的剧烈头痛或偏头痛，应停药。

（3）精神 情绪改变。若出现精神抑郁应停药。

（4）内分泌/代谢 体重增加（因体内脂肪和体细胞体积增大所致，不一定伴有液体潴留）、高血糖、轻度肾上腺功能减退（可能因本药的糖皮质激素样活性所致）、柯欣式面容、乳房疼痛、溢乳、月经失调。孕激素可引起一定程度体液潴留，故癫痫、偏头痛、哮喘、心肾功能不全者用药期间应严密观察。

（5）消化 恶心、呕吐。若出现肝功能异常应停药。

（6）呼吸 呼吸困难。

（7）生殖 突破出血、阴道流血等。若发生突破出血，应详细检查原因以除外器质性病变。

（8）皮肤 颜面潮红、秃发、皮疹。

（9）眼　若出现视觉障碍应停药。

（10）其他　水肿、肿瘤复发（伴或不伴高钙血症）。

【药物过量】

（1）剂量　在剂量高达 800mg/d 的临床研究中未发现严重不良反应。

（2）处理意见　过量时应给予对症及支持治疗。

【相互作用】

利福平、苯巴比妥、氨苄西林、非那西丁及吡唑酮类镇痛药（如保泰松）等 产生肝微粒体酶效应，加速本药的体内代谢，致子宫内膜突破出血。

## 醋酸甲羟孕酮

## Medroxyprogesterone Acetate

【其他名称】安宫黄体酮、倍恩、雌二醇酯、醋羟孕酮、醋酸甲孕酮、迪波盖斯通、狄波-普维拉、得普乐、法禄达、甲羟孕酮、甲孕酮、麦普安、曼普斯同、美曲罗、普维拉、羟甲孕酮、DEPO GESTON、Depo-Provera、Deporone、FARLUTAL、Gesinal、Gestapuran、Hysron、Medroxyprogesteron Acetate、Medroxyprogesterone、Methypregnone、Metipregnone、MPA、Provero

【分类】生殖系统药\女性生殖系统药\孕激素类及相关药

【制剂规格】片剂　① 2mg。② 3mg。③ 4mg。④ 5mg。⑤ 10mg。⑥ 200mg。⑦ 250mg。⑧ 500mg。

分散片　250mg。

胶囊　① 100mg。② 250mg。

注射液　① 1ml∶100mg。② 1ml∶150mg。

粉针剂　① 100mg。② 150mg。

【临床应用】

1. 说明书适应证

（1）不能手术、复发性或转移性激素依赖性肿瘤的姑息治疗或辅助治疗，如子宫内膜癌、肾癌、乳腺癌等。

（2）月经不调、功能性子宫出血及子宫内膜异位症。

2. 其他临床应用

（1）功能性闭经。

（2）用于绝经期血管舒缩症状。

（3）女性多毛症。

（4）注射剂可用作长效避孕药。

【用法用量】

1. 说明书用法用量

（1）子宫内膜癌　①普通片，100mg/次，tid.，p.o.；或 500mg/次，1~2 次/d，p.o.。至少服用 1 个月，有效者可长期服用，作为肌注后的维持量。②分散片，200~400mg/d，p.o.。

（2）肾癌　分散片，200~400mg/d，p.o.。

（3）乳腺癌　①普通片，500mg/次，1~2 次/d，p.o.，至少服用 1 个月，有效者可长期服用。②分散片，400~800mg/d，p.o.，可高达 1g/d。性激素疗法至少需治疗 8~10 周才有反应。

（4）各种癌症患者恶病质及疼痛的姑息治疗　分散片，500~1000mg/d，p.o.。

（5）对各种癌症化疗时保护骨髓作用　分散片，500~1000mg/d，p.o.，由化疗前 1 周用至一个疗程后 1 周。

（6）功能性闭经　分散片，4~8mg/d，p.o.，连用 5~10d。

（7）前列腺癌　胶囊，500mg/次，1~2 次/d，p.o.，至少服用 1 个月，有效者可长期服用。

2. 其他用法用量

[国内参考信息]

（1）痛经　于月经周期第 6 日开始，2~4mg/次，qd.，p.o.，连服 20d。

（2）功能性子宫出血和继发性闭经　自月经周期第 16~21 日开始，2.5~10mg/d，p.o.，连服 5~10d。

（3）子宫内膜异位症　①可从 6~8mg/d 开始服，逐渐增至 20~30mg/d，连服 6~8

周。②也可 50mg/ 次，1 次 / 周，i.m.；或 100mg/ 次，每 2 周 1 次，i.m.。连用 6 个月以上。

（4）子宫内膜癌、肾癌　起始剂量为 400~1000mg，i.m.，1 周后可重复 1 次，待病情改善和稳定后，改为 400mg/ 次，1 次 / 月。

（5）女性多毛症　100mg/ 次，2 次 / 月，i.m.。

（6）避孕　于月经周期第 2~7 日内开始用药，150mg/ 次，每 3 个月 1 次，i.m.。产妇分娩须经 4 周后开始使用本药。

【禁忌证】

1. 说明书禁忌证

（1）对本药过敏。

（2）血栓栓塞性疾病（如血栓性静脉炎、肺栓塞、脑梗死等）及有血栓栓塞性病史。

（3）骨转移产生的高钙血症。

（4）肝、肾功能不全。

（5）未明确诊断的生殖器官出血。

（6）月经过多。

（7）孕妇及哺乳妇女。

2. 其他禁忌证

（1）已知或怀疑乳房或生殖器恶性肿瘤。

（2）稽留流产。

（3）胆囊疾病。

（4）月经初潮前的患儿。

【特殊人群用药】

**儿童**　慎用。月经初潮前的患儿禁用。

**孕妇**　孕酮类药物对胎儿有潜在伤害。妊娠早期使用孕激素可能与胎儿先天性心脏疾病有关，不推荐孕妇使用。美国 FDA 妊娠安全性分级为：X 级。

**哺乳妇女**　禁用。

**肝功能不全者**　禁用。

**肾功能不全 / 透析者**　肾功能不全者禁用。

**其他**　使用孕激素治疗可能会掩盖绝经期的开始。已绝经妇女长期服用本药可出现阴道流血。

【注意】

（1）慎用　①心功能不全。②哮喘。③糖尿病。④癫痫。⑤精神抑郁。⑥偏头痛。

（2）对检验值 / 诊断的影响　本药可致下列生化指标值下降，影响检验值或诊断：①血浆（或尿）中类固醇（如皮质醇、雌激素、孕二醇、黄体酮、睾酮）。②血浆（或尿）中促性腺激素，如 LH 和 FSH。③性激素结合球蛋白。

（3）用药相关检查 / 监测项目　治疗前应全面妇科体检（特别是乳腺及盆腔检查）。长期用药需注意检查乳房及监测肝功能。孕激素可引起一定程度体液潴留，对癫痫、偏头痛、哮喘、心脏或肾功能不全等患者，用药后应严密观察。

【给药说明】

（1）给药条件　①大剂量（＞ 500mg）服用时应取坐位或立位，足量饮水。必要时，可将片剂分为两半服用。②绝经后应用雌激素替代疗法者，每 3~6 个月加用孕激素 5~7d，10mg/d，可降低内膜增生发生率；使用 12~14d 则可使内膜成熟达最佳状态，并减少增生变化。③长期给药应按 28d 周期计算本药用药日期，且长期用药妇女不宜吸烟。④需服用本药的育龄妇女应避孕。

（2）配伍信息　注射剂用前应摇匀，不得与其他药物混合使用。

【不良反应】

（1）心血管　心肌梗死、充血性心力衰竭、心悸、心动过速。连续长期大剂量治疗者：高血压（出现时应调整剂量）。用药期间若有血栓形成征象（如突发视力障碍、复视、偏头痛）应立即停药检查。

（2）神经　头痛、头晕、神经质、失眠、嗜睡、疲乏及突发言语不清。

（3）精神　有抑郁病史的患者用药后需仔细观察，若病情复发到严重程度须停药。

（4）内分泌 / 代谢　水肿、体重变化（增加或减少）、乳房痛、溢乳、男性乳房女性化、类肾上腺皮质醇反应（如手颤、出汗、血糖升高及高血钙）。长期应用：出现肾上腺皮质功能亢进的表现，如满月脸、库饮综合征。连续长期大剂量治疗者应注意观察是否出现水钠潴留或水肿、高血钙症状等，一旦出现应调整剂量。

（5）消化　轻度恶心及消化不良，尤其在大剂量用药时；肝功能异常、阻塞性黄疸。

（6）呼吸　突发或原因不明的呼吸短促。

（7）生殖　女性性欲改变、阴道出血（如突破出血、点滴出血）、经量改变、闭经、宫颈柱状上皮异位或子宫颈分泌异常。若发生突破出血，应详细检查以除外器质性疾病，同时可根据出血量加服炔雌醇0.05~0.1mg，连服3d即可止血。

（8）骨骼肌肉　胸、臀、腿（尤其是腓肠肌）疼痛，手臂和脚无力、麻木或疼痛，骨质疏松（包括骨质疏松性骨折）。

（9）皮肤　痤疮、秃头或多毛。

（10）眼　突发视力改变、复视、不同程度失明等。用药期间若有视神经盘水肿或视网膜血管病变，应立即停药并酌情处理。

（11）其他　过敏反应：瘙痒、麻疹、血管神经性水肿；曾有发生全身性皮疹及无防御性反应的报道。

**【相互作用】**

（1）氨鲁米特　氨鲁米特的生物利用度显著降低。

（2）化疗药　增强化疗药的抗癌作用。

（3）肾上腺皮质激素　促进血栓症。

## 地屈孕酮
## Dydrogesterone

**【其他名称】** 达芙通、去氢黄体酮、6-去氢逆孕酮、去氢孕酮、Dufaston、Duphaston、Gynorest、Retrone

**【分类】** 生殖系统药\女性生殖系统药\孕激素类及相关药

**【制剂规格】** 片剂　10mg。

**【临床应用】**

**说明书适应证**

治疗内源性孕酮不足引起的痛经、子宫内膜异位症、继发性闭经、月经周期不规则、功能失调性子宫出血、经前期综合征、先兆性流产、习惯性流产、不孕症等。

**【用法用量】**

**说明书用法用量**

（1）痛经　10mg/次，bid.，于月经周期的第5~25日服用。

（2）子宫内膜异位症　10mg/次，2~3次/d，于月经周期的第5~25日服用。

（3）闭经　月经周期的第1~25日，一日服用雌二醇1次；月经周期的第11~25日，联合服用本药10mg/d，bid.。

（4）月经不规则　10mg/次，bid.，于月经周期的第11~25日服用。

（5）功能性出血　①止血：10mg/次，bid.，连续服用5~7d。②预防出血：于月经周期的第11~25日服用，10mg/次，bid.。

（6）经前期综合征　10mg/次，bid.，于月经周期的第11~25日服用。

（7）先兆流产　起始剂量为40mg/次，qd.，随后每8h服用10mg至症状消失。

（8）习惯性流产　10mg/次，bid.，p.o.，直至妊娠20周。

（9）不孕症　在月经周期的第14~25日服用，10mg/d。治疗应至少持续6个连续的周期。建议在妊娠前几个月里连续采用该方法治疗，剂量参考习惯性流产。

**【禁忌证】**

**说明书禁忌证**

（1）对本药过敏者。

（2）严重肝功能障碍，如肝脏肿瘤（现病史或既往史）、Dubin-Johson综合征、Rotor综合征、黄疸。

（3）妊娠期或应用性激素时诱发或加重的疾病（或症状），如严重瘙痒症、阻塞性黄疸、妊娠期疱疹、卟啉病和耳硬化症。

（4）不明原因的阴道出血者。

【特殊人群用药】

**儿童**　不推荐儿童使用。

**老人**　用于治疗＞65 岁女性的资料尚不充足。

**孕妇**　尚无充分资料表明孕妇不能使用本药。但国外有个案报道，1 例在妊娠 8~20 周期间服用本药的妇女，其生育的婴儿在 4 个月时出现了生殖道发育异常。

**哺乳妇女**　本药可泌入乳汁，不推荐哺乳妇女使用。

**肝功能不全者**　严重肝功能障碍者禁用。

【注意】

**用药相关检查/监测项目**　长期应用孕激素、雌激素联合治疗者，应每年定期进行全面体检，包括妇科及乳房 X 线检查。

【给药说明】

（1）给药条件　用于习惯性流产或先兆流产时，应首先确定胎儿是否存活。治疗期间也应检查妊娠是否继续和（或）胎儿是否存活。

（2）减量/停药条件　与雌激素合用，如发生肝功能异常、血栓栓塞或血压大幅度升高时，应停药。

（3）其他　①孕激素治疗期间可掩盖更年期的症状（不规则月经周期）。②有抑郁症病史者在孕激素治疗期间，应密切观察病情。

【不良反应】

（1）神经　头痛、偏头痛。

（2）精神　抑郁、精神紧张。

（3）消化　呕吐、腹痛、肝功能改变、黄疸。

（4）生殖　轻微阴道出血、经期血量改变、闭经、乳房疼痛、性欲改变、突破出血（一般增加剂量即可防止。若突破出血和点滴样出血发生在治疗一段时间后，或治疗停止后继续存在，则应检查出血原因，可进行子宫内膜活检以排除子宫内膜恶变的可能）。

（5）皮肤　皮肤过敏、荨麻疹、瘙痒、水肿。

【药物过量】

（1）表现　本药毒性小，过量服用可出现恶心、呕吐、嗜睡和眩晕等。目前尚无过量用药发生后遗症的报道。

（2）处理意见　过量无特效解毒药，如用药过量，应在 2~3h 内洗胃，并采用对症治疗。

【相互作用】

尚不明确。

## 黄体酮
## Progesterone

【其他名称】　安琪坦、黄体素、来婷、琪宁、益玛欣、孕酮、孕烯二酮、助孕素、助孕酮、Progestasert、Progesteronum、Progestin、Urtogestan、Utrogestan

【分类】　生殖系统药\女性生殖系统药\孕激素类及相关药

【制剂规格】　胶丸　100mg。

**注射液**　① 1ml∶10mg。② 1ml∶20mg。

【临床应用】

**1. 说明书适应证**

（1）治疗月经失调（如无排卵型功血和无排卵型闭经）、黄体功能不足、先兆流产和习惯性流产（因黄体不足引起者）。

（2）治疗经前期综合征。

（3）与雌激素联合使用治疗更年期综合征。

**2. 其他临床应用**

作为宫内节育器内的缓释孕激素药物。

【用法用量】

**1. 说明书用法用量**

（1）先兆流产　①常规剂量为 200~300mg/d，分 1 次或 2 次服用。Max：200mg/次，服药时间最好远隔进餐时间。②或 10~20mg/次，i.m.，用至疼痛及出血停止。

（2）习惯性流产　①口服同“先兆流产”。

②自妊娠开始，10~20mg/次，2~3次/周，i.m.。

（3）经前期紧张综合征 ①口服同“先兆流产”。②或在预计月经前12d肌注10~20mg，连用10d。

（4）功能性子宫出血 ①口服同“先兆流产”。②用于撤退性出血者血红蛋白<7g/L时，10mg/d，i.m.，连用5d；或20mg/d，连用3~4d。

（5）闭经 ①口服同“先兆流产”。②在预计月经前8~10d，10mg/d，i.m.，共5d；或20mg/d，i.m.，共3~4d。

（6）更年期综合征 与雌激素（如结合雌激素、倍美力）联合使用，如倍美力片，1.25mg/次，qd.，p.o.，共22d；服用倍美力片第13日起服用本药，200mg/次，bid.，共10d。

（7）其他临床用法 阴道给药，不超过200mg/次，置入阴道深处。

2. 其他用法用量

[国内参考信息]

（1）一般用法 与雌激素联合，100mg/d，p.o.，连用25d。如未绝经，于月经第5日开始使用雌激素，使用14d后加用本药，200~300mg/d，共用12d。

（2）先兆流产 一般20~50mg/d，i.m.，待疼痛及出血停止后，减为10~20mg/d。

（3）有习惯性流产史者 自妊娠开始，5~20mg/次，qd.，i.m.；或2~3次/周，直至妊娠第4个月。

（4）功能失调性子宫出血 于月经后半周期开始用药，10mg/d，i.m.，连用5~10d。若在用药期间月经来潮，应立即停药。

（5）经血过多 10~20mg/d，i.m.，5~7d为一疗程，可重复3~4个疗程，每疗程间隔15~20d。

（6）闭经患者黄体酮试验 10mg/d，i.m.，共5d，观察停药后有无月经来潮。若有效，则可在预计月经来潮前8~10d开始给药，10mg/d，共6~8d。

（7）痛经 在月经之前6~8d开始用药，5~10mg/d，i.m.，共4~6d，疗程可重复若干次。对子宫发育不全所致的痛经，可与雌激素配合使用。

**【禁忌证】**

1. 说明书禁忌证

（1）对本药或花生油过敏者。

（2）未明确诊断的阴道出血。

（3）血栓性静脉炎、血管栓塞、脑卒中或有既往病史者。

（4）已知或可疑的乳腺或生殖器官恶性肿瘤。

（5）严重肝功能不全或肝脏疾病。

（6）稽留流产。

（7）儿童禁用本药注射液。

2. 其他禁忌证

（1）动脉疾患高危者。

（2）心血管疾病和高血压。

（3）糖尿病。

（4）肾功能损害。

（5）胆囊疾病。

（6）哮喘。

（7）癫痫。

（8）偏头痛。

**【特殊人群用药】**

**儿童** 本药注射液含苯甲醇，禁止用于儿童肌注。

**孕妇** 妊娠早期应用可能引起女性后代男性化。妊娠中、晚期不宜使用（可导致肝功能异常）。人工合成的孕酮对胎儿有致畸作用，须慎用，美国FDA妊娠安全性分级为：X级。

**哺乳妇女** 本药可进入乳汁，哺乳妇女仅在确有必要时使用。

**肝功能不全者** 严重肝功能不全或肝脏疾病者使用本药可使症状恶化，故禁用。

**肾功能不全/透析者** 肾脏疾病患者慎用。也有国内资料建议肾功能损害者禁用。

**【注意】**

（1）慎用 ①有抑郁史。②水肿。③其

他可能加重体液潴留病症者。

（2）用药相关检查 / 监测项目　用药前应进行乳腺、盆腔等检查。长期用药需注意检查肝功能，特别注意乳腺检查。

（3）对驾驶 / 机械操作的影响　服药后某些患者可出现短暂晕眩，不宜驾驶交通工具或操作机器。

**【给药说明】**

（1）给药条件　①除早期流产外，用药前应进行全面检查，确定属于黄体功能不全时再用。②少数患者最初治疗时出现极度头晕和嗜睡，故建议睡前服用本药。③目前常用天然黄体酮治疗先兆流产和习惯性流产，但天然孕酮因代谢迅速口服无效（合成孕激素可以口服），故一般采用注射给药。④用药后若出现反复出血、不规则出血，须明确出血原因。⑤本药不宜用作早孕实验。

（2）其他　经前期综合征是否存在孕酮缺乏尚无定论，故使用本药治疗尚有争议，但目前临床仍有使用。

**【不良反应】**

（1）心血管　长期用药：缺血性心脏病发生率上升。用药期间若出现血栓性静脉炎、脑血管疾病、肺栓塞和视黄醛血栓形成等血栓性疾病的早期临床症状，应立即停药。

（2）神经　头晕、头痛、倦怠感、手臂和脚无力、麻木、疼痛、突发发音不清。出现偏头痛时应暂停药。每日用量过高：嗜睡，减量可避免。

（3）精神　精神抑郁。若抑郁症重新发作应暂停药。

（4）内分泌 / 代谢　液体潴留、水肿、体重增加。

（5）消化　胃肠道反应。长期用药：肝功能异常。出现黄疸时应立即停药。

（6）生殖　乳房疼痛、乳房肿胀、女性性欲改变、阴道分泌物增加、月经紊乱、不规则出血或闭经。长期用药：子宫内膜萎缩、月经量减少、易发生阴道真菌感染。

（7）骨骼肌肉　胸、臀、腿（特别是腓肠肌处）疼痛。

（8）皮肤　荨麻疹、痤疮、过敏性皮炎。

（9）眼　突发视力改变、复视、不同程度失明等。出现突然或完全视觉丧失，突然出现突眼、复视，或检查表明视神经盘水肿或视黄醛血管损害，应暂停药。

（10）其他　注射部位皮疹、瘙痒、疼痛、刺激、红肿，可形成局部硬结，严重者可发生局部无菌脓肿，也有人工性脂膜炎的病例报告。

**【药物过量】**

表现　本药如长期大剂量应用增加局部硬结风险，偶有发生局部无菌脓肿、人工性脂膜炎等严重的局部反应；通常形成的局部硬结、无菌脓肿的吸收恢复需较长时间。

**【相互作用】**

（1）苯巴比妥　苯巴比妥诱导肝脏微粒体酶，加速孕酮类化合物灭活，从而降低其作用。

（2）酮康唑　本药的体内代谢减慢，生物利用度增加。

（3）食物　进食时口服本药可提高其生物利用度。

## 米非司酮
## Mifepristone

**【其他名称】** 碧韵、弗乃尔、后定诺、含珠停、抗孕酮、米福、米那司酮、米妥、诺虑婷、司米安、舒诺、息百虑、息隐、Lunarette、Mifegyne

**【分类】** 生殖系统药 \ 女性生殖系统药 \ 孕激素类及相关药

**【制剂规格】** 片剂　① 10mg。② 25mg。③ 200mg。

胶丸　5mg。

**【临床应用】**

1. 说明书适应证

（1）与 PG 类药物序贯使用，终止早孕

（停经 49d 内）。

（2）用于无保护性生活或避孕措施失败后 72h 内，作为预防妊娠的临床补救措施。

2. 其他临床应用

（1）用于妇科手术操作，如宫内节育器的放置和取出、取子宫内膜标本、宫颈管发育异常的激光分离以及宫颈扩张和刮宫术。

（2）妊娠中期引产（与前列腺素合用）、死胎引产、扩张宫颈。

【用法用量】

1. 说明书用法用量

（1）终止早孕　用于停经 49d 内的健康早孕妇女。空腹或进食 2h 后，25~50mg/ 次，bid.，p.o.，连服 2~3d，总量 150mg，每次服药后禁食 2h。第 3~4 日清晨口服米索前列醇 600μg 或于阴道后穹隆放置卡前列甲酯栓 1mg（1 枚）。其后卧床休息 1~2h，门诊观察 6h。注意观察用药后出血情况、有无妊娠产物排出和不良反应。

（2）紧急避孕　在无保护性生活或避孕措施失败后 72h 内，空腹或进食 2h 后口服本药 10mg 或 25mg，服药后禁食 1~2h。

2. 其他用法用量

[国内参考信息]

（1）妊娠中期引产　①与米索前列醇合用，先空腹口服本药，100mg/ 次，qd.，连服 2d。第 3 日上午 8 时，用米索前列醇，600μg/ 次，置于阴道后穹隆，如胎儿未排出，每 12h 给药 1 次，不超过 3 次。②与卡前列甲酯合用，先口服本药 2d，100mg/d 或顿服 200mg，第 3 日在阴道内放置卡前列甲酯栓，1mg/ 次，q.3h，最多 5 次。平均引产时间为 13.17h。

（2）宫内死胎引产　200mg/ 次，bid.，p.o. 或 400~600mg/ 次，qd.，连用 2d，一般在 72h 后排出死胎。

（3）扩张宫颈　100~200mg/ 次，p.o.。宫内手术前软化和扩张宫颈，于术前 48h 口服 600mg。

【禁忌证】

1. 说明书禁忌证

（1）对本药过敏者。

（2）心、肝、肾疾病。

（3）肾上腺皮质功能不全或慢性肾上腺衰竭者。

（4）长期服用甾体激素者。

（5）凝血功能障碍或进行抗凝治疗者。

（6）遗传性卟啉病患者。

（7）确证或怀疑为宫外孕者。

（8）带宫内节育器妊娠者。

（9）＞35 岁的吸烟妇女。

（10）孕妇（除终止早孕）。

（11）哺乳妇女。

2. 其他禁忌证

早孕反应严重者不宜使用。

【特殊人群用药】

**儿童**　尚不明确。

**孕妇**　本药在大鼠的致畸及胚胎毒性试验中，未见致畸作用。除终止早孕外，其他孕妇禁用。

**哺乳妇女**　本药在乳汁中的含量和对婴儿的影响尚不明确。有资料建议哺乳妇女禁用。

**肝功能不全者**　肝脏疾病患者禁用。

**肾功能不全 / 透析者**　肾脏疾病患者禁用。

【注意】

用药相关检查 / 监测项目　（1）服药后 8~15d 应随访，确定流产效果，必要时可作 B 超或 HCG 检查。若确诊为流产不全或继续妊娠，应及时处理。（2）服用紧急避孕药，可能使下次月经延期，预期月经 1 周后仍未来潮，应及时进行妊娠检查。

【给药说明】

（1）给药条件　①本药的紧急避孕片远远达不到流产的作用，故用药前须确定未怀孕者才可服用。②用于终止早孕时，停经时间不应超过 49d，孕期越短，服用本药效果越好。给药前必须向服用者详细告知治疗效果、服药过程和可能出现的不良反应。

③用于紧急避孕时，如服药后 2h 内发生呕吐，应立即补服 25mg。④在与 PG 序贯使用时，对 PG 类药物有禁忌者（如青光眼、哮喘及对 PG 类药物过敏等）禁止采用此序贯用法。⑤使用本药终止早孕失败者，必须进行人工流产终止妊娠。⑥服用本药的妇女在本月经周期前至少有过一次常规月经，本月经周期第 1 次无防护性生活时，才能使用此紧急避孕方法。⑦服药后到下次月经来潮前应避免同房或务必采取有效的避孕措施，以防止用药后发生的妊娠。⑧本药不能作为常规避孕药于每次性生活或每月服用，只能用作避孕失败的补救措施。⑨无避孕措施的性交或避孕失败后 72h 内越早服用本药，效果越好，最长不得超过 120h。

（2）其他 ①使用本药后若出现子宫痉挛所致疼痛，可用止痛药处理。②服药后一般会较早出现少量阴道出血，部分妇女流产后出血时间较长，少数早孕妇女服药后即可自然流产。约 80% 的孕妇在使用 PG 类药物后，6h 内排出绒毛胎囊，约 10% 的孕妇在服药后 1 周内排出妊娠物。③本药必须在具有急诊刮宫手术和输液、输血条件的单位使用，且需医生监护并及时处理。对确诊为继续妊娠或流产不全者，应行负压吸引术终止妊娠或清理宫腔内残留组织。④事后紧急避孕药可减少约 70%~80% 的预期妊娠数，但还是存在一定比例的避孕失败者。建议失败者采取药物流产以终止妊娠。

**【不良反应】**

（1）神经 头痛、头晕、乏力，发生率低，症状较轻，无需处理。

（2）消化 恶心、呕吐、下腹痛、肛门坠胀感、一过性肝功能异常。

（3）生殖 乳房胀痛，发生率低，症状较轻，无需处理。子宫出血。

（4）皮肤 皮疹。

**【药物过量】**

有文献报道，给予健康非妊娠妇女和男性单次口服本药 1.8g，未见严重不良反应。但本药用量过大时，仍应注意其抗糖皮质激素作用和肾上腺功能。

**【相互作用】**

（1）酮康唑、伊曲康唑、红霉素等 本药血药浓度升高，不宜合用。

（2）利福平、肾上腺皮质激素和某些抗惊厥药（如苯妥英钠、苯巴比妥、卡马西平） 本药血药浓度降低，不宜合用。

（3）灰黄霉素 不能合用。

（4）阿司匹林和其他 NSAID 服用本药 1 周内，避免服用上述药物。

（5）葡萄柚汁 抑制本药代谢。

## 炔诺酮
## Norethisterone

**【其他名称】** 妇康、去甲脱氢羟孕酮、乙炔类黄体酮、Micronor、Noraethisteronum、Norethindrone、Norlutin

**【分类】** 生殖系统药\女性生殖系统药\孕激素类及相关药

**【制剂规格】** 滴丸 3mg。

片剂 ① 0.625mg。② 2.5mg。③ 3mg。④ 5mg。

探亲片（探亲避孕丸） 每丸含炔诺酮 5mg。

**【临床应用】**

**1. 说明书适应证**

（1）月经不调、子宫功能性出血、子宫内膜异位症等。

（2）单用或与雌激素合用抑制排卵，用作女性口服避孕药。

**2. 其他临床应用**

妇女不孕症、子宫内膜增生过度等。

**【用法用量】**

**1. 说明书用法用量**

（1）功能失调性子宫出血 5mg/ 次，q.8h，p.o.，连用 3d；血止后改为 q.12h，7d 后改为 2.5~3.75mg/ 次维持，连服 2 周左右。

（2）痛经或子宫内膜增长过度 从月经

周期第5日开始服药，2.5mg/d，连服20d，3~6个周期为一疗程。

（3）子宫内膜异位症　10~30mg/d,p.o.。开始时10mg/d，每2周后增加5mg，最高为30mg/d，分次服，连续服用6~9个月。

（4）探亲避孕药　①片剂，于探亲前一日或当日中午起服用0.625mg，此后每晚服0.625mg，至少连服10~14d。必要时可接着改服短效口服避孕药。②滴丸，自同房当晚起，每晚3mg(1丸)，10d内必须连服10丸，同房半个月连服14丸。

2. 其他用法用量

［国内参考信息］

（1）功能失调性子宫出血　5mg/次，q.8h，p.o.，连用2~3d，血止后改为q.12h，根据出血量，每3d减量1/3，逐渐递减至维持量2.5~3.75mg/d，再连用2周左右。

（2）用作短效口服避孕药　包括复方炔诺酮片、膜或纸片以及口服避孕片（膜）0号，从月经周期第5日开始服药，1片/d(或1格/d)，于晚饭后服用为宜（上夜班者早饭后服），连服22d，服完药后等月经来潮，在下次月经的第5日继续服药。

（3）用作探亲避孕药　包括探亲避孕丸、炔诺酮滴丸，于同房当晚开始服用，每晚1丸。同房10d内必须连服10丸，同房半个月连服14丸，超过半个月者服完14丸后接着改服短效口服避孕药，直至探亲期结束。

（4）乳腺癌姑息治疗　剂量可达60mg/d，p.o.。

（5）闭经或围绝经期综合征　炔雌醇0.025~0.05mg或己烯雌酚0.5~1mg，每晚1次连服20~22d，最后5d合用本药，2.5mg/次，bid.，p.o.。停药后2~7d出现撤退性出血。

（6）经前期综合征　于月经周期第14日起服用，2.5~5mg/d，连服10d。

【禁忌证】

1. 说明书禁忌证

（1）对本药过敏。

（2）心血管疾病和高血压。

（3）肝、肾功能不全。

（4）糖尿病。

（5）哮喘病。

（6）癫痫。

（7）偏头痛。

（8）未明确诊断的阴道出血。

（9）血栓性疾病或有血栓病史（晚期癌瘤治疗除外）。

（10）胆囊疾病。

（11）孕妇及哺乳妇女。

2. 其他禁忌证

乳房肿块，或已知或怀疑有乳房及生殖系统恶性肿瘤（晚期癌瘤治疗除外）。

【特殊人群用药】

**儿童**　尚不明确。

**孕妇**　早孕妇女用药可使女胎外阴男性化，致婴儿先天性性畸形，故妊娠头4个月内不宜使用本药，至少应在妊娠前3个月停药。美国FDA妊娠安全性分级为：X级。

**哺乳妇女**　哺乳妇女服药后可能减少乳汁分泌，故产后半年方可使用本药。

**肝功能不全者**　禁用。本药作为避孕药使用时有肝病史者慎用。

**肾功能不全/透析者**　禁用。本药作为避孕药使用时有肾病史者慎用。

【注意】

（1）慎用　①子宫肌瘤。②精神抑郁或有此病史。

（2）用药相关检查/监测项目　①用药前应全面查体，并特别注意乳腺、盆腔及宫颈细胞学检查。②长期或大量用药需注意检查肝功能和血电解质，并特别注意乳腺检查。③本药可对体内血脂浓度和血糖产生不良影响，应定期检查血脂及监测血糖或尿糖。④本药还可改变人体凝血机制，有增加血栓发生的危险，建议定期检查凝血功能。

【给药说明】

给药条件　（1）人工流产者应于流产后首次月经来潮的第5d开始用药。（2）漏服或迟服可能导致避孕失败，故必须每日定时服药。若有漏服，应在24h内补服。（3）服药期间可能发生子宫内膜突破出血，应仔细检查除外器质性疾病可能。并可每日加服炔雌醇5~15μg，一般会有经量减少、经期偏短现象，不必处理。（4）用作短效口服避孕服药22d后，一般停药3~4d即来月经；若第7d仍无月经来潮，应开始服用下一月的药。若连续停经2~3月，应予停药，也可考虑加服炔雌醇5~10μg/d。

**【不良反应】**

（1）内分泌/代谢　闭经、乳房胀感，停药后一般可自行消失；血糖升高。

（2）生殖　类早孕反应（恶心、呕吐、头昏、乏力、嗜睡等）及不规则出血，停药后一般可自行消失。

（3）皮肤　皮疹，停药后一般可自行消失。

（4）其他　过敏反应。

**【相互作用】**

（1）氯霉素、氨苄西林、苯巴比妥、苯妥英钠、扑米酮、甲丙氨酯、氯氮䓬、对乙酰氨基酚及吡唑酮类镇痛药（保泰松）等　加速本药及炔雌醇在体内的代谢，致避孕失败及子宫内膜突破出血发生率增高。

（2）莫达非尼、贝沙罗汀、灰黄霉素、异维A酸、奈韦拉平、奥卡西平、利福布汀、利福平　促进激素类避孕药的代谢清除，降低避孕效果，故不宜合用。确需合用时，建议加用非激素类避孕方式。

（3）霉酚酸、吗替麦考酚酯　口服避孕药的AUC减少，故合用需谨慎，应考虑增加其他避孕措施。霉酚酸或吗替麦考酚酯使用之前、使用期间及停用后6周均应保证避孕方式有效。

（4）阿维A　可降低孕激素避孕药的避孕效果，故合用时应再加用两种可靠的避孕方式。

（5）曲格列酮　诱导本药和炔雌醇的代谢，降低避孕效果，故不宜合用。

（6）阿瑞吡坦　显著降低本药和炔雌醇的AUC和谷浓度，致避孕失败。故激素类避孕药与阿瑞吡坦合用期间及阿瑞吡坦停药后1个月均需加用其他避孕措施。

（7）大环内酯类抗生素（除罗红霉素）可改变雌激素/孕激素类口服避孕药的肠肝循环，影响避孕效果，同时增加肝毒性反应的发生率。合用时应监测不良反应，或选用肝毒性较小的大环内酯类，避免使用依托红霉素。建议加用物理性避孕措施。

（8）非尔氨酯、奈非那韦　促进孕激素和雌激素代谢，致口服避孕药失效和月经间期出血，应考虑换用其他避孕方式。

（9）安普那韦　含本药和炔雌醇的口服避孕药可使安普那韦的血药浓度下降，同时避孕药的血药浓度也可能改变。故服用安普那韦期间应采用非激素类避孕措施。

（10）替马西泮、劳拉西泮　口服避孕药可促进上述药物的肝脏代谢，降低其疗效。合用时需监测上述药物疗效。

（11）阿托伐他汀　本药和炔雌醇的AUC增加，故应谨慎合用阿托伐他汀与口服避孕药（尤其是含本药或炔雌醇者）。

（12）阿扎那韦　本药和炔雌醇的血药浓度升高，合用时建议口服避孕药的各成分采用最低有效剂量。

（13）罗舒伐他汀　炔雌醇和甲基炔诺酮的血药浓度增高，合用时需监测避孕药的不良反应。

（14）Vit C　口服避孕药的作用增强。

（15）环孢素　口服避孕药可抑制环孢素的代谢清除，增强其毒性，应避免合用。

（16）皮质激素（如地塞米松）口服避孕药可降低皮质激素的清除率，延长其药理作用，故合用时需监测皮质激素的不良反应，酌情减小其用量。

（17）阿普唑仑、地西泮、三唑仑　口服避孕药可抑制上述药物的代谢清除，增强其毒性，合用时需监测不良反应。

（18）拉莫三嗪　激素类避孕药可改变

拉莫三嗪的血药浓度，故合用时需严密监测，酌情调整拉莫三嗪用量。

（19）尼古丁 服用本药的吸烟妇女并发心血管疾病（如心肌梗死等）较不吸烟者多，故口服避孕药的妇女应停止吸烟，或吸烟妇女（特别是年龄＞35岁者）不宜服用本药。

## 烯丙雌醇
## Allylestrenol

**【其他名称】** 丙烯雌醇、丙烯雌甾醇、丙烯基雌烯三醇、多力玛、Allyloestrenol、Orageston、Turinal

**【分类】** 生殖系统药\女性生殖系统药\孕激素类及相关药

**【制剂规格】** 片剂 5mg。

**【临床应用】**

**1. 说明书适应证**

先兆流产、习惯性流产及先兆早产。

**2. 其他临床应用**

功能性子宫出血、月经异常。

**【用法用量】**

**1. 说明书用法用量**

（1）先兆流产 5mg/次，tid.，p.o.，连用5~7d至症状消失。必要时可增量。

（2）习惯性流产 5~10mg/d，p.o.，应在明确妊娠后立即用药，至少维持至危险期后1个月，之后剂量可逐渐减少。

（3）先兆早产 用量应个体化，常用剂量为5~20mg/d，p.o.。

**2. 其他用法用量**

［国内参考信息］

（1）习惯性流产 5~10mg/d，应在明确妊娠后立即用药，至少维持至危险期后1个月，通常至妊娠的第5个月末。如习惯性流产发生于妊娠的第4~5个月，则应连续服用至妊娠的第6~7个月。

（2）先兆早产 用量应个体化，通常应比先兆流产和习惯性流产的剂量高。

（3）无排卵性闭经或功能失调性子宫出血 10~15mg/d。

**【禁忌证】**

**说明书禁忌证**

（1）严重肝功能障碍。

（2）妊娠高血压综合征。

（3）Dubin-Johnson综合征及Rotor综合征。

（4）既往有妊娠疱疹史者。

（5）儿童。

**【特殊人群用药】**

**儿童** 禁用。

**老人** 尚无相关研究资料。

**孕妇** 本药具促孕功能，无雌激素及雄激素活性，不导致女性胚胎男性化。已有实验证实，本药不影响染色体突变。但一项对照研究显示，新生儿发生尿道下裂与用本药治疗有因果关系。患糖尿病的孕妇应慎用。

**哺乳妇女** 不宜服用大剂量的孕激素。

**肝功能不全者** 严重肝功能障碍者禁用。

**【注意】**

用药相关检查/监测项目 本药可降低糖耐量，患糖尿病的孕妇用药期间，应定期检测血糖。

**【给药说明】**

（1）给药条件 用于保胎时，必须根据病情改善情况调整用药量。

（2）减量/停药条件 妊娠达36周时，必须停药。

**【不良反应】**

（1）神经 头痛。

（2）内分泌/代谢 体液潴留。

（3）消化 恶心。

**【药物过量】**

动物慢性毒理试验中，25mg/(kg·d)（此剂量远远高于临床治疗剂量），可见性腺功能和胆固醇水平的轻度下降。尚无人体过量用药的相关资料。

**【相互作用】**

肝药酶诱导药（如利福平、苯巴比妥、苯妥英钠）可降低本药疗效，应慎重合用。

# 左炔诺孕酮
# Levonorgestrel

**【其他名称】** 安婷、保仕婷、惠婷、乐陪您、曼日乐、曼月乐、毓婷、左旋 18- 甲基炔诺酮、左旋甲基炔诺酮、左旋甲炔诺孕酮、左旋炔诺孕酮、Mirena、Norplant、Postinor

**【分类】** 生殖系统药\女性生殖系统药\孕激素类及相关药

**【制剂规格】** 片剂 ① 0.75mg。② 1.5mg。

**肠溶片** 1.5mg。

**分散片** 1.5mg。

**肠溶胶囊** 1.5mg。

**片剂（复方左炔诺孕酮）** 每片含左炔诺孕酮 0.15mg 和炔雌醇 0.03mg。

**滴丸（复方左炔诺孕酮）** 每片含左炔诺孕酮 0.15mg 和炔雌醇 0.03mg。

**片剂（左炔诺孕酮炔雌醚）** 每片含左炔诺孕酮 6mg 和炔雌醚 3mg。

**双相片** 前 11 日每片含左炔诺孕酮 0.05mg 和炔雌醇 0.05mg；后 10 日每片含相应药物 0.125mg 和 0.05mg。

**三相片** 前 6 日每片含左炔诺孕酮 0.05mg 和炔雌醇 0.03mg；中间 5 日每片含相应药物 0.075mg 和 0.04mg；后 10 日每片含相应药物 0.125mg 和 0.03mg。

**硅胶棒** ①六根型（每根含左炔诺孕酮 36mg，每套 6 根）。②二根型（每根含左炔诺孕酮 75mg，每套 2 根）。

棒剂（左炔诺孕酮聚己内酯）

**宫内节育系统（曼月乐）** 1 个放置套管含左炔诺孕酮 52mg（20μg/24h）。

**【临床应用】**

**1. 说明书适应证**

（1）用作女性避孕 ①单方口服制剂用于紧急避孕（即在无防护措施或其他避孕方法偶然失误时使用）。②与炔雌醇组成复方短效口服避孕药。③皮下埋植剂适用于需长期避孕的育龄妇女。

（2）痛经、月经不调。

**2. 其他临床应用**

功能失调性子宫出血和子宫内膜异位症等。

**【用法用量】**

**1. 说明书用法用量**

（1）紧急避孕 在性生活后 72h 内服用 0.75mg，间隔 12h 再服 0.75mg。或在性生活后 72h 内一次服用 1.5mg。本药越早服用避孕效果越佳，可在月经周期的任何时间服用。

（2）长期避孕 皮下植入左炔诺孕酮硅胶棒六根型或二根型。

（3）用作短效口服避孕药成分之一 ①复方左炔诺孕酮片、滴丸：从月经第 5 日开始服用，1 片 /d 或 1 丸 /d（每片 / 丸含本药 0.15mg 和炔雌醇 0.03mg），连服 22d，不能间断，最好在晚饭后或临睡时服用。下次月经来潮后第 5 日继续服药。②左炔诺孕酮炔雌醚片：在月经来潮后第 5 日午饭后服药 1 次，间隔 20d 服第 2 次，1 片 / 次（每片含本药 6mg 和炔雌醚 3mg）；或月经第 5 日及第 10 日各服 1 片，以后均在第 2 次服药日期服药，1 片 / 月，一般在服药后 6~12d 有撤退性出血。服药后不良反应重者，第 4 个周期开始可适当减量。

**2. 其他用法用量**

[国内参考信息]

探亲避孕 于探亲前 1 日开始服用，1.5mg/d，连用 14d。

**【禁忌证】**

**1. 说明书禁忌证**

（1）对本药过敏。

（2）乳腺癌或生殖器官癌。

（3）肝、肾功能异常或近期有肝病或黄疸史。

（4）静脉血栓病。

（5）脑血管意外。

（6）高血压。

（7）心血管病。

（8）糖尿病。

（9）高脂血症。

（10）精神抑郁。

（11）> 40 岁妇女。

（12）已知或可疑妊娠者。

2. 其他禁忌证

（1）胆囊疾病。

（2）镰状细胞贫血。

（3）诊断不明的阴道不规则出血。

（4）过期流产。

（5）有妊娠期黄疸、瘙痒史。

【特殊人群用药】

**儿童**　用于> 17 岁人群。

**孕妇**　本药可致胎儿畸形，妊娠早期使用可引起女性胚胎男性化，后代发生生殖道畸形（多见尿道下裂），妊娠期禁用。美国 FDA 妊娠安全性分级为：X 级。

**哺乳妇女**　本药可进入乳汁，并可能减少乳汁分泌。建议哺乳妇女服用本药后暂停授乳至少 3d，在此期间应定时将乳汁挤出。

**肝功能不全者**　肝功能异常或近期有肝病或黄疸史者禁用。

**肾功能不全/透析者**　肾功能不全者禁用。

【注意】

（1）慎用　①哮喘。②癫痫。③偏头痛。④子宫肌瘤。⑤有精神抑郁病史。⑥有糖尿病高危因素。⑦甲状腺功能亢进症。⑧乳腺或生殖器良性肿瘤。⑨过敏体质者。

（2）对检验值/诊断的影响　①可降低尿孕二醇测定值。②可升高血浆氨基酸测定值。

（3）用药相关检查/监测项目　长期用药时应注意检查肝功能及做阴道脱落细胞涂片等，并每 6~12 个月体检 1 次，尤其应检查乳房和盆腔器官。

【给药说明】

（1）给药条件　①应按 28d 为一个月经周期来制订用药方案。②本药不能漏服，否则导致避孕失败。若服药后 2h 内发生呕吐，应立即补服 1 片。若发生漏服，应在 24h 内补服。③服药 22d 后，若 7d 内不来月经，即应开始服下 1 个月的药。④疑似早孕时不宜用本药作撤退性试验。⑤若发生突破出血，可加服炔雌醇 0.005~0.015mg/d。⑥本药可能使下次月经提前或延期，若月经逾期 1 周仍未来潮，应立即检查，以排除妊娠。⑦本药不宜作为常规避孕药，服药后至下次月经前应采取可靠的避孕措施。⑧作为紧急避孕药时，在无避孕措施的性交后 72h 内效果最好，最长不得> 120h。

（2）减量/停药条件　皮下埋植剂若发生下述情况时应立刻取出：首次发生偏头痛、反复发生异常剧烈头痛、出现急性视觉障碍、血栓性静脉炎的首次症状或血栓栓塞症、手术前 6 周、长期卧床、肝病、严重血压增高、意外妊娠、怀疑有宫外妊娠可能等。

（3）其他　本药仅是用于避孕失败的紧急补救避孕药，不是引产药。

【不良反应】

（1）心血管　长期使用：缺血性心脏病发生率升高。

（2）神经　头痛、麻木或疼痛、突发性言语或发音不清。

（3）精神　精神抑郁。

（4）内分泌/代谢　体液潴留、水肿、体重增加、LDL 升高、HDL 降低、溢乳。

（5）消化　胃纳差、胃痛、胆管阻塞、肝肿瘤、轻度恶心呕吐（一般不需处理，可自行消失）。长期使用：肝功能异常。

（6）呼吸　突发原因不明的呼吸短促。

（7）泌尿　血清 ALP、BUN 升高。

（8）生殖　月经不规则、点滴出血或子宫内膜突破出血、闭经、乳房疼痛、乳胀、女性性欲改变等。

（9）骨骼肌肉　胸痛、四肢无力，臀、腿（特别是腓肠肌）疼痛。

（10）皮肤　痤疮、皮肤黄染、过敏性皮炎。

（11）眼　突发性复视和不同程度的视力

改变、复视、不同程度的失明、眼结膜黄染。

【相互作用】

（1）氨苄西林、四环素 本药避孕效果降低。

（2）对乙酰氨基酚 对乙酰氨基酚的清除加快。

（3）香豆素类抗凝药 香豆素类抗凝药的抗凝作用减弱。

（4）Vit C 本药避孕疗效增强。

（5）茶碱、环孢素、皮质激素 上述药物的代谢减少。

（6）巴比妥类、抗惊厥药、灰黄霉素和利福平 可发生突破出血。

# 第三节 促性腺激素

## 尿促性素
## Menotrophin

【其他名称】 促性腺激素、高孕乐、护玫贡、贺美奇、绝经促性素、绝经期促性腺素、绝经期尿促性腺激素、普格纳、人绝经期促性腺激素、人尿促性激素、休米根、喜美康、Gonadotrophin、Human Menopausal Gonadotrophin、Human Menopausal Gonadotropin、Human Menopausal Gonadotropophin、Humegon、MENOPUR、Menotrophins、Menotropins、Pergonal

【分类】 生殖系统药\女性生殖系统药\促性腺激素

【制剂规格】 粉针剂 ① 75U。② 150U。（以 FSH 效价计）

【临床应用】

**1. 说明书适应证**

与绒促性素（HCG）合用于促性腺激素分泌不足所致的原发性或继发性闭经、无排卵所致的不孕症等。

**2. 其他临床应用**

（1）与 HCG 合用于促性腺激素分泌不足（下丘脑 – 垂体功能低下或不协调）所致的无排卵性不孕症，一般主张用于氯米芬（CC）或溴隐亭等诱发排卵无效的病例。

（2）与 HCG 合用于卵巢功能试验。

（3）多囊卵巢综合征（PCOS），特别是用氯米芬无效者。

（4）助孕技术中对正常排卵妇女刺激超促排卵，常与氯米芬及 HCG 配合使用，一次可获得多个卵细胞。

（5）与 HCG 合用治疗男性促性腺激素低下及不育，刺激生精功能。

【用法用量】

**1. 说明书用法用量**

**一般用法** 起始（或月经周期第 5 日起）75~150U/ 次，qd.，i.m.（溶于 1~2ml 灭菌注射用水中）。7d 后根据患者雌激素水平和卵泡发育情况调整剂量，增至 150~225U/d。卵泡成熟后肌注 HCG 10000U，诱导排卵。对注射 3 周后卵巢无反应者，则停药。

**2. 其他用法用量**

［国内参考信息］

（1）助孕技术中刺激超排卵周期 对正常排卵妇女，希望刺激更多卵泡发育。从月经的第 3~5 日开始用药，75~150U/ 次，qd.，i.m.，连用 7d。同时用 B 超监测卵泡变化，当卵泡直径达 16~17mm、尿雌激素 24h 水平达 100~200μg 时，即注射 HCG 5000~10000U 以诱导排卵，并在其后 32~36h 取卵或指导同房。未能妊娠者可重复治疗 2 个周期。若单纯用本药，则初量为 150U，qd.。

（2）下丘脑 – 垂体无排卵性不孕或闭经 多在氯米芬或溴隐亭等诱导排卵无效时

使用本药及 HCG，用法同“助孕技术中刺激超排卵周期”。

（3）男性促性腺激素低下的少精症 ①在用 HCG 使睾丸体积增至 8ml 左右后，可 75~150U/ 次，i.m.，1 次 / 周，约用 12 个月。②或开始 1 周给予 HCG，2000U/ 次，共 2~3 次，以产生适当的男性特征；然后肌注本药 75~150U/ 次，3 次 / 周，同时给予 HCG，2000U/ 次，2 次 / 周，至少治疗 4 个月。

【禁忌证】

1. 说明书禁忌证

（1）对本药过敏者。

（2）卵巢早衰。

（3）绝经妇女。

（4）原因不明的阴道出血。

（5）子宫肌瘤。

（6）卵巢囊肿。

（7）卵巢增大。

（8）肾上腺功能不全。

（9）甲状腺功能不全。

（10）孕妇及儿童。

2. 其他禁忌证

（1）卵巢功能低下或缺如者，如女性先天性性腺或卵巢发育不全综合征（Turner 综合征）、单纯性腺发育不良。

（2）卵巢肿瘤。

（3）颅内病变（包括垂体肿瘤）。

（4）血栓栓塞性疾病。

（5）男性前列腺癌或其他雄激素依赖性疾病。

【特殊人群用药】

**儿童** 禁用。

**孕妇** 禁用。用本药刺激排卵，常出现多个卵泡同时发育，多胎妊娠率高，早产也较多见。美国 FDA 妊娠安全性分级为：X 级。

**哺乳妇女** 尚无本药分泌入母乳中的报道。

**肾功能不全 / 透析者** 肾功能不全者慎用。

【注意】

（1）慎用 ①哮喘。②心脏病。③癫痫。④偏头痛。⑤运动员。

（2）用药相关检查 / 监测项目 ①用药期间应进行全面盆腔检查，可用 B 超对卵巢进行严密监护，观察卵巢大小及卵泡发育数目。尤其是从雌激素浓度开始上升后，应每日进行盆腔检查，直至加用 HCG 后至少 2 周。②治疗期间应每日测量基础体温，有助于了解卵巢排卵。③通过宫颈黏液、阴道脱落细胞检查，可了解体内雌激素水平。用药 1 周后，应监测尿或血中雌激素水平。④宫颈黏液检查也有助于了解卵泡成熟程度或有否排卵。⑤用 β–HCG 免疫试验检测早孕。

【给药说明】

（1）给药条件 ①由于本药在体内的药动学和降解速度因人而异，卵巢血供也受既往盆腔手术或疾病的影响，且卵巢贮备能力还因年龄而不同，故促排卵药物必须强调个体化方案。应根据卵巢反应，选择适当的用药时间及剂量，以提高受孕率及防止卵巢过度刺激综合征（OHSS）的发生。②若 24h 尿雌激素＞ 200μg，则不宜用大量 HCG，以免引起对卵巢的过度刺激。③用药期间进行妇科检查时应小心操作，并嘱患者避免性生活。应从使用 HCG 和排卵前 1 日开始每日同房。若卵巢明显增大，则应避免同房，以减少卵巢囊肿破裂的发生率。④对于 LH 高者（如 PCOS），应使用仅含 FSH 75U 的促性腺激素。⑤本药并非治疗无排卵的首选促排卵药，如对其他促排卵药（包括氯米芬）治疗无效者，由于促性腺功能低下而致卵巢不排卵者可选用，用量宜按个体的临床反应而定。

（2）减量 / 停药条件 ①若 24h 尿雌激素＞ 200μg，血雌激素≥ 3660pmol/L，B 超检查卵巢直径＞ 5cm（或直径≥ 16mm 的卵泡数目超过 3 个以上），则应停用本药，以免发生 OHSS。②若每日尿排泄雌激素＞ 100μg 或雌三醇＞ 50μg 时，应停用 HCG。

（3）配伍信息　本药粉针剂应在临用时溶于 1~2ml 灭菌注射用水中，并注意液体应沿瓶壁缓慢流下，以免产生大量泡沫。

【不良反应】

（1）心血管　可增加动脉栓塞的危险性。

（2）内分泌 / 代谢　男性在尿促性素 – 绒促性素治疗中：女性化乳房发育，但目前认为是 HCG 的作用。

（3）生殖　OHSS：轻者致恶心、呕吐、胃与下腹部不适或胀感及疼痛、卵巢轻度增大（可在 7~10d 内消除）；中重度者可致卵巢直径增大至 10cm、胸闷、气急、尿量减少、胸水、腹水、卵泡囊肿破裂出血、电解质紊乱、血容量降低、肾衰竭，甚至死亡。OHSS 常在注射 HCG 后 3~7d 发生，中重度者应住院治疗，以免发生不可逆的电解质紊乱，甚至死亡；对重度 OHSS，应立即停药。

（4）其他　发热。

【相互作用】

（1）氯米芬　可使本药用量减少约 50%，同时降低 OHSS 的发生率。

（2）HCG　可促使排卵功能恢复，但对原发卵巢衰竭无效。

（3）醋酸戈那瑞林　本药有刺激卵巢的作用，不应合用。

## 绒促性素
## Chorionic Gonadotrophin

【其他名称】 安胎素、艾泽、宝贝朗源、波热尼乐、重组人绒促性素、类垂体促性腺激素、普罗兰、普罗兰塞替派、绒膜激素、绒毛膜促性腺激素、人绒促性素、人绒毛膜促性腺激素、Antuitrin S、Chorionic Gonadotropin、Follutein、Gonadex、Gonadyl Chorionic、Gonatrophin、HCG、Human Chorionic Gonadotrophin、OVIDREL、Pregnyl、Profasi、Prolan、Puberogen

【分类】 生殖系统药 \ 女性生殖系统药 \ 促性腺激素

【制剂规格】 粉针剂　① 500U。② 1000U。③ 2000U。④ 3000U。⑤ 5000U。

【临床应用】

**1. 说明书适应证**

（1）女性　①用于垂体促性腺激素不足所致的女性无排卵性不孕症，常在氯米芬治疗无效后，本药与绝经后促性腺激素合用以促进排卵。②用于体外受精，以获取多个卵母细胞，需与绝经后促性腺激素联合应用。③黄体功能不全。④功能性子宫出血、妊娠早期先兆流产、习惯性流产。

（2）男性　①促性腺激素分泌不足的性腺功能减退。②伴原发性精液异常的生育力低下。③促性腺激素垂体功能不足导致的青春期延缓。④青春期前隐睾症的诊治。

**2. 其他临床应用**

男性检查睾丸间质细胞功能。

【用法用量】

**1. 说明书用法用量**

（1）促排卵用于女性无排卵性不孕或体外受精　于绝经后促性腺激素末次给药后 1d 或氯米芬末次给药后 5~7d，5000~10000U/次，i.m.，连续治疗 3~6 周期，无效则应停药。

（2）黄体功能不全　于经期 15~17d 排卵之日起，1500U/ 次，qod.，i.m.，连用 5 次，可根据患者的反应调整剂量。妊娠后，需维持原剂量直至 7~10 孕周。

（3）功能失调性子宫出血　1000~3000U/次，i.m.。

（4）习惯性流产、妊娠先兆流产 1000~5000U/ 次，i.m.。

（5）男性促性腺激素功能不足所致性腺功能低下　1000~4000U/ 次，i.m.，2~3 次 / 周，持续数周至数月。为促发精子生成，治疗需持续 6 个月或更长，若精子数＜ 500 万 /ml，应合用尿促性素 12 个月左右。

**2. 其他用法用量**

［国内参考信息］

（1）下丘脑 – 垂体功能低下或不协调

的无排卵性不孕症　①若与氯米芬配合，可在停用氯米芬后第7日，5000U/次，i.m.。②若与HMG配合，应从月经周期第8日起B超监测卵泡发育，或测定尿雌激素。若卵泡平均直径达18~20mm，或尿雌激素高峰后24h，则5000~10000U/次，i.m.，并建议患者在36h内同房。

（2）功能失调性子宫出血　300~1500U/d，i.m.，连用3~5d。

（3）先兆流产或习惯性流产　3000~5000U/次，i.m.，qd./qod.，共5~10次。

（4）助孕技术　用于刺激正常排卵的妇女超促排卵，常与HMG配合，从月经周期第8日起B超监测卵泡发育，当卵泡直径达16~17mm时，5000~10000U，i.m.，注射后32~36h取卵。

（5）体外受精　于胚胎移植当日起，2000U/次，qd./qod.，i.m.，共3次。

（6）男性促性腺激素低下性不育症　2000U/次，i.m.，2次/周，持续3~6个月至睾丸体积达8ml；再同时注射本药及FSH各12.5U，3次/周，约用12个月直至精子生成，配偶受孕。

**【禁忌证】**

**1. 说明书禁忌证**

（1）对本药过敏或有性腺刺激激素过敏史者。

（2）怀疑有垂体增生或肿瘤。

（3）诊断未明的阴道流血。

（4）子宫肌瘤。

（5）卵巢囊肿或卵巢肿大。

（6）血栓性静脉炎。

（7）确诊或怀疑雄激素依赖性肿瘤（如前列腺癌或男性乳腺癌）。

（8）性早熟。

（9）哺乳妇女。

**2. 其他禁忌证**

（1）卵巢功能低下或缺如的疾病，如Turner's综合征、单纯性腺发育不良、卵巢早衰。

（2）宫颈癌。

（3）激素性活动型性腺癌。

（4）无性腺（先天性或手术后）患者。

（5）其他血栓栓塞性疾病。

**【特殊人群用药】**

**儿童**　可能引起性早熟及骨端早期闭锁，应注意。

**1. 说明书用法用量**

（1）青春期前隐睾症　1000~5000U，2~3次/周，i.m.，出现良好效应后即停用。总注射次数≤10次。

（2）发育性迟缓者睾丸功能测定　2000U/次，i.m.，qd.，连续3d。

**2. 其他用法用量**

［国内参考信息］

隐睾症　<10岁者，500~1000U/次，i.m.；10~14岁者，1500U/次，i.m.，2~3次/周，连用4~8周。

**老人**　老年患者应考虑潜在诱发与雄激素有关肿瘤的可能性，并因生理功能低下而需减量。

**孕妇**　用本药促排卵可增加多胎率，从而使胎儿发育不成熟，并有发生早产的可能。使用本药后妊娠，虽有报道死胎或先天性畸形，但未证实与本药有直接关系。美国FDA妊娠安全性分级为：X级。

**哺乳妇女**　不能用于哺乳妇女。

**肾功能不全/透析者**　慎用。

**【注意】**

（1）慎用　①癫痫。②偏头痛。③哮喘。④心脏病。⑤高血压。⑥前列腺增生。⑦运动员。

（2）对检验值/诊断的影响　①妊娠试验可出现假阳性，故应在用药10d后进行检查。②可增加尿17-羟类固醇、17-酮类固醇及其他甾体激素的分泌。

（3）用药相关检查/监测项目　1）用于诱导排卵时：①用药前应进行盆腔及B超检查估计卵巢大小及卵泡发育情况。②雌激素浓度开始上升后，应每日复查B超，直至停药后2周，以减少发生卵巢过度刺激综合征（OHSS）。③每日测量基础体温，若有排卵可出现双相体温。④在用绝经后促性激素后须测雌激素水平，在雌激素高峰出现后24h开始用本药触发排卵，测定雌激素也可检测卵巢过度刺激的情况。⑤测定孕酮和宫颈黏液检查，有助于了解卵泡成熟程度或是否已有排卵。⑥输卵管畸形的妇女可能增加异位妊娠的发生率。因此早期超声波检查尤其重要，以确认受精卵着床于子宫内。2）用于男性性腺功能低下症：①测定血清睾酮水平，以排除其他原因所致的性腺功能低下，也可用于疗效评价。②精子计数及精子活力检测也可用于评价疗效。③用于青春期前男孩，应定期监测骨骼成熟情况。

**【给药说明】**

（1）给药条件　①口服可被胃肠道破坏，故仅供注射用。②用药前需做皮肤过敏试验。③用于促排卵时一般先用氯米芬治疗，若无效可联合应用本药及尿促性素。注射本药18h后常可发生排卵，故须每日或隔日试行受孕。若用本药治疗3~6周而仍未出现有排卵月经，应重新考虑治疗方案。④治疗黄体功能不全时，应于易受孕期开始注射，且必须持续应用，直至妊娠7~10周胎盘能产生足够激素时为止。⑤治疗隐睾症时，常在4~9岁开始，若经最初治疗未见明显疗效，应考虑手术。

（2）减量/停药条件　不宜长期应用，以免产生抗体和抑制垂体促性腺功能。若连用8周尚不见效则应立即停药。

（3）配伍信息　本药溶液极不稳定且不耐热，应于临用前用所附溶剂临时配制，并经肌内或皮下缓慢注射。

（4）其他　①本药与促性腺激素长期联用可促使低促性腺激素男性性功能减低患者的精子形成。②本药对男性原发性曲精小管发育不全等睾丸原发病变的无精、男性不育等无效。

**【不良反应】**

（1）神经　头痛、易激动、易疲劳。

（2）精神　抑郁。

（3）内分泌/代谢　男子乳腺发育；男性大剂量使用：水、钠潴留（雄激素生成过量所致）；乳房肿大。

（4）消化　用于促排卵：轻度胃胀、胃痛及下腹痛，一般可在2~3周内消退。

（5）生殖　①用于促排卵：诱发卵巢囊肿或轻至中度的卵巢肿大。②严重的OHSS。OHSS是由于血管通透性显著增高，使体液在胸腹腔和心包腔内迅速大量积聚，从而引起多种并发症（如血容量降低、电解质紊乱、血液浓缩、腹腔出血、血栓形成等）所致。临床表现为腹部或下腹剧烈疼痛、消化不良、恶心、呕吐、腹泻、气促、尿量减少、下肢浮肿等。多发生在排卵后7~10d，也可在治疗结束后发生，可危及生命。用药后若有OHSS表现，应立即做盆腔、腹腔、卵巢检查和雌激素测定。若发现卵巢明显胀大或血清雌激素显著升高，应停止治疗。③进行助孕技术治疗的女性流产率高于正常女性。④用于促排卵：多胎率增加或新生儿发育不成熟、早产等。⑤青春期前男孩：性早熟。⑥长期用药若出现性早熟、性欲亢进时应立即停药。

（6）骨骼肌肉　青春期前男孩：骨骺早闭，导致最终不能达到成人正常高度。

（7）其他　过敏反应、小腿及（或）足部浮肿、注射局部疼痛等。

**【相互作用】**

脑垂体促性腺激素　可使不良反应增加，应慎用。

## 第四节 作用于子宫药

### 垂体后叶素
### Pituitrin

【其他名称】必妥生、垂体后叶激素、垂体素、脑垂体后叶素、Hypophysin、Hypophysine、Pituitrinum

【分类】生殖系统药\女性生殖系统药\作用于子宫药

【制剂规格】注射液 ① 0.5ml∶3U。② 1ml∶5U。③ 1ml∶6U。④ 1ml∶10U。

【临床应用】

说明书适应证

（1）宫缩不良所致产后出血、产后子宫复旧不全。

（2）产科催产。

（3）肺、支气管出血（如咯血）。

（4）消化道出血（如呕血、便血）。

（5）尿崩症，可减少排尿量。

（6）对腹腔手术后的肠道麻痹有一定疗效。

【用法用量】

1. 说明书用法用量

（1）控制产后出血 0.02~0.04U/min，i.v.gtt.，胎盘娩出后肌注 5~10U。

（2）催产或引产 2.5~5U/ 次，用氯化钠注射液稀释至 0.01U/ml，i.v.gtt.。静滴开始时不超过 0.001~0.002U/min，每 15~30min 增加 0.001~0.002U，直至宫缩与正常分娩期相似。静滴速度最快不超过 0.02U/min，通常为 0.002~0.005U/min。

（3）呼吸道或消化道出血 6~12U/ 次，i.m./i.h./i.v.gtt.（稀释）。

2. 其他用法用量

［国内参考信息］

（1）一般用法 5~10U/ 次，i.m.。对产后出血，必须在胎儿和胎盘均已娩出后再肌注 10U。

（2）产后出血预防性应用 胎儿前肩娩出后即予 10U，i.v.。

（3）催产 用于临产后子宫收缩无力，以 5~10U 本药加入 5%GS 500ml 稀释后缓慢静滴，严密观察宫缩情况，并根据宫缩情况调整滴速。

（4）肺出血 ①可用 5%GS 20ml 稀释后缓慢静注，Max：20U/ 次。大量咯血时，10U，i.v.。②用 NS 或 5%GS 500ml 稀释后缓慢静滴，Max：20U/ 次。

（5）胃肠道出血 加压素对食管静脉曲张出血及结肠憩室出血有效，对胃或小肠黏膜损伤出血效果较差。0.1~0.5U/min，i.v.gtt.。

（6）尿崩症 5U/ 次，bid.，i.m.。

（7）其他临床用法 紧急情况下也可将本药 5~10U 加入 5%GS 20ml 缓慢静注，同时应严密观察是否有不良反应出现。胎儿未娩出前禁用静注。

【禁忌证】

1. 说明书禁忌证

（1）心肌炎、血管硬化者。

（2）肾炎患者。

（3）骨盆过窄、双胎、羊水过多、子宫膨胀过度者。

（4）子宫颈尚未完全扩大时。

2. 其他禁忌证

（1）对本药过敏。

（2）高血压。

（3）心力衰竭。

（4）冠状动脉疾病。

（5）肺心病。

（6）妊娠高血压综合征。

（7）有胎位不正、产道阻碍及剖宫产史者禁用本药引产。

【特殊人群用药】

**儿童** 尚不明确。

**孕妇** 用于催产时必须明确指征，在密切监视下用药。本药对子宫颈有强烈兴奋作用，还有升压作用，故不宜用于催产或引产，现产科已少用。

**哺乳妇女** 尚不明确。

**【注意】**

用药相关检查 / 监测项目 监测血压。

**【给药说明】**

给药条件 （1）静滴时应注意药物浓度及滴速，一般为 20 滴 /min。滴速过快或静脉推注均易引起腹痛或腹泻。（2）用于产后子宫出血时，应在胎盘娩出后给药。

**【不良反应】**

（1）心血管 血压升高、心悸、胸闷、心绞痛、血管性水肿。

（2）内分泌 / 代谢 面色苍白、出汗等。

（3）消化 恶心、腹痛等。

（4）呼吸 哮喘，应立即停药并对症处理。

（5）泌尿 尿量减少、尿急等。

（6）皮肤 荨麻疹。

（7）其他 过敏性休克，应立即停药并对症处理。

**【相互作用】**

（1）麦角 本药作用时间延长。

（2）氯磺丙脲、氯贝丁酯或卡马西平 加压素的效应增强。

（3）环丙烷等碳氢化合物 上述药物吸入全麻时，应用本药可致产妇出现低血压、窦性心动过缓或（和）房室节律失常。恩氟烷浓度＞1.5%、氟烷浓度＞1% 吸入全麻时，本药的效应减弱。恩氟烷浓度＞3% 可抵消本药的效应，并可致子宫出血。

（4）其他缩宫药 可使子宫张力过高，产生子宫破裂和（或）宫颈撕裂。

## 地诺前列酮
## Dinoprostone

**【其他名称】** 地诺前列腺素、普比迪、普贝生、普洛舒定、普洛舒定 $E_2$、前列腺素 $E_2$、欣普贝生、Medullin、Prepidil、Propess、Prostaglandin $E_2$、Prostin $E_2$

**【分类】** 生殖系统药 \ 女性生殖系统药 \ 作用于子宫药

**【制剂规格】** **注射液** 1ml∶2mg（每支另附碳酸钠溶液 1mg 及氯化钠注射液 10ml）。

**阴道栓** ① 3mg。② 10mg。③ 20mg。

**控释阴道栓** 10mg。

**凝 胶** ① 0.5mg∶3g。② 1mg∶3g。③ 2mg∶3g。

**【临床应用】**

**1. 说明书适应证**

（1）中期妊娠及足月妊娠的引产。对妊娠毒血症（先兆子痫、高血压）、妊娠合并心肾疾病、过期妊娠、胎膜早破、高龄初产妇、胎儿宫内发育迟缓等均可使用。

（2）治疗性流产。

（3）局部应用于妊娠足月（孕 38 周后）时促进宫颈成熟。

**2. 其他临床应用**

过期流产、28 周前的宫腔内死胎以及良性葡萄胎时排出宫腔内容物。

**【用法用量】**

**1. 说明书用法用量**

（1）**一般用法** ①将本药注射液 2mg 和碳酸钠溶液 1mg 加入氯化钠注射液 10ml 中，摇匀后再加入 5%GS 500ml 中 i.v.gtt.。中期妊娠引产的滴速为 4~8μg/min（15~30 滴 /min 左右），足月妊娠引产的滴速为 1μg/min。②也可经宫腔内羊膜腔外给药。将本药注射液 2mg 和碳酸钠溶液 1mg 加入氯化钠注射液 10ml 中摇匀备用，给药时 0.2mg/ 次，q.2h。给药 3h 后，亦可酌情加用适量缩宫素，以加速产程进展。

（2）促宫颈成熟 将本药栓剂 10mg（1 枚）放于阴道后穹隆，放置后孕妇应卧床 20~30min。通常使用 1 枚栓剂足以达到宫颈成熟，若 8~12h 内宫颈未达充分成熟，可取出并再放置 10mg（第 2 枚）。第 2 枚的放置时间不应＞12h。一个疗程用药不应＞20mg

(2枚)。

2. 其他用法用量

[国内参考信息]

(1)催产 阴道栓，3mg/次，置于阴道后穹隆深处，6~8h后若产程无进展，可再放置1次。

(2)引产 ①控释阴道栓，10mg/次，置于阴道后穹隆深处，平卧2h，12h后或出现规律性宫缩时取出。②凝胶，1mg/次，用注射器注入阴道后穹隆内，平卧至少30min。如有需要，6h后可再给予1mg(如有反应)或2mg(如无反应)。

(3)促宫颈成熟 孕妇取仰卧位，通过导管将本药凝胶(含0.5mg地诺前列酮)注入宫颈管(低于宫颈内口)，注药后至少仰卧15min。若宫颈或子宫对初始量无反应，可在6h后重复给药1次。24h内最大累积量不超过1.5mg。

(4)产后出血 将本药注射液5mg用稀释液稀释后溶于NS中，缓慢i.v.gtt.(开始宜慢，以后可酌情加快)。

【禁忌证】

1. 说明书禁忌证

(1)多胎经产妇(＞3次足月产)、有难产史或创伤性分娩者。

(2)可疑胎儿宫内窘迫者。

(3)盆腔炎或有此病史者。

(4)多胎妊娠。

(5)胎膜已破者禁用本药阴道栓剂。

2. 其他禁忌证

(1)对PG过敏者。

(2)有剖宫产史或子宫手术史者。

(3)有头盆不称、胎位异常、子宫收缩过强或过度反应者。

(4)怀孕期间不明原因阴道出血者。

(5)溃疡性结肠炎者。

(6)青光眼患者。

【特殊人群用药】

**儿童** 不用于儿童。

**老人** 不用于老年人。

**孕妇** 用药后胎儿可出现胎心率改变、胎儿窘迫等。也可致动脉导管未闭。美国FDA妊娠安全性分级为：C级。

**哺乳妇女** 尚不明确。

**肝功能不全者** 慎用。

**肾功能不全/透析者** 肾功能不全者慎用。

【注意】

(1)慎用 ①有高血压等心血管病史。②活动性心脏病。③活动性肺病。④哮喘。⑤有贫血史。⑥有糖尿病史。⑦有癫痫病史。⑧持续性高眼压。⑨子宫纤维瘤、宫颈硬化、宫颈炎或阴道炎。⑩曾有子宫收缩过强病史。

(2)用药相关检查/监测项目 ①在催产、引产用药时需注意严密观察：①子宫收缩频率、时间、张力和强度等。②测量体温、脉搏和血压等。②流产或分娩后常规检查宫颈，及时发现宫颈裂伤，予以修补。③用药后应监测胎心。

【给药说明】

(1)给药条件 1)用于促宫颈成熟时，本药凝胶用于有内科或产科并发症而需要引产的足月或近足月孕妇；栓剂适用于妊娠38周后，宫颈Bishop评分≤6分，单胎头先露，有引产指征且无母婴禁忌证的孕妇。Bishop须使用(1964)妇产科学，24②，266~268页所列方法。2)可使用少量润滑剂以助栓剂的放置。为确保栓剂位置适宜，将其旋转90°使其横置在穹隆处。栓剂放置完后可将终止带剪短，但勿塞入阴道，以便取出。当宫颈完全成熟或遇下列情况时应终止给药并取出栓剂：①临产(出现每3分钟1次的规律宫缩)。②自然破膜或人工破膜。③出现子宫过度刺激或强直性收缩的迹象。④胎儿宫内窘迫。⑤孕妇发生系统性不良反应的症状，如恶心、呕吐、低血压和心动过速。⑥静脉使用催产素前。3)预期生产，在进行硬膜外麻醉前，宜取出本药栓剂。4)用药时必须严密观察宫缩，随时调整用药剂量，防止宫缩过强而致子宫破裂。5)在流产或分娩后应常规检查宫颈，及时发现宫颈裂伤，并予以修补。6）用本药阴道栓终止妊娠失败后，必须改用其他方法终止妊娠。

（2）减量 / 停药条件　使用栓剂时，若宫缩过强且持续时间过长，应考虑子宫张力过高和子宫破裂的可能，立即停用栓剂。

（3）其他　本药栓剂或凝胶自冰箱取出后应立即使用。

【不良反应】

（1）心血管　舒张压降低、血压升高。静滴本药：类似静脉炎的症状，停药后常自行消失。

（2）神经　头痛。

（3）消化　恶心、呕吐、腹泻。使用本药前或同时服用止吐和止泻药，可降低胃肠道反应。

（4）生殖　生殖器水肿；宫腔内羊膜腔外放置本药：胎膜早破等；用量过大：子宫痉挛及肌张力过高，甚至挛缩，可能致宫颈撕裂、宫颈后方穿孔、子宫破裂或（和）大出血。当出现不良反应时应立即吸氧，并用β肾上腺素能药物或硫酸镁缓解子宫过强收缩。

（5）其他　发热，常在用药后 15~45min 出现，停药或药栓取出后 2~6h 恢复正常。少数患者有畏寒。

【药物过量】

（1）表现　栓剂用量过大可致子宫肌肉过度刺激或胎儿窘迫。

（2）处理意见　栓剂过量时，应立即取出栓剂，若中断治疗不能有效缓解子宫过度刺激（或胎儿窘迫），可静注兴奋剂，若仍不奏效，应立即实施剖宫产。

【相互作用】

（1）止吐、止泻药　用药前或用药同时服用止吐、止泻药，可降低本药的胃肠道不良反应。

（2）其他静脉用催产药（如麦角新碱、甲麦角新碱、催产素）可能使子宫过度兴奋，致子宫痉挛，甚至软产道损伤、子宫破裂。不建议使用催产药物的患者同时使用本药。

（3）NSAID（包括阿司匹林）　应用本药前应停用 NSAID。

## 卡前列甲酯
## Carboprost Methylate

**【其他名称】** 卡波前列甲酯、卡波前列素甲酯、卡前列素甲酯、卡孕、Caprost、Carboprost Methyl、Methyl Carprost

**【分类】** 生殖系统药 \ 女性生殖系统药 \ 作用于子宫药

**【制剂规格】** 栓剂　① 0.5mg。② 1mg。③ 5mg。

**【临床应用】**

**1. 说明书适应证**

与米非司酮等序贯用药，用于终止早期妊娠，特别适于高危妊娠者，如有多次人工流产史、子宫畸形、剖宫产后以及哺乳期妊娠者。

**2. 其他临床应用**

（1）与丙酸睾酮或米非司酮等药合用于终止中期妊娠。

（2）扩张宫颈。

（3）防治宫缩迟缓所致的产后出血。

**【用法用量】**

**1. 说明书用法用量**

抗早孕　与米非司酮联合用药，用于停经 49d 内的健康早孕妇女。在空腹或进食 2h 后服米非司酮片，服药后禁食 2h。具体用法如下：（1）第 1 日服米非司酮片 200mg，第 3 日放置本药 1mg。（2）或首剂服米非司酮片 50mg，当晚再服 25mg，以后每隔 12h 服 25mg，第 3 日晨服 25mg 米非司酮片后 1h 放置本药 1mg。用药后卧床休息 2h，门诊观察 6h，注意用药后出血情况、有无妊娠物排出及不良反应。

**2. 其他用法用量**

［国内参考信息］

（1）抗早孕　①与米非司酮联合用药：首日服米非司酮片 25~50mg/ 次，bid.（q.12h），连服2~3d，总量150mg，第3~4日放置本药1mg。②与丙酸睾酮联合用药：第1日肌注丙酸睾酮100mg，连用3d，总量为300mg，第4日放置本药1mg，2~3h后重复1mg，直至流产（平均用量约为4mg）。本药最多使用5mg。

（2）中期引产 ①单用本药：1mg/次经阴道给药，2~3h重复1mg，直至流产（平均用量约为6mg）。②与米非司酮联合用药：先口服米非司酮100mg/d，连用2d，第3日放置本药，1mg/次，q.3h。当宫口已开大并建立规律宫缩，则可停药。

（3）产后出血 于胎儿娩出后，立即戴无菌手套将本药0.5~1mg贴附于阴道前壁上1/3处，约2min。

（4）扩宫颈 在早期人工流产和终止12~14周妊娠的钳刮术前使用，于负压吸宫前放置本药0.5mg。

【禁忌证】

1. 说明书禁忌证

（1）前置胎盘及宫外孕。

（2）急性盆腔感染。

（3）GU。

（4）哮喘及严重过敏体质。

（5）青光眼。

2. 其他禁忌证

（1）对本药过敏。

（2）胎膜已破。

（3）带宫内节育器妊娠。

（4）足月引产。

【特殊人群用药】

**儿童** 尚不明确。

**孕妇** 动物实验表明，某些PG有致畸胎作用，故用本药终止妊娠失败后，必须改用其他方法终止妊娠。

**哺乳妇女** 尚不明确。

**肝功能不全者** 有肝脏疾病史、肝功能不全者慎用。

**肾功能不全/透析者** 有肾脏疾病史、肾功能不全者慎用。

【注意】

（1）慎用 ①有贫血史。②有哮喘史。③有癫痫病史。④高血压或有心血管病史。⑤糖尿病或有此病史。⑥有子宫手术史。⑦活动性肺病。⑧胃肠功能紊乱。⑨宫颈硬化、子宫纤维瘤、宫颈炎、阴道炎等妇科疾病。

（2）用药相关检查/监测项目 用药后8~15d须复查，以确定流产效果，必要时配合B超及HCG测定。

【给药说明】

（1）给药条件 ①除产后出血外，一般将本药放置于阴道后穹窿处。②单独用本药抗早孕，完全流产率较低，用药量较大，胃肠道不良反应较重，故目前本药多与抗孕激素米非司酮或丙酸睾酮联合序贯使用，可显著提高完全流产率，并减少用药量及减轻胃肠不良反应，但妊娠停经时间不能超过49d。③用于抗早孕时，给药后须卧床休息2h，门诊观察6h。多数孕妇在用药后6h内能排出绒毛和胚囊，少数在用药后1周内排出妊娠物。④用药后应监测宫缩和产程进展，密切观察有无出血情况、妊娠物排出和不良反应发生。若同时使用其他宫缩药或缩宫素，可使宫缩过强或张力过大，使子宫破裂或宫颈撕裂，尤其当宫颈扩张不全时更易发生，须严密监护。⑤使用本药时加用复方地芬诺酯片可明显减轻胃肠道不良反应。⑥对用药后流产不全或继续妊娠者应及时处理。对不完全流产引起大出血或绒毛球排出后阴道流血时间长者，应行刮宫术或给予其他必要的处理。

（2）其他 避免用手直接接触无包装的栓剂，以免通过皮肤吸收。

【不良反应】

（1）消化 恶心、呕吐、腹泻、腹痛等胃肠道反应，但较天然PG轻，停药后上述反应即可消失。若发生不可耐受性呕吐，应立即停药。

（2）生殖 宫缩强，宫口扩张不良，可

致宫颈、阴道破裂伤。若发生不可耐受性腹痛或阴道大出血，应立即停药。

【相互作用】

尚不明确。

## 利托君
## Ritodrine

【其他名称】 安宝、丽托德林、雷托君、利妥特灵、羟苄羟麻黄碱、瑞托得闰、柔托扒、盐酸利托君、盐酸瑞托得闰、幼托、Anpo、Ritodrine Hydrochloride、Yutopar

【分类】 生殖系统药\女性生殖系统药\作用于子宫药

【制剂规格】 片剂（盐酸盐） 10mg。

缓释胶囊 4mg。

注射液（盐酸盐） ① 5ml∶50mg。② 10ml∶150mg。

【临床应用】

**说明书适应证**

预防妊娠 20 周以后的早产。

【用法用量】

**说明书用法用量**

预防妊娠 20 周以后的早产 先 i.v.gtt.，随后 p.o. 维持治疗，密切监测子宫收缩和不良反应，以确定最佳用量。具体如下：（1）取本药 100mg，用 5%GS（糖尿病患者可用 NS）500ml 稀释为 100mg/500ml（0.2mg/ml）的溶液 i.v.gtt.，密切观察滴速，使用可控制的输液装置或调节滴数（具体见表 13-1-1）。初量为 0.05mg/min（5 滴 /min，20 滴 /ml），每 10min 增加 0.05mg/min（5 滴 /min），直至达到预期效果。通常滴速保持在 0.15~0.35mg/min（15~35 滴 /min）。宫缩停止后，应继续输注至少 12~18h。（2）i.v.gtt. 结束前 30min 开始 p.o. 治疗，最初 24h 内为每 2h 给药 10mg，此后每 4~6h 给药 10~20mg。常用维持剂量为 80~120mg/d，平均分次给药。Max：120mg/d。若认为有必要延长妊娠时间，可继续 p.o. 用药。

表 13-1-1 静滴剂量及滴速

| 输注剂量 mg/min | 输注液配制浓度 | 输注速度 滴 /min |
|---|---|---|
| 0.05 | 100mg/500ml（0.2mg/ml） | 5 |
| 0.10 | | 10 |
| 0.15 | | 15 |
| 0.25 | | 25 |
| 0.35 | | 35 |
| 20 滴相当于 1ml 输注液 | | |

【禁忌证】

1. 说明书禁忌证

（1）对本药过敏者。

（2）妊娠 20 周以前者。

（3）分娩前任何原因的大出血，特别是前置胎盘及胎盘早剥。

（4）子痫及严重的先兆子痫。

（5）胎死宫内。

（6）绒毛膜羊膜炎。

（7）妊娠合并心脏病（或有危及心脏功能的因素）。

（8）重度高血压。

（9）肺动脉高压。

（10）甲状腺功能亢进症。

（11）未控制的糖尿病。

2. 其他禁忌证

（1）分娩进行期（宫颈口开大 4cm 以上）的孕妇。

（2）宫内感染。

（3）重度妊娠高血压综合征禁用，轻、中度妊娠高血压综合征也不宜使用。

（4）高血压患者不宜使用。

【特殊人群用药】

**儿童** 不适用于儿童。

**老人** 不适用于老年人。

**孕妇** 尚缺乏关于本药对妊娠 20 周前影响的研究，故本药不应用于妊娠 20 周以前的孕妇。妊娠 20 周后的研究表明，本药不增加胎儿畸形的危险。但本药可透过胎盘屏障，使新生儿或胎儿心率改变和出现低血糖。美国FDA妊娠安全性分级为：B级。

**哺乳妇女** 建议分娩前用药者避免分娩后立即哺乳。

**【注意】**

（1）慎用 ①糖尿病。②使用排钾利尿药者。

（2）用药相关检查/监测项目 ①治疗前应做基线ECG。②治疗中应严密监护患者的体液平衡，避免液体输入过多；并监测血糖与电解质。③用药中须严密监视母体心率、血压、子宫收缩频率与胎儿心率。孕妇情况稳定后，每1~6h仍需检查血压、脉搏和胎儿心率，酸中毒时更应连续观察。④持续滴注需定期进行血液检查。

**【给药说明】**

（1）给药条件 ①本药避免用于心脏病或潜在心脏病者。②为预防由腔静脉症候群引起的低血压，输注时应保持左侧卧位。③胎儿酸中毒时，继续监测是必要的，少数严重酸中毒（pH＜7.15）者，不宜使用本药。④滴速＞0.2mg/min或一日剂量＞30mg可能增加不良反应，应加强监护。

（2）减量/停药条件 静滴时，应密切关注胎儿情况，特别是用于急性胎儿窘迫时，若胎儿情况恶化，需立即停药。

（3）其他 目前本药用于子宫颈开口＞4cm时的有效性和安全性尚不明确。

**【不良反应】** 本药不良反应与其β受体激动药活性有关，通常可通过调整剂量以控制。

（1）心血管 静脉用药：母体、胎儿HR及母体血压变化（80%~100%），心悸、心律不齐、ECG异常（ST-T的异常）、肺水肿合并心功能不全、心脏停搏、新生儿心室中隔肥大、胸痛、胸闷。口服用药：影响较轻，母体HR略有增加，但对母体血压及胎儿HR影响很小或无影响，心律不齐。出现HR加快或心动过速时应进行减量等适当处置。静脉用药出现胸痛、胸闷时，应立即停药并做ECG检查。若出现持续性心动过速或舒张压降低，则需停药。

（2）神经 静脉用药：震颤、头痛、头晕、乏力等。口服给药：震颤。

（3）精神 静脉用药：神经质、烦躁、焦虑。

（4）内分泌/代谢 升高血糖及降低血钾。静脉用药：出汗、寒战。

（5）血液 静脉用药：血小板减少、WBC减少、粒细胞缺乏。

（6）消化 静脉用药：恶心、呕吐、上腹不适、腹胀、腹泻、黄疸、氨基转移酶升高、新生儿肠闭塞。口服给药：恶心。

（7）呼吸 呼吸困难、肺水肿由心脏病、持续性心动过速（＞140次/min）、子痫以及与皮质类固醇并用等导致，应立即停药。HR持续＞140次/min可能预示肺水肿，应立即停药并治疗。

（8）骨骼肌肉 静脉用药：横纹肌溶解症。

（9）皮肤 静脉用药：皮疹、颜面疼痛、面色潮红、史-约综合征等。口服给药：皮疹。

（10）其他 静脉用药：过敏性休克、给药部位血管痛或静脉炎等。

**【药物过量】**

（1）剂量 动物实验中，未怀孕小鼠静注本药的$LD_{50}$为64mg/kg，未怀孕小鼠口服本药的$LD_{50}$为540mg/kg，怀孕大鼠静注的$LD_{50}$值为85mg/kg。人体产生过量症状所需剂量有个体差异。

（2）表现 过量症状与过度的β肾上腺素兴奋作用有关，最突出的表现为心动过速（孕妇和胎儿）、心悸、心律不齐、高血压、呼吸困难、神经过敏、颤抖、恶心、呕吐。尚无过量使用引起死亡的报道。

（3）处理意见 出现过量症状时应停药，并用适当的β受体阻断药作为解毒剂。

透析可清除本药。

【相互作用】

（1）β－肾上腺素受体阻断药　可抑制本药作用，应避免同用。

（2）阿托品等拟交感神经阻滞药　致高血压。

（3）其他拟交感药物　上述药物对心血管影响的作用加强，但若有足够的时间间隔给药则可避免（因本药在给药 24h 内有 90% 排出体外）。

（4）糖皮质激素　致肺水肿，极严重者可致死亡。

（5）硫酸镁、二氮嗪、哌替啶或强效全身麻醉药　致心血管不良反应，故手术麻醉时应注意其降血压作用。

（6）β 受体激动药　已用 β 受体激动药的哮喘者不能使用本药。

## 硫酸普拉睾酮钠
## Sodium Prasterone Sulfate

【其他名称】　安产酮、蒂洛安、硫酸普拉酮钠、硫酸普拉雄酮钠、麦力斯、麦利生、麦力新、普拉睾酮、普拉睾酮钠、普拉雄酮、帕那斯太龙、去氢表雄酮、去氢异雄酮、去氢异雄甾酮、羟雄酮、脱氢表雄酮、17–Hormoforin、Astenile、Deandros、Dehydroandrosterone、Dehydroepiandosterone Sulfate、Dehydroepiandrosterone、Dehydroepiandrosterone Sulfate、Mylis、Prasterone、Prasterone Sodium、Prasteronum、Psicosterone、Sodium Dehydroepiandrosterone Sulfate

【分类】　生殖系统药 \ 女性生殖系统药 \ 作用于子宫药物

【制剂规格】　粉针剂　100mg。

【临床应用】

说明书适应证

妊娠足月产前促使宫颈成熟。

【用法用量】

说明书用法用量

妊娠足月产前促使宫颈成熟　用 5%GS 10ml 溶解后缓慢 i.v.（≥ 1min），100~200mg/ 次，连用 3d。

【禁忌证】

1. 说明书禁忌证

妊娠未足月，无引产指征者。

2. 其他禁忌证

（1）对本药过敏者（国外资料）。

（2）癌症患者或高危人群（本药可促进某些肿瘤的生长，如乳腺癌、前列腺癌）（国外资料）。

（3）哺乳妇女（国外资料）。

【特殊人群用药】

**儿童**　尚不明确。

**孕妇**　动物实验发现本药可致胚胎死亡。对妊娠未足月（尤其妊娠早期），无引产指征者禁用本药。胎儿宫内发育迟缓及经产道分娩产力有困难或体力不支的孕妇应慎用。使用本药可能引起胎儿心动过缓或胎儿宫内窘迫，且已有胎儿死亡病例报告。用药期间应对孕妇和胎儿进行密切观察，如有任何异常情况，应采取适当的措施应对。

**哺乳妇女**　禁用。

**肝功能不全者**　慎用。

**肾功能不全 / 透析者**　慎用。

【注意】

慎用　心功能不全。

【给药说明】

（1）给药条件　本药主要用于促进晚期妊娠宫颈成熟，故宜在使用阵痛诱发剂和阵痛促进剂（PG、催产素）前使用。

（2）配伍信息　本药不可用 NS 溶解（可产生浑浊），应采用注射用水或 5%GS 溶解，充分振荡使其完全溶解后方可使用。必要时可用 30℃ ~40℃水浴加热溶解。溶解后须立即使用，不宜搁置。本药低于 20℃时难以溶解。

【不良反应】

用药后大多数孕妇未见不良反应。

（1）神经　眩晕、手指麻木、行走乏力。

（2）消化　口干、恶心、呕吐、腹泻。

（3）皮肤　皮疹。

（4）耳　耳鸣。

（5）其他　手水肿、胸闷、注射部位血管痛、阴道分泌物多、过敏性休克、畏寒等。

【相互作用】

（1）口服抗凝药　上述药物与同化激素合用时，出血的危险性增加，故应避免合用。

（2）环孢素　同化激素可抑制环孢素的代谢清除，致后者毒性增强，引发肾脏损害、胆汁淤积、感觉异常等不良反应，应避免合用。

（3）激素类药物　盐酸安非拉酮与激素类药物合用可致癫痫发作阈值降低，本药也不可与激素类药物合用。

（4）尼古丁　吸烟可使内源性普拉睾酮水平明显增高。

## 缩宫素
## Oxytocin

【其他名称】 奥赛托星、催产素、Endopituirina、Oxytocinum、Pitocin、Syntocinon

【分类】 生殖系统药\女性生殖系统药\作用于子宫药

【制剂规格】 注射液　① 0.5ml : 2.5U。② 1ml : 5U。③ 1ml : 10U。

粉针剂　① 2.5U。② 5U。③ 10U。

滴鼻液　① 1ml : 5U。② 1ml : 10U。③ 1ml : 40U。

鼻喷雾剂　5ml : 200U（每喷 0.1ml，相当于 4U）。

【临床应用】

说明书适应证

（1）引产、催产、产后及流产后因宫缩乏力或缩复不良而引起的子宫出血。

（2）催产素激惹试验，了解胎盘储备功能。

（3）经鼻给药用于协助产妇产后乳腺分泌的乳汁排出。

【用法用量】

1. 说明书用法用量

（1）引产或催产　2.5~5U/ 次，用 NaCl 注射液稀释至 0.01U/ml 溶液 i.v.gtt.。i.v.gtt. 开始时不超过 0.001~0.002U/min，每 15~30min 增加 0.001~0.002U，直至宫缩与正常分娩时相似，最快不超过 0.02U/min，通常为 0.002~0.005U/min。

（2）产后出血　按 0.02~0.04U/min，i.v.gtt.，胎盘排出后可肌注 5~10U。

（3）催乳　哺乳前 2~3min，采用坐姿，向两侧鼻孔各喷入本药 1 次。

2. 其他用法用量

［国内参考信息］

（1）不全流产或难免流产　立即肌注 10U，必要时 30min 后重复。亦可 i.v.gtt.。

（2）催产素激惹试验　试验剂量同引产，稀释后静滴，直到 10min 内出现 3 次有效的宫缩。此时注意胎心变化，若为阴性说明胎儿耐受力好，阳性者则应分析原因，尽早结束分娩。

（3）子宫出血　5~10U/ 次，i.m.。Max：20U/ 次。

（4）催乳　哺乳前 2~3min，用滴鼻液滴入一侧或两侧鼻孔内，3 滴 / 次。

【禁忌证】

1. 说明书禁忌证

（1）对本药过敏。

（2）骨盆狭窄。

（3）产道受阻。

（4）明显头盆不称及胎位异常。

（5）脐带先露或脱垂。

（6）前置胎盘。

（7）前置血管。

（8）胎儿窘迫。

（9）宫缩过强。

（10）需立即手术的产科急症。

（11）子宫收缩乏力长期用药无效。

（12）产前出血（包括胎盘早剥）。

（13）多胎妊娠。

（14）子宫过大（包括羊水过多）。

（15）严重妊娠期高血压疾病。

（16）孕妇禁用本药鼻喷雾剂。

（17）如服用过前列腺素类药物，由于两种药物的作用会增强，在阴道用前列腺素类药物的6个小时内禁用本药。

**2. 其他禁忌证**

骨盆畸形。

**【特殊人群用药】**

**儿童** 尚不明确。

**孕妇** 禁用本药鼻喷雾剂。用于催产时必须明确指征并在密切监测下进行，以免产妇和胎儿发生危险。早产、胎头未衔接、临界性头盆不称、胎先露异常、部分性前置胎盘、高渗盐水中止妊娠的流产及＞35岁的孕妇慎用。

**哺乳妇女** 有协助乳汁排出作用，无促进乳汁生成作用。

**肾功能不全/透析者** 有肾脏疾病者应减量。

**其他** 高血压患者应减量。

**【注意】**

（1）慎用 ①心脏病。②曾有宫腔内感染史。③宫颈曾经手术治疗。④宫颈癌。⑤有伴损伤的难产史。⑥多胎经产妇。

（2）用药相关检查/监测项目 用药前及用药时需检查及监护：①子宫收缩频率、持续时间及强度。②孕妇脉搏及血压。③胎儿心率。④静止期间子宫肌张力。⑤胎儿成熟度。⑥骨盆大小及胎先露下降情况。⑦出入液量的平衡，尤其是长时间使用本药者。

**【给药说明】**

（1）给药条件 ①催产时必须指征明确，以免产妇和胎儿发生危险。②引产或催产时，应在医院有适当监护条件下稀释后静滴，不可肌注。③本药只能在医院有医护监测时才能给药。产前使用时禁止快速静脉注射和肌内注射。④静滴时可使用滴速调节器控制用量，滴速应根据患者宫缩情况而定。⑤遇子宫收缩乏力时，给药时间不宜超过6~8h。⑥静滴时若出现胎儿心率明显下降，表示子宫胎盘储备不足，应结束分娩。⑦鼻喷雾剂仅用于协助产后1周分泌的初乳排出。

（2）减量/停药条件 出现宫缩过强或胎儿窘迫时须立即停药。

**【不良反应】**

（1）心血管 据报道，母体可出现心率增快或心律失常、室性期前收缩。大剂量应用时可引起高血压或水潴留。骶管阻滞时用药：严重高血压，甚至脑血管破裂。

（2）神经 头痛。

（3）消化 恶心、呕吐。有出现新生儿黄疸的报道。

（4）呼吸 呼吸困难。使用鼻喷雾剂：鼻腔刺激反应、鼻出血和流泪等。

（5）生殖 使用后因宫缩过强可引起相关并发症，如子宫破裂、胎儿窘迫等。有报道婴儿出生5min时可出现阿普加评分低。使用鼻喷雾剂：子宫出血、子宫收缩过度等。

（6）皮肤 皮疹、瘙痒。

（7）其他 发热、寒战、过敏性休克。

**【药物过量】**

表现 高血压、子宫强烈收缩、子宫破裂。子宫胎盘灌注不足，可引起胎儿心率下降，缺氧甚或死亡。长期大剂量给药可引起水中毒伴抽搐。

**【相互作用】**

（1）肾上腺素、硫喷妥钠、乙醚、氟烷、吗啡等 子宫收缩作用减弱。

（2）麦角制剂、麦角新碱 子宫收缩作用增强。

（3）其他宫缩药 不能同时多途径给药及并用多种宫缩药。与其他宫缩药同用，可使子宫张力过高，有引起子宫破裂和（或）宫颈撕裂的风险。

（4）环丙烷等碳氢化合物　上述药吸入全麻时使用本药可致产妇出现低血压、窦性心动过缓和（或）房室节律失常。恩氟烷浓度＞1.5% 或氟烷浓度＞1% 吸入全麻时，子宫对本药效应减弱。恩氟烷浓度＞3% 时可消除反应，并可致子宫出血。

（5）前列腺素类药　如服用过前列腺素类药物，由于两种药物的作用会增强，在阴道用前列腺素类药物的 6 个小时内禁用本药。

## 依沙吖啶
## Ethacridine

【其他名称】彼芬、利凡诺、雷佛奴尔、雷夫奴尔、利凡诺尔、乳酸依沙吖啶、Ethacridine Lactate、Rivanol

【分类】生殖系统药 \ 女性生殖系统药 \ 作用于子宫药

【制剂规格】片剂（乳酸盐）　100mg。

注射液（乳酸盐）　① 2ml : 50mg。② 5ml : 100mg。③ 10ml : 100mg。

粉针剂　100mg。

粉针剂（乳酸盐）　100mg。

溶液　① 0.02%。② 0.05%。③ 0.1%。

溶液（乳酸盐）　0.1%。

软膏（乳酸盐）　① 10g : 10mg。② 10g : 100mg。

扑粉　2.5%。

【临床应用】

1. 说明书适应证

（1）注射剂作为中期妊娠引产药，用于终止 12~26 周妊娠。

（2）外用制剂用于各种小片创伤、溃烂及感染性皮肤病。

2. 其他临床应用

（1）外用治疗急性皮炎、渗出多的急性湿疹、化脓性皮肤病（如脓疱疮）等。

（2）糜烂、水肿、充血等范围较大，渗出较多的口腔黏膜溃疡。

（3）各种唇炎、扁平苔藓、盘状红斑狼疮、多形渗出性红斑、药物过敏等唇部有厚痂糜烂的病损需湿敷者。

（4）牙龈炎、牙周炎的辅助治疗。

【用法用量】

1. 说明书用法用量

本药的安全剂量为 50~100mg，极量为 120mg，中毒剂量为 500mg，一般用量为 100mg 以内。

（1）引产　①经羊膜腔内给药：用于妊娠 16 周以后，经腹壁能注入羊膜腔内者。孕妇排空膀胱后，取仰卧位，选择宫体最突出部位，羊水波动明显处为穿刺点，用纱布持 7 号腰穿针垂直刺入腹壁，进入羊膜腔时有落空感，再继续进针 0.5~1cm 后拔出针芯，有羊水涌出后，将装有本药 100mg 溶液的注射器接在穿刺针上，再回抽羊水证实无误后将药液缓缓注入，拔针前须回抽羊水。拔针前将针芯插入针内快速拔针后，敷盖消毒纱布，轻压针眼。②或采用宫腔内羊膜腔外注药：孕妇排空膀胱后取膀胱截石位，常规外阴、阴道、宫颈消毒后，用宫颈钳夹住宫颈前唇，将橡皮导管沿宫颈向宫腔送入，将已配制的本药溶液（内含 100mg 药物，用注射用水稀释）100ml 注入导管。导管下端双折用线扎紧，卷折在阴道内，塞纱布一块以固定，术后 24h 取出纱布和导管。

（2）小片创伤、溃烂及感染性皮肤病　外用软膏，清洗创面后涂抹患处，2~3 次 /d。

2. 其他用法用量

［国内参考信息］

（1）处理化脓性感染的创面　①用本药 0.1% 溶液冲洗或用浸药的纱布湿敷。②或将片剂配成 0.1%~0.2% 溶液，用法同上。③或清洗创面后用软膏涂抹患处，qd. 或数次，也可用灭菌纱布覆盖固定。

（2）化脓性皮肤病、急性皮炎、渗出很

多的急性湿疹　用 0.02% 溶液冲洗或湿敷。用 4~5 层纱布，浸透药液，置皮损上，每 5~10min 换药 1 次，持续 1h，湿敷 3~4 次 /d。

（3）化脓性中耳炎　用 0.2% 的醇溶液（50% 乙醇配制）滴耳。

（4）鼻窦炎　用 0.1% 溶液或用片剂配成 0.1%~0.2% 溶液滴鼻。

（5）口腔适应证　①用片剂配成 0.1%~0.2% 溶液口腔含漱。②湿敷：用 0.1% 的溶液湿敷于病损处，20~30min/ 次，1~3 次 /d，随时添加药液，勿使干燥。③离子导入：用 0.1%~0.2% 的溶液，正极导入离子，有抗菌消炎作用。

**【禁忌证】**

**1. 说明书禁忌证**

（1）对本药过敏者。

（2）肝肾功能不全。

**2. 其他禁忌证**

严重贫血、心功能不全、急性传染病及生殖器官炎症患者均不宜使用本药。

**【特殊人群用药】**

**儿童**　尚不明确。

**孕妇**　尚不明确。

**哺乳妇女**　尚不明确。

**肝功能不全者**　禁用。

**肾功能不全 / 透析者**　禁用。

**【注意】**

用药相关检查 / 监测项目　引产术前进行全面体格检查，并检测肝、肾功能和血常规。

**【给药说明】**

（1）给药条件　①必须住院用药。②为减少出血，一般用于妊娠 16~24 周的引产为宜。③羊膜腔内注药不良反应轻，但必须在妊娠 16 周以后，经腹壁能注入羊膜腔内者才能使用此种给药途径。④妊娠＜ 16 周、羊水过少或羊膜腔穿刺失败者可采用羊膜腔外引产法。将导管经阴道放入宫腔内羊膜腔外，经导管将药物注入，这种途径不良反应较大，感染发生率也较高，故现已少用。⑤用药后及流产过程中应严密观察全身状况，注意孕妇的主诉和观察产程进展情况，并给予必要的处理。⑥疑有胎盘滞留或残留者需进行清宫，以防止出血过多。⑦体温和白细胞上升超过 24h 而胎儿未排出，或排出后 24h 体温未下降，应考虑感染的可能。若出现体温 39℃以上，白细胞计数＞ $2 \times 10^9$/L 时，应给予抗生素。⑧宫缩过强导致难以忍受的阵痛时，可给予盐酸哌替啶或阿托品缓解，以防软产道损伤。⑨若用药 72h 后仍未发现规律性宫缩者，视为引产失败，可再次给药或改用其他方法。⑩本药溶液若用于伤口患处，应经灭菌处理。⑪用于湿敷的薄纱布或薄棉片剪成病损大小，湿敷过程中，纱布棉片要保持药液饱和状态，湿敷后若病损结痂未变软，则应继续湿敷，直至结痂变软。

（2）配伍信息　①与含氯溶液、升汞、苯酚、碘制剂、碱性药物有配伍禁忌。②本药水溶液不稳定，遇光易分解变色，使用前应临时配制。粉针剂用注射用水溶解，忌用 NS 溶解，以免析出沉淀。

**【不良反应】**

（1）血液　宫缩开始出现白细胞计数增高。

（2）生殖　流产后出血较多和胎膜残留率较高（可高达 60%）、软产道损伤（常见宫颈撕裂、宫颈管前壁或后壁穿孔）和感染。

（3）皮肤　长期外用本药溶液：延缓伤口愈合、皮肤刺激反应。

（4）其他　宫缩开始后，常出现体温上升，约 3%~4% 的孕妇发热达 38℃以上。可对症处理，但不可用 PG 合成抑制药。过敏反应。

**【药物过量】**

表现　少尿、无尿、黄疸及肝、肾功能严重损害。注入剂量过大（＞ 1g）时可能引起产妇肾衰竭而死亡。

【相互作用】

其他引产药（如静滴催产素）使用本药引产的同时，慎用其他引产药，以免致软产道损伤。

# 第五节　避孕药

## 去氧孕烯－炔雌醇
## Desogestrel and Ethinyl Estradiol

【其他名称】 地索高诺酮/乙炔雌二醇、妈富隆、马维朗、美欣乐、Cycleare、Desogestrel/Ethinyloestradiol、Marvelon

【成分】 去氧孕烯、炔雌醇

【分类】 生殖系统药\女性生殖系统药\避孕药

【制剂规格】 片剂　①去氧孕烯 0.15mg 和炔雌醇 0.02mg。②去氧孕烯 0.15mg 和炔雌醇 0.03mg。

【临床应用】

1. 说明书适应证

避孕。

2. 其他临床应用

（1）功能性子宫出血。

（2）多囊卵巢综合征。

【用法用量】

说明书用法用量

避孕　自月经周期第 1 日开始服用，1 片（去氧孕烯 0.15mg、炔雌醇 0.02mg 或 0.03mg）/d，连服 21d，停药 7d 后再开始服用下一周期。

【禁忌证】

1. 说明书禁忌证

（1）对本药任一成分过敏者。

（2）有血栓栓塞病史者（如心肌梗死、卒中等）。

（3）有栓塞前驱症状（如心绞痛或 TIA）。

（4）黄疸或严重肝病、肝脏肿瘤。

（5）肝功能未恢复正常者。

（6）已知或怀疑乳腺癌、生殖道肿瘤。

（7）伴血管损害的糖尿病。

（8）严重高血压。

（9）严重异常脂蛋白血症。

（10）具有静脉或动脉栓塞遗传因素或体质者，如 APC 阻抗、抗凝血酶－Ⅲ缺乏、蛋白质 C 缺乏、蛋白质 S 缺乏、高同型半胱氨酸血症和抗磷脂抗体（心磷脂抗体、狼疮抗凝血剂）。

（11）原因不明的阴道出血。

（12）妊娠或怀疑妊娠者。

2. 其他禁忌证

有偏头痛先兆者（国外资料）。

【特殊人群用药】

儿童　安全性和有效性尚不明确。

老人　安全性和有效性尚不明确。

孕妇　妊娠或怀疑妊娠者不能使用。

哺乳妇女　本药可能减少乳汁分泌，并改变乳汁的成分，不推荐哺乳妇女服用。

肝功能不全者　黄疸或严重肝病、肝脏肿瘤患者禁用。

【注意】

（1）慎用　①高血压。②心脏瓣膜病。③高血脂。④异常脂蛋白血症。⑤动脉纤维性颤动。⑥有静脉血栓家族史者。⑦糖尿病。⑧ SLE。⑨肥胖症（国外资料）。⑩抑郁症（国外资料）。⑪溶血－尿毒症综合征。⑫慢性肠炎性疾病（Crohn 病或溃疡性结肠炎）。⑬体液潴留（国外资料）。⑭有乳腺癌家族史者（国外资料）。⑮手术患者（国外资料）。⑯延长固定术者。⑰外伤。⑱戴角膜接触镜者（国外资料）。⑲过敏体质者。

（2）对检验值/诊断的影响　可能影响肝肾功能、甲状腺功能、肾上腺功能、血浆蛋白质水平的检验结果，如皮质激素结合球蛋白和油脂/脂蛋白片断、糖代谢作用参数和纤维蛋白溶解参数，但这些变化通常保持在正常的实验值范围内。

（3）用药相关检查 / 监测项目 ①在开始或重新服用本药前，应进行全面的体格检查（包括家族病史）。②血压。③近期月经次数和特征。④连续服用本药＞3 个月者应进行检查。服用本药时应每年进行体检。

**【给药说明】**

（1）给药条件 ①如用本药前的 1 个月未使用激素类避孕药，则在月经周期的第 1 日开始服药。也可在月经周期的第 2~5 日开始服药，但第 1 个周期服药的最初 7 日，必须同时采用屏障避孕法。②从其他复方口服避孕药（COC）改用本药时，最好在服用原 COC 最后 1 片的次日开始服用本药，最晚不应超过原 COC 停药期。③从单一孕激素避孕药（小剂量口服避孕丸、注射液、埋植剂）改换本药时，可在任何一日停用小剂量避孕药并开始服用本药。但所有情况均必须在服药的前 7 日同时采用屏障避孕法。④首次流产后可立即服用本药，而不必采取其他避孕措施。⑤对于分娩或第 2 次流产后妇女，建议在分娩或第 2 次流产后 21~28d 开始服用本药。如在晚些时候服用，则应在前 7d 采取屏障避孕法。如已发生性行为，在开始本药治疗前需排除妊娠，否则必须等到首次月经恢复。⑥如漏服，可在常规服药后的 12h 内补服，避孕效果不会降低；如在常规服药后 12h 以上才补服，可能影响避孕效果。如服药后 3~4h 内呕吐，药物的活性成分可能还未被完全吸收，处理同漏服。⑦服用复方口服避孕药时（尤其是在前几个月），可能发生不规则阴道出血（点滴性或突破性出血），对不规则出血，应在用药约 3 个月再评估才有意义。如不规则出血持续或在原来的规则周期后发生，则可能是非激素原因导致的，应排除恶性肿瘤或妊娠的可能。月经逾期仍应注意妊娠的可能性。⑧长期使用肝药酶诱导剂的妇女，建议增加避孕药的用量。如大剂量避孕药不理想或不可靠（如出现不规则出血），建议采用其他避孕方式。⑨在 7d 停药期中通常会出现撤退性出血，通常在最后一次服药后 2~3d 发生，可能持续到服用下一周期还不会结束。

（2）减量 / 停药条件 ①如血压持续升高或应用降血压药无效，应停用本药。②出现下列情况时应停药：听力或视觉障碍、胸部锐痛或突然气短、偏头痛、乳房肿块、癫痫发作次数增加、严重腹痛或腹胀。

（3）其他 易患黄褐斑的妇女用药期间，应避免在紫外光或阳光下暴露过多。

**【不良反应】**

（1）心血管 动脉血栓栓塞、肺栓塞、血栓性静脉炎、静脉血栓形成伴（或不伴）栓塞、脑出血、脑血栓形成、高血压、心肌梗死。

（2）神经 偏头痛、乏力。

（3）精神 抑郁。

（4）内分泌 / 代谢 乳胀、乳房压痛、增大和（或）泌乳、体重增加或减少、类似早孕反应、体液潴留。

（5）消化 恶心、呕吐、胃胀、腹部痉挛性疼痛、胆囊疾病、肝脏腺瘤或促发肝癌，出现胰腺炎的风险增加。

（6）生殖 性欲改变、阴道点滴出血、闭经或经量改变、阴道分泌物改变。

（7）皮肤 面部黄褐斑、顽固性黑斑病（Melasma）。

（8）眼 不能耐受角膜接触镜。

（9）其他 过敏反应。

**【药物过量】**

（1）表现 尚无过量使用本药发生严重不良反应的报道。过量用药可能出现恶心、呕吐；年轻女性可能出现轻微的阴道出血。

（2）处理意见 不需采用解毒药和进一步治疗。

**【相互作用】**

（1）巴比妥类、苯妥英钠、抗生素（如苄星青霉素、四环素、灰黄霉素）、利福平、普里米酮、卡马西平、奥卡西平、托吡酯等肝酶诱导剂 去氧孕烯和炔雌醇的活性降低，使用肝酶诱导剂作短期治疗或临时使用个别药物的妇女，应在服用本药的同时采用屏障法避孕，尤其是在联合用药期间和终止治疗的 7d 后（如为利福平，则应一直持续到停用利福平 28d 之后）。

（2）吸烟 本药的不良反应加重，发生心血管病的风险明显增加。尤其是＞ 35 岁，且有高血压、高血脂、肥胖等情况的吸烟妇女，不宜使用本药。

## 孕三烯酮
## Gestrinone

【其他名称】 甲地炔诺酮、内美通、强诺酮、去氢炔诺酮、三烯高诺酮、言昌、Dimetrose、Ethylnorgestrienone、Methylnorgestrienone、Nemestran

【分类】 生殖系统药 \ 女性生殖系统药 \ 避孕药

【制剂规格】 片剂 ① 1.5mg。② 2.5mg。

胶囊 2.5mg。

【临床应用】

1. 说明书适应证

（1）子宫内膜异位症。

（2）用作探亲避孕药或事后避孕药。

（3）对于早期妊娠，若与前列腺素合用，可提高引产成功率。

2. 其他临床应用

子宫肌瘤。

【用法用量】

1. 说明书用法用量

（1）子宫内膜异位症 2.5mg/ 次，2 次 / 周，p.o.。首次在月经周期的第 1 日服用，以确保患者处在非妊娠期。3d 后服用第 2 次。在随后的治疗中必须在每周相同的 2 日（最好在相同的时间）服用本药，治疗周期一般为 6 个月。若漏服 1 次，应立即补服 1 剂，然后维持原来的服药方案。若漏服 2 次或以上，则应停止治疗，然后在下次月经的第 1 日重新开始服药，但必须先作妊娠试验排除怀孕，然后按上述方案服用。

（2）探亲避孕 于探亲当日服 3mg，以后每次房事时服 1.5mg。

（3）日常避孕 从月经第 5~7 日开始服药，2.5mg/ 次，2 次 / 周（间隔 3~4d）。若每个周期服药＞ 8 次，则避孕成功率高。

（4）抗早孕 9mg/d，分 2~3 次服，连服 4d，停药后 2d 于阴道后穹窿处放置卡前列素（15- 甲基前列腺素 $F_2\alpha$）薄膜，2mg/ 次，q.2.5h，共 4 次，经 2.5h 之后，再肌注 1.5~2mg 卡前列素为一疗程。如无组织物排出，隔 1d 后重复疗程。

2. 其他用法用量

［国内参考信息］

（1）子宫内膜异位症 在某些情况下，特别在阴道点滴出血时间较长时，可适当加量，短期内剂量可增至 7.5mg/ 周。

（2）子宫肌瘤 2.5mg/ 次，3 次 / 周，p.o.。

【禁忌证】

说明书禁忌证

（1）对本药过敏者。

（2）严重心、肾或肝功能不全。

（3）在既往的雌激素及（或）孕激素治疗期间曾有代谢性疾病及（或）血栓性静脉炎病史者。

（4）孕妇及哺乳妇女。

【特殊人群用药】

儿童 不宜使用。

老人 不宜使用。

孕妇 禁用。

哺乳妇女 禁用。

肝功能不全者 严重肝功能不全者禁用。

肾功能不全 / 透析者 严重肾功能不全者禁用。

【注意】

（1）慎用 ①高血脂。②糖尿病。

（2）对检验值 / 诊断的影响 本药可降低甲状腺结合球蛋白浓度，从而导致血浆总甲状腺素水平的降低，但此时的甲状腺素水平及 TSH 水平仍处于正常范围内，故这种改变无临床意义。

（3）用药相关检查 / 监测项目 ①注意监测肝、肾功能。②高脂血症患者需监测 ALAT、ASAT 和胆固醇。③糖尿病患者需监测血糖。

**【给药说明】**

给药条件 （1）只适用于成年女性患者口服。（2）在治疗子宫内膜异位症时，开始治疗前应先排除妊娠可能，特别是既往有闭经史的患者。某些妇女使用推荐剂量可能会抑制排卵，但在此治疗期间也可能发生妊娠，故不能以本药作为避孕措施。由于口服避孕药会影响本药作用，故在整个治疗期间必须采取屏障避孕法。（3）因本药偶致体液潴留，故对心脏或肾脏功能不全者应密切监测。

**【不良反应】**

（1）神经 头晕、头痛、乏力。

（2）精神 神经质。

（3）内分泌 / 代谢 体重增加、声音改变、乳房缩小松弛；潮热、出汗。

（4）消化 胃部不适、血清 ALT 升高。氨基转移酶轻度升高者，服用保肝药，可继续治疗。若氨基转移酶明显升高且服保肝药也无效时，则应停止治疗。

（5）生殖 性欲减退、月经周期缩短或延长、闭经、经量减少、不规则阴道出血、突破性出血（约 5%）。

（6）骨骼肌肉 痉挛性疼痛。

（7）皮肤 痤疮、多毛、脂溢性皮炎。

**【药物过量】**

动物急性毒理实验表明，一次的大剂量不会导致严重反应。摄入过大剂量时应立即停药。对于刚服药的患者，应催吐或洗胃；对于服用时间较长者，应密切观察。

**【相互作用】**

抗癫痫药或利福平 可降低本药疗效。

## 第六节 退乳药

### 溴隐亭
### Bromocriptine

**【其他名称】** 佰莫亭、保乳调、甲磺酸溴隐亭、甲磺酰溴隐亭、麦角溴胺、溴麦角环肽、溴麦角隐亭、溴麦亭、抑乳停、Bromergon、Bromocriptine Mesilate、Bromocriptine Mesylate、Bromocriptine methanesulphonate、Bromocriptine Richter、Bromocriptin-Richter、Bromocriptinum、Bromoergocriptine、Ergolactin、Parlodel、Parlodol、Parodel、Pravidel、Serocryptin

**【分类】** 生殖系统药\女性生殖系统药\退乳药

**【制剂规格】** 片剂 2.5mg。

片剂（甲磺酸盐） 2.5mg。

片剂（乳糖溴隐亭） 2.5mg。

**【临床应用】**

1. 说明书适应证

（1）月经不调及女性不孕症 ①催乳素依赖性月经周期紊乱和不孕症（伴随高催乳素血症）、闭经（伴有或不伴有泌乳）、月经过少、黄体功能不足和药物诱导的高催乳素血症（抗精神病药物和高血压治疗药物）。②非催乳素依赖性女性不孕症，如多囊卵巢综合征，与抗雌激素药合用，如克罗米酚。

（2）经前期症状综合征，如乳房触痛、周期性水肿、腹胀及情绪障碍。

（3）男性高泌乳素血症及与泌乳素有关的性腺功能低下，如少精、性欲减退、阳痿。

（4）催乳素瘤　①垂体微腺瘤或腺瘤的保守治疗。②术前服用，减少肿瘤体积以利手术切除。③术后泌乳素仍过高者。

（5）肢端肥大症的辅助治疗，在某些特殊情况下，作为手术或放疗的替代疗法。

（6）良性乳腺疾病　①乳房疼痛（单纯的或与经前综合征、良性结节或囊肿有关）。②良性囊肿和（或）结节，特别是纤维囊性乳房疾病。

（7）抑制生理性泌乳　仅用于医疗原因而不能哺乳的情况，如死产、新生儿死亡、母亲感染免疫缺陷病毒（HIV）等情况。

（8）单用或与其他抗帕金森药联用于各期原发性或脑炎后帕金森综合征。

2. 其他临床应用

（1）神经阻滞剂恶性综合征的辅助治疗。

（2）慢性精神分裂症和躁狂症（尤其是由多巴胺功能降低所致的以阴性症状为主的类型）、抑郁症和抗精神病药恶性综合征。

（3）库欣综合征。

（4）可卡因戒断综合征，可有效减轻可卡因的瘾欲和戒断的焦虑症状。

（5）Huntington 舞蹈病、不宁腿综合征。

## 【用法用量】

1. 说明书用法用量

（1）月经不调及女性不孕症　首次剂量 1.25mg/d，餐中服用；根据患者反应，每 3~7 天增加 1.25mg/d，直至常用有效剂量 5.0~7.5mg/d。如加量出现不耐受可减量维持。持续服药 1 个月后复查 PRL 水平，以指导剂量的调整。

（2）经前期综合征　月经周期第 14 日开始，1.25mg/d，p.o.，然后每日增加 1.25mg，直至 2.5mg/ 次，bid.，并连续服用至月经来潮。

（3）男性高泌乳素血症　1.25mg/ 次，2~3 次 /d，p.o.，渐增至 5~10mg/d。

（4）催乳素瘤　1.25mg/ 次，2~3 次 /d，渐增量，以保证血浆中催乳素水平得到控制。

（5）肢端肥大症　起始剂量为 1.25mg/ 次，2~3 次 /d，p.o.，监测临床效应和不良反应，渐增至 10~20mg/d。

（6）产后乳房过度肿胀　单剂服用 2.5mg，必要时可于 6~12h 后再服 2.5mg。此剂量不会抑制泌乳。

（7）抑制泌乳　治疗第一日早餐、晚餐时各服 1.25mg，随后 2.5mg/ 次，bid.，服用 14d。为防止出现泌乳，治疗应在分娩或流产后几小时内开始，但不应在生命体征平稳之前开始治疗。治疗终止后 2~3d 偶会出现少量乳汁分泌，此时可在同一剂量下再治疗 1 周。

（8）产后初期乳腺炎　用法用量同“抑制泌乳”，必要时与抗生素合用。

（9）良性乳房疾病　最好在整个月经周期服用本药，从 1.25mg/ 次，2~3 次 /d 开始，渐增至全剂量 5~75mg/d。若 3 个月内此剂量仍不能有满意疗效，通常应停药。

2. 其他用法用量

［国内参考信息］

（1）垂体催乳素瘤及高催乳素血症　起始剂量为 1.25mg/ 次，2~3 次 /d，p.o.。数周后，可逐渐调整至 10~15mg/d，分数次服。维持剂量为 2.5~5mg/ 次，2~3 次 /d。Max：20mg/d。

（2）抑制泌乳　起始剂量为 2.5mg/ 次，bid.，p.o.。维持剂量为 2.5~7.5mg/d，分数次进食时服用或于睡前进食时服用，共 14d。曾有报道可用至 21d。Max：20mg/d。

（3）产后回乳　如为预防性用药，可于分娩后 4h 开始服用 2.5mg，以后改为 2.5mg/ 次，bid.，连用 14d；如已有乳汁分泌，则 2.5mg/d，2~3d 后改为 2.5mg/ 次，bid.，连用 14d。

（4）高催乳素血症引起的闭经溢乳和不孕不育　首次剂量 1.25mg/d，餐中服用；根据患者反应，每 3~7 天增加 1.25mg/d，直至常用有效剂量 5.0~7.5mg/d。如加量出现不耐受可减量维持。持续服药 1 个月后复查

PRL 水平，以指导剂量的调整。

（5）肢端肥大症　起始剂量为 1.25~2.5mg/ 次，qd.，p.o.，于睡前进食时服用。渐增至 20mg/d，维持剂量为 10~20mg/d，分数次于进食时服用或于睡前进食时服用。

（6）催乳激素引起的雄性激素低下症　5~10mg/d，分 3 次服，连服 2~3 个月。

（7）帕金森病　起始量 0.625mg/ 次，1~2 次 /d，逐渐增至 1.25~2.5mg/ 次，bid.，一般 7.5~15mg/d，剂量不超过 25mg/d。多与左旋多巴或其复方制剂合用。

（8）神经阻滞剂恶性综合征　起始剂量为 5mg/ 次，qd.，p.o.，于睡前进食时服用。按患者反应调整剂量，视需要增加 2.5mg/d，分数次于进食时服用或于睡前进食时服用。

（9）不宁腿综合征　1.25~2.5mg/ 次，睡前 2h 服。

**【禁忌证】**

**1. 说明书禁忌证**

（1）已知对溴麦角环肽及本品任何成分或其他麦角碱过敏者。

（2）控制不满意的高血压。

（3）冠心病及其他严重心血管疾病。

（4）已有瓣膜病者。

（5）有严重精神障碍症状和（或）病史者。

（6）妊娠期（包括子痫、子痫前期及妊娠高血压）、分娩后及产褥期高血压状态。

**2. 其他禁忌证**

肢端肥大症伴有溃疡病或出血史者。

**【特殊人群用药】**

**儿童**　＜ 15 岁儿童应限制使用。

**老人**　尚无老年患者用药的安全性和有效性研究资料。老年人用药易发生 CNS 的不良反应。

**孕妇**　确定妊娠后，一般应停药，但在治疗孕妇垂体催乳素瘤时，仍可继续使用维持量或停药，并应注意妊娠后垂体催乳素瘤有增大的可能。研究发现用药后胎儿致畸率无明显升高。出现妊娠毒血症时禁用本药。美国 FDA 妊娠安全性分级为：B 级。

**哺乳妇女**　哺乳妇女不应使用。

**肝功能不全者**　严重肝功能不全者禁用，轻中度者慎用。在肝功能不全者中本药清除可能减慢，血药浓度可能升高，必要时需调整剂量。

**【注意】**

（1）慎用　①有高血压史（包括妊娠高血压既往史）。②消化道溃疡。

（2）交叉过敏　对其他麦角生物碱过敏者，对本药也可能过敏。

（3）用药相关检查 / 监测项目　①产后用本药抑制泌乳者，应常规监测血压。②所有高催乳素血症患者均应在治疗前进行垂体影像检查，了解有无垂体肿瘤；治疗期间应定期随访检查，了解垂体瘤的变化；治疗 2~3 年后，无症状者随访间隔时间可适当延长。此外，尚应进行血催乳素检查，治疗初期 1 次 / 月，长期治疗 2 次 / 年，以评估本药的疗效。③垂体大腺瘤肿大者应用本药治疗后，应视临床需要择时进行视野检查。④治疗闭经时，应定期做妊娠试验，尤其是月经恢复后又停经的妇女，更应注意是否妊娠。⑤治疗女性不育症时需检查：a. 腺垂体功能。b. 排卵的评估。c. 血清泌乳素水平。⑥治疗男性不育症时应定期检查：a. FSH。b. LH。c. 血清催乳素。d. 血清睾丸酮。e. 精子计数和精子活力（治疗 3 月后开始定期检测）。⑦治疗肢端肥大症时需定期检查血清 GH 或 IGF–I 浓度，并注意有关体征的变化。⑧治疗帕金森病时，应常规检查肝肾功能、造血功能及血管功能。

（4）对驾驶 / 机械操作的影响　本药可引起嗜睡或眩晕，故用药期间不宜驾驶或从事有危险性的工作。

**【给药说明】**

（1）给药条件　①应在睡前、进食时或饭后服用，以减少胃肠道不良反应。②初始剂量宜小，以减少不良反应的发生率和严重程度。可睡前口服 1.25mg 起始，以后逐渐增量。用于治疗帕金森病时，可每隔 14~28 日递增 2.5mg；用于其他情况时，可每隔 3~7 日递增 2.5mg，直至最小有效剂量。③用于治疗垂体催乳素瘤引起的高催乳素血症时疗程应足够，否则停药后血催乳素水平会反弹性的增高，致闭经及溢乳再次出现，垂体腺瘤也可再生长。④治疗不育症时，应先明确为垂体催乳素瘤或高催乳素血症引起者，在疗效出现并稳定一段时期后再妊娠。⑤产后用于抑制乳汁分泌时易发生低血压，故应在产后至少 4h 以上，HR、血压和呼吸等平稳后才能用药。⑥治疗闭经或溢乳时，可产生短期疗效，不宜久用。⑦有胃肠道出血史的肢端肥大症患者宜采用替代治疗，若必须使用本药，应注意发生胃肠道反应。⑧本药最大剂量限制在 30mg/d。

（2）减量 / 停药条件　用于抑制产后泌乳时，特别在治疗第 1 周，建议不定期检查血压。一旦发生高血压伴有持久性严重头痛，应立即停药。

（3）其他　①服药期间若需避孕，应采用非甾体类药物的避孕方法。②本药抗震颤麻痹的疗效优于金刚烷胺及苯海索，对僵直、少动及重症患者疗效亦好，常用于左旋多巴疗效不好或不能耐受者、症状波动者、对左旋多巴复方制剂无效者。

**【不良反应】** 不良反应发生率约为 68%，连续用药后可减轻，约 3% 需终止用药。常见的不良反应多发生于治疗开始阶段，持续用药后产生的不良反应则与药物的用量有关。

（1）心血管　症状性、直立性低血压（眩晕或头重脚轻），产后用药的发生率更高；严重低血压、心肌梗死。

（2）神经　嗜睡、疲倦、夜间小腿痉挛、雷诺现象、癫痫发作、脑卒中、昏厥（发生于产后小剂量用药时）、构音障碍。

（3）精神　大剂量用药：精神错乱、异动症、幻觉、精神抑郁。

（4）消化　恶心。大剂量用药：食欲缺乏、口干、呕吐、胃痛、腹泻、便秘、胃肠道出血或消化性溃疡、唾液分泌减少，易发生龋齿、牙周炎以及口腔念珠菌感染。长期治疗：腹膜后纤维化。出现肝功能损害时应减量或停药。

（5）呼吸　大剂量用药：鼻塞。长期治疗：肺部浸润、胸腔积液及胸膜增厚。高剂量长期使用可能发生纤维化。

（6）骨骼肌肉　肌肉疼痛。

（7）皮肤　脱发（剂量大则脱落严重），停药后不再脱落，再用再脱。

（8）其他　①大剂量用药：脑脊液鼻漏（垂体大腺瘤治疗后缩小形成）。②高催乳素血症患者用药，停药后可出现反跳现象，使血中催乳素水平再度升高。③皮肤过敏反应。④国外已有患者使用多巴胺受体激动药治疗帕金森病后出现病理性赌博、性欲增高和性欲亢进的报道，尤其在高剂量时，减量或停药后一般可逆转。

**【药物过量】**

（1）表现　可能出现呕吐，以及因过度刺激多巴胺受体而致的其他症状，也可能发生精神紊乱、幻觉和低血压等。未见有单独使用本药过量引起死亡的报道。

（2）处理意见　对症处理，去除尚未被吸收的药物，必要时应维持血压正常。急性过量可给予甲氧氯普胺，宜胃肠外给药。

**【相互作用】**

（1）氟哌啶醇、洛沙平、甲基多巴、甲氧氯普胺、吗茚酮、MAO 抑制药（包括呋喃唑酮、丙卡巴肼及司来吉兰）、吩噻嗪类、$H_2$ 受体阻断药、利舍平、硫杂蒽类等　上述药物均可升高血清催乳素浓度，干扰本药作用，必须合用时需调整本药剂量。

（2）口服激素类避孕药　可致闭经或溢乳，干扰本药的作用，并可能使垂体增大，不宜同用。

（3）左旋多巴　合用治疗帕金森病时有协同作用，需酌情减量（应用本药 10mg，须减少左旋多巴用量 12.5%）。

（4）异美汀（平滑肌解痉药）、大环内酯类抗生素（如红霉素、克拉霉素、醋竹桃霉素、螺旋霉素、交沙霉素）、唑类抗真菌药（如酮康唑、伊曲康唑）、CYP 酶抑制药（如西咪替丁）、多巴胺拮抗药（如苯丁酮）本药血药浓度升高，毒性增强，必须合用时应谨慎。

（5）奥曲肽 已有报道与奥曲肽合用可提高本药血药浓度，从而增加不良反应发生的危险性，故应避免合用。

（6）降压药 可加强降压效果，降压药的用量应酌减，应尽量减少合并用药。

（7）其他麦角生物碱 可使本药偶尔引起的高血压加重，但较为罕见，应避免合用。

（8）乙醇 出现双硫仑样反应，表现为胸痛、精神错乱、心悸或心律紊乱、面红、出汗、恶心、呕吐、搏动性头痛、视物模糊及严重乏力，可降低本药的耐受性。

## 第七节 绝经后骨质疏松防治药

### 雷奈酸锶
### Strontium Ranelate

**【其他名称】** 雷尼酸锶、欧思美、普特罗思、OSSEOR

**【分类】** 生殖系统药 \ 女性生殖系统药 \ 绝经后骨质疏松防治药

**【制剂规格】** 颗粒 2g。

**【临床应用】**

**其他临床应用**

妇女绝经后骨质疏松（国外资料）。

**【用法用量】**

**其他用法用量**

［国外参考信息］ 2g/d，于睡前或餐后至少 2h 服用。（口服每日 1 次，1 次 1 袋。服用前将袋中颗粒加入水杯中，加水，搅拌，使之形成混悬液，立即饮用。本品应在睡前服用，最好是在饭后至少 2 小时服用。）

**【禁忌证】**

不推荐用于严重肾病患者，建议对静脉血栓栓塞（VTE）风险增加的患者，包括有 VTE 病史的患者进行预防，建议对苯丙酮尿症患者进行预防，因为雷奈酸锶制剂中含有苯丙氨酸。

**【特殊人群用药】**

**儿童** 尚不明确。

**孕妇** 仅用于绝经后妇女，无孕妇使用相关数据。孕期意外使用雷奈酸锶，必须停止治疗。

**哺乳妇女** 尚不明确。

**【注意】**

（1）慎用 有血栓性疾病风险或病史者（国外资料）。

（2）对检验值 / 诊断的影响 锶可干扰血清钙和尿钙的某些检测方法。

**【不良反应】**

（1）心血管 增加静脉血栓栓塞（包括肺栓塞）的发生率。

（2）神经 头痛、意识障碍、记忆丧失、癫痫。

（3）消化 胃肠道功能紊乱。恶心，腹泻。

（4）骨骼肌肉 肌酸激酶活性一过性、可逆性增强。

（5）皮肤 皮炎、湿疹。

**【相互作用】**

（1）钙剂或含钙复合物 可使本药的生物利用度降低，合用时应间隔 2h 服用。

（2）含铝或镁的抗酸药　本药吸收可降低。两者不应同时使用，抗酸药最好于服用本药后2h给予。

（3）喹诺酮类或四环素　可能因形成复合物而降低疗效，不应同服。

（4）牛奶或其他食物　本药的生物利用度降低。

## 盐酸雷洛昔芬
## Raloxifene Hydrochloride

**【其他名称】** 贝邦、雷洛昔芬、易维特、EVISTA、Raloxifene

**【分类】** 生殖系统药\女性生殖系统药\绝经后骨质疏松防治药

**【制剂规格】** 片剂　60mg。

**【临床应用】**

**1. 说明书适应证**

预防绝经后妇女的骨质疏松症。

**2. 其他临床应用**

治疗绝经后妇女的骨质疏松症。

**【用法用量】**

**说明书用法用量**

**一般用法**　推荐剂量为60mg/d，分1~2次服。

**【禁忌证】**

**1. 说明书禁忌证**

（1）有血栓栓塞性疾病史者。

（2）严重肝、肾功能损害者。

（3）子宫内膜增生者。

（4）原因不明的子宫出血者。

（5）儿童。

（6）绝经前妇女。

**2. 其他禁忌证**

（1）对本药过敏者（国外资料）。

（2）活动性血栓栓塞性疾病（国外资料）。

（3）孕妇及哺乳妇女（国外资料）。

**【特殊人群用药】**

**儿童**　禁用。

**孕妇**　本药有致畸作用，孕妇禁用。美国FDA妊娠安全性分级为：X级。

**哺乳妇女**　禁用。

**肝功能不全者**　严重肝功能损害者禁用，轻中度者慎用。

**肾功能不全/透析者**　严重肾功能损害者禁用。

**【注意】**

（1）慎用　脂代谢异常者（国外资料）。

（2）用药相关检查/监测项目　①定期进行骨矿物质密度（BMD）影像学检查。②定期进行全血细胞计数和常规血液生化检查，并监测血浆脂肪与脂蛋白比值。

**【给药说明】**

（1）给药条件　本药治疗期间不推荐同时系统性使用雌激素或进行激素替代治疗。

（2）减量/停药条件　术前或制动前72h及长期制动期间，应停药，以防止血栓性疾病。患者完全恢复活动后才能再次用药。

（3）其他　①用药期间应同时补充钙和（或）Vit D。②短期（39个月）研究显示，本药不增加癌症发病率。也有研究表明，本药30~150mg/d，使用3年，对绝经后妇女的子宫内膜无刺激作用。

**【不良反应】**

（1）心血管　静脉血栓栓塞、潮热等。有引起深静脉血栓、肺栓塞、浅表血栓性静脉炎和脑卒中致死的报道，其中深静脉血栓及肺栓塞发生的危险期为治疗的头4个月。

（2）神经　失眠、头痛、疲乏。

（3）内分泌/代谢　体重增加、外周组织水肿。绝经后骨质疏松妇女用药后，对胰岛素的敏感性或糖代谢无改变。

（4）消化　呕吐、胃肠胀气、胃肠道功能紊乱、胃肠炎、氨基转移酶升高。

（5）呼吸　鼻窦炎、喉炎、气管炎、肺炎、肺栓塞（有因肺栓塞而致命的报道）。

（6）泌尿　泌尿道功能紊乱。

（7）生殖　阴道炎、白带异常、子宫功

能紊乱、子宫内膜液体失调。

（8）骨骼肌肉　小腿痉挛、关节痛、关节炎、肌痛、腿部痛性痉挛及肌腱功能紊乱。

（9）皮肤　面部潮红、皮疹、出汗等。

（10）眼　结膜炎、视网膜静脉阻塞。

（11）其他　感染、流感综合征及发热。

【相互作用】

（1）考来烯胺　与本药结合，使本药的吸收和肠肝循环下降，疗效降低。不宜同用，如必须合用，则应至少须间隔 2h 以上。

（2）华法林　华法林疗效降低。使用华法林口服抗凝治疗者，在加用或停用本药时，均应严密监测 PT 或 INR，联合治疗期间应定期对凝血参数进行再评估，根据所需的抗凝水平调整华法林剂量。

（3）左旋甲状腺素　左旋甲状腺素疗效降低。

（4）氨苄青霉素　可减少与肠道细菌相关的肠肝循环，使本药 $C_{max}$ 和总吸收率下降，但对本药的暴露量和排除率并无影响，故两者同用是安全的。

（5）含铝、钙或镁的制剂　本药的暴露量无改变。

（6）地高辛　地高辛的药动学无改变。

（7）高脂饮食　服药时进食高脂饮食，可使本药的 $C_{max}$ 及 AUC 增加，但药物暴露量无具临床意义的改变，故使用本药时可不考虑食物的影响。

## 第八节　其他女性生殖系统药

### 聚甲酚磺醛
### Policresulen

【其他名称】 爱宝疗、的克瑞索、地瑞舒林、ALBOTHYL、Dicresulene

【分类】 生殖系统药\女性生殖系统药\其他女性生殖系统药

【制剂规格】 溶液　① 10ml : 3.6g。② 25ml : 9g。③ 100ml : 36g。

阴道栓剂　3g : 90mg。

【临床应用】

**说明书适应证**

（1）妇科　宫颈糜烂、宫颈炎、各类阴道感染（如细菌、滴虫和真菌引起的白带增多）、外阴瘙痒、子宫托造成的压迫性溃疡、宫颈息肉切除或切片检查后的止血、尖锐湿疣及加速电凝治疗后的伤口愈合；还可用于乳腺炎的预防（乳头皲裂的烧灼）。

（2）外科及皮肤科　皮肤伤口及病变的局部治疗（如烧伤、肢体溃疡、褥疮、慢性炎症等），以加速坏死组织的脱落、止血和促进愈合过程；还用于治疗尖锐湿疣。

（3）口腔科　口腔黏膜和齿龈的炎症、口腔溃疡及扁桃体切除后的止血。

【用法用量】

**1. 说明书用法用量**

（1）妇科一般用法　1）溶液：①阴道冲洗，按 1 : 5 的比例用水稀释后使用，通常每周烧灼 1~2 次。治疗前应彻底清洁宫颈及宫颈管（将浸有本药原液的棉签插入宫颈管，转动数次取出），然后再将浸有稀释药液的纱布块轻轻敷贴于病变组织，持续 1~3min。②也可局部涂抹或敷贴，用法用量同阴道冲洗，但不需稀释。③止血，用浸有本药溶液（不需稀释）的纱布块压于出血部位 1~2min 即可。2）栓剂：治疗宫颈糜烂、宫颈炎、各类阴道感染、外阴瘙痒、子宫托造成的压迫性溃疡时，隔日将本药栓剂 1 粒放入阴道。若已用本药溶液病灶烧灼，则于 2 次烧灼间隔日使用 1 粒栓剂。患者最好取仰卧位，先将栓剂用水浸湿，然后插入阴道深部。通常以晚间睡前用药为宜，配合使用卫生巾，防止污染衣物和被褥。

（2）外科和皮肤科一般用法 ①止血：用浸有本药溶液的纱布块按压出血部位1~2min，止血后擦干残留药液。②治疗局部烧伤、褥疮和肢体溃疡：用法同止血，若继续使用本药凝胶疗效更佳。

（3）口腔科一般用法 用法用量同外科和皮肤科。口腔黏膜及牙龈病变者，用本药溶液治疗后，必须彻底漱口。

**2. 其他用法用量**

［国内参考信息］

（1）宫颈糜烂 先用1∶5稀释液阴道冲洗，然后用沾稀释液的长棉棒伸入宫颈管转动1min后取出，再用沾稀释液的棉片贴在糜烂局部，待局部变白色后取下棉片，约需2~3min，隔1~2d上药1次，共3次，以后改为隔日上阴道栓1枚，共6枚。如糜烂面尚未完全消失，可再用1疗程。

（2）尖锐湿疣 将浸有原液的药棉直接贴在疣体上，待疣体变白，约需5min，再将药棉移至根部加压涂搽，qd.，至疣体完全脱落。

**【禁忌证】**

**说明书禁忌证**

（1）对本药过敏者。

（2）孕妇及哺乳妇女。

**【特殊人群用药】**

**儿童** 尚不明确。

**孕妇** 禁用。

**哺乳妇女** 禁用。

**【注意】**

用药相关检查/监测项目 治疗宫颈糜烂前，应进行宫颈细胞学涂片以排除癌变。

**【给药说明】**

（1）给药条件 ①本药为外用药，切忌内服；同时避免接触眼睛，如误入眼内，应立即冲洗。②治疗阴道局部病变时，可采用本药溶液阴道敷贴或与栓剂合用。③阴道栓剂应放入阴道深部贴近宫颈。④月经期间应停药；用药期间应避免性生活。

（2）其他 ①本药可加速和增强修复过程，若用药后出现坏死组织从病灶处脱落，有时甚至是大片脱落，为药物治疗的正常反应。②本药栓剂上的斑点是其基质产生的自然现象，不影响药物的使用及疗效。③用药期间避免使用刺激性肥皂清洗患处，同时避免在同一部位应用其他药物。④用药器具使用后应放在水中浸泡（可加入1%~2%的氢氧化钠）。⑤药物接触棉织品或皮革后，应在制剂未干前洗净。

**【不良反应】** 出现不良反应较严重时，应停药。

（1）消化 本药溶液为高酸性物质，用于口腔病变时，可能损伤牙釉质。

（2）其他 局部刺激症状：烧灼感、疼痛，通常可耐受，且消失很快。

**【药物过量】**

尚缺乏本药过量的研究和报道。一旦过量，应给予对症和支持治疗。

**【相互作用】**

尚不明确。

## 氯喹那多－普罗雌烯
## Chlorquinaldol/Promestriene

**【其他名称】** 二氯甲羟喹－普罗雌烯、可宝净、COLPOSEPTINE

**【成分】** 普罗雌烯、氯喹那多

**【分类】** 生殖系统药\女性生殖系统药\其他女性生殖系统药

**【制剂规格】** **阴道片** 每片含普罗雌烯10mg、氯喹那多200mg。

**【临床应用】**

**说明书适应证**

各种感染（淋球菌感染除外）所致的白带增多。

【用法用量】

**说明书用法用量**

白带异常 1片/d，连用18d，将本药阴道片湿润后放入阴道深部。最好每晚睡前用药，也可根据病情调整用药方法。

【禁忌证】

**1. 说明书禁忌证**

（1）对本药过敏者。

（2）有雌激素依赖性癌症史者。

（3）孕妇不应使用本药。

**2. 其他禁忌证**

异常或尚未明确诊断的泌尿生殖道出血（国外资料）。

【特殊人群用药】

**儿童** 尚不明确。

**孕妇** 不应使用本药。

**哺乳妇女** 不建议使用本药。

【注意】

慎用 （1）子宫内膜异位症。（2）子宫肌瘤。（3）阴道狭窄、脱垂。

【不良反应】

参见“普罗雌烯”的相关内容。

【相互作用】

尚不明确。

# 第二章 男性生殖系统药

## 第一节 雄激素类及相关药

### 醋酸环丙孕酮
### Cyproterone Acetate

【其他名称】 安君可、环丙孕酮、环丙孕酮酯、环甲氯地孕酮、甲撑氯地孕酮、色普龙、Androcur、Cyprostat、Cyproterone

【分类】 生殖系统药\男性生殖系统药\雄激素类及相关药

【制剂规格】 片剂 ① 10mg。② 50mg。

注射液 20mg。

乳膏 1%。

【临床应用】

1. 说明书适应证

治疗女性中至重度的雄激素化体征，如多毛症、雄激素性脱发、痤疮和脂溢性皮炎等。对其他治疗疗效不满意的中度及重度痤疮和脂溢性皮炎，本药可作为补充用药。

2. 其他临床应用

（1）治疗男性性欲亢进。

（2）其他方法治疗无效或不能耐受的前列腺癌的姑息治疗。

（3）复方醋酸环丙孕酮（含本药 2mg 和炔雌醇 0.035mg）可作为短效口服避孕药，对女性痤疮也有效。

【用法用量】

1. 说明书用法用量

女性中、重度雄激素化体征 为获得必要的避孕保护并避免不规则阴道出血，本药可与复方醋酸环丙孕酮联用，一般从月经周期的第 1 日开始用药，本药 10mg/d，p.o.，用药至第 15 日；复方制剂则用至第 21 日。此后停药 7d（在此期间可发生出血），7d 停药期后，开始下一周期用药（无论出血是否停止）。临床症状改善后，应继续单用复方醋酸环丙孕酮治疗。

2. 其他用法用量

［国内参考信息］

（1）严重的男性性欲亢进 50mg/ 次，bid.，p.o.（饭后）。

（2）前列腺癌的姑息治疗 初始剂量 300mg/d，分 2~3 次饭后口服；维持剂量 200~300mg/d。长期服用可能增加肝脏毒性的风险。用于戈那瑞林治疗初期的睾酮潮红时，50~150mg/d，p.o.，分 1~3 次服用。

（3）短效避孕 本药 2mg 与炔雌醇 0.035mg 组成复方醋酸环丙孕酮，从月经周期第 5 日开始口服，1 片 /d，连服 22d。

（4）痤疮 可外用 1% 乳膏，bid.，连用 12 周。

［国外参考信息］

（1）女性多毛症 ①本药 100mg/d（于月经周期的第 5~14 日口服），合用炔雌醇 0.03mg（于月经周期的第 5~25 日口服），可有效治疗多毛症。②也可本药 2mg/d 合用炔雌醇 0.035mg，在月经周期中服用 21d。尚未确定最佳剂量，且本药合用雌激素的疗法并不一定能提高疗效。

（2）女性中、重度痤疮 本药 2mg 合用炔雌醇 0.05mg，qd.，在月经周期中连服 21d。

（3）男性性欲亢进 50mg/ 次，bid.，p.o.。

（4）前列腺癌 ① 200~300mg/d，分 2~3 次服用。②也可 300mg/ 周，i.m.。

（5）性欲倒错 ① 100~600mg/d，p.o.。②也可 400~700mg/ 周，i.m.。

（6）子宫内膜异位症 本药 27mg/d 合用炔雌醇 0.035mg/d，连服 6 个月。

（7）SLE 50mg/d 连续服药，临床用于预防女性 SLE 患者的病情恶化。

（8）预防绝经后骨质疏松及减轻绝经期症状　在月经周期的第 1~11 日使用戊酸雌二醇（2mg/d），第 12~21 日服用本药（1mg/d）和戊酸雌二醇（2mg/d），第 22~28 日停药。大多数女性可出现规则阴道出血。

（9）睾丸切除术后面部热潮红　100mg/d，分 3 次口服；或 50mg/d，分 2 次口服，对睾丸切除术后热潮红有效。也有证据表明 50mg/ 次，qd.，也有效。

（10）女性性欲亢进　在一项病例报道中，本药 25~50mg/d（于月经周期的第 5~15 日口服），合用炔雌醇 0.05mg/d（于月经周期的第 5~25 日给药），对女性性欲亢进有效。

**【禁忌证】**

**1. 说明书禁忌证**

（1）对本药过敏者。

（2）恶性疾病（除前列腺癌外）或消耗性疾病患者。

（3）伴血管病变的严重糖尿病患者。

（4）血栓栓塞性疾病或病史者。

（5）镰形细胞性贫血患者。

（6）肝病患者。

（7）严重的慢性抑郁症患者。

（8）儿童。

（9）孕妇。

**2. 其他禁忌证**

（1）有黄疸史者（包括慢性特发性黄疸和 Rotor 综合征）。

（2）妊娠期间有持续瘙痒病史或疱疹史者。

（3）哺乳妇女。

**【特殊人群用药】**

**儿童**　禁用（本药可延缓骨骼成熟和睾丸发育）。

**老人**　慎用（更易出现肝毒性）。

**孕妇**　禁用（可致男性胎儿女性化）。

**哺乳妇女**　禁用。

**肝功能不全者**　肝病患者禁用。

**肾功能不全/透析者**　肾功能不全者慎用。

**【注意】**

（1）慎用　①既往有充血性心力衰竭、心绞痛、心肌梗死、卒中、心律失常、心脏传导障碍或高血压疾病史者。②抑郁症者。③糖尿病者。（以上均选自国外资料）

（2）用药相关检查/监测项目　①女性患者应于治疗前进行全面彻底的体格检查和妇科检查（包括乳腺检查和子宫颈细胞学涂片）。②用药期间应监测肝功能（尤其是老年患者）。③糖尿病患者应严密监测血糖等。④单独使用本药时（尤其是大剂量），应监测血脂水平。

**【给药说明】**

（1）给药条件　①女性患者必须排除妊娠后再进行治疗。②治疗时间应根据女性雄激素化体征的严重程度及患者对治疗的反应来确定，一般需持续数月。痤疮和脂溢性皮炎起效通常比多毛症或脱发快。③本药可致肝毒性，治疗前列腺癌时，仅推荐用于伴随戈那瑞林开始治疗时的睾酮潮红、或用于手术（或药物）去势后的热潮红、或患者对其他治疗无效（或不能耐受）时，并只进行短疗程治疗。

（2）减量/停药条件　①联合治疗期间，如服药的 3 周内出现阴道点滴出血，不需停药。但若不规律地出现持续出血或反复出血，必须进行妇科检查，以除外器质性疾病。②如出现肝功能异常应停药。

（3）其他　在使用其他性激素治疗中，偶可导致肝脏良性（或恶性）肿瘤，导致极个别患者发生危及生命的腹腔内出血。故使用本药期间，如患者出现严重的上腹部疼痛、肝肿大或腹腔内出血表现，鉴别诊断时应考虑肝脏肿瘤的可能性。

**【不良反应】**

（1）心血管　血压升高、高血压、体液潴留、周围性水肿、静脉血栓形成、心肌缺血、充血性心力衰竭、肺栓塞、脑血管意外、胸痛、ECG 改变。

（2）神经　头痛。

（3）精神　可逆性的嗜睡、情绪改变、抑郁、中枢神经毒性。

（4）内分泌 / 代谢　男性乳腺发育、乳房紧张感、体重改变、乳房疼痛、乳腺增大、乳头触痛、溢乳、LDL–C 和 HDL–C 增高。

（5）血液　贫血。

（6）消化　恶心、腹泻、消化不良、胃肠道反应、肝炎、胆汁淤积性黄疸、肝功能衰竭、肝毒性。

（7）呼吸　呼吸困难伴慢性呼吸性碱中毒、呼吸急促。

（8）生殖　性欲改变、男性不育、可逆性的精子生成减少、射精量减少、阳痿、月经不调、不规则子宫出血。

（9）皮肤　面部热潮红（Hot flushes）伴盗汗。

**【相互作用】**

（1）口服降糖药、胰岛素　可能需调整以上药物的剂量。

（2）乙醇　本药的疗效降低，慢性酒精中毒者使用本药无效。

## 甲睾酮
## Methyltestosterone

**【其他名称】**　甲基睾丸素、Androsan、Anertan、Glossosterandryl、Homandren、Malestrone、Methyltestosteronum、Testred

**【分类】**　生殖系统药 \ 男性生殖系统药 \ 雄激素类及相关药

**【制剂规格】**　含片　① 5mg。② 10mg。

片剂　5mg。

**【临床应用】**

**1. 说明书适应证**

（1）原发性或继发性男性性腺功能减退。

（2）绝经期后女性晚期乳腺癌的姑息性治疗。

**2. 其他临床应用**

（1）无睾症及隐睾症。

（2）儿童阴茎短小及青春期发育延迟的诱导青春期和第二性征发育。

（3）子宫肌瘤、月经过多等。

（4）子宫内膜异位症。

（5）绝经期前雌激素受体（ER）、孕激素受体（PR）阳性的乳癌。

（6）产后乳房胀痛或充血。

（7）老年性骨质疏松症及儿童再障。

**【用法用量】**

**1. 说明书用法用量**

（1）男性性腺功能低下者激素替代治疗　5mg/ 次，bid.，p.o. 或舌下含服。

（2）绝经妇女晚期乳腺癌姑息性治疗　25mg/ 次，1~4 次 /d，p.o. 或舌下含服。若对治疗有反应，2~4 周后用量可减至 25mg/ 次，bid.。

**2. 其他用法用量**

［国内参考信息］

（1）男性雄激素缺乏症　开始时 30~100mg/d，p.o.，维持量 20~60mg/d。

（2）月经过多或子宫肌瘤　5~10mg/ 次，bid.，舌下含服。每月剂量 Max：300mg。

（3）子宫内膜异位症　5~10mg/ 次，bid.，舌下含服，连用 3~6 个月。

**【禁忌证】**

**1. 说明书禁忌证**

（1）对本药过敏者。

（2）前列腺癌患者。

（3）孕妇。

**2. 其他禁忌证**

（1）肝、肾功能不全者。

（2）前列腺增生。

（3）哺乳妇女。

**【特殊人群用药】**

**儿童**　长期应用可严重影响生长发育。

**其他用法用量**

［国内参考信息］

（1）男性青春期发育延缓　5~10mg/d，舌下含服，疗程不超过 4~6 个月。

（2）儿童再障　1~2mg/（kg · d），分

1~2次口服。

**老人** 老年男性患者应用本药，可能增加患前列腺增生及前列腺癌的风险。

**其他用法用量**

［国内参考信息］

老年性骨质疏松症 10mg/d，舌下含服。

**孕妇** 禁用。美国FDA妊娠安全性分级为：X级。

**哺乳妇女** 禁用。

**肝功能不全者** 禁用。

**肾功能不全/透析者** 禁用。

**【注意】**

（1）慎用 ①心功能不全。②高血压。

（2）用药相关检查/监测项目 ①女性用药需监测其可能出现的男性化征象。②用药期间应定期检查肝功能。

**【给药说明】**

（1）给药条件 ①因口服经肝脏代谢而失活，故舌下含服疗效比口服高2倍，剂量可减半。②女性患者使用本药时，每月总量不应超过300mg，以免出现男性化征象。

（2）其他 本药小剂量疗效不好，大剂量或长期使用极易发生肝损害、黄疸。目前已很少应用，对男性性功能低下者长期替代治疗可改用安全性及疗效均较好的制剂，如十一酸睾酮注射剂或口服制剂。

**【不良反应】**

（1）精神 精神状态改变（如抑郁、谵妄、急性精神分裂症发作、躁狂症等）。

（2）内分泌/代谢 青春期前男孩的男性化体征过早形成。女性：痤疮、多毛、声音变粗、闭经、月经紊乱等；男性长期应用：女性化，表现为男子女性化乳房。乳腺癌患者可见血钙过高，此时均应停药。原有心、肾、肝疾病患者：水钠潴留，可伴有或不伴有充血性心力衰竭，此时应停药并加用利尿药。还可引起血脂改变（即HDL浓度降低、LDL浓度增加）。

（3）消化 舌下给药：口腔炎，表现为疼痛、流涎等症状。长期大剂量服用：胆汁淤积性肝炎、黄疸、肝功能异常，此时应停药。可导致肝脏多种酶升高，主要有ALT、AST、LDH和ALP。长期使用可能诱发肝癌。

（4）生殖 睾丸萎缩、精子生成减少、精液减少等。

（5）其他 过敏反应，此时应停药。

**【相互作用】**

（1）氨苄西林、卡马西平、苯巴比妥、苯妥英钠、扑米酮、利福平 本药疗效降低。

（2）巴比妥类药 巴比妥类药作用减弱。

（3）环孢素 与同化激素合用，环孢素毒性增强，引发肾脏损害、胆汁淤积、感觉异常等不良反应，应避免合用。

（4）肾上腺皮质激素 可加重水肿。

（5）口服抗凝药 与同化激素合用，增加出血风险，故应避免合用。

（6）胰岛素 糖尿病患者应用本药，能够降低血糖，故应减少胰岛素的用量。

（7）甲状腺激素 增强TH作用。

（8）盐酸安非拉酮 与激素类药物合用可导致癫痫发作阈值降低，故不可合用。

## 丙酸睾酮
## Testosterone Propionate

**【其他名称】** 丙酸睾丸素、丙酸睾丸酮、Andronate、Oreton、Testosterone Propionato、Testoxyl

**【分类】** 生殖系统药\男性生殖系统药\雄激素类及相关药

**【制剂规格】** **注射液** ①1ml∶10mg。②1ml∶25mg。③1ml∶50mg。④1ml∶100mg。

**【临床应用】**

**1.说明书适应证**

（1）原发性或继发性男性性腺功能减退。

（2）男性青春期发育迟缓。

（3）绝经后女性晚期乳腺癌姑息性治疗。

2. 其他临床应用

（1）妇科疾病如月经过多、子宫肌瘤。

（2）老年性骨质疏松症。

（3）再障。

【用法用量】

1. 说明书用法用量

（1）男性性腺功能减退的激素替代治疗　25~50mg/ 次，i.m.，2~3 次 / 周。

（2）绝经后女性晚期乳腺癌　50~100mg/ 次，i.m.，3 次 / 周。

（3）功能失调性子宫出血　配合黄体酮使用，25~50mg/ 次，qd.，i.m.，共 3~4 次。

2. 其他用法用量

［国内参考信息］

（1）雄激素缺乏症　10~50mg/ 次，i.m.，2~3 次 / 周。

（2）再障　100mg/ 次，qd./qod.，i.m.，疗程应在 3~6 个月以上。

（3）月经过多或子宫肌瘤　25~50mg/ 次，i.m.，2 次 / 周。

（4）女性乳腺癌及乳癌骨转移　50~100mg/ 次，i.m.，qod.，疗程 2~3 个月。

（5）老年性骨质疏松症　25mg/ 次，2~3 次 / 周，i.m.，疗程 3~6 个月。

【禁忌证】

1. 说明书禁忌证

（1）前列腺癌患者。

（2）肝肾功能不全者。

（3）孕妇及哺乳妇女。

2. 其他禁忌证

（1）对本类药过敏者。

（2）前列腺疾病及男性乳房疾病患者。

【特殊人群用药】

**儿童**　长期使用可严重影响生长发育，青春期前儿童慎用。

**说明书用法用量**

男性青春期发育延缓　12.5~25mg/ 次，i.m.，2~3 次 / 周，疗程不超过 4~6 个月。

**老人**　慎用。

**孕妇**　禁用。

**哺乳妇女**　禁用。

**肝功能不全者**　禁用。

**肾功能不全 / 透析者**　肾功能不全者禁用。

【注意】

（1）慎用　心脏病。

（2）用药相关检查 / 监测项目　①血清睾酮水平。②定期检查肝功能。③青春期前儿童应用时，应每隔 6 个月测 1 次骨龄。④男性应定期检查前列腺。

【给药说明】

（1）给药条件　①本药应做深部肌注，不能用于静注。注射时将皮肤横向撑开，否则药液不易被吸收或会溢出皮肤。长期用药应注意更换注射部位并避开神经走向部位。②本药与其他睾酮制剂作用时间不同，一般不可换用。

（2）减量 / 停药条件　用于乳腺癌时，3 个月内应有效；若病情仍进展，应立即停药。

（3）其他　注射液如有结晶析出，可加温溶解后再用。

【不良反应】

（1）神经　头晕。

（2）内分泌 / 代谢　男性女性化（男子女性化乳房）、女性男性化（多毛、痤疮、闭经、阴蒂增大、嗓音变粗）、水钠潴留、浮肿。

（3）消化　黄疸。肝功能损害（不及甲睾酮和司坦唑醇多见），应及时停药。有报道再生不良性贫血患者可发生肝细胞癌。

（4）生殖　成年男性久用，可出现性功能减退、无精子产生。

（5）皮肤　皮疹。

（6）其他　①过敏反应（立即停药）。②注射部位：疼痛、硬结、感染及荨麻疹。

【相互作用】

（1）巴比妥类药　可使本药代谢加快，疗效降低。

（2）环孢素　同化激素可导致环孢素毒性增强，引发肾脏损害、胆汁淤积、感觉异常等，故应避免合用。

（3）肾上腺皮质激素　可加重水肿。合并用促皮质素或糖皮质激素，可加速痤疮产生。

（4）口服抗凝药　与同化激素合用，增加出血风险，应避免合用。与双香豆类或茚满二酮衍生物合用时要减少剂量。

（5）盐酸安非拉酮　与激素类药物合用可降低癫痫发作阈值，故不可合用。

（6）口服降糖药和胰岛素　合用时应密切注意低血糖发生，必要时应调整降糖药和胰岛素用量。胰岛素对蛋白同化激素有协同作用。

（7）具有肝毒性的药物　可加重肝脏损害，尤其对长期应用及原有肝病的患者。

## 十一酸睾酮
## Testosterone Undecanoate

**【其他名称】** 安迪欧、安特尔、安雄、诺仕、思特珑、十一酸睾丸素、十一酸睾丸酮、十一烷酸睾酮、十一烷酸睾丸素、十一烷酸睾丸酮、十一烷酮、Andriol、Andriol Testocaps

**【分类】** 生殖系统药 \ 男性生殖系统药 \ 雄激素类及相关药

**【制剂规格】** **胶囊**　40mg。

**胶丸**　40mg。

**注射液**　2ml∶250mg。

**【临床应用】**

**1. 说明书适应证**

（1）用于男子性腺功能低下症的睾酮替代疗法，如睾丸切除后、类无睾症、垂体功能低下、内分泌性阳痿、男子更年期症状（性欲、脑力及体力减退等）、某些因生精功能失调而致的不育症等。

（2）男性体质性青春期延迟。

（3）女性乳腺癌转移患者的姑息性治疗。

（4）类风湿关节炎。

（5）中老年部分性雄激素缺乏综合征（PADAM）。

（6）中老年骨质疏松症。

（7）再障的辅助治疗。

（8）女性－男性性别转换　使女性男性化。

**2. 其他临床应用**

肾性贫血。

**【用法用量】**

**1. 说明书用法用量**

**一般用法**　（1）开始剂量：120~160mg/d，bid.（早晚），p.o.（饭后）；用药2周后，以40~120mg/d维持。（2）或250mg/次，i.m.，1次/月。特殊情况下（如用于再障患者时），也可增至500mg/次。

**2. 其他用法用量**

［国内参考信息］

（1）一般用法　250mg/次，i.m.，1次/月，疗程4~6个月。

（2）再障　首次1000mg，i.m.，以后500mg/次，2次/月。

**【禁忌证】**

**1. 说明书禁忌证**

（1）对本药过敏者。

（2）已确诊或怀疑为前列腺癌或乳腺癌的男性。

（3）孕妇及哺乳妇女。

**2. 其他禁忌证**

雄激素依赖性肿瘤。

**【特殊人群用药】**

**儿童**　青春期前儿童长期使用可致性早熟、骨骼早闭，影响生长发育，应慎用。

**老人**　高龄男性患者代谢功能低下，使用本药易致前列腺增生甚至前列腺癌，应慎用。

**孕妇**　禁用。

**哺乳妇女**　禁用。

**肝功能不全者**　慎用。也有资料建议，肝功能不全者禁用。

**肾功能不全/透析者**　慎用。也有资料建议，肾功能不全者禁用。

【注意】

（1）慎用　①有水钠潴留倾向的心脏病、肾脏病。②心力衰竭（包括无症状型）。③前列腺增生。④高血压。⑤癫痫。⑥三叉神经痛。⑦运动员（本药可能使兴奋剂测试呈阳性）。

（2）用药相关检查/监测项目　①用药期间应定期进行前列腺检查。②若用于治疗中老年男性PADAM，应定期监测血清前列腺特异性抗原（PSA）。

【给药说明】

（1）给药条件　①本药胶丸必须整丸吞服，不可咬嚼，必要时可用少量水吞服。②可将每日剂量分成两等份，早晚各1次；如不能等分，则早晨服用较多的一份。③肌注的间隔时间应根据血浆睾酮水平确定。④高脂饮食可提高本药口服剂型的疗效。

（2）减量/停药条件　发生严重不良反应时，应立即停药。待症状消失后，再从较低的剂量重新开始。

（3）配伍信息　本药注射液如遇结晶析出，可在60℃水浴中加热溶解后使用。

【不良反应】

（1）精神　欣快感、情绪不稳定、暴力倾向。

（2）内分泌/代谢　女性男性化（如多毛、痤疮）、男性乳房痛、男子乳腺发育、水钠潴留、HDL-C降低、LDL-C升高。

（3）血液　RBC增多。

（4）消化　恶心、呕吐、肝功能异常。

（5）泌尿　老年男性排尿困难。

（6）生殖　阴茎异常勃起及其他性刺激过度征象。长期大量使用：精子减少、射精量减少。青春期前男孩：性早熟、勃起频率增加、阴茎增大、骨骺早闭。

（7）皮肤　粉刺。

（8）其他　①皮疹、哮喘、血管神经性水肿等过敏反应。②肌注不够深，易致注射部位硬结。

【药物过量】

过量即停药，尚无处理严重过量的经验。本药胶丸口服急性毒性低，高剂量可能引起胃肠反应；一旦过量，可予洗胃及支持疗法。

【相互作用】

（1）甘草　降低睾酮的疗效，避免合用。

（2）环丙孕酮　拮抗本药药效。

（3）神经肌肉阻滞剂　本药对其有拮抗作用。

（4）普拉睾酮　产生协同雄激素效应，增加相关不良反应的发生率，可引发肝脏毒性反应（如紫癜性肝炎、肝肿瘤），避免合用。

（5）当归　抑制本药代谢，增加其雄激素效应和（或）不良反应发生率。合用需注意监测本药的不良反应（如痤疮、多毛症、行为改变）。

（6）甲状腺素　甲状腺素的活性和毒性增强。

（7）胰岛素　可引发低血糖。合用应监测血糖浓度和低血糖表现，可能需减小胰岛素用量。

（8）紫杉醇　抑制紫杉醇的代谢，导致其血药浓度增高、毒性增强。合用需监测紫杉醇不良反应（骨髓抑制、肌痛/关节痛、恶心/呕吐、黏膜炎），可能需减小一药剂量。

（9）口服抗凝药　出血的危险性增加，避免合用。

（10）环孢素　抑制环孢素的代谢清除，导致其毒性增强，引发肾脏损害、胆汁淤积、感觉异常等不良反应，避免合用。

（11）羟布宗　羟布宗血药浓度升高。

（12）盐酸安非拉酮　可致癫痫发作阈值降低，不可合用。

（13）ACTH　易引发水肿，谨慎合用（尤心脏或肝脏疾病患者）。

# 比卡鲁胺
## Bicalutamide

**【其他名称】** 比卡米特、康士得、岩列舒、CASODEX

**【分类】** 生殖系统药\男性生殖系统药\雄激素类及相关药

**【制剂规格】** 片剂 50mg。

**【临床应用】**

**1. 说明书适应证**

晚期前列腺癌（与 GnRH 类似物或外科睾丸切除术联用）。

**2. 其他临床应用**

多毛症（国外资料）。

**【用法用量】**

**1. 说明书用法用量**

晚期前列腺癌 50mg/次，qd.，p.o.，应与 GnRH 类似物或外科睾丸切除术同时开始治疗。

**2. 其他用法用量**

［国外参考信息］

多毛症 25mg/d，p.o.。

**【禁忌证】**

**说明书禁忌证**

（1）对本药过敏者。

（2）妇女。

（3）儿童。

**【特殊人群用药】**

**儿童** 禁用。

**孕妇** 禁用。美国 FDA 妊娠安全性分级为：X 级。

**哺乳妇女** 禁用。

**肝功能不全者** 轻度肝功能不全者无需调整剂量；中重度者慎用。

**肾功能不全/透析者** 肾功能不全者无需调整剂量。

**【注意】**

（1）慎用 有氟他胺或尼鲁米特过敏史或严重不良反应病史者（国外资料）。

（2）用药相关检查/监测项目 定期检查肝功能。

（3）对驾驶/机械操作的影响 本药不影响患者驾驶及操作机器的能力，但偶可引起嗜睡。

**【不良反应】**

（1）心血管 心力衰竭（与 GnRH 类似物合用）。

（2）神经 头晕、头痛、失眠及嗜睡（与 GnRH 类似物合用）。

（3）精神 乏力。

（4）内分泌/代谢 ①面色潮红、乳房触痛、男性乳腺发育。②糖尿病、高血糖、周围性水肿、体重增加或减轻（与 GnRH 类似物合用）。

（5）血液 贫血（与 GnRH 类似物合用）。

（6）消化 ①腹泻、恶心、呕吐。②肝功能改变（如氨基转移酶升高、黄疸），少见严重变化，极少见肝功能衰竭。一般在治疗的最初 6 个月内出现，通常较短暂，继续治疗或随即终止治疗均可逐渐消退或改善。用药后若出现严重肝功能损害，应停止治疗。③畏食、口干、消化不良、便秘、腹痛及胃肠胀气（与 GnRH 类似物合用）。

（7）呼吸 呼吸困难（与 GnRH 类似物合用）。

（8）泌尿 夜尿增多（与 GnRH 类似物合用）。

（9）生殖 阳痿及性欲减低（与 GnRH 类似物合用）。

（10）皮肤 ①瘙痒、皮肤干燥。②脱发、皮疹、出汗及多毛（与 GnRH 类似物合用）。

（11）其他 胸痛、骨盆痛及寒战（与 GnRH 类似物合用）。

**【药物过量】**

处理意见 尚无人类用药过量的经验。本药无特效解救药，过量时应对症和支持治疗（包括密切监测生命体征）。透析可能无效。

**【相互作用】**

（1）抑制药物氧化的其他药物（如西

咪替丁和酮康唑）合用时应谨慎。理论上，本药血药浓度增加，不良反应增加。

（2）钙通道阻滞药、环孢素 合用时应谨慎，可能需减少上述药的剂量。合用环孢素时，建议在本药治疗开始或结束后密切监测血药浓度和临床状况。

（3）主要由 CYP 3A 4 代谢的药物 合用时应谨慎。

（4）香豆素类抗凝药（如华法林、双香豆素、苯丙香豆素等）体外研究表明，合用可能增加出血的危险，应密切监测 PT。

（5）特非那定、阿司咪唑、西沙必利 不可联用。

（6）GnRH 类似物 无药效学或药动学方面的相互作用。

## 达那唑
## Danazol

**【其他名称】** 安宫唑、丹那唑、宫福伊康、炔睾醇、炔睾酮、炔羟雄烯异恶唑、炔羟雄烯唑、Cyclomen、Danatrol、Danocrine、Danol

**【分类】** 生殖系统药\男性生殖系统药\雄激素类及相关药

**【制剂规格】** 胶囊 ① 100mg。② 200mg。

栓剂 50mg。

**【临床应用】**

1. 说明书适应证

（1）子宫内膜异位症。

（2）纤维囊性乳腺病、自发性血小板减少性紫癜、遗传性血管性水肿、SLE、男性乳房发育、青春期性早熟。

2. 其他临床应用

（1）不孕症。

（2）血友病和 Christmas 病（凝血因子Ⅸ缺乏）。

（3）乳腺痛、痛经、腹痛。

**【用法用量】**

1. 说明书用法用量

（1）子宫内膜异位症 ① 400~800mg/d，分次服，连服 3~6 个月，若停药后症状再现，可再使用一疗程（在肝功能正常情况下）。②痛经症状明显但体征较轻者，也可使用栓剂阴道给药，50mg/ 次，1~2 次 /d，月经期停用 3~4d，3~6 个月为一疗程。

（2）纤维囊性乳腺病 于月经开始后第 1 日服药，50~200mg/ 次，bid.，p.o.。若停药后 1 年内症状复发，可再给药。

（3）遗传性血管性水肿 开始 200mg/ 次，2~3 次 /d，p.o.，直至出现疗效。维持量一般为开始量的 50% 或更少，在 1~3 个月或更长一些的间隔时间递减，根据治疗前发病的频率而定。

2. 其他用法用量

［国内参考信息］

（1）子宫内膜异位症 从月经周期第 1~3 日开始服，200mg/ 次，bid.。用量因人而异并根据反应调整，以出现闭经及控制疼痛为度。Max：≤ 800mg/d，连续 3~6 个月为一疗程，必要时可用 9 个月。

（2）男性乳房发育 200~600mg/d，p.o.。

（3）性早熟 200~400mg/d，p.o.。

（4）血小板减少性紫癜 200mg/ 次，2~4 次 /d，p.o.。

（5）血友病 600mg/d，p.o.，连用 14d。

（6）SLE 400~600mg/d，p.o.。

**【禁忌证】**

说明书禁忌证

（1）严重心、肝、肾功能不全。

（2）诊断不明的阴道异常出血。

（3）卟啉病。

（4）血栓病。

（5）雄激素依赖性肿瘤。

（6）孕妇及哺乳妇女。

**【特殊人群用药】**

**儿童** 尚不明确。

**老人** 减量服用（如 100~200mg/d）。

**孕妇** 禁用，用药期间妊娠者则应终止妊娠。美国 FDA 妊娠安全性分级为：X 级。

**哺乳妇女** 禁用。

**肝功能不全者** 严重肝功能不全者禁用。

**肾功能不全/透析者** 肾功能不全者慎用，严重者禁用。

**【注意】**

（1）慎用 ①癫痫。②偏头痛。③糖尿病。④心功能不全者（本药可引起一定程度的体液潴留）。⑤运动员。

（2）对检验值/诊断的影响 ①可影响糖耐量试验及甲状腺功能试验的结果，也可使血清总$T_4$降低，$T_3$增高。②可干扰睾丸素、雄烯二酮和去氢表雄酮的实验室测定。

（3）用药相关检查/监测项目 ①使用本药时应注意有无心、肝、肾功能损害及生殖器官出血。②男性用药时，须随访睾丸大小、精液量及黏度，并进行精子计数与检测精子活动力。建议每3~4个月查1次，特别是对青年患者。

**【给药说明】**

（1）给药条件 ①对纤维囊性乳腺病患者，治疗前须除外乳腺癌；治疗期间若结节仍然存在或增大，亦须除外乳腺癌。②本药仅限于对其他药物治疗无效的重度患者使用。③对原因不明的男性乳房发育，手术前可考虑先用本药治疗。④女性开始治疗时，应采取工具避孕或非甾体激素的避孕方法以防止妊娠，不用口服避孕药；一旦怀孕，应立即停药并终止妊娠。

（2）其他 ①以下反应如持续出现需引起注意：①由于雌激素效能低下，可使妇女有阴道灼热、干枯及瘙痒或阴道出血。②可出现皮肤发红、情绪或精神状态的改变、神经质或多汗。③有时可出现肌痉挛性疼痛，属于肌肉中毒症状。②本药对会阴部结节无效。③治疗子宫内膜异位症期间，若出现闭经，是本药治疗的临床反应，应持续用药3~6个月，必要时可延长至9个月。

**【不良反应】**

（1）心血管 暂时性脂蛋白改变（考虑动脉硬化或冠脉疾病的可能）。

（2）神经 多发性神经炎等。

（3）精神 焦虑。

（4）内分泌/代谢 体重增加、下肢浮肿等。女性：声音改变（如声音嘶哑、不稳定、低沉）、乳房缩小等。女性用药后若出现男性化症状，应停药。

（5）血液 WBC增多。

（6）消化 急性胰腺炎、肝功能损害、巩膜黄染。

（7）泌尿 血尿。

（8）生殖 闭经、月经周期改变、突破出血或不规则阴道出血。若停药60~90日后仍无规则月经，应进行诊治。外阴瘙痒、阴蒂肥大、睾丸缩小。

（9）皮肤 痤疮、皮肤或毛发的油脂增多。女性：毛发增多。肝功能损害所致皮肤黄染。

（10）眼 白内障。

（11）其他 鼻出血、牙龈出血、颅内压增高（表现为严重头痛、视力减退、复视和呕吐）。

**【相互作用】**

（1）氨苄西林、卡马西平、苯巴比妥、苯妥英钠、扑米酮、利福平 可降低本药疗效。

（2）胰岛素 易对本药产生耐药性。

（3）华法林 可增强抗凝效应，易发生出血。

（4）卡马西平 卡马西平血药浓度升高。

（5）环孢素 可增加环孢素的不良反应。

（6）肾上腺皮质激素 可加重水肿。

（7）他克莫司 增加他克莫司的中毒风险。

（8）辛伐他汀 增加横纹肌溶解的危险。

## 氟他胺

## Flutamide

**【其他名称】** 氟甲酰亚胺、氟利坦、氟他米特、氟硝丁酰胺、福至尔、缓退瘤、

Cebratrol、Drogenil、Eulexin、Flucinom、Flutan、FUGEREL

**【分类】** 生殖系统药\男性生殖系统药\雄激素类及相关药

**【制剂规格】** 片剂 250mg。

胶囊 125mg。

**【临床应用】**

**1. 说明书适应证**

未经治疗或对激素控制疗法无效或失效的晚期前列腺癌，可单用（睾丸切除或不切除）或与促黄体生成激素释放激素（LHRH）激动药合用。作为局限性 $B_2$–$C_2$（$T_{2b}$–$T_4$）型前列腺癌治疗方案的一部分，本药也可缩小肿瘤体积、加强对肿瘤的控制以及延长无病生存期。

**2. 其他临床应用**

（1）良性前列腺增生。

（2）痤疮（国外资料）。

**【用法用量】**

**1. 说明书用法用量**

（1）晚期前列腺癌 推荐剂量：250mg/次，tid.。与 LHRH 激动药合用时，两者可同时开始使用，或在开始使用 LHRH 激动药前 24h 使用本药。

（2）局限性前列腺癌 推荐剂量：250mg/次，tid.。若同时使用 LHRH 激动药，本药应与 LHRH 激动药同时用药或提前 24h 用药。此外，本药必须在放疗前 8 周开始使用，且在放疗期间持续使用。

**2. 其他用法用量**

［国外参考信息］

（1）$B_2$–C 期前列腺癌 于放疗前 8 周开始，250mg/次，tid.（q.8h），p.o.，并与 LHRH 激动药合用。在放疗期间也应持续用药。

（2）$D_2$ 期前列腺癌 250mg/次，tid.（q.8h），p.o.，与 LHRH 激动药合用至病情有所改善。

（3）痤疮 2% 的酒精凝胶外用，bid.，维持 4~6 周。

**【禁忌证】**

**1. 说明书禁忌证**

对本药过敏者。

**2. 其他禁忌证**

（1）儿童。

（2）妇女。

（3）严重肝功能不全者（国外资料）。

**【特殊人群用药】**

**儿童** 有国内资料建议儿童禁用。

**孕妇** 本药仅适用于男性患者，对孕妇用药尚无研究。美国 FDA 妊娠安全性分级为：D 级。

**哺乳妇女** 对哺乳妇女用药尚无研究。

**肝功能不全者** 肝功能不全者慎用，严重者禁用。

**【注意】**

（1）慎用 心血管病患者（本药可使血清睾酮和雄激素水平上升，引起体液潴留）。

（2）用药相关检查/监测项目 用药期间应定期检查肝功能（至少 1 次/月）、精子计数（未接受药物或手术去势的患者）、血压以及血清前列腺特异抗原。

**【给药说明】**

（1）给药条件 ①本药有可能造成肝功能损害，氨基转移酶高于正常值 2~3 倍者不能服用本药。②本药宜于饭后服用。③治疗期间应避孕。

（2）其他 据国外资料报道，每 8h 服本药 250mg，能有效消除继发于 LHRH 激动药治疗 $D_2$ 期前列腺癌的疾病暴发的危险性；合用本药和 LHRH 乙酰胺可迅速改善病情。

**【不良反应】**

（1）心血管 对心血管系统影响较己烯雌酚有较大减少。体液潴留、心悸、血栓形成、肺栓塞、胸痛。与 LHRH 激动药联用：高血压。

（2）神经 单用：失眠、疲倦、头痛、头晕、乏力。与 LHRH 激动药联用：昏迷。

（3）精神 与 LHRH 激动药联用：嗜

睡、抑郁、忧虑、神经质。

（4）内分泌 / 代谢　单用：男性乳房女性化和（或）乳房触痛（有时伴溢乳）、乳腺体发生小结节改变，以上反应可在停药或减量后消失；乳头痛、血清睾丸酮反馈性升高、狼疮样综合征、高血糖症、糖尿病恶化及高铁血红蛋白症。与 LHRH 激动药联用：潮热。

（5）血液　与 LHRH 激动药联用：贫血、WBC 减少、PLT 减少。有溶血性贫血、巨细胞性贫血的报道。

（6）消化　恶心、呕吐、口渴、食欲增强、畏食、溃疡痛、胃灼热、腹泻、便秘；ALT 升高等一过性肝功能异常和肝炎。发现肝功能异常时应及时停药。在实验室检查结果显示有肝脏损伤或黄疸，但并未证实肝转移的情况下，若患者黄疸加重或氨基转移酶高于正常值 2~3 倍，即使无临床症状，亦应停用本药。

（7）呼吸　与 LHRH 激动药联用：肺间质病。

（8）泌尿　BUN 及血清肌酐升高。与 LHRH 激动药联用：泌尿系统症状。

（9）生殖　单用：性欲减退；与 LHRH 激动药联用：性欲下降、阳痿，长期用药精子计数减少。

（10）皮肤　瘀斑、带状疱疹、瘙痒。

（11）眼　视物模糊。

（12）其他　淋巴水肿、光过敏（包括红斑、溃疡、大疱疹和表皮坏死以及琥珀色或黄绿色尿）。与 LHRH 激动药联用：水肿、神经肌肉症状、注射部位刺痒和皮疹。

**【药物过量】**

（1）剂量　本药导致过量症状或致命的单一剂量尚不明确。

（2）表现　在单用本药的动物试验中，用药过量的表现有活动减退、立毛、呼吸缓慢、共济失调和（或）流泪、畏食、安静、呕吐和高铁血红蛋白症。

（3）处理意见　若无自发的呕吐，在患者清醒时应催吐，给予全身性支持性护理，包括频繁监测各种生命体征和密切观察。由于本药的高度蛋白结合力，透析对清除本药无效。

**【相互作用】**

（1）GnRH 类似物（如醋酸亮丙瑞林等）可增强疗效。

（2）茶碱　茶碱血药浓度增加。

（3）华法林　可增加出血倾向，应调整华法林的剂量。

（4）双香豆素　可见 PT 延长，合用须监测 PT，以决定首剂和维持抗凝药的用量。

## 司坦唑醇
## Stanozolol

**【其他名称】** 吡唑甲基睾丸素、吡唑甲氢龙、吡唑甲氢松、Anabol、Anasyth、Stanozol、Terabolin

**【分类】** 生殖系统药\男性生殖系统药\雄激素类及相关药

**【制剂规格】** 片剂　2mg。

粉针剂　2mg。

**【临床应用】**

**1. 说明书适应证**

（1）防治遗传性血管神经性水肿。

（2）严重创伤、慢性感染、营养不良等消耗性疾病。

**2. 其他临床应用**

（1）防治血管性疾病，如贝赫切特综合征中的血管现象、雷诺综合征、浅层血栓性静脉炎、静脉溃疡等。

（2）重病或手术后体弱消瘦、严重创伤、年老体弱、骨质疏松、小儿发育不良、再障、WBC 减少、血小板减少及高脂血症等。

（3）防治长期使用皮质激素引起的不良反应，如肾上腺皮质功能减退。

**【用法用量】**

**1. 说明书用法用量**

（1）防治遗传性血管神经性水肿　开始

2mg/ 次，tid.，p.o.；女性可 2mg/ 次，bid.，p.o.。应根据患者反应个体化给药。若疗效明显，可每隔 1~3 个月减量，直至 2mg/d 维持，但在减量过程中，需密切观察病情。

（2）慢性消耗性疾病、手术后体弱、创伤经久不愈等　2~4mg/ 次，tid.，p.o.，女性酌减。

**2. 其他用法用量**

［国内参考信息］ 2~4mg/ 次，1~2 次 /d，i.m.。

**【禁忌证】**

**1. 说明书禁忌证**

（1）严重肝脏疾病、肾脏疾病、心脏病及高血压。

（2）前列腺癌。

（3）孕妇。

**2. 其他禁忌证**

（1）高血钙的乳腺癌。

（2）男性乳腺癌。

（3）癌症患者伴血钙高者。

（4）前列腺增生。

**【特殊人群用药】**

**儿童**　本药可影响儿童的生长和性发育，应慎用。

**说明书用法用量**

遗传性血管神经性水肿　仅在发作时应用。＜6 岁，1mg/d，p.o.;6~12 岁，2mg/d，p.o.。

**老人**　老年患者使用本药易引起水钠潴留、高钾血症等，应慎用。

**孕妇**　禁用。美国 FDA 妊娠安全性分级为：X 级。

**哺乳妇女**　尚不明确。

**肝功能不全者**　严重肝脏疾病者禁用。

**肾功能不全 / 透析者**　严重肾脏疾病者禁用。

**【注意】**

（1）慎用　①血卟啉病。②糖尿病。③消化性溃疡。④心功能不全。

（2）用药相关检查 / 监测项目　①用药期间应定期进行凝血功能、血清铁、铁结合力、Hb、血脂、肝功能检查。②对于女性乳腺癌患者，应监测血钙及尿钙。③对于青年男性患者，应定期检查睾丸大小及精子数量，青春期前的男性需每 6 个月做 1 次 X 线骨龄检查。

**【不良反应】**

（1）内分泌 / 代谢　水钠潴留。服药初期：下肢、颜面可能出现浮肿，继续用药能自行消失。女性若出现痤疮等男性化反应，应停药。

（2）消化　恶心、呕吐、消化不良、腹泻等。消化性溃疡患者：可能加重胃疼痛，甚至引起胃出血。长期用药：肝功能异常、黄疸等。

（3）生殖　女性长期用药：阴蒂肥大、闭经或月经紊乱等。男性长期用药：精子减少、精液减少等。

（4）皮肤　痤疮、皮疹、多毛、颜面潮红等。

**【相互作用】**

（1）格列本脲　格列本脲血药浓度降低。

（2）羟基保泰松　羟基保泰松血药浓度升高。

（3）环孢素　增加环孢素毒性（如肾功能障碍、胆汁淤积、感觉异常）。

（4）茴茚二酮、双香豆素、苯丙香豆素、华法林等抗凝药　可增加出血的危险性。

（5）降糖药　本药可降低血糖水平，故糖尿病患者在开始服用本药时需调整降糖药剂量。

# 第二节 前列腺疾病用药

## 阿夫唑嗪
## Alfuzosin

**【其他名称】** 阿呋唑嗪、诺舒安、瑞通、桑塔、桑塔前列泰、维平、盐酸阿夫唑嗪、盐酸阿呋唑嗪、Alfuzosin Hydrochloride、Xantal、Xatral

**【分类】** 生殖系统药\男性生殖系统药\前列腺疾病用药

**【制剂规格】**

片剂（盐酸盐） ① 2.5mg。② 5mg。

缓释片（盐酸盐） ① 5mg。② 10mg。

**【临床应用】**

**1. 说明书适应证**

缓解良性前列腺增生的功能性症状。

**2. 其他临床应用**

高血压。

**【用法用量】**

**1. 说明书用法用量**

良性前列腺增生 （1）普通片：2.5mg/次，tid.，p.o.。建议首剂在睡前服用。Max：10mg/d。（2）缓释片：早晚各服 5mg，或长效缓释片 10mg/d，晚饭后立即服用。

**2. 其他用法用量**

［国内参考信息］

**高血压** 7.5~10mg/d，分 3 次服。

［国外参考信息］

（1）良性前列腺增生 7.5~10mg/d，分 3~4 次服；缓释片 5mg/ 次，bid.，或 10mg/次，qd.。

（2）高血压 临床研究中，轻至中度高血压用量为 2.5~20mg/ 次，bid.，p.o.。

**【禁忌证】**

**1. 说明书禁忌证**

（1）对本药过敏者。

（2）血压过低或直立性低血压。

（3）严重肝功能衰竭（CHILD-PUGH 分类 C 级）。

（4）严重肾衰竭（Ccr ＜ 30ml/min）。

（5）肠梗塞。

（6）妇女。

（7）儿童。

**2. 其他禁忌证**

（1）对其他同类药过敏者（国外资料）。

（2）有直立性低血压病史者（国外资料）。

**【特殊人群用药】**

**儿童** 禁用。

**老人** 慎用。

**说明书用法用量**

良性前列腺增生 ①普通片：早、晚各服 2.5mg，最多可增至 10mg/d。②缓释片：建议首次治疗为晚间服用 5mg，然后根据患者反应加量；Max：早、晚各服 5mg。

**孕妇** 禁用。美国 FDA 妊娠安全性分级为：B 级。

**哺乳妇女** 禁用。

**肝功能不全者** 严重肝功能衰竭禁用。国外资料认为肝病患者慎用。

**说明书用法用量**

良性前列腺增生 ①普通片：轻中度肝功能不全者起始 2.5mg/ 次，qd.。可根据临床反应增至 2.5mg/ 次，bid.。②缓释片：肝功能衰竭者，建议首剂 2.5mg/d，然后根据患者反应加量；Max：2.5mg/ 次，bid.。

**肾功能不全/透析者** 严重肾衰竭者禁用。

**说明书用法用量**

良性前列腺增生 普通片：起始 2.5mg/次，bid.，p.o.，随后根据临床反应调整剂量。

**【注意】**

（1）慎用 ①正在服用降压药者。②冠心病。③眩晕。④晕厥。⑤全麻患者。（以上均选自国外资料）

（2）对驾驶/机械操作的影响 驾车和

操纵机器者应谨慎。

【给药说明】

（1）给药条件　①冠脉疾患者不应单独使用本药，必须合用治疗冠状动脉功能不全的药物。②首次服用本药存在首剂反应，睡前服用首剂可减少这种危险。用药剂量大或高血压患者，服药后数小时可能出现直立性低血压，此时患者应平卧直至症状完全消失。③前列腺癌和良性前列腺增生的临床症状可能相同，在用本药治疗前应先排除前列腺癌的诊断。④良性前列腺增生是渐进的退行性病变，需长期服药。

（2）减量/停药条件　①冠脉疾患者用药期间，若心绞痛反复发作或加剧则应停用本药。②若患者需麻醉，应先于麻醉前停药。

【不良反应】

（1）心血管　直立性低血压、心动过速、心肌缺血。原发性高血压患者：心悸、直立性低血压、浮肿等。

（2）神经　眩晕、头痛、嗜睡、晕厥、困倦。

（3）消化　口干、恶心、呕吐、消化不良、腹泻、口腔异味。

（4）生殖　性功能障碍（如阳痿）。

（5）皮肤　皮疹、瘙痒。

（6）其他　乏力、潮热、胸痛。

【药物过量】

处理意见　患者应平卧并进行常规抗低血压治疗（补充血容量、使用升压药）。最适宜的解救药可能是具有直接作用的血管收缩药。本药不能经透析清除。

【相互作用】

（1）其他 $\alpha_1$ 受体拮抗药　可导致伴有心动过缓的低血压或高血压，应避免合用。

（2）钙通道阻滞药（如硝苯地平、苄普地平、地尔硫䓬、维拉帕米、尼卡地平、尼群地平等）　有发生严重低血压的危险，应避免合用。

（3）西咪替丁（口服）　可增加本药的 $C_{max}$ 和 AUC。

（4）奥洛福林　本药 $C_{max}$ 显著升高，而奥洛福林的生物利用度降低。

（5）华法林、地高辛、氢氯噻嗪、阿替洛尔　在健康志愿者中，尚未发现本药与上述药存在相互作用。

## 盐酸特拉唑嗪
## Terazosin Hydrochloride

【其他名称】　毕奥林、高特灵、均益、降压宁、可派、罗迪尔、美沥畅、马沙恩、马沙尼、曼欣琳、欧得曼、派速、施艾特、四喃唑嗪、双水盐酸四喃唑嗪、泰乐、特拉唑嗪、悦克、盐酸四喃唑嗪、正舒、Heitrin、HYTRIN、Hytrinex、MASHANI、Terazosin

【分类】　生殖系统药\男性生殖系统药\前列腺疾病用药

【制剂规格】　片剂　① 0.5mg。② 1mg。③ 2mg。④ 5mg。⑤ 10mg。

胶囊　① 1mg。② 2mg。③ 5mg。④ 10mg。

【临床应用】

1. 说明书适应证

（1）良性前列腺增生（BPH）引起的尿潴留症状，如尿频、尿急、尿线变细、排尿困难、夜尿增多、排尿不尽感等。

（2）高血压（单用或联用其他抗高血压药物）。

2. 其他临床应用

（1）慢性、非细菌性前列腺炎及前列腺痛。

（2）女性膀胱颈梗阻。

（3）结肠手术拔除导管前用药。

（4）预防急性尿潴留。

【用法用量】

1. 说明书用法用量

（1）BpH　首剂 1mg，睡前服。然后渐增至 2mg/次、5mg/次或 10mg/次，qd.，直至获得满意的症状和（或）尿流速改善。常用剂量为 10mg/次，qd.，持续 4~6 周。

对 20mg/d 的剂量不适宜或无反应者，尚不明确是否可使用更高的剂量治疗。

（2）高血压　首剂 1mg，睡前服。应缓慢增量，推荐剂量通常为 1~5mg/ 次，qd.。常用维持剂量为 2~10mg/ 次，qd.，某些患者可能需 20mg/d。剂量＞ 20mg 疗效未见进一步增加，＞ 40mg 尚未进行研究。给药间期监测血压，若给药 24h 后降压效应减弱，可考虑 bid. 的给药方案。用药期间，除首剂睡前服用外，其他剂量均在清晨服用。

**2. 其他用法用量**

［国外参考信息］ 首剂 1mg 睡前服用，以后逐渐调整至 5mg/d。部分患者可能需 10~20mg/d。

**【禁忌证】**

**1. 说明书禁忌证**

对本药过敏者。

**2. 其他禁忌证**

（1）对 $\alpha_1$ 受体拮抗药过敏者。

（2）低血压。

（3）严重肝、肾功能不全者。

（4）肠梗阻。

（5）胃肠道出血。

（6）阻塞性尿道疾病。

（7）＜ 12 岁儿童。

（8）孕妇及哺乳妇女。

**【特殊人群用药】**

**儿童**　用于高血压时，＜ 12 岁儿童禁用。

**孕妇**　禁用。美国 FDA 妊娠安全性分级为：C 级。

**哺乳妇女**　禁用。

**肝功能不全者**　严重肝功能不全者禁用。

**肾功能不全 / 透析者**　严重肾功能不全者禁用。

**【注意】**

（1）用药相关检查 / 监测项目　用药期间注意监测血压，应在每个剂量间隔的终末时及服药后 2~3h 测量血压。

（2）对驾驶 / 机械操作的影响　驾车或操作重型机器者应谨慎。首剂、增量后 12h 内、停药时应避免驾驶及操作机器。

**【给药说明】**

给药条件（1）本药治疗前列腺疾病前，应首先排除前列腺癌。（2）加用利尿药或其他抗高血压药时，本药应减量，并须重新确定最佳剂量。（3）为减少首剂直立性低血压反应，开始用 1mg，以后逐渐递增，初剂及增加后第 1 剂均宜在睡前服。（4）若停药几日或更长时间后，应使用首次给药方案重新开始治疗。（5）患者在开始治疗及增量时应避免突然性姿势变化或行动，以免发生头晕、乏力。

**【不良反应】**

（1）心血管　①心动过速、心悸、晕厥、周围性水肿。②明显的直立性低血压，首次服药、最初几次服药、突然停药时可发生晕厥。

（2）神经　头痛、头晕、乏力（以上反应继续治疗可消失，必要时减量）、嗜睡、感觉异常。

（3）精神　情绪不稳定、抑郁、神经质。

（4）内分泌 / 代谢　颜面潮红、口干（以上反应继续治疗可消失，必要时减量）、肢体浮肿、水肿、体重增加。

（5）血液　血细胞比容、Hb、WBC 计数、总血浆蛋白与清蛋白可能减低。

（6）消化　恶心（通常轻微，继续治疗多可自行消失）、胃肠不适、呕吐、腹泻、便秘等。

（7）呼吸　鼻塞、鼻充血、鼻窦炎、呼吸困难、鼻炎等。

（8）生殖　阳痿、阴茎异常勃起、性欲降低。

（9）骨骼肌肉　肢体疼痛。

（10）皮肤　瘙痒、皮肤反应等。

（11）眼　眼睑浮肿、视物模糊（以上反应继续治疗可消失，必要时减量）、弱视。

（12）其他　体外、体内检查均未发现潜在致突变作用。

【药物过量】

（1）表现　低血压。

（2）处理意见　心血管系统的支持治疗是最重要的处理措施。患者仰卧位，往往能使血压和心率恢复正常。若仍未见改善，应使用血容量扩张剂以治疗休克。必要时可随后用升压药，同时监测及支持肾功能。血透无效。

【相互作用】

（1）吲哚美辛、雌激素　本药的降压作用减弱。

（2）拟交感胺类药　合用上述药的升压作用与本药的降压作用均减弱。

（3）噻嗪类或其他利尿性降压药　降压作用增强。

（4）维拉帕米　谨慎合用，避免引起明显低血压，本药应减量。

（5）解热镇痛抗炎药（对乙酰氨基酚、阿司匹林、可待因、布洛芬等）、抗生素（红霉素、甲氧苄啶等）、抗胆碱药（去氧麻黄碱、伪麻黄碱）、抗痛风药物（别嘌醇）、抗组胺药（氯苯那敏）、心血管药（阿替洛尔、普萘洛尔）、皮质类固醇、抗酸药、降糖药、镇静药（地西泮）　与上述药合用未发现有不良相互作用。

## 非那雄胺
## Finasteride

【其他名称】　艾仕列、保法止、葆利安、保列治、多晒、孚列、非那司提、非那甾胺、合舒、吉优、奎安、卡波、康列苏、利尔泉、蓝乐、沥舒、隆通、立同、浦列安、普洛平、前力欣、千诺林、如川、司君宜、士怡、恬舒新、星保、先立晓、意安林、逸舒升、亦通、易优瑞欣、再安列、PROPECIA、Proscar、Troscar

【分类】　生殖系统药\男性生殖系统药\前列腺疾病用药

【制剂规格】　片剂　① 1mg。② 5mg。

胶囊　5mg。

【临床应用】

1. 说明书适应证

治疗和控制良性前列腺增生（BPH）以及预防泌尿系统事件：①改善症状。②降低发生急性尿潴留的危险性。③降低经尿道切除前列腺（TURP）和前列腺切除术的危险性。

2. 其他临床应用

脱发（国外资料）。

【用法用量】

1. 说明书用法用量

良性前列腺增生　推荐 5mg/ 次，qd.，p.o.，空腹或与食物同服均可。

2. 其他用法用量

［国外参考信息］

（1）良性前列腺增生　5mg/d，p.o.。

（2）男性脱发　推荐 1mg/ 次，qd.，p.o.，通常用药 3 个月后见效。应坚持用药，若用药 12 个月内停药，可出现症状反弹。一般对 18~41 岁的中度男性秃顶疗效较好。

【禁忌证】

1. 说明书禁忌证

（1）对本药过敏者。

（2）不适用于妇女，禁用于孕妇和可能怀孕的妇女。

（3）不适用于儿童。

2. 其他禁忌证

怀疑前列腺癌者不宜服用。

【特殊人群用药】

**儿童**　不适用于儿童。

**老人**　不需调整剂量。

**孕妇**　怀孕或可能受孕的妇女禁用本药，且不应触摸本药的碎片和裂片。美国 FDA 妊娠安全性分级为：X 级。

**哺乳妇女**　不适用于哺乳妇女。

**肝功能不全者**　慎用。

**肾功能不全 / 透析者**　肾功能不全者不需调整剂量。

【注意】

（1）慎用　运动员。

（2）对检验值 / 诊断的影响　本药治疗前列腺癌未见临床疗效。本药不影响前列腺癌的发生率和检出率。

（3）用药相关检查 / 监测项目　建议在本药治疗前及治疗一段时间后定期做前列腺检查，如直肠指诊、其他前列腺癌相关检查（包括 PSA）。

【给药说明】

（1）给药条件　①用药前应除外与 BPH 类似的其他疾病，如感染、前列腺癌、尿道狭窄、膀胱低张力、神经源性紊乱等。②本药必须在较长时间治疗后方可见效，起效时间为 3~6 个月。有资料建议开始时本药可与 α 受体阻断药联合应用。症状较重的良性前列腺增生者、尿流率严重下降和残余尿量较多者不适于使用本药。

（2）其他　如患者的性伴侣怀孕或可能怀孕时，需避免其伴侣接触其精液或停止服用本药。

【不良反应】　本药耐受性良好，不良反应多轻微、短暂。

（1）精神　中度抑郁。

（2）生殖　性欲减退、阳痿、射精障碍、射精量减少、睾丸疼痛、乳腺增大、乳腺疼痛。

（3）其他　过敏反应，表现为瘙痒、风疹、皮疹及口唇部肿胀等。

【药物过量】

（1）剂量　据报道，口服本药单剂高达 400mg 或多次剂量达 80mg/d 共 3 个月，未发现不良反应。

（2）处理意见　用药过量尚无推荐的特异治疗。

【相互作用】

（1）普萘洛尔、地高辛、格列本脲、华法林、茶碱、安替比林　在男性中，未发现上述药物与本药发生有临床意义的相互作用。

（2）ACEI、对乙酰氨基酚、乙酰水杨酸、α 受体阻断药、β 受体阻断药、钙通道阻断药、心脏病用硝酸酯类、利尿药、$H_2$ 拮抗药、HMG-CoA 还原酶抑制药、NSAIDs、喹诺酮类和苯二氮䓬类　在临床研究中，未发现明显的临床不良相互作用。

## 爱普列特
## Epristeride

【其他名称】　川流、依立雄胺

【分类】　生殖系统药 \ 男性生殖系统药 \ 前列腺疾病用药

【制剂规格】　片剂　5mg。

【临床应用】

**1. 说明书适应证**

良性前列腺增生症，改善因良性前列腺增生的有关症状。

**2. 其他临床应用**

男性型秃发、女性多毛和痤疮等。

【用法用量】

**说明书用法用量**

**一般用法**　5mg/ 次，bid.（早晚各 1 次），p.o.，饭前饭后均可，疗程 4 个月。

【禁忌证】

**说明书禁忌证**

（1）对本药过敏者。

（2）不适用于妇女，禁用于孕妇及可能怀孕的妇女。

（3）哺乳妇女。

（4）不适用于儿童。

【特殊人群用药】

**儿童**　不适用于儿童。

**老人**　无需调整剂量。

**孕妇**　孕妇及可能怀孕的妇女禁用。

**哺乳妇女**　禁用。

【注意】

对检验值 / 诊断的影响　本药可降低血清 PSA 值，从而干扰前列腺癌的诊断。

【给药说明】

给药条件　治疗前需明确诊断，注意排

除感染、前列腺癌、低张力膀胱及其他尿道梗阻性疾病。

【不良反应】

（1）神经　轻微头昏、失眠。

（2）消化　轻微恶心、食欲减退、腹胀、腹泻。

（3）呼吸　口干。

（4）生殖　性欲降低、射精量下降、ED。

（5）骨骼肌肉　髋部疼痛、全身乏力。

（6）皮肤　皮疹。

（7）耳　轻微耳鸣、耳塞。

【药物过量】

在一个很宽的剂量范围内，本药是安全的。

【相互作用】

尚不明确。

## 普适泰
## Prostat

【其他名称】 舍尼通、Cernilton

【成分】 水溶性花粉提取物 P-5、脂溶性花粉提取物 EA-10

【分类】 生殖系统药\男性生殖系统药\前列腺疾病用药

【制剂规格】 片剂　每片含 P-5 70mg，EA-10 4mg。

【临床应用】

**1. 说明书适应证**

（1）良性前列腺增生。

（2）慢性非细菌性前列腺炎。

**2. 其他临床应用**

前列腺疼痛。

【用法用量】

**说明书用法用量**

**一般用法**　1片/次，bid.，p.o.，疗程3~6个月。用药6个月可获得最佳疗效，若有必要可继续服用。

【禁忌证】

**1. 说明书禁忌证**

（1）对本药过敏者。

（2）儿童。

**2. 其他禁忌证**

妇女。

【特殊人群用药】

**儿童**　禁用。

**老人**　无需改变剂量。

**孕妇**　尚不明确。

**哺乳妇女**　尚不明确。

**肾功能不全/透析者**　无需改变剂量。

【注意】

对检验值/诊断的影响　本药不影响体内 5α-二氢睾酮的水平，故不会影响前列腺癌的血清 PSA 检验值。

【给药说明】

给药条件　①本药可单用或与食物同服。②前列腺感染、尿道狭窄、前列腺结石、膀胱颈硬化、前列腺癌症和其他前列腺疾病都会引起类似良性前列腺增生的症状，故在使用本药治疗前应先排除上述疾病。

【不良反应】

多数患者对本药高度耐受，仅极少数人有轻微的腹胀、胃灼热和恶心，停药后症状即消失。

【相互作用】

尚不明确。

## 坦洛新
## Tamsulosin

【其他名称】 必坦、哈乐、积大本特、齐索、坦索罗辛、盐酸坦洛新、盐酸坦舒洛新、盐酸坦索罗辛、Harnal、Tamsulosin Hydrochloride

【分类】 生殖系统药\男性生殖系统药\前列腺疾病用药

【制剂规格】 缓释胶囊（盐酸盐）①0.1mg。②0.2mg。

【临床应用】

**说明书适应证**

前列腺增生症引起的排尿障碍。

【用法用量】

**1. 说明书用法用量**

前列腺增生症引起的排尿障碍　0.2mg/次（或 0.4mg/次），qd.，饭后服。根据年龄、症状适当增减。

**2. 其他用法用量**

［国外参考信息］　0.4mg/次，qd.，p.o.。服用 2~4 周后，若疗效不佳，可增至 0.8mg/次，qd.。

【禁忌证】

**1. 说明书禁忌证**

（1）对本药过敏者。

（2）儿童。

**2. 其他禁忌证**

对 $\alpha_1$ 受体阻断药过敏者。

【特殊人群用药】

**儿童**　禁用。

**老人**　若达不到预期疗效，不应继续增量，而应改用其他方法治疗。

**孕妇**　美国 FDA 妊娠安全性分级为：B 级。

**哺乳妇女**　尚不明确。

**肾功能不全/透析者**　肾功能不全者慎用。

【注意】

（1）慎用　①直立性低血压。②冠心病。

（2）用药相关检查/监测项目　定期监测血常规、肝功能、血压和 HR。

（3）对驾驶/机械操作的影响　服药期间可出现与直立性低血压相关的症状（如眩晕等），不宜驾驶、操纵机械或执行危险性作业。

【给药说明】

（1）给药条件　①本药治疗前须排除前列腺癌的可能。②服药时注意不要嚼碎胶囊内的颗粒。③本药主要针对尿道、膀胱颈及前列腺平滑肌，并无缩小前列腺体积的作用。若前列腺体积过大，梗阻症状明显，可与 5-α 还原酶抑制药同用。严重尿潴留时不应单用本药。

（2）减量/停药条件　用药后疗效不明显，宜及时更换治疗方法。

（3）其他　应用抗高血压药者在开始服本药时，应注意血压是否有影响。

【不良反应】

（1）心血管　①血压下降、HR 加快、胸痛等。尚无直立性低血压的报道。出现血压下降，应立即采取减量、停药等适当处理。②动物研究，静脉给药可引起明显的低血压反应伴心动过缓。

（2）神经　眩晕、头晕、头痛、衰弱、嗜睡、失眠、步履蹒跚、倦怠等。

（3）内分泌/代谢　实验表明，本药不影响血浆催乳素水平。

（4）血液　Hb 和 RBC 计数轻微下降。

（5）消化　食欲缺乏、吞咽困难、口苦、恶心、呕吐、胃部不适、腹泻、腹痛等；AST、ALT、LDH 等升高，停药后可恢复正常。

（6）呼吸　咳嗽、鼻炎、咽炎、鼻窦炎等。

（7）泌尿　因用量极低，一般对肾功能无影响。

（8）生殖　射精异常（如逆行性射精、射精量减少或无精）、性欲下降、阴茎异常勃起。

（9）骨骼肌肉　背痛、肌痛、关节痛、关节炎。

（10）皮肤　皮疹（立即停药）。

（11）眼　弱视、虹膜松弛综合征等。

（12）其他　鼻塞、浮肿。

【药物过量】

（1）表现　可致血压下降。

（2）处理意见　应让患者平卧并进行常规的低血压治疗（如补充血容量，给予升压药）。最适宜的解救药是直接作用于平滑肌的血管收缩药。

【相互作用】

（1）西咪替丁　可增加本药的血药浓度，导致毒性反应。合用时应慎重，尤其本药剂量＞ 0.4mg 时。

（2）β 肾上腺素受体阻断药　常增加发生低血压的危险。合用时本药的起始量应较常规剂量小，最好在就寝时使用。

（3）降压药　须密切监测以防低血压。

（4）食物　可减少本药吸收，降低本药生物利用度。

### 复方蓝棕果
### Compound Sabal Berry

【其他名称】

【分类】生殖系统药 \ 男性生殖系统药 \ 前列腺疾病用药

【制剂规格】 片剂　250mg。

【临床应用】

说明书适应证

（1）非细菌性前列腺炎和有尿路梗塞症状的良性前列腺增生症。

（2）膀胱刺激症。

【用法用量】

说明书用法用量

一般用法　500mg/ 次，tid.，饭前服。

【禁忌证】

尚不明确。

【特殊人群用药】

**儿童**　本药用于儿童的安全性尚未确定，不适用于治疗儿童膀胱刺激症。

**老人**　无明显禁忌。

**孕妇**　孕妇膀胱刺激症用本药的安全性尚不明确，不能用于治疗孕妇膀胱刺激症。

**哺乳妇女**　哺乳妇女膀胱刺激症用本药的安全性尚不明确，不能用于治疗哺乳妇女膀胱刺激症。

【注意】

尚不明确。

【给药说明】

其他　（1）本药对于女性膀胱刺激症的治疗，尚无可靠的临床试验及文献资料支持，故不提倡用于女性患者。（2）使用本药时注意清淡饮食，避免辛辣刺激食物。

【不良反应】

未见明显毒副反应。

【药物过量】

未见人过量服用该药的报道及文献资料，药物过量对人的毒性反应尚不明确。

【相互作用】

尚不明确。

## 第三节　治疗性功能障碍药

### 枸橼酸西地那非
### Sildenafil Citrate

【其他名称】 金戈、枸橼酸喜多芬、万艾可、喜多芬、西地那非、Sildenafil、Viagra

【分类】 生殖系统药 \ 男性生殖系统药 \ 治疗性功能障碍药

【制剂规格】 薄膜衣片　① 25mg。② 50mg。③ 100mg。

【临床应用】

说明书适应证

治疗勃起功能障碍（ED）。

【用法用量】

说明书用法用量

ED　大多数患者：推荐剂量为 50mg，在性活动前约 1h 按需口服，服药后需有性刺激。但在性活动前 0.5~4h 内的任何时候服用均可，基于药效和耐受性，一日剂量可于 25~100mg 间调整，一日用药勿＞ 1 次。

**【禁忌证】**

**说明书禁忌证**

（1）对本药过敏者。

（2）正在使用硝酸甘油、硝普钠或其他含有机硝酸盐者。

**【特殊人群用药】**

**儿童** 不适用（尤其是新生儿）。

**老人** 有研究表明，健康老年志愿者（≥ 65 岁）对本药的清除率降低，AUC 增加 40%。鉴于血药浓度较高可能增加不良反应，故本药起始剂量应减小。推荐＞ 65 岁老人的起始剂量为 25mg。

**孕妇** 美国 FDA 妊娠安全性分级为:B 级。

**哺乳妇女** 尚不明确本药是否可分泌入乳汁。

**肝功能不全者** 肝硬化时，本药 AUC 和 $C_{max}$ 分别增加 84% 和 47%。推荐肝功能损害者的起始剂量为 25mg。

**肾功能不全 / 透析者** Ccr ≤ 30ml/min 时，AUC 和 $C_{max}$ 几乎加倍。推荐严重肾功能不全者的起始剂量为 25mg。

**其他** 与强效 CYP 3A 4 抑制剂合用时，本药的起始剂量以 25mg 为宜。建议服用 HIV 蛋白酶抑制剂（如利托那韦）的患者，每 48h 内用本药剂量最多不超过 25mg。

**【注意】**

慎用 （1）色素视网膜炎或其他视网膜畸形者（因少数患者可能有视网膜磷酸二酯酶的遗传性基因异常）。（2）最近 6 个月内曾发生心肌梗死、脑卒中、休克或致死性心律失常者。（3）低血压或高血压、心力衰竭、缺血性心脏病者。（4）出血性疾病或处于消化性溃疡活动期者。（5）可引起阴茎异常勃起的疾病患者（如镰形细胞性贫血、多发性骨髓瘤、白血病）。⑥阴茎解剖畸形者（如阴茎弯曲、阴茎海绵体纤维变性或硬结）。

**【给药说明】**

（1）给药条件 ①不适用于妇女。②给予本药治疗 ED 的同时，应对其相关病因进行治疗。此外，无性刺激时，本药的推荐剂量不起作用。③本药引起的仰卧位血压短暂性降低通常对大多数患者无明显影响，但需考虑是否会对低血压或其他心血管疾病患者造成不良后果，尤其是在性活动时（存在已有心血管危险因素时，性活动对心脏有潜在的危害）。故心血管疾病患者不宜使用本药治疗 ED。④其他治疗 ED 的方法与本药合用的安全性和有效性尚待研究，故暂不推荐联合用药。⑤尚不明确服用本药后何时可安全地服用硝酸酯类药物。

（2）其他 性活动开始时，若出现心绞痛、头晕、恶心等症状，须终止性活动。

**【不良反应】**

（1）心血管 心肌梗死、心源性猝死、心力衰竭、心律失常、低血压、脑出血、脑血栓形成、一过性局部缺血性休克、高血压。

（2）神经 头痛、眩晕。

（3）内分泌 / 代谢 痛风、糖尿病、周围性水肿、高尿酸血症、低血糖反应、高钠血症。

（4）消化 消化不良、腹泻、口干、呕吐、吞咽困难、舌炎、齿龈炎、口腔炎、食管炎、胃炎、结肠炎、肝功能异常、直肠出血。

（5）呼吸 鼻塞。

（6）泌尿 尿道感染、膀胱炎、夜尿增多、尿频、尿失禁。

（7）生殖 异常射精、生殖器水肿、缺乏性高潮。若出现阴茎勃起时间延长，应予相应治疗；若异常勃起未及时处理，阴茎组织可能受到损害并致永久性勃起功能丧失。

（8）皮肤 面部潮红、皮疹。

（9）眼 瞳孔扩大、结膜炎、眼出血、白内障、眼干、眼痛、畏光、红眼或眼部充血、眼部烧灼感、眼部肿胀和压迫感、眼内压增高、视网膜血管病变或出血、玻璃体剥离、黄斑周围水肿、轻度的一过性视觉异常。

（10）耳 耳鸣、耳聋。

（11）其他　休克、乏力、疼痛（如胸痛）、寒战、过敏反应。

【药物过量】

（1）剂量　有研究表明，健康志愿者单次剂量增至800mg，不良反应与低剂量时相似，但发生率增加。

（2）处理意见　当用药过量时，应根据需要采取常规支持疗法。由于本药与血浆蛋白结合率高，且不从尿中清除，因此血透不会增加清除率。

【相互作用】

（1）CYP 3A 4诱导药（如利福平）　可能降低本药血浆水平。

（2）CYP 3A 4抑制药　可抑制本药代谢，使本药血药浓度升高、不良反应发生率增高。合用需减小本药剂量，监测不良反应。合用强效CYP 3A 4抑制剂，本药起始量以25mg为宜。与福沙普那韦、阿扎那韦、奈非那韦、利托那韦、沙奎那韦合用，西地那非用量在48h内不得＞25mg（单剂用药）；与红霉素、伊曲康唑、酮康唑合用，西地那非起始量可减为25mg；与茚地那韦合用，西地那非起始量可减为12.5mg。

（3）CYP的非特异性抑制药（如西咪替丁）　本药的AUC增加而清除率降低。

（4）氨氯地平　高血压患者同服本药（100mg）和氨氯地平（5mg/10mg），仰卧位收缩压平均进一步降低1.06kPa（8mmHg），舒张压平均进一步降低0.93kPa（7mmHg）。

（5）$\alpha_1$-肾上腺素受体阻断药　可增强降压作用，导致低血压。如需在前者用药前/后4h内服西地那非，西地那非剂量不得＞25mg。

（6）任何形式的有机硝酸盐类（如硝酸甘油、单硝酸异山梨酯）、吗多明　可加重血压下降，禁止合用。

（7）硝普钠　体外实验发现，本药可增强硝普钠的抗人类血小板凝聚作用。

（8）大麻　可增高心血管不良反应的发生率，避免合用。

（9）阿片类生物碱（如双氢可待因）　可增高阴茎异常勃起的发生率，合用应谨慎。

（10）单剂抗酸药（氢氧化镁、氢氧化铝）　对本药的生物利用度无影响。

（11）袢利尿药、保钾利尿药、非选择性β受体阻断药　可使本药活性代谢产物（N-去甲基西地那非）的AUC增加，无临床意义。

（12）CYP 450 2D 6酶抑制药（如选择性5-羟色胺再摄取抑制药、三环类抗抑郁药）、噻嗪类药及噻嗪类利尿药、ACEI、钙通道阻滞剂　对本药药动学无影响。

（13）肝素　对麻醉兔出血时间的延长有叠加作用，未进行类似人体研究。

（14）阿司匹林　对出血时间无影响。

（15）CYP 450 2C 9抑制药（如甲苯磺丁脲、华法林）　未见明显相互作用。

（16）高脂饮食　可降低本药吸收速率，$t_{max}$平均延迟60min，$C_{max}$平均下降29%。

（17）酒精　健康志愿者平均最大血浆酒精浓度为0.08%时，不增强酒精的降压作用。

## 伐地那非
## Vardenafli

【其他名称】艾力达、盐酸伐地那非、Levitra、Vardenafil Hydrochloride

【分类】生殖系统药\男性生殖系统药\治疗性功能障碍药

【制剂规格】片剂（盐酸盐）①2.5mg。②5mg。③10mg。④20mg。

【临床应用】

**说明书适应证**

治疗ED。

【用法用量】

**说明书用法用量**

ED　推荐开始剂量：10mg/次，性交前25~60min服用。根据疗效及耐受性，可调整为5mg或20mg。Max：20mg/d。临床试验中，性交前4~5h服用本药，仍显示药效。推荐的最大使用频率为qd.。与食物同服或单服均可。同时需性刺激作为本能的反应进行治疗。

【禁忌证】

**说明书禁忌证**

对本药过敏者。

【特殊人群用药】

**儿童** 不适用。

**老人** 口服治疗ED时，年龄高至70岁的患者对单剂10mg（或20mg）耐受良好并有疗效，但有研究发现，≥65岁老年男性的AUC较正常受试者增加52%，故老年患者应慎用。

**说明书用法用量**

ED 老年患者（≥65岁）本药的清除率减少，起始剂量考虑为5mg。

**孕妇** 不适用。美国FDA妊娠安全性分级为：B级。

**哺乳妇女** 是否分泌入乳汁尚不明确，不适用于哺乳妇女。

**肝功能不全者** 肝脏疾病或肝血流减少者慎用。

**说明书用法用量**

轻度肝功能不全者无需调整剂量；中度者推荐起始剂量为5mg，以后根据疗效及耐药性，可逐渐增至10mg；重度者用药剂量尚不明确（尚无相关的药动学研究）。

**肾功能不全/透析者** 肾功能不全尤其是终末期肾病需透析治疗者慎用。肾功能不全者无需调整剂量。对因终末期肾病而需肾透析者，用药剂量尚不明确。

【注意】

（1）慎用 ①对西地那非过敏者。②阴茎解剖畸形（如阴茎弯曲畸形、海绵体纤维化、佩罗尼病）。③出血性疾病或活动性消化性溃疡。④心血管疾病（包括心律不齐、低血压、左心室流出口阻塞、心肌梗死、重度心力衰竭、未控制的高血压、不稳定型心绞痛）。⑤有阴茎异常勃起风险，如镰状细胞病、白血病、多发性骨髓瘤、RBC增多症和有阴茎异常勃起史者。⑥视网膜疾病（包括色素性视网膜炎）。⑦先天性或获得性Q-T间期延长。（以上均选自国外资料）

（2）对驾驶/机械操作的影响 驾驶和操作机械前应考虑到患者自身对本药的反应。

【给药说明】

（1）给药条件 ①不适用于妇女。②在无性刺激时，推荐剂量的本药无治疗效应。③联用其他治疗ED方法时，本药的安全性和疗效尚未研究，故不推荐联合使用。

（2）其他 由于性活动伴有一定程度的心脏危险性，故在对患者勃起障碍采取任何治疗前，应首先考虑其心脏状况。本药的扩血管特性可能导致血压暂时性的轻度降低。伴左心室流出障碍，如主动脉狭窄和特发性肥厚性主动脉瓣狭窄的患者可对扩血管药物敏感（包括PDE5抑制剂）。由于具有潜在的心脏危险性，不推荐心脏病患者进行性交，故通常不能使用治疗勃起障碍的药物。

【不良反应】

（1）心血管 高血压、低血压、心绞痛、心肌缺血、直立性低血压、晕厥、心肌梗死。Q-T间期延长、仰卧位血压轻微降低。服硝酸酯的心绞痛患者应避免用本药。

（2）神经 头痛、眩晕、嗜睡。

（3）精神 精神紧张。

（4）内分泌/代谢 颜面水肿。

（5）消化 消化不良、恶心、肝功能异常。

（6）呼吸 鼻炎、呼吸困难、鼻出血、鼻塞。

（7）泌尿 肾结石（停药）。

（8）生殖 阴茎异常勃起，可因用药后耐受而停药。健康受试者单剂服20mg，对精子活力与形态无影响。

（9）骨骼肌肉 肌痛、肌酸激酶升高。

（10）皮肤 颜面潮红。

（11）眼 视觉异常、多泪、青光眼、视物模糊、光敏感。另有试验表明，正常男性服推荐 40mg 时，未见视力、眼内压改变，未见眼底和裂隙灯检查异常。

（12）其他 光敏反应、背痛、过敏反应（包括喉部水肿）。

**【药物过量】**

（1）剂量 单剂量受试者研究中，最高试验剂量达到 80mg/d，患者耐受性良好而未发生任何严重的药物不良反应。同样的结果在另一项使用 40mg/ 次，qd.，连续服药 4 周的临床试验中也得到证实。

（2）表现 给予本药 40mg, bid. 的剂量，可出现较严重的背痛，但并未证实有肌肉或神经毒性作用。

（3）处理意见 应给予对症治疗。肾透析不会提高药物体内的清除率（因本药与血浆蛋白结合率较高，且主要不随尿液清除）。

**【相互作用】**

（1）CYP 3A 4 抑制药 可使本药血药浓度升高，$t_{1/2}$ 延长，不良反应发生率增加。合用时应考虑减小本药用量，并监测不良反应表现。例如：与伊曲康唑、酮康唑 200mg/d 合用时，本药用量在任意 24h 期间不得 > 5mg；与伊曲康唑、酮康唑 400mg/d 合用时，本药单剂用量在任意 24h 期间不得 > 2.5mg。与红霉素合用时，本药 24h 期间单剂用量不得 > 5mg。HIV 蛋白激酶抑制药茚地那韦或利托那韦为强效 CYP 3A 4 抑制药，故应避免与本药合用。

（2）$\alpha_1$ 肾上腺素受体阻断药和 PDE5 抑制药 可增强降压作用，导致低血压。接受 $\alpha_1$ 肾上腺素受体阻断药治疗的患者加用 PDE5 抑制药之前，应维持前者的用量稳定，后者加用时应以最低推荐剂量开始；反之亦然。

（3）食物 中脂饮食对单次口服本药 20mg 的药动学无显著影响；高脂饮食可延长本药 $t_{max}$，并使本药 $C_{max}$ 降低。

# 镇痛药

# 第一章　解热镇痛抗炎药

## 吲哚美辛
## Indometacin

【其他名称】 艾狄多新、必艾得、比诺、露奇、美达新、万特力、消炎痛、吲哚美沙新、吲哚美辛钠、吲哚美西辛、运动派士、意施丁、Antinfan、Etidocine、Indocid、Indocin、INDOCONTIN、Indomethacin、Indomethacin Sodium、Inteban、Inteben、Jupocin、PATECS ID

【分类】 镇痛药\解热镇痛抗炎药

【制剂规格】 片剂　25mg。

肠溶片　25mg。

缓释片　① 25mg。② 75mg。

控释片　① 25mg（绿色）。② 50mg（红色）。③ 75mg（黄色）。

胶囊　25mg。

缓释胶囊　75mg。

控释胶囊　① 25mg。② 75mg。

胶丸　25mg。

混悬液　10ml∶20mg。

贴片　7.2cm×7.2cm∶12.5mg。

贴膏　12.5mg。

乳膏　10g∶100mg。

搽剂　① 20ml∶200mg。② 50ml∶50mg。

滴眼液　8ml∶40mg。

栓剂　① 25mg。② 50mg。③ 100mg。

【临床应用】

1. 说明书适应证

（1）用于类风湿关节炎、风湿性关节炎、强直性脊柱炎、骨性关节炎及急性痛风性关节炎及赖特综合征等，可缓解疼痛和肿胀。

（2）软组织损伤和炎症。

（3）用于解热。

（4）原发性痛经、手术后疼痛、创伤疼痛等。

（5）应用一般药无效时可试用于滑囊炎、肌腱炎及肩周炎等非关节软组织炎症。

（6）滴眼液　眼科手术及非手术因素引起的非感染性炎症。

2. 其他临床应用

（1）用于银屑病性关节炎等，以缓解疼痛、红肿及炎症，改善关节活动功能。

（2）牙痛、胆绞痛、输尿管结石引起的绞痛、癌性疼痛及心包炎引起的心前区疼痛等。

（3）恶性肿瘤引起的发热或其他难以控制的发热。

（4）白塞综合征（退热效果好）、Batter 综合征。

（5）抗血小板聚集，防止血栓形成。

【用法用量】

1. 说明书用法用量

（1）风湿性疾病　①普通口服制剂：起始剂量 25~50mg/ 次，2~3 次 /d。Max：150mg/d。②控释片、缓释片：75mg/ 次，qd.；或 25mg/ 次，bid.。用于类风湿关节炎时，起始剂量：50~75mg/ 次，qd.；1 周后逐渐增加 25~50mg。Max：≤ 200mg/d。③缓释胶囊：75mg/ 次，qd.。必要时可增至 75mg/ 次，bid.。④控释胶囊或混悬液：75mg/ 次，qd.；或 25mg/ 次，bid.。必要时可增至 75mg/ 次，bid.。

（2）痛风　①控释片、缓释片：起始剂量 100mg/ 次，qd.；以后 75mg/ 次，bid.。疼痛控制后迅速减量至停药。②缓释胶囊、控释胶囊：同风湿性疾病。

（3）各类疼痛　①首剂服 25~50mg；然后服 25mg/ 次，tid.，直到疼痛缓解。②也可外用。①搽剂：适量涂布患处，轻轻揉搓，3~4 次 /d。②乳膏：1.5~2g/ 次，涂于痛处，揉搓按摩，2~3 次 /d；可再热敷涂药处。③贴片：贴于受累关节或疼痛部位，qd.。④贴膏：通常 25~75mg/ 次，qd.；用于类风湿关节炎的疼痛，可服 75~150mg/ 次，qd.，4 周为一疗程。

（4）退热　6.25~12.5mg/ 次，p.o.，≤ 3 次 /d。

（5）眼科手术引起的非感染性炎症　术前 3、2、1 和 0.5h 分别给予本药滴眼液各 1 滴；术后 1 滴 / 次，1~4 次 /d。

（6）其他眼科非感染性炎症　1 滴 / 次，4~6 次 /d。

（7）其他临床用法　还可直肠给药，50~100mg/ 次。如发热或疼痛持续，可 q.4~6h，24h ≤ 200mg。

2. 其他用法用量

［国内参考信息］

（1）风湿性疾病　普通口服制剂，起始剂量 25mg/ 次，2~3 次 /d，用餐时或餐后立即服（可减少胃肠道副作用）。如未见不良反应，可逐渐增至 100~150mg/d；Max：≤ 150mg/d，3~4 次 /d，p.o.。

（2）痛风　普通口服制剂，首剂服 25~50mg；以后 25mg/ 次，tid.，直到疼痛缓解。

（3）其他临床用法　直肠给药通常 10d 为一疗程。

**【禁忌证】**

**说明书禁忌证**

（1）对本药或其他 NSAID 过敏者。

（2）肝肾功能不全者。

（3）哮喘。

（4）血管神经性水肿。

（5）有活动性消化性溃疡、溃疡性结肠炎及其他上消化道疾病或病史者。

（6）血友病及其他出血性疾病。

（7）癫痫、帕金森病及精神病。

（8）＜ 14 岁儿童。

（9）孕妇及哺乳妇女。

**【特殊人群用药】**

**儿童**　＜ 14 岁儿童禁用。因儿童对本药较敏感，有用药后因激发潜在感染而死亡者。本药在幼儿（尤其是早产儿）体内代谢缓慢，$t_{1/2}$ 较长（18~28h），对幼儿血小板聚集的抑制作用较强。应用本药诱导幼儿动脉导管闭锁时会产生严重全身性中毒反应，如肾毒性反应伴蛋白尿和血尿、腹胀、出血性肠炎和坏死性小肠结肠炎。

**说明书用法用量**

（1）一般用法　＞ 14 岁儿童，1.5~2.5mg/（kg · d），3~4 次 /d，p.o.。起效后减至最低量。

（2）解热及缓解肌肉痛、关节痛　＜ 12 岁儿童，可使用本药 OTC 栓剂。直肠给药，25mg/ 次；如发热或疼痛持续，可 q.4~6h，24h 量≤ 100mg。

**老人**　用药应谨慎，老年人用药易发生不良反应。不宜＞ 100mg/d。

**孕妇**　国内资料建议孕妇禁用。本药用于妊娠晚期，可使胎儿动脉导管闭锁引起持续性肺动脉高压。美国 FDA 妊娠安全性分级为：B 级或 D 级（妊娠晚期使用＞ 24h 或在妊娠 34 周后使用）。

**哺乳妇女**　禁用。本药可进入乳汁，对婴儿产生不良反应。

**肝功能不全者**　禁用。

**肾功能不全 / 透析者**　禁用。

**【注意】**

（1）慎用　①心功能不全、高血压（本药能导致水钠潴留）。②再障、粒细胞减少等造血系统疾病。③感染疾病（包括感染已控制者）。

（2）交叉过敏　①本药与阿司匹林存在交叉过敏。由阿司匹林过敏引起的哮喘患者应用本药时可引起支气管痉挛。②对其他非甾体类抗炎镇痛药过敏者也可能对本药过敏。

（3）用药相关检查 / 监测项目　①血常规及肝、肾功能。②长期用药者应定期进行眼科检查。

（4）对驾驶 / 机械操作的影响　出现眩晕时，不应驾车或操纵机器。

**【给药说明】**

（1）给药条件　①本药不能纠正高尿酸血症，不适用于慢性痛风的长期治疗。②本药不良反应较多，通常在其他 NSAIDs 无效时才用。③应先用最小有效剂量，用量过大（尤其是＞ 150~200mg/d 时）容易引起毒性反应，且疗效并不相应增加。④本药可掩盖感染疾病的先兆和症状，用药时应注意。⑤本药宜饭后服或与食物或制酸药同服，以减少对胃肠道的刺激。⑥本药栓剂使用前先洗净手及肛门，从塑壳包装上撕下栓剂 1 枚，从下端将前、后塑片分开，小心拉开，使二塑片分离，取塑料指套一只，套在食指上，取出栓粒，圆锥头部分朝向肛门，并用带套食指轻轻将栓粒推入肛门，须使栓剂尾端距肛门口约 2cm。⑦本药一次服 6.25mg 或 12.5mg 即可迅速大幅度退热，故应补充足量液体防止大量出汗和虚脱。⑧本药可升高血压正常者的血压，高血压患者用药时更注意。⑨本药用于幼年类风湿关节炎和幼年强直性脊柱炎时疗程不宜过长。⑩近年认为本药有加重软骨病变的不良反应，故长期应用时应谨慎。⑪关节炎患者如有持续性夜间疼痛或晨起时关节发僵，可在睡前给予本药栓剂 50~100mg。

（2）减量 / 停药条件　出现以下情况应停药：①持续头痛。②消化性溃疡（胃、十二指肠、空肠），甚至合并出血和穿孔。③试用本药治疗霍奇金病或其他淋巴瘤患者发热时，使用足量本药后 48h 内仍无退热效应。④发生其他严重不良反应。

（3）其他　本药受热易融化，如有融变，应先将塑片用湿毛巾覆盖或浸在冷水里片刻即可使用，药效不减。

**【不良反应】**　本药不良反应较布洛芬、萘普生、双氯芬酸多。

（1）心血管　高血压、脉管炎、轻度水肿、心绞痛。

（2）神经　①头痛、头晕、失眠、惊厥（常为一过性）、昏迷（常为一过性）、困倦、癫痫、帕金森病加重、抽搐（严重者）等。②周围神经疾病（表现为感觉异常）和肌无力，见于老年患者，较罕见，停药后可恢复。

（3）精神　焦虑、精神紊乱、忧郁、人格解体、幻觉。

（4）内分泌 / 代谢　高血糖、高钾血症。

（5）血液　血小板功能受抑、血小板减少、严重凝血障碍（见于早产儿用药后）、WBC 减少、单独发生粒细胞减少或粒细胞缺乏、紫癜、骨髓抑制、溶血性贫血、再障等。

（6）消化　①恶心、呕吐、食欲缺乏、腹痛、腹泻、消化不良、胃烧灼感、胃炎、消化性溃疡（可合并出血和穿孔，曾有致死病例）、肝功能损害（黄疸、氨基转移酶升高）、肝炎。可能发生无明显溃疡的胃、十二指肠出血。②本药栓剂可致直肠刺激、黏膜炎症或坏死伴大量出血。

（7）呼吸　急性呼吸困难、哮喘、支气管痉挛（原有哮喘或过敏疾病史的患者可突然发生）。

（8）泌尿　①血尿、一过性肾功能不全（老年患者可出现）、诱发低肾素型醛固酮减少症。② Ccr 进一步下降、肾小管坏死、进行性肾衰竭，见于肾小球肾炎、肾病综合征或 SLE 患者用药后。③临床极少报道肾功能损害，见于肾功能正常者用药后。但有报道，本药能抑制正常肾脏排钾，伴或不伴有血钾升高。④有报道用药期间尿中锌及钙明显增多，BUN 及血肌酐含量常增高。

（9）骨骼肌肉　负重较大的关节（多为髋关节）进行性破坏，见于长期用药者。

（10）皮肤　瘙痒、荨麻疹等皮疹、结节性红斑、皮肤发热、毛发脱落、史 – 约综合征。

（11）眼　①瞳孔散大、畏光、视物模

糊（应立即做眼科检查）、复视、中毒性弱视、视觉丧失、眼眶和眼眶周围疼痛。最严重的不良反应为伴有视网膜敏感性下降的慢性视网膜病、角膜及视网膜色素沉着，停药后可缓慢恢复。②晶体移植术后用本药点眼，延缓伤口愈合。长期用药可致视觉改变（如眼球紧张感及明显眼球不适）。某些长期用药治疗风湿性关节炎患者，曾有角膜沉积和视网膜病变的报道。

（12）耳 耳鸣。

（13）其他 血管性水肿、休克。

**【药物过量】**

（1）剂量 用量过大（尤其是> 150mg/d时）易引起毒性反应。

（2）表现 恶心、呕吐、紧张型头痛、嗜睡、精神行为障碍等。

（3）处理意见 ①可催吐或洗胃，给予对症及支持治疗，观察数日以监控胃肠道出血情况。②其他急性过量处理方法同舒林酸。

**【相互作用】**

（1）噻嗪类药、呋塞米、布美他尼 上述药物的利尿和降压效果可能降低。与呋塞米合用时出现钠潴留，合用应密切监测呋塞米的疗效。

（2）吲达帕胺、β 肾上腺素受体阻断药 上述药物的降压作用被拮抗。合用时应重新估价抗高血压疗效。

（3）阿司匹林或其他水杨酸盐 合用不能增强疗效，而胃肠道不良反应则明显增多，还可增加出血倾向，故不宜合用。

（4）含铝、镁的制酸药 本药吸收稍减慢。

（5）洋地黄类药物 上述药物的血药浓度升高，毒性增加，合用时需调整洋地黄剂量。

（6）齐多夫定 齐多夫定清除率降低，毒性增加，本药的毒性也增加，避免合用。

（7）胰岛素或口服降糖药 可增强降糖效应，合用时需调整降糖药剂量。

（8）肝素、口服抗凝药及溶栓药 抗凝作用增强；同时本药有抑制血小板聚集的作用，出血的潜在风险增加。与抗凝药合用时，应观察患者 PT 的改变。

（9）硝苯地平或维拉帕米 上述药物血药浓度升高，毒性增加。

（10）锂盐 血锂浓度升高，毒性增加。

（11）丙磺舒 本药血药浓度升高，毒性增加，合用时本药应减量。

（12）甲氨蝶呤 甲氨蝶呤血药浓度升高，高血药浓度持续时间延长。如需进行中或大剂量甲氨蝶呤治疗，应于用药前 24~48h 停用本药。

（13）对乙酰氨基酚 长期合用可增加肾脏不良反应。

（14）其他 NSAIDs、皮质激素、ACTH 消化性溃疡的发生率增高，出血倾向增加。

（15）秋水仙碱、磺吡酮 胃肠道溃疡及出血的发生率增加。

（16）氨苯蝶啶 可致肾功能损害（Ccr 下降、氮质血症）。

（17）食物 进食可稍减慢本药的吸收。

（18）乙醇 增加发生胃肠道溃疡或出血风险。

## 阿西美辛
## Acemetacin

**【其他名称】** 醋炎痛、顺松、消炎痛醋酸、消炎痛酸酯、优妥、Altren、Flamarion、Rantudil、Rheutrop

**【分类】** 镇痛药\解热镇痛抗炎药

**【制剂规格】** 胶囊 30mg。

缓释胶囊 90mg。

**【临床应用】**

**1. 说明书适应证**

（1）类风湿关节炎、骨性关节炎、强直性脊柱炎。

（2）肩关节周围炎、滑囊炎、肌腱及腱鞘炎。

（3）腰背痛、扭伤、劳损及其他软组织损伤。

（4）急性痛风。

（5）痛经、牙痛和术后疼痛。

（6）可抑制血小板聚集，用于降低动脉粥样硬化患者的心肌梗死及一过性脑缺血发生率。

**2. 其他临床应用**

（1）反应性关节炎、赖特综合征、银屑病关节炎及儿童慢性关节炎等多种急、慢性关节炎。

（2）软组织病，如肱骨外上髁炎、颈－肩－臂综合征、坐骨神经痛、肌纤维组织炎、纤维肌痛综合征。

（3）控制肌炎（如皮肌炎、多发性肌炎等）的肿痛。

（4）缓解手术后、拔牙后及钝挫伤后的疼痛、肿胀。

（5）浅表性静脉炎、寻常型天疱疮等。

**【用法用量】**

**1. 说明书用法用量**

**一般用法** （1）普通胶囊：30mg/ 次，tid.，p.o.。（2）缓释胶囊：90mg/ 次，qd.，p.o.（进餐时）；如病情需要，可增至 180mg/d。

**2. 其他用法用量**

［国内参考信息］ 病情严重或体重较重者，可增至 60mg/ 次，tid.，p.o.。

**【禁忌证】**

**1. 说明书禁忌证**

（1）对本药过敏者。

（2）服用阿司匹林或其他 NSAID 后诱发哮喘、荨麻疹或过敏反应者。

（3）冠状动脉搭桥手术（CABG）围手术期疼痛的治疗。

（4）有使用 NSAID 后发生胃肠道出血或穿孔史者。

（5）有活动性消化道溃疡 / 出血，或既往曾复发溃疡 / 出血者。

（6）重度心力衰竭者。

**2. 其他禁忌证**

（1）对吲哚美辛及其他 NSAID 或止痛药过敏者。

（2）哮喘、花粉症、黏膜水肿或慢性呼吸道疾病患者（有发生过敏反应的危险）。

（3）癫痫。

（4）帕金森病或精神异常者。

（5）严重肝、肾功能损害者。

（6）孕妇、哺乳妇女。

（7）＜ 14 岁儿童（国外资料）。

**【特殊人群用药】**

**儿童** ＜ 14 岁儿童不推荐使用。

**老人** 老年患者使用 NSAID 出现不良反应的频率增加，尤其是胃肠道出血和穿孔，其风险可能是致命的。

**孕妇** 禁用。

**哺乳妇女** 禁用。

**肝功能不全者** 慎用，严重肝功能损害者禁用。

**肾功能不全 / 透析者** 慎用，严重肾功能损害者禁用。

**【注意】**

（1）慎用 ①心力衰竭。②高血压。③有高血压和 / 或心力衰竭（如液体潴留和水肿）史者。④既往有胃肠道病史（溃疡性结肠炎、克罗恩病）者。⑤恶血质（国外资料）。

（2）用药相关检查 / 监测项目 ①长期服药应定期检查血常规、尿常规、肝功能，如有异常应减量。②高血压患者在开始本药治疗和整个治疗过程中均应密切监测血压。

（3）对驾驶 / 机械操作的影响 本药可能引起头晕、眩晕和嗜睡，司机或机器操作者使用本药可能影响工作能力。

**【给药说明】**

（1）给药条件 ①应根据患者病情（病期或症状轻重）调整用量。根据控制症状的需要，在最短治疗时间内使用最低有效剂量，可使不良反应降至最低。②应于餐后立即服用或进餐时服用。

（2）其他　心肝肾功能不全者、有出血倾向者及老年人用药须严密观察。

【不良反应】

（1）心血管　心悸、浮肿、新发高血压或已有高血压症状加重、心血管事件的发生率增加。临床研究显示，本药可能引起严重心血管血栓性不良事件、心肌梗死、脑卒中的风险增加，其风险可能是致命的。有心血管疾病或心血管疾病危险因素者风险更大，既往无心血管症状者也应警惕。胸痛、气短、无力、言语含糊等症状和体征出现时应谨慎。

（2）神经　头痛、眩晕、嗜睡、失眠、外周神经病变、神经性水肿、惊厥。

（3）精神　抑郁、兴奋、焦虑、意识模糊、精神障碍、幻觉、易怒等。

（4）内分泌 / 代谢　高钾血症。

（5）血液　WBC 减少、骨髓抑制、贫血、溶血性贫血。

（6）消化　①恶心、呕吐、食欲缺乏、腹痛和腹泻、口鼻眼干燥、大便潜血、肝酶升高、肝损害、中毒性肝炎、口炎、口腔溃疡。②本药可能引起胃肠道出血、溃疡和穿孔，其风险可能是致命的。发生胃肠道出血或溃疡时，应停药。

（7）呼吸　哮喘发作。

（8）泌尿　肾脏损害（包括一过性肾功能减退）、血尿素氮升高。

（9）生殖　阴道出血。

（10）骨骼肌肉　肌无力。

（11）皮肤　①皮疹、荨麻疹、黏膜疹、瘙痒、脱发、多汗症、光敏性皮炎。②本药可引起致命的、严重的皮肤不良反应，如剥脱性皮炎、Stevens-Johnson 综合征、中毒性表皮坏死溶解症，这些严重不良反应可在无征兆的情况下出现。在首次出现皮疹或过敏反应的其他征象时，应停用本药。

（12）眼　视觉障碍。长期使用：视网膜色素沉着、视网膜色素退化和角膜浑浊。

（13）耳　耳鸣。

（14）其他　咽痛综合征、面部或眼睑肿胀的过敏反应等。如出现高度过敏反应症状，如面部水肿、舌水肿、喉部水肿并伴有气短等，应立即进行治疗。

【药物过量】

（1）表现　中毒症状有胃肠道出血、中枢神经障碍、过敏反应等。

（2）处理意见　应立即停药，并做相应紧急对症治疗。对急性过量者应洗胃、催吐，同时输液以促进药物排泄、维持电解质和营养平衡。

【相互作用】

（1）阿司匹林　可使本药的血药浓度降低。

（2）降压药　可减弱降压药的作用。

（3）噻嗪类或髓袢利尿药　可能影响上述药的疗效；呋塞米可加快本药的排出。本药与保钾利尿药合用可引起高钾血症，故合用时应监测血钾水平。

（4）青霉素　本药的排泄减少，青霉素的清除延迟。

（5）丙磺舒　可使本药的清除减慢。

（6）肝素、口服抗凝药、溶栓药　使上述药物的游离药物增加，抗凝作用增强；同时因本药有抑制血小板聚集作用，可能增加出血倾向。

（7）胰岛素或口服降糖药　可加强降糖作用，故合用时须调整降糖药的剂量。

（8）甲氨蝶呤　可增高甲氨蝶呤血药浓度，并延长高血药浓度维持时间。

（9）地高辛　可使地高辛的血药浓度增高。

（10）硝苯地平或维拉帕米　可使上述药物的血药浓度增高，毒性增强。

（11）锂盐　可使血锂浓度增高，毒性增强。故同时接受锂治疗的患者必须监测锂的清除率。

（12）洋地黄类药　可使洋地黄类药血药浓度增高，毒性增加。合用时须调整洋地黄剂量。

（13）齐多夫定　可使齐多夫定清除率降低，毒性增强。

（14）环孢素　可增强环孢素的毒性，导致肾功能紊乱、胆汁淤积、感觉异常等。

（15）皮质激素或其他 NSAID　可增加胃肠道出血或溃疡发生的危险性。避免本药与其他 NSAID（包括选择性 COX-2 抑制药）合用，也不推荐本药与皮质激素合用。与乙酰水杨酸合用可降低本药的血药浓度。

（16）左氧氟沙星　可增加癫痫发生的危险性。

（17）其他能与血浆蛋白较强结合的药物　尚无相互作用报道。

（18）其他 CNS 药或饮酒　合用时应特别慎重。

## 舒林酸
## Sulindac

【其他名称】 甘乐利、硫茚酸、奇诺力、舒达宁、苏林大、枢力达、舒茚酸、天隆达、Arthrobid、Arthrocine、Citireuma、Clinoril、Imbaral、Imbaron、Sudac、Sulindal、Zulida

【分类】 镇痛药 \ 解热镇痛抗炎药

【制剂规格】 片剂　① 0.1g。② 0.15g。③ 0.2g。

胶囊　0.1g。

【临床应用】

1. 说明书适应证

（1）多种关节炎，包括类风湿关节炎、骨性关节炎、强直性脊柱炎、幼年类风湿关节炎、痛风性关节炎等，以及肩关节周围炎、急性肩峰下黏液囊炎、冈上肌腱炎、腱鞘炎等的抗炎、镇痛治疗。

（2）上呼吸道感染的对症治疗。

2. 其他临床应用

颈肩腕综合征、痛经、牙痛、外伤、手术后疼痛及轻、中度癌性疼痛等的镇痛治疗。

【用法用量】

1. 说明书用法用量

**一般用法**　0.2g/ 次，bid.（早晚各 1 次），p.o.。镇痛时可 8h 后重复给药。

2. 其他用法用量

［国内参考信息］

抗风湿　Max：0.4g/d，疗程据病情而定。

［国外参考信息］

（1）类风湿关节炎　0.15g/ 次，bid.，p.o.。应根据个体反应调整剂量，Max：0.4g/d。

（2）强直性脊柱炎、骨性关节炎　用法用量同类风湿关节炎。

（3）急性痛风性关节炎　0.2g/ 次，bid.，p.o.，共用 7d。Max：0.4g/d。

（4）急性肩痛　0.2g/ 次，bid.，p.o.，共用 7~14d。Max：0.4g/d。

【禁忌证】

说明书禁忌证

（1）对本药或其他 NSAID 过敏者。

（2）活动性消化性溃疡或有溃疡出血或穿孔史者。

【特殊人群用药】

**儿童**　用药的有效性尚不明确，不推荐＜2 岁儿童使用。

1. 说明书用法用量

**一般用法**　＞2 岁儿童，2.25mg/（kg · 次），bid.，p.o.；Max：6mg/（kg · d）。

2. 其他用法用量

［国外参考信息］　推荐剂量 4mg/（kg · d），bid.，p.o.。

**老人**　肾功能明显减退的老年患者应减量。据国外报道，老年患者 0.2g/d，连用 1 年，未见明显异常。

**孕妇**　不宜使用。美国 FDA 妊娠安全性分级为：B 级（妊娠早、中期）与 D 级（妊娠晚期）。

**哺乳妇女**　不宜使用。

**肝功能不全者**　慎用。

**肾功能不全 / 透析者**　慎用。

**【注意】**

（1）慎用 ①因液体潴留或水肿而加重的高血压或心脏疾病（国外资料）。②肾结石。③有凝血功能障碍病史（国外资料）。

（2）交叉过敏 对其他NSAIDs过敏者，也可能对本药过敏。

（3）用药相关检查/监测项目 ①用药初期应经常监测血压。②用药期间应定期检查血常规、肝肾功能、出血时间、大便潜血。

**【给药说明】**

（1）给药条件 有消化性溃疡史而目前无活动性者，需在严密观察下用药。

（2）减量/停药条件 出现明显不良反应时，应给予对症治疗，甚至停药。

**【不良反应】**

（1）心血管 水肿、高血压、心力衰竭。

（2）神经 头晕、头痛、神经紧张、嗜睡、失眠、无力、麻木、抽搐、晕厥、无菌性脑膜炎。

（3）精神 抑郁、精神障碍、妄想、躁狂、幻听、幻视。

（4）内分泌/代谢 出汗、发热（此时应立即停药，不应再用）、高钾血症。本药可能改变痛风的症状，导致误诊。

（5）血液 骨髓抑制、中性粒细胞减少及血小板减少、出血时间延长、粒细胞缺乏、再障、溶血性贫血。

（6）消化 ①胃肠道反应：上腹疼痛、消化不良、恶心、腹胀、腹泻、便秘、纳差、畏食、胃溃疡。②胃肠道潜在出血及出血。③胰腺炎，此时应停药，并采取适当的诊疗措施。④肝损害。

（7）呼吸 据报道，出现严重间质性肺炎，停药并给予大剂量皮质激素治疗后肺部症状消失，再次服用本药上述症状在5d内复发。

（8）泌尿 ARF、肾病综合征（老年人）、间质性肾炎。

（9）皮肤 皮疹（应立即停药，不应再用）、瘙痒、Stevens-Johnson综合征。

（10）耳 耳鸣。

（11）其他 过敏反应、药物热。

**【药物过量】**

（1）表现 可出现木僵、昏迷、血压下降、尿量减少等，但有个别患者口服900mg/d，也无不良反应。

（2）处理意见 急性中毒者可洗胃或催吐，并服用活性炭，还可辅以输液及对症治疗。

**【相互作用】**

（1）阿司匹林或二氟尼柳 可降低本药活性代谢物（硫化物）的血药浓度，从而影响疗效，不宜合用。本药与阿司匹林合用还可能出现周围神经病变。

（2）考来烯胺 本药的血药浓度降低。

（3）二甲亚砜 可减弱本药的作用。

（4）丙磺舒 本药活性代谢物的浓度改变较小，但原形药和无活性代谢物（砜）的浓度可升高。合用时，丙磺舒的促尿酸作用有中等程度的降低。

（5）ACEI、β-肾上腺素受体阻断药 可降低上述药物的降压作用。

（6）袢利尿药、噻嗪类利尿药 可降低上述药物的利尿和降压作用。

（7）保钾利尿药 可降低保钾利尿药的利尿作用，导致高钾血症，甚至导致中毒性肾损害。

（8）野甘菊 可增加本药的不良反应。

（9）锂剂 血锂浓度升高。

（10）甲氨蝶呤 甲氨蝶呤的毒性增加。

（11）磺脲类药 增加低血糖发生的危险性。

（12）左氧氟沙星、氧氟沙星 使中枢的兴奋性增高，癫痫发作的危险性增加。

（13）香豆素、醋硝香豆素、苯丙香豆素、依替贝肽、低分子肝素、茴茚二酮、苯茚二酮、华法林 出血的危险性增加。

（14）酮洛酸、钙通道阻断药 胃肠道不良反应增加。

（15）环孢素　可增加环孢素中毒的危险性，导致肾功能损害、胆汁淤积、感觉异常等。

（16）免疫抑制药　可能导致 ARF。

（17）阿仑膦酸钠　对胃肠道有相加的刺激作用，合用时应注意。

（18）食物　可使本药的吸收延迟，作用减弱。

## 萘普生
## Naproxen

**【其他名称】** 安理、澳普利、倍利、步生、柏通、芬斯叮、芬威、惠可、佳丹、金康普力、甲氧萘丙酸、劳斯叮、迈而、那普洛、萘普生钠、帕诺丁、奇谷克、适洛特、泰泽、希普生、消痛灵、元奇、Anaprox、Equiproxen、Methoxypropiocin、Naprelan、Naprosyn、Naproxen Sodium、Napton、Naxen

**【分类】** 镇痛药\解热镇痛抗炎药

**【制剂规格】** 片剂　① 0.1g。② 0.125g。③ 0.25g。

片剂（钠盐）① 0.1g。② 0.275g。

分散片　0.25g。

胶囊 ① 0.125g。② 0.2g。③ 0.25g。

胶囊（钠盐）① 0.1g。② 0.275g。

肠溶微丸胶囊　0.125g。

颗粒　10g∶0.25g。

颗粒（钠盐）　1g∶0.1g（相当于萘普生 0.091g）。

口服混悬液　① 10ml∶0.25g。② 100ml∶2.5g。

缓释片　① 0.25g。② 0.5g。

缓释胶囊　0.25g。

注射液　① 2ml∶0.1g。② 2ml∶0.2g。

注射液（钠盐）　2ml∶0.275g。

栓剂　① 0.25g。② 0.4g。③ 0.5g。

**【临床应用】**

1. 说明书适应证

（1）用于风湿性关节炎和类风湿关节炎、骨性关节炎、强直性脊柱炎、急性痛风性关节炎的消炎及镇痛。

（2）缓解各种轻、中度疼痛，如手术后疼痛、关节痛、牙痛、神经痛、肌肉痛、原发性痛经及头痛等。

（3）用于关节及肌肉扭伤、挫伤和纤维织炎的消炎及镇痛。

（4）栓剂　用于宫腔手术和检查时的镇痛，如早期妊娠的人工流产手术、诊断性刮宫术、清宫术、节育环安取术及子宫内镜检查手术。

2. 其他临床应用

幼年型关节炎（Juvenilearthritis）、肌腱炎、腱滑膜炎、滑囊炎，以缓解疼痛、肿胀及活动受限症状。

**【用法用量】**

**说明书用法用量**

（1）抗风湿　普通口服制剂：0.25~0.5g/次，bid.（早晚各 1 次）；或晨服 0.25g，晚服 0.5g。

（2）镇痛　①普通口服制剂：首剂 0.5g，以后必要时 0.25g/次，q.6~8h。另有胶囊 OTC 说明书提供用法为：首剂 0.4g，以后 0.2g/次，必要时 q.6~8h。②肠溶微丸胶囊，0.25g/次，2~3 次/d。

（3）痛风性关节炎急性发作　普通口服制剂：首剂 0.75g，以后 0.25g/次，q.8h，直至急性发作停止。

（4）痛经　普通口服制剂：首剂 0.5g，以后必要时 0.25g/次，q.6~8h。

（5）宫腔手术和检查　0.4g（1 枚）置入肛门内，15min 后即可手术。

（6）其他临床用法　①缓释口服制剂：0.5g/次，qd.。② 0.1~0.2g/次，qd.，i.m.。③直肠给药，0.125~0.25g/次，0.5g/d。

**【禁忌证】**

**说明书禁忌证**

（1）对本药或同类药过敏者。

（2）服用阿司匹林或其他 NSAIDs 后诱发哮喘、荨麻疹或过敏反应者。

（3）冠状动脉搭桥手术（CABG）围手术期疼痛的治疗。

（4）有使用 NSAIDs 后发生胃肠道出血或穿孔史者。

（5）有活动性消化道溃疡 / 出血，或既往曾复发溃疡 / 出血者。

（6）重度心力衰竭。

（7）血友病或血小板减少症。

（8）孕妇和哺乳妇女。

（9）＜2 岁儿童。

**【特殊人群用药】**

**儿童**　＜2 岁儿童用药的安全性及疗效尚未确立，禁用。

**说明书用法用量**

抗风湿　＞2 岁儿童，0.01g/（kg · d），bid.，p.o.。

**老人**　老年患者使用 NSAIDs 出现不良反应的频率增加，尤其是胃肠道出血和穿孔，其风险可能是致命的。且本药在老年人体内血浆 $t_{1/2}$ 长，需慎用，用量应酌减。

**孕妇**　本药能延缓动物的分娩时间，同时也能影响胎仔的心血管系统（动脉导管的闭合）。对胎儿的影响尚无充分研究。妊娠期（尤其是妊娠早期和晚期）用药应权衡利弊。也有资料认为孕妇禁用。美国 FDA 妊娠安全性分级为：B 级（妊娠早、中期）与 D 级（妊娠晚期）。

**哺乳妇女**　本药在乳汁中的浓度相当于血药浓度的 1%。哺乳妇女禁用。

**肝功能不全者**　肝功能不全者慎用，肝硬化者剂量应减半。

**肾功能不全 / 透析者**　肾功能不全者慎用，并减量。Ccr ＜ 20ml/min 者不应长期用药。

**【注意】**

（1）慎用　①有凝血机制或血小板功能障碍。②哮喘。③有高血压和 / 或心力衰竭（如液体潴留和水肿）史者。④既往有胃肠道病史（溃疡性结肠炎、Crohn 病）者。⑤胃肠道疾病。⑥过敏体质者。

（2）交叉过敏　对阿司匹林或其他 NSAID 过敏者，对本药也过敏。

（3）对检验值 / 诊断的影响　可影响尿 5- 羟吲哚醋酸（5-HIAA）及尿 17- 酮的测定值。

（4）用药相关检查 / 监测项目　①长期用药应定期进行肝功能、肾功能、血常规及眼科检查。②肾功能不全者用药期间应监测血清肌酐和（或）Ccr；某些患者特别是肾血流受损者（如细胞外脱水、钠盐限制、充血性心力衰竭、肝功能不全及先天性肾病），治疗前及治疗期间应监测肾功能。在进行肾功能测试前，应暂停使用本药 40h。③高血压患者在开始本药治疗和整个治疗过程中均应密切监测血压。

**【给药说明】**

（1）给药条件　①本药为对症治疗药，不宜长期或大量使用，用于止痛不得超过 5d。②本药缓释制剂应整片（粒）吞服，不得咀嚼。③胃肠道疾病患者应在严密医疗监护下服用本药。④嗜酒引起的慢性肝病及其他肝硬化患者使用本药高剂量时应谨慎。因血浆中的药物总浓度会下降，但血浆中未结合（游离）药物的浓度会升高。⑤由于本药血浆蛋白结合率较高，对同时服用乙内酰脲类（Hydantoins）药物的患者须密切监测，必要时调整用量。⑥抗风湿治疗长期给药时，须根据患者对药物的反应调整剂量，一般疗程≤ 10d，通常应用最低有效量。⑦根据控制症状的需要，在最短治疗时间内使用最低有效剂量，可使不良反应降至最低。

（2）减量 / 停药条件　用药期间，如患者出现胃肠道出血、肝肾功能异常、过敏反应、水潴留、血液异常、视物模糊、听力下降以及精神异常等情况时，应立即停药，并作相应处理；其他不良反应持续存在时也应注意。

（3）其他　本药与皮质激素合用较安全，但两者合用的疗效并不比单用皮质激素好。

**【不良反应】**　本药口服制剂长期使用时患者耐受良好。

（1）心血管　心悸等。新发高血压或已有高血压症状加重、心血管事件的发生率增加。临床研究显示，本药可能引起严重心血管血栓性不良事件、心肌梗死、脑卒中的风险增加，其风险可能是致命的。有心血管疾病或心血管疾病危险因素者风险更大，既往无心血管症状者也应警惕。胸痛、气短、无力、言语含糊等症状和体征出现时，应停药。

（2）神经　头晕、头痛、嗜睡等。

（3）精神　抑郁等。

（4）内分泌 / 代谢　下肢水肿等。

（5）血液　粒细胞减少、出血时间延长。

（6）消化　消化不良、恶心、呕吐、胃烧灼感、胃痛或其他胃部不适、便秘、腹泻、口腔刺激或痛感、肝功能损害等。本药可能引起胃肠道出血、溃疡和穿孔，其风险可能是致命的。发生胃肠道出血或溃疡时，应停药。

（7）呼吸　呼吸短促、呼吸困难、哮喘等。

（8）泌尿　肾脏损害（过敏性肾炎、肾乳头坏死及肾衰竭等）。

（9）骨骼肌肉　肌无力等。

（10）皮肤　皮肤瘙痒等。本药可引起致命的、严重的皮肤不良反应，如剥脱性皮炎、Stevens–Johnson 综合征、Lyell 综合征，这些严重不良反应可在无征兆的情况下出现。在首次出现皮疹或过敏反应的其他征象时，应停药。

（11）眼　视物模糊或视觉障碍等。

（12）耳　耳鸣、听力减退等。

（13）其他　荨麻疹、过敏性皮疹、血管性水肿、多汗等。

**【药物过量】**

处理意见　用药过量中毒时应予以紧急处理，包括催吐或洗胃、口服活性炭及抗酸药、给予对症及支持治疗及合理使用利尿药。

**【相互作用】**

（1）含镁、铝的药物　本药吸收率降低。

（2）阿司匹林　本药的血药浓度降低。

（3）β–肾上腺素受体阻断药　与 NSAIDs 合用，上述药物抗高血压作用可能减弱。合用时应严密监测血压控制情况，酌情调整降压药的用量。此外，大量研究提示，舒林酸可能不会拮抗 β–肾上腺素受体阻断药的疗效。

（4）噻嗪类利尿药、袢利尿药　上述药物利尿和降压作用可能减弱。合用时需监测血压、体重、尿量和水肿征象。

（5）保钾利尿药　可使上述药物利尿作用减弱，可能出现高钾血症或肾脏毒性反应。合用时需监测血压、体重、尿量、血钾浓度和肌酐水平。本药可降低呋塞米的排钠和降压作用。

（6）ACEI　ACEI 降压和排钠作用可能减弱，故合用需谨慎（尤其对于已存在肾脏损害的患者），注意监测血压、心血管功能及高钾血症或急性肾衰竭征象。

（7）碳酸氢钠　本药的吸收加快。

（8）丙磺舒　本药的清除率降低，血药浓度升高，毒性反应发生率增高。合用时需监测恶心、意识改变等征象，酌情减小本药剂量。

（9）选择性 5–HT 再摄取抑制药　出血的风险增大，合用时需注意监测。

（10）银杏　出血的风险增加，故应避免合用。

（11）野甘菊　本药的不良反应可能增加，故应避免合用。

（12）麻黄　胃黏膜损害可能加重，合用时应注意监测。

（13）绣线菊　出血的风险增加，合用需谨慎。

（14）棉酚　胃肠道不良反应可能增加，应避免合用。

（15）酮洛酸　与其他 NSAID 合用时，

胃肠道不良反应（溃疡、出血和/或穿孔）加重，须禁止合用。其他 NSAID 之间也存在类似相互作用，合用需谨慎。

（16）低分子肝素 可能导致严重出血。合用时需严密监测出血征象（尤其是胃肠道出血）。部分凝血活酶时间不能完全反映出血危险的增加程度。此外，如只需镇痛而不需抗炎，则可换用对乙酰氨基酚或麻醉性镇痛药。

（17）香豆素类口服抗凝药 短期对照实验显示，PT 未发生显著改变。但鉴于其他 NSAID 可增强抗凝作用，故本药与口服抗凝药合用需谨慎，严密监测 PT 或 INR，酌情调整抗凝药剂量。此外，注意监测出血征象（尤其是胃肠道出血）。

（18）甲氨蝶呤 NSAID 可使甲氨蝶呤血药浓度增高、毒性增强。一般而言，大剂量应用甲氨蝶呤（如抗癌治疗）后的 10d 内，不可使用 NSAID。合用时需严密监测甲氨蝶呤毒性反应（尤其是骨髓抑制和胃肠道反应）。低剂量甲氨蝶呤（如关节炎治疗用量：7.5~15mg/周）与 NSAID 合用时较多患者耐受良好，但仍需谨慎。

（19）磺酰脲类降血糖药 可抑制上述药物的代谢清除，易引发低血糖。合用时应监测血糖水平，可能需减小降糖药的用量。

（20）环孢素 可使环孢素血药浓度增高、毒性增强。合用时需注意监测，酌情调整环孢素用量，如出现肾脏毒性反应，需停用本药。

（21）锂剂 可使血锂浓度增高，毒性增强。合用时应严密监测，可能需减小锂剂用量。

（22）钾 本药可抑制钾随尿液排泄，使血钾浓度升高。

（23）β-葡聚糖 动物实验显示，β-葡聚糖与部分 NSAID（如吲哚美辛、双氯芬酸、舒林酸等）合用，可导致危及生命的胃肠损害（细菌性腹膜炎等），故不推荐合用。

（24）钙通道阻断药 易导致胃肠道出血和/或降压效果减弱，故合用需谨慎，注意监测不良反应和疗效。

（25）其他 NSAIDs（包括选择性 COX-2 抑制药）避免合用。

（26）食物 本药的吸收减少。

（27）酒精 饮酒可使本药的胃肠道不良反应增多，并有致溃疡发作的危险。

## 布洛芬
## Ibuprofen

**【其他名称】** 安瑞克、倍得芬、倍芬、波菲特、贝乐芬、拔怒风、邦奇、迪尔诺、大亚芬克、儿快平、芬必得、福尔、抚尔达、福尔栓、芬克、精氨酸布洛芬、吉浩、快速平、摩纯、美林、琴福、司百得、泰宝、托恩、恬倩、欣荻芬、新通解、欣卫、翔宇赛可、依布洛芬、异丁苯丙酸、异丁洛芬、易服芬、怡芬宁、雅维、Andran、Brufen、Bufedon、Dolo-Spedifen、Fenbid、Ibuprofen arginine、Lopane、Melfen、Motrin、Perofen、Rupan、Spedifen

**【分类】** 镇痛药\解热镇痛抗炎药

**【制剂规格】** 片剂 ① 0.1g。② 0.2g。③ 0.3g。④ 0.4g。

分散片 50mg。

泡腾片 0.1g。

缓释片 ① 0.2g。② 0.3g。

胶囊 ① 0.1g。② 0.2g。③ 0.3g。

缓释胶囊 0.3g。

颗粒 ① 0.1g。② 0.2g。

口服液 10ml:0.1g。

口服混悬液 ① 5ml:0.1g。② 30ml:0.6g。③ 60ml:1.2g。④ 100ml:2g。

混悬滴剂 15ml:0.6g。

干混悬剂 34g:1.2g。

糖浆 10ml:0.2g。

缓释混悬剂 100ml:3g。

滴剂 20ml:0.8g。

搽剂 ① 5ml∶250mg。② 5ml∶2.5g。③ 50ml∶2.5g。

乳膏 20g∶1g。

栓剂 ① 50mg。② 100mg。

栓剂（小儿用）① 50mg。② 100mg。

【临床应用】

说明书适应证

（1）慢性关节炎（如类风湿关节炎、风湿性关节炎、骨性关节炎、脊柱关节病、痛风性关节炎）急性发作或持续性关节肿痛症状。

（2）非关节性的软组织风湿性疼痛或炎症，如肌腱及腱鞘炎、滑囊炎、肩痛、肌痛及运动后损伤性疼痛等。

（3）急性轻、中度疼痛，如手术后疼痛、创伤或劳损后疼痛、原发性或继发性痛经、下腰疼痛、牙痛、神经痛、偏头痛、紧张型头痛等。

（4）普通感冒或流感、急性上呼吸道感染、急性咽喉炎等所致的发热。

【用法用量】

1. 说明书用法用量

（1）风湿性疾病 ① 0.4~0.8g/ 次，3~4 次 /d，p.o.。Max：≤ 2.4g/d。②也可局部给药。乳膏：根据患处面积大小，取适量轻揉患处，3~4 次 /d；搽剂：涂患处，2~4ml/ 次，tid.。

（2）轻、中度疼痛 ①普通片剂、胶囊：0.2g/ 次，如持续疼痛，可间隔 4~6h 重复 1 次，24h 不超过 4 次。② 分散片：0.2~0.4g/ 次，tid.，p.o.。③缓释片：0.3~0.6g/ 次，bid.（早晚各 1 次），p.o.。④缓释胶囊：0.3g/ 次，bid.（早晚各 1 次），p.o.。⑤口服混悬液：0.3~0.4g/ 次，3~4 次 /d。⑥ 缓释混悬剂：0.3~0.6g/ 次，bid.，p.o.。⑦颗粒：0.2g/ 次，温开水冲服。若持续疼痛，可间隔 4~6h 重复 1 次，24h 不超过 4 次。

（3）炎症 ①缓释片：0.3~0.6g/ 次，bid.（早晚各 1 次），p.o.；缓释胶囊：0.3g/ 次，bid.（早晚各 1 次），p.o.；缓释混悬剂：0.3~0.6g/ 次，bid.，p.o.。②也可局部给药。乳膏：根据患处面积大小，取适量轻揉患处，3~4 次 /d；搽剂：涂患处，2~4ml/ 次，tid.。

（4）发热 0.2g/ 次，3~4 次 /d，p.o.。分散片：0.2~0.4g/ 次，tid.，p.o.；口服混悬液：0.3~0.4g/ 次，3~4 次 /d；缓释混悬剂：0.3~0.6g/ 次，bid.，p.o.；颗粒：0.2g/ 次，若持续发热，可间隔 4~6h 重复 1 次，24h 不超过 4 次。

2. 其他用法用量

［国内参考信息］类风湿关节炎用量比骨性关节炎大。

（1）轻、中度疼痛 0.2~0.4g/ 次，q.4~6h，p.o.。Max：2.4g/d。

（2）发热 直肠给药，100mg/ 次，应间隔 4h 以上才可再次用药。

【禁忌证】

1. 说明书禁忌证

（1）对本药及其他 NSAID 过敏者。

（2）服用阿司匹林或其他 NSAIDs 后诱发哮喘、荨麻疹或过敏反应者。

（3）冠状动脉搭桥手术（CABG）围手术期疼痛的治疗。

（4）有使用 NSAIDs 后发生胃肠道出血或穿孔史者。

（5）有活动性消化道溃疡 / 出血，或既往曾复发溃疡 / 出血者。

（6）重度心力衰竭者。

（7）有出血倾向者。

（8）孕妇及哺乳妇女。

（9）脱水小儿禁用本药滴剂。

（10）对丙二醇及对羟基苯甲酸甲酯钠过敏者禁用本药乳膏。

2. 其他禁忌证

（1）鼻息肉综合征。

（2）血管性水肿。

【特殊人群用药】

儿童 ＜6 个月婴儿慎用。脱水小儿禁用本药滴剂。

**说明书用法用量**

（1）发热 ①片剂：1~3岁儿童（体重为10~15kg），0.05g/次；4~6岁（体重为16~21kg），0.1g/次；7~9岁（体重为22~27kg），0.15g/次；10~12岁（体重为28~32kg），0.2g/次，若持续疼痛或发热，可间隔4~6h重复用药1次，24h不超过4次。②分散片、混悬液：20mg/（kg·d），tid.，p.o.。③缓释混悬剂：20mg/（kg·d）（0.66ml），bid.，p.o.。④混悬滴剂：5~10mg/（kg·次），p.o.，必要时q.6~8h，每24h不超过4次。也可根据年龄体重给药，6~11月或体重5.5~8.0kg，1滴管（1.25ml）/次；12~23月或体重8.1~12.0kg，1.5滴管（1.875ml）/次；2~3岁或体重12.1~15.9kg，2滴管（2.5ml）/次。⑤颗粒：4~8岁，0.1g/次；＞8岁者，用法用量同成人。

（2）疼痛 ①分散片、混悬液：30mg/（kg·d），tid.，p.o.。②缓释混悬剂：30mg/（kg·d）（1ml），bid.，p.o.。③混悬滴剂：用法用量同发热。④颗粒：用法用量同发热。

（3）风湿性疾病 ＞12岁，本药混悬液：0.3~0.4g/次，3~4次/d，p.o.。

（4）其他临床用法 ①栓剂可直肠给药。1~3岁，50mg/次；如症状无缓解，可q.4~6h，24h量≤200mg。＞3岁，100mg/次。②局部给药同成人。

**老人** 老年患者肝、肾功能减退，使用NSAIDs出现不良反应的频率增加，尤其是胃肠道出血和穿孔，可能致命。应慎用或适当减量。

**孕妇** 禁用。妊娠晚期用药可延长孕期，引起难产及延长产程。美国FDA妊娠安全性分级为：B级与D级（妊娠晚期）。

**哺乳妇女** 禁用。

**肝功能不全者** 严重肝功能不全者慎用。

**肾功能不全/透析者** 肾功能不全者慎用。

**【注意】**

（1）慎用 ①心功能不全、高血压。②有高血压和（或）心力衰竭（如液体潴留和水肿）史者。③既往有胃肠道病史（溃疡性结肠炎、克罗恩病）者。④哮喘或有此病史者（可能引起支气管痉挛）。⑤肠胃疾病。⑥血友病或其他出血性疾病（包括凝血障碍及血小板功能异常）。⑦红斑狼疮或其他免疫疾病。⑧过敏体质者。

（2）交叉过敏 对阿司匹林或其他NSAID过敏者，也可能对本药过敏。

（3）用药相关检查/监测项目 ①用药期间应定期检查血常规及肝、肾功能。②高血压患者在开始本药治疗和治疗全过程中均应密切监测血压。

**【给药说明】**

（1）给药条件 ①本药为对症治疗药，不宜长期或大量使用，用药同时还应进行对因治疗。用于止痛不超过5d，解热不超过3d。②用于类风湿关节炎等慢性关节炎时，本药应与其他慢作用抗风湿药同用。③对其他抗风湿药耐受性差者，可能对本药耐受良好。④应用阿司匹林或其他NSAID引起胃肠道反应时，可改用本药，但应密切注意不良反应。⑤有溃疡病史者使用本药宜严密观察或加用抗酸药。⑥泡腾片应溶于开水或温水后口服。⑦局部给药时本药不得用于皮肤破损部位。勿与眼及黏膜接触，切勿入口。⑧直肠给药时应用助推器将药栓推入肛门深处。⑨本药缓释片应整片吞服，不得碾碎或溶解后服用。胶囊应整粒吞服，不得打开或溶解后服用。⑩根据控制症状的需要，在最短治疗时间内使用最低有效剂量，可使不良反应降至最低。⑪类风湿关节炎用量比骨性关节炎大。

（2）减量/停药条件 出现胃肠道出血、肝肾功能损害、视力障碍、血象异常及过敏反应时，应立即停药。

**【不良反应】**

（1）心血管 加重新发高血压或已有高血压症状、增加心血管事件发生率。临床研究显示，本药可能引起严重心血管血栓性不良事件、心肌梗死、脑卒中的风险增加，其风险可能致命。有心血管疾病或心血管疾病危险因素者风险更大，既往无心血管症状者也应警惕。出现胸痛、气短、无力、言语含糊等症状和体征时应谨慎，并停药。

（2）神经　头痛、嗜睡、晕眩等。

（3）精神　抑郁、精神紧张或其他精神症状。

（4）内分泌/代谢　体重骤增。

（5）血液　出血时间延长、白细胞减少、粒细胞减少、粒细胞缺乏、血小板缺乏、全血细胞减少，见于大量用药。个别病例可致贫血。

（6）消化　①消化不良、胃烧灼感、胃痛、恶心、呕吐等，但症状较轻，停药后即消失，不停药也可耐受。②可能引起胃肠道出血、溃疡和穿孔，其风险可能致命。发生胃肠道出血或溃疡时应停药。③肝功能异常（主要表现为氨基转移酶升高）。

（7）呼吸　哮喘发作（易感者）。

（8）泌尿　下肢浮肿、肾乳头坏死的急性肾功能不全（有潜在性肾病的易感者可出现）、过敏性肾炎、膀胱炎、肾病综合征、血尿素氮及血清肌酐含量升高、肌酐清除率下降。

（9）皮肤　过敏性皮肤反应（多为短暂性荨麻疹、紫癜性或红斑性改变，常伴有瘙痒）。本药可引起致命、严重的皮肤不良反应，如剥脱性皮炎、Stevens-Johnson 综合征、Lyell 综合征，这些严重不良反应可在无征兆情况下出现。在首次出现皮疹或过敏反应的其他征象时，应停药。

（10）眼　视物模糊、中毒性弱视。

（11）耳　耳鸣。

**【药物过量】**

（1）表现　可引起头痛、呕吐、倦睡、血压降低等，通常在停药后即可消失。约 20% 的过量用药者服药后 4h 出现中毒症状，包括抽搐、昏迷、视物模糊、复视、眼颤、耳鸣、HR 减慢、腹痛、恶心、血尿、肾功能不全。

（2）处理意见　应作紧急处理，包括催吐或洗胃，口服活性炭、抗酸药或（和）利尿药，还可输液、保持良好的血液循环及采用其他支持疗法。因持续呕吐、腹泻或液体摄入不足而出现明显脱水时，需纠正水及电解质平衡。

**【相互作用】**

（1）抗高血压药、呋塞米　上述药物的降压作用可减弱。呋塞米的排钠作用也减弱。

（2）维拉帕米、硝苯地平　本药血药浓度升高。

（3）丙磺舒　本药血药浓度升高，毒性增加，故同用时本药宜减量。

（4）抗糖尿病药　抗糖尿病药的降糖作用增强。

（5）地高辛　地高辛的血药浓度升高，合用时注意调整地高辛剂量。

（6）甲氨蝶呤　甲氨蝶呤的血药浓度升高，甚至可达中毒水平。故本药不应与中、大剂量甲氨蝶呤同用。

（7）苯妥英　苯妥英的降解被抑制。

（8）其他 NSAID（包括选择性 COX-2 抑制药）、皮质激素、ACTH　可增加胃肠道不良反应，并有致溃疡和/或出血的风险。应避免与其他 NSAIDs 合用。

（9）肝素、双香豆素等抗凝药及血小板聚集抑制药　增加出血的风险。同用抗凝血药者，服药最初几日应随时监测 PT。

（10）对乙酰氨基酚　长期同用，可增加肾脏不良反应。

（11）噻嗪类或髓袢利尿药　可能影响上述药的疗效。

（12）食物　本药吸收减慢，但吸收总量无影响。

（13）酒精　用药期间饮酒，胃肠道不良反应增加，并有致溃疡和出血的风险。

## 酮洛芬
## Ketoprofen

**【其他名称】** 奥丁尼、奥鲁地、苯酮苯丙酸、法斯通、精氨酸酮洛芬、间苯氢化阿托酸、基多托、洛恩、欧露维、普菲尼德、琪和、强力奋、锐迈、苏扶伦、枢力昂、散斯腾、酮基布洛芬、泰普芬、维康利、优布芬、优洛芬、Alrheumat、Alrheumum、Arginine Ketoprofenate、ARKET、Capisten、Fastum、ketotop、Kevadon、M-Benzoylhydratropic Acid、Orudis、Oruvail、Profenid、Remason、Ricfen

**【分类】** 镇痛药\解热镇痛抗炎药

**【制剂规格】** 缓释片 75mg。

肠溶胶囊 ① 20mg。② 25mg。③ 50mg。

缓释胶囊 ① 75mg。② 100mg。③ 200mg。

控释胶囊 200mg。

贴片 7cm×10cm（含酮洛芬 20mg）。

凝胶 ① 10g∶300mg。② 20g∶500mg。③ 50g∶1250mg。

搽剂 ① 10ml∶300mg。② 30ml∶900mg。③ 50ml∶1500mg。

**【临床应用】**

**说明书适应证**

（1）风湿性关节炎、类风湿关节炎、骨性关节炎、强直性脊柱炎、痛风性关节炎等。

（2）骨折疼痛、痛经、牙痛、手术后疼痛及关节扭伤、软组织损伤所致疼痛等。

（3）癌性疼痛。

（4）外用于各种关节炎及软组织病所致的局部疼痛。

**【用法用量】**

**说明书用法用量**

（1）**一般用法** 缓释胶囊，75~100mg/次，bid.，p.o.；或 100mg/次，1~2 次/d，p.o.；也可 200mg/次，qd.，p.o.。Max：≤ 200mg/d。

（2）风湿性疾病 肠溶胶囊，50mg/次，3~4 次/d，p.o.。Max：≤ 200mg/d。

（3）痛经 肠溶胶囊，50mg/次，q.6~8h，p.o.，必要时可增至 75mg/次，p.o.。

（4）其他临床用法 ①贴片：贴敷于患处，qd.，Max：≤ 8 贴/d。②凝胶：于痛处涂约 1g/次，3~4 次/d。先洗净皮肤，根据症状及部位，涂药后用手按摩使药物渗入皮内，然后再涂一层。③搽剂：均匀涂搽于患处，1~3ml/次，2~3 次/d。

**【禁忌证】**

**说明书禁忌证**

（1）对本药或其他 NSAID 过敏者。

（2）服用阿司匹林或其他 NSAIDs 后诱发哮喘、荨麻疹或过敏反应者。

（3）冠状动脉搭桥手术（CABG）围手术期疼痛的治疗。

（4）有使用 NSAIDs 后发生胃肠道出血或穿孔史者。

（5）有活动性消化道溃疡/出血，或既往曾复发溃疡/出血者。

（6）重度心力衰竭者。

**【特殊人群用药】**

**儿童** ＜14 岁儿童慎用。

**老人** 老年患者用药后血药浓度升高、$t_{1/2}$ 延长。且老年人使用 NSAIDs 出现不良反应的频率增加，尤其是胃肠道出血和穿孔，其风险可能是致命的。老年人（尤其是＞70 岁者）开始可用 50% 常用量，如无效且耐受好，可逐渐增至常用量，但应密切监护。

**孕妇** 国内资料不推荐孕妇使用（尤其是在妊娠晚期）。动物试验中用至 9~12mg/(kg·d）时未见致畸；高剂量用药可延长动物妊娠期。美国 FDA 妊娠安全性分级为：B 级。

**哺乳妇女** 不宜使用。动物试验表明，乳汁中药物浓度为血药浓度的 4%~5%；小鼠用药 9mg/（kg·d），幼鼠在围生期的发育未见异常。

**肝功能不全者** 慎用。肝硬化者、慢性肝病并伴血清蛋白减少者，应减量，必要时可用最小有效量，并密切监测。

**肾功能不全/透析者** 肾功能不全者慎用，用量应减少33%~50%。

**【注意】**

（1）慎用 ①心功能不全、高血压（可加重水钠潴留，甚至导致心衰）。②有高血压和/或心力衰竭（如液体潴留和水肿）史者。③哮喘。④血友病或其他出血性疾病患者，包括凝血障碍及血小板功能异常者（可致出血时间延长，出血倾向加重）。⑤消化性溃疡或既往有胃肠道病史（溃疡性结肠炎、Crohn病）者。

（2）交叉过敏 对阿司匹林或其他NSAIDs过敏者，也可能对本药过敏。对阿司匹林过敏的哮喘患者，本药也可引起其支气管痉挛。

（3）对检验值/诊断的影响 本药的尿中代谢产物可干扰尿17-羟皮质醇（17-OHCS）的测定结果。

（4）用药相关检查/监测项目 ①治疗初期，对心衰、肝硬化、慢性肾病、正服用利尿药的患者、术后低血容量者及老年人，应检测血常规、尿常规及肝肾功能。②长期用药时应定期检查血常规、血细胞比容及肝、肾功能。③高血压患者在开始使用本药时和用药的整个过程中均应密切监测血压。

**【给药说明】**

（1）给药条件 ①为减少胃肠道刺激，可在进食时或饭后服药，胶囊应整粒吞服。对急需止痛的患者，可在进食前30min或进食后2h服药。②治疗关节炎时，须连续用药2~3周才达最大疗效。③外用制剂禁用于破损皮肤或有化脓性感染患处，也勿接触眼睛及黏膜。

（2）减量/停药条件 用药期间出现胃肠道出血、肝肾功能损害、视力障碍、精神异常（幻觉、嗜睡、神情呆滞等）、血常规异常及过敏反应等，应即停药并做相应处理。

**【不良反应】**

（1）心血管 心律不齐、血压升高、心悸、心动过速、充血性心力衰竭、血管舒张、外周血管疾病。新发高血压或已有高血压症状加重、心血管事件的发生率增加。临床研究显示，本药可能引起严重心血管血栓性不良事件、心肌梗死、脑卒中的风险增加，其风险可能是致命的。有心血管疾病或心血管疾病危险因素者风险更大，既往无心血管症状者也应警惕。胸痛、气短、无力、言语含糊等症状和体征出现时应谨慎，并停药。

（2）神经 头晕、头痛、嗜睡、四肢麻木、中枢神经抑制或兴奋（如失眠、神经质、多梦等）、健忘及感觉异常等。

（3）精神 精神紧张、精神抑郁、幻觉。

（4）内分泌/代谢 口渴、体重增加或减轻、肾皮质功能减退、血钠降低。

（5）血液 粒细胞减少、血小板减少、溶血性贫血、Hb减少、血细胞比容降低、出血时间延长等。

（6）消化 ①胃肠道反应，如消化不良、胃部疼痛或不适、肠胃胀气、胃炎、涎液增多、呃逆、恶心、呕吐、食欲缺乏或食欲增加、腹痛、腹泻、便秘、口腔炎等，严重者可出现上消化道溃疡、出血及穿孔。出现胃肠道出血或溃疡时应停药。②肝功能障碍、肝炎、黄疸，血清ALP、LDH及氨基转移酶升高。

（7）呼吸 呼吸困难、咯血、鼻出血、咽炎、鼻炎、支气管痉挛、喉头水肿。

（8）泌尿 肾功能不全、间质性肾炎、肾病综合征、血尿、尿路刺激症状。

（9）生殖 月经量过多。

（10）皮肤 皮肤变色、秃头症、湿疹、紫癜、荨麻疹、疱疹、过敏性皮炎、剥脱性皮炎。外用偶有用药局部发生散在皮疹、皮肤潮红、皮肤瘙痒，此时应停药，停药后症状可消失。本药可引起致命的、严重的皮肤不良反应，如Stevens-Johnson综合征、Lyell综合征，这些严重不良反应可在无征兆的情况下出现。在首次出现皮疹或过敏反应的其他征象时，应停药。

（11）眼 视觉干扰、视物模糊、视网膜出血、结膜炎、眼痛、视觉障碍、视网膜色素沉着。

（12）耳 耳鸣、听力下降。

（13）其他 水潴留、多汗、寒战、感染、疼痛、过敏反应、肌痛、光敏症。

**【药物过量】**

（1）表现 用量达常规剂量的5~10倍时可致嗜睡、恶心、呕吐和上腹部疼痛。大剂量用药可引起呼吸抑制和昏迷、惊厥，也可见胃肠道出血、低血压、高血压或ARF，但较少见。

（2）处理意见 主要为催吐和洗胃，还可口服活性炭、导泻药、抗酸药和（或）利尿药，并监测患者的情况及应用其他支持治疗。血透可能无效。

**【相互作用】**

（1）抗高血压药 抗高血压药的降压作用降低。

（2）利尿药 本药可降低肾脏血流灌注速度，与利尿药合用，危险增加。服用噻嗪类或髓袢利尿药者服用NSAIDs时，可能会影响上述药的疗效，使呋塞米的排钠和降压作用减弱。

（3）维拉帕米、硝苯地平 本药的血药浓度升高。

（4）丙磺舒 本药血药浓度升高，有引起中毒的风险，不推荐合用。

（5）口服抗糖尿病药 口服抗糖尿病药的作用增强。

（6）地高辛 地高辛的血药浓度增加，合用时应注意调整地高辛的剂量。

（7）甲氨蝶呤 甲氨蝶呤血药浓度升高，甚至可达中毒水平，故本药不应与中、大剂量甲氨蝶呤同用。

（8）其他NSAIDs（包括选择性COX-2抑制药） 胃肠道不良反应及出血倾向增加，应避免合用。长期与对乙酰氨基酚同用时，可增加肾脏不良反应。此外，阿司匹林可使本药的蛋白结合率降低，本药结合物的形成及排出减少，不推荐合用。

（9）肝素、双香豆素、华法林等抗凝药及血小板聚集抑制药 有增加出血的风险。

（10）锂剂 有报道，合用NSAIDs和锂剂，锂制剂的稳态血药浓度改变，建议合用时监控锂浓度。

（11）抗酸药（如氢氧化镁、氢氧化铝） 对本药的吸收速度和吸收总量无影响。

（12）食物 本药吸收减慢，但吸收仍较完全。

（13）酒精 可增加本药的胃肠道不良反应，并有致溃疡的风险。

## 洛索洛芬
## Loxoprofen

**【其他名称】** 安普洛、倍珞、环氧洛芬、环氧洛芬钠、康威迪克、洛克、洛列通、洛那、乐松、氯索洛芬、氯索洛芬钠、洛索洛芬钠、罗索普洛芬、庆福、若迈、赛克同、三元舒星、真伺言、Loxonin、Loxoprofen Sodium

**【分类】** 镇痛药\解热镇痛抗炎药

**【制剂规格】** 片剂（钠盐） 60mg。

胶囊（钠盐） 60mg。

细粒剂（钠盐） 1g:100mg。

**【临床应用】**

1. 说明书适应证

（1）用于类风湿关节炎、骨性关节炎、腰痛症、肩周炎、颈肩臂综合征的消炎与镇痛。

（2）用于手术后、外伤后及拔牙后的镇痛和消炎。

（3）用于急性上呼吸道炎症（包括伴有急性支气管炎的急性上呼吸道炎）的解热与镇痛。

2. 其他临床应用

（1）强直性脊柱炎、痛风性关节炎。

（2）纤维肌痛综合征、肱骨外上髁炎（网球肘）等软组织疾病。

**【用法用量】**

**说明书用法用量**

（1）镇痛、抗炎　60mg/ 次，tid.，p.o.；也可顿服 60~120mg。应随年龄及症状适当增减。

（2）急性上呼吸道炎症　60mg/ 次，p.o.，出现疼痛、发热等症状时服，通常 bid.；Max：180mg/d。

**【禁忌证】**

**说明书禁忌证**

（1）对本药过敏或有过敏史者。

（2）服用阿司匹林或其他 NSAID 后诱发哮喘、荨麻疹或过敏反应者。

（3）有阿司匹林哮喘史者。

（4）严重心功能不全者（可引起浮肿、循环体液量增加，增加心脏负担）。

（5）严重肝、肾功能不全者。

（6）活动性消化性溃疡 / 出血，或既往曾复发溃疡 / 出血。

（7）使用 NSAID 后有发生胃肠道出血或穿孔病史者。

（8）严重血液系统异常者（可能引起血小板功能障碍，并使其恶化）。

（9）冠状动脉搭桥术（CABG）围手术期疼痛的治疗。

（10）妊娠晚期妇女。

（11）哺乳妇女。

**【特殊人群用药】**

**儿童**　不推荐使用。

**老人**　老年患者易出现不良反应，应从低剂量开始给药，慎用并注意监测。

**孕妇**　妊娠晚期妇女禁用。妊娠早、中期用药的安全性尚未确定，妊娠早、中期或计划怀孕的妇女用药应权衡利弊。动物实验证实，本药可延迟分娩、导致胎仔动脉导管狭窄。

**哺乳妇女**　禁用，若必需使用，应停止哺乳。

**肝功能不全者**　有肝功能不全史者慎用。严重肝功能不全者禁用。

**肾功能不全 / 透析者**　轻、中度肾功能不全或有既往史者慎用。严重肾功能不全者禁用。

**【注意】**

（1）慎用　①轻、中度心功能异常或有既往史。②高血压患者慎用 NSAID（包括本药）。③血容量不足或正在使用利尿药（国外资料）。④哮喘。⑤有消化性溃疡史。⑥ Crohn 病。⑦溃疡性结肠炎。⑧轻、中度血液系统异常或有既往史。

（2）用药相关检查 / 监测项目　长期用药时应定期检查血常规、尿常规及肝、肾功能。在开始本药治疗的整个过程中，应密切监测血压。

**【给药说明】**

（1）给药条件　①用于改善关节炎的肿痛症状时，必须联用抗风湿药。②用于感染性炎症时，可能会掩盖症状，应合用适当抗菌药物并注意观察，谨慎给药。③原则上避免长期使用同一药物，应避免与其他 NSAID 合用。④用于急性疾患时，应根据急性炎症、疼痛及发热程度用药；如有明确病因，应同时进行病因治疗。

（2）减量 / 停药条件　如血、尿常规及肝、肾功能检查出现异常，皮肤等出现异常或严重不良反应发生时，应停药并做适当处理。

（3）其他　对伴有高热的高龄者、合并消耗性疾病者及长期用药（尤其是合用米索前列醇治疗消化性溃疡）者，在用药期间应密切观察。

**【不良反应】**常规剂量下不良反应的发生率较低。

（1）心血管　心悸、血压升高、胸痛、高血压或原有高血压症状加重、充血性心力衰竭。可能引起严重心血管不良事件、心肌梗死和脑卒中的风险增加，有心血管疾病或心血管疾病危险因素者，其风险更大。

（2）神经　失眠、嗜睡、头晕、头痛、

倦怠感、麻木、无菌性脑膜炎（表现为发热、头痛、恶心、呕吐、颈项强直、意识模糊等）。

（3）血液　嗜酸性粒细胞增多、溶血性贫血、血小板减少、WBC 减少、再障。

（4）消化　嗳气、恶心、呕吐、食欲缺乏、消化不良、胃部不适、胃灼热、腹胀、腹痛、腹泻、便秘、口腔炎、消化性溃疡、大肠及小肠出血、肝损伤、伴有黄疸的肝功能障碍、突发性肝炎等，血清 ALT、AST、ALP 上升。可能出现消化道穿孔，如出现上腹部疼痛、腹痛等，应停药并适当处理。

（5）呼吸　哮喘发作、间质性肺炎（表现为发热、咳嗽、呼吸困难、胸部 X 线异常、嗜酸性粒细胞增多。出现时应立即停药，并给予肾上腺皮质激素）。

（6）泌尿　浮肿、血尿、蛋白尿、ARF、肾病综合征、间质性肾炎、BUN 及血肌酐水平升高等。

（7）生殖　女性暂时性不育（长期使用 NSAID）。

（8）皮肤　皮疹、皮肤瘙痒、荨麻疹、重型大疱性多形红斑等，可能发生中毒性表皮坏死症。使用 NSAID（包括本药）可能引起剥脱性皮炎等严重不良反应。

（9）其他　发热、体温过度下降、虚脱、四肢湿冷、休克等。可能出现过敏样症状（血压降低、荨麻疹、咽喉水肿及呼吸困难等）。

**【药物过量】**

处理意见　过量时可按一般处理原则处理。

**【相互作用】**

（1）噻嗪类利尿药（如氢氟噻嗪、氢氯噻嗪等）　上述药物的利尿和降压作用减弱。

（2）香豆素类抗凝药（如华法林）　上述药物的抗凝作用增强，合用应减量。

（3）磺酰脲类降糖药（如甲苯磺丁脲）　上述药物的血药浓度升高，降血糖作用增强。合用必要时应减量。

（4）依诺沙星等新一代喹诺酮类抗菌药　上述药物可诱发痉挛。合用时，上述作用可增强。

（5）锂剂（如碳酸锂）　血锂浓度可能升高，引起锂中毒。合用应减量。

（6）甲氨蝶呤　甲氨蝶呤血药浓度可能升高，作用增强，合用必要时应减量。

## 普拉洛芬
## Pranoprofen

**【其他名称】** 吡喃洛芬、尼呋喃、普南扑灵、Niflan、Piranoprofen、Pranoprofenum、Pranopulin

**【分类】** 镇痛药 \ 解热镇痛抗炎药

**【制剂规格】** 片剂　75mg。

胶囊　75mg。

糖浆　1.5%。

滴眼液　5ml : 5mg。

**【临床应用】**

**1. 说明书适应证**

滴眼液：用于外眼及眼前节炎症（眼睑炎、结膜炎、角膜炎、巩膜炎、浅层巩膜炎、虹膜睫状体炎、术后炎症）的对症治疗。

**2. 其他临床应用**

（1）用于慢性关节炎，如类风湿关节炎、骨性关节炎等，以及腰痛症、肩关节周围炎、颈肩腕综合征、牙周炎、痛风等，以消炎、镇痛。

（2）用于手术、外伤及拔牙后，以镇痛、消炎。

（3）用于急性上呼吸道感染，以解热、镇痛。

**【用法用量】**

**1. 说明书用法用量**

外眼及眼前节炎症　滴眼液，1~2 滴 / 次，qid.，根据症状适当增减次数。

**2. 其他用法用量**

［国内参考信息］　75mg/ 次，tid.，p.o.。

［国外参考信息］

（1）慢性类风湿关节炎等　75mg/次，tid.，p.o.，剂量可适当增减。

（2）痛风发作　首日 150~225mg/次，tid.，p.o.；次日起 75mg/次，tid.。

（3）手术、外伤及拔牙后　75mg/次，p.o.，出现症状时用。

（4）急性上呼吸道感染　75mg/次，p.o.，用量应随年龄及症状适当增减，但原则上以 bid.，225mg/d 为限。避免长期使用，糖浆剂连续使用不超过 3 日。

**【禁忌证】**

**1. 说明书禁忌证**

对本药过敏或有过敏史者。

**2. 其他禁忌证**

（1）阿司匹林所致哮喘或有既往史者。

（2）严重高血压。

（3）严重血液系统异常。

（4）消化性溃疡。

（5）严重心功能不全。

（6）严重肝、肾功能不全。

（7）妊娠晚期。

**【特殊人群用药】**

**儿童**　不推荐服用，因新生儿和婴儿体温调节功能不健全，用药后可引起体温过度下降。如体温急剧上升必须服用时，应谨慎。本药滴眼液对于早产儿、新生儿和婴儿的安全性亦未明确。

**其他用法用量**

［国外参考信息］　3mg/（kg·次），p.o.，根据年龄及症状适当增减，但应以 75mg/次，bid. 为限。

**老人**　用药后易出现不良反应，应从低剂量开始给药，使用最小剂量，并注意观察。

**孕妇**　用药的安全性尚不明确，妊娠晚期禁用，妊娠早、中期或计划怀孕的妇女用药应权衡利弊。动物（大鼠）实验证实，本药可延迟分娩，导致胎仔动脉导管狭窄。

**哺乳妇女**　用药的安全性尚不明确。

**肝功能不全者**　轻、中度肝功能不全或有既往史者慎用，严重者禁用。

**肾功能不全/透析者**　轻、中度肾功能不全或有既往史者慎用，严重者禁用。

**【注意】**

（1）慎用　①轻、中度心功能不全。②轻、中度高血压。③哮喘。④轻、中度血液系统异常或有既往史。⑤有出血倾向。⑥ SLE。⑦溃疡性结肠炎、节段性回肠炎。⑧有消化性溃疡史。（以上均选自国外资料）

（2）用药相关检查/监测项目　长期用药应定期检查尿常规、血液生化及肝功能等。

**【给药说明】**

（1）给药条件　①使用本药可能会掩盖感染的症状，故用于感染性炎症时，应合用适当抗菌药。②不宜空腹服用，可于餐后服用。③成人通常服用本药片剂或胶囊，儿童宜服用糖浆。④本药应避免与其他镇痛抗炎药合用。

（2）减量/停药条件　用药期间如出现严重不良反应，应立即停药并作适当处理。

**【不良反应】**

（1）神经　头痛、困倦、疲乏，见于口服。失眠、眩晕等。

（2）血液　WBC 减少、血小板减少、血小板功能低下、溶血性贫血。

（3）消化　食欲缺乏、恶心、呕吐、胃痛、腹痛、便秘，见于口服。腹泻、口腔炎、胃灼热、消化性溃疡或出血及血清 ALT、AST、ALP 升高等。

（4）呼吸　哮喘发作。

（5）泌尿　BUN 升高。

（6）皮肤　Stevens-Johnson 综合征、中毒性表皮坏死松解症。

（7）眼　滴眼：眼部刺激、结膜充血、眼痒、眼睑发红、肿胀、眼睑炎、眼分泌物增多、流泪、弥漫性表层结膜炎、异物感、结膜水肿等。

（8）耳　耳鸣（口服）。

（9）其他　①皮疹（如荨麻疹等）、皮

肤瘙痒等过敏反应。②浮肿（口服）、体温过度下降、虚脱、四肢湿冷、休克等。

【相互作用】

（1）噻嗪类利尿药（如氢氟噻嗪、氢氯噻嗪等）　上述药物的利尿和降压作用减弱。

（2）香豆素类抗凝药（如华法林等）、磺酰脲类降糖药（如甲苯磺丁脲等）　上述药物血药浓度升高，疗效增强，合用时应减量。

（3）碳酸锂　血锂浓度升高，可能引起锂中毒。

（4）新喹诺酮类抗菌药　新喹诺酮类抗菌药可诱发痉挛。本药可增强上述作用，从而诱发痉挛。

## 吡罗昔康
## Piroxicam

【其他名称】安尔克、吡昔康、吡氧噻嗪、费啶、基克、力必达、洛尔定、亮克、络林、欧化吉维、市普康、炎痛喜康、Feldeen、Feldene、Piroxicamum、Trast

【分类】镇痛药\解热镇痛抗炎药

【制剂规格】片剂　① 10mg。② 20mg。

胶囊　① 10mg。② 20mg。

口服液　0.9%。

注射液　① 1ml : 10mg。② 2ml : 20mg。

凝胶　① 10g : 50mg。② 12g : 60mg。

搽剂　50ml : 0.5g。

软膏　① 0.1g : 10g。② 20g : 0.2g。

【临床应用】

1. 说明书适应证

骨性关节炎、类风湿关节炎和强直性脊柱炎的症状缓解。

2. 其他临床应用

（1）急性痛风的对症治疗。

（2）滴眼液　眼科炎症（国外资料）。

【用法用量】

1. 说明书用法用量

**一般用法**　Max：≤ 20mg/d。（1）20mg/次，qd.，p.o.（饭后）；或 10mg/ 次，bid.。（2）10~20mg/ 次，i.m.，qd.。③外用制剂局部给药，均匀涂于患处，1~3 次 /d。

2. 其他用法用量

［国内参考信息］

急性痛风　40mg/d，连服 4~6d。

［国外参考信息］

（1）类风湿关节炎和骨性关节炎　20mg/d，可单次或分次服用。

（2）急性痛风　负荷剂量：40mg/d，连服 5~7d。

（3）急性骨骼肌肉系统疾病　40mg/ 次，qd.，i.m.，连用 2d；然后 20mg/ 次，qd.，连用 5d。

（4）各种急、慢性风湿痛的短期治疗　本药速溶剂舌下含服，20mg 或 40mg/d，共用 2~6 周，耐受良好。

（5）原发性痛经　40mg/d，早晨进餐时服，连用 2d；以后改为 20mg/d，直至症状消退或月经结束。

（6）眼科炎症　0.5% 滴眼液，1 滴 / 次，3~4 次 /d。

【禁忌证】

1. 说明书禁忌证

（1）对本药过敏者。

（2）消化性溃疡、慢性胃病。

（3）儿童。

2. 其他禁忌证

有消化性溃疡、慢性胃病之类疼痛病史者不宜使用。

【特殊人群用药】

**儿童**　禁用。

**其他用法用量**

［国外参考信息］推荐剂量：0.2~0.3mg/(kg · 次)，qd.，p.o.。Max：15mg/d。

**老人**　慎用。

**孕妇**　不宜使用。妊娠晚期用药可抑制分娩，引起难产，妊娠晚期长期用药还可致胎儿动脉导管早闭或狭窄，使新生儿出现持续性肺动脉高压和心力衰竭。美国 FDA 妊娠安全性分级为：B 级（妊娠早、中期）及 D

级（妊娠晚期）。

**哺乳妇女** 不宜使用（因本药可减少乳汁分泌）。

**肝功能不全者** 据国外资料，有肝功能不全病史者慎用。

**肾功能不全 / 透析者** 慎用。

【注意】

（1）慎用 ①心功能不全或高血压。②哮喘。③凝血功能或血小板功能障碍。④感染性疾病（国外资料）。

（2）交叉过敏 对阿司匹林或其他 NSAID 过敏者，对本药也可能过敏。

（3）对检验值 / 诊断的影响 本药可能会掩盖痛风性关节炎的症状，导致误诊。

（4）用药相关检查 / 监测项目 长期用药者应定期检查血常规及肝、肾功能。

【给药说明】

（1）给药条件 ①本药作为 NSAID 用于骨性关节炎、类风湿关节炎和强直性脊柱炎的症状缓解时，不作为首选药物。②本药应由具有炎症或退行性风湿性疾病患者治疗经验的医生开具处方。③本药为对症治疗药，用药期间必须同时进行关节、软组织病变的病因治疗。④不适用于慢性痛风。⑤一般不宜长期服用。如需长期服药，应注意大便色泽变化，必要时进行大便隐血试验。⑥用药开始后 7~12d 一般还难以达到稳定的血药浓度，故疗效的评定常须在用药 2 周后。⑦为减少胃肠道刺激，可餐后给药或与食物、抗酸药同服。⑧使用本药治疗的受益和耐受性应在 14d 内复查，如有必要继续治疗，应进行更频繁的检查。⑨本药能抑制血小板聚集，作用比阿司匹林弱，但可持续到停药后 2 周。术前和术后应停用。

（2）减量 / 停药条件 首次出现皮疹、黏膜病变或其他高敏反应时，应终止治疗。如出现血象异常、视物模糊、精神症状、水潴留及严重胃肠道反应，应立即停药。

【不良反应】

据观察研究显示，本药引起严重皮肤反应的风险高于其他非昔康类 NSAID。在治疗早期，患者的风险似乎更高，在大多数病例中，不良反应发生于治疗的第 1 个月。

（1）心血管 高血压、水肿、浮肿、体液潴留、充血性心力衰竭。

（2）神经 嗜睡、感觉异常、眩晕、头晕、头痛、失眠、全身无力。

（3）精神 抑郁、精神紧张等。

（4）内分泌 / 代谢 低血糖、高钾血症、低钠血症。

（5）血液 再障、贫血、出血时间延长、Hb 和血细胞比容降低、WBC 减少和嗜酸性粒细胞增多症、中性粒细胞减少、血小板减少。

（6）消化 食管炎、复发性肠梗阻、胰腺炎、恶心、食欲缺乏、腹部不适、胃肠胀气、便秘、腹泻、腹痛、胃痛、消化不良、口炎、肝功能异常（尤其是血清氨基转移酶，但继续应用时可恢复）等，严重时可引起溃疡、出血或穿孔。肝功能明显异常时，应立即停药。

（7）泌尿 间质性肾炎、肾病综合征、ARF、血尿、BUN 增高。

（8）皮肤 皮疹或瘙痒、多汗、皮肤瘀斑、脱皮、多形性红斑、中毒性表皮坏死、Stevens-Johnson 综合征、皮肤对光敏感、混合性药疹、寻常型天疱疮等。美国皮肤病学会有研究指出，在 NSAID 中，本药的皮肤不良反应发生率最高。

（9）眼 视物模糊、眼部刺激、眼部红肿。

（10）耳 耳鸣。

【药物过量】

处理意见 过量中毒时应立即催吐或洗胃，并进行支持和对症治疗。

【相互作用】

（1）ACEI、β 肾上腺素受体阻断药 此类药的降压作用减弱，其中袢利尿药、噻嗪类利尿药的利尿和降压作用均减弱。

（2）考来烯胺 本药的吸收抑制，药效

降低。

（3）阿司匹林 本药的血药浓度可下降至一般浓度的 80%，同时胃肠道溃疡形成和出血倾向的危险性增加。

（4）保钾利尿药 此类药的利尿作用降低，导致高钾血症，甚至中毒性肾损害。

（5）西咪替丁 本药的 AUC 减少，但无临床意义。

（6）野甘菊 本药的不良反应增加。

（7）锂剂 血锂浓度升高，毒性增加。

（8）甲氨蝶呤 甲氨蝶呤的肾脏清除率降低，毒性增加。

（9）双香豆素、醋硝香豆素、苯丙香豆素、依替贝肽、低分子肝素、茴茚二酮、苯茚二酮、华法林 出血的危险性增加。

（10）氧氟沙星、左氧氟沙星 氨酪酸对中枢的作用被抑制，中枢的兴奋性增高，癫痫发作的风险增加。

（11）环孢素 环孢素中毒的危险性增加，导致肾功能不全、胆汁淤积、感觉异常等。

（12）磺脲类药物 发生低血糖的风险增加。

（13）钙通道阻滞药、其他抗炎药、酮洛酸 胃肠道不良反应（如溃疡或出血）增加。

（14）阿仑膦酸钠 本药和阿仑膦酸钠对胃肠道均有刺激作用，合用时应注意。

（15）他克莫司 可能导致 ARF，应避免合用。

（16）茶碱 茶碱的药动学无影响。

（17）奥美拉唑 本药的药动学无明显影响。

（18）食物 本药的吸收速度降低，$t_{max}$ 延迟，但不影响吸收总量和血浆 $t_{1/2}$。

（19）乙醇 用药期间饮酒，胃肠道不良反应（溃疡或出血）增加。

## 氯诺昔康
## Lornoxicam

**【其他名称】** 达路、可塞风、可赛风、劳诺昔康、氯替诺昔康、正庭、Chlortenoxicam、Clolotenoxicam、Xafon、Xefo

**【分类】** 镇痛药＼解热镇痛抗炎药

**【制剂规格】** 片剂 ① 4mg。② 8mg。

粉针剂 8mg。

**【临床应用】**

**1. 说明书适应证**

（1）片剂 急性轻度至中度疼痛（如手术后急性疼痛、外伤疼痛、急性坐骨神经痛、腰痛、晚期癌痛）、慢性腰痛、骨性关节炎、类风湿关节炎和强直性脊柱炎。

（2）注射剂 用于手术后急性中度疼痛的短期治疗。

**2. 其他临床应用**

痛风性关节炎及腱鞘炎。

**【用法用量】**

**1. 说明书用法用量**

（1）急性轻度或中度疼痛 8~16mg/d，2~3 次 /d，p.o.。Max：16mg/d。另有说明书认为，可根据疼痛程度单次或多次口服，Max：≤ 32mg/d。

（2）慢性疼痛 8mg/ 次，bid.，p.o.。

（3）关节炎 8mg/ 次，bid.，p.o.。也有说明书认为，对于风湿性疾病引起的关节疼痛和炎症，12mg/d，2~3 次 /d，p.o.。Max：16mg/d。

（4）手术后急性中度疼痛的短期治疗 起始剂量为 8mg，i.m./i.v.；如 8mg 不能充分缓解疼痛，可加用 8mg；某些病例在术后第 1 日可能需另加 8mg，即当日最大剂量为 24mg。维持剂量为 8mg/ 次，i.m./i.v.，bid.，Max：≤ 16mg/d。

**2. 其他用法用量**

［国内参考信息］

术后疼痛 4~8mg/ 次，p.o.。

［国外参考信息］

（1）骨性关节炎、类风湿关节炎 12mg/d，bid.，p.o.。但在一项类风湿关节炎的研究中，4mg/d 与 12mg/d 产生的疗效相似。

（2）术后牙痛　单次服 8mg。

【禁忌证】

**说明书禁忌证**

（1）对本药或其他 NSAID 过敏者。

（2）严重心功能不全者。

（3）严重肝肾功能不全者。

（4）脑出血或疑有脑出血。

（5）大量失血或脱水。

（6）有出血性体质、凝血障碍或手术中有出血危险或凝血机制不健全者。

（7）消化性溃疡。

（8）急性胃肠道出血或急性胃、肠溃疡。

（9）血小板计数明显降低。

（10）＜18 岁者。

（11）孕妇及哺乳妇女。

（12）接受过急性手术且体重＜50kg 的老年患者（＞65 岁）。

【特殊人群用药】

**儿童**　尚无＜18 岁者的临床研究资料，不推荐使用。

**老人**　尚无＞65 岁者的临床研究资料。

**孕妇**　禁用。

**哺乳妇女**　禁用。

**肝功能不全者**　慎用，严重者禁用。

**肾功能不全 / 透析者**　轻至中度肾功能不全者应调整用量，严重者禁用。

【注意】

（1）慎用　①高血压（国外资料）。②因体液潴留或水肿而使心脏病加重者（国外资料）。③哮喘。④有胃肠道疾病或溃疡病史者（国外资料）。⑤骨髓抑制者（国外资料）。

（2）用药相关检查 / 监测项目　长期应用时应定期监测血常规、肝肾功能。

【给药说明】

（1）给药条件　①与噻嗪类利尿药、格列本脲合用时，本药应调整用量。②本药不宜连续长期服药。③本药有镇痛抗炎的对症疗效，无根治风湿病的作用，故应与治疗原发风湿病的措施同时进行。

（2）配伍信息　使用本药粉针剂前，应用随药提供的注射用水溶解，肌注时间应＞5 秒，静注时间应＞15 秒。

【不良反应】

（1）心血管　血压升高或降低、心悸、胸痛、胸闷、腿部水肿。

（2）神经　头痛、困倦、嗜睡、头昏、眩晕、失眠、刺痛等。

（3）精神　躁动、抑郁。

（4）内分泌 / 代谢　多汗。

（5）血液　WBC 减少、血小板减少。

（6）消化　恶心、呕吐、口干、味觉障碍、腹痛、腹泻、便秘、消化不良、胃烧灼感、GU、胀气、便血、消化道出血、穿孔、肝功能异常等。

（7）泌尿　排尿障碍、血尿素氮和肌酐升高。

（8）皮肤　皮肤潮红或注射部位疼痛、皮疹、斑疹、脱发。

（9）耳　耳鸣。

【药物过量】

处理意见　过量服用者宜输液促进排出，早期者需洗胃。

【相互作用】

（1）β-肾上腺素受体阻断药　此类药的降压作用降低。

（2）ACEI　ACEI 的降压和促尿钠排泄作用降低。

（3）袢利尿药　袢利尿药的利尿、降压作用降低，本药与呋塞米合用应调整用量。

（4）西咪替丁　本药的代谢减少，血药浓度升高，合用时本药应减量。

（5）锂　血锂浓度升高，合用时应调整用量。

（6）甲氨蝶呤　甲氨蝶呤的 AUC 增加。

（7）磺脲类药　磺脲类药的降糖作用增加。

（8）地高辛　本药的稳态血药峰浓度降低，$t_{1/2}$β 延长。地高辛清除率降低，中毒的危险性增加。合用时应调整地高辛用量。

（9）华法林　华法林的血药浓度显著降低，抗凝作用增强，出血的危险性增加。合用时应调整用量。

（10）酮洛酸　胃肠道不良反应增多，可能出现消化性溃疡、胃肠道出血和（或）穿孔。

（11）阿仑膦酸钠　胃肠道刺激增强，合用时应谨慎。

（12）双香豆素、茴茚二酮、依替贝肽等　出血的危险性增加。

（13）钙通道阻断药　胃肠道出血的危险性增加。

（14）环孢素　环孢素中毒的危险性增加。

（15）左氧氟沙星　发生惊厥的风险增加。

（16）雷尼替丁或含铝、钾、钙或铋的抗酸药　本药的药动学无明显影响。

（17）醋硝香豆素　有实验指出，两者合用未观察到醋硝香豆素的药动学或抗凝活性出现有临床意义的改变。

（18）氨茶碱　氨茶碱的药动学无影响。

（19）其他非甾体类抗炎药　合用不一定提高疗效，但增加不良反应。

（20）阿司匹林　阿司匹林使本药 $C_{max}$、AUC 和清除半衰期减少 20%；本药使阿司匹林的 $C_{max}$、AUC 和清除半衰期减少 6%~15%，且不良反应增强。

（21）食物　本药的吸收可延迟或降低。

## 美洛昔康
## Meloxicam

**【其他名称】** 安立青、尔安、和畅、宏强、吉康宁、科柏、可伊、络贯健、络康、洛珂、麦安、莫比可、美尔同、迈洁、莫刻林、迈力可、莫乐新、米诺希、奈邦、普利洛、清轻、赛可斯、斯莱美、塞欧斯、统克、吾琰、优络、优尼、则立、Mobic

**【分类】** 镇痛药\解热镇痛抗炎药

**【制剂规格】**

片剂　① 7.5mg。② 15mg。

分散片　7.5mg。

胶囊　7.5mg。

**【临床应用】**

**说明书适应证**

缓解类风湿关节炎、疼痛性骨性关节炎（关节病、退行性骨性关节炎）的症状。

**【用法用量】**

**1. 说明书用法用量**

口服 Max：15mg/d。对易发生不良反应者，起始剂量为 7.5mg/d。

（1）类风湿关节炎　15mg/ 次，qd.，p.o.。或 7.5mg/ 次，bid.，p.o.。根据治疗反应，可减至 7.5mg/d。

（2）骨性关节炎　7.5mg/ 次，qd.，p.o.。必要时可增至 15mg/ 次，qd. 或 7.5mg/ 次，bid.。

**2. 其他用法用量**

［国外参考信息］

类风湿关节炎、骨性关节炎　15mg/d，i.m.，连用 7d。

**【禁忌证】**

**说明书禁忌证**

（1）对本药过敏者。

（2）服用阿司匹林或其他 NSAID 后诱发哮喘、荨麻疹或过敏反应者。

（3）冠状动脉搭桥手术（CABG）围手术期疼痛的治疗。

（4）有使用 NSAID 后发生胃肠道出血或穿孔史者。

（5）有活动性消化道溃疡 / 出血，或既往曾复发溃疡 / 出血者。

（6）重度心力衰竭。

（7）严重肝功能不全者。

（8）非透析严重肾功能不全者。

（9）＜15 岁者。

（10）孕妇及哺乳妇女。

**【特殊人群用药】**

儿童　＜15 岁患儿禁用。

**老人** 老年患者使用非甾体类抗炎药出现不良反应的频率增加，尤其是胃肠道出血和穿孔，其风险可能是致命的。也可能伴有心脏或肝肾疾病。应慎用，并仔细监测。

**孕妇** 禁用。美国 FDA 妊娠安全性分级为：C 级。

**哺乳妇女** 禁用。必须使用时应停止哺乳。

**肝功能不全者** 严重肝功能不全者禁用，轻中度者慎用。有资料认为，轻度肝功能不全者、临床稳定的肝硬化者不需调整剂量，但应定期随访。

**肾功能不全 / 透析者** 非透析严重肾功能不全者禁用。严重肾衰竭的透析患者用药不应＞ 7.5mg/d。轻中度肾功能不全者（Ccr ＞ 25ml/min）不必减量。

**【注意】**

（1）慎用 ①因体液潴留和水肿而加重高血压或心脏疾病者。②高血压。③有高血压和 / 或心力衰竭（如液体潴留和水肿）史者。④肾血流和血容量减少者。⑤既往有胃肠道病史（溃疡性结肠炎、Crohn 病）者。⑥ HP 感染者。⑦凝血障碍或有凝血功能障碍史者。⑧正使用抗凝药者。

（2）交叉过敏 对其他 NSAIDs 过敏者，对本药也可能过敏。

（3）用药相关检查 / 监测项目 ①应定期检查肝肾功能，尤其是＞ 65 岁的老年患者。②用药 3 个月内检查 1 次血象、血清钠钾和粪便隐血，以后每 3~12 个月复查 1 次。③高血压患者在开始本药治疗和整个治疗过程中均应密切监测血压。

（4）对驾驶 / 机械操作的影响 用药后如出现眩晕和嗜睡，应避免驾车和操作机械。

**【给药说明】**

（1）给药条件 ①血容量减少者（如脱水、充血性心力衰竭、肝硬化、肾病综合征、肾脏疾病、使用利尿药者、外科手术患者），易出现肾功能失代偿，但停用 NSAIDs 后，肾功能通常可恢复到用药前水平。在治疗初期应仔细监控上述患者的利尿容量和肾功能。②虚弱或衰竭患者用药时应仔细监测。③根据控制症状的需要，在最短治疗时间内使用最低有效剂量，可使不良反应降至最低。

（2）减量 / 停药条件 ①如出现 Hb 浓度或平均血细胞比容明显降低、粪便隐血试验呈阳性，以及消化性溃疡、消化不良和黑便等，应停药并立刻检查上消化道状况。②如出现黏膜及皮肤不良反应、显著或持续的血清氨基转移酶或其他肝功能指标升高，应停药。

（3）其他 与利尿药合用时应补充足够的水分，治疗前还应监测肾功能。

**【不良反应】**

（1）心血管 水肿、血压升高、心悸、潮红。本药可致新发高血压或已有高血压症状加重，心血管事件的发生率增加。临床研究显示，本药可能引起严重心血管血栓性不良事件、心肌梗死、脑卒中的风险增加，其风险可能是致命的。有心血管疾病或心血管疾病危险因素者风险更大，既往无心血管症状者也应警惕。胸痛、气短、无力、言语含糊等症状和体征出现时应谨慎。

（2）神经 轻微头晕、头痛、眩晕、耳鸣、嗜睡。

（3）血液 贫血、WBC 分类计数异常（WBC 减少）、血小板减少。

（4）消化 消化不良、恶心、呕吐、腹痛、腹胀、腹泻、便秘、短暂的肝功能指标异常（肝酶升高）、嗳气、食管炎、胃肠道出血、GU、DU、结肠炎、肝炎、胃炎等。可能引起胃肠道出血、溃疡和穿孔，其风险可能是致命的。发生胃肠道出血或溃疡时，应停药。

（5）呼吸 急性哮喘（使用 NSAIDs，包括本药）。

（6）泌尿 肾功能指标异常（血清肌酐和 / 或血清尿素氮升高）、ARF、间质性肾炎、肾小球肾炎、肾髓质坏死或肾病综合征、严重肾功能不全（见于脱水患者）。

（7）皮肤　瘙痒、皮疹、口炎、荨麻疹、感光过敏、大疱反应、多形红斑。可引起致命的、严重的皮肤不良反应，如剥脱性皮炎、Stevens–Johnson 综合征、中毒性表皮坏死溶解症，这些严重不良反应可在无征兆的情况下出现。在首次出现皮疹或过敏反应的其他征象时，应停药。

（8）眼　结膜炎、视觉障碍（包括视物模糊）。

（9）其他　血管性水肿、迅速发生的过敏样及过敏性反应。

**【药物过量】**

处理意见　尚无特效解毒药，如用药过量应采取洗胃及支持疗法等常规措施。也可口服考来烯胺，加快本药排出。

**【相互作用】**

（1）考来烯胺　本药的排泄加快。

（2）ACEI、袢利尿药（呋塞米除外）、噻嗪类利尿药　此类药的降压和利尿作用降低。

（3）保钾利尿药　保钾利尿药的利尿作用降低，可能导致高钾血症或中毒性肾损害。

（4）β–肾上腺素受体阻断药　上述药的降压作用减弱。

（5）宫内避孕器　有报道，NSAIDs 会降低宫内避孕器的效能。

（6）锂剂　血锂浓度升高，故建议在开始使用、调节剂量或停用本药时监控血锂浓度。合用时注意监测血象。

（7）环孢素　环孢素中毒的风险增加。

（8）左氧氟沙星、氧氟沙星　癫痫发作的风险增加。

（9）磺脲类药物　低血糖发生的风险增加。

（10）其他 NSAIDs（包括选择性 COX–2 抑制药）、钙通道阻断药　发生胃肠道不良反应（胃肠道溃疡、消化道出血或穿孔等）的风险增加。应避免与其他 NSAIDs 合用。

（11）MTX　MTX 的毒性增加，合用时应严格监控血细胞数及肝功能。

（12）免疫抑制药　可能导致 ARF。

（13）氨苄噻哌啶、口服抗凝药、溶栓药　出血的可能性增加。如必需合用，应密切监测抗凝药与溶栓药的作用。

（14）茴茚二酮、苯茚二酮、苯丙香豆素、双香豆素、低分子肝素或肝素类药物　出血的危险性增加，应注意监测 PT 值和 INR 值，并观察与出血（特别是胃肠出血）有关的症状。

（15）抗酸药、西咪替丁、呋塞米、地高辛等　本药治疗剂量下与上述药合用，未见明显的药动学相互作用和不良反应。

## 奥沙普秦
## Oxaprozin

**【其他名称】** 奥克清、澳谱欣、奥沙新、苯噁丙酸、噁丙嗪、二苯噁唑丙酸、鲁明奥欣、诺碧松、诺德伦、诺松、Actirin、Daypro、Durapro、Duraprox、Neptunlong、Oxapro、Oxaprozine

**【分类】** 镇痛药\解热镇痛抗炎药

**【制剂规格】** 肠溶片　200mg。

分散片　200mg。

胶囊　200mg。

肠溶胶囊　200mg。

**【临床应用】**

说明书适应证

（1）用于多种急慢性关节炎（如风湿性关节炎、类风湿关节炎、骨性关节炎、强直性脊柱炎、痛风性关节炎），以及关节周围软组织痛（如肩关节周围炎、颈肩腕综合征）镇痛治疗。

（2）用于牙痛、外伤及手术后以消炎镇痛。

【用法用量】

1. 说明书用法用量

一般用法　200~400mg/次，qd.，或分2次给药，饭后服，连用1周以上。剂量可根据年龄和症状适当增减，Max：600mg/d。

2. 其他用法用量

［国外参考信息］

（1）一般用法　600mg/d，p.o.，可增至1200mg/d，增量前应确定患者耐受性。Max：1800mg/d（不超过26mg/kg），分次服。体重不足50kg者或可能患消化性溃疡者，Max：≤1200mg/d。

（2）类风湿关节炎　起始剂量：1200mg/d，清晨顿服。

（3）中、重度骨性关节炎　常用量：1200mg/d，症状较轻或低体重者可600mg/d，清晨顿服。若患者不能耐受，可分次给药。

【禁忌证】

说明书禁忌证

（1）对本药或其他非甾体类药过敏者。

（2）哮喘或有哮喘、荨麻疹病史者。

（3）心力衰竭。

（4）严重肝肾疾病。

（5）消化性溃疡。

（6）血液病、粒细胞减少症、血小板减少症。

（7）利尿药导致的血容量降低或肾血流量不足。

（8）儿童。

（9）孕妇及哺乳妇女。

【特殊人群用药】

**儿童**　禁用。

**老人**　老年患者多有肝、肾功能减退，易发生不良反应，用药应谨慎或适当减量。

**孕妇**　国内资料建议孕妇禁用。国外资料认为，本药可延迟分娩，加速胎儿动脉导管关闭，与异常分娩相关，不能用于妊娠晚期。美国FDA妊娠安全性分级为：C级。

**哺乳妇女**　禁用。

**肝功能不全者**　严重肝脏疾病者禁用。有肝功能不全病史者慎用。

**肾功能不全/透析者**　严重肾脏疾病者禁用。肾功能不全者慎用。

【注意】

（1）慎用　①光过敏者（国外资料）。②曾患有消化性溃疡、胃肠道出血或穿孔者（国外资料）。③有出血病史者。

（2）交叉过敏　本药与其他非甾体类药物有交叉过敏。

（3）用药相关检查/监测项目　长期用药者应监测血象和肝肾功能。

【给药说明】

（1）给药条件　①应用阿司匹林或其他NSAID引起胃肠道不良反应者，可试用本药，但应密切观察不良反应。②本药应与其他作用较慢的抗风湿药同用，以控制关节炎的活动性和病情进展。③本药分散片可直接吞服或用水溶解后口服。

（2）减量/停药条件　①如患者出现视物模糊、色视、弱视或胶原病时，应停药。②如出现消化道出血（或穿孔）、过敏反应等，应停药并采取相应紧急措施。③长期服药者如出现肝、肾功能或血象异常，应停药并给予适当处理。

【不良反应】　不良反应与服用剂量呈正相关。

（1）神经　头晕、头痛、眩晕、神经过敏、困倦、嗜睡、失眠、意识不清、抽搐。

（2）精神　抑郁。

（3）内分泌/代谢　卟啉病：在治疗当日或几个月后发生，通常在停药后消退。

（4）血液　粒细胞减少、全血细胞减少。

（5）消化　恶心、呕吐、消化不良、食欲缺乏、胃痛、胃不适、腹痛、腹胀、腹泻、便秘、口渴、口炎。严重者：消化性溃疡、消化道出血或穿孔、一过性肝功能异常、黄疸、急性重型肝炎。

（6）泌尿　肾病综合征、排尿困难、肾功能减退、急性间质性肾炎、血尿和蛋白尿。老年人、肾功能不全者、心力衰竭者、肝脏疾病者或使用利尿药者最有可能发生肾功能下降。停药后，肾功能常可恢复。

（7）皮肤　皮疹、瘙痒、轻度光敏感性、史–约综合征，另可使身体暴露部位的疱疹发病率升高。

（8）其他　过敏反应、水肿。

【药物过量】

（1）表现　尚无本药过量的资料，其症状可能与NSAID过量时的症状类似，可见嗜睡、恶心、呕吐及上腹部痛等，通常对症处理后可好转；少见胃肠道出血、昏迷、高血压、ARF及呼吸抑制。

（2）处理意见　无特效拮抗药。应及时催吐或洗胃（GU、胃出血、胃穿孔者除外）、口服活性炭，同时给予对症、支持治疗。本药血浆蛋白结合率高，利尿、碱化尿液或血透可能无效。

【相互作用】

（1）利尿药　可使利尿药的利尿及排钠效果降低。

（2）ACEI和β–肾上腺素受体阻断药　可影响上述药的降压效果。

（3）华法林、双香豆素等抗凝药　抗凝作用增强，出血倾向增加。与口服抗凝药合用时应谨慎。

（4）地高辛　可使地高辛血药浓度增高，合用时（尤其是老年人或肾功能不全者）有增加地高辛毒性的危险。

（5）锂剂　发生锂中毒（乏力、震颤、烦渴、意识混乱）的危险性增加。

（6）甲氨蝶呤　可使甲氨蝶呤血药浓度增高而致中毒。

（7）阿司匹林　增加阿司匹林的毒性，宜适当调节药物剂量。

（8）氧氟沙星、左氧氟沙星　可能导致CNS兴奋性增高而引起惊厥。

（9）环孢素　可能发生ARF。

（10）低分子肝素或多磺酸基黏多糖（聚硫酸脂多糖）　对于蛛网膜下腔阻滞或硬膜外麻醉者，在任何时候合用低分子肝素或多磺酸基黏多糖（聚硫酸脂多糖），都可能增加发生硬膜外或脊椎血肿的危险性。

（11）酮洛酸　可加重胃肠道不良反应（如GU、胃肠道出血和/或穿孔）。

## 依托度酸
## Etodolac

【其他名称】安通停、吡喃吲哚乙酸、罗丁、那止、舒雅柯、依芬、依特、Edolan、Etodolic Acid、Etolac、Lodine、Ramodar、Zedolac

【分类】镇痛药\解热镇痛抗炎药

【制剂规格】片剂　① 0.2g。② 0.4g。

缓释片　0.4g。

胶囊　0.2g。

【临床应用】

**1. 说明书适应证**

可用于以下疾病的急性发作治疗，也可用于长期治疗：

（1）缓解骨性关节炎、类风湿关节炎的症状和体征。

（2）缓解疼痛症状。

**2. 其他临床应用**

（1）缓解手术后、拔牙后疼痛及痛经。

（2）缓解强直性脊柱炎、痛风性关节炎的症状和体征。

（3）缓解软组织风湿的肿痛症状。

【用法用量】

**1. 说明书用法用量**

（1）急性疼痛　0.2~0.4g/次，q.8h，p.o.。Max：≤ 1.2g/d（体重＜60kg者：≤ 0.02g/kg）。

（2）骨性关节炎、类风湿关节炎　①常规制剂：0.4~1.2g/d，p.o.（分次）。Max：≤ 1.2g/d（体重＜60kg者：≤ 0.02g/kg）。②缓释片：0.4~1g/次，qd.。最小有效剂量应个体化，长期用药时可酌情增减剂量。

2. 其他用法用量

［国内参考信息］

解热、镇痛 0.4~0.8g/次，qd.，p.o.。必要时12h后重复1次。

［国外参考信息］

（1）急性疼痛 常用剂量为0.2~0.4g/次，p.o.，必要时q.6~8h。Max：≤1g/d（体重＜60kg者：≤0.02g/kg）。

（2）术后牙痛、外阴切开术后疼痛、矫形外科或泌尿外科术后疼痛 单次服0.1~0.2g。

（3）类风湿关节炎 初始剂量：0.3g/次，2~3次/d，p.o.；也可0.4~0.5g/次，bid.。Max：≤1g/d（少数患者可用至1.2g）。维持剂量：0.6g/d。本药缓释剂：0.4~1g/次，qd.，p.o.。

（4）骨性关节炎 起始剂量：0.2g/次，3~4次/d，p.o.；或0.3g/次，2~4次/d，p.o.；或0.4g/次，2~3次/d，p.o.；也可0.5g/次，bid.，p.o.。其他同类风湿关节炎。

【禁忌证】

说明书禁忌证

（1）对本药过敏者。

（2）使用阿司匹林或其他NSAID发生过哮喘、荨麻疹或其他变态反应者。

（3）活动性消化性溃疡患者。

（4）有其他NSAID引起的胃肠道溃疡或出血史者。

【特殊人群用药】

**儿童** 不推荐使用，尚未确定儿童用药的安全性和有效性。

**老人** 老年人对PG合成受抑更敏感，用药时可能需调整剂量。

**孕妇** NSAID可影响动脉导管闭合。尚未确定孕妇用药的安全性，用药应权衡利弊（尤其在妊娠晚期）。美国FDA妊娠安全性分级为：C级。

**哺乳妇女** 尚不清楚本药是否泌入人乳，哺乳妇女应慎用。

**肝功能不全者** 慎用。

**肾功能不全/透析者** 慎用。据国外资料，轻至中度肾功能不全者不必调整剂量，但鉴于可能对肾功能产生累积毒性，故应谨慎给药。

【注意】

（1）慎用 ①液体潴留、高血压或心衰患者。②有哮喘（除使用NSAID引起）病史者。③有上消化道疾病史者。④凝血功能障碍者（国外资料）。⑤心肌梗死及脑卒中者（慎用或避免连续服药过长）。

（2）对检验值/诊断的影响 ①可使尿胆红素检测出现假阳性。②用快速诊断学方法检查时，部分患者尿酮体出现假阳性反应。

（3）用药相关检查/监测项目 ①开始服药期间应经常监测血压。②长期用药应检测血常规、Hb、血细胞比容及肝、肾功能。③严重肾功能不全者用药时应密切监测肾功能。

【给药说明】

（1）给药条件 ①为保证最佳的疗效和耐受性，剂量应个体化。②本药不宜长期连续服用。需长期治疗者（尤其是老年人），应严密监测本药潜在的不良反应（如有无溃疡或出血表现），并根据需要调整剂量。③本药可与食物同服或饭后用水冲服以减少胃肠道反应。

（2）减量/停药条件 出现氨基转移酶持续增高、肝功能不全、全身性不良反应（如嗜酸性粒细胞增多、皮疹等）及肾脏不良反应时，应停药。

【不良反应】 本药总体耐受性较好，大多数不良反应短暂而轻微。

（1）心血管 充血性心力衰竭、高血压、心悸、晕厥、坏死性或过敏性血管炎、体液潴留、水肿。

（2）神经 不适、头晕、头痛、失眠、嗜睡。

（3）精神 焦虑、抑郁、神经质。

（4）内分泌/代谢 浮肿、血糖升高（既

往已控制的糖尿病患者可出现)。

(5)血液　贫血、瘀斑、血小板减少、WBC减少、全血细胞减少、粒细胞缺乏、出血时间延长。

(6)消化　便秘、腹痛、腹泻、消化不良、腹胀、胃炎、黑便、恶心、呕吐、厌食、口干、口炎、口渴、嗳气、肝功能衰竭、肝炎、黄疸、胰腺炎、小肠不良反应(穿孔、狭窄)、结肠不良反应(结肠炎、憩室穿孔、活动性炎性肠病)、伴或不伴出血穿孔的消化性溃疡、肠溃疡、氨基转移酶升高等。

(7)呼吸　哮喘等。

(8)泌尿　排尿困难、尿频、肾小球肾炎、肾盂肾炎、间质性肾炎、肾病综合征、肾衰竭、肾乳头坏死、BUN及肌酐升高。

(9)骨骼肌肉　肌肉痛性痉挛。

(10)皮肤　皮疹、瘙痒、史-约综合征、色素沉着、水疱性大疱疹、荨麻疹、多汗、伴紫癜的皮肤血管炎、血管性水肿、面色潮红、多形性红斑等。

(11)眼　视物模糊、畏光、短暂性视觉障碍。

(12)耳　耳鸣等。

(13)其他　全身症状有乏力、寒战、发热。也有过敏反应、类过敏反应、胸痛、胸闷。

**【药物过量】**

(1)表现　急性中毒症状通常局限于嗜睡、恶心、呕吐及上腹部疼痛,也可发生胃肠道出血、昏迷;极为罕见高血压、ARF及呼吸抑制;还可见过敏反应。

(2)处理意见　无特效解毒药,可采用对症和支持疗法。①服用常用剂量的5~10倍或服用后4h内出现症状者应洗胃。②可催吐、服用活性炭(成人60~100g,儿童1~2g/kg)及进行渗透性导泻。③本药蛋白结合率很高,其他特殊疗法(如利尿、碱化尿液、血透)对清除本药可能无效。

**【相互作用】**

(1)抗酸药　本药的$C_{max}$下降,但$t_{max}$无影响。

(2)β-肾上腺素受体阻断药　此类药的抗高血压作用减弱,必要时应调整其剂量。

(3)ACEI　ACEI的抗高血压作用和利尿排钠作用降低。

(4)环孢素、地高辛和锂剂　此类药的血药浓度升高,毒性增加。合用时应密切监测不良反应,尤其是对肾功能不全者。

(5)MTX　MTX的清除率可能降低,毒性增加。

(6)抗凝药(华法林、醋硝香豆素、双香豆素、苯丙香豆素、茴茚二酮、苯茚二酮等)　出血(尤其是胃肠道出血)的危险性增加。合用时应密切监测PT、INR,必要时应调整抗凝药的剂量。

(7)依替贝肽(血小板聚集抑制药)　依替贝肽抗凝作用可能增强,发生内脏出血、体表出血的风险增加。

(8)低分子肝素、低分子类肝素(如达那帕罗)　血小板功能降低。若患者同时接受麻醉,发生蛛网膜下腔血肿或硬膜外血肿的风险增加。

(9)钙通道阻滞药、氯吡格雷　胃肠道出血的危险性增加,合用应谨慎。

(10)阿仑膦酸钠　胃肠道刺激症状可能加重,合用时需调整上述药剂量。

(11)酮洛酸　可导致严重的胃肠道不良反应,两者禁止合用。

(12)阿司匹林、保泰松　潜在的不良反应增加,不推荐合用。

(13)β-葡聚糖　动物试验表明,合用时,胃肠道不良反应的发生率升高,应避免合用。

(14)棉酚(男用避孕药)　胃肠道不良反应加重。应避免同服,可于不同时间服用,或在进食时服药。

(15)黑叶母菊　本药不良反应(出血等)增加,不推荐合用。

(16)氧氟沙星、左氧氟沙星　发生惊

厥的风险增加。

（17）免疫抑制药　有导致 ARF 的风险。

（18）布洛芬、醋氨芬、苯妥英、丙磺舒、吲哚美辛、氯磺丙脲、优降糖、萘普生、格列吡嗪、吡罗昔康、甲氨蝶呤　体外研究表明，本药药动学无明显影响。

（19）高脂饮食　口服本药缓释片 600mg 后，本药 $C_{max}$ 可增高 54%。

## 对乙酰氨基酚
## Paracetamol

**【其他名称】** 爱尔星、安佳热、爱森、安怡、保达琳、百服咛、必理通、倍乐信、奔乌龙、醋氨酚、尔合依、儿童百服咛、恒诺、静迪、酪芬得、普乐尔、扑热息痛、日立清、施宁、斯耐普 –FR、素廷、泰诺林、退热净、幸福止痛素、兴乐宁、宜利妙、悦诺清、易尚、乙酰氨基苯酚、乙酰氨基酚、Acetaminophen、Ben–U–Ron、Fortolin、Panadol、Paracetamolum、TYLENOL

**【分类】** 镇痛药 \ 解热镇痛抗炎药

**【制剂规格】** 片剂　① 0.1g。② 0.3g。③ 0.5g。

咀嚼片　① 80mg。② 160mg。

分散片　0.1g。

泡腾片　0.5g。

缓释片　0.65g。

胶囊　0.3g。

糖浆　100ml : 5g。

凝胶　5g : 120mg。

颗粒　2g : 0.1g。

泡腾冲剂　① 0.1g（小儿用）。② 0.5g（成人用）。

干混悬剂　6.5g : 0.5g。

混悬液　① 15ml : 1.5g。② 30ml : 0.96g。③ 100ml : 3.2g。

口服液　① 10ml : 0.25g。② 60ml（3.2%）。

溶液　5ml : 0.25g。

滴剂　① 10ml : 1g。② 15ml : 1.5g。③ 16ml : 1.6g。

栓剂　① 0.15g。② 0.3g。③ 0.6g。

注射液　① 1ml : 0.075g。② 2ml : 0.25g。

**【临床应用】**

1. 说明书适应证

（1）普通感冒或流感引起的发热。

（2）缓解轻中度疼痛，如关节痛、偏头痛、头痛、肌肉痛、牙痛、痛经、神经痛。

（3）癌性痛及术后止痛。

2. 其他临床应用

（1）轻型消化性溃疡及胃炎。

（2）对阿司匹林过敏、不耐受或不适于应用阿司匹林者（水痘、血友病及其他出血性疾病等）。

**【用法用量】**

1. 说明书用法用量

一般用法　（1）普通制剂：0.5g/ 次，p.o.，若持续高热或疼痛，q.4~6h，24h 量 ≤ 2g。缓释制剂：0.65~1.3g/ 次，q.8h，p.o.。Max：≤ 4g/d。（2）也可 0.15~0.25g/ 次，i.m.。（3）经直肠给药时，0.3g/ 次，若持续高热，可 q.4~6h。24h 量 ≤ 1.2g。用于退热时，疗程 ≤ 3d；用于镇痛时，疗程 ≤ 5d。

2. 其他用法用量

［国内参考信息］ 普通制剂：0.3~0.6g/ 次，qid. 或 q.4h，p.o.；Max：≤ 2g/d。疗程 ≤ 10d。

［国外参考信息］ 0.65~1g/ 次，q.4~6h，Max：4g/d。

**【禁忌证】**

说明书禁忌证

（1）对本药过敏者。

（2）严重肝、肾功能不全。

（3）酒精中毒。

**【特殊人群用药】**

儿童　本药在新生儿体内可能排泄缓慢，毒性相对增强。婴儿慎用。不推荐 < 12 岁儿童使用本药缓释片。但国外资料认为本药对儿童并无特殊影响。

1. 说明书用法用量

一般用法　①片剂：6~12 岁，250mg/ 次；

＞12 岁，500mg/ 次。如持续发热或疼痛，可间隔 4~6h 重复用药 1 次，24h 内不得超过 4 次。②缓释片：12~18 岁儿童，0.65g/ 次，如持续发热或疼痛，q.8h，24h 不超过 3 次。③滴剂或口服溶液：1~2 岁（或体重 10~12kg），50~100mg（滴剂）/ 次，p.o.；2~3 岁（12~14kg），100~150mg（滴剂）或 96mg（口服溶液）/ 次，p.o.；4~6 岁（16~20kg），150~200mg（滴剂）或 160mg（口服溶液）/ 次，p.o.；7~9 岁（22~26kg），200~250mg（滴剂）或 256mg（口服溶液）/ 次，p.o.；10~12 岁（28~32kg），250~300mg（滴剂）或 320mg（口服溶液）/ 次，p.o.。若持续高热或疼痛，可 q.4~6h，24h 量≤ 4 次。④也可直肠给药，＜ 12 岁儿童 0.15g/ 次，若持续高热或疼痛，可 q.4~6h，24h ≤ 0.6g；＞ 12 岁儿童 0.3g/ 次，qd.。

2. 其他用法用量

［国内参考信息］①10~15mg/（kg·次），p.o. 或 1.5g/（$m^2$·d），分次服，q.4~6h。3~12 岁小儿每 24h ≤ 5 次，疗程≤ 5d。②也可直肠给药，3~12 岁小儿，0.15~0.3g/ 次，qd.。

［国外参考信息］可按年龄计算口服量（表 14-1-1），也可按体重计算［相当于 10~15mg/（kg·次）］（表 14-1-2）。直肠给药时，起始剂量：40mg/kg，或 20mg/（kg·次），q.6h。

表 14-1-1　各年龄组的用量

| 年龄 | 单次量（mg） | 全日量（mg） |
|---|---|---|
| ＜3 个月 | 40 | 200 |
| 4~11 个月 | 80 | 400 |
| 12~23 个月 | 120 | 600 |
| 2~3 岁 | 160 | 800 |
| 4~5 岁 | 240 | 1200 |
| 6~8 岁 | 320 | 1600 |
| 9~10 岁 | 400 | 2000 |
| 11 岁 | 480 | 2400 |

表 14-1-2　按体重计算的用量

| 体重（磅） | 体重（kg） | 单次量（mg） | 全日量（mg） |
|---|---|---|---|
| 6~11 | 2.0~5.4 | 40 | 200 |
| 12~17 | 5.5~7.9 | 80 | 400 |
| 18~23 | 8.0~10.9 | 120 | 600 |
| 24~35 | 11.0~15.9 | 160 | 800 |
| 36~47 | 16.0~21.9 | 240 | 1200 |
| 48~59 | 22.0~26.9 | 320 | 1600 |
| 60~71 | 27.0~31.9 | 400 | 2000 |
| 72~95 | 32.0~43.9 | 480 | 2400 |

**老人**　据国外资料不必调整剂量。

**孕妇**　本药可透过胎盘，已有报道孕妇长期使用本药引起新生儿肾衰竭，孕妇应慎用。美国 FDA 妊娠安全性分级为：B 级。

**哺乳妇女**　本药在乳汁中可达一定浓度，不推荐哺乳期使用。

**肝功能不全者**　肝病或病毒性肝炎患者慎用，严重肝功能不全者禁用。

**肾功能不全 / 透析者**　轻中度肾功能不全者慎用，严重者禁用。

**【注意】**

（1）慎用　①严重心、肺疾病。②G-6-PD 缺乏症（国外资料）。③对阿司匹林过敏者。④过敏体质者。

（2）交叉过敏　对阿司匹林过敏者通常不对本药过敏。但有报道，不到 5% 的因阿司匹林过敏引起哮喘的患者服用本药后发生轻度支气管痉挛。

（3）对检验值 / 诊断的影响　①血糖测定：应用葡萄糖氧化酶 / 过氧化酶法测定时可出现假性低值，用已糖激酶 /6- 磷酸脱氢酶法测定时无影响。②血清尿酸测定：应用磷钨酸法测定时可出现假性高值。③尿 5- 羟吲哚醋酸（5-HIAA）测定：用亚硝基萘酚试剂作定性过筛试验时可出现假阳性结果，定量试验不受影响。④使用 YSI 葡萄糖分析仪时可出现假阳性结果。⑤单次大剂量应用（＞ 8~10g）或长期较小剂量应用（＞ 3~5g/d）时，PT、血清胆红素浓度、LDH 浓度及氨基转移酶均可增高。

（4）用药相关检查 / 监测项目　给药前应注意检查肝、肾功能，对长期较大剂量用药者应定期复查（包括血常规、肝肾功能等）。

【给药说明】

给药条件 （1）本药缓释片应整片服用，不得碾碎或溶解后服用。（2）本药用于解热和镇痛是对症治疗，必要时辅以对因治疗。用于解热不超过 3d，用于止痛不超过 5d。

【不良反应】

各种不良反应通常与大量长期、过量用药（包括中毒量）或伴有肝、肾功能不全等异常情况有关。

（1）精神　常规剂量下对情绪无影响。

（2）内分泌 / 代谢　低体温。

（3）血液　溶血性贫血、粒细胞缺乏、全血细胞减少、浆细胞增多、血小板增多、慢粒白血病、慢淋白血病、血小板减少症（包括免疫性血小板减少症）、高铁血红蛋白血症。

（4）消化　恶心、呕吐、腹痛。胃肠刺激作用小，短期服用不会引起胃肠道出血。长期大量用药可致肝功能异常，严重者可致肝昏迷甚至死亡；如有可能，可测定本药血药浓度或 $t_{1/2}$ 以了解肝损程度。

（5）呼吸　哮喘，对阿司匹林过敏患者的支气管痉挛可能加重。

（6）泌尿　肾乳头坏死性肾衰竭等肾疾病（长期大量用药），尤其是肾功能低下者，可出现肾绞痛或 ARF。

（7）骨骼肌肉　横纹肌溶解症（用本药做激发试验）。

（8）皮肤　血管性紫癜、急性全身性疱疹样脓疱病、乳头样斑丘疹、中毒性表皮坏死松解。

（9）其他　出汗、苍白、过敏性皮炎（皮疹、皮肤瘙痒等，应立即停药）。尚无本药致癌的报道。出现红斑或水肿症状应立即停药。

【药物过量】

（1）剂量　＞ 10g/d。

（2）表现　过量服药后，可很快出现皮肤苍白、食欲缺乏、恶心、呕吐、胃痛或胃痉挛、腹泻、多汗等症状，且可持续 24h。在用药的第 1~4 日内可出现腹痛、肝脏肿大和压痛、氨基转移酶升高及黄疸。第 4~6 日可出现肝功能衰竭，表现为肝性脑病、抽搐、惊厥、呼吸抑制、昏迷等症状，及凝血障碍、胃肠道出血、DIC、低血糖、酸中毒、心律失常、循环衰竭、肾小管坏死直至死亡。有些患者表现不典型，仅有腹痛、代谢性酸中毒或昏迷、过度换气及呼吸抑制。过量的患者中约 12% 出现肾衰竭，但并不一定伴肝衰竭。曾有报道过量用药后出现心肌损害。

（3）处理意见　①催吐、洗胃，维持水电解质平衡，纠正低血糖，PT 比率＞ 1.5 时需补充 Vit $K_1$，PT 比率＞ 3 时需用新鲜冷冻血浆、浓缩凝血因子，还可给利尿剂促进药物排泄。②给拮抗药 N- 乙酰半胱氨酸：开始时口服 140mg/kg，然后 70mg/（kg · 次），q.4h，共用 17 次。病情严重时可将药物溶于 5%GS 200ml 中静脉给药。也可口服甲硫氨酸。12h 内给予拮抗药时疗效好。③如过量用药后 24h 内未能使用拮抗剂，则需血透或血液灌注，有助于清除血液中的对乙酰氨基酚，但防止肝毒性的效果不明。④同时进行以下监测和检查：监测血药浓度应至少在过量用药 4h 后进行。本药血药浓度在服药后 4h 为 150μg/ml，6h 为 100μg/ml，8h 为 70μg/ml，10h 为 50μg/ml，15h 为 20μg/ml，20h 为 8μg/ml，24h 为 3.5μg/ml 时，提示可能有肝中毒，须完成全疗程的乙酰半胱氨酸治疗。若首次血药浓度测定水平低于以上数值可考虑停用乙酰半胱氨酸。肝功能检查应每 24h 测定 1 次，至少连续测定 96h。肾脏及心脏功能检查视临床需要而定。

**【相互作用】**

（1）考来烯胺　本药的疗效减弱。

（2）拉莫三嗪　拉莫三嗪的疗效降低。

（3）二氟尼柳　本药的血药浓度上升（约 50%），曾有因浓度升高引起肝毒性的报道。

（4）华法林　华法林引起出血的风险增加。

（5）抗凝药（如醋硝香豆素）　抗凝药的抗凝作用增强，合用时应根据 PT 调整其用量。

（6）非诺多泮　非诺多泮的血药浓度上升 30%（短期合用）或 70%（长期合用），AUC 增加 50%（短期合用）或 66%（长期合用）；非诺多泮的代谢产物含量及 AUC 下降。尚无两者短暂合用发生不良反应的报道。

（7）白消安　白消安的肾脏清除率减少。

（8）氯霉素　氯霉素的毒性（出现呕吐、低血压、低体温）增强。

（9）磷苯妥英、苯妥英、磺吡酮、卡马西平（大量卡马西平频繁地与本药合用）　本药的代谢增加，肝毒性也增加。

（10）异烟肼　本药的肝毒性增加。

（11）齐多夫定　齐多夫定毒性增加，避免合用。

（12）美替拉酮　本药中毒的风险增加。

（13）其他肝酶诱导药（尤其是巴比妥类或抗惊厥药）　两者长期或大量联用，发生肝脏毒性的风险更高。

（14）阿司匹林、其他水杨酸盐类药或其他 NSAID　本药长期大量与此类药合用（如每年累积用量达 1000g，应用＞3 年），肾毒性（包括肾乳头坏死、肾及膀胱肿瘤等）明显增加。

（15）口服避孕药　本药的血药浓度降低，炔雌醇的血药浓度增加。

（16）抗酸药　本药的 $t_{max}$ 显著延缓，但本药的平均血药浓度、$C_{max}$ 及 $t_{1/2}$ 无影响。

（17）替扎尼丁　本药口服时的 $t_{max}$ 延迟，临床意义不明。

（18）佐米曲普坦　佐米曲普坦的血药浓度轻度升高，但无临床意义。

（19）降压药（如阿替洛尔）　此类药的降压作用基本不受影响。

（20）食物（尤其是富含碳水化合物的食物）　本药吸收减慢，$C_{max}$ 降低。

（21）乙醇　本药产生更多毒性代谢产物。长期嗜酒者过量应用本药后肝毒性更大。

## 贝诺酯
## Benorilate

**【其他名称】** 阿扑双欣、百乐来、醋酰苯醋柳酯、对乙酰氨基酚乙酰水杨酸酯、金诺匹林、苦乐来、扑热息痛乙酰水杨酸酯、扑炎痛、酰胺水杨酯、益诺、乙酰水杨酸对乙酰胺苯酯、Benasprate、Benoral、Benorilatum、Benortan、Benorylate、Fenasprate、Salipran、Winolate

**【分类】** 镇痛药\解热镇痛抗炎药

**【制剂规格】** 片剂　① 0.2g。② 0.4g。③ 0.5g。

分散片　① 0.5g。② 0.2g。

颗粒　0.5g。

口服混悬液　50ml : 10g。

**【临床应用】**

说明书适应证

（1）风湿性及类风湿关节炎、痛风性关节炎。

（2）发热、头痛、神经痛、手术后疼痛、牙痛、关节痛、肌肉痛、咽喉红肿疼痛及痛经等。

**【用法用量】**

1. 说明书用法用量

（1）解热镇痛　0.4~1.2g/ 次，3~4 次 /d，p.o.，疗程不超过 10d。口服混悬液：2.5~7.5ml/ 次，3~4 次 /d。

（2）活动性类风湿关节炎及风湿性关节

炎　口服混悬液 20ml/ 次，bid.（早晚各 1 次）；或 10ml/ 次，3~4 次 /d。

（3）幼年型类风湿关节炎　口服混悬液 5ml/ 次，3~4 次 /d；或开始按 0.2g/kg（以贝诺酯计）给药，然后调整剂量使血药浓度达 250μg/ml（以水杨酸盐计）左右。

2. 其他用法用量

［国外参考信息］

（1）活动性类风湿关节炎　2g/ 次，2~3 次 /d，p.o.；或 4g/ 次，bid.，p.o.。

（2）骨性关节炎　1.5~2.25g/ 次，2~3 次 /d，p.o.；或 6~8g/d，2~3 次 /d，p.o.。

（3）转移性骨癌所致的疼痛　2~4g/ 次，bid.，p.o.。

（4）肩关节炎、颈腰椎关节强直及退行性关节炎所致的疼痛　2.25g/ 次，tid.，p.o.。

（5）运动损伤所致的滑囊炎和滑膜炎　4.5g/d，p.o.。

（6）预防术后疼痛　拔牙前服 4g。

（7）原发性痛经　1.5g/ 次，tid.，p.o.，耐受性较好。

【禁忌证】

**说明书禁忌证**

（1）对本药及其他 NSAID（如阿司匹林、对乙酰氨基酚）过敏者。

（2）严重肝肾功能不全。

【特殊人群用药】

**儿童**　除幼年型类风湿关节炎外，尽量不用本药。用于小儿急性发热性疾病（尤其是流感及水痘），有导致瑞氏综合征（Reye's 综合征）的危险，但国内尚不多见。

1. 说明书用法用量

**一般用法**　（1）3 个月至 1 岁，25mg/(kg· 次)，qid.，p.o.；1~2 岁，0.25g/ 次，qid.，p.o.；3~5 岁，0.5g/ 次，tid.，p.o.；6~12 岁，0.5g/ 次，qid.，p.o.。（2）或 3 个月至 3 岁，0.125~0.25g/ 次；3~18 岁，0.25~0.5g/ 次；3~4 次 /d，p.o.。

2. 其他用法用量

［国外参考信息］

（1）发热　4 个月至 12 岁儿童，50mg/kg 单次口服。

（2）青少年型慢性多关节炎（又称 Still 病、幼年型类风湿关节炎）　起始剂量 200mg/（kg·d），bid.，p.o.。可逐渐增量，直至水杨酸酯血药浓度达 250~300mg/L。

**老人**　应减量。

**说明书用法用量**

**解热镇痛**　用量≤ 2.6g/d，疗程≤ 5d。口服混悬液：≤ 20ml/d。

**其他用法用量**

［国外参考信息］　因水杨酸酯和对乙酰氨基酚有蓄积的危险，老年人：≤ 4g/d。

**孕妇**　尚无致畸报道，但有引起出血的危险，且可抑制胎儿的 PG，故妊娠晚期和分娩时应避免使用。

**哺乳妇女**　本药的代谢产物水杨酸和对乙酰氨基酚均可经乳汁分泌。

**肝功能不全者**　轻至中度肝功能不全者慎用，严重者禁用。

**肾功能不全 / 透析者**　轻至中度肾功能不全者慎用，严重者禁用。

【注意】

（1）慎用　①有严重消化性溃疡病史者。②过敏体质者。

（2）交叉过敏　对阿司匹林或其他 NSAID 过敏者，对本药也可过敏。

【给药说明】

（1）给药条件　长期用于抗风湿时，须谨慎。

（2）其他　本药为对症药物，在服用 3 日后仍发热或服用 10 日后仍疼痛者，须就医检查。

【不良反应】

（1）神经　嗜睡、头晕、头痛、定向障碍等。

（2）精神　抑郁。

（3）消化　①胃肠道反应较轻微：恶心、呕吐、胃灼热感、消化不良、便秘、腹泻、胃肠道出血。②长期用药：可影响肝功能、肝细胞坏死。

（4）泌尿　长期应用：药物性肾病。

（5）皮肤　皮疹。

（6）耳　国外资料认为，此与血清中水杨酸盐浓度过高有关。

【药物过量】

表现　用量过大时，某些患者可发生耳鸣或耳聋。

【相互作用】

（1）口服抗凝药　可增加出血危险，不宜合用。必须合用时，应仔细监测 PT。

（2）阿仑膦酸钠　用量＞10mg/d 时，与本药合用可增加胃肠道不良反应的发生率。

（3）水痘疫苗　可增加发生瑞氏综合征的危险性。接种水痘疫苗后 6 周内不应使用本药。

（4）其他含有解热镇痛的药物（如某些复方抗感冒药）不能同服。

（5）酒精或含有酒精的饮料　服用本药期间不得饮酒或含有酒精的饮料。

## 赖氨酸阿司匹林
## Lysine Aspirin

【其他名称】阿司匹林-DL-赖氨酸盐、阿司匹林赖氨酸盐、赖氨比林、赖氨匹林、来比林、麦乐新、舒信、威诺匹林、乙酰水杨酸赖氨酸、Aspegic、Aspirin-DL-Lysine、Aspisol、DL-Lysine-Acetylsalicylate、Lysine Acetylsalicylate、Lysini Acetylsalicylas、Venopirin

【分类】镇痛药\解热镇痛抗炎药

【制剂规格】肠溶片　0.2g。

肠溶胶囊　0.1g。

散剂　2g∶0.45g。

粉针剂　① 0.25g。② 0.5g。③ 0.9g。

【临床应用】

1. 说明书适应证

（1）缓解轻度或中度疼痛，且可用于类风湿关节炎、骨性关节炎的症状缓解。

（2）多种原因引起的发热。

2. 其他临床应用

（1）缓解癌性疼痛、神经痛、手术疼痛等。

（2）血栓栓塞性疾病。

（3）与甲氧氯普胺（胃复安）合用于偏头痛。

【用法用量】

1. 说明书用法用量

（1）解热镇痛　①散剂，0.45~0.9g/次，2~3 次/d，p.o.；或肠溶片，0.6g/次，tid.，p.o.。② 0.9~1.8g/次，以 4ml 注射用水或 NS 溶解后 i.m. 或 i.v.，bid.。

（2）抗风湿　散剂，0.9~1.8g/次，qid.，p.o.；或肠溶片，1.2g/次，tid.，p.o.。

（3）血栓栓塞性疾病　肠溶胶囊，0.1~0.3g/d，qd. 或分次，p.o.。

2. 其他用法用量

[国内参考信息]

解热镇痛　0.9~1.8g/次，bid.，i.v.gtt.（用 NS 溶解）。

【禁忌证】

说明书禁忌证

（1）有阿司匹林或其他 NSAID 过敏史者（尤其出现哮喘、神经血管性水肿或休克者）。

（2）活动期溃疡病、活动性出血（如消化道出血）。

（3）血友病或血小板减少症。

（4）孕妇、哺乳妇女及＜3 个月婴儿。

（5）以下患者避免使用本药　严重肝功能损害者、低凝血酶原血症者、Vit K 缺乏者。

【特殊人群用药】

儿童　儿童（尤其发热及脱水者）易出现毒性反应。流感及水痘等急性发热疾病患儿用药后可能发生瑞氏综合征（Reye's syndrome）。＜12 岁儿童慎用，＜3 个月婴儿禁用。

1. 说明书用法用量

解热镇痛　10~25mg/（kg·d），bid.。

以4ml注射用水或NS溶解后，i.m.或i.v.。

2. 其他用法用量

［国内参考信息］

解热镇痛 10~25mg/（kg·d），bid.，i.v.gtt.（用NS溶解）。

**老人** 因肾功能减退，用药易出现毒性反应，故应减量。

**孕妇** 本药有致畸性，易透过胎盘。孕妇长期使用可致产程延长、产后出血增多、新生儿持续性肺动脉高压及心力衰竭等，应禁用。

**哺乳妇女** 本药可泌入乳汁，长期大剂量用药时婴儿可能产生不良反应，哺乳妇女禁用。

**肝功能不全者** 肝功能减退时可增加肝脏毒性反应，加重出血倾向，肝功能不全和肝硬化者易出现肾脏不良反应。严重肝功能损害者应避免使用。

**肾功能不全/透析者** 肾功能不全时有加重肾脏毒性的危险。

**【注意】**

（1）慎用 ①哮喘及其他过敏反应。②痛风（本药可影响其他排尿酸药的作用，小剂量时可能引起尿酸潴留）。③心功能不全或高血压（大剂量可能引起心力衰竭或肺水肿）。④G-6PD缺乏症（本药偶见引起溶血性贫血）。⑤溃疡病或腐蚀性胃炎。⑥体弱或体温达40℃以上者（用药后出汗过多可致虚脱）。

（2）交叉过敏 对一种水杨酸类药物或NSAID过敏时也可能对另一种水杨酸类药物过敏。但对本药过敏者不一定对非乙酰化水杨酸类药物过敏。

（3）对检验值/诊断的影响 参见阿司匹林。

（4）用药相关检查/监测项目 长期大量用药时应定期检查血细胞比容、肝功能及血清水杨酸含量。

**【给药说明】**

（1）给药条件 ①对各种创伤性剧痛和内脏平滑肌绞痛无效。②散剂应以凉开水（≤20℃）溶解后立即服用（开水温度越高，或溶解后放置时间越长，越易致本药分解为水杨酸）。③不宜与其他NSAID合用。

（2）减量/停药条件 手术前1周应停用本药。

（3）其他 肠溶片久贮后微有醋酸味，但不影响使用。

**【不良反应】** 本药解热镇痛的剂量很少引起不良反应。长期大量用药易出现不良反应。血药浓度愈高，不良反应愈明显。

（1）心血管 血管性疼痛、颜面潮红。

（2）神经 头痛、头晕。

（3）精神 精神紊乱。

（4）内分泌/代谢 酸碱平衡失调。

（5）血液 出血时间延长（可予以Vit K防治）。长期使用可抑制血小板聚集，发生出血倾向。

（6）消化 ①恶心、呕吐、上腹部不适、腹泻、腹痛等，停药后多可消失。②胃肠道出血或溃疡（长期或大剂量服用）。③肝功能可逆性损害（肝细胞坏死、氨基转移酶升高），停药后可恢复。

（7）呼吸 呼吸加快。

（8）泌尿 肾功能可逆性损害，停药后可恢复，还可见肾乳头坏死。

（9）眼 视力减退。

（10）耳 可逆性耳鸣、听力下降。

（11）其他 ①过敏性反应（表现为哮喘、支气管痉挛、皮疹、荨麻疹、黏膜充血、血管神经性水肿或休克）多见于易感者，服药后迅速出现呼吸困难，严重者致死。还有的表现为过敏、哮喘和鼻息肉三联征。②＜12岁儿童可发生瑞氏综合征，表现为类急性感染症状（短期发热等）、惊厥、频繁呕吐、颅内压增高与昏迷等。

**【药物过量】**

参见阿司匹林。

**【相互作用】**

参见阿司匹林。

## 非普拉宗
## Feprazone

**【其他名称】** 非普拉酮、戊烯保泰松、戊烯苯唑酮、戊烯那宗、戊烯松、Methrazone、Phenylprenazone、Prenazone、Zepelin

**【分类】** 镇痛药\解热镇痛抗炎药

**【制剂规格】** 片剂 ① 50mg。② 100mg。③ 200mg。

**【临床应用】**

**1. 说明书适应证**

风湿性关节炎、类风湿关节炎、肩周炎及牙痛。仅在其他非甾体类抗炎药无效或无法使用时才可使用本药。

**2. 其他临床应用**

（1）轻中度疼痛、发热。

（2）风湿性关节炎、骨性关节炎、强直性脊柱炎。

（3）肌纤维组织炎、牙周组织炎。

**【用法用量】**

一般用法 200mg/ 次，bid.，p.o.。疗程不超过 7d。

**其他用法用量**

［国内参考信息］ 也可制成 5% 的油膏局部应用。

**【禁忌证】**

**说明书禁忌证**

（1）对本药过敏者。

（2）出血性疾病。

（3）肝肾功能不全者。

（4）14 岁以下儿童。

**【特殊人群用药】**

**儿童** 14 岁以下儿童禁用。

**孕妇** 本药对妊娠的影响尚缺乏人体研究。

**哺乳妇女** 本药对哺乳妇女的影响尚缺乏人体研究。

**肝功能不全者** 禁用。

**肾功能不全/透析者** 肾功能不全者禁用。

**【注意】**

慎用 （1）存在水肿或相关疾病（如充血性心力衰竭）。（2）血液系统疾病。（3）消化性溃疡。

**【给药说明】**

（1）给药条件 本药为吡唑酮类解热镇痛抗炎药，此类药物可能出现严重血液系统不良反应，如白细胞减少、粒细胞减少、粒细胞缺乏、再生障碍性贫血等。不宜长期使用，疗程应控制在 7d 内。必要时应进行血液学检验。

（2）其他 使用本药时应减少盐的摄入量。

**【不良反应】**

（1）神经 头晕、头痛、眩晕、失眠、嗜睡、震颤等。

（2）血液 白细胞减少体征。国外有白细胞减少、粒细胞减少、粒细胞缺乏、再生障碍性贫血等报道。

（3）消化 恶心、呕吐、食欲缺乏、腹痛、腹泻、胃部不适、胃酸过多、反酸、消化不良、胃肠胀气等；国外有胃肠道出血和穿孔的报道。

（4）泌尿 肾病。

（5）皮肤 水肿，以面部、眶周、眼睑、口唇水肿为主，也可出现手足、下肢和全身性水肿。可能与其促进肾小管对钠和水的重吸收，导致水钠潴留有关，也可能与药物过敏反应有关。出现水肿应停药。

（6）耳 耳鸣。

（7）其他 过敏反应：以皮疹、瘙痒居多。报告的皮疹包括斑丘疹、荨麻疹、水疱疹、固定型药疹等，可波及全身，严重者可出现大疱性表皮松解型药疹、剥脱性皮炎、重症多形性红斑。少数患者出现过敏性紫癜、呼吸困难、喉头水肿、过敏性休克。

**【相互作用】**

香豆素类口服抗凝药、胰岛素、磺酰脲类口服降糖药、甲氨蝶呤、苯妥英钠 上述药作用增强，合用时须减量。

# 双氯芬酸钠
# Diclofenac Sodium

**【其他名称】** 阿米雷尔、安特、辰景、戴芬、迪非、迪弗纳、迪扶欣、迪根、达康芬、待克菲那、迪克乐克、迪络芬、地氯芬酸、二氯苯胺苯乙酸、二氯芬酸、二氯芬酸钠、二氯灭酸、芬迪、芬迪宁、福劳克风、芬那克、扶他林、非言、非炎、佳贝、节克、吉可得、劲通、来比新、乐可、路林、立舒、诺福丁、瑞培恩、顺峰康泰、思孚欣、双氯苯胺基乙酸、双氯芬酸、双氯高灭酸、双氯灭酸、双氯灭痛、同杜叮、天新利德、英太青、载芬、Almiral、Antine、Blesin、Dichronic、Diclofenac、Difene、Kriplex、Luck、Natrii Diclofenas、Valetan、Voltaren、Voltarol

**【分类】** 镇痛药\解热镇痛抗炎药

**【制剂规格】** 肠溶片 ① 25mg。② 50mg。

缓释片 ① 50mg。② 75mg。③ 100mg。

含片 2mg。

缓释胶囊 ① 50mg。② 100mg。

肠溶缓释胶囊 100mg。

肠溶微粒胶囊 50mg。

双释放肠溶胶囊 75mg。

注射液 2ml∶50mg。

搽剂 20ml∶200mg。

乳膏 25g∶750mg。

凝胶 ① 20g∶200mg。② 30g∶300mg。

栓剂 ① 50mg。② 100mg。

滴眼液 ① 0.4ml∶0.4mg。② 5ml∶5mg。③ 8ml∶8mg。

喷雾剂 8ml∶80mg（每揿含双氯芬酸钠0.5mg）。

**【临床应用】**

**1. 说明书适应证**

（1）缓解多种慢性关节炎急性发作期或持续性的关节肿痛症状，如类风湿关节炎、骨性关节炎、脊柱关节病、痛风性关节炎、风湿性关节炎等。

（2）多种软组织风湿性疼痛，如肩痛、腱鞘炎、滑囊炎、肌腱炎、肌痛及运动后损伤性疼痛等。

（3）急性轻、中度疼痛，如腰背痛、扭伤、手术、创伤、劳损等疼痛，及原发性痛经、牙痛、头痛等。

（4）与抗感染药合用 扁桃体炎、耳炎、鼻窦炎等严重的耳鼻喉感染性疼痛和炎症。

（5）成人及儿童退热。

（6）滴眼液 ①葡萄膜炎、角膜炎、巩膜炎。②春季结膜炎、季节过敏性结膜炎等过敏性眼病。③抑制白内障手术中缩瞳反应，防治白内障及人工晶体术后炎症及黄斑囊样水肿（CME）。④抑制角膜新生血管的形成，治疗眼内手术后、激光滤帘成形术后或各种眼部损伤的炎症反应。⑤青光眼滤过术后促进滤过泡形成。⑥准分子激光角膜切削术后止痛及消炎。

（7）喷雾剂 用于复发性口腔溃疡及扁桃体切除术后局部止痛。

（8）含片（口腔黏膜局部用制剂） 用于减轻或消除口、咽部小手术及口腔溃疡引起的疼痛。

**2. 其他临床应用**

轻中度偏头痛发作期、难治性偏头痛及慢性发作性偏头痛。

**【用法用量】**

**1. 说明书用法用量**

**（1）一般用法** ①缓释片、缓释胶囊及肠溶微粒胶囊：100mg/次，qd.，p.o.。也可50mg/次，bid.。另有说明书提供用法：75mg/次，qd.；Max：150mg/d，分2次服。②肠溶片：最初100~150mg/d；对轻度患者或需长期治疗者，75~100mg/d。通常2~3次/d，p.o.。

（2）原发性痛经 ①肠溶片，通常50~150mg/d，分次服。起始剂量：50~100mg/d，必要时，可在若干月经周期之内增至Max：200mg/d。症状一旦出现应立即开始治疗，并持续数日，治疗方案据症状而定。②其余口服剂型同一般用法。

（3）急性疼痛　肠溶片，首次 50mg，p.o.，以后 25~50mg/ 次，q.6~8h。

（4）口、咽部小手术及口腔溃疡引起的疼痛　使用含片，2mg/ 次，两次给药至少间隔 2h，Max：≤ 10mg/d。

（5）眼部炎症　滴眼液，1 滴 / 次，4~6 次 /d。

（6）眼科手术用药　滴眼液，1 滴 / 次，术前 3h、2h、1h、0.5h 各 1 次。

（7）白内障术后　术后 24h 开始用滴眼液，1 滴 / 次，qid.，持续使用 2 周。

（8）角膜屈光术后　术后 15min 即可用滴眼液，1 滴 / 次，qid.，持续使用 3d。

（9）其他临床用法　① 50mg/ 次，qd.，i.m.（深部），必要时数小时后再注射 1 次。②可外用，根据疼痛部位大小用药。a. 搽剂，1~3ml/ 次均匀涂于患处，2~4 次 /d，Max：≤ 15ml/d。b. 乳膏，2~4g/ 次，涂于患处，并轻轻按摩，3~4 次 /d，Max：≤ 30g/d。c. 凝胶的用法用量同乳膏，Max：≤ 15g/d。d. 直肠给药，50mg/ 次，50~100mg/d。e. 喷雾剂局部给药，3~4 揿（每揿 0.5mg）/ 次，q.2~3h。

**2. 其他用法用量**

［国内参考信息］

（1）一般用法　①肠溶片：25~50mg/ 次，3~4 次 /d。②缓释剂：100mg/ 次，qd.，夜间疼痛（类风湿关节炎和强直性脊柱炎等）和晨僵明显者可睡前服，日间疼痛（骨性关节炎等）为主者可晨服。

（2）急性严重疼痛（如肾绞痛）75mg/ 次，qd.（严重者 bid.），i.m.。

**【禁忌证】**

**说明书禁忌证**

（1）对本药、阿司匹林或其他 NSAID 过敏者。

（2）服用阿司匹林或其他 NSAIDs 后诱发哮喘、荨麻疹或过敏反应者。

（3）冠状动脉搭桥手术（CABG）围手术期疼痛的治疗。

（4）有使用 NSAIDs 后发生胃肠道出血或穿孔病史者。

（5）有活动性消化道溃疡 / 出血，或既往曾复发溃疡 / 出血者。

（6）重度心力衰竭。

（7）高过敏体质者。

（8）严重肝、肾或心脏功能衰竭。

（9）孕妇及哺乳妇女。

（10）对丙二醇过敏者禁用本药搽剂、凝胶。

（11）对异丙醇过敏者禁用本药凝胶。

（12）肛门炎患者禁用本药栓剂。

（13）有不明原因血液病病史者禁用本药双释放肠溶胶囊。

**【特殊人群用药】**

**儿童**　（1）婴儿不得使用本药口服制剂。也有资料认为，＜ 14 岁儿童不推荐服用。尚有其他资料认为儿童用药安全性和有效性尚未确立，不宜服用。（2）尚未确定儿童使用本药滴眼液或含片的安全性和疗效。用于发热时宜用较小剂量范围。

**说明书用法用量**

（1）一般用法　＞ 1 岁，0.5~2mg/（kg·d），2~3 次 /d，p.o.。Max：3mg/（kg·d）。

（2）青少年型类风湿关节炎　Max：3mg/（kg·d），分次服。

**老人**　应慎用。本药可能诱导或加重胃肠道出血、溃疡和穿孔。老年患者使用本药含片不良反应发生率也较高。

**孕妇**　动物实验表明本药有胚胎毒性。本药可抑制子宫收缩，可能引起晚产，并增加出血倾向，有说明书建议孕妇禁用（尤其是妊娠晚期）。美国 FDA 妊娠安全性分级为：C 级。

**哺乳妇女**　本药活性物质进入乳汁量极少，对婴儿不会产生不良影响，但哺乳妇女用药仍应权衡利弊。

**肝功能不全者**　慎用。有说明书指出，严重肝功能衰竭者禁用。

**肾功能不全 / 透析者**　慎用。有说明书指出，严重肾功能衰竭者禁用。

【注意】

（1）慎用 ①高血压、心脏病。②有高血压和/或心力衰竭（如液体潴留和水肿）病史者。③有哮喘史者。④血液系统异常。⑤消化性溃疡或有消化性溃疡病史者。⑥溃疡性结肠炎或克罗恩病。⑦荨麻疹。⑧大手术后恢复期。⑨任何原因造成细胞外液丢失者。⑩须限制钠盐摄入量者（本药含钠）。

（2）交叉过敏 对阿司匹林或其他NSAIDs过敏者对本药可能过敏。

（3）用药相关检查/监测项目 ①定期检查肝、肾功能，尤其是有肝肾功能损害或潜在性损害者、老年人、慢性饮酒者、正在服用利尿药的患者、任何原因造成细胞外液丢失者及长期使用本药者。②长期用药应定期检查血常规。③高血压患者在开始本药治疗和整个治疗过程中均应密切监测血压。

（4）对驾驶/机械操作的影响 用药期间出现眩晕或其他CNS不良反应时，应避免驾驶车辆或操作机械。

【给药说明】

（1）给药条件 ①肠溶片口服起效迅速，排出亦快，待急性疼痛控制后宜用缓释剂型，以减少服药次数，维持稳定血药浓度。②口服制剂须整片（粒）吞服。③低体重者使用本药含片应适当减量。④外用制剂不可用于皮肤破损部位，勿与眼睛及黏膜接触，切勿入口。⑤本药局部应用也可吸收，应避免长期大面积使用。⑥滴眼液禁用于戴角膜接触镜者，但角膜屈光术后暂时配戴治疗性亲水软镜者除外。⑦直肠给药时先将栓剂用少量温水润湿，再轻轻塞入直肠内2cm处。⑧本药0.4ml规格的滴眼液限单次使用。⑨国外个别文献报道本药引起心血管事件的风险较安慰剂高，故不宜大剂量、长期服用。⑩根据控制症状的需要，在最短治疗时间内使用最低有效剂量，可以使不良反应降到最低。⑪对糖不耐受、严重的乳糖酶缺乏、葡萄糖-半乳糖吸收不良或蔗糖酶吸收不良、既往哮喘者不推荐使用本药。

（2）减量/停药条件 用药期间如出现严重不良反应，应停药并给予对症治疗。

【不良反应】

（1）心血管 心律不齐、新发高血压或已有高血压症状加重、心血管事件的发生率增加。严重心血管血栓性不良事件、心肌梗死、脑卒中的风险增加。当出现胸痛、气短、无力、言语含糊等症状和体征时，应立即就医。

（2）神经 ①头痛、眩晕、嗜睡、失眠、兴奋、惊厥、震颤、味觉障碍、感觉障碍（包括感觉异常）、定向障碍。②滴眼液：乏力、困倦等全身反应。

（3）精神 抑郁、焦虑、噩梦、震颤、精神反应、记忆障碍。

（4）内分泌/代谢 电解质紊乱（轻者停药进行相应治疗后可消失）。

（5）血液 粒细胞减少、血小板减少、溶血性贫血、再障及可能导致骨髓抑制或使之加重。

（6）消化 胃肠道反应为本药主要不良反应（表现为恶心、呕吐、腹泻、上腹痛、便秘、胃不适、胃烧灼感、消化不良、纳差、反酸等，停药后症状均可消失）。腹部痉挛、胀气、畏食、GU、DU、胃黏膜出血、穿孔（此时应立即停药）、肝功能损害、肝酶一过性轻度或中度升高、可逆性黄疸、急性肝炎、肝功能紊乱、胰腺炎、口腔溃疡局部一过性刺激痛（使用喷雾剂）等。

（7）呼吸 哮喘、肺炎。

（8）泌尿 肾功能下降，可导致水钠潴留，表现为尿量减少、面部水肿、体重骤增等。急性肾功能不全、血尿、肾病综合征、间质性肾炎、肾乳头坏死、血清尿酸含量下降、尿中尿酸含量升高(因肾清除功能增强)。

（9）皮肤 一过性过敏性皮疹、荨麻疹、疱疹、湿疹、剥脱性皮炎、光过敏、紫癜、脱发、剥脱性皮炎、Stevens-Johnson综合征、Lyell综合征。首次出现皮疹或过敏反应的其他征象时，应停药。

（10）眼　滴眼液：①可增加眼组织术中或术后出血的倾向。②短暂烧灼、刺痛、流泪、结膜充血、视物模糊、视力障碍等。

（11）耳　耳鸣、听力障碍等。

（12）其他　全身性中毒反应伴脑炎。

**【药物过量】**

（1）表现　身体摇摆、呼吸缓慢或加速、呼吸困难、耳鸣、视物模糊、皮疹、恶心、呕吐、腹泻、上腹痛、胃肠道出血、重度头痛、焦躁、语无伦次、意识模糊、嗜睡、昏迷、惊厥、运动障碍。严重中毒可致急性肾衰竭或肝损害。

（2）处理意见　①紧急处理：包括催吐或洗胃、口服活性炭、使用抗酸药和（或）利尿药；对服药不久者可应用吐根催吐（患者意识不清和惊厥发作除外），服药≤ 1h 者可在服用活性炭后洗胃，服药＞ 1h 者服用活性炭后一般不必洗胃，可多次服用活性炭以减少药物吸收。输液以保持全身良好血液循环并促进药物代谢和排出。②监测肝肾及其他生命脏器功能。③对血压过低、肾衰竭、惊厥、胃肠刺激、呼吸抑制等并发症应进行支持和对症治疗。④碱化尿液和利尿无明显益处。血透一般不能加快本药清除，但有肾功能不全和少尿时可进行血透。

**【相互作用】**

（1）丙磺舒　本药血药浓度升高、毒性增加，故合用时本药宜减量。

（2）利尿药　服用噻嗪类或髓袢利尿药者服用 NSAIDs 时，可能会影响上述药的疗效。与保钾利尿药合用时可引起高钾血症，并可减弱呋塞米的排钠和降压作用。

（3）维拉帕米或硝苯地平　本药血药浓度升高。

（4）地高辛　地高辛的血药浓度升高。若合用，应调整地高辛用量并监测其血药浓度，以免药物中毒。

（5）苯妥英　苯妥英的降解被抑制。

（6）抗糖尿病药（包括口服降糖药）　本药可增强此类药的作用，但可降低胰岛素的作用，使血糖升高。

（7）含锂制剂　血锂浓度增高，合用时须注意调整两药的剂量。

（8）甲氨蝶呤　甲氨蝶呤血药浓度升高，甚至可达中毒水平，故本药不应与中或大剂量甲氨蝶呤同用。

（9）阿司匹林或其他水杨酸类药物　本药药效不增强，但胃肠道不良反应及出血倾向增加。另外，阿司匹林可降低本药的生物利用度。

（10）其他 NSAIDs（包括选择性 COX-2 抑制药，除阿司匹林外）　胃肠道不良反应增加，有致溃疡的风险。与对乙酰氨基酚长期合用，还可增加肾脏不良反应。应避免与其他 NSAIDs 合用。

（11）抗凝药（如肝素、双香豆素）、血小板聚集抑制药、己酮可可碱　出血的风险增加。

（12）齐多夫定　有致贫血的风险。

（13）糖皮质激素　不良反应发生率可能增加。

（14）抗高血压药　抗高血压药的降压效果受影响。

（15）氨苯蝶啶　有报道，两者合用时出现 ARF，在停药并治疗后恢复。

（16）环孢菌素　NSAIDs 可能增加环孢菌素的肾脏毒性。

（17）SSRIs　可能增加胃肠道出血风险。

（18）喹诺酮类抗生素　有个案报道，NSAIDs 与上述药合用，可能产生惊厥。

（19）食物　本药的吸收率降低。

（20）乙醇　本药胃肠道不良反应增加，并有致溃疡的风险。

## 醋氯芬酸
## Aceclofenac

**【其他名称】** 爱芬、贝速清、分可靖、风宁、济力达、俊能、莱亿芬、美诺芬、舒

力、维朴芬、喜力特、乙酰氯芬酸、Airtal、Biofenac

【分类】 镇痛药\解热镇痛抗炎药

【制剂规格】

片剂 ① 50mg。② 100mg。

分散片 100mg。

肠溶片 ① 25mg。② 50mg。③ 100mg。

胶囊 ① 50mg。② 100mg。

肠溶胶囊 100mg。

【临床应用】

说明书适应证

用于类风湿关节炎、骨性关节炎和强直性脊柱炎等，以缓解疼痛和炎症症状。

【用法用量】

说明书用法用量

一般用法 Max：200mg/d。100mg/次，p.o.，早晚各1次。

【禁忌证】

说明书禁忌证

（1）对本药及其他NSAID过敏者。

（2）严重心力衰竭。

（3）严重肝、肾功能不全。

（4）患有或怀疑患有GU、DU。

（5）有GU、DU复发史者。

（6）胃肠道出血或其他出血/凝血障碍。

（7）妊娠晚期。

【特殊人群用药】

儿童 用药的安全性和有效性尚未确定，故不推荐使用。

老人 更易出现肝、肾及心血管功能损害，应慎用。

孕妇 本类药可延迟分娩；并引起宫内动脉导管收缩和闭锁，导致新生儿肺动脉高压和呼吸功能不全；还可降低胎儿血小板功能和肾功能，导致羊水过少和新生儿无尿症，故妊娠晚期妇女禁用。

哺乳妇女 尚不明确本药是否泌入人乳，哺乳妇女不宜使用。

肝功能不全者 轻、中度肝功能不全者慎用，严重者禁用。

说明书用法用量

一般用法 轻、中度肝功能不全者，初始剂量100mg/d，p.o.。

肾功能不全/透析者 轻、中度肾功能不全者慎用，严重者禁用。

【注意】

（1）慎用 ①轻、中度心功能不全者。②体液潴留和水肿导致高血压或心脏病恶化者（国外资料）。③正使用利尿药或其他有低血容量危险者。④有体液潴留倾向者。⑤脑血管出血。⑥胃肠道疾病。⑦溃疡性结肠炎。⑧克罗恩病。⑨SLE。⑩卟啉病及有造血和凝血障碍病史者。⑪感染（国外资料）。

（2）对检验值/诊断的影响 可使大便潜血试验（愈创木脂测定法）呈假阳性，应在试验前停药2~4d。

（3）用药相关检查/监测项目 长期用药应定期检查血细胞计数和肝、肾功能。

（4）对驾驶/机械操作的影响 用药后出现头晕等CNS症状者，应避免驾驶和机械操作。

【给药说明】

给药条件 本药应至少用半杯水送服，也可与食物同服。

【不良反应】

（1）心血管 心悸、脉管炎、过敏性低血压、WBC分裂性脉管炎。

（2）神经 头晕、嗜睡、失眠、头痛、疲乏、感觉障碍、记忆障碍、定向障碍、震颤、味觉倒错、癫痫、惊厥。

（3）精神 抑郁、焦虑、噩梦、多梦。

（4）内分泌/代谢 颜面水肿、水肿、体重增加、高钾血症。

（5）血液 贫血、溶血性贫血、再障、血小板减少、粒细胞减少或缺乏、中性粒细胞减少、WBC减少。

（6）消化 消化不良、腹痛、腹部痉挛、腹泻、出血性腹泻、胀气、便秘、柏油状大便、胃炎、胃肠出血、胃肠溃疡、胃灼热、胃沉重感、恶心、呕吐、溃疡性口腔黏膜炎、口腔黏膜炎、肝酶升高、肝炎、胰腺炎、ALP 升高。

（7）呼吸　咯血、哮喘。

（8）泌尿　急性肾功能不全、BUN 升高、血肌酐升高、间质性肾炎、肾浮肿。

（9）骨骼肌肉　腓肠肌痉挛。

（10）皮肤　红斑、瘙痒、皮疹、皮炎、潮红、紫癜、荨麻疹、疱疹、湿疹、剥脱性皮炎、重度皮肤黏膜过敏。

（11）眼　视觉异常。

（12）耳　耳鸣、听力损害。

（13）其他　光过敏。

**【药物过量】**

（1）表现　恶心、呕吐、胃痛、头晕、嗜睡和头痛。

（2）处理意见　可洗胃、重复给予活性炭，必要时可使用抗酸药或进行其他对症治疗。

**【相互作用】**

（1）利尿药（呋喃苯胺酸、丁苯氧酸等）利尿药的作用减弱。

（2）噻嗪类利尿药　此类药的降压作用减弱。

（3）抗凝血药　抗凝血药的活性增强，胃肠道出血的风险增加。应避免与香豆素类口服抗凝血药、血栓溶解药、噻氯匹定、肝素合用。

（4）甲氨蝶呤　甲氨蝶呤清除率降低，故在高剂量甲氨蝶呤治疗期间，应避免使用本药。

（5）锂盐　锂盐的肾消除被抑制，血锂浓度升高，故应避免与锂盐合用。

（6）环孢素、他克利　肾毒性增加，故合用时应密切监测肾功能。

（7）ACEI　失水患者发生 ARF 的风险增加。

（8）保钾利尿药　血钾升高，合用时应监测血钾。

（9）选择性 5-HT 再摄取抑制药　出血的风险可能增加。

（10）氯吡格雷　出血的风险可能增加，合用时应密切监测出血，尤其是胃肠道出血。

（11）钙通道阻断药　此类药的抗高血压作用可能减弱，胃肠道出血的风险增加，合用时应监测胃肠道出血的体征和症状，如虚弱、恶心和便血。

（12）左氧氟沙星或氧氟沙星　CNS 兴奋和癫痫发作的风险可能增加。

（13）降糖药　本药可能引起低血糖，故合用时应考虑调整降糖药的剂量。

（14）其他血浆蛋白结合率高的药物　本药与血浆蛋白结合后，可与此类药发生置换，故合用时须注意。

（15）阿仑膦酸盐、伊班膦酸盐　可引起胃肠道刺激，合用时应谨慎。

（16）阿司匹林或其他 NSAIDs　不良反应的发生率增高。

（17）苯妥英、地高辛、西咪替丁、甲苯磺丁脲、保泰松、胺碘酮、咪康唑、磺胺苯吡唑　可能与此类药发生相互作用。

（18）苄氟噻嗪（利尿降压药）　未发现影响降压作用。

（19）食物　本药的 $t_{max}$ 延长，但吸收无影响。

## 金诺芬

## Auranofin

**【其他名称】** 醋硫葡金、金兰诺芬、金葡芬、立达、Auropan、Ridaura

**【分类】** 镇痛药\解热镇痛抗炎药

**【制剂规格】** 片剂　3mg。

胶囊　3mg。

薄膜片　3mg（含金 0.87mg）。

**【临床应用】**

**说明书适应证**

用于活动性类风湿关节炎，可延缓病变发展、改善症状，尤适于对 NSAIDs 效果不明显或无法耐受者。

【用法用量】

**说明书用法用量**

**一般用法** 通常 6mg/d，p.o.；也可初始 3mg/d，2 周后增至 6mg/d。于早餐后顿服，或早、晚餐后各服 3mg。服用 6 个月后疗效不显著，可增至 9mg/d，tid.，p.o.。9mg/d 连服 3 个月效果仍不显著，应停药。

【禁忌证】

**1. 说明书禁忌证**

进行性肾病、严重肝脏疾病患者不宜使用。

**2. 其他禁忌证**

（1）对金过敏者（国外资料）。

（2）严重的结肠炎患者（国外资料）。

（3）肺纤维化患者（国外资料）。

（4）剥脱性皮炎患者（国外资料）。

（5）骨髓再生障碍及其他血液系统疾病者（国外资料）。

【特殊人群用药】

**儿童** 用量酌减。

**孕妇** 不宜使用。美国 FDA 妊娠安全性分级为：C 级。

**哺乳妇女** 不宜使用。

**肝功能不全者** 严重肝脏疾病患者不宜使用。

**肾功能不全 / 透析者** 进行性肾病患者不宜使用。

【注意】

（1）慎用 ①有骨髓抑制病史者（国外资料）。②皮疹患者（国外资料）。

（2）用药相关检查 / 监测项目 治疗前和治疗期间应定期检查血常规、血小板计数、尿常规、肝肾功能，其中前 3 项应至少每月检查 1 次。

【给药说明】

（1）给药条件 ①不适用于退行性关节炎等非类风湿关节炎。②起效慢，在起效前应与 NSAIDs 同用，以减轻类风湿关节炎引起的疼痛。③宜在侵蚀性关节病变和（或）关节变形之前使用本药，否则药物延迟或预防关节破坏的作用会降低。

（2）减量 / 停药条件 出现明显的嗜酸性粒细胞增多、WBC 减少、贫血、血小板减少、镜下血尿、蛋白尿、皮疹等现象时，应停药。

（3）其他 治疗期间应注意患者口腔黏膜有无异常，口中有无金属异味。

【不良反应】

（1）心血管 结节性动脉周围炎。

（2）神经 周围神经病变。

（3）内分泌 / 代谢 男性乳腺发育。

（4）血液 嗜酸性粒细胞增多、中性粒细胞减少、WBC 减少、血小板减少、紫癜、全血细胞减少症、再障、单纯 RBC 发育不全。

（5）消化 ①腹泻、稀便、腹痛、恶心或其他胃肠道不适。通常较轻微短暂，无需停药，必要时可对症治疗。另可见呕吐、畏食、胃肠胀气、消化不良、结肠炎、胃肠道出血、味觉缺失、味觉障碍、牙龈炎。②口腔金属味、口腔炎、结膜炎、肝酶升高、肝功能轻微短暂异常、胆汁淤积性黄疸。

（6）呼吸 间质性肺炎。出现呼吸困难、咳嗽、胸部 X 片见弥漫性浸润时，应停用本药并用皮质激素治疗。

（7）泌尿 暂时性蛋白尿、血尿、肾小球肾炎和肾病综合征。

（8）皮肤 皮疹、瘙痒、血管神经性水肿或荨麻疹。

（9）眼 结膜炎、角膜或晶体金盐沉积。

【药物过量】

处理意见 尚无急性中毒的报道，若发生药物过量，早期可洗胃、催吐并输液促使药物排出。

【相互作用】

（1）细胞毒药物或抗疟药 可能出现相加的毒性作用。

（2）青霉胺 有导致皮疹和骨髓抑制的报道。合用时应监测药物对骨髓的毒性，必要时停药。

## 萘丁美酮
## Nabumetone

【其他名称】 奥赛金、弘旭来、科芬汀、力道、麦力通、萘布美通、萘力通、萘美酮、普来定、瑞力芬、司瑞克、泰立芬、彤舒通、Arthaxan、Consolan、Maxicom、Nabumeton、RELAFEN、Relifen、Relifex

【分类】 镇痛药\解热镇痛抗炎药

【制剂规格】 片剂　① 0.25g。② 0.5g。③ 0.75g。

分散片　0.5g。

胶囊　① 0.2g。② 0.25g。③ 0.5g。

干混悬剂　0.5g。

【临床应用】

1. 说明书适应证

（1）多种急、慢性炎性关节炎，包括类风湿关节炎、强直性脊柱炎、骨性关节炎、痛风性关节炎、银屑病关节炎、反应性关节炎、赖特综合征、风湿性关节炎以及其他关节炎或关节痛。

（2）软组织风湿病，包括肩周炎、颈肩综合征、肱骨外上髁炎、纤维肌痛综合征、腰肌劳损、腰椎间盘脱出、肌腱炎、腱鞘炎和滑囊炎等。

（3）运动性软组织损伤、扭伤和挫伤等。

（4）手术后疼痛、外伤后疼痛、牙痛、拔牙后痛、痛经等。

2. 其他临床应用

癌性疼痛。

【用法用量】

说明书用法用量

一般用法　1g/次，qd.（餐后或晚间），p.o.。Max：2g/d，bid.，p.o.。体重＜50kg者的起始剂量为0.5g/d，逐渐上调至有效剂量。对于症状严重、症状持续或急性加重者可酌情加量。

【禁忌证】

说明书禁忌证

（1）对本药及其他NSAIDs过敏者。

（2）有过敏性哮喘、荨麻疹或其他变态反应史者。

（3）严重肝功能不全（如肝硬化）者。

（4）活动性溃疡、消化道出血。

（5）妊娠晚期。

（6）儿童。

【特殊人群用药】

儿童　用药的安全性和疗效尚未确定，禁用。

老人　应维持最低有效剂量。

孕妇　动物试验未见潜在致畸性，高剂量时可延迟分娩；本药可致人类动脉血管闭合。国内资料建议妊娠晚期禁用。美国FDA妊娠安全性分级为：C级。

哺乳妇女　哺乳动物的乳汁中可发现本药的活性代谢产物，哺乳期不推荐用药。

肝功能不全者　慎用，严重者禁用。

肾功能不全/透析者　肾功能不全者应减量或避免使用。

【注意】

（1）慎用　①有心力衰竭或水肿（史）、高血压。②哮喘。③急慢性胃炎、GU、DU。④有消化性溃疡、出血或穿孔史（国外资料）。⑤血友病、血管性假血友病、严重血小板减少症（血小板计数＜$50\times10^9$/L）及正使用抗凝药者（国外资料）。⑥过量饮酒者（国外资料）。

（2）交叉过敏　对阿司匹林或其他NSAIDs过敏者，也会对本药过敏。

（3）用药相关检查/监测项目　①建议用药的最初3个月内，进行第1次血象检查和大便隐血试验，并检测血清钠、血清钾、BUN、肌酐和尿液分析，每6~12个月复查1次。高危患者应在开始治疗的1~3周内进行上述监测，并应每3~6个月复查1次。②治疗风湿性关节炎时，应监测急性期反应，如ESR或C反应蛋白。

【给药说明】

（1）给药条件 ①应在餐后或晚间服药。②与口服抗凝药、乙酰类抗惊厥药和磺酰脲类降糖药合用时，应监测这些药物过量时的体征，必要时调整剂量。

（2）减量/停药条件 肝功能异常或严重肝损害（如肝硬化）者，应监测相关实验室项目和临床表现，如有加重倾向应停药。

（3）其他 ①与抗凝药（如华法林）合用时需监测凝血指标。②有消化性溃疡史者服用本药时，应对其症状的复发情况进行定期检查。

【不良反应】

（1）心血管 心绞痛、心律不齐、高血压、晕厥、心肌梗死、心悸、血栓性静脉炎、水肿、脉管炎。

（2）神经 头痛、眩晕、失眠、嗜睡、感觉异常、震颤、疲乏、多汗、神经过敏。

（3）精神 焦虑、抑郁、紧张、多梦、恶梦。

（4）内分泌/代谢 低钾血症、高血糖、体重降低。

（5）血液 贫血、WBC减少、粒细胞减少、血小板减少、凝血障碍。

（6）消化 恶心、呕吐、消化不良、腹泻、腹痛、便秘、口干、口炎、胃肠胀气、胃炎；黄疸、肝功能异常；上消化道出血、溃疡；胆红素尿、十二指肠炎、大便隐血、直肠出血、胰腺炎、胆结石、味觉异常、舌炎及龈炎。

（7）呼吸 呼吸困难、哮喘、过敏性肺炎、咳嗽、肺纤维化、特发性间质性肺炎。

（8）泌尿 蛋白尿、血尿、排尿困难、肾结石、肾病综合征、ARF、间质性肾炎及肾乳头坏死。

（9）生殖 阳痿。

（10）皮肤 皮疹、瘙痒、水肿、大疱性皮疹、荨麻疹、痤疮、脱发、多形性红斑、史–约综合征。

（11）耳 耳鸣。

（12）其他 血管神经性水肿、发热、发冷、过敏反应。

【药物过量】

处理意见 过量时，应及时洗胃或催吐，可分次口服活性炭60g，并给予适当的对症治疗。

【相互作用】

（1）氢氧化铝凝胶、阿司匹林或对乙酰氨基酚 本药的吸收率不受影响，但通常不主张同用两种或多种NSAIDs。

（2）含铝制酸药 对本药的活性代谢产物6–MNA的生物利用度无显著影响。

（3）食物/牛奶 本药吸收率增加，6–MNA的$C_{max}$增加1/3，但不影响本药转变为6–MNA的程度。

## 酮洛酸氨丁三醇
## Ketorolac Tromethamine

【其他名称】 安贺拉、尼松、酮洛来克、酮洛酸、酮咯酸、酮咯酸氨丁三醇、酮洛酸胺丁三醇、ACULAR、Ketanov、Ketorol、Ketorolac、Ketorolac Trometamol、Toradol、Torolac

【分类】 镇痛药\解热镇痛抗炎药

【制剂规格】 片剂 10mg。

注射液 ①1ml∶10mg。②1ml∶30mg。

滴眼液 ①5ml∶25mg。②8ml∶8mg。

【临床应用】

1. 说明书适应证

（1）手术后镇痛，适用于需要阿片水平镇痛药的急性较严重疼痛的短期治疗。

（2）滴眼液 可暂时解除季节性过敏性结膜炎所致的眼部瘙痒，亦可用于治疗白内障摘除术后的炎症。

2. 其他临床应用

（1）术后骨折、扭伤疼痛、牙痛及癌性疼痛等中、重度疼痛。

（2）滴眼液 眼科手术后的炎症。

【用法用量】

**1. 说明书用法用量**

（1）**一般用法**　①单次给药，60mg/ 次，i.m.，或 30mg/ 次，i.v.；体重＜ 50kg 者，30mg/ 次，i.m.，或 15mg/ 次，i.v.。②多次给药，建议 30mg/ 次，q.6h，i.m./i.v.，Max：≤ 120mg/d；体重＜ 50kg 者，建议 15mg/ 次，q.6h，i.m./i.v.，Max：≤ 60mg/d。

（2）季节性过敏性结膜炎所致的眼部瘙痒　滴眼液，1 滴（0.25mg）/ 次，qid.。

（3）白内障摘除术后的炎症　滴眼液，于术后 24h 滴于患眼，1 滴（0.25mg）/ 次，qid.，连用 2 周。

**2. 其他用法用量**

［国内参考信息］

（1）一般用法　① 10mg/ 次，bid.，p.o.。剧痛时可增至 20mg/ 次。连用不宜＞ 2d。②也可 30~60mg/ 次，i.m.；极量：90mg/d。首次注射后，20~30mg/ 次，q.6h，i.m.。连用不宜＞ 3d。

（2）重度疼痛　10~30mg/ 次，i.v.。

［国外参考信息］

（1）一般用法　在英国，10mg/ 次，q.4~6h，p.o.，极量：40mg/d；在美国，建议给药持续时间不超过 5d。

（2）术后疼痛　①初量 10mg/ 次，q.2h，i.m.。必要时可增至 10~30mg/ 次，q.4~6h。极量：90mg/d；体重＜ 50kg 者，极量：60mg/d。建议连用不超过 2d，并尽早改为口服。②也可 i.v.，注射时间≥ 15 秒，其余同 i.m.。

（3）眼科手术所致炎症、季节变应性结膜炎　使用 0.5% 的本药滴眼液。

【禁忌证】

**1. 说明书禁忌证**

（1）对本药过敏或有过敏史者，以及对阿司匹林或其他 NSAIDs 过敏者。

（2）活动性消化性溃疡、近期出现过胃肠道出血或穿孔者或有消化性溃疡或胃肠道出血病史者。

（3）疑有或确诊有脑血管出血，或有出血倾向、止血不完全和高危的出血患者禁用本药注射液（本药有抑制血小板功能）。

（4）大手术前的止痛预防或手术中止痛，急需紧急止血时的手术（因受手术中止血的限制有增加出血的危险性）。

（5）肾功能损伤及血容量不足引起的肾衰竭患者。

（6）孕妇、临产及分娩妇女。

（7）哺乳期妇女。

**2. 其他禁忌证**

（1）心脏病、高血压。

（2）血管性水肿（国外资料）。

（3）鼻息肉综合征（国外资料）。

【特殊人群用药】

**儿童**　2~16 岁患儿仅接受单次给药。本药不推荐用于＜ 2 岁儿童。

**说明书用法用量**

镇痛　2~16 岁患儿，1mg/（kg · 次），i.m.，Max：≤ 30mg；也可 0.5mg/（kg· 次），i.v.，Max：≤ 15mg。

**老人**　需特别慎重或减少用量。使用 NSAIDs 后，更易发生不良反应。＞ 65 岁者推荐用低剂量。

**说明书用法用量**

镇痛　≥ 65 岁者，单次给药时，30mg/ 次，i.m.，或 15mg/ 次，i.v.；多次给药时，建议 15mg/ 次，q.6h，i.m./i.v.，Max：≤ 60mg/d。

**孕妇**　孕妇、临产和分娩妇女禁用。另有资料认为，孕妇用药研究尚不充分，须权衡利弊。由于 PG 合成抑制药可影响胎儿的动脉导管闭合，因此妊娠晚期应避免使用本药滴眼液。美国 FDA 妊娠安全性分级为：C 级。

**哺乳妇女**　禁用。

**肝功能不全者**　肝功能损伤或有肝病史者慎用。本药可能会引起肝酶升高，肝功能不良的患者使用本药有进一步增加肝脏反应的可能性。

**肾功能不全 / 透析者**　肾功能不全者推荐

用低剂量。另有资料认为，肾脏疾病患者禁用。

**说明书用法用量**

镇痛　肾损伤患者单次给药时，30mg/次，i.m.，或15mg/次，i.v.；多次给药时，建议15mg/次，q.6h，i.m./i.v.，Max：≤60mg/d。

**【注意】**

（1）慎用　如已知有出血倾向或应用其他可致出血时间延长的药物，建议慎用本药滴眼液。

（2）交叉过敏　本药与阿司匹林、苯乙酸衍生物及其他NSAIDs有潜在的交叉过敏。

（3）用药相关检查/监测项目　用药期间定期检查血象和出血、凝血时间、肾功能等。

**【给药说明】**

（1）给药条件　①本药不适用于轻度或慢性疼痛的治疗。②本药注射制剂和口服制剂的连续用药时间一般不超过5d，口服制剂仅用于注射制剂的后续治疗。③本药静注时间不少于15秒；肌注缓慢给药，并注射于肌肉较深部位。④因可延长出血时间，本药不作为预防性镇痛药用于大手术前和术中。⑤本药注射液含乙醇成分，禁用于鞘内或硬膜外给药。⑥对于反跳性疼痛，无需增大给予本药的剂量或者频率。除非属于禁忌，应考虑同时给予低剂量阿片类药物，以消除疼痛。⑦配戴角膜接触镜时不得使用本药滴眼液。⑧首次注射本药有必要采用适当的抗过敏措施。

（2）配伍信息　禁止与硫酸吗啡、盐酸杜冷丁、盐酸异丙嗪或安泰乐于小容器（如注射器）内混合，否则会导致酮洛酸析出。

**【不良反应】**

（1）心血管　水肿、高血压、心悸、晕厥、低血压、血管扩张等。

（2）神经　嗜睡、头晕、头痛、失眠、眩晕、惊厥、震颤、麻痹、注意力不集中、锥体外系症状、运动功能亢进、无菌性脑膜炎。

（3）精神　思维异常、抑郁、欣快、恶梦，幻觉、精神病。

（4）内分泌/代谢　低钠血症、高血钾、体重增加。

（5）血液　术后伤口出血、鼻出血、贫血、嗜酸性粒细胞增多、血小板减少、WBC减少。

（6）消化　恶心、呕吐、口干、口腔炎、嗳气、食欲减退或增强、胃肠胀痛、胃炎、呕血、直肠出血、味觉异常、便秘、黑粪、急性胰腺炎、食管炎、肝炎、肝衰竭、胆汁淤积性黄疸。消化不良、腹痛、腹泻、肝功能检测值升高等。还有溃疡形成、出血和穿孔，老年人大量使用更易出现。胃肠道不良反应的发生率及严重性随用药剂量的增加和给药时间的延长而增加。如出现肝功能异常，应立即停药。

（7）呼吸　呼吸困难、肺水肿、鼻炎、咳嗽、气喘、支气管痉挛（出现症状的很多患者曾有阿司匹林过敏、哮喘和鼻息肉三联征病史）。

（8）泌尿　肋痛（伴有或无血尿或氮质血症）、血尿、蛋白尿、少尿、尿潴留、多尿、尿频、肾炎、ARF、溶血性尿毒症等。

（9）骨骼肌肉　肌肉痛。

（10）皮肤　风疹、斑丘疹、Lyell综合征、史–约综合征、脱落性皮炎、注射部位疼痛、出汗增多、皮肤瘙痒、皮下出血、紫绀、皮肤潮红；肌注后皮肤瘙痒、烧灼感。

（11）眼　滴眼：眼刺痛、烧灼感、眼刺激、浅层眼部感染、浅层角膜炎、眼部干燥、角膜浸润、角膜溃疡、视物模糊、角膜水肿或虹膜炎等。

（12）耳　听力丧失、耳鸣。

（13）其他　①皮疹、支气管痉挛、休克等过敏反应，见于长期用药。②有致死的报道（因消化道出血、术后出血、急性肾功能不全、过敏反应所致）。③发热、感染、无力、喉水肿，舌水肿，血管性水肿。④出汗、寒战，见于肌注后。

【药物过量】

（1）表现　与其他 NSAIDs 一样，使用过量时可能出现嗜睡、昏睡、恶心、呕吐和上腹痛等一般症状。使用本药过量还有可能出现胃肠道出血。极少情况下出现高血压、急性肾衰竭、呼吸抑制、昏迷和发生过敏样反应。曾有报道多次过量注射本药导致腹痛和消化性溃疡，停药后恢复正常。代谢性酸中毒亦有报道。单次过量给予本药分别出现腹痛、恶心、呕吐、气喘、消化性溃疡和/或糜烂性胃炎、肾功能障碍，这些症状在停药后消失。

（2）处理意见　①过量者必须对症给予支持性护理。本药无指定解毒药。血透不能很好地清除本药。②本药滴眼液过量使用通常不会引起急性不良反应，意外食入可饮水稀释。

【相互作用】

（1）利尿药　本药不良反应增加。

（2）5-氨基水杨酸或其他 NSAIDs　不良反应增加，应避免合用。

（3）吗啡或哌替啶　合用时，吗啡或哌替啶应减量。

（4）丙磺舒　本药口服制剂禁与丙磺舒合用。

（5）非去极化肌肉松弛药　可能发生相互作用，导致呼吸暂停，但尚缺乏正式研究资料。

（6）ACEI　合用有增加肾功能损伤的可能性，尤其是肾衰竭患者的危险性更大。

（7）抗癫痫药物（苯妥英，卡马西平）合用时可能发生癫痫，但这种可能性极小。

（8）神经系统药物（氟西汀、替沃噻吨、阿普唑仑）　合用有使患者产生幻觉的可能性。

（9）β-内酰胺类的青霉素、头孢菌素、氨基糖苷类抗生素、止吐药、导泻药、支气管扩张药等　未见药物相互作用。

（10）抗凝药　尚无研究资料明确证实本药和华法林、地高辛、水杨酸盐及肝素之间的相互作用，但对使用抗凝药的患者给予本药时需极其慎重，并进行密切观察。

（11）其他滴眼液（如 β 受体阻断药、碳酸酐酶抑制药、睫状肌麻痹药、散瞳药）与本药滴眼液合用，未见明显不良反应。

（12）食物　本药的吸收速度降低，但吸收率不受影响。

## 依托芬那酯
## Etofenamate

**【其他名称】**　优迈、Rheumon、Traumon

**【分类】**　镇痛药\解热镇痛抗炎药

**【制剂规格】**　**乳膏**　① 20g∶2g。② 40g∶4g。

**霜剂**　① 1g∶0.1g。② 40g∶4g。

**【临床应用】**

**说明书适应证**

（1）软组织风湿性疾病，如肌肉风湿病、肩关节周围炎、腰痛、坐骨神经痛、腱鞘炎、滑囊炎及各种慢性关节炎。

（2）脊柱和关节的软组织劳损、挫伤、扭伤及拉伤等。

**【用法用量】**

**1. 说明书用法用量**

**一般用法**　根据疼痛部位大小，1~2g（5~10cm）/次，3~4 次/d，涂于疼痛部位并轻轻按摩。

**2. 其他用法用量**

[国外参考信息]

（1）软组织风湿性疼痛　本药 5% 凝胶外用，bid.，共用 7d。

（2）疼痛性脊柱综合征　本药 10% 软膏与经皮电神经刺激（TENS）联合治疗。TENS 治疗，qod.，共 20d；本药软膏（2~5cm）在 TENS 治疗的当日局部应用，在 TENS 治疗的第 2 日再使用 2 次。

（3）踝扭伤　本药 5% 凝胶外用，3g/次（不包扎），共用 14d。

【禁忌证】

1. 说明书禁忌证

对本药、氟灭酸和其他NSAIDs过敏者。

2. 其他禁忌证

（1）哮喘、鼻炎、荨麻疹、血管性水肿者（国外资料）。

（2）儿童。

（3）孕妇。

【特殊人群用药】

**儿童** 不能用于儿童，尚缺乏儿童的用药研究。

**孕妇** 禁用。

**哺乳妇女** 仅可小面积、短期使用。

**肝功能不全者** 慎用。

**肾功能不全/透析者** 慎用。

【注意】

（1）慎用 ①高血压、心脏病患者（可因体液潴留和水肿而加重）。②消化性溃疡、溃疡性结肠炎或其他上消化道疾病患者。③有凝血障碍病史者。（以上均选自国外资料）

（2）用药相关检查/监测项目 长期局部用药者应检测全血细胞计数和肾功能。

【给药说明】

给药条件 本药不可用于皮肤破损处或湿疹性炎症部位；也不应入口和接触眼睛及黏膜。

【不良反应】

（1）消化 尚无局部用药出现胃肠道不良反应的报道。

（2）皮肤 皮肤瘙痒、皮肤发红、红斑、局部刺激、非特异性皮肤变态反应，以及非特异性皮肤不耐受（Nonspecific cutaneous intolerance），也可引起接触性皮炎。局部应用出现皮肤瘙痒、发红等症状时，应停药。

【药物过量】

处理意见 短时间内全身应用大量的本药乳膏，可引起头痛、眩晕或上腹不适，应用水洗去皮肤上的药物。本药通常不会误服且达中毒剂量，若中毒应洗胃、催吐或给予活性炭。

【相互作用】

尚不明确。

## 帕瑞昔布钠
## Parecoxib Sodium

【其他名称】 特耐、Dynastat

【分类】 镇痛药\解热镇痛抗炎药

【制剂规格】 冻干粉针剂 ① 20mg。② 40mg。（以帕瑞昔布计）

【临床应用】

说明书适应证

手术后疼痛的短期治疗。

【用法用量】

1. 说明书用法用量

手术后疼痛的短期治疗 推荐剂量为40mg/次，i.v./i.m.。随后视需要间隔6~12h给予20mg或40mg，一日总量不超过80mg。疗程不超过3d。

2. 其他用法用量

［国外参考信息］

（1）缓解牙科术后疼痛 ① 20mg/次或40mg/次，i.m.。② 20~100mg/次，i.v.（至少15秒）。最佳剂量尚不明确，高剂量的止痛持续时间更长，且无明显的毒性增加。目前尚无证据表明术前用药比术后用药的疗效更好。

（2）妇科手术或整形外科手术后疼痛 单次静注40mg（至少15秒）即有效，重复给药无效。40mg即可显效且止痛持续时间优于20mg。

【禁忌证】

说明书禁忌证

（1）对本药或磺胺类药物过敏者。

（2）有严重药物过敏史，尤其是皮肤反应，如Stevens-Johnson综合征、中毒性表皮坏死松解症、多形性红斑等。

（3）服用阿司匹林或NSAIDs（包括COX-2抑制药）后出现支气管痉挛、急性鼻炎、鼻息肉、血管神经性水肿、荨麻疹以及其他过敏反应者。

（4）充血性心力衰竭（NYHA Ⅱ－Ⅳ）。

（5）冠状动脉搭桥术后用本药治疗术后疼痛。

（6）已确诊的缺血性心脏病、外周动脉血管和（或）脑血管疾病。

（7）活动性消化道溃疡或胃肠道出血。

（8）炎性肠病。

（9）严重肝功能不全（血清白蛋白＜25g/L 或 Child-Pugh 评分≥10）。

（10）妊娠晚期、哺乳妇女。

【特殊人群用药】

**儿童** 尚无用药经验，不推荐使用。

**老人** 通常不必调整剂量，但对于体重＜50kg 者，初始剂量应减至常规推荐剂量的 1/2，且一日最高剂量应减至 40mg。对服用其他 NSAIDs 或阿司匹林或有胃肠道疾病病史（如溃疡或胃肠道出血）的老年患者，应密切关注。老年患者使用 NSAIDs 后不良反应的发生率增加，尤其是胃肠道出血和穿孔，其风险可能是致命的。

**孕妇** 妊娠晚期禁用；不推荐妊娠早、中期或分娩期使用。妊娠晚期用药可能引起严重出生缺陷，导致胎儿动脉导管提前闭合或孕妇子宫收缩无力。计划怀孕的妇女也不推荐使用。

**哺乳妇女** 不应使用。

**肝功能不全者** 通常轻度肝功能不全者不必调整剂量；中度者慎用，用药期间予以密切注意，减至常规推荐剂量的 1/2，且一日最高剂量减至 40mg；目前尚无严重者的临床用药经验，此类患者禁用。

**肾功能不全 / 透析者** 肾功能不全者不必调整剂量，但对此类患者及具有液体潴留倾向者用药时应密切观察。

【注意】

（1）慎用 ①有高血压和（或）心力衰竭（如液体潴留和水肿）病史者。②有使用其他 NSAIDs 相关的轻度过敏史者（如皮疹）（国外资料）。③存在诱发胃肠道疾病因素者（如消化性溃疡史、上消化道疾病、溃疡性结肠炎、吸烟、年龄增大、同时使用皮质类固醇激素、酗酒、压力）（国外资料）。④心血管疾病（国外资料）。⑤有出血障碍者（国外资料）。

（2）用药相关检查 / 监测项目 高血压患者在开始本药治疗和整个治疗过程中应密切监测血压。

（3）对驾驶 / 机械操作的影响 目前尚无相关研究。若患者治疗期间出现头晕、眩晕或嗜睡等症状，应停止驾驶车辆或操纵机器。

【给药说明】

（1）给药条件 ①在决定使用选择性 COX-2 抑制剂前，应评估患者的整体风险。增量后也应进行评估，若疗效未随之改善，应考虑其他治疗选择。②如患者具有发生心血管事件的高危因素（如高血压、高血脂、糖尿病、吸烟），采用本药治疗前应认真权衡利益风险。③本药可直接快速静脉推注，或通过已有静脉通路给药；肌注时应选择深部肌肉缓慢推注。④脱水者开始使用本药时，应密切注意。建议先补充足够的水分，再用本药治疗。⑤选择性 COX-2 抑制剂无抗血小板作用，不能替代阿司匹林用于预防心血管血栓栓塞类疾病，故本药治疗期间不能中止抗血小板治疗。⑥根据控制症状的需要，在最短治疗时间内使用最低有效剂量，可使不良反应降到最低。建议临床连续使用本药不超过 3d。⑦本药可能掩盖发热和其他炎症症状。术后患者接受本药治疗时应密切观察手术切口是否出现感染迹象。

（2）减量 / 停药条件 ①治疗期间如患者发生特定症状恶化，应进行适当检查，并考虑停药。②治疗期间发生心、肝、肾等功能减退，应严密监测并考虑停药。

（3）配伍信息 ①本药粉针剂使用前必须重新配制。可用下列溶剂配制：NS、5%GS、0.45%NaCl 和 5%GS 注射液。②本药溶解及注射过程中，严禁与其他药物混合。如与其他药物使用同一条静脉通路，则本药注射前后须采用相容溶液充分冲洗静脉通路。③本药经适当溶液配制后，只能静注或肌注，或加入下列液体的静脉通路给药：NS、5%GS、0.45%NaCl 和 5%GS 注射液、乳酸林格液。④不推荐向含 5%GS 的乳酸林格液或其他溶液的静脉通路中加入本药。⑤配制后的溶液为等渗溶液。配制后的药液仅供单次使用，且应在 24h 内使用，否则应废弃。任何配制后未使用的溶液、溶剂或废弃物品都应当按照当地要求予以处理。

（4）其他　①冠状动脉搭桥术后使用本药治疗者，发生不良事件的风险增高，如心血管 / 血管栓塞事件（心肌梗死、脑卒中 / 短暂性脑缺血发作、肺栓塞及深度静脉栓塞）、术后深部组织感染及胸骨伤口愈合并发症。②长期使用选择性 COX-2 抑制药，可增加心血管系统及血栓相关不良事件的风险。尚未确定单剂量治疗的风险程度以及导致风险增加的具体治疗周期。

**【不良反应】**

（1）心血管　高血压、低血压、心动过缓、心动过速、高血压加重、心肌梗死、充血性心力衰竭。

（2）神经　头痛、头晕、嗜睡、感觉减退、脑血管疾病。

（3）精神　焦虑、失眠。

（4）内分泌 / 代谢　低钾血症。

（5）血液　术后贫血、血小板减少。

（6）消化　恶心、呕吐、腹痛、消化不良、GU、DU、胃肠胀气、ALT 及 AST 升高。不能排除本药可能发生的不良反应尚有肝炎。患者服用本药发生胃肠道出血或溃疡时，应停药。

（7）呼吸　呼吸功能不全、咽炎、异常呼吸音、呼吸困难。不能排除本药可能发生的不良反应尚有支气管痉挛。

（8）泌尿　少尿、肾衰竭、急性肾衰竭、血肌酐及 BUN 升高。

（9）骨骼肌肉　背痛。

（10）皮肤　瘙痒、瘀斑、Stevens-Johnson 综合征、多样型红斑、剥脱性皮炎。曾有使用伐地昔布（本药活性代谢产物）后出现严重皮肤反应的报道，包括多样型红斑、剥脱性皮炎、皮肤黏膜眼综合征和中毒性表皮坏死松解症，其中有些是致命的。患者在治疗早期出现上述严重不良事件的风险最高，大部分患者在治疗开始后第 1 个月出现。与其他 COX-2 选择性抑制剂相比，伐地昔布严重皮肤不良事件的报告率更高，有磺胺类药物过敏史者可能更易产生皮肤反应。

（11）其他　发热、注射痛、外周水肿、伤口感染、超敏反应（包括过敏反应和血管性水肿）。一旦出现皮疹、黏膜损伤或其他超敏征兆，则应停药。

**【药物过量】**

处理意见　目前尚无过量的报道。发生药物过量时，应予对症及支持治疗。血透无法从体内清除本药，利尿及碱化尿液也无助于药物排出。

**【相互作用】**

（1）酶诱导药（如利福平、苯妥英、卡马西平、地塞米松）　可加速本药的代谢。

（2）吗啡　吗啡仅需较小剂量（常规剂量的 28%~36%）就能达到相同的临床止痛效果。

（3）右美沙芬　伐地昔布（40mg/ 次，bid.，连用 7d）可致右美沙芬的血药浓度升高 3 倍。

（4）华法林或其他抗凝药　可增加发生出血并发症的风险，尤其在治疗开始后数日内。合用时应密切监测 INR，特别是在开始使用本药或调整本药剂量后数日内。

（5）阿司匹林　本药可与低剂量（≤ 325mg）阿司匹林合用，但患者出现胃肠道不良事件的风险增加（胃肠道溃疡或其他胃肠道并发症）。对阿司匹林抑制血小板聚集的作用或出血时间无影响。

（6）ACE 抑制剂或利尿剂　发生急性肾功能不全的风险增加。

（7）环孢素或他克莫司　NSAIDs 可增强上述药的肾毒性。合用时应监测肾功能。

（8）选择性 5-HT 再摄取抑制剂（西酞普兰、氟伏沙明、依他普伦、非莫西汀、氟辛克生、氟西汀、奈法唑酮、帕罗西汀、舍曲林、齐美定、度洛西汀、文拉法辛）NSAIDs 与上述药合用，有增加出血的危险。合用时应密切监测。

（9）氟康唑　伐地昔布的血浆暴露水平升高。合用时应减少本药用量。

（10）酮康唑　伐地昔布的血浆暴露水平升高，但合用时无需调整本药用量。

（11）氟卡尼、普罗帕酮、美托洛尔、苯妥英、地西泮、丙咪嗪　应密切监测。

（12）甲氨蝶呤　本药对甲氨蝶呤的血药浓度不产生临床显著影响，但合用时仍应对甲氨蝶呤相关的毒性反应进行充分监测。

（13）锂　本药可致锂的血清清除率及肾脏清除率明显下降，同时锂的血清暴露水平升高。正接受锂剂治疗者，在开始使用本药或调整本药剂量时，应严密监测其血清锂浓度。

（14）肝素　本药不影响肝素的药效学特性。

（15）格列本脲、丙泊酚（静注）、咪达唑仑　本药不影响上述药的药动学和药效学特性。

（16）芬太尼、阿芬太尼　本药静注对上述药的药动学无显著影响。

（17）吸入型麻醉药　术前给予本药，对使用吸入型麻醉药者未见药效学方面的相互作用。

# 第二章 抗偏头痛药

## 舒马普坦
Sumatriptan

【其他名称】 半硫酸舒马坦、丹同静、磺马曲坦、琥珀酸舒马普坦、琥珀酸舒马坦、琥珀酸舒马西坦、纳川、舒马曲坦、舒马坦、舒马西坦、英明格、尤舒、Imigran、Imitrex、Sumatriptan Hemisulphate、Sumatriptan Succinate

【分类】 镇痛药\抗偏头痛药

【制剂规格】 片剂（琥珀酸盐） ① 25mg。② 50mg。③ 100mg。（以 $C_{14}H_{21}N_3O_2S$ 计）

注射液（琥珀酸盐） 0.5ml∶6mg。（以 $C_{14}H_{21}N_3O_2S$ 计）

鼻喷雾剂（琥珀酸盐） ① 5mg。② 20mg。（以 $C_{14}H_{21}N_3O_2S$ 计）

【临床应用】

1. 说明书适应证

成人有先兆或无先兆偏头痛的急性发作。

2. 其他临床应用

急性发作的中、重度偏头痛和丛集性头痛。

【用法用量】

1. 说明书用法用量

**一般用法** 单次口服：50mg。首次服药后无效，不必再加服；若有效，但症状仍持续发作，可于 2h 后加服 1 次；若症状消失后又复发，在前次给药 24h 后可再次用药。单次口服 Max：100mg，24h 的 Max：200mg。

2. 其他用法用量

［国内参考信息］ 6mg/ 次，i.h.，发作后尽早给药；若复发，1h 后可给予第 2 次剂量。Max：12mg/d。

［国外参考信息］

（1）偏头痛 ①首剂 6mg，i.h.，若复发，可于首次给药后 2h 重复 1 次或口服 100mg。②也可经鼻给药，首次 10mg，每侧鼻孔 1 喷，2h 后可重复；常用量：5~20mg/ 次，Max：40mg/d。

（2）丛集性头痛 首次 6mg，i.h.，1h 后可重复。常用量：3~12mg，Max：12mg/d。

【禁忌证】

说明书禁忌证

（1）对本药过敏者。

（2）有缺血性心脏病、缺血性脑血管病和缺血性周围血管病等疾病及其病史者，以及其他症状明显的心血管疾病。

（3）未经控制的高血压。

（4）严重肝功能损害者。

（5）偏瘫或椎基底动脉病变所致的头痛。

【特殊人群用药】

**儿童** 不推荐使用，儿童用药的安全性尚未确定。

其他用法用量

［国外参考信息］

偏头痛 （1）首次 0.06mg/kg（6~18 岁），i.h.。（2）也可经鼻给药：6~9 岁，常用量 5~20mg，Max：20mg；12~17 岁，首剂 10mg，常用量 5~20mg，Max：40mg/d。

**老人** 更易发生肝功能损害，且高血压发生率较高，不推荐使用。

**孕妇** 尚未确定孕妇用药的安全性，不推荐使用。美国 FDA 妊娠安全性分级为：C 级。

**哺乳妇女** 动物试验表明本药可泌入乳汁，哺乳妇女不推荐使用。

**肝功能不全者** 严重肝功能不全者禁用，轻中度者应慎用，推荐皮下注射（皮下给药不受肝功能的影响），用量同一般情况的皮下注射用法。

**肾功能不全 / 透析者** 慎用。

**【注意】**

（1）慎用　①有潜在心脏病及其易感人群。②使用本药曾出现过胸痛或有胸部紧迫感者。③有癫痫病史或脑组织损害者。

（2）交叉过敏　对磺胺药过敏者可能对本药过敏。

（3）对驾驶 / 机械操作的影响　用药后不宜驾驶或操作机器。

**【给药说明】**

给药条件　①本药不能用作预防或长期使用，长期用药可使角膜上皮细胞产生浑浊和瑕疵而影响视力。②用药前须明确诊断，排除其他潜在的神经系统疾病和心脏疾病。③存在冠心病风险因素者，首次用药须在监护下进行，同时监测 ECG 并进行心血管功能评价。④本药应避免肌注和静注。⑤鼻内给药前数分钟可吃奶油味糖果，以掩盖苦味。⑥正使用锂盐者应避免使用本药。

**【不良反应】**

（1）心血管　血压明显升高甚至高血压危象、肺和全身循环血管抵抗力增加、肺动脉压明显升高、ECG 改变（与缺血相关）、冠状动脉痉挛、冠状动脉狭窄、急性心肌梗死、致命性心律失常（如心动过速、室颤）、心悸、心源性晕厥、血压下降等。

（2）神经　眩晕、倦怠、偏头痛、头痛、癫痫发作、惊厥、大麻中毒样烦躁不安（皮下注射本药）、脑血管痉挛、脑出血、蛛网膜下腔出血、脑梗死，以及胸、颈、喉、颌等部位的疼痛 / 紧缩感 / 压迫感 / 困重感等。

（3）内分泌 / 代谢　GH 分泌增加、出汗。

（4）消化　味觉异常（经鼻给药）、餐后胃食管反流明显增加（健康志愿者用药后）、恶心、呕吐、唾液分泌减少、周围血管缺血（伴有腹痛和血便）、结肠缺血（伴有腹痛和血便）、腹泻、胃痛等。

（5）呼吸　鼻窦炎、过敏性鼻炎、上呼吸道感染症状、呼吸困难、诱发哮喘等。

（6）骨骼肌肉　肌痛。

（7）皮肤　面部潮红、荨麻疹、血管性水肿。

（8）眼　视觉变化、畏光。

（9）耳　耳鸣。

（10）其他　过敏反应（可能会危及生命）、发热或发冷、疲劳、烧灼感和麻木感、注射部位疼痛（皮下注射）等。本药存在滥用的危险性。

**【相互作用】**

（1）MAOI　本药的清除受阻，可引起 5–HT 综合征。口服或经鼻给药时，禁止合用，停用 MAOI 两周内也不能使用本药。注射时也不推荐合用，必须合用时减少本药注射量。

（2）氟西汀、氟伏沙明、帕罗西汀、非莫西汀、右芬氟拉明、西酞普兰、氯伏胺、依地普仑、奈法唑酮、舍曲林、文拉法辛、西布曲明、圣约翰草等 5–HT 再摄取抑制剂　药理作用累加，有引起 5–HT 综合征的危险。

（3）其他曲坦类（阿莫曲坦、那拉曲坦、佐米曲坦、利扎曲坦等）5–$HT_1$ 激动药　血管痉挛的危险性增加。使用本药 24h 内不宜使用此类药。

（4）氢麦角胺、麦角胺、美西麦角、甲麦角新碱、麦角新碱等麦角碱类药　可致血管痉挛效应延长。使用本药后需隔 6h 才可用麦角碱类药，使用麦角碱类药后需隔 24h 才可用本药。

（5）普萘洛尔、萘普生、氟桂利嗪、赛洛唑啉、苯噻啶、哌苯环庚吩　未见相互作用。

（6）食物　本药 $t_{max}$ 延长约 0.5h，但生物利用度无明显影响。

## 那拉曲坦
## Naratriptan

**【其他名称】** 那拉曲普坦、诺拉替坦、盐酸那拉曲坦、Naramig、Naratriptan Hydrochloride

【分类】 镇痛药\抗偏头痛药

【制剂规格】 片剂　2.5mg。

【临床应用】

**其他临床应用**

治疗中、重度偏头痛急性发作。

【用法用量】

**其他用法用量**

［国内参考信息］

偏头痛　2.5mg/次，发作时口服。

［国外参考信息］

偏头痛急性发作　头痛发作时口服，起始剂量1~2.5mg。若效果欠佳或复发，4h后重复给药1次，24h内剂量不超过5mg。

【禁忌证】

**其他禁忌证**

（1）对本药过敏者（国外资料）。

（2）脑血管疾病（如短暂性脑缺血发作、脑卒中）者（国外资料）。

（3）缺血性心脏病（如心绞痛、心肌梗死史、无症状心肌缺血或其他潜在的心血管疾病）者（国外资料）。

（4）未控制的高血压患者（国外资料）。

（5）周围血管疾病（包括缺血性肠病）者（国外资料）。

（6）严重肝功能不全（Child-Pugh分级为C级）者（国外资料）。

（7）严重肾功能不全（Ccr＜15ml/min）者（国外资料）。

（8）偏瘫性或基底动脉性偏头痛患者。

（9）24h内服用过麦角衍生物或其他5-HT受体激动剂者（国外资料）。

（10）使用单胺氧化酶抑制剂或停药不到2周者（国外资料）。

【特殊人群用药】

**儿童**　尚不明确。

**老人**　不推荐使用。若必须使用应调整剂量。

**孕妇**　慎用。美国FDA妊娠安全性分级为：C级。

**哺乳妇女**　慎用。

**肝功能不全者**　轻、中度肝功能不全者慎用。

**其他用法用量**

［国外参考信息］ 起始剂量1mg，24h内剂量不超过2.5mg。

**肾功能不全/透析者**　轻、中度肾功能不全者慎用。

**其他用法用量**

［国外参考信息］ 同肝功能不全时剂量。

【注意】

（1）慎用　①具有发生冠心病危险因素者（如糖尿病、肥胖、吸烟、高胆固醇、高发的冠心病家族史、＞40岁的男性、手术或自然绝经后女性）。②未确诊为偏头痛或目前症状不典型的偏头痛患者。（以上均为国外资料）

（2）用药相关检查/监测项目　心血管疾病患者用药时，应监测血压和心率。

【给药说明】

给药条件　①未确诊为偏头痛或症状不典型的偏头痛患者，用药前应仔细排除潜在的严重神经系统疾病（如进行性脑血管意外、蛛网膜下腔出血等）。②若患者存在发生冠心病的危险因素，首剂应在严密的医疗监护下给予，建议给药后立即检测ECG。

【不良反应】

（1）心血管　冠状动脉内径缩小、心悸、血压升高、快速性心律失常、ECG异常。

（2）神经　头晕、困倦、嗜睡、疲乏、偏头痛发作次数增加及药物所致的头痛（停药后症状有所改善）、5-HT综合征（开始用药和增量时）等。

（3）消化　恶心、唾液分泌减少等。

其他参见舒马曲坦相关内容。

【相互作用】

（1）炔雌醇、美雌醇等口服避孕药　本药清除率及分布容积降低，血药浓度略有升高，但药效不变。老年妇女使用激素替代治疗时不影响本药药动学。

（2）麦角衍生物、其他选择性 5-$HT_1$ 受体激动剂（如舒马坦、阿莫曲坦、佐米曲坦）缩血管作用增强，血管痉挛的危险增加。

（3）选择性 5-HT 再摄取抑制剂　可出现 5-HT 综合征、颅内出血、脑血管痉挛、缺血性脑卒中。

（4）西布曲明、圣约翰草　可出现 5-HT 综合征，应避免合用。

## 苯甲酸利扎曲普坦
## Rizatriptan Benzoate

**【其他名称】** 利扎曲普坦、利扎曲坦、欧立停、欣渠、Rizatriptan、Rizatriptan Monobenzoate

**【分类】** 镇痛药 \ 抗偏头痛药

**【制剂规格】** 片剂　5mg。

胶囊　5mg。

**【临床应用】**

**说明书适应证**

用于成人有或无先兆的偏头痛发作的急性治疗。

**【用法用量】**

**1. 说明书用法用量**

偏头痛发作的急性治疗　5~10mg/ 次，p.o.，每次用药的时间间隔至少为 2h，Max：≤ 30mg/d。

**2. 其他用法用量**

［国外参考信息］

偏头痛急性发作　初始口服剂量为 5mg 或 10mg，若无效可在 2h 后重复给药。常用量为 5~10mg，Max 为 30mg/24h。对于已预防性服用普萘洛尔者，初始剂量为 5mg，若无效可在 2h 后重复给药；常用量 5mg，Max 为 15mg/24h。

**【禁忌证】**

**1. 说明书禁忌证**

（1）对本药过敏者。

（2）局部缺血性心脏病（如心绞痛、心肌梗死或有记录的无症状缺血）。

（3）有缺血性心脏病、冠状动脉痉挛症状、体征者。

（4）不易控制的高血压（本药可升高血压）。

（5）半身不遂或基底部偏头痛者。

**2. 其他禁忌证**

（1）有心肌梗死病史或其他潜在的心血管疾病者（国外资料）。

（2）脑卒中、TIA（国外资料）。

（3）周围血管疾病（国外资料）。

（4）局部缺血性肠病（国外资料）。

**【特殊人群用药】**

**儿童**　儿童用药的安全性和有效性尚不明确。＜ 18 岁者不推荐使用。

**老人**　慎用。

**孕妇**　尚无充分研究，仅利大于弊时才可使用。美国 FDA 妊娠安全性分级为：C 级。

**哺乳妇女**　慎用。

**肝功能不全者**　中度肝功能不全者慎用。

**肾功能不全 / 透析者**　肾功能损害的透析患者慎用。

**【注意】**

（1）慎用　①存在冠状动脉性心脏病危险因素者（糖尿病、肥胖症、吸烟、高胆固醇、有冠状动脉疾病家族史者、＞ 40 岁男性及绝经妇女）（国外资料）。②症状表现不典型的偏头痛者（国外资料）。

（2）用药相关检查 / 监测项目　① HR。②血压。③本药的化学特性能与黑色素结合并可能蓄积导致中毒，长期用药可能影响眼睛，应注意监测。

**【给药说明】**

（1）给药条件　①偏头痛急性发作时给药，比发作后期给药起效快。②偏头痛一次性发作，若患者对本药的首次剂量无反应，应在第二次给药前重新诊断。

（2）其他　①本药只用于治疗已确诊的偏头痛，可减轻头痛、逆转功能性障碍，对有先兆、无先兆及月经相关性偏头痛均有效。不适用于预防偏头痛。对于丛集性头痛的安全性和有效性尚不明确。②对于间断的长期使用本药及存在冠状动脉疾病（CAD）先兆等危险因素者，需使用本药时，推荐进行周期性间断性的心血管系统评价。

**【不良反应】** 本药耐受性好，不良反应轻且短暂。

（1）心血管　有严重心脏意外的报道，包括在使用 5-$HT_1$ 激动剂后出现死亡，患者多伴有 CAD 危险因素先兆。意外事件有冠状动脉痉挛、短暂性心肌缺血、心肌梗死、室速及心室颤动。

（2）神经　疼痛或压迫感、眩晕。可能出现偏头痛频率增加、头痛（用药过度引起）及撤药期间头痛加剧。

（3）精神　嗜睡。

（4）消化　恶心（轻度，一过性）、口干、腹痛，发生率与剂量相关。

（5）骨骼肌肉　颈痛、强直。

（6）其他　虚弱 / 易疲劳。

**【药物过量】**

（1）剂量　临床试验中无本药过量的报道。服用本药 40mg（一次给药或分 2 次间隔 2h 给药），一般可耐受。

（2）表现　主要不良反应是眩晕和嗜睡。高血压和其他一系列心血管疾病症状也会发生。

（3）处理意见　过量时，应对患者进行胃肠去污（如用活性炭对胃进行冲洗），即使已观察不到临床症状，临床和 ECG 监测也应继续至少 12h。血液或腹膜透析的疗效尚不明确。

**【相互作用】**

（1）普萘洛尔　可使本药血药浓度增加 70%。可在服用普萘洛尔同时服用本药 5mg。

（2）MAOI　可使神经系统和周围组织的 5-HT 浓度增高，合用时，导致本药血药浓度显著升高，可能出现 5-HT 综合征（高血压、高热、肌阵挛、精神状态改变）。两者禁止合用，停用 MAOI 至少 14d 后才能使用本药。

（3）圣约翰草　有弱 MAO 抑制作用，可加强本药的 5-HT 能效应，导致脑血管收缩紊乱，引起 5-HT 综合征或脑血管收缩（Call-Fleming 综合征）。不推荐两者合用。

（4）选择性 5-HT 再摄取抑制药（SSRI）、西布曲明　合用时，可因药理作用累加而致 5-HT 能兴奋。若必需合用 SSRI，须严密监测本药的不良反应（虚弱、反射亢进、共济失调）。不推荐与西布曲明合用。

（5）其他 5-$HT_1$ 激动药（如阿莫曲坦、佐米曲普坦、那拉曲坦、舒马普坦）、麦角类药物及含麦角胺的药物（如氢麦角胺、美西麦角）合用有累加的血管收缩效应，并有延长血管痉挛反应的风险。禁止在使用后者 24h 内使用本药。

（6）炔雌醇、依托孕烯、左炔诺孕酮、美雌醇、炔诺酮、炔诺孕酮　不影响上述药的血药浓度。

（7）美托洛尔、纳多洛尔　无显著的药动学相互作用。

（8）帕罗西汀　本药 10mg 与帕罗西汀同服，未发现两者在临床或药理方面的相互作用。

（9）食物　与食物同服，本药 $t_{max}$ 可延迟 1h。

## 苯噻啶
## Pizotifen

**【其他名称】** 苯噻唑、马来酸苯噻啶、苹果酸苯噻啶、新度美安、Litec、Mosegor、Pizotifan、Pizotifen Maleate、Pizotyline、Sandomigran、Sanmigran、Sanomigran

**【分类】** 镇痛药 \ 抗偏头痛药

**【制剂规格】** 片剂　① 0.5mg。② 1.5mg。

**【临床应用】**

**1. 说明书适应证**

（1）防治先兆性和非先兆性偏头痛，能减轻症状及发作次数。

（2）试用于血管神经性水肿、红斑性肢痛症、慢性荨麻疹、皮肤划痕症，以及房性、室性期前收缩。

2. 其他临床应用

急性荨麻疹。

【用法用量】

1. 说明书用法用量

偏头痛　从小剂量开始，0.5~1mg/ 次，1~3 次 /d，p.o.。为减轻嗜睡，可在第 1~3 日每晚服 0.5mg，第 4~6 日每日中午和晚上各服 0.5mg，从第 7 日开始每日早、中、晚各服 0.5mg。病情基本控制后可酌情递减剂量，每周减 0.5mg，直至适当剂量维持。如减量后，病情发作次数又增加，可再酌情增量。

2. 其他用法用量

［国内参考信息］

房性及室性期前收缩　0.5mg/ 次，tid.，p.o.。

［国外参考信息］

预防偏头痛　0.5mg/ 次，tid.，p.o.；也可每晚顿服 1.5mg。

【禁忌证】

1. 说明书禁忌证

（1）青光眼患者。

（2）前列腺增生者。

（3）孕妇。

2. 其他禁忌证

（1）对本药过敏者（国外资料）。

（2）尿闭患者。

【特殊人群用药】

儿童

其他用法用量

［国外参考信息］

（1）预防偏头痛　分次口服，Max：1.5mg/d；每晚顿服 Max：1mg。

（2）预防周期性呕吐　5~12 岁儿童，每晚服 1.5mg，连用 6 个月。

孕妇　禁用。

哺乳妇女　尚不明确。

肝功能不全者　肝病患者慎用。

肾功能不全 / 透析者　肾功能不全者慎用。

【注意】

（1）慎用　①有三环类抗抑郁药、酚噻嗪及赛庚啶过敏史者。②心血管疾病者。③肥胖者。（以上均为国外资料）

（2）用药相关检查 / 监测项目　①检查心率和体重。②治疗期间应监测肝、肾功能及血清电解质。③长期服药应监测血象。

（3）对驾驶 / 机械操作的影响　用药期间须谨慎驾驶车辆及高空作业。

【给药说明】

（1）给药条件　①本药不能立即缓解偏头痛急性发作。②连续给药半年后可暂停半月至 1 月，以观察停药后的效果，且避免药物在体内蓄积，如病情复发可继续应用。③因毒性较小，可长期服用。④本药用牛奶送服或与食物同服可避免胃部刺激。

（2）配伍信息　本药不宜与 MAOI 配伍。

【不良反应】不良反应常在服药后 1~2 周内出现，继续服药症状可逐渐减轻或消失。

（1）心血管　水肿、心动过速、体液潴留。

（2）神经　嗜睡、乏力、头痛、头晕、四肢发凉或麻刺感。

（3）精神　抑郁。

（4）内分泌 / 代谢　体重增加。

（5）消化　食欲增加、恶心、口干、腹泻、便秘。

（6）骨骼肌肉　肌肉痛。

（7）皮肤　面红。

（8）眼　视物模糊。

【相互作用】

（1）西沙必利　降低西沙必利的疗效。

（2）胍乙啶　胍乙啶的降压作用减弱。

（3）普鲁卡因胺　抗迷走神经效应相加，可影响房室结传导。

（4）MAOI　不宜合用。

# 第三章 麻醉性镇痛药

## 盐酸二氢埃托啡
## Dihydroetorphine Hydrochloride

【其他名称】 二氢埃托啡、双氢埃托啡、双氢乙烯啡、盐酸双氢埃托啡、Dihydroetorphine

【分类】 镇痛药\麻醉性镇痛药

【制剂规格】 片剂 ① 20μg。② 40μg。

注射液 ① 1ml∶10μg。② 1ml∶20μg。

【临床应用】

1. 说明书适应证

（1）镇痛，如创伤性疼痛、术后疼痛及各种诊断明确的剧烈疼痛，包括使用吗啡、哌替啶无效的剧痛。

（2）注射液 也可用作麻醉诱导前用药、静脉复合麻醉、阻滞麻醉辅助用药。

2. 其他临床应用

晚期癌症疼痛、诊断明确的急腹痛。

【用法用量】

1. 说明书用法用量

（1）镇痛 ① 20~40μg/ 次，舌下含服，必要时可于 3~4h 后重复用药。极量：60μg/次、180μg/d，连续用药不超过 3d。晚期癌症患者长期应用对本药产生耐受性时，可视需要适当增量，Max：100μg/ 次，400μg/d。② 10~20μg/ 次，i.m.，必要时可于 3~4h 后重复用药。极量：30μg/ 次，90μg/d。连续用药通常不超过 3d。③对于急性剧痛可静滴 0.1~0.2μg/（kg · h），持续滴注时间不超过 24h。

（2）辅助阻滞麻醉 因患者未建立人工气道，首次用药应减量，可 5~10μg，i.v.，严密观察 10min，若无呼吸抑制，必要时再追注 10μg。术中至少间隔 2h 再注 10μg。

（3）局麻不全时 因患者未建立人工气道，首次用药应减量，可 5~10μg，i.v.，严密观察 10min，若无呼吸抑制，必要时再追注 10μg。术中至少间隔 2h 再注 10μg。

（4）静脉全麻诱导前用药 气管插管辅助或控制呼吸下，0.4~0.5μg/（kg · h），i.v.，手术结束前 1h 停用，总量不超过 3μg/kg。因该药无催眠作用，必须定时给予地西泮或羟丁酸钠维持患者睡眠状态。同时滴注 1% 普鲁卡因，可减少本药用量。需肌肉松弛者应常规给予肌松药。

（5）静脉复合麻醉 气管插管辅助或控制呼吸下，0.2~0.3μg/（kg · h），i.v.gtt.，持续吸入氧化亚氮或低浓度恩氟烷及异氟烷。也可同时静滴 1% 普鲁卡因及间断吸入恩氟烷、异氟烷控制血压过高；需肌肉松弛者可常规注射肌松药。

2. 其他用法用量

［国内参考信息］

（1）辅助阻滞麻醉 0.1~0.2μg/kg，i.m.。

（2）静脉复合麻醉 首次 0.3~0.6μg/kg，i.v.，以后每 40~60min 追加首剂的一半，手术结束前 40min 停止用药。

【禁忌证】

说明书禁忌证

（1）颅脑外伤、意识障碍。

（2）肺功能不全。

（3）诊断不明的急腹症。

（4）婴幼儿禁用本药注射剂。

【特殊人群用药】

儿童 婴幼儿禁用本药注射剂。

孕妇 本药无致畸、致突变作用。

哺乳妇女 尚不明确。

肝功能不全者 慎用。

肾功能不全/透析者 慎用。

【注意】

尚不明确。

【给药说明】

（1）给药条件 ①本药片剂只可舌下

含化，不可将药片吞服。②严禁快速静脉推注，并随时注意呼吸的变化，以免呼吸骤停。用于麻醉静脉给药太快或用量＞0.4μg/kg时，易出现呼吸抑制，甚至呼吸暂停，因此应常规行气管内插管或行人工呼吸。用于复合麻醉时，应常规行气管内插管及机械通气。③慢性疼痛和非剧烈疼痛（如牙痛、头痛、风湿痛、痔疮痛或局部组织小创伤痛等）不宜使用本药。本药只适合于可以控制病因的急性剧烈疼痛，对慢性癌症疼痛，建议不要长期使用本药，但可在吗啡缓释制剂尚未起效时临时给药。

（2）其他 ①本药应按麻醉药品的管理要求进行管理，防止流失。②本药不得用于戒毒治疗。③本药不仅可产生耐药性，还可成瘾，且其依赖性强，目前临床已停用。

**【不良反应】**

（1）心血管 对循环系统的功能影响很小。

（2）神经 头晕、乏力。

（3）消化 恶心、呕吐。

（4）呼吸 呼吸减慢至10次/min左右，用呼吸兴奋剂尼可刹米可纠正，也可用吸氧纠正。

（5）其他 出汗等。连续多次使用可产生耐受性及依赖性（较吗啡轻），止痛持续时间也会缩短。

**【药物过量】**

（1）表现 用量过大可有短暂血压下降，但心率无变化。超量用药（非医嘱或用法不当）可发生急性中毒，主要表现为呼吸减慢（呼吸频率可慢至3~4次/min）、瞳孔缩小、昏迷等。

（2）处理意见 如出现呼吸暂停，可行人工呼吸、加压给氧，并肌注或静注盐酸纳洛酮（为其特异性拮抗药）0.4~0.8mg。

**【相互作用】**

（1）烯丙吗啡 可有效对抗本药。

（2）尼可刹米、洛贝林 可部分对抗本药的呼吸抑制作用。

（3）CNS抑制药 有协同作用。如用于晚期肿瘤患者镇痛，同服司可巴比妥或地西泮，可使作用时间延长，但会加重呼吸抑制。

## 丁丙诺啡
## Buprenorphine

**【其他名称】** 布诺啡、叔丁啡、沙菲、舒美奋、盐酸丁丙诺啡、盐酸叔丁啡、Buprenorphine Hydrochloride、Buprenox、Buprex、Lepetan、Temgesic

**【分类】** 镇痛药\麻醉性镇痛药

**【制剂规格】** **注射液（盐酸盐）** ① 1ml : 0.15mg。② 1ml : 0.3mg。③ 2ml : 0.6mg。

**舌下含片（盐酸盐）** ① 0.2mg。② 0.4mg。③ 0.5mg。④ 1mg。⑤ 2mg。

**【临床应用】**

**1. 说明书适应证**

（1）多种癌性疼痛、术后疼痛、烧伤痛、脉管炎引起的肢体痛、心绞痛及其他内脏痛。

（2）多种阿片类药物依赖的脱毒治疗。

**2. 其他临床应用**

作为戒瘾的维持治疗。

**【用法用量】**

**1. 说明书用法用量**

（1）**一般用法** ① 0.2~0.8mg/次，q.6~8h，舌下含服。② 0.15~0.3mg/次，q.6~8h（或按需注射），i.m./i.v.（缓慢）。必要时可适当增量。

（2）阿片类药物依赖的脱毒治疗 舌下片：舌下含服5~8min。根据患者使用阿片类药物的种类，可在末次使用后12~24h开始使用本药，在患者出现早期或轻微戒断症状时开始给药更佳。用药最初的1~3日剂量应尽量充分。根据依赖程度，首次给药剂量为舌下含服1~6mg。轻度依赖者，1~1.5mg/次，q.8h，舌下含服；中度依赖者，2~2.5mg/次，q.8h，舌下含服；重度依赖者，

3~6mg/ 次，q.8h，舌下含服。首次用药 2h 后，可酌情追加剂量，追加剂量为首剂的 30%~60%。第 2~3 日后可酌情减量，一日可减少 20%~30%，直至 0.2mg/ 次，qd.，舌下含服。脱毒治疗周期为 10~14d。

2. 其他用法用量

［国外参考信息］

（1）一般用法　0.3mg/ 次，q.6h，i.m./i.v.gtt.（缓慢）。Max：0.6mg/ 次，剂量取决于疼痛的严重程度和患者的临床反应。

（2）阿片类药物依赖脱毒的维持治疗　70 公斤体重者 4~8mg/d，舌下含服。

（3）各种慢性疼痛　0.15~0.3mg/ 次，q.4~6h，舌下含服。

（4）子宫切除术后镇痛　0.2~0.4mg/ 次，q.6h，舌下含服。

（5）整形外科手术镇痛　0.4mg，舌下含服，术前 1h 给药。

（6）减少低血压反应　2.5μg/kg，i.v.（缓慢），腹部手术前进行气管插管。

**【禁忌证】**

1. 说明书禁忌证

（1）对本药过敏者。

（2）轻微疼痛或疼痛原因不明者不宜应用。

**【特殊人群用药】**

**儿童**　＜7 岁儿童不宜使用。＜16 岁儿童不宜作为药物依赖脱毒药使用。

**其他用法用量**

［国外参考信息］ 2~12 岁儿童：2~6μg/（kg · 次），q.4~6h，i.m./i.v.。

**老人**　老弱患者慎用。据国外资料，必要时可 0.15mg/ 次，q.6h。

**孕妇**　本药可透过胎盘，动物实验有难产和胎儿生存率低等报道，孕妇不宜使用。美国 FDA 妊娠安全性分级为：C 级。

**哺乳妇女**　动物实验有哺乳困难的报道，药物可经乳汁分泌，哺乳妇女不宜使用。

**肝功能不全者**　严重肝功能不全者慎用。

**肾功能不全 / 透析者**　严重肾功能不全者慎用。

**其他**　据国外资料，高危患者（虚弱、COPD、呼吸功能降低、缺氧、高碳酸血症或呼吸抑制者）或存在其他 CNS 抑制因素时，可 0.15mg/ 次，q.6h。

**【注意】**

（1）慎用　①胆道功能障碍（国外资料）。②严重呼吸功能不全或呼吸抑制。③肾上腺皮质功能不全（国外资料）。④黏液性水肿、甲状腺功能减退（国外资料）。⑤前列腺增生、尿道狭窄者（国外资料）。⑥颅脑损伤、颅内压升高及意识障碍者。⑦已接受其他中枢神经抑制剂治疗或存在其他 CNS 抑制因素者（如刚结束手术）（国外资料）。⑧正接受大剂量麻醉剂治疗者（国外资料）。⑨急性酒精中毒。⑩轻微疼痛或疼痛原因不明者不宜使用。

（2）用药相关检查 / 监测项目　用药前应检查肝功能；用药时应监测呼吸频率、血压和 HR。

**【给药说明】**

（1）给药条件　舌下含片不得咀嚼或吞服，含化期间不要吞咽。

（2）其他　本药为二类精神药品，有一定的成瘾性，应按国家对精神药品的管理条例使用。

**【不良反应】**

（1）心血管　直立性低血压、高血压、晕厥、心动过速或心动过缓。

（2）神经　头晕、头痛、嗜睡、烦躁不安、意识障碍。

（3）精神　欣快感、幻觉。

（4）消化　恶心、呕吐、便秘。如出现肝细胞坏死或黄疸，应停药。

（5）呼吸　呼吸抑制。

（6）皮肤　皮疹。

（7）眼　瞳孔缩小。

（8）其他　出汗。

**【药物过量】**

（1）表现　眩晕、嗜睡、不安、意识模

糊、惊厥、瞳孔缩小、心动过缓、低血压、呼吸抑制。

（2）处理意见　①可开放气道和使用辅助呼吸设备，确保足够的气体交换。②如出现呼吸抑制，可使用大剂量纳洛酮或静脉给予多沙普仑，同时注意吸氧、给予其他支持治疗，并进行持续监测。必要时追加纳洛酮和（或）多沙普仑。③如出现低血压，可使用血管加压药、静脉输液。④采取其他必要的支持治疗措施。

【相互作用】

（1）其他阿片受体激动药　可引起上述药物的戒断症状。

（2）抗精神病药、镇静催眠药　可增强本药嗜睡的不良反应，其中地西泮还可增强本药的呼吸抑制作用，本药应尽量不与镇静催眠药合用。

（3）CNS 抑制药　本药的呼吸抑制作用增强。

（4）酮洛酸　肌注酮洛酸联合硬膜外使用本药，可引起严重的呼吸抑制。

（5）MAOI　有协同作用。

（6）苯丙香豆素　可引起紫癜。

（7）酒精　增强本药的呼吸抑制作用及嗜睡的不良反应。

## 酒石酸布托啡诺
## Butorphanol Tartrate

【其他名称】布托啡诺、丁啡喃、环丁羟吗喃、酒石酸环丁甲二羟吗南、酒石酸环丁羟吗喃、诺扬、Butorphanol、Stadol、Torate

【分类】镇痛药\麻醉性镇痛药

【制剂规格】片剂　4mg。

注射液　① 1ml∶1mg。② 1ml∶2mg。③ 1ml∶4mg。

鼻喷剂　2.5ml∶25mg（每喷 1mg）。

【临床应用】

1. 说明书适应证

中至重度疼痛，如癌性疼痛、手术后疼痛、外伤及平滑肌痉挛引起的疼痛等。

2. 其他临床应用

（1）麻醉前用药及麻醉辅助用药（国外资料）。

（2）各种原因引起的干咳。

【用法用量】

1. 说明书用法用量

（1）一般用法　0.5~2mg/ 次，i.v.。

（2）镇痛　① 1~2mg/ 次，i.m.，必要时 q.3~4h，单剂用量≤ 4mg。②也可经鼻喷药，1~2mg/ 次，3~4 次 /d。初始剂量通常为 1mg，但若 1~1.5h 未有较好的镇痛效果，可再喷 1mg。必要时，3~4h 后可重复给药。用于剧痛时，初始剂量 2mg；患者在止痛后休息及保持睡意，此时 3~4h 内不要重复给药。

（3）麻醉前用药　手术前 60~90min，2mg，i.m.。

2. 其他用法用量

［国内参考信息］ 4~16mg/ 次，q.3~4h，p.o.。

［国外参考信息］

（1）镇痛　① 1~4mg/ 次，q.3~4h，i.m.，可根据疼痛的程度调整用量。常规单次用量为 2mg，必要时 q.3~4h。尽管有 8mg/ 次，qid. 的用法，但一般不推荐一次用量＞4mg。②也可 0.5~2mg/ 次，q.3~4h，i.v.，应根据疼痛的程度调整用量。常规单次用量为 1mg，必要时 q.3~4h。③还可经鼻给药，将喷雾剂对准鼻孔喷射，推荐起始剂量为 1mg（1 喷），60~90min 内可再使用 1mg。如有必要，间隔 3~4h 后可重复。疼痛剧烈者，如能在嗜睡或头晕发生时卧床休息，起始剂量可给予 2mg，但 3~4h 后不能重复使用。

（2）麻醉前用药　通常于手术前 60~90min，2mg，i.m.。用量应个体化，可根据患者的年龄、体重、身体情况、潜在的病理状况、其他药物的使用情况、麻醉的类型及具体的手术步骤来综合考虑。

（3）麻醉辅助　平衡麻醉维持期间，

应根据个体情况追加药物剂量。常规追加剂量为0.5~1mg，i.v.，最多可达0.06mg/kg。用药总量范围一般为4~12.5mg（约0.06~0.18mg/kg）。

（4）偏头痛　推荐剂量为2~3mg，i.m.。

【禁忌证】

**说明书禁忌证**

（1）对本药过敏者。

（2）对那可汀依赖者（因本药具有阿片拮抗特性）。

（3）< 18岁者。

【特殊人群用药】

**儿童**　用药的安全性和有效性尚未确定，< 18岁者禁用。

**老人**　老年人多有肾功能减退，且对本药的不良反应更敏感，故用药需谨慎。建议老年患者用药时，起始剂量减半，且间隔时间延长2倍，随后的剂量和间隔时间根据患者具体反应而定。国外资料建议延长用药间隔时间，每4~5h重复用药。

**孕妇**　动物实验证实，本药的死胎发生率高于对照组，建议只在潜在益处大于可能的危险时，孕妇才使用本药。美国FDA妊娠安全性分级为：C级与D级（如大剂量用药或延长用药时间）。

**哺乳妇女**　用药应权衡利弊。本药可经乳汁排泄，但具体排泄量尚有争议，尚不明确哺乳妇女用药的安全性。

**肝功能不全者**　慎用。

**1. 说明书用法用量**

本药鼻喷剂初始剂量控制在1mg以内，必要时90~120min再给予1mg。应根据临床反应确定重复给药剂量，间隔时间一般应≥6h。

**2. 其他用法用量**

［国外参考信息］　需减量，但尚未确定具体的剂量调整方案。

**肾功能不全/透析者**　慎用。

**1. 说明书用法用量**

同肝功能不全者剂量。

**2. 其他用法用量**

［国外参考信息］　GFR > 50ml/min时，无需调整剂量；GFR为10~50ml/min时，单次用量为常规剂量的75%，用药间隔时间不变；GFR < 10ml/min时，单次用量为常规剂量的50%，用药间隔时间不变。

【注意】

（1）慎用　①心肌梗死、心功能障碍、冠状动脉功能不全者。②高血压（国外资料）。③脑损伤和颅内压升高者。④CNS疾病或呼吸功能缺陷者。⑤重复使用麻醉性镇痛药，且对阿片耐受者。

（2）用药相关检查/监测项目　用药期间应注意监测呼吸频率、血压和脉搏。

（3）对驾驶/机械操作的影响　用药期间不宜从事机械操作或驾驶。

【给药说明】

其他　本药应按第二类精神药品管理。

【不良反应】

（1）心血管　血管舒张、心悸、晕厥、低血压、血压升高或降低。

（2）神经　镇静、嗜睡、头晕、头痛、漂浮感、虚弱、失眠、定向力障碍、感觉异常、兴奋、震颤、癫痫发作、药物戒断症状等。

（3）精神　焦虑、欣快感、神经质、梦魇、幻觉、敌意、意识模糊、意识错乱等。

（4）内分泌/代谢　抗利尿作用。

（5）消化　恶心、呕吐、畏食、口干、味觉异常、便秘、胃痛、胃排空时间延长、胆道痉挛、胆绞痛。

（6）呼吸　呼吸抑制（在30~60μg/kg剂量范围内，无剂量依赖性，持续时间则与剂量有关）、支气管炎、咳嗽、呼吸困难、鼻出血、鼻充血、鼻刺激、咽炎、鼻炎、鼻窦炎、鼻窦充血、上呼吸道感染。

（7）泌尿　排尿障碍。

（8）皮肤　皮肤发红、发热、热感、多汗/湿冷、瘙痒、皮疹或荨麻疹等。

（9）眼　复视或视物模糊。

（10）耳 耳痛、耳鸣。

（11）其他 ①本药成瘾性和依赖性较低，反复用药可引起药物耐受。②长期大量用药后停药或使用阿片受体拮抗药（如纳洛酮）可促发戒断症状。

【药物过量】

（1）表现 一般与其他阿片类药物相同，最严重的后果是肺换气不足、心血管功能不全、昏迷，甚至死亡。

（2）处理意见 ①首先应保持呼吸道通畅。若患者出现昏迷，应进行气管插管。②还应保持充分的通气、外周灌注和正常体温。应保持适当的静脉通道，以便于治疗血管舒张药引起的低血压。③连续观察患者的精神状态、应答性和生命体征，并应用脉氧计对患者进行连续监测。④可使用特效的阿片受体拮抗药（如纳洛酮）治疗。由于本药的作用持续时间通常比纳洛酮长，故纳洛酮可能需重复给药。

【相互作用】

（1）纳洛酮 本药引起的呼吸抑制作用被拮抗。

（2）阿片受体激动拮抗剂 阿片受体激动拮抗剂与阿片受体激动剂合用时可促发戒断症状。

（3）CNS 抑制剂（如镇静药、催眠药、抗组胺药） 中枢抑制作用可增强。

（4）影响肝脏代谢的药物（如西咪替丁、红霉素、茶碱等） 是否影响本药效应尚不确定。合用时，本药的起始量应减少，并延长给药间歇。

（5）乙醇 中枢抑制作用可增强。用药期间应避免饮酒。

## 美沙酮
## Methadone

【其他名称】 阿米酮、非那酮、美散痛、盐酸美沙酮、Adanon、Amidon、Amidone、Dolophine Hydrochloride、Mecodin、Methadone Hydrochloride、Phenadon、Phenadone

【分类】 镇痛药\麻醉性镇痛药

【制剂规格】 片剂（盐酸盐） ① 2.5mg。② 7.5mg。③ 5mg。④ 10mg。

口服液（盐酸盐） ① 10ml∶1mg。② 10ml∶2mg。③ 10ml∶5mg。④ 10ml∶10mg。

注射液（盐酸盐） ① 1ml∶5mg。② 2ml∶7.5mg。

【临床应用】

说明书适应证

（1）慢性疼痛，较少用于急性创伤痛。

（2）用于各种阿片类药物的戒毒治疗，尤其适用于海洛因依赖；也用于吗啡、阿片、哌替啶、二氢埃托啡等的依赖。

【用法用量】

1. 说明书用法用量

（1）疼痛 5~10mg/ 次，p.o.，10~15mg/d；极量：10mg/ 次，p.o.，20mg/d。

（2）阿片类药物成瘾 根据戒断症状严重程度和患者身体状况及反应确定剂量。口服起始量为 15~20mg，可酌情加量。本药每 1mg 可替代吗啡 4mg、海洛因 2mg 或哌替啶 20mg。

（3）其他临床用法 2.5~5mg/ 次，i.m./i.h.，10~15mg/d；极量：10mg/ 次，20mg/d。

2. 其他用法用量

［国外参考信息］

慢性癌症疼痛 鞘内注射 2~5mg/ 次。

【禁忌证】

1. 说明书禁忌证

（1）呼吸功能不全。

（2）妊娠和分娩妇女。

（3）婴幼儿。

2. 其他禁忌证

（1）对本药过敏者。

（2）中毒性腹泻。

【特殊人群用药】

儿童 婴幼儿禁用。

其他用法用量

［国内参考信息］ 0.7mg/（kg · d），4~6

次 /d，p.o.。极量：10mg/ 次，p.o.，20mg/d。

［国外参考信息］

剧烈疼痛　0.2mg/（kg· 次），q.6h；极量：10mg/ 次。

**老人**　减量。

**孕妇**　本药能通过胎盘屏障，引起胎儿染色体变异、死胎或未成熟新生儿，对本药成瘾的产妇所分娩的新生儿，常出现延迟的戒断症状（在出生后 6~7d 才出现，持续 6~16d 不等），妊娠和分娩期间禁用。美国 FDA 妊娠安全性分级为：B 级与 D 级（长期大剂量使用）。

**哺乳妇女**　尚不明确。

**肝功能不全者**　慎用。

**肾功能不全 / 透析者**　慎用。

**其他用法用量**

［国外参考信息］轻度肾衰竭者（GFR ＞ 50ml/min），q.6h；中度肾衰竭者（GFR 为 10~50ml/min），q.8h；重度肾衰竭者（GFR ＜ 10ml/min），q.8~12h。

**【注意】**

（1）慎用　①心律失常、心动过缓者。②惊厥或有惊厥史者。③脑外伤、颅内压升高或有颅内病变者。④精神失常有自杀意图者。⑤胃肠道术后胃肠蠕动功能未恢复者。⑥甲减患者。⑦老年和恶病质等患者。

（2）对检验值 / 诊断的影响　①可升高血浆淀粉酶和脂肪酶。②可使血清 ALP、ALT、AST、胆红素、LDH 等的测定值出现假阳性（应停药至少 24h 后才可做上述检查）。

（3）用药相关检查 / 监测项目　用药过程中应监测呼吸和循环等有关指标，尤其注意呼吸指标。

**【给药说明】**

（1）给药条件　①注射液仅供皮下或肌注，不用作静注，国外有鞘内注射的用法。三角肌注射血药峰值高，作用出现快，因此可采用三角肌注射。②由于本药能使组胺释放增加，故忌作麻醉前和麻醉中用药。③停用 MAOI（如呋喃唑酮、丙卡巴肼等）14~21d 后，才可应用本药。

（2）配伍信息　①本药口服液或注射液与碱性液、氧化剂、糖精钠及苋莱红等接触，药液显浑浊。②据国外资料报道，本药注射液与氯化铵、巴比妥类、氯噻嗪、肝素、碘化物、甲氧西林、呋喃妥因、新生霉素、碳酸氢钠、磺胺嘧啶、磺胺甲噁唑、氨茶碱等药存在配伍禁忌。

（3）其他　本药是目前国际上二醋吗啡成瘾戒毒时的最常用药物，中国卫生部亦正式推荐为脱毒药。国外除用于脱毒外，还用于二醋吗啡成瘾者脱毒后又反复复发时进行的美沙酮维持疗法。

**【不良反应】**

（1）心血管　全身性水肿。

（2）神经　头痛、眩晕、嗜睡、脑脊液压力升高、CNS 中毒症状（惊厥、幻觉、耳鸣、震颤、不自主运动等）、中枢性抑制过度（意识模糊、抑郁、迟钝等）、阵发性兴奋激动（小儿）。

（3）内分泌 / 代谢　男性乳腺增生、体重增加伴耻骨隆突增大。

（4）消化　恶心、便秘，并能促使胆道括约肌收缩，使胆管系的内压上升。另见肝毒性。

（5）呼吸　呼吸抑制、肺水肿。

（6）生殖　性功能减退、精液减少、月经不调、性欲降低。

（7）皮肤　出汗、皮肤红斑、硬结、荨麻疹等。

（8）其他　久用成瘾，快速和突然停药可出现戒断症状，表现为失眠、流涕、喷嚏、流泪、食欲缺乏、腹泻等。

**【药物过量】**

（1）表现　用药过量可引起失明、下肢瘫痪、昏迷、右束支传导阻滞及心动过速或（和）低血压。国外资料提示，初次单独给药 50~100mg 可引起生命危险。另外还可出现皮肤湿冷、意识混乱、惊厥、严重头晕、嗜睡、坐立不安、虚弱、瞳孔缩小、心跳减慢、呼吸减慢和呼吸困难等，甚至可导致昏迷和死亡。

（2）处理意见　优先处理呼吸抑制和其他威胁生命的不良反应，在此基础上可洗胃或催吐，以便清除胃内药物；开放气道，保持呼吸道通畅；静脉给予阿片拮抗药纳洛酮，必要时可间隔 2~3min 重复给药；静脉输液和（或）给予血管加压药以纠正低血压，必要时可采用其他支持措施。

**【相互作用】**

（1）磷苯妥英、艾法韦仑、奈韦拉平、利托那韦　可降低本药的血药浓度，导致阿片戒断症状的产生。

（2）赛庚啶、甲基麦角酰胺、利福布汀、卡马西平、氯化铵　可降低本药的作用。

（3）苯妥英钠、利福平　可加快本药代谢，合用时本药用量应相应增加。

（4）尿液酸化剂　可加快本药排泄，合用时应注意调整用量。

（5）去羟肌苷　去羟肌苷的生物利用度降低。

（6）纳曲酮　可引起急性阿片戒断症状。

（7）氟伏沙明、氟康唑　可增加本药的血药浓度。

（8）异烟肼、吩噻嗪类、尿液碱化剂可减少本药的排泄，合用时需酌情减量。

（9）齐多夫定　本药可增强齐多夫定的毒性。

（10）甲己炔巴比妥　本药可增强甲己炔巴比妥的中枢抑制作用。

（11）其他镇痛药、镇静催眠药、抗抑郁药　可加强上述药物的作用。

（12）抗高血压药　可致血压下降过快，严重的可发生昏厥。

（13）利培酮　发生阿片戒断症状的危险性增加。

（14）美替拉酮　可出现麻醉药戒断样综合征。

（15）女性避孕药　可导致困倦无力。

（16）颠茄　可发生严重便秘。

（17）乙醇　通过对 CNS 的抑制使镇静作用加强。

## 羟考酮
## Oxycodone

**【其他名称】** 奥施康定、氢考酮、羟氢可待因酮、盐酸羟二氢可待因酮、盐酸羟考酮、盐酸羟可酮、Oxycodone Hydrochloride、OXYCONTIN、Thecodine

**【分类】** 镇痛药\麻醉性镇痛药

**【制剂规格】** 片剂　5mg。

控释片（盐酸盐）　① 5mg。② 10mg。③ 20mg。④ 40mg。

**【临床应用】**

1. 说明书适应证

缓解持续的中至重度疼痛。

2. 其他临床应用

关节痛、背痛、癌性疼痛、牙痛、手术后疼痛等（国外资料）。

**【用法用量】**

1. 说明书用法用量

一般镇痛　本药控释片的剂量取决于疼痛严重程度和既往镇痛药用药史。（1）首次服用阿片类药物或曾用弱阿片类药物的重度疼痛者，初始剂量 5mg，q.12h。以后根据病情调整剂量。剂量调整时，在上一次用药剂量上增减 25%~50%，但不改变用药次数。多数患者 Max：200mg，q.12h，少数患者可能需更高的剂量（临床报道的最高剂量为 520mg，q.12h）。（2）已接受吗啡口服治疗者，改用本药的日剂量按口服本药 10mg 相当于口服吗啡 20mg 的比例换算。

2. 其他用法用量

（1）术后疼痛　本药复方胶囊，1~2 粒（每粒含盐酸羟考酮 5mg、对乙酰氨基酚 500mg）/次，q.4~6h，p.o.。

（2）癌性、慢性疼痛　本药复方胶囊，1~2 粒 / 次，tid.，p.o.。

［国外参考信息］

（1）一般用法　①速释片：单服本药，10~30mg/ 次，q.4h；未使用过阿片类镇痛药者，起始剂量 5~15mg/ 次，q.4~6h。用量应根据患者情况、疼痛程度进行调整，给予能达到足够止痛效果的最小剂量。多数重度疼痛者 30mg/ 次，q.4h。②控释片：未用过阿片类镇痛药者，初始剂量：10mg/ 次，q.12h；已使用过该类药者，本药用量可根据等效阿片类药物的剂量进行换算。用药期间应根据镇痛效果调整剂量，通常仅调整单次用量，而不调整用药频率。用药间隔时间＜ 12h 的情况尚无研究。可每 1~2d 调整 1 次用量。增加剂量时，通常在当前用量的基础上增加 25%~50%。③复方制剂：常用量 1 片（或粒，含本药 5mg）/ 次，q.6h。其安全用量与复方制剂中非阿片类成分的每日最大用量有关。含有本药和对乙酰氨基酚的复方制剂，对乙酰氨基酚 Max：4g/d。而对于含有本药和阿司匹林的复方制剂，用于止痛或解热时，阿司匹林 Max：4g/d；用于风湿性关节炎时，阿司匹林 Max：6g/d。

（2）肩部外科手术后的止痛　可于关节囊内注射本药 5mg 及 0.5% 布比卡因 10ml。

**【禁忌证】**

**1. 说明书禁忌证**

（1）对本药过敏者。

（2）肺心病。

（3）慢性哮喘或慢性阻塞性呼吸道疾病。

（4）缺氧性呼吸抑制者。

（5）中重度肝功能障碍者。

（6）重度肾功能障碍者。

（7）颅脑损伤者。

（8）急腹症。

（9）可疑或确诊的麻痹性肠梗阻。

（10）胃排空延迟者。

（11）慢性便秘者。

（12）高碳酸血症。

（13）孕妇及哺乳妇女。

**2. 其他禁忌证**

明显呼吸抑制者。

**【特殊人群用药】**

**儿童**　不推荐使用，＜ 18 岁者用药安全性和有效性尚未确立。

**其他用法用量**

［国外参考信息］ 0.05~0.15mg/(kg · 次)，q.4~6h，p.o.。Max：5mg/ 次。

**老人**　老年患者（＞ 65 岁）的清除率仅较成人略低，不需调整剂量。国外资料认为，老年人慎用。

**孕妇**　禁用。孕妇使用麻醉性镇痛药，新生儿可出现戒断症状。美国 FDA 妊娠安全性分级为：B 级，大剂量用药或延长用药时间，则为 B 级或 D 级。

**哺乳妇女**　禁用。本药可泌入乳汁，可能引起新生儿呼吸抑制。

**肝功能不全者**　肝功能不全者慎用，中重度肝功能障碍者禁用。据国外资料，本药控释片起始剂量应为常规剂量的 1/3~1/2，用药期间调整剂量应谨慎。

**肾功能不全 / 透析者**　重度肾功能障碍者禁用。据国外资料，Ccr ＜ 60ml/min 时，本药控释片的起始剂量应根据临床情况适当调整。

**其他**　据国外资料，疲劳过度、不耐受的患者使用本药时，起始剂量应为常规剂量的 1/3~1/2。

**【注意】**

（1）慎用　①对其他阿片类药物过敏者（国外资料）。②循环性休克（国外资料）。③低血压、血容量不足者。④呼吸抑制先兆、与呼吸抑制相关的脊柱后凸侧弯（出现呼吸抑制的危险增加）者（国外资料）。⑤颅内压升高、中枢抑制及昏迷者（国外资料）。⑥急性酒精中毒或震颤性谵妄者（国外资料）。⑦黏液性水肿者（国外资料）。⑧胆道疾病及胰腺炎。⑨肠道炎性疾病。

⑩肾上腺皮质功能不全者。⑪甲减患者。⑫前列腺增生或尿道狭窄者。⑬过度疲劳者（增加呼吸抑制的危险）（国外资料）。

（2）对驾驶/机械操作的影响 用药期间谨慎从事机械操作或驾车。

**【给药说明】**

（1）给药条件 ①术前或术后24h内不宜使用。②急性疼痛发作时宜服用速释剂；慢性疼痛需较长时间镇痛时宜服用控释剂，但如用药期间疼痛加重，可追加速释剂。③本药80mg和160mg的控释片仅可用于对阿片耐受者。④控释型制剂只能整片（粒）吞服，不能咀嚼或研磨后服用。否则可导致本药的快速释放与吸收，可能造成过量中毒。⑤控释片首次用到160mg时，应注意避免高脂饮食。⑥诊断明确的非癌性慢性疼痛（如骨关节疼痛、腰背痛、神经血管性疼痛、神经源性疼痛等）经非阿片类药物治疗无效时，可使用本药。

（2）减量/停药条件 为免发生戒断症状，停用控释型制剂时，应逐渐减量。

（3）其他 ①本药为国家特殊管理药品，必须按国家有关条例严格管理。②约有7%的高加索人、3%的黑种人和1%的亚洲人体内不能检测到CYP 2D 6或对其缺乏代谢，这类患者使用本药时镇痛效果极微或无效。③本药常与对乙酰氨基酚或阿司匹林合用，或制成复方制剂。国外另有本药单成分的速释型、控释型片剂或胶囊。

**【不良反应】**

（1）心血管 低血压（包括直立性低血压）、面红、心悸、室上性心动过速、深部血栓性静脉炎、心力衰竭、循环抑制、心脏停搏、血压升高、休克。

（2）神经 头晕、头痛、嗜睡、乏力、紧张、失眠、意识模糊、感觉异常、眩晕、抽搐、定向障碍、遗忘、感觉过敏、不适、言语障碍、震颤、晕厥、神经痛。

（3）精神 欣快、兴奋、激动、易激惹、焦虑、抑郁、恶梦、意识紊乱、思维异常、神经质、人格障碍、情绪改变、幻觉。

（4）内分泌/代谢 多汗、发热、寒战、脱水、水肿（如外周性水肿）。

（5）消化 畏食、食欲缺乏、呃逆、吞咽困难、嗳气、味觉异常、恶心、呕吐、口干、腹泻、腹痛、便秘、消化不良、胃炎、肠梗阻、奥迪（Oddi）括约肌痉挛、血清淀粉酶一过性升高，胃液、胆汁和胰腺分泌减少等，其中治疗初期出现的恶心、呕吐和便秘呈剂量依赖性。

（6）呼吸 支气管痉挛、呼吸困难、呼吸频率增加、呼吸抑制、呼吸暂停、呼吸停止。

（7）泌尿 排尿困难、输尿管痉挛。

（8）生殖 闭经、性欲减退、阳痿。

（9）骨骼肌肉 张力异常（过高或过低）、肌肉不自主收缩、关节痛。

（10）皮肤 皮肤干燥、皮疹、荨麻疹、瘙痒（通常发生在用药初期）、出汗。

（11）眼 视觉异常、瞳孔缩小、针尖样瞳孔（用药过量）。

（12）其他 过敏反应、衰弱无力、背痛、衰弱、腹部痉挛性痛、耐受性、依赖性、阿片类药物所致的戒断综合征。

**【药物过量】**

（1）表现 呼吸抑制、瞳孔缩小（针尖样）、低血压、嗜睡（进而发展为昏迷）、循环衰竭及深度昏迷、骨骼肌松弛、心动过缓、皮肤湿冷。

（2）处理意见 ①首先保持呼吸通畅，然后给予相应支持疗法（改善通气，给氧，使用升压药），纠正休克及肺水肿。心跳骤停或心律不齐可进行心脏按压或除颤。必要时洗胃。②患者出现明显呼吸抑制或循环障碍，可静注纳洛酮0.4~0.8mg，必要时隔2~3min重复给药；或将纳洛酮2mg溶于500ml NS或5%GS（0.004mg/ml）静滴，根据患者情况决定输注速率。严重过量者可静注纳洛酮0.2mg，然后每2min增加0.1mg。纳洛酮作用时间相对较短，在使用本药缓释、控释等制剂时须严密观察病情，直至患者恢复稳定的自主呼吸。对本药产生或可疑产生身体依赖性者，慎用纳洛酮，因可能突然完全阻断阿片类药物作用，导致急性疼痛发作及急性戒断综合征。

**【相互作用】**

（1）利福平　本药代谢增加，血药浓度降低，疗效下降。理论上认为，利福布汀与本药之间也存在上述相互作用。

（2）纳曲酮　促发急性戒断综合征。应禁止合用。

（3）阿片受体拮抗药（除纳曲酮外）可减弱本药的镇痛效力和（或）促发戒断症状，合用时应谨慎。

（4）镇静催眠药（如地西泮）、全麻药、吩噻嗪类药、中枢性止吐药等 CNS 抑制药　中枢抑制作用加强。本药起始量应为常规用量的 1/3~1/2。

（5）甲氰咪胍、酮康唑、红霉素、某些药物（如胺碘酮和奎尼丁等心血管药物）等　本药代谢可能受抑制。但与奎尼丁合用，本药药效无影响。

（6）中枢性肌肉松弛药　呼吸抑制作用增强。

（7）抗抑郁药、降压药　具有叠加作用。

（8）MAOI　本药作用增强，可能导致意识紊乱、焦虑、呼吸抑制和昏迷。不推荐合用，停用 MAOI 至少 14d 后，才能开始使用本药。

（9）舍曲林　有引起 5-HT 综合征的个案报道。

（10）左氧氟沙星　不引起 AUC、$C_{max}$ 和 $t_{max}$ 的显著下降。

（11）乙醇　可引起相加或协同的中枢抑制作用。用药期间应避免饮酒。

（12）高脂食物　本药控释片的吸收无影响。但有报道，高脂饮食者服用本药控释片 160mg 时，其比空腹口服者高 25%。

## 布桂嗪
## Bucinnazine

**【其他名称】** 布桂利嗪、布新拉嗪、丁酰肉桂哌嗪、强痛定、盐酸布桂利嗪、盐酸布桂嗪、Bucinnazine Hydrochloride、Bucinperazine、Bucinperazine Hydrochloride、Bupinnarizine、Bupinnarizinum、Butycinnamylpyrazine、Butylcinnamylpyrazine、Fortanodyn

**【分类】** 镇痛药\麻醉性镇痛药

**【制剂规格】** 片剂　① 30mg。② 60mg。

注射液　① 2ml : 50mg。② 2ml : 100mg。

**【临床应用】**

**说明书适应证**

神经痛（尤其是三叉神经痛）、偏头痛、炎症性疼痛、痛经、关节痛、术后疼痛、外伤性疼痛、牙痛以及癌性疼痛（属第二阶梯镇痛药）等。

**【用法用量】**

**说明书用法用量**

**一般用法**　① 30~60mg/ 次，p.o.，90~180mg/d，疼痛剧烈时剂量可酌增。② 50~100mg/ 次，1~2 次 /d，i.h./i.m.，疼痛剧烈剂量可酌增。

**【禁忌证】**

尚不明确。

**【特殊人群用药】**

**儿童**

**说明书用法用量**

**一般用法**　1mg/（kg · 次），p.o.，疼痛剧烈时剂量可酌增。

**孕妇**　尚不明确。

**哺乳妇女**　尚不明确。

**其他**　对于慢性中重度癌痛患者，剂量可逐渐增加。首次及总量可不受常规剂量的限制。

**【注意】**

尚不明确。

**【给药说明】**

其他　本药为我国特殊管理的麻醉药

品，必须严格遵守国家对麻醉药品的管理条例，防止滥用。

【不良反应】

（1）神经 头痛、眩晕、困倦、全身发麻。

（2）精神 精神症状，停药后即消失。

（3）消化 恶心。

（4）眼 黄视。

（5）其他 连续使用本药，可产生耐受和成瘾。

【相互作用】

尚不明确。

## 氢溴酸依他佐辛
## Eptazocine Hydrobromide

【其他名称】 艾普达唑新、酚甲唑辛、思达平、益大索兴、依他佐辛、Eptazocine、Sedapain

【分类】 镇痛药\麻醉性镇痛药

【制剂规格】 **注射液** ① 1ml∶10mg（相当于氢溴酸依他佐辛 20mg）。② 1ml∶15mg（以依他佐辛计）。

【临床应用】

**说明书适应证**

缓解癌症疼痛及手术后疼痛等。

【用法用量】

**说明书用法用量**

癌症疼痛及手术后疼痛 15mg/ 次（以依他佐辛计），i.h./i.m.，可酌情增减。

【禁忌证】

**说明书禁忌证**

（1）对本药过敏者。

（2）严重呼吸抑制者。

（3）因颅外伤及颅脑疾病导致意识不清者。

（4）颅内压升高者。

【特殊人群用药】

**儿童** 儿童用药的安全性尚不明确。

**老人** 慎用。

**孕妇** 孕妇或计划怀孕的妇女用药应权衡利弊。有报道，同类药物在分娩前使用，新生儿可出现戒断综合征；分娩时使用，新生儿可出现呼吸抑制。

**哺乳妇女** 用药期间应停止哺乳。

【注意】

（1）慎用 ①有麻醉药依赖或药物依赖史者。②胆道疾病患者。

（2）对驾驶 / 机械操作的影响 用药期间不宜驾车或操纵机器。

【给药说明】

（1）减量 / 停药条件 长期用药后，应逐渐减量停药。

（2）配伍信息 本药注射液与巴比妥类药物属配伍禁忌。

【不良反应】

（1）心血管 心悸、燥热感、心动过速、血压上升等。

（2）神经 出汗、头晕、头痛、昏睡、失眠、手足麻木等。

（3）精神 不安、多语、兴奋。

（4）免疫 颈部淋巴结肿大。

（5）消化 恶心、呕吐、口干、胃部不适、呃逆、Oddi 括约肌痉挛（动物实验中，大剂量可导致）等。

（6）呼吸 呼吸抑制或胸部压迫感等，此时需进行人工呼吸（必要时输氧）或服用双吗啉胺。使用烯丙左吗喃或洛贝林无效。

（7）皮肤 皮肤瘙痒、面部潮红、疼痛（注射部位）、红肿、硬结。

（8）耳 耳鸣。

（9）其他 ①发热、寒冷感、休克（应立即停药，并进行对症处理）。②药物耐受（反复用药）、药物依赖（大剂量连续使用），均较吗啡轻。③震颤、焦虑、恶心、心悸、畏寒或失眠等戒断综合征表现（长期用药后突然停药可诱发）。此外，动物实验可见轻微的吗啡拮抗作用，可能出现戒断症状（见于麻醉药物依赖的患者用药后）。

【相互作用】

尚不明确。

# 右吗拉胺
## Dextromoramide

**【其他名称】** 酒石酸右吗拉胺、吗散痛、右吗酰胺、Dextromoramide Tartrate、Dimorlin、Errecalma、Jetrium、Methamin-odiazepoxide、Palfium、Pyrrolamidol

**【分类】** 镇痛药 \ 麻醉性镇痛药

**【制剂规格】** **片剂** ① 5mg。② 10mg。

**注射液** ① 1ml∶5mg。② 1ml∶10mg。

**栓剂** 10mg。

**【临床应用】**

**其他临床应用**

（1）用于各种剧痛，如外伤、手术、恶性肿瘤等引起的疼痛。

（2）镇咳。

**【用法用量】**

**其他用法用量**

［国内参考信息］ ① 5~7.5mg/ 次，严重疼痛时可增至 20mg/ 次，餐前或餐后 2h 吞服。必要时可重复使用。②也可 5mg/ 次，i.h./i.m.，必要时可增至 15mg/ 次。③还可直肠给药，10mg/ 次。

**【禁忌证】**

**其他禁忌证**

（1）对吗啡过敏者。

（2）呼吸功能不全者。

（3）严重肝功能不全者。

（4）颅脑创伤及颅内高压者。

（5）急性酒精中毒及震颤性谵妄者。

（6）惊厥者。

（7）不明原因的急腹症者。

（8）有早熟儿或分娩第二产程的孕妇。

**【特殊人群用药】**

**儿童**

**其他用法用量**

［国内参考信息］ 80μg/（kg·次），p.o.。

**老人** 肝和（或）肾功能不全的老年患者慎用。

**孕妇** 本药可致新生儿出现继发性呼吸抑制，故有早熟儿的孕妇或分娩第二产程时（宫颈扩大 4~5cm）禁止使用。

**哺乳妇女** 本药可分泌入乳汁，用药期间不宜哺乳。

**肝功能不全者** 严重肝功能不全者禁用。

**【注意】**

（1）慎用 ①休克者。②甲状腺功能减退者。③肾上腺皮质功能不全者。④尿道病变者。⑤前列腺病变者。

（2）对驾驶 / 机械操作的影响 用药期间驾驶车辆或操作机器时须谨慎。

**【给药说明】**

（1）给药条件 ①本药只能短期使用。②用药后平卧半小时可避免低血压及心动过缓的发生。

（2）其他 本药为国家特殊管理的麻醉药品，必须严格管理。

**【不良反应】**

（1）心血管 低血压、心动过缓。

（2）神经 头晕、嗜睡、镇静、兴奋（尤其是老年患者）等。

（3）消化 恶心、呕吐、便秘。

（4）呼吸 治疗剂量下即可出现潜在的轻度呼吸抑制。

（5）其他 ①具有成瘾性，治疗剂量下即出现生理及精神依赖性，并可持续 1~2 周。②反复用药可出现耐受现象。③长期用药者突然停药，可出现戒断综合征。

**【药物过量】**

表现 可引起呼吸抑制，甚至死亡。

**【相互作用】**

（1）阿片受体拮抗药（如纳布啡、丁丙诺啡） 本药的疗效降低，并可引起戒断综合征。

（2）CNS 抑制药 中枢抑制作用可增强，需谨慎合用。

（3）其他吗啡衍生物（如美沙酮）、苯二氮䓬类药、巴比妥类药 呼吸抑制的风险增加，并可能致死。

（4）乙醇 镇静作用增强，用药期间不宜服用含酒精的饮料。

# 第四章 其他镇痛药

## 盐酸曲马多
## Tramadol Hydrochloride

**【其他名称】** 奥多、安田、冰宁、倍平、反胺苯环醇、丰同叮、华捷威、华曲、君庆、乐施普康、马伯龙、麦道马隆、瑙泰、曲拉马多、区明、曲马多、奇曼丁、奇迈特、曲腾、曲通、曲同康、奇止、舒敏、泰德洛、替马尔、通亭、西利西蒙、祥阳、宜邦、银加、依诺兴、盐酸反胺苯环醇、愈通、盈信康、着麦得、Crispin、MABRON、Melanate、Tramadol、Tramadoli Hydrochloridum、Tramal、Tramcontin

**【分类】** 镇痛药\其他镇痛药

**【制剂规格】** 片剂 ① 50mg。② 100mg。

分散片 50mg。

泡腾片 50mg。

缓释片 ① 100mg。② 150mg。

胶囊 50mg。

缓释胶囊 100mg。

滴剂 1ml∶100mg。

栓剂 100mg。

注射液 ① 2ml∶50mg。② 2ml∶100mg。

粉针剂 100mg。

**【临床应用】**

1. 说明书适应证

多种原因所致的中、重度疼痛，包括癌症疼痛、骨折或创伤、各种术后疼痛、牙痛、神经痛等。

2. 其他临床应用

（1）各种中重度急慢性疼痛，如术前术后疼痛、心脏病突发性痛、分娩痛、关节痛、肌肉骨骼疼痛、劳损性疼痛等。

（2）肾结石和胆结石体外电击波碎石术中的辅助用药。

**【用法用量】**

1. 说明书用法用量

通常采用能达到镇痛效果的最低剂量。除特殊临床情况（癌性疼痛和重度术后疼痛）外，Max：400mg/d。

**一般用法** ①单次口服或直肠给药剂量为 50~100mg，必要时 q.4~6h。另据本药缓释片（曲同康）说明书，150~300mg/次，qd.，p.o.，服药间隔时间≥ 8h。此外，本药缓释片（舒敏）说明书提供用法为：初始剂量 100mg/次，bid.（早晚各 1 次），p.o.。如止痛效果不满意，可增至 150mg 或 200mg/次，bid.。②可缓慢 i.v. 或以 5% 或 10% 的 GS 稀释后 i.v.gtt.，也可 i.m./i.h.，50~100mg/次，2~3 次/d。严重疼痛初次可给 100mg。

2. 其他用法用量

［国内参考信息］ ①中度疼痛：连续用药时间≤ 48h，累计用量≤ 800mg。可缓慢 i.v.，100mg/次，或 100~200mg/d。②栓剂：100mg/次，塞入肛门，1~2 次/d。

［国外参考信息］

分娩镇痛 首剂 100mg，i.m.，必要时可在 1h 后再给 50mg。

**【禁忌证】**

1. 说明书禁忌证

（1）对本药过敏者。

（2）酒精、镇静药、镇痛药、阿片类药，以及抗抑郁药急性中毒。

（3）正使用 MAOI 或 14d 内使用过该类药物者。

（4）严重脑损伤、意识模糊、呼吸抑制。

2. 其他禁忌证

（1）婴儿。

（2）CNS 急性中毒者。

【特殊人群用药】

**儿童** 婴儿不宜用本药。由于剂量原因，不推荐< 12 岁儿童服用本药胶囊。

**说明书用法用量**

**一般用法** > 14 岁中度疼痛患者，50~100mg/ 次，p.o.。体重≥ 25kg 的儿童，单次口服或直肠给药的剂量为 1~2mg/kg。> 1 岁儿童，单次剂量 1~2mg/kg，i.m./i.v./i.v.gtt.。

**老人** 年老体衰者慎用，应减量。另外，药物在> 75 岁老年人体内清除时间可能延长，应延长用药间隔（≥ 8h）。据国外资料，> 75 岁者 Max：300mg/d，分次使用。

**孕妇** 孕妇长期使用，新生儿出生后可出现戒断症状。应权衡利弊后用药。美国 FDA 妊娠安全性分级为：C 级。

**哺乳妇女** 药物在乳汁中的浓度为母体血药浓度的 0.1%，单次给药不需停止哺乳，哺乳期间用药应权衡利弊。

**肝功能不全者** 慎用，应延长用药间隔。严重肝功能不全者不宜使用。国外资料建议肝硬化患者 50mg/ 次，q.12h。

**肾功能不全 / 透析者** 慎用，应延长用药间隔。严重肾功能不全者不宜使用。据国外资料，Ccr < 30ml/min 时，Max：200mg/d，应间隔达到 12h 后给药。

**其他** 本药尤其不宜长期应用于有药物滥用或药物依赖倾向者。

【注意】

（1）慎用 ①阿片类药物依赖者。②心脏病。③病因不明的意识紊乱、呼吸中枢和呼吸功能紊乱。④急腹症（国外资料）。⑤黏液性水肿、甲状腺功能减退或肾上腺皮质功能减退（国外资料）。⑥有癫痫病史者（国外资料）。⑦颅内压增高而无人工呼吸设备时。

（2）交叉过敏 与阿片类药物可能存在交叉过敏反应。

（3）对检验值 / 诊断的影响 本药有缩瞳作用，用于颅脑高压患者时可掩盖部分体征。

（4）对驾驶 / 机械操作的影响 用药期间不宜驾驶和操作机械。

【给药说明】

（1）给药条件 ①本药不宜用于轻度疼痛，用于镇痛时宜用最低剂量。②本药分散剂型可加水溶解后口服，也可含于口中吮服或吞服。③本药缓释制剂应吞服，勿嚼碎。④本药禁用于脱毒治疗。⑤本药不能作为吗啡依赖者的替代药。⑥糖尿病患者可用口服制剂。

（2）配伍信息 与双氯芬酸、消炎痛、保泰松、安定、氟硝基安定和硝酸甘油等注射剂有配伍禁忌。

（3）其他 突然撤药可能导致戒断症状（焦虑、出汗、失眠、寒战、疼痛、恶心、震颤、腹泻、上呼吸道症状、立毛、幻觉等），建议缓慢减量。

【不良反应】

（1）心血管 心悸、心动过缓、血压升高、直立性低血压或循环性虚脱，尤其在患者精神紧张或静注时。静注过快可出现面部潮红、一过性心动过速。

（2）神经 嗜睡、头晕、头痛、眩晕、疲倦、乏力、惊厥（多在大剂量静脉用药或合用精神抑制药后）、癫痫发作（见于在推荐量和大量使用时，通常在首次给药后）等。

（3）精神 情绪改变（兴奋、抑郁等）、认知和感知改变（如感知和意志障碍）。

（4）消化 食欲减退、恶心、呕吐、口干、干呕、胃肠道刺激、便秘等。

（5）呼吸 胸闷、呼吸抑制（见于明显超过推荐剂量或同时服用其他中枢抑制药）。

（6）泌尿 排尿困难等。

（7）皮肤 出汗、皮肤瘙痒、皮疹等。

（8）眼 视物模糊。

（9）耳 耳鸣。

（10）其他 出汗、寒颤、过敏反应（瘙痒、荨麻疹、支气管痉挛、血管神经性水肿等，多见于首次给药后）。也可出现药物耐受和依赖。

【药物过量】

（1）表现 意识紊乱、昏迷、全身性癫痫发作、低血压、心动过速、瞳孔扩大或缩小、呼吸抑制甚至呼吸骤停。也可出现呕吐、休克、惊厥。

（2）处理意见 出现中毒症状后，应采取常规的急救措施如洗胃、维持呼吸（包括人工呼吸和气管插管）和循环，注意防止热量散失。可根据情况静脉给予纳洛酮 0.4mg 或 0.005~0.01mg/kg，必要时 2~3min 可重复 1 次。如出现惊厥，可静脉给予地西泮等苯二氮䓬类药物。

【相互作用】

（1）卡马西平 本药血药浓度降低，镇痛作用减弱。

（2）纳洛酮 本药的镇痛作用被消除。

（3）CNS 抑制药（如地西泮）可增强镇静和镇痛作用，联用时应减量。

（4）巴比妥类药物 此类药麻醉持续时间延长。

（5）苯海拉明 可增强中枢抑制。

（6）奎尼丁、利托那韦 本药的代谢被抑制或减少，增加本药血药浓度和潜在的不良反应（如呼吸抑制等）。

（7）酰胺咪嗪 合用或使用过酰胺咪嗪，本药镇痛效果降低，持续时间缩短。

（8）曲马多激动药或拮抗药（如丁丙诺啡、纳布啡、喷他佐辛）不建议同用。

（9）呋喃唑酮、丙卡巴肼等 MAOI 可引起躁狂、昏迷、惊厥，甚至严重的呼吸抑制直致死亡。

（10）苯丙羟香豆素、华法林 出血的风险增加。

（11）吩噻嗪类或丁酰苯类抗精神病药、抗抑郁药及 SSRI 癫痫发作的风险增加。

（12）地高辛 地高辛的不良反应（如恶心、呕吐、心律失常等）增加。

（13）西咪替丁 对本药影响甚微。

（14）其他 5－羟色胺能药物（比如 SSRI）有报道，合用与 5－HT 综合征的散发病例有关，停用 5－羟色胺能药物通常迅速改善。

（15）神经阻滞药 个别患者有发生惊厥的报道。

（16）酒精 禁忌联用。

## 阿司待因
## Asprin and Codine Phosphate

【其他名称】 阿司匹林可待因、联佳、西司奇

【成分】 阿司匹林、磷酸可待因

【分类】 镇痛药\其他镇痛药

【制剂规格】 片剂 每片含阿司匹林 325mg、磷酸可待因 15mg。

【临床应用】

说明书适应证

缓解中至重度疼痛（如骨科慢性疾患、肿瘤及手术后所致疼痛）。

【用法用量】

说明书用法用量

一般用法 1~2 片 / 次，3~4 次 /d, p.o.。可根据疼痛程度或对可待因的耐受程度偶尔增量。

【禁忌证】

说明书禁忌证

（1）对本药任一成分过敏或不能耐受者。

（2）严重出血、凝血障碍或原发性止血困难者（包括血友病、遗传性假血友病、血小板减少症、血小板功能不足症及其他原因不明的遗传性血小板减少症患者，以及与之有关的 Vit K 缺乏症和严重肝损坏者）。

（3）正接受抗凝血治疗者。

（4）消化性溃疡或其他严重胃肠道疾病者。

（5）儿童或青少年发生水痘或流感者（可引发 Reye 综合征）。

【特殊人群用药】

儿童 儿童（尤其有发热及脱水者）用药

易出现毒性反应。

**老人**　慎用。老年患者多有肾功能减退，用药易出现毒性反应。

**孕妇**　本药具潜在致畸危险，应慎用。

**哺乳妇女**　本药可少量泌入乳汁，应慎用。

**肝功能不全者**　肝功能严重损害者慎用。

**肾功能不全 / 透析者**　肾功能严重损害者慎用。

**【注意】**

（1）慎用　①对水杨酸敏感者，尤其是鼻息肉和哮喘患者。②心律不齐者。③呼吸障碍者。④消化道感染疾病者。⑤胆囊疾病及胆结石者。⑥甲状腺功能低下者。⑦艾迪生病者。⑧头部受伤或腹部手术者。⑨痛风患者。⑩ G-6-PD 缺乏者。⑪前列腺增生或尿道狭窄者。⑫身体衰弱者。

（2）用药相关检查 / 监测项目　严重肝、肾疾病患者用药时，应定期监测肝、肾功能。

（3）对驾驶 / 机械操作的影响　用药后应避免驾驶或操作机器。

**【给药说明】**

给药条件　①本药不宜长期应用。②食物可使本药的吸收减慢，但为减少对胃的刺激，也可与食物同服或用牛奶冲服。

**【不良反应】**

除以下不良反应外，还可参见阿司匹林的相关内容。

（1）神经　轻微头痛、头晕、嗜睡（可待因导致）。

（2）精神　欣快感（可待因导致）。

（3）消化　恶心、呕吐、便秘（可待因导致）。

（4）呼吸　呼吸抑制、呼吸困难（可待因导致）。

（5）皮肤　皮疹、皮肤瘙痒（可待因导致）。

（6）其他　①药物依赖性（1~2 个月）和耐受性，见于过量或长期使用。②停药症状较轻，突然停药后多数患者无躯体依赖的停药症状。

**【药物过量】**

（1）表现　可导致眩晕、昏睡、妄想、幻觉、言语散乱、兴奋、焦虑、复视、瞳孔缩小、肌肉松弛、木僵、循环性虚脱、巴宾斯基征、呼吸困难、呼吸抑制（慢和浅呼吸、潮式呼吸）、紫绀、冷湿皮肤、皮疹。小儿主要表现为头痛、头晕、倦睡、精神错乱、快呼吸、惊厥、视力模糊、听觉困难、耳鸣、出汗、口渴、恶心、呕吐、高热、脱水。其他参见阿司匹林。

（2）处理意见　①立即洗胃，即使患者已经呕吐也应洗胃；不能用阿扑吗啡催吐，因其有降血压和呼吸抑制作用。若在服药 3h 以内，洗胃和呕吐后可给予适量的活性炭。②昏迷患者首先保证呼吸道畅通及有效气体交换。③呼吸抑制可由纳洛酮和那可丁解除，同时应严密监护患者。④其他参见阿司匹林。

**【相互作用】**

（1）丙磺舒、磺吡酮等促尿酸排泄药　以上药物的作用减弱。

（2）全身麻醉药、其他麻醉性镇痛药、镇静药、NSAIDs、MAOI、口服降糖药或胰岛素、口服抗凝血药、青霉素类、磺胺类药、肾上腺皮质激素、抗肿瘤药（6- 巯基嘌呤或甲氨蝶呤等）　以上药物的作用增强。

（3）对氨基水杨酸、Vit C、呋塞米　以上药物可引起阿司匹林及其代谢产物在体内蓄积，甚至达中毒浓度。

（4）食物　本药的吸收减慢。

（5）酒精　避免同服。

## 氯唑沙宗
## Chlorzoxazone

**【其他名称】**　肌柔、氯羟苯恶唑、Chlorzoxazonum

**【分类】**　镇痛药 \ 其他镇痛药

**【制剂规格】** 片剂 ① 200mg。② 250mg。③ 500mg。

胶囊 200mg。

**【临床应用】**

**说明书适应证**

（1）各种急慢性软组织（如肌肉、韧带、筋膜）扭伤或挫伤、肌肉劳损引起的疼痛、运动后肌肉酸痛。

（2）中枢神经病变引起的肌肉痉挛及慢性筋膜炎等。

**【用法用量】**

**说明书用法用量**

**一般用法** 200~400mg/ 次，tid.，p.o.，症状严重者可酌情增量。

**【禁忌证】**

**1. 说明书禁忌证**

对本药过敏者。

**2. 其他禁忌证**

对本药不耐受者（国外资料）。

**【特殊人群用药】**

**儿童** 慎用。

**老人** 可能加重器质性脑病症状。

**孕妇** 慎用。美国 FDA 妊娠安全性分级为：C 级。

**哺乳妇女** 慎用。

**肝功能不全者** 慎用。

**肾功能不全 / 透析者** 肾功能不全者慎用。

**【注意】**

对驾驶 / 机械操作的影响 服药期间应避免驾车、登高、操作精密仪器等。

**【给药说明】**

（1）给药条件 宜饭后服用。

（2）其他 服药后，本药代谢物可使尿液呈橙色。

**【不良反应】** 不良反应一般较轻微，可自行消失或在停药后缓解。

（1）神经 嗜睡、头晕、头痛、痉挛性斜颈（静脉给予苯扎托品能终止其发作）。

（2）消化 恶心、胃肠道出血、肝功能异常（此时应停药）、胃肠刺激。

（3）皮肤 过敏性皮疹、瘀斑及瘀点等。

（4）其他 过敏。

**【相互作用】**

CNS 抑制药（如催眠药、抗焦虑药、抗精神病药）、MAOI、乙醇 可增强本药的作用。合用时需密切监控或减少本药剂量。

# 麻醉用药

# 第一章 局部麻醉药

## 利多卡因
## Lidocaine

【其他名称】 达洛、利度卡因、利舒卡、舒尔通、抒利、赛罗卡因、赛露鹰、碳酸利多卡因、昔罗卡因、盐酸利多卡因、Anestacon、Duncaine、Gravocain、Lida-Mantle、Lidocaine Carbonate、Lidocaine Hydrochloride、Lidocainum、Lignocaine、Lignostab、Xylestesin、Xylocaine、Xylocaine Hydrochloride、Xylocard、Xylocitin、Xylotox

【分类】 麻醉用药 \ 局部麻醉药

【制剂规格】 注射液（盐酸盐）① 5ml : 50mg。② 5ml : 100mg。③ 10ml : 100mg。④ 10ml : 200mg。⑤ 20ml : 400mg。

溶剂用注射液（盐酸盐） 2ml : 4mg。

注射液（碳酸盐） ① 5ml : 86.5mg。② 10ml : 173mg。

胶浆（盐酸盐） ① 10g : 200mg（2%）。② 20g : 400mg（2%）。

软膏（盐酸盐） ① 5%。② 2.5%。

漱口液（盐酸盐） 2%。

外用溶液（盐酸盐） 4%。

气雾剂（盐酸盐） ① 2%。② 4%。③ 25g : 1.75g（利多卡因）。

喷雾剂（碳酸盐） 25g : 2.5g（内含利多卡因 1.75g）。

【临床应用】

1. 说明书适应证

（1）硬膜外麻醉、神经传导阻滞、局部浸润麻醉、表面麻醉（包括在胸腔镜检查或腹腔手术时作黏膜麻醉用）。

（2）盐酸盐注射液 急性心肌梗死后室性期前收缩和室速，亦可用于洋地黄类中毒、心脏外科手术及心导管引起的室性心律失常。心肺复苏时，本药缓释滴丸还可改善电除颤效果，但对室上性心律失常通常无效。

（3）胶浆 上消化道内镜检查时的局部麻醉。

（4）气雾剂 皮肤和黏膜的局部麻醉，可用于口、鼻腔黏膜小手术，口腔科拔牙手术、脓肿切开术，可使咽喉气管等部位表面麻醉以降低反应性，使气管镜、喉镜、胃镜的导管易于插入。

（5）盐酸盐注射液（溶剂用）可作为青霉素和链霉素肌注的溶媒。

2. 其他临床应用

（1）原发性三叉神经痛。

（2）直流电药物离子导入用于头面部神经痛、关节痛、肌肉痛等局部镇痛。

（3）鼻内给药对偏头痛有效（国外资料）。

（4）控制癫痫持续状态，可有效治疗对其他药物已产生抗药性的癫痫发作（国外资料）。

【用法用量】

1. 说明书用法用量

（1）表面麻醉 ①盐酸利多卡因注射液（2%~4%）：Max：400mg/ 次；注射给药时，不用肾上腺素，Max：400mg/ 次，加肾上腺素时，Max：500mg/ 次。②盐酸利多卡因胶浆：阴道检查前，以 5~7ml 胶浆涂于阴道局部；尿道扩张术或膀胱镜检时胶浆用量为 200~400mg；也可用本药胶浆涂抹于食管、咽喉、气管或尿道等导管的外壁。

（2）上消化道内镜检查前的局部麻醉 盐酸利多卡因胶浆：用时振摇，在胃镜检查前 5~10min 将本药含于咽喉部片刻后慢慢咽下，2~3min 后可将胃镜插入进行检查。常用量为 10g/ 次（约 10ml，内含盐酸利多卡因 200mg）。

（3）口、鼻腔、咽喉部小手术 局部喷雾 2 次，2 次间隔 1~2min，3 揿 / 次，每揿 4.5mg，总量 27mg，喷后 1~2min 施术。Max：100mg/ 次。

（4）胃镜，喉镜镜检插管 咽喉部喷雾 2 次，2 次间隔 3min，3 揿 / 次，每揿 4.5mg。Max：100mg/ 次。

（5）气管镜镜检插管 咽喉部喷雾 2 次，2 次间隔 1~2min，2 揿 / 次，每揿 4.5mg，总量 27mg。Max：100mg/ 次。

（6）硬膜外麻醉 ①碳酸利多卡因注射液：根据节段数和患者情况调整用量，一般 173~259.5mg。②盐酸利多卡因注射液（1.5%~2%）：用于胸腰段麻醉时，250~300mg。

（7）局部浸润麻醉 盐酸利多卡因注射液（0.25%~0.5%）：50~300mg/ 次。Max：400mg/ 次。

（8）区域阻滞麻醉 盐酸利多卡因注射液（0.25%~0.5%）：首剂 1~2mg/kg，i.v.，Max：4mg/kg；i.v.gtt.，以 1mg/min 为限。反复多次给药，间隔时间不得短于 45~60min。

（9）神经（干、丛）阻滞麻醉 ①碳酸利多卡因注射液：一般 15ml（259.5mg）/ 次，Max：20ml（346mg）/ 次；齿槽神经阻滞：2ml（34.6mg）。②盐酸利多卡因注射液：根据阻滞部位调整用量，臂丛，单侧 250~300mg（1.5%）；口腔，20~100mg（2%）；肋间神经，每支 30mg（1%），300mg 为限；宫颈旁浸润或阴部神经，左右侧各 100mg（0.5%~1%）；椎旁脊神经，每支 30~50mg（1%），300mg 为限。

（10）交感神经节阻滞 盐酸利多卡因注射液：颈星状神经节阻滞麻醉，50mg（1%）/ 次；腰麻：50~100mg（1%）/ 次。

（11）骶管阻滞麻醉 盐酸利多卡因注射液：分娩镇痛，200mg（1%）；外科止痛，200~250mg（1%~1.5%）。

（12）抗心律失常 盐酸利多卡因注射液：首次负荷量 1~1.5mg/kg（一般 50~100mg），i.v.（2~3min），必要时每 5min 重复 1~2 次，1h 内最大负荷量为 4.5mg/kg（或 300mg）；使用负荷量后，再以 1~4mg/min 或 0.015~0.03mg/（kg·min）静滴；Max（维持量）：4mg/min。

（13）青霉素肌注的溶媒 每 80 万 U 青霉素用盐酸盐注射液（溶剂用）4~8mg（2~4ml）。

**2. 其他用法用量**

［国内参考信息］

（1）表面麻醉 ①碳酸利多卡因注射液：Max：100mg/ 次。②盐酸利多卡因软膏：5% 软膏用于口腔疾病，涂于口腔内吹干黏膜表面；2.5% 软膏可外用于皮肤以治疗瘙痒。③盐酸利多卡因漱口液：口腔疾病，15ml/ 次，漱后吐出，每 3h 给药 1 次；咽痛，Max：2400mg/d。④盐酸利多卡因外用液：胃镜检查前可直接涂抹于咽喉或口腔黏膜表面，偶可鼻腔填塞，24h 内 3mg/kg。⑤盐酸利多卡因注射液：用于黏膜疼痛或拔除极松动的牙，用棉片蘸透 2% 利多卡因溶液，敷于患区表面，1min 后出现麻效，可持续约 15min。

（2）浸润麻醉 ①软组织和牙槽突小手术：用量较多时，可用 0.25%~0.5% 盐酸利多卡因注射液。②拔牙、牙髓治疗、牙槽突手术、牙周治疗：1%~2% 盐酸利多卡因注射于骨膜浅面，根据情况注射 0.5~2ml。

（3）阻滞麻醉 ①拔牙、牙槽突手术、牙髓治疗：2% 盐酸利多卡因 2ml。②原发性三叉神经痛：2% 盐酸利多卡因 1ml 加 Vit $B_{12}$ 0.5mg 封闭三叉神经分支，1~2 次 / 周，连续 5~7 次。

（4）骶管阻滞麻醉 盐酸利多卡因注射液：外科止痛时，用量可酌增至 200~250mg（1%~1.5%）。

（5）抗心律失常 4~5mg/（kg·次），i.m.，可 60~90min 重复 1 次，但目前已少用。

（6）离子导入　以直流电正极导入 2% 的盐酸利多卡因离子。

【禁忌证】

**1. 说明书禁忌证**

（1）对本药及局部麻醉药过敏者。

（2）严重心脏传导阻滞。

（3）预激综合征。

（4）阿 – 斯综合征。

（5）未经控制的癫痫。

（6）卟啉病。

（7）应用部位炎症、黏膜破损禁用本药气雾剂。

（8）婴儿禁用盐酸盐注射液（溶剂用）。

**2. 其他禁忌证**

（1）严重肝功能不全。

（2）恶性高热。

【特殊人群用药】

**儿童**　新生儿和早产儿慎用。儿童慎用气雾剂。婴儿禁用盐酸盐注射液（溶剂用）。

**说明书用法用量**

麻醉　盐酸利多卡因：用量应个体化。Max：4~4.5mg/（kg·次），常用浓度为 0.25%~0.5%，特殊情况才用 1% 溶液。2% 漱口液用法可参见成人，用量酌减。

**老人**　毒性反应常比青壮年严重。根据需要及耐受程度调整剂量，＞70 岁者剂量减半；用于抗心律失常时应以 0.5~1mg/min 静滴。

**孕妇**　孕妇及产妇（尤其是早产、子痫和虚弱的产妇）慎用。美国 FDA 妊娠安全性分级为：B 级或 C 级。

**哺乳妇女**　国外资料认为哺乳妇女用药安全。

**肝功能不全者**　慎用，严重者禁用。用于抗心律失常时应减量，以 0.5~1mg/min 静滴。碳酸盐注射液用于硬膜外阻滞时也应酌减。

**肾功能不全 / 透析者**　慎用。用于抗心律失常时应减量，以 0.5~1mg/min 静滴。

**其他**　心力衰竭、心源性休克、肝血流量减少者用本药治疗心律失常时应减量，以 0.5~1mg/min 静滴。心功能不全者用碳酸盐注射液作硬膜外阻滞时也应酌减。

【注意】

（1）慎用　①充血性心力衰竭。②严重心肌受损。③严重窦性心动过缓。④不完全性房室传导阻滞或室内阻滞。⑤低血容量及休克。⑥肝血流量减低。⑦产妇。

（2）交叉过敏　对其他酰胺类局麻药过敏者，对本药也可能过敏，但无本药与普鲁卡因胺、奎尼丁间交叉过敏反应的报道。

（3）对检验值 / 诊断的影响　肌注本药后血清 LDH 及 ALP 升高，诊断急性心肌梗死时应测定两者的同工酶。

（4）用药相关检查 / 监测项目　①血压。②血清电解质。③血药浓度。④ ECG。

【给药说明】

（1）给药条件　①局麻时应个体化用药。②盐酸利多卡因用于局麻时，若静注过量，在无先兆的兴奋状态下即可出现深度 CNS 抑制；药液中加有对羟基苯甲酸酯作为防腐剂时，不得用于神经阻滞或椎管内注射。③盐酸利多卡因用于抗心律失常时：除过敏反应外，疗效及不良反应程度与血药浓度相关；宜用负荷剂量加静脉维持量，如首次负荷量后 5min 不能达到理想效果，可再用首次量的 1/3~1/2；静滴一般以 5%GS 配成 1~4mg/ml 药液滴注或用输液泵给药。长期静滴遇有心脏或肝脏功能障碍者，应减慢滴速，以免超量；治疗急性心肌梗死时不推荐常规预防性使用本药；本药不宜用于无器质性心脏病的单纯室性期前收缩。④用于炎症和（或）感染区时，可因组织的 pH 值偏酸而致本药减效。⑤外用时可因皮肤或黏膜严重损伤而致本药吸收增快。⑥本药作宫颈旁浸润时能加速分娩第一期，但若较大量骤入血循环，也可致产妇抽搐或（和）降低心血管功能。本药作椎管内麻醉可延长分娩第二期，增高产钳使用率。⑦本药胶浆剂不能作为气道内或探针内的润滑剂使用。⑧有国外资料报道，AMI 时，针对 AMI 而预防性使用本药与患者死亡率升高趋势有关。除在没有除颤器等可能的例外情况之外，在AMI治疗中不推荐常规预防性使用本药。当AMI出现除颤和肾上腺素也不易逆转的心室颤动/室速时，首选本药。⑨硬膜外阻滞时药物可由该处静脉丛经奇静脉进入心脏，应谨慎。⑩给予纳洛酮可明显降低静注本药后呼吸频率减慢的发生率。⑪本药应用时避免误入血管。⑫本药一般不用于蛛网膜下阻滞，慎用于浸润麻醉。⑬加入1/20万肾上腺素作神经阻滞可减少毒性作用发生率，延长作用时效。⑭浸润麻醉时，注射针头不要穿过感染区或肿瘤区，以防炎症扩散和肿瘤种植，或改用阻滞麻醉。⑮用盐酸盐注射液（溶剂用）做青霉素过敏试验时，若出现局部变红或丘疹，应以注射用水做溶媒重试，以作对照。

（2）减量/停药条件　静脉给药时应同时监测ECG，并备有抢救设备，P-R间期延长或QRS波增宽，及出现其他心律失常或原有心律失常加剧者应立即停药。

（3）配伍信息　①本药与苯巴比妥、美索比妥、硫喷妥钠、硝普钠、甘露醇、两性霉素B、氨苄西林、磺胺嘧啶呈配伍禁忌。② 2%利多卡因、0.5%布比卡因各1份混合液，可增强镇痛局麻作用。③在本药中可加入肾上腺素减慢其吸收，但不适用于心脏疾病、甲亢、高血压、外周血管病等患者。④与金属离子合用可加重局部刺激作用，故忌与金属接触、或与重金属离子溶液混合应用。⑤本药属酸性，不能与碱性药物合用。

（4）其他　应用本药局部麻醉时须注意：与手术步骤密切配合；熟悉注药区域的血供多寡、神经分布和解剖生理；保证局麻应有的持续时间；对年老、体弱者要格外慎重，先试用小剂量缓慢注入，无特殊反应才给以足量；能及早识别局麻的不良反应和局麻药中毒先兆。

**【不良反应】**

（1）心血管　①心脏停搏、低血压（见于硬膜外麻醉时，可给予吸氧、纠正酸中毒及升压药）、升高心脏除颤阈值、继发于动脉痉挛的血管功能不全（动脉周围注射本药混合物后）、血栓性静脉炎、室上性心动过速、尖端扭转型心律失常。②严重窦性心动过缓、严重房室传导阻滞、心肌收缩力减低（见于大量用药时，应及时停药，必要时用阿托品、异丙肾上腺素或起搏器治疗）。

（2）神经　头昏、目眩、倦怠、嗜睡、言语不清、感觉异常、肌肉震颤、意识障碍、视力障碍、定向力障碍、惊厥、震颤、抽搐等。以上反应与血药浓度直接相关，常见于肠道外给药时，也有不慎口服本药后出现CNS中毒的报道。严重的不良反应常以嗜睡及感觉异常为先兆。

（3）精神　烦躁不安、欣快感、精神障碍（一般停药后恢复。持续发病者可用三氟拉嗪治疗）。

（4）内分泌/代谢　卟啉病。

（5）血液　血小板减少、高铁Hb血症。

（6）免疫　抑制人体WBC的随机性运动和吞噬能力（在体外）。

（7）消化　恶心、呕吐、味觉障碍、吞咽困难等。

（8）呼吸　呼吸改变、呼吸肌痉挛、呼吸停止（血药浓度极高）、支气管痉挛（脊髓注射或外用）、呼吸窘迫综合征（成人少见）、气道阻塞（手术中使用胶浆剂）。

（9）泌尿　尿道炎（局部给药）、组织坏死。

（10）骨骼肌肉　理论上可诱发或加重重症肌无力，但尚无相关临床资料。

（11）皮肤　① 5%利多卡因–丙胺卡因软膏：皮肤苍白或红斑、温度觉改变、浮肿、瘙痒、皮疹、荨麻疹、变应性的接触性皮炎、瘀点或紫癜（儿童）。② 5%利多卡因贴剂：用药部位红斑、荨麻疹、水肿或感觉异常（常呈一过性，可自然缓解）。③注射剂：注射部位疼痛。

（12）眼　暂时性视力丧失（眼科局麻）。

（13）其他　①高敏反应（表现为皮肤损害、荨麻疹、支气管痉挛、水肿、休克或过敏样反应）等。②持久口唇麻木、震颤或浮肿，见于口腔科局麻。静注可有麻醉样感觉，头晕、眼发黑，改为静滴此症状可减轻。

**【药物过量】**

（1）表现　盐酸利多卡因超量可致惊厥、心脏停搏。碳酸利多卡因用量过大或注射部位血管丰富，可致中毒反应。血药浓度＞5μg/ml，早期表现为催眠、嗜睡、眩晕、寒颤；＞7μg/ml：肌颤和惊厥；＞10μg/ml：心肌收缩显著抑制，可导致心动过缓、房室传导阻滞或心脏停搏。

（2）处理意见　局麻药中毒的处理原则，除及时停药外，还须注意：①呼吸：保持气道通畅，必要时面罩加压给氧，或气管插管进行人工通气。②循环：纠正患者的姿势体位，宜头低脚高而不可相反；吸氧；纠正酸中毒；按需给以恰当的升压药，首选麻黄碱，其次为间羟胺或多巴酚丁胺，使用时考虑各升压药的禁忌证和药物相互作用；必要时用阿托品、异丙肾上腺素或起搏器治疗。③惊厥：静注苯二氮䓬类药（如地西泮2.5~5mg），如仍无好转，可间断静注硫喷妥钠，50~100mg/次，以不影响心血管功能为度；顽固惊厥应考虑使用肌松药，首选苯磺酸阿曲库铵或维库溴铵，其次琥珀胆碱，应慎用长效肌松药，同时进行气管内插管人工通气。④正铁血红蛋白血症，给氧后无显著好转者，可静注1%亚甲蓝1~2mg/kg。

**【相互作用】**

（1）异丙肾上腺素、多巴胺　本药总清除率增高，抗心律失常作用减弱。

（2）可乐定　与可乐定在硬脑膜外联合给药时，本药吸收率降低。

（3）氧化亚氮　据报道，氧化亚氮的麻醉阈值降低，导致氧化亚氮中毒（窒息）。

（4）CNS抑制药（如帕吉林）　本药的麻醉作用增强和延长，局麻效果增强。

（5）去甲肾上腺素　本药总清除率下降。

（6）氨基糖苷类抗生素　本药的神经阻滞作用增强。

（7）局麻药普鲁卡因　麻醉效力增强。

（8）局麻药布比卡因　麻醉效力增强，但高铁Hb血症发生风险增加。有用300mg本药和50mg布比卡因加肾上腺素行硬膜外麻醉后出现恶性高热症的报道。

（9）溴苄铵　本药的负性肌力作用被拮抗，合用可增强抗心律失常作用。

（10）普萘洛尔　增强抗心律失常作用和毒性。

（11）普鲁卡因胺　增强抗心律失常作用和毒性。可产生一过性谵妄及幻觉。但本药的血药浓度无影响。

（12）西咪替丁　本药的清除减少，导致本药中毒（如神经毒性，心律失常，癫痫发作）。雷尼替丁无此作用。

（13）安普那韦、利托那韦、奎奴普丁、达福普丁　本药血药浓度升高，导致毒性反应（如神经毒性、癫痫发作、低血压、心律失常）。

（14）玻璃酸酶　能减轻本药局部浸润所致肿胀，也增加本药的全身不良反应。

（15）红霉素　本药代谢产物MEGX的水平显著升高，而本药本身的血药浓度几乎不受影响。

（16）丙泊酚（静脉全麻药）　丙泊酚的催眠效应增强。

（17）神经肌肉阻滞药（如琥珀胆碱、拉帕溴胺、顺阿曲库铵）　可因协同作用使以上药物增效。氯化琥珀胆碱还可控制本药引起的中毒惊厥。

（18）阿布他明　可增加发生心律不齐的风险。

（19）左旋美沙朵、多非利特　可增加心脏中毒反应（如Q-T间期延长、尖端扭转型室性心动过速、心脏停搏）发生风险。

（20）氢麦角胺　可致血压的极度升高，忌联用。

（21）奎尼丁、阿义马林、美西律、丙吡胺、美托洛尔、纳多洛尔、喷布洛尔、胺碘酮或妥卡尼　本药毒性增加，甚至引起窦性停搏。

（22）普罗帕酮　本药的氧化代谢途径受抑和/或肝脏血流量减少，CNS的不良反应（如眩晕、感觉异常、昏睡）增强。

（23）妥卡尼　可导致严重的中毒反应（如癫痫发作），而抗心律失常的药效反应可能不会有明显提高。

（24）抗惊厥药　本药对心脏的影响增强，导致心脏停搏，CNS的不良反应也可增加。

（25）短效巴比妥　本药中毒时的惊厥被控制，但联合静脉给药可加重呼吸抑制。有与戊巴比妥同时静注出现窒息致死的报道。苯巴比妥可加速本药代谢。

（26）苯妥英钠　本药代谢加速。联合静脉给药，可致心动过缓或窦房结性停搏；经不同途径给药，可防治本药中毒所致的惊厥。

（27）尼古丁　本药代谢增强，药效降低，但对静脉输注本药无影响。

## 普鲁卡因
## Procaine

**【其他名称】** 奴佛卡因、益康宁、盐酸奴佛卡因、盐酸普鲁卡因、Novocain、Novocaine、Planocaine、Procaine Hydrochloride

**【分类】** 麻醉用药\局部麻醉药

**【制剂规格】** **注射液（盐酸盐）** ① 2ml : 40mg。② 10ml : 100mg。③ 20ml : 50mg。④ 20ml : 100mg。

**粉针剂（盐酸盐）** ① 150mg。② 1000mg。

**【临床应用】**

**1. 说明书适应证**

（1）局部浸润、区域阻滞及局部止痛。

（2）硬膜外阻滞、骶管阻滞与蛛网膜下腔阻滞。

（3）外周神经干感觉与运动传导阻滞。

（4）表面麻醉。

（5）封闭疗法。

（6）室性期前收缩或心律失常。

**2. 其他临床应用**

（1）四肢的局部静脉麻醉。

（2）神经官能症。

**【用法用量】**

**1. 说明书用法用量**

成人处方限量不超过1g/次。

（1）局部浸润麻醉　0.25%~0.5%溶液，每小时不超过1500mg。

（2）神经传导阻滞　1%~2%溶液：不加肾上腺素，Max：500mg/次；加肾上腺素，Max：1000mg/次（指、趾的阻滞麻醉不得加肾上腺素）。

（3）硬膜外麻醉　2%溶液，20~25ml/次。每小时不超过750mg。

**2. 其他用法用量**

［国内参考信息］

（1）一般用法　为延长药效，一般在临用前于药液中加肾上腺素2.5~5μg/ml，蛛网膜下腔阻滞最高可达100μg/ml，但不适用于心脏病（包括心律失常）、甲亢、高血压、周围血管病等患者。

（2）局部浸润麻醉　口腔科有时用4%溶液。

（3）蛛网膜下腔阻滞　Max：150mg/次，麻醉作用约可持续1h，主要用于腹部以下持续时间不长的手术。①限于会阴区时：50~75mg（5%~7.5%溶液）。②用于下肢时：100mg（5%~7.5%溶液）。③脊神经阻滞达肋缘时：150~200mg（3%~5%溶液）。

（4）四肢局部麻醉　0.5%溶液：静脉给予40~150ml，下肢需用较大量。

（5）神经官能症　0.25%~0.5%：起始量5ml/次，qd.，i.v.，以后一日增加1ml，至10ml为止。

（6）封闭疗法　将本药溶液注射于与病变有关的神经周围或病变部位，用量同浸润麻醉。

（7）表面麻醉　2%溶液含漱，10ml/次，tid.，饭前用。松牙拔除可将棉片蘸药液贴敷于患处。

（8）其他临床用法　静注，小剂量＜0.2mg/（kg·min）对中枢有镇静和镇痛作用，可用于镇痛、止痒；在全麻药（如硫喷妥钠）诱导后，静注较大剂量1~2mg/（kg·min）可用于全麻的维持。

［国外参考信息］

（1）一般用法　麻醉时，总量不超过1000mg/次。

（2）浸润麻醉　0.25%~0.5%溶液：本药350~600mg，可加入浓度为1∶200000的肾上腺素，用于收缩血管。

（3）神经传导阻滞　0.5%溶液：可达200ml；1%溶液：达100ml；2%溶液：达50ml。2%溶液通常仅限于需要少量（如10~25ml）麻醉药时。每100ml溶液中可加入1∶1000的肾上腺素0.5~1ml以促进血管收缩（浓度1∶200000~1∶100000）。

（4）蛛网膜下腔阻滞　①会阴麻醉：10%溶液，本药50mg与等量的稀释剂混合后使用。②下肢麻醉：100mg（1ml）等量稀释。③胸肋缘麻醉：200mg（2ml）用1ml注射液稀释。

**【禁忌证】**

**1. 说明书禁忌证**

（1）对本药过敏者。

（2）心、肾功能不全。

（3）重症肌无力。

（4）恶性高热。

**2. 其他禁忌证**

（1）对其他酯类局麻药过敏者。

（2）脑脊髓疾病（国外资料）。

（3）败血症（国外资料）。

**【特殊人群用药】**

**儿童**　慎用。

**其他用法用量**

［国外参考信息］

浸润麻醉　0.5%溶液，Max：15mg/kg。

**老人**　减量慎用。

**孕妇**　早产、子痫和虚弱的产妇应慎用。美国FDA妊娠安全性分级为：C级。

**哺乳妇女**　尚不明确。

**肝功能不全者**　用量宜酌减。

**肾功能不全/透析者**　肾功能不全者禁用。国外资料建议尿毒症者减量。

**其他**　（1）心脏病患者应减量。（2）分娩及腹内压增加时可能需减量。（3）营养不良、饥饿状态更易出现毒性反应，应减量。

**【注意】**

（1）慎用　①房室传导阻滞。②休克。③已用足量洋地黄者。④体弱者。

（2）交叉过敏　对其他酯类局麻药过敏者也可对本药过敏。

（3）对检验值/诊断的影响　本药可能干扰氨基马尿酸钠测定肾脏清除率的试验。

（4）用药相关检查/监测项目　①呼吸与循环系统的功能状态。②中枢神经活动状态。③胎儿HR。④出现严重毒性反应后应监测体温。⑤脊椎麻醉时尤需调节阻滞平面，随时观察血压和脉搏变化。

**【给药说明】**

（1）给药条件　①用药前应询问患者过敏史，对过敏性体质患者应做皮试（0.25%溶液0.1ml皮内注射）。本药皮试假阳性率达40%。对本药过敏者可改用酰胺类局麻药。②除有特殊原因外，一般不必加肾上腺素。如确要加入应在临用时即加，且高血压患者应谨慎。③常规剂量时也可发生毒性反应，应使用最低有效剂量，并提高对毒性反应的警惕性，准备复苏设备。蛛网膜下腔阻滞时常出现血压下降，可在麻醉前肌注麻黄碱15~20mg预防。④临产时须慎用本药。⑤硬脊膜外阻滞时药物可由该处静脉丛经奇静脉而进入心脏，应谨慎。⑥药液不得注入血管内。⑦应用于炎症或（和）感染区，可使局麻药减效。⑧本药不能渗入皮肤黏膜，外用无效。

（2）减量 / 停药条件　血浆胆碱酯酶活性异常或减弱时，本药应减量。

（3）配伍信息　①本药忌与碳酸氢钠、巴比妥类、氨茶碱、硫酸镁、肝素钠、硝普钠、甘露醇、甲基硫酸新斯的明、氢化可的松、地塞米松等配伍。②配制本药注射液时，宜用NS稀释，不宜用GS稀释。③注射器械不可用碱性物质洗涤消毒，注射部位应避免接触碘，否则可引起普鲁卡因沉淀。④本药不能与碱性药液合用。

（4）其他　药液变为深黄色时，其局麻效力下降。

**【不良反应】**

（1）心血管　低血压或高血压、心动过缓、室性心律失常、心跳骤停，见于血药浓度过高时。

（2）神经　临床常用剂量和浓度通常对神经无毒性作用。单位时间内用药过量或意外血管内注药可产生毒性反应，分为2种类型：①兴奋型：表现为精神紧张、多语好动、HR轻度增快、呼吸急促、烦躁不安、血压升高、紫绀甚至肌肉震颤或惊厥、呼吸停止、心律紊乱、呼吸心脏停搏。②抑制型：淡漠、嗜睡或意识消失、呼吸浅慢、间歇呼吸、脉搏徐缓、血压下降、心脏停搏。此类型少见，但易被忽视或误诊，后果常比兴奋型更严重。进行蛛网膜下腔阻滞者，可见一过性神经系统症状。还可出现轻度背痛。

（3）精神　反应性精神异常。

（4）血液　正铁Hb血症并引起缺氧。

（5）消化　恶心、呕吐、味觉障碍。

（6）其他　①迁延持久的口唇麻木震颤或浮肿、过敏反应（表现为荨麻疹和水肿）、特异反应（常与剂量无关）、类过敏反应（常与剂量无关）。②本药中加有肾上腺素，可出现头晕、头痛、胸痛、高血压、心律失常（如心动过速）甚至躁狂、焦虑或精神紧张、难以自制的震颤。应注意与本药毒性鉴别。如肾上腺素过量：可致高血压、产妇发生意外、促使子宫动脉收缩以及导致胎儿或新生儿HR徐缓、缺氧、窒息等。

**【药物过量】**

（1）表现　头昏、目眩，继而出现寒战、肌肉震颤、恐慌、多言，最后可致惊厥和昏迷。

（2）处理意见　采用局麻药中毒的处理原则，参见利多卡因相关内容。

**【相互作用】**

（1）磺胺类药　磺胺类药减效，故不宜同用。

（2）麻黄碱　麻黄碱可预防本药用于蛛网膜下腔阻滞所致的血压下降，但缺氧状态下不可应用麻黄碱或肾上腺素，以免诱发室颤。

（3）肾上腺素（少量）　本药作用时间延长。

（4）CNS抑制药（镇静催眠药、麻醉性镇痛药）　本药的局麻作用加强，不良反应减轻。

（5）青霉素　青霉素吸收延缓，具有长效性。普鲁卡因青霉素肌注后，3d内仍可在血和尿中检出。

（6）奎宁　有协同作用，可配制成长效局麻药，但不适于蛛网膜下腔阻滞和静脉麻醉。

（7）右旋糖酐　本药麻醉时间延长。

（8）其他局麻药　局麻效力和毒性反应呈相加作用。

（9）胆碱酯酶抑制药（毒扁豆碱、毛果芸香碱等）　本药的麻醉作用增强和延长，毒性反应加剧。不宜联用。

（10）玻璃酸酶　玻璃酸酶可有效促进本药扩散，使局部浸润所致肿胀减轻（防止血肿产生）。同时，可致本药吸收增加，发生全身毒性的风险增加。

（11）MAOI　本药代谢灭活减少。

（12）依可碘酯　本药水解减少。

（13）琥珀胆碱　琥珀胆碱的肌松作用增强。

（14）氯化琥珀胆碱　可相互抑制代谢过程，增强各自的麻醉及肌松作用。

（15）杏仁　加重呼吸中枢抑制。

（16）洋地黄　洋地黄作用增强，易发生洋地黄中毒反应。

## 左布比卡因
## Levobupivacaine

**【其他名称】** 奥迪圣、奥桂仁、速卡、伊捷卡、盐酸左布比卡因、Chirocaine、Levobupivacaine Hydrochloride

**【分类】** 麻醉用药 \ 局部麻醉药

**【制剂规格】** 注射液（盐酸盐）① 5ml∶37.5mg。② 10ml∶50mg。

**【临床应用】**

**说明书适应证**

（1）外科硬膜外阻滞麻醉。

（2）神经阻滞或浸润麻醉。

**【用法用量】**

**说明书用法用量**

（1）外科硬膜外阻滞麻醉　0.5%~0.75% 溶液，10~20ml（即 50~150mg）可致中度至全部运动阻滞。

（2）神经阻滞或浸润麻醉　Max：150mg/ 次。

**【禁忌证】**

**说明书禁忌证**

（1）对本药或酰胺类局麻药过敏者。

（2）严重肝肾功能不全者。

（3）低蛋白血症。

（4）＜ 12 岁儿童。

**【特殊人群用药】**

**儿童**　＜ 12 岁儿童不应使用本药。

**孕妇**　权衡利弊。本药不用于产科子宫旁组织的阻滞麻醉（有使胎儿心动过缓或致死的危险）。美国 FDA 妊娠安全性分级为：B 级。

**哺乳妇女**　权衡利弊。

**肝功能不全者**　严重肝功能不全者禁用。肝病患者慎用，尤其是多剂量给药时。

**肾功能不全 / 透析者**　严重肾功能不全者禁用。

**【注意】**

尚不明确。

**【给药说明】**

（1）给药条件　①本药不可静注，注射给药时应回抽以确认未注入血管。②本药不用于蛛网膜下腔阻滞。

（2）其他　①与盐酸肾上腺素合用时，禁用于毒性甲状腺肿、严重心脏病或服用三环类抗抑郁药者。②用药后须密切观察心血管、呼吸的变化和患者的意识状态。

**【不良反应】**

（1）心血管　低血压、心律失常、期外收缩、房颤、心脏停搏。如出现心动过缓或严重低血压，可静注麻黄碱或阿托品。

（2）神经　头痛、眩晕、少动症、意识模糊、晕厥。

（3）内分泌 / 代谢　水肿、多汗。

（4）血液　贫血。

（5）消化　恶心、呕吐、便秘、肠梗阻、胆红素升高。

（6）呼吸　胎儿窘迫、哮喘、肺水肿、支气管痉挛、呼吸困难、窒息、呼吸功能不全。

（7）骨骼肌肉　疼痛（如术后疼痛）、不随意肌收缩、痉挛、震颤。如出现肌肉震颤、痉挛，可给予巴比妥类药物。

（8）皮肤　瘙痒、皮肤变色。

（9）其他　发热。

**【药物过量】**

（1）表现　低血压、焦虑、躁动不安、抑郁、嗜睡、头晕、耳鸣、视物模糊、肌肉震颤、抽搐、惊厥、语无伦次、口唇麻痹和麻刺感、金属异味感、呼吸抑制及心脏停搏等。

（2）处理意见　使呼吸道保持通畅或立

即建立人工气道；发生惊厥，须静注盐酸巴比妥、抗惊厥药或肌肉松弛药止惊。足月孕妇中毒时，应使其左侧卧位，或将子宫向左侧推移，以解除对下腔静脉的压迫。产妇心脏按压的复苏效果不佳，应尽快分娩或取出胎儿，以利于复苏。

【相互作用】

（1）CYP 3A 4 诱导药（如苯妥因、苯巴比妥、利福平等）、CYP 3A 4 抑制药、CYP 1A 2 诱导药（奥美拉唑等）、CYP 1A 2 抑制药　本药的代谢可能受影响。

（2）吗啡、芬太尼、可乐定、舒芬太尼　体外实验表明，上述药对本药的氧化代谢无抑制作用。

## 盐酸丁卡因

## Tetracaine Hydrochloride

【其他名称】 邦妥卡因、丁卡因、地卡因、大众卡因、潘托卡因、四卡因、盐酸地卡因、Amethocaine、Decicaine、Dicaine、Pantocaine、Pontocaine、Tetracaine

【分类】 麻醉用药\局部麻醉药

【制剂规格】 注射液　① 3ml∶30mg。② 5ml∶50mg。③ 10ml∶30mg。

粉针剂　① 10mg。② 15mg。③ 20mg。④ 25mg。⑤ 50mg。

滴眼液　0.5%。

眼膏　0.5%。

软膏　0.5%。

乳膏　1%。

溶液　0.5%~2%。

片剂　10mg。

凝胶　1.5g∶70mg。

【临床应用】

说明书适应证

（1）眼科和耳鼻喉黏膜表面麻醉。

（2）硬膜外阻滞、蛛网膜下腔阻滞及神经传导阻滞。

【用法用量】

1. 说明书用法用量

（1）表面麻醉　常用浓度 1%，眼科用 1% 等渗溶液，耳鼻喉科用 1%~2% 溶液，Max：40mg/ 次。上消化道内镜检查前：含化本药片剂麻醉咽喉黏膜，10mg/ 次。

（2）蛛网膜下腔阻滞　常用混合液（1% 盐酸丁卡因 1ml 与 10%GS 1ml、3% 盐酸麻黄素 1ml 混合使用），10mg/ 次，不宜＞15mg，Max：20mg。

（3）硬膜外阻滞　常用 0.15%~0.3% 溶液，与盐酸利多卡因合用时浓度最高为 0.3%。40~50mg/ 次；Max：80mg。

（4）神经传导阻滞　常用 0.1%~0.2% 溶液，40~50mg/ 次；Max：100mg。

2. 其他用法用量

［国内参考信息］

（1）表面麻醉　①眼部应用：1% 的本药等渗滴眼液，每 1~2h 滴眼 1 次；也可用眼膏涂于眼结膜。②痔疮和皮肤病应用时，24h 用量不能＞38mg。③咽喉、气管或食管等处进行各项检查操作前：本药外用 0.5%~2% 溶液（常用 1% 溶液）用棉花或纱布浸润后涂敷（或喷雾给药），每 1ml 外用溶液中可加入肾上腺素 0.1μg，可使本药吸收减慢，防止丁卡因过量。外用溶液也可使用本药粉针剂配制。

（2）蛛网膜下腔阻滞　根据不同阻滞部位调整用量：会阴部阻滞，用 5~7.5mg（稀释成 0.5%~0.75% 溶液）；下肢麻醉，用 10mg（0.3%~0.5% 溶液）；脊神经阻滞达肋缘时，用 15~20mg（1.5%~2% 溶液 1ml 或 0.3%~0.5% 溶液 3~5ml）。

［国外参考信息］

（1）眼部麻醉　0.5% 的滴眼液，1~2 滴滴眼。0.5% 的眼膏，挤 1.27~2.54cm（0.5~1 英寸）的药物涂于结膜囊。

（2）直肠炎的局部麻醉　1% 丁卡因霜或 0.5% 丁卡因软膏。

（3）鼻和喉黏膜的麻醉　0.25% 或 0.5%

溶液，最大推荐量 20mg。

（4）蛛网膜下腔阻滞　根据不同部位确定具体用量：①会阴部，5mg。②会阴及下肢，10mg。③麻醉平面需要达到肋缘区时，15~20mg。④经阴道分娩（鞍区阻滞麻醉），2~5mg（加入 GS 中）。极少数用量＞ 15mg。需以 1ml/5s 的速度推注。

【禁忌证】

1. 说明书禁忌证

（1）对本药过敏者。

（2）严重过敏性体质。

（3）心、肾功能不全。

（4）重症肌无力。

2. 其他禁忌证

（1）对其他酯类局麻药过敏者。

（2）全身败血症、注射部位感染、脑脊髓病患以及未控制的低血压患者禁用本药做蛛网膜下腔阻滞（国外资料）。

（3）皮肤有剥脱或有炎症部位禁止外用（国外资料）。

【特殊人群用药】

**儿童**　＜ 5 岁慎用。

**其他用法用量**

［国内参考信息］

痔疮和皮肤病　本药软膏及乳膏 24h 用量不能＞ 7mg。

**老人**　酌情减量。

**孕妇**　使用局麻药作硬膜外阻滞时需减量。美国 FDA 妊娠安全性分级为：C 级。

**哺乳妇女**　尚无药物可经乳汁分泌的报道。

**肾功能不全 / 透析者**　禁用。

**其他**　①产科患者或因其他原因引起腹内压增高者应酌减剂量。②营养不良、饥饿状态应减量。

【注意】

（1）慎用　①血浆假性胆碱酯酶浓度下降者（国外资料）。②严重心脏疾病、休克或心脏有传导阻滞者行蛛网膜下腔阻滞时应谨慎（国外资料）。③对普鲁卡因或具有对氨基苯甲酸结构的药物过敏者。

（2）交叉过敏　对其他酯类局麻药过敏者，也可能对本药过敏。

（3）用药相关检查 / 监测项目　①呼吸与循环系统功能，包括心血管状态。②中枢神经活动。③胎心率。

【给药说明】

（1）给药条件　①本药禁用于局部浸润麻醉、静注和静滴。②药液不得注入血管内，注射时需反复抽吸，不可有回血。③临床上硬膜外阻滞时常与利多卡因混合使用，以增强阻滞效能和缩短起效时间。④颈丛神经阻滞可单独用 0.2% 的溶液；单次硬膜外阻滞可用 0.3% 的溶液。目前在临床上单独应用的范围不广。⑤据国外资料，使用喷雾剂时，每次只需按压喷雾器 1 秒钟，禁止＞ 2 秒。使用喷雾剂前还应保持组织湿润。⑥据国外资料，表面麻醉时可用棉签涂抹局麻液或软膏，棉签不宜在涂抹区停留过久。⑦不宜长期使用本药滴眼液和眼膏。

（2）配伍信息　①用粉针剂自制 1% 的注射液时，可用 NS 稀释至所需浓度（1mg/ml、2mg/ml 或 3mg/ml）。②本药溶液中可加入肾上腺素，减少急性中毒的发生。③本药为酸性，不得与碱性药液混合，注射器械也不可用碱性物质如肥皂、煤酚皂溶液等洗涤消毒。④碘制剂可引起本药沉淀，本药的注射部位不能用碘。

（3）其他　本药溶液在 pH ＜ 5.2 时较稳定。与脑脊液接触时，可出现浑浊，提示非离子状态的丁卡因增多，但仅有极轻度的乳化，无沉淀或晶体析出，且为时较短（＜ 1min），故局麻作用不会降低。

【不良反应】　本药吸收迅速，即使外用也可引起全身性毒性（特别是当眼球有穿通伤、较大面积 / 或较深的眼外伤时，更易吸收中毒，严重者可致死）。喷雾给药也可发生严重不良反应。

（1）心血管　本药对心脏有奎尼丁样

作用，达毒性浓度时可见：心肌抑制、血压过低（或过高）、心动过缓、室性心律失常、室颤、心力衰竭、心脏停搏等。

（2）神经　毒性大，对中枢神经可产生先兴奋后抑制的作用，可表现为神经过敏、精神错乱、头晕、眩晕、视物模糊、焦虑、不安、震颤、嗜睡、惊厥、意识丧失、呼吸停止等。其他可见寒战、瞳孔缩小或耳鸣、马尾综合征（可能呈剂量依赖性）。

（3）消化　恶心、呕吐。

（4）呼吸　本药引起惊厥时产生一系列呼吸改变等（惊厥一旦停止，呼吸功能即可恢复）。

（5）眼　烧灼感（见于滴眼后，如闭上眼，不适感可减轻）、一过性角膜上皮浅表性损害（可致角膜干燥、水肿）、局部过敏反应（如眼睑水肿、湿疹、睑缘炎等，见于长期滴眼）。

（6）其他　高敏反应、特异性反应、变态反应（以荨麻疹、水肿及其他过敏表现为特点），很少引起非剂量依赖性的严重过敏反应。还可能导致全身毒性（过量、吸收过快或误入血管）。滴眼麻醉可致过敏性休克，喷喉可致口腔黏膜疱疹。

**【药物过量】**

（1）表现　易出现 CNS 和心血管毒性反应。

（2）处理意见　需采取停药给氧、补液、对症治疗等处理。

**【相互作用】**

（1）酸性药　本药作用降低，或起效时间迟延。

（2）磺胺类药物　磺胺类药物的抗菌作用被抑制，故不宜合用。

（3）肾上腺素　本药吸收减慢，作用持续时间延长等。但合用不适用于心脏病、高血压、甲亢、周围血管病等患者。

（4）玻璃酸酶　玻璃酸酶可有效促进本药的扩散，使局部浸润所致的肿胀减轻（防止血肿产生）。同时，可致本药吸收增加，发生全身毒性的危险增加。

（5）顺阿曲库铵　顺阿曲库铵的神经阻滞作用增强，合用时应减量。

（6）其他局麻药　本药应减量。

## 利丙双卡因
## Lidocaine and Prilocaine

**【其他名称】** 恩纳、复方利多卡因、利多卡因/丙胺卡因、Compound Lidocaine、EMLA

**【成分】** 利多卡因、丙胺卡因

**【分类】** 麻醉用药\局部麻醉药

**【制剂规格】** 乳膏　① 5g（利多卡因 0.125g，丙胺卡因 0.125g）。② 30g（利多卡因 0.75g，丙胺卡因 0.75g）。

贴片　每片 $10cm^2$。

**【临床应用】**

**说明书适应证**

（1）皮肤穿刺、浅层外科手术时的表面局部麻醉（乳膏）。

（2）无破损皮肤进行小手术时的表面麻醉（贴片）。

**【用法用量】**

**说明书用法用量**

（1）小手术　①乳膏：在皮肤表面涂一层厚厚的乳膏，上盖一密封的敷料，每 $10cm^2$ 约涂用 1.5g，涂药后保持 1~5h（最长 5h，时间延长后，麻醉效果会降低）。②贴片：将贴片贴于被选用的皮肤表面，最短贴用 1h。

（2）大面积皮肤手术　每 $10cm^2$ 涂用乳膏 1.5~2g，涂药后保持 2~5h（最长 5h，时间延长后，麻醉效果会降低）。

（3）生殖器黏膜外科治疗　局部损伤的外科治疗，涂乳膏 5~10g，不需覆盖密封的敷膜，5~10min 后即可开始手术。

（4）腿部溃疡清创术　在溃疡处涂一层厚厚的乳膏，每 $10cm^2$ 涂用 1~2g，最多 10g。涂药时间至少 30min，清除乳膏后可立即开始手术。

【禁忌证】

**说明书禁忌证**

（1）对酰胺类局部麻醉药或本药其他任何成分过敏者。

（2）先天性或特发性高铁 Hb 血症患者。

（3）早产儿。

（4）正在使用可诱发高铁 Hb 血症药物的婴儿。

【特殊人群用药】

**儿童** 早产儿和正在使用可诱发高铁 Hb 血症药物的婴儿禁用。

**说明书用法用量**

**一般用法** （1）乳膏：小手术，每 $10cm^2$ 涂用乳膏 1g，涂药后保持约 1h。＜2 个月儿童、3~11 个月儿童、1~5 岁儿童及 6~11 岁儿童最大使用剂量及使用面积分别为：1g 和 $10cm^2$、2g 和 $10cm^2$、10g 和 $100cm^2$、20g 和 $200cm^2$。（2）贴片：将贴片贴于被选用的皮肤表面，保持约 1h。

**孕妇** 未发现对胎儿有直接或间接的损害。

**哺乳妇女** 治疗剂量时婴儿不会受到影响。

【注意】

**慎用** 特应性皮炎。

【给药说明】

（1）给药条件 ①本药不能用于除腿部溃疡以外的开放性伤口和儿童生殖器黏膜，但可在包皮环切术中使用 1g 的剂量。②本药不能用于受损的耳鼓膜，但用于完整鼓膜的动物外耳道无异常发现。③特应性皮炎患者如使用本药应缩短涂药时间（一般 15~30min）。

（2）其他 ①使用本药后不能皮下注射活疫苗。②本药乳膏可引起角膜刺激，用于眼睛附近时应特别小心。

【不良反应】

（1）血液 高铁 Hb 增加（＜3 个月的婴儿）。

（2）皮肤 局部苍白、红斑（发红）和水肿、涂药部位轻微烧灼感或瘙痒感、涂药部位刺激。

（3）其他 过敏反应（最严重为过敏性休克）。

【药物过量】

（1）表现 高铁 Hb 血症。局部麻醉药的毒性反应为神经系统兴奋症状，严重病例为中枢神经和心血管抑制症状。

（2）处理意见 严重的神经系统症状（如惊厥、CNS 抑制）须给予对症治疗。高铁 Hb 血症可缓慢静注亚甲蓝治疗。

【相互作用】

（1）引起高铁 Hb 血症的药物（如磺胺类药物）加重高铁 Hb 的形成。

（2）其他局部麻醉药或结构类似于局麻药的其他药物（如妥卡尼）同时大剂量使用本药时有增加全身毒性的危险。

## 罗哌卡因
## Ropivacaine

【其他名称】 博静、达卡、恒洛、甲磺酸罗哌卡因、力蒙乐、力托、蒙安达、耐乐品、赛乐品、威赛因、盐酸罗哌卡因、泽荣、卓坦、Naropin、Ropivacaine Hydrochloride、Ropivacaine Mesilate、Ropivacaine Mesylate

【分类】 麻醉用药\局部麻醉药

【制剂规格】 **注射液** ① 1ml∶2mg。② 1ml∶7.5mg。③ 1ml∶10mg。

**注射液（盐酸盐）** ① 10ml∶20mg。② 10ml∶75mg。③ 10ml∶100mg。④ 20ml∶40mg。⑤ 20ml∶150mg。⑥ 20ml∶200mg。

**注射液（甲磺酸盐）** ① 10ml∶23.8mg。② 10ml∶89.4mg。③ 10mg∶119.2mg。④ 20ml∶178.8mg。（均以甲磺酸罗哌卡因计）

**粉针剂（盐酸盐）** 75mg（以 $C_{17}H_{26}N_2O \cdot HCl$ 计）。

## 【临床应用】

### 说明书适应证

（1）外科手术，包括硬膜外麻醉（如剖宫产术）和区域阻滞麻醉。

（2）控制急性疼痛，包括持续硬膜外输注或间歇性单次用药用于术后或分娩时镇痛等以及区域阻滞镇痛。

## 【用法用量】

### 说明书用法用量

参见表 15-1-1 和表 15-1-2。

**表 15-1-1　盐酸罗哌卡因注射液推荐剂量表**

| | 浓度（mg/ml） | 容量（ml） | 总剂量（mg） | 起效时间（分） | 持续时间（小时） |
|---|---|---|---|---|---|
| 外科手术麻醉 | | | | | |
| 腰椎硬膜外给药 | | | | | |
| 外科手术 | 7.5 | 15~25 | 113~188 | 10~20 | 3~5 |
| | 10.0 | 15~20 | 150~200 | 10~20 | 4~6 |
| 剖宫产术 | 7.5 | 15~20 | 113~150 | 10~20 | 3~5 |
| 胸椎硬膜外给药 | | | | | |
| 术后镇痛 | 7.5 | 5~15 | 38~113 | 10~20 | |
| 区域阻滞（例如末梢神经阻滞和浸润麻醉） | 7.5 | 1~30 | 7.5~225 | 1~15 | 2~6 |
| 急性疼痛控制 | | | | | |
| 腰椎硬膜外给药 | | | | | |
| 单次给药量 | 2.0 | 10~20 | 20~40 | 10~15 | 0.5~1.5 |
| 追加剂量（足量）（如分娩镇痛） | 2.0 | 10~15（最小间隔 30 分钟） | 20~30 | | |
| 腰椎硬膜外给药 | | | | | |
| 持续滴注（如分娩镇痛和术后镇痛） | 2.0 | 6~14 ml/h | 12~28 mg/h | | |
| 胸椎硬膜外给药 | | | | | |
| 持续滴注（如术后镇痛） | 2.0 | 4~8 ml/h | 8~16 mg/h | | |
| 区域阻滞（如末梢神经阻滞和浸润麻醉） | 2.0 | 1~100 | 2~200 | 1~5 | 2~6 |

注：以上数据反映了所需平均剂量的预计范围。上表中的剂量对提供有效的麻醉是必要的，可作为用于成人的指导剂量，起效时间和持续时间会有个体差异。

**表 15-1-2　甲磺酸罗哌卡因注射液推荐剂量表**

| | 浓度（mg/ml） | 容积（ml） | 剂量（mg） | 起效时间（分） | 持续时间（小时） |
|---|---|---|---|---|---|
| 外科手术麻醉 | | | | | |
| 腰椎硬膜外腔阻滞麻醉（外科手术） | 5.96 | 15~30 | 89.4~178.8 | 15~30 | 2~4 |
| | 8.94 | 15~25 | 134.1~223.5 | 10~20 | 3~5 |
| | 11.92 | 15~20 | 178.8~238.4 | 10~20 | 4~6 |
| 腰椎硬膜外腔阻滞麻醉（剖宫手术） | 5.96 | 20~30 | 119.2~178.8 | 15~25 | 2~4 |
| | 8.94 | 15~20 | 134.1~178.8 | 10~20 | 3~5 |
| 胸椎硬膜外腔阻滞麻醉（外科手术） | 5.96 | 5~15 | 29.8~89.4 | 10~20 | |
| | 8.94 | 5~15 | 44.7~134.1 | 10~20 | |
| 神经干阻滞（如臂丛麻醉） | 5.96 | 35~50 | 208.6~298 | 15~30 | 5~8 |
| | 8.94 | 10~40 | 89.4~357.6 | 10~25 | 6~10 |
| 浸润麻醉（微小神经阻滞或局部浸润麻醉） | 5.96 | 1~40 | 5.96~238.4 | 1~15 | 2~6 |
| 分娩镇痛 | | | | | |
| 腰椎硬膜外腔阻滞麻醉 | | | | | |
| 起始剂量 | 2.39 | 10~20 | 23.9~47.8 | 10~15 | 0.5~1.5 |
| 维持剂量 | 2.39 | 6~14 ml/h | 14.34~33.46 mg/h | | |
| 追加剂量 | 2.39 | 10~15 ml/h | 23.9~35.85 mg/h | | |

续 表

| | 浓度（mg/ml） | 容积（ml） | 剂量（mg） | 起效时间（分） | 持续时间（小时） |
|---|---|---|---|---|---|
| 术后镇痛 | | | | | |
| 腰椎硬膜外腔阻滞麻醉持续输注 | 2.39 | 6~14 ml/h | 14.34~33.46 mg/h | | |
| 胸椎硬膜外腔阻滞麻醉持续输注 | 2.39 | 6~14 ml/h | 14.34~33.46 mg/h | | |
| 浸润麻醉 | 2.39 | 1~100 | 2.39~239 | 1~5 | 2~6 |
| | 5.96 | 1~40 | 5.96~238.4 | 1~5 | 2~6 |

**【禁忌证】**

**1. 说明书禁忌证**

对本药或同类药物过敏者。

**2. 其他禁忌证**

（1）完全心脏传导阻滞（国外资料）。

（2）严重低血压（国外资料）。

（3）败血症（国外资料）。

（4）穿刺部位感染（国外资料）。

**【特殊人群用药】**

**儿童** 不应用于＜ 12 岁儿童。

**孕妇** 慎用。作为产科麻醉或镇痛，在分娩时使用本药未观察到任何不良反应。美国 FDA 妊娠安全性分级为：B 级。

**哺乳妇女** 本药及其代谢产物是否随人乳分泌尚不清楚。

**肝功能不全者** 药物排泄延迟，重复用药时需减量。严重肝病患者慎用。

**肾功能不全 / 透析者** 单次给药或短期治疗时不需调整用量。慢性肾功能不全伴酸中毒及低血浆蛋白者慎用。

**【注意】**

（1）慎用 ①低血压。②心动过缓。

（2）对驾驶 / 机械操作的影响 驾驶及操纵机器时应注意。

**【给药说明】**

（1）给药条件 ①实施大剂量麻醉前应先建立静脉通路。②本药用于外科麻醉时，需较高的浓度和剂量；而用于镇痛时，建议使用较低的浓度和剂量。③高龄或伴有其他严重疾患者需施行区域阻滞麻醉时，应特别谨慎，在实施麻醉前应尽量改善患者状况，并适当调整用药剂量。④需大剂量注射时，建议先用 3~5ml 含肾上腺素的利多卡因（2%）作为试验剂量。⑤硬膜外麻醉在注射前及注射期间，应反复回吸以防注入血管内，并应注意缓慢注射逐渐加快注射速度（25~50mg/min），同时密切观察患者的生命指征，持续与患者交谈。当需延长麻醉时，无论是持续滴入或重复单次注射都应考虑血药浓度达到中毒水平或导致局部神经损伤的危险。如出现中毒症状，应立即停止注射。⑥术后疼痛的治疗：如术前已经放置硬膜外导管，可经此管在术中用 7.5mg/ml 的本药注射液施行硬膜外麻醉，术后用 2mg/ml 的本药维持镇痛。临床研究表明，对大多数中、重度术后疼痛，6~10ml（12~20mg）/h 的输注速度能有效镇痛，且只伴有轻微、非进行性的运动神经阻滞。采用这一技术后，患者对阿片类药物的需求可明显下降。对于需用较高剂量的患者，12~14ml（24~28mg）/h 的输注速度也能较好地耐受。尚无＞ 7.5mg/ml 的浓度用于剖宫产术的记录。本药注射液硬膜外输入时间可长达 24h。⑦硬膜外麻醉会产生低血压和心动过缓，如预先输液扩容或使用血管性升压药，可减少这些不良反应的发生。一旦发生低血压，可静注 5~10mg 麻黄碱，必要时可重复用药。

（2）配伍信息 ①本药在 pH ＞ 6 的溶液中难以溶解，易出现沉淀。②本药注射液不含防腐剂，只能一次性使用，打开容器中的残留液体必须丢弃；完整的容器不能再高压灭菌，当要求无菌外表时，应该选择水泡眼外包装的规格。

**【不良反应】** 本药不良反应和其他长效酰胺类局麻药类似，应与神经阻滞后的反应（如硬膜外麻醉时的血压下降和心动过缓；

区域麻醉时的前脊柱血管综合征、蛛网膜炎马尾综合征等）相区别。

（1）心血管 低血压、心动过缓、心动过速、高血压等。有研究，本药臂丛阻滞时对心血管系统的影响很小。

（2）神经 ①按常规剂量和浓度给药时未观察到神经毒作用。血药浓度过高时，可出现 CNS 毒性症状（呈抑制和兴奋双相性）：头痛、头晕、感觉异常、感觉减退。②行臂丛神经阻滞时：口周麻木、喉痉挛、言语混乱、左臂阵挛性抽搐、惊厥伴意识丧失等。③有研究，与布比卡因相比，本药更易引起肌肉抽搐（中枢神经毒性的标志，但持续时间较短），而耳鸣、眩晕、口周感觉异常等更少见且轻微。

（3）精神 焦虑。

（4）消化 恶心、呕吐。

（5）呼吸 呼吸困难（高位硬膜外麻醉导致）。

（6）泌尿 尿潴留。

（7）骨骼肌肉 背部疼痛（硬膜外麻醉术后）。

（8）眼 霍纳综合征（臂丛神经阻滞）。

（9）其他 寒战、体温升高、过敏（严重可引起过敏性休克）。

**【药物过量】**

（1）表现 药物意外注入血管可立即产生毒性反应；用药过量时，中毒症状会延迟出现。全身性中毒反应主要包括 CNS 和心血管系统的毒性反应：① CNS 中毒可表现为逐渐加重的症状和体征。最先可见视觉和听觉障碍、口周麻木、头昏、轻微头痛、麻刺感和感觉异常。严重者包括语言障碍、肌肉僵直和肌肉震颤，这些症状出现后，随即会出现意识丧失和惊厥，可持续几秒钟至几分钟。由惊厥引起的肌肉活动增加及对呼吸的影响，可立即引起缺氧和酸中毒，有时还会出现窒息，而酸中毒又会增加局麻药的毒性作用。②心血管系统毒性反应更为严重，高浓度时可引起低血压、心动过缓、心律失常甚至心脏停搏。

（2）处理意见 ①立即停止注射。②如发生惊厥，采取供氧、抗惊厥和维持循环等方法，必要时可用面罩供氧以辅助通气。如惊厥在 15~20 秒内未自动停止，必须静脉给予抗惊厥药以便快速中止惊厥发作（可静注硫喷妥钠 100~150mg，或静注起效速度较慢的地西泮 5~10mg。琥珀酰胆碱能很快中止肌肉抽搐，但患者需气管插管和控制通气）。③如出现心血管系统抑制症状，可静注麻黄碱 5~10mg（必要时 2~3min 后重复推注）。如出现循环衰竭，应立即进行心肺复苏。

**【相互作用】**

（1）玻璃酸酶 可有效促进本药的扩散，使局部浸润所致的肿胀减轻（防止血肿产生）。同时，可致本药吸收增加，发生全身毒性的危险增加。

（2）丙米嗪、茶碱、抑制 CYP 1A 2 的药物（如氟伏沙明、维拉帕米） 本药血药浓度增加。

（3）布比卡因 硬膜外给予本药，布比卡因（鞘内）的作用延长。与其他局麻药或与酰胺类结构相似的药物合用时，毒性作用可能累加。

（4）酮康唑 不会引起具有临床意义的药动学变化。

（5）红霉素 对本药的药动学影响甚微。

## 盐酸奥布卡因

## Oxybuprocaine Hydrochloride

**【其他名称】** 奥布卡因、倍诺喜、丁氧基普鲁卡因、丁氧卡因、丁氧普鲁卡因、羟丁普鲁卡因、盐酸丁氧卡因、盐酸丁氧普鲁卡因、Aneminxin、Benoxil、Benoxinate、Cebesine、Conjuncain、Dorsacaine、Lacrimin、Novesine、Oxybuprocaine

**【分类】** 麻醉用药\局部麻醉药

**【制剂规格】** **溶液** ① 1ml∶4mg。② 5ml∶20mg。③ 20ml∶80mg。

**凝胶** ① 10ml∶30mg。② 20ml∶60mg。

**滴眼液** ① 1ml∶4mg。② 5ml∶20mg。③ 20ml∶80mg。

**【临床应用】**

**1. 说明书适应证**

眼科领域内的表面麻醉。

**2. 其他临床应用**

耳鼻喉科的表面麻醉。

**【用法用量】**

**1. 说明书用法用量**

眼科领域内的表面麻醉 常用0.4%溶液滴眼1~4滴，可根据年龄、体质适当增减。

**2. 其他用法用量**

［国内参考信息］

耳鼻喉科表面麻醉 常用本药1%的溶液。

［国外参考信息］

（1）眼科表面麻醉 0.4%溶液：①测定眼压时，可滴入1~2滴。②配戴角膜接触镜时，滴入2滴。③清除角膜上皮异物或小手术时，可滴入3~6滴。每两滴之间应间隔30~90秒先后滴入结膜囊内。

（2）耳鼻喉科表面麻醉 1%溶液：Max：1.5mg/kg。时间较长的支气管镜检查，可将溶液通过气管导管送入左、右主支气管内，用药总量为10ml，分3次送入。

**【禁忌证】**

**说明书禁忌证**

对本药或安息香酸酯类局麻药（可卡因除外）过敏者。

**【特殊人群用药】**

**儿童** 尚不明确。

［国外参考信息］

斜视手术的表面麻醉 在一项随机研究中，儿童使用本药0.4%溶液2滴滴眼，获得良好的麻醉效果。

**老人** 用药时需注意。

**孕妇** 权衡利弊。

**哺乳妇女** 尚不明确。

**【注意】**

慎用 （1）心脏疾病。（2）甲亢。（3）溃疡。

**【给药说明】**

（1）给药条件 ①本药仅限于在医疗监护下短期使用，不可长期或频繁使用。②本药不能用于感染部位。③本药不可单纯作为镇痛药使用，也不可作为注射剂使用。④滴眼时须注意避免瓶口直接接触眼睛。⑤使用本药溶液滴眼的同时应按压泪囊，对儿童尤其重要。

（2）配伍信息 本药1%的溶液不能与硝酸银、汞盐或任何碱性物质混合。

**【不良反应】** 本药的全身毒性与丁卡因相似，但相同浓度时对结膜的刺激性比丁卡因小。

（1）神经 抑制CNS（静脉给药）。

（2）消化 吞咽困难、恶心、呕吐，尤其是用于黏膜表面麻醉时。

（3）呼吸 不影响循环系统，但可降低动脉氧分压，并持续30min以上（见于使用本药1%溶液进行局麻的时间较长的支气管镜检查）。

（4）眼 眼部烧灼感（可逐渐缓解，见于本药溶液滴眼时）、纤维蛋白性虹膜炎和中度的角膜肿胀（本药0.4%或1%溶液误入眼球前房）、角膜炎和严重角膜损害（反复多次使用）、短暂视物模糊，未观察到对瞳孔的影响。

（5）其他 过敏反应（包括肺水肿）、休克、耐药（长期或反复用药）。用药期间如出现恶心、面色苍白等休克先兆，应立即停药，并采取适当的救治措施。

**【药物过量】**

表现 滥用或过量（尤其是用于黏膜表面麻醉时），可引起嗜睡、头晕、兴奋、意识错乱、焦虑、欣快、抑郁、定向障碍、听力障碍、视力障碍、言语不清、感觉异常、肌肉震颤或打呵欠。严重者可出现癫痫发作、呼吸抑制和昏迷。

**【相互作用】**

圣约翰草 可增加循环衰竭的危险和（或）致麻醉苏醒延迟。故至少停用圣约翰草5d，才可进行外科手术麻醉。

# 第二章　吸入全麻药

## 地氟烷
## Desflurane

【其他名称】 地氟醚、去氟烷、优宁、Suparne、Suprane

【分类】 麻醉用药\吸入全麻药

【制剂规格】 吸入用制剂 ① 240ml。② 250ml。

【临床应用】

1. 说明书适应证

（1）成人吸入全麻的诱导与维持。

（2）儿童的全麻维持。

2. 其他临床应用

（1）静脉/吸入复合全麻。

（2）麻醉期间控制性降压。

【用法用量】

1. 说明书用法用量

（1）外科麻醉时的全麻诱导　吸入给药，如术前用过阿片类药，则本药常用起始浓度为3%，每隔2~3次呼吸增加0.5%~1%的浓度，当吸入浓度达到4%~11%后，2~4min可达到麻醉效果。

（2）全麻维持　吸入给药，同氧化亚氮混合吸入，2%~6%浓度可维持外科麻醉；同氧气或空气/氧气混合吸入，则需2.5%~8.5%浓度；单药吸入，需5.2%~10%浓度。尽管短时间应用本药的浓度可达18%，但如果同氧化亚氮混合高浓度吸入，应确保吸入氧浓度不低于25%。若需要进一步的肌肉松弛，可加用补充剂量的肌肉松弛药。

2. 其他用法用量

［国内参考信息］

（1）引起下颌松弛、完成气管插管时的全麻诱导　吸入给药浓度为12%~15%。也可配合应用静脉麻醉药或氧化亚氮等。

（2）平衡麻醉　吸入给药浓度可维持3%左右。

（3）控制性降压　吸入给药浓度为15%~17%。

（4）门诊小手术　吸入给药浓度为8%~14%。

［国外参考信息］

（1）全麻诱导　吸入给药，起始给药时，本药在氧气中或氧化亚氮/氧气中的浓度通常为3%，并逐渐增加浓度（最高达12%）至意识消失。高于12%的浓度也可安全使用。在氧气中辅助使用浓度为60%的氧化亚氮时其麻醉诱导作用更快。

（2）全麻维持　吸入给药，浓度为2.5%~8.5%（最高为12%）的本药（无论是否与氧化亚氮联用）都可维持外科所需的麻醉程度。

【禁忌证】

说明书禁忌证

（1）对含氟吸入麻醉药过敏者。

（2）有恶性高热病史或怀疑有恶性高热病者。

（3）有使用氟类麻醉药后发生肝功能损害、不明原因的发热和WBC增多者。

（4）不推荐用于产科手术及神经外科手术。

【特殊人群用药】

儿童　不推荐本药用于小儿的麻醉诱导。

1. 说明书用法用量

全麻维持　吸入给药浓度为5.2%~10%，才能维持外科麻醉期水平，尽管短时间应用本药的浓度可达18%，但如同氧化亚氮混合高浓度吸入，应确保吸入氧浓度不低于25%。

2. 其他用法用量

［国外参考信息］

全麻维持　吸入给药，浓度为5.2%~10%

的本药（无论是否与氧化亚氮联用）可维持手术所需的麻醉程度。

**孕妇** 慎用。美国 FDA 妊娠安全性分级为：B 级。

**哺乳妇女** 不宜用。

**肝功能不全者** 无需调整剂量，但慢性肝肾功能不全者当用本药与氧化亚氮 / 氧气混合吸入时，本药浓度为 1%~4%。

**肾功能不全 / 透析者** 无需调整剂量，但肾移植患者当用本药与氧化亚氮 / 氧气混合吸入时，本药浓度为 1%~4%。

**【注意】**

（1）慎用 ①颅内占位性病变、颅脑损伤者。②重症肌无力患者。

（2）对检验值 / 诊断的影响 脑脊液压力：可因吸入全麻而增减，使测定值失真。

（3）用药相关检查 / 监测项目 同氟烷。

（4）对驾驶 / 机械操作的影响 麻醉后 24h 内应避免驾驶和机械操作。

**【给药说明】**

（1）给药条件 ①使用本药加氧气行麻醉诱导时应注意呼吸道刺激作用。②本药作冠心病患者的麻醉诱导药时最好与其他静脉药物合用；低血容量、低血压和衰弱患者，本药浓度应减低；冠状动脉疾病患者，应维持稳定的血流动力学。

（2）减量 / 停药条件 若患者突然出现恶性高热，应立即停药，并给予坦曲洛林及支持对症治疗。

（3）其他 ①颅脑损伤或颅内有占位性病变的患者用药应注意：使用丙泊酚麻醉诱导后，与等效浓度七氟烷比较，前者引起的 HR、平均动脉压和脑血流速度的增加大于后者。②短期内重复麻醉应谨慎。

**【不良反应】**

（1）心血管 可有 HR 增加（或不变）、动脉压降低（舒张压的降低比收缩压明显）、房性期前收缩、血压下降（剂量依赖性）。本药引起的心血管系统反应与异氟烷相似。

（2）神经 兴奋症状（自主运动、挣扎等，见于麻醉诱导时）、唾液分泌增加、激动、头痛、眩晕、EEG 改变（与异氟烷相似。可观察到 EEG 活动受到明显抑制，当 MAC 为 1.24 或更高时可观察到 EEG 呈爆发性抑制）等。

（3）精神 精神运动功能损害（包括注意力不集中、镇静、疲倦、意识混乱、定向力障碍、反应迟钝）。研究发现，本药对部分行为指标的损害较异氟烷轻。

（4）血液 短暂性 WBC 升高。

（5）消化 恶心和呕吐（与异氟烷相近）、肝功能有暂时性及可逆性异常（如血清氨基转移酶升高、磺溴酞钠潴留）。

（6）呼吸 呼吸抑制（剂量依赖性）。咳嗽、屏气、分泌物增多、呼吸暂停、喉痉挛，见于麻醉诱导时。

（7）骨骼肌肉 肌痛，可诱发骨骼肌代谢亢进、氧耗增加而导致恶性高热症状。

**【药物过量】**

（1）表现 过量的症状与其他挥发性麻醉药可能相似，麻醉过深产生心脏或（和）呼吸抑制，人工通气的患者产生低血压，仅晚期可出现高碳酸血症和低氧血症。

（2）处理意见 应立即停药，保持呼吸道通畅，纯氧辅助或控制呼吸，支持循环和维持血流动力学稳定。

**【相互作用】**

（1）抗生素（尤其是氨基糖苷类的链霉素、庆大霉素、卡那霉素、林可霉素等） 本药肌松作用增强。

（2）CNS 抑制药 相互协同，故吸入全麻诱导和维持时，CNS 抑制药的用量宜酌减。

（3）非去极化肌松药（如泮库溴铵） 非去极化肌松药的神经肌肉阻滞效应增加，合用时用量须减少 1/2 或 1/3。如合用后导致呼吸暂停历久不复，则须用胆碱酯酶抑制药拮抗，有时需加用钙剂。但本药增强去极化肌松药（如琥珀胆碱）神经肌肉阻滞作用的效果并不明显。

（4）抗凝药（如双香豆素、枸橼酸钠、茚满二酮类等）、抗高血压药（如美加明、胍乙啶类药、肼屈嗪类药等)、血管扩张药(如硝普钠)此类药的作用增强。

(5)氯胺酮 氯胺酮的 $t_{1/2}\beta$ 延长，患者苏醒延迟。

(6)维拉帕米 可使心脏过度抑制。

(7)黄嘌呤类药 易致心律失常。

## 恩氟烷
## Enflurane

【其他名称】氨氟醚、安氟醚、安利迷、恩氟醚、氟醚、应力美、易使宁、Alyrane、Efrane、Ethrane

【分类】麻醉用药 \ 吸入全麻药

【制剂规格】 溶液 ① 25ml。② 250ml。

【临床应用】

1. 说明书适应证

(1)全身麻醉的诱导与维持。

(2)剖宫产。

2. 其他临床应用

静脉 / 吸入复合全麻。

【用法用量】

说明书用法用量

(1)全麻诱导 通过吸入本药和纯氧，或本药与氧气 / 氧化亚氮混合物进行诱导。为使患者意识丧失也可合用催眠剂量的短效巴比妥类药。建议使用本药诱导的初始浓度为 0.5%，在呼吸抑制后逐渐增加，直至达到手术所需的麻醉深度。此时本药的浓度应小于 4%。

(2)全麻维持 本药浓度为 0.5%~2% 时，可维持一定的麻醉深度，3% 为极限。手术操作快结束时可将本药浓度降至 0.5%，也可在开始缝合切口时停药。停药后可用纯氧“清洗”患者的呼吸通路数次，直至患者完全清醒。

【禁忌证】

1. 说明书禁忌证

(1)对本药及其他含氟吸入麻醉药过敏者。

(2)使用氟烷类麻醉药或化学结构类似的物质后产生不明原因的发热症状者。

(3)有惊厥史者。

(4)孕妇及哺乳妇女。

2. 其他禁忌证

(1)恶性高热或有恶性高热史者。

(2)癫痫。

(3)颅内高压。

【特殊人群用药】

儿童 缺乏研究资料。

其他用法用量

[国内参考信息] 吸入给药，用量酌减，用法参见成人。

老人 使用常规剂量时，易致低血压和心功能不全。

孕妇 孕妇使用本药是否有害尚不确定。国外资料报道，在产科分娩时使用本药可安全有效地镇痛。美国 FDA 妊娠安全性分级为：B 级。

哺乳妇女 一般不用。

肝功能不全者 慎用。

肾功能不全 / 透析者 慎用。

【注意】

(1)慎用 ①严重的心、肺功能不全。②休克。③颅内占位性病变、颅脑损伤者。④重症肌无力。⑤有惊厥史者。

(2)对检验值 / 诊断的影响 脑脊液压力：可因吸入全麻而增加，使测定结果失实。

(3)用药相关检查 / 监测项目 同氟烷。

【给药说明】

(1)给药条件 ①吸入全麻药按规定必须由专职麻醉师使用。②应在全麻前及早戒烟。③用药时须依据患者的具体情况谨慎调整剂量。④停药后须及早给予镇痛药。⑤吸气内的吸入全麻药浓度，总用量决定于吸入的浓度与时间，高浓度、短时间吸入可能无碍，低浓度、长时间吸入可能有危险。⑥吸入本药低浓度时，对呼吸和循环功能无明显影响；浓度增高，就容易出现动脉血 $PaCO_2$

增高、心排血量减少、血压下降、心率减慢，甚至发生室性期前收缩、房室传导时间延长，在全麻减浅时上述症状即消失；另外，吸入高浓度时，EEG 可出现癫痫样波，降低浓度即消失。

（2）减量 / 停药条件　①出现恶性高热时，应停用本药，静脉使用丹曲林钠，同时采取支持治疗，如恢复体温、维持呼吸和循环、保持酸碱平衡等。②停用本药后至少 10min 才能开始多沙普仑的治疗。

（3）其他　①本药应使用专用的准确精密的蒸发器。术前用药须根据患者的具体情况而定，应考虑到使用本药后患者分泌物会轻度增加。抗胆碱药物的使用无禁忌。②吸入全麻期间忌作过度通气。③全麻维持时，本药 0.5%~2% 浓度可增强肌松药作用。为使 $PaCO_2$ 维持于 4.67~6kPa（35~45mmHg），宜采用正常通气而非过度或过低通气。在无其他并发症的情况下，患者的动脉压与本药的浓度呈负相关。动脉压过低（低血容量除外）可能是由于麻醉过深，可通过降低麻醉深度纠正。

**【不良反应】**

（1）心血管　脉搏增快或减慢或逸搏、一过性心律失常、低血压。

（2）神经　后遗性中枢神经兴奋、肌肉震颤、共济失调、步态不稳，全麻消退过程中可见大、小便失禁，深度麻醉时可部分诱发癫痫发作，术后头晕、眩晕或嗜睡。

（3）精神　情绪改变、噩梦。

（4）内分泌 / 代谢　①血糖升高、糖耐量异常、胰岛素分泌受到抑制。②低钾血症、卟啉病。③儿童：寒战、体温过低、恶性高热、肌强直、呼吸急促、心动过速、紫绀、心律失常及血压不稳。

（5）血液　WBC 计数增加，未发现显著抑制血小板聚集。骨髓造血功能受抑制（WBC 减少且有咽喉疼痛、低热等先兆）。

（6）消化　恶心、呕吐、食欲减退、腹胀、腹痛、便秘、肝性脑病。肝功能可有暂时性可逆性的异常（如血清氨基转移酶升高、磺溴酞钠潴留）。本药对肝功能影响较轻，但有可能出现肝功能损害所致的黄疸。

（7）呼吸　咳嗽、喉痉挛、通气功能受抑制、$PaCO_2$ 水平升高、支气管痉挛、急性哮喘、呼吸减慢、抑制或呼吸困难。

（8）泌尿　轻度肾功能抑制、异常的尿量增加或减少、肾毒性反应。

（9）骨骼肌肉　横纹肌溶解伴 ARF。

（10）眼　可逆性的视物模糊或复视，明显的剂量依赖性眼内压降低。

（11）皮肤　紫绀。

**【药物过量】**

（1）表现　可引起 EEG 特异性波形变化，常伴有强直性肌痉挛。

（2）处理意见　应停止给药，保证呼吸道通畅，给予辅助呼吸，必要时以纯氧进行控制呼吸。

**【相互作用】**

（1）抗肌无力药（如新斯的明或吡斯的明）可减弱本药的肌松效应。

（2）抗生素（尤其链霉素、庆大霉素、卡那霉素及林可霉素等）可增强本药的肌松作用。

（3）双香豆素类、茚满二酮类、枸橼酸钠等抗凝药　抗凝作用有一定程度增加，全麻作用消失后才恢复。

（4）抗高血压药（胍乙啶、肼屈嗪、美加明等）及血管扩张药（硝普钠等）增强降压作用，全麻愈深而作用愈强。

（5）中枢神经抑制药　彼此协同或效应叠加。

（6）氯胺酮　氯胺酮 $t_{1/2}\beta$ 延长，苏醒推迟。

（7）非去极化肌松药（如阿曲库铵、顺阿曲库铵、美维库铵、多沙氯铵、泮库溴铵、戈拉碘铵、筒箭毒碱、维库溴铵、哌库溴铵）产生叠加或协同作用，增加神经肌肉阻滞效应，导致呼吸抑制或呼吸暂停。合用时，非去极化肌松药用量须减小 1/2 或

1/3。如呼吸暂停久不恢复，须用胆碱酯酶抑制药拮抗，有时须加用钙剂。对去极化类肌松药（如琥珀胆碱）的增效，一般并不明显。

（8）异烟肼及其他肼类药　增加游离的氟离子浓度，易导致肾病或肾毒性。

（9）黄嘌呤类药　合用后易致心律失常。

（10）乙酰唑胺　合用后偶可出现心律失常甚至心跳、呼吸停止。接受全身麻醉的患者在用乙酰唑胺治疗时，应采用肌肉松弛药维持正压通气以防止高碳酸血症，并于术前纠正低钾血症。

（11）拉贝洛尔　可因叠加效应致低血压或心搏出量减少。

（12）维拉帕米、地尔硫䓬　可因叠加效应而使心肌收缩力受到过度抑制。

（13）阿米替林、甲泛葡胺　可能因降低癫痫发作阈值而增加发生癫痫的危险性。

（14）儿茶酚胺（如多巴胺、肾上腺素、去甲肾上腺素、麻黄碱、间羟胺等）　本药不明显增强心肌对儿茶酚胺的敏感性。

## 七氟烷
## Sevoflurane

**【其他名称】** 凯特力、七氟醚、奇弗美、七氟异丙甲醚、喜保福宁、悦坦、QiFuMei、Sevofrane、Travenol、Ultane

**【分类】** 麻醉用药\吸入全麻药

**【制剂规格】** 吸入剂　① 120ml。② 250ml。

**【临床应用】**

**说明书适应证**

院内及门诊手术全身麻醉的诱导与维持。

**【用法用量】**

**1. 说明书用法用量**

（1）麻醉诱导　吸入给药，单用本药诱导时吸入浓度达 5% 时，通常 2min 内可达到外科麻醉效果。

（2）麻醉维持　吸入给药，伴或不伴氧化亚氮维持外科水平麻醉的浓度为 0.5%~3%。

**2. 其他用法用量**

［国内参考信息］

静脉 / 吸入复合全麻　使用睡眠量的静脉麻醉时，本药浓度通常为 0.5%~5%。

**【禁忌证】**

**说明书禁忌证**

（1）对本药及其他含氟药物过敏。

（2）对卤化物麻醉药过敏。

（3）已知或怀疑有恶性高热遗传史者。

**【特殊人群用药】**

**儿童**

**1. 说明书用法用量**

麻醉诱导　吸入本药浓度达 7% 时，通常 2min 内可达到外科麻醉效果。如术前备有使用其他药物麻醉诱导的，可使用浓度为 8%。

**2. 其他用法用量**

［国外参考信息］　无论是否与氧化亚氮合用，本药推荐的吸入给药浓度均为 0.5%~3%。气管插管所需的 MAC 值为 2.8%。

**老人**　通常较低的浓度即可维持外科麻醉。

**孕妇**　权衡利弊。美国 FDA 妊娠安全性分级为：B 级。

**哺乳妇女**　慎用。

**肝功能不全者**　肝胆疾病者慎用，一个月内接受过全身麻醉的肝损害者慎用。

**肾功能不全 / 透析者**　慎用。

**【注意】**

（1）慎用　①冠心病。②重症肌无力。③颅内压升高。④产科麻醉。

（2）对检验值 / 诊断的影响　①血糖及 WBC 计数一过性升高。②脑脊液压力可因吸入全麻而增减，使测定结果发生改变。

（3）用药相关检查 / 监测项目　①吸入全麻期间应常规、定时监测呼吸（频率和潮气量）、血压、脉搏（包括频率、节律）、

ECG 和血氧饱和度，并根据需要做连续动脉压监测或 CVP 监测，以及呼气末二氧化碳浓度监测。②在使用本药时，应仔细评估患者的肾功能，尤其是在手术持续时间较长（＞3h）或麻醉药的吸入浓度较高时需特别注意。

（4）对驾驶 / 机械操作的影响　使用本药麻醉者未清醒时不允许驾驶。

**【给药说明】**

（1）给药条件　①本药应由专业麻醉师使用，使用前须备好维持呼吸道通畅、人工通气、氧气供给和循环再生的设备。②本药的吸入量在 1~2L/min 流速下不应＞2MAC · h，不推荐新鲜气体流速＜1L/min。③吸入本药后可立即给予巴比妥类或其他静脉诱导剂，也可与纯氧或氧化亚氮合用。④颅压升高者如使用本药须联合应用降低颅压的方法，如过度换气。⑤本药苏醒期通常较短，需比其他全麻药较早给予镇痛药以减轻术后疼痛。

（2）减量 / 停药条件　发生重症恶性高热必须立即停药，肌内（或静脉）给予肌松药（如丹曲林钠），并采取全身降温及增加吸入氧浓度等常规支持疗法，在治疗后期应监测患者尿量。

（3）其他　患者应在全麻前尽早戒烟，即使手术时间短、麻醉程度浅，也应在麻醉前 24h 停止吸烟。

**【不良反应】**

（1）心血管　低血压（成人及老人常见）、心动过缓（老人常见）、剂量依赖性血压降低、心律失常、心动过速、高血压、心律不齐、室性期前收缩、室上性期前收缩、房颤、完全的房室传导阻滞。

（2）神经　嗜睡、头晕、头痛、轻微颅内压升高、周围神经病变、癫痫发作、惊厥（特别是儿童）。

（3）精神　兴奋、激动不安（儿童易发生）、精神混乱。

（4）内分泌 / 代谢　骨骼肌代谢亢进、氧需求增加、恶性高热、糖尿、低氧血症。

（5）血液　血小板聚集、WBC 增多或减少。

（6）消化　术后恶心、呕吐、唾液增多、LDH 升高、肝功能损害、黄疸、肝炎。

（7）呼吸　剂量依赖性的呼吸抑制、呼吸道刺激、咳嗽、喉痉挛、屏气、咳嗽加重（儿童常见）、哮喘、呼吸紊乱、呼吸暂停，有肺水肿的报道。

（8）泌尿　肾功能损害（表现为蛋白尿、尿糖）、肌酐增高、尿潴留，有急性肾衰竭的报道。

（9）其他　发热、寒战、体温降低。

**【药物过量】**

处理意见　立即停药，保持呼吸道畅通，吸入纯氧以帮助或控制呼吸，并维持心血管功能。

**【相互作用】**

（1）抗生素（尤其是林可霉素以及链霉素、庆大霉素、卡那霉素等氨基糖苷类抗生素）　增强肌松作用。

（2）CYP 2E 1 诱导药（如异烟肼）　增加本药的代谢。

（3）巴比妥类　不增加本药代谢。

（4）黄嘌呤类　合用易致心律失常。

（5）匹莫林　有致血管扩张和低血压的个案报道。

（6）非去极化肌松药（如阿曲库铵、泮库溴铵、维库溴铵等）　本药可增强非去极化肌松药的神经肌肉阻滞作用，合用于麻醉诱导时非去极化肌松药可不减量，用于麻醉维持则需减量。

（7）静脉麻醉药（如丙泊酚）　可降低使用浓度。

（8）去极化类肌松药（如双烯丙毒马钱碱、琥珀胆碱）　本药可增强去极化类肌松药的作用，合用时上述药需减量。

（9）抗凝药（双香豆素类、茚满二酮类、枸橼酸钠等）　抗凝作用增强。

（10）抗高血压药（如胍乙啶类药、肼

屈嗪类药、美加明等)、血管扩张药(如硝普钠等)降压作用增强。

(11)CNS 抑制药(如咪达唑仑、氧化亚氮、芬太尼、苯二氮䓬类、阿片类)增强本药的麻醉效能,合用时 CNS 抑制药用量宜酌减。

(12)氯胺酮　患者苏醒延迟。

(13)酒精　可增加本药的代谢。

## 异氟烷
## Isoflurane

**【其他名称】** 艾思美、宝龄托利儿、福仑、活宁、宁芬、易而迷、异氟醚、怡美宁、Aerane、AERRANE、Forane、Forene、Isofluranum、Terrell

**【分类】** 麻醉用药 \ 吸入全麻药

**【制剂规格】** 液体　100ml。

**【临床应用】**

1. 说明书适应证

吸入全麻的诱导与维持。

2. 其他临床应用

(1)静脉 / 吸入复合全麻。

(2)麻醉期间控制性降压。

(3)顽固性哮喘持续状态(国外资料)。

**【用法用量】**

说明书用法用量

(1)麻醉诱导　建议起始吸入浓度为 0.5%,7~10min 内逐渐增至 1.5%~3% 而进入麻醉期。

(2)麻醉维持　外科手术可用 1%~2.5% 的本药和氧 / 氧化亚氮气体混合吸入;若单独与氧气混合吸入,则本药浓度应增加 0.5%~1%;剖宫产手术时,本药浓度为 0.5%~0.75% 与氧 / 氧化亚氮气体混合吸入时最合适。

**【禁忌证】**

说明书禁忌证

(1)对本药及其他卤素麻醉药过敏者。

(2)已知或怀疑患有遗传性的易感恶性高热患者。

(3)使用氟类吸入麻醉药发生过恶性高热、肝功能障碍、黄疸、不明原因的发热、WBC 增多或嗜酸性粒细胞增多者。

(4)产科手术。

**【特殊人群用药】**

**儿童**　< 2 岁儿童慎用。需使用时,剂量酌减。

**老人**　用药浓度宜降低。

**孕妇**　避免使用。美国 FDA 妊娠安全性分级为:C 级。

**哺乳妇女**　本药是否经乳汁分泌尚不明确,哺乳妇女使用本药后应注意。

**【注意】**

(1)慎用　①颅内占位性病变、颅脑损伤等颅内压增高者。②重症肌无力。③冠心病。

(2)对检验值 / 诊断的影响　脑脊液压力可因吸入全麻而升高或降低,使测定结果失实。

(3)用药相关检查 / 监测项目　同氟烷。

(4)对驾驶 / 机械操作的影响　使用本药麻醉后至少 24h 不能驾车和操作机器。

**【给药说明】**

(1)给药条件　①本药需依据患者的具体情况谨慎调整用量。②吸入全麻药浓度,要用蒸发器调节,吸入全麻药的总用量决定于吸入的浓度与时间,高浓度、短时间吸入可能无碍,低浓度、长时间吸入可能有危险。③吸入全麻药按规定必须由专职麻醉师使用。④有国外资料报道,用本药麻醉进行体外循环的手术时,大多数患者需术前静脉给予普萘洛尔、硝酸甘油、芬太尼或联合给药来维持满意的血流动力学水平。⑤患者应在全麻前及早戒烟,即使吸入全麻很浅,时间不长,也应在麻醉前停止吸烟 24h 以上。

(2)其他　①麻醉前用药、治疗用药会影响吸入全麻药品种的选择、用法和用量。②尽管本药优于其他挥发性麻醉药,但价格也相对更贵。因此,如将其广泛应用,可能需采用低流量的呼吸环路系统（或密闭循环式麻醉系统）以降低费用。③本药有乙醚样气味，单纯吸入时有中度刺激性，可使患者咳嗽和屏气。

**【不良反应】** 与其他麻醉药相比，本药不良反应较轻。

（1）心血管　低血压、心律失常（包括心动过速）、外周血管阻力和全身动脉压的降低（呈剂量依赖性）、心肌缺血（心动过速者用药后）、心肌梗死（择期冠状动脉搭桥术患者用药后）、冠脉窃血综合征（吸入高浓度时）等。余同氟烷。

（2）神经　CNS 抑制症状（表现为意识丧失、嗜睡、眩晕、共济失调、虚弱、智力障碍和定向力障碍）、颅内压升高（正常通气情况下，可增加通气或人为诱导低碳酸血症而纠正）、癫痫发作。对肌电图的研究提示，患有重症肌无力的患者对本药致神经肌肉的抑制效应比正常患者更敏感。

（3）精神　激动、兴奋、意识混乱、情绪改变、噩梦、谵妄、幻觉。

（4）内分泌 / 代谢　低钾血症、体温降低。

（5）血液　一过性 WBC 升高。

（6）消化　恶心、呕吐、术后肠梗阻、肝酶升高、肝功能暂时性可逆性受损、黄疸等。

（7）呼吸　咳嗽、憋气、上呼吸道分泌物增多、喉痉挛或支气管痉挛（使用浓度过大），见于诱导期和恢复期。肺的顺应性和功能残气量轻度下降、肺阻抗增加。余同氟烷。

（8）泌尿　肾血流量减少、GFR 降低、尿量减少、氟化物水平升高（不伴任何不良反应）。

（9）皮肤　接触性皮炎、紫绀。

（10）其他　恶性高热等。

其余参见氟烷。

**【药物过量】**

（1）表现　可发生低血压和呼吸抑制。

（2）处理意见　一旦过量立即停止给药，检查呼吸道是否通畅，根据实际情况用纯氧持续辅助和控制呼吸，维持足够的血流动力学。

**【相互作用】**

（1）新斯的明、吡斯的明等胆碱酯酶抑制药　本药的肌松效应减弱。

（2）缩宫药　缩宫药的效应减弱，合用时宜酌增量。

（3）抗生素（尤其是氨基糖苷类的链霉素、庆大霉素、新霉素或卡那霉素以及林可霉素等）　相互影响，可致呼吸抑制增强或神经肌肉阻滞时间延长。

（4）非去极化肌松药（如阿曲库铵、美维库铵、多沙氯铵、泮库溴铵、戈拉碘铵、筒箭毒碱、维库溴铵、哌库溴铵）　有叠加或协同作用的神经肌肉阻滞效应，导致呼吸抑制或呼吸暂停。合用时，上述药用量须减少 1/3~1/2。如呼吸暂停久不恢复，需用胆碱酯酶抑制药拮抗，有时需加用钙剂。

（5）CNS 抑制药（如阿芬太尼）　彼此协同，术后呼吸抑制的时间延长，心动过缓的发生率增加。

（6）胍乙啶类药、肼屈嗪类药、美加明、拉贝洛尔等抗高血压药及硝普钠等血管扩张药　此类药的降压作用增强。

（7）双香豆素类、茚满二酮类、枸橼酸钠等抗凝药　此类药有一定的增效作用。

（8）β－拟交感神经药（异丙肾上腺素）和 α、β－拟交感神经药（肾上腺素和去甲肾上腺素）　可增快心率，存在严重室性心律失常的危险，不宜合用。

（9）β－肾上腺素受体阻断药　在手术中合用，由于增强负性肌力作用，存在阻抑心血管代偿机制的危险。

（10）氯胺酮　氯胺酮的 $t_{1/2}\beta$ 延长，苏醒也延迟。

（11）甲筒箭毒　甲筒箭毒的组胺释放量增加，从而使血管扩张更明显。

（12）维拉帕米　效应叠加，心脏受到

过度抑制。

（13）黄嘌呤类药　易致心律失常。

（14）乙酰唑胺　偶出现心律失常，甚至心跳呼吸停止。

（15）琥珀胆碱（小剂量）　琥珀胆碱的Ⅱ相阻滞的发生率可提高。

（16）异烟肼　本药可升高异烟肼的毒性代谢产物，具有潜在的肝脏毒性危险，用异烟肼治疗的患者应术前 1 周停用，术后 15d 可恢复使用。

（17）非选择性 MAOI　合用时存在手术中发生危象的危险，术前 15d 应停止上述药治疗，禁忌合用。

# 第三章　静脉全麻药

## 氯胺酮
## Ketamine

【其他名称】 可达眠、凯他敏、盐酸氯胺酮、Ketaject、Ketalar、Ketamine Hydrochloride

【分类】 麻醉用药\静脉全麻药

【制剂规格】 注射液（盐酸盐）①2ml∶100mg。②10ml∶100mg。③20ml∶200mg。

【临床应用】

**1. 说明书适应证**

多种表浅麻醉、短小手术麻醉、不合作小儿的诊断性检查麻醉及全身复合麻醉。

**2. 其他临床应用**

（1）烧伤患者换敷料。

（2）用于吸入全麻的诱导，或作为氧化亚氮或局麻的辅助用药。

【用法用量】

**1. 说明书用法用量**

（1）全麻诱导　1~2mg/kg，i.v.（缓慢，＞60 秒）。

（2）全麻维持　10~30μg/（kg·min），i.v.gtt.（连续静滴，不超过 1~2mg/min）。

（3）镇痛　可先给予 0.2~0.75mg/kg，i.v.（于 2~3min 注完），然后 5~20μg/（kg·min），i.v.gtt.（连续）。

**2. 其他用法用量**

［国内参考信息］

（1）全麻诱导　Max：4mg/（kg·min），i.v.。

（2）镇痛　2~4mg/kg，i.m.。Max（i.m.）：单次 13mg/kg。

［国外参考信息］

（1）麻醉诱导　常用量 5~10mg/kg（范围 4~13mg/kg），i.m.；或 1~2mg/kg（范围 0.5~4.5mg/kg），i.v.（缓慢）；亦可小量静滴，0.1% 的溶液（1mg/ml）按需以 20ml/min 输注，并根据血压、脉搏及对手术刺激的反应调整滴速。

（2）麻醉维持　肌注时，维持量为诱导量的一半；也可以 0.1~0.5mg/（kg·min）或全部诱导量的 1/2 静滴，需要时可重复使用。临床应用中也有按 0.01~0.03mg/（kg·min）持续静滴以维持麻醉。

（3）镇静和止痛一般用法　先给予 0.2~0.75mg/kg，i.v.（＞2~3min），后按 5~20μg/（kg·min），i.v.gtt.（持续），伴吸氧或不进行吸氧治疗；也可肌注用于镇静，但临床较少用；或本药 4~30mg，硬膜外导管给药（常以 5%GS 10ml 稀释）。

（4）烧伤患者的包扎、换药、清创及皮肤切除、移植等镇静止痛　0.5~1mg/kg，i.v.；或 1~3mg/kg，i.m.。

（5）牙科手术止痛　0.3mg/kg，i.v.（＞2min）。

（6）脊椎麻醉下进行阴道成形术的患者止痛　0.2mg/kg，i.v.，可延长手术后止痛的持续时间。

（7）不能用吗啡缓解的癌性疼痛　缓慢静注本药，但可引起 CNS 不良反应，尤其是大量使用时（0.5mg/kg）。

（8）在局麻下进行乳房活检的女性门诊患者　本药（0.94~1.88mg/ml）与异丙酚（9.4mg/ml）联用，能提供有效的镇静、止痛作用。

（9）麻醉和术后控制疼痛　0.5mg/kg（35~70mg），i.m.，然后按 5~20μg/（kg·min），i.v.gtt.（持续），同时可伴吸氧或不进行吸氧治疗。

（10）气管内插管等较小的操作　5~10mg/kg，i.m.。

（11）产科止痛/麻醉　低剂量静注

（0.2~1mg/kg）对产科止痛/麻醉有效，无（或有轻微）新生儿抑制。

（12）神经性疼痛　局部使用0.24~0.37mg/kg，能有效缓解由营养不良所致交感神经反射引起的疼痛、疱疹感染后神经痛、椎板切除术后综合征及神经根病引起的疼痛。

（13）联合给药　①联用抗胆碱能药：建议在诱导麻醉前静脉使用格罗溴铵0.005mg/kg。②联用苯二氮䓬类药：咪达唑仑，使用本药前或与本药同时给药，推荐量1~2.5mg，i.v.gtt.，或3~7mg，i.m.；地西泮，在麻醉诱导期间，2~5mg，i.v.（＞60秒），维持仍可按需给予2~5mg；劳拉西泮，50μg/kg，p.o.，Max：可达4mg。③联用可乐定：0.5mg，p.o.，可术前降低血压正常患者的心率和血压，也可缓和静脉使用本药后的血压升高。

**【禁忌证】**

**1. 说明书禁忌证**

（1）顽固性、难治性高血压（收缩压＞21.3kPa或舒张压＞13.3kPa）。

（2）严重心血管疾病。

（3）甲亢。

**2. 其他禁忌证**

（1）对本药过敏者（国外资料）。

（2）严重心功能代偿不全及缺血性心脏病。

（3）新近心肌梗死。

（4）心绞痛（国外资料）。

（5）动脉瘤（国外资料）。

（6）脑出血、脑外伤或颅内压升高。

（7）精神分裂症。

（8）眼内压升高或青光眼。

**【特殊人群用药】**

**儿童**　国外资料建议，＜3个月婴儿慎用。

**1. 说明书用法用量**

基础麻醉　4~5mg/kg，i.m.，必要时追加1/3~1/2的首剂量。

**2. 其他用法用量**

［国外参考信息］

（1）麻醉诱导　5~10mg/kg（范围为4~13mg/kg），i.m.；或1~2mg/kg（范围0.5~4.5mg/kg），i.v.（缓慢，至少60秒以上），或按0.5mg/（kg·min），i.v.gtt.（连续）；还可8~10mg/kg，直肠给予，在部分儿童麻醉诱导研究中有效，1%或5%的溶液似乎最有效。有研究者建议，本药（15mg）联用氟哌利多（0.0125mg/kg）进行麻醉诱导。在儿童进行较小的门诊手术时，本药50mg/kg可在4min内催眠而不会抑制心、肺功能。

（2）麻醉维持　诱导剂量的一半或全量，i.m./i.v.，或0.01~0.03mg/（kg·min），i.v.gtt.（连续）。

（3）镇静、止痛　①2~10mg/kg，i.m.，然后按5~20μg/（kg·min），i.v.gtt.（连续），伴（或不伴）吸氧。②0.2~1mg/kg，i.v.（持续2~3min以上），1min内可达临床疗效和血药峰浓度。对儿科ICU患者，0.5~1mg/kg，i.v.，可有效镇静和止痛；然后10~15μg/（kg·min），i.v.gtt.（连续）。儿童烧伤患者1~3mg/kg，i.m.，或0.5~1mg/kg，i.v.，可有效地用于烧伤患者的包扎、换药、清创及皮肤切除、移植等。③按5~20μg/（kg·min），i.v.gtt.（连续），伴（或不伴）吸氧。④1mg/kg，p.o.，用于烧伤儿童患者的每日包扎止痛有效。⑤术前给予3mg/kg，p.o.，可提高镇静水平。⑥直肠给药用于镇静。较小手术麻醉前，本药10mg/kg比7mg/kg或5mg/kg效果更好。本药（7mg/kg或5mg/kg）联用咪达唑仑，可显著延迟急性反应。⑦在进行外科手术儿童的前瞻性随机双盲研究中，术前本药（3mg/kg，p.o.）联用咪达唑仑（0.5mg/kg），比两药单用的镇静作用更好；有研究，本药与咪达唑仑口服联用，比本药与哌替啶、异丙嗪或氯丙嗪合用肌注的镇静作用更好，但某些患者需麻醉学监护。≤3岁，本药10mg/kg、咪达唑仑1mg/kg，p.o.；≥4岁，本药6mg/kg、咪达唑仑

0.6mg/kg，p.o.。⑧ 6~8mg/kg，p.o.，并联用溴环扁吡酯，对心理缺陷儿童在接受牙科操作前能够有效地提供镇静作用；可将本药和溴环扁吡酯加入糖浆中作为口服溶液。⑨用于儿童急诊操作前的镇静，可 4mg/kg，i.m.。

（4）用于支气管插管的患儿　能降低哮喘患者的支气管痉挛和气道阻力。血流动力学不稳定的患者 1mg/kg，i.v.，用药需谨慎。1.5mg/kg 可用于儿科哮喘病患者。

（5）腹股沟疝修补术的术前、术后止痛　1mg/kg，硬膜外注射。

（6）抗焦虑　5~6mg/kg，p.o.，对于门诊儿童患者的抗焦虑有效。

（7）减少本药引起的唾液分泌过多　联用抗胆碱能药，建议在诱导前静脉给予溴环扁吡酯 0.005mg/kg。在儿童急诊操作中，联用阿托品 0.01mg/kg 和本药（肌注）。

（8）预防术后急症反应　联用苯二氮䓬类：诱导之前立即静脉给予地西泮 0.15~0.3mg/kg；接受心导管插入术的儿童在用本药麻醉时可给予咪达唑仑 0.02mg/(kg·h)；术前静脉给予地西泮 0.2~0.5mg/kg，可减弱本药对心血管的不利影响；亦可在麻醉末期静脉给予地西泮 0.15~0.3mg/kg，或诱导之前 3min 静脉给予咪达唑仑 0.125mg/kg。

**孕妇**　本药可迅速透过胎盘，增加胎儿肌张力，增加妊娠子宫压力、收缩强度及频率。产妇慎用。

**哺乳妇女**　尚不明确。

**肝功能不全者**　肝硬化或其他肝病患者应考虑减量。

**【注意】**

（1）慎用　①急性酒精中毒或慢性成瘾者。②接受甲状腺替代治疗者（可增加高血压及心动过速的危险）（国外资料）。③失代偿性休克或心功能不全者（可引起血压剧降，甚至心搏骤停）。④轻、中度高血压（国外资料）。⑤快速性心律失常（国外资料）。⑥肺部或上呼吸道感染（有引起喉痉挛的潜在危险）（国外资料）。⑦急性间歇性血卟啉病（国外资料）。⑧癫痫发作（国外资料）。⑨颅内占位性病变或脑积水（国外资料）。⑩眼外伤眼球破裂。

（2）用药相关检查 / 监测项目　监测呼吸及循环功能，尤其是伴有高血压或心衰史者应监测心功能。

（3）对驾驶 / 机械操作的影响　行为心理恢复正常需要一定时间，用药后 24h 内不能胜任需思维的精细工作，包括驾车。

**【给药说明】**

（1）给药条件　①本药尤其适用于哮喘、老年及危重患者的麻醉。②有肌肉强直或阵挛时，用量不必加大，轻微者可自行消失；重症应考虑加用苯二氮䓬类药，同时本药需减量。③本药应空腹给药，给药前后 24h 禁止饮酒。④用药剂量应个体化。⑤肌注一般限用于小儿，起效比静注慢，常难调节全麻的深度。⑥静注切忌过快，短于 60 秒者易致呼吸暂停。⑦本药的防腐剂三氯叔乙醇有神经毒性，严禁椎管内注射。⑧本药不适用于咽、喉或气管区的手术，因该区的反射仍存在，也不抑制黏液分泌。

（2）配伍信息　① 100mg/ml 的溶液可用于肌注，如用于静脉给药则需稀释。1mg/ml 的溶液（常用的静滴浓度）配制方法：100mg/ml 的溶液 5ml 加入 5%GS 或 NS 500ml 稀释。② 10mg/ml 的溶液用于静脉给药，不推荐对其进行稀释。③ 50mg/ml 的溶液可用于静脉给药或肌注。1mg/ml 的溶液（常用静滴浓度）配制方法：50mg/ml 的溶液 10ml 加入 5%GS 或 NS 稀释至 500ml。④对需限制液体者，可给予 2mg/ml 的溶液（250ml 的稀释液）。

（3）其他　①本药只能由麻醉医师使用，使用时须具备麻醉机、负压吸引和生命体征监护等条件。②各种小手术或诊断检查时，可单用本药麻醉。对需肌肉松弛的手术，应加用肌松药；对内脏牵引较重的手术，应配合其他药物以减少牵引反应。③术前应给予阿托品等，以减少支气管及唾液分泌。④有国外资料报道，若术前用眼药后再静注本药，患者眼压变化不大。⑤应避免外界刺激，必要时静注少量短效巴比妥类药，以减少麻醉恢复期的 CNS 不良反应。⑥反复多次给药，必然出现快速耐受性，需要量逐渐加大，梦幻增多。轻微梦幻可自然消失；出现恶梦和错觉时可用苯二氮䓬类药如地西泮；惊呼吵闹不能自制时立即静注小量巴比妥类静脉全麻药。

**【不良反应】**

（1）心血管 ①血压升高及心率加快、低血压、心动过缓。上述不良反应一般能自行消失，但所需时间个体差异较大。②肺血管收缩、肺动脉压增高、心室前负荷增加、心动过速、直接的心肌抑制作用（当交感神经反射被阻断时）。

（2）神经 EEG 改变（如 EEG 癫痫样波型增多）、脑脊液压明显升高、脑血流量增加、迟发性颅内压升高、癫痫发作，α 波活性降低，β、δ 波活性增加，θ 波活性不变。

（3）精神 ①恶梦、漂浮感、幻觉、错视、谵妄、躁动、倦睡等，见于麻醉恢复期，青壮年较年幼和年长者多见，一般在数小时内消失。应避免外界刺激（包括语言等），必要时静注少量短效巴比妥类药（但注意巴比妥类药与本药不可使用同一注射器）。②幻觉复发（幻觉重现），见于成人或儿童在用药数周后。③轻微的麻醉恢复期兴奋（儿童静脉内用药）。④焦虑、烦躁不安、定向力障碍、失眠、幻觉及幻觉重现、精神病发作等心理依赖性（长期用药）。⑤戒断综合征（长期用药后停药）。

（4）内分泌 / 代谢 血糖升高（麻醉期间）。

（5）血液 动物实验，可抑制血小板聚集。

（6）免疫 多形核 WBC（常规剂量时影响较小，大量时可能影响吞噬细胞的功能）。

（7）消化 厌食、恶心、呕吐等。

（8）呼吸 ①呼吸减慢或困难，一般能自行消失，但所需时间个体差异较大。②氧饱和度降低（成人）、短暂无临床意义的低氧血症（儿童）、动脉血氧过低、呼吸抑制或暂停、窒息、呼吸停止、肺水肿、肺吸入、喉痉挛、气管痉挛、气道分泌物堵塞和上呼吸道梗阻。③有报道，6~10 岁儿童静注本药（2mg/kg）诱导麻醉后，对 $CO_2$ 的通气反应明显减弱。

（9）骨骼肌肉 骨骼肌活动过强、伸肌痉挛、肌阵挛、肢体随意运动、抽搐、肌束震颤及强直。强直 - 阵挛运动与癫痫发作类似，但大多数患者仅见轻微的肌张力升高，大量用药时较严重。

（10）皮肤 一过性红斑疹、注射部位疼痛和（或）红斑。

（11）眼 眼球震颤、复视、流泪、眼内压升高，见于本药麻醉时。

（12）其他 过敏反应、耐药性（重复给药）。术中常有泪液、唾液分泌增多，术前使用抗胆碱药可避免或减少发生。

**【药物过量】**

（1）表现 可致镇静时间延长及短暂呼吸抑制。

（2）处理意见 停药后可恢复且不留后遗症。出现呼吸抑制时应施行辅助（或人工）呼吸，不宜使用呼吸兴奋药。

**【相互作用】**

（1）地西泮或咪达唑仑 本药心血管反应及恢复期的精神症状减轻。建议预先服用地西泮或咪达唑仑的患者，本药减量应用为妥。本药与其他苯二氮䓬类（氟西泮等）之间是否有类似相互作用尚不清楚。

（2）阿曲库铵 使用阿曲库铵的患者加用本药时神经肌肉阻滞增强。故合用需慎重，应按需调整剂量并监测呼吸并发症的发生。

（3）筒箭毒碱　神经肌肉阻滞增强。

（4）氟烷等含卤全麻药　本药 $t_{1/2}$ 延长，患者苏醒延迟。故进行氟烷麻醉时，应慎用本药，需密切观察血压。

（5）抗高血压药或中枢神经抑制药　尤其当本药用量偏大，快速静注时，可导致血压剧降或（和）呼吸抑制。

（6）甲状腺素　可能引起血压过高和心动过速。

（7）泛影葡胺　癫痫发作风险增加。若使用泛影葡胺的患者需要全麻，可采用氟烷、异氟烷或麻醉药 / 肌肉松弛药等。

（8）氨茶碱　动物实验，两者合用可降低电惊厥阈值，促发惊厥（机制不清楚），故合用应慎重。给予琥珀胆碱可消除此影响。本药与其他茶碱衍生物是否发生相互作用，尚无证据。

（9）酒精　饮酒可增强本药中枢抑制效应。

## 丙泊酚
## Propofol

**【其他名称】** 丙扑佛、得普利麻、得普瑞麻、迪施宁、二异丙酚、静安、力蒙欣、乐维静、普泊酚、普鲁泊福、普罗弗尔、瑞可富、双异丙酚、异丙酚、DIPRIVAN、Diprivan PFS、Diprovan、Disoprivan、Disoprofol、Porpofol、Propofol Hospira、Propofolum、Recofol

**【分类】** 麻醉用药 \ 静脉全麻药

**【制剂规格】** **注射液**　① 10ml : 100mg。② 20ml : 200mg。③ 50ml : 500mg。④ 50ml : 1000mg。⑤ 100ml : 1000mg。

**【临床应用】**

**1. 说明书适应证**

（1）全身麻醉的诱导和维持。

（2）特殊护理患者的镇静，如常用于 ICU 患者接受机械通气时的镇静。

（3）在局部或区域麻醉下进行外科和诊断性操作时的镇静。

（4）麻醉下实行无痛人工流产手术。

**2. 其他临床应用**

结肠镜检查（国外资料）。

**【用法用量】**

**1. 说明书用法用量**

（1）麻醉诱导　建议在给药时调节剂量，观察患者反应直至麻醉起效。一般静脉给予 1.5~2.5mg/kg，每 10 秒约 20~40mg。对于美国麻醉学会（ASA）手术患者全身评估Ⅲ－Ⅳ级患者（尤其是心功能不全者），应减慢给药速率，每 10 秒约 2ml（20mg）。

（2）麻醉维持　持续静脉输注或重复单次静注都能较好地达到所需浓度。持续输注的给药速率有个体差异，常为 4~12mg/（kg · h）；重复单次静注时，应根据临床需要给予 2.5~5.0ml（25~50mg）/ 次。

（3）特殊护理患者的镇静　如 ICU 患者镇静，首先 i.v.，1~2mg/kg，然后根据需要的镇静深度调节静脉输注速率，常为 0.3~4.0mg/（kg · h）。

（4）人工流产手术　静脉给药，术前以 2mg/kg 行麻醉诱导，术中患者若因疼痛有肢体活动时，可追加 0.5mg/kg。

（5）外科和诊断操作过程中的镇静　通常在开始 1~5min 内，开始静脉给予 0.5~1mg/kg，然后以 1.5~4.5mg/（kg · h）速度连续输注维持。除滴注外，如果需要加深镇静深度时可一次性注射 10~20mg。对于 ASA Ⅲ级和Ⅳ级的患者给药速率及剂量应酌减。

**2. 其他用法用量**

［国内参考信息］

辅助椎管内麻醉　0.5~2mg/（kg · h），连续静脉输注。

［国外参考信息］

（1）全麻诱导　2~2.5mg/kg，i.v.，约每 10 秒钟 40mg，直至诱导起效。

（2）全麻维持　根据需要，按 20~50mg/ 次增量，i.v.；或 6~12mg/（kg · h），i.v.gtt.。

（3）麻醉监护（MAC）的镇静　6~9mg/(kg·h), i.v.gtt.，或 0.5mg/kg, i.v.（缓慢注射，于 3~5min 内），维持量 1.5~4.5mg/（kg·h），或 10mg 或 20mg，缓慢注射（3~5min）。

（4）ICU 患者镇静　用量和静滴速度应个体化。首先按 5μg/（kg·min）滴注，持续至少 5min；后按需每 5~10min 增加 5~10μg/（kg·min），直至达到预期的镇静水平；维持量 5~50μg/（kg·min）或更高。

**【禁忌证】**

**1. 说明书禁忌证**

（1）对本药过敏者。

（2）低血压或休克（慎用或禁用）。

（3）产科麻醉。

（4）孕妇和哺乳妇女。

（5）＜ 16 岁儿童的镇静。

（6）＜ 3 岁儿童禁用本药 2% 的注射液，1% 注射液不用于＜ 1 个月儿童的全身麻醉。

**2. 其他禁忌证**

脑循环障碍。

**【特殊人群用药】**

**儿童**　＜ 3 岁儿童禁用本药 2% 注射液，1% 注射液不用于＜ 1 个月儿童的全身麻醉。不用于＜ 16 岁儿童的镇静。

**1. 说明书用法用量**

（1）麻醉诱导　建议缓慢给药直至麻醉起效，应根据年龄和（或）体重调节剂量，＞ 8 岁的多数患儿约需 2.5mg/kg；3~8 岁者可能需更大剂量，2.5~4mg/kg；1 个月至 3 岁者，应使用本药 1% 注射液，初始剂量 3mg/kg。ASA Ⅲ级和Ⅳ级患者建议用较低剂量。

（2）麻醉维持　持续静脉输注或重复单次静注能维持所需麻醉深度，给药速率有明显个体差异，常为 9~15mg/（kg·h）。

**2. 其他用法用量**

［国外参考信息］

（1）全麻诱导　用量应个体化。2.5~3.5mg/kg，静脉给予（在 20~30 秒内），高于成人（2~2.5mg/kg）的平均水平。

（2）全麻维持　有效维持量 7.5~18mg/（kg·h），i.v.gtt.。

（3）拟行短小手术的气管内插管麻醉　术前未给药者，给予本药 5.4mg/kg, i.v.gtt.；术前使用咪达唑仑者，给予本药 3.6mg/kg，i.v.gtt.。

（4）MAC 患者的镇静　先静脉给予负荷量 1~2mg/kg，然后按 4.5~6mg/（kg·h）持续输注。密切监测镇静的深度和毒性反应。

**老人**　＞ 55 岁者，给药时应观察患者的反应，通常麻醉诱导所需剂量较低。

**1. 说明书用法用量**

（1）麻醉诱导　通常静滴 1.0~1.5mg/kg 即可。

（2）麻醉维持　建议静滴 4mg/（kg·h）维持。

**2. 其他用法用量**

［国外参考信息］

（1）全麻诱导　1~1.5mg/kg，i.v.，约每 10 秒钟 20mg，直至诱导起效。

（2）全麻维持　3~6mg/（kg·h），i.v.gtt.。

（3）麻醉监护（MAC）患者的镇静　剂量同成年人，但须缓慢注射，不能弹丸式注射。

**孕妇**　孕妇不应使用本药，也不用于产科麻醉，但临床可用于终止早期妊娠。美国 FDA 妊娠安全性分级为：B 级。

**哺乳妇女**　哺乳妇女禁用。必须用药时应停止哺乳。

**肝功能不全者**　国内资料指出，肝脏疾病者慎用。国外资料建议，肝硬化患者不需调整剂量。

**肾功能不全 / 透析者**　国内资料指出，肾脏疾病者慎用。国外资料建议，肾衰竭患者无需减量。

**其他**

**其他用法用量**

［国外参考信息］

（1）衰弱患者及 ASA Ⅲ或Ⅳ级患

者　同老年人剂量。

（2）心脏病患者　全麻诱导时，0.5~1.5mg/kg，i.v.，约每 10 秒钟 20mg，直至诱导起效；全麻维持，先按 6~9mg/（kg · h），i.v.gtt.，并给予镇痛剂量的阿片类药物，也可在阿片类药物使用以后给予本药，按 3~6mg/（kg · h），i.v.gtt.。

（3）神经系统疾病患者　全麻诱导时，1~2mg/kg，i.v.，每 10 秒钟 20mg，直至诱导起效；全麻维持时：按 6~12mg/（kg · h），i.v.gtt.。

**【注意】**

（1）慎用　①脂肪代谢紊乱。②心脏病。③呼吸系统疾病。④身体衰弱者。⑤癫痫或惊厥发作（国外资料）。⑥低血容量者。

（2）用药相关检查 / 监测项目　①监测用药后是否发生严重的呼吸或循环抑制，并准备好维持呼吸和循环功能的设备。②对在 ICU 治疗 3d 后的患者应监测脂质情况。

（3）对驾驶 / 机械操作的影响　已使用本药的患者在一定时间内不能驾驶车辆、操作机器，不能在有潜在危险的环境下工作。

**【给药说明】**

（1）给药条件　①给药前应准备好机械通气设备。②本药不能肌注。③给药前应先建立静脉通道，并适当输液。④先用 1% 利多卡因 2ml 注射后再注入本药，可消除注射部位疼痛。⑤应选择较粗静脉用于静注，按每 10 秒 40mg 慢速注射，随时注意患者呼吸和血压变化。年老、体弱、心功能不全者应减量，并减速为每 10 秒 20mg。⑥用药时如产生低血压或呼吸暂停，需加用静脉输液或减慢给药速度。⑦有大量饮酒史的患者可能需加量。

（2）配伍信息　①本药注射液可不经稀释直接用于输注，建议在使用时用微量泵或输液泵；也可将注射液稀释后使用，但只能用 5% GS 稀释，存放于 PVC 输液袋或输液瓶中，稀释后浓度≥ 2mg/ml。②除可与 5% GS 在 PVC 输液袋或玻璃输液瓶中混合、与利多卡因及阿芬太尼注射液在塑料针筒中混合外，本药在使用前不应与其他注射液混合。③通过 Y 型管合并给药时，可与 5% GS、0.9% NaCl、4% GNS（含有 0.18% NaCl）同时使用。④神经 – 肌肉阻滞剂，阿曲库铵及美维库铵不能与本药经同一静脉输液通道给药。

（3）其他　①本药用作全身麻醉以辅助区域麻醉时，所需的剂量较低。②用作全麻诱导时，呼吸和循环功能抑制呈剂量依赖性，并与给药速度呈正相关。动脉压和外周血管阻力下降较硫喷妥钠更明显。③肥胖患者剂量应根据标准体重或肥胖指数进行核算。④本药可抑制肾上腺皮质，但停药后能迅速恢复。与依托咪酯不同，本药对 ACTH 的刺激能产生反应。⑤苏醒过程中偶见角弓反张，可用少量硫喷妥钠或咪达唑仑缓解。⑥使用本药后，不能在无人陪伴下独自回家或饮用酒精类饮品。

**【不良反应】**

（1）心血管　低血压、血栓形成或静脉炎、心动过缓、心动过速、心力衰竭和心脏停搏。

（2）神经　①神经兴奋性增加、癫痫样活动，表现为意识不清、肌张力增高（如咬肌痉挛、肌强直）、痉挛性瘫痪、抽搐、震颤、呃逆等。有癫痫病史的患者癫痫发作的危险较大。②肌阵挛、癫痫发作、头痛、定向力障碍、谵妄、颤栗、构音障碍和体温过高（报道可高至 41.5℃）等中枢抗胆碱能综合征表现。③颅内压降低。儿童患者 CNS 不良反应的发生率更高。

（3）精神　抑郁、焦虑、多语、激动、轻度兴奋。

（4）内分泌 / 代谢　短暂的肾上腺抑制、高钾血症、乳酸性酸中毒、代谢性酸中毒、卟啉病、发热。有引起高脂血症的危险。

（5）消化　唾液分泌过多、恶心、呕吐、腹泻、腹部痉挛性疼痛、胰腺炎、脂肪肝、肝酶增加等。

（6）呼吸 咳嗽、支气管痉挛、喉头水肿、暂时性呼吸抑制（持续时间＞30秒，若联用阿片类药，则发生率更高、持续时间更长）、肺水肿。

（7）泌尿 尿色改变（如粉红色、绿色、黄绿色、锈棕色、茶色等）。ARF、酮尿、肌球蛋白尿，见于儿童用药后。

（8）骨骼肌肉 肌阵挛（全麻诱导）。剂量≥4mg/（kg·h）：横纹肌溶解。

（9）眼 结膜炎、眼外肌麻痹、眼内压降低等。

（10）其他 过敏反应（支气管痉挛、血管水肿、红斑和低血压等）、术后发热、注射部位疼痛。

**【药物过量】**

（1）表现 可能引起心脏和呼吸抑制。

（2）处理意见 一旦过量应立即采用人工通气以治疗呼吸抑制；出现心血管抑制时，可嘱患者将头部放低，若抑制严重，应使用血浆扩容药和升压药。

**【相互作用】**

（1）茶碱 可产生拮抗作用，本药药效降低。

（2）阿片类药物 本药的呼吸抑制作用增强。

（3）布比卡因、利多卡因 本药的催眠作用增强，合用时本药应减量。

（4）芬太尼 本药的血药浓度升高。合用时本药应适当减量。

（5）氟烷 本药的血药浓度升高，中毒的危险性增加。

（6）咪达唑仑 可产生协同的催眠作用。

（7）地西泮 地西泮镇静作用的时间延长，地西泮中毒（CNS抑制）的危险增加。

（8）维库溴铵 维库溴铵的神经肌肉阻滞作用加强。

（9）阿芬太尼 阿芬太尼的血药浓度升高，合用时可出现低血压、呼吸抑制、心动过缓等阿芬太尼过量症状。

（10）琥珀酰胆碱 可致心动过缓。

## 硫喷妥钠
## Thiopental Sodium

**【其他名称】** 硫戊巴比妥钠、潘托撒、戊硫巴比妥钠、Farmotal、Intraval、Penthiobarbital、Pentothal、Sodium Pentothal、Thiomebumal、Thiomebumal Sodium、Thiopentone Sodium、Thiothal Sodium

**【分类】** 麻醉用药\静脉全麻药

**【制剂规格】** 粉针剂 ① 0.5g。② 1g。

**【临床应用】**

**1. 说明书适应证**

全麻诱导、复合全麻及小儿基础麻醉。

**2. 其他临床应用**

（1）控制惊厥。

（2）纠正全麻药导致的颅内压升高。

（3）精神麻醉分析（国外资料）。

**【用法用量】**

**1. 说明书用法用量**

**一般用法** 4~8mg/（kg·次），i.v.。一次静脉全麻总用量为1g。

**2. 其他用法用量**

［国内参考信息］

（1）全麻诱导 3~5mg/（kg·次），Max：6~8mg/kg，一次全麻总用量不超过1g。静注时应先用小剂量（0.5~1mg/kg），证实患者无耐药性时，才注入足量，耐药性大者用量可酌增。

（2）全麻维持 Max：500mg/h，i.v.，全麻不足时宁可加用其他全麻药。吸气内氧化亚氮的浓度为67%时，本药用量可减少2/3。

（3）抗惊厥 50~100mg/次，i.v.，也可用0.33%等渗溶液静滴。

（4）其他临床用法 用5%GS稀释至0.2%~0.4%溶液静滴，滴速1~2ml/min。

［国外参考信息］

（1）麻醉诱导 ①试用本药2.5%溶液

2ml 后，每隔 30~40 秒给予 50~100mg 或单次 3~5mg/kg，i.v.。②直肠给药。对于机体活动正常者，麻醉前镇静推荐 30mg/kg；基础麻醉推荐 44mg/kg；体重≥ 90kg 者，总剂量不应＞ 3~4g；对于不能活动或虚弱的患者，有必要减量。

（2）麻醉维持　2.5% 溶液：50~100mg，i.v.。

（3）降低颅内压　神经外科手术：1.5~3.5mg/kg，i.v.，同时维持良好的通气。

（4）控制惊厥　快速静脉给予 75~125mg（2.5% 溶液 3~5ml）。对于继发于局部麻醉的惊厥，需在 10min 内给药 125~250mg。

（5）精神疾病　精神麻醉分析和麻醉综合法：100mg/min（2.5% 溶液 4ml/min），i.v.。

**【禁忌证】**

**1. 说明书禁忌证**

（1）卟啉病。

（2）休克低血压未纠正前。

（3）心力衰竭。

**2. 其他禁忌证**

（1）对巴比妥类药过敏。

（2）呼吸道梗阻。

（3）缩窄性心包炎。

（4）结肠和（或）直肠出血、溃疡或肿瘤侵犯时，禁止经直肠给药。

**【特殊人群用药】**

**儿童**　新生儿慎用。

**1. 说明书用法用量**

**一般用法**　5~10mg/（kg · 次），i.v.。

**2. 其他用法用量**

［国内参考信息］

小儿基础麻醉　（1）5~10mg/（kg· 次）（配成 2.5%~5% 溶液），i.m.（注入臀部深肌层）。Max：20mg/（kg · 次），i.m.，无特殊原因时不宜肌注。（2）也可灌肠，30mg/（kg · 次），但常致麻醉过深或太浅，不易掌握。

［国外参考信息］

（1）诱导麻醉　①用 2.5% 溶液每隔 30 秒钟缓慢注射 1 次，推荐总剂量 4~5mg/kg。②对儿童进行基础麻醉时，推荐经直肠给予 40% 本药混悬液，30mg/kg。

（2）维持麻醉　对于体重 30~50kg 的儿童，通常可间歇性注射 25~50mg。

（3）颅内高压　曾有 2 例长时间输注本药使颅内高压得以改善的报道。其中 1 例患者按 2~12mg/（kg · h）的剂量使用 10d，另 1 例按 5~7mg/（kg · min）的剂量使用 8d。2 例患者意识和神经功能均得以恢复。

（4）影像学检查时的镇静　对于进行核磁共振成像检查的小儿患者，本药经直肠给药是一种安全有效的方法。＜ 6 个月婴儿剂量为 50mg/kg；6~12 个月婴儿为 35mg/kg；＞ 12 个月儿童为 25mg/kg。Max：700mg。

（5）其他临床用法　据报道，为进行无创性插管，可经骨内给予利多卡因 8mg、本药 20mg、琥珀胆碱 12mg 快速连续麻醉诱导，使肌肉松弛，可顺利插管。骨内通道位于左胫骨前表面、胫骨结节下 3cm，使用带管芯的骨髓活检针进行给药。如麻醉时间为 2h，骨内给药则是主要的途径。

**老人**

**1. 说明书用法用量**

**一般用法**　2~2.5mg/（kg · 次），i.v.。

**2. 其他用法用量**

［国外参考信息］　需减少 50%~67% 的剂量。

**孕妇**　分娩或剖宫产时应谨慎使用。美国 FDA 妊娠安全性分级为：C 级。

**哺乳妇女**　本药可少量泌入乳汁。

**肝功能不全者**　慎用。

**肾功能不全 / 透析者**　慎用。GFR ＜ 10ml/min 者，推荐按正常用药间隔给予常规剂量的 75%；GFR ＞ 10ml/min 者，不需调整剂量。

**【注意】**

（1）慎用　①肾上腺皮质功能不全、甲状腺功能不全。②心血管疾病、低血压、血容量不足。③重症肌无力。④呼吸困难、哮喘。⑤严重贫血。⑥黏液性水肿。⑦体弱者。

（2）交叉过敏　对其他巴比妥类药过敏者，也可对本药过敏。

（3）对检验值/诊断的影响　本药能减少 $^{123}I$ 或 $^{131}I$ 的吸收。

（4）用药相关检查/监测项目　常规监测呼吸和循环功能，包括呼吸深度和频率、血氧饱和度、血压、脉搏、ECG 等。

【给药说明】

（1）给药条件　①本药一般不宜肌注。②静注前务必准备好急救用品，如氧气、气管插管用具和抢救用药等。③给药前应先建立静脉通道。④本药耐受性的个体差异大，用药需个体化。⑤本药静注宜缓慢，并随时注意患者的呼吸和血压变化。麻醉前最好给予阿托品以预防喉痉挛及支气管痉挛。如心搏减慢、血压降低，应立即注射肾上腺素或麻黄碱。⑥用量大时，肌肉和脂肪内的蓄积量增多，须经 12~24h 或更长时间才能完全排清，故一日内再次给药时更要慎重。

（2）减量/停药条件　注射本药时如出现呼吸微弱，甚至呼吸停止，应立即停止注射。

（3）配伍信息　①本药与硫酸阿托品、氯化筒箭毒碱、氯化琥珀胆碱等混合即发生沉淀。②本药静脉溶液应现配并及时使用，可用无菌注射用水、NS 或 5%GS 配制。配制好后，应置于低温环境中密封保存，在 24h 内使用。如溶液中有肉眼可见的沉淀物，则不应使用。③≤ 17 岁者，建议应将本药溶液稀释至 2~4mg/ml，并进行持续静滴。也可按 3~4mg/kg 的剂量配成 20~50mg/ml 的溶液在 3~5min 内缓慢静注。用药期间必须监测患者有无呼吸抑制、溶血、低血压及药物外渗；对于新生儿，静脉给药用量为 4mg/kg，并且应以＜ 2mg/（kg·h）的速度输入。新生儿有效的治疗浓度为 150~200μmol/L，仅在有严密监护时使用。

（4）其他　①本药潮解或配成溶液后，易变质而增加毒性。②静注时药液切忌外漏，若出现注射部位红肿、疼痛，甚至局部组织坏死，应立即用 NS 作外漏部位浸润，使组织内浓度下降，同时作理疗，保证局部血流供应，促使吸收加速。若误注入动脉，患者主诉远端肢体剧痛，应迅速停止注射，并用局麻药液浸润止痛和解除血管痉挛，保持动脉及远端小动脉扩张，必要时可用酚妥拉明 5~10mg 溶解于氯化钠注射液 10~20ml 中作局部浸润，以阻断局部动脉的 α 受体，每隔 20min 可重复 1 次。只有解除了动脉痉挛，保证动脉血流通畅，才可避免肢端坏死。③若苏醒期长时间迷睡不醒、头痛及恶心、呕吐时，应加强监护。④行为心理方面的失调常需 24h 后才能恢复正常。给药前后 24h 内勿饮酒，勿服用大量的中枢性抑制药。⑤应重视静注时本药在体内的“重新分布”。

【不良反应】

（1）心血管　严重低血压、心搏骤停。动脉内注射：动脉炎、血栓形成。

（2）呼吸　呼吸抑制、支气管痉挛、呼吸暂停。

（3）骨骼肌肉　顽固的喉痉挛、不能自制的乱动、呛咳或呃逆。

（4）皮肤　红斑、瘙痒、荨麻疹、药疹，注射局部疼痛、肿胀。

（5）其他　神志持久不清醒、兴奋乱动、幻觉、颜面或口唇或眼睑肿胀、皮肤红晕、瘙痒或皮疹、腹痛、全身或局部肌肉震颤、呼吸不规则或困难、心律失常，是否为药物过敏所致，尚有争论；寒战、发热。

【药物过量】

（1）表现　血压开始微降，呼吸减慢或微弱。

（2）处理意见　尚无特效拮抗药，使用一般中枢性兴奋药常无效，应尽快进行对症治疗，防止脑缺氧。首先呼吸道必须保持通畅；其次用适当的升压药和补液；心功能抑制时给予强心药；经直肠给药者应立即作清洗灌肠；当药物尚残留在体内时要尽快促使其转化、降解、代谢而后排泄。

【相互作用】

（1）利福平、利福喷汀　可能诱导本药代谢，降低其血药浓度及疗效。

（2）胍法辛　本药可显著缩短胍法辛的 $t_{1/2}$ 而影响其疗效。

（3）圣约翰草　可拮抗本药的中枢抑制作用，合用应监测本药的疗效和不良反应。

（4）三环类抗抑郁药　本药可能降低三环类抗抑郁药的血药浓度。

（5）甲氧氯普胺　可加强本药的催眠作用。

（6）培拉嗪　可延长本药的作用时间。

（7）胡椒碱　增加本药的生物利用度，同时可加强 CNS 抑制。

（8）磺胺异噁唑　可减少本药麻醉所需用量和缩短复苏时间。

（9）利尿性降压药、中枢性降压药、萝芙木类降压药、交感神经节阻滞药等　合用时降压药均应减至最小维持量，但不要随意停药；本药静注用量应酌减并减慢注射速度。

（10）其他 CNS 抑制药　可引起中枢过度抑制，同时可伴有呼吸微弱或暂停、血压下降和苏醒延迟，故静注本药须减量。

（11）硫酸镁（静注）　中枢性抑制加强。

（12）卡法根　可相互协同促进本药与 GABA 受体的结合，加强对 CNS 的抑制。合用时要慎重。

（13）缬草　可能出现过度镇静和其他 CNS 抑制症状。

（14）钙通道阻断药　可引起严重血压下降。

（15）氯胺酮（大剂量）　可出现低血压、呼吸浅而慢，两者均应减量。

（16）丙磺舒　可导致麻醉持续时间延长。

（17）七氟烷　本药可增加七氟烷代谢，引起无机氟的血药浓度增加。

（18）吩噻嗪类药（尤其异丙嗪）　在血压下降过程中，CNS 可先出现兴奋，而后转为抑制。

（19）乙醇　可加强或延长 CNS 的抑制作用，并可能导致呼吸抑制。

## 羟丁酸钠
## Sodium Oxybate

【其他名称】　γ-羟丁酸钠、γ-羟基丁酸钠、羟基丁酸钠、Gama Hydroxybutyrate Sodium、Hydroxybutyrate Sodium

【分类】　麻醉用药\静脉全麻药

【制剂规格】　**注射液**　10ml∶2.5g。

**口服溶液**　180ml∶9g。

【临床应用】

**1. 说明书适应证**

复合全麻的诱导和维持。

**2. 其他临床应用**

纤维肌痛综合征、发作性睡病、酒精戒断、阿片类药物戒断、偶尔吸毒（游戏性吸毒）等（国外资料）。

【用法用量】

**1. 说明书用法用量**

静注极量 300mg/（kg·次）。

（1）辅助全麻诱导　60~80mg/(kg·次)，i.v.，注射速度约 1g/min。成人诱导量为 2~5g，手术时间长者，每隔 1~2h 追加 1~2g。

（2）全麻维持　12~80mg/（kg·次），i.v.。

（3）基础麻醉　50~60mg/kg，i.v.。

**2. 其他用法用量**

［国外参考信息］

（1）酒精戒断　急性或慢性酒精戒断患者，50~100mg/（kg·d），分 3 次口服。

（2）失眠　据研究，口服 50mg/kg、75mg/kg 和 100mg/kg 的剂量对诱导睡眠均有效。

（3）发作性睡病　睡前 25~50mg/kg，p.o.，3~4h 后服第 2 次。

（4）阿片类药物戒断　15~30mg/（kg·次），q.4~6h，p.o.。

（5）全身麻醉　单用50~70mg/kg，静注或联合输注硫喷妥钠均能产生有效麻醉效应。

（6）冠状动脉搭桥术患者的全身麻醉　先用本药40mg/kg，i.v.，再联合输注舒芬太尼20mg/（kg·h）。

【禁忌证】

1. 说明书禁忌证

严重低钾血症。

2. 其他禁忌证

（1）严重高血压。

（2）房室传导阻滞。

（3）癫痫。

（4）酸血症。

（5）最近使用过镇静催眠药（国外资料）。

（6）琥珀半醛脱氢酶缺乏（国外资料）。

【特殊人群用药】

儿童

1. 说明书用法用量

（1）辅助全麻诱导　静注极量100mg/kg。

（2）基础麻醉　60~80mg/kg，i.v.。

2. 其他用法用量

［国外参考信息］

（1）全身麻醉　100mg/kg，p.o.。也可70~100mg/kg，i.v.gtt.，3min内就可产生外科手术所需的全麻效应。

（2）心导管术时的镇静　70~100mg/kg，i.v.gtt.。

**孕妇**　美国FDA妊娠安全性分级为：B级。

**哺乳妇女**　尚不清楚本药是否可泌入乳汁。

**肝功能不全者**　国外资料建议慎用。肝硬化时，25~50mg/（kg·d）。也有国内资料指出，本药对肝无毒性作用，即使黄疸患者也可选用。

**肾功能不全/透析者**　不需调整剂量。

【注意】

（1）慎用　①有抑郁症病史者。②饮酒或同时使用其他CNS抑制药者。③酒精或阿片类药物滥用者。（以上均选自国外资料）

（2）用药相关检查/监测项目　①ECG。②血清钠、钾水平及肝功能，定期进行血气分析。

【给药说明】

（1）给药条件　①本药毒性轻微，临床常用作基础麻醉或局麻的辅助用药，需加用氧化亚氮或其他全麻药才能进行手术。②本药常用量时，患者能安静入睡，类似自然睡眠；倦睡60~90min（最长100min）后开始清醒。咽喉和气管反射常处于抑制状态。静注45min后肌张力减弱，甚至可进行气管插管，无呛咳或呼吸干扰。常用量缓慢静注，对呼吸和循环功能无明显影响，不损害肝肾功能，不干扰电解质平衡，不增减氧耗量。③临床很少单独应用本药作为静脉全麻药，常与其他麻醉药合用。④本药适用于较长时间的手术，但肌松效果不好，必要时可与其他麻醉药、肌松药、苯二氮䓬类药等合用。

（2）其他　①本药麻醉前须给予足量的阿托品。另外，术前给予巴比妥类药，可减轻不良反应。②本药可降低血钾浓度，低血钾患者应适当补钾。

【不良反应】

（1）心血管　静注太快：脉搏缓慢、心排血量减少、血压微升。低钾血症患者可能诱发心律失常。

（2）神经　眩晕、头昏、头痛、梦魇、锥体外系症状。

（3）内分泌/代谢　高钠血症、代谢性碱中毒、一过性血钾降低。

（4）消化　麻醉清醒后：恶心、呕吐、腹痛。

（5）呼吸　呼吸减慢、呼吸道分泌物增加；静注太快：周期样呼吸。

（6）骨骼肌肉　肌无力。

（7）其他　睡眠时间长，术后不利于护理及观察。滥用：昏迷状态；长期大量用药后骤然减量或停药：戒断症状（震颤、焦虑、失眠等)。

【相互作用】

(1)阿托品 可减少本药对副交感神经的兴奋作用,防止心率减慢。

(2)肌松药 本药可增强肌肉松弛作用。

(3)乙醇 有协同镇静作用。

(4)麻醉性镇痛药 合用时易发生呼吸抑制。

(5)巴比妥类及苯二氮䓬类药物 合用时可降低锥体外系反应的发生率。

## 依托咪酯
## Etomidate

【其他名称】 苄咪酯、福罗、甲苄咪酯、甲苄咪唑、嘧羟脂、乙咪酯、宜妥利、Etomidate-Lipuro、Hypnomidate

【分类】 麻醉用药\静脉全麻药

【制剂规格】 注射液 10ml:20mg。

【临床应用】

1. 说明书适应证

(1)静脉全麻诱导或辅助麻醉。

(2)短小手术麻醉。

2. 其他临床应用

电转复。

【用法用量】

1. 说明书用法用量

全麻诱导 30~60秒内静注0.3mg/kg(范围0.2~0.6mg/kg)。术前给予镇静药或在全麻诱导前1~2min静注芬太尼0.1mg时,本药剂量应酌减。

2. 其他用法用量

[国内参考信息]

(1)全麻维持 10μg/(kg·min),i.v.gtt.,同时给予芬太尼及氧化亚氮。

(2)短小手术(如眼科手术、人工流产等) 0.1~0.2mg/kg,i.v.。可根据需要于5~15min后重复使用。

[国外参考信息]

(1)静脉全麻诱导 15~60秒内静注0.3mg/kg。

(2)麻醉维持 2mg/min或10~20μg/(kg·min),i.v.gtt.。

【禁忌证】

1. 说明书禁忌证

(1)对本药过敏者。

(2)重症糖尿病。

(3)高钾血症。

(4)癫痫。

(5)严重肝、肾功能不全。

2. 其他禁忌证

(1)卟啉病患者。

(2)ICU患者的镇静。

【特殊人群用药】

儿童 <10岁:不推荐使用。>10岁:用法用量参见成人。

孕妇 不推荐使用。美国FDA妊娠安全性分级为:C级。

哺乳妇女 不推荐使用。

肝功能不全者 严重肝功能不全者禁用。

肾功能不全/透析者 严重肾功能不全者禁用。

【注意】

慎用 (1)有低血压症状者(国外资料)。(2)严重心血管疾病(国外资料)。(3)严重哮喘(国外资料)。(4)脓毒血症。(5)免疫抑制者。(6)进行器官移植者。

【给药说明】

(1)给药条件 ①本药仅作静脉给药,剂量必须个体化。②可在麻醉前给予东莨菪碱或阿托品以预防误吸。③用作静脉全麻诱导时可合用琥珀酰胆碱或非去极化肌松药,便于气管内插管。④术前给予氟哌利多或芬太尼可减少肌肉抽搐和疼痛的发生。⑤使用本药后出现的肌阵挛与剂量相关。在麻醉诱导前先给予小剂量的本药可减轻肌阵挛。⑥中毒性休克、多发性创伤或肾上腺皮质功能低下者,应同时给予适量氢化可的松等肾上腺皮质激素。⑦易出现恶心、呕吐者尽量不用本药。

（2）配伍信息　在未做相容性试验前，本药注射液不能与其他注射液混合使用，也不能与其他注射液经同一管路同时给药。

（3）其他　减轻注射部位疼痛的措施：选用大静脉，在注射前先注射利多卡因20~40mg或给予适量芬太尼等麻醉性镇痛药。另外，因本药pH值较低，可改用丙二醇作溶媒，将其pH值提高至5.5。

【不良反应】

（1）精神　精神异常。

（2）内分泌 / 代谢　暂时肾上腺功能不全（表现为水电解质失衡、低血压、休克）。

（3）消化　恶心、呕吐、胃肠不适。

（4）呼吸　呼吸暂停。

（5）骨骼肌肉　肌肉阵挛、肌颤、不自主的肌肉活动。

（6）其他　过敏反应（表现为一过性红斑、荨麻疹、心动过缓，甚至导致过敏性休克等）。静注部位疼痛，若在肘部较大静脉内注射或用乳剂则发生率较低。

【相互作用】

（1）阿片类药、镇静药　可增强本药的催眠效果。

（2）酒精　可增强本药的催眠效果。

（3）芬太尼　可增加恶心、呕吐的发生率，还可出现不能自制的肌肉强直或阵挛，安定可减少其发生。

（4）降压药　可导致血压剧降，避免合用。

（5）氟烷　若将本药作为氟烷的诱导麻醉药，宜减少氟烷的用量。

# 第四章 骨骼肌松弛药

## 阿曲库铵
## Atracurium

**【其他名称】** 阿曲库铵苯磺酸盐、阿曲可林、阿曲寇林、阿曲可宁、安特冠林、苯磺阿曲库铵、苯磺酸阿曲库铵、苯磺酸阿特拉嗪、Atracurium Besilate、Relatrac、Tracrium

**【分类】** 麻醉用药\骨骼肌松弛药

**【制剂规格】** 注射液（苯磺酸盐）① 1ml∶10mg。② 2.5ml∶25mg。③ 5ml∶50mg。

粉针剂（苯磺酸盐） 25mg。

**【临床应用】**

**说明书适应证**

气管插管和手术中松弛骨骼肌，尤其适用于肝肾功能不全、黄疸、嗜铬细胞瘤手术和门诊手术者。

**【用法用量】**

**1. 说明书用法用量**

（1）气管插管 0.3~0.6mg/kg，i.v.，可维持肌松 15~25min。必要时可追加 0.1~0.2mg/kg，延长肌松时间。

（2）手术中的维持用药 0.07~0.1mg/kg，i.v.。

**2. 其他用法用量**

［国内参考信息］

手术中的维持用药 0.3~0.6mg/（kg·h），i.v.gtt.，维持肌松。

［国外参考信息］

（1）气管插管 建议首剂 0.4~0.5mg/kg，i.v.（快速），2~2.5min 可达插管状态。

（2）长时间外科手术中维持肌松作用 0.08~0.1mg/kg，i.v.，通常在首剂后 20~45min 给予第 1 次维持剂量，是否需维持量应根据临床标准来决定。或在大量快速给药（0.3~0.5mg/kg）后，改为持续静滴维持，剂量应个体化。标准滴速 9~10μg/（kg · min），之后可降为 5~9μg/（kg · min）。

（3）平衡麻醉 首先用琥珀胆碱进行插管，然后使用本药，建议首剂 0.3~0.4mg/kg，i.v.。在使用本药前，应让患者从琥珀胆碱的肌松效果中复苏。

**【禁忌证】**

**1. 说明书禁忌证**

对本药过敏者。

**2. 其他禁忌证**

（1）哮喘。

（2）重症肌无力。

**【特殊人群用药】**

**儿童** 新生儿用药的安全性和有效性尚不清楚。

**1. 说明书用法用量**

**一般用法** ＞1 岁儿童：用量同成人。

**2. 其他用法用量**

［国外参考信息］ ①≥ 2 岁患儿：不需调整剂量。②使用氟烷麻醉的患儿（1 个月至 2 岁），建议首剂 0.3~0.4mg/kg，静脉给予。③婴幼儿及儿童：维持量的给药频率要略高于成人，以患者体重计算具体剂量如表 15-4-1 所示（使用 10mg/ml 的本药注射液）。

**表 15-4-1 患儿按体重计算用量表**

| 患者体重（kg） | 初始剂量 * | 初始剂量 + |
|---|---|---|
| 10 | 0.4~0.5ml | 0.3~0.4ml |
| 20 | 0.8~1ml | 0.6~0.8ml |
| 30 | 1.2~1.5ml | 0.9~1.2 ml |
| 40 | 1.6~2ml | 1.2~1.6ml |
| 50 | 2~2.5ml | 1.5~2ml |
| 60 | 2.4~3ml | 1.8~2.4ml |
| 70 | 2.8~3.5ml | 2.1~2.8ml |
| 80 | 3.2~4ml | 2.4~3.2ml |

续 表

| 患者体重(kg) | 初始剂量 * | 初始剂量 + |
|---|---|---|
| 90 | 3.6~4.5ml | 2.7~3.6 ml |
| 100 | 4~5ml | 3~4ml |
| 110 | 4.4~5.5ml | 3.3~4.4ml |
| 120 | 4.8~6ml | 3.6~4.8ml |

注：* 静脉大剂量快速注射，推荐剂量为 0.4~0.5mg/kg。

+ 在平衡麻醉的情况下，琥珀胆碱插管后，推荐剂量为 0.3~0.4mg/kg。

**老人**　可用常规剂量或酌情减量。

**孕妇**　慎用。美国 FDA 妊娠安全性分级为：C 级。

**哺乳妇女**　尚不明确。

**肝功能不全者**　可用常规剂量或酌情减量。

**肾功能不全 / 透析者**　可用常规剂量或酌情减量。

**其他**　①心血管疾病：有引起组胺释放的危险，建议起始量 0.3~0.4mg/kg，i.v.（缓慢），或在 1min 内分次给药。②神经肌肉疾病、电解质紊乱及癌症患者：应减量。③呼吸功能差者可用常规剂量或酌情减量。

**【注意】**

慎用　(1) 电解质紊乱。(2) 神经 – 肌肉接头疾病。(3) 严重心血管疾病。

**【给药说明】**

(1) 给药条件　①本药用量宜个体化，应根据临床效应选择合适的剂量。②本药只能静脉给药。③对严重心血管病者应分次缓慢静注。

(2) 配伍信息　①本药避免与碱性药物（如硫喷妥钠等）在同一容器中混合使用。②使用本药粉针剂前用 5ml 注射用水溶解，立即使用。

(3) 其他　①本药 0.5mg/kg 的剂量有轻度组胺释放作用，> 0.5mg/kg 释放组胺的作用增强。②本药能麻痹呼吸肌，应在麻醉师严密监护下给药，且要备好急救药品及器材，如气管插管、人工呼吸设备及新斯的明等。③长时间大剂量用药，手术结束拔除气管导管前应给予抗胆碱酯酶药，以拮抗本药残留的肌肉松弛作用。

**【不良反应】**

(1) 心血管　血压升高或降低、心率加快或减慢、室性心律失常。

(2) 神经　癫痫发作、CNS 兴奋作用（主要代谢产物劳丹诺辛达一定浓度时）。

(3) 消化　丙烯酸盐有明显的肝细胞毒性作用。

(4) 呼吸　哮鸣、支气管分泌物增多、支气管痉挛。

(5) 皮肤　继发于组胺释放的皮肤反应（表现为皮肤潮红、红斑、瘙痒及荨麻疹）。

(6) 其他　类过敏反应、过敏反应、局部缺血、残余的箭毒化作用。

**【药物过量】**

(1) 剂量　> 0.5mg/kg。

(2) 表现　心动过速。

(3) 处理意见　应给予新斯的明对抗，并进行人工呼吸。

**【相互作用】**

(1) 肾上腺皮质激素（如倍他米松、地塞米松、氢化可的松、甲泼尼龙、泼尼松龙、泼尼松、曲安西龙等）　本药减效，机制尚不明确，合用时本药应加量或改用其他肌松药。

(2) 卡马西平　本药的作用持续时间缩短。

(3) 雷尼替丁　相互拮抗，本药的疗效降低。

(4) 钙盐　本药的效能被逆转。

(5) 氨基糖苷类抗生素（甚至包括口服的新霉素）、其他抗生素（如克林霉素、林可霉素、卷曲霉素、多黏菌素等）、局麻药（如普鲁卡因、利多卡因等）、大量枸橼酸钠保存的库血、苯酚等　本药肌松效应增强，可导致呼吸抑制或暂停，自主呼吸的恢复时间延长。

（6）全麻药（如环丙烷、乙醚、氟烷、恩氟烷、异氟烷、地氟烷、七氟烷） 本药的增效作用较小，肌肉松弛维持剂量基本不变。

（7）β 肾上腺素受体阻断药 本药增效。

（8）氯胺酮 本药的肌松作用增强。合用时应谨慎，须监测是否出现呼吸并发症，必要时调整剂量。

（9）酮洛酸 本药活性可能增强，尚需进一步研究。

（10）琥珀胆碱 有协同作用，合用时可能导致呼吸抑制、呼吸暂停等。

（11）阿片类镇痛药 本药较小剂量，可使阿片类镇痛药的中枢性呼吸抑制增强并延长。

（12）锂盐 长期使用锂盐者，本药时效可延长。对这类患者用药时应谨慎并加以监测。

（13）硫酸镁（静注用）、普鲁卡因胺或奎尼丁等 神经肌肉接头处的冲动传导阻断时间延长。

（14）促皮质素（长期使用）、两性霉素 B、许多利尿药（布美他尼、呋塞米、依他尼酸和噻嗪类药等）等能引起血钾下降或下降趋势的药 应先纠正低血钾再给予本药。为预防低血钾，临床上常须连续静滴氯化钾。

（15）芬太尼、舒芬太尼 本药虽能逆转或防治芬太尼、舒芬太尼引起的肌肉强直，但呼吸抑制常提早出现（舒芬太尼小量时就可出现）。

（16）磷苯妥英、苯妥英 本药的效应降低或增强。

## 顺苯磺阿曲库铵
## Cisatracurium Besilate

**【其他名称】** 苯磺顺阿曲库胺、赛机宁、Cisatracurium Besylate、Nimbex

**【分类】** 麻醉用药\骨骼肌松弛药

**【制剂规格】** 注射液 ① 2.5ml : 5mg。② 5ml : 10mg。③ 10ml : 20mg。④ 30ml : 150mg。

**【临床应用】**

**说明书适应证**

用作多种手术和ICU患者的麻醉辅助药，起松弛骨骼肌及镇静作用。

**【用法用量】**

**1. 说明书用法用量**

（1）气管插管 单次0.15mg/kg，i.v.，120秒后即可达到良好至极佳的插管条件（丙泊酚诱导麻醉）。

（2）手术中的维持用量 ①单次0.03mg/kg，i.v.，可产生约20min临床有效的神经肌肉阻滞作用。②若需在出现自然恢复迹象后要维持89%~99%的 $T_1$ 抑制，推荐先以3μg/（kg · min）静滴，即0.18mg/（kg · h）的速度给药，一旦达到稳定状态后，大部分患者只需以1~2μg/（kg · min）即0.06~0.12mg/（kg · h）的速度给药，可达到持续阻滞作用。给药速度取决于药物浓度、神经肌肉阻滞所需达到的程度和患者体重。

（3）ICU患者剂量 静脉给药的起始速度为3μg/（kg · min）即0.18mg/（kg · h），可随患者症状调整。

**2. 其他用法用量**

［国外参考信息］

（1）气管插管 用芬太尼、异丙酚、氧化亚氮或异氟烷麻醉时，单次0.15mg/kg，i.v.。

（2）手术中的维持剂量 0.03mg/kg，i.v.；或1~2μg/（kg · min），i.v.gtt.。

（3）危重患者的机械通气 先静注0.1mg/kg，再静滴0.19mg/（kg · h）。

**【禁忌证】**

**1. 说明书禁忌证**

对阿曲库铵、苯磺酸、顺阿曲库铵过敏者。

**2. 其他禁忌证**

对其他双苄基异喹啉药物过敏者（国外资料）。

**【特殊人群用药】**

**儿童**　＜2 岁儿童慎用。

**1. 说明书用法用量**

**一般用法**　（1）2~12 岁儿童，初始剂量，在 5~10 秒内静注 0.1mg/kg。维持剂量，以氟烷麻醉时可静注 0.02mg/kg，作用持续约 9min。（2）静滴同成人剂量。

**2. 其他用法用量**

［国外参考信息］　氟烷或阿片类药物麻醉期间，2~12 岁儿童手术中的维持剂量为 5~10 秒内静注 0.10mg/kg。

**老人**　国外建议老年人延长给药时间或气管插管操作之间的间隔时间。

**孕妇**　不宜使用。美国 FDA 妊娠安全性分级为：B 级。

**哺乳妇女**　用药应权衡利弊。

**肝功能不全者**　晚期肝病患者无需调整用量。据国外资料，肝功能衰竭者长期使用本药时可能需减量。

**肾功能不全/透析者**　据国外资料，肾功能损害者慎用。

**其他**　（1）重症肌无力及其他神经肌肉疾病患者：神经肌肉疾病患者对非去极化阻滞剂的敏感性显著增高，故静脉给药的起始剂量不应＞0.02mg/kg。（2）心血管疾病患者：尚无静脉给药＞0.3mg/kg 剂量的安全性资料。（3）低体温（25℃~28℃）条件下手术患者：尚无此种患者静脉给药具体剂量，与其他神经肌肉阻滞药物相似，此种情况下维持手术要求的肌肉松弛程度所需的给药速率应明显减低。（4）烧伤患者：因药物作用时间缩短可能需较大剂量。（5）对于长期使用本药的 ICU 患者：据国外资料，给药速度平均为 3μg/（kg·min），对有些患者为了在重新进行静脉输注前快速重建神经肌肉阻滞作用，可能需要在恢复后再静注 1 次。

**【注意】**

（1）慎用　①恶性肿瘤。②电解质紊乱。③低体温者。④神经肌肉接头疾病。（以上均选自国外资料）

（2）交叉过敏　有对其他神经肌肉阻滞剂过敏者使用本药后出现过敏的报道。

（3）用药相关检查/监测项目　使用本药时建议监测神经肌肉功能以实现剂量个体化。

**【给药说明】**

（1）给药条件　本药能麻痹呼吸肌，应在麻醉师严密监护下给药，且备好急救药品及器材，如气管插管、人工呼吸设备以及充足的氧气等。

（2）配伍信息　①与酮咯酸氨丁三醇注射乳液、丙泊酚注射乳液及碱性溶液（如硫喷妥钠）、乳酸林格注射液、5% 葡萄糖林格注射液存在配伍禁忌。②可用下列溶液稀释：NS、5%GS、0.18% 氯化钠和 4%GS、0.45% 氯化钠和 2.5%GS。③与下列常用的围术期药物具有相容性：盐酸阿芬太尼、氟哌利多、枸橼酸芬太尼、盐酸咪达唑仑和枸橼酸舒芬太尼。与上述药物合用时，可通过三通管进行静脉输注。如与其他药物同用一针管或套管给药，建议每注射一种药物后应在输液管中给予适量的静脉输注液（如 NS）。在小静脉注射本药后，也需再给予适量静脉输注液。

（3）其他　苯妥英、锂剂、类固醇药物及抗风湿药（氯喹、D-青霉胺）等导致的肌无力综合征患者对本药的敏感性可能增加。

**【不良反应】**

（1）心血管　心动过缓、低血压及 HR、平均动脉压改变（有临床意义）。

（2）神经　ICU 患者长期使用或与类固醇药合用：癫痫。

（3）呼吸　支气管痉挛。

（4）骨骼肌肉　ICU 患者长期使用或与类固醇药合用：肌无力、肌病。

（5）皮肤　皮肤发红、皮疹等。

（6）其他　与麻醉药（一种或多种）合用：有严重过敏反应的报道。

【药物过量】

（1）表现　肌肉麻痹时间延长及其引起的相关症状。

（2）处理意见　主要维持肺部通气和动脉供氧，直至恢复正常的自主呼吸，并给予镇静药。如出现自身恢复的迹象，可给予抗胆碱酯酶药以加速肌肉松弛的恢复。

【相互作用】

（1）两性霉素 B　致血钾降低，从而使本药松肌作用增强，致肌肉麻痹。与两性霉素 B 或含两性霉素 B 的药物（如两性霉素 B 脂质体、两性霉素 B 胆固醇硫酸酯复合物、两性霉素 B 脂质体复合物）合用前，应测定血钾浓度，必要时须纠正血钾浓度方可使用本药。

（2）镁盐、锂盐、神经节阻滞药（如三甲噻方、六甲胺）、麻醉药（如氟烷、异氟烷、恩氟烷、地氟烷、氯乙烷、氯胺酮、可卡因、丁卡因、布比卡因、依替卡因、利多卡因、甲哌卡因、氧化亚氮、丙胺卡因、丙氧卡因、普鲁卡因、氯普鲁卡因）、利尿药（如呋塞米、甘露醇、乙酰唑胺、噻嗪类利尿药）、抗生素（如多黏菌素、大观霉素、四环素、土霉素、米诺环素、地美环素、多西环素、美他环素、罗利环素、林可霉素、克林霉素、多肽类抗生素）、抗心律失常药（如普萘洛尔、利多卡因、普鲁卡因酰胺、奎尼丁、钙通道阻断药）　本药作用强度增加和（或）作用时间延长，故合用时应调整本药用量或减慢给药速度。

（3）金丝桃　在给予金丝桃后使用本药可引起麻醉期间血压降低及麻醉苏醒延迟，故建议在使用本药术前至少 5d 应停用金丝桃。

（4）普鲁卡因胺　可致过强的神经肌肉阻滞作用，故合用时应慎重。

（5）苯妥英、卡马西平、磷苯妥英　上述药物可使患者对非去极化药物的神经肌肉阻滞作用的耐受性增加，从而使本药疗效降低，合用时需调整本药用量。

（6）皮质激素（如倍他米松、地塞米松、氢化可的松、甲泼尼龙、泼尼松龙、泼尼松、曲安西龙）　拮抗本药神经肌肉的阻滞作用，增加肌病的发生率或严重程度。同用时，应监测本药疗效，必要时调整用量，尤其是对于接受大剂量皮质激素治疗者。若长期合用，应减少本药总剂量。

（7）琥珀酰胆碱　不会影响本药（静脉给药）的神经肌肉阻滞作用时间，故与本药合用时无需改变剂量及给药速度，但合用后导致的神经肌肉阻滞作用难以用抗胆碱酯酶药逆转。

## 罗库溴铵
## Rocuronium Bromide

【其他名称】　爱可松、Esmeron、Rocuronium、Zemuron

【分类】　麻醉用药 \ 骨骼肌松弛药

【制剂规格】　注射液　① 2.5ml : 25mg。② 5ml : 50mg。③ 10ml : 100mg。④ 25ml : 250mg。

【临床应用】

**说明书适应证**

（1）手术中肌松的维持。

（2）常规诱导麻醉期间气管插管。

【用法用量】

**1. 说明书用法用量**

（1）气管内插管　单次 0.6mg/kg，i.v.，60~90 秒后可达良好插管状态。

（2）维持肌松作用　①间断追加 0.15mg/kg，i.v.；长时间应用吸入麻醉药的患者用量应降至 0.075~0.1mg/kg。②静脉全麻时 5~10μg/（kg · min），i.v.gtt.，吸入全麻时 5~6μg/（kg · min）。

**2. 其他用法用量**

［国内参考信息］

气管内插管　单次 0.6mg/kg，i.v.，60~90 秒后可达良好插管状态，作用可持续 30~45min。剂量增至 0.9mg/kg，45 秒后即可达良好插管状态，作用可持续约 75min。

【禁忌证】

**说明书禁忌证**

对本药或溴化物过敏者。

【特殊人群用药】

**儿童**　婴儿和儿童用药后起效较成人快，作用持续时间较成人短。新生儿不宜使用本药。

**老人**　慎用。

**1. 说明书用法用量**

气管内插管　单次 0.6mg/kg，i.v.。

**2. 其他用法用量**

[国内参考信息]

肌松作用的维持　间断追加 0.1mg/kg，i.v.；或 5~6μg/（kg · min），i.v.gtt.（持续）。

**孕妇**　权衡利弊。有妊高征的孕妇，若正接受镁盐治疗，本药应减量。

**哺乳妇女**　权衡利弊。

**肝功能不全者**　严重肝脏疾病患者慎用。

**1. 说明书用法用量**

气管内插管　单次 0.6mg/kg，i.v.。

**2. 其他用法用量**

[国内参考信息]

肌松作用的维持　间断追加 0.1mg/kg，i.v.；或 5~6μg/（kg · min），i.v.gtt.（持续）。

**肾功能不全 / 透析者**　慎用。

**1. 说明书用法用量**

气管内插管　单次 0.6mg/kg，i.v.。

**2. 其他用法用量**

[国内参考信息]

肌松作用的维持　间断追加 0.1mg/kg，i.v.；或 5~6μg/（kg · min），i.v.gtt.（持续）。

**其他**　肥胖患者应适当减量。

【注意】

（1）慎用　①对其他肌松药过敏者。②神经肌肉疾病或脊髓灰质炎者。③严重胆道疾病者。④心脏瓣膜病者。

（2）交叉过敏　本药与其他肌松药之间可能存在交叉过敏反应。

（3）对驾驶 / 机械操作的影响　使用本药恢复后，24h 内不应驾驶或操作机械。

【给药说明】

（1）给药条件　用药前应尽可能纠正严重电解质紊乱、血 pH 值改变或脱水等。

（2）配伍信息　与两性霉素、硫唑嘌呤、头孢唑啉、邻氯青霉素、地塞米松、地西泮、依诺昔酮、红霉素、法莫替丁、呋喃苯胺酸、加拉碘铵、琥珀酸钠氢化可的松、胰岛素、甲乙炔巴比妥、甲基强的松龙、琥珀酸钠强的松龙、硫喷妥钠、三甲氧苄氨嘧啶、万古霉素及英脱利匹特呈配伍禁忌，可与 NS、5%GS、5%GNS、无菌注射用水、乳酸林格液、含 NS 的右旋糖酐 40 液、海脉素和血浆蛋白溶液配伍。

（3）其他　①本药可引起呼吸肌麻痹，患者需人工呼吸支持直至自主呼吸恢复。②低温可使本药的肌松作用增强，作用时间延长。③肥胖患者用药时药效持续时间延长，自主呼吸恢复延迟。

【不良反应】本药耐受性好。

（1）心血管　轻微心率增快及低血压（见于大量给药后，多无临床意义）。

（2）神经　对自主神经系统无明显影响（在临床剂量范围内）。

（3）眼　眼内压降低（在临床剂量范围内）。

（4）其他　轻微组胺释放作用、过敏反应、严重的一过性烧灼样痛（见于注射给药时，故建议仅在患者达到深度意识丧失时使用）。

【药物过量】

处理意见　用药过量时应给予患者持续呼吸支持和镇静。一旦出现自主呼吸恢复应给予足量的 AchE 抑制药。若上述药物未能逆转本药的残余肌松作用，则须继续给予呼吸支持直至自主呼吸恢复。不宜重复给予 AchE 抑制药。

【相互作用】

（1）新斯的明、依酚氯铵、吡啶斯的明、氨基吡啶衍生物、去甲肾上腺素、硫唑嘌呤、茶碱、氯化钙、类固醇激素（长期使用）、苯妥英钠（长期使用）、酰胺咪嗪（长期使用）本药作用减弱。

（2）琥珀胆碱　本药作用增强，故应在琥珀胆碱作用消失后才使用本药。

（3）甲乙炔巴比妥钠、氯胺酮、芬太尼、γ－羟基丁酸钠、依托醚酯、异丙酚、硫喷妥钠（大量）、部分抗生素（如氨基苷类、万古霉素、四环素类、杆菌肽、多黏菌素、黏菌素）、甲硝唑（大量）、利尿药、硫胺、MAOI、奎尼丁、鱼精蛋白、β－受体阻断药、镁盐、钙离子阻断药、锂盐　本药的作用增强。

（4）吸入麻醉药　本药作用增强，其中恩氟烷和异氟烷还可延长本药的作用时间。

（5）奎尼丁　在其他肌松药的恢复期注射奎尼丁可再次导致肌肉麻痹，使用本药时上述情况也可能发生。

（6）静脉麻醉药　本药的神经肌肉阻滞作用及作用时间均无改变。

## 哌库溴铵
## Pipecuronium Bromide

【其他名称】 阿端、匹布可罗宁、哌可松、溴化吡哌尼、溴哌雄醋酯、Arduan、Pipecurium Bromide

【分类】 麻醉用药\骨骼肌松弛药

【制剂规格】 注射液　① 1ml∶4mg。② 10ml∶10mg。

粉针剂　4mg。

【临床应用】

1. 说明书适应证

全身麻醉过程中肌肉松弛。

2. 其他临床应用

全身麻醉时气管内插管。

【用法用量】

1. 说明书用法用量

**一般用法**　可静脉给予 0.06~0.08mg/kg；在与琥珀酰胆碱合用时，本药用量为 0.04~0.06mg/kg。重复给药时，重复剂量为最初剂量的 1/4~1/3。

2. 其他用法用量

［国内参考信息］

（1）气管插管　0.08~0.1mg/kg，i.v.，3min 后达气管插管状态。60~100min 后可追加 2~4mg。

（2）维持肌松作用　镇痛麻醉时为 0.06mg/kg，i.v.，吸入麻醉时为 0.04mg/kg，i.v.。

［国外参考信息］

（1）一般剂量　0.085~0.100mg/kg，i.v.。

（2）外科手术的肌松　0.04~0.1mg/kg，i.v.。最适初始量为 0.05~0.07mg/kg。手术时间较长时可给予 0.005~0.025mg/kg 的追加剂量。

（3）气管插管　0.07mg/kg，i.v.，3min 后可达到很好的插管状态。

【禁忌证】

说明书禁忌证

（1）对本药或溴化物过敏者。

（2）重症肌无力。

【特殊人群用药】

**儿童**　婴儿慎用。

1. 说明书用法用量

**一般用法**　儿童：0.08~0.09mg/kg，i.v.；新生儿：0.05~0.06mg/kg，i.v.。药效持续时间 25~35min，必要时追加初始剂量的 1/3，可延长 25~35min 的肌松效应。

2. 其他用法用量

［国外参考信息］　i.v.，＞3 个月儿童参见成人用法用量，婴儿应适当减量。

**老人**　不必调整剂量。

**孕妇**　权衡利弊。美国 FDA 妊娠安全性分级为：C 级。

**哺乳妇女**　尚不明确。

**肝功能不全者**　慎用。使用单剂不必调整剂量，但若需追加剂量，则有必要减量。

**肾功能不全 / 透析者**　慎用。

**其他用法用量**

［国内参考信息］ Max：0.04mg/kg。

［国外参考信息］ 对于Ccr分别＜40ml/min、60ml/min、80ml/min、100ml/min 或＞100ml/min 者，本药的剂量相应为 0.05mg/kg、0.055mg/kg、0.07mg/kg、0.085mg/kg 或 0.1mg/kg。

**其他** （1）神经肌肉病：可能需减量。（2）肥胖症：肥胖可导致本药的效应持续时间延长，因而肥胖症患者应根据理想体重（IBW）来调整用量。IBW 可用下列公式计算。男性：IBW（kg）=［106+6×（身高－60）］/2.2；女性:IBW（kg）=［100+5×（身高－60）］/2.2。（身高的单位为英寸）

**【注意】**

（1）慎用 ①神经肌肉疾病患者。②电解质紊乱。③对抗肌松作用的疾病。

（2）交叉过敏 对含溴离子的药物过敏者，也可对本药过敏。

（3）用药相关检查 / 监测项目 建议使用外周神经刺激器检测肌松情况。必要时可使用新斯的明或阿托品拮抗肌松作用。

**【给药说明】**

（1）给药条件 ①手术时间＜90min 或可能延长呼吸机使用时间的重症患者，不推荐使用本药。②为安全起见，应先纠正低钾血症再使用本药。

（2）其他 ①肥胖或肾衰竭患者使用本药，持续时间可延长。故用药剂量应根据患者的体重及肾功能等情况而定。②静脉给药，在长时间手术操作中为维持患者肌肉弛缓状态，还应给予较原剂量小的追加剂量。手术结束后应给予胆碱酯酶抑制药拮抗本药的残留肌松作用。③本药可引起呼吸肌松弛，患者需人工呼吸支持直至自主呼吸恢复。

**【不良反应】**

与泮库溴铵类似，但心血管不良反应较少。具体内容参见泮库溴铵。

**【药物过量】**

处理意见 （1）首先保证气道通畅，一般需作气管插管，进行机械通气，调整通气量。（2）识别肌松性质，处于非去极化状态时才用依酚氯铵、新斯的明或吡斯的明进行拮抗，去极化时勿用。（3）上述拮抗药均属胆碱酯酶抑制药，为避免心率太慢发生危险，应先（至少是同时）注入适量的阿托品予以防止。（4）拮抗以自主呼吸恢复为准则，避免过量，即使自主呼吸已出现，还得继续观察数小时。（5）患者出现低血压时，应先纠正休克，再用上述拮抗药。

**【相互作用】**

参见泮库溴铵。

## 泮库溴铵
## Pancuronium Bromide

**【其他名称】** 巴夫龙、巴活朗、本可松、派复朗、潘佛隆、潘冠罗宁、潘可龙、潘可罗宁、潘库罗宁、潘侃朗宁、潘库溴铵、潘龙、双季松龙、溴化潘克罗宁、溴化双哌雄双酯、溴化双哌雄酯、Mioblock、Myblock、Myoblock、Pancuronium、Pavulon

**【分类】** 麻醉用药 \ 骨骼肌松弛药

**【制剂规格】** 注射液 ① 2ml : 4mg。② 5ml : 10mg。③ 10ml : 10mg。

**【临床应用】**

**1. 说明书适应证**

手术中的肌肉松弛和气管插管。

**2. 其他临床应用**

（1）用作外科手术麻醉的辅助用药。

（2）在机械通气治疗时控制呼吸。

（3）破伤风等惊厥性疾病。

**【用法用量】**

**说明书用法用量**

（1）气管插管 0.08~0.10mg/kg，i.v.，3~5min 内达插管状态。

（2）维持肌松 0.02~0.03mg/kg，i.v.。

（3）琥珀酰胆碱插管后 琥珀酰胆碱

的临床作用消失后及手术之初 0.06~0.08mg/kg，i.v.。

【禁忌证】

**说明书禁忌证**

（1）对本药及溴化物过敏者。

（2）重症肌无力。

（3）严重肝肾功能不全。

（4）高血压、心动过速及心肌缺血时应避免使用。

【特殊人群用药】

**儿童** 慎用。

**说明书用法用量**

**一般用法** 临床研究显示，儿童与成人所需剂量相当。但新生儿应减量，建议初始试用 0.01~0.02mg/kg，i.v.，而后依情况而定。

**孕妇** 权衡利弊。孕妇分娩时慎用。美国 FDA 妊娠安全性分级为：C 级。

**哺乳妇女** 权衡利弊。

**肝功能不全者** 严重肝功能不全者禁用。

**肾功能不全/透析者** 慎用，严重者禁用。

【注意】

（1）慎用 ①梗阻性黄疸。②电解质紊乱。

（2）交叉过敏 对溴离子过敏者，也可对本药过敏。

【给药说明】

（1）给药条件 ①使用肌松药前，必须备有呼吸器和给氧装置，并掌握气管插管技术。②可用于剖宫产，其穿过胎盘剂量少，不影响新生儿的阿普加评分、肌肉张力及心肺功能。

（2）减量/停药条件 使用环丙烷、乙醚、氟烷、恩氟烷、异氟烷、地氟烷、七氟烷、氧化亚氮等药物全麻期间，本药用量应酌减。肥胖患者应考虑体重而酌减剂量。

（3）配伍信息 本药注射液仅供静注用；可用 NS、5%GS、乳酸盐林格液稀释或混合。

（4）其他 ①本药用量与个体差异、麻醉方法、手术持续时间及同其他药物的相互作用有关；为控制神经肌肉阻断作用和恢复，建议使用外周神经刺激器。②手术结束后拔除气管导管前应给予抗胆碱酯酶药。③肌松药只能作为全麻的辅助用药。

【不良反应】

（1）心血管 心率加快、血压升高、心排血量增加；快速性心律失常（氟烷麻醉时）。

（2）其他 皮肤潮红、烧灼感。

【药物过量】

处置方法参见阿库溴铵相关内容。

【相互作用】

（1）肾上腺皮质激素（如倍他米松、地塞米松、氢化可的松、甲泼尼龙、泼尼松龙、强的松、曲安西龙等）能使本药减效，合用时应加大用量或改用其他肌松药。

（2）氨茶碱 拮抗本药诱发的阻滞作用。

（3）卡马西平 可缩短本药的作用持续时间。

（4）钙盐 可逆转本药的效应。

（5）茶碱、雷尼替丁 可相互拮抗。

（6）氨基糖苷类抗生素（甚至包括口服的新霉素）、其他抗生素（如克林霉素、林可霉素、卷曲霉素、多黏菌素等）、全麻药、局麻药（如普鲁卡因、利多卡因等）、大量枸橼酸钠保存的库血、曲咪酚 本药肌松效应增强，可导致呼吸抑制或暂停，自主呼吸的恢复时间延长。

（7）锂盐 长期使用锂盐者，本药时效可延长。对这类患者用药时应谨慎并加以监测。

（8）硫酸镁（静注）、普鲁卡因胺或奎尼丁等 神经肌肉接头处的冲动传导阻断时间延长。

（9）β 肾上腺素受体阻断药（如硫酸沙丁胺醇）可使本药增效。

（10）肾上腺皮质激素、促皮质素（长期使用）、两性霉素 B、许多利尿药（布美他尼、呋塞米、依他尼酸和噻嗪类药等）合用时，临床上常须连续静滴氯化钾，以预防低血钾。

（11）硝酸甘油、维拉帕米 可能延长

本药的作用持续时间。

（12）筒箭毒碱　可显著增强本药的神经肌肉阻滞效应。

（13）琥珀胆碱　缩短本药的起效时间，也可能导致本药毒性反应（呼吸抑制、呼吸暂停）。

（14）阿片类镇痛药　本药较小剂量即可使阿片类镇痛药的中枢性呼吸抑制更明显，时效也延长。

（15）美维库铵　本药可延长美维库铵的麻醉效应持续时间。

（16）洋地黄糖苷类（如地高辛）洋地黄糖苷类对心脏的效应，可因本药的使用而更加显著，甚至可突发心律失常。

（17）磷苯妥英、苯妥英　可降低或增强本药的效应。

（18）芬太尼、舒芬太尼　本药能逆转或防治芬太尼、舒芬太尼引起的肌肉强直，但呼吸抑制常提早出现，舒芬太尼尤其显著，小量时就可出现。

## 维库溴铵
## Vecuronium Bromide

**【其他名称】** 诺科隆、诺库隆、诺维隆、去甲本可松、万可罗宁、维库罗宁、万可松、仙林、溴维库隆、Necuronium、Nolcuron、Norcuron、Vecuronim Bromide

**【分类】** 麻醉用药\骨骼肌松弛药

**【制剂规格】** **注射液**　2ml∶4mg。

**粉针剂**　① 2mg。② 4mg。③ 10mg。

**【临床应用】**

**1. 说明书适应证**

作为全麻辅助用药，用于全麻时的气管插管以及手术中松弛肌肉。

**2. 其他临床应用**

（1）制止破伤风等惊厥性疾病的肌肉痉挛。

（2）脱位或骨折的整复等。

**【用法用量】**

**1. 说明书用法用量**

（1）气管插管　0.08~0.12mg/kg，i.v./i.v.gtt.，3min 内达插管状态。

（2）琥珀胆碱插管后　待患者临床作用消退后可使用本药：初始剂量 0.03~0.05mg/kg，维持剂量 0.02~0.03mg/kg，维持剂量最好在颤搐高度恢复到对照值的 25% 时再追加。

（3）维持肌松　镇痛麻醉时为 0.05mg/kg，i.v.，吸入麻醉时为 0.03mg/kg。最好在颤搐高度恢复到对照值的 25% 时再追加维持剂量。

**2. 其他用法用量**

［国外参考信息］

（1）气管插管　0.075~0.1mg/kg，i.v.。或静脉给予 0.08~0.1mg/kg 后，按 0.001mg/（kg · min）静滴，持续用药 20~40min。根据患者反应适当增减，平均输注速率为 0.0008~0.0012mg/（kg · min）。

（2）外科手术时维持剂量　0.01~0.015mg/kg，i.v.。

（3）其他临床用法　起始量 0.075mg/kg，i.v.gtt.，随后按 0.075mg/（kg · h）连续输注。

**【禁忌证】**

**说明书禁忌证**

对本药或溴离子有过敏史者。

**【特殊人群用药】**

**儿童**　需缩短插管时间时不必增量，维持剂量应酌减。

**1. 说明书用法用量**

**一般用法**　（1）新生儿和 4 个月内婴儿：首次剂量 0.01~0.02mg/kg，i.v.。如颤搐反应未抑制到 90%~95%，可再追加剂量。（2）5 个月至 1 岁的婴幼儿所需剂量与成人相似，但维持剂量应酌减。当颤搐高度恢复至对照值的 25% 时，追加起始剂量的 1/4 作为维持用药，不会发生药物蓄积。

2. 其他用法用量

［国外参考信息］

（1）一般用法 ①新生儿：建议不用本药，必要时可静脉给予 0.05~0.1mg/kg。② 7 周 ~1 岁：起始量 0.08~0.1mg/kg，维持量 0.05~0.1mg/（kg·h），静脉给予。③ 1~10 岁：起始量比成人剂量略高，且追加剂量更频繁。④ 10~17 岁：用法用量同成人。

（2）其他临床用法 已成功对 2 例患儿进行骨内注射。在右侧近端胫骨用 16 号骨内注射针头注射 0.1~0.15mg/kg。

**老人** 用药时应减量，并监护用药后的情况。

**孕妇** 权衡利弊。剖宫产用药不应超过 0.1mg/kg。美国 FDA 妊娠安全性分级为：C 级。

**哺乳妇女** 慎用。

**肝功能不全者** 国内资料建议慎用。国外资料建议尽量不使用本药，若必须使用，则应给予最低有效剂量。

**肾功能不全 / 透析者** 严重肾功能不全者应慎用，用药时应给予最低生理有效剂量。

**其他** ①肥胖者用量应酌减，有国外资料建议肥胖者用量应建立在理想体重的基础上。②吸烟者可能需更大的剂量。③烧伤者对非去极化药物具有一定的耐受性，故建议缓慢滴定药物直至出现反应为止。

**【注意】**

（1）慎用 ①脊髓灰质炎。②重症肌无力或肌无力综合征。③脓毒症。④低钾血症、高镁血症、低钙血症、高碳酸血症、低蛋白血症、脱水、酸中毒、恶病质等。⑤胆汁淤积。

（2）交叉过敏 可与含有溴离子的药物交叉过敏。

（3）对驾驶 / 机械操作的影响 使用本药完全恢复后 24h 内，不可进行有潜在危险性的驾驶和机械操作。

**【给药说明】**

（1）给药条件 ①本药注射用粉针剂仅供静注或静滴，不可肌注。②本药使用前，必须备有呼吸器和给氧装置，并掌握气管插管术。

（2）减量 / 停药条件 与吸入麻醉药同用时，本药应减量 15%。

（3）配伍信息 ①本药可用下列注射液溶解成 1mg/ml 浓度使用，如灭菌注射用水、5%GS、NS、乳酸林格液、葡萄糖氯化钠注射液。②本药也可用灭菌注射用水溶解后，用下列注射液混合稀释成浓度为 40mg/L 后静滴，如 NS、5%GS、林格液、葡萄糖林格液。

（4）其他 低温下手术，本药的神经肌肉阻断作用会延长。

**【不良反应】**

（1）骨骼肌肉 肌肉松弛、肌无力时间延长。危重患者和使用大剂量皮质激素者：多发性神经症、四肢轻瘫。

（2）皮肤 荨麻疹。

（3）其他 过敏。

**【药物过量】**

处理意见 应给予患者机械通气，并给予适量胆碱酯酶抑制药拮抗。但需注意反复使用胆碱酯酶抑制药有一定的危险性。

**【相互作用】**

参见泮库溴铵。

## 氯化琥珀胆碱
## Suxamethonium Chloride

**【其他名称】** 琥胆、琥珀胆碱、氯化琥酰胆碱、氯琥珀胆碱、氯司可林、司可林、Anectine、Midarine、Quelicin、Scolin、Scoline、Scoline Chloride、Succinylcholine、Succinylcholine Chloride、Sucostrin、Suxamethonium

**【分类】** 麻醉用药 \ 骨骼肌松弛药

**【制剂规格】** **注射液** ① 1ml∶50mg。② 2ml∶100mg。

**【临床应用】**

1. 说明书适应证

（1）全身麻醉时气管插管。

（2）手术中维持肌肉松弛。

2. 其他临床应用

需肌肉松弛的短小手术和抢救，如解除喉痉挛、解除局麻药中毒引起的惊厥、腹膜缝合等。

【用法用量】

1. 说明书用法用量

（1）气管插管　1~1.5mg/kg（Max：2mg/kg），i.v.（以NS稀释成浓度为10mg/ml）。或i.m.（深部），用量不超过150mg/次。

（2）维持肌松　150~300mg/次，i.v.gtt.，以5%~10%GS（或与1%盐酸普鲁卡因混合液）500ml稀释。

2. 其他用法用量

［国内参考信息］

电休克时肌强直　10~30mg，应备有人工通气装备。

［国外参考信息］

（1）试验剂量　怀疑有非典型血浆假胆碱酯酶活性的患者，先静注5~10mg的试验剂量。假胆碱酯酶异常低的患者将产生充足的神经肌肉松弛足以进行气管内插管。

（2）外科手术　短时手术：0.6mg/kg（范围0.3~1.1mg/kg），静脉给药（10~30秒）；根据临床反应，必要时可重复给药。长时手术：可持续静脉滴入，根据手术持续时间调整剂量。通常用1~2mg/ml的药液，以平均2.5~4.3mg/min滴入（范围0.5~10mg/min）。静脉内间断注射也能延长肌肉松弛时间，一般起始量0.3~1.1mg/kg，维持肌松量0.04~0.07mg/kg。

（3）与电抽搐治疗有关的肌肉收缩调节　0.5~0.75mg/（kg·次）（或15~50mg），静脉给予。

（4）其他临床用法　找不到合适的静注部位者，可采用肌注，3~4mg/kg（总量不超过150mg）。

【禁忌证】

1. 说明书禁忌证

（1）脑出血、上运动神经元损伤。

（2）严重创伤或大面积烧伤。

（3）青光眼、视网膜剥离、白内障摘除术。

（4）高钾血症。

（5）血浆胆碱酯酶水平低下者。

2. 其他禁忌证

有恶性高热综合征家族史者。

【特殊人群用药】

**儿童**　7周至1岁婴儿对本药很敏感。

1. 说明书用法用量

气管插管　不超过150mg/次，i.v.或i.m.（深部），余参考成人气管插管项。

2. 其他用法用量

［国外参考信息］

（1）一般用法　婴儿按体重计算的剂量应比成人更大，才能达到相似的肌松作用。婴儿静注1mg/kg的剂量约相当于成人0.5mg/kg的剂量。婴幼儿，2mg/kg，静脉使用。年龄稍大的儿童和青少年，应降至1mg/kg。预先给予阿托品可降低心动过缓的发生率。新生儿和儿童不推荐持续静滴，因有发生恶性高热的危险。

（2）其他临床用法　找不到合适的静脉给药部位，可肌注（但较少使用），3~4mg/kg（总剂量≤150mg）。

**老人**　年老体弱者慎用。

**孕妇**　慎用。美国FDA妊娠安全性分级为：C级。

**哺乳妇女**　尚不明确。

**肝功能不全者**　严重肝功能不全者应慎用，严重肝病或肝硬化者用药应减量。

**肾功能不全/透析者**　血透时不必调整剂量。

**其他**　国外资料提示肺癌、严重脱水、甲状腺疾病、严重贫血、急性感染、胶原病、营养不良者应减量。

【注意】

（1）慎用　①营养不良、重度贫血及晚期癌症。②严重电解质紊乱。③使用胆碱酯酶抑制剂者。

（2）对检验值 / 诊断的影响　琥珀胆碱能升高血钾，尤其是外伤、烧伤和神经痉挛者，甚至会诱发心搏骤停或心律失常。

**【给药说明】**

（1）给药条件　①接受本药者，最好避免使用普马嗪。如必须应用，事先应备好人工呼吸设施。②不具备控制或辅助呼吸条件时，禁用本药。③禁在患者清醒状态给予本药。

（2）配伍信息　忌与硫喷妥钠配伍。

（3）其他　①反复给药，若总量＞500~600mg，可发生快速耐药。②维持肌松时合用普鲁卡因能使本药增效。调节滴速，可保持满意的肌松效应，即使长时间的大手术，本药的总用量也可＜400~500mg，亦可避免快速耐药发生。③使用本药中如出现长时间呼吸停止，必须采用人工呼吸，或输血、注射干血浆或其他拟胆碱酯酶药，但不可用新斯的明。

**【不良反应】**

（1）心血管　心动过缓、心动过速、低血压、高血压、心律失常（可静注阿托品以防止）、心搏骤停。

（2）内分泌 / 代谢　高血钾、卟啉病、恶性高热综合征（通常发生在具有遗传易患性的个体，表现为持续高热、血钾持续升高伴或不伴肌张力增高、致死性的心血管并发症、严重酸中毒、肌球蛋白血症，及时给予丹曲林并辅以其他手段可大大降低死亡率，给药后需观察 48h 以防复发）。

（3）血液　小儿肌球蛋白血症。

（4）消化　胃内压升高、唾液分泌增加（可予适量阿托品或东莨菪碱以避免）。

（5）呼吸　呼吸暂停、支气管痉挛、肺水肿。

（6）泌尿　小儿肌球蛋白尿（可并发较罕见的肾衰竭）。

（7）骨骼肌肉　重症肌无力、CPK 升高、横纹肌溶解、全身性肌肉纤维自发性收缩（伴肌痛）。

（8）眼　眼内压升高。

（9）其他　过敏反应（表现为皮肤潮红、支气管痉挛和 / 或血压下降，甚至导致循环停止）、肌松作用延长（先天性或获得性血浆胆碱酯酶异常或缺失者使用正常剂量）。未见有致癌的报道。

**【药物过量】**

（1）表现　出现快速耐受或双相阻滞。

（2）处理意见　本药属去极化肌松药，血浆胆碱酯酶能使之迅速水解失效。没有特殊的拮抗药。

**【相互作用】**

（1）阿曲库铵、米伐氯铵　本药神经肌肉阻滞作用被拮抗，有必要使用更大的剂量以诱导和维持神经肌肉的阻滞。应监测患者神经肌肉的反应而随时调整剂量。

（2）艾司洛尔　艾司洛尔可使插管诱导的心动过速减慢。

（3）硫唑嘌呤、氯胺酮、氨基糖苷类（如阿米卡星、地贝卡星、庆大霉素、卡那霉素、奈替米星、链霉素、妥布霉素）、四环素、多黏菌素类杆菌肽、林可霉素、克林霉素等抗生素　本药作用增强。

（4）糖皮质激素（如泼尼松龙、泼尼松）、烷基化疗药物（如塞替派）、锂盐、班布特罗、环孢素、己芴铵、普马嗪、他克林　本药神经肌肉阻断作用延长。

（5）两性霉素 B　本药肌松作用增强。

（6）亚硝氧化物、氯喹、卷曲霉素、万古霉素、地斯的明、异氟磷、缩宫素、普鲁卡因胺、特布他林、维拉帕米、朵列哌啶　本药神经肌肉阻滞作用增强。

（7）西咪替丁、雷尼替丁　本药神经肌肉阻断作用的恢复延迟。

（8）异氟烷、地氟烷、恩氟烷、氟烷　本药的Ⅱ相神经肌肉阻断作用增强。

（9）咪噻吩　本药神经肌肉阻断作用增强，呼吸抑制时间延长。

（10）硫酸镁（注射）、甲氧氯普胺　本药神经肌肉阻断作用增强并延长。必须与甲氧氯普胺合用时，应配备辅助呼吸设施。

（11）奎尼丁　可发生相互作用，对骨骼肌产生协同肌松作用。

（12）樟磺咪芬　本药毒性（如呼吸抑制）增强。

（13）地高辛　用地高辛维持治疗的患者，应用本药后，可致心律失常。其他强心苷（洋地黄、洋地黄毒苷、去乙酰毛花苷等）与本药之间也可能发生类似的相互作用。

（14）局麻药（普鲁卡因、可卡因、氯普鲁卡因）、依可碘酯、雌激素、细胞毒性药物（如环磷酰胺）、免疫抑制药、苯乙肼等　本药肌松作用延长。

（15）芬太尼–氟哌利多　本药的神经肌肉阻断作用恢复时间延长近1倍，该相互作用与制剂中的氟哌利多有关，故在应用氟哌利多期间，本药用量也许需要下调。

（16）有机磷杀虫药马拉硫磷　本药神经肌肉阻断作用时间显著延长。

（17）抑肽酶　抑肽酶能使近期应用本药的患者产生呼吸暂停，故在使用肌松药前后2~3d内不要应用抑肽酶。

（18）右旋泛酰醇　避免右旋泛酰醇与本药同时或紧接其后应用，以免发生呼吸窘迫。

（19）普鲁卡因　本药的需要量减少。同时接受本药和普鲁卡因胺的患者，应密切观察有无神经肌肉阻断的体征，特别是观察有无长时间的呼吸抑制。

（20）毒扁豆碱、新斯的明、依酚氯铵、吡斯的明、二乙氧磷酰胆碱等　本药导致的肌肉成束收缩更强烈、持久。

（21）阿片类镇痛药　较小量的肌松药可使中枢性呼吸抑制更明显，时效也延长。

（22）泮库溴铵　有协同作用，可致泮库溴铵毒性增强（呼吸抑制、窒息）。

（23）维库溴铵　维库溴铵的神经肌肉阻滞作用得到加强。

（24）呋塞米　本药的神经肌肉阻滞作用被改变。

（25）丙泊酚　可引起心动过缓。

# 第五章　其他麻醉用药

## 芬太尼
## Fentanyl

【其他名称】 多瑞吉、枸橼酸芬太尼、Durogesic、Fentanest、Fentanil、Fentanyl Citrate、Haldid、Leptanal、Sublimaze

【分类】 麻醉用药\其他麻醉用药

【制剂规格】 注射液（枸橼酸盐）①1ml∶0.05mg（以芬太尼计）。②2ml∶0.1mg（以芬太尼计）。③10ml∶0.5mg。

透皮贴片　①5μg。②25μg。③50μg。④75μg。⑤100μg。（均按贴片每小时可释放芬太尼的量计）

【临床应用】

1. 说明书适应证

（1）麻醉前给药及全麻诱导。

（2）各种手术（联用麻醉药）的辅助用药。

（3）术前、术中及术后的多种剧烈疼痛。

2. 其他临床应用

（1）防止或减轻术后谵妄。

（2）大面积换药及小手术（与氟哌啶醇配伍制成“安定镇痛剂”）。

（3）本药透皮贴片用于须持续应用阿片类镇痛药的慢性癌性和非癌性疼痛患者。

【用法用量】

1. 说明书用法用量

（1）全麻　初始量：小手术0.001~0.002mg/kg；大手术0.002~0.004mg/kg；体外循环心脏手术0.02~0.03mg/kg；全麻吸入氧化亚氮时0.001~0.002mg/kg；作为辅助用药用于局麻镇痛不全时0.0015~0.002mg/kg。以上均i.v./i.m.。

（2）麻醉前用药或术后镇痛　0.0007~0.0015mg/kg，i.v./i.m.。

（3）术后镇痛　起始量0.1mg，硬膜外给药（以氯化钠注射液稀释到8ml），每2~4小时可重复，维持量每次为起始量的一半。

2. 其他用法用量

［国内参考信息］

（1）平衡麻醉或全凭静脉麻醉　负荷剂量0.004~0.02mg/kg，i.v.，维持输液速率为0.002~0.01mg/（kg·h），间断静脉推注量0.25~0.1mg。

（2）慢性疼痛　透皮贴片，每3日局部给药1贴，根据反应调整剂量。

【禁忌证】

1. 说明书禁忌证

（1）对本药过敏者。

（2）哮喘。

（3）呼吸抑制。

（4）重症肌无力。

2. 其他禁忌证

（1）中毒性腹泻，毒物聚积于肠腔未能排出者。

（2）＜2岁儿童。

【特殊人群用药】

**儿童**　儿童应慎用，＜2岁儿童禁用。＜12岁儿童，或＜18岁且体重＜50kg者慎用透皮贴片。

说明书用法用量

镇痛　＜2岁儿童：无推荐剂量；2~12岁：0.002~0.003mg/kg，i.v./i.m.。

**老人**　减量慎用。

**孕妇**　慎用。美国FDA妊娠安全性分级为：C级。

**哺乳妇女**　尚不明确。

**肝功能不全者**　慎用。

**肾功能不全/透析者**　慎用。

**其他**　发热患者应用本药贴片剂量应减少1/3。

【注意】

（1）慎用 ①心律失常。②胃肠道手术后胃肠蠕动功能未恢复者。③惊厥或有惊厥史者。④精神失常有自杀倾向者。⑤脑外伤、颅内高压或颅内病变者。⑥甲状腺功能低下。⑦恶病质。⑧运动员。

（2）交叉过敏 本药与哌替啶的化学结构有相似之处，两药间可有交叉过敏。

（3）对检验值 / 诊断的影响 ①可升高脑脊液压。②可收缩胆道括约肌，胆管内压上升。③可升高血浆淀粉酶和脂肪酶。④可使血清 ALP、ALT、AST、胆红素、LDH 等测定出现假阳性升高，需停用本药 24 小时以上才能测定上述项目。

（4）用药相关检查 / 监测项目 用药过程中应监测呼吸和循环功能，尤以呼吸最重要。

（5）对驾驶 / 机械操作的影响 使用贴片者严禁驾车或操作机器。

【给药说明】

（1）给药条件 ①本药注射液不得误入气管、支气管，也不得涂敷于皮肤和黏膜表面。②停用 MAOI（如呋喃唑酮、丙卡巴肼）14 日以上才能给予本药，且先应以小剂量（常用量的 1/4）试用。③本药透皮贴片禁用于急性疼痛或术后疼痛及非阿片类镇痛药有效者。④使用贴片者，其他阿片类及镇静药用量应减少 1/3。⑤遇有血液病或血管损伤出现血凝异常时，及穿刺局部存在炎症时，不得经硬膜外或蛛网膜下隙给药。

（2）减量 / 停药条件 使用贴片者停药后血药浓度逐渐下降，故出现严重不良反应者应在停用贴片后继续观察 24 小时。

（3）其他 ①本药为国家特殊管理的麻醉药品，务必严格按国家对麻醉药品的管理条例管理。②氟哌利多 2.5mg 和本药 0.05mg 的混合液肌注，可使患者保持安静，对外界环境漠不关心，但仍能合作，故常在麻醉前给药时小量肌注。

【不良反应】

（1）心血管 低血压、心动过缓（见于严重者，不及时治疗可致循环抑制及心脏停搏等）。

（2）神经 眩晕。

（3）消化 恶心、呕吐、胆道括约肌痉挛。

（4）呼吸 呼吸抑制、窒息，见于严重者，不及时治疗可发生呼吸停止。

（5）骨骼肌肉 ①肌肉抽搐、肌肉僵直（严重者）。②颈、胸、腹壁肌强直，胸壁顺应性降低影响通气功能，见于大量快速静注，一旦出现，需用肌松药对抗。

（6）皮肤 发红等局部皮肤反应（使用透皮贴片）。

（7）眼 视物模糊。

（8）其他 ①喉痉挛、出汗。②本药有成瘾性。③轻度戒断症状：呵欠、打喷嚏、流涕、冒汗、食欲缺乏；中度：神经过敏、难以入眠、恶心、呕吐、腹泻、全身疼痛、原因不明的低热；严重：激动、不安、发抖、震颤、胃痉挛痛、心动过速、极度疲乏等，最终可导致虚脱。戒断症状的处理原则为逐渐减量至停药，或改用二苯甲烷类药（如美沙酮）作过渡。

【药物过量】

（1）表现 ①中枢神经供氧不足，表现为神志恍惚、激动不安、思路紊乱。②休克，表现为皮肤湿冷、血压降低、心动过缓。③呼吸抑制，表现为呼吸频率慢、每分钟通气量不足。④其他如困倦、晕眩疲乏、瞳孔缩小，常提示药效尚未完全消失。

（2）处理意见 出现肌肉强直者，可用肌松药或吗啡拮抗药（如纳洛酮、烯丙吗啡等）对抗；呼吸抑制时立即采用吸氧、人工呼吸等急救措施，必要时亦可用吗啡的特效拮抗药（如静注纳洛酮 0.005~0.01mg/kg）；心动过缓者可用阿托品；与氟哌利多合用产生的低血压，可用输液、扩容等措施处理，无效时可采用升压药，禁用肾上腺素。

【相互作用】

（1）纳洛酮　本药的呼吸抑制和镇痛作用被拮抗。

（2）利福布汀　本药代谢增加，作用效果降低。

（3）纳曲酮（麻醉药拮抗药）可能会引起急性阿片戒断症状。

（4）催眠镇静药（巴比妥类、地西泮等）、抗精神病药（如吩噻嗪类）、其他麻醉性镇痛药及全麻药等中枢抑制药　有协同作用，合用时应慎重并适当调整剂量。

（5）利托那韦　本药的毒性（如中枢抑制、呼吸抑制）增加。

（6）肌松药　肌松药用量应相应减少。肌松药能解除本药引起的肌肉僵直，但有呼吸暂停时，又可延长呼吸暂停的持续时间。

（7）硫酸镁（静注）硫酸镁的中枢抑制（尤其是呼吸抑制和低血压）作用加剧。

（8）MAOI（如呋喃唑酮、丙卡巴肼、反苯环丙胺）不宜合用，否则会发生难以预料的严重并发症（临床表现为多汗、肌肉僵直、血压先升高后剧降、呼吸抑制、紫绀、昏迷、高热、惊厥，终致休克而死亡）。

（9）M胆碱受体阻断药（尤其是阿托品）便秘加重，还有发生麻痹性肠梗阻和尿潴留的风险。

（10）80%的氧化亚氮　可诱发HR减慢，在心肌收缩力减弱、心排血量减少，左室功能欠佳时尤其明显。

（11）西布曲明　有发生5-HT综合征（高血压、体温降低、肌阵挛等）的风险。

（12）胺碘酮　使用本药后再使用胺碘酮，心血管并发症（如心排血量降低）增加。

（13）钙通道拮抗药、β肾上腺素受体阻断药　可引起严重低血压。

## 舒芬太尼
## Sufentanil

【其他名称】　枸橼酸舒芬太尼、舒芬尼、苏芬太尼、噻哌苯胺、Sufenta、Sufentanil Citrate、SUFENTANIL NARCOMED

【分类】　麻醉用药\其他麻醉用药

【制剂规格】　注射液（枸橼酸盐）①1ml∶50μg。②2ml∶100μg。③5ml∶250μg。（均以舒芬太尼计）

【临床应用】

说明书适应证

（1）全身麻醉大手术的麻醉诱导和维持。

（2）复合麻醉的镇痛。

【用法用量】

1. 说明书用法用量

（1）复合麻醉的镇痛　总剂量0.1~5μg/kg，i.v./i.v.gtt.；当临床显示镇痛效应减弱时可按0.15~0.7μg/kg追加维持剂量。

（2）以本药为主的全身麻醉　总剂量8~30μg/kg，i.v./i.v.gtt.；当临床显示镇痛效应减弱时可按0.35~1.4μg/kg追加维持剂量。

2. 其他用法用量

［国外参考信息］

（1）需气管插管和机械通气的全身麻醉　静脉给药，总量1~2μg/kg（与氧化亚氮/氧气同时给药）。维持量10~25μg（0.2~0.5ml）。

（2）大手术麻醉　静脉给药，总量2~8μg/kg（与氧化亚氮/氧气同时给药）。维持量为10~50μg（0.2~1ml）。

（3）麻醉诱导及维持　静脉给药，总量8~30μg/kg，吸入纯氧与肌肉松弛药同时给药。维持量0.5~10μg/kg。在冠状动脉手术中常用的诱导量为15μg/kg，2min内输入。

（4）体外震波碎石术　鞘内给药，常用量12μg。

（5）心脏外科手术　鞘内给药，常用量50μg（无防腐剂）。

（6）分娩镇痛全身麻醉　①鞘内给药，10μg（以10%GS或NS溶解后给药）。②硬膜外给药，常用量本药10~15μg与0.125%布比卡因10ml（可合用肾上腺素），按此量可重复2次直至分娩，但间隔时间不应＜1h。也可先硬脑膜外弹丸式注射8ml（每1ml含本药0.5μg、布比卡因0.625mg、肾上腺素1.25μg），然后以6ml/h的速率于整个分娩过程持续输注。建议先以至少3ml的溶液冲洗硬脑膜外导管和过滤系统，确保输注的药物浓度恒定。

【禁忌证】

**说明书禁忌证**

（1）对本药或其他阿片类药过敏者。

（2）急性肝卟啉病。

（3）呼吸抑制。

（4）低血容量、低血压。

（5）重症肌无力。

（6）新生儿。

（7）孕妇及哺乳妇女。

【特殊人群用药】

**儿童** 尚缺乏＜2岁儿童用药的安全性及有效性资料。新生儿禁用。

**1. 说明书用法用量**

以本药为主的全身麻醉 总剂量10~12μg/kg，i.v./i.v.gtt.；当临床显示镇痛效应减弱时可按1~2μg/kg追加。

**2. 其他用法用量**

［国外参考信息］

诱导和维持心血管外科手术中的麻醉状态 静脉给药，＜12岁，推荐量10~25μg/kg，同时吸入纯氧。根据患者对初始量的反应及生命体征的变化，麻醉维持时可追加25~50μg。对健康新生儿，用药时应减量。

**老人** 应减量慎用。

**孕妇** 在分娩期间结扎脐带之前，不能静脉给药。美国FDA妊娠安全性分级为：C级。

**哺乳妇女** 用药后应停止哺乳24h。

**肝功能不全者** 慎用。

**肾功能不全/透析者** 慎用。

**其他** （1）体弱者应减量。（2）肥胖患者的剂量应根据其标准体重而定。

【注意】

（1）慎用 ①昏迷、头部损伤、肿瘤或颅内压升高。②正使用CNS抑制药者。③肺部疾病。④体虚。

（2）对驾驶/机械操作的影响 用药后一段时间应避免驾车及操作机械。

【给药说明】

（1）给药条件 ①禁与MAOI合用，MAOI停用14d后，才能使用本药。②对脑血流量减少的患者，应避免快速静注。③非代偿性甲状腺功能减退、肺部疾病、肝和（或）肾功能不全、肥胖和酒精中毒等患者的用量应酌情给予。对这些患者，应作较长时间的术后观察。④对体弱患者及已使用过能抑制呼吸的药物者，应减少用量；而对接受过阿片类药物治疗的或有过阿片类滥用史的患者，则应使用较大剂量。

（2）其他 ①缓慢静注本药，或同时使用苯二氮䓬类药物及肌肉松弛药，可预防肌强直的发生。②在诱导麻醉期间可加用氟哌利多以防止恶心和呕吐的发生。

【不良反应】

（1）心血管 心动过缓（可用阿托品治疗）、高血压或低血压、心律失常、心动过速、心脏停搏。

（2）神经 嗜睡，增加癫痫发作的风险。

（3）消化 可能与其他阿片制剂类似，引起便秘、胆道痉挛。诱导麻醉期间可加用氟哌利多以防出现恶心和呕吐。

（4）呼吸 儿童剧烈咳嗽（少量用药即可出现）、呼吸抑制及再抑制（见于术后恢复期）、咽部痉挛。

（5）泌尿 可能见尿潴留。

（6）骨骼肌肉 骨骼肌（尤其是躯干肌）强直等。缓慢静注本药或同时使用苯二氮䓬类药物及肌松药可预防肌强直。

（7）皮肤 瘙痒。

（8）其他 过敏反应、注射部位瘙痒和疼痛、典型的阿片样症状。

【药物过量】

（1）表现 呼吸抑制，个别敏感者可出

现呼吸过缓甚至呼吸暂停。

（2）处理意见　出现换气不足和呼吸暂停时，应供氧、辅助呼吸或控制呼吸。纳洛酮可用于逆转呼吸抑制。发生肌肉僵直，可给予肌肉松弛药或控制呼吸。可适当扩容，以治疗严重或长期的低血容量导致的低血压。

【相互作用】

（1）卡法根　CNS 的抑制增加，会引起累加的镇静作用。应避免合用，必需合用时，应密切监测 CNS 抑制征象（如镇静、嗜睡、反应迟钝），建议患者避免进行操作复杂机械等活动。

（2）缬草根　可能诱导过度镇静，与本药合用，CNS 和呼吸系统的抑制作用出现协同效应。联用时患者应避免操作复杂机械。

（3）巴比妥类、苯二氮䓬类、作用于中枢的肌肉松弛药、水合氯醛、乙氯戊烯炔醇、羟丁酸钠、其他阿片类麻醉药　CNS 和呼吸系统的抑制作用增强。与此类药合用应监测呼吸，并减少其中 1 种或 2 种药物的剂量。

（4）圣约翰草　动物实验表明，本药镇静程度增加。合用时应谨慎，密切监测患者 CNS 过度镇静的征象。

（5）CYP 3A 4 抑制药（如酮康唑、伊曲康唑）本药的代谢可能被抑制，呼吸抑制作用从而延长。如必需联用，本药应减量，并对患者进行监测。

（6）人参　动物实验表明，本药的麻醉作用被抑制。尚不明确在人体是否有相同作用，建议避免合用。

（7）阿片受体激动药、阿片受体拮抗药　可能导致戒断综合征迅速发生（腹绞痛、恶心、呕吐、流泪、流涕、焦虑、烦躁、体温升高或毛发竖立）。①如发生戒断综合征，应进行对症治疗，并在逐渐减量后重新确立治疗方案。如未出现不良反应，则可尝试逐渐增加本药的剂量，直至达到所需的麻醉水平。②对可能对本药依赖的患者，给予阿片类拮抗药应谨慎。如必需治疗阿片类药物（包括本药）依赖患者的严重呼吸抑制，则先给予低于常规量的阿片类拮抗药，并逐步调整剂量。禁止联用纳曲酮，停用本药至少 7~10d 后方可使用。

（8）氧化亚氮　本药（高剂量）和氧化亚氮（高浓度）联用可致血压降低、心率减慢、心排血量降低。

（9）非迷走神经抑制的肌肉松弛药　合用可能出现心动过缓甚至心脏停搏，心动过缓可用阿托品治疗。

（10）酒精　本药 CNS 和呼吸系统的抑制作用可能加强，用药期间不应饮用含酒精饮料。

## 瑞芬太尼
## Remifentanil

【其他名称】 雷米芬太尼、瑞捷、瑞米芬太尼、盐酸瑞芬太尼、Remifentanil Hydrochloride、Ultiva

【分类】 麻醉用药\其他麻醉用药

【制剂规格】 粉针剂（盐酸盐）① 1mg。② 2mg。③ 5mg。(以上均以瑞芬太尼计）

【临床应用】

1. 说明书适应证

全麻诱导及全麻过程中的镇痛。

2. 其他临床应用

全麻过程中的镇静。

【用法用量】

1. 说明书用法用量

（1）麻醉诱导　应与催眠药一并给药，本药按 0.5~1μg/（kg · min）持续静滴。也可在静滴前给予 0.5~1μg/kg 的初始剂量静推，静推时间应＞ 60 秒。

（2）气管插管患者的麻醉维持　在气管插管后，根据其他麻醉用药情况，增加或减少本药输注速率。麻醉中的给药速率可以每 2~5min 增加 25%~100% 或减小 25%~50%。患者反应麻醉过浅时，可每隔 2~5min 给予

0.5~1μg/kg 剂量静推。

2. 其他用法用量

［国内参考信息］ 负荷量，0.5~1μg/kg，i.v.gtt.。维持量 0.25~4μg/（kg · min），滴注，必要时可用至 2μg/（kg · min），也可间断静脉推注 0.25~1μg/kg。

［国外参考信息］

（1）维护使用地氟醚麻醉的颅内手术期间血流动力学稳定 最佳量 0.125μg/（kg · min），静脉给药。

（2）神经外科 ICU 病房中的神经创伤患者 先 0.05~1μg/kg，弹丸式注射，然后 0.03~0.26μg/（kg · min），i.v.gtt.，可适当减小和维持安全的颅内压。

（3）插管 不使用神经肌肉阻滞剂，先使用丙泊酚 2mg/kg 时，本药最佳量（易于插管）4~5μg/kg，弹丸式注射。相同情况下，当自发呼吸时间减少时，本药 1μg/kg 加利多卡因 1mg/kg，可使 85% 的患者达到满意的插管条件。

**【禁忌证】**

**说明书禁忌证**

（1）对本药或其他芬太尼衍生物过敏者。

（2）重症肌无力及易致呼吸抑制者。

（3）哮喘。

**【特殊人群用药】**

**儿童** ＜2 岁儿童不推荐使用。＞2 岁儿童的用法用量同成人。

**老人** ＞65 岁者使用本药的起始量应降低 50%，维持量应酌减，并缓慢滴注。

**孕妇** 不推荐使用。美国 FDA 妊娠安全性分级为：C 级。

**哺乳妇女** 不推荐使用，必要时权衡利弊。

**肝功能不全者** 严重肝功能损害者慎用。

**其他** 建议肥胖症患者减少给药剂量，按标准体重计算用量。

**【注意】**

（1）慎用 ①美国麻醉师标准Ⅲ / Ⅳ级患者。②脑肿瘤、头脑外伤昏迷及颅内压增高。③心力衰竭（国外资料）或心律失常。④低血容量。⑤ COPD。⑥甲低（国外资料）。⑦肥胖症。⑧衰弱。

（2）交叉过敏 对其他芬太尼衍生物过敏者，也可能对本药过敏。

（3）用药相关检查 / 监测项目 监测血压、脉搏和呼吸频率；进行动脉血气分析；心血管疾病患者监测 ECG。

**【给药说明】**

（1）给药条件 ①本药主要用于全身麻醉，不能单独用于全麻诱导，即使大剂量使用也不能保证使意识消失。②本药禁止硬膜外或鞘内给药。③ MAOI 停用 14d 以上，才可给予本药。给药时应先小剂量试用。④需在呼吸和心血管功能监测及辅助设施完备的情况下给药。⑤手术结束时，本药的给药速度降至 0.05μg/（kg · min），可有效控制术后痛。处理术后疼痛不推荐采用弹丸注射方式，且间隔 5min 后增加输注速度不宜＞0.025μg/（kg · min）。

（2）减量 / 停药条件 ①出现呼吸抑制时，通常可将输注速度降低 50%，或暂时停药，并进行辅助呼吸。②停药后输液管中残存的药物应清除，以免药物继续进入血液，引起呼吸抑制、肌肉强直等。

（3）配伍信息 ①本药可用灭菌注射用水、5%GS、NS、5% 葡萄糖氯化钠注射液、0.45% 氯化钠注射液溶解稀释。②本药稀释后可与乳酸林格液或 5% 葡萄糖乳酸林格液共行一个快速静脉输液通路。③本药禁与血、血清、血浆等血制品经同一路径给药。

（4）其他 本药为国家特殊管理的麻醉药品，务必严格遵守国家对麻醉药品的管理条例。

**【不良反应】** 本药不良反应多在停药或降低输注速度后几分钟内即可消失。

（1）心血管 心动过缓、低血压、高血压及心动过速（1~20μg/kg 大量用药后出现的可能性较大）、严重心血管抑制（临床试验）、心脏停搏、动脉压和心率下降（见于

2μg/kg 大量本药联用异氟烷时，继发于心动过缓时，血压降幅更大）。出现低血压和心动过缓，可降低本药输注速率或联用升压药或抗胆碱药。

（2）神经　典型阿片样 CNS 效应（表现为欣快、镇静、眩晕、疲劳、头痛，大剂量时还有语言障碍）。

（3）精神　激动不安。

（4）消化　恶心、呕吐、短暂引起 Oddi's 括约肌收缩（研究显示）。

（5）呼吸　呼吸抑制、窒息、缺氧。

（6）骨骼肌肉　肌肉强直（预先使用肌松药可防止）。

（7）皮肤　皮疹和（或）瘙痒、注射部位烧灼感。

（8）眼　视觉改变（停药后）、眼颤（大量使用）。眼科手术使用镇静剂量时，对眼压无明显影响。

（9）其他　过敏反应（如休克）、温暖感、寒战、发热。连续低剂量静滴本药，不会引起急性阿片耐受。

【药物过量】

（1）表现　呼吸抑制、胸壁肌强直、癫痫、缺氧、低血压和心动过缓等。

（2）处理意见　①出现或怀疑药物过量，应立即停药，维持开放气道，吸氧并维持正常的心血管功能。②若呼吸抑制与肌肉强直有关，需给予神经肌肉阻断药或阿片 μ 受体拮抗药，并辅助呼吸。③出现低血压时可输液、给予升压药，或采取其他辅助方法。④阿片受体拮抗药（如纳洛酮）为本药的特异性解毒药，用于处置严重呼吸抑制或肌肉强直。

【相互作用】

（1）硫喷妥、异氟烷、丙泊酚等麻醉药　有协同作用，合用时应将此类药减至原剂量的 50%~75%。给药剂量应个体化，并根据患者反应调整。

（2）巴比妥类药物、苯二氮䓬类药物（如咪达唑仑）、中枢性肌松药、水合氯醛、乙氯维诺、阿片类止痛药、羟丁酸钠等　呼吸抑制效应增强。

（3）丁二酰胆碱　动物实验表明，本药不延长丁二酰胆碱肌肉麻痹持续时间。

（4）阿曲库铵、米哇库铵、艾司洛尔、二乙氧磷酰硫胆碱、新斯的明、毒扁豆碱和咪达唑仑等　体外研究表明，上述药物不抑制本药在人体血液中的水解。

## 右美托咪定
## Dexmedetomidine

【其他名称】乐维伽、盐酸右美托咪定、Dexmedetomidine Hydrochloride、Precedex

【分类】麻醉用药\其他麻醉用药

【制剂规格】注射液（盐酸盐）2ml∶200μg。

【临床应用】

其他临床应用

（1）用作多种外科手术及重病监护患者机械通气时短期镇静的麻醉辅助药物（国外资料）。

（2）术后镇痛（国外资料）。

【用法用量】

其他用法用量

［国外参考信息］

（1）镇静　开始 10min 内静注给予负荷剂量 1μg/kg，随后可静滴给予维持剂量，以 0.2~0.7μg/（kg·h）的速度给药。

（2）作为麻醉时的辅助用药　① 0.5~0.6μg/kg，麻醉诱导前 10~15min 静脉给药，推注时间不应＜ 1min。②也可 0.5~1.5μg/kg，i.m.，诱导麻醉前 60min 给药。白内障手术，推荐剂量为 1μg/kg。

（3）术后镇痛　0.4μg/（kg·次），静脉给药，2h 最多可使用 5 次，本药无效者可给予吗啡。

【禁忌证】

其他禁忌证

对本药过敏者（国外资料）。

**【特殊人群用药】**

**儿童**　尚不明确。

**老人**　用量应酌减。

**孕妇**　慎用，美国 FDA 妊娠安全性分级为：C 级。

**哺乳妇女**　慎用。

**肝功能不全者**　减量慎用。

**肾功能不全 / 透析者**　肾功能不全者慎用。

**【注意】**

（1）慎用　①糖尿病。②高血压。③低血容量。④心血管疾病（如心律失常、晚期心肌梗死）。

（2）用药相关检查 / 监测项目　＞65 岁或血容量不足者使用本药应监测血压和心率。

**【给药说明】**

（1）给药条件　①本药不可与血液或血浆在同一静脉输液管内输注。②肌注时本药镇静作用时间延长，故较短的手术操作不适于用此种给药方式。

（2）配伍信息　本药静脉给药前必须用 NS 稀释（如本药 2ml 需用 NS 48ml 稀释），并轻轻摇晃以使其混合均匀。

（3）其他　①本药所致的低血压、过度镇静，可给予阿替美唑。②有明显心血管疾病者，给药前需做好复苏的准备。

**【不良反应】**

（1）心血管　低血压、房颤、轻度一过性高血压、窦性心动过缓等。

（2）神经　疲乏、头晕、头痛。

（3）精神　焦虑不安。

（4）消化　口干、恶心。

（5）呼吸　缺氧。

**【相互作用】**

（1）甘罗溴铵　本药不良反应心动过缓的发生率降低。

（2）阿替美唑　本药的镇痛作用被阻滞。

（3）麻醉药（如七氟烷、异氟烷、丙泊酚、阿芬太尼）、镇静催眠药（如咪达唑仑）、阿片类药物　本药疗效提高，需减量。

（4）纳洛酮　不能阻滞本药的镇痛作用。

（5）罗库溴铵　罗库溴铵对神经肌肉的阻滞作用不受影响。

# 电解质、酸碱平衡调节药

# 第一章 电解质补充药

## 氯化钾
## Potassium Chloride

【其他名称】 补达秀、立贝甲、莱丁甲、舒立达、施乐凯、先甲、欣健聚、Chloride Potassium、Klotrix、Potavescent

【分类】 电解质、酸碱平衡调节药\电解质补充药

【制剂规格】 片剂 ① 0.25g。② 0.5g。

缓释片 0.5g。

控释片 0.5g。

控释片（SLOW-K） 0.6g。

微囊片（PEL-K） 0.75g。

胶囊 ① 0.6g。② 0.75g。

口服液 100ml∶10g。

颗粒 1.6g（相当于钾 0.524g）。

注射液 ① 10ml∶1g。② 10ml∶1.5g。

粉针剂 ① 1g。

【临床应用】

说明书适应证

（1）治疗各种原因引起的低钾血症。

（2）预防低钾血症。

（3）洋地黄中毒引起的频发性、多源性期前收缩或快速心律失常。

【用法用量】

1. 说明书用法用量

（1）低钾血症 0.5~1g/ 次，2~4 次 /d，p.o.，并根据病情调整剂量；Max：6g/d。严重低钾血症或不能口服者，可静脉补钾，3~4.5g/d，将 10% 氯化钾注射液 10~15ml 或粉针剂 1~1.5g 加入 5%GS 500ml 中滴注。

（2）缺钾导致的严重快速室性异位心律失常 如发生尖端扭转型室性心动过速，短暂、反复发作多形性室速、心室扑动等威胁生命的严重心律失常，补钾浓度可达 0.5% 甚至 1%，以 1.5g/h（20mmol/h）速度滴注，补钾量可达 10g/d 或更高。如病情危急，补钾浓度和速度可超过上述规定，同时需严密动态观察血钾及 ECG 等，防止发生高钾血症。

2. 其他用法用量

［国外参考信息］

（1）治疗低钾血症 ① 40~100mmol（以钾计，每 1g 氯化钾含有 13.4mEq 钾 = 13.4mmol 钾）/d，分次口服，并监测血钾浓度。有资料推荐常用量 10~15mmol/ 次，3~4 次 /d, p.o.。因使用噻嗪类利尿药而诱发低钾血症者，60mmol/d，p.o.。②也可静滴给药。当血钾浓度＞ 2.5mmol/L，神经、肌肉和心脏仅有轻微异常，且肾功能正常时，建议滴注浓度≤ 40mmol/L，滴速 10~15mmol/h；Max：≤ 100~300mmol/d。当血钾浓度＜ 2mmol/L，同时存在肌肉麻痹或心脏异常时，建议滴注浓度≤ 60mmol/L，滴速 40mmol/h；Max：≤ 400mmol/d。

（2）预防低钾血症 长期接受利尿药治疗者，80~100mmol/d，p.o.。

【禁忌证】

1. 说明书禁忌证

（1）高钾血症。

（2）急、慢性肾功能不全。

（3）少尿和尿闭患者。

2. 其他禁忌证

严重脱水。

【特殊人群用药】

儿童

1. 说明书用法用量

**一般用法** 0.22g/（kg·d）（3mmol/kg/d）或 3g/（$m^2$·d），i.v.gtt.。

2. 其他用法用量

［国内参考信息］ 口服液，1~3g/($m^2$·d) 或 0.075~0.22g/kg，分次口服。

[国外参考信息]

（1）洋地黄中毒 0.3mmol/（kg·次），i.v.gtt.（≥1h）。周围静滴时，本药浓度不应＞40mmol/L，通过中心静脉导管滴注时浓度可稍高。

（2）低钾血症 儿童心脏手术后，0.5mmol/kg，i.v.gtt.（用输液泵控制滴速，滴注时间≥2h）。新生儿低钾血症，推荐量1~2mmol/（kg·d），p.o./i.v.gtt.。

**老人** 慎用。

**孕妇** 美国FDA妊娠安全性分级为：C级。

**哺乳妇女** 尚不明确。

**肾功能不全/透析者** 急、慢性肾功能不全者禁用。

**【注意】**

（1）慎用 ①代谢性酸中毒伴少尿。②急性脱水。③传导阻滞性心律失常，尤其是应用洋地黄类药物者。④大面积烧伤、肌肉创伤、严重感染、大手术后24h内或严重溶血。⑤肾上腺皮质功能减退。⑥肾上腺性异常综合征伴盐皮质激素分泌不足。

（2）用药相关检查/监测项目 ①血钾、血镁、血钠、血钙。②ECG。③酸碱平衡指标（血气分析）。④肾功能和尿量。⑤家族性周期性麻痹。⑥胃肠道梗阻、慢性胃炎、溃疡病、食管狭窄、憩室、肠张力缺乏、溃疡性肠炎者。

**【给药说明】**

（1）给药条件 ①轻型低钾血症或预防性用药及胃肠道可耐受者，尽量口服。严重低钾血症及因胃肠道梗阻、慢性胃炎、溃疡病、食管狭窄、憩室、肠张力缺乏、溃疡性肠炎者等不宜口服者采用静滴。②口服时，可将口服液稀释于温开水或饮料中服用，或餐后服用；片剂应整片吞服，不得嚼碎。③在低血钾未得到纠正前，尤其是应用洋地黄类药物治疗时，不应突然停止补钾。④家族性周期性麻痹患者在用药前须鉴别高钾性或正常血钾性周期性麻痹。

（2）配伍信息 ①静脉补钾同时滴注钠盐和高浓度葡萄糖可降低钾的作用，故需迅速纠正低钾血症时，应以5%GS稀释本药。②静脉补钾浓度一般不超过40mmol/L（0.3%），速度不超过0.75g/h（10mmol/h），否则不仅可致局部剧痛，且有致心脏停搏的风险。在使用高浓度钾治疗体内缺钾引起的严重快速性室性心律失常时应监护ECG。

**【不良反应】**

（1）内分泌/代谢 过量用药、滴速较快或原有肾功能不全时易导致高钾血症，ECG表现为高而尖的T波，并逐渐出现P-R间期延长、P波消失、QRS波变宽、正弦波等。

（2）消化 恶心、呕吐、咽部不适、胸痛（食管刺激）、腹痛、腹泻，甚至消化性溃疡、胃肠道出血（见于口服给药，空腹服用、剂量较大或原有胃肠道疾病者更易发生）。

（3）其他 疼痛（静滴浓度较高、速度较快或滴注的静脉较细小）。静脉炎。

**【药物过量】**

（1）表现 高钾血症。

（2）处理意见 采取以下措施：①立即停止补钾、避免进食含钾饮食、避免使用含钾药物及保钾利尿药。②静滴高浓度GS和胰岛素，以促使$K^+$进入细胞内（可每小时使用10%或25%GS 300~500ml，每20g葡萄糖中加入正规胰岛素10U）。③若伴有代谢性酸中毒，应立即使用5%碳酸氢钠注射液，若尚未伴有酸中毒或肝功能正常者可使用11.2%乳酸钠注射液，特别是QRS波增宽者。④应用钙剂对抗$K^+$的心脏毒性。当ECG提示P波缺失、QRS波变宽、心律失常但未使用洋地黄类药物时，静注10%葡萄糖酸钙注射液10ml，必要时可间隔2min重复使用。⑤口服聚磺苯乙烯钠以阻滞肠道$K^+$的吸收，促进肠道排$K^+$。⑥伴有肾衰竭的严重高钾血症，可行血透或腹透。⑦应用袢利尿药，必要时应同时补充NS。

**【相互作用】**

（1）肾上腺糖皮质激素、肾上腺盐皮质

激素、促皮质素　本药疗效降低。

（2）ACEI、环孢素、肝素　易发生高钾血症。肝素还可使胃肠道出血机会增多。

（3）含钾药物、保钾利尿药、库存血　发生高钾血症的风险增加，尤其肾功能不全者。同时滴注库存血（库存时间＜10d，含钾 30mmol/L；库存时间＞10d，含钾可达 65mmol/L）时，发生高钾血症的风险亦增加，应予注意。

（4）抗胆碱药物、NSAIDs　本药的胃肠道刺激症状加重。

（5）Vit $B_{12}$　本药缓释剂型能抑制肠道对 Vit $B_{12}$ 的吸收。

## 门冬氨酸钾镁
## Aspartate Potassium Magnesium

**【其他名称】** 迪双安、护天保、久安天东、佳合美、佳美、L- 天门冬氨酸钾镁盐、脉安定、门冬酸钾镁、朴佳美、派可欣、潘南金、强普金、圣益格、天冬氨酸钾镁、天冬钾镁、天甲美、天门冬氨酸钾镁、妥奇、维复德、威乐诺、维欧路、欣美佳、玉迪宁、益麦西、Aspara、Asparagin、Aspartat、Magnesiocard、Magnesium and Potassium Aspartate、Panangin、Perikursal、Potassium Aspartate and Magnesium Aspartate

**【成分】** L- 门冬氨酸钾、L- 门冬氨酸镁

**【分类】** 电解质、酸碱平衡调节药\电解质补充药

**【制剂规格】** 片剂　①含门冬氨酸 252mg、钾 36.1mg、镁 11.8mg。②含门冬氨酸钾 79mg、门冬氨酸镁 70mg。③含门冬氨酸钾 158mg、门冬氨酸镁 140mg。④含门冬氨酸钾 166.3mg、门冬氨酸镁 175mg。

口服液　① 5ml。② 10ml。[ 每支口服液均含无水 L- 门冬氨酸钾 451mg（钾 103mg）、无水 L- 门冬氨酸镁 403.6mg（镁 34mg），按 L- 门冬氨酸计为 723mg ]

注射液　① 10ml [ 含无水门冬氨酸钾 452mg（钾 103.3mg）、无水门冬氨酸镁 400mg（镁 33.7mg）]。② 10ml（每 1ml 中含门冬氨酸 85.0mg、钾 11.4mg、镁 4.2mg）。③ 20ml [ 含门冬氨酸钾 900mg（钾 205.4mg）、门冬氨酸镁 800mg（镁 66.7mg）]。

葡萄糖注射液　250mg（含门冬氨酸 850mg、钾 114mg、镁 42mg、葡萄糖 12.5mg）。

粉针剂　①每瓶含 L- 门冬氨酸 850mg、钾 114mg、镁 42mg。②每瓶含 L- 门冬氨酸 1700mg、钾 228mg 与镁 84mg。

**【临床应用】**

**说明书适应证**

补充电解质，辅助治疗以下疾病：

（1）急、慢性肝炎及肝硬化、肝性脑病、药物性肝损害等肝脏疾病。

（2）成人及儿童心律不齐、低钾血症及洋地黄中毒引起的心律失常、期前收缩、阵发性心动过速、充血性心力衰竭、冠心病、高血压、肿瘤化疗引起的心肌损害等心血管疾病。

（3）哮喘、COPD 及慢性肺心病等呼吸系统疾病。

（4）脑卒中、缺血性脑血管病、乙型脑炎、急性颅脑损伤、周围神经麻痹等神经系统疾病。

（5）低钾血症、低镁血症、糖尿病及外科手术患者代谢紊乱等代谢性疾病。

（6）妊娠呕吐、妊高征、免疫功能低下、心脏手术体外循环以及疲劳、听力减退等。

**【用法用量】**

**说明书用法用量**

**一般用法**（1）片剂：1~2 片 / 次，tid.，p.o.（餐后）。根据具体情况可增至 3 片 / 次，tid.，p.o.。或 4 片 / 次（每片含门冬氨酸钾 79mg，门冬氨酸镁 70mg），tid.，p.o.。预防用药，2 片 / 次（每片含门冬氨酸钾 79mg，门冬氨酸镁 70mg），tid.，p.o.。

（2）口服液：1支/次，tid.，p.o.。（3）注射制剂：10~20ml/次（每1ml中含门冬氨酸85.0mg、钾11.4mg、镁4.2mg）或1~2瓶/次（每瓶含L-门冬氨酸850mg、钾114mg、镁42mg），用5%或10%GS 250ml或500ml中稀释或溶解后缓慢静滴，qd.。

【禁忌证】

说明书禁忌证

（1）对本药过敏者。

（2）活动性消化道溃疡。

（3）高钾血症。

（4）高镁血症。

（5）ARF、CRF。

（6）肾上腺皮质功能不全。

（7）Ⅲ度房室传导阻滞。

（8）心源性休克（收缩压＜12kPa）。

【特殊人群用药】

**儿童**　目前尚无可靠数据表明本药对儿童有任何毒害作用。

**老人**　慎用。

**孕妇**　尚不明确，建议慎用。

**哺乳妇女**　尚不明确，建议慎用。

**肾功能不全/透析者**　肾功能损害者慎用，急、慢性肾衰竭者禁用。

【注意】

（1）慎用　房室传导阻滞。

（2）用药相关检查/监测项目　电解质紊乱者使用本药时，应常规性检查血镁、血钾浓度。

【给药说明】

给药条件　（1）片剂应餐后服用。（2）注射剂应稀释后缓慢静滴，不能作肌注或静注。

【不良反应】

（1）心血管　血管刺激性疼痛、心率稍减慢（减慢滴速或停药后可恢复）。

（2）内分泌/代谢　滴速过快时：高钾血症、高镁血症（表现为恶心、呕吐、面部潮红、胸闷、血压下降等）。

（3）消化　腹泻（大剂量）。口服：食欲减退、恶心、呕吐，停药后可恢复正常。

【药物过量】

（1）表现　高钾血症和高镁血症。

（2）处理意见　应立即停药，并给予对症治疗，可静注氯化钙（100mg/min）或葡萄糖酸钙对抗，必要时可透析治疗。

【相互作用】

（1）四环素、铁盐、氟化钠　本药可抑制前述药物吸收，联用时应间隔3h以上。

（2）保钾利尿药　可能发生高钾血症，不宜合用。

（3）ACEI　可能发生高钾血症。

## 甘油磷酸钠
## Sodium Glycerophosphate

【其他名称】　格利福斯、GLYCOpHOS

【成分】　α-甘油磷酸钠、β-甘油磷酸钠

【分类】　电解质、酸碱平衡调节药\电解质补充药

【制剂规格】　**注射液**　10ml∶2.16g（每1ml含无水甘油磷酸钠216mg，相当于磷1mmol、钠2mmol）。

【临床应用】

说明书适应证

（1）成人肠外营养的磷补充剂。

（2）磷缺乏。

【用法用量】

说明书用法用量

**一般用法**　10ml/d（接受肠外营养治疗者应根据实际需要酌情增减），i.v.gtt.（滴注4~6h）。

【禁忌证】

说明书禁忌证

（1）对本药过敏者。

（2）脱水或休克。

（3）严重肾功能不全。

【特殊人群用药】

**儿童**　儿童应用的临床经验较少。

**孕妇**　尚不明确。

**哺乳妇女**　尚不明确。

**肾功能不全 / 透析者** 轻中度肾功能不全者慎用，严重者禁用。

**【注意】**

用药相关检查 / 监测项目 长期用药应注意监测血磷、血钙浓度。

**【给药说明】**

配伍信息 （1）本药不得直接静滴，应于无菌条件下加入静脉营养液或 5%~10% GS 稀释后，于 4~6h 内缓慢输完。（2）在体外配制营养液时，本药不易与其他电解质发生沉淀。（3）本药稀释后应在 24h 内用完。

**【不良反应】**

内分泌 / 代谢 长期用药：血磷升高、血钙降低。

**【药物过量】**

（1）表现 高磷血症、低钙血症、胃肠道不适、肌肉震颤、痉挛等。

（2）处理意见 应立即停药。

**【相互作用】**

尚不明确。

# 第二章　酸碱平衡调节药

## 碳酸氢钠
## Sodium Bicarbonate

**【其他名称】** 重曹、重碳酸钠、莎波立、酸式碳酸钠、酸性碳酸钠、小苏打、Baking Soda

**【分类】** 电解质、酸碱平衡调节药\酸碱平衡调节药

**【制剂规格】** 片剂　① 0.25g。② 0.3g。③ 0.5g。

注射液　① 10ml∶0.5g。② 100ml∶5g。③ 250ml∶12.5g。

滴耳液　5%（碳酸氢钠 5g，甘油 30ml，蒸馏水加至 100ml）。

**【临床应用】**

1. 说明书适应证

（1）代谢性酸中毒。

（2）碱化尿液，预防尿酸性肾结石、减少磺胺类药物的肾毒性及防止急性溶血时 Hb 的肾小管沉积。

（3）作为制酸药，治疗胃酸过多引起的症状。

（4）静滴　某些药物中毒（如甲醇、巴比妥类及水杨酸类药等）。

2. 其他临床应用

（1）可用作全静脉内营养要素之一，也可用于配制腹透液或血透液。

（2）静脉用药　高钾血症、早期脑栓塞、多种原因引起的休克（伴有酸中毒症状）、严重哮喘持续状态经其他药物治疗无效者。

（3）口腔黏膜较广泛的、表浅的轻度念珠菌感染。

（4）预防及抑制义齿表面真菌生长。

（5）颜面部酸性物灼伤。

（6）外用　真菌性阴道炎。

（7）滴耳　软化耵聍、冲洗耳道。

**【用法用量】**

1. 说明书用法用量

（1）代谢性酸中毒　0.5~2g/ 次，tid.，p.o.。也可静滴，根据以下两个公式计算剂量：补碱量（mmol）=（−2.3 — 实际测得的 BE 值）× 0.25 × 体重（kg），或补碱量（mmol）= 正常 $CO_2CP$ — 实际测得的 $CO_2CP$（mmol）× 0.25 × 体重（kg）。若有体内丢失碳酸氢盐，则一般先给计算剂量的 1/3~1/2，于 4~8h 内滴完，以后根据血气分析等试验室检查结果调整用量。

（2）抢救心肺复苏　起始量 1mmol/kg，i.v.gtt.，以后根据血气分析等实验室检查结果调整用量。

（3）早期脑栓塞、休克（伴有水、电解质紊乱及酸碱平衡失调）　5% 注射液，100~200ml/ 次，i.v.gtt.。

（4）碱化尿液　①起始量 4g，p.o.，以后每 4h 服 1~2g。② 或单次 2~5mmol/kg，i.v.gtt.（滴注时间 4~8h）。

（5）制酸　0.3~1g/ 次，tid.，p.o.。

2. 其他用法用量

[ 国内参考信息 ]

（1）严重酸中毒　5% 注射液，200~300ml，i.v.gtt.（2h 内可用），必要时于 4~5h 后重复上述剂量的 1/2。

（2）口腔真菌感染　3%~5% 的溶液，10ml/ 次，tid.，饭后含漱。

（3）酸性物质灼伤　用 1%~3% 的溶液冲洗口腔黏膜、颜面皮肤等灼伤部位。

（4）有机溶剂灼伤　用 5% 的溶液中和冲洗灼伤部位。

（5）义齿表面真菌生长　用 3%~5% 的溶液每晚浸泡义齿。

（6）真菌性阴道炎　4% 溶液，500~1000ml/ 次，冲洗阴道或坐浴，qd.（每晚），

连用 7d。

（7）软化耵聍、冲洗耳道 5% 溶液，滴耳，3~4 次 /d。

**【禁忌证】**

**其他禁忌证**

限制钠摄入者。

**【特殊人群用药】**

**儿童** ＜ 6 岁儿童慎用。

**1. 说明书用法用量**

（1）代谢性酸中毒 参见成人"代谢性酸中毒"用法用量。

（2）抢救心肺复苏 起始量 1mmol/kg，i.v.gtt.，以后根据血气分析等试验室检查结果调整用量。

（3）碱化尿液 1~10mmol/（kg·d），p.o.。

**2. 其他用法用量**

［国内参考信息］

（1）严重酸中毒 5% 注射液，5~10ml/kg，i.v.gtt.，必要时于 4~5h 后重复上述剂量的 1/2。

（2）早期脑栓塞、休克（伴有水、电解质紊乱及酸碱平衡失调） 5% 注射液，5ml/（kg·次），i.v.gtt.。

（3）制酸 ① 6~12 岁：单次 0.5g，p.o.，半小时后可重复给药 1 次。②＜ 6 岁：尚无推荐剂量。

**孕妇** 慎用。美国 FDA 妊娠安全性分级为：C 级。

**哺乳妇女** 对受乳婴儿的影响尚不明确。

**【注意】**

（1）慎用 ①少尿或无尿。②钠潴留并有水肿。③高血压。

（2）对检验值 / 诊断的影响 本药可影响胃酸分泌试验及血、尿 pH 值测定结果。

（3）用药相关检查 / 监测项目 ①动脉血气分析或二氧化碳结合力。②测定血清碳酸氢根离子（$HCO_3^-$）浓度及血清钠、钾、氯、钙浓度。③肾功能。④尿 pH 值。

**【给药说明】**

（1）给药条件 ①治疗强酸中毒时，不宜用本药洗胃。②用于治疗轻中度酸中毒时，宜口服；治疗严重酸中毒时，应静脉用药。③口服给药应注意：①本药制酸作用迅速、强烈而短暂。用于制酸时应于餐后 1~3h 及睡前服用，使用最大剂量时疗程一般不应超过 2 周。用于溃疡病时，本药常与其他碱性药物及解痉药合用。②口服本药后 1~2h 内不宜服用其他药物。③成人 Max：＜ 60 岁者为 16.6g（200mmol 钠）/d，＞ 60 岁者为 8.3g（100mmol 钠）/d。④有原因不明的消化道出血、疑为阑尾炎或其他类似疾病时不宜口服。④静脉给药应注意：A. 静脉给药浓度范围为 1.5%（等渗）~8.4%。B. 应从小剂量开始，根据血 pH 值、$HCO_3^-$浓度变化决定追加剂量。C. 本药 5% 溶液的滴速不能超过 8mmol/min（以钠计算）。心肺复苏，因存在致命的酸中毒，则应快速静滴。D. 出现代谢性或呼吸性碱中毒、呕吐或持续胃肠引流及低钙血症时不能静脉给药。E. 本药经耳给药时应使耳内充满药液。F. 下列情况不作静脉用药：a. 代谢性或呼吸性碱中毒。b. 因呕吐或持续胃肠负压吸引。c. 低钙血症。

（2）配伍信息 本药不宜与重酒石酸间羟胺、四环素、庆大霉素、肾上腺素、多巴酚丁胺、苯妥英钠、钙盐等药物配伍。

**【不良反应】**

（1）心血管 大剂量静注：心律失常。

（2）神经 长期应用：头痛。

（3）内分泌 / 代谢 大剂量静注：低钾血症（致疲乏无力）。肾功能不全者或用量偏大：代谢性碱中毒（水肿、精神症状、肌肉疼痛、抽搐、口腔异味、呼吸缓慢）。

（4）消化 呃逆、嗳气、胃胀，严重溃疡病患者有致 GU、DU 穿孔的风险。胃内压和 pH 值升高可反射性地引起胃泌素释放，增加胃酸分泌。口渴、胃痉挛。长期应用：食欲减退、恶心、呕吐。

（5）泌尿 长期用药：尿频、尿急。

（6）骨骼肌肉 大剂量静注：肌肉痉挛性疼痛。

【药物过量】

表现　短期大量静滴可致严重碱中毒、低钾血症、低钙血症。当高渗溶液用量＞10ml/min时，可导致高钠血症、脑脊液压力降低甚至颅内出血，新生儿及＜2岁小儿更易发生。

【相互作用】

（1）胃蛋白酶合剂、Vit C等酸性药　本药疗效降低，不宜合用。

（2）乌洛托品　乌洛托品疗效降低，不宜合用。

（3）弱酸性药（如苯巴比妥、水杨酸制剂）增加肾脏对上述药的排泄，降低其血药浓度。

（4）抗凝药（如华法林）、$H_2$受体拮抗药（如西咪替丁、雷尼替丁）、抗毒蕈碱药、四环素、口服铁剂　减少上述药的吸收。

（5）锂制剂　锂的肾脏排泄增加，酌情调整锂制剂用量。

（6）左旋多巴　左旋多巴口服吸收率增加。

（7）氨基糖苷类药　氨基糖苷类药疗效增强。

（8）肾上腺皮质激素、ACTH、雄激素　易致高钠血症、水肿。

（9）磺胺类药及乙酰化代谢产物　上述药物的溶解度显著提高，可避免或减少磺胺结晶形成。

（10）苯丙胺、奎尼丁、麻黄碱　上述药肾脏排泄减少。

（11）排钾利尿药　导致低氯性碱中毒的危险性增加。

（12）含钙药、富含钙的食物（如牛奶或奶制品）可致乳－碱综合征。

# 维生素类、微量元素与矿物质类药

# 第一章 维生素类

## 维生素 $B_6$
## Vitamin $B_6$

**【其他名称】** 吡多素、吡多醇、吡多辛、菲力古、昊强、洁傲、抗炎素、羟基吡啶、申凯能、维他命 $B_6$、盐酸吡多醇、盐酸吡多辛、盐酸维生素 $B_6$、Adermin Hydrochloride、Adermine Hydrochloride、Beesix、Gravidox、Hexa-Betalin、Hexavibex、Pyridox、Pyridoxine、Pyridoxine Hydrochloride、Vitamin $B_6$ Hydrochloride、Vitaminum $B_6$、Vitaminum $B_6$ Hydrochloride

**【分类】** 维生素类、微量元素与矿物质类药\维生素类

**【制剂规格】** 片剂 10mg。

缓释片 50mg。

注射液 ① 1ml∶25mg。② 1ml∶50mg。③ 2ml∶50mg。④ 2ml∶100mg。

粉针剂 ① 50mg。② 100mg。③ 200mg。④ 300mg。

霜剂 12mg。

软膏 1.2%。

**【临床应用】**

**1. 说明书适应证**

（1）用于 Vit $B_6$ 的补充 ①发热、烫伤患者。②长期血透者。③先天性代谢障碍疾病（胱硫醚尿症、高草酸盐尿症、高胱氨酸尿症、黄嘌呤酸尿症）、吸收不良综合征伴肝胆系统疾病（如酒精中毒伴肝硬化）、肠道疾病（持续腹泻、乳糜泻、热带口炎性肠炎、Crohn 病）。④全胃肠道外营养、因摄入不足所致营养不良、进行性体重下降者。⑤胃切除术后、长期慢性感染、甲状腺功能亢进、充血性心力衰竭患者。⑥孕妇及哺乳妇女。

（2）防治 Vit $B_6$ 缺乏。

（3）防治异烟肼中毒。

（4）妊娠、放射病及抗癌药所致的呕吐。

（5）脂溢性皮炎。

（6）新生儿遗传性 Vit $B_6$ 依赖综合征。

（7）局部给药用于痤疮、酒糟鼻、脂溢性湿疹、铍皮症。

**2. 其他临床应用**

（1）防治因大量或长期服用异烟肼、肼屈嗪等引起的周围神经炎、失眠、不安。

（2）治疗肼类化合物中毒，如偏二甲基肼、甲基肼、异烟肼及含有甲基肼的毒蘑菇（鹿花菌菇）中毒。

（3）治疗青霉胺中毒所致的惊厥。

（4）用于乙二醇中毒的辅助治疗。

（5）治疗婴儿惊厥，孕妇使用可预防婴儿惊厥。

（6）WBC 减少。

（7）治疗糙皮病（与烟酰胺联用）。

**【用法用量】**

**1. 说明书用法用量**

（1）**一般用法** 50~100mg/ 次，qd.，i.h./i.m./i.v.。

（2）防治 Vit $B_6$ 缺乏症 ①片剂：10~20mg/ 次，tid.，p.o.，或 10~20mg/d，连用 3 周。②缓释片：50mg/ 次，1~2 次 /d，p.o.。

（3）药物中毒 皮下、肌内或静注：①环丝氨酸中毒：至少 300mg/d。②异烟肼中毒：每 1000mg 异烟肼用本药 1000mg 对抗。

（4）痤疮、酒渣鼻、脂溢性湿疹、铍皮症 将本药软膏涂搽于洗净的患处，2~3 次 /d。

**2. 其他用法用量**

[国内参考信息]

（1）Vit $B_6$ 依赖综合征 起始剂量为 30~600mg/d，p.o./i.m./i.v.，维持剂量为 50mg/d，p.o.，终生服用。

（2）Vit $B_6$ 缺乏症　10~20mg/d，p.o.，使用3周，以后改为2~3mg/d，p.o.，持续数周。也可30~60mg/d，p.o.，共3周，以后10~20mg/d，p.o.，持续数周。

（3）药物所致Vit $B_6$缺乏　①预防用量，10~50mg/d（使用青霉胺所致），p.o.；或100~300mg/d（使用环丝氨酸、乙硫异烟胺或异烟肼所致），p.o.。②治疗用量，50~200mg/d，p.o./i.m./i.v.，使用3周，以后改为25~100mg/d。

（4）先天性代谢障碍疾病（胱硫醚尿症、高草酸尿症、高胱氨酸尿症、黄嘌呤酸尿症）　100~500mg/d，p.o.。

（5）遗传性铁粒幼细胞贫血　200~600mg/d，p.o.，使用1~2个月，然后改为30~50mg/d，p.o.，终生服用。

（6）肼类化合物中毒惊厥　1~5g/次，加入GS中静注，之后继续静滴1~5g至惊厥停止。Max：10g/d。

（7）毒蘑菇中毒　25mg/（kg·次），i.v.，必要时可重复。Max：10g/d。

（8）其他毒物中毒所致恶心、呕吐　10~20mg/次，tid.，p.o.。或50~100mg/次，i.v.gtt.。

（9）WBC减少　50~100mg/次，qd.，i.v.（加入5%GS 20ml中）。

（10）酒精中毒　50mg/d，p.o.。

**【禁忌证】**

**说明书禁忌证**

对本药过敏者。

**【特殊人群用药】**

**儿童**　国外资料建议婴儿惊厥慎用。

**1. 说明书用法用量**

防治Vit $B_6$缺乏症　5~10mg/d，p.o.，连用3周。

**2. 其他用法用量**

［国内参考信息］

（1）Vit $B_6$依赖综合征　婴儿：维持剂量为2~10mg/d，p.o.，终生服用；＞1岁者：同成人。

（2）Vit $B_6$ 缺乏症　2.5~10mg/d，p.o.，使用3周，以后改为2~5mg/d，p.o.，持续数周。

**老人**　慎用。

**孕妇**　孕妇大剂量用药，可致新生儿出现Vit $B_6$依赖综合征。美国FDA妊娠安全性分级为：A级或C级（超过日推荐剂量）。

**哺乳妇女**　哺乳妇女使用推荐剂量对受乳儿无不良影响。

**【注意】**

（1）慎用　①过敏体质者。②同时使用左旋多巴者（国外资料）。

（2）对检验值/诊断的影响　尿胆原试验呈假阳性。

**【给药说明】**

（1）给药条件　①用于新生儿遗传性Vit $B_6$依赖综合征时，需在出生后1周内开始治疗，以预防贫血及智力减退。②本药缓释片应用温开水整片吞服，不得嚼碎。③本药软膏应避免接触眼和其他黏膜（如口、鼻等）。

（2）减量/停药条件　本药必须按剂量服用，不可超量，用药3周后应立即停药。

（3）其他　①对食欲缺乏、经前期紧张、刺激乳汁分泌、酒精中毒、哮喘、肾结石、精神病、偏头痛、痤疮及其他皮肤病，目前未能证实本药对其确切的疗效。本药不宜大剂量用于治疗未经证实有效的疾病。②推荐每日膳食中摄入Vit $B_6$的量为：＜3岁0.3~1mg；4~6岁1.1mg；7~10岁1.4mg；成人1.7~2mg（男）或1.4~1.6mg（女）；孕妇2.2mg；哺乳妇女2.1mg。

**【不良反应】**

（1）神经　2~6g/d持续用药数月：严重周围神经炎（神经感觉异常、进行性步态不稳、手足麻木等），停药后可缓解。注射给药：剧烈头痛。

（2）内分泌/代谢　高胱氨酸尿症患者用药：血清叶酸盐浓度降低。

（3）消化　口服：食欲缺乏、便秘。

（4）皮肤　皮肤刺激（如烧灼感）。如用药部位有烧灼感、红肿等情况，应停药，并将局部药物洗净。

（5）其他　过敏反应。200mg/d 持续 30d 以上：Vit $B_6$ 依赖综合征。

【相互作用】

（1）口服避孕药　促进本药的代谢灭活，本药亦可对抗口服避孕药所致的精神抑郁。

（2）雌激素　本药的体内活性降低，合用时应适当增加本药用量。

（3）氯霉素、环丝氨酸、乙硫异烟胺、盐酸肼屈嗪、环磷酰胺、免疫抑制药（如肾上腺皮质激素、环孢素、异烟肼、青霉胺等）对本药有拮抗作用或增加本药肾排泄率，从而引起贫血或周围神经炎。

（4）左旋多巴　本药小剂量（5mg/d）与左旋多巴合用，左旋多巴的抗震颤作用受拮抗，疗效降低，如同时加用脱羧酶抑制药（如卡比多巴）时，则对左旋多巴无影响。

（5）环磷酰胺、氟哌啶醇　上述药物引起的肝脏、胃肠道不良反应减轻。

（6）秋水仙碱　秋水仙碱的不良反应减轻。

（7）乌头碱　抑制乌头碱所致的心律失常。

（8）多潘立酮、铋剂　本药可预防多潘立酮、铋剂所致泌乳反应，并减轻多潘立酮的不良反应。

（9）Vit $B_1$　协同增强两者的止痛效果，缓解因外周神经疾病和脊髓疾病所致的疼痛。

（10）NSAID　NSAID 的止痛作用增强。

## 维生素 $B_{12}$
## Vitamin $B_{12}$

【其他名称】　动物蛋白质因子、钴胺素、抗恶性贫血维生素、氰钴胺、氰钴胺素、氰基钴胺、威可达、维克斯、维斯克、维生素乙$_{12}$、维他命 $B_{12}$、Berubigen、Cabadon M、Cobadoce Forte、Crystwel、Cyanocobalamin、Cyanocobalominum、Cyomin、Cyredin、Dodecavite、Dodex、Redisol、Vitamini $B_{12}$

【分类】　维生素类、微量元素与矿物质类药\维生素类

【制剂规格】　片剂　0.025mg。

注射液　① 1ml∶0.05mg。② 1ml∶0.1mg。③ 1ml∶0.25mg。④ 1ml∶0.5mg。⑤ 1ml∶1mg。

溶液　5ml（含 Vit $B_{12}$ 2.5mg，氯化钠 45mg）。

滴眼液　10ml∶2mg。

【临床应用】

1. 说明书适应证

（1）巨幼细胞性贫血。

（2）神经炎的辅助治疗。

（3）外用治疗放射性皮肤损伤（Ⅰ－Ⅱ度）。

（4）经眼给药用于眼部不适症状，如眼疲劳等。

2. 其他临床应用

（1）热带性或非热带性口炎性腹泻、肠道切除后引起的盲端形成和小肠憩室、短二叶裂头绦虫肠道寄生虫等所致 Vit $B_{12}$ 吸收障碍。

（2）以下病理生理状态时 Vit $B_{12}$ 的补充　①长期严格素食者。②吸收不良综合征、肝硬化及其他肝脏疾病、反复发作的溶血性贫血、甲状腺功能亢进症、慢性感染、恶性肿瘤（如胰及肠道癌肿）、严重肾病等患者。③孕妇及哺乳妇女。

（3）用于神经萎缩、肝炎、再障、WBC 减少等，一般用量较大，且疗效有争议。

【用法用量】

1. 说明书用法用量

（1）巨幼细胞性贫血　0.025~0.1mg/d，qd.，p.o./i.m. 或 0.05~0.2mg，qod.，p.o./i.m.。

（2）神经炎　用量与治疗巨幼细胞性贫血相比略微增加。

（3）眼部不适症状　滴眼液点眼，2~3

滴/次，tid.，可根据患者年龄、临床症状适当调整剂量。

2. 其他用法用量

[国内参考信息]

（1）Vit $B_{12}$ 缺乏症　起始剂量为25~100μg/d，qd.，i.m.；或50~200μg/d，qod.,i.m.，共用2周。对伴神经系统表现者，可增至500μg/d，i.m.，以后50~100μg/次，i.m.，2次/周，直至血象恢复正常。维持剂量为100μg/次，1次/月，i.m.。

（2）放射性皮肤损伤（Ⅰ–Ⅱ度）　将无菌纱布用本药外用溶液浸湿后敷在创面上，以后每隔4~5h在纱布上滴加外用溶液1次，以保持敷料湿润，一日更换纱布1次。

【禁忌证】

1. 说明书禁忌证

对本药过敏者。

2. 其他禁忌证

家族遗传性球后视神经炎（利伯病）及烟草中毒性弱视症。

【特殊人群用药】

**儿童**　避免同一部位反复肌注，尤其是新生儿、早产儿、婴幼儿。

1. 说明书用法用量

巨幼细胞性贫血　25~100μg/次，qd./qod.，i.m.。

2. 其他用法用量

[国内参考信息]

Vit $B_{12}$ 缺乏症　起始量为25~50μg/次，qod.，i.m.，共用2周；维持剂量为25~50μg/次，1次/月，i.m.。

**孕妇**　美国FDA妊娠安全性分级为:C级。

**哺乳妇女**　尚不明确。

【注意】

（1）慎用　①心脏病。②恶性肿瘤。③青光眼、眼剧烈疼痛及曾因使用滴眼液而引起过敏症状（如眼充血、瘙痒、肿胀、出疹等）者慎用本药滴眼液。④痛风。

（2）用药相关检查/监测项目　①血清Vit $B_{12}$ 浓度。②血钾浓度。

【给药说明】

（1）给药条件　①本药不能静脉给药。注射液可用于穴位封闭。②口服用于营养不良引起的Vit $B_{12}$ 缺乏症而肠道吸收功能正常者。小肠病变或胃回盲部切除后引起的Vit $B_{12}$ 缺乏症，本药口服无效。③恶性贫血者（内因子缺乏）口服本药无效，必须终身采用肌注给药。④与Vit $B_{12}$ 代谢无关的多种贫血、营养不良、病毒性肝炎、多发性硬化症、三叉神经痛、皮肤或精神疾病等，用本药治疗均无效，不宜滥用。⑤有神经系统损害者，在诊断未明确前不宜使用本药，以免掩盖临床表现。⑥本药滴眼液仅用于滴眼，不能作为角膜接触镜或软角膜接触镜的安装液。如药液出现浑浊，则不可使用。

（2）减量/停药条件　使用本药滴眼液后，如临床症状无改善或出现过敏症状，应停药。

（3）配伍信息　本药与氯丙嗪、Vit C、Vit $K_3$、GS存在配伍禁忌。

（4）其他　①抗生素可影响血清和RBC内Vit $B_{12}$ 含量的测定值（特别是应用微生物学检查方法时），出现假性低值。②Vit $B_{12}$ 缺乏可同时伴有叶酸缺乏，如以Vit $B_{12}$ 治疗，血象虽能改善，但可掩盖叶酸缺乏的临床表现，对该类患者宜同时补充叶酸，才能取得较好疗效。

【不良反应】

（1）内分泌/代谢　在开始治疗巨幼细胞贫血的48h内：严重低血钾。

（2）血液　长期应用：缺铁性贫血。

（3）免疫　痛风患者用药：血尿酸增高。

（4）消化　肌注：腹泻。

（5）呼吸　肌注：过敏性哮喘。

（6）皮肤　肌注：皮疹、瘙痒。

（7）其他　经眼给药：过敏反应、过敏性休克。

【相互作用】

（1）考来烯胺、活性炭　本药吸收减

少，疗效降低。

（2）氨基糖苷类抗生素、对氨水杨酸类药、抗惊厥药（如苯巴比妥、苯妥英钠、扑米酮）及秋水仙碱等　本药的肠道吸收减少。

（3）氯霉素　抑制骨髓造血功能，从而降低本药疗效。

（4）Vit C　可破坏 Vit $B_{12}$，故 Vit $B_{12}$ 缺乏者用药时不宜大量摄入 Vit C。

（5）叶酸　治疗巨幼细胞贫血的疗效提高。

## 维生素 E
## Vitamin E

**【其他名称】** 产妊酚、DL-α-生育酚、α-生育酚、生育酚、生育酚醋酸酯、维生素戊、Alpha Tocopheryl、DL-Alpha Tocopheryl、Dry Vitamin E、Tocopherol、Tocopherol Acetate

**【分类】** 维生素类、微量元素与矿物质类药\维生素类

**【制剂规格】** 片剂　① 1mg。② 5mg。③ 10mg。④ 50mg。⑤ 100mg。

**胶丸**　① 5mg。② 10mg。③ 50mg。④ 100mg。⑤ 200mg。

**口服溶液**　1ml∶50mg（相当于 dl-α 生育酚醋酸酯 50U）。

**粉剂**　每克含 Vit E 0.5mg。

**注射液**　① 1ml∶5mg。② 1ml∶50mg。

**【临床应用】**

**1. 说明书适应证**

（1）多种原因所致 Vit E 缺乏。

（2）心、脑血管疾病（冠心病、动脉硬化、脑血管硬化等）及肌肉营养障碍、习惯性流产、不孕症的辅助治疗。

（3）注射液仅用于棘红细胞增多症或吸收不良综合征。

**2. 其他临床应用**

（1）用于 Vit E 的补充　①肝胆疾病（肝硬化、胆道闭锁、阻塞性黄疸）、小肠疾病（乳糜泻、慢性吸收不良综合征、Crohn 病）、甲亢、胃切除术后患者。②蛋白质缺乏症或 β 脂蛋白缺乏、接受肠道外营养、进行性体重下降者。③孕妇及哺乳妇女。

（2）先兆流产、更年期综合征等的辅助治疗。

（3）早产儿、低体重儿、母亲有严重脂肪吸收不良的新生儿，也用于未进食强化维生素 E 奶粉的婴儿。

（4）外阴瘙痒、外阴萎缩、小腿痉挛、间歇性跛行、大骨节病等。

（5）延缓衰老、渗出性或炎症性皮肤病、皮肤角化症、脱毛症。

**【用法用量】**

**1. 说明书用法用量**

（1）疾病辅助治疗　50~100mg/次，2~3 次/d，p.o.。

（2）Vit E 缺乏　100mg/次，1~2 次/d，p.o.。

（3）棘红细胞增多症或吸收不良综合征　5~50mg/次，qd.，i.m.。

**2. 其他用法用量**

［国内参考信息］

（1）Vit E 缺乏　一般 10~100mg/次，2~3 次/d，p.o.，具体用量根据缺乏程度确定。

（2）间歇性跛行　300~600mg/d，p.o.，疗程 3 个月或更久。

**【禁忌证】**

**1. 说明书禁忌证**

对本药过敏者。

**2. 其他禁忌证**

婴儿严禁静脉给药（国外资料）。

**【特殊人群用药】**

**儿童**　据国外资料，婴儿严禁静脉给药。

**其他用法用量**

［国内参考信息］

Vit E 缺乏　一般 1mg/(kg·d)，p.o.，具体用量根据缺乏程度确定。

**孕妇**　本药可部分透过胎盘，胎儿仅能获

得母亲血药浓度的20%~30%。故对低体重儿，可因贮存少而致Vit E缺乏。美国FDA妊娠安全性分级为：A级。

**哺乳妇女**　尚不明确。

**其他**　Vit K缺乏者用药后可引起出血倾向。

**其他用法用量**

［国内参考信息］早产儿15~20mg/d，p.o.；慢性胆汁淤积患者使用本药水溶性制剂，15~25mg/d，p.o.。

**【注意】**

慎用　(1) Vit K缺乏而引起的低凝血酶原血症（用药后可能使病情加重）。(2) 缺铁性贫血。(3) 过敏体质者。

**【给药说明】**

(1) 给药条件　①本药水溶性制剂对预防因脂肪吸收不良所致的Vit E缺乏有效。患者胆酸降低时可给予上述制剂，必要时可适当增量。②本药不宜大剂量使用。如需长期服用，日剂量不宜超过200mg。

(2) 其他　① Vit E一日生理需要量：0~3岁，3~6mg；4~10岁，7mg；成年男性，10mg；成年女性，8mg；孕妇，10mg；哺乳妇女，11~12mg。一般正常膳食可供给一日需要量。②本药需要量与膳食中多价不饱和脂肪酸含量呈正相关。食物中硒、Vit A、含硫氨基酸不足时，或食物中含有大量不饱和脂肪酸时，机体对本药的需要量将大为增加。③缺铁性贫血者补铁时对Vit E的需要量增加。

**【不良反应】**

(1) 心血管　长期用药（＞300mg/d）：高血压、心绞痛加重。长期超剂量（＞800mg/d）：血栓性静脉炎或栓塞。

(2) 神经　长期大量（400~800mg/d）：头晕、头痛、眩晕。

(3) 内分泌/代谢　长期用药（＞300mg/d）：糖尿病；长期大量（400~800mg/d）：乳腺肿大、月经过多、闭经、低血糖、血清胆固醇及TG浓度升高等；长期超剂量（＞800mg/d）：内分泌功能（甲状腺、垂体和肾上腺）、性功能。

(4) 血液　长期超剂量（＞800mg/d）：血小板聚积、凝血因子Ⅱ降低。

(5) 免疫　长期用药（＞300mg/d）：免疫功能下降。

(6) 消化　长期大量（400~800mg/d）：唇炎、口角炎、恶心、呕吐、胃痉挛、腹泻、肠绞痛。

(7) 生殖　阴道出血。

(8) 骨骼肌肉　肌无力及肌病（伴有血肌酸激酶升高）。

(9) 皮肤　长期用药（＞300mg/d）：荨麻疹；长期大量（400~800mg/d）：皮肤皲裂；外用：接触性皮炎。

(10) 眼　长期大量（400~800mg/d）：视物模糊。

(11) 其他　长期用药（＞300mg/d）：乳腺癌；长期大量（400~800mg/d）：乏力软弱、流感样综合征。动物实验：创伤愈合速度减慢。

**【药物过量】**

(1) 剂量　400~800mg/d，长期服用。

(2) 表现　恶心、呕吐、眩晕、头痛、视物模糊、皮肤皲裂、唇炎、口角炎、腹泻、乳腺肿大、乏力。

(3) 处理意见　本药中毒所致的出血可用Vit K治疗。

**【相互作用】**

(1) 考来烯胺、考来替泊、矿物油、新霉素、硫糖铝等　干扰本药的吸收，不宜同服。

(2) 氢氧化铝　与大量氢氧化铝合用时，本药吸收减少。

(3) 口服避孕药　本药代谢加速。

(4) Vit A　促进Vit A的吸收、利用和肝脏贮存，并降低其中毒的风险；但本药过量时可减少Vit A的体内贮存。

(5) 雌激素　与雌激素长期大量合用时，可诱发血栓性静脉炎。

（6）香草醛及其衍生物　本药大剂量与香草醛及其衍生物合用，可致低凝血酶原血症，故应避免合用。

## 复方水溶性维生素
## Compound Water-Soluble Vitamin

【其他名称】 水乐维他、水乐维他 N、水溶性维生素、V 佳林、维佳林、欣维、Pancebrin、Soluvit N、Soluvita、Water-soluble vitamin

【成分】 Vit $B_1$、Vit $B_2$、烟酰胺、Vit $B_6$、泛酸、Vit C、生物素、叶酸、Vit $B_{12}$、甘氨酸。

【分类】 维生素类、微量元素与矿物质类药\维生素类

【制剂规格】 粉针剂　①每瓶含有：维生素 $B_1$ 3mg、维生素 $B_2$ 3.6mg、烟酰胺 40mg、维生素 $B_6$ 4mg、泛酸 15mg、维生素 C 100mg、生物素 60μg、叶酸 0.4mg、维生素 $B_{12}$ 5μg、甘氨酸 300mg。②每瓶含有：维生素 $B_1$ 3.1mg、维生素 $B_2$ 4.9mg、烟酰胺 40mg、维生素 $B_6$ 4.9mg、泛酸 16.5mg、维生素 C 113mg、生物素 60μg、叶酸 0.4mg、维生素 $B_{12}$ 5μg、甘氨酸 300mg。

【临床应用】

**说明书适应证**

补充每日各种水溶性维生素的生理需要。

【用法用量】

**说明书用法用量**

**一般用法**　1 瓶 /d，i.v.gtt.。

【禁忌证】

**说明书禁忌证**

对本药任一成分过敏者。

【特殊人群用药】

儿童

**说明书用法用量**

**一般用法**　①＜ 10kg：1/10 瓶 /（kg·d），i.v.gtt.。②＞ 10kg：同成人。

**孕妇**　尚不明确。

**哺乳妇女**　尚不明确。

【注意】

尚不明确。

【给药说明】

（1）给药条件　本药不可一次性大剂量静注。

（2）配伍信息　本药冻干粉针剂使用前可用以下溶液 10ml 溶解：①复方脂溶性维生素注射液（成人型，成人和＞ 11 岁儿童使用）。用其配制成的混合液加入脂肪乳注射液后再使用。②复方脂溶性维生素注射液（儿童型，＜ 11 岁儿童使用）。用其配制成的混合液加入脂肪乳注射液后再使用。③脂肪乳注射液。④无电解质的 GS。用其配制成的混合液可加入脂肪乳注射液中，也可加入 GS 中，在避光条件下于 24h 内使用。⑤注射用水。用其配制成的混合液，可加入脂肪乳注射液中，也可加入 GS 中，在避光条件下于 24h 内使用。

【不良反应】

其他　某些过敏性体质者用药后可出现过敏反应。

【药物过量】

水溶性维生素一般不会发生过多症，即使过量摄取，多余部分也会迅速排泄。

【相互作用】

（1）左旋多巴　Vit $B_6$ 能降低左旋多巴的作用。

（2）苯妥英钠　叶酸可降低苯妥英钠的血药浓度，并可掩盖恶性贫血症状。

（3）羟钴铵　Vit $B_{12}$ 可干扰大剂量羟钴铵治疗某些视神经疾病的疗效。

# 第二章　微量元素与矿物质类

## 葡萄糖酸锌
## Zinc Gluconate

【其他名称】 屏安、星感灵、星瑞灵、Zinc Gluconate Mixture

【分类】 维生素类、微量元素与矿物质类药\微量元素与矿物质类

【制剂规格】 片剂　① 35mg（相当于锌5mg）。② 70mg（相当于锌 10mg）。

咀嚼片　35mg（相当于锌 5mg）。

胶囊　174mg（相当于锌 25mg）。

颗粒　① 10g（相当于锌 10mg）。② 10g（相当于锌 15mg）。

合剂　① 5ml∶35mg（相当于锌 5mg）。② 10ml∶50mg（相当于锌 7mg）。③ 10ml∶70mg（相当于锌 10mg）。④ 100ml∶350mg（相当于锌 50mg）。

糖浆　① 10ml∶70mg（相当于锌 10mg）。② 100ml∶350mg（相当于锌 50mg）。

口服液　10ml∶35mg（相当于锌 5mg）。

鼻喷剂　200mg。

【临床应用】

1. 说明书适应证

（1）缺锌引起的生长发育迟缓、营养不良、畏食症、异食癖、口腔溃疡、皮肤痤疮等。

（2）鼻喷剂用于防治感冒，缓解感冒初期鼻充血、鼻塞、打喷嚏、流涕、咳嗽、咽喉肿痛、全身酸痛等症状，并有效缩短其病程。

2. 其他临床应用

（1）缺锌引起的游走性舌炎、结膜炎、肠病性肢端皮炎、类风湿关节炎、间歇性跛行以及男性性腺功能低下等。

（2）不能用青霉胺治疗的肝豆状核变性（Wilson 病）。

（3）非胰岛素依赖型糖尿病。

（4）提高机体免疫能力，延缓衰老。

【用法用量】

说明书用法用量

一般用法　以下用量均以锌计。（1）片剂：10~20mg/ 次，bid.，p.o.。（2）咀嚼片：10~20mg/ 次，bid.，咀嚼或含化。（3）胶囊：25mg/ 次，bid.，p.o.。（4）颗粒：10~20mg/ 次，bid.，p.o.。（5）口服液：10mg/ 次，bid.，p.o.。（6）鼻喷剂：每次每侧鼻腔喷 1 次，q.2~4h，不超过 6 次 /d。症状消退后可继续使用 1d。

【禁忌证】

说明书禁忌证

对本药过敏者。

【特殊人群用药】

儿童　＜3 岁儿童使用鼻喷剂应权衡利弊。

说明书用法用量

口服给药具体见表 17-2-1~ 表 17-2-3（以下均以锌计）：

表 17-2-1　片剂或咀嚼片用量

| 年龄（岁） | 标准体重（kg） | 用量（mg） | 用法 |
|---|---|---|---|
| 1~3 | 10~14 | 10 | bid. |
| 4~6 | 16~20 | 15 | bid. |
| 7~9 | 22~26 | 20 | bid. |
| 10~12 | 28~32 | 20 | bid. |

表 17-2-2　颗粒用量

| 年龄（岁） | 标准体重（kg） | 用量（mg） | 用法 |
|---|---|---|---|
| 1~3 | 10~14 | 10 | 分 3 次服用 |
| 4~6 | 16~20 | 15 | 分 3 次服用 |
| 7~9 | 22~26 | 20 | 分 3 次服用 |
| 10~12 | 28~32 | 20 | 分 3 次服用 |

表 17-2-3　口服液用量

| 年龄（岁） | 标准体重（kg） | 用量（mg） | 用法 |
| --- | --- | --- | --- |
| 1~3 | 10~15 | 5~7.5 | 分次服用 |
| 4~6 | 16~21 | 7.5~10 | 分次服用 |
| 7~9 | 22~27 | 10~12.5 | 分次服用 |
| 10~12 | 28~32 | 12.5~15 | 分次服用 |

**孕妇**　美国FDA妊娠安全性分级为：A级。

**哺乳妇女**　尚不明确。

**【注意】**

（1）慎用　①过敏体质者。②糖尿病。③血色沉着病纯合子（国外资料）。④青光眼患者应慎用锌滴眼液（国外资料）。

（2）用药相关检查/监测项目　①血清锌浓度。②治疗肝豆状核变性时应监测尿铜。

**【给药说明】**

（1）给药条件　①应在确认缺锌后才使用本药补锌，宜在餐后服用，以减少胃肠道刺激。②用于肝豆状核变性时，用药前1周停用青霉胺。应在进食前1h或进食后2~3h服用本药。③使用本药鼻喷剂前应先清洁鼻腔，将喷嘴顶端插入鼻腔约3mm（以避免插入过深药物对鼻产生刺激），每侧鼻腔喷药1次后，轻压鼻腔外部两侧约5秒钟，应避免同时使用其他经鼻给药的药物。如不慎入眼，应立即用水冲洗或对症治疗。

（2）其他　中国营养学会（1981）推荐，锌的生理需要量（以元素锌计）为：1~6个月婴儿，3mg/d；7~12个月婴儿，5mg/d；1~10岁儿童，10mg/d；＞11岁者15mg/d；孕妇20mg/d；乳母25mg/d。

**【不良反应】**

（1）血液　大剂量补锌：致铁粒幼RBC性贫血，出现严重淋巴细胞和多形核WBC功能受损以及明显HDL降低而不伴明显临床症状。

（2）消化　胃部不适、恶心、呕吐、便秘等，减量或停药后上述胃肠道刺激症状可减轻或消失。

（3）其他　过敏性皮疹。初次使用本药鼻喷剂或鼻黏膜破损者：使用本药鼻喷剂后可能有一过性轻微烧灼、刺激感。

**【相互作用】**

（1）四环素类、青霉胺等　上述药物作用降低，不能合用。

（2）多价磷酸盐、铝盐、钙盐、锶盐、碳酸盐、鞣酸、氢氧化物等　不能同用。

（3）牛奶、面包以及富含纤维素和植物酸的食物（如芹菜、菠菜、柠檬等）　服用本药时，不能进食上述食物。

# 营养药

# 第一章　肠内营养用药

## 短肽型肠内营养剂
## Enteral Nutrition with Short Peptide

**【其他名称】** 百普力、百普素、Pepti-2000 Variant、Peptison、Peptisorb

**【成分】** 短肽型肠内营养剂（粉）主要含麦芽糊精、乳清蛋白水解物、植物油、矿物质、维生素和微量元素等。

短肽型肠内营养剂（混悬液）主要含水、麦芽糊精、乳清蛋白水解物、植物油、矿物质、维生素和微量元素等。

**【分类】** 营养药\肠内营养用药

**【制剂规格】** **粉剂**　125g∶500kCal。

**混悬液**　500ml∶500kCal。

**【临床应用】**

**说明书适应证**

有胃肠道功能或部分胃肠道功能而不能或不愿吃足够数量的常规食物以满足机体营养需求的肠内营养治疗的患者：

（1）胰腺炎、感染性肠道疾病、肠瘘、短肠综合征、HIV 感染 /AIDS、接受放射或化疗的肠炎等代谢性胃肠道功能障碍。

（2）严重烧伤、创伤、脓毒血症、大手术后的恢复期等危重疾病。

（3）营养不良者术前喂养。

（4）术前或诊断前肠道准备。

**【用法用量】**

**说明书用法用量**

（1）普通患者　2000kCal/d，p.o. 或管饲。

（2）高代谢患者　可用至 4000kCal/d，p.o. 或管饲，以满足机体对能量需求的增加。

（3）初次胃肠道喂养者　从 1000kCal/d 开始，p.o. 或管饲，在 2~3d 内逐渐增至需要量。

**【禁忌证】**

**说明书禁忌证**

（1）对本药任一成分过敏者。

（2）对本药任一成分有先天性代谢障碍者。

（3）胃肠道功能衰竭。

（4）完全性小肠梗阻。

（5）严重腹腔内感染。

（6）顽固性腹泻等需要进行肠道休息处理者。

（7）婴儿（不适用）。

**【特殊人群用药】**

**儿童**　本药不适用于婴儿。1~5 岁儿童不能以本药作为单一营养来源。

**孕妇**　尚不明确。

**哺乳妇女**　尚不明确。

**肝功能不全者**　严重肝功能不全者慎用。

**肾功能不全 / 透析者**　严重肾功能不全者慎用。

**【注意】**

慎用　严重糖代谢异常。

**【给药说明】**

（1）给药条件　①本药严禁静脉输注。②本药可供糖尿病患者使用。③管饲时，将配好的溶液经喂养管滴至胃、十二指肠或空肠上段，开始滴速宜缓慢，正常滴速为 100~125ml/h。

（2）配伍信息　①本药不宜与其他药物混合使用。②本药（粉剂）溶液配制方法：每 125g 粉先用温开水 50ml 溶解，再用温开水稀释至 500ml，搅拌均匀即可。

（3）其他　本药开启后，于 4℃以下保存不能超过 24h。

**【不良反应】**

消化　腹泻、腹痛。

**【相互作用】**

尚不明确。

## 平衡型整蛋白肠内营养剂

**【其他名称】** 安素、加营素、纽纯素、纽荃历、能全素、瑞素、Ensure、Fresubin、Nutrison

**【成分】** 本药混悬液（能全力）主要含麦芽糊精、酪蛋白、植物油、膳食纤维、矿物质、维生素和微量元素等。

本药粉剂（能全素）主要含麦芽糊精、酪蛋白、植物油、矿物质、维生素和微量元素等。

本药乳剂每1000ml含成分如表18-1-1：

表18-1-1 整蛋白型肠内营养乳剂成分表

| 组分 | 含量 | | |
|---|---|---|---|
| | 无纤维型 | 纤维型 | |
| | 瑞素 | 瑞先 | 瑞能 |
| 蛋白质 | 38g | 56g | 58.5g |
| 脂肪 | 34g | 58g | 72g |
| 碳水化合物 | 138g | 188g | 104g |
| 膳食纤维 | – | 20g | 13g |
| 水 | 840ml | 780ml | 800ml |
| 钠 | 750mg | 1g | 1.6g |
| 钾 | 1.25g | 2.07g | 2.4g |
| 氯 | 850mg | 1.53g | 1.6g |
| 钙 | 600mg | 670mg | 670mg |
| 磷 | 470mg | 530mg | 630mg |
| 镁 | 200mg | 240mg | 270mg |
| 铁 | 10mg | 13.3mg | 13mg |
| 锌 | 7.5mg | 10mg | 10mg |
| 铜 | 1mg | 1.3mg | 1.3mg |
| 锰 | 2mg | 2.7mg | 2.7mg |
| 碘 | 100μg | 133μg | 133μg |
| 氟 | 1mg | 1.3mg | 1.3mg |
| 铬 | 50μg | 66.7μg | 66μg |
| 钼 | 75μg | 100μg | 100μg |
| 硒 | 37.5μg | 50μg | 67μg |
| 维生素A | 0.6mg | 0.7mg | 2mg |
| 维生素$D_3$ | 3.5μg | 4.6μg | 4.6μg |
| 维生素E | 7.5mg | 10mg | 27mg |
| 维生素$K_1$ | 50μg | 66μg | 66μg |
| 维生素$B_1$ | 1mg | 1.3mg | 1.3mg |
| 维生素$B_2$ | 1.3mg | 1.7mg | 1.7mg |
| 烟酰胺 | 9mg | 12mg | 12mg |
| 维生素$B_6$ | 1.2mg | 1.6mg | 1.6mg |
| 维生素$B_{12}$ | 2μg | 2.6μg | 2.6μg |
| 泛酸 | 3.5mg | 4.6mg | 4.6mg |
| 生物素 | 100μg | 130μg | 130μg |
| 叶酸 | 100μg | 130μg | 130μg |
| 维生素C | 45mg | 60mg | 80mg |
| 胆碱 | 200mg | 267mg | 266mg |

**【分类】** 营养药\肠内营养用药

**【制剂规格】** **混悬液** ① 500ml∶375kCal。② 500ml∶500kCal。③ 500ml∶750kCal。④ 1000ml∶1000kCal。

**粉剂** ① 320g∶1500kCal。② 400g。

**乳剂** ① 200ml。② 500ml。

**【临床应用】**

**说明书适应证**

（1）精神（或神经）性疾病或损伤、心肺疾病的恶病质、癌性恶病质、癌肿治疗晚期、AIDS、心功能不全、意识障碍、创伤或烧伤等引起的食欲缺乏。

（2）头颈部癌肿、颌面部损伤、颅面部或颈部术后、上消化道阻塞、咀嚼或吞咽困难、接受机械换气者等机械性胃肠道功能紊乱。

（3）严重胃肠道狭窄、肠瘘等代谢性胃肠道功能障碍。

（4）大面积烧伤、创伤、脓毒血症、大手术后恢复期等危重疾病。

（5）脂肪或ω-3脂肪酸需求增加者。

（6）营养不良者的术前喂养。

（7）术前或诊断前肠道准备。

【用法用量】

**说明书用法用量**

（1）普通患者　混悬液制剂或粉剂，2000kCal/d，口服或管饲。

（2）高代谢患者　混悬液制剂或粉剂，可用至 4000kCal/d，口服或管饲，可使用能量密度为 1.5kCal/ml 的产品。

（3）初次胃肠道喂养患者　混悬液制剂或粉剂，宜从 1000kCal/d 开始，口服或管饲，2~3d 内逐渐增至需要量。若患者耐受能力较差，也可从 0.75kCal/ml 的低浓度开始，使机体逐渐适应。

（4）以本药为唯一营养来源的患者　口服或管饲乳剂：①瑞素（无纤维型）：30ml（30kCal）/（kg·d）。②瑞先（高能量型）：一般能量需求时，20ml（30kCal）/（kg·d）；高能量需求时，30ml（45kCal）/（kg·d）。③瑞能（供肿瘤患者使用型）：非恶病质，20~25ml（约 30kCal）/（kg·d）；恶病质，30~40ml（约 40~50kCal）/（kg·d）。

（5）以本药为营养补充的患者　口服或管饲乳剂：①瑞素（无纤维型）：500~1000ml/d。②瑞先（高能量型）：约 500ml/d。③瑞能（供肿瘤患者使用型）：400~1200ml（520~1560kCal）/d。

【禁忌证】

**说明书禁忌证**

（1）对本药任一成分过敏者。

（2）严重消化或吸收功能不良、胃肠道功能衰竭者。

（3）消化道出血。

（4）急性胰腺炎。

（5）严重腹腔内感染。

（6）胃肠张力下降。

（7）肠梗阻。

（8）急腹症。

（9）顽固性腹泻等需要进行肠道休息处理者。

（10）严重短肠综合征。

（11）高排泄量的瘘。

（12）半乳糖血症患者。

（13）对本药所含物质有先天性代谢障碍者。

（14）严重肝、肾功能不全。

（15）婴儿禁用本药混悬液和粉剂。

【特殊人群用药】

**儿童**　本药乳剂用于儿童的经验不足，粉剂和混悬液制剂禁用于婴儿，且不宜作为 1~5 岁儿童的单一营养来源。

**孕妇**　尚不明确。

**哺乳妇女**　尚不明确。

**肝功能不全者**　严重肝功能不全者禁用。

**肾功能不全 / 透析者**　严重肾功能不全者禁用。

【注意】

（1）慎用　严重糖代谢异常者。

（2）用药相关检查 / 监测项目　监测体液平衡。

【给药说明】

（1）给药条件　①用药同时若摄入其他含 Vit A 的制剂，应考虑 Vit A 不应过量。②本药严禁静脉输注。其含膳食纤维型制剂不宜用于限制膳食纤维的患者。③对能量摄入较敏感者宜使用低能量制剂，心、肾功能不全者宜使用高能量制剂。④用药前应按患者的体重和营养情况计算一日剂量，并根据患者的代谢决定是否另需补钠。⑤本药混悬液制剂或粉剂溶解液经管饲给药时，通过喂养管滴至胃、十二指肠或空肠上段，开始滴速宜缓慢，正常滴速为 100~125ml/h。⑥本药乳剂经管饲给药时，应逐渐增加剂量，第 1 日滴速约为 20ml/h，以后每日增加 20ml/h 直至患者所需的一日剂量。最大滴速为 100ml/h（瑞能）或 125ml/h（瑞先、瑞素）。可通过重力或输液泵调整给药速度。⑦本药不宜与其他药混合使用。⑧本药粉剂需用温开水溶解：在容器中注入 500ml 温开水，加 1 听营养粉充分混合至完全溶解，再加温开水至 1500ml，轻轻搅拌混匀。或用所附的小匙取 9 平匙，溶于 50ml 温开水中充分混合，完全溶解后加温开水至 200ml，可满足少量使用的要求。⑨本药乳剂或混悬液制剂用前先摇匀。乳剂开启后于 2℃~10℃保存不宜> 24h；混悬液制剂或粉剂开启或溶解后于 4℃以下保存不宜> 24h。

（2）其他 ①本药混悬液和粉剂可供糖尿病患者使用。②用药期间应保证足量的液体摄入，以补充因纤维素排泄所丢失的水分。

**【不良反应】**

**消化** 恶心、呕吐、腹泻（给药速度过快）、腹胀、腹痛。

**【药物过量】**

表现 胃肠道反应（如恶心、呕吐、腹泻）。

**【相互作用】**

口服抗凝药（如香豆素类） 口服抗凝药可干扰 Vit K 代谢。

## 复方 α– 酮酸
## Compound α–Ketoacid

**【其他名称】** 开同、肾灵、Ketosteril

**【成分】** 每片（630mg）含消旋酮异亮氨酸钙 67mg、酮亮氨酸钙 101mg、酮苯丙氨酸钙 68mg、酮缬氨酸钙 86mg、消旋羟甲硫氨酸钙 59mg、L– 赖氨酸醋酸盐 105mg、L– 苏氨酸 53mg、L– 色氨酸 23mg、L– 组氨酸 38mg、L– 酪氨酸 30mg。每片总氮量为 36mg，总钙量为 1.25mmol（约 50mg）。

**【分类】** 营养药 \ 肠内营养用药

**【制剂规格】** 片剂 630mg。

**【临床应用】**

**1. 说明书适应证**

配合低蛋白饮食，防治因 CRF 造成蛋白质代谢失调引起的损害。

**2. 其他临床应用**

改善重度 CRF 者的营养状况。

**【用法用量】**

**说明书用法用量**

**一般用法** 2.52~5.04g（4~8 片）/ 次，tid.，p.o.。

**【禁忌证】**

**说明书禁忌证**

（1）高钙血症。

（2）氨基酸代谢紊乱。

（3）遗传性苯丙酮尿症。

**【特殊人群用药】**

**儿童** 有效性尚未确定。

**孕妇** 尚无使用经验。

**哺乳妇女** 尚无使用经验。

**肾功能不全 / 透析者** GFR < 25ml/min 者，本药配合不超过 40g/d（成人）的低蛋白饮食，可长期服用。

**【注意】**

用药相关检查 / 监测项目 定期监测血钙、血磷浓度。

**【给药说明】**

给药条件 （1）本药宜在进食时整片吞服。（2）一日供给热量宜为 35~40kCal/kg。（3）低蛋白饮食时成人蛋白质摄入量不高于 40g/d。使用本药时，CRF 代偿期伴有中度以上的 BUN 及肌酐潴留者，蛋白质摄入限制为 500~600mg/(kg·d)；CRF 失代偿期患者，限制为 300~400mg/（kg · d）。

**【不良反应】**

（1）内分泌 / 代谢 高钙血症（大量用药），应减少维生素的摄入；若持续存在，应减少本药剂量及其他含钙物质的摄入。

（2）消化 中上腹饱满感。

**【相互作用】**

（1）可络合钙的药物（如四环素类、环丙沙星、诺氟沙星、铁剂、氟化物和含雌莫司汀的药物等） 本药的吸收受影响，合用时至少间隔 2h。

（2）氢氧化铝 低磷血症加重或加速，联用时应减少氢氧化铝的摄入量。

（3）其他含钙药、抗酸药 高钙血症加重。

（4）强心苷 血钙升高可增加发生心律失常的风险，合用应注意。

# 第二章 氨基酸类肠外营养用药

## 复方氨基酸（14AA）
## Compound Amino Acid（14AA）

【其他名称】

【成分】 本药（3.0%）每 1000ml 的组分如下：异亮氨酸 2.1g、亮氨酸 2.7g、醋酸赖氨酸 3.1g、甲硫氨酸 1.6g、苯丙氨酸 1.7g、苏氨酸 1.2g、色氨酸 0.46g、缬氨酸 2.0g、丙氨酸 2.1g、精氨酸 2.9g、组氨酸 0.85g、脯氨酸 3.4g、丝氨酸 1.8g、甘氨酸 4.2g、亚硫酸氢钠 0.5g、甘油 30.0g。

本药（8.5%）每 1000ml 的组分如下：异亮氨酸 5.9g、亮氨酸 7.7g、醋酸赖氨酸 8.7g、甲硫氨酸 4.5g、苯丙氨酸 4.8g、苏氨酸 3.4g、色氨酸 1.3g、缬氨酸 5.6g、丙氨酸 6.0g、精氨酸 8.1g、组氨酸 2.4g、脯氨酸 9.5g、丝氨酸 5.0g、甘氨酸 11.9g、亚硫酸氢钠 0.5g。

【分类】 营养药 \ 氨基酸类肠外营养用药

【制剂规格】 注射液（3%） 250ml∶7.5g（总氨基酸）。

注射液（8.5%） 250ml∶21.2g（总氨基酸）。

【临床应用】

说明书适应证

（1）改善手术前后患者的营养状况。

（2）蛋白质消化和吸收障碍、蛋白质摄取不足或消耗过多等所致的轻度营养不良。

【用法用量】

说明书用法用量

一般用法 250~500ml/d，i.v.gtt.，严重消耗性疾病可增至 1000ml。滴速为 15~20 滴/min。可与高渗 GS 混匀后经中心静脉插管滴注，或与 5%~10%GS 混匀后经外周静脉缓慢滴注。

【禁忌证】

说明书禁忌证

（1）尿毒症。

（2）肝性脑病。

（3）氨基酸代谢障碍。

【特殊人群用药】

儿童

说明书用法用量

一般用法 新生儿，20ml/d，i.v.gtt.，15 滴（婴儿滴管）/min 或 2h 滴完。婴幼儿，50~100ml/d，i.v.gtt.，10~12 滴 /min。

孕妇 尚不明确。

哺乳妇女 尚不明确。

【注意】

（1）慎用 ①严重酸中毒。②充血性心力衰竭。

（2）用药相关检查 / 监测项目 监测电解质、pH 值及肝功能。

【给药说明】

给药条件 （1）使用本药时应供给足量葡萄糖，以提高氨基酸的利用率。（2）用药后若出现代谢性酸中毒和肝功能异常，应及时治疗。（3）用药时应严格控制滴速。（4）本药遇冷可能出现结晶，可加热至 60℃并缓慢摇动至完全溶解，待其降至 37℃左右再用。（5）用前检查药液。药液启封后应立即使用，剩余药液不可再用。

【不良反应】

（1）心血管 心悸、胸闷（滴速过快）。

（2）神经 头痛（滴速过快）。

（3）消化 胃肠道反应（滴速过快）。

（4）其他 发热（滴速过快）。

【相互作用】

尚不明确。

## 复方氨基酸（15AA）
## Compound Amino Acid（15AA）

【其他名称】 安复命、肝安

【成分】 本药（6.9%）每1000ml的组分如下：L-脯氨酸6.3g、L-色氨酸0.9g、L-丝氨酸3.3g、L-缬氨酸8.86g、L-丙氨酸4.0g、L-苏氨酸2.0g、L-精氨酸5.8g、L-亮氨酸13.78g、L-组氨酸1.6g、L-甲硫氨酸2.5g、L-异亮氨酸7.66g、L-苯丙氨酸3.2g、L-醋酸赖氨酸5.8g、L-半胱氨酸小于0.2g、甘氨酸3.3g。

本药（8%）每1000ml的组分如下：L-脯氨酸8.0g、L-色氨酸0.66g、L-丝氨酸5.0g、L-缬氨酸8.4g、L-丙氨酸7.7g、L-苏氨酸4.5g、L-精氨酸6.0g、L-亮氨酸11.0g、L-组氨酸2.4g、L-甲硫氨酸1.0g、L-异亮氨酸9.0g、L-苯丙氨酸1.0g、L-醋酸赖氨酸8.6g、L-盐酸半胱氨酸小于0.2g、甘氨酸9.0g、亚硫酸氢钠0.5g。

【分类】 营养药\氨基酸类肠外营养用药

【制剂规格】 注射液（6.9%） 250ml∶17.25g（总氨基酸）。

**注射液**（8%） 250ml∶20g（总氨基酸）。

【临床应用】

**1. 说明书适应证**

（1）用于肝硬化，亚急性、慢性重症肝炎及肝昏迷的治疗，并可作为慢性肝炎的支持治疗。

（2）改善手术前后患者的营养状况。

（3）用于蛋白质消化及吸收障碍，蛋白质消耗过多等所致的轻度营养不良。

**2. 其他临床应用**

用于大面积烧伤、创伤及严重感染等应激状态下肌肉分解代谢亢进、消化系统功能障碍、营养恶化及免疫功能下降的患者的营养支持。

【用法用量】

**1. 说明书用法用量**

**一般用法** 250~500ml/d，用适量5%或10%GS混合后缓慢静滴。

**2. 其他用法用量**

［国内参考信息］ 250~1000ml/d经中心静脉滴注（按氨基酸计算为0.5~1.5g/kg）。输注量应以患者的年龄、体重、营养状态、病情不同而定。

【禁忌证】

**1. 说明书禁忌证**

（1）尿毒症。

（2）肝性脑病。

（3）氨基酸代谢障碍。

**2. 其他禁忌证**

严重肝肾功能损害者不宜使用。

【特殊人群用药】

**儿童** 尚不明确。

**老人** 滴速应减慢。

**孕妇** 尚不明确。

**哺乳妇女** 尚不明确。

**肝功能不全者** 肝功能明显异常时慎用，严重者不宜使用。

**肾功能不全/透析者** 慎用，严重者不宜使用。

【注意】

（1）慎用 ①严重酸中毒。②充血性心力衰竭。

（2）用药相关检查/监测项目 监测肝功能。

【给药说明】

（1）减量/停药条件 若滴速过快出现不良反应，应立即减慢给药速度或暂停给药。

（2）配伍信息 ①经中心静脉长时间给药时，应与高渗葡萄糖（或脂肪乳）、维生素、电解质、微量元素等注射液联合应用，给予全面、合理的营养支持。②滴速应根据患者的年龄、体重、营养状态、病情确定，一般15~20滴/min。老年、体弱、重病者，滴速应减慢。③本药遇冷可能出现结晶，应微温溶解后，待其降至37℃并澄明后方可使用。④用前检查药液，应无浑浊、沉淀，瓶身无漏气。药液启封后应立即使用，剩余药液不能再用。

【不良反应】

（1）心血管 滴速过快：心悸。

（2）神经 滴速过快：头痛。

（3）消化 滴速过快：恶心、呕吐。

（4）其他 过敏反应（尤其是哮喘患者）。滴速过快：发热。

**【相互作用】**

尚不明确。

## 复方氨基酸（18AA）
## Compound Amino Acid（18AA）

**【其他名称】** 18氨基酸、复方氨基酸（18）、18种复合氨基酸、18种结晶氨基酸、Compound Amino Acid（18）、Vamin N

**【成分】** 本药由18种氨基酸组成：L-丙氨酸、盐酸赖氨酸、盐酸精氨酸、L-甲硫氨酸、L-门冬氨酸、L-苯丙氨酸、L-胱氨酸、L-脯氨酸、L-谷氨酸、L-丝氨酸、甘氨酸、L-苏氨酸、盐酸组氨酸、L-色氨酸、L-异亮氨酸、L-酪氨酸、L-亮氨酸、L-缬氨酸。

**【分类】** 营养药\氨基酸类肠外营养用药

**【制剂规格】** **注射液（5%）** ①250ml∶12.5g（总氨基酸）。②500ml∶25g（总氨基酸）。

**注射液（12%）** ①250ml∶30g（总氨基酸）。②500ml∶60g（总氨基酸）。

**【临床应用】**

**说明书适应证**

（1）蛋白质摄入不足、吸收障碍等氨基酸不能满足机体代谢需要的患者。

（2）免疫功能下降，发生低蛋白血症的患者。

（3）大面积烧伤、创伤、高分解代谢、体内蛋白大量丢失、负氮平衡的患者。

（4）改善外科手术前后患者的营养状况。

**【用法用量】**

**1. 说明书用法用量**

**一般用法** （1）5%注射液：250~500ml/次，1~4次/d，i.v.gtt.。（2）12%注射液：250ml/次，i.v.gtt.。

**2. 其他用法用量**

［国内参考信息］250~750ml/次，qd.，i.v.gtt.。或500~750ml/d，24h连续中心静脉滴注。

**【禁忌证】**

**1. 说明书禁忌证**

（1）对本药过敏者。

（2）肝性脑病昏迷或有向肝性脑病昏迷发展者。

（3）氨基酸代谢障碍。

（4）严重肝功能不全者。

（5）严重肾衰竭或尿毒症。

**2. 其他禁忌证**

（1）严重氮质血症。

（2）失代偿性心力衰竭、水肿、高钾血症。

**【特殊人群用药】**

**儿童**

**其他用法用量**

［国内参考信息］35~50ml/（kg·次），qd.，i.v.gtt.。

**老人** 高龄患者可减少剂量或减慢给药速度。

**孕妇** 权衡利弊。美国FDA妊娠安全性分级为：C级。

**哺乳妇女** 用药期间应停止哺乳。

**肝功能不全者** 轻中度肝功能不全者慎用，严重者禁用。

**肾功能不全/透析者** 轻中度肾功能不全者慎用，严重肾衰竭或尿毒症者禁用。

**【注意】**

（1）慎用 严重酸中毒、代偿性充血性心力衰竭。

（2）用药相关检查/监测项目 ①用药期间定期检查血清蛋白电泳、水电解质平衡、酸碱平衡和血糖。②大剂量使用或与电解质并用时，应注意监测和维持电解质、酸碱平衡。

**【给药说明】**

（1）给药条件 ①应严格控制滴速，尤

其当加入GS呈高渗状态并由外周静脉输注时。本药5%注射液可按40~50滴/min的速度静滴，12%注射液则应按20~30滴/min的速度静滴。②中心静脉滴注适用于需补充大量高浓度高渗氨基酸注射液、高浓度GS的重症患者或长期营养支持者。中心静脉滴注时应24h连续给药，并应根据年龄、体重、病情等适当增减剂量。③本药须与葡萄糖、脂肪乳同用以补充足够能量，提高氨基酸的利用率，也应同时补充电解质、微量元素和维生素。推荐非蛋白热卡和氮之比为150:1。④本药与高渗葡萄糖液同用时，可加用胰岛素。

（2）配伍信息　①避免本药与其他药物配伍。②本药注射液遇冷时如析出结晶，可加热至60℃并缓慢摇动，完全溶解后再使用。③用前检查溶液，应无浑浊、沉淀。开瓶后一次性使用，剩余药液不能贮存再用。

（3）其他　氨基酸溶液大多是高渗的，经周围静脉滴注时，可与中等浓度GS同时串输以稀释进入静脉后的渗透压，减少静脉炎的发生。

**【不良反应】**

（1）神经　头晕、头痛。静滴过快：意识障碍。

（2）内分泌/代谢　过量或快速输注可能引起代谢性酸中毒，可影响肝及肾功能。

（3）消化　恶心、呕吐。大量快速输液：胃酸分泌增加、溃疡病加重、氨基转移酶升高。长期大量输注：胆汁淤积、黄疸。

（4）呼吸　胸闷、呼吸困难。

（5）泌尿　大量快速输液：BUN升高。

（6）皮肤　静滴过快：面色潮红、皮疹、红斑。

（7）其他　寒战、发冷、发热、心悸、面部潮红、多汗等。本药含有抗氧化剂焦亚硫酸钠或亚硫酸氢钠，故可能会诱发过敏反应（尤其哮喘患者），表现为皮疹、瘙痒等，严重者可发生过敏性休克，如发生应立即停药。本药为高渗溶液，从周围静脉输注或滴注速度过快时，可能导致血栓性静脉炎和注射部位疼痛。

**【相互作用】**

尚不明确。

## 复方氨基酸（18AA-Ⅰ）
## Compound Amino Acid（18AA-Ⅰ）

**【其他名称】** 凡命、Vamin

**【成分】** 本药由18种氨基酸与钾、钠、钙、镁等无机盐组成，每1000ml药液的组分如下：谷氨酸9.0g、脯氨酸8.1g、丝氨酸7.5g、苯丙氨酸5.5g、亮氨酸5.3g、缬氨酸4.3g、门冬氨酸4.1g、异亮氨酸3.9g、盐酸赖氨酸4.9g、精氨酸3.3g、苏氨酸3.0g、丙氨酸3.0g、组氨酸2.4g、甘氨酸2.1g、甲硫氨酸1.9g、盐酸半胱氨酸0.145g、色氨酸1.0g、酪氨酸0.5g、氯化钙0.368g、氯化钾0.375g、硫酸镁0.37g、氢氧化钠2.0g、氢氧化钾0.84g、焦亚硫酸钠0.3g。

**【分类】** 营养药\氨基酸类肠外营养用药

**【制剂规格】** **注射液**　①250ml:17.5g（总氨基酸）。②500ml:35g（总氨基酸）。

**【临床应用】**

**说明书适应证**

（1）低蛋白血症。

（2）改善手术前后患者的营养状况。

**【用法用量】**

**说明书用法用量**

**一般用法**　500~2000ml/d，i.v.gtt.（40~50滴/min）。

**【禁忌证】**

**1. 说明书禁忌证**

（1）严重肝功能不全。

（2）严重肾功能不全或尿毒症。

（3）氨基酸代谢障碍。

**2. 其他禁忌证**

肝性脑病（或有此倾向者）。

**【特殊人群用药】**

**儿童**　严重疾病早产儿，由于有高苯丙氨酸血症的危险，使用本药应注意。

**说明书用法用量**

**一般用法** 婴幼儿：在开始使用的1周内逐渐加量。Max：30ml/（kg·d）。

**老人** 老年患者滴速应比成年人更缓慢。

**孕妇** 尚不明确。

**哺乳妇女** 尚不明确。

**肝功能不全者** 严重肝功能不全者禁用。

**肾功能不全/透析者** 严重肾功能不全或尿毒症患者禁用。肾功能损害者使用本药要谨慎，因血钾和组织内水平可能不一致，补钾要注意。

**【注意】**

用药相关检查/监测项目 大剂量使用或与电解质液同用时，应监测电解质和酸碱平衡。

**【给药说明】**

（1）给药条件 ①输注本药前，需纠正电解质、体液和酸碱紊乱。②服用洋地黄治疗的心脏病患者，使用本药要谨慎，因血钾和组织内水平可能不一致，补钾要注意。

（2）配伍信息 ①本药应与GS或脂肪乳剂合用，以提高氨基酸的利用率。②本药静滴时速度须缓慢，成人约为100ml/h（或25滴/min）。老人及重症患者更需缓慢滴注。③本药可与葡萄糖、脂肪乳及其他营养要素混合后经中心或周围静脉连续滴注16~24h。④本药遇冷可能出现结晶，可加热至60℃并缓慢摇动，完全溶解后再使用。⑤用前检查溶液，应无浑浊、沉淀。开瓶后一次性使用，剩余药液不宜贮存再用。

**【不良反应】**

（1）神经 头晕、头痛。

（2）内分泌/代谢 过量或快速输注可能引起代谢性酸中毒，可影响肝及肾功能。

（3）消化 恶心、呕吐。

（4）呼吸 胸闷、呼吸困难。

（5）其他 寒战、发冷、发热、心悸、面部潮红、多汗等。本药含有抗氧化剂焦亚硫酸钠或亚硫酸氢钠，可能会诱发过敏反应（尤其哮喘患者），表现为皮疹、瘙痒等，严重者可发生过敏性休克，如发生应立即停药。本药为高渗溶液，从周围静脉输注或滴注速度过快时，可能导致血栓性静脉炎和注射部位疼痛。

**【相互作用】**

尚不明确。

## 复方氨基酸（3AA）
## Compound Amino Acid（3AA）

**【其他名称】** 阿美尼康、3-复合结晶支链氨基酸、肝活命、3-支链氨基酸、支链氨基酸3H、Amino Acids Branch 3H

**【成分】** 本药每1000ml中含L-缬氨酸12.6g、L-亮氨酸16.5g、L-异亮氨酸13.5g。

**【分类】** 营养药\氨基酸类肠外营养用药

**【制剂规格】** **注射液** 250ml∶10.65g（总氨基酸）。

**【临床应用】**

**说明书适应证**

（1）肝性脑病、重症肝炎以及肝硬化、慢性活动性肝炎。

（2）肝胆外科手术前后。

**【用法用量】**

**1. 说明书用法用量**

**一般用法** 250~500ml/d，i.v.gtt.，也可与适量5%~10% GS混合后缓慢静滴。

**2. 其他用法用量**

［国内参考信息］ 0.68~0.87g/（kg·d），中心静脉滴注，相当于500~750ml/d，与25%~50%高渗GS等量混匀后缓慢滴注。

**【禁忌证】**

（1）严重肾功能损害者。

（2）氨基酸代谢障碍者。

**其他禁忌证**

心功能不全者禁用。

**【特殊人群用药】**

**儿童** 可减量使用。

**老人** 易发生过敏反应，使用时应慎重。

**孕妇** 尚不明确。

**哺乳妇女** 尚不明确。

**肾功能不全 / 透析者** 慎用。严重肾功能损害者禁用。

**【注意】**

用药相关检查 / 监测项目 应监测水和电解质平衡。

**【给药说明】**

（1）给药条件 ①用药时滴速不宜过快，不超过 40 滴 /min。②重度食管静脉曲张者，应控制滴速和用量。③大量胸水、腹水患者，应避免输液量过多。④患者神志清醒后剂量可减半。疗程一般为 10~15d。

（2）配伍信息 ①本药遇冷易析出结晶，宜微温溶解后再用。②用前检查药液，应无浑浊。启封后应一次用完，剩余药液不能保存再用。

（3）其他 非肝病使用氨基酸时应注意肝功能和精神症状的出现。

**【不良反应】**

（1）心血管 心悸（静滴过快）。未稀释或输注速度过快：循环衰竭。

（2）神经 输注速度过快：头痛（尤其是危重患者和老年人）。

（3）消化 恶心、呕吐（静滴过快）。

（4）呼吸 未稀释或输注速度过快：胸闷、呼衰。

（5）其他 发热（静滴过快）。

**【相互作用】**

尚不明确。

# 第三章 脂肪乳类肠外营养用药

## ω-3 鱼油脂肪乳
## ω-3 Fish Oil Fat Emulsion

【其他名称】 尤文、Omegaven

【成分】 本药每100ml的组分如下：精制鱼油10g其中二十碳五烯酸（EPA）1.25~2.82g、二十二碳六烯酸（DHA）1.44~3.09g、豆蔻酸0.1~0.6g、棕榈酸0.25~1.0g、棕榈烯酸0.3~0.9g、硬脂酸0.05~0.2g、油酸0.6~1.3g、亚油酸0.1~0.7g、亚麻酸≤0.2g、十八碳四烯酸0.05~0.4g、二十烷酸0.05~0.3g、花生四烯酸0.1~0.4g、二十二烷酸≤0.15g、鲱油酸0.15~0.45g、维生素E 0.015~0.0296g、甘油2.5g、精制卵磷脂1.2g、油酸钠（适量）、氢氧化钠（适量）。

【分类】 营养药\脂肪乳类肠外营养用药

【制剂规格】 **注射液** ① 50ml:（精制鱼油5g，卵磷脂0.6g）。② 100ml:（精制鱼油10g，卵磷脂1.2g）。

【临床应用】

**说明书适应证**

肠外营养中补充长链ω-3脂肪酸（尤其是EPA与DHA）。

【用法用量】

**说明书用法用量**

肠外营养 与其他脂肪乳同用。脂肪输注总量1~2g/（kg·d），本药所提供的鱼油应占每日脂肪输入量的10%~20%。可通过中心静脉或外周静脉滴注。1~2ml/（kg·d）（相当于鱼油0.1~0.2g/kg），最大滴速不超过0.5ml/（kg·h）[相当于不超过鱼油0.05g/（kg·h）]。连用时间不大于4周。

【禁忌证】

**说明书禁忌证**

（1）对鱼或鸡蛋蛋白过敏者。

（2）脂质代谢受损者。

（3）严重出血性疾病。

（4）未控制的糖尿病患者。

（5）虚脱（或休克）、近期心肌梗死、脑卒中、栓塞及不明原因昏迷等急症或危及生命的疾病患者。

（6）严重肝功能不全（临床经验有限）。

（7）严重肾功能不全（临床经验有限）。

（8）孕妇和哺乳妇女。

（9）儿童。

（10）肠外营养的一般禁忌证，如低钾血症、低渗性脱水、代谢不稳定和酸中毒。

【特殊人群用药】

**儿童** 禁用。

**孕妇** 禁用。

**哺乳妇女** 禁用。

**肝功能不全者** 禁用。

**肾功能不全/透析者** 肾功能不全者禁用。

【注意】

（1）慎用 接受抗凝治疗者。

（2）用药相关检查/监测项目 ①每日检查血清三酰甘油水平，定期检查血糖、酸碱平衡、体液平衡、血电解质、血细胞计数。②接受抗凝治疗者应定期检查出血时间。

【给药说明】

（1）减量/停药条件 脂肪乳输注期间，血清三酰甘油浓度不应＞3mmol/L。一旦＞3mmol/L或出现代谢超负荷的征象，应停用脂肪乳。如需继续滴注，应减量。此外，输注期间出现血糖显著升高，也应停药。

（2）配伍信息 ①本药与多价阳离子（如钙离子）混合使用时，可能出现不相容性，尤其是与肝素共用时。②本药使用前应摇匀。检查溶液是否均匀、容器有否损坏。输注过程中应使用不含邻苯二钾酸盐的设备。③药液开启后应立即在无菌条件下与脂肪乳或含脂溶性维生素的脂肪乳混合，并尽早使用（配制后的混合液应在24h内完成输注）。在保证相容性的前提下，本药混合脂肪乳后，可与其他药液（如氨基酸溶液、碳水化合物溶液）同时输注。④开瓶后一次未配制完的药液应丢弃，未使用完的已配制的药液也应丢弃。⑤严格控制滴注剂量和最大滴速，避免出现代谢超负荷现象，尤其与棉籽油脂肪乳合用时。

（3）其他 本药渗透压为308~376mOsm/kg，pH值为7.5~8.7，每100ml药液可供能112kCal（或470KJ）。

【不良反应】

（1）内分泌/代谢 代谢性酸中毒（严重过量输注本药而未同时输注碳水化合物时可能导致）、高血糖（代谢超负荷时）。

（2）血液 ①出血时间延长、血小板凝集抑制。②代谢超负荷时可出现脾肿大、凝血指标改变（如出血时间、CT、PT、血小板计数）、出血及出血倾向、贫血、WBC减少、血小板减少、高血脂。

（3）消化 胃痛、肝肿大（伴或不伴黄疸）、病理性肝功能改变，见于代谢超负荷时。

（4）其他 ①可能感觉鱼腥味。②代谢超负荷时可出现发热、头疼及疲劳等。③滴注脂肪乳时可能出现体温轻度升高、热/冷感、寒战、潮红或紫绀、食欲缺乏、恶心、呕吐、呼吸困难、头痛、胸痛、腰背痛、骨痛、阴茎异常勃起、血压升高或降低、过敏反应（如红斑）等。

【相互作用】

抗凝药 抗凝药的抗凝作用增强，合用时应考虑减少抗凝药的用量。

## 中-长链脂肪乳

## Medium and Long Chain Fat Emulsion

【其他名称】 力保肪宁、力能、力文、MCT、中-长链脂肪乳（$C_{6\sim24}$）、中-长链脂肪乳（$C_{8\sim24}V_e$）、Lipofundin、Lipovenoes、Medium and Long Chain Fat Emulsion（$C_{6\sim24}$）、Medium and Long Chain Fat Emulsion（C 8 ~ 24Ve）、Structolipid

【成分】 大豆油长链TG、中链TG、磷脂酰胆碱

【分类】 营养药\脂肪乳类肠外营养用药

【制剂规格】 **注射液** ①100ml（大豆油5g、MCT 5g、卵磷脂1.2g、甘油2.5g）。②100ml（大豆油10g、MCT 10g、卵磷脂1.2g、甘油2.5g）。③250ml（大豆油12.5g、MCT 12.5g、卵磷脂3g、甘油6.25g）。④250ml（大豆油25g、MCT 25g、卵磷脂3g、甘油6.25g）。⑤500ml（大豆油25g、MCT 25g、卵磷脂6g、甘油12.5g）。⑥500ml（大豆油50g、MCT 50g、卵磷脂6g、甘油12.5g）。

【临床应用】

**说明书适应证**

用于必需脂肪酸缺乏及需补充能量者，如胃肠外营养等。

【用法用量】

**说明书用法用量**

**一般用法** 10%注射液：10~20ml/(kg·d)，i.v.gtt.，最初30min内滴速不应＞0.5~1.0ml/(kg·h)（约10~15滴/min），此期间若无不良反应，可将速度增至1.5~2.0ml/(kg·h)（约30滴/min）；20%注射液：5~10ml/(kg·d)，i.v.gtt.，最初30min内滴速不应＞0.25~0.5ml/(kg·h)（约10滴/min），此期间若无不良反应，可将速度增至0.75~1.0ml/(kg·h)（约20滴/min）。每日脂肪乳输注时间不应＜16h，最好连续给药24h。

【禁忌证】

**说明书禁忌证**

（1）脂肪代谢异常者（如病理性血脂过多）。

（2）脂性肾病。

（3）严重凝血障碍。

（4）脂肪栓塞、急性血栓栓塞。

（5）急性心肌梗死、脑卒中。

（6）伴有酸中毒和缺氧的严重脓毒血症。

（7）酮症酸中毒昏迷和糖尿病性前期昏迷。

（8）休克。

（9）急性胰腺炎伴高脂血症。

（10）严重肝损伤。

【特殊人群用药】

**儿童** 尚无用药经验。婴儿对脂肪清除能力差，脂肪可能聚积于肺而致婴儿死亡。

**1. 说明书用法用量**

**一般用法** 新生儿：可用至 3g（脂肪）/（kg·d）。

**2. 其他用法用量**

［国内参考信息］ 新生儿、婴儿：0.5~4g/（kg·d），i.v.gtt.，滴速不超过 0.17g/（kg·h）。

**孕妇** 美国 FDA 妊娠安全性分级为：C 级。

**哺乳妇女** 尚不明确。

**肝功能不全者** 慎用，肝严重损伤者应禁用。

**肾功能不全 / 透析者** 慎用。

【注意】

（1）慎用 ①可疑肺动脉高压。②甲低（伴有高脂血症）。③急性出血坏死性胰腺炎。④肝内胆汁淤积。⑤败血症。⑥单核－吞噬细胞系统疾病。⑦糖尿病酮症酸中毒。⑧多种原因引起的酸中毒。⑨代谢不稳定、未经治疗的水电解质代谢紊乱。

（2）用药相关检查 / 监测项目 ①每周应检查血常规、血小板计数、血沉、凝血功能等。②定期检查血糖、血电解质、酸碱平衡等。③用药 1 周以上须做脂肪廓清试验。④长期用药应定期检测肝功能、血胆固醇、游离脂肪酸及 TG。

【给药说明】

配伍信息 ①使用本药应同时使用糖类输液，糖类输液提供的能量应不少于 40%。②通过 Y 型接头，本药可与葡萄糖和氨基酸溶液经外周或中心静脉输入；在相容和稳定性得到确证的前提下，本药可与其他营养素在混合袋内混合后使用。③一般情况下，本药不宜与电解质、其他药物或其他附加剂在同一瓶内混合。④输注脂肪乳应尽可能的慢，太快输入会引起液体和 / 或脂肪负荷过重，从而导致血浆中电解质浓度稀释，体内水潴留，肺水肿，肺弥散能力受损。

【不良反应】

其他直接与脂肪乳有关的不良反应一般分为两类：①即发型反应：呼吸困难、紫绀、变态反应、高脂血症、凝固性过高、恶心、呕吐、头痛、潮红、发热、出汗、寒颤、嗜睡及胸骨痛等。②迟发型反应：肝脏肿大、中央小叶胆汁郁积性黄疸、脾肿大、血小板减少、白细胞减少、短暂性肝功能改变及脂肪过量综合征。有报道网状内皮系统褐色素沉着，也称“静脉性脂肪色素”，原因未明。

【药物过量】

（1）表现 严重输注本药过量且没有给予碳水化合物，可能导致代谢性酸中毒。

（2）处理意见 治疗过程中如出现脂肪过量，应停止输入本药，检查血中甘油三酯水平，恢复正常后方再使用。

【相互作用】

尚不明确。

# 第四章　其他肠外营养用药

## 丙氨酰谷氨酰胺
## Alanyl Glutamine

【其他名称】 重太、谷二安、力太、力肽、N（2）–L– 丙氨酰 –L– 谷氨酰胺、培尔吉、欣坤畅、仲新太、Dipeptiven、L–alanyl–Lglutamine、N（2）–L–Alanyl–L–Glutamine

【分类】 营养药＼其他肠外营养用药

【制剂规格】 注射液　① 50ml：10g。② 100ml：20g。

【临床应用】

**说明书适应证**

作为肠外营养中氨基酸溶液的补充，适用于需补充谷氨酰胺者，包括处于分解代谢和高代谢状况的患者。

【用法用量】

**说明书用法用量**

**一般用法**　肠外营养时，Max（氨基酸）：2g/（kg·d），本药提供的氨基酸量不应＞全部氨基酸供给量的 20%。0.3~0.4g/（kg·d），i.v.gtt.。Max：0.4g/（kg·d）。氨基酸需要量为 1.5g/（kg·d）时，其中 0.3g 由本药提供，1.2g 由载体溶液提供；氨基酸需要量为 2g/（kg·d）时，其中 0.4g 由本药提供，1.6g 由载体溶液提供。用药时根据载体溶液确定滴速，但不应＞0.1g/（kg·h）。连续使用不超过 3 周。

【禁忌证】

**说明书禁忌证**

（1）Ccr＜25ml/min。

（2）严重肝功能不全。

【特殊人群用药】

**儿童**　临床资料不足，不推荐使用。

**老人**　无禁忌的老年患者可使用本药。

**孕妇**　临床资料不足，不推荐使用。

**哺乳妇女**　临床资料不足，不推荐使用。

**肝功能不全者**　严重肝功能不全者禁用。

**肾功能不全／透析者**　Ccr＜25ml/min 者禁用。

【注意】

**用药相关检查／监测项目**　①监测 ALP、ALT、AST 和酸碱平衡。②对代偿性肝功能不全者，建议定期监测肝功能。

【给药说明】

配伍信息　（1）本药为高浓度溶液，不可直接使用，必须与可配伍的氨基酸溶液或含有氨基酸的溶液混合后滴注。（2）1 体积本药应与至少 5 体积载体溶液混合，其中本药的最大浓度不应＞3.5%。（3）应在洁净的环境中配制溶液，并保证溶液完全混匀。不能将其他药物加入混匀后的溶液中。④本药中加入其他成分后，不能再贮藏。

【不良反应】

滴速过快时，可见以下不良反应，应立即停药。

（1）消化　恶心、呕吐。

（2）其他　寒颤。

【相互作用】

尚不明确。

# 第五章 其他营养药

## 左卡尼汀
## Levocarnitine

【其他名称】 奥贝利、澳枢捷、贝康亭、东维力、盖雷、卡尔特、克非、可尼尤、可谱妥、康亭、可益能、律定方、雷卡、尼迪多、尼尔、双成博维、威乐瑞、欣力健、芯能、誉利、卓卡、左旋卡尼汀、左旋肉毒碱、佐益汀、Carnitene、Cartan

【分类】 营养药\其他营养药

【制剂规格】 口服液 10ml∶1g。

片剂 330mg。

注射液 5ml∶1g。

粉针剂 ① 0.5g。② 1g。

【临床应用】

1. 说明书适应证

（1）改善原发性和继发性卡尼汀缺乏症状。

（2）冠心病引起的心肌代谢损害。

2. 其他临床应用

改善潜在的有机酸血症症状（国外资料）。

【用法用量】

1. 说明书用法用量

（1）卡尼汀缺乏症 ① 1~3g/d，分 1~3 次在餐时或餐后服。②对于 CRF 长期血透后所致卡尼汀缺乏者，每次血透后推荐起始量 10~20mg/kg，静脉给药。可溶于 5~10ml 注射用水中，2~3min 给 1 次，血浆左卡尼汀谷浓度低于正常范围（40~50μmol/L）立即开始治疗，在治疗第 3 或第 4 周时调整剂量（如在血透后 5mg/kg）。

（2）急性心肌梗死 建议 100~200mg/（kg · d），分 4 次缓慢静推或在最初 48h 内静滴；此后的监护期剂量减半。

（3）心源性休克 患者须连续静脉给药直至休克恢复。

2. 其他用法用量

［国外参考信息］

（1）卡尼汀缺乏症 ①初始量 1g/d，p.o.。体重 50kg 者，1~3g/d（口服溶液 10~30ml/d），q.3~4h。根据耐受程度、治疗反应渐增。片剂：990mg/d，分 2~3 次餐时服。②静脉给药，推荐 50mg/kg，分 3~4 次（频率不可少于 q.6h）缓慢静脉推注或输注（2~3min）。对有严重代谢危象者，通常给负荷量，随后 24h 给等效剂量，以后 50mg/（kg · d），或视治疗情况定。Max：≤ 300mg/kg。

（2）肾脏终末期疾病 ①初始量 10~20mg/kg，每次血透后，缓慢静注（2~3min）。治疗前应明确血浆左卡尼汀水平低于正常范围。②静脉维持量：根据透析前血浆左卡尼汀含量调整剂量，通常＜ 40μmol/L。早期剂量调整在治疗 3~4 周后。

【禁忌证】

说明书禁忌证

对本药过敏者。

【特殊人群用药】

儿童

1. 说明书用法用量

卡尼汀缺乏症 起始量 50mg/kg，p.o.，根据需要和耐受性缓慢增量，常用量 50~100mg/kg（Max：3g/d），餐时服。

2. 其他用法用量

［国外参考信息］

（1）卡尼汀缺乏症 ①口服溶液：开始 50mg/（kg · d），p.o.（分次服），必要时可增至 3g/d。婴幼儿推荐 50~100mg/（kg · d）口服溶液 0.5~1ml/（kg · d），q.3~4h。片剂：初始 50mg/（kg · d），用餐时服，必要时缓慢增量。常用量 50~100mg/（kg · d），Max：

≤ 3g/d。②静脉给药，推荐量 50mg/kg，分 3~4 次（频率不可少于 q.6h）缓慢静脉推注或输注（2~3min）。对有严重代谢危象者，通常予负荷量，随后 24h 给等效剂量，以后 50mg/（kg · d），或视治疗情况定。Max：≤ 300mg/kg。

（2）肾脏终末期疾病　①初始量 10~20mg/kg，每次血透后缓慢静注（2~3min）。治疗前应明确血浆左卡尼汀水平在正常范围以下。②静脉给药的维持剂量应根据透析前血浆左卡尼汀的含量调整，通常＜ 40μmol/L。早期的剂量调整在治疗 3~4 周后。

**孕妇**　权衡利弊。美国 FDA 妊娠安全性分级为：C 级。

**哺乳妇女**　权衡利弊。

**肾功能不全 / 透析者**　对于严重缺乏免疫力的肾病患者或进行透析的肾病终末期患者，尚不明确本药的有效及安全剂量。肾功能不全者如持续高剂量给药，可能导致潜在的毒性代谢产物累积。国外资料建议肾功能不全者慎用。

**说明书用法用量**

卡尼汀缺乏症　CRF 腹透成年患者的推荐剂量为 1g/ 次，bid.，p.o.，两次服药应间隔 12h。

**【注意】**

用药相关检查 / 监测项目　（1）治疗前检测血浆卡尼汀浓度（血浆游离卡尼汀水平为 35~60mmol/L），然后 1 次 / 周或 1 次 / 月。（2）治疗期间还应监测血生化、生命体征、全身状况。（3）接受胰岛素或口服降血糖药治疗的糖尿病患者，给予本药后可引起低血糖症，应经常监测其血糖水平，以便调整降糖治疗。

**【给药说明】**

给药条件　（1）使用丙戊酸者需增加本药的用量。（2）为降低味觉疲乏，本药口服溶液可与饮料及其他液体食物混合后缓慢服下。

**【不良反应】**

（1）心血管　血压升高或降低、心动过速、房性纤颤、ECG 改变（CRF 患者静注）。

（2）神经　头晕、头痛、失眠、诱发癫痫、增加癫痫的严重性及发作频率。

（3）精神　压抑、感觉异常（高剂量）。

（4）内分泌 / 代谢　甲状腺功能异常、高钙血症、高钾血症、血容量增多症。

（5）血液　贫血。

（6）消化　①胃炎、口干、消化不良、味觉紊乱（口服）。②一过性恶心、呕吐、腹泻、胃灼热，减慢给药速度或将药物稀释可减少发生。

（7）呼吸　胸痛、咳嗽、咽喉炎、鼻炎、感冒症状。

（8）泌尿　肾功能异常、尿液变色。

（9）骨骼肌肉　轻度肌无力症状（尿毒症患者）、肌无力、全身疲乏。

（10）皮肤　瘙痒、皮疹。

（11）眼　视物模糊。

（12）其他　注射部位疼痛。

**【药物过量】**

（1）剂量　口服本药在老鼠的 $LD_{50}$ 是 19.2g/kg，静脉是 5.4g/kg。

（2）表现　尚无本药过量引起毒性的报道，大剂量可引起腹泻。

**【相互作用】**

醋硝香豆素　轻度心衰者进行心脏瓣膜置换术后，口服本药 1g/d，可增强醋硝香豆素的抗凝作用。

# 皮肤科用药

# 第一章 皮肤用肾上腺皮质激素

## 卤米松
## Halometasone

【其他名称】 澳能、氟氯米松、氯二氟美松、卤甲松、卤美地松、卤米松一水合物、卤美他松、三卤米他松、适确得、Halometasone Monohydrate、Sicorten

【分类】 皮肤科用药\皮肤用肾上腺皮质激素

【制剂规格】 **软膏** 0.05%。

**乳膏** ① 5g∶2.5mg。② 10g∶5mg。③ 15g∶7.5mg。

**霜剂** 0.05%。

【临床应用】

**1. 说明书适应证**

外用肾上腺糖皮质激素类药有效的非感染性炎症性皮肤病，如脂溢性皮炎、接触性皮炎、特应性皮炎、局限性神经性皮炎、钱币状皮炎和寻常型银屑病等。

**2. 其他临床应用**

对白癜风有较好疗效。

【用法用量】

**说明书用法用量**

**一般用法** 薄层外涂于患处，轻轻揉匀，1~2 次 /d。可酌情采用多孔绷带包扎（通常不用封闭包扎，对小面积顽固皮损可短期封包）。

【禁忌证】

**说明书禁忌证**

（1）对本药过敏。

（2）细菌及病毒感染性皮肤病（如脓皮病、单纯疱疹、带状疱疹、水痘、梅毒性皮肤病变、皮肤结核病等）、皮肤真菌感染（各种浅部和深部真菌病）。

（3）口周皮炎。

（4）寻常痤疮、玫瑰痤疮。

【特殊人群用药】

**儿童** 儿童对本药较敏感，应避免长期连续治疗，以免肾上腺轴抑制的发生。连续用药应≤ 2 周，＜ 2 岁婴幼儿应≤ 7d，用药面积应≤ 10% 体表总面积。不应使用密封包扎。

**老人** 尚无禁忌的报道。

**孕妇** 慎用，且不能长期、大面积使用。

**哺乳妇女** 慎用。

【注意】

尚不明确。

【给药说明】

（1）给药条件 ①避免接触眼结膜或黏膜。②避免长期、大面积使用，也不宜长期用于某一部位。③封包治疗仅限于小面积、短期应用。④如特殊需要大剂量使用本药，或应用于大面积皮肤，或使用密封性包扎，或长期使用，应对患者进行定时医疗检查。⑤如伴有皮肤感染，必须同时使用抗感染药物，如同时使用后，感染症状未及时改善，应停用本药直至感染控制。

（2）减量 / 停药条件 ①慢性皮肤疾患（如银屑病或慢性湿疹），用药期间不应突然停用，应交替换用润肤剂或药效较弱的其他皮质激素，逐渐减量。②面部或皮肤皱褶处慎用，若这些部位皮损 1 周内未减轻，应停药查明病因，并适当治疗。③当大面积外用或使用密封性包扎（尤其用于新生儿或幼儿）时，本药进入血液循环能产生全身作用（特别是肾上腺功能暂时性抑制），停用本药后，这些作用消失，但突然停药，可继发急性肾上腺功能不全。

【不良反应】

（1）内分泌 / 代谢 腋下和腹股沟等褶皱处用药：肾上腺皮质功能抑制等，停药后可恢复。

（2）皮肤　局部烧灼感、瘙痒、皮肤干燥、皮肤萎缩、红斑、毛囊炎、痤疮或脓疱等。长期应用：毛细血管扩张、色素沉着、毛发增生、创伤愈合障碍等。面部长期外用：口周皮炎，一旦发生应停药。若出现皮肤反应或继发性感染，应立即停药，并适当治疗。

**【药物过量】**

（1）表现　过量可能引发 HPA 轴抑制，但发生率极低。

（2）处理意见　不应突然停药，应逐渐减量，以缓和剂替代或改用弱效糖皮质激素药。

**【相互作用】**

尚不明确。

## 糠酸莫米松
## Mometasone Furoate

**【其他名称】** 艾洛松、艾戎松、芙美松、糠酸莫美松、莫美达松、莫米松、内舒拿、Eloson、Mometasone、Nasonex

**【分类】** 皮肤科用药\皮肤用肾上腺皮质激素

**【制剂规格】** 霜剂　5g∶5mg。

软膏　5g∶5mg。

乳膏　5g∶5mg。

鼻喷雾剂　① 50μg×60 喷（0.05%）。② 50μg×120 喷（0.05%）。③ 50μg×140 喷（0.05%）。

**【临床应用】**

1. 说明书适应证

（1）乳膏等外用制剂适于湿疹、异位性皮炎、神经性皮炎以及银屑病等引起的皮肤炎症和皮肤瘙痒症等。

（2）鼻喷雾剂用于防治季节性或常年性过敏性鼻炎（成人、青少年及 3~11 岁的儿童）。

2. 其他临床应用

（1）霜剂、软（乳）膏用于外用糖皮质激素有效的瘙痒性及非感染性皮肤病。

（2）鼻喷雾剂用于哮喘。

（3）口腔干粉吸入剂用于哮喘的预防性治疗（国外资料）。

**【用法用量】**

1. 说明书用法用量

（1）皮肤病　适量霜剂或软（乳）膏均匀涂于患处，qd.。

（2）季节性或常年性过敏性鼻炎　①常用推荐量为鼻喷雾剂每侧鼻孔 0.1mg/ 次（2 喷），qd.。若症状未控制，可增至每侧 0.2mg/ 次（4 喷）。症状控制后，减至每侧 0.05mg/ 次（1 喷）维持。②曾有中、重度季节性过敏性鼻炎者，建议花粉季节开始前 2~4 周用本药做预防性治疗。

2. 其他用法用量

［国外参考信息］

（1）鼻息肉　鼻喷雾剂每侧鼻孔 0.1mg/ 次（2 喷），1~2 次 /d。

（2）过敏性皮肤病　0.1% 霜剂或软膏（或数滴洗剂）涂于患处，qd.，轻轻按摩至吸收。

（3）银屑病、接触性皮炎、湿疹和光线性痒疹　外用 0.1% 莫米松，qd.，疗程 3 周。

（4）预防性治疗哮喘　①用药前接受过吸入性皮质激素类药者，起始量为 220μg/d，晚间经口腔吸入给药。Max 为 440μg/d，于晚间 1 次或分 2 次吸入。②用药前口服过皮质激素类药者，起始量为 440μg/d，分 2 次口腔吸入。Max 为 880μg/d。

**【禁忌证】**

说明书禁忌证

对本药或其他皮质激素过敏者。

**【特殊人群用药】**

**儿童**　皮肤局部用药时，应尽可能减少用量。＜2 岁患儿用鼻喷雾剂治疗过敏性鼻炎的有效性和安全性尚不明确。

1. 说明书用法用量

季节性或常年性过敏性鼻炎　3~11 岁患儿，常用推荐量为鼻喷雾剂每侧 0.05mg/ 次（1 喷），qd.。

2. **其他用法用量**

［国外参考信息］

（1）季节性和常年性过敏性鼻炎　≥ 12岁患儿，鼻喷雾剂每侧 0.1mg/ 次（2 喷），qd.；2~11 岁患儿，每侧 0.05mg/ 次（1 喷），qd.。

（2）治疗鼻息肉　儿童用药的安全性及有效性尚不明确。

（3）预防性治疗哮喘　≥ 12 岁患儿，同成人。＜ 12 岁患儿口腔吸入的安全性及有效性尚不明确。

（4）瘙痒性及非感染性炎性皮肤病　2~12 岁患儿，局部用 0.1% 霜剂、软（乳）膏，疗程 3 周。＜ 12 岁患儿用 0.1% 洗剂的疗效和安全性尚不明确。

**老人**　皮肤萎缩的老人慎用。

**孕妇**　慎用。美国 FDA 妊娠安全性分级为：C 级。

**哺乳妇女**　慎用。

**肝功能不全者**　国外资料建议肝硬化者慎用。

**【注意】**

慎用　（1）过敏体质者。（2）活动期或静止期结核。（3）未经治疗的真菌、细菌或全身性病毒感染者。（4）眼部单纯疱疹。（5）白内障、青光眼（国外资料）。（6）骨质疏松症（国外资料）。

**【给药说明】**

（1）给药条件　①不可用于眼部治疗，局部给药时不能用于皮肤破损处。②新近接受鼻腔手术、鼻腔创伤或鼻腔溃疡者，伤口愈合前不应用鼻腔用皮质激素。鼻黏膜伴局部感染时，未经处理前不应使用。③应避免封包疗法或大面积给药。④既往长期使用全身皮质激素而换用本药者，可能致肾上腺功能不全，也可暴露出原有过敏性疾病症状。如出现相应症状或体征时，应恢复全身应用皮质激素，并给适当治疗；此时仍可继续用本药鼻喷雾剂。⑤用药时应警惕伴发水痘、麻疹等感染。

（2）减量 / 停药条件　①用本药鼻喷雾剂超过数月者，应定期检查鼻黏膜，如发生局部真菌感染，应停药并适当治疗。持续存在鼻咽部刺激可能是停药的一项指征。②如伴有皮肤感染，必须同时使用抗感染的药物。如联合用药不能及时改善症状，应停用本药直到感染被控制。

（3）其他　本药口腔吸入剂不适于哮喘急性发作或持续状态的治疗。

**【不良反应】**　本药耐受性良好。

（1）神经　经鼻喷给药：头痛。

（2）内分泌 / 代谢　长期大面积局部用药：可逆性 HPA 轴抑制。儿童接受局部糖皮质激素：HPA 轴抑制、库欣综合征和颅内压升高，可表现为身高发育迟滞、体重增加延缓、血浆皮质醇浓度降低、对外源性促皮质素无反应、囟门膨隆、头痛和双侧视乳头水肿。

（3）呼吸　①成人及青少年经鼻给药：鼻出血（常为自限性，程度较轻）、鼻灼热感、鼻刺激感、咽炎等。②儿童经鼻给药：头痛、鼻出血、鼻刺激感、流涕等。另外有鼻中隔穿孔。若鼻咽部发生局部真菌感染，应停药或适当处理。

（4）生殖　痛经。

（5）骨骼肌肉　肌肉骨骼疼痛。

（6）皮肤　皮肤局部用药：烧灼感、瘙痒、刺痛等。长期大量局部用药：皮肤萎缩、毛细血管扩张、痤疮样皮炎、口周皮炎、多毛症、皮肤条纹状色素沉着或减退以及增加对感染的易患性等。若发生刺激或过敏，应停药并适当治疗；若伴感染，须同用抗感染药，临床症状未及时改善者则应停药至感染控制。

（7）眼　经鼻腔内气雾吸入：眼内压升高。

（8）其他　经鼻喷给药：过敏及血管性水肿。

**【药物过量】**

（1）表现　长期过量应用（口服或局部

使用）糖皮质激素类药物可能抑制 HPA 轴，造成继发性肾上腺功能不足。

（2）处理意见　本药经鼻腔给药的全身生物利用度极低，过量时，除观察外通常不需特殊处理。

【相互作用】

（1）酮康唑　可增加本药血药浓度。

（2）氯雷他定　对氯雷他定及其主要代谢物的血药浓度无明显影响。

## 哈西奈德
## Halcinonide

【其他名称】 肤乐、哈乐特、哈西缩松、乐肤、氯氟轻松、氯氟松、氯氟舒松、Halciderm、Halcimat、Halcort、Haleinonide、Halog

【分类】 皮肤科用药 \ 皮肤用肾上腺皮质激素

【制剂规格】 软膏　10g∶10mg。

乳膏　① 10g∶10mg。② 10g∶2.5g。

溶液　10ml∶10mg。

油膏　0.1%。

【临床应用】

1. 说明书适应证

接触性湿疹、特应性皮炎、神经性皮炎、脂溢性皮炎（非面部）、面积不大的银屑病、硬化性萎缩性苔藓、扁平苔藓、盘状红斑狼疮等。

2. 其他临床应用

低效或中效皮质激素治疗无效的亚急性或慢性非感染性皮肤病。

【用法用量】

1. 说明书用法用量

**一般用法**　患处局部涂搽本药乳膏、软膏或溶液，每日早、晚各 1 次。

2. 其他用法用量

［国外参考信息］　乳膏、软膏或溶液涂搽患处（乳膏和软膏应涂成薄膜轻轻涂搽），2~3 次 /d。或用哈西奈德 –E 乳膏轻涂于患处，1~3 次 /d。治疗银屑病等顽症时可于用药后封包。

【禁忌证】

说明书禁忌证

（1）对本药或其他糖皮质激素过敏者。

（2）痤疮。

（3）酒渣鼻。

（4）由细菌、真菌、病毒和寄生虫引起的原发性皮肤病变。

（5）溃疡性或渗出性皮肤病。

【特殊人群用药】

**儿童**　婴幼儿及低龄儿童大面积、大量用药或封包方式用药更易发生全身性反应，出现可逆性库欣综合征及生长迟缓，突然停药可出现急性肾上腺皮质功能不全，应小面积、短期应用，婴儿尽量不用。

**孕妇**　权衡利弊，以小剂量、短时间并在有限面积内使用，避免大量或长期应用。美国 FDA 妊娠安全性分级为：C 级。

**哺乳妇女**　慎用。

**肝功能不全者**　国外资料提示肝功能衰竭者应慎用。

【注意】

尚不明确。

【给药说明】

（1）给药条件　①本药有致青光眼的危险，禁用于眼睑部。②仅宜小面积外用，避免使用绷带及其他闭合性敷料或大面积应用。③慎用于面部、腹股沟和腋窝等敏感部位。

（2）减量 / 停药条件　①大面积大量用药或封包方式给药后，突然停药可致急性肾上腺皮质功能不全。②出现局部不能耐受现象或全身性不良反应时，应停药。

【不良反应】

（1）内分泌 / 代谢　经皮吸收后：可逆性 HPA 轴抑制，包括库欣综合征、高血糖等，停药后，HPA 轴可快速、完全恢复。

（2）皮肤　局部烧灼感、刺痛、暂时性瘙痒、激惹、干燥、酒渣鼻、痤疮样皮疹、口周皮炎、变应性接触性皮炎、紫纹和色素沉着。长期应用：皮肤毛细血管扩张（尤其面部）、皮肤萎缩、萎缩纹（青少年易发生）及皮肤萎缩后继发紫癜、瘀斑、多毛症、毛囊炎、粟丘疹、皮肤脱色、溃疡延缓愈合等。封包给药：皮肤皱褶部位易继发真菌感染。

（3）眼　眼部用药：眼内压升高，开始可非常迅速和严重，与急性青光眼类似，停药后 1~2 个月内可逐渐好转。建议在眼睑和眼外部位使用低效力的皮质激素（如氢化可的松霜、丁酸氢化可的松霜等），皮肤病经控制后应立即停药。

**【相互作用】**

尚不明确。

## 曲安奈德

## Triamcinolone Acetonide

**【其他名称】** 艾福达、毕诺、丙酮氟羟泼尼松龙、丙酮去炎松、丙酮缩去炎松、丙酮缩去炎舒松、丙炎松、醋酸曲安奈德、集美高、康灯乐、康纳可 A、康宁克通 A、康宁克通 -A、康宁乐、康纳乐、宁康、曲安舒松、曲安缩松、确炎松 A、去炎松 A、去炎舒松、去炎松缩酮、痛息通、星瑞克、颐静、珍德、Acetospan、Adcortyl A、Aristocort Acetonide、Aristoderm、Azmacort、Kenacort-A、Kenalog、Nincort、Rineton、Tramacin、Triacet、Triamcinolone Acetate、Triamcinolone Acetonide Acetate、Triamcinolonum Acetonidum、Trymex、Vetalog

**【分类】** 皮肤科用药\皮肤用肾上腺皮质激素

皮肤科用药\皮肤用肾上腺皮质激素

**【制剂规格】** **注射液**　① 1ml∶40mg。② 2ml∶80mg。

**注射液（醋酸盐）**　① 1ml∶5mg。② 1ml∶10mg。③ 5ml∶50mg。④ 5ml∶200mg。

**软膏**　① 0.025%。② 0.1%。③ 0.5%。

**软膏（醋酸盐）**　10g∶2.5mg（0.025%）。

**霜剂**　① 5g∶5mg。② 15g∶15mg。

**滴眼液**　① 0.025%。② 0.1%。③ 0.5%。

**洗剂**　① 0.025%。② 0.1%。

**气雾剂**　每克含曲安奈德 0.147mg。

**鼻喷雾剂**　① 6ml∶6.6mg（每揿 0.055mg）。② 12ml∶13.2mg（每揿 0.055mg）。

**鼻喷雾剂（醋酸盐）**　10g∶14mg（每揿 0.12mg）。

**【临床应用】**

**说明书适应证**

（1）注射液　①非化脓性甲状腺炎、症状性类肉瘤、铍中毒、吸入性肺炎、获得性溶血性贫血及天疱疮、严重多形性红斑、剥脱性皮炎、大疱性疱疹样皮炎、严重脂溢性皮炎、严重银屑病等。②作为风湿性疾病的短期辅助治疗，如创伤后骨性关节炎、滑膜炎、类风湿关节炎、急性或亚急性滑囊炎、上髁炎、急性非特异性腱鞘炎、急性痛风性关节炎、强直性脊柱炎、幼年性类风湿关节炎，可肌注或关节内注射。③红斑狼疮、急性风湿性心肌炎病情恶化时，也可用作维持治疗。④常规治疗无法控制的严重过敏状态，如哮喘、接触性皮炎、特应性皮炎、季节性顽固性过敏性鼻炎。⑤有助于接受全身治疗的溃疡性结肠炎、Crohn 病的病危患者度过危险期。⑥作为成人白血病、淋巴瘤，小儿急性白血病的姑息用药。⑦无尿毒症的特发性或红斑狼疮性肾病综合征，以诱导利尿或缓解蛋白尿。

（2）外用于过敏性皮炎、神经性皮炎、湿疹、银屑病及脂溢性皮炎等皮质激素治疗有效的疾病。

（3）鼻喷雾剂用于防治常年性、季节性过敏性鼻炎和血管舒缩性鼻炎。

**【用法用量】**

**1. 说明书用法用量**

（1）**一般用法**　①个体化用药，推荐初始量为 60mg（40~80mg），i.m.，部分采用≤20mg的剂量即有效控制病情。②2.5~5mg（可酌情决定），i.h.。

（2）花粉热或花粉所致哮喘　脱敏或其他传统疗法无效时，于花粉季节一次性肌注40~100mg。

（3）关节病变　关节腔内、囊内、腱鞘内注射，根据病情及病变部位大小确定用量，一般小面积10mg，大面积40mg即可有效减轻，多关节病变者可分部位给药，总量可达80mg。常单次给药即可，有时需多次，推荐病情发作后再次重复，而非按固定间隔给药。治疗腱鞘炎、肩周炎、风湿结节、纤维织炎、创伤性囊肿和膝盖韧带损伤等可同时在疼痛部位浸润给药。

（4）皮肤病变　软膏涂于患处，轻揉片刻，2~3次/d。

（5）常年性、季节性过敏性鼻炎和血管舒缩性鼻炎　①鼻喷雾剂，每侧0.11mg/次，qd.，症状控制后，可降至每侧0.055mg/次，qd.。②醋酸盐鼻喷雾剂，建议每侧0.12mg（1揿）/次，qd.。总量≤0.48mg（4揿）/d。

**2. 其他用法用量**

［国内参考信息］

（1）哮喘　①40mg/次，i.m.，每3周1次，5次为一疗程，较重者可用80mg/次。②经扁桃体穴或颈前甲状骨旁注射，1次/周，5次为一疗程。注射前先用少量普鲁卡因局麻。

（2）皮肤病　①软膏涂于患处，轻揉片刻，2~3次/d。②于皮损部位或分数个部位皮下注射，每处0.2~0.3mg。一日量≤30mg，一周量≤75mg。

（3）过敏性鼻炎　①40mg/次，i.m.，每3周1次，5次为一疗程。②用1%利多卡因液喷鼻腔进行表面麻醉后，在双下鼻甲前端各注射20mg，1次/周，4~5次为一疗程。

**【禁忌证】**

**说明书禁忌证**

（1）对本药及甾体激素类药过敏者。

（2）活动性GU。

（3）急性肾小球肾炎。

（4）未被抗菌药控制的感染。

（5）全身性真菌感染。

（6）急性病毒性肝炎。

（7）以下患者不宜使用　严重精神病或有既往史、癫痫、新近接受胃肠吻合术、骨折、角膜溃疡、肾上腺皮质功能亢进、高血压、糖尿病、较重的骨质疏松。

（8）自发性血小板减少性紫癜者禁止肌注。

（9）＜6岁儿童禁用本药注射液。

**【特殊人群用药】**

**儿童**　正用免疫抑制剂者比健康儿童对感染更敏感，严重者可产生致命作用（如水痘或麻疹）。长期用皮质激素者须仔细监测生长发育状况，＜6岁者禁用注射液，不宜用鼻喷雾剂。

**1. 说明书用法用量**

（1）**一般用法**　6~12岁，初始量40mg，i.m.，用量根据病情（而非年龄和体重）确定。

（2）常年性、季节性过敏性鼻炎和血管舒缩性鼻炎　①鼻喷雾剂，6~12岁儿童，每侧0.055mg/次，qd.；Max：每侧0.11mg/次，qd.。＞12岁同成人。②醋酸盐鼻喷雾剂，＞12岁同成人。

**2. 其他用法用量**

［国内参考信息］

哮喘　6~12岁，1/2成人量，i.m.；3~6岁，1/3成人量，i.m.。

**老人**　用糖皮质激素易发生高血压、糖尿病，且更易加重骨质疏松症（尤其是更年期后女性）。

**说明书用法用量**

常年性、季节性过敏性鼻炎和血管舒缩性鼻炎　用法用量同成人。

**孕妇**　慎用。美国FDA妊娠安全性分级为：C级。

**哺乳妇女**　慎用。

**肝功能不全者** 肝功能不全者慎用。

**肾功能不全 / 透析者** 肾功能不全或肾结石者慎用。

**【注意】**

（1）慎用 ①青光眼。②心脏病或急性心力衰竭。③高脂蛋白血症。④胃炎或食管炎。⑤呼吸道活动性结核病。⑥憩室炎。⑦甲减（此时糖皮质激素作用增强）。⑧重症肌无力。⑨轻中度骨质疏松。⑩未治疗的真菌病。⑪鼻中隔溃疡、鼻部手术或创伤后慎用本药喷雾剂。

（2）对检验值 / 诊断的影响 ①长期大量服用糖皮质激素可使皮肤试验结果呈假阴性，如 PPD、组织胞浆菌素试验和过敏反应皮试等。②可使甲状腺 $^{131}$I 摄取率下降，减弱促甲状激素（TSH）对促甲状激素释放激素（TRH）刺激的反应，使 TRH 兴奋实验结果呈假阳性。干扰促性腺素释放激素（LHRH）兴奋试验的结果。③使放射性核素脑和骨显像减弱或稀疏。

（3）用药相关检查 / 监测项目 长期应用糖皮质激素者，应定期检查：①血糖、尿糖或糖耐量试验，尤其是糖尿病患者或有糖尿病倾向者。②血电解质及大便隐血。③血压及骨质疏松的相关检查，老人尤应注意。④已全身应用糖皮质激素类药并造成肾上腺功能损伤者，改用本药鼻喷雾剂局部治疗时，应注意检查垂体 – 肾上腺系统功能。⑤眼科检查，注意白内障、青光眼或眼部感染的发生。

**【给药说明】**

（1）给药条件 ①不应静脉给药。局部注射时不应太浅，每次用量不能过多。肌注时应深入臀部肌肉，使药物有效吸收。对于成人推荐针头的最小长度为 4cm，对于肥胖患者针头长度应加长。每次注射不得在同一位置。②长期大量使用本药，可造成可逆性下丘脑 – 垂体 – 肾上腺轴的抑制，故本药不宜大面积或长期局部外用。③长期使用本药可发生皮肤萎缩变薄和毛细血管扩张等，故面部、腋下、腹股沟等皮肤细嫩部位应慎用。④局部用药后不需封包。⑤并发细菌或真菌感染者，应合用相应抗菌药。⑥严重过敏性鼻炎，尤其是伴过敏性眼部症状者，用鼻喷雾剂时应合用其他药物治疗。⑦关节腔内、囊内、腱鞘内注射需局麻，麻醉部位可选择注射部位周围软组织，也可在关节部位注射少量麻醉剂。⑧关节部位给药前可抽出部分（非全部）滑膜液，以减轻症状，且不过分稀释药物。⑨腱囊内给药，药物可直接注入囊腔。治疗肌腱炎、腱鞘炎、扳机指症（Notta）等，应将药注入鞘内而非肌腱内。⑩对炎症病因无作用，仅能改善症状而非治愈，应配合针对炎症的常规治疗。⑪长期大量用药宜增加蛋白饮食，以补偿蛋白质分解，并适当加服钙剂及维生素 D，以防止脱钙及抽搐。⑫对于肺结核的治疗应限于传染性或爆发性肺结核，给予皮质类固醇药物时应同时进行抗肺结核的治疗。当患者有潜伏性肺结核或肺结核检验呈阳性，给予皮质类固醇药物时应密切观察，防止肺结核复发。

（2）减量 / 停药条件 ①逐渐减量可使本药所致继发性肾上腺皮质功能不全的发生率降至最低，同时需注意该功能不全可持续至停药后数月，受到外界刺激时应立即恢复激素治疗。②长期用药后需停药时，应逐渐停药而非突然停药。

（3）其他 ①不宜用于肾上腺皮质功能减退的替代治疗。②既往长期全身用激素者改为局部用药时，应特别注意预防 ARF 发生。③给药期间禁止接种天花等疫苗。④在激素作用下，原已被控制的感染可活动起来，最常见为结核感染复发。在某些感染时应用激素可减轻组织的破坏，减少渗出，减轻感染中毒症状，但必须同时用有效的抗生素治疗，密切观察病情变化，在短期用药后，应迅速减量停药。

**【不良反应】** 本药属于肾上腺皮质激素类药物，有肾上腺皮质激素类药可能产生的不良反应：肥胖、高血压、低血钾、多毛、浮肿等。不良反应与疗程、剂量、用药种类、用法及给药途径等有密切关系，但应用生理剂量替代治疗时无明显不良反应。

（1）神经　长期使用：良性颅内压升高综合征。

（2）精神　欣快感、激动、谵妄、不安、定向力障碍、抑制。精神症状尤易发生于慢性消耗性疾病者及以往有精神异常史者。

（3）内分泌 / 代谢　注射给药：月经紊乱。长期、大面积用药：库欣综合征（皮肤萎缩、毛细血管扩张、多毛、毛囊炎、痤疮、满月脸、高血压、骨质疏松、精神抑郁、伤口愈合不良及易感染等）。糖皮质激素可使血糖、血胆固醇、血脂肪酸、血钠水平升高，使血钙、血钾下降。长期使用：体重增加、糖耐量减退或糖尿病加重。

（4）血液　长期使用：易出血倾向、淋巴细胞、单核细胞、嗜碱粒细胞计数下降，多形核白细胞计数增加，血小板计数增加或下降。

（5）消化　长期使用：胃肠道刺激（恶心、呕吐）、胰腺炎、消化性溃疡或穿孔。

（6）呼吸　注射给药：支气管痉挛。鼻喷雾剂：鼻、咽部干燥或烧灼感，喷嚏或鼻出血、咳嗽、咽炎、鼻炎、头痛、鼻中隔穿孔等，一旦发生鼻、咽部白色念珠菌感染，应停药并适当治疗。

（7）骨骼肌肉　关节腔内注射：关节损害。注射给药可能出现轻度肌肉萎缩。长期使用：肱或股骨头缺血性坏死、骨质疏松及骨折（包括脊椎压缩性骨折、长骨病理性骨折）、肌无力。

（8）皮肤　变态反应性接触性皮炎。注射给药：全身性荨麻疹、双颊潮红，可能出现滞后性皮肤发白。皮损内局部注射：皮肤萎缩、出血或溃疡等。注射部位发痒、发红。长期使用：紫纹。长期外用于面部：痤疮样疹、酒渣样皮炎、颜面红斑、口周皮炎等。

（9）眼　长期使用：青光眼、白内障。注射给药：视力障碍。眼部长期用药：眼内压升高。

（10）其他　①并发感染，以真菌、结核菌、葡萄球菌、变形杆菌、铜绿假单胞菌和各种疱疹病毒为主。②长期使用可致下肢浮肿。长期外用也可致耐药性。③在停药后出现头晕、昏厥倾向、腹痛或背痛、低热、食欲减退、恶心、呕吐、肌肉或关节疼痛、头疼、乏力、软弱，经仔细检查如能排除肾上腺皮质功能减退和原来疾病的复燃，则可考虑为对糖皮质激素依赖综合征。

**【药物过量】**

（1）表现　注射过量：焦虑、抑郁、胃肠道痉挛或出血、瘀斑、满月脸及过度紧张等。长期高剂量肾上腺皮质激素治疗可引发库欣综合征。

（2）处理意见　尚缺乏针对肾上腺皮质激素过量的有效对抗方法，过量时应采用相应辅助治疗，如发生胃肠道出血，处理可同消化性溃疡。鼻喷雾剂过量也可能产生全身性肾上腺皮质激素效果（如高类固醇和肾抑制）。一旦发生，应逐渐减量停药。

**【相互作用】**

（1）甲状腺激素（TH）　本药代谢清除率增加，与TH或抗甲状腺药合用应适当调整本药剂量。

（2）苯巴比妥、苯妥英钠、利福平等肝药酶诱导药　可加快皮质激素代谢，合用时需适当增量。

（3）降糖药（如胰岛素）　合用应适当调整降糖药剂量。

（4）异烟肼　增加异烟肼在肝脏的代谢、排泄，降低其血药浓度、疗效。

（5）美西律　促进美西律体内代谢，降低其血药浓度。

（6）抗凝药　糖皮质激素可使抗凝药的疗效降低，合用时应适当增加抗凝药的剂量。

（7）麻黄碱　增强麻黄碱的代谢清除。

（8）生长激素（GH）　抑制 GH 促生长作用。

（9）避孕药、雌激素制剂　增强本药疗效，增加不良反应。

（10）NSAIDs　加重本药致溃疡作用。本药可增加对乙酰氨基酚的肝毒性。合用可降低水杨酸盐的血药浓度。阿司匹林与皮质类固醇合用时，患低凝血因子Ⅱ血症的患者必须慎用。

（11）三环类抗抑郁药　加重本药所致精神症状。

（12）两性霉素 B、碳酸酐酶抑制药　可加重低钾血症。长期与碳酸酐酶抑制药合用，易发生低血钙、骨质疏松。

（13）排钾利尿药　可致严重低血钾，减弱利尿药的排钠利尿效应。

（14）蛋白质同化激素　增加水肿的发生率，使痤疮加重。

（15）强心苷　增加洋地黄毒性、心律失常的发生率。

（16）抗胆碱能药（如阿托品）　长期合用可致眼压升高。

（17）免疫抑制药　增加感染的危险性，可诱发淋巴瘤或其他淋巴细胞增生性疾病。

（18）曲安西龙　与非类固醇类抗炎药合用会增加消化性溃疡和消化道出血的危险。

（19）其他皮质激素（如去炎松）　本药鼻喷雾剂与上述药合用，可增加对下丘脑－垂体－肾上腺的抑制作用，因此对正接受或最近接受去炎松或其他皮质激素治疗者，喷雾剂治疗应谨慎。

## 丙酸氯倍他索
## Clobetasol Propionate

【其他名称】　倍氯他索丙酸酯、17- 丙酸氯倍他索、17- 丙酸氯氟美松、丙酸氯氟美松、丙酸氯培他索、蒽肤、恩肤霜、克罗败大索、克罗贝达索、氯倍他索、氯氟甲泼尼松、氯氟美松、氯培他索、特美夫、Clobesol、Clobetasol、Dermadex、Dermoval、Dermovate、Dermoxin、Eurobetsol

【分类】　皮肤科用药 \ 皮肤用肾上腺皮质激素

【制剂规格】　水剂　25ml（0.05%）。

霜剂　① 0.025%。② 10g : 2mg。

气雾剂　14mg。

软膏　① 10g : 5mg。② 10g : 2mg。

乳膏　10g : 2mg。

头皮敷剂　① 25ml : 12.5mg。② 30ml : 15mg。

【临床应用】

**1. 说明书适应证**

用于慢性湿疹、银屑病、扁平苔藓、盘状红斑狼疮、神经性皮炎、掌跖脓疱病等皮质激素外用治疗有效的皮肤病。

**2. 其他临床应用**

治疗皮肤炎症和瘙痒症，如接触性皮炎、脂溢性皮炎、局限性瘙痒症等。

【用法用量】

**1. 说明书用法用量**

**一般用法**　于患处均匀涂抹一薄层，bid.。

**2. 其他用法用量**

［国内参考信息］　涂抹患处，2~3 次 /d，待病情控制后，改为 qd.。

【禁忌证】

**说明书禁忌证**

对本药或其他糖皮质激素过敏者。

【特殊人群用药】

**儿童**　儿童长期使用可抑制生长发育，不宜使用。

**孕妇**　慎用，且不能长期、大面积或大量使用。美国 FDA 妊娠安全性分级为：C 级。

**哺乳妇女**　慎用。

【注意】

慎用　未控制的感染（国外资料）。

【给药说明】

给药条件　（1）本药不可用于眼部。也不宜用于面部、腋部及腹股沟等皮肤皱褶部位，因短期应用也可造成皮肤萎缩、毛细血管扩张等不良反应。(2)大面积使用不应＞2周。治疗顽固、斑块状银屑病时，若用药面积仅占体表面积的5%~10%，可连用4周，每周用量均不应＞50g。

**【不良反应】**

(1)内分泌/代谢 可逆性下丘脑-垂体-肾上腺轴的抑制(长期、大面积用或封包治疗)、库欣综合征、高血糖、尿糖。

(2)皮肤 用药部位红斑、灼热、瘙痒等刺激症状，毛囊炎、皮肤萎缩变薄、毛细血管扩张、皮肤干燥、多毛、萎缩纹、变态反应性接触性皮炎、创口愈合延迟、下肢溃疡，增加感染易患性。用药若出现皮肤刺激症状，应停药。若伴皮肤感染，须同用抗感染药。同用后感染症状未及时改善，应停药至感染控制。

**【相互作用】**

尚不明确。

## 复方曲安奈德

## Compound Triamcinolone Acetonide

**【其他名称】** 复方康纳乐、复方曲安缩松、Kenacomb

**【成分】** 每克含曲安奈德1.0mg、制真菌素10万U、硫酸新霉素2500U(按新霉素计)、短杆菌肽250U。

**【分类】** 皮肤科用药\皮肤用肾上腺皮质激素

**【制剂规格】** 乳膏 ①5g。②15g。

**【临床应用】**

**说明书适应证**

(1)过敏性皮炎、湿疹、神经性皮炎、脂溢性皮炎、接触性皮炎、中毒性皮炎、淤积性皮炎、钱币形皮炎及异位性皮炎。

(2)念珠菌感染的皮肤病及间擦疹、肛门及外阴瘙痒。

**【用法用量】**

**说明书用法用量**

**一般用法** 2~3次/d，涂擦于患处。或在患处涂药后，上面覆盖一张无孔塑料薄膜进行局部封包。

**【禁忌证】**

**说明书禁忌证**

(1)对本药各成分过敏者。

(2)除念珠菌外的其他真菌性皮肤病。

(3)牛痘、水痘等病毒性皮肤病。

(4)眼科及鼓膜穿孔者。

**【特殊人群用药】**

**儿童** 不宜使用。

**老人** 避免长期大量使用。

**孕妇** 在充分权衡利弊的前提下，尽可能避免用。

**哺乳妇女** 在充分权衡利弊的前提下，尽可能避免用。

**【注意】**

慎用 (1)大面积烧伤、营养性溃疡患者。(2)有明显循环系统疾病者。

**【给药说明】**

给药条件 (1)本药含有的新霉素有肾毒性和耳毒性，可能引起新霉素吸收的疾病应慎用。(2)避免大面积或长期用药，一般宜≤4~6周。

**【不良反应】**

使用本药若发生不良反应，如烧灼、瘙痒、红肿等应停药。

(1)皮肤 局部烧灼感、瘙痒、刺激、皮肤干燥、毛囊炎、痤疮样皮疹、皮肤糜烂、继发感染、皮肤萎缩、萎缩纹、粟丘疹等。

(2)其他 长期用药：二重感染，对此须同时使用其他抗菌药。

**【相互作用】**

尚不明确。

# 第二章　皮肤抗细菌药

## 莫匹罗星
## Mupirocin

**【其他名称】** 澳琪、百多邦、假单胞菌酸、假单孢菌酸A、假单孢酸、莫匹罗星钙、Bactroban、Eismycin、Mupirocin Calcium、Mupirocine、Pseudomonic Acid

**【分类】** 皮肤科用药\皮肤抗细菌药

**【抗菌谱】** **敏感菌**

（1）需氧革兰阳性球菌　皮肤感染有关的金葡菌、表皮葡萄球菌、化脓性链球菌，耐药金葡菌。

（2）革兰阴性菌　大肠埃希菌、流感嗜血杆菌、淋球菌等。

（3）耐甲氧西林的菌株等。

**不敏感/耐药菌**　起先天性抗感染屏障作用的皮肤正常菌群丛：细球菌、棒状杆菌、丙酸杆菌等；铜绿假单胞菌、厌氧菌、真菌。

**【制剂规格】** **软膏**　5g∶100mg。

**【临床应用】**

**说明书适应证**

（1）用于革兰阳性球菌引起的皮肤感染，如脓疱病、毛囊炎、疖肿等原发性皮肤感染；也可用于湿疹、溃疡、皮炎、创伤等合并感染时的继发性皮肤感染。

（2）防治外科手术后伤口感染化脓。

**【用法用量】**

**说明书用法用量**

**一般用法**　患处涂药，tid.，必要时可用敷料包扎或覆盖，一疗程5d，必要时可重复一疗程。

**【禁忌证】**

**说明书禁忌证**

对本药或其他含聚乙二醇的软膏过敏者。

**【特殊人群用药】**

**儿童**　尚不明确。

**孕妇**　慎用。美国FDA妊娠安全性分级为：B级。

**哺乳妇女**　慎用。涂药时应防止药物进入婴儿眼内。如果在乳头区使用，应在哺乳前彻底清洗。

**肾功能不全/透析者**　中、重度肾功能不全者慎用。

**【注意】**

慎用　过敏体质者。

**【给药说明】**

（1）给药条件　软膏不适于眼内或鼻内使用，若误入眼内应用水冲洗。

（2）其他　本药赋形剂聚乙二醇有潜在肾毒性，用于大面积烧伤、营养性溃疡等时可能增加吸收，须特别注意。

**【不良反应】**

（1）神经　鼻用：头痛。

（2）消化　氨基转移酶升高，一般轻微，不需停药。鼻用：味觉障碍。

（3）呼吸　鼻用：鼻炎、咽炎和其他呼吸系统病症。

（4）皮肤　皮肤烧灼感、蛰刺感、瘙痒，一般轻微，不需停药。

（5）其他　有全身性过敏反应的报道。局部过敏，长期用药可致非敏感菌的过度生长。

**【相互作用】**

尚不明确。

## 过氧苯甲酰
## Benzoyl Peroxide

**【其他名称】** 碧宁、班赛、痤疮平、过氧化苯甲酰、过氧化苯酰、过氧化二苯甲酰、

酰舒、Acetoxyl Benoxyl、Benzihex

【分类】 皮肤科用药\皮肤抗细菌药

【制剂规格】 乳膏 ① 2.5%。② 5%。③ 10%。

凝胶 ① 10g : 0.25g。② 10g : 0.5g。③ 15g : 0.75g。④ 10g : 1g。⑤ 18g : 9g。

洗剂 ① 2%。② 5%。③ 10%。

【临床应用】

1. 说明书适应证

寻常痤疮。

2. 其他临床应用

（1）疖肿、痱子等。

（2）慢性皮肤溃疡，如褥疮溃疡、瘀滞性溃疡等。

【用法用量】

1. 说明书用法用量

寻常痤疮 用 5% 凝胶或乳膏制剂，取适量涂患处，1~2 次 /d。用药前应将患处洗净并轻擦干燥。

2. 其他用法用量

[国内参考信息]

（1）痤疮 开始用 2.5% 或 5% 的凝胶均匀涂擦于患处，qd.；3~4 周后浓度可增至 10%，早晚各 1 次。用药前应将病变部位以肥皂和清水洗净擦干。

（2）褥疮或瘀滞性溃疡 先在溃疡周围涂一层保护软膏，再将浸有 10% 洗剂或软膏的纱布敷在溃疡表面后包扎，面积较大溃疡隔 8h、较小溃疡隔 12h 换 1 次敷料。严重溃疡可用浸有 20% 的洗剂或软膏的纱布塞在溃疡内使之与腔壁有良好接触，然后包扎。过多肉芽组织需用硝酸银棒烧灼以促使表皮生长。

[国外参考信息]

（1）寻常性痤疮 ①清洁剂：润湿皮损区并彻底清洗后用本药洗脸，1~2 次 /d。调整用药频率或药物浓度控制皮肤的干燥和脱屑程度。②其他剂型（乳膏、洗剂、凝胶）：清洁皮肤后在皮损区涂少量药。治疗的头几日，qd.，若 3d 内无皮肤发红、干燥或脱屑等，可增至 bid.。若出现脱屑或干燥应减量。

（2）皮肤溃疡 先将一块与皮损面等大的无菌纱布用盐水润湿，再以 20% 的乳膏或 50% 的糊剂将布浸透，将蘸有药物的纱布覆盖皮损（皮损边缘用一薄层保护性软膏或糊剂覆盖）。用塑料薄膜覆盖敷料至皮损边缘 1cm 处并用胶带将边缘封闭，最后用一大块敷料盖于其上，并用胶带固定。每 8~12h 换 1 次。

【禁忌证】

说明书禁忌证

（1）对本药过敏者。

（2）皮肤急性炎症或破溃者。

【特殊人群用药】

儿童 用药的安全性尚不明确。

孕妇 美国 FDA 妊娠安全性分级为 : C 级。

哺乳妇女 慎用。

【注意】

（1）慎用 皮肤高度敏感者。

（2）交叉过敏 与苯甲酸衍生物（如桂皮中的某些成分及某些局麻药）可能存在交叉过敏。

【给药说明】

（1）给药条件 ①本药仅供外用，不应接触眼、口唇及其他黏膜部位。若不慎接触应立即清洗。②局部外用治疗寻常痤疮，病情严重时可与抗生素、维 A 酸制剂或硫黄 - 水杨酸制剂合用。

（2）其他 ①溃疡表面出现大量浆液渗出物是本药治疗的正常反应。②本药接触毛发和织物时，会使其脱色。③本药易燃，受热、摩擦或撞击时易发生爆炸，应小心轻放，避免碰撞，并远离火源。保存时须含有一定水分以确保安全。

【不良反应】

（1）皮肤 局部轻度瘙痒、灼热、红斑、脱屑、皮肤干燥、接触性皮炎、针刺感、皮脂分泌增加、漂白头发及胡须等。若局部明显刺激（烧灼感、瘙痒、红肿等）应停药，并给相应处理（如局部冷敷、涂润肤药或外用糖皮质激素等）。反应消退后选较低浓度制剂，减少用药次数，大多可继续用药。

（2）其他　尚无致突变报道。

**【相互作用】**

其他能引起脱屑的外用药、药用肥皂等清洁剂、各种含有乙醇的用品　如间苯二酚、水杨酸、硫黄、维A酸、剃须后涂洗剂、芳香化妆品、修面霜或洗剂等，可加重皮肤刺激或干燥。

# 第三章　皮肤抗真菌药

## 联苯苄唑
## Bifonazole

**【其他名称】** 苯苄咪唑、必伏、比呋拉唑、白呋唑、孚康、孚宁、孚琪、惠复得、列合素、美克、皮福唑、治癣必妥、Bifazole、Mycospor、Mycosporan

**【分类】** 皮肤科用药\皮肤抗真菌药

**【制剂规格】** **霜剂**　10g∶0.1g。

**溶液**　① 10ml∶0.1g。② 25ml∶0.25g。

**洗剂**　10g∶0.1g。

**粉剂**　10g∶0.1g。

**乳膏**　① 10g∶0.1g。② 15g∶0.15g。

**凝胶**　① 5g∶0.05g。② 10g∶0.1g。

**阴道片**

**【临床应用】**

**1. 说明书适应证**

（1）浅表皮肤真菌感染及短小棒杆菌引起的感染，如体癣、股癣、手足癣、花斑癣、红癣及皮肤念珠菌病等。

（2）念珠菌性外阴阴道炎。

**2. 其他临床应用**

革兰阳性菌引起的感染。

**【用法用量】**

**1. 说明书用法用量**

**一般用法**　清水清洗患处后，取本药适量（可选用凝胶、溶液、霜剂）涂敷患处，qd.，2~4 周为一疗程。乳膏用于足癣、脚趾间癣时疗程为 3 周，用于手癣、体癣、股癣时疗程为 2~3 周，用于花斑癣、红癣时疗程为 2 周，用于表皮念珠菌病时疗程为 2~4 周；喷雾剂用于体股癣、花斑癣时疗程为 2~3 周，用于手、足癣时疗程为 3~4 周。

**2. 其他用法用量**

［国外参考信息］

（1）红癣　外用 1% 的本药凝胶或乳膏，qd.，用 3 周。

（2）甲真菌病　推荐先合用含 1% 的本药和 40% 的尿素软膏，qd.，密封包扎至所有感染指甲被去除（通常需 7~14d），之后使用 1% 的本药乳膏，qd.，共约 14 周。

（3）脂溢性皮炎　外用 1% 凝胶，qd.，用 8 周；或用 1% 洗剂 3 次 / 周，每次在头皮上保留 5min。

（4）皮肤真菌病、念珠菌病　局部外用 1% 乳膏、溶液或凝胶，qd.。常规疗程为 2~4 周。

（5）花斑癣　使用 1% 洗剂，qd.，连用 2d 的治愈率仅 44%，连用 7d 的治愈率达 75%。将洗剂涂于头皮和身体患处，搓揉 5min，然后冲洗。

（6）防治趾间足癣　用 1% 凝胶治愈后，足部使用 1% 的粉剂预防复发，qd.（若一日内更换鞋袜则需要重复使用），连用 6 个月。

**【禁忌证】**

**1. 说明书禁忌证**

对咪唑类药过敏者。

**2. 其他禁忌证**

对硬脂酸十六烷脂过敏者。

**【特殊人群用药】**

**儿童**　婴儿须慎用。

**其他用法用量**

［国外参考信息］

（1）花斑癣和皮肤真菌病　外用 1% 的本药，qd./qod.。

（2）皮肤念珠菌病　外用 1% 的乳膏，qd.，用 3 周。

**孕妇**　妊娠早期慎用。

**哺乳妇女**　慎用。

**【注意】**

（1）慎用　①患处有糜烂、渗液和皲裂时。②过敏体质者。

（2）交叉过敏　斑贴试验中本药与噻康唑有交叉过敏。

【给药说明】

（1）给药条件　①切忌口服，并避免接触眼及其他黏膜（如口、鼻等）。②最好在晚间睡前使用。③治疗念珠菌病应避免封包。

（2）减量/停药条件　治疗应在临床症状消失且真菌检查转阴后才可结束。

【不良反应】

（1）皮肤　皮肤局部红斑、瘙痒、烧灼感或刺痛感、皲裂、接触性皮炎、脱屑等。此类反应在停药后是可逆的。若出现烧灼感、瘙痒、红肿等应停药，并洗净用药局部。

（2）其他　过敏反应及疼痛。

【相互作用】

尚不明确。

## 阿莫罗芬
## Amorolfine

【其他名称】 罗每乐、罗噻尼尔、盐酸阿莫罗芬、Amorolfine Hydrochloride、Loceryl、Pekiron

【分类】 皮肤科用药\皮肤抗真菌药

【抗菌谱】 **敏感菌**　念珠菌、马拉色菌属、隐球菌属、毛癣菌属、小孢子菌属、表皮癣菌属、链格孢属、亨德逊属（Hendersonula）、帚霉属、支孢霉属、着色霉属、万古拉菌属、球孢子菌属、组织孢浆菌属、孢子丝菌属、痤疮丙酸杆菌、曲霉菌、镰孢菌、毛霉菌等。

**不敏感/耐药菌**　除放线菌属外的细菌。

【制剂规格】 **阴道栓剂**　① 10mg。② 25mg。③ 50mg。④ 100mg。

**乳膏**　① 0.125%。② 0.25%（5g∶12.5mg，20g∶50mg）。③ 0.5%。④ 1%。

**搽剂**　① 2.5ml∶125mg。② 5ml∶250mg。

【临床应用】

**1. 说明书适应证**

（1）皮肤真菌感染，如足癣、股癣、体癣。

（2）甲真菌病。

**2. 其他临床应用**

黏膜浅表真菌感染。

【用法用量】

**1. 说明书用法用量**

（1）皮肤真菌感染　0.25% 乳膏局部涂抹，每晚 1 次，临床症状消失后继续数日。疗程 2~6 周。

（2）甲真菌病　锉光病甲后均匀涂抹搽剂于患处，1~2 次/周。指甲感染一般连用 6 个月，趾甲感染需连用 9~12 个月。

**2. 其他用法用量**

［国内参考信息］

阴道念珠菌病　温开水或 0.02% 高锰酸钾无菌溶液冲洗阴道或坐浴后，将栓剂置入阴道深处，1 枚/次。

【禁忌证】

**说明书禁忌证**

（1）对本药过敏者。

（2）孕妇及计划怀孕的妇女。

【特殊人群用药】

**儿童**　避免使用（尤其婴幼儿）。

**孕妇**　孕妇及计划怀孕的妇女禁用。

**哺乳妇女**　避免使用。

【注意】

慎用　对其他局部抗真菌药过敏或不耐受者。

【给药说明】

给药条件　（1）只限于局部应用治疗浅表真菌感染。（2）治疗甲真菌病期间，避免用指甲油或人工指甲。（3）第 2 次用搽剂前，用药签去除旧的搽剂，需要时再锉 1 次，再重新涂抹药液。搽剂干燥后不受水和肥皂的影响，但接触化学物质（如油漆、稀料、白酒）时，需戴橡胶或防渗透的手套。

【不良反应】 本药毒性较低，不良反应轻微。尚未见全身不良反应的报道。

（1）皮肤　皮肤轻微烧灼感、瘙痒、红斑、脱屑，无须停药即可消失。另有渗出、水疱、疼痛、炎症、荨麻疹等。

（2）其他 过敏反应。

【相互作用】

尚不明确。

## 二硫化硒
## Selenium Sulfide

【其他名称】 硫化硒、舒爽、希尔生、硒硫砂、潇洒、Exsel、Selenium Sulphide、Selenol、Selsorin、Selsum、Selsun、Selukos

【分类】 皮肤科用药\皮肤抗真菌药

【制剂规格】 洗剂 ① 50ml∶1.25g。② 100ml∶2.5g。③ 120ml∶1.2g。④ 100g∶2.5g。

混悬液 120ml∶3g。

【临床应用】

说明书适应证

（1）去头屑及治疗皮脂溢出、头皮脂溢性皮炎、花斑癣。

（2）杀灭蚤类寄生虫。

【用法用量】

说明书用法用量

（1）头皮屑及头皮脂溢性皮炎 温水清洗头发及头皮后，将5~10g药液洒于头部并轻轻搓擦，保留3~5min后用温水洗净，必要时可重复1次。2次/周，2~4周为一疗程，必要时可重复1~2个疗程。

（2）花斑癣 洗净患处后，适量涂抹药液（一般10~30g药液），保留10~30min后用温水洗净。2次/周，2~4周为一疗程，必要时可重复1~2个疗程。

【禁忌证】

说明书禁忌证

对本药过敏者。

【特殊人群用药】

儿童 安全性及有效性尚未确定。＜2岁者慎用1%洗剂。

孕妇 不应用于孕妇花斑癣。美国FDA妊娠安全性分级为：C级。

哺乳妇女 尚不明确。

【注意】

慎用 过敏体质者。

【给药说明】

（1）给药条件 ①本药禁用于皮肤炎症、糜烂、渗出部位及外生殖器部位。②仅供外用，不可内服，并避免接触眼、正常皮肤黏膜及皱褶。若不慎接触，应立即用大量清水冲洗。③不能与金属物件接触。用药期间，所有银器手饰、发夹和其他金属物体均应除去。④染发和烫发后2日内不得用药。⑤治疗后注意清洗双手以及将头发冲洗干净。

（2）其他 用前充分摇匀，若天冷药液变稠，可温热后使用。

【不良反应】

皮肤 接触性皮炎、头发或头皮干燥或油腻、脱发、头发脱色。出现过敏反应时应立即停药。

【药物过量】

表现 中毒症状可表现为呼吸有蒜味、畏食、呕吐、贫血等。

【相互作用】

尚不明确。

## 环吡酮胺
## Ciclopirox Olamine

【其他名称】 巴特芬、得凡尼金、环吡司、环吡司胺、环吡酮、环丙酮胺、环己吡酮、环利、环匹罗司、环匹罗司乙醇胺、美迪高、羟乙胺环匹罗司、赛洁、Batrafen、Brumixol、Ciclopirox、Ciclopirox Nail Lacquer、DAFNEGIN、Loprox、Micoxolamina

【分类】 皮肤科用药\皮肤抗真菌药

【抗菌谱】 敏感菌 浓度为4~8μg/ml时：多数皮肤真菌和酵母菌；较高浓度（16~78μg/ml）时：还包括大肠埃希菌、变形杆菌、假单胞菌和金葡菌及溶血性链球菌等。另外还有埃希杆菌属、阴道念珠菌等。

**【制剂规格】** **溶液** 10ml:0.1g。

**阴道栓剂** ① 50mg。② 100mg。

**软膏** ① 10g:0.1g。② 15g:0.15g。

**乳膏** ① 10g:0.1g。② 15g:0.15g。

甲涂剂 10ml:0.8g。

**【临床应用】**

**1. 说明书适应证**

手癣、足癣、体癣、股癣、花斑癣及甲真菌病等，以及皮肤和外阴阴道念珠菌感染。

**2. 其他临床应用**

头癣。

**【用法用量】**

**1. 说明书用法用量**

（1）**一般用法** 均匀涂于患处，bid.，4 周为一疗程。

（2）甲真菌病 温水泡软并削薄病甲后，将甲涂剂外涂于病甲表面，第 1 个月 qod.，第 2 个月 2 次 / 周，第 3 个月 1 次 / 周，至痊愈止，一般需 3~6 个月。治疗期间应定期锉薄病甲，同时治疗手足癣感染。

**2. 其他用法用量**

［国内参考信息］

甲真菌病 （1）软膏：温水泡软甲板，并尽量削薄病甲后，将药膏用胶布包扎固定在患处，qd.，连用 3~6 个月。（2）甲涂剂：先用温水泡软甲板，尽可能把病甲削薄，涂于病甲表面，第 1 个月 qd.，第 2 个月 qod.，第 3 个月开始 1 次 / 周，一般需 6~12 个月。治疗期间应定期锉薄病甲，同时治疗手足癣。

［国外参考信息］将药膏或洗剂轻涂于感染部位及周围皮肤，早晚各 1 次，常于用药 1 周内瘙痒等临床症状减轻。花斑癣患者经 2 周治疗后临床症状可消失。

**【禁忌证】**

**说明书禁忌证**

（1）对本药过敏者。

（2）儿童。

**【特殊人群用药】**

**儿童** 禁用。

**孕妇** 慎用。美国 FDA 妊娠安全性分级为：B 级。

**哺乳妇女** 慎用。

**【注意】**

慎用 过敏体质者。

**【给药说明】**

给药条件 （1）不得内服，也不可用于眼部。（2）用药时应保持患处透气，不要过紧包扎。

**【不良反应】**

皮肤 局部发红、刺痛、瘙痒、烧灼感、接触性皮炎等，一般停药后可自行消失。出现过敏或化学刺激，应停药并采取适当的治疗措施。

**【相互作用】**

其他外用皮肤制剂 一般应避免同用，尤其禁止合用其他外用抗真菌药。

## 复方硝酸益康唑
## Compound Econazole Nitrate

**【其他名称】** 醋酸曲安奈德益康唑、复方达克宁、复方益康唑、扶严宁、吉佰芙、派瑞松、瑞方、硝酸益康唑 / 曲安奈德、益富清、Peverson、Pevisone、Triamcinolone Acetonide Acetate and Econazole Nitrate

**【成分】** 硝酸益康唑、曲安奈德

**【分类】** 皮肤科用药 \ 皮肤抗真菌药

**【制剂规格】** **软膏** 15g（含硝酸益康唑 15mg，醋酸曲安奈德 1.65mg）。

**乳膏** ① 5g。② 10g。③ 15g。④ 25g。（均含 1% 硝酸益康唑，0.1% 曲安奈德）

**霜剂** ① 5g。② 15g。③ 100g。（均含 1% 硝酸益康唑，0.1% 曲安奈德）

**【临床应用】**

**说明书适应证**

（1）皮肤癣菌、酵母菌等所致炎症性皮肤真菌病（如手足癣、体癣、股癣、花斑癣等)。

(2)身体皱褶处真菌感染及继发性细菌或混合感染。

(3)伴真菌感染或有真菌感染倾向的湿疹样皮炎。

(4)潮湿、渗出、急性或亚急性皮肤病。

(5)念珠菌性口角炎、甲沟炎、尿布皮炎、浅表脓皮病。

【用法用量】

**说明书用法用量**

**一般用法** 适量涂抹患处,每日早晚各1次。湿疹样皮炎疗程一般2~4周;炎症性真菌病应持续至炎性反应消退,疗程≤4周。

【禁忌证】

**说明书禁忌证**

(1)对咪唑类抗真菌药或对皮质类固醇类药过敏。

(2)皮肤结核、梅毒或病毒感染(如疱疹、天花、水痘等)。

(3)局部严重感染。

(4)孕妇(尤其是妊娠早期)。

【特殊人群用药】

**儿童** 本药可能抑制肾上腺,儿童长期使用可抑制生长发育,导致库欣综合征。婴幼儿不宜使用。

**孕妇** 孕妇(尤其是妊娠早期)用药时应权衡利弊。也有说明书建议,孕妇(尤其是妊娠早期)禁用。

**哺乳妇女** 不宜使用。

**肝功能不全者** 慎用。

【注意】

慎用 (1)高血压。(2)心脏病。(3)骨质疏松症。(4)过敏体质者。

【给药说明】

(1)给药条件 ①避免接触眼及其他黏膜处。②可外用于细嫩皮肤处,但应避免在细嫩皮肤及面部过长时间使用,疗程应限制于3~4周。③不宜用于小儿面部。在婴儿尿布疹患处也不应使用皮质类固醇药。④治疗面部皮肤病时,局部用皮质类固醇药需特别注意,应短期使用,避免长期持续局部使用。

(2)减量/停药条件 用药部位如有烧灼感、红肿等情况应停药,并将局部药物洗净。

【不良反应】

大面积外用吸收后可引起皮质类固醇药物所致全身不良反应。

皮肤 过敏反应,如皮肤烧灼感、瘙痒、针刺感等。高浓度皮质类固醇药治银屑病:脓疱。长期使用:色素沉着、继发感染。长期大量用药:类皮质功能亢进症,如多毛、痤疮、伤口不愈合等。应避免长期持续局部使用皮质类固醇药物。

【相互作用】

分别参见益康唑和曲安奈德的相互作用项。

# 第四章　皮肤用非甾体抗炎药

## 氟芬那酸丁酯
## Butyl Flufenamate

**【其他名称】** 布特、氟芬那酸、氟灭酸、Flufenamic Acid

**【分类】** 皮肤科用药\皮肤用非甾体抗炎药

**【制剂规格】** **软膏**　① 10g：0.5g。② 5g：0.25g。③ 15g：0.75g。

**【临床应用】**

**说明书适应证**

非感染性亚急性湿疹、慢性湿疹、慢性单纯性苔藓等皮肤病。

**【用法用量】**

**说明书用法用量**

**一般用法**　适量涂于患处，bid.。

**【禁忌证】**

**说明书禁忌证**

对本药过敏者。

**【特殊人群用药】**

**儿童**　国外有临床试验提示，本药用于特应性皮炎有一定的安全有效性，一日用药2~3次，但尚缺乏大规模临床试验资料，儿童应慎用。

**老人**　可按一般患者用药。

**孕妇**　不推荐使用。

**哺乳妇女**　权衡利弊后用药。

**【注意】**

尚不明确。

**【给药说明】**

给药条件　（1）仅供皮肤科外用，应避免药物接触眼，严禁口服。（2）若因使用不当或误服而引起不良反应（包括全身及局部反应），可采用 NSAIDs 中毒的治疗措施。

**【不良反应】**

（1）皮肤　刺激感、灼热感和干燥等皮肤刺激反应。

（2）其他　瘙痒、刺痛、红斑等皮肤过敏反应。

**【相互作用】**

尚不明确。

# 第五章 银屑病用药

## 阿维A
## Acitretin

【其他名称】 阿曲汀、阿维A酸、艾维甲酸、方希、新体卡松、新银屑灵、Etretin、Neotigason

【分类】 皮肤科用药\银屑病用药

【制剂规格】 胶囊 ① 10mg。② 25mg。

【临床应用】

1. 说明书适应证

（1）红皮病型、脓疱型等严重银屑病。

（2）严重角质异常性疾病或其他治疗无效的角化异常性疾病，如先天性鱼鳞病、毛发红糠疹、毛囊角化病等。

2. 其他临床应用

痤疮、皮肤红斑狼疮、非银屑性皮肤病、疣状表皮发育不全、砷中毒角化病、Darier病、角化不全、淀粉样变性、苔藓样淀粉样变性、扁平苔藓、硬化萎缩性苔藓、皮肤鳞状细胞癌等其他皮肤病。(国外资料)

【用法用量】

1. 说明书用法用量

（1）银屑病 25mg/次或30mg/次，qd.，进主餐时口服。一般2~4周可获理想疗效；以后可按25~50mg/d维持，一般6~8周可获理想疗效，根据临床效果及患者耐受情况，必要时可增至最大量75mg/d。皮损充分消退后，应停药；如复发，可按初始治疗方法再治疗。

（2）其他角化性疾病 维持量10mg/d或20mg/d，Max：50mg/d。

2. 其他用法用量

[国外参考信息]

（1）非关节病型银屑病 推荐初始量为25~35mg/d，p.o.，根据临床效果和患者耐受情况调整。

（2）中至重度银屑病 推荐25~50mg，qd.，p.o.。

【禁忌证】

说明书禁忌证

（1）对本药、Vit A及其代谢物或其他维甲酸类药过敏者。

（2）慢性高脂血症。

（3）严重肝、肾功能不全。

（4）Vit A过多症者。

（5）孕妇及2年内有生育愿望的妇女。

（6）哺乳妇女。

【特殊人群用药】

**儿童** 仅用于无其他有效替代疗法的严重角化异常患儿。

说明书用法用量

**一般用法** 权衡利弊后可采用0.5mg/(kg·d)，p.o.，必要时可短期大量[即1mg/(kg·d)]用药，Max：35mg/d，且以尽可能低的量维持。

**老人** 可按一般用量给药。

**孕妇** 孕妇和计划2年内怀孕者禁用，育龄妇女须停用本药至少3年后才能怀孕。美国FDA妊娠安全性分级为：X级。

**哺乳妇女** 禁用。

**肝功能不全者** 肝病患者慎用，严重肝功能不全者禁用。

**肾功能不全/透析者** 严重肾功能不全者禁用，国外资料建议肾功能不全者需调整剂量后谨慎用药。

【注意】

（1）慎用 ①胰腺炎(国外资料)。②心血管疾病(国外资料)。

（2）用药相关检查/监测项目 ①育龄妇女治疗前2周内须行妊娠试验，治疗期间还应定期检查。②应定期检查肝功能(用药前即开始)。开始2个月每1~2周1次，以后每3个月1次。如发生肝功异常，应每周检查；若未恢复正常或进一步恶化，须停药，同时至少再监测肝功能3个月。③对脂代谢障碍、糖尿病、肥胖症、酒精中毒及长期应用本药者，应定期检查血清胆固醇和TG，糖尿病患者还应密切监测血糖。④长期服药时应定期检查有无骨异常。⑤儿童患者应严密监测生长指标及骨骼发育情况。

（3）对驾驶/机械操作的影响　用药期间夜间驾驶或操作机械应谨慎。

**【给药说明】**

（1）给药条件　①与主食同服，可增加本药吸收。②育龄妇女确认妊娠试验为阴性后，于下次正常月经周期的第2日或第3日开始服药。③开始治疗前4周内、治疗期间和停止治疗后至少2年内，须有效避孕。④治疗期间，应避免过度暴露于阳光或日光灯下。如本药与光线疗法同用，需减少光疗量。

（2）其他　治疗期间及停药后2年内，患者不能献血。

**【不良反应】** 多数患者都可出现不良反应，一般在减量或停药后消失。主要表现为维生素A过多综合征样反应，治疗开始阶段有时可见银屑病症状加重。

（1）心血管　心肌梗死、血栓栓塞，调整饮食和（或）本药剂量不能有效调节血脂时应停药。

（2）神经　头痛、步态异常、疲劳、颅内压升高、无力、头晕、感觉迟钝、周围神经病变（停药后症状可改善）。

（3）内分泌/代谢　轻度尿酸升高，HDL降低，磷、钾等电解质减少，继续用药或停药可恢复。大量用药：可逆性胆固醇、TG升高，脂代谢异常、糖尿病、肥胖、酗酒等高危患者更易发生，且在高危条件持续存在时，可能致动脉粥样硬化。

（4）血液　网织红细胞轻度升高、WBC减少，继续治疗或停药可恢复；PLT增多。

（5）消化　口唇干燥、口角皲裂、口渴、唇炎、口炎、齿龈炎、味觉异常、畏食、食欲减退或改变、恶心、呕吐、腹痛、肝炎、黄疸、胰腺炎，以及ALT、AST、ALP、胆红素等短暂升高。

（6）呼吸　鼻出血、鼻炎、鼻干。

（7）骨骼肌肉　肌肉、骨骼、关节疼痛、背痛、骨增生及骨肥厚。长期用药可致原有脊柱骨性关节炎加重或导致新的骨性关节炎病变、骨骼外钙化。

（8）皮肤　脱发、发质异常、甲沟炎、光敏反应、大疱性皮疹、脆甲、皮肤萎缩或皮肤脆性增加、皮肤变粘、视黄醛型皮炎，皮肤干燥、瘙痒、红斑、变薄（尤其是掌跖）、脱屑，以及黏膜及变移上皮干燥或发生炎性损害。可用唇油或唇软化剂改善唇干，用滋润膏剂防治皮肤干燥和瘙痒。

（9）眼　结膜炎、睑缘炎（需短期使用抗生素眼药）、结膜过敏、眼干燥、眼痛、畏光、不耐受角膜接触镜、视物模糊、角膜溃疡、视力或夜视力减退。

（10）耳　耳鸣、耳痛。

（11）其他　寒战、出汗。

**【药物过量】**

（1）表现　可致头痛、眩晕。

（2）处理意见　过量时应立即停药，并采取措施将本药从体内排除，同时密切监测有无颅内压升高体征。

**【相互作用】**

（1）地索高诺酮、乙炔雌二醇、美雌醇、去甲基孕酮、炔诺酮和炔诺孕酮、依托孕烯　可干扰此类药避孕效果，妇女避孕时需同时选择其他避孕方式。

（2）圣约翰草　可致服用本药和激素类避孕药的女性患者发生生殖缺陷和意外妊娠，这些患者应避免服用圣约翰草。

（3）甲氨蝶呤　两者肝毒性作用可能相加，甲氨蝶呤清除率下降，禁止合用。

（4）四环素　两药升高颅内压的作用相加，禁止合用。

（5）Vit A和其他维甲酸类药　可致Vit

A 过多症，应禁止合用。

（6）苯妥英　苯妥英不良反应的风险增加，不建议合用。必须合用时应监测游离苯妥英血药浓度，注意控制癫痫发作和苯妥英的毒性体征。

（7）华法林　华法林的蛋白结合率无影响。

（8）西咪替丁、地高辛、格列本脲、苯丙香豆素　体内研究未发现相互作用。

（9）酒精　本药致畸风险的时间被延长。用药期间及停药 2 个月内，育龄妇女应忌酒，并避免进食含酒精的饮料或食物。

（10）食物　本药吸收增加，生物利用度显著提高。

## 阿维 A 酯
## Etretinate

**【其他名称】** 艾吹停、苯壬四烯酯、芳香维甲酸、抗癣灵、壬四烯酯、体卡松、替维甲、维甲灵、维甲灵替维甲、依曲瑞酯、依曲替酯、Isoetretin、Tegison、Tigason

**【分类】** 皮肤科用药 \ 银屑病用药

**【制剂规格】** 胶囊　① 10mg。② 25mg。③ 50mg。

**【临床应用】**

**其他临床应用**

（1）银屑病，尤其是脓疱型银屑病、红皮病型银屑病、斑块型银屑病。

（2）严重顽固口腔扁平苔藓、毛发红糠疹、掌跖脓疱病等。

（3）鱼鳞病、毛周角化病、掌跖角化病等难治性角化异常性疾病。

**【用法用量】**

**其他用法用量**

［国内参考信息］　个体化给药，Max 为 1.5mg/（kg · d）。开始 0.75~1mg/（kg · d）［红皮病型银屑病可 0.25mg/（kg · d）］，p.o.，后每周递增 0.25mg/kg，至达最满意效果。8~16 周后改为 0.5~0.75mg/（kg · d）维持。

**【禁忌证】**

**其他禁忌证**

（1）对本药过敏者。

（2）肝肾功能不全者。

（3）正用 Vit A 治疗者。

（4）孕妇和哺乳妇女。

（5）血脂过高。

**【特殊人群用药】**

**儿童**　小儿慎用。

**老人**　未见特殊问题。

**孕妇**　本药有致畸作用，曾出现停药 2 年后妊娠仍发生畸胎，孕妇禁用。美国 FDA 妊娠安全性分级为：X 级。

**哺乳妇女**　禁用。

**肝功能不全者**　禁用。肝病患者或有相关家族史者慎用。

**肾功能不全 / 透析者**　肾功能不全者禁用。

**【注意】**

（1）慎用　①心血管疾病、糖尿病或有相关家族史者。②肥胖。③大量饮酒者。

（2）交叉过敏　与异维 A 酸、维 A 酸、Vit A 衍生物、对羟苯甲酸酯类、乳糖可能存在交叉过敏。

（3）用药相关检查 / 监测项目　①育龄妇女治疗前 2 周应接受妊娠试验。②血脂，治疗前（空腹）及治疗期间每隔 1~2 周监测 1 次（如饮酒，需 36h 后测），共 4~8 周。③血糖。④骨 X 线摄片（含踝、膝及骨盆）。⑤眼底检查，如出现大脑假性肿瘤的早期症状（如重度或持续头痛、恶心、呕吐、视力模糊等），应检查是否存在视乳头水肿。⑥血清 ALT、AST、LDH，治疗前测 1 次，治疗期间每隔 1~2 周 1 次，共 1~2 月，以后每 1~3 月 1 次。

（4）对驾驶 / 机械操作的影响　服药期间不能驾驶、操作机器或进行危险作业。

**【给药说明】**

（1）给药条件　开始用药期间，银屑病症状可加重，需连续服药 2~3 个月，方能见效。

（2）减量 / 停药条件　银屑病治愈后即可停药，如复发可重复治疗。

（3）其他　①应用本药者不应有生育计划，用药前 1 月、用药期间及用药后数年内需避孕。②使用本药者即使停药后也不能献血。③本药与地蒽酚、外用皮质激素、光化疗、紫外线疗法综合使用，可获取最佳疗效。

**【不良反应】**

（1）神经　头痛、疲乏、头晕、大脑假性肿瘤。

（2）精神　遗忘、焦虑、精神萎靡、抑郁。

（3）内分泌 / 代谢　血清 HDL 降低，血浆 TG 及胆固醇增高。血钙、磷、钾、钠及氯化物水平改变，空腹血糖、静脉 $CO_2$ 浓度增加 / 减少。

（4）血液　血浆白蛋白、总蛋白、PT、WBC 计数、PLT 改变，PTT、网织红细胞计数、血红蛋白及血沉增加。

（5）消化　唇皲裂、齿龈出血或炎症、上腹绞痛、口干（可以无糖饮料或唾液代用品缓解）、恶心、肝炎。γ－谷氨酰转肽酶、ALP、胆红素、CPK、ALT、AST 及 LDH 浓度可增加。

（6）呼吸　鼻干燥、鼻出血。

（7）泌尿　丙酮尿、管型尿、糖尿、血红蛋白尿、脓尿、镜下血尿、蛋白尿，肌酐、BUN 增加。

（8）骨骼肌肉　骨或关节僵直、疼痛或压痛。

（9）皮肤　皮肤干燥、发红、脱屑、瘙痒、皮疹、光敏性增加（用药期间避免日光曝晒）、头发稀薄、指或趾甲松脱、甲沟炎、皮肤变薄等。

（10）眼　眼睑出现烧灼、发红、瘙痒、干燥、疼痛、压痛、溢泪、视物模糊、复视、畏光、虹膜炎、白内障、视网膜出血等，对角膜接触镜敏感性增加，可滴润滑剂缓解眼干及提高对角膜接触镜的耐受性。

（11）耳　耳部感染。

（12）其他　发热。

**【药物过量】**

表现　大量或过量用药可致黏膜干燥或发炎、口干及流汗。少数出现皮肤变薄、氨基转移酶及 ALP 短暂性升高，也有骨骼变化和良性颅内压升高的报道，糖尿病、肥胖、酗酒、脂代谢不良者更易发生。

**【相互作用】**

（1）痤疮制剂、含脱屑药制剂（如过氧苯甲酰、间苯二酚、水杨酸、硫黄等）合用可加剧皮肤刺激或干燥作用。

（2）异维 A 酸、维 A 酸或 Vit A　与本药同服，毒性增加，应避免同服。

（3）四环素　发生大脑假性肿瘤的危险性增加。

（4）甲氨蝶呤或肝毒性药　上述药的肝毒性增加。

（5）光敏药　合用使光敏作用增加。

（6）含乙醇制品（如收敛剂、化妆品等）可加剧皮肤干燥，且饮酒可致高 TG 血症。

（7）肥皂等有强干燥作用的清洁剂　加剧皮肤干燥。

（8）牛奶和高脂食物　本药吸收可增加。

## 卡泊三醇
## Calcipotriol

**【其他名称】**　达力士、多维力克、代维尼克、钙泊三醇、Calcipotriene、Dovonex

**【分类】**　皮肤科用药 \ 银屑病用药

**【制剂规格】**　**软膏**　① 15g∶0.75mg。② 30g∶1.50mg。

**搽剂**　30ml∶1.5mg。

**【临床应用】**

**其他临床应用**

软膏用于寻常型银屑病，搽剂主要用于头皮银屑病。

【用法用量】

其他用法用量

[国内参考信息]

(1)寻常型银屑病 少量软膏涂于患处,早晚各1次,起效后可减少用药次数,每周使用量≤100g。

(2)头部银屑病 少量搽剂涂于头部患处,早晚各1次,每周用量≤60ml。

【禁忌证】

其他禁忌证

(1)对本药过敏者。

(2)钙代谢性疾病。

【特殊人群用药】

儿童 慎用。

孕妇 慎用。美国FDA妊娠安全性分级为:C级。

哺乳妇女 慎用。

【注意】

用药相关检查/监测项目 大量用药者应在治疗前和治疗期间监测尿钙。

【给药说明】

(1)给药条件 ①勿用在眼及其他黏膜部位,也不宜用于面部,擦伤部位使用应谨慎。②用药后应洗手。③不宜全身大面积、长期使用。

(2)减量/停药条件 用药期间发现血钙高于正常,应暂停用药至恢复正常。

(3)其他 本药搽剂含可燃成分,应远离火源。

【不良反应】

皮肤 烧灼感、瘙痒、红斑、脱屑等,一般无需停药。其他尚有皮肤萎缩和光敏反应,也可使原有银屑病加重。

【药物过量】

(1)剂量 软膏或霜剂每周>100g,搽剂每周>60ml。

(2)表现 血钙升高,但停药后即可恢复正常。

【相互作用】

水杨酸制剂 禁止与本药合用。

## 他卡西醇
## Tacalcitol

【其他名称】 萌尔夫、他卡苷醇、Bonalfa

【分类】 皮肤科用药\银屑病用药

【制剂规格】 软膏 ① 10g:20μg。② 30g:60μg。③ 100g:200μg。

【临床应用】

说明书适应证

寻常型银屑病。

【用法用量】

1. 说明书用法用量

一般用法 适量涂于患处,bid.。

2. 其他用法用量

[国外参考信息] 外用浓度为2~4μg/g(0.0002%~0.0004%)软膏,1~2次/d,疗程4周,可有效缓解银屑病者的瘙痒、红斑及皮肤增厚。有研究推荐最适浓度为4μg/g。

【禁忌证】

1. 说明书禁忌证

对本药过敏或有过敏史者。

2. 其他禁忌证

钙代谢性疾病。

【特殊人群用药】

儿童 对出生低体重儿、新生儿、乳儿的安全性尚不明确(使用经验少)。

老人 高龄者的生理功能低下,注意不要过度使用。

孕妇 孕妇或可能怀孕的妇女应避免大量或长期大面积用药。

哺乳妇女 慎用。

【注意】

慎用 有局部应用Vit D衍生物(如骨化三醇)过敏史者(国外资料)。

【给药说明】

给药条件 (1)避免用于眼角膜、眼结膜及黏膜部位。(2)不宜全身大面积、长期使用。

【不良反应】 不良反应严重者应停药。

(1)神经 头痛。

（2）内分泌/代谢　血清磷下降。大量涂抹有致血清钙升高的可能性。

（3）血液　WBC 增多。

（4）消化　AST、ALT 及 ALP 升高。

（5）泌尿　尿蛋白阳性。

（6）皮肤　皮肤瘙痒、发红、刺激、微痛、接触性皮炎、皮肤肿胀。

**【相互作用】**

抑制 EGFR 的药物（如地蒽酚、局部用维 A 酸及糖皮质激素等）合用可能增强治疗银屑病等的疗效。

## 他扎罗汀
## Tazarotene

**【其他名称】** 乐为、炔维、他扎洛替、他佐罗汀

**【分类】** 皮肤科用药\银屑病用药

**【制剂规格】** 凝胶　① 15g∶7.5mg。② 30g∶15mg。

乳膏　① 30g∶30mg。② 15g∶15mg。

**【临床应用】**

**说明书适应证**

寻常性斑块型银屑病和寻常痤疮。

**【用法用量】**

**说明书用法用量**

（1）银屑病　每晚临睡前半小时，清洗患处并待皮肤干爽后，均匀涂乳膏或凝胶于皮损处（涂抹面积≤ 20% 体表面积），形成一层薄膜，并轻轻揉擦。

（2）痤疮　清洁面部待皮肤干爽后，取适量（$2mg/cm^2$）乳膏涂于患处，形成一层薄膜，每晚 1 次。

**【禁忌证】**

**说明书禁忌证**

（1）对本药或其他维甲酸类药过敏者。

（2）孕妇及计划妊娠妇女。

（3）哺乳妇女。

（4）不宜用于急性湿疹类皮肤病患者。

**【特殊人群用药】**

**儿童**　＜ 12 岁儿童及＜ 18 岁的银屑病患儿用本药的疗效和安全性尚不明确。

**老人**　可无需特殊处理。

**孕妇**　禁用。美国 FDA 妊娠安全性分级为：X 级。

**哺乳妇女**　禁用。

**【注意】**

**用药相关检查/监测项目**　长期用药时，建议常规监测血生化（包括氨基转移酶）。

**【给药说明】**

给药条件　（1）本药不能口服。（2）避免接触眼、口腔和黏膜及正常皮肤。若眼睛接触本药，应用水彻底冲洗。每次用药后，应用肥皂将手洗净。（3）治疗期间应避免皮肤过多暴露于光线下（包括日光灯）。（4）育龄妇女用药前 2 周内应做妊娠试验，确认阴性后，于下次正常月经周期的第 2~3d 开始治疗。治疗期间和停止治疗后一段时间内，必须有效避孕。

**【不良反应】**

（1）心血管　周围性水肿。

（2）内分泌/代谢　血 TG 升高。

（3）皮肤　用于银屑病：瘙痒、红斑、灼热、皮肤刺痛、干燥和水肿、皮炎、湿疹和银屑病恶化等。用于寻常型痤疮：脱屑、皮肤干燥、红斑、灼热、瘙痒、皮肤刺激、疼痛和刺痛等。若出现瘙痒等反应，尽量不要搔抓，可涂少量润肤剂，严重时可暂停用药或隔日用药 1 次。

**【药物过量】**

表现　过量使用不会加快皮损好转，且可引起皮肤发红、脱屑及其他反应。

**【相互作用】**

（1）其他具光敏性的药物（如四环素、氟喹诺酮、吩噻嗪、磺胺类等）合用会增加光敏性。

（2）可使皮肤干燥的药物或化妆品　避免同用。

## 甲氧沙林
## Methoxsalen

【其他名称】 花板毒素、花椒毒素、甲氧补骨脂素、8-甲氧补骨脂素、甲氧呋豆素、甲氧扫若仑、敏白灵、敏柏宁、氧化补骨脂素、制斑素、8-Methoxypsoralen、Ammoidin、Meladinin、Meladinine、Melhoxypsoralen、Meloxine、Methoxadome、Oxsoralen-Ultra、Soloxsalen

【分类】 皮肤科用药 \ 银屑病用药

【制剂规格】 片剂 ① 5mg。② 10mg。

溶液 ① 0.1%。② 0.2%。③ 0.4%。

胶囊 10mg。

胶丸 10mg。

搽剂 24ml∶0.18g。

【临床应用】

1. 说明书适应证

白癜风、银屑病。

2. 其他临床应用

（1）与长波紫外线合用（即 PUVA），还用于蕈样肉芽肿。

（2）对标准治疗产生抗药性的皮下 T 细胞淋巴瘤的红皮期。

（3）斑秃、湿疹、玫瑰糠疹、特应性皮炎、扁平苔藓等。

【用法用量】

1. 说明书用法用量

（1）白癜风 25~30mg/ 次［或 0.5mg/(kg·次)］，p.o.，2~3 次 / 周（至少相隔 48h）。2h 后配合日光或黑光照射。首次日光照射时间为 15~25min（一般浅肤色 15min、中等肤色 20min、深肤色 25min），以后可适当增加 5min 照射；黑光照射时间为照射出现红斑反应时间的一半。

（2）银屑病 30~35mg/ 次［或 0.6mg/(kg·次)］，p.o.，2~3 次 / 周（至少相隔 48h）。2h 后配合日光或黑光照射，方法同白癜风。

2. 其他用法用量

［国内参考信息］

（1）白癜风 ① 0.3~0.6mg/（kg·次），p.o.，照射 UVA 前 2~3h 给药，2~3 次 / 周（至少相隔 48h）。UVA 照射量以亚光毒反应为度，常由 1~1.5J/cm$^2$ 开始，以后渐增照射量。日光照射难以控制剂量，现已少用。② 白癜风等局部皮损处涂搽剂，30~60min 后进行 UVA 照射，照射量以亚光毒反应为度，常由 0.05~0.25J/cm$^2$ 开始，1 次 / 周。溶液浓度由 0.1% 开始，可渐增至 0.2%。一次照射后立即以肥皂和水洗净并盖上遮光物。

（2）银屑病或蕈样肉芽肿 0.6mg/（kg·次），p.o.，照射 UVA 前 2h 给药，2~3 次 / 周（至少相隔 48h）。UVA 照射量同白癜风，患者一生中治疗次数宜≤ 200 次，UVA 照射总量宜≤ 1000J/cm$^2$。

【禁忌证】

1. 说明书禁忌证

（1）对本药过敏者。

（2）严重肝病患者。

（3）白内障或其他晶体疾病。

（4）光敏性疾病，如红斑狼疮、皮肌炎、卟啉病、多形性日光疹、着色性干皮病等。

（5）孕妇及哺乳妇女。

（6）年老体弱者。

（7）＜ 12 岁儿童。

2. 其他禁忌证

（1）严重心血管疾病。

（2）白化病。

（3）夏令水疱病。

（4）糖尿病。

（5）消化道疾病。

【特殊人群用药】

儿童 ＜ 12 岁儿童禁用。

老人 年老体弱者禁用。

孕妇 禁用。美国 FDA 妊娠安全性分级为：C 级或 D 级。

哺乳妇女 禁用。

**肝功能不全者** 严重肝病患者禁用。

**【注意】**

（1）慎用 ①有皮肤癌病史。②有光敏感家族史。③新近接受放射线或细胞毒、砷剂、煤焦油和 UVB 治疗者。④慢性感染。

（2）用药相关检查 / 监测项目 长期用药需定期复查抗核抗体、血常规、肝肾功能，并注意有无白内障、黑色素瘤或皮肤癌的发生。

**【给药说明】**

给药条件 ①不应随意增加药物量或 UVA 照射时间。② PUVA 治疗前 24h 和治疗后 12~48h，需保护皮肤切勿阳光照射。外出需穿戴长袖衣、长裤、阔边帽、手套，暴露部位涂保护系数 15 的遮光物，并佩戴墨镜滤除紫外线。③外用比口服更易引起光敏反应，局部外用仅适于小于 $10cm^2$ 的范围，且照射 UVA 后应将所涂药物擦掉，并根据患者皮肤类型及耐受性适当调节照射时间。若用作增加皮肤对日光的耐受性，治疗应限制在 14d 内。④治疗中不应将本药胶丸与胶囊互换。⑤剂量根据体重计算，若体重改变显著，可调整 UVA 照射时间。⑥治疗期间应戒酒，不宜食用过于辛辣的食物。

**【不良反应】**

（1）神经 口服：头晕、头痛、失眠。

（2）精神 口服：精神抑郁、神经质。

（3）血液 口服：WBC 减少。

（4）消化 口服：恶心、呕吐、中毒性肝炎。可与食物或牛奶同服，以减少胃肠道刺激。

（5）皮肤 口服：皮肤痛痒。配合 UVA 照射后：红斑(常在照射 24~48h 出现)、皮肤色素沉着、瘙痒。本药浓度过大或照射时间过长：照射部位皮肤红肿、水疱、疼痛、脱屑以及足和小腿肿胀等。长期使用 PUVA：皮肤早期老化。

（6）眼 长期使用 PUVA：白内障。

（7）其他 口服：水肿。

**【药物过量】**

处理意见 若过量，应考虑尽快催吐，并将患者移至暗室至少 24h。若 24h 内就出现显著红斑，提示可能出现严重晒伤，应根据发生范围和严重程度进行烧伤的对症治疗。

**【相互作用】**

（1）苯妥英 本药作用降低，用苯妥英者，可加大本药剂量，若仍无效可改用其他抗癫痫药。

（2）吩噻嗪类药 合用可加剧对脉络膜、视网膜和晶体的光化学损伤。

（3）咖啡因 咖啡因代谢受抑制，清除率降低，$t_{1/2}$ 延长，而 $C_{max}$ 和 $t_{max}$ 不受影响。

（4）其他光敏性药 不得合用。

（5）含呋喃香豆素的食物（如酸橙、无花果、香菜、芥、胡萝卜、芹菜等） 可增加光毒性。

# 第六章 痤疮用药

## 维 A 酸
## Tretinoin

【其他名称】艾力可、邦力迪维、德美克A、迪维、罗复生、蕾婷A、丽英、全反式维甲酸、唯爱、维甲酸、维生素A酸、维生素甲酸、维特明、Airol、All-trans Retinoic Acid、Avita、Dermairol、Retin-A、Retinoic Acid、Retinoids、Vesanoid、Vitamin A Acid、Vitamine-A Acid

【分类】皮肤科用药\痤疮用药

【制剂规格】片剂 ① 5mg。② 10mg。③ 20mg。

胶囊 20mg。

乳膏 ① 10g : 5mg。② 15g : 3.75mg。③ 15g : 7.5mg。④ 15g : 15mg。⑤ 20g : 20mg。⑥ 25g : 12.5mg。

软膏 ① 10g : 5mg。② 10g : 10mg。

霜剂 ① 10g : 2.5mg。② 10g : 5mg。③ 10g : 10mg。

凝胶 ① 10g : 2.5mg。② 10g : 5mg。③ 10g : 10mg。

外用溶液 0.05%。

溶液（乙醇） 0.05%~0.1%。

【临床应用】

说明书适应证

（1）痤疮、扁平苔藓、黏膜白斑、毛发红糠疹、单纯糠疹等，或作为银屑病、鱼鳞病、毛囊角化病的辅助治疗。

（2）多发性寻常疣及各种角化异常类皮肤病。

（3）口服用于急性早幼粒细胞白血病（APL）的治疗及维持。

【用法用量】

1. 说明书用法用量

（1）寻常痤疮 患处洗净20min后，于睡前轻涂本药，qd.；或10mg/次，2~3次/d，p.o.。

（2）鱼鳞病、银屑病等 外用，1~3次/d，涂于患处。

（3）APL 45mg/（$m^2$·d）（或40~80mg/d），分2~4次服。Max：≤120mg/d，疗程4~8周。完全缓解后尚需给予标准化疗。

2. 其他用法用量

［国内参考信息］

（1）面部单纯糠疹 0.025%乳膏或软膏外涂，bid.。

（2）扁平苔藓、毛发红糠疹、白斑等 0.1%乳膏或软膏外涂，bid.。

［国外参考信息］

（1）恶性肿瘤 推荐150mg/（$m^2$·d），p.o.。用于APL时推荐45mg/（$m^2$·d），均分2次服用，连续治疗30~90d，至病情完全缓解，而后立即给蒽环霉素和阿糖胞苷做巩固化疗。

（2）银屑病 1mg/（$m^2$·d），连用4d，分3~4次服（使用甲氧沙林加UVA化疗前给本药），能有效清除银屑病病灶，并将减少紫外线照射量。

（3）寻常型痤疮 将本药涂擦于痤疮皮损区（睡前），qd.。

（4）发育不良痣综合征 局部用0.05%溶液，每日涂擦痣区，连续10~12周，至其发生组织学改变。

（5）游走性舌炎 局部涂擦0.1%本药，4~5d内可清除相关病灶。

（6）过度角化性皮肤病 局部涂擦0.1%软膏或凝胶，能有效治疗角化性皮肤病。

（7）瘢痕疙瘩 0.05%溶液涂擦患处，bid.。

（8）皮肤色素沉着 患者洗脸擦干

20~30min 后，将 0.05% 软膏涂擦于面部（睡前），qd.，同时注意防晒，可使病情得到明显改善。可能需治疗 6 个月方可见效。

（9）皮肤老化 患者洗脸擦干 20~30min 后，将软膏涂擦于面部（睡前），qd.，可缓解皮肤细纹、斑驳色素沉着过度及粗糙。可能需治疗 6 个月方可见效。

【禁忌证】

**说明书禁忌证**

（1）对本药及阿维 A 酯、异维 A 酸或其他 Vit A 衍生物过敏者。

（2）哺乳妇女。

（3）严重肝肾功能损害者禁用口服。

（4）妊娠早期禁用，整个妊娠期禁用口服。

【特殊人群用药】

**儿童** 慎用。

**其他用法用量**

［国外参考信息］

恶性肿瘤 推荐 45mg/（$m^2$·d），分 2 次口服，顽固性头痛时应考虑减量。连续治疗 30~90d，至病情完全缓解，而后立即给蒽环霉素和阿糖胞苷做巩固化疗。

**老人** 安全性尚不明确。国外资料建议用于 APL 时，同常规剂量。

**孕妇** 孕妇禁用，育龄妇女及其配偶口服本药期间及服药前 3 个月、服药后 1 年应严格避孕。美国 FDA 妊娠安全性分级为：C 级（外用制剂）或 D 级（口服制剂）。

**哺乳妇女** 禁用。

**肝功能不全者** 慎用，严重损害者禁用口服给药。国外资料提示肝功能衰竭时是否需调整剂量尚不明确，但作为预防措施，推荐量可降至 25mg/$m^2$。

**肾功能不全 / 透析者** 同肝功能不全者。

【注意】

（1）慎用 ①对阳光异常敏感者不应用乳膏。②湿疹、晒伤、急性和亚急性皮炎、酒糟鼻患者不宜用。

（2）用药相关检查 / 监测项目 血常规、血脂、肝功能。

【给药说明】

（1）给药条件 ①曾经或正在用脱屑药治疗者，应待脱屑药作用消失后方可给本药。②开始治疗时，可隔日给药或每 3d 用药 1 次。先用刺激性小和浓度低的制剂（如乳膏或凝胶），患者耐受后再改用效应强或浓度高的制剂；且开始应小面积用药，若无刺激现象可扩大用药范围，但不宜大面积使用。用量应≤ 20g/d。③本药宜夜间用，或用遮光措施（SPF ≥ 15）。用药部位应避免强烈阳光照晒，晒伤者需恢复后才能用药。④治疗痤疮时，原有症状在开始数周可能暂时加剧，此时应继续治疗。某些患者在用药 2~3 周后显效，6 周以上可达最佳疗效，但也有患者需连续治疗至少 3 个月方有效。⑤本药外用时应避免接触眼、口、鼻角、黏膜及皮肤较薄的皱褶部位，并注意浓度不宜过高（＜ 0.3%），以免引起红斑、脱皮、灼热或微痛等局部刺激。⑥应避免将本药涂于斑块样病损之外，以免引起黏膜充血溃疡。⑦本药口腔科外用制剂适用于病损孤立、面积小的白斑，及病损面积较大并局限的斑块样扁平苔藓；除斑块状病损外，网状丘疹状等其他类型的扁平苔藓不用本药。

（2）减量 / 停药条件 ①口服出现不良反应时应控制剂量或与谷维素、Vit $B_1$、Vit $B_6$ 等同服，可使头痛等症状减轻或消失。②外用本药如局部刺激反应轻微，应坚持治疗；反应严重者，应停药。

（3）其他 治疗严重皮肤病时，可与糖皮质激素、抗生素等合用，以增加疗效。

【不良反应】

（1）心血管 心律不齐。

（2）神经 头晕（＜ 50 岁者较老人多见）、头痛、目眩、疲劳、嗜睡、颅内压升高。

（3）精神 忧郁、沮丧。

（4）内分泌 / 代谢 体重改变。

（5）血液 血胆固醇、TG 升高，RA（维

A 酸）–APL 综合征（表现为 WBC 增多等，部分因缺氧及多器官功能衰竭而致死）。一旦出现 RA–APL 综合征的异常表现，应立即给高剂量激素（如地塞米松），至少持续 3d，至症状缓解。可用呼吸机缓解逐渐加重的缺氧。多数患者无需停药。

（6）消化　口干、恶心、呕吐、食欲减退、腹胀、腹痛、腹泻、便秘、消化性溃疡出血、氨基转移酶升高。

（7）呼吸　鼻充血、喉头水肿、咳嗽、呼吸困难、胸膜渗出、胸痛、肺炎、肺水肿、哮喘等。

（8）骨骼肌肉　关节、骨骼肌肉疼痛。

（9）皮肤　皮肤干燥、皮疹、水肿、红斑、瘙痒、出汗、脱发、蜂窝织炎、黏膜干燥、鳞片样脱屑、皮肤出血。外用早期：灼热、刺痛、皮损加重，一般为轻至中度。若刺激持续存在，应采用减量、减少用药次数、暂停用药或停药等措施。

（10）眼　视觉障碍、干眼病。

（11）耳　听力障碍。

（12）其他　发热、虚弱、败血症。若出现药物过敏、化学刺激或全身不良反应，应停药。

**【药物过量】**

表现　过量用药不能增加本药疗效，反可致明显红斑、脱屑或其他不适。

**【相互作用】**

（1）戊巴比妥、苯巴比妥、利福平　本药血药浓度下降。

（2）谷维素、Vit $B_1$、Vit $B_6$ 等　可减轻或消除本药所致不良反应（头痛等）。

（3）糖皮质激素、抗生素等　本药疗效增强。需同时全身应用抗生素时应与本药交替给药。

（4）西咪替丁、环孢素、地尔硫䓬、维拉帕米、酮康唑等　本药血药浓度增加，可能致维 A 酸中毒。

（5）异维 A 酸、抗角化药（如间苯二酚、水杨酸、硫黄等）、其他治疗痤疮的药　可加剧皮肤刺激或干燥。需合用时应与本药交替给药。

（6）光敏感药（如噻唑类、四环素类、氟喹诺酮类、酚噻嗪类、磺胺类）　可增加光毒性，禁止合用。

（7）经肝细胞色素 P 450 酶系统代谢的药物　可影响上述药物的血药浓度。

（8）过氧苯甲酰　在同一时间、同一部位外用有物理性配伍禁忌，合用时，应早晚交替使用。

（9）乙醇、对皮肤有刺激性的其他产品（如清洁剂、收敛剂、脱毛剂、发蜡、电解质、具有强烈干燥作用的化妆品、含香料或石灰的产品等）　可加剧皮肤的刺激或干燥。

## 维胺酯
## Viaminate

**【其他名称】**　痤疮王、维甲酰胺、Viaminati

**【分类】**　皮肤科用药 \ 痤疮用药

**【制剂规格】**　胶囊　25mg。

胶丸　① 5mg。② 25mg。

乳膏　100g : 3g。

**【临床应用】**

**说明书适应证**

（1）中、重度痤疮。

（2）对鱼鳞病、银屑病、苔藓类皮肤病及某些角化异常性皮肤病有一定疗效。

**【用法用量】**

**1. 说明书用法用量**

一般用法　胶囊：25~50mg/ 次，2~3 次 /d。痤疮疗程为 6 周，脂溢性皮炎疗程为 4 周。胶丸：15mg/ 次，tid.。

**2. 其他用法用量**

［国内参考信息］　1~2mg/（kg·d），p.o.。外用，涂搽患处，qd.。

**【禁忌证】**

**说明书禁忌证**

（1）对本药过敏者。

（2）重症糖尿病。

（3）Vit A 过量。

（4）脂代谢障碍，如高脂血症。

（5）孕妇及哺乳妇女。

（6）肝、肾功能不全者禁用胶丸。

【特殊人群用药】

**儿童** 过量服药可产生骨骼改变（如骨骺较早融合），应慎用。

**老人** 肝、肾功能不全的老年患者慎用。

**孕妇** 可致自发性流产及胎儿发育畸形，禁用。

**哺乳妇女** 禁用。

**肝功能不全者** 禁用胶丸；胶囊生产厂家提示严重肝功能不全者慎用。

**肾功能不全/透析者** 胶丸禁用于肾功能不全者，胶囊生产厂家提示严重肾功能不全者慎用。

【注意】

（1）慎用 ①酗酒者。②急性和亚急性皮炎、湿疹类皮肤患者不宜使用。

（2）用药相关检查/监测项目 治疗前后应定期监测肝功能。用药第1个月后及以后每隔3个月应监测血脂水平。定期检查血常规、尿常规。

（3）对驾驶/机械操作的影响 服药期间不得驾驶机、车、船、从事高空作业、机械作业及操作精密仪器。

【给药说明】

（1）给药条件 ①用药期间避免强烈日光或紫外光过度照射。②育龄妇女用药前须保证2周内的妊娠试验为阴性，并应在下一次月经周期第2、3日开始服用。育龄妇女或其配偶在治疗前4周、治疗期间和停药后至少3个月内（或半年内）须有效避孕。③本药外用制剂宜夜间使用，不宜用于皮肤皱褶部位，应避免接触眼和黏膜。

（2）减量/停药条件 轻度不良反应不必停药，但严重不良反应时应停药，并进行相应处理。

（3）其他 用药期间及停药后4周内不能献血。

【不良反应】 本药的不良反应与维生素A过量的临床表现相似。不良反应的轻重与剂量、疗程及个体耐受性有关。

（1）神经 头痛、头晕、良性颅内压增高等。

（2）精神 抑郁。

（3）内分泌/代谢 血脂及血糖升高。

（4）血液 鼻出血及血沉加快、PLT下降。

（5）消化 口腔黏膜干燥、疼痛、胃肠道症状、肝酶学指标升高等。

（6）骨骼肌肉 骨质疏松、肌肉无力及疼痛等。

（7）皮肤 皮肤干燥、脱屑、瘙痒、皮疹、皮肤脆性增加、掌趾脱皮、瘀斑等。

（8）眼 结膜炎、角膜浑浊、视力障碍、视乳头水肿等。如出现视力障碍，建议及早眼科检查。

（9）其他 继发感染。

【相互作用】

（1）Vit A 产生 Vit A 过量的相似症状，不应合用。

（2）异维A酸及四环素类抗生素 可致“假性脑瘤”，引起颅内压增高、头痛和视力障碍。

（3）甲氨蝶呤和其他潜在的肝毒性药物 甲氨蝶呤血药浓度增加而加重肝脏毒性，避免合用。也应避免同其他潜在的肝毒性药物合用。

## 阿达帕林
## Adapalene

【其他名称】 达芙文、Differin

【分类】 皮肤科用药\痤疮用药

【制剂规格】 凝胶 ①15g∶15mg。②30g∶30mg。

【临床应用】

**说明书适应证**

（1）以粉刺、丘疹和脓疱为主要表现的

寻常型痤疮。

（2）面部、胸和背部的痤疮。

【用法用量】

1. 说明书用法用量

痤疮 睡前清洗患处，待干燥后涂适量本药，注意避免接触眼部、嘴唇。

2. 其他用法用量

［国内参考信息］ 睡前用中性肥皂或洗面奶清洁后，取适量本药涂于患处，qd.。

【禁忌证】

1. 说明书禁忌证

对本药过敏者。

2. 其他禁忌证

大面积严重痤疮。

【特殊人群用药】

儿童 ＜12 岁儿童用药安全性和疗效尚不明确。

孕妇 建议避免使用。美国 FDA 妊娠安全性分级为：C 级。

哺乳妇女 建议勿将本药涂于胸部。

【注意】

尚不明确。

【给药说明】

给药条件 （1）仅供外用，并注意避免与眼、口腔、鼻黏膜等黏膜组织接触。若不慎涂于眼部，应立即用温水清洗。（2）不得用于皮肤破损处（割伤、摩擦伤等）及皮炎或湿疹创面。（3）用药时应避免或尽量减少暴露于日光及人造紫外光辐射源下。（4）治疗开始的前几周可使痤疮显著加剧，不应视为停药指征，应在 8~12 周后观察疗效。

【不良反应】

本药溶液不良反应的发生率较凝胶制剂高。

皮肤 皮肤刺激症状：外用局部皮肤发红、灼热感、刺痛、瘙痒、皮炎和接触性皮炎、红斑、红疹、湿疹、眼浮肿、结膜炎、日晒伤等，减量或停药后可恢复。轻度发红，可减量；若出现过敏或严重皮肤刺激症状，应停药；局部皮肤干燥、有细屑者可配合外用润肤剂。

【药物过量】

（1）剂量 致小鼠急性毒性反应的口服量＞ 10g/kg。

（2）表现 局部过量可能产生明显的皮肤发红、脱皮或不适。

（3）处理意见 如误服，除非剂量很小，否则需考虑洗胃。

【相互作用】

（1）其他有相似作用机制的药（如维 A 酸）、磨沙膏、脱皮剂等刺激性物质 不宜同用。

（2）含硫、雷琐辛或水杨酸制剂 不宜合用，在上述药作用消退后再开始用本药。

（3）可使皮肤干燥或刺激皮肤的外用制剂（如药皂、清洁剂、有干燥作用的肥皂或化妆品、高浓度酒精制剂、收敛剂、香料或石灰制剂） 可增加局部刺激。

# 眼科用药

# 第一章 降眼内压药

## 安普乐定
Apraclonidine

**【其他名称】** 爱必定、阿可乐定、辰泽、盐酸阿可乐定、盐酸安普乐定、Apraclonidine Hydrochloride、Iopidine

**【分类】** 眼科用药\降眼内压药

**【制剂规格】** **滴眼液** ①0.5%。②1%。

**【临床应用】**

**1. 说明书适应证**

预防和控制氩激光穿刺术、氩激光虹膜切除术或Nd:YAG后房穿刺术后眼内压升高。

**2. 其他临床应用**

用于青光眼的辅助治疗（国外资料）。

**【用法用量】**

**1. 说明书用法用量**

术后眼压升高 滴眼液滴眼，激光手术前1h在需手术的眼内滴入1滴，第2滴应在术后立即滴入该眼。每1滴眼液用单独的容器，使用1滴后弃去。

**2. 其他用法用量**

［国外参考信息］

青光眼的辅助治疗 使用本药0.5%滴眼液，1滴/次，tid.，可延迟激光治疗或手术治疗时间。

**【禁忌证】**

**1. 说明书禁忌证**

对本药或可乐定过敏者。

**2. 其他禁忌证**

（1）使用单胺氧化酶抑制药者。

（2）有严重心血管疾病者。

**【特殊人群用药】**

**儿童** 儿童用药安全性和有效性尚不明确。

**老人** 老年人用药安全性和有效性尚不明确。

**孕妇** 应权衡利弊。美国FDA妊娠安全性分级为：C级。

**哺乳妇女** 应权衡利弊，必需使用时应暂停哺乳。

**肝功能不全者** 慎用。

**肾功能不全/透析者** 肾功能不全（包括慢性肾衰竭）者慎用。

**【注意】**

（1）慎用 ①脑血管疾病患者（国外资料）。②雷诺病患者（国外资料）。③血栓闭塞性脉管炎患者（国外资料）。④抑郁患者（国外资料）。⑤激光手术期间有血管迷走神经反应既往史者。⑥高血压。

（2）用药相关检查/监测项目 应检测眼内压，对眼内压过度降低的患者应严密监测。

**【不良反应】**

（1）心血管 心律不齐、心动过缓、血管迷走神经反应、心悸、直立性低血压、血压降低、外周水肿(以上见于非激光治疗时)。

（2）神经 易怒、头痛、疲倦、感觉异常、四肢疼痛或麻木、睡眠障碍、多梦（以上见于非激光治疗时）。

（3）精神 抑郁。

（4）消化 腹部不适、腹痛、腹泻、呕吐、味觉异常及口干（以上见于非激光治疗时）。

（5）呼吸 头部寒冷、胸闷气短、咽部分泌物增多、鼻腔充血、鼻烧灼或干燥（以上见于非激光治疗时）。

（6）生殖 性欲减退（见于非激光治疗时）。

（7）皮肤 非疹性瘙痒、手掌湿冷出汗、皮肤发热（以上见于非激光治疗时）。

（8）眼 ①激光治疗时：上眼睑隆凸、结膜变白、瞳孔放大、眼炎。②非激光治疗时：眼痛、眼干、眼刺激、烧灼感、瘙痒、眼部不适、异物感、眼部肌张力减退、结膜微血管出血、变应性结膜炎、眼睑退缩、视野黯淡或模糊。还可见接触性过敏性皮炎（眼睛瘙痒、眼睑水肿、红斑和流泪），停药后 5~7d 缓解。

（9）其他　烧心、身体发热等（以上见于非激光治疗时）。

【药物过量】

处理意见　本药口服过量时，采用支持和对症治疗，并保持导管畅通。血透仅能清除少量（5%）药物。

【相互作用】

MAOI（氯吉兰、异丙烟肼、吗氯酮、帕吉林、苯乙肼、甲基苄肼、司来吉兰、托洛沙酮、吗氯贝胺、异卡波肼、尼亚拉胺）　MAOI 的抑制作用增强，禁止合用。

## 卡替洛尔
## Carteolol

【其他名称】　喹诺酮心安、美开朗、美特朗、盐酸卡特洛尔、盐酸卡替洛尔、Arteolol、Carbonolol、Carteolol Hydrochloride、Cartrol、Midelan、Mikelan、Tenalin

【分类】　眼科用药\降眼内压药

【制剂规格】　滴眼液（盐酸盐）　① 5ml∶50mg（1%）。② 5ml∶100mg（2%）。③ 10ml∶200mg（2%）。

片剂　① 5mg。② 10mg。③ 20mg。

【临床应用】

1. 说明书适应证

滴眼液用于原发性开角型青光眼。部分继发性青光眼、高眼压症、手术后未完全控制的闭角型青光眼及其他药物和手术无效的青光眼，加用本药滴眼可进一步增强降眼压疗效。

2. 其他临床应用

口服用于高血压、心绞痛。

【用法用量】

1. 说明书用法用量

**一般用法**　滴眼液滴于结膜囊内，1 滴/次，bid.，滴后用手指压迫内眦角泪囊部 3~5min。效果不佳时，用 2% 制剂，1 滴/次，bid.。

2. 其他用法用量

［国内参考信息］　2% 滴眼液的疗效与 0.5% 的噻吗洛尔相当。

（1）高血压　15mg/d，p.o.。

（2）心绞痛　常用量为 5~20mg/d，p.o.。10~40mg/d 可显著减少心绞痛发作次数和硝酸甘油用量。

［国外参考信息］

（1）高血压　通常起始量为 2.5mg/d，p.o.，渐增至 5~10mg/d，以有效控制血压。一期和二期高血压，5~20mg/d，最大量可达 60mg。可单用或与其他药合用，与利尿药合用时本药量为 5~20mg/d。

（2）心绞痛　2.5~60mg/d，p.o.，常用量为 20~40mg/d。

【禁忌证】

1. 说明书禁忌证

（1）对本药过敏者。

（2）窦性心动过缓。

（3）Ⅱ度或Ⅲ度房室传导阻滞。

（4）明显心力衰竭。

（5）心源性休克患者。

（6）哮喘或有哮喘病史。

（7）严重 COPD 者。

2. 其他禁忌证

戴软接触镜者不宜使用。

【特殊人群用药】

**儿童**　慎用。

**老人**　慎用。

**孕妇**　慎用。美国 FDA 妊娠安全性分级为：C 级。

**哺乳妇女**　须权衡利弊。

**肾功能不全/透析者**　国外资料提示肾脏疾病患者慎用。

【注意】

（1）慎用　①对其他 β－肾上腺素受体阻滞药过敏者。②肺功能低下。③自发性低血糖患者及接受胰岛素或降糖药治疗者。④外科手术麻醉者（国外资料）。⑤充血性心衰（国外资料）。⑥周围血管疾病（国外资料）。⑦甲状腺功能亢进症（国外资料）。⑧运动员。

（2）对检验值／诊断的影响　可影响青光眼的诊断。

（3）用药相关检查／监测项目　定期复查眼压，根据眼压变化调整用药。有明显心脏疾患者用本药时应监测脉搏。

【给药说明】

（1）给药条件　①滴眼液不宜单独用于闭角型青光眼，只能与缩瞳药合用。②与其他滴眼液合用时，应间隔 10min 以上。

（2）减量／停药条件　①突然停药可致心绞痛者病情恶化，包括发病时间延长、频率增加、血压反跳性升高等。某些冠心病和心绞痛患者还会出现心肌梗死、严重心律不齐，甚至突然死亡。②避免突然中断用药，应在 1~2 周内逐渐减量。

【不良反应】

（1）心血管　心率减慢、血压下降、心律失常、心悸、心绞痛、心脏传导阻滞、心衰。

（2）神经　无力、头痛、头晕、失眠、晕厥、脑血管意外、脑缺血、震颤、感觉异常等。

（3）精神　抑郁、焦虑、幻觉。

（4）内分泌／代谢　掩盖糖尿病患者用胰岛素或降糖药后的低血糖症状。

（5）消化　腹痛、腹泻及恶心、呕吐。

（6）呼吸　鼻塞、咳嗽、哮喘、呼吸困难、鼻窦炎、支气管痉挛、呼衰等。

（7）泌尿　尿频、尿路感染。

（8）生殖　阳痿。

（9）骨骼肌肉　肌肉痛性痉挛、关节痛及背痛。

（10）皮肤　脱发。口服：皮疹、出汗等。

（11）眼　暂时性眼烧灼感、眼刺痛、流泪、结膜充血水肿、视物模糊、畏光、上睑下垂、结膜炎、角膜着色、中度角膜麻醉等。长期连续用于无晶体眼或有眼底疾患者：眼底黄斑部浮肿、浑浊。

（12）其他　过敏反应（如局部和全身皮疹）。

【相互作用】

（1）NSAID、育亨宾、麻黄　β－肾上腺素受体阻断药的降压作用减弱。

（2）甲巯咪唑　β－肾上腺素受体阻断药的清除率增加。

（3）利福布汀　理论上本药的疗效降低。

（4）肾上腺素　可引起高血压和反射性心动过缓，并可致瞳孔扩大。

（5）阿布他明　可拮抗阿布他明引起的心率加快、心肌收缩力增强和血压升高。

（6）其他口服 β－肾上腺素受体阻断药　产生协同作用。不主张两种局部 β－肾上腺素受体阻断药同时应用；对正在应用 β－肾上腺素受体阻断药口服治疗的患者应慎用本药滴眼液。

（7）酚噻嗪类药　β－肾上腺素受体阻断药的降血压作用增强。

（8）地尔硫䓬　β－肾上腺素受体阻断药的疗效增强，对心功能正常者有利。但也可导致低血压、房室传导紊乱及左心衰，尤其是对老人、左心室受损、主动脉狭窄及两种药用量均较大者。

（9）洋地黄类药　可进一步延长房室传导时间。

（10）钙通道阻滞药　可引起房室传导阻滞、左心室衰竭及低血压，合用时应慎重。对心功能受损者，应避免合用。

（11）儿茶酚胺耗竭药（如利舍平）可引起低血压和明显的心动过缓，合用时应严密观察。

（12）阿芬太尼　对术前长期应用 β-肾上腺素受体阻断药治疗的患者，合用可增加心动过缓的发生率。

（13）芬太尼　可造成严重的低血压。

（14）α 肾上腺素受体阻滞药　可加大对 α 肾上腺素受体阻滞药的首剂反应（血压大幅下降）。除哌唑嗪外，其他 α 肾上腺素受体阻滞药虽较少出现，但与本药合用时仍需注意。

（15）胺碘酮、苄普地尔　可致低血压、心搏徐缓或心脏停搏。

（16）可乐定　可乐定的撤药反应加剧。

（17）醋甲胆碱　醋甲胆碱可加剧或延长支气管的收缩，故使用 β-肾上腺素受体阻断药时应避免吸入醋甲胆碱。

（18）当归提取物　本药经肝脏 CYP 酶的代谢可能被抑制。

（19）奥洛福林　可引起低血压或高血压，并伴心动过缓。

（20）抗糖尿病药　可使糖代谢改变，引起低血糖症或高血糖症。

## 地匹福林
## Dipivefrine

**【其他名称】** 保目明、二匹弗福林、二戊酰肾上腺素、诺明、普罗品、肾上腺素二特戊酸酯、肾上腺素二异戊酯、肾上腺素异戊酯、双特戊酰肾上腺素、特戊酰肾上腺素、盐酸地匹福林、Adrenaline Dipivalate、Allergan、Diopine、Dipivalyl Epinephrine、Dipivefrin、Dipivefrine Hydrochloride、Propine

**【分类】** 眼科用药 \ 降眼内压药

**【制剂规格】** **滴眼液**　① 5ml : 5mg。② 5ml : 12.5mg。③ 8ml : 8mg。④ 10ml : 10mg。

**【临床应用】**

**1. 说明书适应证**

开角型青光眼和高眼压症。对闭角型青光眼虹膜切除后的残余性青光眼有效。对其他类型的继发性开角型青光眼和青光眼睫状体炎综合征也有效。

**2. 其他临床应用**

（1）新生血管性青光眼、色素性青光眼。

（2）用于散瞳、术中止血、减少局麻药的吸收及延长其药效、抗药物过敏等。

**【用法用量】**

**1. 说明书用法用量**

**一般用法**　滴于结膜囊内，1~2 滴 / 次，1~2 次 /d。滴后用手指压迫内眦泪囊部 3~5min。

**2. 其他用法用量**

［国外参考信息］

青光眼　推荐开始用 0.1% 滴眼液，1 滴 / 次，q.12h。若已用肾上腺素，可终止肾上腺素并开始用本药。若患者还用了除肾上腺素外的其他抗青光眼药，第 1 日可继续用原药，同时每 12h 在每侧眼中加本药 0.1% 滴眼液 1 滴。随后数日，中断原抗青光眼药并继续给本药。病情难以控制者，可在使用其他药（如毛果芸香碱、卡巴胆碱、碘乙膦硫胆碱、局部 β-肾上腺素受体阻断药或乙酰唑胺）的基础上加用本药，每 12h 用 1 滴。

**【禁忌证】**

**1. 说明书禁忌证**

（1）对本药过敏者。

（2）未进行抗青光眼手术的闭角型青光眼者。

**2. 其他禁忌证**

（1）严重高血压患者。

（2）严重动脉硬化及严重冠状动脉供血不足者。

（3）严重心律不齐者。

（4）严重糖尿病患者。

（5）严重甲状腺功能亢进症者。

（6）配戴角膜接触镜者。

**【特殊人群用药】**

**儿童**　小儿宜慎用。

**老人** 老年视健康状况慎用。

**孕妇** 权衡利弊。美国 FDA 妊娠安全性分级为：B 级。

**哺乳妇女** 权衡利弊。

**【注意】**

（1）慎用 ①高血压患者。②动脉硬化及冠状动脉供血不足者。③心律不齐者。④糖尿病患者。⑤甲状腺功能亢进症者。⑥无晶体者（国外资料）。

（2）用药相关检查 / 监测项目 用药期间应监测眼内压。

**【不良反应】** 较肾上腺素显著减少，对肾上腺素不能耐受者多能耐受本药。

（1）心血管 心律失常、心悸、心率加快及血压升高。

（2）神经 额痛、一过性头痛、枕部疼痛。

（3）眼 眼部烧灼感、刺激感、畏光、瞳孔轻度散大（直径约 0.65mm）、视物模糊、结膜充血、睑结膜炎和角结膜色素沉着。无晶体者：黄斑囊样水肿。

（4）其他 面色苍白及出汗等。

**【相互作用】**

（1）β－肾上腺素受体阻断药 有药效协同效应。

（2）毛果芸香碱 合用可能致一过性近视程度增加。

（3）其他滴眼液 应相互间隔 15min。

## 卡巴胆碱
## Carbachol

**【其他名称】** 氨甲酸胆碱、氨甲酰胆碱、卡巴可、卡米可林、迈斯特、匹斯特、碳酰胆碱、Carbach、Carbacholine、Carbamycholine、Carbamylcholine、Doryl、Miostat

**【分类】** 眼科用药 \ 降眼内压药

**【制剂规格】** 片剂 2mg。

**注射液** ① 1ml : 0.1mg。② 1ml : 0.25mg。

**滴眼液** ① 0.25%。② 0.3%。③ 1.5%。④ 2.25%。⑤ 3%。

**【临床应用】**

**1. 说明书适应证**

眼用注射液用于人工晶体植入、白内障摘除、角膜移植等需缩瞳的眼科手术。

**2. 其他临床应用**

（1）滴眼液用于开角型青光眼或单用毛果芸香碱过敏、无效或产生耐受者。

（2）非眼用制剂用于术后腹部胀气、尿潴留及其他原因所致的胃肠或膀胱功能异常，也可用于缓解口干。

**【用法用量】**

**1. 说明书用法用量**

术前用药 前房内注射，0.02mg/ 次。

**2. 其他用法用量**

［国内参考信息］

（1）青光眼 0.75%~1.5% 的滴眼液滴眼，2~3 次 /d。

（2）其他临床用法 2mg/ 次，tid.，p.o.。或 0.25mg/ 次，i.h.，必要时隔 30min 重复 1 次，共 2 次。

［国外参考信息］

（1）眼科手术缩瞳 推荐于前房注入 0.01% 的注射液，≤ 0.5ml。

（2）青光眼 原发性开角型青光眼和其他慢性青光眼，推荐初始量为 0.75%~3% 的滴眼液，2 滴 / 次，tid.，同时调整使用频率和浓度以维持眼压。鼻泪管阻塞者，用 1.5% 的溶液滴眼，q.12h。

**【禁忌证】**

**其他禁忌证**

（1）对本药过敏者（国外资料）。

（2）缩瞳功能不良者（国外资料）。

（3）闭角型青光眼。

（4）甲状腺功能亢进症。

（5）低血压。

（6）心律失常等心脏病。

（7）消化性溃疡。

（8）机械性肠梗阻。

（9）哮喘。

（10）癫痫。

（11）震颤麻痹。

（12）尿路梗阻、痉挛等。

（13）迷走神经兴奋。

（14）视网膜脱离。

【特殊人群用药】

儿童 用量须减少。

孕妇 应权衡利弊。美国 FDA 妊娠安全性分级为：C 级。

哺乳妇女 慎用。

【注意】

（1）慎用 ①有视网膜剥离史者。②角膜擦伤。③近期发生过心肌梗死者。④原发性高血压。⑤胃肠道痉挛。（以上均选自国外资料）

（2）对驾驶 / 机械操作的影响 滴眼后开车、使用机器或做其他危险工作需要特别注意，以防发生危险。

【给药说明】

（1）给药条件 本药注射液禁用于静脉或肌注。

（2）其他 使用本药滴眼时，不要戴软接触镜。

【不良反应】

（1）神经 头痛。

（2）消化 呃逆、流涎、上腹部不适、腹部绞痛、呕吐、腹泻等。

（3）泌尿 膀胱紧缩感。

（4）皮肤 皮肤潮红、出汗。

（5）眼 较强的调节痉挛及暂时性视力下降，结膜充血、泪腺分泌增多、角膜浑浊、大疱性角膜炎、白内障摘除术后角膜水肿和虹膜炎、白内障及眼睑瘙痒、抽动。

【药物过量】

（1）表现 可致皮肤潮红、出汗、流涎、恶心、呕吐、腹部不适、哮喘发作、胸骨下压迫感或疼痛，严重者可发生心肌缺氧、短暂的晕厥和心跳暂停、传导阻滞、呼吸困难、低血压、不自主排便和尿急等。

（2）处理意见 皮下或静注硫酸阿托品 0.5~1mg。若发生严重的心血管反应或支气管收缩反应，可用肾上腺素 0.3~1mg 皮下或肌注。

【相互作用】

NSAID 同时经眼给 NSAID 时，本药可失效。

## 拉坦前列素

## Latanoprost

【其他名称】 拉坦普罗、拉他前列素、拉坦前列腺素、适利达、Latoprost、Xalatan

【分类】 眼科用药 \ 降眼内压药

【制剂规格】

滴眼液 ① 1ml : 50μg。② 2.5ml : 125μg。

【临床应用】

说明书适应证

开角型青光眼和高眼压症及对其他降眼压药不能耐受或疗效不佳者。

【用法用量】

1. 说明书用法用量

一般用法 滴于患眼，1 滴 / 次，每晚 1 次（不可 > qd.），滴眼后应按压眼角处泪囊 1min。

2. 其他用法用量

[ 国外参考信息 ]

原发性开角型青光眼和高眼压症 用 0.005% 滴眼液滴患眼，1 滴 / 次，每晚 1 次。单用噻吗洛尔不能充分控制眼压者，可联用本药，本药 0.005% 滴眼液每晚 1 次，0.5% 噻吗洛尔滴眼液，bid.；或本药 0.005% 滴眼液每晚 1 次，0.5% 噻吗洛尔滴眼液和 2% 多佐胺滴眼液，bid.。

【禁忌证】

说明书禁忌证

（1）对本药或苯扎氯胺过敏者。

（2）严重哮喘者。

（3）眼发炎、充血者。

（4）孕妇及哺乳妇女。

（5）角膜接触镜佩戴者。

【特殊人群用药】

**儿童** 不推荐使用。

**老人** 可按成人剂量使用。

**孕妇** 禁用。美国 FDA 妊娠安全性分级为：C 级。

**哺乳妇女** 禁用，必须使用时停止哺乳。

【注意】

（1）慎用 ①植入人工晶体的开角型青光眼。②感染性、先天性、新生血管性、色素沉着性青光眼。③无晶体者、晶体后囊撕裂的假性晶体者或植入前房人工晶体者。④眼内感染者（如虹膜炎或葡萄膜炎，包括有既往史者）（国外资料）。⑤有发生黄斑囊样水肿危险因素者（如糖尿病性视网膜病、视网膜静脉闭塞）。⑥不稳定性哮喘者。

（2）用药相关检查 / 监测项目 治疗前应做虹膜角膜角镜检查，确定虹膜角膜角。

【给药说明】

给药条件 （1）不适于治疗闭角型或先天性青光眼、色素沉着性青光眼及假晶体症的开角型青光眼。（2）治疗前应告知患者眼睛颜色改变的可能性，单侧治疗可导致永久性的眼睛不对称。（3）本药用于白内障手术围手术期时应谨慎。（4）配戴角膜接触镜者应先摘掉镜片，滴入本药 15min 后才能继续佩戴。

【不良反应】

（1）心血管 胸痛和（或）心绞痛。

（2）神经 头痛。

（3）呼吸 哮喘、哮喘症状加重、呼吸困难、上呼吸道感染、感冒、流感。

（4）骨骼肌肉 肌痛、关节痛和背痛。

（5）皮肤 皮疹、眶周皮肤颜色改变（非永久性的，部分患者继续治疗可消失）、眼周皮肤的疱疹性皮炎复发。

（6）眼 虹膜色素加深、眼刺激（如有异物感等）、睫毛变化（变深、变粗、变长、睫毛数量增加）、轻至中度结膜充血、短时点状角膜炎（多无症状）、睑炎、眼痛、眼睑水肿、视物模糊、虹膜炎或葡萄膜炎、黄斑水肿、无症状的角膜水肿和侵蚀、眶周水肿、倒睫、睑板腺腺体开口处出现双排睫毛等。

【药物过量】

（1）表现 过量使用可见眼刺激、结膜充血及周围组织水肿。

（2）处理意见 可给予对症治疗。

【相互作用】

（1）毛果芸香碱 本药疗效降低，故睡前给予毛果芸香碱时，至少应在用本药后 10min，1h 后更好。

（2）其他抗青光眼药 具有协同作用，合用时应至少间隔 5min 给药。

（3）含硫柳汞的滴眼液（如 10% 磺胺醋酰钠眼液、丙美卡因眼液、1% 舒洛芬眼液、曲氟尿苷和欧可芬） 合用可致沉淀，合用时应至少间隔 5min。

## 溴莫尼定
## Brimonidine

【其他名称】 阿法根、阿法舒、布莫尼定、酒石酸溴莫尼定、沐利汀、沐欣、Alphagan、BRIMOCON、Brimonidine Tartrate

【分类】 眼科用药 \ 降眼内压药

【制剂规格】 滴眼液（酒石酸盐）5ml∶10mg（以酒石酸溴莫尼定计）。

【临床应用】

**说明书适应证**

降低开角型青光眼及高眼压症者的眼内压。

【用法用量】

**1. 说明书用法用量**

降低开角型青光眼及高眼压症眼内压 滴眼，1 滴 / 次，bid.。眼内压于下午达高峰或眼内压需额外控制者，下午可增加 1 滴。

**2. 其他用法用量**

［国外参考信息］

降低开角型青光眼及高眼压症眼内

压　推荐量为0.2%滴眼液，1滴/次，tid.，每次间隔约8h。

【禁忌证】

1. 说明书禁忌证

对本药制剂成分过敏者。

2. 其他禁忌证

（1）严重心血管疾病。

（2）肝脏疾病。

（3）精神抑郁。

（4）大脑或冠状动脉功能不全。

（5）雷诺病。

（6）直立性低血压。

（7）血栓闭塞性脉管炎。

【特殊人群用药】

儿童　谨慎用药。

老人　>65岁者单次用药后$C_{max}$、AUC、$t_{1/2}$与年轻人相同。

孕妇　应权衡利弊。美国FDA妊娠安全性分级为：B级。

哺乳妇女　应权衡利弊。

肝功能不全者　慎用。

肾功能不全/透析者　慎用。

【注意】

（1）慎用　①对安普尼定或可乐定过敏者（国外资料）。②曾对降眼压药（如匹罗卡品、乙酰唑胺）反应较重者（国外资料）。

（2）用药相关检查/监测项目　应定期进行眼内压、视敏度和裂隙灯检查。

（3）对驾驶/机械操作的影响　用药后不宜从事危险作业。

【给药说明】

给药条件　用本药滴眼液后，至少15min后再配戴角膜接触镜。

【不良反应】

（1）心血管　高血压、心悸及晕厥、收缩压和舒张压轻度下降、心率改变等。

（2）神经　头痛、乏力、倦怠、头晕、虚弱无力、失眠、嗜睡、CNS抑制（婴儿）。

（3）精神　抑郁、焦虑。

（4）消化　口干、胃肠道反应、味觉异常。

（5）呼吸　上呼吸道症状、鼻干。

（6）骨骼肌肉　肌肉痛。

（7）眼　眼部充血、烧灼感、刺痛感、异物感、视物模糊、结膜滤泡、眼部过敏反应、眼部瘙痒、角膜染色（或）糜烂、畏光、眼睑红斑、眼部酸痛或疼痛、眼干、流泪、眼睑水肿、结膜水肿、眼睑炎、眼部刺激、结膜变白、视物异常、眼睑痂、结膜出血及结膜分泌物增多等。

（8）其他　未见致畸、致癌及致突变作用。

【药物过量】

处理意见　本药口服过量时可采用支持疗法或对症治疗，并保持呼吸道通畅。

【相互作用】

（1）CNS抑制药（巴比妥类，阿片制剂，镇静药或麻醉药）　合用可能产生叠加作用，应谨慎。

（2）MAO抑制药　合用可发生高血压急症或危症，禁止合用。

（3）β-肾上腺素受体阻断药（眼部的或全身的）、抗高血压药和（或）糖苷类心脏病药、三环类抗抑郁药　合用时应谨慎。

（4）酒精　合用可能产生CNS抑制作用叠加，应慎用。

## 乙酰唑胺
## Acetazolamide

【其他名称】　醋氮磺胺、醋氮酰胺、醋唑磺胺、代冒克斯、丹木斯、利水胺、乙酰偶氮胺、乙酰偶氮胺钠、乙酰唑胺钠、Acetazolamide Sodium、Acetazolamidum、Albox、Diamox、Diuramid、Edemox、Oedemin

【分类】　眼科用药\降眼内压药

【制剂规格】　片剂　250mg。

胶囊　250mg。

注射液　5ml∶250mg。

粉针剂（钠盐） 500mg（以乙酰唑胺计）。

【临床应用】

1. 说明书适应证

（1）各种类型青光眼，包括开角型青光眼、闭角型青光眼急性期、继发性青光眼、青光眼术（术前、术后）及部分内眼手术前降眼压。

（2）视网膜色素上皮功能障碍的黄斑水肿。

2. 其他临床应用

（1）心源性水肿、脑水肿，以及急性高山病（国外资料）。

（2）癫痫小发作及少年肌阵挛性癫痫（国外资料）。

【用法用量】

1. 说明书用法用量

（1）开角型青光眼　首剂 250mg，p.o.，1~3 次 /d。根据患者对药物的反应确定维持量，尽量用较小量使眼压得到控制，一般 250mg/ 次，bid.。

（2）继发性青光眼和手术前降眼压　250mg/ 次，p.o.，一般 2~3 次 /d。

（3）青光眼急性发作　首剂 500mg，p.o.，以后改用 125~250mg/ 次维持，2~3 次 /d。

2. 其他用法用量

［国内参考信息］

（1）青光眼急性发作　抢救青光眼急性发作及某些恶心、呕吐不能口服者，500mg/ 次，i.v./i.m.，或 250mg/ 次，i.v. 与 250mg/ 次，i.m. 交替使用。部分急性发作者可在 2~4h 内重复，继续治疗应根据患者情况改为口服。

（2）心源性水肿　250~500mg/ 次，qd.，p.o.，早餐后服药效果最佳。

（3）脑水肿　250mg/ 次，p.o.，2~3 次 /d。

（4）癫痫小发作　400~1000mg/ 次，qd.，p.o.。与其他药合用时不超过 250mg。

【禁忌证】

1. 说明书禁忌证

（1）肝、肾功能不全所致低钠血症、低钾血症、高氯性酸中毒。

（2）肾上腺衰竭及肾上腺皮质功能减退。

（3）肝昏迷。

2. 其他禁忌证

（1）对本药或其他碳酸酐酶抑制药、磺胺类药、噻嗪类利尿药过敏者（国外资料）。

（2）严重肝、肾功能不全（国外资料）及肝硬化者。

（3）代谢性酸中毒者不宜用。

（4）心衰者不宜用。

（5）肺心病患者不宜用。

（6）严重糖尿病。

（7）有尿道结石、菌尿和膀胱手术史者。

（8）妊娠妇女。

【特殊人群用药】

**儿童**　慎用。

1. 说明书用法用量

青光眼　5~10mg/（kg· 次），2~3 次 /d，p.o.；或 300~900mg/（$m^2$·d），分 2~3 次服。

2. 其他用法用量

［国内参考信息］

青光眼急性发作　5~10mg/（kg· 次），i.v./i.m.，q.6h。

**老人**　慎用。引起代谢性酸中毒的发生率更高（可达 50%）。老人应考虑醋甲唑胺代替本药治疗。

**孕妇**　不宜用，尤其是妊娠早期。美国 FDA 妊娠安全性分级为：C 级。

**哺乳妇女**　用药期间暂停哺乳。

**肝功能不全者**　严重肝功能不全及肝硬化患者禁用，轻中度者慎用。

**肾功能不全 / 透析者**　严重肾功能不全者禁用，轻中度者慎用。

【注意】

（1）慎用　①糖尿病。②阻塞性肺气肿（国外资料）。

（2）交叉过敏　对磺胺类或磺胺类衍生物过敏者，也可能对本药过敏。

（3）对检验值 / 诊断的影响 ① Glenn-Nelson 法测定尿 17- 羟类固醇出现假阳性。②尿蛋白测定（如溴酚蓝试验等）出现假阳性。

（4）用药相关检查 / 监测项目 ①青光眼急性发作时应每日测眼压，慢性期应定期监测眼压、视力及视野。②长期使用，需监控血细胞数、血浆电解质浓度。

**【给药说明】**

给药条件 ①本药一般不推荐长期使用。②闭角型青光眼患者在急性期使用本药后，原则上应根据前房角及眼压描记情况选择适宜的抗青光眼手术，否则眼压降低会给人以安全的假象，从而使房角粘连进一步发展，延误手术时机。③某些不能耐受本药不良反应或久服无效者，可改用其他碳酸酐酶抑制药（如双氯非那胺）。

**【不良反应】** 呈剂量相关性，眼科短期或间歇使用很少发生严重反应。

（1）神经 四肢麻木及刺痛感、困倦、嗜睡、头痛、运动失调、迟缓性瘫痪、惊厥、眩晕、意识模糊。

（2）精神 抑郁、情绪激动、精神错乱。

（3）内分泌 / 代谢 体重减轻、血钾降低及血氨、血清胆红素、血浆氯化物升高。长期用药：低钾血症加重（长期用药时需加服钾盐，如 10% 氯化钾溶液 10ml，2~3 次 / d）、低钠血症、代谢性酸中毒及高氯酸血症性酸中毒。糖尿病患者：血糖过高。

（4）血液 骨髓抑制、粒细胞减少、再障、PLT 减少。

（5）消化 金属样味觉、食欲缺乏、恶心、消化不良、腹泻、口渴、肝功能损害。

（6）呼吸 急性呼衰。

（7）泌尿 多尿、尿胆素升高、过敏性肾炎。长期用药：肾绞痛、结石症、磺胺尿结晶、肾病综合征等。为预防肾脏并发症，除按磺胺类药一般预防原则外，还应加服钾盐、镁盐等。另外，可诱发或加重含钙为主的肾结石者病情，高尿钙患者应给予低钙饮食。出现腹部绞痛和血尿时，应立即停药。

（8）生殖 性欲降低。

（9）骨骼肌肉 弛缓性麻痹、骨质软化。

（10）皮肤 荨麻疹、皲裂、面部潮红、剥脱性皮炎。首次用药后：皮疹。

（11）眼 暂时性近视、闭角型青光眼恶化。

（12）耳 听力减退、耳鸣。

（13）其他 光过敏、疲劳、过敏性休克。

**【相互作用】**

（1）氯化铵等酸性盐、钙、碘及广谱抗生素 可减弱本药作用。

（2）抗糖尿病药（如胰岛素） 合用时应调整抗糖尿病药的用量。

（3）锂盐 可降低血锂浓度。

（4）缩瞳药 可使本药作用增强。

（5）甘露醇或尿素 本药降眼内压作用可增强，同时尿量也增加。

（6）促皮质素、糖皮质激素及盐皮质激素 可致严重低血钾，并造成骨质疏松。与上述药合用时应注意监测血钾浓度及心脏功能。

（7）苯丙胺、M- 胆碱受体阻滞药（特别是阿托品）、奎尼丁等 可减少本药排泄，加重本药不良反应。

（8）水杨酸类及呋喃妥因、诺氟沙星、巴比妥、磺胺等弱酸性药 上述药物排泄增多，影响其疗效。

（9）苯巴比妥、卡马西平或苯妥英等 可能发生骨软化。

（10）洋地黄糖苷类药 可增加洋地黄毒性，发生低钾血症。

（11）食物 同服可减少胃肠道反应。

# 第二章　白内障用药

## 吡诺克辛
## Pirenoxine

**【其他名称】** 比里努斯、吡诺克辛钠、卡林、卡林-U、卡林优、卡他灵、Banitini、Catalin、Kary Uni、Pirenoxine Sodium、Pirenoxinun Netricum、Pireoxinum Matricum、Pirfenoxine

**【分类】** 眼科用药\白内障用药

**【制剂规格】** 滴眼液　5ml∶250μg。

眼用溶液片（钠盐）800μg（附15ml溶剂）。

**【临床应用】**

**1. 说明书适应证**

初期老年性白内障、轻度糖尿病性白内障或并发性白内障等。

**2. 其他临床应用**

外伤性白内障、先天性白内障。

**【用法用量】**

**说明书用法用量**

**一般用法**　滴眼，1~2滴/次，3~4次/d。

**【禁忌证】**

**说明书禁忌证**

（1）对本药过敏者。

（2）眼外伤及严重感染时暂不使用。

**【特殊人群用药】**

**儿童**　尚不明确。

**孕妇**　尚不明确。

**哺乳妇女**　尚不明确。

**【注意】**

慎用　过敏体质者。

**【给药说明】**

给药条件（1）滴眼时勿将管口接触手和眼，避免污染瓶内药液。（2）眼用溶液片应先以溶剂完全溶解后使用。溶解后的溶液应在阴凉处避光保存，于20d内使用。（3）糖尿病引起的白内障患者，应在使用本药的同时结合其他方法治疗。

**【不良反应】**

（1）皮肤　接触性皮炎。

（2）眼　弥漫性浅表性角膜炎、眼睑炎、结膜充血、刺激、瘙痒等，出现上述反应时应停药。轻微眼部刺激。

**【相互作用】**

尚不明确。

# 第三章　眼用抗细菌药

## 磺胺醋酰
## Sulfacetamide

【其他名称】磺胺醋酰胺、磺胺醋酰钠、磺胺乙胺、磺胺乙酰、磺胺乙酰钠、磺醋酰胺钠、目宁、Albucid Soluble、Sulfacetamide Sodium

【分类】眼科用药\眼用抗细菌药

【抗菌谱】**敏感菌**　溶血性链球菌、肺炎双球菌、痢疾杆菌、葡萄球菌、大肠埃希菌、流感杆菌、沙眼衣原体、放线菌和原虫等。

**不敏感/耐药菌**　细菌（特别是葡萄球菌）对本药易产生耐药性。与其他磺胺药间有交叉耐药性。

【制剂规格】**滴眼液**　10%~30%。

**滴眼液（钠盐）**　① 8ml∶1.2g（15%）。② 10ml∶1g（10%）。③ 10ml∶1.5g（15%）。

**眼膏**　5%~10%。

【临床应用】

**1. 说明书适应证**

（1）敏感菌所致的浅表性结膜炎、角膜炎、睑缘炎和沙眼。

（2）沙眼衣原体感染的辅助治疗。

（3）预防眼外伤、慢性泪囊炎、结膜、角膜及眼内手术的感染。

**2. 其他临床应用**

非眼用制剂用于细菌性阴道炎和寻常性痤疮（国外资料）。

【用法用量】

**1. 说明书用法用量**

**一般用法**　滴眼液滴眼，1~2滴/次，3~5次/d。

**2. 其他用法用量**

［国内参考信息］涂眼膏，1~3次/d。

［国外参考信息］

（1）眼部感染　滴眼液，1滴/次，q.1~3h，疗程为10d。用15%和30%滴眼液时，给药间隔分别为30min和2h。眼膏，涂于结膜囊内，常每6h和临睡前涂药1次。

（2）寻常性痤疮和脂溢性皮炎　局部用10%的洗液，或与5%硫黄合用，1~3次/d。

（3）继发性皮肤细菌感染　局部用10%的洗液，2~4次/d。

【禁忌证】

**1. 说明书禁忌证**

对本药或对其他磺胺类药过敏者。

**2. 其他禁忌证**

肾脏疾病（国外资料）。

【特殊人群用药】

**儿童**　慎用。

**其他用法用量**

［国外参考信息］

细菌性结膜炎　白天用滴眼液滴入患眼，1滴/次，q.3h，疗程10d；或白天用15%滴眼液，q.1~2h，临睡前用眼膏，疗程7d或用至脓性排出物消失后2d。

**孕妇**　慎用。美国FDA妊娠安全性分级为：C级。

**哺乳妇女**　慎用。

**肾功能不全/透析者**　肾脏疾病患者禁用。

【注意】

（1）慎用　①过敏体质者。②对袢利尿药、噻嗪类利尿药过敏者（国外资料）。③干眼症患者慎用眼用制剂（国外资料）。

（2）交叉过敏　对其他磺胺类药过敏者，对本药也可过敏；对碳酸酐酶抑制剂过敏者，对磺胺药也可过敏。

【给药说明】

给药条件　（1）局部感染用药时应先清创排脓。（2）用眼用制剂时必须给足量和疗程，防止产生耐药性。（3）滴眼液中可加入0.1%硫代硫酸钠抗氧化。

【不良反应】

（1）神经　滴眼液：头痛。

（2）血液　阴道用软膏：粒细胞缺乏。

（3）消化　眼用制剂：味苦。

（4）呼吸　眼用制剂：喉部不适、鼻部刺激。

（5）皮肤　治疗痤疮和阴道炎：局部刺激（红斑、皮疹、瘙痒和烧灼感）。阴道用软膏或对磺胺类药过敏者：Stevens-Johnson 综合征。

（6）眼　滴眼液：眼刺激、烧灼感、睑、球结膜红肿、眼睑皮肤红肿、瘙痒、皮疹等。干眼症患者：角膜白斑（可能是本药结晶）。用药期间，如发现眼睛发红、疼痛等应立即停药。

（7）其他　局部过敏反应。

【相互作用】

（1）局麻药（如普鲁卡因等）　可使本药疗效降低，两者不应同时应用。

（2）毛果芸香碱　本药滴眼液（pH 8~9.5）可引起毛果芸香碱沉淀。

（3）卟吩姆钠　合用可加重光敏反应并导致过度的组织损伤。

## 复方妥布霉素
## Tobramycin and Dexamethasone

【其他名称】 典必殊、典舒、佳名、妥布霉素 - 地塞米松、Tobradex

【成分】 妥布霉素、地塞米松

【分类】 眼科用药\眼用抗细菌药

【抗菌谱】 **敏感菌**　大肠埃希菌、产气杆菌、克雷伯杆菌、奇异变形杆菌、某些吲哚阳性变形杆菌、铜绿假单胞菌、某些奈瑟菌、某些无色素沙雷杆菌和志贺菌等革兰阴性菌；金葡菌（包括产 β 内酰胺酶株）等革兰阳性菌。

**不敏感 / 耐药菌**　链球菌（包括化脓性链球菌、肺炎球菌、粪链球菌等）、厌氧菌（拟杆菌属）、结核杆菌、立克次体、病毒、真菌。

【制剂规格】 **滴眼液**　5ml（含妥布霉素 15mg，地塞米松 5mg）。

**眼膏**　① 3g（含妥布霉素 9mg，地塞米松 3mg）。② 3.5g。

【临床应用】

**说明书适应证**

（1）眼睑、球结膜、角膜、眼球前膜、泪囊等的炎症性疾病及确诊的传染性结膜炎。

（2）慢性前葡萄膜炎，化学性、放射性、灼伤性及异物穿透性角膜损伤。

（3）防治眼部手术前后感染及可能的外眼部细菌感染。

【用法用量】

**说明书用法用量**

**一般用法**　滴眼液，1~2 滴 / 次，3~5 次 /d，最初 1~2d 或重症可增至 q.2h。用前摇匀。眼膏，每次取 1~1.5cm 长的药膏涂入结膜囊内，3~5 次 /d。

【禁忌证】

**说明书禁忌证**

（1）对本药任何成分过敏者。

（2）树枝状角膜炎。

（3）眼部分枝杆菌感染。

（4）眼部真菌感染。

（5）牛痘、水痘及其他因疱疹病毒引起的角膜炎、结膜炎。

（6）角膜异物尚未完全取出者。

【特殊人群用药】

**儿童**　慎用。

**老人**　肾功能不全的老年患者慎用。

**孕妇**　慎用。美国 FDA 妊娠安全性分级为：C 级。

**哺乳妇女**　用药时暂停哺乳。

【注意】

（1）慎用　①有氨基糖苷类抗生素过敏史者。②青光眼。

（2）交叉过敏　与其他氨基糖苷类抗生素可能有交叉过敏。

【不良反应】

（1）眼　发痒、红肿、结膜充血。长期应用：眼压升高及白内障。肾上腺皮质激素与抗生素复方制剂：二重感染；长期用肾上腺皮质激素：角膜真菌感染；地塞米松：掩盖感染并加剧原有的感染、青光眼、视力下降、视野缺损、角膜或巩膜变薄而致穿孔。出现不良反应时应停药。

（2）其他　出现过敏时应停药。长期应用：细菌耐药。

【药物过量】

表现　本药过量的症状与不良反应症状类似。

【相互作用】

（1）抗假单胞菌青霉素　本药易被此药灭活。

（2）利尿酸　利尿酸的耳毒性增加。

（3）横纹肌弛缓剂　此类药神经阻滞作用加剧。

（4）某些肾毒性药　肾毒性作用累加或协同。

其他参见“妥布霉素”、“地塞米松”的药物相互作用部分。

# 第四章 眼用抗病毒药

## 酞丁安
## Ftibamzone

**【其他名称】** 酚丁安、华太、增光素、Ftiloxazone、Phthiobuzone

**【分类】** 眼科用药\眼用抗病毒药

**【制剂规格】** **滴眼液** 8ml∶8mg（0.1%）。

**眼膏** 0.1%。

**搽剂** ① 0.25%。② 5ml∶25mg（0.5%）。③ 0.75%。

**软膏** 10g∶300mg。

**【临床应用】**

**1. 说明书适应证**

（1）滴眼液用于各型沙眼，也可用于疱疹性角膜炎。

（2）软膏或搽剂用于单纯疱疹、带状疱疹。

**2. 其他临床应用**

（1）单纯疱疹病毒Ⅰ型、Ⅱ型及水痘–带状疱疹病毒引起的角膜、黏膜、皮肤感染。

（2）尖锐湿疣、扁平疣。

（3）浅部真菌感染，如体癣、股癣、手足癣等。

**【用法用量】**

**1. 说明书用法用量**

（1）各型沙眼、疱疹性角膜炎 滴眼液摇匀后滴眼，1~2滴/次，3~4次/d。

（2）单纯疱疹、带状疱疹 软膏或搽剂外用，涂患处，2~3次/d。

**2. 其他用法用量**

［国内参考信息］

（1）沙眼 用眼膏涂于结膜囊内，3~4次/d。

（2）尖锐湿疣 外用制剂涂于患处，tid.。

（3）浅部真菌感染 外用制剂涂于患处，早、晚各1次。体、股癣连用3周，手、足癣连用4周。

**【禁忌证】**

**1. 说明书禁忌证**

对本药过敏者。

**2. 其他禁忌证**

孕妇。

**【特殊人群用药】**

**儿童** 滴眼液一般不用于婴幼儿。

**孕妇** 禁用。

**哺乳妇女** 一般不宜使用本药滴眼液。

**【注意】**

**慎用** 育龄妇女。

**【给药说明】**

给药条件 勿入口内，非眼科用制剂勿入眼内。

**【不良反应】**

（1）皮肤 局部刺激症状，如皮肤红斑、丘疹及刺痒等。用药部位出现灼烧感、瘙痒、红肿等，应停药并洗净。

（2）其他 过敏反应。

**【相互作用】**

尚不明确。

# 第五章　其他眼科用药

## 玻璃酸钠
## Sodium Hyaluronate

【其他名称】 阿尔治、爱丽、爱维、玻璃酸、百耐、海尔根、海麦迪克、海诺特、派隆、施沛特、透明质酸、透明质酸钠、喜　朗、Amvisc、ARTZ、Healon、Hialid、Hyalgan、Hyaluronic Acid、Hycosan、Iviz、Sofast

【分类】 眼科用药\其他眼科用药

【制剂规格】 注射液　① 0.5ml∶5mg。② 2ml∶20mg。　③ 2.5ml∶25mg。。④ 3ml∶30mg。

滴眼液　① 0.4ml∶1.2mg。② 5ml∶5mg。

【临床应用】

1. 说明书适应证

（1）注射液用于　①白内障囊内/囊外摘除术、抗青光眼手术、角膜移植手术等眼科手术辅助用药。②变形性膝关节病、肩关节周围炎。

（2）滴眼液用于伴下列疾患的角结膜上皮损伤　①干燥综合征、Stevens–Johnson 综合征、干眼综合征等内因性疾患。②手术后、药物性、外伤、配戴角膜接触镜等外因性疾患。

2. 其他临床应用

（1）视网膜手术及眼前节重建手术等。

（2）干燥性角结膜炎及角膜内皮的保护。

（3）骨性关节炎的辅助治疗。

【用法用量】

1. 说明书用法用量

（1）眼科手术辅助用药　根据手术方式选择剂量，眼前节手术常用量约为 0.2ml/次，前房内注射，术毕根据需要清除残留药液。

（2）角结膜上皮损伤　滴眼，1 滴/次，5~6 次/d，按症状轻重增减。一般用 0.1% 的滴眼液，重症疾患及效果不佳时用 0.3% 的滴眼液。

（3）变形性膝关节病、肩关节周围炎　25mg/次，1 次/周，连续 5 次注入膝关节腔内或肩关节（肩关节腔、肩峰下滑液囊或肱二头肌长头肌腱腱鞘）内，按症状轻重增减给药次数。

2. 其他用法用量

［国内参考信息］

（1）角膜内皮的保护、干燥性角结膜炎　0.1%~0.3% 的滴眼液滴眼，一日数次。

（2）白内障手术　晶体摘出前，于前房注入 1%~3% 注射液，全部操作过程中使用 0.5ml。

（3）骨性关节炎的辅助治疗　25mg/次，关节腔内注射，1 次/周，5 周为一疗程，按症状轻重调整给药次数。

【禁忌证】

1. 说明书禁忌证

（1）对本药过敏者。

（2）腿部静脉和淋巴回流障碍者。

（3）膝关节感染或炎症患者。

2. 其他禁忌证

关节腔感染的急性期禁用关节腔内注射。

【特殊人群用药】

**儿童**　慎用。

**老人**　慎用。

**孕妇**　慎用。

**哺乳妇女**　用药期间避免哺乳。

**肝功能不全者**　肝功能障碍或有肝功能障碍病史者慎用。

【注意】

（1）慎用　有药物过敏史者。

（2）用药相关检查/监测项目　用于眼科手术时，应在术中及术后密切监测眼内压。

【给药说明】

（1）给药条件　①不要在未取下角膜接触镜的情况下用本药。②术中使用本药时应防止充填过多，术后根据需要用平衡盐溶液清除残留药液。③无晶体的糖尿病患者，施行后房术手术时，禁止大量使用本药。④用于骨性关节病时加用泼尼松龙，可缓解疼痛，有利于关节功能恢复。⑤关节腔积液时，应酌情穿刺排液，然后在严格无菌条件下注入本药。症状未见改善时，注射次数应以5次为限。

（2）配伍信息　与含苯扎氯铵等季铵盐及氯已定接触时可产生浑浊，若出现，则禁止使用。

【不良反应】

（1）骨骼肌肉　关节内注射过量：胀痛。关节内注射有大量关节渗出液时应停药。

（2）眼　滴眼：刺激感、异物感、瘙痒、充血及弥漫性表层角膜炎等。眼科术后残留本药：炎症及眼压短暂升高。出现弥漫性表层角膜炎等角膜障碍时应停药。

（3）其他　过敏反应：眼睑炎、眼睑皮肤炎、皮疹、瘙痒、荨麻疹、过敏性休克等。出现眼睑炎等过敏症状时应停药。注射局部：一过性疼痛、肿胀或发热感。

【相互作用】

尚不明确。

## 托吡卡胺
## Tropicamide

【其他名称】美多丽-M、美多丽满、双星明、托品卡胺、托品酰胺、Epitromin、Mydriacyl、Mydriaticum、Mydrin-M、Tropicamidum

【分类】眼科用药\其他眼科用药

【制剂规格】滴眼液　①5ml∶12.5mg（0.25%）。②5ml∶25mg（0.5%）。③6ml∶15mg（0.25%）。④6ml∶30mg（0.5%）。⑤8ml∶80mg（1%）。

【临床应用】

**说明书适应证**

散瞳和调节麻痹，用于眼底检查和屈光状态检查。

【用法用量】

**说明书用法用量**

散瞳及调节麻痹　0.5%~1%溶液滴眼，1滴/次，间隔5min滴第2次。或用0.25%溶液，2滴/次，间隔5min滴第2次。

【禁忌证】

**1. 说明书禁忌证**

（1）闭角型青光眼。

（2）有脑损伤、痉挛性麻痹及先天愚型综合征的婴幼儿。

**2. 其他禁忌证**

对本药过敏者。

【特殊人群用药】

**儿童**　婴幼儿对本药极其敏感。有脑损伤、痉挛性麻痹及先天愚型综合征的婴幼儿禁用本药。

**老人**　高龄者易产生类阿托品样毒性反应，也可诱发未确诊的开角型青光眼，一旦发现应立即停药。

**孕妇**　美国FDA妊娠安全性分级为：C级。

**哺乳妇女**　尚不明确。

【注意】

慎用　前列腺增生。

【给药说明】

（1）给药条件　滴眼时注意先压住眼内眦鼻泪管通道，滴药量控制在1~2滴内，轻拉下眼睑，让药在结膜囊内充分作用2~3min，然后擦掉多余药液。

（2）其他　1%溶液滴眼后隔5~25min再滴第2次，能获得更满意的睫状肌麻痹作用约20~30min。经2~6h能阅读书报，调节功能于6h后恢复至滴药前水平。

【不良反应】

（1）眼 使闭角型青光眼眼压急剧升高，也可激发未被诊断的闭角型青光眼。若出现眼压升高时应停药。1% 的溶液也可有暂时的刺激性。

（2）其他 ①过敏性休克，出现过敏时应停药。②溶液浓度过高或滴药次数过多：口干、便秘、排尿困难、心动过速等。出现口干、颜面潮红等类阿托品样毒性反应，应立即停药，必要时给予拟胆碱类药物解毒。

【相互作用】

尚不明确。

## 洛度沙胺
## Lodoxamide

【其他名称】阿乐迈、洛草氨酸、洛度沙胺氨丁三醇、洛多酰胺、乐免敏、诺朵腈酸、Alomide、Lodoxamide Tromethamine

【分类】眼科用药 \ 其他眼科用药

【制剂规格】滴眼液（氨丁三醇洛度沙胺）① 5ml : 5mg。② 8ml : 8mg。

气雾剂（氨丁三醇洛度沙胺）20ml : 20mg。

片剂（乙酰洛度沙胺） 10mg。

【临床应用】

1. 说明书适应证

（1）过敏性眼病，如春季卡他性角膜结膜炎、春季卡他性结膜炎、巨乳头睑结膜炎、过敏性或特应性角膜结膜炎，用于解除其症状和体征。

（2）由Ⅰ型速发型变态反应（或肥大细胞）引起的非感染性炎性眼疾。

2. 其他临床应用

口服及气雾剂用于哮喘。

【用法用量】

1. 说明书用法用量

眼部变态反应性疾病 滴眼，1~2 滴 / 次，qid.。

2. 其他用法用量

［国内参考信息］

哮喘 气雾剂吸入，1~2mg/ 次，一日可吸多次。

［国外参考信息］

（1）哮喘 1~3mg/ 次，p.o.，可防止抗原诱发的呼吸道阻塞；或单次吸入 0.01~1mg 气雾剂也有效。

（2）预防运动性哮喘 气雾剂，单次吸入 0.1~0.5mg。

【禁忌证】

说明书禁忌证

对本药过敏者。

【特殊人群用药】

儿童 尚缺乏＜ 2 岁儿童用药的详细资料。

说明书用法用量

眼部变态反应性疾病 ≥ 2 岁儿童，滴眼液用法用量同成人。

孕妇 慎用。美国 FDA 妊娠安全性分级为：B 级。

哺乳妇女 慎用。

【注意】

用药相关检查 / 监测项目 长期口服或吸入本药时应注意监测血压。

【给药说明】

给药条件 （1）滴眼液滴眼后数小时内不能戴角膜接触镜。（2）经眼给药时，眼部症状明显缓解常需数日，故一旦用药后有效，应坚持治疗至症状进一步改善，部分患者需持续治疗 4 周。

【不良反应】

（1）心血管 高剂量（3~10mg）口服：血压轻度升高。

（2）神经 口服或吸入：眩晕（或头昏）、头痛、嗜睡、疲劳、麻木或麻刺感。

（3）消化 口服或吸入：恶心（常于给药后 15min 内出现）、呕吐、腹泻（或稀便）、腹痛等，与给药量有关。

（4）泌尿 口服或吸入：尿急、尿道烧灼感。

（5）皮肤　面部潮红，多见于口服或吸入给药后 10min 内，持续时间一般不超过 1h。

（6）眼　经眼给药：眼部灼热、刺痛或不适、眼痒、视物模糊、眼干、眼充血、流泪或异物感、眼睑鳞屑或睫毛脱落、角膜擦伤、角膜糜烂、角膜溃疡、角膜炎、眼睑炎、眼睑水肿等。

【相互作用】

尚不明确。

## 普罗碘铵
## Prolonium Iodide

【其他名称】安妥碘、洛冠、Entodon、Entoiodicum、Entoiodine、Prolonum

【分类】眼科用药 \ 其他眼科用药

【制剂规格】 注射液　① 1ml∶200mg。② 2ml∶400mg。

【临床应用】

**1. 说明书适应证**

晚期肉芽肿或非肉芽肿性虹膜睫状体炎、视网膜脉络膜炎、渗出性视网膜炎、眼底出血、玻璃体浑浊、半陈旧性角膜白斑、斑翳等，亦可作为视神经炎的辅助治疗。

**2. 其他临床应用**

慢性气管炎、哮喘、关节炎、神经痛等，但疗效可疑。

【用法用量】

**1. 说明书用法用量**

**一般用法**　① 100~200mg/ 次，结膜下注射，每 2~3d 给药 1 次，5~7 次为一疗程。②或 400mg/ 次，qd./qod.，i.m.，10 次为一疗程，两疗程间隔 1~2 周，一般用 2~3 个疗程。

**2. 其他用法用量**

［国内参考信息］

一般用法　100~400mg/ 次，球后注射，每 1~2d 给药 1 次，5 次为一疗程，两疗程间隔 2d。

【禁忌证】

**说明书禁忌证**

（1）对碘过敏者。

（2）严重肝、肾功能不全者。

（3）活动性肺结核患者。

（4）消化性溃疡隐性出血者。

【特殊人群用药】

**儿童**　尚不明确。

**孕妇**　尚不明确。

**哺乳妇女**　尚不明确。

**肝功能不全者**　严重肝功能不全者禁用。

**肾功能不全 / 透析者**　严重肾功能不全者禁用。

【注意】

**慎用**　甲状腺肿大及有甲亢家族史者。

【给药说明】

给药条件　本药一般不用于病变早期。

【不良反应】

（1）眼　眼部注射：局部疼痛。可在本药 2ml（含 400mg）中加入 2% 普鲁卡因 1ml，以预防注射局部疼痛。

（2）其他　长期使用：轻度碘中毒，如恶心、瘙痒、皮肤红疹等。出现皮疹、恶心等，可减量或暂时停药。

【相互作用】

氯化亚汞制剂　合用可生成碘化高汞毒性物。

## 哌加他尼
## Pegaptanib

【其他名称】Macugen

【分类】眼科用药 \ 其他眼科用药

【制剂规格】 注射液　90μl∶0.3mg，储存于 1ml 玻璃注射器内。

【临床应用】

**其他临床应用**

FDA 批准用于渗出性（湿性）年龄相关性黄斑变性（国外资料）。

【用法用量】

**其他用法用量**

［国外参考信息］ 推荐剂量为0.3mg/次，每6周1次，患眼玻璃体内注射。双眼同时用药的安全性和有效性尚未确定；注射前应充分麻醉，并给予广谱抗生素。

【禁忌证】

**其他禁忌证**

（1）对本药过敏者（国外资料）。

（2）眼或眼周感染者（国外资料）。

【特殊人群用药】

**儿童** 尚未确定儿童用药的安全性和有效性。

**孕妇** 仅在对母体的益处大于对胎儿的风险时才使用。美国FDA妊娠安全性分级为：B级。

**哺乳妇女** 慎用。

【注意】

（1）慎用 ①炎症性眼病。②高眼压。（以上均选自国外资料）

（2）用药相关检查/监测项目 定期检测视敏度和眼内压。

【给药说明】

其他 本药应贮藏于2℃~8℃；不能冷冻或剧烈摇晃。

【不良反应】

（1）心血管 高血压。

（2）神经 疲乏。

（3）骨骼肌肉 静注：肌无力。

（4）皮肤 静注：荨麻疹。

（5）眼 ①前房炎症、视力模糊、白内障、结膜出血、角膜水肿、流泪、眼刺激感、眼痛、眼内压增加、眼部不适、点状角膜炎、视敏度减退、视觉障碍、玻璃体飘浮物和玻璃体浑浊。②玻璃体注射：睑炎、结膜炎、畏光、玻璃体病症、眼内炎、视网膜脱离和创伤性白内障。

【相互作用】

尚不明确。

# 解毒药

# 第一章 金属与类金属中毒解毒药

## 去铁胺
## Deferoxamine

【其他名称】 除铁胺、除铁灵、得氟罗克西胺、得斯芬、甲磺酸去铁胺、去铁敏、Deferoxamine Mesylate、Desferal、Desferrin、Desferrioxamine、desferrioxamine mesylate、Desferroxamine B Mesylate

【分类】 解毒药\金属与类金属中毒解毒药

【制剂规格】 粉针剂 0.5g。

粉针剂（甲磺酸） 0.5g。

片剂（甲磺酸） ① 0.1g。② 0.5g。

【临床应用】

说明书适应证

（1）慢性铁负荷过重 ①输血所致的含铁血黄素沉着病，尤其用于重症珠蛋白生成障碍（地中海贫血）性贫血、铁粒幼细胞贫血、自身免疫性溶血性贫血及其他慢性贫血。②特发性（原发）血色病患者因伴发病（如严重贫血、心脏疾病、低蛋白血症）而妨碍进行静脉切开术。③铁负荷过度伴皮肤型卟啉病，不能进行静脉切开术者。

（2）急性铁中毒。

（3）慢性铝负荷过度的晚期肾衰竭患者伴有下列情况时 铝相关性骨病、透析性脑病和（或）铝相关性贫血。

（4）诊断铁或铝负荷过度（即去铁胺试验）。

【用法用量】

1. 说明书用法用量

（1）慢性铁负荷过度 开始 0.5g/d，i.h./i.v.gtt.，然后增至铁排出量达到平台为止。平均日剂量为 20~60mg/kg。血清铁蛋白水平＜ 2μg/ml 时为 25mg/kg，2~3μg/ml 时为 35mg/kg。使用高剂量治疗前应权衡利弊，除需强化治疗者外，一般剂量不应＞ 50mg/（kg · d）。可用输液泵缓慢输注 8~12h，也可 24h 缓慢输注，5~7 次 / 周。

（2）急性铁中毒 ①血压正常者，通常 2g/ 次，i.m.。②低血压或休克者，宜静滴，最大滴速为 15mg/（kg · h）。若情况允许时应立即减量，通常在 4~6h 后，使其静滴总量为每 24h 不超过 80mg/kg。治疗应持续至血清铁浓度低于总铁结合力。疗效取决于在小便中有足够的排出量以保证铁复合物氧化铁（FO）排出体外。若患者尿少或无尿，则需用腹透或血透以清除氧化铁。

（3）伴有终末期肾衰竭的慢性铝负荷过度 ① 5mg/（kg · 次），1 次 / 周，在透析的最后 60min 内缓慢静滴，以减少透析液中的药物损失。在进行为期 3 个月治疗和其后 4 周的洗脱后，应进行甲磺酸去铁胺滴注试验。若间隔 1 个月的连续 2 次滴注试验的血清铝水平超出基线值（少于 0.05μg/ml），则不再用本药继续治疗。②对于非卧床持续腹膜透析（CAPD）或持续性周期腹膜透析（CCPD）者，可给予肌注、缓慢静滴、皮下注射或腹腔注射。建议对这些患者进行腹腔注射，应在最后 1 次换透析液前给药，5mg/（kg · 次），1 次 / 周。

（4）去铁胺试验 ①用于肾功能正常的铁负荷过重者：本药 500mg，i.m.，然后收集 6h 尿液送验铁含量。若 6h 尿铁含量为 1~1.5mg（18~27μmol）表示有铁负荷过重，＞ 1.5mg（27μmol）者可认为是病理性的。此试验仅在肾功能正常者才能得到可靠结果。②用于晚期肾衰竭的铝负荷过重者：建议对血清铝水平＞ 0.06μg/ml、伴血清铁蛋白水平＞ 0.1μg/ml 的患者进行试验。在血液透析治疗前，取血样测定基础血清铝水平。在血透最后 60min 内，按 5mg/kg 缓慢静滴。在下一次血透开始时，第 2 次取血样再次测定血清铝水平。若血清铝＞基础水平0.15μg/ml以上，则可认为试验阳性（但阴性结果并不绝对排除铝负荷过重的诊断）。

**2. 其他用法用量**

［国内参考信息］

（1）慢性铁负荷过量　0.5~1g/d，i.m.。

（2）急性铁中毒　①首次0.5~1g，i.m.，隔4h再给0.5g，以后根据病情q.4~12h给药，24h总量不超过6g。② 0.5g/次，i.v.gtt.。

（3）诊断铁负荷过度　排空膀胱内残余尿后给予0.5g，i.m.，其后保留6h尿以测试尿铁。若＞1mg，提示有过量铁负荷；＞1.5mg，对机体可引起病理性损害。

**【禁忌证】**

**1. 说明书禁忌证**

对本药过敏者。

**2. 其他禁忌证**

无尿或严重肾功能不全者。

**【特殊人群用药】**

**儿童**　海洋性贫血患儿体内铁负荷量不多，且本药易引起眼和耳损害，故＜3岁小儿一般不用本药。铁负荷过重或过量摄入本药．均可能造成儿童生长发育迟缓。若螯合治疗开始在3岁以前，则必须监测生长发育指标。

**1. 说明书用法用量**

一日摄入量不能＞40mg/kg。

急性铁中毒　血压正常者，通常2g/次，i.m.。

**2. 其他用法用量**

［国内参考信息］

（1）急性铁中毒　20mg/（kg·次），q.6h，i.v.gtt.。滴速不超过15mg/（kg·h）。

（2）慢性铁负荷过量　10mg/（kg·d），q.8~12h/q.24h，i.h.（腹壁），用微型泵作为动力。

［国外参考信息］

慢性铁负荷过量　推荐20~50mg/(kg·d)。

**老人**　慎用。不宜同时加用大剂量Vit C（易致心脏功能失代偿）。老年患者用药，希望达到铁的负平衡以缓慢减少铁的储存并预防其毒性作用。

**孕妇**　本药能透过胎盘屏障并有致畸性，孕妇（尤其是妊娠早期）不宜使用。美国FDA妊娠安全性分级为：C级。

**哺乳妇女**　应权衡利弊。

**肾功能不全/透析者**　对严重肾衰竭患者应引起注意，因多数金属复合物经肾脏排泄。铁和铝的复合物是可透析清除的，对于肾衰竭患者可用透析增加其清除。

**【注意】**

（1）慎用　①肾盂肾炎。②听力和视觉障碍。

（2）对检验值/诊断的影响　螯合在本药上的镓-67随尿迅速排出，镓-67-成像会失真。建议采用闪烁法检查前48h即停用本药。

（3）用药相关检查/监测项目　①给药前2~6h和用药后应测定血清铁、总铁结合力、铁蛋白和尿铁胺（呈橘红色）。②在长期用药期间随访血浆铁蛋白和肝肾功能，每3个月检查听力及视力。③使用本药的患儿应每3个月监测1次体重和身高。

（4）对驾驶/机械操作的影响　用药后出现头晕或其他中枢神经障碍、视力/听力损害者禁止驾驶车辆或操作机械。

**【给药说明】**

（1）给药条件　①口服本药后仍需注射给药，但静注应缓慢，快速静注或肌注可能引起虚脱。②皮下注射时通常浓度不超过10%，较高浓度仅在必需时采用。皮下注射时针头不能离真皮层太近。不推荐采用皮下冲击式注射。③皮下注射更有效，故仅在其不方便时才进行肌注，输血期间宜静滴给药。④无论选择哪一种给药途径，均应根据患者的铁排出率选择其维持量。⑤已有报道，过高剂量静脉输注本药治疗急性铁中毒和珠蛋白生成障碍性贫血（地中海贫血）患者可发生成年呼吸窘迫综合征，故不应超过所建议的每日剂量给药。⑥铁负荷过度患者通常会出现 Vit C 缺乏（可能因铁氧化维生素所致），Vit C 可用作螯合治疗的辅助治疗。同时使用 Vit C 时应采取以下预防措施：① Vit C 补充剂不应用于心衰患者。②仅在本药常规治疗的头 1 个月后开始服用 Vit C。③只给予定期使用本药的患者服用 Vit C，最好在设置好泵后即刻服用。④ Vit C 剂量不宜＞ 200mg/d，分次服用。一般来说，＜ 10 岁儿童 50mg 已足够，大一些儿童需 100mg，再高剂量 Vit C 并不能增加铁复合物的排出。⑤使用这种联合疗法时建议监测心脏功能。

（2）配伍信息　①肌注时，应将本药粉针剂加灭菌注射用水 2ml 溶解。②静滴时，应溶解后（溶解后的溶液应清亮，半透明或浑浊的溶液应舍弃）再稀释于 NS、5%GS、林格液、乳酸盐林格液、腹透液（如 2.27% 的 Dianeal PD 4 葡萄糖和 1.5%CAPD/DPCA 2 葡萄糖）250~500ml 中静滴。溶解液在无菌条件下保存，使用前可在室温条件下保存不超过 24h。

（3）其他　铁复合物排出可使尿液呈棕红色。

**【不良反应】** 当铁蛋白水平＜ 1μg/ml，本药的毒性反应有增加的可能性。

（1）心血管　低血压、心律失常（静脉给药过快可致心动过速）。

（2）神经　头痛、神经系统紊乱、头晕、抽搐、感觉异常、透析痴呆加重、铝相关性透析性脑病恶化以及外周感觉、运动或混合性神经病变。

（3）内分泌 / 代谢　用于治疗铝负荷过载时可能致血钙下降和甲状旁腺功能亢进加重；生长迟缓。

（4）消化　恶心、呕吐、腹痛、腹泻、急性小肠炎 / 小肠结肠炎、腹痉挛及肝功能障碍。

（5）呼吸　哮喘、ARDS（伴有呼吸困难、紫绀和间质性肺浸润）。高剂量静滴本药治疗急性铁中毒和珠蛋白生成障碍性贫血（地中海贫血）：有报道致急性呼衰。

（6）泌尿　激发和加重隐匿性肾盂肾炎、排尿困难、肾功能损伤。

（7）骨骼肌肉　关节 / 肌肉痛。剂量＞ 60mg/kg 时：生长延缓和骨改变，特别是 3 岁以内开始铁螯合治疗者；如剂量维持≤ 40mg/kg，此危险可明显降低。有报道：腿痉挛、骨痛、椎体和干骺端变形。

（8）皮肤　斑丘疹、风疹、全身性荨麻疹。

（9）眼　视物模糊、视力下降或丧失、色觉障碍、夜盲症、视野缺损、盲点、视网膜病（视网膜色素退化）、视神经炎、白内障、角膜浊斑。

（10）耳　耳鸣、听力丧失（包括高频感觉神经听力丧失）；以上症状可在视力受影响时同时出现，低剂量本药可降低发生率。

（11）其他　①过敏反应：伴有 / 不伴有休克（静脉给药过快也可致休克）的血管性水肿。②注射部位疼痛、肿胀、渗出硬结、红斑、瘙痒（但全身性瘙痒不常见）、水疱、局部水肿、出血、烧灼感。③发热、寒战和不适。④耶尔森菌、毛霉菌、假结核病菌感染率增加（尤其铁负荷过载者）。

**【药物过量】**

（1）表现　过量使用或输入速度过快，以及有未溶解的药物输入时，可发生心动过速、低血压和胃肠道症状。还可能发生急性短暂的视觉丧失、失语、焦虑、头痛、恶心、心动过缓及低血压。

（2）处理意见　无特殊解毒药，应停药并给于对症治疗。减量后可减轻症状，透析可清除本药。

**【相互作用】**

（1）Vit C　Vit C 每日用量＞ 500mg 时，可增加本药与铁离子的结合和铁胺的排泄，同时也会增加组织的铁毒性，尤其可影响心脏的代偿功能。故合用时，应先用本药治疗 1~2 周后才给予 Vit C。心衰患者避免使用。

（2）吩噻嗪类衍生物（如丙氯拉嗪）　可引起暂时性意识障碍、昏迷，应避免合用。

## 二巯丙醇
## Dimercaprol

【其他名称】　巴尔、二巯丙磺钠、二巯甘油、二巯基丙醇磺酸钠、二巯基丙磺酸钠、双硫代甘油、Dimercaptopropanol、Sodium Dimercaptopropane Sulfonate、Sulfactin、Unithiol

【分类】　解毒药\金属与类金属中毒解毒药

【制剂规格】　注射液　①1ml∶100mg。②2ml∶200mg。③3ml∶300mg。

【临床应用】

1. 说明书适应证

（1）治疗砷、汞、金中毒。

（2）与依地酸钙钠合用于治疗儿童急性铅中毒性脑病。

2. 其他临床应用

治疗铅中毒（国外资料）。

【用法用量】

1. 说明书用法用量

**一般用法**　开始2d，2~3mg/kg，q.4h，i.m.；第3日，q.6h；第4日后，q.12h。疗程一般10d。

2. 其他用法用量

［国外参考信息］

（1）严重砷中毒、严重金中毒　推荐量3mg/kg，i.m.（深部），开始2d，q.4h；第3日，qid.；此后，bid.。共10d或直至完全康复。

（2）中等程度砷中毒、中等程度金中毒　推荐量2.5mg/kg，i.m.，开始2d，qid.；第3日，bid.；此后，qd.。共10d或直至完全康复。

（3）汞中毒　推荐起始量5mg/kg，i.m.，然后2.5mg/kg，qd./bid.，连续10d。在临床病例报道中，治疗汞中毒比砷中毒需要更多的剂量。一个治疗方案推荐量为首剂5mg/kg，1~2h后2.5mg/kg，2~4h后再给2.5mg/kg，第1个12h内第3次再给相同剂量。第2日，2.5mg/kg，bid.；第3日，2.5mg/kg，qd.。

（4）急性铅中毒性脑病　4mg/kg，q.4h，i.m.，可根据临床反应使用4~7d。并推荐给予首剂后联用依地酸钙二钠进行治疗，于不同部位注射。

（5）较轻的铅中毒　起始量4mg/kg，i.m.，以后3mg/kg，连续2~7d。

【禁忌证】

1. 说明书禁忌证

（1）严重肝功障碍者（但砷中毒引起的黄疸除外）。

（2）铁、硒、镉中毒。

（3）甲基汞慢性中毒和其他有机汞化合物中毒。

（4）严重高血压患者。

（5）心力衰竭者。

（6）肾衰竭者。

（7）对花生或花生制品过敏者不可使用。

2. 其他禁忌证

G-6-PD酶缺乏症（除非存在生命危险）。

【特殊人群用药】

**儿童**

**其他用法用量**

［国外参考信息］　同成人。

**老人**　慎用。

**孕妇**　孕妇用药应权衡利弊。美国FDA妊娠安全性分级为：C级。

**哺乳妇女**　尚不明确本药是否泌入乳汁。

**肝功能不全者**　肝脏疾病患者慎用。严重肝功障碍者（但砷中毒引起的黄疸除外）禁用。

**肾功能不全/透析者**　说明书建议肾衰竭者禁用。据国外资料，治疗期间如患者出现急性肾功能不全时，应十分谨慎地减量用药或停药。有报道一名4岁继发于硫酸汞中毒的急性肾衰竭患儿，剂量从3mg/kg（q.4h）

减为 2mg/kg（q.12h）时治疗有效，且耐受良好。而腹透能有效清除二巯丙醇汞复合物。

**【注意】**

（1）慎用　①心脏病。②高血压。③营养不良。

（2）对检验值 / 诊断的影响　本药会对硝酸盐试验产生干扰，使尿或血中的酮体呈假阳性反应。因本药游离的巯基反应后形成与酮体的硝酸盐反应相似的紫色，这种干扰在糖尿病和肝细胞损害患者中尤为重要。

（3）用药相关检查 / 监测项目　①应用本药前后应测量血压和心率。②治疗过程中要检查尿常规和肾功能。③大剂量长期应用时还要检查血浆蛋白。

**【给药说明】**

（1）给药条件　①本药为竞争性解毒剂，须及早并足量使用。最好在接触金属后 1~2h 内给药，4h 内有用，＞ 6h 再给本药，作用减弱。故本药对急性金属中毒有效，而对慢性中毒虽能增加尿中金属排泄量，但已被金属抑制带有巯基细胞酶的活力已不能恢复，临床症状常无明显好转。另外，由于形成的络合物可有一部分有逐渐解离出二巯丙醇并很快被氧化，游离的金属仍能引起中毒现象，故必须反复给予足够量，使游离的金属再度与二巯丙醇相结合，直至排出为止。②接受本药的患者不能给予含铁制剂，在使用最后一剂后 24h 或更长时间再恢复使用。③本药二次给药间隔时间不得＜ 4h。

（2）其他　①本药用于治疗慢性汞中毒效果差。②本药与金属结合的复合物，在酸性条件下容易解离，故应碱化尿液，保护肾脏。

**【不良反应】**

本药不良反应常在给药后 10min 出现，30~60min 后消失。

（1）心血管　心动过速、血压升高。持续应用可导致低蛋白血症、代谢性酸中毒、血浆乳酸增高。

（2）神经　头痛、肢端麻木、异常感觉、震颤、抽搐（剂量＞ 5mg/kg）、昏迷（剂量＞ 5mg/kg）、高热症状（儿童中更常见，停药后其很快消退）。

（3）精神　恐惧、虚弱、疲乏。

（4）内分泌 / 代谢　流泪、流涕、流涎、多汗、发热（儿童用药）。

（5）血液　暂时性中性粒细胞减少（儿童用药）等。

（6）消化　恶心、呕吐、腹部灼热或疼痛、肝脏损害。暂时性血清 ALT 及 AST 增高（剂量＞ 5mg/kg）。

（7）呼吸　唇和口腔灼热感、咽和胸部紧迫感。

（8）泌尿　肾脏损害（持续应用）。

（9）骨骼肌肉　肌肉、关节酸痛。

（10）皮肤　速发短暂的红斑和水疱（局部用药，发生时间为 15min~2h），此反应消退后，敏感个体在日常用药后可发生迟发性的接触性皮炎（发生时间为 7~10d，用药后 24~48h 出现）。约 19% 接受长期治疗的正常个体出现这种反应。

（11）眼　流泪、结膜炎、眼睑痉挛、眼睛烧灼感或麻刺感、视物模糊。

（12）其他　肌注部位疼痛（注射前注射部位给予 2% 的普鲁卡因 2ml 可以减少与注射有关的疼痛）、无菌性坏死、肢体疼痛（注射后）、肌肉僵硬（注射后）。

**【药物过量】**

表现　本药过量可损害毛细血管，严重时可发生血压下降，故应避免本药过高浓度所致的毒性反应。

**【相互作用】**

（1）镉、铁、硒、银、铀　与本药结合形成复合物的毒性反应增强，应避免应用。

（2）锑化合物　本药对锑中毒作用随锑化合物的不同而异，能减轻酒石酸锑钾的毒性，而能增加锑波芬与新斯锑波散等的毒性。

# 第二章 农药中毒解毒药

## 碘解磷定
## Pralidoxime Iodide

**【其他名称】** 敌磷、碘磷定、解磷、解磷定、解磷毒、甲醛肟吡啶、派姆、醛肟吡啶、Pralidoxime、Protopam Iodide、Pyraloxime Iodide、Pyraloxime Methiodide、Pyridine α-Aldoxime Methiodide

**【分类】** 解毒药\农药中毒解毒药

**【制剂规格】** **注射液** ① 10ml : 0.4g。② 20ml : 0.5g。

**粉针剂** 0.4g。

**【临床应用】**

**说明书适应证**

解除多种急性有机磷酸酯类杀虫剂中毒。

**【用法用量】**

**说明书用法用量**

（1）急性有机磷酸酯类杀虫剂中毒 0.5~1g/次，i.v.，视病情需要可重复注射。

（2）轻度中毒 首剂 0.4g，i.v.，必要时 2~4h 重复 1 次。

（3）中度中毒 首剂 0.8~1.2g，i.v.，以后 0.4~0.8g/次，q.2~3h，共 2~3 次。或静滴维持给药，0.4g/h，共 4~6 次。

（4）重度中毒 首剂 1~1.2g，i.v.，视病情 30min 后可再给 0.8~1.2g，以后改为 0.4g/次，共 4~6 次。

**【禁忌证】**

**说明书禁忌证**

对碘过敏者。

**【特殊人群用药】**

**儿童**

**说明书用法用量**

（1）轻度中毒 15mg/（kg · 次），缓慢 i.v./i.v.gtt.。

（2）中度中毒 15~30mg/（kg · 次），缓慢 i.v./i.v.gtt.。

（3）重度中毒 30mg/（kg · 次），缓慢 i.v./i.v.gtt.。

**老人** 应适当减量及减慢静注速度。

**孕妇** 尚不明确。

**哺乳妇女** 尚不明确。

**【注意】**

用药相关检查/监测项目 用药期间随时监测血胆碱酯酶活性（要求维持在 50%~60% 以上）。

**【给药说明】**

（1）给药条件 ①本药在体内迅速被分解且维持时间仅 1.5~2h，故应根据病情反复给药。严重有机磷中毒或口服中毒者，应用本药治疗需持续数日。②有机磷中毒者应用本药越早越好；对碘过敏者，可改用氯解磷定。③轻度中毒时，可单用本药或阿托品。中、重度急性有机磷中毒时，应用本药同时，须肌注或静注阿托品。一般中毒时阿托品的首剂 2~4mg，每 10min 给 1 次；严重中毒时为 4~6mg，每 5~10min 给 1 次，直至出现阿托品化。维持阿托品化 48h 后，阿托品可逐渐减量或延长注射间隔时间。④经皮肤中毒者在应用本药的同时要脱去被污染的衣物，并对头发、皮肤、眼睛做相关处理，包括用肥皂清洗；用 2.5% 碳酸氢钠溶液和 NS 冲洗眼部；口服中毒者用 2.5% 碳酸氢钠溶液洗胃，且至少维持治疗 48~72h，以防延迟吸收后中毒加重，甚至致死。

（2）配伍信息 ①禁与碱性药物配伍（本药在碱性溶液中易水解为氰化物）。②用 GS 或 NS 20~40ml 稀释后，于 10~15min 内缓慢注射。③本药粉针剂较难溶解，可加温（40℃ ~50℃）或振摇以促溶。

【不良反应】

（1）心血管 HR 加快、ECG 出现暂时性 ST 段降低和 Q-T 间期延长等；注射速度过快：眩晕。

（2）神经 过快注射可致动作不协调。

（3）消化 恶心、呕吐，有本药偶致口苦的报道（可能与所含碘离子有关）。

（4）呼吸 咽痛，有本药偶致腮腺肿大的报道（可能与所含碘离子有关）。

（5）眼 注射过快：视物模糊、复视等。

【药物过量】

表现 可抑制 AchE、抑制呼吸和引起癫痫发作。

【相互作用】

（1）Vit $B_1$ 使本药 $t_{1/2}$ 延长。

（2）阿托品 可增强阿托品直接拮抗 Ach 积聚的生物效应，合用时阿托品应减量。

（3）羟苯磺铵 对本药排泄无延迟作用。

## 氯解磷定
## Pralidoxime Chloride

【其他名称】 氯化吡啶甲肟、氯化派姆、氯磷定、消磷定、Chloride Pralidoxime、Protopam Chloride、Pyraloxime Methylchloride

【分类】 解毒药\农药中毒解毒药

【制剂规格】 注射液 ① 2ml∶0.25g。② 2ml∶0.5g。

【临床应用】

**说明书适应证**

解救多种有机磷酸酯类杀虫剂的中毒。

【用法用量】

1. 说明书用法用量

（1）一般中毒 0.5~1g/ 次，i.m. 或缓慢 i.v.，以后根据临床病情和血胆碱酯酶水平，每 1.5~2h 可重复 1~3 次。

（2）严重中毒 1~1.5g/ 次，i.m. 或缓慢 i.v.，以后根据临床病情和血胆碱酯酶水平，每 1.5~2h 可重复 1~3 次。

2. 其他用法用量

［国内参考信息］

（1）轻度中毒 0.5~0.75g/ 次，i.m.，必要时 1h 后重复一次。

（2）中度中毒 首次 0.75~1.5g，肌注或稀释后缓慢静注，以后每小时重复 0.5~1.0g，肌颤消失或胆碱酯酶活性恢复至正常的 60% 以上后，逐渐减量或停药。

（3）重度中毒 首次 1.5~2.5g 分两处肌注，或稀释后缓慢静注，以后每 0.5~1h 重复 1.0~1.5g，肌颤消失或血液胆碱酯酶活性恢复至正常的 60% 以上后，酌情减量或停药。

【禁忌证】

**说明书禁忌证**

对本药过敏者。

【特殊人群用药】

儿童

1. 说明书用法用量

多种有机磷酸酯类杀虫剂的中毒 20mg/（kg·次），i.m.，用法参见成人。

2. 其他用法用量

［国内参考信息］

（1）轻度中毒 15~20mg/（kg·次），i.m.，用法同成人。

（2）中度中毒 20~30mg/（kg·次），i.m.，用法同成人。

（3）重度中毒 30mg/（kg·次），i.m.，用法同成人。

老人 应适当减量和减慢静注速度。

孕妇 尚不明确。

哺乳妇女 尚不明确。

【注意】

用药相关检查 / 监测项目 用药期间随时测定血胆碱酯酶浓度作为用药监护指标，要求血胆碱酯酶浓度维持在 50%~60% 以上。

【给药说明】

（1）给药条件 ①本药对高毒的对硫

磷、内吸磷、甲拌磷、特普等有良好疗效；对马拉硫磷、敌百虫、敌敌畏、乐果、甲氟磷、丙胺氟磷和八甲磷等的中毒效果较差；对氨基甲酸酯杀虫剂所抑制的胆碱酯酶无复活作用。②有机磷杀虫剂中毒患者越早应用本药越好；皮肤吸收引起中毒者，应用本药的同时要脱去被污染的衣服，并用肥皂清洗头发和皮肤；眼部用2.5%碳酸氢钠溶液和NS冲洗；口服中毒者用2.5%碳酸氢钠溶液彻底洗胃，口服患者应用本药至少要维持48~72h，以防引起延迟吸收后加重中毒，甚至致死；昏迷患者要保持呼吸道通畅，呼吸抑制应立即进行人工呼吸。

（2）配伍信息　本药在碱性溶液中易分解，禁与碱性药物配伍。

（3）其他　①用药中应注意将本药的不良反应与急性有机磷中毒临床征象相鉴别。②本药水溶性好，水溶液较稳定，局部吸收完全。

**【不良反应】**

（1）心血管　HR加快、暂时性ST段降低和Q-T间期延长等。注射过快：眩晕。

（2）神经　注射过快：动作不协调。剂量过大：癫痫样发作。

（3）消化　恶心、呕吐。剂量过大：抑制胆碱酯酶活性。

（4）呼吸　剂量过大：抑制呼吸。

（5）眼　注射过快：视力模糊、复视等。

**【相互作用】**

（1）维生素$B_1$　本药半衰期延长，血药浓度增加。

（2）阿托品　本药可增强阿托品直接拮抗积聚乙酰胆碱的生物效应，合用时应减少阿托品的剂量。

# 第三章 氰化物中毒解毒药

## 硫代硫酸钠
## Sodium Thiosulfate

【其他名称】 次亚硫酸钠、大苏打、海波、Hypo、Natrii Thiosulfas、Sodium Hyposulfide、Sulfothiorine、Thiosulfate Sodium

【分类】 解毒药\氰化物中毒解毒药

【制剂规格】 注射液 ① 10ml∶0.5g。② 20ml∶1g。③ 20ml∶5g。④ 20ml∶10g。

粉针剂 ① 0.32g 无水物（相当于结晶水合物 0.5g）。② 0.64g 无水物。

溶液 ① 20%。② 40%（硫代硫酸钠 40g，蒸馏水加至 100ml）。

【临床应用】

1. 说明书适应证

（1）氰化物中毒急救。

（2）砷、汞、铅、铋、碘等中毒治疗。

2. 其他临床应用

（1）治疗硝普钠过量中毒及可溶性钡盐中毒。

（2）抗过敏，治疗皮肤瘙痒症、慢性荨麻疹、药疹等。

（3）治疗皮肤疥疮、癣及慢性皮炎。

【用法用量】

1. 说明书用法用量

（1）一般用法 0.5~1g/ 次，i.m./i.v.。

（2）抢救氰化物中毒 12.5~25g/ 次，i.v.（缓慢）；必要时可在 1h 后重复半量或全量。

2. 其他用法用量

［国内参考信息］

（1）硝普钠过量中毒及可溶性钡盐中毒 单用 25% 的溶液 20~40ml 缓慢静注。

（2）砷、汞、铋、铅等中毒 0.5~1g/ 次，i.v.。

（3）抗过敏 0.5~1g/ 次（5% 的溶液 10~20ml），qd.，i.v./i.m.；10~14d 为一疗程。

（4）口服中毒的解毒 用 5%~10% 的溶液 50~100ml 洗胃，并保留适量于胃中，以减少氰化物的胃肠吸收。

（5）皮肤疥疮、癣、慢性皮炎 20%~40% 的溶液外用。

【禁忌证】

其他禁忌证

对本药过敏者。

【特殊人群用药】

儿童

说明书用法用量

一般用法 0.25~0.5g/（kg·次），qd.，i.v.。

孕妇 美国 FDA 妊娠安全性分级为：C 级。

哺乳妇女 尚不明确。

【注意】

尚不明确。

【给药说明】

（1）给药条件 ①本药解毒作用较慢，治疗氰化物中毒时，最好与亚硝酸盐联合使用，可提高疗效。临床应先用作用迅速的亚硝酸钠、亚硝酸异戊酯或亚甲蓝，继之立即用硫代硫酸钠，但两种药物不可混合注射。②继静注亚硝酸钠后，立即由原针头注射本药；口服中毒者，须用 5% 溶液洗胃，并保留适量于胃中。③静注不宜过快，以免引起血压下降。④本药不应局部用于眼部及眼周。⑤治疗氰化物中毒时，宜用高剂量；低剂量或低浓度时解毒效果不佳。

（2）其他 本药一次注射量较大，应注意一般的静注反应。

【不良反应】

（1）心血管 静注过快：血压下降。

（2）神经 头晕。

（3）内分泌 / 代谢 静注：暂时性渗透

压改变。

（4）消化　恶心、呕吐。大剂量口服：腹泻。

（5）皮肤　外用：接触性皮炎。

（6）其他　乏力。

【药物过量】

表现　头晕、恶心、乏力等。

【相互作用】

（1）亚硝酸钠　可加重血压降低的不良反应。

（2）硝酸盐、氯酸盐、高锰酸钾和重金属　不能合用。

# 第四章 药物中毒解毒药

## 氟马西尼
## Flumazenil

【其他名称】 安易醒、氟马尼、氟马泽尼、来醒、莱意、Flumazepil、Mazicon、Romazicon

【分类】 解毒药 \ 药物中毒解毒药

【制剂规格】 注射液 ① 5ml∶0.5mg。② 10ml∶1mg。

【临床应用】

**1. 说明书适应证**

逆转苯二氮䓬类药（BZs）所致的中枢镇静作用：（1）终止用 BZs 诱导及维持的全身麻醉。（2）作为 BZs 过量时中枢作用的特效逆转药。（3）用于鉴别诊断 BZs、其他药物或脑损伤所致不明原因的昏迷。

**2. 其他临床应用**

（1）暂时性改善肝性脑病患者的精神状态。

（2）乙醇中毒。

【用法用量】

**说明书用法用量**

（1）终止用 BZs 诱导及维持的全身麻醉 推荐初始剂量为 15 秒内静注 0.2mg。若首次注射后 60 秒内未达到要求的清醒程度，则追加注射 0.1mg，必要时可间隔 60 秒后再追加注射 1 次，直至达最大总量 1mg。通常剂量为 0.3~0.6mg。

（2）作为 BZs 过量时中枢作用的特效逆转药 推荐首次 0.3mg，i.v.。若在 60 秒内未达到要求的清醒程度，可重复使用直至患者清醒或总量达 2mg。若再度出现昏睡，可给予 0.1~0.4mg/h，i.v.gtt.，滴速应根据所要求的清醒程度进行个体调整。在 ICU 情况下，对大剂量和（或）长时间使用 BZs 者，若缓慢给药并根据个体情况调整剂量并不会引起戒断症状。若出现意外的过度兴奋体征，可静注安定 5mg 或咪达唑仑 5mg，并根据患者的反应小心调整用量。

（3）用于鉴别诊断 BZs、其他药物或脑损伤所致的不明原因的昏迷 若重复使用本药后，清醒程度及呼吸功能尚未显著改善，必须考虑到 BZs 以外的其他原因。

【禁忌证】

**1. 说明书禁忌证**

（1）对本药及安定类药物过敏者。

（2）严重抗抑郁药中毒者。

（3）使用 BZs 以控制对生命构成威胁的情况（如用于控制严重头部损伤后的颅内压或癫痫情形）者。

（4）妊娠早期不得使用本药。

**2. 其他禁忌证**

麻醉后肌松药作用未消失者。

【特殊人群用药】

**儿童** 尚不明确。

**其他用法用量**

［国内参考信息］ 0.01mg/kg，i.v.，Max：1mg。

**孕妇** 妊娠早期禁用。美国 FDA 妊娠安全性分级为：C 级。

**哺乳妇女** 慎用。

**肝功能不全者** 肝脏疾病患者慎用。

【注意】

（1）慎用 ①头部损伤。②有惊恐障碍史（可能诱发惊恐发作）。③有药物及酒精依赖。④混合药物过量，特别是三环类抗抑郁药过量时（可能引起惊厥和心律失常等不良反应）。

（2）交叉过敏 对 BZs 过敏者也可对本药过敏。

（3）对驾驶 / 机械操作的影响 因患者所摄入的 BZs 作用有可能重新出现，服用本药后24小时内不宜从事危险作业或驾驶车辆。

【给药说明】

（1）给药条件　①术后，在外周肌肉松弛药的作用消失前，不应注射本药。②本药静注后作用迅速，但由于清除快，而所有BZs的作用时间都较长，故在抢救BZs过量时，镇静效应常再出现，要求重复使用本药。③对于1周内大剂量使用过BZs及(或)较长时间使用BZs者，应避免快速注射本药，否则将引起戒断症状（如兴奋、焦虑、情绪不稳、轻微混乱和感觉失真）。④使用本药时应对再次镇静、呼吸抑制及其他BZs反应进行监控。监控时间根据BZs的作用量和作用时间而定。必要时进行人工呼吸，维持血容量及心脏功能，并采取措施促进药物经尿排泄。⑤不推荐本药用于BZs的依赖性治疗和长期BZs戒断综合征的治疗。也不推荐用于长期接受BZs治疗的癫痫患者。(2)配伍信息：可用5%GS、乳酸林格液或NS稀释后注射；稀释液应在24小时内使用。

【不良反应】

（1）心血管　心律失常（房性、结性、室性期外收缩）、心动过缓、心动过速、高血压以及胸痛；有低血压的报道。快速注射：心悸、一过性血压增高及HR增加。

（2）神经　眩晕、疲劳、头痛、惊厥、嗜睡、强直、共济失调等。癫痫患者使用本药：抽搐发作。

（3）精神　兴奋、情绪不稳、感觉异常、精神错乱、惊恐发作等。快速注射：焦虑、恐惧感。

（4）内分泌/代谢　出汗、脸红、潮热。

（5）消化　恶心、呕吐，但症状轻微、短暂；未观察到本药对肝功能的损害作用。

（6）泌尿　未观察到本药对肾功能的损害作用。

（7）皮肤　潮红。

（8）其他　用药后产生濒死感（一种严重的主观不良反应）。另外，在给予本药前连用BZs数周者，快速注射本药可引起戒断症状，可通过缓慢静注地西泮5mg或咪达唑仑5mg缓解。

【药物过量】

本药使用剂量个体差异很大，即使静注100mg/次，也无过量症状出现（本药安全剂量为100mg/次以内）。

【相互作用】

（1）硫喷妥　有报道本药可能缩短硫喷妥麻醉效应的持续时间。

（2）苯二氮䓬类受体激动药　苯二氮䓬类受体激动药的药代动力学不受本药影响，反之亦然。

（3）酒精　无相互作用。

## 纳洛酮
## Naloxone

【其他名称】风度、富尔欣、金尔伦、健天能、纳乐枢、乳酸纳洛酮、苏诺、赛先、烯丙羟吗啡酮、欣浦澳、盐酸纳洛酮、Allylnoroxymorphone、Nalone、Naloxone Hydrochloride、Naloxone Lactate、Narcan、Narcon

【分类】解毒药\药物中毒解毒药

【制剂规格】片剂（盐酸盐）400μg。

注射液（盐酸盐）①1ml∶400μg。②1ml∶1000μg。③2ml∶20μg。④2ml∶40μg。⑤2ml∶2000μg。⑥10ml∶4000μg。

粉针剂（盐酸盐）①400μg。②2000μg。

【临床应用】

1. 说明书适应证

（1）用于阿片类药物复合麻醉术后，拮抗该类药物所致的呼吸抑制，促使患者苏醒。

（2）用于阿片类药物过量，完全或部分逆转阿片类药物引起的呼吸抑制。

（3）用于急性阿片类药物过量的诊断。

2. 其他临床应用

急性呼衰、老年性痴呆、COPD等。

【用法用量】

1. 说明书用法用量

（1）**一般用法** 常用量为400~800μg/次，i.m./i.v.，根据病情需要可重复给药。也可按5μg/kg，i.m.，待15min后再10μg/kg，i.m.；或先给负荷量1.5~3.5μg/kg，然后以3μg/（kg·h）维持。

（2）解救急性乙醇中毒 400~600μg，i.v.，可使患者清醒。重度酒精中毒者800~1200μg，i.m./i.v.，1h后重复给药400~800μg。

（3）诊断麻醉性镇痛药成瘾 对疑为麻醉性镇痛药成瘾者，静注200~400μg可激发戒断症状，有诊断价值。

（4）脱瘾治疗 400~800μg/次，i.m./i.v.。在用美沙酮戒除过程中，可试用小剂量美沙酮（5~10mg/d），每半小时给本药1200μg，持续数小时（3~6h），然后换用本药，每周使用3次即可达到戒除目的。

（5）阿片类药物过量 首次400~2000μg，i.v.，若未获得呼吸功能的理想对抗和改善作用，可隔2~3min重复注射。若给10mg后仍未见反应，就应考虑此诊断问题。不能静脉给药者可肌注。

（6）术后阿片类药物抑制效应 部分纠正手术中使用阿片类药物后的阿片抑制效应，通常较小剂量即有效。给药剂量应根据患者反应而定。首次纠正呼吸抑制时，应每隔2~3min静注100~200μg，直至产生理想效应（即有通畅的呼吸和清醒度，无明显疼痛和不适）。大于必需剂量时本药可明显逆转痛觉缺失和升高血压；同样，逆转太快可引起恶心、呕吐、出汗或循环负担增加。1~2h间隔内需重复给药的剂量取决于最后一次使用的阿片类药物剂量、给药类型（短作用型还是长作用型）及间隔时间。

2. 其他用法用量

［国内参考信息］

（1）一般用法 ①400~800μg/次，加NS或GS稀释后i.v.，必要时可重复给药甚至连续静脉给药。②400~800μg/次，舌下含服。

（2）促使吗啡或芬太尼全麻后自发呼吸恢复 1.3~3μg/（kg·次），i.v./i.m./i.h.。

（3）治疗阿片类急性中毒 400μg/次或10μg/（kg·次），i.v./i.m./i.h.，需要时2~3min可重复1次。

（4）用于阿片依赖者的鉴别诊断 400μg/次，i.m.，20~30min内无反应可再次注射400μg。

【禁忌证】

1. 说明书禁忌证

对本药过敏者。

2. 其他禁忌证

（1）对吗啡、海洛因等依赖或正在使用阿片类镇痛药者。

（2）成瘾母亲的新生儿。

【特殊人群用药】

**儿童** 对患儿或新生儿使用本药可逆转阿片类作用，阿片类中毒患儿对本药的反应很强，因此需进行至少24h密切监护，直到本药完全代谢。在分娩开始不久给母亲使用本药，对延长新生儿生命的作用只能维持2h，如需要，在分娩后可直接给新生儿使用本药。

1. 说明书用法用量

（1）阿片类药物过量 静注的首次剂量为10μg/kg。若此剂量未取得满意疗效，可再给予100μg/kg。不能静注者可分次肌注。

（2）术后阿片类药物抑制效应 在首次纠正呼吸抑制效应时，每隔2~3min静注5~10μg，直至达到理想逆转程度。

（3）阿片类药物引起的新生儿抑制 常用初始剂量为10μg/kg，i.v./i.m./i.h.。可按照成人术后阿片类抑制的用药说明重复此剂量。

（4）纳洛酮激发试验（用于怀疑阿片耐受或急性阿片过量的诊断） 200μg/次，i.v.，观察30秒，是否出现阿片戒断的症状和体征，若未出现，则注射600μg，再观察

20min。有些患者（特别是阿片耐受者）对低剂量即发生反应，静注 100μg 就可起诊断作用。本药不应用于有明显戒断症状和体征，或尿中含阿片的患儿。

2. **其他用法用量**

［国内参考信息］ ① 10μg/(kg·次), i.v.。＜ 12 岁者以 200μg/ 次为宜，若无反应可在 3~5min 内重复应用。② 10μg/(kg·h), i.v.gtt.。

**老人**　≥ 65 岁患者使用本药的临床试验尚不足，未发现老年与年轻患者对本药反应的差异。一般情况下，老年患者的剂量选择需慎重并从小剂量开始用药。

**孕妇**　慎用。动物实验中未显示本药有胚胎毒性或致畸毒性。尚无妊娠妇女的相关研究，孕妇仅在必要时才考虑用药。母亲依赖常伴有胎儿依赖，故在对已知或可疑的阿片依赖孕妇使用本药前，应考虑胎儿的风险。本药可透过胎盘，诱发母亲和胎儿出现戒断症状。轻至中度高血压患者在临产时使用本药应密切监护，以免发生严重高血压。本药是否影响临产和（或）分娩时间尚不明确，目前公布的研究结果显示，在临产时使用本药不会对母亲和新生儿产生不良作用。美国 FDA 妊娠安全性分级为：C 级。

**哺乳妇女**　是否进入人乳尚不明确，哺乳妇女慎用。

**肝功能不全者**　肝脏疾病者慎用。

**肾功能不全 / 透析者**　肾功能不全 / 衰竭者慎用。

**【注意】**

慎用　(1) 高血压者。(2) 心功能不全者。(3) 有心血管疾病史者。(4) 接受其他有严重心血管不良反应（低血压、室速）的药物治疗者。

**【给药说明】**

(1) 给药条件　①本药注射液常用给药途径有静注、皮下或肌注，静脉给药为首选。当患者处于灌注不良或不易建立静脉途径时，可肌注或皮下给药，亦可舌下或气管内给药。②本药用于酒精中毒时，限于步态稳定、话多不连贯、欣快、共济失调、感知迟钝、困倦、嗜睡，但不伴有昏迷及生命体征改变的急性酒精中毒的酩酊状态。③本药可逆转阿片激动药所有作用（包括镇痛），故应特别注意掌握用量和给药速度。可从 100~200μg/ 次静注开始，逐渐加量，直至患者呼吸恢复而无明显疼痛感。④本药作用持续时间短，用药起效后，一旦其作用消失，可使患者再度陷入昏睡和呼吸抑制，故用药时需注意维持药效。⑤由于某些阿片类药物的作用时间长于本药，故应对使用本药疗效很好的患者进行持续监护，必要时应重复给药。⑥对阿片类药物依赖者，使用本药可迅速激发严重的戒断症状，故应注意患者的用药史。

(2) 配伍信息　①本药不应与含有硫酸氢钠、亚硫酸氢钠、长链高分子阴离子或任何碱性的制剂混合。在把药物或化学试剂加入本药溶液中前，应首先确定其对溶液的化学和物理稳定性的影响。②静滴液的配置：将本药 2mg 加入 500ml NS 或 GS 溶液中稀释，使浓度达到 4μg/ml，混合液应在 24h 内使用，超过 24h 未使用的剩余混合液必须丢弃。

(3) 其他　①应用本药拮抗大剂量麻醉镇痛药后，由于痛觉恢复，可产生高度兴奋，表现为血压升高、心率增快、心律失常，甚至肺水肿和心室颤动。②本药对非阿片类药物引起的呼吸抑制及左丙氧芬引起的急性毒性的控制无效。只能部分逆转部分性激动药或混合激动药 / 拮抗药（如丁丙诺啡和喷他佐辛）引起的呼吸抑制，或需要加大本药用量。若不能完全响应，则需要使用机械辅助治疗呼吸抑制。③由于本药 $t_{1/2}$ 较短，当用作逆转长效 μ 受体激动药引起的呼吸抑制时，可有呼吸抑制再次出现。如麻醉期间用吗啡 1.25~1.5mg/kg，术后若用本药 5~10μg/kg 逆转吗啡呼吸抑制，所有患者呼吸抑制均再度出现；若先静注本药 5μg/kg，待 15min 后再肌注 10μg/kg 则不发生呼吸抑制再现。

【不良反应】

（1）心血管　血压升高或低血压、心动过速、心律失常、心肌梗死、心脏停搏、热潮红或发红。

（2）神经　惊厥、感觉异常、发抖、轻度嗜睡、困倦、头昏。大剂量：四肢麻木或针刺感、头晕等，一般在用药后 15~30min 消失；用量达 50mg 可出现癫痫样发作。新生儿的阿片戒断症状：惊厥、过度哭泣和反射性活动过多。

（3）精神　激动、幻觉、烦躁不安。大剂量：引起行为方面的改变。

（4）消化　口干、畏食、恶心、呕吐。

（5）呼吸　呼吸困难、呼吸抑制、低氧血症、肺水肿。有引起喉痉挛的报道。

（6）其他　①出汗、呵欠等。②皮肤和皮下注射：非特异性注射点反应、出汗。③在术后突然逆转阿片类抑制可能引起恶心、呕吐、出汗、发抖、心悸、血压升高、癫痫发作、室速和心室颤动、肺水肿及心脏停搏，甚至死亡。

【药物过量】

（1）表现　术后患者使用本药过量可能逆转痛觉缺失并引起患者激动。

（2）处理意见　过量者应进行对症治疗，并严密监护。

【相互作用】

（1）美索比妥　本药能诱导美索比妥阻止阿片戒断症状的急性发作。

（2）甲己炔巴比妥　可阻断本药诱发阿片成瘾者出现的急性戒断症状。

（3）可乐定　可乐定的降血压和降低 HR 的作用减弱，从而引起血压升高。

（4）卡托普利　拮抗卡托普利的降压效应。

（5）丁丙诺啡　丁丙诺啡的作用时间长，故在拮抗丁丙诺啡的作用时应使用大剂量本药，对丁丙诺啡的拮抗作用需逐渐增强逆转效应，缩短呼吸抑制的时间。

（6）乙醇　促进乙醇吸收，口服本药后不应再饮含乙醇的饮料。

## 纳曲酮
## Naltrexone

【其他名称】 纳克莱、诺欣生、盐酸纳曲酮、Naltrexone Hydrochloride、Narcoral

【分类】 解毒药\药物中毒解毒药

【制剂规格】 片剂（盐酸盐） ① 5mg。② 50mg。

【临床应用】

1. 说明书适应证

用于阿片类药物依赖者解除依赖性后康复期的辅助治疗，防止或减少复吸。

2. 其他临床应用

用于酒精依赖性的辅助治疗（国外资料）。

【用法用量】

1. 说明书用法用量

（1）阿片类药物依赖者解除依赖性后康复期的辅助治疗前　本药需在阿片戒断后 7~10d 后口服，戒断需经检查患者尿样证实，再以纳洛酮诱发实验进一步确定不存在阿片依赖性。

（2）阿片类药物依赖者解除依赖性后康复期的辅助治疗开始阶段　应谨慎、缓慢增量。开始时可先口服 20mg，然后观察 1h。如无戒断的迹象，就可让患者服用日剂量的其余部分。在患者克服了诱导阶段后，每 24h 用 50mg 就可维持临床疗效（这种剂量将抑制静注 25mg 海洛因的药效）。

（3）阿片类药物依赖者解除依赖性后康复期的辅助治疗维持阶段　可有以下几种口服方案：①周一至周五 50mg/d，周六 100mg，疗程半年。②隔日 100mg，或每 3 日 150mg，疗程半年。该方案由于间隔时间相对较长和使用剂量相对较大，对含阿片类物质的阻断作用可能有所降低，但可能改善患者的接受效果。③周一 100mg，周三 100mg，周五 150mg。

2. 其他用法用量

[国外参考信息]

(1) 麻醉剂依赖性的辅助治疗前　本药需在阿片戒断后 7~10d 后口服，戒断需经检查患者尿样证实，再以纳洛酮诱发实验进一步确定不存在阿片依赖性。

(2) 麻醉剂依赖性的辅助治疗开始时　25mg/d，p.o.，如无戒断反应，以后 50mg/d。

(3) 麻醉剂依赖性的辅助治疗开始后　可有以下几种口服方案：①周一至周五 50mg/d，周六 100mg。②隔日 100mg。③每 3 日 150mg。④周一 100mg，周三 100mg，周五 150mg。⑤ 2 次 / 周，分别在周二、五使用 150mg。

(4) 酒精依赖性的辅助治疗　推荐剂量为 50mg/d，p.o.。

【禁忌证】

1. 说明书禁忌证

(1) 有本药或纳洛酮过敏史者。

(2) 急性肝炎或肝衰竭者。

(3) 阿片类制剂依赖性未经解除者。

(4) 突然停用阿片或正处在治疗阿片类制剂依赖性关键时期的患者。

(5) 尿检阿片类物质呈阳性者。

(6) 本药诱发失败者。

2. 其他禁忌证

出现急性阿片戒断反应者。

【特殊人群用药】

**儿童**　＜ 18 岁者用药安全性尚未确定。

**孕妇**　慎用。美国 FDA 妊娠安全性分级为：C 级。

**哺乳妇女**　慎用。

**肝功能不全者**　肝脏损伤者(包括肝硬化)慎用。

**肾功能不全 / 透析者**　肾脏损伤者慎用。

【注意】

(1) 慎用　伴有或不伴有抑郁症、有自杀史的患者。

(2) 用药相关检查 / 监测项目　①应用本药前或用后应定期检查肝功能，宜 1 次 / 月。②治疗中还应监测患者是否禁用酒精或阿片类物质。

【给药说明】

(1) 给药条件　为避免发生戒断症状或戒断症状恶化，患者用药前至少应有 7~10d 确定体内无阿片类物质。

(2) 其他　需中止本药阻断作用时的处理：当出现只能依靠阿片类制剂才能达到镇痛的紧急情况时，阿片类物质的剂量可能超出规定标准，结果会加深和延长呼吸抑制；此时需选择一种可使呼吸抑制降至最低的快速止痛剂，剂量视患者具体情况而定；还可检查阿片类受体没能调解的不良反应如面部水肿、发痒、大面积红疹(这些作用可能是由于组胺的释放引起的)；此外，整个过程应进行严格监护。

【不良反应】

(1) 心血管　鼻出血、静脉炎、浮肿、血压升高、非特异性心电改变、心悸、心动过速。未见明显的心脏毒性。

(2) 神经　头痛、睡眠困难、虚弱无力、头晕、疲倦、呵欠、嗜睡、头沉、神经紧张、失眠。

(3) 精神　焦虑、易激动、神经质、烦躁、抑郁、忘想狂、精神错乱、幻觉、恶梦、疲乏、易怒。本药不会诱发生理和心理上的依赖性，也不产生欣快作用。

(4) 内分泌 / 代谢　食欲增加、体重下降、发热、四肢冰冷、突发内热。本药对促性腺激素类(促黄体生成素、促卵胞激素)、促皮质素、皮质醇和儿茶酚胺类激素的分泌有显著的影响。在急性期使用本药治疗，这些激素水平很快上升，但在慢性治疗期则不会出现这种情况。本药对催乳素、生长素、TSH、胰岛素、胰高血糖素、加压素或胃肠激素无或仅有轻微的影响。

(5) 消化　腹痛、腹部痉挛、恶心和(或)呕吐、食欲缺乏、腹泻、便秘、口渴、口干、腹胀、便血、痔疮、溃疡、纳差。日剂量达300mg时可引起肝细胞损害、氨基转移酶升高。

（6）呼吸　鼻充血、发痒、流涕、咽痛、黏液过多、声音嘶哑、咳嗽、呼吸短促。可能出现轻微的呼吸兴奋作用，但不产生呼吸抑制作用。

（7）泌尿　排尿不适增多、尿频、排尿不畅。

（8）生殖　射精推迟、性功能减退、性欲增强或减弱。

（9）骨骼肌肉　关节肌肉痛，肩、下肢、膝关节疼痛、震颤、挛缩，横纹肌溶解症。

（10）皮肤　红潮斑、溢脂、粉刺、瘙痒、痤疮、唇疱疹、脚气、冻疮、脱发、皮疹。

（11）眼　视物模糊、眼灼痛、畏光、肿胀、疼痛、疲劳。有报道海洛因成瘾者口服本药20~160mg后，瞳孔直径未发生变化。

（12）耳　耳塞、耳鸣。

（13）其他　腹股沟疼痛、“偏侧性”疼痛。

**【药物过量】**

处理意见　本药过量的信息尚不明确，过量时应进行对症治疗，并严格监控。

**【相互作用】**

（1）阿片类镇痛药　可引发阿片戒断症状，禁止合用。

（2）育亨宾　可增加焦虑和神经质的症状，降低治疗依从性。合用应谨慎。

## 亚叶酸钙
## Calcium Folinate

**【其他名称】** 爱捷康、爱汝昔、弗利能、福能、法益宁、盖尔青、惠仁复林、5-甲基四氢叶酸钙、甲酰四氢叶酸钙、甲酰叶酸、甲叶钙、康莱尔、立可林、力雷特、路维芬、欧力、确呋力、醛氢叶酸、醛氢叶酸钙、司敏乐、同奥、威力醛氢叶酸钙、亚复欣、叶醛酸、叶醛酸钙、亚叶酸、亚乙　酸、Calcium Leucovorin、Calciumfolinat "Ebewe"、Calciumfolinate、Citrovorum Factor、Folinic Acid、Lederfoline、Leucovorin、Leucovorin Calcium、Rescuvolin、Wellcovorin

**【分类】** 解毒药\药物中毒解毒药

**【制剂规格】** 片剂　① 5mg。② 10mg。③ 15mg。④ 25mg。

**胶囊**　① 15mg。② 25mg。

**粉针剂**　① 3mg。② 5mg。③ 15mg。④ 25mg。⑤ 30mg。⑥ 50mg。⑦ 100mg。⑧ 200mg。⑨ 300mg。

**注射液**　① 1ml : 3mg。② 1ml : 5mg。③ 1ml : 6mg。④ 1ml : 15mg。⑤ 1ml : 25mg。⑥ 1ml : 100mg。⑦ 1ml : 300mg。⑧ 2ml : 3mg。⑨ 2ml : 6mg。⑩ 5ml : 50mg。⑪ 10ml : 100mg。

**氯化钠注射液**　100ml（亚叶酸钙200mg、氯化钠900mg）。

**【临床应用】**

**1. 说明书适应证**

（1）主要用作叶酸拮抗药（如MTX、乙胺嘧啶或TMP等）的解毒剂。

（2）预防MTX过量或大剂量治疗后所引起的严重毒性作用。

（3）由叶酸缺乏引起的巨幼细胞贫血。

（4）与氟尿嘧啶合用，治疗晚期结肠癌、直肠癌。

**2. 其他临床应用**

（1）治疗WBC减少。

（2）甲醇中毒的辅助治疗。

**【用法用量】**

**1. 说明书用法用量**

（1）高剂量MTX治疗后的“解救”疗法　①一般剂量5~15mg/次，q.6~8h，p.o.，连用2d，使MTX血药浓度＜$5\times10^{-8}$mol/L。②肌注一般于静注MTX 24h后用药，一般剂量为9~15mg/（$m^2$·次），q.6~8h，连用2d，使MTX的血药浓度＜$5\times10^{-8}$mol/L。

具体指导剂量如表 21-4-1：

表 21-4-1　亚叶酸钙用于 MTX 的“解救”治疗指导剂量表

| 临床情况 | 实验室检查 | 本药剂量和疗程 |
|---|---|---|
| MTX 常规消除 | 给药后 24h，血浆 MTX 约 10μmol，48h 后约 1μmol，72h 后＜0.2μmol | 60h 内，15mg/ 次，p.o./i.m./i.v.q.6h（用 MTX 24h 后开始，共用 10 次） |
| MTX 晚期延迟消除 | 给药后 72h，血浆 MTX ＞ 0.2μmol，且 96h 仍＞0.05μmol | 继续 15mg/ 次，p.o./i.m./i.v.q.6h，至 MTX ＜ 0.05μmol |
| MTX 早期延迟消除和（或）急性肾损伤 | 给药后 24h，血浆 MTX 水平 ≥50μmol，或 48h ≥ 5μmol，或使用 MTX 后，血肌酐在 24h 增加 100% 以上 | 150mg/ 次，q.3h，i.v.，至 MTX ＜ 1μmol，然后 15mg/ 次，q.3h，i.v.，至 MTX ＜ 0.05μmol |

（2）MTX 不慎超剂量使用或清除不畅时　若不慎超剂量使用 MTX 时，应尽早使用本药急救。若排泄延迟，也应在 MTX 使用 24h 内给予本药。每 6h 肌注或静注本药 10mg，直至血中 MTX 水平＜ $10^{-8}$mol/L（0.01μmol）。治疗前后每 24h 应监测血清肌酐和 MTX 水平。若用药后 24h 血肌酐量较治疗前升高 50% 或 MTX 量大于治疗前 5μmol、或用药后 48h MTX 量大于治疗前 0.9μmol，则应将本药增至 100mg/m$^2$，q.3h，i.v.，直至 MTX 水平＜ 0.01μmol。

（3）叶酸缺乏所致的巨幼细胞贫血　15mg/d，p.o.；或 1mg/d，i.m.。目前尚未证明疗效随剂量增加而增强。

（4）结直肠癌　①本药 20~30mg/m$^2$，p.o.，于 5-Fu 用药前半小时服用。②先用本药 200mg/m$^2$，i.v.（注射时间不少于 3min），再使用 5-Fu 370mg/m$^2$，i.v.；或先用本药 20mg/m$^2$，再使用 5-Fu 425mg/m$^2$。qd.×5d 为一疗程，间隔 4 周，用第 2 疗程。根据毒性反应，每隔 4~5 周可重复 1 次，并根据患者的耐受情况调整 5-Fu 剂量，以延长患者生存期。

（5）作为乙胺嘧啶或 TMP 等的解毒药　5~15mg/d，p.o.；或 9~15mg/ 次，i.m.。持续用药时间视中毒情况而定。

**2. 其他用法用量**

［国内参考信息］

（1）WBC 减少　3~6mg/ 次，qd.，i.m.。

（2）抗叶酸代谢药中毒　15~100mg/ 次（相当于抗叶酸代谢药的剂量），i.v.。之后，如为 MTX 过量中毒，q.3~6h 再注射或 15mg/ 次，p.o.，共 8 次；如为 TMP 过量中毒，15mg/ 次，qd.，p.o.，共 5~7d。①中度中毒：6~12mg/ 次，q.6h，i.m.，共 4 次。②重度中毒：75mg，i.v.gtt.，于 24h 内滴完后改为 i.m.。

（3）结直肠癌　200~500mg/（m$^2$·次），i.v.gtt.（滴注 2h），滴完后静注 5-Fu 370mg/m$^2$，一般连用 5d。21~28d 可重复治疗。

（4）甲醇中毒　50mg/ 次，q.4h，i.v.，连用 2d。

**【禁忌证】**

**说明书禁忌证**

（1）恶性贫血。

（2）Vit $B_{12}$ 缺乏引起的巨幼细胞贫血。

**【特殊人群用药】**

**儿童**　酌情参照成人剂量。服用抗癫痫药者慎用。

**老人**　慎用。本药与 5-Fu 联用时，对老年患者和（或）身体虚弱者，可使发生严重胃肠道毒性的危险性增大。

**孕妇**　应权衡利弊。美国 FDA 妊娠安全性分级为：C 级。

**哺乳妇女**　慎用。

**肾功能不全者**　肾功能不全时，本药应慎用于 MTX 的“解毒”治疗。

**【注意】**

（1）慎用　当患者存在酸性尿（pH ＜ 7）、腹水、失水、胃肠道梗阻或胸腔渗液时，本药应慎用于 MTX 的“解毒”治疗。

（2）用药相关检查 / 监测项目　本药用

于大剂量 MTX 的“解救”治疗时，应进行以下实验室监测：①用药前应做肌酐廓清试验。②用大剂量 MTX 后每 12~24h 应测定血浆或血清 MTX 浓度，以调整剂量和应用时间。当 MTX 浓度＜ $5 \times 10^{-8}$mol/L 时，可停止实验室监测。③ MTX 用药前后，每 24h 测定血清肌酐。若用药后 24h 血清肌酐量大于治疗前的 50%，提示有严重肾毒性，需慎重处理。④ MTX 用药前后，每 6h 应监测尿液酸度。要求尿液 pH 保持在 7 以上，必要时用碳酸氢钠和水化治疗［在注射当日及注射后 2d，补液量 3000ml/（$m^2 \cdot d$）］，以防止肾功能不全。

【给药说明】

（1）给药条件 ①禁止鞘内注射。本药口服吸收的饱和剂量为 25mg/d，若口服量＞ 25mg/d，宜改为肌注。②本药含钙，静注速度不宜＞ 160mg/min。③若遇酸性尿、脱水、胃肠道梗阻、胸腔积液、腹水或肾功能不全等情况，MTX 毒性较显著，且不易从体内排出，故应增加本药的剂量或延长给药时间，必要时可高剂量静脉给药。

（2）配伍信息 ①应避免与 5–Fu 混合后给药（可能产生沉淀）。②使用本药粉针剂应新鲜配置。

（3）其他 ①不宜用于治疗 Vit $B_{12}$ 缺乏所致的巨幼细胞贫血，否则无助于神经系统损害的恢复。②应避免光线直接照射及与热源接触。

【不良反应】

少见，偶有皮疹、荨麻疹、哮喘、支气管痉挛等过敏反应，甚至诱发癫痫。

【药物过量】

过量可能抵消叶酸拮抗剂的化疗效果。

【相互作用】

（1）巴比妥、扑米酮或苯妥英钠 本药较大剂量时，可对抗上述药的抗癫痫作用，并可使某些患者（如正在服用抗癫痫药的儿童）癫痫发作频率增加。

（2）MTX 高剂量亚叶酸钙可能降低 MTX 鞘内给药的疗效。应一次大剂量使用 MTX 24~48h 后再使用本药。MTX 的血药浓度应不低于其有效治疗浓度。

（3）5–Fu 5–Fu 的疗效增加，毒性增强。

（4）乙胺嘧啶、TMP 可预防上述药物引起的继发性巨幼细胞贫血。

# 防治放射病用药

## 喷替酸钙钠
## Calcium Tri–Sodium Pentetate

【分类】 防治放射病用药

【制剂规格】 粉针剂　① 0.25g。② 0.5g。③ 1g。

注射液　4ml:lg。

【临床应用】

**其他临床应用**

（1）治疗铅、铁、锌、钴、铬中毒。

（2）钍、铀、钇、锶、镨等放射性核素的促排。

（3）FDA 已批准用于已知或疑似体内钚、镅或锔污染的放射性损伤（国外资料）。

【用法用量】

**其他用法用量**

［国内参考信息］ ① 0.5~1g/d，加入 5%GS 250~500ml 中，静滴 4~8h，连用 3~5d，间隔 2~4d 为一疗程。② 0.5g/ 次，bid.，i.m.，3d 为一疗程；或 qod.，3 次 / 周。

［国外参考信息］

体内钚、镅或锔污染的放射性损伤 （1）推荐首剂 1g，i.v.（3~4min）或 i.v.gtt.（以 5%GS、乳酸林格注射液或 NS 100~250ml 稀释）。最好以喷替酸锌钠（Zn–DTPA）维持，仅在无 Zn–DTPA 时，才用本药 1g/ 次，qd.，静脉给药。维持给药（螯合治疗）的持续时间取决于体内污染的程度及患者对治疗的反应。（2）对 24h 内吸入而造成体内污染者，用灭菌水或 NS 按 1∶1 比率稀释本药后，雾化吸入（吸入后不应服用任何祛痰药）。（3）对不能静脉给药者，可肌注（其安全性和有效性尚未评价）。肌注可引起显著的注射部位疼痛；推荐注射前加入 1%~2% 普鲁卡因。

【禁忌证】

**其他禁忌证**

少尿、无尿和肾功能不全者。

【特殊人群用药】

儿童

**其他用法用量**

［国内参考信息］ 25mg/（kg · d），用法同成人。

［国外参考信息］

体内钚、镅或锔污染的放射性损伤 （1）＞ 12 岁，同成人。（2）＜ 12 岁，首剂 14mg/kg（总量 ≤ 1g），i.v.（3~4min）或 i.v.gtt.（以 5%GS、乳酸林格注射液或 NS 100~250ml 稀释）。维持给药最好改用 Zn–DTPA，仅在无 Zn–DTPA 时，才用本药 14mg/（kg· 次）（总量≤ 1g），qd.，静脉给药。螯合治疗的持续时间取决于体内污染的程度及患者对治疗的反应。

**孕妇** 仅在用药的可能益处胜过对胎儿的潜在危险时才给予本药。美国 FDA 妊娠安全性分级为：C 级。

**哺乳妇女** 疑似或已知有体内污染的妇女不应哺乳。

**肾功能不全 / 透析者** 据国外资料，肾功能不全者不需调整用量。也有国内资料建议，肾功能不全者禁用。肾病患者慎用。

【注意】

（1）慎用 ①哮喘（雾化吸入给药时可导致哮喘加重）。②先前已有肾脏疾病或髓细胞生成功能降低。③严重血色病。

（2）交叉过敏 本药与乙二胺有交叉过敏反应。

（3）用药相关检查 / 监测项目 ①如有可能，应在治疗前获得血液和尿液基础标本，进行下列实验室检查：全血细胞计数及分类计数、BUN、血清生化检测、电解质和微量金属元素、尿液分析、血和尿放射性测定。②用药期间监测血清锌和全血细胞计数。

【给药说明】

（1）给药条件 ①本药不适用于体内铀或镎污染。②螯合治疗在体内污染后的 24h 内最有效，应在已知或疑似污染后尽快治疗。本药在放射性污染物仍在血循环或组织间液中时最为有效；当放射性污染物进入肝脏和骨骼后，治疗效果随之降低。③未知体内污染途径或可能存在多种体内污染途径时，推荐采用静脉给药。④肌注时可加入2% 普鲁卡因 2ml，以减轻局部疼痛。

（2）其他　①如怀疑体内污染为除钚、镅或锔以外的物质，或未知是何种放射性污染物时，可能还需要其他治疗（如普鲁士蓝、碘化钾）。②用药期间应大量饮水并经常排尿，以促进尿液中被螯合的放射性污染物的稀释，减少对膀胱的直接放射暴露量。③本药可导致内源性微量元素（如锌、镁、锰缺乏），应注意补充。

**【不良反应】**

（1）心血管　胸痛。

（2）神经　头痛、头晕、嗅觉丧失。

（3）内分泌 / 代谢　长期治疗，可有微量元素缺乏，锌、镁、锰和金属蛋白酶缺失。

（4）血液　血色病。

（5）消化　食欲缺乏、腹泻（应停药）、口中金属味、恶心、呕吐。大剂量可损害肝功能。

（6）呼吸　咳嗽和（或）喘鸣。

（7）泌尿　大剂量可损害肾功能。

（8）骨骼肌肉　痛性痉挛。

（9）皮肤　皮炎、注射部位反应、瘙痒。

（10）其他　过敏反应、发热。

**【相互作用】**

精蛋白锌胰岛素　本药可干扰精蛋白锌胰岛素的作用时间。

## 喷替酸锌三钠
## Pentetate Zinc Trisodium

**【分类】** 防治放射病用药

**【制剂规格】** **注射液**　5ml∶1g。

**【临床应用】**

**其他临床应用**

FDA 已批准用于已知或疑似体内钚、镅或锔污染的放射性损伤（国外资料）。

**【用法用量】**

**其他用法用量**

［国外参考信息］

体内钚、镅或锔污染的放射性损伤　①推荐首剂 1g，i.v.（3~4min）或 i.v.gtt.（以 5%GS、乳酸林格注射液或 NS 100~250ml 稀释）。在体内污染后的 24h 内，首次给药最好用喷替酸钙钠（Ca-DTPA），再以本药维持。维持治疗时，推荐本药 1g，qd.，i.v.gtt.；持续时间取决于体内污染的程度及患者对治疗的反应。②对 24h 内吸入而造成体内污染者，按 1∶1 的比率用灭菌水或 NS 稀释本药后，雾化吸入（吸入后不应服任何祛痰药）。③不能静脉给药者，可肌注（其安全性和有效性尚未评价）。肌注可引起显著的注射部位疼痛；推荐注射前加入 1%~2% 普鲁卡因。

**【禁忌证】**

尚不明确。

**【特殊人群用药】**

**儿童**

**其他用法用量**

［国外参考信息］

体内钚、镅或锔污染的放射性损伤　①＞ 12 岁，同成人。②＜ 12 岁，首剂 14mg/kg（总量≤ 1g），i.v.（3~4min）或 i.v.gtt.（以 5%GS、乳酸林格注射液或 NS 100~250ml 稀释）。在体内污染后的 24h 内，首次给药最好用 Ca-DTPA，以 Zn-DTPA 维持。维持给药时，Zn-DTPA 14mg/（kg · 次）（总量≤ 1g），qd.，静脉给药。螯合治疗的持续时间取决于体内污染的程度及患者对治疗的反应。

**孕妇**　美国 FDA 妊娠安全性分级为：B 级。

**哺乳妇女**　疑似或已知有体内污染的妇女，不应哺乳。

**肾功能不全 / 透析者**　据国外资料，肾功能不全者不需调整用量。

**【注意】**

（1）慎用　哮喘（雾化吸入给药时可导致哮喘加重）。

（2）用药相关检查 / 监测项目　①如有可能，应在治疗前获得血液和尿液基础标本，进行下列实验室检查：全血细胞计数及分类计数、BUN、血清生化检测、电解质和微量金属元素、尿液分析、血和尿放射性测定。②用药期间也应监测全血细胞计数及分类计数、BUN、血清生化检测和电解质、尿液分析。

**【给药说明】**

（1）给药条件　①本药不适用于体内铀或镎污染。②螯合治疗在体内污染后的 24h 内最有效，应在已知或疑似污染后尽快治疗。本药在放射性污染物仍在血循环或组织间液中时最为有效；当放射性污染物进入肝脏和骨骼后，治疗效果随之降低。③未知体内污染途径或可能存在多种体内污染途径时，推荐采用静脉给药。

（2）其他　①如怀疑体内污染为除钚、镅或锔以外的物质，或未知是何种放射性污染物时，可能还需要其他治疗（如普鲁士蓝、碘化钾）。②用药期间应大量饮水并经常排尿，以促进尿液中被螯合的放射性污染物的稀释，减少对膀胱的直接放射暴露量。③本药可导致内源性微量元素（如锌、镁、锰缺乏），应注意补充。

**【不良反应】**

（1）神经　头痛、头晕。

（2）内分泌 / 代谢　轻微微量元素缺乏、内源性微量元素（如镁、锰）缺失（长期治疗时）。

（3）消化　恶心、呕吐和腹泻（应停药）。

（4）骨骼肌肉　肌肉痛性痉挛、骨盆疼痛。

（5）皮肤　瘙痒。

**【相互作用】**

尚不明确。

# 附　录

# 缩略语对照表

续 表

| 缩略语 | 全称 |
|---|---|
| 17-OHCS | 17-羟皮质醇 |
| 2,5-OAS | 2,5-寡腺苷酸合成酶（抗病毒活性指标） |
| 3-OMD | 3-O-甲基多巴 |
| 4-ABA | 4-氨基苯甲酰-β-丙氨酸 |
| 5'-DFUR | 5'-脱氧-5-氟尿苷 |
| 5-ASA | 5-氨基水杨酸 |
| 5-dFCR | 5'-脱氧-5-氟胞苷 |
| 5-FU | 氟尿嘧啶 |
| 5-HIAA | 5-羟基吲哚醋酸 |
| 5-HT | 5-羟色胺 |
| 5-HT1a | 5-羟色胺-1A |
| 5-$HT_3$ | 5-羟色胺3 |
| 6-MNA | 6-甲氧基-2-萘乙酸 |
| 6-MP | 巯嘌呤 |
| AA | 花生四烯酸 |
| ABVD方案 | 阿霉素、博莱霉素、长春碱和达卡巴嗪联合化疗方案 |
| ABW | 实际体重（actual body weight） |
| ACE | 血管紧张素转换酶 |
| ACEI | 血管紧张素转换酶抑制剂 |
| Ach | 乙酰胆碱 |
| AchE | 乙酰胆碱酯酶 |
| ACP方案 | 阿霉素、环磷酰胺和顺铂联合化疗方案 |
| ACT | 活化全血凝固时间 |
| ACTH | 促肾上腺皮质激素 |
| ACV | 阿昔洛韦 |
| AC方案 | 阿霉素和阿糖胞苷联合化疗方案 |
| ADCC | 抗体依赖的细胞介导的细胞毒反应 |

| 缩略语 | 全称 |
|---|---|
| ADH | 血管升压素（抗利尿激素） |
| ADMC | 抗体依赖性巨噬细胞的细胞毒作用 |
| AIDS | 获得性免疫缺陷综合征（艾滋病） |
| ALAAD | 芳香族氨基酸脱羧酶 |
| ALG | 抗淋巴细胞球蛋白 |
| ALP（AKP） | 碱性磷酸酶 |
| ALS | 抗淋巴细胞血清 |
| ALT | 丙氨酸氨基转移酶 |
| AMI | 急性心肌梗死 |
| AML | 急性髓细胞白血病 |
| ANA | 抗核抗体 |
| ANC | 中性粒细胞绝对计数 |
| Ang Ⅱ | 血管紧张素Ⅱ（Angiotensin Ⅱ） |
| ANH | 急性等容血液稀释 |
| AOP方案 | 阿霉素、长春新碱和泼尼松联合化疗方案 |
| APC | 活化蛋白C |
| APD | 动作电位时间 |
| ApH | 腺垂体激素 |
| APL | 急性早幼粒细胞白血病 |
| Apo A | 载脂蛋白A |
| Apo B | 载脂蛋白B |
| APP | 淀粉样蛋白β-淀粉样前体蛋白 |
| APSCA | 链激酶复合物 |
| APTT | 激活的部分凝血活酶时间 |
| ARA | 血管紧张素Ⅱ受体拮抗剂 |
| Ara-C | 阿糖胞嘧啶 |
| ARDS | 急性呼吸窘迫综合征 |
| ARF | 急性肾衰竭 |

续 表

| 缩略语 | 全称 |
| --- | --- |
| ARN | 急性视网膜坏死综合征 |
| ART | 辅助生育技术（助孕技术） |
| AST | 天门冬氨酸氨基转移酶 |
| AT-Ⅲ | 抗凝血酶Ⅲ |
| $AT_1$ | 血管紧张素Ⅱ-1型受体 |
| $AT_2$ | 血管紧张素Ⅱ-2型受体 |
| ATG | 抗胸腺细胞球蛋白 |
| BCR | 断裂点成簇区 |
| BDZ | 苯二氮䓬类 |
| bFGF | 碱性成纤维细胞生长因子 |
| BFU-E | 红系爆式集落形成单位 |
| bid. | 一日2次（每日2次） |
| BMD | 骨矿物质密度 |
| BMI | 体重指数 |
| Bolus | 弹丸注射 |
| BOOP | 闭塞性毛细支气管炎 |
| BpH | 前列腺增生 |
| BSP | 磺溴酞钠 |
| BT | 出血时间 |
| BU | Batroxobin Unit（为酶活性单位） |
| BUN | 血尿素氮 |
| BZ | 苯二氮䓬类药物 |
| BZR | 苯二氮䓬受体 |
| C1 | 纤溶酶激活补体 |
| CABG | 冠状动脉旁路移植术 |
| CAF 方案 | 环磷酰胺、阿霉素和氟尿嘧啶联合化疗方案 |
| cAMP | 环磷酸腺苷 |
| CAPD | 持续性非卧床腹膜透析 |
| CAST | 心律失常抑制试验 |
| CBFV | 脑血流速度 |
| Ccr | 内生肌酐清除率 |

续 表

| 缩略语 | 全称 |
| --- | --- |
| CDC | 美国疾病控制和预防中心 |
| CDCA | 鹅去氧胆酸 |
| CDK | 细胞周期依赖性激酶 |
| CER | 雌激素受体 |
| CFU-E | 红系集落形成单位 |
| cGMP | 环一磷酸鸟苷 |
| CHF | 充血性心力衰竭 |
| CHO | 胆固醇 |
| CHOP 方案 | 环磷酰胺、阿霉素、长春新碱和泼尼松联合化疗方案 |
| CK | 肌酸激酶 |
| CL | 清除率 |
| $C_{max}$ | 血药浓度峰值（峰值血药浓度） |
| CMC 方案 | 洛莫司汀、甲氨蝶呤和环磷酰胺联合化疗方案 |
| CME | 黄斑囊样水肿 |
| CMF 方案 | 环磷酰胺、甲氨蝶呤和氟尿嘧啶联合化疗方案 |
| CmL | 慢性髓细胞白血病 |
| CMML | 慢性粒-单细胞白血病 |
| CMV | 巨细胞病毒 |
| CNS | 中枢神经系统 |
| COC | 复方口服避孕药 |
| CODP 方案 | 环磷酰胺、长春新碱、柔红霉素和泼尼松联合化疗方案 |
| COMP 方案 | 环磷酰胺、长春新碱、甲氨蝶呤和泼尼松联合化疗方案 |
| COMT | 儿茶酚-氧位-甲基转移酶 |
| Coombs 试验 | 直接抗球蛋白试验 |
| COPD | 慢性阻塞性肺疾病 |
| COPP 方案 | 氮芥或环磷酰胺、长春新碱、泼尼松及丙卡巴肼联合化疗方案 |
| COX | 环氧化酶 |
| COX-1 | 环氧化酶-1 |

续 表

| 缩略语 | 全称 |
| --- | --- |
| COX-2 | 环氧化酶 -2 |
| CPK | 肌酸磷酸激酶 |
| CPR | 心脏停搏 |
| Cr | 肌酐 |
| CRF | 慢性肾衰竭 |
| CRH | 下丘脑促皮质素释放激素 |
| Crohn 病 | 克罗恩病 |
| CSF | 集落刺激因子 |
| CSII | 持续皮下胰岛素输注 |
| CT | 凝血时间 |
| CTP | 三磷酸胞苷 |
| CTX | 环磷酰胺 |
| CTZ | 中枢催吐化学感受区 |
| CVP | 中心静脉压 |
| CY-VA-DIC 方案 | 环磷酰胺、长春新碱、阿霉素和达卡巴嗪联合化疗方案 |
| CYP | 细胞色素 P450 |
| CYP 2C9 | 细胞色素 P450 2C9 |
| CYP 3A4 | 细胞色素 P450 3A4 |
| CysLT1 | 半胱氨酰白三烯 |
| DA | 多巴胺 |
| DAMP 方案 | 柔红霉素、阿糖胞苷、巯嘌呤或硫鸟嘌呤和泼尼松联合化疗方案 |
| DDA | 双脱氧腺苷 |
| DDI | 双去氧肌苷 |
| DDW | 用药体重 |
| dGTP | 2'- 脱氧鸟苷三磷酸 |
| DHA | 二十六碳六烯酸 |
| DHODH | 二氢乳清酸脱氢酶 |
| DHT | 双氢睾酮 |
| DIC | 弥散性血管内凝血 |
| DM | 弥散型美多巴 |

续 表

| 缩略语 | 全称 |
| --- | --- |
| DOAP 方案 | 柔红霉素、长春新碱、阿糖胞苷和泼尼松联合化疗方案 |
| DOPAC | 二羟苯乙酸 |
| DTP | 白喉、破伤风类毒素和百日咳菌苗三联疫苗 |
| DU | 十二指肠溃疡 |
| DUB | 功能失调性子宫出血 |
| DVT | 深静脉血栓 |
| $E_1$ | 雌酮 |
| $E_2$ | 雌二醇 |
| EAA | 必需氨基酸 |
| EB 病毒 | 非淋巴细胞瘤病毒 |
| ECG | 心电图 |
| ECHO | 超声波心动描记法 |
| ECL | 胃黏膜轻度肠嗜铬样 |
| ECP | 嗜酸性粒细胞阳离子蛋白 |
| ED | 勃起功能障碍 |
| EEG | 脑电图 |
| EFAD | 必需脂肪酸缺乏症 |
| EGFR | 表皮生长因子受体 |
| Eh | 电位 |
| EHC | 肠肝循环 |
| Ekbom 综合征 | 不宁腿综合征 |
| ELT | 优球蛋白溶解时间 |
| EPA | 二十五碳五烯酸 |
| EPL | 必需磷脂 |
| EPO | 促红细胞生成素 |
| EPS | 锥体外系综合征 |
| ER | 孕激素 |
| ERCP | 内镜逆行胰胆管造影 |
| ERG | 视网膜电流图 |
| ERP | 有效不应期 |

续 表

| 缩略语 | 全称 |
| --- | --- |
| ERPF | 有效肾血浆流量 |
| ERSD | 晚期肾病 |
| ESR | 红细胞沉降率 |
| ESRD | 终末期肾病 |
| ET–1 | 内皮素 –1 |
| ETEC | 产肠毒素大肠埃希菌 |
| EURP | 胰蛋白酶灭活单位 |
| FAM 方案 | 氟尿嘧啶、阿霉素、丝裂霉素联合化疗方案 |
| FD | 功能性消化不良 |
| FDA | 美国食品和药品管理局 |
| FDP | 纤维蛋白原降解产物 |
| FdUMP | 活性型氟苷单磷酸盐 |
| FEV1 | 第一秒用力呼气量 |
| FMN | 黄素单核苷酸 |
| FSH | 促卵泡素（卵泡刺激素） |
| $FT_3$ | 血清游离三碘甲状腺素原氨酸 |
| $FT_4$ | 血清游离甲状腺素 |
| FVC | 用力肺活量 |
| F Ⅷ | 凝血因子Ⅷ |
| F Ⅷ a | 活化的凝血因子Ⅷ |
| F Ⅸ a | 凝血因子Ⅸ a |
| G–6PD | 葡萄糖 –6– 磷酸脱氢酶 |
| GABA | γ – 氨基丁酸 |
| GCS | 谷氨酰半胱氨酸合成酶 |
| GERD | 胃食管反流性疾病 |
| GF | 生长因子 |
| GFR | 肾小球滤过率 |
| GH | 生长激素 |
| GIST | 胃肠道间质细胞瘤 |
| GM–CSF | 粒细胞 – 单核巨噬细胞集落刺激因子 |

续 表

| 缩略语 | 全称 |
| --- | --- |
| GMP | 鸟苷酸 |
| GnRH | 促性腺激素释放激素 |
| GnRH–a | 促性腺激素释放激素激动剂 |
| GP | 糖蛋白 |
| GS | 葡萄糖注射液 |
| GSH | 谷胱甘肽 |
| GSSG | 氧化型谷胱甘肽 |
| GTP | 三磷酸鸟苷 |
| GU | 胃溃疡 |
| GVHD | 输血相关的移植物抗宿主病 |
| GVHR | 移植物抗宿主反应 |
| GX | 甘氨酰二甲苯胺 |
| Hb | 血红蛋白 |
| HbAlc | 糖化血红蛋白 |
| HBeAg | 乙型肝炎 e 抗原 |
| HBG | 性激素结合球蛋白 |
| HBIG | 乙型肝炎免疫球蛋白 |
| HBsAg | 乙型肝炎表面抗原 |
| HBV | 乙型肝炎病毒 |
| HCG | 绒毛膜促性腺激素 |
| HCT | 血细胞比容 |
| HCV | 丙型肝炎病毒 |
| HDCV | 人类二倍体细胞狂犬病疫苗 |
| HDL | 高密度脂蛋白 |
| HDL–C | 高密度脂蛋白胆固醇 |
| HER–2 | 人表皮生长因子受体 –2 |
| hGH | 人生长激素 |
| HGPRT | 黄嘌呤 – 鸟嘌呤磷酸核糖基转移酶 |
| HIV | 人类免疫缺陷病毒（艾滋病病毒） |
| HL | 肝脂酶 |
| HLA | 人类白细胞组织相容性抗原 |

续 表

| 缩略语 | 全称 |
|---|---|
| HLA－Ⅱ | 人类白细胞组织相容性抗原Ⅱ |
| HMD | 透明膜肺 |
| HMG | 尿促性素 |
| HMG-CoA | 羟甲基戊二酸单酰辅酶 A |
| HoFH | 纯合子型家族性高胆固醇血症 |
| HP | 幽门螺杆菌 |
| HPA | 下丘脑－腺垂体－肾上腺皮质轴 |
| HPLC | 高效液相色谱法 |
| HPV | 人乳头瘤病毒 |
| HR | 心率 |
| HSC | 肝星状细胞 |
| HSD | 羟甾脱氢酶 |
| HSP70 | 热休克蛋白 70 |
| HSV | 单纯疱疹病毒 |
| HSV－Ⅰ | 单纯疱疹病毒Ⅰ |
| HSV－Ⅱ | 单纯疱疹病毒Ⅱ |
| HVA | 高香草酸 |
| HZV | 带状疱疹病毒 |
| i.d. | 皮内注射 |
| i.h. | 皮下注射 |
| i.m. | 肌内注射 |
| i.v. | 静脉注射 |
| i.v.gtt. | 静脉滴注 |
| IBW | 理想体重 |
| ICAM | 细胞间黏附分子 |
| ICE 方案 | 异环磷酰胺、足叶乙苷、卡铂联合化疗方案 |
| ICU | 重症监护 |
| $ID_{50}$ | 50% 抑制量 |
| IDU | 碘苷 |
| IDV | 茚地那韦 |
| IFO | 异环磷酰胺 |

续 表

| 缩略语 | 全称 |
|---|---|
| IgA | 免疫球蛋白 A |
| IgD | 免疫球蛋白 D |
| IgE | 免疫球蛋白 E |
| IGF-1 | 胰岛素样生长因子 -1 |
| IgG | 免疫球蛋白 G |
| IgM | 免疫球蛋白 M |
| IGT | 糖耐量减低 |
| IL-1 | 白细胞介素 -1 |
| IL-2 | 白细胞介素 -2 |
| IL-6 | 白细胞介素 -6 |
| INR | 国际标准化比值 |
| IR | 即释剂 |
| IRDS | 婴儿呼吸窘迫综合征 |
| ITP | 特发性血小板减少性紫癜 |
| Ki | 抑制常数 |
| KIU | 激肽释放酶灭活单位 |
| LAK | 淋巴细胞激活的杀伤细胞 |
| LCA | 石胆酸 |
| LCT | 长链三酰甘油 |
| LDH | 乳酸脱氢酶 |
| LDL | 低密度脂蛋白 |
| LDL-C | 低密度脂蛋白胆固醇 |
| LDW | 瘦体重（lean body weight） |
| LES | 食管下括约肌 |
| LESP | 食管下端括约压 |
| LH | 黄体生成素 |
| LMV 方案 | 洛铂、甲氨蝶呤和长春碱联合化疗方案 |
| LMWH | 低分子量肝素 |
| LNG | 左炔诺孕酮 |
| Lp（a） | 脂蛋白（a） |
| LPL | 脂蛋白脂酶 |

续 表

| 缩略语 | 全称 |
|---|---|
| LPS | 脂多糖 |
| LTs | 白三烯 |
| LV | 亚叶酸钙 |
| LVEDP | 左心室舒张末压 |
| LVEDV | 左室舒张末容积 |
| LVEF | 左心室射血分数 |
| Lyell 综合征 | 中毒性表皮坏死溶解症 |
| MAC | 最低肺泡有效浓度 |
| MACC 方案 | 甲氨蝶呤、阿霉素、环磷酰胺和洛莫司汀联合化疗方案 |
| MAO | 单胺氧化酶 |
| MAOI | 单胺氧化酶抑制剂 |
| MAP | 平均动脉压 |
| MBC | 最低杀菌浓度 |
| MCT | 中链三酰甘油 |
| MDF | 心肌抑制因子 |
| MDS | 骨髓增生异常综合征 |
| MEGX | 单乙基甘氨酰二甲苯胺 |
| MFO | 多功能氧化酶 |
| MIC | 最小抑菌浓度 |
| MMP-1 | 间质胶原酶 |
| MPA | 霉酚酸 |
| MPAG | 酚化葡萄糖苷酸 |
| MPAP | 平均肺动脉压 |
| mRNA | 信使核糖核酸 |
| MRS | 耐甲氧西林葡萄球菌 |
| MRSA | 耐甲氧西林金黄色葡萄球菌 |
| MSSA | 对甲氧西林敏感的金黄色葡萄球菌 |
| MTD | 日均最高耐受剂量 |
| MTX | 甲氨蝶呤 |
| MUGA | 多通道放射性核素血管造影 |
| NAD | 烟酰胺腺核苷酸 |

续 表

| 缩略语 | 全称 |
|---|---|
| NADH | 还原型菸酰胺腺嘌呤二核苷酸 |
| NADP +（辅酶Ⅱ） | 烟酰胺腺嘌呤二核苷酸磷酸 |
| NADpH | 还原型烟酰胺腺嘌呤二核苷酸磷酸 |
| NE（NA） | 去甲肾上腺素 |
| NEAA | 非必需氨基酸 |
| NHL | 非霍奇金淋巴瘤 |
| NK | 自然杀伤细胞 |
| NMDA | N- 甲基 -D- 天冬氨酸 |
| NMS | 恶性综合征 |
| NO | 一氧化氮 |
| NOS | 一氧化氮合成酶 |
| NpH | 中性低精蛋白锌胰岛素 |
| NPN | 非蛋白氮 |
| NRTI | 核苷类逆转录酶抑制药 |
| NS | 0.9% 氯化钠注射液（生理盐水） |
| NSAID | 非甾体类抗炎药 |
| NYHA | 纽约心脏病学会心功能分级 |
| OH | 游离羟基 |
| OHA | 口服降糖药 |
| OHSS | 卵巢过度刺激综合征 |
| ORS | 口服补液盐 |
| p.o. | 口服给药 |
| PABA | 对氨基苯甲酸 |
| $PaCO_2$ | 动脉血二氧化碳分压 |
| PADAM | 雄激素缺乏综合征 |
| PAE | 抗生素后效应 |
| PAF | 抑制血小板活化因子 |
| Paget's 病 | 变形性骨炎 |
| PAI | 纤维蛋白溶解酶原激活剂抑制因子 |
| PAI-1 | 纤溶酶原激活剂抑制因子 1 |
| PAN | 聚丙烯腈 |

续 表

| 缩略语 | 全称 |
|---|---|
| $PaO_2$ | 动脉血氧分压 |
| PBI | 血清蛋白结合碘 |
| PBP1 | 青霉素结合蛋白 1 |
| PBP3 | 青霉素结合蛋白 3 |
| PBPs | 青霉素结合蛋白 |
| PC | 抗凝蛋白 C |
| PCI | 经皮冠状动脉介入治疗 |
| PCOS | 多囊卵巢综合征 |
| PCR | 聚合酶链反应 |
| PCWP | 肺小动脉楔压 |
| $PDE_5$ | 磷酸二酯酶 5 型 |
| PDGF | 血小板衍化生长因子 |
| PE | 肺栓塞 |
| PEMA | 苯乙基丙二酰胺 |
| PEP | 射血前期 |
| PER | 呼气峰流速 |
| $PF_3$ | 血小板第 3 因子 |
| $PF_4$ | 血小板第 4 因子 |
| PG | 前列腺素 |
| PGE | 前列腺素 E |
| $PGE_1$ | 前列腺素 $E_1$ |
| $PGE_2$ | 前列腺素 $E_2$ |
| $PGI_2$ | 前列环素 |
| PIC | α2 纤溶酶抑制物 – 纤溶酶复合物 |
| PIE 综合征 | 嗜酸性粒细胞增多性肺浸润 |
| PIVKA | 无活性前体蛋白 |
| PL | 磷脂 |
| $PLA_2$ | 磷脂酶 $A_2$ |
| PMN | 多形核白细胞 |
| PN | 哌拉西林 |
| PNMT | 苯乙胺 –N– 甲基转移酶 |
| PPAR | 过氧化物增殖体激活受体 |

续 表

| 缩略语 | 全称 |
|---|---|
| PPAR γ | 过氧化物酶体增殖激活受体 γ |
| PPD | 结核菌素试验 |
| PPX | 哌可二甲代苯胺 |
| PR | 孕激素受体 |
| PRPP | 磷酸核糖焦磷酸 |
| PSA | 前列腺特异性抗原 |
| PSP | 酚磺酞排泄试验 |
| PSVT | 阵发性室上性心动过速 |
| PT | 凝血酶原时间 |
| PTCA | 经皮穿刺腔内冠状动脉成形术 |
| PTH | 甲状旁腺素 |
| PTN | 哌拉西林 – 他唑巴坦 |
| PTT | 凝血激酶时间 |
| q.n1 ～ n2h | 每 n1 ～ n2 小时 1 次 |
| q.nh | 每 n 小时 1 次 |
| qd. | 一日 1 次（每日 1 次） |
| qid. | 一日 4 次（每日 4 次） |
| qod. | 隔日 1 次 |
| QT | 复极 |
| RA–APL 综合征 | 维 A 酸 – 急性早幼粒细胞白血病综合征 |
| RAAS | 肾素 – 血管紧张素 – 醛固酮系统 |
| RAR | 视黄醛酸受体 |
| RBC | 红细胞 |
| RDS | 呼吸窘迫综合征 |
| RE | 视黄醇当量 |
| REMS | 快眼动相睡眠 |
| rhGH | 重组人生长激素 |
| RK 手术 | 非穿透性放射状角膜切开术 |
| RSV | 呼吸道合胞病毒 |
| rt–PA | 组织型纤溶酶 |
| $rT_3$ | 反 $T_3$ |

续 表

| 缩略语 | 全称 |
| --- | --- |
| RVA | 狂犬病疫苗 |
| RXR | 视黄醛 X 受体 |
| SCF | 干细胞因子（Stem cell factor） |
| SCID | 免疫缺陷病 |
| SGOT | 谷草氨基转移酶 |
| SGPT | 谷丙氨基转移酶 |
| SH | 肝素钠 |
| SHBG | 性激素结合球蛋白（血浆性激素蛋白） |
| SIADH | 血管升压素（抗利尿激素）分泌异常综合征 |
| Sjogren 综合征 | 干燥综合征 |
| SLE | 系统性红斑狼疮 |
| SMON | 亚急性脊髓视神经神经病 |
| SP | 磺胺吡啶 |
| SPAG | 微粒气雾发生器 |
| SR | 缓释剂 |
| SSRI | 选择性 5- 羟色胺重吸收抑制剂 |
| STZ | 链脲霉素 |
| SU | 磺酰脲类 |
| SV | 每搏量 |
| t-PA | 组织型纤维蛋白溶酶原激活剂 |
| t-RNA | 转移核糖核酸 |
| $T_3$ | 三碘甲状腺原氨酸 |
| $T_4$ | 四碘甲状腺原氨酸 |
| $T_{1/2}$ | 半衰期 |
| $T_{1/2}\alpha$ | 半衰期 α 相（分布半衰期） |
| $T_{1/2}\beta$ | 半衰期 β 相（清除半衰期） |
| TAT | 凝血酶 - 抗凝血酶复合物 |
| TBG | 甲状腺激素结合球蛋白 |
| TC | 总胆固醇 |
| TCAs | 三环类抗抑郁药 |

续 表

| 缩略语 | 全称 |
| --- | --- |
| TD | 迟发性运动障碍 |
| TBW | 总体重（total body weight） |
| TeBG | 睾酮雌激素结合球蛋白 |
| TEM | 烷化剂三乙烯三聚氰胺（癌宁） |
| TEN | 暴发型中毒性表皮融解坏死 |
| TENS | 经皮神经电刺激 |
| TG | 三酰甘油 |
| TGF-β | 转化生长因子 -β |
| TH | 甲状腺激素 |
| Th 细胞 | 辅助性 T 细胞 |
| TIA | 短暂性脑缺血发作 |
| tid. | 一日 3 次 |
| Tmax | 血药浓度达峰时间（药物浓度达峰时间） |
| TMP | 甲氧苄啶 |
| TNF-a | 肿瘤坏死因子 a |
| TNF-α | 肿瘤坏死因子 α（α- 肿瘤坏死因子） |
| Tourette 综合征 | 抽动 - 秽语综合征 |
| TP | 5’- 三磷酸酯 |
| TPMT | 硫嘌呤甲基转移酶 |
| TPN | 完全胃肠外营养 |
| TRH | 促甲状腺素释放激素 |
| TS | 胸苷酸合成酶 |
| TSB | 血清胆红素 |
| TSH | 促甲状腺素 |
| TT | 凝血酶时间 |
| TTP | 血栓性血小板减少性紫癜 |
| TTT | 麝香草酚浊度 |
| TXA2 | 血栓烷 $A_2$ |
| $TXB_2$ | 血栓烷 $B_2$ |
| UBT | 尿素呼吸试验 |

续　表

| 缩略语 | 全称 |
|---|---|
| UDCA | 熊去氧胆酸 |
| ULN | 最高上限 |
| UVA | 长波紫外线 |
| UVB | 中波紫外线 |
| VCAM | 血管细胞黏附分子 |
| VCR | 长春新碱 |
| Vd | 表观分布容积 |
| VLDL | 极低密度脂蛋白 |
| VLDL–C | 极低密度脂蛋白胆固醇 |
| VMA | 香草基杏仁酸 |
| vWD | 血管性血友病 |
| WBC | 白细胞 |
| West's 综合征 | 婴儿痉挛症 |
| WFN | 世界神经病学联盟 |
| WHO | 世界卫生组织 |
| Wilson 病 | 肝豆状核变性 |
| WPW 综合征 | 预激综合征 |
| β–TG | 血浆 β–血栓球蛋白 |
| γ–GT | γ–谷氨酸转肽酶 |
| 病窦综合征 | 病态窦房结综合征 |
| 房颤 | 心房颤动 |
| 房扑 | 心房扑动 |

续　表

| 缩略语 | 全称 |
|---|---|
| 房室传导阻滞 | 房室传导阻滞 |
| 房速 | 房性心动过速 |
| 放疗 | 放射治疗 |
| 肺气肿 | 阻塞性肺气肿 |
| 肺心病 | 肺源性心脏病 |
| 风心病 | 风湿性心脏病 |
| 呼衰 | 呼吸衰竭 |
| 急非淋白血病 | 急性非淋巴细胞白血病 |
| 急淋白血病 | 急性淋巴细胞白血病 |
| 甲减 | 甲状腺功能减退症 |
| 甲亢 | 甲状腺功能亢进症 |
| 金葡菌 | 金黄色葡萄球菌 |
| 利伯病 | 家族遗传性球后视神经炎 |
| 慢粒白血病 | 慢性粒细胞白血病 |
| 慢淋白血病 | 慢性淋巴细胞白血病 |
| 慢性支气管炎 | 慢性支气管炎 |
| 室内阻滞 | 室内传导阻滞 |
| 室速 | 室性心动过速 |
| 哮喘 | 支气管哮喘 |
| 再障 | 再生障碍性贫血 |
| 窦房阻滞 | 窦房传导阻滞 |

# FDA 妊娠安全性分级

妊娠安全性分级标准是美国食品药品管理局（FDA）颁布的。大部分药物的安全性级别均由制药厂按上述标准拟定，有少数药物的安全性级别是由某些专家拟定的。某些药物有两个不同的安全性级别，是因为其危害性可因其用药持续时间不同所致。分级标准如下：

**A** 级：在有对照组的研究中，在妊娠 3 个月的妇女未见到对胎儿危害的迹象（并且对其后的 6 个月也没有造成危害的证据），可能对胎儿的影响甚微。

**B** 级：在动物生殖性研究中（并未进行孕妇的对照研究），未见到对胎儿的影响。在动物生殖性研究中表现有副作用，这些副作用并未在妊娠 3 个月的妇女得到证实（也没有对其后的 6 个月造成危害的证据）。

**C** 级：在动物的研究证明它有对胎儿的副作用（致畸或杀死胚胎），但并未在对照组的妇女进行研究，或没有在妇女和动物并行地进行研究。本类药物只有在权衡了对孕妇的好处大于对胎儿的危害之后，方可应用。

**D** 级：有对胎儿造成危害的明确证据。尽管有危害性，但孕妇用药后有绝对的好处，必须使用（例如孕妇受到死亡的威胁或患有严重的疾病），如改用其他药物，则虽然安全但无效。

**X** 级：在动物或人体研究中表明，它可使胎儿异常，或根据经验认为在人，或在人及动物，是有危害性的。在孕妇应用这类药物显然是无益的。本类药物禁用于妊娠或将妊娠的患者。

# 临床用药常见英制与公制单位换算

## 温度

50 华氏（F）＝ 10 摄氏（℃）

F=（℃ ×9/5）＋ 32

℃ =5/9×（F–32）

## 长度

1 英寸 =2.54 厘米

1 厘米 =1/2.54 英寸

（1 英尺 =12 英寸）

## 重量

1 磅 =0.454545 千克

1 千克 =2.2 磅

1 盎司＝ 0.02835 千克

1 千克＝ 35.2734 盎司

## 面积

1 平方英寸＝ 6.4516 平方厘米

1 平方厘米＝ 0.1550 平方英寸

## 体积

1 英国加仑＝ 4.5461 升

1 升＝ 0.2200 英国加仑

# 临床用药常见计算公式

## 每次用药剂量

$$每次用药剂量(mg)=\frac{剂量(mg/kg)\times 体重(kg)}{每日用药次数}$$

## 体表面积

- 体表面积（$M^2$）
  =（4× 体重＋ 7）/（体重＋ 90）
  =5.99×［体重（g）× 身长（cm）］$^{1/2}$
- 小儿体表面积（$M^2$）=0.0061× 身高（cm）+ 0.0128× 体重（kg）−0.1529
- 1~30kg 小儿体表面积：

| | |
|---|---|
| 1~5kg： | $M^2$ ＝ 0.05× 体重（kg）+ 0.05 |
| 6~10kg： | $M^2$ ＝ 0.04× 体重（kg）+ 0.1 |
| 11~20kg： | $M^2$ ＝ 0.03× 体重（kg）+ 0.2 |
| 21~30kg： | $M^2$ ＝ 0.02× 体重（kg）+ 0.4 |

- ＞ 30kg 小儿体表面积计算：体重每增加 5kg，体表面积增加 0.1

## 不便直接获得的小儿体重

| | |
|---|---|
| 1~6 个月： | 体重（kg）＝ 3（kg）＋月龄 ×0.6 |
| 7~12 个月： | 体重（kg）＝ 3（kg）＋月龄 ×0.5 |
| 1 岁以上： | 体重（kg）＝ 8（kg）＋年龄 ×2 |

## 儿童用药量计算

- 按体表面积计算
  小儿用药剂量＝成人剂量 /1.73（$m^2$）× 小儿体表面积（$m^2$）
- 按体重计算
  小儿用药剂量＝成人剂量 × 小儿体重（kg）/60
- 按年龄计算法

| | |
|---|---|
| 初生 ~1 个月 | 成人量的 1/18~1/14 |
| 1~6 个月 | 成人剂量的 1/14~1/7 |
| 6 个月 ~1 岁 | 成人剂量的 1/7~1/5 |
| 1~2 岁 | 成人剂量的 1/5~1/4 |
| 2~4 岁 | 成人剂量的 1/4~1/3 |
| 4~6 岁 | 成人剂量的 1/3~2/5 |
| 6~9 岁 | 成人剂量的 2/5~1/2 |
| 9~14 岁 | 成人剂量的 1/2~2/3 |
| 14~18 岁 | 成人剂量的 2/3~ 全量 |

## 肾功能不全者用药时肾小球滤过率（GRF）计算

- 肾功能损害程度评定

| | |
|---|---|
| 正常值： | GRF ＞ 100ml/min |
| 轻度损害： | GRF 为 40~60ml/min |
| 中度损害： | GRF 为 10~40 ml/min |
| 重度损害： | GRF ＜ 10 ml/min |

- 肾小球滤过率计算法
  Cockcroft–Gault 计算法
  $$男性肾小球滤过率(GFR)=\frac{(140-年龄)\times 体重(kg)}{72\times 血\ Cr}$$
  女性肾小球滤过率（GFR）= GFR（男性）×0.85
  Jelliffe 计算法
  $$男性肾小球滤过率(GFR)=\frac{[98-0.8\times(年龄-20)]\times 体重面积}{1.73\times 血\ Cr}$$
  女性肾小球滤过率（GFR）= GFR（男性）×0.9

# 索 引

# 中文药名索引

（按汉语拼音排序）



## A

## B

## C

## D

## E

## F

## G

## H

## J

## K

## M

## O



## P

## Q

## R

## S

## T

## W

## X

## Y

## Z

# 英文药名索引

## D



## E

## I



## K



## L



## M

## Q



## R



## S

## T

## U



## V



## W



## X



## Z